U0235274

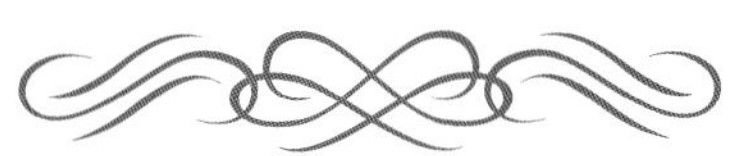

颅脑影像诊断学

第3版

主　审　张云亭　白人驹　高培毅

主　编　于春水　马　林　张伟国

副主编　张　权　姚振威　冯　逢

徐海波　朱文珍

人民卫生出版社

图书在版编目（CIP）数据

颅脑影像诊断学 / 于春水，马林，张伟国主编 .—3 版 .—北京：人民卫生出版社，2019

ISBN 978-7-117-28670-1

Ⅰ.①颅⋯ Ⅱ.①于⋯②马⋯③张⋯ Ⅲ.①脑病－影象诊断 Ⅳ.① R742.04

中国版本图书馆 CIP 数据核字（2019）第 123496 号

颅脑影像诊断学

第 3 版

主　　编：于春水　马　林　张伟国

出版发行：人民卫生出版社（中继线 010-59780011）

地　　址：北京市朝阳区潘家园南里 19 号

邮　　编：100021

E - mail：pmph @ pmph.com

购书热线：010-59787592　010-59787584　010-65264830

印　　刷：北京顶佳世纪印刷有限公司

经　　销：新华书店

开　　本：889 × 1194　1/16　　印张：86

字　　数：2543 千字

版　　次：2008 年 7 月第 1 版　2019 年 7 月第 3 版
　　　　　2022年11月第 3 版第 2 次印刷（总第16次印刷）

标准书号：ISBN 978-7-117-28670-1

定　　价：590.00元

打击盗版举报电话：010-59787491　E-mail：WQ @ pmph.com

（凡属印装质量问题请与本社市场营销中心联系退换）

编 委

（按姓氏笔画排序）

于春水 天津医科大学总医院
马　军 首都医科大学附属北京天坛医院
马　林 中国人民解放军总医院
王　岩 中国人民解放军总医院
王　俭 新疆医科大学第一附属医院
王玉林 中国人民解放军总医院
王晓明 中国医科大学附属盛京医院
王效春 山西医科大学第一医院
王梅云 河南省人民医院
王舒楠 陆军军医大学大坪医院（陆军特色医学中心）
方向明 南京医科大学附属无锡人民医院
方靖琴 陆军军医大学大坪医院（陆军特色医学中心）
卢　洁 首都医科大学宣武医院
史大鹏 河南省人民医院
印　弘 空军军医大学西京医院
宁　刚 四川大学华西第二医院
冯　逢 中国医学科学院北京协和医院
有　慧 中国医学科学院北京协和医院
吕　粟 四川大学华西医院
朱文珍 华中科技大学同济医学院附属同济医院
朱先进 首都医科大学附属北京友谊医院
乔中伟 复旦大学附属儿科医院
刘　刚 中国人民解放军总医院
刘　军 中南大学湘雅二医院
刘　芳 华中科技大学同济医学院附属协和医院
刘白鹭 哈尔滨医科大学附属第二医院
刘亚欧 首都医科大学附属北京天坛医院
刘红军 广东省人民医院
齐志刚 首都医科大学宣武医院
江桂华 广东省第二人民医院
孙志华 天津医科大学总医院
李　丹 吉林大学白求恩第一医院
李　欣 天津市儿童医院
李　威 天津医科大学总医院
李　艳 河南省人民医院
李　莉 首都医科大学附属北京佑安医院
李　颖 中国人民解放军总医院
李文彬 上海交通大学附属第六人民医院
李传亭 山东省医学影像学研究所
李宏军 首都医科大学附属北京佑安医院
李咏梅 重庆医科大学附属第一医院
李宗芳 昆明医科大学第一附属医院
杨　健 西安交通大学第一附属医院
杨运俊 温州医科大学附属第一医院
肖华锋 中国人民解放军总医院
邱士军 广州中医药大学第一附属医院

余　晖　贵州医科大学附属医院
余永强　安徽医科大学第一附属医院
汪俊萍　天津医科大学总医院
沈俊林　天津医科大学总医院
宋　焱　北京医院
初建平　中山大学附属第一医院
张　冬　陆军军医大学第二附属医院
张　权　天津医科大学总医院
张　冰　南京大学医学院附属鼓楼医院
张　明　西安交通大学第一附属医院
张　敬　天津医科大学总医院
张　静　兰州大学第二医院
张龙江　东部战区总医院
张永海　青海省人民医院
张伟国　陆军军医大学大坪医院（陆军特色医学中心）
张志强　东部战区总医院
张家文　复旦大学附属华山医院
张雪君　天津医科大学医学影像学院
张敏鸣　浙江大学医学院附属第二医院
陈　静　天津市儿童医院
陈唯唯　华中科技大学同济医学院附属同济医院
陈新静　中国人民解放军总医院
苗延巍　大连医科大学附属第一医院
罗天友　重庆医科大学附属第一医院
金光暐　应急总医院
周　滟　上海交通大学医学院附属仁济医院
周俊林　兰州大学第二医院
郑文斌　汕头大学医学院第二附属医院
施海彬　南京医科大学第一附属医院
娄　昕　中国人民解放军总医院
姚振威　复旦大学附属华山医院
秦　文　天津医科大学总医院
耿左军　河北医科大学第二医院
徐　凯　徐州医科大学院附属医院
徐晓俊　浙江大学医学院附属第二医院
徐海波　武汉大学中南医院
高　波　烟台毓璜顶医院
高　艳　首都医科大学宣武医院
黄　飚　广东省人民医院
梁　猛　天津医科大学医学影像学院
蒋　飚　浙江大学医学院附属第二医院
曾祥柱　北京大学第三医院
廖伟华　中南大学湘雅医院
黎海涛　陆军军医大学第一附属医院
薛蕴菁　福建医科大学附属协和医院
魏新华　广州市第一人民医院

编写秘书　张　权　孙志华　刘文佳　王　婷　王舒楠　方靖琴　张家文　陈唯唯　有　慧　李　欢

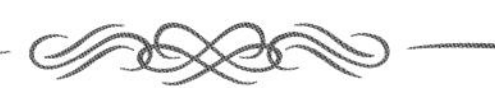

主编简介

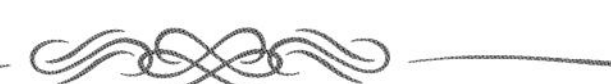

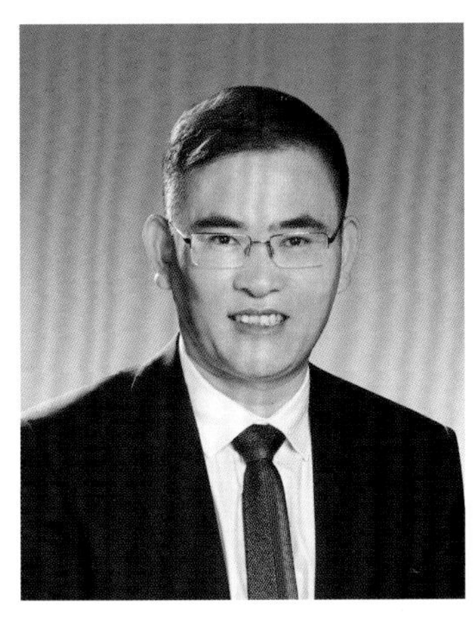

于春水

医学博士，教授，主任医师，博士研究生导师。现任天津医科大学副校长、医学技术学院院长、医学影像学院院长、天津医科大学总医院医学影像科主任、天津市功能影像重点实验室主任、中华医学会放射学分会常务委员、天津市医学会放射学分会主任委员，曾任中华医学会放射学分会神经学组组长。

长期从事医学影像临床、教学和研究工作，是国家虚拟仿真实验教学项目、国家精品视频资源共享课负责人，曾获2018年国家级教学成果奖二等奖（第一完成人）。以影像遗传学为主要研究方向，在SCI收录期刊发表论文200余篇，SCI他引7 000余次。2014年获得国家杰出青年科学基金资助，2015年入选国家百千万人才工程，2016年享受国务院特殊津贴，2018年获得国家重点研发计划资助。曾获得第十一届茅以升北京青年科技奖等多项科技奖励。

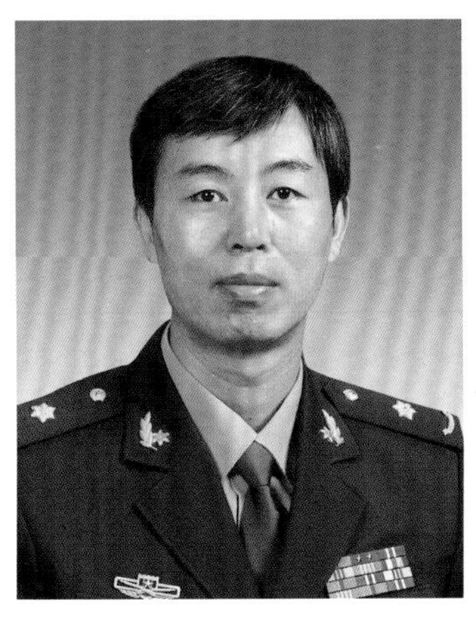

马 林

博士研究生导师，主任医师，教授。现任中国人民解放军总医院放射科主任，担任中华医学会放射学分会常务委员兼神经学组组长、中国医师协会放射医师分会常务委员、北京医学会放射学分会副主任委员、国家卫生健康委员会脑卒中防治工程委员会神经影像专业委员会主任委员、中国医学影像技术研究会副会长、中国研究型医院学会医学影像与人工智能专业委员会主任委员等职。担任《中国医学影像学杂志》主编、*Investigative Radiology*、《中华放射学杂志》《中国医学影像技术》《实用放射学杂志》《中华老年心脑血管病杂志》等杂志编委。

作为第一作者或通讯作者发表核心期刊论文178篇（其中SCI论文74篇），主编专著5部。承担国家自然科学基金面上项目4项，国家重点研发计划1项。

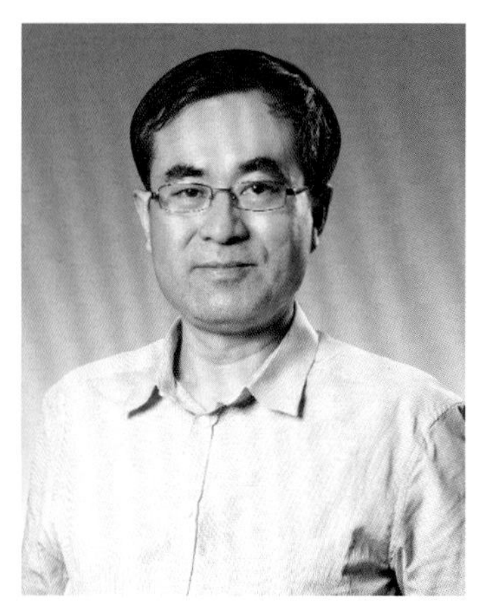

张伟国

博士研究生导师，医学博士，主任医师，教授，留美归国学者，首批重庆市医学领军人才。现任陆军军医大学大坪医院放射科主任，中华医学会放射学分会委员兼 MR 学组副组长、重庆市医学会放射学专业委员会主任委员、中国研究型医院学会放射专业委员会副主任委员、中国医疗保健国际交流促进会放射学分会常务委员、中国医学装备协会磁共振应用专业委员会常务委员、全军医学科学技术委员会放射医学专业委员会常务委员等。

长期从事影像诊断临床和研究工作，以磁共振成像、神经系统影像和分子影像为专业特长和研究方向，以第一作者和通讯作者发表 SCI 论文 38 篇，发明专利 3 项。主持完成了重庆市影像医学与核医学临床研究中心建设，承担国家自然科学基金、重庆市自然科学基金重点项目、重庆市国际科技合作项目、中央引导地方科技发展专项资金等课题 10 余项。获军队医疗成果奖二等奖 1 项、省部级科学技术进步奖二等奖 1 项及教学成果奖多项。入选重庆市优博论文 2 篇。

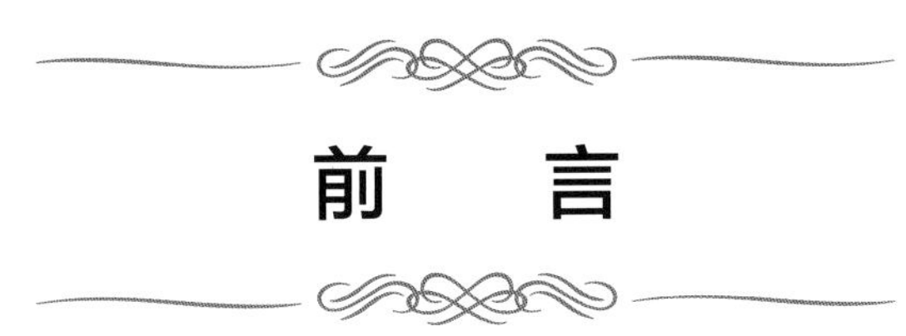

前　　言

本书是对天津医科大学总医院吴恩惠教授主编的《头部 CT 诊断学》第 2 版的再版。在对 10 000 余例头部 CT 资料总结的基础上，结合国内外文献，吴恩惠教授于 1985 年主编出版了《头部 CT 诊断学》第 1 版，成为我国第一部关于头部 CT 诊断方面的专著，一经出版深受读者喜爱，是迄今为止我国医学影像学领域最具有影响力的专著之一，获得 1990 年国家教委科技进步奖一等奖。该书 1995 年再版，1998 年获国家科学技术进步奖三等奖。

近 20 多年来，神经成像设备与技术发展迅速，新的检查手段层出不穷，使得我们对神经系统疾病的认识和诊疗水平有了全面提高。为了传承我国老一代医学影像学家的学术理念，我们联合中国人民解放军总医院马林教授和陆军军医大学大坪医院张伟国教授及国内 90 余名长期从事神经放射学工作的专家对《头部 CT 诊断学》进行全面改版，并将书名修改为《颅脑影像诊断学》，以适应当今医学影像学的发展及广大读者的需求。

再版过程中，我们去掉了脊柱及五官的相关内容，全面聚焦于颅脑疾病。与同类书籍相比较，本书具有以下特点：①疾病覆盖全。我们参考了 10 余部国内外神经影像学专著并参阅了大量文献资料，力争涵盖绝大部分已知的病种。②知识结构新。加入了最新的疾病诊断标准及专家共识，详细描述磁共振成像新技术的应用价值以及 PET-CT 和 PET-MRI 等新型检查技术的诊断价值。③编写人员专业。根据颅脑疾病谱精选编写人员，力争每个疾病都由国内具有权威性的专家编写。

我希望在大家的共同努力下，我们能够将《颅脑影像诊断学》第 3 版编成一部深受医学影像科、神经内科、精神科及神经外科等广大医务人员喜爱的、内容全、知识新的权威工具书籍，为我国神经放射学事业做出更大贡献。

于春水

2019 年 3 月 15 日

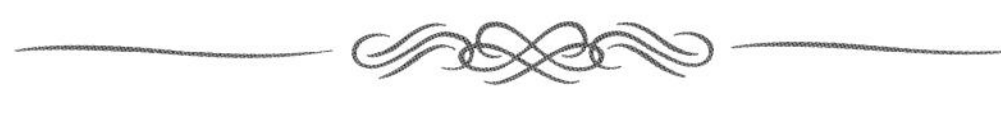

目　录

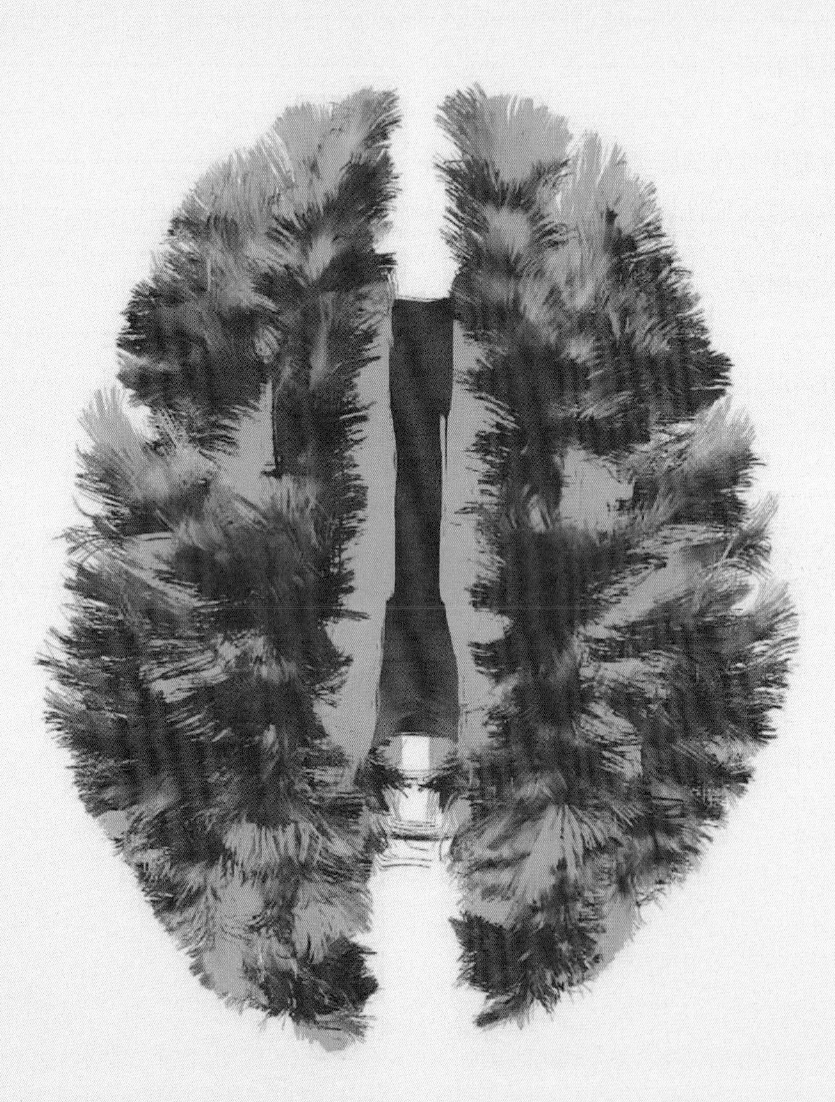

第一章
颅脑影像检查技术

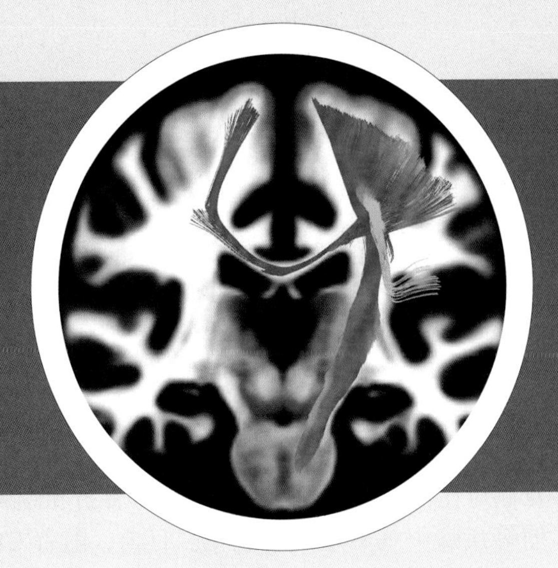

第一节 X线检查技术

头颅X线平片检查技术简便、安全、经济，曾经是中枢神经系统疾病诊断的基本方法。在多数情况下，平片检查仅能反映颅内病变的间接征象，如颅骨改变和颅内异常钙化等。在没有这些异常改变时，平片的诊断价值不大。但在某些情况下头颅平片仍具有一定价值，如：观察颅内钙化的整体形态，蝶鞍扩大的整体观察，内听道的双侧对比，颅骨先天性畸形、颅骨骨折和颅骨肿瘤等疾病中观察颅骨的改变。目前，随着CT和MRI检查技术的发展，头颅X线平片的应用逐渐减少。

头颅X线平片一般采用后前位和侧位投照，以显示颅骨和颅腔全景。后前位片应使大脑镰所在的矢状面垂直于胶片，而侧位片应使蝶鞍骨皮质显示清晰，左右前床凸、后床凸重叠。有时根据病情的需要，可加摄其他位置来辅助诊断，如：颏顶位（颅底位）可观察颅底；额枕位（Towne位）可观察枕骨、岩骨和内听道；眼眶位（Caldwell位）可观察眼眶、眶上裂和蝶骨翼；45°后前斜位（Stenver位）可观察岩骨、内听道和内耳结构；视神经孔位和颈静脉孔位可分别观察相应的视神经孔和颈静脉孔；局部切线位可显示局部颅骨的详细情况。此外，还可以采用体层摄影技术检查颅底部骨质和钙斑情况；立体摄影可用于检查颅内钙斑或异物与颅腔的空间位置关系；放大摄影可以显示局部骨结构的细节。

气脑造影、脑室造影和脑池造影曾经是诊断颅内疾病的常用方法。但均为创伤性检查技术，有时可引起颅内感染、颅内出血和脑水肿等严重并发症，目前已弃用。

脑血管造影是将含碘对比剂注入颈内动脉系统和（或）椎动脉系统，使脑血管系统显影，根据脑血管的分布、形态、位置变化来判断颅内疾病的检查方法。在过去，脑血管造影时常采用直接穿刺颈动脉或椎动脉的方法，危险性大，成功率低，已被淘汰。现代脑血管造影技术最常采用的是经股动脉穿刺插管的造影方法（Seldinger技术），如双侧股动脉均无法插管，也可采用经肘动脉穿刺插管造影。数字减影血管造影（digital subtraction angiography，DSA）是现在常用的脑血管造影技术，该技术可消除骨骼和软组织影，清晰显示脑血管，可评估病变的血流动力学和血供特点，临床上应用广泛。

脑血管造影可分为全脑血管造影、选择性脑血管造影和超选择性脑血管造影。手术中，常经股动脉穿刺插管，分别进行双侧椎动脉和颈总动脉的造影，并根据病情进行超选择性造影。脑血管造影具有一定的危险性，因此术前准备很重要。在脑血管造影时，通常选用相对更安全的非离子型对比剂。尽管非离子型对比剂不良反应较少，但仍有其禁忌证，如：对比剂过敏；心、肝、肾功能严重不全等。由于对比剂的不良反应可引起严重后果，因此在脑血管造影过程中，必须严密观察患者的情况，及时处理各种变态反应的预兆及早期反应，避免产生严重后果。

脑血管造影不仅可用于脑内病变的诊断，更多的是在获得诊断信息的基础上进行介入治疗。由于CT和MRI的普及，多数颅内病变并不需要DSA进行诊断，但在下列情况时DSA仍有重要的诊断价值，包括：血管性疾病，如动脉瘤、动静脉畸形、动静脉瘘、血管闭塞和烟雾病等；了解外伤性血肿和外伤后颅内血管的损伤情况；颅内占位病变的辅助诊断等。DSA检查可为上述病变提供重要的诊断信息，指导治疗，并可用于术后疗效评估。DSA检查也有其禁忌证，包括：严重的血管硬化者；严重的心衰患者；严重的肝、肾功能不良者；对比剂过敏或过敏体质者；局部手术野存在炎性病变者；有出血倾向者。随着DSA技术的发展，其安全性越来越高，但在操作过程中仍有可能发生并发症，包括过敏反应；血管痉挛引发的失语、偏瘫和呼吸停止等；检查过程中突发蛛网膜下腔出血；癫痫发作等。因此，在DSA检查时要严格选择适应证，严格遵守操作规程，减少并发症的发生。

（张 权）

第二节　CT 检查技术

20 世纪 70 年代初，Hounsfield 等发明了计算机体层摄影（computed tomography，CT），极大地推动了医学影像诊断学的发展。CT 图像是数字化模拟灰度图像，是由一定数目从黑到白不同灰度的像素按固有矩阵排列而成，这些像素的灰度反映的是相应体素的 X 线吸收系数。CT 图像是断层图像，克服了普通 X 线检查各组织结构影像重叠的缺点，从而使组织结构得以清楚显示，但断层图像不利于器官结构和病灶的整体显示，需要连续观察多帧图像，经人脑思维整合或运用图像后处理重组技术，才能形成完整的概念。

CT 图像密度分辨率高，相当于传统 X 线图像的 10~20 倍，解剖关系清楚，病变显示度好，对病变的检出率和诊断的准确率均明显提高。尽管 CT 图像的空间分辨率不及传统 X 线图像，但 CT 图像高密度分辨率所产生的诊断价值要远远超过这一不利因素带来的负面影响。

由于 CT 图像是数字化成像，可应用 X 线吸收系数表示密度的高低程度。在实际工作中，采用 CT 值来量化密度，单位为亨氏单位（Hounsfield unit，HU）。因此，在描述某一组织器官或病变密度时，不但能够用高密度、中等密度或低密度来形容，亦可用它们的 CT 值来说明密度的高低程度。X 线吸收系数与 CT 值的换算关系如下：水的吸收系数为 1，CT 值定为 0HU；人体中密度最高的骨皮质吸收系数为 2，CT 值定为 +1 000HU；人体中密度最低的气体吸收系数为 0，CT 值定为 −1 000HU。因此，人体中密度不同的各种组织的 CT 值就居于 −1 000~+1 000HU 的 2 000 个分度之间。临床工作中，为了使 CT 图像上观察的组织结构和病变达到最佳显示，需依据它们的 CT 值范围，选用不同的窗技术，包括窗位和窗宽。观察脑组织的窗宽和窗位通常为 90HU 和 35HU，观察颅骨的窗宽和窗位分别为 1 500HU 和 500HU，有时可根据需要调整窗宽和窗位，如观察早期脑梗死时可缩小窗宽到 35HU，图像上的层次减少，组织之间对比度增加，以提高早期脑梗死病灶的检出。

近年来，随着 CT 技术的快速发展，其检查方法也多种多样，包括 CT 平扫、CT 增强、CT 灌注、CT 血管造影等，此外还有多种 CT 图像后处理重建技术，有的方法简单快速，有的方法复杂费时。因此应根据病情的需要，选择合理的检查方法。

一、CT 平扫

不用对比剂的 CT 扫描称为 CT 平扫。绝大多数的颅脑 CT 检查都需要先进行 CT 平扫，有些病变仅需要 CT 平扫即可做出初步的诊断，如脑外伤、脑梗死和脑出血等。CT 平扫通常进行横断面扫描，患者取仰卧位，以眶耳线为基线向头侧扫描，常规层厚 5~10mm，薄层扫描层厚 1~2mm。冠状面扫描主要用于垂体和鞍区病变的诊断，矢状面扫描很难进行。目前，冠状位和矢状位图像常由薄层面轴位图像经后处理重建获得。绝大多数情况采用普通分辨率扫描已足够做出临床诊断，但有时需要进行高分辨率扫描，如颅底骨的薄层高分辨率扫描，用于观察颅底骨的骨折和骨质破坏等。对于鞍区和脑干病变，有时需要进行靶扫描，即缩小扫描视野，采用薄层面进行高空间分辨率扫描，以利于观察病变的细节。CT 平扫简单、快速，常用于急症患者的疾病诊断，如脑外伤、颅骨骨折、脑出血等。CT 平扫的另一个主要用途是作为 CT 增强扫描的基础，它既可为进一步的增强扫描提供准确的定位，又是判断病灶强化程度的依据。

二、CT 增强

CT 检查时，可采用静脉注射高密度对比剂的方法，增加病变与周围组织结构的密度对比，以利于病变的检出和诊断，即 CT 增强检查。CT 平扫仅能反映病灶的密度与正常组织之间有无差别，有些颅脑疾病其病灶的密度与正常脑组织非常接近，CT 平扫时容易漏诊，因此需要 CT 增强扫描来提高病变的检出并明确病变的性质。对比剂在通过颅脑正常组织结构和病变组织时，它的分布、浓集和弥散的规律不同而产生不同的增强效果。正常脑组织因为存在血脑屏障，对比剂不能通过，不会产生增强效果。而没有血脑屏障的组织结构，如垂体和脉络丛等则明显增强。在病灶破坏了血脑屏障的情况下，对比剂就可通过破坏的血脑屏障进入病灶，结果表现为病灶的增强。

CT增强检查使用碘对比剂，包括离子型和非离子型，离子型对比剂的副反应明显高于非离子型对比剂，因此，后者临床更为常用。一般来讲对比剂应用越多强化效果越明显，但为安全起见注射剂量按体重计算为1~2ml/kg，多采用团注的方法，注射速度为1~2ml/s。病灶的增强程度除了与对比剂进入的多少有关之外，还和血液循环规律有关。注射对比剂后不同时间进行扫描，得到的增强效果是不一样的。因此在增强的不同时相，进行多次扫描就可了解病灶内对比剂的循环规律，这种扫描方法称为CT动态增强扫描。CT动态增强扫描比普通CT增强扫描提供的诊断信息量更多，除了反映对比剂进入病灶内的数量，还反映了对比剂在病灶内的浓集和消退的过程，可以更加深入地反映病灶的病理本质。CT动态增强扫描对评估病灶的血供情况、鉴别病灶的性质和了解病变的良恶性程度都有很大帮助。

三、CT灌注

CT灌注（CT perfusion，CTP）扫描与CT动态增强扫描虽然都是在注射对比剂后进行不同时相的扫描，但两者的侧重点不同。CT动态增强扫描主要反映对比剂在病灶内的浓集和消退过程，对时间分辨率要求不高。CTP扫描从对比剂进入组织或病灶的瞬间开始一直到大部分离开组织或病灶为止，它反映的是组织或病灶内对比剂的灌注规律，即在这些组织或病灶内的血液微循环规律。CTP扫描对时间分辨率要求很高，每次扫描之间的间隔一般小于1s。对比剂的应用通常采用高压注射器进行团注，以保证对比剂在短时间内集中通过被检查的靶器官，避免后处理时的分析错误。CTP检查对感兴趣区层面进行连续的CT扫描，获得多期图像，从而获得感兴趣区的时间-密度曲线，并利用不同的数学模型，计算出各种灌注参数值（包括血流量、血容量、平均通过时间和达峰时间等），可反映局部组织血流灌注的改变，并进行量化。CTP对鉴别良恶性脑肿瘤和了解脑缺血病灶的血液供应情况有很大的帮助。

四、CT血管造影

CT血管造影（CT angiography，CTA）是一种利用计算机三维重建血管影像的非侵入性血管造影技术。它利用螺旋CT的快速扫描技术，在团注对比剂浓集于血管内时完成一定范围内的横断面扫描；将获得的多幅图像资料传送到图像后处理工作站进行图像重建，从而获得血管影像。通常采用最大强度投影（maximum intensity projection，MIP）法或容积再现（volume rendering，VR）法重建血管影像。MIP法重建后，通过调整图像对比度和亮度，以尽量消除背景组织的影像，从而获得连续清晰的血管影像。VR法结合恰当的显示阈值，可同时获得显示血管和背景组织结构的三维重建图像，并可利用计算机软件对其进行任意角度的旋转和任意方向的切割。

与DSA相比，CTA不需要动脉穿刺和血管插管技术。因此，CTA为非侵入性的血管造影术，除可能发生的对比剂不良反应外几乎无其他并发症。CTA在了解血管情况的同时，还可了解血管与周围组织或病灶的关系，这是DSA所无法实现的。但CTA也有不足之处，如脑血管的远端细小分支显示不清、图像重建过程中可能产生伪影，以及不能像DSA那样进行动静脉的连续动态显示等。

近来，随着CT设备和图像工作站性能的不断提高，CTA的质量也不断提高。虚拟现实技术也已用到了图像重建工作中。利用虚拟现实技术和导航技术，可以在CTA的基础上进行模拟血管内镜的图像重建。这种方法有助于发现血管腔内的粥样硬化斑块和动脉瘤内的血栓等。

五、CT图像后处理技术

CT图像后处理技术包括二维和三维后处理及显示技术。二维图像后处理技术包括：电影显示（cine display）、多平面重组（multiplanar reformation，MPR）和曲面重组（curved planar reformation，CPR）。三维图像重建可在二维平面图像的基础上，进一步详细地显示组织结构或病灶的三维空间分布情况。三维图像后处理技术包括：MIP、最小强度投影（minimum intensity projection，MinIP）、表面遮盖显示（surface shaded display，SSD）、VR、CT仿真内镜（CT virtual endoscopy，CTVE）和组织透明投影（tissue transition projection，TTP）等。在颅脑疾病中应用较多的CT图像重建技术为MPR、MIP、SSD，而VR等技术应用较少。

1. MPR与CPR MPR是指在一组横断面图像基础上，通过计算机软件重新排列体素，获得同一组织结构冠状面、矢状面以及任意斜面的二维图像的后处理技术。CPR是MPR的一种特殊方式，指沿感兴趣组织结构的中轴画一条曲线作为参照平面，经计算机软件对该曲线经过层面的体素进行重组，显示为拉直展开的二维图像。在颅脑疾病诊断中常用MPR技术，在轴位薄层面的基础上进行冠状位和矢状位重建，以观察病变与周围结构的解剖关系，尤其在有磁共振检查禁忌证的患者中应用较多。

2. MIP　MIP是利用投影成像原理，将容积组织或容积数据中投影线经过的每个像素的最大密度值进行投影，所获得的图像称为最大强度投影图像。在选定观察视角后，从该视角发出假定的投影光线，对该投影光线穿行轨迹上的感兴趣结构密度高于阈值的像素进行编码，形成二维投影影像。必要时还可切割掉明显高于感兴趣结构密度的区域，以避免遮蔽感兴趣结构。MIP可变换投影角度连续重建，使观察者得到旋转的感兴趣结构的立体显示。在中枢神经系统，MIP常用于CTA检查图像的后处理，可对脑血管疾病进行诊断，并可用于观察脑血管与病变之间的解剖关系。

3. SSD　SSD技术是预先设定一个密度阈值，通过计算机软件将被扫描的组织器官表面大于该阈值的所有像素连接起来，并用阴影（明暗）技术进行处理，从而得到该组织器官表面轮廓的三维图像。SSD技术多用于对比强烈的组织结构的三维重建，如骨骼、明显增强的血管等。SSD的基本方法是先确定感兴趣区的CT阈值，然后将二维图像中该阈值以上的连续性像素重建为三维结构模型，再以一假想的光源投照于三维模型表面，以灰阶或伪彩的方式显示三维结构模型的表面影像。SSD显示方式具有明显的立体感，有利于显示重叠结构的三维空间关系。可用于显示颅骨骨折及颅骨缺损修补术的评估等。

4. VR　VR技术是利用选取层面容积数据的所有体素，通过计算机将各个层面不同密度的体素分类、设定阻光率等处理，重组出含有空间结构和密度信息的三维立体图像。在图像重建时，使假定的投影线从给定的角度上穿过扫描容积，对容积内的像素信息作综合显示的方法。该方法首先确定扫描容积内的像素－密度直方图，以直方图的不同峰值代表不同的组织，然后计算每个像素内各种组织的百分比，继而换算成像素的不同灰度。该重建技术显示容积的所有结构，故需结合多种三维图像重建技术共同施行。显示时，可赋予图像以不同的色彩与透明度，给人以近于真实三维结构的感觉。VR技术在颅脑疾病影像诊断的临床工作中应用较少。

CT检查简便、快速、安全、无创。近年来，随着CT设备的不断改进和完善，多层螺旋CT、双源CT及能谱CT的相继出现，以及多种后处理软件的开发，使得CT在颅脑疾病诊断中发挥着重要的作用。CT检查不但可以获得脑组织结构和病变的形态学信息，还可通过CT增强检查获得病变的血供信息，并可通过CT灌注技术反映脑组织和病灶的血流灌注改变，更有利于病变的检出及定性诊断。CT检查在颅脑急症中的地位也愈来愈重要，如对疑为脑梗死的患者可快速同时完成CTA和CT灌注检查，快速做出诊断，并评价脑组织的存活情况，指导临床快速合理治疗，挽救患者的脑功能。然而，CT检查的应用仍有一些限制：① CT检查的X线辐射剂量显著高于传统X线检查，在一定程度上限制了CT在小儿颅脑疾病中的应用；② CT对脑微小转移灶的检出还远不及MRI；③ CT检查虽能发现大多数病变，准确地显示病灶的部位和范围，但CT对某些颅脑疾病的定性诊断仍然存在一定的限度，如脑肿瘤的定性等。因此，要掌握CT的应用价值、优点及限度，充分发挥CT检查在颅脑疾病诊断中的价值。

（张　权）

第三节　MRI检查技术

与CT检查技术相比，MRI技术具有很多技术特点和优势，如多参数、多序列、多方位成像，组织对比度高，利用流动效应进行血管成像，多种功能成像等。MRI技术日趋成熟，并不断快速发展，已经成为颅脑疾病的主要影像学检查方法。与其他成像方法比较，MRI检查技术对颅脑病变的检出更为敏感，且可较早地发现病变；对病变的诊断更为准确，尤其是应用各种特定成像序列和成像方法，能进一步显示病变的特征，从而提高了对病变诊断和鉴别诊断的能力。

一、MR 图像特点

1. MR 图像是数字化图像 与 CT 图像相同，MR 图像也是数字化模拟灰度图像，可以用窗技术显示，并能够进行各种图像后处理。然而，与 CT 不同的是 MR 图像上的灰度并非表示组织和病变的密度，而是代表它们的 MR 信号强度，反映的是弛豫时间的长短。

2. 多参数成像 与 CT 检查的单一密度参数成像不同，MRI 检查有多个成像参数，如：反映 T_1 弛豫时间的 T_1 值、反映 T_2 弛豫时间的 T_2 值。主要反映组织间 T_1 值差别的成像称为 T_1 加权成像（T_1 weighted imaging，T_1WI），主要反映组织间 T_2 值差别的成像称为 T_2 加权成像（T_2 weighted imaging，T_2WI），主要反映组织间质子密度差别的成像称为质子密度加权成像（proton density weighted imaging，PdWI）。颅脑组织及其病变具有不同的 T_1、T_2 值和质子密度，因此，在 T_1WI、T_2WI 和 PdWI 像上产生不同的信号强度，具体表现为不同的灰度。MRI 检查就可根据这些灰度变化进行颅脑疾病的诊断。一般而言，组织信号越强，图像上相应部分就越亮；组织信号越弱，图像上相应部分就越暗。但应注意，在 T_1WI 和 T_2WI 图像上，弛豫时间 T_1 值和 T_2 值的长短与信号强度的高低之间的关系有所不同：短的 T_1 值（简称为短 T_1）呈高信号，例如脂肪组织；长的 T_1 值（简称长 T_1）为低信号，例如脑脊液；短的 T_2 值（简称短 T_2）为低信号，例如骨皮质；长的 T_2 值（简称长 T_2）为高信号，例如脑脊液。MRI 检查也可以通过静脉注射对比剂，人为改变组织与病变间 T_1 值或 T_2 值对比，即 T_1WI 或 T_2WI 图像的信号强度对比，以利于病变的检出和诊断。

3. 多序列成像 MR 图像的另一个特点是能够实施多序列成像。其中，最常应用的是自旋回波（spin echo，SE）序列，用于获得 T_1WI；快速自旋回波（turbo SE，TSE；fast SE，FSE）序列，用于获取 T_2WI 和 PdWI；梯度回波（gradient echo，GRE）序列主要用于获取 T_1WI 和 T_2*WI；反转恢复（inversion recovery，IR）序列包括短时 IR 和长时 IR，短时反转恢复序列用于脂肪抑制，长时反转恢复序列用于自由水的抑制，即液体衰减反转恢复（fluid attenuated inversion recovery，FLAIR）序列；平面回波成像（echo planar imaging，EPI）是一种快速成像序列，主要用于弥散加权成像（diffusion weighted imaging，DWI）、灌注加权成像（perfusion weighted imaging，PWI）等功能成像检查。在这些成像序列中，改变成像的具体参数，还可获得更多的成像序列和更多的成像方法。这些成像序列和成像方法具有不同的成像速度，并具有不同的组织对比，如：与 SE 序列相比，GRE 序列显著提高了成像速度；同属 SE 序列的 T_2WI 和重 T_2WI，由于所用的具体成像参数不同，脂肪组织在前者呈中高信号，而在重 T_2WI 上仅静止的或慢速流动且富有游离水的液体呈高信号，包括脂肪在内的其他组织均呈低信号。因此，不同成像序列和成像技术各具特征，而又有不同的临床应用价值。

4. 多方位成像 MR 可进行多方位断层成像，在颅脑疾病的临床应用中，MRI 检查常规获取轴位、冠状位和矢状位断层图像。有时还可以根据诊断需要，进行倾斜面的断层成像。将多方位图像结合起来可清楚显示组织结构间的解剖关系，有利于明确病变的起源部位及其范围。

5. MR 图像软组织分辨率高 较高的软组织分辨率为 MR 图像的一个突出优点，有利于识别正常结构和病变的组织类型。此外，一些特定的成像序列和成像方法还有利于进一步确认病变的组织学特征。例如，亚急性出血和脂肪组织在 T_1WI、T_2WI 上均呈相似的高信号，然而应用频率选择性脂肪抑制技术，脂肪组织被抑制为低信号，而亚急性出血依然为高信号；再如，钙化和含铁血黄素在 T_2WI 上均表现为低信号，两者难以鉴别，应用 GRE 序列或磁敏感加权成像（susceptibility weighted imaging，SWI），由于它们的磁化率不同而呈不同信号强度，借此可以进行区分。MRI 的不同成像序列和成像方法，常能够准确识别正常结构和病变的不同组织学类型，有助于病变的检出和诊断。

6. MRI 具有多种特殊成像方法 MRI 可进行多种特殊的结构和功能成像，可反映脑结构和功能方面的信息以及病变导致的结构和功能变化。这些特殊成像方法主要包括脑血管成像、DWI、弥散张量成像（diffusion tensor imaging，DTI）、PWI、磁共振波谱技术（magnetic resonance spectroscopy，MRS）、SWI 及功能磁共振成像（functional magnetic resonance imaging，fMRI）等。

二、颅脑 MRI 检查技术

1. MRI 平扫检查 MRI 平扫检查即不注射对比剂的一般扫描。患者仰卧，使用头部线圈，常规获取轴位、冠状位和矢状位的 T_1WI 和（或）T_2WI。平扫检查可观察病变的有无及病变位置、大小和信号表现等，并可为 MRI 增强检查提供参考。

2. MRI 增强检查 MRI 增强检查即静脉内注射对比剂后进行扫描的方法。常用的对比剂为含钆的顺磁性螯合物 Gd-DTPA，其主要作用为缩短 T_1、T_2 值，而前者作用更明显，可增加 T_1WI 上病变与正常组织间的信号强度对比。常规剂量为 0.1mmol/kg，而在检查多发性硬化和转移瘤时常用剂量为 0.2~0.3mmol/kg，以便提高小病灶的检出。而在垂体微腺瘤的 MRI 增强检查中对比剂的用量要减半，即 0.05mmol/kg，以避免明显强化的垂体组织掩盖较小的微腺瘤而导致漏诊。Gd-DTPA 较安全，注射前不需要进行过敏试验，个别患者可能会出现胃肠道刺激和皮肤黏膜反应等轻微副反应，一般不需要特殊处理。但对肾功能不全的患者，Gd-DTPA 有可能导致肾源性系统性纤维化的危险，因此对该类患者要慎用。

注射对比剂后 T_2WI 上也具有一定的 T_1 增强效应，FLAIR 对脑脊液信号具有抑制效应。因此，在增强 T_2-FLAIR 上病变强化也较明显。T_2-FLAIR 的强化效果与对比剂浓度有关，低浓度时强化程度高于 T_1WI，当达到一定浓度时 T_2-FLAIR 强化程度达到峰值，其后由于 T_2 增强效应增加（信号降低），强化程度逐渐降低，直至呈负性强化。增强 T_2-FLAIR 在中枢神经系统具有一定的临床价值，尤其对 T_1WI 增强显示不满意、怀疑脑膜或皮层血管病变的情况（图 1-3-1）。

3. 磁共振血管成像 包括磁共振动脉成像（magnetic resonance angiography，MRA）和磁共振静脉成像（magnetic resonance venography，MRV）。

MRI 受流动效应影响，基于 MRI 成像原理，流动的血流信号表现复杂，取决于流速、流动类型和成像序列等多种因素。例如，在 SE 序列图像上，高速血流由于流空效应表现为明显低信号；而在大多数 GRE 序列图像上，血流因流入相关增强效应而呈高信号。此外，流速还可诱导流动的质子发生相位改变。流入相关增强效应和流速诱导的流动质子的相位改变分别为时间飞跃（time of flight，TOF）法和相位对比（phase contrast，PC）法 MRA 的物理学基础。

TOF 法 MRA 包括二维 TOF（2D-TOF）和三维 TOF（3D-TOF）。2D-TOF 序列获取三维容积图像时要连续采集多幅图像，采集层面方向应垂直于流体的主要方向。2D-TOF 在垂直于层面方向上的分辨率是由层面厚度决定的，因此受层数、短回波时间（echo time，TE）设计、信噪比等因素

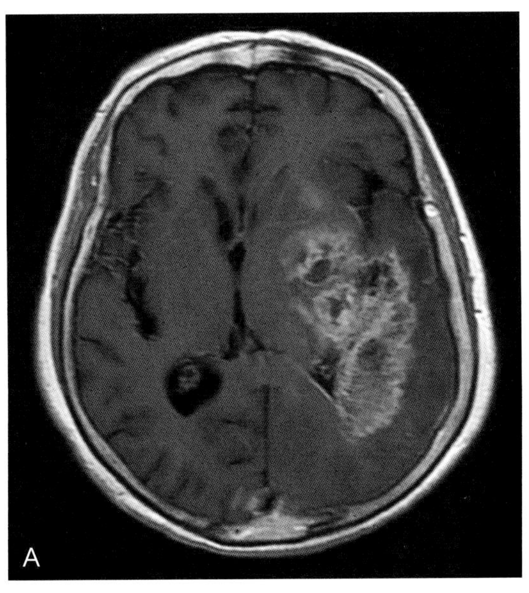

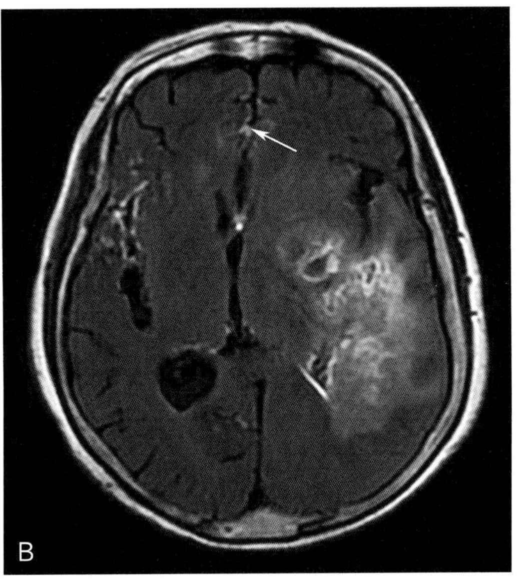

图 1-3-1 胶质母细胞瘤增强 T_1WI 和增强 T_2-FLAIR 比较

A. 增强 T_1WI，肿瘤明显强化；B. 增强 T_2-FLAIR，肿瘤明显强化，另可见右外侧裂和大脑前纵裂区软脑膜强化（箭），提示肿瘤脑膜转移

的影响，导致层面方向上的结果不可靠；此外，患者运动能产生层面间的血管错位。在3D-TOF中，全部容积成像用两个方向上的相位编码进行单次采集，获取的容积数据用MIP方法进行后处理，可获得三维MRA图像。与2D-TOF相比，其优势在于信号丢失少，空间分辨率高，采集时间短，有利于查出有信号丢失的病变，如动脉瘤和血管狭窄等。PC法在层面选择和读出梯度之间施加双极流动编码梯度脉冲，使流体和静息组织的横向磁化矢量发生相位改变。最终的流速图像和相位图像的信号强度均与流速呈线性关系，因此该方法对流速敏感，能进行定量和定向分析，可检查病变区的血流细节与方向，可用于诊断动脉瘤、动静脉畸形、静脉畸形和血管狭窄等疾病。

MRA除了利用流动原理成像之外，也可注射顺磁性对比剂，利用顺磁性对比剂明显缩短T_1时间的原理来提高血管的信号，即对比增强MRA（CE-MRA）。该方法消除了因流入饱和效应造成的信号丢失，血液与静态组织间的对比与流动基本无关。流入恢复在成像容积的不均匀性方面也变得不重要，可实现更短的重复时间（repetition time，TR），提高了对背景组织的抑制程度，加快了扫描速度，更容易实现3D立体采集。该方法的关键在于注射对比剂后扫描时机的掌握，采集过早可能出现伪影样的边缘增强，而采集过晚则可能使静脉信号增强。在进行颅脑CE-MRA时，扫描时间要控制在注射对比剂后10s以内。CE-MRA一般都使用梯度回波序列，如3D-SPGR等，可显示细小的血管和更细微的血管病变。

颅脑血管因为血流量大、没有呼吸等运动伪影的干扰，易得到质量较高的MRA图像，是MRA临床应用最早、最广泛的部位。颅脑MRA可诊断多种疾病，如血管栓塞、血栓形成、血管硬化狭窄、动脉瘤、血管畸形等。MRA可查出90%~95%的颅内动脉瘤，但对直径小于5mm的动脉瘤漏诊率较高。MRA的分辨率尚不及DSA，对小血管疾病的检出还有困难。

MRV是将MRA的成像序列应用于脑静脉系统的成像方法。在各种MRA成像序列中CE-MRA对脑静脉系统的显示最好，不受血流的影响，除可显示大的静脉和静脉窦外，还可显示大脑内静脉、大脑大静脉和皮层引流静脉等。该技术的不足在于动静脉同时显影，影响观察。因此，需要采用减影技术去掉动脉影像，再将减影后的原始图像进行MIP重建，可得到清楚的三维静脉血管影像。MRV对静脉窦血栓、静脉窦闭塞、静脉窦肿瘤侵犯等显示较好。

4. 弥散成像 弥散成像是基于水分子布朗运动的成像方法，可获得活体组织的微观结构信息，具有无创性、无需使用对比剂的优点，在临床和科研中得到了广泛应用。弥散成像包括早期应用于临床的DWI及DTI，而DTI在广义上还包括弥散峰度成像（diffusion kurtosis imaging，DKI）和高角度分辨率弥散成像（high angular resolution diffusion imaging，HARDI），后者又可根据计算模型的不同分为弥散谱成像（diffusion spectrum imaging，DSI）和Q球成像（Q-ball imaging，QBI）。

DWI是在自旋回波180°重聚脉冲的两侧对称各放置一梯度场，该梯度场具有加速质子失相位的作用，对水分子的弥散特别敏感，当在三维空间任一方向上使用该弥散敏感梯度磁场时，即可检测到水分子弥散造成的MR信号改变。在均质的水中，水分子的弥散是一种完全随机的热运动。但在人体组织中，由于存在细胞结构等各种各样的屏障物，水分子的自由弥散就会受到影响，水分子可能在某一方向上的弥散较自由，而在另一个方向上弥散却受到限制。例如，在脑白质的髓鞘中，水分子沿着髓鞘的弥散明显要快于横跨髓鞘的弥散，水分子的这种强烈方向依赖性弥散的特点称为各向异性。通常采用表观弥散系数（apparent diffusion coefficient，ADC）来度量组织和病变中水分子弥散能力的大小，其单位为mm^2/s。临床工作中DWI常用的弥散敏感梯度b值为1 000s/mm^2。DWI已成为早期脑梗死的常规检查序列，在脑梗死发生后1~6h内即可显示病灶，呈明显高信号，ADC值降低。

DTI是20世纪90年代初提出的一种对组织中水分子弥散特性（如弥散各向异性）进行定量的磁共振成像技术，是传统DWI技术与计算机科学结合产生的一种新的成像及分析方法体系。狭义上，DTI专指基于单高斯张量模型测量生物组织水分子弥散系数方向依赖性的弥散加权成像技术。DTI可以测出特定方向上水分子的弥散特性，从而得到每个体素的张量基本要素，即本征值和本征向量。张量是对称的，仅需6个独立的元素即可描述张量特征，即只需收集6个非共线弥散梯度方向的DWI图像就能求解该张量模型。DTI量化组织微观结构的定量指标包括：本征值代表了沿弥散椭球三条正交径线上的弥散系数，包括轴向弥散系数（axial diffusivity，AD）和径向弥散系数（radial diffusivity，RD）；平均弥散系数（mean diffusivity，MD）是三个本征值的平均，反映了组织内水分子的平均弥散能力；分数各向异性（fractional anisotropy，FA）是度量组织中水分子弥散各向异性程度的指标，范围在 0~1，各向异性程度越大，FA 值就越大，FA 值常用来度量脑白质纤维的密集程度和完整性。弥散张量纤维束成像（diffusion tensor tractography，DTT）主要用于在活体内呈现脑白质纤维束的走行，由于 DTI 具有非侵入性以及在脑白质定量和纤维束可视化方面的优点，如今已被广泛运用于神经科学和精神病学的相关研究和临床实践中，如探索人脑结构网络的拓扑属性，以及揭示阿尔茨海默病、精神分裂症等神经精神类疾病的神经机制等。

DKI 采用非参数模型，在传统 DTI 模型的基础上额外增加了一个峰度项，用于评价水分子弥散位移偏离高斯分布的程度。峰度张量（kurtosis tensor）是四阶对称的 $3\times3\times3\times3$ 矩阵形式，有 15 个独立元素，因此至少需 15 个非共线弥散梯度方向的扫描数据。DKI 线性公式中含有两个未知系数（D 和 K），因此至少需要 2 个非零 b 值数据才可以求解，并且尽可能采集更多高 b 值数据。DKI 常用指标有张量指标和峰度指标，张量指标与传统 DTI 一样，包括 MD、FA、AD、RD 等。常用的峰度指标包括：平均弥散峰度（mean kurtosis，MK），轴向弥散峰度（axial kurtosis，AK）和径向弥散峰度（radial kurtosis，RK）。MK 值越大表明弥散受限越严重，成分结构越复杂，是目前 DKI 临床科研应用中最常用的弥散峰度参数。

HARDI 是对体素内交叉纤维进行解析的纤维示踪技术的统称，包括多种弥散模型，如：DSI、Q-ball、多张量、球形返卷积、球棒等。

DSI 利用多 b 值多方向弥散梯度对 q 空间密集填充采样，通过对采集的标准弥散信号进行直接傅里叶逆变换得到弥散传播函数，即概率密度函数（probability density function，PDF），并通过 PDF 提取定量信息和方向信息。弥散方向分布函数（orientation distribution function，ODF）是 PDF 在球形坐标系中的轴向投影，ODF 可直观描绘白质纤维在体素内各个方向上的分布情况，根据 ODF 可以表征单个体素内多条纤维束交叉的信息（图 1-3-2）。由于 DSI 不需要特定的数学假设，直接对原始信号进行定量和方向解析，因此理论上来说是最理想的弥散模型。但 DSI 模型需要采集大量不同弥散强度（b 值）以及不同弥散梯度方向的数据以填充 q 空间，因此采集时间非常长，限制了其在科研和临床中的广泛应用。

DSI 需要对 q 空间密集采样，成像比较耗时，限制其应用。为了解决这一问题，有学者提出如果只需要对 q 空间最外层（即球面）进行数据密集填充，也可以重建出方向分布函数 ODF，该方法即为 QBI。HARDI 原理及数据处理详见本章第六节。

5. PWI　灌注过程是指血流从动脉向毛细血管网灌注然后汇入到静脉的过程。一般仅指细胞外液的液体交换过程，而不涉及细胞内液的液体交换。为了测定这个过程，必须采用示踪剂进行定量分析。近年来，发展较成熟的两种方法为顺磁性对比剂动态增强（dynamic susceptibility contrast，DSC）技术和动脉自旋标记技术（arterial spin labeling，ASL）。此外，体素内不相干运动（intravoxel incoherent motion，IVIM）技术也可以提供脑灌注信息。

DSC 技术在检查时需要团注对比剂，同时进行动态重复扫描。当对比剂在短时间内高浓度通过某一区域的毛细血管网时，基本上可代表血流通过的情况。由于血管内的顺磁性对比剂会导致邻近组织内的磁场不均匀，发生自旋去相位，组织信号降低，即 T_2* 衰减。当用对 T_2* 衰减效应敏感的梯度回波序列进行检测时，可发现组织内对比剂的分布和浓聚情况，进而获得浓度 - 时间变化曲线，进而计算出脑血容量（CBV）、平均通过时间（MTT）和脑血流量（CBV）等参数。DSC-PWI 需要在 EPI 技术的基础上进行，以实现快速扫描。对比剂用 Gd-DTPA 0.1~0.2mmol/kg，采用高压注射器以 5ml/s 流速注射，时间分辨率须达到每 1~3s 扫描一次，连续扫描 50 次以上，才能获得较为理想的结果。在定量分析灌注时，一般用示踪剂弥散理论和技术来计算 CBV、MTT 和 CBF。DSC-PWI 技术已广泛应用于临床，尤其在脑梗死的预后判断、脑梗死溶栓疗效评估和脑肿瘤的定性诊断等方面发挥重要作用。

ASL 技术不需要外源性对比剂，而是利用血液内水中的氢质子作为内源性示踪剂进行灌注成像的方法。采用射频脉冲标记动脉血中的水质子，带标记的动脉血流入成像平面后对组织进行灌注

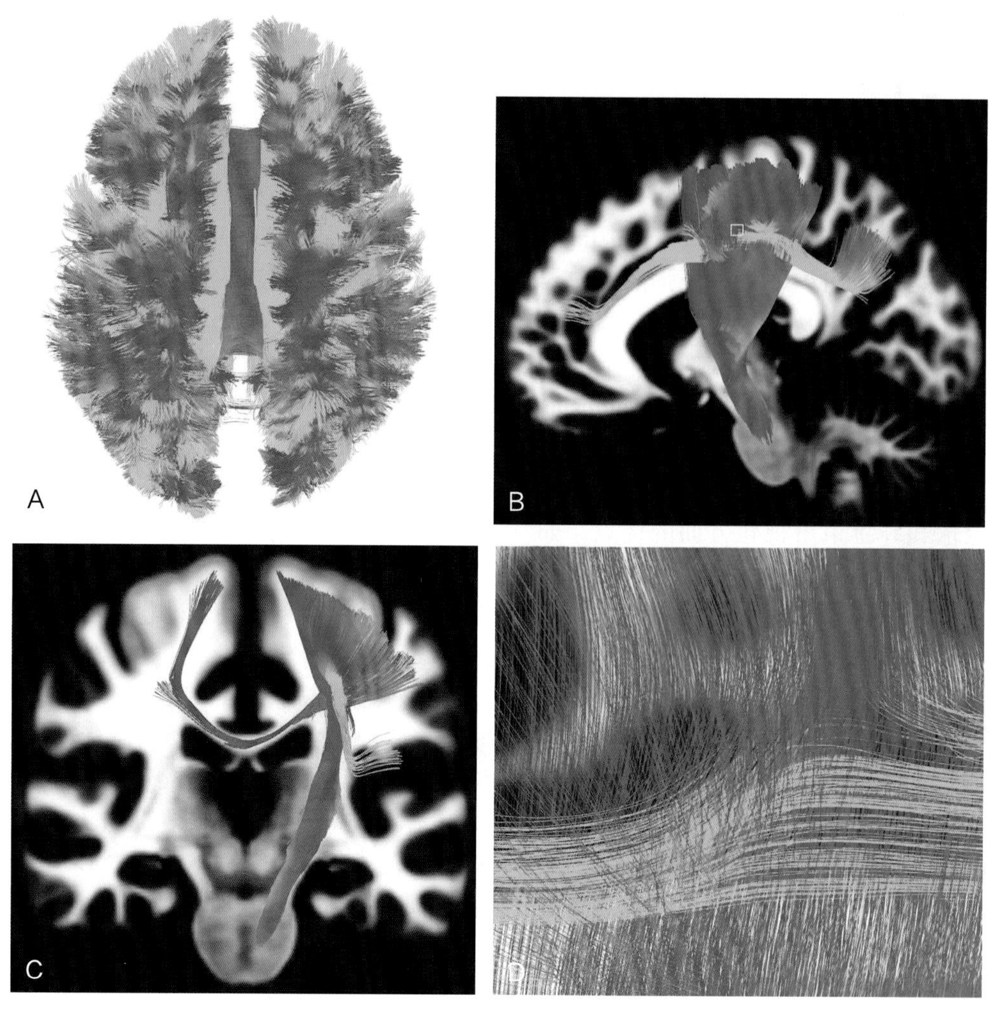

图 1-3-2 基于 DSI 技术重建的脑白质纤维束

A. 全脑白质纤维束；B、C. 皮质脊髓束、上纵束和胼胝体部分纤维，三条纤维束相交叉；D. B 图中方块区域的局部放大，可见 DSI 技术可以清楚区分相互交叉的白质纤维的走行

成像，此时得到的图像为“标记像”，其图像信号包括标记后的血流信号和原组织的静态信号；另单独采集未标记的静态组织信号，为“参考像”，将标记像与参考像减影便得到灌注像。因标记像与参考像的信号强度差异仅约 1%，因此灌注像的信号较弱，常需多次采集平均才能获得较理想的灌注像，用于测量 CBF。ASL 技术根据标记方式的不同，可分为连续式动脉自旋标记（continuous arterial spin labeling，CASL）、脉冲式动脉自旋标记（pulsed arterial spin labeling，PASL）和伪连续式动脉自旋标记（pseudo continuous arterial spin labeling，pCASL）。CASL 技术虽然信噪比高，但标记效率较低，对 MR 设备要求也较高，因此应用较少。PASL 技术标记效率虽较高，但信噪比较低、伪影大、成像范围小。pCASL 技术综合了 CASL 和 PASL 的优点，能够较好地平衡信噪比和标记效率。利用 ASL 技术检测 CBF 受动脉通过时间的影响，因此对于某些存在动脉狭窄的患者进行 ASL 检查时，可能会低估其 CBF，而采用多种延迟时间的 ASL 技术可以在一定程度上克服上述不足。

3D-ASL 技术能在短时间内（1.5s）完成 1 000 次以上的准连续式标记，实现了大范围的全脑容积灌注成像，克服了 PASL 信噪比低及灌注不均的缺点。3D-ASL 采用基于快速自旋回波的螺旋 K 空间采集技术，可获得高保真度的影像，该技术采集效率比 EPI 高 20%，且可提高信噪比及降低运动伪影。3D-ASL 技术为目前 ASL 技术的主要发展趋势，虽然不能完全取代 DSC-PWI 技术，但其具有完全无创性、可重复检查的优点，在临床和科研中显示出广阔的应用前景（图 1-3-3）。

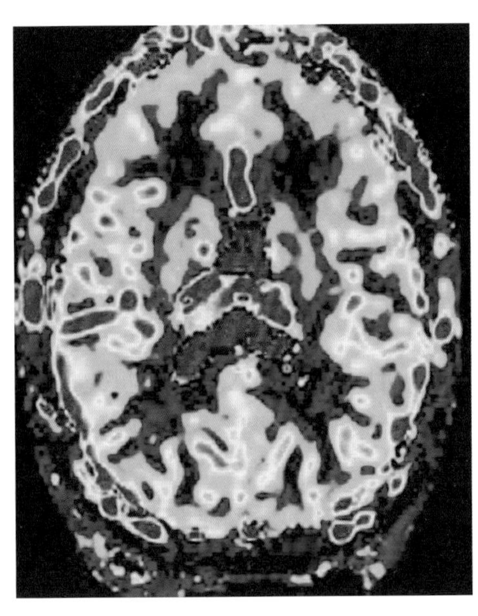

图 1-3-3　正常脑组织的 3D-ASL 灌注图

IVIM 技术是由 Le Bihan 于二十世纪九十年代开发出来的一种技术，该技术可以同时提取出水分子微观运动的弥散和灌注信息。尽管 IVIM 的临床应用价值尚不明确，但其可以在一次成像中同时获得弥散和灌注信息，且不需要注射对比剂和不需要复杂后处理的优点，值得深入研究。

6. MRS　MRS 是利用磁共振化学位移（chemical shift，CS）现象来测定组成物质的分子成分的一种检测方法，是目前唯一可测得活体组织代谢物化学成分和含量的检查方法。即使是同一种原子核（如 ^{1}H），由于它在不同的化合物中所处化学环境不同，其质子的 Larmor 频率就不同，在 MRS 上产生共振峰位置也不同，这种现象称为化学位移。实际测量中只能得到化学位移的相对值，并以化合物与参照物中质子共振频率差异的百万分率（parts per million，ppm）来表示化学位移的大小。^{1}H-MRS 以四甲基硅中的甲基（-CH3）为参照物，^{31}P-MRS 以磷酸肌酸（PCr）为参照物，即化学位移定义为 0.0ppm。不同化合物中质子化学位移不同，可根据其在 MRS 中共振峰的位置加以鉴别，共振峰下面积与质子数目呈正比，反映化合物的浓度，可进行定量分析。

目前，相对成熟的 MRS 技术包括 ^{1}H-MRS 和 ^{31}P-MRS，^{1}H-MRS 在临床中的应用最为广泛。MRS 技术对磁场均匀度和磁场强度的要求较高，均匀的磁场是获得高分辨率 MRS 的必要条件，故 MRS 检测前必须匀场。^{1}H-MRS 的分辨率在 1.5 T 设备上可达 1cm^{3}，3.0 T 设备可达 8mm^{3}。^{1}H-MRS 技术包括单体素 MRS 和多体素 MRS。单体素 MRS 主要包括激励回波探测法（stimulated echo acquisition mode，STEAM）和点分辨波谱法（point resolved spectroscopy，PRESS）。单体素定位方法常用于病变位置已知的情况。多体素 MRS 在一次测量中同时检测多个体素，获得一定区域的波谱，其优越性在于可进行 2D 和 3D 定位，每次检测多个体素，包括正常和病变区域，便于比较分析。此外，多体素方法还可将检测区域内所得的某种化合物的共振信号转换为可视图像，直观显示该化合物的分布，即磁共振波谱成像（magnetic resonance spectroscopic imaging，MRSI），又称为化学位移成像（CSI）。

^{1}H-MRS 是敏感性最高的 MRS 技术。在颅脑系统可检测的化合物主要包括：N- 乙酰天门冬氨酸（NAA）、胆碱（Cho）、肌酸（Cr）、乳酸（Lac）等，在 3T 甚至更高场强情况下还可以检测肌醇（mI）、肌酐（Cre）、γ- 氨基丁酸（GABA）、谷氨酸和谷氨酰胺（Glu+Gln）等化合物。^{1}H-MRS 已经广泛应用于脑肿瘤和脑梗死等多种颅脑疾病的诊断和鉴别诊断。^{31}P-MRS 广泛用于研究组织能量代谢和生化改变。活体 ^{31}P-MRS 可检测磷酸单脂（PME）、磷酸二酯（PDE）、磷酸肌酸（PCr）、无机磷（Pi）和腺苷三磷酸中的 α-ATP、β-ATP、γ-ATP。目前，脑的 ^{31}P-MRS 均可检测到上述 7 种化合物，主要用于研究脑组织的能量代谢、脑磷脂代谢和 pH 测量等。

7. 化学交换饱和转移（chemical exchange saturation transfer，CEST）　CEST 技术是在磁化传递和化学交换理论基础上开发出来的磁共振成像新技术，其利用特定的偏共振饱和脉冲，对内源性或外源性的特定物质进行充分的预饱和，该物质中饱和的氢质子与自由水中的氢质子进行化学交换，导致自由水的信号减低，通过检测水的信号可间接反映该物质的信息及化学交换的组织环境。由于自由水中氢质子含量是要检测的物质中氢质子含量的 10^{5}~10^{6} 倍，一次饱和转移引起的自由水信号下降极其微弱，因此需要连续多次进行饱和与转移，经过叠加放大得到明显的信号改变。因 CEST 是通过检测水信号间接反映代谢物信息，所以信号得到明显放大，可以检测的代谢物浓度达到微摩尔，甚至纳摩尔级别。CEST 技术可进行组织的酸碱度成像及各种代谢物的成像。酰胺质子转移（amide proton transfer，APT）成像是应用最多的一种基于 CEST 的成像方法，可无创性地检测内源性的、位于细胞质内的游离蛋白质及多肽分子。采用 CEST 技术，用饱和脉冲激发可交换的酰胺质子，被饱和了的酰胺质子与未饱和的水中氢质子进行交换，使水中的氢质子信号强度发生变化，从而间接检测游离蛋白质和多肽分子。CEST 可用于脑部疾病的早期诊断和疗效评估，如脑肿瘤中含有丰富的游离蛋白或多肽，且肿瘤组织内的酸碱度较正常脑组织发生明显变化，因此可用 CEST 技术进行评估。基于胺（amine）质子转移的 CEST 技术可对谷氨酸盐成像，用于研究与谷氨酸盐神经递质有关的神经退行性疾病等，如阿尔茨海默病模型中发现 Glu-CEST 下降。作为一种较敏感的分子成像方法，CEST 技术具有很好的应用前景。

8. SWI　SWI 采用 3D-GRE、完全流动补偿、射频脉冲扰相等技术，利用不同组织间磁敏感性的差异产生图像对比。SWI 可同时获得幅值图像（magnitude image）和相位图像（phase image），二者成对出现，所对应的解剖位置完全一致。然后对相位图像进行高通滤波以去除由于空气 - 组织界面以及主磁场的不均匀性对相位造成的低频扰动，得到校正的相位图；再以校正的相位图作为相位加权因子，称为相位蒙片，用相位蒙片对幅值图进行多次加权叠加，使顺磁性物质引起的失相位区域的负性信号强度得以最大化；最后用最小强度投影（MinIP）得到最终的 SWI 图。SWI 具有高分辨率的特点，层面内的分辨率为 0.5mm × 0.5mm 到 1.0mm × 1.0mm，层面间的分辨率为 0.7~2.0mm。SWI 对于微小的磁场不均匀性具有极高敏感性，这种不均匀性主要来自脱氧血红蛋白、血液代谢产物、微量铁沉积等。因此，SWI 可显示正常组织之间或组织与病变之间磁敏感性的差异，可用于显示小静脉、微出血、铁沉积和钙化等（图 1-3-4）。

在 SWI 的图像重建过程中可由滤波后的相位图获得磁敏感图（susceptibility map），将磁敏感图经最大密度投影重建可获得定量磁敏感图（quantitative susceptibility map，QSM），可用于量化分析。SWI 中的相位信息具有方向依赖性，在高分辨率成像时静脉影像可能会失真。因此，有学者提出用磁敏感图代替相位图来生成蒙片，再与幅值图加权叠加而生成真正的磁敏感加权图像（true susceptibility weighted imaging，tSWI），该方法不依赖于相位方向，受成像参数的影响较小，对小静脉和微出血的显示更保真。

9. 任务态 fMRI　人体各种生理活动都由相应的大脑皮层控制，人脑活动是快速的神经元生理和生化变化，是大量消耗能量的过程。脑组织不能储存能量，几乎只能从葡萄糖中获取，血液循环中的葡萄糖通过血流灌注到达毛细血管床供给活动的神经元。因此，局部脑区活动的增加将伴随局部脑灌注和代谢的增加。脑组织血流、血流容积以及血氧消耗均增加，但增加的比例不

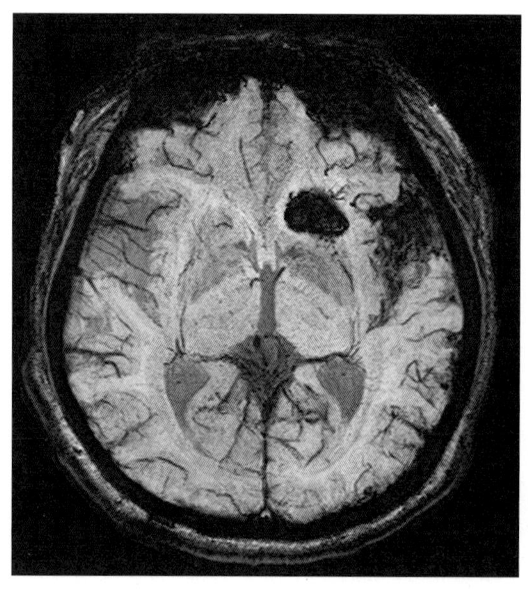
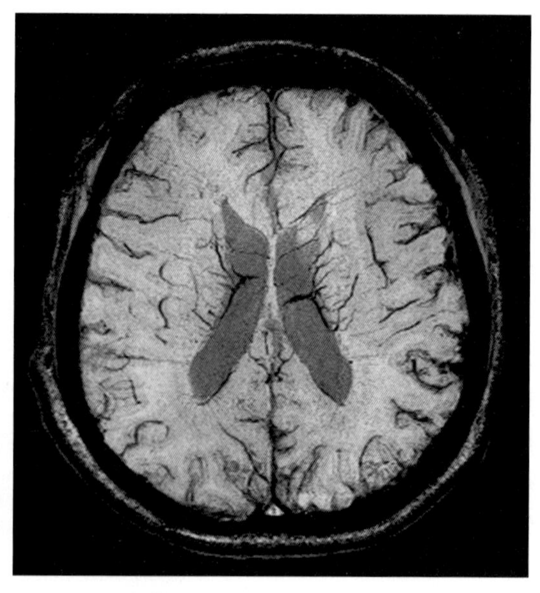

图 1-3-4　脑出血患者 SWI 图像

SWI 可清晰显示脑内静脉，左侧基底节区的血肿呈明显低信号

同，血流量增加超出了耗氧量的增加。这种差异导致活动区域的静脉血中氧合血红蛋白增加，脱氧血红蛋白相对少。脱氧血红蛋白主要缩短 T_2 弛豫时间，引起 T_2 加权像信号减低。当其浓度减低时则导致 T_2* 或 T_2 时间延长，在 T_2* 或 T_2 加权像上信号增强，使脑功能成像时激活区表现为高信号，即血氧水平依赖（blood oxygenation level-dependent，BOLD）成像。

fMRI 成像需要高场强和快速梯度切换率的 MR 设备，1.5T 或 3.0T MR 机均可实现，但目前临床科研最常用的是 3.0T MR 机。fMRI 常用序列为 GRE-EPI，其优点为时间分辨率高、运动伪影少，可在几分钟内完成一次 fMRI 试验，并获得相对较高的空间分辨率。常用的 fMRI 扫描参数为：层厚 3~4mm，矩阵 64×64 或 128×128，TR 2 000~3 000ms，TE 40~60ms，可提供较强的 T_2* 对比。随着 fMRI 技术的发展，多层面扫描的 BOLD-fMRI 序列的 TR 时间可缩短至几百毫秒，明显提高了时间分辨率，可提供更为丰富的脑局部活动信息。

fMRI 研究时任务的设计方式可分为三类：组块设计（block design）、事件相关设计（event-related design）和混合设计（mixed design）。组块设计较为常用，优点为方便可靠，缺点为持续和重复给予相同的刺激可引起受试者注意力改变和对刺激的适应，该任务对于脑功能定位较好，但不能提供脑局部的反应特点。事件相关设计可有效地避免重复适应导致的神经元反应减弱，相对提高了实验的敏感性，且可获得感兴趣区局部血氧的变化曲线，但实验设计精度要求较高，采集时间较长。混合设计是前两种实验设计的混合应用。临床科研中要根据具体实验要求选择合理的实验设计类型。

获得 fMRI 数据后，要有高性能计算机系统进行数据传输、图像格式转换、数据预处理和统计分析，最终获得任务相关脑激活图（图 1-3-5），具体数据处理方法及步骤见本章第六节。

10. 静息态 fMRI 人脑在休息时仍需消耗大量的能量，提示即使在没有明确的外部或内部刺激条件下，人脑仍以特定方式维持其自身的活动，即静息状态下的脑活动。静息状态是指受试者平卧、清醒、闭眼、平静呼吸、最大限度减少身体主动与被动运动、尽量不做任何主动性思维活动的状态。在静息状态下进行的 fMRI 检查即为静息态 fMRI（resting state fMRI，rs-fMRI）。在成像序列和参数方面静息态 fMRI 与任务态 fMRI 相似，但扫描时相数有所不同，rs-fMRI 通常采集 180 个或 240 个容积数据，用于后续分析。rs-fMRI 的分析方法和指标较多，包括低频振幅（amplitude of low-frequency，ALFF）、局部一致性（regional homogeneity，ReHo）、功能连接（functional connectivity，FC）和脑功能网络等。ALFF 是通过计算在一段时间内脑低频振荡 BOLD 信号的平均幅度值，用以反映该时期脑自发活动的强度。ReHo 是通过计算肯德尔和谐系数，评价一个体素与其周

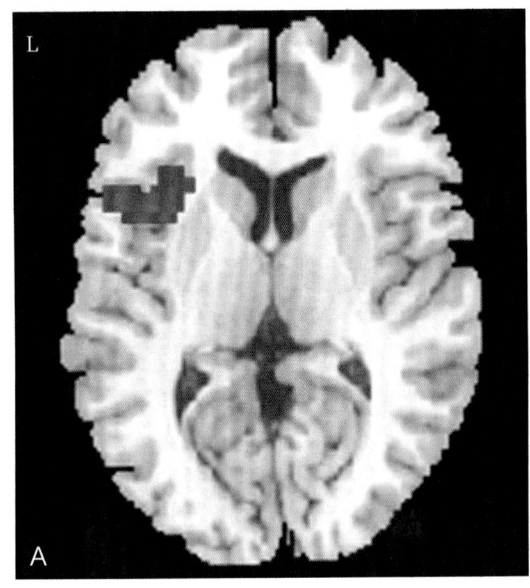

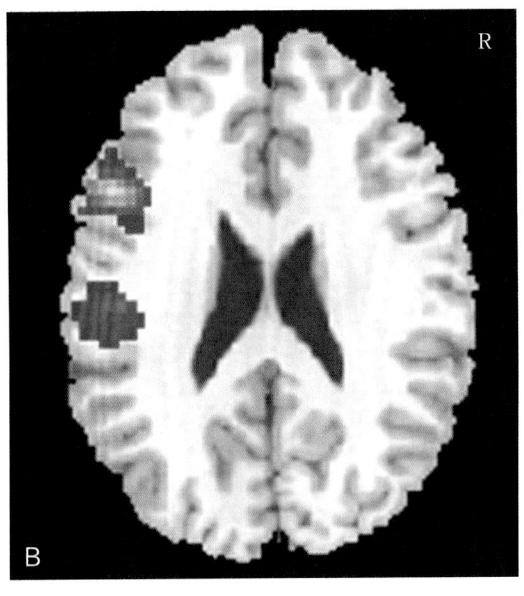

图 1-3-5 正常人语言任务 fMRI 显示左侧外侧裂周围语言区激活

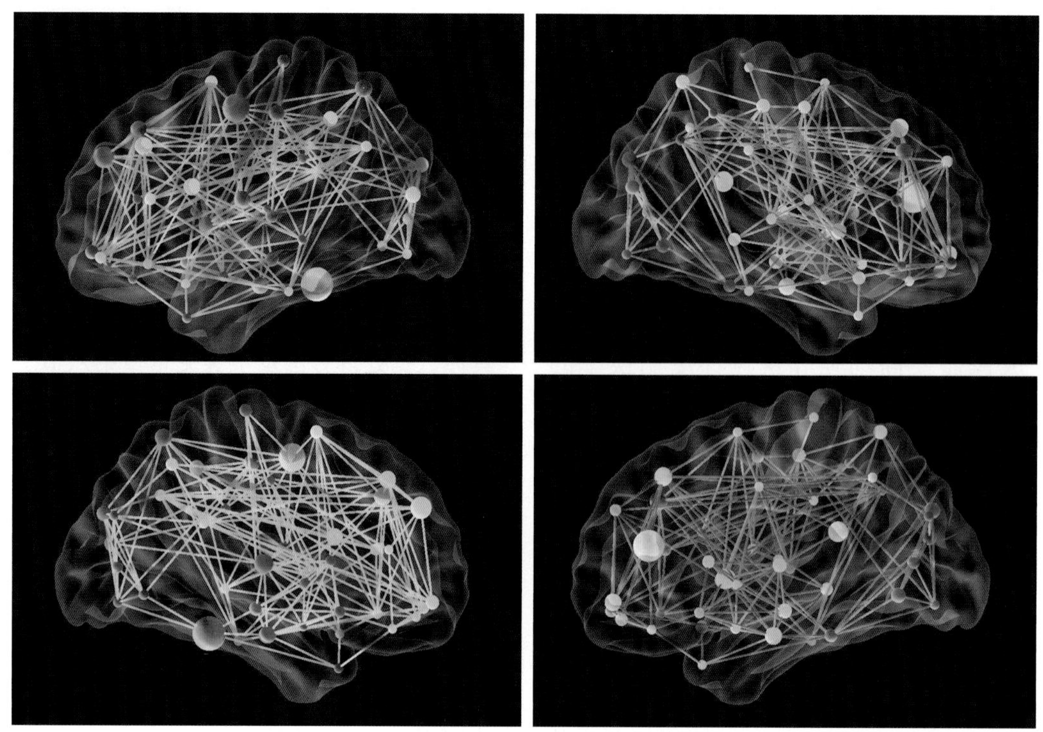

图 1-3-6 基于静息态 fMRI 的全脑网络分析

图中圆点代表节点，节点间连线代表边，节点和边构成脑功能网络

围相邻体素在时间序列上的相关性，反映局部脑区内神经元活动的协调性。功能连接是空间上分离脑区的 BOLD 信号在时间上的相关性，通过计算种子点时间序列与其他体素（或感兴趣区）时间序列之间的相关性，反映脑区间在功能活动中的协同作用。包括功能连接和效应连接，功能连接只用于评价脑区间有无连接，而效应连接还可以评价脑区间的作用方向。脑功能网络分析方法是通过将多个脑区作为节点，将节点间的功能连接作为边，构建功能网络，并通过分析各种网络属性指标（如网络效率、聚类系数、最小路径长度等）评价脑功能状况的研究方法（图 1-3-6）。这些方法目前已广泛应用于神经和精神疾病的科研之中。rs-fMRI 数据处理方法详见本章第六节。

（张 权）

第四节 PET 检查技术

一、PET 原理

正电子发射体层成像（positron emission tomography，PET）是目前比较先进的影像诊断方法之一，已成为颅脑疾病诊断的重要方法。PET 技术被称为“活体生化成像”，可以从分子水平观察人体组织的生理、病理、生化及代谢等改变，可以早期、灵敏、准确地诊断和指导治疗多种疾病。

PET 扫描仪是由探头、扫描床、电子柜、操作工作站、分析工作站及打印设备等组成。其核心部分是探测器，由晶体、光电倍增管或光电转换器、放大和定位电子线路组成。探测器最前端的晶体通过光电偶合连接于光电倍增管的阴极面，光电倍增管连接放大和定位电路。

PET 显像原理是把正电子核素标记的药物作为示踪剂引入机体内，这些正电子核素在衰变过程中发射正电子，正电子在组织中运行很短距离（1~3mm），即与周围物质中的自由电子相互作用，发生湮灭辐射，发射出一对方向相反、能量相等（511keV）的 γ 光子。几乎所有的 PET 都是用探测技术在相反方向上同时探测两个 511keV 的 γ 光子。由于正电子在发生湮灭前的射程很短，所

以利用探测 γ 光子的方法可以对体内发射正电子的放射性核素进行定位。正电子湮灭辐射中产生的两个 γ 光子几乎同时击中探头中对称位置的两个探测器，每个探测器接受到 γ 光子后产生一个电脉冲，电脉冲信号输入符合线路进行符合甄别，可以选择和限制进入探头的 γ 射线，挑选真的符合事件，这种方法称为电子准直，可以避免使用沉重的铅或钨准直器，极大地提高了探测的灵敏度和空间分辨率。PET 探测是利用围绕患者呈环形的数百对互成 180° 方向排列并与符合线路相连的探测器来探测湮灭辐射光子，从而探测到释放出光子的时间、位置、数量和方向，通过计算机系统对上述信息进行采集、存储、运算、数 / 模转换和影像重建，从而获得颅脑的正电子核素的断层分布图。凡代谢率高的组织或病变，在 PET 上呈明显的高代谢，而代谢率低的组织或病变在 PET 上呈低代谢。

PET 图像采集包括发射扫描和透射扫描。发射扫描方式有 2D 采集、3D 采集、静态采集、动态采集等。透射扫描的目的是对发射扫描数据进行衰减校正，传统 PET 采用 ^{68}Ge 进行衰减校正，获得人体组织衰减系数图。PET 图像重建常采用有序子集最大期望值法（ordered subsets expectation maximization，OSEM），属于代数迭代类方法，是建立在两种迭代重建方法基础上的图像重建方法，优点为分辨率较高，重建的图像解剖结构清楚、伪影少，但数据计算量大，需要时间长。PET 结构复杂，需要较多的质量控制和校正方法来保证 PET 扫描仪处于最佳工作状态，从而使获得的数据和图像准确可靠，包括空扫、符合计时校准、光电倍增管增益调节、归一化校准和井型计数器校准。

二、PET 代谢显像

代谢显像是核医学显像的一项重要内容，在分子核医学领域中，葡萄糖代谢显像是目前最为成熟的分子影像技术，并已广泛应用于临床诊断。葡萄糖代谢显像剂为 ^{18} 氟 - 脱氧葡萄糖（^{18}F-FDG），其应用前景良好，美国 Wagner 教授在第 43 届核医学年会上将 ^{18}F-FDG 命名为“世纪分子”。

人脑代谢非常活跃，葡萄糖几乎是脑组织的唯一能量物质，脑内葡萄糖代谢率的变化能够反映脑功能活动情况。^{18}F-FDG 是葡萄糖类似物，具有与葡萄糖相同的细胞转运及己糖激酶磷酸化过程，即进入细胞外液后能够被细胞膜的葡萄糖转运蛋白跨膜转运到细胞内液，然后被己糖激酶磷酸化产生 ^{18}F-FDG-6- 磷酸盐，但是，磷酸化的 ^{18}F-FDG 获得极性后不能自由出入细胞膜，也不能被磷酸果糖激酶所识别而进一步代谢，从而滞留于细胞内。在葡萄糖代谢平衡状态下，磷酸化的 ^{18}F-FDG 滞留量大体上与组织细胞葡萄糖消耗量一致，因而能反映体内葡萄糖的利用和摄取水平，因此，观察和测定 ^{18}F-FDG 在脑内的分布情况，就可以了解疾病状态下葡萄糖代谢的改变，可以应用于癫痫的定位诊断、阿尔茨海默病的诊断和病情评估、脑肿瘤的良恶性鉴别、分期、疗效和预后判断、锥体外系疾病的诊断以及脑生理功能和智能研究等方面。

行 PET 脑葡萄糖代谢显像要求受检者禁食 4 小时以上，非糖尿病患者要求血糖在正常水平（6.1mmol/L 以下），糖尿病患者血糖应低于 11.1mmol/L，视听封闭 5min，静脉注射 ^{18}F-FDG 1.85~3.7MBq（0.05~0.10mCi）/kg 后保持安静，45~60min 后进行图像采集，扫描范围为 1 个床位，每个床位采集时间为 10min，扫描结束后选择适当的重建参数进行图像重建，获得 ^{18}F-FDG 在脑内分布的横断面、冠状面、矢状面和三维立体影像用于视觉分析和半定量分析。如需定量测定脑局部葡萄糖代谢率，可采用动态采集方式，即一侧肘静脉“弹丸式”注射 ^{18}F-FDG 后立即采集图像，并同时进行对侧肘静脉连续采集动脉化静脉血，1 次 /15s 采集 4 次，1 次 /min 采集 10 次，1 次 /5min 采集 6 次，1 次 /15min 至采集结束。血样经处理和测量放射性获得动脉输入功能参数，可以对 ^{18}F-FDG 利用率进行定量分析。注药后 45min 再行常规静态显像。

在脑肿瘤代谢显像方面，除葡萄糖代谢显像之外，还有氨基酸代谢显像（^{11}C-MET、^{18}F-FET）、核酸代谢显像（^{18}F-FLT）、乏氧代谢显像（^{18}F-FMISO）等。氨基酸代谢显像反映氨基酸的转运、代谢和蛋白质的合成。正常成人大脑内的神经元多为分化终末细胞，没有明显的蛋白质合成代谢，因此正常脑组织呈现低摄取；但是，在脑胶质瘤组织中，肿瘤细胞恶性增殖、生长迅速、蛋白质和 RNA 的合成加速，表现为高摄取。氨基酸代谢显像在发现脑肿瘤病灶、划定肿瘤浸润范围、术前分级和预后评估、引导脑肿瘤穿刺定位、鉴别肿瘤复发与放射性坏死、检测肿瘤对治疗的反应等方面具有重要价值。研究表明，将其与葡萄糖代谢显像联合应用可以提高脑肿瘤的诊断和分级准确性。核酸代谢显像剂能够参与核酸的合成，反映细胞分裂繁殖速度。乏氧代谢显像剂具有较高的乏氧特异性，在乏氧细胞中的结合率明显高于正常含氧细胞。三种显像的显像方法与葡萄糖代谢显像相同。

三、PET 受体显像

神经受体显像是神经核医学的研究前沿，能够观察到 CT 和 MRI 等其他影像学方法无法发现的脑内微量受体的存在及其变化，因此具有独特优势。脑受体显像就是利用正电子核素标记特定的配体，鉴于受体与配体的特异性结合特性，利用 PET 进行脑断层显像，对人脑特定解剖部位受体结合位点进行精确定位和获取受体功能代谢影像，还能够借助生理数学模型，获得定量或半定量指标，如配体与受体特异性结合浓度及其相关代谢参数、脑内受体的分布、密度（数目）和亲和力（功能）参数等，从而对与受体相关的疾病做出诊断，并指导治疗、评价疗效和判断预后。

受体显像剂主要包括多巴胺受体及多巴胺转运蛋白、乙酰胆碱受体、苯二氮䓬受体、5-羟色胺受体和阿片受体（表 1-4-1）。多巴胺受体系统是脑功能活动最重要的系统之一，还可能是运动障碍性疾病及精神疾病治疗药物的主要作用靶点。根据受体亚型分为 D_1 和 D_2 受体，D_2 受体显像研究更为广泛，常用的显像剂有 ^{18}F-Fallypride（AV-133）等，受试者静脉注射 250MBq ^{18}F-AV-133 后 120min 采集 PET 图像，采集时间 10min，获得横断面、冠状面、矢状面和三维重建的立体影像，可以用于各种运动障碍性疾病、精神分裂症、认知功能研究和药物作用及疗效评价等。多巴胺转运蛋白（dopamine transporter，DAT）PET 显像使用 ^{18}F-FP-CIT 等显像剂，可以与纹状体 DAT 结合，有助于帕金森病（Parkinson disease，PD）的诊断和鉴别诊断，并且 DAT PET 显像的低摄取与 PD 的运动迟缓、强直等症状的严重程度密切相关，而显像正常可以排除 PD 的可能。^{11}C-flumazenil（^{11}C-FMZ）是苯二氮䓬受体显像剂，其显示局部脑区的中枢型苯二氮䓬受体（cBZR）密度减低，是致痫灶的特征性生化标志。阿片受体 PET 显像剂，如 ^{11}C-carfentanil（^{11}C-CFN）和 ^{11}C-methylnaltrindole（^{11}C-MeNTI），可以分别选择性结合 μ-阿片肽受体和 δ-阿片肽受体，发现致痫灶同侧颞叶皮层摄取增加。

表 1-4-1 神经系统受体显像示踪剂及其临床应用

受体	正电子配体	临床应用
多巴胺	^{11}F-dopa	帕金森病
乙酰胆碱	^{11}C-Nicotine	早老性痴呆、帕金森病
苯二氮䓬	^{18}F-Flumazenil	癫痫
5-羟色胺	^{11}C-β-CIT	焦虑、抑郁、帕金森病
阿片	^{11}C-DPN	癫痫、精神病

四、PET 灌注显像

脑组织的血液循环维持其日常功能和代谢平衡，脑血流量减少会出现细胞代谢失常，导致细胞缺血坏死，引起各种神经功能障碍。PET 脑血流灌注显像作为核医学的一项重要内容，能够评估各种疾病的脑血流灌注状态，定量测量脑血流量，对缺血性脑血管病、脑肿瘤等的诊断和治疗方案的制定以及治疗效果的评估都具有重要价值。

PET 脑血流灌注显像的示踪剂要求分子量小、不带电荷、脂溶性高，能够通过血脑屏障进入脑细胞并稳定滞留，示踪剂进入脑细胞的量与局部脑血流量呈正比，可通过观察脑内各部位放射性摄取情况判断局部脑血流量的变化。受试者摆位要求是眼外眦和外耳道口连线与检查床平面垂直，采用静脉注射 $^{13}N-NH_3 \cdot H_2O$ 740~925MBq（20~25mCi），5min 后进行图像采集，采集 1 个床位，每个床位采集 10min，经过计算机重建获得横断面、冠状面、矢状面和三维立体影像。

由于脑部供血系统具备一定的储备能力，当出现脑血流灌注减低时，颅内血管通过侧支循环、脑血管的自身调节等代偿机制维持脑细胞正常代谢所需，常规的脑血流灌注断层显像以及 CT 等形态学检测方法较难发现异常，而长期的慢性低灌注会导致不可逆性脑缺血损害，因此，通过负荷试验脑血流灌注显像了解脑血流的反应性变化，可以提高缺血性病变特别是潜在缺血性病变的阳性检出率。常用的负荷试验有：乙酰唑胺试验、二氧化碳吸入试验、运动刺激、Wadas 试验、Matas 试验和中医针刺等。以乙酰唑胺试验为例，乙酰唑胺能够抑制脑内碳酸酐酶活性，使脑组织中的二氧化碳与水分子结合生成碳酸受阻，导致脑内二氧化碳浓度增高，pH 急剧下降，正常情况下，会引起脑血管反射性扩张，局部脑血流量增加 20%~30%；而病变部位血管的这种扩张反应很弱，使潜在缺血区和缺血区的脑血流量增高不明显，影像上表现为放射性减低或缺损区。检查采用隔日法，首先是常规 PET 脑血流灌注断层显像，次日进行负荷显像，方法是静脉注射乙酰唑胺 1g（10ml 生理盐水溶解），15~20min 后注射显像剂，两次显像的采集时间、体位及处理条件要一致，需将两次显像所得的影像进行对比分析。

PET 是定量脑血流量的金标准，常用的显像剂有 $^{15}O-H_2O$、$^{13}N-NH_3 \cdot H_2O$ 和 ^{18}F-FDG 等，采用的方法可以分为平衡法、放射自显影法和动力学方法。平衡法是将示踪剂引入人体后，等待其在人体分布达到平衡，即从动脉血输入到局部脑组织的示踪剂等于从静脉带走的和自身物理衰变的之和。放射自显影法采用“弹丸”式静脉注射示踪剂，示踪剂到达脑后采集 1min 获得 1 帧图像。动力学法同样采用“弹丸”式注射，示踪剂到达脑后立即开始动态采集，1 帧 /（5~10）s，采集 2min，之后 1 帧 /1min，采集 5~10min。但这三种方法都需要连续采集受试者的动脉血，离心处理后测定血浆放射性比活度，进而获得示踪剂浓度随时间变化的动脉输入函数，过程复杂、耗时且有创，不易被患者接受。为此，很多研究采用动力学方法时，利用图像衍生动脉输入函数替代抽血的方式，可以精确、快速、方便、无创地测量脑血流量。

五、其他

1999 年美国第 46 届核医学年会上发布 PET-CT 原型机成功，展示了 PET 代谢影像和 CT 解剖图像的融合，2001 年首台商业 PET-CT 进入临床应用。PET-CT 中的 CT 可为 PET 提供衰减校正，扫描时间明显缩短，有利于减少运动伪影和减轻患者检查的痛苦；CT 的高分辨率图像对 PET 可疑病灶进行解剖定位，有利于降低 PET 图像中的假阳性。

然而 PET-CT 采集数据的本质仍然是 PET 和 CT 两个系统独立进行，二者不能同时采集图像，而且 CT 辐射剂量高，特别不适合孕妇、儿童等。与 CT 相比，MRI 则具有明显优势，一体化 PET-MRI 实现了全身 PET 和 MRI 数据的同步采集，并能获得高清晰的融合图像，现已进入到临床各领域的应用。尤其是对于颅脑疾病而言，MRI 具备良好的软组织对比度和空间分辨率，明显优于 CT，而且在获得解剖信息的基础上，还可以提供一些功能信息，如弥散成像、灌注成像及 MRS 等，因此一体化 PET-MRI 结合了 PET 信息和 MRI 信息，对于颅脑疾病的诊断和研究更具有价值。

随着全球人口老龄化的到来，神经退行性疾病日益成为人类的健康负担，PET-MRI 能够更加清楚脑组织的精细解剖结构，并可以同步获得功能代谢信息，尤其是结合新型示踪剂的使用，对于多种疾病如阿尔茨海默病、帕金森病的早期诊断、鉴别诊断及探讨其病理学机制具有重要意义。在癫痫的研究方面，一体化 PET-MRI 可以同步获得解剖、代谢、血流、功能等综合信息，并可自动进行图像精确配准，避免了图像融合技术导致的误差，对于癫痫患者尤其是 MRI 阴性或者 MRI 与 EEG 结果不一致的患者，可以减少颅内电极的使用，对术前无创评估、精确定位致痫灶以及研究发病机制具有重要价值（图 1-4-1）。MRI 是神经系统肿瘤术前诊断、术后评估、放疗前计划和治疗后评估的不可或缺的工具，尤其加入 MRS、灌注成像、弥散成像、fMRI 等手段，可以更好地描述各个阶段的脑肿瘤；PET 可以提供多种示踪剂（FDG、FLT、FMISO 等）显像，能够提供多种代谢信息，因此，同步获得二者数据的一体化 PET-MRI，对于提高神经肿瘤术前诊断准确率、制订精确的手术计划、改善治疗后评估以及鉴别复发和治疗后改变等都起到十分重要的作用，尤其是能明显减低辐射剂量及节省采集时间，对儿童患者的诊断和随访更具意义。

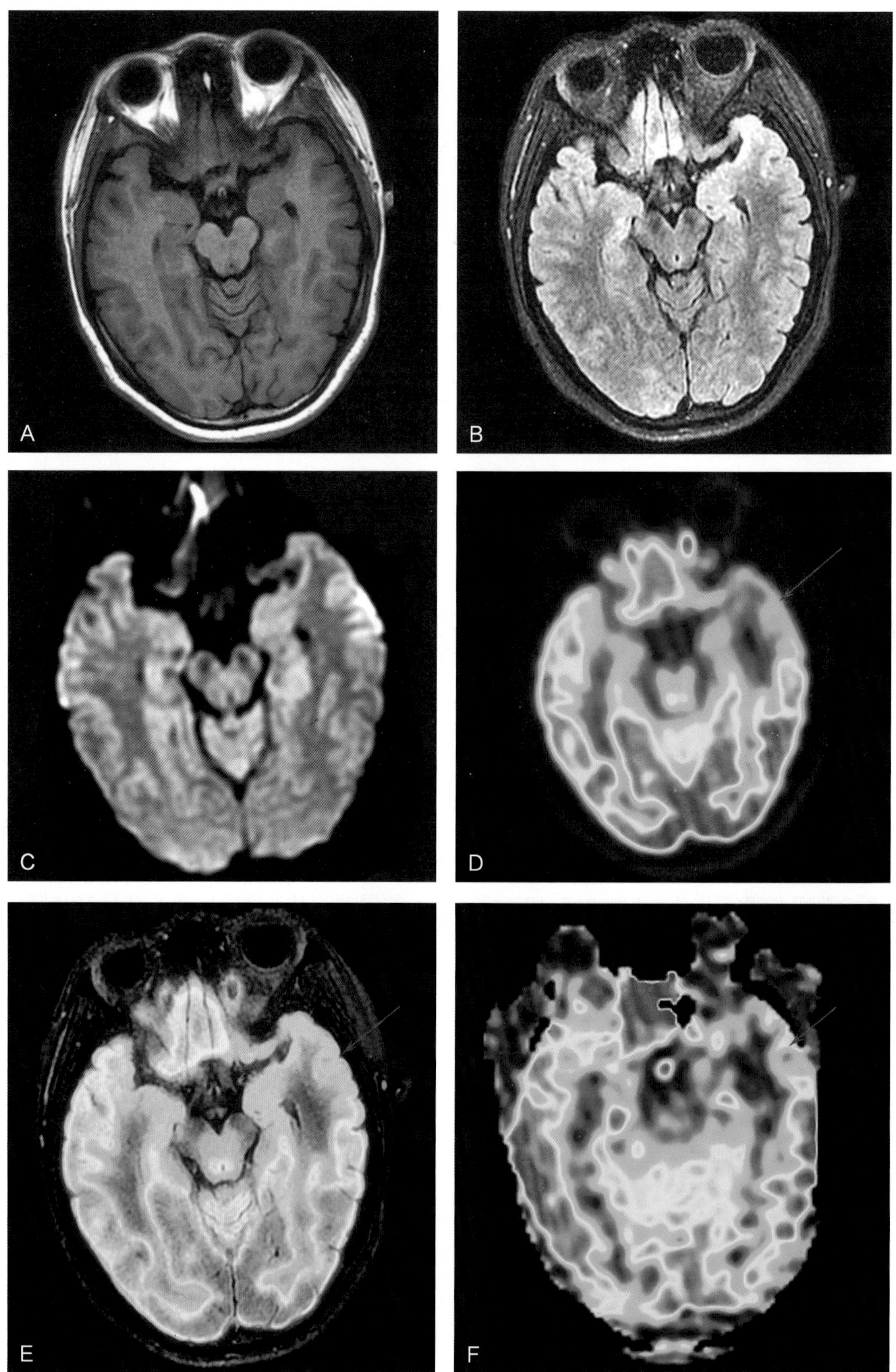

图 1-4-1 PET-MRI 在癫痫中的应用

患者，女，14 岁，发作性意识丧失 6 年，发作间期行一体化 PET-MRI 头颅检查。A~C. 横轴位 T_1WI、T_2-FLAIR、DWI 均未见明确异常信号；D、E. 横轴位 PET 和 PET-MRI 融合图像显示左侧颞叶 ^{18}F-FDG 摄取减低（箭）；F. 横轴位 ASL 显示左侧颞叶血流灌注减低（箭）。术后病理为左侧前颞叶局灶皮质发育不良（FCD Ⅰ型）

（卢 洁）

第五节 颅脑影像检查技术的优选与联合应用

近年来，医学影像检查技术的发展十分迅速。目前临床上常用的影像检查技术包括常规X线检查、CT、MRI、超声、DSA、核素扫描（PET-CT和PET-MRI）等多种检查体系。各类检查方法的特点各异，分别适合于不同的组织、器官和疾病不同的病理生理变化。理解各种成像特点，根据疾病的病理生理变化特征，选择合适的成像方法，并在临床实践中综合应用，是临床医生，尤其是影像科医生必须掌握的原则。

一、不同成像技术和方法的比较

常规X线检查目前已实现了全数字化，基本分为CR和DR两类，又以DR为主。与CT相比，普通X线摄影的缺点是影像重叠，得到的是一幅二维的、各组织结构互相重叠的图像，其密度的大小受X线穿过一个三维物体衰减投影值大小的影响，并且没有沿射线方向上的空间深度的分辨能力，另外密度分辨率低。由于颅脑X线检查缺乏良好的自然对比，临床应用相对较少。除非在某些基层医院，没有CT、MRI等相应设备，对于部分症状较轻的外伤患者，怀疑有颅骨骨折时可以考虑采用常规X线检查。

CT检查从原理上讲也是利用了物体对入射X线的吸收差异，但成像原理完全不同，是真正断面成像。与普通X线的成像比较，CT得到的横断面图像层厚准确，无层面以外结构的干扰，图像清晰，密度分辨率高，比普通X线摄影高20倍左右。CT检查适用于颅脑外伤、脑血管意外、脑肿瘤、新生儿缺氧缺血性脑病、颅内炎症、脑实质变性、脑萎缩、术后和放疗后复查以及先天性颅脑畸形等。常规CT检查包括平扫和增强扫描，特殊扫描有CT脑血管造影（CTA）和脑血流灌注（CTP）等。CT的辐射剂量较高，单次CT检查的辐射剂量是普通X线检查的几十倍。因此，除非有明确的适应证，否则并不建议将头颅CT作为常规检查。但由于MR扫描时间较长，部分患者无法配合完成MR扫描，例如，躁动不安，意识不清的患者，部分无法采用镇静的婴幼儿，以及存在MR检查禁忌的患者，在诊断需要的情况下可以考虑采用CT检查。

MR成像主要利用了各类组织弛豫时间的不同，形成信号对比，是一种完全不同的成像方法。MR检查没有电离辐射，可以多参数成像，可提供丰富的诊断信息，图像对比度好，可以获取任意方向的断层图像，从三维空间上观察人体，同时可根据人体能量代谢变化，直接观察细胞活动情况，还可在不使用对比剂的情况下观察脑血管结构，对神经系统疾病的检查具有极大的优势。对于神经系统的肿瘤、感染、血管病变、白质病变、发育畸形、退行性病变、脑室系统及蛛网膜下腔病变的检查均优于CT；对后颅凹及颅颈交界区病变的诊断具有独特的优势。MR扫描序列主要包括 T_1WI、T_2WI、T_2-FLAIR、MRA、DWI、DTI、SWI、PWI、MRS、fMRI，以及利用顺磁性对比剂Gd-DTPA进行增强扫描等。MRI可以进行三平面扫描，也可以进行三维容积扫描获得颅脑的三维结构信息。随着磁共振技术的不断进步，扫描速度不断提高，且没有辐射损伤，可反复多次检查，因此目前临床检查中头颅MR的应用频率越来越高。但MR成像速度慢，对钙化灶和骨皮质病变不够敏感，图像易受多种伪影影响，禁忌证较多为其劣势。

超声成像利用了超声波在传播路径上遇到不均匀介质界面能发生反射的物理特性，向人体内发射超声脉冲，当超声遇到人体组织和脏器界面时即有反射回波，检测这些回波信号并对其进行接收和信号处理，最后可在显示器上显示相应图像。但由于超声对颅骨会全反射，临床一般仅用于新生儿颅脑检查或者部分开颅手术患者的术中探查。

DSA主要利用了注射对比剂前后获得的图像进行相减后得到的图像，在减影图像中消除了整个骨骼和软组织结构，使浓度低的对比剂所充盈的血管在减影图像中被显示出来，从而获得更清晰的图像。适用于颅内血管性疾病，包括血管瘤、血管畸形、血管狭窄、血管闭塞、血栓形成等疾病的诊断和治疗。

PET-CT和PET-MRI代表了现代核医学影像技术的最高水平，被称为“活体分子生物学或生化断层显像”。在肿瘤和神经系统疾病临床诊断、疗效观察、治疗方案的制定等方面发挥重要作用，成为研究分子影像和基因显像的重要工具。PET与CT或MR的结合，解决了PET图像解剖定位不准确的问题，进行一次临床采集就可以同时获得解剖和功能代谢图像，可应用于颅脑肿瘤的良恶性鉴别诊断和肿瘤术前分级、术后疗效评价等。PET对脑血流和代谢疾病的定位、定性诊断方面的应用也具有独到之处，如癫痫、痴呆、短暂性脑缺血发作、基底节病变等。其优势在于使用超微量的示踪剂即可以进行活体内微量物质的检测，如受体显像和基因显像等。与传统诊断设备相比PET-CT和PET-MRI具有很高的灵敏度，但检查费用很高，且具有一定的辐射，不建议作为常规检查手段。

各类检查方法有其优点，也存在一定的局限性，没有一种影像检查技术可以完全替代其他检查。对神经系统某一类疾病或某一种疾病，常需要综合运用不同的成像技术进行检查，即使是同一成像技术，还可选用不同的检查方法，如MRI扫描中就包含T_1WI、T_2WI、T_2-FLAIR、DWI、SWI、PWI等多种检查序列。然而，这些成像技术和检查方法对于不同类型疾病的发现和诊断，都各有优势和不足，亦就是说它们的诊断价值各异。如对某一疾病，可能仅用一种成像技术的某种检查方法就可发现病变并能做出明确诊断；也有可能这一成像技术的某种检查方法虽能发现病变，但不能明确诊断，而需选用该成像技术的其他检查方法才能确诊；还有可能一种成像技术的各种检查方法均难以发现病变，而需选用其他成像技术和检查方法；再有，某一疾病有时还要综合应用几种成像技术与检查方法，方能满足诊断的需要。因此，作为一名影像诊断医师不但要熟悉和掌握各种疾病在不同成像技术和检查方法中的异常表现和诊断要点，而且还要了解和比较不同成像技术和检查方法的各自优势和局限，明确它们的适应范围、诊断能力和价值。只有这样，才能针对某一疾病，合理、有序、有效地选用一种或综合应用几种成像技术和检查方法，使疾病在最短时间和最低花费的情况下获得可靠、准确的影像学诊断。

二、不同成像技术和方法的综合应用

影像学检查时，不同成像技术和方法的综合应用十分重要，目的是为了更敏感地发现病变、明确病变的范围、显示病变的特点、提高病变的诊断准确性和正确评估病变的分期，以利于临床制订合理、有效的治疗方案。这种综合应用既包括X线检查、超声、CT和MRI这些不同成像技术间的综合应用，也包括每一成像技术中不同检查方法的综合应用。例如，在急性脑血管病的患者，通常首先行平扫CT检查，确定颅内有无急性出血。当发现急性出血时，根据出血部位、表现特征以及相关的临床资料，有可能确定为高血压性脑出血而明确诊断，也有可能疑为动脉瘤、脑血管畸形所导致的出血，此时需进一步行DSA检查或CTA、MRA检查，以明确出血的病因。若CT检查未发现有急性颅内出血表现，则可能为超急性期脑梗死，在这种情况下，还需进一步行CT灌注检查或MRI检查，其中MRI检查时除常规序列外，尚应行对超急性期脑梗死检出敏感的DWI序列。综合不同的影像学检查不仅可对神经系统疾病做出诊断和鉴别诊断，还可对患者的疾病分期、治疗方式的选择和临床疗效的判断提供依据。例如，颅内出血患者通过普通CT平扫就可发现颅内出血情况，也能判断出血量的多少，是何种性质的出血。如果是自发性颅内出血则需借助于CTA检查进一步判断是否存在动脉瘤；如果是由动脉瘤破裂造成的出血，可行DSA检查，明确动脉瘤的位置、大小、形状、再出血风险，并帮助决策进行DSA下动脉瘤栓塞治疗，还是开颅手术。栓塞治疗后可通过DSA造影判断是否已封堵成功，后续治疗可通过CT平扫观察是否有再出血情况发生。接受了脑内动脉瘤栓塞的患者，由于CT检查有较大的金属硬化伪影，随访则宜选择MRA检查，观察动脉瘤变化情况等。如此通过CT平扫及时发现疾病，通过CTA检查找到疾病的原因，通过DSA明确诊断并进行有效治疗，通过MRA扫描可以达到随访目的（图1-5-1），是综合运用各种检查手段的优势，指导完成神经系统疾病诊疗、随访的常见工作流程。又如，急性脑梗死患者，通过MRI多模态检查，DWI可以发现梗死区域，梗死范围；MRA可以发现梗死的责任血管；PWI可以发现梗死区灌注情况，从而判断是否有溶栓的必要；SWI可判断颅内出血情况，从而帮助临床判断可否溶栓。同时还可以通过颅内血管高分辨磁共振扫描判断是否有斑块存在，有助于临床后续治疗方案的制定。此案例体现的MRI扫描中不同序列的不同作用，对于临床诊断和治疗各有价

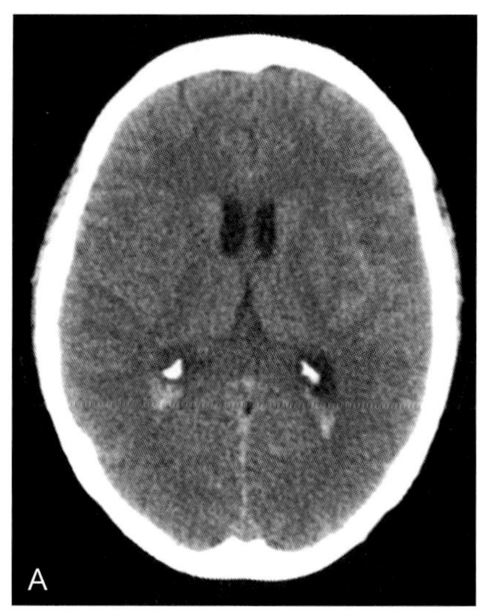

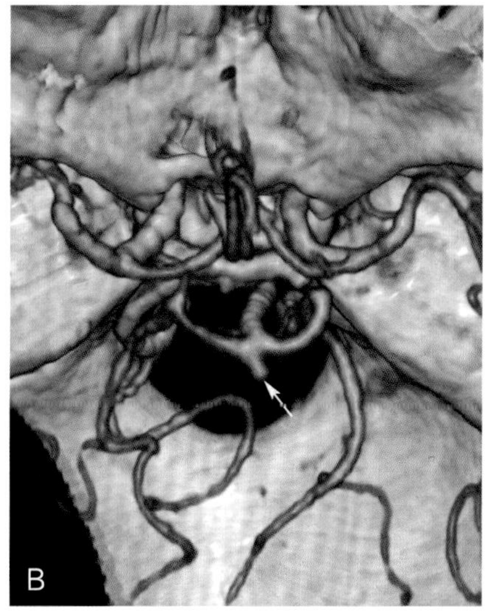

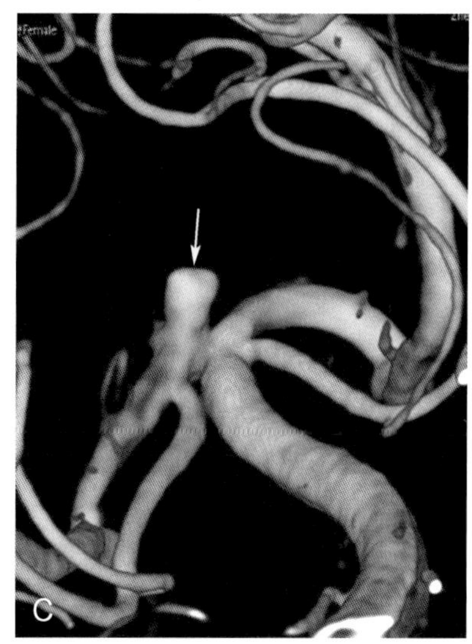

图 1-5-1 动脉瘤 CT、CTA、DSA 检查表现

A. CT 示蛛网膜下腔出血；B. CTA 显示右侧大脑后动脉 P1 段动脉瘤（箭）；
C. DSA 确诊右侧大脑后动脉 P1 段动脉瘤（箭）

值，合理使用好相应的影像学检查手段对于临床治疗大有裨益（图 1-5-2）。再如，部分癫痫患者通过常规 CT、MRI 检查并不能发现致痫灶。但通过 PET 可以发现脑组织异常代谢区，再与患者的 MR 图像融合，有助于准确定位致癫痫灶，为临床治疗决策提供客观依据。此例体现了不同影像学检查手段所反映的代谢功能和结构优势，通过将功能与结构影像的融合，就能达到完美的检查结果（图 1-5-3）。对于颅内肿瘤患者，通过 CT 平扫、增强；MR 平扫、增强、波谱及各种不同检查序列的选择，有助于肿瘤的诊断、鉴别诊断、分期诊断、疗效监测、预后判断等。部分肿瘤具有特征性影像学表现，通过上述检查中的某一项特征即可明确诊断。部分肿瘤本身并无明显特征，此时影像学检查就存在一定的局限性，也就是并不是所有的疾病都能通过影像学检查来确诊（图 1-5-4）。影像检查新技术有助于脑肿瘤的精准手术，例如，常规的 MR 检查中增加 DTI 和 fMRI 检查，有助于判断肿瘤累及神经纤维束和功能区的情况，并在手术时尽可能避开神经传导束和功能区，结合 MRI 导航技术有助于手术中病灶的准确切除。

综上所述，颅脑影像学检查方法众多，较明确的是外伤患者首选 CT 检查，CT 扫描速度快，密度分辨率高，对于判断骨折、出血等非常有效，除了在某些没有 CT 的医院可以考虑采用 X 线检查判断颅骨是否骨折外，一般不建议进行常规 X 线检查。对于脑血管意外患者，初选 CT 平扫，如怀疑急性脑梗死患者首选 MRI 检查，如需进一步明确诊断则行 CTA、MRA 及 MR 多模态检查（图 1-5-5），如需要行动脉瘤栓塞或取栓治疗的可行 DSA 检查。对于颅内感染性疾病首选 MR 检查，常规序列包括 T_1WI、T_2WI、T_2-FLAIR、DWI 等，必要时行增强扫描。对于颅内肿瘤病变，首选是 MR 平扫加增强扫描，部分肿瘤需要进行鉴别诊断，还需行 MRS、PWI、DTI 等特殊序列扫描，当然对于部分存在 MRI 检查禁忌证的患者只能考虑采用 CT 等检查技术。对于部分癫痫患者，若常规 CT、MR 扫描均阴性者可考虑 PET-MRI 检查。此外，对于脱髓鞘病变和代谢性疾病 MRI 扫描序列中的 T_2-FLAIR、DWI 和增强扫描可能会有特征表现，应考虑包含在检查手段范围内。另外，对于某些特殊结构，如：海马、垂体、脑神经、颅内血管等，可进行专项的特殊扫描，否则不易得到明确的诊断。

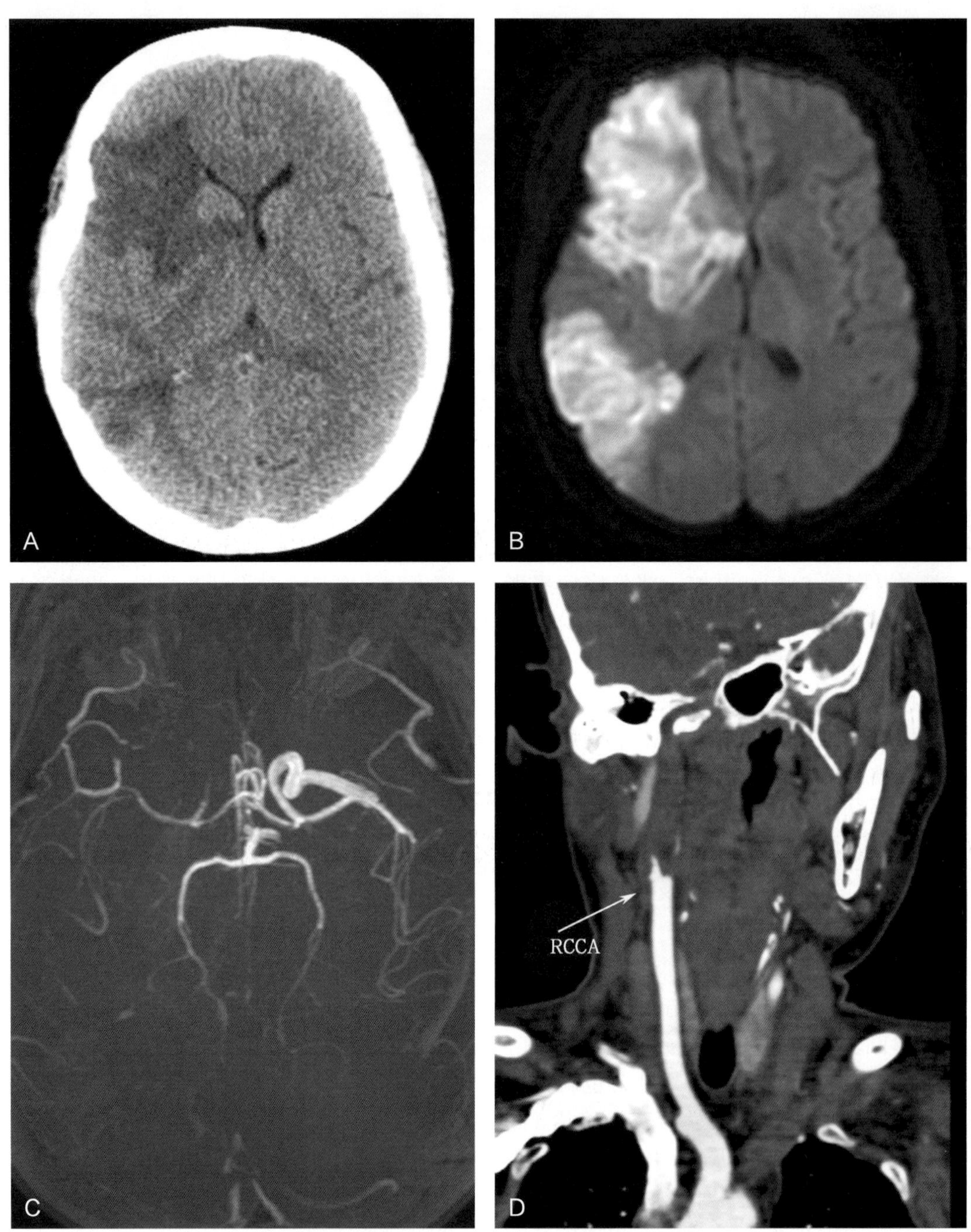

图 1-5-2　急性期脑梗死的 CT、MRI、CTA 检查表现

A. CT 示右额颞叶梗死；B. DWI 示右额颞叶大面积脑梗死；
C. MRA 示右侧大脑中动脉狭窄；D. 颈部 CTA 示右侧颈内动脉闭塞（箭）

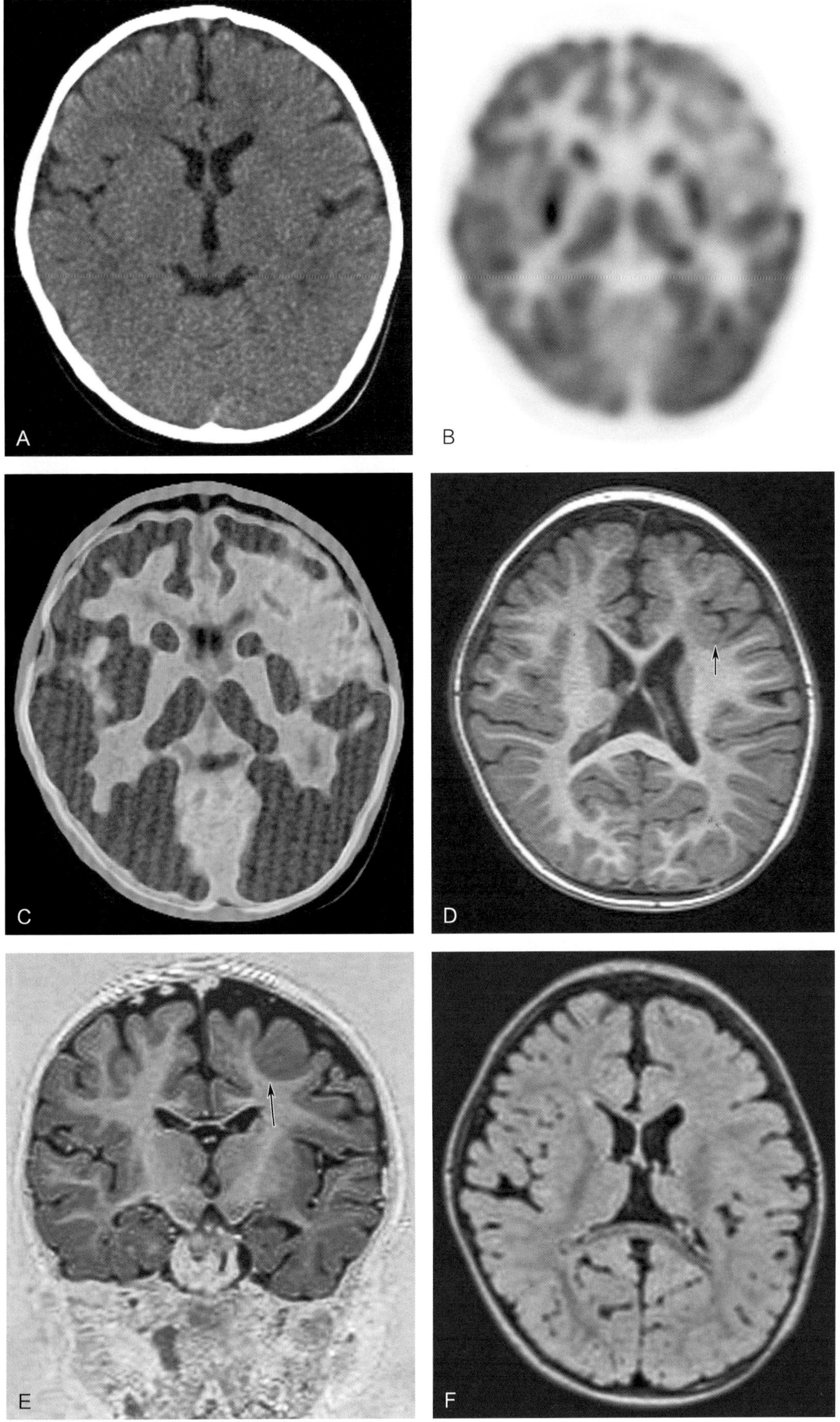
A
B
C
D
E
F

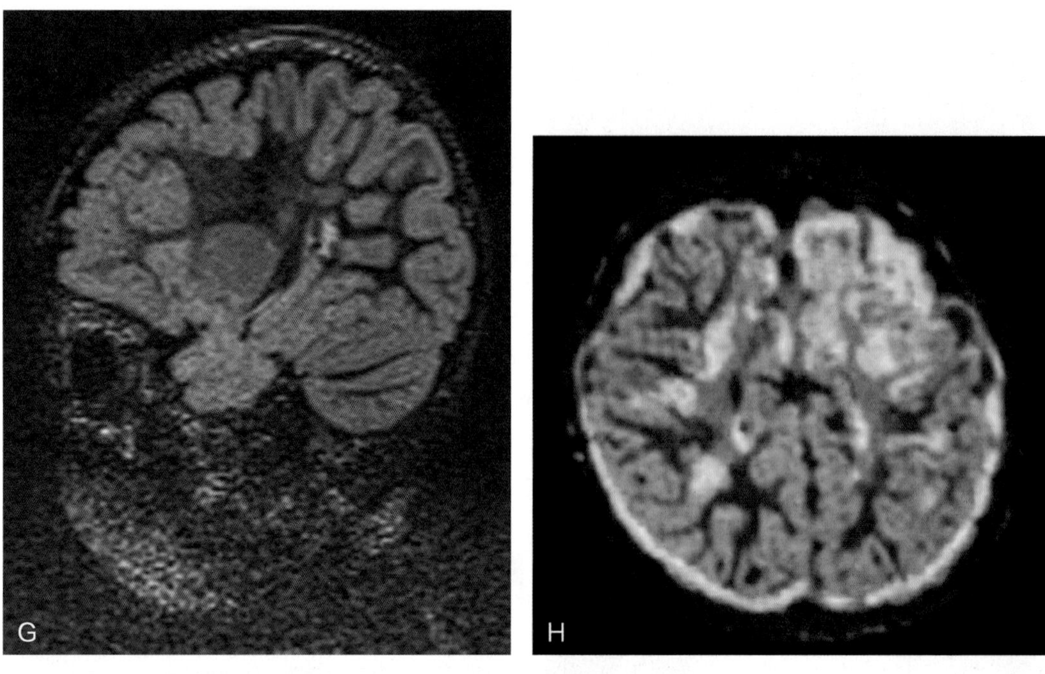

图 1-5-3 左侧颞叶癫痫病灶不同检查表现

A. CT 平扫示左右额叶稍不对称；B. PET 示左额叶代谢减低；C. PET-CT 示左额叶代谢异常；D~G. MRI 图示左侧额上沟深部，额上回及额中回移行部脑皮质明显增厚（箭），累及额中回及额下回前部皮层；H. PET-MRI 融合图像示功能代谢减低区明显大于解剖显示区域

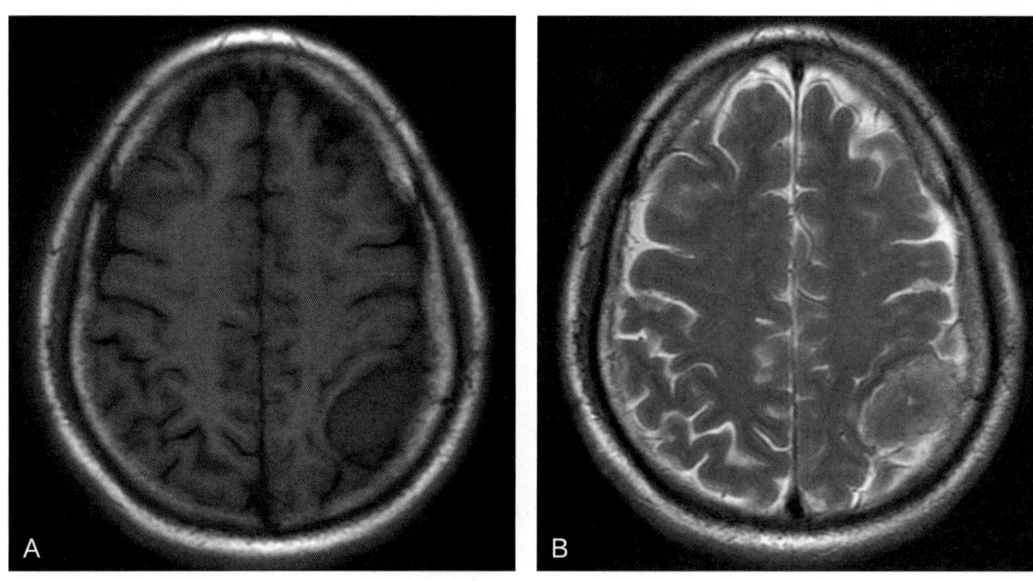

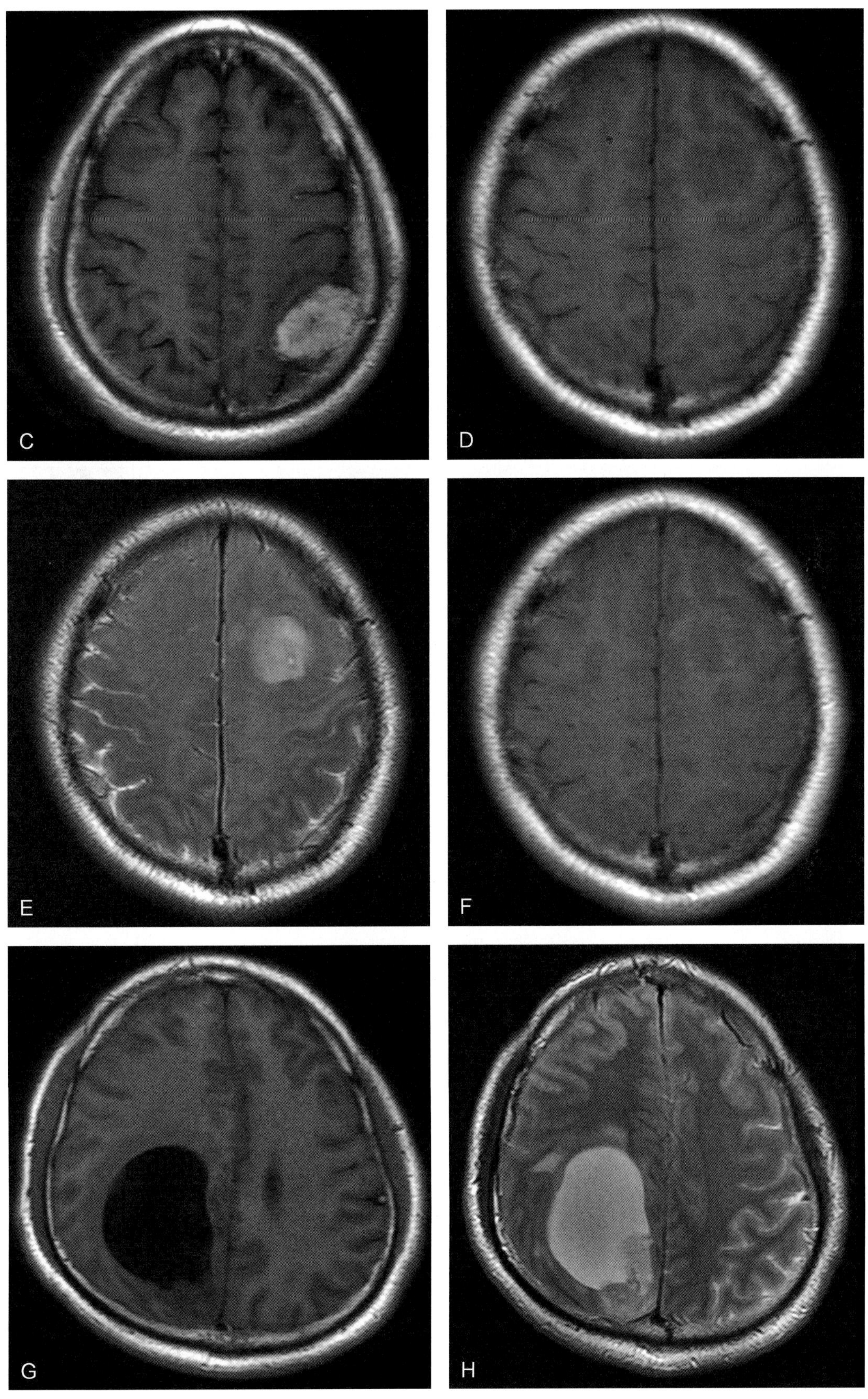
C
D
E
F
G
H

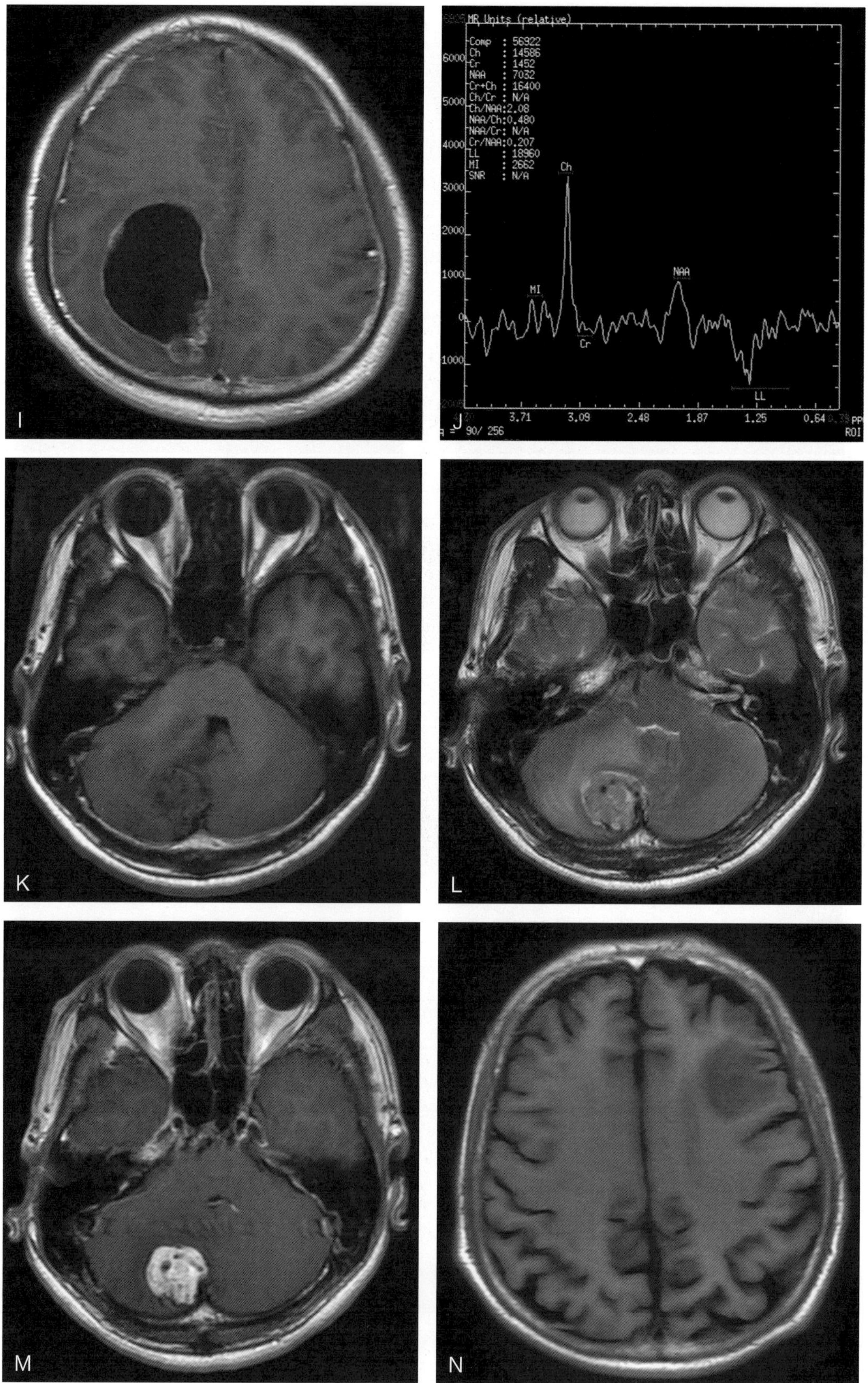
I
J
MR Units (relative)
Comp : 56922
Ch : 14586
Cr : 1452
NAA : 7032
Cr+Ch : 16400
Ch/Cr : N/A
Ch/NAA:2.08
NAA/Ch:0.480
NAA/Cr: N/A
Cr/NAA:0.207
LL : 18960
MI : 2662
SNR : N/A
6000
5000
4000
3000
2000
1000
Ch
NAA
MI
Cr
LL
3.71
3.09
2.48
1.87
1.25
0.64
90/ 256
ROI
K
L
M
N

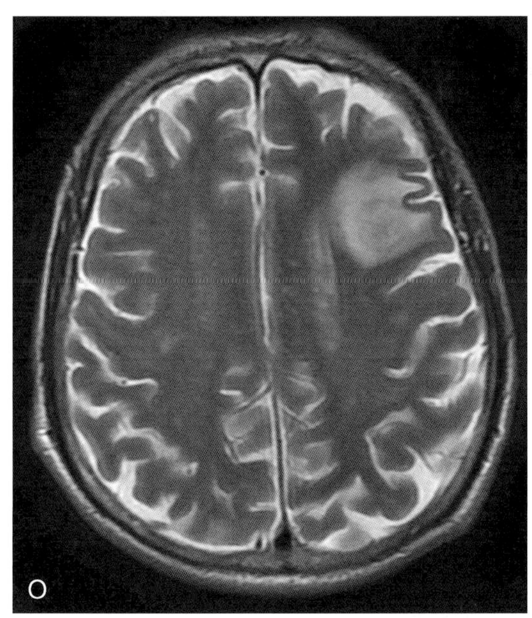

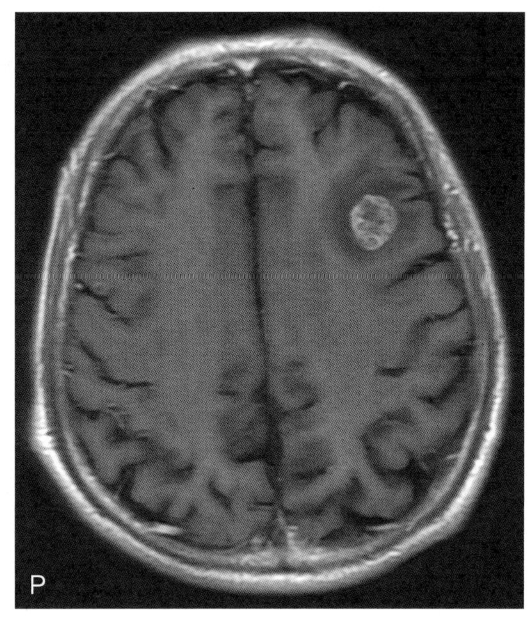

图 1-5-4 不同肿瘤的 MRI 表现

A~C. 脑膜瘤，A. T_1WI 示左枕叶低信号肿块；B. T_2WI 示左枕叶高信号肿块；C. T_1WI 增强左枕叶肿块明显强化，与脑膜相连；D~F. 胶质瘤，D. T_1WI 示左额叶低信号肿块；E. T_2WI 示左额叶高信号肿块；F. T_1WI 增强左额叶肿块轻度不均匀强化；G~J. 室管膜瘤，G. 右侧顶叶可见一囊实性肿块，实质成分在 T_1WI 上为等低信号；H. 实质成分 T_2WI 上为稍高信号；I. 增强后实质部分及囊边缘强化，呈壁结节样强化；J. MRS 显示 NAA 下降，长回波乳酸峰倒置；K~M. 血管母细胞瘤，K. T_1WI 右侧小脑半球见团片状低信号，中间见点状高信号；L. T_2WI 见团状高信号，周围见片状高信号；M. 增强后见肿块明显强化，中间可见留空血管；N~P. 转移瘤。脑实质内可见结节状长 T_1 长 T_2 信号，增强后见明显环形强化

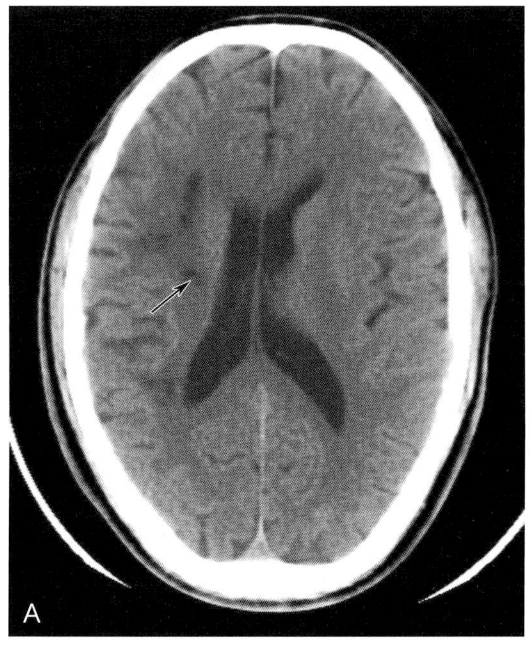

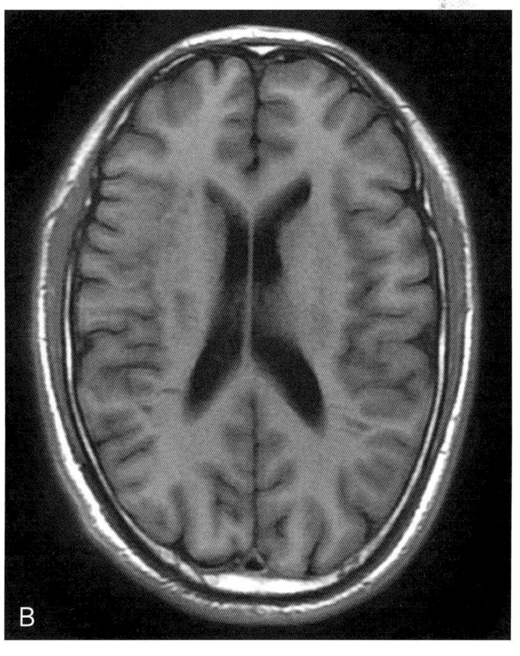

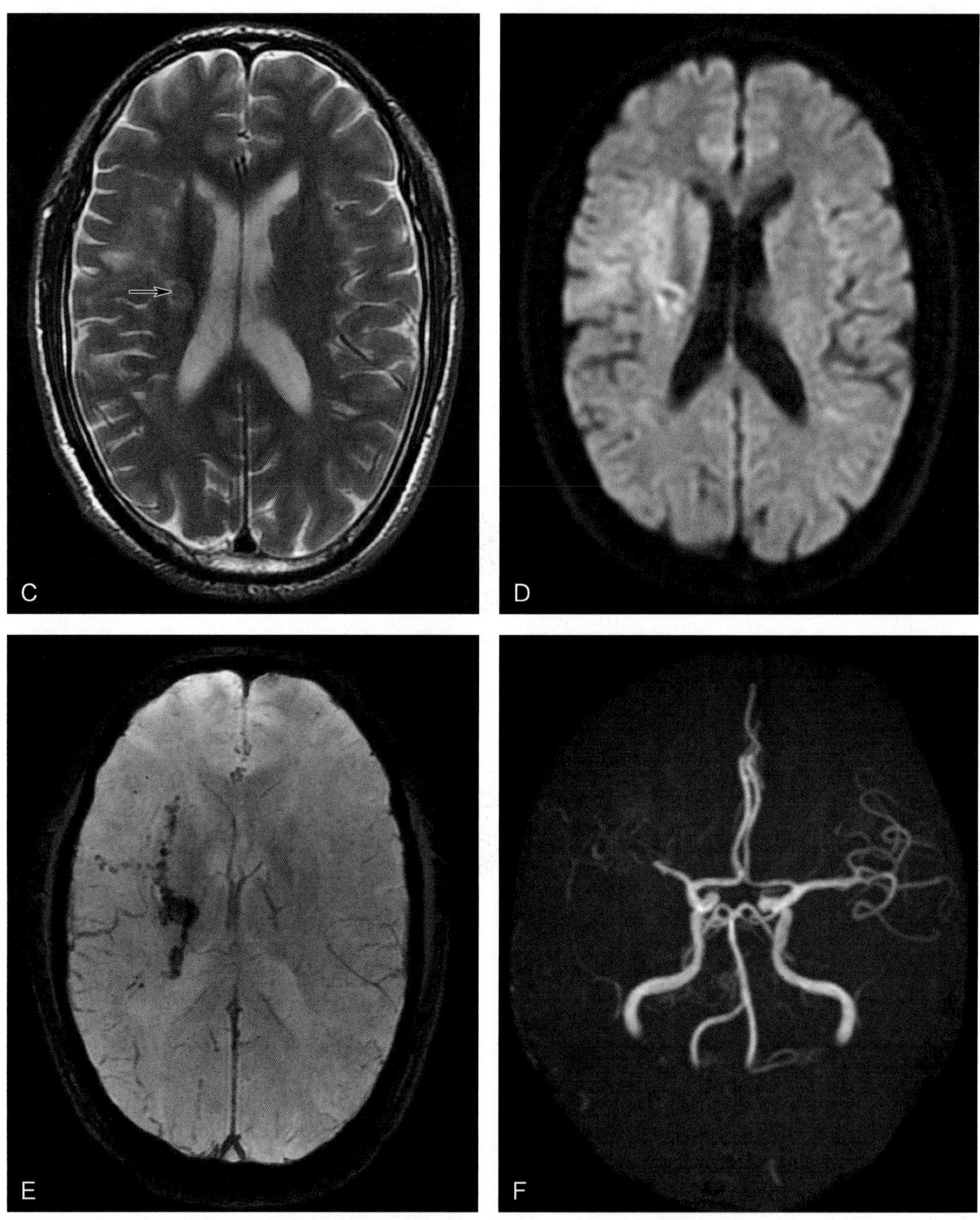

图 1-5-5 脑梗死伴出血 CT、MRI 表现

A. CT 平扫示右侧颞叶基底节区低密度影，伴点状高密度（箭）；B. T_1WI 见稍低信号；C. T_2WI 见片状高信号影，中间见点状低信号影（箭）；D. DWI 见右侧颞叶基底节区片状高信号影，信号不均匀；E. SWI 见右侧颞叶基底节区条状低信号影，中间不连续；F. MRA 示右侧大脑中动脉细小，分支减少

（张敏鸣 丁文洪）

第六节 颅脑结构和功能成像分析方法

一、脑形态学分析方法

（一）基于体素的形态学测量

基于体素的形态学测量（voxel-based morphometry，VBM）是一种在体素水平对脑灰（白）质成分进行定量的技术，它是一种数据驱动的方法，能定量评估脑局部灰（白）质密度或体积的改变，从而精确地表征脑组织形态学变化。其基本思想是使用图像分割技术提取脑灰质和白质成分并配准到同一坐标空间，然后对每个体素的灰（白）质密度或体积进行统计学分析，从而揭示脑认知或疾病相关的局部脑结构变化。

在 VBM 中，灰质密度（或称浓度）是指灰质成分在某个像素内的概率大小，是统计学上的概念，白质亦然。而灰质量（或称体积）是指调制后的灰质密度，它等于灰质密度乘以空间标准化矩阵的雅可比行列式。典型分割后的脑组织成分如图 1-6-1。

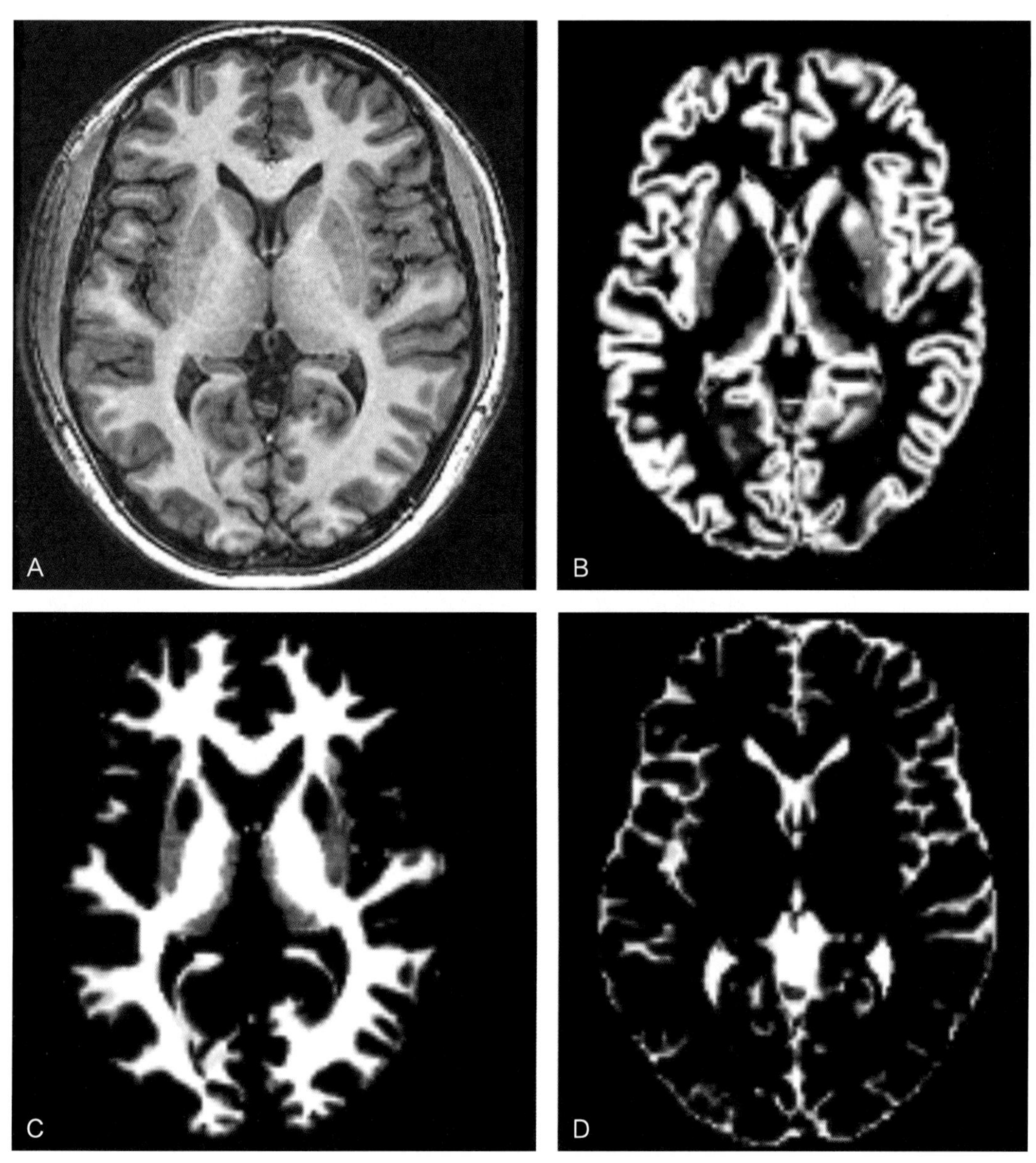

图 1-6-1 脑组织分割成分图示例

A. 原始高分辨三维 T_1WI；B. 灰质成分图；C. 白质成分图；D. 脑脊液成分图

VBM的基本处理步骤包括组织分割、空间配准、空间平滑、统计分析四个步骤。其中前两步是VBM的核心技术，后两步是脑影像统计的通用步骤。

1. 脑组织分割 脑组织分割是利用MRI图像中不同脑组织的信号差异，将脑体素分成若干个独立的成分，包括脑灰质、脑白质和脑积液等。所用MRI图像通常为高分辨三维T_1WI；也有研究尝试利用两种或者两种以上的不同对比度MRI图像进行组织分割。原始T_1WI的信号对比不一定完全反映了组织T_1值的差异，其他系统因素也会对它有贡献。例如，由于扫描时不同脑区离线圈中心的距离及深度不同，导致相同脑组织成分（如脑白质）在不同位置受B1场激发的程度不一样，从而出现MRI信号差异。为了保证分割的准确性，需要对这类MRI信号进行校正，我们称之为B1场偏倚校正。

脑组织分割另一个需要考虑的问题是不同脑组织类型的信号分布是高度重叠的，其中一个主要原因是在现有空间分辨率条件下（$1mm^3$），一个体素可能包含多种组织成分，特别是在组织交界区（灰-白质、灰质-脑脊液、白质-脑脊液等），这种现象我们称为部分容积效应。因此，和传统硬聚类方法不同（如K-means聚类，每一个体素只能归属到某一类别中，即其值为0或者1），VBM的分割需要考虑部分容积效应，因此一般采用软聚类方法，得到的组织成分图中，每个体素的值为从0到1的连续概率分布，反映了该体素内该组织成分占有的比例，称为组织密度。在组织分割过程中，为了提高分割的准确性，可以引入额外的组织概率图谱作为组织分割的先验信息。但是使用该方法的前提是组织概率图谱与待分割的组织成分空间分布要相似，如果使用不当，反而导致分割错误。例如，成年人的组织概率图谱就不适合作为婴幼儿脑组织分割的先验模板。因此，比较合理的做法是用户自己定制适合待研究人群的组织概率图谱用于组织分割。

2. 空间配准 由于扫描时被试之间头颅定位的差异和脑结构的变异，个体之间初始脑组织成分图在空间坐标上没有对应关系。为了使被试之间基于体素的脑结构比较具有可行性，需要把每个被试的脑组织配准到相同的标准空间。空间配准可以分为线性配准和非线性配准两种方法，它们在VBM中均用到。线性配准又分为刚性配准和仿射变换两种类型，其中刚性配准是指通过平移和旋转（每种操作又分别对应x、y、z三个方向，故刚性配准共包含6个参数）把个体脑对齐到大体一致的空间，该方法并不改变脑的大小和形状。该方法常用于对同一被试在不同时间或用不同序列采集到的MRI图像的配准，例如，同一被试纵向采集的T_1WI（模态内配准），或者T_2WI与T_1WI之间的对齐（模态间配准）。仿射变换是在刚性配准6个参数基础上，引入了缩放和切变两类空间变换，包含12个参数。仿射变换会改变脑的大小和大体形状。仿射变换常用于不同被试间脑MRI图像的配准，或者把个体脑配准到标准模板空间。尽管线性配准能校正个体之间脑总体大小和位置的差异，但是它们不能校正脑局部结构大小和形状的差异，这导致基于体素的比较也不是特别准确。因此，VBM引入了非线性配准方法，它能校正脑局部位置、大小和形状的个体差异。非线性配准需要以线性配准的结果为基础，经历了传统一步非线性配准，联合分割配准法以及基于指数李代数的微分同胚解剖配准（diffeomorphic anatomical registration through exponential lie algebra，DARTEL）等阶段，目前已经能非常准确地对个体被试的主要沟回进行对齐。然而，如果个体之间脑结构变异非常大（例如，有些个体的局部脑回缺如），即使用DARTEL等高阶非线性配准方法，也不可能把两个脑的结构匹配得完全一样（图1-6-2）。

不管是线性配准还是非线性配准过程，均会产生一个变形场，或者称为变换矩阵，它定义了局部脑结构对齐到参考模板需要的变换（如平移、旋转、拉伸、缩放等）定量参数。可以根据变形场计算每个体素的雅可比行列式（Jacobian determinants，JD），该值代表了该体素进行空间变换后的体积变化。我们可以把雅可比行列式直接作为定量指标进行基于体素的分析，这称为基于张量的形态学测量（tensor based morphometry，TBM）或基于变形的形态学测量（deformation-based morphometry，DBM）。雅可比行列式也可以用来校正VBM分析中灰（白）质成分在配准过程中的体积变化，即用组织密度图乘以雅可比行列式，校正后的灰（白）质成分称为灰（白）质体积，这个过程称为调制。雅可比行列式既包含线性配准信息（代表了全脑体积的变化），也包含了非线性配准信息（代表了脑局部体积的变化）。在

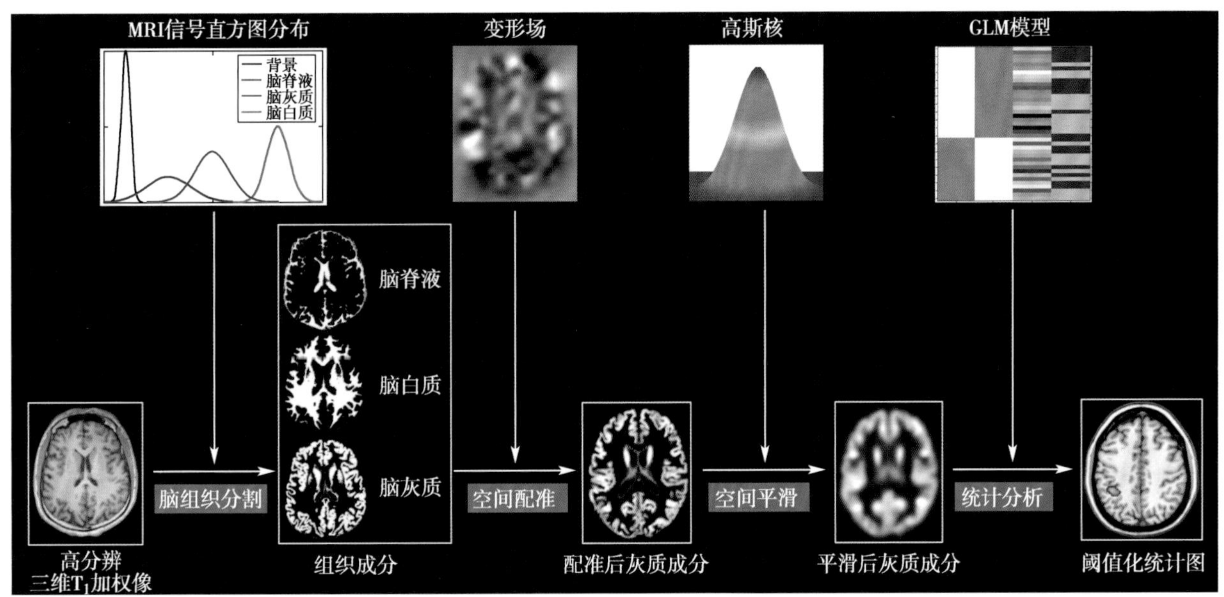

图 1-6-2 VBM 分析流程图

调制过程中，如果我们计算全部变形场的雅可比行列式，校正后的灰（白）质成分称为绝对灰（白）质体积；如果只计算非线性配准变形场的雅可比行列式，校正后的体积称为相对灰（白）质体积，它代表校正了个体脑体积变异的局部灰（白）质体积，是目前常用的调制方法。

3. 空间平滑　空间平滑通过引入高斯平滑核对每个体素的灰（白）质含量求卷积，平滑后每个体素的值代表了它自身以及相邻体素的加权平均值。在统计分析之前需要对分割配准后的灰（白）质成分进行平滑，原因包括三方面：①大多数 VBM 研究都用参数检验。参数检验实施的条件是因变量残差服从高斯分布。根据中心极限定理，对图像进行空间平滑能提高数据分布的正态性，因此在使用参数统计的时候更加可靠。②由于目前的配准方法并不能把不同被试脑结构的细微差异完全对齐，因此平滑能够部分补偿这种细小的空间失配。③根据匹配过滤原理，平滑后对与平滑核大小相似的团块的探测更加敏感。实践中一般常用的平滑核大小为 8mm 左右，因此，由噪声导致孤立的散在体素差异不容易被探测到。

4. 基于一般线性模型的统计分析　VBM 等脑影像统计分析常使用一般线性模型（general linear model，GLM）。GLM 假设因变量 y 是多个自变量 x 按照一定权重 β 的线性组合，通过最小二乘法等算法求解参数 β，然后对这些参数进行统计推断，公式如下：

$$y=x\beta+\varepsilon$$

其中 y 是因变量；x 是自变量，如分组和临床认知评分；β 是需求解的未知参数组合，每个 β 对应一个自变量，代表该自变量的效应量；ε 是误差项，即模型中不能被自变量的效应解释的 y 的残差。

GLM 模型的自变量 x 可以是连续变量，也可以是分组变量；因变量 y 必须为连续变量。因此，GLM 具有普适性，能替代大多数单变量统计分析，包括各种独立测量或者重复测量的 student-t 检验、单因素或多因素方差分析、回归分析、协方差分析等。因此在大多数脑影像分析软件中，均用 GLM 进行统计建模。

在脑影像分析中（包括 VBM 和其他基于体素的分析方法），影像指标图［例如灰（白）质体积］即为因变量 y，通过输入自变量（例如分组信息），计算得到的 β 值的空间分布图称为参数图。脑影像分析中的 GLM 模型如图 1-6-3 所示：

GLM 统计分析包括统计建模、参数估计、统计假设和统计推断四个步骤。

（1）统计建模：也叫矩阵设计或因素设计，即确定 GLM 模型的因变量（如 VBM 中的灰质体积）和自变量（如分组信息）。设计矩阵是所有自变量构成的矩阵，其中每行对应一个样本，每列对应一个自变量。在因素分析中，自变量的定义有很多方法（图 1-6-4）。例如，把每个独立的组定义为一个自变量，每列自变量向量中，对应的

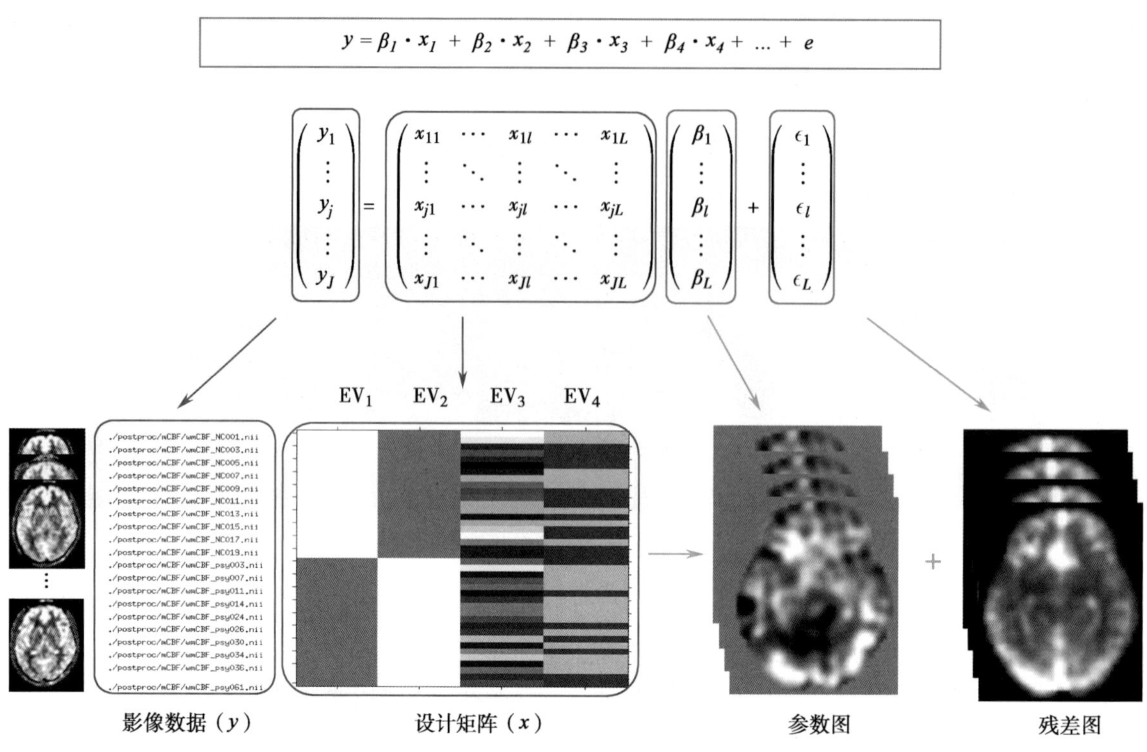

图 1-6-3 脑影像分析与一般线性模型

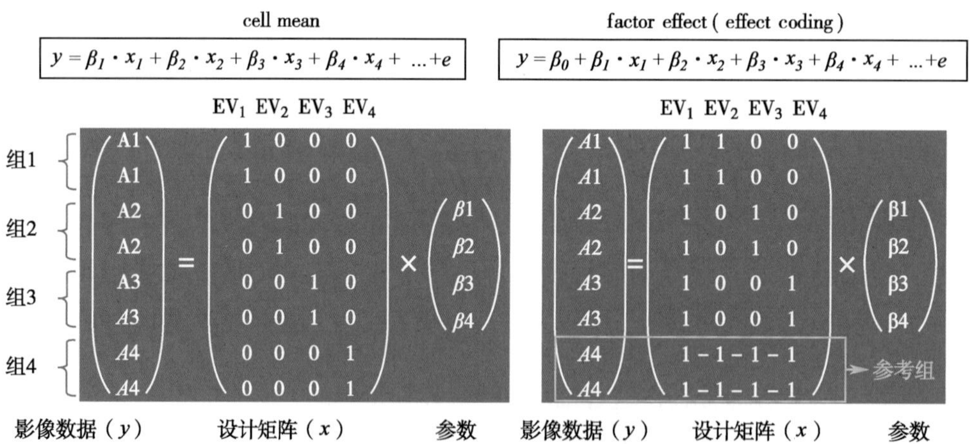

图 1-6-4 GLM 模型常用因素设计方法

左图为组均值模型，该模型每个独立的组定义为一个自变量，每列自变量中，对应的样本属于该组就赋值为 1，不属于该组赋值为 0，共 N 列，在该模型中，每列自变量对应的 β 代表了该组的均值；右图为因子效应（factor effect）模型，该模型首先定义总均值为独立一个自变量，在余下 $N-1$（N 为独立组数）个自变量中，需要设置一个参考组，参考组所对应的元素为固定值［其中子模型效应编码（effect coding）模型为 −1，虚拟编码（dummy coding）模型为 0］，其余每列自变量向量元素中，属于该组就赋值为 1，不属于该组赋值为 0

元素属于该组就赋值为 1，不属于该组赋值为 0，这种因素设计称为组均值（cell mean）模型，在该模型中，每列自变量对应的 β 代表了该组的均值。该设计见于 SPM 和 FSL 等统计工具中。

（2）参数估计：是在统计建模基础上，采用数学算法（如最小二乘法）求解未知参数 β 和残差 ε 的过程，其中每个 β 元素代表了与之对应的自变量的效应量，而 ε 代表了因变量 y 不能被全部自变量的效应总和解释的剩余残差。

（3）统计假设：即构建 contrast，其本质是建立零假设的过程。在建立 GLM 模型并估计出每列自变量的参数 β 后，我们可能对这些自变量本身的效应量 β 不感兴趣，而是想知道这些自变量的效应量之间的关系，这就需要构建相应的 β 值组合。例如，想研究第一组和第二组的灰质体积均值差是否有统计学意义，对 cell mean 模型设计而言，其 contrast 为［1-1］，即用第一个 β 值（代表组 1 的灰质体积均值）减去第二个 β 值（代表组 2 的灰质体积均值）。需要注意的是，contrast 的定义和设计矩阵是对应的。相同的统计假设，不同的设计矩阵，其 contrast 可能是不相同的（图 1-6-5）。

（4）统计推断：计算统计概率 P 值并作出是否显著性的判断。其核心步骤为计算统计概率 P 值和确定显著性阈值。根据 P 值的计算方法，可以分为参数检验和非参数检验。参数检验需要确保因变量 y 服从正态分布。如果这一前提条件成立，就可根据 t 分布或者 F 分布的特征，输入 β 组合、残差项以及自由度等，计算出对应的 t 值或 F 值，后者进一步转化成相应的 P 值。然而，近年来有研究者提出脑影像指标［包括灰（白）质体积］在研究人群中并不完全服从正态分布，使用参数检验的合理性受到了质疑。因此，有学者提出了基于 GLM 的非参数统计模型，例如，置换检

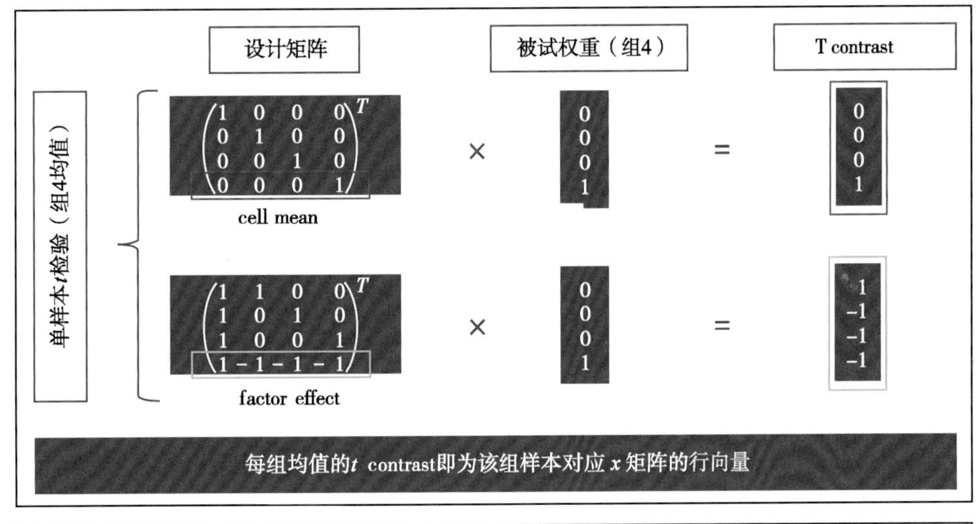

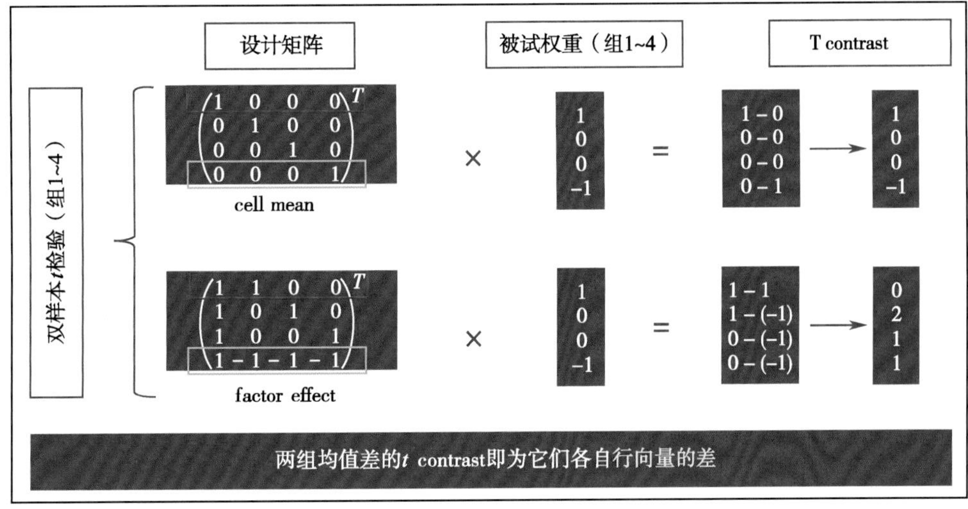

图 1-6-5 GLM 模型 contrast 定义举例

验。该方法的基本原理是随机打乱样本标签（例如，组别信息，这一步称为置换），对每次置换后的数据进行相同的 GLM 建模和参数估计。置换后分组标签是随机的，因此计算得到的效应量（如两组均值的差异）理论上为零；通过计算机进行上千次以上的迭代运算，便可构建出真实的零分布；最后比较真实效应相对于零分布的概率，从而获得统计概率 P 值（图 1-6-6）。该方法不需要确保因变量 y 的残差服从正态分布，理论上更加合理。不过该统计方法耗时长，需要高性能计算机支持。

统计推断另外一个核心步骤是确定显著性阈值。基于体素的影像分析方法对每个体素都进行一次独立的统计学分析，分析整个人脑需要数万次甚至数十万次统计，如果不校正多重比较，犯Ⅰ型错误（假阳性）的概率非常大。因此，有必要进行多重比较校正，设置比较严格的显著性阈值，控制总体假阳性率。目前主流的多重比较校正方法分为体素水平和团块水平校正。体素水平常用的统计学方法为总体Ⅰ型错误率（family-wise error，FWE）校正，该方法采用随机场理论评估全脑内有效的独立比较次数（而不是实际比较次数或体素数），然后控制每次独立比较中出现假阳性错误的概率。该方法既控制了假阳性错误水平，同时又弥补了传统 Bonferroni 校正太过严格导致过多的假阴性结果。团块水平多重比较校正方法是先通过评估随机噪声导致的假阳性体素随机聚合成一个团块的概率（团块大小的零分布），然后比较实际结果中的团块大小相对随机分布出现的概率，从而判断该大小的团块是否由随机噪声导致。该方法需要首先确定体素水平的阈值来定义团块（体素水平 P 值一般要低于 0.001）。

统计推断的阳性结果可以叠加到容积图像上进行呈现，也可以投射到皮层表面呈现。

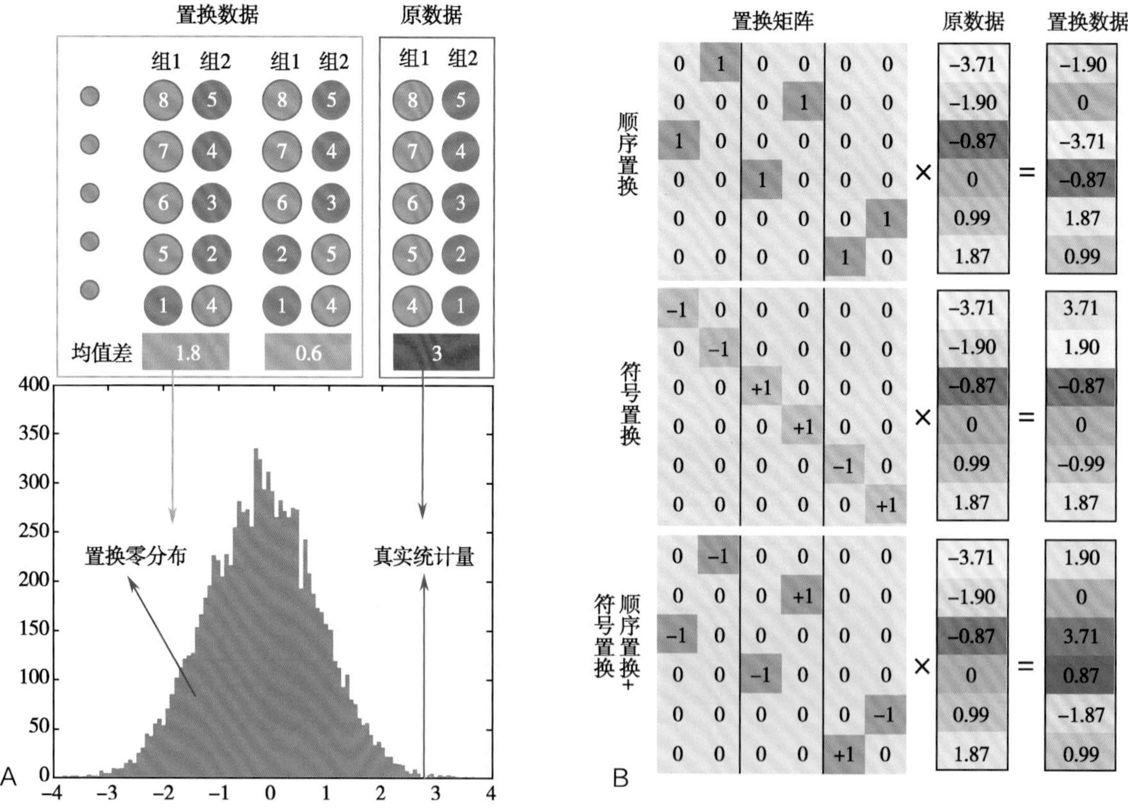

图 1-6-6 置换检验基本原理及置换策略

A. 置换检验基本原理（以双样本 t 检验为例），置换检验的核心思想是通过打乱样本构建真实的零分布，进而直接计算 P 值；B. 置换策略，包括：①顺序置换，打乱样本次序，该置换适合组间比较或者相关等分析，要求组间方差齐，理论最大无重复置换次数为 N！（n 为样本量）；②符号置换，通过改变样本的正负号，适合单样本 t 检验（与 0 比较），或者其他对称零分布的统计，不要求方差齐，理论最大无重复置换次数为 2^N；③混合置换，即顺序 + 符号置换，需同时满足两种置换条件，理论最大重复置换次数为 N！ $\times 2^N$，适合样本量比较少的统计

（二）基于皮层表面的形态学测量

VBM 方法是基于脑容积的定量分析技术，其基本单元是体素。脑灰质主要由皮层和皮层下核团组成。对于脑皮层而言，VBM 方法采用部分容积效应模型来刻画灰质与白质，灰质与脑脊液的关系。VBM 分割得到的组织边界是渐进性的，对一些交界区的阳性结果发现往往很难确定到底是灰质还是白质起源。另外，脑皮层的沟回高度迂曲，在容积空间紧邻的体素很可能属于细胞构筑完全不同的沟回，再加上基于容积的空间平滑等因素，导致 VBM 等容积分析方法的定位偏倚。因此，有学者提出了脑皮层表面重建技术。其核心思想是采用硬分割算法提取皮层灰质，即确定灰质与脑脊液边界（软脑膜面）和灰质与白质边界（脑白质面），并通过三维表面重建技术对灰质皮层进行可视化。基于皮层表面的重建技术的基本单元称为顶点，它是皮层表面相邻三角形网格的汇集点。根据重建得到的软脑膜面和白质面，可以提取出皮层厚度和表面积等定量信息。利用 GLM 等统计学模型，既可以在脑区水平进行皮层厚度和表面积的统计学推断，也可以类似 VBM，基于顶点水平进行统计学分析，这些都统称为基于皮层表面的形态学测量（surface-based morphometry，SBM）。基于皮层表面的形态学测量能有效避免 VBM 分析中部分容积效应导致的脑区定位偏倚问题。该方法一般包括以下几个步骤：皮层重建，空间配准，空间平滑和统计学分析（图 1-6-7）。

1. 皮层重建 脑皮层表面重建的方法有很多，例如，FreeSurfer 软件包采用先分割确定白质面，然后在其基础上使用膨胀算法确定软脑膜面；而 CAT12 软件包采用的是 VBM 的组织分割算法先确定灰质、白质和脑脊液成分，然后再确定灰质 / 白质，灰质 / 脑脊液边界。值得注意的是，不管什么重建算法，原始采集得到的高分辨 T_1WI 数据都需要进行 B1 场偏倚校正，使脑内白质的信号均匀一致，从而确保脑白质分割的准确性。另外，对于膨胀算法而言，还需要预先进行剥脑操作，也就是去除硬脑膜、颅骨及头皮等脑外结构。剥脑的好坏决定了软脑膜面重建的准确性。如果残留了太多的脑外结构，很可能把这些成分错误地标记为灰质，导致软脑膜面错误地延伸到脑外；同样，如果把正常脑组织去掉了，那么重建出的软脑膜面将和白质面重叠，导致脑皮层表面出现镂空。为了更准确地剥脑，可以引入多种模态的 MRI 数据，例如，高分辨 T_2WI。通过把灰（白）质边界或者灰质 / 脑脊液边界转化成以小三角为基本单位的网格，即构建出最初的皮层表面。由于局部分割错误，原始构建的皮层会出现拓扑结构缺损（镂空或者错连），因此还需要采用一些方法如球谐函数修复缺损。

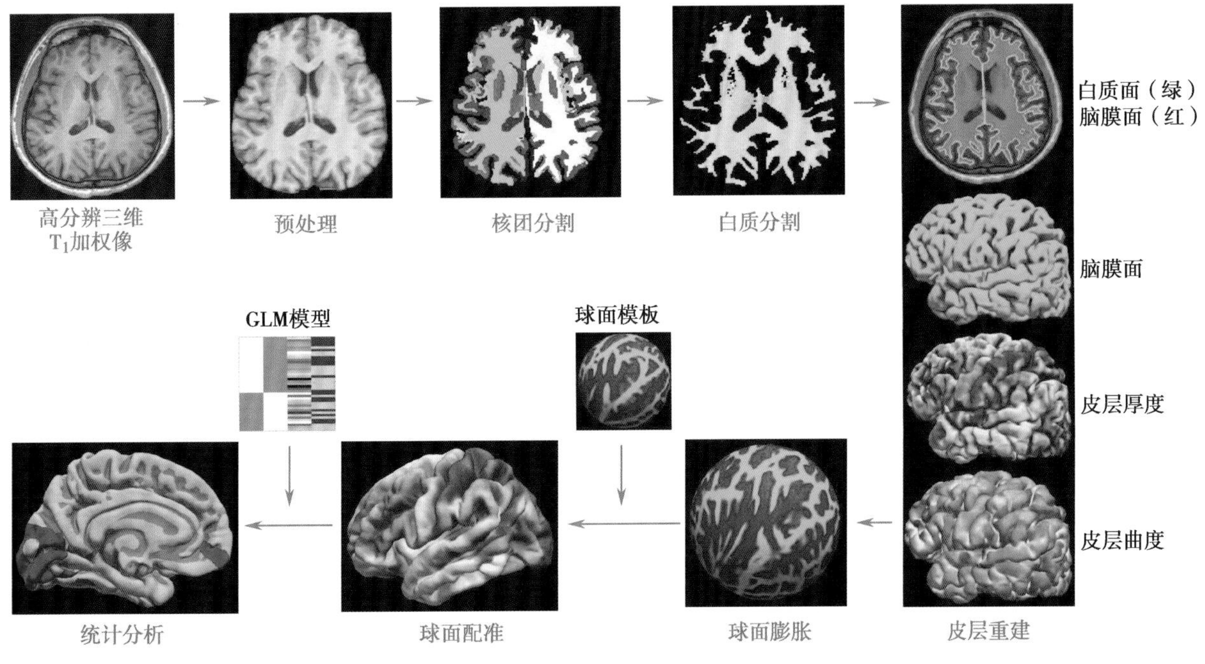

图 1-6-7 SBM 分析流程

2. 空间配准　与 VBM 一样，为了使人与人之间的脑皮层指标（如厚度和表面积）在空间上具有对应性，SBM 分析中也需要用到线性配准和非线性配准。线性配准一般用于个体脑容积图像与标准脑的大体对齐（仿射变换），为非线性配准做准备；或者用于纵向研究中不同时间点的脑影像配准（刚体变换），使重复测量的数据具有可比性；或者用于不同模态脑影像的配准（刚体变换）。在非线性配准方面，由于皮层表面没有厚度的概念，因此有别于基于容积的配准方法。比较主流的方法是基于球面的配准。首先，个体脑皮层表面需要转化到球面坐标空间。然后用非线性算法（如 DARTEL 等）基于某些皮层特征（如脑回迂曲度，脑沟深度或者其他沟回标志等）把个体皮层向参考皮层模板对齐。也有研究把非线性容积配准和表面配准方法相结合，能显著提高皮层及皮层下核团配准的准确性。

3. 空间平滑　皮层表面的空间平滑通过引入二维高斯平滑核对每类皮层形态学指标（如厚度和表面积）求卷积，平滑后每个顶点的值代表了它周围网格皮层指标的加权平均值。平滑的目的与 VBM 一样，包括：提高数据分布的正态性，弥补配准不良以及增加统计的敏感性等。

4. 统计分析　与 VBM 类似，基于皮层的形态学测量也常使用 GLM 统计学模型，既可以在脑区水平进行皮层厚度和表面积等指标的统计学分析，也可以在顶点水平进行统计学分析。有关 GLM 模型的介绍参见 VBM 部分。

（三）脑形态学协共变网络分析

复杂网络分析能很好地揭示人脑的功能分化与整合，而图论是目前复杂网络分析最主要的数学工具。根据图论原理，复杂网络由两个基本元素组成，即节点和边。在传统人脑结构网络定义中，节点被定义为神经元或者它们构成的集群，边被定义为神经元之间的突触连接或者纤维束连接。人脑网络可以从微观（神经元）、介观（神经元柱）和宏观尺度（脑区）水平进行研究。基于弥散成像的纤维束追踪是目前活体内在宏观尺度上研究人脑结构网络的最主要方法。

除了纤维束以外，基于脑区之间形态学协共变信息也能够反映脑区之间的连接特性。形态学协共变是指在某群体中两个脑区形态学特征分布（例如，皮层厚度和灰质体积等）的统计学相关性。大量研究表明，形态学协共变与脑区之间解剖连接的强度高度相关，反映了脑区之间的营养供给、相似的遗传基础及相同经验依赖的可塑性等。根据上述研究基础，国内学者贺永教授首次提出了利用局部脑区皮层厚度的协共变信息构建脑网络。随后，脑灰质体积、皮层复杂度、皮层面积等其他形态学指标也被用于脑网络构建中，这些分析统称为脑形态学协共变网络分析。

脑形态学协共变网络分析的基本流程包括：计算形态学指标，脑区分割（定义网络节点），协共变分析（定义网络边），构建脑网络矩阵，计算拓扑属性和统计分析（图 1-6-8）。

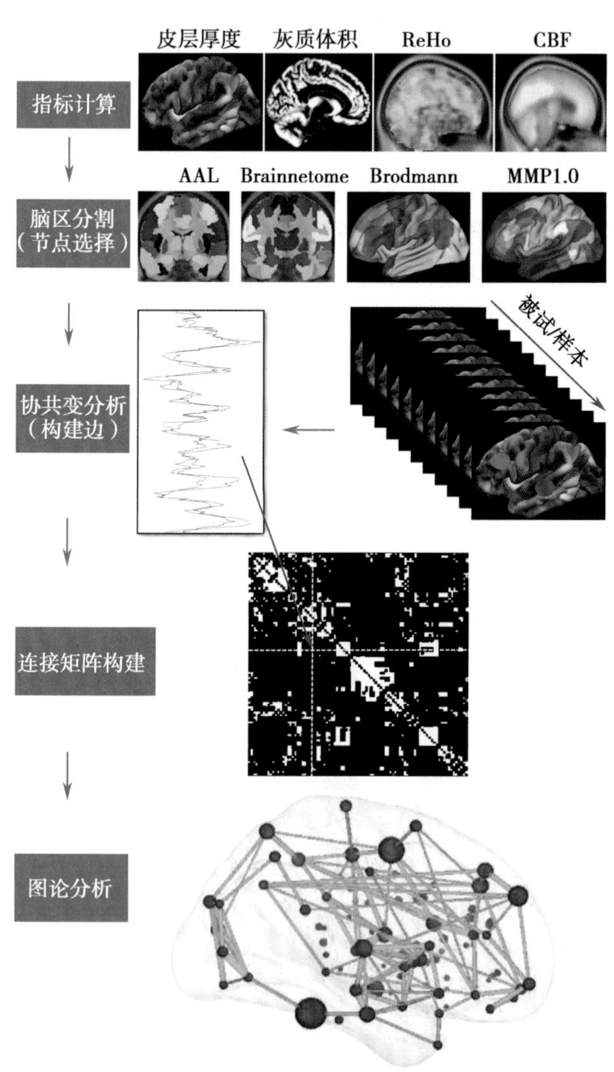

图 1-6-8　脑形态学协共变网络分析流程

1. 计算形态学指标　各种脑形态学指标均可以用来构建协共变网络，包括脑灰质体积、雅可比行列式、皮层厚度、皮层面积和皮层复杂度等。

有关这些形态学指标的计算参见VBM分析和皮层构建部分。

2. 脑区分割 在人脑网络分析中，脑区被定义为网络的节点。在宏观尺度脑网络分析中，理想的节点需满足脑区内体素之间连接特征高度相似，而脑区之间的连接特征高度不同；另外，节点在不同被试间具有较高的解剖对应性。目前最常用的节点定义是根据已发布的脑图谱划分脑区，例如，基于个体脑细胞构筑划分的Brodmann图谱、基于个体脑回特征划分的AAL图谱、基于组水平脑回特征划分的Harvard-Oxford概率图谱、基于纤维连接特征聚类的组水平Brainetome脑图谱以及根据皮层沟回信息划分的个体化皮层图谱等。也有研究组尝试进一步细化脑区分割，例如，把AAL脑区自动切割成体素大小相似的1 000个或者更多的脑区；或者把每个体素当成独立的节点。

3. 协共变分析 用于定义复杂网络的边。与在个体水平构建人脑网络的边不同，形态学协共变网络是基于组水平构建网络的边，即计算任意两个脑区皮层厚度等形态学指标在人群中分布的统计相关性，例如，皮尔逊相关。对任意一组而言，只会得到该组两脑区形态学分布的协共变相关系数。每组样本量越大，得到的相关系数就越稳定，越能反映该组人群脑区间形态学指标的内在关联。

4. 构建脑网络矩阵 脑网络矩阵是横纵坐标均为节点，任何两个节点之间的交点为边的二维方阵。在协共变网络中，节点为每个脑区，边是脑区之间形态学指标的协共变相关系数。根据边的定义，复杂网络可以分为二值网络和加权网络。对于基于形态学协共变分析的二值网络而言，需要首先确定一个相关系数阈值，阈值以下的矩阵元素赋值为0，阈值以上的矩阵元素赋值为1。对于加权网络而言，方阵中的值为连续变量，即协共变相关系数本身。加权网络既可以通过阈值化只保留阈值以上的那部分边（阈值以下赋值为0），也可以基于全部相关矩阵构建。

5. 计算脑网络拓扑属性和统计分析 脑网络矩阵构建后，不同尺度，不同类型脑网络拓扑属性的计算都是相同的，具体参见“脑网络分析”章节。由于脑形态学协共变网络分析构建的是组水平的脑网络，拓扑属性只有一个标量，因此不能采用传统的参数统计对拓扑属性进行组水平的显著性推断。一种普遍使用的办法是置换检验。该方法通过千次以上随机打乱被试标签或者分组标签，然后用置换后的数据构建脑网络，计算拓扑属性，构建统计零分布，最后计算真实值（如拓扑属性的组间差别）在该零分布中的概率，从而做出统计学推断。

二、脑弥散分析方法

（一）弥散成像基本原理

弥散运动也称布朗运动，是分子在微观环境中相互碰撞而形成的无规则运动现象。由于弥散运动的无规则性，现有技术手段很难追踪单个分子的运动轨迹。为此，Albert Einstein采用了位移分布方程从宏观水平定量描述分子的自由弥散运动的快慢（式1-6-1）。

$$r=\sqrt{k\cdot D\cdot t} \qquad \text{式 1-6-1}$$

其中t为检测时间，r为分子在检测时间内平均弥散位移，k是常数，D即弥散系数，它反映了分子的弥散强弱。

人体组织中水含量占全身体重的70%左右。弥散运动反映了水分子在一定时间内的空间位移信息，位移检测需要引入外源性示踪剂，而且生物组织绝大部分不透明，因此传统光学手段很难用于检测活体内水分子的弥散。磁共振现象的发展和应用为活体内检测水分子弥散运动提供了理论基础和实现工具。

DWI是指测量组织中水分子弥散运动特征的磁共振成像技术。其核心思想是把组织内水分子的位移分布转化为磁共振信号衰减。1965年，Stejskal和Tanner两位学者提出梯度脉冲序列的概念。其基本原理是在自旋回波序列重聚脉冲两侧放置一对完全相同的梯度脉冲（强度、方向和作用时间均相同），也称弥散梯度脉冲。第一个梯度脉冲使沿梯度方向上的水分子产生去相位，通过180°重聚脉冲对自旋相位进行翻转，第二个梯度脉冲使弥散位移为0的水分子产生完全的相位重聚，因此，这类水分子MR信号不受梯度脉冲的影响。对于在两梯度脉冲间隔时间内发生了位移的水分子（弥散位移不等于0）而言，由于受到的梯度场作用不再和第一次相同，因此相位重聚效应减弱甚至进一步加重散相，导致MR信号的衰减。弥散梯度权重可以用b值来度量，b值越高，弥散信号衰减就越强。同样，组织水分子弥散越快，其弥散信号衰减也越强（图1-6-9）。

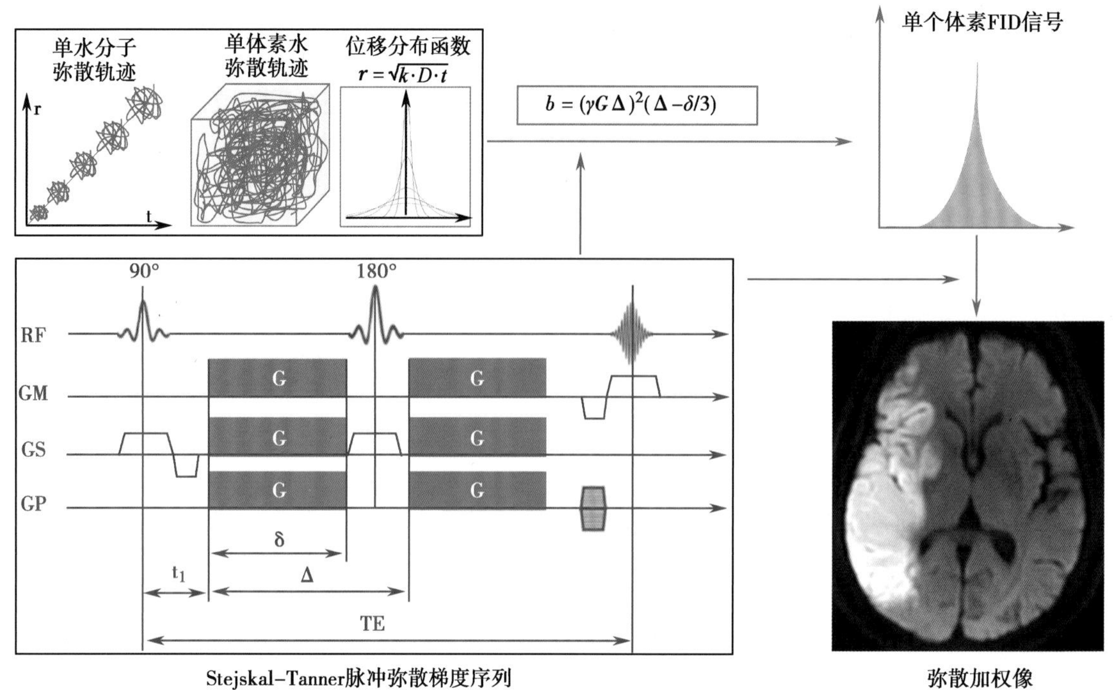

图 1-6-9 弥散加权成像

在自由弥散运动成立的前提下，组织内水分子的弥散系数可以用单指数衰减模型来度量（式 1-6-2）：

$$S=S_0\cdot e^{-D\cdot b} \qquad \text{式 1-6-2}$$

其中 S_0 为没有施加弥散梯度的原始 MRI 信号；S 为施加了弥散梯度强度为 b 时测得的 MRI 信号，即弥散加权信号；D 为弥散系数，反映了测量组织内水分子的弥散能力。因此，理论上只需要测量 2 次不同弥散梯度 b 值下的弥散加权信号，即可计算出弥散系数 D。

在生物组织中，水分子的弥散能力并不是在各个方向上都是相同的。对于均质的组织而言（例如，脑灰质），水分子在各个方向上的弥散能力大致相等，这类弥散称为各向同性弥散。对于具有高度方向性的组织而言，例如，脑白质，由于细胞膜和髓鞘的存在，细胞内的水分子在垂直于轴突方向上弥散运动明显受限，导致在该方向测量得到的 D 值明显低于沿着轴突方向上的 D 值，这类弥散称为各向异性弥散（图 1-6-10）。通常用 ADC 来表示生物组织中的弥散能力。

各向异性弥散为评估白质纤维束的方向性提供了新思路，有学者在 20 世纪 90 年代初提出了 DTI 技术。DTI 最初专指利用二阶张量模型度量生物组织水分子的弥散系数方向依赖性的弥散加权成像技术。该数学模型需要满足两个基本条件：①水分子弥散服从单指数衰减规律；②每个体素内只有一个弥散主方向。在张量模型中，各向异性组织中水分子的弥散位移分布可以被模拟成一个椭球。在特定的测量时间内（即弥散时间），每个体素内某弥散敏感梯度方向上的弥散位移分布代表了该方向上从起点到椭球表面某一个点的距离。通过采集不同弥散敏感梯度方向上的 DWI，即可获得椭球表面的一系列采样点，从而构建椭球的大小、形状和方向。由于二阶张量是对称的，因此，仅需 6 个独立的元素即可描述张量特征，意味着只需采集 6 个非共线弥散梯度方向的 DWI 即可求解该张量模型（图 1-6-10）。在实际应用中，考虑到各向异性弥散的复杂性以及噪声等因素，常需要采集更多方向上的弥散图像，然后用一定的数学算法（例如，线性最小二乘法）拟合张量的 6 个基本元素。通过线性变换，可以把二阶张量分解成两类基本元素，本征向量和本征值。本征向量表征张量椭球中三个正交轴的方向，代表了体素中水分子弥散的方向信息。而本征值是与弥散方向无关的标量，用来表征三个本征向量上的弥散运动强度，即这些方向上的弥散系数（图 1-6-11）。式 1-6-3 为弥散张量的数学表达式。

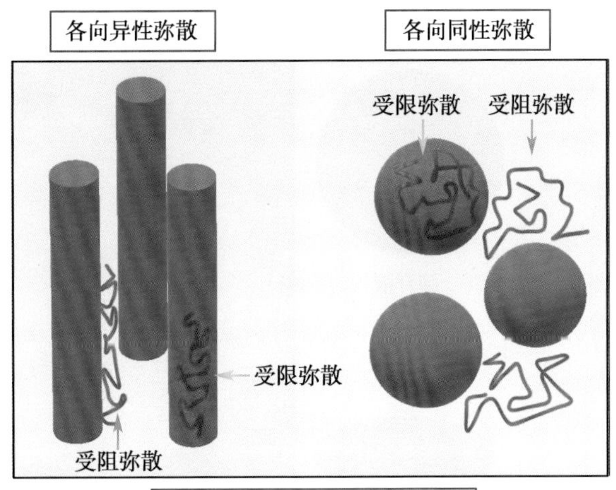

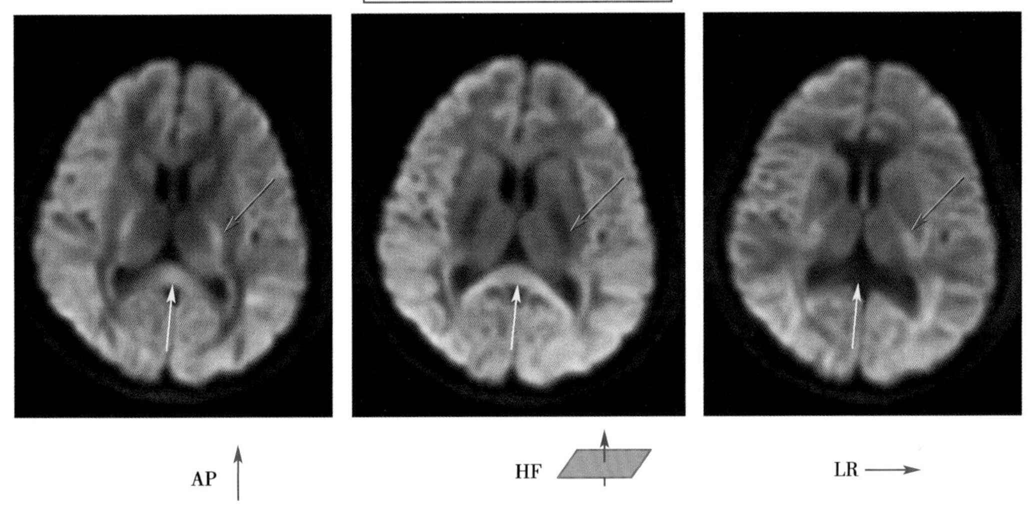

图 1-6-10 各向同性弥散与各向异性弥散

$$D=\begin{pmatrix} D_{xx} & D_{xy} & D_{xz} \\ D_{xy} & D_{yy} & D_{yz} \\ D_{xz} & D_{yz} & D_{zz} \end{pmatrix}=[\varepsilon_1 \quad \varepsilon_2 \quad \varepsilon_3]^{\mathrm{T}}\begin{pmatrix} \lambda_1 & 0 & 0 \\ 0 & \lambda_2 & 0 \\ 0 & 0 & \lambda_3 \end{pmatrix}[\varepsilon_1 \quad \varepsilon_2 \quad \varepsilon_3] \qquad \text{式 1-6-3}$$

其中 D 代表张量，包含 6 个基本元素，λ 代表本征值，ε 代表本征向量。

传统弥散成像理论假设组织内的水分子弥散需服从高斯分布，而且在空间内的弥散分布服从二阶张量分布。遗憾的是，这两个假设不是在所有脑组织中都成立。Stejskal-Tanner（S-T）梯度脉冲序列是弥散成像的基石，其核心思想是利用强梯度场放大水分子弥散运动引起的质子去相位，并检测去相位导致的 MR 信号衰减。在生物组织中，MR 弥散信号还受微观结构、水交换、灌注等影响，导致表观弥散运动不完全服从高斯分布，因此，基于单指数弥散衰减模型和二阶张量的传统弥散成像技术在评估生物组织弥散方向特征上存在一定缺陷。例如，细胞膜等微观结构把组织大致分为细胞内和细胞外两个不同的弥散空间。由于细胞膜脂质双分子层的疏水特性，水分子不能自由通过细胞膜，导致两种成分内的水分子弥散行为是不同的。对细胞内的弥散而言，细胞膜的相对封闭性，当弥散时间（△）足够长的时候，水分子到达细胞膜后就不能自由向远处弥散，而是局限于细胞 / 轴突内，这种弥散称为受限弥散。显而易见，细胞内弥散不服从高斯分布，也就不能用单指数模型进行准确定量。对细胞外（细胞间隙）的弥散而言，尽管水分子弥散过程也会受到细胞膜等微观结构的阻挡而发生重定向，但是由于细胞间隙是相通的，总会找到向外弥散的出口，

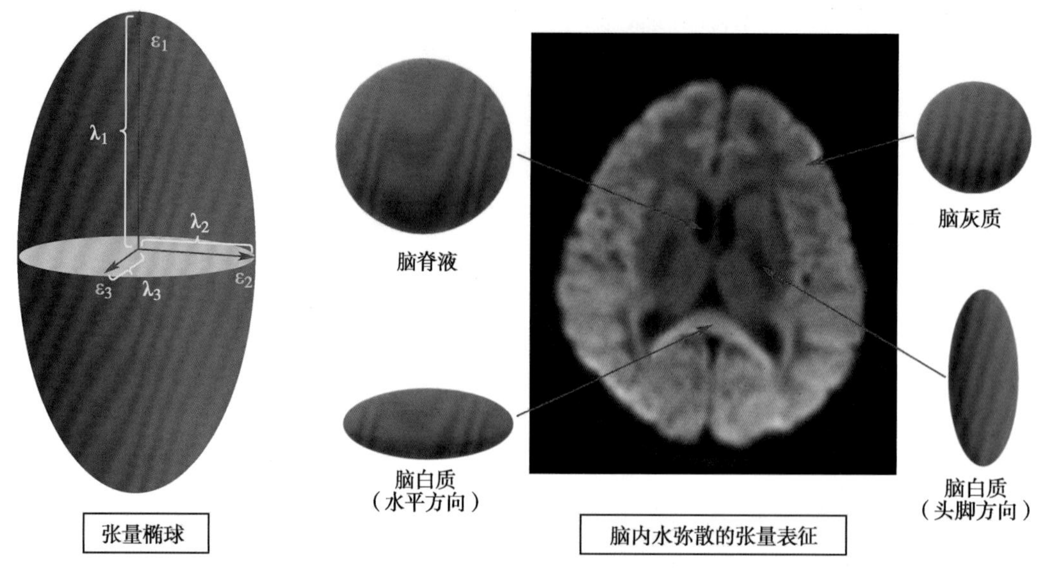

图 1-6-11 弥散张量椭球对脑内弥散的表征

因此在宏观上，细胞外弥散服从高斯分布，可以用单指数模型精确定量，只是弥散轨迹相对自由弥散而言更加迂回，测得的 ADC 值减低，这种弥散称为受阻弥散。细胞内外的水分子尽管不能自由通过，但是可以在消耗 ATP 的情况下，开放细胞膜脂质双分子层上的水通道蛋白，从而实现细胞内外水分子的交换。因此，细胞膜水通道蛋白的功能状态也会对弥散信号产生显著影响。例如：在急性脑缺血时，由于葡萄糖和氧气不能及时供应，ATP 消耗殆尽，导致水通道蛋白不能开放，细胞内外的水交换显著降低，此时水交换对弥散信号的贡献也会显著减低。另外，在 S-T 序列两脉冲梯度间隔时间内，微循环灌注也会引起显著的水分子随机位移（甚至比弥散导致的位移更大），从而产生灌注相关的信号衰减。总之，通过 S-T 序列测量得到的弥散信号成分比较复杂，不能简单用单指数模型进行精确定量（图 1-6-12）。

另外，受到主磁场和梯度磁场等硬件技术的限制，目前针对人的磁共振弥散成像能够获得的体素大小一般都大于 $1mm^3$（常规 3T 磁共振设备弥

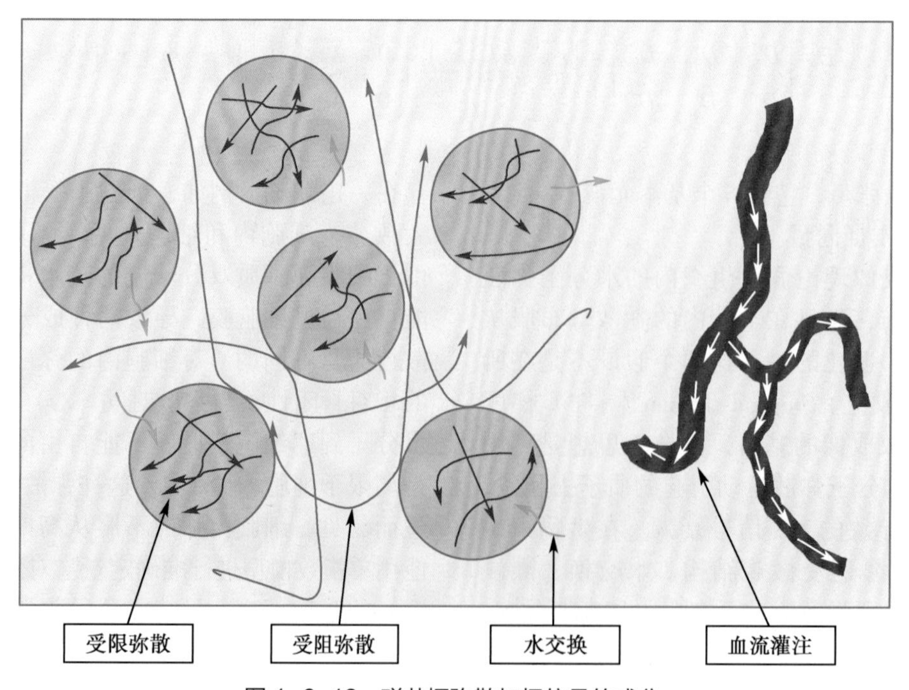

图 1-6-12 磁共振弥散加权信号的成分

散图像体素尺寸一般在 8mm³ 以上）。因此，在一个白质体素内存在成千上万条轴突，如果这些轴突构成的白质纤维束不是平行走行的（例如，有交叉或者分叉），那么二阶张量就不能准确地对体素内的多个方向进行表征，导致追踪的错误，特别是对一些复杂脑白质结构，例如，半卵圆中心区的交叉纤维。

因此，自弥散成像提出三十年多来，研究者一直致力于弥散数学模型的改进。相继提出了一系列参数模型（例如，多指数模型、多张量模型、受阻受限混合模型等）和非参数模型（例如，弥散谱成像、Q 球成像、弥散峰度成像等）。除此以外，近年来随着磁共振硬件性能的大幅提高，也促进了弥散相关成像技术的发展（如并行成像、多层同时成像、压缩感知等技术），在图像质量提高的同时，显著缩短了成像时间，使很多还停留在理论上的数学模型（例如，弥散谱成像）得以成为现实，促进了弥散成像技术的高速发展和应用推广。

（二）脑弥散成像数学模型及定量指标

1. 经典弥散成像及定量指标 传统弥散成像假设组织内的水分子弥散需服从高斯分布，而且在每个体素内水分子弥散只有一个主弥散方向。在满足上述假设情况下，水分子弥散可以用单指数衰减模型和二阶张量表征，由此可以衍生出一系列弥散指标（图 1-6-13）。

（1）表观弥散系数：即通过单指数模型求解得到的弥散系数。在生物组织中，弥散系数不仅包含了水分子自由弥散运动的信息，还包含组织微观结构的信息（例如，细胞膜对水分子弥散的阻挡和限制），因此一般把生物组织测量得到的弥散系数称为 ADC（式 1-6-4）。

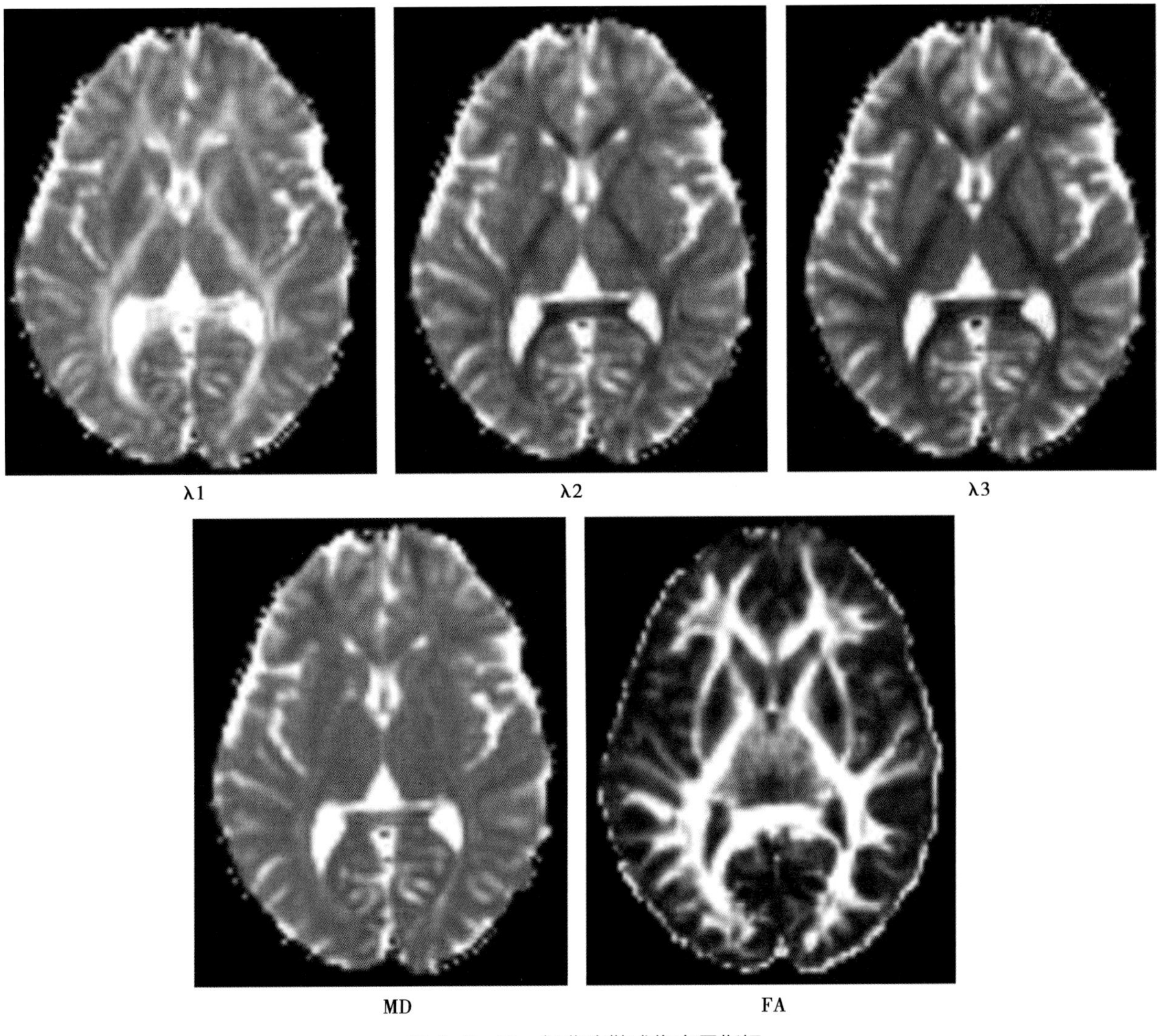

图 1-6-13 经典弥散成像定量指标

$$ADC=\frac{1}{b_1-b_0}\log\left(\frac{S_0}{S_1}\right) \quad \text{式 1-6-4}$$

（2）本征值（eigenvalue，λ）：通过对弥散张量进行线性变换得到的与方向无关的标量，度量张量椭球三个本征方向上的弥散系数。

（3）轴向弥散系数（axonal diffusivity，AD）：即最大本征值，反映了水分子沿轴突方向上的弥散能力，主要与轴突完整性有关。

（4）径向弥散系数（radial diffusivity，RD）：中间本征值和最小本征值的平均，反映了垂直于轴突方向上的弥散能力，主要与髓鞘及细胞间隙大小有关。

（5）平均弥散系数（mean diffusivity，MD）：即三个本征值的平均，反映了组织内水分子的平均弥散能力（式 1-6-5）。

$$MD=\frac{(\lambda_1+\lambda_2+\lambda_3)}{3} \quad \text{式 1-6-5}$$

（6）分数各向异性（fractional anisotropy，FA）：用来表征组织的各向异性程度，范围为0~1，0代表各向同性弥散，值越大，各向异性程度越显著（式 1-6-6）。

$$FA=\sqrt{\frac{3}{2}}\frac{\sqrt{(\lambda_1-|\lambda|)^2+(\lambda_2-|\lambda|)^2+(\lambda_3-|\lambda|)^2}}{\sqrt{\lambda_1^2+\lambda_2^2+\lambda_3^2}}$$

式 1-6-6

2. 弥散受阻受限混合模型 弥散受阻受限混合模型（composite hindered and restricted model of diffusion，CHARMED）假设组织中的水分子弥散分为一个受阻成分和若干个受限成分。其中受阻弥散主要反映了轴突外弥散的贡献，而受限成分主要代表了轴突内弥散。和传统 DTI 使用单个参数（b 值）来定义弥散梯度场不同，CHARMED 模型采用两个参数来定义梯度场，其中 q 值代表了弥散梯度的作用强度（$q=\gamma\delta G/2\pi$），△代表弥散时间。通过改变 q 值和△值采集弥散加权像，并使用式 1-6-7 数学模型求解出两类不同的弥散分布。

$$E(q,\triangle)=f_n\cdot E_n(q,\triangle)+\sum_{j=1}^{N}f_r^j\cdot E_r^j(q,\triangle)$$

式 1-6-7

使用 CHARMED 模型可以获得多种弥散指标，例如，容积分数（volume fraction，f）反映了不同弥散成分对弥散信号的贡献；以及每种成分的弥散系数。也有学者根据该模型提出了 AxCaliber 技术，能够估计白质纤维束内的轴突直径和密度。另外，CHARMED 模型可以评估 2 个以上受限成分的方向分布，因此，可以区分单个体素内交叉的纤维。与传统 DTI 指标相比，这些指标能更特异地揭示脑白质微观结构特征，提高了白质定量和纤维束追踪的准确性。

3. 弥散峰度成像模型 弥散峰度成像（diffusion kurtosis imaging，DKI）模型在传统 DTI 模型的基础上额外增加了一个峰度项，用于评价水分子弥散位移偏离高斯分布的程度，其数学表达式见式 1-6-8：

$$\ln(S)=\ln(S_0)-b\cdot D+b^2\cdot D^2\cdot K/6+0(b^3)$$

式 1-6-8

其中$b\cdot D$是高斯部分，$b^2\cdot D^2\cdot K/6$是峰度部分。峰度张量是四阶对称的矩阵形式，有 15 个独立元素，因此至少需扫描 15 个弥散敏感梯度方向。DKI 线性公式中含有两个未知系数（D 和 K），因此，至少需要 2 个非零 b 值数据才可以求解，并且尽可能采集更多的高 b 值数据。DKI 常用指标有张量指标和峰度指标（图 1-6-14）。张量指标与传统 DTI 一样，如 MD、FA、AD、RD。常用的峰度指标包括：

（1）轴向弥散峰度（axonal kurtosis，AK）：沿张量椭球体主轴方向上（最大本征向量）的弥散峰度值。因为此方向上弥散受限相对较小，弥散偏离高斯分布的程度较低，K 值也比较小。

（2）径向弥散峰度（radial kurtosis，RK）：垂直于弥散主轴方向上弥散峰度的平均值。这些方向上弥散受限最严重，因而 RK 值较 AK 高。而且白质纤维径向上弥散受限明显，白质 RK 值高于灰质。

（3）平均弥散峰度（mean kurtosis，MK）：组织沿各个方向弥散峰度的平均值。MK 值越大表明弥散受限越严重，成分结构越复杂。

4. 弥散部分容积模型（partial volume model，PVM） 也称球－棒模型（ball-stick model，BSM）。该模型假设弥散信号由一个各向同性的高斯弥散成分和数个各向异性的棒型受限弥散成分组成，后者反映了轴突内的弥散。该模型理论上能够刻画单个体素内任意方向上的弥散特征，从而区分交叉纤维。PVM 模型适用于各类采集方案的弥散数据，应用比较广泛。通过 PVM 模型可以计算每个体素内不同纤维束成分的部分容积分数（partial volume fraction，PVF），代表了体素内各纤维对弥散信号的贡献比例（式 1-6-9）。

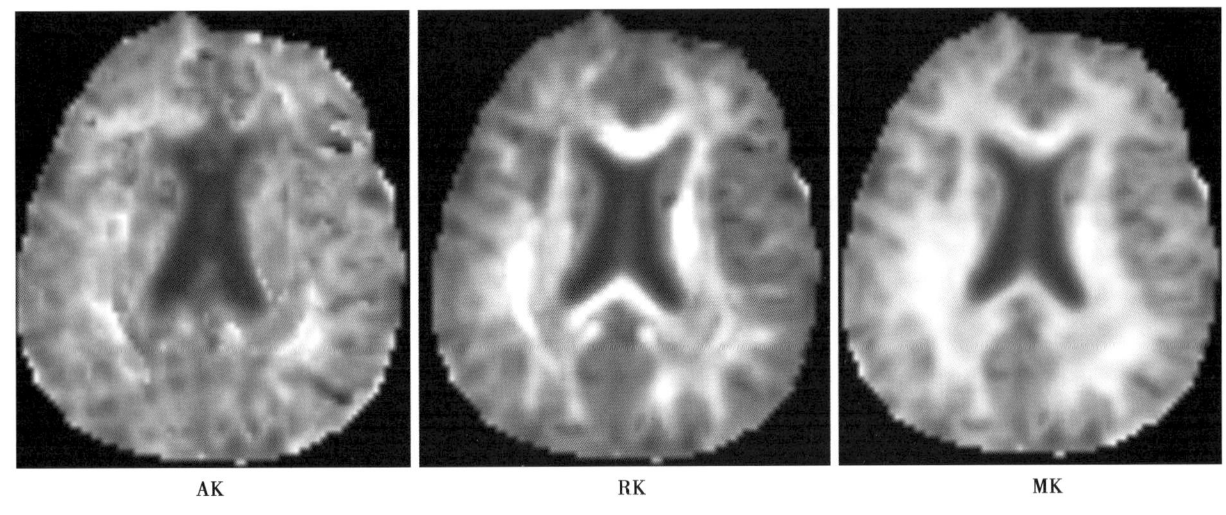

图 1-6-14　DKI 峰度指标

$$S_i=S_0\left(\left(1-\sum_{j=1}^{N}f_j\right)exp(-b_i d)+\sum_{j=1}^{N}f_j exp(-b_i dr_i^T R_j AR_j^T r_i)\right)$$　式 1-6-9

其中 S_i 为弥散信号，S_0 为没有施加弥散梯度的 MRI 信号，f 为受限弥散容积分数，b 为弥散强度，r 为弥散方向，d 为弥散系数，N 为需要评估的最大纤维数目，RAR^T 为沿主弥散方向上的各向异性张量。

5. Q 空间成像（Q-space imaging，QSI）通过对采集的弥散信号进行直接傅里叶变换获得弥散传播函数，即概率密度函数（probability density function，PDF）。该方法能够全面地表征组织中水分子的弥散位移分布，而不需要对组织的弥散分布进行特定的假设，理论上来说是最理想的弥散模型，其数学公式见式 1-6-10：

$$E_{\triangle}(q)=\int \overline{P}_s(R,\triangle)exp(i2\pi qR)dR$$

式 1-6-10

其中 q 值代表了弥散梯度的作用强度，定义为（$q=\gamma\delta G/2\pi$）；E 代表在特定弥散时间（△）内，弥散信号随 q 值变化的函数；P_s 代表弥散传播函数 PDF；R 代表净位移。Q 空间是基于 q 值大小和弥散梯度方向的 3D 坐标空间。Q 空间成像的核心代表是弥散谱成像（DSI），它需要对 3D 笛卡尔空间进行密集采样填充 Q 空间，然后利用快速傅里叶变换来求解弥散传播函数，这种方案常需要采集 500 以上方向的弥散数据才能准确求解。为了减少采样的次数，有学者提出了一种混合弥散成像（hybrid diffusion imaging，HYDI）方案，该方案通过采集 Q 空间的数个同心球面的数据。HYDI 除了大大减少了采样数外，还可以运用于各种重建模型，例如，DSI、DKI、Q-ball 等（图 1-6-15）。

可以根据 PDF 提取出一系列弥散定量指标：

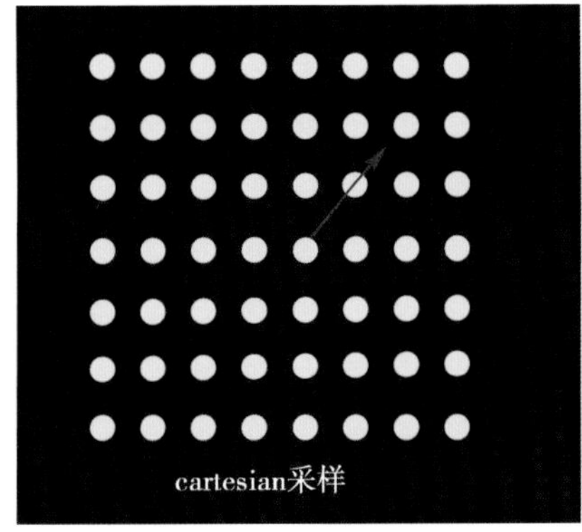

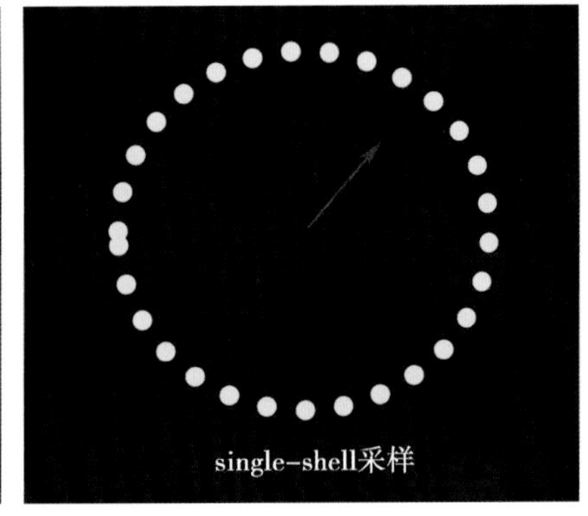

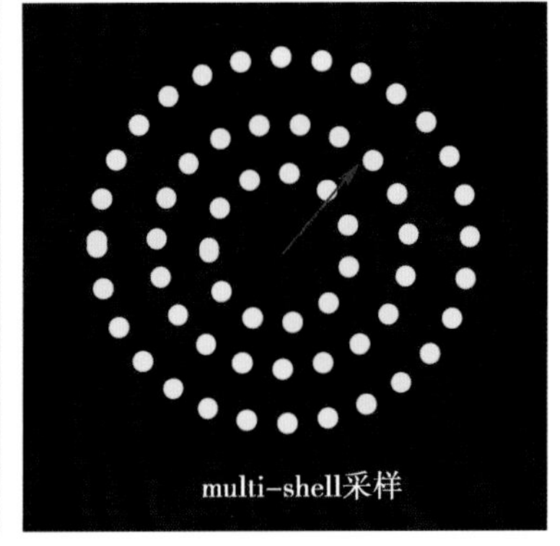

图 1-6-15　Q 空间梯度编码填充方案

（1）零位移概率（zero displacement probability，P_0）：描述了在弥散时间内水分子不弥散的概率，越大说明弥散能力越弱（式 1-6-11）。

$$P_0=P(\vec{R}=0,\triangle) \qquad \text{式 1-6-11}$$

（2）位移均方（mean-squared displacement，MSD）：描述了体素内平均弥散系数（式 1-6-12）。

$$MSD=\iiint PDF(\vec{R},\triangle)\cdot\vec{R}^2 d^3\vec{R}$$

式 1-6-12

同时，也可以从 PDF 中提取出方向信息，如弥散方向分布函数（orientation distribution function，ODF）。ODF 直观描绘白质纤维在体素内各个方向上的分布情况，因此根据 ODF 可以表征单个体素内多条纤维束交叉的信息（图 1-6-16）。

QSI 不需要特定的数学假设，直接对原始信号进行定量和方向解析，因此，理论上来说是最理想的弥散模型。但是，QSI 对弥散分布函数的准确评估需要满足一些前提假设：首先，弥散梯度脉冲宽度（δ）要足够小，以保证水分子在梯度作用期间弥散距离尽可能小；其次，弥散时间（△）要足够长，以便水分子能够到达细胞膜的边界。然而，实际情况下，由于梯度场等硬件技术限制，上述前提并不能完全满足，导致评估误差。另外，QSI 需要采集大量不同弥散强度以及不同弥散梯度方向的数据以填充 Q 空间，因此采集时间非常长，制约了其在科研和临床中的广泛应用。最近，随着多层同步采集技术（simultaneous multi-slice，SMS）或多频带采集技术（multi-band，MB）和压缩感知技术（compressed sensing，CS）等的提出，打破了 QSI 推广的瓶颈，表现出巨大的潜力。

6. 高角度分辨率弥散成像（high angular resolution diffusion imaging，HARDI） QSI 需要对 Q 空间密集采样，成像时间太长。为了解决这一问题，一种折中的采集方案是只需要对 Q 空间的最外层球面的弥散信号进行采样，即单个高 b 值（2 000s/mm^2 及以上）、多弥散方向（如 60 个方向以上），然后采用一定的数学算法直接求解 ODF。Tuch 等首先提出了 HARDI 的概念，最初用的是多张量模型（multi-tensor model，MTM）。它假设每个体素的弥散是由数个弥散张量的线性组合，每个张量代表一种纤维成分，其弥散服从高斯分布。该方法获得的 ODF 能够区分单个体素内的多条交叉纤维。（式 1-6-13）

$$E(q_k)=\sum_j f_j exp(-q_k^{\tau} D_j q_k \tau)$$

式 1-6-13

其中 f_j 代表每个弥散张量 D_j 的表观容积分数，$E(q_k)$ 代表标准化弥散信号，q_k 代表弥散梯度（$q_k=\gamma\delta g_k$），D 代表弥散张量，τ 为弥散时间。

除了 MTM 模型外，HARDI 也衍生出了一系列其他数学模型，例如，Q 球成像（QBI），该模型采用 Funk-Radon 变换或球谐函数直接求解 ODF；球形反卷积（spherical deconvolution，SD）通过引入单条纤维弥散基函数，对每个体素的 ODF 进行反卷积，获得纤维 ODF（fiber orientation diffusion function，fODF）。该方法显著提高了交叉纤维解析的角度分辨率，但也可能导致假阳性纤维。ODF 除了能够表征纤维的方向外，也可以衍生出定量指标，例如，广义分数各向异性（generalized fraction anisotropy，GFA）、量化各向异性（quantitative anisotropy，QA）、各向同性系数

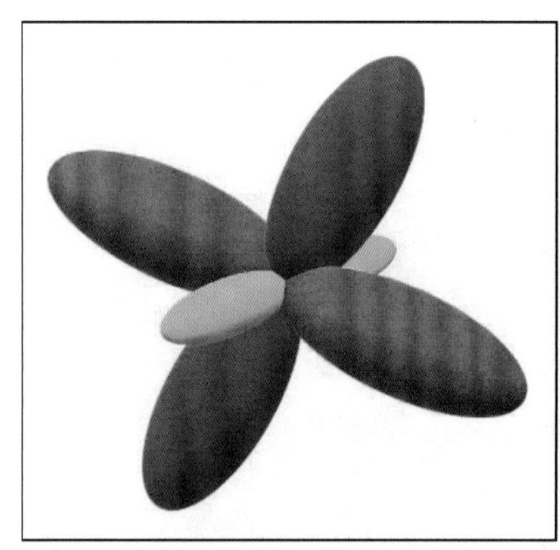

方向分布函数（ODF）

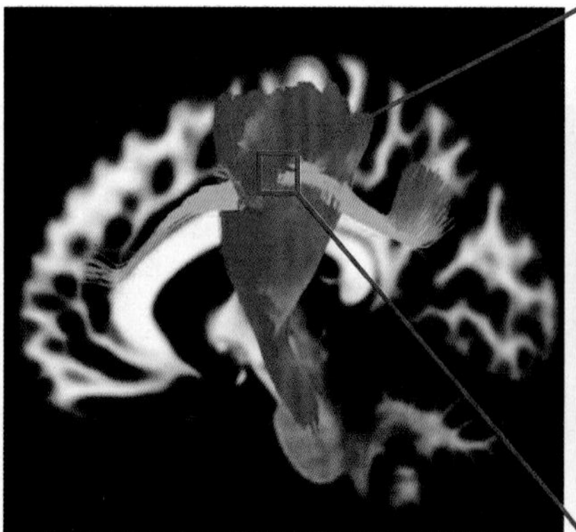

基于QSI的纤维束追踪

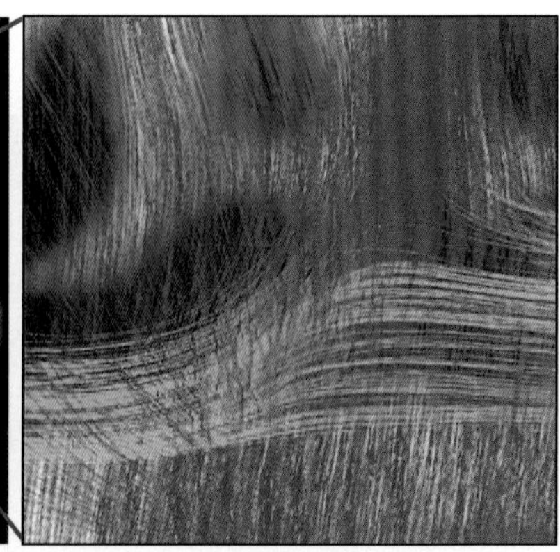

局部放大的QSI交叉纤维

图 1-6-16 方向分布函数 ODF 与基于 QSI 的纤维束追踪

(isotropic value，ISO)等。

(三) 弥散纤维束追踪技术

纤维束追踪(fiber tracking，FT)基本原理是假定张量或者 ODF 中弥散主方向与纤维走行一致，采用一定的数学算法，把相邻体素的主本征向量根据相似性连接起来，即构成了虚拟的白质纤维束。纤维束追踪大体可以分为确定性和概率性两种类型。确定性纤维束追踪假定相邻两采样点之间的连接是唯一的，而概率性追踪则用概率方式表征某采样点与周围相邻采样点之间纤维连接的可能性。

最简单也最常用的确定性纤维束追踪算法是流线法，也称连续纤维束追踪算法(fiber assignment by continuous tracking，FACT)。该方法假设三维空间是连续的，先人为确定一个种子点，然后步进很小的距离(通常 1/2 体素或更小)，寻找主本征向量最相似所对应的采样点，并与前一个采样点连接起来，依次步进从而构建出通过该种子点的曲线，即感兴趣的白质纤维束。

由于图像噪声的存在，不管用什么数学模型评估得到的主本征向量都可能存在偏差，从而导致纤维追踪轨迹偏离真实的路径，而且这种偏差会随着追踪距离增加而不断累积，导致纤维束追踪假阳性和假阴性错误。减少纤维追踪假阳性最有效的方式之一是采用纤维编辑技术，即多感兴趣区技术。首先，在追踪一条特定的纤维束时，根据先验知识在真正纤维走行路径上定义多个种子点，只有同时通过这些种子点的纤维才保留(逻辑“AND”)；如果通过上述办法还存在假纤维(也需先验知识确定)，可以在假纤维走行路径上定义额外的种子点，然后删除通过这些种子点的纤维(逻辑“NOT”)。纤维编辑只能够减少纤维追踪的假阳性，要减少纤维追踪的假阴性，除了需要改进弥散评估模型外(例如，用 ODF 替代 tensor)，也有一些替代 FACT 的追踪算法，例如，根据基于全脑信息的纤维束追踪，或者概率性纤维束追踪技术。

概率流线法(probabilistic streamlines，PS)是最常用的概率性纤维束追踪算法。该方法首先采用 Bootstrap 等算法评估种子点体素中每个弥散主方向的概率分布，然后随机抽取分布内的某个方向进行流线法追踪，重复上千次从而得到通过该种子点体素纤维的概率分布图。概率性纤维束追踪表征的是通过某个体素或脑区的纤维束概率，可以有效减少图像噪声导致的追踪假阴性；但是，也会引入大量低概率的假阳性纤维轨迹，常需要根据先验知识人为设置一定的阈值来过滤这些低概率的假纤维(图 1-6-17)。

(四) 脑弥散成像伪影及校正技术

脑弥散成像要求超快的图像采集以减少弥散时间(△)内整体头动导致的去相位，同时也要尽量减少总的采集时间以保证受试者能耐受。单次激发自旋回波平面回波成像(single shot spin echo echo-planar imaging，SS-SE-EPI)序列因为满足上述条件成为脑弥散成像的首选。然而，该序列也会引入一些固有的伪影，常需要进行校正。

1. 弥散成像常见伪影 基于 SS-SE-EPI 技术的弥散成像常见伪影主要包括以下三种类型(图 1-6-18)：

(1) 局部磁场不均匀相关伪影：SS-SE-EPI 技术填充 k 空间是连续的，任何导致局部磁场不均匀的因素(例如，磁化率)均会在每次 K 空间相位编码线填充过程中产生相位误差，而且会不断累积，最后导致图像严重变形和(或)信号缺失。矩阵越高，伪影越严重，限制了弥散成像空间分辨率的提高。

(2) 涡流伪影：在弥散成像中，高强度弥散梯度场的快速切换会产生电涡流，引起弥散图像发生变形，而且不同弥散方向上图像变形方向也不一样，导致不同弥散梯度方向上的弥散图像对齐不良。

(3) 运动伪影：弥散成像常需要扫描很多不同方向以及不同弥散强度的图像，成像时间比较长(数分钟至数十分钟不等)，期间任何头动都会影响弥散图像的质量。主要表现为三种伪影：出现在成对弥散梯度之间(弥散时间△)的剧烈头动或搏动会导致该层图像信号显著降低甚至缺失；出现在同一个 TR 内不同层面采集期间的头动可导致层面间对齐不良(例如，奇偶层错位)；出现在不同 TR 间的头动导致不同脑容积对齐不良。

2. 弥散成像伪影的校正或预防措施

(1) 头部固定：在现有技术条件下，固定头部是降低头动导致的各种伪影的有效方法。

(2) 缩短采集时间：能提高受试者(特别是有轻度意识障碍的患者)的耐受力。通常缩短采集时间会以损失图像信息量为代价。近年来，随着多层同时采集(MB 或 SMS)技术和压缩感知技术(CS)的提出和推广，可以在不损失图像信息

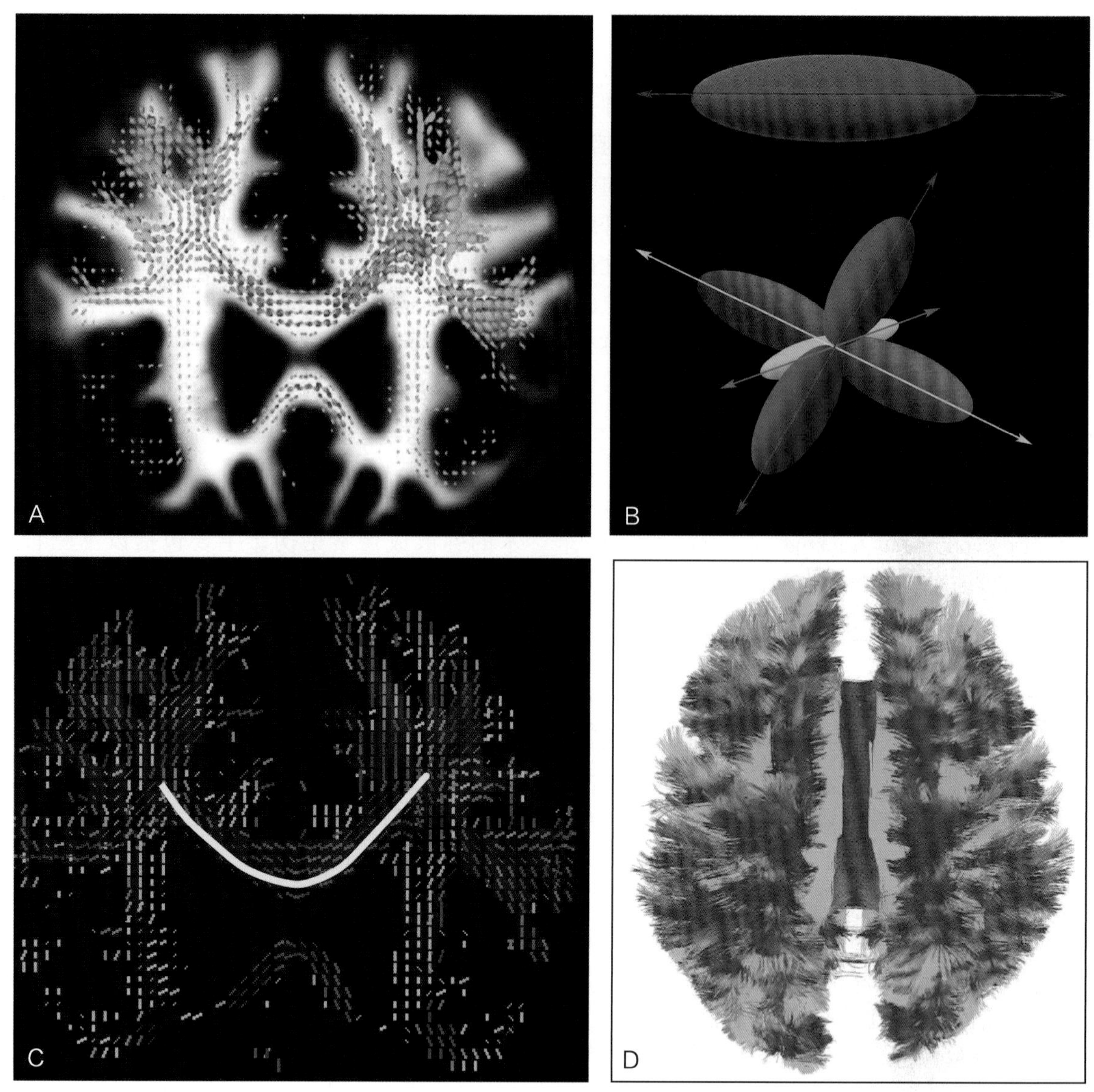

图 1-6-17 纤维束追踪基本原理

A. 构建 ODF/Tensor；B. 提取弥散主方向；C. 连接主方向相似的相邻体素；D. 全脑纤维

的前提下大幅缩短采集时间。

（3）校正局部磁场不均匀所致的伪影：针对一些体积较小结构的弥散成像（例如，视神经、脊髓等），可以选择矩形视野激发技术，相比传统的单个选层梯度和全层射频激发，这类技术通过施加两个方向上选层梯度，能够只激发层面内特定宽度的组织，因此只需要对激发区域内进行相位编码，大大减低了相位编码步数，显著降低了局部磁场不均匀导致的图像变形，而且不发生卷叠。另外，近年有学者提出了分段 EPI 弥散成像技术，这些方法把每层弥散数据的 k 空间沿着相位编码方向（multi-shot EPI 序列）或者频率编码方向（RESOLVE 序列）分成若干段在不同 TR 区间采集，显著降低了相位误差的累积，从而降低了图像变形。分段采集技术的成熟为高分辨弥散成像奠定了基础，但是其缺点是采集时间成倍增加，信噪比也有待提高。如果设备只有 SS-SE-EPI 弥散成像序列，可以评估扫描范围内磁场不均匀性分布，即场图（field mapping，FM）；然后利用该分布对 EPI 图像进行校正，该方法能有效纠正 EPI 图像的变形，但是不能纠正磁场不均匀导致的信号丢失。

（4）电涡流和头动校正：其基本原理是利用仿射变换，把每个弥散方向或强度采集的脑容积图像向自身参考图像（常选用第一帧脑容积图像）进行配准。该方法除了能纠正涡流所致的弥散图

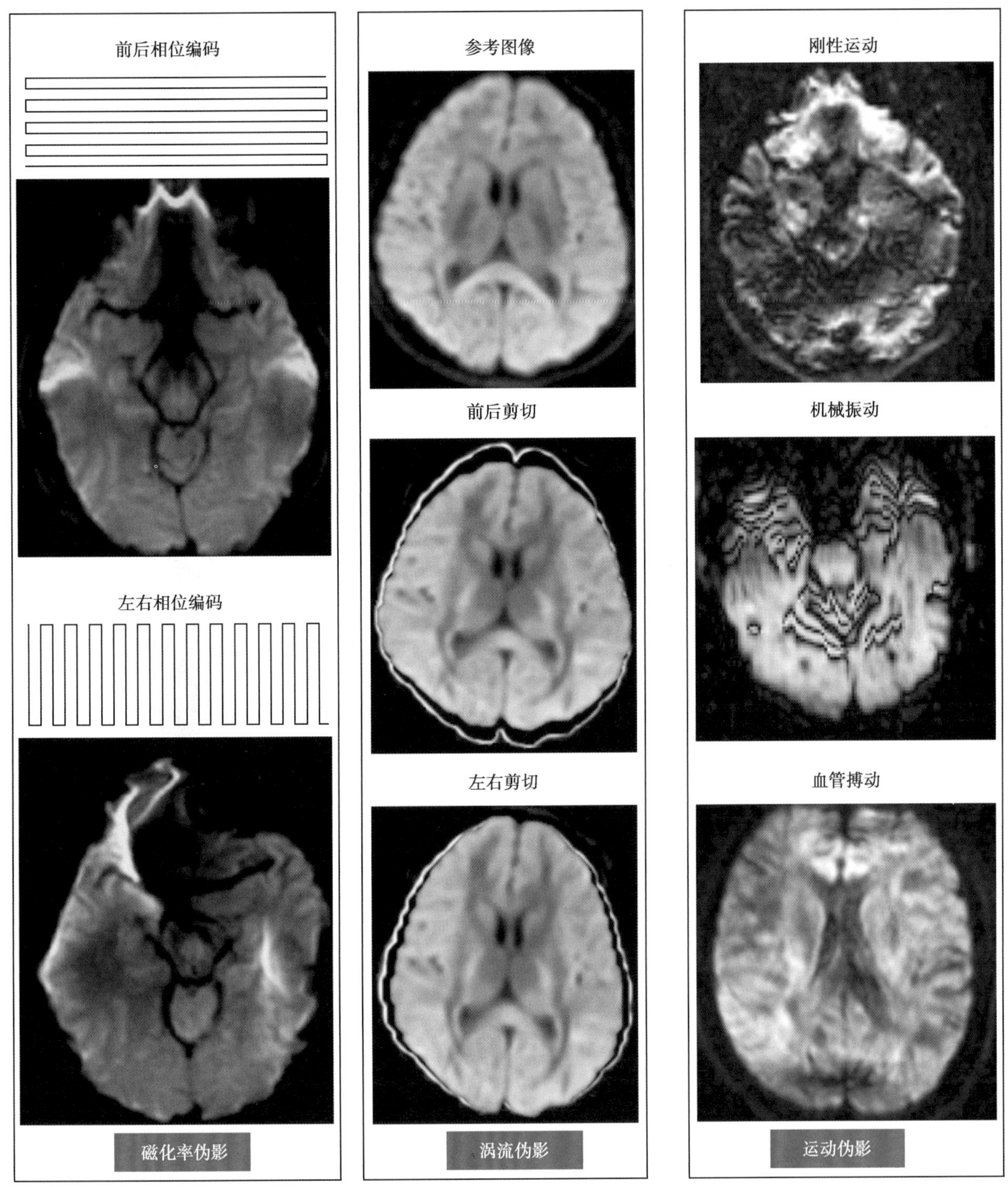

图 1-6-18　SS-SE-EPI 弥散图像常见伪影

像变形外，同时也校正了扫描过程中不同 TR 间的头动。但是该方法不能纠正层面间的头动引起的错位。

（五）弥散图像预处理

获得弥散加权图像后，在数学建模前，需要对数据进行预处理，以提高纤维束追踪以及弥散指标解算的可靠性。

1. 图像变形校正　由于组织磁化率不同，导致单次激发 EPI 图像上组织交界区（例如，眶额、颞下回以及脑干等部位）的弥散图像严重变形，影响配准和对应脑区的定量统计。可以事先评估扫描范围内磁场不均匀性分布，即场图，然后利用场图对 EPI 图像进行校正，该方法能有效纠正 EPI 图像的变形。场图可以通过采集不同TE值的梯度回波序列估计，也可以通过反转弥散序列的相位编码方向估计。图像变形校正可以用FSL软件包中的FUGUE和topup工具包实现。

2. 涡流和头动校正 其基本原理是把每副脑弥散图像向参考图像（常选用第一个脑容积）进行仿射线性配准。该方法除了能部分纠正涡流所致的弥散图像变形外，同时也校正了扫描过程中不同TR间的头动。但是该方法不能纠正层面间的头部运动所致的错位。

3. 剥脑 去掉头皮等非脑组织结构不但可以显著减少模型拟合和追踪过程的运算量，还能提高配准的准确性。剥脑的基本原理是寻找脑组织和颅骨的边界，根据方法的不同大致可以分为膨胀法和组织分割法。膨胀法见于FSL中的BET工具包，该方法首先确定头颅的大体中心和半径，构建初始化的球面，然后向外膨胀寻找脑组织与颅骨的边界。组织分割法常用于T_1WI的剥脑，即通过组织分割获得不同组织成分，然后只把脑灰质、白质和脑脊液合并起来构成脑的蒙片，然后提取蒙片内的脑结构。

（六）脑弥散定量分析技术

除了脑梗死、脑肿瘤等少数病变可以在弥散指标图或纤维束图上肉眼观察到异常外，大部分个体变异或者疾病所致的弥散特征变化都是微弱的，需要借助计算机和统计学等工具来提取与个体变异或者疾病相关的弥散特征，由此衍生出一系列弥散定量分析技术。

1. 基于感兴趣区（region of interest，ROI）的弥散定量分析 该分析方法需要根据先验知识，按照一定标准勾绘ROI，然后提取ROI内的弥散定量值进行后续的统计学分析。ROI分析是假设驱动的分析方法，其优点包括：操作简单；不需要被试间空间配准，因此不受配准不齐影响；假设明确，结果容易解释。其缺点包括：ROI的定义受预设方案和测试者影响，故有必要进行可重复性验证；只能对部分具有先验知识的脑区定量，不能反映其他脑区的特征及变化（图1-6-19）。

2. 基于直方图的弥散定量分析 直方图分析是纯数据驱动的分析技术。该方法把既定脑组织范围（如全脑）自动分为若干个单元，计算每个单元平均弥散定量值，然后绘制弥散定量的直方图分布：横坐标为升序排列的定量值，纵坐标为每段取值范围对应的单元数或者比例。直方图分布特征（例如，曲线下面积、峰度系数、偏度系数等）可以表征个体之间全脑水平弥散特征的差异。该方法的优点包括：自动提取特征，避免了测试者主观和先验知识不准确的偏差；不需要被试间空间配准，因此不受配准不齐影响。缺点是：只能反映整体水平的弥散特征，不能对脑区进行定位（图1-6-20）。

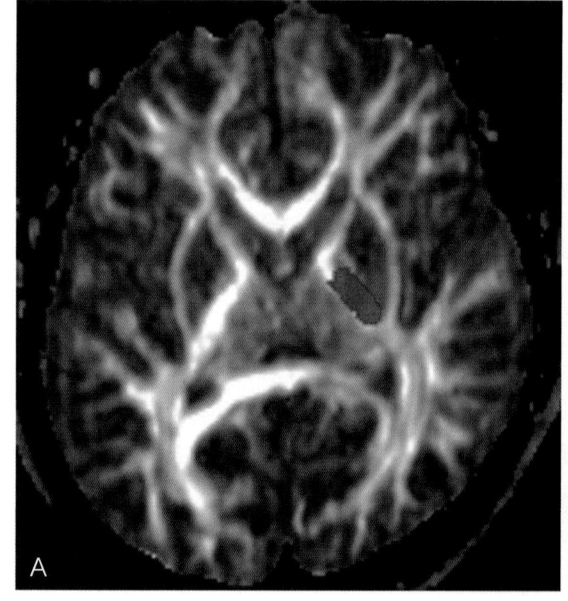

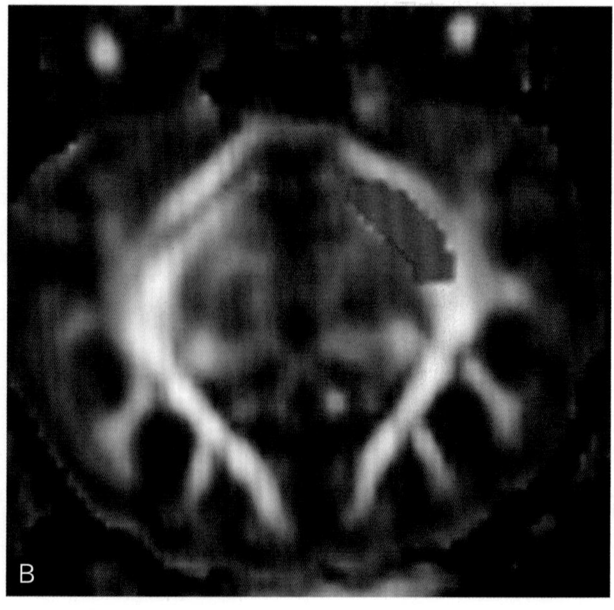

图1-6-19 基于感兴趣区的弥散定量分析示例

A. 人脑内囊ROI；B. 猫脑内囊ROI

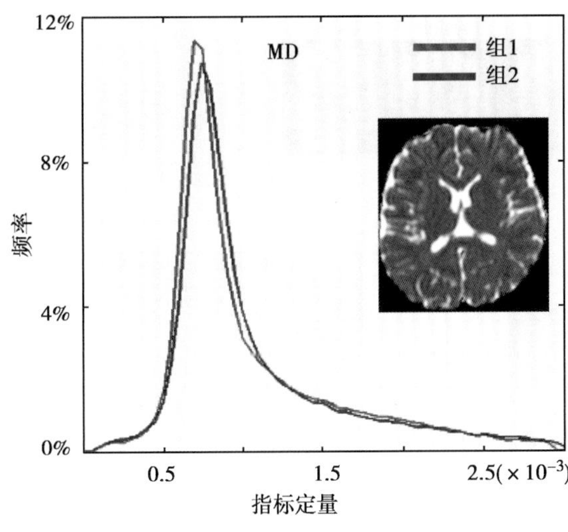

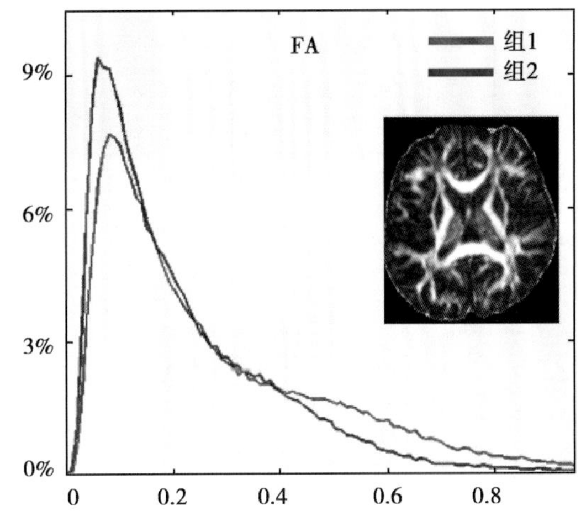

图 1-6-20 基于直方图的弥散定量分析示例

3. 基于纤维束的弥散定量分析 基于纤维束的弥散定量分析是在个体纤维束追踪的基础上，提取纤维束经过脑白质区的弥散定量信息，如纤维数目、FA 值、MD 值等。既可以对整条纤维束弥散特征进行定量，也可以获得纤维束路径中的每一段的定量信息。它具有 ROI 分析的基本特征，例如，假设驱动、不需要被试间配准、需要先验知识、局部脑组织定量等。但是相比 ROI 分析，纤维束提取的脑组织特征更明确（能具体到某条纤维束），边界勾绘也更加准确，因此，逐渐取代基于 ROI 的脑白质弥散定量分析。值得一提的是，纤维束定量的准确性取决于纤维束追踪的准确性（图 1-6-21）。

4. 基于纤维束图谱的弥散定量分析 上述基于纤维束的弥散定量分析尽管准确性比较高，但需要对每个个体每条纤维进行独立的纤维束追踪，工作量非常巨大，不适宜大样本分析。为了解决大数据分析问题，有学者提出了基于图谱的弥散定量分析。该方法首先获得标准空间组水平纤维束图谱，然后把每个个体的弥散指标图配准到标准空间，把纤维束图谱作为 ROI 投射到个体指标图上，提取每条纤维束的弥散指标并进行统计分析。纤维束图谱既可以从现有的公开数据库中获得，例如，苏黎世大学基于尸体解剖构建的组织学纤维图谱，以及约翰霍普金斯大学采用弥散纤维束追踪生成的活体脑纤维概率图谱（图 1-6-22）。也可以用户自己构建纤维束图谱，其基本流程如下：

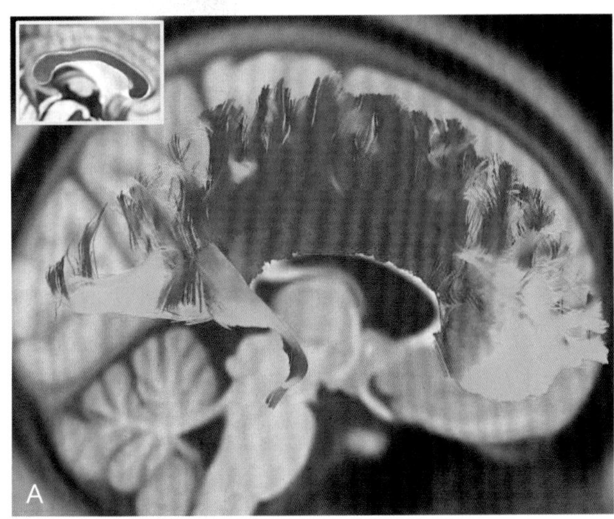

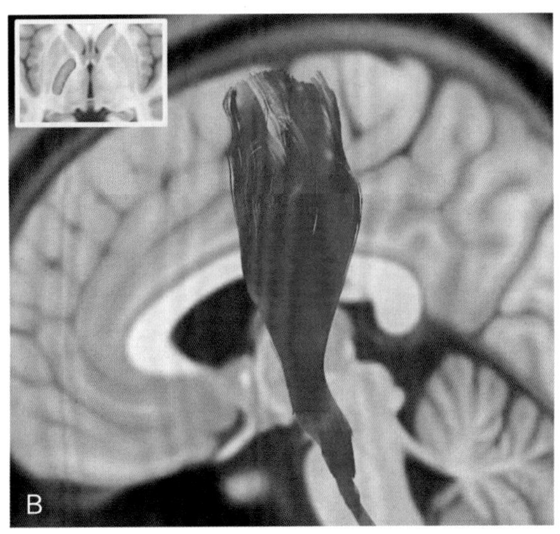

图 1-6-21 基于纤维束的弥散定量分析

A. 胼胝体连合纤维；B. 皮质脊髓束

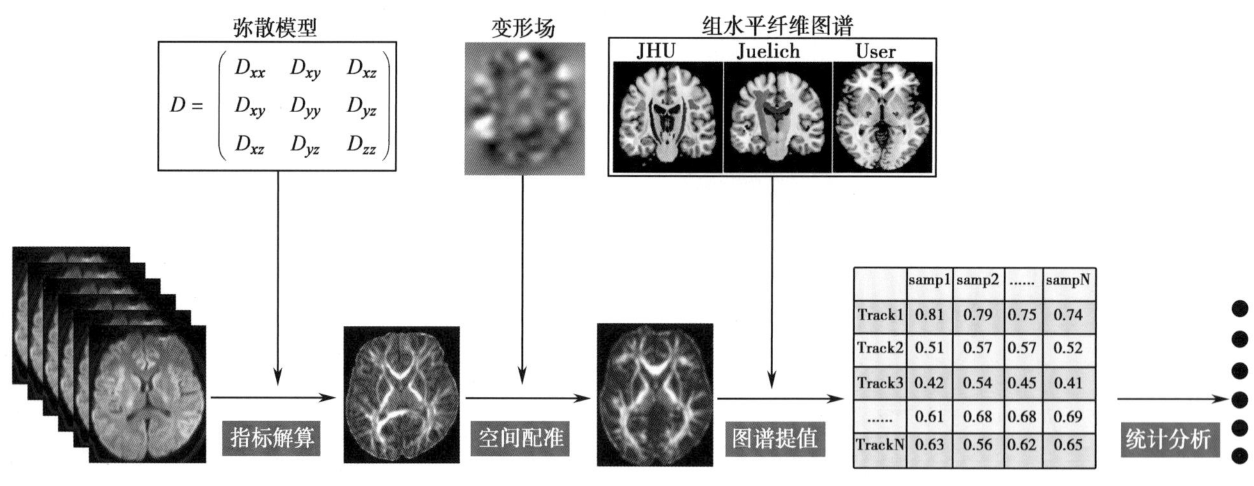

图 1-6-22 基于纤维束图谱的弥散定量分析流程图

（1）个体水平纤维束追踪：从总体中选择一部分被试，追踪出感兴趣的纤维。

（2）纤维束配准：一般用 b_0 像向标准空间配准。根据配准方法的不同，分为线性配准和非线性配准。然后利用变形场把个体纤维束转换到标准空间。

（3）生成组水平概率模板：由于个体变异以及配准的偏差，同一条纤维束在个体之间的走行不会完全重叠，因此，有必要对所有个体的同一条纤维束进行平均，生成组水平的纤维束概率图谱，其中每个体素的值代表了该体素中追踪出的纤维在人群中的概率。

（4）阈值化：图谱中概率低的体素，很可能反映了配准不齐或个体变异太大，因此，不具有代表性。有必要设置一定的阈值过滤掉低概率纤维的体素分布。

基于纤维束图谱的弥散定量分析优点是效率高，适合大样本纤维束定量分析；缺点是纤维束图谱只纳入纤维束走行一致性高的体素，忽略了纤维的个体变异。另外，个体图像向标准空间配准过程的误差（配准不良）会降低弥散定量的准确性。

5. 基于体素的弥散定量分析 基于体素的弥散指标定量分析和 VBM 类似，是对每个体素的弥散指标进行独立统计分析，获得统计分布图，从而做出统计推断（图 1-6-23）。这类分析统称为基于体素的分析（voxel-based analysis，VBA），其基本流程如下：

（1）数据预处理及弥散指标提取：参见“弥散图像预处理”和“脑弥散成像数学模型及定量指标”部分。

（2）空间配准：为了个体间的脑弥散指标之间具有可比性，VBA 分析中也需要用到空间配准。和 VBM 分析所用的高分辨率 T_1WI 相比，弥散图像的空间分辨率低，常有变形，而且灰白质对比度也比较低，给配准带来了巨大困难。最初的 VBA 分析是用 FA 图直接向标准空间的 FA 模板非线性配准，然而，由于 FA 图的灰质信号低，白质信号虽高且异质性也很高，配准后的脑结构特别是脑灰质常异位比较严重，导致定位的不准确。原始弥散图像扭曲变形是导致配准不良的主要原因之一，因此，在预处理过程中纠正扭曲变形，能显著提高配准的准确性。针对原始图像空间分辨率低的问题，可以采用两步配准法提高配准的准确性，即首先把弥散 b_0 像和同一被试的高分辨率 T_1WI 进行线性配准；然后采用 DARTEL 等非线性配准技术，把个体 T_1WI 配准到标准空间的 T_1 像模板；然后合并上述两步配准获得的变形场，把弥散指标写入到标准空间。配准图像与标准空间模板的对比度越相似，配准越准确，因此生成针对特定研究的自定义模板也能显著提高配准的精度。还有学者提出基于张量的配准法，与传统基于单变量信息（例如，FA 值）配准法不同的是，该方法是一种多变量配准技术，即把弥散方向信息引入模型评估中，目的是使不同被试每个体素的弥散张量的方向分布保持一致，该方法也被证实能显著提高配准精度。

（3）空间平滑：配准后弥散指标图可以用三维高斯平滑核求卷积，平滑后每个体素的值代表了它周围体素弥散指标值的加权平均。平滑的目

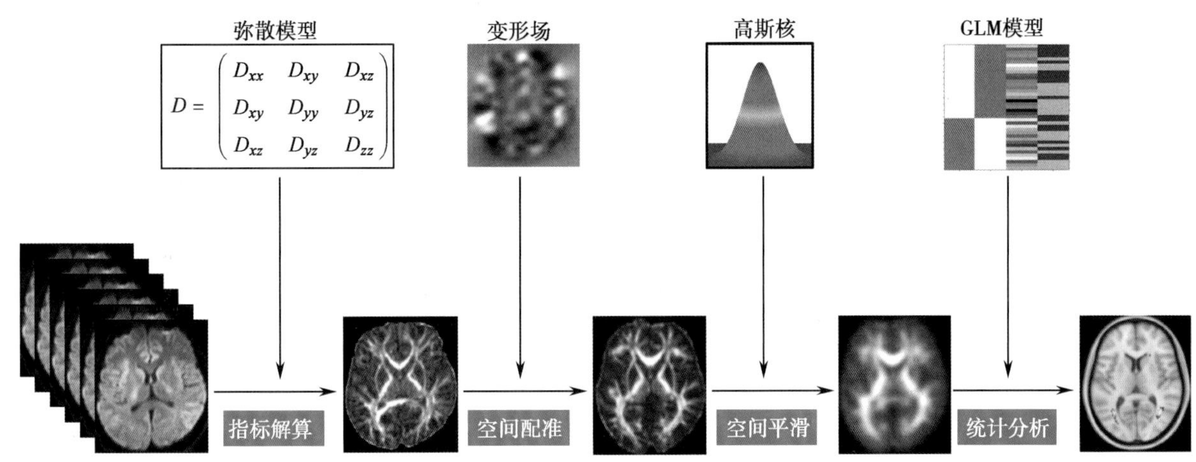

图 1-6-23 VBA 分析流程图

的是提高正态性、弥补配准不良以及增加统计的敏感性等。

（4）统计分析：与 VBM 类似，VBA 也一般使用 GLM 模型进行组水平统计学分析。有关 GLM 模型的介绍参见 VBM 部分。

VBA 分析是一种纯数据驱动的方法，特别适合于探测未知脑区的个体变异和疾病损伤，但是由于空间配准的问题比较严重，限制了其推广。随着弥散图像空间分辨率的提高、图像伪影的减少以及空间配准方法的改进，其运用前景会越来越广泛。

6. 基于白质骨架空间统计分析（tract-based spatial statistics，TBSS） TBSS 的提出是为了解决早期 VBA 分析的缺陷。VBA 分析面临的第一个问题是配准不良，为此，TBSS 通过构建组水平的白质 FA 骨架，然后把每个被试垂直于骨架方向上的最高 FA 值投射到骨架上，部分纠正了配准不齐；其次，VBA 和 VBM 一样，引入了空间平滑以提高参数检验的效力，然而同样引入了未知的偏差，TBSS 不对数据进行平滑，而改用非参数检验，由于非参数检验不要求样本服从正态分布，因此选择非参数检验有效避免了平滑引入的偏差（图 1-6-24）。在 FSL 软件包中，TBSS 有一套流程化的处理脚本，其基本过程如下：

（1）数据预处理及弥散指标提取：参见“弥散图像预处理”和“脑弥散成像数学模型及定量指标”部分。

（2）空间配准：TBSS 采用的默认配准方法是一步非线性配准法，即把个体 FA 图直接和 FA 图模板进行对齐。FA 图模板既可以是软件自带的 FA 模板（FMRIB58_FA_1mm.nii），也可以是用户自定义的 FA 模板，还可以是被试间相互配准，找到最相似的个体 FA 图作为模板。FA 图直接配准会导致脑灰质显著变形，也有学者对空间配准进行了改进，例如，引入两步配准法，或者基于张量的多变量配准法。

（3）构建组水平白质 FA 骨架：首先对所有被试配准后的 FA 图进行平均，生成组水平的 FA 图；然后利用重力场中心理论（center of gravity，COG），在组平均 FA 图上寻找垂直于白质束方向上最强 FA 值对应的体素，并把这些体素连接起来，即构成仅有一个体素厚度的白质 FA 骨架。需要强调的是白质骨架与具体的白质纤维束没有直接关联，而是最强 FA 构成曲面或者曲线。初步生成的白质骨架包含 FA 比较低的体素，这些体素常不在白质区，因此需要对白质 FA 骨架进行阈值化（例如，FA > 0.2），仅保留位于白质区的骨架体素。最后，对白质骨架进行二值化，用于随后的个体骨架指标图生成。

（4）生成个体骨架 FA 图：组水平白质骨架相当于一个容器，需要把每个个体的 FA 图投射到组水平骨架上，才能进行后续分析。配准的偏差，组水平骨架与个体 FA 图直接对应的体素 FA 值未必最高。因此，TBSS 采用了一种优化的个体 FA 值填充方案：对每个骨架上的体素，寻找个体 FA 图上垂直于骨架方向上的最强值，作为个体 FA 图在骨架上的投影。通过这种投影，每个被试垂直于骨架方向的配准不齐得到了纠正。个体被试其他弥散指标，例如，MD、AD 等也可以根据 FA 的投射轨迹填充到白质骨架上。

（5）非参数统计：投射到白质骨架上的弥散指标不需要空间平滑，直接进行统计分析。由于骨架上的弥散指标分布未知，因此TBSS采用了一种非参数统计方案：置换检验。该方法的基本原理是随机打乱样本顺序或者符号，对每次置换后的数据进行相同的GLM建模和参数估计。置换后得到的效应量（如两组均值的差异）理论上为零，通过计算机进行成千上万的迭代运算，便可构建出真实的零分布。最后比较真实效应相对该零分布的概率，从而获得统计概率P。有关统计的详细介绍请参阅VBM分析部分。

TBSS既纠正了VBA中的配准问题，又避免了空间平滑引入的未知误差，因此，在基于体素的脑白质统计分析中得到了广泛应用。然而，TBSS也存在固有的局限：首先，TBSS只关注了脑白质区FA值最高的部分体素，它不能揭示其他白质结构特别是皮层下脑白质的变异，因此，与VBA比较，其提供的信息明显要少得多；另外，尽管TBSS能对垂直于骨架方向上的配准不良进行纠正，但是，对于其他方向上的配准不良没有任何矫正措施；甚至有研究表明，对于相邻的脑白质束（例如，扣带束和胼胝体），TBSS很可能错误地把白质束A的体素投射到白质束B上。TBSS是为了解决VBA的配准问题而提出的，随着VBA配准问题的逐步改进，TBSS的价值可能会逐渐减低。

7. 脑解剖网络分析 人脑是由大量神经元和它们之间的突触连接构成的高度复杂的系统，功能分化与整合是其两大组织原则。功能分化是指大脑中不同的脑区具有相对特异的功能；功能整合是指人脑完成某一特定的功能往往需要多个脑区相互合作。复杂网络分析能很好地揭示人脑的功能分化与整合，而图论是目前复杂网络分析最主要的数学工具。根据图论原理，复杂网络由两个基本元素组成，即节点和边。在人脑解剖网络中，节点就是神经元或者它们构成的集群，边就是神经元之间的突触连接或者它们构成的纤维束。人脑解剖网络可以从微观（神经元）、介观（神经

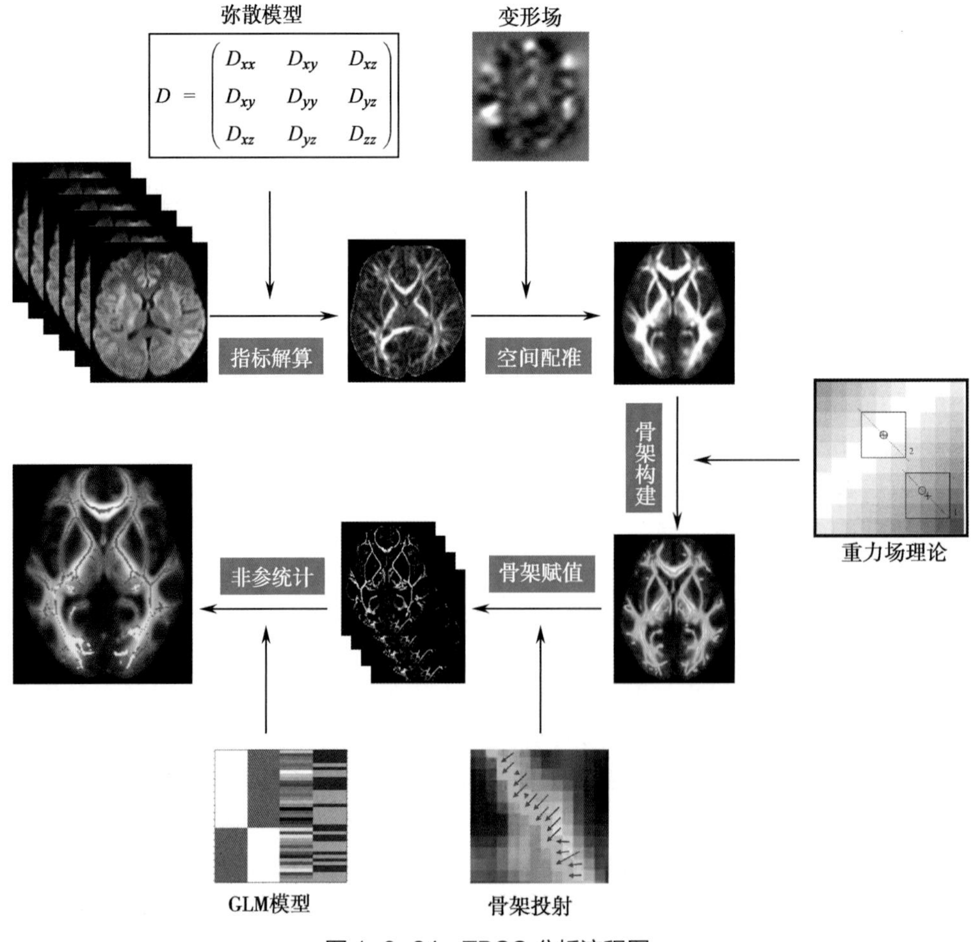

图1-6-24 TBSS分析流程图

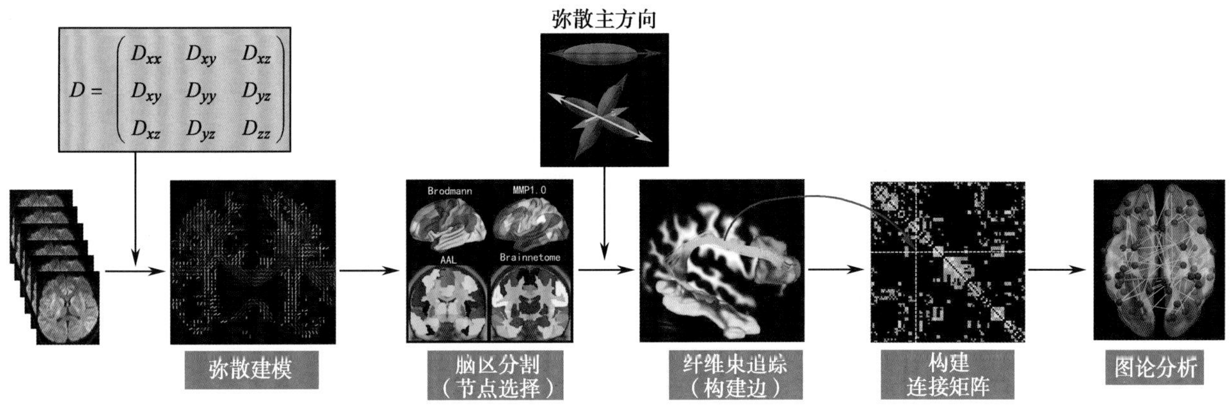

图 1-6-25　脑结构网络分析流程图

元柱）和宏观尺度（脑区）水平研究。弥散成像能在活体内追踪脑区之间相连的纤维束，目前已经成为在宏观尺度研究脑解剖网络最重要的神经科学工具。

基于弥散成像的脑解剖网络分析主要过程包括：弥散数学建模、脑区分割（确定网络节点）、纤维束追踪（构建网络边）、构建网络矩阵、计算拓扑属性和统计分析（图 1-6-25）。

（1）弥散数学建模：选用什么类型的弥散模型是决定纤维束追踪准确性的基础。传统 DTI 理论的二阶张量模型假设每个体素的水分子弥散只有一个主本征向量，因此，只能表征体素内一个纤维束方向。由于成像技术的限制，目前它仍旧是最常用纤维束追踪模型，但是使用者必须清楚它很可能错误地评估纤维复杂脑区的弥散分布，导致纤维追踪的假阳性和假阴性。如果条件允许，构建人脑网络尽量采用优化的能够评估复杂纤维的弥散模型，例如，球 - 棒模型、HARDI、QSI 等。值得注意的是，运用不同采集方案的弥散数据适用于不同的数学建模：例如传统 DTI 适用于低弥散强度（$b \leqslant 1\ 000s/mm^2$），梯度方向数较少（<60）的弥散数据；HARDI 适用于高弥散强度（$b>1\ 500s/mm^2$），梯度方向数较多（≥ 60）的弥散数据；QSI 适用于多种弥散强度组合以及较多梯度方向数的弥散数据等。近年来随着磁共振硬件技术的发展（如高切换率梯度线圈和多通道接收线圈），多层同时采集技术及压缩感知技术在弥散成像中的推广，HARDI/QSI 等复杂模型在脑解剖网络分析中的应用越来越广泛。

（2）脑区分割：用于定义人脑解剖网络的节点。理想的节点应满足脑区内体素之间解剖连接特征高度相似；脑区之间的解剖连接特征明显不同；节点在不同被试间的解剖对应性好。目前最常用的节点是基于个体人脑的公共模板（brodmann、AAL 等），它们是基于一个被试获得的，不能反映人群的脑区变异；而且主要是基于细胞构筑或者沟回信息划分，同一个脑区内体素的连接相似性可能存在显著差异；再加上它们对脑区的划分都比较大（brodmann 约 48 个，AAL 116 个），因此不是理想的人脑网络节点。为此，中国科学院自动化所脑网络组中心蒋田仔教授团队在前人脑区划分基础上，根据结构连接特征把脑区进行了更精细的划分，而且基于大样本数据，构建出组水平节点的最大概率图谱（连接特异性脑区共 246 个），为大尺度人脑网络分析提供了更加理想的节点定义方法。也有研究组尝试进一步细化脑区分割，例如，把 AAL 脑区自动切割成体素大小相似的 1 000 个或者更多的脑区；或者把每个体素当成独立的节点。但是，这些节点定义方法的合理性需要验证。

（3）纤维束追踪：对任意两个脑节点之间纤维束进行追踪，构建脑解剖网络的边。根据追踪算法可以分为确定性追踪和概率性追踪。有关追踪的具体细节参见“纤维束追踪”部分。这一步需要进行许多次纤维束追踪（$N\times[N-1]/2$），常采用计算机程序自动化进行（例如，PANDA 工具）。

（4）构建脑解剖网络矩阵：以每个脑区作为网络的节点，以脑区之间的纤维束定量作为网络的边构建脑解剖网络矩阵。脑解剖网络矩阵是横纵坐标均为节点，任何两个节点之间的交点为边的二维方阵。根据边的定义，复杂网络可以分为二值网络和加权网络。对于基于弥散成像的二值网络而言，如果两个脑区之间存在纤维连接，方阵中的它们的交点就赋值为1，反之为0。对于加权网络而言，方阵中的值为纤维定量，采用的纤维定量指标可以是纤维数目、纤维密度（单位体积或面积的纤维数目）或纤维的弥散指标（如平均FA、MD等）。

（5）计算脑网络拓扑属性和统计分析：脑解剖网络矩阵构建后，不同尺度、不同类型脑网络拓扑属性的计算和分析方法都是相同的，具体参见“脑网络分析”章节。

三、动脉自旋标记脑灌注分析

（一）动脉自旋标记（arterial spin labeling，ASL）成像基本原理

脑血流量（cerebral blood flow，CBF）是度量脑组织中毛细血管床动脉血传输效率的指标，标准单位为每分钟每100g脑组织通过的动脉血毫升数。正常脑组织的平均CBF约为60ml/（100g·min），如果假设脑组织平均密度为1g/ml，脑组织平均CBF可以转化为0.01/s，代表每秒约有1%全脑组织容量的血液被新鲜动脉血替换。

CBF的测量一般是通过在动脉中团注外源性或者内源性对比剂，然后动态检测对比剂输送到脑组织以及从中清除的过程，从而计算出每个体素脑组织的CBF。脑灌注可以通过PET、CT或者MRI测量。其中PET是活体检测CBF的金标准，然而由于成本高、电离辐射等缺点，限制了其广泛使用。通过注射外源性对比剂的CT检查和MRI检查尽管成本比较低，然而也存在一定的创伤和副作用（例如，过敏风险），而且CT检查也有电离辐射。为此，20世纪90年代末有学者提出了把标记的动脉自旋作为内源性对比剂进行灌注测量的磁共振技术。

ASL采用饱和脉冲标记一段动脉血，由于饱和动脉血（弛豫不完全）产生的MRI信号明显低，当它流经特定脑组织时，也会导致该脑组织内体素的平均信号减低。通过分别采集含有或者不含有饱和动脉血（自旋标记）的MRI图像，计算它们的信号差，即可计算出脑组织的CBF（图1-6-26）。根据标记脉冲的不同，ASL可以分为以下几种采集方法：

1. 连续标记ASL（continuous arterial spin labeling，CASL） 采用连续射频脉冲（2~4s）饱和感兴趣区上游一薄层组织，流过该层的动脉血将被连续标记。该方法的优点是标记充分，灌注加权图信号高。但缺点是磁化传递（magnetic transfer，MT）效应显著，而且射频能量沉积（SAR值）高。

2. 脉冲式标记ASL（pulsed arterial spin labeling，pASL） 该方法使用时间非常短的脉冲标记一厚块组织内的动脉血。pASL又可以分为对称和非对称标记。对称性标记的典型代表是FAIR（flow alternating inversion recovery）技术，该技术在采集参考图时使用非选择脉冲，而在采集标记图时使用选择性脉冲。非对称性标记的典型代表是EPISTAR（echo-planar MR imaging and signal targeting with alternative radiofrequency），该方法标记感兴趣脑区动脉上游（例如，颈部）的10~15mm厚的组织。该技术衍生出一系列改进的方法，如TILT（减少MT效应）、PICORE（提高标记效率）、QUIPPS-Ⅱ和Q2TIPS（降低动脉通过时间的影响）等。pASL的优点是SAR值和MT效应均明显减小，缺点是灌注信号低，常需要数十次

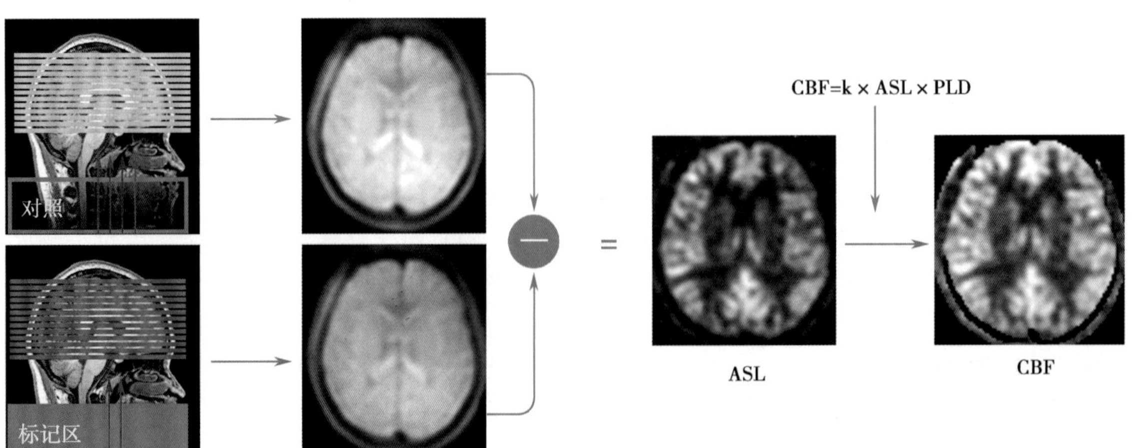

图1-6-26 动脉自旋标记成像原理

重复采集以提高信噪比。

3. 伪连续标记 ASL（pseudo-continuous arterial spin labeling，pCASL） 也称为脉冲式连续 ASL。该技术通过引入持续一段时间的单脉冲串标记一薄层组织，兼顾 CASL 和 pASL 的优点，即相对 pASL 灌注信号明显提高的同时，相比 CASL 其 MT 效应和 SAR 值明显减低。

ASL 技术不需要注射外源性对比剂，是无创无辐射的安全检查手段，特别适合于重复性或者纵向研究。另外，通过分析 ASL 的时间序列，还可以揭示脑活动过程中的灌注变化，为脑功能研究提供了新的手段。因此，基于 ASL 的脑灌注成像和分析在科学研究和临床运用中越来越普遍。

（二）ASL 脑灌注定量

基于减影获得的 ASL 灌注加权信号理论上与 CBF 值呈正比，其定量表达式见式 1-6-14：

$$\Delta M = 2 \cdot M_{a,0} \cdot CBF \cdot \int_0^t c(\tau) \cdot r(t-\tau) \cdot m(t-\tau)\, d\tau$$

式 1-6-14

其中ΔM代表减影信号即灌注信号，$M_{a,0}$代表动脉血完全弛豫的 MR 信号（质子信号），$c(\tau)$代表动脉输入函数（arterial input function，AIF），$r(t-\tau)$代表标记自旋清除率，而$m(t-\tau)$代表了纵向弛豫效应。上述公式在 CASL 和 pASL 都适用。

需要注意的是，利用上述公式对 CBF 准确定量需要满足以下前提条件：标记动脉血到达不同脑组织的时间相等以及自旋在组织中是自由弥散的。虽然灌注信号与 CBF 呈正比，但是还可能受到动脉到达时间、团注时间宽度、标记质子血-组织分布系数等影响，导致 CBF 的评估不准确。例如，常规 ASL 都采用的是单个标记后延迟时间（post-labeling time，PLT），由于不同组织（特别是在脑卒中以及动脉狭窄性疾病中）动脉到达时间（arterial transit time，ATT）不尽相同，采用相同 PLT 引起不同组织的标记效率不一样，导致 CBF 的评估误差。一种行而有效的解决方法是分别采集不同 PLT 下的标记图像，即多反转时间 ASL（multiple inversion times arterial spin echo，mTI-ASL）。该方法能获得动脉自旋进入以及流出脑组织的灌注信号变化，从而计算出组织特异的 ATT，能显著降低单反转时间标记导致的 CBF 计算误差，而且还可以衍生出脑血容量（brain blood volume，CBV）等定量指标。

（三）基于体素的脑灌注定量分析

基于体素的脑灌注定量分析（voxel-based perfusion analysis，VBP）和 VBM 类似，是对每个体素的脑灌注指标（如 CBF）进行独立统计分析，获得统计分布图，从而做出统计推断。该分析方法适用于解决未知的脑科学问题，或者揭示脑疾病的神经代谢异常。其基本过程如下（图 1-6-27）：

1. 头动校正 该步骤只针对采用单次激发平面回波序列（SS-EPI）的 ASL 成像。ASL 通常要

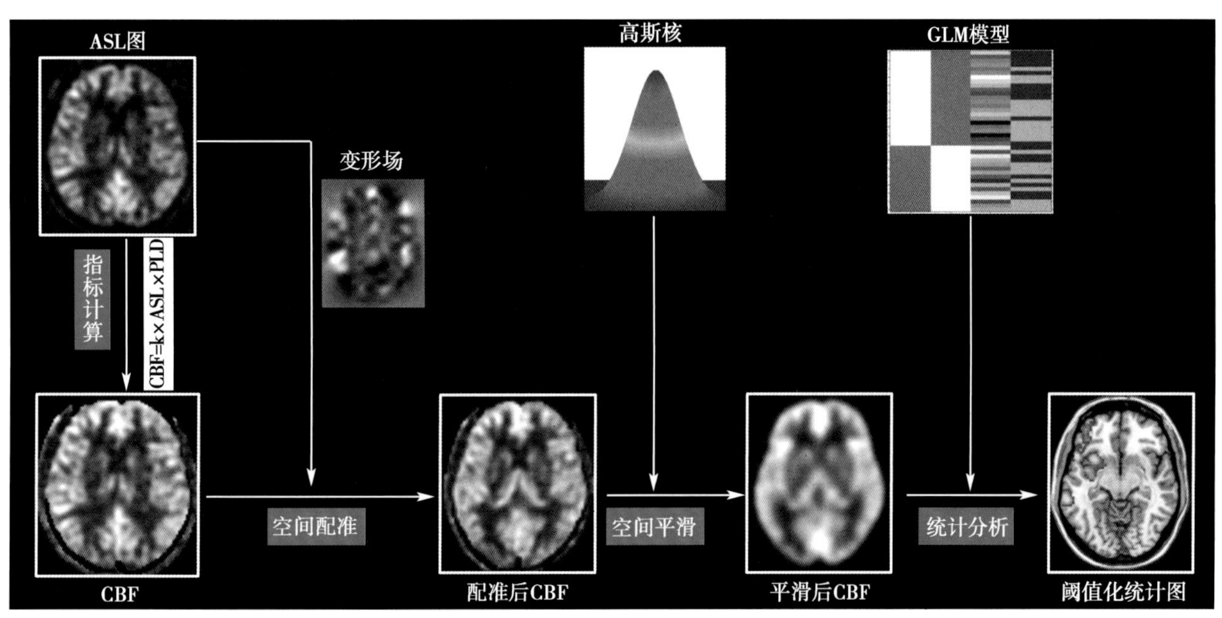

图 1-6-27 基于体素的脑灌注定量分析流程图

重复采集上百次 SS-EPI 图像，成像时间内受试者头动会导致不同 TR 采集的脑容积发生空间错位，因此有必要进行头动校正，把不同脑容积进行空间对齐。和经典 fMRI 分析类似，ASL 采用刚性配准算法评估并校正脑容积间的头动。

2. 灌注指标计算　CBF 是最主要的 ASL 灌注指标。如果采用了 mTI-ASL 成像技术，还可以提取出 ATT、CBV、MTT 等灌注指标图。需要注意的是，单 PLT 计算得到的 CBF 值受 ATT 影响，为了校正不同被试之间脑平均 ATT 的差异，可以对 CBF 进行归一化，比较常用的办法是用每个体素的 CBF 值除以全脑所有体素的平均 CBF 值获得相对 CBF。

3. 空间配准　为了使得个体间的脑灌注指标在体素水平具有可比性，需要把每个个体的 CBF 图配准到标准空间。可以直接把原始图像用非线性算法配准到标准空间模板上，也可以把灌注加权像直接配准到标准空间模板。需要注意的是，一步非线性配准法需要保证待配准图像和标准模板的对比度一致，例如，EPI 图像应该向 EPI 模板配准，而灌注加权像应该向标准空间的灌注加权像模板配准。灌注原始图像空间分辨率通常比较低，可以尝试用两步配准法来提高配准精度，即首先把原始像和同一被试的高分辨率 T_1WI 进行线性配准；然后采用 DARTEL 等非线性配准技术，把个体 T_1 像配准到标准空间的 T_1 模板；然后合并上述两步配准获得的变形场，把 CBF 等灌注定量图转换到标准空间。待配准图像与标准空间模板的对比度越相似，配准越准确，因此，生成针对特定研究的自定义模板也能显著提高配准的精度。

4. 空间平滑　配准后灌注指标图需用三维高斯平滑核求卷积，平滑后每个体素的值代表了邻近体素灌注指标值的加权平均。平滑的目的与 VBM 一样，包括提高数据分布的正态性、弥补配准不良以及增加统计的敏感性等。

5. 统计分析　和 VBM 类似，VBP 也采用 GLM 模型进行组水平统计学分析。有关 GLM 模型的介绍参见 VBM 部分。

四、脑激活分析方法

（一）任务态 fMRI 简介

fMRI 由 Ogawa 等人于 1992 年提出，是一种检测大脑神经活动的方法。目前最常用的是基于血氧水平依赖（blood-oxygen-level-dependent，BOLD）的技术，也称 BOLD-fMRI。fMRI 技术具有非侵入性和无电离辐射等优点，自出现以来很快在人脑功能研究中得到了大量的应用。

BOLD-fMRI 技术的基本成像原理为：当脑内某局部区域的神经活动增强时，该区域的神经元需要更多包括氧在内的能量，而神经元对能量的需求通过神经血管偶联机制及局部代谢的改变引起局部血管扩张，从而导致脑血流量（CBF）和血容量（CBV）的增加。由于神经元的耗氧量小于周围血管的供氧量，从而导致该局部区域的含氧血红蛋白的浓度增加以及脱氧血红蛋白浓度的下降。脱氧血红蛋白是一种顺磁性物质，其浓度的变化会引起局部磁场强度的变化，进而引起该区域磁共振信号的变化。简单来说，局部区域神经活动强弱的变化会导致周围区域血氧浓度的变化，进而引起磁共振信号的变化。由此可见，fMRI 技术测量的并不是神经活动本身，而是神经活动所引起的血流动力学变化，是对神经活动的间接测量。与神经活动的变化相比，血流动力学的变化要缓慢得多，因此，fMRI 信号具有明显的延迟，在神经活动瞬态变化之后的 6~8 秒达到峰值，20~30 秒才能完全恢复基线状态。fMRI 信号的这一延迟特性可以通过血流动力学响应函数（hemodynamic response function，HRF）来刻画，如图 1-6-28 所示。在对 fMRI 数据进行分析时，必须充分考虑 fMRI 信号的这一特点。

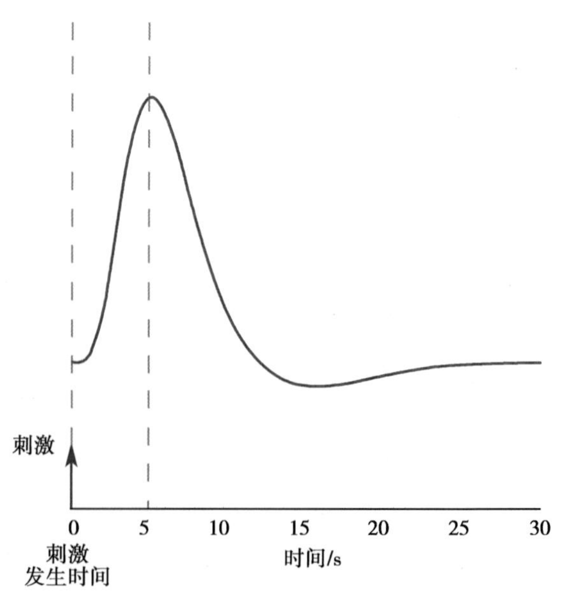

图 1-6-28　血流动力学响应函数（HRF）

根据实验时被试所处状态的不同，fMRI 又可分为任务态（task-based fMRI）和静息态（resting-state fMRI，rs-fMRI）。简单地说，任务态 fMRI 的目的是为了考察人脑在执行某一特定任务时的神经活动情况，因此，要求被试在实验过程中按照要求执行某一事先设计好的任务；而静息态 fMRI 则不要求被试在实验过程中完成任何特定任务，只需安静地躺在 MRI 扫描仪中接受扫描即可。本部分主要介绍任务态 fMRI 数据的激活分析方法。

由上述 BOLD-fMRI 成像基本原理可知，当出现某种特定任务刺激时，与处理该刺激信息有关的脑区所观测到的 fMRI 信号会增强。基于这一现象，研究者提出检测与实验任务有关的脑激活区的思路：观察脑内哪些体素的 fMRI 信号变化与实验任务中刺激的出现保持同步，信号变化与刺激序列保持同步的脑区即为任务激活脑区。换句话说，将刺激出现时的 fMRI 信号与刺激未出现时的 fMRI 信号进行比较，若出现刺激时某体素的 fMRI 信号显著高于没有刺激时的 fMRI 信号（即基线状态），则说明任务刺激引起了该体素 fMRI 信号的变化，即激活了该体素。这一激活称为正激活，反之，若刺激条件下某体素的 fMRI 信号显著低于基线状态，则为负激活。

任务态 fMRI 实验的基本流程主要包括四个部分：实验任务设计、数据采集、数据分析、结果解释与呈现。如图 1-6-29 所示。下面将对这四个部分分别进行介绍。

（二）实验任务设计

根据任务刺激的呈现方式，任务态 fMRI 实验任务设计大致可分为三种：组块设计、事件相关设计和混合设计。

1. 组块设计 组块设计是最简单也最易操作的一种设计。在组块设计中，同一类型的刺激成组块式连续呈现，如图 1-6-30 所示。通常情况下每一组块的持续时间相同，具体持续时间需要根据具体实验任务确定。如果整个设计中仅有一种刺激类型，任务刺激组块需与基线（baseline）组块交替呈现（图 1-6-30A）。若有两种或两种以上的刺激类型，根据实验目的的不同，可考虑包括基线组块或者不包括基线组块。若不包括基线组

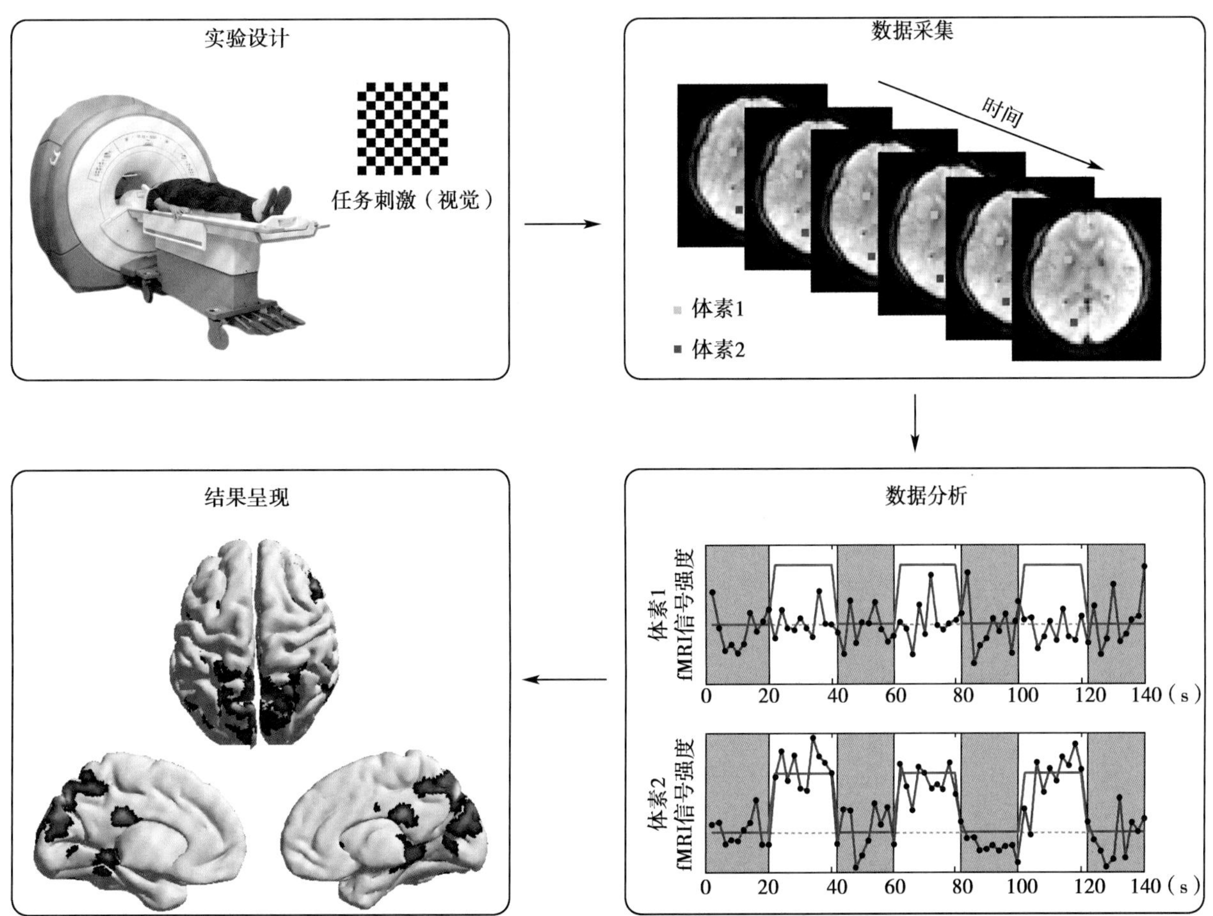

图 1-6-29 任务态 fMRI 实验基本流程

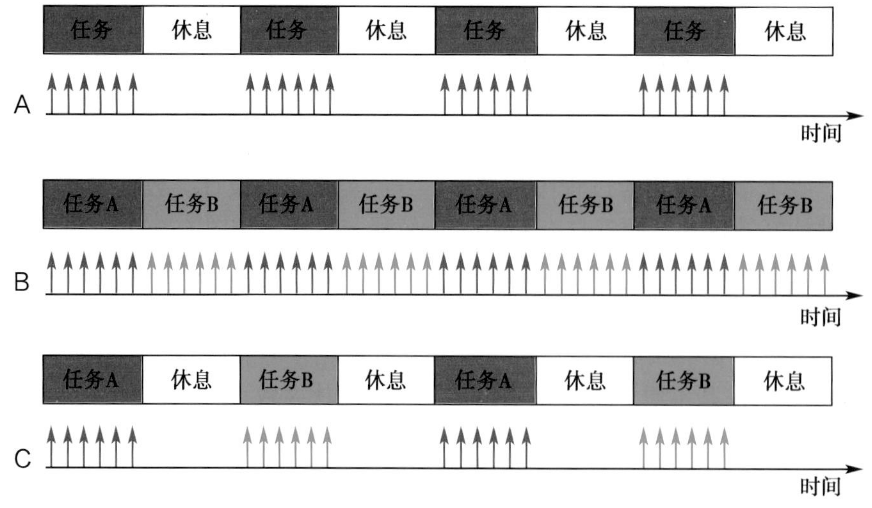

图 1-6-30 组块式设计

图中不同颜色的箭头代表不同类型的实验刺激。A. 只有一种任务条件，与基线状态交替进行；B. 两种不同的任务条件交替进行；C. 两种不同的任务条件与基线状态交替进行

块，不同类型的刺激组块可交替呈现，中间没有任何间隔（图 1-6-30B）。若包括基线组块，则在不同类型的刺激组块之间插入基线组块（图 1-6-30C）。前面已经提到，神经活动诱发的血流动力学响应具有延迟效应（图 1-6-28），因此，刺激组块内当多个刺激连续呈现时，单个刺激所诱发的血流动力学响应（即 fMRI 信号）会互相叠加，直至达到饱和状态后维持高水平，当刺激不再继续呈现时，fMRI 信号逐渐回落至基线水平（图 1-6-31）。因此，通过对比某个体素所采集到的刺激组块和基线组块分别对应的 fMRI 信号水平，就可判断出该体素是否与该任务刺激有关。由此可见，当组块越长（即一个组块内刺激重复次数越多或持续时间越长），fMRI 信号越强，信噪比越高，但信号也会达到饱和，应同时考虑每个组块在整个实验中的重复次数，以保证足够的统计力度。根据组块设计的特点，其优势主要有两点：①组块设计的信噪比较高，所得结果稳定性强；②组块设计要求同类型刺激必须连续成块出现，其可变因素较少，设计比较简单。但同时组块设计也存在一定的局限性：①组块设计对刺激的呈现方式有较严格的限制，缺乏灵活性，无法实现一些较为复杂的实验范式；②由于多个刺激连续呈现导致每个刺激所诱发的血流动力学响应相互叠加混杂，无法提取出单个刺激所诱发的血流动力学响应，因此无法对不同刺激所诱发的 fMRI 信号变化的动态性进行分析；③由于组块设计中刺激的呈现非常有规律，因此被试可以较为精确地预测将要呈现

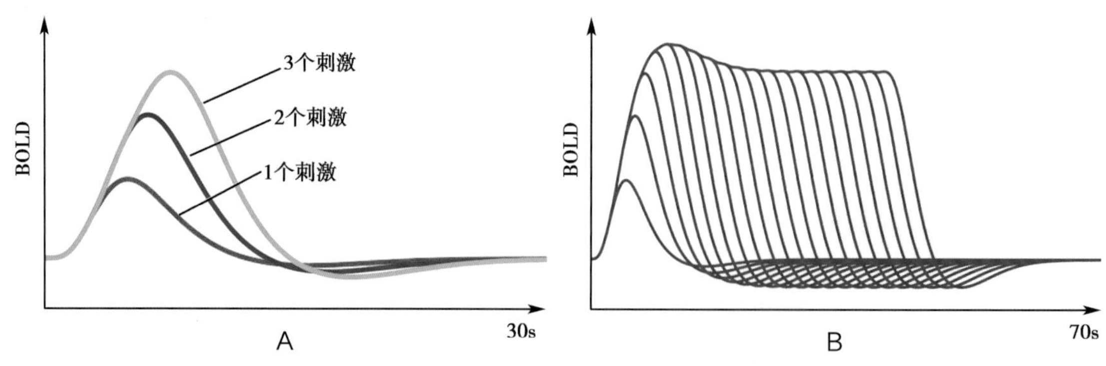

图 1-6-31 连续刺激引起的血流动力学响应叠加效应

A. BOLD 信号叠加效应，刺激越多，信号越强；B. BOLD 信号叠加直至饱和，之后维持高水平，当刺激不再继续呈现时，信号逐渐回落至基线水平

的刺激的种类和时间，使被试对任务刺激有较强的预期性，从而导致脑激活结果中混杂被试对刺激的预期效应；④组块设计中同类型刺激重复出现，缺乏新鲜感，被试易疲劳，导致注意力水平降低。

2. 事件相关设计 事件相关设计与组块设计最明显的差别在于其可实现对单个事件（即单个刺激）所诱发的fMRI信号变化进行分析。从设计方式上讲，事件相关设计中任务刺激不再有规律地连续呈现，相邻刺激之间必须要有一定的间隔，不同类型的刺激以随机方式呈现。根据相邻刺激呈现的间隔时间长短，事件相关设计又可分为慢速事件相关设计和快速事件相关设计。对于慢速事件相关设计，相邻刺激的间隔时间必须大于血流动力学响应的持续时间，以避免相邻刺激所诱发的血流动力学响应相互混叠（图1-6-32B）。为使任务刺激能够重复足够多的次数以保证统计力度，通常慢速事件相关设计的实验整体持续时间较长。而快速事件相关设计则可以缩短整个实验的持续时间。在快速事件相关设计中，相邻刺激呈现的时间间隔可以小于血流动力学响应的持续时间，但为保证能够提取出单个刺激所诱发的fMRI信号动态变化曲线，相邻刺激的时间间隔必须要有足够的随机化（jitter，图1-6-32C）：间隔时间的随机化范围越大，越容易提取出单个刺激的fMRI信号动态变化曲线。例如，相邻刺激的时间间隔在4~16s之间的范围内进行随机要优于在8~12s之间的范围内随机。由于上述刺激呈现方式的灵活性，事件相关设计具有如下优势：①能够检测到单个刺激的血流动力学响应的瞬态变化，进而可以对fMRI信号进行时域上的分析，从而不仅可以比较不同类型刺激脑激活区的差异，而且可以比较不同类型的刺激所诱发的血流动力学响应在时间变化上的差异（例如，峰值时间的差异等）；②能够进行trial水平上的分析，根据被试完成任务的情况（如，被试对每次任务刺激完成的正确性、反应时间等）在实验完成后对刺激重新进行分类，得到的脑激活结果则更能反映被试的任务完成情况；③与组块设计相比，能够最大限度地避免被试的预期效应，同时更有利于维持被试的注意力水平；④与组块设计相比，事件相关设计可以降低头动对激活检测的影响；⑤其设计方式的灵活性，可以实现更多复杂的实验范式。具有上述优势的同时，事件相关设计也有一定的局限性：①通常情况下，事件相关设计比组块设计实验耗时更长（采用快速事件相关设计可以在一定程度上减轻这一问题）；②刺激诱发的fMRI信号的信噪比相对较低，导致统计结果也相对较弱；③实验设计的灵活性会使实验设计的复杂性提高，可变因素多，不易控制，对很多随机因素（如不同

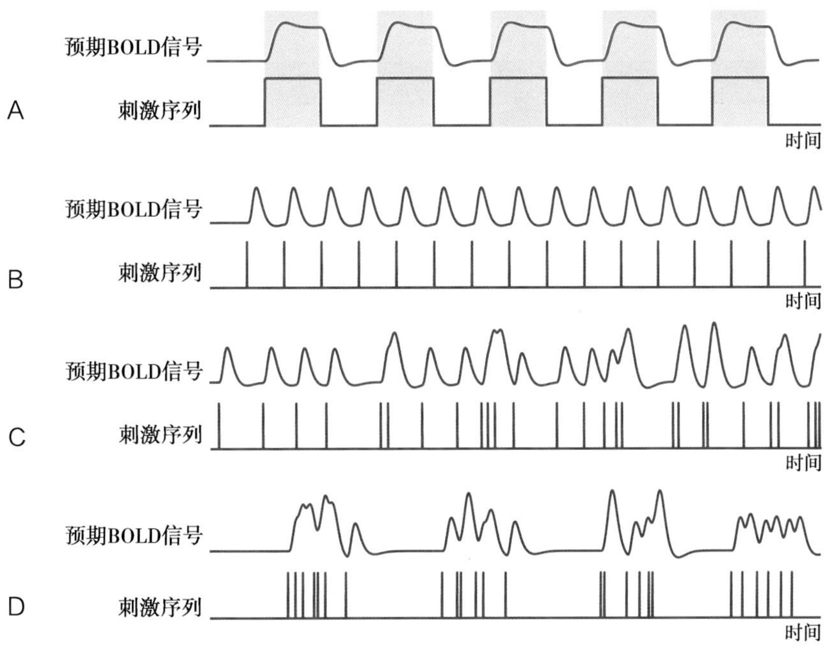

图1-6-32 不同实验设计类型示意图及对应的预期BOLD信号响应

A. 组块设计；B. 慢速事件相关设计；C. 快速事件相关设计；D. 混合设计

类型的刺激相邻呈现时，是否会产生交互作用等）所带来的影响也很难预测。

3. 混合设计 混合设计是将组块设计和事件相关设计的特点结合在一起形成的一种设计类型。简单来讲，混合设计在实验整体上看是组块设计，但在组块内部主要采用事件相关设计。通常情况下，对于混合设计，同一组块内仍然仅有一种刺激类型，而在组块内部，刺激不再有规律地连续呈现，而是对刺激呈现的间隔进行了随机化（图 1-6-32D）。组块设计和事件相关设计各有优缺点，而混合设计则将它们各自的优缺点进行了折中。

实际应用中除了需要确定刺激呈现方式（组块设计、事件相关设计、混合设计）之外，还需要根据具体情况确定实验范式的整体架构，包括每个被试需要进行几次扫描以及每次扫描过程中实验任务应如何安排和呈现等。例如，若要研究某药物对大脑功能的影响，应采用重复测量的设计，以避免被试个体间差异对结果造成的影响。即，对于每个被试，在用药前和用药后均进行两次扫描，每次扫描称为一个 session。两个 session 唯一的差别在于被试是否用药，而两个 session 的实验任务设计应保持完全一致，以避免其他非药物因素对结果带来的干扰。在每个 session 内又可将实验任务重复几次，每次称为一段（run），每段采用完全相同的设计（组块或事件相关设计）。任务刺激每重复一次称为一个试次（trial）。如图 1-6-33 所示，为研究某药物对情绪处理功能的影响，可以设计如下的实验范式整体架构。其中，ISI（inter-stimulus interval）为刺激间间隔，ITI（inter-trial interval）为试次之间的间隔。

上述介绍了实验的整体架构模式及三种实验设计类型，每种类型又有多种参数（如：刺激重复次数，刺激间隔时间，随机化范围等）需要在实际应用中进行选择。如何选择设计类型及其参数才能实现最优的实验设计从而能够最有效地检测预期的实验效应？最优实验设计的最基本原则是对感兴趣的实验效应要有最强的统计力度，同时还要考虑实现的可行性。这两方面往往互相矛盾，例如，较强的统计力度需要同一刺激重复很多次，然而，重复很多次会导致实验时间过长而超过患者的耐受度，可行性差。因此，设计具体实验时需要在这两个方面进行折中。需要强调的是，必须依据所要研究的问题来选取最优的实验设计。

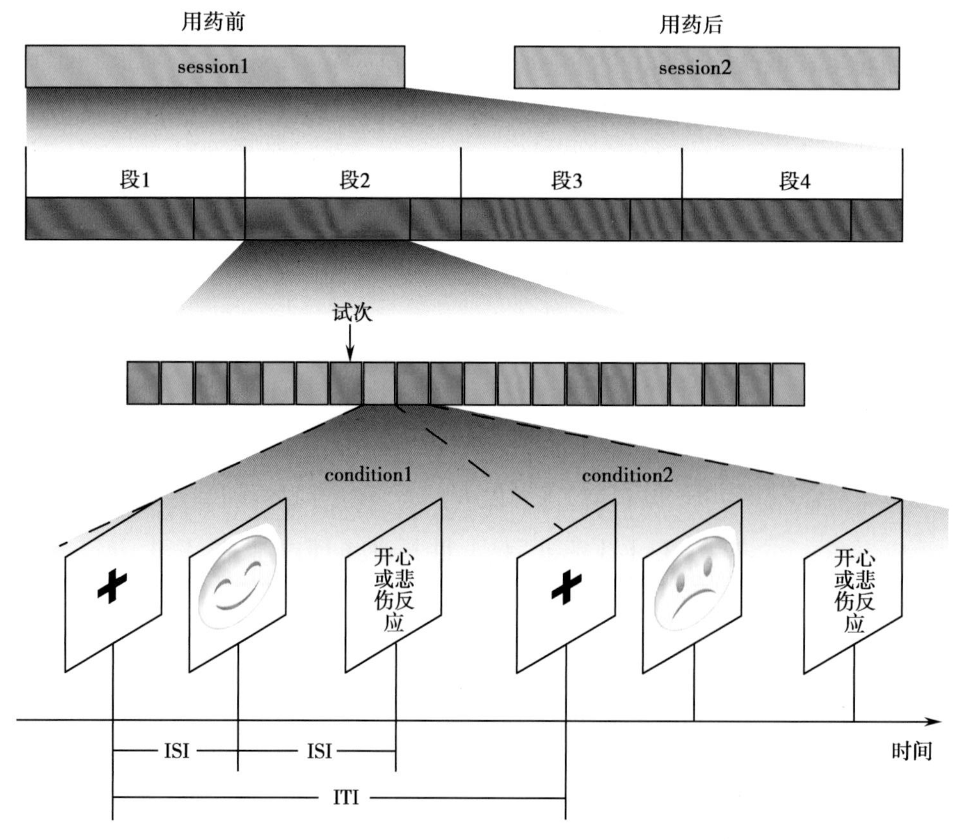

图 1-6-33 实验范式整体架构举例

同样的实验设计对不同的研究问题其有效度是不同的。而在实际应用中，往往希望通过一个实验去回答多个问题，因此，所选定的实验设计对感兴趣的多个不同问题的解答有效度可能并不相同。一般来讲，需要根据所研究的问题是否关注神经活动所引起的 fMRI 信号变化的时间动态性来决定采用组块设计还是事件相关设计以及采样频率（即扫描重复时间；高时间分辨率可以从信号中提取出更丰富的时域信息）；根据所需要检测的脑激活区的空间范围及空间特异性等来决定其图像扫描的空间分辨率（高空间分辨率可以得到高空间特异性的脑激活）和扫描范围（全脑扫描还是仅扫描特定的感兴趣区）；根据任务刺激的具体特性、参与实验的被试的具体状况等因素来决定刺激的重复次数和实验的整体持续时间。所有这些因素应整体权衡，来确定最终的实验设计。

（三）数据预处理

fMRI 信号的变化除了受到神经活动所引起的血流动力学响应的影响之外，还有很多其他因素可能导致其信号的变化，即噪声。为了更加可靠地检测任务刺激所引起的脑激活，需要在进行激活分析之前对噪声进行去除以提高数据的信噪比。针对任务态数据的激活分析，通常需要进行时间校正（slice timing）、头动校正（motion correction or realign）、空间标准化（normalization）、空间平滑（smoothing）和时域高通滤波（high-pass filtering）等预处理过程。不同的 fMRI 数据分析软件（如：SPM、FSL、AFNI 等）对数据的预处理操作过程略有不同，下面以 SPM 为例介绍基本的预处理步骤（图 1-6-34）。

1. 时间校正 fMRI 的图像获取是逐层进行的，在一个 TR 内完成全脑所有层面的扫描，因此，每一层对应不同的获取时间。这就导致在同一个 TR 内获取的全脑图像其不同层面在获取时间上并不完全一致。而这种不同层面在获取时间上的错位会给进一步的激活分析带来偏差，因此，需要将所有层面的信号进行校正，使其对应同一个时间点。最常用的校正方法是首先选定某一层面（例如，每个 TR 的中间时刻所对应的层面）作为参考层（即：将参考层的获取时间点作为参考时间点），再对其他层面的信号通过邻近 TR 获取的信号值进行插值，从而估算出该层面在参考时间点上的信号值。

2. 头动校正 fMRI 实验均需持续几分钟甚至更长的时间，最终获得很多幅图像。而被试的头部在实验过程中难免会出现位置上的移动，这就导致从同一被试获取的不同时间点的 fMRI 图像在空间上并不完全对应。换句话说，同一被试不同时间点获取的图像，其同一坐标位置可能对应不同的体素。这对提取任一给定体素的 fMRI 信号时间曲线造成困难。为解决这一问题，所有时间点的 fMRI 图像需进行头部的对齐。一般采用刚体配准方法进行两步对齐：首先，所有时间点的图像与第一个时间点的图像对齐，再计算所有图像的平均图像；然后，再将第一步对齐的所有时间点的图像与第一步产生的平均图像对齐，最终实现所有时间点的图像在空间上对齐。针对每个时间点的图像，刚体配准方法会产生 6 个头动参数：沿 x、y、z 三个坐标轴的平移以及围绕 x、y、z 三个坐标轴的旋转。进而产生 6 条头动曲线，可以刻画实验扫描过程中被试的头部在成像空间中位置的变化。

3. 空间标准化 每个个体的脑形态各不相同，而绝大多数研究需要对多个被试的数据在体素水平上进行组水平统计，这就要求将个体的脑图像进行空间标准化，使不同个体脑图像中的体素建立空间对应关系。其基本思路为：首先构建一个标准脑模板，然后将每个个体脑与标准脑模板进行配准，即对个体脑进行变形使其形态及空间位置变得与标准脑一样。目前最常用的标准脑模板为 MNI 坐标空间模板，在各大常用 fMRI 数据分析软件（如：SPM、FSL、AFNI 等）中均有提供。早期研究所采用的空间标准化过程是将经过头动校正后的所有时间点的图像的平均图像配准至标准 EPI 模板，再将其配准参数应用于每个时间点的图像，从而实现所有图像的空间标准化。由于个体脑与标准脑模板在形态上有差异，因此配准过程需使用仿射变换和非线性变换。这种空间标准化过程仅涉及 fMRI（即 EPI）图像，而 EPI 图像所反映的脑结构形态信息远不如 T_1WI 图像丰富，因此，又出现了利用 T_1WI 作为中间桥梁进行 fMRI 图像的空间标准化的方法，以提高配准精度。其具体过程为：首先将个体的 T_1WI 与 fMRI 平均图像对齐，再将该个体 T_1WI 进行空间标准化（即：将个体 T_1WI 配准到标准 T_1 模板），最后再将所得到的标准化变形参数应用于该个体所有时间点的 fMRI 图像，从而实现个体 fMRI 图像的空间标准化。第一步中将同一个体的 T_1WI 与 fMRI

图像进行配准的过程称为 coregister，是指同一个体不同模态的图像之间的配准。由于需要配准的图像来自同一个体，因此，只需使用刚体配准即可。而第二步中个体 T_1WI 的空间标准化则需使用仿射及非线性变换。随着配准技术的发展，目前最常用的空间标准化过程更充分地利用了不同脑组织结构（灰质、白质、脑脊液）的形态信息，在组织分割过程中同时考虑已分割好的标准脑灰质、白质及脑脊液模板，将 T_1WI 的组织分割过程与空间标准化过程融为一体，以实现更为精确的图像配准。

4. 空间平滑　对 fMRI 数据进行空间平滑的主要目的是为了提高图像的信噪比，并降低配准误差及个体间功能差异对后期的组水平统计分析所带来的不利影响。平滑后的图像中每一个体素的取值均为平滑前该体素及其相邻体素信号值的加权平均。通常采用高斯核平滑，即参与平均的体素的权重服从高斯分布。高斯平滑的另一个目的是使图像中的体素更加服从高斯分布，以满足后期对统计结果进行随机场理论校正的假设条件。高斯平滑核的大小可以用半高全宽（full-width-half-maximum，FWHM）来表示，其决定了参与平均的体素的多少。显然，高斯平滑核越大，参与平均的体素越多，其平滑后的图像空间分辨率越低。实际应用中，平滑核的大小需要根据具体问题来选择。若与实验任务相关的脑功能区范围较大，则较大的平滑核能够更加有效地增强信噪比，提高统计力度。反之，则应选择较小的平滑核，以防止平滑后空间分辨率过低而无法检测出面积较小的任务激活区。

5. 时域滤波　很多因素可能会导致信号基线随时间而产生缓慢变化，对后期的分析产生不利影响。例如，随着扫描仪的长时间运行，其温度的变化可能会引起信号基线的漂移。因此，在进行激活分析之前，通常需要对 fMRI 数据进行高通滤波（high-pass filter）以去除基线漂移等低频噪声。常用软件对滤波阈值均设有默认值，例如，SPM 默认采用 1/128Hz 的滤波阈值，FSL 默认采用 1/100Hz 的滤波阈值。在实际应用中，必须根据实验设计来确定软件设定的默认滤波阈值是否合适：

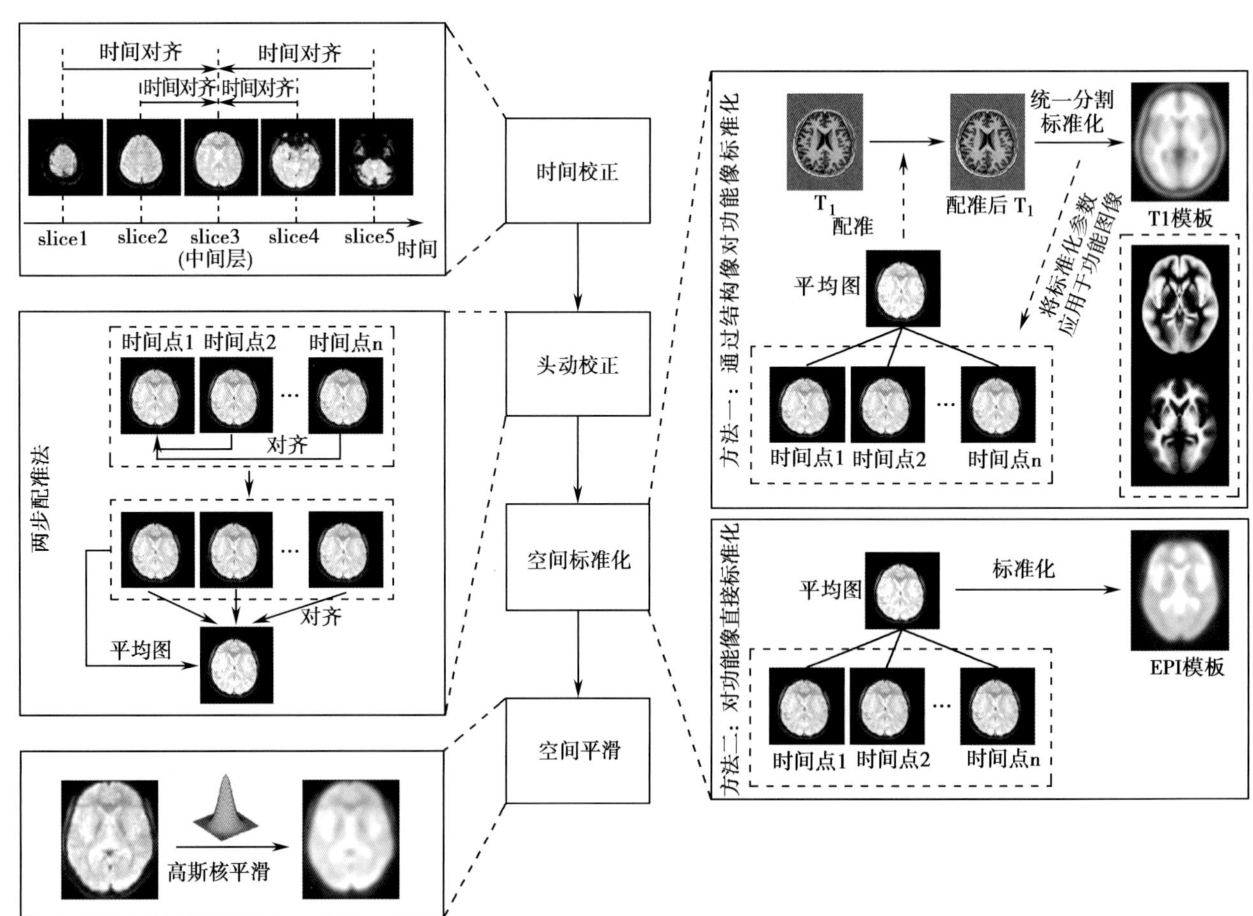

图 1-6-34　任务态 fMRI 数据预处理的一般过程

研究者感兴趣的与任务相关的信号变化频率必须高于滤波阈值。若阈值设置不当，可能会将数据所包含的与任务相关的信号去掉而无法检测出应有的激活脑区。

在上述5个预处理步骤中，时间校正与时域滤波属于时域上的处理，而其他预处理步骤则属于空间域上的处理。下图总结了一般情况下任务态fMRI数据的预处理过程。但要注意这些预处理过程并非一成不变，其顺序也可根据情况灵活调整。

（四）个体水平激活分析

前面已经提到，激活体素的检测是基于该体素的fMRI信号随时间的变化是否与实验任务刺激的呈现保持同步。这种同步性可以通过某一体素的fMRI时间曲线与任务刺激序列所对应的血流动力学响应曲线之间的相关性来度量。为更方便地考察某一体素的fMRI时间序列与多种不同类型的任务刺激之间的关系，通常采用GLM来对体素的fMRI时间序列进行建模。GLM将任一体素的fMRI信号变化看成是多种因素所引起的fMRI信号变化的线性组合，其数学形式为：

$$Y=\beta_1 X_1+\beta_2 X_2+\beta_3 X_3+\cdots+\varepsilon$$

其中，Y为某选定体素的fMRI时间序列，X_i为某种可能引起fMRI信号变化的因素（如某种类型的任务刺激或头动等噪声）所对应的时间序列，β_i为回归系数，ε为残差。这里的回归系数β_i即衡量了Y与X_i之间的关系。需要注意的是，β_i与相关系数并不完全相同，β_i值的大小还反映了Y与X_i之间的倍数关系，即斜率。若β_i显著不等于零，则说明Y与X_i之间存在显著关系。根据β_i符号的不同，又可分为正相关关系（即正激活）或负相关关系（即负激活）。除了考察某个感兴趣任务条件所对应的β_i（即该任务条件所对应的脑激活）之外，还可以考察不同任务条件所对应的多个β的任意线性组合的统计显著性。例如，要考察两种不同任务条件（如X_1，X_2）所引起的脑激活的差异，可以表达为$\beta_1-\beta_2$（常被称为contrast），并对其进行统计显著性检验。该contrast可以写成行向量和列向量的矩阵乘积，如式1-6-15：

$$\beta_1-\beta_2=\begin{bmatrix}1 & -1\end{bmatrix}\begin{bmatrix}\beta_1\\ \beta_2\end{bmatrix} \qquad \text{式 1-6-15}$$

根据要考察的实验效应的不同，可以定义不同的contrast。根据对contrast所采用的统计检验模型的不同，又可分为T-contrast和F-contrast。以上述公式所代表的一般线性模型为例，X_1，X_2，X_3分别代表三个实验任务条件，表1-6-1总结了常见的T-contrast和F-contrast。

表1-6-1 统计检验建模

实验条件的线性组合	Contrast 向量	检测的实验效应
T contrasts		
$\beta_1>0$	[1 0 0]	条件X_1正激活的脑区
$\beta_2>0$	[0 1 0]	条件X_2正激活的脑区
$\beta_3>0$	[0 0 1]	条件X_3正激活的脑区
$\beta_1+\beta_2+\beta_3>0$	[1 1 1]	X_1，X_2，X_3平均正激活的脑区
$\beta_1-\beta_2>0$	[1 −1 0]	X_1比X_2激活更强的脑区
$\beta_1-\beta_3>0$	[1 0 −1]	X_1比X_3激活更强的脑区
$\beta_2-\beta_3>0$	[0 1 −1]	X_2比X_3激活更强的脑区
$(\beta_1-\beta_2)+(\beta_1-\beta_3)>0$	[2 −1 −1]	X_1比X_2，X_3平均激活更强的脑区
$(\beta_2-\beta_1)+(\beta_2-\beta_3)>0$	[−1 2 −1]	X_2比X_1，X_3平均激活更强的脑区
$(\beta_3-\beta_1)+(\beta_3-\beta_2)>0$	[−1 −1 2]	X_3比X_1，X_2平均激活更强的脑区

续表

实验条件的线性组合	Contrast 向量	检测的实验效应
F contrasts		
$\beta_1 \neq 0$	$[1 \quad 0 \quad 0]$	条件 X_1 激活的脑区（包括正激活和负激活）
$\beta_2 \neq 0$	$[0 \quad 1 \quad 0]$	条件 X_2 激活的脑区（包括正激活和负激活）
$\beta_3 \neq 0$	$[0 \quad 0 \quad 1]$	条件 X_3 激活的脑区（包括正激活和负激活）
$(\beta_1 \neq 0)$ OR $(\beta_2 \neq 0)$ OR $(\beta_3 \neq 0)$	$\begin{bmatrix} 1 & 0 & 0 \\ 0 & 1 & 0 \\ 0 & 0 & 1 \end{bmatrix}$	三个条件 X_1，X_2，X_3 中至少有一个条件激活的脑区（即：X_1 正 / 负激活的脑区或者 X_2 正 / 负激活的脑区或者 X_3 正 / 负激活的脑区）
$(\beta_1 \neq \beta_2)$ OR $(\beta_2 \neq \beta_3)$	$\begin{bmatrix} 1 & -1 & 0 \\ 0 & 1 & -1 \end{bmatrix}$	三个条件 X_1，X_2，X_3 下的激活不完全相等的脑区

由此可见，任务态 fMRI 数据激活分析的核心问题即建立恰当的一般线性模型，对模型中的 β_i 进行估计，并检验其统计显著性。

针对任意给定的 contrast，对全脑所有体素重复进行上述分析，即可得到该 contrast 所对应的实验效应的统计参数图（statistical parametric map，SPM），进而从该统计参数图中判断与该实验效应有关的显著激活的体素。若将全脑看成一个整体，这种针对所有体素重复进行统计分析的过程会大大提高整体犯错误概率，因此，必须进行多重比较校正以将假阳性率控制在合理范围内。关于多重比较校正及其常用方法详见本节 VBM 统计分析部分。

一般线性模型中的回归子 X_i 大致可分为两类：感兴趣的实验相关因素和不感兴趣的干扰因素。在建立一般线性模型时，应注意两点：①不同的 X_i 之间不应存在线性相关关系，否则，β_i 的最优估计存在无穷多个解，无法对 β_i 的估计值进行有效解释；②由于 β_i 的统计显著性与残差的大小成反比关系（即：在 β_i 的估计值相同的情况下，残差越小，显著性越强），因此，所建立的一般线性模型应尽可能包含所有可能引起 fMRI 信号变化的因素，以提高一般线性模型的拟合度，降低残差，从而增强对 β_i 的统计检验敏感性。

1st level GLM 分析的基本原理及过程如图 1-6-35 所示。

（五）组水平激活分析

由于噪声的影响以及脑功能的个体间差异，通常情况下，我们并不需要获得每个个体被试的脑激活区，而是需要对所有采集的被试进行组水平的统计分析，获得组水平的统计参数图，进而得到群体水平公共的激活脑区。组水平统计分析是基于每个个体得到的 contrast 图进行的。基于实验目的不同，需要采用不同的统计检验。例如，若只有一组被试，可采用单样本 t 检验获得该组的脑激活结果；若要考察患者组和健康对照组脑激活的差异，则可采用双样本 t 检验。更多关于组水平统计检验的类型以及适用的情况，详见 VBM 统计分析部分。

此外，组水平统计方法还分为固定效应分析（fixed-effect analysis）和随机效应分析（random-effect analysis）。表 1-6-2 总结了两者各自的优缺点。从该表可以看出，在样本数允许的情况下，应尽量使用随机效应分析；但当样本数过少时，样本无法代表总体，此时可采用固定效应分析，但所得结论只可用于所采集的这些特定的样本，不可泛化至整个总体。

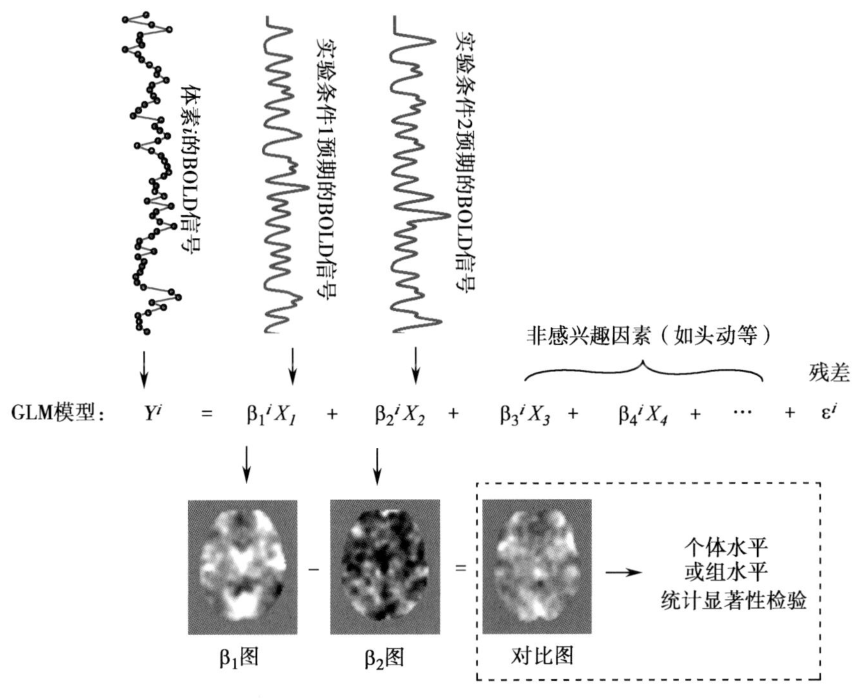

图 1-6-35 1st level GLM 分析的基本原理及过程

表 1-6-2 固定效应和随机效应分析的比较

	固定效应分析	随机效应分析
前提假设	假定所考察的实验效应对参与统计的所有被试都是固定的，不考虑实验效应的个体间差异	假定参与统计的被试是从某个总体中随机抽取出来的，考虑了实验效应的个体间差异，而个体间差异信息可用于推论总体分布
统计推论适用范围	统计结论只适用于参加统计的被试所构成的这个特定群体，而不能对总体做出任何推论	统计结论可以泛化到这些样本所在的总体，更符合实际研究的目的
统计力度	统计力度强，更敏感	统计力度较弱

五、脑功能连接分析

（一）脑功能连接简介

脑功能连接的概念最早出现在动物的电生理研究中。20 世纪 90 年代初，英国 Friston 教授等将其扩展到功能成像领域，并将其分为功能连接和效应连接两种类型。功能连接是指空间上远距离的神经生理事件之间在时间上的相关性，用于度量空间上分离的脑区的神经活动之间所存在的统计依赖关系。而效应连接是指一个神经活动单元对另一神经活动单元施加的直接或间接的影响，用于研究一个脑区的神经活动如何对另一个脑区的神经活动进行作用，因此，更强调两个脑区之间功能依赖关系的方向性。下面对功能连接和效应连接常用的分析方法进行简单介绍。

（二）功能连接分析

用于功能连接分析常用的方法有相关分析、偏相关分析、独立成分分析等。下面逐一进行介绍。

1. 相关分析 相关分析是最简单也是使用最广泛的应用于 fMRI 数据功能连接分析的方法。相关分析是用来度量两个变量之间相互依赖关系的一种统计方法。最常见的相关分析是使用皮尔逊相关系数（pearson correlation coefficient）来度量两个变量之间的线性依赖关系。假定两个脑区 X 和 Y，其对应的时间序列分别为 $x(i)$ 和 $y(i)$，$i=1, 2, \cdots, n$（n 为时间点的个数）（式 1-6-16）。

$$r(x,y)=\frac{cov(x,y)}{\sqrt{\sigma^2(x)\sigma^2(y)}}=\frac{\sum_{i=1}^{n}[x(i)-\bar{x}]\cdot[y(i)-\bar{y}]}{\sqrt{\sum_{i=1}^{n}[x(i)-\bar{x}]^2\cdot\sum_{i=1}^{n}[y(i)-\bar{y}]^2}}$$ 式 1-6-16

其中，$r(x,y)$ 代表 x 和 y 的皮尔逊相关系数，$cov(x,y)$ 代表 x 和 y 的协方差，$\sigma^2(x)$ 和 $\sigma^2(y)$ 分别代表 x 和 y 的方差。

根据具体科学问题，我们可以事先选定若干个感兴趣脑区，然后对这些脑区的平均 fMRI 时间序列两两之间进行相关分析，相关系数值即为功能连接强度，并进一步对所得到的相关系数进行统计检验，判断其显著性，以此确定这些脑区两两之间是否存在显著的功能连接。需要注意的是，由于相关系数本身不服从正态分布（$-1\leqslant r\leqslant 1$），因此在对相关系数进行组水平统计检验时，若使用单样本或双样本 t 检验，需在统计检验前将相关系数进行 Fisher's r-to-z 变换，使其更接近正态分布。（式 1-6-17）

$$z=\frac{1}{2}\ln\frac{1+r}{1-r}$$ 式 1-6-17

基于相关系数的功能连接分析的另一种常见形式是基于种子点的全脑功能连接分析，即：考察某一个特定感兴趣区与全脑所有其他体素之间的功能连接。其分析步骤通常为：

（1）根据实验目的选取特定脑区作为种子点，提取该区域内各体素的时间序列，并将所有体素的时间序列进行平均得到该种子区的平均时间序列。

（2）在全脑范围内逐个体素计算其时间序列与种子区平均序列之间的相关系数，并将相关系数值赋予该体素，代表该体素与种子点脑区的功能连接强度，进而得到种子点脑区与全脑所有体素的功能连接图。

（3）对所有体素的功能连接进行统计显著性检验，通过设定显著性阈值来确定与种子区显著相关（有显著功能连接）的脑区。全脑体素数目众多，设定的统计显著性阈值需进行多重比较校正。多重比较校正方法详见本节 VBM 统计分析部分。

种子点的选取方法多种多样，常见的选取方式有：①通过特定任务状态下的激活脑区来选定种子区；②通过前人研究结果确定感兴趣区中心点坐标，并以某半径画小球，将小球内包含的所有体素选定为种子区；③基于解剖标记手工勾画种子区范围；④也可以利用标准脑图谱事先定义好的脑区来选定种子区。这种基于种子点的功能连接分析方法的局限性在于所获得的脑功能连接信息对种子区域的选取具有一定依赖性，基于不同选取方法得到的种子区可能会得到不同的功能连接结果，间接增加了结果解释的难度和可信度。

2. 偏相关分析（partial correlation analysis） 在功能连接分析中，多数情况下分析的不仅仅是两个脑区之间的功能连接，而是多个脑区之间的功能连接关系。而实际上，两个脑区之间的关系可能是通过第三个脑区建立起来的。例如，脑区 A 和脑区 B 之间并不存在直接关系，但两者均与脑区 C 有直接关系，那么，通过相关分析方法就会得到脑区 A 和脑区 B 之间也存在显著相关性。而前面提到的相关分析无法区分直接连接和间接连接。为此提出偏相关分析方法。偏相关分析在度量两个脑区之间的功能连接关系时，能够排除其他变量（即其他脑区）的影响，从而将直接关系和间接关系区分开来，因此，能够更加真实地反映脑区之间的功能连接关系。

偏相关分析方法通过控制其他变量，来计算两个脑区之间的偏相关系数。因此，偏相关系数能够度量在排除了其他变量（即控制变量）的影响后，两个脑区之间是否仍然存在显著相关性。偏相关系数的阶数定义为控制变量的个数。例如，当仅有 1 个控制变量时，为 1 阶偏相关；当有 2 个控制变量时，为 2 阶偏相关。显而易见，0 阶偏相关系数与上面提到的相关系数等价。偏相关的计算方法有多种，其中一种较易理解的方法是通过线性回归的方法从感兴趣变量中排除掉控制变量的影响后得到相应的残差，然后再利用残差计算得到的相关系数即为偏相关系数。具体地，假设 X_1 和 X_2 为感兴趣变量，X_3，X_4，…，X_p 为控制变量，则通过式 1-6-18 可以得到残差 ε^1 和 ε^2。在控制了变量 X_3，X_4，…，X_p 的条件下，X_1 和 X_2 的偏相关系数见式 1-6-19。

$$X_1=a_0+a_3X_3+a_4X_4+\cdots+a_pX_p+\varepsilon^1$$
$$X_2=b_0+b_3X_3+b_4X_4+\cdots+b_pX_p+\varepsilon^2$$
式 1-6-18

$$p(X_1,X_2|X_3,X_4,\cdots,X_p)=r(\varepsilon^1,\varepsilon^2)=\frac{cov(\varepsilon^1,\varepsilon^2)}{\sqrt{\sigma^2(\varepsilon^1)\sigma^2(\varepsilon^2)}} \qquad \text{式 1-6-19}$$

当仅有一个控制变量时，偏相关计算公式可以简化为式 1-6-20：

$$p(X_1,X_2|X_3)=\frac{r(X_1,X_2)-r(X_1,X_3)r(X_2,X_3)}{\sqrt{1-(r(X_1,X_3))^2}\sqrt{1-(r(X_2,X_3))^2}} \qquad \text{式 1-6-20}$$

3. 独立成分分析（independent component analysis，ICA） ICA 是一种完全数据驱动的盲源分析方法，在包括 fMRI 数据在内的众多生物医学信号的分析中被广泛使用。通过 fMRI 技术观测到的血流动力学响应信号可以看成是由很多相互独立的源所产生的信号的叠加，而 ICA 的目的就是将这些混合信号分解为若干个相互独立的源信号。fMRI 信号可以看成是在时间维度和空间维度上变化的。根据成分分解维度的不同，ICA 可分为时间独立成分分析（temporal ICA）和空间独立成分分析（spatial ICA）。需要根据数据维数的特点，来选择不同形式的 ICA。通常情况下 fMRI 信号的空间维数（即体素的个数）远大于其时间维数（即时间采样点的个数），因此，一般采用空间 ICA 将 fMRI 数据分解为若干个空间上相互独立的成分。空间 ICA 在数学上可以表达为式 1-6-21：

$$X=MS \qquad \text{式 1-6-21}$$

其中，X 代表大小为 T×V 的数据矩阵，T 为 fMRI 时间点的个数，V 为全脑体素的个数，因此，每一行代表一个时间点采集的全脑图像，每一列代表一个体素的时间序列；S 代表大小为 K×V 的独立成分矩阵，K 为独立成分的个数，每一行代表一个独立成分所对应的空间图，行与行之间相互独立，每一列代表一个体素在所有独立成分上的取值；M 代表大小为 T×K 的混合矩阵，每一列代表一个独立成分所对应的时间序列，每一行代表一个独立成分在所有时间点上的取值。当进行组水平 ICA 时，可以将所有人的数据矩阵在时间维度上串联起来，进行降维处理后，再进行 ICA 分析，这样可以针对每个空间独立成分得到每个被试对应的成分空间图，再进一步进行组水平统计分析（图 1-6-36）。

对 fMRI 数据进行 ICA 分析得到的空间独立成分，属于同一成分的体素的信号随时间的变化具有相似性，因此，认为这些体素在功能上也具有相似性，而属于不同成分的体素在功能上则相对独立。利用 ICA 进行功能连接分析正是基于这一思想，认为成分内的脑区（或体素）具有较强的功能连接。

由于 ICA 是完全数据驱动的，尤其适合静息态数据的分析，因此，ICA 在静息态数据的功能连接分析中得到了广泛的应用。也有研究将其应用于任务态数据，发现这一方法也能够有效提取出与任务相关的神经活动区域。此外，该方法是一种多变量分析方法，它在分析中同时考虑了所有体素的信号变化，与单变量分析方法相比，能够

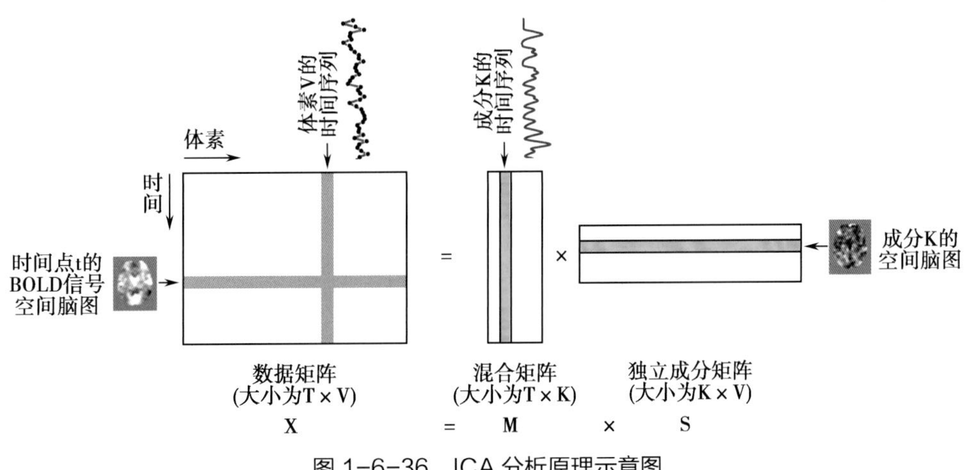

图 1-6-36 ICA 分析原理示意图

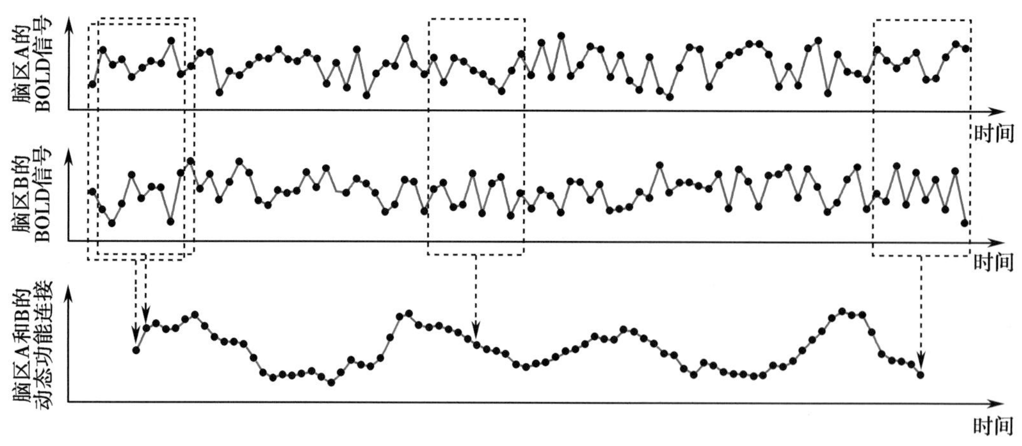

图 1-6-37 动态功能连接分析过程示意图

更加充分地利用体素间的空间关系信息。由于这些优势，ICA 可以从数据中提取出传统方法不易发现的信息，并且能够有效去除与神经活动相互独立的其他噪声的影响，如：呼吸、心跳等生理性噪声以及头动等因素所引起的 fMRI 信号的变化。

4. 动态功能连接分析（dynamic functional connectivity，DFC） 上述功能连接分析方法均假定在实验过程中或在某感兴趣的实验条件下，脑区间的功能连接是静态的（即保持不变的），反映的是在特定的一段时间内，脑区之间的平均功能连接状态。然而，实际上脑区之间的功能连接并不是固定不变的，而是随时间动态变化的。因此，动态功能连接分析方法应运而生，尤其是在静息态 fMRI 数据分析中得到了广泛应用。研究表明，功能连接的动态变化也反映了脑网络的基本特征。目前已有多种方法可以刻画功能连接的动态变化，其中最为常用的是滑动窗方法。滑动窗方法的思路非常简单，即将整个实验过程所持续的时间分成很多个小的时间段，利用相关分析考察每个小的时间段内脑区之间的功能连接，再将所有时间段内的脑区功能连接强度按照时间顺序排列，即可得到脑区间功能连接强度随时间的动态变化曲线。其具体分析步骤为：①首先设定一个特定长度 M 的时间窗；②从第一个时间点开始，用该时间窗从各脑区的时间序列（长度为 N）中截取出长度为 M 的一段序列，再利用截取出的这一段时间序列利用相关分析计算脑区间的功能连接；③将该时间窗向右滑动一个步长 K（通常，$1 \leq K \leq M$）；④重复第二步，从各脑区的时间序列中截取出新的一段（根据步长 K 的不同，新截取出的一段时间序列可能与上一步截取的一段时间序列有重叠，重叠的时间点个数为 M-K），再次计算脑区间的功能连接；⑤重复上述过程，直至将时间窗滑动至最后一个时间点；⑥将每一次滑动得到的功能连接值按照时间顺序排列，可以得到功能连接的动态变化曲线（图 1-6-37）。上述分析步骤的示意图如下：

由上述分析步骤可以看出，所计算得到的功能连接动态性可能与所选择的时间窗长度、滑动步长等参数有关。虽然动态功能连接分析在近几年已经得到越来越多的应用，但对其结果的解释仍然面临诸多困难。例如，所观察到的功能连接动态性的根源究竟是神经活动还是其他噪声，目前仍然很难确定。即便是多个随机噪声，也可能观测到它们之间的相关性随时间变化。而且，呼吸、心跳等生理性噪声、头动或其他能够引起 fMRI 信号变化的因素都有可能在某些特定长度时间窗下得到时间序列相关性的动态变化。因此，对于动态功能连接分析，需特别注意数据预处理过程中噪声的去除、时间滤波等步骤对分析结果的影响。这一问题在疾病相关的研究中会一定程度地减轻，因为某些噪声（如仪器采样噪声）对两组人群通常是相似的，它们所带来的时间序列相关性的动态变化也是相似的，因此，两组间的统计比较可以在一定程度上降低这一类噪声带来的影响。

（三）效应连接分析

效应连接（effective connectivity）是指一个神经活动单元直接或间接地对另一神经活动单元的影响。它既描述了脑区之间功能连接关系的强弱，同时也能描述脑区之间信息流的传递方向。fMRI 数据分析中常用的效应连接分析方法有：结构方程模型（structural equation modeling，SEM），心理－生理交互（psychophysiological interaction，PPI）模型，格兰杰因果分析（Granger causality analysis，GCA），动态因果模型（dynamic causal modeling，DCM）等。

1. 结构方程模型 SEM是一般线性模型的扩展，通过建立多个脑区时间序列的协方差矩阵来提取脑区之间的神经交互信息。结构方程模型需要根据先验知识预先定义一个模型，即定义脑区间的因果关系。例如，假定三个脑区的时间序列分别为X、Y、Z，假定它们之间的效应连接关系如图1-6-38所示。

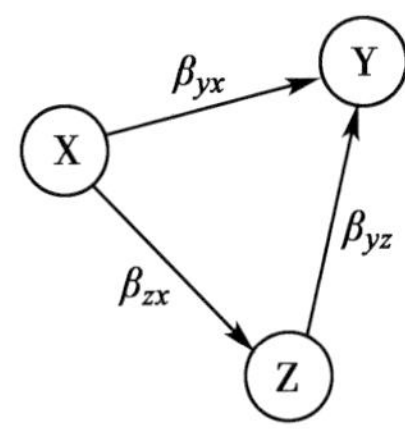

图1-6-38 结构方程模型网络连接示意图

其对应的数学模型表示如式1-6-22所示：

$$X=\varphi_x$$
$$Y=\beta_{yx}X+\beta_{yz}Z+\varphi_y \qquad 式1\text{-}6\text{-}22$$
$$Z=\beta_{zx}X+\varphi_z$$

写成矩阵形式即为式1-6-23：

$$\begin{bmatrix} X \\ Y \\ Z \end{bmatrix} = \begin{bmatrix} 0 & 0 & 0 \\ \beta_{yx} & 0 & \beta_{yz} \\ \beta_{zx} & 0 & 0 \end{bmatrix} \begin{bmatrix} X \\ Y \\ Z \end{bmatrix} + \begin{bmatrix} \varphi_x \\ \varphi_y \\ \varphi_z \end{bmatrix}$$

式1-6-23

其中，β_{ij}表示脑区j到脑区i的效应连接值，φ_i为脑区i所对应结构方程模型的残差。利用极大似然估计法对上述模型中的未知参数β_{ij}进行估计，即可得到事先假定的脑区之间的效应连接强度值，并可利用残差计算模型拟合度，在个体水平度量参数估计的可靠性和统计显著性。对于组水平统计分析，可以针对每条连接对所有个体的β_{ij}值进行组水平统计（例如，单样本或双样本t检验）。

SEM既可以用于任务态数据也可用于静息态数据的分析。但这种方法是建立在协方差基础上的，它忽略了时间序列在时间上先后排列的顺序信息，即：如果将所有脑区的时间序列不同时间点的值以同样方式调换顺序后，其分析结果保持不变。此外，当脑区个数过多或连接过于复杂时，对参数的有效估计会出现困难，该方法则不适用。

2. 心理－生理交互模型 PPI模型由Friston等人于1997年提出，用来表示在不同任务状态下脑区之间的连接调制关系，即脑区之间的连接关系是否会随着某一特定实验条件的变化而发生改变。理论上，PPI方法可以用于分析任意两个脑区之间的效应连接，但最常见的是基于种子区的方法，即考察从事先选定的种子区到全脑其他所有体素的效应连接关系。假定全脑任一体素的时间序列为Y，种子区的时间序列为X_{Phy}（即生理项），感兴趣的实验条件为X_{Psy}（即心理项，通常为二值向量，每个时间点取值为1或-1），其他不感兴趣的干扰因素记为G（如头动参数等），则PPI的模型表达式如式1-6-24：

$$Y=\beta_1(X_{Psy}\times X_{Phy})+\beta_2X_{Psy}+\beta_3X_{Phy}+\beta_4G+\varepsilon$$

式1-6-24

其中，$X_{Psy}\times X_{Phy}$即为心理项和生理项的内积，即心理生理交互项。若模型估计出的β_1显著不为零，则说明种子区到该体素的效应连接（$X_{Phy}\rightarrow Y$）会受到该实验条件（X_{Psy}）的调节。

一般情况下，PPI的分析步骤如下：

（1）对任务态fMRI数据执行标准的一般线性模型（GLM）分析，提取某个任务激活脑区作为种子区（根据具体情况，也可利用解剖信息定义种子区）。

（2）生成生理项、心理项及心理生理交互项所对应的时间序列，即：X_{Phy}、X_{Psy}、$X_{Psy}\times X_{Phy}$。

（3）把心理生理交互项、心理项、生理项及不感兴趣的干扰因素等各项所对应的时间序列代入上述模型即可估计各项的回归系数（β_1，β_2，β_3，β_4）。我们所关心的是交互项的系数β_1。

（4）针对每个个体被试，对全脑所有体素重复上述分析，即可得到种子区到全脑每个体素的PPI连接值，从而得到每个被试关于该种子区的全脑PPI连接图（即β_1图）。

（5）再对所有被试的PPI连接图进行组水平统计分析，进而得到组水平的PPI连接统计参数图，再进行多重比较校正，确定统计阈值，最终得到与种子区有显著PPI连接的脑区，即种子区到这些脑区的连接会受到感兴趣实验条件的调节；

根据需要，也可以进行组间比较（例如，患者组与对照组），得到受感兴趣实验条件调节有显著性组间差异的连接脑区。

上述心理生理交互模型还可进一步扩展为生理－生理交互模型，即：将上述模型中的心理项替换为第二个种子区的时间序列，并产生新的生理－生理交互项（两个种子区的时间序列的内积）。生理－生理交互模型反应的是其中某个种子区到全脑任一体素的连接受到另一个种子区神经活动的调节。依据同样道理，还可进一步扩展为更加复杂的交互模型，如两个种子区和一个实验条件的交互模型，即“生理－生理－心理”三因素交互模型，但这种交互作用解释起来比较复杂，目前的应用还较少。

3. 格兰杰因果分析模型 GCA是一种多元自回归模型，通过时间先后性来推断两个脑区神经活动的因果关系，进而确定连接的方向。在格兰杰因果关系中，若脑区X过去时间点的神经活动对脑区Y当前时间点的神经活动有预测作用，则认为脑区X的神经活动为因，脑区Y的神经活动为果，即效应连接方向为X→Y。格兰杰因果模型即可用于多脑区间的效应连接分析也可用于基于种子区的全脑效应连接分析。其具体实现形式又分为基于残差的GCA和基于系数的GCA，下面对这两种形式的分析步骤分别进行介绍。

基于系数的GCA分析步骤：

（1）根据所要研究的科学问题选取多个脑区，针对每个脑区，将脑区内所有体素的时间序列进行平均，进而得到每个脑区的平均时间序列。

（2）利用式1-6-25计算多个脑区两两之间的GCA效应连接值：

$$Y_j(t)=\sum_{i=1}^{n}\sum_{k=1}^{p}A_{ij}^{k}Y_i(t-k)+BZ(t)+\varepsilon_j(t),(j=1,2,\cdots,n)$$ 式1-6-25

其中，Y_j和Y_i分别代表n个感兴趣脑区中的第j个脑区和第i个脑区的时间序列，t代表当前时间点，p为延迟时间（即多元自回归模型的阶数），$t-k$代表以当前时间点t为参照的过去第k个时间点，Z为不感兴趣的协变量（如头动参数等），ε_j代表第j个脑区所对应模型的拟合残差，A_{ij}^{k}代表延迟为k个时间点时第i个脑区到第j个脑区的GCA效应连接值。若A_{ij}^{k}显著不为零，则说明过去第k个时间点第i个脑区的fMRI信号对第j个脑区当前时间点的fMRI信号有预测作用。通常情况下，fMRI数据的采样时间为2~3秒，一阶自回归模型（P=1）最为常见，即只考察延迟为1个时间点时脑区之间的GCA效应连接。随着成像技术的发展，采用亚秒级采样率的研究也开始出现，因此，更高阶的GCA模型也将随之得到更多的应用。

当只考虑两个感兴趣脑区时，上述模型可以很方便地用于基于种子区的全脑效应连接分析（即：从种子区到全脑所有体素的效应连接分析，或从全脑任一体素到种子区的效应连接分析）（式1-6-26）：

$$Y_1(t)=\sum_{k=1}^{p}A_{11}^{k}Y_1(t-k)+\sum_{k=1}^{p}A_{21}^{k}Y_2(t-k)+BZ(t)+\varepsilon_1(t)$$ 式1-6-26

其中，Y_1为全脑任一体素的时间序列，Y_2为种子区的平均时间序列，A_{21}^{k}即为延迟为k个时间点时从种子区到全脑任一体素的GCA效应连接。同理，若令Y_1为种子区的时间序列，Y_2为全脑任一体素的平均时间序列，即可得到从全脑任一体素到种子区的GCA效应连接。

基于残差的GCA更多用于基于种子区的效应连接分析。假定X为事先选定的种子区平均时间序列，Y为全脑任一体素的时间序列，则从种子区到全脑任一体素的GCA效应连接计算公式为式1-6-27：

$$\begin{gathered}Y(t)=\sum_{i=1}^{p}B_iY(t-i)+CZ(t)+\varepsilon(t),\text{and }Var(\varepsilon)=R_1\\Y(t)=\sum_{i=1}^{p}A_iX(t-i)+\sum_{i=1}^{p}B_i'Y(t-i)+C'Z(t)+\mu(t),\text{and }Var(\mu)=R_2\\F_{x\to y}=\ln\frac{R_1}{R_2}\end{gathered}$$ 式1-6-27

$F_{x\to y}$ 即为从种子区 X 到任一体素 Y 的 GCA 效应连接。同理，若将 X 和 Y 调换位置，即：Y 为事先选定的种子区平均时间序列，X 为全脑任一体素的时间序列，则上述公式即为从全脑任一体素到种子区的 GCA 效应连接计算方法。

由于 GCA 分析对效应连接的方向性推断是基于时间先后性，因此，它比 SEM 所建立的效应连接方向具有更强的物理基础，能够更加直接地反映不同脑区神经活动之间的时间因果链。但同时也应注意其固有的局限性。首先，fMRI 信号是对神经活动的间接测量，实际反映的是血流动力学响应。而不同脑区的血流动力学响应可能是不同的，因此，不同脑区 fMRI 信号的时间先后性未必能够真实反映这些脑区所对应的神经活动的时间先后性。为避免这一局限，有人提出改进的 GCA，其核心思想在于：利用事先假定的血流动力学响应函数（HRF）对每个脑区的 fMRI 时间序列进行反卷积，从而估计出每个脑区的神经活动信号，再将这些估计的神经活动信号代入上述 GCA 计算公式中，以期获得建立在神经活动基础上（而非血流动力学信号基础上）的 GCA 效应连接。显然这一方法所得结果的有效性取决于所假定的 HRF 函数是否符合真实情况。此外，一些预处理步骤（如时间滤波）也会对信号时间先后性的推断带来显著的影响，因此，在应用中应特别注意这些预处理步骤的使用及其参数的设置。

4. 动态因果模型 DCM 由 Friston 等人于 2003 年提出，是建立在确定性状态方程模型基础上的一种效应连接分析方法。DCM 将多个脑区的神经活动描述为一个具有因果关系的动态系统：它将大脑看成一个具有“输入 – 状态 – 输出”的网络系统，通过外界输入的刺激对该系统进行扰动，进而通过每个脑区的自连接以及脑区间的相互连接来产生网络内每个脑区的神经活动。不同脑区神经活动之间的因果性由模型所假定的效应连接方向来定义。

DCM 模型由神经活动状态方程和血流动力学状态方程组成。神经活动状态方程使用双线性微分方程组表示，描述不同脑区神经活动之间的效应连接关系，如式 1–6–28 所示：

$$\dot{z} = Az + \sum_{j=1}^{m} u_j B^j z + Cu \qquad \text{式 1–6–28}$$

其中，$z=[z_1, z_2, \cdots, z_n]^T$ 为状态变量，表示 n 个脑区的神经活动信号，是不可直接观测的；$\dot{z}$ 表示 z 对时间 t 的导数，即神经活动在单位时间内的变化；$u=[u_1, u_2, \cdots, u_m]^T$ 表示外界输入的 m 个刺激；A 矩阵代表脑区之间的固有连接（intrinsic connectivity），表示实验过程中脑区之间的平均连接强度；B^j 代表第 j 个刺激对脑区间连接的调控作用；C 矩阵表示外界输入的刺激对神经活动的直接影响。A、B、C 均是常数矩阵。以三个脑区为例（即 $n=3$），假定有两个刺激输入 u_1 和 u_2，u_1 直接作用于第一个脑区，u_2 对脑区 2 到脑区 3 之间的连接以及脑区 3 到脑区 1 之间的连接起调控作用（图 1–6–39）。

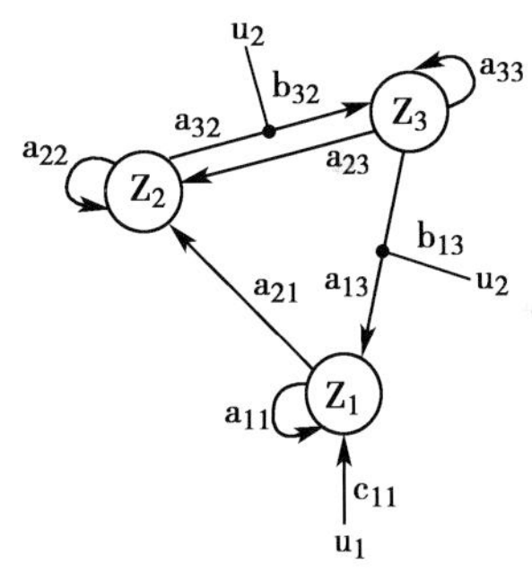

图 1–6–39 动态因果模型脑网络连接示意图

则式 1–6–28 可以写成式 1–6–29：

$$\begin{bmatrix} \dot{z}_1 \\ \dot{z}_2 \\ \dot{z}_3 \end{bmatrix} = \begin{bmatrix} a_{11} & 0 & a_{13} \\ a_{21} & a_{22} & a_{23} \\ 0 & a_{32} & a_{33} \end{bmatrix} \begin{bmatrix} z_1 \\ z_2 \\ z_3 \end{bmatrix} + u_2 \begin{bmatrix} 0 & 0 & b_{13} \\ 0 & 0 & 0 \\ 0 & b_{32} & 0 \end{bmatrix} \begin{bmatrix} z_1 \\ z_2 \\ z_3 \end{bmatrix} + \begin{bmatrix} c_{11} & 0 \\ 0 & 0 \\ 0 & 0 \end{bmatrix} \begin{bmatrix} u_1 \\ u_2 \end{bmatrix} \qquad \text{式 1–6–29}$$

需要注意的是，DCM 对效应连接的刻画描述的是一个脑区的神经活动对另一个脑区神经活动变化（数学上表示为神经活动的导数）的影响，因此，DCM 更强调神经活动的“动态性”，其效应连接值的单位为 s^{-1}，即频率（Hz），连接强度越强，表示一个脑区的神经活动所引起的另一个脑区的神经活动的变化越快。

上述效应连接模型是建立在神经活动的基础上的，而神经活动并不能被直接观测到。被直接观测到的 fMRI 信号反映的是神经活动所引起的血流动力学变化。因此，DCM 又引入血流动力学状态方程，用以描述神经活动和血流动力学变化（即

fMRI 信号）之间的关系。DCM 采用 Balloon 模型，通过血管舒张信号、血流量、脱氧血红蛋白含量等参数来刻画 fMRI 信号的生成。

将上述神经状态方程和血流动力学状态方程相结合，在贝叶斯理论框架下对模型中的参数进行估计，最终得到效应连接系数矩阵 A、B 和 C。

由此可见，使用 DCM 进行效应连接分析，需要事先假定脑区之间的连接关系以及外界刺激输入如何对该网络系统进行调控，基于该假定的模型结构对其中的未知参数（包括连接系数矩阵）进行估计，再通过个体水平或组水平统计确定每个连接系数的显著性，进而最终确定脑区间效应连接的具体情况。但这一分析过程存在两个问题：第一，在实际研究中，哪些脑区之间存在连接以及连接的方向可能是未知的，很难事先假定其连接模型的结构；第二，模型未知参数的估计结果往往与事先假定的模型结构有关，一旦模型结构发生变化，估计得到的连接系数也可能发生变化。为此，Friston 等人又进一步提出将 DCM 和贝叶斯模型选择（Bayesian model selection）相结合，来进行脑区间的效应连接分析，其具体思路为：首先设计出所有可能的 DCM 模型结构，并对所有的 DCM 模型进行估计；再通过贝叶斯模型对所有的模型进行评估，选择最优的模型及其所对应的参数估计结果作为最终得到的脑区间效应连接结果。其中的模型评估采用贝叶斯准则，综合考虑模型对观测数据的拟合度和模型的复杂度两个方面，拟合度高且复杂度低的模型为最优模型。

相比于其他 fMRI 数据效应连接分析方法，DCM 的最大优势在于对脑区间效应连接的刻画直接建立在神经活动的基础上，因此更符合实际情况。而且，DCM 对神经活动与 fMRI 信号之间关系的刻画也考虑了不同脑区甚至不同刺激条件下的血流动力学响应函数可能不同的情况。但由于 DCM 模型复杂，模型参数估计的计算复杂度也相对较高，因此，在实际应用中也存在一定的局限性。例如，DCM 很难处理大尺度网络（网络内脑区个数过多或连接过多）的情况，难以用于全脑网络分析；一般情况下，DCM 只能处理脑区个数不超过 8 个的网络。而且，经典 DCM 属于确定性状态方程模型，必须有外界刺激输入的扰动，整个系统才能处于运行状态（即：每个脑区的神经活动才能发生变化），因此，仅适用于任务态 fMRI 数据的分析。但 DCM 作为一种效应连接分析的理论框架，自出现以来一直有研究者对其经典模型不断进行改进和完善。例如，多状态变量的 DCM、用于静息态数据的 DCM，基于随机性状态方程的 DCM 等。而且，这一方法还进一步扩展到了脑电和脑磁数据的分析中。

六、脑网络分析方法

（一）脑复杂网络简介

人脑是一个庞大、复杂的系统，据估算，一个健康成年人的大脑中神经细胞数量约为 10^{11} 个，其相互之间联系的突触数量则高达 10^{15} 个，形成了一个高度复杂的系统。该系统具有精细的解剖结构和复杂的功能连接，在结构上紧密连接，在功能上既相互独立又相互影响。

通过构建脑复杂网络，可以帮助我们更好地理解组成大脑的信息处理单元以及他们之间的相互作用，不再将大脑视为大量离散的解剖单元的集合体，而是由彼此纵横交叉相互连接的神经细胞构成的复杂统一体，从而更加全面细致地了解大脑内部极为繁杂的结构组织模式和功能动态模式，从更深层次来理解大脑的信息处理和认知加工机制。

美国著名复杂脑网络分析专家 Sporns 教授在 *Networks of the Brain* 一书中谈到了网络分析可能解决的若干大脑机制问题：①通过对人脑结构网络的构建和分析来揭示大脑结构的构筑原理；②可以在人脑网络的背景下研究单个组成单元的活动；③感觉通道内部以及不同感觉通道之间信息整合的网络，可以用来揭示大脑的分布式网络加工机制；④神经纤维和通路的内在网络结构可以用来研究大脑静息态的动态活动模式；⑤有感觉输入或者任务态下的特定大脑活动模式可以用来研究人脑网络的动态扰动效应；⑥在人脑网络背景下研究人脑结构损伤可以解释其造成的功能损伤后果以及可能的恢复和代偿反应；⑦个体间大脑网络的差异可以用来研究个体间的行为与认知差异；⑧随着个体发育而逐步发展的人脑网络可以用来解释个体认知能力的发展；⑨大脑 - 身体 - 环境的交互对人脑网络的形成与发展有深远的影响。因此，从网络的角度来研究人脑的功能是极为必要的。

（二）脑复杂网络的构建方法

2005 年，Sporns 教授指出对人脑连接组的研究可以从 3 个空间尺度上进行，即：微观尺度、介观尺度和宏观尺度，分别代表神经元、神经元集群和脑区这三个尺度水平。但鉴于现有的成像技术手段，目前的研究主要集中在宏观和介观尺度水平上，通过结构磁共振成像、弥散磁共振成像等成像技术来构建大脑结构网络，采用脑电图（electroencephalogram，EEG）、脑磁图（magnetoencephalography，MEG）和fMRI等技术构建大脑功能网络，然后结合基于图论的复杂网络分析方法，揭示其拓扑原理，进而理解大脑的工作机制。

图论是目前复杂网络分析领域最主要的数学工具，是应用数学的一个分支。图论是将网络描述为由一组相互连接的点组成的图形。利用图论方法可以分析脑网络组织架构的内在特性，其网络组织架构特性决定了网络内信息传递的方式和效率，进一步决定了大脑的结构和功能属性。因此，复杂网络分析方法为全面理解大脑的结构和功能开创了新的思路。

图的基本元素为节点和边，其定义根据成像技术和描述信息的不同而不同。其常见的定义如表1-6-3所示：

表1-6-3 不同脑网络节点和边的定义

成像方式	网络节点定义	网络连接（边）定义
结构磁共振成像	利用先验图谱划分脑区或利用图像的体素来定义网络节点	利用不同网络节点的某形态学指标［如灰（白）质体积、皮层厚度等］之间的统计依赖关系来定义节点之间是否存在边及边的强度
弥散磁共振成像	同结构磁共振成像	通过确定性或概率性纤维跟踪技术确定网络节点之间是否存在解剖连接
功能磁共振成像	同结构磁共振成像	利用皮尔森相关、偏相关、同步似然性等方法度量不同网络节点的神经活动信号之间的统计依赖关系，进而确定节点之间是否存在功能连接及连接的强度
脑电/脑磁图	以记录电极（通道）来定义网络节点	同功能磁共振成像

数学上可以用一个方阵（行数和列数相等的矩阵，记为A）来表示一个网络。矩阵中的行或列对应网络中的节点，其行数及列数即为网络中的节点数。矩阵中的元素对应网络中的边。例如，矩阵第i行第j列的元素（记为A_{ij}）代表节点i到节点j的连接。

根据节点之间的边是否有方向可以将网络分为有向网络和无向网络：①无向图（即无向网络）指节点之间的边没有方向，则其对应的矩阵为对称矩阵：$A_{ij}=A_{ji}$；②有向图（即有向网络）指节点之间的边具有方向性，则其对应的矩阵为非对称矩阵：$A_{ij}\neq A_{ji}$。

根据边的取值为二值（0或1）还是连续值，还可以将网络分为二值网络和加权网络：①二值网络指对节点之间仅定义有或无连接，而不定义连接的强度。节点之间有边或无边，其对应的矩阵元素取值为1或0；②加权网络指节点之间的连接有强弱之分，其对应矩阵元素的取值为连接强度。若设定一定的阈值，当连接强度大于或等于该阈值时，保留该边，当连接强度小于该阈值时，删除该边，则可将加权网络转换为二值网络。

（三）脑复杂网络的拓扑属性分析方法

人脑网络的拓扑属性反映了网络的架构特点，拓扑属性的不同决定了网络的结构稳定性、信息传递效率等方面的不同。网络拓扑属性可以用诸多指标来描述，下面以无向图为例，对常见的几种网络拓扑属性指标进行简要介绍：

首先假定网络中节点个数为N，i和j为节点的标号。

1. 度（degree） 用来度量网络中节点间连接的密集程度。节点i的度k_i定义为与节点i直接相连的边的个数（也即节点的个数），与节点i直接相连的节点称为节点i的邻居。网络的平均度定义为网络所有节点的度的均值（式1-6-30）：

$$\bar{k}=\frac{1}{N}\sum_{i=1}^{N}k_i \qquad \text{式 1-6-30}$$

2. 聚类系数（clustering coefficient） 用来度量网络中节点的聚集程度。节点i的聚类系数C_i定义为节点i的邻居间实际存在的边数除以邻居间最大可能存在的边数（式1-6-31）：

$$C_i=\frac{E_i}{k_i(k_i-1)/2} \qquad \text{式 1-6-31}$$

其中，E_i为节点i的邻居节点之间实际存在的边数。

网络的平均聚类系数为所有节点的聚类系数的均值：

$$\bar{C}=\frac{1}{N}\sum_{i=1}^{N}C_i$$

3. 最短路径长度（shortest path length） 用来度量节点之间信息传递的效率，最短路径长度越短，信息传递效率则越高。节点 i 和 j 之间的最短路径长度 d_{ij} 定义为从节点 i 到节点 j 所需通过的最少的边数。网络的特征路径长度（characteristic path length）定义为网络中任意两节点的最短路径长度的平均（式 1-6-32）：

$$L=\frac{1}{N(N-1)/2}\sum_{i=1}^{N-1}\sum_{j=i+1}^{N}d_{ij} \quad \text{式 1-6-32}$$

上述的度、聚类系数和最短路径长度的基本概念可以用图 1-6-40 的具体实例来说明。

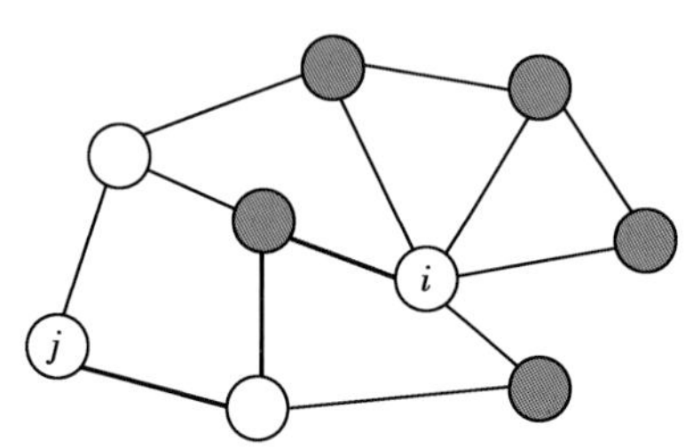

图 1-6-40 图论示例

图中圆圈为节点，连接节点的线为边，节点和边构成图；灰色节点为节点 i 的邻居节点，节点 i 的度为 5（即为邻居节点的个数）；节点 i 和节点 j 的最短路径长度为 3（加粗的边为 i 和 j 之间的其中一条最短路径）

4. 全局效率（global efficiency）和局部效率（local efficiency） 与最短路径长度类似，也是用来度量节点之间信息传递的效率。但最短路径长度在某些特殊情况下的应用具有局限性，如：若网络中两节点 i 和 j 之间互不连通，会导致这两个节点间的最短路径长度无穷大，从而为计算网络特征路径长度带来困难，进而提出了全局效率和局部效率指标。全局效率定义为网络中任意两节点的最短路径长度的倒数的平均（式 1-6-33）：

$$E_{global}=\frac{1}{N(N-1)/2}\sum_{i=1}^{N-1}\sum_{j=i+1}^{N}\frac{1}{d_{ij}}$$

式 1-6-33

网络节点 i 的局部效率定义为节点 i 的邻居所构成子图 G_i 的全局效率（式 1-6-34）：

$$E_{local}(i)=E_{global}(G_i) \quad \text{式 1-6-34}$$

5. 紧密中心性（closeness centrality） 是用来度量节点在网络中所处地位的重要性。节点 i 的紧密中心性定义为从节点 i 到所有其他节点的平均最短路径长度的倒数（式 1-6-35）：

$$C_C(i)=\frac{1}{\sum_{j\neq i}d_{ij}/(N-1)} \quad \text{式 1-6-35}$$

6. 介数中心性（betweenness centrality） 是用来度量节点在网络中所处地位的重要性的另一个指标。节点 i 的介数中心性定义为网络中通过该节点的最短路径的条数占网络中所有最短路径条数的比例（式 1-6-36）：

$$C_B(i)=\frac{1}{(N-1)(N-2)/2}\sum_{j\neq k\neq i}\frac{\sigma_{jk}(i)}{\sigma_{jk}}$$

式 1-6-36

其中，i、j、k 分别为三个不同的节点，σ_{jk} 为节点 j 和 k 之间的所有最短路径的条数，$\sigma_{jk}(i)$ 为节点 j 和 k 之间的通过节点 i 的最短路径的条数。

7. 小世界属性（small-worldness） 小世界网络同时具有较高的聚类系数和较短的特征路径长度，被认为在功能分化和功能整合之间具有最佳的平衡。与随机网络相比，小世界网络具有更高的聚类系数和相似的特征路径长度，即式 1-6-37：

$$\gamma=C_{nst}/C_{randorn}\gg 1,\lambda=L_{nst}/L_{randorn}\approx 1$$

式 1-6-37

其中下标 net 为真实网络，下标 random 为随机网络。

进一步可定义 σ=γ/λ，若 σ 大于 1，则认为网络具有小世界属性。σ 值越大，小世界属性越强。1998 年，Watts 和 Strogatz 提出人脑网络存在小世界属性。

8. 无标度（scale-free）网络 其网络节点的度分布服从幂律分布，即：$P(k)\sim k^{-\alpha}$，其中，k 为节点的度，$P(k)$ 表示度为 k 的概率。该分布的形状在双对数坐标下通常近似一条直线（图 1-6-41）。

无标度网络的特点是网络中存在少数一些拥有众多连接的核心节点（hub），而大部分节点则只有少数连接。当无标度网络受到随机性攻击时，由于核心节点受到攻击的概率很小，而非核心节点受到攻击时，不会影响网络的连通性和完整性，因此无标度网络通常具有较强的鲁棒性。

上述各种网络拓扑属性指标既相互区别，又相互联系。例如，最短路径长度与全局或局部效

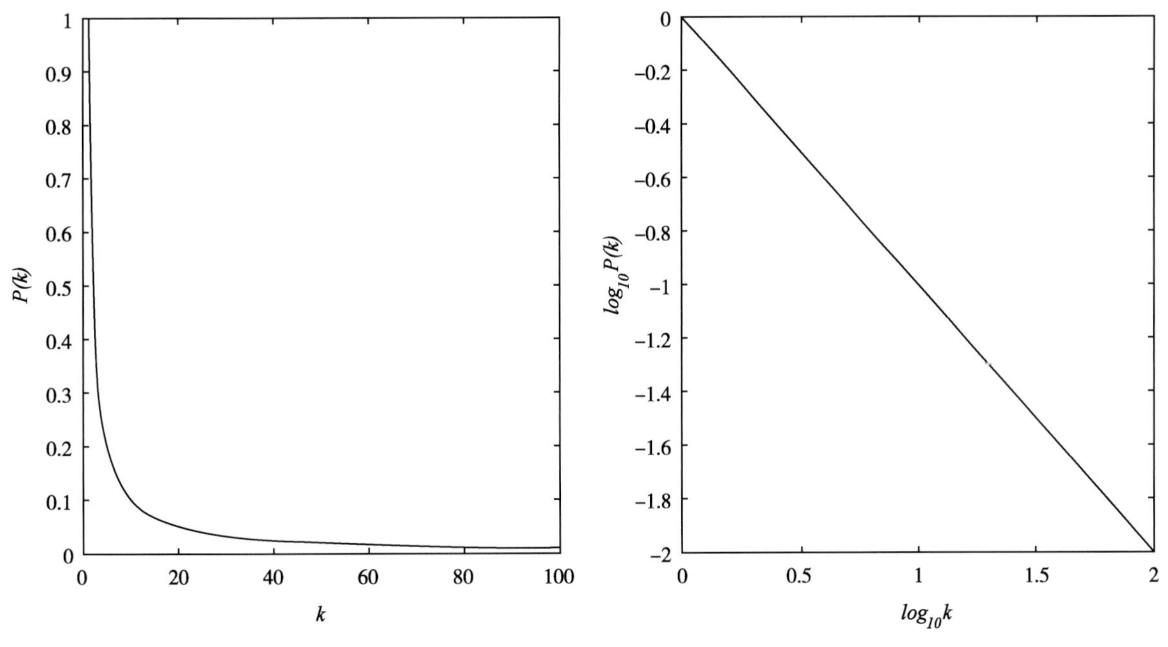

图 1-6-41 幂律分布

率成负相关，最短路径长度越短，全局或局部效率越高；聚类系数与局部效率成正相关，聚类系数越大，局部效率越高，其网络防御攻击的能力也越强；网络的聚类系数越大，特征路径长度越短，则小世界属性越强。

（四）脑复杂网络分析应用举例

目前已有许多解剖和生理学研究揭示了人脑网络的一些基本特征：局部脑网络连接，通常位于距离几百微米的神经元之间，且距离近的神经元多具有类似的响应特性；而在较长距离上延伸的神经连接，则沟通位于不同皮层区域的神经元之间的信息。脑网络连接在局部神经元集群的特定功能中起着重要作用，还可将不同信息来源进行整合，进而决定行为及认知状态。近年来研究者们基于不同的成像方式，尝试构建正常人与脑疾病患者的脑复杂网络并分析其拓扑属性，取得了很多重要发现，举例如下。

1. 基于结构磁共振成像技术构建的复杂脑网络　2004 年，Sporns 等人研究了猴子和猫的大脑皮层的结构网络拓扑属性，证实了这几种网络都具有“小世界”属性。2007 年，贺永等人利用正常人的结构像数据，通过分析大脑皮层 54 个脑区皮层厚度间的相关性，构建了人脑结构网络，并验证了该网络具有“小世界”属性。随后在 2008 年，他们分析比较了阿尔茨海默病患者与正常被试基于皮层厚度相关性度量的脑结构网络，发现患者脑网络的聚类系数和特征路径长度都显著增大，“小世界”属性减弱，表明该类患者的脑网络拓扑结构遭到了破坏。

2. 基于弥散磁共振成像技术构建的复杂脑网络　弥散磁共振成像数据可检测神经连接的白质纤维束，利用纤维的连接数目、密度、强度、概率等可以定义大脑的解剖（白质纤维）连接网络，进而实现无创地重建个体人脑的白质纤维网络。但现有的纤维束追踪方法仍然存在一定的局限性，尤其是当纤维出现交叉时，纤维跟踪容易出现错误，导致连接丢失或出现伪连接。尽管如此，前人已经试图利用该技术构建复杂脑解剖网络并对其拓扑属性进行分析，得到了很多有意义的结果。

例如，2007 年，Hagmann 等利用 2 名正常被试的弥散磁共振成像数据，构建了基于个体的大脑解剖网络，并验证了该网络具有“小世界”属性；此外，也有研究探索基于弥散磁共振成像数据所构建的复杂脑网络的核心脑区（hubs）、模块化结构分区等网络拓扑属性与性别、年龄及智商等因素的关系。一些疾病相关的研究发现精神分裂症患者基于弥散磁共振数据构建的复杂脑网络的“小世界”属性较正常被试明显降低，癫痫患者脑网络出现随机化倾向。

3. 基于功能磁共振成像技术构建的复杂脑网络　2005 年，Salvador 等人构建了正常被试静息态

fMRI大脑功能网络，采用AAL图谱定义网络节点，脑区时间序列的偏相关系数定义网络连接，进一步分析脑功能网络拓扑属性，发现其具有“小世界”属性、较高的信息传递效率、优化的连接结构以及较高的拓扑稳定性。也有研究者研究年龄增长对网络模块性的影响，不同频段大脑功能网络拓扑属性的差异等。

大量基于静息态和任务态fMRI的研究，对失连接相关神经疾病脑网络拓扑属性的异常进行了探讨。例如，2008年，刘勇等人采用静息态fMRI研究精神分裂症患者的脑功能网络，发现其聚类系数降低，特征路径长度变长，“小世界”属性显著降低，表明精神分裂症患者的脑功能网络拓扑结构恶化，信息交换出现紊乱。而且，该研究还发现脑功能网络的拓扑属性和临床指标之间是显著相关的，患者患病时间越长，信息的传递效率越低，这为进一步理解疾病的发病机制及早期诊断提供了新的线索。

4. 基于脑电图和脑磁图技术构建的复杂脑网络 2004年，Stam采用脑磁图构建了健康被试静息状态下不同频段内的大脑无向功能网络，发现低频（<8Hz）和高频波段（>30Hz）的脑网络都具有“小世界”属性，而中间频段（8~30Hz）的脑网络结构则接近于规则网络，不同频段脑网络结构间的差异表明不同频段的大脑活动可能对应着不同的大脑功能和不同的信息处理功能。此外，也有研究者研究受教育程度对脑网络拓扑属性的影响、睡眠的不同阶段下的脑网络拓扑属性的差异以及正常人与精神疾病患者脑网络拓扑属性的不同。

综上所述，磁共振成像和脑电图、脑磁图等无创影像技术使我们能够在大尺度上构建人脑结构和功能网络，而图论等复杂网络分析方法则为研究人脑网络的拓扑属性提供了强有力的工具。复杂脑网络的研究促进了我们对大脑的神经生理机制，信息处理方式以及各种认知功能的工作基础的理解。此外，脑网络分析方法也可以应用于不同类型的神经精神疾病（如阿尔茨海默病、精神分裂症、儿童多动症等）的研究中，通过探索由疾病导致的脑网络拓扑结构的异常变化，在系统水平上为揭示脑疾病的病理生理机制提供新的线索，并在此基础上建立描述疾病的脑网络影像学指标，为患者的早期诊断和个体化精准医疗等提供重要的辅助工具。

七、多变量模式分析技术

（一）多变量模式分析简介

随着信息科学与人工智能的高速发展，机器学习技术开始受到神经影像领域研究者的重视，并在功能影像数据分析中得到越来越多的应用。目前在功能成像领域应用最为广泛和成功的机器学习技术之一是多变量模式分析技术（multivariate pattern analysis，MVPA）。通常情况下，变量即为医学图像中的体素，因此，也有人将该方法称为多体素模式分析（multi-voxel pattern analysis，MVPA）。与传统分析方法相比，多变量模式分析方法在信息检测方面更为敏感。图1-6-42对传统激活分析方法和多变量模式分析方法做一简单比较。

前面介绍的fMRI数据分析中传统的激活分析方法更加注重检测某种实验刺激所诱发的某个脑区整体的激活。因此，在传统的激活分析方法中，数据在预处理过程中需要进行空间平滑，即，将相邻体素的神经活动进行加权平均，以去除噪声，并突出相邻体素神经活动公共的部分。

而MVPA技术则更加注重检测脑区内部多个体素的神经信号所构成的更为精细的空间分布模式，而这种神经活动的空间分布模式可以认为在一定程度上反映了神经编码信息。研究表明，在检测两种不同实验条件下的神经活动差异时，多变量模式分析技术比传统的激活分析方法更为敏感。其原因主要有两点：①当某个脑区在两种实验条件下的激活整体水平相似，但内部神经活动空间分布模式不同时，传统的激活分析方法则无能为力，而只能用MVPA来检测；②传统的激活分析多采用大批量逐体素的分析方法，即对全脑所有的体素逐一进行分析。这就使得对每个体素都需进行一次统计分析，而全脑所有体素的分析则不可避免地面临严重的多重比较校正的问题。而MVPA方法则是同时考虑所有体素，分析其所构成的空间分布模式，不需要进行多次统计分析，因此，避免了多重比较校正问题。

（二）多变量模式分析方法原理及流程

多变量模式分析方法的基本原理及流程示意图如图1-6-43所示：

用于脑影像数据分析的多变量模式分析方法最常见的有分类和回归两种形式。两者的主要区别在于数据样本的属性是离散型还是连续型：当

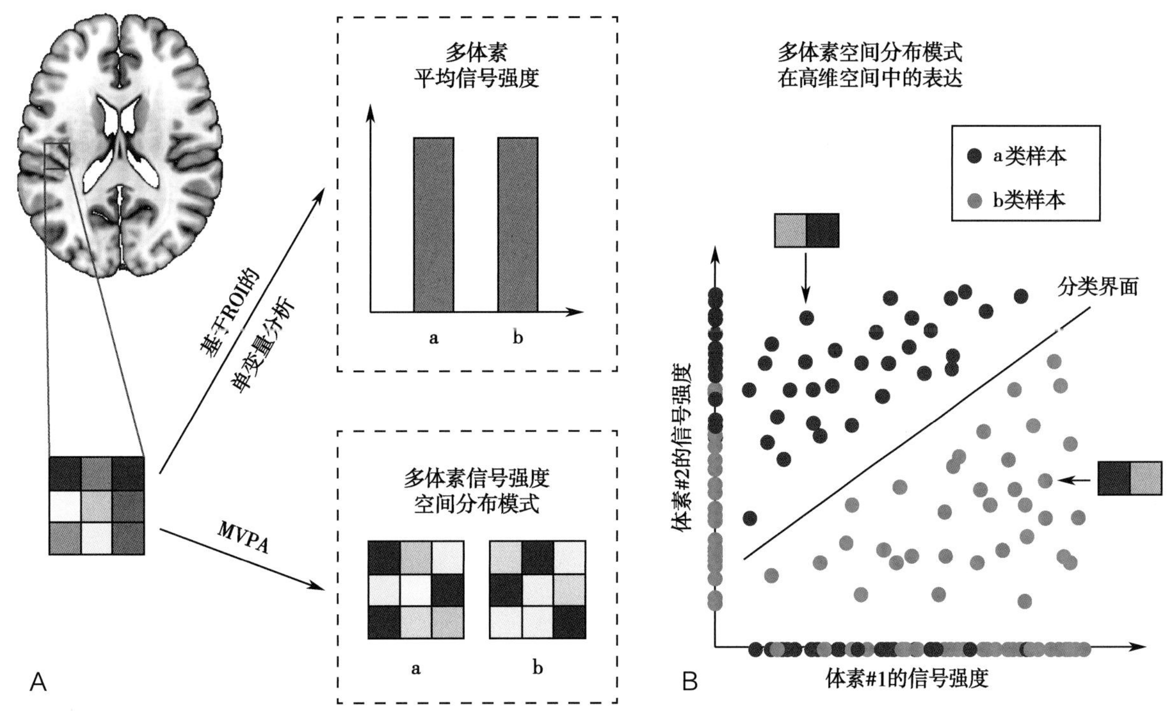

图 1-6-42 单变量激活分析与多变量模式分析方法比较

A. 当两种实验条件下感兴趣内的体素信号强度的空间分布不同但平均信号强度相同时，单变量分析无法检测两种条件脑激活的差别，而 MVPA 则可检测出这种差别；B. MVPA 的基本思想是将多体素的样本点投射到高维空间，在任意维度（即任一体素）两个条件的信号均无明显差别，但在高维空间则可很容易将两个条件的样本点分开

数据样本的属性取值为离散型时（即，所有数据样本可以被归为几类），采用分类形式的 MVPA；而当数据样本的属性取值为连续型时，使用回归形式的 MVPA。下面分别进行介绍。

分类形式的多变量模式分析是通过是否能够成功预测某未知数据样本的类别来判断不同类别的数据是否存在差异。若某分类器模型能够成功预测某未知数据样本的类别（分类正确率显著高于随机分类正确率），则说明不同类别的样本之间是存在差异的。对于二分类问题，随机分类正确率通常为 50%。例如，某 fMRI 实验有听觉刺激和视觉刺激两种实验条件，每种实验条件下均采集了某个脑区的若干 fMRI 数据样本。若某分类器模型能够以 80% 的正确率（并通过统计检验显著高于随机分类正确率）成功预测这些数据样本究竟是在听觉刺激条件还是在视觉刺激条件下获取的，那么，我们就可以做出判断：听觉刺激和视觉刺激在该脑区所诱发的脑神经活动模式（具体体现为该脑区所有体素的 fMRI 信号所构成的空间分布模式）必然不同。换言之，如果听觉刺激和视觉刺激在该脑区所诱发的脑神经活动模式完全相同，则任何分类器都无法正确预测这些数据样本所属的类别。

回归形式的多变量模式分析则是当数据样本的属性取值为连续型时，通过多元回归模型，基于某数据样本的信号空间分布模式来预测其对应属性的具体取值。若能够基于数据样本的信号空间分布模式准确预测其对应属性的具体取值，则可以认为，数据中包含了该属性的编码信息。例如，我们需要知道某脑区的神经活动是否编码了声音信号的频率信息，即：不同频率的声音刺激是否会诱发该脑区产生不同的神经活动模式。我们就可以通过是否能够基于该脑区内体素的 fMRI 信号所构成的空间分布模式来准确预测声音信号的频率，来判断该脑区的神经活动分布模式是否编码了声音的频率信息。预测的准确性可以通过预测误差来确定：若预测误差显著小于随机预测误差，则说明数据中包含属性值（如：声音的频率值）的有用编码信息。

1. 预测模型的训练与测试 不论是分类形式还是回归形式的多变量模式分析，均需要首先得到一个分类模型或者回归预测模型，然后计算该

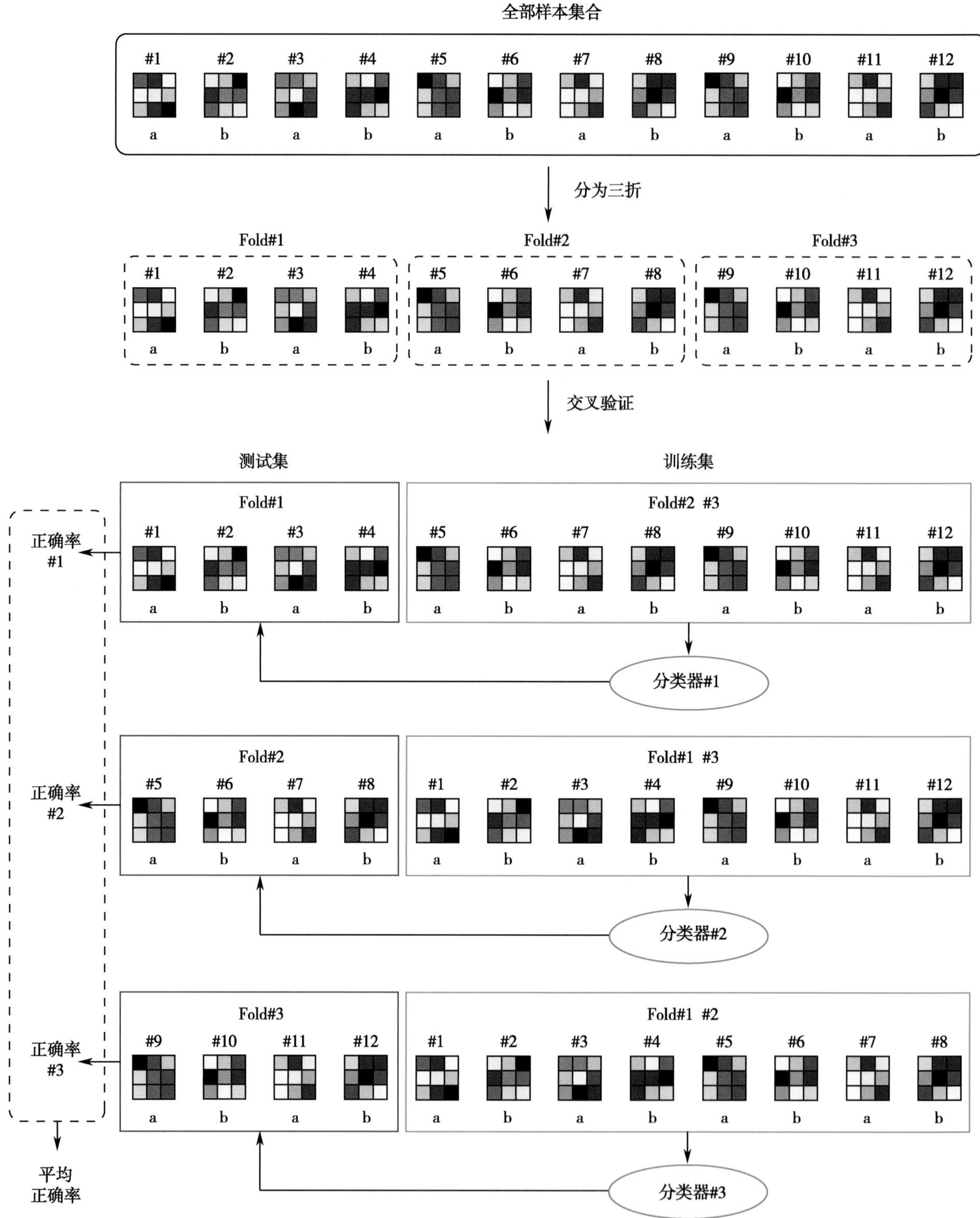

图 1-6-43 多变量模式分析方法的基本原理及流程示意图

模型对样本属性类别或属性取值的预测准确性。那么，如何获得分类模型或回归预测模型呢？以分类形式的 MVPA 为例，首先需要利用一批已知类别的样本（训练样本）来训练分类器模型或回归预测模型，这一过程称为训练过程。在训练过程中，数据样本和其对应的属性值均是已知的，每一个数据样本都可以表示为高维空间中的一个点，空间的维数即为数据样本所包含的特征个数。要训练一个分类器模型，即是要在该高维空间中寻找一个分界面，使其能够将不同类别的样本最为准确地分开，即尽可能使不同类别的样本位于分界面的两边。一旦找到这一分界面，即确定了分类器模型，下一步需要对这一训练好的分类器模型进行测试。测试的目的是为了判断该分类器是否能够准确预测未知数据样本的类别。因此，在测试过程中，我们会提供给分类器若干数据样本，这些样本所对应的真实类别对分类器是不可见的，也就是说，分类器所能够利用的信息只有数据本身，分类器将根据这些数据样本位于分界面的哪一侧来预测这些样本所对应的类别。通过对比分类器预测的类别与样本的真实类别，即可得到分类器的预测正确率。测试过程使用的数据样本称为测试样本。需要特别强调的是：测试样本必须是一组新的样本，即测试样本不能与训练样本有任何重叠。对于回归形式的 MVPA，其训练和测试的基本思路与上述过程是一样的，唯一的差别在于训练过程是为了在高维空间中用一条直线（对线性模型而言）或一条曲线（对非线性模型而言）去拟合所有的训练样本，使其拟合误差达到最小。然后再将测试样本数据代入训练得到的回归模型，即可计算出该测试样本的属性预测值。

2. 交叉验证　交叉验证是指将所有数据样本分成若干份，每次只拿出一份作为测试样本，其余数据作为训练样本，每次均可得到一个分类正确率或预测误差。将这一过程重复很多次，使得每份数据均作过一次测试样本。然后将得到的所有分类正确率或预测误差进行平均，作为最终的分类正确率或预测误差。这种交叉验证的方法称为“留一法”。由于通常情况下影像学实验采集到的数据非常有限，因此为充分利用数据，很多研究都采用“留一法”交叉验证。

3. 预测正确率的统计显著性检验　如何判断分类模型分类正确率是否显著高于随机分类正确率呢？由于分类正确率通常表达为百分数，其取值范围为 0%~100%，不服从正态分布，因此，常见的 t 检验等参数统计检验方法均不太适合。目前常用的统计检验方法为置换检验。其具体过程为：首先随机打乱训练样本的类别，即将每一个训练样本随机分给某个类（原本属于 A 类的训练样本会被随机分配给 A 类或者 B 类，而原本属于 B 类的训练样本也会被随机分配给 A 类或者 B 类），但仍然保证每类内的训练样本数量保持不变。这样，不同类别的训练样本就会被混在一起而被重新分为两组，使得训练样本丧失其真正的类别信息。然后，使用这组已经打乱了类别信息的训练样本再去训练分类器，得到的分类器就不应再包含真实情况下不同类别之间的差异信息。再用该分类器对原来的测试样本进行测试，就会得到一个随机类别情况下的分类正确率（即随机分类正确率）。将上述过程重复多次（如 1 万次），就可以得到 1 万个随机分类正确率，进而构建出随机分类正确率的直方图（即：置换检验中的零分布）。通过该零分布，即可计算出真实的分类正确率所对应的 P 值，从而确定其统计显著性。P 值的计算举例如下：若 1 万次置换检验中有 5 次得到的随机分类正确率大于或等于真实的分类正确率，则 P=5/10 000=0.000 05；若 1 万次置换检验得到的所有随机分类正确率均小于真实分类正确率，则 P<1/10 000=0.000 01。对于回归形式的 MVPA 置换检验的过程类似，首先将训练样本的属性值打乱，然后用已经丢失有用信息的训练样本去训练回归预测模型，再使用该预测模型对原来的测试样本的属性值进行预测，进而得到随机预测误差。重复多次后，可以得到随机预测误差的直方图。再通过检查有多少次随机置换得到的随机预测误差小于或等于真实的预测误差，进而计算出 P 值。

4. “探照灯”（searchlight）MVPA　上述 MVPA 的分析过程是基于感兴趣区的，即需要事先选定所要研究的区域（也可将全脑作为一个感兴趣区）。当希望对某一特定感觉或认知功能相关的神经活动在全脑内进行空间定位时，可以采用“探照灯”MVPA 的方法。所谓“探照灯”MVPA 是针对每一个体素均进行一次 MVPA，每次 MVPA 是基于以该体素为中心，R 为半径的小球所包含的所有体素构成的一个局部区域为感兴趣区，再将得到的分类正确率赋予该中心体素。将这一分析过程对全脑所有体素重复一遍，可得到每个体素（即该体素为中心构成的小球区域）的分类正确率，从而完成对全脑所有局部区域的信息搜索。探照灯区域的半径 R 需要根据实际问题进行选择。半径越大，包含的体素越多，能检测到感兴趣神经活动的概率越大，但空间定位的精度也会越低。由于“探照灯”MVPA 是对每个体素均进行一次分析，因此，在对分类正确率进行统计检验时，需进行多重比较校正。

（三）多变量模式分析应用举例

很多研究已经证实了多变量模式分析在检测神经活动方面比传统方法更为敏感。例如，经典神经科学理论普遍认为初级感觉皮层是单模态脑区，即仅对其对应感觉模态的刺激进行反应（例如初级视觉皮层仅对视觉刺激进行反应），而基于fMRI数据的传统脑激活研究也证实了特定模态的感觉刺激通常仅激活其对应的感觉皮层，而其他初级感觉皮层鲜有激活。然而，利用多变量模式分析方法对不同感觉模态刺激（如视觉、听觉和触觉）条件下初级感觉皮层的fMRI信号的空间分布模式进行分析，研究者发现任一初级感觉皮层能够对非对应的感觉模态刺激产生反应（例如，初级视觉皮层也会对听觉和触觉刺激产生反应），说明初级感觉皮层并不是严格的单模态脑区。利用类似的方法，也有研究者利用fMRI数据，辨识出能够编码疼痛强度信息的神经活动模式，从而可以实现对疼痛感知强度的预测。此外，基于深度学习算法构建的分类器可以根据从6~12个月大婴儿的磁共振图像中提取出的脑表面积信息成功预测婴儿在两岁时患自闭症的风险。这一研究结果不仅说明自闭症儿童的脑结构改变远早于其异常行为的出现，而且为自闭症的早期预测提供了一种可行的方案。还有研究利用脑区灰质体积信息成功区分精神分裂症、抑郁症和双相障碍患者，为精神疾病的客观诊断提供了工具。

（秦 文 梁 猛）

参考文献

1. 梁夏，王金辉，贺永．人脑连接组研究：脑结构网络和脑功能网络．科学通报，2010，55(16)：1565-1583.
2. 何大韧，刘宗华，汪秉宏．复杂网络研究的一些统计物理学方法及其背景．力学进展，2008，38(6)：692-701.
3. 罗祖明，丁新生．缺血性脑血管病学．北京：人民卫生出版社，2011：30-37.
4. 胡裕效，朱虹．[11]C-MET PET 显像在脑胶质瘤中的应用进展．放射性实践，2010，25(11)：1293-1295.
5. 潘中允．实用核医学．北京：人民卫生出版社，2014：88-106.
6. Hui ES，Cheung MM，Qi L，et al.Towards better MR characterization of neural tissues using directional diffusion kurtosis analysis.Neuroimage，2008，42(1)：122-134.
7. Descoteaux M.High angular resolution diffusion imaging (HARDI).Wiley Encyclopedia of Electrical and Electronics Engineering，2015：1-25.
8. Canales-Rodriguez EJ，Iturria-Medina Y，Aleman-Gomez Y，et al.Deconvolution in diffusion spectrum imaging. Neuroimage，2010，50(1)：136-149.
9. Tuch DS.Q-ball imaging.Magn Reson Med.2004，52(6)：1358-1372.
10. Liu S，Buch S，Chen Y，et al.Susceptibility-weighted imaging：current status and future directions.NMR Biomed，2017，30(4).
11. Lanzman B，Heit JJ.Advanced MRI measures of cerebral perfusion and their clinical applications.Top Magn Reson Imaging，2017，26(2)：83-90.
12. Rapalino O，Ratai EM.Multiparametric imaging analysis：magnetic resonance spectroscopy.Magn Reson Imaging Clin N Am，2016，24(4)：671-686.
13. Jung SC，Kang DW，Turan TN.Vessel and vessel wall imaging.Front Neurol Neurosci，2016，40：109-123.
14. Wu B，Warnock G，Zaiss M，et al.An overview of CEST MRI for non-MR physicists.EJNMMI Physics，2016，3：19.
15. McMahon MT，Gilad AA.Cellular and molecular imaging using chemical exchange saturation transfer(CEST).Top Magn Reson Imaging，2016，25(5)：197-204.
16. Izuishi K，Yamamoto Y，Mori H，et al.Molecular mechanisms of [^{18}F]fluorodeoxyglucose accumulation in liver cancer. Oncol Rep，2014，31(2)：701-706.
17. Alexander PK，Lie Y，Jones G，et al.Management impact of imaging brain vesicular monoamine transporter type-2 (VMAT2) in clinically uncertain Parkinsonian syndrome (CUPS)with 18F-AV133 and PET.J Nucl Med，2017，58(11)：1815-1820.
18. Kim E，Howes OD，Kapur S.Molecular imaging as a guide for the treatment of central nervous system disorders.Dialogues Clin Neurosci，2013，15：315-328.
19. Hammers A，Asselin MC，Hinz R，et al.Upregulation of opioid receptor binding following spontaneous epileptic seizures.Brain，2007，130：1009-1016.
20. Khalighi MM，Deller TW，Fan AP，et al.Image-derived input function estimation on a TOF-enabled PET/MR for cerebral blood flow mapping.Cereal Blood Flow Metab，2018，38(1)：126-135.
21. Barthel H，Schroeter ML，Hoffmann KT，et al.PET/MR in dementia and other neurodegenerative diseases.Semin Nucl Med，2015，45(3)：224-233.
22. Choi H，Cheon GJ，Kim HJ，et al.Gray matter correlates of dopaminergic degeneration in Parkinson's disease：A hybrid PET/MR study using(18)F-FP-CIT.Hum Brain Mapp，2016，37(5)：1710-1721.
23. Ding YS，Chen BB，Glielmi C，et al.A pilot study in epilepsy patients using simultaneous PET/MR.Am J Nucl Med Mol Imaging，2014，4(5)：459-470.
24. Boscolo Galazzo I，Mattoli MV，Pizzini FB，et al.Cerebral

metabolism and perfusion in MR-negative individuals with refractory focal epilepsy assessed by simultaneous acquisition of(18)F-FDG PET and arterial spin labeling. Neuroimage Clin, 2016, 11 : 648-657.

25. Fink JR, Muzi M, Peck M, et al. Multimodality Brain Tumor Imaging: MR Imaging, PET, and PET/MR Imaging. J Nucl Med, 2015, 56(10): 1554-1561.

26. Ashburner J, Friston KJ. Voxel-based morphometry-the methods. Neuroimage, 2000, 11(6): 805-821.

27. Ashburner J, Friston KJ. Unified segmentation. Neuroimage, 2005, 26(3): 839-851.

28. Ashburner J. A fast diffeomorphic image registration algorithm. Neuroimage, 2007, 38(1): 95-113.

29. Assaf Y, Basser PJ, Composite hindered and restricted model of diffusion (CHARMED) MR imaging of the human brain. Neuroimage, 2005, 27(1): 48-58.

30. Basser PJ, Pierpaoli C. Microstructural and physiological features of tissues elucidated by quantitative-diffusion-tensor MRI. J Magn Reson B, 1996, 111(3): 209-219.

31. Descoteaux M, Angelino E, Fitzgibbons S, et al. Apparent diffusion coefficients from high angular resolution diffusion imaging: estimation and applications. Magn Reson Med, 2006, 56(2): 395-410.

32. Ding H, Qin W, Liang M, et al. Cross-modal activation of auditory regions during visuo-spatial working memory in early deafness. Brain, 2015, 138(Pt 9): 2750-2765.

33. Friston KJ, Ashburner J, Kiebel S, et al. Statistical parametric mapping: the analysis of functional brain images (Bibliographic Information, 2006).

34. He X, Qin W, Liu Y, et al. Abnormal salience network in normal aging and in amnestic mild cognitive impairment and Alzheimer's disease. Hum Brain Mapp, 2014, 35(7): 3446-3464.

35. Jensen JH, Helpern JA, Ramani A. et al. Diffusional kurtosis imaging: the quantification of non-gaussian water diffusion by means of magnetic resonance imaging. Magn Reson Med, 2005, 53(6): 1432-1440.

36. Jiang A, Tian J, Li R, et al. Alterations of regional spontaneous brain activity and gray matter volume in the blind. Neural Plast, 2015, 2015 : 141950.

37. Jiang J, Zhu W, Shi F, et al., Thick visual cortex in the early blind. J Neurosci, 2009, 29(7): 2205-2211.

38. Le Bihan D. Looking into the functional architecture of the brain with diffusion MRI. Nat Rev Neurosci, 2003, 4(6): 469-480.

39. Li W, Qin W, Liu H, et al. Subregions of the human superior frontal gyrus and their connections. Neuroimage, 2013, 78 : 46-58.

40. Li Y, Liu Y, Li J, et al. Brain anatomical network and intelligence. PLoS Comput Biol, 2009, 5(5): e1000395.

41. Li Y, Liu B, Hou B. et al. Less efficient information transfer in Cys-allele carriers of DISC1 : a brain network study based on diffusion MRI. Cereb Cortex, 2013, 23(7): 1715-1723.

42. Liu B, Fan L, Cui Y, et al. DISC1 Ser704Cys impacts thalamic-prefrontal connectivity. Brain Struct Funct, 2015, 220(1): 91-100.

43. Liu B, Zhang X, Cui Y, et al. Polygenic risk for schizophrenia influences cortical gyrification in 2 independent general populations. Schizophr Bull, 2017, 43(3): 673-680.

44. Liu H, Qin W, Li W, et al. Connectivity-based parcellation of the human frontal pole with diffusion tensor imaging. J Neurosci, 2013, 33(16): 6782-6790.

45. Liu H, Qin W, Qi H, et al. Parcellation of the human orbitofrontal cortex based on gray matter volume covariance. Hum Brain Mapp, 2015, 36(2): 538-548.

46. Liu J, Qin W, Zhang J, et al. Enhanced interhemispheric functional connectivity compensates for anatomical connection damages in subcortical stroke. Stroke, 2015, 46(4): 1045-1051.

47. Liu L, Yuan C, Ding H, et al. Visual deprivation selectively reshapes the intrinsic functional architecture of the anterior insula subregions. Sci Rep, 2017, 7 : 45675.

48. Liu Y, Yu C, Liang M, et al. Whole brain functional connectivity in the early blind. Brain, 2007, 130(Pt 8): 2085-2096.

49. Qin W, Yu CS, Zhang F, et al. Effects of echo time on diffusion quantification of brain white matter at 1.5 T and 3.0 T. Magn Reson Med, 2009, 61(4): 755-760.

50. Qin W, Liu Y, Jiang T, et al. The development of visual areas depends differently on visual experience. PLoS One, 2013, 8(1): e53784.

51. Qin W, Xuan Y, Liu Y, et al. Functional connectivity density in congenitally and late blind subjects. Cereb Cortex, 2015, 25(9): 2507-2516.

52. Sang L, Qin W, Liu Y, et al. Resting-state functional connectivity of the vermal and hemispheric subregions of the cerebellum with both the cerebral cortical networks and subcortical structures. Neuroimage, 2012, 61(4): 1213-1225.

53. Shen J, Zhang P, Liu H, et al. Modulation effect of the SORL1 gene on functional connectivity density in healthy young adults. Brain Struct Funct, 2016, 221(8): 4103-4110.

54. Sporns O, Tononi G, Kotter R. The human connectome: A structural description of the human brain. PLoS Comput Biol, 2005, 1(4): e42.

55. Stejskal EO, Tanner JE. Spin diffusion measurements: Spin echoes in the presence of a time-dependent field gradient. J Chem Phys, 1965, 42(1): 288-292.

56. Tian T, Qin W, Liu B. et al. Functional connectivity in healthy subjects is nonlinearly modulated by the COMT and DRD2 polymorphisms in a functional system-dependent manner. J Neurosci, 2013, 33(44): 17519-17526.

57. Tuch DS, Reese TG, Wiegell MR, et al. High angular

resolution diffusion imaging reveals intravoxel white matter fiber heterogeneity.Magn Reson Med,2002,48(4):577-582.

58. Tuch DS.Q-ball imaging.Magn Reson Med,2004,52(6):1358-1372.

59. Wang C,Qin W,Zhang J,et al.Altered functional organization within and between resting-state networks in chronic subcortical infarction.J Cereb Blood Flow Metab,2014,34(4):597-605.

60. Wang D,Liu B.Qin W,et al.KIBRA gene variants are associated with synchronization within the default-mode and executive control networks.Neuroimage,2013,69:213-222.

61. Wang D,Qin W,Liu Y,et al.Altered resting-state network connectivity in congenital blind.Hum Brain Mapp,2014,35(6):2573-2581.

62. Wang J,Qin W,Liu B,et al.Variant in OXTR gene and functional connectivity of the hypothalamus in normal subjects.Neuroimage,2013,81:199-204.

63. Wang J,Qin W,Liu B,et al.Neural mechanisms of oxytocin receptor gene mediating anxiety-related temperament.Brain Struct Funct,2014,219(5):1543-1554.

64. Wang J,Qin W,Liu F,et al.Sex-specific mediation effect of the right fusiform face area volume on the association between variants in repeat length of AVPR1A RS3 and altruistic behavior in healthy adults.Hum Brain Mapp,2016,37(7):2700-2709.

65. Winkler AM,Ridgway GR,Webster MA.et al.Permutation inference for the general linear model.Neuroimage,2014,92:381-397.

66. Wu YC,Alexander AL.Hybrid diffusion imaging. Neuroimage,2007,36(3):617-629.

67. Xu J,Qin W,Li Q,et al.Prefrontal volume mediates effect of COMT polymorphism on interference resolution capacity in healthy male adults.Cereb Cortex,2017,27(11):5211-5221.

68. Xu Y,Qin W,Zhuo C,et al.Selective functional disconnection of the orbitofrontal subregions in schizophrenia. Psychol Med,2017,47(9):1637-1646.

69. Yu C,Zhu C,Zhang Y,et al.A longitudinal diffusion tensor imaging study on Wallerian degeneration of corticospinal tract after motor pathway stroke.Neuroimage,2009,47(2):451-458.

70. Zhang N,Liu H,Qin W,et al.APOE and KIBRA interactions on brain functional connectivity in healthy young adults. Cereb Cortex,2017,27(10):4797-4805.

71. Zhang Q,Wang D,Qin W,et al.Altered resting-state brain activity in obstructive sleep apnea.Sleep,2013,36(5):651-659.

72. Zhu J,Zhuo C,Xu L,et al.Altered coupling between resting-state cerebral blood flow and functional connectivity in schizophrenia.Schizophr Bull,2017,43(6):1363-1374.

73. Zhuo C,Zhu J,Wang C,et al.Different spatial patterns of brain atrophy and global functional connectivity impairments in major depressive disorder.Brain Imaging Behav,2017,11(6):1678-1689.

74. Zhuo C,Zhu J,Qin W,et al.Cerebral blood flow alterations specific to auditory verbal hallucinations in schizophrenia.Br J Psychiatry,2017,210(3):209-215.

75. Zhuo C,Zhu J,Wang C,et al.Brain structural and functional dissociated patterns in schizophrenia.BMC Psychiatry,2017,17(1):45.

第二章
颅脑先天性畸形

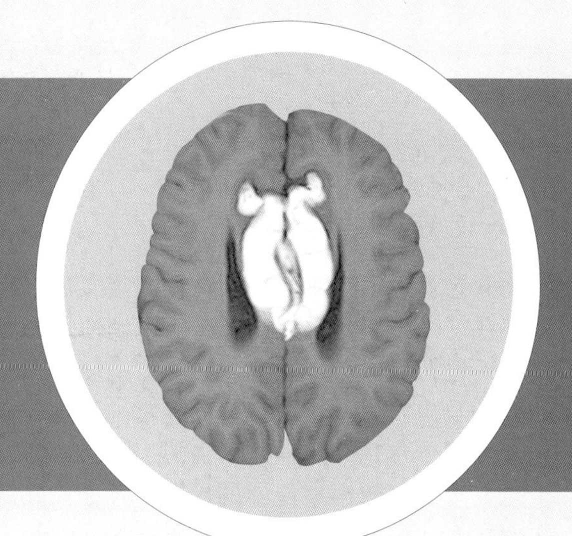

第一节 概 述

一、定义

世界卫生组织对先天性畸形的定义是：出生即存在一个器官或部位肉眼所能识别的形态学异常，不包括显微镜下异常，同时也不包括出生时的损伤及生长发育中所产生的异常。其中，颅脑先天性畸形包括一组种类繁多的疾病，通常在出生时发现，多数由遗传学的异常、感染、胚胎形态的错误或异常的子宫内环境所造成，大约占先天性畸形的1%，是婴幼儿出现发育迟缓及癫痫发作（特别是伴有外形异常）的主要原因之一。从受精卵至胎儿出生长大，人脑的发育经历多个阶段，在每个阶段中，若出现一定的发育障碍都会影响下一阶段乃至整个生长过程。

二、大脑胚胎学发育过程

大脑发育过程中最为复杂的就是其胚胎过程。它主要包含白质和灰质的形成，而此过程是基于众多细胞及各个细胞之间形成复杂的连接。通过在其基因、分子、细胞水平的高度调节，最终使得该过程的顺利进行。另外，包括如神经发生，神经胚胎形成、神经嵴分离、细胞迁移、神经递质合成和髓鞘形成等在内的各个过程，也是大脑成熟发育的重要步骤。任何一个分子或细胞水平上内外因素的改变均会导致该过程的调节障碍，从而出现先天性的颅脑畸形。因此了解大脑的胚胎发育对于正确理解颅脑先天畸形的出现时间是不可或缺的。

孕妇怀孕3周时，胎胚开始发育中枢神经系统，并形成神经管。胎儿颅脑畸形的发生和进展同颅脑的胚胎发育一样，属于一个动态的过程，只有正确理解胚胎发育的各个过程才能正确理解颅脑畸形的产生。

三、疾病分类和病因

通常按照Demeyer氏分类将颅脑先天性畸形分为两大部分：①器官形成障碍；②组织发生障碍。

颅脑先天性异常形成原因是多种多样的，其中的大部分均是原因不明，主要包括了遗传胚胎学异常、生物学、物理化学因素及宫内的感染等，造成了胚胎到胎儿发育过程中的基因变异、染色体的异常、蛋白质核酸合成分解障碍等，某一部分甚至是某一点的异常均可导致颅脑及其他器官的形成障碍，最终导致畸形的出现。①遗传因素：染色体的数目形态以及基因的突变是导致先天畸形的重要原因之一。例如，在我国常见的新生儿神经管缺陷疾病，多数是由于母体在孕前三个月内叶酸缺乏过多，使得A1298C和C667T两个位点的正常基因突变，从而导致该疾病的发生；另外结节性硬化的发生多数是由于基因的自发突变。②环境因素：主要包括生物（病毒等）、化学（药物等）及物理（辐射）三类。例如，无论是原发还是继发的巨细胞病毒感染，一定程度上会影响新生儿出生后智力及发育的迟缓，但是具体与哪种先天畸形相关至今未得出统一的结论；另外孕妇在妊娠早期使用抗肿瘤及抗疟疾等药物，也会增加先天畸形出现的概率。③其他：包括母体本身的疾病导致胎儿宫内缺氧从而出现发育不良以及父母双方吸烟吸毒等不良嗜好，从而引起先天性畸形的案例也不少见。有文献报道，孕妇长期饮酒会导致胎儿出现酒精综合征，而该疾病能够引起新生儿智力发育障碍、小脑发育不全等一系列问题。

四、检查方法和诊断思路

在过去的二十年里，随着神经影像检查学及基因技术的飞速发展，对于先天性的颅脑发育畸形已经可以准确的定义及分类，并且有利于了解其发病机制。此外，一些新发现的疾病，如轴突引导障碍等报道的文献也越来越多。同时借助现代影像学技术，可对大多数先天性颅脑发育异常提出明确的神经影像学诊断并已制定出相关影像标准。

超声检查使用方便，价格低廉，已广泛用于新生儿先天性畸形的筛查及了解病变性质；同时随着超声分辨率及彩超的不断发展，对于胎儿大脑结构显示更加准确，为早期发现新生儿颅脑畸形提供了极佳的诊断方式。对于胎儿宫内颅脑显示情况，通常于妊娠中晚期进行超声检查。首先行常规产科超声检查，后采用多切面序贯扫查法对胎儿颅脑进行筛查，仔细观察胎儿的颅内结构。主要观察颅骨光环的完整性、脑中线的居中、侧脑室的对称性和脉络丛的回声颅后窝结构、大脑皮质、脑沟和脑回的大小和形态、小脑和蚓部的大小和形态及其回声情况。

超声的缺点也是不可忽视的，主要是相对分辨率低，诊断精确性也相对较低，有时候难以辨别胎儿畸形的不同部位和类型。近年来，磁共振成像及其相关功能序列的发展，为先天性颅脑畸形的产前诊断提供了多参数、多方位、高分辨率、无辐射且诊断精度较高的手段。对于选择的MRI序列，应该尽量显示灰质和白质之间的最大对比度，尽可能获取容积数据，以便在任何平面进行重建。因此，高分辨率 T_1WI 尤为重要。有文献报道，T_1-FLAIR 能极大的增加脑灰白质的对比度，可清晰显示髓鞘的形成。另外，对于先天性颅脑畸形的婴幼儿常存在异常纤维束和正常白质结构间的异常连接，常规MRI不能详细观察纤维束本身，DTI和DTT是唯一能显示异常纤维束连接的方法。尽管我们认为MRI是一种无创性检查，但是对于早孕期不建议进行MRI检查。

除常规超声和MRI检查，有时候CT检查也能为诊断颅脑先天性畸形提供一定帮助，特别是具有脑膨出导致相应颅骨缺损时，应用CT更加灵敏。总之，现代影像技术为诊断颅脑先天性畸形提供了各种先进的方式，联合一种甚至两种方式，将更加准确；但是其各个检查方式的缺陷也必须引起关注。

对于有遗传病史、放射接触史、药物使用史等孕妇应行常规超声检查，检查胎儿生长发育、脐带、胎盘、羊水等情况，疑有颅内结构异常者，重点观察胎儿大脑镰、透明隔、丘脑、胼胝体、三脑室、四脑室、小脑及小脑延髓池等，同时观察颜面部及 Willis 动脉环血流状况。而MRI作为二线检查手段，主要用于弥补胎儿超声检查时的不足，提供超声难以提供的信息，能为胎儿神经系统疾病、后颅窝异常等先天性畸形提供诊断依据。因此，临床上对于超声检查发现明显神经系统异常者或无足够把握时，应做好胎儿进一步检查，必要时可以将MRI联合超声检查，提高胎儿畸形产前诊断率。

对于新生儿的怀疑有先天性颅脑畸形者，根据其母亲生育史及家族史，以及胎儿宫内病史等，同时结合其相关临床病史（婴幼儿癫痫发作或发育迟缓并伴有外形异常，常考虑先天性颅脑畸形）；在此基础上常规行MRI检查，必要时可结合CT检查。采集合适的影像后，需按一定顺序进行影像分析。每例患者都应包括高分辨率的脑结构（包括大脑连合、透明隔、鼻与嗅脑、脑垂体和下丘脑、大脑皮质厚度、脑回模式、皮质 - 灰质交界、脑白质、脑室系统等）。对每个部位及结构详细分析后，颅脑先天性畸形的诊断不难得出。

（徐海波）

第二节　后颅窝畸形

一、Chiari 畸形

【概述】

Chiari 畸形是一种以小脑和（或）脑干通过枕大孔疝入至上颈段椎管为特点的先天性疾病。具体发病机制尚不明确，比较认同的假说是：来自于轴外中胚层的后颅窝发育不良，后颅窝容积缩小，导致幕下组织疝出，疝出组织阻塞脑脊液循环导致脑积水或脊髓空洞症；也有研究表明，Chiari 畸形可能与基因突变相关。主要分为四型：Ⅰ型仅出现小脑扁桃体低于枕骨大孔5mm以上；Ⅱ型除了小脑扁桃体下降外，小脑蚓部、延髓、脑桥、第四脑室也通过枕骨大孔疝出，第四脑室出口阻塞；Ⅲ型是Ⅱ型合并低枕部或高颈段脑膜脑膨出。Ⅳ型非常罕见，为小脑严重发育不良，脑干变细，后颅窝为脑脊液填充。

【临床与病理】

最常见 Chiari 畸形为Ⅰ型，发病率约为1/1 000。Chiari 畸形Ⅰ型多见于女性，女性和男性发病率比例为1.3∶1，临床症状主要和后颅窝内神经结构向枕骨大孔推挤或脑干及脊髓空洞形成相关，具体临床表现与小脑扁桃体下疝程度有关，多有头痛、眩晕、颈痛及后组脑神经功能异常。Chiari 畸形Ⅱ型也多见于女性，除了脑干及后组脑神经症状外，因伴幕上异常，还可出现癫痫，几乎所有患者都有腰骶椎脊髓脊膜膨出。Chiari 畸形Ⅲ型的预后与合并的脑膜脑膨出的大小有关，巨大的膨出可危及生命，预后较Ⅰ型及Ⅱ型差。

【影像检查方法】

普通X线及CT有助于观察颅骨发育以及对于制定手术计划有所帮助；MRI是首选检查，可以清晰显示小脑扁桃体下移以及脊髓空洞；Cine-MRI可以显示脑脊液循环动力学，显示脑脊液梗阻部位。

【影像表现】

1. Chiari畸形Ⅰ型 ①小脑扁桃体下移至枕骨大孔以下并超过5mm，可进入C_1、C_2椎体段椎管内，呈三角形或楔形（图2-2-1）；小脑扁桃体下移小于3mm为正常，下移3~5mm为可疑Chiari畸形Ⅰ型。②枕大池消失。③第四脑室可被拉长，但延髓和第四脑室位置基本正常。④30%~55%患者合并脊髓空洞，25%~44%患者合并骨质异常，包括扁平颅底、颅底凹陷、颅缝早闭，Klippel-Feil综合征。⑤可合并脑积水，相位对比流动敏感MRI可评价枕大孔区和鞍上池脑脊液流动异常。

2. Chiari畸形Ⅱ型 畸形程度不一，范围较广，可累及后颅窝、幕上及椎管。①除了小脑扁桃体下移外，小脑蚓部、脑桥、延髓同时下移疝出至枕大孔平面以下。脑桥向下移，前后径变窄；延髓向下移位至颈椎椎管内，颈髓因齿状韧带附着故移位受限，从而导致下移的延髓团屈于颈髓后方，形成特征性的“颈延髓扭结”改变（图2-2-2）；第四脑室下移进入至颈椎椎管内，前后径变窄，也可能因导水管变窄及流出口受阻形成第四脑室“孤立性”改变，其大小可能“正常”，但这种“正常”往往提示脑脊液分流障碍，常合并脊髓空洞症。②小脑被挤压可向下移，也可向前至桥小脑角池或桥延髓角池，甚至包绕脑干，也可引起颞叶、枕叶抬高，小脑周围脑脊液间隙增宽，形成“小脑周边池”。③幕上改变：正中矢状位上可见四叠体向后向下拉伸，形成鸟嘴样改变；尾状核头部及中间部增大；胼胝体发育不良或因脑积水导致变形；大脑半球内侧面脑回

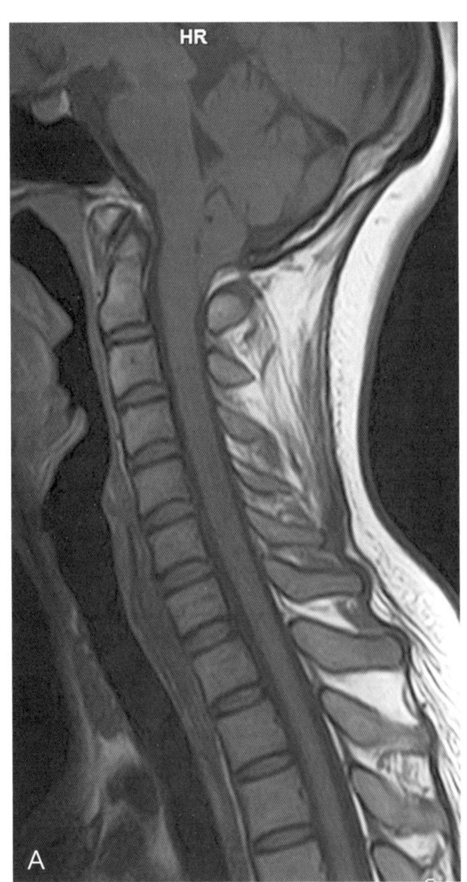

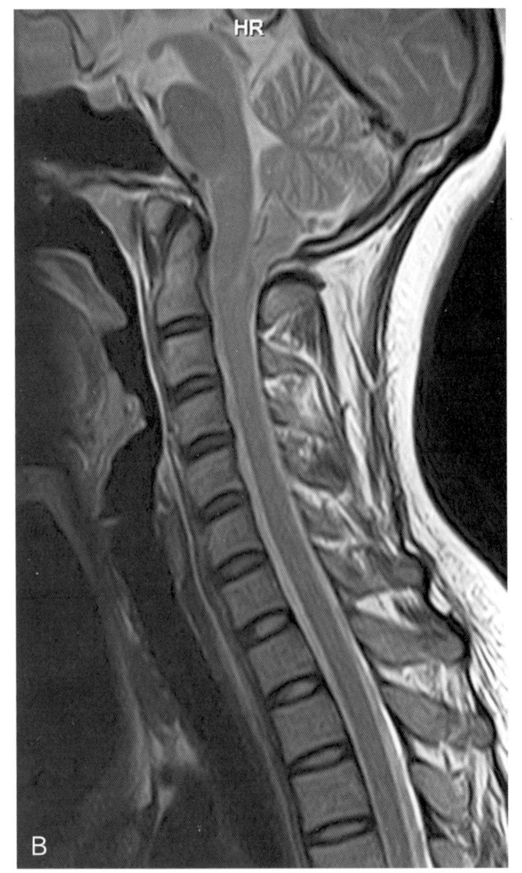

图2-2-1 Chiari畸形Ⅰ型

A. 矢状位T_1WI；B. 矢状位T_2WI，小脑扁桃体下移至枕骨大孔以下8mm，并进入C_1、C_2节段椎管内，呈三角形；延髓和第四脑室位置基本正常

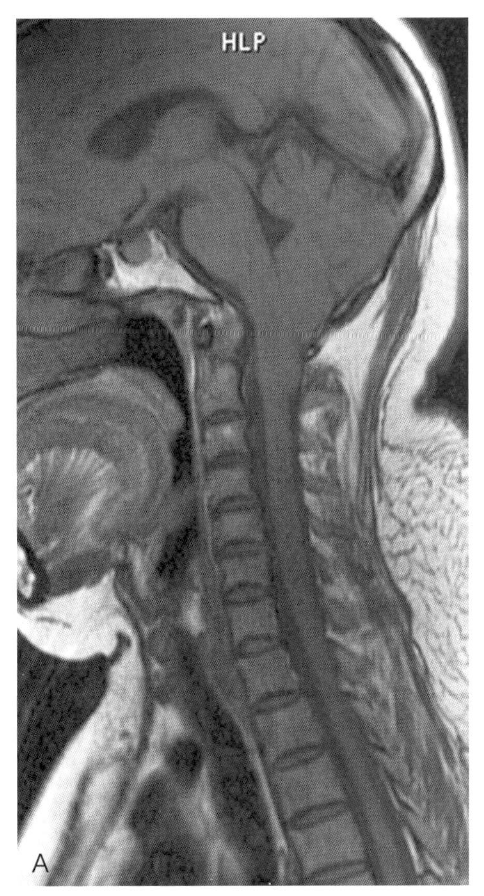

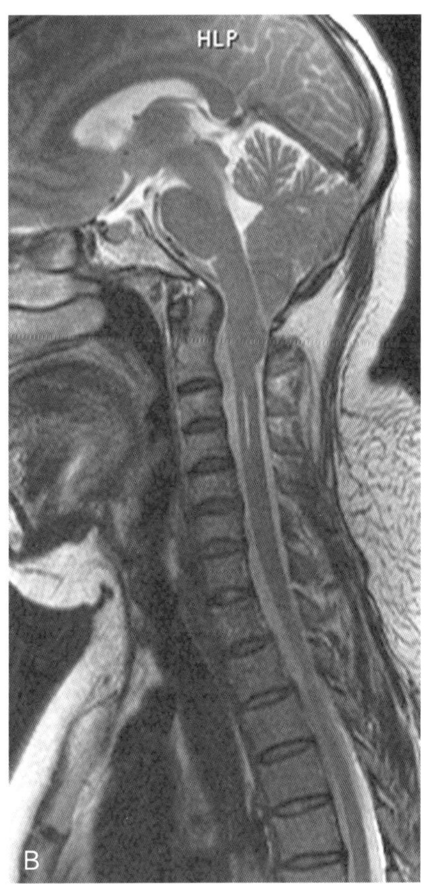

图 2-2-2　Chiari 畸形Ⅱ型

A. 矢状位 T_1WI；B. 矢状位 T_2WI，小脑扁桃体及小脑蚓部下移至枕骨大孔以下，呈三角形，延髓受压，第四脑室位置基本正常

可通过大脑镰裂孔相互交错。④几乎全部患者伴有腰骶椎脊髓脊膜膨出和脊髓空洞症。⑤ MRV 可显示窦汇位置低，直窦较陡直。

3. Chiari 畸形Ⅲ型　①除了 Chiari 畸形Ⅱ型的表现，还合并枕部或高颈段脑膜脑膨出，膨出脑组织通常为小脑、枕叶、中脑、第四脑室（图 2-2-3）。②合并灰质异位，胼胝体发育不全，静脉引流异常，脊髓空洞症等畸形。

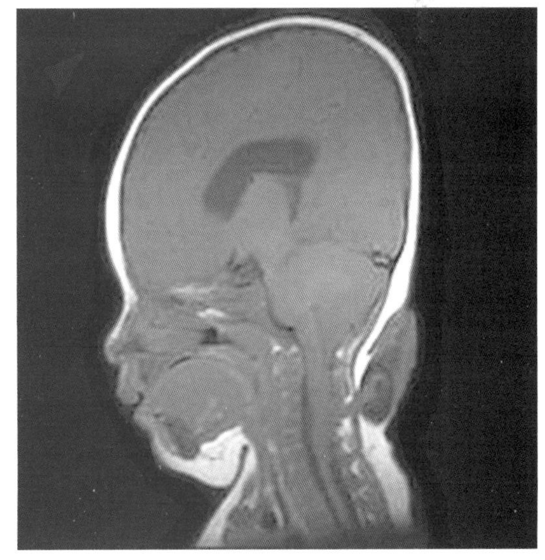

图 2-2-3　Chiari 畸形Ⅲ型

矢状位 T_1WI 示小脑扁桃体下疝，合并上颈部脊膜膨出

【影像学研究进展】

1. DTI　近年来 DTI 已经用于评估 Chiari 畸形患者小脑及脑干白质纤维束情况。一项以儿童为对象的研究表明，有症状患儿有着脑内微结构的改变，特别是小脑中脚处，这项研究和以往提出的 Chiari 畸形神经外胚层异常理论有不符合之处，为疾病的研究提供了新思路。

2. Cine-MRI　相位对比 MRI 等的出现，允许更好地测量后颅窝液体动力学，观测后颅窝结构受挤压程度，研究表明 C_2~C_3 水平 CSF 受阻及异常流动可能和脊髓空洞相关，该部位的 CSF 研究可提供很多相关信息。另外，因为 CSF 流动在椎管前外侧方流动较强而在后外侧方减弱，所以轴向及矢状位评估 CSF 也很重要。此外，虽然没有确切金标准，也常在术前术后进行 CSF 检测而评估测疾病预后。目前依然需要更大量、更综合、纵向的 Chiari 畸形患者 CSF 流动学研究。

（廖伟华）

二、Dandy-Walker 综合征

【概述】

Dandy-Walker 综合征（Dandy-Walker syndrome，DWS）是一组累及小脑及其周围脑脊液间隙的先天性畸形，其主要特点是小脑蚓部完全或部分缺如，四脑室扩大，且与枕部蛛网膜下腔相通，是最常见的小脑畸形。当蚓部严重发育不良，形成 Dandy-Walker 畸形（Dandy-Walker Malformation，DWM）；仅下蚓部发育不良时，形成 Dandy-Walker 变异，又称孤立性小脑蚓下部发育不全。具体病因尚不清楚，近来基因学研究认为这四种不同类型的发育异常具有相同的病因学，故统称为 Dandy-Walker 综合征。

除上述典型改变外，Dandy-Walker 综合征常合并其他先天性中枢神经系统畸形，如胼胝体发育不良、前脑无裂畸形、灰质脑异位、脑裂畸形、脑膜脑膨出、脂肪瘤、下丘脑错构瘤等，也可合并全身其他畸形，如心血管、泌尿生殖、肠道、面部、肢体畸形。

DWM 发病率约为 1/30 000~1/25，男女发病率无差异，且常散发，后代整体复发风险低。散发的 Dandy-Walker 变异无复发风险，然而，当和孟德尔综合征伴发时，有复发风险。

【临床与病理】

本病可见于任何年龄，但大多数 2 岁以前即出现症状，临床症状以 DWM 最严重，多以运动发育迟缓为首发症状，还可表现头痛、呕吐、头颅增大等颅压高症状；年长儿童可出现共济失调、智力低下、癫痫发作等。Dandy-Walker 变异可能无症状，预后也较 DWM 好。

在胚胎发育第 14 Carnegie 期，菱脑顶部出现了两个结构，前膜区和后膜区，Blake's 小袋即后膜区的一个褶皱。前膜区和后膜区由脉络丛皱襞分隔开，脉络丛皱襞最终发育为脉络丛，并且在胚胎发育第 19 Carnegie 期（第 7 孕周）出现于第四脑室顶部；同时，小脑蚓部在前膜区开始发育。在此之前，第四脑室和枕大池尚无沟通迹象。约在第 9 孕周，第四脑室顶部开始出现一个由很薄的室管膜构成孔径，然后逐渐发育并穿孔，约在第 10 孕周形成第四脑室正中孔。如果在发育过程中前膜区发生异常，则形成 DWM 或 Dandy-Walker 变异；这如果在此过程后膜区出现异常，第四脑室正中孔穿孔失败，则 Blake's 小袋增大并形成永存 Blake 囊，在此过程中小脑蚓部被推挤而逆时针转位，此外，永存 Blake 囊的上部囊壁含有第四脑室脉络丛；如果第四脑室正中孔穿孔延迟，则形成大枕大池。

【影像检查方法】

MRI 因可显示后颅窝囊肿与第四脑室相通以及直窦、窦汇位置，并可以判定蚓部发育不良的程度及显示胼胝体发育不良和脂肪瘤，成为 Dandy-Walker 综合征理想的检查方法。由于囊肿引起小脑蚓部上抬，横断位图像上可能将已经发育完全的蚓部误为发育不良，故诊断 Dandy-Walker 综合征时，矢状位图像是必要的。近年来，胎儿 MRI 检查技术取得进步，与超声成像结合，提高了该疾病的产前诊断能力。

【影像表现】

1. Dandy-Walker 畸形　①后颅窝巨大囊肿，MRI 显示囊肿与扩大的第四脑室相通；②蚓部完全或部分不发育，正常发育的小脑蚓部有九个小叶，MRI 矢状位上可显示蚓部三个脑叶和两个脑裂，当蚓部发育不全时，脑裂数目减少或显示不清。扩大的第四脑室推压蚓部使其向前上移位或旋转，与小脑幕接近；③后颅窝扩大导致小脑幕或直窦抬高，窦汇上抬位于人字缝水平以上，形成所谓的窦汇－人字缝倒置，直窦与窦汇交界处接近水平位（图 2-2-4），MRV 有助于显示直窦和窦汇的改变；④脑积水；⑤小脑半球受挤压，或者部分缺如、发育不良。

2. Dandy-Walker 变异　Dandy-Walker 变异是严重程度相对较轻，蚓部发育较 Dandy-Walker 畸形好，多仅出现下蚓部不发育，第四脑室扩大程度及后颅窝囊肿相对较小（图 2-2-5），无后颅窝扩大及窦汇－人字缝倒置。由于部分第四脑室出口通畅，脑积水程度较轻，因此在妊娠 18~20 周后做出孤立性小脑蚓下部发育不全的产前诊断是可靠的。在妊娠 18 周前，第四脑室上方的小脑蚓下部发育不全可能是生理性的。采用超声产前诊断小脑蚓下部发育不全不可靠。与超声相比较，采用胎儿 MRI 诊断小脑蚓下部发育不全更敏感、更特异，但假阳性率仍较高（约 30%）。

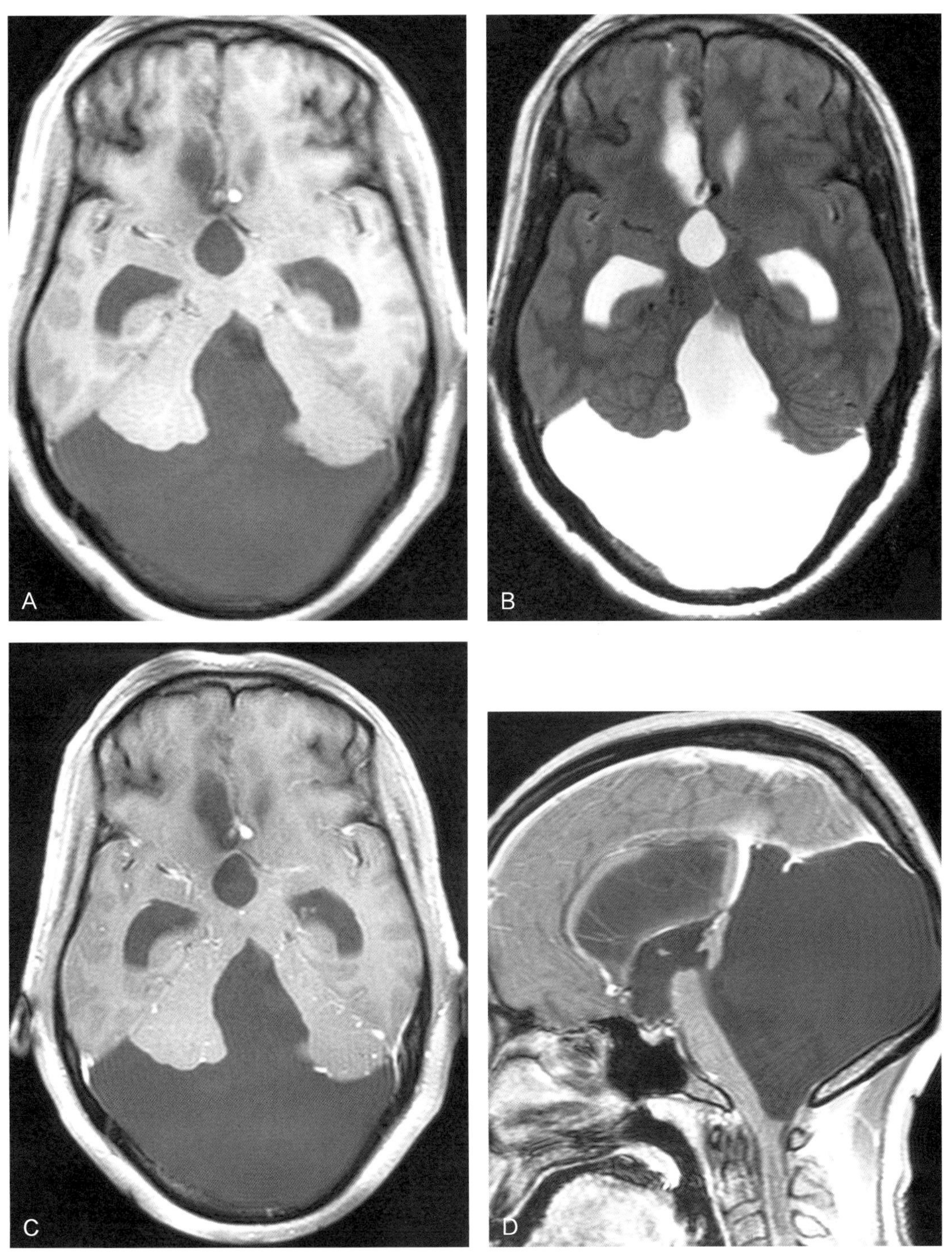

图 2-2-4　Dandy-Walker 畸形

A. 横断位 T_1WI；B. 横断位 T_2WI；C. 横断位增强 T_1WI；D. 矢状位增强 T_1WI。后颅窝巨大囊肿，与扩大的第四脑室相通；蚓部完全不发育，小脑半球受挤压，发育不良；小脑幕或直窦抬高，直窦与窦汇交界处接近水平位，窦汇上抬位于人字缝水平以上；脑积水

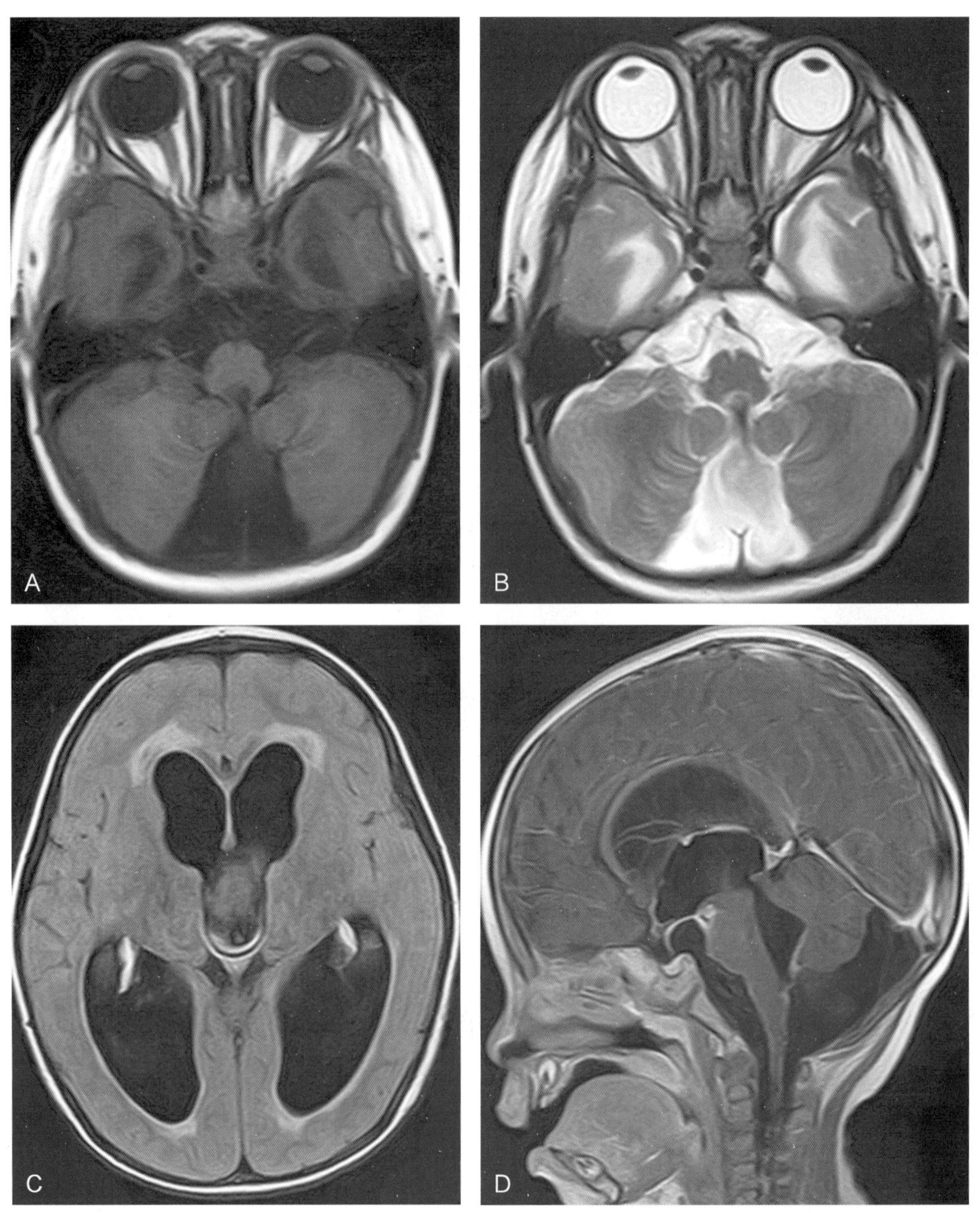

图 2-2-5 Dandy-Walker 变异

A. 横断位 T_1WI；B. 横断位 T_2WI；C. 横断位 T_2-FLAIR；D. 矢状位增强 T_1WI。下蚓部发育不良，第四脑室扩大程度及后颅窝囊肿相对较小；无后颅窝扩大及窦汇－人字缝倒置；脑积水

【诊断与鉴别诊断】

后颅窝囊肿的鉴别诊断见表 2-2-1。

1. **后颅窝蛛网膜囊肿** 位于小脑后方枕大池内，与第四脑室不交通，第四脑室不扩大反而可能因受囊肿的挤压而缩小、前移，无蚓部发育不良，蚓部、小脑半球及枕骨亦可受挤压，可与 Dandy-Walker 畸形及 Dandy-Walker 变异鉴别。囊肿内无分隔可与大枕大池鉴别。

2. **焦伯特综合征** 小脑蚓部发育不良或不发育需与 Dandy-Walker 综合征鉴别，前者典型征象如“磨牙征”、小脑半球间的“中线裂征”、第四脑室形成“蝙蝠翼征”等有助于鉴别。

3. **大枕大池** 小脑后方扩大的蛛网膜下腔，为正常变异，第四脑室无扩大亦无受压；小脑半球及蚓部多正常，如蚓部早期发育受压可导致蚓部稍小，无脑积水；扩大的蛛网膜下腔内可见分隔和血管穿行（图 2-2-6）。

4. **永存 Blake 囊** 典型影像表现为（图 2-2-7）：

①位于小脑后方或后下方的囊肿，其本质为扩大的第四脑室引起的憩室样改变，此囊肿导致脉络丛沿囊肿前上方移位至小脑蚓部下方；②移位的脉络丛在矢状位的 T_1WI 增强扫描序列显示最佳，强化明显；③轻度占位效应可造成小脑下蚓部或小脑半球腹内侧压迹；④后颅窝大小保持正常；⑤幕上仅表现为脑积水，无其他异常，持续存在的脑积水是 Blake 囊与大枕大池鉴别的要点。

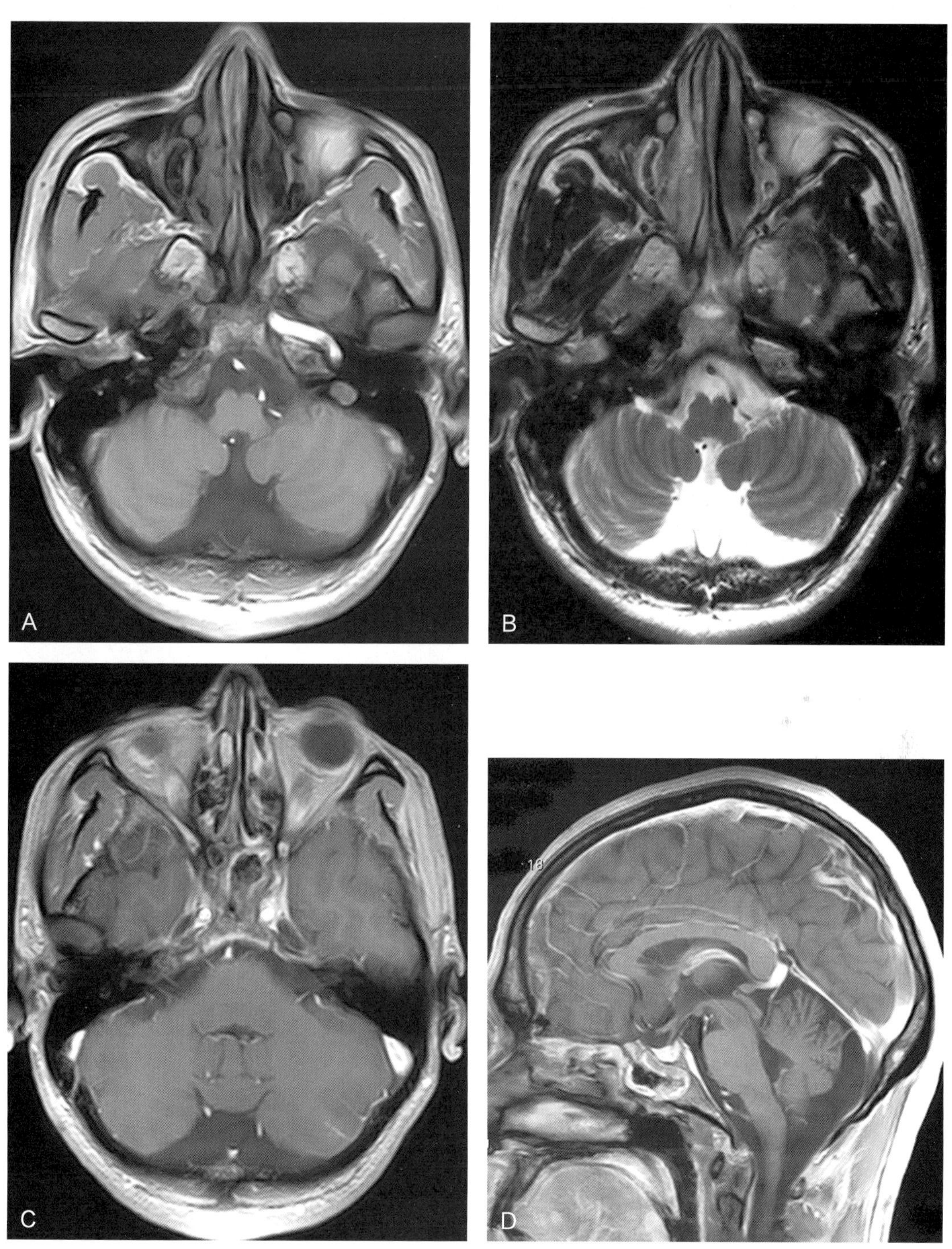

图 2-2-6 大枕大池

A. 横断位 T_1WI；B. 横断位 T_2WI；C. 横断位增强 T_1WI；D. 矢状位增强 T_1WI。小脑后方见扩大的蛛网膜下腔，内可见分隔和血管穿行，第四脑室无扩大亦无受压，小脑半球及蚓部多正常

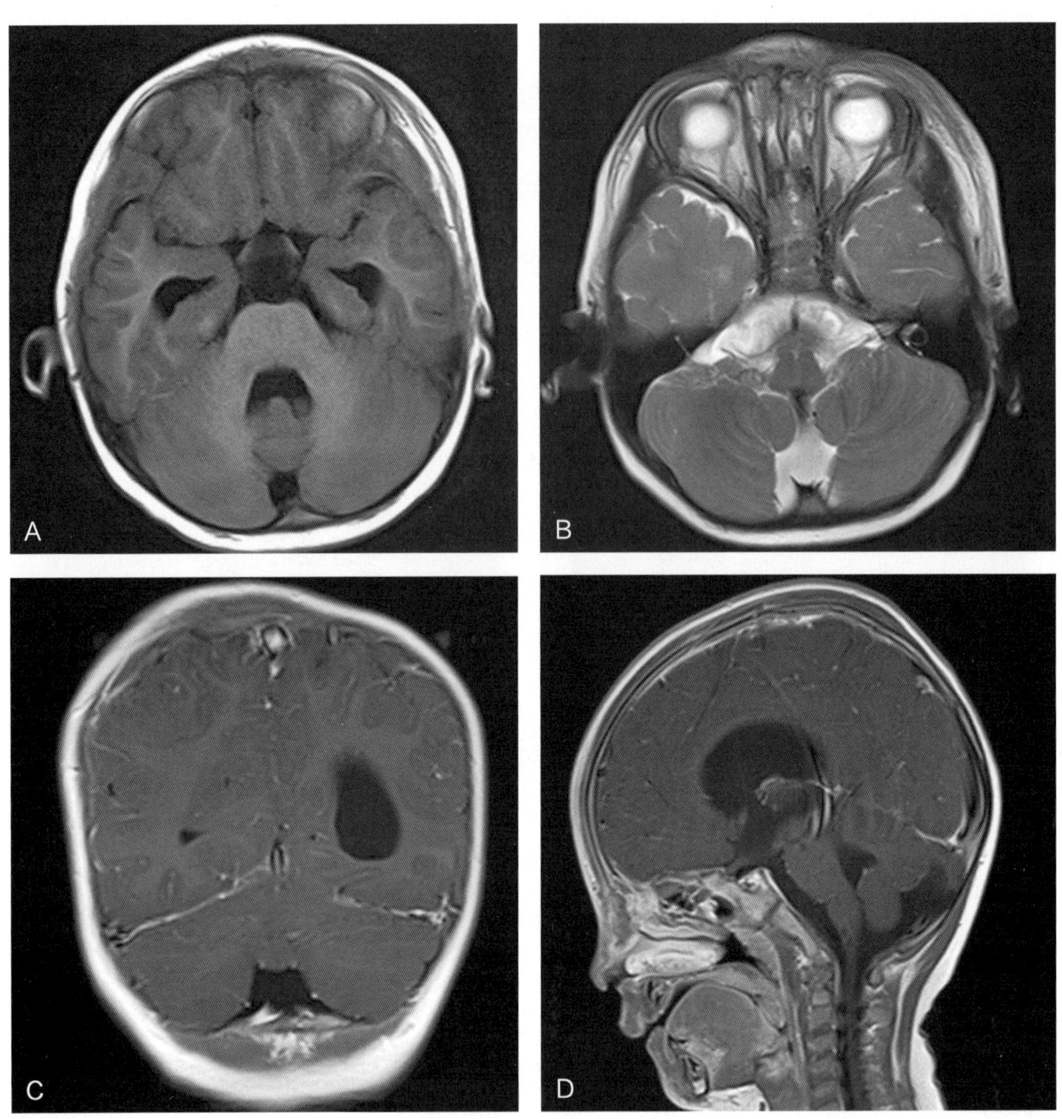

图 2-2-7 永存 Blake 囊

A. 横断位 T_1WI；B. 横断位 T_2WI；C. 冠状位增强 T_1WI；D. 矢状位增强 T_1WI。小脑后方扩大的蛛网膜下腔，幕上脑室扩张，小脑半球及蚓部正常

表 2-2-1 后颅窝各种囊肿的鉴别

	Dandy-Walker 畸形	Dandy-Walker 变异	大枕大池	后颅窝蛛网膜囊肿	Blake's 囊肿
后颅窝	扩大	正常	扩大	正常或扩大	正常
小脑蚓部	完全或部分缺如	下蚓部缺如	正常	受压	可受压
第四脑室	囊样扩大，并与后颅窝囊肿相通	稍扩大，并与后颅窝囊肿相通	正常	受压变小或前移，与颅窝囊肿不相通	扩大，并与后颅窝囊肿相通
小脑幕	抬高	正常	正常	正常	正常
小脑半球	发育差	少部分可出现发育差	正常	受压	正常
脑积水	约 75% 出现	约 25% 出现	无	可出现	无
幕上畸形	约 68% 出现	约 20% 出现	约 6% 出现	无	无

（廖伟华）

三、焦伯特综合征

【概述】

焦伯特综合征（Joubert syndrome，JS）是一种罕见的颅脑先天性发育畸形，属于常染色体隐性遗传或X-性染色体连锁遗传性疾病；典型病理改变为小脑蚓部发育异常或不发育，同时齿状核、脑桥基底部及延髓的神经核团也可发育不良，锥体交叉几乎完全缺如，脑影像表现为特征性“磨牙征”。

研究表明有6种表型和迄今发现的与JS相关的26个基因之间有一定程度的表型-基因型关联，所有这些基因均编码无动力纤毛的蛋白。这些初级纤毛在视网膜感光细胞、上皮细胞、胆管和神经元等各种细胞的发育和功能运用的过程中发挥着关键的作用。在中枢神经系统中，初级纤毛参与小脑及脑干神经细胞增殖和轴突迁移。对几乎所有的患者，JS为常染色体隐性遗传，受影响的家庭有25%的复发风险。仅在OFD1突变中为X-性染色体连锁遗传。JS缺乏可靠的流行病学数据，比较保守的估计发病率大约在1/30 000。

【临床与病理】

JS的特征表现为肌张力低下，共济失调，眼球运动失用，新生儿呼吸失调和不同程度的智力障碍。“磨牙征”是JS的诊断标准，表现为延长、增厚和水平方向的小脑上脚，加深的脚间窝和小脑蚓部发育不全。全身系统包括肾（肾囊肿）、眼（视网膜缺损，视网膜营养不良）、肝（先天性肝纤维化）和骨骼（各种形式的多趾）均可受累。肾脏和肝脏受累可能会导致JS患者的高发病率和高死亡率，因而必须给予适当的病情检查，并定期随访。

【影像表现】

MRI为焦伯特综合征首选的影像学检查方法，能清楚显示相关的畸形，具有特异性。主要表现为：①磨牙征或臼齿征：是因锥体交叉的缺乏使两侧小脑上脚增宽且近于平行走向，致使两侧小脑上脚与变形的中脑在轴面上形似臼齿；②中线裂征：是因小脑蚓部全部或部分缺损致两侧小脑半球在中线部位紧密相邻而不相连，脑脊液进入其中而形成裂隙，该裂隙向前延伸与第4脑室相连续；③蝙蝠翼征和三角征，是指第四脑室扩张变形，横轴位上于中脑和脑桥连接部位的第4脑室呈“蝙蝠翼”状改变，而第4脑室中部呈“三角形”改变（图2-2-8）。

【诊断与鉴别诊断】

本病影像学检查发现中脑“磨牙征”、小脑半球间的“中线裂征”、第四脑室形成“蝙蝠翼征”等特征征象，从而与其他伴有小脑发育异常的疾病如Dandy-Walker综合征等鉴别。

【影像学研究进展】

DTI可显示上小脑脚和皮质脊髓束交叉的缺如，当MRI平扫不足以诊断时，可行DTI扫描评估中脑交叉纤维束是存在。

（廖伟华）

四、菱脑融合

【概述】

菱脑融合（Rhombencephalosynapsis，RES）是一种双侧小脑半球融合并小脑蚓部分化障碍或发育不良为特点的菱脑先天畸形。RES可以单独发病或伴有其他畸形，最常见的是Gőmez-López-Hernńndez综合征（表现为秃顶、三叉神经麻痹和颅面畸形），也可见于VACTERL相关的患者[表现为脊柱畸形、肛门闭锁、心血管异常、气管食管瘘、肾畸形和（或）肢体缺陷]。

病因及流行病学情况尚不清楚，有猜想认为是背-腹部局部结构缺陷导致中线结构丢失以及两侧结构的融合；也有人认为是发育为小脑蚓部的前小脑原基细胞的缺失或向后侧或腹侧的移位导致了小脑半球的融合。小脑融合在一定程度上和前脑无裂畸形相伴发。

【临床与病理】

患者可表现肌张力下降、小脑功能失调、语言发展延迟以及斜视等，认知功能的长期预后从正常到严重受损程度不同；伴有更严重的菱脑融合畸形、合并前脑无裂畸形或VACTERL特征的患者，神经发育障碍更严重；大多数患者在婴幼儿期死亡。除了小脑中线未分化的特征性改变，还可出现脑干、幕上等异常改变。发病机制由于对于RES的基因认识报道较少并且缺乏动物模型而尚不清楚。

【影像表现】

1. 双侧小脑半球融合　小脑脑叶和脑裂跨过中线（图2-2-9），在冠状位T_2WI的后部显示水平走向的小叶形状是诊断关键。

2. **小脑蚓部发育不良** 前蚓部（头端）更易受累，常严重发育不良，而可见绒球小节叶形成，提示后蚓部（尾端）存在。这一点可与Dandy-Walker综合征鉴别。

3. **齿状核、小脑脚、下丘的背侧和腹侧融合** 导致第四脑室在轴位图像呈典型的方形或锁孔形改变，后颅窝小，无囊肿形成（图2-2-10）。

4. **幕上改变** 导水管阻塞导致脑积水，为最常见幕上改变；连合系统发育不全（胼胝体、前连合）；前视觉通路发育不良；垂体后叶发育不全；嗅束和嗅球缺如；皮质发育畸形也有报道。

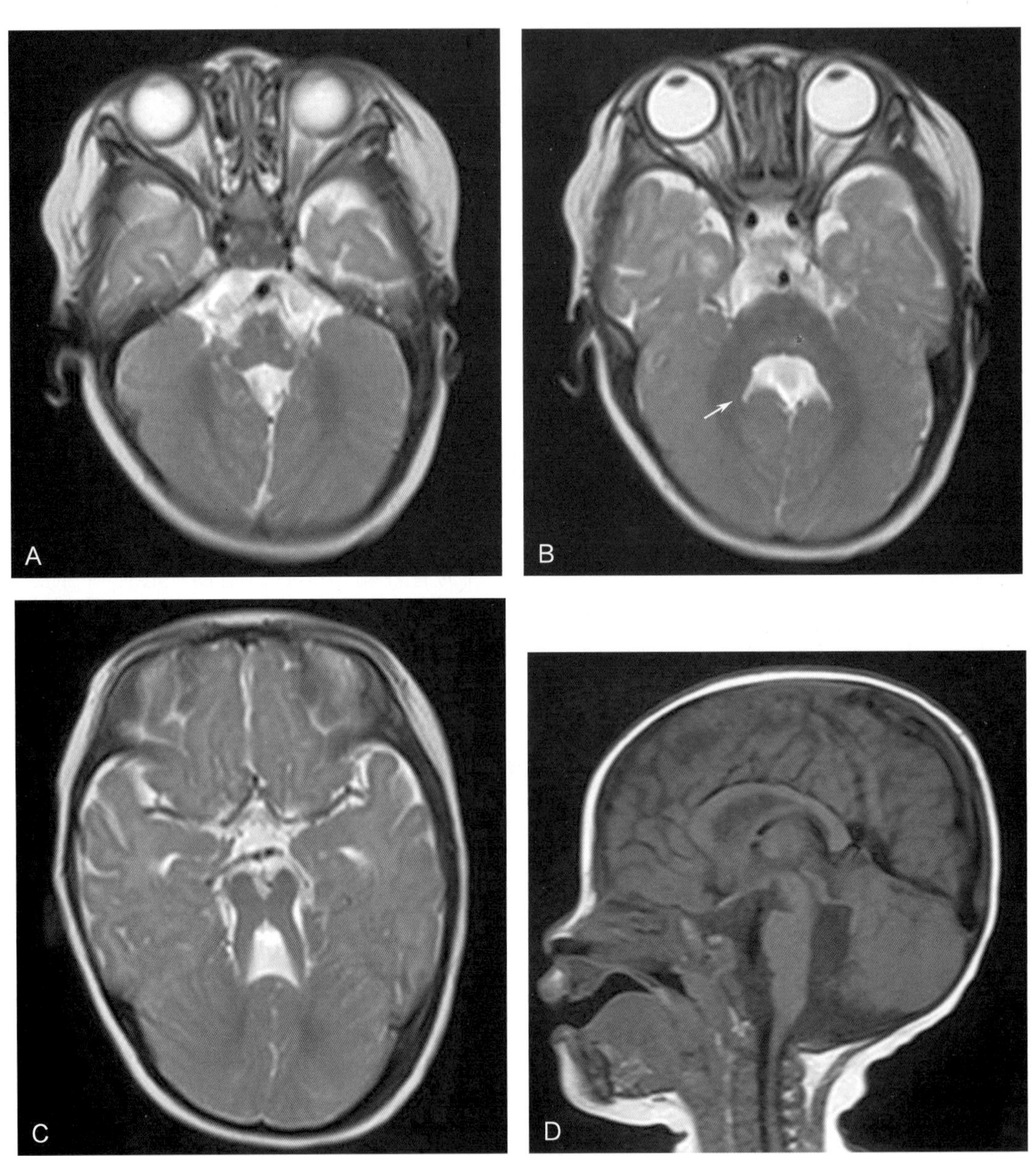

图2-2-8 焦伯特综合征MRI表现

A. 横断位 T_2WI，小脑蚓部缺如，两侧小脑半球间线样脑脊液信号，形成“中线裂征”；B、C. 横断位 T_2WI，第四脑室扩张变形，形成“蝙蝠翼征”（箭），脚间窝增深、小脑上脚增宽延长与中脑形成“磨牙征”；D. 矢状位 T_1WI，可见小脑蚓部缺如，第四脑室向后上方扩张

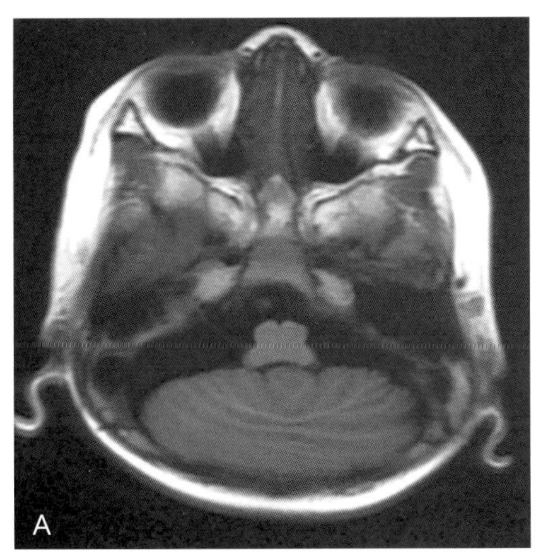

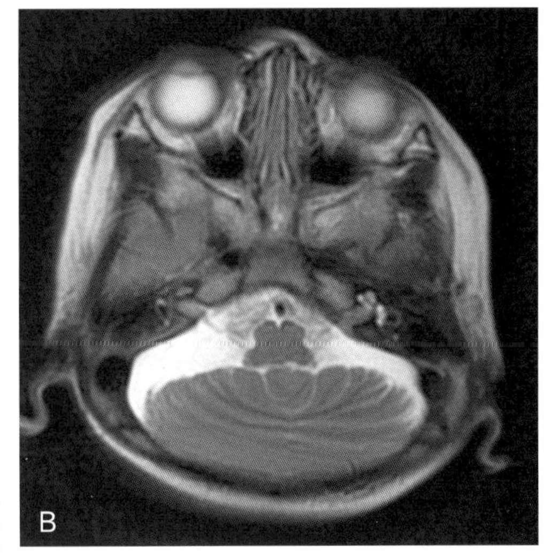

图 2-2-9　菱脑融合

A. 轴位 T_1WI；B. 轴位 T_2WI。双侧小脑半球融合，小脑蚓部缺如，小脑脑叶横向走行

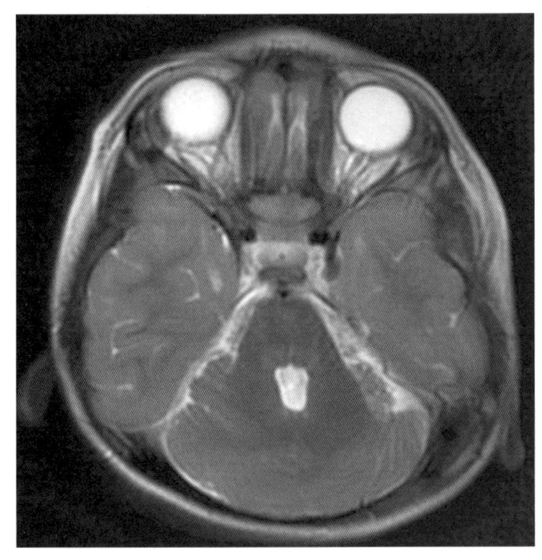

图 2-2-10　菱脑融合

T_2WI 示小脑蚓部发育不良，小脑半球融合，第四脑室呈方形

【诊断与鉴别诊断】

1. 焦伯特综合征　小脑蚓部发育不良或不发育，小脑半球是分开的，可见“中线裂征”，还可见典型征象如“磨牙征”、第四脑室形成“蝙蝠翼征”等，均有助于鉴别。

2. Dandy-Walker 畸形　后颅窝囊肿形成，小脑蚓部发育不良以尾端明显。

（廖伟华）

五、小脑发育不良

【概述】

小脑发育不良（Cerebellar hypoplasia，CH）指小脑体积变小，但形态基本正常的一类疾病，神经影像学是主要的诊断方式。病因包括感染、致畸药物、染色体变异、代谢异常、基因综合征、脑发育畸形等；可累及单侧小脑半球、双侧小脑半球或单纯累及小脑蚓部。CH 具体发病率尚无确切统计。

小脑发育不良可为独立的畸形或其他畸形的组成部分，可分为四类：①单侧小脑半球受累为主型，如单侧小脑发育不良；②单纯小脑蚓部受累型，如 Dandy-walker 综合征；③全小脑受累型，如 Ritscher-Schinzel（3C）综合征累及小脑；④脑桥小脑发育不良型，如先天性肌营养不良 -α 抗肌萎缩相关糖蛋白病、脑桥被盖帽发育不良等。本节主要介绍单侧小脑半球发育不良及全小脑发育不全，Dandy-walker 综合征、Joubert 综合征等在前面章节已有介绍。

【临床与病理】

临床表现为：共济失调，肌张力减退，眼球运动障碍，构音障碍，意向性震颤以及头小畸形等，同时大部分患者表现有智力障碍、癫痫等表现。

【影像检查方法】

超声和 MRI 在产前即可对后颅窝解剖结构做出评估，在产后依然可提供准确评估，CT 有较高辐射，一般不推荐作为新生儿或儿童的首选检查。MRI 软组织分辨率高，并且可任意方位成像，不同的序列可提供解剖形态，功能代谢方面信息，对小脑病变可以清晰显示。DTI 可以显示纤维的走行，SWI 可以发现出血灶，钙化灶。

【影像表现】

1. 单侧小脑发育不良　非常罕见，严重程度从完全不发育到小脑半球大小轻度不对称。孕期超声及胎儿磁共振提示单侧小脑发育不全是孕期起因的（提示发育受阻），出血是首要原因。影像学特点是：①小脑半球及小脑蚓部不同程度的受累及体积缩小，后颅窝大小正常；②可有出血征象，SWI 序列显示最佳，但没有含铁血黄素沉着并不能排除出血的可能性，因为在孕期 24~32 周吞噬含铁血黄素的巨噬细胞可以通过血脑屏障；③其他的幕上病灶，如脑穿通性囊肿、脑裂也有可能存在，提示单侧小脑发育不全源于正常的发育进程受阻（图 2-2-11）。

2. 全小脑发育不全 全小脑发育不全有多种可能的原因，包括发育畸形和发育受阻等。因此，临床表现变化很大，与神经影像学表现关系不大。引起发育畸形最终导致全小脑发育不全的原因包括染色体异常（三染色体 13 和 18）、代谢障碍（Zellweger or Smith-Lemli-Opitz 综合征）和严重的遗传综合征（CHARGE 综合征或腭心面综合征）和神经元移行障碍等。引起发育受阻最终导致全小脑发育不全的原因可能有孕期感染如巨细胞病毒或孕期使用抗癫痫药、酒精、可卡因引起。临床特点和诊断各不相同，并反映了特定的病因。神经影像学显示小脑形态正常或几乎正常，但是体积缩小，蛛网膜下腔明显扩大（图 2-2-12）。蚓部及小脑半球的受累程度是相似的其他的幕上表

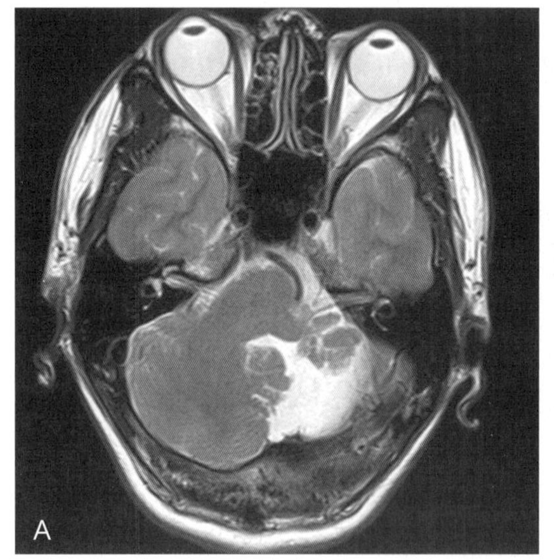

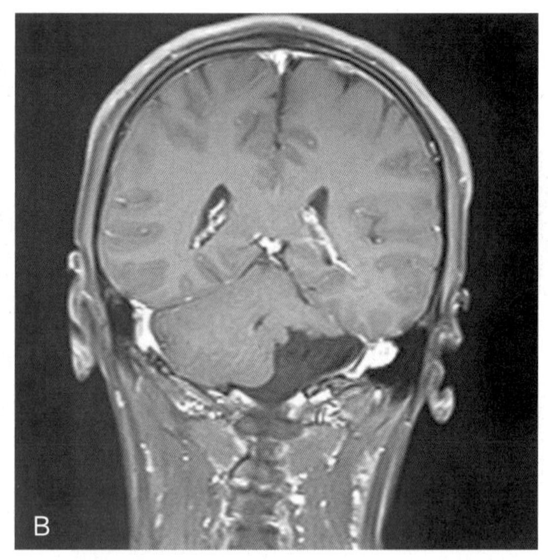

图 2-2-11 单侧小脑发育不全 MRI 表现

A. 轴位 T_2WI；B. 冠状位增强 T_1WI。左侧小脑半球体积明显变小，右侧小脑半球体积正常

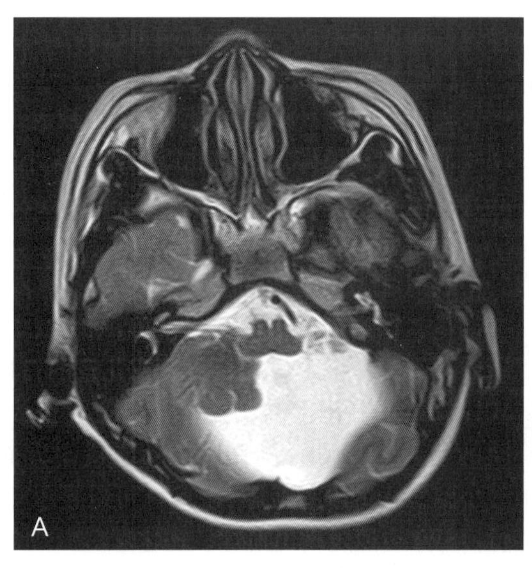

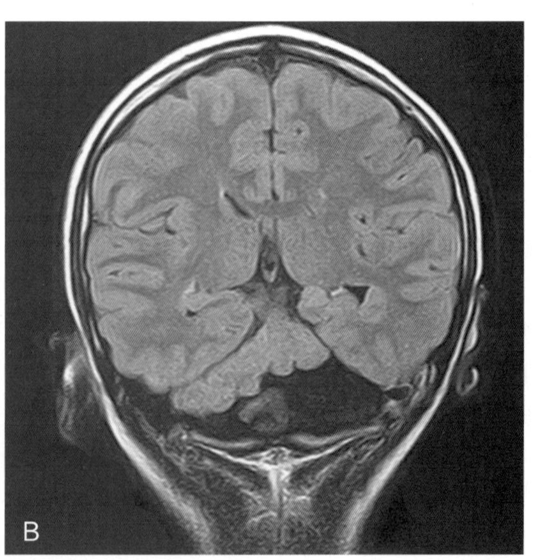

图 2-2-12 全小脑发育不全 MRI 表现

A. 轴位 T_2WI；B. 冠状位 T_2-FLAIR：双侧小脑半球体积均明显变小

现如钙化、白质信号异常和移行异常提示孕期感染，如巨细胞病毒。

【诊断与鉴别诊断】

各种类型后颅窝畸形之间的鉴别诊断，还须结合临床表现、是否有相关基因改变、是否有相关综合征表现等。

（廖伟华）

第三节 大脑半球连合异常

一、胼胝体发育不全

【概述】

胼胝体发育不全（agenesis of the corpus callosum，ACC）是胎儿最常见的颅脑畸形之一，是胼胝体在各个发育阶段中出现障碍，导致胼胝体的结构及形态等发生改变。根据其认知功能和神经病学的结果，ACC 症状较轻者仅表现为轻微的行为异常，较重者则表现为严重的神经系统缺陷。

Paul 等将 ACC 分为胼胝体完全缺失、胼胝体部分缺失和胼胝体变薄。完全性缺失是由于胚胎早期胼胝体发育停滞所致；部分缺失是由于胚胎稍晚期胼胝体发育停滞所致；胼胝体变薄是由于孕晚期胼胝体发育异常所致，此时胼胝体完整性存在，但形态较菲薄。根据 ACC 是否合并其他颅内畸形，可将 ACC 进一步分为单纯型和复杂型。单纯型 ACC 除胼胝体本身的异常外，不伴随其他脑部异常。复杂型 ACC 除胼胝体本身的异常外，还合并脑裂畸形、灰质异位、Dandy-Walker 畸形等其他颅内异常，或合并 Aicardi 综合征、Andermann 综合征、Apert 综合征等某些遗传综合征。临床上复杂型 ACC 发生率明显高于单纯型 ACC。

根据其发病原因，可将其分为原发性 ACC 和继发性 ACC。前者发病机制相对复杂，单基因突变、染色体异常、遗传代谢性疾病等均可导致原发性 ACC。继发性 ACC 常由围产期异常（如宫内窒息、早产）、颅脑外伤、血管畸形、颅内肿瘤、脱髓鞘病变等累及或压迫胼胝体所致。ACC 在一般人群中发生率约为 0.1‰~7‰，而在精神发育迟缓人群中的检出率达 2%~4%。但在临床上部分 ACC 患者最初可能并没有症状，胼胝体变薄和胼胝体部分缺失者多因为其他临床症状检查时偶然发现。随着年龄的增长，才逐渐出现精神发育迟缓等表现，因此存在 ACC 但无症状的患者易漏诊，目前文献报道的发病率可能远低于实际发病率。

【临床与病理生理】

胼胝体是两侧大脑半球间最大的连合纤维，可促进身体两侧运动和感觉信息的整合，从而进一步影响高级认知功能。除胼胝体外，双侧大脑半球间还存在如前连合等其他连接纤维，但胼胝体缺失对两侧大脑半球独立进行各自感觉和运动信息整合及对日常精细的运动均产生显著影响。

单纯型 ACC 临床表现轻重不一，预后相对较好，部分患者可没有明显的临床症状和体征。而复杂型 ACC 均有不同程度的临床表现，预后较差。两者主要的临床症状和体征包括：生长发育迟缓、智力低下、痫性发作、肢体肌力减退、肌张力增高、共济失调等。另外复杂型 ACC 发病比单纯型 ACC 早，生长发育迟缓、智力低下的发病率也更高。Moutard 等对 17 例产前诊断单纯型 ACC 的患儿研究报道显示，虽然患儿随着年龄的增加智力有所下降，但患儿运动发育均正常，总体预后良好；10 年后再次对患儿评估发现，有近 3/4 的患儿智力水平在正常范围内，但出现了轻微的阅读障碍。由此表明即使被认为预后较好的单纯型 ACC 患儿，虽然出生时没有明显表现，但可能会随着年龄的增长逐渐出现行为及认知等社会能力的障碍。

胼胝体是人脑中最大的白质纤维束，它由超过 1.9 亿根轴突纤维构成，位于两侧端脑内及大脑中线纵裂结构的深部，连接双侧大脑半球相对应的区域。这些连接参与了一系列的认知功能，包括执行功能、语言、抽象推理以及对身体两侧运动和感觉的信息进行整合。

胼胝体从前向后由 4 个部分构成，依次为胼胝体喙部、膝部、体部和压部。胼胝体神经元来源于大脑皮层的Ⅱ/Ⅲ、Ⅴ和Ⅵ层，在人类和老鼠最先越过中线的神经元轴突来自扣带回皮层。多年来，主流的理论认为人类胼胝体是从前到后的发育模式，首先是胼胝体膝部的轴突越过中线发育，随后是体部、压部开始发育，最后膝部向前形成喙部。

现研究发现在怀孕后第 13 周和 14 周，胼胝体初始轴突开始越过中线，在第 14 周和 15 周胼胝体前部开始发育，在第 18~19 周胼胝体后部开始发育。胼胝体的这种发育模式提示，胼胝体早期发育异常可形成完全性胼胝体缺失，而晚期发育异常可形成局限于胼胝体后份和喙部的部分缺失。在怀孕 20 周时，胼胝体最后的形态基本发育完成，然而活跃的轴突生长将持续到出生后 2 个月，随后进行分子及功能活动依赖性的轴突修剪。尽管胼胝体纤维的数量在出生时已基本确定，但结构的变化将在产后持续发展变化，最明显的是在童年和青少年时期。

【影像检查方法】

由于胼胝体基本发育完成大概在 20 周左右，故诊断 ACC 一般在 21 周后进行。超声检查是 ACC 在孕中、晚期首选的检查方式。当发现胼胝体缺失、纵裂池增宽、透明隔缺失时可明确诊断。但是超声往往会漏诊相对轻微的变化，如部分胼胝体缺失、胼胝体变薄以及大脑白质发育不良等。由于胎儿 MRI 能任意方位成像，可直接观察胼胝体的形态、大小及发育程度，因此产前 MRI 是怀疑存在 ACC 病例的首选检查方法。另外 MRI 能提示更广泛的神经发育障碍。

【影像表现】

胼胝体完全性缺失（图 2-3-1~ 图 2-3-3）表现为：矢状位示第三脑室扩张并向上移位，扣带回呈放射状分布，前连合可缺如、变小或正常，胼周动脉可见走行异常，即未绕过胼胝体膝部而呈垂直或向后走行；冠状位示大脑纵裂池向下延伸至第三脑室顶，侧脑室呈“公牛角”样改变；横断位示双侧侧脑室平行分离，侧脑室后角及三角区不同程度扩张，侧脑室前角变窄，第三脑室扩张并上移位至分离的两侧脑室之间，有时呈囊状；DTI 示胼胝体纤维束形成 Probst 束而不交叉。胼胝体部分缺失（图 2-3-4~ 图 2-3-6）表现为：胼胝体形态不完整，连续性中断并部分缺失；伴或不伴相应侧脑室、第三脑室形态异常及胼周动脉走行异常。胼胝体形态变薄（图 2-3-7）表现为：胼胝体形态完整，但整体变薄。复杂性 ACC 除胼胝体自身的异常外，还可出现其他脑发育异常，如灰质异位、脑裂畸形、Dandy-Walker 畸形等。

【诊断与鉴别诊断】

诊断要点：ACC 直接征象表现为正中矢状位或冠状位显示胼胝体完全性缺失、部分缺失或形态菲薄。间接征象表现为侧脑室体部近乎平行性分离，侧脑室后角及三角区不同程度扩张，冠状位侧脑室呈“公牛角”样改变。

鉴别诊断：

1. **胼胝体破坏** 手术或外伤、缺氧缺血性脑病、脑梗死及脑出血所致胼胝体的异常改变，需要结合相关病史。

2. **胼胝体牵拉** 脑积水所致胼胝体形态变薄，有脑积水征象，胼胝体完整。

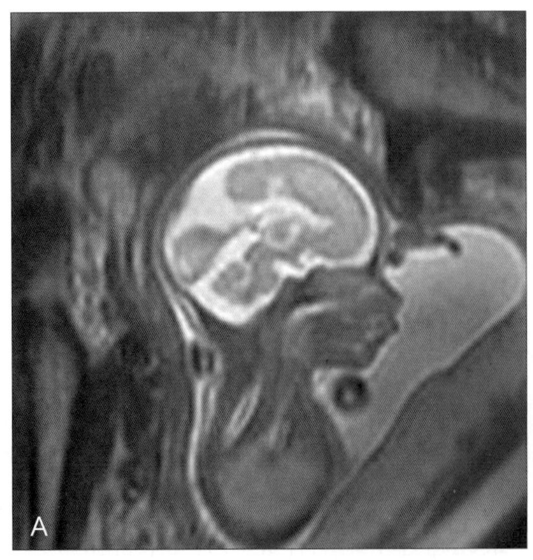

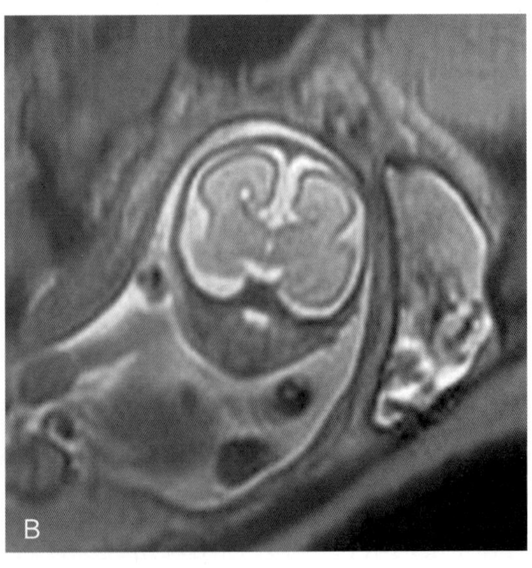

图 2-3-1 孕 22 周胎儿头颅 MRI 平扫

A. 矢状位 T_2WI，胎儿胼胝体未见显示；B. 冠状位 T_2WI 示双侧侧脑室分离呈“公牛角”样改变

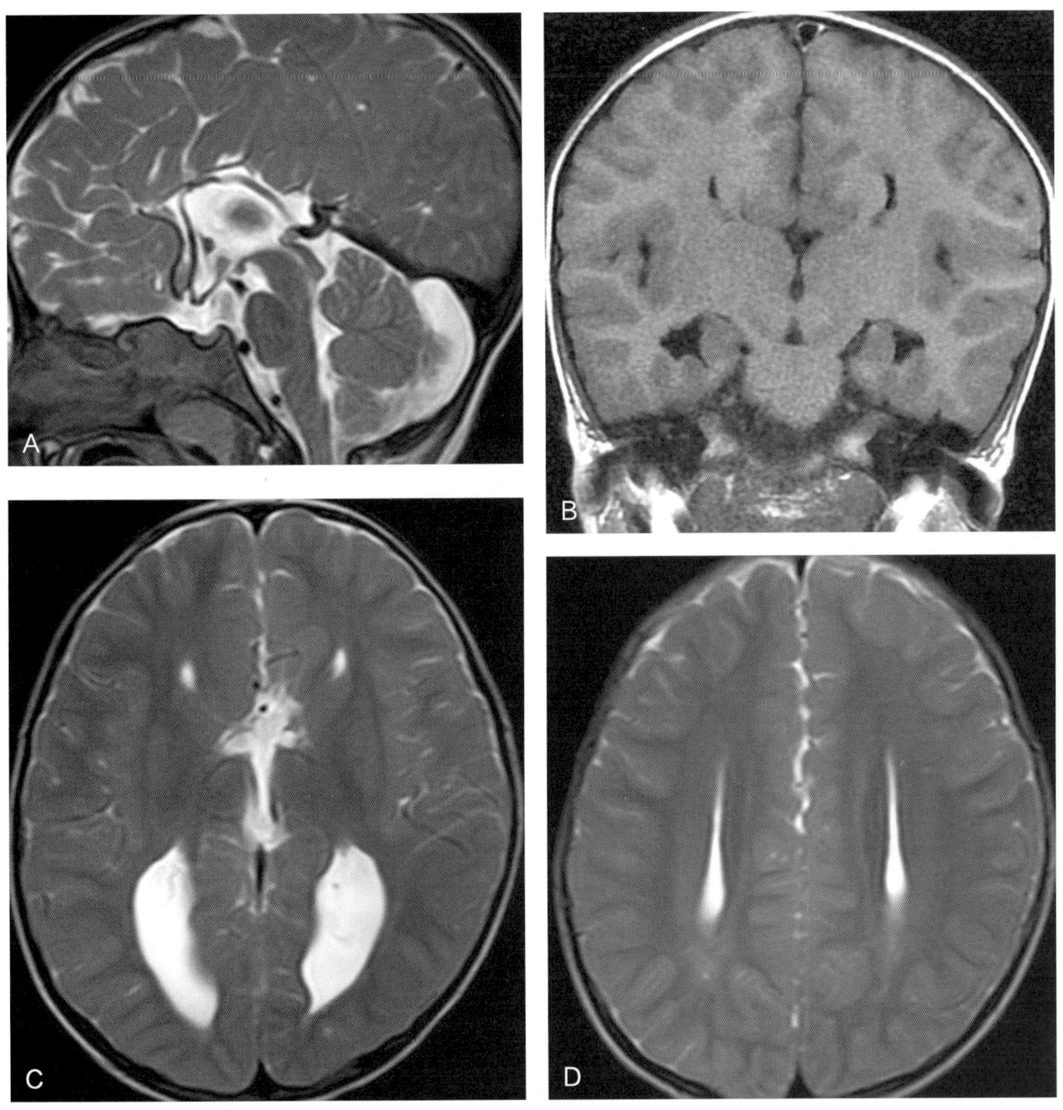

图 2-3-2　胼胝体完全缺失 MRI 表现

A. 矢状位 T_2WI 示胼胝体完全性缺失，第三脑室扩张并向上移位，扣带回呈放射状分布，胼周动脉垂直向上走行；B. 冠状位 T_1WI 示脑纵裂池向下延伸至第三脑室顶，侧脑室呈“公牛角”样改变；C、D. 横断位 T_2WI 示双侧侧脑室平行分离，侧脑室后角及三角区扩张，侧脑室前角变窄，第三脑室扩张并上移位至分离的两侧侧脑室之间

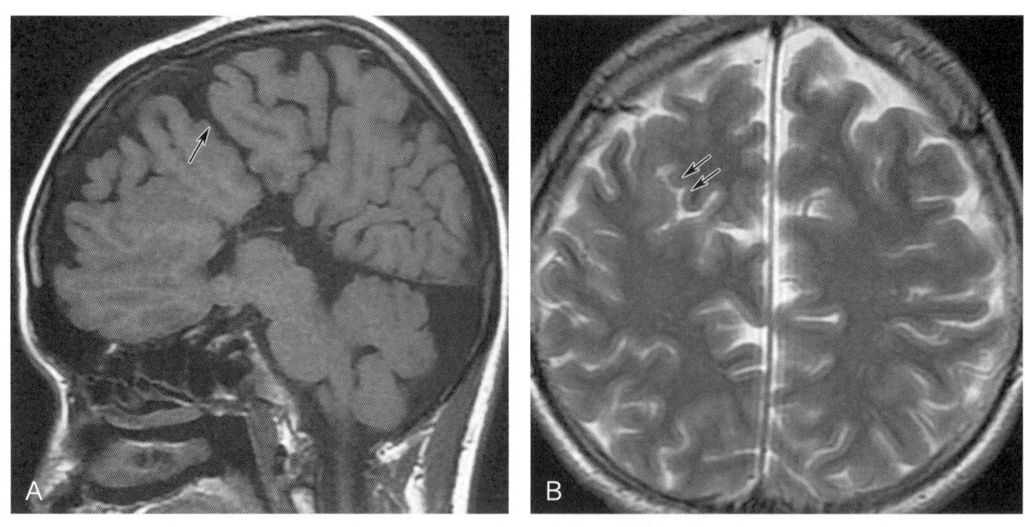

图 2-3-3 胼胝体完全缺失伴脑裂畸形 MRI 表现

A. 矢状位 T_1WI 胼胝体完全性缺失并脑裂畸形（箭）；B. 横断位 T_2WI 示右侧额叶脑裂畸形（箭）

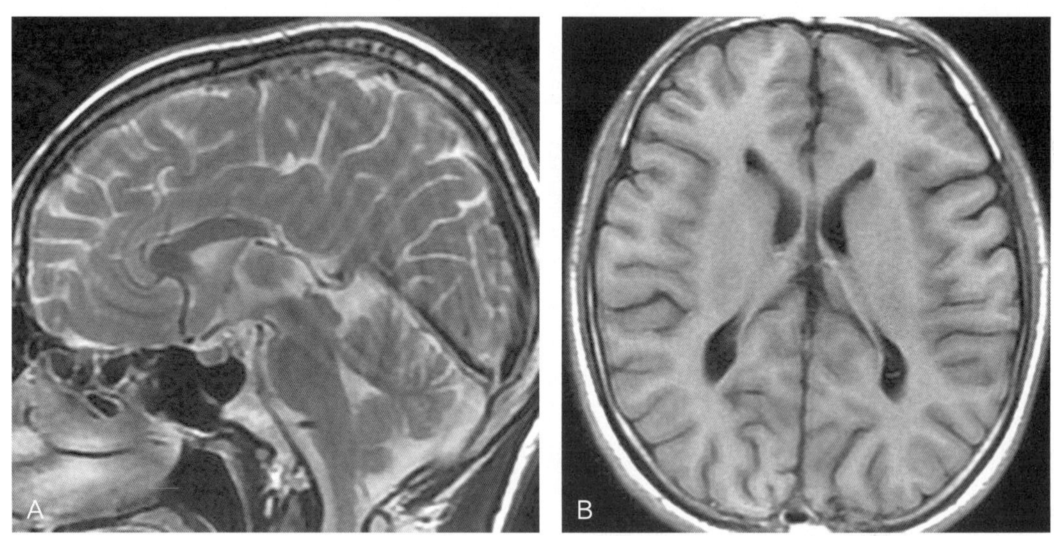

图 2-3-4 胼胝体部分缺失 MRI 表现

A. 矢状位 T_2WI 示胼胝体喙部、压部及体后部缺失；B. 横断位 T_1WI 示胼胝体压部缺失

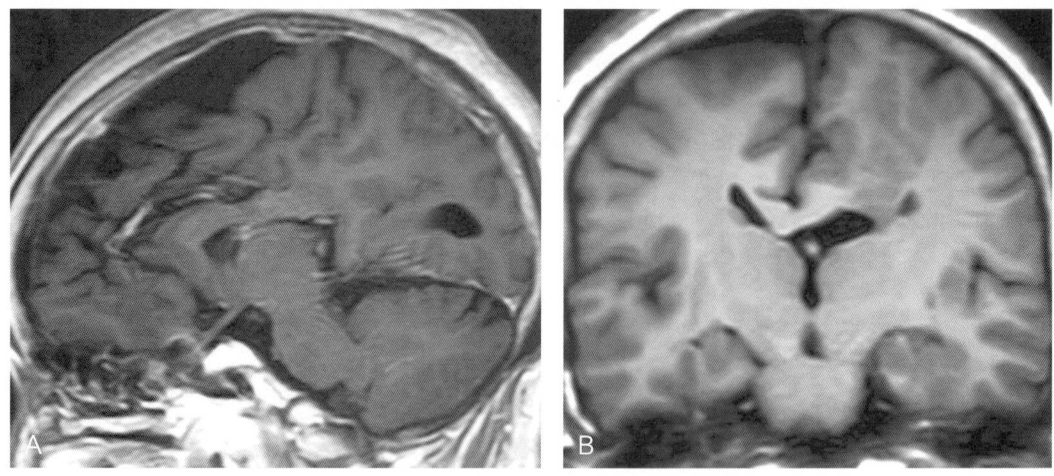

图 2-3-5 胼胝体部分缺失伴灰质异位 MRI 表现

A. 矢状位增强 T_1WI 示胼胝体喙部缺如，体部形态不规则；B. 冠状位 T_1WI 示胼胝体体部形态不规则，左侧额叶灰质异位

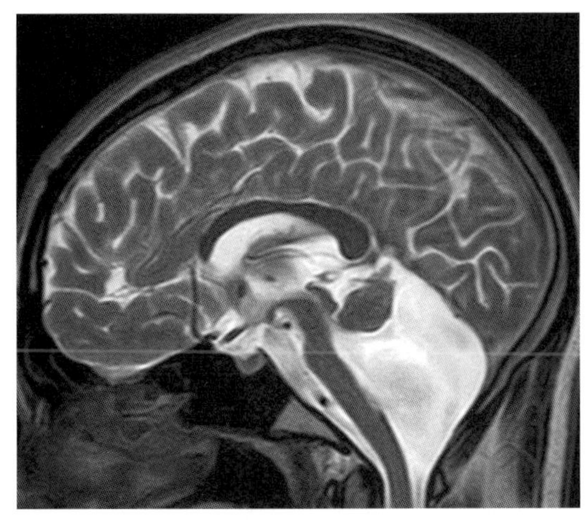

图 2-3-6 胼胝体膝部及喙部缺失伴 Dandy-Walker 畸形

矢状位 T_2WI 示胼胝体膝部及喙部未见显示，小脑蚓部发育不全，第四脑室囊肿样扩张

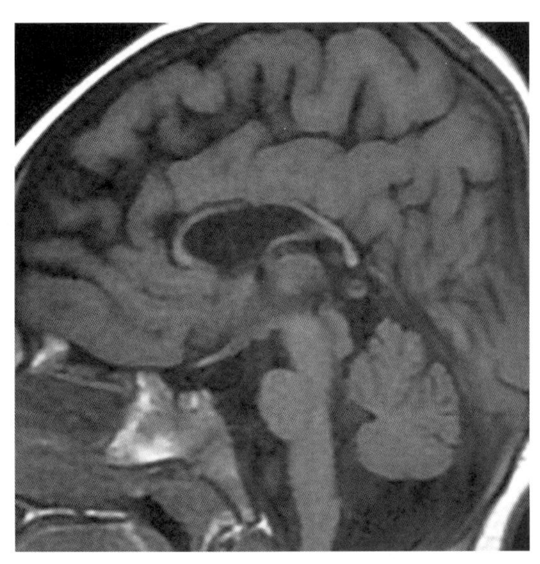

图 2-3-7 胼胝体变薄 MRI 表现

矢状位 T_1WI 示胼胝体结构完整，形态明显变薄

（李宗芳）

二、胼胝体脂肪瘤

【概述】

胼胝体脂肪瘤（lipoma of the corpus callosum）是一种少见的颅内良性病变，是颅内最常见的脂肪瘤，约占颅内脂肪瘤的 30%~50%。颅内脂肪瘤是在胚胎发育的第 8~10 周蛛网膜下腔发育过程中原始脑膜长期异常存在和分化不良所形成的先天性发育畸形。由于脂肪瘤是脑膜异常形成的，所以颅内的脂肪瘤均位于蛛网膜下腔。脂肪瘤是一种发育畸形，其内的脂肪细胞一般不会增殖，因此它不会对邻近的结构产生占位效应。有一半以上的颅内脂肪瘤伴随有不同程度的大脑发育不良，特别是中线结构的异常，胼胝体发育不良（ACC）是与之相关的最常见的大脑发育不良，约占 50%。

胼胝体脂肪瘤可分为两个亚型。一种是管结节型，其特点是结节状病灶，病灶的位置主要在胼胝体的前方，呈圆形或柱形，常合并有脑组织的发育异常，临床症状较严重，这主要是由发育异常所引起，与脂肪瘤本身关系不大。另一种是曲线型，其形态可以很小也可以很大，通常厚度小于 1cm，常呈线状环绕胼胝体后方。在这一类型中，胼胝体形态变薄，其合并发育异常的发生率、严重程度及临床症状都较管结节型轻。

颅内脂肪瘤通常是胼周无症状的中线区占位，因此颅内脂肪瘤常因为其他原因在检查中偶然发现。有症状的颅内脂肪瘤非常少见，症状的不同与病灶的位置有关。临床症状包括有：头痛、抽搐、神经阻滞及脑神经缺损等。值得注意的是手术干预的风险较大，因为病灶常附着邻近的组织，当尝试完全摘除病灶时往往会累及邻近的神经或血管而造成损伤。另外，大部分的病灶不会引起危及生命的症状，因此大部分患者不提倡手术治疗。

【影像检查方法及表现】

MRI 可多方位成像，且对脂肪组织具有高敏感及高特异性，可在出生前诊断多数颅内脂肪瘤。出生后最常用的检查方法包括 CT 和 MRI，CT 病灶（图 2-3-8A）表现为胼胝体区域边界清晰的低密度占位灶，CT 值在 -100~-40HU，可伴或不伴钙化，钙化较多变，增强扫描不强化，可伴或不伴胼胝体发育不良或其他颅内畸形。MRI 病灶（图 2-3-8B~D、图 2-3-9）表现为胼胝体区域边界清晰的不规则形或分叶状 T_1WI 和 T_2WI 脂肪样高信号，T_2-FLAIR 呈高信号，信号强度均匀，脂肪抑制序列信号减低，增强扫描无强化，可伴或不伴胼胝体发育不良或其他颅内畸形。

【诊断与鉴别诊断】

诊断要点：CT 上表现为胼胝体区边界清晰的脂肪密度占位灶，增强扫描无强化，伴或不伴胼胝体和（或）颅脑发育异常。MRI 上表现为胼胝体区边界清晰的 T_1WI 高信号、T_2WI 高信号，脂肪抑制序列呈低信号，伴或不伴胼胝体和（或）颅脑发育异常。

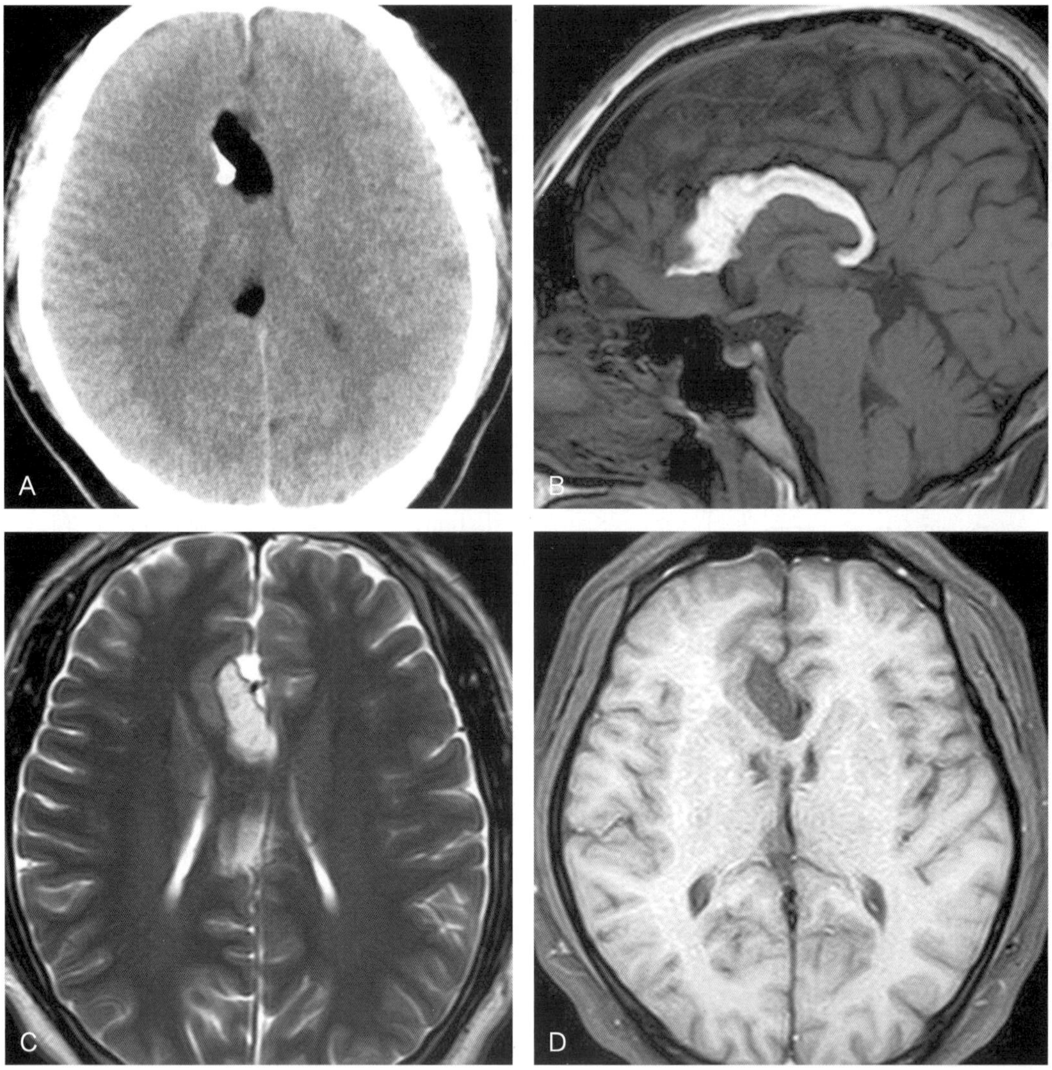

图 2-3-8 胼胝体脂肪瘤并胼胝体部分性缺失

A. 横断位 CT 平扫示胼胝体走行区上方条片状脂肪样低密度区并小片状钙化；B. 矢状位 T_1WI 示胼胝体膝部及喙部缺失、体部缩短，脂肪瘤（曲线型）呈高信号，边界清楚；C. 横断位 T_2WI 示脂肪瘤呈高信号，双侧侧脑室分离；D. 横断位 T_1WI 抑脂序列脂肪瘤呈低信号

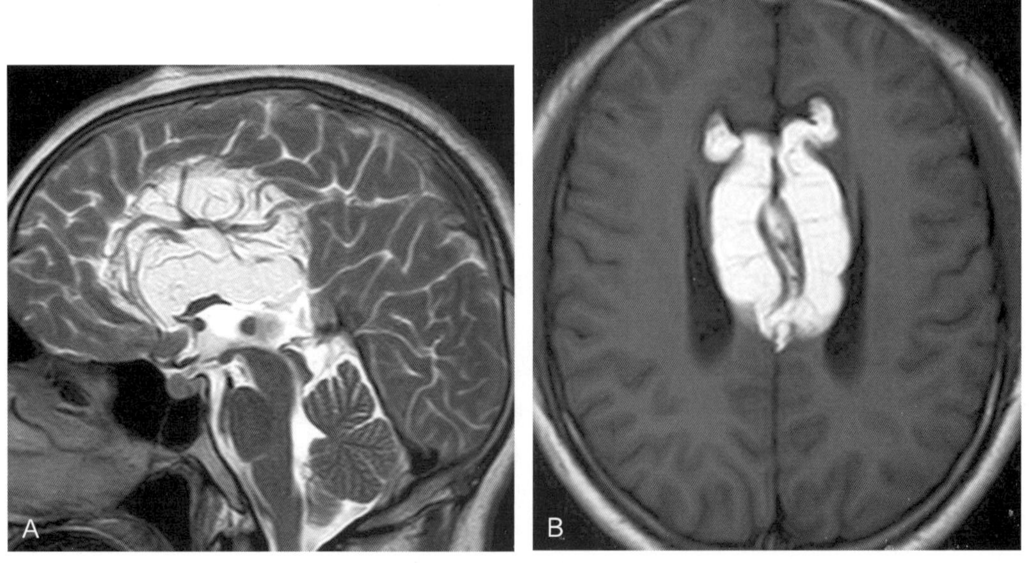

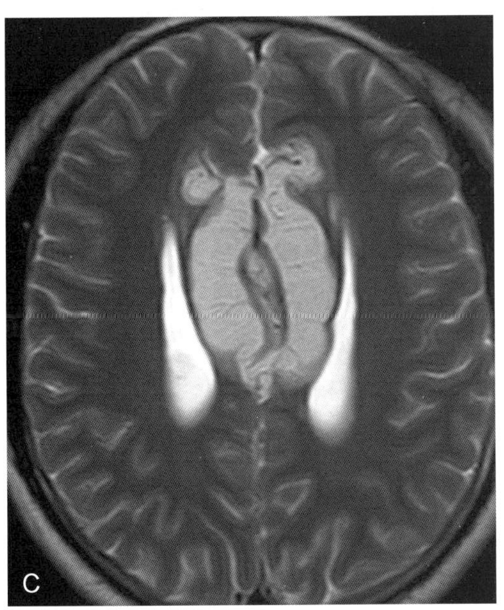

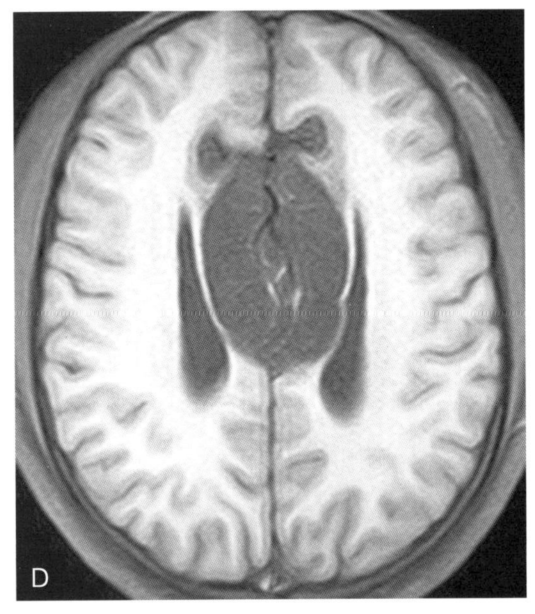

图 2-3-9 胼胝体脂肪瘤并胼胝体完全性缺失

A. 矢状位 T_2WI 示胼胝体未见显示，其走行区前上份见脂肪瘤（管结节型），呈高信号，其内见胼周动脉穿行；B、C. 横断位 T_1WI 及 T_2WI 示脂肪瘤呈高信号，边界清楚，其内见血管穿行，双侧侧脑室分离；D. 横断位 T_1WI 抑脂序列脂肪瘤呈低信号

鉴别诊断：

1. 皮样囊肿　胼周不是皮样囊肿出现的典型位置，肿瘤呈圆形或分叶状，通常有轻微的占位效应和点状钙化，没有强化和周围水肿，且不伴发颅内畸形。皮样囊肿囊内成分相对复杂，在 CT 上密度不均匀，CT 值通常在 20~40HU，MRI 上呈混杂信号，因为含有脂质成分在 T_1WI 上可见高信号。肿瘤破裂后伴脑池内脂肪滴常见。

2. 畸胎瘤　来源于三个组织胚层，信号较为混杂，其可见钙化、软组织、囊肿及脂肪成分，实性部分 DWI 弥散受限并强化。

3. 亚急性出血　T_1WI、T_2WI 信号增高可与脂肪瘤混淆，但出血灶可随时间变化其信号发生相应改变，脂肪抑制序列不被抑制。

（李宗芳）

第四节　皮层发育异常

皮层发育异常，也称脑神经元移行畸形（malformations of neuronal migration）是指在大脑皮质发育过程中，由于各种原因使成神经细胞从胚胎生发基质向大脑表面移行过程中受阻，导致脑组织不同程度的发育畸形，包括巨脑回畸形和无脑回畸形、多小脑回畸形、脑灰质异位症、脑裂畸形、局灶性皮层发育不良、脑小畸形、巨脑症及半侧巨脑畸形等。可单独存在或并存。临床表现主要为智力低下和癫痫。移行异常发生越早，病变越对称，畸形越严重；发生越晚，病变越不对称，畸形越轻。

一、巨脑回畸形和无脑回畸形

【概述】

巨脑回畸形（pachygyria）属神经元移行异常性病变，大体病理改变以脑回宽大、脑沟变浅为其特点，其程度重者脑沟脑回完全消失，脑表面光滑，称为无脑回畸形（agyria），也称为光滑脑（lissencephaly）。

巨脑回和无脑回畸形的病理干扰大多见于妊娠 11~16 周，此时为成神经细胞从侧室室管膜下的生发基质向脑表面迁徙以形成标准的 6 层结构的脑皮层阶段。该阶段某些病理因素干扰了神经元的移行，就会出现相应的移行异常的病理改变。病理因素干扰的时间和程度不同，所出现的移行异常病变亦各异。

【临床与病理】

无脑回畸形和巨脑回畸形是发育期间后期移行的神经元不能穿越先期移行的神经元而形成的。无脑回和巨脑回仅仅是畸形程度上的不同，巨脑回可视为轻度的无脑回，两者可同时存在于脑的不同部位。广义的无脑回畸形包括完全无脑回和伴有巨脑回的局部无脑回。无脑回畸形为神经元移行异常中最严重的类型。无脑回畸形分三型。Ⅰ型为典型无脑回，脑表面光滑，缺少脑沟、脑回，多同时伴有巨脑回，是由于神经元移行减慢或延缓所致。组织学上可见大脑皮质分四层结构：由外向内依次为分子层、外细胞层（含有锥状神经元）、稀疏细胞层（含有髓鞘纤维和少量神经元）、内细胞层（增厚的紊乱神经元层）。此型无脑回表现为小头畸形和（或）面部形态异常，常见的面部形态异常有高额、小下颌、低耳位、鼻梁塌、眼距宽、前额后倾等。Ⅱ型也称“鹅卵石样无脑回”，脑表面光滑伴结节状，像铺了鹅卵石的道路，为一种复杂的脑畸形，包括鹅卵石样皮质、白质异常、脑室扩大、脑干和小脑萎缩、多小脑回等。目前认为是神经元移行过度所致，因软膜-神经胶质界膜的破裂导致细胞移行超过正常位置而进入软脑膜，在脑表面形成一层与软脑膜混合的神经元层。组织学上可见皮质由两层结构组成：外面一层由紊乱的神经元、神经胶质、胶原束和血管组成；内层由残留的含紊乱神经元的皮层板组成。此型缺乏面部形态异常。Ⅲ型为孤立性无脑回畸形，与遗传有关，有研究证实与 *LIS1* 基因和 *XLIS*（*DCX*）基因突变有关。

各型无脑回畸形患儿出生时正常，有些可有呼吸暂停、喂养困难和肌张力减低。癫痫发作常在生后 6 个月内，80% 的患儿表现为婴儿痉挛症。多数有频繁的癫痫发作，严重智力发育迟滞。其他表现为智力低下、肌张力减低。

【影像检查方法】

常用检查方法为 CT 和 MR，而后者为首选检查方法，MR 能更好地分辨灰质分层。超声和 PET 也有一定的诊断价值。

【影像表现】

1. CT　以无脑回为主者主要表现为大脑表面光滑，无脑沟、脑回的显示，脑皮层增厚，脑白质明显变薄，而且由于两侧侧裂的变宽、变浅使两侧大脑半球呈特殊的“8”字形改变。以巨脑回为主的畸形仅表现脑回增宽、变平，脑沟变浅，有轻中度脑皮质增厚、脑白质变薄。巨脑回可累及两侧半球，也可仅累及一个脑叶或半球，使受累的脑叶或半球较健侧缩小，患侧脑室被牵拉而扩大。

2. MRI　除上述表现外，脑皮层增厚及脑白质变薄较为明显，在顶枕叶增厚的皮层周围也可出现一圈特征性的长 T_2 高信号带，与胶质增生有关。本病常合并髓鞘发育延迟（占 90%）和胶质增生（脑室旁白质区域内斑点、斑片状长 T_2 高信号），可伴有侧脑室轻中度扩大及其他类型的脑神经移行异常畸形等（图 2-4-1）。

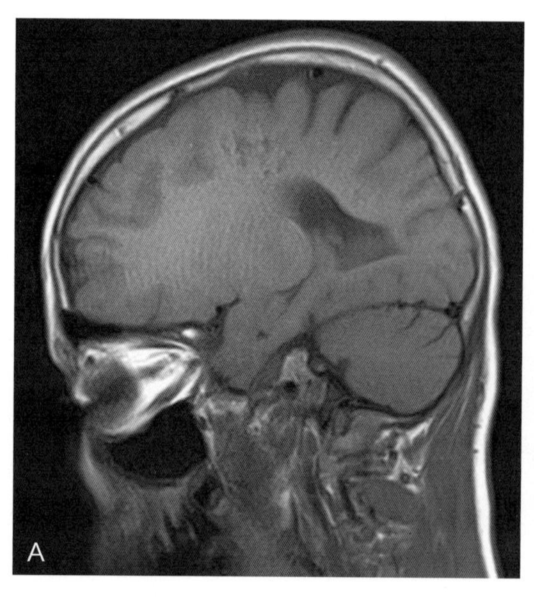

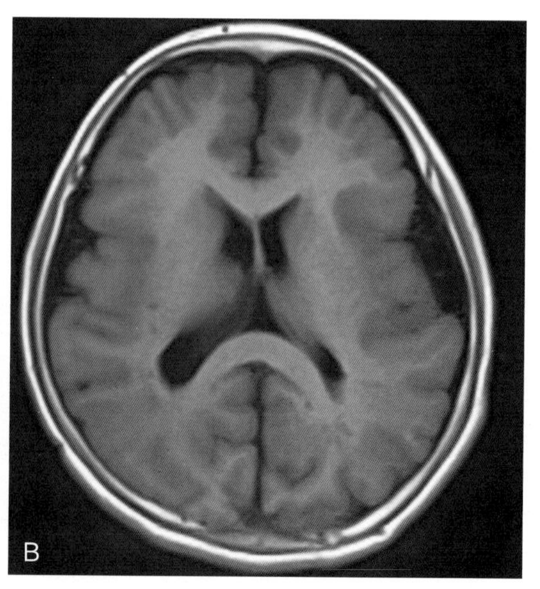

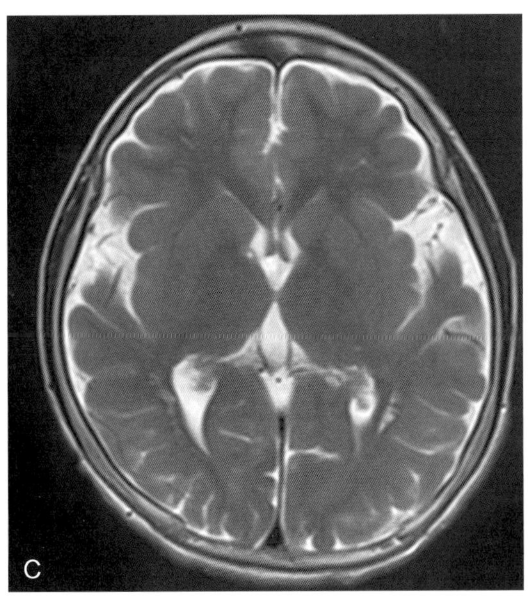

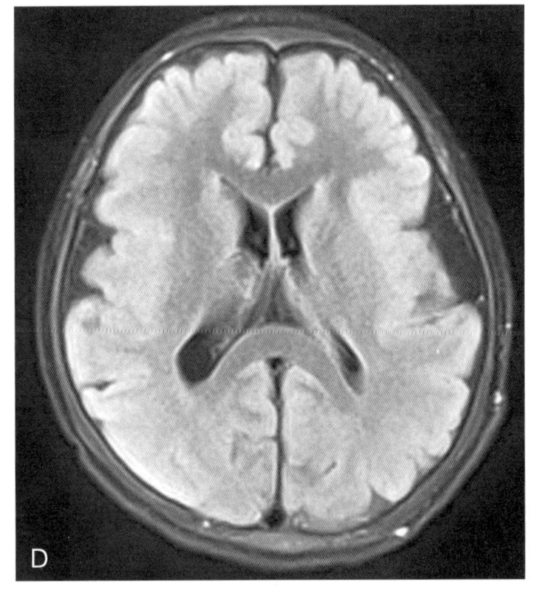

图 2-4-1 巨脑回畸形 MRI 表现

男，13 岁，T_1WI 示脑皮层增厚，脑白质变薄，侧脑室周围髓鞘发育不良。A. 矢状位 T_1WI；B. 轴位 T_1WI；C. 轴位 T_2WI；D. 轴位 T_2-FLAIR（病例图片由南京医科大学附属无锡市人民医院方向明教授提供）

3. PET 内细胞层利用葡萄糖比外细胞层更高（胎儿模式）。

【诊断与鉴别诊断】

典型影像学表现为整个大脑半球皮质的脑沟缺失或数目减少，同时皮质增厚，大脑半球呈“8”字形或“沙漏”形。

巨脑回畸形需与多小脑回畸形鉴别：巨脑回畸形累及范围广，增厚皮层厚薄较均匀，而多小脑回畸形范围小，增厚皮层厚薄不一，皮质边缘高低不平，皮质下可见胶质增生。

（徐海波）

二、多小脑回畸形

【概述】

多小脑回畸形（polymicrogyria，PMG），是脑皮质发育畸形中最常见的一种类型。PMG 多表现为在大脑皮质中有多个过度折叠的小脑回，脑回迂曲，脑回小而且数目多，可分散或局限于一个大脑区域，也可并有灰质增厚。

脑皮质的发育是一系列复杂而又重叠的过程。源于侧脑室旁区域及室管膜下层区域的神经元祖细胞经过不同的发育模式及迁移途径，最终形成大脑皮质。目前多认为感染、缺氧等可在神经元迁移后期及皮质形成早期影响脑皮质的发育，导致成神经元细胞增殖、迁移受损及迁移后成熟皮质排列紊乱，具体机制目前仍不清楚。

【临床与病理】

多小脑回畸形（polymicrogyria，PMG）是在晚期神经元迁移和皮层形成阶段出现异常所导致的畸形。神经元到达皮层，但是分布异常，形成多个小波浪样脑回，皮层含有多个小的脑沟，大体病理通常表现为融合状态。

PMG 的临床表现各异。以癫痫发作、发育迟缓、智力低下和脑性瘫痪为主，包括喂养困难、共济失调和眼球运动异常等其余表现。且临床表现与病变范围有关，局灶型可无症状或症状轻，病灶广泛者多数表现为发育迟缓、癫痫。

【影像检查方法】

最佳影像检查方法为 MRI，对比分辨率高，可综合地评估畸形，而在怀疑钙化时则采用 CT 扫描观察更优。

【影像表现】

1. CT 皮质增厚，内侧缘光滑，皮层边缘高低不平，伴浅的脑沟；增厚的皮质向深部折叠形成皮质裂（又称多小脑回裂）；裂内可伴发育异常的增粗迂曲的血管；常伴有钙化的高密度影和白质内软化及胶质增生形成的低密度灶。分弥漫型和局灶型，弥漫型常为双侧性，受累皮质广泛，主要在额颞顶区，以广泛皮质增厚迂曲表现为主，少数可有皮质裂；局灶型可单侧或双侧，以皮质裂表现为主，主要于侧裂区，少数为局限性皮质增厚呈巨脑回样。

2. MRI　病变处皮质增厚，脑回变浅，皮质边缘光滑或不规则结节状突起，内侧缘光滑（图2-4-2）；增厚皮质向深部折叠成皮质裂，裂内可伴发育异常的血管；约20%其下白质T_2WI呈高信号，出生时即存在，随年龄增长而发展；部分病例MR上灰白质交界区可模糊。弥漫型常十分相似巨脑回畸形。

3. PET　在癫痫发作急性发作期代谢增加，发作间期代谢减低。

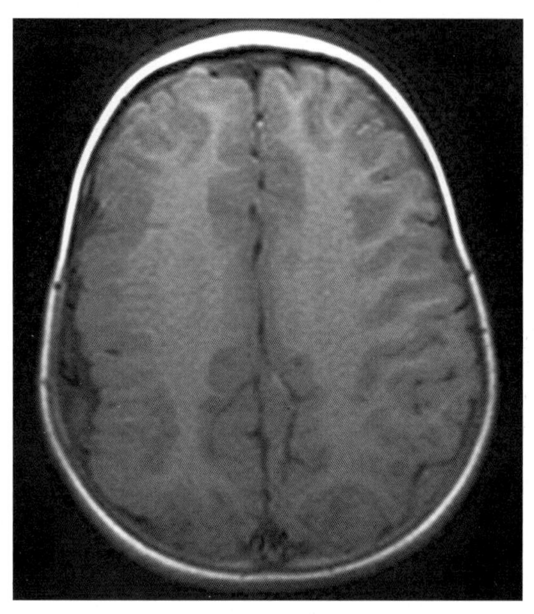

图2-4-2　多小脑回畸形MRI表现

T_1WI示右侧颞顶叶可见多个较小的脑回聚集，局部皮层增厚（病例图片由天津市儿童医院陈静教授提供）

【诊断与鉴别诊断】

多小脑回畸形典型的影像学表现为过小、显著卷积的脑回，好发于大脑外侧裂区域，可表现为深折的增厚皮层。

需要与巨脑回畸形鉴别：巨脑回畸形累及范围广且对称，增厚皮层厚薄较均匀，而多小脑回畸形范围小，增厚皮层厚薄不一，皮质边缘高低不平，皮质下可见胶质增生。

（徐海波）

三、脑灰质异位症

【概述】

脑灰质异位症（heterotopic gray matter，HGM）是指在胚胎期大脑皮层发育过程中，增殖的神经母细胞不能及时地从脑室周围移行到灰质所致。典型的灰质小岛位于脑室周围，可悬在室管膜上并突入侧脑室；大的灶性灰质异位，位于半卵圆中心，可有占位效应，常与其他脑先天畸形并存。

正常脑发育是一个复杂的过程。它包括神经管形成，原始细胞分化增生，神经元移行和髓鞘形成等阶段。在胚胎发育过程中，有害因素如X线、中毒、缺血缺氧等均可导致神经元移行过程发生障碍。如果成神经细胞未能及时准确地移行至脑皮质表面而聚集在脑的异常部位如深部白质区域或室管膜下等即形成脑灰质异位症，这种神经元移行障碍一般发生在妊娠第12周左右。

【临床与病理】

以往对HGM的诊断通过病理解剖分为结节型和板层型两型。异位的灰质结节位于室管膜下时称结节型，位于白质内称板层型。CT、MRI出现后大家统一意见，大致分了三个类型：①室管膜下脑灰质异位症（subependymal HGM，室旁结节型）：是临床中最常见的一种类型，80%左右的患者有癫痫出现，其癫痫首发年龄常在10~20岁，这一年龄比其他类型皮层发育畸形的癫痫平均首发年龄要晚，认知损害的发生率则与其他器官畸形的发生率呈正相关。②皮质下脑灰质异位症（subependymal HGM，板层型或岛型）：发生率少于室旁结节型。有症状的患者最终几乎均出现癫痫，且首发年龄也多是在10~20岁之间。③带状脑灰质异位症（Band HGM，带型）：异位的灰质结节位于侧脑室旁并延伸至大脑皮质称带形，也是无脑回畸形中的一个亚型。有症状的患者几乎均在儿童期就出现癫痫，陆续出现多种形式的发作。临床上小的灶性灰质异位一般无症状，病灶广泛者可有智力障碍、癫痫发作、精神呆滞及脑发育异常等。以前两型多见，病灶可为单发或多发，常合并巨脑回、微小脑回、脑裂畸形和胼胝体发育不良等。本病在临床上主要表现为三大基本特征：①反复的癫痫发作；②精神发育迟滞；③运动系统受损。脑灰质异位症的特征性临床表现为儿童和青少年时期的癫痫和各种发育迟缓。室管膜下型癫痫多于儿童后期或10岁以后发生，皮层下型和带状型，癫痫发作较早。本组病例精神发育迟滞，青春期发病，癫痫发作及运动系统局灶体征，符合脑灰质异位症的临床特征。

【影像检查方法】

影像学检查方法以CT和MRI为主。CT对于室管膜下型灰质异位的显示较清楚，薄层CT扫描有助于较小病灶的检出。MRI 为最佳检查方法，薄层和高分辨率 3D 采集、重加权 T_1 可提供最佳的对照和分辨率。

【影像表现】

1. CT 一般呈板层状或团块状。异位的灰质团块与正常灰质的 CT 值相似，增强扫描不强化。较大的灰质团块可压迫脑室，并使中线异位，但灶周无水肿。

2. MRI MRI 上可见异位的灰质团块 T_1WI 及 T_2WI 信号等同于脑灰质信号（图 2-4-3、图 2-4-4）。位于室管膜下区呈结节状，信号等同于脑灰质信号，以 T_1WI 显示效果为佳。灰质异位常合并其他畸形，一般单发型比较少见。合并病灶包括小头畸形、胼胝体发育不良或不发育、小脑发育异常等。

【诊断与鉴别诊断】

MRI 是脑灰质异位症的首选检查方法，其常表现为反复发作癫痫，药物治疗难以控制；MRI 表现灰质位置向白质区过度延伸或位于脑周围或位于白质区的孤立小岛；异位的灰质形态多种多样：结节状、珊瑚状、宝塔状、带状均可。灰质

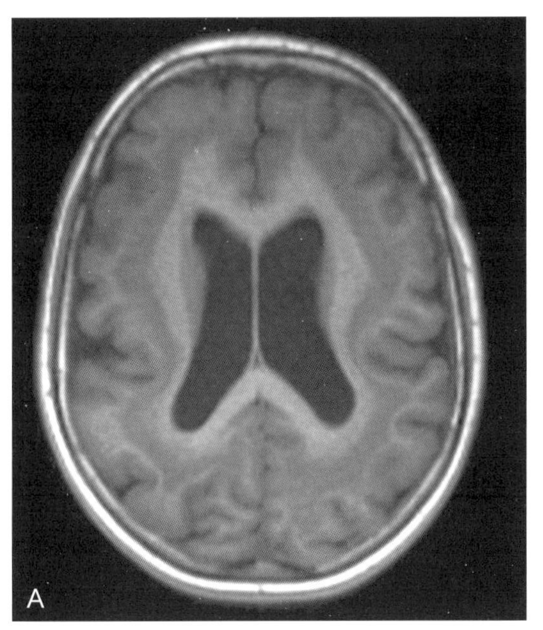

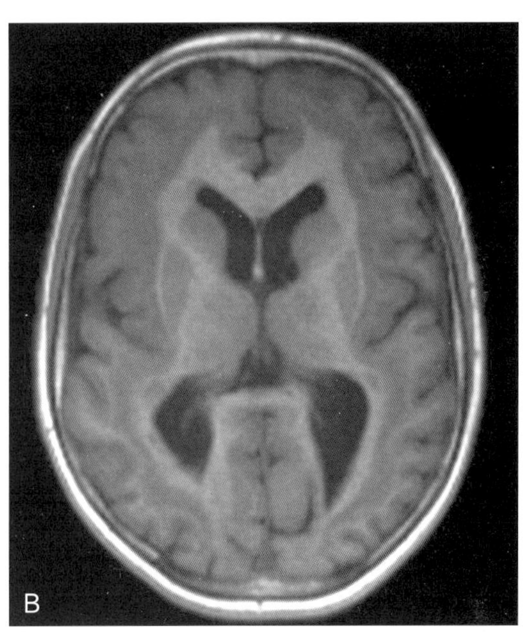

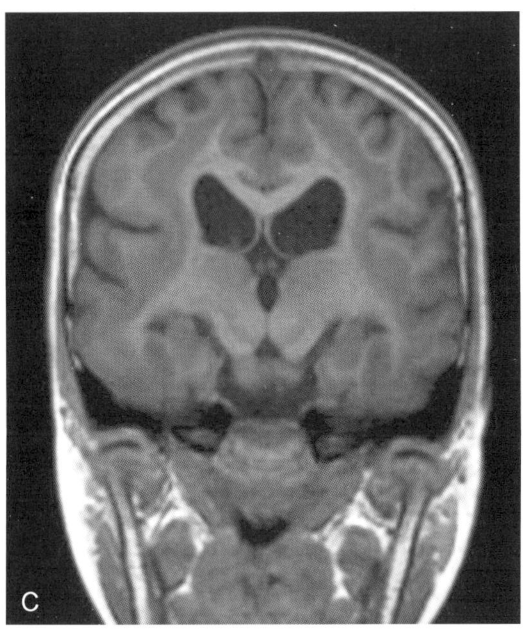

图 2-4-3 脑灰质异位 MRI 表现

A、B. 轴位 T_1WI；C. 冠状位 T_1WI。皮层下可见板层状、带状灰质异位

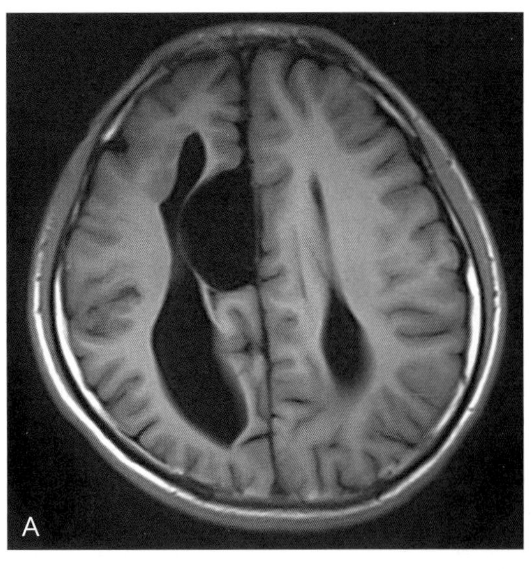

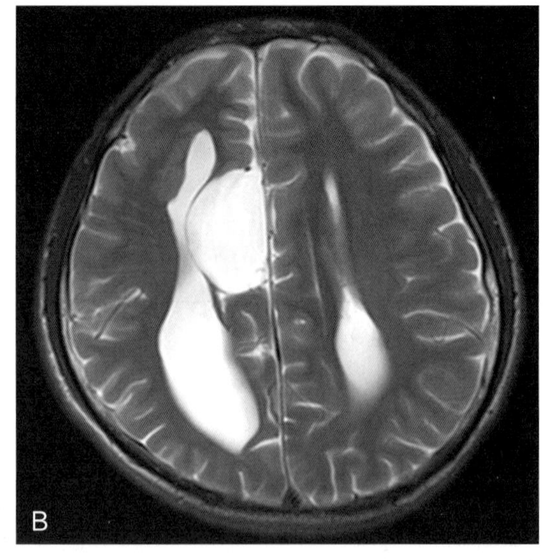

图 2-4-4 脑灰质异位 MRI 表现

A. 轴位 T_1WI；B. 轴位 T_2WI。右额叶脑室旁结节状灰质异位并胼胝体缺如

异位症在诊断的时候主要易于在错误的部位发现与灰质密度（信号）相同的结节或条带影相混淆。

1. 室管膜下灰质异位与结节性硬化鉴别 结节性硬化 CT 上结节常有钙化，MRI 上病灶多在皮质、皮质下，室管膜下可见结节灶，结节与灰质信号不同。

2. 转移瘤、淋巴瘤及沿室管膜生长的颅内肿瘤或室管膜瘤 肿瘤的信号与灰质信号不同，而异位灰质的信号与正常灰质信号相同；肿瘤有占位效应，病灶周围脑水肿，病灶增强后明显强化等而灰质异位缺乏上述特征。

（徐海波）

四、脑裂畸形

【概述】

脑裂畸形（schizencephaly）是指大脑实质内的裂隙从皮层表面延伸至脑室（软脑膜到室管膜），内衬以发育不全的灰质。在胚胎 7 周时，原生基质或神经细胞移行局部障碍时，则引起脑裂畸形，胚胎早期的障碍多导致局部坏死，引起脑实质缺如，而障碍部位周围的正常脑实质发育，将缺如部分包埋于大脑皮质内，形成与脑室腔相通的裂隙。

【临床与病理】

脑裂畸形可分为两型：Ⅰ型即闭合型，裂隙两侧的灰质层相贴或融合，裂隙关闭；Ⅱ型即开放型，内折皮层分离，形成较大裂隙与脑室相通。可合并多小脑回畸形、灰质异位等。

临床上表现为癫痫、运动障碍、智力低下、发育迟缓，视神经隔发育异常者有失明。闭合型脑裂畸形的临床表现轻。单侧脑裂畸形较双侧预后好，闭合型较开放型预后好，后者常早年死于慢性感染和呼吸衰竭。

【影像检查方法】

通过胎儿超声和 MRI 可进行诊断，可有进行性改变。MR 能比 CT 更敏感地发现Ⅰ型脑裂中不明显的裂隙，更有利于显示合并的多小脑回畸形、胼胝体发育不良等颅脑先天性畸形。

【影像表现】

1. CT 根据其影像特征，可分为闭合型和开放型 2 种。闭合型是指裂隙的两侧或一侧融合，裂隙仅达脑白质内，不与一侧的侧脑室相通。裂隙的两端紧密相贴，中间不含低密度的脑脊液。开放型是指裂隙的两边分离，可从脑表面横贯大脑半球直达一侧脑室的室管膜下区，侧脑室的局部呈尖峰状突起，并与异常的裂隙相通。裂隙内为低密度的脑脊液。同时可见脑皮质沿裂隙内折，为本病的特征。

2. MRI 闭合型和开放型脑裂畸形除上述表现外，T_1WⅠ、T_2WⅠ均可见裂隙周围有不规则的带状增厚的灰质团包绕，尤以 T_2WⅠ明显。其中开放型裂隙内可见长 T_1 长 T_2 信号，与脑脊液信号一致。在裂隙的边缘或附近常合并巨脑回及多小脑回畸形，本病还可合并视 - 隔发育不全、灰质异位、侧脑室扩大及髓鞘发育不良等（图 2-4-5、图 2-4-6）。

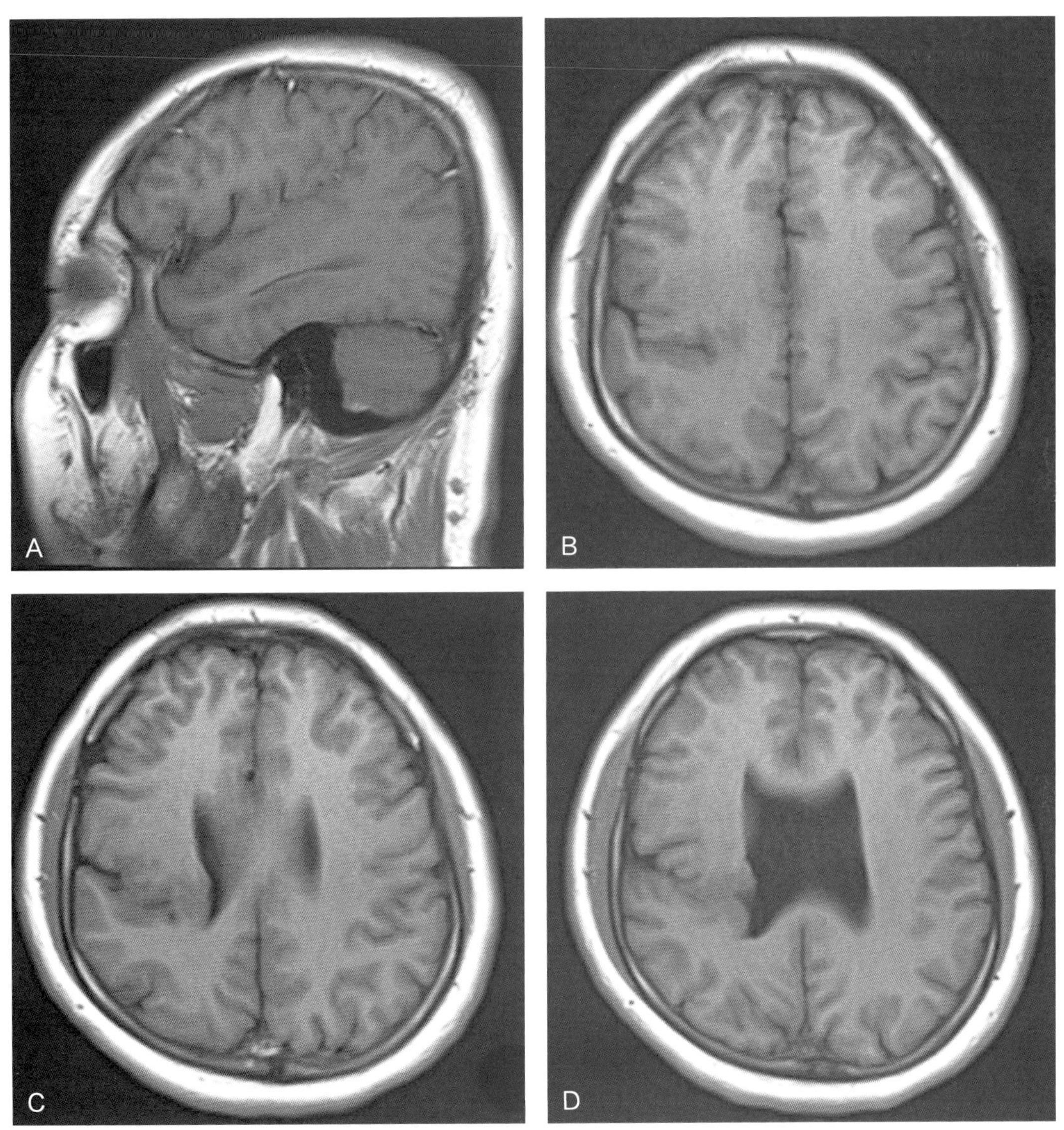

图 2-4-5 闭合型脑裂畸形 MRI 表现

A~D. 矢状位及轴位 T_1WI。右侧中央沟区可见闭合型裂隙，自侧脑室壁延伸至脑表面，裂隙两侧为灰质结构

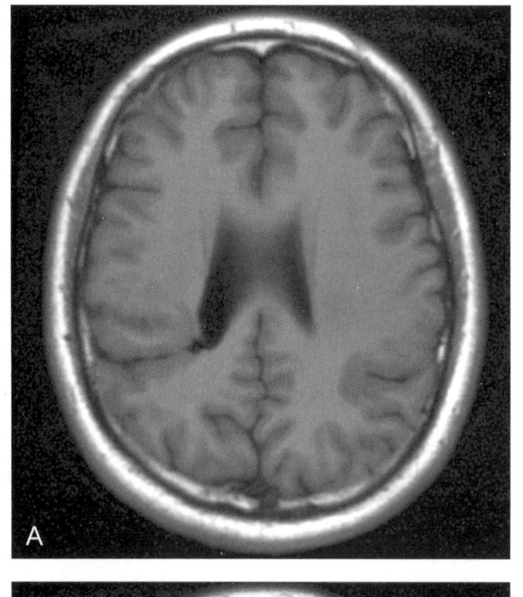

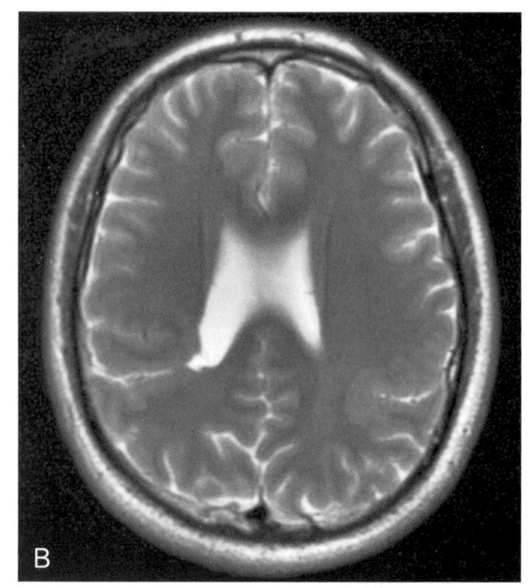

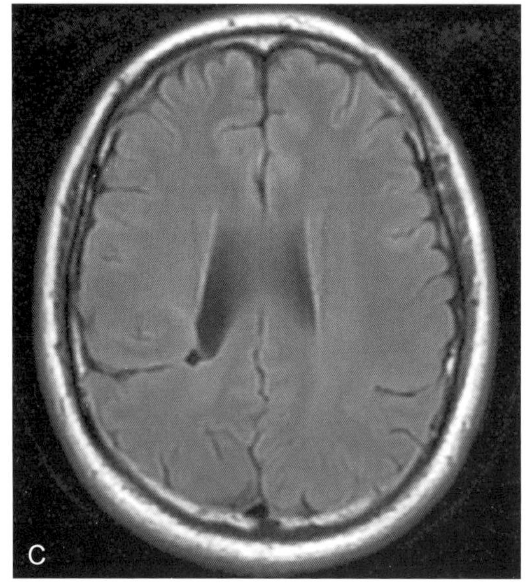

图 2-4-6 开放型脑裂畸形 MRI 表现

男，20 岁，左侧肢体活动功能受限并肌肉萎缩 20 年。A. 轴位 T_1WI；B. 轴位 T_2WI；C. 轴位 T_2-FLAIR。右侧顶叶可见开放型裂隙，自侧脑室壁延伸至脑表面，裂隙两侧为灰质结构（病例图片由浙江大学医学院附属第二医院蒋飚教授提供）

【诊断与鉴别诊断】

典型影像学表现为横贯灰质的线样裂隙，可与脑室相通，常见部位为额叶和顶叶靠近中央沟区域。

1. 闭合型脑裂畸形的裂隙不明显时应与孤立型灰质异位鉴别 前者灰质柱相邻侧脑室边缘常有尖角状突起，脑表面可见楔形凹痕，而后者无。

2. 开放型脑裂畸形需与以下疾病鉴别 ①脑穿通畸形：开放型脑裂畸形裂隙两侧衬以与邻近皮层相连续的灰质层，而脑穿通畸形没有此表现；②积水性无脑畸形：严重的双侧开放型脑裂畸形尚可见扩张但能识别的脑室轮廓，尤为前角下部和后角，而积水性无脑畸形的侧脑室完全失去原有形态，影像学上两者有时鉴别有困难。

（徐海波）

五、局灶性皮层发育不良

【概述】

局灶性脑皮层发育不良（focal cortical dysplasia，FCD）是指局部脑皮层结构紊乱，出现异常神经元和胶质细胞，有不同程度的白质内异位神经元、髓鞘化神经纤维数量减少和反应性神经胶质增生。FCD 与癫痫、认知障碍等神经系统疾病均有相关性，尤其与难治性癫痫的关系最为密切。

【临床与病理】

局灶性脑皮层发育不良属于皮质发育异常的一个亚型，以皮层分层异常、神经元变异及神经元成熟障碍为主要病理学标志，病灶区有特征性的“气球”样细胞（ballooncell）。现国际上广泛采用的分类方法有两种，一种是 Palmini 等在 2004 年提出的二分类法，以 FCD 的组织学分型：Ⅰa 型为皮层分层的异常，Ⅰb 型在前者基础上有巨大的、不成熟的非异形性神经元；Ⅱa 型出现异形的神经元，Ⅱb 型是在Ⅱa 型的基础上发现气球细胞。Palmini 分型较为简单，临床上应用较多，而针对临床研究、影像学表现及多重病理的发现，2011 年国际抗癫痫联合会（ILAE）又提出了新的 FCD 分类。在 Palmini 分类的基础上作出了修订，细分了Ⅰ型，并添加了 FCD Ⅲ型。Ⅲa 型为以海马硬化为责任病灶，合并颞叶皮层异常；Ⅲb 型为与癫痫相关的肿瘤性病变合并邻近的皮层分层异常；Ⅲc 型为血管畸形病灶合并邻近皮层分层异常；Ⅲd 型为其他早年获得性致痫灶（如外伤、缺血性损伤、脑炎等）附近皮层分层异常；FCD Ⅲ NOS 型则定义为临床或放射科怀疑的责任病灶不能获得或不能进行显微镜检查者。

FCD 病灶可以出现在大脑的各个部位，其大小、位置都不固定，也可以是多灶性的。癫痫是其主要的临床表现，有时会有智力障碍，尤其是在癫痫发生较早的病例。病灶组织可能占据很大一部分脑组织，但患者一般不会有显著的神经功能障碍。FCD 患者可于任何年龄发病，但儿时发病居多，其癫痫多表现为药物难治性癫痫。

【影像检查方法】

癫痫患者的常规 MRI 检查是查找病因的重要手段，继而可以发现 FCD 病灶微小的皮层改变。扫描时常规使用癫痫专用检查序列，即在一般序列基础上增加了 FLAIR 矢状位及垂直于海马长轴的斜冠状位 FLAIR、T_2 WI 序列。斜冠状位 FLAIR、T_2WI 序列有利于显示颞叶海马结构，并采用较薄的层厚、层间隔，提高了空间分辨率。多平面成像可以从多个角度显示病变，避免了病变在某一层面可能显示不佳而漏诊。

PET-CT 检查可提高单纯 MRI 检查的准确性。

【影像表现】

1. MRI　FCD 典型的表现包括：局部皮质增厚，灰、白质分界不清，脑回、脑沟形态异常，白质萎缩，脑叶发育不全或萎缩，白质内向脑室方向延伸的锥形异常增高信号，T_2-FLAIR 及 T_2WI 上白质信号增高，T_1WI 上白质信号减低，以及 T_2-FLAIR 及 T_2WI 上灰质信号增高等。其中，T_2WI 上灰、白质分界不清及白质的信号强度异常是 FCD 的显著特点，这种表现可能与白质内异位神经元及异形的神经胶质细胞的出现，髓鞘形成障碍，有髓神经纤维的减少有关（图 2-4-7）。

2. PET-CT　病变均表现为局灶性低代谢。

【诊断与鉴别诊断】

局灶性脑皮层发育不良多以癫痫作为首发症状或作为唯一症状。MRI 上主要表现为灰、白质分界不清及白质上 T_2WI 异常高信号。结节性硬化、

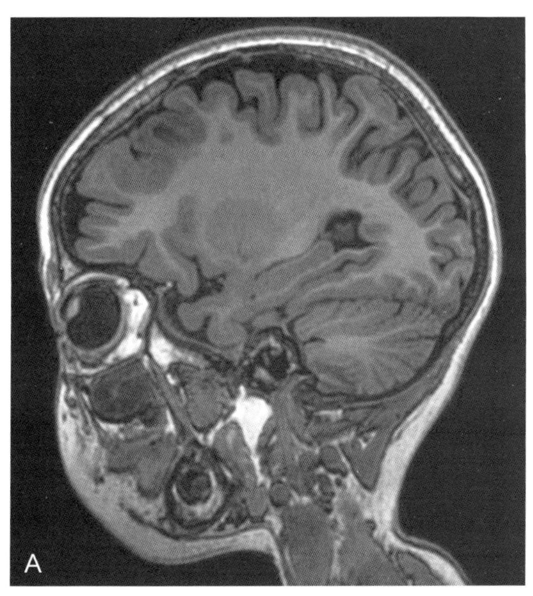

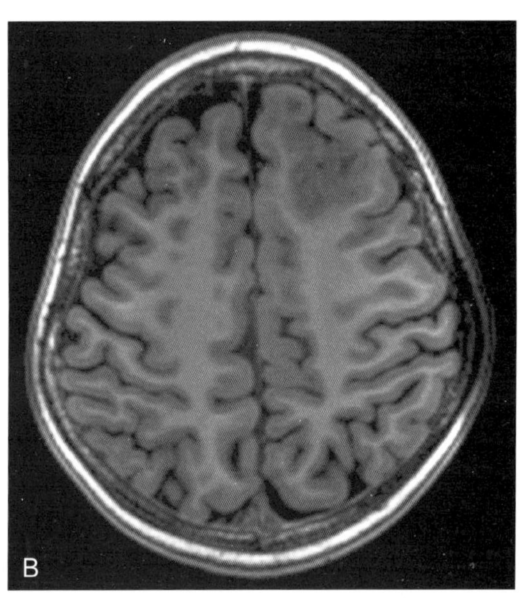

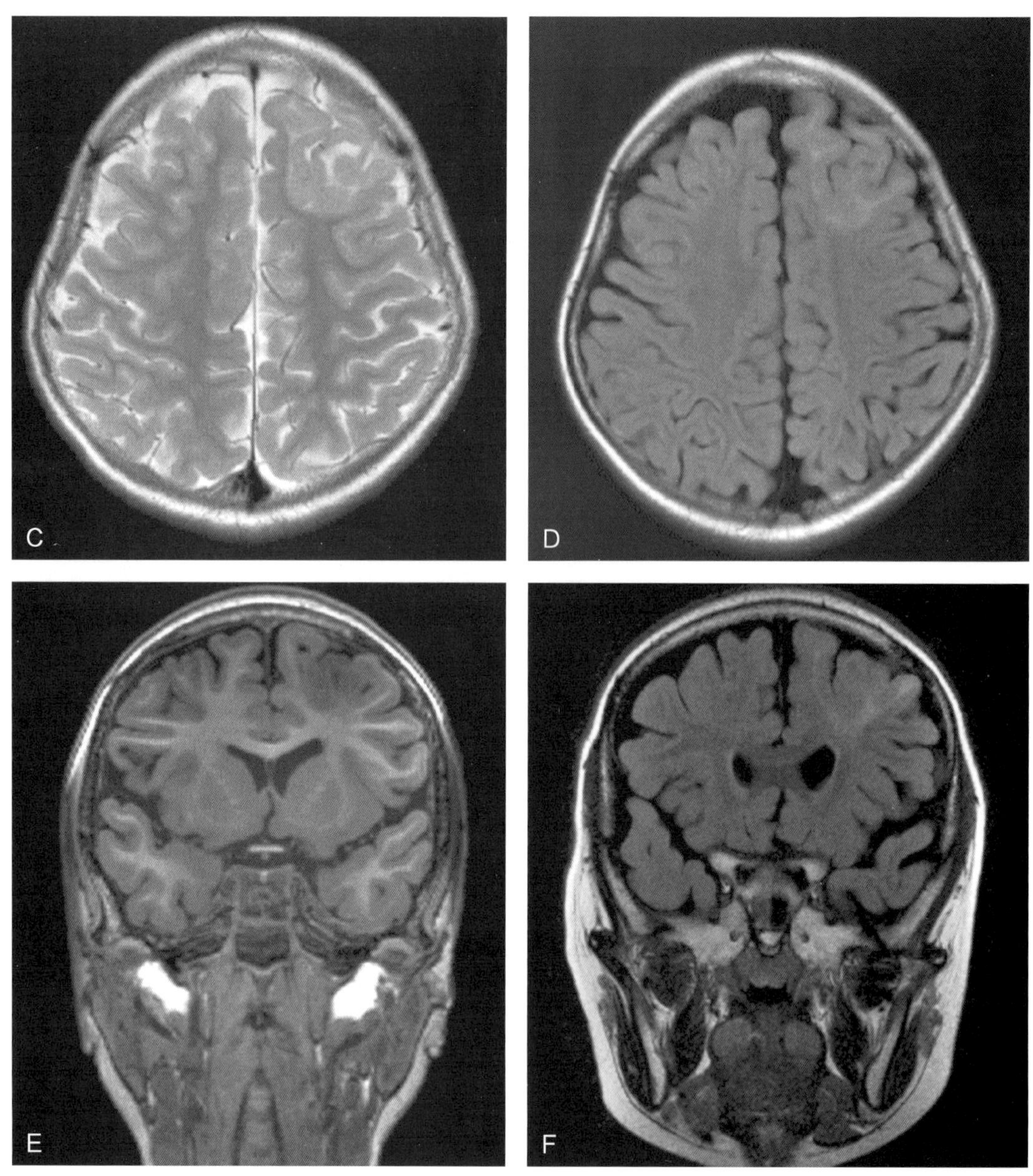

图 2-4-7 局灶性皮层发育不良 MRI 表现

女，6 岁，反复发作性双眼凝视伴双手握拳 5 年余。A、B. 矢状位及轴位 T_1WI；C. 轴位 T_2WI；D. 轴位 T_2-FLAIR；E. 冠状位 T_1WI；F. 冠状位 T_2-FLAIR。左额叶局部皮质增厚，白质萎缩，灰、白质分界不清，T_1WI 上信号减低，T_2-FLAIR 上信号增高。病理：左额叶局灶皮质发育不良，ILAE Ⅱb 型（病例图片由浙江大学医学院附属第二医院蒋飚教授提供）

低级别肿瘤、肿瘤性增殖异常及其脑皮质发育畸形，也可局限性累及皮层及皮层下区，出现 T_2WI 和 T_2-FLAIR 高信号，应与 FCD（尤其是 FCD Ⅱ型）鉴别。

结节性硬化：伴有“气球”样细胞的 FCD 与结节性硬化在临床、影像表现，甚至病理上都有很多相似之处。结节性硬化与 FCD 鉴别要点是前者影像表现为多发皮层结节，多发室管膜下结节，易钙化，临床表现伴有全身性或皮肤症状，皮脂腺瘤、癫痫和智力障碍为典型三联症。

低级别肿瘤如星形细胞瘤、少突胶质细胞瘤、少突 - 星形细胞瘤：皮质下白质出现异常信号的 FCD 多发生于额叶，而低级别肿瘤多位于颞叶，尤其是内侧颞叶。低级别肿瘤一般无皮质增厚、皮层下白质均匀高信号以及放射带等 FCD 的特征性表现。大部分 FCD 和低级别肿瘤都无明显强化，但相对来说低级别肿瘤出现强化概率更高。

肿瘤性增殖异常：胚胎发育不良性神经上皮

（dysembryoplastic neuroepithelial tumor，DNET）和节细胞胶质瘤是以皮质病变为基础的肿瘤性异常增殖病变，它们与FCD一样都属于局限性皮质发育畸形。DNET表现为长T_1、长T_2信号的多结节或假囊性病灶，边缘清楚，无钙化、强化及周围水肿改变。节细胞胶质瘤表现为颞叶的囊性伴钙化病灶，可强化。

【影像学研究进展】

1. FCD的MRI影像表现与病理分型联系　FCD的MRI影像表现往往与病理分型有关，不同的病理分型，其影像表现也不同：FCD Ⅰ型常规MRI扫描难以发现明确异常，少数病例可见FLAIR序列信号稍增高，病理改变主要为皮层分层结构的紊乱，合并占位者可见皮层受压、异常增厚及信号改变；FCD Ⅱ型MRI表现较为典型，可见皮层增厚、灰白质分界模糊，FLAIR信号异常增高及局灶性脑萎缩，但部分病例常规扫描并未见明显异常，病理结果见异形神经元和（或）气球细胞。FCD可合并海马硬化和（或）占位性病变，前者表现为FCD特异性征象及海马FLAIR信号增高、体积萎缩及相应颞角增宽，而后者包括肿瘤样病变和肿瘤。

2. VBM　有可能提高对MRI阴性或可疑的病例的检出；应用水平集方法进行FCD患者MRI图像切割，用于评估病灶的空间范围，有可能有助于提示易被忽略的小病灶。

（徐海波）

六、脑小畸形

【概述】

脑小畸形（microcephaly，MCPH）是指头围小于同龄正常儿3个标准差以上，根据发病原因，常分为原发性（遗传性）或继发性（非遗传性）。

原发性脑小畸形是由脑发育缺陷引起的先天性畸形，与孟德尔遗传、遗传综合征相关，例如家族性原发性脑小畸形或21三体（Down）、18三体（Edward），Cri-du-chat（5p综合征）、Cornelia de Lange和Rubinstein-Taybi综合征；继发性脑小畸形是由影响胎儿、新生儿或婴儿脑生长的损伤因素导致的获得性疾病，其中胚胎后期或出生前后感染、缺氧缺血、产妇糖尿病和创伤是最常见的原因。在本节中，我们主要论述原发性脑小畸形。

【临床与病理】

原发性脑小畸形有三种类型：脑小畸形伴简化脑回模式（Microcephaly with simplified gyral pattern，MSG）是脑小畸形最常见、症状最轻的类型，简化脑回和异常浅脑沟是MSG的标志，皮质正常或变薄，不增厚，脑回减少并且表现简化模式，各种MSG亚型可表现为髓鞘形成正常或延迟，异位和蛛网膜囊肿；微小脑回型的特征是严重的脑小畸形和异常脑沟，脑体积非常小，并且脑沟非常简化或几乎完全平滑，皮质增厚，通常测量超过3mm；脑小畸形伴多小脑回畸形，脑体积减小，多小脑回畸形是主要的脑回模式。

临床上常表现为精神发育迟缓，发育迟缓和癫痫。预后与MCPH病因、癫痫发作的形式、神经发育迟缓和运动障碍相关。

病理上脑体积减少，简化脑回模式或少脑回，中央沟短，顶枕沟扩大，脑岛未被覆盖；可伴发胼胝体发育不全、无脑回、巨脑回、前脑无裂畸形等；镜下皮质分层正常，神经细胞数量减少，排列不整齐，分化不成熟。

【影像检查方法】

平片、CT、MRI均可用于MCPH的检查。

MRI显示脑体积缩小比CT更准确，显示脑回模式、髓鞘形成以及分辨脑灰质、白质和显示脑室和蛛网膜下腔更佳，但显示颅骨结构不如CT。CT可见颅缝紧密贴近或重叠。

【影像表现】

1. X线　颅腔变小，颅面比例下降，前额倾斜，颅缝紧密贴近或重叠。

2. CT　颅腔变小，颅缝紧密贴近或重叠，在年龄较大的儿童中，颅骨变厚，鼻窦过度气化。皮质表面可以是正常的，简化的，微小脑回型或多小脑回型。脑室可能正常或一定程度的扩大。可合并胼胝体发育不良、无脑回、巨脑回、前脑无裂畸形等。

3. MRI　T_1WI矢状位可显示颅面比例下降，前额倾斜。大脑可能表现为体积小但相对正常、简化脑回型畸形或微小脑回型畸形。在简化脑回型的小头畸形中，脑回数量较少且浅（脑沟为正常深度的25%~50%），可伴髓鞘形成延迟，合并胼胝体发育不全、脑膨出等异常较常见。T_2*WI、SWI序列可见出血性脑实质剪切性损伤引起的低信号。

【诊断与鉴别诊断】

主要的鉴别诊断是区分原发性和继发性MCPH。钙化，囊肿，神经胶质增生和脑炎性头痛在TORCH感染，创伤或缺血性脑病继发的MCPH中更常见。

（徐海波）

七、巨脑症

【概述】

巨脑症（megalencephaly），亦称脑大畸形，是一种发育障碍性疾病，指任何原因引起脑实质增多，脑体积增大，头围大于同龄正常儿2个标准差以上，该病常在出生时即可诊断。

【临床与病理】

该病是由于大脑皮层增厚及神经胶质细胞的增生使大脑异常增大，以致颅骨增大。该病多为散发，出生时即有巨头，前囟常较大，闭合延迟，颅内压不增高，颅穹窿和面部均匀的增大；常无脑积水表现。该病可分两型：解剖型与代谢型。解剖型为神经元和神经胶质细胞增生和（或）数目增加，该类型的表现形式是十分多样的，可表现为所有皮质受累，也可表现为单侧大脑半球畸形，即典型的半侧巨脑畸形，亦可表现为局灶性病灶；脑组织异常增大可单独发生，也可伴神经皮肤综合征（如神经纤维瘤病、结节性硬化）等。代谢型为异常代谢产物积聚致神经细胞体积增大，可伴先天性代谢病（如脑白质营养不良、脑脂质沉积症、黏多糖病等）。大脑异常增生常会影响皮质发育，进而导致智力障碍、自闭症等，可有视听障碍，半数可发生惊厥。

大体病理表现为半球巨大、脑沟浅、脑回融合紊乱，显微镜下可表现为白质肥大、神经胶质增生、巨大神经元、营养不良性钙化等。

【影像学检查方法】

头颅平片、CT及MRI均可用于巨脑症的检查，但以MRI为主。

头颅平片价格低廉、操作简便，可观察颅腔大小及颅骨结构，但是无法评估脑组织情况，与脑积水等颅内病变相鉴别，因此应用较少。

CT因其费用相对低廉，扫描速度快，对于新生儿颅内病变筛查方面有着明显优势，但是由于其软组织分辨率低，因而限制了其在巨脑症诊断中的应用。

MRI具有较高的软组织分辨率，其多序列、多模态检查可为巨脑症的定位、定性诊断及与其他颅内病变的鉴别诊断提供大量有益信息。随着多种磁共振技术的兴起和在临床的普及，尤其是胎儿MRI的应用，大大提高了MRI在巨脑症的早期诊断及鉴别诊断中的临床应用价值。

【影像表现】

1. X线 颅腔扩大，颅板较薄。

2. CT 累及全部脑皮质时颅腔与脑体积均增大，脑室正常或轻度增大，平扫及增强CT脑组织密度无明显异常；半侧巨脑畸形典型表现为半侧大脑半球及颅骨增大，大脑镰后部和枕极“摇摆”到对侧，侧脑室巨大伴额角异常形态，白质或增厚的皮质有营养不良性钙化。

3. MRI 颅腔与脑组织体积增大，脑室正常或轻度增大，部分患者MRI可见脑白质营养不良表现；半侧巨脑畸形常表现为皮质增厚，T_1WI白质信号增高，T_2WI巨脑回、多小脑回呈现灰白质交界不清，T_2-FLAIR白质中有胶质增生样的高亮信号，侧脑室通常增大、额角变尖。

【诊断和鉴别诊断】

随着诊断手段的不断提高，巨脑症的诊断也在不断改善。虽然目前影像学诊断手段有了显著提高，但是对于怀疑巨脑症的患儿仍首先需进行临床检查，包括测量头围、详细询问病史以及智力检查等。然后进行神经影像学检查，首选MRI。MRI检查可提供许多有益的信息，包括脑组织大小、形态以及其他结构异常，并可对巨脑症进行更加详细的分型。对于已诊断巨脑症的患者，还需评估是否合并癫痫或自闭症。

巨脑症需与弥漫性脑肿瘤、脑积水等进行鉴别，MRI为首选检查方法。

（徐海波）

八、半侧巨脑畸形

【概述】

半侧巨脑畸形（hemimegalencephaly，HME）又称单侧巨脑畸形，是一种少见的脑发育畸形，是一侧全部或部分大脑半球由神经元增殖、移行及分布缺陷导致的错构瘤性过度生长。

【临床与病理】

HME发生机制尚不明确，目前认为本病是胚胎发育期8~16周原生基质受损所致，多种致病因素均可在胚胎早期影响神经元移行，使神经元聚集在异常区域，包括皮质内或皮质外，导致受累侧大脑半球神经元过度增生，皮质增厚伴神经元排列紊乱，从而引起 HME。

本病以受累大脑半球弥漫性肥大为特点，并伴有同侧侧脑室扩张和大脑中线向对侧移位，小脑和脑干也可受累。病理显示，病变侧脑皮质发育不良，包括无脑回或多微脑回改变，皮质增厚且皮质层结构紊乱，缺乏正常分层现象，可见气球细胞、巨大神经元及不成熟表现的神经元。HME 典型的临床表现为癫痫、偏瘫及精神运动发育迟滞三联征，癫痫常为顽固性，早期发病，由于病变程度不同，临床症状也可以有很大差异。

【影像检查方法】

半侧巨脑畸形诊断主要靠临床表现及产后影像学诊断。常规 X 线检查对诊断半侧巨脑畸形无价值。CT 平扫为早期的诊断方法，但不如 MRI 敏感。MRI 是诊断半侧巨脑畸形的金标准，既可用于诊断，也可用于治疗后观察。最近也有文献报道产前采用超声来进行诊断半侧巨脑畸形。

【影像表现】

MRI 表现（图 2-4-8、图 2-4-9）：①病变侧大

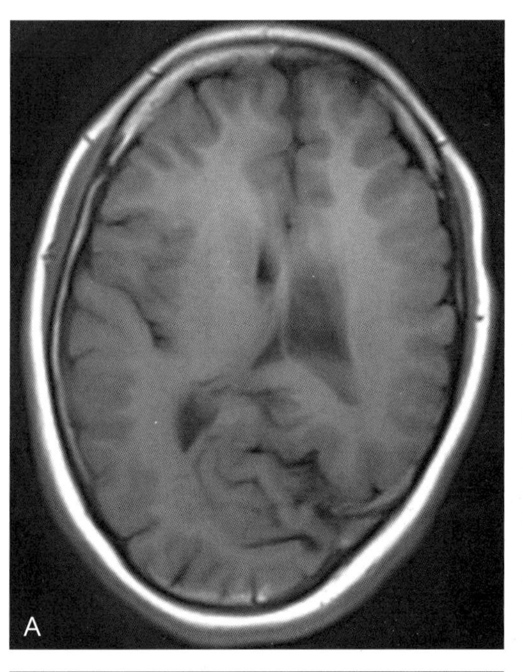

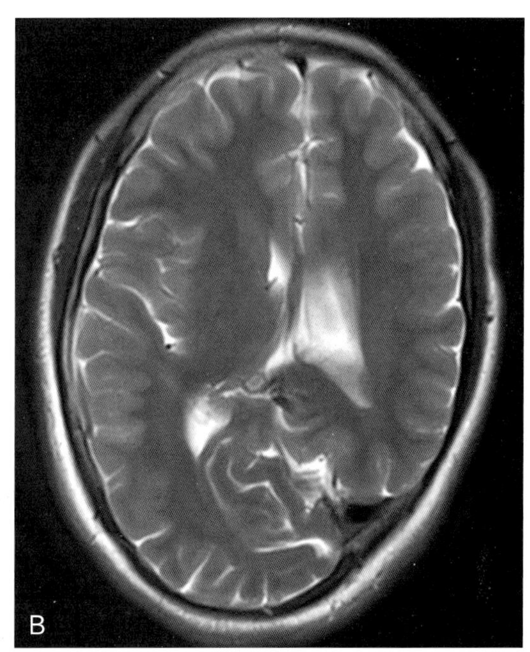

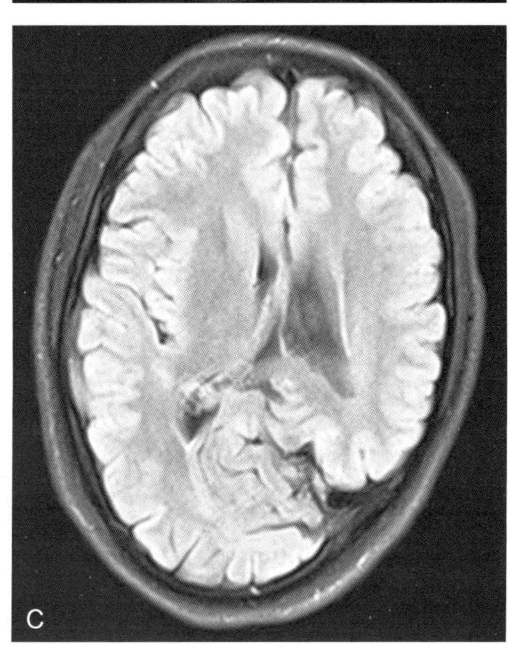

图 2-4-8 半侧巨脑畸形

A. T_1WI；B. T_2WI；C. T_2-FLAIR。右侧枕叶体积明显增多，左侧大脑半球相对较小

脑半球体积轻至重度增大，可累及一侧大脑半球的全部或至少一个脑叶，大脑中线向对侧移位。大脑半球增大的程度与临床严重程度呈正比，对侧大脑半球体积正常或较正常同龄人变小。②病变侧大脑皮质增厚，少数患者大脑皮质可以正常，灰白质交界模糊不清，常合并无脑回、巨脑回、多微脑回畸形。③患侧侧脑室增大，与患侧半球增大呈正比，额角常呈特征性改变，即额角异常伸直，指向前上方，偶见患侧脑室变小。④病侧大脑半球脑白质内可见长 T_1 长 T_2 信号，为胶质增生所致。⑤枕叶征是指病变侧枕叶明显增大并越过中线至对侧大脑半球，被认为是诊断本病的特异性征象。

【诊断与鉴别诊断】

半侧巨脑畸形的典型表现为发育不良的半球呈轻、中度或显著增大，皮质发育不良，脑回异常，大脑镰后部移位，侧脑室变大伴额角形态异常。

1. 单侧大脑半球发育不良 该病患侧脑较对侧小，患侧侧脑室扩大，而半侧巨脑畸形病侧半球呈中重度增大。

2. 无脑回畸形Ⅰ型 双侧无脑回畸形和巨脑回畸形不伴随真正的过度生长，而半侧巨脑畸形中发育不良的半球过度增大。

【影像学研究进展】

1. DTI 有文献对 9 例 HME 患者进行 DTI 检查，将患者胼胝体分为 6 个亚区，并对通过每个亚区的半球间脑白质纤维束进行 DTI，结果发现，HME 患者通过胼胝体的大脑半球间脑白质纤维束常呈不对称分布，有 40% 通过胼胝体亚区的半球间脑白质纤维束分布在两侧同一脑叶的不同区域，有 9% 亚区的半球间脑白质纤维束进入不同脑叶。

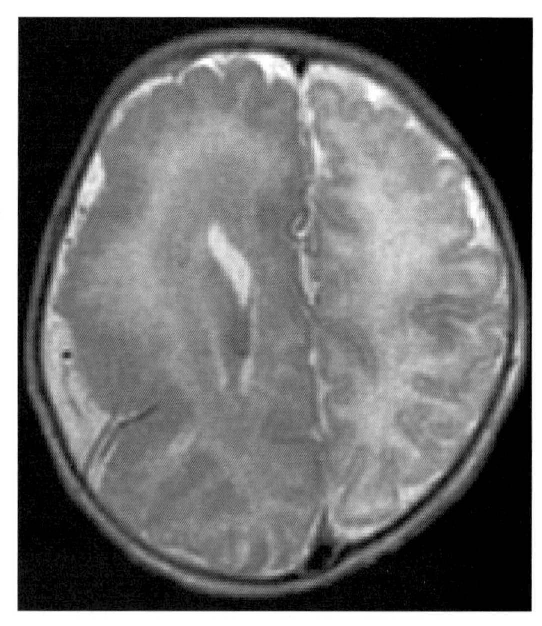

图 2-4-9 半侧巨脑畸形

T_2WI 示右侧大脑半球体积增大，脑回增厚，脑沟变浅（病例图片由天津市儿童医院放射科陈静教授提供）

2. 产前超声诊断 半侧巨脑畸形产前超声特征性改变为：①病变侧大脑半球单侧增大、皮质增厚及同侧脑室不对称增大；②大脑外侧裂增宽、平直；③脑沟回形态改变，包括多小脑回、巨脑回、无脑回；④脑中线向对侧移位；⑤白质区域回声增强等。

（徐海波）

第五节 前脑无裂畸形及相关异常

一、无脑畸形

【概述】

无脑畸形（anencephaly），为神经管颅端闭合失败所致，是神经管畸形最常见也是最严重的一种。其主要特征是胎儿脑结构完全未发育或部分发育，缺少头盖骨（眶上嵴以上额、顶、枕骨缺如），常伴广泛脊柱裂及其他器官畸形。

在胚胎发育的 24~28 天，神经管关闭，此期由于某些因素如染色体异常、母亲有遗传病、年龄过小或高龄、患糖尿病、孕期接触过致畸药物等使神经管关闭受阻，则可形成神经管缺陷畸形。文献报道无脑畸形主要与叶酸缺乏或摄入障碍有关，补充叶酸有助于减少神经管闭合缺陷。

此病在孕 10~14 周超声即可确诊，其发病率在新生儿中为 0.5/1 000~2.0/1 000，女性胎儿发病率明显高于男性胎儿，为 3~4 倍。此病死亡率非常高，多为死胎，即便出生后的活婴，也会在生后几分钟或数小时后死亡。

【临床与病理】

无脑畸形儿临床表现具有特征性：双眼球明显突出，似青蛙眼，面部结构正常并向后仰，头皮和颅骨缺失，可见少许脑组织，颈部缩短，部分病例可合其他畸形，如嵴膜或脊髓膨出、肢体畸形、腹裂、脐膨出心脏畸形等。

【影像检查方法】

主要的检查方法有产前超声及 MRI。产前超声为孕期进行胎儿结构异常筛查的首选，具有很高的准确率。不足之处是当存在孕妇肥胖、子宫畸形、羊水异常、胎儿体位不佳及胎儿颅骨回声衰减等情况时，超声常难以清晰显示胎儿颅内结构和脊髓、脊柱情况。快速 MRI 具有无电离辐射、多方位、视野大、运动伪影少、组织分辨率高等优点，同时不受以上情况影响，对胎儿中枢系统先天畸形具有较高的诊断价值，可作为胎儿中枢神经系统先天畸形的一种重要的影像学诊断手段。

【影像表现】

1. 超声　①胎儿头颅外形及内部结构异常：头端颅骨光环消失，沿后颈部脊柱方向纵切时，脊柱头侧不能显示颅骨光环及大脑，仅可见颅底部强回声的骨化结构、脑干及中脑组织，即所谓“瘤结”；②胎儿各部位不成比例；③羊水过多或过少，胎动异常。

2. MR　胎儿头盖骨缺如，脑实质少量残存，突眼，身体各部位比例失调，常伴广泛脊柱裂。

【诊断与鉴别诊断】

无脑畸形影像检查易诊断，与其他颅脑畸形易鉴别。

（李宗芳）

二、前脑无裂畸形

【概述】

前脑无裂畸形（holoprosencephaly，HPE）指胚胎原始前脑分裂、憩室化及脑室系统分化障碍导致的一系列脑发育畸形，可合并一系列面部畸形。

原始的神经胚胎形成后，神经管头端形成三个囊泡：前脑泡、中脑泡、菱脑（后脑）泡。妊娠 5 周时，前脑分裂形成前部的端脑及后部的间脑。端脑发展形成双侧大脑半球、壳核、尾状核，间脑发展形成丘脑、下丘脑、苍白球及视泡。典型的 HPE 源于最初的背侧诱导失败而导致前脑不能完全分裂为双侧大脑半球，常用双侧脑结构的异常“融合”来描述脑畸形程度，但此处的“融合”指胚胎发育过程中脑中线结构未分离，而不是已分离结构的再融合。传统的 DeMyer 分型依据前脑融合程度由重到轻将 HPE 分为三型：无叶型（alobar）HPE、半叶型（semilobar）HPE 和叶型（lobar）HPE。随着研究的深入，现多将 HPE 分四型，即 DeMyer 三型加上半球中央变异型 HPE（middle interhemispheric variant holoprosencephaly，MIH），并认为 MIH 脑畸形程度介于叶型与半叶型之间，更倾向于叶型。

目前，HPE 的具体发病原因尚不明确，多种因素均可导致 HPE，如染色体异常、基因突变、致畸物质暴露等。最常见的染色体异常为 13- 三体综合征，其他还包括 18- 三体综合征、15- 三体综合征、染色体不平衡易位、染色体缺失及环状染色体等。目前已知的 HPE 相关基因至少 13 个（包括 *SHH*、*ZIC2*、*SIX3*、*TGIF*、*PTCH*、*GLI2*、*TDGF1* 等），但基因型与表型之间未发现确切对应关系。基因突变虽然有可能是 HPE 的致病因素，但有研究表明染色体正常的 HPE 患者中有约 75% 未发现基因突变。HPE 的发生还可能与环境因素密切相关，孕妇糖尿病、低胆固醇血症、酒精中毒、抽烟、使用维甲酸等都在一定程度上增加了患病危险性。

HPE 的发生没有明确的家族聚集性。在活产和死产婴儿中，HPE 患病率在 1/10 000 以下；若将终止妊娠的胎儿算入其中，则患病率高达 50/10 000。有文献指出近年 HPE 新生儿活产率增加，这可能是因为产前诊断水平提高，对检出重型 HPE 的胎儿施行了终止妊娠。

【临床表现】

重型 HPE 胎儿死亡率较高，无叶型与半叶型 HPE 胎儿多于妊娠期死亡或经医学手段终止妊娠，即使出生也早期夭折。部分轻型 HPE（叶型）可存活，但生存质量极差，多出现癫痫、肌强直、智力缺陷、发育迟缓、肌张力减退、嗅视功能障碍、颅内高压及下丘脑、垂体神经内分泌障碍的问题。其中肌强直为 MIH 婴儿最常见临床表现，可能与大脑融合区域接近大脑运动皮质所致。

约 80% 的 HPE 患儿会伴发颅面部畸形，面部畸形程度与前脑病态发育的严重性相关。HPE 生存时间与伴发的畸形严重程度密切相关，伴发严重畸形的患儿生存时间短。常见的面部畸形有独眼畸形、喙鼻、无鼻、头发育不全畸胎、猴头畸形、正中唇颚裂、眼距过近及两侧唇腭裂、上颌正中单切牙等。

HPE还可能合并其他非颅面部的畸形，常见畸形包括生殖器缺如、轴后性多指（趾）畸形、脊椎缺损、肢体短缩畸形、心脏畸形、大动脉转位、肾脏畸形等。还有很多特发的畸形，例如HPE合并致死性软骨发育不全、HPE合并缺指（趾）畸形（Hartsfield综合征）。

【影像检查方法】

超声检查因为简便、快捷、无创、经济等特点而被首选用于产检。B超检查对孕早期HPE的筛查具有独特的优势。少数病例由于孕妇腹壁脂肪厚、声透差，或怀疑胎儿结构异常而经腹部超声检查显示不清楚时，可改行阴道超声检查。典型的HPE超声图像特征性强，多数病例尤其是畸形严重者可明确诊断，但对少部分的叶型HPE敏感性低，易漏诊。

MRI具有良好的组织对比度，多方位成像能很好地显示本病融合的部位、外侧裂及胼胝体的形态，确定是否伴发其他神经系统发育异常。目前高分辨率MRI可分析HPE患者脑皮质、脑白质及深部灰质结构的异常情况，可为HPE的分型提供更丰富的依据。CT扫描基本能满足诊断的需要，在观察颅内表现的同时，可观察是否合并颅面部的畸形。

【影像表现】

对胎儿的检查，最常用B超。有文献表明，孕早期HPE显著特点是脉络丛畸形，即脉络丛“蝶翼征”消失或严重变形，“蝶翼征”是早期筛查HPE的重要特征；此外也可以通过从测量双顶径来辅助诊断，HPE胎儿双顶径通常较正常胎儿减小。孕中期以后，基于胎儿形态学的异常，B超对重型HPE的诊断是非常直观的。B超诊断HPE主要将其分为三型：①无叶型HPE：显示为小头、单一脑室，双侧大脑半球完全不分离，大脑镰完全缺如，胼胝体缺如、透明隔缺如，两侧丘脑在中线处融合，无第三脑室。常合并明显的面部畸形。②半叶型HPE：显示两侧大脑半球部分分离，前方仍为单脑室，侧脑室后角可形成，胼胝体部分缺如，透明隔缺如，两侧丘脑部分融合，第三脑室较小或缺如。常合并面部畸形。③叶型HPE：大脑半球几乎完全分开，部分脑回融合，透明隔缺如，胼胝体可能发育不良、缺失，也可存在。一般没有显著的面部畸形，或面部畸形表现不显著。

MRI软组织分辨率极高，对脑实质的观察明显优于CT。MRI诊断HPE，常将其分四型：无叶型、半叶型、叶型、半球中央变异型。

1. 无叶型HPE 是HPE最严重的类型，表现为双侧大脑半球完全未分离，大脑半球间无裂隙。残余前脑脑组织被推移向前呈“球形（ball shape）”“杯口状（cup）”“煎饼状（pancake）”，其中呈球形者最多见。脑内可见未分裂的原始单一脑室，并向后延伸形成一个较大的背囊（dorsal cyst）。两侧基底节区、下丘脑、丘脑完全融合，第三脑室缺如。中线结构（前连合、大脑镰、胼胝体、透明隔）完全缺如。嗅球、嗅束缺如，而视神经可能正常、融合或缺如。血管表现：HPE患者大脑前循环一般都存在异常，无叶型HPE无正常的大脑前动脉，取而代之的是发自颈内动脉或基底动脉的血管网。

2. 半叶型HPE 双侧大脑半球部分未分离，多表现为大脑后部纵裂和大脑镰发育正常，而前部未形成（图2-5-1）。大脑额叶融合，融合的额叶体积通常较小，外侧裂前移。两侧丘脑部分融合，两侧豆状核及尾状核部分融合，可见小的第三脑室。双侧侧脑室前角缺如，但后角及三角区可见显示，可伴小的背囊。透明隔缺如。胼胝体前部缺如，但压部可见显示。嗅球、嗅束发育不良或未见显示。血管表现：大脑前动脉几乎都能看到，但是多呈单支。

3. 叶型HPE 双侧大脑半球及脑室基本上已分开，多表现为大脑后部半球纵裂和大脑镰发育正常，前部纵裂发育较正常浅（图2-5-2）。额叶下部可见部分融合，双侧豆状核及尾状核接近正常或部分融合，丘脑分离正常或接近正常，可见第三脑室。两侧侧脑室前角发育不良，但可见显示。透明隔缺如，胼胝体正常或部分缺如，缺如部位多为嘴部和膝部。嗅球、嗅束虽可能发育不良，但可见显示。对大脑镰、胼胝体发育均正常，临床表现为轻度发育迟缓，影像表现仅有单纯丘脑融合者，属于较轻的HPE，归于叶型HPE。血管表现：动脉系统接近正常，大脑前动脉几乎都能看到，但是多呈单支或不成对。此外可见“颅底水蛇征（snake under the skull sign）”，即大脑前动脉被异常融合的额叶脑实质推压向前而走行于

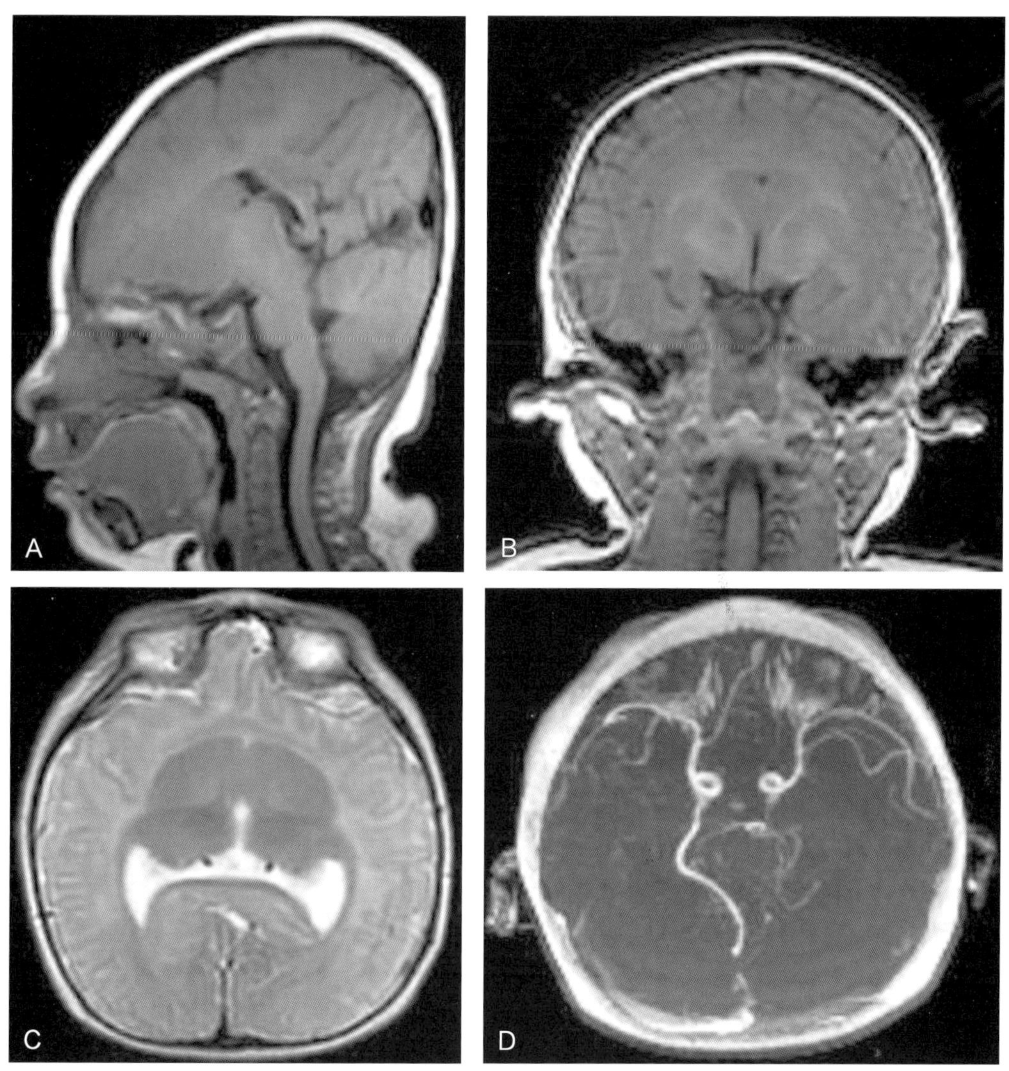

图 2-5-1　半叶型 HPE 的 MRI 表现

A、B. T_1WI；C. T_2WI；D. MRA。双侧大脑半球前部未分离，后部纵裂和大脑镰分裂正常。双侧豆状核及尾状核部分融合，可见小的第三脑室；双侧侧脑室前角缺如，但后角及三角区可见显示，透明隔缺如；MRA 可见单支大脑前动脉及双侧大脑中动脉前移，右侧大脑后动脉发自右侧颈内动脉颅内段，左侧大脑后动脉信号浅淡

额骨下方而呈现水蛇样改变。

4. 半球中央变异型 HPE（MIH）　也称为端脑融合畸形（syntelencephaly），特征性表现为双侧大脑半球于额叶后部和（或）顶叶融合，而额叶前部、枕叶半球间裂多发育正常（图 2-5-3）。双侧外侧裂池畸形成角、加深，跨越大脑顶部，并于中心区相沟通。下丘脑和豆状核分离正常，而尾状核和丘脑可见部分融合。透明隔缺如。MIH 合并的胼胝体畸形，体部畸形程度最严重，常见体部缺如，而膝部和压部受累相对较轻。此外，相对其他几型 HPE，MIH 更易合并脑灰质异位及皮质发育不良，约 1/3 的 MIH 患者可见伴发。血管表现：几乎所有 MIH 患者均能看到单支或不成对的大脑前动脉。

除以上四型 HPE 外，还有学者提出极微型 HPE（minimal forms of HPE）和缩微型 HPE（microforms of HPE），并认为他们位于 HPE 疾病谱的末端，脑畸形严重程度均低于叶型 HPE。极微型 HPE 中线结构的异常融合仅限于视前区（包括视交叉上区和下丘脑前部）或视区（胼胝体下部），这类患者没有或者仅有轻微的额叶新皮质的融合，穹窿通常发育不良及变薄，前连合也可能发育不良。缩微型 HPE 患者通常因为颅面部的畸形或内分泌疾病、轻度生长发育缓慢来进行影像学检查，而颅脑检查未见异常，此类患者常见合并的畸形包括眼距过近、上颌正中单切牙（single median

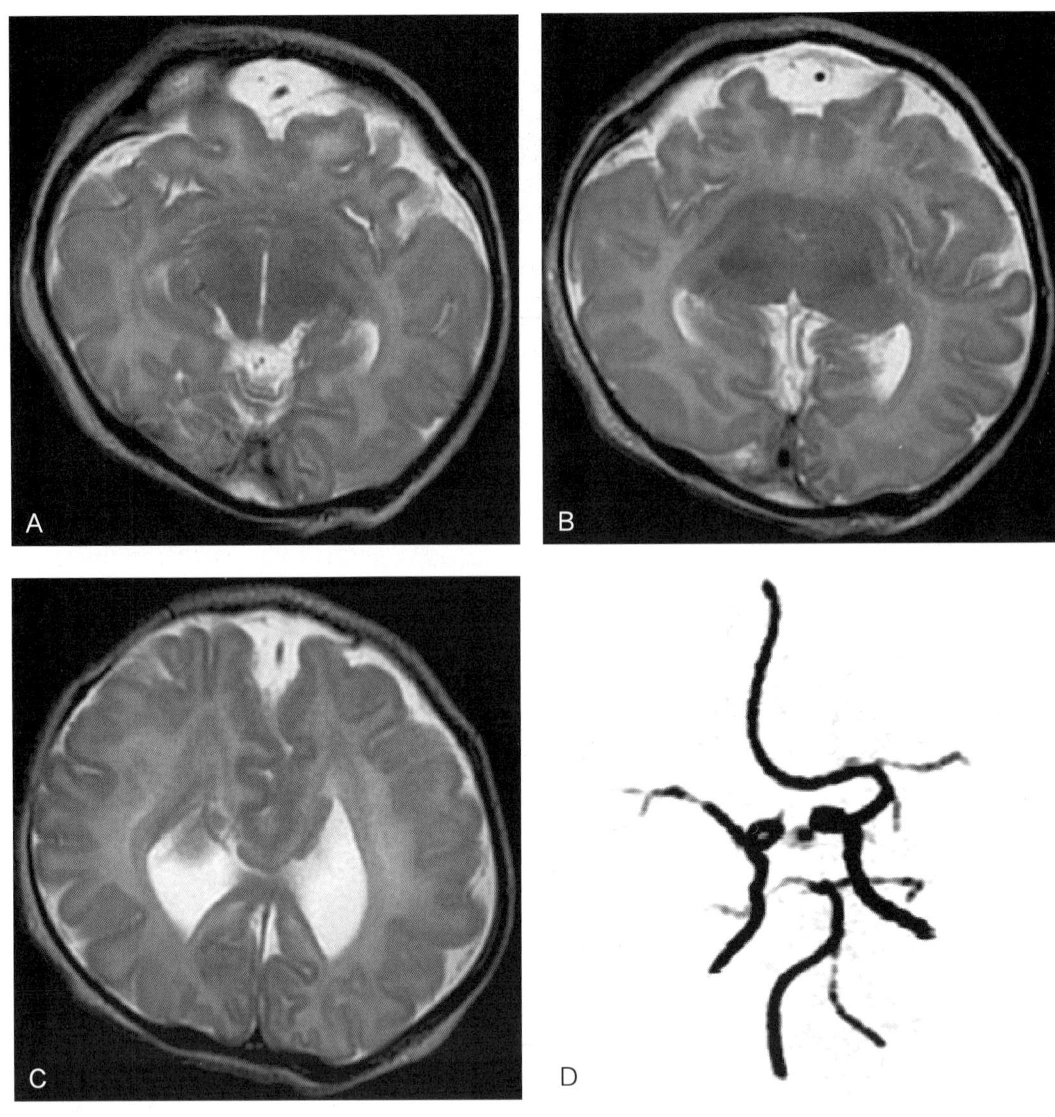

图 2-5-2 叶型 HPE 的 MRI 表现

A~C. T_2WI 示大脑后部半球纵裂和大脑镰发育正常，前部纵裂发育较正常浅，额叶下部可见部分融合，双侧豆状核及尾状核部分融合，丘脑分离正常，可见第三脑室。双侧侧脑室前角发育不良；D. MRA 示单支粗大的大脑前动脉

maxillary central incisor，SMMCI）、先天性鼻梨状孔狭窄（congenital nasal pyriform aperture stenosis，CNPAS）。

在临床上各型 HPE 的诊断并无明确界限，存在一定的交叉征象或者是非典型征象。对于影像表现介于叶型和半叶型之间的 HPE 患者，有学者提出，如果第三脑室、侧脑室前角及胼胝体的体后部可见显示，就将其定义为叶型 HPE。也有学者提出，如果额叶融合大于 50% 则定义为半叶型 HPE，如果小于 50%，则为叶型 HPE，但这样的判断方法主观性较强，难以定量。对于影像表现介于叶型和 MIH 之间的 HPE 患者，如果胼胝体发育不良的部位位于嘴部和膝部则倾向于叶型 HPE，如果位于体部则更倾向于 MIH。对于胎儿 HPE，如果能够看到穹窿融合，则将其定义为叶型 HPE，但该征象对叶型 HPE 的诊断不具有特异性。

【诊断与鉴别诊断】

HPE 需要与以下疾病鉴别：

1. 重度脑积水 表现为侧脑室扩张、第三或第四脑室扩张，脑中线连续性中断、小脑延髓池增宽，大脑组织存在受压及头颅增大。一般不伴发颜面部畸形。患者侧脑室及第三脑室轮廓可见，大脑镰可见，可与重度 HPE 相鉴别。

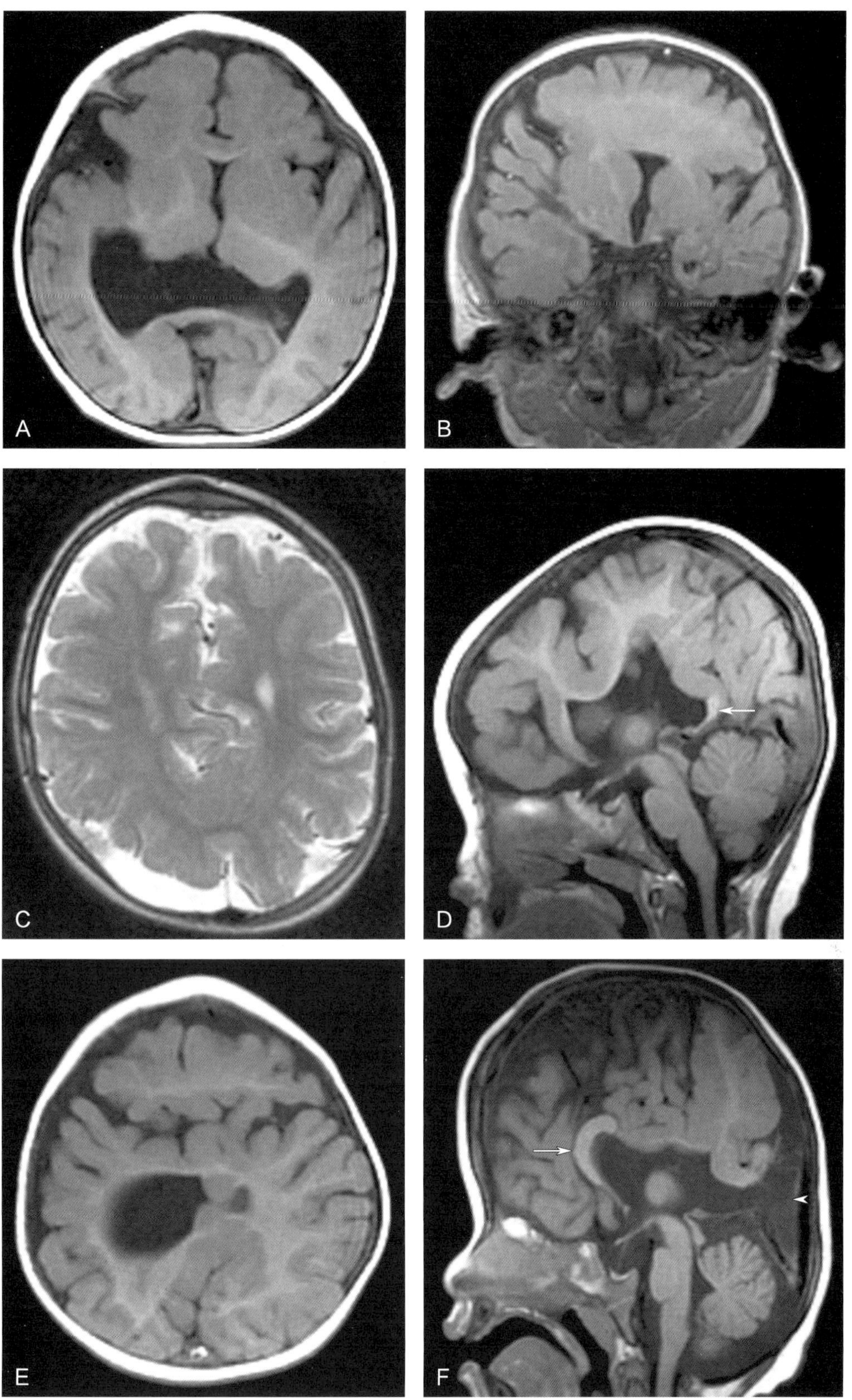

图 2-5-3 MIH 的 MRI 表现

A、B 为同一患者。A. 轴位 T_1WI 示双侧额叶前部半球间裂形成，双侧基底节、丘脑正常分裂，透明隔缺如；B. 冠状位 T_1WI 示双侧额叶后部及顶叶融合，额顶部无半球间裂；C. 轴位 T_2WI 示前部半球间裂形成，双侧顶叶融合；D. 矢状位 T_1WI 示胼胝体仅部分压部残留（箭）；E. 轴位 T_1WI 示外侧裂加深，于顶部跨越中线，两侧相互沟通；F. 矢状位 T_1WI 示背囊形成（箭头），胼胝体仅嘴、膝部残留（箭）（病例图片由天津市儿童医院放射科陈静教授提供）

2. 积水型无脑畸形 该病的发病机制多与脑血管供血障碍有关。胚胎时期颈内动脉闭塞或发育不良，导致相应供血区域脑组织发育障碍而被脑脊液充填形成一大囊区。但基底动脉供血区的脑组织（如枕叶、小脑半球、丘脑及部分基底节区）发育基本正常。残存双侧脑组织分离基本正常，大脑镰可见显示。一般不伴发颜面部畸形。MRA 及血管造影多见双侧颈内动脉发育不良或闭塞。

3. 单纯胼胝体发育不良 单纯胼胝体发育不良主要与叶型 HPE 相鉴别。前者主要表现为侧脑室扩张、无透明隔、大脑半球间距增宽、第三脑室扩张上移，冠状位侧脑室分开呈"牛角样（steer horn)"改变，无中线结构的融合。

4. 胼胝体发育不良合并半球间裂囊肿（callosal agenesis with interhemispheric cyst，CAIHC） CAIHC 分 1 型（囊肿为三脑室或侧脑室的憩室并与之相通）和 2 型（囊肿局限，与脑室系统不相通），1 型又分 a、b、c 3 个型。1b 型 CAIHC，存在继发于间脑异常的脑积水，常合并巨头畸形、丘脑融合，经常被误诊为 HPE，但通常新皮质结构分离正常，并且半球间裂囊肿通常范围较 HPE 的背囊范围大。

5. 视 – 隔发育不良（Septo-optic dysplasia，SOD） 有学者认为 SOD 属于轻型 HPE，但也有学者认为 SOD 不属于中线结构异常的范畴。SOD 与 HPE 均有透明隔缺如，但 SOD 典型表现为双侧侧脑室前角融合呈"一"字形或"方盒"状，视交叉及视神经发育不良，患者可伴发视力损害、下丘脑 – 垂体轴内分泌异常。当出现以上特征，而没有一系列的中线结构融合时，诊断为 SOD。

【影像学研究进展】

DTI 纤维束成像技术已经被用于分析 HPE 白质纤维束的异常，包括对穹窿、前 / 后连合、胼胝体、皮质脊髓束、额枕束等的分析。有研究发现无叶型 HPE 双侧皮质脊髓束缺如，稍轻类型 HPE 双侧皮质脊髓束可见显示。半叶型 HPE 在纤维束显像时可见发育不良变薄的穹窿。MIH 白质髓鞘化基本正常。HPE 患者胼胝体畸形程度与双侧大脑半球畸形程度显著相关。DTI 分析 HPE 脑白质纤维异常情况可为传统的 MRI 分析提供更多的信息。

（李宗芳）

三、视 – 隔发育不良

【概述】

视 – 隔发育不良（Septo-optic dysplasia，SOD）又称 de-Morsier 综合征，是一种罕见的前脑中线结构发育异常的先天性中枢神经系统疾病。其主要特征为透明隔发育不全或未发育及视通路发育不良。1941 年 Reeves 首次报道此病，在 de Morsier 研究里 36 例透明隔缺如病例中有 9 例合并视神经发育不良，并将其命名为视 – 隔发育不良，故将其称为 de-Morsier 综合征。

目前大多数视 – 隔发育不良患儿病因不明确。文献报道主要的风险因素为滥用药物和饮酒，也有文献报道发育转移因子蛋白突变失活是导致本病根本病因学。其他影响因素还可能有大脑前动脉阻塞、低龄产妇、孕期病毒感染、妊娠糖尿病、环境致畸物、吸烟等。

视 – 隔发育不良临床罕见，以儿童发病多见。文献报道其发病率仅为 1∶50 000，无明显性别差异。大多认为该病常发生于妊娠 4~6 周。

诊断视 – 隔发育不良的必要条件为透明隔缺如或发育不良，同时伴有视觉通路发育不良。Barkovich 等根据胚胎学和神经病理学表现将视 – 隔发育不良分为两种亚型：Ⅰ型为透明隔部分发育不全，伴发脑裂性孔洞脑畸形；Ⅱ型透明隔完全缺如，患儿无脑裂性孔洞脑畸形，但脑白质弥漫性发育不良，双侧侧脑室增大。Miller 等报道视 – 隔发育不良患儿伴皮质发育不良的可同时具备Ⅰ型和Ⅱ型的部分表现，但又有别于另外两种亚型，并将此类视 – 隔发育不良定义为 SOD-plus 型视 – 隔发育不良。

【临床与病理】

视 – 隔发育不良临床表现变异大。患者大多表现为视觉异常，如视力损伤甚至失明、眼球震颤、斜视。有些罕见病例也可表现为眼发育缺陷，如无眼症和小眼症。部分患者伴发下丘脑垂体功能障碍者，常见生长激素及促肾上腺皮质激素等缺乏引起的症状，如身材矮小。伴灰质异位的患者可出现癫痫。

发病机制可能是背侧化基因表达不足，在胚胎发育第 4~6 周时出现神经管背侧诱导异常，视泡腔与前脑泡发生变异，导致透明隔缺如及视路发育不良。

【影像检查方法】

影像学检查方法主要有产前超声、CT 及 MR 检查。产前超声可诊断透明隔发育不良及脑发育畸形等病变，对视觉通路诊断敏感性欠佳。出生后患儿行 CT 检查，可显示透明隔、脑实质及侧脑室等异常改变，但对显示视觉通路不及 MRI。MRI 具有无辐射、多方位、组织分辨率高等优点，可清楚显示视通路，较客观地评价视神经的发育情况。同时可观察下丘脑 - 垂体发育情况。为诊断视 - 隔发育不良的首选。

【影像表现】

影像诊断的关键在于判断透明隔缺损及视觉通路发育不良及其他畸形。

1. 超声及 CT　可见透明隔缺如或发育不全，表现为双侧侧脑室扩张，双侧侧脑室额角变平，双侧侧脑室沟通，同时可显示伴发其他畸形如脑裂畸形、脑实质发育不良等。但对诊断视通路发育不良有缺陷。

2. MR　透明隔缺如或发育不全。当透明隔完全缺如时，横断位显示双侧侧脑室额角变平或额角“V”形结构角度增大，甚至呈“一”字形，冠状面呈“方盒”状（图 2-5-4A、B）。视觉通路发育不良表现为视神经、视交叉变细（图 2-5-3C），视神经管变小，视交叉位置、形态异常。由于视神经、视交叉和视漏斗发育不良，第三脑室下部支撑结构薄弱可导致视隐窝（第三脑室前部）呈憩室样扩大而被视为“视脑室”，甚至可部分疝入鞍上池、垂体窝内。伴发下丘脑垂体功能障碍者可显示垂体柄、漏斗纤细、垂体体积变小（图 2-5-4D）。也可合并其他畸形如脑白质发育不良、脑灰质异位和胼胝体发育不良等。

【诊断与鉴别诊断】

视 - 隔发育不良为一组多种畸形并存的先天发育畸形，诊断关键是明确视通路发育不良及透明隔发育不良。主要与叶型前脑无裂畸形鉴别：两者均有透明隔缺如或发育不良，但视 - 隔发育不良伴有视通路发育不良，和（或）下丘脑 - 垂体轴内分泌异常，叶型前脑无裂畸形无上述表现。且叶型前脑无裂畸形会出现部分脑回融合，而视 - 隔发育不良没有。

（李宗芳）

四、积水型无脑畸形

【概述】

积水型无脑畸形（Hydranencephaly）又称水头无大脑症或水脑畸形，是一组罕见的先天性脑畸形。其特征为双侧大脑半球及脑室绝大部分缺失，仅见少许额、颞叶和枕叶脑组织残存。该病是由无脑畸形（anencephaly）和脑积水（hydrocephalus）两个病理改变合并而成。Cruveilhier 于 1829 年首次描述此病，而后由 Spielmeyer 正式将其命名为积水型无脑畸形。

其发病原因不详，可能与宫内感染、再生障碍、药物治疗、胎儿缺氧症、放射线照射、遗传或血管源性等因素有关。

积水型无脑畸形起病时间有很大争论，有学者认为多发生于妊娠 13~26 周。胎儿发病率约为 0.02‰。患儿大多在出生数周或 1 岁内死亡，少数可存活到数岁。

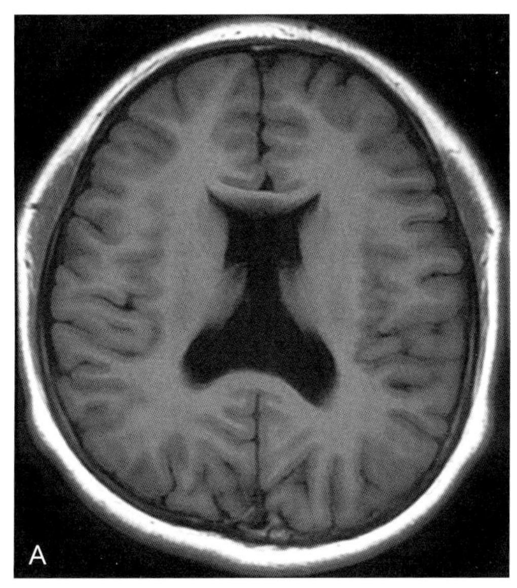

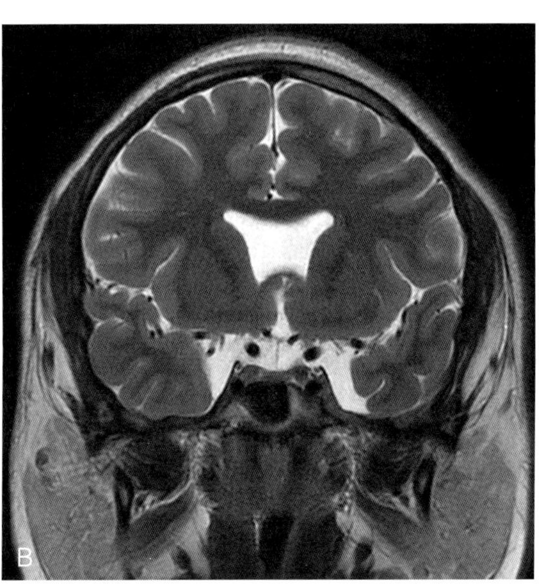

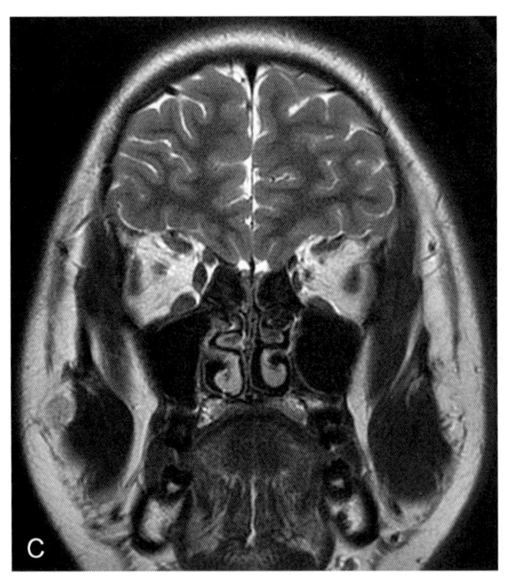

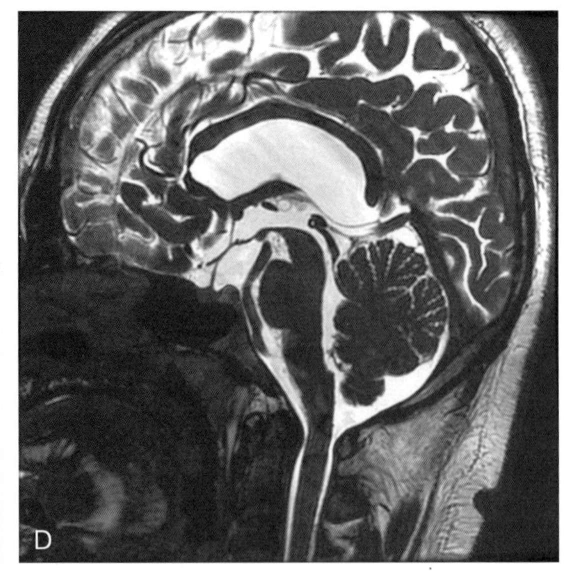

图 2-5-4 视 - 隔发育不良

A、B. 横断 T_1WI 及冠状 T_2WI 见透明隔完全缺如，双侧侧脑室稍增大，呈“方盒”状；C. 冠状 T_2WI，双侧视神经纤细；D. 矢状位 T_2WI，视交叉、漏斗、垂体柄纤细，胼胝体膝部发育不良

【临床与病理】

临床表现：患儿常表现为头围增大、吞咽困难、语言障碍、智力低下、表情呆滞、斜视、眼落日征、眼球不规则运动、肢体运动障碍、四肢抽搐、肌张力增高等症状。

此病发病机制大多认为与脑血管供血障碍有关，胚胎期双侧颈内动脉闭塞或发育不良，导致双侧大脑前动脉、中动脉供血区脑组织发育障碍，此区域被脑脊液充填形成的大囊区代替，囊壁为软脑膜，内衬神经胶质组织，由后循环供血的脑组织发育基本正常，如枕叶、小脑半球、丘脑及部分基底节区。但部分文献报道的积水型无脑畸形患儿双侧颈内动脉、大脑前动脉及中动脉可显示。故此病发病机制有待进一步研究。

【影像检查方法】

影像学检查方法主要有：超声、CT、MR。

超声在孕期可早期诊断，及早发现胎儿颅脑畸形病变，并采取终止妊娠措施。出生后患儿 CT 和 MR 检查均可诊断，但 CT 辐射剂量大，而 MR 具有无辐射、组织分辨率高的特点，可作为本病诊断与鉴别诊断的首选。MRA 及血管造影可以有助于显示双侧颈内动脉发育情况。

【影像表现】

超声、CT 及 MRI 均可显示积水型无脑畸形患儿头颅增大，双侧大脑半球及脑室大部分缺失，代之为脑脊液充填形成膜性囊腔，仅见少许残存的额叶、枕叶和（或）颞叶及基底节区脑组织，幕下小脑半球、脑干发育正常，大脑镰结构完整（图 2-5-5、图 2-5-6）。MRA 及血管造影有时可见双侧颈内动脉发育不良或闭塞。

【诊断与鉴别诊断】

诊断要点：患儿临床表现为头围增大、智力低下、眼落日征等典型临床表现。超声、CT、MRI 表现为双侧大脑半球及脑室大部分缺失，仅见少许残存的额叶、枕叶和（或）颞叶及基底节区脑组织，幕下小脑半球、脑干发育正常，大脑镰结构完整，即可诊断此病。

鉴别诊断：

1. 重度脑积水 患儿头围明显增大，脑室系统明显扩张，但仍可见扩张脑室形态和周围连续存在的脑组织，这是二者主要的鉴别点。有效的分流治疗可见脑室的缩小和受压脑组织的复张。

2. 无叶型前脑无裂畸形 双侧大脑半球完全未分离，大脑半球间无裂隙。残余前脑脑组织被推移向前呈“球形”“杯口状”“煎饼状”。脑内可见未分裂的原始单一脑室，周围由脑实质围绕。双侧基底节区、丘脑完全融合，无大脑镰结构、半球间裂、透明隔及胼胝体，而积水型无脑畸形中线结构完整，这是两者主要的鉴别点。另外前脑无裂畸形常合并面部中线各种畸形，而积水型无脑畸形患儿的面部发育正常。

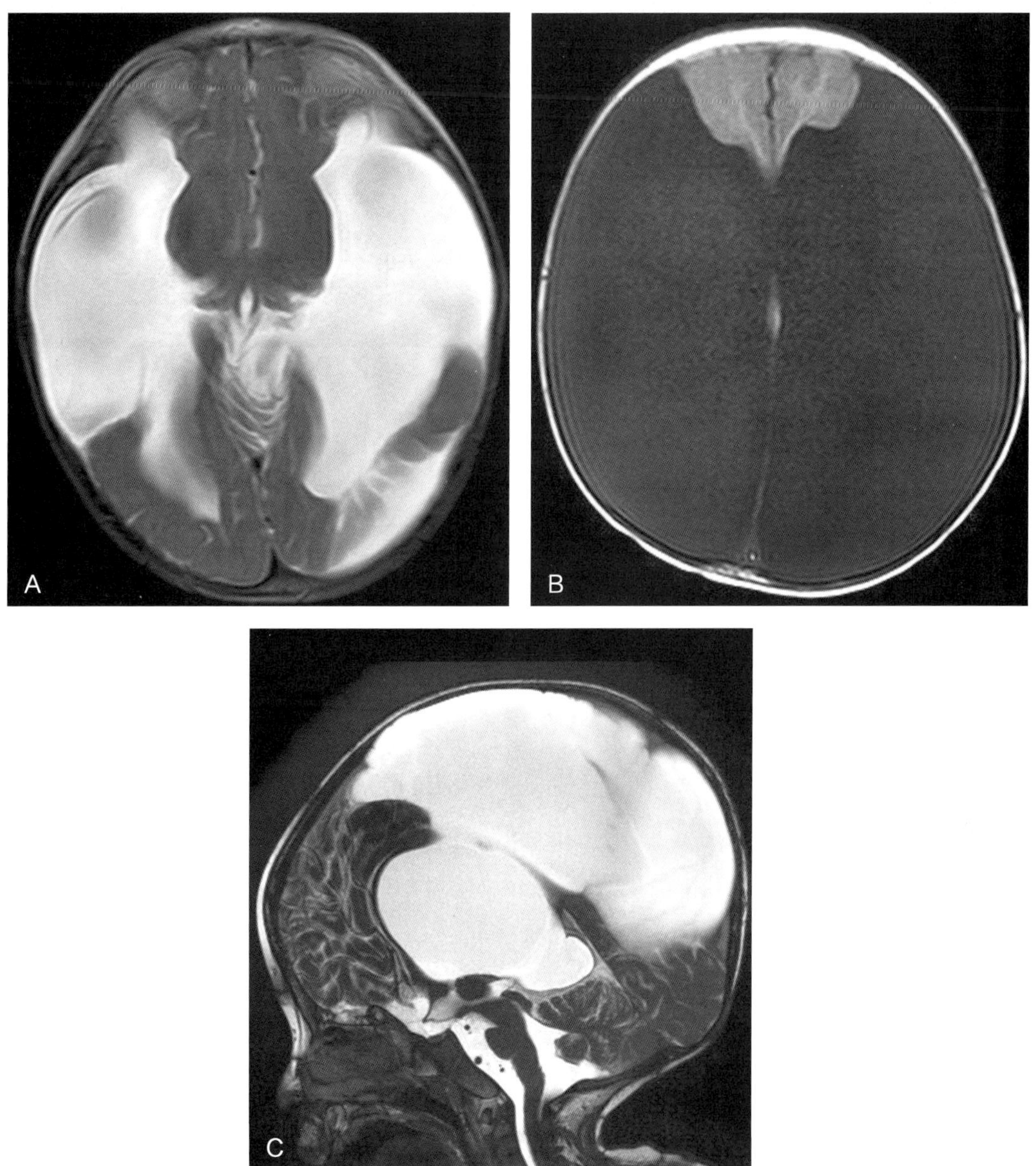

图 2-5-5　积水型无脑畸形 MRI 表现

A、B. 轴位 T_2WI 和 T_1WI 示双侧顶叶及部分额颞叶消失，相应区域呈脑脊液样囊腔，大脑镰结构正常；C. 胼胝体膝部及体前部受压变薄，体后部及压部缺失；第三脑室、中脑导水管及第四脑室未见明显扩张，枕叶、小脑、脑桥、延髓发育正常

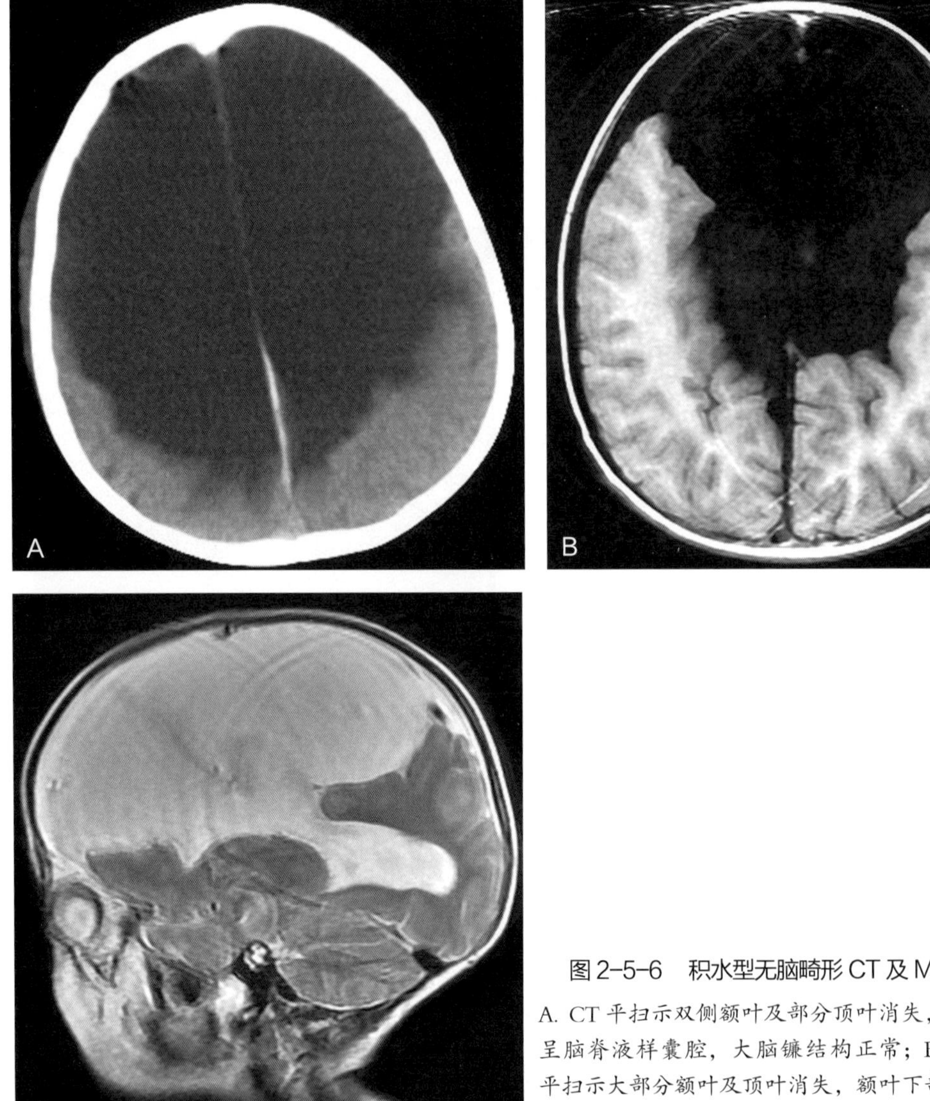

图 2-5-6　积水型无脑畸形 CT 及 MRI 表现

A. CT 平扫示双侧额叶及部分顶叶消失，相应区域呈脑脊液样囊腔，大脑镰结构正常；B、C. MRI 平扫示大部分额叶及顶叶消失，额叶下部小部分残留，相应区域呈脑脊液样囊腔；小脑发育正常

（李宗芳）

第六节　神经皮肤综合征

【概述】

在人类胚胎发育早期，神经系统和皮肤都起源于外胚层组织，胚胎背侧的外胚层细胞逐渐增厚形成神经板。胚胎第 3 周时，神经板的两侧向背侧隆起，形成神经嵴，其中间凹陷形成神经管，后者以后发育成大脑和脊髓等神经器官，一部分则演化为皮肤等组织。神经皮肤综合征（neurocutaneous syndrome）是一组疾病，由于胚胎早期细胞增殖衍化活跃，遗传和其他因素均可引起外胚层细胞的发育异常，导致神经系统、皮肤和眼睛同时受累，来自中胚层和内胚层的组织如心、肺、肾、骨和胃肠也可有不同程度的累及，其特点是多系统、多器官的发育不良和瘤样物的形成。因此，神经皮肤综合征患者常表现为多系统和多器官的形态和功能异常，出生时就可能有明显的斑点状、痣状雀斑，多有家族性倾向，尤以常染色体显性遗传居多；也有一些患者为自发基因突变。文献报道有超过 30 种的神经皮肤综合

征，最常见的见表 2-6-1。神经系统影像学检查在本病的诊断和治疗中起着十分重要的作用；一旦发现一个家系中有患病的个体，患者的所有直系亲属（父母、同胞和子女）都应该进行筛检，以确定他们是否也患有此病。而且，所有被证实患有这种综合征的个体应该接受定期的临床和神经影像学检查，以监测病变的进展情况和（或）发现新的病变；临床治疗效果的随访在很大程度上也依赖于神经影像学检查。

表 2-6-1　最常见的神经皮肤综合征

描述性名称	常见名称
Ⅰ型神经纤维瘤病（NF-1）	von Recklinghausen 病 周围神经纤维瘤病
Ⅱ型神经纤维瘤病（NF-2）	听神经纤维瘤病 中枢神经纤维瘤病 双侧听神经鞘瘤病 MISME
结节性硬化（TSC）	Bourneville 病 Pringle 病（面部皮肤畸形或错构瘤）
小脑视网膜血管瘤病	von Hippel-Lindau 综合征（VHL）
Li-Fraumeni 综合征	
Cowden 综合征	
Turcot 综合征	
基底细胞痣综合征	痣样基底细胞癌综合征
脑膜血管瘤病	
神经皮肤黑色素沉着病	

MISME—多发先天性神经鞘瘤、脑膜瘤和室管膜瘤（multiple inherited schwannomas，meningiomas，ependymomas）

一、神经纤维瘤病

神经纤维瘤病（neurofibromatosis，NF）是一种常染色体显性遗传疾病，其中 50% 因遗传而发病，另外 50% 由基因突变发展而来。自德国医生 von Recklinghausen 于 1882 年通过病理学研究对 NF 组织学特点及其与神经系统的关系作了详细的阐述以来，NF 一直被认为是一个单一的临床过程，既影响外周神经系统亦影响中枢神经系统；直到 20 世纪 80 年代后期，分子遗传学的研究发现其具有 NF-1 和 NF-2 两种明显不同的遗传学和临床特征。二者在临床上的根本区别在于 NF-1 患者的颅内新生物来自于中枢神经系统的主要组成成分，如星形细胞和神经元；NF-2 患者的颅内新生物来自于中枢神经系统的覆盖物，如脑膜和施万细胞。

（一）Ⅰ型神经纤维瘤病

【概述】

Ⅰ型神经纤维瘤病（NF-1）也称为 von Recklinghausen 病或周围神经纤维瘤病，是最常见的神经皮肤综合征，无种族、性别差异，其发病率占出生人口的 1/3 000-1/2 000。*NF-1* 基因定位于染色体 17q11.2，其编码的蛋白质产物之一称为神经纤维蛋白，又名神经纤维素（neurofibromin）。神经纤维蛋白主要功能是作为 Ras 特异性 GTP 酶活化蛋白，下调原癌基因 *Ras* 的生物学功能。*NF-1* 基因突变后，神经纤维蛋白的功能丧失，导致 Ras 通道下游分子活化，促进细胞增殖，抑制细胞凋亡，促进肿瘤的生成，因此 *NF-1* 基因被认为是抑癌基因。NF1 患者发生恶性肿瘤的总风险较正常人增加 2.7 倍，50 岁以后累积风险度达 20%。

【临床与病理】

NF-1 因累及多系统、多器官，临床表现极其多样。患者常见的首发症状为皮肤表现，常见“牛奶咖啡”斑、腋窝或腹股沟区雀斑、皮下多发大小不等的硬结（神经纤维瘤）；伴有视神经胶质瘤时常出现进行性视力丧失。但也有不少患者没有明显的临床表现或症状，其生活正常。无症状患者直到尸检时或因为其他疾病进行检查时偶然发现特征性改变而被诊断出来。NF-1 是一种真正的神经纤维瘤病，其特点是周围神经的先天性神经纤维瘤病和中枢神经系统异常，后者包括真正的肿瘤（通常是指视神经胶质瘤）及错构瘤病变。该病累及范围广泛，可涉及身体的多个部位或多种组织结构。美国国立卫生研究院于 1988 年提出了统一的 NF-1 诊断标准，包括以下 2 项或 2 项以上即可诊断为 NF-1：①6 个或 6 个以上的牛奶咖啡色斑（cafe-au-lait spots）；其最大直径：青春期前 >5mm，青春期后 >15mm；②任何类型的神经纤维瘤（≥ 2 个），或丛状神经纤维瘤（≥ 1 个）；③腋窝或腹股沟区雀斑；④虹膜 Lisch 结节（黑色素错构瘤）（≥ 2 个）；⑤视神经胶质瘤；⑥特征性骨损害，如蝶骨发育不良、长骨皮质变薄和（或）假性关节形成；⑦一级亲属（父母、子女和兄弟姐妹）患 NF-1。虽然典型的 NF-1 具有良性临床病程，但 NF-1 相关性恶性肿瘤是导致患者死亡的最常见原因，这一原因使患者预期寿命缩短 10~15 年。NF1 患者的平均和中位死亡年龄分别为 54.4 岁和 59 岁，而普通人群分别为 70.1 岁和 74 岁。

视神经胶质瘤（optic nerve glioma，ONG），当其出现在儿童时，通常可提示 NF-1 的诊断，双侧 ONG 对 NF-1 具有特异性的诊断意义；病理类型多为青少年纤维型星形细胞瘤（WHO Ⅰ级）。ONG 占儿童脑肿瘤的 2%~5%，其中约 70% 患有 NF-1。

1/3 以上的 NF-1 患者有皮肤或皮下神经纤维瘤病的表现，可侵及第Ⅲ、Ⅳ、Ⅵ对脑神经和第Ⅴ对脑神经的眶内支和面支和（或）面部、眼睑的弥漫性丛状神经纤维，5%~10% 的患者由于蝶骨裂和蝶骨发育不良而出现眼球突出。蝶骨发育不良为一种“特殊骨病”，是 NF-1 的诊断标准之一。NF-1 也累及脊柱和脊髓，可有不同的表现，包括导致发育不良的神经孔增大、多发神经纤维瘤和脑（脊）膜膨出。

【影像检查方法】

X 线的高空间分辨率和 CT 的高密度分辨率，使得其在发现 NF-1 患者的骨质病变上有着不可替代的优越性，如发现脊柱侧弯、颅缝缺损、蝶骨发育不良等。MR 可以发现比 CT 更多的颅内病变，颅内微小病变的检出和病变的精确显示 MRI 及 MRI 增强检查更有优势。

【影像表现】

1. 胶质瘤 ① ONG：在 NF-1 患者中发病率约为 15%~40%，可发生于视路的任何部位，表现为单侧或双侧视神经、视束或视交叉不同程度增粗、扭曲或伴有肿块形成，CT 呈软组织密度影；

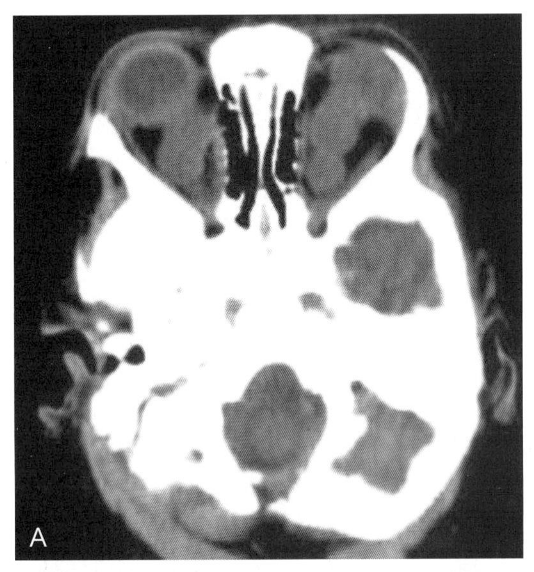

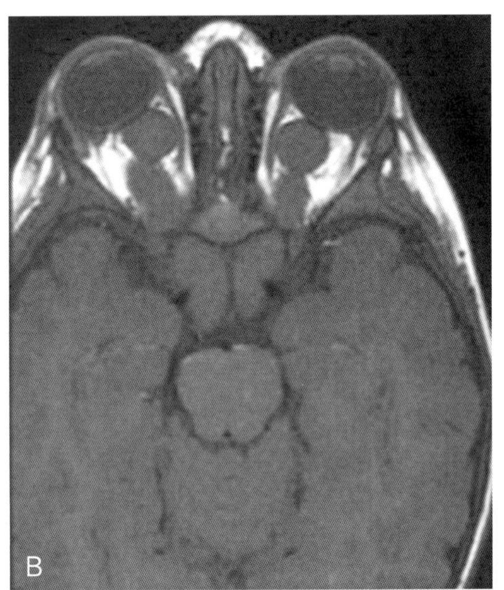

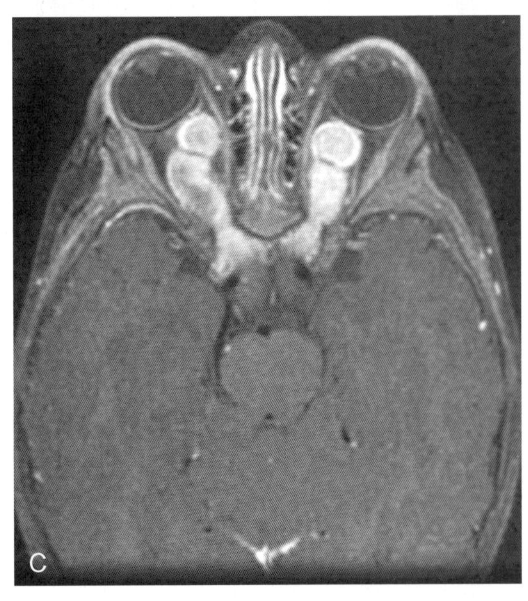

图 2-6-1 NF-1 视神经胶质瘤

A. CT 平扫，双侧视神经增粗、扭曲，呈软组织肿块；B. T_1WI，双侧视神经增粗、扭曲，呈等信号肿块；C. 增强 T_1WI 检查，双侧视神经肿块明显强化，并累及视交叉

MRI T_1WI 上呈稍低信号，T_2WI 上呈稍高信号；增强后呈轻至中度强化（图 2-6-1）；ONG 在发生、发展过程中，部分病例可自行消退。②脑实质胶质瘤：在 NF-1 中发生率为 1%~3%，通常为低级别星形细胞瘤，少量可为恶性胶质瘤，中脑、小脑为好发部位，CT 为低密度；MRI T_1WI 上呈低信号，T_2WI 上呈高信号，信号欠均匀，周围可见水肿；增强后呈较为明显的不均匀强化。

2. 脑实质内错构瘤样病变 多见于 2~7 岁患儿，成人少见，发生率约为 43%~90%，主要累及基底节区、丘脑、脑干及小脑等，病灶常为多发斑片状，多为 1~2cm，CT 上呈低密度影，在 T_1WI 上表现为等或稍低信号，在 T_2WI 和 T_2-FLAIR 上均显示为高信号，无占位效应、水肿或强化表现，增强后无强化（图 2-6-2）；但 50% 累及苍白球的病灶表现为 T_1WI 高信号，有研究认为该区域有异位的施万细胞和（或）黑色素沉积。上述病灶部分可以自行消退，但如上述病灶增大或出现强化及占位效应，则提示有恶变的可能，因而定期随访至关重要。

3. 神经纤维瘤 外周神经分布区单发或多发软组织肿块，而且大部分沿神经干走行，多呈圆形、卵圆形或梭形，边界清楚，CT 呈不均匀较低密度影，增强后呈轻度强化；T_1WI 呈均匀等信号，T_2WI 周围呈环形高信号，中心呈稍低信号，增强后呈不均匀中度强化，中心部分明显强化，呈“靶征”；椎管内神经纤维瘤多位于髓外硬膜下腔，脊髓受压，上下方的蛛网膜下腔增宽，肿瘤可沿一侧椎间孔向椎管外生长，导致一侧的压迫性骨吸收致使椎间孔扩大。

4. 丛状纤维瘤 好发于头颈部、躯干及四肢，以头颈部最多见，是有侵袭性的良性肿瘤，同时有一定恶变倾向。肿瘤可分为浅表型和侵袭型，前者位于皮肤及皮下脂肪层，边界清楚，后者同时累及皮肤、皮下脂肪层及脂肪层深面的软组织，边界不清。表浅型多位于头皮区，CT 上病灶与肌肉呈等密度，T_1WI 呈等信号，T_2WI 呈稍高信号，内夹杂脂肪信号，增强后呈轻至中度强化，内可见被包绕的纤细血管影；侵袭型病灶多位于颌面部，呈串珠状、索条状分布，CT 呈不均匀较低密度，T_1WI 呈不均匀等信号，T_2WI 呈稍高或高信号，可伴有“靶征”，增强后呈轻至中度不均匀强化。

5. 脊髓表现 髓内微小错构瘤、星形细胞瘤表现为髓内的结节或肿块影，局部脊髓增粗，病变在 CT 上可因病灶较小而显示不清或呈等或稍低密度影；T_1WI 低信号、T_2WI 高信号影，边界清晰或不清晰，增强扫描时可无明显强化、轻度条片状强化或明显强化。

6. NF-1 涉及的其他病变 还包括蝶骨大翼发育不良、骨缝缺损、脊柱侧弯畸形、脑（脊）膜膨出，虹膜 Lisch 结节、巨眼畸形，脑动脉瘤、动静脉畸形，颅骨和脊柱之外的肌肉骨骼病变：如带状肋、假关节等。

【诊断与鉴别诊断】

根据美国国立卫生研究院于 1988 年提出了统一的 NF-1 诊断标准，包含 2 项或 2 项以上标准即

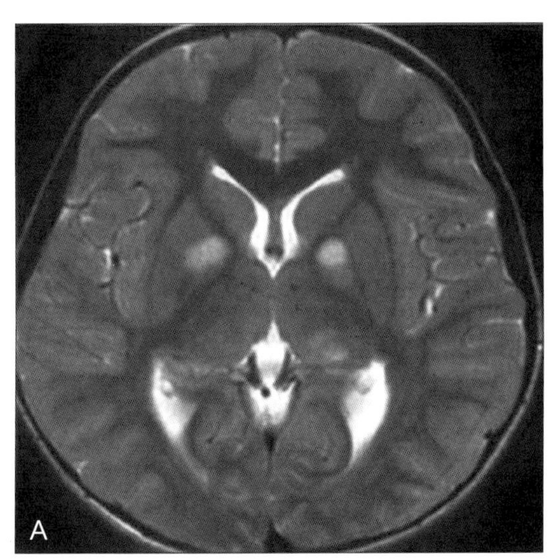

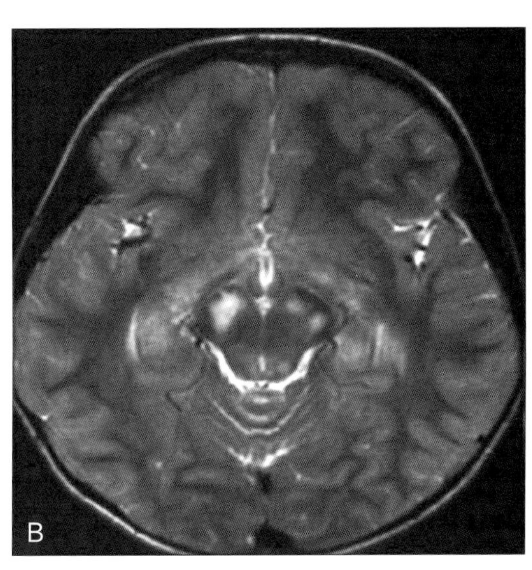

图 2-6-2 NF-1 脑实质内错构瘤样病变

A、B. T_2WI，示双侧苍白球、左侧丘脑、双侧大脑脚及中脑背侧多发斑片状高信号

可诊断为NF-1（请见上述临床与病理部分）。NF-1患者颅脑病变具有特征性表现，常多发，MRI可全面显示颅脑多发病变，为临床诊断及随访提供重要的依据。NF1和NF2的比较请见NF2的章节。

（二）Ⅱ型神经纤维瘤病

【概述】

Ⅱ型神经纤维瘤病（NF-2）主要累及中枢神经系统，双侧听神经鞘瘤为其特征性表现，平均发病年龄约为30岁，男女无明显差异，在正常人群中发病率为1/50 000，主要表现为神经鞘瘤和（或）脑膜瘤，单发或多发。神经鞘瘤可发生在第3~12对脑神经，最常发生于听神经，其次是三叉神经。NF-2的致病基因位于22号染色体，其编码的产物蛋白质merlin（或schwannomin）的确切功能尚不清楚，据推测可能加强细胞－细胞、细胞－基质的黏附功能，在某些条件下参与生长抑制反应，如果其功能丧失，就可能使其生长抑制功能丧失，最终导致肿瘤的形成。*NF-2*基因异常的个体，95%可能发生双侧听神经鞘瘤，5%可能形成听神经或其他脑神经鞘瘤、脑膜瘤、室管膜瘤、椎管内神经鞘瘤和晶状体浑浊中的任何两种疾病。

【临床与病理】

NF-2患者常因听力减退、眩晕、耳鸣或走路不稳而在青春期发病；患者也可以有雀斑，但较NF-1相对少，好发于躯干，大小不等，小者如雀卵或指头大，大者可似硬币状。大约50%的患者可伴发青年型（20岁以前）白内障。NF-2的临床诊断标准为满足以下任意一条：①双侧听神经瘤；②有NF-2家族史（一级亲属中有NF-2患者）且患单侧听神经瘤；③有NF-2家族史（一级亲属中有NF-2患者）且患者有以下病变中的两种：脑膜瘤、室管膜瘤、神经鞘瘤（脑或脊髓）、青少年晶状体后包膜下浑浊（白内障）。

【影像检查方法】

CT检查对病变显示方面有其局限性，如后颅窝伪影，对小病灶显示不佳或不能显示，而MRI可以多方位、多角度成像，并有很高的软组织分辨率，对病变观察全面、定位准确，且无后颅窝及椎管骨质的伪影干扰，在显示瘤体的部位、数目、大小、边缘及其瘤体与神经及其周围组织的关系等方面具有优势，能够很好地显示桥小脑角区、椎间孔内外的肿瘤形态及生长方式；但CT对听神经瘤的内听道口扩大或骨质破坏、继发于神经根肿瘤的脊神经孔扩大或骨质改变等优于MRI。通过MRI检查，可以发现比CT更多的颅内病变，因此MRI在诊断NF-2上具有很大的优势。因为许多微小听神经瘤或脑膜瘤会因部分容积效应或与脑组织信号强度相近而不易被发现，MRI增强扫描后可以发现平扫不能发现的病灶。由于NF-2可导致中枢神经系统的多发病变，不仅发生于颅内，亦可累及脊髓、脊柱，所以疑为NF-2的患者及NF-2患者的随访均应常规行头颅及脊柱的MRI平扫及增强检查。

【影像表现】

1. 双侧听神经鞘瘤 CT可表现为内听道口扩大，并可见软组织密度影，呈明显不均匀强化，边界清楚。MRI可以发现CT无法检出的微小听神经瘤，小听神经瘤的信号强度接近于正常脑组织，仅依靠MRI平扫很容易漏诊，所以应常规行增强检查，表现为听神经束增粗并明显强化。较大的听神经瘤表现为以内听道为中心的边界清楚的不均匀强化的结节或肿物，与岩骨呈锐角；病变可挤压小脑、脑干，使之变形。肿块较小时，信号均匀，较大时中心可有出血或囊性变，钙化少见，在T_1WI上呈低/等信号，在T_2WI上为不均匀高信号（图2-6-3）。

2. 其他脑神经鞘瘤 表现为受累神经的结节样或梭形的增粗伴明显强化。其密度、信号及强化特点同听神经鞘瘤。最常见的为三叉神经鞘瘤，多位于岩骨尖部，可横跨中、后颅窝，呈卵圆形或哑铃型，岩尖骨质可受破坏（图2-6-3）。

3. 脑膜瘤 通常为多发，大脑镰旁、大脑凸面的额颞顶部、蝶骨嵴、幕下及鞍旁，肿块呈类圆形，大多与硬膜呈宽基底相连。CT上多为等密度，可见高密度的钙化，病变于T_1WI和T_2WI上均与脑实质呈等信号，若不行增强扫描，常被漏掉。肿块较大时，可有占位效应，周围可有不同程度的水肿；增强检查后肿块明显均匀强化，伴硬膜尾征（图2-6-3）。

4. 椎管肿瘤 椎管内的常见肿瘤包括多发神经根的神经鞘瘤、髓内室管膜瘤和多发脊膜瘤（图2-6-3）。脊髓内室管膜瘤常表现为病变节段脊髓增粗，肿瘤位于髓内中央部位。在T_1WI上常为低或等信号，T_2WI上呈稍高信号。T_2WI上囊性变及出血常在肿瘤两端形成低信号环，即“帽征”，为室管膜瘤的特征性表现；此外肿瘤两端可有脊髓空洞形成；增强后肿瘤多呈中度不均匀性强化。椎管内脊膜瘤多位于髓外硬膜下，胸段多见，大多与硬脊膜呈宽基底相连，与颅内脑膜瘤密度、信号及强化方式相似（图 2-6-3）。椎管内神经鞘瘤与颅内神经鞘瘤的密度、信号及强化方式相似，可发生于椎管内各个节段，并沿脊膜内外生长呈哑铃状，导致椎间孔扩大；由于肿瘤的压迫侵蚀，CT 可显示椎间孔扩大，椎体后缘弧状凹陷及椎弓根间距增宽。当发现双侧听神经鞘瘤时，应加扫脊柱，以发现可能存在的椎管内、外多发肿瘤。

【诊断与鉴别诊断】

NF-2 的病变特点为病灶多发性和多样性，可为多发性同类型肿瘤，也可为多种不同类型肿瘤同时存在，必须与听神经瘤、脑膜瘤、神经纤维瘤等鉴别，以上病变一般单侧发生，NF-2 病变大部分双侧发生，结合临床资料不难做出诊断。此外，还需要和脑转移瘤进行鉴别，后者大多有原发病变，结合临床病史不难鉴别。

另外，NF-1 及 NF-2 两者之间需要鉴别：NF-1 以神经系统病变，包括神经元（异位）和星形细胞（ONG）以及脊柱和周围神经的多发神经纤维瘤为特点，患者有明显的皮肤病变，最值得注意的是咖啡牛奶斑和皮肤或皮下的丛状神经纤维瘤；NF1 患者还可患特征性骨损害，如蝶骨发育不良。相对而言，NF-2 患者更容易发生非星形细胞和神经元起源的肿瘤，如多发神经鞘瘤（脑神经和脊神经）、多发脑（脊）膜瘤和室管膜瘤（而不是星形细胞瘤）。组织学研究表明，神经纤维瘤

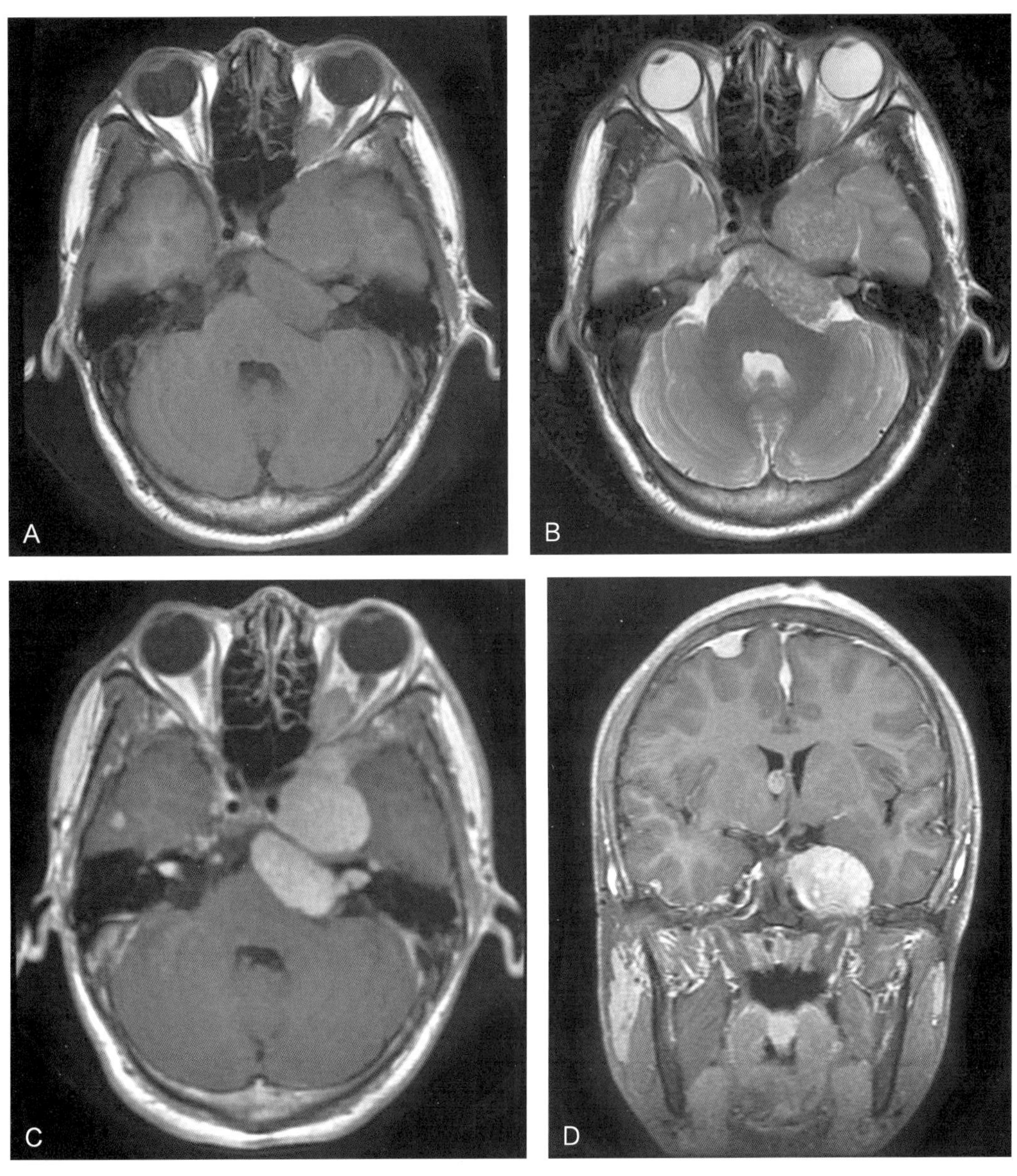

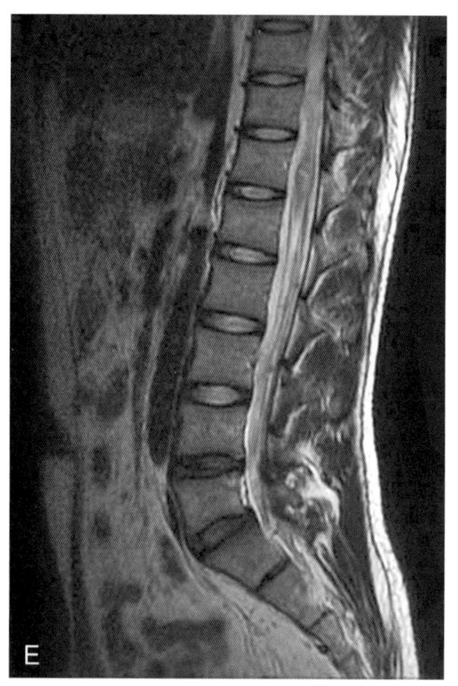

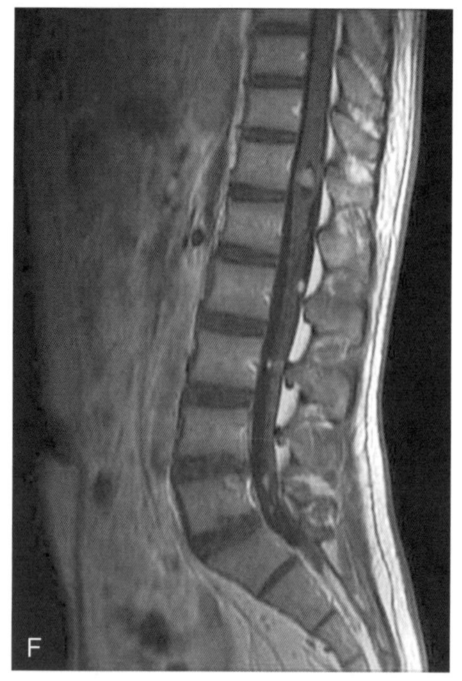

图 2-6-3 NF-2 的 MRI 表现

A. B.T_1WI 和 T_2WI，示左侧三叉神经走行区（跨中后颅窝）及眶内可见不规则形等 T_1 等 T_2 信号肿块；左侧听神经略增粗，右侧听神经似略显增粗；C. D. 轴位及冠状位增强 T_1WI，示左侧三叉神经走行区及眶内肿块明显强化，符合"三叉神经鞘瘤"表现；双侧听神经增粗并明显强化，符合"听神经鞘瘤"；右侧中颅窝底、双侧岩尖区、大脑镰、右额部颅骨内板下方及右侧侧脑室内可见多发结节状明显强化影，其中右额部颅骨内板下方病灶可见"硬膜尾征"，以上符合多发"脑膜瘤"；E. F. 腰椎 T_2WI 和增强 T_1WI，示脊髓圆锥内一类圆形等 / 长 T_2 信号，增强后实性部分明显强化，其上下缘可见无强化的囊变区，符合"室管膜瘤"；另于椎管内见多发小圆形强化影，符合"神经鞘瘤"

在 NF-2 中并不常见，NF-2 的脊神经和周围神经鞘发生的肿瘤通常为神经鞘瘤，有学者建议 NF-2（中枢神经纤维瘤病）或许应该重新命名，如伴有累及第Ⅷ对脑神经的多发先天性神经鞘瘤、脑（脊）膜瘤和室管膜瘤，用首字母缩略词则更为准确（MISME），更准确地反映了 NF-2 的本质和真实的病理学表现。

（汪俊萍）

二、结节性硬化

【概述】

结节性硬化（tuberous sclerosis complex，TSC）是一种临床较为常见的神经皮肤综合征，可累及多器官系统，包括皮肤、中枢神经系统、心脏、肺、视网膜及肾脏等，其中以皮肤和神经系统病变最为常见，严重影响患者的生活质量。TSC 最早由 Von Recklinghausen 报道，而后由 Bourneville 进行更详尽的描述，故又称 Bourneville 病。TSC 为常染色体显性遗传疾病，与其基因突变有关，多数为散发病例，少数患者有家族史；发病率约为 1/50 000，男女比例约为 2∶1。现已证实其致病基因 *TSC1* 和 *TSC2* 基因分别定位在第 9 号和第 16 号染色体上，编码的蛋白称为 hamartin 和 tuberin，为肿瘤抑制蛋白，*TSC1* 或 *TSC2* 基因突变导致 TSC 的发生。

【临床与病理】

临床上将颜面部血管纤维瘤（原称为皮脂腺瘤）、癫痫发作及智力减退"Vogt 三联征"作为诊断 TSC 的主要依据，但具有典型三联征的患者并不多见，大多数患者仅有一种或两种表现，病变轻微者甚至无症状。随着神经影像学和基因诊断技术的不断发展，越来越多的证据显示 TSC 的临床表现不仅仅局限于以上 3 种，而是累及多个器官、多个系统的综合征。2012 年国际 TSC 共识大会制定了新版的 TSC 诊疗指南见表 2-6-2，凡符合 2 项主要表现或 1 项主要表现和 2 项次要表现即可确诊为 TSC。

TSC 的脑部病变多数为错构瘤，其生长缓慢，由排列紊乱的细胞构成，所以不同部位的各种病变形态相似，除室管膜下巨细胞星形细胞瘤是一种真正的肿瘤外（低度恶性、WHO Ⅰ级），其他病变均为错构瘤和（或）神经元异常移行性病变。皮层或皮层下结节是癫痫的病理基础，以额顶叶多见，主要成分是巨细胞，这些巨细胞有的类似于星形细胞，有的类似于神经元，结节内髓鞘减少而紊乱，常伴有原纤维胶质增生，可有钙质沉着。室管膜下结节的组织成分与皮层或皮层下结节相似，但以巨星形细胞多见，且发生钙化的概率很高。白质病灶主要为成簇分布的异位巨细胞团，周围有明显髓鞘破坏和原纤维胶质增生，是神经元移行障碍的结果。

室管膜下巨细胞星形细胞瘤的发生率占所有 TSC 患者的 5%~14.3%，绝大多数发生于侧脑室孟氏孔附近，极少发生于侧脑室体部、颞角及三脑室。室管膜下巨细胞星形细胞瘤是 TSC 的特征性病变之一及死亡的主要原因，早期诊断及治疗可降低患者死亡率及术后复发率，改善预后。临床表现多为颅内压增高的症状和体征，如头痛、恶心、呕吐、发作性意识丧失或视力下降。

表 2-6-2　2012 年 TSC 国际共识大会的临床诊断标准

主要表现	次要表现
亚黑素沉着斑（≥ 3 个，直径 ≥ 5mm）	“五彩”皮损
面部血管纤维瘤（≥ 3 个）或额部斑块	牙釉质凹陷（>3 个）
非创伤性指（趾）甲或指（趾）甲下纤维瘤（≥ 2 个）	牙龈纤维瘤（≥ 2 个）
鲨鱼皮斑（结缔组织痣）	视网膜色素缺失斑
多发视网膜结节性错构瘤	多发性肾囊肿
皮质发育不良 †	非肾性错构瘤
室管膜下结节	
室管膜下巨细胞星形细胞瘤	
心脏横纹肌瘤	
淋巴管平滑肌瘤病（LAM）*	
血管平滑肌脂肪瘤（≥ 2 个）*	

确诊为 TSC：2 个主要表现或 1 个主要表现伴有 2 个或者 2 个以上次要表现；

可疑为 TSC：1 个主要表现或 2 个或者 2 个以上次要表现；

† 包括皮层结节和白质放射状移行线；

* 当 LAM 和血管平滑肌脂肪瘤同时存在而没有其他表现时不能确诊为 TSC。

【神经影像检查方法】

CT 和 MRI 是显示 TSC 脑部病理损害的最有效而准确的检查方法，但在显示病变方面二者各有优势及不足。CT 的最大优势为可敏感显示室管膜下钙化结节，无论病灶大小及位于脑室壁何处，CT 都有更高的检出率，为定性诊断提供极具特征性诊断依据，但其对少数未发生钙化的室管膜下结节及无钙化的皮层及皮层下结节、白质病变却极易漏诊。因此，对于临床高度怀疑 TSC 的患者，CT 可以作为 TSC 初筛诊断的首选方法。MRI 的优势在于其软组织分辨率明显高于 CT，不仅能显示室管膜下结节，还能敏感显示其他部位的脑实质内异常改变，但其对钙化显示不如 CT 敏感。另外室管膜下巨细胞星形细胞瘤内钙化灶的显示 CT 优于 MRI，而瘤内出血、血管流空和肿瘤边界的显示 MRI 优于 CT，此外 MRI 的多方位成像，显示幕上脑积水及扁桃体是否下疝等继发改变是 CT 无法比拟的。故 CT 和 MRI 二者结合应用可提高该病的发现率及影像诊断的准确性和精确性。

【影像学表现】

TSC 脑部的病理表现为室管膜下结节、皮层及皮层下结节、白质病变及室管膜下巨细胞星形细胞瘤，其 CT 与 MRI 表现与之相关。

1. 室管膜下结节是诊断 TSC 的特异性表现

（1）CT：表现为室管膜下多发高密度的钙化性结节，具有特异性诊断价值。CT 对钙化高度敏感，是发现室管膜下结节最敏感的检查手段。结节多为两侧发生，位于侧脑室壁的外侧壁，使脑室壁不光滑或呈波浪状，呈圆形或类圆形，直径多介于 2~5mm，主要分布于侧脑室体部、前角、室间孔后方及颞角，呈小丘状或蜡滴状突入脑室内。室管膜下未钙化结节较少见，呈等密度，不易显示，当伴有脱髓鞘改变时，周围出现低密度区，可衬托出结节。增强扫描未钙化结节无强化或轻度强化。结节发生于室间孔者可继发梗阻性脑积水（图 2-6-4）。

（2）MRI：室管膜下结节分布与 CT 相似，但显示病变数目常较 CT 更多，结节信号可因钙化与否以及钙化程度不同而有多种表现，T_1WI 可呈等或稍低信号，T_2WI 则可为低、等或稍高信号，钙化明显者可为明显低信号。增强扫描结节可无明显强化或呈轻度强化，强化形态为实心结节状或小环状，与 CT 对比显示，环状强化病灶为结节中心钙化部分不强化而其周边强化所致，颇具特征性（图 2-6-4）。

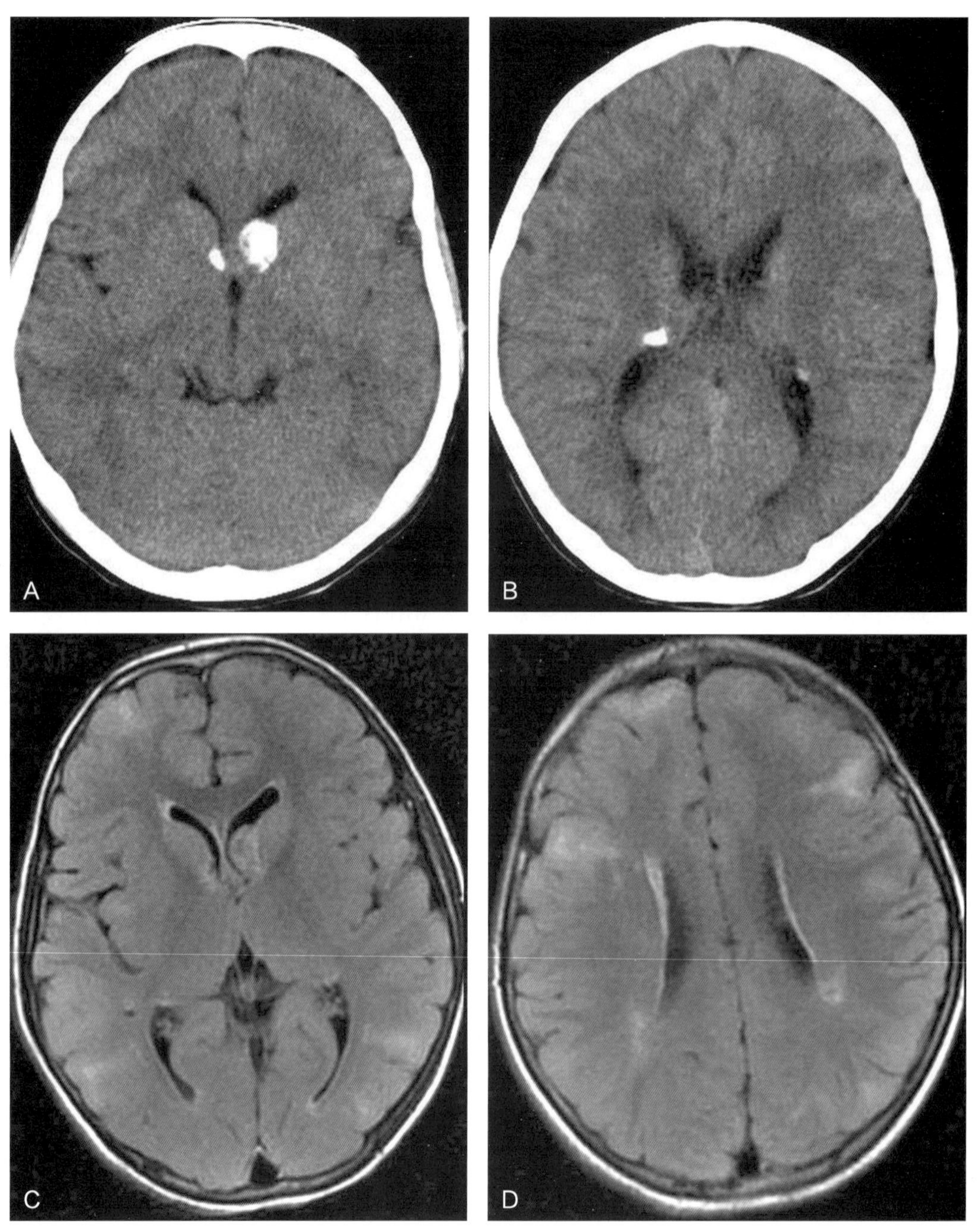

图 2-6-4 结节性硬化影像表现

A、B. CT 平扫，示双侧侧脑室室管膜下可见多发钙化性结节，大小不等；双侧额叶、枕叶白质内似可见斑片状低密度影，边界不清；C、D. T_2-FLAIR，示双侧额叶皮层下白质、侧脑室后角旁白质及颞枕叶交接区皮层下白质可见多发斑片状高信号；左侧侧脑室室管膜下可见稍高信号结节

2. 皮层及皮层下结节、白质病变

（1）CT：皮层及皮层下结节、白质病变较小时，CT 显示欠佳。白质病灶在皮质下及侧脑室周围见斑片状低密度灶，可与皮质小片低密度灶相连，边界模糊（图 2-6-4）。

（2）MRI：显示皮层及皮层下结节以及脑白质病变。皮层及皮层下结节多为多发，以额顶叶最常见，其次为颞叶，也可发生于小脑及丘脑；病变主要表现为脑回肿胀，呈长 T_1 长 T_2 信号。病变形态与结节位置有关，有两种不同的位置分布类型：即脑回核（脑回“面包圈样”病灶）和脑沟岛（脑回“H”形病灶）。脑回核是指结节占据扩大的脑回内部核心，T_1WI 呈低信号，T_2WI 则为高信号；脑沟岛是指病灶结节位于两个脑回连接处，T_2WI 可见一高信号环，完全或部分地围住一个等信号岛，这种等信号岛由两层正常形态的皮质及它们之间的一脑沟共同组成，完全或部分被高信号皮质下白质所包绕。白质病变可表现为 3 种类型：①放射状线状 T_2WI 高信号灶，此型最常见，从脑室或邻近脑室白质延伸至正常皮质或皮质下结节；②楔形 T_2WI 高信号灶，尖端位于或邻近脑室壁而基底位于皮层或皮层下结节；③不定形 T_2WI 高信号灶，最少见。

在 T_1WI、T_2WI 和 T_2WI-FLAIR 序列上，T_2WI-FLAIR 序列抑制了脑室及脑裂内的脑脊液信号，显示上述病灶最佳，比其他序列能发现更多、更小的室管膜下结节、皮质及皮质下结节和白质病变（图 2-6-4）。

3. 室管膜下巨细胞星形细胞瘤（subependymal giant cell astrocytoma，SGCA） TSC 并发的脑肿瘤主要是发生在室间孔附近的 SGCA，其发病部位具有诊断的特征性，因此在观察室管膜下结节时应注意孟氏孔区结节，因为这些结节最可能形成 SGCA。CT 平扫呈等或略低密度的肿块，边缘光整或呈分叶状，瘤内常有囊变及不规则或结节状钙化，边界清楚。由于肿瘤内含有钙化及较大肿瘤含有囊变，因此肿瘤信号常不均一，T_1WI 呈等或低信号，T_2WI 呈等或高信号，CT/MRI 增强后 SGCA 呈明显均匀或不均匀强化。由于 SGCA 发生在孟氏孔区，会导致脑脊液循环通路的梗阻，合并脑积水十分常见，脑积水的严重程度和肿瘤的位置及大小有密切关系（图 2-6-5）。

室管膜下结节是 TSC 的颅内表现之一，SGCA 是否由其转变而来，目前尚存在争议；但神经影像学动态随访证实，室管膜下结节可转化为 SGCA，并且孟氏孔附近的室管膜下结节最容易转化为 SGCA，据此不难理解 SGCA 的好发部位。鉴别室管膜下结节和 SGCA 的传统的标准是：室管膜下结节直径 <12mm；但也有学者认为只要发生在孟氏孔附近的结节，当其直径从 5mm 增长到 10mm 或结节有明显强化时，就应该被认为是肿瘤而不是结节；同时也认为位于孟氏孔以外其他部位的结节转变成肿瘤的可能性极小。

此外，TSC 除脑部改变，还可发生肾脏血管平滑肌瘤、多发性肾囊肿、心脏横纹肌瘤、肺淋巴管平滑肌瘤病等。

【诊断与鉴别诊断】

TSC 的钙化结节需与其他引起脑内钙化的疾病鉴别，如 Torch 感染、Fahr's 病、脑囊虫病、甲状旁腺功能减退等。① Torch 感染：多见于新生儿和婴儿，虽有室管膜下多发小的钙化灶，但不向脑室内突入，常伴有脑萎缩，其母亲在妊娠期间有密切动物接触史，系宫内感染所致，血清免疫学检查阳性；②脑囊虫病：其钙化见于慢性期，多为双侧大脑半球广泛分布的多发小结节钙化灶，发生在脑室壁者较少，且不突入脑室内，结合原

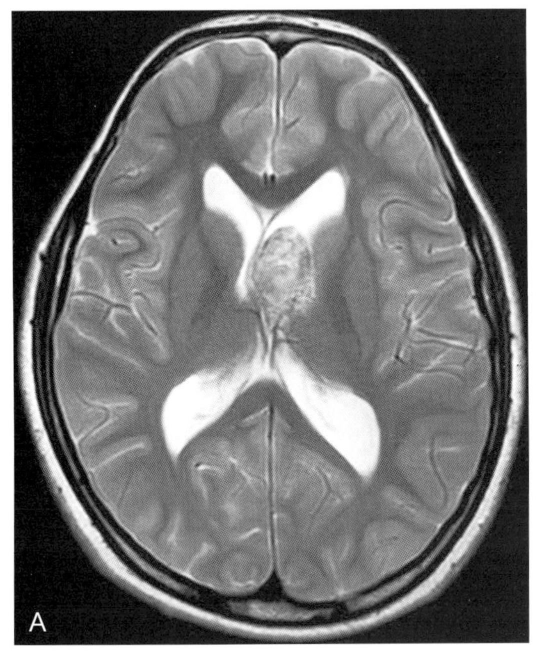

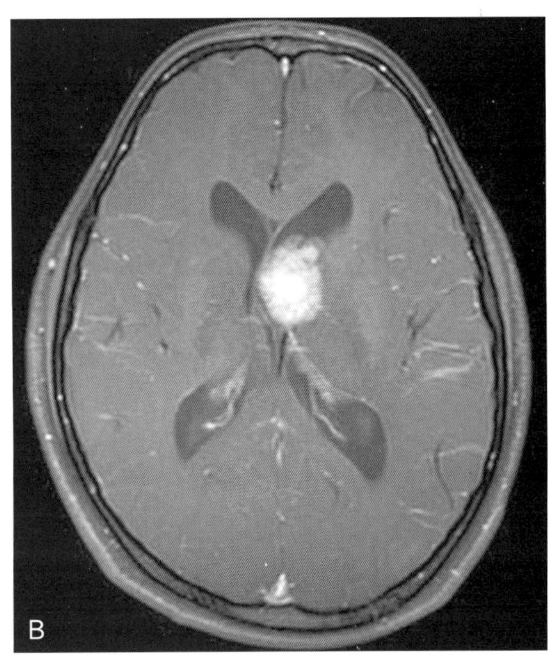

图 2-6-5 室管膜下巨细胞型星形细胞瘤 MRI 表现

A. 轴位 T_2WI；B. 增强 T_1WI。左侧侧脑室室管膜下稍长 T_2 信号肿块呈明显均质强化

病史或原影像学检查资料，一般不难鉴别诊断；③脑血管畸形：其钙化呈斑点状、弧形或不规则形，周围可见低密度灶，无占位效应，常伴局部脑萎缩，增强扫描可见异常血管团强化及引流血管影；④甲状旁腺功能减退及Fahr's病：其钙化主要位于基底节，亦可累及丘脑、小脑齿状核和皮层下区，钙化呈结节状，双侧对称性发生，甲状旁腺功能减退患者的生化检查血清钙降低。掌握各病变的钙化特征不难与本病鉴别。

SGCA需要与脑室内肿瘤相鉴别，前者常见于20岁以下，多见于侧脑室孟氏孔附近，钙化常见，常伴发室管膜下结节。SGCA临床症状及体征由肿瘤占位及阻塞孟氏孔引起，鉴别意义不大。需与其鉴别的脑室内肿瘤主要包括脉络丛乳头状瘤、室管膜下瘤、中枢神经细胞瘤。脉络丛乳头状瘤常见于10岁以下儿童，常见部位为侧脑室三角区，少数成人可发生在第四脑室，呈分叶状或菜花状，增强后明显均匀强化，少数不均匀强化，脑积水常见。室管膜下瘤好发于第四脑室及侧脑室前角，发病年龄多在中年，增强后无或轻微强化为其特征性表现。中枢神经细胞瘤多发生于20~40岁，孟氏孔及透明隔为好发部位，囊变、钙化常见，增强后不均匀强化。

另外，SGCA与室管膜下结节之间的鉴别具有重要临床意义。通常SGCA体积较室管膜下结节大，钙化不完全，增强后明显强化。室管膜下结节体积较小，钙化完全，增强后未见明显强化。室管膜下结节向SGCA转化的影像学证据是结节长大并在影像学上明显强化，因此，CT及MRI定期随访室管膜下结节是早期发现SGCA的重要手段。

（汪俊萍）

三、小脑视网膜血管瘤病

【概述】

小脑视网膜血管瘤病（Von Hippel-Lindau综合征）是一组罕见的累及多器官的良、恶性肿瘤综合征，发病率为1/45 500~1/36 000，男女比例无差异。von Hippel于1895年首先报道了家族性视网膜血管瘤病，此后1926年，Lindau又报道了家族性视网膜血管瘤病同时伴有小脑及腹腔脏器病变，而被称为von Hippel-Lindau（VHL）综合征。VHL综合征主要表现为中枢神经系统血管母细胞瘤、视网膜血管母细胞瘤、胰腺肿瘤或（和）囊肿、肾细胞癌或（和）多发肾囊肿、腺嗜铬细胞瘤及附睾囊腺瘤等病变。1993年Latif等将VHL综合征的致病基因位于3号染色体短臂（3p25-26），正常情况下*VHL*基因是肿瘤抑制基因，*VHL*基因缺失或突变导致不能合成正常的VHL蛋白，造成血管内皮生长因子（VEGF）表达升高从而发生富含血管的血管母细胞瘤。本病的发病年龄为20~40岁，男性多见，中位存活年龄为49岁，最主要的死亡原因为中枢神经系统血管母细胞瘤出血、肾癌及嗜铬细胞瘤所致的恶性高血压。

【临床与病理】

VHL综合征表现为多器官多发肿瘤症候群，基本病变包括视网膜及中枢神经系统血管母细胞瘤、内脏肿瘤和囊肿等，其中家族性血管母细胞瘤是VHL综合征的标志。临床表现多样，受累器官可同时或先后发病，间隔时间可长达数年或数十年。视网膜血管母细胞瘤是VHL最常见且最早发生的病变，发生率约为45%~59%，可双侧和（或）多发，如未及时治疗可导致出血，进而视网膜脱落甚至失明，临床诊断主要依靠眼底检查。其次是中枢神经系统血管母细胞瘤，发生率约为60%~80%，可多发，最常见的部位是小脑，其次为延髓、脊髓；临床表现为头痛、头晕、呕吐等。与散发的小脑血管母细胞瘤相比，VHL综合征患者小脑血管母细胞瘤具有发病年龄更早、多发、预后更差的特点。VHL综合征患者可发生胰腺病变，发生率从10%~65%不等，主要表现为单发或多发囊肿、囊腺瘤及神经内分泌肿瘤，其中以胰腺囊性病变最常见，呈多发、甚至布满整个胰腺，大小及数量不等，多数呈良性。肾脏疾病的发生一般晚于脑和眼底，主要为囊肿（发生率约为70%）和肾癌，两种病变常混合存在，肾癌出现较迟，常呈双侧多发性，多为透明细胞癌，进展缓慢，转移较晚。对于VHL综合征，肾囊肿是一种肾癌的前期病变，亦可合并肾脏其他疾病，如肾血管瘤、腺瘤、血管平滑肌脂肪瘤等。VHL综合征合并胰腺或肾脏疾病时，通常无症状或非特异性腹痛/腹胀。嗜铬细胞瘤在VHL综合征中的发生率为7%~18%，多数位于肾上腺内，少数发生于腹主动脉旁、肾门、肠系膜根部等，常由于发生高血压危象而引起临床重视，可以是VHL综合征的唯一表现。VHL综合征亦可引起其他器官病变，如附睾（或子宫阔韧带）囊腺瘤、肝脏囊肿、红细胞增多症及血红蛋白增高症，发生率为9%~49%，多无明显临床症状，一般预后良好。

VHL 的诊断标准：①单发视网膜或中枢神经系统血管母细胞瘤伴有明确家族史，伴有嗜铬细胞瘤、肾脏、胰腺、附睾等部位的肿瘤或肿瘤样病变；②无明显家族史者至少需两处视网膜或中枢神经系统血管母细胞瘤，或一处血管母细胞瘤伴上述内脏部位的肿瘤或肿瘤样病变。根据 VHL 综合征的临床表现分为两类（Maher 分型）：Ⅰ型：典型的 VHL 表现，中枢神经系统肿瘤和肾癌，不伴有嗜铬细胞瘤；Ⅱ型：伴有嗜铬细胞瘤，根据是否伴有肾癌将Ⅱ型又分为ⅡA（不伴有肾癌）、ⅡB（伴有肾癌）和ⅡC（只有嗜铬细胞瘤）三种。

【影像检查方法】

CT 检查对 VHL 综合征并发中枢神经系统血管母细胞瘤的显示有其局限性，如后颅窝及椎管骨质伪影对小病灶显示不佳或不能显示，而 MRI 可以多方位、多角度成像，并有很高的软组织分辨率，对病变观察全面、定位准确，且无后颅窝及椎管骨质的伪影干扰，在显示瘤体的部位、数目、大小、边缘及其瘤体与神经及其周围组织的关系等方面具有优势，能够很好地显示肿瘤形态及生长方式。因为许多微小血管母细胞瘤，特别是位于脊髓部位的血管母细胞瘤会因部分容积效应或与脊髓信号强度相近而不易被发现，MRI 增强扫描后可以发现平扫不能发现的病灶。

【影像表现】

1. 中枢神经系统血管母细胞瘤 最常见受累部位为小脑半球，其次是延髓、脊髓，幕上发病罕见；可多部位同时发病，最常见的联合病变部位为小脑和脊髓。囊性病灶最常见于小脑半球，实性病灶最多见于脑干、脊髓及小脑蚓部。病灶大多边界光整，病灶周围无水肿或轻度水肿。病灶以大囊小结节为主，小结节位于柔脑膜面，CT 平扫示低密度，边缘见等或稍低密度壁结节影，少数病灶为实性或囊实性病变。T_1WI 上囊性成分呈低或稍低信号，T_2WI 上呈高或稍高信号，实性成分或壁结节在 T_1WI 呈等信号，T_2WI 呈稍高信号。增强扫描囊壁无或轻度强化，壁结节明显强化。含实性成分病变可见实性成分明显强化，病灶周围或肿块内可见粗大的迂曲血管影（图 2-6-6）。

2. 视网膜血管母细胞瘤 CT 表现为眼环后部视网膜区向前突出软组织密度影，T_1WI 上呈等或稍低信号，T_2WI 上呈高或稍高信号，增强扫描均匀或不均匀中度强化。

3. 内脏病变 ①肾脏病变可以分为 3 类：单纯性肾囊肿、复杂性肾囊性病变（包括囊实性病变）和实性肾细胞癌，其中单纯性肾囊肿最常见；②胰腺病变最常见的是多发囊肿，还可发生微囊腺瘤、囊腺癌及神经内分泌肿瘤；③肾上腺或肾上腺外嗜铬细胞瘤；④此外，还可发生肝脏、脾、大网膜、肠系膜、等部分的囊肿，附睾（或阔韧带）乳头状囊腺瘤，相应的影像学在这里就不一一赘述。

【诊断与鉴别诊断】

VHL 综合征患者常多发中枢神经系统血管母细胞瘤，并合并内脏病变，一般诊断不难。典型的小脑血管母细胞瘤为大囊小结节，瘤内或瘤周血管流空影，壁结节明显强化。

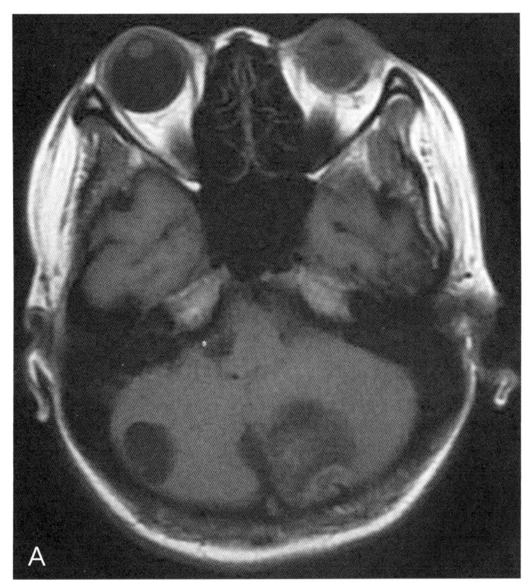

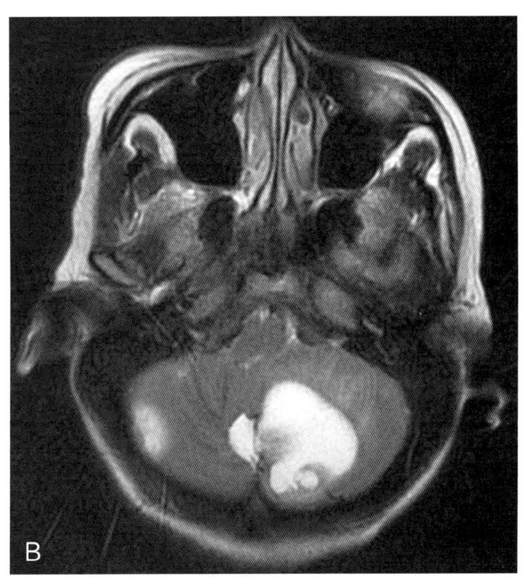

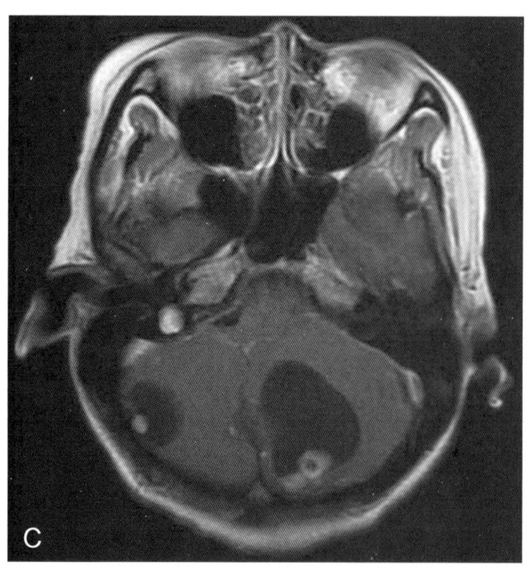

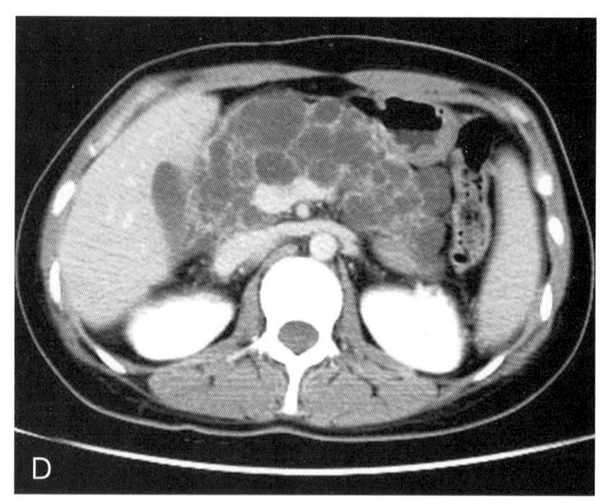

图 2-6-6 VHL 综合征

A~C. 分别为 T_1WI、T_2WI 及增强 T_1WI 检查，示双侧小脑半球类圆形长 T_1、长 T_2 囊性信号影，其内见等信号结节，左侧者病灶较大，周围可见稍长 T_1、稍长 T_2 信号水肿，四脑室受压变形；增强后结节呈明显强化，位于柔脑膜面，囊腔及囊壁无强化，以上符合多发“血管母细胞瘤”表现；D. 增强 CT，示整个胰腺布满大小不等的无强化低密度影，符合“多发胰腺囊肿”表现

VHL 合并单发的小脑血管母细胞瘤还应与以下疾病鉴别：①毛细胞型星形细胞瘤：见于儿童及青少年，以囊实性为主，实质部分通常较大，少数可有钙化，增强检查后实性部分呈中等程度至明显强化，但瘤内或者瘤周无流空血管影；②脑脓肿：见于任何年龄，脓肿壁较厚并厚薄均匀，有张力，无壁结节，周围水肿明显，脓肿壁呈环形强化，脓腔于 DWI 呈高信号；③转移瘤：一般有原发病史，病灶可多发，特点是“小病灶大水肿”，病灶呈囊性或实性改变，增强多为囊壁环状强化或实性结节样强化。

VHL 合并单发的脊髓血管母细胞瘤还应与以下疾病鉴别：①室管膜瘤：为成人最好发的髓内肿瘤，好发于颈髓或脊髓圆锥，肿瘤位于脊髓中央，瘤内常合并囊变、出血，含铁血黄素带在 MRI 上表现为肿瘤两端低信号的“帽征”，可继发脊髓空洞症，无流空血管影；②星形细胞瘤：多发生于儿童，常累及多个脊髓节段，肿瘤边界不清，呈中等程度强化，可继发囊变、出血；③海绵状血管瘤：受累脊髓无肿胀，常继发出血，病变周围可见低信号环，可见流空血管影及范围较小的脊髓空洞症，邻近脊髓萎缩或水肿。

VHL 患者预后不良，早期诊断是关键，1.5%~38% 中枢神经系统血管母细胞瘤伴有 VHL 综合征，对首次以中枢神经系统血管母细胞瘤就诊的患者应提高警惕，要常规检查胰腺、肾脏及肝脏，以除外 VHL。对有家族史的，症状隐匿的患者，需要基因诊断尽早明确诊断。

（汪俊萍）

四、Li-Fraumeni 综合征

【概述】

Li-Fraumeni 综合征（Li-Fraumeni syndrome，LFS）是一种常见的遗传性肿瘤易感综合征。1969 年 Li 和 Fraumeni 首次发现并报道，将其定义为：先证者在 45 岁之前确诊肉瘤，且至少 1 名一级亲属在 45 岁之前确诊任何类型的恶性肿瘤，外加至少 1 名一级或二级亲属 45 岁之前确诊任何类型的恶性肿瘤或者在任何年龄确诊肉瘤。肿瘤抑制基因 *TP53* 突变为 Li-Fraumeni 综合征的遗传缺陷原因，其定位于 17p13.1，当细胞受到各种损伤，根据损伤类型和程度等不同，转录因子 p53 蛋白会通过调控一系列肿瘤相关基因的表达来阻断细胞周期、诱导细胞修复或促进细胞衰老、凋亡，最终达到抑制细胞恶性增殖的目的。*TP53* 基因突变导致原有肿瘤抑制作用失效甚至获得促进肿瘤生成的新功能。*TP53* 突变的患者有极高概率患各种恶性肿瘤。

【临床与病理】

LFS 好发于儿童和青年，临床上以并发多种恶

性肿瘤为特征，以软组织肉瘤、骨肉瘤和乳腺癌最为多见，近年来脑肿瘤、白血病和肾上腺皮质癌的发生率也明显增高。脑肿瘤最常见的类型是星形细胞肿瘤、胶质母细胞瘤、髓母细胞瘤及脉络丛乳头状癌等。

【影像检查方法】

对于 LFS 累及中枢神经系统的情况首选 MRI 检查；因 LFS 以并发多种恶性肿瘤为特征，PFT/CT 监测可以用来作为 LFS 的筛选检查方法。全身磁共振成像（WBMRI）可用于肿瘤的诊断、分期以及监测。

LFS 好发的脑肿瘤为星形细胞肿瘤、胶质母细胞瘤、髓母细胞瘤及脉络丛乳头状癌等。神经影像学表现、诊断及鉴别诊断请见相关章节。

（汪俊萍）

五、Cowden 综合征

【概述】

Cowden 综合征（Cowden syndrome，CS），又称多发性错构瘤综合征，是一种罕见的常染色体显性遗传病，以多发性错构瘤为特征，通常累及皮肤、黏膜（口腔、鼻黏膜、胃肠道）、甲状腺和乳腺组织。虽然错构瘤是良性的，但是 CS 患某些恶性肿瘤，如乳腺癌、甲状腺滤泡癌、子宫内膜癌及肾癌的风险增加。CS 的发生与肿瘤抑制基因 *PTEN* 的突变相关，PTEN 失活可促进细胞异常生长和增殖。CS 的发病率估计为 1∶300 000，年轻人多见，当 CS 呈家族性发病时，以女性多见。

【临床与病理】

CS 患者的主要临床表现是皮肤黏膜的损害，包括：多发性毛鞘瘤、肢端及掌指（趾）角化症和口腔黏膜乳头状瘤病，3 种损害中有 2 种时即可确诊 CS。在中枢神经系统，最常见的是伴发小脑发育不良型神经节细胞瘤（dysplastic gangliocytoma of the cerebellum），1920 年由 Lhermitte 和 Duclos 最先描述，因此又称为 Lhermitte-Duclos disease（LDD）。2016 年 WHO 中枢神经系统肿瘤分类中 LDD 归类于“神经上皮性肿瘤”项目下的“神经元和混合型神经元－神经胶质细胞肿瘤（WHO Ⅰ级）”。LLD 起病隐匿，病程进展缓慢，早期多无症状，随着肿瘤长大，第四脑室变形移位，导致脑脊液循环梗阻，出现临床症状；脑积水和肿瘤破坏小脑神经组织出现步态不稳，共济障碍等体征。

对于 LDD，镜下见小脑皮质规则的分子层、Purkinje 细胞层和颗粒细胞层被异常增生的有鞘轴突和神经元取代，形成一个由成束的有鞘轴突构成的外层和异常增生的神经元构成的内层；内层宽，聚集着发育不良的排列紊乱的神经元。内外层似一个倒转的小脑皮质。LDD 保留原小脑结构层次，不形成肿块，瘤细胞无侵犯特征，因此也有学者认为其本质应为错构瘤。

【影像检查方法】

常规 X 线检查对诊断 CS 无太大价值。CS 在中枢神经系统的主要表现为 LDD，但因 CT 有后颅窝存在伪影而对病变显示欠佳，MRI 检查为最佳的影像学诊断手段。

【影像表现】

LDD 的影像学表现请见相关章节。

【诊断与鉴别诊断】

临床诊断标准：①主要的临床体征：a：颜面部皮肤丘疹；b：口腔黏膜乳头状瘤。②次要临床体征：a：四肢末端角化病；b：手、脚掌角化病。③ CS 的家族史。确诊标准：1a+1b；（1a 或 1b）+（2a 或 2b）；（1a 或 1b）+3；2a+2b+3。

由 Cowden 综合征引起的 LDD，首先需要与其他颅脑肿瘤相鉴别，请见“颅脑肿瘤及肿瘤样病变”章节。

（汪俊萍）

六、Turcot 综合征

【概述】

Turcot 综合征是 1959 年加拿大外科医师 Turcot 首次报道，顾命名为 Turcot 综合征，也称胶质瘤－息肉病综合征（glioma-polyposis syndrome），是一种罕见的常染色体显性遗传性疾病，以结直肠腺瘤性息肉病或结肠癌伴中枢神经系统恶性神经上皮肿瘤为特点，少数患者还可发生乳头状甲状腺癌、肝母细胞癌、肾上腺皮质肿瘤、胆道及胰腺等其他恶性肿瘤。Turcot 综合征的发病率难以估计，因为脑肿瘤的死亡率高，有的患者可能尚未检查出结肠息肉病就因脑肿瘤而死亡。患者多在 20 岁左右发病，平均确诊年龄 17.8 岁，目前没有发现地域、种族及性别的差异。

【临床与病理】

Turcot 综合征的分子遗传学发病机制分为两种：家族性腺瘤样息肉病和遗传性非腺瘤病性结直肠癌。前者发病为源基因的改变导致结肠腺瘤样息肉基因（*APC* 基因）的产生，其发生突变可导致结直肠多发性腺瘤。后者发病是由于 DNA 修复过程中核苷酸错配导致源基因突变，错配修复缺陷所致的微卫星 DNA 不稳定性还可对 *APC* 基因突变产生影响。

该综合征起病可以结肠病变为首发症状，又可以中枢神经系统肿瘤为首发症状。早期中枢神经系统的病变隐匿，极易漏诊。其在中枢神经系统的表现，最常见的类型是胶质母细胞瘤，其次是髓母细胞瘤和间变性星形细胞瘤。Turcot 综合征胶质母细胞瘤患者比散发性胶质母细胞瘤患者年轻。本综合征的结肠病变有以下特点：①息肉沿全结肠分布，数目较多，20~100 个；②直径 >3cm 息肉发生频率较高；③ 70%~100% 并发结肠癌，并以青年女性多见。Turcot 综合征也常发生皮肤损害，表现为牛奶咖啡斑或色素痣。

【影像检查方法】

由于 Turcot 综合征在中枢神经系统的主要表现为胶质母细胞瘤、髓母细胞瘤以及间变性星形细胞瘤，故 X 线作用不大，CT 及 MRI 能较清楚地显示病变的解剖部位及形态特点，但 MRI 因软组织分辨率高及多方位成像能更好地反映其影像学的恶性特征。

【影像表现】

Turcot 综合征好发的脑肿瘤为胶质母细胞瘤、髓母细胞瘤以及间变性星形细胞瘤，其神经影像学表现请见相关章节。

【诊断与鉴别诊断】

Turcot 综合征的诊断应有如下特征：①患者的兄弟姐妹可能有类似胶质瘤 - 息肉病综合征的发生，而父母多没有；②多发结肠腺瘤性息肉个数在 20~200 个不等，在 20 岁左右即可癌变；③脑肿瘤包括胶质母细胞瘤、髓母细胞瘤以及间变性星形细胞瘤等神经上皮源性肿瘤，其诊断及鉴别诊断见“颅脑肿瘤及肿瘤样病变”章节；④患者可有咖啡牛乳色斑、色素痣或神经纤维瘤等皮肤改变。

可能诊断：有多个腺瘤性结肠息肉和（或）结直肠癌，以及胶质母细胞瘤、髓母细胞瘤以及间变性星形细胞瘤等神经上皮源性肿瘤的患者，可能患有 Turcot 综合征。如果发现特异性基因突变，若其他家族成员被检测并具有相同的基因突变，则也可被诊断为 Turcot 综合征。当然也有一些 Turcot 综合征的家庭可能并没有检测到基因突变。

Turcot 综合征中枢神经系统的影像学表现缺乏特征性，与散发的脑内原发肿瘤表现近似，诊断主要依靠相关病史。Turcot 综合征的肠道改变主要应与典型的家族性腺瘤性息肉鉴别。组织学上，Turcot 综合征的结肠腺瘤性息肉与家族性腺瘤性息肉相同，但其生物学行为不同。家族性腺瘤性息肉个数平均 1 000 个，罕见病例 <200 个，并且息肉的体积较小，一般直径 <1cm，只有约 1% 的病例 20 岁前会发生癌变。而 Turcot 综合征的结肠腺瘤性息肉一般 <200 个，且息肉比较大，一般 >3cm。这就不难理解 Turcot 综合征的结肠腺瘤性息肉在 10~20 岁之间发生恶变，要比家族性腺瘤性息肉早 10~30 年。

本病还需要与 Gardner 综合征鉴别，Gardner 综合征与 Turcot 综合征均为常染色体显性遗传病。结肠多发腺瘤合并有骨瘤和软组织肿瘤为典型的 Gardner 三联征，Turcot 综合征则为同时患有结直肠多发性腺瘤和上述中枢神经系统恶性神经上皮肿瘤。

（汪俊萍）

七、基底细胞痣综合征

【概述】

基底细胞痣综合征（basal cell nevus syndrome，BCNS），又名痣样基底细胞癌综合征（nevoid basal cell carcinoma syndrome，NBCCS），1951 年 Binkley 和 Johnson 首先描述此综合征为颌骨囊肿 - 基底细胞痣 - 肋骨分叉综合征。1960 年 Gorlin 和 Goltz 首次系统描述本病，故又称为 Gorlin-Goltz 综合征，是一种伴多器官表现的外、中胚层多种发育障碍，由多发性基底细胞（癌）、多发性颌骨囊肿、脊柱和肋骨异常、颅内钙化以及各种其他缺陷所组成的一种复杂少见的综合征。BCNS 属于罕见的常染色体显性遗传性疾病，常有阳性家族史；其发病率为 1/56 000，多见于儿童及青年人，男女发病比例约 3∶1，多发于高加索人，国内罕见报道。目前在分子遗传机制上研究认为，BCNS 是由于 *PTCH* 基因（一种细胞周期的调节基因）的突变或失活，导致 *Smoothened* 基因（一种致癌基因）处于激活状态，使 Hedgehog 信号转导网络系统（该系统起决定胚胎诱导模式和胚胎发育时各种结构和细胞的作用）功能紊乱，下游靶基因被持续激活，导致发生各类先天发育异常及肿瘤。

【临床与病理】

BCNS 的外显率和表现度的不同，相关的临床表现可多达100多种，多系统受累及临床表现多样性为本病的临床特点，主要累及皮肤、中枢神经系统和骨骼系统。

1. 皮肤表现 主要表现为多发基底细胞痣（癌）、手掌和足底的点状凹陷，两者出现率均在60%以上，是本综合征具有临床诊断意义的特殊体征。其他皮肤异常如表皮囊肿、脂肪瘤、小的白色斑点或者粟粒疹。

2. 特殊面征 大多数患者有特征性面容：如方颅、前额突出、顶骨隆起、眶上嵴凸出、内眦间距增大、落日状眼征、鼻根部宽阔、噘嘴、唇腭裂等，此面征在临床诊断上也具有重要的意义，部分患者身高较高，有马凡氏（Marfan）综合征样体型。

3. 口腔症状 65%~100%的患者有颌骨囊肿。颌骨膨胀、钝痛、口内瘘管是BCNS患者最常见的体征和症状，也是初诊的主要原因。BCNS患者颌骨囊肿再发及复发的可能性比非BCNS患者要高得多，并有发展为造釉细胞瘤或鳞状上皮细胞癌的高风险性，这与其细胞增殖活性高有关。

4. 骨骼异常 骨骼系统出现异常约占60%~75%，突出表现为肋骨分叉、外翻、骨性融合等。此外还可见隐性脊柱裂、脊柱侧凸、颈椎发育缺陷等。

5. 中枢神经系统异常 主要表现为大脑镰、小脑幕及硬脑（脊）膜等部位的钙化，正常人群大脑镰钙化发生率为5%，而BCNS发生率高达85%，且发生年龄早于正常人群。蝶鞍搭桥也较常见，这些颅内的异常可伴发胼胝体发育不全、先天性脑积水、精神发育迟缓、轻度的学习障碍、面神经瘫痪、神经性耳聋、先天性轻偏瘫及癫痫等。

6. 眼部异常 多表现为内斜视、近视、白内障、眼球缺损或缺失、小眼畸形及先天性失明等表现。

7. 肿瘤及其他 BCNS患者易于早期发生良性肿瘤，女性患者可发生子宫或卵巢的纤维瘤、卵巢囊肿，男性患者表现出性腺发育不全、隐睾等。部分患者遭受高剂量的电离辐射后诱发基底细胞癌、髓母细胞瘤、横纹肌肉瘤、纤维肉瘤等恶性肿瘤。

1993年Evans等提出BCNS的诊断标准见表2-6-3：1~2个主要标准加2个次要标准即可确诊。

表2-6-3 BCNS的诊断标准

主要标准	次要标准
2个以上基底细胞癌或1个基底细胞癌（年龄小于30岁）或者10个以上基底细胞痣	巨头畸形
病理证实的多发性牙源性角化囊肿	蝶鞍搭桥
3个以上手掌或足底点状凹陷	脊柱异常：如半椎、椎体融合等
	子宫或卵巢纤维瘤
异位钙化：如大脑镰钙化（<20岁）	髓母细胞瘤
先天性骨骼异常：如分叉肋等	其他骨骼异常：如唇腭裂，多指（趾）
BCNS阳性家族史	眼部异常：白内障、眼缺损、小眼征
	PTCH突变

【影像检查方法】

X线（口腔全景片）和CT在评价颌骨囊肿与周围牙齿关系、邻近骨皮质改变方面优于MRI，但MRI对病变范围、髓腔及周围软组织侵犯的评价优于CT。CT和MRI二者相结合可提高对颌骨囊肿的诊断和评估的准确性。CT在评价颅内异常钙化具有绝对优势。

【影像表现】

BCNS颌骨囊肿中以角化囊肿最为常见，含牙囊肿、始基囊肿等也可发生。病变可能来源于牙板或牙板残余，也可能来自口腔黏膜基底细胞；囊壁薄而脆，其衬里上皮有高分裂活性，呈不典型增生，纤维囊壁中子囊和增生上皮岛的数量增加，使囊肿呈多发性。

BCNS颌骨囊肿的影像学主要表现为多发性，上下颌骨均可受累，部分病灶呈对称性分布。囊肿以单房多见，也可为多房。多房者分房大小相近，X线/CT/MRI可显示分隔。囊肿内可含牙或者不含牙；牙根呈斜面或者锯齿状吸收，与造釉细胞瘤很相似。囊肿好发于磨牙区、升支区，其次为上颌窦区，由于侵犯性强，波及范围常较其他囊肿大，常沿颌骨的长轴发展，颌骨膨胀多向舌侧，可穿破骨皮质。颌骨囊肿内含囊液，随着囊液的积聚，囊肿逐渐增大，使周围骨质吸收，X

线 /CT 显示为透亮区 / 低密度区，界限清楚，周围可见一致密白色线状皮层包绕。随着病变内囊液的蛋白含量的增加，CT 上密度可为水样密度至软组织密度影，MRI 上病变呈长 T_1、长 T_2 信号，T_1 信号可随着囊液内蛋白量的增加而缩短。若颌骨囊肿合并急性感染，包绕囊肿的骨皮层开始吸收，使边缘不甚清楚；囊肿形态各异，呈圆形、卵圆形、分叶、不规则等，主要原因是随着囊肿逐渐长大，扩张时各方向所遇组织抗力不一致所致（图 2-6-7）。

颅内异常钙化的出现也是该类患者的特征性影像表现之一。CT 上可见双侧小脑幕缘、横窦起始部、后纵裂及大脑镰多发斑点状钙化（图 2-6-7）。此外，还可伴有胼胝体发育不全、先天性脑积水等，请见相关章节。

【诊断与鉴别诊断】

BCNS 的颌骨囊肿主要应与多发对称性朗格汉斯细胞组织细胞增生症、造釉细胞瘤和颌骨神经源性肿瘤鉴别。朗格汉斯细胞组织细胞增生症与 BCNS 的颌骨囊肿均好发于青少年，前者多表现溶

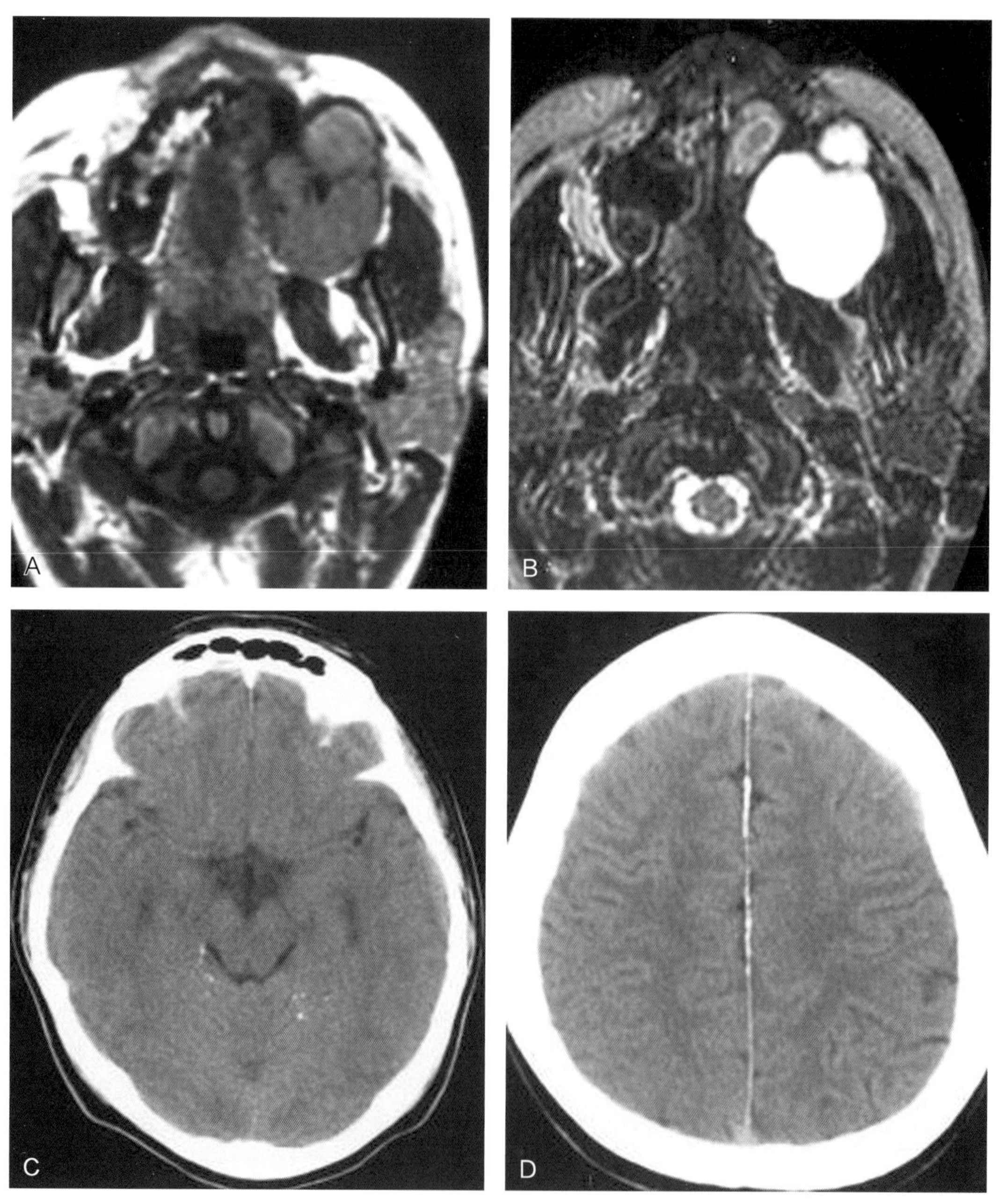

图 2-6-7 BCNS 的影像表现

A、B. T_1WI 和 T_2WI，示左侧上颌窦区不规则形稍长 T_1、长 T_2 信号，边界清楚；C、D. CT 平扫，示双侧小脑幕及大脑镰多发斑点状钙化

骨性破坏，膨胀性生长不明显，边缘较模糊，不含牙；后者呈单或多房囊性病变，可含牙，边缘有明确致密骨白线，并有沿颌骨长轴生长趋势，邻牙常移位和可伴牙根吸收。造釉细胞瘤常单发，呈单或多房囊性病变，多房者分房差异大，边缘清晰，可见切迹征，邻牙牙根常呈截根状吸收，多发和（或）对称性造釉细胞瘤尚未见报道；颌骨神经源性肿瘤罕见，病灶内部密度常较颌骨囊肿高，边缘多较清晰，多与三叉神经分布区域一致。下颌孔及颏孔的增大是颌骨神经源性肿瘤的特征之一。

BCNS 的颅内异常钙化需要与生理性钙化的鉴别：前者患病年龄较小，钙化分布范围较广，多位于双侧小脑幕缘、横窦起始部、直窦及大脑镰，且呈斑点状分布。颅内生理性钙化在 40 岁以后较多见，多呈线状，常分布于苍白球、脉络丛、松果体及大脑镰等。

BCNS 发病较早，患者年龄偏小，常以颌面部不适就诊；结合影像特征性的颌骨多发囊肿、颅内异常钙化、肋骨及脊椎先天性发育的异常表现，不难诊断；该类颌骨囊肿具有易复发恶变的倾向，早期诊断对临床治疗有积极的指导作用。

（汪俊萍）

八、脑膜血管瘤病

【概述】

脑膜血管瘤病（meningioangiomatosis，MA）是发生于大脑皮质和软脑膜的罕见的良性增生错构性病变，以斑块状生长的脑膜上皮细胞和梭形的纤维母细胞样细胞增生并沿软脑膜血管间隙侵入大脑皮层，小血管增生伴胶原变性或钙化。MA 是少见的颅内疾病，多为个案报道，在临床上分两型：①散发型：多发于儿童及青年人，男女比例相同，平均年龄为 10.6 岁，多数患者无症状，有症状者通常表现为癫痫发作和头痛；②相关型：2 型神经纤维瘤病（NF-2）与 MA 相伴，无临床症状，多在尸检时发现，其发病平均年龄约为 52 岁，男女比例约为 2∶1。

【临床与病理】

该病发病机制尚不清楚，目前有 3 种假说：①在合并有 NF2 的病例中，MA 是一种错构瘤，发生了退行性改变。② MA 是来源于脑膜的脑膜瘤，并侵入脑组织，肿瘤内有钙化和细胞间有桥粒。③ MA 是异位于皮质的血管畸形引发血管周围的纤维母细胞或蛛网膜细胞增生，这些细胞围绕在血管周围并伴随血管长入皮质，在来自血管病变的长期慢性刺激下，细胞增生形成类似 MA 的组织学变化。MA 病程较长，影像学上 MA 病变长期无变化支持错构瘤或血管畸形的假说。

大体病理：MA 多为单发性皮层内病变，切面灰白、质稍硬，有沙砾感；大块组织上附少许硬脑膜，中央为骨性物。病变以血管瘤为主时可类似血管畸形，以脑膜上皮为主时类似脑膜瘤。具体表现为：①局部脑膜增厚，脑膜细胞可有明显钙化、纤维化及骨化等退行性改变；②皮质内血管增多，伴有多少不等的梭形的纤维母细胞样细胞围绕血管排列，排列成旋涡状、束状，导致血管壁增厚；③细胞的性质一般为脑膜上皮细胞，电镜下可见细胞间桥粒和胞突的犬牙交错及胞质内众多微丝等脑膜上皮的特征；④病变内可有沙砾体形成或沙砾状钙化；⑤病变内残留神经元及神经胶质，有时可有神经纤维缠结现象。

【影像检查方法】

CT 和 MRI 都是检出 MA 的重要方式，由于多数 MA 病变含有钙化，在钙化的显示上 CT 有着不可替代的优越性，但是其对病变的细节显示仍有局限性，MRI 有很高的软组织分辨率，对非钙化性成分的显示要优于 CT，可以很好地显示病变的部位、大小、边缘以及其与周围组织之间的关系，并可鉴别出血与钙化。

【影像表现】

MA 影像学上无特异性表现，不同患者间差异较大。90% 的 MA 累及皮层，常位于额叶、颞叶，其他部位还包括第三脑室、丘脑及脑干等，常表现为孤立性占位，偶有多发性病变。在 CT 上，MA 通常表现为皮层区低密度病变，可出现不同程度的斑点状或絮状钙化。病变于 T_1WI 上呈等或低信号，T_2WI 上呈不均匀性的高信号。病变周围几乎没有水肿或者占位效应，CT/MRI 增强检查后，病变的强化差异较为明显，从无强化到明显强化，其强化的程度主要取决于病灶内小血管增生的程度及软脑膜上皮细胞的数量（图 2-6-8）。

【诊断与鉴别诊断】

诊断标准：散发型 MA 青少年起病，以癫痫为主要临床表现，影像学上表现为皮层区伴有钙化的占位性病变，确诊依赖病理组织学检查。鉴别诊断主要包括少突胶质细胞瘤、血管中心性胶质瘤、胚胎发育不良性神经上皮肿瘤、颅内动静

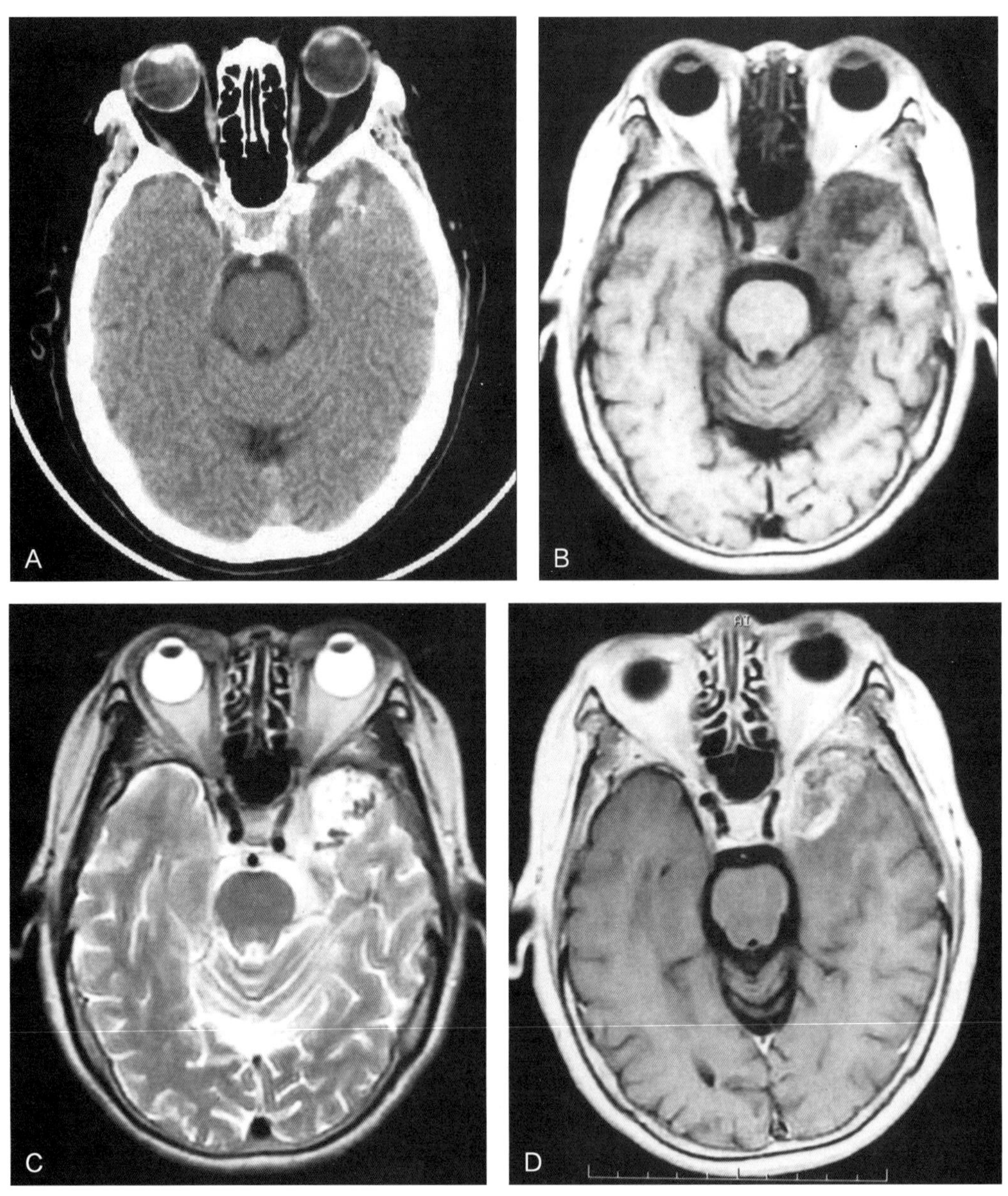

图 2-6-8 脑膜血管瘤病影像表现

A. CT 平扫，左侧颞部斑片状低密度影，其内可见条带状高密度影；B~D. 分别为 T_1WI、T_2WI 及增强 T_1WI 检查，左侧颞部斑片状长 T_1、长 T_2 信号，于 T_2WI 上病灶的后外侧部可见流空信号的血管影，增强后病灶呈明显不均匀性强化

脉畸形及海绵状血管瘤等。

1. 少突胶质细胞瘤（WHO Ⅲ级） 大多位于幕上，50%~65% 见于额叶，生长缓慢，病程长，CT 呈等或低密度肿块，70%~90% 有钙化灶，出血坏死罕见，MRI 呈混杂稍长 T_1 稍长 T_2 信号，超过一半的病例有轻度不均匀强化，年龄多在 30~50 岁，而 MA 多为青少年患者。

2. 血管中心性胶质瘤（WHO Ⅰ级） 缓慢生长，好发于儿童或青年人的低级别皮层肿瘤，伴难治性癫痫。额叶、颞叶为最常见发病部位，CT 表现为皮层的非钙化性肿块，边界欠清，T_2WI 上呈高信号，但 T_1WI 信号多变，以低信号为最常见，等信号或高信号也可出现。CT/MRI 增强检查无明显强化。

3. 胚胎发育不良性神经上皮瘤（WHO 0 级） 多见于儿童或青年人，10~30 岁发病，多于 20 岁前起病，生长缓慢，与难治性癫痫发作相关，影像学特点为边界清楚、呈楔形的囊性皮层肿块，多位于内侧颞叶，20%~36% 的病例 CT 上可见钙化，MRI 上呈长 T_1 长 T_2 信号的多房气泡样肿块，通常无强化。

4. 颅内动静脉畸形　可见于青少年，以癫痫起病，病变内钙化主要与血栓形成和反复出血有关，钙化可以呈小点状或不规则小片状，也可呈团块状或许多血管条样钙化，MRI 可见流空血管影，可行 DSA 检查协助诊断。

5. 脑内海绵状血管瘤　CT 平扫表现为稍高或混杂密度影，边界清晰，病灶内可见单发或多发点状或斑片状钙化，增强扫描无强化或轻度不均匀强化。MRI 典型表现为"爆米花"样改变，典型表现为 T_1WI 呈高信号或低信号，T_2WI 上中心为高信号，周围可见低信号环围绕，无水肿及占位效应，增强检查表现为无明显强化或不均匀强化。

（汪俊萍）

九、神经皮肤黑色素沉着病

【概述】

神经皮肤黑色素沉着病（neurocutaneous melanosis，NCM）又称神经皮肤黑变病，是一种胚胎神经外胚层黑色素细胞发育异常所致的先天性疾病，表现为大片或多发的先天性皮肤黑色素痣及与之相关的脑（脊）膜黑色素细胞增生浸润产生的一种临床综合征。此病无性别差别，常见于高加索人，是常染色体显性遗传病，少数病例有家族史，多数患者在出生后 2 年内出现神经系统症状，成年后起病较少见。本病原因未明，推测病因如下：①神经嵴原始细胞的异常，造成由其分化而来的各组织和器官异常；②黑色素细胞异常：神经胚胎起源的黑色素母细胞在早期生长中畸变所致。

【临床与病理】

患者主要表现为全身多处巨大黑色素痣及脑（脊）膜黑色素细胞增生浸润引起脑积水，浸润脑实质可引起癫痫大发作及精神病症状。

1. 皮肤　黑色素痣是本病的主要表现，出生时即存在，其好发于躯干、臀部、大腿、面部及颈部，巨痣可呈"游泳衣""披肩""汗衫"型分布，还可见散在如针尖、黄豆大小的黑色素痣，有时为带毛的多发痣。

2. 中枢神经系统　表现为软脑膜、蛛网膜增厚及色素沉着，伴有黑色素母细胞巢并连成片，最重处是脑底部。首先，脑膜上有大量黑色素细胞浸润，并覆盖于脑表面或各处，因而产生脑膜及脑的症状。临床上最初无异常，癫痫及智力退化常开始于 1 岁以前，1~2 岁之后，精神发育滞后加重。患者的临床症状与黑色素细胞侵犯软脑膜、蛛网膜的程度有关，常见有癫痫样痉挛。其次，黑色素细胞增生，广泛浸润脑底部，而导致脑脊液循环吸收障碍，发生交通性脑积水，或因黑色素细胞增生、阻塞室间孔和导水管，脑脊液流通受阻，致使脑室扩大，即非交通性脑积水，在未闭合颅缝的幼儿可使头颅极度扩大，常因此而致命，成年人则表现为慢性颅压增高的症状。

NCM 组织病理学可表现为中枢神经系统内大量的黑色素细胞增殖和浸润，镜下见蛛网膜下腔有大量的多边形、梭形或圆形色素细胞增生和载黑色素的巨噬细胞浸润，并随软脑膜血管伸入脑实质，充满血管周围 V-R 间隙，形成套袖状改变。

【影像检查方法】

CT 与 MRI 都是检查 NCM 的常用方法，但 MRI 比 CT 能发现更多的脑（脊）膜改变（黑色素沉积信号）。目前，用于诊断 NCM 的首选检查方法是 MRI。

【影像表现】

1. X 线　部分患者的颅骨改变符合"颅内压增高"的表现：如颅缝增宽，脑回压迹增多等。

2. CT　表现为脑表面多个点片状高密度影，占位效应不明显，无明显水肿。颞叶前部（杏仁核）和小脑是最常见的受累部位，其他常见的部位包括脑桥、基底节、丘脑及额叶的底部。

3. MRI　黑色素细胞具有顺磁性，可以缩短 T_1 和 T_2 信号，其缩短程度与细胞内黑素含量呈正相关。NCM 表现为上述脑区局灶性或弥漫性短 T_1 短 T_2 信号，信号强度与黑色素沉着多少有关；增强后无明显强化。当发现颅内 T_1WI 高信号、T_2WI 低信号病变，结合皮肤大量黑色素沉着斑，应高度怀疑本病，并进一步检查明确诊断（图 2-6-9、图 2-6-10）。

【诊断与鉴别诊断】

1991 年提出 NCM 的诊断标准：①与脑膜黑色素沉着症及黑色素瘤有关的巨大或多发的先天性黑色素痣（巨大指成人 ≥ 20cm，新生儿头部 ≥ 9cm 及躯干部 ≥ 6cm 的病变，多发指多于 3 个病变）；②无皮肤黑色素瘤证据，脑膜病变经病理证实为良性病变的患者除外；③无脑膜黑色素瘤

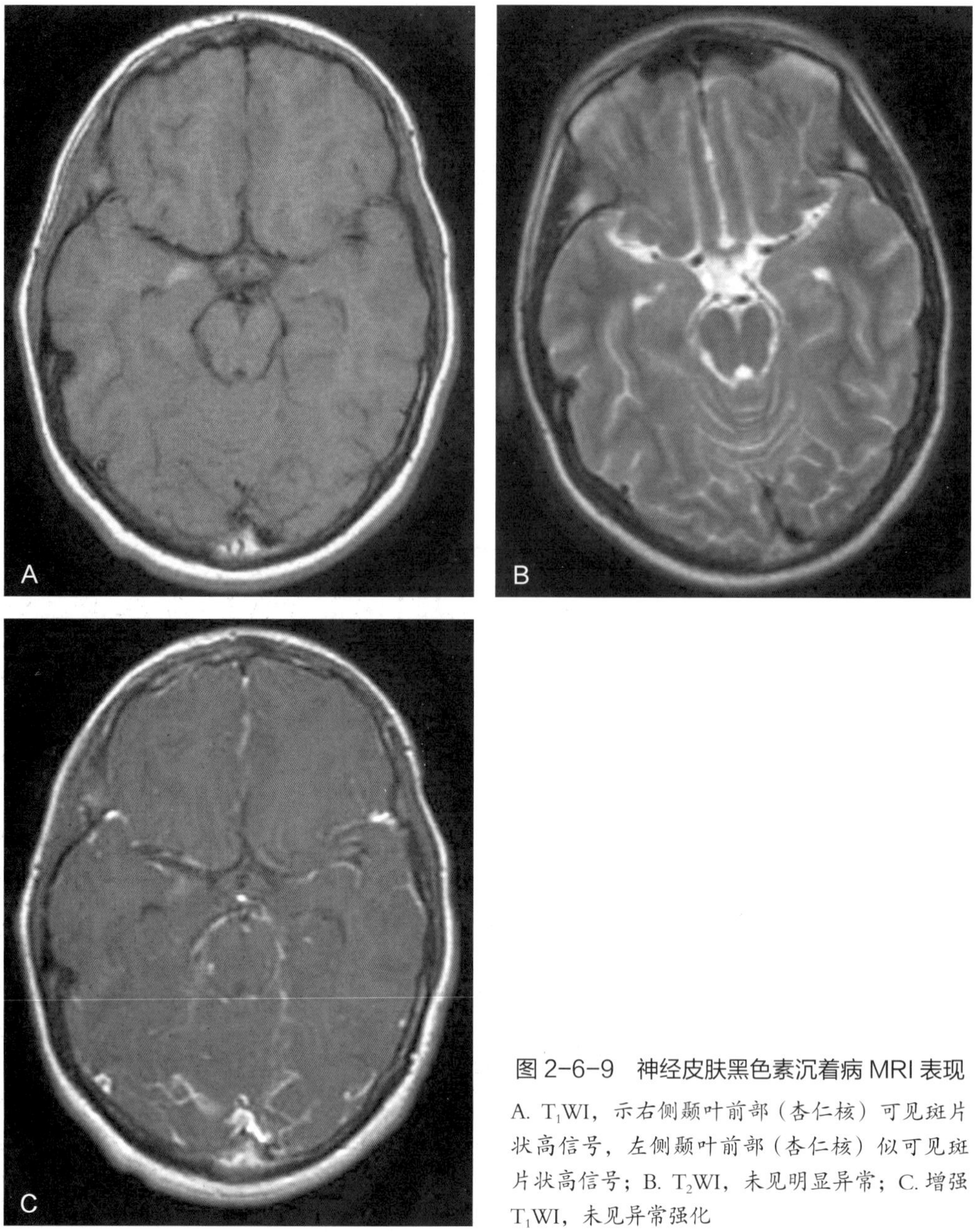

图 2-6-9 神经皮肤黑色素沉着病 MRI 表现

A. T_1WI，示右侧颞叶前部（杏仁核）可见斑片状高信号，左侧颞叶前部（杏仁核）似可见斑片状高信号；B. T_2WI，未见明显异常；C. 增强 T_1WI，未见异常强化

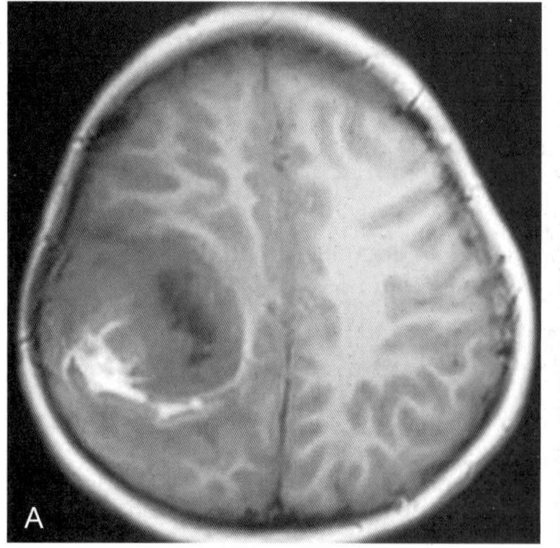

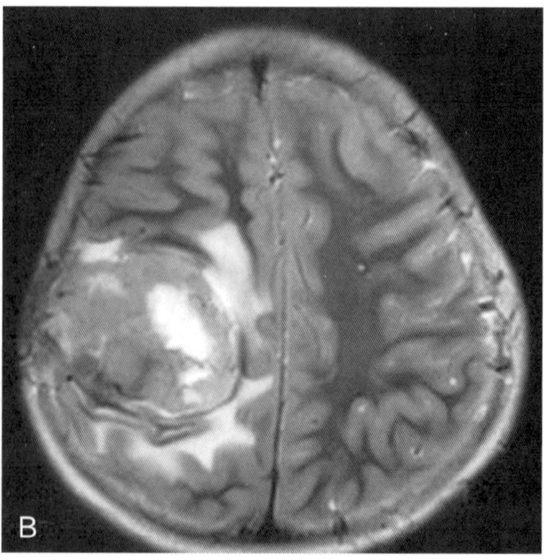

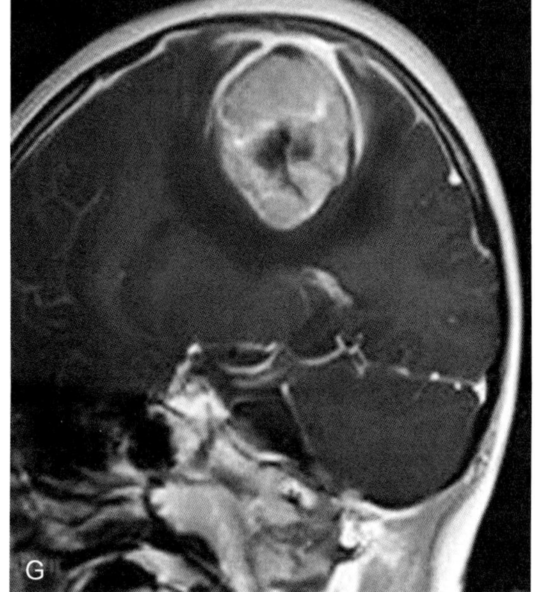

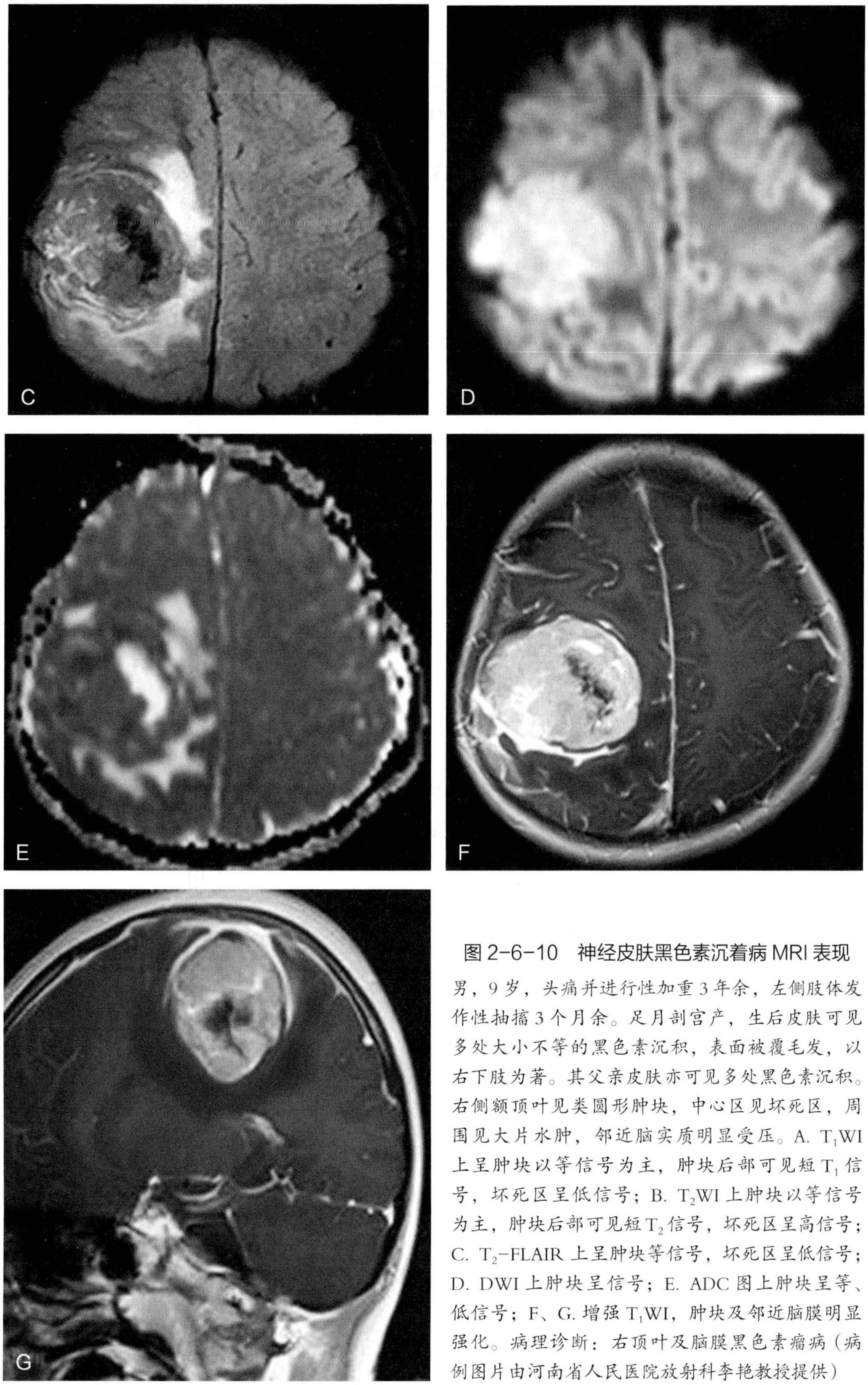

图 2-6-10　神经皮肤黑色素沉着病 MRI 表现

男，9 岁，头痛并进行性加重 3 年余，左侧肢体发作性抽搐 3 个月余。足月剖宫产，生后皮肤可见多处大小不等的黑色素沉积，表面被覆毛发，以右下肢为著。其父亲皮肤亦可见多处黑色素沉积。右侧额顶叶见类圆形肿块，中心区见坏死区，周围见大片水肿，邻近脑实质明显受压。A. T_1WI 上呈肿块以等信号为主，肿块后部可见短 T_1 信号，坏死区呈低信号；B. T_2WI 上肿块以等信号为主，肿块后部可见短 T_2 信号，坏死区呈高信号；C. T_2-FLAIR 上呈肿块等信号，坏死区呈低信号；D. DWI 上肿块呈信号；E. ADC 图上肿块呈等、低信号；F、G. 增强 T_1WI，肿块及邻近脑膜明显强化。病理诊断：右顶叶及脑膜黑色素瘤病（病例图片由河南省人民医院放射科李艳教授提供）

证据，皮肤病变为良性病变的患者除外。符合上述标准即可诊断，否则为怀疑病例。

诊断 NCM 的先决条件为：①出生后皮肤有大片黑色素痣或弥漫性黑色素沉着；②皮肤色素痣外观及活检无恶变征象；③神经系统以外任何器官无原发或继发性恶性黑色素瘤。在此前提下出现：④中枢神经系统症状体征；⑤头颅 CT 或 MRI 检查脑膜出现异常高密度或短 T_1 信号，连续检查病变不断扩大；⑥脑脊液或脑膜活检发现黑色素细胞或黑色素瘤细胞。在具备先决条件下，具备④或⑤者怀疑 NCM，具备④和⑤者高度怀疑 NCM，在怀疑或高度怀疑的基础上具备⑥者或单独具备⑥者均可确诊 NCM。

NCM 需要与 T_1Wl 上表现为高信号的钙化、血肿、脂肪沉积、颅内黑色素细胞瘤、原发或继发黑色素瘤等相鉴别。生理性钙化有好发的部位，多见于松果体、脉络丛、基底节、大脑镰及小脑齿状核区域。病理性钙化多见于 TORCH 感染、脑囊虫病、结核、甲状旁腺功能低下，患者多有相应的临床症状。脑内血肿患者有相应的急性肢体症状，最常见的部位为基底节 - 丘脑区，治疗后病灶缩小，且信号随着血肿期龄而改变。NCM 与脂肪沉积容易鉴别，后者呈短 T_1、长 T_2 信号，脂肪抑制后呈低信号，且 CT 上呈明显低密度影。黑色素细胞瘤与黑色素瘤影像学相似，前者为良性肿瘤，信号均匀，边界清楚，一般无出血或坏死，后者为恶性肿瘤，边界常不清晰，可伴有出血和（或）坏死。颅内继发性黑色素瘤多源自皮肤黑色素瘤，有局部皮肤恶性病灶；除颅内转移外可有其他器官转移；转移可为多个病灶，多位于脑实质内，以脑叶多见；CT 扫描病灶多表现为高密度影，少数也可为等密度或低密度影，MRI 表现为短 T_1 和短 T_2 信号，少数不典型者表现为短 T_1/ 长 T_2 或等 T_1/ 等 T_2 信号，这取决于黑色素含量和分布及瘤内出血内正铁血红蛋白含量的多少，CT/MRI 增强扫描呈均匀或非均匀强化。

（汪俊萍）

第七节 血管斑痣性错构瘤病

一、脑颜面神经血管瘤病

【概述】

脑颜面神经血管瘤病（encephalofacial angiomatosis）又称脑颜面血管瘤综合征、脑三叉神经血管瘤病、软脑膜血管瘤病、Sturge-Weber 综合征（Sturge-Weber Syndrome，SWS）等，是一种以面部、眼脉络膜及软脑膜血管瘤为主要特征的罕见的先天性神经皮肤综合征，其中面部三叉神经分布区（眼支多见）“葡萄酒色痣”为最常见临床表现，常伴癫痫发作、智力障碍和偏瘫。本病由 Sturge 于 1879 年首次报道，近期研究显示该病发病可能与癌基因 GNAQ 体细胞突变有关。该病发病率约 5/10 万，多呈散发，无性别差异，起病年龄根据累及部位及临床表现不同而异。颜面部血管瘤在出生时即可发现，而对于不伴颜面血管瘤的 SWS 患者，颅内软脑膜血管瘤通常较隐匿而不易被发现。伴有癫痫者常在 1 岁以内发病。

【临床与病理】

临床表现包括：①面部血管痣，几乎所有患者均出现，出生时即有，约 98% 见于三叉神经眼支（V1）的分布区（前额部、眼睑），也可见于三叉神经上颌支（V2）、下颌支（V3）分布区或他处皮肤。血管瘤略高出皮肤，呈紫红色，呈典型“葡萄酒色痣”。面部血管痣可单独累及 V1 区，也可以同时累及 V2、V3 区。多数位于颅内软脑膜血管瘤的同侧，偶可位于对侧。②癫痫发作：为主要临床表现，75%~90% 的患者有该症状，可为单纯部分性发作或全身性强直阵挛发作。③神经功能缺损症状：软脑膜血管瘤对侧肢体偏瘫、偏身感觉障碍和同向偏盲等局部定位体征，30%~66% 患者出现偏侧肢体运动功能障碍。④眼部症状：约 70% 患者伴有脉络膜血管瘤，部分患者因脉络膜血管瘤导致眼压增高而合并先天性青光眼，表现为“牛眼”（先天性白瞳症）。⑤其他：可出现智能减退、精神障碍、短暂性脑缺血发作、卒中、偏头痛、视野缺损等，少数患者还可合并隐睾、脊柱裂等先天性畸形。

SWS 的基本病理特征：①面部的皮肤血管瘤，通常发生于前额部、眼睑，为类似于胚胎类型的毛细血管瘤。②软脑膜的血管瘤病，通常发生在面部皮肤血管瘤同侧的顶枕区，可不同程度地向额叶及颞叶延伸。软脑膜血管瘤瘤体可为小静脉型或毛细血管型。长期供血障碍与瘤体挤压，局部脑细胞呈层状坏死、胶质增生及钙盐沉积，血管瘤下的脑皮层局限性萎缩，邻近脑室代偿性扩张；同时皮层静脉引流障碍，深髓静脉及室管膜下静脉扩张，病变侧脉络丛增大；也有报道显示SWS患者存在白质髓鞘化异常。③眼脉络膜血管瘤和同侧软脑膜血管瘤病均可导致眼内压升高，从而导致“牛眼”。

根据受累部位分为三型（Roach分型）：Ⅰ型：颜面部、脉络膜及软脑膜血管瘤；Ⅱ型：颜面部血管瘤，± 青光眼；Ⅲ型：仅软脑膜血管瘤（约5%）。

【影像检查方法】

常规X线头颅检查可显示典型的大脑皮质“车轨样“钙化，但不易发现2岁以下患儿的皮质钙化，随着CT、MRI检查技术的普及，平片已基本不常规应用于SWS的诊断。CT对于显示皮质及皮质下钙化比平片及MRI均敏感。CT平扫可发现皮层锯齿状、脑回样钙化及同侧皮质萎缩，CT增强扫描可显示强化的软脑膜静脉血管瘤，但易被皮质钙化灶掩盖。MRI常规检查序列（包括T_1WI、T_2WI、T_2-FLAIR、DWI、MRA、MRV、SWI和T_2*GRE）对显示软脑膜强化及其他合并症（如静脉内血栓形成、皮质发育不良、眼眶受累情况等）比CT具有明显的优越性，特别是对于皮质钙化明显者。因此，MRI发现病变的范围较CT更加精确，MRI增强扫描也是目前推荐的SWS最佳诊断方法。对于怀疑SWS的患者，SWI应列入常规MR检查序列。DSA可特征性显示SWS的血管瘤及罕见合并的软脑膜AVM，但由于血管介入对该病治疗的局限性，临床上应用较少。DTI、fMRI、MRS、PWI等MRI新技术可以量化评估SWS的脑损害，协助探讨SWS的病理病生改变，并对疾病早期诊断及干预提供一定的指导，目前多处于研究阶段，临床应用尚较少。SPECT技术可以评估脑血流及代谢变化，也逐渐用于SWS的研究。

【影像表现】

1. X线　病侧颅骨及眼眶骨骨质增厚，蝶骨翼及岩骨嵴升高，同侧副鼻窦及乳突小房扩大（因同侧脑萎缩所致）；年长儿童及成人的头颅平片可显示头颅双侧不对称；最具特征性表现为颅内皮层呈“车轨样”钙化，最常见于顶枕区。

2. CT　平扫见皮层及皮层下白质钙化（注意本病典型表现为脑实质钙化，而不是软脑膜血管瘤钙化），典型呈“车轨样”“波浪状”（图2-7-1），钙化灶随病程延长呈进行性增多，自顶枕叶向额颞叶发展。疾病晚期可见病侧脑萎缩同侧脑室扩张，副鼻窦过度气化及颅骨增厚。CT增强扫描显示软脑膜呈脑回样强化，但对于钙化明显者，脑膜强化不易被发现。几乎所有SWS患者均伴有同侧脉络丛扩大。

3. MRI　病变侧脑萎缩，脑沟裂增宽，脑回

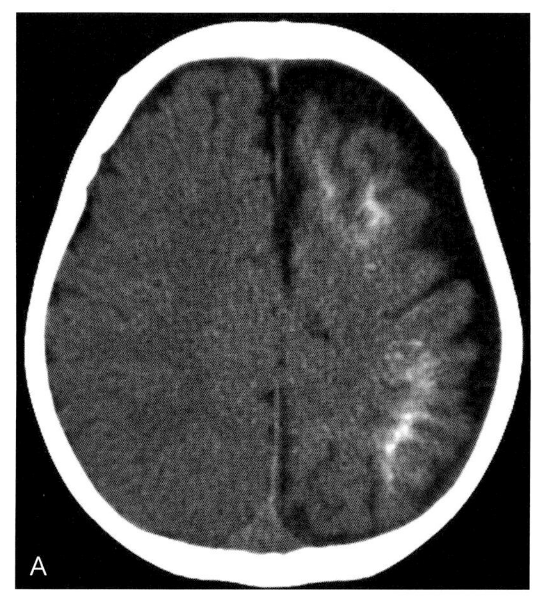

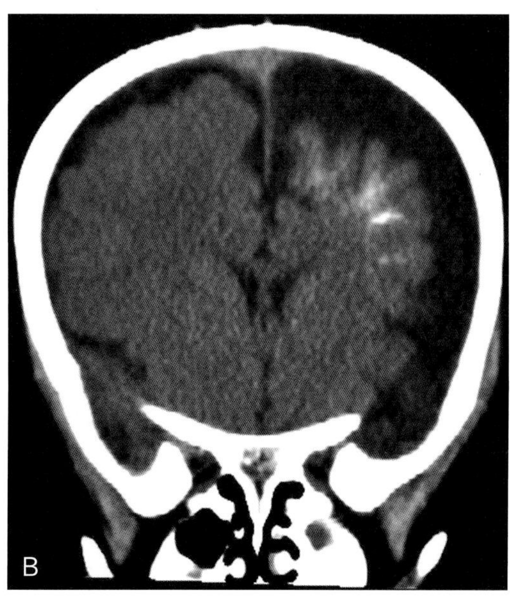

图2-7-1　Sturge-Weber综合征CT平扫

A、B. 左侧大脑半球脑沟裂增宽，脑回变窄，皮层及皮层下白质“波浪状”钙化

变窄，异常增厚的软脑膜 T_1WI 呈等信号，T_2WI 及 T_2-FLAIR 呈高信号，有血管流空时呈低信号；增强扫描可见沿脑表面分布的"脑回样"强化，异常强化组织既包括软脑膜内异常血管，也包括病变区已出现血脑屏障破坏的变性脑组织。软脑膜血管瘤致皮质浅静脉数目减少，病灶向深静脉系统引流的髓静脉扩张、数目增加，呈圆形和条形低信号。病变侧脉络丛增大伴明显强化，与室管膜下静脉扩张继发脉络丛增生有关（图 2-7-2）。受累皮质和皮质下 SWI 和 T_2*WI 低信号，可能是由于皮质营养不良性钙化或含铁物质异常沉积所致。

少见 SWS 可合并皮质发育不良，在 T_2-FLAIR 序列呈高信号。合并急性缺血时，DWI 可显示缺血区弥散受限。MRA 可显示高血流的动静脉畸形，但较少见。MRV 可较直观显示静脉窦血栓，以及皮质浅静脉属支减少，病灶侧向深静脉系统引流的髓静脉增多、扩张，同侧脉络丛扩大。MRS：病变侧受累区域 Choline 峰升高，NAA 峰下降。

4. DSA 软脑膜染色，动静脉畸形罕见。正常皮层浅静脉属支减少，髓静脉及室管脉等深静脉侧枝增多、扩张。

5. SPECT 病侧大脑半球血流量减低，伴有癫痫者，由于盗血现象，可出现病变远隔部位的脑血流量减低。

【诊断与鉴别诊断】

根据面部"葡萄酒色痣"、癫痫发作、智力障

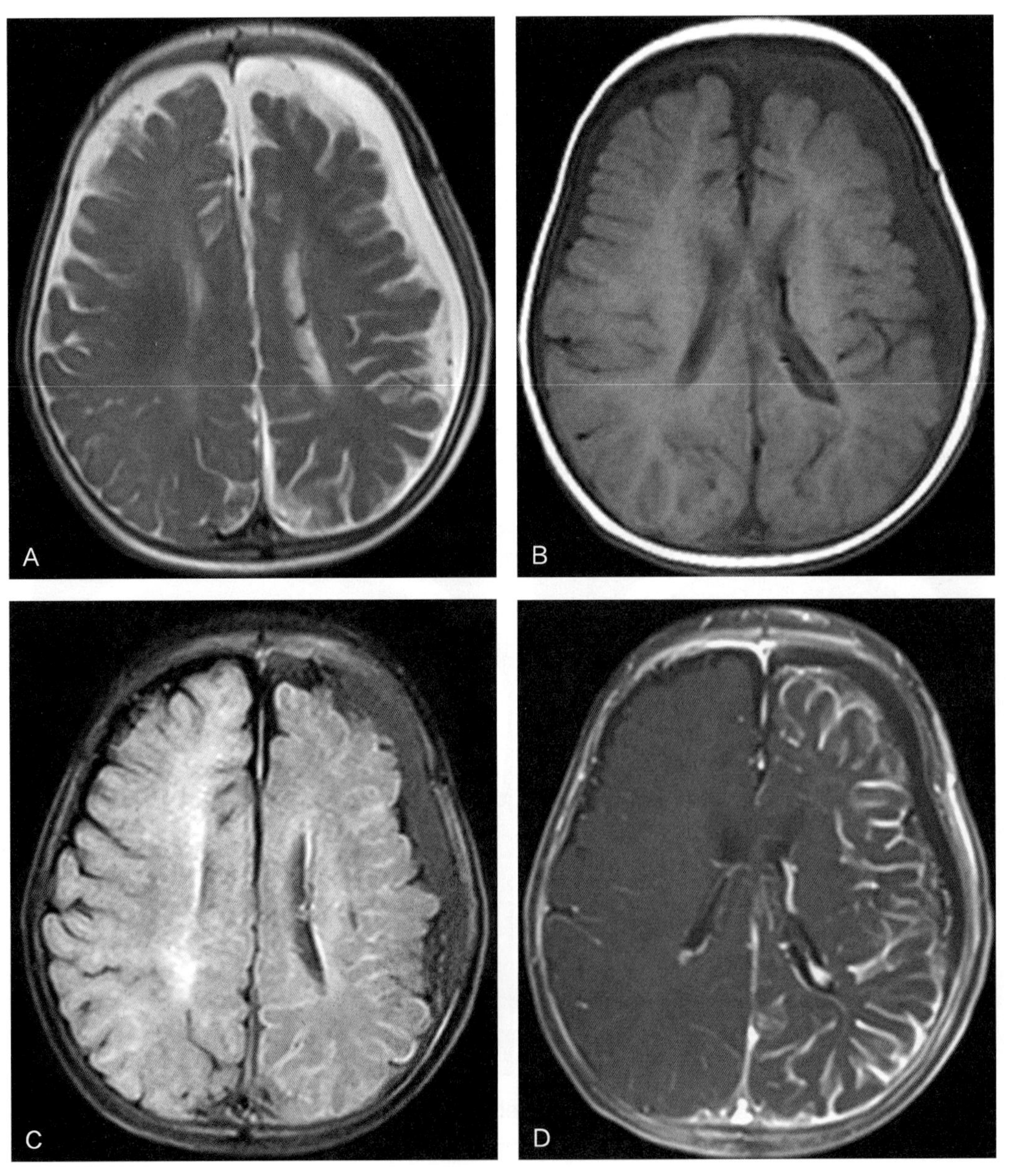

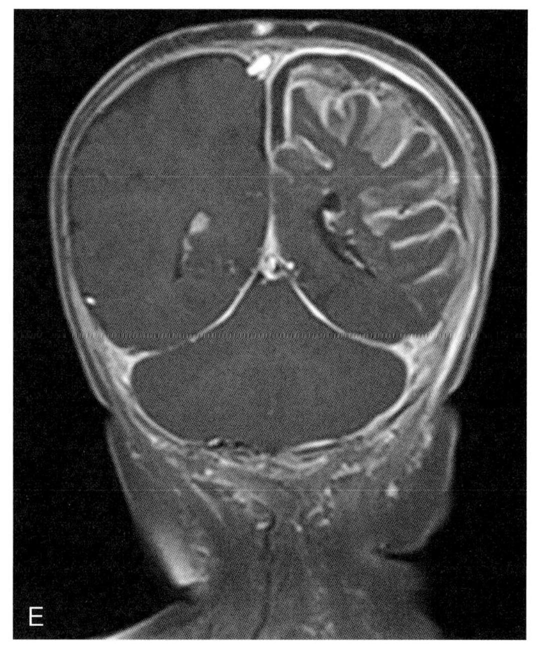

图 2-7-2 Sturge-Weber 综合征 MRI 表现

A. T_2WI 示左侧偏侧脑萎缩，左侧侧脑室见增粗的流空血管；B. T_1WI 平扫患侧软脑膜增厚，呈等信号；C. T_2-FLAIR 示左侧大脑半球增厚的软脑膜呈高信号；D、E. 增强 T_1WI 显示沿脑表面分布的显著的"脑回样"强化，伴有左侧脉络丛增大并明显强化（注：本例尚伴有左侧额颞部慢性硬膜下血肿）

碍、偏瘫等典型临床表现及 CT 典型的锯齿状或脑回样钙化、同侧皮质萎缩，SWS 大多可确诊，MRI 可帮助精确地确定病变的范围和合并症，目前推荐的 SWS 最佳诊断方法为 MRI 增强扫描。

影像学鉴别诊断包括：

1. 蓝色橡皮疱样痣综合征 多发皮肤小静脉畸形和颅内发育性静脉畸形。

2. PHACES 后颅窝畸形、血管瘤、动脉畸形、主动脉缩窄、心脏及眼部畸形、胸骨发育畸形。

3. 脑膜血管瘤病 多发软脑膜强化、钙化常见，可通过 VR 间隙侵犯脑实质，一般无脑萎缩。

4. 乳糜泻 双侧枕叶钙化、无颜面部或脑内血管瘤病。

5. Klippel-Trenaunay-Weber 综合征 又称为血管扩张性肢体肥大症，表现为偏侧肢体的骨和软组织肥大，伴有该部位的血管痣、静脉瘤，常伴有 SWS 的部分表现。

6. Wyburn-Mason 综合征 即脑 - 视网膜动静脉瘤综合征，表现为面部多发性血管痣、视通路或脑实质动静脉畸形。

7. 其他引起颅内钙化的疾病 包括缺血缺氧性脑病治疗后钙化、脑膜炎致脑膜钙化、白血病、放疗后钙化、Fahr 病、甲旁亢或假性甲旁亢、外伤后血肿后遗症等。但以上病变的钙化一般不呈锯齿状或脑回状，且一般不合并局部脑萎缩，另外 Fahr 病和甲旁亢或假性甲旁亢钙化较广泛而对称，且常伴有基底节区钙化，假性甲旁亢常有血清钙磷异常；外伤后血肿钙化常有明确的处伤后颅内出血史，常有明显的占位效应，且钙化呈不规则线状。诊断有困难时可行 MRI 增强检查，SWS 除钙化外，尚可见大量软脑膜扭曲的异常血管流空影，可证实软脑膜血管瘤的存在。

【影像学研究进展】

定量 MRS 及 DTI 已经逐步用于 SWS 影像研究，已有的研究结果显示 SWS 患侧大脑半球受累脑皮质与健侧大脑半球正常脑皮质间 MRS、DTI 表现均存在差异性，提示受累皮层有神经元功能障碍或丢失，而邻近的脑白质则存在脱髓鞘改变。MR PWI 和质子光谱成像（proton spectroscopic imaging，MRSI）可反映 SWS 的生理学变化，SWS 患者血流灌注改变主要表现为静脉引流障碍，仅在病变最严重的区域出现动脉灌注异常。低灌注程度与神经元丢失或功能障碍以及神经系统症状严重程度均存在相关性，其中相关性程度最高的是偏瘫程度，这些都提示 PWI 或 MRSI 可为定量评估疾病严重程度提供依据。也有研究显示 PWI 低灌注与 SWS 癫痫发作频率、每次发作的持续时间及脑萎缩程度相关，但需进一步证实。近期报道显示，BOLD-fMRI 可在其他 MR 序列均未发现异常的情况下，显示软脑膜内静脉扩张，提示 BOLD 静脉成像有助于 SWS 的早期诊断。

（沈 琴 刘 军）

二、遗传性出血性毛细血管扩张症

【概述】

遗传性出血性毛细血管扩张症（hereditary hemorrhagic telangiectasia，HHT）也称 Osler-Rendu-Weber 病，是一种常染色体显性遗传性血管发育异常性疾病，以受累组织器官出血和血管扩张为主要表现，常见受累器官有皮肤、指（趾）、结膜、口、舌、胃肠道、肺、眼、肝及脑等，最常见的临床表现是鼻出血和胃肠道出血。HHT 由 Sutton 1864 年首次报道，1896 年 Rendu 进行了较详细的阐述，之后 Weber 也阐述了该病例，1901 年 Osler 首次报道了该病的家族性及其临床特征。因此，该病用三者的名字命名，也称为 Osler-Rendu-Weber 病。1909 年 Hanes 以彩色图示颇为全面地讨论了该病，并把该病命名为遗传性出血性毛细血管扩张症。该病为罕见病，全球发病率约为 1/8 000~1/5 000，有报道显示荷兰发病率较高（1/200）。大多数 HHT 患者在 21 岁左右出现症状，鼻出血多在 10 岁左右发病，皮肤病灶通常出现较晚（40 岁左右）。

【临床与病理】

HHT 病变累及部位不同，临床表现具有多样性。毛细血管扩张引起的主要症状通常为出血，动静脉畸形导致的症状常为动静脉分流而引起的血栓或栓子形成。

1. 鼻出血 是 HHT 最常见的临床表现，常最早出现，有 95% 的 HHT 患者最终会出现鼻出血的症状，其首次发病的平均年龄为 12 岁，鼻出血的平均发生频率为每月 18 次。鼻出血多为自发性或轻微刺激诱发，夜间多发。症状早期很轻微，严重程度和频率会随着年龄的增长而增加。

2. 皮肤改变 面部、鄂部、口唇、舌头、结膜、躯干、手臂和甲床的多发的毛细血管扩张的发生率与鼻出血的发病率差不多，但是其发病的年龄通常要比鼻出血晚 5~30 年。毛细血管扩张的部位可以出现出血，但症状通常很轻微。

3. 上消化道表现 毛细血管扩张可以发生于上消化道的任何一个部位，但最常见的部位是胃和十二指肠的上部，常见的症状为上消化道出血，发生年龄通常较大。毛细血管扩张引起的上消化道出血通常比较缓慢但持续存在。上消化道的动静脉畸形比较少见，但导致的出血比较严重通常需要多次输血。

4. 肺脏 肺的动静脉畸形是先天性的，会随人体的生长而增大。病变常是双侧且多发的，其中下肺常见。约 30% 的 HHT 患者会出现肺动静脉畸形，但 HHT-1 型相对较常见。大多数患者在很多年里都没有明显症状，也有的患者会出现严重的或突发性的呼吸困难、发绀、咯血及疲乏等症状。然而，这些患者的首发症状常是由于动静脉分流所致的中枢神经系统的并发症如卒中、一过性脑缺血性发作和脑脓肿等。伴有肺动静脉畸形的孕妇出现肺出血的风险很高。

5. 中枢神经系统 常见的症状有头痛、癫痫、卒中、颅内出血、脑脓肿和一过性脑缺血性发作等。对于同时伴有肺动静脉畸形或有肺动静脉畸形家族史的患者来说，出现神经系统症状更常见。2/3 的患者出现症状是由肺动静脉畸形导致；另外 1/3 的患者是由于伴有脑或脊髓的血管畸形。脑血管畸形是指各种各样的血管异常，包括：①动静脉畸形（AVMs）（包括 <1 cm 的微小 AVMs）；②海绵状血管瘤；③静脉血管瘤 / 进行性静脉异常；④毛细血管扩张，扩张的小血管；⑤静脉盖伦（Galen）畸形；⑥动静脉瘘（AVF）；⑦混合性畸形。这些类型的脑血管畸形都可见于 HHT 患者，而 HHT 典型表现为动静脉畸形、动静脉瘘、微小 AVMs 和毛细血管扩张。脑部的动静脉畸形在 HHT 患者中的发生率不低于 10%，注意 HHT 患者颅内血管畸形最常见的是动静脉畸形，而不是毛细血管扩张；脊髓的动静脉畸形很少见，发生率约为 1%。

6. 肝脏 HHT 患者中肝脏受累的女性患者较多。肝脏受累是一般是无症状的，大部分患者可以终生无症状。有症状的患者多因肝脏血管分流引起，如高输出量心力衰竭、门脉高压、胆道疾病和肝性脑病等。

分型：HHT 根据基因突变位点的不同分为两型，即 HHT-1 型（内皮因子基因突变）和 HHT-2

型（*ALK1* 基因突变。HHT_1 和 HHT_2 患者均有鼻出血、毛细血管扩张、胃肠道出血、肺及脑动静脉畸形等，但 HHT_1 出现鼻出血和毛细血管扩张更早，且肺动静脉畸形更为多见。总的来说，HHT_1 症状比 HHT_2 症状更较为严重。

本病的病理学基础是毛细血管扩张和动静脉畸形。毛细血管扩张多发生于口、鼻、胃肠道、皮肤及手指等部位，动静脉畸形多发生于胃肠道、肺、脑及肝脏等部位。基本病理改变为毛细血管、小动脉及小静脉管壁由多层平滑肌组成而没有弹力纤维，导致病变部位毛细血管呈结节状或瘤样扩张，形成动静脉瘘和动静脉瘤，严重时可引起出血。

【影像检查方法】

脑部首选 MR 增强扫描及 MRA，GRE（SWI 优于 T_2*），由于颅内动静脉畸形可能因合并出血、急性脑缺血等导致严重的后果，建议所有 HHT 患者或家族成员需常规行脑部影像学筛查；肺及肝脏检查选择 CT 及 CTA。

【影像表现】

1. CT　平扫显示等密度扭曲的血管，合并脓肿可见等或低密度结节，边缘可呈高密度。增强扫描见明显均匀强化的血管巢，合并脓肿则呈环形强化（早期囊膜阶段及晚期脑炎）。合并发育性静脉畸形（DVA）不罕见（8%）。CTA：可显示动静脉畸形的供血动脉及引流静脉、动静脉瘘，同时需要常规评估内脏。

2. MRI　多发血管流空，合并出血时 T_1 可见高信号，毛细血管扩张症及 DVA 在 T_1WI 上不显示，DVA 在 T_2WI 上可见病灶周围水肿、占位效应及胶质增生。并发脓肿（多继发于肺动静脉畸形）时，典型者呈长 T_1 长 T_2 信号，周围水肿明显，增强扫描环形强化，中央区脓液明显弥散受限（图 2-7-3）。SWI、T_2*WI 可显示毛细血管扩张所致菊花样毛细血管畸形，SWI 显示微出血较 T_2* 更为敏感。T_1 增强显示病灶多位于幕上脑浅表部位，并可良好显示动静脉畸形巢、供血动脉及引流静脉。MRA 显示中 - 大的静脉畸形及 DVA，微小动静脉畸形及毛细血管扩张通常无法显示。MRV 可显示发育性静脉畸形。

3. DSA　显示脑及鼻黏膜血管畸形，仅 10%~20% 大于 10mm。

4. 其他　肺及肝脏 CT 增强扫描或 CTA 检查有助于筛查内脏血管畸形（图 2-7-4）。

【诊断与鉴别诊断】

HHT 主要根据其临床特点进行诊断，目前普遍应用 2000 年颁布的 HHT 临床诊断标准共识——库拉索标准（表 2-7-1）。根据这些准则，如果符合 3 条及其以上标准，则认为 HHT 的诊断“明确”；若是符合 2 条标准，HHT 的诊断为“可能或疑似”；如果为 0 或 1 条标准符合，则认为 HHT“不可能”。

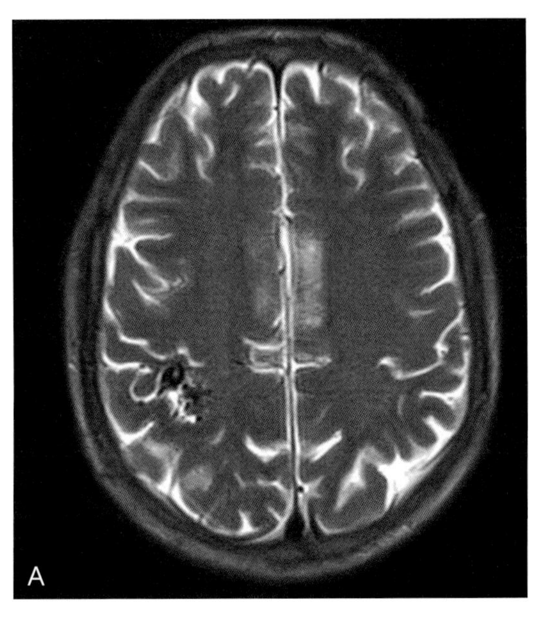

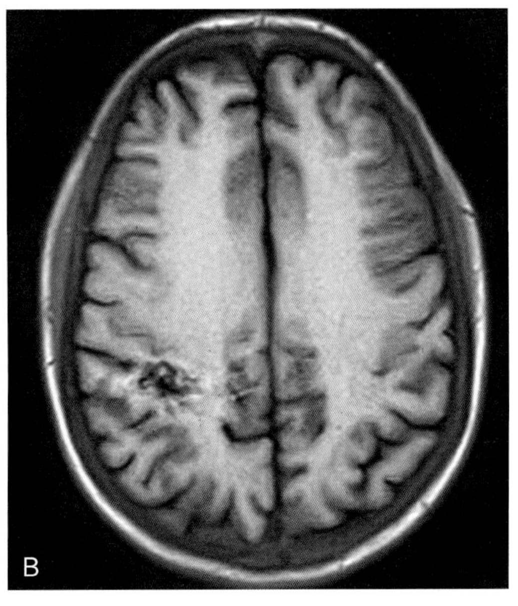

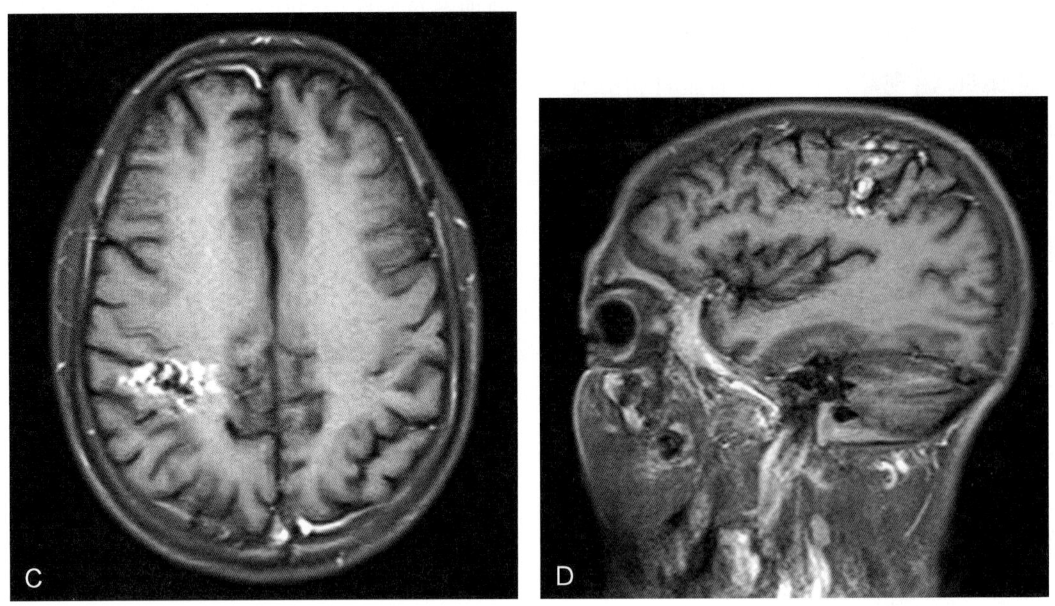

图 2-7-3 遗传性出血性毛细血管扩张症脑 MRI 表现

A. T_2WI 显示右侧额顶叶交界区不规则条状血管流空；B. T_1WI 可见右侧额顶叶交界区血管流空病灶周围斑片状高信号，提示合并出血（亚急性期）；C、D. 增强 T_1WI 显示病灶呈扭曲线样强化，为畸形血管

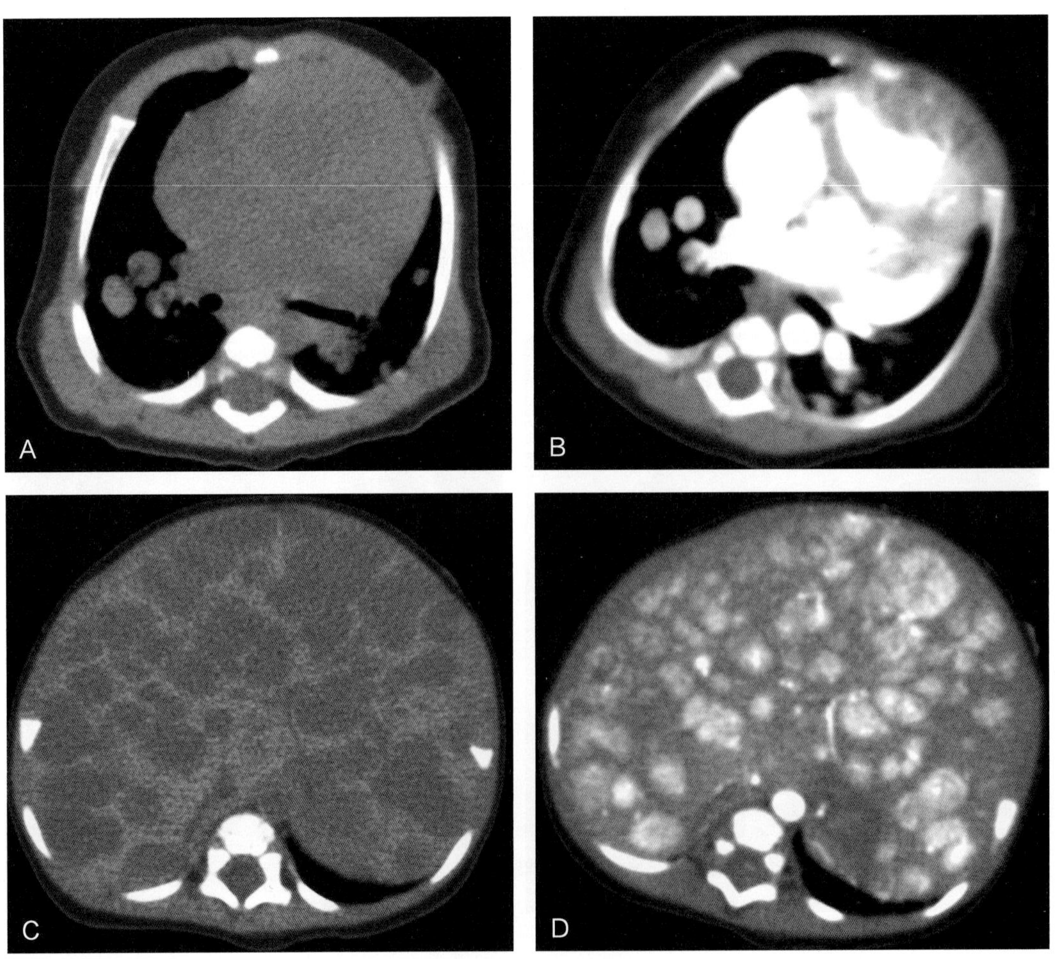

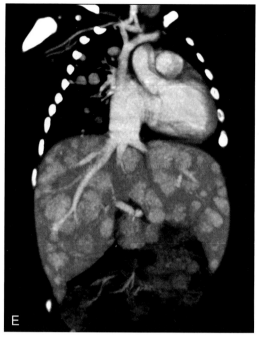

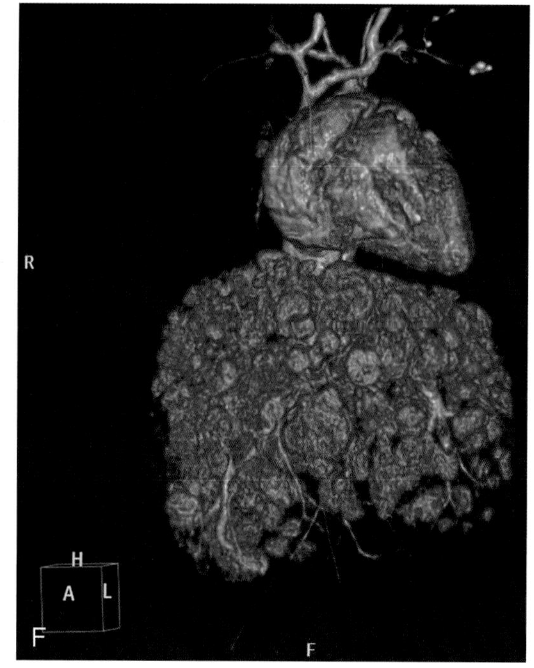

图 2-7-4　遗传性出血性毛细血管扩张症体部 CT 表现

A、B. 肺部 CT 平扫及增强显示双肺多发畸形血管团；C、D. 肝脏 CT 平扫及增强示肝内弥漫性多发血管瘤；E、F. 二维及三维重建，同时显示胸部及肝脏多发血管瘤

表 2-7-1　HHT 临床诊断标准共识——库拉索标准

诊断标准	描述
鼻出血	反复的自发性鼻出血
毛细血管扩张	毛细血管扩张位于多个特征性部位：嘴唇、口腔、手指、鼻腔
内脏损坏	胃肠道的毛细血管扩张，肺、肝、脑或脊髓的动静脉畸形
家族史	一级亲属根据以上标准被诊断为 HHT

鉴别诊断：

1. CREST 综合征　该综合征表现为雷诺现象、指（趾）硬皮病、食管运动失调、皮下钙质沉着和多发性毛细血管扩张。CREST 综合征主要累及女性，病损出现较晚，毛细血管扩张以手最常见，极少出血，内脏少有毛细血管扩张，无家族史。

2. 蜘蛛痣　为获得性，多见于肝病、妊娠和营养缺乏等，以腰部以上多见，黏膜和内脏极少，数量较少，呈鲜红色 & 蜘蛛状，很少出血。

3. 血管发育不良症　本病是内脏（尤其是胃和结肠）血管获得性异常，病变可为孤立性、片状或弥漫性，急慢性胃肠道出血多见。本病与尿毒症和血液透析有关，其原发病尚不清楚。本病还可见于 Turner 综合征和血管性血友病。

4. 共济失调毛细血管扩张症　本病是一种常染色体隐性遗传性疾病。以早期发生进行性小脑共济失调和眼（皮肤）毛细血管扩张为特征。一般在共济失调症状出现后，出现球结膜毛细血管扩张，继而向鼻周区扩展。

5. 非 HHT 多发颅内动静脉畸形　如 Wyburn-Mason 综合征，表现为面部多发性血管痣、视通路或脑实质动静脉畸形。

【影像学研究进展】

目前有关 HHT 的报道多为其临床表型与致病基因、生物学标记物、预后等关系的研。影像学上，HHT 累及中枢神经系统（脑血管畸形或继发于肺血管畸形如脑脓肿）主要通过脑 MR 增强扫描、MRA、SWI 以及 DSA 进行评估，功能影像学对 HHT 的诊断价值尚有待探究。

（沈　琴　金　科　刘　军）

三、PHACES 综合征

【概述】

PHACES 综合征（PHACES syndrome）是新近明确的一种罕见的血管瘤合并神经系统及其他脏器畸形的先天性疾病，由 Frieden 等于 1996 年首次命名。PHACES 为首字母缩写词组合，分别代表颅后窝畸形（posterior fossa malformations）、血管瘤（hemangiomas）、动脉异常（arterial anomalies）、主动脉狭窄和（或）心脏缺损（coarctation of the aorta and/or cardiac anomalies）、眼部异常（eyeanomalies）和胸骨发育缺陷或脐上裂（sternal defects or supraumbilical raphe）。本病为罕见病，一直以来，国内外相关文献多为个案报道。近年来，随着对该疾病认识的不断深入，相关的报道逐渐增多。目前认为PHACES综合征发病与体细胞突变有关，尚无确切证据显示其发病具有家族性，人群女性发病率高于男性（女：男约为9：1）。

【临床与病理】

临床上约20%的面颈部血管瘤患儿合并PHACES综合征的1项或多项畸形，而后颅窝发育畸形及心脏、动脉异常是PHACES综合征除皮肤血管瘤以外最常见的临床表现。

1. 颅内结构及脑血管异常 颅内结构及脑血管发育异常是PHACES综合征最常见的临床表现，这种异常是先天性的，不随患儿年龄的增长而发展，临床上约43%的患儿会出现此类并发症。在此类异常中，又以Dandy-Walker综合征发病率最高。大脑发育异常较少见，畸形主要发生在脑皮质，如灰质异位，是目前研究报道的热点。此外，PHACES综合征还可伴发大脑额叶钙化、破裂孔闭锁、多小脑回及小头畸形、肾血管畸形等。近年来，随着影像学检查技术的不断发展，PHACES综合征颅内单发血管瘤的报道渐多，这些患儿往往伴有神经系统异常症状或体征，最常见的是癫痫和发育迟缓，其他还包括对侧偏瘫、角弓反张、肌张力减退、呼吸暂停等。

2. 血管瘤 巨大血管瘤是PHACES综合征的特殊标志（直径>5 cm），98%发生于头颈部，这些病变的形态学表现常为节段型，具有侵袭性。PHACES血管瘤还可见于头颈部以外的皮肤及气道黏膜，内脏血管瘤罕见。

3. 心血管发育异常 主动脉狭窄是PHACES综合征中心血管发育异常最常见的临床表现，后果严重，甚至危及生命，需要早期发现，早期干预。出现在主动脉弓的发育异常，常伴有头臂干血管发育畸形（扩张、迂曲及锁骨下动脉发育畸形）。PHACES综合征出现的血管狭窄与一般血管狭窄显著不同，其特征为大段横弓狭窄，且邻近动脉瘤样扩张部位。PHACES综合征中锁骨下动脉发育异常的早期发现，对患儿的诊治具有重要意义。他少见的心血管异常包括室间隔缺损（7.6%）、先天性卵圆孔未闭等。卵圆孔未闭在普通儿童中的发病率为25%，尚不能作为PHACES综合征的诊断指标。

4. 眼部异常 眼部异常在PHACES综合征中的发生率较低，约16%，以小眼畸形伴发同侧面部血管瘤最为常见。其他的眼部异常还包括霍纳征、视网膜血管异常、视神经萎缩、虹膜血管增生、虹膜发育不全、先天性白内障、角膜硬化、晶体缺损、突眼征、斜视、脉络膜血管瘤、牵牛花症和角膜葡萄肿等。

5. 腹侧发育异常（胸骨发育缺陷或脐上裂） 在PHACES综合征，胸骨发育缺陷或脐上裂较为常见。表现为胸骨柄不连、胸骨发育过度、胸骨凹陷、皮肤丘疹等。内分泌腺异常也较为常见，主要发生于甲状腺和脑垂体。

6. 其他 与PHACES综合征相关的下半躯体疾病还有脂肪瘤、泌尿生殖系统异常、溃疡、脊髓病（脊髓拴系是最常见的皮肤外表现）、骨畸形、肛门直肠畸形（肛门闭锁最常见）、动脉异常和肾功能异常等。

【影像检查方法】

对于出现面颈部巨大血管瘤的患儿，3个月以下者，有必要对腹部、骨盆和脊柱等部位进行超声筛查；而大于3个月的患儿，应根据皮肤血管瘤和其他异常的部位进行MRI和MRA检查，必要时行CTA或DSA。

【影像表现】

颅后窝畸形最常见的是Dandy-Walker综合征，最佳影像学检查为MRI，可显示其他合并异常如皮质发育不良、灰质异位、多小脑回等，头部矢状位薄层扫描对于评估颅后窝畸形很重要。

1. X线 颅骨盖扩大，后颅窝尤为明显。

2. CT 颅后窝巨大，大小各异的囊肿与第四脑室交通，窦汇－人字缝反转（窦汇在人字缝上方），枕骨呈扇形或被重塑。

3. MRI T_1WI矢状位显示第四脑室通向背侧大小各异的囊肿，囊壁难以辨认，小脑蚓发育不良，残留的小脑蚓与小脑幕融合，窦汇抬高伴小脑幕呈高陡斜坡样。T_2WI可显示伴发的异常如皮层发育不良、灰质异位等；T_2-FLAIR显示颅后窝囊肿的信号可能与脑脊液存在微小的差异，少数DWI可有轻度弥散受限（囊肿内液体流动慢）。

【诊断与鉴别诊断】

根据患儿的临床表现，将诊断标准分为2大

类：① PHACES 综合征；②疑似 PHACES 综合征。诊断 PHACES 综合征需具有面颈部节段型血管瘤或血管瘤面积 >5cm^2，联合 1 个主要标准或 2 个次要标准。疑似 PHACES 综合征的临床表现主要包括：面颈部节段型血管瘤直径 >5 cm，联合 1 个次要标准；颈部或躯干上部血管瘤联合 1 个主要标准或 2 个次要标准；无血管瘤，联合 2 个主要标准。诊断标准见表 2-7-2。

表 2-7-2 PHACES 综合征诊断标准

部位	主要标准	次要标准
脑血管	大脑动脉异常、脑动脉发育不良、脑动脉狭窄或阻塞伴或不伴烟雾病、大脑动脉先天缺如或严重发育异常、持续性三叉动脉、脑动脉瘤	寰椎前节间动脉与颈总动脉缺失、舌下动脉发育不全、听动脉发育不全
脑结构	后颅窝发育畸形、Dandy-Walker 复合征或单侧、双侧小脑发育不全	颅内血管瘤、脑垂体发育不全或异位、胼胝体发育不全
心血管	主动脉弓发育异常、主动脉狭窄、动脉瘤、锁骨下动脉变异伴或不伴血管环形成室间隔缺损	主动脉弓异位或双主动脉弓
眼睛	眼后段发育畸形、视网膜血管畸形、牵牛花综合征、视神经发育不全	眼前段发育畸形、角膜硬化、白内障、眼组织缺损、小眼畸形
腹侧	胸骨缺损、胸骨裂、脐上裂	异位甲状腺

注：① PHACES 综合征—面部血管瘤 >5cm+1 个主要标准或 2 个次要标准；②疑似 PHACES 综合征—面部血管瘤 >5cm+1 个次要标准；颈部或上部躯体血管瘤 +1 个主要标准或 2 个次要标准；无血管瘤 +2 个主要标准

鉴别诊断：

1. Sturge-Weber 综合征 具有“葡萄酒色痣”、癫痫、偏瘫临床三联征，皮肤血管瘤多分布于三叉神经眼支（V1）支配区，病侧大脑半球萎缩，皮层及皮层下“车轨样”钙化，无颅后窝畸形，多无心脏、动脉异常。

2. Dandy-Walker 综合征 有颅后窝畸形，但无皮肤血管瘤、主动脉狭窄及心脏异常等。

【影像学研究进展】

以往有关 PHACES 综合征的报道较少，国内更是寥寥无几，近几年国际上关于 PHACES 综合征的报道逐渐增多。有学者提出，ASL 不仅可用于评估 PHACES 综合征的脑血流情况，预测动脉异常引起卒中的风险性，还可以根据血管瘤的灌注情况鉴别皮肤血管瘤的类型，对于皮肤微小血管瘤的检测 ASL 也比常规 MRI 检查更为敏感。

（沈 琴 刘 军）

四、共济失调 - 毛细血管扩张

【概述】

共济失调 - 毛细血管扩张（ataxia telangiectasia，A-T），又称为 Louis-Bar 综合征，是一种常染色体隐性遗传、累及多系统的进行性疾病，以进行性小脑共济失调、毛细血管扩张、免疫缺陷、反复的呼吸道感染、对辐射敏感、早衰、肿瘤易感性为特点。该病由 Louis-Bar 于 1941 年首次报道。目前认为其发病与染色体 11q22-q23 的 *ATM* 基因突变有关。A-T 的发病率尚缺乏流行病学调查的确切数据，估计 <1/300 000。

【临床与病理】

早年曾认为 A-T 是神经系统疾病，现知其可累及血管、血液、内分泌、皮肤、肝脏和免疫系统等全身多个器官系统。

1. 神经系统 首发症状几乎总是共济失调，一般自学坐或学步期到 2 岁表现出来，也可晚到 4~6 岁。随年龄增长，可出现眼球震颤、舞蹈、手足徐动、流涎、进行性小脑性共济失调、构音障碍、精神发育迟滞、智能低下，腱反射降低或消失等，但一般深浅感觉正常，Rombegr 氏征阴性，无病理征。进行性眼球运动障碍对诊断有帮助，尤其在眼毛细血管扩张出现之前。神经系统症状体征呈进行性加重，一般到 12~15 岁不再进展。

2. 毛细血管扩张 一般在神经系统症状之后出现，通常为 5~8 岁，也可出生时即有，或到青春期才出现。毛细血管扩张易发生在暴露于阳光和易受刺激的部位，有易受射线损伤的倾向。一般首先发生于球结膜暴露部位，继而扩展到眼睑、鼻根部、外耳、颈、臂、肘窝、胸部、腘窝等暴露部位，较不常见的有手和足背，发生于肝脏和肺者罕见。A-T 的毛细血管扩张一般不引起出血或瘙痒，也不受时间、气候或情绪变化影响。注意无毛细血管扩张者，不能排除 A-T 诊断。

3. 免疫异常 约 2/3 A-T 患者出现免疫功能异常，细胞免疫缺陷伴有胸腺发育不良，淋巴细胞减少，血清和分泌型 IgA、IgE 降低或缺少，并出现低分子量 IgM。大多影响体液免疫，机体无法正常产生抗体启动免疫应答，也可影响细胞免疫。所有 A-T 患者均需进行免疫筛查，以降低重症感染的可能性。

4. 反复发作性副鼻窦、呼吸道感染及肺部表现 分泌型 IgA 缺乏，患者易反复发生呼吸道的细菌和病毒性感染。慢性肺疾病见于 25%A-T 患者，可表现为咳嗽、胸闷、喘息等，反复发作可导致支气管扩张、反复肺炎、肺纤维化及间质性肺疾病。

5. 肿瘤易感性 A-T 患者有肿瘤易感性（约 25%），淋巴瘤和白血病多发生于 20 岁以下，成年人除淋巴瘤外，尚可见其他实性肿瘤包括乳腺、肝脏、胃肠道等的肿瘤。

6. 其他 少见症状如皮肤牛奶咖啡斑、硬皮病变、性腺发育不全、不孕等。

病理改变：真皮上部毛细血管扩张；尸体解剖中最明显的发现是小脑皮质及其深部 Purkinje 细胞、颗粒细胞和篮状细胞萎缩或消失，小脑、脑干及脊髓神经元丢失、胶质增生，血管结构异常；部分病例小脑软脑膜静脉扩张，脊髓后索及脊髓神经节细胞脱髓鞘；肺部有慢性感染、纤维化和细静脉扩张；常见胸腺发育不全或缺乏。

【影像检查方法】

CT 可显示小脑体积减小、脑沟加深，但 MRI 能更直观地反映脑形态结构改变且阳性率高，故为诊断该病的重要手段。SPECT 及 PET 可显示 A-T 患者局部脑血流量及代谢水平变化，这些改变早于 MRI 显示的形态学改变，且较 MRI 发现的病变范围更广，因此，对早期诊断有重要价值，可作为辅助诊断手段。

【影像表现】

1. CT 最常见的影像学表现为小脑萎缩。对于学龄前期的 A-T 患儿，CT 表现多正常。

2. MRI 小脑蚓和小脑半球弥漫性萎缩，第四脑室扩大。学龄前期患儿小脑萎缩多不明显。随着病情进展，MRI 显示进行性加重的小脑萎缩。除小脑萎缩外，MRI 可显示小脑及幕上脑白质内异常信号，多呈长 T_1 短 T_2 信号，提示含铁血黄素沉积及小脑深部毛细血管扩张，在 SWI 上呈明显低信号。有研究报道 A-T 患者幕上脑白质内出现 T_2WI 及 T_2-FLAIR 片状高信号，可能与局部细胞丢失有关。MRS 对 A-T 的研究存在争议，有研究显示 A-T 患者 NAA、Cho、Cr 均下降，而另有研究显示 Cho 升高。

3. SPECT 小脑、脑干及基底节不同程度 CBF 灌注减少，以双侧多见。这种改变可能是由于基因缺陷导致免疫缺陷，继发脑血管病变而影响脑供血。

4. PET 小脑半球糖代谢降低。

【诊断与鉴别诊断】

重要的辅助检查：血清 AFP 和免疫球蛋白的测定是确诊 AT 的有力依据。A-T 患者血清 AFP 升高，IgA、IgE、IgG 降低或缺少，IgM 略高。

根据典型的小脑性共济失调、毛细血管扩张、免疫缺陷、反复的呼吸道感染、对辐射敏感、早衰、肿瘤易感性等临床特点，结合血清 AFP 升高、免疫球蛋白降低以及影像学上典型的小脑萎缩，可诊断。

鉴别诊断：

1. 小脑视网膜血管瘤病 有明显视网膜动、静脉扩大及特征性的视网膜血管瘤。

2. Friedreich 共济失调 有进行性加重的小脑共济失调伴骨骼畸形，但无球结膜毛细血管扩张。

3. Hartnus 病 为阵发性小脑性共济失调，常有光敏性糙皮病样皮疹及肾性氨基酸尿。

【影像学研究进展】

A-T 是一种罕见病，由于其临床表现复杂，几乎涉及全身每个系统，因此目前对于基因突变与发病机制及与临床表现的关系成为国际研究热点。近年来，关于 A-T 的神经影像学报道也越来越多，如有研究利用 MRI 结构成像发现 A-T 患者幕上脑白质出现无症状性的白质异常信号及白质萎缩，也有学者应用 PET、SPECT 等显像技术从功能学评估 A-T 患者的脑血流量及代谢水平变化，但大多为个案报道或小样本研究，且由于患者生存期限制，该类研究均缺乏远期随访数据。再者，A-T 患者的 MRS 表现尚存在争议，有研究显示 A-T 患者 NAA、Cho、Cr 均下降，而另有研究显示 Cho 升高。另外，对于学龄前期的 A-T 患者，小脑萎缩尚不明显，常规神经影像成像多表现正常，对于这类患者，MR 功能成像对 A-T 早期诊断的应用价值大有潜力但有待挖掘。

（沈 琴 刘 军）

第八节　颅骨与脑膜发育异常

一、脑膜脑膨出

【概述】

脑膜脑膨出（encephalomeningocele）是颅腔内容物经颅骨缺损处疝出颅外的一种先天性发育异常。脑膜脑膨出的病因至今尚未完全明确，可能与胚胎时期神经管闭合障碍及中胚叶发育停滞有关，这种发育异常可能与胚胎期最初数周孕妇受外伤、感染、新陈代谢障碍等因素有关。发病率报道不一，约 1/5 000~1/1 000，男多于女。好发于中线部位，以枕部多见，顶部次之。发生于颅底者可自筛骨、蝶骨、眼眶部等部位膨出。按膨出的内容物不同分为 3 类：①脑膜膨出，脑膜与脑脊液疝出颅外，不含脑组织；②脑膜脑膨出，为脑组织、脑膜与脑脊液疝出颅外；③脑室脑膨出，除脑组织、脑膜与脑脊液外，还有脑室结构疝出颅外。可合并其他发育异常，如胼胝体发育不全、灰质异位症、Dandy-Walker 畸形等。

【临床与病理】

发生于颅盖部的脑膜脑膨出临床易发现，大多在出生时或产前经超声检查即可发现，表现为凸出颅腔外的包块，随着年龄增长而长大，枕部脑膜脑膨出疝囊较大，患儿安静时包块柔软，哭闹时包块张力增高或增大。临床症状取决于疝出的内容物、内容物的大小及有无伴随畸形。若仅为脑膜疝出，且疝囊较小，可无明显临床症状。若疝出内容物大或伴有其他畸形，则容易产生明显临床症状，如智力低下、癫痫、小脑功能不全等。发生于颅底部者起病隐匿，颅骨外表无包块，发病年龄较大，临床表现为鼻塞、流涕、眼距增宽、眼球凸出和移位等。

【影像检查方法】

脑膜脑膨出的影像学检查包括普通 X 线检查、CT、MRI 和超声检查。普通 X 线检查具有局限性，可发现颅盖骨的病变，但无法分辨膨出的内容物。CT 分辨高，可显示骨缺损的部位、缺损的大小及疝出的内容物是否含有脑脊液、脑组织及脑室。对颅骨缺损的显示易用骨窗，必要时可加扫薄层。MRI 对颅骨缺损的分辨不如 CT，但对软组织的分辨较高，观察蛛网膜下腔、脑实质、脑室的形态优于 CT，MRI 可更好地判断疝出物与脑膜脑组织的关系，更好地观察鼻腔肿物与脑膜脑组织的关系。增强扫描有助于与其他病变的鉴别。超声对膨出内容物尤其是囊性病变分辨率较好，彩超还可发现异常血管分布。超声因其操作方便，对胎儿、孕妇及操作者均无放射性损失，而且可以实时动态地进行检查等多种优势而成为诊断胎儿先天性畸形的首选方法，是早期发现胎儿脑膨出与脑膜脑膨出的最佳诊断方法。

【影像表现】

1. X 线　可见软组织肿块与头颅相连，基底可宽可窄，与软组织肿块相连的颅骨见骨质缺损，呈圆形、卵圆形或梭形，常位于颅盖骨的中线部位，无法分辨膨出的内容物。

2. CT　可清楚地显示颅骨缺损的部位、缺损的大小，膨出的包块多呈圆形或椭圆形，包块通过颅骨缺损处与颅内相通。脑膜膨出颅骨缺损较小，膨出物呈脑脊液密度。脑膜脑膨出颅骨缺损较大，膨出物除脑脊液密度之外还有脑组织密度。脑室脑膨出脑脊液、脑组织外，还有脑室结构疝出颅外，局部脑室受牵拉、变形，并移向病侧。增强扫描疝出的脑组织与正常脑组织有同等强度的强化。

3. MRI　对软组织分辨率高，脑膜膨出物呈脑脊液信号，呈长 T_1、长 T_2 信号（图 2-8-1），脑膜脑膨出信号稍混杂，脑脊液呈长 T_1、长 T_2 信号，脑组织多呈等 T_1、等 T_2 信号（图 2-8-2），脑室脑膨出物内可见脑室结构，局部脑室受牵拉、变形，并移向病侧。增强扫描疝出的脑组织与正常脑组织有同等强度的强化，并可见脑膜强化。

4. 超声　颅骨双顶径小于孕龄，胎儿颅骨连续性中断，胎头纵切面及横切面均可探及颅骨光环局部缺损。自缺损部向外膨出的包块的包膜为皮肤包绕或膜样组织包绕。胎儿脑膨出颅骨缺损较小，脑膜脑膨出缺损较大。胎儿脑膨出自颅骨缺损部向外膨出多为囊性包块，胎儿脑膜脑膨出自颅骨缺损部向外膨出的包块内多为脑组织回声，呈迂曲实性结构。

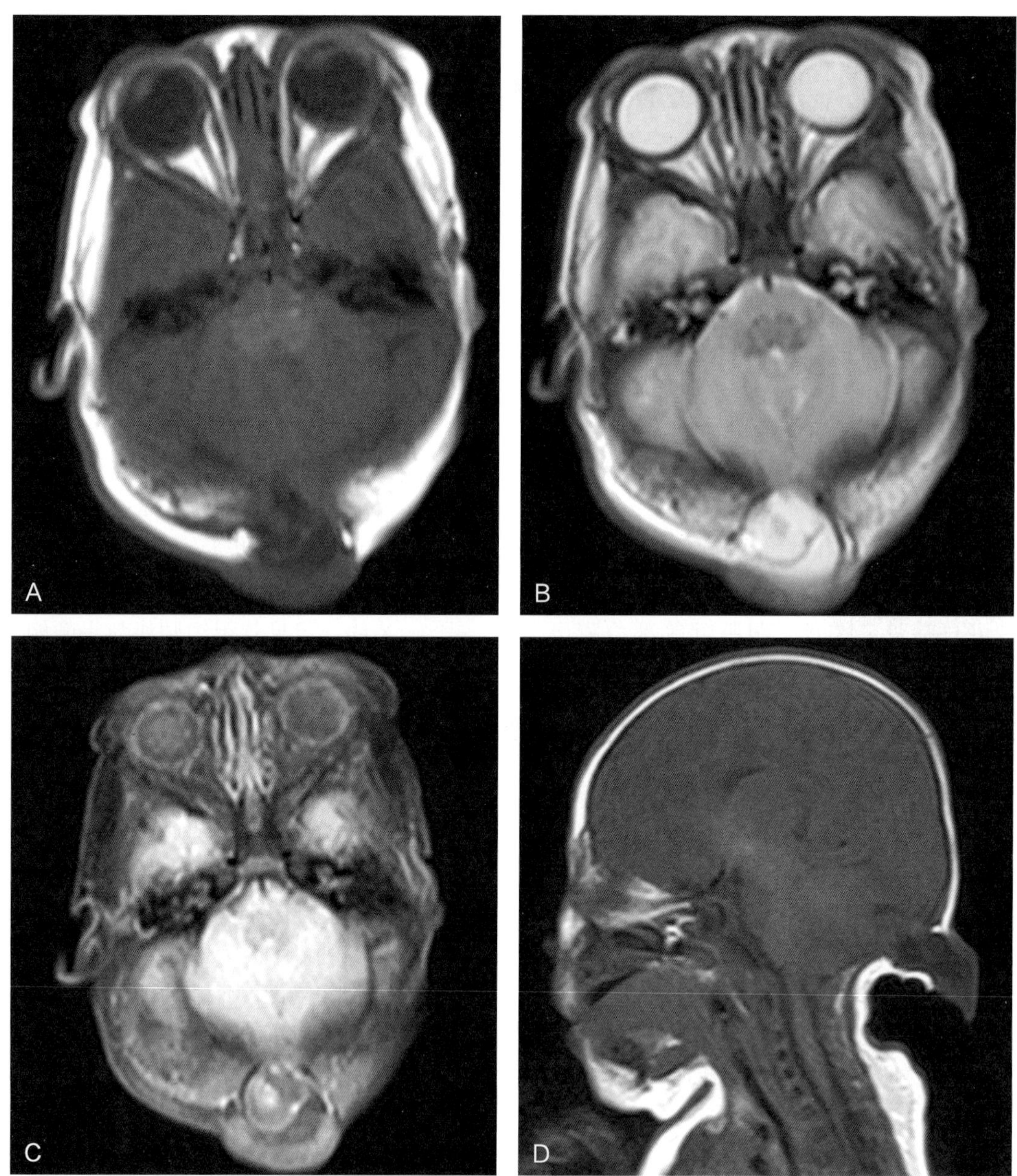

图 2-8-1 枕部脑膜膨出合并 Chiari 畸形

MRI 示颅内容物经枕骨缺损部向外膨出，膨出物主要为脑脊液。A. 横断位 T_1WI 示包块呈低信号；B. T_2WI 呈高信号；C. 增强扫描可见脑膜强化；D. 矢状位 T_1WI 示小脑扁桃体下移并疝入椎管

【诊断与鉴别诊断】

根据病史、临床表现、包块的影像学特征和包块的部位、性质、外观等特征诊断并不难，应注意与以下疾病鉴别。

1. 颅骨皮样囊肿或表皮样囊肿 均表现为头皮下软包块，有随年龄增长而长大的趋势，均好发于中线部位，均可为圆形或卵圆形，边界清。皮样囊肿以额部囟门处多见，而脑膜脑膨出以枕部多见。多数情况下颅骨皮样囊肿或表皮样囊肿表现为颅骨内外板分离、受压变薄成弧形，受压变薄的颅骨内板将囊肿与颅内结构分开，而脑膜脑膨出表现为包块通过颅骨缺损处与颅内结构相通。少数皮样囊肿或表皮样囊肿突破颅骨内板向颅内生长时与脑膜脑膨出鉴别较困难，发生于囟门未闭合的囟门皮样囊肿或表皮样囊肿与脑膜脑膨出鉴别亦较困难。MRI 平扫加增强扫描有利于鉴别，皮样囊肿含有脂质等成分，T_1WI、T_2WI 呈高信号，信号混杂，增强扫描多无强化。表皮样囊肿呈长 T_1、长 T_2 信号，增强扫描多无强化。脑膜脑膨出以长 T_1、长 T_2 脑脊液信号为主，内可见

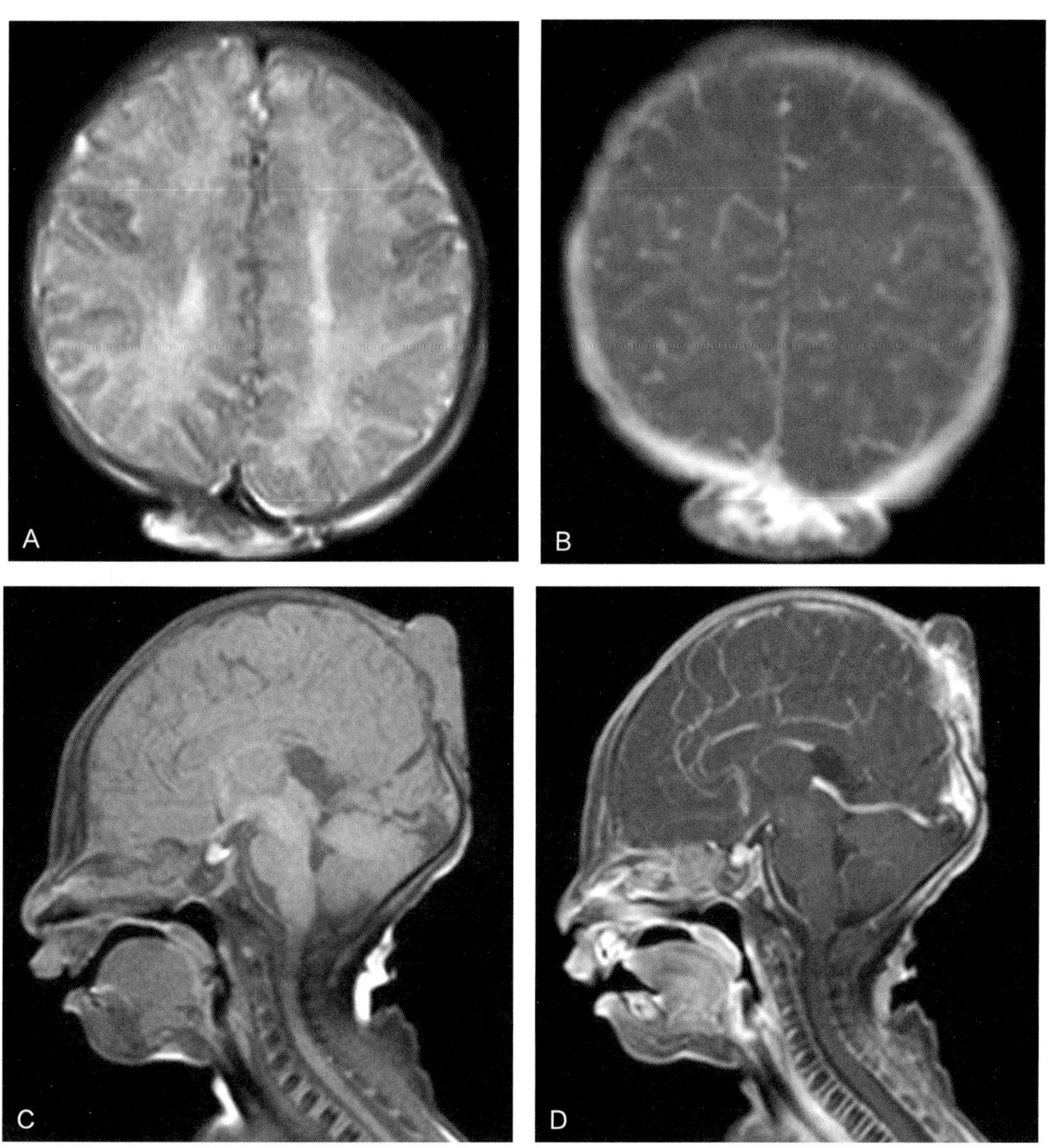

图 2-8-2　顶部脑膜脑膨出 MRI 表现

MRI 示颅内容物经顶骨缺损部向外膨出，膨出物主要为脑组织，A、C. T_1WI 示膨出物呈等信号，与脑组织信号一致；B、D. 增强扫描可见强化

等 T_1、等 T_2 脑组织信号，增强扫描可见条状、线状强化的脑组织及脑膜。

2. 颅骨膜血窦　是附着于颅骨外板，通过板障静脉与颅内静脉系统相连的静脉血管瘤，好发于颅骨中线区，额顶部多见，表现为颅骨中线处肿块影，肿块可随体外或颅内压的变化而变化，哭闹、按压等均可改变肿块大小，肿块无明显搏动，增强扫描可见肿块与颅内静脉系统相通，颅骨缺损常较小。

3. 颅骨生长性骨折　是指婴幼儿期颅骨骨折后，骨折线随颅骨的发育不但不愈合而且随着患者年龄的增大其间隙反而增宽的病理改变，是颅脑外伤后的一种少见并发症。颅骨缺损的形态可呈长条形、梭形、卵圆形或不规则形，CT 或 MRI 可发现骨折线内疝入的蛛网膜、脑组织，根据病史多可做出诊断。脑膜脑膨出于出生时即可发现。

4. 颅底脑膜膨出　需与肿瘤、息肉、囊肿等鉴别，CT 或 MRI 发现肿块经过颅底骨缺损处与颅内结构相连时有助于诊断为脑膜脑膨出。

【影像学研究进展】

X 线对骨质缺损和其他改变是最常规的检查。B 超对于颅骨缺损部位，凸出内容物尤其是囊性病变分辨率较好，彩超还可发现异常血管分布。CT

分辨率高，可显示病变内结构，并可发现颅内合并症，如胼胝体缺失、灰质异位、脑室变形移位等。MRI可更好地判断颅外疝出物与脑膜脑组织的关系，尤其是矢状位，在一定程度上对区分脑膜脑组织，炎性及恶性组织提供帮助。MRI可以发现脑积水，脑室扩大及蛛网膜囊肿等畸形，对诊断极有益处。MRA可以准确提供膨出物与正常组织存在的血管关系，发现血管移位及异常分布，为手术治疗提供重要的指示依据。

（廖海燕　杨　琴　金　科　刘　军）

二、狭颅症

【概述】

狭颅症（craniostenosis）又称颅缝早闭或颅狭窄畸形，是在生长发育过程中一条或多条颅缝早期闭合或骨化导致颅骨生长扩张障碍，以致颅腔狭小不能适应脑的正常发育，从而引起颅内高压、脑功能障碍等一系列相关症状。本病的发病率1/10 000~1/1 000，占头颅畸形的38%。男多于女，具有家族遗传倾向。本病于1851年首次由Virchow报道，本病机制不明，常合并其他畸形，如并指畸形、面骨发育不良、脊柱裂、先天性心脏病等。

【临床与病理】

颅缝早期闭合使颅骨生长在早闭颅缝平面的垂直方向上发育障碍，而其他方向上则代偿性过度发育，形成头颅发育畸形。若这种代偿不能适应正常脑组织的发育，使脑组织发育受到限制，可引起一系列症状，常见症状有：①颅内压增高所致头痛、呕吐和视盘水肿，晚期发生视神经萎缩、视野缺损甚至失明；②脑功能障碍，表现为患儿智力低下、精神活动异常、癫痫发作、四肢肌力减弱等神经症状；③眼部症状，由于眼眶变浅，可引起眼球凸出，斜视、眼球运动障碍等。

临床表现与头颅畸形类型及程度有关，依据颅缝受累的部位不同，头颅畸形可表现为不同类型，常见类型有：①舟状头畸形，为颅缝早闭中最常见头颅畸形，主要由矢状缝早期闭合引起，表现为头颅横径生长受到限制，而前后径生长显著，额枕部凸出，头长而窄，呈舟状。此型男孩多发见。②尖头畸形，也称塔头畸形，是冠状缝加另一颅缝早期闭合所致，表现为头颅前后径变短，垂直径增加，额顶部垂直向上隆凸，头高而窄，使头颅成塔状，前颅窝变短，从鼻根至蝶鞍距离明显缩短，导致眼眶容积变小、眼球凸出、斜视、眼球运动障碍、视神经萎缩等。尖头畸形如合并并指畸形称为Apert综合征，如合并面骨发育不良则称为Crouzon综合征。③短头畸形，双侧冠状缝或伴有双侧人字缝早期闭合，表现为头颅前后径变短，而横径和垂直径增加，局部颅骨变薄，脑回压迹加深。双侧冠状缝早闭表现为双侧眶顶上抬，眼眶变浅并眼球凸出，双侧颞部膨出，蝶骨大翼前移，视神经孔变短，视神经萎缩。人字缝闭合则表现为颅后窝变短而深、枕部平坦、双侧颞部膨出并双侧耳廓位置向前下移位。④斜头畸形，一侧冠状缝、人字缝等早期闭合导致一侧生长受限，另一侧代偿性生长，表现为头颅两侧不对称，临床上可有智力障碍。⑤小头畸形，为全部颅缝早闭，头颅各径线均小，脑回压迹明显加深，呈鱼鳞状，颅内压明显增高，脑发育受阻，智力低下。

【影像检查方法】

狭颅症的影像学检查方法主要包括X线平片、CT、MRI检查。平片表现典型，对本病具有重要的诊断价值。CT对于指导手术及估计预后具有一定的价值。CT和MRI检查对判断颅内继发改变如脑积水的程度、合并畸形及与其他颅脑发育畸形相鉴别具有重要价值。

【影像表现】

1. X线　可分为原发征象和继发征象，原发征象包括沿颅缝生长的骨桥，颅缝处骨堆积，颅缝狭窄和颅缝模糊。这些改变可仅发生在一段1~2mm的颅缝处，但也可由于纤维性结合，虽有显著的继发性征象，却看不到原发征象。继发征象如下：

（1）颅内高压表现，包括颅骨变薄，脑回压迹加深，显著者如鱼鳞状，颅底下陷，以前中颅窝明显。前颅窝的眶板和筛板下陷，颅中窝蝶骨大翼向前膨突，导致眼眶容积缩小，眼球向前凸出。

（2）头颅畸形，根据受累颅缝不同而表现不同，可表现为以下几种类型：①舟状头畸形，头颅前后径长，横径短，额枕部凸出，X线平片表现为头长而窄，呈舟状；②尖头畸形，头颅前后径短，垂直径增高，X线平片表现为额顶部垂直向上隆起，头高而窄，呈塔状；③短头畸形，X线平片表现为头颅前后径变短，横径和垂直径增加，眼眶变浅并眼球凸出，颅后窝短而深，枕部平坦，双侧颞部膨出，蝶骨大翼前移；④斜头畸形，X线平片表现为头颅两侧不对称；⑤小头畸形，X 线平片表现为头颅各径线均变短，头颅小，脑回压迹明显加深，呈鱼鳞状。

2. CT 及 MRI　CT 不仅能显示颅缝闭合情况，还能观察脑组织形态，对颅底骨质改变较 X 线显示更清晰，CT 扫描可显示颅骨内板凹陷呈波浪状（图 2-8-3），视神经孔变窄等表现。MRI 影像学特点 MRI 检查主要了解脑发育情况及颅骨生长情况，对判断颅内继发改变如脑积水的程度及梗阻部位以及与其他颅脑发育畸形相鉴别具有重要意义。

【鉴别诊断】

1. 脑积水　舟状头畸形需与脑积水鉴别，后者头颅均匀增大，颅板变薄，囟门扩大、闭合延迟，脑室扩张、积水，但无头颅畸形，颅缝骨质增生及早闭表现。

2. 脑小畸形　头颅小，颅板厚但形态正常，大脑发育小，脑室正常或者略为扩大，临床上伴智力发育障碍，智力低下。

【影像学研究进展】

三维 CT 的出现，以及模拟手术刀的应用，为颅缝早闭症的治疗带来了质的飞跃。通过对颅骨

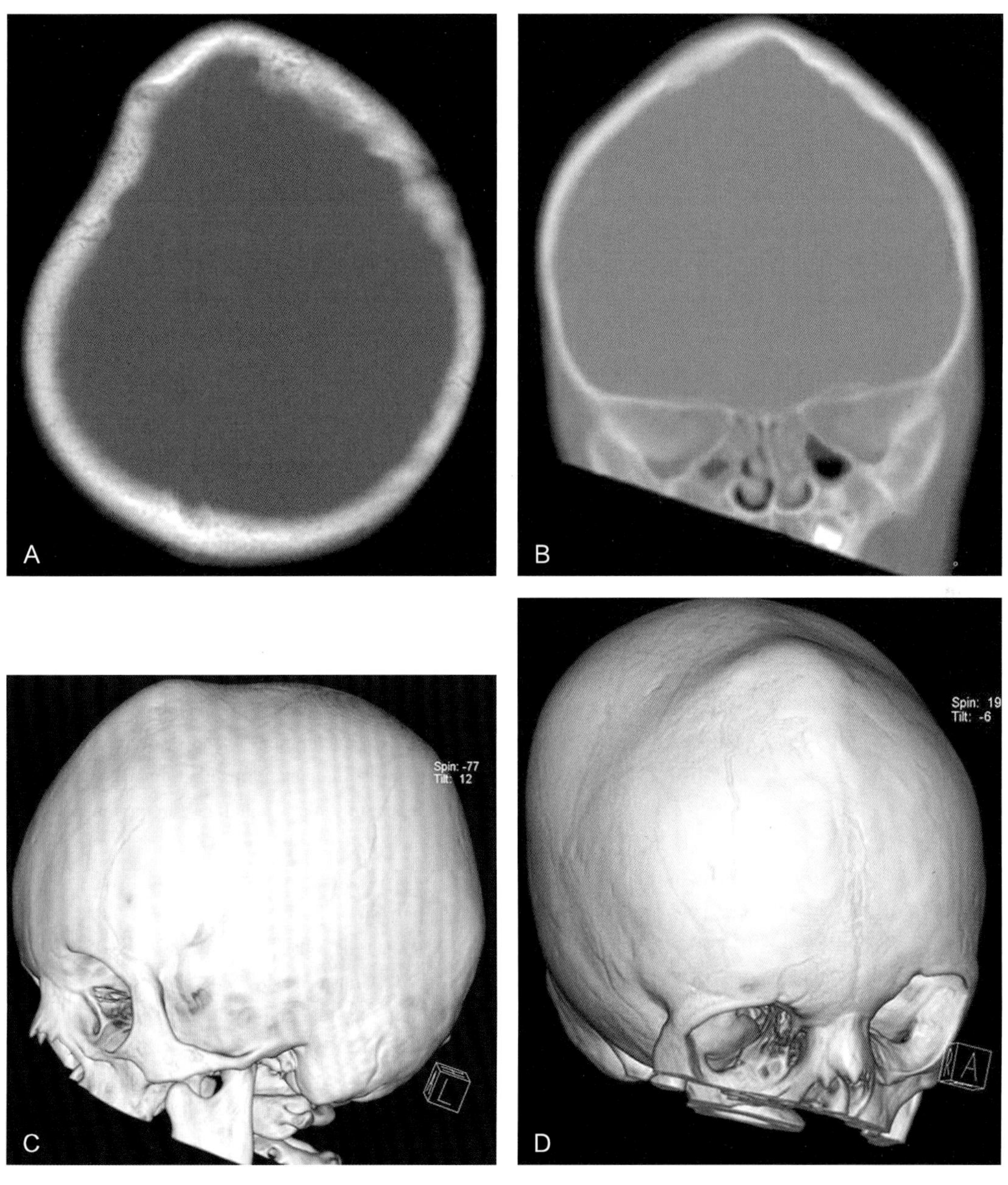

图 2-8-3　狭颅症（尖头畸形）

A. 颅骨 CT 轴位平扫；B. 二维冠状位重建；C、D. 三维表面遮盖重建。显示头颅顶部变尖，垂直径增大，颅骨内板见明显脑回压迹

的三维重建，进行测量加采用计算机分析，并将分析结果运用于治疗中，可以改进和了解预示治疗结果。医学的进步直接推动了影像数字化以及计算机图像处理在临床的应用，通过三维影像技术对脑容积在立体角度方面进行测量，更加精准，同时有利于医生分析整体脑部或者某位置容积、脑室容积等情况，更好地评价脑发育状况，利用多排 CT 通过三维影像技术对患者术前术后脑容积进行测量，发现术前术后患者脑容积有明显变化，通过了解脑容积变化评估脑细胞增殖状况，调整预后干预手段。

（廖海燕 杨 琴 刘 军）

参考文献

1. 吴恩惠 . 中华影像医学 . 北京：人民卫生出版社，2004.113.
2. 郎亚玉 . 新生儿先天性畸形的病因分析 . 中国现代药物应用 .2013，7(9)：29-30.
3. 李成利，安新元 . 小儿先天性和发育性颅脑病变的影像学研究进展 . 中国医学影像技术 .1995，11(1)：26-28.
4. 朱珍，邵肖梅，帕米尔 . 弥散张量成像和纤维束成像在颅脑先天性畸形中的应用 . 中国医学计算机成像杂志 .2009，15(5)：396-402.
5. Castillo M. 神经放射学 . 王霄英译 . 北京：中国医药科技出版社，2006.
6. 沈天真，陈星荣 . 神经影像学 . 上海：上海科学技术出版社，2003.
7. 朱珍，帕米尔，朱杰明，等 .Joubert 综合征的 CT 和 MRI 诊断 . 中华放射学杂志，2005，39：1256-1259.
8. 杜鹃，沈璐，廖伟华，等 . 胼胝体发育不良临床、磁共振成像分析(附 116 例). 卒中与神经疾病，2010，17(1)：28-31.
9. 徐文坚，张云亭，刘松龄，等 . 胼胝体脂肪瘤的 CT 和 MRI 诊断 . 实用放射学杂志， 2003，19(4)：293-295.
10. 孔祥泉，徐海波，刘定西，等 . 脑灰质异位症的临床及 MRI 诊断 . 临床放射学杂志， 2005，24(10)：855-857.
11. 郭燕舞，张世忠，柯以铨，等 . 致痫性局灶性脑皮层发育不良患者的 PET-CT 与 MRI 研究 . 中华神经外科杂志，2013，29(1)：7-11.
12. 刘俊刚，李欣，陈静，等 . 儿童前脑无裂畸形半球中央变异型的影像学诊断 . 放射学实践，2010，25(12)：1316-1318.
13. 凌晨，邓学东，陆伟，等 . 胎儿前脑无裂畸形产前诊断分析 . 中华医学超声杂志，2012，9(7)：597-601.
14. 李姣玲，张蕊，颜璨，等 . 超声与 MRI 诊断胎儿前无脑畸形的比较 . 中华临床医师杂志，2014，8(22)：3994-4000.
15. 管红梅，赵萌，唐文伟，等 . 儿童前脑无裂畸形的影像表现分析 . 中华放射学杂志，2017，51(1)：64-67.
16. 吴春燕，赵新美，陈雷 . 产前超声诊断胎儿全前脑及其面部畸形 . 中国医学影像技术，2013，29(9)：1540-1543.
17. Dyment DA，Sawyer SL，Chardon JW，et al.Recent advances in the genetic etiology of brain malformations.Current neurology and neuroscience reports，2013，13(8)：364.
18. Hervey-Jumper SL，Cohen-Gadol AA，Maher CO.Neurosurgical management of congenital malformations of the brain.Neuroimaging Clinics of North America，2011，21(3)：705-717.
19. Cotes C，Bonfante E，Lazor J，et al.Congenital basis of posterior fossa anomalies.Neuroradiol，2015，28(3)：238-253.
20. Cotes C，Bonfante E，Lazor J，et al.Congenital basis of posterior fossa anomalies.Neuroradiol J，2015，28(3)：238-253.
21. Mcvige JW，Leonardo J.Neuroimaging and the clinical manifestations of Chiari Malformation Type I(CMI).Curr Pain Headache Rep，2015，19(6)：18.
22. Ivashchuk G，Loukas M，Blount JP，et al.Chiari Ⅲ malformation：a comprehensive review of this enigmatic anomaly.Childs Nerv Syst，2015，31(11)：2035-2040.
23. Correa GG，Amaral LF，Vedolin LM.Neuroimaging of Dandy-Walker malformation：new concepts.Top Magn Reson Imaging，2011，22(6)：303-312.
24. Klein O，Pierre-Kahn A，Boddaert N，et al.Dandy-Walker malformation：prenatal diagnosis and prognosis.Childs Nerv Syst，2003，19(7-8)：484-489.
25. Bosemani T，Orman G，Boltshauser E，et al.Congenital Abnormalities of the Posterior Fossa.Radiographics，2015，35(1)：200-220.
26. Paladini D，Quarantelli M，Pastore G，et al.Abnormal or delayed development of the posterior membranous area of the brain：anatomy，ultrasound diagnosis，natural history and outcome of Blake's pouch cyst in the fetus.Ultrasound Obstet Gynecol，2012，39(3)：279-287.
27. Cornips EM，Overvliet GM，Weber JW，et al.The clinical spectrum of Blake's pouch cyst：report of six illustrative cases.Childs Nerv Syst，2010，26(8)：1057-1064.
28. Nag C，Ghosh M，Das K，et al.Joubert syndrome：the molar tooth sign of the mid-brain.Ann Med Health Sci Res，2013，3(2)：291-294.
29. Doherty D.Joubert syndrome：insights into brain development，cilium biology，and complex disease.Semin Pediatr Neurol，2009，16(3)：143-154.
30. Chemli J，Abroug M，Tlili K，et al.Rhombencephalosynapsis diagnosed in childhood：clinical and MRI findings.Eur J Paediatr Neurol，2007，11(1)：35-38.

31. Ishak GE, Dempsey JC, Shaw DW, et al.Rhombencephalosynapsis: a hindbrain malformation associated with incomplete separation of midbrain and forebrain, hydrocephalus and a broad spectrum of severity.Brain, 2012, 135(Pt 5): 1370–1386.
32. Poretti A, Boltshauser E, Doherty D.Cerebellar hypoplasia: differential diagnosis and diagnostic approach.Am J Med Genet C Semin Med Genet, 2014, 166C(2): 211–226.
33. Bosemani T, Orman G, Boltshauser E, et al.Congenital Abnormalities of the Posterior Fossa.Radiographics, 2015, 35(1): 200–220.
34. Moutard ML, Kieffer V, Feingold J, et al.Isolated corpus callosum agenesis: a ten-year follow-up after prenatal diagnosis (how are the children without corpus callosum at 10 years of age ?).Prenat Diagn, 2012, 32(3): 277–283.
35. Fame RM, MacDonald JL, Macklis JD.Development, specification, and diversity of callosal projection neurons. Trends Neurosci, 2011, 34(1): 41–50.
36. Garel C, Cont I, Alberti C, et al.Biometry of the corpus callosum in children: MR imaging reference data.AJNR Am J Neuroradiol, 2011, 32(8): 1436–1443.
37. Yilmaz MB, Egemen E, Tekiner A.Lipoma of the quadrigeminal cistern: report of 12 cases with clinical and radiological features.Turk Neurosurg, 2015, 25(1): 16–20.
38. Yilmaz MB, Genc A, Egemen E, et al.Pericallosal Lipomas: A Series of 10 Cases with Clinical and Radiological Features. Turk Neurosurg, 2016, 26(3): 364–368.
39. Naidich TP, Griffiths PD, Rosenbloom L.Central nervous system injury in utero: selected entities.Pediatric Radiology, 2015, 45(3): 454–462.
40. Thomas C, Winter MD, Anne M, et al.Holoprosencephaly: A Survey of the Entity, with Embryology and Fetal Imaging. Radio Graphics, 2015, 35 : 275–290.
41. Hahn JS, Barnes PD.Neuroimaging advances in holoprosencephaly: Refining the spectrum of the midline malformation. Am J Med Genet C (Semin Med Genet), 2010, 154(1): 120–132.
42. Cecchetto G, Milanese L, Giordano R, et al.Looking at the missing brain: hydranencephaly case series and literature review.Pediatric Neurology, 2013, 48(2): 152–158.
43. Soster EL, Tucker M, Escobar LF, et al.Brief report hydranencephaly in a newborn with a FLVCR2 mutation and prenatal exposure to cocaine.Birth Defects Research Part A Clinical&Molecular Teratology, 2014, 103(1): 45–50.
44. Taori KB, Sargar KM, Disawal A, et al.Hydranencephaly associated with cerebellar involvement and bilateral microphthalmia and colobomas.Pediatric Radiology, 2011, 41(2): 270–273.
45. Winter TC, Kennedy AM, Woodward PJ.Holoprosencephaly: a survey of the entity, with embryology and fetal imaging. Radiographics, 2015, 35(1): 275–290.
46. Purkait R, Samanta T, Thakur S, et al.Neurocutaneous syndrome: a prospective study.Indian J Dermatol.2011, 56 (4): 375–379.
47. Takeshima S, Hara N, Himeno T, et al.A Clinical and Radiological Comparison of Adult–and Childhood–onset Tuberous Sclerosis Complex.Brain Nerve.2015, 67(10): 1255–1260.
48. Benusiglio PR, Brugières L, Caron O.Whole–Body MRI Screening in Children With Li–Fraumeni and Other Cancer Predisposition Syndromes.AJR Am J Roentgenol.2016, 206 (3): W52.
49. Guidi M, Giunti L, Lucchesi M, et al.Brain tumors in Li–Fraumeni syndrome: a commentary and a case of a gliosarcoma patient.Future Oncol.2017, 13(1): 9–12.
50. Gosein MA, Narinesingh D, Nixon CA, et al.Multi–organ benign and malignant tumors: recognizing Cowden syndrome: a case report and review of the literature.BMC Res Notes, 2016, 9 : 388.
51. Shivaswamy KN, Sumathy TK, Shyamprasad AL, et al.Gorlin syndrome or basal cell nevus syndrome (BCNS): A case report.Dermatol Online J, 2010, 16(9): 6.
52. Aw–Zoretic J, Burrowes D, Wadhwani N, et al.Teaching NeuroImages: Meningioangiomatosis.Neurology.2015, 84 (2): e9–e10.
53. Jeon TY, Kim JH, Suh YL, et al.Sporadic meningioangiomatosis: imaging findings with histopathologic correlations in seven patients.Neuroradiology.2013, 55(12): 1439–1446.
54. Danial–Mamlouk C, Mamlouk MD, Handwerker J, et al.Case 220 : Neurocutaneous Melanosis.Radiology.2015, 276(2): 609–613.
55. Kumar M, Dhamija R.Teaching NeuroImages: Neurocutaneous melanosis.Neurology.2015, 84(24): e207.
56. Warren L, Douglas AM, Karen LB, et al.Updates and future horizons on the understanding, diagnosis and treatment of Sturge–Weber syndrome brain involvement.Dev Med Child Neurol, 2012, 54(3): 214–223.
57. Miao Y, Juhász C, Wu J, et al.Clinical correlates of white matter blood flow perfusion changes in Sturge–Weber syndrome: a dynamic MR perfusion–weighted imaging study. AJNR Am J Neuroradiol, 2011, 32 : 1280–1285.
58. Akers AL, Ball KL, Clancy M, et al.Brain Vascular Malformation Consortium: Overview, Progress and Future Directions.J Rare Disord, 2013, 1(1): 5
59. Faughnan ME, PaldaVA, Garcia–TsaoG, et al.International guidelines for the diagnosis and management of hereditary haemorrhagic telangiectasia.J Med Genet, 2011, 48 : 73–87.
60. Komiyama M, Terada A, Ishiguro T, et al.Neuroradiological Manifestations of Hereditary Hemorrhagic Telangiectasia in 139 Japanese Patients.Neurol Med Chir (Tokyo), 2015, 55 (6): 479–486.
61. LabeyriePE, Courthéoux P, Babin E, et al.Neurological

involvement in hereditary hemorrhagic telangiectasia.J Neuroradiol, 2016, 43 (4): 236–245.

62. Akers AL, Ball KL, Clancy M, et al.Brain Vascular Malformation Consortium: Overview, Progress and Future Directions.J Rare Disord, 2013, 1 (1): 5.

63. Garg N, KhungerM, GuptaA, et al.Optimal management of hereditary hemorrhagic telangiectasia.J Blood Med, 2014, 5 : 191–206.

64. James WD, Tricia MM, Ian PH, et al.Complications and mortality in hereditary hemorrhagic telangiectasia. Neurology, 2015, 84 (18): 1886–1893.

65. Timo K, Helen K, Sarah P, et al.Neurovascular Manifestations in Hereditary Hemorrhagic Telangiectasia: Imaging Features and Genotype–Phenotype Correlations. AJNR Am J Neuroradiol, 2015, 36 (5): 863–870.

66. GarzonMC, Epstein LG, Heyer GL, et al.PHACE Syndrome: Consensus–Derived Diagnosis and Care Recommendations.2016, (178): 24–33.

67. Heyer GL.PHACE (S) syndrome.Handb Clin Neurol, 2015 (132): 169–183.

68. Chad L, Dubinski W, Hawkins C, et al.Postmortem vascular pathology in PHACES syndrome: a case report.PediatrDev Pathol, 2012, 15 : 507–510.

69. Bayer ML, Frommelt PC, Blei F.Congenital Cardiac, Aortic Arch, and Vascular Bed Anomalies in PHACE Syndrome (From The International PHACE Syndrome Registry).Am J Cardiol, 2013, 112 (12): 1948–1952.

70. Arora SS, Plato BM, Sattenberg RJ, et al.Adult Presentation of PHACES Syndrome.IntervNeuroradiol, 2011, 17 (2): 137–146.

71. Mamlouk MD, Nicholson AD, Cooke DL.et al.Tips and tricks to optimize MRI protocols for cutaneous vascular anomalies. Clinical Imaging, 2017, 45 : 71–80.

72. Rothblum–Oviatt C, Wright J, Lefton–Greif MA, et al.Ataxia telangiectasia: a review.Orphanet J Rare Dis, 2016, 11 : 159.

73. Liu HS, Chen YC, Chen CY, et al.Cerebral microbleeds and iron depletion of dentate nuclei in ataxia–telangiectasia. Neurology, 2016, 87 (10): 1062–1063.

74. Wallis LI, Griffiths PD, Ritchie SJ, et al.Proton spectroscopy and imaging at 3T in ataxia–telangiectasia.AJNR Am J Neuroradiol, 2007, 28 : 79–83.

75. Lin DDM, Barker PB, Lederman HM, et al.Cerebral Abnormalities in Adults with Ataxia–Telangiectasia.AJNR, 2014, 35 (1): 119–123.

76. Wodzińska E, Jończyk–Potoczna K, Warzywoda M, et al.Congenital intranasal meningocele in a newborn–case raport.Pol J Radiol, 2011, 76 (2): 52–55.

77. Dadlani R, Furtado S, Ghosal N, et al.Adeloye–Odeku disease: An African disease in the Indian child.Turk Neurosurg, 2012, 22 : 515–520.

第三章 颅脑外伤

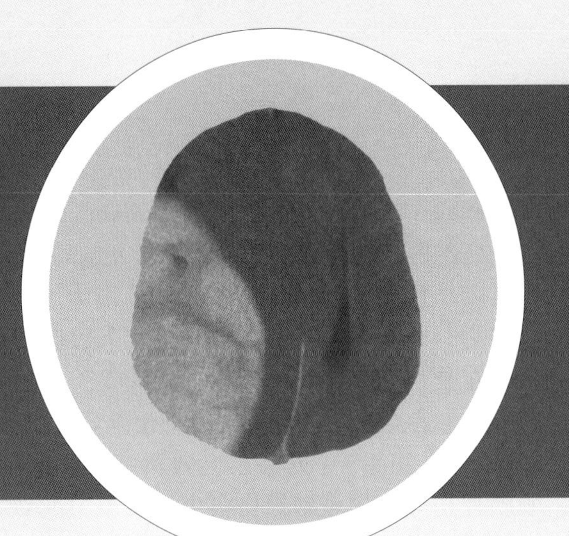

第一节 概 述

颅脑外伤（trauma of skull and brain）是脑外科常见病，在与外伤相关的死亡中，颅脑外伤占 1/3 左右。小孩以坠落伤和非事故性外伤为主，青年人多为运动和车祸相关外伤，老年人以坠落伤为主。在受伤人群中，以车祸外伤为主，占收治颅脑外伤患者总数的 70% 左右。即便是轻度脑外伤，7%~9% 的患者 3 个月后也会残留部分功能障碍。颅脑外伤导致的颅脑损伤多由直接暴力所致，极少数可由间接暴力引起。直接暴力损伤可分为加速性、减速性和挤压性损伤。相对静止的头颅突然遭受外力打击迫使其瞬间由静态变为动态，此时所造成的损伤称加速性损伤，如打击伤、撞击伤。运动着的头颅突然碰撞在物体上迫使其瞬间由运动变为相对静止，此时所造成的损伤称减速性损伤，如坠落伤。两侧外力挤压头颅所造成的损伤称挤压性损伤。

颅脑损伤依损伤部位分颅骨、脑、脑神经和血管损伤，可单独或合并存在。软组织损伤、颅骨损伤和脑组织损伤是常见的颅脑损伤类型，常共同发生。而由于脑组织生理功能的特殊性，颅脑外伤可引起较为严重的并发症，甚至导致患者死亡。

原发性颅脑损伤于伤后即出现，包括颅骨骨折、颅缝分离、颅内出血及脑挫裂伤。继发性颅脑损伤则是伤后逐渐发生，包括脑水肿、脑肿胀及脑疝等。于损伤初期对患者进行临床检查和确诊，有利于根据患者损伤程度进行对症治疗，有效降低患者死亡率和致残率。交通事故所致的死亡逐渐成为人们所要面对的重大社会问题。交通事故所致脑外伤男性患者明显高于女性患者（约 3∶1），主要集中在 30~69 岁人群。因大部分伤者为轻度损伤，临床表现以头痛、头晕、眩晕、恶心、呕吐、定向力下降等神经功能紊乱症状为主。

影像学检查对于颅脑损伤的诊断和预后评估具有重要价值。CT、MRI 可清楚显示颅脑损伤的病理变化，为临床选择治疗方式、制定手术计划提供准确依据。与 MRI 相比，CT 具有检查时间短、对急性和超急性期出血敏感、清楚显示颅骨结构、允许急救设施进入机房便于危重患者监护抢救、价格便宜等优点，已成为脑外伤的首选检查方法。而对于轻至中度脑损伤且病情稳定者，MRI 可以作为补充检查手段。需要注意的是，弥漫性轴索损伤在首次 CT 检查时可无阳性发现，SWI、DTI 等 MRI 新技术有助于早期发现弥漫性轴索损伤及评估损伤程度。

对于出血量比较大的硬膜下血肿或积液，CT 与 MRI 的显示能力相似，但是对微量的硬膜下出血、积液的显示，MRI 明显优于 CT。急性期蛛网膜下腔出血 CT 检出率要明显高于 MRI，而对于 CT 难以显示的亚急性或慢性蛛网膜下腔出血，MRI 显示效果较佳，就总体检出率而言，CT 要高于 MRI；因此急性蛛网膜下腔出血首选 CT 检查，亚急性或慢性期出血首选 MRI 检查。脑挫裂伤的显示 MRI 优于 CT。MRI 对弥漫性轴索损伤、脑干及后颅凹的非出血性损伤等较 CT 敏感，可作为补充，必要时应用。快速磁共振扫描在儿童外伤中可获得与 CT 相当的诊断效果，其中的 SWI/GRE 序列对轻度脑损伤出血的诊断价值更高，但对于颅骨骨折的诊断不及 CT。平片只对颅骨骨折有一定价值，而脑血管造影和脑室造影在颅脑损伤的检查中已被淘汰。

绝大部分轻度脑外伤患者经保守治疗可取得良好的效果，一般无明显后遗症。中重度脑外伤患者的支持疗法重点是保证脑灌注压、降低颅内压和治疗脑水肿。神经保护治疗主要针对低氧和低灌注损伤的处理。中、重度损伤患者常伴有不同程度的神经功能障碍，容易留下后遗症，部分病例可能需要手术治疗。手术时机原则上是越早越好，手术越早，患者预后越好。随着新药及新技术的问世，更先进治疗手段的研发及应用和临床救治经验的推广，为越来越多重症颅脑损伤患者带来了希望。把握急救的时效性原则、优化重型颅脑外伤绿色通道急救流程、加强院前救治是提高颅脑损伤的救治水平也是降低颅脑损伤致死率、致残率，改善预后的关键。影响严重的外伤性脑损伤的预后因素包括年龄、GCS 评分、瞳孔反射、低血压、CT 检查异常和存在需要手术的颅内病灶。

（姚振威）

第二节　头皮和颅骨损伤

【概述】

头皮外伤是颅脑外伤中最为常见的一种头皮软组织损伤。头皮覆盖于头颅穹窿部，其解剖层次可分为表皮、皮下组织、颅顶肌、帽状腱膜、腱膜下组织及颅骨外膜五部分。头皮外伤包括：①擦伤：表皮层挫伤。②挫伤：外伤延及皮下组织，可见皮下肿胀及淤血。③裂伤：头皮组织断裂，深浅程度不一。④头皮血肿：多由头皮血管破裂引起，亦可因板障静脉或硬脑膜血管（如颞浅动脉及枕动脉的分支等）破裂，血液积存于头皮下形成头皮血肿。根据出血的部位不同可分头皮下血肿、帽状腱膜下血肿、骨膜下血肿三种。⑤撕脱伤：大片头皮以及帽状腱膜下撕脱，甚至整个头皮连同额肌、颞肌或骨膜一并撕脱。

颅骨骨折（skull fracture）是一种常见的颅脑损伤，占颅脑损伤 60%。颅骨骨折按骨折是否与外界相通可分为闭合性和开放性骨折；按骨折形态又可分为颅缝分离、线形骨折、凹陷性骨折、粉碎性骨折和穿入骨折等；按骨折部位又可分为颅盖骨折、颅底骨折。近年来随着多排螺旋 CT 设备及后处理技术的快速发展，颅骨复杂性骨折的诊断及细节的观察亦有了较大提高。

【临床与病理】

头皮外伤其重要性一般不在头皮外伤本身，而在于头皮外伤往往合并有颅骨骨折和不同程度脑组织外伤，明确头皮外伤的部位可提示着力的方向与位置，有助于颅内脑组织外伤的判断。头皮损伤中，除头皮血肿外，其他损伤通过临床体检就可以诊断，而头皮血肿很难通过临床的体检进行诊断，且部分头皮血肿如果不了解其影像学特征和病史，很容易误诊。

颅骨骨折的病理变化与暴力的性质、强度和作用部位有关。颅骨骨折经常与其他颅脑损伤并存。颅骨骨折的关键不在于骨折本身，而是在于骨折常会累及与之相邻的颅缝、颅底的孔道、脑膜，从而损伤相应的血管、神经及脑组织，引起一系列的症状。骨折的部位、形态不同，其治疗及预后亦不相同。因此对于颅脑外伤患者，及时准确的诊断颅骨复杂性骨折亦是至关重要的。

【影像检查方法】

目前，CT 是诊断头皮损伤和颅骨骨折首选的影像学方法，它不仅可显示头皮损伤、颅骨骨折，还可了解颅内损伤的情况。另外，CT 的高密度分辨率不但可以更好地显示血肿各期的特征性征象，而且在发现血肿骨化的时间明显早于 X 线平片和 MRI。单纯头皮损伤或骨折一般不进行 MRI 检查，在鉴别诊断或了解颅内损伤严重程度时，需进行 MRI 检查（包括 DWI 和 SWI 序列）。

【影像表现】

1. 头皮损伤

（1）头皮下血肿：头皮下血肿在 CT 平扫图像上可见局限性或广泛性头皮肿胀，局部密度增高，可呈均匀的高密度，亦可呈等高混合密度，血肿在受力部位与头皮结构欠清晰，但在其他部位血肿与皮肤和骨骼之间界限清晰，有线状的低密度影包绕（图 3-2-1）。在 MRI 上，头皮血肿可呈局限性或广

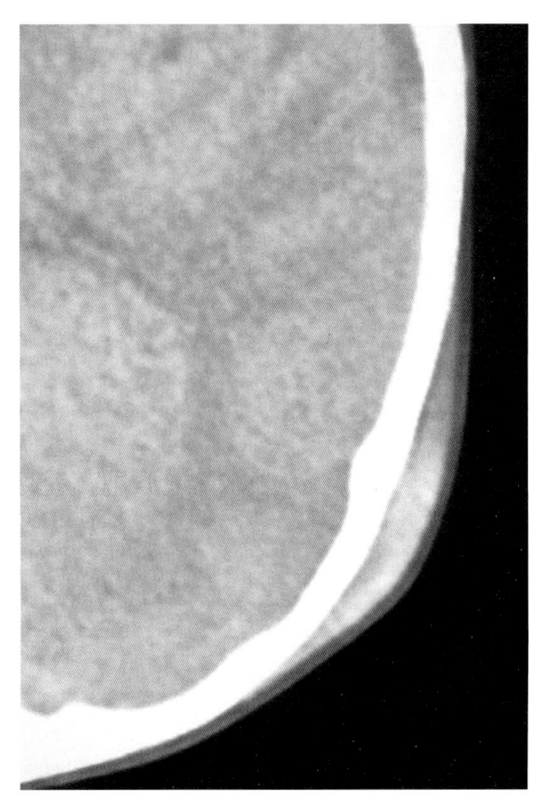

图 3-2-1　头皮下血肿 CT 平扫

左侧顶部头皮增厚，呈软组织密度影

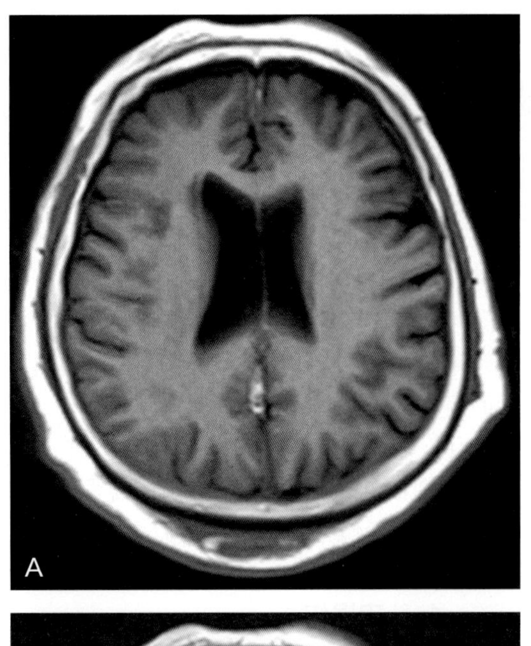

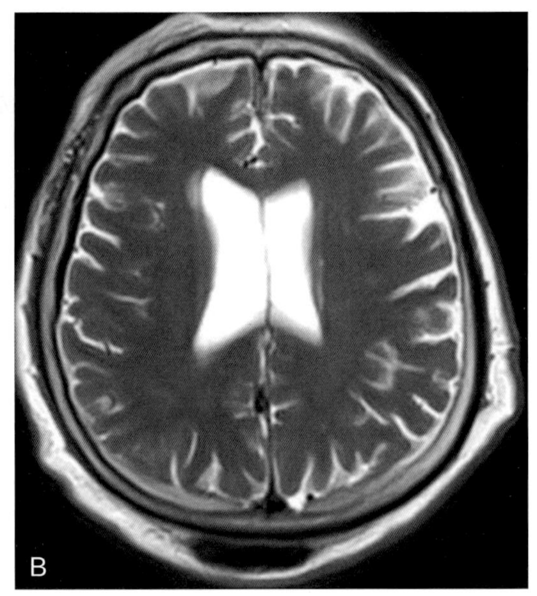

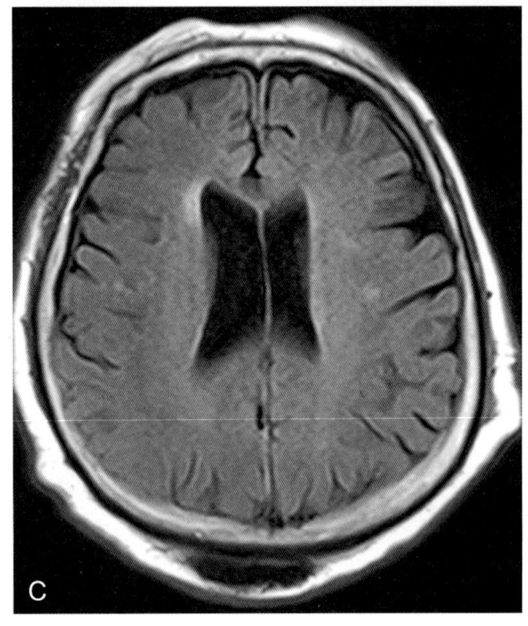

图 3-2-2 后枕部头皮下血肿 MRI 平扫

A. T_1Wl 显示后枕部血肿呈等或稍低或稍高信号；B、C. T_2Wl 和 T_2-FLAIR 显示血肿呈低信号，信号欠均匀

泛性软组织肿胀，和其他部位血肿一样，不同时期其信号特点不同；T_1Wl 呈等或稍低或稍高信号，T_2-FLAIR 呈低、等或高信号，信号均匀，有时亦可以不均匀，这和受伤血肿形成时间有关（图 3-2-2）。

（2）帽状腱膜下血肿：帽状腱膜是一层厚而坚韧的结缔组织膜，前与额肌相连，后接枕肌，两侧逐渐变薄并移行于颞浅筋膜，宛如一个紧扣在头顶上的帽子。外伤致帽状腱膜下血管破裂出血，由于帽状腱膜下组织为疏松的结缔组织，故帽状腱膜下血肿范围常很大，可蔓延至整个颅顶部，形成紧贴颅骨外板的新月形或半月形高密度影，并常跨越颅缝，占据 2 块颅骨的范围。CT 平扫图像上表现为血肿范围较广泛，帽状裹在头颅穹窿部，呈高密度，密度均匀或不均匀（图 3-2-3）。在 MRI 上，可见广泛头皮下软组织肿胀，和其他部位血肿一样，不同时期其信号特点不同；外层的头皮下组织 T_1WI 呈等或低信号，T_2WI 呈高信号；内层帽状腱膜下血肿 T_1WI 呈等或略低信号，T_2WI 呈低信号，信号均匀，有时信号亦可不均匀。

（3）骨膜下血肿：是指发生于颅骨外板与对

应的骨膜之间潜在腔隙的包裹性积血。最好发部位是顶骨，其次是枕骨、额骨和颞骨。骨膜下血肿多半是胎儿分娩时操作不当或过高负压吸引器吸引胎头时，骨膜被牵起与颅骨外板分离，骨膜血管损伤，骨膜与颅骨外板之间局灶出血；发生在婴儿或幼儿的头部外伤，也可以引起骨膜下出血，此时多可见细的线形骨折。因颅骨骨膜终止于颅骨边缘，故颅骨骨膜下血肿常局限于一块颅骨，不跨越颅缝。急性期血肿由新鲜血液组成，CT表现为紧贴颅外板高于头部软组织的新月形密度，CT值45~60HU，边缘清楚，不跨越骨缝。颅骨骨膜下血肿多可自行吸收，若吸收缓慢或不吸收，血肿影像随时间的推移而变化，2~3周后其包膜可出现钙化，钙化多从血肿的边缘开始，呈弧线状，逐渐延伸至整个血肿表面，CT表现为血肿表面不连续的弧线形高密度影。以后血肿可完全机化及包膜骨化形成一完整的骨性包壳，其骨化的原因可能是外衬的颅骨外膜直接进行膜内成骨所致。骨化性血肿CT表现为呈凸透镜样或新月形的双层颅板样改变，外层为血肿包膜骨化形成的假性颅骨外板，血肿本身机化形成假性板障，真性颅骨外板则形成假性内板。骨化的血肿包膜通常较真性颅板薄，其两端逐渐过渡与颅板相融合（图3-2-4）。多数血肿区真性颅板结构及厚度与对侧正常颅板相近，少数颅板可增生变厚，偶尔血肿两侧的颅板亦可增厚。极少数真性颅板可因血肿的慢性

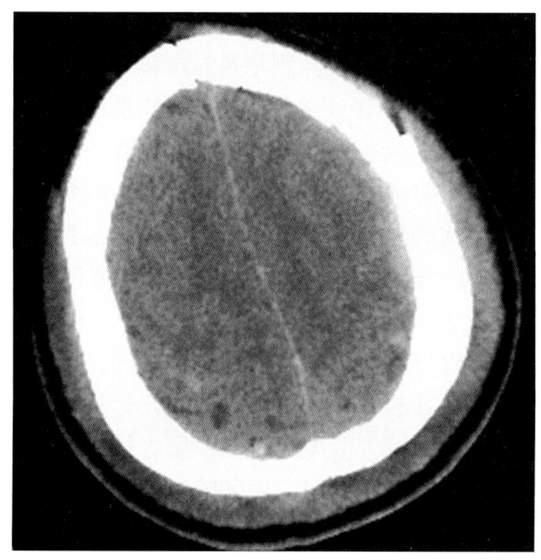

图3-2-3　头皮帽状腱膜下血肿CT平扫

双侧额顶部头皮广泛软组织肿胀

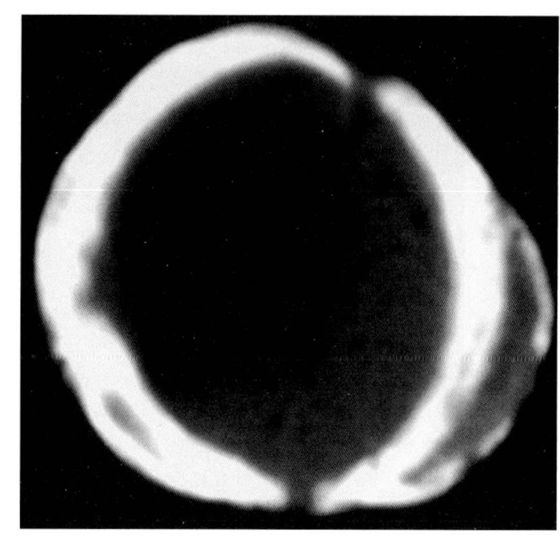

图3-2-4　双侧顶部骨膜下血肿CT平扫

双侧顶部可见新月形的双层颅板

刺激引起骨质吸收，其边缘不规则呈锯齿状，多见于血肿龄较长者（图3-2-5）。其内缘毛糙不整并向外隆起，经过长期塑形，有的形成永久性局部颅骨外突畸形。

MRI是骨膜下血肿的辅助检查手段。和其他部位血肿一样，不同时期其信号特点不同；T_1WI呈等或高或低信号，T_2WI呈高或等低信号，信号均匀。周围头皮软组织肿胀。

2. 颅骨骨折

（1）线形骨折：线形骨折是常见的颅骨骨折类型，占颅骨骨折的2/3以上。表现为锐利而清晰的透亮的低密度影（图3-2-6），也可呈分叉或星状放射。骨折线宽度多为1~3mm，个别宽者可达1cm以上。骨折线大多发生在暴力的冲击部位，而很少发生在远隔部位。骨折线常以冲击点为中心向外延伸，一部分颅盖骨折可延伸至颅底（图3-2-7）。在观察骨折线时必须注意以下几点：①骨折线是否跨越血管沟槽压迹，若骨折线通过脑膜中动脉压迹、静脉窦压迹、板障静脉压迹、导静脉影和蛛网膜颗粒区域时，很可能撕裂血管引起出血，注意观察有无合并脑外血肿；②骨折线是否通过鼻窦、中耳及乳突，若通过者亦属开放性骨折，可导致颅内感染；③骨折线是否通过脑神经管和孔，通过者可出现相应脑神经和伴行血管损伤的症状，此时应注意观察这些部位结构的损伤的情况。

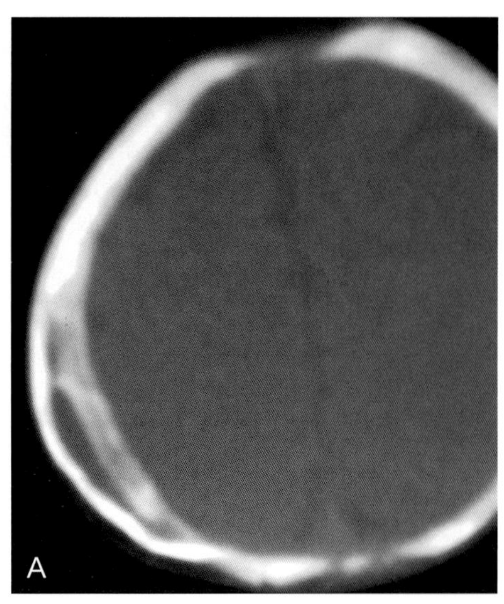

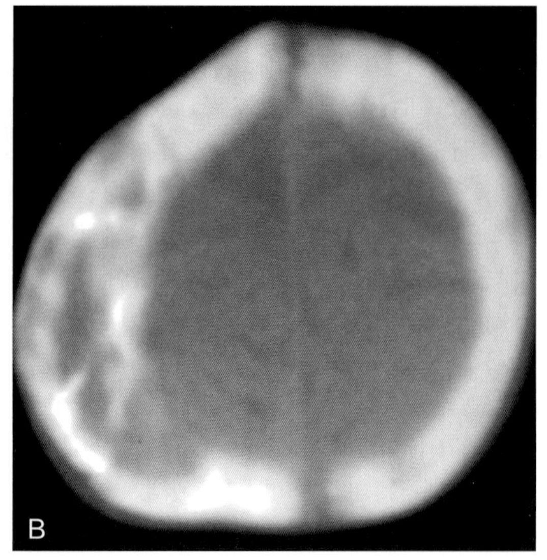

图 3-2-5 右侧额顶部骨膜下血肿 CT 平扫

A、B 分别为同一个患者不同层面，真性颅板可因血肿的慢性刺激引起骨质吸收，密度减低，其边缘不规则

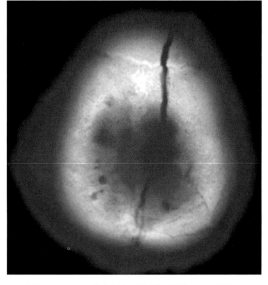

图 3-2-6 左侧额顶骨线形骨折 CT 平扫

左侧额顶骨可见线状透亮的低密度影，断端轻度移位

（2）粉碎性骨折：粉碎性骨折常见于颅盖骨，少数位于颅底、眶顶和枕骨鳞部。表现为多骨折线（两条骨折线或以上）相互交错，骨碎片分离、凹陷或错位。CT 可显示粉碎性骨折和凹陷性骨折中骨碎片的数量、位置和凹陷程度（图 3-2-8）以及观察颅内损伤情况。

（3）颅底骨折：颅底骨折几乎都是线形骨折（图 3-2-7），仅偶见凹陷性骨折。普通扫描方法常难以显示，需行 1~2mm 薄层高分辨扫描，再行二维及三维重建。颅底骨折间接征象有：颅内积气和鼻窦、乳突气房混浊（图 3-2-9），前者因鼻窦、乳突气房内气体经骨折线进入颅内形成，后者则因颅底骨折出血或脑脊液漏入所致，这些是颅骨骨折的间接征象，提示颅底骨折的存在。颅底骨折累及鼻窦及乳突气房时，亦称为开放性骨折。

（4）颅缝分离：外伤引起的颅缝分离并不少见，其意义与颅骨骨折相同，大多发生于儿童。颅缝分离可单独存在或同时伴有骨折（图 3-2-10），各缝均可发生，以人字缝多见。正常人字缝宽度一般多在 1.5mm 以下，儿童亦不超过 2mm，如超过即可确定有颅缝分离，常伴有骨折，也可引起颅缝错位或重叠。CT 骨窗不仅可测量颅缝宽度，还可在同一层面比较两侧颅缝是否对称，因此，在 CT 图像上发现人字缝宽度超过 2mm 或两侧相差 1mm 以上，即可诊断颅缝分离，同时 CT 还可检测颅内损伤情况。

（5）穿入骨折：为锐器伤穿通颅骨，表现为缺损，骨碎片向颅内移位或伴颅内异物，即颅内可显示不透 X 线的异物，呈高密度影（图 3-2-11）。

（6）凹陷性骨折：凹陷性骨折大多位于颅盖骨。好发于颞骨，其次为额骨和顶骨，枕骨很少见。撞击物与头颅接触面积的大小不同，分别可造成环形或锥形的凹陷性骨折。婴幼儿乒乓球性骨折亦为凹陷性骨折，但无骨折线，属青枝骨折。凹陷骨折常表现为颅板全层向内凹陷，但内板凹陷多于外板凹陷，单纯内板凹陷者极少见。骨折线多不规则或呈环状，常部分透光，部分致密，为骨板断处凹陷和重叠所致（图 3-2-12）。严重的凹陷性骨折常刺破硬脑膜，可伴局限硬膜外血肿。

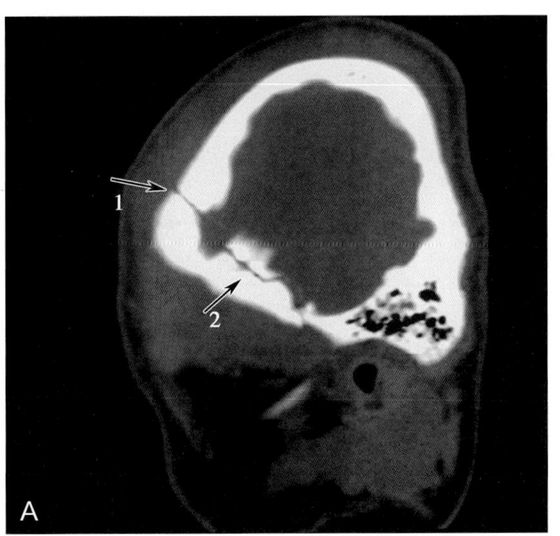

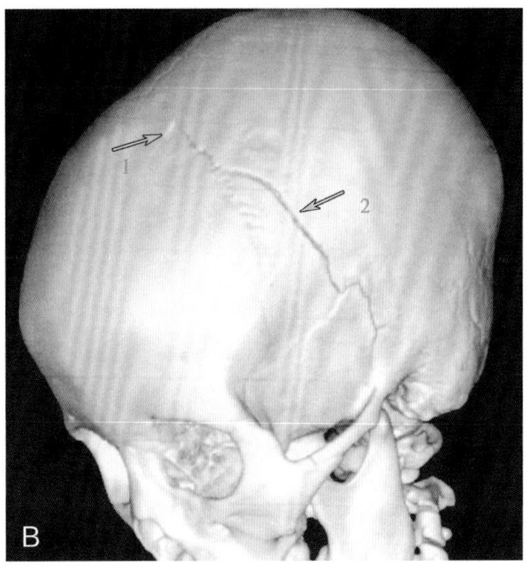

图 3-2-7 右侧额颞顶部线形骨折 CT 平扫二维 + 三维重建图

A、B. 分别为 CT 平扫二维、三维重建图，显示右侧额颞顶部骨折线呈锐利而清晰的透亮的低密度影

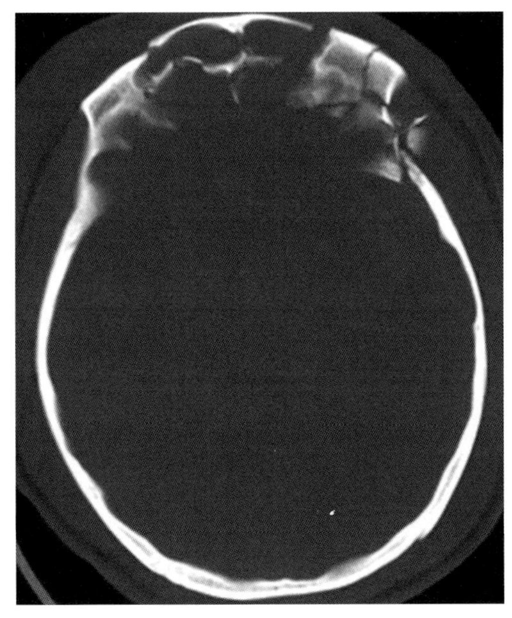

图 3-2-8 额骨粉碎性骨折 CT 平扫

额骨可见多发线状低密度骨折线影及骨碎片

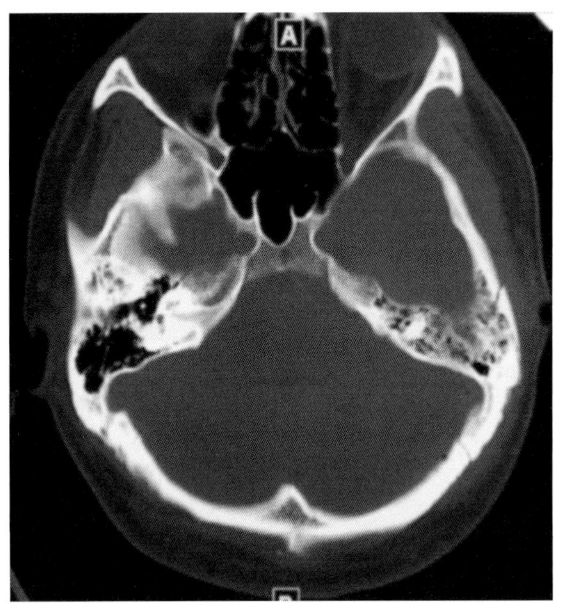

图 3-2-9 颅底骨折 CT 平扫

左侧颞骨乳突部可见线状低密度骨折线影，乳突气房混浊

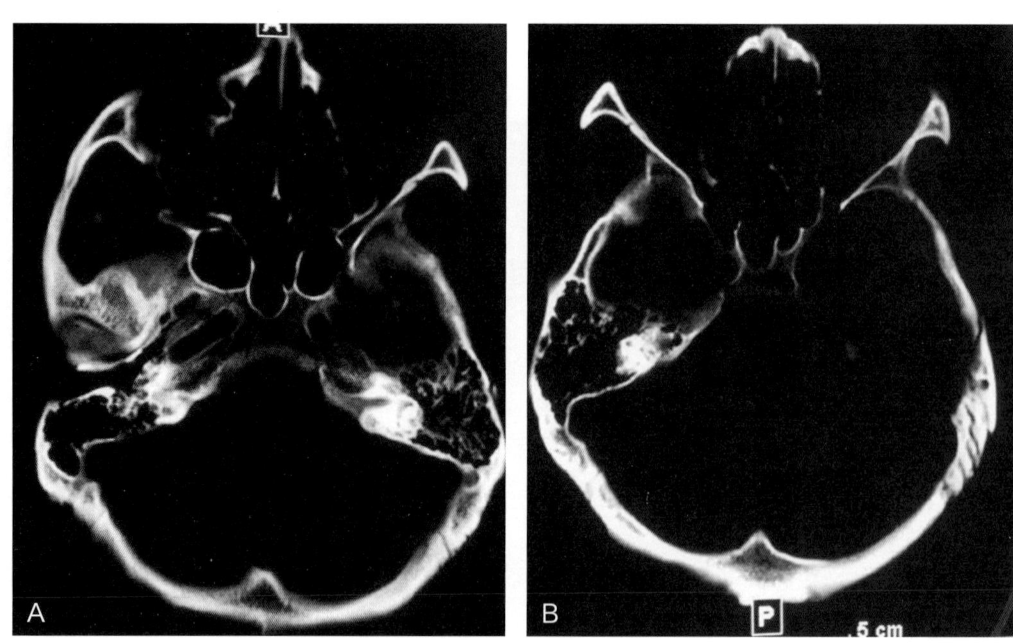

图 3-2-10 颅缝分离 CT 平扫

A、B. 为同一个患者不同层面左侧枕部颅缝分离，同时也可见左侧乳突、颞、枕部骨折线

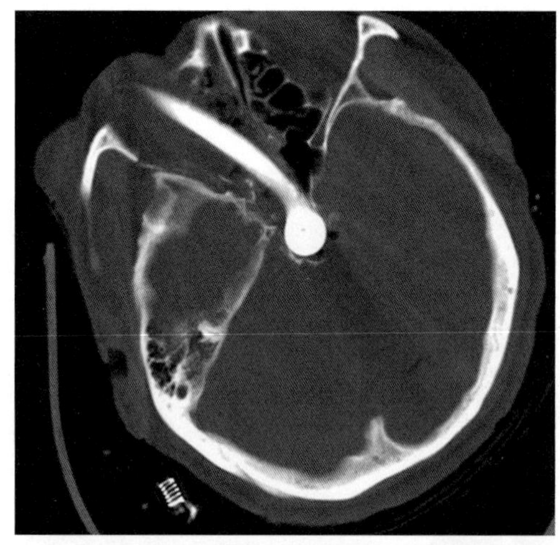

图 3-2-11 穿入性骨折 CT 平扫

右侧眼球、筛窦、蝶窦及颅内可见条状金属致密影

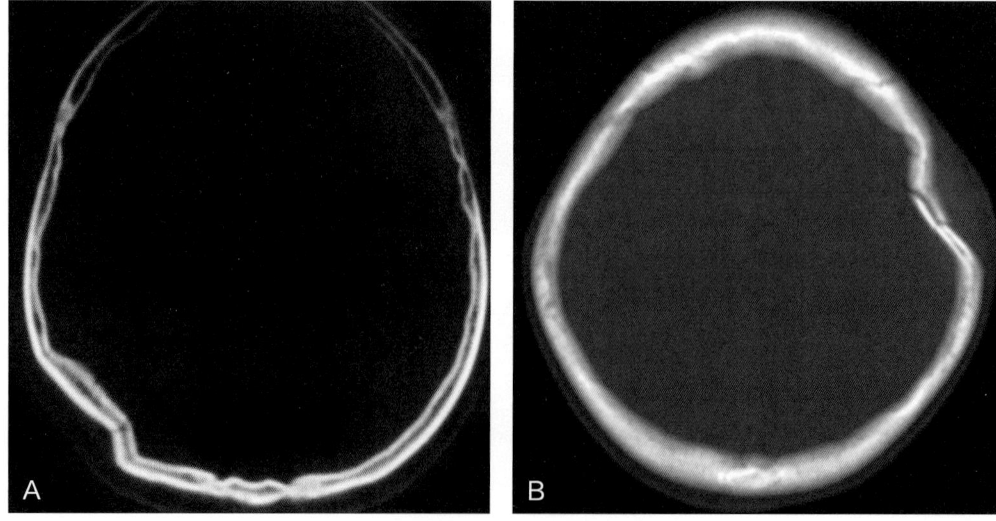

图 3-2-12 凹陷性骨折 CT 平扫

A、B. 分别为不同患者不同部位（A 为右侧枕部、B 为左侧顶部）凹陷性骨折，颅骨全层向内凹陷

（7）生长性骨折：颅骨生长性骨折是线形骨折不断扩大所致。当婴幼儿颅盖部线形骨折的骨折线中间有骨膜或蛛网膜、异物等间隔时，不仅阻止骨折愈合，而且骨折缝隙不断受到蛛网膜下腔、膨出的脑组织或形成的囊肿等的冲击，骨折缘逐渐被侵蚀和吸收，其骨折线不但不易愈合，而且其间隙反而可随年龄增长而逐渐增宽。CT 图像上表现为不规则骨缺损，缺损边缘可见骨质增生，缺损较大时亦常可见脑膜膨出或脑膜脑膨出。单纯骨折一般不进行 MR 检查。

【诊断与鉴别诊断】

1. 不同类型头皮血肿的鉴别诊断

（1）皮下血肿：可发生于头皮任何部位，可跨越颅缝，高低不平，血肿张力相对较低，囊性感较强，CT 表现为头皮下高密度出血和低密度水肿影像，与颅外板不紧密相连，吸收较快。

（2）帽状腱膜下血肿：范围较大，跨颅缝，为头皮牵滑动伤，易广泛蔓延，CT 表现为中线部位从额部至枕部与骨外板不紧密相连的帽状高密度或低密度软组织影。

（3）骨膜下血肿：头皮下紧贴颅外板的新月形高密度影，范围小，很少跨越颅缝，仅占据 1 块颅骨。

2. 骨膜下血肿需与如下疾病鉴别

（1）脑膜脑膨出：好发于新生儿或胎儿期颅囟部位，常见较窄囊蒂通过颅骨缺损部位，连接颅内外结构，肿块有囊性感或搏动感。CT、MRI 能显示颅骨缺损和膨出的脑、脑膜和蛛网膜下腔而确诊。

（2）骨瘤：颅骨骨膜下血肿，在中后期血肿包膜钙化明显，血肿机化、钙化、骨化明显，其影像类似骨瘤。骨瘤多见于青壮年，颅骨内外板骨瘤是与内外板连续的骨性肿块，突向颅内或颅外，从外板长出的较常见，外形表现为局限性不规则骨性隆起，小者几毫米，大者几厘米。松质骨型有骨纹理结构，密质骨型表现为均匀一致高密度骨性肿块，混合型有上述二者特点。

（3）骨纤维结构不良：血肿时间较长的骨化性血肿（图 3-2-5B），真性颅板结构可增生、增厚，可因血肿的慢性刺激引起骨质吸收，其边缘不规则呈锯齿状表现，不结合病史，易误诊为骨纤维结构不良；而骨纤维结构不良表现为颅骨内外板均完整且增厚，板障消失，密度增高呈大理石样，板障亦可增宽，磨玻璃状，常同时累及颅底。

3. 颅骨骨折的鉴别诊断　粉碎性骨折、凹陷性骨折和穿入骨折 CT 征象均明确，易诊断，CT 同时还可显示骨折所继发或并发的颅内损伤。图像后处理技术对发现和诊断颅盖骨的线形骨折一般不困难。但值得注意的是，部分骨折线较短，不够锐利，或者与扫描层面平行、邻近颅缝，这些因素都导致了漏诊的可能性，另外，颅缝呈锯齿样走行且存在变异，有时锯齿很大，需与对位良好的线样骨折鉴别，颅盖骨骨折均为直接暴力着力点冲击性损伤，发生骨折时几乎均有邻近颅外软组织肿胀，可帮助鉴别。单纯性颅骨内板凹陷性骨折首先应结合病史，并观察外伤部位，看骨折是否发生在外力作用部位。此外应与骨囊肿 / 嗜酸性肉芽肿鉴别。骨囊肿表现为局限性低密度区，边界清楚锐利，周边可见硬化，内外板膨隆；嗜酸性肉芽肿是一原因不明的全身疾病，以颅骨多发，CT 表现为周围软组织肿胀，颅骨缺损破坏，灶内可见小骨块及脂肪样密度。

【影像学研究进展】

目前影像学研究主要集中在应用多层螺旋 CT 并结合薄层后处理重建技术（多重面重组、最大密度投影、曲面重组和容积再现）应用于颅骨骨折的检查，可以快速获取准确、清晰、立体、全面的影像资料，更好地显示复杂性骨折的骨折线走行、骨折端的移位等情况，弥补了常规 CT 扫描的不足；并一致认为在骨折的诊断中，应多方位多角度观察，多种后处理技术综合应用，特别注意在 VR 图像中可以从内面观察，这些可以有效地避免漏诊，这在外伤首诊检查中尤其要注意，对后续的临床观察及治疗有重要的意义。

（刘含秋）

第三节　脑外出血

一、硬膜外血肿

【概述】

硬膜外血肿（epidural hematoma，EDH）是位于颅骨内板与硬脑膜之间的血肿，临床常见，约占外伤性颅内血肿的 30%。多因头部直接暴力造成颅骨骨折或颅骨局部变形，使脑膜血管破裂，血液进入硬膜外间隙。因此，硬膜外血肿多为单侧，约占 95%，可伴相邻侧颅骨骨折。颞部多见，也可位于额部和顶部，少数位于颅顶或前颅窝。幕上多见，占 90%~95%，5%~10% 发生在后颅窝。硬膜外血肿一般不跨越颅缝，范围多较局限，常成双凸透镜形。

【临床与病理】

临床表现与血肿大小、部位及是否合并其他损伤有关。其典型表现为外伤后昏迷、中间意识清醒、然后再昏迷。此外有颅内压增高表现，严重者可出现脑疝。无合并损伤者常无定位体征，血肿较小时也可无明显症状。

硬膜外血肿多为冲击点伤。出血多源于脑膜动脉，占 90%~95%，因此，硬膜外血肿绝大多数为急性血肿，亚急性及慢性硬膜外血肿少见。脑膜动脉破裂所致硬膜外血肿往往出血量较大，血肿在短期内迅速增大。70%~80% 为脑膜中动脉及其分支出血，所以血肿多位于颞部。另外，约 5% 硬膜外血肿源于脑膜静脉、硬膜窦或板障静脉破裂，出血缓慢，可形成迟发性血肿。

【影像检查方法】

CT 以其准确、快捷、经济并可显示颅骨结构等优点而作为硬膜外血肿的首选影像学检查方法。但对颅顶、颅底区硬膜外血肿常规横断扫描有时可漏诊，应行冠状位扫描。MRI 对显示中颅凹、颅顶及微小硬膜外血肿和鉴别硬膜内外血肿优于 CT。但由于 MRI 检查时间长、费用高、难以显示并发的颅骨骨折、不便于危重患者抢救，因此不作为硬膜外血肿的首选检查，可作为 CT 的补充。脑血管造影可通过观察对比剂外溢，直接显示破裂的脑膜动脉。

【影像表现】

1. CT 表现　颅骨内板下局限性双凸镜形或半月形高密度区，CT 值 40~100HU，多数密度均匀（图 3-3-1A），但亦可不均匀，表现为混杂高密影（图 3-3-1B），一般认为是血肿早期新鲜出血与血凝块收缩时析出的血清混合所致。如合并开放性骨折（图 3-3-1C），则血肿内可见低密度气体影。较小的血肿可在较晚期发现，因血肿溶解、血红蛋白破坏、血肿液化而成为等或低密度。血肿边缘光滑锐利，一般不跨越颅缝，跨越颅缝者往往以颅缝为中心在颅缝两侧各形成一个双凸镜形，使血肿内缘呈“3”字形或反“3”字形（图 3-3-1D，E）。硬膜外血肿占位表现根据其大小、范围、有无并发症而表现不同，一般较硬膜下血肿占位轻。硬膜外血肿可多发，可合并其他颅脑损伤。上矢状窦、枕窦、横窦损伤引起的硬膜外血肿还需行冠状扫描。硬膜外血肿一般无需进行增强检查。少数慢性血肿呈等或低密度，增强检查可见血肿内缘的包膜强化，有助于诊断。

2. MRI　血肿形态与 CT 表现相同。血肿信号变化规律与硬膜下血肿相似（详见硬膜下血肿一节）。SWI 可见明显梭形低信号（图 3-3-2）。T_1WI

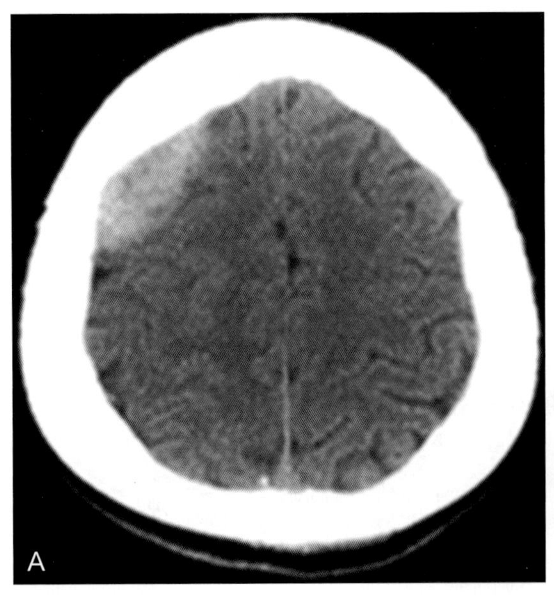

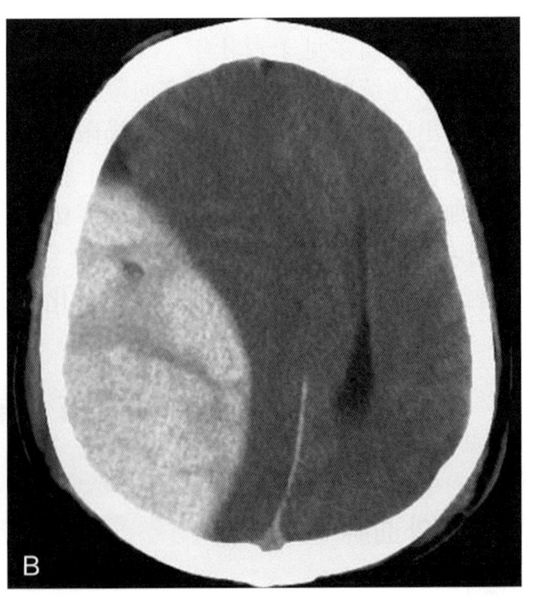

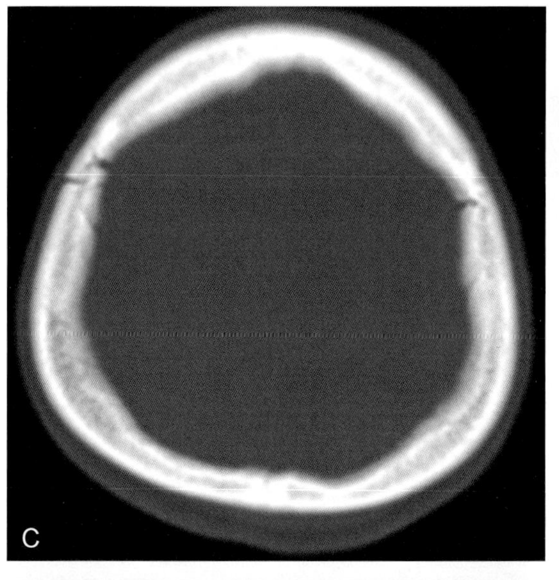

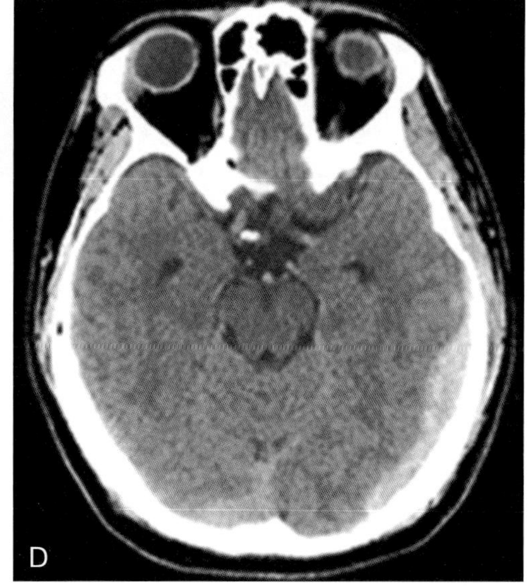

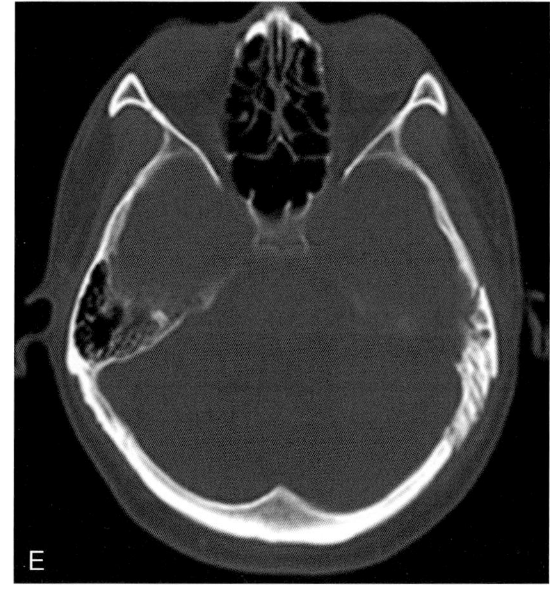

图 3-3-1 急性硬膜外血肿 CT 平扫

A. 右额颅板下双凸透镜形均匀高密度影；B. 右顶颅板下方梭形混杂密度影；C. 与 A 同一患者，右额骨冠状缝后方透亮骨折线；D. 左颞枕部颅板下方血肿内缘呈反“3”字形；E. 与 D 为同一患者，骨窗显示左颞骨乳突部颅骨骨折

增强扫描和 MRV 可见血肿旁硬膜窦受压、移位，如果有血栓形成，可见充盈缺损。

【诊断与鉴别诊断】

1. 硬膜外血肿诊断 根据头颅外伤史，CT 表现为局部颅骨骨折伴颅骨内板下方梭形高密度或 MRI 表现为颅骨内板下方梭形病灶，其信号符合出血的信号演变规律即可诊断，一般不困难。

2. 鉴别诊断

（1）硬膜下血肿：极少数硬膜下血肿也可呈梭形，有时鉴别困难。鉴别要点在于，硬膜外血肿较局限、边缘光滑、常伴有颅骨骨折，而硬膜下血肿范围较广泛、边缘不甚光滑、占位表现较前者明显，较少伴有颅骨骨折。在 MRI 上，硬膜为线样低信号，它的显示可帮助鉴别。

（2）炎症 / 感染：硬膜外脓肿或者炎性渗出多与邻近颅骨感染有关，如骨髓炎、结核性肉芽肿，结合临床病史多不难鉴别。

（3）肿瘤：硬脑膜或颅骨来源的肿瘤在颅板下形成软组织肿块，需与硬膜外血肿鉴别，如脑膜瘤、淋巴瘤和转移瘤等，肿瘤性病变增强扫描肿块多明显强化，而硬膜外血肿本身并不强化或者仅血肿包膜强化。T_2*WI 和 SWI 序列有助于鉴别肿瘤和出血。

【影像学研究进展】

后颅窝硬膜外血肿与静脉窦血栓 静脉窦血栓与硬膜外血肿的临床治疗策略完全不同，静脉窦血栓需要抗凝治疗，但抗凝治疗可能加重硬膜外血肿。因而用药前明确是单纯硬膜外血肿还是

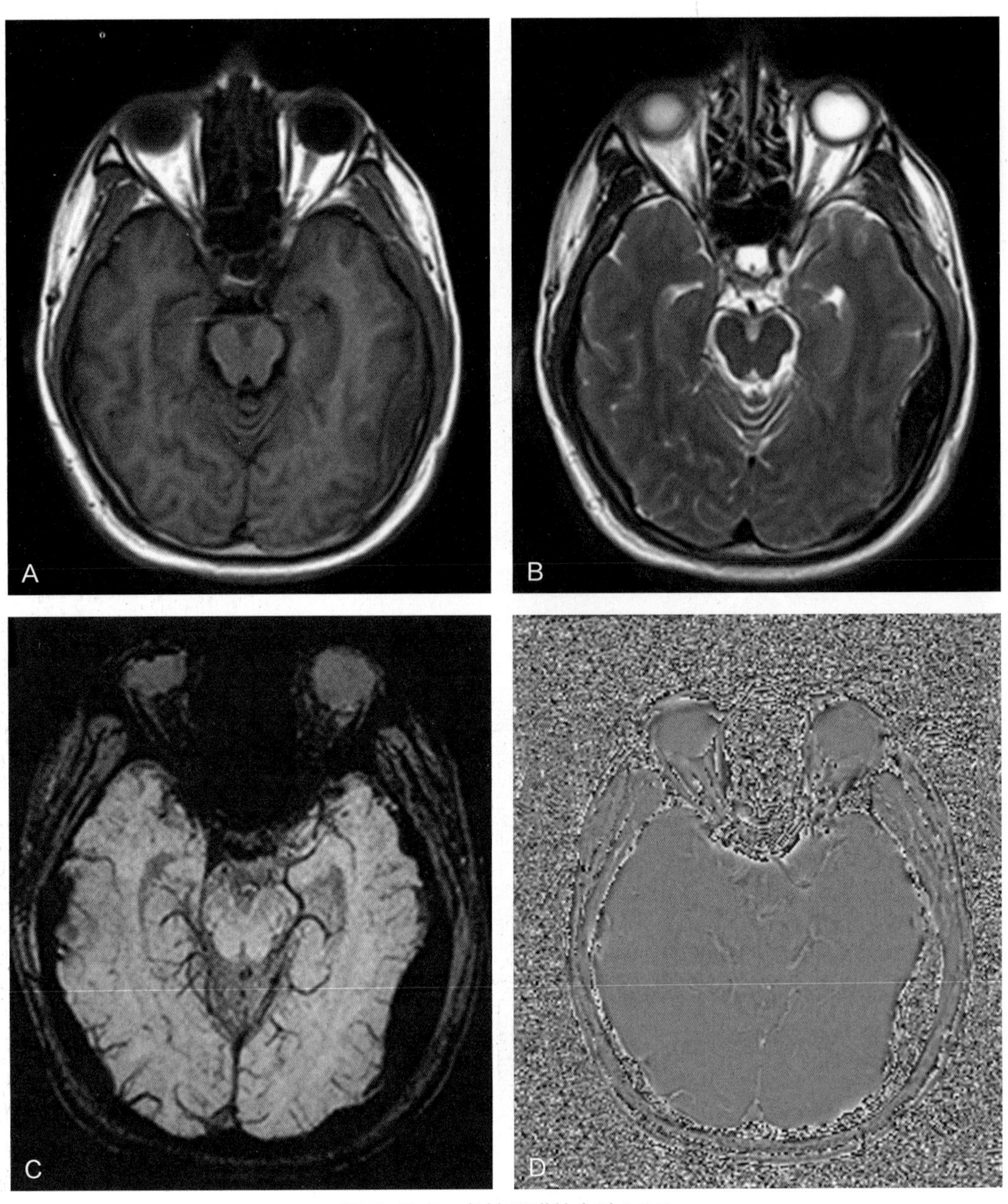

图 3-3-2 急性硬膜外血肿 MRI

A. T_1WI 左颞枕部颅板下梭形等低信号；B. T_2WI 左颞枕部颅板下梭形等低信号；C. SWI 呈明显低信号；D. SWI 相位图为高信号

合并静脉窦血栓尤为重要。颅脑外伤后继发静脉窦血栓并不多见，当枕骨骨折跨越静脉窦骨板，硬膜外血肿对静脉窦形成推压移位时，常规 CT 横断位平扫不能判断是否合并静脉窦血栓。Singh 等报道了 4 例儿童后颅窝硬膜外血肿，初诊时轴位 CT 诊断为静脉窦血栓。后经增强 CT、CTV 以及多平面重建等影像学方法提示静脉窦受压推移，而非静脉窦血栓。Pescatori 等新近报道 1 例创伤后硬膜外血肿可能继发右侧横窦血栓，MRV 提示右侧横窦闭塞，增强 T_1WI 可见右侧横窦内明显充盈缺损，经保守治疗 24 天后，血肿大部吸收，MRV 提示右侧横窦部分再通。因此，后颅窝硬膜外血肿继发静脉窦血栓尽管少见，但需要明确诊断。鉴别诊断常需 CT、MRI、增强 CTV 或者 MRV 等多种模态，结合多平面重建进行甄别。

（任 彦）

二、硬膜下血肿

【概述】

硬膜下血肿（subdural hematoma，SDH）是位于硬脑膜与蛛网膜之间的出血，在颅内血肿中发病率最高，占40%左右。多由直接暴力所致。出血源于硬膜窦或窦旁的桥静脉者称单纯型硬膜下血肿，源于皮层灰质挫裂伤、脑表面动静脉破裂者称复合型硬膜下血肿。根据血肿形成的时间和伤后症状出现的早晚，一般可分为急性、亚急性和慢性。

急性硬膜下血肿是指伤后3天内发生的血肿，占硬膜下血肿的70%，好发于大脑半球凸面，以额极、额颞部最常见，也可见于大脑半球间纵裂和小脑天幕缘。急性硬膜下血肿均由直接暴力所致，大多数属于复合型硬膜下血肿。加速性损伤主要造成着力点的冲击性损伤，血肿常在着力点的同侧；减速性损伤除着力点冲击性损伤外，主要造成对冲性损伤，血肿常在对侧，也可双侧。血肿位于硬膜与蛛网膜之间，由于蛛网膜柔软而无张力，血肿在硬膜下潜在间隙内易于蔓延。因此，血肿范围较广泛，但厚度较薄，沿着颅骨内板分布呈新月形。

亚急性硬膜下血肿是指伤后4天~3周内的血肿，约占硬膜下血肿的5%。其致伤因素、出血来源及好发部位与急性硬膜下血肿基本相同，只是原发损伤相对较轻，出血较缓慢，血肿形成较晚。

慢性硬膜下血肿是指伤后3周以后出现的血肿，约占硬膜下血肿的25%。致病原因可为直接暴力伤，也可为间接暴力伤，有时外伤轻微，甚至被忽略。好发于老年，系因脑萎缩使脑表面与颅骨内板间隙增宽，外伤时脑组织在颅腔内移动度较大，悬跨于灰质表面与硬膜窦之间的桥静脉很容易断裂出血。出血量小而且缓慢，沿着硬膜下间隙扩散，早期不形成明显占位。伤后三周在血肿周围形成包膜，其硬膜附着面形成血肿外膜，蛛网膜附着面形成内膜将血肿包裹。血肿可不断增大形成半月形或双凸透镜形。

【临床与病理】

急性硬膜下血肿临床症状较重，病情进展迅速，常有意识障碍，且很少有中间清醒期，颅内压增高、脑疝症状出现较早，局部定位体征不明显。亚急性硬膜下血肿临床表现较急性者出现的晚且轻，可有意识障碍和脑疝。慢性硬膜下血肿常不伴有脑挫裂伤，为单纯型硬膜下血肿。患者症状轻微，可有头痛、头晕，也可无症状。多于伤后数周或数月出现颅内压增高、神经功能障碍及精神症状，表现为头痛、乏力、轻度偏瘫、反应迟钝。

急性硬膜下血肿在最初的十几个小时内表现为新鲜血液和软血块，三天内逐渐变为硬血块。亚急性期血块逐渐液化，血肿周围脑膜粘连，肉芽组织形成。慢性期血肿周围形成包膜，将血肿包裹。慢性硬膜下血肿出血量小而且缓慢，沿着硬膜下间隙缓慢扩散。

创伤性硬膜下血肿的主要致病机制为暴力伤导致穿行于硬膜下间隙的皮层桥静脉撕裂、出血。亚急性硬膜下血肿是急、慢性硬膜下血肿的过渡阶段。而慢性硬膜下血肿并非完全是急性、亚急性硬膜下血肿的迁延，有其自身的病理过程。

【影像检查方法】

CT是硬膜下血肿首选的影像学检查方法，可以直接显示血肿，检查安全方便快捷。MRI一般不用于急性期硬膜下血肿的检查，但对于少量硬膜下血肿、亚急性及慢性血肿敏感。常规X线检查对于硬膜下血肿的显示没有诊断价值。侵入性检查如脑室造影、气脑造影以及脑血管造影，可以提示较大硬膜下血肿形成的占位效应或者无血管区，对血肿诊断价值有限。

【影像表现】

硬膜下血肿范围广泛，可跨越颅缝，也可沿大脑镰和小脑天幕分布，常并发脑挫裂伤。

1. 急性硬膜下血肿

（1）CT：表现为颅骨内板下方新月形或半月形高密度区，伤后三天内血块凝固收缩，血清吸收，血红蛋白浓缩使血肿密度增高，CT值可达70~80HU（图3-3-3A）。少数急性硬膜下血肿可呈混杂密度（图3-3-3B）或低密度，系蛛网膜破裂，脑脊液混入所致。贫血患者血红蛋白含量低（< 80g/L），血肿密度较低，接近等密度。

（2）MRI：硬膜下血肿形态表现与CT相似。血肿信号变化取决于血肿所处时期。血肿在超急性期（< 24小时，细胞内为氧合血红蛋白阶段），T_1WI呈等信号，T_2WI呈高信号，急性期（1~3天，细胞内为脱氧血红蛋白阶段）T_2WI呈低信号。T_1WI增强扫描可见皮层血管强化，受压内移，远离颅骨内板。

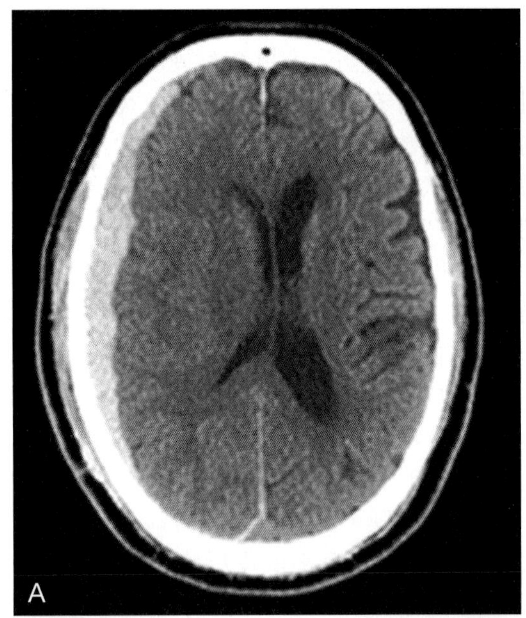

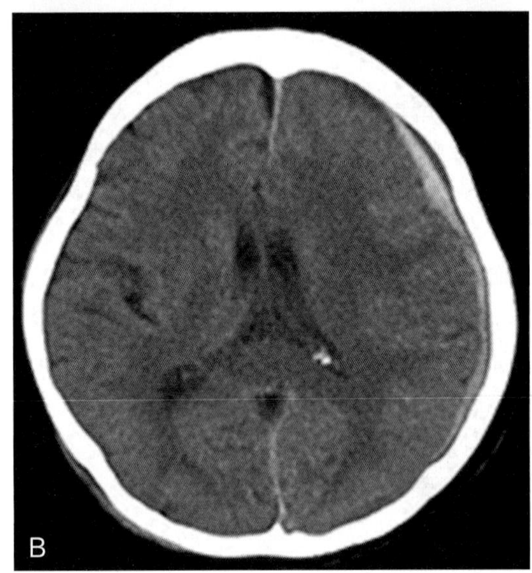

图 3-3-3 急性硬膜下血肿 CT 平扫

A. 右额颞枕颅板下新月形高密度；B. 左额颞顶颅板下新月形混杂密度

2. 亚急性硬膜下血肿

（1）CT：血肿密度较急性期逐渐减低，大约伤后 1~2 周可变为等密度。CT 可见灰、白质界面内移，脑沟消失，脑室变形，中线结构向健侧移位（图 3-3-4）。有脑萎缩的外伤者一侧不显示脑沟和脑室扩大则提示本病。随着红细胞崩解，细胞碎片及血块沉积于血肿下方，血肿呈混杂密度，上部为低密度，下部为高或等密度，两者常有清楚的界面，但也可分界不清。CT 增强扫描显示血肿边缘硬膜及血肿包膜强化，有助于显示等密度血肿的轮廓，皮层血管受压向内移位。

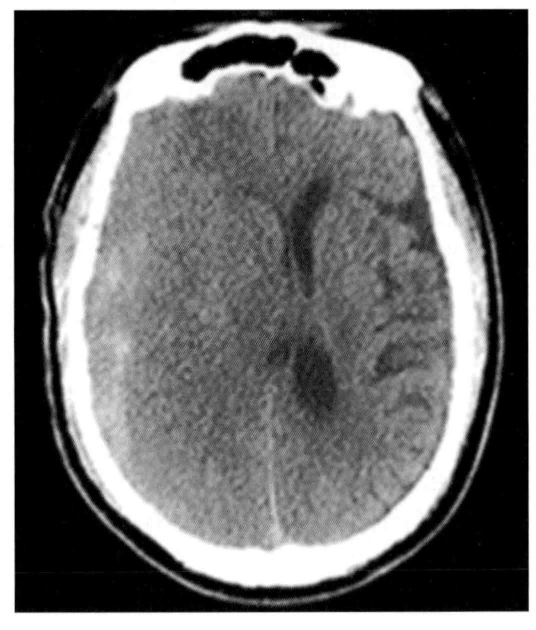

图 3-3-4 亚急性硬膜下血肿 CT 平扫

右侧额颞枕颅板下方半月形等、稍高密度影，邻近脑沟消失，右侧脑室受压、变扁，中线结构左移

（2）MRI：此期血肿信号经历由 T_1WI 上的等信号、T_2WI 上的低信号向高信号的演变过程，这种变化常从血肿周边开始，所以血肿 T_1WI 信号的增高标志着亚急性期的开始。亚急性早期（4~7 天，细胞内正铁血红蛋白）T_1WI 呈等、高信号（图 3-3-5A），T_2WI 呈低信号（图 3-3-5B）；亚急性晚期（7~14 天，细胞外正铁血红蛋白），T_1WI 呈高信号，T_2WI 呈高信号。T_1WI 增强扫描可见周围硬膜强化增厚，血肿包膜强化。

3. 慢性硬膜下血肿

（1）CT：可表现为低密度、等密度、高密度（图 3-3-6A）或混杂密度区（图 3-3-6B）。血肿的密度和形态与出血的时间、血肿大小、吸收情况及有无再出血有关。慢性期的较早期，血肿多呈混杂密度或等密度，也可为高密度，一般随时间推移血红蛋白不断溶解和吸收，血肿密度呈逐渐降低的趋势，等密度逐渐变为低密度，混杂密度区内低密度部分越来越多，直至变为低密度。但不尽然，由于再出血，已经演变为低密度的血肿可再呈现为混杂密度。血肿内粘连可使血肿分隔（图 3-3-6C），各分房内密度可相同也可不同。约 1%~2% 血肿包膜可发生钙化。CT 增强扫描血肿包膜强化，可见皮层血管受压向内移位。

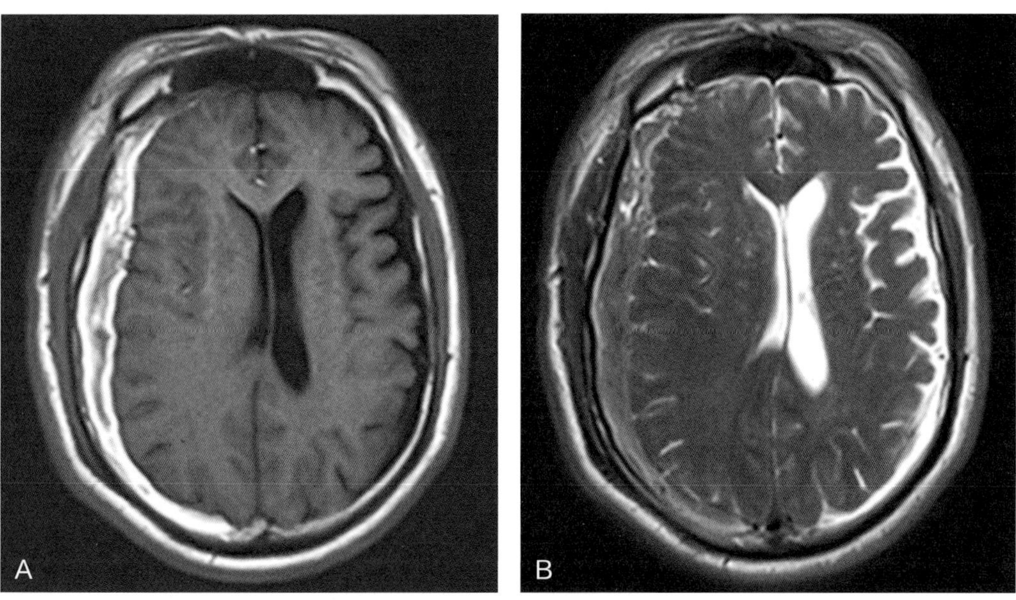

图 3-3-5 亚急性硬膜早期下血肿 MRI 平扫

A. T_1WI，右额颞枕颅板下新月形等、高信号；B. T_2WI，右额颞枕颅板下新月形低信号

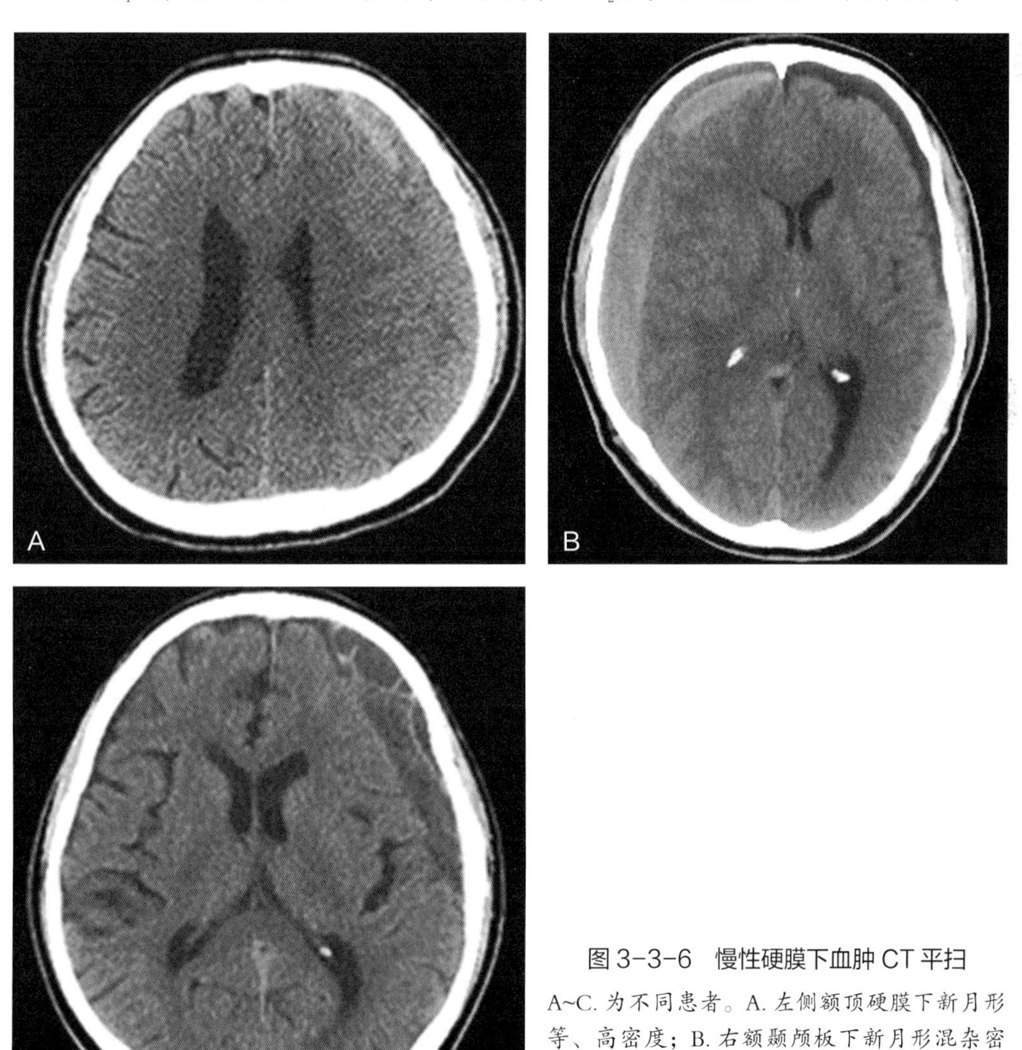

图 3-3-6 慢性硬膜下血肿 CT 平扫

A~C. 为不同患者。A. 左侧额顶硬膜下新月形等、高密度；B. 右额颞颅板下新月形混杂密度影，同时左额颅板下新月形低密度硬膜下积液；C. 左额颞见分房状低密度影，内可见等、高密度分隔

（2）MRI：此期血肿信号多变，当正铁血红蛋白完全演变为含铁血黄素时，T_1WI、T_2WI 均呈低信号，但由于血肿内含有较多的蛋白质成分，因此 T_1WI 信号仍高于脑脊液。当合并有再出血时，T_1WI、T_2WI 可呈混杂信号（图 3-3-7A、B）。T_1WI 增强扫描可见血肿包膜强化（图 3-3-7C、D）。

【诊断与鉴别诊断】

1. 硬膜下血肿诊断

（1）根据头颅外伤史，急性期硬膜下血肿 CT 表现为颅骨内板下方新月形、半月形高密度或混杂高密度影即可诊断，一般不难。

（2）亚急性期等密度硬膜下血肿在 CT 上根据灰、白质界面内移等占位表现亦可诊断。一侧出现硬膜下血肿，而中线结构向患侧移位，即出现矛盾性占位表现，则提示对侧有更大的等密度血肿。若为双侧硬膜下血肿，其中一侧较小且为等密度，也易被忽视而漏诊，通过增加窗宽、增强 CT 检查和 MRI 检查有助于确诊。

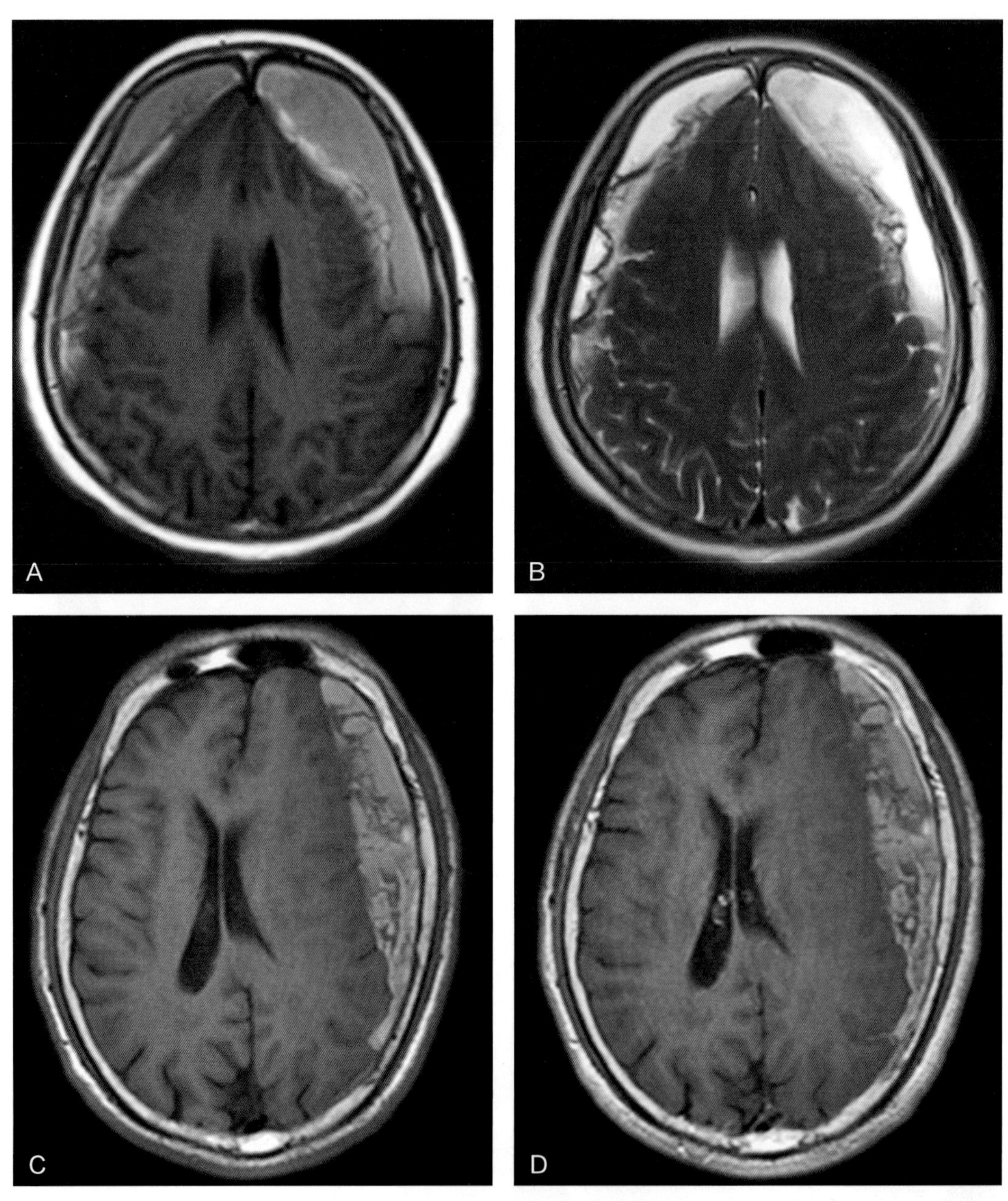

图 3-3-7 慢性硬膜下血肿 MRI 平扫

A、B 为同一患者，C、D 为同一患者。A. T_1WI，双额颞颅板下新月形混杂信号，近脑凸面血肿内再出血呈高信号；B. T_2WI，双额颞颅板下新月形混杂信号，近颅板下血肿呈稍高信号；C. T_1WI，左额颞新月形混杂信号（合并再出血）；D. T_1WI 增强，左额近颅板下血肿包膜明显强化（与平扫相比）

（3）少数疑有颅底、颅顶区硬膜下血肿者可行冠状或矢状多平面重建，在条件允许的情况下可行 MRI 检查。MRI 检查对于少量硬膜下血肿、亚急性及慢性硬膜下血肿具有较好的诊断与鉴别诊断价值，是 CT 检查的有力补充。

（4）当怀疑血管畸形出血时，可以进行急诊 CTA 检查，硬膜下血肿表现为脑凸面和颅骨内板区的新月形或半月形无血管区，相邻皮层静脉受压推移远离颅骨内板。

2. 鉴别诊断

（1）其他原因硬膜下积液：硬膜下水瘤多因外科手术或创伤导致蛛网膜撕裂所致，呈脑脊液密度，无出血，无包膜，增强扫描未见包膜强化；硬膜下炎性渗出为脑膜炎的并发症；硬膜下积脓的脓腔 DWI 呈高信号，增强扫描可见脓肿壁呈明显强化。

（2）硬膜外血肿：表现为双凸透镜外形，不跨越颅缝，常伴有邻近颅骨骨折。

（3）肿瘤：脑膜瘤、淋巴瘤、白血病及脑转移，有时需要与硬膜下血肿鉴别，肿瘤通常没有新月形的外观，增强扫描可见明显强化，与硬膜下血肿包膜强化不同，并可侵犯颅骨，可供与硬膜下血肿鉴别。

【影像研究进展】

脑出血与 MRI 出血序列　T_2*WI 和 SWI 序列都对顺磁性的出血代谢产物显示敏感，后者较前者显示效果更好。尤其在血肿的早期阶段，脱氧血红蛋白在血肿周边首先形成，可见明显的低信号，之后随着更多顺磁性物质（脱氧血红蛋白、正铁血红蛋白和含铁血红素）的形成，低信号范围逐渐增加。

（任　彦）

三、蛛网膜下腔出血

【概述】

蛛网膜下腔出血（subarachnoid hemorrhage，SAH）是指血液存在于软脑膜与蛛网膜之间。它的病因包括创伤、动脉瘤破裂、血管畸形及淀粉样血管病，其中最常见的是创伤。外伤性蛛网膜下腔出血（traumatic subarachnoid hemorrhage，tSAH）是由于脑挫裂伤或皮层血管的破裂出血扩散到邻近的脑沟或脑池所致。

【临床与病理】

蛛网膜下腔是蛛网膜与软脑膜之间充满脑脊液的腔隙，在颅底、脑干周围、小脑幕缘及枕大孔区局部扩大形成脑池。在解剖上，蛛网膜下腔包绕脑、脊髓、神经根及所有主要的脑动脉及皮层静脉。在剧烈的外力作用下，动脉破裂或静脉撕裂导致的急性出血，血液外渗至蛛网膜与软脑膜之间的脑脊液腔隙；脑实质出血扩大突破皮层及软脑膜，也可以流至邻近的蛛网膜下腔。所以外伤性 SAH 常伴有脑挫裂伤、硬膜下或硬膜外血肿、弥漫性轴索损伤等。SAH 的出现往往标志着发生了严重的脑损伤。tSAH 分级：1 级：薄的 tSAH ≤ 5mm；2 级：厚的 tSAH>5mm；3 级：薄的 tSAH 伴局部占位效应；4 级：厚的 tSAH 伴局部占位效应。tSAH 出血后血红蛋白的演变过程不同于脑内血肿，其变化更快，降解迅速。

临床上 tSAH 主要表现为头痛、呕吐、意识障碍等。青壮年男性多见，平均年龄 43 岁，男女比例 2∶1。发生 tSAH 的患者中，33% 为中度脑外伤，60% 为重度脑外伤，2%~10% 的病例会发生 tSAH 相关性血管痉挛。tSAH 的自然病程是出血的分解和吸收，其预后相关因素有 Glassgow 昏迷量表评分和出血量。如果合并其他颅内损伤，则预后不良。临床并发症包括：①急性脑积水比较罕见，通常为导水管或四脑室出口被 SAH 的血凝块阻塞所致，是属于阻塞性非交通性脑积水，表现为脑室不对称性扩张；②迟发型脑积水，是由于蛛网膜颗粒对脑脊液吸收障碍而出现的交通性脑积水，脑室呈对称性扩张；③脑血管痉挛，发生较动脉瘤性 SAH 要早，伤后 7~10 天达到高峰，可持续 2 周甚至更长时间。

【影像学检查方法】

CT 平扫是首选的检查方法，简单易行；其次是 MRI 平扫，需要时可加做 SWI。DSA 检查主要用来排除动脉瘤、评估 tSAH 诱发的脑血管痉挛，目前其诊断功能逐渐被 CTA 取代。

【影像表现】

1. CT　平扫表现为蛛网膜下腔或脑池内线状或斑片状高密度影，脚间池内高密度影可能是少量 SAH 的唯一表现。除部位不同外，tSAH 的出血与动脉瘤性蛛网膜下腔出血的表现相同。毗邻脑组织可见挫裂伤或硬膜下血肿等。一般来说大脑凸面脑沟内的 tSAH 较基底池更常见（图 3-3-8）。CTA 可以发现痉挛的脑动脉呈“串珠状”改变，一般在外伤后 2~3 天可能出现，一直持续到第 2 周。

2. MRI　T_1WI 可见沿脑沟或脑池分布的

相对于脑脊液的高信号，T_2WI 与脑脊液等信号。FLAIR 序列 SAH 呈高信号，和 CT 相比其敏感性更高，但特异性不如 CT。SWI 序列有助于发现较小的出血灶，表现为沿脑沟和（或）脑池分布的低信号影（图 3-3-9）。DWI 序列可用来评估 tSAH 诱发的脑血管痉挛，因缺血区域弥散受限而呈高信号。同时因为脑外伤可能伴发脑缺血性梗死，DWI 检查有助于早期发现临床怀疑的脑梗死。

【诊断与鉴别诊断】

tSAH 的诊断一般比较容易。脑外伤患者如果 CT 平扫发现沿脑沟、脑池分布的条状或斑片状高密度出血即可做出明确诊断；在 MRI 上，FLAIR 序列高信号对 SAH 的诊断更加敏感，SWI 序列有助于发现少量的 SAH。

在影像学上，tSAH 主要与非外伤性 SAH、脑膜炎、脑膜癌病、假性 SAH、注射钆对比剂和吸入高浓度氧等鉴别。

1. 非外伤性 SAH　80%~90% 是由动脉瘤破裂引起，可通过 CTA、DSA 或 MRA 做出明确诊断；另外非外伤性 SAH 的病因还包括夹层动脉瘤破裂、动静脉畸形等。

2. 脑膜炎　临床一般有明确发热、感染及脑膜刺激症状。CT 扫描显示脑脊液密度浑浊不均匀，MRI 可见脑膜增厚呈 T_1WI 低信号，T_2WI 及 FLAIR 高信号；增强扫描可显示脑膜的增厚和强化。

3. 脑膜癌病　因脑脊液中含较多的肿瘤细胞而 CT 扫描密度增高，结合原发肿瘤的病史和增强扫描可以做出鉴别诊断。

4. 假性 SAH　严重的脑水肿会导致全脑呈弥漫性低密度，与毗邻的脑组织相比，使得硬脑膜、动脉及静脉窦内的循环血液呈相对的高密度。

5. 钆剂增强常规 MRI　增强扫描静脉注射钆剂可以引起 T_2-FLAIR 高信号，越靠近病变组织 CSF 的改变更明显。

6. 吸入高浓度氧　全身麻醉时吸入 100% 的纯氧会导致蛛网膜下腔的 CSF 信号不能完全抑制，T_2-FLAIR 序列脑沟内的脑脊液呈高信号，但脑室内脑脊液不受影响。

【影像学研究进展】

虽然临床上 CT 扫描是脑外伤的常规检查手段，但 MRI 扫描特别是 FLAIR 序列对 SAH 的诊断敏感性更高。SWI、DWI/DTI、^{1}H-MRS、PWI、BOLD-fMRI 等功能成像能够提供更多的临床信息。Tong 等人的研究表明，在脑外伤的儿童患者中，SWI 对发现可疑脑出血（包括 SAH）的敏感度较传统的 GRE 序列更高。SWI 被证明不仅能够发现微小的出血，也能反映脑外伤的严重程度。SWI 所检出病灶的数目和体积与患者的预后及神经精神功能状态呈负相关。对于 tSAH，SWI 序列被认为较 CT 扫描能更好地检测出脑室内出血和少量出血，但对脑底池的 SAH 的检测并不如 CT 扫

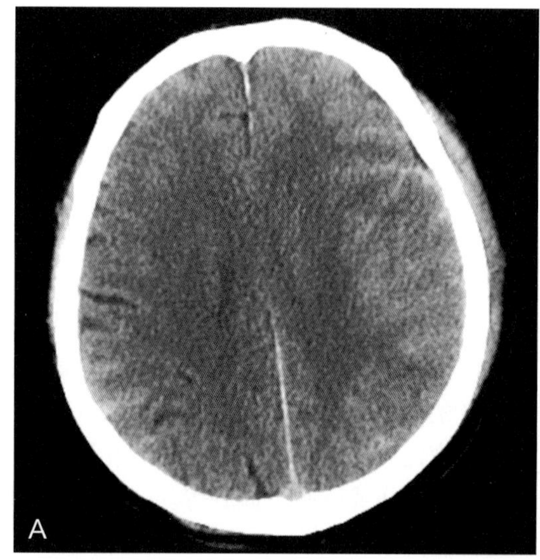

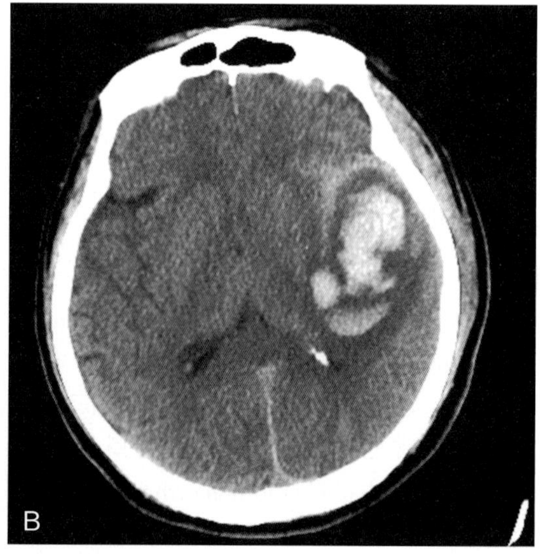

图 3-3-8　头颅 CT 平扫

A. 左侧额叶及顶叶皮层肿胀，可见沿脑沟分布的条状高密度出血，右侧顶叶部分脑沟亦见线状高密度出血影；B. 同一患者，其左侧颞叶严重的脑挫裂伤，局部见团片状高密度血肿

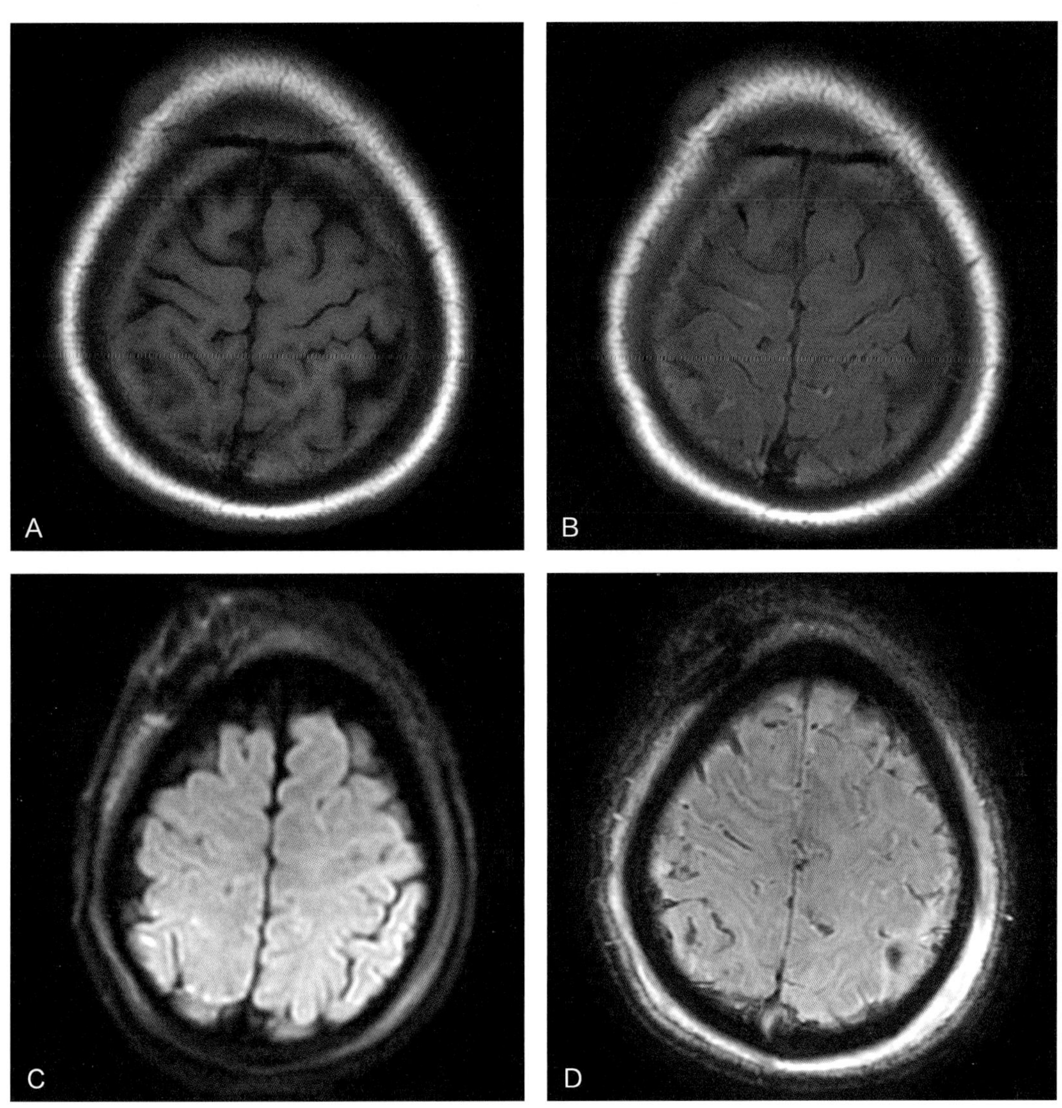

图 3-3-9　外伤性蛛网膜下腔出血的 MRI 表现

A. T_1WI 出血呈与脑脊液相同的低信号，显示不清；B. T_2-FLAIR 可见沿脑沟分布的线状高信号出血影；C. DWI 显示部分蛛网膜下腔出血灶呈高信号；D. SWI 可见沿脑沟分布的低信号出血灶

描。国内刘玥等选择 36 例颅脑外伤患儿，对比常规 MRI 序列（T_1WI、T_2WI）与 SWI 和 T2-FLAIR 序列三种检查方法在发现脑实质微出血、硬膜下或硬膜外血肿、蛛网膜下腔出血及脑室内出血的数量的差异，结果表明：SWI 较常规 MRI 和 FLAIR 序列能检测出更多的微出血灶及脑室内出血，FLAIR 序列在检出 SAH 方面具有独特的优势，综合应用 MRI 扫描序列对于儿童创伤性颅内出血的诊断及预后的判断有很高的价值。

（张俊海　姚振威）

第四节　脑实质损伤

一、脑挫裂伤

【概述】

脑挫裂伤（contusion and laceration of brain）是脑挫伤和脑裂伤的统称，是指颅脑外伤所致的脑组织器质性损伤，可引起脑功能暂时性或永久性受损。脑挫伤（brain contusion）是指脑组织的擦伤，仅有脑组织的充血、淤血和小出血点，软脑膜完整，通常由直接、猛烈的外力作用于头部导致。脑裂伤（brain laceration）是脑组织的撕裂，伴有软脑膜及脑组织的破裂、出血、水肿及神经细胞坏死等，常由异物或颅骨骨折嵌入性骨碎片引起。脑挫伤和脑裂伤多同时存在，无法彻底分开，因而合并称为脑挫裂伤。好发部位为颞叶前下部、外侧裂周围皮质和额叶前下部，多发生于旋转力的着力点及其附近，也可发生在对冲部位，如额极或颞极下面。脑挫裂伤发生于颅骨内板且在外力作用下内陷时，当颅骨复位脑组织受到伸展应力的作用，血管结构最易受损。在着力点对侧发生的对冲性脑挫裂伤，其原因是由于脑组织在外力作用下向着力点移位，从而在着力点对侧颅骨与脑组织间产生负压，脑组织和血管在伸展应力作用下发生损伤。随着社会进步和经济发展，交通事故、高空坠落不断增加，脑挫裂伤的发病率也日渐攀升，目前已是创伤性脑损伤（traumatic brain injury，TBI）中最常见的脑外伤。

【临床与病理】

当作用于脑的伤害较小时，脑挫裂伤可能不明显，仅表现为轻微症状，如头痛、头晕、目眩等，部分患者可能有轻度意识障碍、恶心、呕吐等表现。当损伤较严重时，或轻微损伤出现脑水肿或出血而加重时，除上述轻微症状外，患者可出现意识不清，而意识恢复后多有嗜睡、激惹及功能障碍，还可伴发神经系统方面的症状、体征，如失语、偏瘫、面瘫等，常有比较明显的自主神经功能紊乱，表现为呼吸、脉搏、血压和体温的波动，此外还可有情绪不稳定、淡漠痴呆、癫痫发作等症状，伴有蛛网膜下腔出血时可表现为剧烈头痛、呕吐和脑膜刺激征阳性。有时可发生脑疝，甚至出现伤后昏迷及死亡。

病理改变包括挫伤和裂伤，其区分以软膜－神经胶质膜完整与否为标准，通常两者并存。脑挫伤位于皮层，肉眼可见局部脑组织点片状出血、水肿，存在脑裂伤者可见蛛网膜下腔出血，病变呈楔形深入脑白质。镜下早期表现为神经元呈典型的中央型尼氏体溶解改变，轴突肿大断裂，毛细血管充血、出血，周围脑组织细胞明显水肿以及胶质细胞肿胀；脑皮层分层结构消失，灰、白质分界不清。数日至数周后，脑组织发生液化，蛛网膜因出血机化而增厚，局部出现泡沫细胞，胶质细胞增生和纤维细胞长入，最终与脑膜纤维细胞增生融合形成脑膜脑瘢痕。脑挫裂伤病灶至少包含两种成分，位于中央的是出血灶和发生不可逆损伤的神经元，周围是发生可逆的缺血性损伤的神经元和反应性星形细胞增生。

【影像检查方法】

X 线虽有助于发现颅骨骨折，但无助于评估脑组织情况，因此 X 线不作为常规检查方法。在初诊时，首选影像学检查方法是 CT，对急性出血、骨折较敏感，有时还可发现弥漫性轴索损伤。MRI 对于发现微小挫裂伤、弥漫性轴索损伤和脑干损伤更有帮助，其对微小的急性、亚急性或慢性血肿的显示优于 CT。血管造影术、CTA 和 MRA 均有助于评价血管损伤，特别是 CT 平扫等影像检查发现与临床体格检查结果不一致时，需要进一步观察脑血管的损伤情况。

【影像表现】

1. CT

（1）急性期：损伤区局部可见散在的斑点状、斑片状高低混杂密度影，部分病灶周围可出现不同程度的低密度水肿影。由于患侧的侧脑室压力增大，同侧脑沟和脑池可有占位受压的表现，部分甚至可出现中线向对侧移位（图 3-4-1），重者出现脑疝。占位效应可随时间推移逐渐减轻，晚期出现脑萎缩征象。部分患者可表现为散在的出血点融合形成小血肿，少数可有弥漫性脑肿胀表现。合并蛛网膜下腔出血时，表现为脑池、脑沟内密度增高，数天后密度减低直至消失。

（2）进展期：双侧额叶可见形态不一、边缘模糊的高低混杂密度病灶，病灶周围伴有不同程度的脑水肿。出血灶可融合为小血肿到较大血肿，周围伴有重度弥漫性脑水肿，双侧脑室前角受压明显，环池、基底池模糊、缩小，部分可出现近似脑脊液的低密度坏死液化区。

（3）迟发期：脑挫裂伤可延迟发生，此类为非原发性损伤，是导致迟发性脑内血肿的主要原因。出血部位与受伤的着力点并无明显对应关系，临床症状出现较晚，早期未见脑挫裂伤病灶或仅表现为脑组织充血水肿，无血肿形成或 CT 不易分辨，短期内复查 CT 可见典型的脑挫裂伤改变或在不同部位出现新的脑挫裂伤病灶，主要 CT 特点是脑组织局限性或弥漫性密度减低和占位征象，病灶多见于颅底层面，易发生于蛛网膜下腔出血的邻近部位和受力的对冲部位。

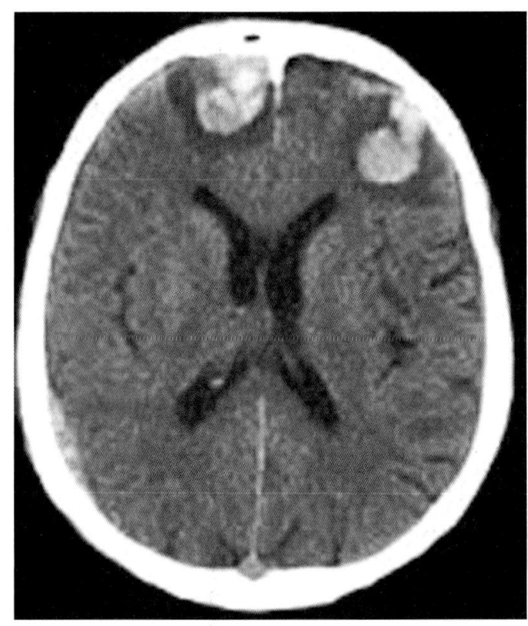

图 3-4-1 脑挫裂伤合并颅内脑外血肿 CT 平扫

CT 显示双侧额叶斑片状高密度影，周围环绕低密度影，提示为脑挫裂伤合并血肿形成；右枕部颅骨内板下方条带状高密度影，提示为颅内脑外小血肿

2. MRI 病灶 MRI 信号特点随脑水肿、出血的严重程度和病情不同阶段而表现各异。

（1）脑水肿：急性期脑水肿常呈片状、脑回状的 T_1WI 低信号、T_2WI 高信号影，在 T_2-FLAIR 呈高信号（图 3-4-2）。损伤早期可为细胞毒性水肿，DWI 为显著高信号，ADC 为低信号，SWI 呈等信号。慢性期，脑水肿和占位效应均减轻，出现软化灶和脑萎缩。

（2）脑出血：通过观察 T_1WI 和 T_2WI 脑血肿信号变化而推断其发生时间是 MRI 的优势之一：急性期（0~2 天）呈中心 T_1WI 等信号、T_2WI 低信号；亚急性期（3~14 天）呈 T_1WI 呈高信号、T_2WI 呈低信号（亚急性早期）或者高信号（亚急性晚期）；慢性期（>14 天）呈 T_1WI 低信号、T_2WI 高信号，周围可见 T_2WI 低信号环；这些信号改变的病理生理基础是脑血肿内的血红蛋白及其衍生物在不同时期不断演变的过程，具体可参见脑出血的相关章节。SWI 对脑挫裂伤的显示有较高的敏感性，较常规 MRI 序列能发现更早、更多、更小的病灶，脑出血在 SWI 上可表现为团块状、条索状边缘清楚的低信号影，微出血病灶表现为大小不等的圆形、点状、串珠状、小斑片或团片状显著低信号，边界清楚。需要注意的是，SWI 显示的圆形显著均匀低信号并不能完全代表出血的范围，由于出血后血液代谢产物（脱氧血红蛋白、正铁血红蛋白及含铁血黄素等顺磁性物质）在病灶周围形成磁场，因此存在一定程度的放大效应。单纯脑挫裂伤病灶在 FLAIR 序列上表现为斑片状高信号，伴有出血时根据其出血时间表现为高、等、低信号。此外，DWI 和 T_2-FLAIR 等可用于确定病例是否伴合并有弥漫性轴索损伤。

【诊断与鉴别诊断】

诊断依据：①头部有加速性或减速性外伤史；②依病灶部位和范围出现相应的症状和体征，如

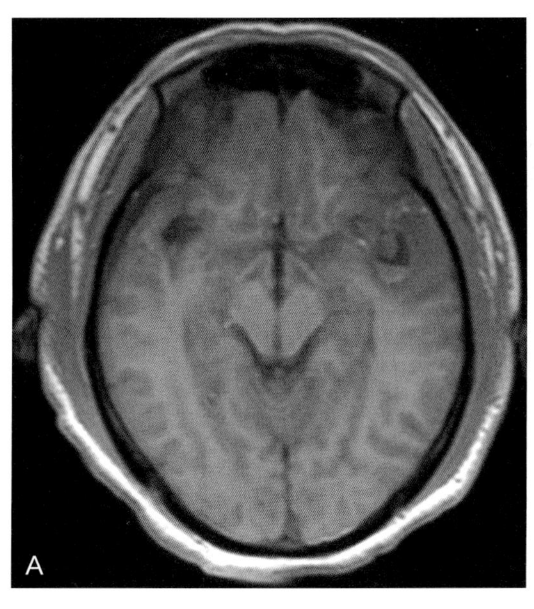

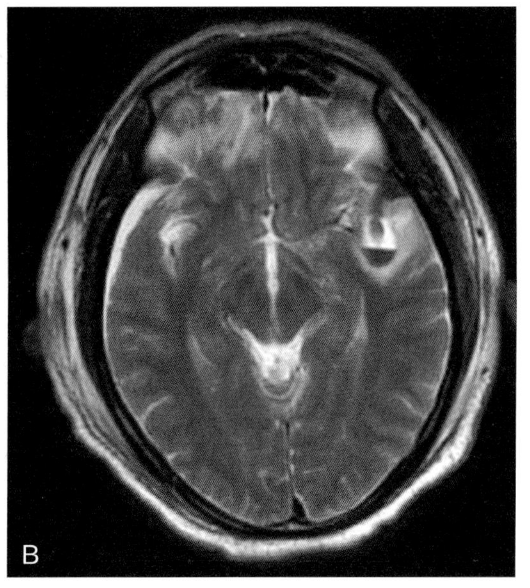

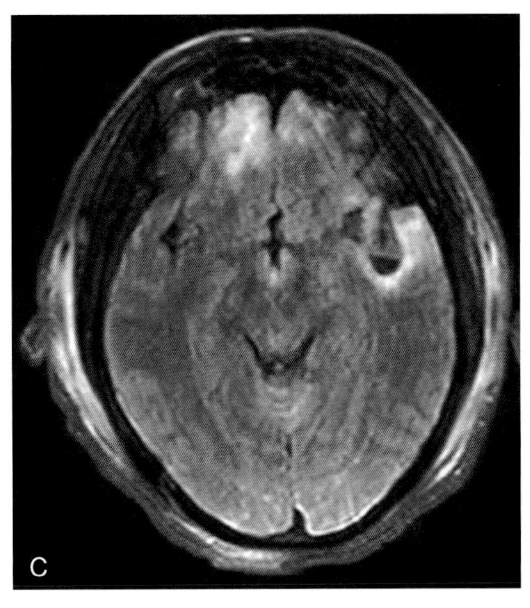

图 3-4-2 脑挫裂伤 MRI 平扫

A. T_1WI 左侧颞叶可见类圆形等低混杂信号影；B. T_2WI 左侧颞叶呈高低混杂信号，并可见液-液平面，双侧额叶可见斑片状高信号；右侧颞部颅骨内板下方条带状高信号影，提示少量硬膜下积液；C. T_2-FLAIR 左侧颞叶病灶呈高低混杂信号，提示脑挫裂伤伴血肿；双侧额叶病灶呈高信号，提示挫裂伤

嗜睡、昏迷等意识障碍，头痛、恶心等颅内高压症状，偏瘫、失语、癫痫等神经系统症状，伴有瞳孔改变、脑膜刺激征等；③头颅 CT 平扫表现为急性期呈片状高低混杂密度影，重度挫裂伤可合并明显的脑水肿和脑室受压等占位征象，后期病灶逐渐软化伴脑萎缩；④ MRI 可见 T_1WI 呈等或低信号，T_2WI 及 FLAIR 呈高信号，此外 MRI 对弥漫性轴索损伤和蛛网膜下腔出血的检出率较 CT 更敏感，对临床症状的评估和预后发展能提供更详细的资料。

在无明确外伤史时，需与脑炎、脑梗死和低级别的胶质瘤进行鉴别。

【影像学研究进展】

1. DWI　能很好地显示微出血病灶，早期微出血区为高信号，随后信号降低成为等信号，其早期微出血灶的检出率要高于常规 T_1WI 和 T_2WI，特别是能发现 FLAIR 不能定性的部分急性期病变。此外，DWI 在发现脑外伤后轴索损伤的敏感性与 FLAIR 相似。

2. DTI　额叶、胼胝体、内囊和扣带回等区域是脑挫裂伤的 DTI 研究中最常发现的异常区域，DTI 可以显示脑挫裂伤白质完整性降低，对于临床预后评估具有一定意义，但是目前仍未广泛应用于临床。

3. fMRI　静息态 fMRI 常用以评价脑挫裂伤康复前后脑功能的变化情况，例如功能康复后患者的神经认知测试和默认模式网络功能连接均较前出现改善。由于急性或亚急性出血灶内的成分对 fMRI 的结果有较大影响，因此对于脑挫裂伤急性期和亚急性期的脑功能研究比较少见。

4. SWI　SWI 对于出血非常敏感，有研究发现 SWI 筛查出血灶的能力是 T_2*WI 的接近 4 倍，可大大提高隐匿性脑挫裂伤的病灶检出率，并且 SWI 能更好地显示胼胝体的病灶。

5. ^{1}H-MRS　伤后早期即可观察到挫裂伤区 NAA、NAA/Cr 等的降低，病灶周围的 MRS 变化出现的时间比 CT 或 MRI 更早、更明显，甚至 MRS 改变可出现在 MRI 表现正常的白质区域。^{1}H-MRS 有助于明确挫裂伤后脑组织病理生理变化的神经生化机制，可以在分子水平为超早期颅脑损伤的临床诊断、药物治疗效果的评价、神经功能恢复的评估、损伤的严重性及预后提供新的线索。

6. PET-CT　可显示急性脑挫裂伤周围的表观正常组织的代谢与灌注异常。挫裂伤周围低密度灰质区域的脑血流量、氧摄取指数和脑代谢率降低，提示这些区域很可能进行性发展成为坏死组织。PET-CT 对脑挫裂伤的脑功能和代谢具有一定的临床价值，还需进一步的研究。

（黎海涛）

二、弥漫性轴索损伤

【概述】

在脑外伤中，弥漫性脑损伤是闭合性颅脑损伤的一种类型，具有较高的致残率和病死率，弥漫性脑损伤主要包括弥漫性轴索损伤（diffuse axonal injury，DAI）、弥漫性脑肿胀（diffuse brain swelling，DBS）、缺氧性脑损害（hypoxia brain change，HBC）、弥漫性血管损伤（diffuse vascular injury，DVI）等4种基本类型，其中，弥漫性轴索损伤是最严重的病理类型，主要的致伤原因为交通事故、坠落伤、打击伤。弥漫性轴索损伤可单独存在，也可合并其他类型脑损伤，包括脑挫裂伤、颅内血肿、颅骨骨折及蛛网膜下腔出血等。患者往往出现昏迷、昏睡、瞳孔散大、对光反射消失、呼吸功能以及肢体功能障碍等，具有较高的死亡率、致残率及植物生存状态发生率，预后不良。

【临床与病理】

弥漫性轴索损伤的发病机制存在多种学说，目前，国内外较为统一的是认为由于颅骨、脑膜、脑灰、白质及脑脊液的质量存在差异，在外力作用下，尤其是在能使颅脑产生旋转加、减速运动和（或）角加速度运动的外力作用下，各组织运动加速度不同，而产生瞬间剪切力，导致神经轴索破坏和小血管断裂出血而致，灰、白质交界区、双侧大脑半球间的胼胝体以及脑干头端是剪切力作用下的易损区。弥漫性轴索损伤的基本病变包括神经轴索的弥漫性损伤，胼胝体及上脑干背侧局灶性损伤，称为弥漫性轴索损伤三联征，前者需做组织学检查才能见到，后两者因有局灶性出血，在大体标本上即可发现。

由于弥漫性轴索损伤是一个病理诊断，诊断的金标准必然是病理，而临床上获取病理诊断较为困难，因此，影像学诊断成为主要手段。主要有CT和MRI两种，而MRI中又有各种不同的扫描序列，主要包括T_1WI、T_2WI、T_2-FLAIR、DWI、DTI和SWI等。CT与MR上述序列均不能显示轴索及其病变，主要通过微出血灶和微水肿灶的影像表现以及结合临床表现来判断弥漫性轴索损伤是否存在。

【影像检查方法】

常规X线检查对DAI的诊断无价值。CT一般是颅脑损伤首选的检查方式，能够发现颅骨骨折、较大的脑内出血灶及脑肿胀等，主要是依靠受损轴突周围组织的肿胀或出血等间接征象来推断的，存在很大局限性，难以真实反映弥漫性轴索损伤的存在及真实状态。随着MRI技术和新序列的发展，MRI可以多方位、多参数、多序列成像，软组织分辨率高，可以清晰地显示脑组织肿胀及颅内水肿情况，没有骨伪影干扰，对脑干及后颅窝病变的显示更具优势，已经成为评估DAI的重要方法，目前主要应用于临床的常规序列是T_1WI、T_2WI和T_2-FLAIR三种序列，磁共振新技术如DWI、DTI、SWI等多种序列的出现可以从检测脑内微出血代谢产物、神经纤维束完整性等，有助于对弥漫性轴索损伤进行早期诊断。

【影像表现】

1. CT ①脑实质内多发小灶性出血，占位效应不明显，表现为小点状、小片状、类圆形高密度灶，直径一般小于1cm，周围脑组织水肿不明显，病灶分散于双侧脑实质，最常累及脑白质，其次为皮髓质交界区、基底节区、胼胝体及脑干等，中线结构轻度移位或不移位；②由于神经轴索损伤、断裂，轴浆外溢、胶质细胞肿胀变形等一系列基本病理变化导致弥漫性脑肿胀，表现为双侧大脑皮髓质交界区边缘模糊，脑实质饱满，脑室系统及脑沟裂普遍变窄甚至消失；③常合并其他损伤，如硬膜下血肿、硬膜外血肿、颅骨骨折等。由于弥漫性轴索损伤的出血通常是少量而多发，且多是非出血性病灶，使得CT检查常低估弥漫性轴索损伤的程度和范围，所以必须根据患者的临床表现、症状体征及影像检查等来进行综合判断。在需要对弥漫性轴索损伤患者进行详细诊断及全面评估时，在病灶显示方面，CT远不如MRI对病灶显示全面，但CT有耗时短，简便易行等优势，目前仍然是脑外伤患者首诊时的首选检查方法。

2. MRI ①脑实质内多发的小灶性出血，T_1WI序列呈高或等信号，T_2WI及FLAIR序列呈高信号，出血灶周围往往伴有小范围水肿灶，T_1WI序列呈低信号，T_2WI及FLAIR序列呈高信号；②对于非出血性弥漫性轴索损伤病灶时，MRI可以更加凸显出比CT检查的优势，因为FLAIR序列可以对自由水进行抑制，脑脊液产生的部分容积效应和因脑脊液流动出现的伪影减小，因此，弥补了T_2WI序列对脑室旁白质及皮层下病灶显示的不足。病变部位与周围组织信号形成明显差异，提高了病灶的检出率。但常规自旋回波序列的T_1WI像和T_2WI对微小出血灶的显示仍然不敏感，往往还是依靠出血周围水肿灶这一间接征象来推测弥漫性轴索损伤的存在（图3-4-3）。

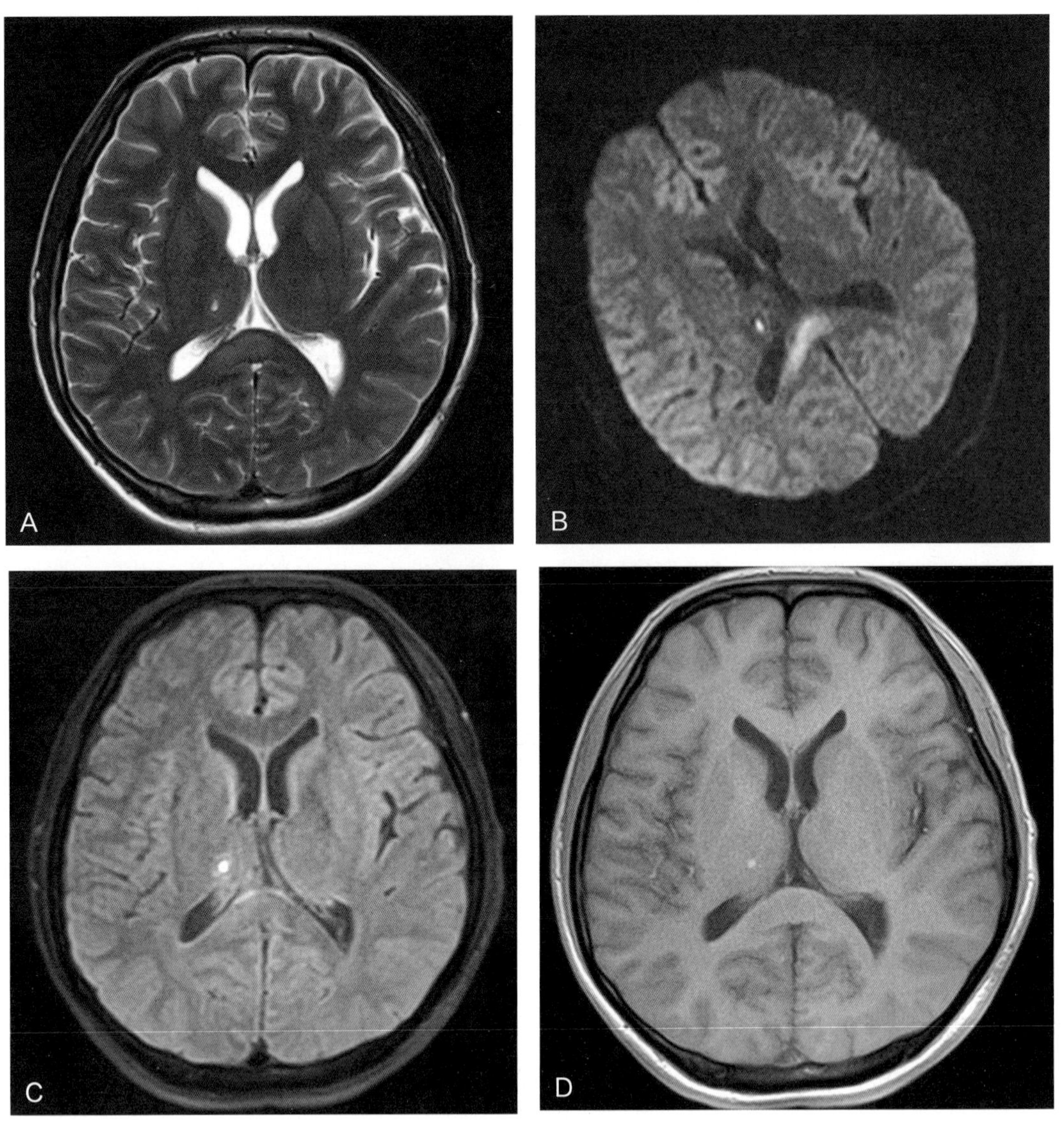

图 3-4-3 弥漫性轴索损伤 MRI 平扫

A. T_2WI，右丘脑点状高信号，周围见少许稍高信号影，胼胝体压部片状高信号；B. DWI，上述病变呈高信号；C. T_2-FLAIR，右丘脑病灶呈明显高信号；D. T_1WI，右丘脑病灶呈点状高信号，提示出血

【诊断与鉴别诊断】

弥漫性轴索损伤的诊断必须结合患者的症状体征和影像表现综合考虑。患者伤后往往会出现昏迷，可伴有去脑强直或去皮质强直发作，恢复慢。少数患者有中间清醒期，可能与弥漫性轴索损伤的程度较轻有关，昏迷原因主要是大脑广泛性轴索损害，使皮质与皮质下中枢失去联系。部分患者有瞳孔改变，表现为一侧或双侧瞳孔散大，对光反射消失，或同向凝视等。弥漫性轴索损伤病灶在影像上多表现为皮髓质交界区、白质区、基底节、脑干、小脑及胼胝体等处的大小不等的点状、条状、小斑片状、串珠状、团状的小灶性出血。结合患者的症状体征和影像表现综合考虑，做出弥漫性轴索损伤的诊断并不困难。但是，需要特别指出的是弥漫性轴索损伤可单独存在，但也可合并其他类型颅脑损伤，包括脑挫裂伤、颅内血肿、颅骨骨折及蛛网膜下腔出血等，这些合并伤易于发现，但不能因为发现了这些合并伤后掉以轻心，从而忽略了弥漫性轴索损伤的存在。

需要与弥漫性轴索损伤进行鉴别的疾病包括：①脑挫裂伤：脑挫裂伤的出血部位往往位于着力点及其对冲部位，血肿通常较大，直径可大2.0cm，常累及皮质，患者临床症状较弥漫性轴索损伤轻，可出现一过性昏迷，一般不会引起严重功能障碍。而弥漫性轴索损伤出血好发于皮髓质交界区、白质区、基底节、脑干、小脑、胼胝体等处，直径通常小于1.0cm，沿轴索方向呈串珠样分布。②脑震荡：外伤往往较轻，患者可短暂昏迷，伴逆行性遗忘，为可逆性轻度脑损伤，影像学检查往往阴性。

【影像学研究进展】

1. DWI　对于弥漫性轴索损伤的出血性病灶，DWI上表现较为复杂多样，血液及其不同降解产物聚集，引起不同的局部磁场改变而呈现不同DWI表现。在超急性期，DWI呈中心高信号、边缘低信号；在急性期，DWI表现出多样混合低信号，低信号周围伴有高信号环；在亚急性期，DWI早期低信号，后期转变为高信号；在慢性期，DWI变为低信号。由于DWI序列采用强梯度磁场，磁敏感性高，所以对出血性病灶的检出率要明显优于常规T_1WI、T_2WI、T2-FLAIR序列。因此DWI序列对弥漫性轴索损伤的影像诊断价值较高。同时，有研究显示ADC值的降低程度与轴索损伤的严重程度有关，ADC值的降低程度可用来预测弥漫性轴索损伤患者的昏迷持续时间，为判定临床预后提供依据。但DWI容易受到局部磁场不均匀的影响，对邻近颅底、额窦、蝶窦、颞极下方的病灶显示欠佳。

2. DTI　DTI技术可显示脑外伤后脑白质纤维束的变形、移位及破坏等情况，通过定量分析脑白质损伤的程度及范围，为弥漫性轴索损伤的早期诊断、分期和预后提供更多信息，是目前活体观察轴索病变最直观的影像学技术，有望成为颅脑损伤患者脑白质损伤程度量化的指标。

3. SWI　SWI对顺磁性物质高度敏感，出血后脱氧血红蛋白、含铁血黄素、正铁血红蛋白等顺磁性物质，在SWI序列表现为明显的低信号，能够很好地与周围组织区分，发现常规MRI序列不能显示的微小出血灶，明显提高弥漫性轴索损伤病灶的检出率。弥漫性轴索损伤病灶在SWI序列上多表现为皮髓质交界区、白质区、基底节、脑干、小脑、胼胝体等处的大小不等的点状、条状、小斑片状、串珠状、团状的低信号（图3-4-4），其形态学表现与轴索损伤部位及严重程度有关。SWI序列不仅能够显示弥漫性轴索损伤病灶的数目，对预测病情及转归也具有较高的临床价值。

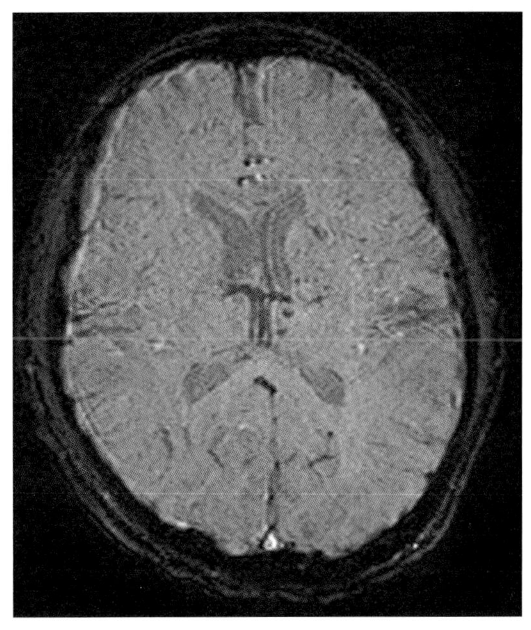

图3-4-4　弥漫性轴索损伤SWI序列

SWI示左侧基底节区、左侧丘脑多发低信号，提示为微小出血灶

（黎海涛）

三、深部脑损伤

【概述】

深部脑损伤在国内外文献及资料中尚无明确定义，一般在临床工作中认为深部脑组织包括侧脑室周围区域、基底节区、丘脑、胼胝体、海马等邻近结构的灰质及白质成分。由于白质损伤与前文所述弥漫性轴索损伤有部分重叠，本节我们主要介绍基底节附近的外伤性损伤。外伤性基底节出血（traumatic basal ganglia hemorrhage，TBGH）定义为基底节发生的出血，包括其邻近结构出血，例如内囊、丘脑，是比较少见的，在颅脑外伤中发生率约3%~10%，双侧发病更是少见，目前没有大宗病例报告，多为个别案例。

【临床与病理】

外伤性基底节出血临床特点：①年轻人多见；②多为交通事故伤；③肢体偏瘫发生率较高而意识障碍较轻；④多位于对冲部位；⑤多合并其他颅脑损伤，例如弥散性轴索损伤，脑挫裂伤等。

致伤机制目前还不清楚，多数观点认为在加/减速负荷的作用下，脑组织不同成分间位移产生剪切力，作用于基底节，使血管牵拉撕裂所致。受累的血管主要有脉络丛前动脉的苍白球支、大脑中动脉纹状体支、豆纹动脉等。低氧血症、低血压和凝血障碍是迟发性外伤性基底节出血形成或扩大的主要原因。较大的出血灶、凝血障碍、出现其他部位出血，如脑干出血、年龄 > 60 岁、运动反应异常疼痛、严重的头部损伤均提示预后不良。

【影像检查方法】

常规 X 线检查对诊断外伤性基底节出血无价值。CT 平扫可以发现急性期血肿，但 CT 平扫的敏感性不如 MRI，尤其是很难检测微出血，特别是双侧发病时。在显示微出血方面，SWI 比 GRE 序列的敏感性更高。DTI、fMRI、^{1}H-MRS、PWI 等 MRI 新技术可以量化评估外伤性基底节出血的脑损害，尚处于研究阶段，未应用到临床。PET 技术不仅可以评估脑血流及代谢变化，还可量化评估淀粉样蛋白的沉积。直径大于 2cm 的被称为大病灶，直径小于 2cm 被称为小病灶。

【影像表现】

1. CT　外伤性基底节出血表现为圆形或类圆形高密度影，边界清楚，伴或不伴水肿带，多为单侧发病，少数为双侧（图 3-4-5），常伴有其他颅脑损伤，如脑挫裂伤、颅骨骨折、蛛网膜下腔出血、硬膜下血肿及硬膜外血肿等。

2. MRI　CT 及常规 T_1WI、T_2WI 及 T_2-FLAIR 序列一般不能显示微出血灶。在 GRE 或 SWI 上表现为圆形或卵圆形、边界清楚、均匀低信号灶，直径多为 2~5mm，最大直径一般不超过 10mm，病灶无明显水肿及占位效应，增强扫描无强化；DWI 上常呈低信号。SWI 显示的微出血，应注意排除血管流空所致的低信号。

【诊断与鉴别诊断】

有明确外伤病史，加上神经症状和头颅 CT 检查，外伤性基底节出血损伤较易诊断。对于老年患者出现基底节及丘脑出血，应与高血压所致脑出血相鉴别。对于新生儿患者出现基底节及丘脑出血，应结合是否有难产病史、产道损伤的病史进行鉴别。

当 CT 上出现双侧高密度影时，应与生理性钙化（图 3-4-6）或病理性钙化，如代谢性脑病、感染性疾病（图 3-4-7）等相鉴别，可结合临床病史及实验室检查进行鉴别。

【影像学研究进展】

1. 扩散峰度成像（diffusion kurtosis imaging，DKI）　是一种在传统 DTI 的基础上延伸的新兴扩散成像技术，反映生物组织中水分子非高斯扩散特性，能够敏感地反映组织微观结构的复杂程度，也可以反映疾病相应的病理生理改变。有研究表明，在轻度颅脑创伤后 14 天到 3 个月时间中，丘脑、胼胝体显微结构发生了变化，平均峰度（mean kurtosis，MK）是轻度颅脑创伤后的潜在生物学标记。

2. ^{1}H-MRS　在轻度颅脑创伤中，最常见的发现是灰质和白质的 NAA 大量减少。在急性剪切损伤时，细胞膜和轴突髓鞘内的磷脂崩解，可导致胆碱升高。在小儿脑外伤患者中，^{1}H-MRS 有可

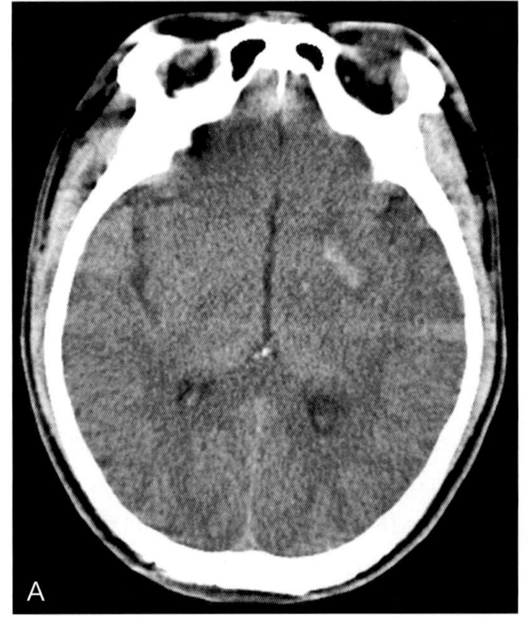

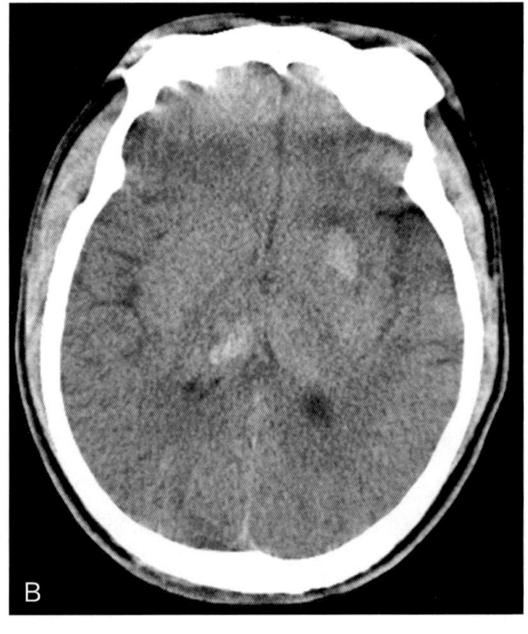

图 3-4-5　左侧基底节及右侧丘脑血肿

A、B. 同一患者的不同层面，左侧基底节、右侧丘脑的斑片状高密度影

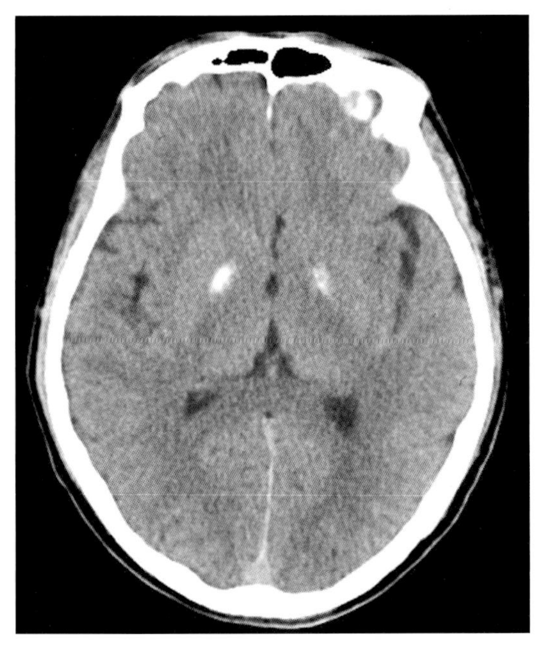

图 3-4-6 双侧基底节钙化

双侧基底节的对称性斑片状高密度影

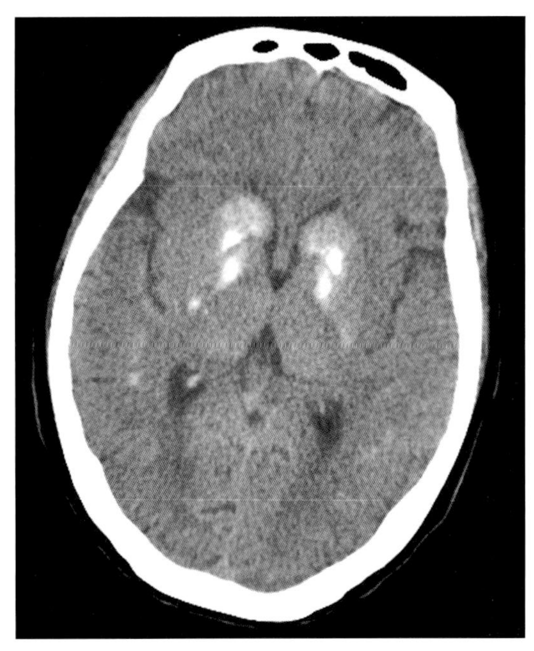

图 3-4-7 HIV 相关性脑病，双侧基底节及颞枕叶交接区钙化

双侧基底节及颞枕叶交接区的对称性斑片状高密度影

能提供临床预后信息。NAA 降低与儿童长期神经心理功能受损有关。已有文献报道，颅脑创伤的总 Cho 可升高，可能与弥漫性轴索损伤和（或）修复有关。在儿童，脑损伤后由于胶质细胞的增生，肌醇含量可增加，且与脑外伤后的预后不良具有相关性。

3. PWI 脑灌注改变的患者需要更积极和早期治疗，以防止颅内高压，而保留脑灌注的患者可能受益于微创治疗。灌注缺损可能与创伤后认知障碍相关。

4. PET 和 SPECT 大多数与颅脑创伤相关的 PET 和 SPECT 研究都集中在脑血流和代谢方面，并提示创伤性脑损伤相关区域的脑血流和代谢减少。最近的 PET 淀粉样蛋白成像表明，有颅脑创伤的患者体内淀粉样蛋白水平升高；这种情况下，有时可称其为慢性创伤性脑病，它被认为是进展性的 tau 蛋白病，最常见的是反复性脑震荡损伤，如专业运动员和军人。

（黎海涛）

第五节 其他类型脑损伤

一、气颅

【概述】

气颅（pneumocephalus）也称颅内积气（intracranial pneumatosis），是指由于颅脑外伤、肿瘤、感染、手术及其他原因导致颅腔内存在气体。外伤性气颅最为常见，是颅脑损伤的并发症之一，根据有无合并颅脑其他损伤可分为单纯型和混合型，前者只有颅内积气而无其他颅脑损伤，后者合并有局灶性或弥漫性的其他颅脑损伤。积气部位以脑室内最常见，也可存在于硬膜下、蛛网膜下腔或脑实质内，硬膜外积气较少见。当颅内大量对称或非对称气体积聚，占据颅内空间，产生张力，对脑组织产生压迫或刺激，使脑组织移位并产生神经功能障碍的被称为张力性气颅（tension pneumocephalus）。张力性气颅发生率较低，但一旦发生后果较严重，可导致急性颅内压增高，甚至出现脑疝，危及患者生命。

【临床与病理】

气颅的临床症状与颅内积气量及积气部位有关。颅内少量的积气可无症状。当颅内积气较多时最常见表现为头痛，常为剧痛，其次表现为耳漏和脑膜刺激征，还可表现为眩晕、恶心、呕吐、晕厥、发热、意识改变、精神错乱、惊厥、癫痫发作、失语、视力改变、耳痛及偏瘫等，部分患者可听见振荡音，有时检查者也可听到。

气颅的发生机制尚不清楚，目前认为主要有两种可能假设：一是“球阀”机制（ball valve mechanism），即气体从外界通过损伤颅骨进入颅内，由于活瓣效应，气体进入颅内而不能排出；另一种是“倒瓶”机制（inverted-soda-bottle effect），即颅腔内脑脊液由于各种原因损失过多，导致颅腔内负压，空气经气压差由外界进入颅内。气体进入颅内常见于以下3种途径：①颅骨开放性骨折；②颅底骨折伴有脑脊液鼻漏、耳漏；③骨折累及副鼻窦或骨折延及颅底，伤后患者咳嗽、呕吐或大叫等，气体大量进入颅内。

【影像检查方法】

X线片可显示颅内气体，但颅内气体量较少时X线片较难发现。CT是诊断气颅的首选方法，可发现积气部位、积气量及病理类型，一般积聚0.5ml气体时，CT即清晰可见。

【影像表现】

1. X线　特征性的表现为颅内局部透亮区。

2. CT　表现为颅内低密度影，CT值为-1 000Hu，完全不同于液体、软组织及骨的密度（图3-5-1）。

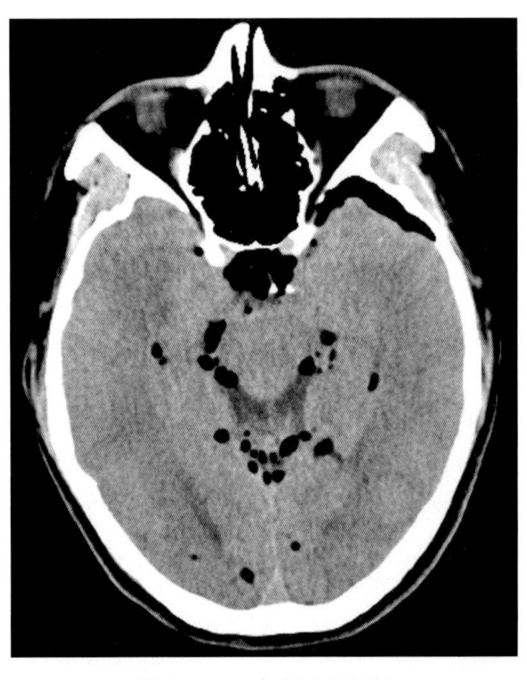

图3-5-1　气颅CT平扫

头部外伤致头痛、脑脊液鼻漏10天，CT平扫示颅内多发积气

3. MRI　张力性气颅由于脑组织受压移位，在一侧或两侧额极出现特征性的“山峰征”或者“火山征”，或在额间出现“富士山征”，前者是额叶被大量气体压迫下陷，中线部位因流入上矢状窦的桥静脉受牵扯，而形成山峰状；后者是额叶顶端气体的张力超过了额叶间脑脊液的表面张力而形成（图3-5-2）。

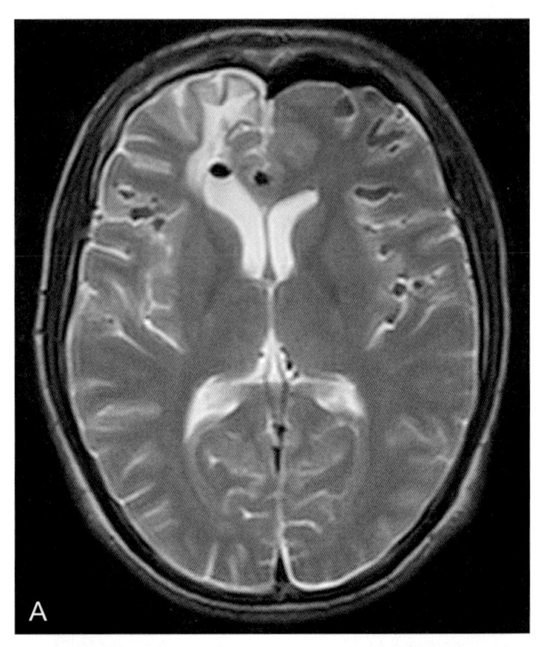

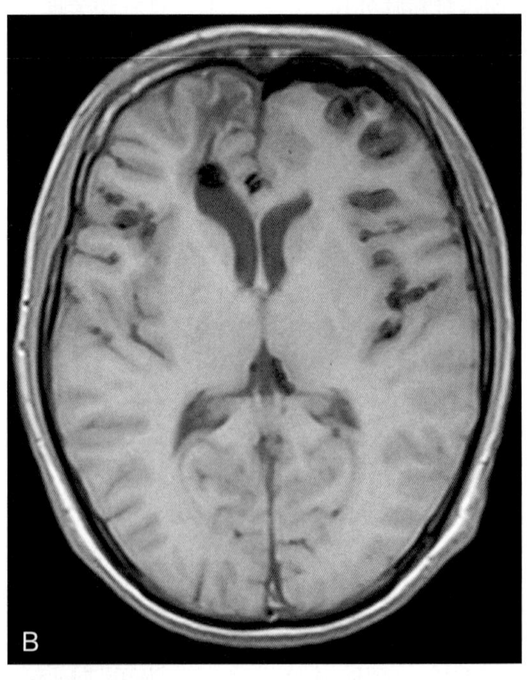

图3-5-2　气颅MRI平扫

A. T_1WI；B. T_2WI，头部外伤，头痛2天，双侧额叶脑沟及左侧外侧裂可见多发斑片状低信号，另外右侧额叶可见斑片状长T_1、长T_2信号影，提示挫裂伤

【诊断与鉴别诊断】

外伤或术后患者，根据临床症状、体征及影像表现即可诊断。当患者出现无法解释的剧烈头痛、恶心、呕吐、意识改变等，CT 检查显示 4 个层面以上的积气或积气总量超过 65ml 时提示张力性气颅。

（黎海涛）

二、穿透性脑损伤

【概述】

穿透性脑损伤（penetrating brain injury，PBI）是指致伤物穿入颅腔内或从颅内穿出的一种特殊类型损伤，穿透性脑损伤可以根据穿通物的速度分为抛射性和非抛射性；穿透性脑损伤还可以分为原发性脑损伤及继发性脑损伤两型，原发性脑损伤是指穿透物本身引起的创伤，包括出血、颅内损伤及颅骨骨折，原发性脑损伤的破坏程度较继发性脑损伤轻，继发性脑损伤主要是指由于原发性轴索损伤引发所致，如神经毒性生化改变、血肿形成、失血、感染等。穿透性脑损伤少见，占颅脑损伤的 0.4%，颅脑穿透性损伤在战时以火器伤常见，现在多为钢筋、匕首、筷子、铅笔、钢钉等锐器伤为主，穿透伤的致伤原因及致伤物不同，导致脑损伤的严重程度和穿通部位都不一样，颅脑穿透伤患者往往病情严重，常伴有出血性休克或脑损伤及感染，死亡率较高，涉及脑功能区的损伤则可遗留明显的后遗症，是颅脑损伤救治的难点。

【影像检查方法】

对于穿透性脑损伤的诊断，由于临床所见多是急性发病，有明确外伤病史，所以诊断非常明确。影像学的早期评估及诊断主要是为临床医生对患者病情的整体把握提供证据，以便临床医生采取合适有效方法进行治疗。影像学检查主要为头颅平片和头部 CT，在致伤物为非金属的情况下，MRI 检查效果更好。目前，CT 被推荐为首选评估穿透性脑损伤患者的成像模式，而 MRI 用于亚急性期评估穿透性脑损伤患者的预后、康复计划的制定、患者随访等。当临床高度怀疑损伤轨迹可能波及颈内或颅内动脉、海绵窦及大静脉窦等易出血的部位，CTA 可以在紧急情况下替代 DSA 来观察血管及血流情况，CT 三维重建对于了解异物与颅底和颅骨结构之间的关系非常有价值。

【影像表现】

穿透性脑损伤常伴有异物，存在一个入口和出口，并伴有颅骨骨折，当骨折损伤脑膜血管时，形成硬膜外血肿；若桥静脉或静脉窦损伤，则形成硬膜下血肿，颅内可有积气表现，脑组织损伤，CT 图像上可见低密度脑水肿区，散在斑点状高密度出血灶，伴有占位效应，有的表现为广泛性脑水肿或脑内血肿（图 3-5-3）；MRI 图像上，脑水肿 T_1WI 呈等或低信号，T_2WI 呈高信号，血肿信号变化与血肿所处时期有关。蛛网膜下腔出血时，

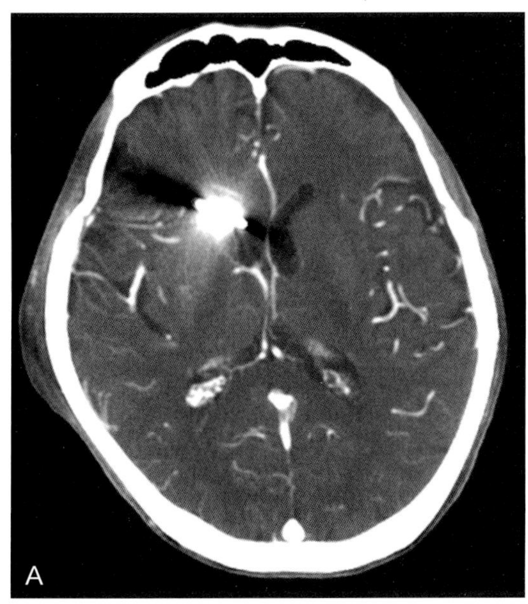

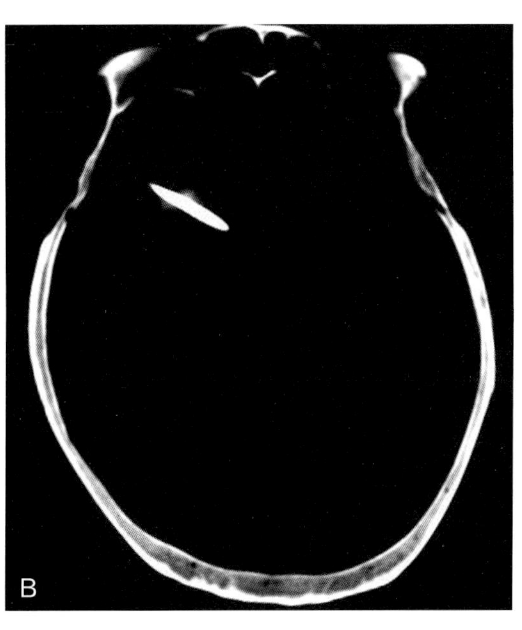

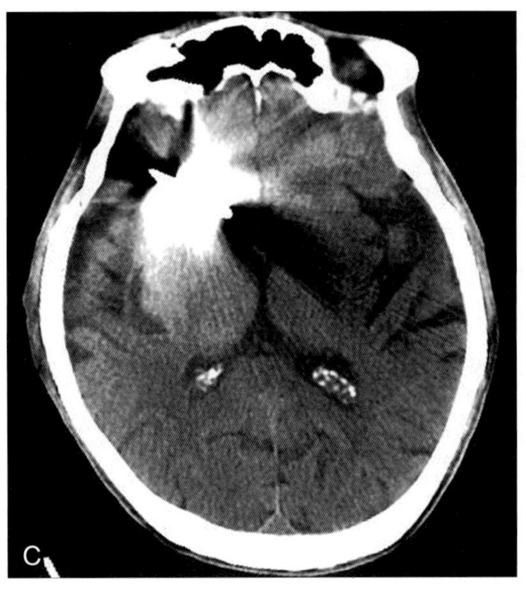

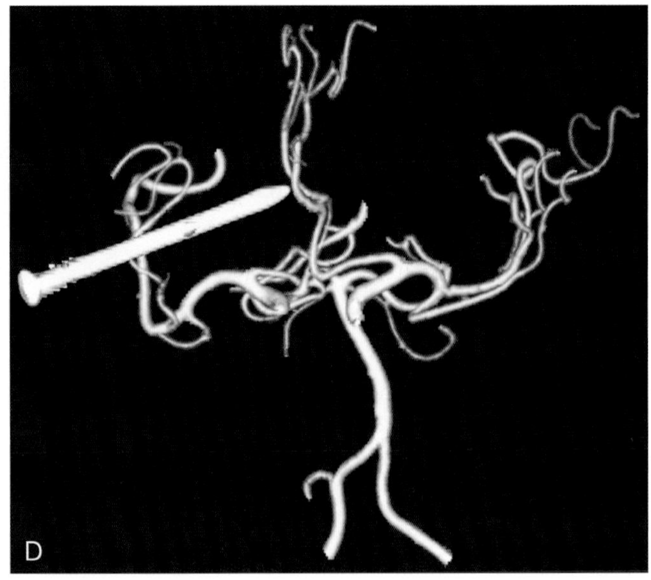

图 3-5-3 脑穿透伤 CT 表现

患者摔倒后右额部撞到铁钉致铁钉存留于颅内，伤后头晕头痛。A. CT 平扫；B. CT 骨窗；C. CT 增强；D. CTA。右侧额叶穿通伤并铁钉存留，右侧颞顶部头皮软组织挫伤，右侧额骨骨折（铁钉孔），颅内大血管未见损伤（病例图片由汕头大学医学院第二附属医院放射科郑文斌教授提供）

CT 上表现为脑沟、脑池内密度增高影。弥漫性轴索损伤时，早期 CT 表现不明显，需结合 MRI 进一步检查。

【诊断与鉴别诊断】

穿透性脑损伤主要与一般性脑外伤进行鉴别诊断，根据临床病史，临床医生往往可以做出明确诊断。

【影像学研究进展】

穿透性脑损伤病情危急，指南推荐 CT 作为首选影像学检查，大部分穿透性脑损伤都是由于金属性异物导致的损伤，一般的 CT 扫描伪影太大，不利于影像学的诊断分析，双能量或能谱 CT 可以重建出不同能量图像，可以减小金属异物伪影的干扰，有利于脑损伤的观察。

（黎海涛）

三、脑脊液漏

【概述】

脑脊液漏（cerebrospinal fluid leakage，CSFL）是各种原因所致的颅盖和（或）颅底骨折、缺损，硬脑膜和蛛网膜破裂，从而使脑脊液经过前颅窝底、中颅窝底或其他部位与外界相连通的疾病。先天或外伤性损伤均可导致脑脊液漏，其中以外伤性脑脊液漏最为常见，头部闭合性损伤中约 2% 会引起脑脊液漏。非创伤性脑脊液漏则与颅内压力异常相关，其中先天性脑脊膜膨出、内耳异常及脑瘤的颅底侵犯、炎性浸润等均可导致脑脊液漏。

脑脊液漏在各个年龄阶段均可发生，在年轻成年男性发生率较高，儿童颅骨较软且富有弹性及副鼻窦尚未发育完全，其发生率明显低于成人。本节我们主要介绍外伤所致的脑脊液漏。

【临床与病理】

脑脊液漏患者临床表现为清亮的脑脊液经鼻腔或耳道向外流出，因此按部位可分为脑脊液鼻漏和脑脊液耳漏，脑脊液漏患者常伴有头痛，可并发颅内感染，因此，对脑脊液的渗漏部位和来源的识别及适当的治疗是避免鼻漏或耳漏、低压头痛和脑膜炎的必要条件。

脑脊液实验室检查多依靠葡萄糖定量分析，>1.7mmol/L 可以确诊；近年来研究表明，运用 β2 转铁蛋白试验对脑脊液进行查，其敏感度和特异度分别高达 97% 和 99%，是确定脑脊液漏的可靠检查。随着影像技术的不断发展，作为体外无创性检查，X 线、CT 及 MRI 对于脑脊液漏的定位诊断、评估潜在病因及显示脑膜改变有重要价值，尤其是在多部位骨折时，多种影像技术评估脑脊液漏来源对为临床选择手术修补入路至关重要。

【影像检查方法】

对于脑脊液漏的诊断并无影像学的“金标准”，多种成像方法均可为脑脊液漏的诊断供有价值的信息。颅骨X线可以帮助了解有无副鼻窦和岩骨骨折，为脑脊液漏的诊断提供间接证据，但不能对漏口进行准确定位，因此诊断价值有限。HRCT则是最常用的筛查脑脊液漏的影像学方法，由轴位图像进行冠状、矢状等多平面重建技术，可以准确地提供脑脊液漏的具体位置，同时可以了解骨折具体位置、缺损情况、有无气颅，并能观察到骨折处有无脑组织膨出及活动性脑脊液外漏，且对于术中指导内镜修复有一定价值；对于难以确定漏口位置的脑脊液漏患者，通过CT鞘内注射可以对损伤部位进行精确定位。MRI对于脑脊液漏的评价多采用脂肪抑制序列、重T_2WI序列及磁共振脑池成像（MRC），MRC可直接显示脑脊液流向及在颅底和副鼻窦的分布变化，对脑膜膨出的显示有优势。

【影像表现】

脑脊液漏的影像学多表现为与耳道及鼻腔等邻近相通位置的骨折，X线对于颅内骨折显示价值有限；CT上脑脊液漏可表现为：①前颅窝底骨折：眶顶、筛骨、额窦后壁线形低密度影，伴窦腔内等或稍高密度影，可伴视神经损伤；②中颅窝底骨折：蝶骨、颞骨岩部的骨质不连续，伴窦腔内液体影，可伴垂体、Ⅱ-Ⅷ脑神经、海绵窦的受损；③后颅窝骨折：颞骨岩部后外侧、枕骨基底部骨质连续性中断，可伴有Ⅸ-Ⅻ对脑神经损伤。MRI对于骨折的发现敏感度不如CT，但对于相关部位的积液、积血、脑膜膨出及相关脑损伤的发现较为敏感。（图3-5-4）

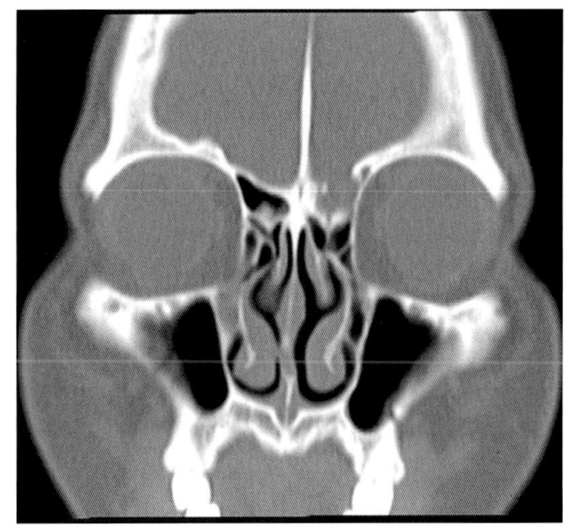

图3-5-4 脑脊液鼻漏的CT冠状位重建

左侧筛窦顶壁骨质部分缺损

【诊断与鉴别诊断】

脑脊液鼻漏需要与以下疾病鉴别：①变应性鼻炎发作：可流出清水样涕，采用实验室检查可予以鉴别，同时变应性鼻炎多有明确致敏原；②鼻窦囊肿破裂：可流出黄色清亮液体，单侧多发，CT或MRI扫描可见副鼻窦内囊状影，影像学检查可鉴别。

判断外伤所致脑脊液漏部位时应注意鉴别：①陈旧性骨折：陈旧性骨折边缘较圆钝，无软组织肿胀；②骨缝：骨缝边缘硬化，常对称，典型位置包括人字缝、颞颧缝、矢状缝、冠状缝；③颅缝分离：颅缝不对称增宽，常合并颅内损伤。

多种检查方法联合应用以及密切结合相关病史对于提高脑脊液漏的诊断准确率有重要价值。①当β2转铁蛋白测试为阳性，同时CT扫描显示单一骨质缺损，则不需要再进行其他影像学检查。②当β2转铁蛋白测试为阳性，同时CT扫描显示多处骨质损伤，则需要CT脑池造影来定位泄漏部位。③当β2转铁蛋白测试为阳性，CT扫描未见明确骨质缺损，则应重复β2转铁蛋白测试以避免假阳性存在。若仍为阳性，可以考虑行CT脑池造影或MR脑池造影技术，最好应在脑脊液流出时进行扫描。④CT脑池造影技术多用于CT扫描阴性的患者或有多处骨质缺损时为确定脑脊液具体流出部位。⑤MR脑池造影技术多用于显示邻近鼻窦骨质缺损伴软组织损伤，以显示可能存在的脑膨出或脊膜膨出。⑥只有在最复杂的情况下才会采用核素脑池造影技术，帮助诊断可能存在的脑脊液漏及定位侧面的漏口。

（黎海涛）

第六节 颅脑外伤的继发改变

一、脑疝

【概述】

脑疝是由于局部占位效应（如颅内血肿）或广泛脑容量（如脑水肿）增加，脑组织受到推挤而导致的脑组织的机械性移位，通常是从一个区域向另一个区域移位、从压力高处向压力低处移位。除了创伤因素外，其他任何引起占位效应、增加颅内压的疾病（如脑肿瘤）都可引起脑疝。脑疝是潜在致命性的创伤后继发改变。大脑镰下疝是最常见的创伤性脑疝的类型，额叶的扣带回可因颅内血肿的推挤、从大脑镰下向对侧移位。小脑幕切迹下疝是创伤性脑疝最严重的类型，基底核团、大脑半球经小脑幕切迹向下位移。

【临床与病理】

大脑镰下疝发生时，大脑前动脉受到大脑镰的挤压，导致其供血区域的脑组织缺血、梗死。小脑幕切迹疝发生时，同侧的中脑大脑脚、动眼神经和大脑后动脉受压或被牵拉。严重的小脑幕切迹疝可引起相邻中脑受压，对侧大脑脚将被挤压至小脑幕缘；严重者会引起横向的中脑受压，可造成脑干受损、动脉供血和静脉回流障碍。当占位效应足够大时，整个脑干可能被向下推挤，引起脑干结构和纤维束的牵引，基底动脉发出的上部穿支动脉可被撕裂，引起中脑和上部脑桥的Duret出血；小脑幕切迹疝也可能导致血管并发症，大脑后动脉可被挤压在脑和脑幕之间；如果不能被缓解，可发展为大脑后动脉供血区的梗死。

【影像检查方法】

CT是创伤的一线检查手段，CT图像可以在观察颅内病变（如血肿、挫裂伤等）的同时，观察有无脑疝。而MRI的轴位、矢状位和冠状位成像，对小脑幕切迹疝、大脑镰下疝、小脑扁桃体疝等都可显示，是最常用的神经影像检查方法。

【影像表现】

1. 大脑镰下疝 额、顶部的占位效应（如硬膜下血肿）可以引起大脑镰下疝（亦称作扣带回疝），大脑镰下疝发生时，扣带回被推挤过大脑镰。大脑镰下疝的最佳影像观察方位是轴位像，一看中线结构的移位程度，中线移位最好在第三脑室的水平上测量；二看病变同侧侧脑室前、后角在中线移位的同时，分别向后、向前移位，在CT和MRI图像上都能很好显示（图3-6-1、图3-6-2）。如果脑疝程度严重，同侧大脑前动脉被挤压在大

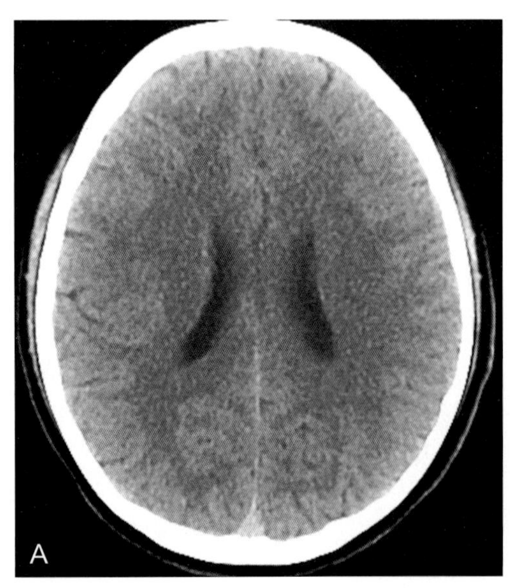

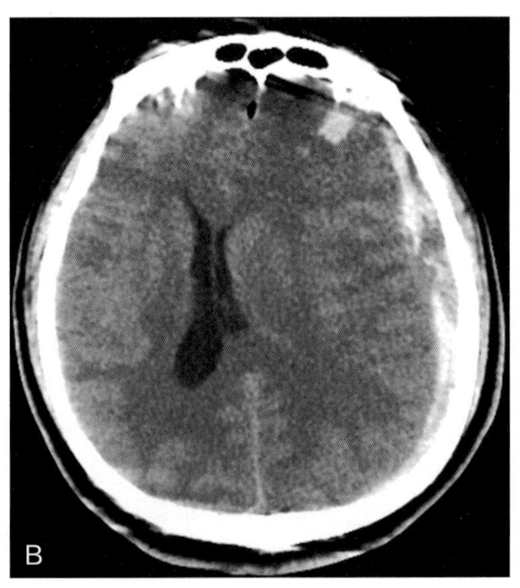

图3-6-1 大脑镰下疝CT表现

A. 正常脑CT的侧脑室层面，中线结构居中，双侧脑室大小和形态未见异常；B. 左侧额顶部硬膜下血肿、左侧额叶血肿，中线结构向右侧移位约16.6mm，左侧脑室前部向右后、后部向右前移位，以上提示为大脑镰下疝

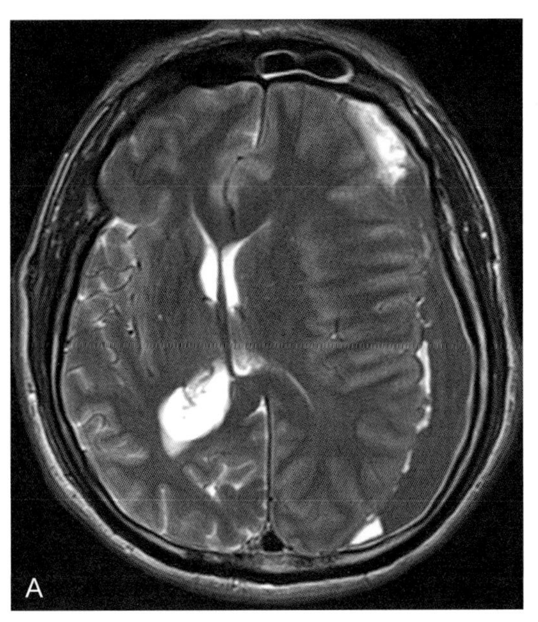

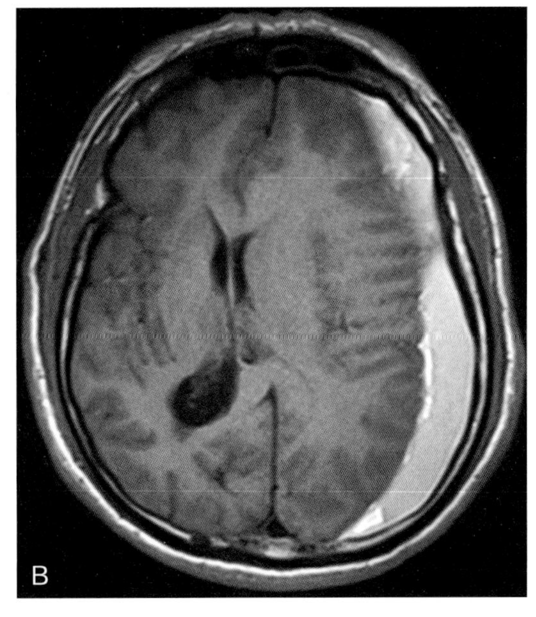

图 3-6-2　大脑镰下疝 MRI 表现

A. T_2WI；B. T_1WI，左侧额颞顶部亚急性早期硬膜下血肿，可见左侧脑室前部向右后、后部向右前移位，右侧脑室后角扩大，以上提示为大脑镰下疝

脑镰和疝出的脑组织间，可能会导致供血区的脑梗死。

2. 小脑幕切迹疝　小脑幕切迹疝分为小脑幕切迹下疝和小脑幕切迹上疝。

（1）小脑幕切迹下疝（亦称作海马沟回疝）：发生在幕上压力增高时，海马钩回通过小脑幕切迹向下移位。暂时性占位效应时，应注意观察海马钩回在鞍上池的内侧移位；占位效应持续且严重时，海马钩回在向内侧移位同时会导致鞍上池变形（图 3-6-3~ 图 3-6-5）。临床上会出现由于同侧动眼神经受小脑幕缘挤压所致的单侧瞳孔扩大。

（2）小脑幕切迹上疝（亦称作小脑蚓部疝）：发生于幕下压力增大时，小脑前叶和上蚓部经小脑幕切迹向幕上凸出而形成。小脑的占位病变（如血肿、肿瘤或梗死）或脑外血肿是其发生的原因，造成小脑蚓部和小脑半球通过小脑幕切迹向上疝出。小脑幕切迹上疝在影像上表现为四叠体池消失，矢状图像可明确显示小脑组织向上疝出。当小脑幕切迹上疝严重时，可出现梗阻性脑积水。(图 3-6-6)

3. 小脑扁桃体下疝　在脑创伤后，小脑扁桃体下疝常是由于后颅窝的脑内、脑外血肿和脑水肿引起的占位效应所导致的小脑扁桃体通过枕大孔而向下移位。在 CT 轴位图像上，小脑扁桃体疝表现为枕骨大孔拥挤；MRI 矢状图像则有助于观察小脑扁桃体的表现：小脑扁桃体下端变尖，向下超出枕大孔水平 5mm（成人）或 7mm（儿童）以上（图 3-6-7）。

【诊断与鉴别诊断】

在实际工作中，脑创伤的影像阅片通常需要较长时间，以利于影像医生对可能出现的各种复杂的原发性损伤和继发性损伤给予诊断，其中，脑疝是最需要影像科医生给予及时诊断的继发性损伤。脑疝的影像征象认识并不难，而在急诊状态下的正确诊断是具有挑战性的。当外伤性蛛网膜下腔出血发生时，鞍上池内若积血可能引起鞍上池显示不清，这时需要和海马沟回疝鉴别；大脑镰下疝与单纯中线结构移位的鉴别。

（马　军）

二、创伤后脑肿胀

【概述】

创伤后脑肿胀是指创伤后引起脑组织水肿从而发生肿胀。创伤后脑肿胀可分为急性大脑半球肿胀（acute cerebral hemispheric swelling，ACHS）与急性全脑肿胀（acute generalized brain swelling，AGBS）。两者均多见于车祸，为脑外伤后继发性脑损害。ACHS 多见于脑外血肿，同侧大脑半球严

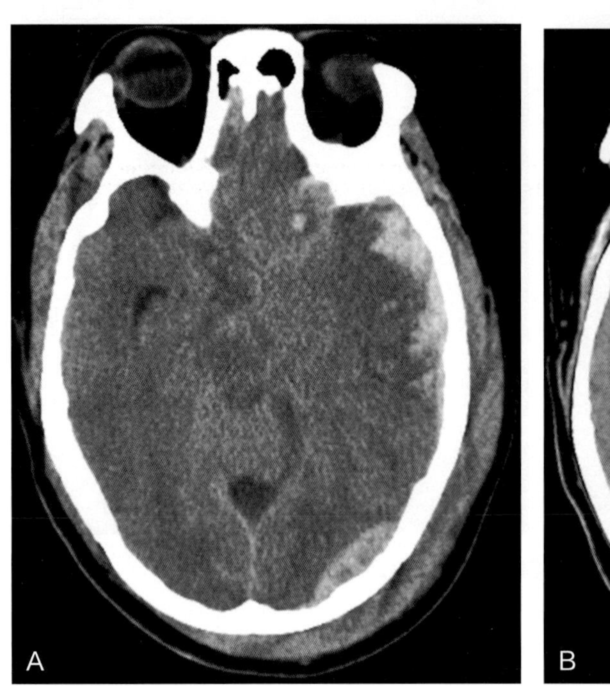

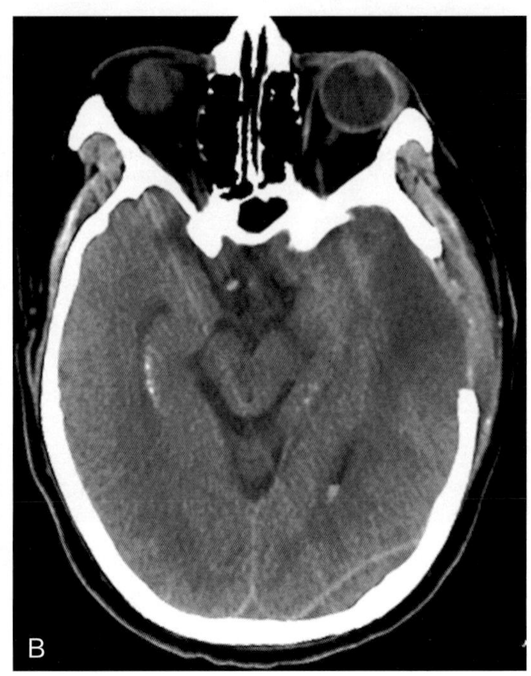

图 3-6-3 左侧小脑幕切迹下疝 CT 表现

A. 左侧额叶、颞叶血肿及左侧枕顶部硬膜外血肿，左侧海马沟回向内侧移位，基底池模糊，以上提示左侧小脑幕切迹下疝；B. 术后基底池显示清晰、对称，左侧海马沟回恢复原位；此外可见左侧颞部骨板及左侧颞叶呈术后改变，左侧脑室后角可见少量积血

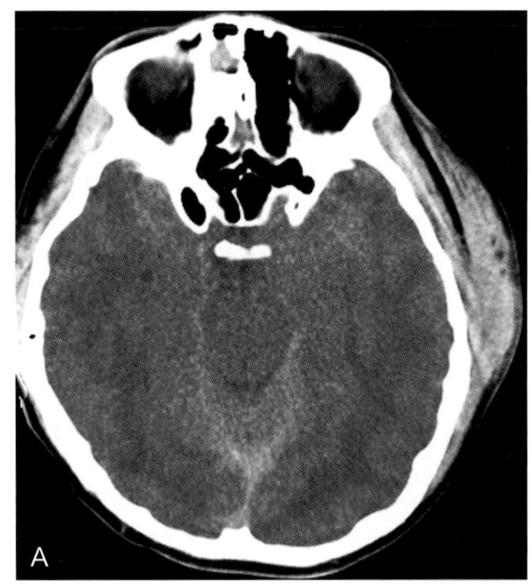

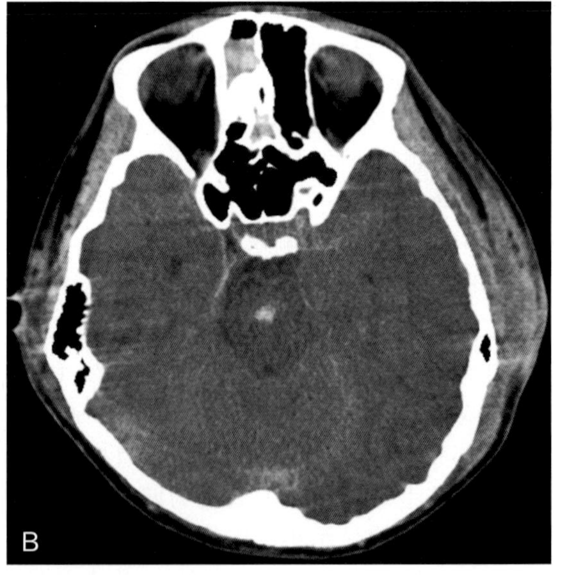

图 3-6-4 左侧小脑幕切迹下疝 CT 表现

A. 外伤后急诊 CT 平扫，鞍上池显示不清，左侧海马沟回向内侧移位，并可见左侧颞部头皮下血肿，以上提示左侧小脑幕切迹下疝；B. 外伤后次日 CT 平扫，可见左侧海马沟回仍向内侧移位，注意脑桥的 Duret 出血，考虑为小脑幕切迹疝导致基底动脉发出的上部穿支动脉撕裂所致

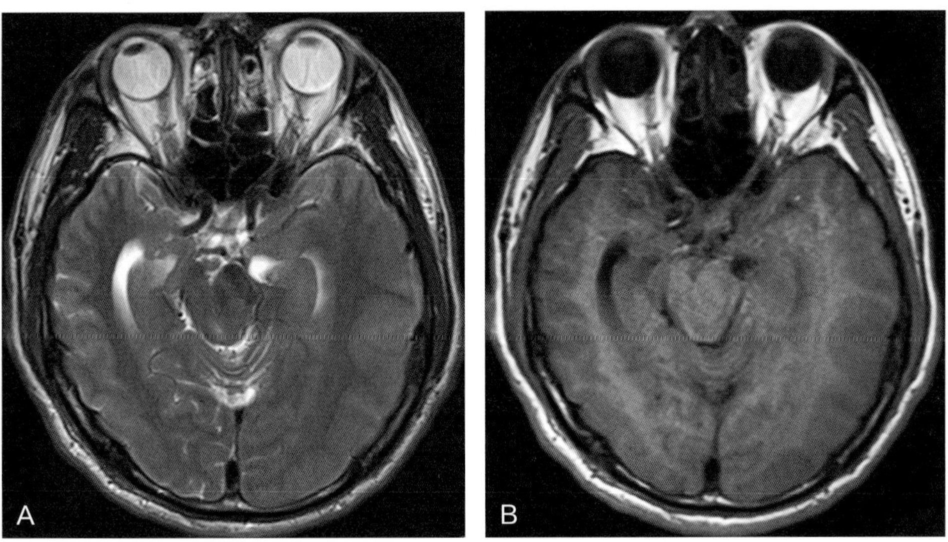

图 3-6-5 左侧小脑幕切迹下疝 MRI 表现

A. T_2WI；B. T_1WI，与图 3-6-2 为同一患者，可见左侧海马沟回和左侧侧脑室颞角向内侧移位，右侧侧脑室颞角扩张，脑干及大脑脚受压变形，以上提示左侧小脑幕切迹下疝

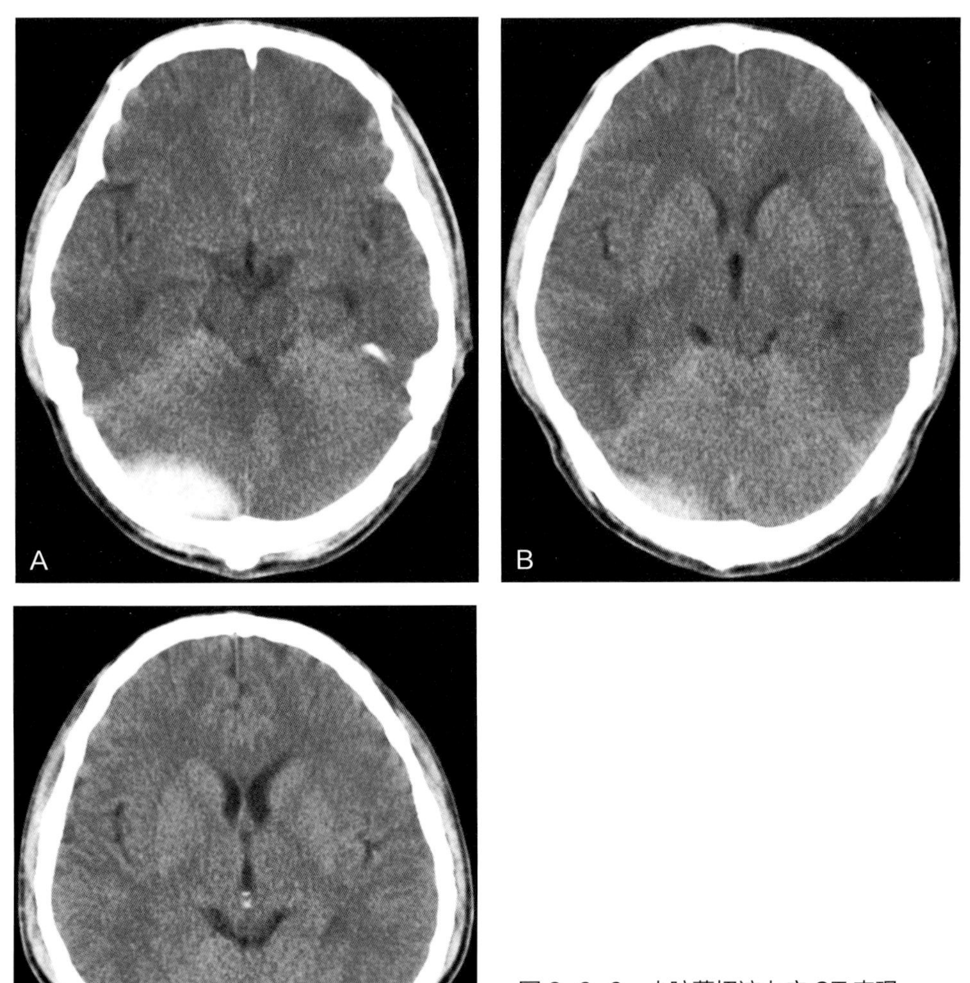

图 3-6-6 小脑幕切迹上疝 CT 表现

A、B. 外伤后急诊 CT 图像，可见四叠体池受压，提示小脑幕切迹上疝；C. 血肿清除术 1 个月后随诊 CT 图像，四叠体池形态恢复

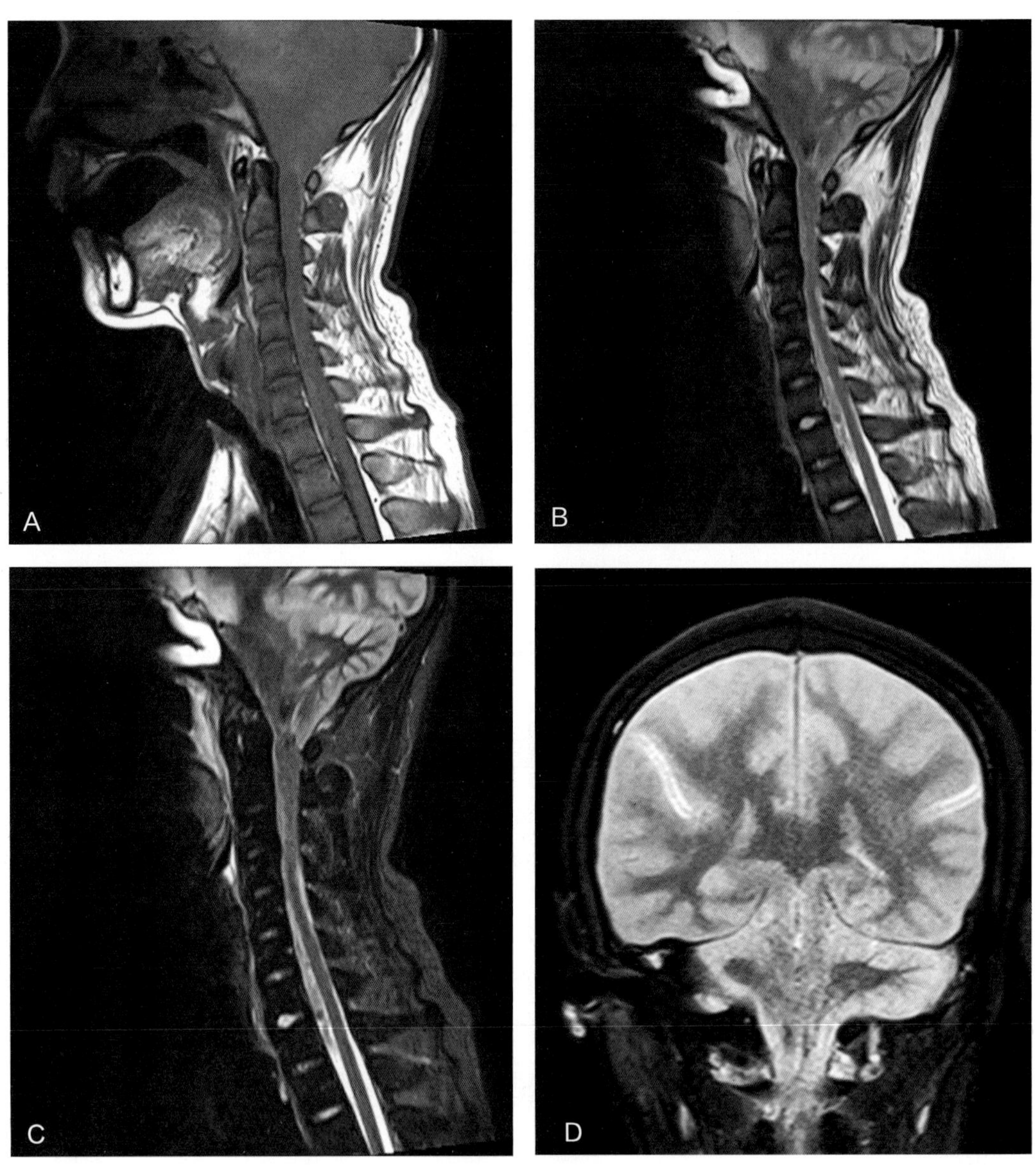

图 3-6-7 外伤后小脑扁桃体下疝 MRI 表现

男，21 岁，车祸外伤近 5 个月，进行性意识丧失 2 个月。A. 矢状位 T_1WI；B. 矢状位 T_2WI；C. 矢状位抑脂 T_2WI；D. 冠状位抑脂 T_2WI，示弥漫性脑肿胀，继发小脑扁桃体下疝（病例图片由东部战区总医院医学影像科张志强教授提供）

重损伤的患者，后者则多见于儿童与青少年双侧大脑半球均肿胀而中线移位不明显的患者，或称弥漫性脑肿胀。低血压与低氧血症也是促使 ACHS 与 AGBS 发生与加重的重要因素。

【临床与病理】

创伤后脑肿胀如果得不到控制会导致神经组织退变和萎缩，加剧神经功能障碍。而创伤后脑水肿引起的颅内压持续增高，最终可能导致脑疝，是颅脑外伤早期死亡的主要原因。

脑水肿引起的脑肿胀在某些病例可视为外伤后的病理发展过程。脑外伤严重程度与脑血管扩张程度的不同以及持续时间的长短决定了脑水肿的轻重与发展的速度。创伤后脑水肿引起的脑肿胀会改变细胞代谢产物的浓度，从而影响细胞的生理、生化及其功能。创伤后引起的脑水肿分为两类：细胞毒性水肿及血管源性水肿。细胞毒性水肿（细胞内水肿）本身不会使脑容量明显增加，也不会使颅内压升高，它通过改变细胞代谢产物的浓度来影响细胞功能；血管源性水肿（细胞外水肿）的特征是血脑屏障开放，会使脑容量增加、脑组织肿胀、颅内压升高。目前认为细胞毒性水肿与血管源性水肿共同使细胞功能失调并死亡。

【影像检查方法】

常规X线检查对诊断创伤后脑肿胀意义不大。CT平扫多用于急诊，骨窗用于观察颅骨完整性，软组织窗用于观察脑实质改变。MRI常规检查序列包括：T_1WI、T_2WI、DWI和T_2*WI/SWI序列，DWI及ADC图可用于区分细胞毒性水肿及血管源性水肿。还可以使用MRA观察创伤后脑肿胀时的血管改变。

【影像学表现】

1. **一般特点** 脑室系统受压变形、变窄，脑沟池受压变窄，甚或消失。

2. **CT表现** 平扫可见脑组织肿胀，脑实质密度普遍减低，灰、白质界限消失；脑沟、脑裂变浅，脑室受压变窄、变形（图3-6-8、图3-6-9）；若合并有脑挫裂伤可见出血灶；合并有骨折、颅内脑外出血可见相应部位异常表现。急性脑肿胀一般无需增强检查。

3. **MR表现** 脑肿胀在T_1WI呈低信号，在T_2WI、T_2-FLAIR上呈高信号；DWI上细胞毒性水肿为高信号（ADC下降），血管源性水肿为低信号（ADC升高）；对应部位脑沟池受压变窄，大脑半球脑肿胀可见患侧脑室受压变形，中线结构向健侧移位；全脑肿胀则表现为脑室受压变形、变窄，脑沟池受压变窄甚或消失，中线结构移位不明显（图3-6-10）。T_2*WI/SWI在合并有脑挫裂伤时可见急性期出血改变；MRA可见血管变化，创伤后脑梗死时可见血管闭塞；MRS示NAA下降，Cho或Lac升高则提示预后不良。

4. **PET表现** rCBF下降，基础代谢率下降。

【诊断与鉴别诊断】

根据脑创伤病史及CT、MRI的表现创伤后脑肿胀的诊断并不困难。但创伤后脑肿胀应与其他原因如缺血缺氧性脑病、代谢性脑病（如尿毒症）、可逆性后部脑病综合征导致的脑水肿相鉴别，创伤后脑肿胀有明确的外伤病史，而后三者引起的脑肿胀有特定的病史及临床表现，鉴别诊断不难。

（李莹莹　孙胜军　马　军）

三、外伤后脑缺血与梗死

【概述】

外伤后脑缺血与梗死（post-traumatic cerebral ischemia，PTCI）是指外伤性脑损伤继发的局部脑组织血液供应障碍，导致脑组织局灶性或广泛

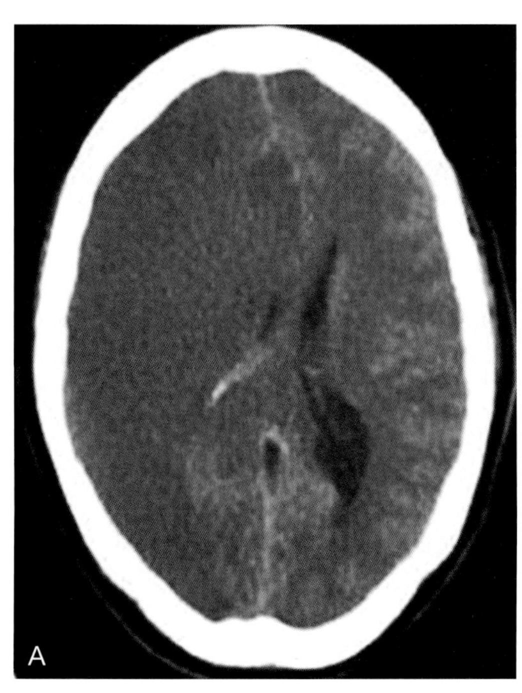

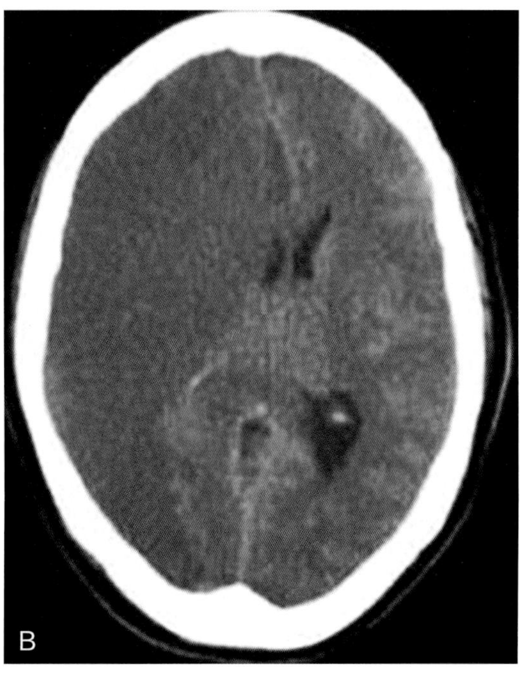

图3-6-8　右侧大脑半球创伤后脑肿胀CT表现

A、B. CT平扫不同层面，右侧大脑半球脑组织密度减低，灰白质界限消失，脑沟池受压变窄、甚或消失，中线结构左侧移位，右侧脑室受压变形

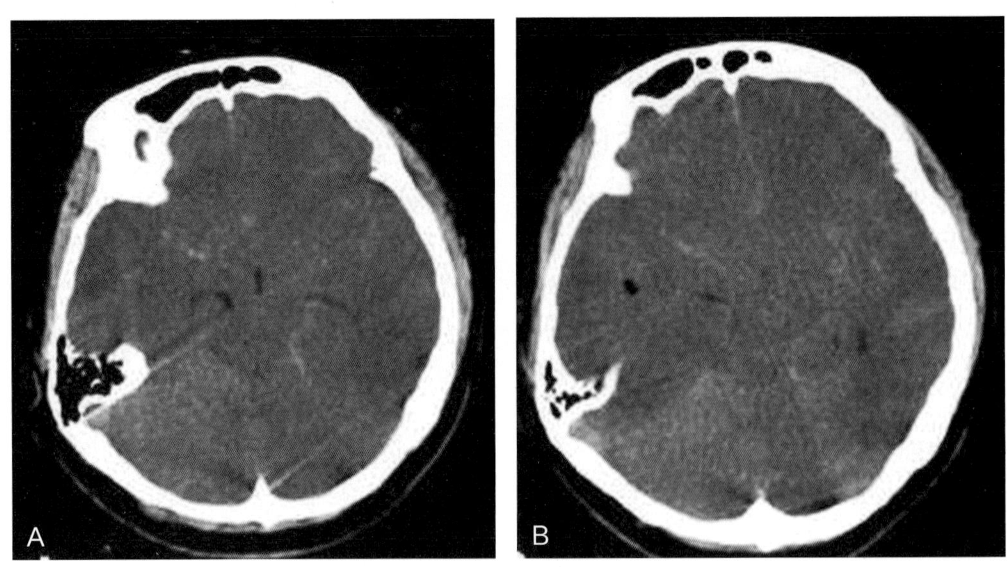

图 3-6-9 全脑创伤后脑肿胀的 CT 表现

A、B. CT 平扫不同层面，脑组织密度普遍减低，灰白质界限消失，脑沟变窄或消失

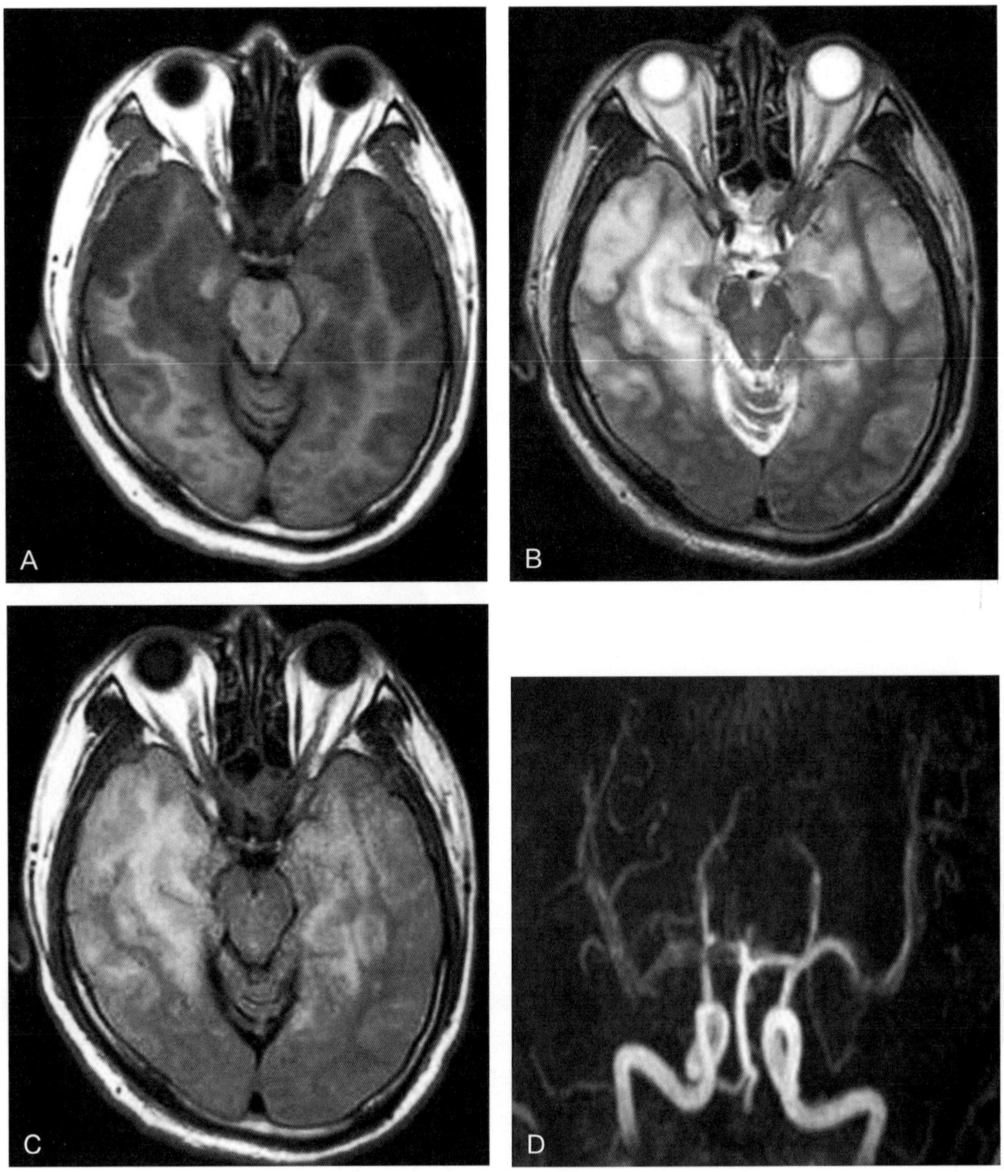

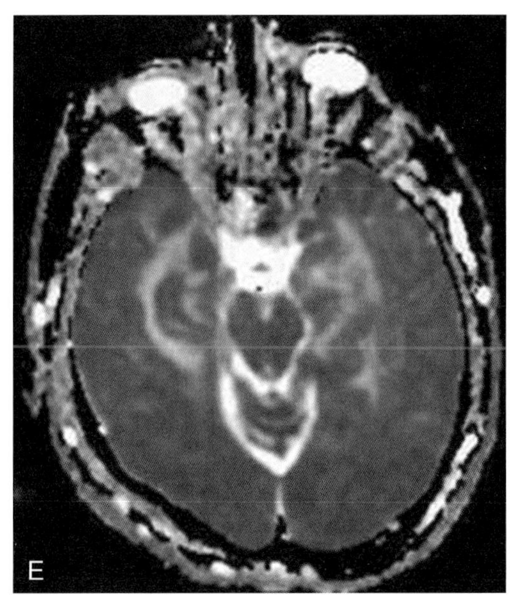

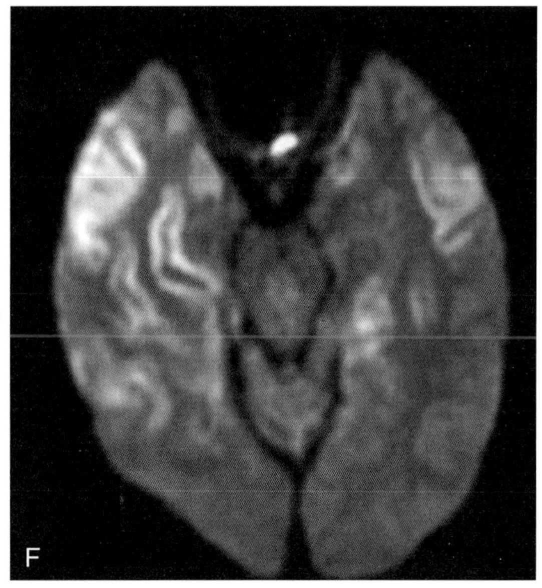

图 3-6-10 创伤后全脑肿胀的 MRI 表现

A. T_1WI；B. T_2WI；C. T_2-FLAIR；D. MRA；E. ADC；F. DWI。双侧颞叶可见呈不均匀 T_1WI 低信号、T_2WI 高信号，T_2-FLAIR 呈高信号，MRA 显示双侧大脑中动脉、大脑前动脉显示模糊不清，ADC 双侧颞叶可见不均匀异常低信号影，DWI 呈不均匀高信号影，弥散受限提示为细胞毒性水肿

性灌注异常，从而产生不可逆性的缺血缺氧性改变所致的脑梗死。PTCI 是颅脑损伤患者继发性损伤中最常见的并发症，是影响预后的重要因素之一。

【临床与病理】

病因与发生机制：通常认为 PTCI 的发病机制包括多种因素，如原发性颅脑损伤导致的占位效应或脑疝引起直接血管压迫，动脉夹层、栓塞、创伤性蛛网膜下腔出血（SAH）或其他因素相关的血管痉挛、血管损伤、系统性低灌注和颅骨切除术区的静脉充血等。动脉栓塞或动脉夹层病变导致的颅颈动脉闭塞是创伤后脑缺血最常见的病因。还有一些研究显示颅脑创伤后凝血机制紊乱等多种因素导致的微血栓形成，可能是颅脑外伤后脑缺血发生的重要因素。

外伤性脑缺血或梗死发生率相对少见，约为 1.9%~10.4%。临床症状往往于原发损伤后 12~24 小时至几周内发生。伤后有或无意识障碍，数小时或数天后出现头痛、恶心、呕吐、偏瘫、失语、肢体麻木、眩晕、意识障碍等，或上述表现加重；GCS 评分常低于 8 分。如果临床表现不能用脑外伤来解释，就要高度怀疑脑梗死。外伤后脑缺血将加重脑损伤，并导致神经元和胶质细胞坏死和凋亡。外伤后缺血的病理过程较缺血性脑梗死后更复杂。PTCI 增加了患者的致残率及病死率，直接影响到脑外伤患者的预后。尸检发现颅脑外伤死亡的患者约 90% 存在脑缺血。

【影像检查方法】

CT 平扫可有效检出脑外伤原发改变，如急性期出血及脑损伤。对于脑外伤后脑缺血或梗死病灶，MRI 检查较 CT 检查更有优势。急性缺血性脑梗死的影像学特征较为明确，与脑卒中相同，外伤后脑缺血或梗死病灶区域可能包括梗死核心、缺血半暗带和周围的良性灌注不足区。DWI 结合 ADC 图对（超）急性期缺血或梗死灶最为敏感，是推荐应用的最佳成像方法。CT 灌注、MR 灌注或 PET 成像在识别缺血半暗带和局部灌注异常的脑组织中具有重要应用价值，可为临床治疗方案的选择提供一定依据。CTA、MRA 或 DSA 成像能够对颅颈部血管的狭窄闭塞、损伤、动脉夹层或动脉瘤进行显示或诊断，在怀疑血管损伤时应行相应的血管检查。

【影像表现】

1. CT 表现

（1）CT 平扫：可见 TBI 的原发病灶，包括高密度的创伤性蛛网膜下腔出血、硬膜下血肿和（或）硬膜外血肿、低密度的脑挫伤合并高密度出血灶、弥漫性轴索损伤、颅骨骨折等征象。继发性缺血常位于原发性损伤（血肿，挫裂伤等）的周边，或受压血管供血区部位，表现为低密度病灶，边界清楚或模糊，局部脑沟裂变浅消失（图 3-6-11、图 3-6-12）。超急性期病灶可能显示不清。

（2）CT 灌注成像：可发现缺血或梗死区的异常表现，灌注参数包括 CBF、CBV、MTT 和 TTP。缺血性低灌注往往表现为 CBF 降低，MTT 及 TTP 延长，CBV 可表现为升高或减低，分别代表脑组织血流灌注的代偿期或失代偿期。陈旧性梗死灶或软化灶表现为局部灌注缺失。

（3）CTA 检查：可发现受累区域血管的受压变形、狭窄或闭塞、远端分支稀疏。注意外伤后动脉损伤导致的动脉夹层病变、假性动脉瘤或动静脉瘘。

2. MR 表现

（1）急性期缺血：表现为 T_1WI 低信号，T_2WI 高信号，T_2-FLAIR 高信号；局部脑回轻度肿胀，脑沟裂变浅。慢性期缺血梗死表现为 T_1WI 低信号，T_2WI 高信号，T_2-FLAIR 低信号伴周边稍高信号。

（2）DWI：是对超急性期脑缺血最敏感的序列，表现为受累区域脑组织弥散受限改变，表现为信号增高，ADC 图像相应部位信号减低（图 3-6-13）。

（3）MRA 检查：可显示受累区域血管损伤或

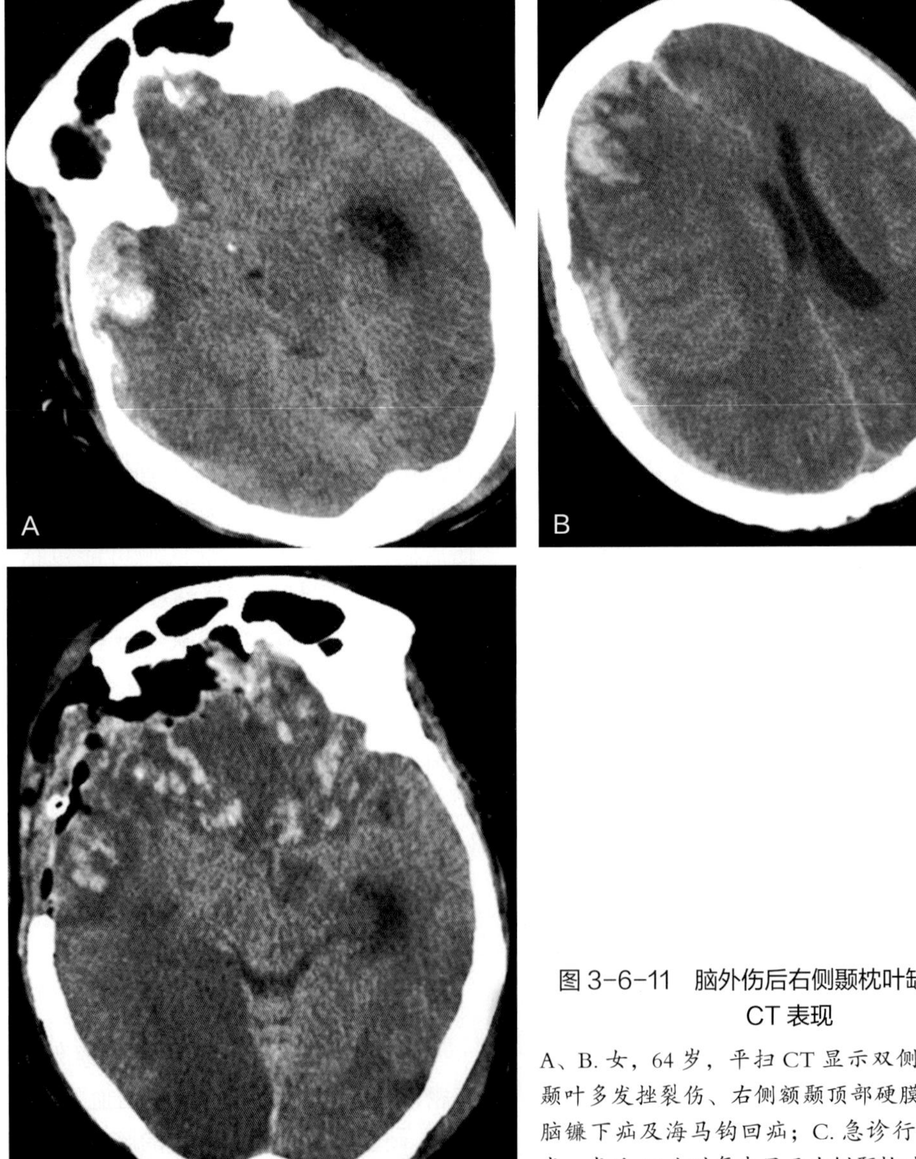

图 3-6-11　脑外伤后右侧颞枕叶缺血梗死灶 CT 表现

A、B. 女，64 岁，平扫 CT 显示双侧额叶、右侧颞叶多发挫裂伤、右侧额颞顶部硬膜下血肿、大脑镰下疝及海马钩回疝；C. 急诊行去骨瓣减压术，术后 24 小时复查显示右侧颞枕叶低密度缺血梗死灶

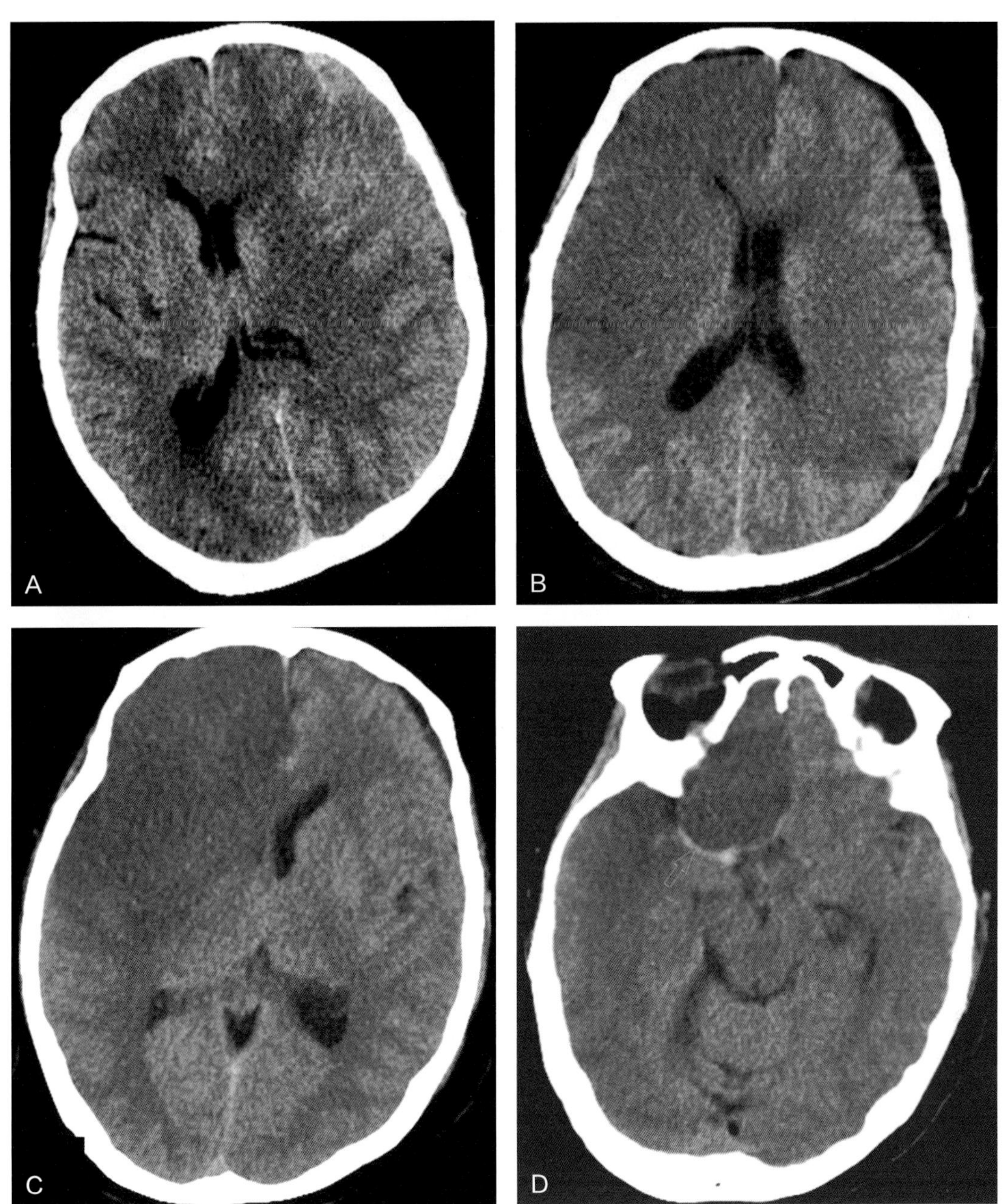

图 3-6-12 左侧额颞部亚急性硬膜下血肿、右侧额颞岛叶及基底节区梗死 CT 表现

A. 女，68 岁，左侧额颞部亚急性硬膜下血肿（箭头所示为血肿与脑实质交界处）、大脑镰下疝；B. 急诊行钻孔引流 5 天后复查，右额颞叶及右侧基底节区稍低密度，灰白质界限不清；C、D. 24 小时后再次复查，右侧额颞岛叶及基底节区大面积缺血梗死灶，右侧大脑中动脉致密征（空心箭头）

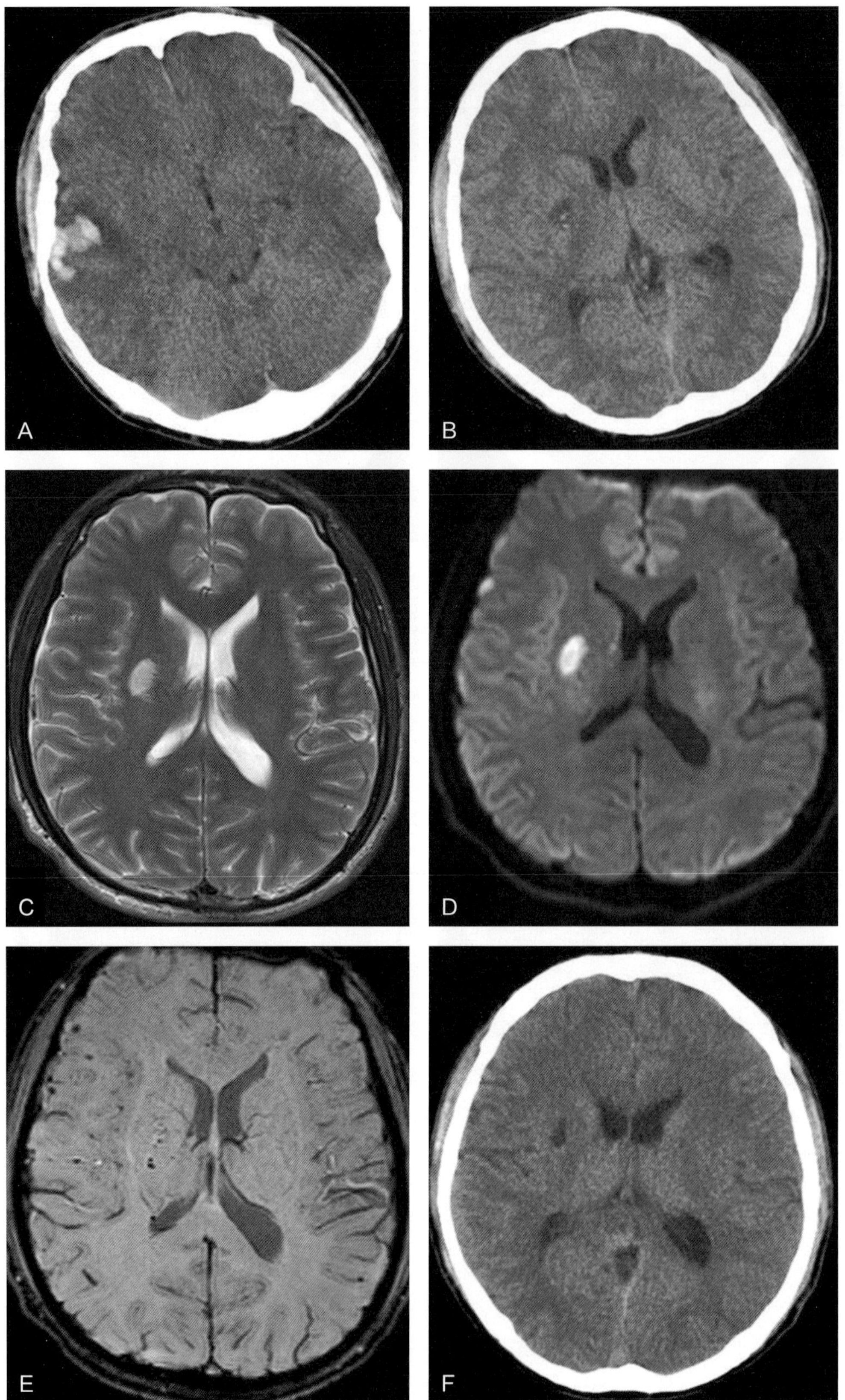

图 3-6-13 右侧颞叶挫裂伤、右侧基底节区梗死 CT 及 MRI 表现

A、B. 男，29 岁，头外伤后 3 天，CT 平扫显示右颞叶脑挫裂伤，右侧基底节区异常低密度病灶伴点状高密度；C~E. 2 天后复查 MRI，右侧基底节区病灶在 T_2WI 上呈高信号，DWI 上呈高信号，SWI 序列局部可见点状低信号，另可见右额叶可见散在点状低信号微出血；F. 42 天后复查 CT 显示右侧基底节区小软化灶

闭塞。临床常用的TOF-MRA序列可能受血流状态或伪影影响。高分辨MR管壁成像可能为动脉夹层、假性动脉瘤等血管损伤提供更多的信息（图3-6-14）。

（4）MR灌注检查：DSC MR灌注成像与CT灌注成像表现类似。ASL灌注成像不需要注入对比剂，可得到CBF参数，也能反映局部脑组织的灌注状态，缺血时可见受累区域CBF下降。

3. 常见部位 最常见于大脑后动脉分布区；大脑中动脉、大脑前动脉和椎基底动脉分布区也相对常见；穿支动脉分布区、皮层及皮层下区及小脑动脉分布区相对较少见。

4. 注意脑疝的发生 脑疝引起的机械性移位，压迫血管影响脑组织供血是PTCI最常见的机制之一。不同部位的脑疝可能影响不同血管，从而引起不同供血区梗死。小脑幕切迹下疝可引起大脑后动脉闭塞；大脑镰下疝可引起大脑前动脉闭塞；中心区的脑疝可引起基底动脉穿支动脉闭塞，其中大脑后动脉供血区梗死最为常见。

5. 儿童外伤后脑梗死 少见，重症患者可见动脉闭塞引起的大面积梗死。头部外伤较轻的婴儿或儿童患者PTCI可表现为基底节区腔隙性梗死。CT及MR图像上，在基底节区可见腔隙性病灶，CT上呈低密度，T_1WI呈低信号、T_2WI呈高信号，

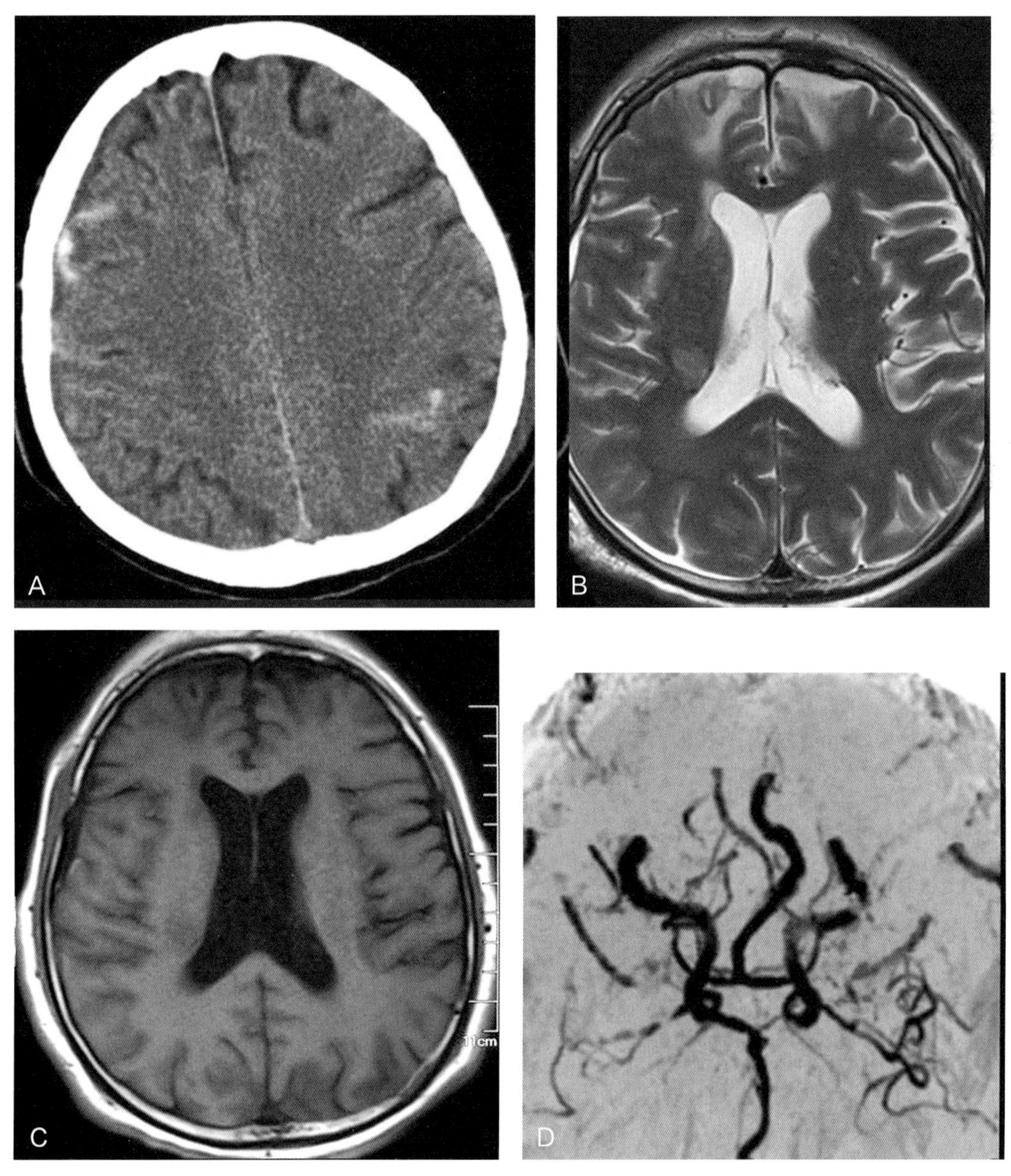

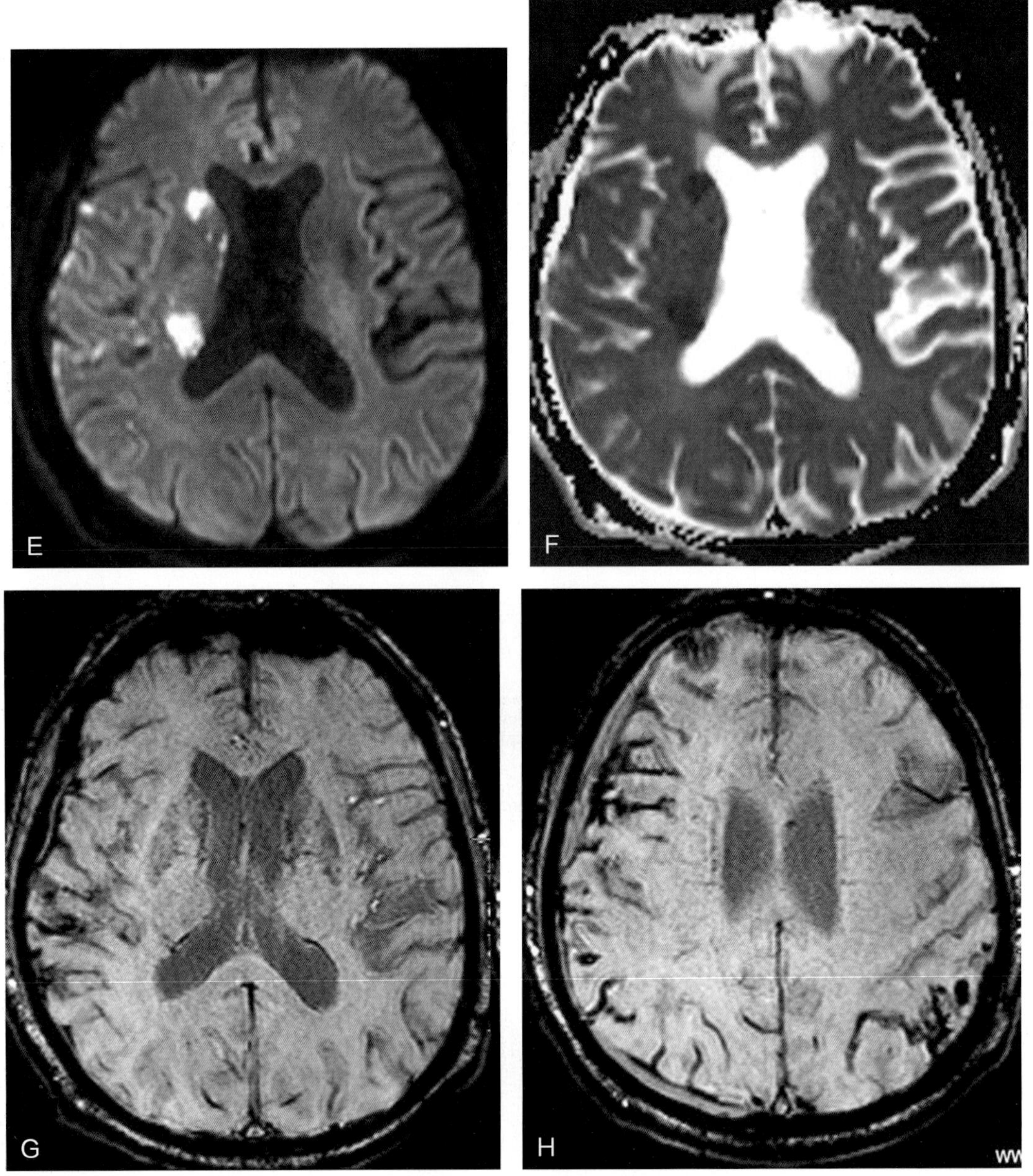

图 3-6-14 蛛网膜下腔出血、右侧基底节区梗死 CT 及 MRI 表现

A. 男，57 岁，头外伤，急诊 CT 平扫显示蛛网膜下腔出血；B、C. CT 检查后 8 天，示右侧基底节区异常信号病灶，T_2WI 呈高信号，T_1WI 稍低信号；D. MRA 显示右侧大脑中动脉明显狭窄，远端分支稀疏；E、F. DWI 呈弥散受限改变，ADC 图显示低信号；G、H. SWI 示脑沟裂池内多发低信号，符合蛛网膜下腔出血表现

一般无占位效应或脑疝。此类患者临床症状体征较轻，预后佳，神经功能恢复良好。

6. 继发性损伤 可以在原发创伤后而影像表现为阴性的情况下发生。PTCI 改变往往为亚急性起病，可出现于外伤后几小时至几周内。所以，对于外伤患者，如果有与影像表现不符的临床症状加重，应提示进行影像学检查或复查，必要时应进一步行血管检查排除潜在的血管损伤。

7. 临床上应注意 与颅骨骨折相关的静脉窦损伤或栓塞鉴别，可导致脑水肿、静脉性梗死或出血改变。

【诊断与鉴别诊断】

诊断要点：明确的外伤史，外伤后于原发性损伤周围或远隔部位出现 DWI 上弥散受限区域。

鉴别诊断包括：

1. 非外伤性脑缺血与脑梗死 PTCI 影像表现

与其相似，主要鉴别要点为患者有外伤史，缺血或梗死由颅脑损伤所致。

2. 动脉粥样硬化性血管闭塞 明确的外伤史为主要鉴别点，由动脉夹层病变导致的血管闭塞引起的PTCI，血管检查可见夹层病变的典型征象。

3. 外伤后脑水肿 PTCI急性期DWI上可见弥散受限改变，同时累及脑皮层和白质区域，符合血管供血区分布。脑水肿累及白质更为多见，无弥散受限改变，不符合血管供血区分布。

【影像学研究进展】

颅脑外伤后，在挫裂伤和血肿周围，原发病灶的压迫可能存在缺血区域，在研究中也被称作创伤半暗带。在远隔部位组织内也能观察到这样的缺血组织，这可能由于外伤后脑血管自我调节能力受损等对脑血管的影响所致。应用PET对创伤半暗带进行评估的研究显示，从挫伤周围组织至挫伤核心，可见渐进性的氧摄取指数、CBF、脑氧代谢率及脑葡萄糖代谢率减低。

异常血流灌注状态是严重的颅脑损伤的常见表现，在损伤几天之后即可出现。对于创伤后血流灌注的评估可能为临床对患者病情的评估和治疗提供有价值的信息。一项应用PWI的研究发现，在脑挫裂伤区域以及其周围表现正常的脑组织内均可发现异常的CBV分布区，而且这种异常灌注与临床预后相关。

^{1}H-MRS可提供脑内代谢化合物的信息，在颅脑外伤患者中，可观察到NAA的下降，提示局部神经元密度减低；出现Lac峰提示局部的缺血损伤，并可能与临床预后不良相关。

（隋滨滨　马　军）

四、脑死亡

【概述】

脑死亡（brain death）是指包括脑干在内的全脑功能丧失的不可逆转的状态，常继发于严重脑外伤。1995年美国神经病学学会发表了脑死亡的诊断指南，描述了脑死亡的临床诊断标准。该指南强调了诊断全脑（包括脑干）功能不可逆丧失所必备的3个临床表现：昏迷（有已知的病因）、脑干反射消失和呼吸停止。

美国在1980年制定的《脑死亡统一判定法案》中规定符合下列任何一项的患者即为死亡：循环和呼吸功能不可逆性终止，或整个大脑包括脑干功能的不可逆性终止。死亡的判定必须依据公认的临床标准进行，从法律层面上将脑死亡与心肺死亡的标准并列，成为死亡的判定标准之一。在美国大部分州都采取了该法案，脑死亡作为判断死亡的标准之一，已被广泛接受和使用。中国的脑死亡概念提出相对较晚，在死亡诊断上目前还是以心肺死亡标准为主，但也有患者家属在完全知情的情况下，接受患者的脑死亡。随着器官移植、社会伦理学的发展，脑死亡作为死亡的判定标准在中国的合法性已经越来越受关注。

【临床与病理】

脑死亡的主要临床表现是：昏迷（有已知的病因）、脑干反射消失和呼吸停止。

病理机制上，一般的观念认为脑死亡是涉及解剖学与生理学的复杂改变，具体表现为：严重的细胞水肿使颅内压升高，显著升高的颅内压使脑血流降低，当颅内压大于颅内动脉舒张压会出现舒张末期血液倒流，当颅内压大于收缩压时脑血流消失，导致完全以及不可逆的脑功能丧失。大体上主要表现为严重水肿的脑组织伴严重受压的脑沟及双侧小脑幕切迹下疝。

【影像检查方法】

常规X线检查对诊断脑死亡无价值。CT及MR可以观察脑组织情况，CTA、MRA、DSA、多普勒超声以及核医学检查可以观察颅内血流变化，与脑死亡相关的辅助检查还包括脑电图，用来观察脑的电生理活动。推荐的脑死亡相关的影像学检查是脑电图加床旁的核素显像。

【影像表现】

1. CT 平扫可见弥漫性脑水肿，灰、白质分界消失，脑回肿胀，脑室及脑池受压并可见“反转征象”，即小脑密度远远高于大脑半球。增强扫描上，颅内动静脉无强化，CTA颅内血管无显影，颅外血管可以显示（图3-6-15）。

2. MRI 脑组织T_1WI呈低信号、T_2WI呈高信号，脑回肿胀、灰、白质分界消失、伴脑疝，DWI可见弥散受限，MRA无颅内血流。

3. DSA 无颅内血流，并可见对比剂停滞，即颈外动脉显影、颈内动脉床突段以上不显影。

4. 核医学检查 脑血流核素显像幕上及幕下均无放射性药物摄取，称为空颅征，另可见颅外摄取增加、当放射性药物在鼻部浓聚时称为热鼻征。

5. 脑电图 显示为等电位。

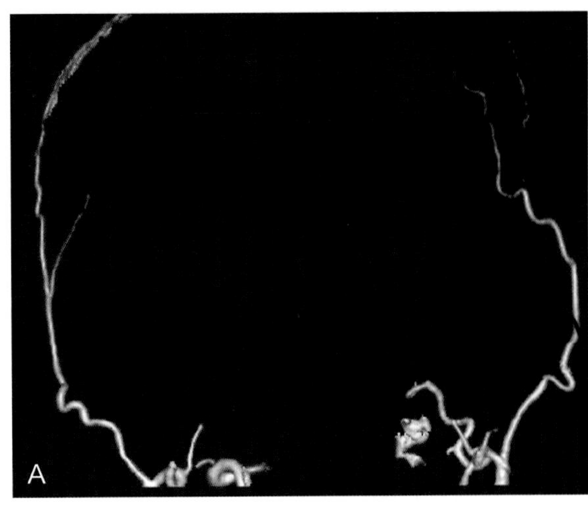

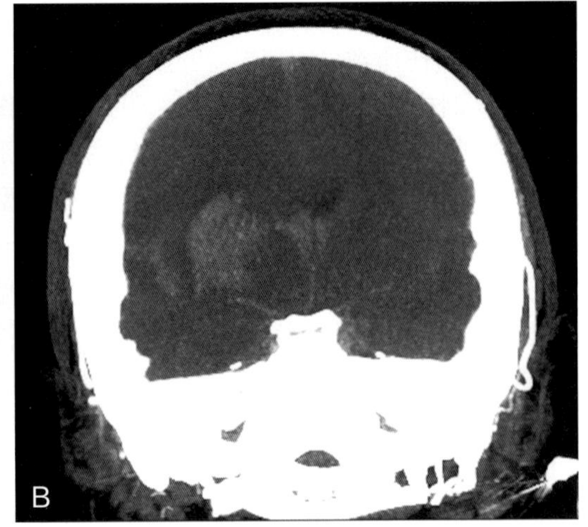

图 3-6-15 脑死亡患者 CTA 检查

A. VR 图像示动脉期颅内动脉未见显影，颈外动脉分支（箭头）可见显示；B. 冠状 MIP 图像示脑内血肿、蛛网膜下腔出血及脑室内积血

【诊断与鉴别诊断】

影像学可以帮助确认脑死亡，但是不能代替临床标准。脑死亡的最佳影像学诊断线索是脑血流核素显像颅内没有血流，在欧洲国家 CTA 被广泛用作脑死亡诊断的一项辅助检查。

脑死亡需与可逆性病因（如药物过量、癫痫持续状态等）引起的弥漫性脑水肿、技术原因所致假阳性结果（如错过团注、导管造影造成的夹层或血管痉挛等）以及大面积脑梗死相鉴别，结合临床病史及相关辅助检查，严格按照脑死亡的诊断标准不难做出鉴别。

（顾卫彬　马　军）

第七节　颅脑外伤的后遗症

一、外伤性硬膜下积液

【概述】

外伤性硬膜下积液（traumatic subdural effusion），又称外伤性硬膜下水瘤（traumatic subdural hygroma）是指颅脑外伤时蛛网膜破损或撕裂，脑脊液进入硬膜下腔不能回流而形成，也可能是硬膜下血肿吸收后所致，是颅脑外伤的后遗症之一。多见于婴幼儿或少年，也可见于老年人。文献报道，外伤性硬膜下积液占颅脑损伤的 1.2%~10%。

【临床与病理】

硬膜下积液多发生于一侧或两侧额颞顶部骨板下方，液体清亮或微黄，细胞数正常，蛋白含量正常或增高。临床上常有未被注意到的外伤史或有较长时间的外伤史。如果积液未导致脑组织明显受压，且临床症状不明显时可先行保守治疗，积液可逐渐吸收消失。当硬膜下积液量较多（积液厚度大于 15mm）、中线移位（大于 5mm）、占位效应明显时，可发生神经功能缺损、颅压增高和头围增大，应及时手术引流或腹腔分流治疗。研究表明高压氧治疗也有助于硬膜下积液的吸收和患者生存质量的改善。

外伤后硬膜下积液的发病机制包括：①颅脑损伤时，脑表面、脑池等处蛛网膜破裂，脑脊液由裂口处进入硬膜下腔不能回流，形成单向活瓣，当患者咳嗽等过度用力时可促使脑脊液不断流入硬膜下腔；②开颅手术清除血肿使颅高压快速解除，导致硬膜下间隙增宽，形成硬膜下积液；③去骨瓣减压术后，如果脑组织通过骨窗向外膨出，双侧压力差增大，硬膜下间隙进一步增大，形成硬膜下积液；④脱水剂使用不当引起的颅内压平衡失调也可以导致硬膜下积液；⑤外伤后蛛网膜通透性增加；⑥硬膜下积液中蛋白含量高；⑦慢性硬膜下血肿液化演变等。

【影像检查方法】

常规X线检查对诊断硬膜下积液价值有限。CT平扫可以发现硬膜下积液，为首选的初筛影像学检查方法。MRI显示硬膜下积液的特异性高于CT检查，常规检查序列包括：T_1WI、T_2WI或T_2-FLAIR；其他序列包括DWI、T_2*WI或SWI，有助于鉴别诊断，并发现其他脑实质损伤。

【影像表现】

1. X线　硬膜下积液量较多时，在头颅平片上可出现头颅增大和颅内压升高征象，较局限的积液可压迫邻近骨板，导致骨板变薄并向外膨出。

2. CT平扫　表现为颅骨内板下方与脑表面之间的新月形或弧形低密度影，其密度等于或略高于脑脊液密度；病灶多弥漫，可跨越骨缝、沿大脑镰和小脑幕蔓延，但不跨越中线和小脑幕；其下方脑回、皮层血管和蛛网膜下腔液体受压、移位（图3-7-1）。硬膜下积液也可以发生在大脑镰旁，表现为一侧镰旁条形或线形水样密度影，其宽度大于同层面脑沟，连续3层以上，可与额颞顶骨内板下方的新月形或弧形低密度影相连。CT增强扫描病灶无强化。

3. MRI　颅骨内板下方新月形脑脊液样信号病变，在T_1WI呈低信号影，T_2WI呈高信号影，T_2-FLAIR呈等、低信号影（图3-7-2）。部分病例在T_1WI上可表现为高信号，与积液内蛋白含量高有关。DWI示病灶弥散不受限。T_2*WI或SWI序列病灶区域呈脑脊液样信号、无显著低信号影，如果由慢性硬膜下血肿吸收后形成，则病灶与脑实质交界区边缘可见含铁血黄素沉积所致的低信号影。增强扫描无强化。

【诊断与鉴别诊断】

CT和MRI均可确诊，诊断可靠。诊断要点是：脑外伤患者，弧形或新月形、颅内脑实质外积液、脑脊液样密度或信号影、无强化包膜。硬膜下积液的鉴别诊断包括：

1. 慢性硬膜下血肿　病灶内常有分隔或液体成分分层，CT平扫上病灶内侧边缘常可见钙化；在MRI上信号多变，由于其内含有正铁血红蛋白，因此在T_1WI、T_2WI和T_2-FLAIR上多表现高信号；在T_2*WI受T_2效应影响也可呈高信号、但病灶边缘可见低信号影；SWI上可见到顺磁性物质沉积所致的低信号影；CT和MRI增强扫描上血肿周边和（或）硬脑膜可见强化。

2. 硬膜下脓肿　为脓液在硬膜下腔的积聚，DWI序列显示病灶呈中心性的弥散受限。

3. 生理性蛛网膜下腔扩大　又称婴儿良性脑外积液，多出现在1岁以内；与脑脊液引流径路

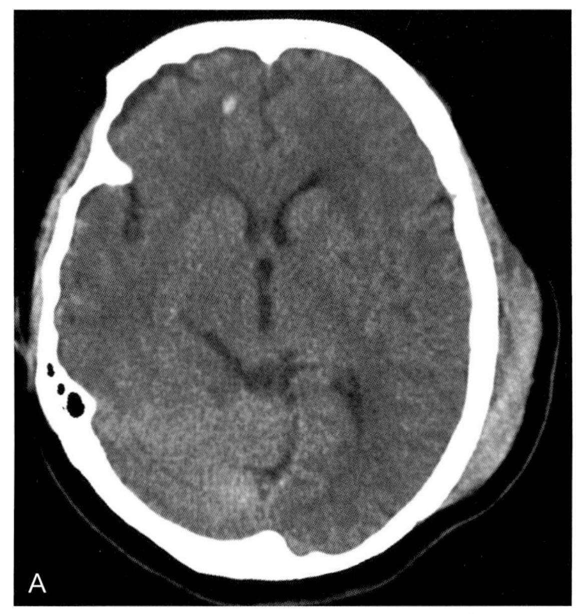

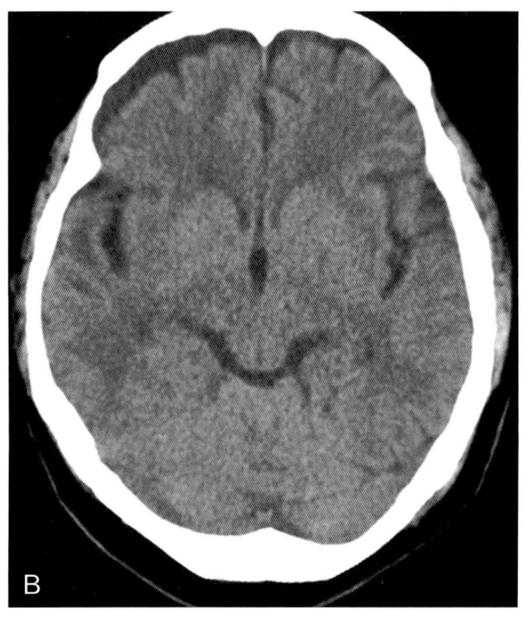

图3-7-1　外伤后硬膜下积液CT平扫

女，58岁，A. 脑外伤后5小时，CT显示右侧额颞骨板下弧形脑脊液样低密度影，伴右额叶小片状高密度出血灶（脑挫裂伤），左颞部头皮下血肿；B. 脑外伤13天，右侧额颞硬膜下积液增多

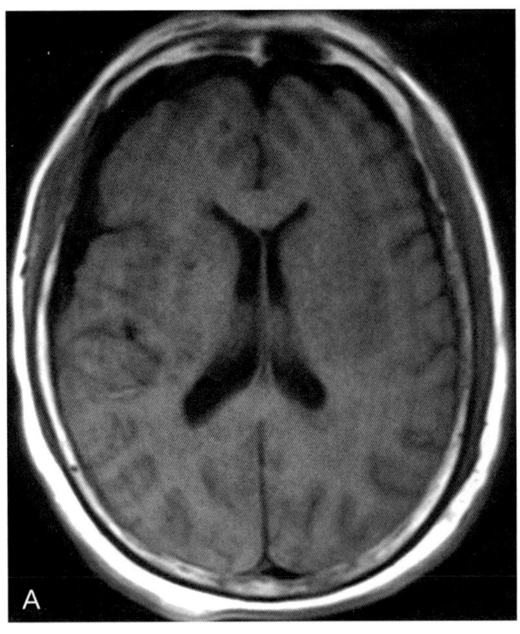

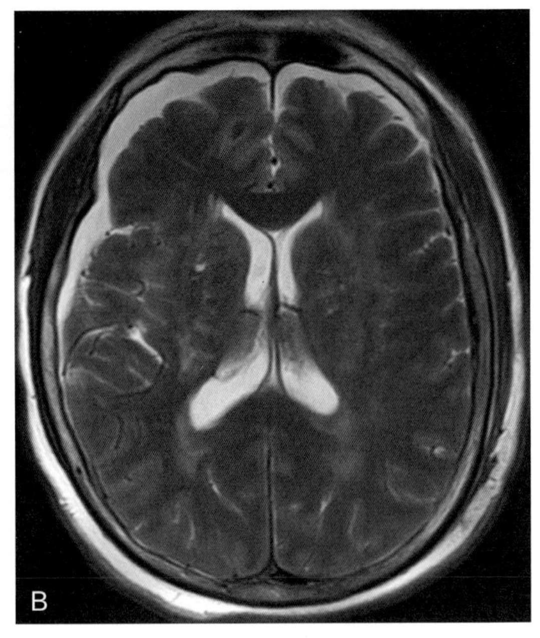

图 3-7-2 外伤后硬膜下积液 MR 平扫

与上图同一患者，A. 脑外伤 6 天，T_1WI 示右侧额颞及左额骨板下弧形低信号；B. T_2WI 示右侧额颞及左额骨板下弧形低信号，伴右侧额叶小片状低信号影（脑挫裂伤吸收期），双侧基底节区多发小梗死灶

发育不全有关；多为自限性，无需治疗，12~24 个月可缓解。影像表现为头围增大，双侧对称的蛛网膜下腔增宽（颅骨皮质和半球间距≥ 5mm），脑脊液间隙顺着脑沟走行、而不压平脑沟；静脉影横穿蛛网膜下腔，增强扫描显示静脉更清晰。

4. 脑萎缩 脑萎缩一般无急性外伤史，老年多见，脑池和脑沟普遍性增宽或加深，常同时伴脑室扩大；CT 或 MRI 随访检查时，上述征象不可逆。

【影像学研究进展】

双能 CT 在鉴别硬膜下积液和硬膜下血肿有较高的敏感性和特异性，尤其适用于增强扫描后高密度对比剂向硬膜下间隙渗入，易误诊为硬膜下血肿的病例。

高分辨率结构 MRI 可以精确显示受压移位的蛛网膜和蛛网膜下腔的静脉，有助于和良性蛛网膜下腔扩大鉴别。

（薛 静 马 军）

二、脑软化

【概述】

脑软化（encephalomalacia）是一种常见的颅脑外伤的后遗症，为不可逆性改变。脑软化灶常继发于脑挫裂伤和脑内血肿，也可发生于外伤性脑梗死后。

【临床与病理】

脑外伤后的脑软化灶是由脑挫裂伤、脑内血肿或外伤性脑梗死后坏死的脑组织吸收、液化而形成的，或由手术清除积血或坏死组织后形成的。脑外伤后脑软化灶患者常存在头痛、头晕、乏力、癫痫及精神性格改变等非特异性症状，也会根据损伤部位的不同，出现偏瘫、失语及视力障碍等神经组织损伤的定位体征。

【影像检查方法】

常规 X 线检查对诊断脑软化无价值。CT 平扫可以发现较大的脑软化灶，由于其廉价、方便、快捷、应用广泛，目前仍作为脑外伤后随诊复查的首选检查方法。但 CT 的敏感性不如 MRI，特别是对颅底部位，如额叶直回、颞叶底部的病变，CT 由于颅底伪影的干扰，不如 MRI 显示清晰。对于较小病灶的显示，MRI 也明显优于 CT。

【影像表现】

脑软化灶在 CT 平扫图像中表现为脑内片状低密度灶，密度均匀，CT 值接近脑脊液，边界清楚，无占位效应或表现为负占位效应（图 3-7-3）。

在 MRI 上，脑软化灶表现为脑内片状 T_1WI 呈低信号、T_2WI 呈高信号，T_2-FLAIR 序列病灶中心为低信号，边缘可见高信号胶质增生，病灶边界清楚，边缘常有含铁血黄素沉积，表现为 T_2*WI 或 SWI 病灶边缘低信号影（图 3-7-4）。

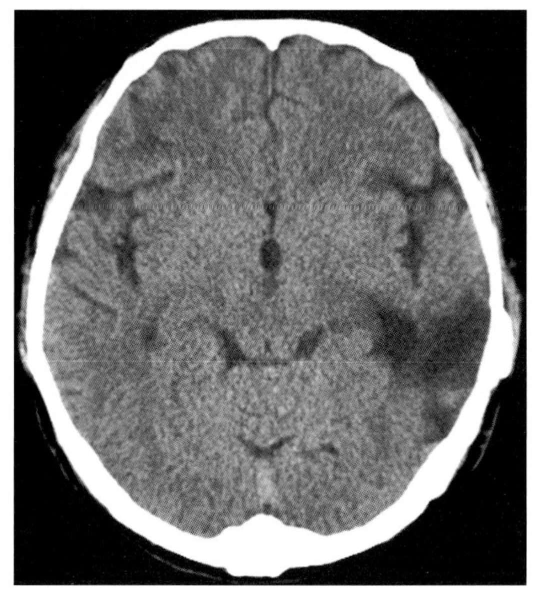

图 3-7-3　颅脑外伤后 2 个月 CT 表现

左颞叶片状低密度影，密度近似脑脊液，边界清楚，左侧脑室颞角扩大

【诊断与鉴别诊断】

颅脑外伤后脑软化的患者有明确的外伤史，对比既往影像检查可见脑挫裂伤或脑内血肿，外伤后 2~3 个月时复查头颅 CT 或 MRI 可见典型的脑软化表现，故诊断并不困难。

发生在皮层的脑软化灶需要与外伤后局部脑萎缩鉴别：脑萎缩表现为局部蛛网膜下腔扩大，脑沟增宽，邻近脑室扩大；皮层软化灶 CT 表现为脑表面条带状的低密度或 T_1WI 低信号、T_2WI 高信号病灶，对比老片可发现该部位较小的脑挫裂伤，或对应部位的硬膜外 / 硬膜下血肿长期压迫脑皮层。

（侯欣怡　马　军）

三、慢性创伤性脑病

【概述】

慢性创伤性脑病（chronic traumatic encephalopathy，CTE）是一种由反复轻度脑创伤引起的进展性神经元退行性病变，且与撞击频率、强度密切相关。CTE 最早于 1928 年由美国病理学家 Harrison 对拳击者尸体解剖后提出，因最早发现于拳击运动员，过去曾被称为拳击手痴呆（dementia pugilistica，DP）。研究人员逐渐发现，CTE 除见于拳击手外，还见于多种竞技激烈的运动员、退伍军人、有多次颅脑外伤病史的人群、难治性癫痫患者、药物滥用者等。CTE 日益引起人们的重视，但目前尚缺乏明确的临床诊断标准，一般根据多次脑震荡等脑损伤病史、尸体解剖及神经病理学进行明确诊断。

【临床与病理】

1. 临床表现　早期 CTE 表现为头痛、注意力不集中，情绪低落、易怒，逐渐出现记忆力下降、认知和执行功能下降，进行性痴呆、抑郁、人格改变、自伤倾向、语言、视觉功能障碍以及帕金森样症状等。常在中年以后发病，出现在脑创伤后数十年。

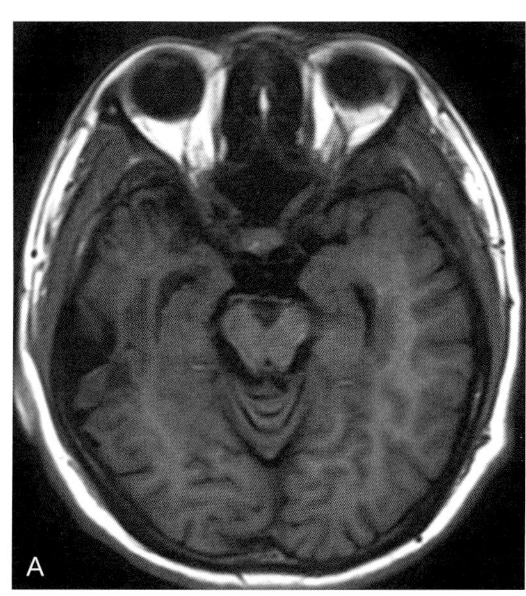

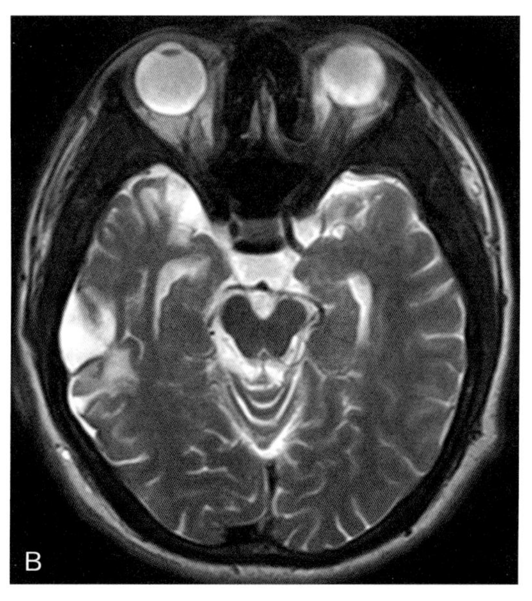

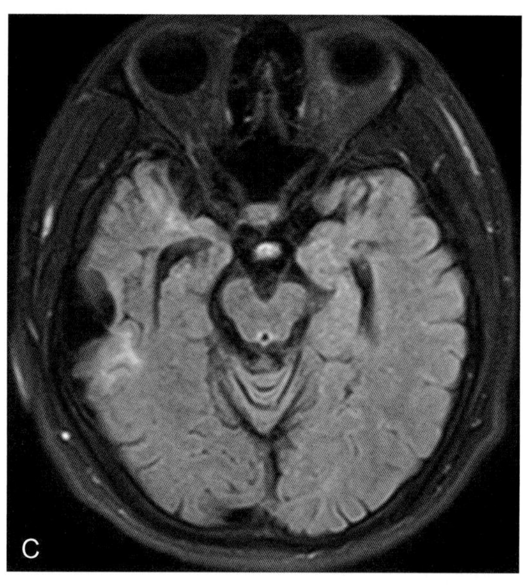

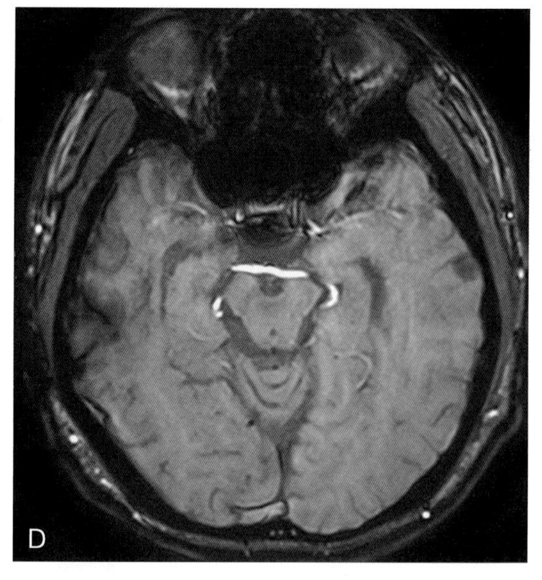

图 3-7-4 颅脑外伤后 2 个月颅脑 MRI 平扫

A. T_1WI 示右颞叶斑片状低信号；B. T_2WI 呈高信号；C. T_2-FLAIR 呈低信号；D. SWI 病灶边缘线样低信号

2. 大体病理 早期或轻度 CTE 患者，脑大体观可表现正常或出现侧脑室额角、颞角及透明隔间腔扩张、脑白质尤其是颞叶血管周围间隙扩大，后期逐渐出现脑萎缩，以额叶、内侧颞叶萎缩为著，侧脑室和三脑室扩大，可伴有脑重量减轻、胼胝体变薄、丘脑、下丘脑及乳头体萎缩，海马硬化，蓝斑和黑质褪色，弥漫性轴索损伤等。

3. 发病机制 反复轻微脑创伤，伴或不伴脑震荡，可导致轴索反复损伤引起局部脑组织代谢紊乱、离子通道及细胞骨架破坏。如果脑部遭受频繁外力冲击，将使受冲击区域内的微管变形，最终坍塌，导致神经元与细胞失去正常作用，而过度磷酸化的 Tau 蛋白则会在受损区域出现堆积现象。

【影像检查方法】

常规 CT 和 MRI 对 CTE 早期诊断困难，晚期可见脑萎缩、脑室扩大、透明隔间腔扩张等。

【影像表现】

早期或轻度 CTE 患者影像表现正常或出现侧脑室额角、颞角及透明隔间腔扩张、脑白质血管周围间隙扩大，后期逐渐出现脑萎缩，以额叶、内侧颞叶萎缩为著，侧脑室和三脑室扩大，可伴有脑重量减轻、胼胝体变薄、透明隔间腔，丘脑、下丘脑及乳头体萎缩，海马硬化等。

【诊断与鉴别诊断】

CTE 是反复脑创伤后引起的进行性神经退行性疾病，与过度磷酸化的 Tau 蛋白沉积有关。CTE 影像特征缺乏特异性，目前尚没有统一的影像学诊断标准。一般根据脑损伤病史、尸体解剖及神经病理学明确诊断。

需要鉴别的疾病及主要鉴别要点：CTE 晚期常需要与阿尔茨海默病（AD）、额颞叶痴呆（FTD）以及其他的神经退行性疾病鉴别，鉴别诊断存在较大困难。目前，多依靠临床症状和外伤史，对 CTE 特异性生物标记物的研究是当下研究的重点。

影像诊断思路：CTE 目前仅依靠神经病理学确诊。CT 及常规 MRI 可发现 CTE 患者的脑结构大体改变，但是在脑微观改变的研究方面存在不足。

【影像学研究进展】

随着影像新技术的发展，出现了许多 MRI 新序列及 PET 等，可对 CTE 患者的脑结构及功能改变、神经元与胶质细胞损伤后的化学物质改变、脑组织代谢变化等进行检测，对 CTE 患者早期脑改变的在体研究具有重要意义。

DTI 可用于评估反复脑创伤造成的轴索损伤。对伴有认知功能减退的退役美式足球运动员研究发现，额顶颞叶及胼胝体的 FA 值明显低于对照组。临床怀疑 CTE 患者的脑白质完整性减低，并且与认知功能改变存在相关性，轴索损伤可能是脑后期退行性改变的前驱表现。

^{1}H-MRS 可无创检测患者脑代谢情况，有研究表明反复脑创伤患者的这些脑代谢物峰值的改变与临床症状具有一定的相关性，有过反复脑创伤病史的运动员其 Cho 和谷氨酸（Glx）峰值显著高于年龄相仿的对照组。

SWI 在显示脑内小静脉及微出血方面敏感性优于常规 MRI。CTE 患者存在微血管病理改变，SWI 可以提供有价值的诊断信息。微出血常见于较严重的反复脑创伤患者，病灶多位于脑白质及基底节区。

PET 检查有 p-Tau 专有的 PET 配体，可以用于鉴别 Tau 蛋白疾病，利用 p-Tau 和 Aβ PET 结合显像可以帮助鉴别 CTE 和 AD。

任务态的 fMRI 研究发现 CTE 早期可表现为脑功能改变，相应脑区激活减弱或增强，对于 CTE 患者的早期识别具有重要意义。

（沈慧聪　马　军）

四、脑神经麻痹

【概述】

脑神经麻痹是指脑神经的直接或间接损伤后出现的一系列感觉运动功能障碍。颅脑损伤的部位不同、程度不一，所造成的神经损伤可以是部分性或完全性损伤，单个脑神经或多根脑神经损伤。常见的原因包括颅底骨折直接损伤；脑神经供血血管损伤；脑神经挫裂伤；颅内血肿或脑组织水肿时，脑疝压迫神经损伤；外伤性海绵窦瘘压迫神经；晚期蛛网膜粘连牵拉损伤等。

十二对脑神经在颅脑损伤时均可造成不同程度的损伤，损伤频次依次为嗅神经、动眼神经、视神经、面神经、展神经、听神经、舌咽神经、迷走神经及副神经等。

各种不同脑神经损伤造成的脑神经麻痹症状不同，症状明显的脑神经损伤多数与颅底孔道出颅部位的损伤有关。根据损伤性质、患者症状、影像学检查和电生理检查可以确诊脑神经麻痹。治疗多采取保守治疗，仅少数需手术。

【临床与病理】

脑神经损伤病变包括原发性神经挫伤、断裂和脑神经供血血管的损伤。继发性脑神经损伤包括脑疝、脑肿胀、脑水肿、颅内压升高等导致神经受压损伤。镜下病理表现为损伤的神经变性、坏死、出血、脱髓鞘以及轴突弯曲、断裂、收缩。

脑神经损伤的临床症状、体征与具体损伤的脑神经有关，表现各异。十二对脑神经均由颅底的孔道出颅，外伤性脑神经损伤多与颅底骨折有关，掌握颅底孔道解剖和内部神经血管结构，有助于定性诊断脑神经损伤（表 3-7-1）。

表 3-7-1　脑神经通过的颅底孔道

孔道	部位	通过的结构	连接
筛板	前颅窝底中部	嗅神经、筛动脉	前颅窝 - 上鼻腔
视神经管	蝶骨小翼	视神经、眼动脉	中颅窝 - 眶尖
眶上裂	蝶骨大小翼之间	动眼神经、滑车神经、三叉神经眼支、展神经、眼上静脉	中颅窝 - 眼眶
圆孔	中颅窝眶上裂下方	三叉神经上颌支、圆孔动脉、导静脉	Meckel 氏腔 - 翼腭窝
卵圆孔	中颅窝鞍旁	三叉神经下颌支、副脑膜中动脉、导静脉	Meckel 氏腔 - 颞下窝
颈静脉孔	岩骨与枕骨之间	舌咽神经、迷走神经、副神经、岩下窦、咽升动脉枕动脉脑膜支	后颅窝 - 咽旁颈动脉间隙
内听道	岩骨内侧	面神经、听神经	后颅窝 - 内耳
茎乳孔	茎突后方	面神经	中耳 - 耳旁间隙
舌下神经管	枕髁基底部	舌下神经	枕大孔 - 咽旁颈动脉间隙
枕骨大孔	后颅窝	延髓、副神经脊髓段、椎动脉椎经脉、脊髓前、后动脉	后颅窝 - 颈段椎管

【影像检查方法】

1. CT检查 常规X线检查对诊断脑神经损伤价值不大。CT检查是评估急性颅脑外伤的首选影像学检查方法，可清晰显示骨折。常规CT检查可以发现外伤性脑出血、脑挫伤、脑水肿以及显著的骨折。层厚为0.5~2.0mm的薄层CT高分辨骨算法重建可有效降低部分容积效应并提高空间分辨率及骨质与周围结构对比，利于评估微小的颅底骨折和颅底重要孔道的关系。多平面重建和曲面重建技术是轴位图像的重要补充，能够全面直观地评价颅底孔道骨折情况。

2. MR检查 常规MRI序列包括T_1WI、T_2WI及T_2-FLAIR序列，对于脑组织特别是脑干和小脑损伤更敏感。SWI对于弥漫性轴索损伤和神经核团解剖结构的显示具有很大优势。

可变翻转角的三维快速自旋回波（3D-SPACE）序列和三维稳态进动结构相干（3D-CISS）序列等一系列三维数据采集技术，层厚仅0.5~1.0mm，空间分辨率显著提高，结合多平面重建技术能够准确显示脑神经的毗邻关系，是脑池段神经成像的最佳选择。

【影像表现】

1. CT检查 常规CT检查可以发现外伤性脑出血、脑挫伤、脑水肿以及显著的骨折。薄层CT高分辨骨算法重建可有效降低部分容积效应并提高空间分辨率及骨质与周围结构对比。轴位薄层高分辨图像结合多平面重建和曲面重建技术，能够全面直观的评价微小的颅底骨折和颅底重要孔道情况（图3-7-5）。

2. MR检查 常规MRI检查空间分辨率较低，由于大多数脑神经十分纤细，且神经与邻近组织间的信号差异较小，应用常规MRI检查脑神经并不能令人满意。随着MRI技术的不断发展，特别是SWI、3D-SPACE和3D-CISS序列等技术的应用，使得脑MRI影像的空间分辨率和软组织分辨率不断提高，可以评估微小轴索损伤、显示特殊角度和弯曲走行的脑神经，极大地促进了脑神经及其相关疾病的研究。

【诊断与鉴别诊断】

十二对脑神经的走向曲折、纤维本身十分纤细，对于外伤性脑神经麻痹，目前仍需要结合损伤性质、患者症状、影像学检查和电生理检查，综合诊断脑神经损伤。

（詹 炯 马 军）

五、尿崩症

【概述】

尿崩症是由于抗利尿激素（即精氨酸加压素，arginine vasopressin，AVP）缺乏、肾小管重吸收水功能障碍，引起多尿、烦渴、多饮与低比重尿为主要表现的一种内分泌系统疾病。根据发病部位，分为中枢性尿崩症和肾性尿崩症。中枢性尿崩症按病因分为特发性和继发性，继发性多由肿瘤、手术、颅脑外伤、感染、血管病变、浸润性疾病等因素所导致。其中外伤性尿崩症是指各种病因导致的颅脑外伤引起的下丘脑垂体系统出现原发性或继发性损害，使抗利尿激素分泌或释放障碍，导致严重的神经内分泌功能紊乱。

各种原因所致颅脑外伤损伤下丘脑、垂体柄、神经垂体及下丘脑垂体门脉系统，下丘脑垂体轴、视上核、室旁核受损，引起AVP合成和释放出现障碍，AVP减少会使肾脏重吸收水减少，导致尿量明显增多。

外伤性尿崩症的发病率较低。由于文献中病例入组标准、外伤严重程度、评估时机等差别较大，所以报道的发病率差异较大，从2.9%~51%。由于颅脑外伤主要是道路交通事故、袭击、跌倒和家庭虐待等结果，所以在各个年龄阶段都会累及，年轻人更为多见。

【临床与病理】

外伤性尿崩症的主要临床表现为明确的颅脑外伤后出现多尿、烦渴、多饮。一般起病较急，夜尿明显增多，24小时尿量能达到5~10L，尿比重减低，常低于1.005，尿渗透压在50~200mOsm/（kg·H_2O），尿色清淡如水。如果症状持续时间较长，膀胱容量增大，排尿次数会减少。渴觉中枢未受损者饮水不受限，仅体力下降，容易疲劳。渴觉中枢受损者，未能及时补充水分的患者，可出现严重脱水，出现极度疲劳、发热、精神症状甚至死亡。

AVP是在下丘脑的视上核和室旁核生成，沿垂体柄神经轴突运输至垂体后叶并存储在此，需要时释放至血循环。下丘脑－垂体损伤的直接机制主要是头部旋转速度的变化引起小血管及神经结构的拉伸和撕裂。血管损伤、炎性水肿是损伤的间接机制。短暂性的尿崩症可能是由间接损伤所致。额部或枕部的减速伤易导致脑组织的大幅度移位，而垂体柄与颅底相对固定，此时易受牵

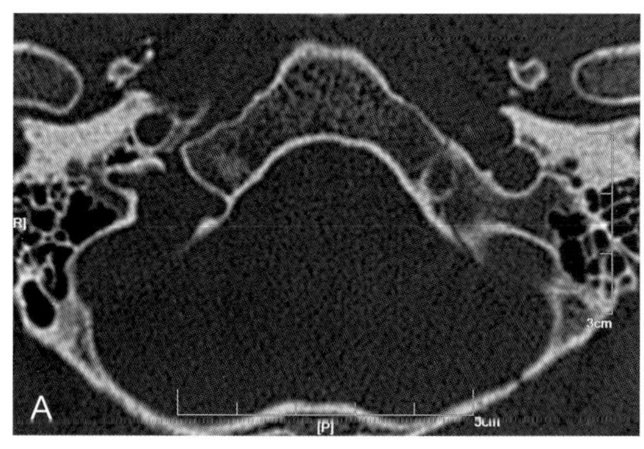

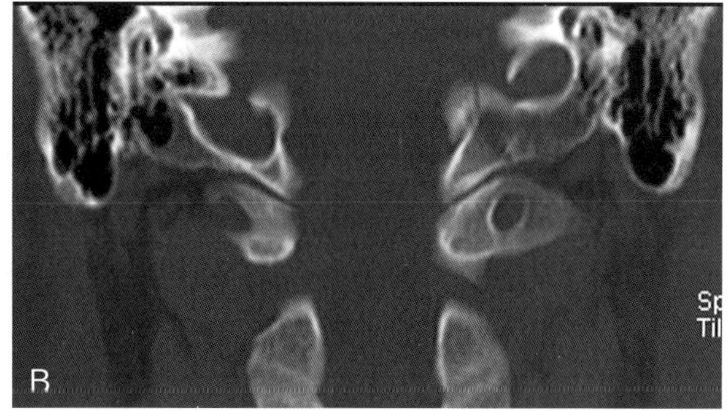

图 3-7-5 薄层 CT 骨窗及冠状位重建，左侧后颅窝骨折波及舌下神经管

左侧后颅窝可见线状透亮的骨折线，断端无移位，骨折累及舌下神经管

拉、旋转、剪切力作用而损伤。颅脑外伤引起的血管损伤可导致颅内压升高、静脉淤血，脑组织缺氧，会加重病情。蛛网膜下腔出血可引起鞍区的血管痉挛，可能导致垂体供血不足，从而出现尿崩症的症状。

【影像检查方法】

外伤性尿崩症的主要的影像学检查方法是 CT 和 MRI。颅脑外伤的首选检查是 CT，可以观察颅底骨折、下丘脑垂体区域脑挫裂伤、水肿所致鞍上池变形或闭塞等。由于软组织对比度高，MRI 是更为理想的检查方式，可以清晰显示垂体柄、下丘脑的病变。

【影像表现】

1. CT 由于鞍区骨质结构较多，所以 CT 上垂体和下丘脑局部区域常会见到伪影，影响观察局部结构和病变。外伤性尿崩症可见下丘脑 – 垂体区域的灶性出血或水肿，鞍上池受压变形或消失。另外还可见到颅脑损伤的表现，如颅底骨折、脑挫裂伤、硬膜下血肿、硬膜外血肿、弥漫性轴索损伤等。(图 3–7–6)

2. MRI 是显示垂体、下丘脑的最佳成像方法。典型的表现为垂体柄模糊或断裂，偶见散在点状出血。有学者认为垂体后叶高信号消失是中枢性尿崩症的特异表现，经过治疗后，垂体后叶高信号恢复，提示尿崩症的好转。但是垂体后叶高信号消失不能作为诊断标准，因为约 10% 正常人看不到垂体后叶高信号，同时，某些家族性和特发性中枢性尿崩症患者的高信号可以不消失。(图 3–7–7)

【诊断与鉴别诊断】

外伤性尿崩症的诊断：有明确的外伤史；患者烦渴、多饮、多尿；符合中枢性尿崩症的诊断；除外肾脏和下丘脑垂体原发疾病；影像学检查可见下丘脑、垂体相应改变，如果影像学检查结果为阴性，临床症状及诊断性实验结果符合尿崩症临床诊断标准，也可诊断本病。

颅脑损伤后出现多尿、烦渴、多饮和低比重尿，需要进行诊断性实验来确诊尿崩症，如禁水试验、禁水 – 加压素实验及血浆 AVP 测定等。中枢性尿崩症的诊断标准为：①尿量增多，大于 2 000ml/d；②低渗尿，尿渗透压低于血渗透压；尿渗透压一般低于 200mOsm/（kg・H_2O）；③低比重尿，尿比重低于 1.003~1.005；④禁水试验尿量不减少，尿比重和尿渗透压无明显提高；⑤应用垂体后叶素皮下注射尿比重升高，尿渗透压升高 9% 以上；⑥进水不足者出现高钠血症伴高尿酸血症。

外伤性尿崩症需要和以下疾病进行鉴别诊断。①精神性烦渴：临床表现与尿崩症相似，症状可随情绪波动而变化。因其 AVP 的合成和释放没有障碍，所以上述诊断性实验结果正常。②肾性尿崩症：遗传性疾病，多累及男孩，发病率低，出生后不久即出现尿崩症的临床表现。禁水 – 加压素实验尿量不减少，尿比重不升高，血浆 AVP 浓度正常或增高。③慢性肾脏疾病：肾脏疾病尤其是肾小管病变可影响尿液浓缩而引起多尿、口渴等，一般有原发肾脏疾病病史，且多尿程度较中枢性的低。④糖尿病：糖尿病患者也可出现多饮、多尿、口渴，同时伴有血糖升高、尿糖阳性，容易鉴别。

（陈红燕　马　军）

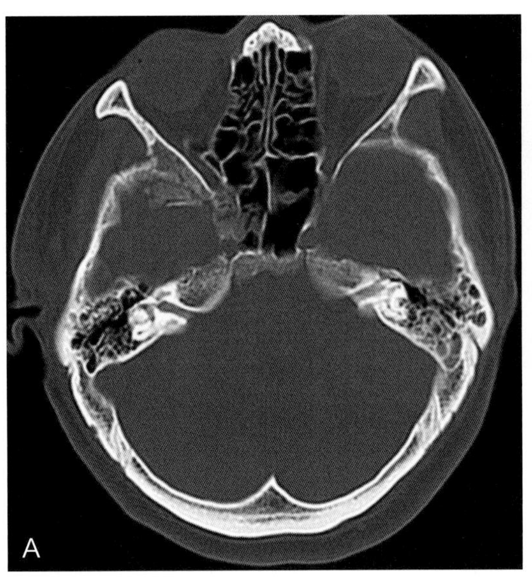

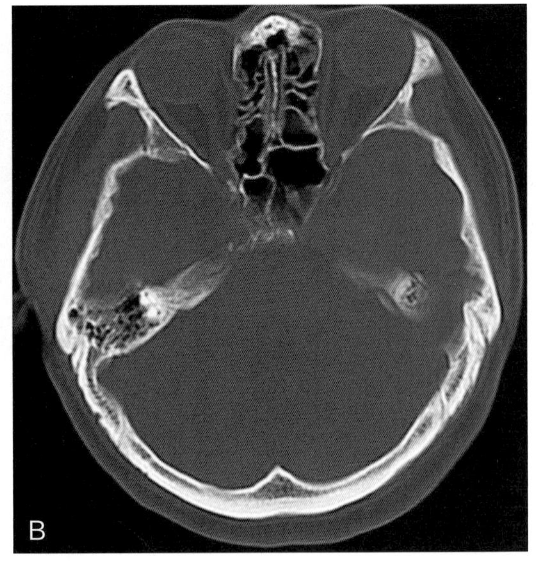

图 3-7-6　颅底多发骨折的 CT 表现

患者头颅外伤后一个月，右侧颞部、蝶窦壁、双侧眼眶内侧壁骨质不连续

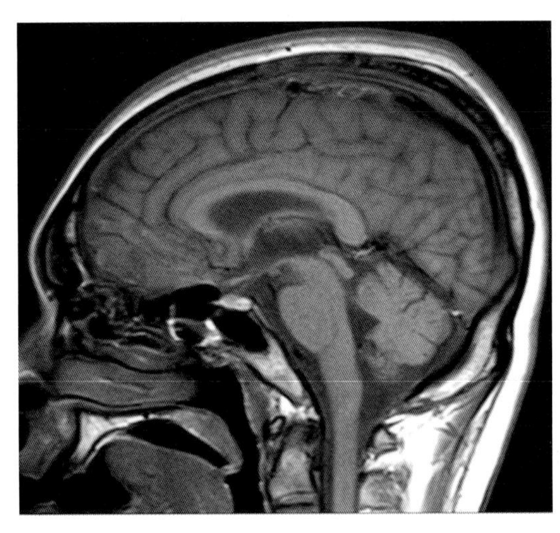

图 3-7-7　垂体柄正中矢状面 MRI 表现

患者外伤后两周出现烦渴、多饮、多尿等临床症状表现，T_1WI 显示垂体柄模糊，粗细不均

六、创伤后脑积水

【概述】

颅脑创伤后，脑脊液循环动力学改变而引起脑室、蛛网膜下腔内脑脊液的积聚，使其容量部分或全部异常扩大，称为创伤后脑积水（post-traumatic hydrocephalus，PTH）。其发病率为 0.7%~8%，伴创伤性蛛网膜下腔出血者可高达 10%~34%，凡创伤后昏迷持续 1 周以上者，继发性脑积水可高达 90%。

根据脑脊液积聚的部位，可分为创伤后脑内积水和创伤后脑外积水，创伤后脑内积水是指脑脊液积聚于脑室内，引起脑室系统扩大；创伤后脑外积水是指脑脊液积聚于硬膜下腔或蛛网膜下腔，引起硬膜下积液或蛛网膜囊肿，可伴或不伴脑室扩大。根据脑积水发生的时间，可分为急性期：伤后≤ 3 天；亚急性期：伤后 4~13 天；慢性期：伤后≥ 14 天。根据是否发生阻塞，可分为交通性脑积水和梗阻性脑积水，交通性脑积水脑室系统与脊髓蛛网膜下腔通连；梗阻性脑积水脑室系统与脊髓蛛网膜下腔不连通。梗阻性脑积水的梗阻部位可以在室间孔、第三脑室、导水管、第四脑室、脊髓和皮层蛛网膜下腔、蛛网膜颗粒和颅内静脉回流的任何部位。梗阻的程度可以分为部分性和完全性。根据颅内压力高低，可分为高颅压性脑积水、正常颅压性脑积水。高颅压性脑积水常见于急性期和亚急性期，正常颅压性脑积水常见于慢性期。低颅压或负压性脑积水也有个别报道，但其定义、诊断标准和是否存在于创伤后脑积水中，还有待进一步研究。根据临床状态分类，可分为进行性、隐匿性和静止性脑积水。进行性脑积水是指患者有创伤后脑积水的临床表现，并呈进展性；隐匿性是指患者虽然脑室扩大，但无创伤后脑积水的临床表现；静止性是指患者脑脊液异常积聚停止，脑室系统不再扩大，临床表现也无进展。

【临床与病理】

创伤后脑内积水病因包括：脑室系统的机械性梗阻；脑脊液的再吸收障碍；脑组织移位和脑脊液动力学改变。

创伤后脑内积水的临床表现：患者可表现为神经状态持续处于低评分水平，比如持续性昏迷；还可表现为伤后或术后临床症状稳定或改善后，又出现意识障碍加重或神经状态恶化表现；或术后脑组织通过减压窗逐渐向外膨出；或出现难以解释的神经功能障碍加重。

另外，脑积水的症状与颅内压高低密切相关。高颅压性脑积水最常见的原因是脑脊液在其循环通路中发生阻塞，而脑脊液的产生过多或吸收障碍则少见。高颅压性脑积水以头痛、呕吐为主要临床症状，此外可有共济失调。病情严重者可出现视物不清、复视等症状。

正常颅压性脑积水演变机制为：伤后初期脑脊液循环部分障碍造成脑室内压力不同程度升高，引起脑室扩大，从而使脑脊液压力下降，达到平衡后，脑室不再扩大，但脑积水症状存在。正常颅压性脑积水表现为智力障碍、步态不稳及尿失禁三主征，多发生在慢性期。

低颅压性脑积水的症状与正常颅压性脑积水类似，表现为步态不稳、记忆力下降、痴呆等症状。目前认为主要是由于脑室扩张，导致脑组织或神经纤维在拉伸和变形过程中受到影响。下行的皮质脊髓束在经过扩大的额角周围时受到影响，导致步态不稳。第三脑室的扩张和周围组织的变形与记忆力减退和痴呆症状相关。

【影像检查方法】

CT、MRI 为常用影像检查方法，其中 CT 检查更为常用。MRI 脑脊液电影检查对于明确脑积水病因，查明梗阻部位具有一定帮助。

【影像表现】

CT 和 MR 检查均可以显示脑室扩大，表现为额角增大（Evans 指数 >0.3）和（或）颞角扩大（≥ 2mm）及第三脑室变圆；伴或不伴脑室周围低密度影，即室旁水肿，取决于脑积水的进展速度和持续时间。脑沟变浅或正常。另外，MRI 检查还可以通过矢状位和冠状位的影像显示脑室大小和导水管通畅情况（图 3-7-8）。

【诊断与鉴别诊断】

创伤后脑积水诊断的条件包括：确切的创伤性脑损伤病史，前述脑积水的临床表现和影像学表现。

创伤后脑积水主要与创伤性脑萎缩进行鉴别诊断，两者常合并存在。其次，要与由其他原因导致的脑萎缩鉴别，如老年性痴呆、血管性痴呆、

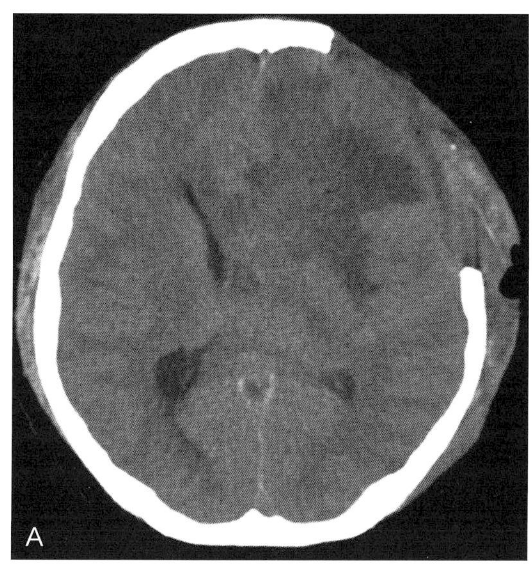

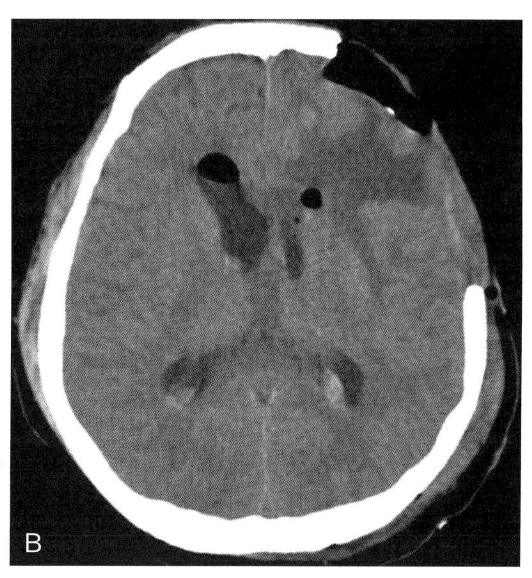

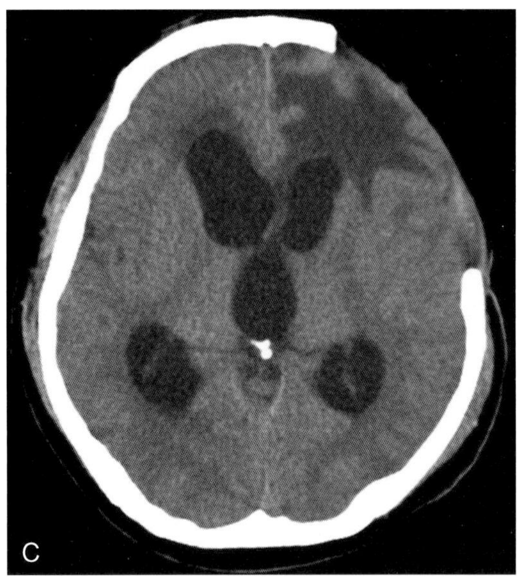

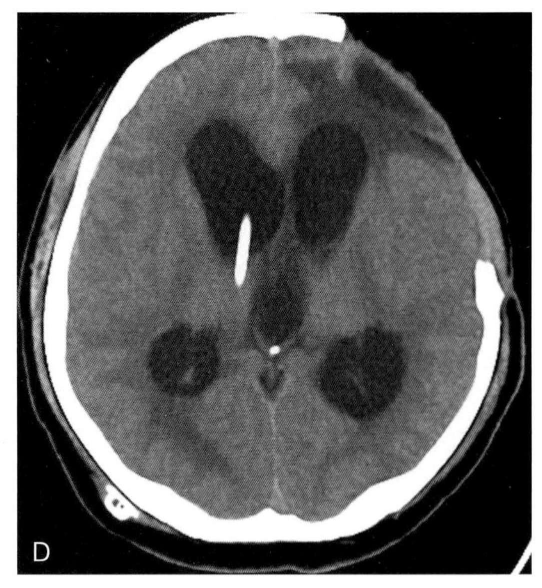

图 3-7-8 创伤后脑积水

A. 脑外伤左额去骨瓣术后，左额叶、胼胝体局部脑挫裂伤，左侧脑室受压变窄，中线结构右移，脑沟裂变浅；B. 术后 2 周，患者双侧脑室有所扩大，脑室内可见积血、积气，中线结构基本居中；C. 术后 4 周，创伤后脑积水，幕上脑室扩大，双侧额角扩大，第三脑室变圆，右侧脑室额角旁可见低密度影，提示存在室旁水肿；D. 脑积水分流术后，幕上脑室暂未见明显缩小，但右侧额角旁室旁水肿消失

AD 及震颤麻痹性痴呆；最后，需要除外炎症、出血、肿瘤等所致的脑积水。

脑萎缩是创伤性脑损伤后的常见现象，常见于弥漫性轴索损伤之后。临床表现为记忆力下降，继而出现定向障碍、言语不流利，最后发展为痴呆。影像表现为脑室系统扩大，脑萎缩时脑室大体形态改变不明显，冠状位重建时，左右侧脑室顶部夹角变大（>140°），脑积水时脑室向四周扩大，左右侧脑室额角呈球形，而侧脑室顶部夹角缩小（<120°）。第三脑室扩大，脑积水比脑萎缩明显，可呈球形。脑萎缩患者脑实质内无异常低密度区，而脑积水在脑室周围可出现间质性水肿的低密度区。脑萎缩时脑沟、脑池可以增宽，而脑积水时则脑沟变浅或消失，脑池不宽。创伤后脑积水多在伤后三个月内发生，而皮层萎缩性脑室扩大则多在伤后六个月或更长时间才能出现。

硬膜下积液在 CT 检查上需要和表现为低密度的慢性硬膜下血肿进行鉴别。MRI 上，积液和血肿的信号差异有助于两者的鉴别诊断。

（袁 菁 马 军）

参考文献

1. 中华医学会神经病学分会，中华医学会神经病学分会脑血管病学组．中国脑小血管病诊治共识．中华神经科杂志，2015，48(10)：838-844.
2. 曹丹庆，蔡祖龙．全身 CT 诊断学．北京：人民军医出版社，1995：139-140.
3. 吴恩惠，头部 CT 诊断学．第 2 版．北京：人民卫生出版社，1996：181.
4. 王晓明，焦鑫明，朱丽艳，万玉珍．颅骨骨膜下血肿的 CT 与 MRI 诊断(附 8 例报告)．实用医学影像杂志，2004，5(3)：127-128.
5. 王刚，郑晓林，李德维，等．256 层螺旋 CT 后处理重建技术在颅骨复杂性骨折及其分型中的诊断价值．中国 CT 和 MRI 杂志，2014，12(2)：31-33.
6. 蒋孝先，吕发金，谢惠，等．多层螺旋 CT 三维重组与轴位骨窗诊断颅骨骨折的价值．临床放射学杂志，2010，11：1465-1468.
7. 刘玥，张玥，彭芸，等．磁敏感加权成像及 FLAIR 序列在儿童创伤性颅内出血诊断中的价值．放射学实践，2014，29：872-876.
8. 张菁，陈浪，漆剑频，等．联合多种 MRI 序列评估弥漫性轴索损伤．放射学实践，2011，26(11)：1144-1149.
9. 李家亮，于春江．外伤性基底节区血肿的诊断和治疗．中华神经外科杂志，2006，22(02)：83-85.9.
10. 曹美鸿，创伤后脑肿胀．中华创伤杂志，1998，(04)：8-10.

11. 郝淑煜，刘佰运．创伤性脑损伤后局部脑缺血的研究进展．国际神经病学神经外科学杂志，2005，5：430-434.
12. 邱彩霞，庄凯，王春育，等．最新循证指南：成人脑死亡的判定．中国卒中杂志，2010，05(11)：925-93.
13. 王忠诚．王忠诚神经外科学．第1版．湖北：湖北科学技术出版社，2005.
14. 白人驹，张雪林．医学影像诊断学．第3版．北京：人民卫生出版社，2016.
15. 顾新泉，徐旭斌，沈贤．外伤所致脑软化的CT分析．现代医药卫生，2011，27(18)：2833-2834.
16. 刘佰运，实用颅脑创伤学．北京：人民卫生出版社.2016年12月，189-198.
17. 戴建平，神经影像学手册．北京：北京科技出版社.1993年12月，119-132.
18. 葛均波，徐永健．内科学．第八版．北京：人民卫生出版社，2013.
19. 林岚，司和平，丁山．外伤性尿崩症的诊治体会．医学临床研究.2006，23(5)：697-699.
20. 何春波，吴继福，何伟铭．外伤性中枢性尿崩症21例临床分析．吉林医学.2008，2(29)：140-141.
21. 张俊，张建军，谢仁龙．等．外伤性中枢性尿崩症的特点与转归．浙江创伤外科.2005.10(3)：149-151.
22. 江基，朱诚．现代颅脑损伤学．上海：第二军医大学出版社，1999.
23. 王忠诚．神经外科学．武汉：湖北科学技术出版社，1998.
24. 梁玉敏，曹铖，马继强，等．创伤后脑积水的研究进展、争议和展望．中华创伤杂志，2013，29：1029-1033.
25. 中华神经外科分会神经创伤专业组，中华创伤学会分会神经创伤专业组．颅脑创伤后脑积水诊治中国专家共识．中华神经外科杂志，2014，30：840-843.
26. James Barry，Jared Fridley，Christina Sayama，Sandi Lam. Infected Subgaleal Hematoma Following Blunt Head Trauma in a Child：Case Report and Review of the Literature.Pediatr Neurosurg.2015；50：223-228.
27. Izumihara A，Yamashita K，Murakami T.Acute subdural hematoma requiring surgery in the subacute or chronic stage. Neurol Med Chir(Tokyo).2013，53，323-328.
28. Heit J J，Iv M，Wintermark M.Imaging of Intracranial Hemorrhage.J Stroke.2017，19，11-27.
29. Carroll J J，Lavine S D，Meyers P M.Imaging of Subdural Hematomas.Neurosurg Clin N Am.2017，28，179-203.
30. Edlmann E，Giorgi-Coll S，Whitfield P C，et al.Pathophysiology of chronic subdural haematoma：inflammation，angiogenesis and implications for pharmacotherapy.J Neuroinflammation.2017，14，108.
31. Diagnostic imaging：Brain，Anne G.Osborn，Karen L.Salzman，and Miral D.Jhaveri.3rd ed.Philadelphia：Elsevier：2015
32. Pescatori L，Tropeano M.P，Mancarella C，Prizio E，Santoro G and Domenicucci M.Post traumatic dural sinus thrombosis following epidural hematoma：Literature review and case report.World J Clin Cases.2017，5，292-298.
33. Singh S，Ramakrishnaiah R.H，Hegde S.V，and Glasier C.M.Compression of the posterior fossa venous sinuses by epidural hemorrhage simulating venous sinus thrombosis：CT and MR findingsPediatr Radiol.2016，46，67-72.
34. Tong KA，Ashwal S，Holshouser BA，et al.Hemorrhagic shearinglesions in children and adolescents with posttraumatic iffuse axonal injury：improved detection and initial results.Radiology.2003，227：332-339.
35. Tong KA，Ashwal S，Holshouser BA，et al.Diffuse axonal injury in children：clinical correlation with hemorrhagic lesions.AnnNeurol.2004，56：36-50.
36. Kou Z，Benson RR，Haacke EM.Susceptibility weighted imaging in traumatic brain injury.In：Gillard J，Waldman A，Barker P，eds.Clinical MR Neuroimaging.2nd ed.Cambridge，UK：Cambridge University Press，2008.
37. Zhifeng Kou，Zhen Wu，Karen A Tong，et al.The role of advanced MR imaging findings as biomarkers of traumatic brain injury.J Head Trauma Rehabil.2010，25：267-282.
38. Benson RR，Meda SA，Vasudevan S，et al.Global white matter analysis of diffusion tensor images is predictive of injury severity in TBI.J Neurotrauma.2007，24：446-459.
39. Newcombe VF，Williams GB，Nortje J，et al.Analysis of acute traumatic axonal injury using diffusion tensor imaging. Br J Neurosurg.2007，21：340-348.
40. Levin HS，Wilde EA，Chu Z，et al.Diffusion tensor imaging in relation to cognitive and functional outcome of traumatic brain injury in children.J Head Trauma Rehabil.2008，23：197-208.
41. Shutter L，Tong KA，Holshouser BA.Proton MRS in acute traumatic brain injury：role for glutamate/glutamine and choline for outcome prediction.J Neurotrauma.2004，21：1693-1705.
42. Alahmadi H，Vachhrajani S，Cusimano M D.The natural history of brain contusion：an analysis of radiological and clinical progression.Journal of Neurosurgery，2010，112(5)：1139.
43. Currie S，Saleem N，Straiton J A，et al.Imaging assessment of traumatic brain injury.Postgraduate Medical Journal，2016，92(1083)：41.
44. Kurland D，Hong C，Aarabi B，et al.Hemorrhagic Progression of a Contusion after Traumatic Brain Injury：A Review. Journal of Neurotrauma，2012，29(1)：19.
45. Huang P，Chen CH，Lin WC.Clinical applications of susceptibility weighted imaging in patients with major stroke. J Neurol，2011，259(7)：1426-1432.
46. Lee SY，Kim SS，Kim CH，et al.Prediction of outcome after traumatic brain injury using clinical and neuroimaging variables.J Clin Neurol，2012，8(3)：224-229.
47. Cloots R J，van Dommelen JA，Geers MG.A tissue level anisotropic criterion for brain injury based on microstnictural

axonfl deformation.J Mech Behav Biomed Mater,2012,5(1):41-52.

48. Goos JD,Van der Flier WM,Knol DL,et al.Clinical relevance of improved microbleed detection by susceptibility weighted magnetic resonance imaging.Stroke,2011,42(7):1894-1900.
49. Kao HW,Tsai FY,Hasso AN.Predicting stroke evolution:comparison of susceptibility weighted MR imaging with MR perfusion.Eur Radiol,2012,22(7):1397-1403.
50. Jagadeesan BD,Delgado Almandoz JE,Moran CJ,et al.Accuracy of susceptibility weighted imaging for the detection of arteriovenous shunting in vascular malformations of the brain.Stroke,2011,42(1):87-92.
51. Zheng WB,Liu GR,Li LP,et al.Prediction of recovery from a posttraumatic coma state by diffusion-weighted imaging (DWI) in patients with diffuse axonal injury.Neuroradiology,2007,49(3):271-279.
52. Hergan K,Schaefer PW,Sorensen AG,et al.Diffusionweighted MRI in Diffuse Axonal Injury of the Brain.Eur Radiol,2002,12(10):2536-2541.
53. Wilde EA,Chu Z,Bigler ED,et al.Diffusion tensor imaging in the corpus callosum in children after moderate to severe traumatic brain injury.J Neurotrauma,2006,23(10):1412-1426.
54. Suzuki M,Kudo K,Sasaki M,et al.Detection of active plaques in multiple sclerosis using susceptibility weighted imaging:comparison with gadolinium enhanced MR imaging. Magn Reson Med Sci,2011,10(3):185-192.
55. Ljungqvist J,Nilsson D,Ljungberg M,et al.Longitudinal study of the diffusion tensor imaging properties of the corpus eallosum in acute and chronic diffuse axonal injury.Brain Ini,2011,25(4):370-378.
56. Gu L,Li J,Feng DF,et al.Detection of white matter lesions in the acute stage of diffuse axonal injury predicts long-term cognitive impairments:a clinical diffusion tensor imaging study.J Trauma Acute Care Surg,2013,74(1):242-247.
57. Li J,Gu L,Feng DF,et al.Exploring temporospatial changes in glucose metabolic disorder,learning,and memory dysfunction in a rat model of diffuse axonal injury.J Neurotrauma,2012,29(17):2635-2646.
58. Asano Y,Shinoda J,Okumura A,et al.Utility of fractional anisotropy imaging analyzed by statistical parametric mapping for detecting minute brain lesions in chronic-stage patients who had mild or moderate traumatic brain injury. Neural Med Chir(Tokyo),2012,52(1):31-40.
59. Boto G R,Lobato R D,Rivas J J,et al.Basal ganglia hematomas in severely head injured patients: clinicoradiological analysis of 37 cases.Journal of Neurosurgery,2001,94(2):224-232.
60. Druzgal T J,Gean A D,Lui Y W,et al.Imaging Evidence and Recommendations for Traumatic Brain Injury:Conventional Neuroimaging Techniques.Journal of the American College of Radiology Jacr,2015,12(2).
61. Kumar K V,Kumar G T,Gaurav J.Traumatic bilateral basal ganglia bleed:A report of rare two cases and review of the literature:Asian Journal of Neurosurgery,2016,11(4):457-457.
62. Bhargava P,Grewal S S,Gupta B,et al.Traumatic bilateral basal ganglia hematoma:A report of two cases.Asian Journal of Neurosurgery,2012,7(3):147-50.
63. Adams J H,Doyle D,Graham D I,et al.Deep intracerebral (basal ganglia) haematomas in fatal non-missile head injury in man.J Neurol Neurosurg Psychiatry,1986,49(9):1039-1043.
64. Jang K J,Jwa C S,Kang H K,et al.Bilateral Traumatic Hemorrhage of the Basal Ganglia.Journal of Korean Neurosurgical Society,2007,41(4):272-274.
65. Mosberg W H,Lindenberg R.Traumatic hemorrhage from the anterior choroidal artery.Journal of Neurosurgery,1959,16(2):209.
66. Maki Y,Akimoto H,Enomoto T.Injuries of basal ganglia following head trauma in children.Pediatric Neurosurgery,1980,7(3):113-123.
67. Kinoshita Y,Yasukouchi H,Harada A,et al.Case report of traumatic hemorrhage from the anterior choroidal artery.No Shinkei Geka,2008,36(10):891-894.
68. Ishizaka S,Shimizu T,Ryu N.Dramatic recovery after severe descending transtentorial herniation-induced Duret haemorrhage:a case report and review of literature. Brain Inj.2014,28(3):374-7.
69. Osborn AG,Heaston DK,Wing SD.Diagnosis of ascending transtentorial herniation by cranial computed tomography. AJR Am J Roentgenol 1978,130 :755-760
70. Stein SC,Graham DI,Chen XH,et al.Association between intravascular microthrombosis and cerebral ischemia in traumatic brain injury.Neurosurgery,2004,54 :687-69.
71. Tawil I,Stein DM,Mirvis SE,Scalea TM.Posttraumatic cerebral infarction:incidence,outcome,and risk factors.J Trauma.2008,64 :849-853.
72. Garnett MR,Blamire AM,Corkill RG,et al.Abnormal cerebral blood volume in regions of contused and normal appearing brain following traumatic brain injury using perfusion magnetic resonance imaging.J Neurotrauma.2001,18 :585-93.
73. Bazrian J J,Zhu T,Blyth B,et al.Subject-specific changes in brain white matter on diffusion tensor imaging after sports-related concussion.Magn Reson Imaging.2012,30(2):171-180.
74. Garnett M R,Blamire A M,Corkillr R G,et al.Early proton magnetic resonance spectroscopy in normal-appearing brain correlates with outcome in patients following trauma brain

injury.Brain.2000,123(10):2046-2054.

75. Anthony L, Deross, Julie E, et al.Multiple head injuries in Rats: effect on behavior.The Journal of Trauma Injury and Critical Care.2002,54(4):708-714.

76. Ji Hoon Shin, Ho Kyu Lee, Choong Gon Choi, et al.MR Imaging of central diabetes insipidus: a pictorial essay. Korean J Radiol.2001,2(4):222-230.

77. Cristina Capatina, Alessandro Paluzzi, Rosalid Mitchell, et al.Diabetes insipidus after traumatic brain injury.J Clin Med.2015,4(7):1448-1462.

78. Natascia Di Iorgi, Flavia Napoli, Anna Elsa Maria Allegri, et al.Diabetes Insipidus-diagnosis and management.Horm Res Paediatr.2012,77 :69-84.

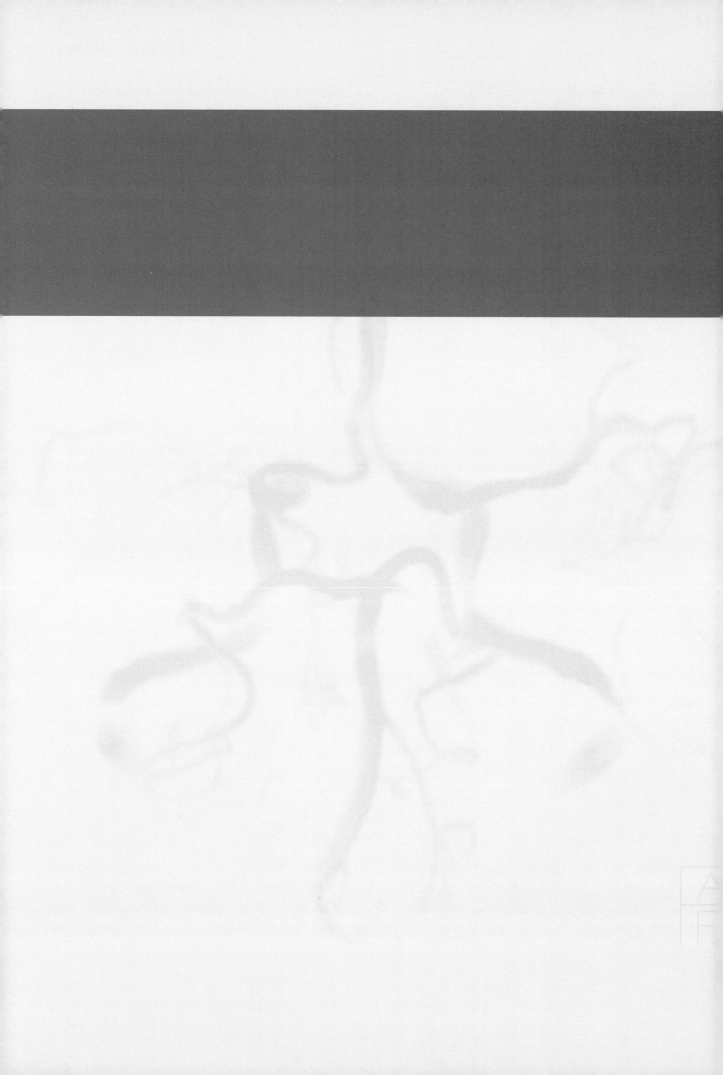

第四章

脑血管疾病

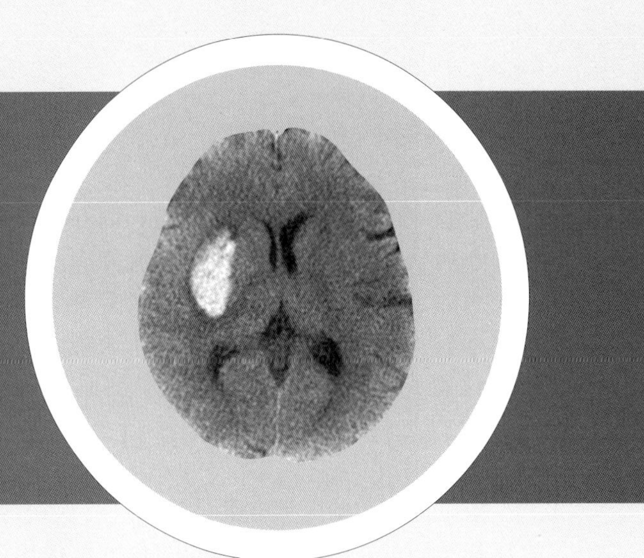

第一节 概 述

脑血管疾病（cerebrovascular disease）是指各种原因导致的脑血管病变或血流障碍所引起脑部疾病的总称。其分类和发病形式多种多样，熟悉和掌握其病因、发病机制、临床表现、影像学诊断及鉴别诊断，对发现和治疗脑血管病至关重要。

【分类】

脑血管疾病的分类方案是临床进行疾病诊断、治疗和预防的关键，根据不同的角度可提出不同的分类方法。根据起病的形式可分为急性和慢性脑血管病两种类型。慢性脑血管病是指因长期血液供应不足而导致脑代谢障碍和功能衰退，症状隐匿，缓慢进展；如脑动脉硬化症、脑血管性痴呆等。急性脑血管病又称脑卒中（stroke），是指由于急性脑局部血液循环障碍所导致的局限或全面性神经功能缺损综合征。脑卒中能引起急性局灶性症状和体征，与受累脑血管的血供区域相一致。按病理改变可分为缺血性卒中和出血性卒中，前者包括脑血栓形成、脑栓塞和腔隙性脑梗死，后者包括脑出血和蛛网膜下腔出血，二者兼有又称为混合性卒中。

最新中国脑血管疾病分类于2015年正式发表，将我国脑血管病进行了如下分类。

1. 缺血性脑血管病

（1）短暂性脑缺血发作：①颈动脉系统：包括一过性黑矇；②椎–基底动脉系统。

（2）脑梗死：包括脑动脉或颈（椎）动脉闭塞或狭窄引起的脑梗死。①大动脉粥样硬化性脑梗死：颈内动脉闭塞综合征、大脑前动脉闭塞综合征、大脑中动脉闭塞综合征、大脑后动脉闭塞综合征、椎–基底动脉闭塞综合征、小脑后下动脉闭塞综合征；②脑栓塞：心源性、动脉源性、脂肪性、其他（反常栓塞、空气栓塞）等；③小动脉闭塞性脑梗死；④脑分水岭梗死；⑤出血性脑梗死；⑥其他原因：真性红细胞增多症、高凝状态、Moyamoya病，动脉夹层等。

（3）脑动脉盗血综合征：①锁骨下动脉盗血综合征；②颈动脉盗血综合征；③椎–基底动脉盗血综合征。

（4）慢性脑缺血

2. 出血性脑血管病（不包括外伤性颅内出血）

（1）蛛网膜下腔出血：①动脉瘤破裂：先天性动脉瘤、动脉硬化性动脉瘤、感染性动脉瘤等；②脑血管畸形；③中脑周围非动脉瘤性蛛网膜下腔出血；④其他原因：Moyamoya病、夹层动脉瘤、颅内静脉系统血栓形成、血液病、抗凝治疗并发症等。

（2）脑出血：①高血压脑出血：壳核出血、丘脑出血、尾状核出血、脑叶出血、脑干出血、小脑出血、脑室出血（无脑实质出血）、多灶性脑出血；②脑血管畸形或动脉瘤；③淀粉样脑血管病；④药物性：溶栓、抗凝、抗血小板治疗及应用可卡因等；⑤瘤卒中；⑥脑动脉炎；⑦其他原因：Moyamoya病、夹层动脉瘤、颅内静脉系统血栓形成、血液病等。

（3）其他颅内出血：①硬膜下出血；②硬膜外出血。

3. 头颈部动脉粥样硬化、狭窄或闭塞（未形成脑梗死） 头颈部动脉粥样硬化；颈总动脉、颈内动脉、大脑前动脉、大脑中动脉、椎动脉、基底动脉、大脑后动脉、多发性脑动脉、其他头颈部动脉狭窄或闭塞。

4. 高血压脑病

5. 颅内动脉瘤 先天性动脉瘤、动脉粥样硬化性动脉瘤、感染性动脉瘤、外伤性假性动脉瘤。

6. 颅内血管畸形 脑动静脉畸形、海绵状血管瘤、静脉性血管畸形、颈内动脉海绵窦瘘、毛细血管扩张症、脑–面血管瘤病、颅内–颅外血管交通性动静脉畸形、硬脑膜动静脉瘘等。

7. 脑血管炎 包括原发性中枢神经系统血管炎和继发性中枢神经系统血管炎。

（1）感染性疾病导致的脑血管炎：梅毒、结核、钩端螺旋体、HIV、莱姆病等。

（2）免疫相关性脑血管炎：大动脉炎、巨细胞动脉炎、结节性多动脉炎、系统性红斑狼疮性脑血管炎、其他（抗磷脂抗体综合征、Sneddon综合征、白塞综合征等）。

（3）其他：药物、肿瘤、放射性损伤等。

8. **其他脑血管疾病** 脑底异常血管网症（moyamoya 病）、肌纤维发育不良、脑淀粉样血管病、伴有皮层下梗死及白质脑病的常染色体显性遗传性脑动脉病（CADASIL）和伴有皮层下梗死及白质脑病的常染色体隐性遗传性脑动脉病（CARASIL）、头颈部动脉夹层、可逆性脑血管收缩综合征、可逆性后部脑病综合征等。

9. **颅内静脉系统血栓形成** 上矢状窦血栓形成、横窦、乙状窦血栓形成、直窦血栓形成、海绵窦血栓形成、大脑大静脉血栓形成、脑静脉血栓形成等。

10. **无急性症状的脑血管病** 无症状性脑梗死（未引起急性局灶神经功能缺损的脑梗死）、脑微出血（未引起急性局灶神经功能缺损的脑实质内小量出血）。

11. **急性脑血管病后遗症**

12. **血管性认知障碍** 非痴呆性血管性认知障碍与血管性痴呆。

13. **急性脑血管病后抑郁**

【病因和病理】

1. **血管壁病变** 是大多数脑血管病发生的基础，主要原因有动脉粥样硬化和高血压性细小动脉硬化，导致管壁增厚变硬，失去弹性和管腔变小，甚至完全闭塞，易于破裂。

2. **动脉栓塞** 来自心脏、大动脉或其他器官的不溶于血液中的栓子，随血流进入颅内动脉造成脑血管阻塞。

3. **动脉炎** 包括感染性如风湿、结核、梅毒、寄生虫等动脉炎，非感染性的结缔组织病性脉管炎、巨细胞动脉炎。

4. **发育异常** 如先天性颅内动脉瘤、脑动静脉畸形。

5. **血管损伤** 颅脑损伤、手术等直接损伤。

6. **心脏病** 除瓣膜病变易发生心源性栓子外，心律失常、心肌梗死等也可影响脑血液循环，导致脑卒中。

7. **血液病和血流动力学异常** 如白血病、严重贫血、红细胞增多症、血黏度异常、凝血机制异常等。

8. **代谢病** 糖尿病、高脂血症可促进或造成动脉硬化等血管损伤。

9. **药物反应** 过敏、中毒，伴发血管改变。

【脑供血及脑血管解剖】

人脑的血液供应非常丰富，在安静状态下仅占体重 2% 的脑，大约需要全身供血总量的 20%，所以脑组织对血液供应的依赖性很强，对缺氧十分敏感。脑血管的特点是：动脉壁较薄；静脉壁缺乏平滑肌、无瓣膜，静脉不与动脉伴行，形成独特的硬脑膜窦，血液与神经元间有血脑屏障，此屏障有重要的临床意义。

脑组织由四条大动脉供血，即左右两条颈内动脉构成的颈内动脉系统和左右两条椎动脉构成的椎 – 基底动脉系统。脑部血液供应量 80%~90% 来自颈内动脉系统，10%~20% 来自椎 – 基底动脉系统。

颈内动脉按行程分为七段：C1：颈段；C2：岩段；C3：破裂孔段；C4：海绵窦段；C5：床突段；C6：眼段；C7：交通段。在视交叉外侧正对前穿支处分成大脑前动脉（ACA）和大脑中动脉（MCA）两个主要终末支。供应除部分颞叶和枕叶之外的大脑前 3/5 的血液，故又称为前循环系统。椎 – 基底动脉供应脊髓上部、大脑的后 2/5（枕叶、颞叶的一部分、丘脑后大半部和丘脑下部的小部分）、脑干和小脑的血液，故又称为后循环系统。两侧大脑前动脉通过前交通动脉相连，颈内动脉的末端通过后交通动脉和大脑后动脉相连，于是围绕脚间窝形成一完整的血管环即脑底动脉环（Willis 动脉环），它是一种代偿的潜在装置。如果一条动脉发育不良或阻断时，其他动脉就可以在一定程度上通过动脉环来使血液重新分配和代偿，以维持脑的血供，从而防止了严重损害的出现。

大脑浅静脉收集大脑皮质的血液，汇入邻近的硬脑膜窦，主要包括：①大脑上静脉：收集大脑半球内侧面上部和外侧面上部的静脉血，行向大脑纵裂，注入上矢状窦；②大脑中静脉：收集大脑外侧沟附近的静脉血，注入海绵窦；③大脑后静脉：收集大脑下面的静脉血，注入横窦或岩上窦。大脑上静脉和大脑中静脉间有 Trolard 静脉（上吻合静脉）沟通，上矢状窦和横窦间有 Labble 静脉（下吻合静脉）沟通。大脑深静脉引流大脑半球深部的静脉血，主要包括：①大脑内静脉：收集大脑半球深部、间脑、脉络丛和基底核的静脉血，在室间孔后方会合而成。左右大脑内静脉在第三脑室顶并列至松果体上方并成大脑大静脉。②基底静脉：起自前穿支，左右各一，行向后上，注入大脑大静脉。③大脑大静脉，是短粗的静脉干，由左右大脑内静脉合成，向后注入直窦。

【影像学检查方法】

CT平扫对于含有钙化、骨化的颅脑病变显示有优势，比如显示血管壁钙化斑块。对于脑出血、急性蛛网膜下腔出血、脑梗死等可以明确或协助诊断。定性困难或疑有血管畸形时，增强CT扫描有一定帮助，也可评价脑血管病变血脑屏障的破坏程度。

脑血管CTA诊断效果已接近DSA，可显示颅内动脉系统、静脉系统，观察脑血管管腔、管壁及病变与脑血管的关系，可作为动脉粥样硬化、动脉瘤筛查、脑血管畸形等脑血管疾病的首选检查方法。

CT灌注成像能更有效、并量化反映正常或病变区组织血流灌注量的改变。在脑梗死的早期发现上有广泛运用，用于显示梗死核心及缺血半暗带。

MRI显示大脑灰白质对比优于CT，可以清楚地显示梗死灶、出血灶及对其分期等。增强MRI用于鉴别病变及正常组织，病变与水肿，为了解病变的血供情况及血脑屏障的破坏程度，提供更多的诊断信息。MRA及MRV可显示脑血管变异、脑动脉狭窄、闭塞、脑动脉瘤、动静脉畸形、静脉窦血栓等。功能MRI技术可提供更多颅脑解剖形态学及脑功能、代谢等方面的信息。

DWI显示早期脑梗死的敏感性极高，可在梗死发生后1小时内显示病灶，临床上广泛用于急性期及超急性期脑梗死的诊断和鉴别诊断，并可与PWI结合检出缺血半暗带。

DTI、DTT和DKI可以更加准确地刻画脑组织扩散。当白质纤维束因为梗死或血肿受到破坏时，可用FA、MD、MK等参数来定量分析白质纤维束完整性的改变，常表现为FA减低、MD和MK升高。DKI还可用来帮助预测缺血/再灌注模型的梗死核心，发现梗死后早期出现的皮质脊髓束退行性变。

PWI可敏感地反映脑缺血区灌注变化，与DWI结合可以检出缺血半暗带，临床还用于检测单侧某支动脉闭塞后其责任血供区脑组织有无其他侧支血管代偿供血、灌注有无减低等。

SWI对微出血及小静脉的显示有无可比拟的优势，用于脑血管畸形、脑出血、顺磁性物质沉积等中枢神经系统病变诊断，尤其对于细小静脉、小出血灶（包括梗死灶内出血）、神经核团的解剖结构的显示具有优势。

MRS能测量活体脑组织的代谢物浓度，直接反映缺血脑组织的代谢状况，评估缺血组织的可逆性，测定代谢物包括：NAA、Cho、Cr、Lac等。脑梗死时，NAA、Cho峰减低，因为有氧代谢障碍还会出现Lac峰；对出血性卒中而言，血肿周围组织的^{1}H-MRS表现可以揭示周围神经元的损伤，并评估血肿清除等治疗方法的效果。

4D-flow是在2D相位对比技术的基础上成像，可以同时提供血管3D容积信息、时间信息及3个方向的速度编码信息。不需要外源性的对比剂就可以对全身的动静脉进行成像获取三维动态的血流动力学参数。该技术常用于心脏及胸腹主动脉疾病的临床诊断及研究，也可以显示颅内动脉瘤的螺旋血流模式，并计算动脉瘤的流体动力学状态辅助临床决策。有研究证实4D-flow可鉴别颅内动脉狭窄与正常对照的差异，并能进一步反映颅内血流灌注的损害。

基于任务的BOLD-fMRI能够精确定位激活的脑区，发现梗死后激活区的变化情况，推断功能重组的规律，亦可以根据激活区的变化情况评价临床治疗效果。而静息态BOLD-fMRI可从宏观水平探索神经系统损伤后脑功能的可塑性及重组能力，监测脑卒中患者的中枢损害及功能恢复情况，包括ROI分析、独立成分分析、脑网络属性分析、低频振幅、局部一致性、效应连接等多元化分析优势；二者对临床诊断、治疗评估、康复指导均有重要意义。此外，BOLD还可以用于测量脑血管反应性，间接反映脑血管储备功能。

酰胺质子转移（APT）成像：在化学交换及磁化传递理论基础上发展起来的一种磁共振分子成像新技术，内源性的、位于细胞质内的游离蛋白质及多肽分子能被无创性地检测，从而间接反映活体细胞内部的代谢变化和生理病理信息，并对组织的pH变化敏感。脑组织缺血缺氧性病变发生后，会导致脑内pH发生较大的变化，可与正常脑组织进行鉴别。在动物实验中，APT已经证实可以用于鉴别缺血半暗带与良性血量减少、鉴别缺血性和出血性脑梗死以及对脑出血进行分期。

经颅多普勒超声（TCD）检查是一项无创性的脑血管疾病检查方法，通过检测颈部及颅内动脉血流速度的变化，分析其血流动力学的病理意义，有助于了解头颈部血管病变的情况，检测动脉痉挛及脑血流中的微栓子，还可以用于检测脑血管反应性。临床主要用于高血压、脑动脉硬化、椎-基底动脉供血不足的诊断，对鉴别耳源性眩晕与椎基底动脉系供血不足性眩晕也有帮助。

核医学方法主要包括单光子发射计算机断层成像（SPECT）及正电子发射断层显像（PET）。SPECT 脑血流灌注成像用于缺血性脑血管疾病及颅脑损伤后的血流灌注及功能受损范围的评价等；PET 可以评价脑内的葡萄糖代谢、氧代谢及蛋白质代谢。

影像组学是一门新兴的医学影像数据处理和分析学科，主要从目前标准的医用影像图像中提取大量的定量影像特征，包括关于病变组织的信号强度、形状、大小、体积和纹理表型等图像信息，通过特征选择和机器学习的数据分析方法，构建用于疾病诊断、病情预判和预后分析的特征模型，为个体化医疗决策提供支持。目前较多应用于肿瘤个体化管理方面。卒中方面，基于传统 MRI 的纹理分析能和 DTI 一样揭示卒中所致的病灶内和病灶外的脑组织改变，基于非增强 CT 的纹理分析能准确区分超急性期缺血病灶和相应对侧的正常脑组织区域，而基于三维颈动脉超声图像的纹理分析能良好的预测五年内患者心肌缺血、TIA 和卒中等血管事件的发生。目前，随着深度学习技术的不断发展和成熟，影像组学为基于数据驱动的卒中患者急性期干预和预测预后提供强有力的工具，有助于缺血性卒中患者的个体化管理。

（熊　颖　朱文珍）

第二节　脑内出血

【概述】

脑内出血（intracerebral hemorrhage）是因血管局部完整性遭到破坏所致的脑实质内血液积聚。高血压为脑内出血最常见的病因，同时也是成人非外伤性脑内出血最常见的病因，约占原发性非外伤性脑内出血的 50%。慢性高血压患者常伴有动脉粥样硬化，显微镜下可见血管壁纤维性坏死，血管壁脆性增加，因而易发生管壁突然破裂、出血，可伴有或不伴有假性动脉瘤形成。除高血压外，其他常见病因包括外伤、动脉瘤、血管畸形和早产等；次常见的病因有卒中后再灌注、脑淀粉样血管病、凝血功能障碍、药物滥用、恶病质和肿瘤等；少见的病因有静脉性栓塞（来自静脉窦的栓子）、子痫、感染性心内膜炎合并细菌性栓塞、血管炎（尤其是真菌性血管炎）和脑炎等。

在世界范围内，脑内出血占卒中病因的 15%，每年患病人数约超过 100 万。脑内出血可发生在任何年龄段，但是随着年龄增加，发病率逐步上升，患者男性多于女性。其中，高血压引起的自发性脑内出血的发病高峰为 45~70 岁，冬季发病率最高。

【临床与病理】

脑内出血患者常发生急性局灶性神经功能损害，出血的位置、大小决定神经功能损害的类型及程度。较大的脑内出血灶通常引起感觉运动障碍及意识损害。34%~38% 患者于发病初期症状最为明显，51%~63% 患者随着病程进展症状逐步加重。其余症状包括头痛（40%）、呕吐（50%）、血压升高（90%）和癫痫发作（10%）等。

急性期至亚急性早期的脑内出血表现为脑实质内局灶性的充满血液的囊腔，周围可见炎性反应；亚急性早期至慢性早期病灶内血液逐渐凝固，周围新生血管形成并构成血肿壁；慢性晚期病灶仅表现为富含含铁血黄素的瘢痕或残腔。

出血瞬间：病灶几乎为新鲜血液，含有 95%~98% 氧合血红蛋白；随后血小板血栓形成、红细胞凝集、未收缩的纤维蛋白团形成胶状基质，此时血肿成分包含红细胞、白细胞、血小板团及血清。超急性期（≤ 12 小时）：病灶周围水肿逐步显现、进展；病灶内血液开始浓缩（红细胞压积增加 70%~90%）、血凝块开始收缩；双凹形红细胞形成球形红细胞，此时，红细胞内仍富含氧合血红蛋白；随着病程进展，病灶中心葡萄糖及氧逐步消耗，并处于乏氧状态。急性期（12~48 小时）：红细胞脱水，皱缩，由球形变为多锯齿状的棘突红细胞；但此时红细胞膜仍保持完整，其内氧合血红蛋白转变为脱氧血红蛋白；病灶周围出现明显水肿带。亚急性早期（出血后 3~7 天）：红细胞内脱氧血红蛋白转变为高铁血红蛋白。亚急性晚期（出血后 7 天）：病灶内皱缩的、锯齿状的红细胞破裂、溶解，高铁血红蛋白被释放进入细胞外间隙；此时，病灶周围水肿和占位效应开始减轻；

血管周围炎性反应开始出现，巨噬细胞在血肿壁聚集（此为环形强化的病理基础）。慢性早期：血肿周围水肿、炎症逐渐减轻、消失；反应性星形细胞增生；血肿壁血管增殖，血肿腔缩小；此时血肿中央细胞外间隙内仍含有高铁血红蛋白，而血肿壁周围反应性巨噬细胞聚集，吞噬并消化血红蛋白产物，于胞质内以铁蛋白及含铁血黄素颗粒形式沉淀下来。慢性晚期：血肿内血液成分被分解、清除，仅残留囊状或裂隙样残腔，周围有致密的胶原纤维壁；残腔内富含巨噬细胞，其内含有铁蛋白及含铁血黄素；部分小病灶可完全被填充、消失，大的瘢痕或残腔可持续存在数年。

血肿中心处于明显缺氧状态，因此，血肿演变首先发生于血肿周边并向中心逐渐进展。

【影像检查方法】

常用检查方法和技术有 CT 平扫、MRI 平扫及增强检查。此外，MRA、MRV 及血管造影可作为补充检查手段。CT 平扫为脑内出血的首选检查手段，在 CT 上脑内血肿表现为高密度团块。因不同时期的脑内出血在 T_1WI、T_2WI 表现不同，MRI 检查可以较清楚地区分出血时期。然而，常规 T_1WI 和 T_2WI 对超急性期脑内出血的显示不如 CT 敏感。进行 MRI 检查时应优先选择自旋回波序列，其中，GRE 序列对出血灶尤为敏感。T_2^*WI 对脑内血肿的显示与 CT 价值相似，且对慢性血肿的显示优于 CT。此外，MRA、MRV 及血管造影检查均可用于寻找出血原因。MRA 检查可用于发现血管畸形，MRV 检查则可用于评估静脉窦血栓情况。血管造影检查是评估血管畸形的金标准，但因其为有创操作，不建议优先选用。但当其余检查手段找不到明确病因，尤其当患者较年轻或需要手术时，建议采用血管造影检查。

【影像表现】

不同原因所致脑内出血的部位不同。一般而言，幕上发生脑内出血的概率高于幕下。高血压性脑出血最常见于基底节（壳核和外囊区），占 60%~65%，其次为丘脑，占 15%~25%，脑桥和小脑约 10%，多发微出血灶约占 1%~5%，脑叶占 5%~15%（图 4-2-1）。

1. CT　急性期血肿的典型表现为均匀一致的高密度团块（CT 值为 50~70HU）（图 4-2-2A、图 4-2-3A）。表现不典型者中心可为低密度，提示短期内大量出血，血液还未完全凝固而呈半液化状态，此时可见到“旋涡征”（swirl sign）。血肿表现为等密度时，提示贫血状态（血红蛋白含量 <80g/L）或有出血倾向（如血友病）。血肿内出现液－液平面，多见于凝血障碍或溶栓治疗者。血肿的液化、吸收由周边开始，逐渐向中心推进。出血后 1~6 周为亚急性期，在此期间，血肿密度逐渐减低，每天下降 1.5HU，直至呈等密度（图 4-2-2B、图 4-2-3B）。慢性期血肿密度进一步降低，最终呈低密度（图 4-2-2C、图 4-2-3C）。邻近脑室系统的血肿可破入脑室，表现为脑室内的高密度铸型（图 4-2-4、图 4-2-5）。

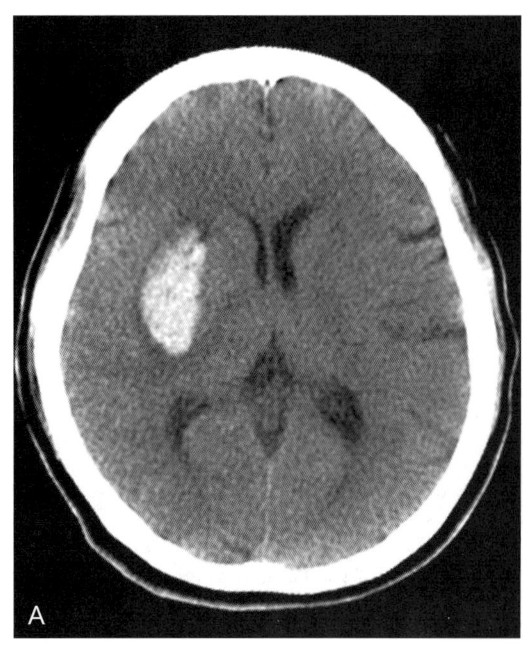

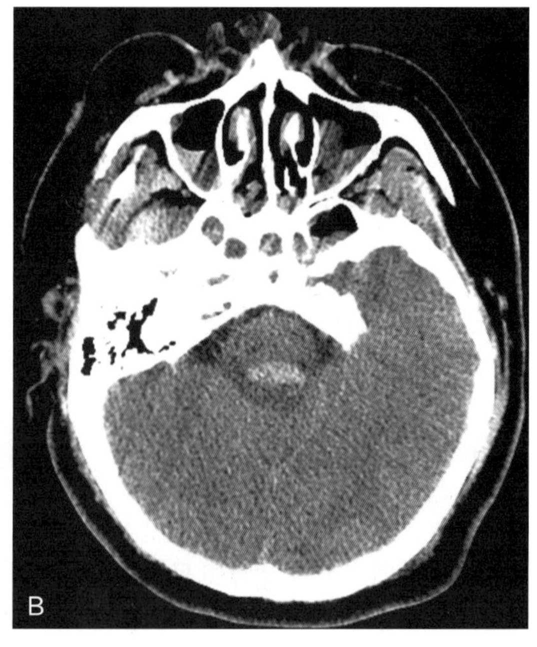

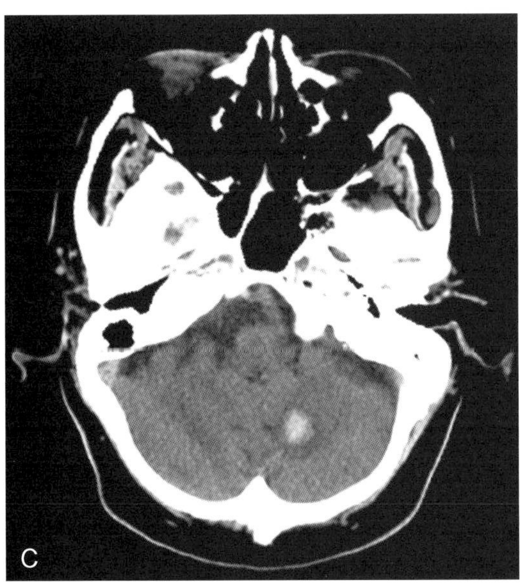

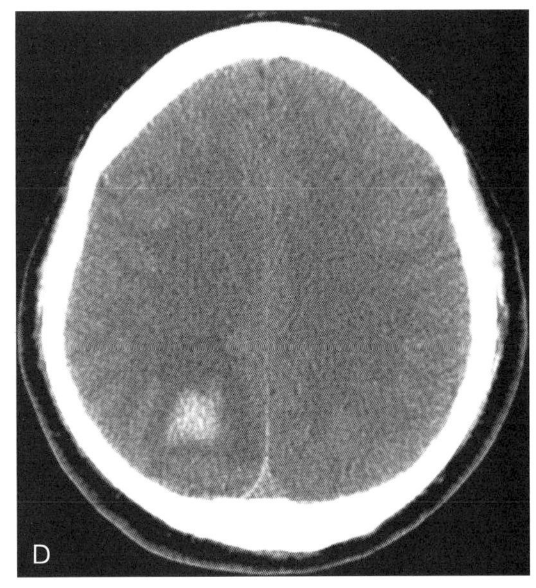

图 4-2-1 脑内出血 CT 平扫

右侧基底节区（A）、脑桥（B）、左侧小脑半球（C）及右侧顶叶（D）血肿呈团块状高密度

若低密度灶内出现局灶性高密度则提示原有病灶内再次出血。陈旧性出血可表现为低密度灶（37%）、无异常（27%）、裂隙状低密度（25%）、钙化（10%）。血肿周围水肿在出血后 24 小时内可不出现或表现轻微，在 24~48 小时内迅速进展，并沿白质纤维束走行；第二周最明显，出现概率 100%，范围最大，表现为高密度血肿周围的低密度带，以后逐渐减轻，1 个月之内持续存在，2 个月后随血肿吸收而消失，占位效应也随之消失。增强检查：对比剂外溢见于活动性出血。亚急性期血肿呈环形强化，呈现靶征，2~6 个月后强化消失。

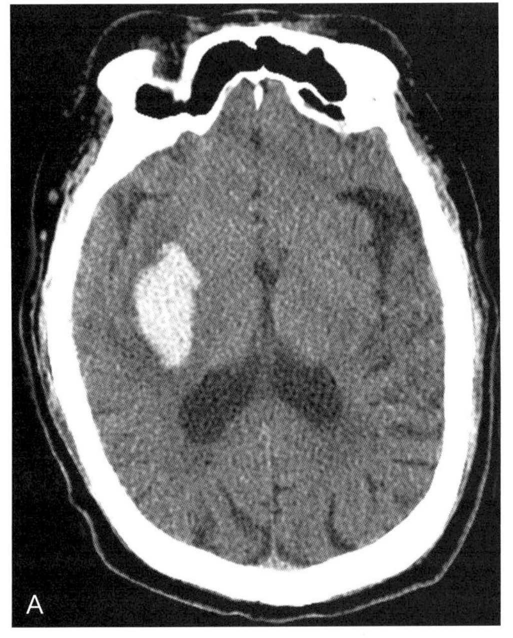

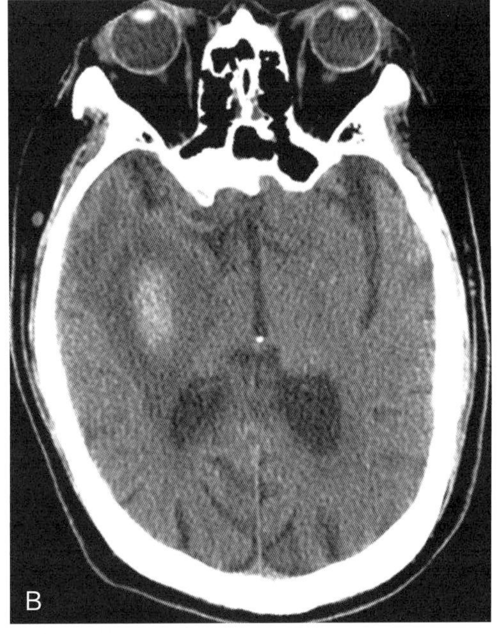

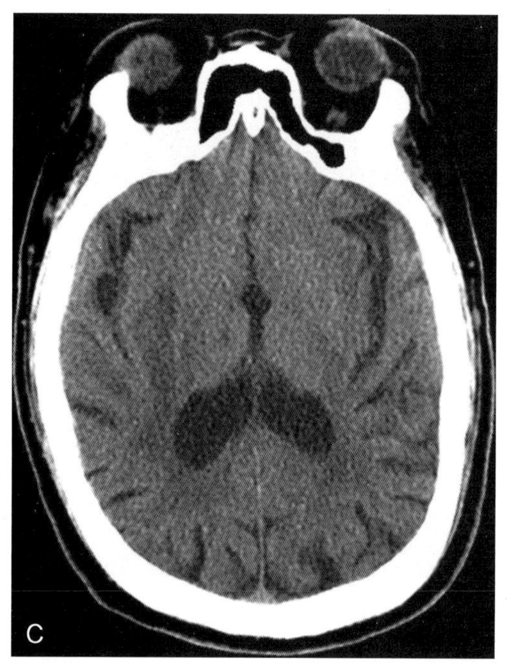

图 4-2-2 脑内出血 CT 表现

右侧基底节区血肿。A. 急性期，血肿呈肾形高密度，边界清楚，周围见窄带状水肿；B. 吸收期，血肿从边缘开始向心性吸收，边界模糊，周围水肿带增宽；C. 慢性期，高密度影消失，局部呈条状低密度

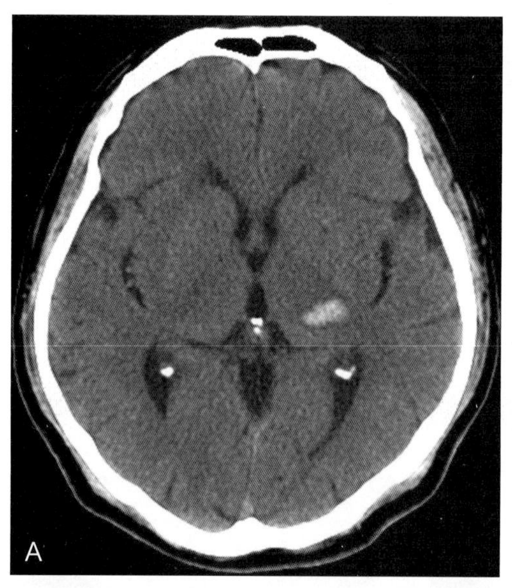

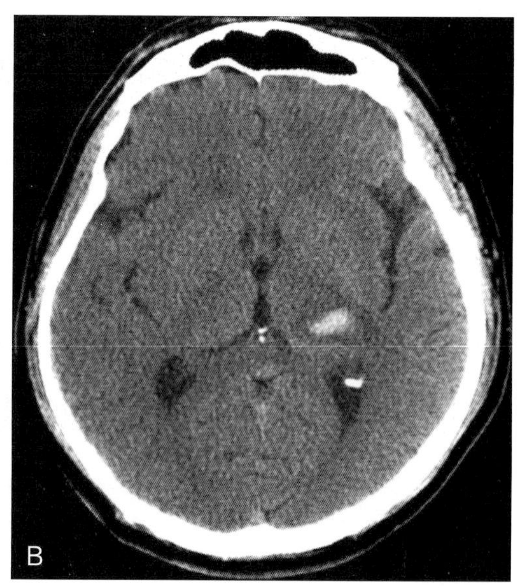

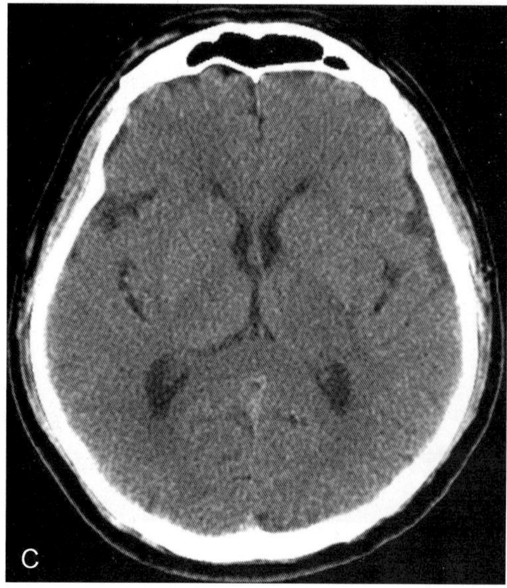

图 4-2-3 脑内出血 CT 表现

左侧丘脑血肿。A. 急性期，血肿呈椭圆形高密度，边界清楚，周围见窄带状水肿；B. 吸收期，血肿从边缘开始向心性吸收，边界模糊，周围水肿带增宽；C. 慢性期，高密度影消失，局部呈片状稍低密度

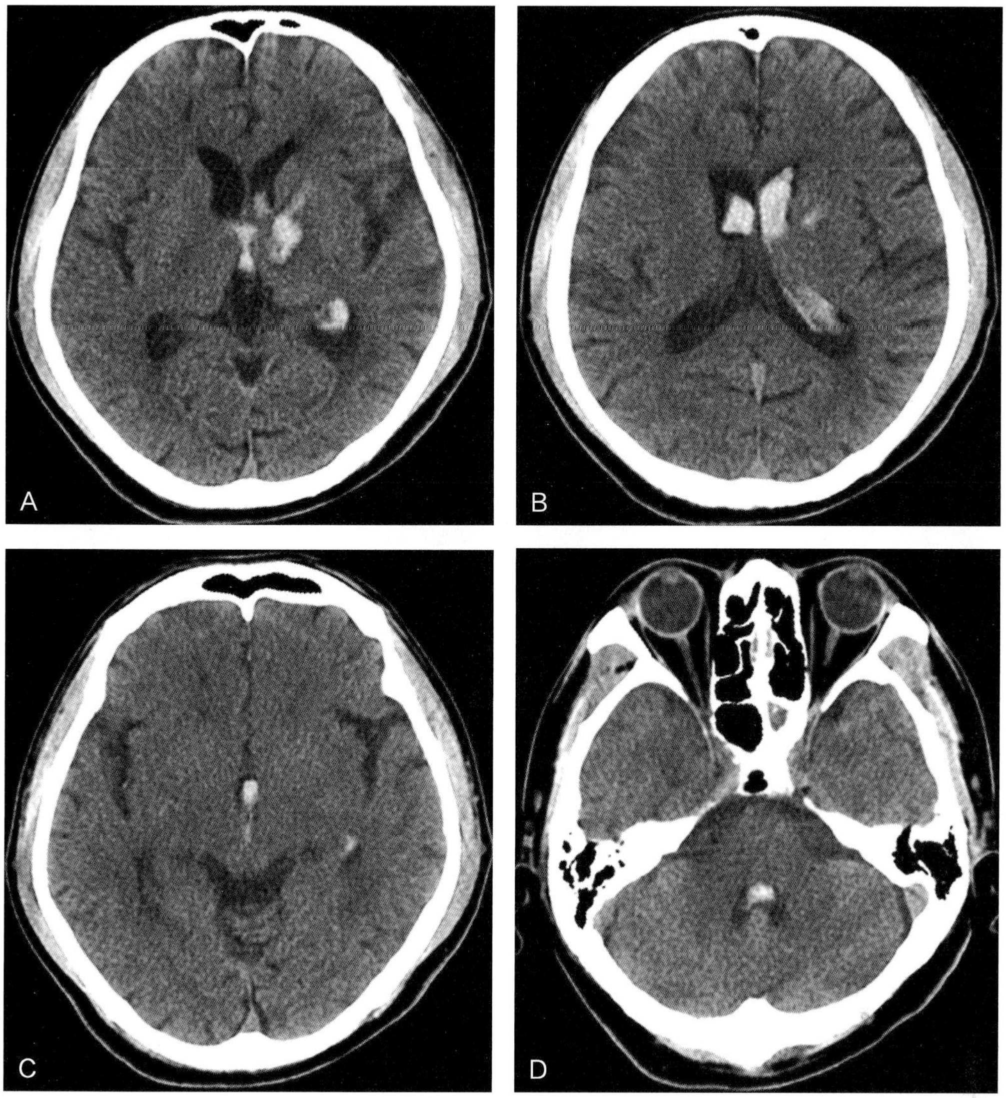

图 4-2-4 脑内出血破入脑室系统 CT 表现

左侧基底节区血肿，破入脑室系统。A. 左侧基底节区见团状高密度出血灶；B~D. 双侧侧脑室、三脑室及四脑室内见铸型高密度影

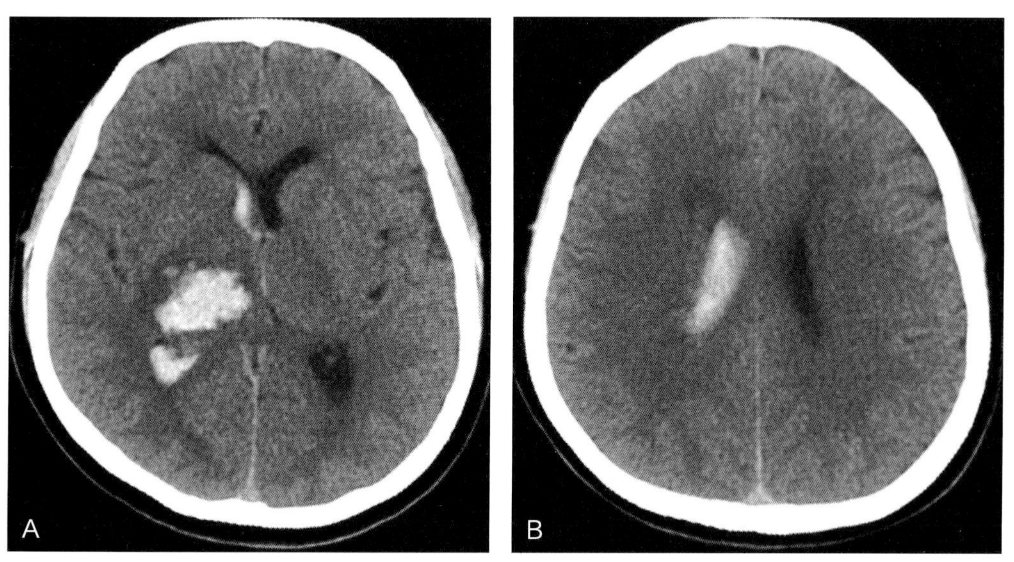

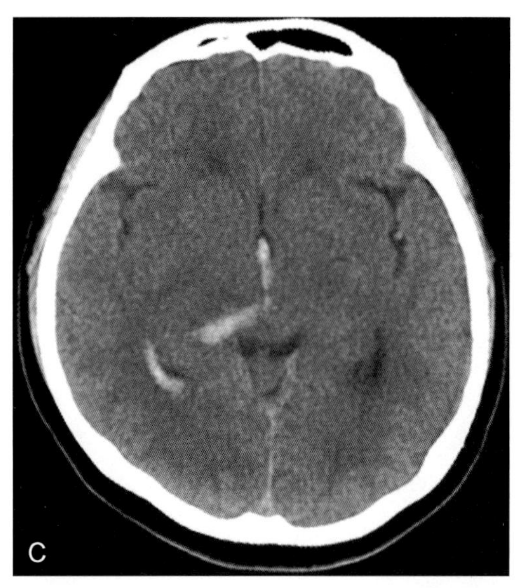

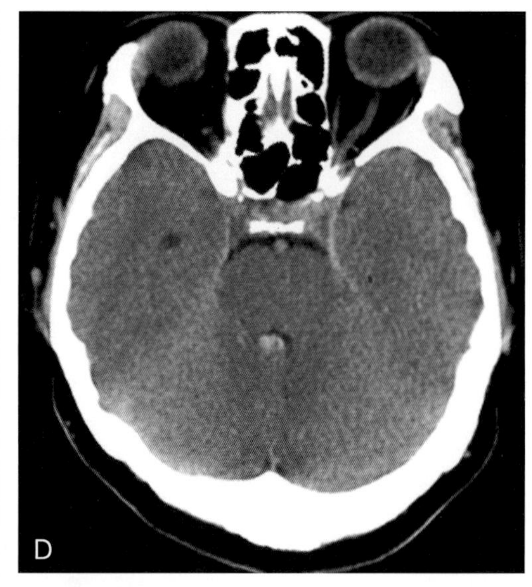

图 4-2-5 脑内出血破入脑室系统 CT 表现

右侧丘脑血肿，破入脑室系统。A. 右侧丘脑内见团状高密度出血灶；B~D. 右侧侧脑室、三脑室及四脑室内见铸型高密度影

2. MRI 不同时期脑内出血的 T_1WI、T_2WI 表现各不相同且错综复杂，与多种因素有关，大致分为内源性因素和外源性因素。外源性因素包括 MR 场强和使用的脉冲序列等因素。内源性因素包括血肿大体结构、血肿大小与部位、血红蛋白氧化状态、红细胞完整情况、血肿内蛋白和水含量及周围水肿情况等。其中，最重要的因素为血红蛋白氧化状态及红细胞完整情况。

血红蛋白氧化状态对 MRI 信号的影响：血肿内血红蛋白的演变过程依次为氧合血红蛋白、脱氧血红蛋白、高铁血红蛋白、含铁血黄素。血红蛋白由 2 条 α 链和 2 条 β 链组成，每条链由珠蛋白（96%）和血红素（4%）组成。血红素周围为卟啉环，中心为亚铁离子。当亚铁离子结合氧以后，亚铁血红素空间构象发生改变，即形成氧合血红蛋白。氧合血红蛋白含 2 价亚铁离子，没有不成对电子，表现为抗磁性，不影响 T_1、T_2 弛豫。脱氧血红蛋白为氧与亚铁离子分离后形成，仍含 2 价铁，每个血红素有 4 个不成对电子，具有顺磁性。但这些不成对电子之间的距离大于 3 埃，不能直接与水分子中的氢质子作用，因而不能引起水分子“质子 – 电子偶极 – 偶极”质子弛豫增强（PEDDPRE）效应，不影响 T_1 和 T_2 弛豫。但在完整的红细胞内，若脱氧血红蛋白分布不均匀，则可引起氢质子周围磁场不均匀，从而产生选择性 T_2 质子弛豫增强（PRE）效应，缩短 T_2 弛豫，表现为 T_2WI 低信号。高铁血红蛋白为脱氧血红蛋白被进一步氧化后形成，含有 3 价铁离子，每个血红素核外有 5 个不成对电子，具有明显的顺磁性。这些不成对电子之间的距离小于 3 埃，能直接与水分子作用，进而引起 PEDDPRE 效应。无论红细胞完整与否，高铁血红蛋白均呈短 T_1、短 T_2。若红细胞内高铁血红蛋白分布不均匀，还可引起 T_2 PRE 效应，进一步缩短 T_2 弛豫。铁蛋白为水溶性大分子，含 2 000 个 3 价铁离子，每个铁离子含有 5 个不成对电子，即每个铁蛋白分子含有 10 000 个不成对电子。含铁血黄素与铁蛋白相似，但不溶于水。铁蛋白与含铁血黄素虽然含有大量不成对电子，但其间距大于 0.3nm，不能直接与水分子作用，因而不引起 PEDDPRE 效应。细胞内铁蛋白与含铁血黄素均为不均匀分布的顺磁性物质，可引起 T_2 PRE 效应，缩短 T_2 弛豫。

红细胞完整情况对 MRI 信号的影响：红细胞溶解后可溶性顺磁性物质分布变得均匀，T_2 PRE 效应消失，但 T_1 仍明显缩短。

脑内出血 T_1WI、T_2WI 信号演变规律见表 4-2-1。

（1）超急性期（≤ 12 小时）：血液尚未凝固，血肿内红细胞结构完整，并富含氧合血红蛋白。氧合血红蛋白几乎无顺磁作用，不影响 T_1 和 T_2 弛豫。血肿本身为单纯低蛋白溶液，于 T_1WI 呈等信号，T_2WI 呈高信号（图 4-2-6 A-D）。此时，病灶周围尚无反应性脑水肿或仅有轻微水肿，且占位效应也较轻，除非血肿体积巨大。

表 4-2-1 不同时期脑内血肿血红蛋白状态及其 MRI 信号特征

血肿时期	血红蛋白状态	T_1WI	T_2WI
超急性期（≤ 12 小时）	氧合血红蛋白	等信号	高信号
急性期（12~48 小时）	脱氧血红蛋白	等信号	低信号
亚急性早期（2~7 天）	中央为细胞内脱氧血红蛋白，周边为细胞内高铁血红蛋白	中央低信号，周边高信号	低信号
亚急性晚期（8~30 天）	细胞外游离稀释高铁血红蛋白	高信号	高信号
慢性早期（>30 天）	细胞外游离稀释高铁血红蛋白，壁为含铁血黄素和铁蛋白	高信号	高信号，周边低信号
慢性晚期（数月以上）	含铁血黄素	等信号	低信号

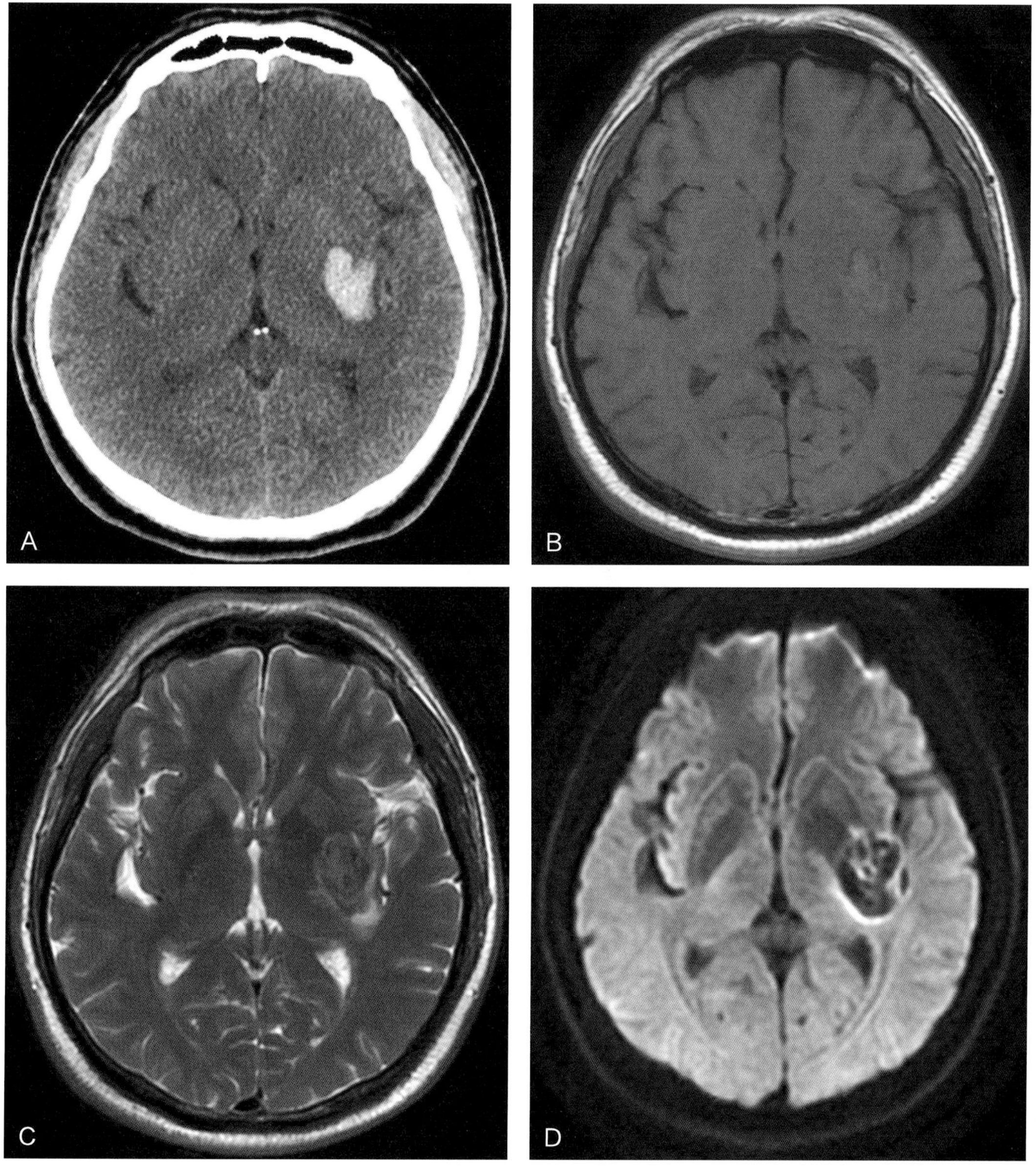

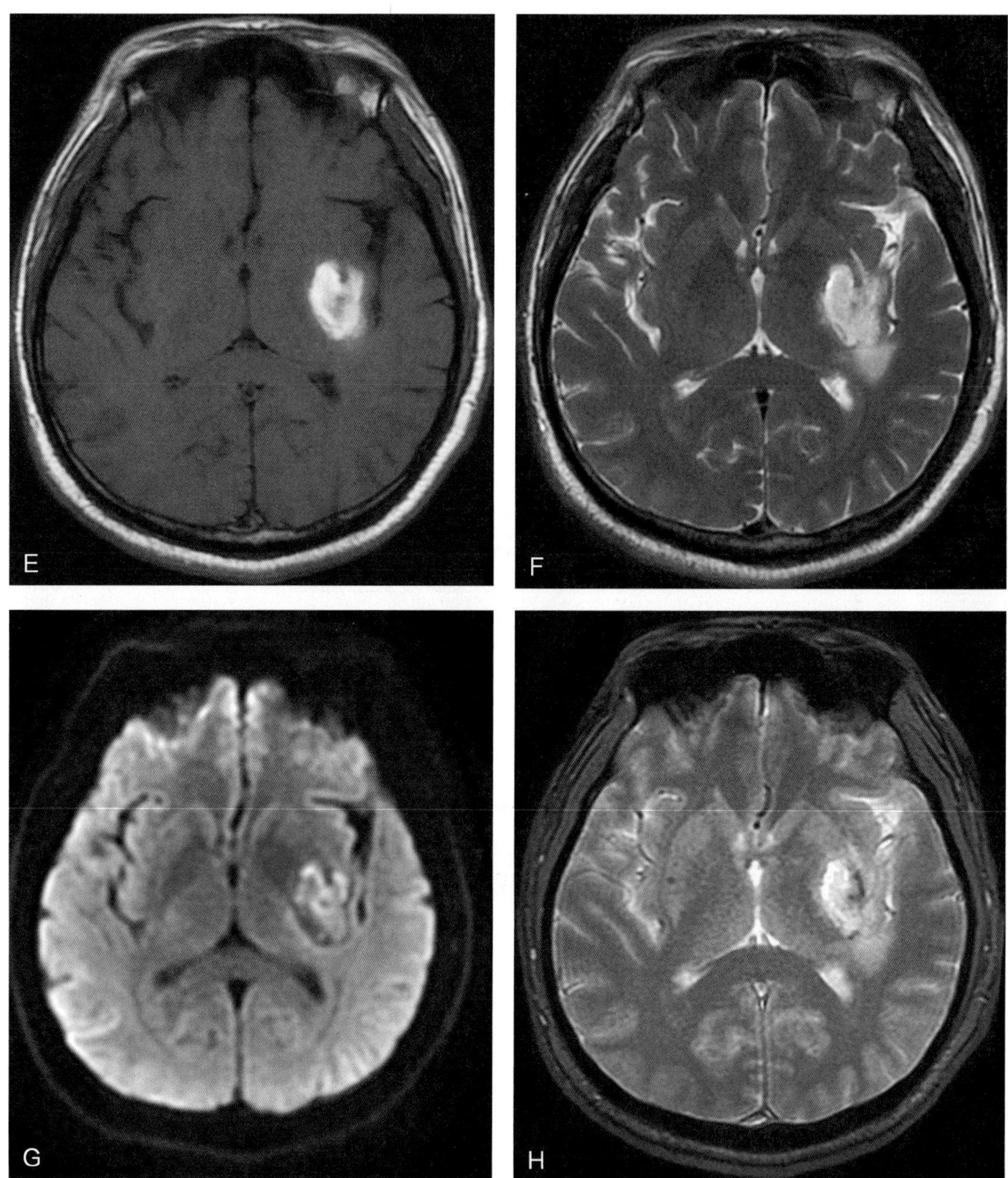

图 4-2-6 脑内出血 CT 及 MRI 表现

A~D. 左侧基底节区血肿超急性期。A. CT 示左侧基底节区血肿呈团块状高密度；B. T_1WI 等信号；C. T_2WI 稍高信号，周边见断续等、低信号，周围见轻度水肿；D. DWI 高低混杂信号。E~H. 血肿亚急性早期。E. T_1WI 血肿呈环状高信号，中心区等信号；F. T_2WI 边缘高信号，中心区等低信号；G. DWI 混杂高信号；H. T_2^*WI 周边出现低信号

（2）急性期（12~48 小时）：红细胞膜完整，细胞内氧合血红蛋白转变为脱氧血红蛋白。脱氧血红蛋白有很强的顺磁作用，能产生 T_2PRE 效应，明显缩短 T_2 弛豫。此时血肿于 T_1WI 呈等信号，T_2WI 呈低信号（图 4-2-7、图 4-2-8）。随着血肿内血浆逐渐吸收，红细胞压积可上升，蛋白浓度和氢质子密度均接近或稍低于正常脑组织，因此血肿本身在 T_1WI 可呈稍低信号。由此可见，T_2WI 低信号是急性期血肿最可靠的征象。此时，灶周水肿已经出现，呈长 T_1、长 T_2 信号。

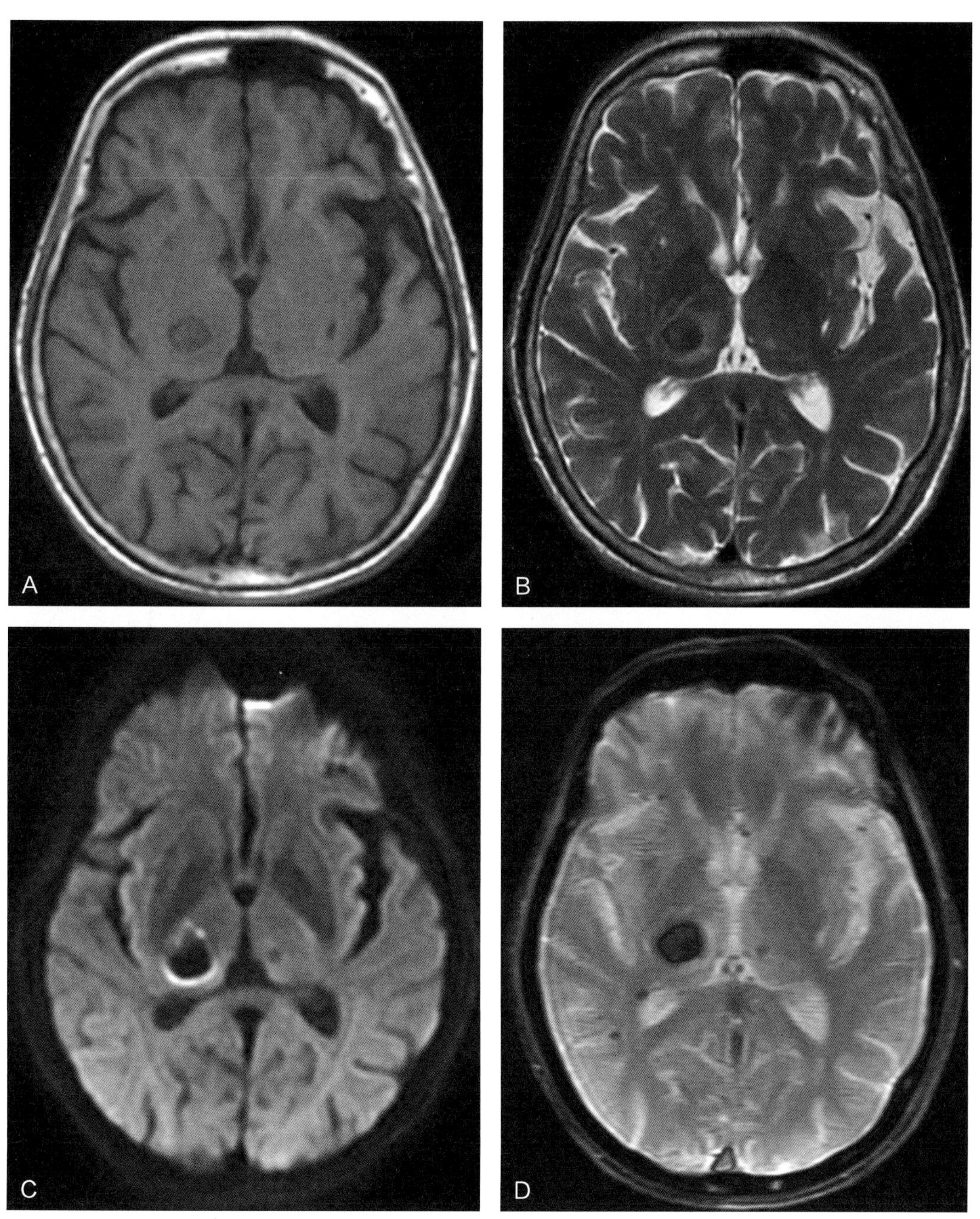

图 4-2-7　脑内出血急性期 MRI 表现

右侧丘脑血肿急性期。A. T_1WI 等 / 稍低信号；B. T_2WI 低信号，周围见环状稍高信号水肿区；C. DWI 低信号；D. T_2^*WI 低信号

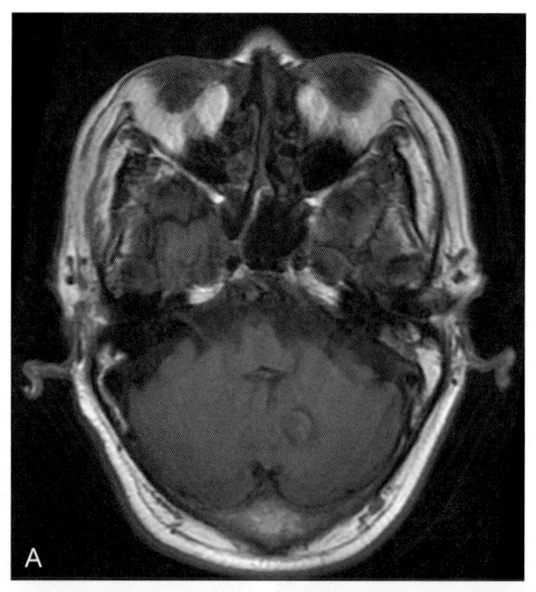

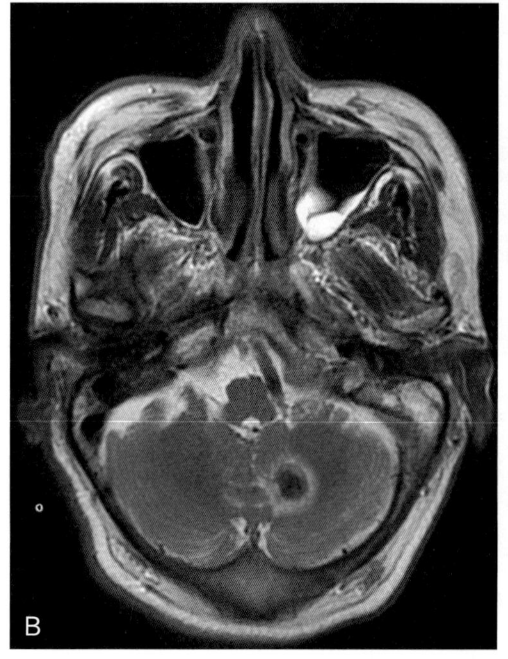

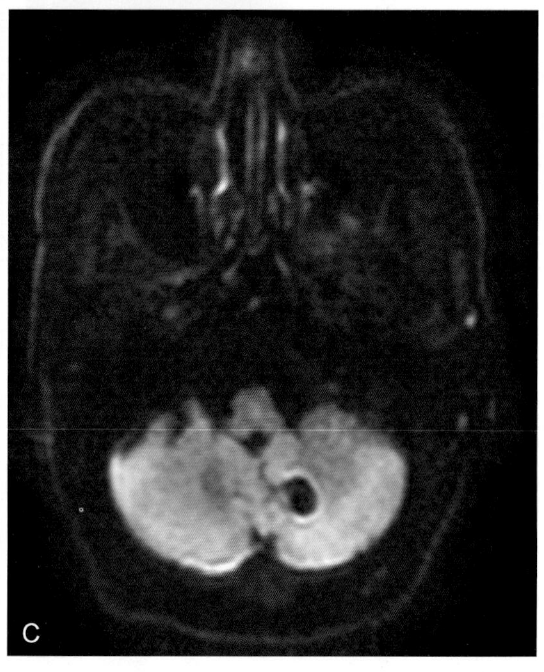

图 4-2-8 脑内出血急性期 MRI 表现

左侧小脑半球血肿急性期（与图 4-2-1C 同一病例）。A. T_1WI 等信号；B. T_2WI 低信号，周围见环状稍高信号水肿区；C. DWI 低信号

（3）亚急性早期（2~7 天）：血肿周边红细胞内脱氧血红蛋白进一步氧化成为高铁血红蛋白，中心部由于缺氧，完整红细胞内仍为脱氧血红蛋白。高铁血红蛋白既具有 PEDDPRE 效应，又具有 T_2PRE 效应，能同时缩短 T_1、T_2 弛豫。因此，此阶段血肿信号由两部分组成，周边部分于 T_1WI 呈高信号，于 T_2WI 呈低信号，中央部于 T_1WI、T_2WI 均呈低信号（图 4-2-6E~H、图 4-2-9）。

（4）亚急性晚期（8~30 天）：血肿从周边部至中心部逐渐由脱氧血红蛋白转变为高铁血红蛋白。随着红细胞破裂、吸收，细胞内高铁血红蛋白变为游离、稀释的高铁血红蛋白，其在 T_1WI、T_2WI 均呈高信号（图 4-2-10）。由于红细胞溶解使得 T_1 弛豫明显缩短，而使 T_2PRE 效应消失。因此，该阶段血肿在 T_1WI、T_2WI 上均表现为高信号。亚急性期血肿以 T_1WI 高信号最可靠。此时，灶周仍有长 T_1、长 T_2 信号水肿带。

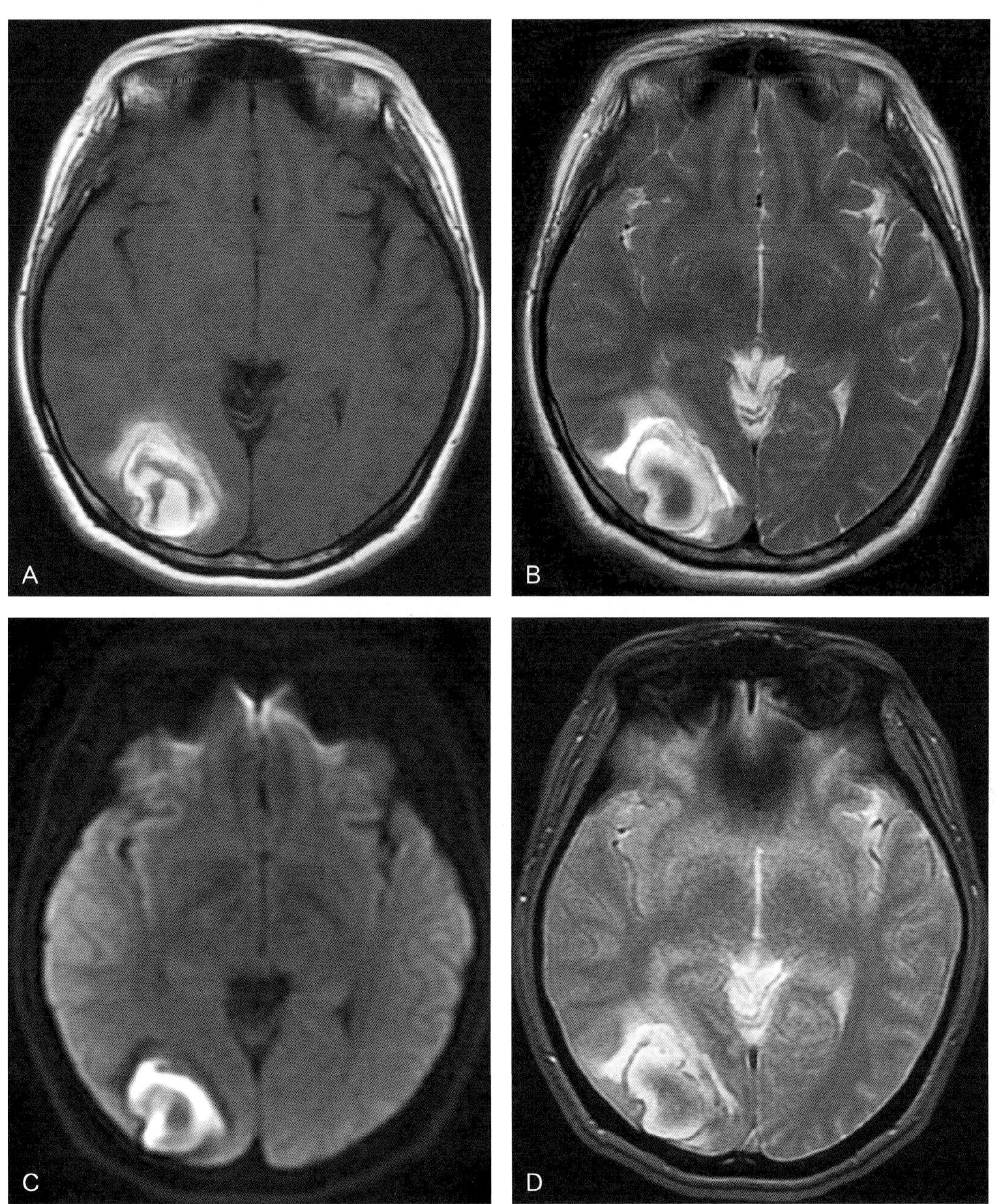

图 4-2-9 脑内出血亚急性早期 MRI 表现

右侧枕叶亚急性早期血肿（与图 4-2-1D 同一病例）。A. T_1WI 周边高信号，中心等低信号；B. T_2WI 周边高信号，中心低信号，周围见片状高信号水肿区；C. DWI 周边高信号，中心低信号，外围见低信号环；D. T_2^*WI 周边高信号，中心低信号，外围见低信号环

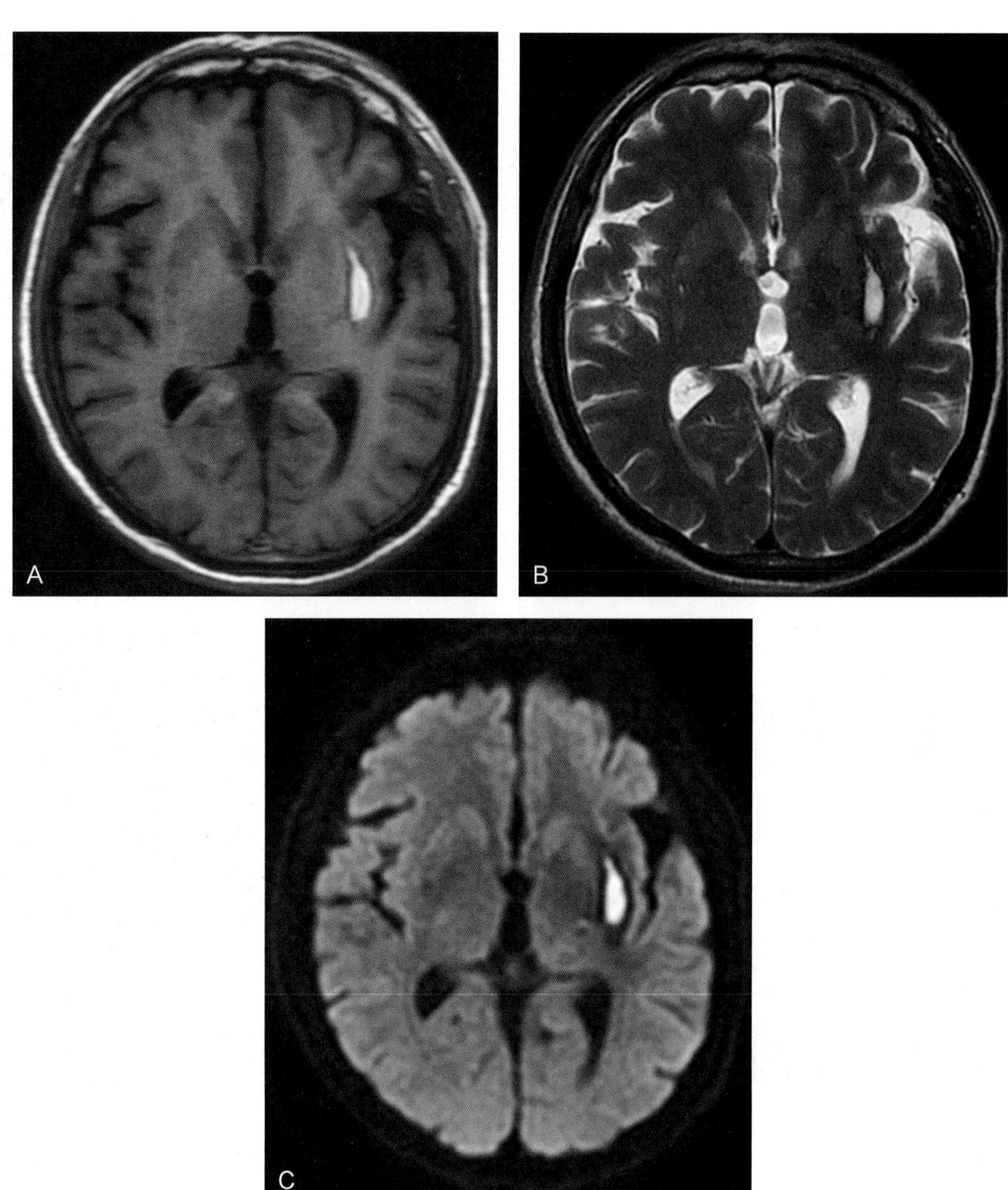

图 4-2-10 脑内出血亚急性晚期 MRI 表现

左侧基底节区血肿亚急性晚期。A. T_1WI 高信号；B. T_2WI 高信号，周围水肿不明显；C. DWI 高信号，周边见低信号环

（5）慢性早期（>30 天）：高铁血红蛋白游离于液体中，在 T_1WI、T_2WI 均呈高信号。反应性巨噬细胞聚集于病灶周围，内含有铁蛋白及不溶于水的含铁血黄素。巨噬细胞内含铁血黄素分布不均匀，能产生 T2 PRE 效应，因此，该阶段血肿在 T_1WI 表现为高信号，T_2WI 表现为高信号周围环以低信号（图 4-2-11）。含铁血黄素环在 T_2WI 显示最清楚，且将长期存在。此时，水肿和占位效应消失。

（6）慢性晚期（数月 ~ 数年）：富含含铁血黄素的巨噬细胞可在血肿边缘存在数年，巨噬细胞不断吞噬、分解和清除血红蛋白，产生大量含铁血黄素，形成蛋白含量低，但血红蛋白、含铁血黄素浓度高的残腔，此时病灶在 T_1WI 呈等信号，T_2WI 呈低信号，且 T_2WI 显示血肿残腔最清晰，范围也最大（图 4-2-12）。血肿亦可直接演变为与脑脊液信号接近的囊腔（即呈长 T_1、长 T_2 信号），但周围仍可见低信号环。

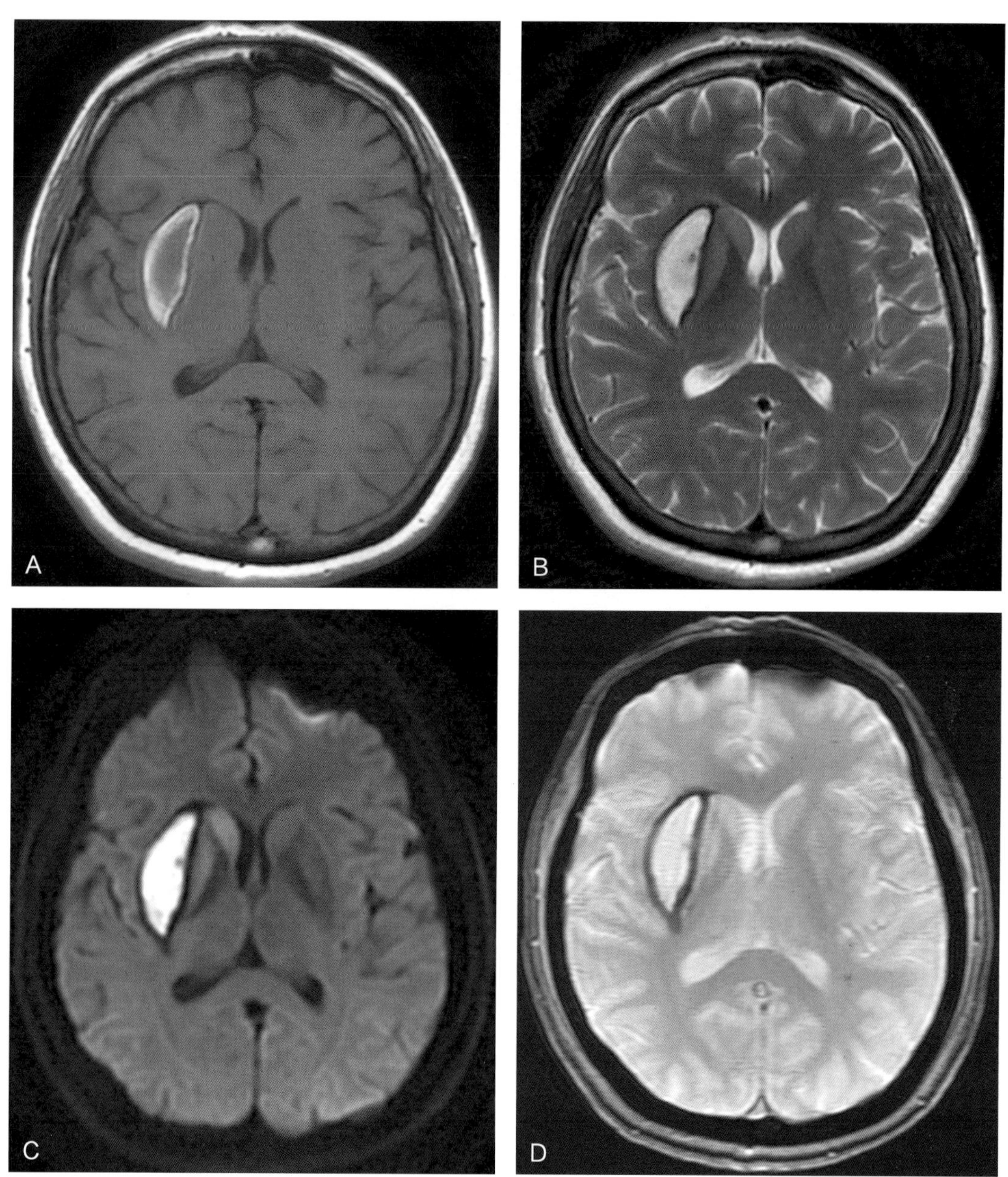

图 4-2-11 脑内出血慢性早期 MRI 表现

右侧基底节区血肿慢性早期。A. T_1WI 周边高信号，中心低信号；B. T_2WI 高信号，周边见低信号环；C. DWI 高信号，周边见低信号环；D. T_2^*WI 高信号，周边见低信号环

3. T_1WI 增强检查 亚急性期可于病灶周围出现明显环形强化。

4. T_2^*WI 对显示脑内血肿尤其敏感，超急性期血肿表现为中心等信号，伴周边低信号环，急性期血肿周边低信号环逐渐向中心扩展，至亚急性期成为均一低信号，慢性期则表现为中心等或高信号，周边为低信号环（图 4-2-11D）。但上述血肿信号的演变因血肿的大小可能有所不同，如较小的血肿在急性期即可为均一低信号（图 4-2-7D），而较大血肿在亚急性期也可能表现为周边低信号（图 4-2-9D）。

5. DWI 临床最常使用的 DWI 序列为 T_2WI 类别，因此脑内血肿在 DWI 上的信号演变同常规 T_2WI（图 4-2-6D、G，图 4-2-7C~ 图 4-2-12C）。ADC 值常用来反映灶周水肿情况，血肿体积与灶周水肿程度呈明显相关。病灶同侧及对侧于常规序列上表现正常的脑组织 ADC 值也会增加。

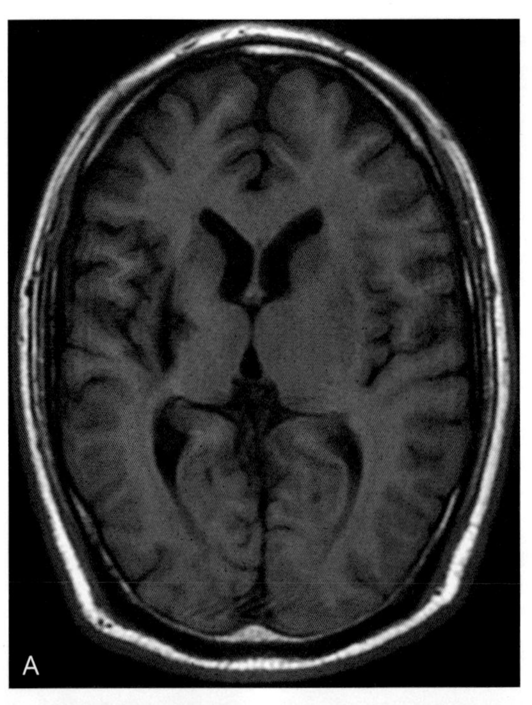

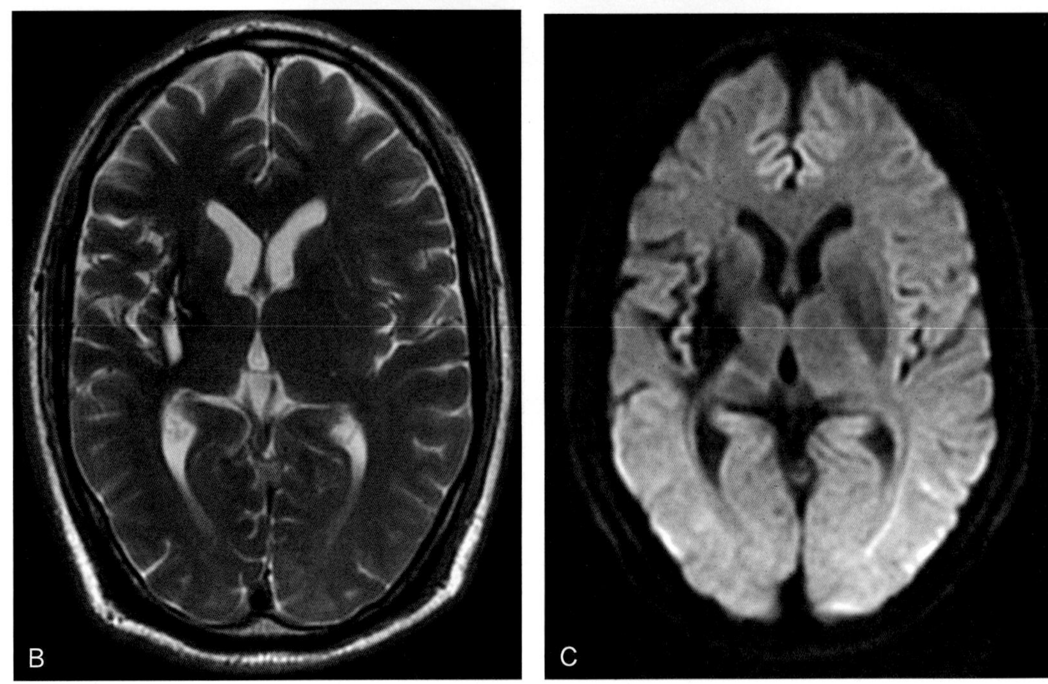

图 4-2-12 脑内出血慢性晚期 MRI 表现

右侧基底节区血肿慢性晚期。A. T_1WI 裂隙状低信号；B. T_2WI 高信号，周围见含铁血黄素低信号环；C. DWI 低信号

6. PdWI 超急性期，血肿内血浆尚未吸收，血肿本身是一种单纯低蛋白水溶液，氢质子密度高，PdWI 呈高信号。急性期血肿内血浆吸收后红细胞压积上升，可升至 90% 以上，蛋白浓度和氢质子密度均接近或稍低于正常脑组织，所以血肿在 PdWI 呈等信号或稍低信号。亚急性早期，血肿周边为完整红细胞内的高铁血红蛋白，血肿中心部仍为完整红细胞内的脱氧血红蛋白，质子密度接近或稍高于正常脑组织，因此，在 PdWI 上血肿周边部呈等或稍高信号，中心部因 T_2 PRE 效应的作用呈低信号。亚急性晚期，红细胞溶解，使氢质子密度明显增加，此时血肿内充满游离、稀释的高铁血红蛋白，T_2 PRE 效应消失，PEDDPRE 效应存在，MR 信号强度主要取决于短 T_1 及高质子

密度。所以，该时期血肿在 PdWI 呈高信号。慢性早期，反应性巨噬细胞吞噬并消化红细胞产物，在胞质内产生含铁血黄素沉淀，可引起 T_2 PRE 效应，此时血肿在 PdWI 呈等或略低信号。

【诊断与鉴别诊断】

脑内出血最常见的病因为高血压，以老年患者居多，男性多于女性。患者最常出现的临床症状包括头痛、呕吐、血压升高、癫痫发作、一侧肢体感觉运动障碍及意识障碍等。其典型的影像表现为 CT 平扫上的高密度团块，常伴有水肿及占位效应。脑内出血 MRI 信号错综复杂，较为可靠的征象为急性期 T_2WI 低信号，亚急性期 T_1WI 高信号，慢性期 T_2WI 低信号环；T_2^*WI 序列对显示脑内出血尤为敏感。CT 是脑内出血的首选检查手段，在超急性期和急性期，显示直观，诊断正确率较高；但囊变期血肿与脑梗死液化坏死灶鉴别较困难。此外，脑内出血的病因需加以鉴别。

高血压性脑内出血最常发生于基底节 – 丘脑区，且患者通常有高血压病史。肿瘤引起脑内出血时，血肿演变过程常不符合典型的演变规律，并且增强扫描常可见到明显强化的肿瘤灶。脑淀粉样血管病引起的脑内出血更常见于脑叶，很少发生于深部核团，患者可有痴呆症状，但肌张力正常。血管畸形及皮层静脉栓塞引起的脑内出血更常见于年轻患者，MRA、MRV 及 DSA 可发现异常病灶。

【影像学研究进展】

1. SWI　对出血、静脉血及铁沉积高度敏感。研究表明，SWI 能早期发现脑实质内微小出血，具有极高敏感性和准确性，对出血灶的检出率明显优于常规 MRI，并且能够提供更准确、详细的信息。目前认为，SWI 发现多发微小出血灶是临床进行溶栓治疗的禁忌证，这对于为脑梗死及其他已接受抗凝或抗血小板治疗的患者选择和调整治疗方案至关重要。脑淀粉样血管病患者脑内出血具有反复性和多发性的特点，SWI 能准确显示其脑内多发的微出血灶。此外，SWI 对显示小血管细节的能力优于常规 MRI，可用于早期发现和显示其他影像检查显示不佳的小的动静脉畸形。由此可见，SWI 有助于显示脑内微出血灶，也有助于发现及鉴别脑内出血的原因。

定量磁化率成像（quantitative susceptibility mapping，QSM）是一种新兴的用于定量测量组织磁化特性的技术。已成功应用于定量测量脑内微出血负荷量。血肿体积是评价脑出血预后的重要因素。近期研究显示 QSM 能准确测量颅内血肿的体积。T_2^*WI 与 SWI 图像因受回波时间的影响，在勾画血肿范围时常过高估计血肿体积，且这种夸大与回波时间相关。由于 QSM 能不受成像参数的影响，其测量结果比采用 T_2^*GRE 序列或 SWI 序列得到的结果更加真实、可靠。

2. ASL　除血肿本身体积外，脑出血患者预后还和血肿所引起的邻近脑组织的继发损伤有关，因此血肿周围脑组织也成为影像关注的重点。PET、PWI、CT 灌注等均证实血肿周围脑组织灌注量下降。不仅病灶同侧脑组织灌注减低，病灶对侧脑组织灌注也存在异常。近期，有研究采用 3D-pCASL 技术对幕下血肿进行分析，结果发现在出血急性期、亚急性期及慢性期，病灶对侧小脑半球灌注均显著减低，且亚急性期脑组织灌注减低程度与临床预后相关。

3. DTI　研究提示，幕上脑出血患者大脑脚的 FA 值与临床预后相关，FA 值低的脑出血患者预后更差。Meta 分析表明 FA 值可预测脑内出血患者上肢运动的康复情况，处于亚急性出血期的患者脑白质 FA 值越高，上肢运动康复越好。

（张　敬）

第三节　脑　梗　死

一、短暂性脑缺血发作

【概述】

短暂性脑缺血发作（transient ischemic attacks，TIA）的概念最早源于 20 世纪 50~60 年代，传统观念认为 TIA 是一种良性的、可逆性脑缺血综合征，1965 年美国第四届脑血管病普林斯顿会议将 TIA 定义为“突然出现的局灶性或全脑的神经功能障碍，持续时间不超过 24 小时，且排除非血管源性原因”，其理论基础是基于“时间和临床”。随着神经影像学的发展，越来越多传统定义的 TIA 患者在 MRI 上显示出与症状相对应的梗死灶，即使症状持续时间小于1小时的TIA患者，仍有33.6%在弥散加权像（DWI）上显示出高信号。基于此种情况，美国卒中协会（ASA）在*Stroke*上发布了TIA的新定义："脑、脊髓或视网膜局灶性缺血所致的、不伴急性梗死的短暂性神经功能障碍"，将有无梗死作为鉴别TIA或脑梗死的唯一证据，不再考虑症状持续时间。但鉴于脊髓缺血的临床诊断操作性差，TIA中国专家共识组推荐将TIA定义为"脑或视网膜局灶性缺血所致的、未伴急性梗死的短暂性神经功能障碍"。TIA的新定义将传统的基于"时间和临床"的理论基础改进为基于"组织学损害"。专家共识中建议在有条件的医院，尽可能采用DWI作为主要诊断技术手段，如未发现急性脑梗死证据，诊断为影像学确诊TIA。如有明确的急性脑梗死证据，则无论发作时间长短均不再诊断为TIA。研究表明，TIA患者早期发生卒中的风险很高，TIA患者7天内的卒中风险为4%~10%，90天卒中风险为10%~20%（平均为11%）。因此，TIA是严重的、需紧急干预的卒中预警事件，与脑梗死之间并没有截然的区别，二者应被视为一个缺血性脑损伤动态演变过程的不同阶段，应按照卒中流程进行紧急救治。

【临床与病理】

颈内动脉系统的TIA最常见的症状为偏瘫、偏身感觉障碍、失语、单眼视力障碍等，亦可出现同向性偏盲等。其中单眼突然出现一过性黑矇是颈内动脉分支眼动脉缺血的特征性症状。椎－基底动脉系统的TIA较颈动脉系统TIA多见，且发作次数多，但持续时间较短，最常见的症状是一过性眩晕、眼震、站立或步态不稳；一过性视物成双或视野缺损等；一过性吞咽困难、饮水呛咳、语言不清或声音嘶哑；一过性单肢或双侧肢体无力、感觉异常。椎－基底动脉系统TIA很少伴有意识障碍，但跌倒发作较为常见。

TIA的病因与动脉粥样硬化、心脏病、血流动力学改变以及血液成分改变等很多因素有关，发病机制主要有：①血流动力学说：各种原因（动脉粥样硬化和动脉炎等）导致颈内动脉系统或椎－基底动脉系统的动脉严重狭窄，当血压急剧波动，低于脑灌注失代偿的阈值时，导致原来靠侧支循环维持的脑区发生一过性缺血，血压升高脑灌注恢复时症状缓解，这种类型的TIA占很大一部分。此型TIA的临床症状比较刻板，发作频度较高，每天或每周可有数次发作，每次发作持续时间多不超过10分钟。②微栓子学说：微栓子主要来源于动脉粥样硬化不稳定斑块破裂、附壁血栓破碎脱落、瓣膜性或非瓣膜性心源性栓子及胆固醇结晶，微栓子随血流移动，栓塞远端小动脉，导致其供血区域脑组织缺血，当栓子破碎或溶解时血流恢复，症状缓解。此型TIA的临床症状多变，发作频度不高，数周或数月发作一次，每次发作持续时间较长，可达数十分钟至2小时。

【影像学检查】

常规X线检查对诊断TIA无价值。CT和MRI平扫常无异常发现或仅显示与本次TIA不相关的陈旧性腔隙性梗死灶，但常规检查仍然十分必要，以排除脑出血、硬膜下血肿和肿瘤等因素引起的类似症状，还可用于鉴别TIA与急性脑梗死，但一般不推荐用其评估TIA。颈动脉和经颅多普勒超声、CTA、MRA及DSA可见血管狭窄、动脉粥样硬化斑块。CTP、PWI、ASL、SPECT、氙－CT可以显示TIA患者的脑血流动力学异常。MRS可用于评价TIA患者的脑代谢状况。BOLD-fMRI可以评估TIA患者的认知功能损害，但目前尚处于研究阶段，并未转化到临床。PET技术可以量化评估脑血流及代谢变化。

【影像表现】

1. CT检查

（1）常规CT检查：2009年提出的最新的概念认为TIA的病理生理学变化是脑组织缺血，影像学无急性脑梗死表现。常规CT检查不能检测出TIA脑组织缺血改变，因此仅作为TIA的鉴别诊断手段之一，不能用于评估TIA缺血程度。

（2）CTA：颅内外大血管动脉粥样硬化性重度狭窄或闭塞是TIA的最常见原因，因此对脑血管状况进行评估具有重要的意义。虽然DSA是评价血管的金标准，但其价格昂贵，且为有创检查，不能用来常规筛查。CTA是近年发展起来的一种快速、无创性血管检查技术，能直观充分地显示颈内外动脉血管形态、走行和内径，与DSA结果一致（图4-3-1），且可避免DSA有创检查造成的血管痉挛及动脉粥样硬化斑块脱落等并发症；CTA空间分辨率及显示血管精细度优于MRA，直接成像于血管内的对比剂，对血流动力学不敏感，不会产生如MRA因血流状态的微小改变引起信号丢

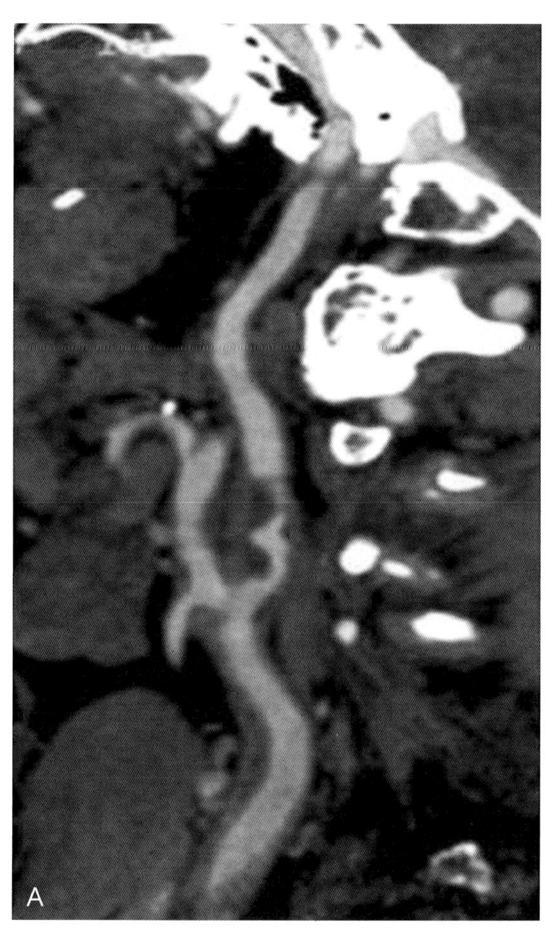

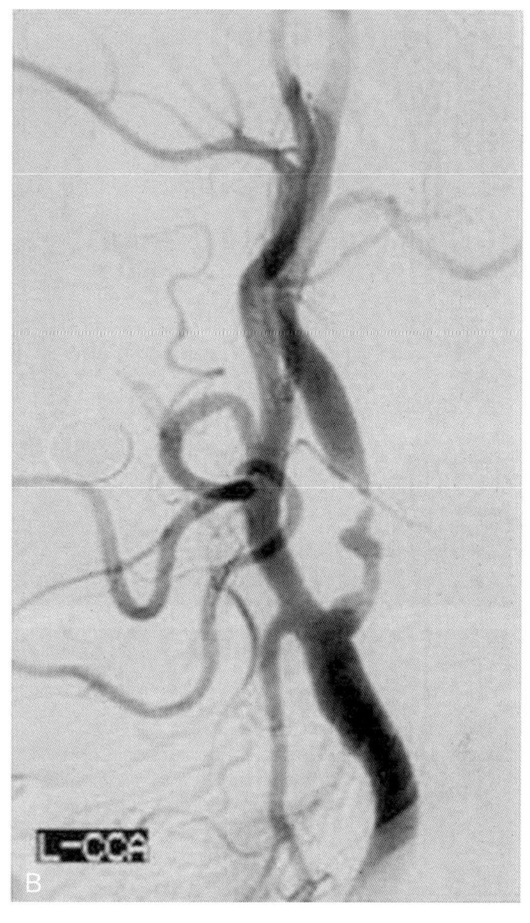

图 4-3-1 颈内动脉系统 TIA 患者的 CTA 和 DSA

A. CTA 曲面重建显示左侧颈内动脉起始段重度狭窄；B. 与 DSA 检查结果一致

失而造成假象。因此，CTA 检查对于明确 TIA 的病因，指导临床实现个体化治疗有重要意义。

（3）CTP：可以早期发现常规 CT 无法显示的脑血流动力学异常。CTP 显示 TIA 患者大多存在脑灌注异常，表现为脑血流的平均通过时间（MTT）和达峰时间（TTP）延迟，而脑血流量（CBF）和脑血容量（CBV）无明显降低，说明脑缺血引起脑血管代偿性扩张，循环阻力下降，血流速度减慢，同时侧支循环建立，这些代偿机制可以使 CBF、CBV 保持在正常范围（图 4-3-2）。但是与正常人比较，TIA 患者病变脑区的供血时间延长，脑血流的有效摄取率降低，脑血管的代偿和应激能力均下降，是发生脑梗死的高危脑区。因此 MTT、TTP 是非常敏感的脑缺血指标，基本上可以确定 TIA 患者的脑缺血范围。当脑循环储备力受损，脑血流量减少，脑灌注压降低，脑血管依靠自动调节使小动脉扩张以降低血管阻力、增加血容量、维持脑代谢的基本需求，此时 CTP 显示 CBF 轻度下降，CBV 增加，MTT 和 TTP 延迟。当脑灌注压进一步下降，脑血管储备力完全失代偿，不足以维持正常细胞代谢与功能，CBF 和 CBV 均明显降低，则脑缺血区发生不可逆损伤，进入脑梗死阶段。

（4）CTA 联合 CTP：CTA 联合 CTP 检查，一次检查即可评价 TIA 患者脑灌注损伤的范围、程度，同时客观评价缺血区供血动脉的状况，并可早期判断患者预后，为预防脑梗死和治疗脑缺血提供及时、详细、必要的影像学依据，对临床认识和及时治疗 TIA 具有重要意义。

（5）氙 -CT：氙气是一种可溶于脂类的惰性气体，吸入后能够在血液内很快饱和并通过血脑屏障弥散入脑组织，然后再从脑组织中迅速反弥散回血液中被清除，此过程可使用 CT 检测出来，因此是测量 CBF 的理想示踪剂。氙 -CT 脑血流成像是将氙气作为增强物质，用其浓度数据和 CT 图像数据计算脑血流量的影像方法，具有定量准

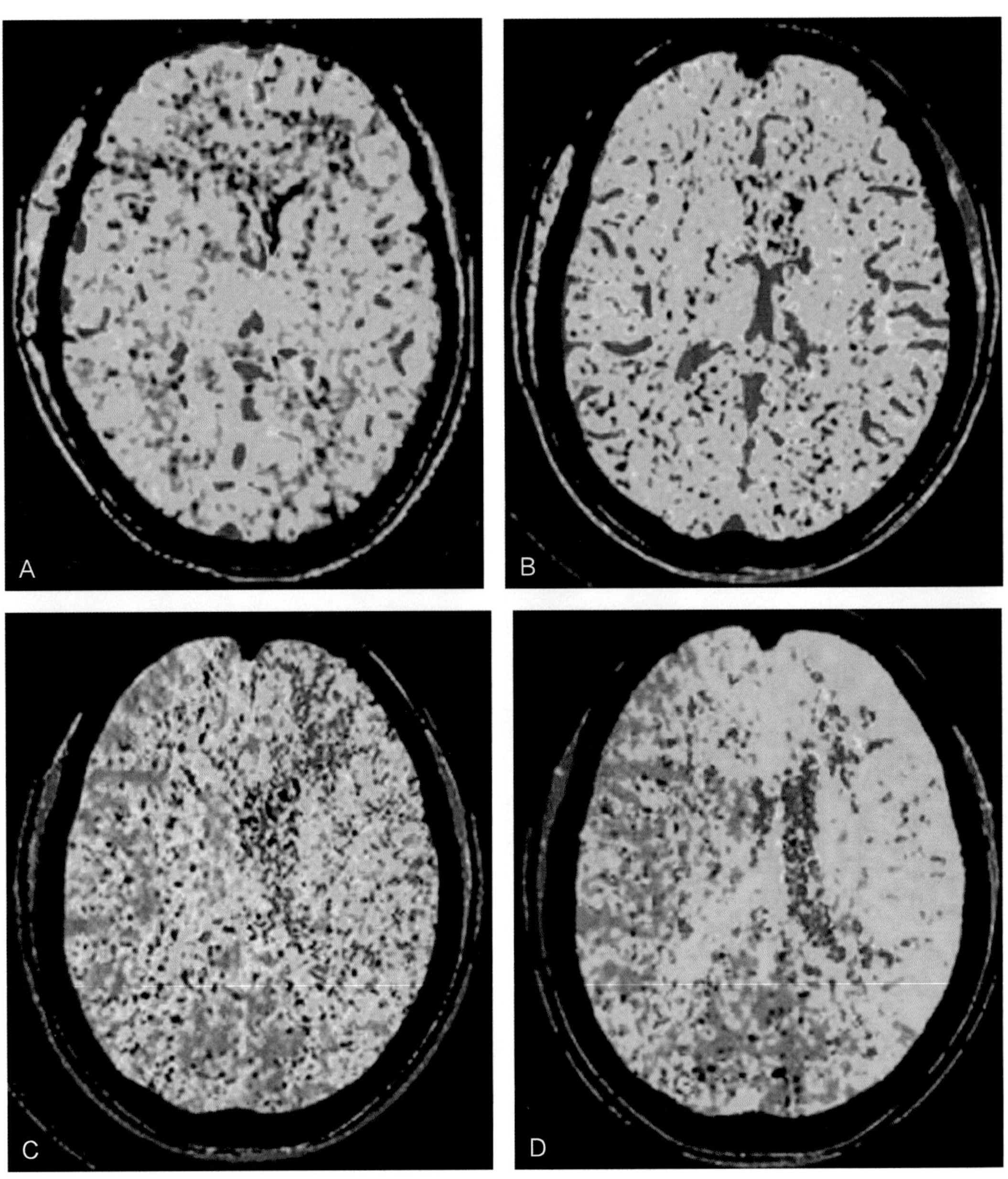

图 4-3-2 颈内动脉系统 TIA 患者 CTP

A. CBF 显示左侧大脑中动脉供血区未见异常；B. CBV 未见异常；C. MTT 灌注延迟；D. TTP 灌注延迟

确、同时提供解剖信息、空间分辨率高、无创等优点，对脑缺血的诊断有重要应用价值。氙-CT能提供 CBF 的绝对定量值，氙-CT 药物负荷试验能够准确、快速地反映负荷前后 CBF 改变，评价脑血流储备功能。正常人经静脉注射乙酰唑胺后在 20 分钟内 CBF 即增加 50%~100%，如果 CBF 不增高，则提示患者的血管自我调节失代偿，血管储备能力不足。脑缺血患者对乙酰唑胺的反应有以下类型：Ⅰ型用药前后 CBF 都正常；Ⅱ型用药前 CBF 正常，用药后出现 CBF 降低区；Ⅲ型用药前 CBF 降低，用药后降低更明显（图 4-3-3）；Ⅳ型用药前 CBF 降低，用药后 CBF 改善。Ⅰ型提示脑血流储备尚可；Ⅱ型血管储备力较差，进一步扩张能力降低；Ⅲ型无血管储备能力；Ⅳ型存在局部血管自我调节能力。对Ⅱ型和Ⅲ型患者需要进行手术治疗，以降低脑卒中的发生率。

2. MRI 检查

（1）常规 MRI 检查：常规 MRI 在检出新发病灶和缺血病灶方面较 CT 更加敏感、准确。但是，基于 TIA 的新定义，常规 MRI 检查同样不能评估 TIA 的脑缺血情况，而仅作为 TIA 的鉴别诊断方法之一。

（2）DWI：TIA 的新定义强调了将组织学损

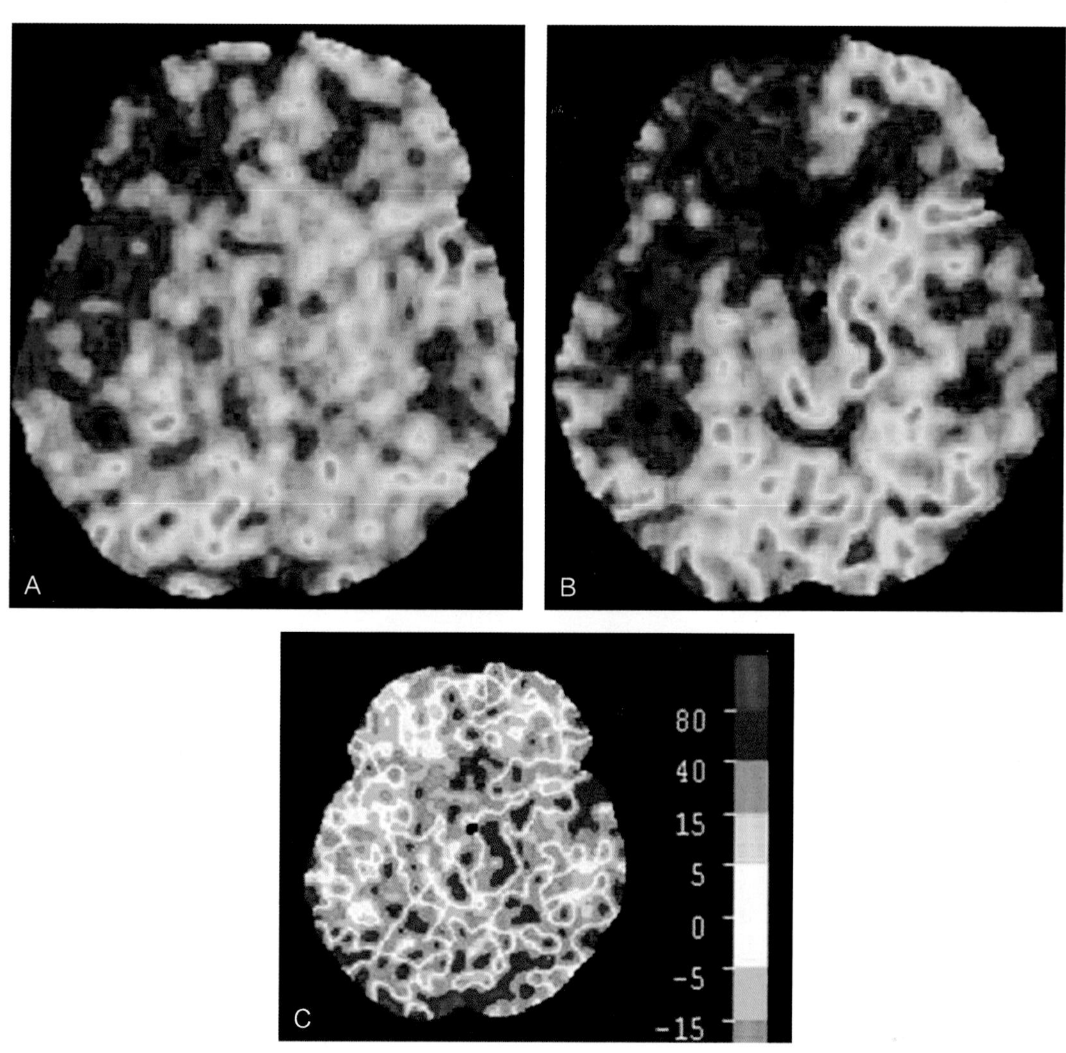

图 4-3-3 右侧 ICA 闭塞的 TIA 患者氙 -CT CBF 图

A. 静息氙 CT CBF 图显示右侧半球 CBF 降低；B. 乙酰唑胺负荷后病变侧 CBF 降低更为明显；C. 负荷与静息状态下 CBF 的差值

害作为鉴别 TIA 和急性脑梗死的证据，持续时间短暂的缺血不足以引起永久性的脑组织损伤，而 DWI 阳性往往提示急性脑梗死，有短暂症状的患者 DWI 显示的弥散受限病灶被 ASA 认为是脑梗死，DWI 对于急性缺血的敏感性和特异性促成了以组织学损害为基础的 TIA 新定义的产生，所以 DWI 往往用于鉴别 TIA 与急性脑梗死。TIA 患者的 MRI 检查必须包括 DWI，虽然一些研究发现少部分 DWI 阳性病灶是可逆的，但其 ADC 值较脑梗死病灶高，因此 ADC 值的差异可作为鉴别 TIA 和完全性脑卒中的重要方法之一。

（3）DSC-PWI：DSC-PWI 能够早期发现常规 MR 检查无法显示的脑血流动力学异常，其价值和影像表现与 CTP 相似，能够显示脑灌注异常的范围，以及各灌注参数的异常改变，从而可判断脑组织局部低灌注的程度，有助于临床医师了解患者的病理生理学机制，制定个体化的治疗方案，具有重要的临床应用价值。卢洁等将颈内动脉 / 大脑中动脉重度狭窄或闭塞所导致的 TIA 患者 DSC-PWI 表现分为三期：1 期表现为 TTP、MTT 延迟，CBF 和 CBV 正常；2 期表现为 TTP、MTT 延迟，CBF 正常，CBV 轻度增高；3 期表现为 TTP、MTT 延迟，CBF、CBV 轻度下降。其中 DSC-PWI 表现以 2 期最多见（图 4-3-4）。DSC-PWI 表现分期与病变的脑血流动力学改变分期相一致，影像学分期可以帮助了解 TIA 患者缺血脑组织的病理生理状态。

（4）ASL：3D ASL 突破了传统 2D ASL 的各种局限，具有更高的信噪比和更均匀可靠的灌注对比，能更敏感地发现组织血流灌注异常。研究表明 ASL 与 DSC-PWI 在对 TIA 患者检查中具有高度相

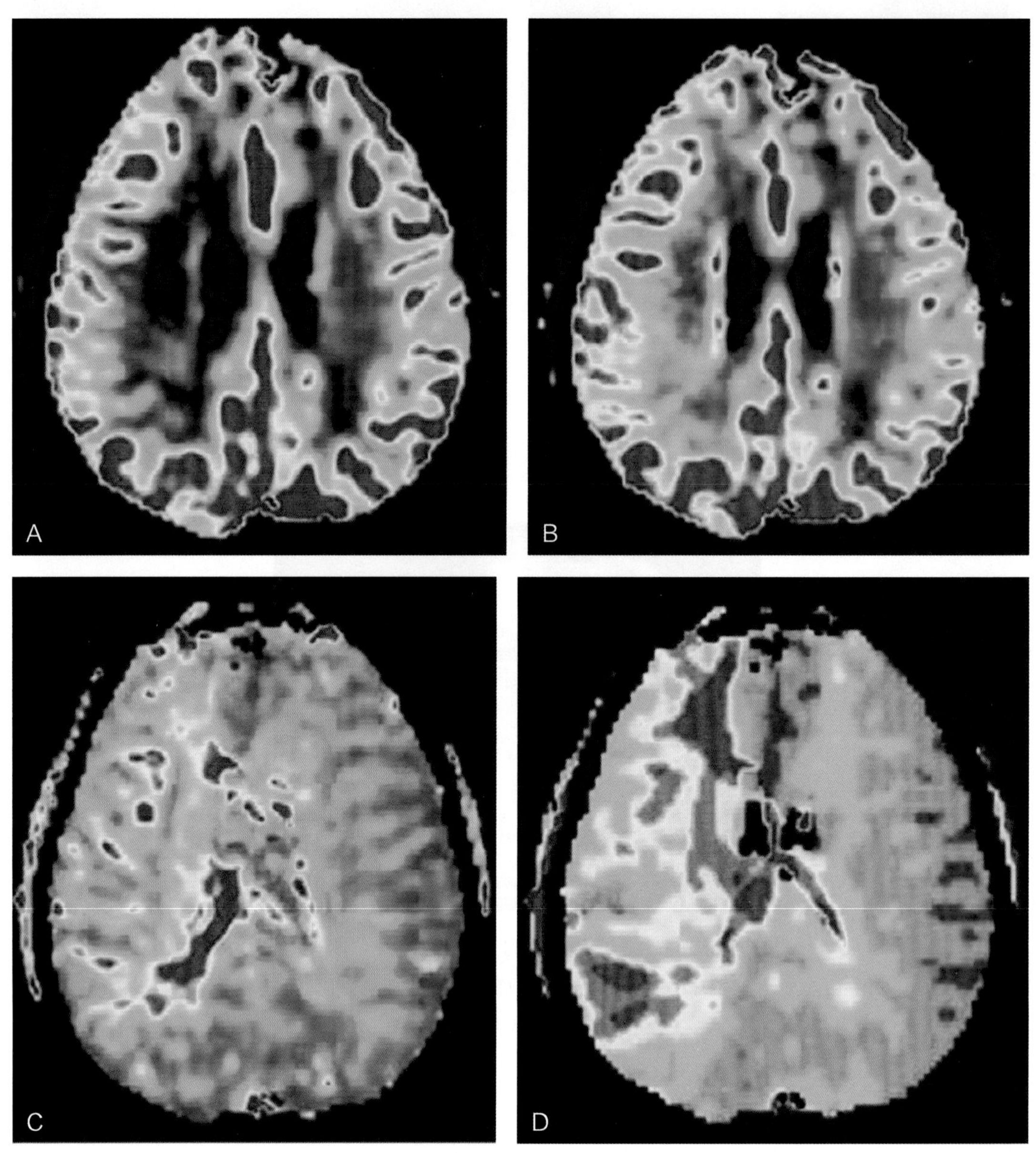

图 4-3-4　右侧颈内动脉闭塞的 TIA 患者 DSC-PWI 图

A. CBF 图显示两侧半球 CBF 基本对称；B. CBV 图显示右侧半球 CBV 轻度增高；C、D. MTT 图、TTP 图显示右侧半球血流速度减慢

关性，两种检查都能反映 TIA 患者脑血流微循环的缺血情况，ASL 显示的相对 CBF 值与 DSC-PWI 的 MTT、TTP 相对值具有较高相关性，与 TTP 的相关性最高，说明 ASL 可以作为独立的检查，在 TIA 诊断中作为替代 DSC-PWI 的灌注成像（图 4-3-5）。

血管编码 ASL 技术是在 ASL 的基础上施加横向梯度场进行相位编码，实现对流速和空间选择的不同标记，以区分不同血管的血流分布范围和血流量，成为评价 TIA 患者侧支循环和局部灌注情况的重要工具之一（图 4-3-6）。

（5）MRS：TIA 患者可长期处于慢性脑缺血的代偿期，虽然多数患者的常规影像学检查无异常改变或者仅发现小的腔隙病灶，但是此时患者的神经元处于功能抑制和低代谢状态，^{1}H-MRS 能够检测出 TIA 患者的脑代谢异常，为评价脑缺血程度、判断预后提供客观依据。用 ^{1}H-MRS 评价 TIA 患者的脑代谢改变，大多选择半卵圆中心作为兴趣区，因为该区域由大脑中动脉皮层支的浅穿

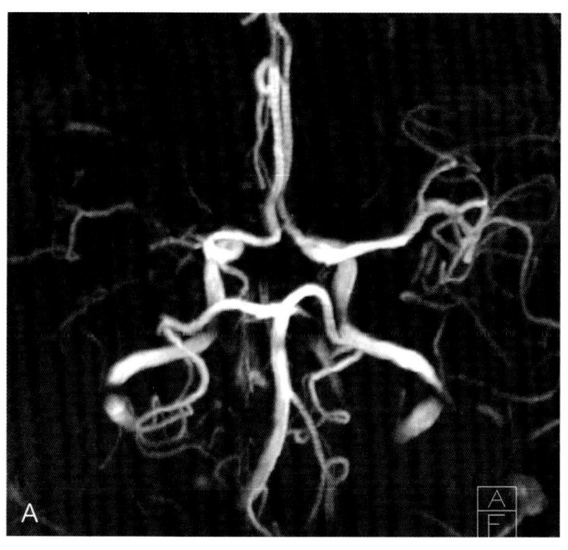

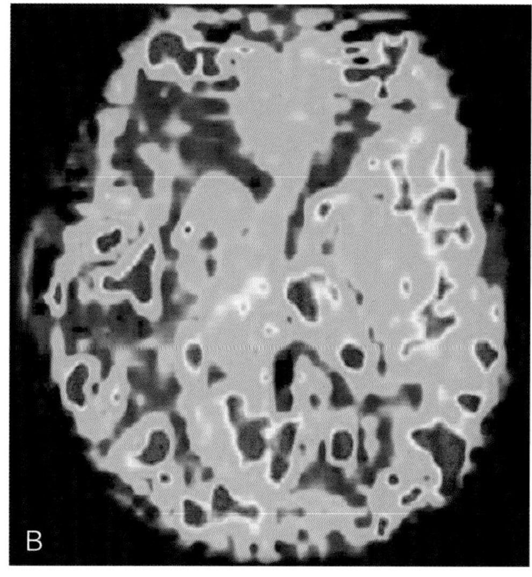

图 4-3-5 颈内动脉系统 TIA 患者 MRA 和 ASL

A. MRA 显示右侧大脑中动脉重度狭窄；B. ASL 显示右侧大脑中动脉供血区 CBF 减低

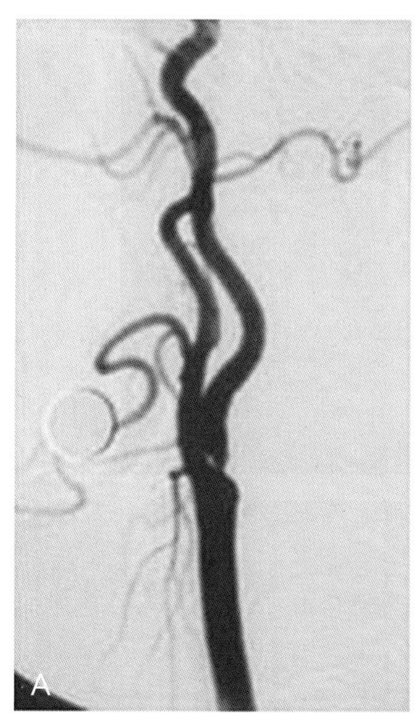

图 4-3-6 颈内动脉系统 TIA 患者血管编码 ASL 脑血流图

A. DSA 显示右侧颈内动脉起始段重度狭窄；B. 标记右侧颈内动脉 ASL 灌注显示右侧额顶叶 CBF 减低；C. 标记左侧颈内动脉 ASL 灌注显示除左侧半球外，右侧额叶也有血流灌注

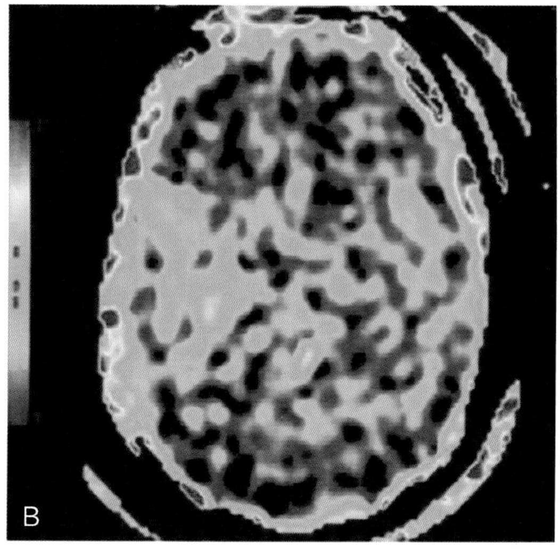

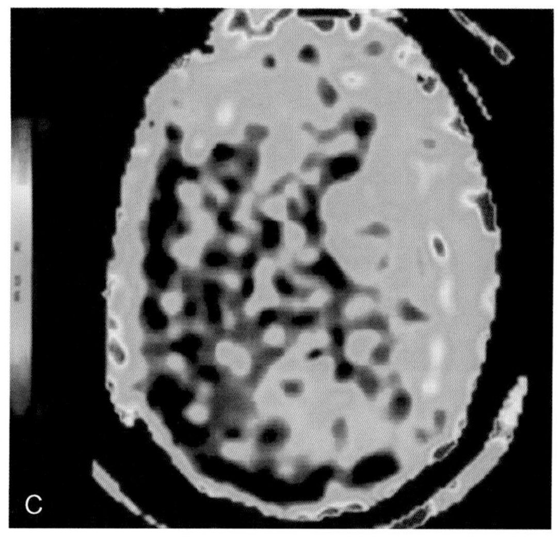

支动脉供血，这些血管为终末动脉，无侧支循环，极易受脑血流灌注不足的影响，通常最早发生缺血性损伤，而且没有灰质、皮下脂肪及颅骨结构的影响，适合进行精确的波谱分析（图 4-3-7A）。研究发现 TIA 患者缺血侧脑组织 NAA 降低，Cho 升高，部分患者还可检测到 Lac 峰（图 4-3-7B、C）。TIA 患者 NAA 降低反映的是一种相对轻微的功能性改变，可能与神经轴突数量减少和线粒体

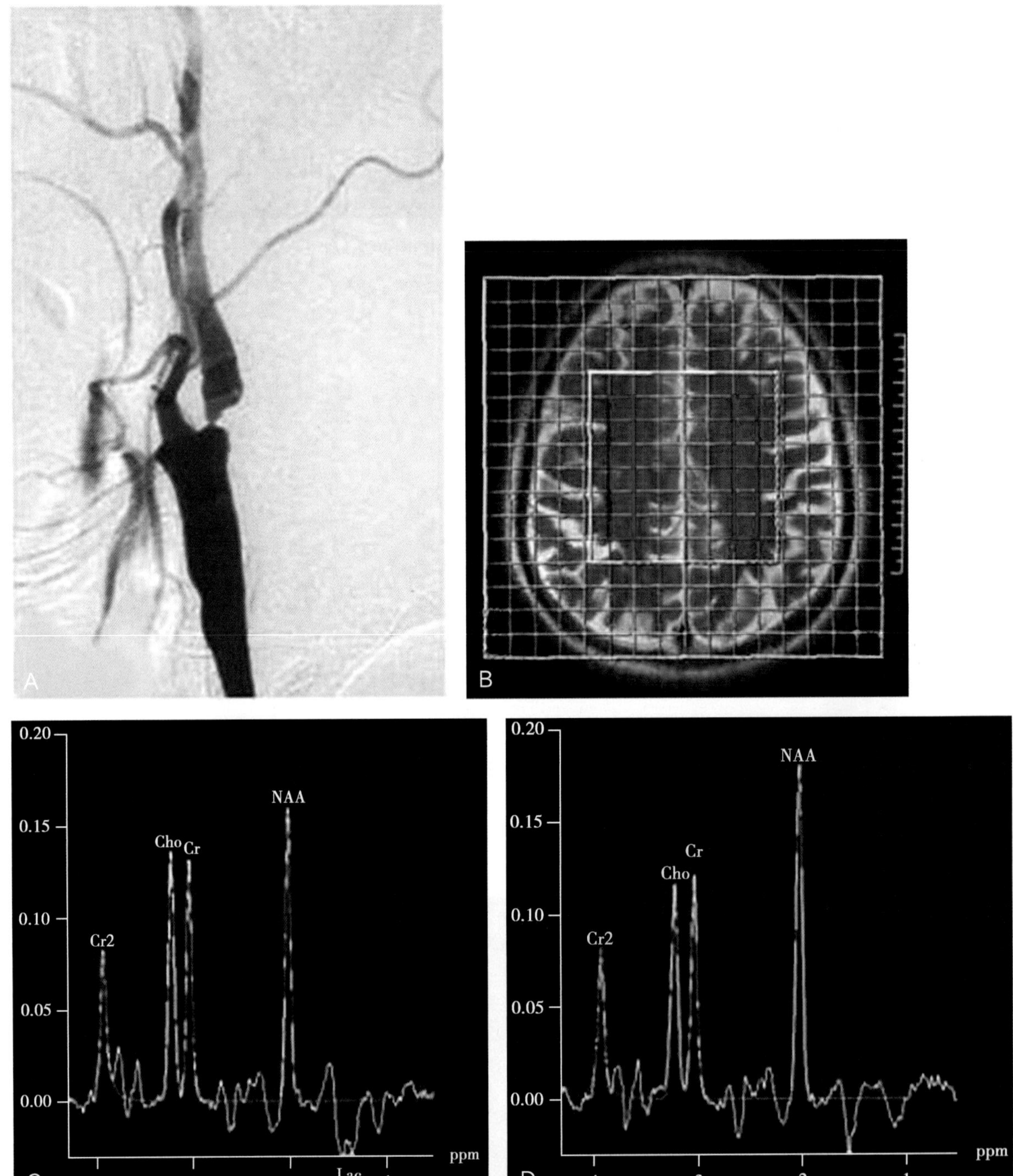

图 4-3-7 颈内动脉系统 TIA 患者 ^{1}H-MRS

A. DSA 显示右侧颈内动脉起始段重度狭窄；B. ^{1}H-MRS 定位图。在 T_2WI 上选取半卵圆中心作为 ROI，于病变侧（右侧）和对侧分别选择 6 个体素，位于中线两侧对称区域；C. 病变侧 ^{1}H-MRS；D. 对侧相应部位 ^{1}H-MRS。与对侧比较，病变侧 ^{1}H-MRS 显示 NAA 降低、Cho 升高，于 1.33ppm 处可见倒置的 Lac 峰

功能失调有关，因而经恢复血运治疗后有望恢复，Cho升高机制与脑梗死早期相同，为缺血组织膜性成分降解，释放大量磷脂酰胆碱所致，提示出现细胞膜代谢异常。Lac的产生为脑灌注不足所引起的无氧糖酵解所致，但其缺血缺氧程度明显低于脑梗死。TIA患者的脑代谢状态处于向脑梗死过渡的阶段，应引起高度重视。

【诊断与鉴别诊断】

多数TIA患者就诊时临床症状已消失，诊断主要依靠病史和影像学检查。中老年患者突然出现局灶性脑功能损害症状，符合颈内动脉或椎-基底动脉系统及其分支缺血表现，并在短时间内症状完全恢复（多不超过1小时），影像学检查未发现与症状相关的脑梗死病灶，应高度怀疑为TIA。颈动脉和经颅多普勒超声、CTA等血管影像学检查可以发现血管病变，CTP、DSC-PWI、ASL等功能影像学检查有助于发现脑血流灌注和代谢异常，对于明确诊断和评估缺血程度有重要价值。鉴别诊断包括：

1. 癫痫部分发作 特别是单纯部分发作常表现为持续数秒至数分钟的肢体抽搐或麻木针刺感，从躯体的一处开始，并向周围扩展，可有脑电图异常，CT或MRI检查可能发现脑内局灶性病变。

2. 梅尼埃病 发作性眩晕、恶心、呕吐与椎-基底动脉TIA相似，但每次发作持续时间往往超过24小时，且伴有耳鸣、耳阻塞感，反复发作后听力减退等症状。除眼球震颤外，无其他神经系统定位体征。发病年龄多在50岁以下。

3. 严重心律失常 如室上性心动过速、多源性室性早搏、室速或室颤、病态窦房结综合征等可因阵发性全脑供血不足，出现头昏、晕倒和意识丧失，但常无神经系统局灶性症状和体征。动态心电图监测、超声心动图检查常有异常发现。

4. 颅内肿瘤、脓肿、慢性硬膜下血肿、脑内寄生虫等 亦可出现类似TIA发作症状，CT或MRI检查可发现脑内病变。

5. 原发或继发性自主神经功能不全 亦可因血压或心律的急剧变化出现短暂性全脑供血不足，出现发作性意识障碍，根据相关的临床表现、体征和实验室检查可以做出诊断。

【影像学研究进展】

1. TIA与认知障碍的关系 TIA是脑梗死的危险因素，可以加速脑退行性变和认知功能下降的进程，尤其是工作记忆障碍，是血管性痴呆和阿尔茨海默病的重要危险因素，TIA与认知功能损害的关系已逐渐引起临床的重视。对TIA患者进行工作记忆的BOLD-fMRI研究结果显示，TIA患者病变侧脑区激活减少，对侧脑区有一定的代偿性激活，这种现象反映了脑功能网络资源的动态性再分配。当完成某个任务所必需的脑区激活不足时，表现出该记忆任务的障碍；而当有足够的额外的脑区（特别是前额叶皮质）代偿性激活时，则该记忆任务可得以代偿，TIA患者虽然出现了代偿性脑区，却仍伴有相应的记忆能力下降，这说明患者的额外激活并不能完全代偿记忆功能。

2. TIA患者静息态脑功能特点 对TIA患者发作间期静息态BOLD-fMRI数据进行局部一致性分析（ReHo）显示，TIA患者部分脑区ReHo较对照组降低，可能与脑组织低灌注、低代谢导致脑功能抑制有关；而海马和小脑的ReHo升高，可能反映了脑对TIA的应激性保护和大脑局部脑功能代偿性反应。

（卢　洁）

二、缺血性脑梗死

【概述】

脑卒中（stroke）是急性脑循环障碍迅速导致局限性或弥漫性脑功能缺损的临床事件。中国卒中协会2015年首次发布的中国卒中流行报告显示，脑卒中仍然是中国居民第一位死亡原因，目前我国每年新发脑血管病患者约270万，每年死于脑血管病的患者约130万，脑卒中导致的残疾给中国造成的经济负担每年高达400亿元，且呈上升趋势。50%~70%的存活者遗留瘫痪、失语等严重残疾，给家庭和社会带来严重的负担，已经成为我国重大的公共卫生问题。

急性缺血性脑卒中（acute ischemic stroke，AIS）是最常见的脑卒中类型，占全部脑卒中发病率的60%~80%，具有发病率高、病死率高、致残率高和复发率高等特点。脑梗死的病因主要包括动脉粥样硬化、高血压性动脉硬化；其次为结核性、梅毒性及结缔组织所致的动脉炎；颅脑手术、插入导管和穿刺导致的血管损伤；以及药物、毒物、恶性肿瘤所致的血管病损；风湿性或非风湿性心脏病、扩张型心肌病、房颤等心脏疾病可形成血栓随血液循环阻塞脑血管引起脑梗死；其他诸如高黏血症、凝血机制异常、血液病等其他因素也可引起血栓形成最终发展为脑梗死。诸多原因中最常见的是急性血栓形成造成局部脑血管闭塞，处理应强调早期诊断、早期治疗和预防再发。

【临床与病理】

脑梗死患者依梗死部位不同临床表现多种多样，主要表现为突发单侧肢体偏瘫、失语、口角歪斜或意识模糊。部分患者可在安静或睡眠中发病，可有 TIA 前驱症状如肢体发麻、无力等症状。大脑前动脉供应大脑半球内侧前 2/3 区，胼胝体通常也是由大脑前动脉分支供应。大脑前动脉供血区发生脑梗死时，可表现为对侧下肢无力 / 截瘫，而面部及上肢功能保留。大脑中动脉主要供应大脑半球外表面，包括额叶、颞叶及顶叶。另外，多数豆纹动脉起源于大脑中动脉水平段，供应基底节区。大脑中动脉供血区脑梗死时，常出现失语和运动障碍。如果豆纹动脉闭塞，可出现严重的偏瘫。大脑后动脉主要供应枕叶和颞叶下部，也包括丘脑、下丘脑和中脑上部、脉络丛。大脑后动脉区脑梗死可出现视觉症状，颞叶和穹窿梗死会影响记忆力及视空间认知。海马主要是由大脑后动脉及其分支（83.85%）和脉络膜前动脉（16.15%）供血，发生梗死可出现记忆力下降。脑干及小脑梗死可出现眩晕、呕吐、四肢瘫痪、共济失调、站立不稳、肌张力降低、昏迷、高热等。发生于脑干梗死的一个最常见类型是延髓背外侧综合征，也称小脑下后动脉或椎动脉闭塞综合征，其梗死面积很小，临床症状很重，主要表现为眩晕呕吐、眼球震颤、交叉性感觉障碍、同侧 Horner 征、饮水呛咳、吞咽困难等。分水岭区脑梗死，是指发生在脑的两条主要动脉分布区交界处的脑梗死，多发生于脑的较大动脉供血交界区，发病时血压偏低者多见。临床症状根据供血区域不同而异，可分为 4 型：前分水岭脑梗死、后分水岭脑梗死、皮质下分水岭脑梗死和基底节分水岭脑梗死。

脑血管狭窄或阻塞后如果没有有效的侧支循环代偿，缺血区毛细血管血流灌注量迅速减少，脑组织缺血、缺氧的病理生理演变过程开始。这一过程分为：急性坏死（以细胞急性死亡为主要病理特点）和迟发性神经元死亡（以神经细胞凋亡为主要病理特点）。目前，关于脑梗死分期标准不统一，参照 Fung 的方法分为以下几期：

1. 超急性期脑梗死 发病 <6 小时，大体病理改变不明显。细胞缺氧，Na^+/K^+ 泵活性减弱，发生细胞毒性水肿；光镜下可见神经细胞核固缩、核仁消失、Nissl 小体消失。

2. 急性期脑梗死 发病 6~24 小时。此期仍主要发生细胞毒性水肿，梗死区脑组织开始肿胀变软、脑回变平、脑沟变窄，切面上灰白质的界限模糊。急性期其显微结构改变与超急性期基本相似。

3. 亚急性早期脑梗死 发病 1~7 天。梗死区发生细胞毒性水肿，并逐渐开始发生血管源性水肿。脑组织水肿进一步加剧，并逐渐达到高峰，神经细胞发生髓鞘脱失，细胞坏死。修复过程也同时开始，小胶质细胞向坏死区增生并吞噬坏死组织，此时星形胶质细胞增生活跃，内皮细胞增生形成新的毛细血管。

4. 亚急性晚期脑梗死 发病 8~14 天。此期细胞毒性水肿与血管源性水肿同时存在。脑组织水肿相对减轻，细胞的修复活动继续。梗死区域较大时，中央坏死脑组织常不能完全清除，开始出现液化。

5. 慢性期脑梗死 自发病后 15 天开始进入此期，可持续数月到数年。主要为局限性脑萎缩和囊变。脑梗死引起的脑组织不可逆性损害，坏死脑组织逐渐液化和被清除，周围可见胶质增生形成的瘢痕，邻近脑室、脑沟扩大，皮质萎缩，最终梗死区域形成囊腔。小的梗死灶可没有囊腔，仅表现为胶质增生。较大范围的梗死灶中心凝固性坏死多难以完全清除，可长期存在。

【影像学检查】

常规 CT 和 MR 平扫显示梗死区低密度灶或异常信号，病变范围与责任血管供血区一致。CT 和 MR 增强扫描可出现梗死区强化，多呈脑回样、斑片状、线样强化甚至均匀强化等多种强化方式，强化与梗死时期、血脑屏障破坏及侧支循环有关。CTA 和 MRA 可明确颈 – 脑动脉病变，重建出颈段和颅内动脉，寻找脑梗死责任血管，估计栓子的大小，判断侧支循环情况，评价颅内血管情况，为临床治疗提供依据。随着先进影像技术的日益进展，多种功能检查被运用于脑梗死的超早期诊断、鉴别诊断和分子代谢功能研究等方面。CTP 通过测量 CBV、CBF、TTP、MTT 等血流动力学参数，在脑梗死形态学发生改变前即可发现异常，做到准确反映组织的血流灌注情况。如缺血加重，CBV、CBF 均明显降低，提示脑组织发生不可逆性损伤；CBF 降低而 CBV 无明显变化，则证实缺血性半暗带的存在，若能及时恢复供血，则可治愈。

DWI 是在无创前提下完成活体组织中水分子运动的检测并成像的技术。目前，DWI 已经常规应用于超急性及急性脑梗死的诊断。DWI 与 PWI 的不匹配区，通常被认为是缺血半暗带。DTI 利用水分子在不均匀介质中的扩散具有各向异性特征进行成像。不同时期缺血性脑梗死病灶的 FA 值、MD 值存在一定规律：超急性期病灶 FA 值无明显变化，急性期、亚急性期及慢性期 FA 值逐渐降低。MD 值在超急性期、急性期明显降低，亚急性期病灶为血管源性水肿，MD 值较前相比较有所升高，出现“假性正常化”现象，慢性期 MD 值继续升高。DKI 能同时计算出 MD 和 MK 值，对组织微观结构显示得更加精细，近年来开始用于评估急性脑梗死。初步研究发现，梗死区域的 MK 值往往呈不均匀升高，反映了脑梗死急性期损伤区域非高斯分布水分子扩散受限的高度不均质变化。MK 在脑梗死急性期和亚急性早期升高，之后随时间延长减低。脑梗死病灶的 MK 升高幅度较 MD 降低幅度明显，且 MK 出现假正常化晚于 MD 值。

磁共振灌注成像可评价脑组织的血流灌注信息。DSC-PWI 的定量观察指标有 CBF、CBV、MTT 和 TTP，其中 MTT 是发现早期脑缺血的最敏感指标。3D-ASL 技术无需静脉注射对比剂即可在短时间内获得全脑 CBF 图，可反复多次扫描，评估梗死区的血流灌注恢复状况，ASL 能基本反映脑梗死区血流灌注的异常变化，但 3D-ASL 技术有一定的扩大效应。

^{1}H-MRS 可以反映超早期缺血，而且它比常规成像敏感，Lac 升高是早期缺血的敏感指标，NAA 减少的出现比 Lac 升高晚，标志着损伤程度加重，出现了神经元的不可逆性损害。

静息态 BOLD-fMRI 可以从脑网络水平了解脑梗死后神经功能连接状态的改变。

【影像学表现】

1. 缺血性脑梗死

（1）超急性期脑梗死：常规 CT 和常规 MRI 多为阴性。目前 CT 作为诊断超急性脑血管疾病的首选方法，最重要意义是排除脑出血，少数病例出现以下 CT 征象可以提示脑梗死的可能：①动脉高密度征：表现为一段颅内动脉密度增高，CT 值高于正常动脉，而低于动脉粥样硬化斑。即在大脑中动脉或基底动脉等主干动脉的某一段由于血栓形成，导致血管内部红细胞比积上升和密度升高，CT 上可见沿动脉走行的条形高密度影（图 4-3-8A）。脑梗死造成的大脑中动脉高密度征一般多为单侧，且存在神经定位体征和特点。动脉高密度征将会出现在发病后 6 小时以内，这一征象可作为超早期脑梗死 CT 诊断的重要参考标准。②岛带征：岛带区（脑岛、最外囊、屏状核）灰白质界限模糊消失，呈均一的、稍低密度影。③豆状核征：表现为豆状核轮廓模糊或壳核后部界线不清，密度与脑白质一致或稍低。④皮质征：皮质局限性密度减低，与脑白质密度一致。⑤早期低密度征：早期低密度改变，CT 值减低，当临床怀疑脑梗死患者左右脑实质 CT 值相差大于 1.8Hu，应短期复查 CT 或行 MRI 检查。⑥占位征：局部脑肿胀，表现为局部脑回变平增宽，脑沟变浅消失和轻微占位效应。豆状核征、岛带征、皮质征及早期低密度改变是 CT 诊断超早期脑梗死的可靠指针，动脉高密度征、占位效应不能单独作为诊断依据，要结合临床症状、体征综合考虑。

常规 CT 平扫可有效鉴别缺血性梗死和脑出血，但对超急性期脑梗死的诊断价值有限。CTP 呈低灌注状态，MTT 时间延长，MTT 被认为是发现早期脑缺血的最敏感指标。常规 CT 平扫联合 CTP、CTA 应用于超早期脑梗死患者的诊断，能够明确超急性期脑梗死发病患者的梗死灶范围及位置，预测缺血半暗带，了解相应区域供血动脉的狭窄及闭塞情况，从而为临床超早期治疗提供决策依据。国内外均提出全脑 CTP 是比较理想的扩展治疗时间窗进行静脉溶栓的辅助工具，尤其适用于发病时间不超过时间窗 4.5 小时的病例。梗死区 rCBF 比值为 0.2 是缺血脑组织存活的最低值，小于 0.2 提示梗死核心区。

超急性脑梗死灶的病理生理改变主要是细胞毒性水肿，在 T_1WI 上可见病变区脑肿胀改变，包括脑回稍增宽、脑沟变浅或消失等征象。此时只是细胞内外含水量发生了变化，整个缺血区含水量并未增加，所以 T_2WI 和 T_2-FLAIR 都不会显示信号异常。

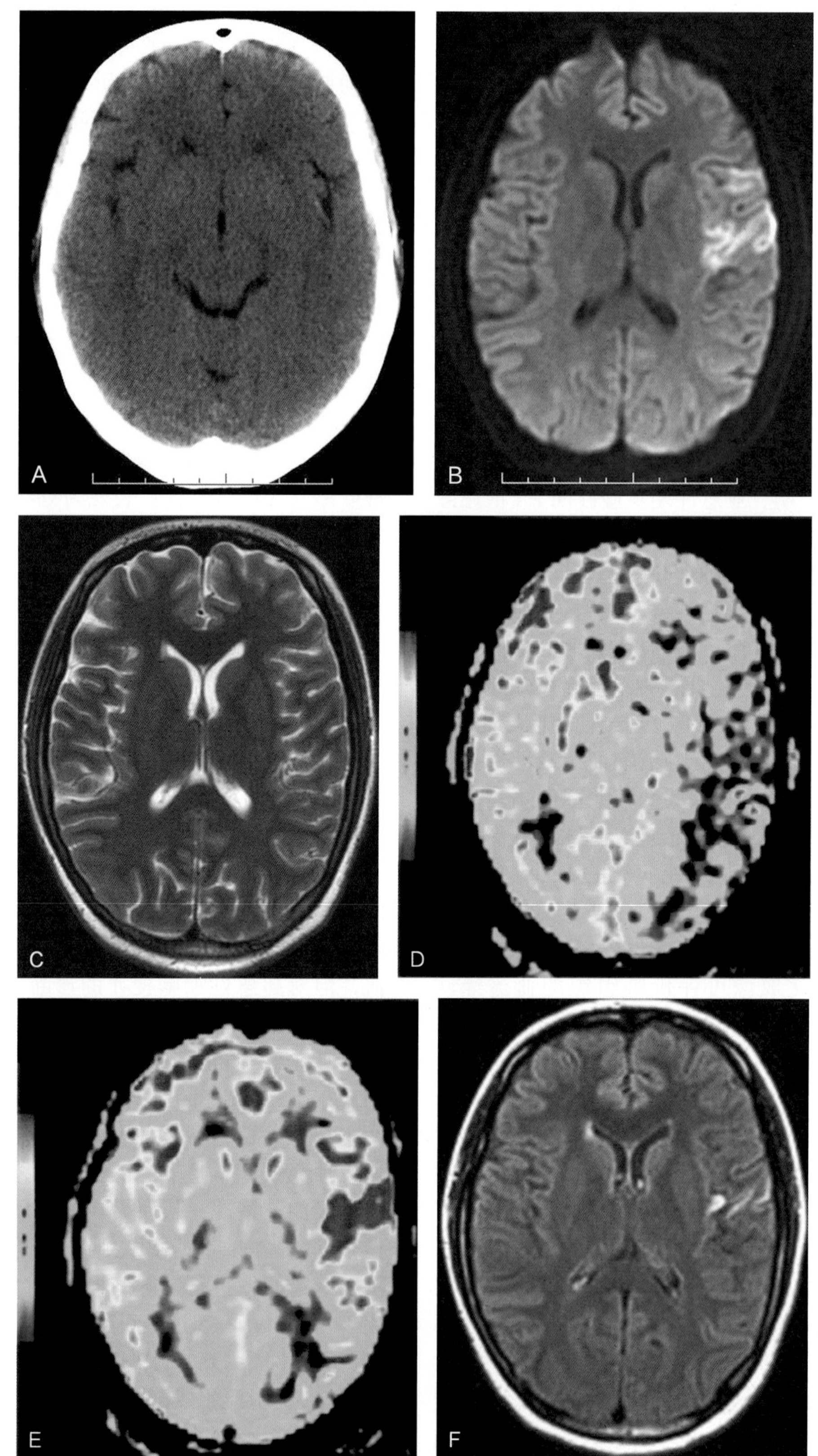

图 4-3-8 左侧颞叶超急性期脑梗死

A. CT 平扫上可见左侧大脑中动脉外侧裂段呈高密度影，即动脉高密度征；B. DWI 上可见左侧颞叶局限性皮层高信号；C. T_2WI 上未见明显异常信号；D. 3D-ASL 上可见左侧大脑中动脉供血区广泛 CBF 减低；E. 3D-ASL 为患者行 rt-PA 溶栓治疗后 1 天复查，可见原大脑中动脉供血 CBF 减低区血流灌注基本恢复，且左侧颞叶梗死区呈高灌注（红色区域），提示梗死区再灌注；F. T_2-FLAIR 显示 1 周后最终梗死灶范围明显缩小

DWI对超急性期脑缺血梗死的定性、定位诊断的临床价值已被公认。DWI对于发现超急性脑梗死非常敏感。它几乎在脑组织发生细胞内水肿的时间同步发现病灶。在病灶局部区域ADC值减低，DWI上表现为高信号。DWI的高信号界定了病变区的范围，量化的ADC值更加准确、客观，定量测量也避免了T_2穿透效应。目前，主要通过DWI序列确定出梗死范围，联合不同序列进行参照对比，并通过ADC值的测量，量化梗死中心的相关参数，从而确定缺血半暗带是否存在及其范围大小，指导临床进行快速、有效的溶栓。

超急性期脑梗死病变区出现代谢异常，主要是出现Lac峰，NAA峰减低。Lac峰很敏感，发病数分钟就可检测出。梗死区NAA并非均匀下降，而是中心区较周围区更为明显。MRS可以发现超急性脑梗死后低ADC值的区域及DWI图像上病灶邻近区域的代谢异常，提示缺血半暗带的存在，对缺血半暗带的预测有重要意义。

MR灌注成像病灶中心血流灌注明显减低。PWI反映组织微血管分布和血流灌注情况，MTT延长，是发现早期脑缺血的最敏感指标。3D-ASL可全面反映急性缺血性脑梗死的血流灌注状态，采用ASL技术获得的脑血流量值与PET一致性很高。PWI结合DWI可以评估急性大面积脑梗死的缺血半暗带。但是有研究认为ASL-DWI不匹配可能存在过度评估，与PWI-DWI的不匹配相比，ASL不匹配区除了包括缺血半暗带，同时也可能存在良性灌注不足区。良性灌注不足区是指在未进行再通治疗的自然状态下，初始灌注异常、扩散无异常，但最终未进展为梗死灶的区域。

血管成像包括CTA和MRA，不仅能够明确梗死责任血管粗细不均、节段性狭窄、闭塞，还能同时显示颈部和颅内动脉血管的整体状态，通常是动脉硬化或脉管炎表现。CTA还可检测颈动脉斑块形态。

（2）急性期脑梗死：CT平扫可表现为某一动脉供血区脑实质模糊密度减低、动脉高密度征、局部脑肿胀征。部分病例在大脑中动脉闭塞的早期可出现岛带区（脑岛、最外囊、屏状核）灰白质界限消失，即岛带征。

T_1WI开始出现低信号，T_2WI及T_2-FLAIR呈高信号，大面积的脑梗死其水肿发生速度快，可早期表现出占位效应，并可发生脑疝（图4-3-9A、B）。

急性期脑梗死灶DWI表现与超急性期脑梗死类似，ADC值减低，弥散受限在DWI上表现为高信号（图4-3-9C）。PWI-DWI不匹配区可用于判断缺血半暗带是否存在及其范围大小。但是目前通过PWI-DWI不匹配区判断缺血半暗带的准确性存在争议，对于灌注最佳算法和不匹配体积的阈值尚未形成共识，后处理软件的多样性也使其产生的结果具有差异。

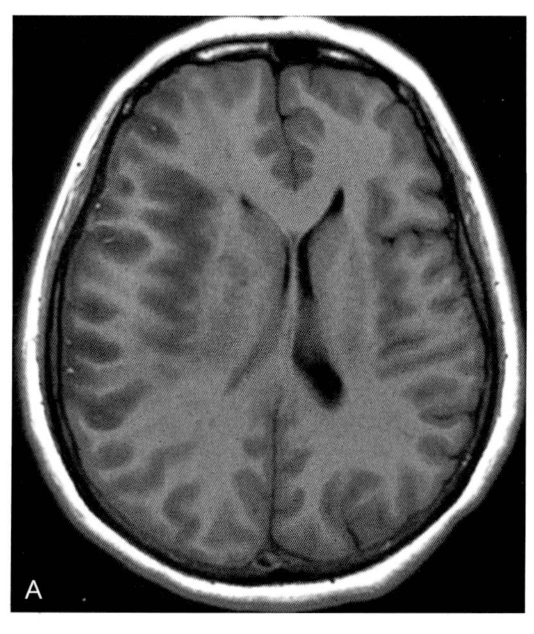

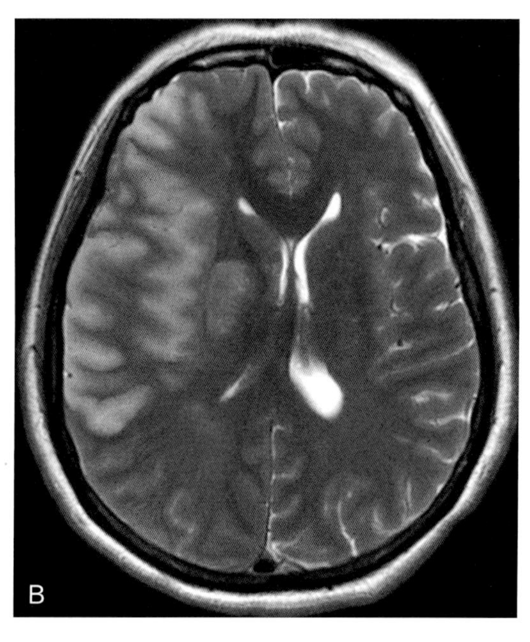

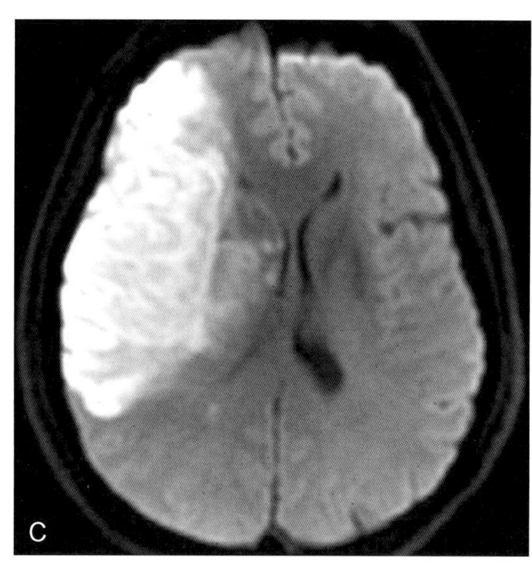

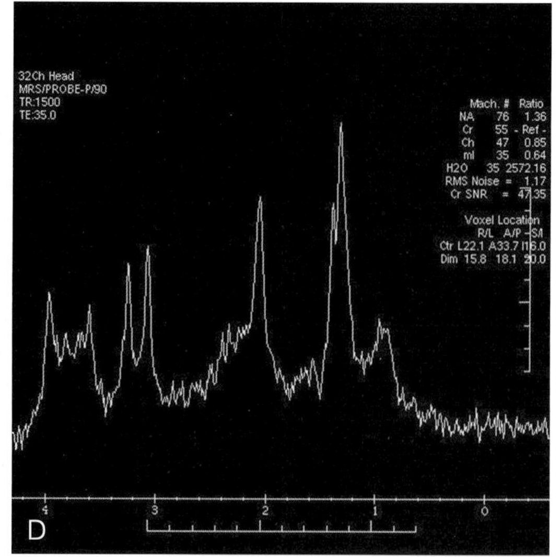

图 4-3-9 右侧额颞叶、基底节区大面积急性期脑梗死

A.T_1WI 右侧额颞叶、基底节区病灶呈低信号；B.T_2WI 病灶为高信号；C.DWI 病灶呈显著高信号，并见占位效应，右侧脑室受压；D.^{1}H-MRS 可见高耸乳酸（Lac）双峰，NAA 及 Cho 峰下降

MRS 检查梗死区 NAA 减低，出现较高乳酸峰。病灶核心区域 Lac 水平高于周围区域，病灶外缘区和周围区存在 Lac 峰，提示梗死周边区域有缺血表现（图 4-3-9D）。大多研究认为 NAA 一旦下降，脑缺血灶即不可恢复，NAA 下降常提示预后不佳，下降越明显预后越差。Cho 反映脑内总胆碱含量，参与细胞膜合成和降解。脑梗死急性期 Cho 的变化目前争议较大，多数研究发现其下降，部分研究发现其值不变甚至轻微升高。

急性期 FA 值减低，MD 值明显减低。扩散峰度表现为信号增高，改变的机制可能包括：细胞毒性水肿、细胞几何形态改变、细胞膜通透性改变以及细胞坏死导致细胞大小改变等。MK 升高的病灶范围更接近于梗死核心区，更能于早期预测病灶的最终转变。初步研究认为急性脑梗死 MK 值的变化较 ADC 值更敏感。

CT 和 MR 灌注检查 CBV、CBF 下降，MTT 延长，呈低灌注状态。梗死核心区 CBF、CBV 值较周边区域明显减低。CBF 降低，而 CBV 无明显变化，提示为缺血半暗带。

CTA、MRA 表现基本同超急性梗死期表现。

（3）亚急性早期脑梗死：CT 平扫表现为脑实质密度明显减低，边缘模糊，脑组织肿胀达到高峰，可发生脑疝（图 4-3-10A）。T_1WI 呈低信号，T_2WI 呈高信号，梗死周围可见水肿（图 4-3-10B、C）。病灶弥散受限，ADC 值减低，在 DWI 上表现为高信号（图 4-3-10D）。此期增强扫描梗死灶可出现强化（图 4-3-10E、F），与梗死血脑屏障破坏及侧支循环有关。多数梗死灶 MRS 的 Lac 峰仍然可见，且维持在较高水平。此期可出现早期的 Wallerian 变性（皮质脊髓束走行区异常信号）。

（4）亚急性晚期脑梗死：常规 CT 表现、MRI 信号同亚急性早期，但占位效应消失（图 4-3-11A~C）。梗死区 DWI 高信号开始减低，梗死边界清晰，周围水肿减轻，ADC 及 MD 值在此期可出现假性正常化。增强扫描梗死灶进一步明显强化（图 4-3-11D、E）。

（5）慢性期脑梗死：随着梗死进一步演变至慢性期，梗死区逐渐形成软化灶，可伴囊腔形成，梗死灶边界清晰。CT 上病灶密度与脑脊液相仿，局部呈负占位效应（图 4-3-12A）。MRI 上呈显著 T_1 低信号、T_2 高信号，T_2-FLAIR 上囊腔呈明显低信号，周围胶质增生呈高信号改变（图 4-3-12B~D）。增强扫描梗死灶不再强化。

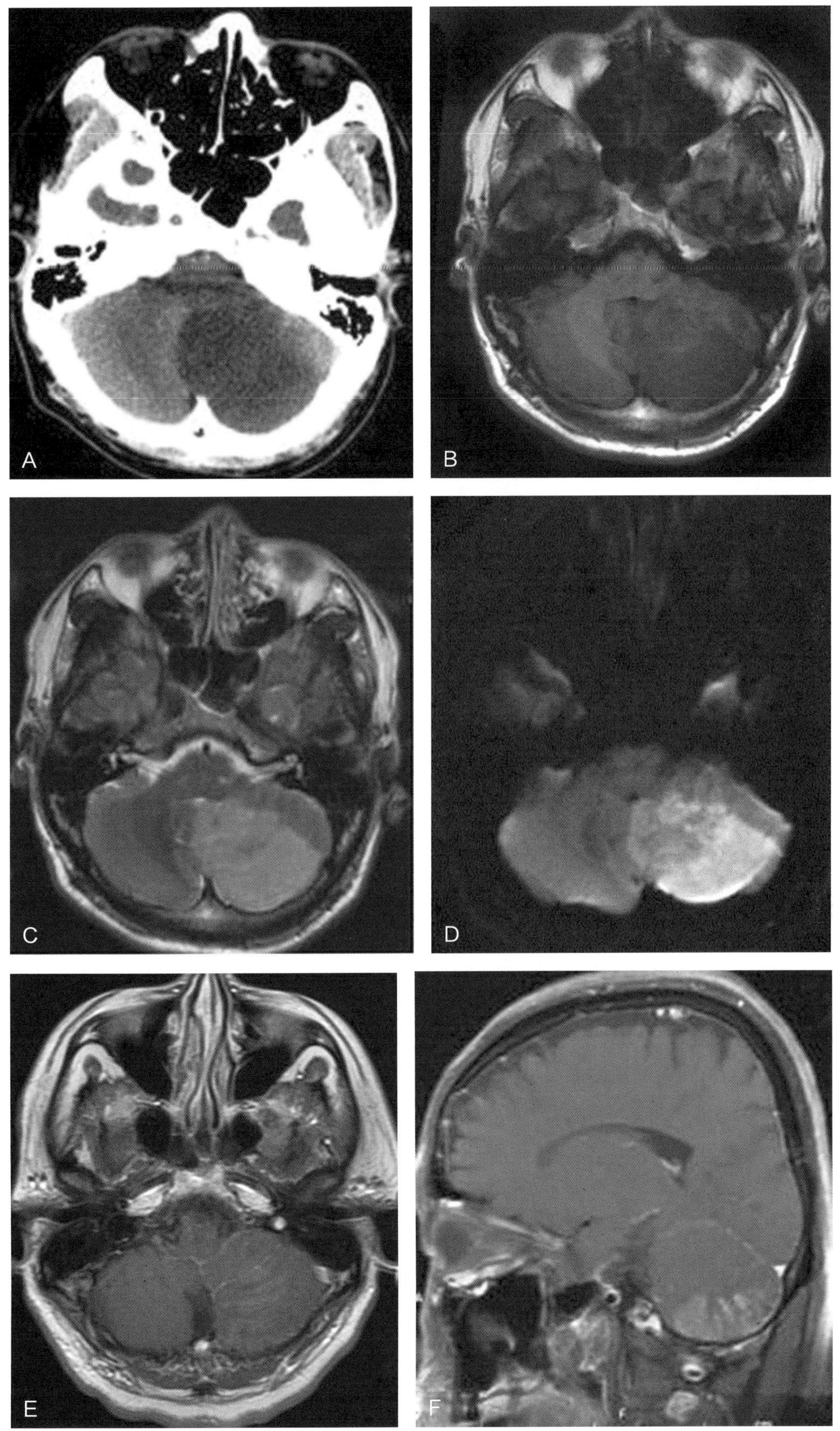

图 4-3-10　左侧小脑半球亚急性早期脑梗死

A. CT 示左侧小脑半球显著低密度灶，边界清楚、可见轻度占位效应；B. T_1WI 示病灶位于左侧小脑下后动脉供血区，呈低信号；C. T_2WI 呈高信号；D. DWI 高信号，提示弥散受限；E、F. 增强扫描呈轻度脑回状强化

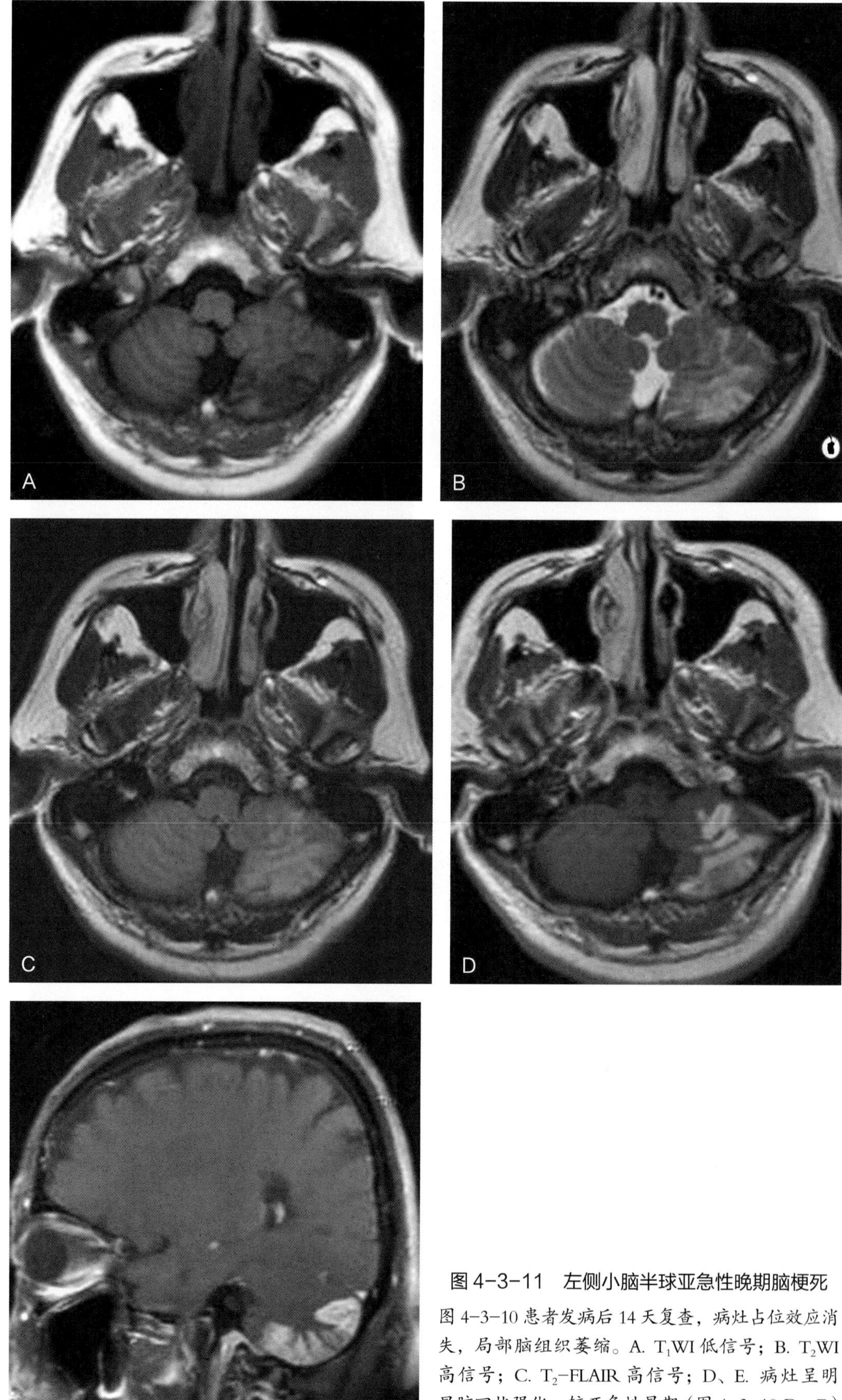

图 4-3-11 左侧小脑半球亚急性晚期脑梗死

图 4-3-10 患者发病后 14 天复查，病灶占位效应消失，局部脑组织萎缩。A. T_1WI 低信号；B. T_2WI 高信号；C. T_2-FLAIR 高信号；D、E. 病灶呈明显脑回状强化，较亚急性早期（图 4-3-10 D、E）强化明显

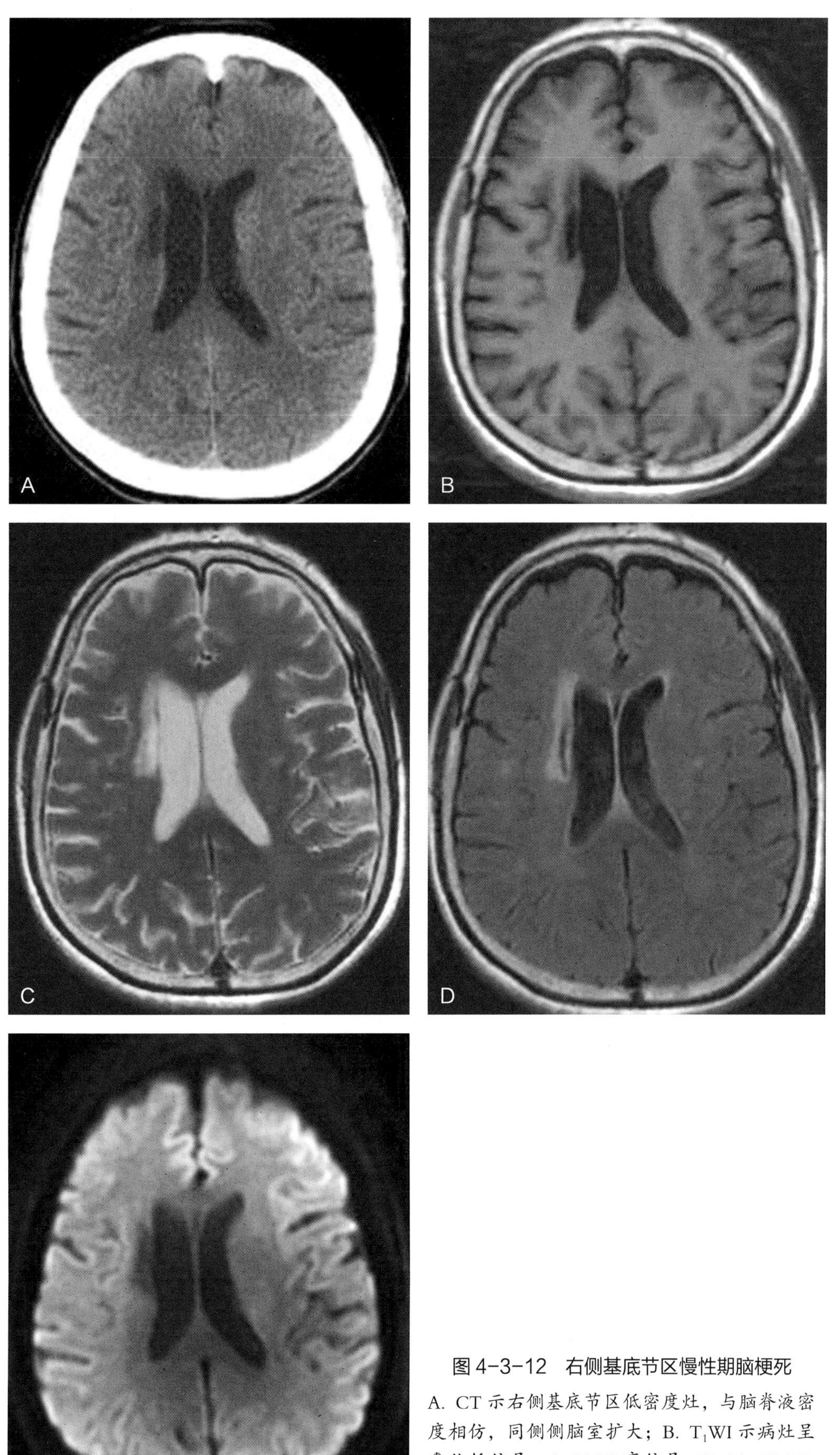

图 4-3-12　右侧基底节区慢性期脑梗死

A. CT 示右侧基底节区低密度灶，与脑脊液密度相仿，同侧侧脑室扩大；B. T_1WI 示病灶呈囊状低信号；C. T_2WI 高信号；D. T_2-FLAIR 中心低信号影，病灶周边胶质增生高信号；E. DWI 示病灶弥散不受限，呈低信号

2. 腔隙性脑梗死 腔隙性脑梗死（lacunar infarction）是由于脑穿支小动脉闭塞引起的较小面积的深部脑组织缺血坏死，好发于基底节区、丘脑、小脑、脑干等区域。

（1）CT表现：CT平扫表现为基底节区、丘脑、侧脑室周围白质等部位的类圆形低密度影，边界清楚，直径2~20mm（图4-3-13A），多数为2~10mm，可多发。小于2mm的梗死灶，由于部分容积效应的影响不容易发现。位于小脑、脑干的病灶由于颅底骨伪影的影响也较难发现。

（2）MRI表现：腔隙性脑梗死主要表现为T_1WI低信号，T_2WI高信号（图4-3-13B、C）。病变的信号强度变化与病程密切相关。梗死灶的病理改变是由缺血水肿、细胞坏死向液化坏死逐渐演变。起病6小时内的病灶仅DWI可以发

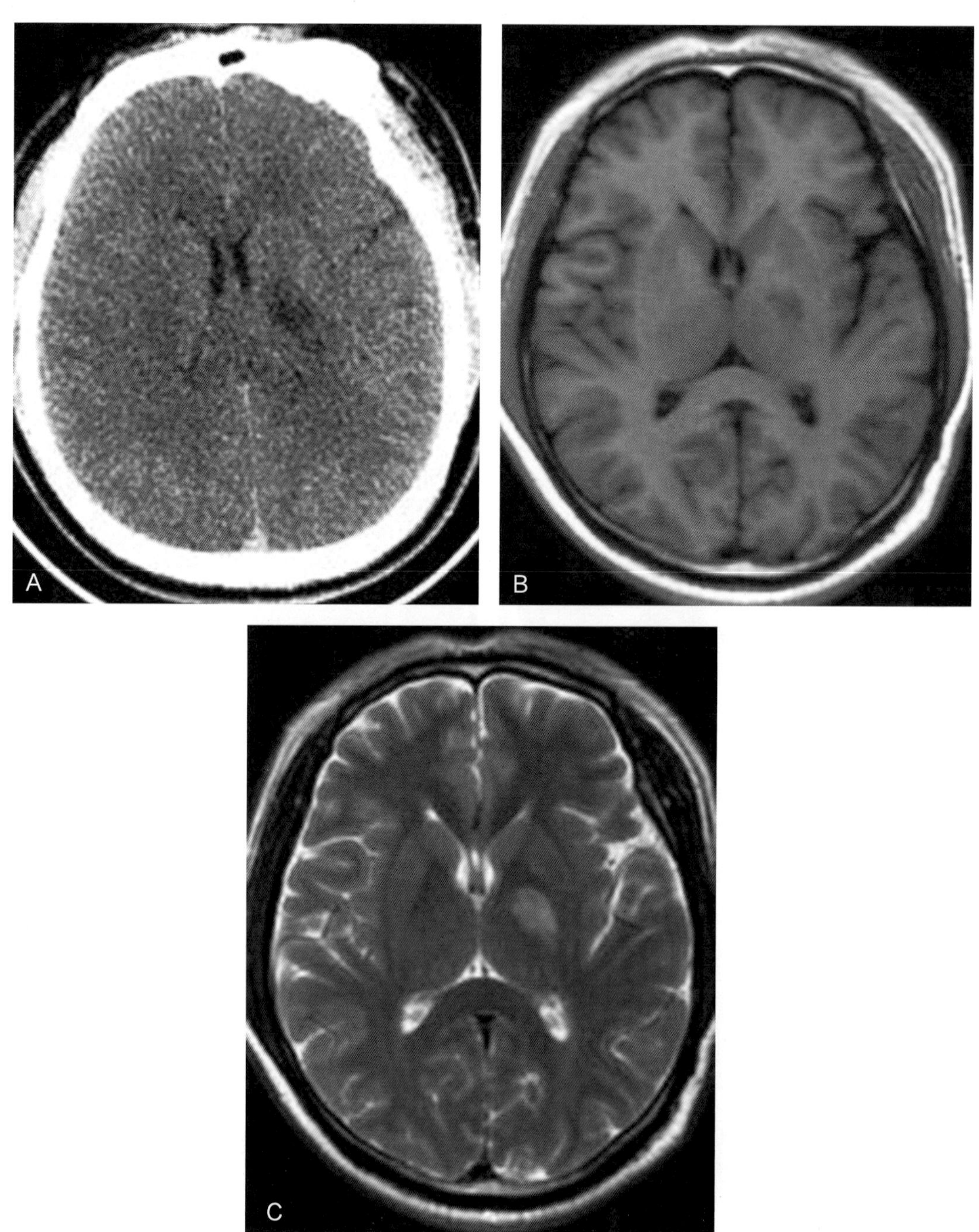

图4-3-13 左侧基底节区腔隙性脑梗死

A. CT示病灶位于左侧基底节区，呈边界清楚的低密度灶；B. T_1WI示病灶呈低信号；C. T_2WI高信号

现，T_1WI、T_2WI 多无阳性发现。随着病程的延长，T_1WI 信号逐渐减低，T_2WI 信号升高，至慢性期梗死灶软化，形成囊腔，呈 T_1 低信号，T_2 高信号，T_2-FLAIR 周围高信号，中心低信号。

3. 分水岭区脑梗死 分水岭脑梗死是指颅内两条或两条以上相邻的动脉因管腔闭塞、狭窄等原因导致灌注压同时下降，致使灌注交界区出现严重局限性的缺血性梗死灶，占所有脑梗死的10% 左右，也称为交界区脑梗死，低血压性脑梗死。通常是供血动脉狭窄或闭塞导致脑低灌注状态及微栓子等共同参与了同侧分水岭区脑梗死的发生，多发生在幕上，幕下少见。

根据动脉分布特征，分水岭脑梗死可划分为两种，即皮层分水岭脑梗死和内分水岭脑梗死，其中皮质型又分为皮质前型和皮质后型。皮层前型主要累及大脑前与大脑中动脉皮质支供血区之间的边缘地带，病灶位于额叶皮层；皮层后型主要累及大脑中与大脑后动脉皮质支供血区之间的边缘地带，病灶位于颞顶枕交界区；内分水岭区脑梗死病变累及大脑中动脉的深穿支和髓支之间的地带，病灶位于放射冠或半卵圆中心，分布于侧脑室旁或在稍高水平的白质内。

分水岭区脑梗死 CT 上表现为分布于分水岭区的低密度灶（图 4-3-14A）。CTP 发现在内分水岭区脑梗死周围多存在大面积低灌注区，与对侧比较表现为 CBF 减低，TTP、MTT 延迟，CBV 无变化。研究表明内分水岭区脑梗死主要由大脑中动脉狭窄或闭塞引起的血流动力学障碍所致，低灌注是其重要的诱发因素。而皮层分水岭脑梗死多是由微栓子引起，其梗死灶周围的脑血流灌注常无明显降低。

MRI 是目前显示分水岭区脑梗死形态的最佳检查方式。皮层分水岭脑梗死病灶呈楔形，尖端指向侧脑室，底部向软脑膜面。内侧分水岭区脑梗死灶可为单个病灶，也可为多个病灶，从前向后呈线样排列，常大于 3 个病灶，呈“串珠样”外观，与侧脑室平行，部分可呈条带状大块融合的病灶（图 4-3-14B~E）。如发生于单侧，可能存在梗死同侧的大血管狭窄，若发生于双侧，则存在双侧血管狭窄或全身性血管病变。病灶主要表现为 T_1WI 低信号，T_2WI 高信号。病变的信号强度变化与病程密切相关。

【诊断与鉴别诊断】

脑梗死患者的临床症状相对典型，但也有少数不典型患者，特别是小脑梗死患者。对于临床怀疑脑梗死的患者应及早行 CT 或 MRI 检查，虽然超急性期脑梗死 CT 检查阴性率较高，但由于其方便、易行，应用较为广泛，仍然需要重视其诊断。超急性期脑梗死灶 CT 少数会出现密度减低，这类患者预后相对较差。对于无明显低密度表现的

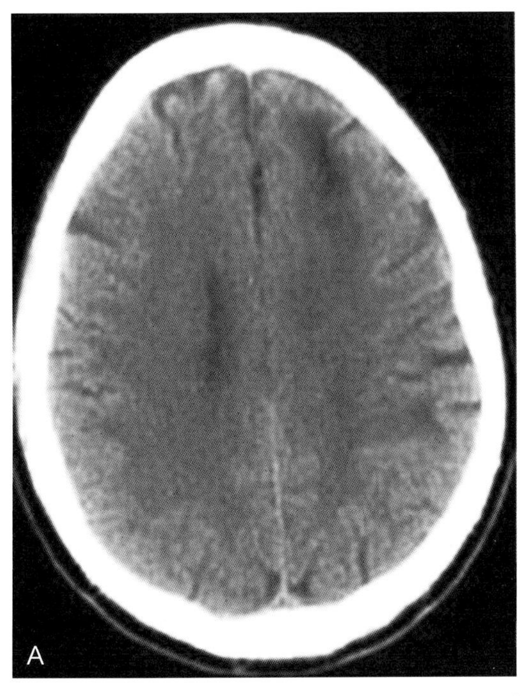

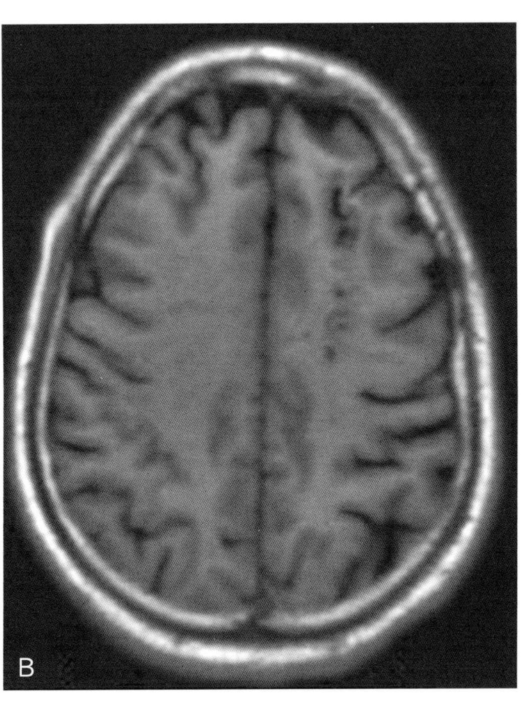

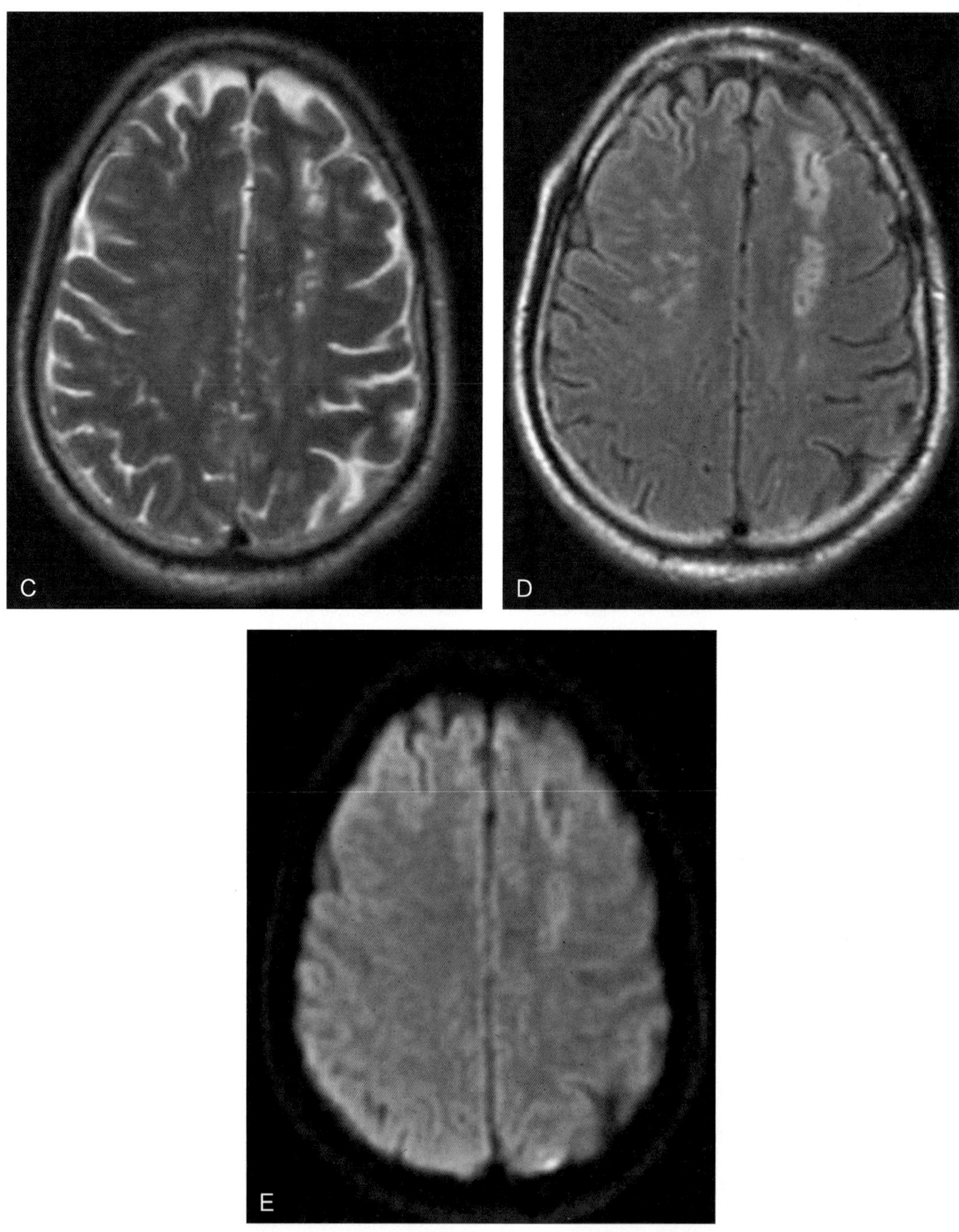

图 4-3-14 左侧内分水岭区慢性早期脑梗死

A. CT 示病灶位于左侧半卵圆中心分水岭区，呈条片状低密度灶；B. T_1WI 示病灶呈前后走行的多个串珠状低信号，C. T_2WI 高信号；D. T_2-FLAIR 低信号影，病灶周边胶质增生；E. DWI 示梗死灶弥散不受限，呈低信号；周围新形成的胶质增生弥散受限，呈 DWI 稍高信号超急性期脑梗死患者，需仔细观察是否存在梗死间接征象，如脑实质模糊征、动脉高密度征、局部脑肿胀征及岛带征。DWI 对超急性期脑梗死诊断率较高，发病 6h 以内的脑梗死灶通常信号明显升高；MRS 可出现特异性的 Lac 峰升高及 NAA 峰下降，Cho 峰改变不明显。PWI 及 ASL 可以在超急性期敏感地探测到脑血流灌注减低区，提示存在脑缺血风险。发病 6h 以后，MRI 上多出现与梗死血管供血区一致的异常信号灶。脑梗死亚急性期增强扫描梗死区可出现大脑皮层脑回样、斑片状、线样强化。慢性期梗死区逐渐软化，囊腔形成。脑梗死的影像学表现典型，但有时需要与脑炎、血管周围间隙、低级别胶质瘤、多发性硬化等鉴别。

脑炎分布多较弥散，且不按脑血管走行分布，增强扫描部分脑炎病灶也可出现类似脑梗死的脑回状强化，但是 PWI 或 ASL 检查显示急性脑炎病灶呈不均匀的等、高灌注，而脑梗死灶呈低灌注，再结合临床及实验室检查多不难鉴别。

血管周围间隙与慢性期腔隙性脑梗死形态相似，在 MRI 上表现为边界清楚的圆形、卵圆形或线状、管状结构，与穿支血管走行一致，无对比剂增强效应和占位效应，但是慢性期腔隙性脑梗死的周边常有胶质增生，表现为 FLAIR 高信号，而血管周围间隙周边不存在胶质增生，表现为 FLAIR 低信号。

低级别胶质瘤多占位效应明显，增强扫描不强化的病例有时难以与急性期脑梗死鉴别，但是其 MRS 多出现典型的 Cho 峰升高，而急性期脑梗死灶一般不会出现 Cho 峰升高的改变。

多发性硬化病灶分布较为典型，多位于侧脑室周围及胼胝体，垂直于侧脑室分布；位于皮层下的多发硬化病灶常累及皮层下 U 形纤维，紧邻皮层分布，而皮层下脑缺血、梗死灶很少累及 U 形纤维；且多发硬化病灶常出现时间和空间上的多变性。

【影像学研究进展】

1. 建立能够更加敏感、有效地界定缺血半暗带的影像学评估方法 急性缺血性脑卒中的梗死核心周围往往存在缺血半暗带（ischemic penumbra，IP），该部分缺血脑组织的神经元电活动丧失，但细胞膜完整性仍然存在，一旦血流恢复可转变为正常脑组织，IP 一直是神经影像和溶栓治疗的靶点。传统观念认为 DWI 高信号代表梗死区，PWI 与 DWI 不匹配作为 IP 的界定标准，但该标准夸大了 IP，直接导致了患者的过度治疗，可引起严重的出血转化。新的理念认为 PWI-DWI 不匹配区包含了 IP 及良性灌注不足区，并且 DWI 上的高信号并不完全代表梗死核心，部分梗死灶的 DWI 甚至可以表现为阴性，良性灌注不足区无需治疗可自动恢复。如何从影像学上建立更加有效、实用的缺血半暗带界定标准，从而指导临床个体化溶栓治疗一直是神经影像学领域的研究热点。新的研究方法尝试用更前沿的影像学技术界定 IP 的范围，如 DKI 中 MK-MD 范围的不匹配、IVIM 中星形细胞 AQP-DWI（低 b 值）范围的不匹配，多 b 值弥散成像中 f（灌注分数）-DWI 范围的不匹配、APT 中 pH-DWI 范围的不匹配等，可用更广泛的方法评价缺血半暗带的范围。缺血性脑卒中的发病机制涉及能量衰竭、兴奋性氨基酸神经毒性、氧化应激反应、炎症反应等一系列极为复杂的分子、细胞水平的损伤级联反应，脑缺血发病机制中的关键分子（Glu、ROS、Lac、TSPO）含量变化与缺血半暗带的范围也存在密切的关系。采用 CEST 技术，可以对脑缺血发病机制中的关键分子（Glu、ROS、Lac）进行定量，通过分子影像技术对小胶质细胞介导的炎症标志物 TSPO 进行成像，CMRO2 技术对氧代谢进行定量成像，NODDI 技术对神经元密度进行定量。通过对脑缺血发病机制中的关键分子进行活体无创定量成像，以建立从分子水平研究缺血半暗带范围的新型成像体系和定量评估方法。

2. 解析脑缺血不同阶段侧支循环建立及微血管新生的影像学特征 四维动态对比增强 CE-MRA 可通过对Ⅰ－Ⅱ级侧支血管的直接显像观察侧支循环血管的建立情况；ASL 灌注成像方法可通过血流灌注信息观察侧支循环的建立情况；局部区域可在 ASL 成像上观察到动脉流入效应（arterial transit artifact，ATA），间接反映新生侧支循环的状态；血管大小成像（VSI）通过定量不同区域微血管密度（MVD）、血管直径指数（VCI）等观察微血管新生情况。血管通透性成像 DCE-PWI 通过 K_{trans}，Ve 等参数定量观察不同区域血脑屏障的破坏程度、毛细血管的通透性以及灌注。

3. 脑梗死发生发展过程中白质的微观结构改变及运动神经网络的重建 DKI/DTI 成像，结合 VBM 及 TBSS 后处理分析技术可用来观察脑缺血发生后脑内相关白质纤维束的完整性及结构网络变化。磁敏感张量成像（STI）是一种新的定量磁敏感成像与白质纤维束示踪成像相结合的磁共振成像方法，可用来观察和测量脑缺血后白质髓鞘的磁敏感各向异性，为研究局部白质的微观结构提供新的方法。通过静息态BOLD-fMRI结合独立成分分析、网络连接等分析方法在无外在刺激模式下观察脑梗死后大脑运动神经网络连接的动态变化，并观察感觉运动网络与其他网络间功能连接的改变。

（汤翔宇 舒红格 朱文珍）

三、出血性脑梗死

【概述】

出血性脑梗死（hemorrhagic infarction，HI），即在脑梗死发生期间由于缺血区血管重新恢复血流灌注，导致的梗死区域的继发性出血现象，属于脑梗死出血性转化（hemorrhagic transformation，HT）其中一类。临床上表现为脑梗死原有的症状没有任何缓解，甚至进一步进展，是影响患者治疗及预后效果的重要因素。HI为脑梗死重要的继发病理改变，亦是急性缺血性脑卒中患者溶栓治疗的严重并发症，临床对其及时诊治刻不容缓。而脑梗死患者大多存在出血性转化的风险，出血性转化存在于脑梗死自然演变病程的任一阶段。

HI的预测因素：①大面积脑梗死：梗死面积与HI发病率呈正相关。大面积脑梗死通常伴有大面积的脑水肿，引起外周脉管系统的压迫，长时间缺血和缺氧，血管壁渗透性增加，极大提高了梗死后HI的发生。②梗死位置：HI常发生在灰质，特别是大脑皮层，其丰富的侧支循环往往会加重再灌注损伤。③房颤和脑栓塞：房颤导致颅内血管阻塞是心源性脑梗死的主要原因之一。通过溶栓或取栓治疗使血管再通后，由于缺血所致闭塞血管损伤以及新生血管未形成等因素又增加了HI的发生率。研究表明，与心源性梗死的HI风险独立相关的因素是初始CT扫描时梗死水肿的体积，如果梗死水肿体积超过10cm^3，出血概率约为95%。④国立卫生研究院卒中量表（NIHSS）评分：NIHSS评分在单变量和多变量分析中都是HI的主要预测因子。⑤高血糖：高血糖可加重动脉壁的缺氧和营养不良，使动脉壁容易变性坏死，促进HI的发生。⑥较低的总胆固醇（TC）和低密度脂蛋白胆固醇（LDLC）水平：研究表明大动脉粥样硬化血栓形成所致急性缺血性脑卒中患者中，低水平的LDLC和TC与HI的发生风险呈负相关。⑦血小板减少：较少的血小板计数与非腔隙性缺血性卒中患者的早期HI相关，血小板总数减少可能直接增加HI的风险。⑧不良侧支血管：侧支血管可以维持脑组织血流灌注，限制梗死核心的增大。不良的基础侧支循环可能限制有效的再灌注，而严重低灌注区的血管再通可能增加出血转化率。因此，较差的基础侧支循环可能提高HI发生率。

【临床与病理】

HI主要包含自发性出血以及抗栓治疗后的出血，急性期脑梗死溶栓治疗引发脑内出血是其主要诱因，在急性缺血性卒中患者中，HI的发生率约为9%，与房颤、高血压、梗死部位及梗死面积等密切相关，直接影响患者疾病转归及预后。HI在大多数情况下对临床结果没有严重的负面影响，相反，轻中度HI代表成功治疗和血管再通，但严重者可直接引发病情急剧恶化甚至死亡。

国外学者Beslow等将梗死后出血转化患者的CT表现分为出血性梗死（HI）以及脑实质内血肿（parenchyma haematoma，PH）共2类、4个亚型：① HI1：梗死灶周边有点状出血；② HI2：梗死灶内有融合性点状出血，没有占位效应；③ PH1：出血面积不到梗死面积的30%，轻度占位效应；④ PH2：出血面积大于梗死面积的30%，占位效应明显。HI是HI1和HI2的合称，PH1和PH2合起来又称为脑实质内血肿。HI大部分发生在脑梗死后的3周之内，脑梗死6~20天发生HI最为常见。脑梗死后的4天~2周内被认为是HI的高峰期。

HI病理生理学机制仍不清楚，研究表明脑缺血发作后数秒至数分钟内，ATP水平显著下降，损害了Na-K-ATP酶的活性，造成一系列细胞和代谢失调，累积导致血脑屏障（blood brain barrier，BBB）的破坏。此外，缺血引起一系列炎症反应，进一步影响脑血管解剖和生理，当缺血组织最终再灌注时，BBB的破坏和脑血管的自动调节能力损害使血液外渗，解剖和生理受损程度与缺血的持续时间正相关。

【影像表现】

1. CT 平扫梗死区内见斑片状、团块状或不规则状高密度影，典型者可有占位效应，密度较一般脑内出血浅淡，边缘模糊，多发；出血量较小时，常可因部分容积效应而被周围低密度水肿以及梗死坏死区域所掩盖。增强扫描梗死区内可见脑回状、斑片状或团块状强化。依据CT影像表现病灶分为中心型、边缘型及混合型三类。

2. MRI　出血灶的信号特征类似于脑内血肿 MRI 信号规律，其信号特征由血红蛋白氧化状态决定。超急性期，为氧合血红蛋白，抗磁性对 MRI 信号无影响，由于血肿内液体成分增多，T_1WI 等或稍低信号，T_2WI 稍高信号；急性期，氧合血红蛋白衍变为脱氧血红蛋白，对 T_1 弛豫时间无影响，T_1WI 呈等或稍低信号，而脱氧血红蛋白导致局部磁场不均，T_2WI、T_2-FLAIR 序列呈低信号；亚急性期，脱氧血红蛋白转变为高铁血红蛋白，同时缩短 T_1、T_2 弛豫时间，T_1WI、T_2WI、T_2-FLAIR 均为高信号；慢性期，病变内部 T_1WI 低信号，T_2WI 高信号，病变周围含铁血黄素与铁蛋白沉积，T_2WI 序列呈低信号。部分脑梗死在急性期甚至超急性期就已经有出血，超急性期出血在常规 MRI 及 DWI 序列上均显示不佳，容易造成漏诊，而 SWI 是利用不同组织间的磁敏感性不同来进行成像，可以检出梗死灶中的微出血灶，相比于常规 MRI 及 DWI 序列有较高的阳性检出率。增强扫描梗死区内可见脑回状、斑片状或团块状强化。MR 可显示 HI 患者不同时期出血信号特征，特别是对斑点状出血以及亚急性期出血的诊断价值明显高于 CT。HI 影像表现如图 4-3-15 所示。

【诊断与鉴别诊断】

结合患者临床及影像表现本病不难做出诊断，注意在表现为肿块型 HI 患者中，需与胶质瘤、转移瘤、脑脓肿鉴别。

1. 胶质瘤　一般起病缓慢，病变多位于白质内，形态不规则，不符合血管分布区；根据级别

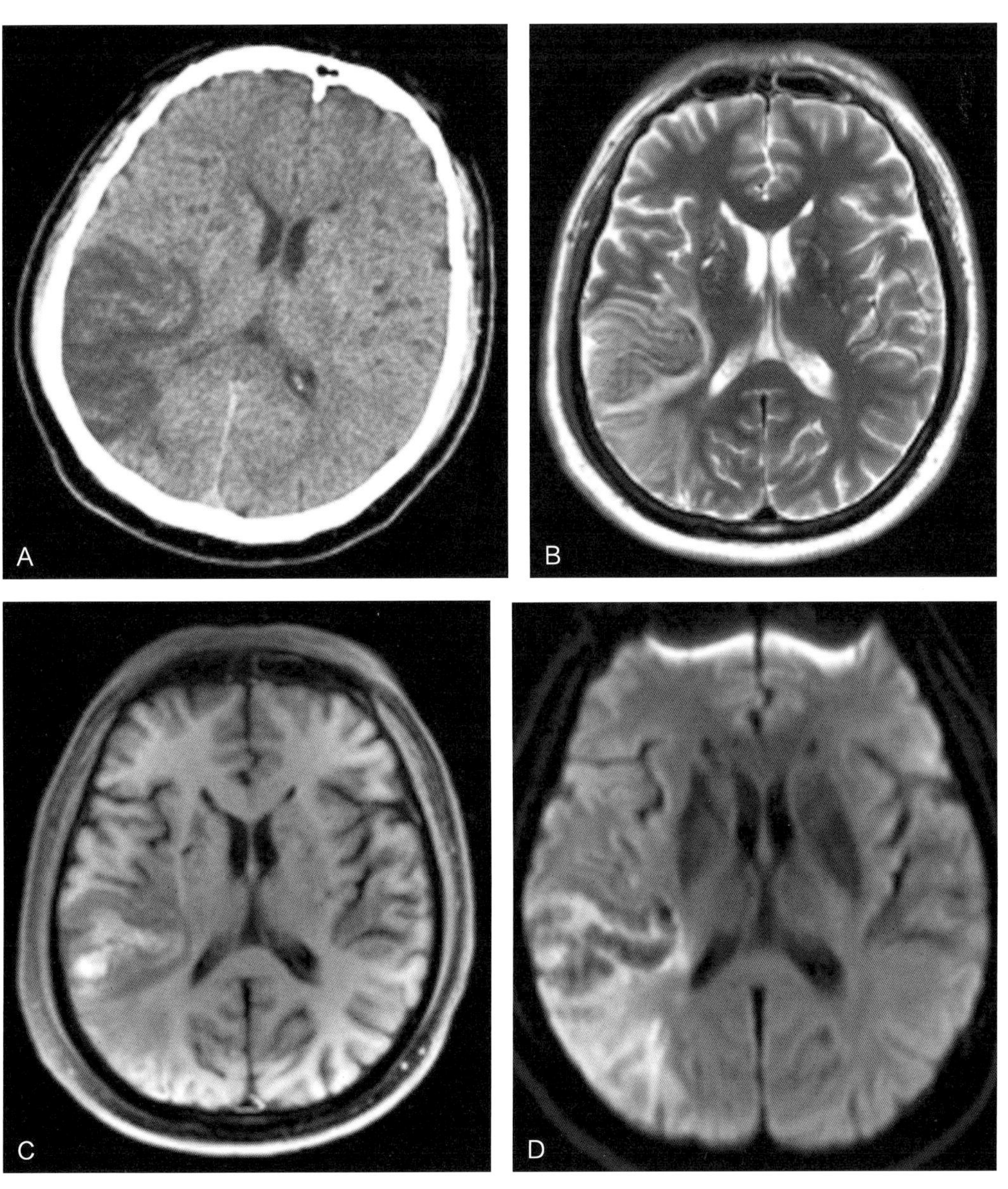

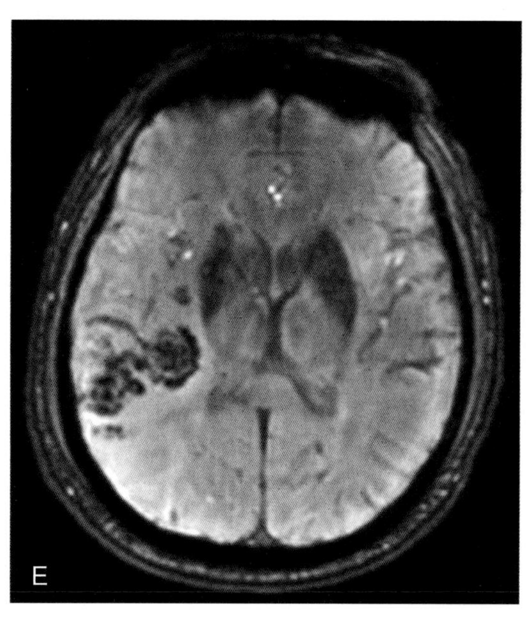

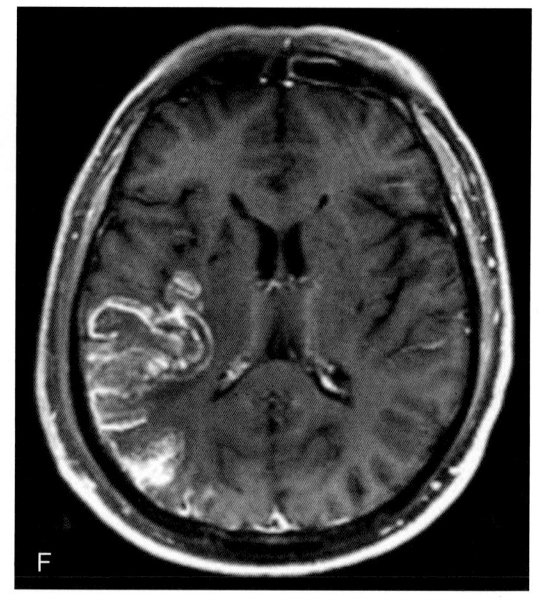

图 4-3-15

56 岁男性患者，头痛 1 个月，反应迟钝、左侧肢体无力 15 天。A. CT 可见右侧顶枕叶大片状低密度影，内见斑片状稍高密度影；B. T_2WI 病变呈不均匀高信号；C. T_1WI 病变呈稍低信号，其内可见明显片状高信号；D. DWI 高信号病灶内见低信号区；E. SWI 显示出血区呈低信号；F. 增强扫描呈脑回样强化

不同，可以不强化、轻度斑片状强化或显著不均匀强化。

2. 转移瘤 多有原发肿瘤病史，一般多发，边界较清楚，位于灰白质交界区，增强扫描呈环形或点状强化。

3. 脑脓肿 临床有感染症状及实验室检查异常，多位于灰白质交界区。脓肿壁呈等密度或信号，脓液呈低密度、T_1 低信号、T_2 高信号，DWI 脓液呈显著高信号。增强扫描呈较均匀、规则的环形强化，一般近皮层侧脓肿壁稍厚一些。

（娄 昕 王 婷）

四、脑梗死后侧支代偿

【概述】

侧支循环是指颅内供血动脉出现血管狭窄或闭塞时，机体代偿性的通过其他途径或形成新的血流通路，保证狭窄或闭塞血管供血区域得到基本的血供，避免发生缺血坏死，以维持机体正常生理功能。

侧支循环作为维持颅内血流动力学稳定的有效途径，临床意义显著，侧支循环的建立和开放一方面可以延缓永久性神经损伤发生的过程，另一方面可以缩小神经损伤的范围和数量、改善预后及降低二次脑梗死的风险。在急性卒中患者中，侧支循环的好坏与卒中转归及预后具有显著的相关性；在慢性粥样硬化性颅内动脉狭窄或闭塞患者中，侧支循环可以维持脑组织灌注，稳定血流动力学状态，改善脑血管事件发生后的转归，还可以降低此类患者远期卒中事件再发。

在解剖上脑侧支循环大致分为颅内血管代偿途径、颅外向颅内血管代偿途径和颅外-颅外代偿途径。侧支循环分为三级，一级为 Willis 环，二级为经眼动脉逆流及软脑膜动脉吻合，三级为新生动脉血管。当供血动脉发生急性或慢性狭窄及闭塞时，侧支循环从初级侧支循环至三级侧支循环根据缺血程度逐级开放。

Willis 环是由大脑前动脉、大脑中动脉、大脑后动脉及前后交通动脉构成，前后交通动脉分别负责沟通大脑前动脉与大脑中动脉以及大脑中动脉与大脑后动脉之间的血流供应，为一级侧支循环。正常情况下前后交通动脉处在无功能状态，当机体因各种原因出现一侧颈内动脉严重狭窄（>70%）或闭塞时，Willis 环可在一定程度上使血液重分配，以维持脑部血液供应，对突发梗死后缺血区域血液供应情况起着决定性的作用，尤其对调节双侧大脑半球的血流供应起着重要作用。Willis 环完整者约占 50%，变异较多，其中最常见的变异血管是后交通动脉，表现为胚胎型大脑后动脉，发生率为25%~32%，不能完成前、后循环间的良好代偿作用。

二级侧支循环指眼动脉和软脑膜血管负责沟通吻合形成的血流代偿。当眼动脉发出之前的颈内动脉段出现严重狭窄或闭塞时，一级侧支循环无法满足机体需求时，通过眼动脉可以建立颈内动脉与颈外动脉之间的侧支循环、软脑膜内形成的血管网开放，使狭窄远端供血区避免梗死。研究表明，软脑膜的血管吻合主要代偿大脑中动脉前部分支和中部分支供血区，而对基底节区代偿相对较差。软脑膜侧支吻合充分建立的卒中患者，进展性卒中的发生率较小，梗死体积也较小，预后也较好。

三级侧支循环指新生血管，新生血管包括动脉生长和血管发生。前者是指血管平滑肌细胞增殖使原有的侧支小血管内腔扩大，使缺血部位供血增加；后者是指核心部位的毛细血管增殖、迁移和形成管腔。当脑部供血动脉狭窄程度严重时，产生大量血管内皮生长因子，促进动脉的生长和新生血管生成，进而促进侧支循环网络的构建。在脑缺血发生后，三级侧支循环通路启动，新生血管建立，为缺血区提供血液供应，促进神经功能的恢复。

【影像检查方法】

随着影像学技术的不断发展，可以从不同层面了解缺血性脑血管病患者的侧支循环情况。DSA有创、耗时、成本高，以CT及MRI为代表的无创侧支循环成像方法也越来越多，使得侧支血管成像及评估更为便捷。与此同时，通过灌注成像手段来评估侧支血流灌注也越来越多地应用于临床，与侧支血管成像相比，侧支血流灌注成像可以直接反映侧支循环代偿作用的结果。

【影像表现】

1. DSA　脑侧支循环评价目前临床上以DSA评估作为金标准，主要原理是X线可以使血管内含碘对比剂显影，通过对注入对比剂前后两次图像进行减影处理，最后得到清晰的血管成像，可反映侧支代偿的来源、代偿血流的方向和速度、侧支代偿的覆盖范围等，更重要的是DSA可以评估脑侧支循环的三个主要路径：Willis环、小血管吻合、新生血管。

评级方法以美国介入和治疗神经放射学会/介入放射学会（ASITN/SIR）的侧支循环评级系统使用最为广泛，该方法以血管造影量表为标准将侧支循环分为以下5级：0级：无侧支血流流向缺血部位；1级：慢速且不足的侧支血流流向缺血部位边缘；2级：快速的侧支血流流向缺血部位边缘，但仅有部分到达缺血区；3级：缺血区有慢速但完全的造影血流；4级：快速且完全的侧支血流到达全部缺血区域的血管床。侧支循环ASITN/SIR评级示例见图4-3-16。

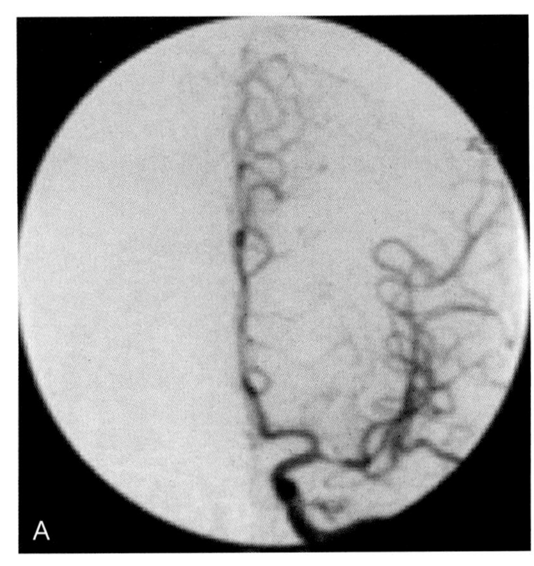

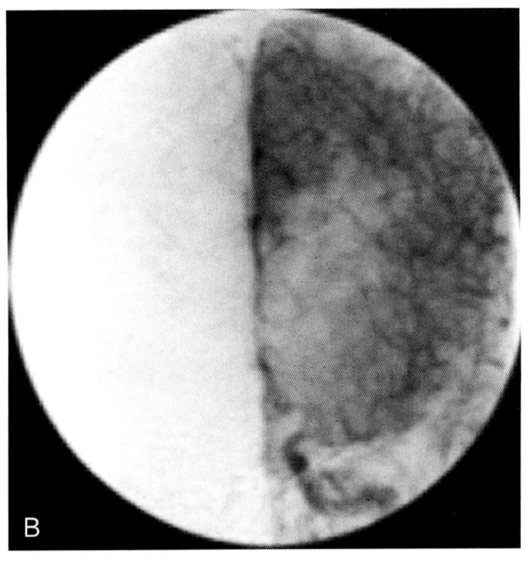

图4-3-16　侧支循环ASITN/SIR评级

A、B. 52岁男性患者，左侧大脑中动脉M1段重度狭窄，ASITN/SIR评级为2级然而，DSA需注入对比剂，且为有创性检查，费用也较高，普及性较差，注射对比剂的压力和剂量的差异可影响远端血管的显示，尤其在急性期患者有出现并发症的风险而未被普遍应用。

2. CTA　CTA最大密度投射（maximal ntensity projection，MIP）重建成像技术是非介入性的血管成像技术，经静脉注入对比剂，血管中对比剂充盈高峰时利用螺旋CT行连续性扫描，然后运用计算机的后处理功能重建靶血管，从不同角度显示血管结构，可以较准确地评价血管狭窄的程度和侧支循环的情况（图4-3-17）。对Willis环的变异评估方面有较高的准确性（特异性和敏感性都>90%），但对于发育不良的结构描述上有一定的局限性（敏感性为52.6%，特异性为98.2%）。有研究表明对于急性缺血性脑卒中患者，可通过CTA-MIP急诊获得侧支循环状态，间接推断半暗带的信息，评估患者预后。CTA-MIP兼顾无创且准确，其应为监测颅内血管的首选方案。

3. MRA

（1）相位对比法MRA（phase contrast MRA，PC-MRA）：PC-MRA采用不同的相位编码方向标记血流，当血流方向与相位编码方向相同则表现为白色（有血流信号），反之为黑色。PC法可用于评价Willis环，重点关注大脑前动脉A1段和后交通动脉，并根据大脑中动脉和大脑后动脉内有无血液信号，判断Willis环的血流方向和基本流速，可以反映交通动脉开放及血流状态等信息。PC-MRA显示Willis环血流方向如图4-3-18所示。

（2）三维时间飞跃法MRA（3D time of flight MRA，TOF-MRA）：3D TOF MRA可以显示前交通动脉及后交通动脉的解剖结构，但是限于空间分辨率及流速限制无法对细小的软脑膜侧支血管进行直接成像；然而TOF法可以进行颅内动脉流速测定，类似于经颅多普勒超声，被称为量化MRA（quantitative MRA，QMRA），它可以利用各部位动脉血管流速信息推测侧支循环的建立。3D TOF MRA显示侧支循环形成情况见图4-3-19。

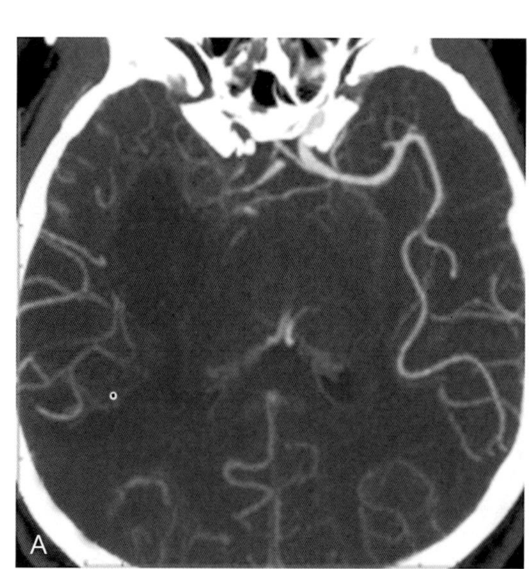

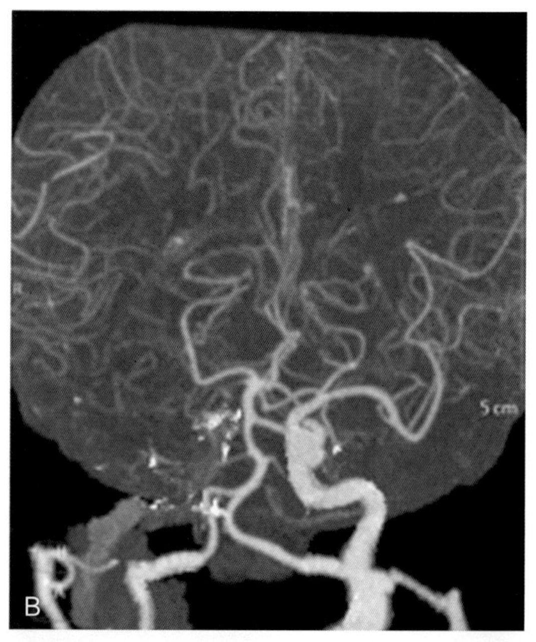

图4-3-17　颈动脉CTA

63岁男性患者，口角左歪、流涎，左侧肢体无力37小时。A、B. CTA检查显示右侧颈内动脉闭塞，周围可见丰富的软脑膜侧支血管形成

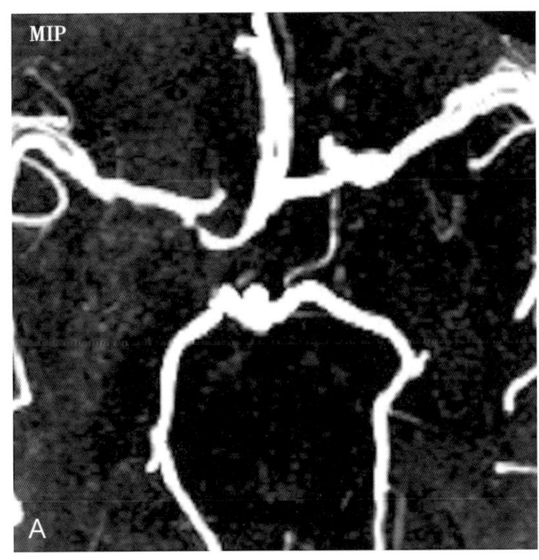

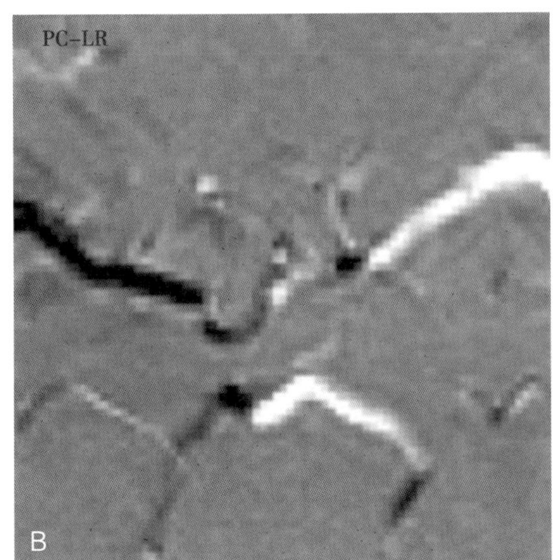

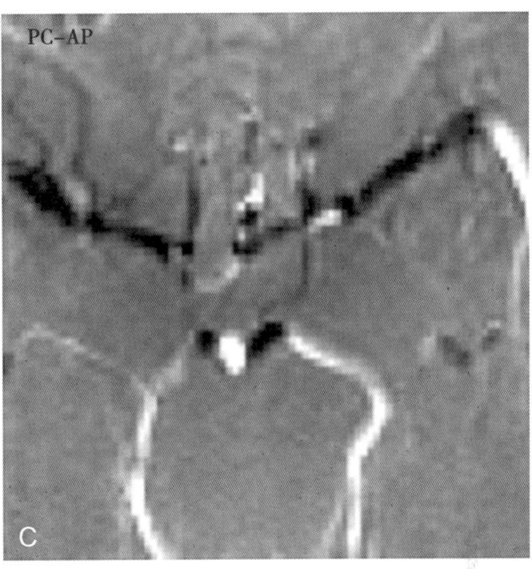

图 4-3-18 PC-MRA 显示 Willis 环血流方向

左侧症状性颈内动脉闭塞（A）患者，左右编码方向显示向右的血流为黑色，向左的血流为白色（B）；前后编码方向显示向前的血流为黑色，向后的血流为白色（C）

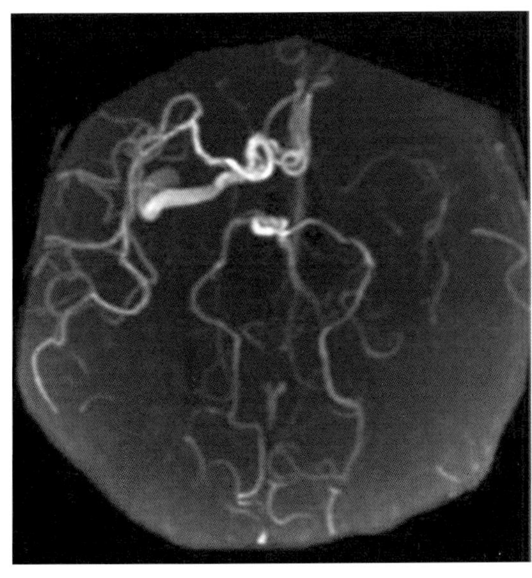

图 4-3-19 3D TOF MRA 显示侧支循环形成

59 岁男性患者，3D TOF MRA 提示左侧颈内动脉闭塞，左侧颈外动脉通过眼动脉吻合向左侧颈内动脉代偿供血

4. MR 灌注成像

（1）DSC-PWI：在颅内动脉狭窄或闭塞的患者中，侧支循环建立良好表现为 MTT 及 TTP 延长，CBV 增加，CBF 维持稳定（图 4-3-20）。相反，侧支代偿不足或者无侧支代偿则表现为 CBV 及 CBF 明显下降（图 4-3-21）。另外，对急性期大脑中动脉和（或）同侧颈内动脉狭窄或闭塞患者延迟灌注区（delayed perfusion，DP）和达峰时间上显示的异常灌注区（global perfusion，GP）进行研究发现，DP/GP 比值越高，患者预后越好，揭示了侧支循环延迟灌注的特点。

研究表明缺血半暗带与侧支循环供血具有直接相关性，侧支循环可以明显改善缺血半暗带的转归，对缺血半暗带的评价可以间接反映局部侧支循环形成的情况。

（2）ASL：动脉内穿行伪影（arterial transit artifact，ATA）是 ASL 上存在的特殊现象，它是指由于动脉内血流速度减慢，被标记的血液滞留于血管内，采集后出现的脑表面匍匐走行、线状高信号。ATA 一般出现于病理状态所致的脑动脉流速减慢（图 4-3-22），有时也可以出现在健康人的分水岭区域。有研究表明 ATA 的存在与急性期脑梗死患者良好的预后相关，ATA 的出现可能与软脑膜动脉吻合形成的侧支循环有关。

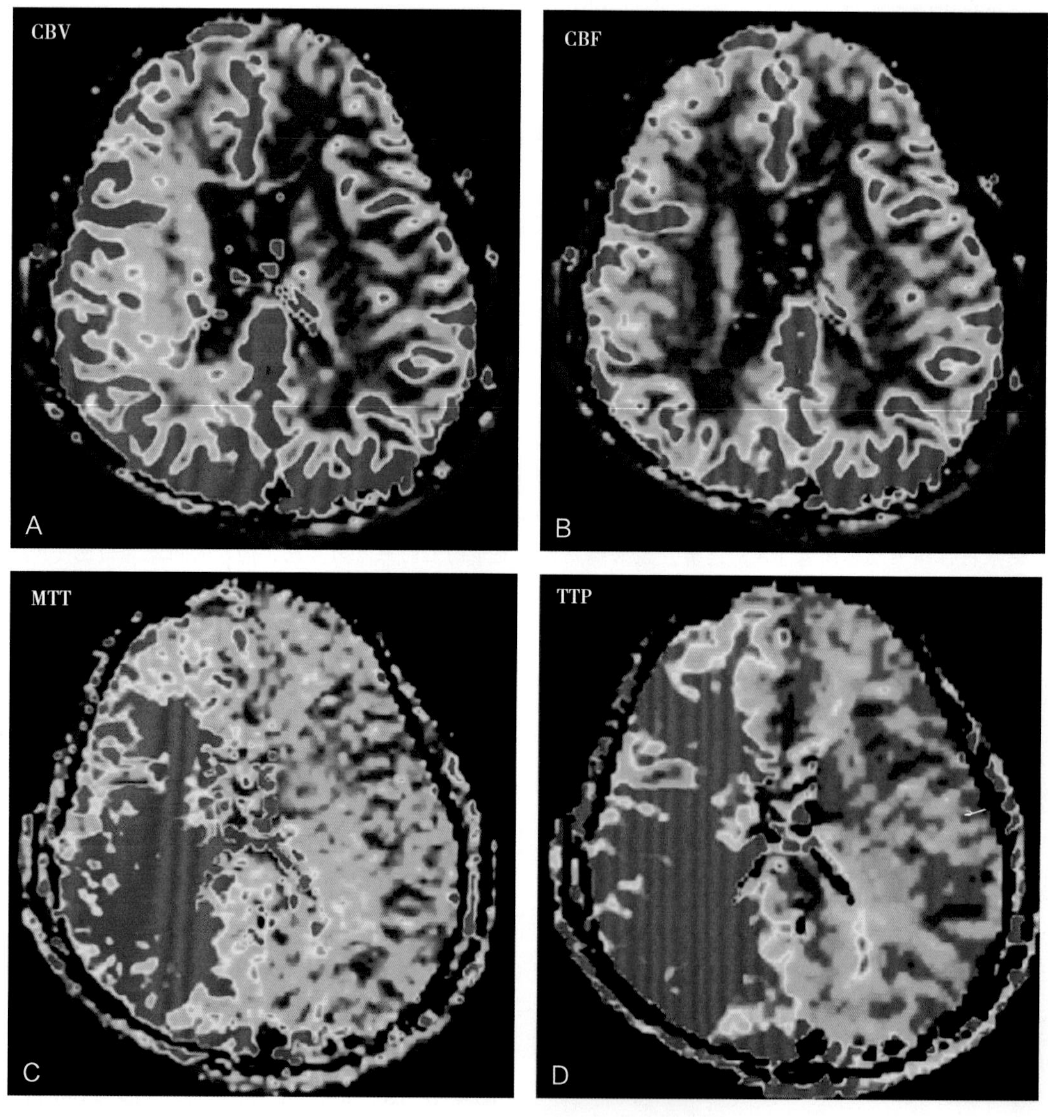

图 4-3-20 DSC-PWI 评价侧支循环

60 岁男性患者，言语不清 1 个月余。A、B. DSC-PWI 显示右侧大脑中动脉供血区 CBV 增加、CBF 下降；C、D. MTT 及 TTP 均明显延长，提示该患者侧支循环建立良好

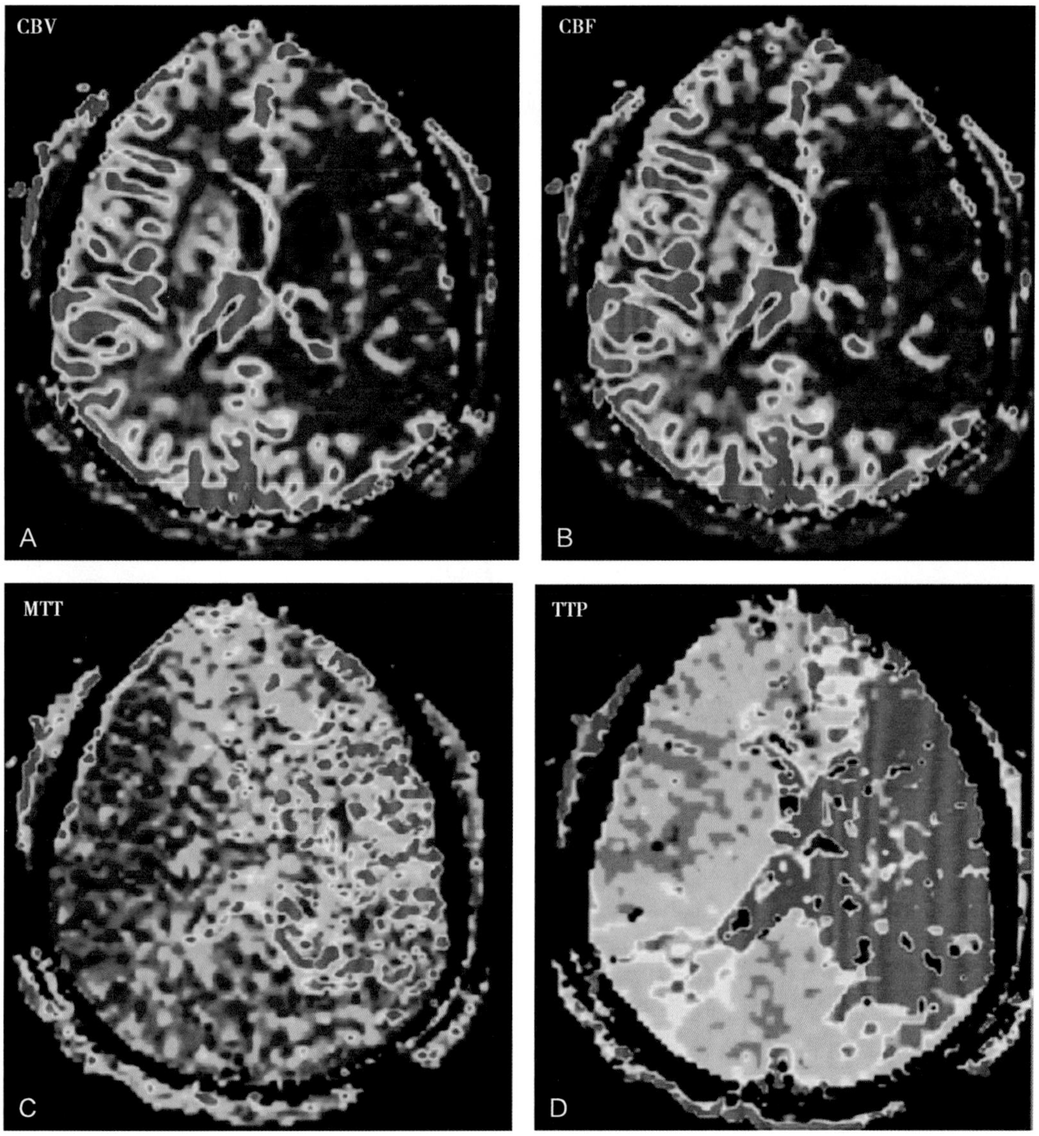

图 4-3-21　DSC-PWI 评价侧支循环

52 岁男性患者，突发言语不能伴右侧肢体无力 6 个月。A、B. DSC-PWI 显示左侧大脑中动脉供血区 CBF、CBV 均下降；C、D. MTT 及 TTP 延长，提示该患者侧支代偿不足或无侧支代偿

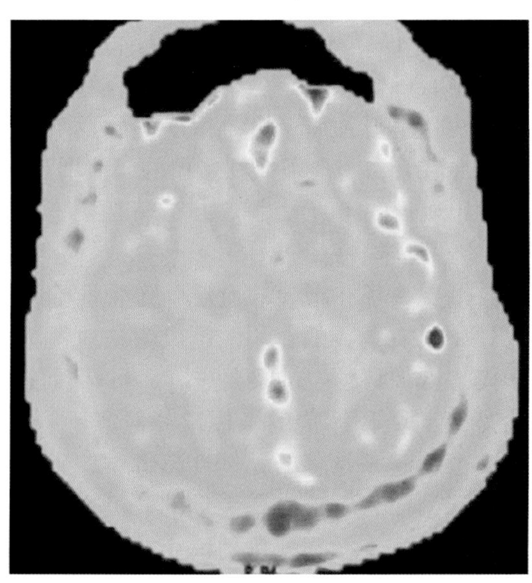

图 4-3-22　大脑中动脉闭塞的 ASL 评价

46 岁男性患者，左侧大脑中动脉闭塞，ASL 显示左侧大脑中动脉供血区脑表面匍匐走行、线状高信号为侧支循环内血流速度减慢所致动脉内穿行伪影

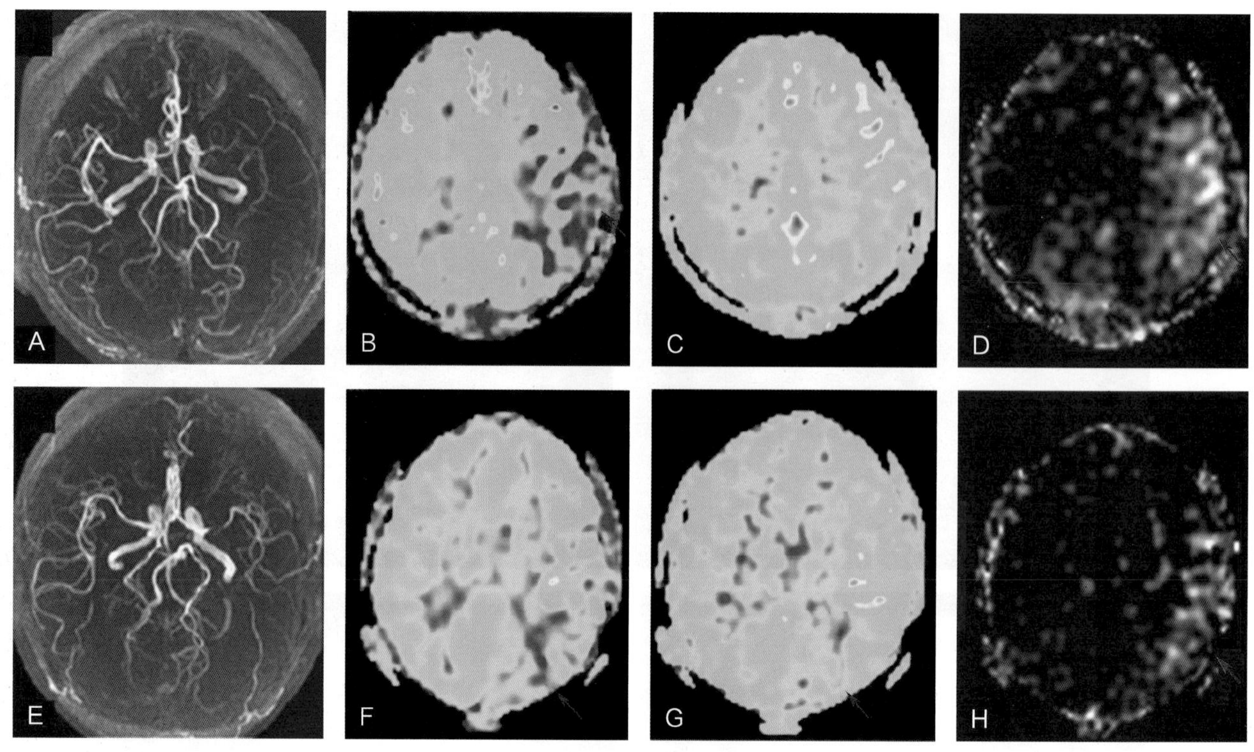

图 4-3-23 通过多 PLD 评估侧支循环情况

A~D. 同一患者，A. MRA 示左侧大脑中动脉闭塞；B、C. 分别为 PLD=1.5ms、2.5ms 的 CBF 图；D. PLD（2.5ms）-PLD（1.5ms）所得到的 ATT 图；E~H. 另一患者，E. MRA 示左侧大脑中动脉狭窄；F、G. 分别为 PLD=1.5ms、2.5ms 的 CBF 图；H. PLD（2.5ms）-PLD（1.5ms）所得到的 ATT 图，可以直观地评价和比较两者侧支循环建立的情况

此外，多个标记后延迟（PLD）可用来计算动脉通过时间（arterial transit time，ATT），并以此得到最佳延迟标记参数。ASL 对 ATT 的高度敏感性可以用来评估侧支循环建立的情况（图 4-3-23）。

区域性动脉自旋标记（territorial arterial spin labeling，TASL），也称血管标记动脉自旋标记（vessel-encoded arterial spin labeling，VE-ASL），是以 ASL 原理为基础，只对单根靶血管（如单根颈内动脉或椎动脉）进行标记，进而得到靶血管供血区域及其内脑血流量。这种方法可以直接观察每根供血动脉的供血范围，对交通动脉的开通以及二级侧支循环是否建立一目了然。

（3）DCE MRI：可对组织的血流灌注及微血管渗透性的血流动力学状态进行定性、定量分析，该技术应用于侧支循环的理论基础是在颅内动脉狭窄或闭塞的患者中，软脑膜吻合动脉建立，但新生的侧支小血管并不成熟，管壁通透性增高，从而引起容积转运常数（K^{trans}）值升高。

5. T_2-FLAIR 序列 T_2-FLAIR 序列血管高信号征（FLAIR vascular hyperintensity，FVH）是指在横断面 T_2-FLAIR 上，脑表面线状的高信号，最常发生在外侧裂，可以在急性卒中患者或者慢性颅内动脉狭窄或闭塞患者中观察到（图 4-3-24）。研究显示这种血管内高信号来自侧支循环的逆向血流，在侧支循环建立的患者中大多可以观察到 FVH 征象。

6. SWI 可以利用对静脉的显示来评价侧支循环（图 4-3-25）。显著的皮层静脉（prominent cortical veins，PCV）是指在灌注减低的区域内明显的皮层静脉血管，它是由于静脉及毛细血管内去氧血红蛋白与含氧血红蛋白的比值增高形成的，PCV 可以反映出组织的缺血状态和程度。

【影像学研究进展】

侧支循环在指导缺血性脑血管病治疗策略的选择中具有重要的作用，已成为缺血性脑血管病多模态影像评估中的重要内容。虽然目前 DSA 仍然是侧支循环评价的金标准，但属于有创检查，将来会有越来越多的无创性影像学检查方法应用于临床，而且不乏完全无创的、可重复检查的方法，这是侧支循环评价的一个重要发展方向。灌

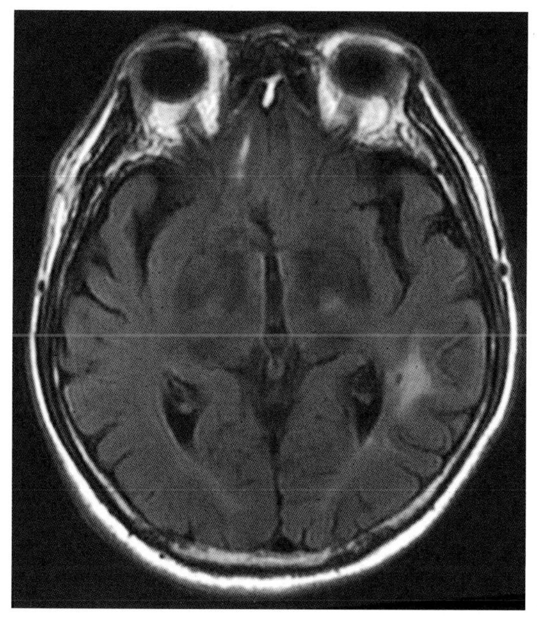

图 4-3-24 大脑中动脉闭塞的 T_2-FLAIR

男，57 岁，左侧肢体无力 6 个月，左侧大脑中动脉闭塞，左侧颞叶可见 FVH 征象

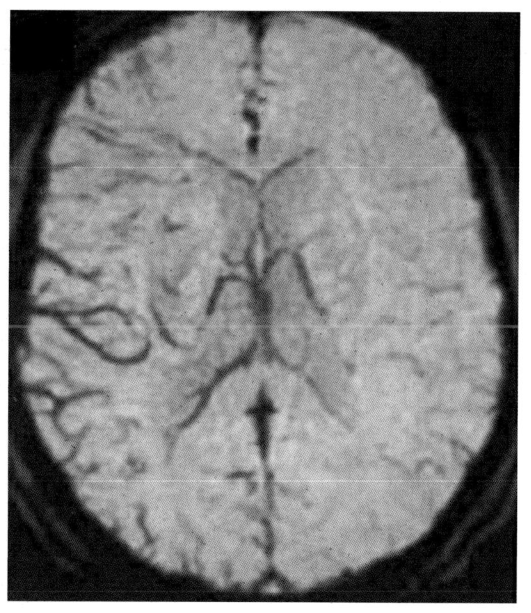

图 4-3-25 SWI 评价侧支循环

62 岁男性患者，右侧大脑中动脉血栓性闭塞，右侧大脑前动脉及大脑中动脉间可见良好的侧支形成

注成像中 ASL 作为一种无创、简易可行的 MR 检查方法，在侧支循环评价中独具特色，是目前侧支循环领域研究的一个热点。TASL 能够全面描述侧支血流的来源和所占比例，同时能够进行定量评估，具有很大的临床应用价值。血管通透性成像为侧支血管，尤其是三级侧支循环评价提供了新的视角。

（娄 昕 王 婷）

五、脑梗死继发性脑损害与重塑

【概述】

脑梗死不仅造成梗死脑区的结构及功能损害，还可通过多种机制导致远隔脑区发生结构与功能损害，被称为继发性脑损害。运动功能障碍是脑梗死患者最常出现的功能异常，其原因是运动皮层和（或）其发出的神经纤维束受损。例如，累及皮质脊髓束的皮层下脑梗死可以导致患侧初级运动皮层（primary motor cortex，M1）及健侧小脑半球出现继发性结构与功能异常。因此，准确评估脑梗死所致的原发及继发性脑损害是判断患者神经功能预后的关键。

人脑具有强大的损伤后自我修复能力。即使不进行任何干预，脑梗死引起的神经功能损害也存在不同程度的自发康复。自发康复过程与轴突芽生（axonal sprouting）和突触可塑性（synaptic plasticity）等微观变化有关，在宏观尺度上表现为人脑结构、功能与连接的重塑。因此，明确脑梗死后神经功能自发康复的神经机制，是开发科学有效的脑梗死后神经功能康复治疗手段的关键。

由于脑梗死后神经功能康复治疗的理论依据不充分，使得现有神经功能康复治疗手段的总体效果不尽如人意。脑梗死后神经功能康复程度取决于脑损害的严重程度和受损功能网络的重建。多模态神经成像技术，尤其是 MRI 技术，可以活体研究脑梗死后人脑结构与功能变化。该类技术既能够准确评估脑梗死所致的脑损害，又能在系统水平研究脑梗死后人脑结构与功能重塑，可为康复治疗手段的研发提供理论依据，对脑梗死患者神经功能康复具有重大意义。

【临床与病理】

脑梗死灶的大小和位置、损害结构及其受损严重程度各异，脑梗死后会出现不同的临床症状和体征，最常出现偏瘫、失语等神经功能损害症状。部分患者还可出现认知功能损害及抑郁等精神症状。

脑梗死灶局部组织坏死，导致功能障碍。脑梗死还可出现远隔脑区结构与功能损害。例如，运动皮层脑梗死可通过顺行性轴突变性机制导致其下行皮质脊髓束发生华勒氏变性。累及皮质脊髓束的皮层下脑梗死可通过逆行性轴突变性机制造成病灶侧 M1 的结构损害。当发生大面积幕上脑梗死时，由于大脑与小脑纤维连接的大量损害，可以导致病灶对侧小脑半球的血流减少及代谢减低，这种现象被称为交叉性小脑神经功能联系不能（crossed cerebellar diaschisis，CCD）。

脑梗死所致神经功能损害常存在不同程度的自发康复，表明神经系统损伤后具有高度可塑性和重组能力。这种神经可塑性在正常成年人中被抑制，但是在脑梗死后急性期出现一个有利于神经再生的时间窗。另外，新生毛细血管的出现及胶质细胞的激活也为神经再生和重塑创造了一个有利环境。脑梗死后受损的脑组织表现出幼年时的组织模式，重现个体发育状态，为脑梗死后神经重塑和功能康复做好准备。脑梗死后神经功能恢复的生物学基础包括突触可塑性、轴突芽生、血管再生等。这些过程以一个高度动态的方式相互作用、相互影响，表现出时间和空间上的复杂性。脑梗死后轴突芽生首先出现在梗死灶边缘区域，逐渐延伸到远隔部位，如运动皮层梗死灶边缘新生轴突通过皮质脊髓束和胼胝体到达脊髓及病灶对侧运动皮层。

【影像检查方法】

常规 X 线检查对检测脑梗死继发性损害与重塑无价值。CT 扫描价值有限，仅可以发现较大的急性梗死灶及伴发的脑白质病变和较严重的脑萎缩。常规 MRI 扫描可以发现慢性期大面积脑梗死患者出现的继发性华勒氏变性。BOLD-fMRI 在脑梗死继发性损害与重塑研究方面具有广阔的应用前景。

1. 脑梗死后脑结构改变的检查与分析方法 VBM 和 DTI 方法为发现脑梗死后脑结构的继发性损害与重塑提供了重要手段。DTI 可以全面评估脑梗死后人脑解剖连接损害与重塑。

2. 脑梗死后脑功能改变检查与分析方法 任务态 fMRI 可研究脑梗死所致的脑激活改变。结合动态因果模型等方法可分析脑功能连接的信息流方向，可以揭示脑梗死后脑区间效应连接改变。静息态 fMRI 可研究脑梗死所致的脑自发活动和脑区间功能连接的损害与重组。将图论方法应用于静息态 fMRI 数据可以研究脑梗死后人脑功能网络改变。

3. 脑梗死后脑代谢与灌注改变检查与分析方法 MRS 可定量评估兴奋性神经递质谷氨酸及抑制性神经递质 GABA 的变化，可间接评估兴奋性与抑制性神经元的损害与重组。ASL 可用于评估脑梗死后血流变化。

【影像表现】

常规 X 线检查不能检出脑梗死后原发及继发性损害，也不能发现脑梗死后的结构与功能重塑。CT 扫描可以发现较大的病灶，表现为低密度，但不能显示继发性损害与重塑。常规 MRI 扫描可以发现原发病灶及其他伴随的脑异常，在少数慢性期大面积脑梗死患者还可以发现继发性神经纤维束变性。例如，累及皮质脊髓束或运动皮层的大面积脑梗死患者在中脑和脑桥水平可见皮质脊髓束的萎缩及异常信号，表现为 T_1WI 低信号，T_2WI 高信号（图 4-3-26）。MRI 还可以发现继发于脑梗

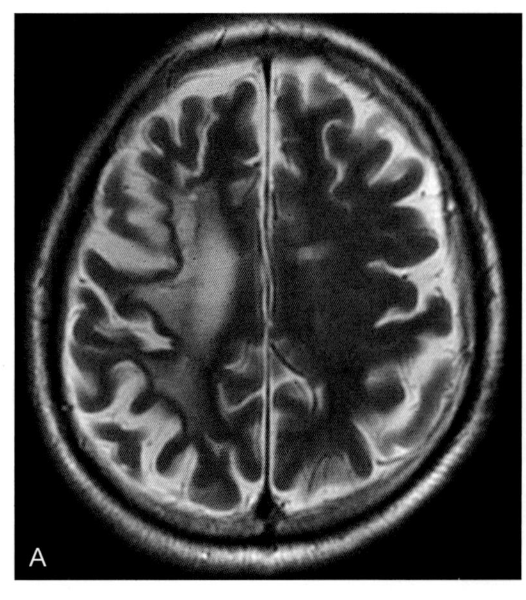

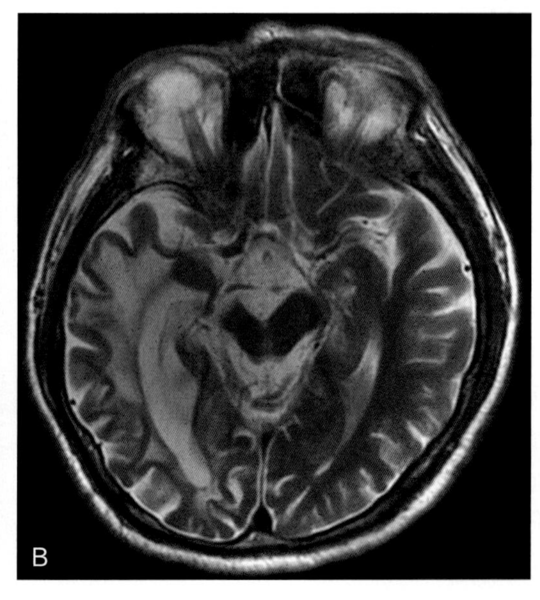

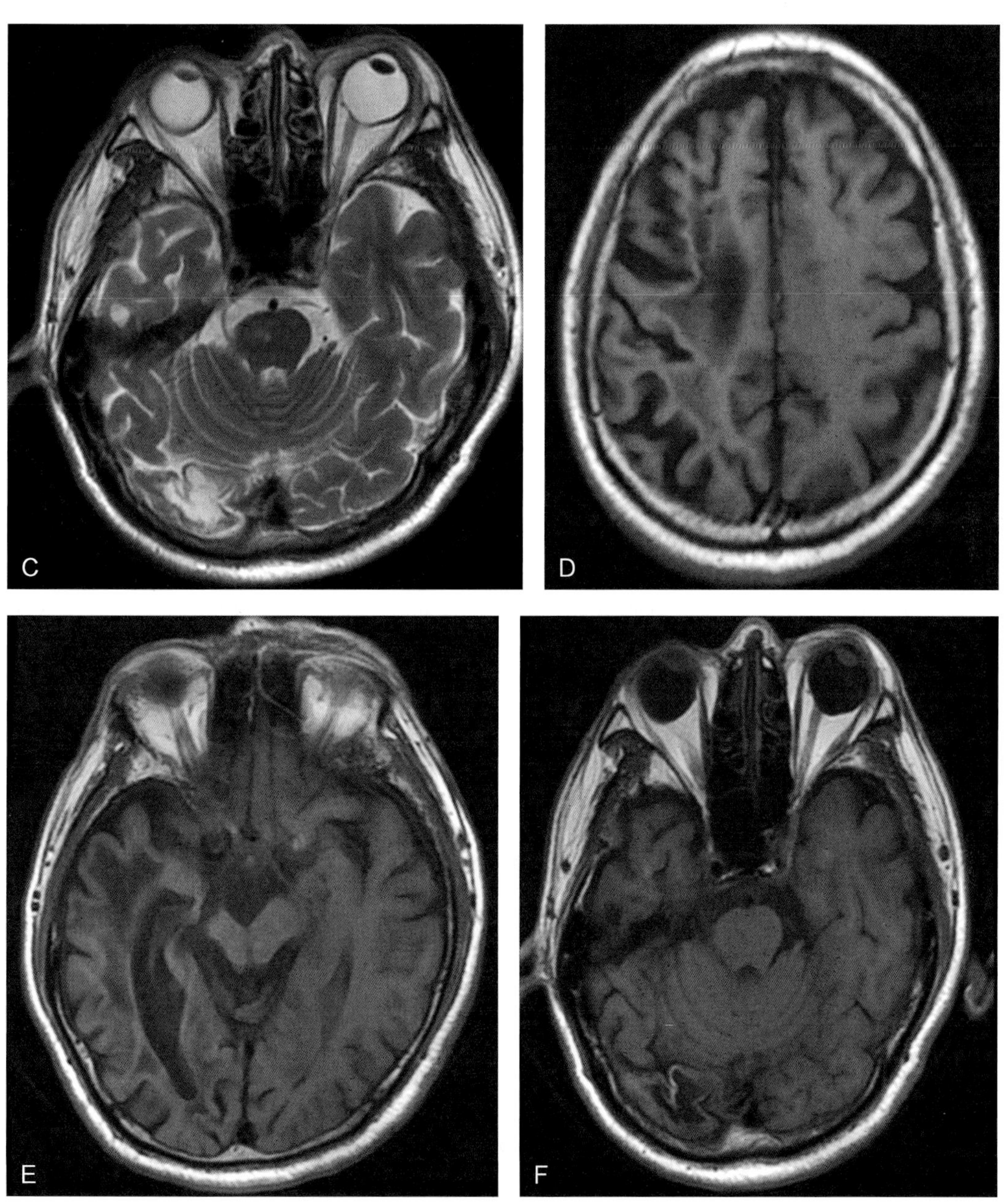

图 4-3-26 慢性期脑梗死继发性皮质脊髓束变性

A~C. T_2WI 示右侧大脑中动脉供血区大片状高信号，中脑大脑脚及脑桥水平患侧皮质脊髓束萎缩并呈高信号，代表华勒氏变性；D~F. T1WI 示相应区域低信号，局部萎缩显示更加清楚死灶的局部脑萎缩改变。但是，常规 MRI 无法检测脑梗死后人脑结构与功能重塑。CT 及 MRI 等灌注成像技术可以发现大面积脑梗死急性期出现的健侧小脑半球的血流减低。

【影像学研究进展】

脑梗死后神经功能康复程度既与原发和继发性结构与功能损害有关，又与人脑结构与功能重塑有关。前者是限制神经功能康复的主要因素，后者是神经功能康复的生物学基础，也是制订有效康复治疗策略的依据。脑梗死继发性损害与重塑具有时间和空间上的复杂性，共同作用影响脑梗死患者最终康复程度。以下将以累及运动网络的脑梗死为例，介绍脑梗死后继发性损害与重塑的研究进展。

1. 脑梗死继发性结构损害与重塑 脑梗死后病灶周围及远隔脑区均可发现相应的结构损害。Kraemer 等采用回顾性分析方法，发现大脑中动脉闭塞引起的脑梗死患者均出现不同程度的继发性脑组织萎缩，这种萎缩不仅发生在病灶周围结构，与病灶相连的下行的白质纤维及健侧胼胝体同样出现萎缩。多项研究表明，存在运动功能损害的皮层下脑梗死患者的患侧初级运动皮层灰质体积减小，提示脑梗死后继发性结构损害。伴有认知功能障碍的脑梗死患者多个脑区的灰质体积均存在不同程度的减小。Dang 等采用 VBM 方法对皮层下脑梗死患者的纵向研究显示，患侧半球辅助运动区及健侧岛叶灰质体积减小。还有纵向研究表明皮层下脑梗死患者双侧与病灶直接或间接相连的脑区存在不同程度的灰质体积减小，该研究提示局部脑梗死病灶可以诱发广泛的结构损害。以上研究结果均证实，脑梗死可以引起远隔脑区的结构损害（图 4-3-27）。

脑梗死后人脑结构也可出现可塑性变化。多项研究表明经过自发恢复或治疗后的患者运动相关脑区（如辅助运动区）皮层厚度和灰质体积增加，提示运动网络内发生了结构重塑。除了运动网络内的结构重塑，也有研究表明脑梗死后一些认知相关脑区出现灰质体积增大，其中海马等认知脑区的灰质体积增大与运动功能评分相关，表明认知脑区结构重组可能有助于脑梗死后运动功能康复。同样，有研究显示额叶皮层重塑与词语记忆、注意及语言功能康复有关，而前扣带皮层灰质重塑与减轻负面情绪有关。以上研究结果均表明脑梗死患者功能康复过程中存在结构重塑（图 4-3-27），并且这种重塑有利于脑梗死患者功能康复。

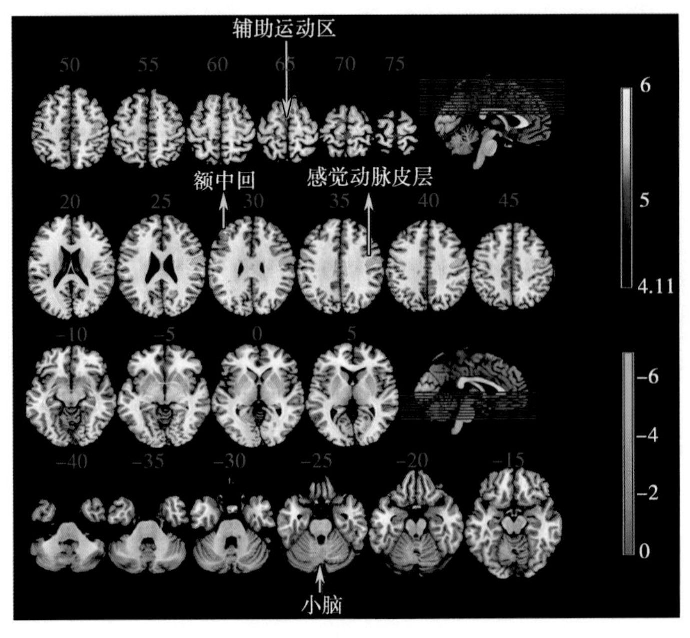

图 4-3-27 皮层下脑梗死后脑灰质体积变化

VBM 分析显示慢性期皮层下脑梗死患者灰质体积发生变化的脑区，暖色代表脑梗死患者灰质体积较正常对照增加的脑区，冷色代表脑梗死患者灰质体积较正常对照减低的脑区

DTI 可活体显示脑白质纤维束并能够定量评估纤维束损害的严重程度。对于皮层下脑梗死患者皮质脊髓束的损害严重程度是决定患者运动功能预后的最重要因素。皮层脑梗死及皮层下脑梗死还可造成未直接受累及的脑白质纤维束发生损害，继发于病灶的轴突变性为其主要机制。Thomalla 等的研究结果发现远离病灶的患侧大脑脚层面皮质脊髓束完整性降低，扩散指标变化模式提示轴突变性的存在。在内囊后肢水平的皮质脊髓束损害，可以以病灶为中心呈顺行性和逆行性扩展，距离病灶越近损伤越严重，距离越远损伤越轻微。纵向研究表明皮层下脑梗死患者患侧皮质脊髓束扩散指标是动态变化的，脑梗死后 1 个月内扩散指标变化最快，3 个月左右达到峰值，而后维持相对稳定状态。扩散指标改变不仅出现在与病灶直接相连的纤维束，也可出现在间接相连的白质纤维束。例如，有研究表明累及运动通路的皮层下脑梗死患者患侧皮质脊髓束及 M1–M1 间纤维束完整性均减低。虽然脑梗死患者病灶对侧皮质脊髓束未发现明显的可塑性变化，但是皮质红核束及皮质网状束等辅助运动纤维发生了解剖连接重塑，且与运动功能康复有关。

2. 脑梗死继发性功能损害与重塑 运动任务诱发的脑激活在脑梗死后存在动态演变过程，表现为急性期激活减弱，而后激活逐渐增强且范围逐渐扩大至双侧大脑半球运动区及认知控制脑区。对于功能恢复良好的患者最终又恢复到最初的单侧激活模式，而对于运动功能康复较差的患者，可长期维持双侧激活模式。在脑梗死早期病灶同侧运动皮层之间兴奋性效应连接减低，随后逐渐恢复，恢复程度与运动功能改善相关；急性期病灶同侧 M1 对病灶对侧 M1 抑制性效应连接减弱，随后该抑制性效应连接逐渐恢复；亚急性期（2 周）出现病灶对侧 M1 对病灶同侧 M1 支持性效应连接，但运动功能康复差的患者在慢性期时这种支持性连接转为抑制性效应连接。这些研究提示恢复病灶侧半球效应连接有助于脑梗死后运动功能康复；减轻病灶对侧 M1 对病灶同侧 M1 的抑制性连接可能成为康复治疗的潜在靶点。

脑梗死后运动皮层半球间功能连接变化被认为与运动功能康复有关，也经历了一个动态演变过程，早期表现为功能连接减低，随后，功能连接逐渐恢复，最终达到接近甚至超过正常的水平（图 4-3-28），相反，脑梗死后认知脑区功能连接

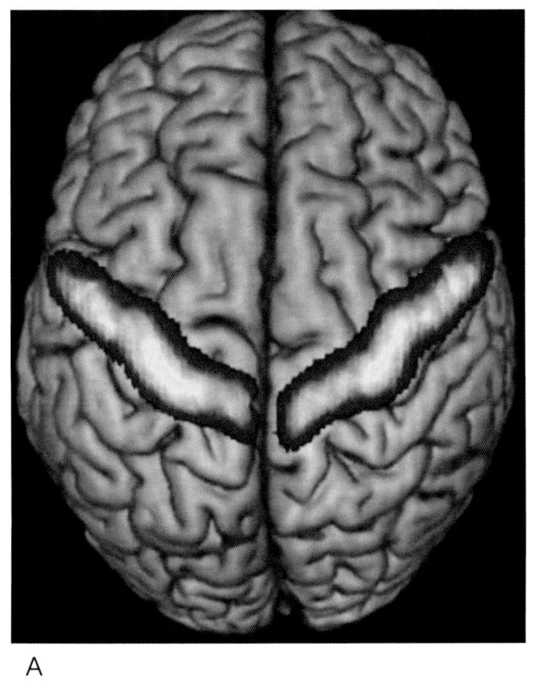
A

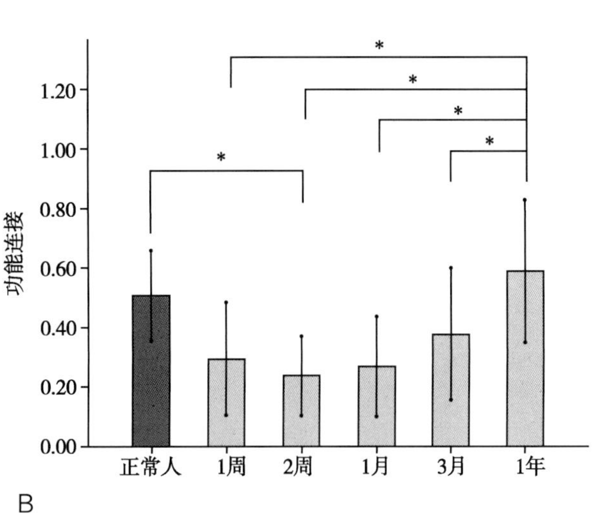

B

图 4-3-28 脑梗死后半球间初级运动皮层功能连接的纵向变化

A. 三维脑显示双侧初级运动皮层的位置；B. 柱状图显示 1 年内 5 个时间点半球间初级运动皮层功能连接的纵向变化

早期明显增高，随后逐渐恢复，最终恢复到接近正常水平，进一步研究表明这些功能连接变化与运动功能康复有关。这些研究提示人脑是一个相互联系的复杂系统，单一系统损害可以通过动员其他系统进行功能康复。

脑梗死后网络内及网络间功能连接也会发生改变。皮层下脑梗死的横向研究表明脑梗死后双侧额顶网络和前默认网络功能连接减弱，而感觉运动网络、听觉网络、视觉网络、背侧注意网络和默认网络内功能连接增强。皮层下脑梗死纵向研究表明脑梗死后运动执行网络向随机化模式演变，提示脑梗死患者以次优的功能重组模式获得运动功能康复。

3. 综合运用多模态 MRI 技术研究脑梗死后继发性损害与重塑 有机联合人脑结构与功能成像方法可以回答脑梗死后神经功能康复的有关问题。例如，我们已知脑梗死后患侧皮质脊髓束损伤是限制运动功能康复的主要因素，而半球间运动脑区的功能连接可促进运动功能康复，但二者之间的关联机制不清楚。Liu 等的应用 DTI 技术评估皮层下脑梗死患者患侧皮质脊髓束和 M1–M1 解剖连接损害的严重程度，利用静息态 fMRI 评估 M1–M1 功能连接，发现脑梗死患者患侧皮质脊髓束和 M1–M1 解剖连接损害程度正相关，这些解剖连接损害与 M1–M1 功能连接增强负相关。该研究提示 M1–M1 解剖连接损害继发于患侧皮质脊髓束损害，M1–M1 功能连接增强是对上述解剖连接损害的补偿。再如，我们已知皮层下脑梗死患者患侧 M1 存在结构损害，但是，该脑区是否存在功能重塑潜力不清楚。Zhang 等的研究表明皮层下脑梗死后运动任务激活增强的 M1 区的局部自发活动和功能连接增强，并且皮层厚度变薄的 M1 区也存在激活、局部自发活动和功能连接增强（图 4–3–29）。该研究表明皮层下脑梗死后患侧 M1 结构损害区域仍然

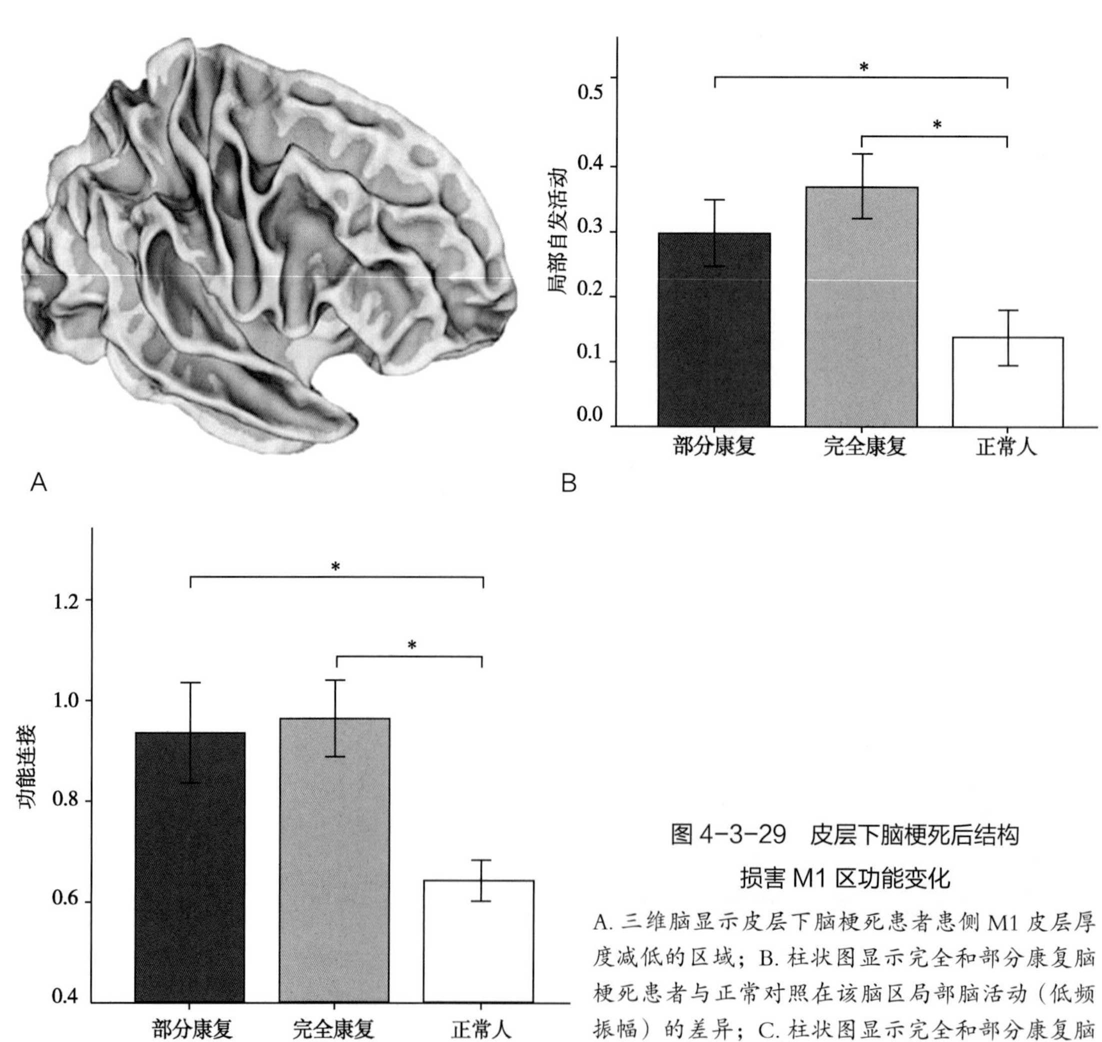

图 4–3–29 皮层下脑梗死后结构损害 M1 区功能变化

A. 三维脑显示皮层下脑梗死患者患侧 M1 皮层厚度减低的区域；B. 柱状图显示完全和部分康复脑梗死患者与正常对照在该脑区局部脑活动（低频振幅）的差异；C. 柱状图显示完全和部分康复脑梗死患者与正常对照在该脑区功能连接的差异

存在功能重组能力。

4. 展望 虽然关于脑梗死后继发性损害与重塑的研究已经取得了一些进展，但是仍然存在很多未解决的问题。例如，脑梗死后影响神经功能康复的主要因素还不清楚，如何早期预测不同类型脑梗死患者的结构与功能重塑模式仍不明确，脑梗死后各种脑成像指标变化的内在关联有待阐明，康复治疗靶点、时机与策略的选择等问题也值得深入研究。多模态 MRI 技术的运用及多中心合作将为全面揭示脑梗死后神经功能康复机制提供有力支撑。

（于春水　刘静纯）

第四节　脑静脉和静脉窦栓塞

【概述】

脑静脉和静脉窦血栓形成（cerebral venous and sinus thrombosis，CVST）为脑静脉系统栓塞的一种特殊类型的脑血管病变。脑的静脉系统由脑静脉、硬脑膜静脉窦和颈内静脉近端等颅内静脉共同组成，脑静脉分为浅静脉和深静脉。浅静脉收集皮质及其邻近髓质的静脉血，向上、向下、向后直接注入邻近的静脉窦，大脑半球外表面浅静脉十分丰富，主干沿大脑外侧沟走行的浅静脉为大脑中浅静脉（superficial middle cerebral veins），外侧沟上方的浅静脉称为大脑上静脉（superior cerebral veins），外侧沟下方的浅静脉称为大脑下静脉（inferior cerebral veins），它们均是许多静脉的总称，三组静脉间有广泛的吻合，其中有两条静脉在大脑中浅静脉的血液回流中起着不容忽视的作用，即上吻合静脉和下吻合静脉；上吻合静脉也称为 Trolard 静脉，其穿行于额顶叶皮质表面，是上矢状窦和大脑中浅静脉间最大的吻合静脉，下吻合静脉称为 Labbe 静脉，其通常起自于大脑外侧裂的中部，向后下行走汇入横窦的前部，是大脑中浅静脉和横窦、乙状窦间最大的吻合静脉。脑深静脉收集大脑深部髓质、基底核、间脑后部及脑室脉络丛等处的血液，最后集中合成一条大脑大静脉（Galen 静脉），注入直窦。脑静脉窦主要由上矢状窦、下矢状窦、直窦、乙状窦、横窦、窦汇、枕窦、海绵窦及其他颅底诸窦组成，各窦最后通过乙状窦经颈静脉孔延续为颈内静脉，当上述脑静脉系统发生血栓和闭塞时，即称为脑静脉和静脉窦栓塞，它是一组异质性较大的临床血管综合征。

脑静脉系统栓塞的病因可以分为感染性和非感染性，感染性因素常继发于头面部和耳源性细菌感染；非感染性因素包括遗传或获得性促凝血状态、炎症（系统性红斑狼疮、白塞综合征等）、恶性肿瘤、血液系统疾病、妊娠期和产褥期、机械性促进因素、药物因素及其他因素。脑静脉系统与脑动脉系统栓塞的病因组成存在显著差异，高血压、糖尿病、血脂紊乱等脑梗死常见危险因素并不是 CVST 的主要病因，CVST 更常见的是系统性病变因素，有时常几个病因同时存在。

近年来随着非侵入性多模态影像学诊断技术的应用，临床医师对颅内静脉系统栓塞的认识得以提高，该病的发病率也在逐年攀升。CVST 发病以中青年多见，约 78% 的患者 <50 岁，20~40 岁是其发病高峰期，而脑动脉系统栓塞的发病高峰在 60 岁左右，CVST 对社会、家庭和个人影响更大，因此有必要对该病进行深入了解。

【临床与病理】

CVST 病程可为急性、亚急性或慢性过程，且临床表现缺乏特异性，临床症状与体征复杂多样，主要取决于血栓部位、性质、范围和脑组织损害程度。头痛是常见表现，可伴有恶心、呕吐、惊厥发作等，其主要原因是颅内静脉或静脉窦阻塞引起的颅内压增高，还可表现为视力减退及意识障碍等。但不同静脉栓塞导致局部脑组织损害的临床表现迥异，可表现为精神异常、失语、脑神经麻痹、偏瘫等。不同静脉窦、脑深静脉及皮层静脉血栓形成各有各自的特点，尤其要重视脑深静脉血栓形成，如果治疗不及时，往往预后不良，甚至导致死亡。

当 CVST 发生后，大体病理学表现为脑肿胀，脑重量增加，脑回扁平，脑沟变浅，脑室变窄，典型病变为出血性梗死。静脉性梗死区别于动脉性梗死的主要特点是静脉窦及皮层血管的扩张和血栓形成，通常可伴有脑表面静脉周围的蛛网膜下腔出血，有时还可伴有大面积的脑出血或硬膜下出血。由于病变区域皮层血管引流的差异，静脉性梗死的病变范围和病变部位多无一定规律，这点有别于动脉栓塞所造成的病变。因此，当脑内出现跨越动脉供血区域分布的出血性梗死时多为静脉性梗死。镜下表现为蛛网膜下腔出血和脑实质出血往往同时存在，脑实质内大量中性粒细胞浸润。受累静脉扩张、静脉内皮细胞肥大肿胀，有时可以见到静脉内血栓形成。动脉则表现为塌陷。皮层内早期可见神经元胞质浅染及胞核固缩，晚期则可见神经元数目大幅度减少。少突胶质细胞胞质呈空泡状。在病变周围缺血不严重的区域，表现为神经元的少量丢失并伴有星形胶质细胞和小胶质细胞的增生，神经毡内微囊形成。病变晚期阶段，坏死的皮层及白质分解，使脑组织内留下囊性瘢痕。

CVST 发病机制的根本就是脑静脉血栓形成，在活体的心脏和血管内血液成分形成固体质块的过程称为血栓形成（thrombosis），在此过程中形成的固体质块称为血栓（thrombus）。与血凝块不同，血栓是在血液流动状态下形成的。血栓形成涉及血管内皮、血流状态和凝血反应三方面的改变，三者往往合并存在，常以某一条件为主，就此简要介绍以下三方面因素：①血管内皮细胞损伤：内皮细胞损伤，其下方的细胞外基质暴露，血小板与其接触而激活和黏附继而形成血栓。②血流状态改变：当血流缓慢或有涡流时，血小板进入边流，黏附于内膜的可能性大为增加；凝血因子容易在局部堆积和活化而启动凝血过程；涡流产生的离心力及血流缓慢都会损伤内皮细胞，产生一系列后果，导致血栓形成。尤其应该指出的是，血流缓慢是静脉血栓形成的最重要原因。③血液高凝状态：可分为遗传性和获得性两种，遗传性血液高凝状态少见，主要为 V 因子突变后使蛋白 C 失去抗凝血作用；获得性血液高凝状态主要见于手术、创伤、妊娠及分娩前后及抗磷脂抗体综合征。

对于 CVST 的相关实验室检查，D- 二聚体水平升高诊断颅内静脉系统血栓形成的敏感度和特异度均较高，因此，D- 二聚体可以作为辅助诊断的重要指标之一，对于鉴别血栓性与非血栓性局部静脉窦狭窄具有一定意义，但 D- 二聚体水平正常不能排除颅内静脉系统血栓形成。颅内静脉系统血栓形成患者出现颅内压升高，可伴不同程度白细胞计数和蛋白定量升高，亦可用于区分感染性和非感染性因素，但颅内压正常不能排除诊断。

【影像检查方法】

常规 X 线检查对诊断 CVST 无明显价值。目前该病的诊断主要依靠多模态影像学技术的联合应用，如 CT 结合 CTV、MRI 结合 MRV 或数字减影血管造影术（DSA）。

DSA 是明确诊断该病的“金标准”，当行逆行脑静脉造影发现静脉窦内狭窄处近、远端压力梯度 >12mmHg 时具有支持诊断的价值。但 DSA 在诊断单纯皮质静脉血栓形成时不具优势，同时由于该项检查方法具有有创性和操作不当时易导致颅内高压的风险，故不作为常规和首选检查方法。

目前 CTV 和 MRV 广泛应用于颅内静脉系统血栓形成的诊断，这些影像学技术主要是观察血栓导致的静脉血流变化。颅内静脉系统的解剖学变异（如静脉窦闭锁和（或）发育不良、非对称性静脉窦引流）和正常的静脉窦充盈缺损均可表现为静脉窦血栓形成征象。CTV 具有较高的敏感性和特异性，可同时显示静脉窦闭塞和窦内血栓。CT 结合 CTV 可明确诊断静脉窦血栓形成，其优点是快速而准确，故可以作为疑似颅内静脉系统血栓形成的首选检查方法，但是辐射剂量较大，且有对比剂过敏的风险。

MRI 结合 MRV 可以直接显示颅内静脉和静脉窦血栓，以及继发于血栓的各种脑实质病变，较 CT 更加敏感和准确。MRV 主要序列有时间飞跃血流成像（time-of-flight MRV，TOF-MRV）（图 4-4-1）、相位对比血流成像（Phase-Contrast MRV，PC-MRV）、三维对比增强磁共振静脉造影（three dimensional contrast-enhanced MRV，3D CE-MRV），其中 3D CE-MRV 扫描序列用于诊断 CVST 所用扫描时间短，图像空间分辨率高，对小静脉显示较好，尤其在单纯浅静脉栓塞或深静脉栓塞的诊断中较具优势，但其缺点是需静脉注射对比剂。当 CVST 继发脑实质内出血时，可采用 SWI 或 T_2^*WI 可以更敏感地显示颅内出血。

由于皮质静脉受累数目、部位和范围不同，单纯皮质静脉血栓形成（isolated cortical vein thrombosis，ICVT）的临床和影像表现多样，传统 CT 结合 CTV、MRI 结合 MRV 甚至 DSA 均不能较好地显示病灶，诊断较为困难，若同时结合 SWI、

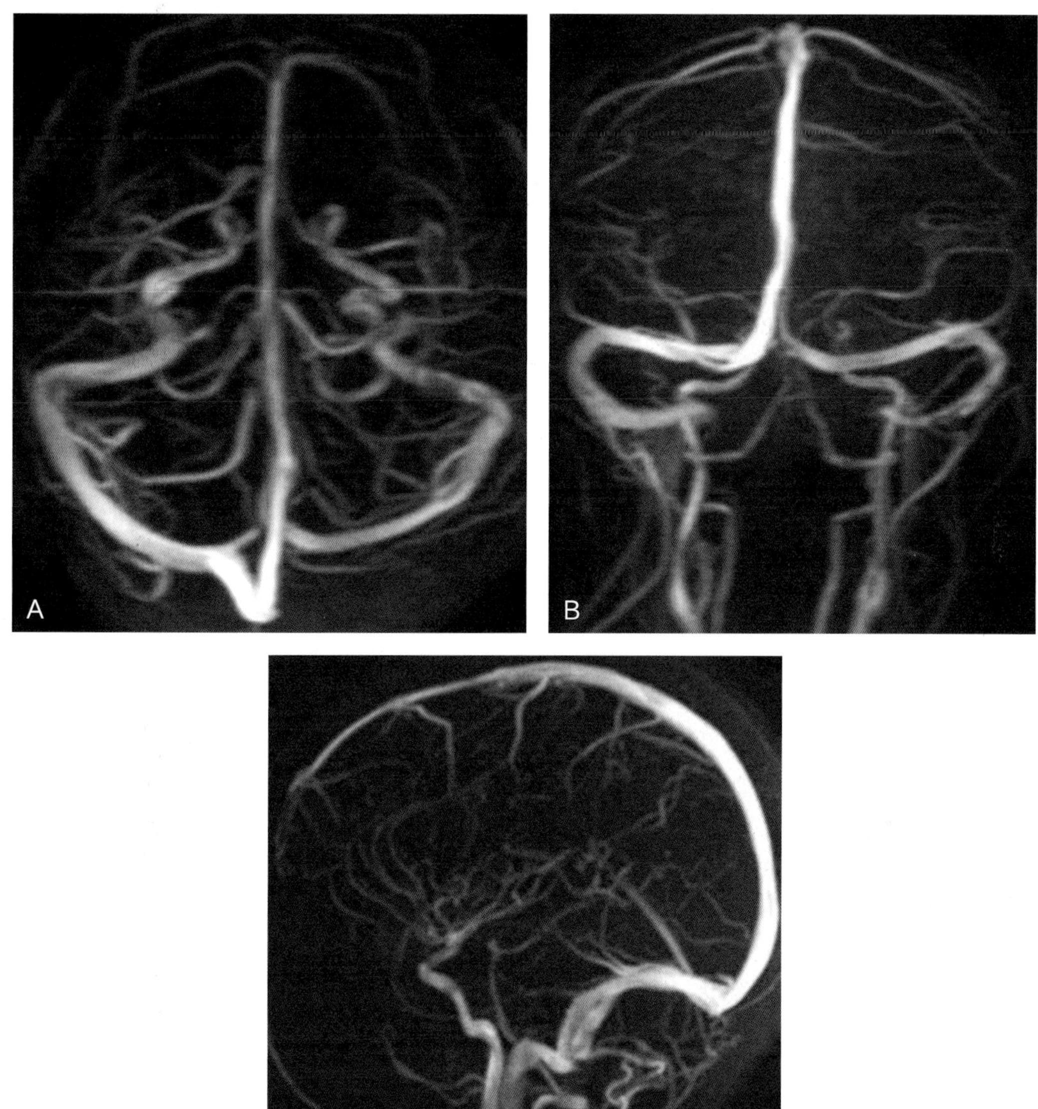

图 4-4-1　正常颅脑 TOF-MRV

A. 横断位；B. 冠状位；C. 矢状位

T_2^*WI、DWI 则有助于提高诊断率。对于部分疑似颅内静脉系统血栓形成患者，即使 MRI 检查呈阴性，仍需行 DSA 检查以明确诊断。

【影像表现】

目前临床上常将 CVST 分为三类：静脉窦栓塞、皮质（浅）静脉栓塞和深静脉栓塞。静脉窦血栓最常见，颅内各静脉窦均可被累及，尤其是上矢状窦，其次是横窦。深静脉血栓形成者，症状多较严重，多表现为昏迷或者运动障碍。皮层静脉血栓非常少见，仅占 CVST 的 6.3%。由于患者中央沟附近的静脉常被累及，所以癫痫、运动及感觉功能障碍常见，往往三者常合并存在。单纯性皮质（浅）静脉或深静脉血栓形成少见。为此，就以上三种类型的脑静脉及静脉窦栓塞疾病进行阐述。

1. 脑静脉窦血栓形成 脑静脉窦即硬脑膜静脉窦，位于硬脑膜的骨膜层和脑膜层之间，分布于小脑幕和大脑镰的连接及边缘部分。脑部全部静脉血都集中经静脉窦回流，并由颈内静脉导入心脏。此外，硬脑膜静脉窦还有引流脑脊液，连接颅内外静脉的作用。按解剖位置将硬脑膜静脉窦分为前下组和后上组两部分。前下组有海绵窦、海绵间窦、左右岩上窦、左右岩下窦、左右蝶顶窦、基底窦和边缘窦等。后上组则包括上矢状窦、下矢状窦、左右横窦、左右乙状窦、左右岩鳞窦、直窦、枕窦和窦汇等。硬脑膜静脉窦栓塞，可引起大脑淤血或出血。

（1）CT：急性期 CVST 在 CT 平扫上的直接表现较为典型，可显示受累静脉窦内血栓呈“条带状”高密度影（图 4-4-2），以及上矢状窦栓塞时出现的“三角征”，和增强扫描后出现的“空三角征”，即环形强化的窦壁的衬托下，上矢状窦内等密度或低密度的血栓呈空三角状。以上征象在急性静脉窦血栓形成中出现，亚急性及慢性期很少出现，因此该直接征象特异性高，但是阳性率较低。CVST 的间接表现主要为脑实质的弥漫性肿胀或脑梗死以及在此基础上出现的静脉性脑出血改变，为脑沟、脑池变浅，脑实质局限性或广泛性低密度影，部分两侧对称，伴或不伴有单发或多发的高密度出血，增强扫描后可见脑回样强化，一般间接征象出现率高，但是无特异性。

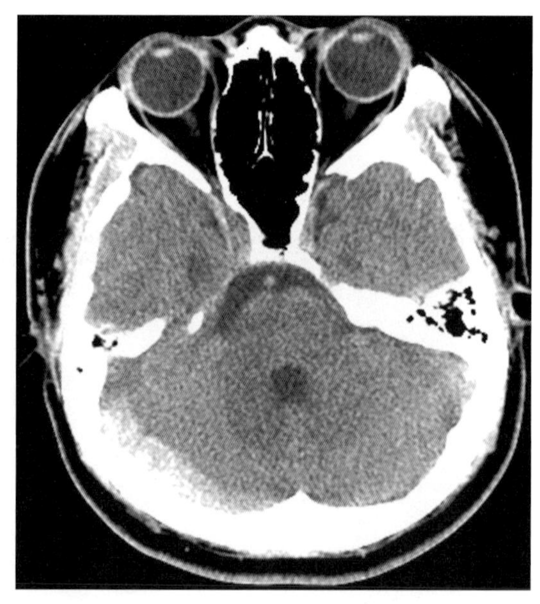

图 4-4-2 右侧横窦血栓形成

颅脑 CT 平扫示右侧横窦呈条带状高密度影

（2）MRI：静脉系统内血栓的常规 MRI 表现是根据血栓不同时期的变化而发生不同的改变，其 MRI 表现主要与血流速度、红细胞的破裂与否及血红蛋白的演变有关。静脉窦血栓形成出现特征性的 T_1WI 及 T_2WI 条状高信号（图 4-4-3），即表现为“束带征”时代表亚急性期血栓（图 4-4-4），以及增强扫描后出现的“空三角征”（原理同 CT 增强检查）（图 4-4-5），具有诊断意义。而急性期血栓信号容易与正常的静脉窦信号混淆，慢性期的血栓表现复杂多样，所以常规 MRI 诊断急性及慢性血栓形成容易出现假阴性或假阳性，结合 MRV 技术可大大提高诊断的正确性。MRV 表现为静脉窦内局部或多处信号中断或不规则的充盈缺损（图 4-4-6），可见周围增多且杂乱的静脉呈不同程度的扩张，血栓形成慢性期管腔可出现再通，表现为再通静脉窦中央或周边出现模糊的连续性或节段性信号。脑静脉窦栓塞所引起脑实质改变的主要表现为脑组织弥漫性肿胀，即静脉性脑梗死，其中上矢状窦为血栓栓塞最常见的部位，约 75% 的病例可发生静脉性梗死，表现为双侧矢状旁区的 T_2WI 及 T_2-FLAIR 呈弥漫性信号增高；当出现静脉性脑出血时可表现为点、片状，也可融合呈大片状的血肿，MRI 上的表现与出血时间有关（图 4-4-7）。异常 T_2WI 高信号区域在常规增强扫描中可表现为强化，也可不强化。

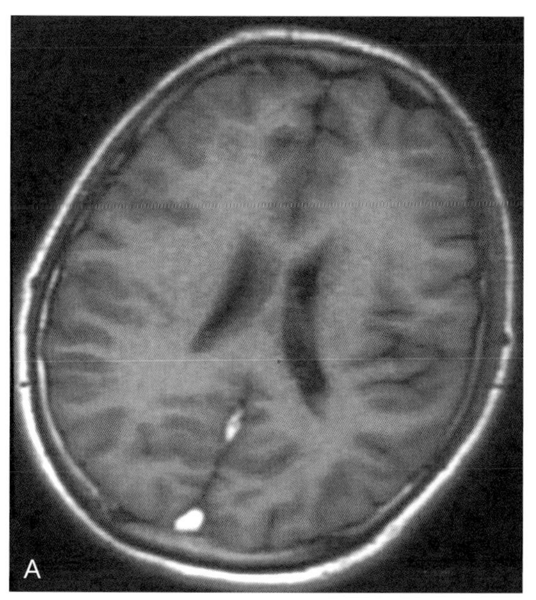

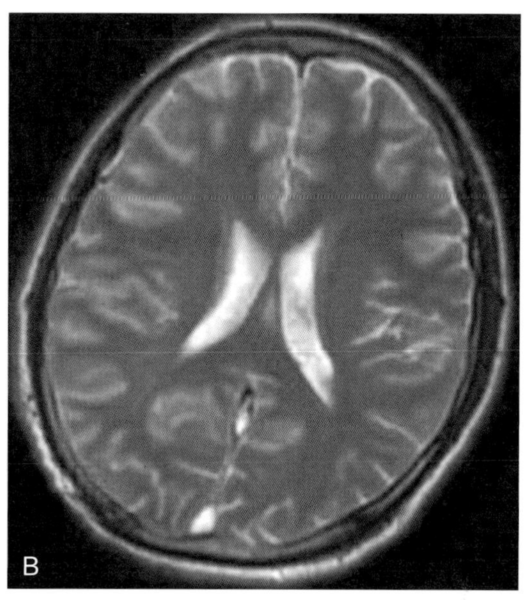

图 4-4-3 直窦及上矢状窦亚急性期血栓形成

A. T_1WI；B. T_2WI，直窦及上矢状窦正常流空信号消失，均呈高信号

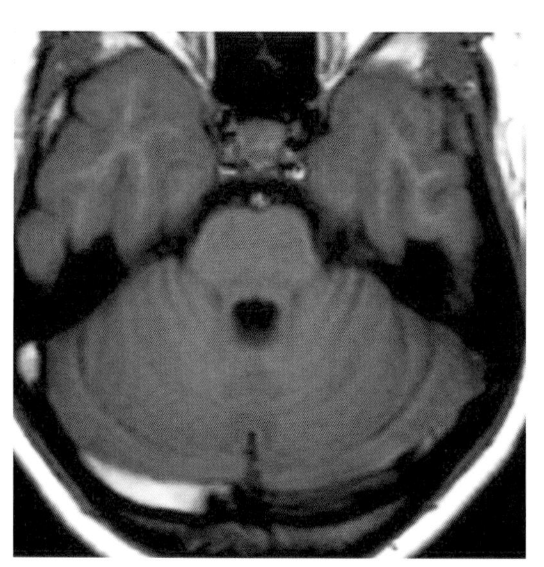

图 4-4-4 右侧横窦及乙状窦血栓形成

右侧横窦及乙状窦血栓于 T_1WI 为高信号，呈现为“束带征”

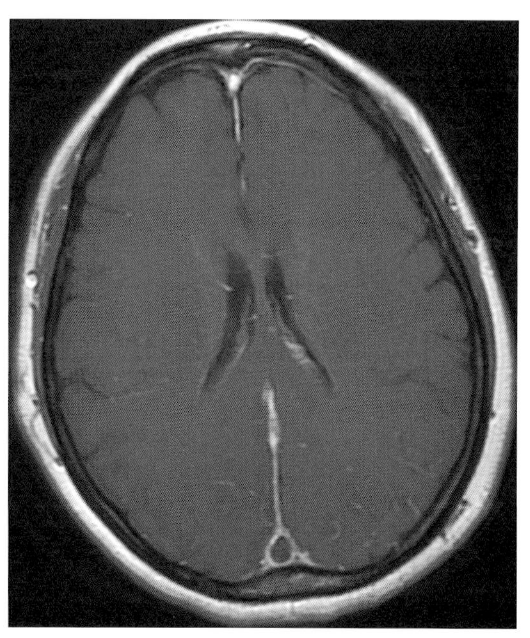

图 4-4-5 上矢状窦血栓形成

颅脑 MRI 增强检查示上矢状窦呈“空三角征”，即环形强化的窦壁的衬托下，上矢状窦内低信号的血栓呈空三角状

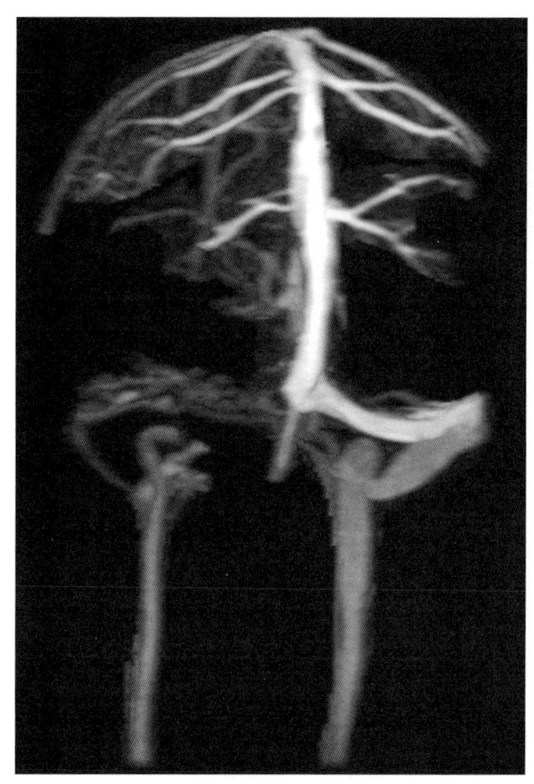

图 4-4-6 右侧横窦及乙状窦血栓形成
（与图 4-4-2 为同一患者）

颅脑 MRV 示右侧横窦及乙状窦充盈缺损

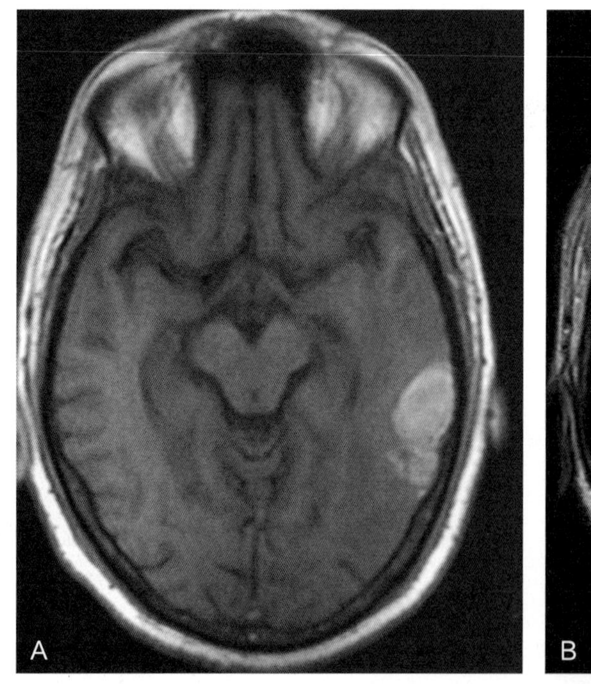

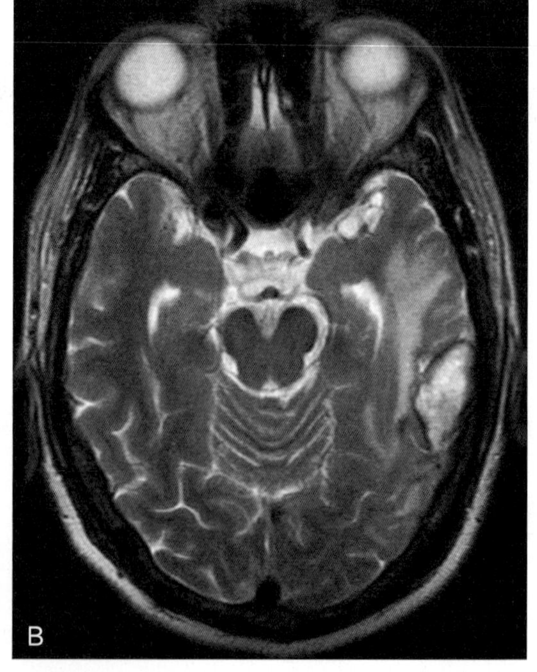

图 4-4-7 左侧颞叶静脉性出血

A. T_1WI，左侧颞叶斑片状高信号；B. T_2WI，左侧颞叶斑片状高信号，周围见环形低信号影围绕，并可见斑片状稍高信号水肿影

DWI 早期诊断本病较有价值，早期静脉窦腔内的血栓在 DWI 上呈现与 T_2WI 相一致的高信号（图 4-4-8），且 ADC 值低于正常脑实质的 50% 时可能提示管腔再通的概率较低。在疾病的早期，病变区域血管源性水肿占主导地位，表现为 DWI 高信号，ADC 升高或正常，说明局部尚能保持低灌注水平，神经细胞活力尚存，经过抗凝治疗，异常的 DWI 及 ADC 值可以完全恢复正常，这与静脉性梗死的病理学基础密切相关，其预后较动脉性梗死好。若缺血时间较长，能量不足，导致膜衰竭，最终可导致细胞内水肿，则表现为 DWI 高信号，而 ADC 值降低，这种过程往往是不可逆的，反映了严重的病理情况或提示将来会发展为梗死或出血区，预后不良。早期出现这种表现可能提示需要更积极的血管内治疗。

对于静脉窦血栓形成所导致的静脉性梗死的特点如前所述，即梗死灶呈非动脉供血区域型分布，由于脑静脉或静脉窦为中线结构，其最常发生于双侧大脑半球，呈对称性分布，该特点可作为静脉性梗死的典型表现。然而有一些静脉性梗死的分布区域有其典型的发生部位，现以 Labbe 静脉血栓性静脉梗死为例进行介绍。Labbe 静脉也称作下吻合静脉，它起自于大脑外侧裂的中部，向后下行走汇入横窦的前部，是大脑中浅静脉和横窦、乙状窦间最大的吻合静脉。当此静脉发生血栓时，所引起的静脉性梗死部位常发生于受累静脉侧的颞叶，表现为受累区域内片状低密度区常合并存在线状或斑片、大片状出血改变。当然上述表现并无特异性，动脉性梗死、脑实质感染或者脑肿瘤等都会引起，但是在诊断中也切不可忘记静脉性梗死存在的可能，应该仔细寻找证明该疾病的相关影像学证据，如是否存在横窦条带征、乙状窦内充盈缺损等相关征象。

2. 皮质静脉血栓形成（cortical vein thrombosis，CoVT） CoVT 根据病变所累部位，可分为单纯大脑皮质静脉血栓（isolated CoVT，ICoVT）和同时合并静脉窦血栓的复合静脉血栓。多见于女性。其中 CoVT 约占 CVT 的 17%，ICoVT 约占 CVT 的 6%。因皮质静脉的位置、数目和大小变异性较大，ICoVT 的临床表现多样，临床极易误诊或漏诊，但是相对于静脉窦血栓形成，经过早期诊断及治疗的 ICoVT 预后较好，以下介绍 ICoVT 的影像学表现。

（1）CT：ICoVT 为皮层静脉血栓形成，当继发出现脑实质的水肿、梗死及出血时，CT 多表现为位于皮质区局灶性的低密度区域内可有少许线状或点状高密度出血，这种病变与动脉供血不

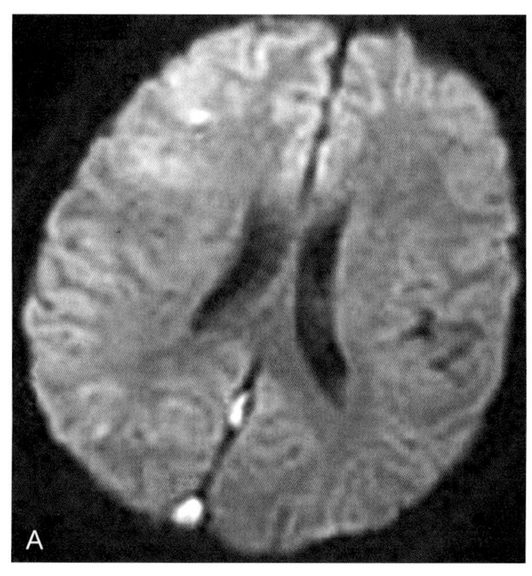

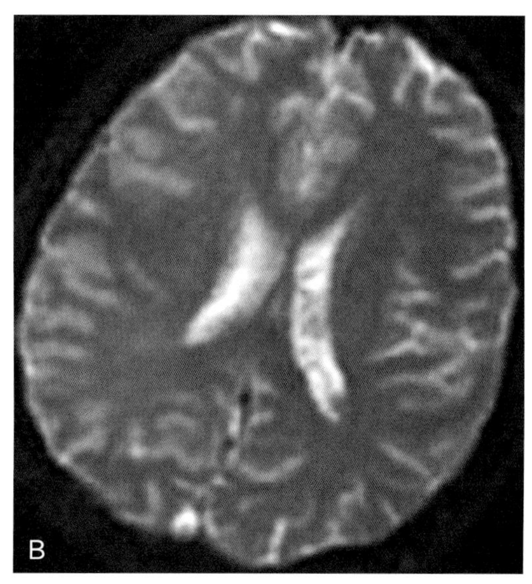

图 4-4-8 上矢状窦及直窦血栓形成

A、B. 分别为 b=1 000，b=0 的 DWI 序列，上矢状窦及直窦内血栓呈高信号，弥散受限明显

符，其中出血性静脉梗死较常见（图 4-4-9）。相比于动脉性梗死，静脉梗死的脑实质改变通常位于皮质。

（2）MRI：病灶信号与血栓形成的时间具有相关性，急性期 T_1WI 呈等信号，T_2WI 呈低信号，亚急性期 T_1WI 和 T_2WI 均呈条索样或管样高信号，慢性期在 T_1WI 呈等信号，在 T_2WI 呈等或略高信号。仅通过 T_1WI 和 T_2WI 诊断 ICoVT 较困难，主要原因是皮质静脉数目、大小和位置变异较大，即使结合 MRV 对于 ICoVT 的诊断率仍较低，通常仅表现为病侧皮质静脉分支减少，这也无法作为诊断 ICoVT 的主要征象，仅作为辅助诊断条件。

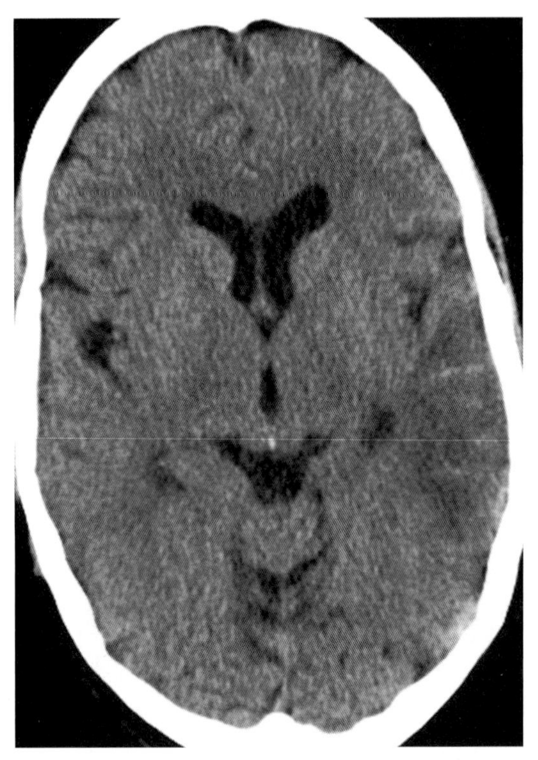

图 4-4-9 左侧颞叶皮层静脉梗死并出血

CT 平扫示左侧颞叶斑片状低密度影，边界模糊，其内可见多发线状高密度影，提示出血

T_2*WI 对所有血红蛋白的顺磁性产物均较敏感，可以较早发现 ICoVT。无论血栓形成处于何种阶段，ICoVT 在 T_2*WI 上均可见低信号的阻塞静脉，形状类似于“锁带”。这对于早期诊断 ICoVT 具有重要意义。患病 1 年后的 ICoVT 患者，仍能于 T_2*WI 上发现皮质静脉血栓所引起的磁敏感效应。

3. 深静脉血栓形成（deep cerebral venous thrombosis，DCVT） 深静脉系统主要引流双侧大脑半球白质、基底核及丘脑血流，主要包括双侧大脑内静脉及其属支、双侧基底静脉及其属支，双侧大脑内静脉汇合成短粗的大脑大静脉，双侧基底静脉引流入大脑大静脉。基底静脉侧支循环最为丰富，对血液回流受阻的耐受力强，但大脑大静脉与之相反，代偿循环通路少，尽管 DCVT 的发病率低，但其病变易导致严重临床症状，其中大脑内静脉、大脑大静脉血栓占 CVT 总数的 3%~8%。

（1）CT：深静脉栓塞较特征的改变是双侧丘脑对称性水肿或梗死，其主要原因是双侧丘脑的血液直接引流入双侧大脑内静脉，CT 表现为双侧丘脑对称性低密度区域，当继发脑出血时 CT 可表现低密度区域内见点、片状或融合后形成的大片状高密度血肿影。CTV 可清晰显示深静脉内存在条形、不规则形的充盈缺损影。

（2）MRI：DCVT 的直接征象：急性期（1~5 天）表现为血管流空消失，T_1WI 上呈等信号、T_2WI 上呈低信号，MRI 显示率较低；亚急性期（6~15 天）T_1WI 和 T_2WI 上均表现为高信号；慢性期（15 天以后）血栓信号普遍降低。MRV 表现：受累静脉的血流信号缺失，恢复再通期变细，边缘不光滑，表现为边缘模糊且不规则的血流信号；可伴有病变远端侧支形成或其他途径引流静脉的扩张。DCVT 的间接征象：典型表现为双侧丘脑、内囊、基底节对称性 T_1WI 低信号、T_2WI 高信号，也可为非对称性改变。当继发静脉性出血时，其中 T_1WI 低信号病变区内可见斑片状高信号。此外，可有双侧脑室扩大积水，为丘脑、基底节水肿或扩张的大脑内静脉压迫第三脑室而致梗阻性脑积水。

4. 脑静脉窦变异（cerebral venous sinus variation） 静脉窦的变异以横窦的变异最大，正常人约 59% 为右侧占优势，25% 为左侧占优势，16% 为双侧均势。在静脉造影时约 31% 非优势侧可以表现为充盈缺损或不显影，74% 的充盈缺损直径不超过优势侧的 1/2，而在优势侧一般没有充盈缺损。乙状窦也常是右侧占优势，以上原因使得诊断静脉窦血栓形成时易出现假阳性，因此需要 MRV 与 MRI 相结合以提高颅内静脉窦血栓形成的阳性检出率，减少误诊。

5. 脑静脉及静脉窦血栓疾病的诊断陷阱 对于脑静脉及静脉窦血栓疾病的影像诊断在日常工作中常会遇到很多困境，其中最为常见的便是所谓的诊断“陷阱”，正确认识该疾病 CT 及 MRI 诊断中的陷阱，可减少误诊及漏诊。

（1）蛛网膜颗粒（arachnoid granulations）：属于硬脑膜静脉窦内的一种正常结构，在静脉增强检查中，常表现为静脉窦内的局灶性的充盈缺损（图 4-4-10），常被误诊为静脉窦内血栓形成，具体鉴别点请参阅鉴别诊断。

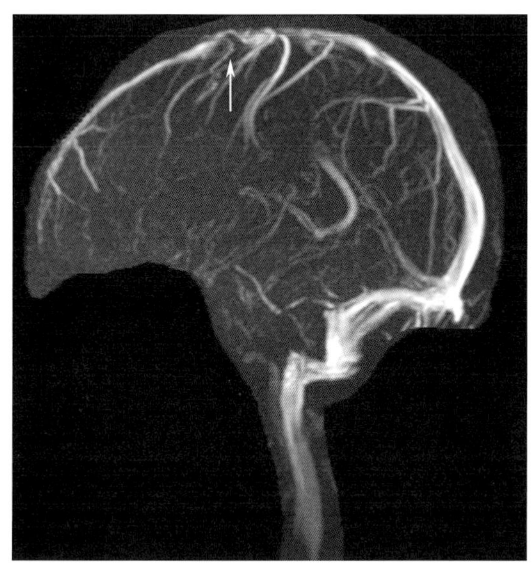

图 4-4-10 MRV 显示上矢状窦内蛛网膜颗粒（箭）

（2）假性条带征或三角征（mimick of dense clot sign）：通常脑静脉窦密度较正常脑实质密度轻度增高，在有些病例中很难判断脑内静脉是否正常，而此时需要行增强扫描方可进一步判断脑静脉窦内是否存在血栓（图 4-4-11）。

通常婴幼儿时期脑实质密度较年长儿或成人脑实质密度低，这使得脑静脉窦（上矢状窦）内的血液较婴幼儿正常脑实质的密度相对增高，从而会呈现“假性三角征”，不可误诊为静脉窦血栓形成。

对于脑内血肿与静脉窦血栓的鉴别通常较易分辨，但是当脑内血肿发生部位在脑边缘区或者静脉窦区时极有可能与静脉窦血栓相混淆，因此需要连续多平面仔细观察与辨别以排除其是否为脑边缘区血肿。

（3）假性空三角征（pseudo empty delta sign）：当颅内发生硬膜下血肿时，血液会流经上矢状窦区域，围绕上矢状窦形成“假性空三角征”，有时颅内高密度的积脓也可形成该征象。

（4）错误的循环时间扫描（wrong bolus timing）：当需要行颅脑 CT 增强扫描以鉴别是否存在脑静脉窦血栓形成时，选择适当的循环时间扫描对于静脉窦血栓的检出也是至关重要的技术支持。如若循环扫描时间选择较早，对于静脉窦血栓的显示可能会出现假阴性，通常需要相对较晚的循环扫描时间以便提高静脉窦血栓的检出率。

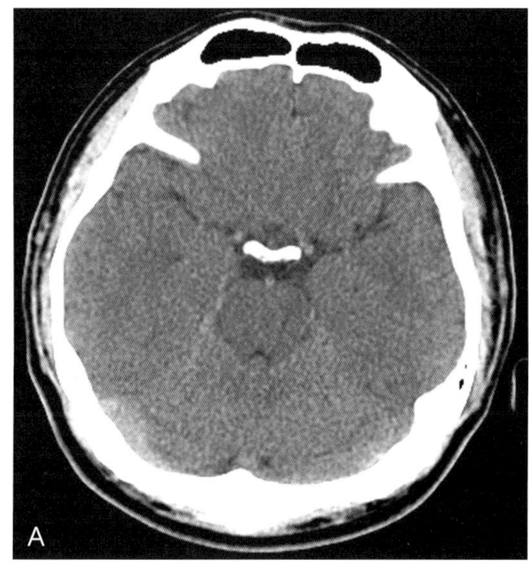

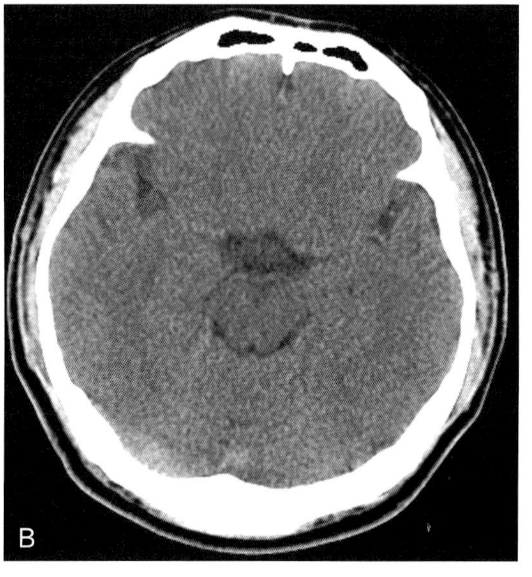

图 4-4-11 右侧正常横窦 CT 平扫表现

A、B. CT 平扫（不同层面）示右侧正常横窦呈条带状高密度影

（5）横窦发育不良（hypoplastic transverse sinus）：左、右两侧横窦发育不良或发育不全较为常见。常会在MRA出现一侧横窦未显示时，误认为静脉窦血栓形成。当怀疑为横窦发育不良时，应该仔细观察颈静脉孔的大小是否存在异常（图4-4-12）。

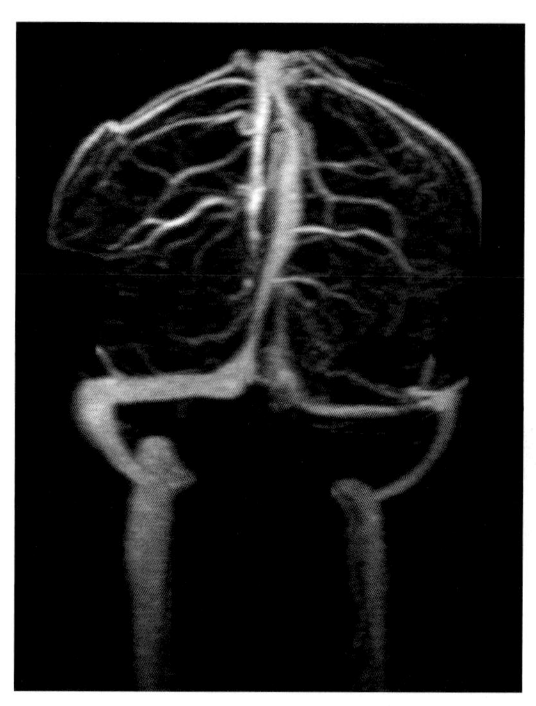

图4-4-12 左侧横窦、乙状窦及颈内静脉发育不良

MRV示左侧横窦、乙状窦及颈内静脉全程较对侧纤细，但未见局限性充盈缺损

（6）低信号血栓（low signal intensity in thrombus）：一般在MRI上脑静脉呈低信号，其主要原因是血管腔内流空效应所致。然而在血栓内存在细胞内脱氧血红蛋白时，血栓信号在T_2WI呈现低信号与流空血管信号一致。在这种情况下，必须需要谨慎对待，可选择T_1WI增强扫描以资鉴别，从而排除血栓形成的可能。

（7）MR对比增强时的血流流空现象（flow void on contrast-enhanced MR）：正常的脑静脉窦行对比增强时会均匀显影，但有时也会发生静脉窦内的血流流空现象，表现为静脉窦内局部充盈缺损，较易与静脉窦内血栓相混淆，此时应需要结合MRV进行进一步判定。

【诊断与鉴别诊断】

颅内静脉和静脉窦血栓形成（CVST）是临床少见的脑血管病，好发于中青年，占全部脑卒中的0.5%~1.0%。头痛是最常见的临床症状，发生于约90%的患者，约1/3的患者可出现部分或全面性癫痫发作。当出现局灶性神经功能缺损症状时，可表现为运动和感觉障碍、脑神经麻痹、失语和小脑功能障碍。当颅内高压时可造成视盘水肿、视力进行性下降。

确诊脑静脉和静脉窦血栓（CVST）形成主要是通过影像学检查，常用的检查方法是头颅CT或MRI。通常情况下，CVST患者多以单纯性颅压增高或脑实质损害后造成的局灶性或弥漫性神经功能缺损症状就诊。单纯高颅压患者的CT或MRI影像中多无明显的脑实质病灶，在排除相关脑膜病变后应考虑CVST的可能。CVST所造成的脑实质病灶较具特点，主要包括静脉回流和脑脊液回流障碍造成的脑水肿、静脉性梗死和静脉性出血。确诊CVST则需要进一步的影像证据，包括CT平扫静脉窦的高密度“条索征”，MRI-T_1WI及T_2WI静脉窦内血流流空信号消失而呈现高信号，MRI/CTV/DSA证实静脉窦狭窄或闭塞。部分病例静脉窦内血栓于DWI上呈高信号，但其并不能在T_1WI及T_2WI的基础上增加MRI对CVST诊断的敏感性。对于增强MRI或CT中的“空三角征”对CVST的诊断特异性相对较高，但阳性率低，当疑似出现时应谨慎分析。

CVST的典型影像学主要表现如下：

（1）脑静脉窦栓塞急性期：典型的CT表现为平扫可见受累静脉窦内血栓呈“条带状”高密度影以及上矢状窦栓塞时出现的“三角征”，增强扫描后出现的“空三角征”；MRI显示病灶信号与血栓形成的时间具有相关性，急性期T_1等T_2低信号，亚急性期T_1和T_2像均呈条索样或管样高信号，慢性期T_1等T_2等或略高信号；MRV表现为静脉窦内局部或多处信号中断或不规则的充盈缺损，可见周围增多且杂乱的静脉呈不同程度的扩张，血栓形成慢性期管腔可出现再通，表现为再通静脉窦中央或周边出现模糊的连续性或节段性信号；脑静脉窦栓塞所引起脑实质的改变主要为脑组织弥漫性肿胀或脑梗死，CT表现为脑沟、脑池变浅，脑实质局限性或广泛性低密度影，部分两侧对称，MRI表现为T_2及T_2-FLAIR弥漫高信号；当出现静脉性脑出血时可表现为点、片状，也可融合呈大片状的血肿，CT表现为单发或多发的高密度出血，MRI上的表现与出血时间有关；CT和MRI增强扫描后病变区可呈脑回样强化，也可不强化。

（2）皮质静脉栓塞：CT 多表现为位于皮质区局灶性的低密度区域内可见少许线状或点状高密度出血，该病变与动脉供血不符，其中出血性静脉梗死较常见。T_2*WI 可以较早发现皮质静脉栓塞，阻塞的皮质静脉表现为低信号的“锁带”征。

（3）深静脉栓塞：特征改变是双侧丘脑对称性水肿或梗死，CT 表现为双侧丘脑对称性低密度区域，当继发出现脑出血时 CT 可表现低密度区域内见点、片状或融合后形成的大片状高密度血肿影，MRI 表现为双侧丘脑、内囊、基底节对称性长 T_1、长 T_2 信号，也可为非对称性改变，当继发静脉性出血时，其中 T_1WI 低信号病变区内可见斑片状高信号；此外，可有双侧脑室扩大积水表现；MRI 显示血管流空消失及信号异常，改变同静脉窦栓塞一致。MRV 表现为受累静脉的血流信号缺失，恢复再通期变细，边缘不光滑，表现为边缘模糊且不规则的血流信号；可伴有病变远端侧支形成或其他途径引流静脉的扩张。

鉴别诊断：对于 CVST 的诊断，需要注意诊断中所存在的“陷阱”，包括静脉窦发育变异、MRV 成像的流动间隙效应、蛛网膜颗粒压迹以及静脉窦内分隔、部分容积效应等。

（1）静脉窦发育变异：发育异常较动脉常见，多发生在横窦，以右侧为优势侧，并且其中有部分人的静脉窦可发生闭锁。

（2）MRV 成像的流动间隙（flow gaps）效应：通常发生在管腔相对狭窄或具有复杂血流状态的特殊部位，或者血流速度较缓慢的血管管腔中，其很容易被误认为静脉血栓形成。流动间隙最常出现于非优势侧的横窦。需要仔细观察 MRV 原始图像，或对照 MRI 寻找静脉窦内有无血栓信号，才可尽量避免由流动间隙效应造成的误诊。在增强 MRV 或 CTV 成像中，流动间隙效应可明显减少。

（3）蛛网膜颗粒：属于硬脑膜静脉窦内的一种正常结构，在静脉增强检查中，常表现为静脉窦内的局灶性的充盈缺损，继而被认为血栓形成。通常蛛网膜颗粒与脑脊液信号相仿，形状多为圆形，常见于横窦、上矢状窦或直窦内，并且多在特定部位出现，如横窦外侧部分，以上特点将有助于与血栓鉴别开来。此外，虽然蛛网膜颗粒是静脉窦的正常结构，倘若蛛网膜颗粒体积较大，可造成静脉窦堵塞，从而引起静脉压力增高并出现相应临床症状，甚至可以继发出现静脉窦血栓。

另外，ICoVT 应与原发性中枢神经系统血管炎（primary angiitis of the central nervous system，PACNS）、中枢神经系统炎性假瘤（inflammatory pseudotumor of the central nervous system，IP-CNS）以及脑膜血管瘤病（meningioangiomatosis，MA）相鉴别。PACNS 是一种局限于中枢神经系统血管的炎性疾病，主要侵犯脑膜及脑实质的中、小血管，导致相应供血区脑组织的缺血或梗死性病变，MRA 和 DSA 检查可发现部分患者有血管狭窄、闭塞、管壁不规则及串珠样改变等，常提示血管炎性反应的存在。IP-CNS 是一种累及中枢神经系统、以胶原基质和多克隆单核细胞浸润为特征的非肿瘤性炎性反应病变，该病 MRI 增强扫描常提示均匀一致性强化。MA 是一种罕见的颅内病变，临床表现多为反复癫痫发作，在 CT 上通常表现为混杂密度改变，常伴有斑块状钙化灶或显示钙化的囊状病灶，MRI 表现为 T_1WI 等、低信号，T_2WI 病灶周围高信号，增强后病灶可有不均匀强化。

【影像学研究进展】

1. CVST 致高颅压的机制 颅内压的调节主要是通过脑容量血管 - 静脉窦和静脉以及脑室和脑脊液系统完成，其中脑静脉系统调节作用最为明显，同时脑脊液总量的维持也与脑静脉系统密切相关。脑脊液的吸收过程是从蛛网膜下腔开始，通过蛛网膜颗粒到静脉窦，最后由静脉窦引流入颈内静脉，其驱动力主要是脑脊液与静脉窦之间的静水压差。当脑静脉窦发生闭塞时，早期静脉床扩大，静脉压无明显上升，随着病情进展（无再通发生时）脑静脉压升高，水分子由静脉内较高的静水压驱动自毛细血管床进入脑室，脑室内压力上升，脑室扩大，此时脑室、脑脊液系统还可以缓冲脑静脉窦闭塞后脑总容量的增加，维持颅内压稳定，直至静脉窦闭塞后期，脑室内压逐步升高超过静脉内静水压，静脉及脑脊液回流困难。因此，在这种恶性循环之下，颅内压很快升高，压迫脑室缩小，所以脑室大小取决于脑室内脑脊液压力和颅内压之间的压力差。当脑室内压力大于颅内压时，脑室扩大；脑室内压力等于颅内压时，脑室大小不变；脑室内压力低于颅内压时，脑室缩小。

2. CVST 所致高颅压与影像表现的联系 通常将脑静脉窦闭塞的 MRI 表现归纳为四种：① T_1WI 脑肿胀或异常信号不伴 T_2WI 异常信号，

此时脑内液体总量增加，脑静脉系统扩张而静脉内压力无明显上升，该期为脑静脉窦闭塞的初期改变。②脑肿胀，脑室大小正常伴 T_2WI 异常信号，主要分布于双侧脑室旁和脑静脉引流相对较差的基底节及丘脑。③脑肿胀，脑室扩大伴 T_2WI 异常信号，脑室扩大主要是因为脑静脉窦闭塞进一步进展，静脉系统扩张不足以维持脑静脉压的稳定，静脉压升高。此时随着静水压力驱动下，游离水分经毛细血管床进入脑室系统，导致脑室内压逐步升高，高于脑静脉静水压。④ T_2WI 异常信号伴脑出血或脑水肿，由于脑室内压的持续升高以及脑静脉容受性的减退，在这种恶性循环之下所有代偿及缓冲机制都不起作用，颅内压逐步升高，静脉回流严重受阻，引起脑水肿，同时小血管壁可出现破裂，继而发生脑出血。

3. DWI　DWI 在早期诊断疾病及判断病变的程度方面较有价值。管腔内所形成的早期血栓在 DWI 上呈现与 T_2WI 一致的高信号，倘若血栓的表观弥散系数（ADC 值）低于正常脑实质的 50%，且血栓在 DWI 上呈高信号，提示管腔再通的概率较低。现在认为在疾病早期，血管源性水肿占主导地位，病变区的 ADC 值变化可以反映水肿的类型，判断病变的程度，但 ADC 值对预后的判断仍然有争议，因为影响 ADC 值的因素较多。

4. PWI　CT 和 MRI 均可以进行脑灌注成像，以评估脑血流变化。急性脑静脉闭塞后，静脉侧支代偿良好时，脑实质可无异常或仅出现轻度脑实质损害，表现为阻塞静脉或静脉窦引流区域血流平均通过时间（MTT）延长，脑血容量（rCBV）不变，这些灌注的异常表现以影响脑细胞的功能而引起临床症状，在抗凝治疗后，脑组织未发展为梗死或出血，脑功能完全恢复正常 PWI 表现。如果静脉侧支失代偿后，脑血流量持续下降，脑组织最终出现出血性坏死，脑血肿形成。PWI 能够无创性提供有价值的信息来帮助确定脑实质的损害程度及范围，指导临床治疗。

5. MRS　对于在 CVST 表现的相关报道并不多，有学者通过研究深静脉栓塞患者丘脑的 MRS 改变，发现在 1.3ppm 的部位有 1 个小的 Lac 峰，NAA 峰、Cho 峰、mI 峰未见明显改变，这说明神经细胞处于缺氧状态但其仍具有活力，可能提示预后良好。这种改变与动脉性梗死 NAA 明显下降及 Lac 明显升高不同，也许对早期鉴别动静脉梗死有一定的帮助。

6. SWI　SWI 较 T_2*WI 对于出血病灶及静脉血栓更加敏感，SWI 能显示静脉淤积和侧支慢血流，有助于评估静脉血栓形成，由于血栓会引起静脉内脱氧血红蛋白含量升高，因此这些静脉会出现显著的低信号。SWI 可清晰显示引流小静脉扩张，表现为信号降低。

（张永海）

第五节　脑小血管病

【概述】

脑小血管病（cerebral small vessel disease，CSVD）是指由供应脑组织的小动脉、微动脉、毛细血管和小静脉受累所致的脑组织局部病变。多数情况下，CSVD 被用来描述动脉性血管病变所致的脑组织损害，本节主要介绍直径为 40~200μm 的小动脉和微动脉受累所致的 CSVD，微动脉与小动脉的主要区别在于微动脉缺少连续的弹力层。浅部小动脉主要来自大脑表面的皮层动脉，随后发出短皮质动脉和长髓质动脉，前者为大脑皮层供血，而后者为大脑深部白质供血。深部小动脉主要起自颅底穿支动脉，主要包括颈内动脉发出的脉络膜前动脉、大脑前、中、后动脉发出的穿支动脉以及基底动脉发出的脑桥支。

目前，CSVD 比较明确的风险因素是高龄和遗传因素，而高血压、高血脂、糖尿病、吸烟等与大血管病有关的风险因素在 CSVD 中的作用还没有定论，炎症及免疫因素也可以导致 CSVD。依据病因，CSVD 可以分为 6 型：小动脉硬化型 CSVD；散发或遗传性脑淀粉样血管病；脑淀粉样血管病以外的遗传性 CSVD；炎症和免疫介导的 CSVD；静脉性胶原病；其他类型 CSVD。其中以小动脉硬化型最常见。

CSVD 在老年人中很常见，但确切的发病率尚不清楚，性别及地域分布特点也有待明确。CSVD 卒中约占所有类型卒中的 25%。1965 年，Fisher 率先报道了 CSVD 的病理学特征，但在之后相当长的一段时间内该病未受到足够的重视。近十年来，人们才逐渐认识到 CSVD 的危害，发现该病是认知、精神及身体残疾非常常见的原因，与高达 45% 的痴呆有关。

【临床与病理】

CSVD 临床表现变异很大，与病变损害的部位、严重程度及所处疾病发展阶段有关。疾病早期，多数患者无明显症状。脑小血管急性阻塞或破裂可出现突然发作的卒中样症状。疾病晚期主要表现为步态紊乱、精神症状、认知功能进行性下降，甚至发展为痴呆。认知功能障碍是 CSVD 最突出的临床表现，以执行和注意功能下降为特征，多达 45% 的痴呆与 CSVD 有关。

CSVD 的病理学表现与其类型有关，本节主要描述小动脉硬化型 CSVD 的病理学特征。与动脉粥样硬化性大血管疾病相似，小动脉硬化型 CSVD 也可在小动脉形成微小动脉粥样硬化斑块。此外，该类型 CSVD 还存在 2 种特征性血管病理学改变，一是在小动脉远端及微动脉血管平滑肌细胞发生脂质玻璃样变性；二是微动脉局部发生纤维素样坏死。这些血管壁的病理学变化最终导致小动脉和微动脉的管壁增厚和管腔狭窄或闭塞。除了血管本身的病理学改变以外，CSVD 还可以导致脑组织的病理学改变，包括：①小梗死灶：为小动脉或微动脉闭塞所致的脑组织梗死。皮层下小梗死直径常小于 20mm，皮层微梗死直径多小于 1mm，后者的发生率远高于前者。②腔隙：是指直径为 3~15mm 的圆形或卵圆形皮层下空腔性病变，多为脑小动脉闭塞所致的脑梗死灶或破裂所致的脑出血灶演变而来。③白质缺血性改变：脑白质的血供来源于垂直于脑表面的穿支动脉，终止于毛细血管床，很少或完全没有侧支循环，因此，易受到血流灌注不足和慢性缺氧的影响，从而发生少突胶质细胞萎缩、轴突及髓鞘损伤及胶质增生等改变。④血管周围间隙：又称 Virchow-Robin 间隙，为包绕血管、沿着血管走行的脑外液体间隙。当血管周围间隙的直径超过 2mm 时，被认为是血管周围间隙扩大。⑤微出血：直径 2~5mm 的卵圆形或圆形出血灶，可以是新鲜出血，也可以是陈旧性出血。多发生于双侧丘脑、壳核、尾状核及小脑，也可发生在脑叶。⑥萎缩：是指脑体积下降，可为全脑萎缩或局部萎缩，可对称或不对称发生，也可具有组织选择性，病理学表现为神经元丢失、皮层变薄等。

CSVD 血管病变的发病机制尚不清楚，可能与内皮细胞损伤、炎症、氧化应激等有关。在疾病早期，小动脉内皮细胞功能衰竭导致管壁通透性增高，血管内血液成分进入血管壁和血管周围组织，导致血管壁损害以及血管周围组织炎症、脱髓鞘和胶质增生。在疾病中期，玻璃样变和纤维素样坏死组织在血管壁内大量沉积加上动脉粥样硬化斑块的形成，导致血管壁进行性增厚、僵硬、自我调节能力降低。在疾病晚期，管壁增厚等因素导致小动脉管腔狭窄，如遇血管痉挛、低血压等情况会导致管腔闭塞，进而引起脑梗死的发生。CSVD 脑内病灶的形成机制见图 4-5-1。

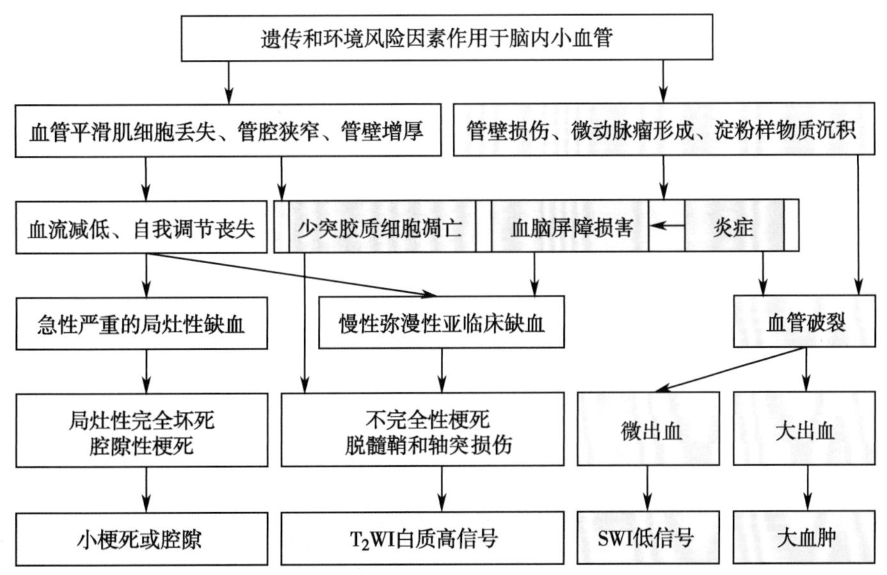

图 4-5-1 CSVD 脑内病灶的形成机制

【影像检查方法】

常规X线检查对诊断CSVD无价值。CT平扫可以发现较大的急性期血肿、发病12小时以上的较大的急性梗死灶、较大的腔隙、较明显的脑白质病变以及较严重的脑萎缩。但CT平扫的敏感性不如MRI，尤其是很难检测微梗死、微出血及血管周围间隙，故一般不推荐使用CT评估CSVD。CT灌注成像可以显示脑小血管床的血流灌注及血管通透性，可评估脑组织血流动力学变化。MRI是评估CSVD的首选影像学检查方法，常规检查序列包括：T_1WI、T_2WI或T_2-FLAIR、DWI和T_2^*加权梯度回波序列（gradient-recalledecho，GRE），可以诊断及评估新发小梗死、微出血、腔隙、脑白质病变、血管周围间隙、脑萎缩等病理改变。在显示微出血方面，磁敏感加权成像（susceptibility weighted imaging，SWI）比GRE序列的敏感性更高。DTI、fMRI、MRS、PWI等MRI新技术可以量化评估CSVD的脑损害，尚处于研究阶段，未转化到临床。PET技术不仅可以评估脑血流及代谢变化，还可量化评估淀粉样蛋白的沉积，也逐渐用于CSVD的评估。

【影像表现】

CSVD影像学的表现多样，描述影像学特征的术语和定义差异性很大。为此，国际脑血管病领域的专家于2013年发布了报告神经影像血管性改变的标准（standards for reporting vascular changes on neuroimaging，STRIVE）。

1. 新近皮层下小梗死（recent small subcortical infarct） 穿支小动脉供血区域内存在近期梗死的神经影像学证据，影像特征或临床症状支持病灶发生在数周之内。在轴位图像上，病灶最大直径小于20mm。绝大多数患者临床表现为腔隙综合征，也可以在神经影像上偶然发现。然而，约30%的腔隙综合征的患者MRI检查找不到责任病灶，提示常规MRI技术检测病灶的敏感性有待提高。新近皮层下小梗死具有三种转归：形成腔隙、演变为白质高信号和完全消失。由于腔隙并不是小梗死的唯一转归，因此，STRIVE标准中弃用了腔隙性梗死的概念。由于病因不同，基底节和内囊区大于20mm的病灶应称作纹囊梗死，而不属于新近皮层下小梗死。此外，脉络膜前动脉闭塞所致的尾状核头逗号状梗死灶也不属于新近皮层下小梗死。

（1）CT：较大的病灶可于梗死后12小时后检出，表现为圆形、卵圆形或结节状的低密度病灶。增强检查可见环形或不规则形斑片状强化。

（2）MRI：是诊断新近皮层下小梗死最为敏感的检查方法。病灶在DWI序列上呈高信号，T_1WI序列上呈低信号，T_2WI和T_2-FLAIR序列呈高信号（图4-5-2）。梗死后3天~1个月可发生均匀、环形或不规则形斑片状强化。新近皮层下小梗死存在3种转归：当血供及时完全恢复时病灶可以消失；当血供部分恢复时可演变为白质高信号；当血供未及时恢复时可演变为腔隙。

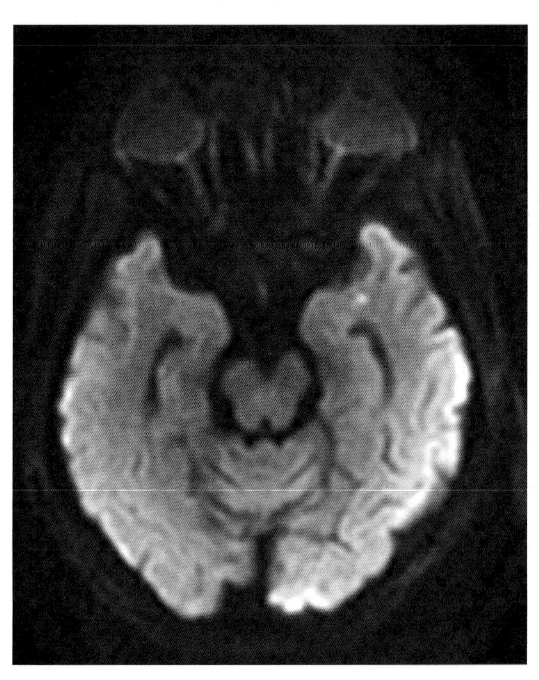

图4-5-2 新近皮层下小梗死MRI平扫

DWI示左侧颞叶皮层下见小点片状高信号

2. 假定血管起源的腔隙（lacuner of presumed vascular origin） 由穿支小动脉供血区域内皮层下小梗死或出血发展而来的直径为3~15mm的圆形或卵圆形充满液体的腔。直径大于3mm可与直径一般较小的血管周围间隙区分开。直径小于15mm是考虑到皮层下小梗死转入慢性期后存在不同程度的缩小。

（1）CT：病灶位于小穿支动脉供血区域内，表现为圆形或卵圆形低密度腔隙（图4-5-3），边界清楚，增强检查无强化。

（2）MRI：病灶表现为小穿支动脉供血区域内脑脊液样长T_1、长T_2信号影，DWI为低信号

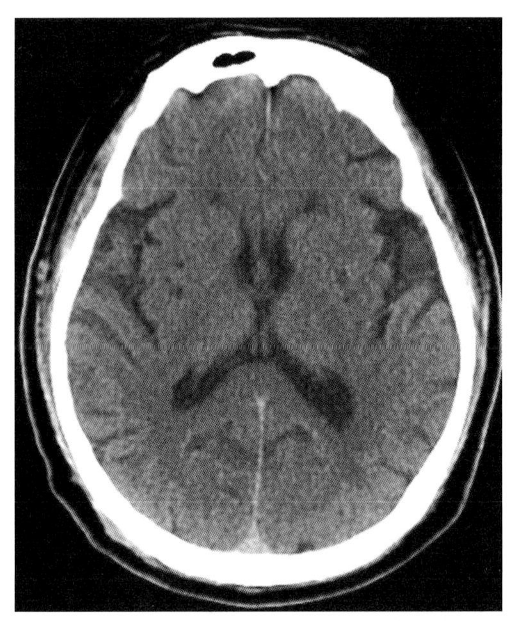

图 4-5-3 假定血管起源的腔隙 CT 平扫

横轴位 CT 显示双侧基底节区多发点片状低密度影

（图 4-5-4）。T_2-FLAIR 序列上病灶表现具有特征性，中央呈低信号，周围可见高信号边缘，提示胶质细胞增生，此征象可与血管周围间隙相鉴别。增强检查病灶无强化。高信号边缘有时可以不存在，当血管周围间隙穿过白质高信号区时也可有类似表现。虽然 T_1WI 和 T_2WI 表现为典型的脑脊液信号，但是，有时 T_2-FLAIR 序列上中央脑脊液信号不能被抑制而表现为整个病灶高信号。

3. 假定血管起源的白质高信号（white matter hyperintensity of presumed vascular origin，WMH） T_2WI 和 T_2-FLAIR 序列上大小不一的白质高信号，一般不包含皮层下灰质和脑干的高信号，如果包含应称为皮层下高信号。WMH 的命名最为混乱，曾被称为白质疏松、白质高信号、白质病变、白质脑病等。

（1）CT：检测 WMH 的敏感性不如 MRI，病变表现为皮层深部和（或）脑室周围白质内斑片状

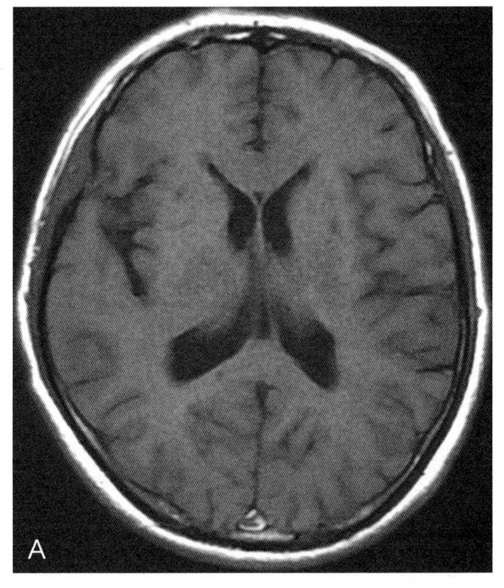

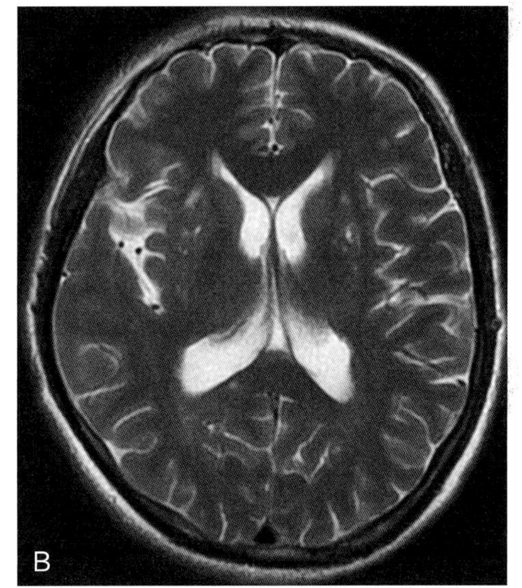

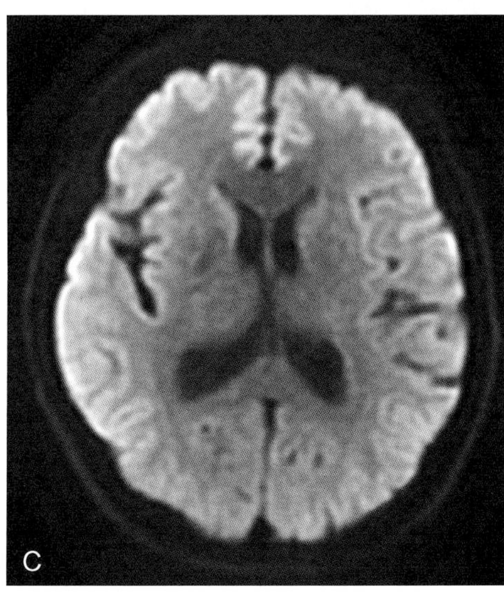

图 4-5-4 假定血管起源的腔隙 MRI 平扫

A. T_1WI 示双侧基底节区多发斑片状低信号；B. T_2WI 呈高信号；C.DWI 呈低信号

低密度影，可融合成大片状，对称分布，增强检查无强化。

（2）MRI：WMH 表现为皮层深部和（或）脑室周围白质内 T_2WI 或 T_2-FLAIR 高信号，T_1WI 等或稍低信号。增强检查无强化。常用改良 Fazekas 分级法（0~3 级）来评估 WMH 的严重程度，0 级为正常；1 级为斑点状；2 级为斑块状；3 级为斑片状或融合病变（图 4-5-5）。

4. 血管周围间隙（perivascular space） 位于灰、白质内沿着典型血管走行的充满液体的间隙，在所有 MRI 序列上信号强度与 CSF 相似。由于不同年龄阶段正常血管周围间隙的大小不清楚，故弃用了扩大血管周围间隙的概念。

（1）CT：只能显示较大的血管周围间隙，表现为圆形或卵圆形 CSF 样低密度影，边界清楚，增强检查无强化，常位于基底节区，也可见于半卵圆中心、侧脑室旁白质、中脑等。

（2）MRI：对血管周围间隙的显示较 CT 更加敏感。在所有序列上的信号与 CSF 相同，高分辨成像有时可见中央血管。当成像平面平行于穿

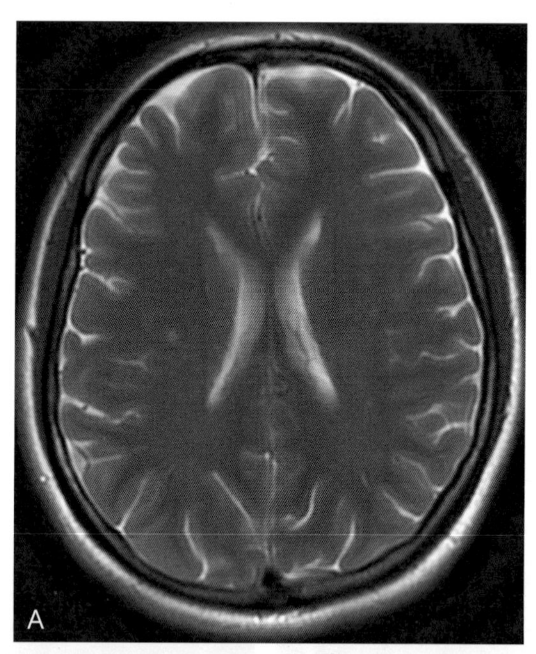

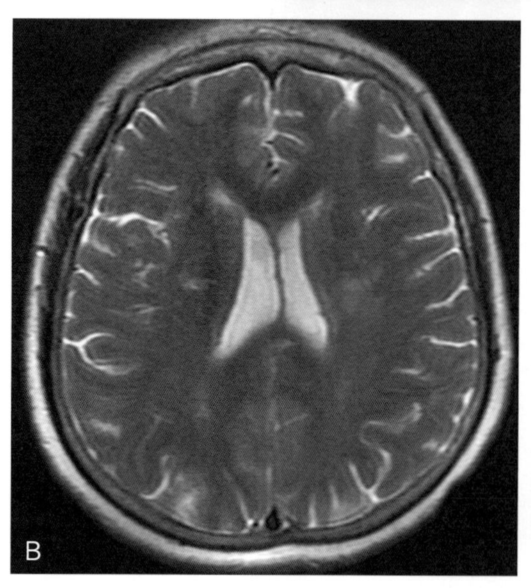

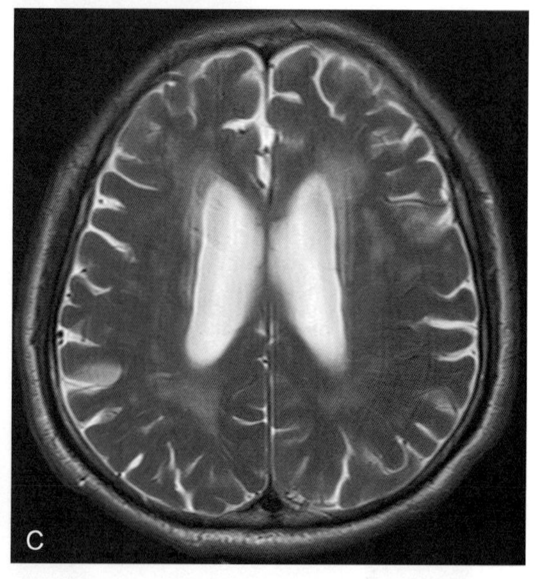

图 4-5-5 改良 Fazekas 分级法评估 WMH 的严重程度

A. 1 级，T_2-FLAIR 示双侧半卵圆中心斑点状高信号；B. 2 级，T_2WI 示双侧侧脑室周围斑块状、部分融合高信号病灶；C. 3 级，T_2WI 示双侧侧脑室周围片状融合的高信号病灶

支血管时血管周围间隙呈线样，当成像平面垂直于穿支血管时呈直径小于 3mm 的圆形或卵圆形（图 4-5-6）。血管周围间隙有时可以很大，甚至可达 10~20mm。增强检查无强化。

5. 脑微出血（cerebral microbleed） 在 CT 检查和 T_1WI、T_2WI 及 FLAIR 等常规 MRI 序列一般表现为阴性，而在对磁化率敏感的 MRI 成像序列上表现为直径小于 10mm（多为 2~5mm）的圆形或卵圆形无信号区。

（1）CT：常为阴性，偶尔可以显示较大的急性期的微出血灶。

（2）MRI：常规 T_1WI、T_2WI 及 FLAIR 序列一般不能显示微出血灶。在 GRE 或 SWI 上表现为圆形或卵圆形、边界清楚、均匀低信号灶，直径多为 2~5mm，最大直径一般不超过 10mm，病灶无明显水肿及占位效应，增强检查无强化；DWI 上常呈低信号（图 4-5-7）。SWI 显示的微出血，应注意排除血管流空及颅底骨的部分容积效应所致的低信号。

6. 脑萎缩（brain atrophy） 脑萎缩是在 CSVD 患者出现的，与宏观局部脑损伤（如创伤或梗死）无关的脑体积减小。

CT 及 MRI：弥漫性脑萎缩表现为脑皮层变薄，脑室系统扩张，脑沟、脑池增宽。局限性脑萎缩表现为受累区域的脑沟增宽及邻近脑室扩大。单侧脑萎缩可见患侧呈上述表现，中线结构向患侧移位。

【诊断与鉴别诊断】

对于老年患者出现新近皮层下小梗死、腔隙、白质高信号、较多的血管周围间隙、微出血和脑萎缩等典型 MRI 表现时，CSVD 的诊断并不困难。MRI 技术可以评估 CSVD 的严重程度，标准如下：存在 1 个以上的腔隙，记 1 分；存在 1 个以上的微出血灶，记 1 分；存在 10 个以上基底节的血管周围间隙，记 1 分；存在融合或早期融合的白质高信号，记 1 分。最低 0 分，最高 4 分，分值越高，提示病情越重，预后越差。有些 CSVD 的病因、临床、病理及影像特点较明确，在此简要介绍。

脑淀粉样血管病（cerebral amyloid angiopathy，CAA）好发于老年人，是老年人脑叶出血和认知功能下降的重要原因。CAA 表现为大脑皮层和软脑膜的小动脉和毛细血管管壁的 β 淀粉样蛋白（Aβ40）沉积，使得血管壁脆性增加，破裂后引发大出血或微出血。脑叶出血是 CAA 的典型影像表现，也可出现皮层微梗死和白质高信号等表现。CAA 可以是遗传性的，亦可散发，与 Alzheimer 病的关系密切。

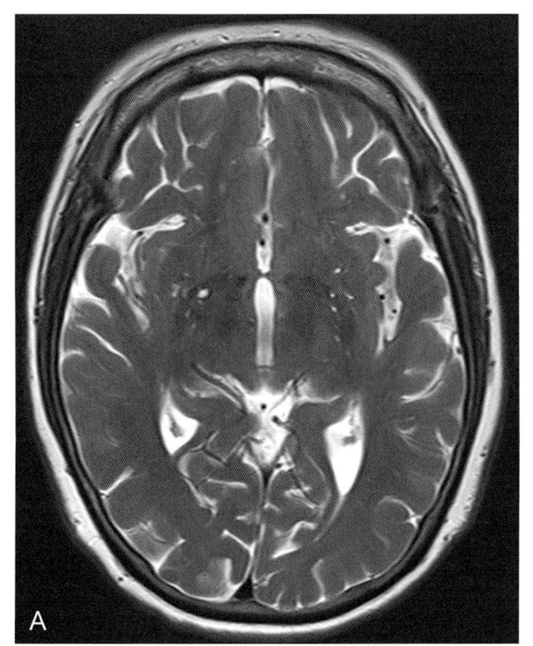

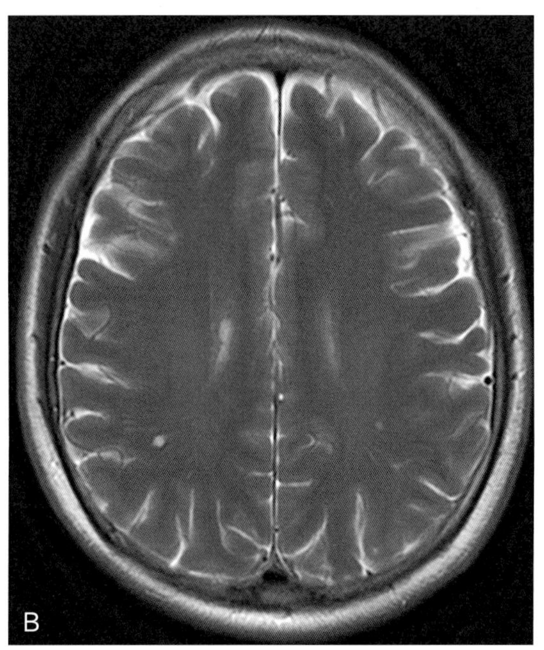

图 4-5-6 血管周围间隙 MRI 平扫

A. T_2WI 示双侧基底节区多发点状高信号；B. T_2WI 示右侧顶叶小圆形高信号

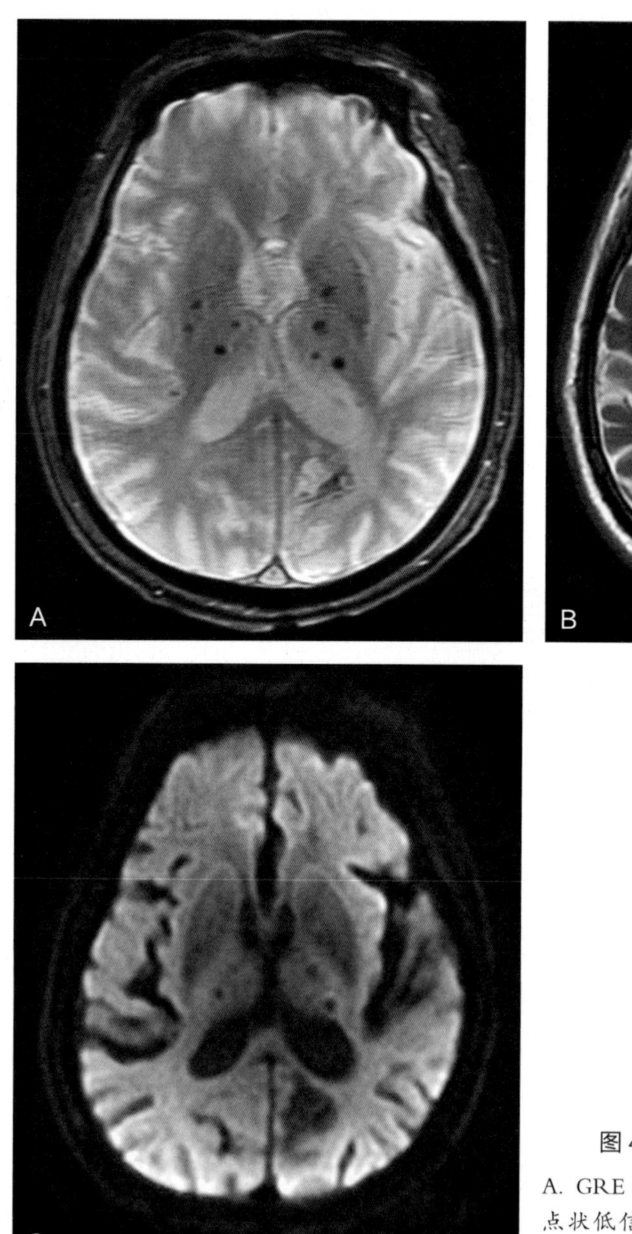
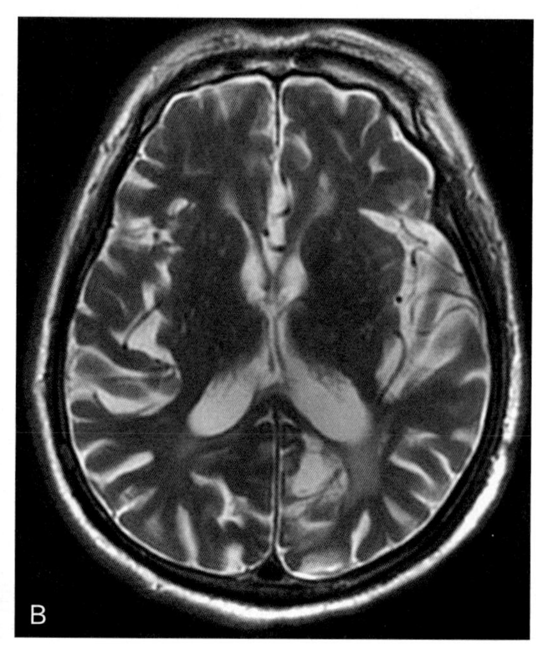

图 4-5-7 脑微出血 MR 平扫

A. GRE 示双侧基底节－丘脑区见多发点状低信号；B. T_2WI 上病变显示不清；C. DWI 上病变呈低信号

伴皮层下梗死和白质脑病的常染色体显性遗传性脑动脉病（cerebral autosomal dominant arteriopathy with subcortical infarcts and leukoencephalopathy，CADASIL）是 *NOTCH3* 基因突变损害穿支动脉和软脑膜动脉所致。临床上，具有家族史的中青年患者在无明显卒中风险因素的情况下反复出现卒中发作提示 CASASIL。MRI 检查可发现白质高信号、多发梗死灶及微出血，其中颞叶前部和外囊白质高信号具有一定特异性。CASASIL 的确诊需要皮肤活检发现血管平滑肌存在颗粒状嗜锇物质沉积和遗传学检测发现 *NOTCH3* 基因突变（图 4-5-8、图 4-5-9）。

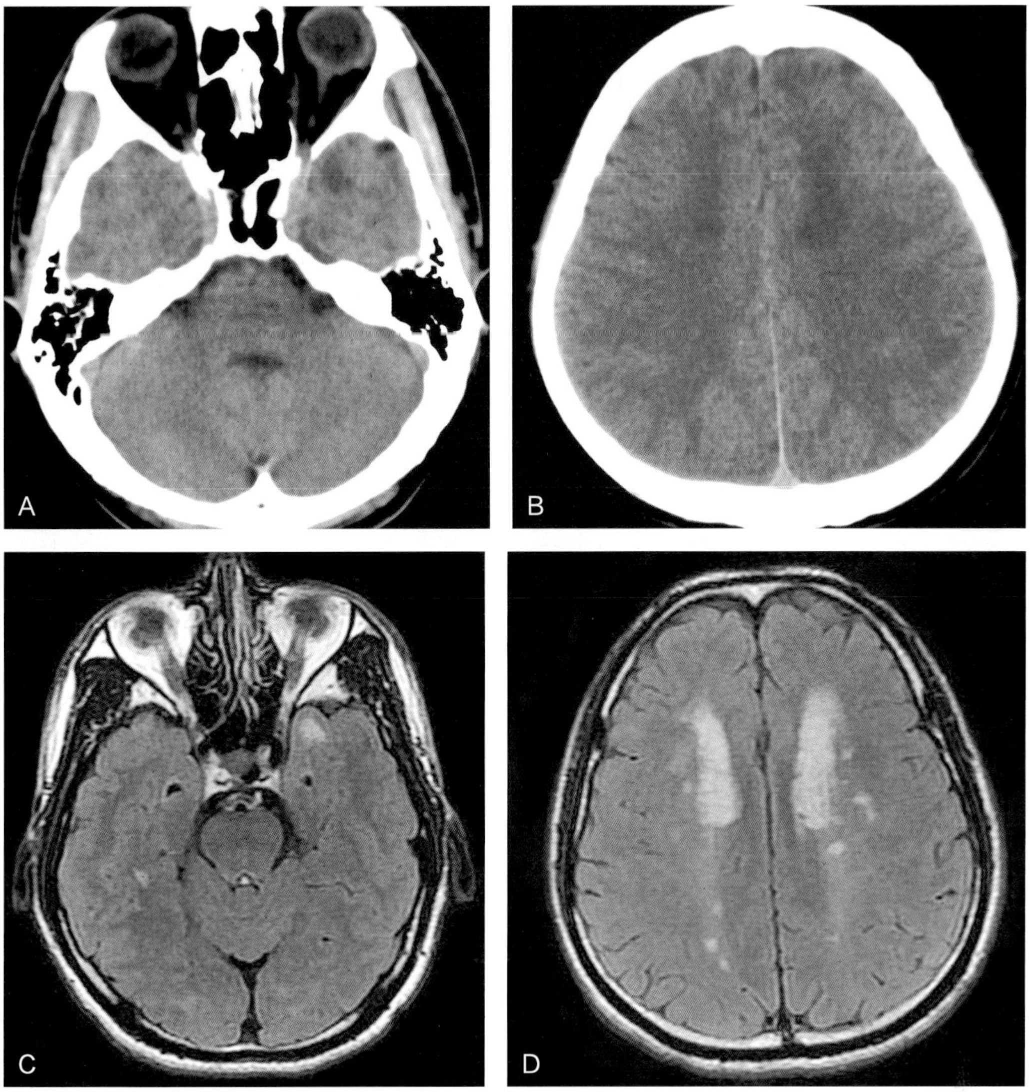

图 4-5-8 CADASIL 的影像表现

男，35 岁。左侧颞极和两侧半卵圆中心条状缺血性脱髓鞘灶，额叶为著。A、B. CT 平扫呈低密度，边界模糊；C、D. T_2-FLAIR 上呈高信号（病例图片由温州医科大学附属第一医院放射科杨运俊教授提供）

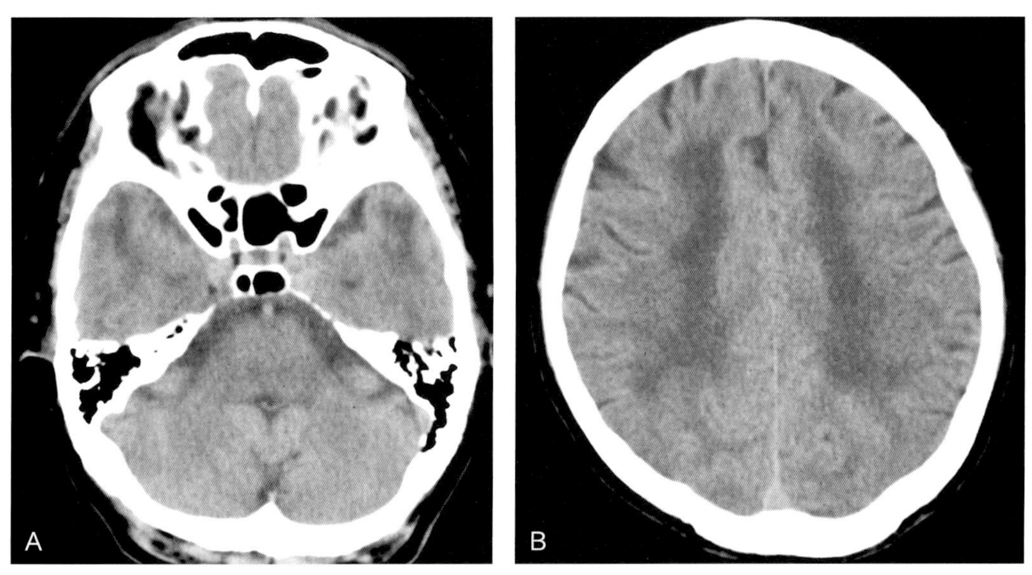

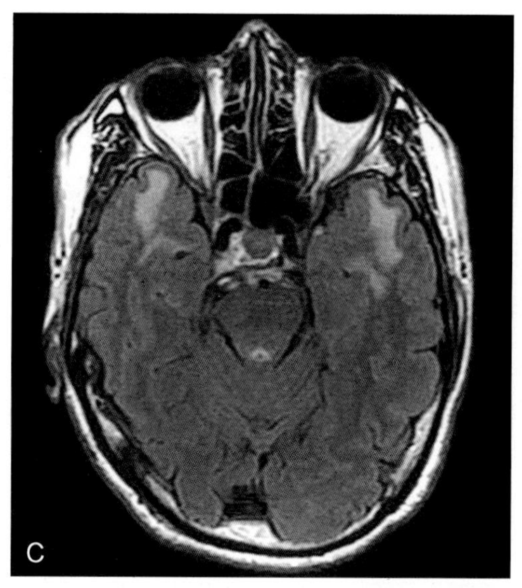

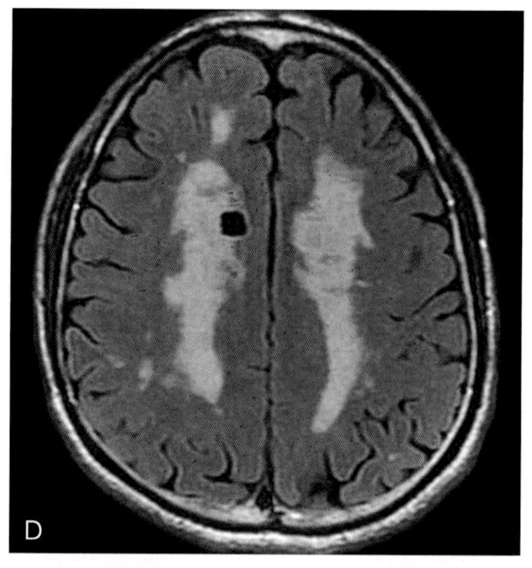

图 4-5-9 CADASIL 的影像表现

男，52 岁。两侧颞极均存在缺血性脱髓鞘灶，额叶半卵圆中心缺血性脱髓鞘灶融合成链状向顶叶延伸。A、B. CT 平扫呈稍低密度，边界模糊；C、D. T_2-FLAIR 上呈高信号（病例图片由温州医科大学附属第一医院放射科杨运俊教授提供）

假定血管起源的 WMH 应与多发性硬化等其他脑白质病变鉴别。多发性硬化好发于中青年女性，临床上多有反复发作的病史，典型脑白质病灶垂直于侧脑室长轴，称为“直角脱髓鞘征”，急性期脱髓鞘斑块呈环状或斑片状强化，而 CSVD 的 WMH 多见于老年人，多无临床症状，增强扫描病灶不会强化。

CSVD 的微出血应与其他原因所致的磁敏感序列的低信号鉴别。钙化在 GRE 序列及 SWI 幅值图上也显示为低信号，但 SWI 相位图上钙化呈高信号，与微出血灶的低信号截然相反。海绵状血管瘤也可表现为 SWI 低信号，但 T_2WI 常表现为中心高信号，周围低信号，而 CSVD 微出血常规 MRI 检查多为阴性。弥漫性轴突损伤可导致微出血，但病灶多位于皮髓质交界区及胼胝体，结合外伤史有助于鉴别。

【影像学研究进展】

1. CSVD 不同类型脑损害之间的关系及其与临床症状的关系 在 CSVD 患者中，扩大血管周围间隙的数量与白质高信号的体积和是否存在腔隙有关，而与脑萎缩的严重程度无关。而白质高信号与脑萎缩的严重程度有关。脑萎缩、微出血及脑白质高信号的范围与步态紊乱有关。CSVD 的总体病灶负担、额叶及脑室周围白质高信号、脑梗死、脑萎缩、微出血等与认知功能下降有关，主要影响信息处理速度和执行功能。

2. CSVD 的脑损害与卒中的关系 沉默性脑梗死和白质高信号将增加未来发生缺血性卒中的风险。对于急性期缺血性卒中患者而言，严重的脑白质高信号可以增加脑梗死患者的梗死体积、不可逆性梗死灶的数目、增加静脉溶栓后脑出血的风险，延缓卒中后患者神经功能的康复程度。微出血可以增加常规服用抗凝药物患者发生出血性卒中的风险。微出血与静脉溶栓治疗的关系尚存在争议，一般认为 SWI 所检出的少量微出血（如单个微出血灶）不是溶栓治疗的禁忌证，而多发微出血会增加缺血性卒中患者溶栓后出血的风险。

3. 高分辨率结构 MRI 可以精确评估 CSVD 所致的脑体积和皮层厚度变化。CSVD 患者表现为全脑萎缩、灰质萎缩和皮层变薄，是患者认知功能下降的重要原因。纵向研究显示 CSVD 灰质萎缩是全脑萎缩主要原因，灰质萎缩进行性发展，萎缩速率与白质高信号的进展显著相关。也有研究显示 CSVD 患者额颞叶皮层变薄，其程度与白质高信号体积有关。7T 等超高场强 MRI 具有更高的分辨率，可以发现 3.0T 设备很难显示皮层微梗死。

4. DTI 可以准确评估脑白质完整性及结构网络变化。CSVD 患者无论是白质高信号区还是表观正常的白质区均表现为FA值降低和MD值增高，提示白质完整性损害。有研究显示白质完整性损害与NAA浓度减低有关，提示轴突损害是其潜在原因。此外，小梗死灶、微出血灶及丘脑等灰质结构损害均与表观正常的白质区的完整性损害有关，提示继发性轴突变性可能与其损害有关。白质完整性损害与步态紊乱及认知功能下降的关系已经很明确，但与抑郁等情绪改变的关系尚存争议。同时，CSVD患者还表现为结构网络效率减低，其与认知功能损害关系密切。

5. PWI　CT和MRI均可评估脑血流变化。CSVD患者主要表现为脑实质低灌注，其中脑白质低灌注与脑白质损害程度及CSVD总体评分有关，可能是患者认知功能下降的原因之一。纵向研究显示，虽然基线脑血流与数年后白质高信号和腔隙的进展无关，但是白质高信号体积与数年后脑血流减低有关。

6. MRS　MRS是活体评估脑代谢产物的方法，但在CSVD的应用价值尚不清楚。CSVD患者脑白质的NAA浓度显著减低，但有研究发现当去除病灶影响后这种差异消失，提示MRS尚不能作为评估CSVD的生物学标记。

7. 功能磁共振成像　基于特定任务的fMRI可以考察任务诱发的脑激活变化，静息态fMRI可以研究脑自发活动、功能连接及功能网络变化。CSVD患者表现为前额叶皮层和前扣带皮层等认知脑区激活减低，也有一些脑区表现为激活增强，可能是一种补偿效应。CSVD还表现为默认网络、额顶网络、背侧注意网络内功能连接异常，以降低为主，其异常程度与认知功能损害有关。

8. PET　少量研究利用PET技术测量脑血流，发现CSVD患者脑血流可以预测数年后认知功能下降。绝大多数研究利用PET技术通过测量^{11}C-PIB评估脑组织内淀粉样蛋白沉积，进而用于研究其与CSVD患者MRI指标的关系。研究发现脑组织内淀粉样蛋白沉积与白质高信号、微出血、脑萎缩、腔隙等多种CSVD改变有关。

（于春水）

第六节　烟　雾　病

【概述】

烟雾病（moyamoya disease，MMD）又称自发性颅动脉环闭塞症，最先由Takeuchi和Shimizu报道，是一种以颈内动脉末端及大脑前、大脑中动脉起始部动脉内膜缓慢增厚，动脉管腔逐渐狭窄以致闭塞，脑底穿通动脉代偿性扩张为特征的疾病。因脑血管造影时呈现许多密集成堆的小血管影，似吸烟时吐出的烟雾，故名烟雾病。

病因：①遗传性因素：流行病学研究显示烟雾病患者中6%~12%有家族史，提示遗传因素在烟雾病的发病过程中起着极其重要的作用。有研究显示，家族性烟雾病的遗传方式为伴有不完全外显率的常染色体显性遗传，其主要基因位点可能存在于染色体17q25.3上。②免疫学因素：烟雾病并不是传统意义上的自身免疫性疾病，但很多研究报道，病变部位血管内膜增厚层内存在大量IgG、IgM等免疫球蛋白的沉积，患者血液内α2巨球蛋白、转铁蛋白水平升高，因此免疫介导的病理改变可能参与了烟雾病的发病过程。研究显示，包括甲状腺自身抗体、血管内皮生长因子、碱性成纤维细胞生长因子和转化生长因子β在内的多种与血管新生相关的细胞因子都被证实在烟雾病患者体内表达异常。③其他因素：其他与MMD的发病有关的因素，主要有感染、放射性损伤、神经内分泌、外伤等。有学者报道，约20%的MMD患者发病前有明确的感染史，如钩端螺旋体、结核、风湿、病毒性感冒（EB病毒）等。

流行病学：1955年，日本学者首先报道了MMD的脑血管造影表现；1969年，Suzuki和Takaku根据脑血管造影所表现出来的形态将其命名为MMD。该病主要发生在亚洲国家，以日本最为多见，在世界各地及各民族也均有报道。日本年发病率约为0.351 0万，男女比例为1∶1.7。我国发病在18~39岁年龄段为明显的高峰期，无明显的性别差异，但在不同的年龄段具有性别差异，在18~29岁年龄段，男女比例为1∶1.71，在30~39岁中，男性比例明显增高。

【临床与病理】

MMD的临床表现根据颅内供血动脉血管内

膜增厚、管腔狭窄导致脑血流量减少的速度与代偿性侧支循环形成增加脑血流的速度的情况而有所不同，轻者以TIA发病，表现为头痛、癫痫、肢体无力、感觉异常及视力视野改变等，重者则以脑梗死或脑出血起病。成年人MMD超过66%以脑出血为主要表现，可以表现为脑内血肿、侧脑室出血和蛛网膜下腔出血，以侧脑室出血多见。出血的原因可能是因为局部血流动力学改变和Willis环上的小动脉瘤形成以及Moya血管扩张形成微小动脉瘤，动脉瘤破裂后形成脑出血。有研究报道MMD患者11%伴随有动脉瘤或动静脉畸形，形成动脉瘤的原因可能与血流的改变有关，例如后循环的血流向前循环引流，出现基底动脉尖端动脉瘤、后交通动脉瘤和脉络膜动脉动脉瘤等。另一个原因可能是异常增生的血管网在长期承受血流压力的情况下导致血管壁压力过高破裂出血。儿童仅约10%表现为脑出血，绝大多数表现为脑缺血，40%左右表现为TIA，约30%表现为脑梗死，还有少部分表现为头痛、癫痫等。

MMD分为缺血型、出血型和其他症状型。

1. 缺血型MMD　儿童MMD患者多为缺血型，成人缺血型患者也不少见。最常见临床表现为头痛和TIA，TIA的典型表现为交替性肢体无力，多在长时间哭闹或剧烈运动后发作，严重的可出现脑梗死。根据脑缺血部位不同，可随机、单独或同时出现运动、感觉、视力、语言障碍等表现。症状出现与否，主要与颅内供血动脉内膜增厚、管腔狭窄或闭塞导致血流减少的速度，代偿性侧支循环导致脑血流增加的速度以及脑组织代谢所需的血流量三者之间是否平衡有关。因此哭闹等过度换气动作引起脑血管收缩，或应激性情感反应、过度紧张等增加脑组织氧耗，均可引起缺血症状发作。儿童MMD脑缺血症状虽然反复发作，但一般持续时间不长，就医或入院时临床症状常完全消失，甚至没有任何不适。因此，一定要注意详细询问病史，应包括首次发作的年龄、发病频率、严重程度、缺血发作的特性、身体受累的部位、诱发因素、发作的时间与环境等，还应注意区分一些神经系统体征是新发的还是前次发作遗留的。

2. 出血型MMD　多见于成人，女性多于男性。出血量一般较少，出血部位常在脑室内及基底节周围，也有部分患者表现为蛛网膜下腔出血。根据出血量多少、出血部位不同，患者可有头痛、严重神经功能障碍或意识障碍等。脑室内出血患者经恰当的外引流，大部分恢复较好。35%的出血型MMD患者会再出血，再出血可发生在原位，也可发生在非原位，再出血是预后较差的重要因素之一。

3. 其他症状型MMD　MMD病因脑缺血损伤部位不同，也会有一些其他的首发症状如智力下降、精神障碍、癫痫、不随意运动、头晕、内分泌紊乱等。这些症状特征性不强，容误诊或漏诊。

MMD的病理改变主要表现为动脉内膜明显增厚，纤维细胞肥厚，内弹力层高度屈曲、分层、断裂，动脉中膜萎缩变薄，平滑肌细胞减少，血管壁上出现附壁血栓及脂质沉积等现象。

本病的病因尚不明确，主要有以下几种理论：先天性血管畸形、继发于其他病变、先天和后天多种因素共同作用。部分患者具有家族倾向。另有文献报道，MMD与遗传因素、感染、炎症、免疫反应、细胞分子分泌异常、弹性蛋白堆积等有关。

【影像检查方法】

检查方法和技术：TCD、CTA、MRI、MRA、DSA。TCD具有廉价、普及程度高、无创的优点，研究发现其与DSA有良好的相关性，因此可作为筛查MMD的检查方法，也可以方便地评估颅内外血管重建手术的效果。CT简单、快速、无金属异物的禁忌证等，CT平扫仍是筛查颅脑疾病的首选。头颅CTA是目前诊断脑血管疾病最常用的手段之一，了解MMD的头颅CTA特点对于诊断MMD病具有重要意义。MRI和MRA为MMD的诊断提供无创的方法，提高MMD的诊断率。MRI比CT更容易区分新旧缺血性病变、脑萎缩，还可清楚显示基底节多发、点状的流空现象及颈内动脉远端和大脑前动脉、大脑中动脉近端的正常流空现象消失。MRA可清楚地显示颈内动脉末端狭窄和颅底烟雾状血管形成等MMD特征性影像表现。MRA联合MRI提高MMD的诊断能力。MRA还可进行术后评估，增粗的颞浅动脉或由颞浅动脉发出的血管分支在大脑中动脉供血区生长，均提示手术有效。DSA可以准确显示颅内动脉狭窄/闭塞以及颅底烟雾状血管。

不同检查方法的优选策略：DSA是烟雾病诊断和评估的金标准，不仅可以较为精确地评估颈内动脉末端周围血管的狭窄 / 闭塞程度，更可以对颅底烟雾状血管的生成及其他途径的侧支循环进行较为准确地评估。CTA 是目前临床应用较为广泛、便捷的无创血管成像方法，尤其是近年来随着 CT 硬件及软件的不断发展，使得一次扫描就可以得到头颅 CT 平扫加增强、头颅 CTA 及全脑灌注图像，可以对烟雾病进行术前及术后的全面评估。MRA 是最早应用于烟雾病血管评估的无创血管成像方法，自 1994 年起 MRA 表现就作为烟雾病的诊断标准之一。3D TOF MRA 是对整个容积进行激发和采集，能直接显示整个 Wills 环和脑基底部异常血管网，能明确病变血管的部位和程度，已成为 MMD 的首选诊断方法。TCD 可以通过对脑动脉血流方向、流速以及频谱形态等的探测来确定血管及分支是否存在狭窄或者闭塞。

【影像表现】

1. CT　MMD 头颅 CT 平扫可无异常表现，也可表现为脑梗死或脑出血，其梗死、出血表现易误诊为其他脑血管病。

典型病例 CT 增强上可以识别烟雾状血管，大多数病例可以看到受损的大脑中动脉，还可见缺损的颈内动脉末端及大脑前动脉的起始端，晚期整个基底动脉环消失。CTA 可显示颈内动脉末端闭塞（图 4-6-1），伴烟雾状血管形成（图 4-6-2）。

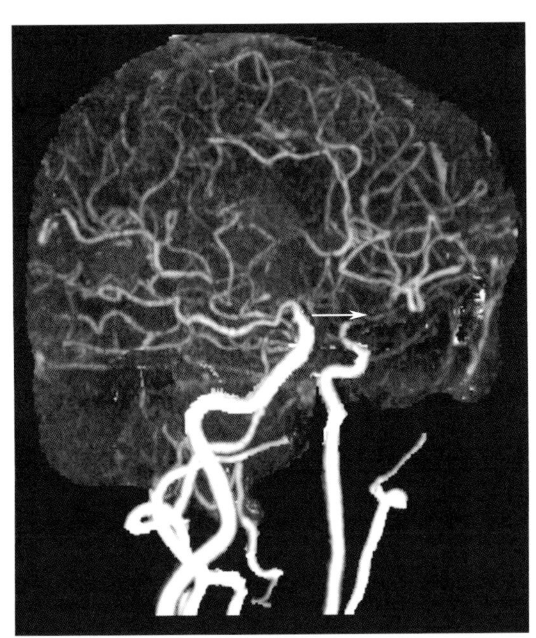

图 4-6-1　烟雾病的 CTA

左侧大脑中动脉闭塞（箭）

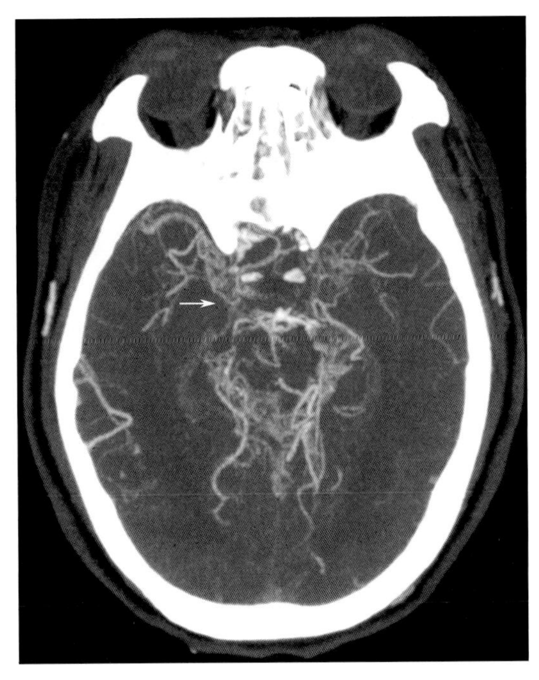

图 4-6-2　烟雾病 CTA-MIP

颅底烟雾状血管形成（箭）

2. MRI　常规 MRI 能够直接显示 MMD 的脑出血、梗死、软化、脑萎缩及脑白质脱髓鞘等征象，但无特征性。MMD 脑梗死不同于动脉硬化导致的脑梗死，其特点是梗死多为皮层或皮层下、斑点状或蜂窝状病灶，并出现不同程度的脑室扩大及蛛网膜下腔增宽和脑萎缩；梗死灶可多发也可单发，其面积大小不一；梗死部位可位于分水岭区、大脑前、大脑中或大脑后动脉供血区、基底节区、丘脑区等，但不一定与大脑的动脉供血区域一致。MRI 于矢状位 T_1WI 显示的从鞍上向基底节区呈纵行排列的迂曲、扩张的异常血管团及 T_1WI、T_2-FLAIR 序列显示的柔脑膜征是 MMD 的特征性征象。

3. MRA　直接显示血管狭窄、闭塞情况及异常血管团，并可显示 MMD 的多样式侧支循环形式（图 4-6-3）。MMD 的侧支循环血管主要表现形式：异常血管网，即脑基底部异常血管网和额底部异常血管网，对局部供血有一定的作用，其中脑基底部异常血管网主要为脑底部的穿支动脉、豆纹动脉、前后脉络膜动脉等穿入脑实质形成异常血管网，额底部异常血管网主要有增粗的眼动脉眶支，经筛板入颅，还有筛窦黏膜、上鼻道血管网通过筛板小孔与大脑前部血管相交通，是大脑前部的有效血供来源；PCA 与 ACA 和 MCA 末梢间吻合，这种类型的侧支循环往往见于 MMD 的早期，是 MMD 早期主要的侧支循环；颅外动脉与颅内动脉的侧支循环，颈外动脉的分支颞浅动脉和脑膜中动脉通过硬 - 软脑膜吻合，眼动脉通过眶动脉供应额叶，是 MMD 晚期重要的侧支循环。

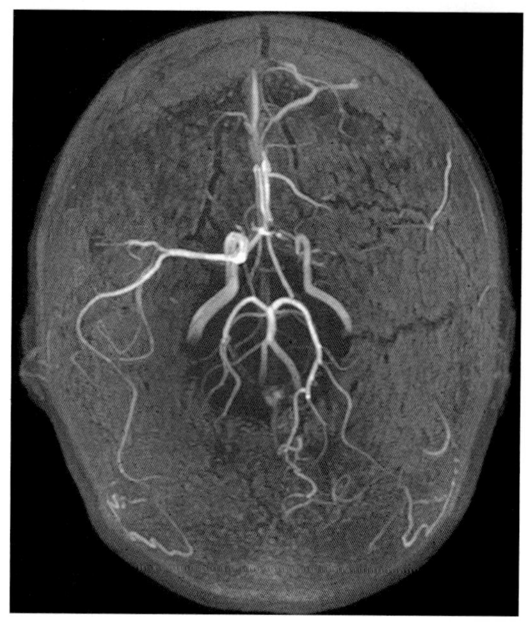

图 4-6-3 烟雾病 3D-TOF-MRA

MRA 示左侧颈内动脉终末段闭塞

4. DSA DSA 是 MMD 诊断的金标准，基本表现是双侧颈内动脉末端闭塞伴颅底烟雾状血管形成（图 4-6-4）。

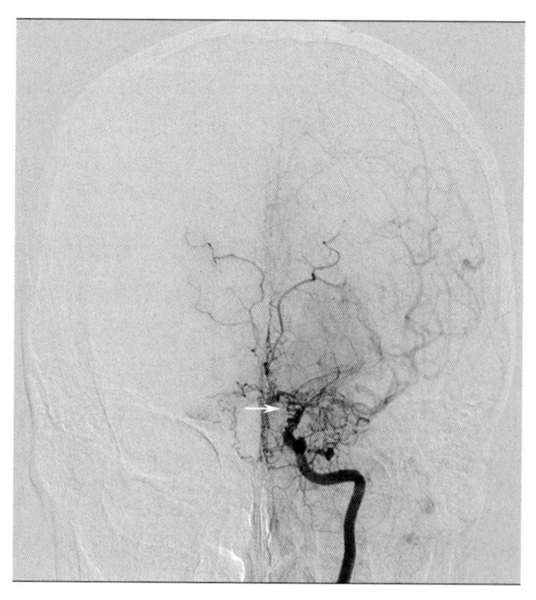

图 4-6-4 烟雾病 DSA

女性，28 岁，短暂性脑缺血发作，DSA 示左侧颈内动脉终末段狭窄阻塞（箭），伴周围烟雾状血管形成

【诊断与鉴别诊断】

诊断标准：目前国际上普遍采用是 1997 年日本国立卫生署和福利社 MMD 研究委员会修订的诊断标准。

1. 诊断内容

（1）脑动脉造影：脑动脉造影可作为独立的诊断标准，至少应符合以下条件：①颈内动脉终末段和（或）大脑前动脉起始段和（或）大脑中动脉起始段严重狭窄或闭塞；②动脉期在闭塞动脉周围有异常血管网；③上述病变是双侧的。

（2）MRI：如果 MRA 和 MRI 清晰地显示以下改变，无需做 DSA 检查即可诊断：①颈内动脉终末段和（或）大脑前动脉起始段和（或）大脑中动脉起始段严重狭窄或闭塞；②脑基底部异常血管网，如果在 MRI 上看到 2 个以上明显的流空血管影，也可认为有异常血管网；③上述改变为双侧。

（3）排除其他原因血管病：因本病的病因未完全明确，因此，诊断 MMD，需要排除以下疾病所致的脑血管病变：①动脉粥样硬化；②自身免疫性疾病；③脑膜炎；④脑肿瘤；⑤唐氏综合征；⑥神经纤维瘤病；⑦颅外伤；⑧放射线头部照射；⑨其他原因。

（4）病理发现：颈内动脉末端内膜增厚导致管腔狭窄或闭塞，一般没有炎性细胞或粥样硬化改变；与颈内动脉末端相连的 Willis 环周围的大脑前、中和后动脉有不同程度的狭窄或闭塞，造成狭窄或闭塞的原因为内膜纤维增生、内弹力层和中层变薄；Willis 环周围大量小血管网形成（穿通动脉和吻合血管）；软脑膜上也经常见到密集的小血管网。

2. 诊断标准 如果未行动脉造影而行病理检查者，则符合上述病理改变即可诊断。确诊的 MMD 需要全部符合 DSA 或 MRA/MRI 特征性改变的 3 条，并排除了以下疾病：动脉粥样硬化、自身免疫性疾病、脑膜炎、脑肿瘤、唐氏综合征、神经纤维瘤病、颅外伤、放射线头部照射等。如果是儿童患者，其中一侧符合 DSA 或 MRA/MRI 特征性的①和②，另一侧 ICA 末端严重狭窄也可以诊断。可能诊断的 MMD 须符合 DSA 或 MRA/MRI 特征性改变的①和②，并排除了确诊病例中提到的上述其他疾病（即一侧性病变）。

3. 分期 Suzuki 和 Takaku 依据疾病发生发展过程提出将烟雾病的血管造影表现分成 6 期：第 1

期是颈内动脉分叉狭窄期：颈内动脉末端分叉狭窄，无其他异常；第 2 期是烟雾出现期：颈内动脉末端分叉狭窄，颅底烟雾血管形成。血管造影能分辨管径增粗的烟雾血管，没有颅外至颅内的侧支循环形成；第 3 期是烟雾旺盛期：大脑前动脉和大脑中动脉有缺失，烟雾血管非常明显，形成烟雾血管团，无法在血管造影上识别形成烟雾血管团的每一条动脉。大脑后动脉或后交通动脉不受影响，无颅外至颅内的侧支循环形成；第 4 期是烟雾衰减期：后交通动脉先天发育纤细或缺如，起始部看不到正常的大脑后动脉。颈内动脉闭塞已经发展到与后交通动脉的联合处，最后，在动脉造影上曾经出现过的后交通动脉在此期消失。但在此期，顺着烟雾血管的薄雾，仍然找到浅淡或者完全改变了形状的大脑前动脉和大脑后动脉，烟雾血管粗糙、变细，血管网较差。经眶动脉的烟雾血管增加，从颅外到颅内侧支循环的动脉逐渐增粗；第 5 期是烟雾减少期：从颈内动脉发出的全部主要动脉完全消失，烟雾血管比第 4 期更少，形成的血管网更差，且只局限在虹吸部。此外，颈内动脉的闭塞更向下发展，闭塞发生在 C2 段或 C3 段以上。从颅外来的侧支供血进一步加强；第 6 期是烟雾消失期：颈内动脉虹吸段闭塞，颅底部的烟雾完全消失，仅见到从颅外进入颅内的侧支循环，颈内动脉对颅内的供血已完全消失，脑循环的供应完全依靠颈外动脉或椎动脉。

鉴别诊断：发作性肢体麻木无力或一侧肢体瘫痪是大多数血管病的表现，但 MMD 患者某些症状与其他血管病变类似，如视物不清、头痛、头晕、眩晕、发作性意识障碍、肢体抽搐或智力减退等。MMD 早期头颅 CT 平扫不一定有异常改变，需要脑动脉 CTA 或 MRA 检查；部分患者脑梗死病灶与脑动脉分布范围不相符，易与脑炎或线粒体脑肌病等混淆；成人缺血型 MMD 与脑动脉硬化、脑血栓形成鉴别；成人出血型 MMD 与高血压脑出血鉴别。所以对于卒中患者时，需要进行无创的血管检查，明确病因。

影像诊断思路：儿童或中青年患者不明原因的卒中、反复交替性发作 TIA、脑室出血、脑出血合并脑梗死、脑叶出血或梗死、非原位再出血等患者需考虑 MMD 可能。首选 TCD 筛查，怀疑颅内血管病变时，进一步行 CTA、MRA 或 DSA 确诊。另外需对 MMD 患者的脑血流动力学、脑组织代谢情况进行检查，以指导手术时机与方式的选择以及手术效果评估。

【影像学研究进展】

1. 脑血流动力学及脑代谢评价 氙增强 CT、SPECT、PET、MRI 和 CT 灌注成像等方法均能用来检测 MMD 患者脑血流动力学状况（图 4-6-5）。可出现 CBF 下降、OEF 增加、CBV 增加、MTT 延

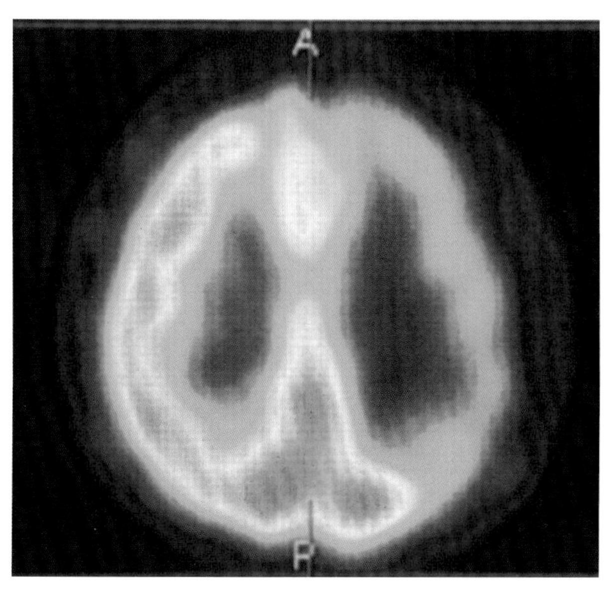

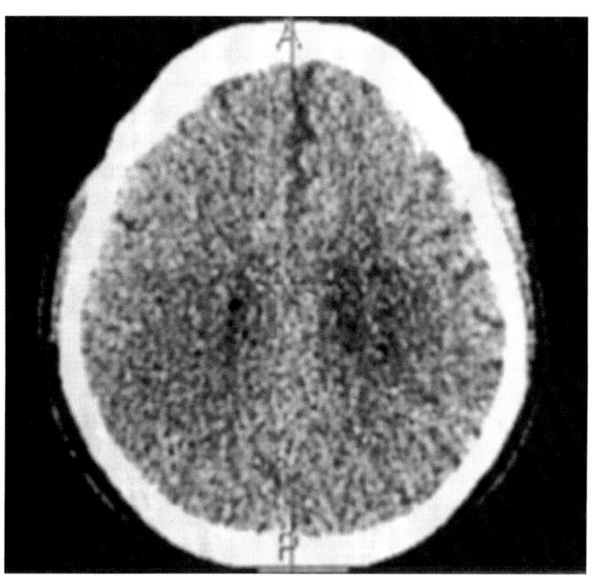

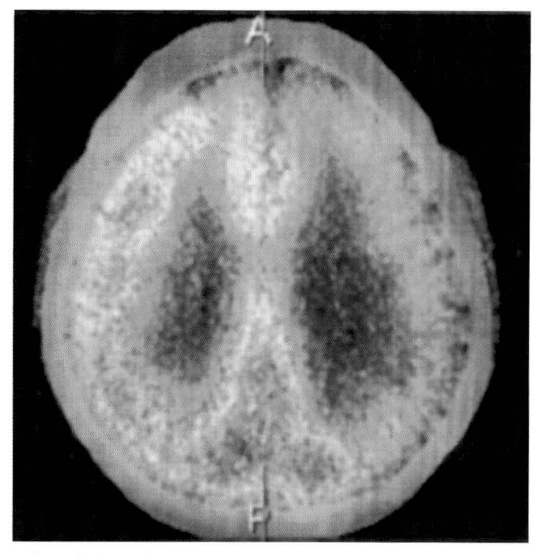

图 4-6-5 烟雾病的 SPECT-CT

SPECT-CT 融合图像示左侧大脑半球血流灌注减少

长和局部血流储备能力（rVR）下降。头颅 PET 还可见受损脑组织出现不同程度的代谢减低或缺失。脑血流和脑代谢检查可作为术前精确分型、手术时机选择、术后随访与疗效评估的依据。如果患者的脑组织尚未发生梗死，但已出现低灌注、代谢减低，此时需及早手术干预，避免出现不可逆脑损害。

2. ASL　ASL 近年来在烟雾病的评估及与其他灌注方法的对比评估中得到了较为广泛的应用（图 4-6-6），与多种灌注方法具有较好的一致性。除常规的 ASL 外，多时相选择性的 ASL MRI 也可作为一种有效地检测方法对术后吻合口周边血管的血流动力学进行评价。

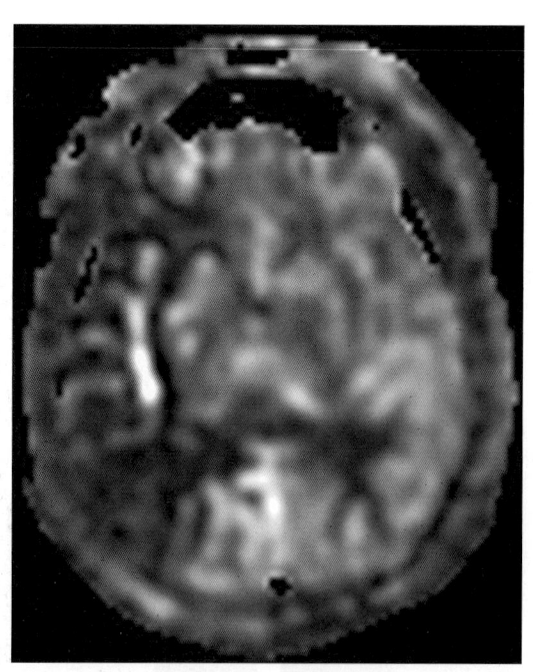

图 4-6-6 烟雾病的 ASL

女性，54 岁，双侧烟雾病。ASL 示：双侧颞叶血流灌注减低，右侧显著

（张家文）

第七节　动　脉　瘤

【概述】

颅内动脉瘤（intracranial aneurysm）是颅内动脉壁的异常膨出，多位于动脉侧壁、动脉分叉处或动脉顶端。主要病理改变为瘤壁内膜、中膜弹力纤维、胶原蛋白的降解和消失、中层平滑肌的凋亡、瘤壁内炎性细胞浸润和动脉粥样硬化等。总发生率为 3.2%，80%~85% 的非外伤性蛛网膜下腔出血是由颅内动脉瘤破裂引起的。发病高峰年龄为 40~60 岁，儿童颅内动脉瘤少见（<20%）。基于 MRA 的筛查研究显示，约 1.8% 的欧洲成年人患有颅内动脉瘤；约 7% 的 35~75 岁的中国成年人患有颅内动脉瘤；约 1.9% 的挪威人患有颅内动脉瘤。随着 MRI 和 CT 技术的进步，未破裂颅内动脉瘤的检出率不断提高。85% 的动脉瘤位于前循环，常见部位包括颈内动脉分叉处、前交通动脉、大脑中动脉水平段分叉处等。位于后循环的动脉瘤常发生部位包括基底动脉顶端、小脑后下动脉等。约 20% 的患者为多发颅内动脉瘤。未破裂颅内动脉瘤女性多见，约为男性的 3 倍。

颅内动脉瘤可依据形态学、病因学、大小进行分类。按形态学可分为：①囊状动脉瘤：最常见。病变血管段或分叉部管壁呈球囊状扩张，常并发血栓形成。②梭形动脉瘤：血管壁均匀扩张，两端逐渐均匀缩小，直至原血管直径。较少发生附壁血栓。③舟状动脉瘤：血管壁呈一侧性扩张，而对侧血管壁则无变化。常见于动脉夹层。④圆柱状动脉瘤：血管突然呈滚筒状扩张，突然过渡为正常管径。可发生附壁血栓。⑤蜿蜒状动脉瘤：相近的血管段相继呈不对称性扩张，多见于血流方向改变的血管；依病因学可分为动脉粥样硬化性、细菌性、梅毒性、外伤性、先天性动脉瘤及动脉夹层；根据动脉瘤大小分为微小动脉瘤（<3mm）、小动脉瘤（3~5mm）、中等动脉瘤（5~10mm）、大动脉瘤（10~25mm）及巨大动脉瘤（>25mm）。

颅内动脉瘤的发生与一些遗传疾病相关，如常染色体显性遗传的多囊肾、多发性内分泌瘤病Ⅰ型、遗传性出血性毛细血管扩张症、埃勒斯综合征Ⅳ型、马方综合征、多发性神经纤维瘤Ⅰ型，其中常染色体显性遗传多囊肾是目前最常见的动脉瘤相关遗传疾病。多囊肾患者颅内动脉瘤的发生率高达 10%。同时，诸如烟雾病、颅内动静脉畸形、镰状细胞病、系统性红斑狼疮、肌纤维发育不良及主动脉缩窄也会增加颅内动脉瘤发生的风险。一项大型关于基因研究的 meta 分析显示有 19 个单核苷酸多态性与动脉瘤的发生有关，其中 9 号染色体的 CDKN2B 反义抑制基因、8 号染色体的 SOX17 转录调节基因、4 号染色体的 EDNRA 基因及其邻近区的突变相关性最高。约 20% 的颅内动脉瘤患者或蛛网膜下腔出血患者有患动脉瘤家族史。老龄、女性、吸烟及高血压等危险因素可能会增加动脉瘤发生的概率。

【临床与病理】

颅内动脉瘤破裂是非外伤性蛛网膜下腔出血最常见的原因之一，其临床症状主要由蛛网膜下腔出血引起。头痛是最常见的症状，约占 85%~95%。第二常见的临床表现为脑神经病变，多由瘤体压迫引起，以动眼神经麻痹最常见。还可出现抽搐、一过性缺血性发作及脑梗死等临床症状。未破裂的动脉瘤临床表现各异，可出现头疼、头胀等非特异性临床表现，临床上有时可误诊为神经炎、偏头痛，甚至可延误诊断达数周至数十年。

颅内动脉瘤的形成及破裂主要与遗传基因、血流动力学、血管炎性反应等因素有关。

1. 遗传基因　动脉瘤相关基因表达对动脉瘤壁产生不同程度的影响，导致血管结构发生改变，如血管壁重构、细胞外基质降解等。有研究发现动脉瘤组织中与蛋白水解酶、活性氧、细胞趋化因子、细胞黏附分子及细胞凋亡等相关的基因表达异常，例如，基质金属蛋白酶 2（MMP-2）、MMP-3 和组织蛋白酶 *z* 基因、活性氧基因和活性氧清除基因、单核细胞趋化蛋白 1、血管细胞黏附分子Ⅰ、促凋亡基因 Bcl-2 家族、Caspases 家族、Fas 受体家族等基因均不同程度地表达增强，而 p21、Fas 凋亡抑制分子等抗凋亡基因显示一定程度的表达下调。

2. 血流动力学　血流动力学因素在颅内动脉瘤的发生、发展以及破裂中起着重要的作用。血流动力学参数主要包括：壁切应力、壁切应力梯度、振荡剪切指数等。壁切应力是流动的血流与血管内皮细胞表面摩擦产生的一种切应力，其平行作用于血管壁。振荡剪切指数代表一个区域随时间变化的在壁切应力相对的方向改变的速度。不同的振荡剪切指数值反映了流动振荡水平，即流动方向和强度改变的程度。目前大部分研究认为高壁切应力、高壁切应力梯度和振荡剪切指数与颅内动脉瘤形成有关。可能的机制是当血流压力增高时，血管内皮细胞的机械受体感测血管的张力，通过持续降解细胞外基质，扩张血管，将升高的壁切应力降低至正常水平，但同时也降低了血管壁的强度，从而增加动脉瘤形成的可能性。低壁切应力、高振荡剪切指数及局部高压力与动脉瘤破裂相关，可能的机制是低壁切应力、高振荡剪切指数区域内的内皮细胞表面一氧化氮功能紊乱、细胞渗透性增加和炎症细胞浸润，从而造成血管壁变薄直至破裂。

3. 血管炎性反应 血管内皮损伤及炎性反应对颅内动脉瘤的发生、发展有不同程度的影响。血管壁内弹力层的破坏会促使动脉瘤形成、扩大，甚至破裂。内皮细胞活化时募集巨噬细胞、淋巴细胞等到受损区域，从而激发炎性反应。主要的促炎因子包括白细胞介素 1、白细胞介素 6 以及肿瘤坏死因子 α。

【影像检查方法】

1. DSA 包括二维 DSA 和三维旋转 DSA，其中三维旋转 DSA 相比于二维 DSA 能检出更多的小动脉瘤，是目前诊断颅内动脉瘤的金标准。在此基础上可以进行动脉瘤栓塞等介入治疗。

2. CT 及 CTA CT 平扫是颅内出血的首选检查方法。对于非外伤性蛛网膜下腔出血的患者，CTA 是首选的无创影像检查技术。CTA 技术主要包括：①常规 CTA：基本原理是经静脉注射对比剂，利用常规标准扫描参数的螺旋 CT 扫描仪在靶血管对比剂充盈高峰期进行连续的容积采集，然后利用计算机的后处理功能，最终以二维或三维方式重组靶血管影像的血管成像技术。②数字减影 CTA：是自动化骨减影 CTA，能较好地显示颈内动脉颅底段病变，提高颅底段颈内动脉瘤的检出率。数字减影 CTA 是利用数字减影血管造影的原理，进行平扫和增强 2 次容积扫描并进行相减，获得的减影图像进行不同方式的重组以显示靶血管的解剖和病变。该技术目前在临床中已经常规应用。③低辐射剂量 / 低对比剂用量 CTA：目前头颅 CTA 常用的降低辐射剂量手段包括低管电压和迭代重建算法。在低管电压条件下配合使用低对比剂用量，能获得满足诊断要求的图像，达到“双低”CTA 的目的，具体扫描方案包括：100kV/60ml + 滤过反投影算法（filtered back projection，FBP）、80kV/60ml+FBP、80kV/30ml+FBP、70kV/60ml+迭代重建算法（SAFIRE 4，S4）、70kV/30ml+S4 等。④双能量 CTA：基于血液中碘成分与钙化或骨性成分在不同能量 X 线下的 X 线衰减率的差异，利用双能量模式扫描和算法处理可直接分离出复杂结构中的血管，达到去除骨性结构（包括血管硬斑块）的方法。利用该方法可省略常规的平扫直接进行双能量 CTA，后续可利用双能量 CT 的后处理软件获得虚拟平扫图像，其在颅内出血的诊断方面与常规平扫的性能相似。⑤时间分辨 CTA（time-resolved CTA）：又称动态 3D-CTA（dynamic 3D-CTA），是利用多层螺旋 CT 灌注成像技术获取靶血管的容积数据，然后经后处理软件重组出动态三维效果的图像。目前配合低管电压技术（如 80kV、70kV）能大幅度降低辐射剂量，且不会降低图像质量和诊断准确性。

3. MRI 及 MRA 常规 MR 平扫显示较大的颅内动脉瘤，表现为流空信号。MRA 技术包括 TOF-MRA、PC-MRA 和 CE-MRA，其他技术包括 4D-Flow MRI 技术、MR 血管壁成像技术等。

【影像表现】

1. CT 平扫最重要的价值是发现急性蛛网膜下腔出血，特征性表现为侧裂池、基底池及脑沟内较广泛的高密度影。通过出血位置可以帮助判断动脉瘤的位置。如侧裂池出血大多来源于破裂的大脑中动脉动脉瘤（图 4-7-1）；第四脑室出血常提示小脑后下动脉瘤破裂可能（图 4-7-2）。动脉瘤在 CT 平扫上可表现为圆形稍高密度影，边缘清楚，但也可为阴性。CTA 可三维立体显示动脉瘤的位置、大小、形态、瘤颈、子囊、分支血管及其载瘤动脉的关系（图 4-7-3）。无血栓的动脉瘤明显均匀强化，与动脉强化相同；当瘤腔内部分血栓形成时，平扫时有血流部分呈稍高密度，而血栓呈等密度，增强后动脉瘤腔明显强化，而血栓不强化，可呈靶征；完全血栓化的动脉瘤平扫则呈等密度，其内可见点状钙化，增强后仅瘤壁强化，其内血栓不强化。

对于诸如小脑后下动脉瘤的少见部位动脉瘤，虽然发生率低，但其发生再出血概率及急性期 Hunt-Hess 分级都很高，患者的死亡率和致残率

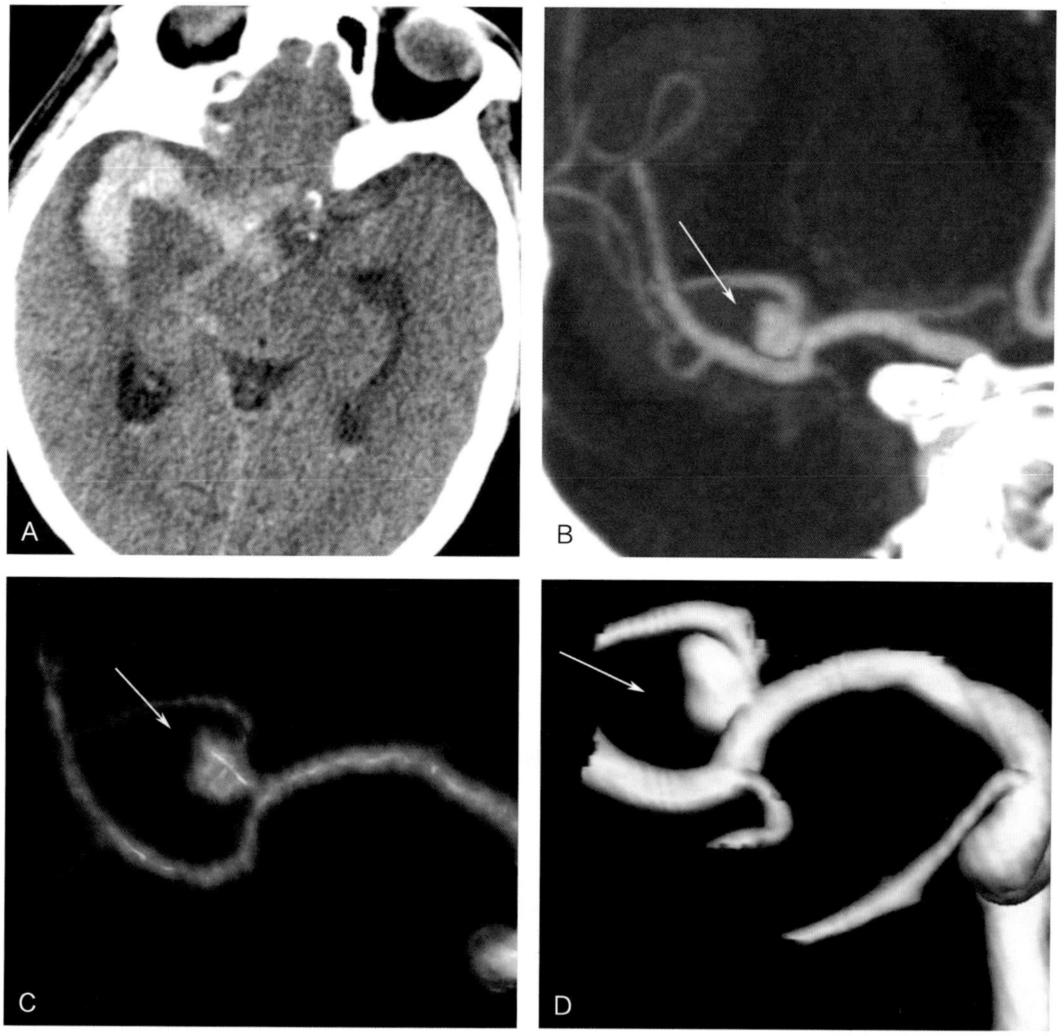

图 4-7-1　右侧大脑中动脉动脉瘤

A. CT 平扫示右侧侧裂池内出血；B. 最大密度投影图像（箭）；C. 容积再现图像：显示右侧大脑中动脉动脉瘤（箭）；D. 3D-DSA 证实右侧大脑中动脉动脉瘤（箭）

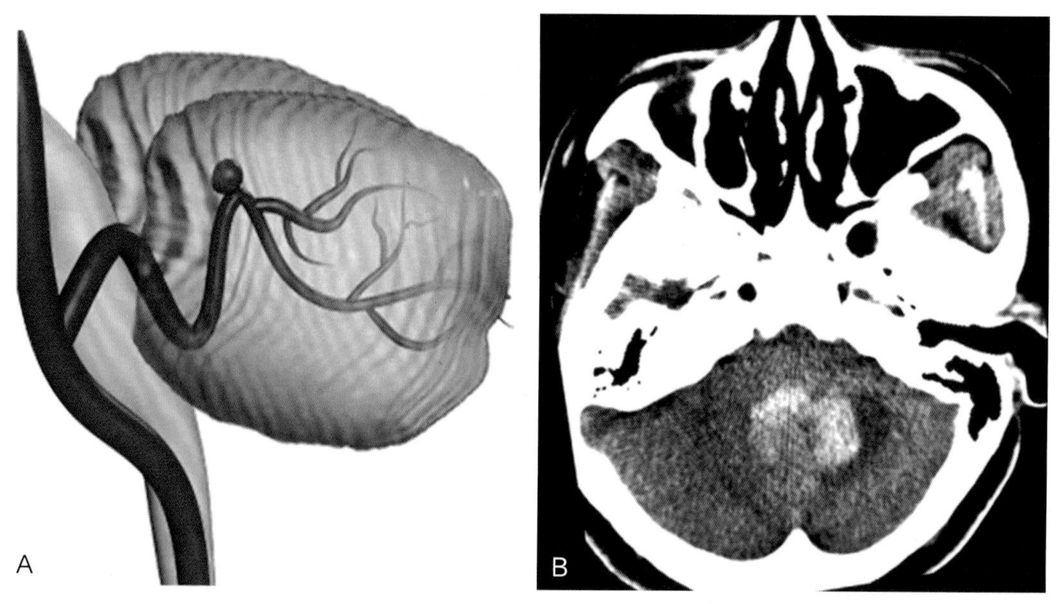

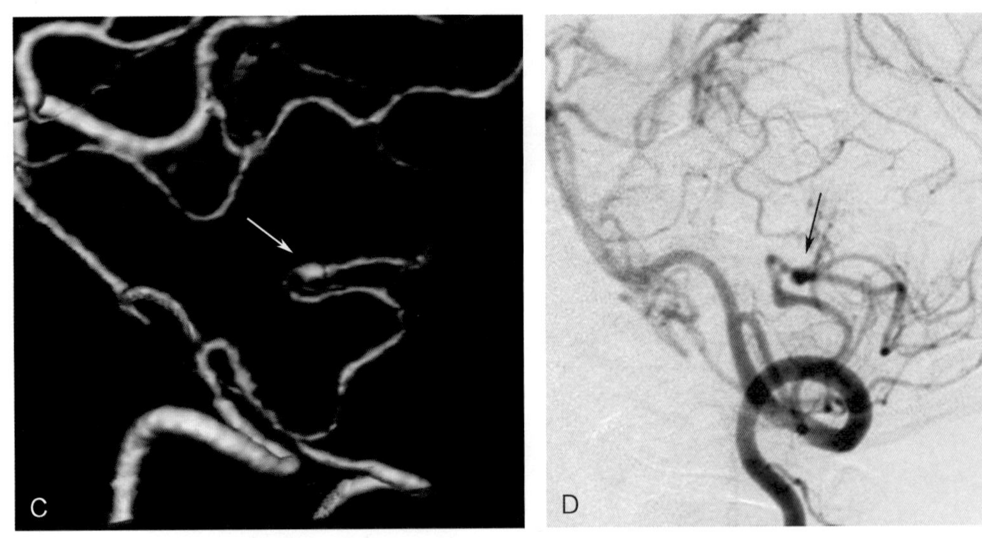

图 4-7-2 小脑后下动脉瘤

A. 小脑后下动脉瘤延髓前段动脉瘤示意图；B. CT 平扫显示第四脑室出血；C. 容积再现图像显示左侧小脑后下动脉瘤扁桃体段动脉瘤（箭）；D. DSA 图像，证实小脑后下动脉扁桃体段动脉瘤（箭）

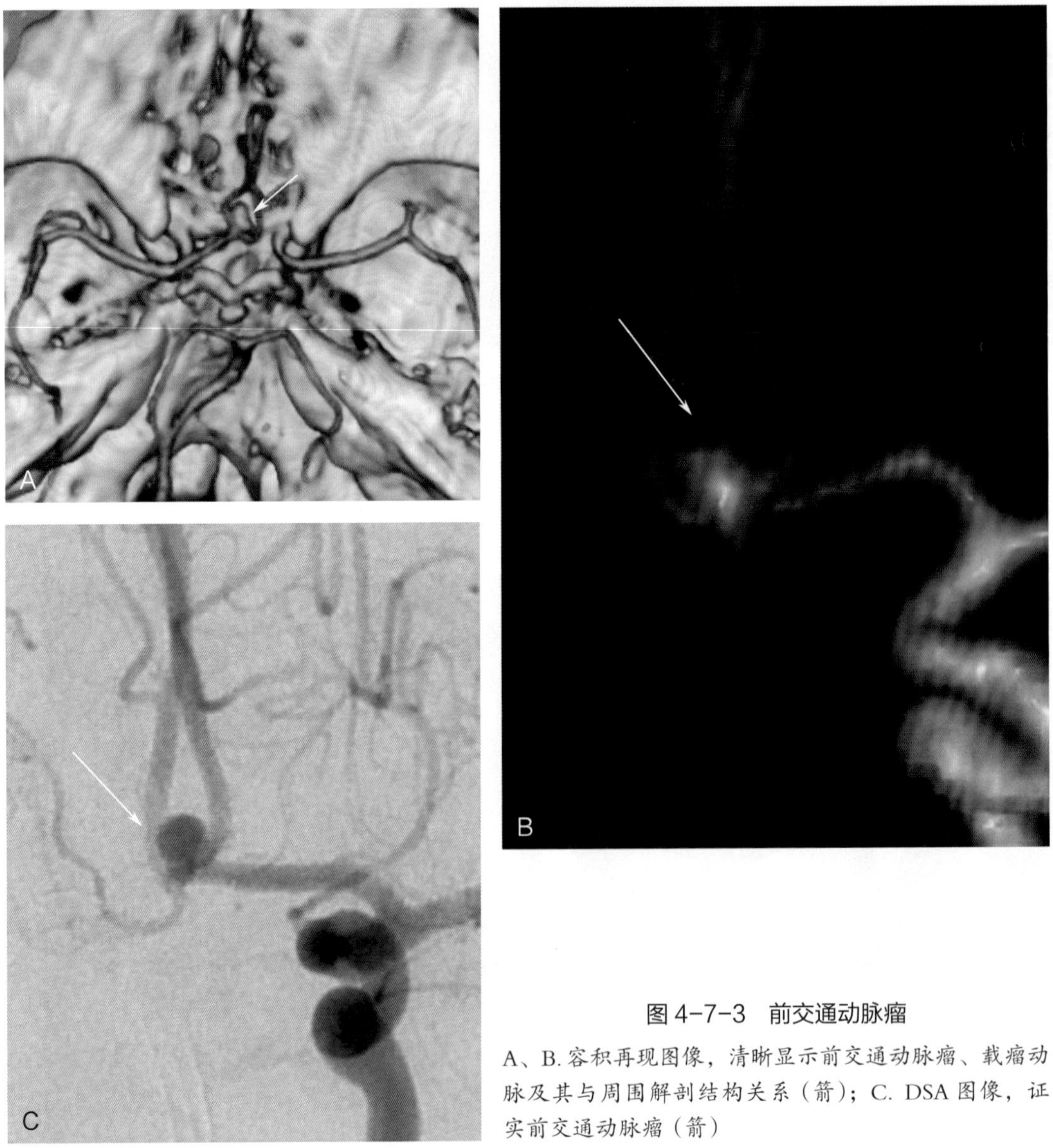

图 4-7-3 前交通动脉瘤

A、B. 容积再现图像，清晰显示前交通动脉瘤、载瘤动脉及其与周围解剖结构关系（箭）；C. DSA 图像，证实前交通动脉瘤（箭）

高。小脑后下动脉常分为5段：延髓前段、延髓外侧段、延髓扁桃体段、扁桃体段、皮质段。小脑后下动脉瘤破裂，血液多聚集于小脑、小脑延髓池及第四脑室。结合出血部位可以提高CTA诊断小脑后下动脉瘤的准确性（图4-7-2）。

2. MRI　平扫对于急性蛛网膜下腔出血的显示效果较差，对于动脉瘤的显示受动脉瘤的大小、局部血流情况、是否有血栓、钙化及含铁血黄素沉积等因素影响。无血栓动脉瘤，T_1WI与T_2WI均呈无信号或低信号。较大动脉瘤其内血流速度不一，血流快的部分会呈现流空效应，而血流慢的部分呈长T_1、短T_2信号。动脉瘤内血栓根据成分不同可呈高、等、低或混杂信号，血栓中的正铁血红蛋白表现为高信号，若含有含铁血黄素则表现无或低信号；残留的瘤腔仍有流空效应，表现无或低信号（图4-7-4）；动脉瘤周围沿相位编码

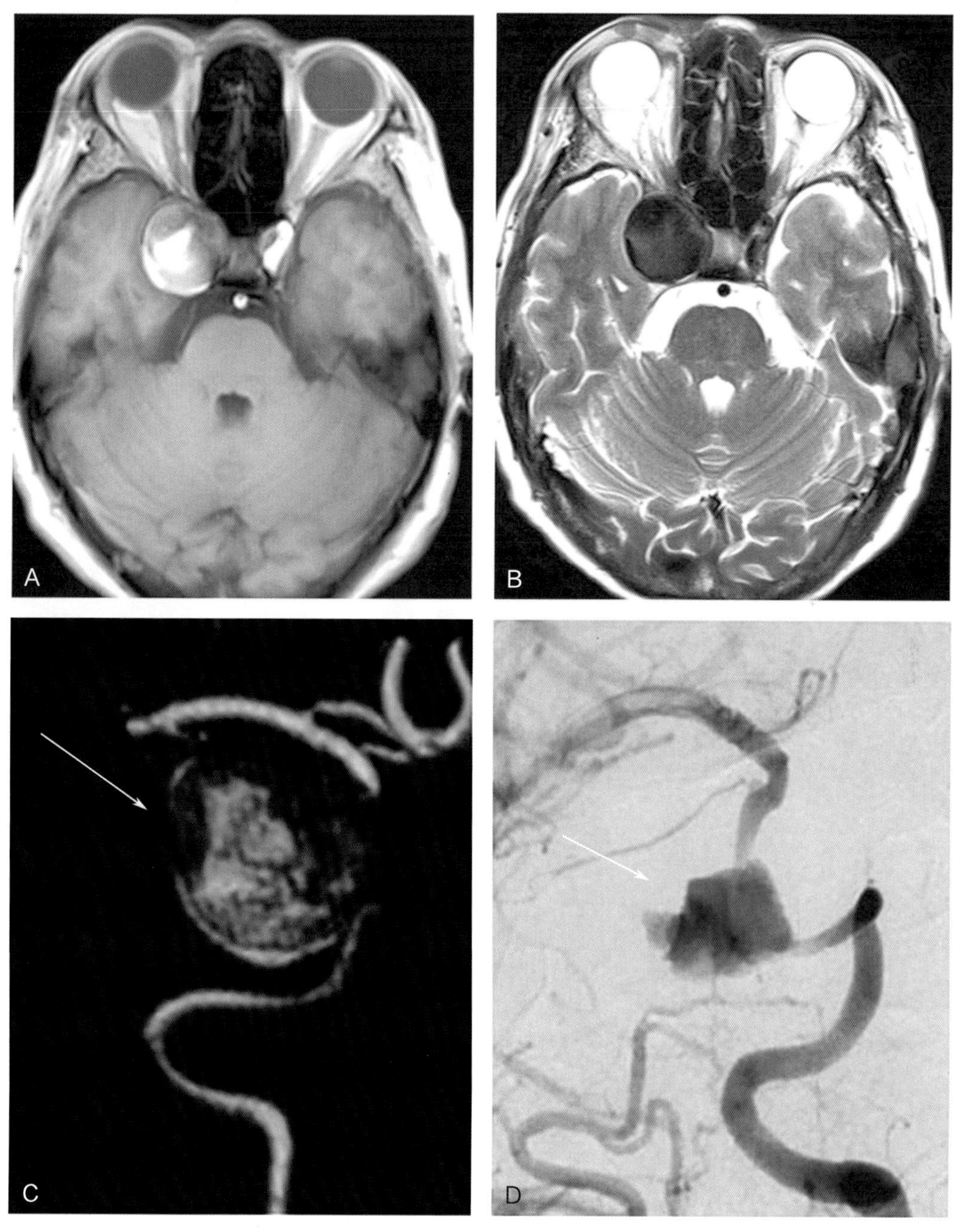

图4-7-4　右侧颈内动脉海绵窦段巨大动脉瘤伴瘤内血栓形成

A. T_1WI示右侧海绵窦区类圆形等、高混杂信号；B. T_2WI示低信号；C. TOF-MRA示类圆形凸起（箭），其内信号不均匀；D. DSA图像，证实右侧颈内动脉海绵窦段伴瘤内血栓形成（箭）

方向常出现搏动伪影，有诊断价值。邻近脑组织可有出血和水肿。MRA 也可三维立体显示动脉瘤及其载瘤动脉的关系（图 4-7-5），但当动脉瘤破裂出血导致瘤体周围因血肿聚集而使血管显示不清时，也有可能漏诊。

【诊断与鉴别诊断】

典型的颅内动脉瘤在 CTA 及 MRA 上表现为颅内动脉分叉部的囊袋状瘤样凸起。DSA 为颅内动脉瘤诊断的金标准。急诊蛛网膜下腔出血且怀疑有颅内动脉瘤患者及动脉瘤术后复查首选 CTA；颅内动脉瘤患者筛查及未破裂动脉瘤患者随访的患者建议首选 TOF-MRA 检查。需要鉴别的疾病如下：

1. 血管结构 较小的颅内动脉瘤需要与一些正常结构，如血管袢、动脉圆锥相鉴别，这也是 CTA 和 MRA 上导致假阳性和假阴性的常见原因。血管袢可以通过多角度观察加以鉴别；动脉圆锥是一种发育异常，指动脉分支起始部局限性小凸起，好发部位依次是后交通动脉起始部、脉络膜前动脉起始部，呈光滑的漏斗状，其尖端发出血管，漏斗形状与动脉走向一致，但在无血管分支显示时鉴别困难。与正常血管结构鉴别时，可以通过调整 CTA 及 MRA 图像，动态观察血管结构，有助于鉴别动脉瘤。

2. 占位病变 一些肿瘤性病变，如鞍区及其附近的垂体腺瘤、脑膜瘤、颅咽管瘤、视交叉下丘脑胶质瘤等因瘤内出血可类似血栓性动脉瘤。邻近动脉走行区的富血供肿瘤也可类似动脉瘤造成误诊。以下几点有助于鉴别：动脉瘤位于蛛网膜下腔，其占位效应和周围脑组织水肿均不明显；仔细观察薄层增强图像往往可见与其相连的载瘤动脉。

此外，还需注意一些容易漏诊的动脉瘤，如微小动脉瘤、位于相对少见部位的动脉瘤以及其他疾病，如动静脉畸形、烟雾病等伴发的动脉瘤。微小动脉瘤需使用靶血管重建技术进行分析，能降低此类动脉瘤的漏诊率。少见部位的动脉瘤注意观察和分析即可避免漏诊，如对于小脑后下动脉瘤应注意结合出血部位进行分析。其他疾病伴发的动脉瘤注意其邻近的瘤样扩张的血管结构应能提示诊断。

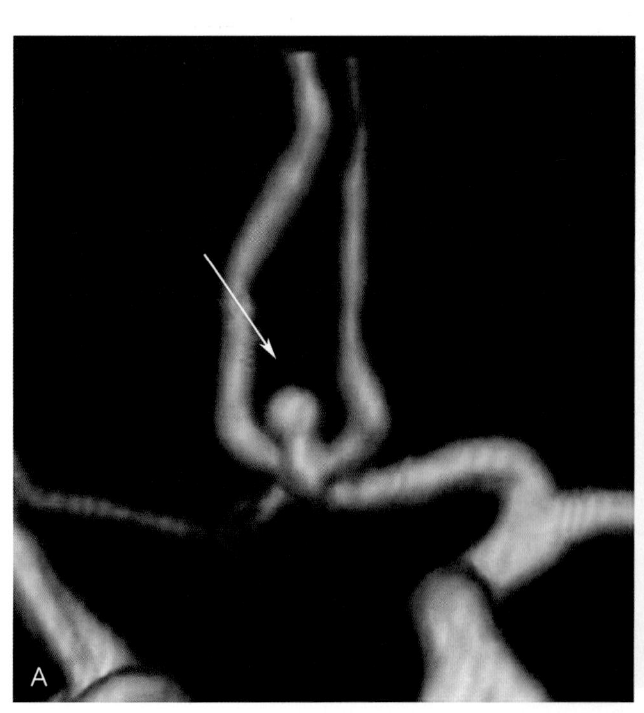

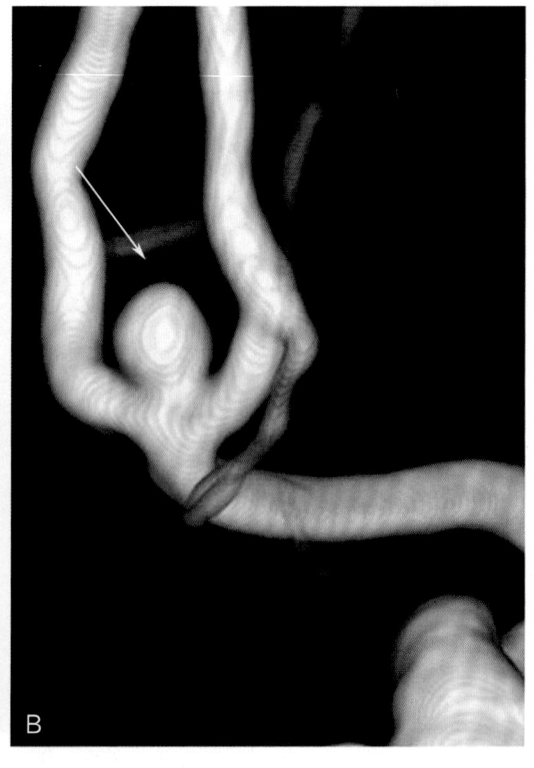

图 4-7-5 前交通动脉瘤

A. TOF-MRA 示前交通动脉瘤（箭），并清晰显示前交通动脉瘤与载瘤动脉的解剖结构关系；B. DSA 图像，证实前交通动脉瘤（箭）

【影像学研究进展】

1. 动脉瘤壁成像　不论是动物模型还是人体病理标本均证实血管壁炎性反应与颅内动脉瘤的发生、发展以及破裂密切相关。近年来的研究显示，采用纳米氧化铁对比剂进行的对比增强 MRI 显示颅内动脉瘤壁环形强化征可作为瘤壁炎性反应的间接标志，并具有预测颅内动脉瘤破裂风险的潜能，但距离其真正转化到常规临床应用尚需时日。此外，钆对比剂增强的高分辨率 MRI 也可显示颅内动脉瘤壁的环形强化征，该征也被视为瘤壁炎性反应的间接影像标志物，提示颅内动脉瘤存在破裂风险。Edjlali 等对 110 个颅内动脉瘤进行钆对比增强高分辨率 MRI 研究，结果显示 17 个破裂动脉瘤中有 16 个出现壁环形强化。Nagahata 等对 144 个颅内动脉瘤进行钆对比剂增强高分辨率 MRI 研究，结果同样发现 61 个破裂动脉瘤中有 60 个瘤壁出现环形强化，其认为壁环形强化可能与壁损伤、炎性反应、对比剂滞留等有关。以上关于增强 MR 动脉瘤壁的研究显示，动脉瘤壁环形强化多见于颅内不稳定动脉瘤，提示动脉瘤破裂可能性大，可以此预测未破裂动脉瘤破裂的风险。但在临床常规应用前，仍需长期、大样本量队列研究，以证实这一结论的可靠性。

2. 血流动力学研究　关于颅内动脉瘤血流动力学研究结果显示，血流动力学参数的数值大小及其分布范围与颅内动脉瘤形成和破裂相关，大部分的结果显示高壁切应力和高梯度震荡与动脉瘤的形成有关，低壁切应力与动脉瘤破裂相关。但也有部分研究结果与上述不同。造成这种差异的原因可能有两点：①侧壁动脉瘤和分叉处动脉瘤内的血流动力学机制可能存在差异；②关于血流动力学的研究大都是小样本研究。所以，未来需要更大样本的血流动力学研究去解释这一差异。

3. 4D-Flow MRI 技术　是基于相位对比 MRI 进行三维空间、多个时相流速的采集方法，可以对血流速度进行直接测量，并且可以获得整个流速场的信息。目前 4D-Flow MRI 技术主要应用于心脏、胸腹主动脉、肺动脉、颈内动脉及较大的颅内动脉及静脉、肝动脉及门静脉系统、外周动脉和肾动脉的成像，而对于颅内动脉瘤的研究较少。Isoda 等分别利用 4D-Flow MRI 和计算流体力学（computational fluid dynamics，CFD）技术对 5 例颅内动脉瘤患者进行血流动力学的研究，结果发现 4D Flow MRI 的测量结果和 CFD 的计算结果之间具有较好的一致性。关于 4D-Flow MRI 技术在颅内动脉瘤中的应用未来需要更大样本的研究，将 4D-Flow MRI 技术与 CFD 技术互相结合，为临床诊疗颅内动脉瘤提供更多、更有用的信息。

（陈国中　张龙江）

第八节　血管畸形

脑血管畸形是血管形态学上发生的异常，是引起蛛网膜下腔出血、脑出血以及癫痫的重要原因之一。Mc Cormick 提出的脑血管畸形的分类方法现已得到公认，此分类方法将中枢神经系统血管畸形分为：①动静脉畸形（arteriovenous malformation，AVM）和动静脉瘘（AVF）；②海绵状血管畸形（血管瘤）；③静脉畸形（血管瘤）；④毛细血管扩张症；⑤静脉曲张。

一、脑动静脉畸形

【概述】

动静脉畸形是最常见的有症状的血管畸形，由供血动脉、异常结构的“动静脉”血管团和引流静脉构成。本病是引起自发性蛛网膜下腔出血的常见原因之一，仅次于颅内动脉瘤。发病高峰年龄为 20~40 岁，无性别差异。目前普遍采用 Spetzler-Martin 颅内 AVM 临床分级法，此法根据颅内 AVM 的大小、部位及引流静脉三要素所得的评分总和划分为 6 级。体积越小、部位越是在非重要功能区且由浅静脉引流的颅内 AVM 的评分就越低，反之则越高。总分越低越适于外科手术切除。

【临床与病理】

AVM 最常见症状为并发的脑血肿造成的头痛，其次为癫痫和神经功能缺失。AVM 患者颅内出血发生率为 30%~80%，首次出血一般发生在 20~40 岁，破裂的危险无性别差异。出血者中有 5%~10% 死亡，30%~50% 遗留永久性的神经缺失。因此，为了降低脑动静脉畸形致死致残率，针对脑动静脉畸形选择一种及时、简便、安全有效的影像学检查方法是至关重要的。

与大多数脑血管畸形一样，AVM 也是一种先天性血管发育不良。近年的研究表明，遗传因素，尤其是转化生长因子β（transforming growth factor β，TGF β）和具有活性的 IL-1 复合体都会影响 AVM 的易感性和疾病的演变。病变可能发生在胚胎形成期的第 45~60 天。大约在胚胎发育的第 4 周出现最原始的脑组织的血液循环，此时整个脑部都存在毛细血管样网。这种原始的血管丛演化为传入血管、传出血管和毛细血管成分时，一些毛细血管便聚集成较大的管腔样异常结构。另有人认为 AVM 是在血管丛发育成动脉和静脉之后造成其间持续存在着的直接短路，供血动脉中压力较高的血液流入静脉，导致静脉扩张、扭曲所致。

脑动静脉畸形可见于脑的各个部位，但最常见于灰质与白质交界处，呈锥形，基底部位于灰质，尖端指向白质深部。畸形血管间常有变性的脑组织，这是 AVM 的病理特征之一，是区别于肿瘤的主要标志。大多数的 AVM 分布在幕上，多局限于一侧，部分病灶可突入脑室系统。病灶在大脑的分布依次为顶叶 30%、颞叶 22%、额叶 21%、枕叶 10%。

大体标本上，AVM 主要表现为一团大小不等的蚯蚓样结构，切面多呈蜂窝状。血管团可带有数条供血动脉和数条引流静脉。显微镜下组织学检查发现畸形血管仅含少量的肌层，缺乏弹力层，血管组成的紧密性差异也很大。常见到血管呈阶段性扩张，各种大小不等的平滑肌和内膜结节凸入血管腔内，血管壁中可见到淀粉样物质沉积。血管壁可发生结缔组织增生、玻璃样变性。AVM 中也可有广泛的血栓形成，有时组织学检查时可见到明显的炎症反应。由于“脑盗血”的存在，AVM 周围的脑组织中可见到不同程度的萎缩、软化；可有大量的胶质细胞增生，这是 AVM 的一个典型征象。与临床上较少发生症状性脑出血相反，大多数病理组织学检查时可发现显微镜下出血的证据，表现为大量的含铁血黄素沉着。

大量的文献报道了 AVM 可伴有囊状动脉瘤，其发生率为 1.4%~8.7%，甚至高达 17%，高于人群单纯动脉瘤的发生率 1%~5%。这种动脉瘤多位于 AVM 的主要供血动脉的近端，为血流动力学改变所致。

【影像检查方法】

脑 AVM 的影像学检查主要依靠 CTA、MRI/MRA 和 DSA。CTA 主要用于 AVM 的早期诊断，检查风险小，且具有较高的敏感性，除了能辨别 AVM 病灶，还能显示急性出血、占位效应或正常解剖结构移位，可以提供更多的血管构筑方面的信息。MRI 具有较高的软组织分辨率，结合 TOF MRA 可以清楚地显示畸形血管团的大小、范围、供血动脉、引流静脉及病灶与周围神经结构之间的关系。目前 DSA 仍是诊断脑 AVM 的“金标准”，通过血管造影可以清晰显示 AVM 的血管构筑学特点，同时能直观、动态地显示血液循环及脑盗血情况，能准确评价脑 AVM 的血流动力学变化，对临床治疗 AVM 具有指导性作用。

【影像表现】

1. DSA　是诊断 AVM 的金标准。脑血管造影检查须行全脑血管造影，了解全貌，避免遗漏病变。供血动脉来源完全取决于畸形血管团的位置及大小，小的脑 AVM（一般 <3cm）行病侧颈内动脉或椎动脉造影，可显示全部供血动脉及引流静脉；大的脑 AVM 通常由多支供血动脉参与供血。畸形血管团大小不等，小者仅 2cm 以内，动脉早期即可显影，形态各异，多数呈球形或卵圆形，血管如蚯蚓相互缠绕，密度高而边缘清楚。动脉早期即可见到迂曲增粗的引流静脉与畸形血管团相连，可以是一条或数条引流静脉，经浅、深静脉最后注入静脉窦，静脉窦早期显影。并发脑内血肿时，硬脑膜窦明显扩大、狭窄及梗阻，大脑中动脉大部分分支阻塞或狭窄，可合并动脉瘤及静脉瘤。

2. X 线平片　一般无异常。在极少数情况下，巨大 AVM 的部位可有钙化灶。

3. CT　平扫表现为边界不清、等或高密度的点状、线状血管影，可有钙化。病灶中高密度常为局灶性胶质增生、含铁血黄素沉着、新近的出血、血管内血栓形成或钙化以及畸形血管内缓慢的血流所致。病灶中的低密度表示小的梗死灶、小的陈旧性出血灶等。病灶周围可出现局限性脑萎缩，偶有轻度的占位效应，但不出现周围脑水肿现象，有时会出现脑室扩大和交通性脑积水。增强检查上述点状、线状血管影强化，但边界仍不够清楚，还可见与血管团相连的引流血管。这种表现见于较大的血管畸形。少数病例平扫仅表现为低密度灶，只有增强检查后才显示出血管团和引流血管。邻近脑室的动静脉畸形可突入脑室内，表现为脑室内团块影，似占位病变，或无典型表现，诊断困难。

大约50%的患者伴有颅内出血，血肿多位于病变周围的脑实质内，位置多表浅，常发生在额、顶、枕叶。与动脉瘤出血不同，血肿形状多不规则，可能是血肿在排列不规则的畸形血管团中扩展所致。血管畸形破裂出血破入脑室的机会较多，与病变深入到侧脑室有关。出血也可以进入蛛网膜下腔。动静脉畸形病变在多数情况下被出血淹没和受压而不强化显影。部分病例畸形血管可以强化显影，特别是在血肿吸收期易于出现，可能与血肿吸收，对畸形血管的压迫减轻有关。

CTA三维重建图像可以同时显示AVM三种组成成分，即供血动脉、畸形血管团与引流静脉的空间关系，有助于手术时准确切除病灶。AVM手术的常规顺序为先将供血动脉阻断后，再将畸形血管团切除，最后对引流静脉进行妥善处理。在手术过程中，常遇到的困难是脑动静脉畸形患者的动静脉因直接短路，导致两种血管颜色相近，此外，由于畸形血管结构复杂，加大了医生对病灶的识别难度。CTA三维重建图像的优势在于可以较好地显示引流静脉、畸形血管团与供血动脉的空间关系，此外，计算机工作站还可以对病灶进行任意角度的旋转，实现对病灶多角度、全面的观察。在技术方面，CTA可以模拟各种手术入路时观察的血管排列与结构，对正确区分与判断各种动静脉畸形的成分具有重要的作用，进而可以显著提高手术的安全性。

4. MRI　在颅内动静脉畸形的诊断中有其特有的优势，它可以显示病灶本身及其周围脑组织情况，并可以反映畸形血管内血流情况，区别出血与钙化，显示血肿和水肿，即使是隐匿性脑血管畸形，MRI上也能够清楚显示。对于后颅窝病灶，由于MRI无颅骨伪影的影响，其诊断价值明显优于CT。

在MRI图像上，绝大多数的AVM中的血管成分由于“流空现象”在T_1WI和T_2WI上均表现为低信号或无信号，AVM的回流静脉由于血流缓慢，在T_1WI上可表现为低信号，在T_2WI表现为高信号，见图4-8-1和图4-8-2。当动静脉畸形病灶内有血栓形成时，T_1WI表现为在低信号病灶内夹杂

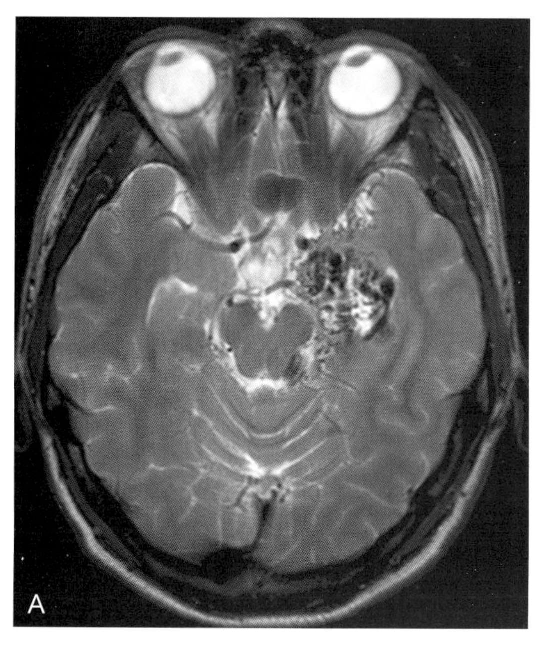

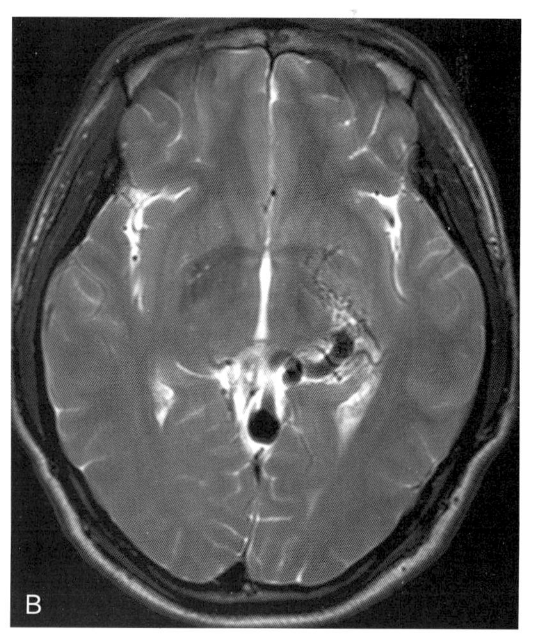

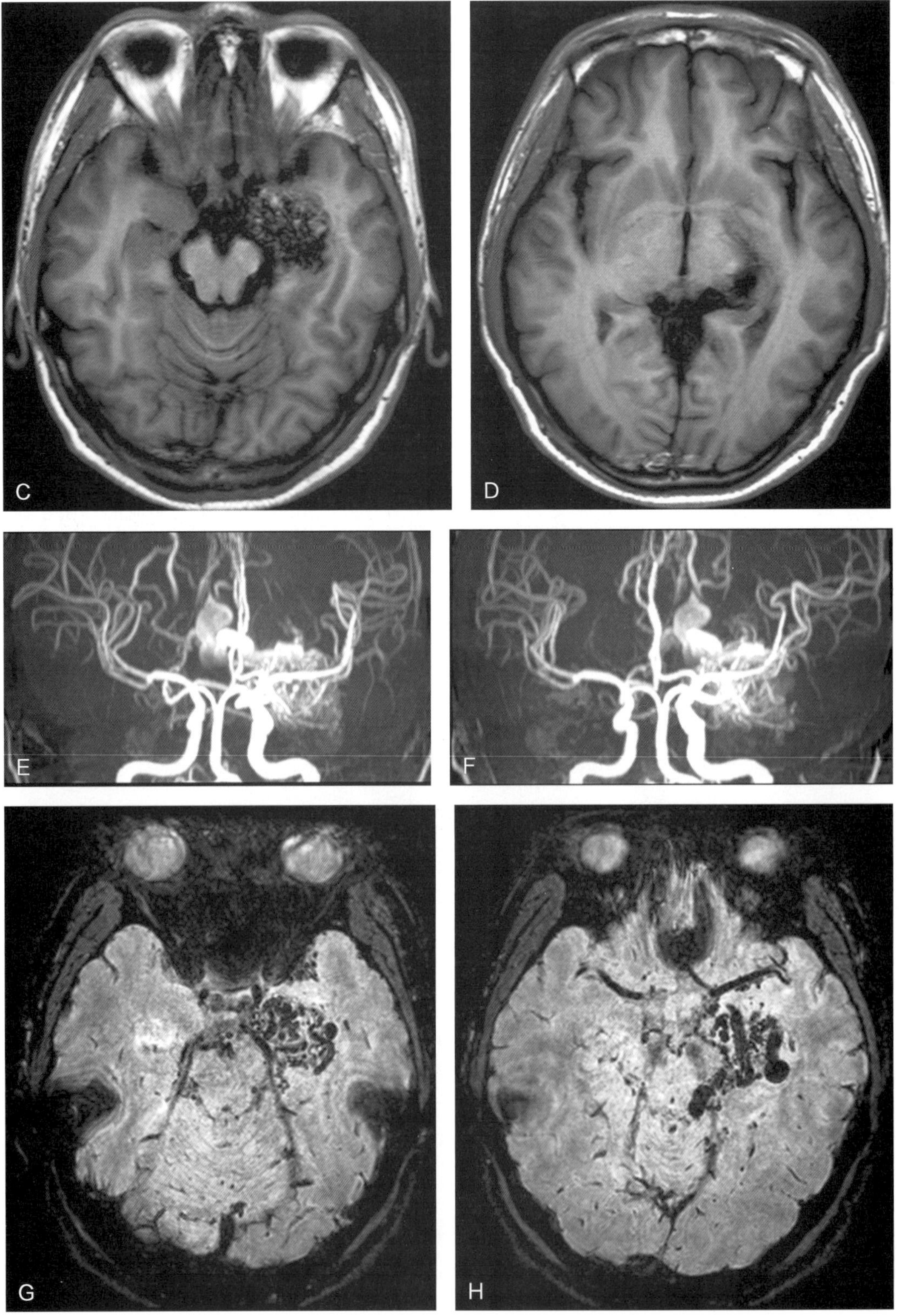
C
D
E
F
G
H

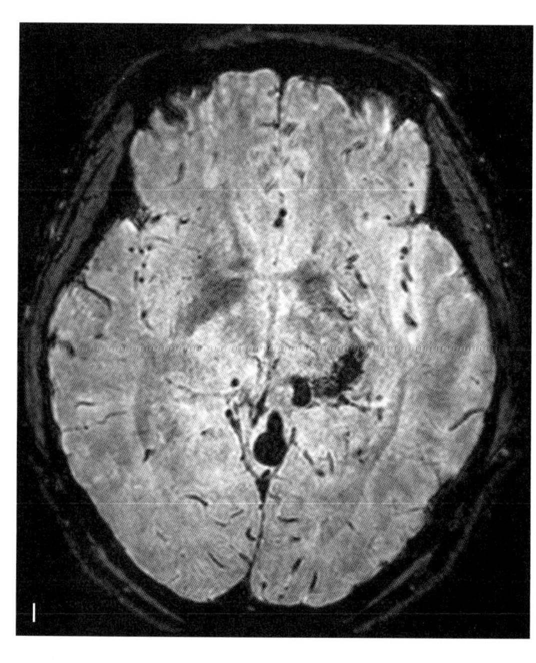

图 4-8-1 颅内动静脉畸形

A、B. T_2WI；C、D. T_1WI；E、F. TOF-MRA；G~I. SWI。左侧颞叶动静脉畸形，供血动脉及引流静脉在 T_1WI，T_2WI 及 SWI 上均为流空信号，SWI 上显示最清楚；MRA 上可以整体显示动静脉畸形的全貌

着等或高信号区，在 T_2WI 上表现为在低信号区内夹杂高信号。不同期相的 AVM 血肿，在 MRI 有不同信号表现，信号演变模式与颅内血肿相近。

MRA 显示血管畸形优于 MRI，表现为异常迂曲条状高信号血管，它能提供病变的三维结构，显示供血动脉及引流静脉的全程，并可以显示瘤巢和周围脑组织的三维解剖关系，为介入栓塞治疗、γ- 刀治疗及手术治疗方案的制定提供帮助。

3D CE-MRA 是在静脉血管内快速团注顺磁性对比剂，大大缩短血液的 T_1 弛豫时间至 100ms 以下，从而明显提高血液信号，使血管与周围组织对比强烈，产生明亮的血管影。对 AVM 的定位及三维空间结构显示优于 DSA，便于手术方案的设计，但对细小供血动脉的显示不如 DSA。

近年，新出现一种 MRA 成像技术，为零回波时间动脉自旋标记的磁共振血管成像（zTE ASL MRA），又被称作静音磁共振血管成像（SilenZ MRA）。与 TOF MRA 不同，其成像不依赖于血液的流入增强效应，而是采用了动脉自旋标记技术，将人体内的血液作为一种内源性对比剂来显示血管，因此，血液的流动速度、流动方向等制约 TOF MRA 成像效果的因素不会影响 SilenZ MRA 的图像质量。此外，动静脉畸形病灶内复杂的血流、涡流等因素均会导致质子失相位，从而影响 TOF MRA 的成像效果，而不能很好地显示瘤巢内异常迂曲的血管。研究表明这种涡流引起的质子失相位伪影可以通过缩短回波时间得以改善，而 SilenZ MRA 技术的回波时间极短，仅有数个微秒，可以忽略不计，因此，被激励的质子尚未发生失相位效应时，就已经完成了信号的采集，故该技术可以更为准确、清晰地显示 AVM 的供血动脉、瘤巢及引流静脉的细节，尤其对瘤巢内细小迂曲血管团的显示明显好于 TOF MRA，可以更为准确地评估瘤巢的大小，进而评价介入治疗的效果（图 4-8-2E、F）。而且，SilenZ MRA 通过减影技术实现背景的抑制，因此合并出血的 AVM，血肿并不显影，从而可以更准确清晰地显示 AVM 病灶。

SWI 采用高分辨率、薄层、三维梯度回波序列进行扫描，对静脉、微出血以及铁沉积等的诊断具有独特的效果。小静脉或毛细血管中脱氧血红蛋白是顺磁性物质，在 SWI 上呈明显低信号，与周围背景组织形成清晰的对比，结合相位图能发现常规 MRI 无法显示的血管结构（图 4-8-1 G~I）。AVM 通常伴有多发小出血灶，SWI 能清楚地显示 AVM 的微出血。引流静脉 SWI 表现为乱线团样异常血管流空信号，SWI 对显示小 AVM 及合并血栓的 AVM 也有独特的优势。

【诊断与鉴别诊断】

颅内 AVM 具有独特的影像学特征，即畸形血管团构成的瘤巢以及异常增粗的供血动脉和引流静脉，因此根据上述征象可以准确诊断，无需其他鉴别诊断。

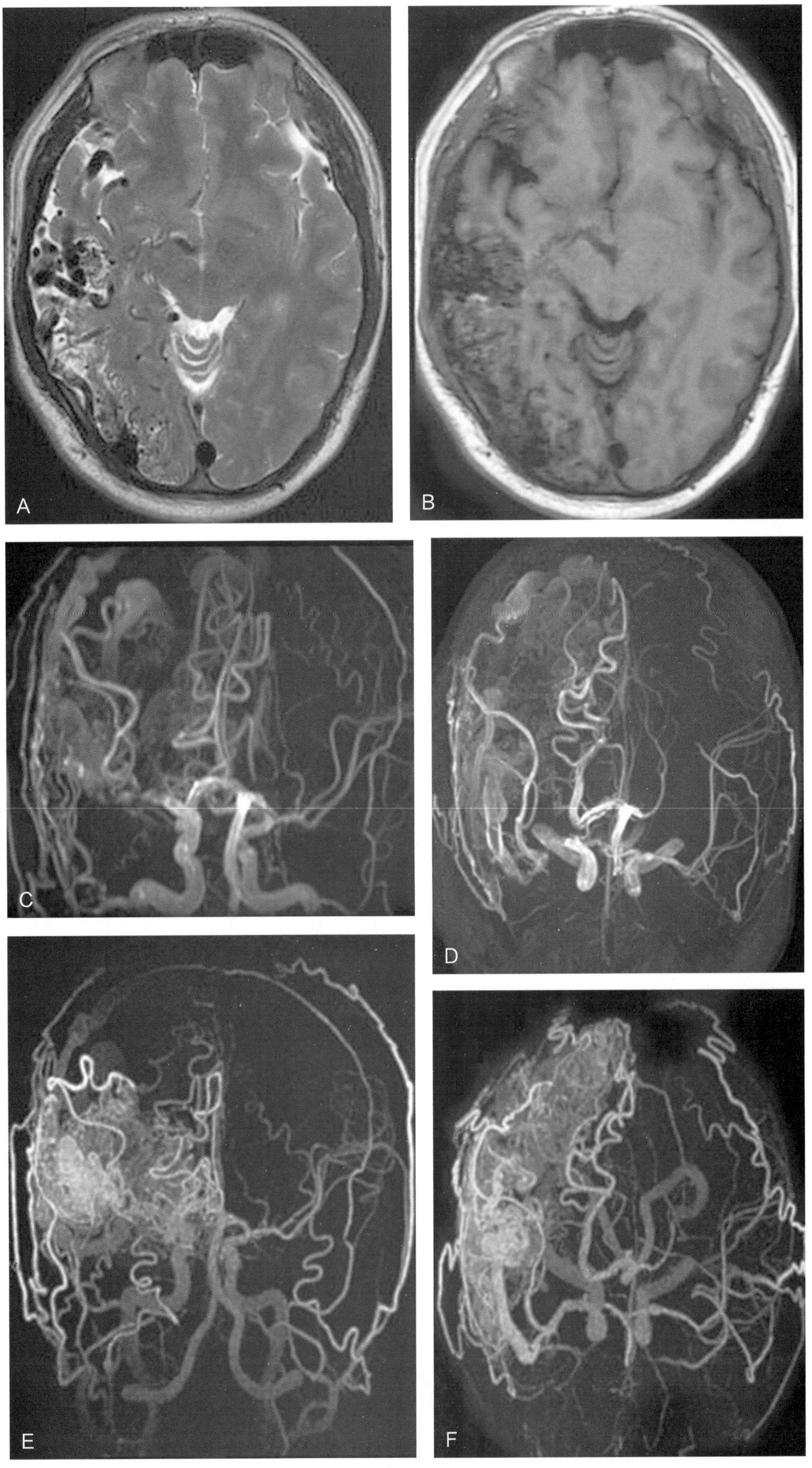
A
B
C
D
E
F

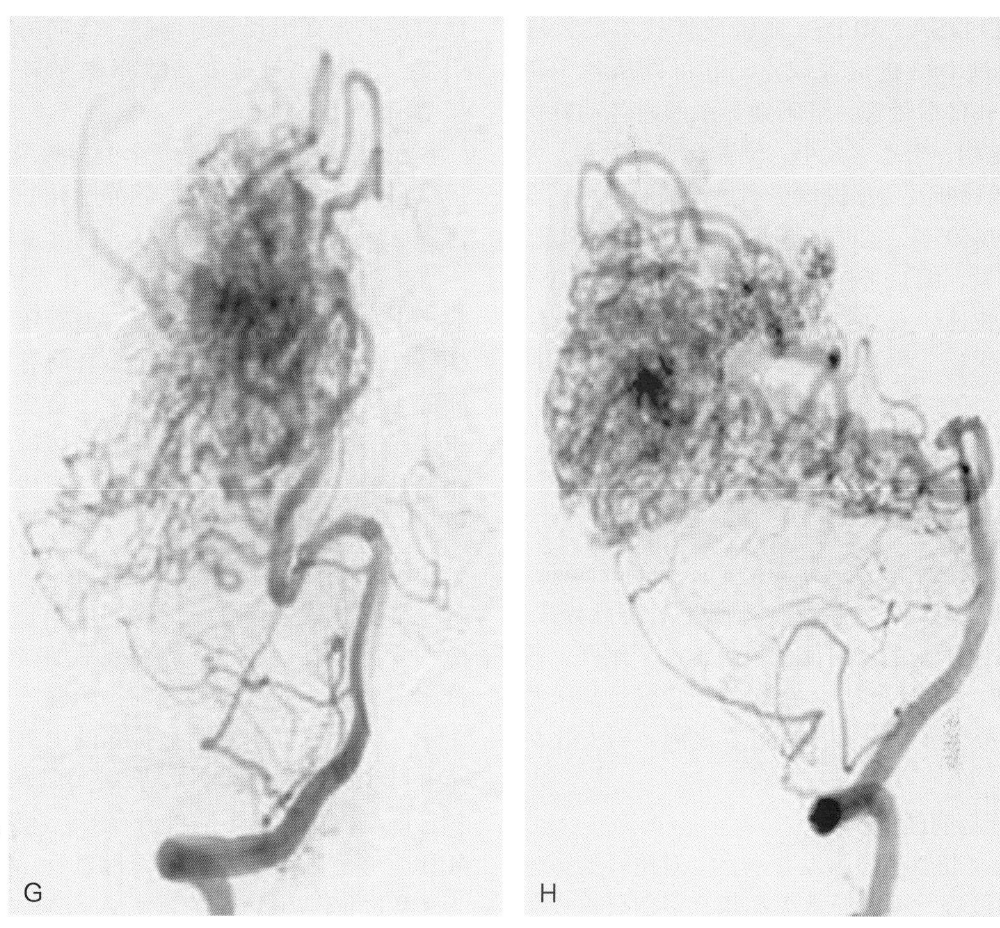

图 4-8-2　颅内动静脉畸形

A. T_2WI；B. T_1WI；C、D. TOF-MRA；E、F. SilenZ MRA；G、H. DSA。右侧颞枕叶动静脉畸形，由于 AVM 病灶内血流复杂，具有快血流、慢血流、血液涡流等状态，TOF MRA 图像信号受到影响，对病灶显示欠佳；而 SilenZ MRA 不受上述因素影响，可以清晰显示 AVM 的细节，与 DSA 具有很好一致性

【影像学研究进展】

1. 4D CTA　CTA 主要用于 AVM 的早期诊断，检查风险小且具有较高的敏感性，但传统 CTA 对诊断 AVM 仍有一些缺点，例如，虽然 CTA 可以提供比较精确的瘤巢三维解剖信息，但这些图像是静态的，脑动静脉畸形的血流动力学信息，包括主要供血动脉的细节、早期静脉的引流方式及流速等，不能通过静态的 CTA 直观地表现出来。近年来，随着 CT 扫描及计算机技术的发展和宽体探测器的出现，实现了 4D CT 血管造影（4D-CTA），可以提供可视化的动态血流及灌注成像，图像可以进行时间分辨率方式的分析，可能会更容易发现 AVM 病灶，并更为精准、全面地检出供血动脉。

2. 静音磁共振血管成像　TOF MRA 是依赖血流的流入增强效果成像，过快或过慢的血流和平行于扫描层面的血流方向均会引起血流伪影，影响 TOF MRA 的成像效果，因此 AVM 中极其复杂的血流状态以及异常迂曲走行的细小血管，导致 TOF MRA 难以准确显示瘤巢的大小、内部结构，对于一些小型血管畸形，或合并微小动脉瘤的患者有漏诊的可能。近年出现了一种新型的磁共振血管成像技术，即静音磁共振所提供的静音 MRA（SilenZ MRA），该技术与 TOF MRA 不同，不再依赖血液的流入增强效应成像，而是利用动脉自旋标记技术结合零 TE 技术，实现血管的显影。与 TOF MRA 相比，该技术不再受血流状态、血流速度及血流方向的影响，因此 AVM 内的细小迂曲的畸形血管均得以清晰显示。此外，由于该血管成像的背景抑制是依赖于减影，因此血肿不显影，从而可以去除血肿对病灶区域畸形血管显示的影响。

3. 3D DSA　3D DSA 血管成像技术的发展克服了普通 DSA 的成像缺点，它可以从各个角度，利用软件后处理，清晰地显示颅内各动脉血管的 3D 结构、形态、大小、位置及毗邻关系，为脑 AVM 的诊断及治疗提供更多更详细的信息，准确率达 89%~95%，同时也降低了患者的辐射剂量、对比剂用量，缩短了检查时间，提供比普通 DSA 更准确、快速、安全的手段，具有极高的临床应用价值。

（宋　焱）

二、脑静脉畸形

【概述】

脑静脉畸形（cerebral venous malformation，CVM）又称脑静脉性血管瘤或脑发育性静脉异常。CVM 可发生于脑的任何部位，最常见于额叶，其次为小脑、顶叶、颞叶、基底节和丘脑、脑干及脑室。发病年龄一般在 20~60 岁之间，男女比例相仿。

【临床与病理】

CVM 属胚胎期静脉发育不良，对循环的影响是缓慢的过程，因此通常无症状，多在尸检或头颅 CT 和 MRI 检查时意外发现。其症状取决于病变的部位和大小，主要表现为出血、癫痫、头痛和其他神经损害表现。有症状者以头痛多见，幕上者可出现癫痫和感觉、运动障碍，幕下者可出现共济失调。

CVM 发生的机制尚不十分清楚，Saito 等认为胚胎在髓静脉和侧支形成时期子宫内的缺血事件诱导病理性静脉引流的形成。对脑血管的深入认识，已明确颅内存在深浅两类静脉系统，两者之间存在较多髓静脉相连的吻合支。髓静脉亦分为表浅和深部髓静脉。表浅髓静脉血管较小，位于灰质下 1~2cm 的白质内，向皮质走行汇入软脑膜静脉。深部髓静脉较粗大，起源于表浅髓静脉深面，与其走行相反，直接汇入侧脑室室管膜下静脉系统，引流深部脑白质的血液。脑贯穿静脉，又称脑内吻合静脉或联络静脉，联系表浅和深部静脉。幕下深部髓静脉汇聚在桥臂和齿状核水平的第四脑室，汇入四脑室室管膜下静脉，最后进入四脑室侧隐窝静脉或桥静脉。幕下表浅静脉向小脑蚓静脉或小脑表面静脉引流。目前多数学者认为当其中某一静脉系统出现异常时，如发育异常、梗阻或动静脉分流致静脉压升高时，髓静脉代偿性扩张或出现异常的静脉支向另一静脉系统引流，出现 CVM 改变，故亦称为脑发育性静脉异常。

在组织学上 CVM 是完全由静脉组成的血管畸形，由许多不规则扩张的髓静脉和一支至数支引流静脉组成。是由放射状排列的异常髓静脉汇入中央扩张的静脉干组成，周围是正常的神经组织。病理上可见髓静脉异常扩张，血管壁增生、纤维样变及钙化，缺乏弹力纤维，其间有正常脑组织间隔，可为单个扩张静脉伴多个分支，亦可为一组静脉异常扩张。其典型征象为放射状排列的扩张髓静脉汇入粗大的引流静脉，形成典型的“水母头”样表现。

【影像检查方法】

常规 X 线检查对诊断 CVM 无价值。DSA 在动脉期无异常发现，于静脉期或毛细血管晚期显示许多扩张的、线性排列、细小的髓静脉，形成一个伞状外形，汇聚到明显扩张的中央静脉或引流至静脉窦，即称之为“水母头”样改变。CT 平扫对诊断颅内静脉畸形的价值有限，常为阴性表现。MRI 能够清晰地显示静脉畸形血管，特征性表现为 T_1WI 和 T_2WI 上的血管流空；SWI 技术无需注射对比剂，能够真实地反映低流速血管及其病变，清晰地显示静脉畸形以及伴发的隐匿性血管畸形，可以作为脑静脉性血管畸形首选的检查方法。

【影像表现】

1. DSA　血管造影诊断标准为：①病变血管出现在静脉期，缺乏供血动脉；②许多细小扩张的髓静脉；③经扩张的脑贯穿静脉（表浅型）和室管膜下静脉（深部型）引流。MRA，尤其是 zTE ASL MRA 能较好显示静脉畸形，与 DSA 有较好的一致性（图 4-8-3）。

2. CT　当扩张的髓静脉及引流静脉内的血流较为缓慢时，可与周围正常的脑组织产生密度差，CT 平扫即显示为阳性结果，表现为结节状或索条状高密度影。引流静脉的表现取决于其与扫描平面的关系，当其平行于扫描平面，呈线形，当其垂直于扫描平面，则呈圆形；通过矢状面或冠状面重建可显示引流静脉。CTA 可清晰显示静脉畸形特征性的影像学表现，静脉期可见细小扩张的髓静脉呈典型的“水母头”状汇入粗大的引流静脉。

3. MRI　能够清晰地显示静脉畸形血管，特征性表现为 T_1WI 和 T_2WI 上的血管流空（图 4-8-4），部分引流静脉在 T_2WI 呈高信号，与血管管腔较细、

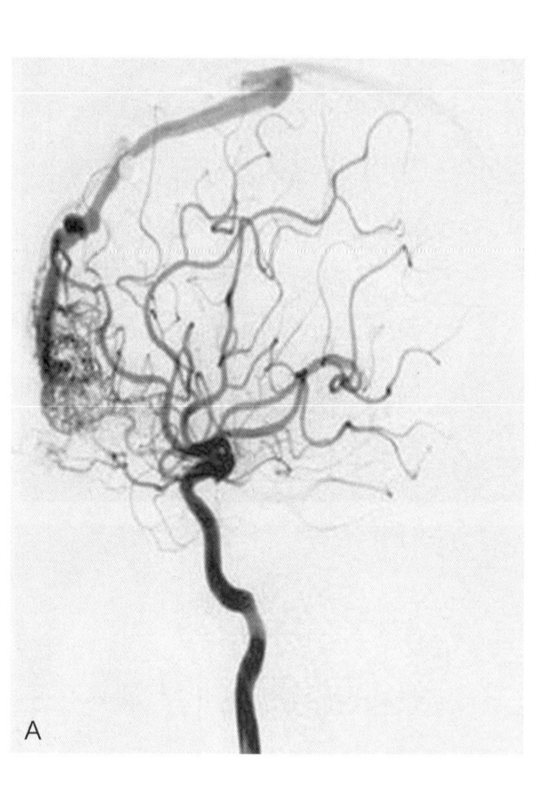

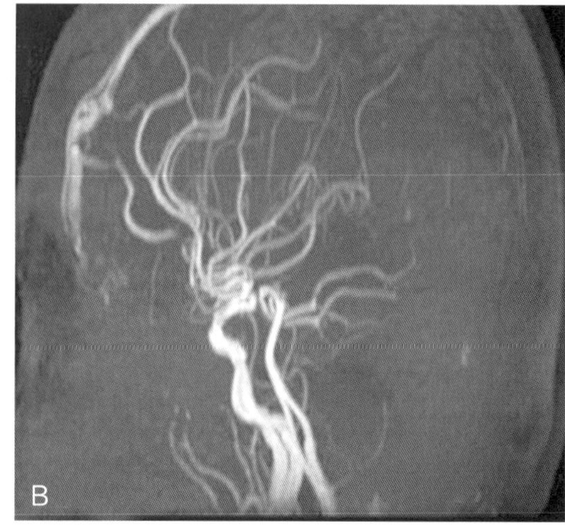

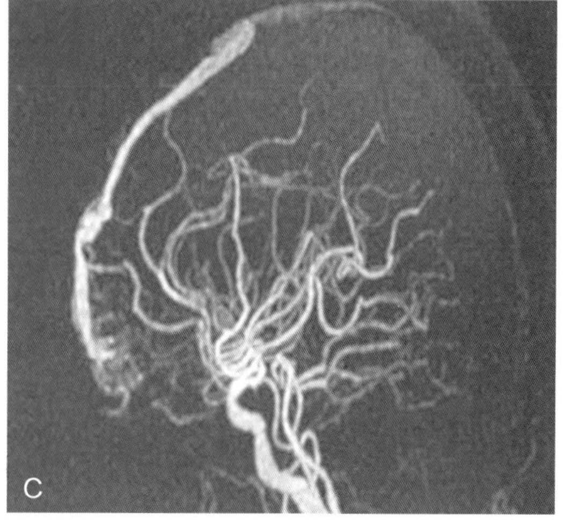

图 4-8-3　静脉畸形

A. DSA，B. TOF MRA，C. zTE ASL MRA。DSA 与 zTE ASL MRA 均清晰显示许多线性排列的细小扩张的髓静脉，形成一个伞状外形，汇聚到明显扩张的引流静脉，形成“水母头”样改变。TOF MRA 显示欠佳

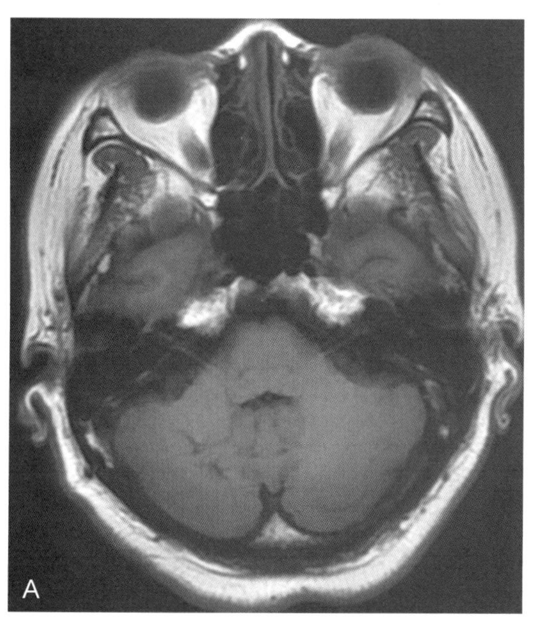

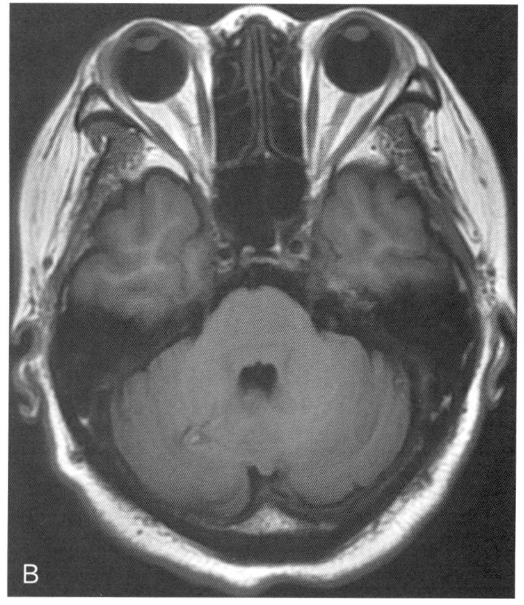

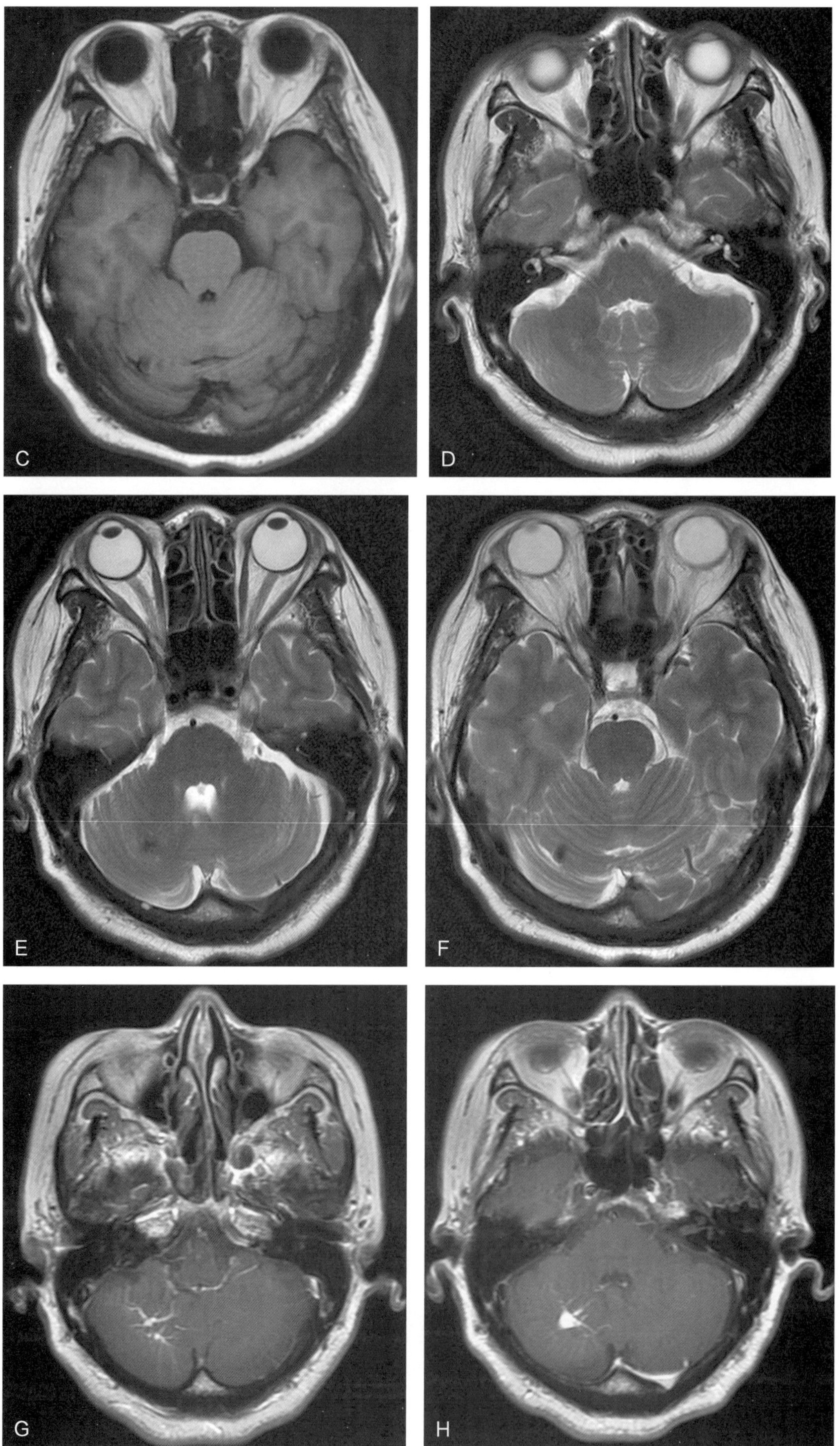
C
D
E
F
G
H

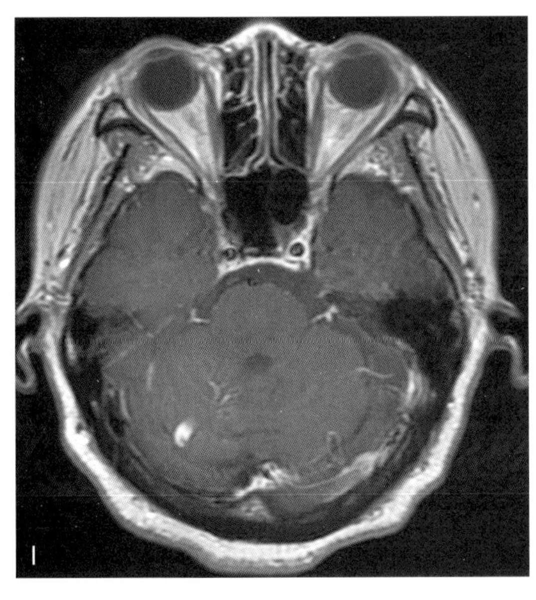

图 4-8-4 静脉畸形

A~C. T_1WI；D~F. T_2WI；G~I. T_1WI+CE。右侧小脑半球静脉畸形，T_1WI 呈等、低信号，T_2WI 呈流空信号，增强后细小髓静脉呈放射状向引流静脉汇聚，形成典型的“水母头”样表现

流速较慢或空间伪影有关；当髓静脉较纤细或流速过于缓慢时，可显示不清。增强 MRI 扫描可显示细小髓静脉呈放射状向引流静脉汇聚，形成典型的“水母头”样表现。SWI 在 GRE 的基础上结合了相位信息，对磁敏感性物质显示能力强，能够更好地反映局部病灶微观磁场的变化，极佳地显示管径细小、流速低的血管（图 4-8-5），因此适用于常规扫描难以显示的流速较慢的血管畸形，如海绵状血管瘤、静脉畸形、毛细血管扩张症等，在脑静脉性血管畸形的诊断中发挥着重要作用。SWI 技术可以作为脑静脉性血管畸形首选的检查方法。

【诊断与鉴别诊断】

DSA、CTA 及增强 MRI 可清晰显示 CVM 的影像学表现，静脉期可见细小扩张的髓静脉呈典型的“水母头”状汇入粗大的引流静脉。SWI 适用于常规扫描难以显示的流速较慢的血管畸形。静脉期的“海蛇头”征，为特异性诊断标准。

对较小的病变，则易误诊为海绵状血管瘤、胶质瘤或其他占位病变。

（宋 焱）

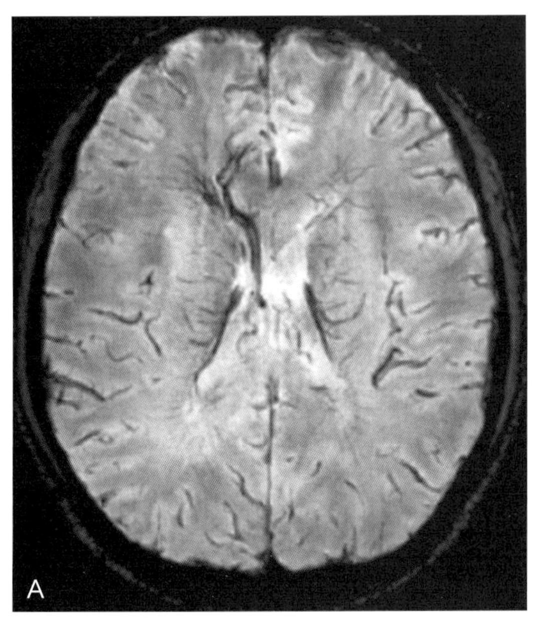

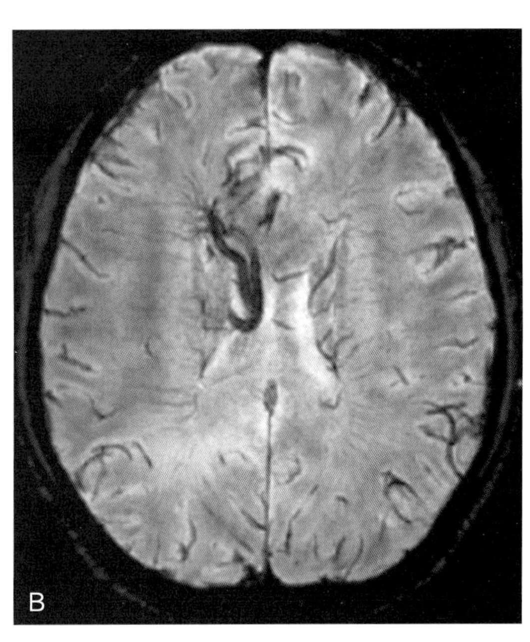

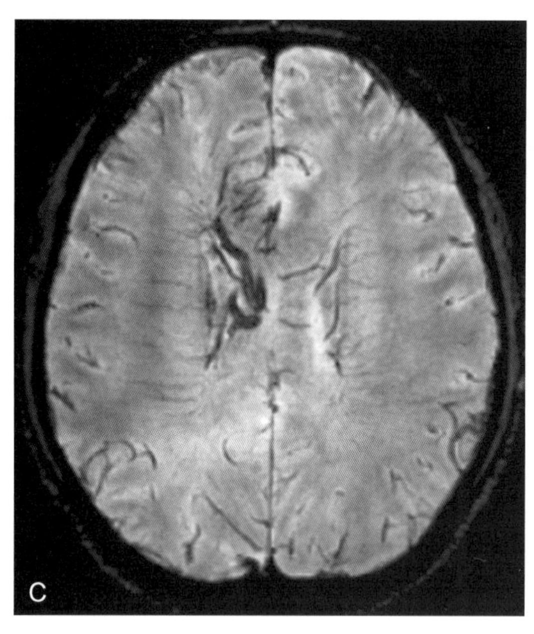

图 4-8-5 静脉畸形

A~C. SWI，清晰显示右侧额叶静脉畸形

三、海绵状血管畸形

【概述】

颅内海绵状血管畸形（cavernous malformation，CM），占颅内血管畸形的 5%~16%，分为脑内型及脑外型两种，以脑内型多见。脑内型可以发生于脑内任何部位，以幕上多见，好发于大脑半球皮层及皮层下区。脑外型发病率较低，常位于中颅窝，绝大多数原发于海绵窦区。

脑实质内 CM 分为家族性和散发性脑海绵状血管畸形，其中家族性占 8%~9%，以常染色体不完全显性遗传方式传递，病灶呈多发性，小脑幕上占 80%，幕下和脊髓占 20%，后者多发生在脑桥。散发性则多为单发。男女发病率基本相同，临床出现症状的平均年龄为 20~40 岁。

颅内 CM 的病因尚不完全清楚，但一般认为是先天性血管发育异常，是由微动脉延伸出来的血流缓慢的大小不等血窦构成。家族性脑海绵状血管畸形已被证明是常染色体不完全显性遗传病，具有基因突变，其突变基因位于染色体 7q、7p 和 3p。

【临床与病理】

脑内型常见的临床症状为癫痫、运动和感觉障碍、反复蛛网膜下腔出血引起的头痛、昏迷、偏瘫，有的患者也可没有任何症状。

位于中颅窝底的脑外病灶，因其前邻前颅窝、后及岩骨和后颅窝、内侧达海绵窦、垂体、下丘脑及视神经，而分别表现为头痛，动眼、外展、三叉等脑神经功能障碍，有些还可伴有内分泌表现和癫痫。随着肿瘤生长可发生双侧视力减退、视野缺损和眼球固定等。

病灶大体病理外观为紫红色，表面呈桑葚状，剖面呈海绵状或蜂窝状，为丛状、薄壁的血窦样结构，血窦间为疏松纤维结缔组织，没有正常的脑组织。血窦壁由单层上皮细胞和纤维母细胞组成，缺少肌层和弹力层，没有明显的供血动脉及引流静脉，血窦内压力低，流速慢，窦腔内易形成血栓，而且容易发生出血，多为缓慢反复渗血，血液滞留也是畸形血管内形成血栓和钙化的原因。玻璃样变、纤维化、血栓形成、钙化及周围神经胶质增生等组织特点决定了海绵状血管畸形易发生出血，从而形成临床和影像上反复出血的表现。

【影像检查方法】

常规 X 线检查对诊断 CM 无价值。CT 检查价值有限，可以发现病灶内的钙化，但这种钙化多见于脑内型 CM，脑外型 CM 钙化少见。MRI 各个序列中，T_2*WI 最具诊断价值，因该序列可以检出病灶内的反复出血，脑外型 CM T_2WI 上表现明显高信号。

【影像表现】

1. CT　脑内型 CM 多为圆形或类圆形等至稍高密度影，多数边界清晰，周围多无水肿，少有占位征象，常有斑点状钙化（图 4-8-6），严重者可全部钙化形成“脑石”，即钙化性海绵状血管瘤。增强后病灶无或轻度强化，其强化程度主要取决于病灶内血栓形成和钙化的程度，血栓形成少、钙化程度轻则强化明显；血栓形成多、钙化程度重则强化不明显。新鲜出血时表现为病灶内均匀一致的高密度，可破入周围脑实质内，也可破入蛛网膜下腔。

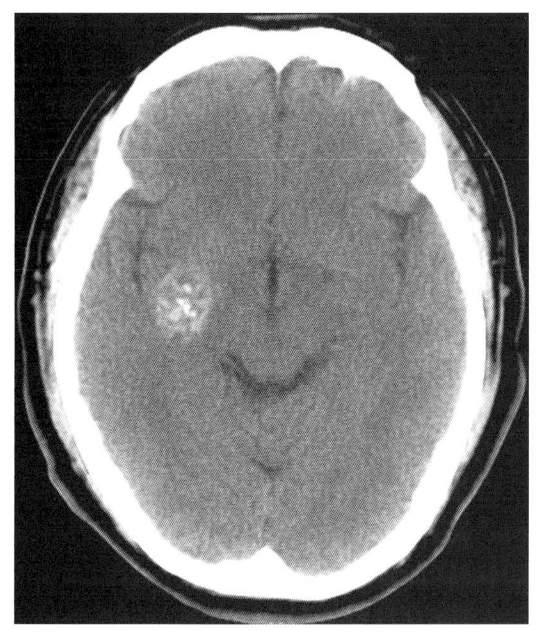

图 4-8-6 脑内海绵状血管瘤 CT 平扫

右侧颞叶类圆形等至稍高密度影，边界清晰，周围无水肿，内部间斑点状钙化

脑外型 CM 表现为位于中颅窝近海绵窦的椭圆形或哑铃型病灶，边界清楚，呈等密度或略高密度，多均匀，钙化少见，邻近颅底骨质常见压迫性侵蚀，瘤周无水肿，增强扫描为明显均匀强化。

2. MRI 脑内型 CM 瘤巢内反复多次少量出血和新鲜血栓内含有稀释、游离的正铁血红蛋白，使其在所有序列中均呈高信号。陈旧性血栓及反应性胶质增生呈长 T_1、长 T_2 信号，瘤巢内钙化呈无信号，周边常有含铁血黄素沉积呈环状低信号，T_2*WI 最明显（图 4-8-7）。

根据脑内 CM 的形态及信号变化特点，本病 MRI 表现分为 4 种类型：Ⅰ型：T_1WI 病灶的中心呈高信号（含正铁血红蛋白），T_2WI 呈等、高信号，相当于亚急性出血期；Ⅱ型：T_1WI、T_2WI 图像上病灶中心呈网状混杂，周围有低信号环，呈“爆米花”或“桑葚状”的外观，病理上相当于机化程度不同的血栓与小血肿，周围是胶质增生和含铁血黄素沉积，提示病灶反复出血、血栓形成，这是海绵状血管瘤的典型表现；Ⅲ型：通常见于家族性病变，T_1WI 上呈等或低信号，T_2WI 上呈高信号，周边低信号，相当于慢性出血期；Ⅳ型病理上是小型海绵状血管瘤或毛细血管扩张症，点状微出血，常规 T_1WI 与 T_2WI 难以显示，GRE 及 SWI 上显示清，呈多发点状低信号影。

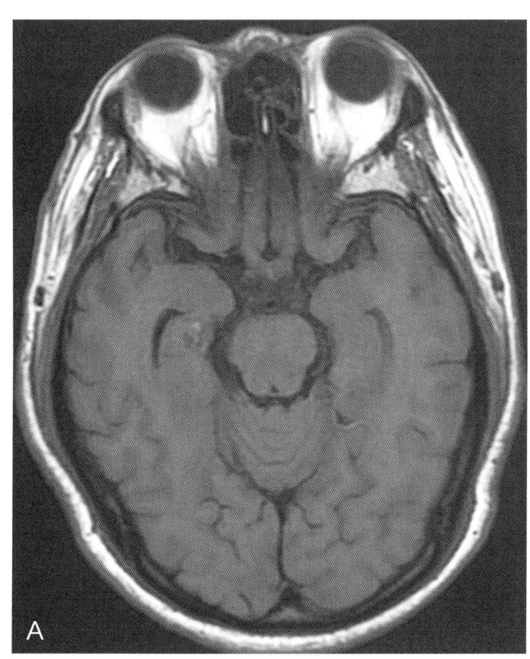

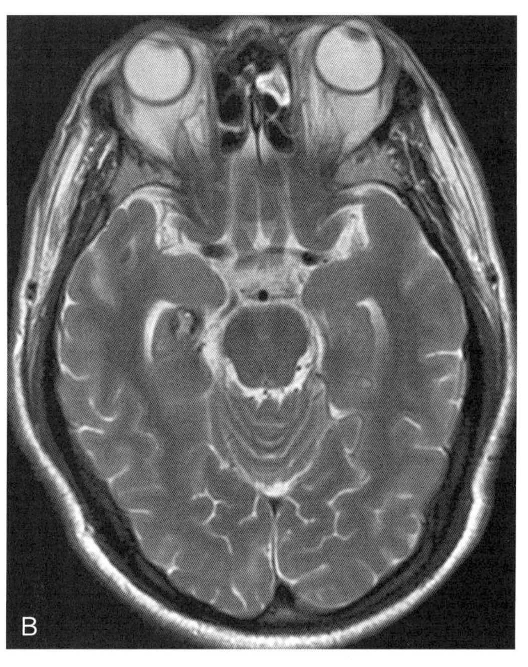

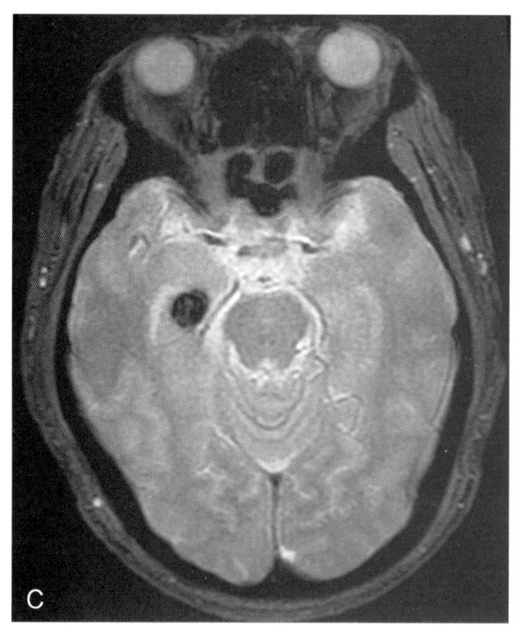

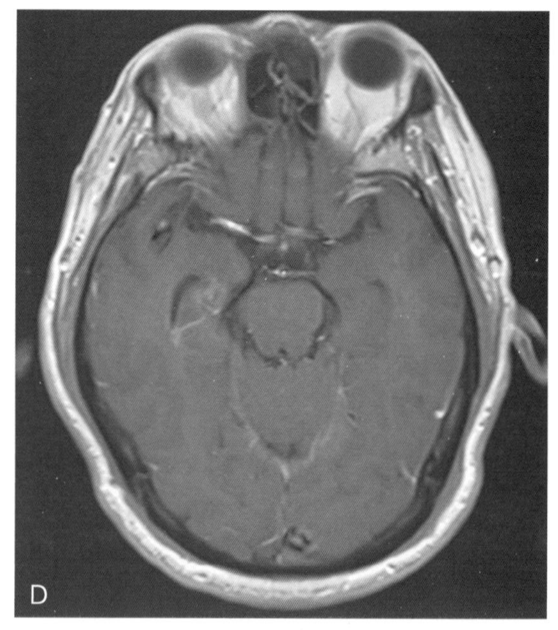

图 4-8-7 脑内海绵状血管瘤

A. T_1WI 上呈稍低及稍高信号；B. T_2WI 上呈高信号，周围可见含铁血黄素环；C. T_2*WI 上病灶周围含铁血黄素环最明显；D. T_1WI+CE，增强后呈轻度强化

由于无供血动脉和引流静脉，在 MR 上不显示流空效应。另外，由于 CM 多靠近脑表面，出血易破入蛛网膜下腔，在附近脑池中形成正铁血红蛋白，并在 MR 图像中勾划出附近脑回。瘤灶周围常无脑组织水肿，无明显占位效应；病灶轻度强化或不强化，原因可能为供血动脉太细或已有栓塞，血流缓慢使对比剂被稀释。

脑外型 CM 在 T_1WI 上表现为边界清晰的圆形或椭圆形等信号或稍低信号，T_2WI 上表现明显高信号，周围无低信号环及水肿，注射对比剂后为均匀一致的显著强化（图 4-8-8），少数病变表现为渐进的强化方式。

【诊断与鉴别诊断】

脑内型及脑外型 CM 诊断并不困难。脑内型 CM 在 CT 上多伴有钙化，MR 图像中病灶周边常有含铁血黄素沉积所产生的环状低信号，以 T_2*WI 显示最佳；而脑外型 CM 多位于中颅窝近海绵窦，CT 为等或稍高密度，磁共振 T_2WI 表现为明显高信号，增强后为均匀一致的显著强化。

1. 脑内型 CM 鉴别诊断

（1）动静脉畸形：多位于幕上，脑表面；由供血动脉、畸形血管团和引流静脉构成：T_1WI 及 T_2WI 均为点、条状迂曲的流空信号，呈葡萄状或蜂窝状；增强扫描畸形血管可部分强化呈高信号；MRA 可显示供血动脉（单支或多支）及引流静脉：粗大的静脉血管引流至静脉窦。

（2）发育性静脉异常：又称静脉瘤，多位于脑深部白质、脑室前后角附近或小脑；一般较小的静脉瘤在 MRI 上仅显示引流静脉；增强扫描一般均有显著强化，且可见髓质静脉和引流静脉；一般无占位效应和病灶周围的水肿。

（3）毛细血管扩张症：病变可见于脑和脊髓的任何部位，以脑桥、小脑最为常见，病灶多发为其特点；常规自旋回波序列 T_1WI 和 T_2WI 无异常表现；在 T_2*WI 上，病灶呈明显低信号。

（4）脑转移瘤伴出血：有原发肺癌或乳腺癌病史，病灶通常为多发，由于转移瘤灶内有出血，在 T_2*WI 上较为明显，增强后病灶实性部分强化，伴或不伴瘤周水肿。

2. 脑外型 CM 鉴别诊断

（1）脑膜瘤：一般表现为 T_1 等、稍低信号，T_2 稍高信号影，增强后呈均匀性强化，并常见“脑膜尾征”，邻近骨质可出现反应性增厚。

（2）神经鞘瘤：在 T_1WI 上呈不均匀低信号，T_2WI 上呈不均匀高信号，坏死、囊变常见，增强后表现为囊壁明显强化。

（3）垂体瘤：多位于鞍内，可以向上生长突破鞍膈出现“束腰征”或“雪人征”，可生长较大

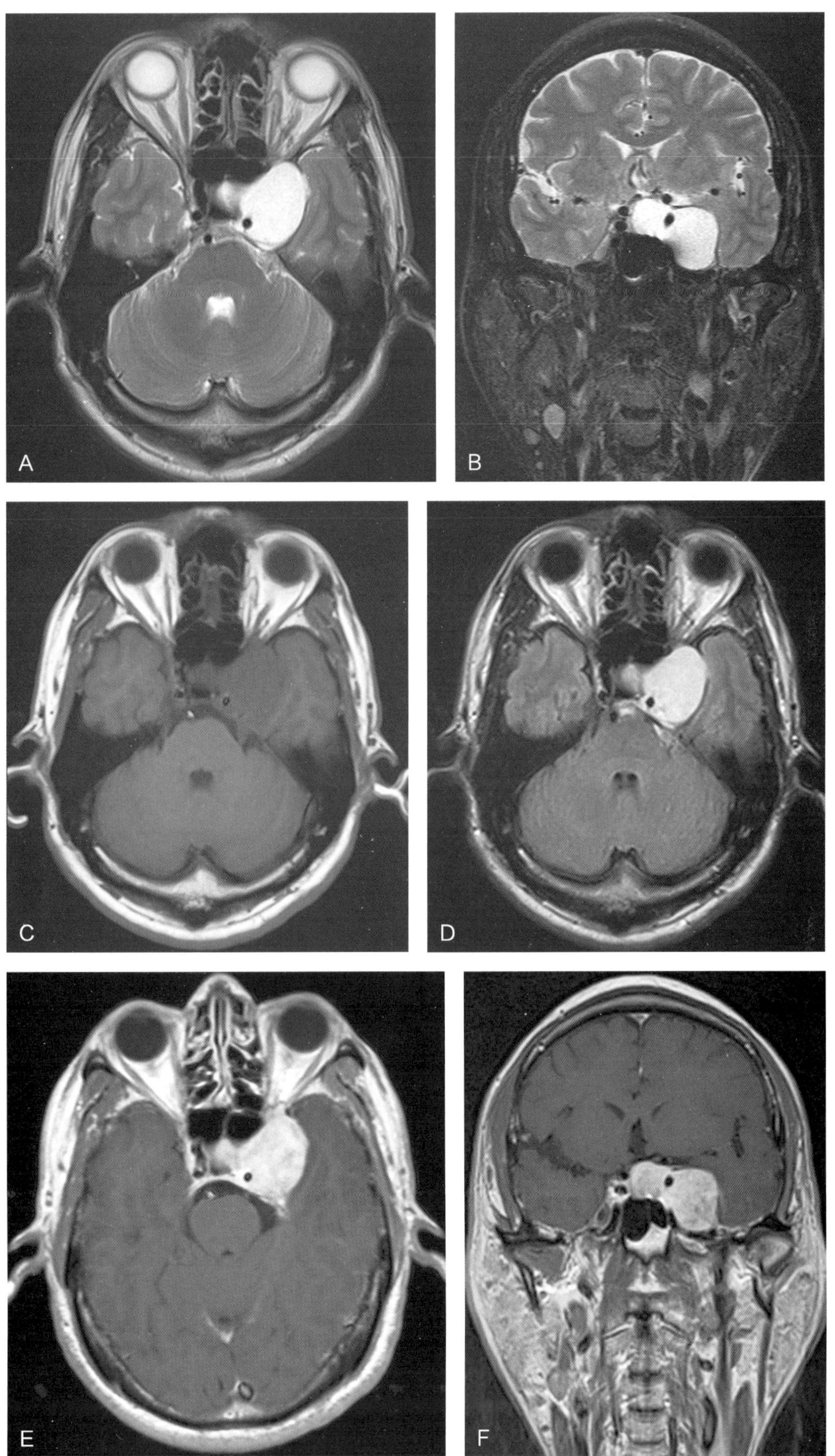

图 4-8-8 脑外海绵状血管瘤

A. 轴位；B. 冠状位，T_2WI 上呈明显高信号；C. T_1WI 上呈低信号；D. T_2-FLAIR，上呈高信号；E、F. 轴位和冠状位 T_1WI+CE，增强后明显均匀强化包绕或推移一侧或双侧颈内动脉，同时伴有鞍底下陷，易发生囊变、坏死，临床上可出现垂体瘤症状。

（4）动脉瘤：如无血栓形成，病灶于 MRI 平扫呈明显流空信号改变，增强扫描病灶与颈内动脉强化程度一致；如合并血栓，病灶内可呈现不同时期的血栓。MRA 可见动脉瘤瘤体及载瘤动脉。

（宋 焱）

四、毛细血管扩张症

【概述】

颅内毛细血管扩张症（intracranial capillary tetangiectasia，ICT）是一种相对少见的脑血管畸形，与脑动静脉畸形、海绵状血管瘤和静脉血管畸形相比，其发病率最低，但可并存海绵状血管瘤。有报道尸检中约有 0.1%~1.5% 的发现率。ICT 病因不明，可能与毛细血管发育异常有关。

【临床与病理】

临床多见于中老年人，多数患者无临床症状，极少数可因血管破裂出血出现相应表现，也就是所谓的隐匿性脑血管畸形。ICT 多为直径 <2cm 的多发微小病灶，生长缓慢。病变部位以脑桥、延髓和小脑较常见，也可见于大脑半球和脊髓。症状性 ICT 多数表现为脑出血，或可以合并脑梗死，或无卒中发生，也可有一些表现如头痛、头晕、耳鸣、听力下降、共济失调、癫痫、面瘫、肢体偏瘫等。ICT 常与海绵状血管瘤伴发，后者易出血，故有学者认为 ICT 伴发颅内血肿的真正原因可能是其合并的海绵状血管瘤。

ICT 病理改变为一团扭曲扩张的毛细血管，其内可见出血，病灶大小不一，毛细血管壁只有一层内皮细胞，缺乏平滑肌和弹力纤维，无供血动脉，偶见单根或多根迂曲扩张的引流静脉显影。异常扩张的毛细血管间可见正常脑组织，这是 ICT 与海绵状血管瘤的根本区别，其周围很少有胶质细胞增生、钙化及含铁血黄素沉积现象。

【影像检查方法】

常规 X 线检查对诊断 ICT 无价值。DSA 可无阳性发现，CT 平扫通常难以发现病变。MRI 检查 SE 序列对局部磁场变化不敏感，使得常规 MRI 的 SE 序列 T_1WI 和 T_2WI 难以检出毛细血管团。SWI 则可以极为敏感地显示毛细血管扩张症病灶，是检出 ICT 病灶最敏感的序列，所以对于临床可疑 ICT 时建议加做 SWI 序列。

【影像表现】

1. DSA　可以无阳性发现。也可有以下表现：①丛状小血管；②消失延迟的毛细血管；③伸展扭曲的小动脉；④早期充盈的扩张静脉或水母头状的髓质静脉等。

2. CT　通常呈等密度而难以发现病变，个别病灶可因合并出血呈稍高密度，故以往对于该病的诊断率较低。

3. MRI　病灶较小，通常为几毫米至十几毫米，可单发或多发，常无占位效应及出血。病灶在 T_1WI 上表现为稍低信号、T_2WI 上表现为稍低信号或稍高信号、T_2–FLAIR 序列上表现为低信号，由于病灶与周围脑组织信号无明显差异而可能被漏检；对比增强 T_1WI 表现为轻度强化，典型者形成筛孔样表现（图 4–8–9），即在不强化的脑实质背景下有许多强化的血管影。SWI 序列对 ICT 病灶检出的敏感度极高，表现为点状、圆形或类圆形低信号，边界清楚，与周围组织对比鲜明，部分较大病灶可见典型靶征，即病灶边缘呈环状低信号，中间带呈稍高信号，中心呈点状低信号（图 4–8–9），其病理基础尚不完全清楚，推测可能与病灶内并发小灶性出血或扩张血管间脑组织的胶质增生有关，有待于进一步探讨。所以临床怀疑该类病变时，建议加做 SWI 序列。

【诊断与鉴别诊断】

ICT 病灶在 SWI 上均呈低信号，病灶中心可伴点状高信号，呈“靶征”，具有一定的特征性。增强后表现为轻度强化，典型者形成筛孔样表现。

颅内陈旧微出血灶表现为 SWI 低信号，与 ICT 鉴别存在困难，但前者增强后通常不强化。

海绵状血管瘤易反复出血，病灶内有钙化，周边可见含铁血黄素沉积，故在 SWI 幅值图像上表现为病灶中央不均匀斑点状高低混杂信号及桑葚样改变，周边为含铁血黄素环口，与 ICT 易于鉴别。

（宋 焱）

五、Galen 静脉瘤

【概述】

Galen 静脉瘤又名 Galen 静脉动脉瘤样畸形、Galen 静脉动静脉畸形，为一种少见的散发性血管畸形，可见于胎儿、婴幼儿、儿童及成年人。

Galen 静脉即大脑大静脉，很短，长约 1cm，

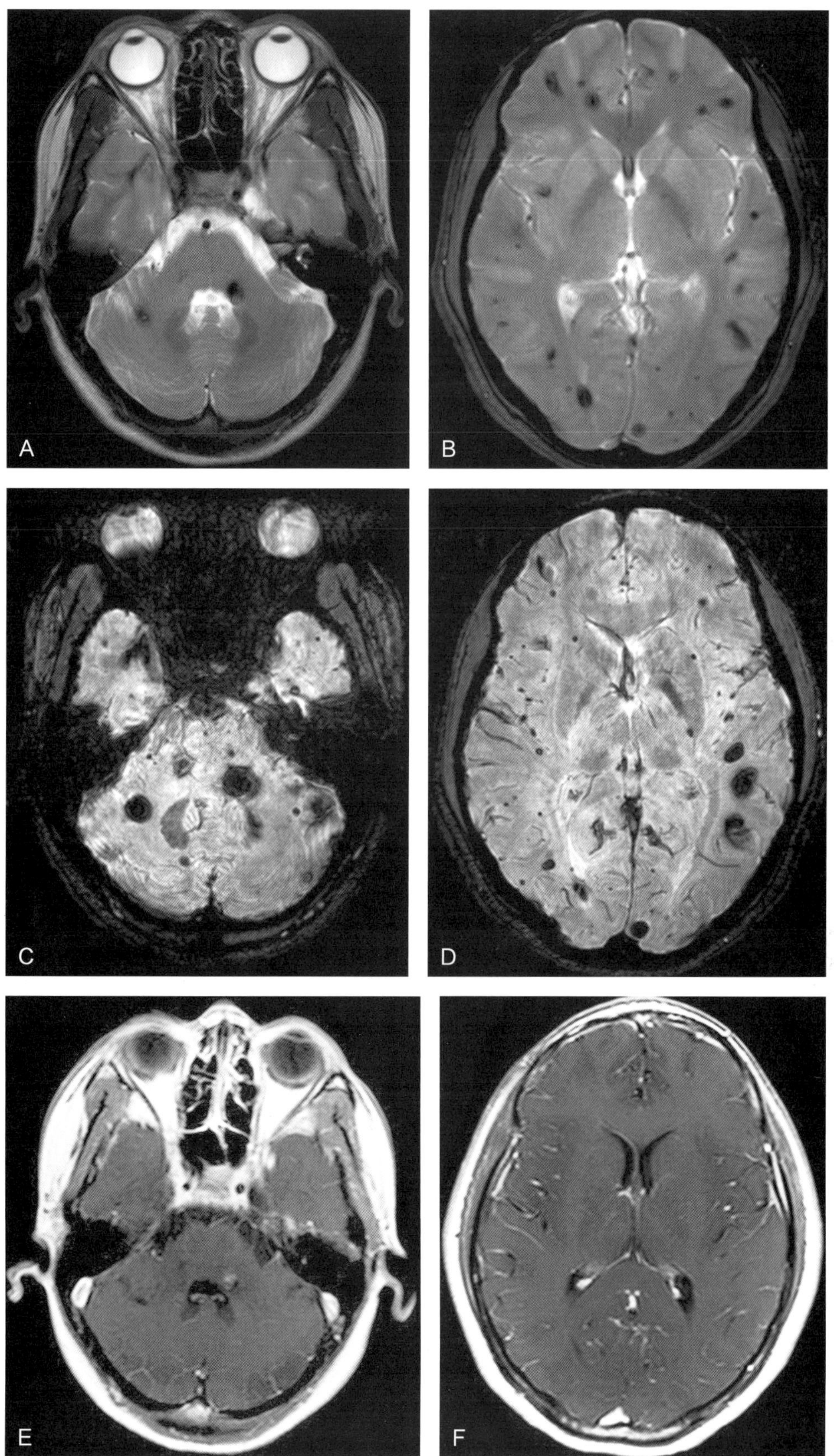

图 4-8-9 毛细血管扩张症

A、B. T_2WI 上脑实质内多发低信号影；C、D. SWI 上多发点状或类圆形低信号，边界清楚，与周围组织对比鲜明，部分较大病灶可见典型靶征，即病灶边缘呈环状低信号，中间带呈稍高信号，中心呈点状低信号呈高信号；E、F. 增强 T_1WI，轻度强化位于胼胝体和丘脑的后下方，由两侧大脑内静脉汇合则成，向后汇入直窦。Galen 静脉管壁薄弱，容易受损伤。胎儿期由于胚胎发育异常致大脑大静脉（Galen 静脉）的胚胎前体前脑中央静脉不能正常退化闭塞、直窦发育不全或缺如，即可形成先天性 Galen 静脉畸形。同时，这种发育异常存在一个或多个动静脉瘘，这些动静脉瘘与前脑中央静脉相连接，导致该血管明显扩张，在大脑中线处表现为特征性的瘤样扩张结构。在婴幼儿及儿童时期，则可由于存在动静脉瘘或动静脉畸形，长期高流量动脉血流通过动静脉瘘直接冲击大脑大静脉，使其扩张呈瘤样改变。

【临床与病理】

Galen 静脉瘤是一种罕见的先天性脑血管发育畸形，多发于胎儿（6~11 孕周）和出生后婴幼儿，但多在孕晚期（32 孕周后）才能被检出，占儿科脑内血管畸形的 30%，颅内血管畸形的 1%。Galen 大脑大静脉动脉瘤样畸形可分为新生儿、婴儿、儿童和成人四个年龄组。新生儿组主要表现为严重心衰和颅内杂音；婴儿组表现为轻度心衰，颅骨增大，颅内杂音；儿童及成人组表现为头痛、嗜睡、脑积水、抽搐、智力下降。

Galen 静脉瘤在病理上分为两型：一种是动-静脉瘘型，表现为一支或多支动脉与大脑大静脉系统的深静脉之间直接交通；另一种是 AVM 型，即丘脑或中脑 AVM 经大脑大静脉引流。

【影像检查方法】

DSA 仍是诊断 Galen 静脉瘤的金标准，它能详细显示供血动脉的解剖（大小、数目、来源）和引流静脉的血流动力学，为血管内治疗提供依据。诊断 Galen 静脉瘤最常用的影像学检查是多普勒超声，它能显示位于第三脑室后方的静脉囊，并可利用其内的搏动血流将 Galen 静脉瘤与其他中线囊性结构鉴别。CT 和 MRI 平扫可以检出大脑大静脉区的异常病变。CTA 和 MRV 作为评价脑血管系统的无创性影像学检查方法，对于 Galen 静脉瘤的诊断具有一定的优势。

【影像表现】

1. CT　可见三脑室后部、四叠体池区圆形或类圆形均匀略高密度肿块影（图 4-8-10），与窦汇之间有扩张的直窦相连为其特征性表现，可伴有钙化；增强扫描静脉瘤呈均匀强化，有时可以显示供血动脉，血栓形成者，中央血栓和囊腔内含有对比剂的血液产生的“靶征”；松果体钙化受压移位；可见脑积水表现，即三脑室及双侧脑室扩张。

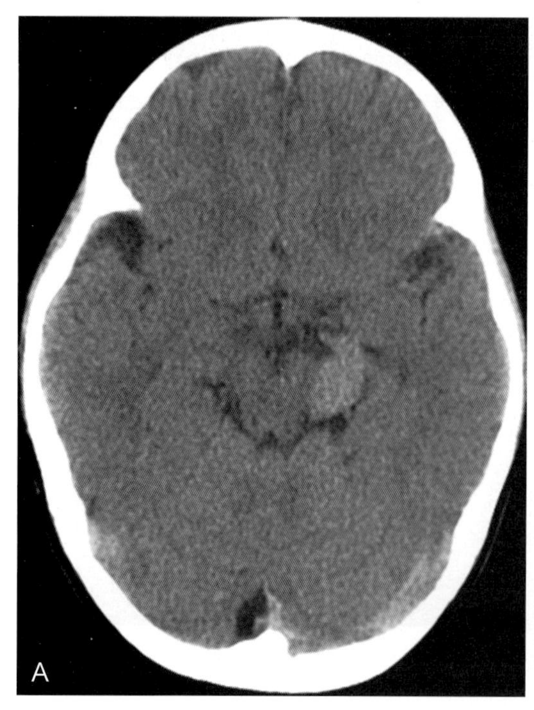

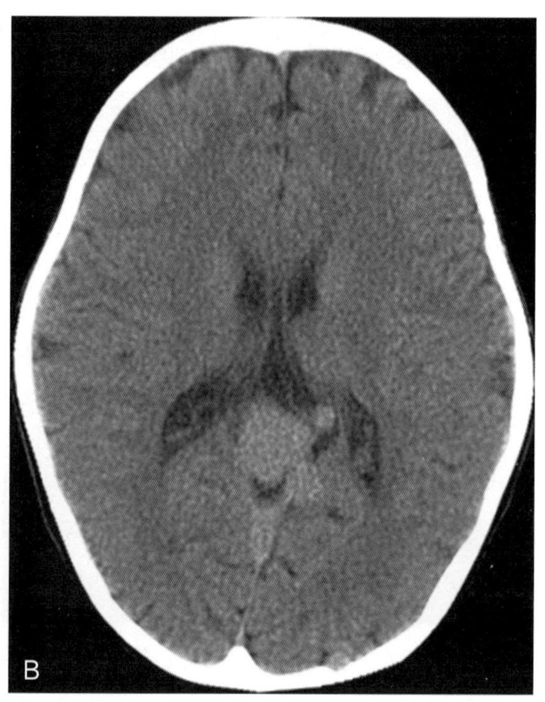

图 4-8-10　Galen 静脉瘤

A、B. CT 平扫，三脑室后部、四叠体池区类圆形均匀略高密度影

2. MRI ①大脑中线处、大脑大静脉池区、四叠体池区瘤样扩张的静脉瘤，T_1WI、T_2WI 上可见血液流空信号（图 4-8-11），并发血栓则出现信号不均匀；②邻近解剖部位见走行迂曲、异常增粗或纤细的流空血管影（部分汇入 Galen 静脉）；③由于该病变存在动静脉瘘或伴有 AVM，导致高压力动脉血长期直接注入 Galen 静脉，引起其扩张并压力升高，引起脑脊液吸收障碍，从而引发梗阻性脑积水、间质性脑水肿、脑缺血表现；④邻近静脉窦不同程度增宽或血栓形成；⑤可伴颅内远隔部位静脉异常增粗；⑥构成 Willis 环的部分动脉增粗扩张。增强扫描，瘤体出现均匀一致的强化，表现具有特征性。

MRV 可清晰显示扩张的大脑大静脉，走行迂曲，与直窦相连。

【诊断与鉴别诊断】

大脑中线处、大脑大静脉池区、四叠体池区是 Galen 静脉瘤特定的发病部位，T_1WI、T_2WI 可见血液流空信号，并发血栓则出现信号不均匀，增强扫描瘤体出现均匀一致的强化，表现具有特征性。

需要与脑膜瘤相鉴别，后者 MR 一般表现为等皮质信号，增强后呈均匀性强化，并常见“脑膜尾征”，邻近骨质可出现反应性增厚。

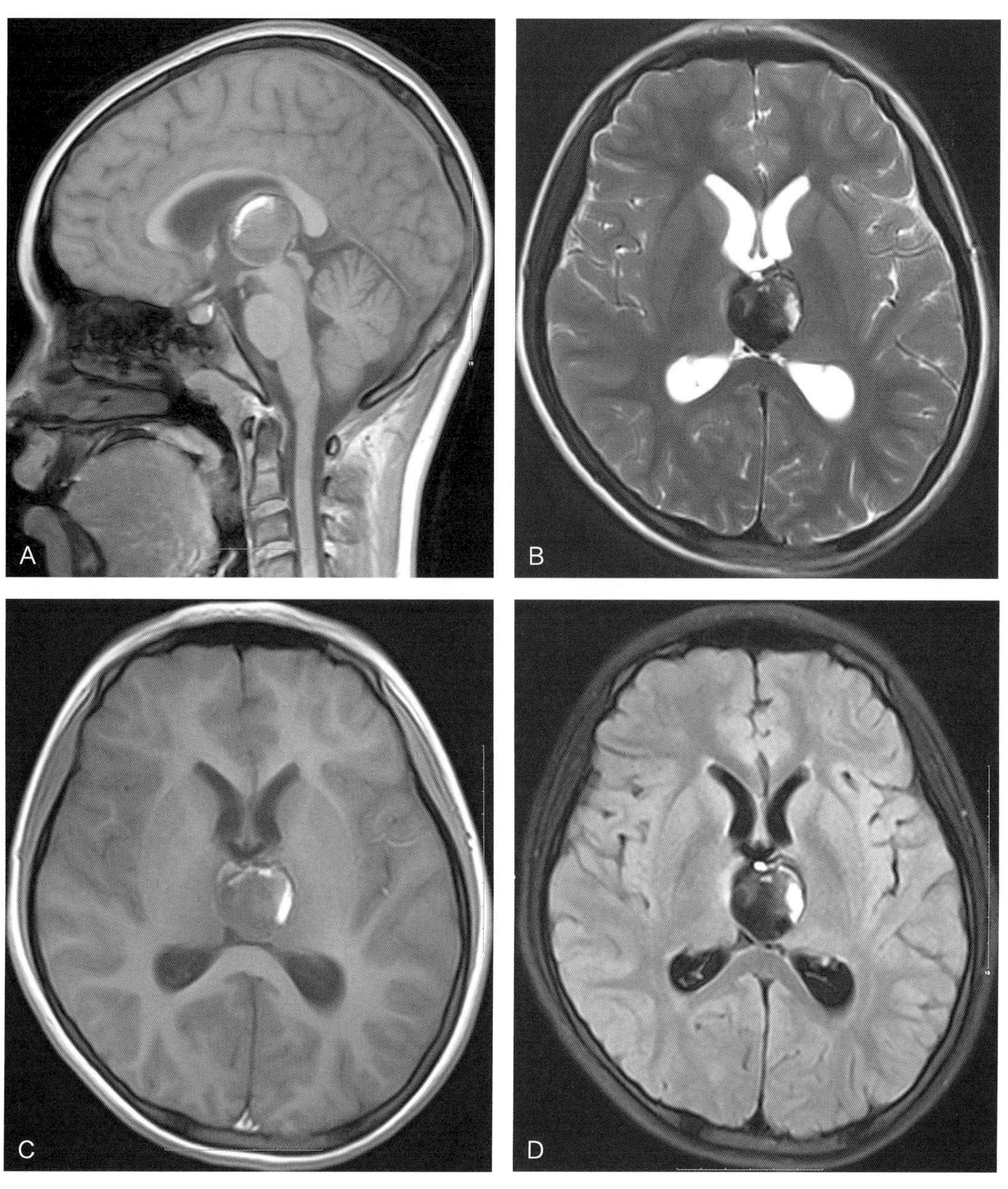

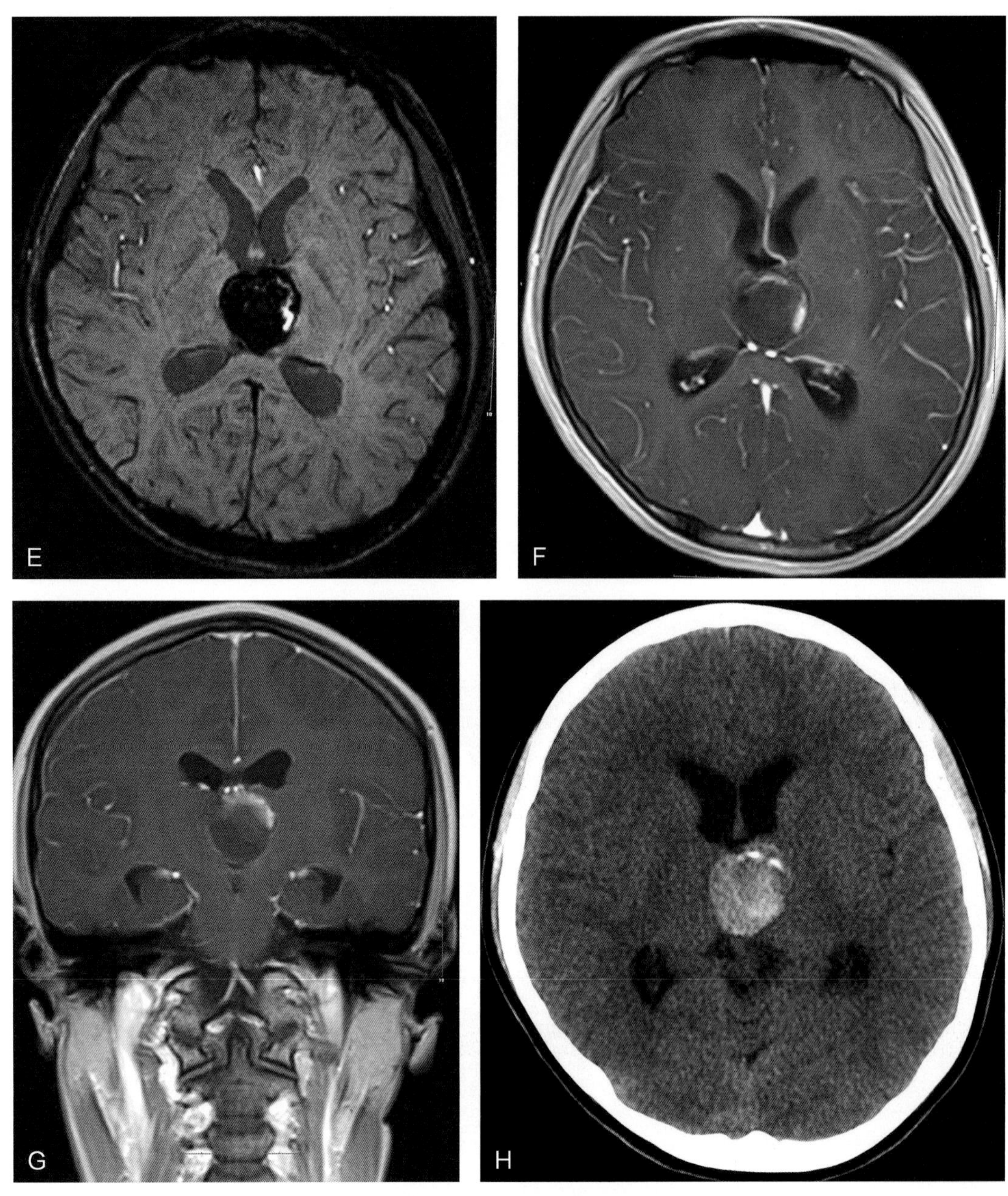

图 4-8-11 Galen 静脉瘤

A~E. 分别为矢状 T_1WI、轴位 T_2WI、轴位 T_1WI、轴位 T_2-FLAIR、轴位 SWI；F、G. 轴位、冠状位 MRI 增强；H. CT 平扫。三脑室后部类圆形占位，其内见血栓形成，由于血栓时期不同，在 MRI 表现为低或高信号［病例图片由陆军军医大学大坪医院（陆军特色医学中心）方靖琴教授提供］

【影像学研究进展】

近年，随着 CT 探测器的增宽，扫描速度的加快，可以进行全脑的容积扫描，因此，进行颅内 CT 血管造影检查时，可以进行多个时相的扫描，获得对比剂进入颅内动脉、到达静脉等多个时相的影像，从而可以选择适宜的时相，更好地检出 Galen 静脉瘤以及并存的动静脉畸形等病变。

（宋　焱）

六、颈动脉海绵窦瘘

【概述】

颈动脉海绵窦瘘（carotid-cavernous fistula，CCF）是一种少见的以眼部症状为突出表现的颅内血管疾病，是颈内动脉海绵窦段本身或其在海绵窦段内的分支破裂，与海绵窦之间形成异常的动、静脉沟通，导致海绵窦内的压力增高而出现的一系列临床症候群。

按发病原因分为外伤性和自发性，75%~85%为外伤引起，如车祸、坠落、撞击、钝器伤及锐器伤等头部外伤，称为外伤性颈动脉海绵窦瘘，为直接瘘，男性多见；自发性 CCF 原因不明，可能由颈内动脉虹吸部动脉瘤破裂、后天性海绵窦内静脉血栓所致的硬膜型动静脉畸形以及遗传性胶原纤维缺乏症（如 EhIers-DanIos 综合征）、肌肉纤维发育不良、动脉炎、动脉粥样硬化、妊娠所致，自发性多为间接瘘、低流量瘘，女性多见。Barrow 根据颈内动脉海绵窦瘘的脑血管造影及治疗方法分为四型：A 型为颈内动脉海绵窦瘘，多有一个高血流瘘口，常见于外伤；B 型为颈内动脉脑膜支海绵窦瘘，多有数个低血流瘘口；C 型为颈外动脉脑膜支－海绵窦瘘；D 型为 B+C 型，颈内外动脉脑膜支海绵窦瘘，有多个低血流瘘口，D 型 CCF 进一步分为 D1 和 D2 型，Dl 型为单侧颈外动脉分支供血，D2 型为双侧颈外动脉分支供血。A 型多为直接型瘘，多为高流量型；B、C、D 多为间接型瘘，多为低流量型。外伤性 CCF 多属于 A 型，自发性 CCF 可为四种类型中的任何一型。

【临床与病理】

临床上常表现为眼睑水肿、搏动性眼球凸出、“红眼”、血管杂音及耳鸣，部分患者还可能出现复视、眼球运动障碍及视力下降等，多首诊于眼科。创伤性 CCF 发病率高于自发性 CCF，男性多于女性，多为头部外伤后一段时间逐渐出现症状，一般根据患者的外伤史及临床表现做出外伤性 CCF 的定性诊断并不困难。

颈外动脉和颈内动脉在海绵窦内的分支管壁很薄，当外伤及海绵窦血管病变造成动脉内膜裂开，血液由裂纹浸入管壁形成动脉瘤，最后破裂成瘘，动脉血直接汇入海绵窦，颈动脉或其分支和海绵窦发生交通而形成 CCF。就血流动力学而言，动脉血液首先经颈内动脉管壁破口进入海绵窦前下腔，使前下腔内压力升高，压迫有关的脑神经和血管，逆流入眼上下静脉至眶内，眼静脉压增高，使其逆向充盈、明显增粗、扩张及回流受阻，结膜充血，进而引起眼眶内组织肿胀，眼肌肥厚。少数通过海绵间窦使对侧海绵窦显影，出现海绵窦与眶上裂综合征。

【影像检查方法】

平片对 CCF 的诊断价值不大。彩色多普勒超声血流显像可以显示眶内粗大血管、血流方向及速度，但不能准确观察供血动脉的来源及海绵窦内瘘口的情况，而且不能发现海绵窦膨大。DSA 是目前公认的诊断 CCF 敏感性及特异性最高的影像学检查方法，是 CCF 诊断的金标准。CT 检查空间分辨率高，可以显示细微的病变，而且能同时观察眼眶内及颅内病变，可以发现颈动脉海绵窦瘘的影像学征象（眼上静脉扩张、眼外肌肥大及视神经增粗等）。MRI 能显示眼外肌肥厚、脑组织水肿、缺血和出血等 DSA 所不能显示的间接征象；MRA 能全面显示颈动脉海绵窦瘘、眼上静脉的增粗等，与 DSA 具有较好的一致性。相较于 CT，MR 检查是本病安全、简便、准确的定性诊断方法，而且能确切了解脑实质、视神经等重要组织的受损范围、程度、性质。

【影像表现】

1. DSA　DSA 作为有创检查，具有一定的风险性，但对于不典型颈动脉海绵窦瘘的确诊是必要的。它能明确显示病变的性质、瘘口的位置、大小和数目、供血及血流异常情况，引流的方向以及侧支血管代偿情况，能较全面指导治疗方案制定和实施。颈动脉海绵窦瘘进行脑血管 DSA 造影检查需要关注以下内容：①瘘口的部位和大小：大量对比剂经颈内动脉进入海绵窦内，使海绵窦呈团块状显影，通过不同角度不同方式的投照，可观察到瘘口的部位和大小。②静脉引流方向：在海绵窦显影之后，其引流静脉随之显影，向前引流至眼静脉，主要为眼上静脉，向后至岩上窦、岩下窦，进而入基底静脉丛、横窦、乙状窦、颈内静脉，经基底静脉引流至大脑大静脉、直窦、窦汇；向上经侧裂静脉向皮层静脉引流入上矢状窦，向下引流至翼丛，通常多种引流方向同时存在；此外，还可以经海绵间窦到对侧的海绵窦及相应静脉。③脑循环代偿情况：在压迫患侧颈动脉的情况下，进行健侧颈动脉和椎动脉造影，可了解通过前后交通动脉对患侧大脑半球脑循环的代偿性供血情况。如代偿不良会出现患侧脑组织供血不足的症状，如代偿良好，即使在栓塞治疗时闭塞患侧颈内动脉主干也不会出现肢体运动障碍。④“盗血”程度：指行患侧颈动脉造影时，瘘口以远的颈内动脉及其大脑前中动脉完全或部分不显影。若完全不显影，则为全“盗血”；部分显影，则为部分“盗血”。⑤颈外动脉供血情况：主要来自与海绵窦底或海绵间窦相通的一些动脉，如脑膜中动脉、脑膜副动脉、咽升动脉等。

2. CT　Ohtsuka 等认为海绵窦增宽超过 15mm 或比对侧宽 5mm，同侧眼上静脉超过 3mm，考虑为 CCF。CT 平扫与增强扫描可见增粗扩大的眼上静脉呈从前内向后外的梭形血管影，中部稍膨大；膨大的海绵窦呈高密度影（图 4-8-12）；增强扫描可见颈内动脉断面与海绵窦之间有环形低密度影。

3. MRI　由于眼上静脉动脉化，血液流动快，MRI 受流空效应影响，扩张的眼上静脉在 T_1WI 和 T_2WI 上均显示为无信号区；颈动脉海绵窦瘘患者的海绵窦血流动脉化，膨大的海绵窦在 T_1WI 和 T_2WI 上均呈流空的无信号影（图 4-8-13）；MRI 还可显示海绵窦有无血栓形成，如有血栓形成，血栓在 T_1WI 及 T_2WI 图像上均为高信号影。颈动脉海绵窦瘘患者的眼外肌可增粗，而且具有一定特异性，多呈单眼多条肌肉均匀一致性肿大，而且程度较轻，是眼静脉回流受阻致眶内压上升、组织水肿引起的继发性改变。

【诊断与鉴别诊断】

CCF 的影像学征象主要包括直接征象：眼上静脉扩张、海绵窦膨大，具有定性诊断的价值；间接征象：眼球凸出及眼外肌增粗，患侧脑组织水肿、出血、萎缩则是引流静脉压力增高及“盗血”引起的继发改变。

眼眶肿瘤、炎性假瘤、血管畸形、海绵窦栓塞等均可引起不同的突眼及眼上静脉扩张，但眼

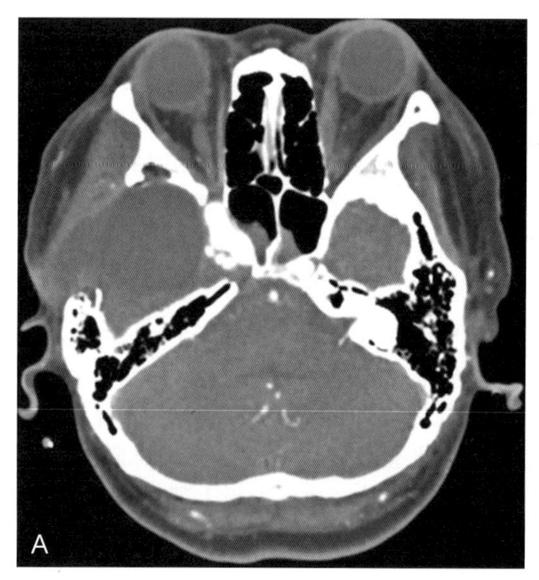

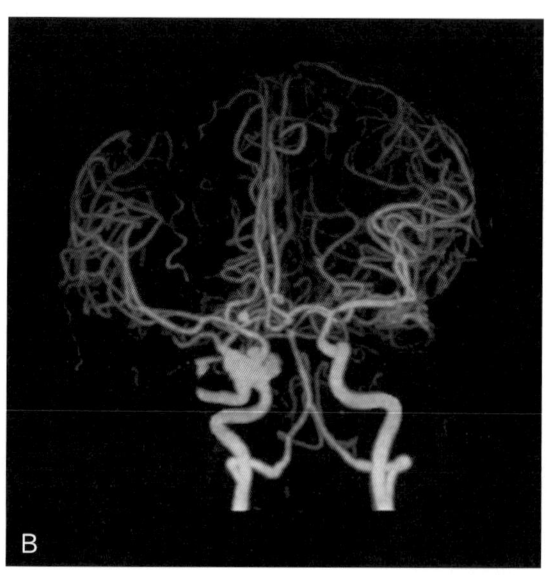

图 4-8-12　右侧颈动脉海绵窦瘘

A. CT 增强，右侧海绵窦增宽；B. 头 CTA 右侧海绵窦迂曲增粗血管影

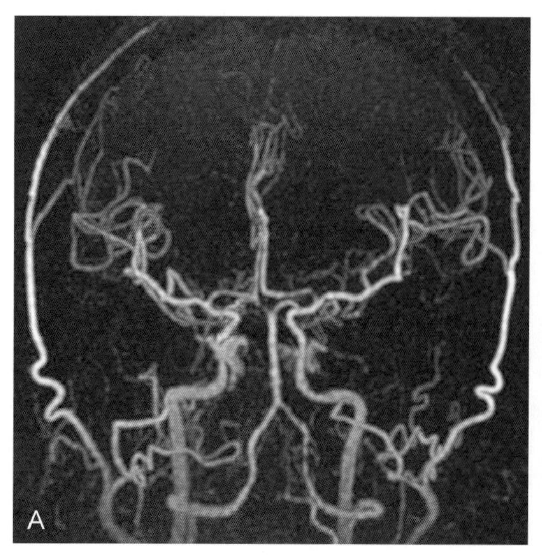

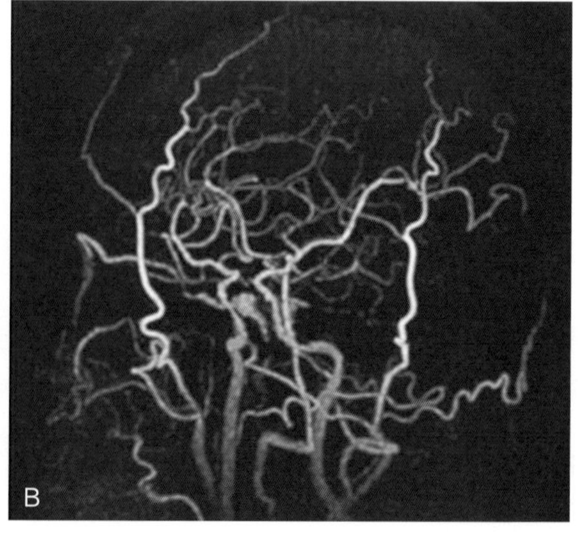

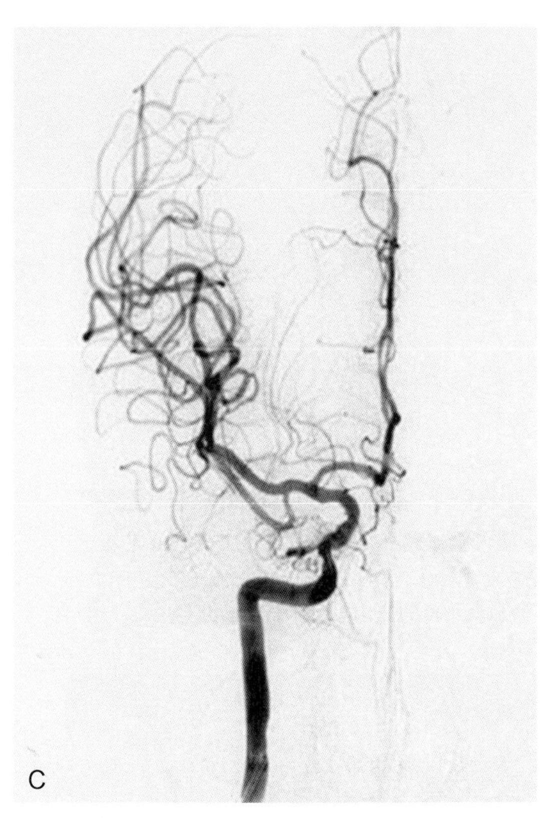

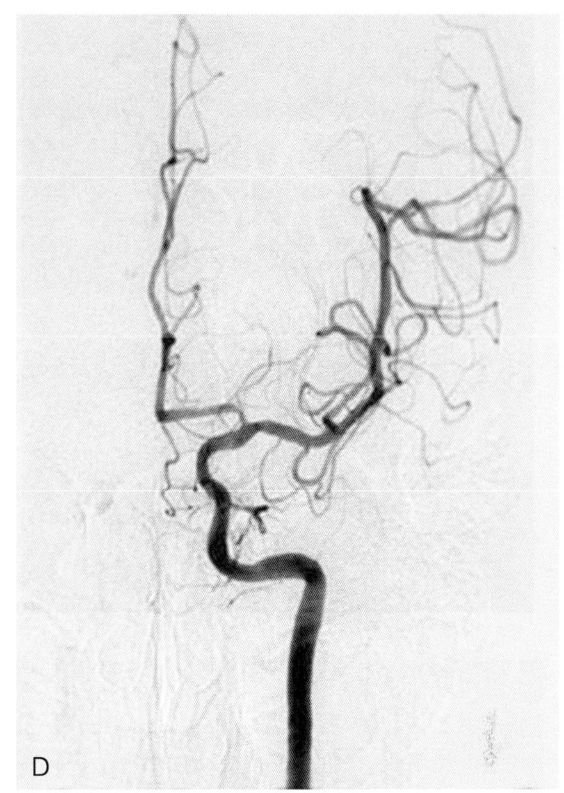

图 4-8-13 双侧颈动脉海绵窦瘘

A、B. zTE ASL MRA；C、D. DSA 示双侧海绵窦显影

上静脉的扩张不如 CCF 明显，尤其重要的是无海绵窦扩大，海绵窦内无异常的血管流空信号，鉴别诊断并不困难。

（宋 焱）

第九节 动脉粥样硬化性血管病变

【概述】

动脉粥样硬化是动脉硬化中最常见和最具有危害性的疾病。以血管内膜形成粥瘤或纤维斑块为特征，并主要累及大动脉（弹力型动脉，如主动脉及其一级分支）和中等动脉（弹力肌型动脉，如冠状动脉、脑动脉等）（图 4-9-1），使动脉壁变硬，管腔狭窄，中膜弹性减弱，并可导致严重的并发症，包括缺血性心脏病、心肌梗死、脑卒中（包括脑梗死和脑出血等）和四肢坏疽等。而脑动脉粥样硬化是以进行性脂质沉积、纤维组织增生和炎性细胞浸润为特征的累及全身大、中型弹性和肌性动脉的慢性疾病在脑供血动脉系统中的表现。

早在 19 世纪初，就有学者认识到在动脉内膜上存在两种病变与动脉粥样硬化有关，一是脂纹斑块，二是纤维斑块，脂纹斑块儿童期就可发生，是早期的动脉粥样硬化病变，纤维斑块通常出现在成人动脉，是进展期病变。在 20 世纪 50 年代，病理学家开展不同类型动脉粥样硬化斑块病变的流行病学调查，根据斑块进展分为脂纹、纤维和复杂斑块，复杂斑块主要指出现溃疡、出血和血栓并发症的纤维斑块；80 年代 Falk 和 Danvis 等提出了“斑块破裂”（plaque rupture）的概念。1989 年，Muller 等提出了“易损斑块（vulnerable plaque）”的概念，描述具有破裂倾向的、非阻塞性的粥样硬化斑块，此后，“易损斑块”这一概念逐渐被学者们认可并接受；在 2003 年进一步完善了易损斑块的定义，将其定义为具有血栓形成倾向或极有可能快速进展成为“罪犯斑块”的动脉粥样硬化斑块，涵盖了各类具有形成血栓和（或）快速进展风险斑块的形态学特征，并建议正式将“易损斑块”用于描述将来存在发生损伤导致并发症风险的斑块，见图 4-9-2。

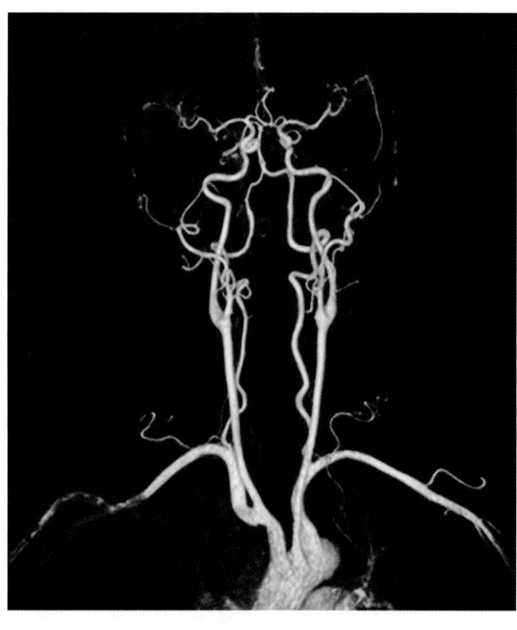

图 4-9-1　动脉粥样硬化的头颈部血管分布

血管内膜形成粥瘤或纤维斑块主要累及大动脉（弹力型动脉，如主动脉及其一级分支）和中等动脉（弹力肌型动脉，如脑动脉等）

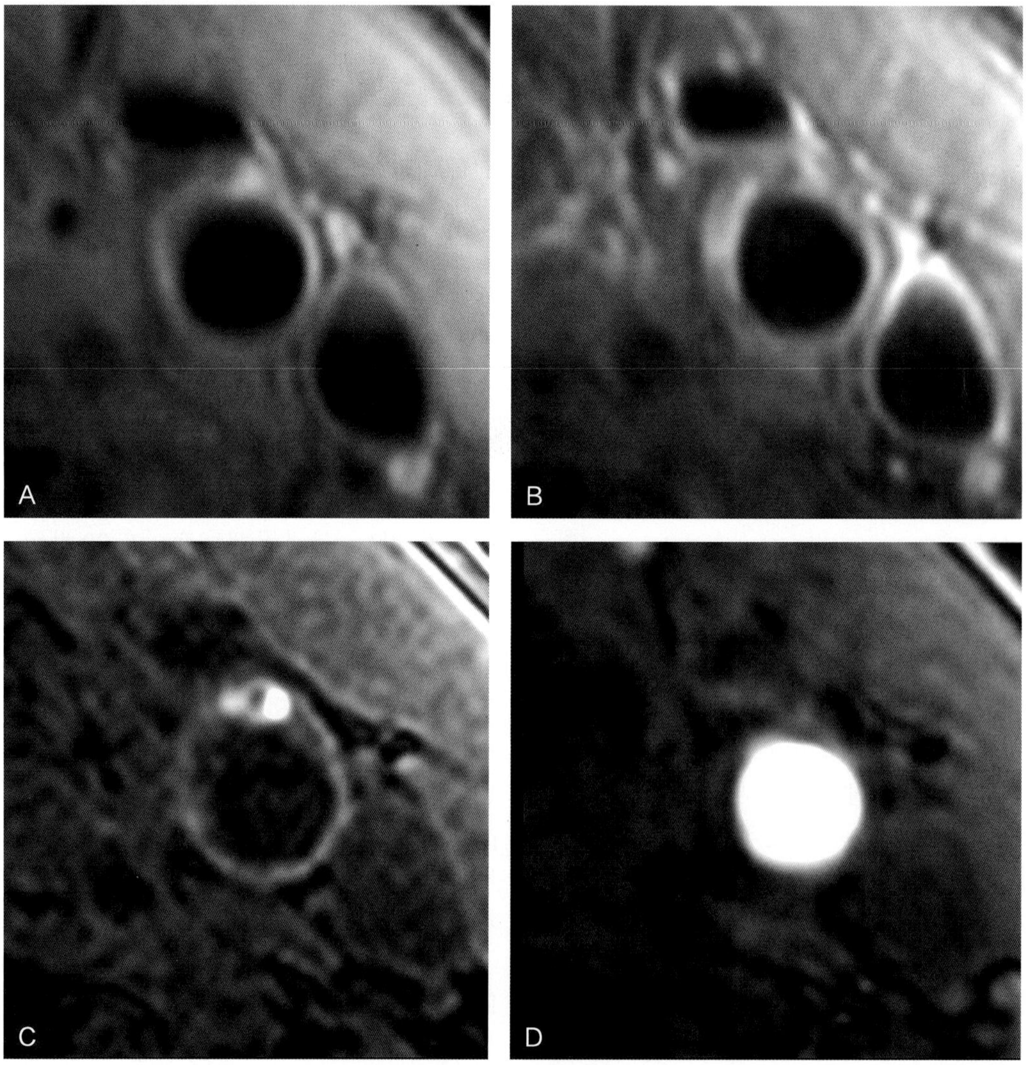

图 4-9-2　易损斑块 MRI

A~D. 分别为 T_1WI、T_2WI、MPRAGE 和 TOF 序列，左侧颈总动脉分叉处斑块内出血，提示颈动脉内膜发生损伤，并出现导致并发症风险的斑块目前认为，动脉粥样硬化是老龄、高血压、高脂血症、高血糖、抽烟、肥胖代谢综合征、家族史和不良生活方式等多因素共同作用的结果。第三次死亡抽样调查显示缺血性脑血管病已成为我国第一位的死亡原因，其死亡率是西方国家的4~5倍，且我国脑梗死的发病率以每年8.7%的速度增长；中国人颅内动脉粥样斑块发病率约为33%~46.6%；颅外动脉粥样斑块发病率12.3%~19%，西方白种人的颅内动脉粥样斑块发病率约为8%~10%；颅外动脉粥样斑块发病率11%~33%。我国的症状性脑动脉粥样硬化存在地理分布差异。脑动脉粥样硬化患者中，北方人所占的比例显著高于南方人。临床上多见于40岁以上的中、老年人，49岁以后进展较快，但在一些青壮年人甚至儿童的尸检中，也曾发现他们的动脉有早期的粥样硬化病变，提示这时病变已开始。近年来，临床发病年龄有年轻化趋势。男性与女性相比，女性发病率较低，但在更年期后发病率增加。

【临床与病理】

动脉粥样硬化疾病的临床表现比较多样，较多见的主要由以下几种：① TIA：引起眩晕、头痛与晕厥等；②脑卒中：脑动脉血栓形成或破裂出血时可引起脑血管意外，有头痛、眩晕、呕吐、意识突然丧失、肢体瘫痪、偏盲或失语等表现；③血管性痴呆：脑部小动脉硬化导致的多发性小灶性梗死的结果，占老年人痴呆的15%~20%，临床表现为行为或人格的改变：淡漠、漫不经心、重复语言等，亦可出现幻觉、妄想、恐怖、躁狂等精神症状；④皮层下动脉硬化性脑病（Binswanger病）：主要累及白质，灰质一般不受累及，是小动脉缺血所引起的多发灶性硬化的结果，临床表现为缓慢进展的智力衰退、抽搐发作、言语障碍、淡漠、步态不稳等；⑤眼部缺血综合征：由颈内动脉狭窄或闭塞所致的眼前后节缺血综合征，主要发生在老年患者，平均年龄65岁，主要临床表现为：一过性黑矇、低灌注视网膜病变、眼前节缺血综合征等。

常规的实验室检查包括：血常规、生化检查（血糖、血脂、肌酐、尿酸等）、凝血四项、同型半胱氨酸、叶酸、糖化血红蛋白等。

动脉粥样硬化在大体病理上主要表现为动脉内膜上有瓷白色的纤维斑块或粥样斑块形成，中膜萎缩、弹力纤维断裂，外膜炎性细胞浸润。而镜下病理表现为脂质沉积于内膜导致内膜增厚，脂质被吞噬细胞吞噬后成泡沫细胞，随着脂质堆积增多，泡沫细胞增多，其中平滑肌细胞产生的胶原纤维、弹力纤维呈帽状覆盖于脂质上面，使病变成纤维斑块；随后由于内皮细胞及平滑肌细胞产生的氧自由基的作用，使斑块内泡沫细胞坏死释放溶酶，导致组织细胞及脂质坏死崩解形成粥样物，最后形成动脉粥样硬化。

目前与动脉粥样硬化相关的生物学标记物有很多种，大致可分为：①炎性反应相关标记物：炎性反应对斑块形成与脱落的病理生理过程具有关键作用，炎性级联反应最终导致了临床事件的发生；②具有脂质氧化特征的标记物；③与微血管及血栓形成相关标记物；④与基质降解、细胞衰老及凋亡相关标记物；⑤其他。目前主要应用的生物学标记物主要有C-反应蛋白（CRP）、白介素6（IL-6）、单核细胞趋化蛋白（MCP-1）、ox-LDL、脂蛋白相关磷脂酶A2（Lp-PLA2）、髓过氧化酶（MPO）、基质蛋白金属酶。

到目前为止动脉粥样硬化的发病机制尚未完全清楚，存在多种学说，解释发病机制的学说有脂质浸润学说（脂源性学说）、潴留反应学说（潴留–应答学说）、血管平滑肌细胞克隆学说、氧化应激学说、血小板功能亢进学说、血栓形成学说、Ca^{2+}超负荷学说、免疫功能异常学说、剪切应力学说、损伤反应学说、炎症学说等。目前内皮损伤导致的慢性炎症学说为多数学者所接受。其经典的病理过程为多种因素（如血流剪切力、高血脂、高血压、炎症反应、全身免疫性疾病等）容易造成血管内皮损伤，出现内膜增厚、大量脂质沉积，并有炎性细胞（单核细胞与淋巴细胞）逐渐浸润；同时，中膜的平滑肌细胞病理性迁移至内膜并大量增殖，分泌大量胶原等细胞外基质；平滑肌细胞及由炎性细胞衍生的巨噬细胞通过摄取沉积的脂蛋白形成泡沫细胞；沉积的脂质和泡沫细胞组成了脂质核，是斑块深部糜粥样柔软部分，表面覆以较其坚硬的纤维被膜即纤维帽，凸出于管腔表面，导致血管狭窄。往往这种类型的动脉粥样硬化斑块性质不稳定，柔软的脂质核容易溃烂、破裂、出血、脱落，形成血栓发生心、脑血管事件，称之为软斑。而部分未脱落的脂质核进一步发展，形成钙化结节及纤维钙化斑，其性质稳定附着在血管壁上，不易脱落为安全性斑块，称之为硬斑。

【影像检查方法】

对于动脉粥样硬化性血管病变目前主要的影像学检查手段有：颈动脉超声、TCD、CTA、MRA、DSA、HR-MRI颅内/外血管壁成像等检查。颈动脉超声及TCD可以发现中度或中度以上狭窄；无CT对比剂使用禁忌证者，可行CTA检查；无磁共振检查禁忌证者，可行MRA检查。颈动脉超声、TCD、CTA/MRA检查发现中度或中度以上狭窄，需要进一步评估及手术治疗，建议行DSA检查。而需要进一步了解斑块性质、管腔结构，需要与其他非动脉粥样硬化性血管病变鉴别时，建议行MRI高分辨颅内/外血管壁成像（图4-9-3）。

【影像表现】

动脉粥样硬化性血管病变在CT平扫可显示颅内梗死区，呈低密度影；CTA可以清楚显示对应病灶供血区的头颈部动脉的斑块与狭窄程度；并可根据斑块的密度将斑块分为软斑块（<60HU），混合斑块（60~130HU）和钙化斑块（>130HU）。

而MRA可显示头颈部动脉狭窄，评估其狭窄程度。正常，<50%为轻度狭窄，50%~69%为中度狭窄，70%~99%为重度狭窄，闭塞。DSA一直被作为诊断头颈部动脉疾病的金标准。CTA或MRA不能明确的头颈部动脉闭塞性病变，有头颈部动脉狭窄支架治疗指征的患者应进行DSA检查。DSA可以明确病变部位、测量管腔狭窄程度及范围，特别是掌握血流动力学变化及侧支循环的建立。DSA作为有创检查，存在手术风险、对比剂过敏及辐射量较大等问题。

【诊断与鉴别诊断】

对于动脉粥样硬化性脑血管病变目前公认的诊断标准为：①有两项或两项以上脑动脉粥样硬化危险因素，或一项脑动脉粥样硬化危险因素合并明确的相应临床症状；②颈动脉听诊有阳性发现，或双臂血压相差>20mmHg；③颈动脉超声发现颈动脉内膜中层（CIMT）增厚，斑块形成，或颈动脉超声及TCD发现血管狭窄或闭塞等脑动脉粥样硬化表现；④影像学检查（CTA/MRA/DSA/MRI高分辨颅内/外血管壁成像）可见脑动脉粥样硬化改变；⑤踝肱指数（ankle brachial index，ABI）<0.9。

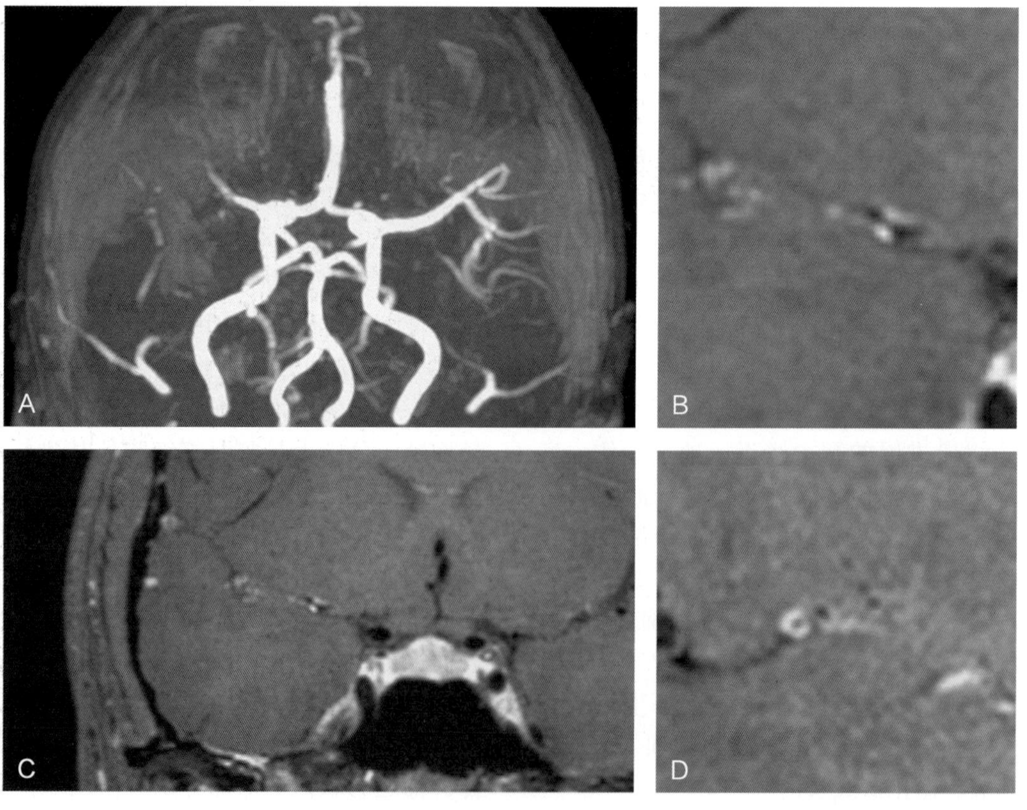

图4-9-3 动脉粥样硬化斑块的MRA

A. MRA可见管腔狭窄；B~D. 分别为PDVISTA、T_1VISTA和增强T_1VISTA，可见狭窄处管壁明显增厚，呈环形均匀增厚，提示炎性改变诊断脑动脉粥样硬化需同时符合以下 3 项：1 或 1+2；3、4 或 3+4；除外非动脉粥样硬化性血管病变。第 5 条为支持性证据。

常规需要鉴别的疾病主要有：

1. 神经衰弱 早期应与神经衰弱（包括神经衰弱综合征及更年期综合征）相鉴别。这类患者出现头痛、头沉、耳鸣、眼花、肢体麻木、失眠、遗忘、注意力不集中等一系列大脑失调的症状，但无以上动脉硬化的体征及辅助检查的阳性资料。

2. 烟雾病 是一种以双侧颈内动脉末端及大脑前、中动脉起始部动脉管腔进行性闭塞，脑底穿通动脉代偿性扩展形成的异常血管网为特征的慢性血管性疾病。但无动脉粥样硬化的指征，DSA、CTA 以及 MRA 均可鉴别（图 4-9-4）。

3. 原发性中枢神经系统血管炎（PACNS） 一种只局限侵犯中枢神经系统血管，而不累及其他系统的炎症性疾病。缺乏特征性的临床表现，临床诊断 PACNS 比较困难；但对具有头痛、痴呆、精神状态改变、局灶性神经损害的症状与体征脊髓病及脑神经病表现的患者，而又无法用其他的疾病来解释时应高度怀疑 PACNS 的诊断；脑血管造影（节段性狭窄闭塞、串珠样改变等）及结合立体定向脑组织活检对 PACNS 的确诊有决定性价值。

4. 动脉夹层 由于血管内皮、内膜突然撕裂，受到强有力的血液冲击，循环血流流入其间隙导致动脉夹层。颅内动脉夹层发病率明显低于颅外颈动脉夹层，颅内动脉夹层在亚洲人群更为常见；DSA 及 HR-MRI-VWI 可观察到内膜瓣或双腔等可靠的标志性改变。

【影像学研究进展】

1. HR-MRI 血管壁成像 近几年来，随着技术水平不断更新，HR-MRI 血管壁研究也不断深入，应用大范围多对比度加权血管壁成像可更好地识别斑块成分，可区分斑块的易损性；易损斑块的主要特征为大的脂质核心、薄的纤维帽、新生血管形成、斑块内出血等。管壁的偏心性增厚及强化是动脉粥样硬化斑块在血管壁成像上的特

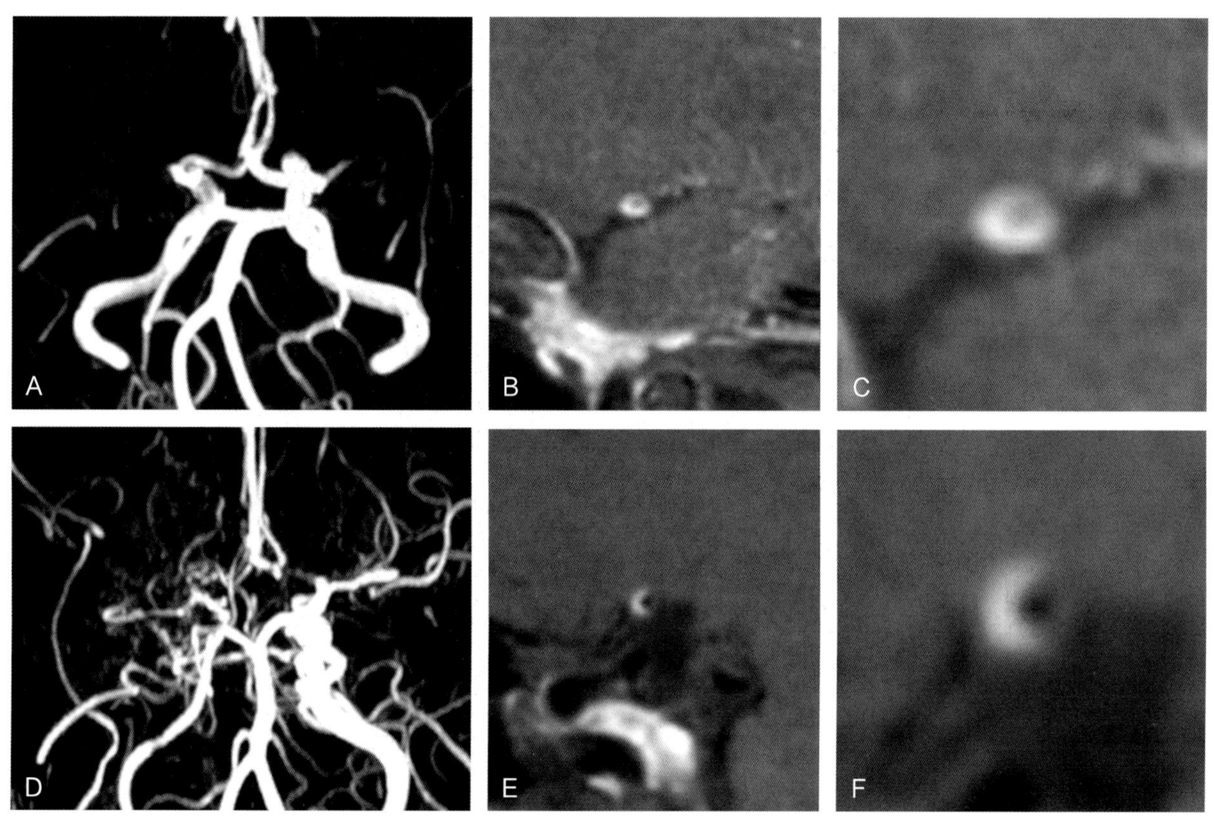

图 4-9-4 动脉粥样硬化烟雾综合征和烟雾病的鉴别诊断

两者在 HR-MRI 血管壁成像上的斑块特征不同。A~C. 烟雾病表现为环形增厚的斑块；D~F. 动脉粥样硬化烟雾综合征表现为偏心性斑块

征性表现。同时血管壁成像可作为观察药物疗效的评价工具；也可对斑块进行精准的分析定位，有助于对动脉狭窄患者行介入治疗选择合适的器械和适当的部位，减少并发症。

2. 血流成像 动脉粥样硬化病变造成的血管狭窄可引起血流动力学的变化，主要表现为局部切应力增加、压力下降、血液流速增快。这些都导致一系列细胞水平和血管重构的改变。高切应力诱导纤维帽变薄，抑制平滑肌细胞的增殖和活性；狭窄区血液流速增加会导致局部静态压下降，从而引起局部血管变形重塑。

（1）MR 血流成像：斑块破裂常位于斑块的上游位置，近端可见明显高的切应力，远端低切应力，血流紊乱，斑块的切应力和静态压的协同作用可能是斑块破裂的因素，切应力在局部区域升高造成内皮细胞损伤，周围压力急剧降低可能造成斑块急剧变形，容易引起斑块破裂。研究发现，斑块局部的最大主应力、牵拉力的大小和变化在斑块内的新生血管周围最为明显，提示斑块局部的机械力环境可能通过引起新生血管破裂从而导致斑块内出血的形成和发展。

（2）CT 血流成像：对于粥样硬化斑块患者，多模式 CT 可快速提供多重信息，NCCT 可排除颅内出血等其他疾病，CTA 可明确管腔狭窄程度、闭塞血管的部位、长度及侧支循环开放，CTP 可提供血流动力学参数，明确梗死及缺血半暗带区，综合评价脑组织结构、血管及血流灌注情况，为患者提供个体化治疗。一项针对于颈动脉粥样硬化斑块研究发现，患侧血管较健侧血管 TTP 延迟 4s 即表明已有血流动力学变化，不稳定斑块比稳定斑块更易引起颅内血流动力学变化。

3. 铁剂增强 MR 铁剂会被巨噬细胞吞噬，从而反映斑块内部的炎性改变。斑块炎性反应与局部生物机械应力之间存在密切相关性。

（张 冰）

第十节 非动脉粥样硬化性血管病变

一、肌纤维发育不良

【概述】

肌纤维发育不良（fibromuscular dysplasia，FMD）是一种特发性、节段性、非动脉硬化性、非炎症性的全身性血管病，以动脉壁纤维及平滑肌细胞异常增生、弹力纤维破坏为病理特征，可累及全身中、小动脉，可发生于任何年龄，以青、中年人多见，好发年龄 20~60 岁，女性较多。

FDM 为 Leadbetter 和 Burkland 于 1938 年首次报道，Paiubiska 及 Ripley 根据病理学检查发现报道了 FMD 的血管造影表现。FMD 的病因尚不明了，可能与基因、内分泌、自身免疫、感染、供应血管壁的血管缺陷致动脉壁缺血等因素有关，目前认为是在先天性遗传缺陷基础上，后天在多种因素作用下而诱发症状发生。吸烟及高血压史可使 FMD 发病有增加趋势。最近研究表明，FMD 患者常伴有体内转化生长因子 -β（transforming growth factor-β，TGF-β）的升高，提示 TGF-β 或许可作为 FMD 的一种标志物。

FMD 系一种全身性血管病，在人群中发病率约为 7%，发生于全身中、小动脉，其中肾动脉受累最多见，占 60%~75%，脑血管受累约占 25%，其中颅外颈内动脉受累为主，双侧同时受累者超过一半，值得注意的是颈内动脉近端及颈总动脉分叉部常不受累，椎动脉受累相对较少。颅内动脉 FMD 非常少见，常表现为颅内动脉瘤合并存在颅外血管 FMD。

【临床与病理】

FMD 临床引起肾血管性高血压、TIA、进展性卒中，也可累及颅内血管，导致颅内动脉瘤，动脉瘤破裂引起蛛网膜下腔出血。脑血管 FMD 临床表现变异很大，可完全无症状，有 50%~78% 患者以头痛为主诉，也可出现颈部疼痛、搏动性或非搏动性耳鸣，如果耳部出现嗖的声响对 FMD 常有提示作用。FMD 也可出现脑实质出血或蛛网膜下腔出血而造成神经功能受损的表现，更多的是出现脑供血不足、缺血性脑梗死、卒中发作的表现。病情严重程度与病变血管部位、动脉狭窄程度、侧支循环重建程度等直接相关，同时与并发脑血管血栓、栓塞、夹层等造成继发损害范围大小有关。年轻人自发性、多发性动脉夹层形成或早发性高血压，如果合并存在不能解释的头痛、间歇性眩晕、耳鸣，应当考虑到 FMD 的可能性。

FMD病变血管的病理改变以平滑肌增生或变薄、弹性纤维破坏、纤维组织增生及动脉壁结构紊乱为特征。根据病变累及动脉的主要层将其分为三种组织学类型，即内膜、中膜及外膜FMD，以中膜最多见，约占FMD患者的90%~95%。临床活检极为困难和危险，因而，影像检查在FMD的诊断中具有关键作用。

【影像检查方法】

影像学检查是目前诊断本病的主要依据，DSA是诊断脑血管病的金标准，对FMD的诊断优于彩色多普勒超声、CTA及MRA。有研究推荐应用CTA和MRA诊断FMD时扫描范围应包括整个主动脉及其分支。

【影像表现】

根据FMD病变累及动脉壁的部位不同，影像表现可分为四种。

1. **内膜型** 约占10%，主要侵犯颈内动脉，胶原在血管内膜沉积，病变的共同表现：①动脉中、远段呈光整、规则的管状狭窄（图4-10-1A），累及一侧或双侧，狭窄程度不一，轻者病变侧血管较比对侧管腔细、走行僵直，重者呈细线状，甚至部分节段不显影；②病变不侵犯其近端或起始部，该处常呈囊状扩张；③颈内动脉末端典型者常呈火柴头样改变；④受累动脉狭窄段与正常血管衔接部界限截然、境界清、无移行；⑤动脉壁无钙化。内膜型又可分为两个亚型：长管型最常见；短管型血管腔表现为平滑、孤立、较短的向心性环状狭窄，长度 <1cm。

2. **中膜型** 发生率约占80%，增厚的中膜与变薄的区域交替出现，血管表现为狭窄与扩张交替出现，呈现“串珠状”改变（图4-10-1B）。典型者为串珠数目多、改变明显，“珠”的直径多大于近端未受影响的动脉直径；如果串珠的数量较少，“珠”的直径不超过近端动脉的管径，这可称为全中膜FMD，这两种类型均可称为串珠型。第二种亚型是真正的平滑肌向心性增生而没有纤维化，影像表现为局限的同心、光滑狭窄，很少见且与内膜型肌纤维发育不良的短管型难以鉴别。

3. **外膜型** 外膜中疏松的结缔组织被致密的纤维组织代替，病变常累及血管壁一侧，局部血管向一侧扩张，影像表现为憩室样凸出或为动脉瘤样（图4-10-1C）。

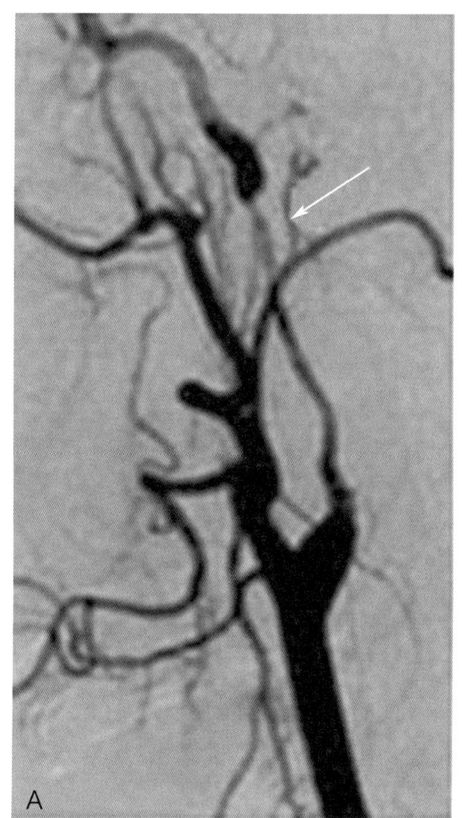

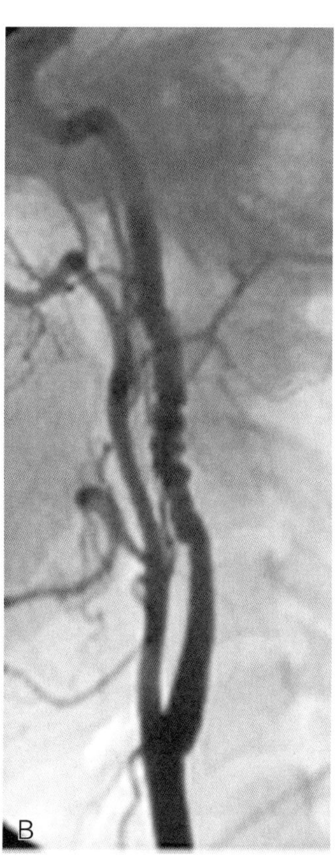

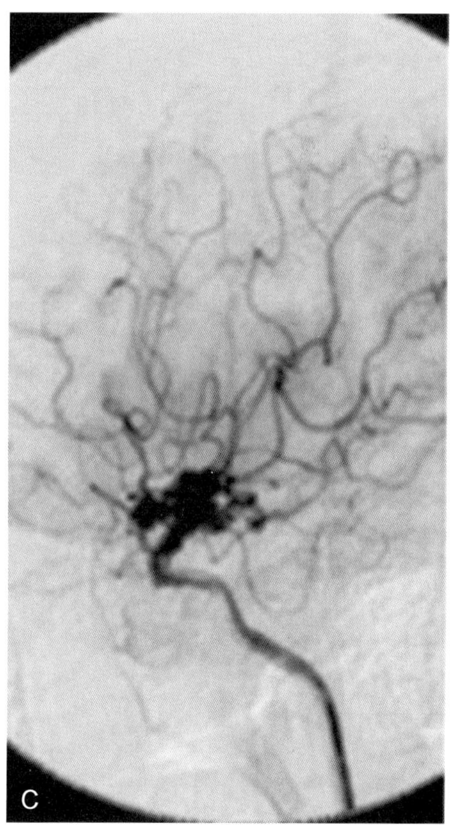

图4-10-1 颈脑血管FMD的DSA表现

A.颈内动脉中远段狭窄（箭）；B.颈内动脉串珠样改变；C.颈内动脉远心端多发动脉瘤样改变

4. 混合型 约占 20% 以上，上述表现呈混合存在（图 4-10-2）。

【诊断与鉴别诊断】

FMD 可无任何临床症状而被偶然发现，小部分患者出现出血性或缺血性卒中。脑血管 FMD 主要位于颅外段动脉，少数延伸至颅内，受累血管可呈串珠状、平滑管状或囊状动脉瘤样改变，或出现动脉夹层。FMD 的最终确诊主要依靠病理学表现，但临床上一般以 DSA 表现来诊断。根据受累部位不同，其病理学上主要分为 4 型，分别累及动脉内膜、中膜（最常见）、外膜和混合型。受累血管的影像表现也分为平滑狭窄（累及内膜）、典型的"串珠样"改变（累及中膜，最常见）、管壁袋状凸出或动脉瘤样改变（累及外膜）、或者多种表现共存。

需要鉴别的疾病如下：

1. 动脉粥样硬化性脑血管病 颅外血管 FMD 与动脉粥样硬化引起的血管病变并不难鉴别。动脉粥样硬化病变血管主要位于颈内动脉的近端或动脉分叉部位，且多具有脑血管病的危险因素，如糖尿病、高血压病、高脂血症等；FMD 多见于女性患者，病变部位多累及动脉的中、远端，多无脑血管病的危险因素。

FMD 仅累及颅内动脉者较难与颅内动脉粥样硬化鉴别，两者均可表现为受累动脉狭窄，均多累及大脑中动脉 M1 段。但在如有下情况者可考虑颅内动脉 FMD：①年轻患者，无引起动脉粥样硬化的危险因素，临床症状相对较轻，伴有较好的侧支循环；②伴有颈内动脉任何一种 FMD 改变者；③高分辨磁共振血管成像，显示病变血管呈向心

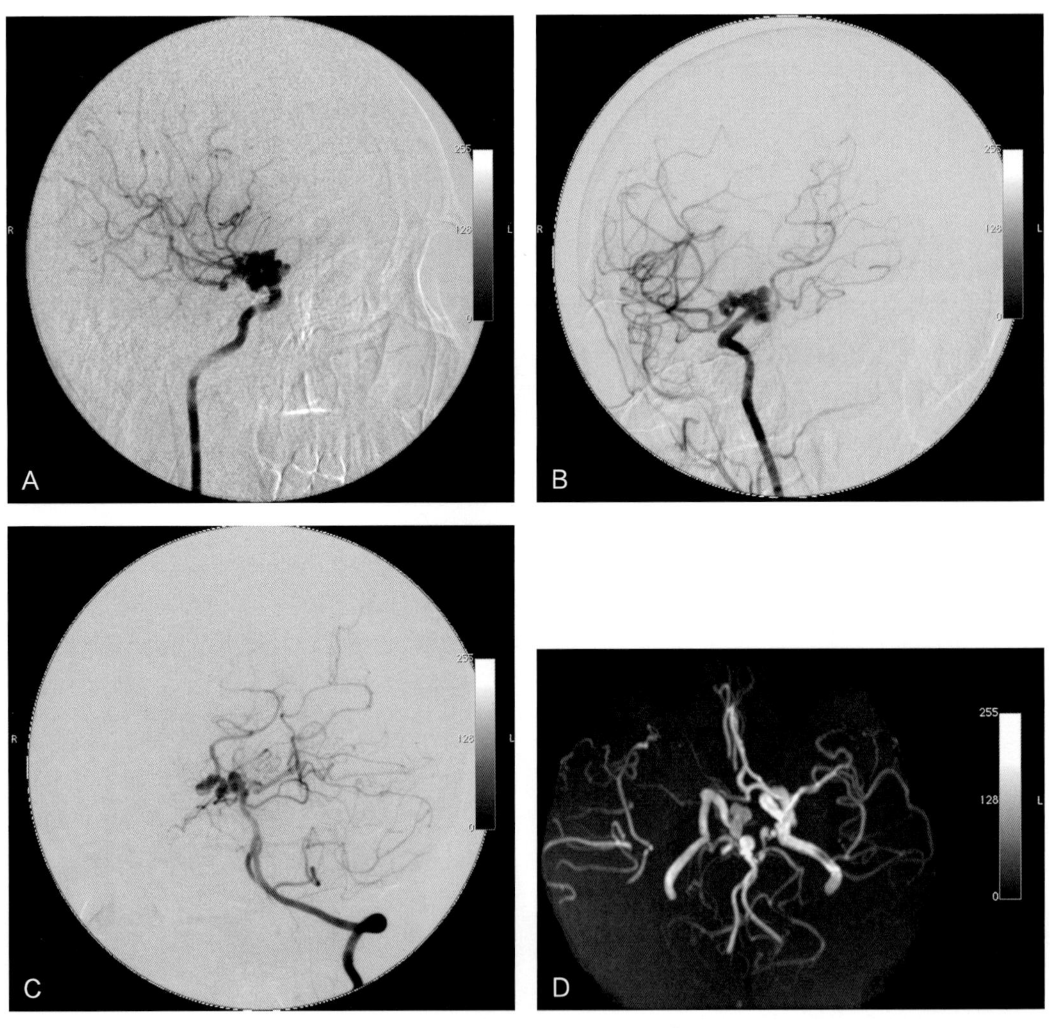

图 4-10-2 脑血管混合型 FMD 表现

A~C. DSA；D. MRA 示侧双颈内动脉、后交通动脉、基底动脉及大脑后动脉肌纤维发育不良，血管造影显示多发动脉瘤样改变

性狭窄、无合并动脉粥样硬化斑块者（动脉粥样硬化病变多呈不规则狭窄或呈偏心性狭窄，常有粥样硬化斑块或钙化）。

2. 由于FMD的诊断主要依赖于血管影像学表现，使得与系统性疾病如α-1抗胰蛋白酶缺陷，和其他影像表现类似的疾病如烟雾病（moyamoya disease）、可逆性脑血管收缩综合征（reversible cerebral vasoconstriction syndrome，RCVS）、原发性中枢神经系统血管炎、放射性动脉病、感染性血管炎、Takayasu病等较难鉴别。大多数专家认为，如果发现FMD任何确定的表现均需要进行颅内动脉成像以除外致死性动脉瘤。

目前FMD治疗以对症治疗为主，出现脑缺血可予抗栓药物治疗，而对于病变局限狭窄严重者可予介入支架治疗或行病变血管切除术，如血管闭塞且侧支循环不丰富，可考虑行颅内外血管旁路移植术治疗，合并动脉瘤者可予动脉瘤栓塞或外科夹闭等。

（杨艳梅　张家文）

二、脑动脉夹层

【概述】

脑动脉夹层（cerebral artery dissection，CAD）是指脑动脉内膜撕裂，引起血液进入动脉壁形成壁间血肿，血肿可向管腔内延伸造成血管狭窄，或向管壁外侧生长造成夹层动脉瘤。

病因：既往有研究表明多种原因可导致动脉夹层产生，如外伤、高血压病、纤维肌性发育不良及遗传性结缔组织病等。Raser等研究发现自发性颈动脉夹层发生与茎突的长度密切相关，提示机械性因素与夹层的发生有关。可见，夹层的具体病因目前仍不明确，但目前一致认为夹层病变的核心问题是血管壁病变，血管壁病变在外力、血流动力学因素的作用下造成动脉内膜撕裂而引起动脉夹层。

流行病学：脑动脉夹层是青年卒中常见的病因，约占45岁以下缺血卒中的20%，而在普通人群中，颈动脉和椎动脉夹层的发生率为2.6/10万和1/10万。脑动脉由于其解剖特点等因素，也是动脉夹层的好发血管。

【临床与病理】

临床表现：脑动脉夹层的典型临床表现为头痛、霍纳综合征及脑缺血的三联征。头痛是脑动脉夹层最常见的症状，约26%的颈动脉夹层患者伴有头痛，在椎动脉夹层患者中，头痛比例更高达46%，有研究结果显示从头颈痛到出现脑血管事件的平均时间为14.5小时，所以当脑梗死患者合并头痛时，需要高度警惕动脉夹层的可能。

发病机制：从病理机制上看，颅内外动脉夹层发生的始动因素是内膜撕裂及内弹力板的突然断裂。内膜和内弹力板的不可逆损伤可能是脑动脉夹层形成的病理学基础。在某些情况下，损伤发生于内膜，动脉血液通过内膜撕裂口进入中膜层内，若中膜损伤轻微，夹层剥离部位局限于内膜下层；若中膜广泛破坏，夹层剥离层面可延伸至中膜和外膜之间。出血可沿血管向两端纵向扩展，压迫管腔，导致管腔狭窄，造成远端脑组织缺血。若中膜壁内血肿向外扩展至外膜下，则可造成动脉瘤性扩张，引起占位效应，如压迫脑神经或脑干；较薄弱的动脉外层和血管周围组织缺乏支持是夹层动脉瘤易发生破裂的原因，破裂后造成蛛网膜下腔出血。自发性动脉壁内血肿形成，可能是动脉夹层发生的另一种机制。壁内血肿一旦形成，将决定脑动脉夹层的转归，与病变管腔的继发改变和临床过程密切相关。壁内血肿持续生长可引起内膜撕裂，与管腔再通，血肿成分可能受到血流的冲击，引起脑栓塞；若外膜破裂可发生蛛网膜下腔出血；累及分支血管可引起局灶性脑梗死症状。

【影像检查方法】

检查方法和技术：DSA、TCD、CT、CTA、MRI、MRA。

不同检查方法的优选策略：DSA为动脉夹层诊断的金标准，TCD操作方便，并且能够探测到流动血流信号特征，还实时监测到血管内栓子的信号，为临床的治疗及随访提供依据。CT以及CTA操作方便，简单易行，MRI对于由于脑局部组织缺血造成的梗死灶检出较敏感，新的MRA技术对头颈动脉夹层诊断准确性较高。

【影像表现】

1. DSA　可显示最常见的局部动脉不规则狭窄，是目前诊断脑动脉夹层的金标准。夹层特征性的改变是血管腔呈“双腔征”（<4%，较少见）以及不规则“玫瑰花状”“串珠状”或“波纹征”，严重时呈“线样征”，也可见管腔完全闭塞形成的“鼠尾征”。另外，DSA还能够显示血流动力学改变、颅内外血管代偿，对介入治疗具有无可替代

的指导作用。

2. CT　平扫可以发现外伤后的颅骨骨折，颅内高密度出血灶及周围低密度的水肿，对血管显示价值有限。CTA 可显示动脉血管腔狭窄及其位置、长度（图 4-10-3），甚至破损掀起的内膜（图 4-10-4）。

3. MRI　可显示动脉狭窄、动脉壁间血肿（呈“新月征”）、内膜瓣，MRI 对夹层及夹层动脉瘤的诊断不局限于夹层局部，还可显示整个供血区域的缺血性病变（图 4-10-5）。小脑、脑干等部位梗死灶或低灌注影响可间接提示颅内动脉夹层，尤其是对不伴有动脉粥样硬化及明显血管狭窄的年轻患者，而 MRA 可看到偏心性狭窄或双腔征（图 4-10-5D）。

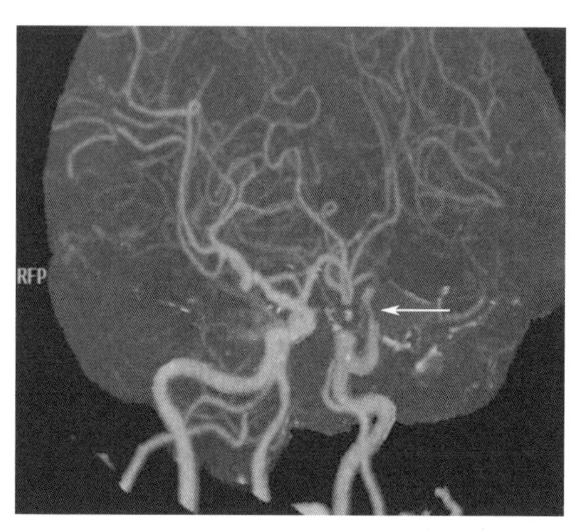

图 4-10-3　动脉夹层头颅 CTA

左侧颈内动脉床突上段双腔影，左侧大脑中动脉管腔狭窄、闭塞（箭）

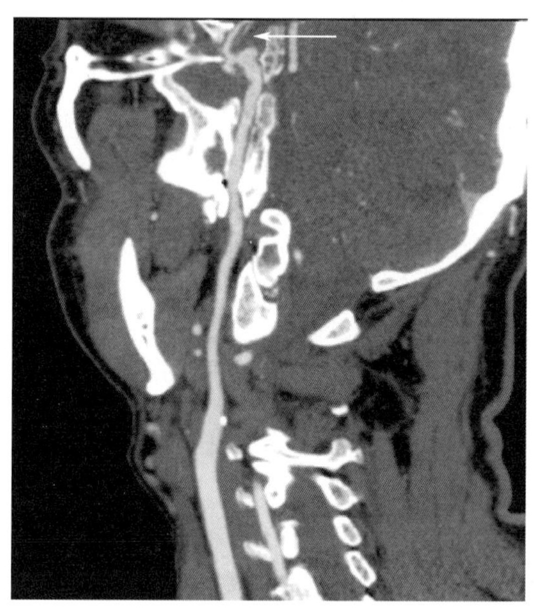

图 4-10-4　颈内动脉夹层 CTA

左侧颈内动脉虹吸段管腔内见条带状低密度影，分双腔（箭）

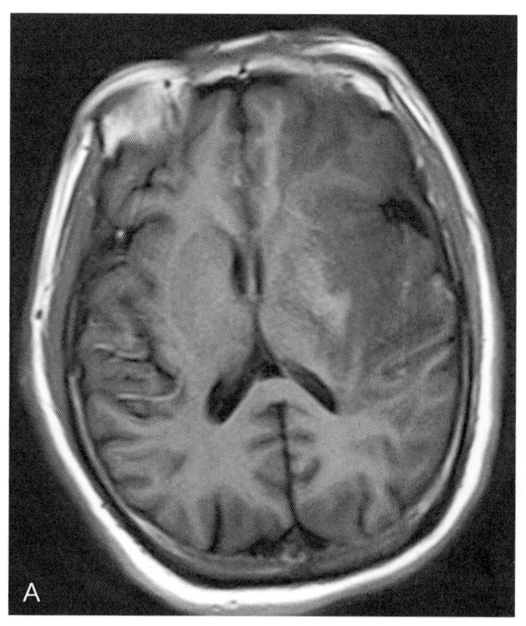

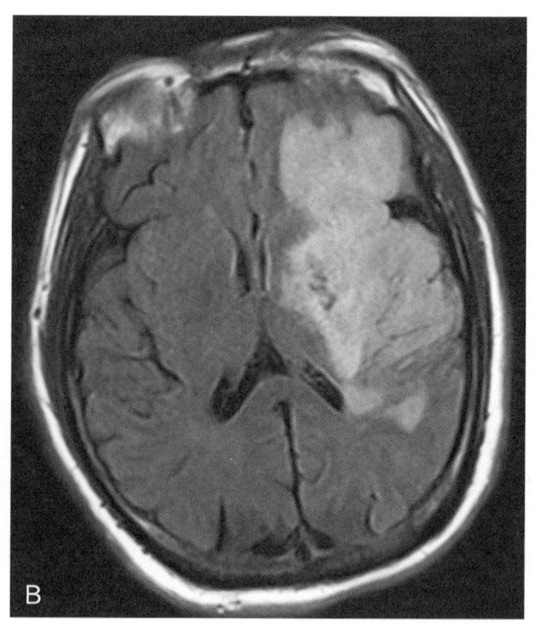

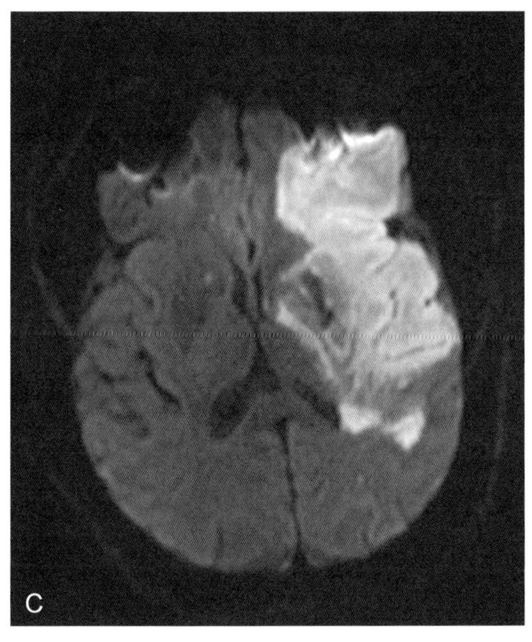

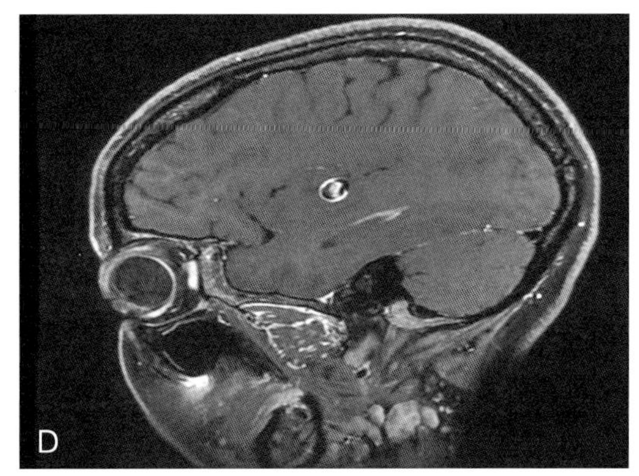

图 4-10-5　脑动脉夹层 MRI 表现

A. T_1WI；B. T_2WI；C. DWI，示左侧额、颞叶及左基底节区梗死，呈稍长 T_1、稍长 T_2 信号，于 DWI 上呈明显高信号，局部脑回肿胀，左侧侧脑室受压；D. MRA 示左侧大脑中动脉双腔影，可见混杂信号影

【诊断与鉴别诊断】

根据患者有无外伤病史、出现头痛、霍纳综合征及脑缺血的三联征，结合影像学检查，如发现撕裂的内膜瓣，“双腔征”等典型的表现即可以明确诊断。

【影像学研究进展】

1. HR-MRI　主要包括黑血 T_1WI（图 4-10-6）、亮血 TOF-MRA、质子成像、脂肪抑制成像、非对比增强血管造影以及斑块内出血成像等。HR-MRI 对软组织的独特成像特点决定了其对较小夹层的高分辨率。但是其对真假腔血流速度差别不大的夹层分离敏感度较低。

2. MRA　具有无创和易于获取的特点。可以显示血管闭塞及狭窄。

3. DWI　可以准确评估脑白质完整性及结构变化，可以清楚地观察到由于脑组织缺血而出现的梗死灶，有利于对病情的判断以及对临床的治疗起着指导作用。

4. SWI　对出血灶敏感，能够检出脑部的微出血灶。

5. PWI　CT 和 MRI 均可进行灌注成像，以评估脑血流变化。病变血管供血的脑组织的血流灌注减低。

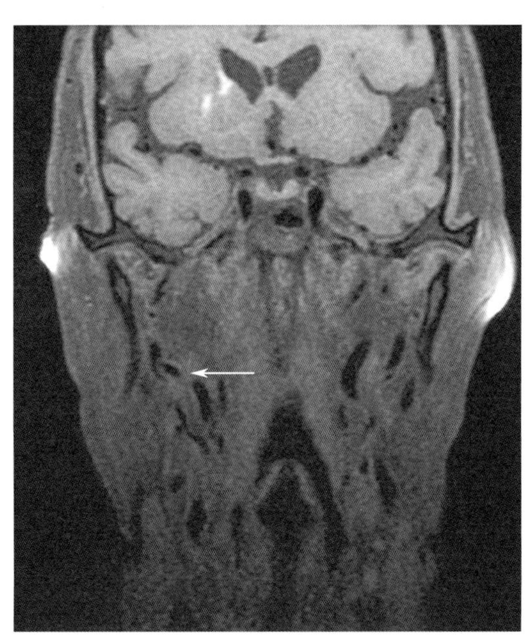

图 4-10-6　颈内动脉 MRI（颅外段黑血）

黑血序列示：右侧颈内动脉起始部内可见线状等信号的内膜片（箭）

（张家文）

三、高血压脑病

【概述】

高血压脑病（hypertensive encephalopathy，HE）是发生在高血压病（原发性高血压）或症状性高血压（继发性高血压）过程中的一种特殊的临床现象。血压急剧升高，诱发脑小动脉发生持久而严重痉挛或广泛微血管栓塞，使脑供血发生急性障碍，也可能脑小动脉由于血压极度升高而出现被动或强制性扩张，从而引起大脑过度灌注，导致脑水肿和颅内压升高，引起一系列的临床表现。HE 是一种可致患者认知障碍和机体残疾的神经系统急症，约占高血压急症的 16%、高血压危象的 25%，严重者可导致死亡。一些研究者认为其属于可逆性后部脑病综合征的一种，发生在重症高血压患者，是一种可逆性的血管源性水肿。

高血压脑病常因血压急剧升高引发，主要包括以下两种情况：本身有慢性高血压的患者由于某种不良因素而诱发血压急剧升高；血压正常的患者由于某些系统疾病的影响而诱发血压突然升高，如妊娠合并高血压、严重的肾脏疾病、嗜铬细胞瘤、家族性自主神经异常、大动脉炎和一些先天性发育异常疾病（如 Willams-Beuren 综合征等）。

HE 可发生于任何年龄。其确切的发病率尚不清楚，性别及地域分布特点也有待明确。它可以发生于急进型或严重的缓进型高血压患者，尤其是高血压病史长并发生明显脑动脉硬化者，在妊娠高血压综合征、肾小球肾炎、肾动脉性高血压、嗜铬细胞瘤、慢性肾盂肾炎等情况下亦可发生。

【临床与病理】

HE 可以看作是发生于脑部的高血压危象，其主要临床特点是脑水肿和颅内压增高。临床上，在高血压脑病起病前，患者常先有血压突然升高、头痛、烦躁、恶性、呕吐等症状；继之出现剧烈头痛、喷射性呕吐、心动过缓或过速、脉搏洪大、呼吸困难或减慢、视力障碍、黑矇、抽搐、意识模糊甚至昏迷，也可出现暂时性偏瘫、半身感觉障碍、失语等表现。测量血压可发现收缩压和舒张压均显著升高，但以舒张压升高更明显。眼底检查可发现视盘水肿。脑脊液检查可见脑脊液压力升高，蛋白含量升高。如果能迅速采取有效的降压等措施，上述症状可完全恢复；反之，脑水肿和颅内压增高将继续加重，导致不可逆脑损害，出现持久性的偏瘫或局灶性肢体感觉运动障碍。

病理学研究表明，在 HE 病变区域存在细胞间隙水肿、散在小出血点和血管壁的纤维素样坏死，镜下可发现星形细胞足突及吞噬细胞内液体小泡积聚。当系统血压升高时，大脑循环系统内分布的交感神经对机体起到积极的保护作用，与颈内动脉系统供血的大脑前循环区域相比，相对缺乏交感神经的椎－基底动脉供血的大脑后循环区域更容易受损。大脑灰质比白质结构结合的更加紧密，相对容易抵抗大量水肿液的积聚，且脑白质毛细血管丰富，因此渗出的水肿液更容易潴留在白质。因此 HE 的病变分布特点可能取决于两种因素：一是供血动脉的解剖特征；二是血压升高的严重程度，主要包括血压升高的幅度大小及持续时间长短。

HE 的发病机制尚未明确，目前主要有脑血管痉挛和脑自动调节功能崩溃这两种学说。血管痉挛学说认为严重高血压导致脑血管自动调节机制过度反应，脑小血管发生痉挛，引起相应供血区域的血流灌注减少和动脉血栓形成，造成脑组织局部缺血，血脑屏障（BBB）破坏，血管通透性增加及脑水肿。脑自动调节功能崩溃学说认为血压急剧升高导致 Bayliss 效应（即正常生理状态下，脑血管在一定的血压变化范围内能自动的调节进入脑内的血流量）丧失，脑小动脉由收缩转为持续性被动扩张，造成过度灌注，BBB 损伤，血管内液体和血细胞外渗，从而出现脑水肿、高颅压、点状出血和微血栓形成。目前多数学者支持后一种学说。

【影像检查方法】

常规 X 线检查对诊断 HE 无价值。CT 平扫主要表现为相应病变区域的低密度或稍低密度灶，并以皮质下白质改变为主，但 CT 平扫的敏感性不如 MRI。灌注成像可以显示脑小血管床的血流灌注及血管通透性，可评估脑组织血流动力学变化。MRI 是评估 HE 的首选影像学检查方法，常规检查序列包括：T_1WI、T_2WI、T_2-FLAIR、DWI、T_2*WI、SWI，可以诊断及评估脑水肿、微出血等病理改变。MRI 可清楚显示病变范围及特征性表现，特别是结合 T_2-FLAIR、DWI 及 ADC 图将有助于该病的鉴别诊断、预后评估及疗效观察。MRA 可提供血管的解剖影像信息。PWI 可对 HE 患者脑血流灌注进行评价。对 HE 患者 DTI、fMRI、MRS 等技术研究还比较少见。PET 极少用于 HE 的评估。

【影像表现】

影像学上，HE表现为双侧大脑半球白质为主的弥漫性脑水肿，累及灰质少见，呈对称或不对称分布。以顶、枕叶白质为主，颞叶、额叶、基底节、小脑及脑干也可受累，可伴有病变区点状出血。

1. CT 表现为病变区域的低密度或稍低密度灶，边界不清，并以皮质下白质改变为主，对灶状出血显示较有优势（图4-10-7）。增强检查大多数不强化。

2. MRI 对病变尤其是小病变的显示优于CT，主要表现为T_1WI低或等信号，T_2WI高信号，T_2-FLAIR呈高信号，T_2-FLAIR序列对病变尤其是灰质病变的显示优于T_2WI。典型的HE病灶DWI呈低或等信号，ADC呈高信号，可用于区分血管源性水肿和细胞毒性水肿（图4-10-8）。微出血在GRE或SWI上表现为圆形或卵圆形、边界清楚、均匀低信号灶，直径多为2~5mm，最大直径一般不超过10mm（图4-10-9）。病灶增强检查一般无强化，有时表现为斑点状、片状或结节状强化。

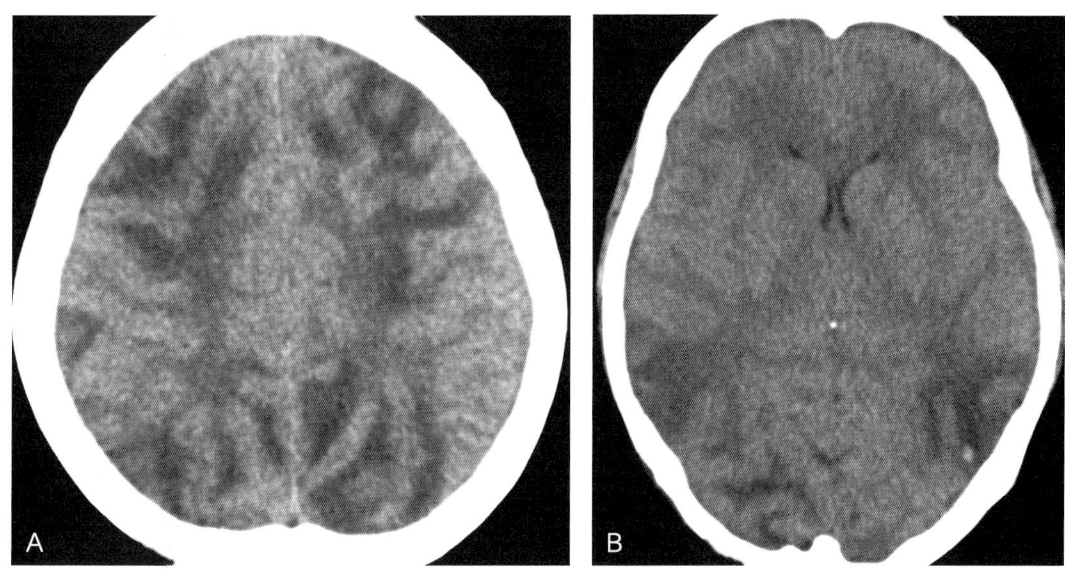

图4-10-7 HE CT平扫

A、B. 示双侧额、颞、顶、枕叶见对称性片状低密度影，左侧枕叶见点状出血

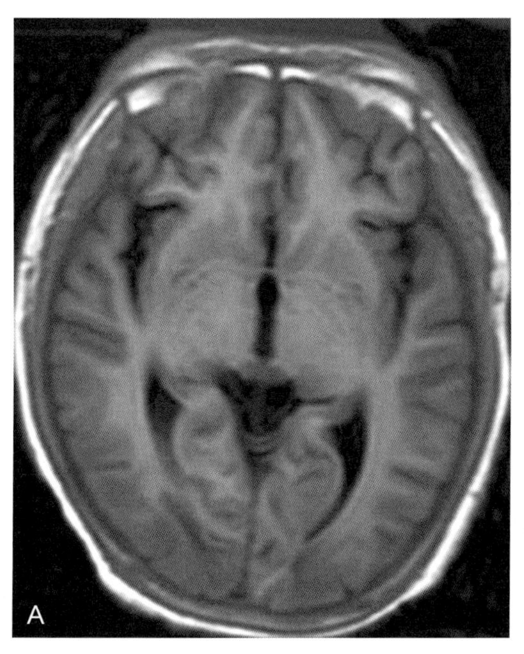

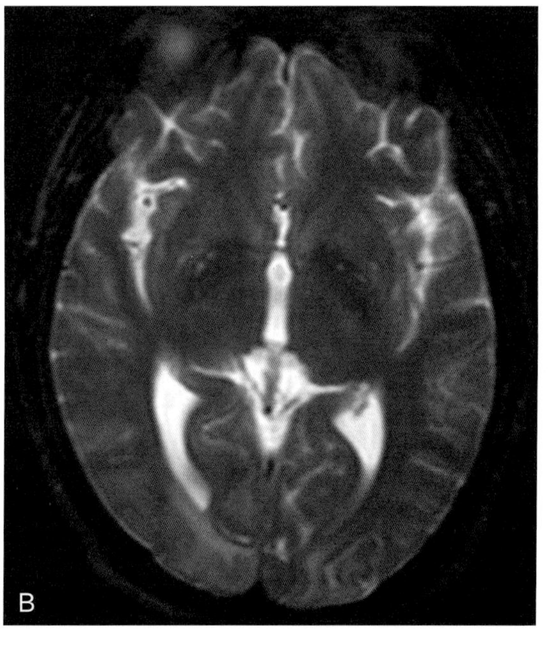

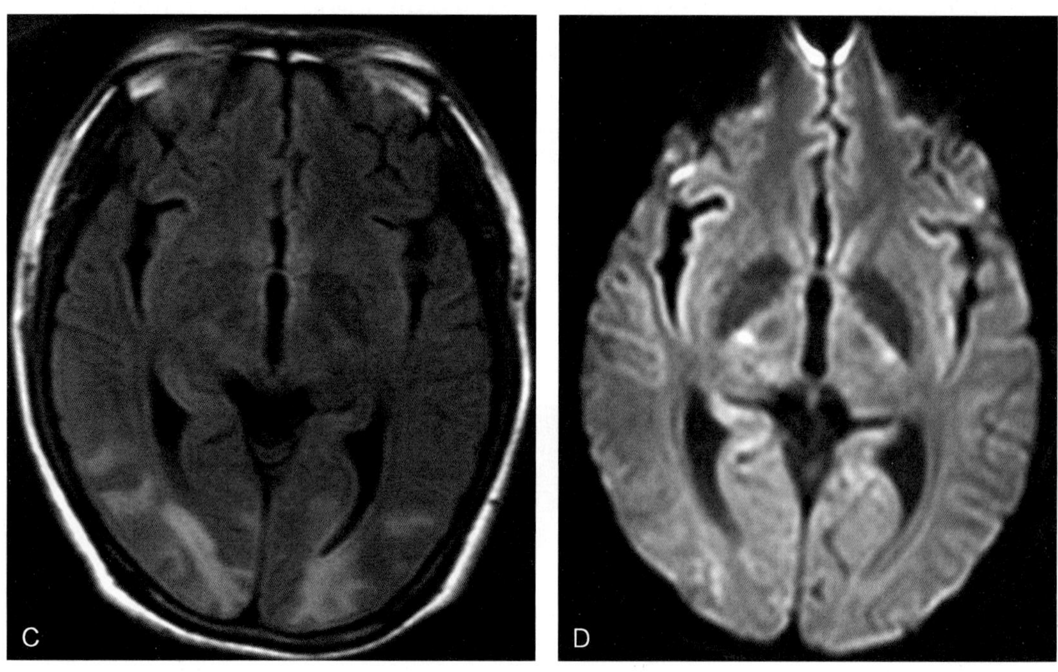

图 4-10-8 HE 的 MRI 平扫

A. T_1WI 显示双侧枕叶片状低信号；B. T_2WI 病变呈高信号；C. T_2-FLAIR 呈高信号，对病变的显示优于 T_2WI；D. DWI 呈等信号

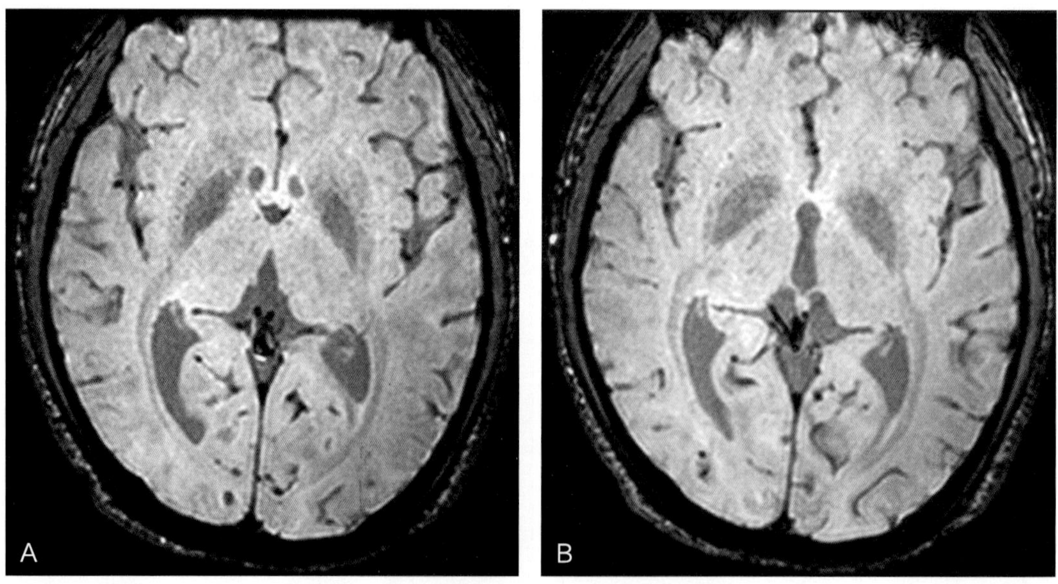

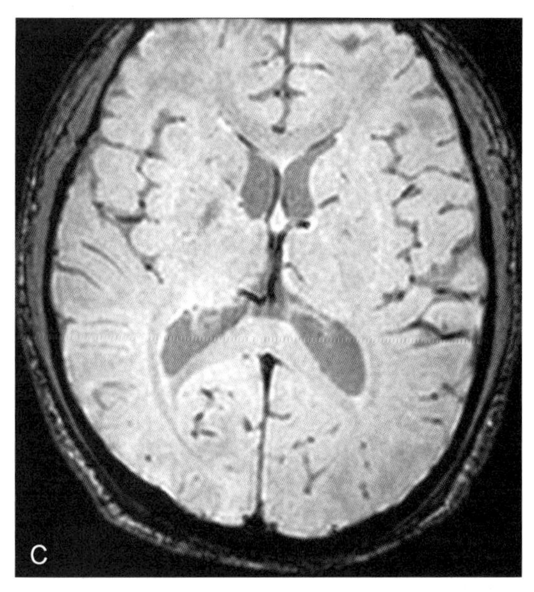

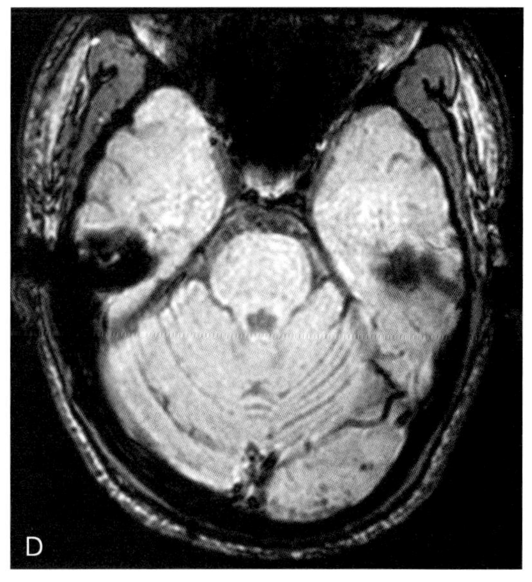

图 4-10-9　HE 的 SWI

SWI 示双侧枕叶多发类圆形点状低信号，提示微出血

【诊断与鉴别诊断】

当患者突然出现血压迅速升高，临床上出现以颅内压增高和局限性脑组织损害为主的神经系统症状、且影像学上表现为双侧大脑半球弥漫性脑水肿，经过紧急降压治疗后，症状和体征随血压下降而明显改善甚至消失，则可诊断为 HE。但 HE 影像学表现缺乏特异性，大多数情况下单纯依靠影像学与其他表现为弥漫性脑损害的疾病鉴别比较困难，这时需要密切结合临床。

脑血栓形成或脑栓塞起病前常无任何前驱症状，脑血栓形成常在平静中起病，脑栓塞则起病急骤。由于脑血栓形成和脑栓塞部位一般较局限，多不引起严重的脑水肿和颅内压增高，因此头痛多不严重，昏迷少见，血压可不高或轻中度升高，有明确的持续性神经体征，如视力障碍或视野缺损、眼球运动障碍、失语或言语不清，有特定躯体感觉运动障碍等。脑电图有局灶性脑实质损坏改变。在影像学表现上常与 HE 重叠，需密切结合临床。

癫痫持续状态可引起一过性脑水肿，在影像上易误认为 HE；癫痫持续状态引起的脑水肿常位于脑的一侧，HE 通常位于双侧。低血糖脑病可引起严重的顶枕叶脑水肿，需结合低血糖病史予以鉴别。脑过度灌注综合征可由颈动脉内膜切除、血管成形术、血管内支架术后引起，MR 或 CT 灌注成像可显示 rCBF 增高。

【影像学研究进展】

1. DWI　HE 影像学改变由血管源性水肿所致，DWI 和 ADC 值可以判断病变是血管源性水肿还是细胞毒性水肿引起，从而预测脑白质损伤是否可逆。DWI 所显示的病变信号强度不仅反映弥散对比，还包括有 T_2 和质子密度对比等因素，即所谓“透射效应”，使得 DWI 呈混合高信号，不易对 HE 和脑梗死做出鉴别。DWI 图像经过工作站后处理后，软件自动产生 ADC 图及 eADC 图，其中一个重要参数为弥散系数，可用于衡量水分子的弥散程度，弥散系数越大，分子运动越不受限，当病变区域水分子扩散程度增加时，DWI 表现为低信号，ADC 表现为高信号，eADC 呈低信号。eADC 是对 ADC 值取负对数，使其具有线性增加的特性，eADC 可消除“T_2 透射效应”的干扰，得到更真实的弥散信号强度。DTI 是一种可以探测组织微观结构的成像方法，有研究表明血管源性水肿部位 FA 值明显降低。超急性期和急性期脑梗死由于梗死区域脑白质纤维束肿胀，间隙变窄，大量神经细胞消失和炎症细胞浸润等病理改变导致垂直于纤维束走行的水分子运动受限或突然停止，FA 值明显增高，可对 HE 诊断加以鉴别。

2. PWI　CT、MRI 均可进行灌注成像，以评估脑血流变化。目前对 HE 灌注的研究较少。有研究表明，在高血压脑病发病期间，脑部水肿区域相对脑血流量和相对脑血容量显著减少，随着患者临床症状和影像学异常的恢复，病变区域灌注量逐渐恢复到正常。相反，也有研究表明在HE急性发病期间PWI显示病变区域血流灌注增加，在病变和临床症状消退后复查，血流灌注仅有轻微的升高。上述结论不一，还有待于进一步研究。

3. MRS 是一种可以提供脑组织代谢和生化信息的无创性检查方法。目前，国内外对HE波谱的研究并不多见。MRS可以帮助诊断不典型部位的HE以及排除其他脑白质病（脱髓鞘病变、线粒体脑病）。有研究表明，Cho峰在发病急性期基本处于正常，亚急性期时抬高，NAA/Cr下降，Cho/Cr升高。

4. SWI 当病变部位血管源性水肿消退后，大多数微出血灶会长久存在，甚至在发病之前就已经存在，可以说明潜在的血管病变。应用SWI检出的微出血灶与水肿范围、强化与否、是否不典型的弥散受限并无明确相关性。

（高 波）

四、可逆性后部脑病综合征

【概述】

可逆性后部脑病综合征（posterior reversible encephalopathy syndrome，PRES）是一种新近提出的临床影像学综合征。它以头痛、癫痫发作、精神状态改变、视觉障碍、恶性、呕吐及局灶性神经功能缺损为主要临床表现，并伴有双侧大脑后循环区域血管源性水肿，及时对症治疗可完全恢复。1996年Hinchey等在*The New England Journal of Medicine*首次报道本病，并将其命名为可逆性后部白质脑病综合征（reversible posterior leukoencephalopathy syndrome，RPLS）。关于PRES的定义以及命名从其提出就一直存在争议。随着对该病的不断研究，“高灌注脑病”“可逆性后部脑水肿综合征”“可逆性后部脑病综合征（PRES）”先后被提出，目前最为广泛接受的是PRES这一命名，PRES目前已成为神经毒性状态下具有特征性血管源性水肿模式的同义词。在这一名称中，仍然保留了“可逆”和“后部”两个概念，因为大多数患者的症状是可逆的，而且病变主要影响大脑后循环区域。当然PRES一词也不能表达这一疾病的全部特点，但临床上仍继续使用这一名词，并对其内涵进行不断地更新和丰富。

PRES的病因复杂且多样。它与多种危险因素有关，如妊娠、高血压、细胞毒性药物、肾功能障碍、自身免疫疾病、感染、脓毒血症、休克、肿瘤化疗、高钙血症等，它可在一个较大范围的疾病和易感因素下发生。过去高血压常被强调为所有PRES患者的共同特征，但随着对PRES的不断认识，人们发现PRES在血压正常或在毒性状况下仅有轻度血压升高的人群中也可以发生。

PRES的发生不受年龄和性别的限制，它可发生在各个年龄段。PRES通常预后较好，当潜在的病因被去除或血压被控制时，临床及影像学异常通常是可逆的。尽管如此，很多患者仍有永久性的神经系统后遗症，据报道其死亡率高达5%~15%。

【临床与病理】

PRES的临床表现因损伤部位及范围不同而异。一般在数小时内起病，于12~48小时达高峰，大多数病例症状多在1周内缓解。常见的临床表现是头痛、癫痫发作、视觉障碍、不同程度意识障碍、认知功能障碍或精神症状。头痛有时为突发霹雳性头痛，伴有恶心、呕吐，随着脑病加重，意识障碍可逐渐加重，出现意识模糊、激越、失定向、嗜睡、昏睡甚至昏迷。癫痫可以作为首发症状出现，癫痫发作可以单次或多次发作，呈局灶性或全面性发作，有的可以表现为癫痫持续状态。因病变累及顶枕叶，视觉症状比较常见，可以有视物模糊、视野缺失、偏盲或皮质盲、Anton综合征等。累及小脑的病变可以出现非典型症状包括步态不稳、凝视麻痹、意向性震颤等。在不同的病例研究中，各种症状不一，经适当治疗多数患者很快完全恢复，但少数患者有神经损伤后遗症，甚至死亡。

由于大多数PRES患者经过及时治疗病变可逆，不会导致死亡，因此关于PRES的病理学报道较少。一些急性期活检或尸检的病灶证实为血管源性水肿，可见反应性星形胶质细胞、散在的巨噬细胞和淋巴细胞，缺乏炎症、缺血、神经元或血管壁损伤的表现。一项尸检发现急慢性血管损伤证据，包括内膜增厚、节段性血管狭窄、内膜剥离以及血栓形成，同时也发现了脱髓鞘病变的存在及缺血、神经元缺氧损伤、层状坏死以及皮质和白质陈旧性出血的证据。Schiff等首次报道了1例PRES患者脑组织活检结果，该病例为高血压脑病引起PRES，脑组织活检发现脑白质有轻度散在的空泡化及轻度炎症反应，表现为散在的巨噬细胞浸润，但淋巴细胞很少，同时可见大量反应性星形胶质细胞。甲苯胺蓝染色未发现脱髓鞘病变，JC病毒原位杂交阴性。这些病理变化也说明PRES与炎症、肿瘤、脱髓鞘病变不同。Horbinski等报道1例57岁男性心脏移植术后发生PRES的脑组织活检结果，发现病灶内呈弥漫的血管源性水肿，血管内皮激活，可见反应性星形胶质细胞和小胶质细胞，血管管腔内、管壁及其周围有$CD4^+$和$CD8^+$ T细胞浸润，但却未见B细胞和巨噬细胞聚集，免疫组化染色显示血管内皮生长因子表达。

大量的临床及动物实验已被用来探讨PRES的发病机制。但目前为止PRES的发病机制仍不清楚且存在争议。随着对PRES的深入研究，尤其是多种先进影像学技术的广泛应用，研究者对PRES的发病机制有了更深入的了解。脑自动调节起核心作用的两种相对的理论被提出。一种是全身血压升高超过脑自动调节的范围导致脑自动调节能力的短暂丧失及随后的高灌注、内皮细胞损伤、血脑屏障破坏最终引起血管源性水肿。后循环系统供血区域如枕叶和顶叶由于相对缺乏交感神经支配而容易受损。这是目前比较流行的一种机制。但PRES患者中存在脑高灌注的直接证据是缺乏的，仅在一些早期的个案报道中发现过度灌注存在于PRES患者中。也有一些研究表明PRES可以在一些血压正常或毒性状况下仅有轻度血压升高的人群中发生。即使一些患者存在严重的高血压，也未超过脑自动调节的上限。因此，有学者认为高血压不是PRES脑水肿形成的决定性因素和必要条件。另一种是各种原因引起脑自动调节系统的激活，导致血管痉挛引起脑血流灌注减少、缺血及随后的血管源性水肿的发生。在PRES发病过程中，脑缺血损伤的出现可能先于高血压，血压升高只是为了抵抗脑缺血状态而发生的一种代偿性反应，但目前血管痉挛与高血压之间的关系并不明确。以上两种理论是基于血管源性的假说。这两种理论并不能完全覆盖所有发生PRES的患者。

基于异常强化、出血、梗死等PRES不典型影像表现的大量报道，血管内皮细胞损伤引起BBB破坏等假说被一些学者提出并逐步受到推崇。通过LDH、血尿酸等内皮细胞损伤标志物的测定，大量的PRES病例已被证明存在内皮细胞损伤。内皮细胞激活及功能障碍可能是所有临床条件下促成PRES发作的共同通路。所有可引起毛细血管内皮细胞产生毒性反应的原因均可直接或间接导致血脑屏障结构和功能破坏，引起液体外渗。在大多数发展为PRES的患者中通常存在一个复杂的全身毒性过程。这一过程持续存在，包括免疫系统的激活、内皮细胞的活化、内皮细胞的损害、器官低灌注等。免疫系统的应答包括T细胞的活化和炎症细胞因子（TNF-α，IL-1，IFN-γ和IL-6）的产生。因此，也有研究者认为免疫系统激活可能存在于PRES发病机制中。PRES相关疾病引起免疫系统的活化及细胞因子的释放，TNF-α和IL-1诱导黏附分子ICAM-1和VCAM-1的表达，黏附分子与白细胞相互作用，使它们产生活性氧（ROS）和蛋白酶导致内皮损伤和随后的液体泄漏。TNF-α和IL-1也可诱导星形胶质细胞产生VEGF，削弱脑血管紧密连接和激活空泡细胞器，从而促进水肿形成。最近Granat等提出了另外三种可以解释PRES发病的理论包括与毒素和细胞毒性或免疫抑制药物相关的“细胞毒素”理论、与T细胞活化及citochine释放相关的“免疫原”理论及与缩血管物质释放相关的“神经肽”理论。这三种理论均涉及免疫系统的激活和内皮细胞的功能障碍。

【影像检查方法】

CT、MRI在可逆性后部脑病综合征的诊治过程中具有重要价值。CT检查不能发现PRES早期病灶，但在疑为脑出血、终止妊娠后恢复不理想为排除其他脑病时应及时行CT检查，可以对PRES患者进行大面积筛查。MRI对病灶的显示优于CT，不仅能发现早期脑水肿，更能准确定位，反映病灶的分布特征，及时作出正确的诊断及鉴别诊断，并能有效监测患者病情变化情况。DWI及ADC不仅能很好地区分血管源性水肿与细胞毒性水肿，还能动态观察病变的发展过程及判断预后，从微观上进一步阐明其病理生理学机制。MRA、DSA可用来研究PRES患者颅内血管改变。T_2*WI或SWI可以对脑出血等病理改变进行明确的诊断及评估。CT灌注成像、PWI、PET技术可对脑组织血流动力学及代谢变化进行评估。

【影像表现】

影像学上，典型的PRES病灶主要位于大脑后循环供血区域，主要分布于双侧顶枕叶，也可累及单侧大脑半球、前循环区域及深部脑结构，如颞叶、额叶、基底神经节和脑干。

1. CT 平扫表现为双侧大脑半球散在或弥漫分布的密度减低区（图 4-10-10），边界不清，同时可见邻近病变区脑池、脑沟及脑室受压变窄，经积极治疗后患者病灶多能在短时间内明显吸收。增强一般不强化。

2. MRI T_1WI 呈等信号或稍低信号，T_2WI、FLAIR 呈高信号，FLAIR 对病灶的显示要优于 T_2WI，对早期微小的局部病变也能清晰显示。DWI 大多呈等信号或稍低信号，ADC 呈高信号，提示病变为血管源性水肿（图 4-10-11、图 4-10-12）。微出血代表微血管病变所致的微小出血引起的含铁血黄素沉积，在 GRE 或 SWI 上表现为小结节状低信号灶（直径通常小于 10mm）（图 4-10-13）。增强扫描无强化（图 4-10-14）。

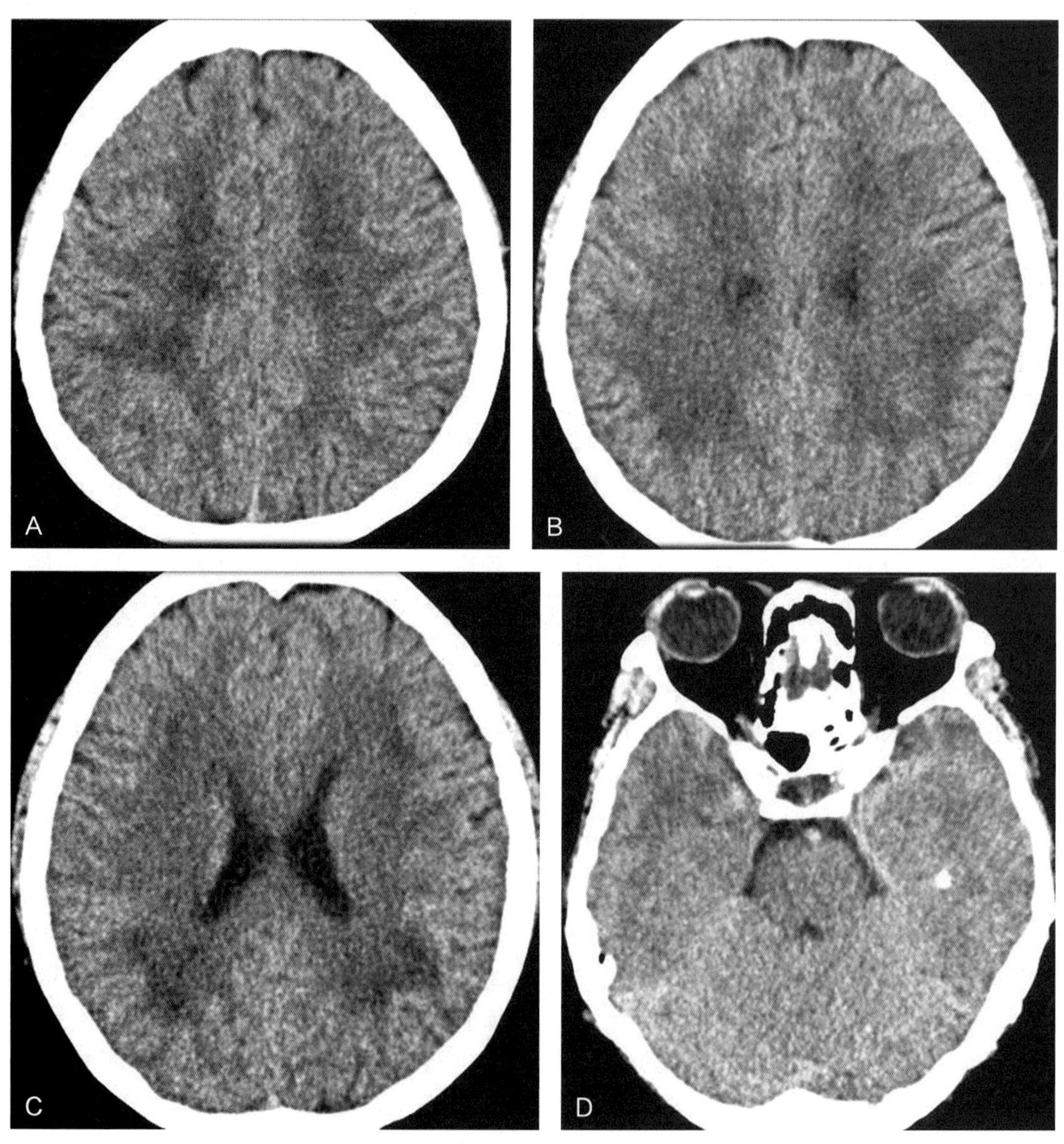

图 4-10-10　PRES 的 CT 平扫表现

双侧额顶枕叶及右侧颞叶低密度灶

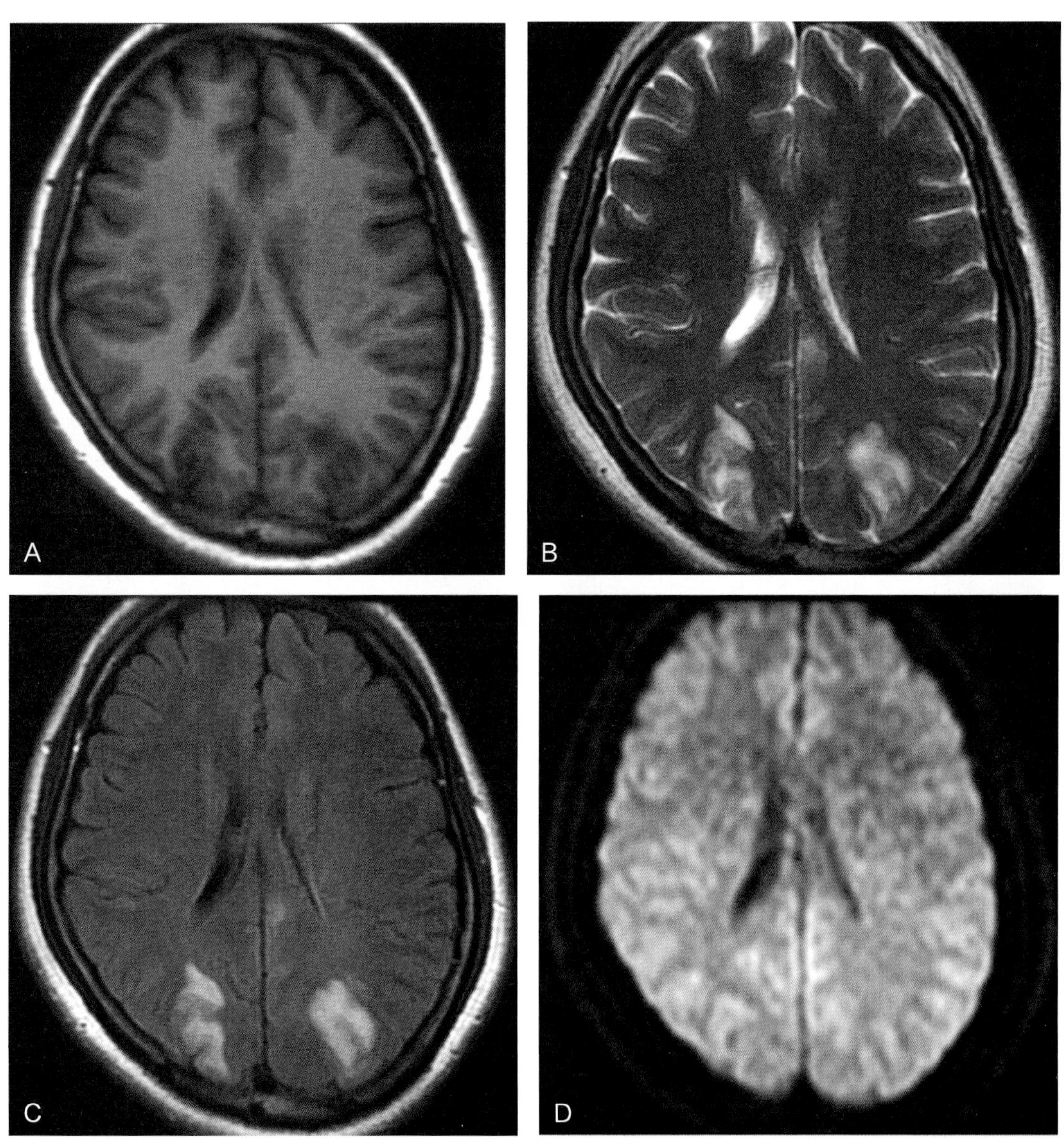

图 4-10-11　PRES 的 MRI 平扫表现

A. T_1WI 显示双侧顶叶片状低信号；B. T_2WI 病变呈高信号；C. T_2-FLAIR 亦呈高信号；D. DWI 呈等信号

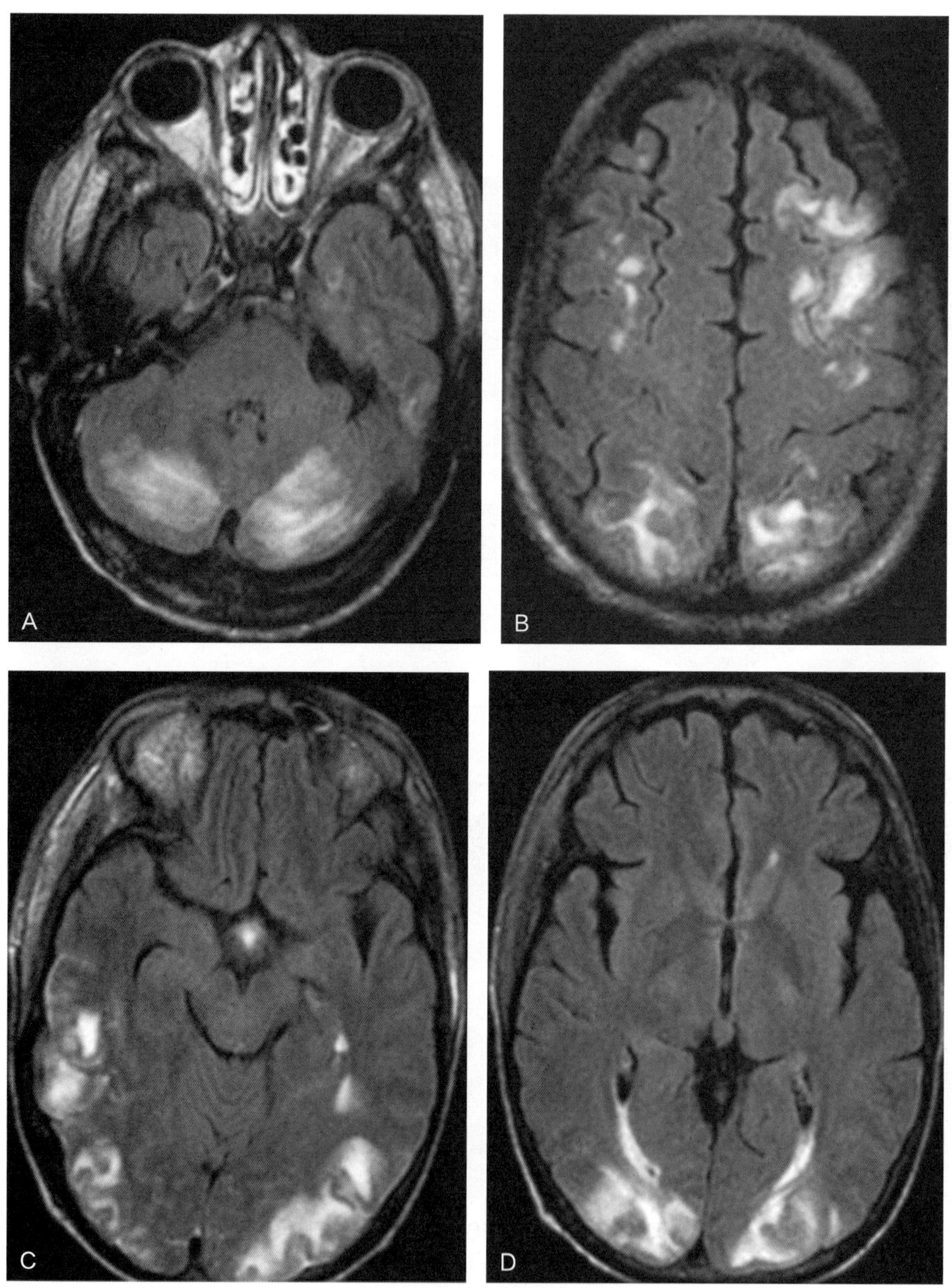

图 4-10-12 PRES 的 T_2-FLAIR 表现

A~D. 分别显示双侧小脑半球、分水岭区域、后顶叶和颞叶区域及枕叶区域的高信号

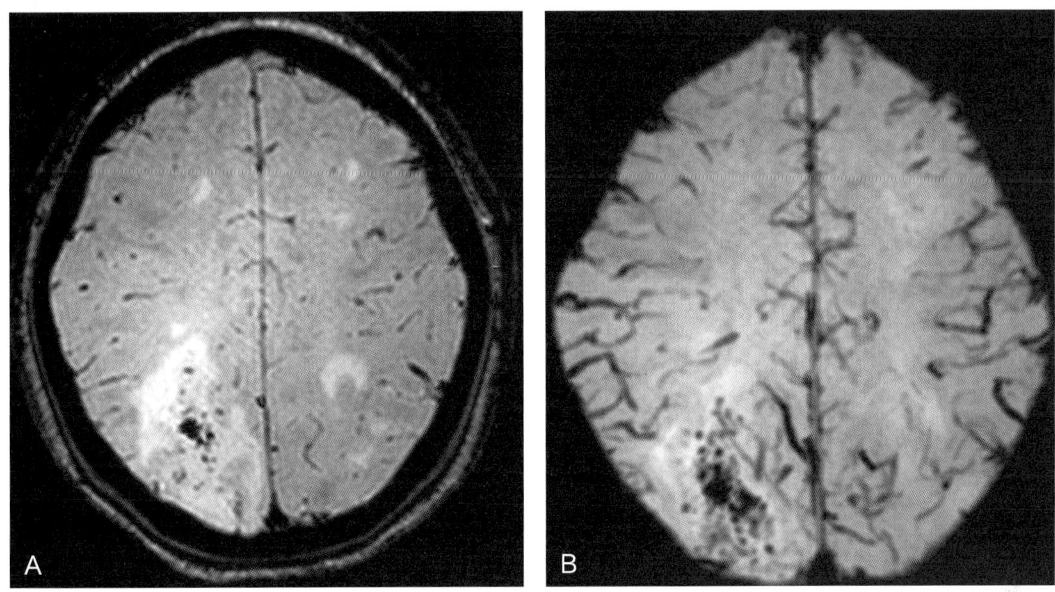

图 4-10-13 PRES 的 SWI 表现

A、B. 右侧顶叶水肿区域多发微出血灶

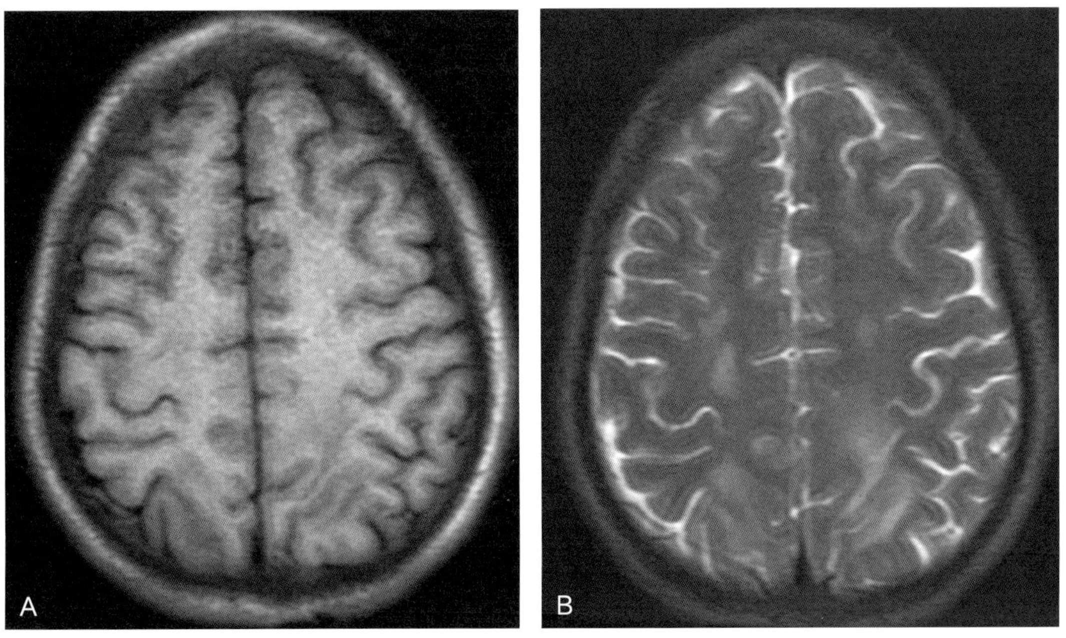

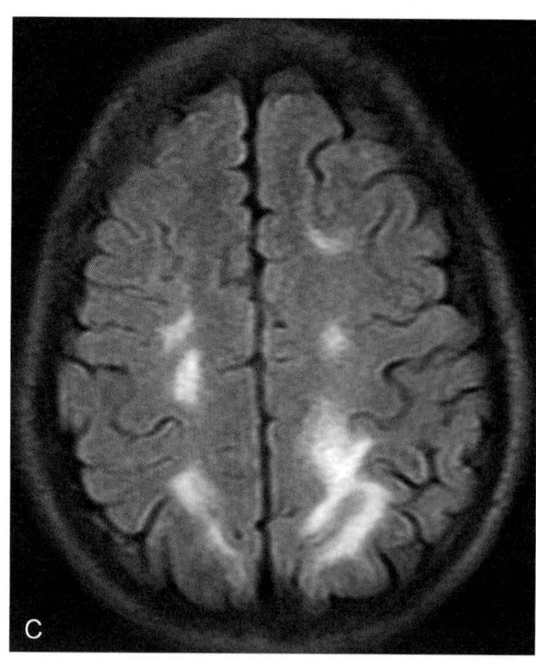

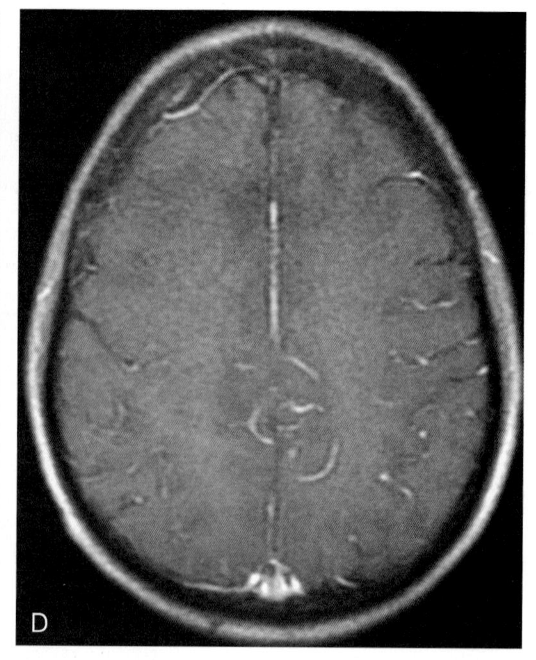

图 4-10-14 PRES 的 MRI 增强表现

A. T_1WI 显示双侧额顶叶片状低信号；B. T_2WI 呈高信号；C. T_2-FLAIR 呈高信号；D. T1WI 增强未见强化

病灶的分布可分为五种模式（图 4-10-15）：顶枕叶为主型；全脑分水岭型；额上沟型；不对称型；脑干型（图 4-10-16）。

不典型影像学表现：除上述典型影像学表现外，还可出现细胞毒性水肿、异常强化、出血及梗死等非典型影像学表现。不典型 PRES 患者的脑水肿可能表现为细胞毒性水肿，DWI 呈高信号，ADC 呈低信号。部分患者在病程进展中，由于脑血管自我调节功能障碍及毒性因子对毛细血管内皮的损伤可能会引起血脑屏障破坏，注射对比剂后 T_1WI 可见异常强化。不典型病例中有 5%~30% 的患者随病程进展发生颅内出血，包括局灶性出血、脑实质内血肿和蛛网膜下腔出血。接受骨髓移植或器官移植、凝血状态改变、脑水肿程度较重和发生细胞毒性脑水肿的患者并发颅内出血的危险较高，与平均动脉压无明显相关性。另外有研究显示发生颅内出血的患者预后较差。

【诊断与鉴别诊断】

目前对于 PRES 的诊断还未有统一标准。大多数学者采用症状 + 危险因素 +MRI 的诊断标准。2001 年 Provenzale 等首次提出了 PRES 的诊断标准，该标准侧重于描述影像学表现和危险因素，未强调临床症状和复查变化。2002 年 Covarrubias 等采用症状 + 危险因素 +MRI 的诊断标准，该标准比较经典，可认为是目前采用的 PRES 诊断标准的最初原型。2007 年 McKinney 等提出了 PRES 的 3 条 MRI 诊断标准，但此标准太宽泛，有可能将某些有类似影像学表现的疾病误诊为 PRES。国内高波课题组通过整合 PRES 病例数据库中患者病因、临床症状、影像学表现及预后信息，结合当前文献所提供的相关信息，对一系列的诊断标准和类别进行选择，并应用于临床，验证其适用性，最终基于症状、危险因素、影像学表现及预后等方面提出了中国 PRES 诊断标准（临床症状 + 危险因素 + 影像 + 排除其他 =PRES），包括：①有头痛、精神状态改变、癫痫发作、视力改变等急性神经毒性临床表现，伴或不伴有血压升高；②有高血压、子痫 / 先兆子痫、肾功能障碍、感染 / 脓毒血症 / 休克、自身免疫疾病、使用免疫抑制剂或细胞毒性药物等致病危险因素；③影像学显示为双侧大脑后部特别是双侧顶枕叶、侧脑室旁、小脑、脑干的可逆性脑水肿，以血管源性水肿为主，亦可存在细胞毒性水肿；④经过合理治疗后，临床症状明显改善或消失，影像学上病灶部分或完全消失；⑤排除其他可能的脑白质病变。简言之，当患者出现癫痫发作、精神状态改变、头痛、视觉障碍等急性神经系统症状，且存在高血压、肾功能障碍、细胞毒性药物使用、子痫、自身免疫性疾病等相关危险因素，影像学上出现双侧血管源性水肿或合并存在细胞毒性水肿，排除其他可能

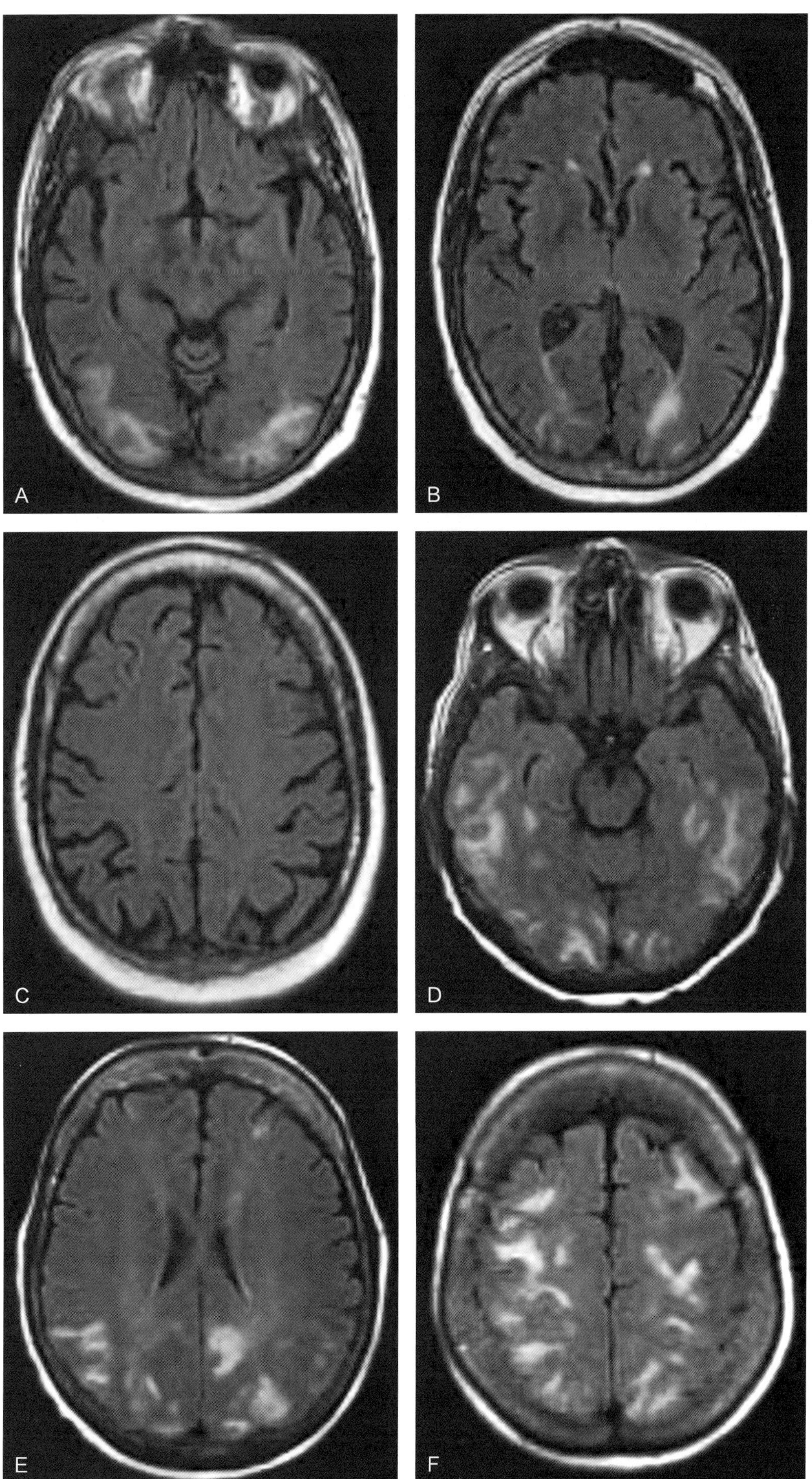
A
B
C
D
E
F

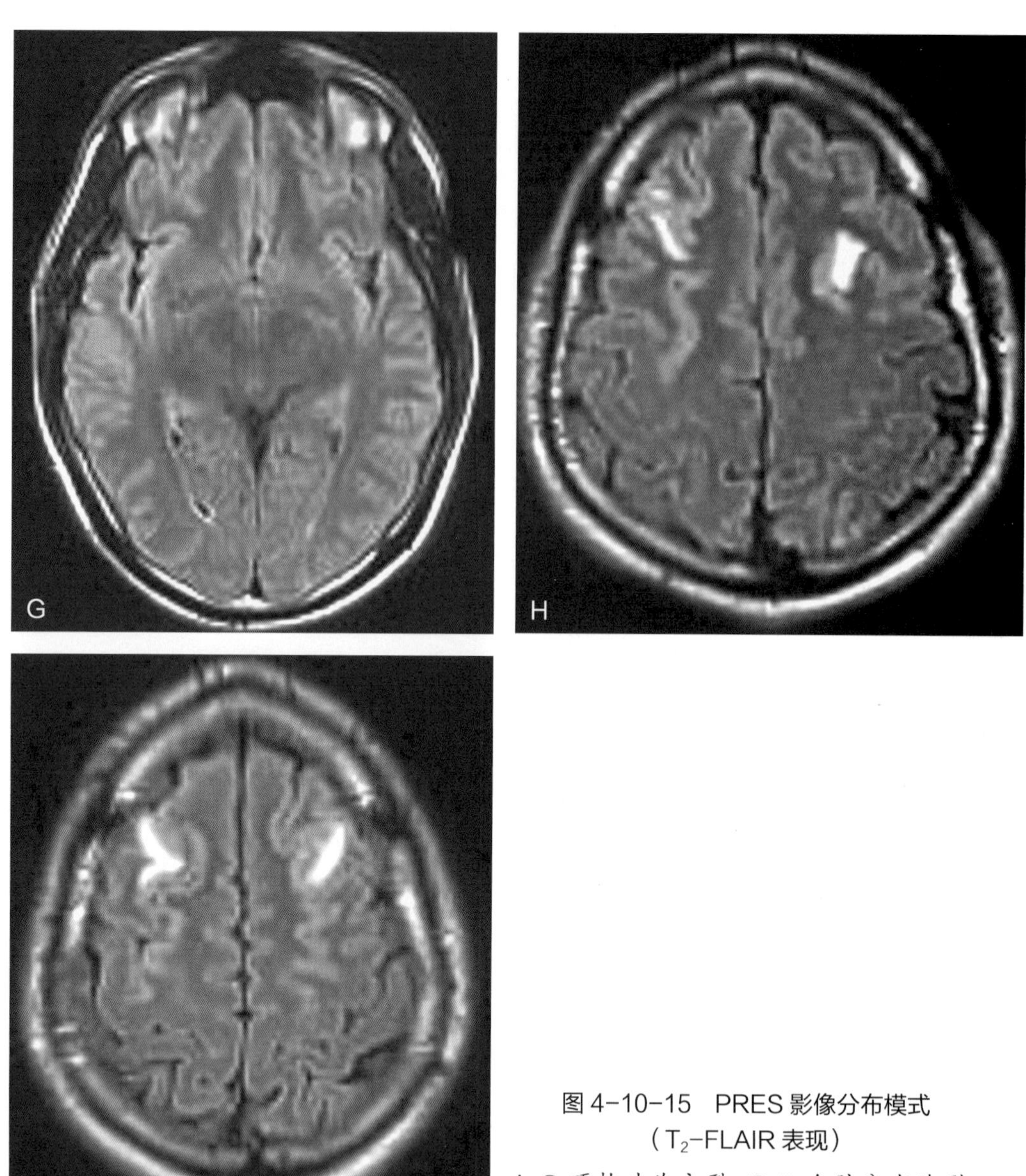

图 4-10-15 PRES 影像分布模式（T_2-FLAIR 表现）

A~C. 顶枕叶为主型；D~F. 全脑分水岭型；G~I. 额上沟型

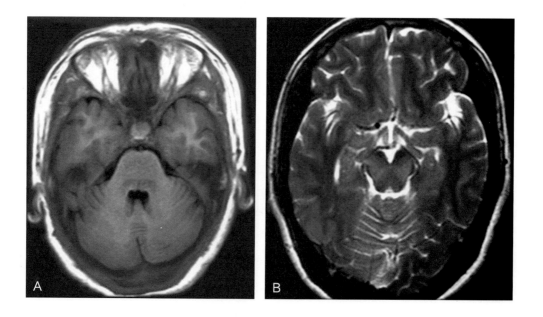

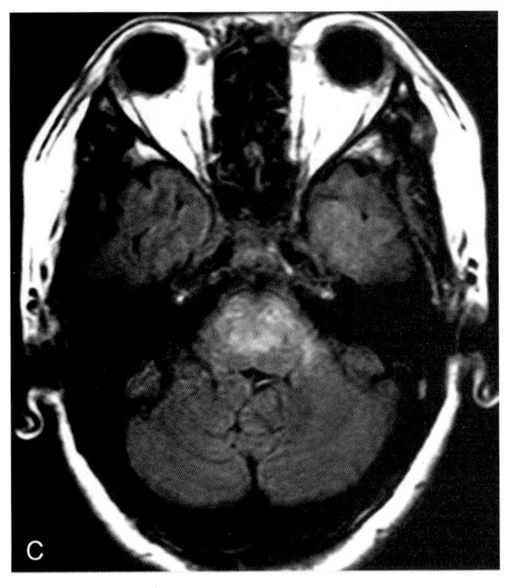

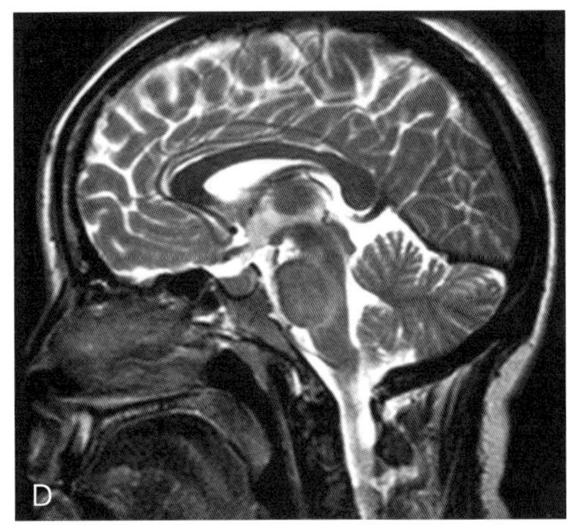

图 4-10-16 脑干型 PRES

A. 轴位 T_1WI；B. 轴位 T_2WI；C. T_2-FLAIR；D. 矢状位 T_2WI，脑桥见片状异常信号灶

的脑白质病变，就可以诊断为 PRES。根据患者症状或病史，要想到 PRES 可能；影像学检查对诊断 PRES 是必需的，尤其 MRI 能肯定或排除这一诊断；PRES 诊断一定是临床和影像学结合。据此，我们确立了 PRES 诊断三要素：临床症状是前提，危险因素是基本条件，影像学是必备条件。这一诊断标准能够识别出不典型的及对既往定义的人为限制性要求，使我们更好地理解这一疾病的全部范畴。

PRES 的鉴别诊断包括严重的神经系统疾病如脑卒中、脑炎、可逆性脑血管收缩综合征、颅内静脉血栓形成、抗胆碱能药物中毒及原发性中枢神经系统血管炎。基底动脉尖综合征多累及距状裂和枕叶中线旁结构，常伴有丘脑或中脑梗死，病灶以细胞毒性脑水肿为主，DWI 呈高信号，ADC 呈低信号。脑静脉或脑静脉窦血栓形成多表现为双侧顶叶、枕叶、基底节、丘脑后部受累，CT、MRI 检查可发现脑静脉或静脉窦内血栓征象，MRV 可清晰显示静脉或静脉窦内血栓。急性播散性脑脊髓炎 MRI 检查多显示为弥漫性、类圆形斑片状异常信号，但多不累及顶枕部脑白质有助于作出鉴别诊断。可逆性脑血管收缩综合征以霹雳性头痛为特征，脑血管造影可显示串珠样改变，约 10% 的病例在这两个病之间有重叠。原发性中枢神经血管炎症状通常更隐匿，脑脊液检查异常，超过 95% 的病例表现为炎性反应。MRI 可显示不同病程阶段的多发性梗死。

【影像学研究进展】

1. 影像学表现与临床预后之间的关系 国外早期研究认为病情较严重患者可能会出现前循环区域的累及，也有研究者认为脑干累及提示病情严重且对治疗反应不佳。皮质和皮质下病灶可复性达 91%~96%、丘脑 60%、脑干 44%、深部白质 47%。脑干、深部白质区域病灶的可复性较低，其原因尚不明确，可能与导致 PRES 的病理生理学机制及导致 PRES 的基础疾病的差异有关。PRES 临床症状与脑水肿程度、范围（或部位）的相关性尚有待进一步研究。文献报道 PRES 发生脑出血（包括 SAH）的概率为 5.0%~19.4%，与凝血异常或抗凝治疗有关。少量出血一般不影响预后，但多发及较大量出血是 PRES 预后不良的指征之一。ADC 值下降的病变最后往往发展为真正的梗死，DWI 与 ADC 图联合应用有助于判断患者预后，并能指导临床积极、有效的治疗。研究表明，PRES 的不典型影像学表现可能反映了血管内皮细胞损伤和破坏，有助于判断患者的预后。

2. 水肿程度评价 Casey 等 2000 年最先提出对 PRES 脑水肿程度的主观评价分级标准，将其分为 0~3 级：0 级：正常；1 级：轻度，顶枕叶和（或）额叶后部皮层或皮层下轻微散在的水肿，有少许占位效应，不累及其他区域；2 级：中度，包括更加融合的明显水肿、轻微占位效应及额叶或颞叶后部不同程度的累及，也可能出现少许的单侧小脑或中央区的累及；3 级：重度，有融合性水肿、占位效应及明显累及双侧的额叶或颞叶以及下列任何区域：中央沟区、脑干或小脑。这种脑水肿分级标准主要根据水肿的范围和占位效应划分，简单易行，在临床及科研工作中得到广泛认可和使用。Bartynski 等 2006 年提出水肿程度分级依据：①局限性皮质 / 白质水肿；②白质水肿大于皮质水肿并延伸至深部白质；③白质水肿大于皮质水肿并局部延伸至脑室表面；④白质水肿远大于皮质水肿伴弥漫性广泛融合并与脑室广泛接触；⑤重度白质水肿远大于皮质水肿伴弥漫性融合及脑室变形。这种分级方法主要根据最大累及区域的水肿深度和占位效应来判断，目前逐步被推广使用。Karia 等于 2015 年提出的脑水肿分级：①轻微：对称性的、仅一个脑叶（额叶、颞叶、顶叶或枕叶）皮质受累，不累及基底节、脑干或深部脑白质；②轻度：顶枕叶和（或）后部额叶微小分散的皮质或皮质下水肿，轻度占位效应，其他脑区无受累；③中度：水肿融合，轻度占位效应，额叶或后部颞叶可有受累，以及可能有单侧小脑半球微小病灶或中央受累；④重度：水肿融合合并占位效应，明显扩散至额叶或颞叶以及以下任何区域：中央外侧区、脑干或小脑。

3. PWI　PRES 患者存在过度灌注的直接证据较少，Schwartz 等对 8 例 PRES 患者行 SPECT 扫描显示枕叶病变区域灌注增加，且比 T_2WI 上显示范围更大，复查时只有轻微脑灌注异常。因此他们认为 PRES 是一个脑血流动力学快速、短暂改变的动态过程。但多数脑灌注成像研究发现 PRES 患者水肿区脑组织血流灌注减少。有研究对重度子痫患者行 SPECT 发现脑内局灶性低灌注灶。上述 PRES 患者脑灌注存在差异的原因可能与不同检查在病程的不同时期进行有关，还有待进一步的研究证实。因此对 PRES 灌注数据的观察，必须放在合适的时间框架下，以避免对结果的误解。

4. SWI　最近有学者利用 SWI 研究发现 PRES 患者微出血的发生率很高，发现小静脉内血栓以及静脉周围出血，降压治疗后完全恢复正常，考虑与小静脉痉挛造成的局部血流瘀滞有关，对揭示 PRES 的发病机制具有重要价值。

（高　波）

五、可逆性脑血管收缩综合征

【概述】

可逆性脑血管收缩综合征（reversible cerebral vasoconstriction syndrome，RCVS）是一组少见的临床影像学综合征。最早于 1988 年由 Call 等报道，曾被命名为伴有雷击样头痛的可逆性血管痉挛、产后血管病等。主要临床特点为突发雷击样头痛、伴或不伴局灶性神经功能缺损及癫痫发作。脑血管造影显示颅内外大动脉呈非动脉粥样硬化性、非炎症性、多发节段性狭窄、典型者呈串珠样改变，且在 1~3 个月内自行恢复正常。

RCVS 病因不明，可为自发性，即无明显潜在原因而发病；但超过半数可被内源性、外源性物质诱发产生，包括服用交感神经活性药物、缓解鼻黏膜充血药物（麻黄碱及伪麻黄碱）、精神活性药物（大麻、可卡因、安非他明、摇头丸、大量饮酒、尼古丁等）、5-HT 再摄取抑制剂、免疫抑制剂、草药（人参等）及血液制品等。其他的诱发因素包括：妊娠、子痫、肿瘤、头部外伤、高钙血症、卟啉症、脑出血及蛛网膜下腔出血。此外，颈动脉或椎动脉夹层、嗜铬细胞瘤、头颅外伤及手术也被证实可诱发 RCVS。

本病确切的发病率尚不清楚。RCVS 多中年起病，发病年龄在 10~76 岁之间。女性多于男性，男女发病比率为 1∶(2.2~8.6)。根据现有资料，尚难推论人种或地区间的发病差异。本病预后相对较好，一般 3 个月内缓解。头痛症状缓解先于脑血管收缩的恢复，由于血管收缩的可逆性，大部分症状完全缓解，继发出血或梗死患者可能有遗留症状，国外也有报告因严重并发症死亡的病例。

【临床与病理】

主要临床表现为雷击样头痛、伴或不伴局灶性神经功能缺损及癫痫发作。雷击样头痛：几乎所有患者发病时均有头痛，大部分描述为雷击样头痛，突然出现剧烈头痛，类似蛛网膜下腔出血，迅速（<1 分钟）达高峰，疼痛性质多样，可持续数小时至数天不等，1~3 周内会反复出现，咳嗽、重体力劳动、血压突然升高、排便等活动可诱发。部分患者头痛同时伴有神经功能缺损症状，包括肢体无力、共济失调、视觉症状（畏光、偏盲及失明）、构音障碍等。部分患者可出现癫痫发作。同时，RCVS 常并发脑出血、大脑半球凸面蛛网膜下腔出血、可逆性后部脑病综合征、脑水肿等，而

缺血性脑卒中为最常见并发症，往往出现于发病2周内，其他并发症多在发病1周内出现。约21%的患者会出现癫痫发作，以强直－阵挛发作及部分性发作多见，但RCVS病情缓解后癫痫反复发作少见。

目前并不推荐脑动脉或颞动脉的活检作为诊断RCVS的必要条件，只有在怀疑脑动脉炎时才考虑。RCVS患者的动脉活检多为正常，无炎性细胞浸润。RCVS的发病机制尚不清楚。拟交感药物及嗜铬细胞瘤均促发RCVS，提示脑血管交感神经过度兴奋在RCVS的发病过程中占有重要地位。有研究发现RCVS患者可同时合并可逆性后部脑病综合征，提示脑血管内皮细胞功能障碍也参与了RCVS的发病过程。新近的研究还表明脑源性神经营养因子*Val66-Met*基因多态性与RCVS的发病有密切关联，脑源性神经营养因子可上调神经肽Y的表达，促进脑血管的收缩反应。因此有学者提出RCVS是由血管活性物质等促发因素作用于遗传易感个体，使其脑血管交感神经兴奋性增强，脑血管内皮细胞功能发生障碍，在氧化应激的共同作用下脑血管壁张力调节发生障碍，最终引起多发节段性脑动脉舒缩异常，脑血管强力收缩、狭窄引起头痛与缺血性卒中，而血脑屏障破坏则引起出血性卒中。

【影像检查方法】

常规X线检查对诊断RCVS无价值。半数以上RCVS患者早期头颅CT/MRI平扫正常，当合并有大脑凸面的非动脉瘤性蛛网膜下腔出血（cSAH）、脑实质出血及脑梗死等并发症时可出现相应异常改变。DSA是诊断RCVS的金标准，头颅CTA/MRA诊断RCVS的敏感性约80%。TCD对监测RCVS患者脑血管痉挛的动态变化有重要作用。

【影像表现】

CT平扫及MRI可表现正常，也可表现为：①大脑凸面蛛网膜下腔出血（SAH）：为非动脉瘤性，病情较轻，双侧或单侧出现，表现为邻近大脑凸面多个脑沟内异常信号，T_2-FLAIR序列呈高信号，T_2*序列呈低信号。约一半的大脑凸面SAH患者CT表现异常。累及中脑周围池的弥漫性SAH非常少见。②局灶性脑内出血：脑实质出血范围不一，可为单发或多发，累及脑叶、基底节和丘脑，并伴有大脑凸面SAH和（或）脑梗死。局灶性脑内出血发生于RCVS的早期，多因持续性局灶性神经功能缺损伴雷击样头痛而被发现。出血性卒中多见于女性及偏头痛患者。③脑梗死（图4-10-17）：脑梗死主要出现在双侧大脑半球的分水岭区，常位于后循环和颈动脉供血区之间。虽然大多数脑梗死患者伴有局灶性神经功能缺损，但一些患者可无症状。在RCVS病程中，缺血性卒中的出现常晚于出血性卒中。④可逆性血管源性脑水肿（图4-10-18）：血管源性脑水肿是RCVS的早期表现，常伴有至少一种类型的卒中，多在发病几天内即可诊断。MRI对血管源性脑水肿的显示效果要优于CT，表现为双侧顶枕叶为主的对称性片状FLAIR序列高信号，其分布特点与PRES相同。血管源性脑水肿通常在发病1个月内完全可逆，恢复正常的时间明显早于脑血管收缩的改善。

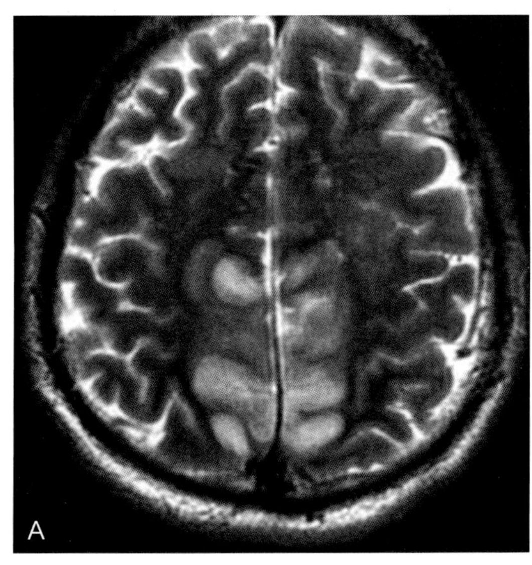

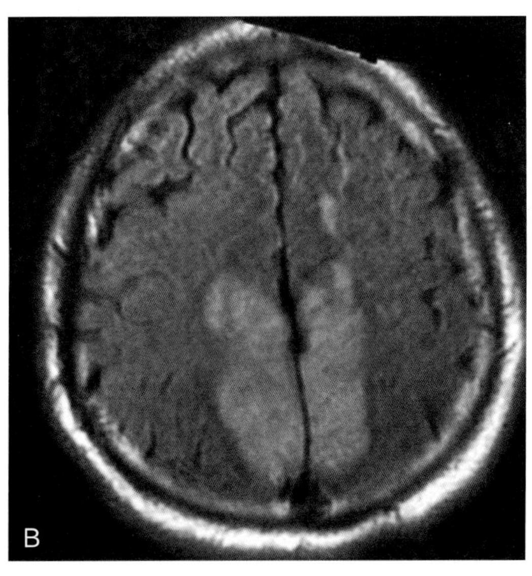

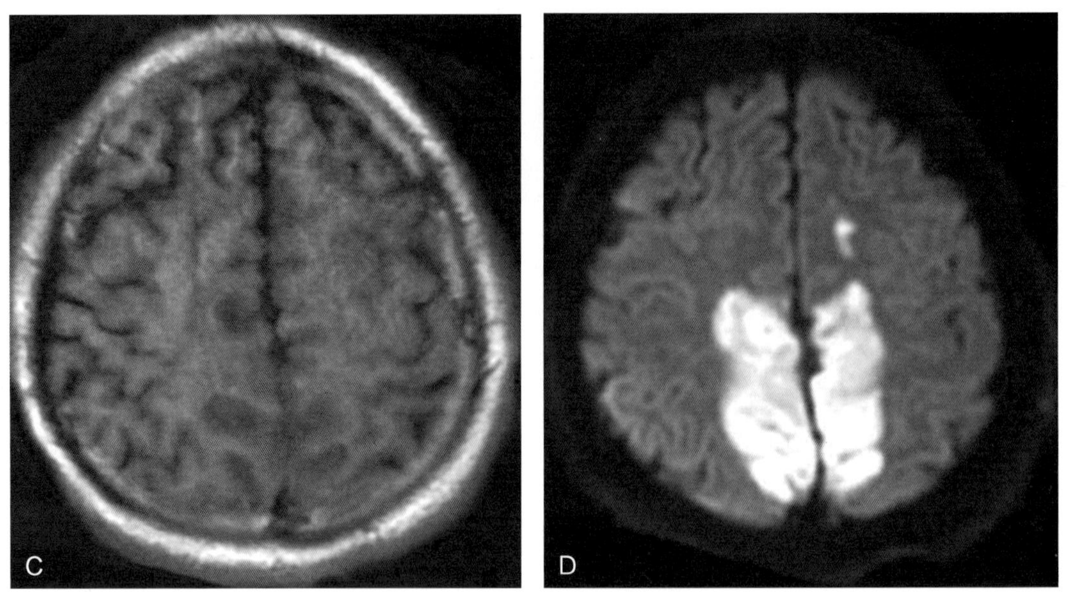

图 4-10-17 RCVS 发生脑梗死

A、B. T_2WI、T_2-FLAIR 示双侧顶叶高信号；C. T_1WI 呈等信号；D. DWI 呈高信号

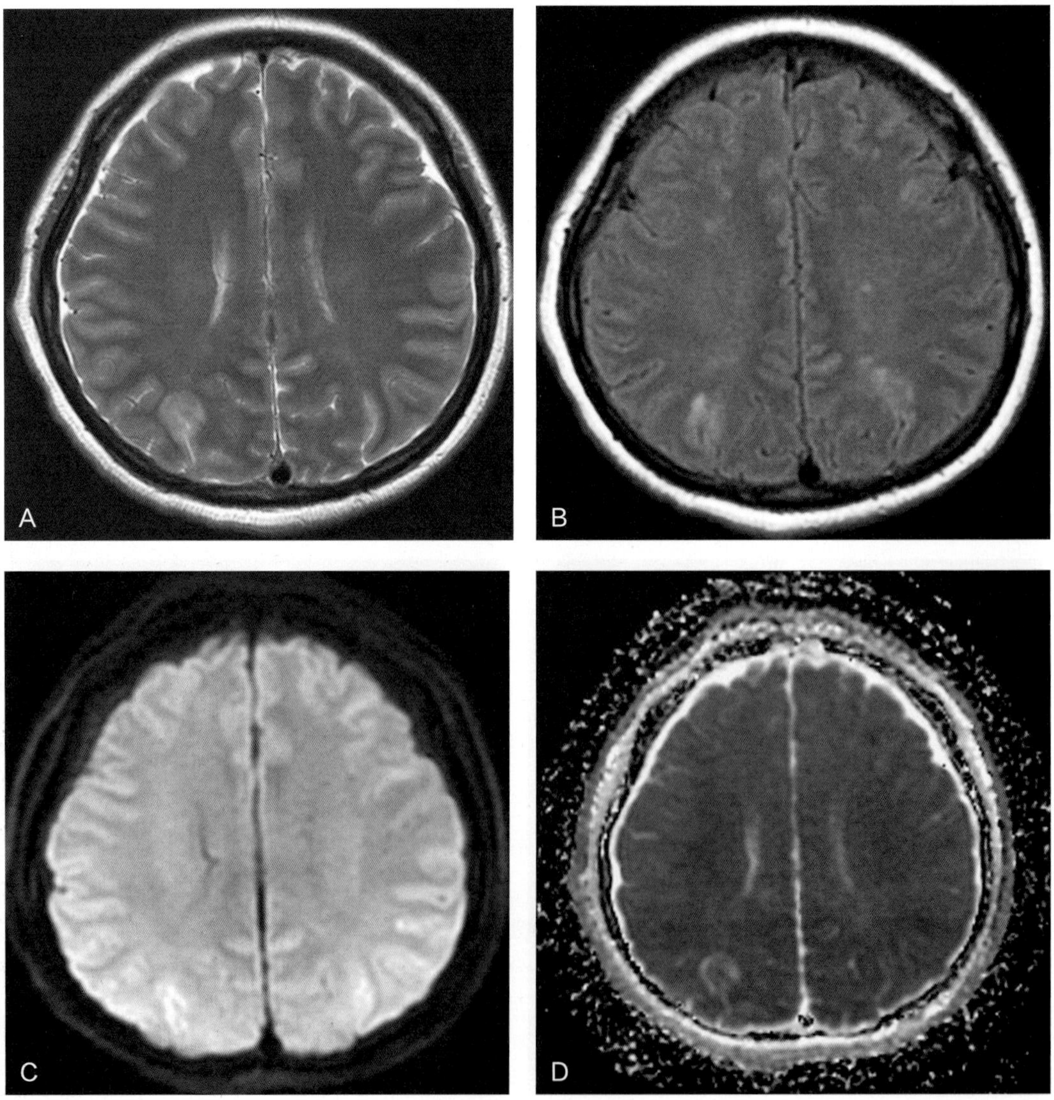

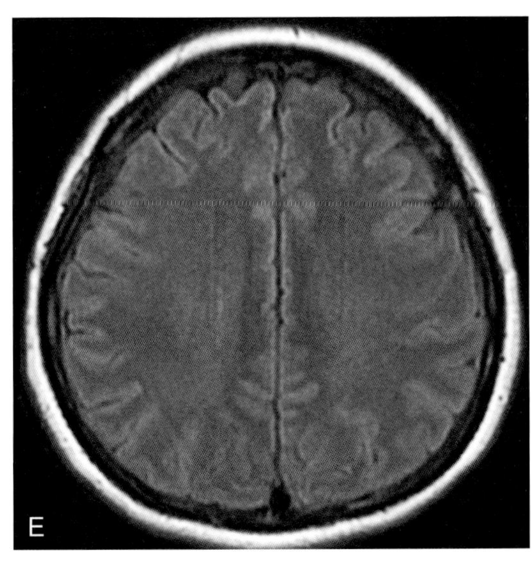

图 4-10-18　RCVS 出现血管源性脑水肿

A、B. T_2WI、T_2-FLAIR 示双侧顶叶高信号；C. DWI 呈等信号；D. ADC 呈高信号；E. T_2-FLAIR，2 周后复查双侧顶叶高信号消失

RCVS 血管成像（DSA、CTA、MRA）的典型表现为颅内大、中型动脉多发节段性狭窄并间以正常或扩张的血管，呈“串珠样”改变（图 4-10-19、图 4-10-20）。前、后循环均可受累，多为双侧、弥漫性分布，亦可累及基底动脉、颈内动脉虹吸部或颈外动脉。动脉狭窄并非一成不变，几天后复查血管成像显示部分动脉形态恢复正常的同时，又出现新发的血管收缩。上述表现并无特异性，其他不同类型的中枢神经系统血管病或血管炎也可出现此征象。

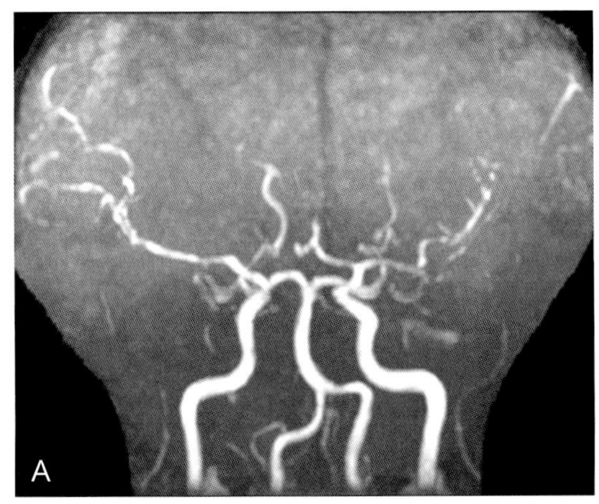

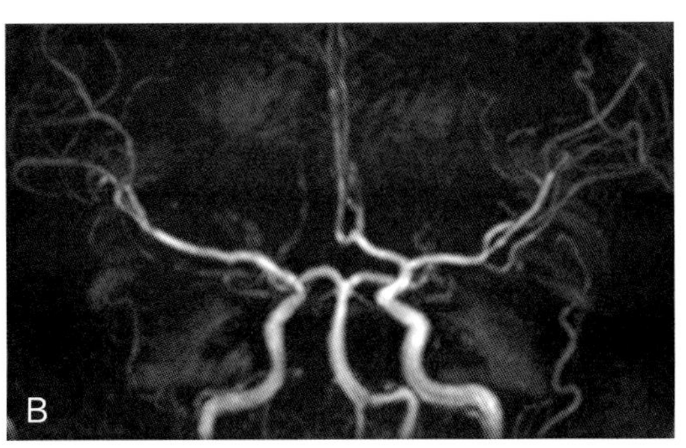

图 4-10-19　误服化学剂后发生 RCVS

患者意识障碍，呈烦躁状态。A. 颅内大、中型动脉多发节段性狭窄并间以正常或扩张的血管，呈“串珠样”改变；B. 2 个月后复查动脉改变恢复正常

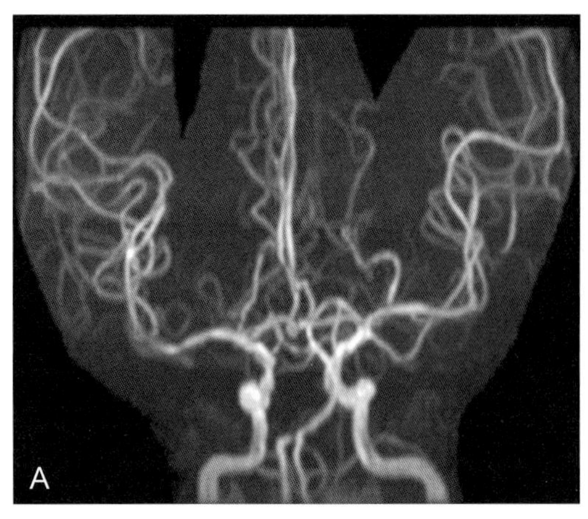

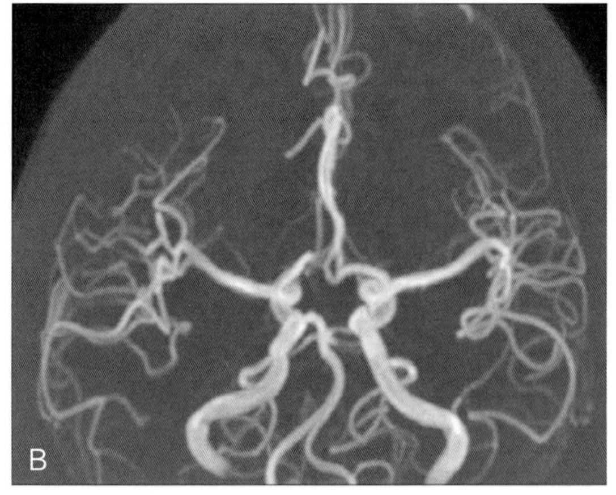

图 4-10-20 产后发生 RCVS

产后剧烈头痛，呈爆裂样，伴呕吐。A. 表现为颅内大、中型动脉多发节段性狭窄；B. 复查动脉形态恢复正常

【诊断与鉴别诊断】

国际头痛学会提出的 RCVS 诊断标准：①急性严重性头痛（多为雷击样头痛）伴或不伴局灶神经功能缺损或癫痫发作；②单相病程，1 个月后不出现新的症状；③血管成像（MRA、CTA、DSA）证实存在多发节段性脑动脉收缩；④排除由动脉瘤破裂引起的SAH；⑤脑脊液正常或轻度异常（白细胞 $<15\times10^6$/L，蛋白 <1g/L）；⑥ 12 周后血管成像提示脑动脉完全或几近完全正常。按此标准，头痛成为诊断 RCVS 的必备条件，但也有无头痛发作的 RCVS 的个案报道。发病 3 个月后复查脑血管造影至关重要，只有病变血管恢复正常方可明确诊断为 RCVS。

鉴别诊断：

1. 动脉瘤性蛛网膜下腔出血　雷击样头痛最常见的原因是动脉瘤性蛛网膜下腔出血，但对持续 1~2 周的阵发性雷击样头痛，首先应考虑 RCVS。RCVS 合并蛛网膜下腔出血时，反复雷击样头痛，出血量小，出血多局限于 1~3 个脑沟内，且血管成像发现颅内多血管串珠样改变，无动脉瘤；而动脉瘤性蛛网膜下腔出血多位于基底池或 Willis 环附近，出血量较大，可以发现邻近责任动脉瘤。

2. 其他表现为雷击样头痛的疾病　小脑及脑室内出血、小脑梗死、颈内动脉夹层、脑静脉窦血栓形成、巨细胞动脉炎及垂体瘤卒中均可出现雷击样头痛，相对特异的头颅 CT、MRI 及 MRV 改变有助于鉴别。脑膜炎、脑膜脑炎、颅高压及低颅压综合征也可表现为雷击样头痛，腰穿行腰椎穿刺颅内压测定及脑脊液检查有助于鉴别。

3. 原发性中枢神经血管炎（PACNS）　二者的治疗方法完全不同，因此鉴别诊断尤为重要。PACNS 好发于年龄较大的男性，起病隐匿，无典型雷击样头痛。其脑脊液蛋白及白细胞水平均升高，呈炎性改变。PACNS 多发节段性狭窄易累及中小动脉，脑血管造影对本病无特异性诊断价值，经治疗后其血管狭窄也不可逆。新近研究指出，血管壁成像（vessel wall imaging，VWI）技术也可用于鉴别诊断，VWI 可以显示 PACNS 血管壁增厚、偏心性强化，而 RCVS 由于病理无炎性浸润反应，因此不出现这种影像表现。

4. 感染性或免疫相关性血管炎　梅毒、HIV 及结核等病原体感染可引起脑血管炎致多发脑血管狭窄，相应病原学及脑脊液检测有助明确。免疫相关的结缔组织病如系统性红斑狼疮、神经白塞氏病、类风湿及干燥综合征等也可累及颅内血管致多发脑血管狭窄，有无合并皮肤、关节、肺及肾等其他系统损害，及自身抗体、抗中性粒细胞胞浆抗体的检测等有助于鉴别。

【影像学研究进展】

1. DSA 或 CTA/MRA　DSA 是诊断 RCVS 的金标准，可真实评价细小的远端皮层血管，CTA 或 MRA 由于空间分辨率较低而不能良好显示这些血管。Ducros 等的研究发现 CTA 和 MRA 诊断 RCVS 血管收缩的敏感性约为 DSA 的 80%。此外，DSA 可提供有助于诊断的补充信息，包括观察动脉内注入血管扩张剂后血管收缩的可逆性。由于明确诊断 RCVS 的过程通常为回顾性的，即临床及血管成像表现 1~3 个月自行恢复正常才能支持 RCVS 的诊断，从而造成实际上的诊断延误。因此动脉内注入血管扩张剂后，血管收缩可逆将有助于早期诊断 RCVS，而其他血管痉挛性疾病则表现为血管收缩的部分或不完全性改善。

2. TCD TCD 检查虽不具特异性，但可以通过测量 Willis 环附近脑动脉近端的血流速度来监测脑血管收缩的动态变化。对 RCVS 患者连续动态 TCD 监测，发现 69% 的患者大脑中动脉和颈内动脉平均血流速度分别增加至 163cm/s 和 148cm/s。血流速度在疾病早期可以是正常的，然后开始增加，并于发病 3 周后（22 天）达到高峰。此外，TCD 亦可监测 RCVS 患者潜在的并发症。当大脑中动脉平均血流速度 >120cm/s 和 Lindegaard 指数 >3 时，并发 PRES 或缺血性脑卒中的风险明显增高。

3. PWI CT 或 MRI 灌注成像常用于评价或检测 RCVS 等脑血管疾病。RCVS 的脑灌注成像可显示多发的低灌注区，常累及分水岭区。这些区域的灌注异常可急剧恶化，部分进展为分水岭区脑梗死，可能与严重脑血管收缩继发脑血流动力学损害有关。脑灌注的改变与动脉血管收缩程度密切相关，因此可用于评估治疗反应（如血管扩张剂治疗），并提供有关个体血管狭窄效应的病理生理学信息。

4. 血管壁成像 高分辨 MR 血管壁成像（VWI）作为一种较新的影像学技术已被广泛应用于评价脑血管疾病，包括原发性中枢神经系统血管炎（PACNS）、RCVS、脑动脉瘤、烟雾病、动脉夹层以及颅内动脉粥样硬化。相对于 DSA 等传统的血管成像技术，VWI 可提供血管壁本身的信息，特别是管壁厚度仅为 1~2mm 的颅内近端血管，而 DSA 主要评价血管腔的情况。由于血管腔呈低信号，VWI 又被称为“黑血”影像，因此有助于血管壁的显示。VWI 可显示特异性的血管壁异常，包括管壁增厚（边缘光滑或不规则、向心性或偏心性增厚）、管壁强化及其信号特征。

（高 波）

六、原发性中枢神经系统血管炎

【概述】

原发性中枢神经系统血管炎（primary angiitis of the central nervous system，PACNS）是主要局限于脑实质、脊髓和软脑膜中小血管的罕见重度免疫炎性疾病。PACNS 由 Cravioto 和 Feigin 于 1959 年首先报道，主要累及软脑膜和脑实质的中小血管，动脉为主，静脉少见，大血管少见。PACNS 的命名曾一度混乱，曾使用“非感染性肉芽肿性血管炎”“原发性血管炎”“孤立性血管炎”等来描述本病，近年来则普遍采用“原发性中枢神经系统血管炎”这一名称。

在脑血管造影、脑组织活检技术被用于临床之前，由于本病缺乏临床特征和容易被忽视，生前 PACNS 临床诊断与报道较少见，但实际上 PACNS 在临床上并不少见。近年来，随着脑血管造影和立体定向脑组织活检技术的应用，再加上临床医生对PACNS认识的提高，PACNS的报道逐渐增多。PACNS 没有任何明显的系统性血管炎或可能的病因，由 Calabrese 和 Mallek 制定的第一个 PACNS 诊断标准已经超过 25 年，但该病的诊断仍然具有挑战性。该病临床和影像表现多样化，需要鉴别的疾病较多，因此临床实践中难以确诊；在这种情况下，脑组织活检仍然是唯一的确诊方法。

在影像学检查手段中，DSA 是检测血管管腔改变最敏感的技术。然而，很大比例的 PACNS 远端血管异常低于它的空间分辨率，导致其诊断能力大打折扣。在最近的文献报道中，PACNS 患者的 MRI 表现几乎均是异常的。PACNS 的 MRI 表现广泛多样性，限制了为 PACNS 患者提供一个系统性、特异性的 MRI 诊断。PACNS 的诊断应包括深入的临床评估、实验室检查和特定的血管神经影像技术，包括血管成像，如果需要，再行脑活检。因此 PACNS 诊断仍充满挑战。

【临床与病理】

PACNS 可发生于任何年龄阶段，以 40~60 岁多发，偶见于儿童。通常缓慢起病，少数也可急性起病，病程可有复发缓解，也可进行性加重。临床表现无特异性，症状多样，与侵犯的部位、病变的性质和程度有关。可表现为头痛、癫痫、局灶神经功能缺损、偏瘫、精神行为异常以及发热、恶心、疲劳等全身症状。以复杂性头痛最常见，且多为首发症状，轻重不一，可自行缓解；认知损害多隐匿起病；脑卒中（梗死和出血）、短暂性脑缺血发作也较为常见。颅内病变侵犯不同部位可出现相关的症状：①侵犯运动区，相应部位支配区肌肉瘫痪或肢体活动障碍。约 5% 伴有脊髓受累症状，表现为进行性截瘫，累及肢体、骶尾部的麻木感，尿便障碍等。②病变分布较弥漫可出现认知能力下降。③病变部位靠近大脑皮层可出现癫痫。④脑出血（脑动脉瘤破裂出血）、伴有脑膜附近出血的患者会出现剧烈头痛、呕吐等症状。⑤脑神经受损则会出现神经支配区瘫痪和神经痛。有文献报道一部分患者在神经系统症状出现前有发热。虽然PACNS没有典型的临床症状，但系统性血管炎的高热、体重下降、关节痛、肌痛等全身症状在PACNS是不常见的，若出现这些症状应考虑其他诊断。

PACNS发病机制尚不明确，有文献报告可能与水痘－疱疹病毒感染有关。一些PACNS患者中，电镜下可见大脑血管壁中存在病毒样微粒。PACNS与淋巴瘤、白血病可能存在一定关系，病毒感染、免疫抑制及细胞免疫的削弱可能都是PACNS形成的因素。这些因素造成血流的阻断和局部血管、组织的损伤。病理上PACNS炎症性血管病变主要侵犯软脑膜和脑实质的中小血管，以动脉为主，静脉少见，大血管少见。血管炎导致血管内膜增厚，伴有淋巴细胞及单核细胞浸润，可见成纤维细胞，偶见多核巨细胞而呈肉芽肿。血管炎的病理改变具有多变性，在同一个脑标本内可见处于不同时期以及不同组织学类型的血管炎改变，血管炎引起血管腔变窄或闭塞导致局部脑组织坏死，也可以见到慢性缺血所致的弥漫性脱髓鞘改变，以弥漫性脑损害伴局灶性病变最为常见。少数情况下血管炎可以导致脑出血或蛛网膜下腔出血（图4-10-21）。根据临床和病理特点可将PACNS分为3种亚型：①中枢神经系统肉芽肿性血管炎：为PACNS最为严重的类型，主要累及小至中等大小的血管，血管造影多正常；②非典型PACNS：大多数PACNS属于这种类型，病理改变为淋巴细胞性血管炎，无肉芽肿形成；③占位病变型：影像表现为占位病变，有占位效应，水肿，常易误诊为肿瘤。

【影像检查方法】

CT、MRI表现变化多样，缺乏特征性，脑内局灶或多灶性的复发性的梗死、出血以及局部或弥漫性的软脑膜强化是其相对特征性的表现。当怀疑有中枢神经系统血管炎时，如果CT、MRI与CSF检查都为正常结果，则可以排除PACNS的诊断，而无需进一步检查。MRI的敏感性较CT高，敏感性77%~100%，但特异性差；表现为脑内多发广泛分布的梗死灶，如果有软脑膜血管的增强病灶，则是病理取材的理想部位。CT检查可显示双侧幕上多发梗死，约50%的PACNS患者CT检查可显示正常。脑血管造影被广泛应用于PACNS的诊断中，但脑血管造影的敏感性依然很低。在血管造影中，可见到血管狭窄和灶性膨大，当两者相间出现呈“串珠样”改变，但这一表现无特异性，难以与其他炎性、非炎性血管炎相鉴别。总之对PACNS的诊断不能依赖于某一种方法，而应综合考虑临床、实验室检查、CSF及影像学检查（图4-10-22）。

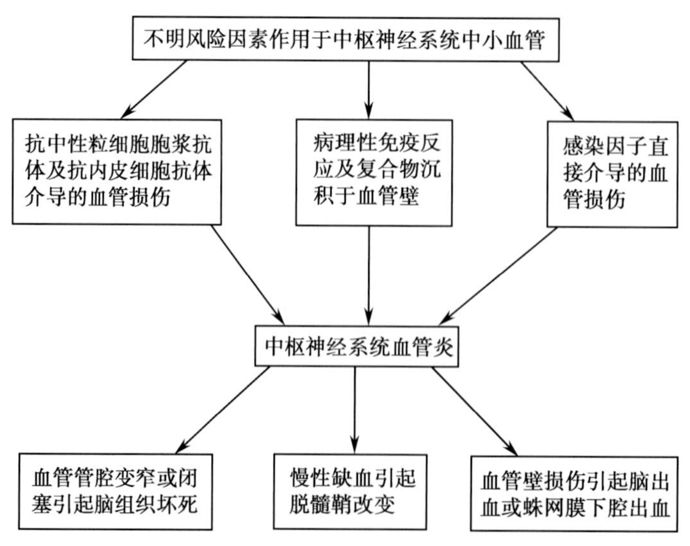

图4-10-21 PACNS发病机制

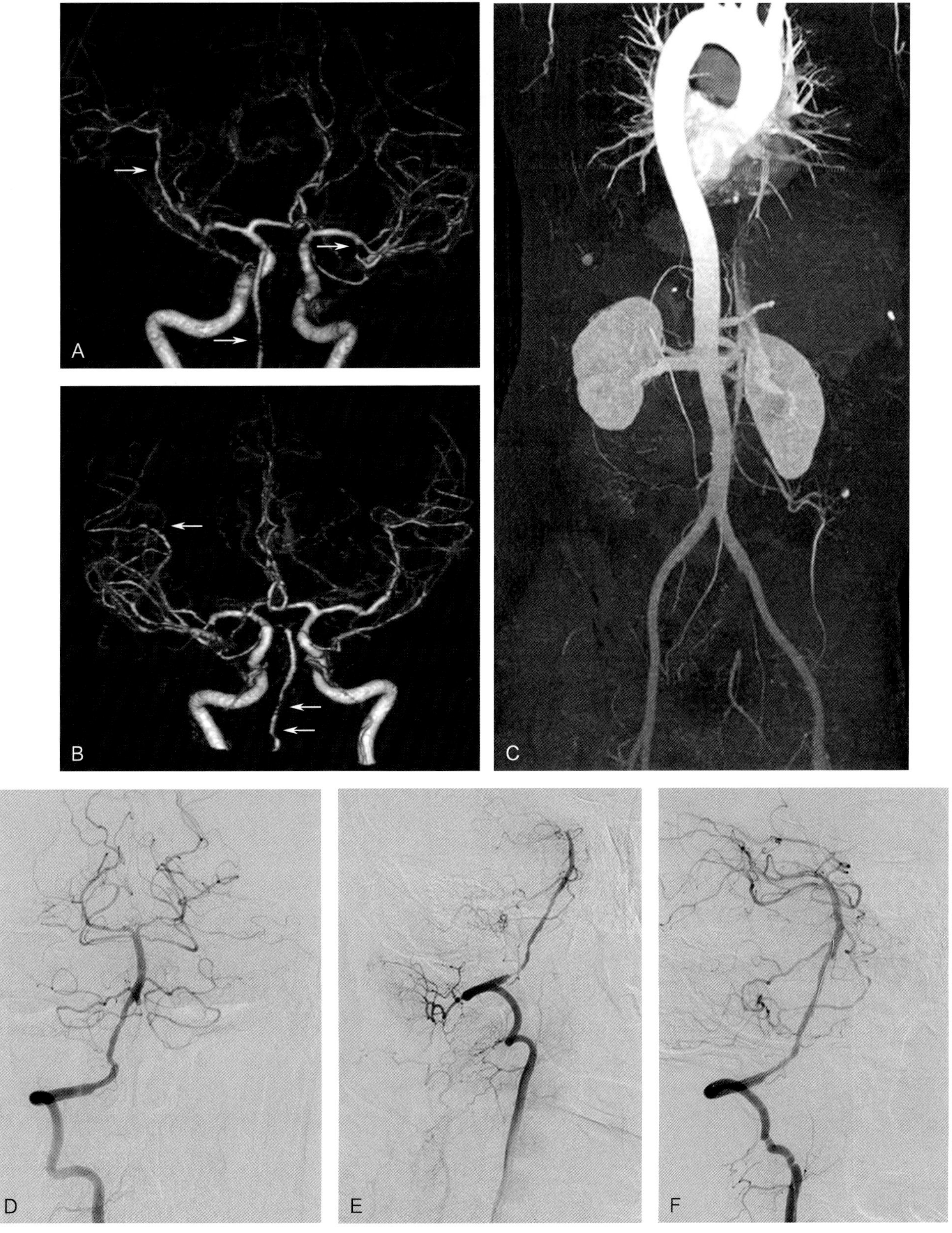
A
B
C
D
E
F

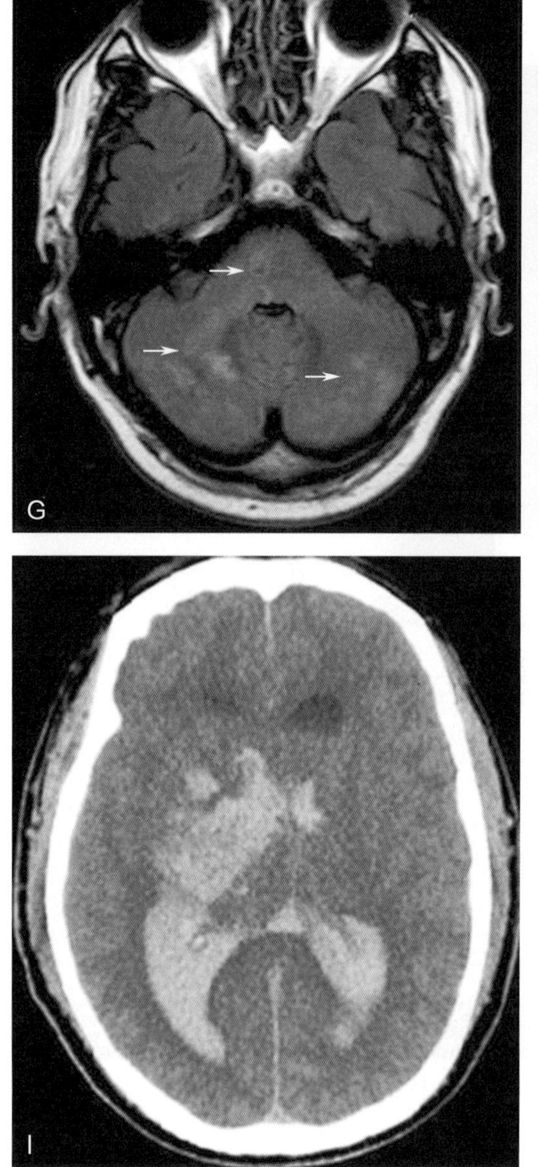

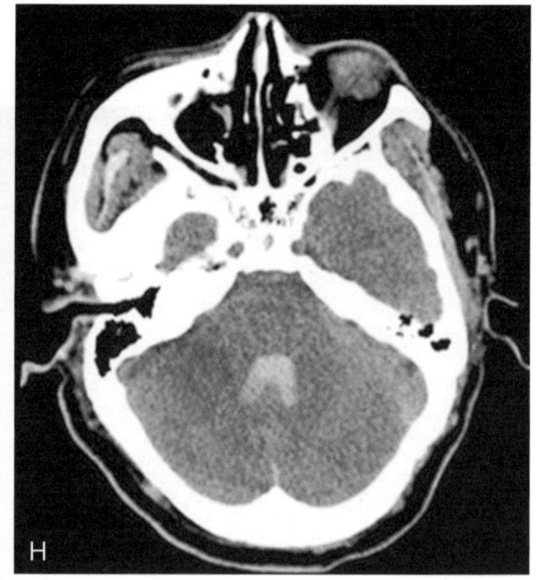

图 4-10-22 原发性中枢神经系统血管炎

A、B、D~F. 显示基底动脉、双侧大脑中动脉多发狭窄，呈串珠样改变；C. 中枢神经系统以外胸、腹主动脉无狭窄，无血管硬化；G. 显示脑桥、双侧小脑半球多发斑点状 T_2-FLAIR 高信号；H、I. 显示脑室系统出血

【影像表现】

PACNS 的影像表现无特征性。该病主要累及脑的中小血管和软脑膜血管管壁，在致病因素作用下血管壁增厚，导致管腔变窄、血管受损。因此，其影像学主要表现为血管病变、脑内缺血坏死、脱髓鞘改变及出血。

1. CT 可显示不同程度的异常低密度，其敏感性较 MRI 低。血管壁发生肉芽肿性炎症或纤维素性坏死易于破裂出血，CT 表现为高密度影，PACNS 多累及小血管，因此出血量常较少，表现为点状及点片状出血，但病灶也可以累及颅内主要血管，表现为大量出血。增强扫描不同时期病灶呈现不同强化，可表现为不规则、脑回状强化，硬脑膜及软脑脊膜亦可强化。肿块型 PACNS 占位效应明显，增强扫描后病灶呈团块样或花环样强化，类似于肿瘤。

2. MRI 主要累及中小血管，病灶不随血管解剖学特点分布，因此病变形态多不会呈现典型的楔形。影像表现主要集中于缺血、脱髓鞘及出血改变，MRI 对这些病灶敏感，表现为双侧、多灶性，广泛分布于皮质、深部白质的点状、片状、脑回状异常信号。其中梗死灶最为常见，T_2-FLAIR 呈高信号，DWI 高信号见于 PACNS 急性期。脑实质的炎症、坏死及缺血性改变表现为非特异

性的白质 T_2-FLAIR 高信号，出血在不同时期信号有差别。随访病程的发展可发现不断出现新的病灶，之前的病灶可缩小或消失。增强活动期的病灶及周边的软脑膜及血管周围间隙可以出现强化，病灶强化的形式多样，有结节样强化及类似肿瘤的团块样强化，也有类似 CLIPPERS 综合征的胡椒盐样强化，软脑膜强化见于 8% 的患者。SWI 序列对小血管成像及铁质沉积敏感，可以发现血管炎周围代偿增粗的血管影及微出血灶（图 4-10-23）。MR 灌注成像可评估缺血病变部位低灌注情况。

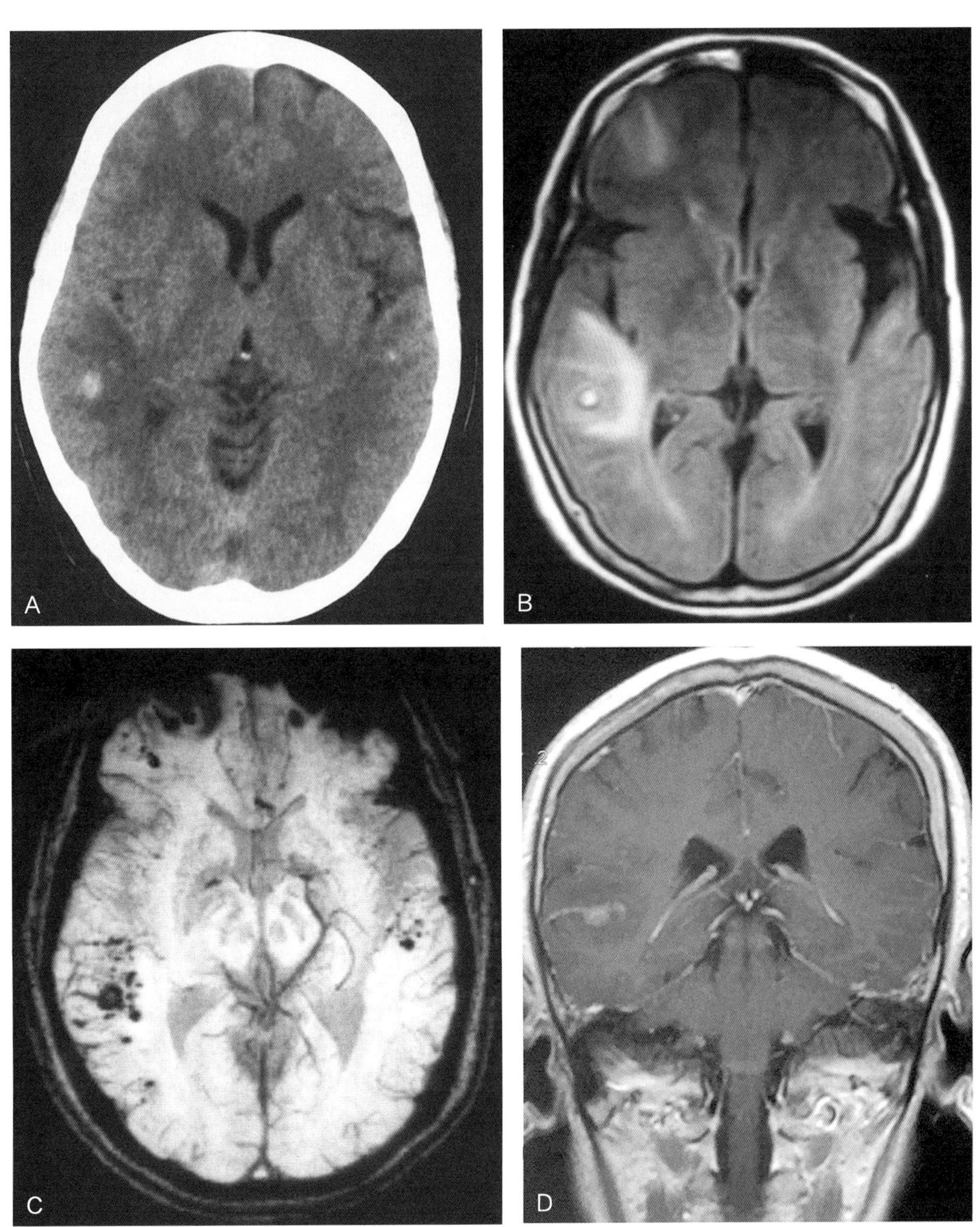

图 4-10-23 原发性中枢神经系统血管炎

A. 颅脑 CT 示颅内多发点片状出血，出血灶周围水肿；B. T_2-FLAIR，右侧颞叶、额叶及左侧颞极白质多发高信号；C. SWI，双侧额叶、颞叶白质病变内多发点片状低信号，提示出血；D. 右颞叶病灶呈结节样强化，周边软脑膜强化脑血管造影（CTA、MRA、DSA）：PACNS 血管影像学表现为脑中、小动脉呈多灶性、节段性狭窄、串珠样改变，一般双侧血管均可受累，也可只有单支血管受累。动脉血管壁破坏也合并纺锤形动脉扩张、真性微血管瘤、多发局部血管闭塞、侧支循环形成等影像表现。由于 PACNS 以侵犯 200~300μm 的中小血管为主，而 DSA 只能显示直径超过 500μm 的血管，只有 25% 的 PCNSV 可在 DSA 中呈典型的血管炎改变，因此并非所有颅内病灶（MRI 异常）的责任血管病变都能通过血管造影显示，从而出现假阴性。同时其他疾病也可在 DSA 中呈现血管炎样表现，因此本病必须与其他能引起血管挛缩或狭窄的疾病鉴别。

【诊断与鉴别诊断】

1988 年 Calabrese 和 Mallek 提出了 PACNS 的诊断标准：①病史和临床检查发现原因不明的后天获得性神经系统损害；②脑血管造影或脑活检发现有典型血管炎表现；③除外系统性血管炎及其他能引起继发性中枢神经系统血管炎（血管异常及组织学改变）的各种情况，符合以上 3 个条件即可诊断 PACNS。目前尚无有效的早期诊断的辅助检查或血清学检查，临床及实验室检查常为阴性，确诊主要依靠组织活检，皮层下联合软脑膜的组织活检发现原发的血管透壁性损害及血管破坏性炎性反应是诊断 PACNS 的金标准。而活检结果与取材及病程有关。实际应用于临床的主要包括 CSF 分析，CT、MRI 及 DSA 和 CNS 组织病理分析，但是各种检查尚缺乏敏感性和特异性。CSF 分析是诊断 PACNS 的必要部分，血沉可增快，C 反应蛋白、补体、类风湿因子、狼疮系列及蛋白电泳等检查应为阴性，CSF 蛋白及细胞数可轻度升高，个别报道有寡克隆区带阳性及 IgG 合成增加。2017 年 Simon 等人基于多参数 MRI 技术（包括新的血管壁成像技术）比较 31 例活检证实和影像学诊断为 PACNS 患者的临床特征、脑脊液检查结果和影像学表现，从而得出活检证实的 PACNS 主要累及小血管，基于影像学诊断的 PACNS 主要影响中等大小的血管而导致活检结果假阴性。根据 PACNS 患者受累血管尺寸的不同，Simon 等将 PACNS 分为 2 个亚型：小血管受累的 PACNS 和中等血管受累的 PACNS，这种简化的诊断方法可能有助于临床医师选择合适的侵袭性诊断手段。临床上诊断 PACNS 应结合临床、实验室检查、CSF、MRI、血管影像学、病理活检等，综合分析诊断。PACNS 一般预后差，早期诊断并及时治疗，患者有可能完全恢复；如不积极治疗，病情进展，最终死亡。

鉴别诊断主要与以下疾病鉴别：

1. 脑动脉粥样硬化 多见于中老年人，合并有高血压、糖尿病、高脂血症等危险因素，累及范围广泛，包括全身大、中型弹性和肌性动脉，病变主要位于动脉的近端或分叉部位。在动脉分流病变中损害最严重的是冠状动脉，临床上可出现因心肌缺血或坏死而引起的心绞痛，急性心肌梗死和心律失常等严重疾病病史。动脉硬化伴有脂质和复合糖类积聚、纤维组织增生、钙质沉着以及动脉中层的逐渐蜕变和钙化，导致动脉壁增厚变硬、血管腔狭窄引起慢性缺血。如果动脉粥样硬化基础上易损斑块发生破损（破裂或溃疡形成）、血小板激活、血栓形成可导致脑组织缺血坏死，这些改变在 MRI 表现与 PACNS 相似。近年来高磁场 MR 可用于血管斑块判定，可以直接显示斑块大小、溃疡以及测定斑块内成分（如出血、钙化、坏死、脂肪、纤维帽厚度），这些影像学改变对鉴别动脉粥样硬化和 PACNS 具有重要价值，PACNS 病变仅限于中枢神经系统，常不伴有斑块形成，特别是混合斑块，结合病史不难鉴别。

2. 继发性中枢神经系统血管炎 包括风湿性疾病相关血管炎（风湿热、系统性红斑狼疮、大动脉炎、结节性多动脉炎、白塞氏病、结节病、韦纳格肉芽肿、恶性萎缩性丘疹病等）；感染相关性血管炎（艾滋病、梅毒、结核、钩端螺旋体、水痘带状疱疹病毒等）以及药物如海洛因等各种原因所致血管炎。这类病变一般都有脑外其他器官病变及血管病变，鉴别需要结合病史、查体及实验室检查，这些信息有助于协助诊断及鉴别。

3. 可逆性脑血管收缩综合征 该病是一组以剧烈头痛（典型者为雷击样头痛）为特征性临床表现，伴或不伴有局灶性神经功能缺损或癫痫发作的临床综合征，其病理基础是大脑动脉的可逆性收缩。MRI 显示病灶多位于大动脉供血边缘区，表现为脑梗死，可伴发脑出血、蛛网膜下腔出血。脑血管造影显示颅内外大动脉呈非动脉硬化性、非炎症性、多发节段性狭窄，典型者呈串珠样改变，其影像改变与 PACNS 有一定相似性。该病女性多见，起病急骤，以雷击样头痛为首发表现，可不伴局灶性神经功能缺损，多于发病后 1~3 个月恢复，血管造影异常具有完全可逆性。继发性诱因包括血管活性药物、产后间期、高钙血症、运动、性行为等，结合病史有助于鉴别。

4. 伴有皮质下梗死和白质脑病的常染色体显性遗传性脑动脉病 该病以偏头痛、积累性卒中、痴呆为主要表现。典型的MRI异常表现为扩展至前颞叶和外囊白质高信号、皮质下腔隙性病灶，SWI可发现各个脑区的大脑微出血，脑桥常见。较常累及的部位依次是皮质与皮质下区、白质和丘脑，而脑干相对少见。通过病史、皮肤或周围血管活检发现颗粒样嗜锇物质，遗传学检查发现*NOTCH3*基因突变来鉴别。

5. 肌纤维发育不良 是一类较罕见的血管发育异常性疾病，好发于中青年女性，目前病因未明，流行病学资料不详。肌纤维发育不良最常累及肾动脉、颅外颈动脉及椎动脉，其病理特点是血管平滑肌增生或变薄，弹性纤维破坏，纤维组织增生，导致血管出现狭窄、扩张及动脉瘤。特征性影像改变包括：多发动脉夹层（或夹层动脉瘤）、串珠样狭窄与扩张交替、多部位动脉受累。确诊仍需病理学检查。

【影像学研究进展】

PACNS神经影像学检查虽然没有特异性，但是其敏感性高，特别是MRI检查。MRI根据病变的分布、信号改变、边缘等信息可帮助鉴别系统性血管炎或继发性血管炎如感染、肿瘤、药物及其他血管病。脑血管造影检查副作用小，但其敏感性低，虽然脑血管造影在诊断中的应用效果比之预期的要差，但除了在血管炎的早期诊断中的应用外，血管造影还是目前唯一的简便的监测病情和评估治疗效果的方法，同时行全身血管成像对鉴别其他神经系统疾病有一定作用。

病理上PACNS主要侵犯200~300μm的中小血管，并伴随梗死、出血及慢性缺血。高分辨率MRI的应用，特别是7T超高场强MRI具有更高的分辨率，可以发现细微皮层梗死，这对于发现一些细微的常规MRI不能发现的病灶有很大帮助，这有助于分析PACNS病灶特点。灌注成像、功能成像及磁共振波谱成像均有助于鉴别诊断。

（高 波）

参考文献

1. 短暂性脑缺血发作中国专家共识组．短暂性脑缺血发作的中国专家共识更新版(2011年)．中华内科杂志，2011，50(6)：530-533.
2. 李支援，张英，吕风亚，等．脑分水岭梗死MRI、MRA特点及其发病机制的研究．神经损伤与功能重建，2014，9(3)：218-221.
3. 周菲，郑家庆，沈志勇，等．磁敏感加权成像在出血性脑梗死诊断中的应用．中国CT和MR杂志，2016，12，37-40.
4. 中华医学会神经病学分会脑血管病学组卒中诊治指南编写组．中国颅内静脉系统血栓形成诊断和治疗指南．中华神经科杂志，2012，45(11)：818-823.
5. 周立新，倪俊，朱以诚，等．脑静脉血栓的影像诊断．中国卒中杂志，2014，9：838-845.
6. 中华医学会神经病学分会，中华医学会神经病学分会脑血管病学组．中国脑小血管病诊治共识．中华神经科杂志，2015，48(10)：838-844.
7. 王忠诚．王忠诚神经外科学．湖北：湖北科学技术出版社，2005.
8. 冀勇，丁璇，王志刚．脑动静脉畸形出血相关因素分析．中华医学杂志，2012，92(35)：2488-2490.
9. 黄延林，张俊卿，陈锷，等．脑AVM的治疗时机和方法的选择．中华神经外科杂志，2005，21(10)：616-619.
10. 王伟，李明昌，陈谦学．烟雾病的病因学及临床诊治研究进展．国际神经病学神经外科学杂志，2014，41(4)：377-381.
11. 王菁，刘斌，王万勤，等．脑静脉畸形64层CT血管成像的表现．临床放射学杂志，2010，29(2)：155-158.
12. 贺丹，黄勃源，陈德强，等．3.0T磁共振SWI对颅内静脉血管瘤的诊断价值．临床放射学杂志，2009，28(4)：460-462.
13. 鱼博浪，王斐，孙亲利，等．鞍旁海绵状血管瘤的CT和NRI诊断．临床放射学杂志，2007，26(2)：117-119.
14. 戴世鹏，庞军，戴景儒．高血压脑病的MRI表现及鉴别诊断．磁共振成像，2014，5(1)：15-18.
15. 陈国中，卢光明．颅内动脉瘤形成、发展及破裂的影响因素分析．临床放射学杂志，2015，34：656-659.
16. 白人驹，张雪林．医学影像诊断学．3版．北京：人民卫生出版社，2010.
17. 欧阳墉．数字减影血管造影诊断学．北京：人民卫生出版社，2001.
18. 邓剑平，高国栋，赵振伟，等．外伤性颈内动脉海绵窦瘘的诊断及血管内栓塞治疗．实用放射学杂志，2006，22(2)：226-228.
19. 贾建平．神经病学．6版．北京：人民卫生出版社，2008，24-26.
20. 张志勇，焦劲松，刘尊敬，等．颈动脉肌纤维发育不良致卒中的临床及影像特征．中华内科杂志，2015，54(9)：793-795.
21. 胡钰，赵值鸿，陈海．自发性脑动脉夹层致脑梗死临床及影像分析．脑与神经病杂志，2012，20：440-443.

22. 程旭,高培毅.可逆性脑血管收缩综合征的临床及影像表现.中华放射学杂志,2016,50(12):978-980.
23. 中国免疫学会神经免疫学分会.原发性中枢神经系统血管炎诊断和治疗中国专家共识.中国神经免疫学和神经病学杂志,2017,24(4):229-239.
24. Shono K, Satomi J, Tada Y, et al.Optimal Timing of Diffusion-Weighted Imaging to Avoid False-Negative Findings in Patients With Transient Ischemic Attack.Stroke, 2017, 48(7):1992.
25. Sehatzadeh S.Is Transient Ischemic Attack a Medical Emergency ? An Evidence-Based Analysis. Health Technol Assess Ser, 2015, 15(3):1-45.
26. Johnston SC, Rothwell PM, Nguyen-Huynh MN, et al.Validation and refinement of scores to predict very early stroke risk after transient ischaemic attack.Lancet, 2007, 369(9558):283-292.
27. Lee SH, Nah HW, Kim BJ, et al.Role of Perfusion-Weighted Imaging in a Diffusion-Weighted-Imaging-Negative Transient Ischemic Attack.J Clin Neurol, 2017, 13(2):129-137.
28. Vidorreta M, Wang Z, Rodriguez I, et al.Comparison of 2D and 3D single-shot ASL perfusion fMRI sequences. NeuroImage, 2012, 66(1):662-671.
29. Bivar OA, Stanwell P, Levi C, et al.Arterial spin labeling identifies tissue salvage and good clinical recovery after acute ischemic stroke.J Neuroimaing, 2013, 23(3):391-396.
30. Niibo T, Ohta H, Yonenaga K, et al.Arterial spin-labeled perfusion imaging to predict mismatch in acute ischemic stroke.Stroke, 2013, 44(9):2601-2603.
31. Nael K, Meshksar A, Liebeskind DS, et al.Quantitative analysis of hypoperfusion in acute stroke arterial spin labeling versus dynamic suseeptibility contrast.Stroke, 2013, 44(11):3090-3096.
32. Nah HW, Kwon SU, Kang DW, et al.Diagnostic and prognostic value of multimodal MRI in transient ischemic attack.Int J Stroke, 2014, 9(7):895-901.
33. Pavlovic AM, Barras CD, Hand PJ, et al.Brain imaging in transient ischemic attack-redefining TIA.J Clin Neurosci, 2010, 17(9):1105-1110.
34. Asdaghi N, Hill MD, Coulter JI, et al.Perfusion MR predicts outcome in high-risk transient ischemic attack/minor stroke: a derivation-validation study.Stroke, 2013, 44(9):2486-2492.
35. Krishnamurthi RV, Feigin VL, Forouzanfar MH, et al.Global and regional burden of first-ever ischaemic and haemorrhagic stroke during 1990-2010:findings from the Global Burden of Disease Study 2010.Lancet Glob Health, 2013, 1(5):e259-e281.
36. Shou W, Min L, Tian L, et al.Hematoma volume measurement in gradient echo MRI using quantitative susceptibility mapping.Stroke, 2013, 44:2315-2317.
37. Osborn AG.Diagnostic imaging.First Edition.Salt Lake City, Utach: Amrisys Inc, 2004.
38. Sorgun MH, Rzayev S, Yilmaz V, et al.Etiologic Sub-types of Watershed Infarcts.Stroke Cerebrovasc Dis, 2015, 24(11):2478-2483.
39. Tan S, Wang D, Liu M, et al.Frequency and predictors of spontaneous hemorrhagic transformation in ischemic stroke and its association with prognosis.J Neurol, 2014, 261:905-912.
40. Wang BG, Yang N, Lin M, et al.Analysis of Risk Factors of Hemorrhagic Transformation After Acute Ischemic Stroke: Cerebral Microbleeds Do Not Correlate with Hemorrhagic Transformation.Cell Biochem Biophys, 2014, 70:135-142.
41. Hoffmann A, Bredno J, Wendland MF, et al.MRI blood-brain barrier permeability measurements to predict hemorrhagic transformation in a rat model of ischemic stroke. Transl Stroke Res, 2012, 3:508-516.
42. Lau AY, Wong EH, Wong A, et al.Significance of good collateral compensation in symptomatic intracranial atherosclerosis.Cerebrovasc Dis, 2012, 33:517-524.
43. Romero JR, Pikula A, Nguyen TN, et al.Cerebral collateral circulation in carotid artery disease.Curent Cardiol Rev, 2009, 5:279-288.
44. Liebeskind DS, Cotsonis GA, Saver JL, et al.Collaterals dramatically alter stroke risk in intracranial atherosclerosis. Ann Neurol, 2011, 69:963-974.
45. Zaidat OO, Yoo AJ, Khatri P, et al.Recommendations on angiographic revascularization grading standards for acute ischemic stroke: a consensus statement.Stroke, 2013, 44:2650-2663.
46. Hermier M, Ibrahim AS, Wiart M, et al.The delayed perfusion sign at MRI.J Neuroradiol, 2003, 30:172-179.
47. Alsop DC, Detre JA, Golay X, et al.Recommended implementation of arterial spin-labeled perfusion MRI for clinical applications: A consensus of the ISMRM perfusion study group and the European consortium for ASL in dementia.Magn Reson Med, 2015, 73:102-116.
48. Wang L, Yu C, Chen H, et al.Dynamic functional reorganization of the motor execution network after stroke. Brain, 2010, 133(Pt 4):1224-1238.
49. Liu J, Qin W, Zhang J, et al.Enhanced interhemispheric functional connectivity compensates for anatomical connection damages in subcortical stroke.Stroke, 2015, 46(4):1045-1051.
50. Zhang J, Meng L, Qin W, et al.Structural damage and functional reorganization in ipsilesional m1 in well-recovered patients with subcortical stroke.Stroke, 2014, 45(3):788-793.
51. Yu C, Zhu C, Zhang Y, et al.A longitudinal diffusion tensor imaging study on Wallerian degeneration of corticospinal

tract after motor pathway stroke.Neuroimage 2009,47(2):451–458.

52. Zhang ZG,Chopp M.Neurorestorative therapies for stroke:underlying mechanisms and translation to the clinic.Lancet Neurol,2009,8(5):491–500.
53. Kraemer M,Schormann T,Hagemann G,et al.Delayed shrinkage of the brain after ischemic stroke:preliminary observations with voxel–guided morphometry.J Neuroimaging,2004,14(3):265–272.
54. Coutinho JM,Gerritsma JJ,Zuurbier SM,Stam J.Isolated cortical vein thrombosis:systematic review of case reports andcase series.Stroke,2014,45 :1836–1838.
55. Wardlaw JM,Smith EE,Biessels GJ,et al.Neuroimaging standards for research into small vessel disease and its contribution to ageing and neurodegeneration.Lancet Neurol,2013,12(8):822–838.
56. Wardlaw JM,Smith C,Dichgans M.Mechanisms of sporadic cerebral small vessel disease:insights from neuroimaging. Lancet Neurol,2013,12(5):483–497.
57. Lambert C,Benjamin P,Zeestraten E,et al.Longitudinal patterns of leukoaraiosis and brain atrophy in symptomatic small vessel disease.Brain,2016,139(4):1136–1151.
58. Vlak MH,Algra A,Brandenburg R,et al.Prevalence of unruptured intracranial aneurysms,with emphasis on sex,age,comorbidity,country,and time period:a systematic review and meta–analysis.Lancet Neurol,2011,10 :626–636.
59. Müller TB,Sandvei MS,Kvistad KA,et al.Unruptured intracranial aneurysms in the Norwegian Nord–Trøndelag Health Study(HUNT):risk of rupture calculated from data in a population–based cohort study.Neurosurgery,2013,73 :256–261.
60. Rinkel GJ,Algra A.Long–term outcomes of patients with aneurysmal subarachnoid haemorrhage.Lancet Neurol,2011,10 :349–356.
61. Bodle JD,Feldmann E,Swartz RH,et al.High–resolution magnetic resonance imaging:an emerging tool for evaluating intracranial arterial disease.Stroke,2013,44 :287–292.
62. Can A,Du R.Association of hemodynamic factors with intracranial aneurysm formation and rupture:Systematic review and meta–analysis.Neurosurgery,2016,78 :510–520.
63. Isoda H,Ohkura Y,Kosugi T,et al.Comparison of hemodynamics of intracranial aneurysms between MR fluid dynamics using 3D cine phase–contrast MRI and MR–based computational fluid dynamics.Neuroradiology,2010,52 :913–920.
64. Redekop G,TerBrugge K,Montanera W,et al.Arterial aneurysms associated with cerebral arteriovenous malformations:classification,incidence,and risk of hemorrhage.J Neurosurg,1998,89(4):539–546.
65. Duong DH,Young WL,Wang MC,et al.Feeding artery pressure and venous drainage pattern are primary determinants of hemorrhage from cerebral arteriovenous malformations.Stroke,1998,29(6):1167–1176.
66. Kellner CP,McDowell MM,Phan MQ,et al.Number and location of draining veins in pediatric areteriovenous malformations:association with hemorrhage.J Neurosurg Pediatrics,2014,14 :538–545.
67. Yates PA,Villemagne VL,Ellis KA,et al.Cerebral microbleeds:a review of clinical,genetic,and neuroimaging associations.Front Neurol,2014,4 :205.
68. Greenberg SM,Vernooij MW,Cordonnier C,et al.Cerebral microbleeds:a guide to detection and interpretation.Lancet Neurol,2009,8(2):165–174.
69. Suzuki J,Takaku A.Cerebralvascular "moyamoya" disease. Disease showing abnormal net–like vessels in base of brain. Arch Neurol,1969,20 :288–299.
70. Macdonald RL,Schweizer TA.Spontaneous subarachnoid haemorrhage.Lancet,2017,389 :655–666.
71. Penn DL,Witte SR,Komotar RJ,et al.The role of vascular remodeling and inflammation in the pathogenesis of intracranial aneurysms.J Clin Neurosci,2014,21 :28–32.
72. Alg VS,Sofat R,Houlden H,et al.Genetic risk factors for intracranial aneurysms:a meta–analysis in more than 116 000 individuals.Neurology,2013,80 :2154–2165.
73. Cauley KA,Andrews T,Gonyea JV,et al.Magnetic resonance diffusion tensor imaging and traetography of intracranial cavernous malformations:preliminary observations and characterization of the hemosiderin rim.J Neurosurg,2010,112(4):814–823.
74. Kim JS,Yang SH,Kim MK,et al.Cavernous angioma in the falx cerebri:a case report.J Korea Med Sci,2006,21(5):950–953.
75. Gastillo M,Morrison T,Shaw JA,et al.MR imaging and histologic features of capillary telangiect asia of the basal ganglia.AJNR,2001,22(8):1553–1555.
76. Wang Y,Zhao X,Liu L,et al.Prevalence and outcomes of symptomatic intracranial large artery stenoses and occlusions in China:the Chinese Intracranial Atherosclerosis(CICAS) Study.Stroke,2014,45(3):663–669.
77. Chappell FM,Wardlaw JM,Young GR,et al.Carotid artery stenosis:accuracy of noninvasive tests—individual patient data meta–analysis.Radiology,2009,251(2):493–502.
78. Palmefors H,DuttaRoy S,Rundqvist B,et al.The effect of physical activity or exercise on key biomarkers in atherosclerosis—a systematic review.Atherosclerosis,2014,235(1):150–161.
79. Leadbetter WF,Burkland CE.Hypertension in unilaleral renal disease.J Urol,1938,39 :611.
80. MeCormack LJ,Hazard JB,Poutasse EF.Obstructive lesions of the renal artery associated with remediable hypertension.

Am J Pathol, 1958, 34 : 582.

81. Schievink WI.Spontaneous dissection of the carotid and vertebral arteries.N Engl J Med, 2001, 344 (12): 898–906.
82. Debette S, Leys D.Cervical-artery dissections: predisposingfactors, diagnosis, and outcome.Lancet Neurol, 2009, 8 (7): 668–678.
83. Silbert PL, Mokri B, Sehievink WI.Headache and neck pain inspontaneous internal carotid and vertebral artery dissections, Neurology, 1995, 45 (8): 1517–1522.
84. Ahn SS, Kim BM, Suh SH, et al.SpontaneousSymptomatic Intracranial Vertebrobasilar Dissection: Initial and Follow-up Imaging Findings.Radiology, 2012, 264 : 196–202.
85. Fugate JE, Rabinstein AA.Posterior reversible encephalopathy syndrome: clinical and radiological manifestations, pathophysiology, and outstanding questions. Lancet Neurol, 2015, 14 : 914–925.
86. Anand P, Orru E, Izbudak I, et al.Venous hypertensive encephalopathy secondary to venous sinus thrombasis and dural arteriovenous fistula.Pract Neurol, 2017, 17 (4): 312–313.
87. McKinney AM, Sarikaya B, Gustafson C, et al.Detection of microhemorrhage in posterior reversible encephalopathy syndrome using susceptibility-weighted imaging.AJNR, 2012, 33 (5): 896–903.
88. Lee SY, Kim SH, Lee SH, et al.Serial MR spectroscopy in relapsing reversible posterior leukoencephalopathy syndrome.Neurologist, 2009, 15 (6): 338–341.
89. Jones BV, Egelhoff JC, Patterson RJ.Hypertensive encephalopathy in children.AJNR, 1997, 18 (1): 101–106.
90. Alhilali LM, Reynolds AR, Fakhran S.A multi-disciplinary model of risk factors for fatal outcome in posterior reversible encephalopathy syndrome.J Neurol Sci, 2014, 347 (1-2): 59–65.
91. Pirker A, Kramer L, Voller B, et al.Type of edema in posterior reversible encephalopathy syndrome depends on serum albumin levels: an MR imaging study in 28 patients. AJNR Am J Neuroradiol, 2011, 32 (3): 527–531.
92. Gao B, Yu B X, Li R S, et al.Cytotoxic Edema in Posterior Reversible Encephalopathy Syndrome: Correlation of MRI Features with Serum Albumin Levels.AJNR Am J Neuroradiol, 2015, 36 (10): 1884–1889.
93. Schweitzer AD, Parikn NS, Askin G, et al.Imaging characteristics associated with clinical outcomes in posterior reversible encephalopathy syndrome.Neuroradiology, 2017, 59 (4): 379–386.
94. Katz BS, Fugate JE, Ameriso SF, et al.Clinical worsening in reversible cerebral vasconstriction syndrome.JAMA Neurol, 2014, 71 (1): 68–73.
95. Campi A, Benndorf G, Filippi M, et al.Primary angiitis of the central nervous system: serial MRI of brain and spinal cord. Neuroradiology, 2001, 43 (8): 599–607.
96. Cellucci T, Tyrrell PN, Sheikh S, et al.Childhood primary angiitis of the central nervous system: identifying disease trajectories and early risk factors for persistently higher disease activity.Arthritis Rheum, 2012, 64 (5): 1665–1672.
97. Boulouis G, De BH, Zuber M, et al.Primary Angiitis of the Central Nervous System: Magnetic Resonance Imaging Spectrum of Parenchymal, Meningeal, and Vascular Lesions at Baseline.Stroke, 2017, 48 (5): 1248–1255.
98. Hajj-Ali RA, Langford CA.Chapter 92-Primary Angiitis of the Central Nervous System.Kelley & Firesteins Textbook of Rheumatology, 2017 : 1581–1588.

第五章

颅内感染性疾病

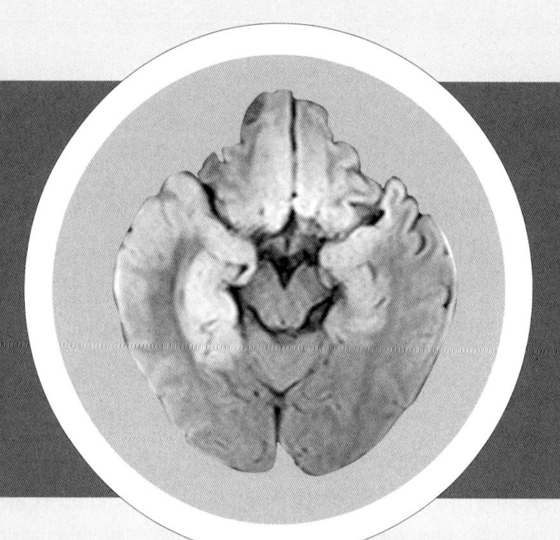

第一节 概 述

颅内感染性疾病主要由细菌、病毒、真菌和寄生虫等病原体引起。在颅内感染性疾病的诊断中，影像学检查特别是CT和MRI常起重要作用。虽然大部分颅内感染性疾病的影像表现不具有特异性，但是根据影像学所见，再结合病史、临床症状、体征及实验室检查，可做出准确的诊断。

颅内化脓性感染是指化脓性病原体侵入脑组织而引起的局限性化脓性炎症，继而形成脓肿，分别称为化脓性脑炎和脑脓肿，二者是脑实质感染发生和发展的连续过程。累及脑膜者称为化脓性脑膜炎，常与化脓性脑炎或脑脓肿并存。脑脓肿多由一种化脓菌所致，但混合感染亦不少见。脑脓肿根据感染的途径可分为耳源性、鼻源性、损伤性、血源性和隐源性脑脓肿。脑脓肿发生的部位与感染途径密切相关，耳源性脑脓肿患者75%发生于大脑颞叶，25%发生在小脑半球；鼻源性脑脓肿以额窦炎引起的额叶前部和眶面的脓肿多见；损伤性脑脓肿大部分位于伤道和异物附近；血源性脑脓肿可散布于脑的任何部位，但以大脑中动脉分布的区域最为多见。化脓性脑膜炎最常见于儿童，多发生于额叶、顶叶、纵裂及侧裂脑膜。其中双球菌脑膜炎好发于儿童，也可见于成人。肺炎球菌脑膜炎易发生于老年人和婴幼儿。流感杆菌脑膜炎常见于小于6岁的幼儿。大肠埃希氏菌（大肠杆菌）脑膜炎常见于新生儿。金黄色葡萄球菌和铜绿假单胞菌脑膜炎常继发于外科手术、腰椎穿刺等。引起细菌性脑膜炎的主要传播途径为血行播散，也可由邻近感染病灶蔓延、外伤或医源性感染所致。在颅内化脓性感染早期，CT及MRI平扫可无异常表现，化脓性脑膜炎表现缺乏特异性，影像表现可以辅助诊断并起到定位的作用，其定性诊断主要依靠病史、体征、脑脊液的实验室检查。脑脓肿影像表现较为典型，容易确诊。

颅内病毒感染是指由病毒感染引起的一组以精神、意识障碍为突出表现的中枢神经系统疾病。病变以脑实质受累为主，称为病毒性脑炎；若累及脑膜称为病毒性脑膜炎；两者同时受累称为病毒性脑膜脑炎。病毒性脑炎包括病毒直接侵犯中枢神经系统所致的脑炎和由于机体免疫功能异常、病毒感染诱发变态反应所致的急性脱髓鞘病变。颅内病毒性感染以单纯疱疹病毒较为常见。不同病毒所致的颅内感染的组织病理改变大致相同，均有脑组织的局限性或弥漫性水肿、神经细胞变性坏死、细胞胶质增生、脑膜或脑实质的炎性细胞浸润等。病毒性脑炎一般呈急性或亚急性起病，以精神意识障碍、癫痫等为主要临床表现。影像学主要表现为脑组织弥漫性肿胀，病变主要位于皮质下及侧脑室周围白质，呈对称性或不对称性分布；CT平扫以稍低密度为主，MR平扫T_1WI呈稍低信号，T_2WI呈稍高信号，增强扫描可呈弥漫性、脑回样强化，或不强化。累及脑膜者，增强扫描后可见沿脑沟回分布的线条样强化；累及血管诱发血管炎时可出现脑梗死。单纯疱疹病毒性脑炎表现为双侧颞叶浅部及岛叶的局限性异常，病变不累及豆状核。水痘-带状疱疹病毒性脑炎多于出疹后1周左右起病，增强扫描后可见脑回状强化，病变累及脑膜和脑实质的血管，可同时累及大小动脉。风疹病毒性脑炎可见基底节和室管膜下钙化，并伴有脑室扩大、脑萎缩等改变。病毒性脑炎的诊断需要结合临床表现、脑电图、脑脊液检查和影像学检查，确诊依赖于病原学检查。

颅内结核是结核分枝杆菌通过血行播散引起的一种少见的中枢神经系统结核病，多见于儿童和青年。根据颅内结核发病部位的不同，影像学上常将其分为三种基本类型：脑膜结核、脑实质结核和混合型颅内结核。脑膜结核是结核病灶单纯累及脑膜，根据其病理改变可分为三种亚型：结核性脑膜炎、脑膜结核瘤、硬膜下（外）结核性脓肿。脑膜结核常出现脑梗死、脑萎缩及脑积水等继发性改变。脑实质结核是结核病灶单纯累及脑实质，根据其病理改变亦可分为弥漫性粟粒性结核、结核结节、结核瘤、结核性脑炎和结核性脑脓肿五种亚型。混合型颅内结核是同一病例同时存在脑膜结核和脑实质结核。目前颅内结核的诊断主要依赖临床和影像学检查，影像学上以CT和MRI作为其主要检查方法，MRI在显示颅内结核的病理改变上明显优于CT，可为临床早期诊治提供可靠依据，而CT对于钙化性病变的显示则更清楚。由于颅内结核病理变化及转归复杂多样，故颅内结核的影像表现也多种多样。

免疫正常人群中颅内真菌感染很少见，免疫功能低下者，特别AIDS患者和器官移植者是颅内真菌感染的高发人群。随着AIDS发病率的上升，影像技术和微生物技术的发展，颅内真菌感染的发病率及病死率呈现上升的趋势。不同的菌种在中枢神经系统可引起不同的病理改变。形态较小的真菌，如白色念珠菌和酵母菌类如新型隐球菌、组织胞浆菌，可经血行性播散，到达脑膜的微血管系统，穿过血管壁，主要引起急性和慢性脑膜炎，较少引起脑实质的损害，肉芽肿和脓肿均少见；菌丝类如曲霉和毛霉菌，由于菌丝较大限制了它们进入脑膜的微循环，常引起鼻窦疾病而继发颅内受累，主要表现为脑实质病变，累及血管可以导致血栓性血管炎和真菌性动脉瘤，这些病变可能会发展演化成脓肿或继发性脑梗死；假菌丝如念珠菌，常形成继发于小血管阻塞和组织损害的散在性的肉芽肿性微脓肿，临床常见念珠菌引起的脑膜炎可能是由于单个或小的酵母菌株穿过脑膜的微循环所致。神经影像学检查在颅内真菌感染的诊断中具有重要作用。新型隐球菌感染主要表现为V-R间隙扩大、胶状假性囊肿、脑膜强化、隐球菌肉芽肿、脑萎缩等改变，基底节和脑膜是最常见的受累部位。免疫功能不全的患者，胶状假性囊肿、隐球菌肉芽肿或脑膜强化相对少见。单纯脑实质内曲霉感染早期表现为脑梗死或出血，分布在基底节区、丘脑、胼胝体，随后曲霉在梗死的脑实质内迅速蔓延，并可形成多个脓肿。中枢神经系统白色念珠菌感染在常规MR检查的基础上进行增强T_2-FLAIR序列扫描，有助于疾病的早期诊断。

脑寄生虫病是全身性寄生虫病的一部分，是由寄生虫的成虫、幼虫或虫卵侵入人体脑组织，经过移行、寄居造成的机械性损伤，及其代谢分泌或崩解产物造成的免疫病理引起的脑炎、脑膜脑炎或占位性病灶等中枢神经系统病变。本类疾病多属于食源性寄生虫病，常由于生食、半生食含感染期寄生虫的食物所致。疾病种类较多，多由寄生蠕虫引起，常见的有脑囊虫病、脑棘球蚴病、脑血吸虫病、脑裂头蚴病等。脑寄生虫病的临床表现主要取决于虫体寄生的位置、范围、数量、周围组织反应及血液循环、脑脊液循环障碍的程度，可表现为急性脑炎或脑膜炎，癫痫发作或伴有定位体征的颅内高压症，也可有智能衰退或精神障碍。MRI对于脑寄生虫病的诊断优势主要表现在：①敏感性高：可发现顶部脑表面或脑室内的虫体；②特异性强：对于CT表现不典型的病灶，MRI可有特征性表现；③观察面广：对脑梗死、炎症等寄生虫引起的继发性改变的显示，MRI较CT优越；④成像序列多：DWI、MRS、PWI等对脑寄生病的定位、定性、分期以及鉴别诊断具有重要意义。

AIDS患者的神经系统感染，可由嗜神经性的HIV直接入侵中枢神经系统所致，或者因免疫缺陷而导致的机会性感染，后者包括继发于AIDS的细菌、病毒、真菌和寄生虫的感染，其中以结核分枝杆菌、新型隐球菌、弓形虫、巨细胞病毒感染多见。HIV导致中枢神经系统损伤，先有急性期的直接损伤，随后出现免疫损伤。急性期主要见到的是直接损伤所致的脑膜炎、脑炎，慢性期多是免疫损伤，主要是炎性脱髓鞘改变。

螺旋体感染包括梅毒和莱姆病。梅毒是苍白密螺旋体感染所致的性传播疾病，可影响全身多个系统，约有5%未经治疗的梅毒患者会发生神经梅毒。神经梅毒的影像表现多种多样。CT检查约1/3患者无异常改变，约1/3的患者仅显示脑萎缩。CT和MR均可显示继发于血管炎的小梗死和出血灶。神经梅毒的影像表现虽无特异性，但结合临床及实验室检查对早期发现和诊断神经梅毒具有重要临床意义。

（李宏军　李　莉）

第二节　先天性感染

一、TORCH感染

【概述】

TORCH（中文指火炬）最初由Nahmias在1971年提出，由弓形体（toxoplasmosis）、风疹（rubella）、巨细胞病毒（cytomegalovirus）和疱疹病毒（herpes）等4种病原体的首字母缩写构成。1975年Fuerst提出加入梅毒（syphilis），产生新的缩写词 STORCH。随后在 1976 年 Brumback 认为，鉴于 TORCH 已经被普遍接受，提出采用 TORCHES 取代 STORCH（TOCRCHES 是 toxoplasmosis，rubella，cytomegalovirus，herpes，syphilis 的缩略词）。时至今日“TORCH”仍被普遍采用，但认为“TORCH”中的“O”是“Other”的缩写，因为除了弓形虫、巨细胞病毒、风疹病毒、单纯疱疹病毒和梅毒外，有多种病原菌可导致人类先天性和围产期感染，包括淋巴细胞性脉络丛脑膜炎病毒（lymphocytic choriomeningitis virus，LCMV）、微小病毒 B19（parechoviruses B19）、水痘－带状疱疹病毒、乙型肝炎、varicella-zoster 病毒（VZV）、人体免疫缺陷病毒（HIV）、肠道病毒等。包括巴西暴发的寨卡病毒（Zika virus）宫内感染亦导致新生儿小头畸形。

近几十年来，尽管疫苗预防和抗病毒治疗取得了显著进步，但是 TORCH 依然是人类先天性和围产期感染的主要病原菌，对胎儿危害巨大，可导致永久性中枢神经系统损伤。宫内感染可发生在妊娠各个时期，感染途径包括：①孕妇血液循环中的病毒经胎盘和胎盘屏障感染胎儿；②子宫内膜炎和（或）附件感染，累及胎盘后经血液、淋巴循环或受污染的羊水感染胎儿；③经阴道上行，尤其在早期破膜后感染胎儿。

【临床与病理】

TORCH 感染的共同临床特征是：孕妇感染多无明显临床表现，或症状轻微。胎儿感染可致流产、早产、死产及先天异常等。宫内感染可引起胎儿及新生儿各个系统发育异常，表现为以中枢神经系统受损为主的多脏器受累的临床症候群，包括小于胎龄儿、宫内生长迟缓、小头畸形、脑积水、耳聋、先天性心脏病、皮疹、肝脾肿大、骨髓抑制等。眼科常发现脉络膜视网膜炎和白内障。实验室检查常发现血小板减少和血清转氨酶升高等。影像学检查可发现颅内钙化、脑发育畸形、骨骺透亮带、骨膜炎等。宫内感染脑损伤的新生儿期表现没有特异性，与中重度新生儿缺氧缺血性脑病表现类似，如表现为反应低下、意识障碍（嗜睡、迟钝、昏睡、昏迷等）、肢体肌张力减弱、原始反射减弱或消失等。有一部分宫内感染可表现为潜伏型，如宫内弓形虫感染，在新生儿出生后第 1 个月内无临床表现，眼及中枢神经系统症状可延迟至数年后，甚至到成年时才发病。

胎儿期神经系统感染的预后与大龄儿童和成人感染不同。胎儿期为神经系统发育的关键时期，此时感染的预后主要取决于胎龄，而较少依赖于感染源的毒性。第一、二孕期感染多会导致先天性脑畸形，而第三孕期感染多会导致脑实质破坏、萎缩和钙化。可能的发病机制包括病原体直接抑制脑组织有丝分裂，使脑组织发育障碍，包括无脑回、巨脑回、多小脑回和脑穿通畸形等；或病毒经血行播散至生发基质，损伤生发基质，可导致脑皮层发育异常。产前感染时未成熟的大脑对损伤的生物反应多不表现为星形胶质细胞的增生，相反免疫反应会修复损伤，消除异常细胞，并补偿丢失的脑组织。而在出生后病毒感染中常出现的免疫介导的炎症反应以及相应的脑损伤显。

脑内钙化是常见的大体和组织病理改变。钙化可发生在脑室旁白质、深部白质和基底神经节。钙化的形成可能与感染造成脑血管损害、继发性血管炎和脑缺血缺氧性损伤有关。在豆纹动脉肌层形成时期若胎儿受到感染，会发生豆纹动脉病变。有尸检证实存在基底节血管周围单核细胞浸润，动脉壁嗜碱性矿物质沉积，动脉壁增厚、透明变性、坏死等病理特征。感染造成矿物性血管炎使血管狭窄或闭塞，可造成脑组织缺血性损伤形成脑软化。

【影像检查方法】

胎儿时期可采用超声和 MRI 评价先天性 TORCH 感染导致的脑损害，包括脑畸形或脑破坏性病变。出生后，可以通过新生儿囟门进行超声检查，仍可清楚显示脑内结构：通过前囟矢状位和冠状位可观察整个大脑结构；通过后囟可以观察枕叶、枕角和后颅凹结构；通过乳突囟可观察中脑、后颅凹和脑室系统；通过颞窗可观察中脑、Willis 环结构，并可进行流速测定。MRI 观察的视野和对脑内结构的分辨能力优于超声，可观察脑发育程度，特别是髓鞘发育程度。CT 作为必要的手段，可以观察脑内钙化或对严重的新生儿进行颅脑畸形判断。但在幼小儿童做 CT 检查时，一定要遵循尽可能的低剂量原则（as low as reasonably achievable，ALARA）。

【诊断与鉴别诊断】

先天性 TORCH 感染具有相似的临床表现，包括宫内生长迟缓、小头畸形、脑积水、皮疹、肝脾肿大、脉络膜视网膜炎和白内障等。常见的病原菌如弓形虫、巨细胞病毒、风疹病毒和单纯疱疹病毒等可以通过细胞培养、聚合酶链反应（PCR）、特异性 IgG/IgM 抗体检测等方法进行诊断。影像学检查发现颅内钙化、脑发育畸形或脑破坏、骨骺透亮带或骨膜炎等有助于诊断。但是脑内钙化和小头畸形不是先天性感染的特异性表现，因为缺血缺氧性脑损伤、遗传综合征、代谢紊乱等均可导致营养不良性钙化。小头畸形在孕早期严重感染中发生率比较高，但有报道显示，81% 的小头畸形是非感染因素所致。

某些遗传性疾病临床表现或中枢神经系统损害与先天性感染相似，需要鉴别。先天性甲状腺功能亢进症，偶尔发生于母亲患 Graves 病的胎儿，可发生胎儿宫内发育迟缓，新生儿出生时出现高胆红素血症、肝脾肿大、瘀斑、血小板减少症，类似于先天性弓形虫病或 CMV 病。典型的甲亢症状有助于鉴别。

Aicardi 综合征发生于女孩和具有 47，XXY 核型的男孩，临床可见腔隙性视网膜病变，可能与先天性弓形虫病或 LCMV 感染混淆。Aicardi 综合征可伴有胼胝体发育不全和脊柱畸形，但较少有颅内钙化。Aicardi-Goutières 综合征是源于免疫调节系统的遗传缺陷，导致自身免疫应答疾病群，可产生颅内钙化和进行性脑萎缩，偶尔出现血小板减少症和蓝莓松糕皮疹，需要与 TORCH 感染鉴别。

当孕妇服用异维 A 酸治疗囊肿性痤疮时，可导致胎儿发生中枢神经系统缺陷，包括脑积水、小头畸形、脑皮质发育不良、颅内钙化等，可能与宫内感染混淆。

Fetal brain disruption sequence（FBDS）是一种罕见的在胎儿时期发生严重脑组织破坏而影响大脑发育的疾病。出生后新生儿表现为严重的小头畸形，类似于先天性感染。此病与宫内双胎之一死亡、胎盘梗死、产妇滥用可卡因或酒精或血管事件有关。

结节性硬化症（tuberous sclerosis complex，TSC）是一种常染色体显性遗传疾病，由 *TSC1* 或 *TSC2* 基因突变所致，可发生室管膜下结节。室管膜下结节随年龄增大逐渐出现钙化，有时会误认为 CMV、LCMV 或弓形虫病。TSC 患儿临床特征包括色素减退性皮肤损伤（牛奶咖啡斑），脑内钙化多发生在 1 岁以后，同时会有其他影像学特征，包括皮层结节、室管膜下巨细胞型星形细胞瘤等。

二、先天性巨细胞病毒感染

【概述】

人类对巨细胞病毒（cytomegalovirus，CMV）广泛易感，多数人一生中都被感染过。血清学调查表明，约 60%~70% 的受感染者虽有病毒循环抗体，但其尿、唾液分泌物或精液中仍有病毒排出，可通过接触和性传播感染。国内报道孕妇妊娠期原发 CMV 感染率为 0.17%~4%，其胎儿和新生儿感染率约为 30%~40%。在活产婴儿中巨细胞病毒感染的发生率为 0.3%~2.0%，其中有 10%~15% 出现临床症状，被称为先天性 CMV 病。从不同地区的流行病学研究表明，约 0.25%~1% 的婴儿在出生时尿液或唾液排泄物巨细胞病毒阳性。

美国每年 30 000~35 000 名新生儿患先天性 CMV 感染，其尿液或唾液中含有 CMV，但出生时无相应的临床症状。这种无症状的先天性 CMV 感染患儿除了感音神经性耳聋外，很少有其他后遗症。另外在美国每年有 3 000~4 000 名新生儿患先天性 CMV 感染且伴有临床症状，有 1/3 的婴儿患有较为严重的神经系统异常。特别是那些影像学检查有异常的儿童，其神经发育后遗症的发生率很高，包括脑瘫、癫痫、发育迟缓、智力迟缓、视力丧失和感音神经性耳聋等。

【临床与病理】

患先天性 CMV 病的婴儿临床表现为黄疸、肝脾肿大、小头畸形、耳聋、视网膜脉络膜炎、瘀斑或紫癜性皮疹。实验室检查显示血小板减少，直接胆红素和血清转氨酶升高。在第三孕期内感染巨细胞病毒的患儿具有特征性的临床综合征，包括小头畸形、感音神经性耳聋、多动和相关行为问题、疼痛敏感性降低，有时伴共济失调和肌张力低下。

有报道称 55% 的 CMV 病患儿有严重的永久性神经系统异常，包括颅内钙化、小头畸形、听力受损、脉络膜视网膜炎、癫痫发作。听力损失似乎在出生后会有进展。用更昔洛韦治疗婴儿先天性 CMV 病可以减少听力损害。

先天性 CMV 感染的诊断可通过细胞培养或聚合酶链反应（PCR）检测婴儿前 3 周的尿液或唾液中的巨细胞病毒来确定，或通过检测新生儿血清中巨细胞病毒特异性 IgM 确定。新生儿血斑（格思里卡，Guthrie cards）的 PCR 分析可用于回顾性分析，但对诊断先天性 CMV 感染缺乏足够的敏感性和特异性。

先天性 CMV 病中枢神经系统损伤的机制尚存在争议。有人推测，病毒对快速生长的生发基质细胞有亲和力，导致大小脑皮层异常和脑室周围区域钙沉积。另外有人推测 CMV 病毒主要靶向于血管，经血行播散至脉络丛，然后病毒在室管膜、生发基质和毛细血管内皮细胞复制。胎儿在豆纹动脉肌层形成时受到感染，会影响豆纹动脉发生肌层肥厚、动脉弹性内膜开裂甚至钙化。严重者导致脑梗死。

总之，这些事件导致胎儿脑缺血，形成继发性脑损伤。患者通常出现小头畸形、白质减少、前颞叶囊肿、星形胶质细胞增生、脑钙化、髓鞘成熟延迟或髓鞘形成障碍。严重患者常有脑发育畸形，包括无脑回、巨脑回和多小脑回畸形，以及小脑发育不全。

【影像检查方法】

胎儿期可行超声或 MRI 检查，出生后可行超声、CT 和 MRI 检查。孕期超声可以发现胎儿多个部位的钙化灶（脑内、肝脏和脾脏等），还可发现肠回声增强、肝脾肿大、心肌肥大、快速或缓慢性心律失常、单侧肾脏积水、羊水过多或过少、宫内发育迟缓等。

孕期超声和 MRI 检查可为胎儿巨细胞病毒感染提供重要证据。超声可观察到脑室扩大，脑室旁钙化和基底神经节出现分枝状线性钙化灶，称为“豆纹动脉血管病”（lenticulostriate vasculopathy，LSV）。MRI 有助于发现皮质畸形、髓鞘成熟延迟和脱髓鞘改变。胎儿 MRI 对发现颞极囊肿和大脑皮质异常更为敏感。需要注意的是，1 岁内婴儿 T_2-FLAIR 图像上脑灰白质对比度较差，T_2WI 对发现皮层畸形更为敏感。

CT 检查可以发现脑内钙化。虽然在新生儿和小婴儿时，脑内钙化可以表现为短 T_1 短 T_2 信号，但 CT 比 MRI 能更可靠地检测年龄较大的婴儿和儿童脑内钙化。但在设置 CT 扫描参数时应注意遵循 ALARA 原则。

【影像表现】

先天性 CMV 病的影像表现与脑组织破坏程度和脑损伤时间有关。若感染发生在孕中期之前，CT 和 MRI 可观察到无脑回畸形，以及其他表现如小脑发育不全、髓鞘化延迟、脑室周围白质软化、生发区囊肿和脑室周围钙化（图 5-2-1）。若感染发生在第二孕期，可导致比较典型的多小脑回畸形，较少有脑室扩张、小脑发育不全或脑裂畸形。感染若发生在近妊娠结束或产后早期，常表现为轻度脑室和脑沟扩张，脑回形态正常，可见脑室周围或皮层下白质损伤，伴散在的脑室周围钙化或出血损伤（图 5-2-2）。

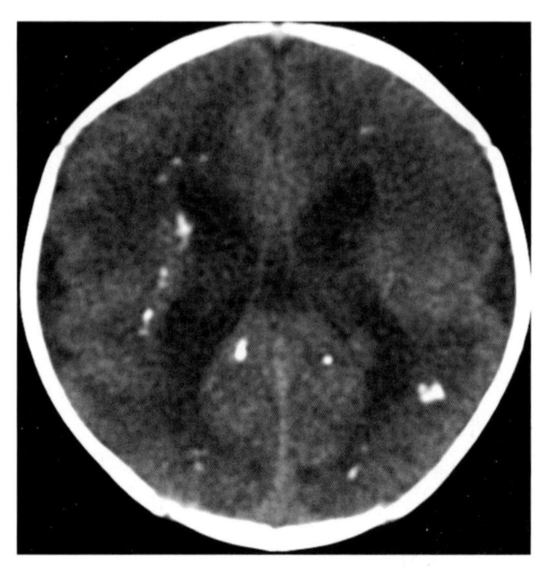

图 5-2-1 先天性 CMV 感染

男，年龄 3 个月，CT 平扫示侧脑室扩张，脑室旁白质呈低密度，见多发钙化灶，额叶和颞叶脑回光滑

脑白质损伤可见于任何胎龄发生的感染。孕早中期感染的患儿常存在脑回畸形，脑白质表现为弥漫性或多灶性异常。孕后期感染的患儿多无脑回畸形，脑白质病变通常累及深部白质。发生在前颞叶的脑白质损伤可表现为脑白质水肿或囊变，可造成侧脑室颞角前部扩大（图 5-2-3）。

【诊断与鉴别诊断】

新生儿患先天性巨细胞病毒感染，且伴有临床症状，被称为先天性 CMV 病。患先天性 CMV 病的婴儿临床表现为黄疸、肝大、脾肿大、小头畸形、耳聋、视网膜脉络膜炎和瘀斑或紫癜性皮疹。约一半患儿有严重的永久性神经系统异常，包括颅内钙化、小头畸形、听力受损、脉络膜视网膜炎、癫痫发作。影像表现与感染的时间有关。孕早期感染可见脑回发育畸形，包括无脑回、多小脑回畸形。孕晚期感染脑回畸形少。脑白质损伤可发生在任何胎龄的感染，表现为脑白质水肿或前颞叶囊性病变。钙化可发生在脑室周围白质和基底神经节。超声可观察到“豆纹动脉血管病”

表现。MRI常有助于发现皮质畸形、髓鞘化延迟和脱髓鞘、生发区囊肿、小脑发育不全等。当这些表现出现在具有小头畸形、发育迟缓、癫痫的患儿，应考虑先天性巨细胞病毒感染的诊断。

先天性CMV病需要与其他先天性感染导致的脑损伤进行鉴别，确诊可通过细胞培养或PCR检测尿液或唾液中的巨细胞病毒来确定，或通过检测巨细胞病毒特异性IgM确定。与弓形虫病导致的脑损伤相比较，先天性CMV感染常导致脑回发育畸形，钙化可位于脑室旁和基底神经节，而弓形虫病脑损伤脑回发育畸形少见，多见脑积水，钙化多位于脑室旁白质。

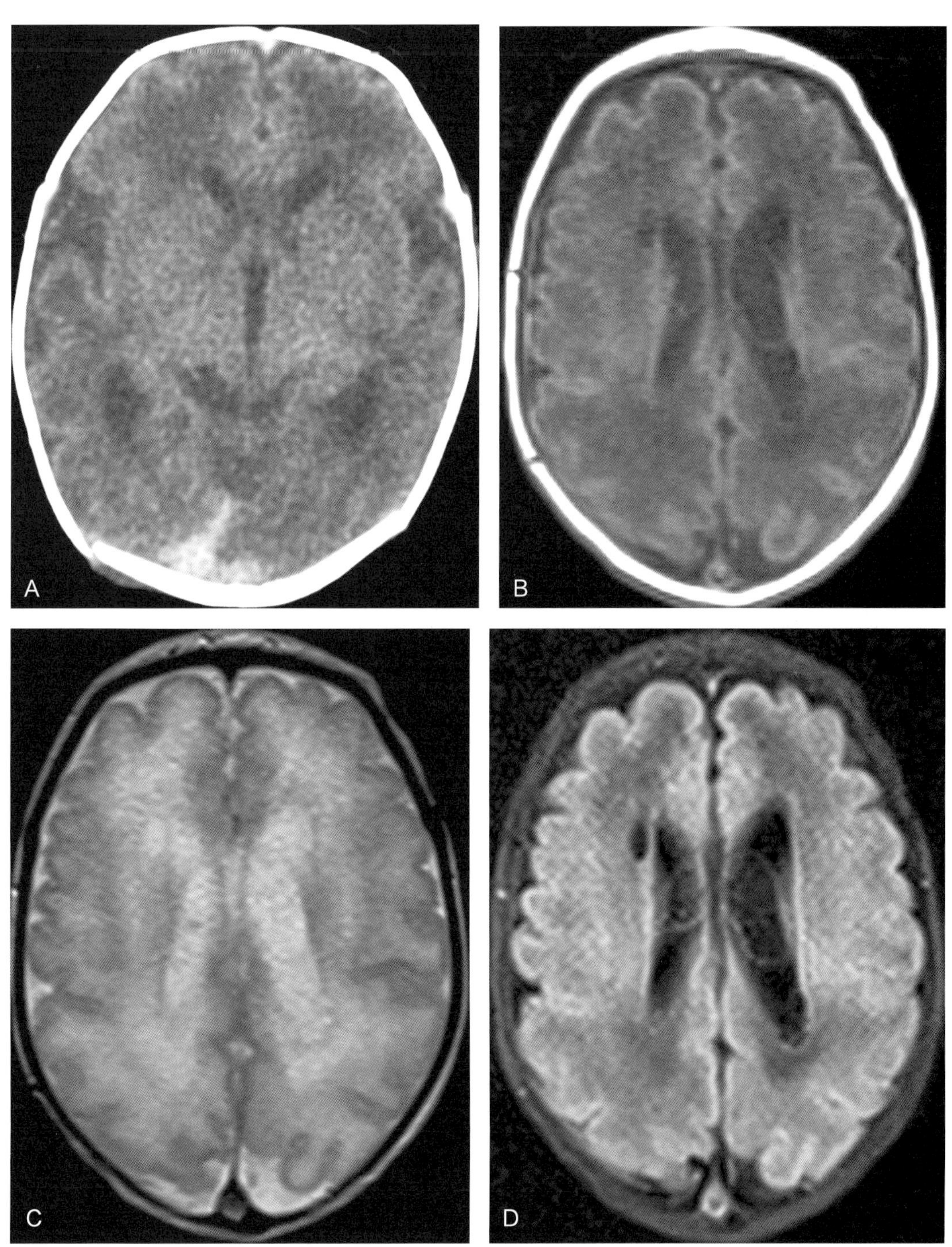

图5-2-2 先天性CMV感染

男，年龄1个月。A. CT示侧脑室后角扩大，脑室旁白质密度减低，额叶和枕叶脑回光滑；B~D. T_1WI、T_2WI和T_2-FLAIR示侧脑室增宽，侧脑室内囊性灶，右侧侧脑室旁白质软化灶

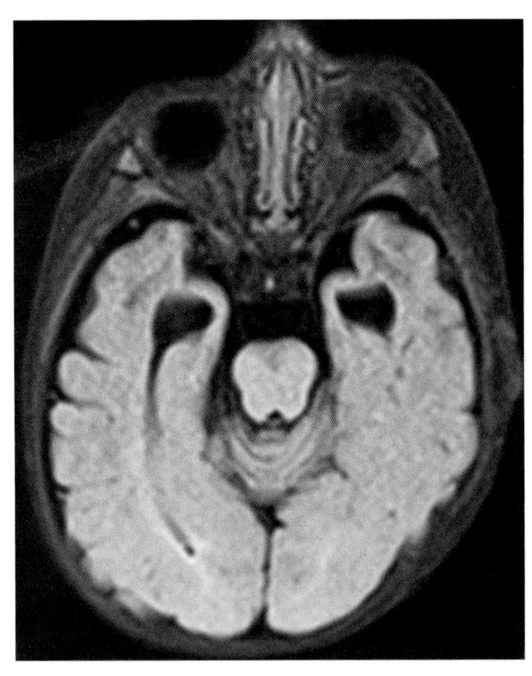

图 5-2-3 先天性 CMV 感染

男，年龄 1 个月，T_2-FLAIR 示双侧侧脑室颞角囊状扩张

超声上的“豆纹动脉血管病”是一种非特异性的表现，除非结合其他支持先天性感染的超声表现，例如实质区回声增强、脑室内分隔、脑室周围坏死和（或）异常的脑沟，否则不可作出先天性感染的诊断。这是因为“豆纹动脉血管病”也可见于三体综合征的儿童，以及产前药物暴露、先天性心脏病、缺氧和中毒所致的脑损伤。尸检研究表明，血管壁矿化是其原因，也可能与血管自主调节功能受损有关。

三、先天性弓形体病

【概述】

先天性弓形体病（toxoplasmosis）是由刚第弓形虫宫内感染所致。刚第弓形虫是普遍存在于细胞内的寄生虫，可以感染鸟类和哺乳动物，特别是猫科动物。受感染的家猫可排出大量寄生虫卵囊，是人类的主要感染源。人类的弓形虫感染源于食用含有活弓形虫的组织包囊或被传染性卵囊污染的食物。

在大多数地区，先天性弓形体病是仅次于 CMV 的第二大先天性感染。弓形体感染遍及世界各地，人群的感染率为 0.6%~45%，以欧洲国家感染率最高，我国各地孕妇感染率为 4%~10%。近年来，由于我国家庭宠物数目的增多，感染率有上升的趋势，妊娠早、中、晚期孕妇感染率分别为 17%、25% 和 65%。患弓形体病的孕妇，主要通过胎盘和血行感染胎儿，或胎儿吞咽被污染的羊水而感染，母婴平均传播率为 40%。妊娠早期感染对胎儿损害最大，多数有较严重的病变或有典型的临床表现，常导致胎儿死亡而自然流产。而在妊娠中、后期感染的胎儿大约 90% 无明显的临床症状。

【临床与病理】

先天性弓形体病的临床表现和实验室检查类似于先天性巨细胞病毒感染，包括肝脾肿大、黄疸、脉络膜视网膜炎、瘀点或紫癜性皮疹、血小板减少、血清转氨酶升高、高胆红素血症等。与先天性 CMV 感染相比，宫内脑积水导致的巨脑畸形和脉络膜视网膜炎在先天性弓形体病中更为常见。

通过检测婴儿血清中刚第弓形虫特异性 IgM 或 IgA 可确立先天性弓形虫病的诊断。对婴儿和婴儿母亲的血清配对分析可用于排除诊断。在婴儿血清中没有弓形虫特异性 IgG 或 IgM，且母亲血清中没有弓形虫特异性 IgG，可强烈排除先天性弓形虫病。

先天性弓形体病的临床症状可能在出生时或出生后几天到几周后变得明显。临床表现可以是全身性的，也可主要集中在神经系统。主要的中枢神经系统表现包括脉络膜视网膜炎（85% 患者双侧受累）、脑脊液异常、脑积水、癫痫发作。不管是累及全身或主要局限于中枢神经系统，在缺乏治疗的情况下预后很差，死亡率 11%~14% 不等。幸存者往往残留智力迟钝、癫痫发作和痉挛表现。若早期开始抗生素治疗可减少后遗症的发生。延长产后乙胺嘧啶和磺胺嘧啶治疗，以及早期行脑积水分流，可大大提高婴儿先天性弓形体病的长期预后。

病理上可发现脑膜弥漫性炎性浸润、大小不等的肉芽肿性病变、或弥漫性大脑炎症。脑积水常见，通常由室管膜炎阻塞导水管引起。如果病情严重或感染发生在孕中期，可能发生脑穿通畸形或积水性无脑畸形。与先天性 CMV 病相比，皮质发育畸形，如多小脑回不是先天性弓形体病的典型特征。

【影像检查方法】

与先天性 CMV 感染相同，先天性弓形体病胎儿期可行超声或 MRI 检查，出生后可行超声、MRI 和 CT 检查。胎儿超声检查可见多发颅内钙化灶、侧脑室增大、肝脾肿大或伴有肝脏实质内多发的强光点、胸腔或心包积液等。

【影像表现】

先天性弓形虫感染的影像表现与巨细胞病毒感染相似。先天性弓形虫感染导致的畸形和脑部受累的严重程度与母亲感染的孕期有关，即可表现为相对轻微的异常，如少许脑室周围钙化和轻度脑萎缩；也表现为严重异常，如脑皮质广泛破坏、弥漫性脑钙化等。孕前 20 周的感染通常伴有严重的神经系统异常，包括小头畸形、脑积水、四肢瘫、癫痫、智力低下、失明等。孕 20 至 30 周的感染会导致不同程度的脑实质损害。孕 30 周后的感染通常表现为轻度的临床和影像学异常。

在新生儿时期，头颅超声可以作为首选的影像学方法。超声观察到的钙化与 CT 检测到的钙化一致，通常位于基底神经节、脑室周围白质、大脑皮层和皮层下白质区域。超声同时可以观察到小头畸形或巨头、巨大脑室和脑积水。

CT 可显示脑室扩张、脑穿通畸形、广泛的基底节钙化和多发的脑室周围钙化。颅内钙化可呈电车轨道形态。晚期感染的 CT 表现多为脑室周围和脑内小钙化灶，很少伴脑室扩张（图 5-2-4）。

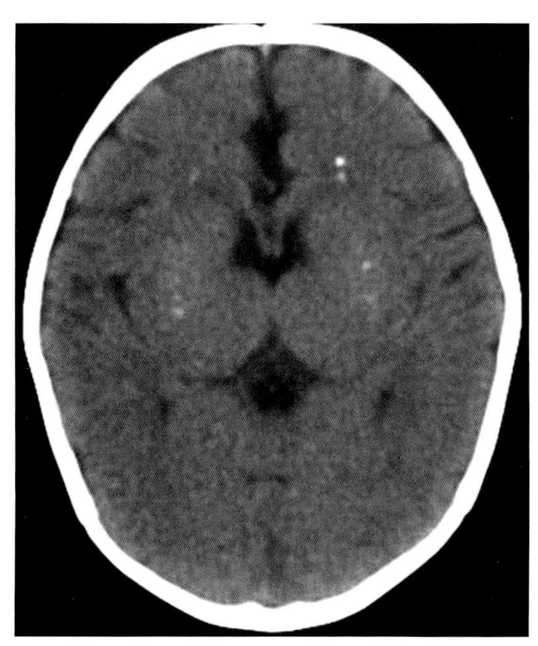

图 5-2-4 先天性弓形虫感染
女，年龄 1 个月，CT 示基底神经节和侧脑室旁多发小斑点状钙化灶

【诊断与鉴别诊断】

先天性弓形体病的鉴别诊断主要是和先天性 CMV 感染鉴别。先天性弓形虫感染的一个重要特征是没有皮质畸形，而这是先天性 CMV 感染的常见表现。据报道，先天性弓形体病的脑内钙化在用抗生素治疗后会缓慢改善。如果在出生时根据特征性眼部检查和血清学试验已经确诊先天性弓形虫病，那么随着时间的推移，即使在随访中发现钙化减少或消失也不应怀疑诊断。

四、先天性 HIV 感染

【概述】

人类免疫缺陷病毒（human immunodeficiency virus，HIV）感染可导致获得性免疫缺陷综合征（acquired immunodeficiency syndrome，AIDS）。儿童 AIDS 患者是在 20 世纪 80 年代初在美国出现，母婴传播是儿童 HIV 感染的主要来源。

妊娠期感染 HIV 多数无临床表现，需靠血清学检查发现。母婴传播率约达 25%。胎儿感染后 100% 发展为慢性 HIV 感染，虽不会致畸，但不能治愈，最终发展成艾滋病。分娩期母婴传播率占妊娠期传播率的 40%~80%。感染 HIV 的母乳喂养婴儿中有 44% 是由于乳汁传播引起。因此，分娩期是降低 HIV 母婴传播的关键时机之一，而选择性剖宫产及产后避免母乳喂养，可降低母婴传播。

【临床与病理】

婴儿和儿童感染 HIV 形成艾滋病脑病可表现为渐进性运动功能障碍、认知异常、发育迟缓和小头畸形。典型的临床表现为冷漠、痴呆、共济失调、腱反射亢进、无力、癫痫发作或肌阵挛。

HIV 垂直感染的婴儿在出生后第三个月出现症状，表现为肝脏肿大、淋巴结肿大、生长迟缓、间质性肺炎、机会性感染（尤其是肺囊虫或 CMV），或有神经系统症状。

HIV 感染也可引起无菌性脑膜炎、脑膜脑炎、肌病、B 组链球菌样异常。继发性的中枢神经系统并发症包括卒中、原发性中枢神经系统淋巴瘤、机会性感染如弓形虫、巨细胞病毒、水痘 - 带状疱疹病毒、结核分枝杆菌和真菌感染等。JC 病毒感染是进行性多灶性白质脑病（progressive multifocal leukoencephalopathy，PML）的原因。

新生儿 HIV 感染可通过新生儿期的即刻第一次采血的血清 PCR 试验、1~2 个月内的第二次试验、4 个月后的第三次试验证实。如果两个样本 HIV 呈阳性，则婴儿被视为感染；两次连续的阴性试验结果考虑 HIV 感染可能性低。在儿童和青少年中，使用酶联免疫吸附测定（ELISA）和免疫印迹法进行血清学检验可以识别 HIV 感染，监测病毒载量有助于指导艾滋病治疗。

病理学上，HIV 感染的儿童出现脑萎缩、小胶质细胞结节浸润及多核巨细胞包含病毒颗粒。脑内可见钙化，源于钙在脑实质和中小血管中的沉积；周围组织可见炎症反应。其他病理改变包括颅内出血和脑梗死。大约有 1% 的先天性艾滋病患儿有临床卒中发生，然而尸检发现 30% 受感染儿童有脑梗死改变。脑梗死的常见原因可能是动脉瘤性病变，主要累及脑大血管。动脉瘤性病变可能由于 HIV 病毒本身或 CMV、水痘带状疱疹病毒感染所致。

【影像检查方法】

CT 和 MRI 可用于显示脑膜脑炎、脑萎缩的病理改变，以及钙化性血管病变。^{1}H-MRS 的 NAA/Cr 值可以评价活动期艾滋病脑病。

【影像表现】

神经影像学最明显的颅内改变是脑萎缩和脑内钙化（图 5-2-5）。钙化只见于宫内 HIV 感染并表现为脑病的患儿。HIV 病毒载量高的患儿脑内钙化最明显。钙化常位于基底节和皮层下白质。皮层下钙化最常见于额叶，但也可能发生在大脑的其他区域。

巨细胞病毒和 JC 病毒是儿童艾滋病最常见的合并感染，JC 病毒导致的 PML 更常见，可能是因为受感染的儿童存活时间更长。儿童 PML 的影像表现与成人相同，表现为 CT 低密度和 MRI 上长 T_1 和 T_2 信号，没有明显的占位效应或增强。在儿童艾滋病静态期 ^{1}H-MRS 显示 NAA/Cr 比值正常；在进展性脑病期 NAA/Cr 明显低于正常人群和非脑病的艾滋病患者。

五、先天性单纯疱疹病毒感染

【概述】

单纯疱疹病毒（herpes simplex virus，HSV）分 HSV Ⅰ型和 HSV Ⅱ型，其中 HSV Ⅱ型占 90%，绝大多数直接由性接触传播。孕妇 HSV Ⅱ型感染率为 7%~8%。新生儿 HSV 感染总发生率为 1/20 000 活产儿，多数感染发生于分娩期生殖道有原发 HSV 感染的孕妇，其传播率为 30%~50%。大约 5% 的婴儿 HSV 感染是在宫内经胎盘感染，母婴传播在孕 20 周以前 <1%。经胎盘感染导致先天异常的情况极其少见。孕早、中期感染对胎儿的损害大于妊娠晚期，孕早期感染会导致胎儿流产、先天畸形、低体重儿、早产等。

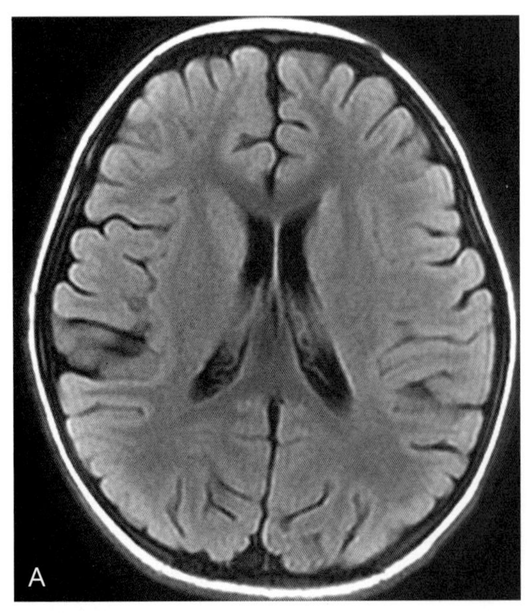

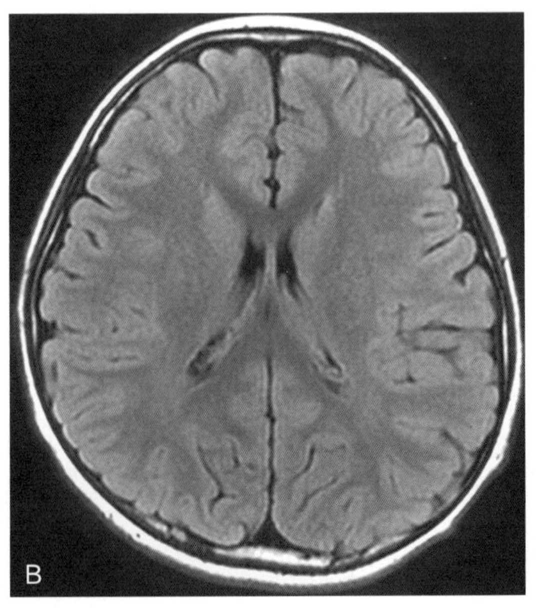

图 5-2-5 HIV 感染

女，年龄 5 岁。A. T_2-FLAIR 示 HIV 感染患儿脑沟增宽，轻度脑萎缩；B. T_2-FLAIR，正常发育的同龄儿童的对照图

【临床与病理】

新生儿 HSV 感染包括局限于皮肤黏膜的感染、脑炎和播散性感染。通常 2/3 患儿有不同程度的中枢神经系统受累，其中孤立性脑炎在 HSV 感染婴儿中约占 30%。宫内感染 HSV 的婴儿的主要临床表现包括三种类型：①皮肤、眼、口病；②中枢神经系统脑膜脑炎伴有癫痫发作、嗜睡、发热；③播散性疾病（内脏疾病伴紫绀、黄疸、发热、呼吸窘迫）伴或不伴中枢神经系统受累。新生儿 HSV 脑炎平均在 16 天出现临床症状，表现为意识模糊、嗜睡或拒食、癫痫发作或昏迷。疾病发作时，癫痫发作形式可以非常轻微，通常在出生后第 2~4 周有进展。临床医生必须保持高度警惕新生儿 HSV 感染，因为通常只有 2/3 的婴儿围产期 HSV 脑炎同时伴有疱疹性皮疹；超过 2/3 受感染婴儿的母亲没有明确的 HSV 感染史。

脑脊液检查可见单核细胞增多、蛋白升高、糖降低伴有革兰氏阴性染色。通过检测血清或脑脊液中的单纯疱疹病毒 DNA 可确定诊断。然而，多达 25% 的新生儿单纯疱疹病毒性脑炎患者会出现单纯疱疹病毒 PCR 阴性。因此，如果临床怀疑 HSV 脑膜脑炎，即使 PCR 阴性，也应经第二腰椎穿刺给予阿昔洛韦治疗，直到第二次 PCR 检查结果确定。即使给予积极阿昔洛韦治疗，围产期 HSV 病毒感染存活的婴儿仍具有教的发生脑瘫、癫痫和发育迟缓等后遗症的风险。

大体病理表现为大范围脑组织坏死。组织学上可见细胞碎片、巨噬细胞、单核炎性细胞、肥大的星形胶质细胞和钙化。软脑膜保持完好，室管膜和脉络丛不受累；相反，先天性巨细胞病毒和弓形虫感染常累及这些结构。

【影像检查方法】

先天性 HSV 感染颅脑超声表现往往比较轻微，胎儿超声检查多无异常发现。出生后受感染的新生儿脑 CT 可显示脑肿胀和出血性病灶。MRI 是新生儿疑似 HSV 脑炎的有效检查方法，DWI 对早期诊断、监测疾病进展和发现罕见的中枢神经系统复发至关重要。

【影像表现】

颅脑超声起初表现为弥漫性脑实质高回声和正常脑室形态，随后表现为脑回声进一步增加和脑室受压，最终发展为脑室扩大和脑软化。MRI 表现为多灶性病变、颞叶受累、深部灰质损害、出血以及分水岭损伤，偶尔可见脑干和小脑受累。

DWI 可显示早期细胞坏死，呈高信号，ADC 图表现为低信号，而此时 T_1WI 和 T_2WI 上多无异常发现。即使在感染急性晚期和亚急性早期，T_2WI 上可能仅出现轻微高信号或可能不会出现异常信号。而感染急性期后（第一周结束后）1 到 2 天，CT 和 MRI 可显示多发斑片状异常，在 CT 上呈低密度，MRI 呈 T_1 低信号、T_2 高信号，通常同时累及灰质和白质（图 5-2-6）。

出血是新生儿 HSV 脑炎的常见表现，约见于 2/3 的患者。发病第一周后，局部大脑皮层灰质损伤在 CT 上呈高密度，MRI 上呈短 T_1、短 T_2 信号，并持续数周至数月。早期 ^{1}H-MRS 显示乳酸峰升高，通常 NAA 峰会降低减少。轻微的脑膜强化可发生在脑膜型早期。

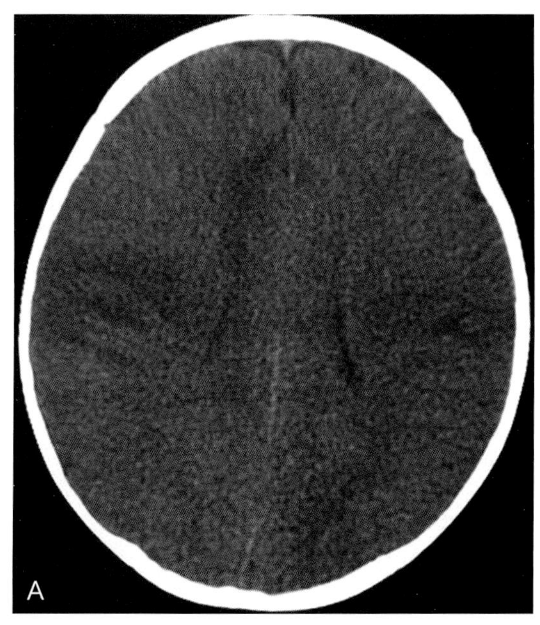

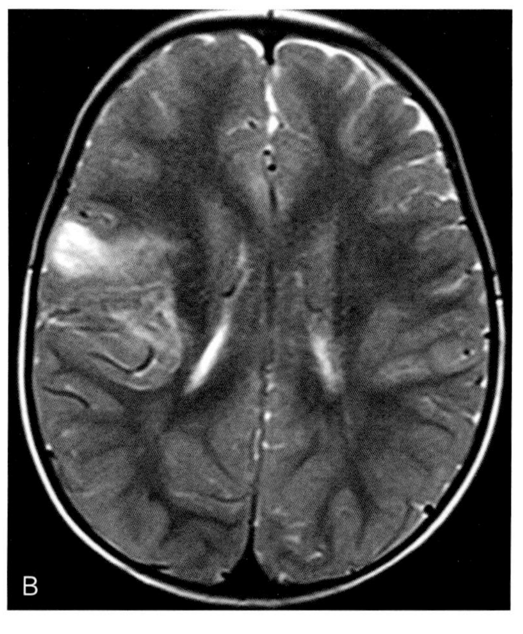

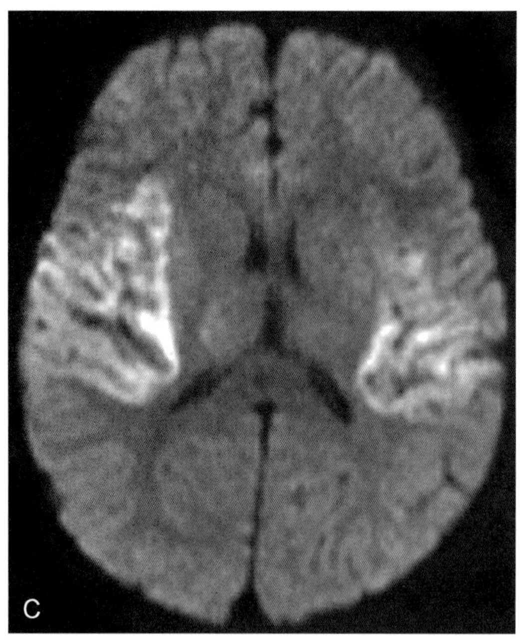

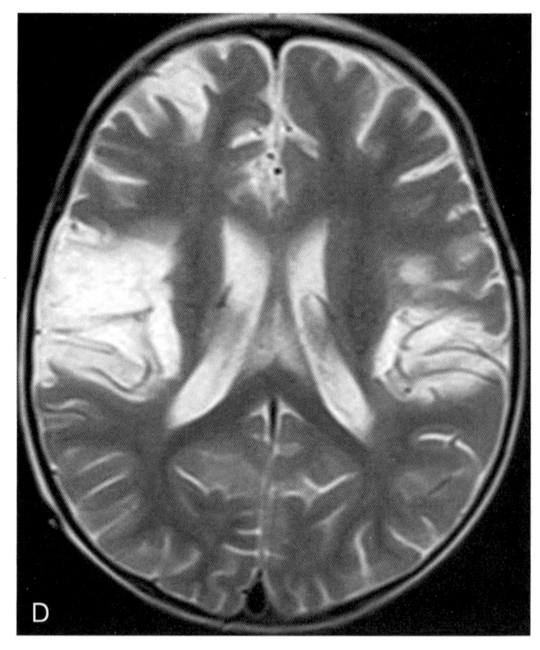

图 5-2-6 HSV 感染

男，年龄 17 个月，A. CT 示颞叶和顶叶高低混杂密度病灶；B. T_2WI 示高信号为主夹杂小片状低信号病灶；C. DWI 示病变区弥散受限；D. 1 个月后 T_2WI 示病变区呈软化灶，右侧额叶软化灶在早期 CT 和 MRI 上未见明显异常

疾病发展的随后几天内脑内受累病变会进一步进展。通常在第二周就很快发生脑实质丢失，导致严重的弥漫性脑萎缩伴显著的皮层变薄和脑软化灶。在疾病后期阶段，大脑常出现多囊性脑软化。点状或曲线状脑回钙化也是一个后期表现。小脑受累发生半数患者。

【诊断与鉴别诊断】

新生儿 HSV 感染包括皮肤黏膜感染（无中枢神经系统受累的皮肤、眼睛、口部感染）、播散性感染（伴或不伴中枢神经系统受累）或脑炎。MRI 表现为多灶性病变、颞叶受累、深部灰质损害、出血和分水岭损伤，伴有脑膜强化。发现出血的特征，如脑灰质 CT 密度增高或 MRI 上 T_1 高信号、T_2 低信号以及伴有脑膜强化，应考虑新生儿 HSV 脑炎。通过检测血清或脑脊液中的单纯疱疹病毒 DNA 可确定诊断。值得注意的是，新生儿 HSV 感染与大龄儿童和成人疱疹性脑炎的临床和影像学表现（通常由 HSVI 型引起）有很大的不同，后者主要累及颞叶和岛叶皮质。

六、其他先天感染

（一）风疹

人类是风疹病毒（rubella）的唯一自然宿主，通过病毒污染的呼吸道分泌物接触传播。我国流行病学调查表明，育龄妇女风疹感染率为 4.5%，风疹病毒能直接通过胎盘屏障感染胎儿，感染率随孕期的进展而降低。在孕 8 周内感染者，先天性风疹综合征（congenital rubella syndrome，CRS）的发病率为 85%，9~12 周为 52%，13~26 周为 23%，26 周以后很罕见。因此妊娠期确定风疹感染时间很重要。由于强制性免疫计划，美国和其他发达国家的 CRS 在 20 世纪 80 年代后期基本消失。然而，在发展中国家，CRS 仍然是一个重要健康问题。

胎儿感染风疹病毒的临床表现不同于先天性弓形虫感染或 CMV 感染。风疹病毒感染较少发生肝脾肿大和黄疸，但是白内障和先天性心脏病的发生率高。婴儿 CRS 常见小头畸形、脉络膜视网膜炎、感音神经性听力损失和“蓝莓松饼”皮疹（髓外造血的标志）。风疹病毒感染可以通过血清学、病毒学或 PCR 确定诊断。

因为没有有效的治疗方案，CRS 幸存者有较高风险发生神经发育后遗症，包括小头畸形、失明（白内障和青光眼）、学习障碍和感音神经性听力损失等。

病理学检查表现为脑组织丢失，导致小头畸

形伴脑室扩大。在脑室周围白质、基底节和脑干可见伴有钙化的多发局部液化性坏死和胶质细胞增生灶。髓鞘形成障碍常见，脑炎在婴儿期后通常无进展。

宫内风疹病毒感染的胎儿超声可见小头畸形、小眼畸形、白内障、肝脾肿大、心脏畸形（室间隔缺损、肺动脉狭窄、闭锁等）以及宫内发育迟缓。脑损害程度取决于宫内感染的时间。早期感染会导致先天性畸形，而晚期感染会导致非特异性广泛脑水肿、胶质细胞增生和脑组织丢失。严重病例出现近乎全脑的破坏。

颅脑超声可显示非特异性的“豆纹动脉血管病”。CT 典型表现为脑室扩大，全脑白质多发区域性低密度灶，常伴有脑室周围白质和基底节钙化，以及囊肿性病变。偶见皮层内钙化。MRI 显示脑室扩大，脑白质多发区域性 T_2 高信号，髓鞘化延迟。额叶白质 T_2 高信号病变可见于先天性风疹，但不具有特异性。

（二）淋巴细胞脉络丛脑膜炎病毒感染

先天性淋巴细胞脉络丛脑膜炎病毒（lymphocytic choriomeningitis virus，LCMV）是啮齿类动物传播的病毒，人类通过接触包含病毒的气溶胶或污染物被感染。先天性感染的发生率不确定，没有有效的治疗方案。癫痫发作通常在生后第一年出现。长期预后一般较差，死亡率高达 35%，超过 60% 的存活者有严重的神经系统后遗症，如脑瘫、脑积水、视力减退、发育迟缓、智力低下等。

与其他先天性感染不同，先天性 LCMV 感染很少出现肝脾肿大、黄疸、瘀点及紫癜性皮疹。然而，先天性 LCMV 感染多见脑积水和脉络膜视网膜炎，与先天性弓形虫病非常相像。婴儿患脉络膜视网膜炎合并先天性脑积水或小头畸形、且无肝脾肿大，若弓形虫和巨细胞病毒检查阴性，应考虑 LCMV 感染。诊断可以通过检测 LCMV 特异血清 IgG 和 IgM 确定。由于成年人 LCMV 血清反应检出率低，因此检测到 LCMV 特异性 IgG 阳性可提示先天性感染。

与大多数先天性感染一样，LCMV 感染的严重程度与感染时的胎龄有关，早期感染更为严重。孕前三个月感染通常导致自然流产，而第二和第三孕期感染与弓形虫和巨细胞病毒感染非常相似，主要累及中枢神经系统。最突出的临床特征是视网膜脉络膜炎，见于 90% 感染的新生儿，表现为腔隙征，与 Aicardi 综合征和弓形虫病的视网膜病变相似。超过 50% 患病新生儿出现脑积水，可能由坏死性室管膜炎导致中脑导水管梗阻引起。无脑积水的患儿往往出现小头畸形。

新生儿和婴儿 LCMV 感染的神经影像表现几乎与先天性弓形体病和 CMV 感染相同。脑积水可通过超声、CT 或 MRI 观察。CT 对脑室周围钙化最敏感，表现为脑室周围白质高密度点状病变。MRI 对钙化的显示不佳，有时表现为短 T_1、短 T_2 信号的微小病灶。MRI 还可显示由多个浅小脑沟构成的皮层，提示多小脑回畸形。影像学检查对诊断具有提示作用，最终诊断必须通过血清学和微生物学检查。

（三）新生儿双埃柯病毒感染

新生儿双埃柯病毒（parechovirus）是一类小核糖核酸病毒，可导致新生儿脑炎和中枢神经系统永久性损伤。婴儿出现脓毒症表现，尤其伴有皮疹、过敏、癫痫发作时，应考虑双埃柯病毒感染。双埃柯病毒感染可以通过血液或脑脊液逆转录 PCR 分析，或通过培养脑脊液、粪便或鼻咽分泌物证实。脑脊液细胞增多是其特征，但也见于新生儿 HSV 感染。目前还没有特异性抗病毒治疗。神经影像表现为双侧半卵圆中心区的白质异常。颅脑超声检查可显示中央白质非特异性回声增加，CT 显示脑白质弥漫性密度减低，MRI 显示双侧半卵圆中心弥漫性长 T_1 和长 T_2 信号，DWI 和 ADC 图显示扩散受限。

（四）先天性水痘感染

水痘（chickenpox）通过接触患病儿童呼吸道分泌物被感染，发病率 1~3/1 000 不等，<2% 的孕妇出现婴儿先天性水痘综合征。与先天性 LCMV 或 HSV 感染相似，缺乏先天性感染的典型临床征象，如黄疸、肝脾肿大或瘀斑 / 紫癜性皮疹。胎儿在孕 20 周之前水痘感染可引起自发流产或胚胎发育异常，如小头畸形、大脑破坏、白内障或脉络膜视网膜炎、四肢或手指发育不全、皮肤瘢痕等。宫内感染通过血清和病毒学检查可以确定。

先天性水痘感染尸检可发现多小脑回畸形、深部灰质核团和小脑坏死；MRI 报道表现为脑积水和小脑发育不全，颞叶和枕叶脑破坏，以及脑室显著扩张。

（五）先天性梅毒感染

梅毒螺旋体主要在第二和第三孕期，通过胎盘感染胎儿。梅毒的母婴传播率取决于孕妇感染的孕周，平均为 50%。孕早期母婴传播率较低

（16%），但对胎儿的损害较重，而中晚孕期传播率较高（46%以上），但对胎儿的损害相对较轻。胎儿感染梅毒后，几乎100%有临床表现。先天梅毒是唯一能在宫内预防和治疗的疾病。因此，妊娠期梅毒快速血清反应实验（RPR）筛查对于早期发现和及时治疗先天性梅毒具有重大意义。

未经治疗的梅毒母亲发生胎儿和婴儿感染率为25%~80%，有2%~16%婴儿出现先天性梅毒的症状和体征，但神经系统症状不常见。60%~80%先天性梅毒可见骨骼异常，如骨软骨炎和骨膜炎。早期临床表现出现在2岁之内，表现为黄疸、肝脾肿大和皮疹。神经系统的症状包括癫痫、卒中、脑神经麻痹和颅内压增高征象。晚期的临床表现包括牙齿异常、视神经萎缩、视力丧失、感音神经性听力损失和脊髓痨。

脑膜血管和血管周围间隙内单核细胞浸润是典型的神经病理改变。神经影像表现为软脑膜强化，脑积水和脑梗死。炎症累及垂体和漏斗可导致持续性低血糖症、尿崩症、垂体功能低下。

（六）人微小病毒B19感染

人微小病毒（parvovirus）B19是导致第五病（轻度儿童疾病伴低度发热和红斑，“拍脸”皮疹）的病原体，可由血清学阴性的妇女感染后传染给胎儿，导致胎儿贫血、水肿或中枢神经系统损害。感染多在宫内自发痊愈，偶尔导致胎儿死亡。孕期超声可见胎儿水肿、胸腔积液、心包积液、皮肤增厚，在妊娠后期加重。一般羊水量正常，胎盘肥大，胎儿生长指标正常。贫血可导致非免疫性水肿，胎儿水肿时可出现胎盘肥大。中或重度贫血胎儿大脑中动脉峰值流速增加。严重者可见胎儿心脏扩大、胎动减少、肝脾肿大、颅内和肝脏钙化灶、小头畸形、脑积水，更严重者会发生死胎。

（七）Zika病毒感染

Zika病毒是一种虫媒病毒，能不断发生突变并侵袭传播媒介和宿主。伊蚊作为Zika病毒的传播媒介，几乎存在于美洲各个国家。在Zika病毒感染引发的各种神经系统异常改变中，小头畸形最先引起各国研究者的注意。巴西首先报道Zika病毒感染半年后，当地小头畸形患儿数目与日俱增。Zika病毒可通过加速细胞死亡和扰乱细胞周期来直接攻击人类神经祖细胞，进而阻碍大脑正常发育。实验研究认为胎儿暴露Zika病毒能引发机体抗病毒免疫反应，同时会针对体内共同存在的蛋白多肽发生交叉反应，随之发生相关的小头畸形、眼部异常、脑部钙化和神经发育障碍。

Zika病毒感染后由于小头畸形严重，颅骨塌陷，颅脑超声的声窗受限，超声观察颅内畸形较为困难，因此CT和MRI检查更有价值。CT和MRI主要表现脑容量减少、皮质畸形和脑内钙化。Zika病毒感染后脑内钙化主要位于皮层和皮层下白质之间，与CMV和弓形虫感染所致脑钙化的发生位置不同。钙化主要是点状，但也可呈线性或甚至粗大钙化。皮层畸形包括多小脑回和巨脑回，也可出现灰质异位、脑室扩大、胼胝体发育不全或发育不良、小脑和脑干发育不全等其他畸形。

（乔中伟）

第三节　获得性病毒性感染

一、单纯疱疹病毒性脑炎

【概述】

单纯疱疹病毒性脑炎（herpes simplex virus encephalitis，HSE）是单纯疱疹病毒（herpes simplex virus，HSV）引起的一种急性中枢神经系统病毒感染性疾病，主要侵犯大脑颞叶、额叶和边缘系统，引起脑组织出血坏死性病变或变态反应性脑损害，故又称急性坏死性脑炎或出血性脑炎，亦称急性包涵体脑炎。

HSV是一种嗜神经性的双链DNA包膜病毒，分为口腔毒株（Ⅰ型）和生殖器毒株（Ⅱ型）两种类型。成人HSE多由HSV-1感染所引起，HSV-2感染可造成生殖系疾病和新生儿脑炎。大约有75%的病毒性脑炎是由HSV-1引起，发病前2~3周往往有口腔和上呼吸道的原发感染，病毒沿三叉神经逆行至三叉神经节并潜伏在此，机体免疫力低下时引起脑炎。

HSE的发病机制尚未完全清楚。目前认为，HSV-1的病毒蛋白基因ICP34.5产物使机体宿主抗病毒的内源性干扰素系统失效而发挥致病作用。此外，HSV-1诱导的神经细胞凋亡及其介导的氧化损伤，个体对HSE的遗传易感性，Toll样受体、TNF-α及其受体、趋化因子的相互影响，在HSE

发生发展过程中也发挥重要的作用。

HSE 是最常见的致死性散发性脑炎。国外发病率为（0.4~1）/10 万，占所有病毒性脑炎的 20%~68%，国内尚无流行病学资料。

【临床与病理】

HSE 多呈散发性，无明显季节和地域的差异，常见于 40 岁以上和 20 岁以下的人群，男女患病比例为 2∶1。通常急性或亚急性起病，前驱期可有发热、头痛、恶心、呕吐，以及咽喉痛、全身不适等上呼吸道感染症状，神经系统症状主要表现为头痛、恶心、脑膜刺激征，精神症状主要表现为缄默、呆滞、言语错乱、幻觉、烦躁、偏执或行为异常。此外，局灶性神经损害症状包括偏瘫、失语、偏身感觉障碍和共济失调等，部分性或全身性痫性发作，脑神经功能障碍等症状亦比较常见。疾病后期可出现意识模糊、嗜睡、谵妄及精神错乱、甚至昏迷，重症患者由于广泛的脑实质坏死和脑水肿引起颅内高压，甚至形成脑疝而死亡。在未充分进行病原治疗时病死率可高达 70%。新生儿单纯性疱疹病毒Ⅱ型脑炎常引起脑发育不全、颅内钙化和视网膜剥离等。

HSE 的病理改变大致分为两期：第一期即发病初期，主要是脑实质的炎症反应、水肿。病变脑组织肿胀，脑膜充血、渗出，甚至发生坏死软化。此期一般发生在一周以内。第二期主要表现为脑实质出血、坏死。镜下可见脑膜和脑组织内血管周围大量淋巴细胞及浆细胞浸润。病灶边缘部分细胞核内出现嗜酸性 Cowdry A 型包涵体是本病最具特征的病理学改变，此包涵体为疱疹病毒的颗粒和抗原。急性期过后，可有神经胶质细胞增生和脑组织萎缩。

HSE 脑脊液检查表现为颅内压正常或稍增高，白细胞增多，以淋巴细胞或单核细胞为主，蛋白多增高，糖及氯化物正常。因 HSE 出血性坏死，CSF 可有红细胞。约 5%~15% 病例早期 CSF 检查可完全正常。CSF 免疫学检查对诊断颇有意义，包括：① ELISA 法检测 HSV 抗原；②检测 HSV 特异性 IgM、IgG 抗体，病程中有 2 次或 2 次以上抗体滴度呈 4 倍以上增加有确诊意义。聚合酶链反应（polymerase chain reaction，PCR）检测脑脊液 HSV-DNA 具有诊断价值，是早期快速诊断的常用方法。近期采用的 PCR 定量检测方法除用于诊断外，尚可根据其含量的变化评价治疗效果。脑电图检查是 HSE 早期诊断的重要依据，表现为在弥漫性异常的背景上出现局灶性 θ 波和（或）δ 波，以一侧或两侧颞叶或额叶为主；或表现为高度弥漫的高幅 θ 和 δ 波；周期性一侧颞叶放电，双相或多相尖波、棘波、尖慢波；广泛性周期性复合慢波等。HSE 早期诊断的唯一可靠的方法就是通过脑组织活检分离出 HSV，电镜下可见坏死区及邻近神经元、少突胶质细胞核内的 Cowdry A 型嗜酸性包涵体及细胞内病毒颗粒。

【影像检查方法】

常规 X 线检查对 HSE 无诊断价值。由于颅底骨质伪影干扰及模糊效应等因素的存在，CT 检查对早期病灶显示的敏感性较差。MRI 是 HSE 的首选影像学检查方法，能清楚显示病灶部位、形态及范围，对于诊断、病情评估及预后判断具有重要价值。T_2-FLAIR、DWI 序列能更早发现常规 T_2WI 未能显示的病灶，对病变的显示更为敏感。

【影像表现】

HSE 表现为脑内多发或单发病灶，多见于双侧颞叶、岛叶、额叶底部和扣带回及基底节 - 丘脑区，但较少累及豆状核，可对称分布或不规则，亦可累及脑干和小脑，病变以侵犯灰质为主，主要位于皮层。单侧的额叶和枕叶受累不常见。

头颅 CT 发病 1 周之内多正常，之后可见颞叶、脑岛、额叶底部和扣带回等区域局灶性低密度影，形状不规则，伴出血时可见不规则高密度影（图 5-3-1），多出现于病变的晚期，也可出现于病变早期。大部分病例有脑水肿及占位效应，表现为中线结构的移位和侧脑室前角或侧裂池受压移位。增强后约半数病例出现强化，表现为侧裂池及脑岛周围脑回状的不均匀增强，有时可见线状和环状增强。病变晚期可见严重的脑萎缩、脑实质破坏和多发钙化。单纯疱疹病毒Ⅱ型脑炎可见脑皮质出现脑回状高密度灶，可能为出血所致。随着病变进展，脑组织广泛破坏，可出现多发软化灶及钙化灶。

MRI 检查可较早显示病变，表现为颞叶、脑岛、额叶底部、扣带回等区域出现片状 T_1WI 低信号，T_2WI/T_2-FLAIR/DWI 高信号（图 5-3-2），伴出血时病灶内可见 T_1WI 高信号（图 5-3-3），边缘模糊，多累及皮层，与豆状核之间常可见清晰边界，严重者可有占位效应。在一些亚急性病例，增强扫描可表现为线状或脑回样增强，主要位于病变的边缘部分。也有部分患者颅脑 MRI 检查无异常表现。发生于新生儿的单纯疱疹病毒Ⅱ型脑炎，由于新生儿脑大部分无髓鞘，所以难以发现弥漫性脑白质水肿。偶可见出血性病变。

【诊断与鉴别诊断】

HSE 的最终诊断要根据临床表现、脑脊液检查、血清学检查、影像学检查、脑电图、脑组织活检等资料综合考虑。

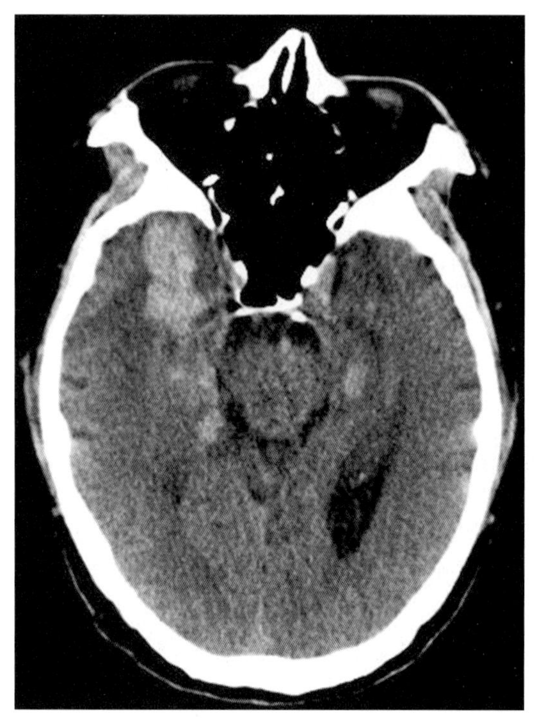

图 5-3-1 单纯疱疹病毒性脑炎

CT 示双侧颞叶局灶性低密度影，内伴斑片状高密度影

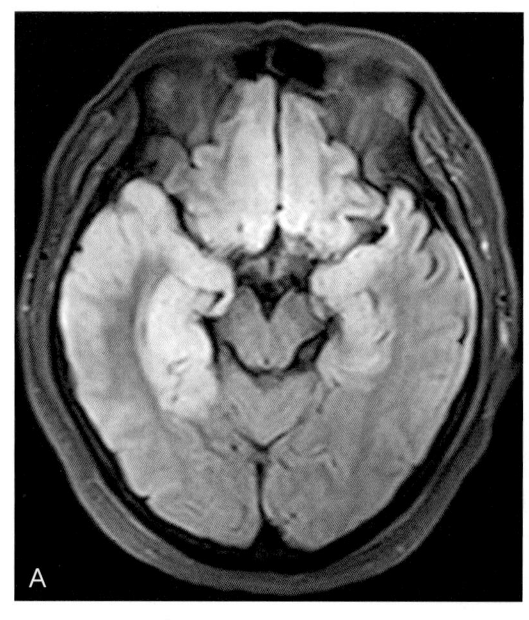

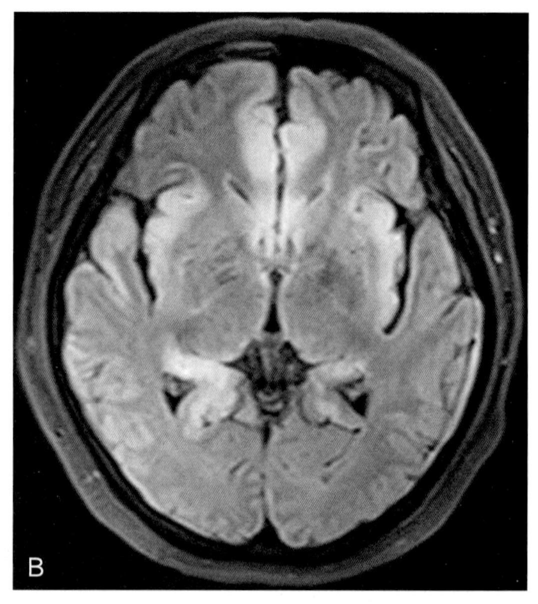

图 5-3-2 单纯疱疹病毒性脑炎

MRI 示病灶分布于双侧颞叶、额叶底部、岛叶，T_2-FLAIR 呈片状高信号，且与豆状核边界清晰，状如刀切

HSE 需与其他病毒性脑炎相鉴别，如带状疱疹病毒脑炎、肠道病毒脑炎、巨细胞病毒脑炎等，也可有发热、意识障碍、癫痫发作、局灶性脑损害的症状与体征，确诊有赖于病原学检查。

1. 急性播散性脑脊髓炎 多在感染或接种疫苗后急性起病，可表现为脑实质、脑膜、脑干、小脑和脊髓等部的症状和体征，重症患者也有意识障碍和精神症状，头颅 CT 和 MRI 多见散在脑白质脱髓鞘病变，与 HSE 多累及皮层不同。

2. 脑梗死 脑梗死主要发生在血管供血分布区，急性期 DWI 信号显著升高，常表现为对侧肢体瘫痪、癫痫、头痛，一般不会出现全身中毒症状及脑炎相关的脑脊液改变。

3. 脑肿瘤 脑肿瘤一般病程较长，占位效应明显，病灶可有强化。HSE 病程短，起病急骤，病灶多发，边缘模糊，一般占位效应不显著。

【影像学研究进展】

1. 灌注成像 CT 和 MRI 均可进行灌注成像，以评估脑血流变化。HSE 患者主要表现为受累颞叶、额叶、岛叶高灌注。

2. MRS HSE 受累颞叶 NAA/Cr 显著降低，Cho/Cr 降低。NAA/Cr 显著降低是神经元坏死、缺

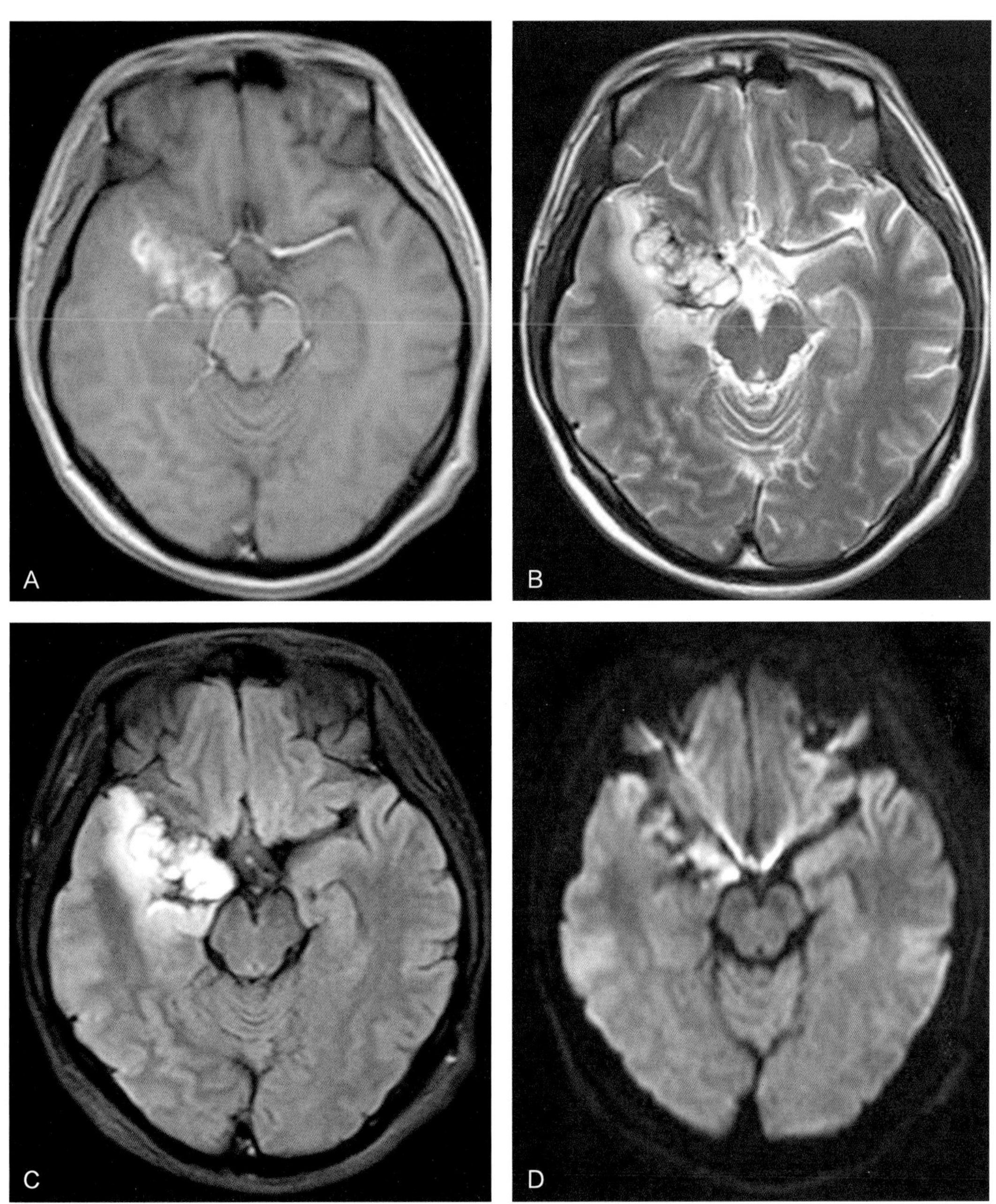

图 5-3-3　单纯疱疹病毒性脑炎

A. T_1WI 示右侧颞叶片状低信号，内伴斑片状高信号（出血）；B. T_2WI 示右颞叶病灶为高信号，内伴环状及迂曲条状低信号；C. T_2-FLAIR 示右颞叶病灶为高信号，内伴环状及迂曲条状低信号；D. DWI 示右颞叶病灶为不均高信号，内伴少量低信号

失所致，而 Cho/Cr 降低提示髓鞘脱失。MRS 可作为诊断和评估 HSE 的手段。

3. PET 成像　HSE 急性期时，受累颞叶内放射示踪剂的吸收明显增高，脑血流灌注增加，而氧摄取分数和氧代谢率有所降低；急性期后脑血流灌注减少。此后受累颞叶皮层可出现持续性代谢异常，推测可能与混合性失语症有关。

（高　艳　张　敏　杨晓旭）

二、带状疱疹病毒脑炎

【概述】

带状疱疹病毒脑炎（herpes zoster encephalitis）是水痘－带状疱疹病毒（varicella-zoster virus，VZV）感染所致的脑炎。带状疱疹是常见的病毒感染性疾病，好发于中老年人或免疫功能低下的患者，特别是高龄者。带状疱疹病毒脑炎在临床上较少见，国内尚缺乏确切的流行病学资料。在欧洲和北美，带状疱疹病毒脑炎是成人第二常见的病毒性脑炎，是儿童最常见的病毒性脑炎。近来报道，在65岁以上的老年人中，VZV感染已超过单纯疱疹病毒，成为老年人脑炎和病毒性脑膜炎最常见的原因。

【临床与病理】

早在1831年Bright就注意到带状疱疹有按神经节段分布的特点，1909年von Bokay提出水痘和带状疱疹是由同一病原体引起，并与1958年被Weller等确认。

VZV是一种DNA病毒，结构与HSV基本相同。当人类首次感染VZV时，表现为水痘；第二次感染VZV即表现为带状疱疹。水痘-带状疱疹病毒主要侵犯和潜伏在脊神经后根脊神经节或脑神经感觉神经节的神经元内。在机体免疫状态低下时，潜伏的病毒可被激活并复制，沿感觉神经离心传至相应皮肤引起皮疹，或沿神经上行进入中枢神经系统引起脑炎、脑膜炎或脊髓炎等。

带状疱疹的潜伏期1~3周，出疹前常有发热、乏力和厌食等，3~4日后在面部躯干或四肢出现水疱样皮疹及剧烈的根痛，沿一条或数条神经根成簇状分布，神经根痛可出现于疱疹之前。疱疹经7~10日消退，可留有瘢痕，偶可遗留节段性感觉障碍。中枢神经系统症状一般发生在皮疹后3~5周，少数可与皮疹同时存在，表现为头痛、呕吐、发热、烦躁、谵妄、定向力障碍、精神错乱和嗜睡等，一般症状较轻，预后较好。查体可有轻度脑膜刺激征，伴脑干受累者可见脑神经麻痹，共济失调和病理征等。

特殊类型的颅面部疱疹：①眼部疱疹：占10%~15%，累及三叉神经眼支，引起角膜和球结膜疱疹，严重者可致失明；累及Ⅲ、Ⅳ、Ⅵ脑神经者，出现眼外肌麻痹；②膝状神经节疱疹：较少见，引起鼓膜和外耳道疱疹（Hunt综合征），可出现同侧面瘫，伴舌前2/3味觉丧失；累及螺旋神经节和前庭神经节出现耳鸣、眩晕、呕吐和听觉丧失等。

严重并发症：①局限性脊髓炎：常见于胸段疱疹，一般疱疹后5~21日出现脊髓症状，呈横贯性或上升性，表现为不对称性截瘫、感觉障碍、括约肌障碍，可有脊髓半切综合征；病理呈坏死性炎症性脊髓病和血管炎，累及后角和邻近白质；②脑血管炎：偶见于颅颈型带状疱疹，组织学上呈肉芽肿性血管炎，典型患者在眼部疱疹后2~10周出现急性偏瘫、偏身感觉障碍、失语及其他局灶性神经症状，以及视网膜病变；③Guillain-Barré综合征：曾有报道带状疱疹感染后并发Guillain-Barré综合征。

脑脊液检查：清亮，细胞数可增高（10至数百 $\times 10^6$/L），以淋巴细胞增多为主，蛋白轻中度增高，部分患者脑脊液可检出VZV抗体，PCR可检出脑脊液特异性DNA。

【影像检查方法】

CT和MR为本病常用检查方法，MR为首选检查方法，较CT更为敏感，在鉴别诊断方面也具有更大的价值。CT常用于具有MR检查禁忌证者，对病变伴发的急性出血的显示有一定优势。

【影像表现】

本病与其他病毒引起的脑炎在影像上不易区分，累及部位可位于大脑皮层、皮层下白质、基底节，小脑、脑干亦可受累。

CT在病变早期可无异常发现，发病3~5天后可表现为受累部位的低密度，伴局部脑肿胀，增强扫描可见斑片状或脑回样强化。在病灶内有急性出血时，CT敏感性较高。疾病后期，CT可显示脑软化、脑萎缩等后遗改变。

MRI发现病灶的能力优于CT，局限或弥漫性脑肿胀伴T_2-FLAIR高信号是带状疱疹病毒脑炎的常见表现，增强后可无强化、或呈斑片状或脑回样强化。带状疱疹病毒脑炎也可表现为白质脱髓鞘病灶和脑室炎。带状疱疹脑室炎表现为T_2WI/FLAIR上脑室旁异常高信号。VZV可导致CNS血管炎，进而出现继发性脑梗死，DWI上呈高信号。依受累血管不同，可表现为大血管分布区的脑梗死、小血管分布区的缺血性或出血性梗死。带状疱疹病毒侵犯脑神经时，MRI可见脑神经异常强化（常见第Ⅶ、Ⅷ对脑神经）。（图5-3-4）

【诊断与鉴别诊断】

诊断主要依据带状疱疹病史及神经系统症状。带状疱疹病毒脑炎的影像表现缺乏特异性，需与脑梗死、脱髓鞘病甚至肿瘤鉴别，临床资料对鉴别诊断意义更大。疱疹缺如给诊断带来困难，确诊则依赖脑脊液检出VZV抗体，或PCR检出脑脊液特异性DNA。

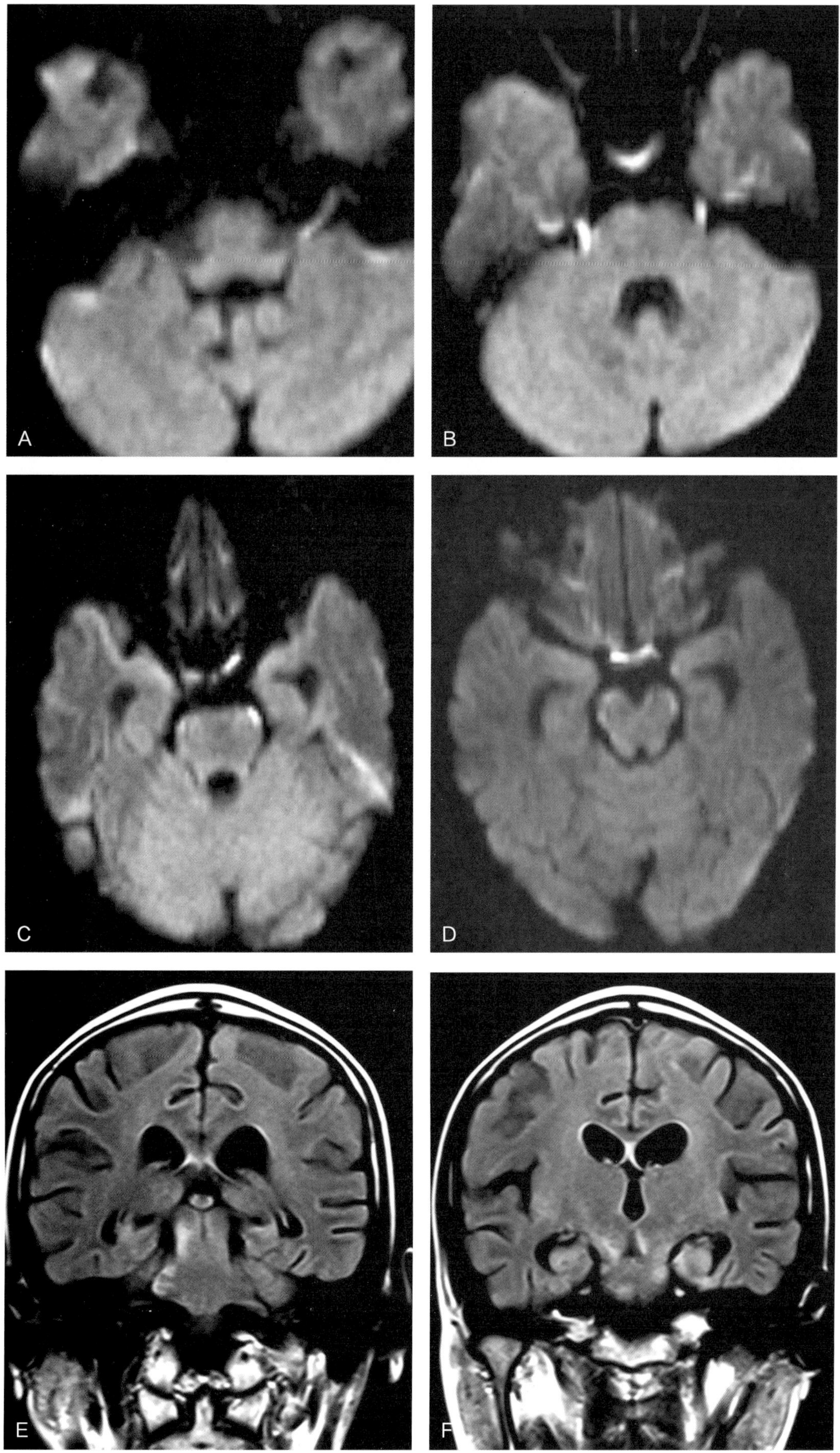
A
B
C
D
E
F

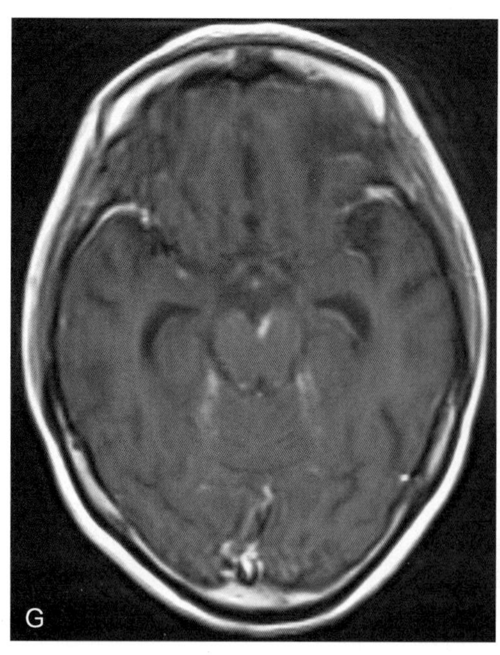

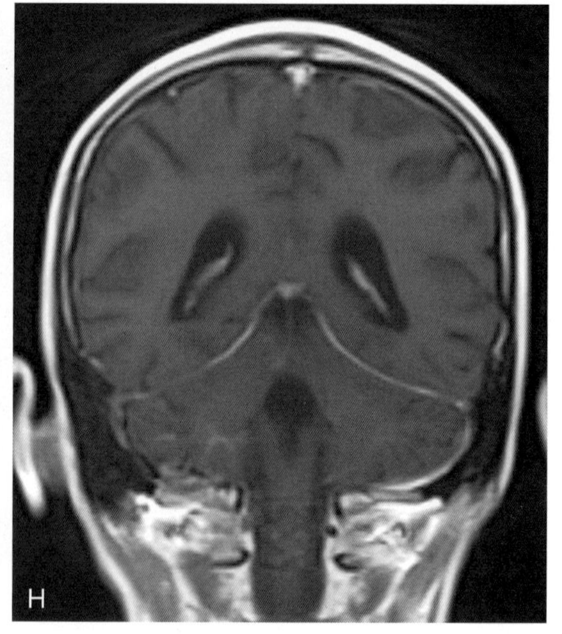

图 5-3-4 带状疱疹病毒脑炎 MRI 表现

临床资料。女，17 岁，系统性红斑狼疮 2 年；1 个月前出现带状疱疹感染；皮肤症状；神经症状，9 日后意识障碍，非横贯性脊髓功能障碍，视觉、眼动功能障碍，三叉神经症状，脑膜刺激征。实验室：CSF 蛋白高、水通道蛋白（-）。A~D. DWI 示双侧三叉神经、视交叉及听神经增粗并信号增高；E、F. T_2-FLAIR 脑干周围高信号；G、H. 增强 T_1WI，脑干周围及小脑幕强化。（病例图片由东部战区总医院医学影像科张志强教授提供）

【影像学研究进展】

SWI 对带状疱疹病毒脑炎病灶出血非常敏感，可作为常规 MRI 检查的补充。MRS 对鉴别带状疱疹病毒脑炎和胶质瘤有很大帮助。胶质瘤时 Cho 明显升高，Cho/Cr 比值大于 2，而病毒脑炎 Cho 峰不升高。

（杨延辉 吴 芳）

三、EB 病毒脑炎

【概述】

EB 病毒是一种世界范围分布的嗜 B 淋巴细胞的人类疱疹病毒，首先由 Epstein 和 Barr 于 1963 年在研究伯基特淋巴瘤并进而成功建立细胞系后，在电镜下首次观察到疱疹病毒样颗粒而发现，EBV 是疱疹病毒科 γ 亚科中唯一能引起人类感染的淋巴滤泡病毒。EBV 经唾液传播，具有嗜 B 淋巴细胞特性，能够在 B 淋巴细胞中建立起隐性感染，刺激细胞增生和转化。

儿童期原发性 EB 病毒感染主要表现为传染性单核细胞增多症，2%~10% 的急性原发性 EB 病毒感染表现为中枢神经系统受累，临床上表现为脱髓鞘病变、急性脑炎、脑膜炎、脊髓炎、多发性神经根炎、脊神经炎和急性小脑共济失调，可以说临床表现缺乏特异性。EB 病毒脑炎占急性病毒性脑炎的 5%~18%，但是，实际的发病率要更高，因为 EB 病毒感染所致的亚急性或轻型脑炎往往被忽略。病原学检测是确诊 EB 病毒脑炎的最重要手段。目前，检测 EB 病毒的特异性抗体是最常用的方法。针对病毒衣壳抗原（viral capsid antigen，VCA）的 IgM 抗体出现于病程早期，表示近期感染或病毒持续活动状态，是早期诊断 EB 病毒脑炎的重要指标。VCA-IgM 持续时间不长，在出现症状时就会消失，然后被 VCA-IgG 代替。虽然 EBV 感染的确切发病机制尚不明确，现已证实 EB 病毒感染与多发性硬化密切相关，提示 EB 病毒发病可能有自身免疫机制参与，引起中枢神经系统脱髓鞘改变。

【临床与病理】

儿童 EB 病毒脑炎的临床表现不典型，可表现为急性起病过程，也可表现为慢性活动性损害。急性 EB 病毒脑炎为病毒的直接侵袭，导致脑水肿、出血、血管周围白细胞浸润及小胶质细胞增生。也可表现为急性出血性白质脑炎为特征的弥漫性坏死灶和血管周围出血，病变累及脑干、间脑和小脑。慢性活动性 EB 病毒感染表现为免疫复合物及炎性反应造成的脑组织脱髓鞘样改变。

从临床过程来看，EB 病毒感染通常被认为是一种自限性疾病，预后良好；但是近年来也有报道认为一部分 EB 病毒脑炎也会出现后遗症。李绍英等报道 24 例 EB 病毒脑炎中 23 例表现为急性起病，1 例为慢性起病，表现为低热，双下肢进行性无力，活动障碍，入院时病程已 8 周，显示脱髓鞘性脑改变。EB 病毒脑炎的治疗主要包括对症治疗和抗病毒治疗。有的学者认为，对重症病毒性脑炎，如果激素使用得当，除抗炎及减轻脑水肿外，还可以减少神经系统后遗症。

【影像表现】

EB 病毒脑炎的影像学检查结果差异较大，可以是阴性，也可以表现为累及灰质和白质的弥漫性病灶。脑内病灶在 CT 上表现为低密度灶，单发或者多发，边缘不清楚，可以有轻度的占位效应。MRI 检查显示单发或者多发病灶。单发病灶最多见于小脑，其次是大脑半球；累及两处或两处以上的多发病灶更为多见，按照概率大小，受累区域依次为大脑半球、基底节、小脑、脑干、丘脑和边缘系统。这些病灶在 T_1WI 为低信号，T_2WI、T_2-FLAIR 高信号，多累及灰质或者灰质与白质同时受累，也可以同时伴有深部核团的受累，偶尔也会出现单纯白质异常。灰质受累是脑炎的经典表现，而白质受累类似于急性播散性脑脊髓炎（ADEM）。治疗后的 MRI 随访检查显示脑内病灶都会消退，但是在慢性活动性 EB 病毒感染中会出现基底节钙化；ADEM 也被认为是 EB 病毒感染的后遗症之一。

功能成像检查：EB 病毒脑炎的 DWI 检查显示 T_2WI、T_2-FLAIR 高信号区域呈现扩散受限，表现为 DWI 高信号，ADC 图呈低信号，提示局部细胞毒性水肿。在 EB 病毒脑炎中，随着病情的好转，这种扩散受限是可逆的。DWI、ADC 检查对于排除血管性病变有帮助。也有报道显示 T_2WI 高信号病灶在 DWI 未见明确的扩散受限。MRS 检查提示异常信号区域 NAA/Cr 降低，兴奋性氨基酸、大分子化合物和 mI 峰升高，这是感染或炎症的证据，这些代谢物的升高也提示着免疫系统激活。一般来说，缺血缺氧性疾病或者代谢性病变不会出现 mI 的增高，从这个角度来说，MRS 可以缩小鉴别诊断的范围。也有报道显示 NAA 峰降低，Cho 峰升高伴有 Lac 峰，可能也与检查时间点有关。PWI 检查可以显示异常信号区域的 CBV、CBF 显著降低，TTP 延长、MTT 延长，虽然这种异常模式与脑缺血有些类似，但是病灶分布范围并不符合血管分布特征。

MRI 检查结果不仅能够解释患者的临床症状，而且与临床预后有关。有研究认为预后良好在脑 MRI 检查阴性患者中占 92.5%，而在 MRI 检查显示异常的患者中仅为 60.7%，相对来说，影像学检查阴性或者仅仅出现累及灰质和白质的大脑半球炎症的预后较好；与大脑半球的脑炎相比，脑干脑炎的预后较差，同样，出现脑积水的患者预后也较差；而累及丘脑和边缘系统的 EB 病毒脑炎出现后遗症的比例较高。（图 5-3-5）

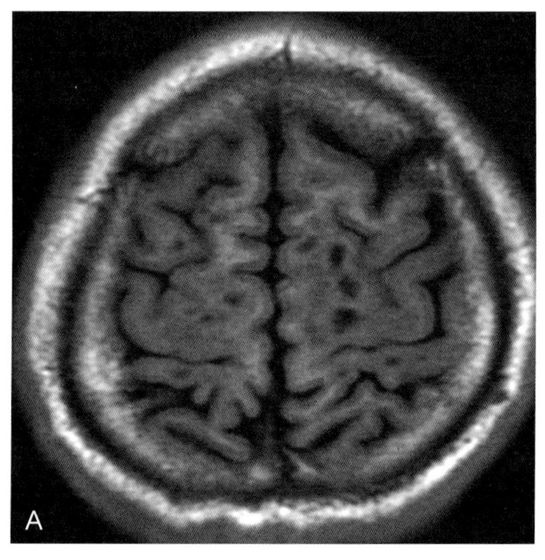

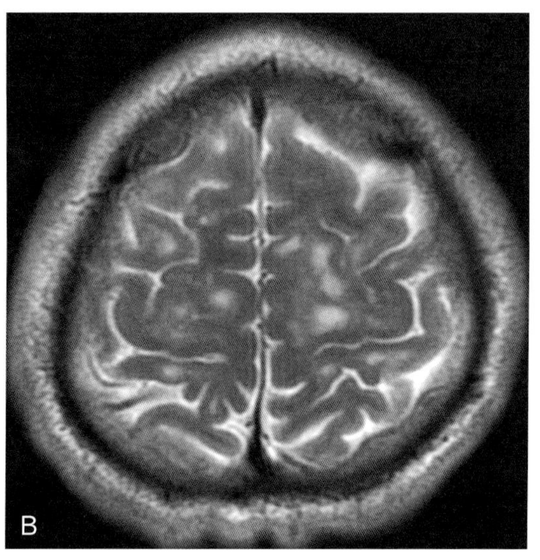

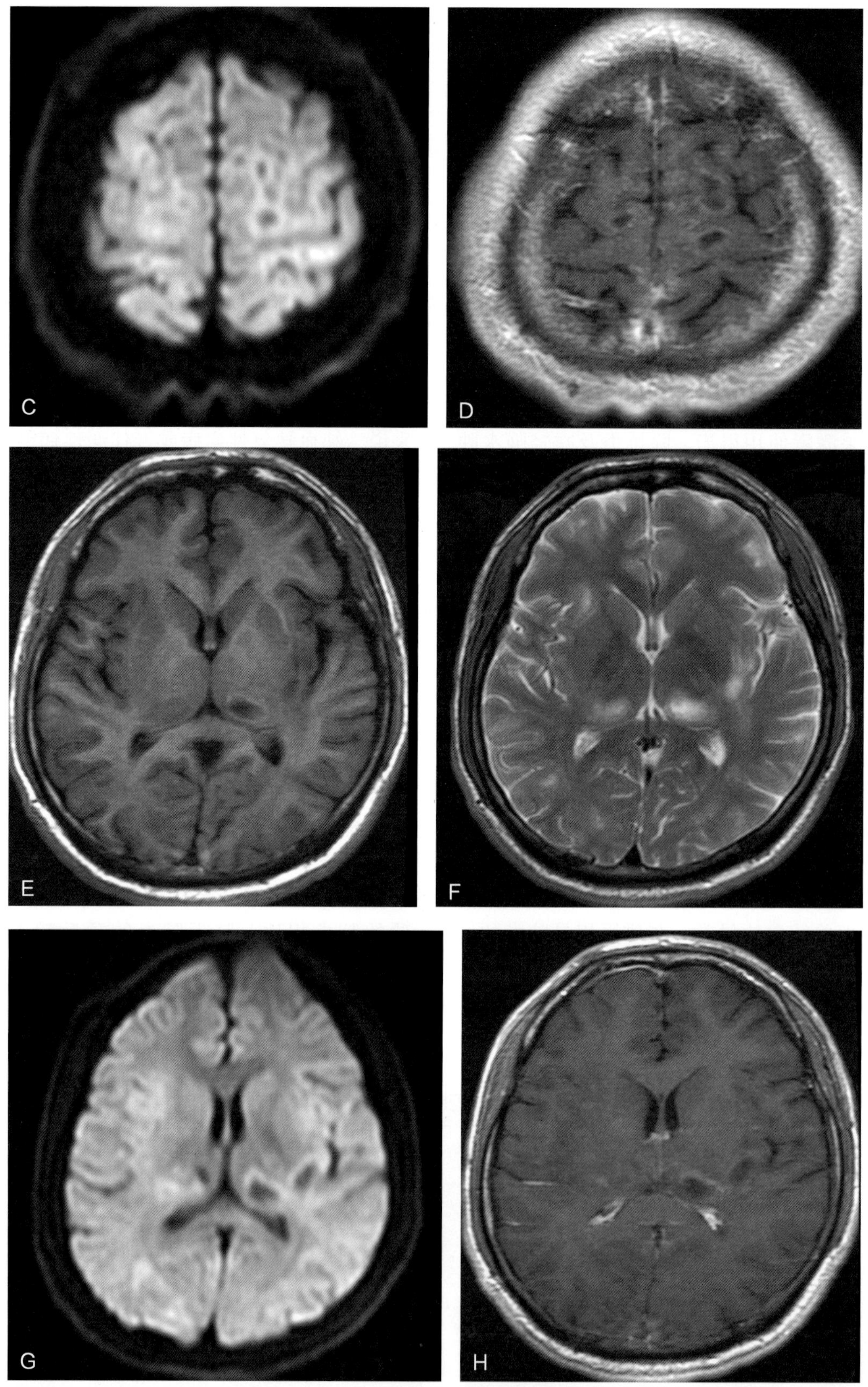

图 5-3-5 EB 病毒脑炎 MRI 表现

患者，男性，21 岁。右侧肢体无力，步态不稳 2 个月。血及脑脊液中 EBV-IgG 阳性。MRI 示脑白质及双丘脑多发异常信号。A、E. T_1WI 病灶呈低信号；B、F. T_2WI 病灶呈高信号；C、G. DWI 病灶中心呈低信号，外缘呈高信号；D、H. 增强 T_1WI 病灶边缘环形强化

【诊断与鉴别诊断】

EBV 脑炎的影像表现差异较大，在鉴别诊断上，应与其他类型脑炎进行鉴别：①病灶累及小脑半球及基底节区域，要与日本脑炎、HIV 感染及水痘脑炎鉴别；②病灶累及大脑皮层区域，要与单纯疱疹病毒Ⅰ型脑炎、甲型流感脑炎及 HIV 感染鉴别；③病灶累及丘脑，要与 HIV 感染、流感脑炎及日本脑炎鉴别；④病灶累及脑干，要与李斯特菌菱脑炎、柯萨奇病毒感染、HIV 感染、日本脑炎、肠病毒脑炎鉴别；⑤病灶累及边缘系统，要与单纯疱疹病毒Ⅰ型脑炎、支原体脑炎鉴别；⑥病灶累及双层基底节，要与婴儿性双侧纹状体坏死、Leigh 氏病、Wilson 氏病、线粒体脑病等鉴别。在这些鉴别诊断需要综合考虑临床、血液或者脑脊液的检查和神经影像检查结果。

总体上来说，EB 病毒脑炎的病灶位置多样、发病和病程变化较大、临床症状无特异性等都使得单纯依靠影像很难诊断 EB 病毒脑炎。

（齐志刚　王　臣）

四、狂犬病毒性脑炎

【概述】

狂犬病（rabies）是狂犬病病毒（rabies virus）所引起的以侵犯中枢神经系统为主的全球性的急性传染病，属于人兽共患的自然疫源性疾病，表现为急性、进行性、几乎不可逆转的致死性脑脊髓炎。该病一旦发病，病死率几乎达 100%，是迄今为止人类病死率最高的急性传染病。狂犬病病毒存在于犬、蝙蝠、狐狸、浣熊、臭鼬等驯养及野生动物。据世界卫生组织调查，全球每年死于狂犬病的患者有 40 000~50 000 人，其中 99% 以上发生在发展中国家，亚洲、非洲和拉丁美洲是狂犬病的主要疫源地，带狂犬病病毒的犬和其他犬科类动物是本病的主要传染源，我国的狂犬病发病数仅次于印度，居世界第二位。狂犬病病毒为嗜神经病毒，主要破坏中枢神经系统，因此，狂犬病的临床表现多样，单靠流行病学及临床表现诊断狂犬病容易造成误诊和漏诊。世界卫生组织提出只有实验室诊断才能确诊狂犬病。狂犬病实验室诊断方法包括抗原检测、抗体检测、基因诊断及组织病理学检查。

【临床与病理】

典型症状：典型临床表现过程可分为以下 3 期：①前驱期或侵袭期：在兴奋状态出现之前，大多数患者有低热、食欲不振、恶心、头痛、倦怠、周身不适等，酷似“感冒”；继而出现恐惧不安，对声、光、风、痛等较敏感，并有喉咙紧缩感。②兴奋期：患者逐渐进入高度兴奋状态，表现为极度恐怖、恐水、怕风、发作性咽肌痉挛、呼吸困难、排尿排便困难及多汗流涎等。本期持续 1~3 日。恐水是狂犬病的特殊症状。怕风也是常见症状之一。③麻痹期：痉挛停止，患者逐渐安静，但出现迟缓性瘫痪，尤以肢体软瘫为多见。眼肌、颜面肌肉及咀嚼肌也可受累，表现为斜视、眼球运动失调、下颌下坠、口不能闭、面部缺少表情等，本期持续 6~18 小时。

其他症状：尚有以瘫痪为主要表现的“麻痹型”或“静型”，也称哑狂犬病，该型患者无兴奋期及恐水现象，而以高热、头痛、呕吐、咬伤处疼痛开始，继而出现肢体软弱、腹胀、共济失调、肌肉瘫痪、大小便失禁等。

病理变化主要为急性弥漫性脑脊髓炎，以大脑基底面海马回和脑干部位（中脑、脑桥和延髓）及小脑损害最为明显。外观有充血、水肿、微小出血等。镜下可见脑实质内非特异神经细胞变性、炎性细胞浸润。具有特征性的病变是嗜酸性包涵体，称内基小体，为狂犬病毒的集落，最常见于海马以及小脑浦肯野细胞中。亦可在大脑皮层的锥细胞层、脊髓神经细胞、后角神经节、视网膜神经细胞层、交感神经节等处检出。该小体位于细胞质内，呈圆形或椭圆形，直径 3~10μm，染色后呈樱桃红色，具有诊断意义。

有时狂犬病脑炎的表现和症状可因不同的动物品种和不同的人而有很大的差异，与其他病毒性脑炎的临床鉴别诊断有时会出现困难，易造成漏诊和误诊。世界卫生组织提出只有实验室诊断才能确诊狂犬病。

1. 狂犬病病毒抗原检测方法

（1）荧光抗体实验（fluorescent antibody test，FAT）：可以检测狂犬病病毒感染的细胞内由狂犬病毒核衣壳聚集形成的包涵体。以提纯的狂犬病病毒核衣壳免疫实验动物制备的多克隆抗体，或抗核衣壳单克隆抗体（单抗）与异硫氰酸荧光素偶联后，可以特异地与这些包涵体结合，用直接免疫荧光法检测，该方法是狂犬病毒实验室诊断最精确、快速和可靠的方法。FAT 是 WHO 推荐的狂犬病诊断金标准。它对新鲜标本和甲醛固定标本的狂犬病抗原检出率的一致性高于 99.8%。

（2）快速狂犬病酶免疫诊断法（rapid rabies enzyme immuno-detection，RREID）：可通过检测脑组织中的狂犬病病毒核衣壳来诊断狂犬病。将标本于缓冲液或组织培养液中研磨成匀浆，离心取上清，置于用抗狂犬病毒核衣壳抗体包被的微量反应板中孵育，然后再用过氧化物酶标记的抗狂犬病病毒核衣壳抗体来检测被捕获的抗原，加显色底物进行酶促颜色反应。此方法与 FAT 有很好的相关性（96%），灵敏度略低于 FAT，能检测到的基因 1 型狂犬病毒最小核衣壳抗原量为 0.8~1.0 ng/ml。

2. 狂犬病病毒抗体检测

（1）小鼠中和试验（mouse neutralization test，MNT）：是将一定量预先滴定好的标准攻击病毒，与待滴定的系列稀释血清孵育，试验中需设已知效价的参照血清。然后将病毒与血清混合物经脑内注射初成年小鼠，计算死亡率并保持 50% 动物的血清稀释度，根据参照血清的效价计算待检血清的效价单位。该方法可定量检测狂犬病毒中和抗体效价，意义重大。但是需要专门的技术培训、操作较繁琐、时间较长、需 14 天出结果，不利于快速诊断。

（2）快速荧光灶抑制试验（rapid fluorescent focus inhibition test，RFFIT）：是 1996 年 Smith 等建立的，现成为 WHO 推荐的检测狂犬病中和抗体的标准方法。将一定量预先滴定的攻击病毒与系列稀释的待检血清一起孵育，让病毒与抗体在体外进行中和反应。用未被中和的残余活病毒的反应液接种细胞，培养 24 小时后再用荧光素标记的抗狂犬病病毒核蛋白抗体染色，病毒感染的细胞会形成荧光灶。根据荧光灶的数量与已知效价的血清标准品对照，可计算出待检血清的抗体效价，用国际单位表示。当血清稀释成 0.5IU/ml 为阳性时，WHO 提示出现对狂犬病病毒攻击的保护。

（3）酶联免疫吸附检测（enzyme-linked immunosorbent assay，ELISA）：该方法由 Cliquet 等人建立，目前世界上用于检测狂犬病毒抗体的酶免疫法基本上是采用间接 ELISA 法。其吸附抗原有未经纯化的狂犬病毒颗粒、纯化的狂犬病毒或纯化的狂犬病毒糖蛋白，并以过氧化物酶标记的抗体作为标记抗体，通过酶底物显色即可检测人及不同动物血清中的抗狂犬病毒抗体。ELISA 只需简单的实验室设备，尤其适合检测大量的血清样品，且在很短的时间内即可出结果，ELISA 法与 MNT 有较好的相关性，在小鼠饲养及组织培养不具备的实验室里，ELISA 可视为 MNT 的替代方法。

【影像表现】

CT 表现可见双侧基底节对称性低密度区。

MRI 显示灰质受累，包括基底神经节、丘脑、海马、中脑等，T_2WI/T_2-FLAIR 高信号，这些部位弥散受限，DWI 高信号。在狂犬病患者的脑干和海马中已被证实为坏死性脑炎。与 ADEM 不同，后者主要涉及白质，所以灰质的受累可以鉴别麻痹性狂犬病和应用狂犬病疫苗后引起的 ADEM。

（高　艳　李倩文）

五、Rasmussen 脑炎

【概述】

Rasmussen 脑炎（Rasmussen encephalitis，RE）又称 Rasmussen 综合征，是一种多发生在儿童时期的后天获得性慢性进展性脑病，首先由 Rasmussen 于 1958 年报道 3 例，年龄 1.5~5 岁，临床主要表现为难治性癫痫、渐进性偏瘫和认知功能障碍。病变通常累及一侧大脑半球。抗癫痫药物反应差，患侧半球切除手术是目前唯一有效的治疗方法。该病的病因及发病机制不明，近年的研究认为 Rasmussen 脑炎的发病与病毒感染后的自身免疫机制有关。

【临床与病理】

Rasmussen 脑炎罕见，发病平均年龄 6 岁，偶见于青少年或成人。病程为进行性，癫痫逐渐加重，并出现偏瘫和认知障碍，临床经过与脑内由局限性慢性炎症发展为炎症脑萎缩的病理改变过程相符合。临床病程分为 3 期：①前驱期：不频繁的癫痫发作和轻偏瘫，偏瘫持续时间平均 7 个月。②急性期：前驱期后患者都进入急性期，但有 1/3 的患者不经过前驱期直接进入急性期。该期的特点是癫痫频繁发作，常表现为持续性局限性癫痫，伴进行性的偏瘫、偏盲和认知功能障碍。如果大脑语言优势半球受累则出现失语症。急性期平均持续时间为 8 个月。③后遗症期：病情不再进展，但神经系统的损害持续存在，仍有癫痫发作，发作频率少于急性期，部分患者有偏瘫。由于疾病持续时间范围较大，从数月到数年，因此其病情的进展速度和病情的严重程度差别较大。临床监测疾病进展时，轻偏瘫连贯地存在于全病程，是最有用的指标。另外，对那些起源于颞叶无明显轻偏瘫的患儿应定期检测其神经心理学指标，以确定认知功能的损害。

Rasmussen 脑炎病理学特点包括广泛的血管周围慢性淋巴细胞浸润、小胶质细胞增生和散在胶质细胞结节、神经元丢失及星形胶质细胞增生。淋巴细胞为T细胞来源，包括软脑膜慢性淋巴细胞、脑实质内散在的淋巴细胞、血管周围淋巴套袖及小胶质结节中的淋巴细胞。有假说认为 CD_8^+ T 淋巴细胞介导的对神经元的攻击是RE脑炎主要的发病机制，CD_8^+ 淋巴细胞可能对RE脑炎中神经细胞死亡、星形胶质细胞退变起作用。然而T淋巴细胞为主在RE脑炎中并不具有特异性，在大多数炎症包括免疫、传染过程均有相对多的T淋巴细胞出现。

目前，RE的病因仍不明。Rasmussen 根据患者脑组织内的免疫反应（如淋巴细胞浸润和小胶质细胞结节）考虑本病的病因是病毒感染所致。但究竟由哪种病毒引起至今尚无定论，所有的研究均未发现致病病毒。现有证据仍表明RE是以免疫反应包括细胞免疫和体液免疫为基础的，自身抗体和细胞毒性T淋巴细胞在发病机制中起作用。

【影像检查方法】

CT 可显示脑萎缩，对发现早期病变敏感性低。MRI 对早期诊断有帮助，可发现早期局部皮层肿胀及异常信号，常规检查序列有：T_1WI、T_2WI、T_2-FLAIR 和 DWI，可以评价病变部位、范围、进展情况及脑萎缩程度。SPECT 也对早期诊断有帮助，有时能够更早发现病变，表现为低灌注。SPECT 还可发现在 EEG 放电最大的区域有血流灌注增加，同时在治疗后随着临床好转缺血性影像也明显好转，显示治疗的有效性。PET 检查可见受累半球有局限性葡萄糖代谢率减低。MRS 可早期发现脑损伤，在 MRI 尚未显示异常时即可发现神经元损伤及脱失。

【影像表现】

早期 Rasmussen 脑炎影像改变轻而且比较局限，MRI 表现可正常或局限性皮层、皮层下异常信号，少数表现为局部皮质肿胀及 T_2WI、T_2-FLAIR 高信号，缺乏特异性。随后受累半球出现脑萎缩，信号改变也多在外侧裂周围的脑组织，以额叶、颞叶和岛叶皮层或皮层下区域为著，病变侧大脑半球可表现为相对均匀的弥漫性萎缩，或在弥漫性萎缩的背景上出现局灶性明显萎缩，提示病变半球不均匀受累，受累皮层萎缩变薄，灌注减低、延迟（图 5-3-6）。脑室扩大是另一个常见的萎缩性表现，侧脑室体前部和额角的扩大与脑炎引起的尾状核萎缩有关，侧脑室颞角扩大提示颞前叶和颞叶内侧结构的萎缩。脑深部灰质核团也是 RE 脑炎经常累及的部位，出现萎缩及信号改变，病变侧基底节灰质核团出现萎缩，同时信号也略增高（图 5-3-7），基底节萎缩并不是病变的继发性改变，而是直接累及的结果，但基底节异常很少单独存在，一般发生在皮质改变之后；丘脑很少受累，原因尚不清楚。

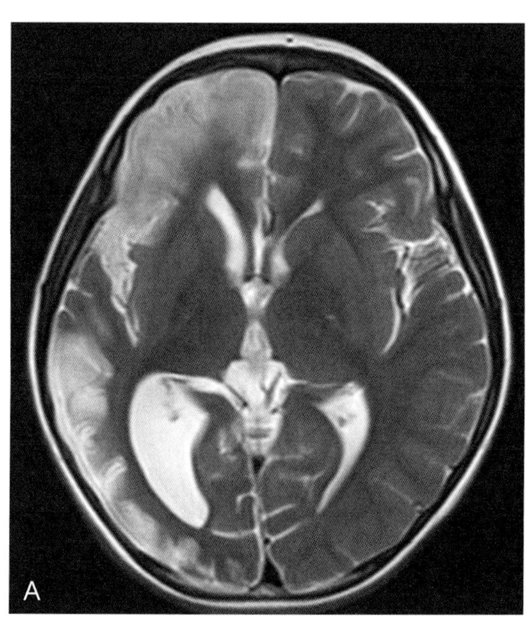

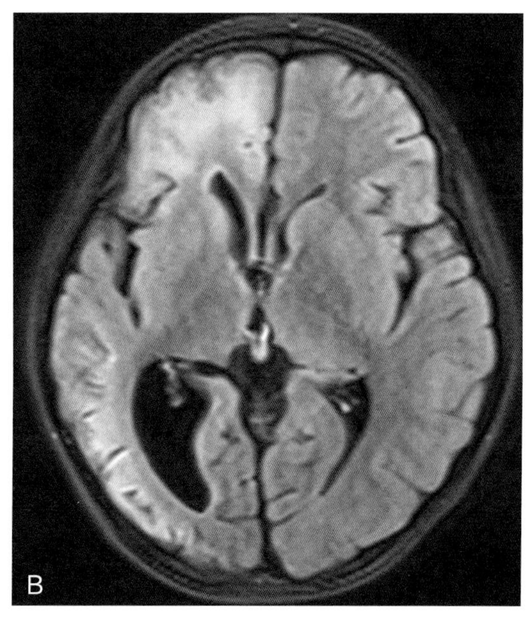

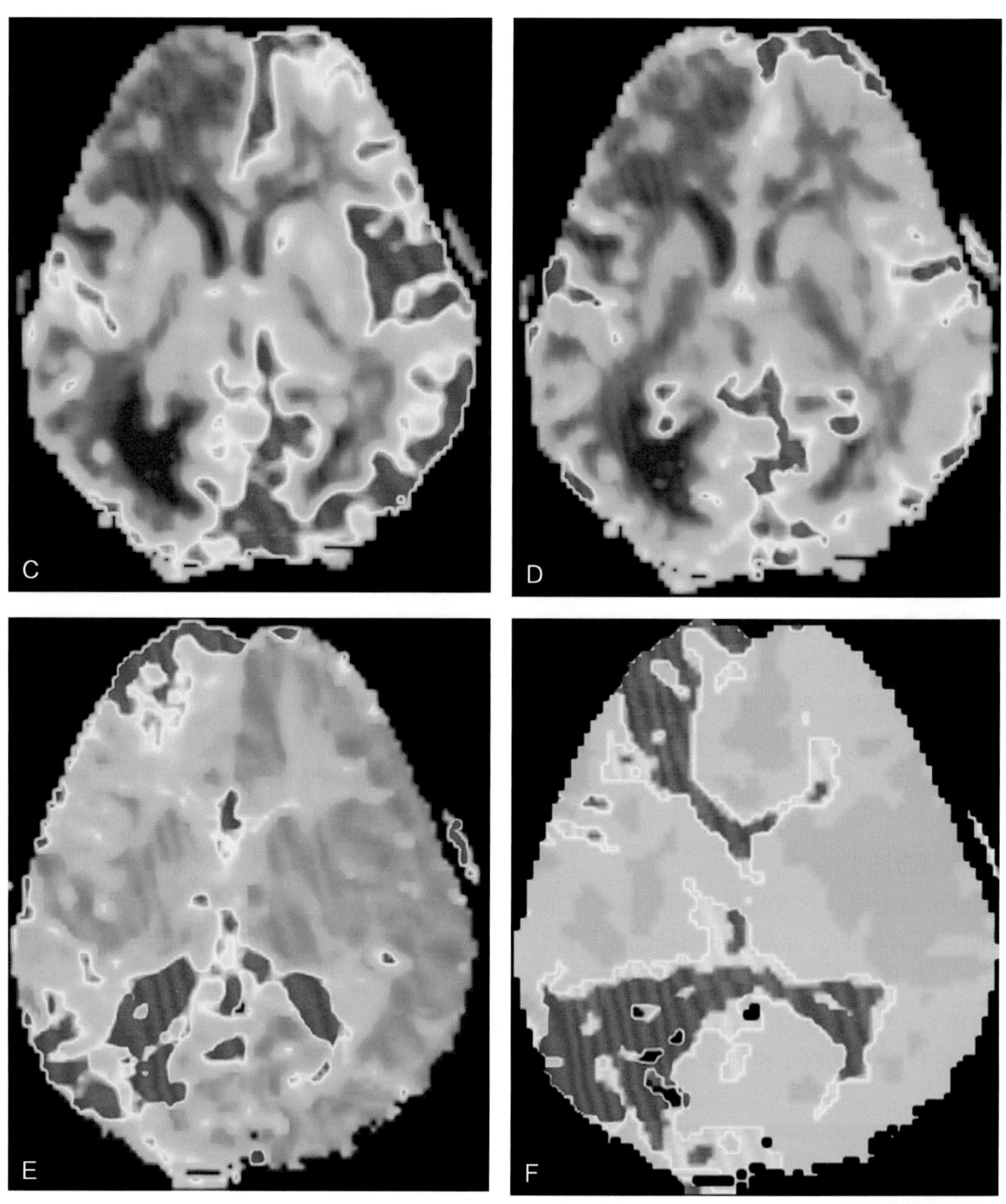

图 5-3-6 Rasmussen 脑炎

男，6 岁，癫痫发病 3 个月，右侧大脑半球皮层萎缩，以额、颞、岛叶显著。A、B. T_2WI 及 T_2-FLAIR 示病灶为高信号，右侧脑室体部及颞角扩大；C~F. CTP 示受累右侧大脑半球皮层灌注减低、延迟

SPECT 显示受损大脑半球的血流灌注减少（图 5-3-8），PET 证实受累区代谢下降，半球体积减小，健侧半球也会出现萎缩，但萎缩速度较缓慢。虽然 MRI 上可以表现为双侧大脑半球脑萎缩和（或）信号异常，但不管是脑萎缩还是信号异常都表现为“非对称性”，即一侧大脑半球明显。对侧半球异常的原因可能是左右半球连合纤维的 Wallerian 变性、长期癫痫发作或药物治疗的后果，也可能是双侧半球患有类似的病变。

RE 脑炎皮层和深部灰质核团信号异常可随病变演变而改变，MRI 表现为异常信号减轻、加重、出现新病灶或累及新部位。皮层信号改变可分为 4 期：高信号皮层肿胀期、高信号皮层体积正常期、高信号皮层萎缩期及正常信号伴有进展性皮层萎缩期。皮层信号的演变并不是规律性地表现出上述 4 期，绝大部分表现为高信号皮层萎缩期和正常信号进展性皮层萎缩期。有研究对 RE 脑炎患者进行系列 MR 随访检查，把影像异常分为

3 种模式：①开始 MRI 表现正常，随后出现高信号并且皮质进行性萎缩；②开始局灶性高信号，随后在范围以及信号强度上逐渐降低；③开始局灶性高信号，在随访中没有进一步改变。神经影像模式的差异可能反映了 Rasmussen 脑炎不同的发病机制。

【诊断与鉴别诊断】

Rasmussen 脑炎的诊断通常依靠临床、脑电图及 MRI，不是所有 Rasmussen 脑炎的诊断均需要病理活检。Rasmussen 脑炎临床表现为持续癫痫、渐进性偏瘫，早期颅脑 MRI 可无明显异常，随病情进展出现进行性单侧半球萎缩，脑电异常的范围和程度随着病情的发展不断加重。目前，Rasmussen 脑炎的诊断标准分为 A、B 两部分。

A 部分：

（1）临床表现：局灶性癫痫（伴或不伴部分性癫痫持续状态）和单侧皮层缺损。

（2）脑电图：单侧大脑半球慢波伴或不伴癫痫样放电及单侧癫痫发作。

（3）MRI：单侧半球皮质萎缩伴至少下列之一：①灰质或白质 T_2WI、FLAIR 高信号；②同侧尾状核头部高信号或萎缩。

B 部分：

（1）临床表现：部分性癫痫持续状态或进行性单侧脑皮层损伤。

（2）MRI：进行性单侧半球局灶性皮层萎缩。

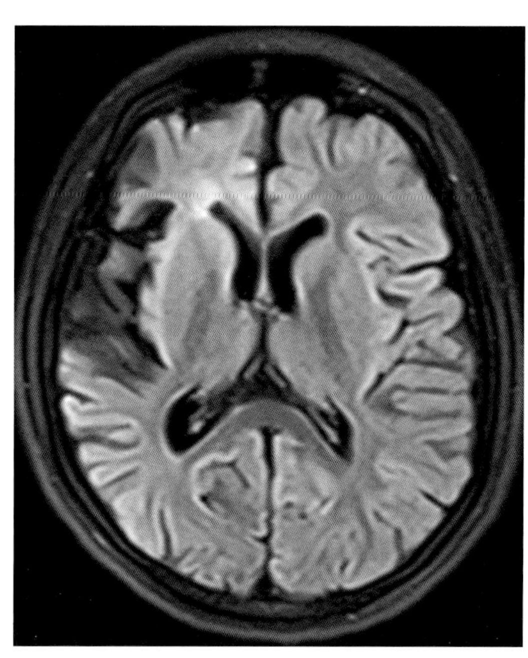

图 5-3-7 Rasmussen 脑炎

女，6 岁，T_2-FLAIR 示右侧尾状核较对侧萎缩，信号增高。右侧额颞岛叶萎缩，可见额叶、岛叶皮层下高信号

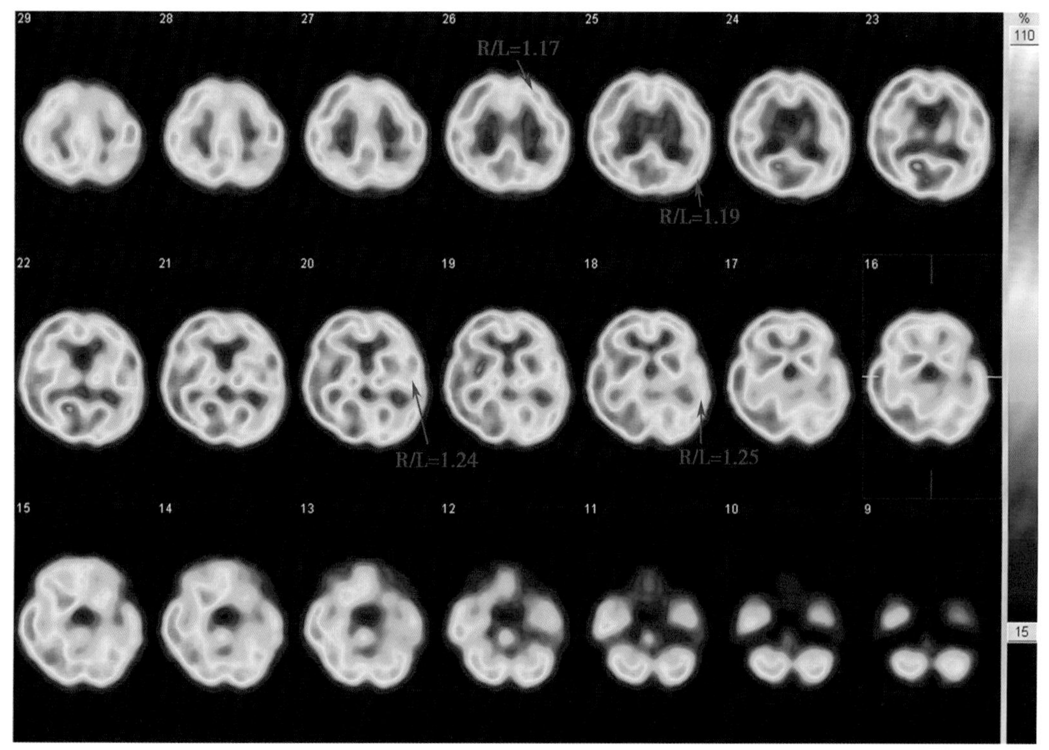

图 5-3-8 Rasmussen 脑炎

男，5 岁，SPECT 显示左侧额、顶、颞、枕叶皮层局部血流灌注较对侧减低

（3）组织病理学：以T细胞为主的脑炎伴小胶质细胞增生（典型者可形成小胶质结节）和反应性胶质细胞增生。如果脑实质中出现较多的巨噬细胞、B淋巴细胞、浆细胞或病毒包涵体则可排除Rasmussen脑炎。

如果具备A部分3项指标或B部分2项指标，即可诊断为Rasmussen脑炎。首先考虑A部分，如果不满足条件，再考虑B部分。如果未进行活检，应做增强MRI扫描及CT检查，若未见强化及钙化者可初步排除半球血管炎。如果有些病例既不满足A部分，也不满足B部分的1、2条件，包括一些Rasmussen脑炎的少见类型，病理活检可以帮助确诊。

Rasmussen脑炎需要和慢性病毒性脑炎、巨细胞病毒性脑炎、细菌性脑炎、线粒体脑病、Sturge-Weber综合征、脑梗死、脑血管炎及脑外伤等可引起局部半球性脑萎缩的病变相鉴别。上述疾病除有各自的临床及影像表现外，应注意根据Rasmussen脑炎诊断标准以排除其他疾病。线粒体脑病一般也可表现为皮层及皮层下高信号，复查MR可见病变恢复和出现新病灶，与Rasmussen脑炎的影像表现具有一定的相似性，但线粒体脑病患者发病年龄通常在青少年或年轻成人，较Rasmussen脑炎患者年龄偏大，病变具有游走性，多双侧半球受累，一般不引起单侧的外侧裂增宽和脑室扩大等萎缩性改变。Sturge-Weber综合征可引起病变部位脑皮层萎缩和信号改变，但常出现钙化，增强扫描脑浅表部位呈弯曲条线状强化，可与Rasmussen脑炎鉴别。脑梗死多见于成人和老年人，结合临床亦可鉴别。根据Rasmussen脑炎诊断标准，有些未进行脑组织活检的血管炎可误诊为Rasmussen脑炎，应进行增强MRI及CT检查。病毒或细菌性脑炎及脑外伤恢复期可引起脑萎缩，但根据病史及影像表现可以鉴别。如果脑组织活检不能确诊，需要临床和MRI随访以明确诊断。

【影像学研究进展】

1. SPECT　已用于RE患者病灶的评估，尤其在早期阶段可以作为疾病进展的标志。SPECT显示的病变范围比影像学显示的结构改变更为广泛，而且有助于病变范围的解剖定位，可以显示发作间期大脑低灌注的动态改变，还可以指导脑活检。因此，发作期的SPECT对于RE患者或其他需进行术前评估的癫痫患者的病灶定位和（或）定侧是一项非常有价值的检查手段。

2. PET　对于EEG不能准确定位的患者，利用FDG-PET评估可以减少患者进行EEG检查的操作。由于癫痫发作早期注射药物有一定难度，而且脑部吸收FDG是一动态改变，因此真正高质量发作期的FDG-PET图像很难得到。通常，典型的RE患者发作间期PET显示为低代谢，也可以为高代谢；发作后期通常也为低代谢；发作期PET是代谢改变，对了解患者最近癫痫发作的情况、发作类型、注射药物时的状态以及与EEG的关系很重要。

3. 自动3D-MRI容量分析　基于标准程序的3D-MRI容量分析软件能定量、精确的计算脑容量的变化，分析局部脑萎缩的差异，从而有效评估RE患者脑萎缩程度，对疾病的进展及临床治疗效果能进行有效的评价。自动定量容积分析还能够区分出RE患者与健康者、有和没有RE的癫痫患者之间的差异，因此可以帮助RE的诊断。

（高　艳　任彦军　张小琨）

六、克-雅病

【概述】

克-雅病（Creutzfeldt-Jakob disease，CJD）又称皮质-纹状体-脊髓变性。是一组罕见的异质性神经退行性疾病，以正常朊蛋白错误折叠形成致病性羊瘙痒病朊蛋白为特征的疾病。分为散发型、遗传型、变异型和医源型。

散发型CJD最常见，约占人类朊蛋白病的85%。病因不明，可自发产生致病性羊瘙痒病朊蛋白。遗传型CJD是朊蛋白基因突变的常染色体显性遗传病，最常见的形式是E200K突变。变异型克-雅病罕见，主要发生在西欧，朊病毒从感染的动物（牛海绵状脑病或疯牛病）传播到人类。医源型CJD罕见，见于接触受朊病毒污染的人体组织或医疗器械，可见于角膜移植、垂体激素注射、硬脑膜移植等过程。本节主要介绍散发性CJD。

【临床与病理】

朊蛋白表达主要受*PRNP*基因129密码子多态性调控，可编码蛋氨酸（M）和缬氨酸（V），还受羊瘙痒病朊蛋白两个亚型（1型和2型，二者生化属性不同）调控。上述变异可产生6个分子学亚型（MM1、MM2、MV1、MV2、VV1、VV2）。其中，MM1和MV1亚型最常见，占散发型CJD的55%~70%，具有典型临床症状、脑电图和脑脊液异常，基底节和大脑皮层常受累，而丘脑不受累。其他各亚型临床症状常不典型，病程更长，少见脑电图和脑脊液异常。

散发型 CJD 好发于 50~65 岁，典型临床特征是快速进行性痴呆、肌阵挛、视觉障碍或小脑功能不良、锥体或锥体外系体征和无动性缄默症。90% 患者于起病后 1 年内死亡，死于感染或自主神经功能衰竭。目前，尚无有效治疗方法。脑电图检查随疾病不同阶段表现各异，最具特征性表现见于病程中、晚期，呈周期性尖慢复合波。脑脊液 14-3-3 蛋白增高是散发性 CJD 具有提示性的生物标记，敏感性高达 92%~96%，但它的增高仅反映脑组织广泛破坏，还可见于缺血性卒中和脑膜脑炎。

各型 CJD 均表现出类似的神经病理学特征：灰质海绵状变性、神经元缺失、胶质增生和不溶性羊瘙痒病朊蛋白沉积。

【影像检查方法】

CT 敏感性差，多用于发现病变晚期出现的脑萎缩。MRI 信号异常（特别是 DWI 高信号）可先于临床症状发生，此时脑电图和脑脊液表现常不显著或不典型，可做出早期诊断。与常规 T_2WI 和 T_2-FLAIR 相比，DWI 序列可更敏感地显示病变分布范围和信号特点，应作为该病首选影像学检查方法。

【影像学表现】

散发型 CJD 早期常见影像征象是大脑皮层条带状 DWI 高信号（飘带征），ADC 值减低，好发于岛叶、扣带回、额上回和近中线的皮层，呈对称性或不对称分布（图 5-3-7），中央沟旁皮层通常不受累。皮层通常无肿胀，皮层下白质无异常信号。基底节（特别是纹状体）也可受累，出现 DWI 高信号，纹状体弥散受限以前部为主，从前向后逐渐进展，苍白球通常不受累（图 5-3-8）。典型的散发型 CJD 通常不累及小脑和丘脑；丘脑受累更多见于变异型 CJD。DWI 高信号可能的机制是神经元空泡化、星形胶质细胞增生或朊蛋白沉积，造成水分子弥散受限。大脑皮层信号 DWI 高信号可随病程和海绵状变性程度而出现波动，DWI 高信号强度可逐渐增加，后期病变进展迅速，由于神经元广泛死亡、缺失，DWI 高信号可减低、甚至消失，而表现为严重脑萎缩。

双侧丘脑背内侧部（双曲棍球棍征）、双侧丘脑后部（枕征）DWI 高信号、ADC 值减低，是变异型 CJD 最敏感的影像标记，少见于散发型 CJD（图 5-3-9）。然而，散发型 CJD 的双曲棍球征、枕征，可同时伴有纹状体和大脑皮层信号异常，有助于和变异型 CJD 鉴别（图 5-3-10、图 5-3-11）。

【诊断与鉴别诊断】

散发型 CJD 具有进行性痴呆、无动性缄默等临床特点；脑脊液检查可见 14-3-3 蛋白；脑电可见周期性间慢复合波；MRI 可见皮层区及基底节区 DWI 高信号，脑回无肿胀是其典型特点，综合临床及影像表现可作出可能的临床诊断。散发型 CJD 需要与以下疾病鉴别：

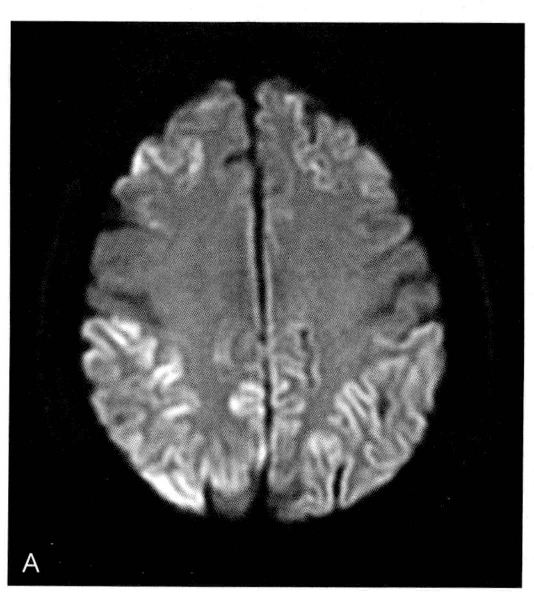

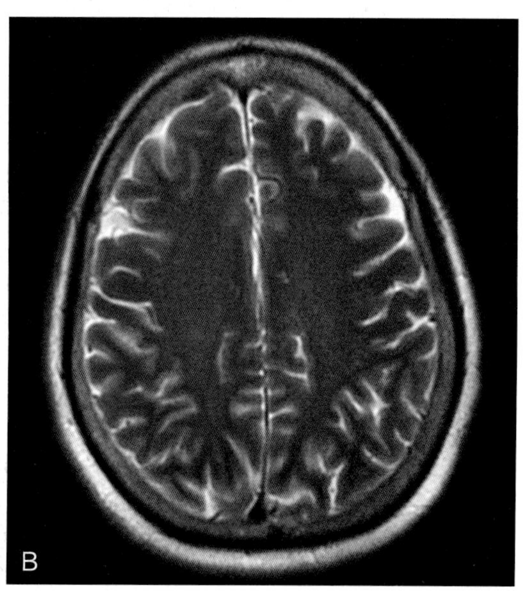

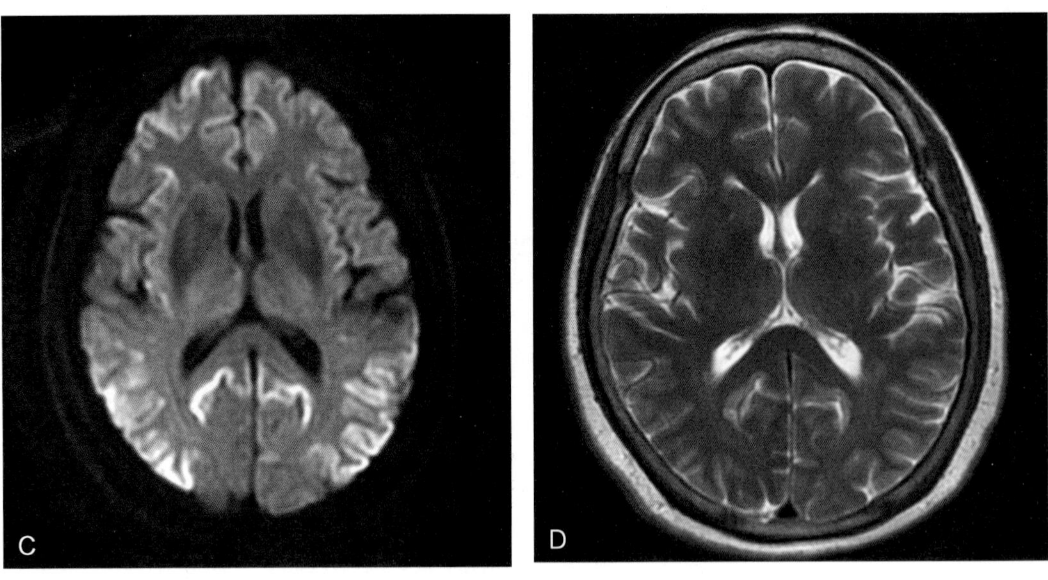

图 5-3-9　散发型 CJD 大脑皮层受累

A~D. 双侧额、颞、枕、岛叶皮层弥漫性 DWI 和 T_2WI 高信号，但皮层肿胀不明显，皮层下白质未见异常信号。双侧旁中央颞区信号未见异常

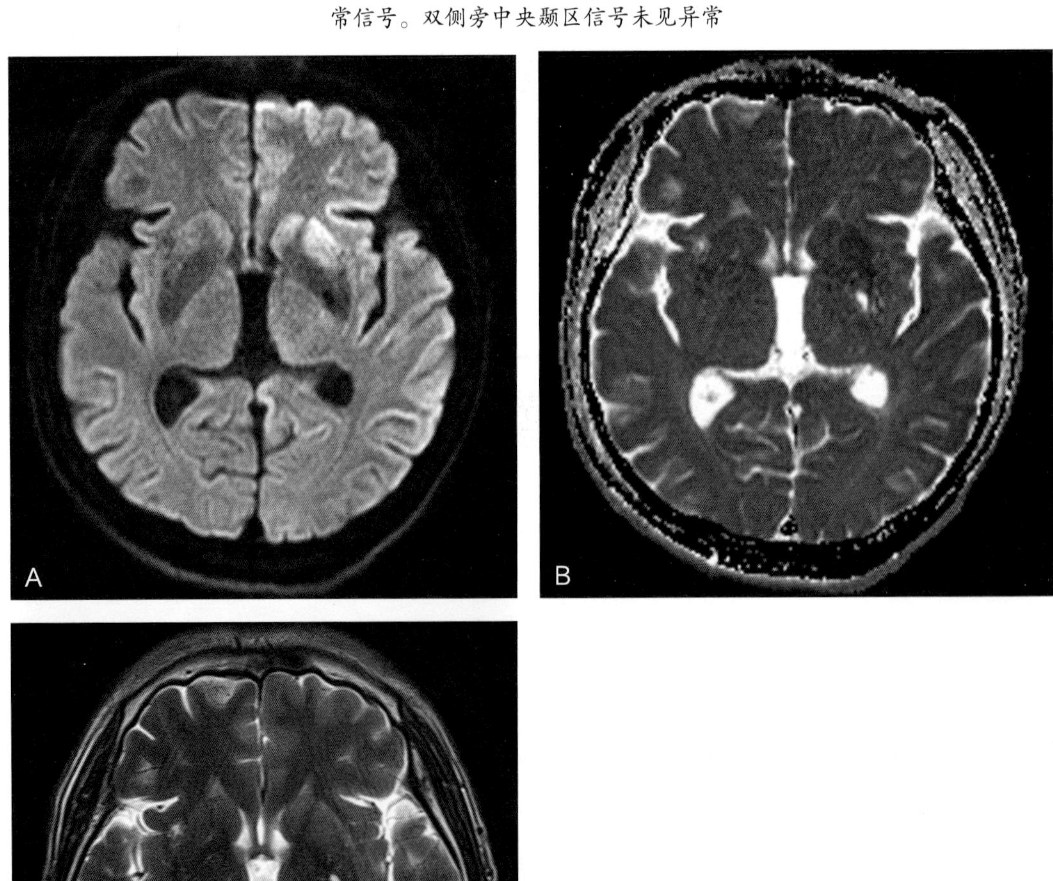

图 5-3-10　散发型 CJD 双侧纹状体受累

A~C. 双侧尾状核头、壳核 DWI、T_2WI 高信号，ADC 值减低，左侧为著。同时双侧额、颞、枕、岛叶皮层信号异常，也以左侧为著

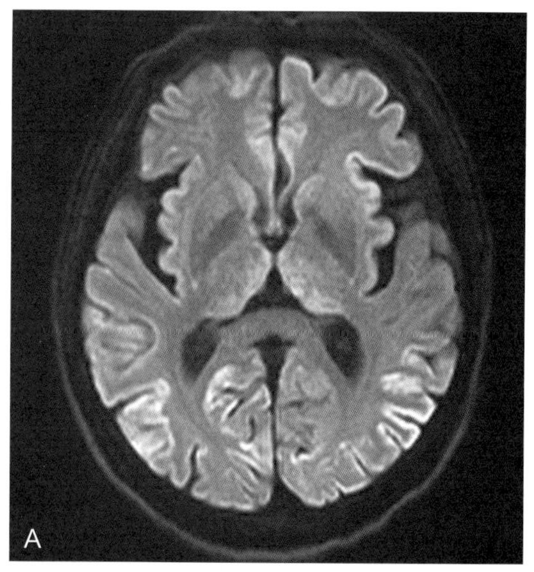

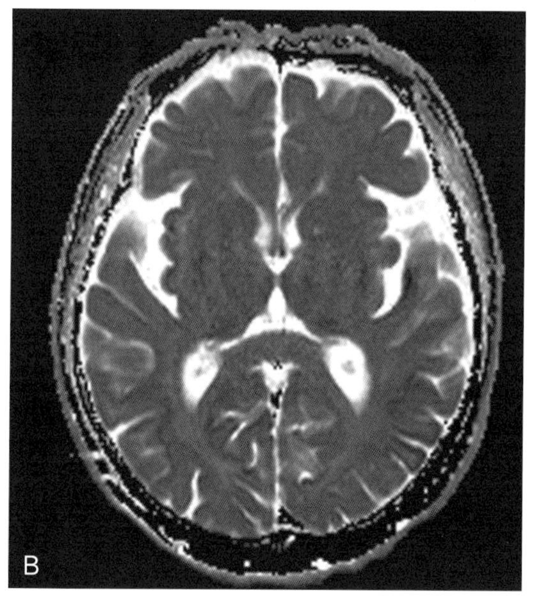

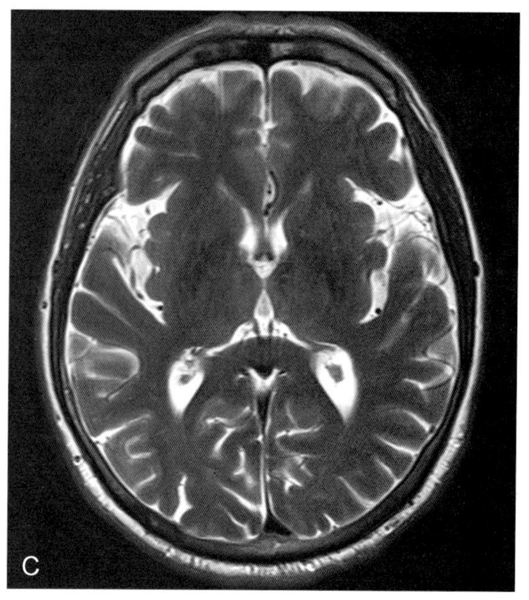

图 5-3-11 散发型 CJD 双曲棍球棍征和枕征

A~C. 双侧丘脑背内侧部（曲棍球征）和丘脑后部（枕征）对称性 DWI、T_2WI 高信号，ADC 值减低，伴有双侧额、颞、枕、岛叶皮层及尾状核头信号异常，有助于和变异型 CJD 鉴别

1. **成人重度缺血缺氧性脑病** 通常由心脏骤停、溺水或窒息引起的循环或呼吸衰竭造成。缺血缺氧性损伤易累及代谢活跃的脑区，如基底节、海马和大脑皮层。急性期，MRI 可显示上述受累脑区 DWI 高信号。起病数小时至数天后受累皮层脑回肿胀、T_2WI 信号增高。心肺功能衰竭等病史有助于鉴别诊断。

2. **低血糖脑病** 低血糖脑病常见于糖尿病患者过度使用胰岛素或口服降糖药、胰岛素瘤患者及因其他疾病疾病导致葡萄糖严重消耗的情况。MRI 通常表现为双侧不对称性异常信号，呈三种形式：①灰质受累为主，包括大脑皮层、纹状体和海马。②白质受累为主，包括脑室周围白质、内囊和胼胝体压部。③灰质和白质混合受累。其中，广泛的皮层和纹状体 DWI 或 T_2-FLAIR/T_2WI 高信号类似于散发型 CJD。但结合临床表现和血糖检查有助于二者鉴别。

3. **副肿瘤边缘性脑炎** 最常见的自身免疫性脑炎。常呈亚急性脑病，临床表现为认知损害、行为或性格变化、共济失调、癫痫发作，或其他各种神经功能障碍综合征。影像特征是内侧颞叶（包括杏仁核和海马）DWI 和 T_2WI/T_2-FLAIR 高信号。但也可表现为岛叶皮质和前扣带区异常，与散发型CJD 表现相似。若怀疑副肿瘤性边缘性脑炎，可通过自身抗体检测和恶性肿瘤的筛查进行确诊。

4. 癫痫相关的脑水肿 见于局灶性或全身性癫痫发作或癫痫持续状态。MRI 显示受累脑回肿胀、DWI 高信号，但上述表现呈可逆性，与癫痫发作引起的短暂性脑水肿有关。除易于累及海马外，还可表现为大脑皮层信号异常，并不同程度地累及皮层下白质、胼胝体压部、基底节区、丘脑和小脑，与散发型 CJD 相似。随访观察可证实癫痫后脑水肿呈可逆性，同时根据癫痫症状和脑电图表现，可做出诊断。

5. MELAS 即伴乳酸中毒和卒中样发作的线粒体脑病（mitochondrial encephalopathy with lactate acidosis and stroke-like episodes，MELAS）。儿童、青少年多见，主要临床表现为肌无力、运动不耐受、发作性头痛、癫痫、认知障碍、脑卒中样发作、神经性耳聋等。肌肉活检见大量碎红纤维和异常线粒体。影像表现为处于不同时期的多灶性“梗死样”皮层病灶，但不局限于血管分布区，且漂浮不定（出现 – 消失 – 再现）。该病好发于后顶叶和枕叶，受累大脑皮层 DWI 高信号，与散发型 CJD 影像征象部分重叠。MRS 检查 Lac 峰升高对线粒体脑病具有提示意义。

【影像学研究进展】

尽管散发型 CJD 主要累及灰质，病变早 – 中期脑白质常规 MRI 未见异常，但 DTI 研究表明，该病存在广泛白质损害，以 MD 弥漫减低为主要特征，而 FA 仅在某些脑区（主要是额叶和扣带皮层）显著减低。组织病理学也证实该病存在白质纤维破坏：以弥漫反应性星形胶质细胞增生、小胶质细胞激活为特征。

（沈俊林）

第四节　化脓性感染

一、化脓性脑膜炎

【概述】

化脓性脑膜炎（purulent meningitis）是中枢神经系统常见的化脓性感染，简称化脑，是由化脓性细菌感染所致的脑膜炎症。通常急性起病，多发生于婴幼儿、儿童及 60 岁以上老年人等免疫功能不全或者免疫功能低下者，成年发病者较少见。患者常遗留癫痫、脑积水、失聪、失明、智力和（或）运动障碍等后遗症，在新生儿期具有高致死率，儿童期具有高致残率，因此早期诊断化脓性脑膜炎并判断脑损伤情况，对患者的预后十分关键。

【临床与病理】

临床表现：多以发热、头痛急性起病，常伴有恶心、呕吐、脑膜刺激征（颈项强直、kerning 征阳性、Brudzinski 征阳性）。部分患者可见乏力、血白细胞增高等全身中毒症状，部分患者可出现抽搐，精神意识改变也较常见，主要表现为激动、谵妄，严重者可出现意识模糊、昏睡、昏迷等。新生儿及婴儿癫痫发生率高达 50%，新生儿除惊厥外还可出现体温不升或败血症等表现，1/3 病例有前囟饱满，1/4 病例有角弓反张。

腰穿脑脊液检查：脑脊液压力常升高，外观不清或浑浊，早期可清亮，脓液的颜色因所感染的细菌而不同：葡萄球菌时为灰色或黄色；肺炎双球菌时为绿色；流感杆菌时为灰色；大肠杆菌时为灰黄色兼有臭味；铜绿假单胞菌时为绿色。绝大多数患者脑脊液白细胞数升高，WBC 计数常 $>1\,000\times10^6/L$，中性粒细胞占优势；蛋白含量亦增高，约半数患者脑脊液蛋白含量 $>0.45g/L$；糖降低（$<1.1\sim2.2mmol/L$）或低于当时血糖的 50%；脑脊液培养可找到病原菌。

病理：主要累及软脑膜、蛛网膜和表面脑组织的急性化脓性炎症。早期软脑膜血管高度扩张充血、大量中性粒细胞浸润和炎性渗出物（纤维蛋白），主要在大脑顶部表面，大量的炎性渗出物沿蛛网膜下腔逐渐蔓延至大脑底部和脊髓表面，可广泛分布于蛛网膜下腔或沉积于脑基底池。伴有弥漫性血管源性和细胞毒性脑水肿。脑膜炎可累及邻近脑实质时，引起脑膜脑炎；严重者脓性渗出物包绕血管时，可有血管壁坏死和灶性出血，引起闭塞性小动脉炎，造成邻近灶性小梗死灶；亦可并发静脉窦血栓、硬膜下积脓，脑室积脓或脑脓肿。并发室管膜炎，尤其见于新生儿患者，表现为室管膜充血水肿和脑室内脓性渗出物积聚。晚期脑膜增厚，渗出物粘连，阻塞蛛网膜颗粒或脑池，影响脑脊液循环、吸收，引起交通性或梗阻性脑积水。

感染可来源于上呼吸道感染、头面部感染、外伤污染、细菌性栓子及菌血症等。感染途径可经血行播散或脑外邻近部位的炎症直接扩散而来，如鼻窦炎、乳突炎。化脓性脑膜炎最常见的致病菌为肺炎链球菌、脑膜炎双球菌及流感嗜血杆菌 B 型，其次为金黄色葡萄球菌、脑膜炎双球菌、大肠杆菌、变性杆菌、厌氧杆菌、沙门菌及铜绿假单胞菌等。成人化脓性脑膜炎的致病菌以肺炎链球菌、李斯特菌居多；新生儿感染以革兰阴性杆菌为主，婴儿期则葡萄球菌感染的比例明显增高，幼儿期及儿童期则以脑膜炎双球菌及肺炎链球菌感染多见。

【影像检查方法】

目前常用的检查方法主要为 CT 及 MRI 平扫及增强，而 MRI 对于颅底和脑干周围的病变显示更有优势，尤其是 MRI 特殊序列如 DWI、MRS 等对化脓性脑膜炎的诊断及鉴别诊断有重要价值。相对 MRI 而言，CT 的成像特点决定了其发现的往往是化脓性脑膜炎的晚期改变，因 CT 扫描不可避免的电离辐射危害，儿童患者尤其应首选 MRI 检查。X 线平片诊断价值不大。

【影像表现】

1. CT　平扫早期可无异常发现。随病情发展，脑回肿胀，脑回之间界限模糊，显示脑沟、脑裂、大脑纵裂池及脑基底池密度增高，表现类似于强化。炎症累及脑实质时，可表现为脑实质局限性或弥漫性低密度区，也可因脑组织肿胀引起侧脑室、三脑室受压变窄，增强扫描显示脑表面出现线条样或脑回状强化。并发脑室管膜炎时，脑室壁增厚，可见条带状强化或脑室内出现分隔。亦可伴发硬膜下脓肿、硬膜外脓肿。当有静脉窦血栓时可呈现出空三角征。晚期出现脑积水时，表现为脑室扩大，严重者可出现间质性脑水肿，CT 示双侧侧脑室前、后角周围见片状低密度区。部分患者可见脑表面或室管膜钙化。

2. MRI　早期常无明显异常。平扫可见蛛网膜下腔增宽、变形，T_1WI 信号较正常增高，T_2WI 呈高信号，T_2-FLAIR 序列可较清晰地显示病变区脑沟呈不同程度的线、条状稍高信号或高信号。随病情进展，脑基底池及脑沟结构模糊不清，增强扫描可见柔脑膜增厚，呈线样或脑回样强化（图 5-4-1）；也可累及小血管出现脑动脉炎，出现继发性脑梗死。小儿及新生儿化脓性脑膜炎的早期继发性脑梗死可发生在丘脑、脑桥、延髓，以及大脑的枕叶、顶枕叶、颞叶，甚至弥漫性脑梗死。严重者可出现以下并发症：①交通性脑积水：脑室变形、扩大，侧脑室前角或脑室周围因脑脊液渗出而出现长 T_1、长 T_2 的间质性水肿信号。②硬膜下积液或积脓：为小儿化脓性脑膜炎的主要并发症，平扫显示单侧或双侧颅骨内板下新月形稍长 T_1、长 T_2 信号，增强扫描其包膜可强化（图 5-4-2）。③脑室室管膜炎：双侧侧脑室枕角及额角室管膜呈线样强化，脑室底部可见蛋白性沉积物，伴或不伴脑室扩大。④脑膜脑炎：受累脑实质水肿，可见明显占位效应。深层脑白质的局灶性和/或弥漫性长 T_1、长 T_2 信号病灶，伴或不伴脑室内及脑实质的斑点样出血。当脑实质内形成脓肿时，可依据脓肿的不同时期出现相应 MRI 表现。

3. 血管造影　脑循环变慢，脑动脉可有血管痉挛变细。

【诊断与鉴别诊断】

影像学检查的诊断价值有限，其主要目的在于了解化脓性脑膜炎的中枢神经系统并发症，主要诊断仍依据于临床表现。非常早期或轻度脑膜炎影像学可无异常。

鉴别诊断：脑膜强化时需与脑膜转移进行鉴别。脑膜转移常可见明显结节样强化或肿块影，脑实质内常同时存在有转移灶，另外也需要结合病史。

【影像学研究进展】

1. DWI　脓液是一种由细菌、炎性细胞、黏蛋白、细胞碎屑组成的黏稠酸性液体，这些成分限制了水分子的扩散，DWI 呈现高信号，这对发现脑脓肿、硬膜下积脓等具有重要作用。DWI 可表现为蛛网膜下腔、脑室及脑实质内出现局限性或广泛分布的高信号；脑室内高信号位于侧脑室后角或枕角，与脑脊液形成液平，原因是脓液比重高于脑脊液，因仰卧位扫描而沉积于枕侧。但需要注意的是，只有当脓液的浓度达到一定程度时才能出现 DWI 高信号，并且同一病变不同部位的信号也可不同。

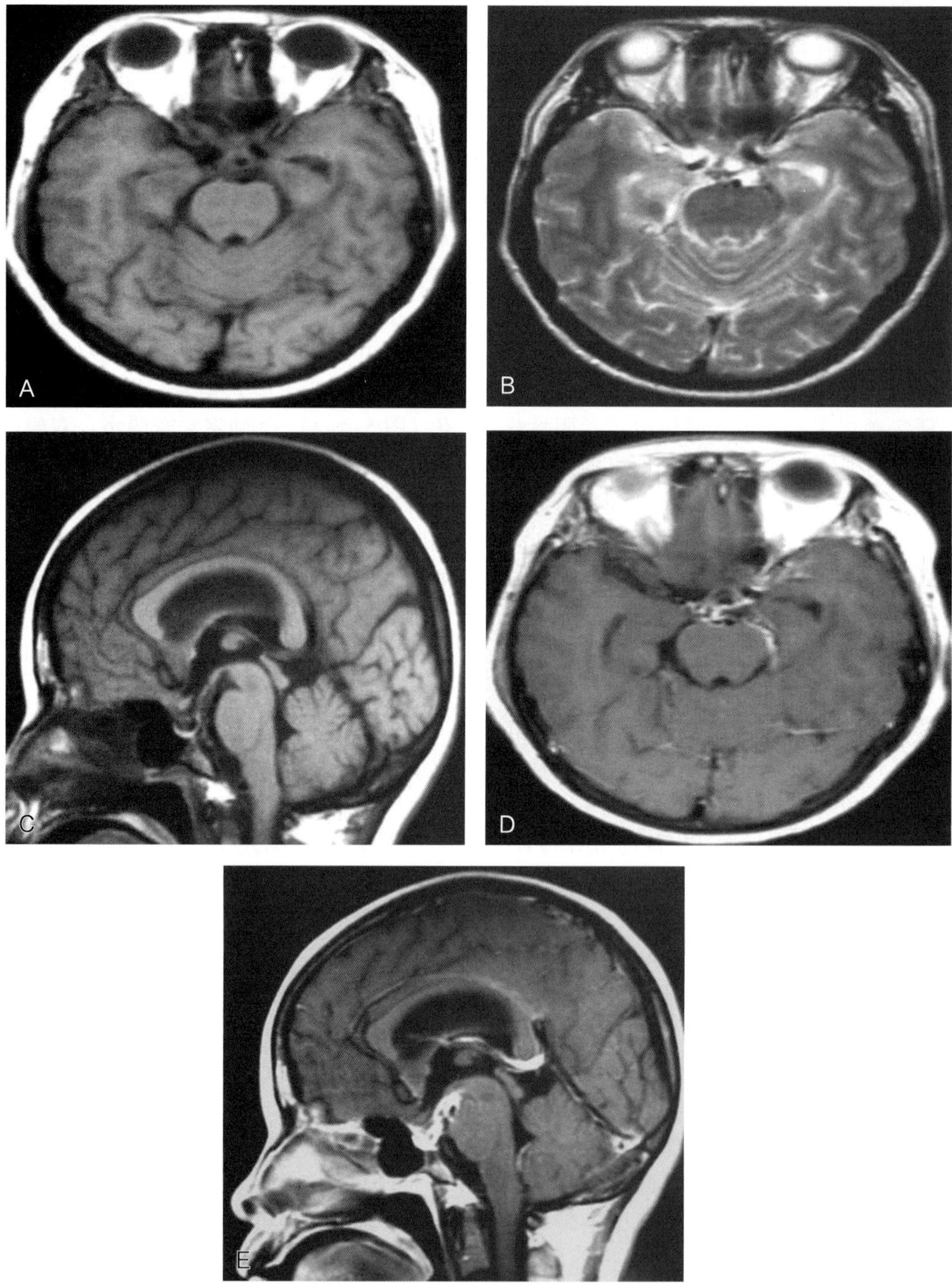

图 5-4-1 化脓性脑膜炎 MRI

A. T_1WI 轴位示鞍上池、桥前池及环池结构显示模糊，脑脊液信号略增高；B. T_2WI 轴位示鞍上池、桥前池及环池结构显示模糊，脑池形态欠规则；C. T_1WI 矢状位示鞍上池、桥前池及环池内脑脊液信号不均匀；D. T_1WI 增强扫描轴位示鞍上池、桥前池、环池及左侧颞极柔脑膜线条样强化；E. T_1WI 增强扫描矢状位示脑基底池区软脑膜明显强化

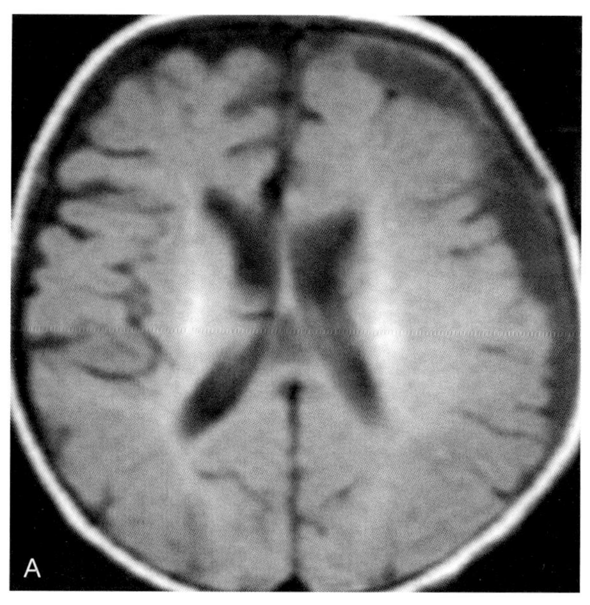

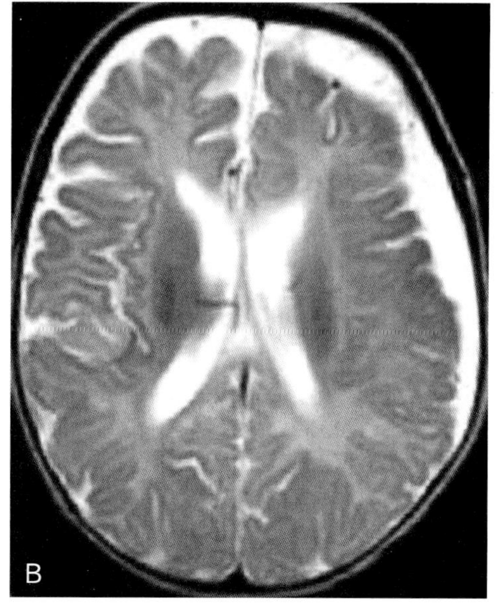

图 5-4-2 化脓性脑膜炎并发双侧硬膜下积液

A. T_1WI 轴位示双侧额顶部硬膜下间隙增宽，呈稍低信号，相邻脑实质受压、脑沟变浅；B. T_2WI 呈高信号

2. 3D T_2-FLAIR 增强 颅脑增强检查通常采用 T_1WI 序列，然而 T_1WI 增强对柔脑膜病变的检出困难，因为正常脑膜也能发生一定程度的强化，而且，正常血管中的对比剂引起的 T_1 时间缩短也可能与之混淆。在检测蛛网膜下腔疾病中，T_2-FLAIR 是一个敏感的序列，通常认为它是抑制脑脊液的 T_2WI，T_1WI 增强后出现强化的区域在 FLAIR 增强图像上也能出现强化。Parmar 等研究发现在软脑膜强化方面，T_2-FLAIR 增强与 T_1WI 增强的敏感性相似，但特异性更高。当 T_1WI 增强的病灶不确定时，可以考虑 T_2-FLAIR 增强结合平扫，作为 T_1WI 增强对感染性柔脑膜病变评价的补充。

3. 颅脑 CT 动脉血管重建 胞质脑池内炎性刺激引起颅内动脉痉挛呈梭形扩张，在狭窄段的动脉轮廓多光整。经治疗后再行颅脑动脉血管重建显示颅内动脉梭形改变较前减轻，提示炎性反应引起的动脉痉挛缓解。但也存在一定的局限性，无法对化脓性脑膜炎引起的细微血管病变（如血管痉挛、血管内膜炎、血管内血栓形成等）有更好的显示。

二、脑脓肿

【概述】

脑脓肿（cerebral abscess）是由化脓性细菌感染导致的脑实质炎症，也是中枢神经系统常见的化脓性感染。少部分脑脓肿也可由真菌或原虫等病原体侵入脑组织而致，将在以后章节详述。血源性脑脓肿最常见，细菌性脑内感染大多由脑外原发感染灶经血行播散所致，少数来自附近组织器官感染的直接蔓延或脑外伤的间接感染。脑脓肿常见的致病菌为金黄色葡萄球菌、链球菌、肺炎球菌和大肠杆菌等。血源性感染以金黄色葡萄球菌最常见，鼻源性感染以链球菌多见；耳源性感染以厌氧链球菌、变形杆菌、大肠杆菌多见；外伤性感染以金黄色葡萄球菌和大肠杆菌最多见。常见易感因素为细菌性心内膜炎、先天性心脏病、静脉内药物滥用。故青春期前和中年人易患此病，平均年龄为 34 岁，这可能与该年龄组易患先天性心脏病、耳或鼻窦感染及滥用药物有关。男性发病率高于女性。脑脓肿可单发或多发，幕上多见，颞叶脑脓肿占幕上脓肿的 40%，也可见于额、顶、枕叶，小脑脓肿少见，偶见于垂体。

【临床与病理】

临床表现：因脑脓肿的部位、感染机制、病理阶段以及患者的机体免疫状况的不同，患者的临床症状多种多样，病程长短不一，临床表现不具有特异性。最常见的临床表现是头痛，也可见癫痫、颅内压增高，少见意识水平的改变；可无发热等感染症状，在脓肿发生的前几天或数周内都可能无症状或仅有轻微的症状。但其临床症状概括起来可以分为4类：①全身或邻近部位原发感染的症状，有时较小的原发病灶在发生脑内感染时已消退；②急性脑炎阶段的急性感染症状如发热、头痛、呕吐等；③脓肿形成阶段，脓肿占位效应所引起的颅内压增高表现，包括头痛、呕吐、视盘水肿等；④神经系统的体征取决于脓肿病灶的部位。局部神经损害症状，如偏瘫、偏盲、失语等。额叶或右侧颞叶的脑脓肿患者可能会表现为行为改变。脑干和小脑部位的脑脓肿可能会出现脑神经麻痹、步态障碍、头痛（由于脑积水所致）或意识状态改变。25% 的患者可表现为癫痫发作。上述症状常交错发生，随着脓肿的扩大以及病灶周围水肿的加重，临床表现会变得更加明显。

腰穿脑脊液检查：脑脊液检查同化脓性脑膜炎所见，如脑脊液压力升高，外观不清或浑浊，早期可清亮，脓液的颜色因所感染的细菌而不同：葡萄球菌时为灰色或黄色；肺炎双球菌时为绿色；大肠杆菌时为灰黄色兼有臭味；铜绿假单胞菌时为绿色。绝大多数患者脑脊液白细胞数升高，中性粒细胞占优势；还可见蛋白含量增高、糖降低。脑脊液培养可找到病原菌。

病理：化脓性脑炎和脑脓肿是细菌性脑内感染过程中两个不同的发展阶段。脑脓肿的形成是一个连续过程，早期表现为化脓性脑炎，坏死区周围炎性反应及周围白质水肿增加，随后，坏死区域扩大，通过成纤维细胞增生和新生血管形成等机制产生囊腔。脑脓肿按其病程分为三期：①急性脑炎期（1~14 天）：早期脑炎一般持续3~5 天，晚期脑炎一般 5~14 天。化脓菌侵入脑实质后，可出现脑白质水肿、白细胞渗出、点状出血和小的坏死灶。患者可出现明显全身感染反应和局灶性脑炎的表现和体征。随后脑炎中心部逐渐软化、坏死，出现很多小液化区，周围脑组织水肿。病灶部位浅表时可有脑膜炎症反应。②局部化脓期（3~4 周）：随着坏死液化区扩大、融合形成脓腔，多中心融合的脓腔内可见分隔，边缘可见肉芽组织和胶原组织增生，周围脑组织水肿明显，后期水肿渐减轻。患者全身感染征象有所好转。③包膜形成期（4~8 周）：包膜形成期脓肿在组织学方面分为 5 带，即中心坏死带、炎性细胞浸润带、胶原包膜带、炎性增生带、细胞增生及脑水肿带，包膜形成的快慢与致病菌种类和毒力、机体抵抗力以及机体对抗生素治疗的反应有关。

【影像检查方法】

由于 CT 软组织分辨率较低，价值相对较小，但对钙化显示较好。CT 不易显示蛛网膜下腔、脑表面的病变。增强 CT 检查是一种快速检测脓肿的大小、数量和部位的成像方法。

MRI 是脑脓肿的首选检查方法。MRI 具有多平面、多序列成像的特点，软组织分辨率高，可显示脑脓肿壁的结构细节，区分不同组织成分，显示血脑屏障破坏情况及水肿范围等，DWI、MRS 等特殊序列可对感染病因作区分。DWI 可将脑脓肿与脑内囊性肿瘤以及肿瘤坏死囊变区别开来。应用 DWI 结合 ADC 对于鉴别脑脓肿和原发性肿瘤或转移瘤的灵敏性和特异性均很高。^{1}H-MRS 也可用于脑脓肿的鉴别诊断。

总之，CT 平扫联合增强、尤其是 MRI 平扫联合增强是脑脓肿诊断检查的常用检查手段。对所有疑似脑脓肿的患者都应该进行头颅 MRI 或 CT 检查。MRI 增强是颅内感染的首选检查，CT 平扫易漏诊，必须结合增强扫描。

【影像表现】

1. X线　价值有限，仅用于少数患者。有助于脓肿原发灶的发现，如耳源性脑脓肿可见颞骨岩部和乳突气房的骨质硬化或破坏。鼻源性脑脓肿多见额窦、筛窦或上颌窦的炎症性改变。外伤性脓肿可见颅内碎骨片或异物的残留。慢性脑脓肿还可见颅内压增高征象，偶可见脓肿壁的钙化。

2. CT　①急性化脓性脑炎期（图 5-4-3）：脑组织肿胀，可见边界模糊的低密度区，有占位效应，无强化或轻微斑片状强化。②化脓期与脓肿壁形成初期（图 5-4-4，图 5-4-5）：病灶中央液化、坏死呈低密度区，其周边可出现等密度完整或不完整、规则或不规则环影（脓肿壁），壁厚 5~6mm。增强扫描化脓阶段为浅淡的结节状或不规则环状强化。③包膜（脓肿壁）形成期（图 5-4-6）：脓肿壁完全形成则呈完整、光滑、薄壁、厚度均匀的明显环状强化，可含多房，多发，部分脓腔内含气体，可见液气平面。

3. MRI　①急性化脓性脑炎期（图 5-4-7）：MRI 平扫见脑组织肿胀，脑实质内不规则片状异常信号影，边缘模糊，呈等或长 T_1、长 T_2 信号，可单发或多发，有占位效应，尚无脓腔形成，多无强化，偶见斑片状、脑回状轻度强化。②化脓期和脓肿壁形成期（图 5-4-8）：有明显的占位效应，病灶中央液化、坏死呈长 T_1、长 T_2 信号，DWI 为高信号，ADC 呈低信号；脓肿壁呈等 T_1、等或稍短 T_2 信号，脓肿壁呈规则光滑的环形强化，环厚度均匀（约 5mm），脓肿中心不强化；部分脓腔内可见到气体及液平。脓肿周围脑水肿明显，呈长 T_1、长 T_2 信号；部分呈多房脓肿，内可见分隔、壁结节、花环样结构等。

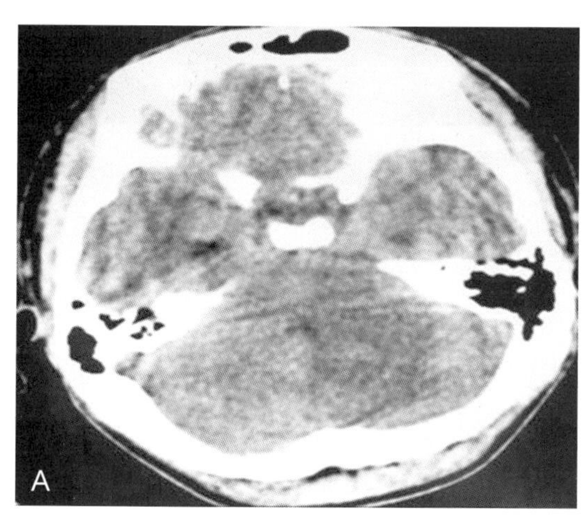

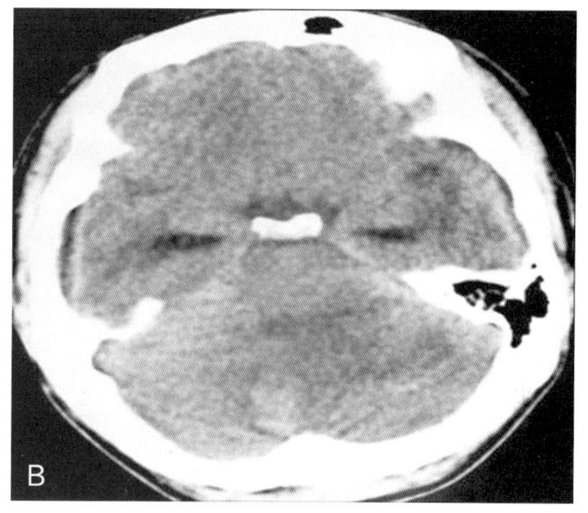

图 5-4-3　脑脓肿急性脑炎阶段

A、B. 头部横轴位 CT 平扫，左侧小脑半球片状低密度影，边界模糊

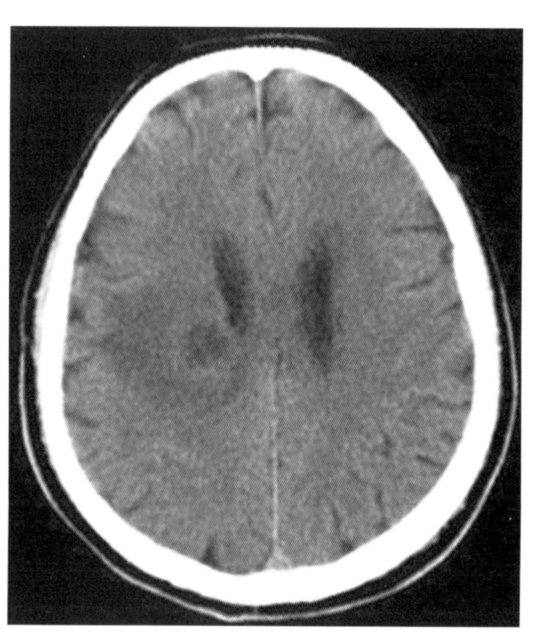

图 5-4-4　脑脓肿化脓期

头部横轴位 CT 平扫，右额叶深部白质片状低密度影，其内化脓区呈更低密度灶

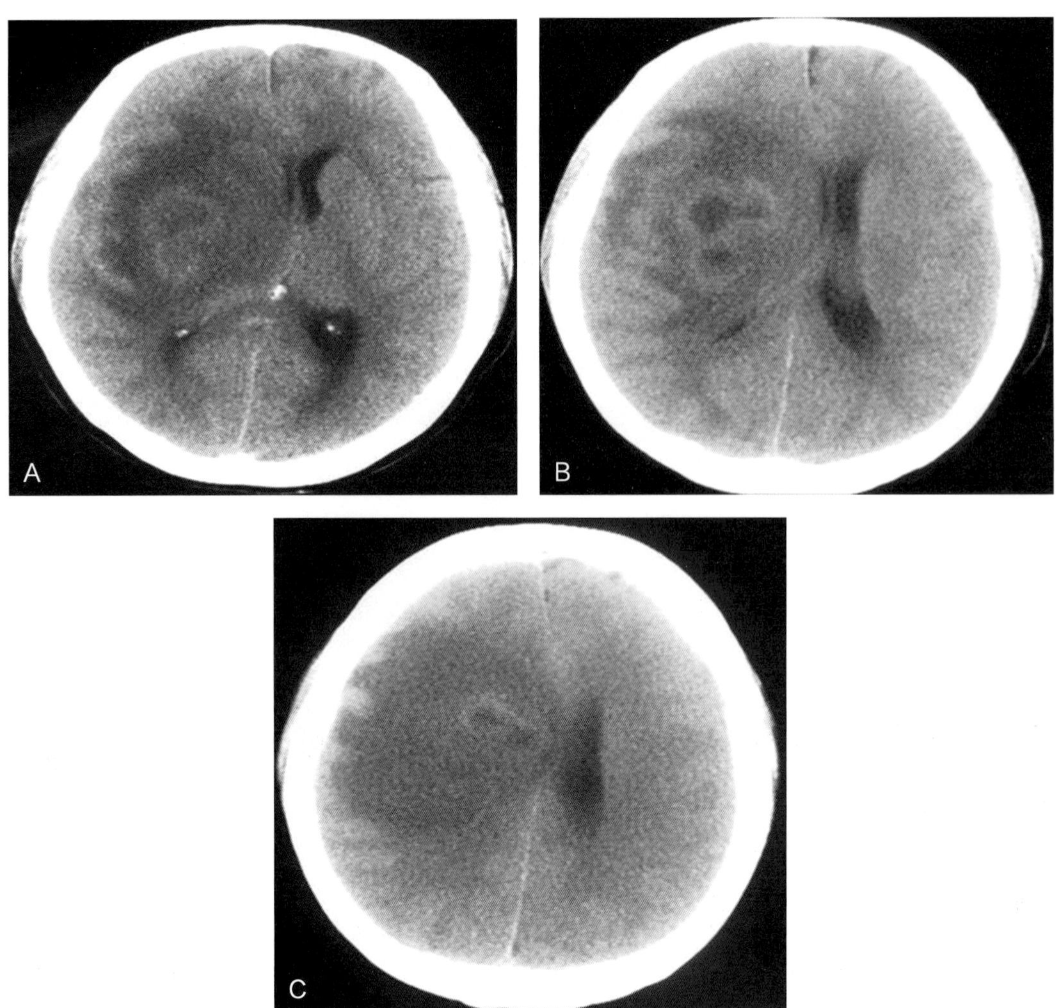

图 5-4-5 脑脓肿脓肿壁形成期

A~C. 头部横轴位 CT 平扫，右侧基底节区脑脓肿壁模糊

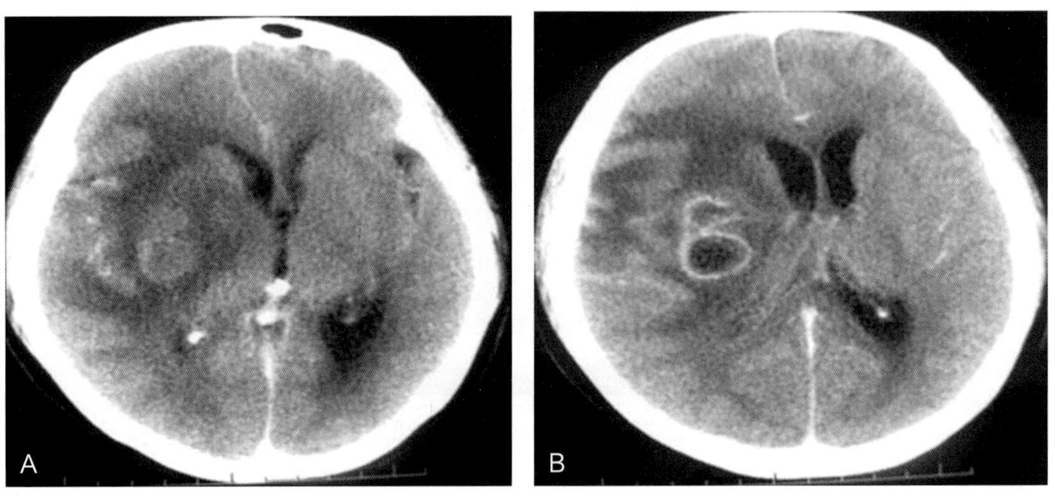

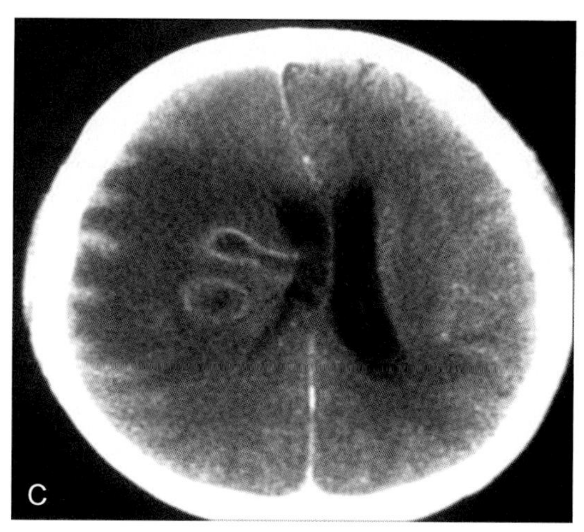

图 5-4-6 脑脓肿包膜形成期

A~C. 头部横轴位 CT 增强扫描，右侧基底节区脑脓肿壁薄，光滑，呈环形强化

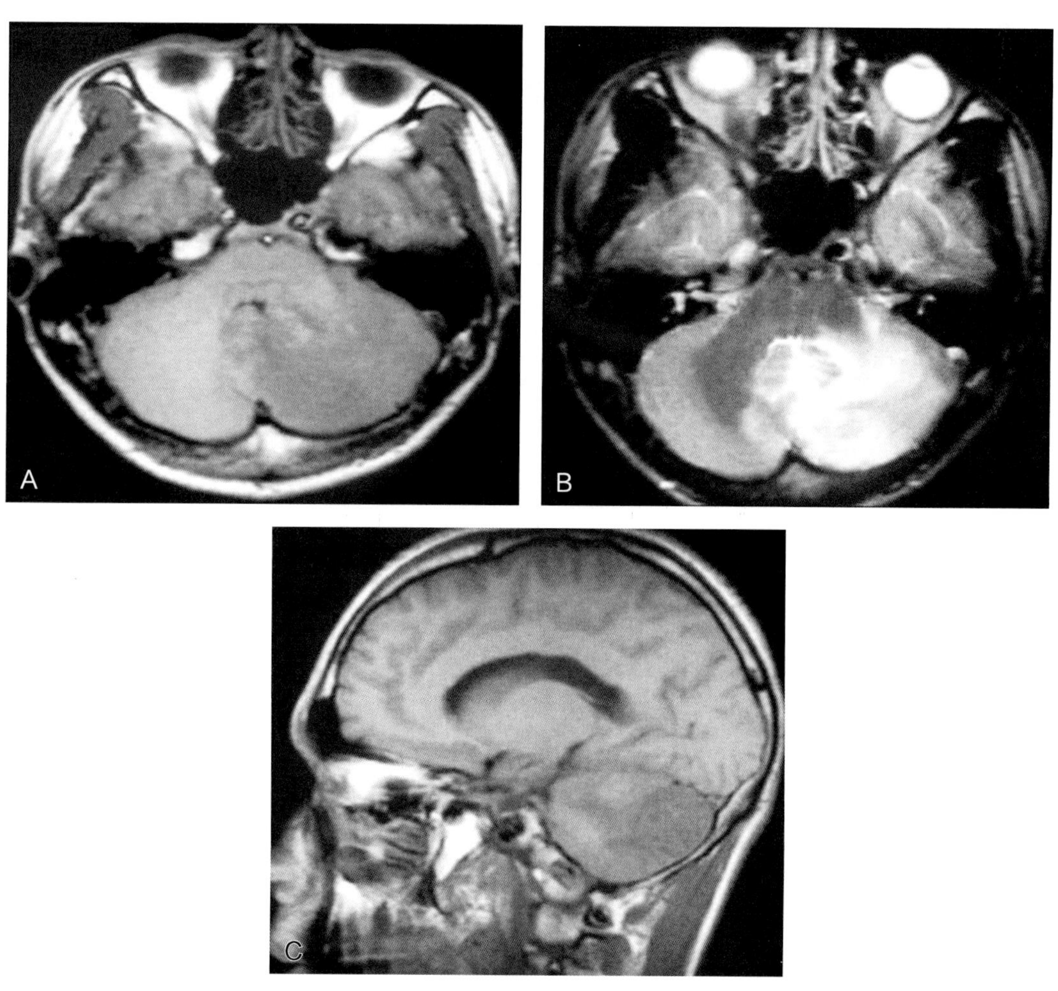

图 5-4-7 脑脓肿急性脑炎阶段

A. 横轴位 T_1WI 示左侧小脑半球片状低信号；B. 横轴位 T_2WI 病灶呈高信号；C. 矢状位 T_1WI 病灶为低信号

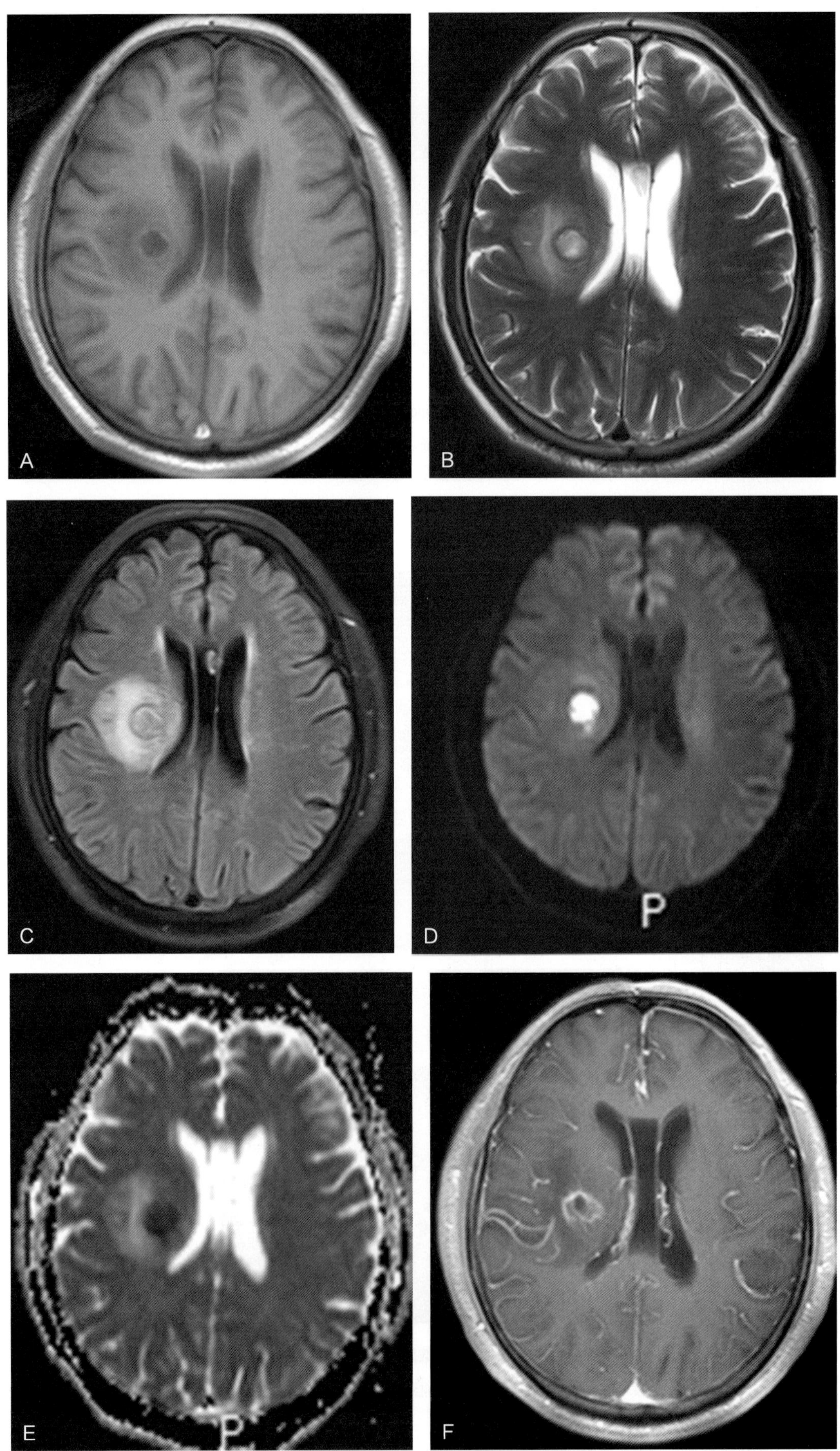
A
B
C
D
P
E
P
F

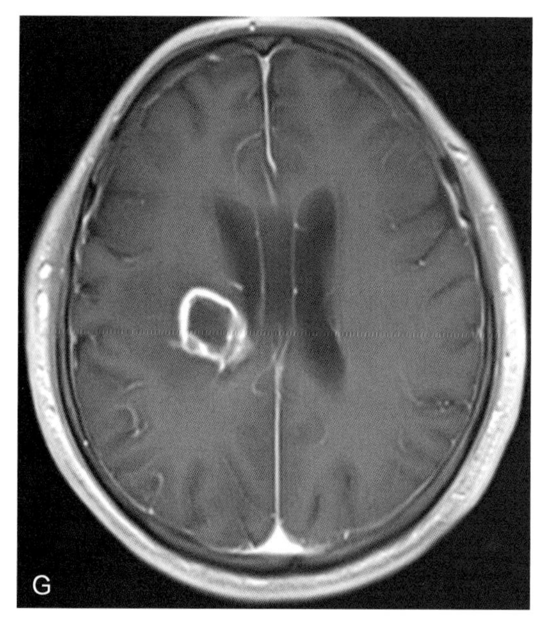

图 5-4-8　脑脓肿脓肿壁形成阶段

A. T_1WI，右侧基底节区低信号影，有包膜形成，周围可见更低信号水肿区；B. T_2WI，脓腔内高信号，包膜呈低信号，周围可见高信号水肿区；C. T_2-FLAIR，脓腔内稍高信号，包膜呈低信号，周围可见高信号水肿区；D. DWI，脓腔内高信号；E. ADC，脓腔内低信号；F、G. T_1WI，增强显示脓肿壁环形强化

4. MRS　常可见 NAA 峰、Cho 峰、Cr 峰减低，脓肿中央 Lac/Lip 峰增高（图 5-4-9），还可见氨基酸峰（AA），即缬氨酸（valine）、亮氨酸（leucine）、异亮氨酸（Isoleucine）三者的总称，位于 0.9ppm 处，是细菌性脑脓肿的特征峰。可伴有乙酸峰（Ace）、琥珀酸峰（Suc）、丙氨酸峰（Ala）、亮氨酸峰（Aas）等升高。Ala 峰位于 1.5ppm 处，与厌氧菌丙酮酸发酵的终产物有关。Suc 峰和 Ace 峰分别位于 2.4ppm 和 1.9 ppm 处，也与厌氧菌感染有关。借此可将脑脓肿与其他囊性病变区别开来。

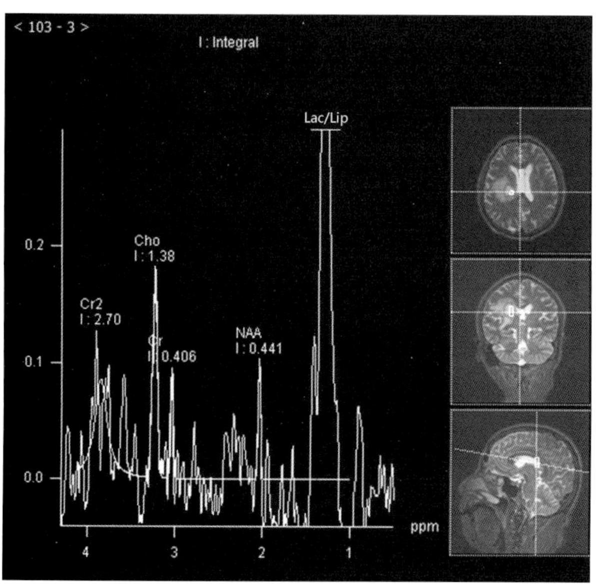

图 5-4-9　细菌性脑脓肿 MRS

脓腔中央 NAA 峰及 Cho 峰显著减低，于 1.3ppm 处可见高耸的 Lac/Lip 峰

5. PWI　脑脓肿实质部分和周围水肿区均为低灌注。

6. 脑血管造影　脑炎阶段或脓肿伴水肿，均有占位性改变，邻近血管可痉挛变细；血管壁受累则呈不规则狭窄。

【诊断与鉴别诊断】

脑脓肿的鉴别诊断包括脑梗死、脑肿瘤、放射性脑坏死、脑内血肿吸收期、手术后残腔等。典型脓肿表现为薄而光滑的环形强化壁，中心低密度或长 T_1 信号区，DWI 呈高信号，病灶周围水肿明显，结合临床大多可确诊。

1. 脑梗死　急期脑炎期表现与脑梗死类似，诊断需结合临床。脑梗死沿血管走行区分布，好发于中老年，急性起病，不伴发热等中毒症状。

2. 胶质瘤　起病缓慢，临床无发热中毒症状。环形强化的壁不规则，厚薄不均，可见壁结节。坏死区 DWI 表现为低信号亦有助于鉴别。

3. 转移瘤　坏死囊变时也可出现环形强化，内可见出血，周围常伴明显水肿，颅内多发病灶和原发肿瘤病史有利于转移的诊断。

4. 脑内血肿吸收期　血肿内部信号常不均匀，血肿与水肿之间因含铁血黄素沉积出现低信号环。CT 上可见中央高、周边低密度，包膜强化。

5. 术后残腔　壁薄不规则，当继发感染时鉴别较难，如仍保持分泌功能而使临床症状恶化有利于诊断。

6. 放射性脑病　有放射病史，病变强化且不规则。

【影像学研究进展】

1. 常规 MRI　MRI 比 CT 更能更早期显示脑炎期，因为 MRI 对脑组织内水分含量变化比 CT 敏感，同时 MRI 可以根据组织的弛豫时间的变化来反映脑组织特性。故 MRI 比 CT 更容易区分坏死、液化和脑炎。

2. DWI　是唯一能反映水分子弥散特性的 MR 成像方法。脓肿形成早期其内容物是富含炎性细胞、坏死组织和蛋白质的黏稠液体，该液体使水分子的弥散运动降低，导致 DWI 呈明显高信号，ADC 值较低，文献报道 DWI 为高信号的敏感性达 93.3%，特异性达 90.91%。脑瘤坏死、囊变腔内的液体等以浆液为主，含少量坏死肿瘤细胞及少量的炎性细胞，DWI 呈低信号。对脑脓肿的 MRI 检查，DWI 应纳入常规。

3. PWI　对颅内占位性病变的定性尤其是环形强化病变的鉴别有重要意义。高级别胶质瘤实质部分为明显的 PWI 高灌注，瘤周水肿为稍低灌注；转移瘤实质部分为高灌注，周围水肿区为低灌注；脑脓肿实质部分和周围水肿区均为低灌注。根据上述环形强化病灶实质及周围水肿区 PWI 特点可以有效地对高级别胶质瘤、脑转移瘤和脑脓肿进行鉴别。

4. MRS　对病灶内囊液、囊壁及周边组织代谢产物进行检测，并借此评估脑脓肿与颅内囊性肿瘤的病理特性，对二者鉴别诊断有重要价值。包膜期脑脓肿坏死中央位置无正常脑组织代谢产物，如 Cho、Cr 等，但 AA 和 Lac 指标较高，同时可伴有不同程度的 Suc 等水平增高，此为脓肿腔特征表现。AA 是诊断脑脓肿的重要标志物质，而颅内肿瘤坏死内无 AA 峰。因为肿瘤内也可检测到坏死的 Lac 峰，且脑脓肿囊腔较小，MRS 检测 Lac 峰的价值不大。囊性胶质瘤周边脑组织可见肿瘤浸润，Cho/NAA 比值升高，则对鉴别诊断有显著意义。

三、硬膜下积脓

【概述】

硬膜下积脓（subdural empyema，SDE）是指脓液积聚在硬脑膜与蛛网膜之间的腔隙内。

【临床与实验室检查】

临床：可因鼻窦炎（特别是额窦和筛窦炎）或中耳炎并发颅骨骨髓炎、头颅外伤、外科手术或菌血症导致感染，血源性感染少见。来源于耳或鼻窦的 SDE 患者较为年轻，一般 <45 岁；而来源于糖尿病、败血症的 SDE 患者多发生于老年人；在 5 岁以下的儿童中，硬膜下积脓通常是由细菌性脑膜炎所引起。临床主要表现为头痛、恶心、呕吐、发热、痉挛发作、意识模糊以及高颅压和局灶定位体征等，其中本病的特征性表现为大脑镰综合征，即一侧下肢运动或感觉障碍，以远端为重，并进行性向躯干、上肢发展，最后累及面部。另外，本病属于神经外科急症，有脑膜刺激征，可致命。

实验室检查：致病菌包括凝固酶阴性的葡萄球菌、耐甲氧西林金黄色葡萄球菌、大肠杆菌等，但总体培养阳性率较低，脓液培养阳性率较血培养稍高。脑脊液内蛋白及白细胞增高，周围血象白细胞增高。

【影像检查方法】

目前常用的检查方法主要为 CT 及 MRI 平扫及增强，MRI 优于 CT。CT 显示等密度脓肿困难，推荐 MRI 检查。DWI 对脓液较敏感，具有重要价值，尤其对于早期诊断与鉴别诊断有帮助。

【影像表现】

1. CT　平扫示病变多位于大脑半球表面，也可见于半球间大脑纵裂内。病变多呈新月形、薄层状，偶呈梭形，常向脑裂延伸，病变的轮廓取决于局限化程度和时间。增强扫描示脑凸面积脓内侧缘呈厚壁明显强化，较为特征。边缘强化程度同积脓的大小与时间有关。小的急性积脓最初可无或仅有轻微强化，在 12 小时至 4 天内随访检查有典型的边缘强化且积脓增大。脑表面积脓内缘强化为包膜强化，而颅骨侧硬膜面不发生强化。半球间积脓可以表现为两侧缘强化，外侧缘为包膜强化，内缘强化是积脓邻近的大脑镰局限性增厚所致。可伴有脑实质受压和移位，相邻脑质可见水肿。高分辨率 CT 可显示积脓邻近的脑回密度略增高和肿胀，增强后积脓邻近皮质有中等广泛强化。

2. MRI　平扫示病变区硬膜下间隙增宽，病变形态与 CT 相同，呈新月形，偶见梭形，大脑镰下积脓可呈多房样，而小脑幕下积脓常呈单房；大脑半球镰面积脓一般不累及凸面；病变常向脑裂延伸；病变在 T_1WI 信号略高于脑脊液、略低于脑实质，T_2WI 呈高信号，T_2-FLAIR 呈稍高信号（图 5-4-10）。脓肿邻近皮质可见水肿，表现为长 T_1、长 T_2 信号，T_2-FLAIR 呈稍高或高信号；增强扫描后脓肿与脑组织之间的脑膜强化，脓腔周围可明显强化，脑膜强化可持续存在，直至积脓吸收，因此不能单纯靠脑膜强化来判断病情是否进展。

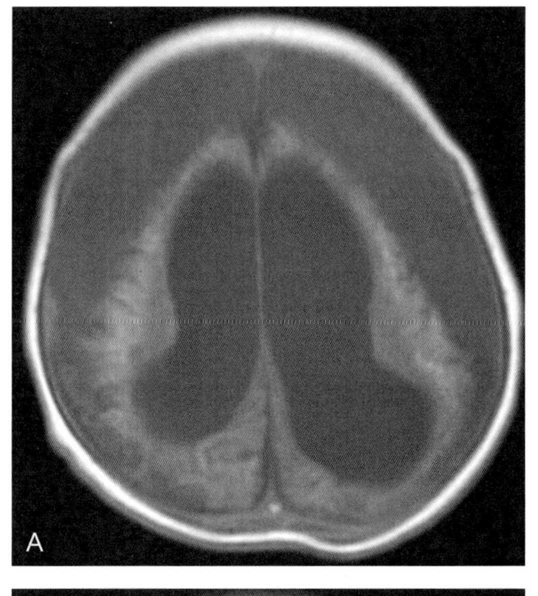

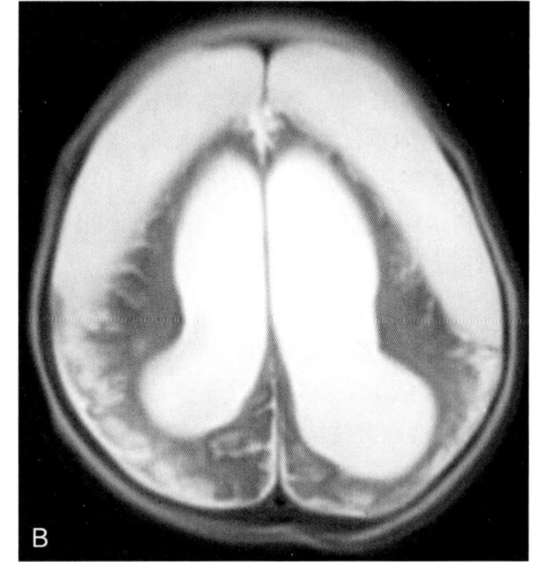

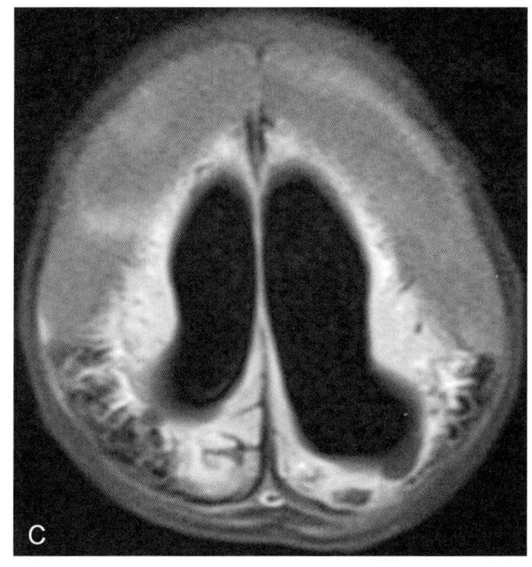

图 5-4-10　双侧硬膜下积脓 MRI 表现

A. T_1WI 示双侧额顶部硬膜下间隙增宽，呈稍低信号，相邻脑实质明显受压、脑沟变浅；B. T_2WI 呈高信号；C. T_2-FLAIR 呈稍高信号

【诊断与鉴别诊断】

影像学检查可以精确定位，脓腔周围明显强化是与硬膜下血肿、硬膜下积液鉴别的关键征象。若早期未显示，在 12 小时至 4 天内重复检查，即可出现典型表现。

鉴别诊断：

1. 急性、亚急性早期硬膜下血肿　DWI 也可呈明显高信号以及 ADC 低信号，且与硬膜下脓肿一样表现为硬膜下间隙明显增宽，但由于血肿与脓肿在常规 MRI 多个序列上信号特征存在差异，而且硬膜下脓肿时，硬脑膜可有明显的强化，因而不难鉴别。

2. 硬膜下积液　病变信号在 MRI 各序列中均与脑脊液信号相似，而积脓信号在多数 MRI 序列上高于脑脊液。

【影像学研究进展】

脓液在 DWI 呈高信号，ADC 信号减低。部分硬膜下积脓的内部扩散呈明显非均质性，研究发现这与硬膜下脓肿形成时纤维分隔所包含的内容物不同有关。内容物为稀释的脓液时，表现为扩散与正常脑白质相近；若内容物大部分为脑脊液时，扩散明显快于正常脑白质。

四、硬膜外积脓

【概述】

硬膜外积脓（epidural empyema），是指脓液积聚在颅骨内板与硬脑膜之间。

【临床与病原菌】

临床少见，有较高的致死率。常因额窦炎、

乳突炎及头颅手术所致，很少由颅内感染引起。临床上常表现剧烈头痛、感染部位疼痛及压痛。硬膜外积脓单独存在时，常表现为潜伏性发病，如果出现进行性加重的神志改变、脑膜刺激征、抽搐及神经功能障碍，可能提示感染不再仅限于硬膜外腔，脑组织或已受累。需及时清除积脓，否则预后不佳。

病原菌：常见致病菌为需氧链球菌、金黄色葡萄球菌、肺炎球菌和大肠杆菌、厌氧链球菌。

【影像检查方法】

目前常用的检查方法同硬膜下积脓。

【影像表现】

1. CT 病变多见于额部、颞部，也可见于大脑镰旁和小脑幕上。平扫示颅骨内板下局限性低密度区，一般不跨越颅缝，呈梭形、双凸形，境界清楚或模糊，其密度因脓液的黏稠度不一有所不同，但多高于脑脊液密度。病原菌为产气菌时，可见气液平面。积脓较多时，相邻脑皮层可见明显受压移位。中线积脓时，可见大脑镰附着部与颅内板分离、内移，脓液跨越中线。硬膜外脓肿可继发局部骨髓炎引起骨质破坏和骨膜增生。额窦炎继发硬膜外脓肿，脓肿可沿骨板扩展到颅外帽状腱膜下间隙，形成帽状腱膜下脓肿。增强扫描包绕脓肿硬膜明显增厚，均匀强化，脓液不强化。

2. MRI 平扫示病变位置和形态同 CT 一致。脓液在 T_1WI 信号稍高于脑脊液，略低于脑组织，T_2WI 呈高信号，脓肿的内缘为增厚且内移的硬膜，呈等长 T_1、短 T_2 信号。脓肿相邻皮质可见充血、水肿或静脉血栓形成。静脉窦血栓形成时，急性期血栓呈等 T_1、短 T_2，数天后复查血栓呈短 T_1、长 T_2 信号，静脉窦流空信号消失。脓肿处骨板受侵蚀变薄。增强扫描与 CT 表现相同。（图 5-4-11）

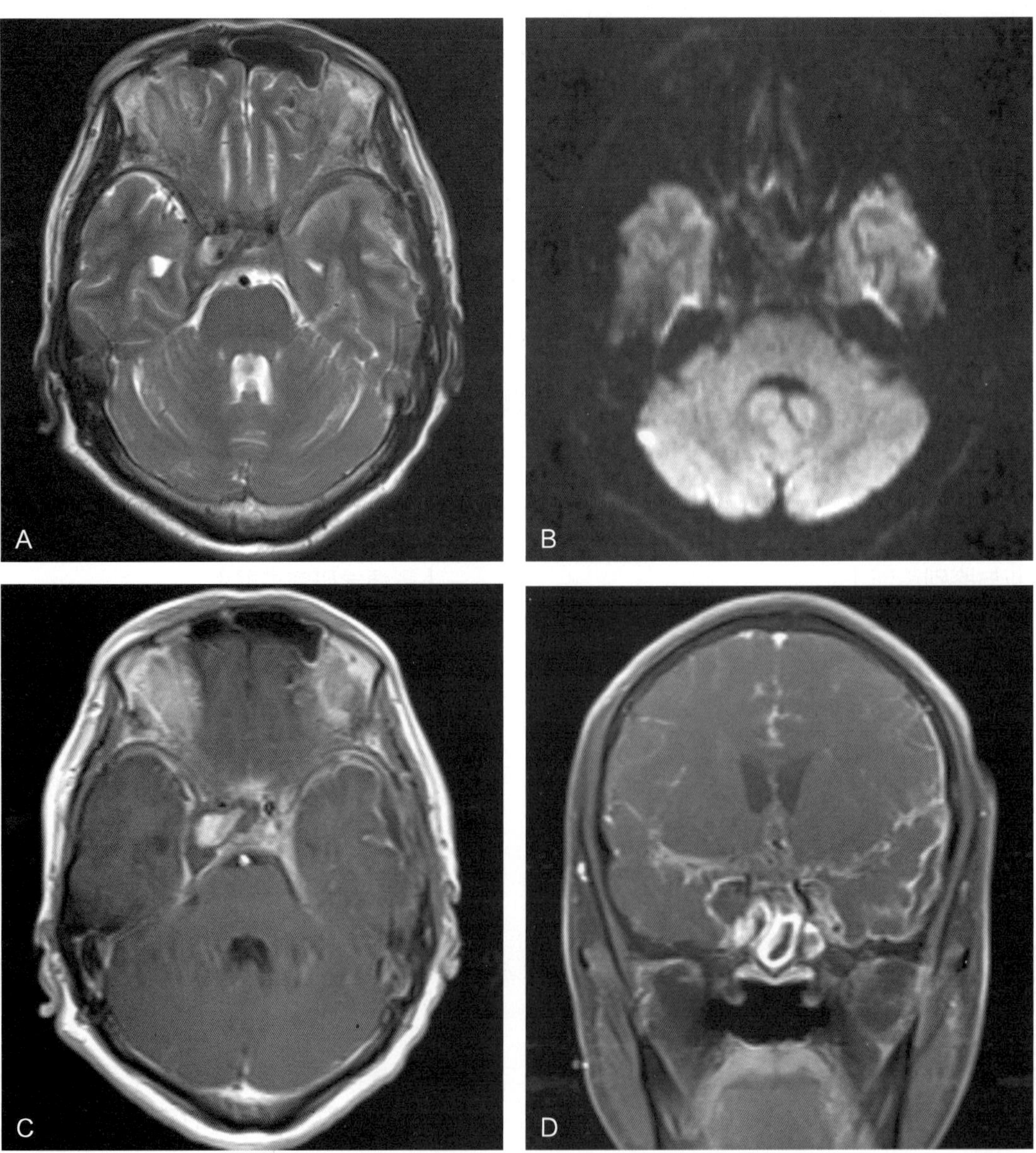

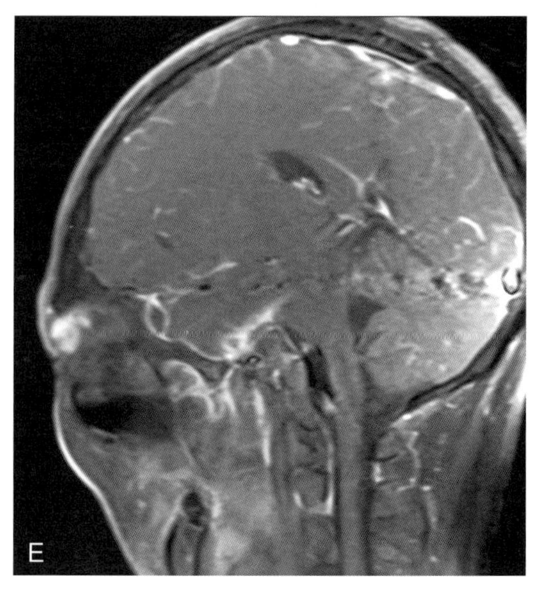

图 5-4-11　硬膜外积脓 MRI 表现

男，52 岁，头痛、高热 12 天，伴右眼睑下垂、复视 3 天；实验室血常规及 CSF 检查支持颅内细菌性感染。A. T_2WI，双侧中颅窝前部、双侧鞍旁见条带状低信号；B. DWI，左侧鞍旁及左侧小脑幕缘见条状高信号；C~E. 增强 T_1WI，广泛脑膜强化，左侧颞部可见条带状低信号，两侧见线状强化（病例图片由东部战区总医院医学影像科张志强教授提供）

【诊断与鉴别诊断】

应注意区分硬膜外感染与非感染性病变。MRI 对于 CT 显示困难的硬膜外积脓，以及早期诊断与鉴别诊断有明显优势。

1. 亚急性早期硬膜外血肿　CT 平扫不易鉴别，二者 CT 值可能相似。MRI 平扫区别二者较容易，亚急性期血肿在 T_1 呈高信号，脓液呈等或低信号。CT、MRI 增强时血肿一般无包膜强化，而硬膜外脓肿的内侧缘明显强化，呈较厚的弧带状。此外血肿多见于颅骨骨折，血肿相邻颅板无侵蚀变薄。

2. 硬膜外积液　颅内硬膜外积液极为罕见，常见于颅脑外伤后硬膜外血肿液化。硬膜外积液相邻颅骨无破坏变薄。病变信号在 MRI 各序列中均与脑脊液信号相似，而积脓信号在多数 MRI 序列上高于脑脊液。

3. 头皮血肿　需要与帽状腱膜下脓肿鉴别。头皮血肿有外伤史，多伴有头皮裂伤，颅骨骨折及局部软组织损伤。CT 为高密度影。

【影像学研究进展】

1. DWI　脓液在 DWI 呈高信号，ADC 信号减低。

2. MRS　脓肿内乳酸、天冬氨酸和丁二酸盐增高。脓液内包括坏死脑组织，细菌、多核白细胞等。脓腔内多核白细胞的细胞膜坏死崩解释放自由脂肪酸、蛋白质和许多蛋白分解酶进入细胞外，脓腔内葡萄糖发酵产生大量氨基酸和丙酮酸盐。丙酮酸盐通过乙酰辅酶 A 路径转化为乳酸和乙酸盐。

五、脑室炎及脑室积脓

【概述】

脑室炎（ventriculitis），又称脑室室管膜炎，是发生在脑室系统及其周围的炎症。常为颅脑外伤或手术（特别是长期脑室外引流）、化脓性脑膜炎及脑脓肿破裂后细菌入侵脑室引起，以脑室内脑脊液化脓性改变为主要特征，患者的临床症状多较为严重。脑室炎是神经外科的致命性颅内感染，患者死亡率很高，其中尤以脑室内积脓的死亡率高。糖尿病是化脓性脑室炎的主要危险因素之一。

【临床与病原菌】

临床：最初多发生在侧脑室，以后向远处脑室蔓延。轻度的脑室炎症状与脑膜炎相似，可有头痛、颈项强直等表现，易被忽视。严重的脑室炎起病急促，常有高热、谵妄、昏迷和生命体征改变，甚至引发脑疝。若脑脓肿破入脑室引起脑室炎，患者常骤然出现双瞳散大、血压下降、呼吸循环衰竭等。接近脑室壁的脓肿，炎性反应或脓液的少量渗漏可造成局部脑室室管膜炎性浸润、脑室内粘连及隔膜形成，引起脑积水和脑室内感染性分隔小腔，出现相应的临床表现。

病原菌：致病菌多为葡萄球菌、革兰阴性杆菌、绿脓杆菌或厌氧菌等。脑脊液检查是诊断脑室炎的主要依据，可见脑脊液压力升高、蛋白含量增高、白细胞增高、脓球、絮状脓性分泌物、糖定量降低，特别是细菌培养阳性可作为直接诊断依据。血常规及血培养：白细胞、中性粒细胞可增多，有时可培养出阳性菌。

【影像检查方法】

CT 和 MRI 平扫及增强为常用检查方法，尤以 MRI 检查为优。DWI 对脑室内积脓的显示较敏感。

【影像表现】

1. CT　脑室室管膜局限性或弥散性薄层线状强化，脑室内粘连出现分隔状强化，脑积水或脑室变形、扩大。脑室积脓时，双侧侧脑室内脓液较正常脑脊液密度高（图 5-4-12）。

2. MRI　T_2WI 和 T_2-FLAIR 可见脑室周围白质内有带状高信号环绕。增强示脑室室管膜局限性或弥散性薄层线状强化。脑室内积脓，其信号表现为 T_1WI 呈稍高于脑脊液信号，T_2WI 呈稍低于脑脊液信号，信号改变的主要原因是病变区含有大量蛋白成分和坏死组织（图 5-4-13）。T_2-FLAIR 和 DWI 脑室内出现高信号液平提示化脓性脑室炎可能，ADC 图像呈低信号。脓液和碎屑多位于侧脑室枕角或三角区的承重部位，偶可见不规则液平。

【诊断与鉴别诊断】

脑室内积血：需要与脑室内积脓进行鉴别。前者往往有突发的神经系统症状，其次出血在不同时期信号特点有一定演变规律，鉴别不难。后者常有脑室炎的其他的一些表现，如脑积水，脑室周围的异常信号，脑室管膜强化。

【影像学研究进展】

脑室积脓典型者 DWI 可表现为高信号，但亦有文献报道脓液呈等信号或无明显高信号。究其原因，脓液在其不同时期成分亦有所不同，表现为水分子扩散的不同；另外，脑室内脑脊液对脓液的冲淡作用会使大分子浓度及黏稠性降低，使水分子扩散受限的程度降低。

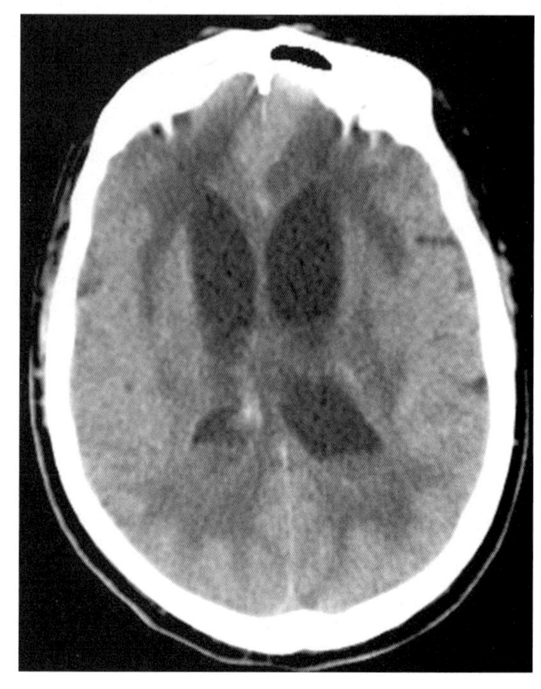

图 5-4-12　脑室积脓和脑室炎 CT 表现

双侧侧脑室扩大，其后角见片状稍高密度影和液平，脑室边缘见线状稍高密度影。双侧侧脑室周围白质见大片状低密度影

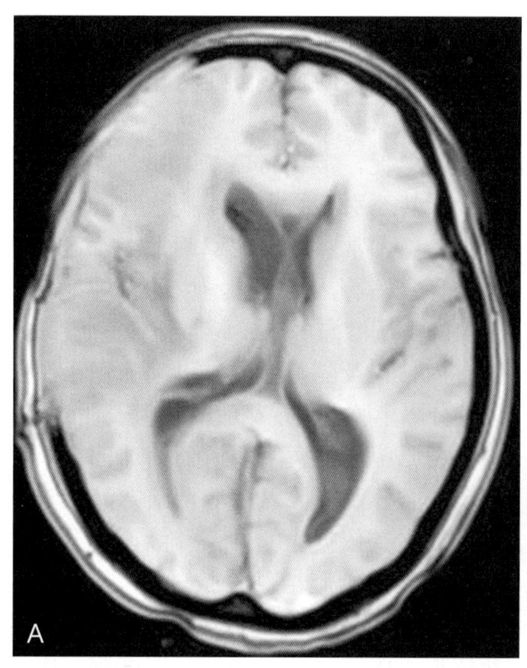

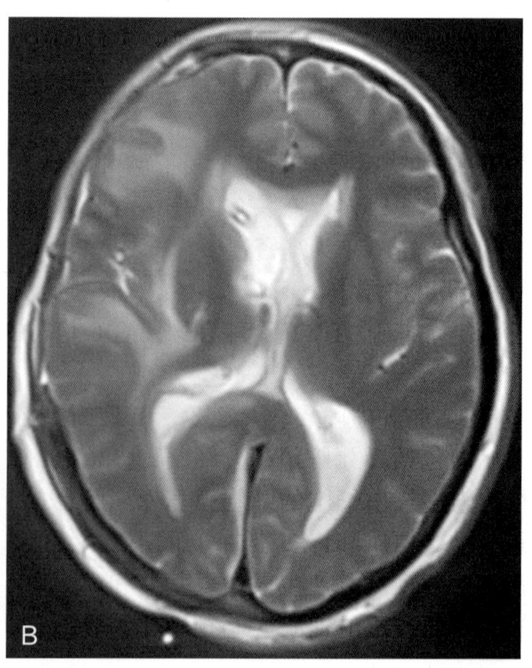

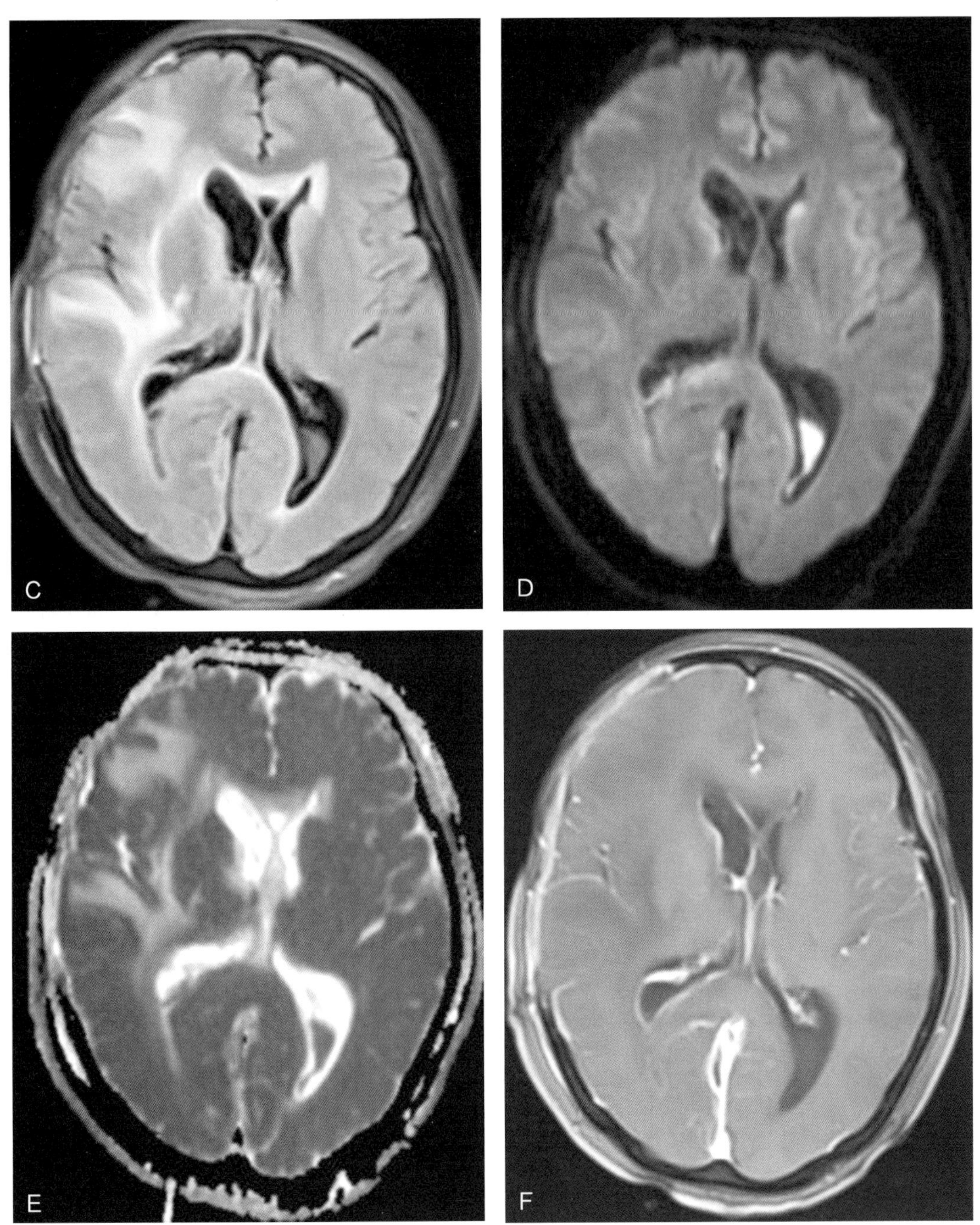

图 5-4-13 脑室积脓和脑室炎 MRI 表现

右额颞部开颅术后患者，A. T_1WI；B. T_2WI；C. T_2-FLAIR；D. DWI；E. ADC；F. 增强 T_1WI。图示左侧侧脑室枕角内脓肿呈团片状稍长 T_1 稍长 T_2 信号，T_2-FLAIR 呈稍高信号，DWI 呈高信号，ADC 呈稍低信号；右侧侧脑室壁周围和胼胝体压部见条片状稍长 T_1 长 T_2 信号，T_2-FLAIR 呈稍高信号，增强扫描呈线状强化

六、Whipple 病

【概述】

Whipple 病（Whipple disease，WD）是由 *Tropheryma whipplei* 菌引起的罕见的慢性复发性多系统感染性疾病，由约翰霍普金斯大学的 Whipple 医生于 1907 年首次描述。本病常累及胃肠道、关节、心脏和中枢神经系统等组织器官，其中累及中枢神经系统（占 10%~43%）者称为中枢神经系统 Whipple 病。中枢神经系统 Whipple 病是最具诊断挑战性的神经系统疾病之一，临床上极易误诊，未经有效治疗的中枢神经系统 Whipple 病预后很

差，病程可呈暴发性，进展迅速，死亡率高。临床主要以腹泻和吸收障碍等多种胃肠道症状为主，部分患者仅表现为关节、心脏或神经系统症状，中枢神经系统一旦受累，组织及功能损伤则很难逆转，早期正确的诊断尤为重要。

【临床与病理】

临床表现：中枢神经系统 Whipple 病的症状体征复杂多样，与病菌侵犯中枢神经系统的不同部位有关。最为多见的是核上性眼肌麻痹、意识水平下降、认知障碍、精神症状、肌阵挛、癫痫以及偏瘫等核上运动神经元受损体征，其中痴呆、核上性眼肌麻痹和肌阵挛三联征对该病诊断具有提示意义，眼－咀嚼肌节律性运动和眼面骨骼肌节律性收缩是其特征性体征。累及小脑表现为小脑性共济失调、意向性震颤、眼震及构音障碍等小脑综合征；累及下丘脑－垂体表现为多尿、烦渴、易饥饿、性欲减退及失眠等症状；累及脑实质和软脑（脊）膜动脉或微动脉壁的纤维变性、管壁增厚，呈大脑血管炎样改变，导致脑血栓形成，表现为卒中综合征。累及脊髓表现为脊髓半切综合征或横贯性损害。也可导致癫痫、精神障碍、无菌性脑膜炎、局灶性神经体征以及周围神经损害等。中枢神经系统 Whipple 病主要有 3 类型：经典型、复发型和孤立型。前两者属于继发性中枢神经系统 Whipple 病，可伴有胃肠道、关节、心脏、眼等其他系统性 Whipple 病表现，孤立型属于原发性中枢神经系统 Whipple 病，仅有中枢神经系统症状。继发性中枢神经系统 Whipple 病约占 80%，以意识和认知障碍、眼肌麻痹为多见；原发性中枢神经系统 Whipple 病以癫痫、认知障碍、无菌性脑膜炎、局灶性神经体征以及周围神经损害多见。

除神经系统症状体征外，继发性中枢神经系统 Whipple 病常伴有其他系统的症状和体征。如 Whipple 病变累及胃肠道系统表现为腹部疼痛、脂肪泻、吸收不良、体重下降等。累及关节以四肢大关节和肢带关节如腕、膝、踝等常见，多呈对称性，表现为对称性、短暂性、复发性、游走性关节炎；累及心脏表现为心内膜炎、胸腔积液或心肌炎；累及眼部可导致眼葡萄膜炎、视网膜炎、玻璃体炎、球后视神经炎、视盘水肿，出现视物模糊或失明。还可出现色素沉着、非血小板减少性紫癜、皮下结节等皮肤症状，甲状腺功能减退、附睾炎、睾丸炎及肾脏受累等偶可发生。

病理表现：中枢神经系统 Whipple 病大体病理表现为广泛性脑萎缩、脑室扩张、脑梗死和脱髓鞘等改变，大脑和小脑皮质、下丘脑、脑干、导水管和脑室旁等部位弥漫性或局灶性肉芽肿性小结节。镜下肉芽肿内可见 PAS 染色强阳性的巨噬细胞，周围可有反应性胶质细胞增生。病变广泛时可累及大脑白质及蛛网膜下腔，出现 PAS 阳性细胞，同时伴有神经元死亡、空泡形成和脱髓鞘。电镜下，可在 PAS 阳性物质内发现杆状细菌或细菌碎屑，电镜的表现被认为有很强的特异性。

病原菌：致病菌为土壤中的革兰阳性 *Tropheryma whipplei* 菌，经粪－口途径传播。

【影像检查方法】

目前常用的检查方法主要为 CT 和 MRI 平扫及增强扫描，中枢神经系统 Whipple 病临床表现复杂，影像表现也各异，影像学检查不具有特异性，但对明确中枢神经系统累及部位，并指导活检具有重要意义。

【影像学表现】

1. CT　头颅 CT 表现不一，可以呈高密度或低密度，增强或不增强，有或无占位效应等非特异性表现，也可表现正常。

2. MRI　既可表现为广泛的多发病灶，也可以孤立性病灶出现。病变多位于中脑导水管周围灰质、下丘脑，但海马、大脑皮质、基底节和小脑亦可受累。主要表现为颅内多发或孤立性肿块、脑萎缩、灰白质交界处弥漫病变和脑积水、脑膜浸润等，占位效应和水肿表现可有可无。在 MRI 上常呈长 T_2 信号，增强扫描后可见均质、环状、斑片状强化和室管膜强化，多无占位效应，少数甚至可酷似肿瘤，累及脊髓较为少见。

【诊断与鉴别诊断】

影像学检查的诊断价值有限，其主要目的在于了解 Whipple 病的中枢神经系统累及部位，指导活检，也能用于对病情的监测和评估，诊断应结合临床、组织学和细菌学结果。

鉴别诊断：中枢神经系统 Whipple 病临床及影像表现不具有特异性，临床诊断困难，需与一大组中枢神经系统疾病进行鉴别，包括慢性脑膜炎、脑血管病、中枢神经系统血管炎、胶质瘤、痴呆、自身免疫性脱髓鞘病、肉芽肿类疾病以及其他局灶性脑功能障碍性疾病。确诊依赖于脑活检，PAS 阳性泡沫样巨噬细胞是本病的特征性病理表现。

PCR 扩增出高度保留的细菌 16S 核糖体 RNA 序列，可作为一项重要补充诊断指标。

【影像学研究进展】

1. MRS　中枢神经系统 Whipple 病患者 MRS 显示病变区 Cho 含量增高，Cr 和 NAA 含量降低，Cho/Cr 比值远大于 1，MI 峰无显著改变，无 Lac 峰。在低度恶性脑肿瘤或急性瘤样脱髓鞘病变中，MI 峰增高。在高度恶性脑肿瘤则 MI 峰降低。

2. DWI　DWI 表现与症状进展一致，而增强效应与临床表现不一致，DWI 上弥散受限可能是观察潜在的临床进展与治疗反应的影像学指标，DWI 是判断活动性感染的手段，对鉴别肿瘤有一定意义。

3. PET　在出现进行性颅内压增高和脑水肿而怀疑脑肿瘤时，行 PET 检查进行排除，但其特异性不强。

七、李斯特菌脑膜脑炎

【概述】

李斯特菌脑膜脑炎是单核细胞增多性李斯特菌（listeria monocytogenes，LM）引起的细菌性脑膜脑炎，属于化脓性脑膜脑炎的范畴。在成年人化脓性脑膜炎中，李斯特菌所致者占第三位，约占 1%~3%。李斯特菌引起人类的疾病统称为李斯特菌病（listeria disease，LD），通常发生于新生儿、孕妇、老年人及免疫功能低下者，免疫正常的健康者很少感染。李斯特菌感染病死率高，危害大，且可暴发流行，已成为全球性疾病，引起了国际上的高度重视，被 WHO 列为四大食源性致病菌之一。李斯特菌主要通过消化道传播，也可通过眼及破损皮肤黏膜侵入人体，李斯特菌感染后可引起败血症、脑膜炎、脑炎、发热性胃肠炎、多器官功能障碍以及自发性流产等，其中脑膜脑炎型症状最为凶险，病死率极高，可达 30%~70%。早期明确诊断和有效治疗至关重要。

【病原学与临床表现】

李斯特菌属分 2 群 7 种，广泛分布于自然界中。李斯特菌是李斯特菌属中致病力最强的细菌，是重要的食源性人畜共患致病菌，也是唯一对人致病的、典型的胞内寄生菌，革兰阳性、兼性厌氧，能在巨噬细胞和上皮细胞、内皮细胞和肝细胞内增殖。该菌可穿越肠道屏障、血脑屏障和胎盘屏障。LD 主要通过食入被李斯特菌污染的动物制品、乳制品、蔬菜等传播。李斯特菌感染与现代饮食结构改变，消化道溃疡患者增加，服用质子泵抑制剂增多，胃酸分泌减少致李斯特菌在胃中清除减少等因素有关；此外，糖尿病、慢性肝病、肝硬化患者增多对该菌的易感性也高于正常人。

李斯特菌感染人体后，胃肠道受累者常表现为发热、呕吐、腹痛、腹泻等胃肠炎症状；李斯特菌脑膜脑炎表现为发热、头痛、呕吐、意识障碍等非特异性颅内感染表现。大多数化脓性脑膜炎病原菌感染通常只损伤脑膜，而由李斯特菌引起的脑内感染则约 1/4 损害脑实质发生脑炎，可形成脑脓肿、脑软化灶。脑实质受累可出现意识障碍、昏迷、精神障碍、肢体麻痹等症状；脑干、小脑受累常引起脑干功能障碍以及小脑功能障碍；脑神经受累约占 1/3，以动眼神经及面神经最易受累，查体可见眼球运动障碍；李斯特菌侵犯脑膜出现脑膜刺激症状。

李斯特菌脑膜脑炎的脑脊液细胞、蛋白、糖等实验室指标与其他细菌感染的脑膜脑炎基本相同，但颅内压升高较为突出。早期脑脊液细菌培养阳性率约为半数，因此，当脑脊液细菌培养为阴性时，病程中复查脑脊液病原学培养也是非常必要的。

李斯特菌可通过以下 3 种机制侵犯中枢神经系统：①通过噬菌体将细菌转移至中枢神经系统；②通过血液循环，细菌直接侵犯血脑屏障的内皮细胞；③在咀嚼食物时，细菌经过口腔的组织经神经通路侵入中枢神经系统，最终引起中枢神经系统感染。

李斯特菌脑膜脑炎确诊必须依赖于脑脊液、血液病原学培养，临床上多采用 Thigpen 提出的诊断标准：①脑脊液白细胞 $\geqslant 100\times10^6$/L；②脑脊液蛋白浓度 >1g/L；③脑脊液糖与血糖浓度比值 <0.5；④脑脊液培养或血培养李斯特菌阳性。上述 4 个条件中满足 3 个可确诊。

【影像检查及表现】

李斯特菌脑膜脑炎发病率较低，目前尚无统一的诊断标准，其确诊依赖脑脊液检查。影像学以 MRI 为首选检查方法，CT 扫描及 X 线平片诊断价值不大。本病国内病例报道及头颅影像结果较少，影像表现与其他化脓性脑膜炎相似，但更易合并脑实质损害，表现为脑膜脑炎、脑干脑膜脑炎及脑脓肿，且脑干和小脑受累较其他化脓性脑膜炎常见，MRI 上呈斑片状稍长 T_1、长 T_2 信号，

T_2-FLAIR 上呈高信号，增强扫描呈点片状、结节状强化。杨扬等回顾性分析 11 例患者 5 例头颅影像学资料，其中 2 例有明确的炎性病灶，且均在小脑、脑桥附近，也与之相符合（图 5-4-14、图 5-4-15）。

【诊断与鉴别诊断】

与其他化脓性脑膜炎一样，影像学检查的诊断价值有限，其主要目的在于了解化脓性脑膜炎的中枢神经系统并发症，非常早期或轻度脑膜炎影像学可无异常。临床诊断主要仍依据临床表现以及脑脊液、血液病原学培养。

鉴别诊断：需与其他化脓性脑膜脑炎、结核性脑膜炎、隐球菌性脑膜炎等鉴别。脑膜强化时尚需与脑膜转移进行鉴别。需要结合病史、脑脊液及实验室检查等。

临床上对于化脓性脑膜炎，尤其合并脑实质损害者，需警惕李斯特菌感染可能，对于可疑患者尤其免疫功能低下或使用免疫抑制剂的患者更需警惕李斯特菌感染可能，应尽早完善脑脊液及血液病原学检查，重视头颅影像学检查，早期明确诊断，降低后遗症的发生及病死率。

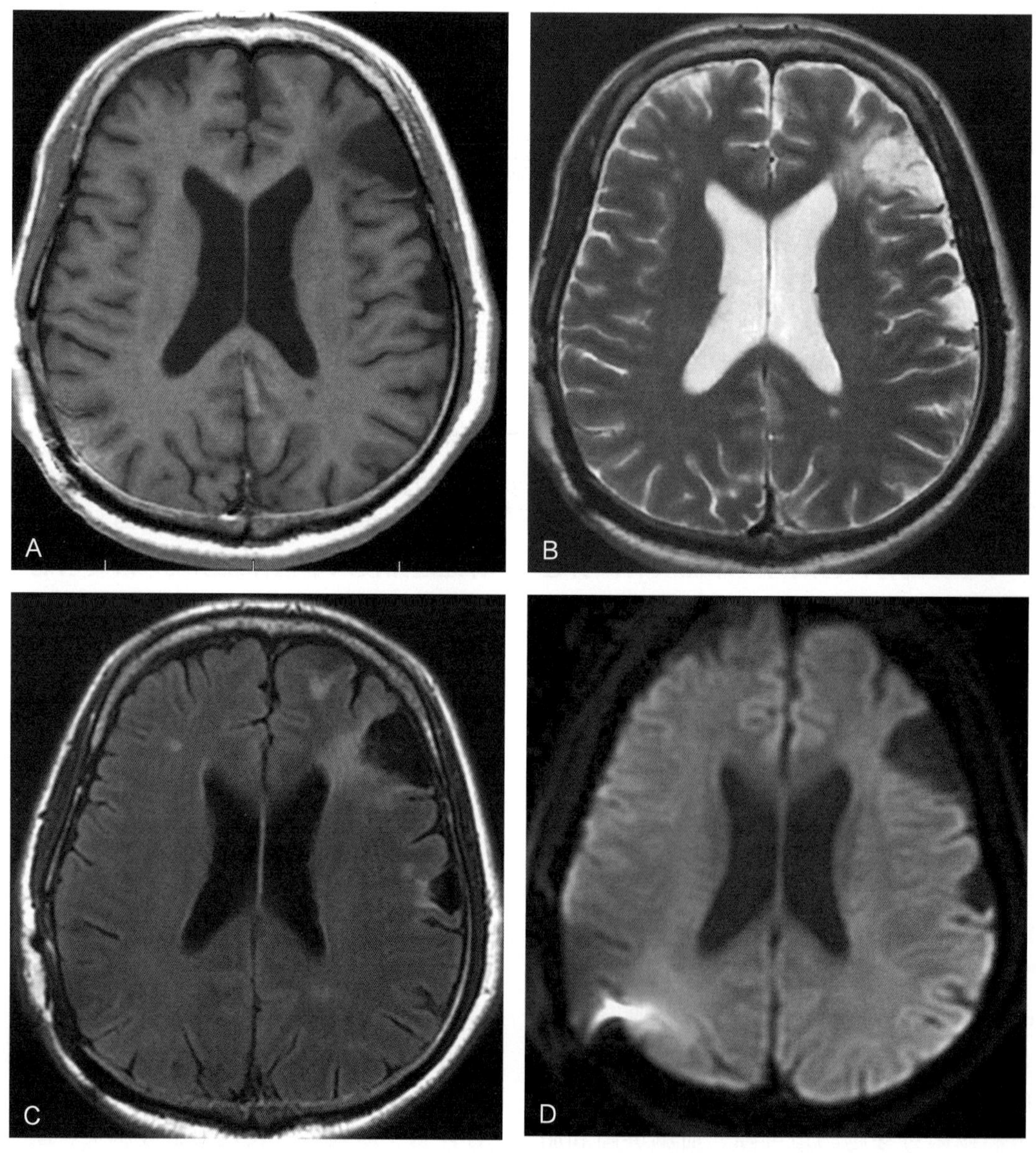

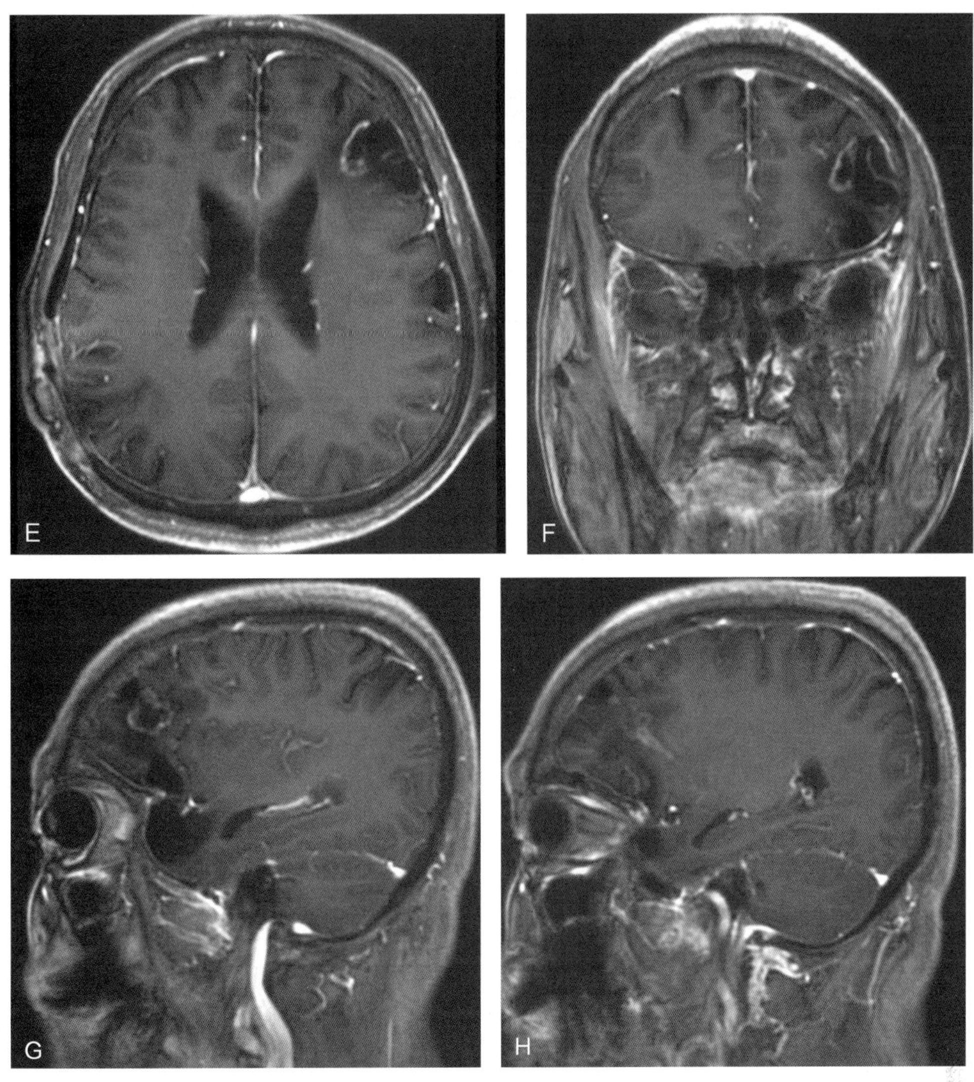

图 5-4-14　李斯特菌脑炎 MRI 表现

A. T_1WI 上左侧额颞叶皮层及皮层下区见多发斑片状低信号，边界尚清；B. T_2WI 上呈高信号；C. T_2-FLAIR 上呈低信号；D. DWI 上呈低信号；E~H. 增强 T_1WI，左侧额颞叶病灶周围见不规则线状强化（病例图片由北京医院放射科宋焱教授提供）

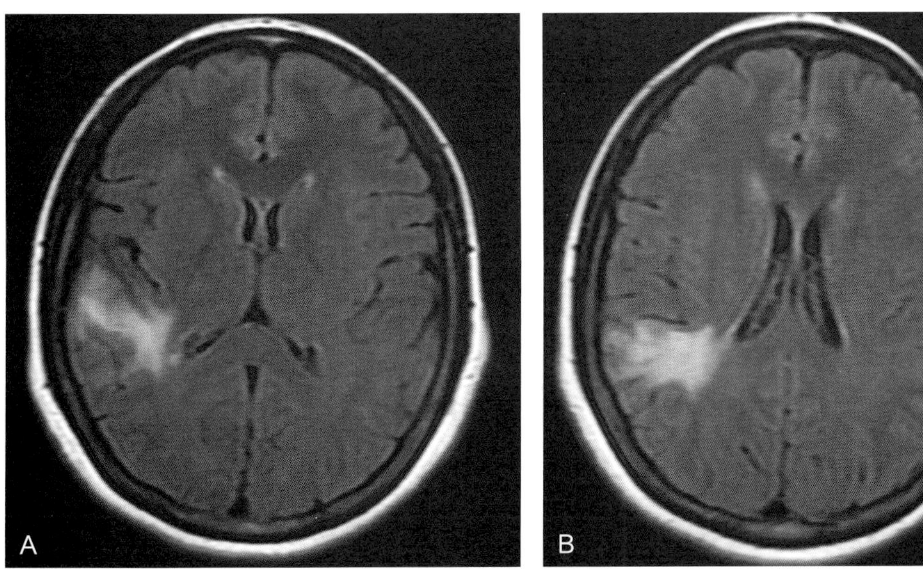

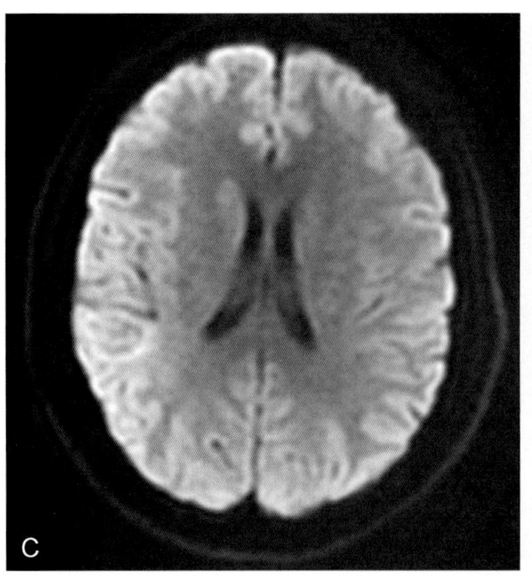

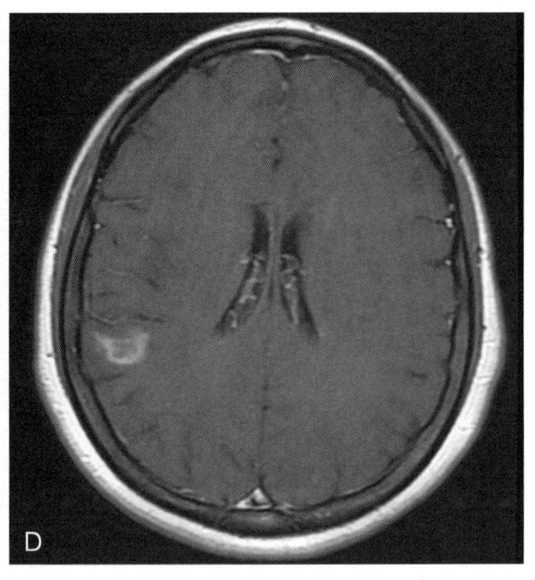

图 5-4-15 李斯特菌脑炎 MRI 表现

女，39 岁，间断头痛 10 天。A、B. T_2-FLAIR 上右侧颞顶叶见片状高信号，边界欠清；C. DWI 上呈边缘高信号；D. 增强 T_1WI，病变呈不规则片状强化，边缘为著（病例图片由天津医科大学总医院医学影像科提供）

（李 艳）

第五节 颅内结核

【概述】

颅内结核（intracranial tuberculosis）是指结核分枝杆菌通过血行播散引起的一种严重的中枢神经系统结核病，是最常见的肺外结核之一，其发生、发展可导致运动系统及其他系统功能障碍，严重者可致残甚至危及生命。早在 1768 年，Whytt 率先提出“脑结核（cerebral tuberculosis）”的概念。从 20 世纪 40 年代开始，国外关于脑结核研究的文献逐渐增多，出现“颅内结核瘤（intracranial tuberculoma）”“脑结核瘤（cerebral tuberculoma）”“中枢神经系统结核（central nervous system tuberculosis）”和“颅内结核”等名称；90 年代后，又将中枢神经系统结核分为颅内结核和脊柱结核两大部分，并用“颅内结核”这个名称来描述结核病在颅内各解剖部位的病理改变。我国对颅内结核的命名以及分型一直缺乏共识，以往文献中常出现“结核性脑膜炎”“颅内结核瘤”“脑结核瘤”“颅脑结核”“脑结核”“结核性脑炎”等名称；90 年代中期以后，开始出现“颅内结核”这一概念。随后，我国学者发表的众多文献以及近年来编写的医学院校统一教材都开始采用“颅内结核”这一名称，“颅内结核”的使用开始普及开来，但尚未达成统一共识。2015 年，经中华医学会结核病学分会颅内结核影像学分型专家共识编写组反复论证，提出将发生于颅内的各种结核病类型统一命名为“颅内结核”。因此，“颅内结核”的命名得以统一。

颅内结核是由发生在呼吸系统、泌尿系统、消化系统、淋巴结和脊柱等器官或组织中的结核病灶内的结核分枝杆菌经血行播散引起，少数是由颅内结核瘤破溃或脊柱结核的干酪样坏死病灶破裂侵入颅内所致，部分颅内结核可无明确的结核病史和颅外活动性结核病灶。

据统计，约 6% 的结核病患者可继发颅内结核，占肺外结核病的 5%~10%，占所有结核病相关死因的 1.5%~3.2%，在全球致残率排名中位列第 11 位，致死率中排名第 13 位，目前已成为威胁人类健康的结核病的重要类型之一。结核病在亚洲和非洲较多发，但近年来由于旅游和迁徙等因素逐渐成为全球性问题。在我国，肺结核患病率男性高于女性，20~25 岁有一小高峰，75~80 岁达到高峰值，中老年人随着年龄的增大结核患病率逐渐升高；地域上，西部地区患病率明显高于中东部，乡村明显高于城镇。人群上，颅内结核主要好发于婴幼儿和青少年。结核病患病有众多高危因素，其高危人群主要包括：肺结核患者密切接触者；结核菌素试验强阳性者；HIV/TB 感染者；糖尿病、尘肺、肾功能不全及免疫系统疾病患者；长期应用激素或免疫抑制剂者；流动贫困及高龄人群；既往患肺结核未彻底治愈者等。此外，其他一些个体因素如高热、外伤、妊娠、传染病、营养缺乏和长期服用激素等均可诱发或加重中枢神经系统结核病。

【临床与病理】

颅内结核的临床表现复杂多样，与其受累部位有关。脑膜结核以结核性脑膜炎最多见，临床症状以全身结核中毒症状、脑膜刺激征、颅内压增高征、癫痫及意识障碍等为主，累及大脑、脑干及脑神经有相应受损表现，老年人症状多不典型，主要表现为意识障碍和精神症状。脑实质结核以结核瘤最多，常伴有颅内占位征象，可有颅内压增高征及局灶定位体征，发生于幕上者主要表现为头痛、癫痫、偏瘫、失语、感觉异常等，发生于幕下者主要表现为颅内压增高征和小脑共济失调征；结核性脑脓肿主要表现为头痛、呕吐及发热症状，可伴有局限性脑炎和偏瘫等。混合型颅内结核可同时存在脑膜结核和脑实质结核的特点，临床症状或以脑膜结核为主，或以脑实质结核为主。颅内结核的确诊有赖于脑脊液中培养出或镜下找到结核分枝杆菌，实验室检查可发现淋巴细胞增多（大于 20×10^6/L，淋巴细胞数大于60%）、蛋白含量增高（大于 100mg/d）及糖含量减低（低于 60% 血糖含量），而印度墨汁染色和恶性肿瘤细胞显微镜检查阴性。但是，临床上结核分枝杆菌抗酸染色的检出率仅为 10% 左右，阳性率偏低，故而影像学检查对颅内结核的诊断显得尤为重要。

颅内结核病理学上分为 5 种类型：结核性脑膜炎、结核性血管炎、结核性脑炎、结核瘤和结核性脓肿。①结核性脑膜炎是结核分枝杆菌沉积在软脑膜或室管膜上，通过免疫反应引起脑膜水肿、渗出，软脑膜和蛛网膜下腔内出现炎性渗出物，以脑底部的基底池及侧裂池为著；亚急性期或慢性期脑膜增厚、黏连，结核性肉芽肿形成，表现为脑膜结核结节或脑膜结核瘤，中心为干酪样坏死组织，周围是上皮样细胞、朗格汉斯多核巨细胞和淋巴细胞，并可见成纤维细胞增生。增厚的脑膜可压迫脑神经引起相应症状，也可阻塞脑脊液循环通路引起脑积水。②结核性血管炎是结核分枝杆菌所致的血管炎性病变，可使管壁纤维组织增生，管腔狭窄、闭塞。颅内结核以大脑中动脉水平段及其近端分支（如中央支和豆纹动脉）最易受累，导致基底节和内囊区发生缺血性脑梗死从而出现偏瘫、失语等。③结核性脑炎是结核分枝杆菌引起的白质内炎性反应性水肿和脱髓鞘改变。④结核瘤常位于血供丰富的皮质及皮质下区，呈环状或簇状，一般大小约 2~6cm，成熟的结核瘤中心为干酪样坏死物，少数发生营养不良性钙化，周围是由纤维组织、上皮样细胞、朗格汉斯多核巨细胞及淋巴细胞组成的壁包绕，炎性细胞较少，但有反应性胶质细胞增生。⑤结核性脓肿较少见，主要是由结核性肉芽肿坏死形成，极少数由结核瘤中央干酪样坏死组织液化形成，周围为结核性肉芽组织和反应性胶质增生，大体病理与化脓性脓肿相似，但其内无气体存在。

目前，颅内结核的发病机制尚不明确。关于结核性脑膜炎有两种学说：①结核分枝杆菌菌血症直接引起脑膜炎学说：较多的结核分枝杆菌随血液进入脑内直接引起脑膜炎，或是结核分枝杆菌先引起脉络丛结核，再播散到脑脊液中，在蛛网膜下腔引起结核性脑膜炎；②结核瘤发病机制学说：颅内或脊髓已形成的结核瘤破溃，病灶内的结核分枝杆菌播散至蛛网膜下腔引起脑膜炎。参照脑室系统的解剖结构及脑脊液的循环通路，结核性脑膜炎以基底池和侧裂池多见，并以脑池内侧为主，可能与第一种理论更相符。

【影像检查方法】

颅内结核 X 线检查中，结核性脑膜炎、结核性脑炎、粟粒型结核、结核结节和结核性脓肿等常无异常发现，可有颅内压增高征、松果体钙斑移位等一般颅内占位征象。颅内结核瘤钙化常呈折断环状或破碎壳状，是其 X 线检查的特征性影像表现，但其发生率仅为 5%，故颅内结核的 X 线检查应用较少。CT 平扫颅内结核常容易漏诊，但其显示病灶钙化的能力较佳。CT 增强扫描可以明显提高颅内结核检测的敏感度和特异度，可以分析结核病灶不同病理改变在 CT 图像上的不同影像表现。由于结核性肉芽肿的血供不太丰富，增强扫描动脉期病灶的检出率相对较低且形态显示容易受限，但延迟5分钟扫描可以明显提高病灶的检出率，可以更加精确地显示病灶的位置、形态和侵犯程度。MRI具有良好的软组织分辨率，可以很好地显示病灶的大小、范围、边界和数目，增强扫描还能够清晰地显示脑膜的病灶，大大地提高了颅内结核的检出率，是诊断颅内结核的首选检查方法。磁共振功能成像还可用于颅内结核的鉴别诊断，如DWI的应用使得MRI在鉴别液化性结核瘤与结核性脑脓肿方面取得进展，MRS的应用为胶质瘤与结核瘤的鉴别诊断提供了可靠的依据等。相对于MRI而言，CT检查具有一定的辐射损伤，且CT检查诊断的敏感度和特异度又明显不如MRI，与国际趋势一样，我国颅内结核的影像学研究已经把重点放到MRI上来。

【影像表现】

影像学上颅内结核根据发病部位分为3型：脑膜结核、脑实质结核和混合型颅内结核。①脑膜结核（meningeal tuberculosis）：是结核病灶累及脑膜，包括硬脑膜、软脑膜、基底池脑膜及室管膜等。病理改变包括结核性脑膜炎、脑膜结核瘤、硬膜下（外）结核性脓肿等。脑膜结核常出现脑梗死、脑积水及脑萎缩等继发性改变。②脑实质结核（brain parenchymal tuberculosis）：结核病灶累及脑实质而不累及脑膜，包括结核性脑炎、结核结节、结核瘤和结核性脓肿等。③混合型颅内结核（mixed intracranial tuberculosis）：是指在同一病例中同时存在脑膜结核和脑实质结核。

1. 脑膜结核

（1）结核性脑膜炎（tuberculous meningitis，TBM）：在结核分枝杆菌感染性疾病中结核性脑膜炎临床表现最为严重，是患者死亡的主要原因之一。根据脑膜累及部位又分为3型：软脑膜型、软脑膜-蛛网膜型、硬脑膜-蛛网膜型。

1）X线：结核性脑膜炎X线检查多无异常发现，可有颅内压增高征、松果体钙斑移位等一般颅内占位征象。

2）CT：主要表现为基底池、环池及侧裂池的脑膜增厚，部分脑池狭窄或闭塞，脑脊液腔隙内被高于脑脊液的密度填充，增厚的脑膜可阻塞脑脊液循环通路引起脑积水。增强扫描动脉期脑膜轻度强化，延迟期明显铸型样强化（图5-5-1）。

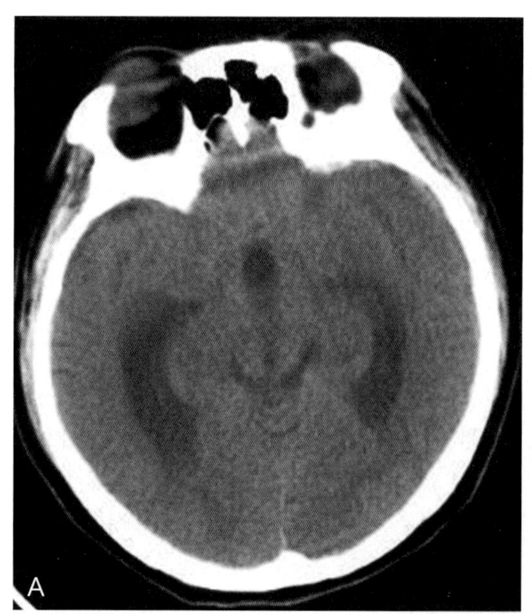

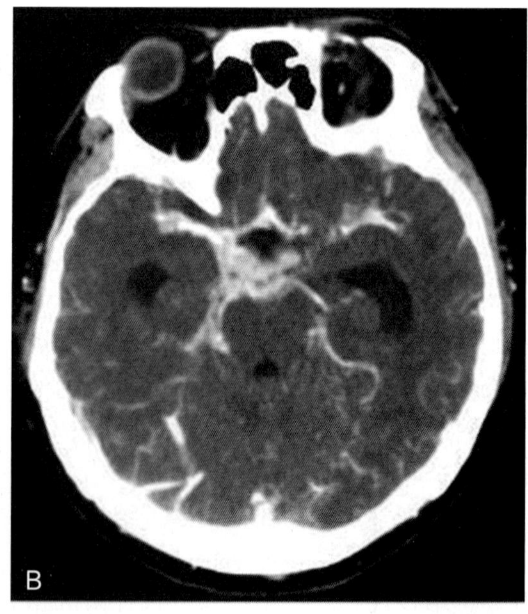

图5-5-1 结核性脑膜炎CT表现

A. CT平扫示基底池、环池及侧裂池脑膜增厚，部分脑池狭窄、闭塞；B. CT增强扫描示增厚的脑膜明显强化

3）MRI：主要表现为基底池、脑裂和脑沟内的脑脊液信号被增厚的脑膜（部分或者全部）替代，T_1WI 表现为高于脑脊液且与脑实质相仿的信号，T_2WI 表现为低于脑脊液、等于或略高于脑实质的信号，T_2-FLAIR 信号与脑实质相仿或略高于脑实质的信号，表面欠光整。脑膜增厚的邻近脑实质可出现炎性水肿，表现为不强化的长 T_1、长 T_2 信号。增强扫描增厚的脑膜常表现为沿脑沟、脑池表面走行的线状或条状明显强化（图 5-5-2）。外侧裂增厚的脑膜常包绕大脑中动脉水平段及其近端分支，引起结核性血管炎，导致基底节区和内囊区发生缺血性脑梗死（图 5-5-3）。室管膜的改变表现为室管膜的增厚，T_1WI 高于脑脊液信号，T_2WI 低于脑脊液信号或与脑实质信号相仿。增强扫描明显强化，室管膜黏连时可有不同程度的脑室扩张及扭曲变形。

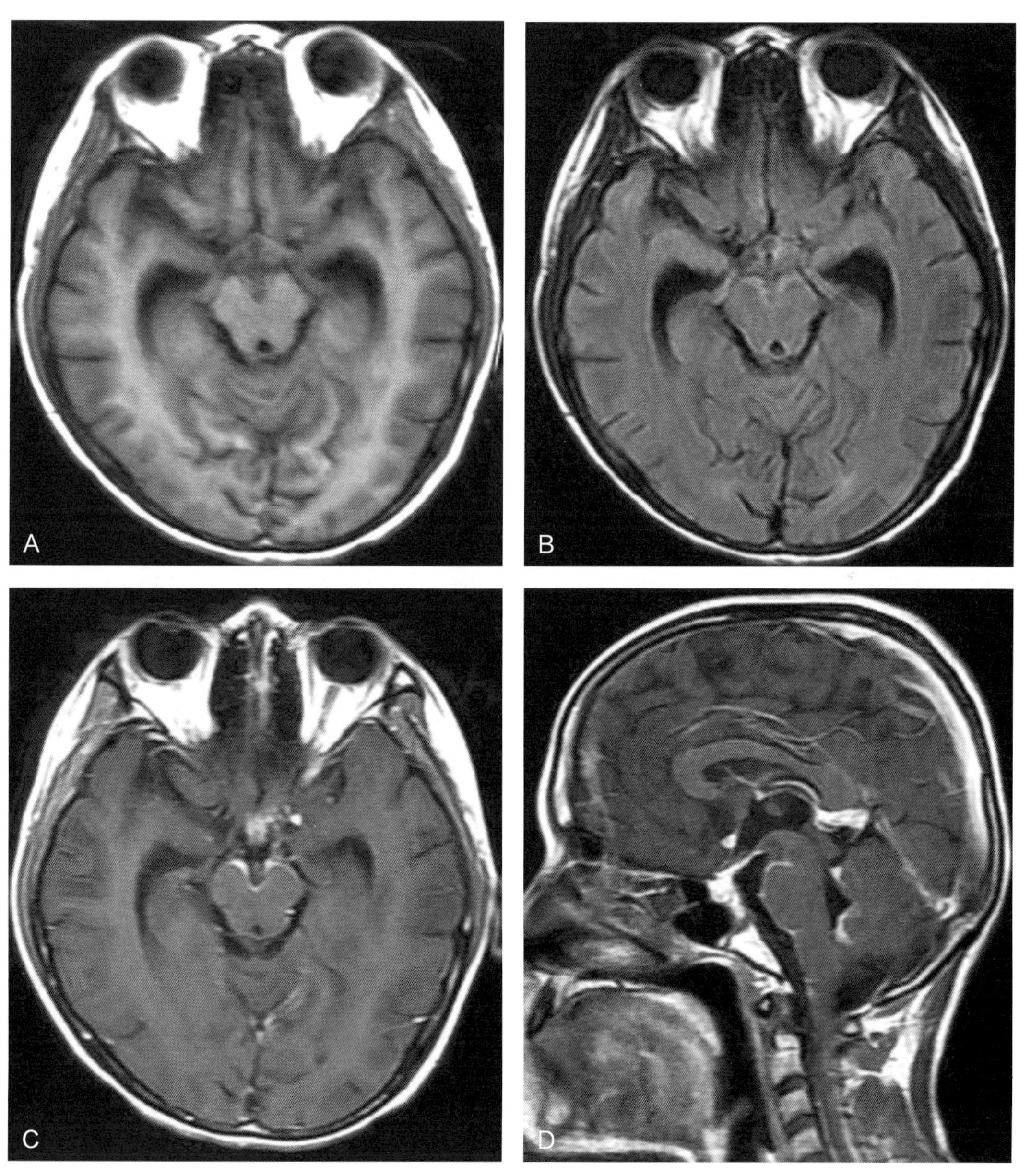

图 5-5-2 结核性脑膜炎 MRI 表现

A. T_1WI 示基底池、环池脑膜增厚，呈等信号；B. T_2-FLAIR 呈条状略高信号；C、D. 增强扫描示沿脑沟、脑池表面走行的增厚的脑膜呈线状或条状明显强化

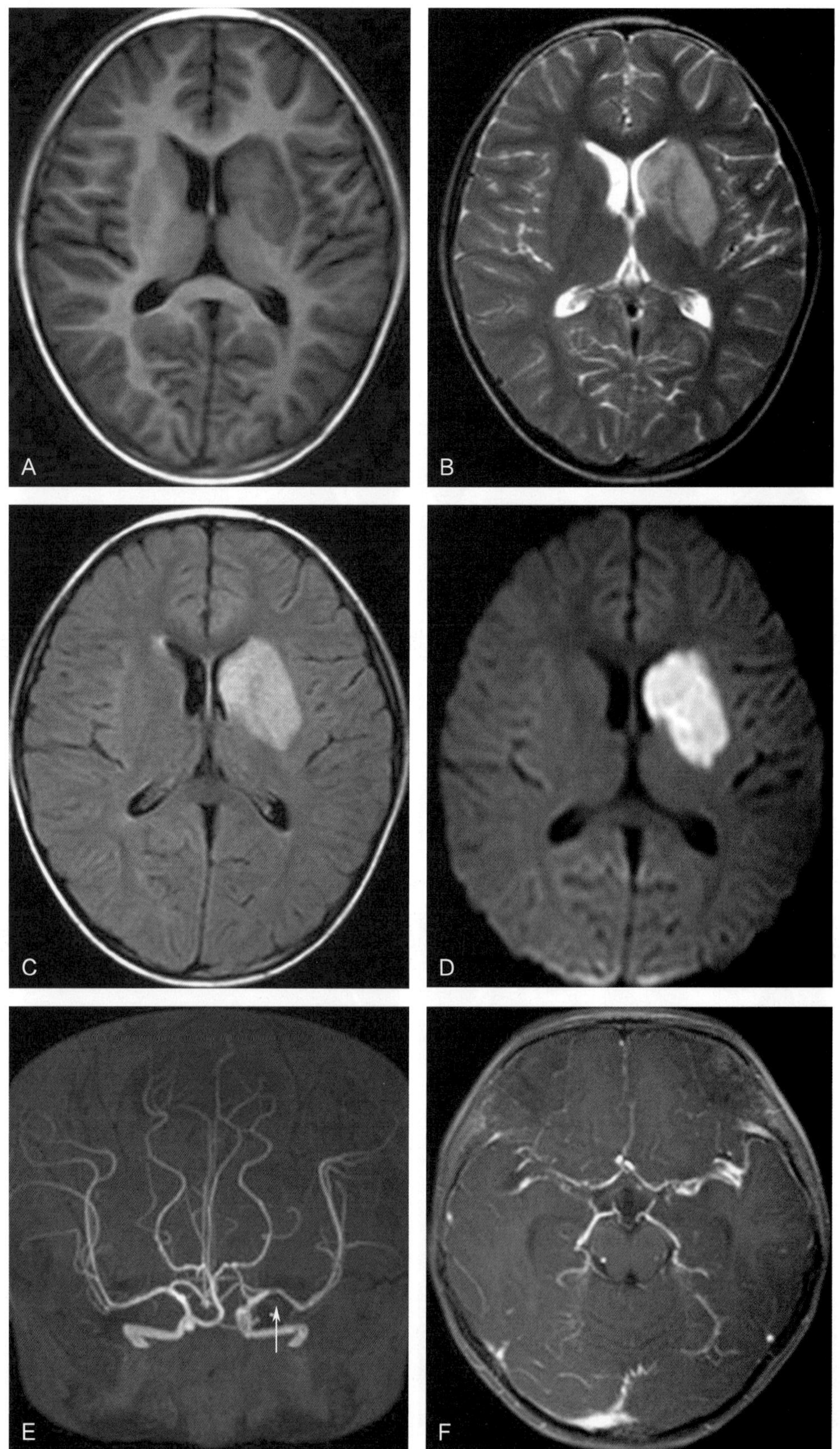

图 5-5-3 结核性脑膜炎伴左侧基底节区梗死的 MRI 表现

A. T_1WI 示左侧基底节区斑片状低信号；B. T_2WI 呈稍高信号；C. T_2-FLAIR 呈斑片状高信号；D. DWI 上病变呈明显高信号；E. MRA 示左侧大脑中动脉水平段局部狭窄；F. 增强扫描 T_1WI 示基底池、左侧裂池脑膜增厚且明显强化

（2）脑膜结核瘤：脑膜结核瘤好发于基底池脑膜、室管膜和软脑膜，可单发，多发亦常见，簇状分布，可表现为单纯结核瘤，但通常与增厚的脑膜在同一部位出现，且融合在一起。

1）X线：脑膜结核瘤少数可发生钙化，多见于颅底部、邻近蝶鞍。表现为大小不等、分布不均、形态不规则的钙化，常为多发，范围较广。

2）CT：脑膜结核瘤直径较小时表现为高于脑脊液与脑实质密度相仿的病灶，大部分脑膜病灶平扫不易发现，仅表现为明显增厚、表面欠光整，间接表现为脑池的狭窄或闭塞，但增强扫描明显强化增厚的脑膜内或与之相连续的脑膜旁可见与脑膜同等程度强化的小结节；直径较大时表现为与增厚的脑膜融合在一起的环状或簇状等、低密度病灶；增强扫描，尤其是延迟5分钟扫描，可见明显强化的肉芽肿环和不强化的干酪样坏死中心与明显强化增厚的脑膜融合在一起。少数脑膜结核瘤愈合后可见钙化，CT平扫形态不规则，呈点片状，以基底池较多见。

3）MRI：直径较小的脑膜结核瘤大多以结核性肉芽肿为主，此时干酪样坏死尚未形成。平扫仅表现为脑膜不规则明显增厚，增强扫描可表现为脑膜内或脑膜旁的小结节状强化。直径较大的成熟的脑膜结核瘤，一般由肉芽肿环和干酪样坏死中心构成，很少独立存在，常与增厚的脑膜融合在一起，有时可见邻近的脑组织水肿。肉芽肿环在T_1WI表现为等信号，T_2WI表现为稍高信号；干酪样坏死中心在T_1WI表现为低信号，T_2WI则可表现为低信号（未液化）、高信号（完全液化）或混杂信号（部分液化），出现钙化时T_1WI和T_2WI均表现为低信号，增强T_1WI上病灶的肉芽肿环明显强化，而干酪样坏死中心和钙化灶均不强化。然而无论是液化还是未液化的干酪样坏死，因为不导致水的扩散受限，所以在DWI上均呈低信号（图5-5-4），可以与脑内脓肿相鉴别。

（3）硬膜下（外）结核性脓肿

1）CT：硬膜下结核性脓肿表现为颅骨内板下新月形低密度病灶，硬膜外结核性脓肿表现为颅骨内板下双凸透镜形低密度病灶。增强扫描可见明显强化的脓肿壁和不强化的脓腔。应与慢性硬膜下（外）血肿相鉴别。

2）MRI：脓腔在T_1WI表现为低信号，T_2WI表现为高信号；脓肿壁在T_1WI和T_2WI均表现为等或略高信号，增强扫描脓肿壁强化明显，脓腔不强化；脓液的水分扩散受限，DWI表现为高信号，ADC图信号减低。

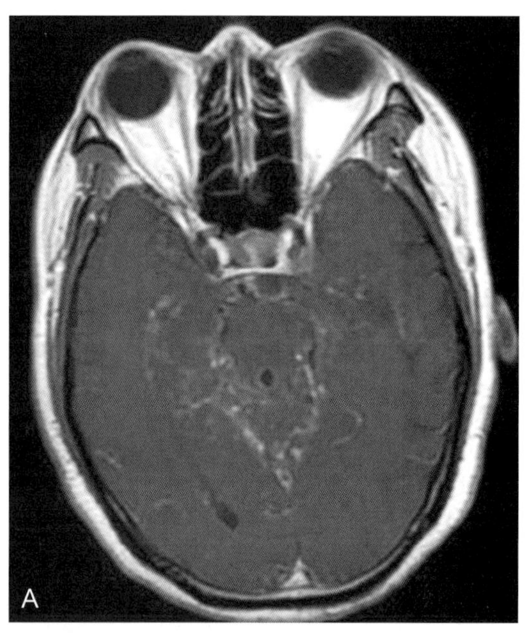

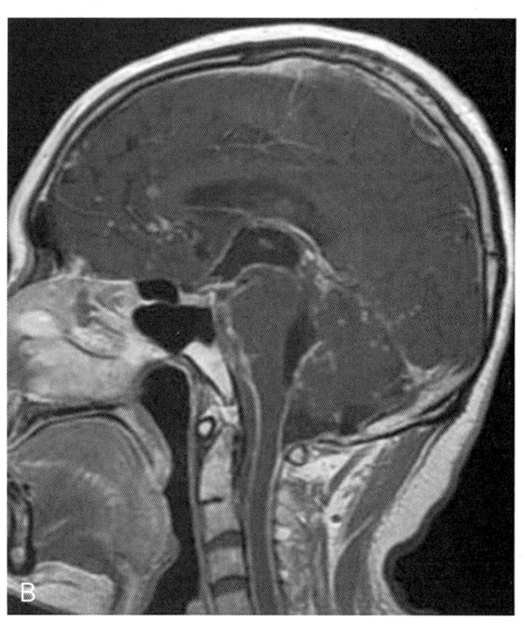

图5-5-4 脑膜结核瘤MRI增强扫描

A、B. 轴位及矢状位T_1WI增强扫描示基底池、环池及侧裂池可见多发结核瘤与增厚的脑膜融合在一起

2. 脑实质结核 脑实质结核根据病灶大小分为结核性脑炎、粟粒型结核、结核结节和结核瘤。结核性脑炎内无结节性病灶；粟粒型结核散在或弥漫分布的小结节，直径≤0.3cm；结节直径0.3~1.0cm之间者称为结核结节（亦称局灶性结核性脑炎）；直径≥1.0cm者称为结核瘤，包括特殊

形式的结核性脓肿。

（1）结核性脑炎：结核性脑炎病理主要表现为脑白质炎性反应性水肿和脱髓鞘改变，是脑实质结核早期阶段的特殊形式，临床较少见，病灶内无结核结节。

1）CT：可表现为不规则片状或手掌样低密度水肿，有占位效应，增强扫描水肿区内无异常强化结节。

2）MRI：表现为不规则片状、大片状的异常信号，T_1WI呈低信号，T_2WI呈高信号，有占位效应，增强扫描病灶本身不强化，亦无强化的粟粒、结节或结核瘤，有时可见脑回样强化或片状强化（图5-5-5）。

（2）粟粒型结核：粟粒型结核，结节直径≤0.3cm，好发于儿童和青少年，常呈散在或弥漫分布，可分为急性期和亚急性期。急性期以炎性渗出为主（含中性粒细胞和巨噬细胞），胶原纤维含量较少，形成较小的不成熟、增生性结核结节，周围水肿较重；亚急性期以增生为主，病灶大小不等，分布不均，幕上灰白质交界区较多，幕上白质区、脑干和小脑较少，水肿相对较轻。

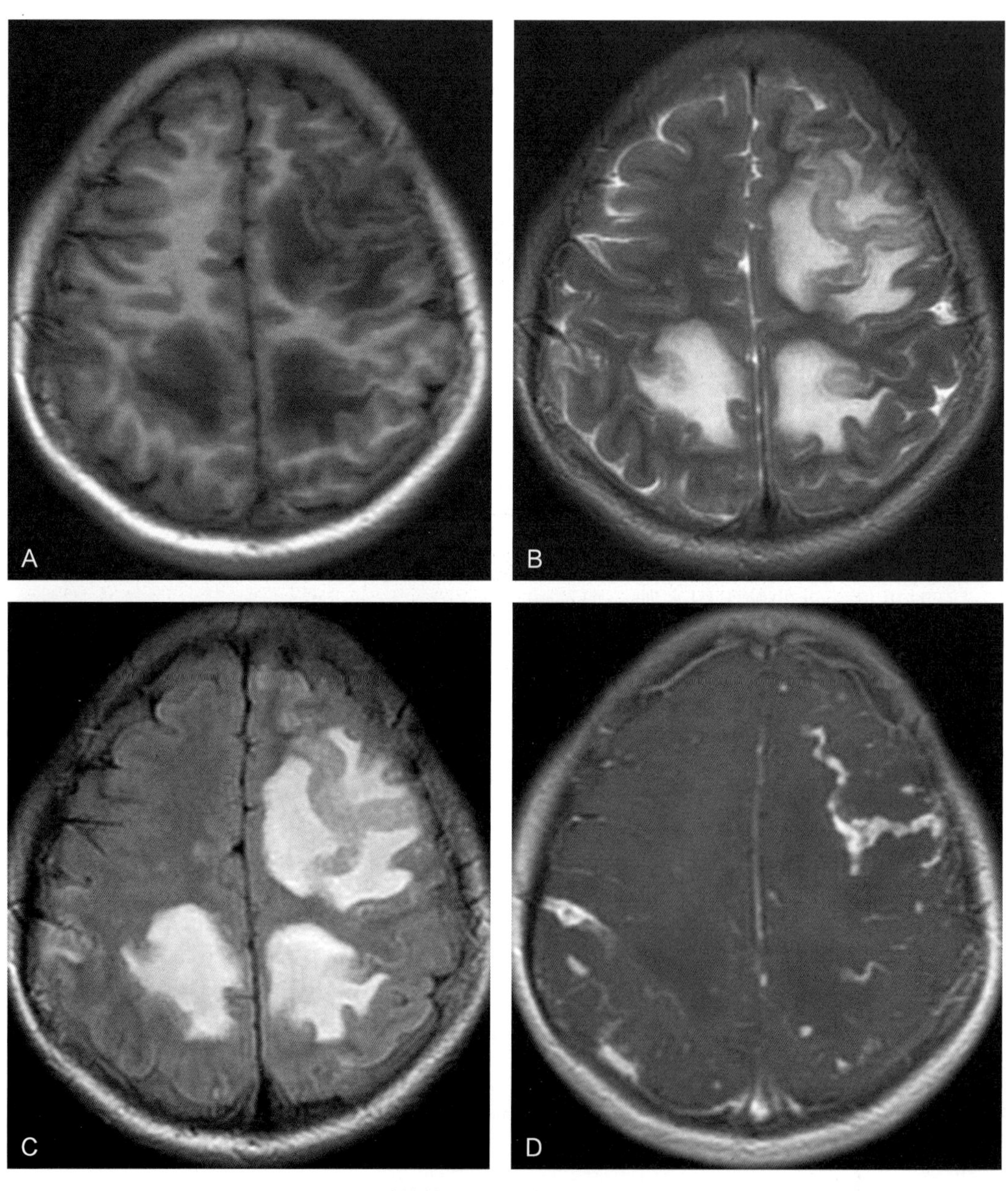

图5-5-5　结核性脑炎、结核性脑膜炎MRI表现

A. T_1WI示左侧额叶及双侧顶叶不规则片状低信号；B、C. T_2WI及T_2-FLAIR呈明显高信号，有占位效应；D. 增强扫描病灶内无异常强化，邻近软脑膜强化

1）CT：主要表现为脑实质内广泛弥漫或指样水肿带，周围脑沟变浅，脑实质肿胀。病灶愈合后可见点状钙化。增强扫描脑实质内可见散在或弥漫分布的粟粒样强化结节位于水肿中心。CT 较难对粟粒型结核进行分期诊断。

2）MRI：磁共振多序列成像具有良好的软组织分辨率，对粟粒型结核的分期有一定优势。①急性期：主要表现为脑实质内弥漫分布大小不等的长 T_1、长 T_2 水肿信号，T_2-FLAIR 序列呈“棉花团”样，增强扫描可见大小接近、分布均匀、明显均匀强化的小结节位于水肿中心，直径 0.1~0.2cm，大部分病灶分布幕上，小脑和脑干相对稀疏，脑积水较少见（图 5-5-6）。②亚急性期：主要表现为大小不等的水肿灶，大多分布于幕上灰白质交界区，水肿灶内可见大小不等、类圆形、等或稍长 T_1、稍长或长 T_2 信号结节，部分结节中央偶可见点状干酪样坏死，增强扫描结节大小不等，直径 0.1~0.3cm，分布不均匀，各结节之间、同一结节的不同区域强化程度可不一致，坏死部分不强化（图 5-5-7）。

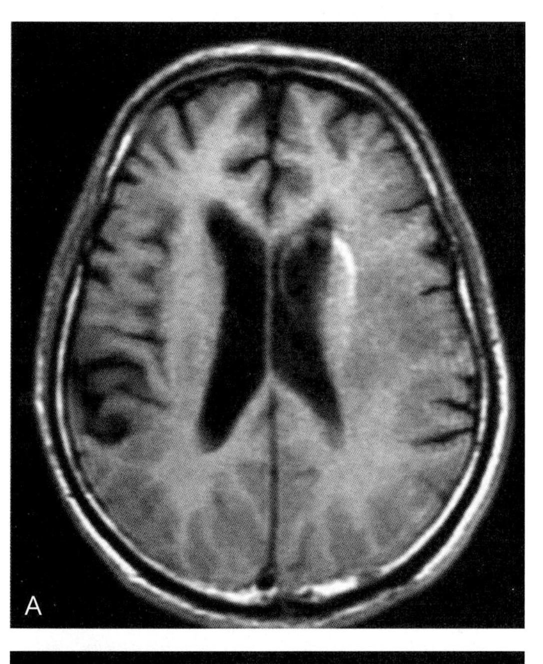

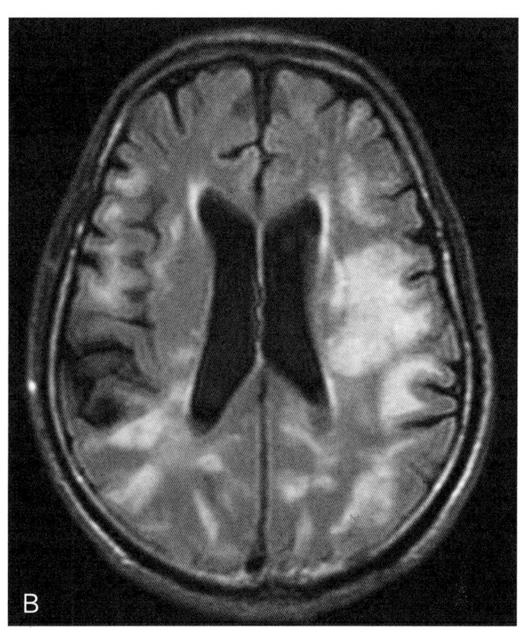

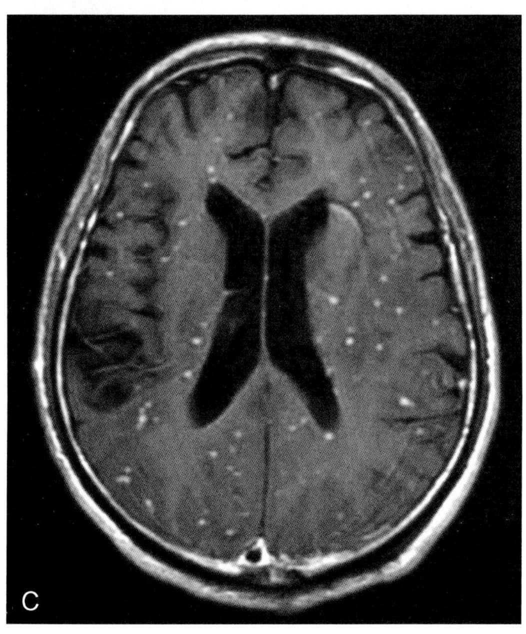

图 5-5-6　急性期粟粒型结核 MRI 表现

A. T_1WI 示脑实质内弥漫分布大小不等的片状低信号；B. T_2-FLAIR 呈明显高信号；C. 增强扫描示多发大小接近、分布均匀、明显均匀强化小结节位于水肿中心

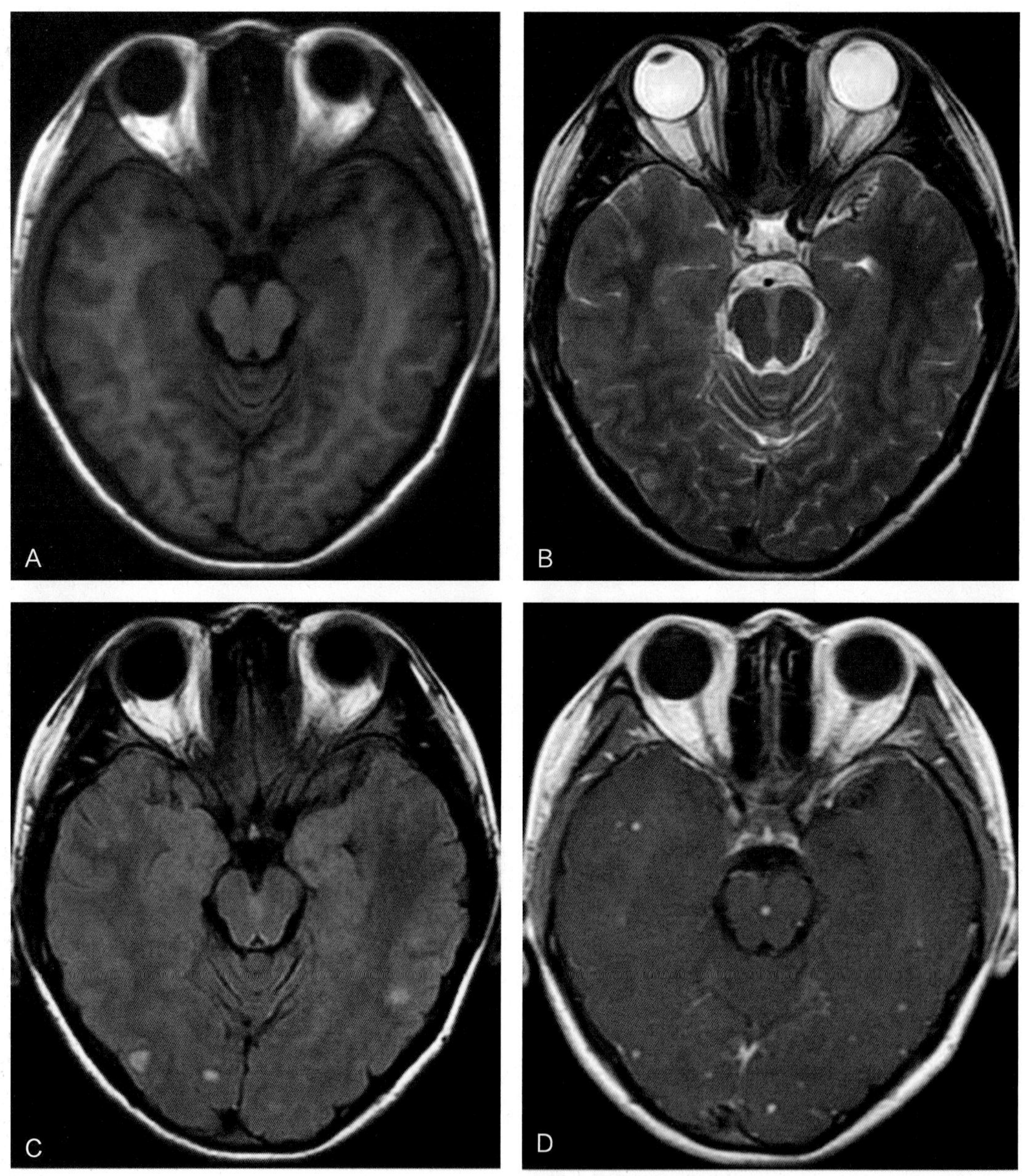

图 5-5-7 亚急性期粟粒型结核 MRI 表现

A. T_1WI 示双侧颞叶、枕叶及脑干见散在小斑片状稍低信号；B. T_2WI 呈稍高信号；C. T_2-FLAIR 呈高信号；D. 增强扫描示灰白质交界区多发分布不均匀、强化程度不一致的小结节

（3）结核结节：结核结节直径在 0.3~1.0cm 之间，常为多发，簇状分布。由于病灶大小差别较大，病理成分不一，故影像表现不同。当病灶直径较小时似粟粒型结核，CT 和 MRI 多表现为较小的实质性结节；当病灶直径较大或干酪样坏死所占比例较大时似结核瘤，多表现为较大的环形或簇状结节。

1）CT：平扫大部分无异常，可见小片状或指样水肿带，增强扫描可见大部分明显实质性强化小结节或少部分环、簇状强化大结节（图 5-5-8）。

2）MRI：主要表现为均质性实质性结节，T_1WI 呈等或稍低信号，T_2WI 呈等或稍高信号，T_2WI 及 T_2-FLAIR 序列上病灶周围可见大小不等的高信号水肿。增强扫描可见病灶大多明显均质强化，少部分环状强化，周围水肿带不强化（图 5-5-9）。尤其在高场强 MRI 中，T_2WI 结核结节中央呈等、低信号，增强扫描呈环状强化的结核结节检出率较高。

（4）结核瘤：结核瘤直径≥ 1.0cm，儿童好发于小脑，成人以额顶区常见，常位于血供丰富的皮质内，一般直径为 2~6cm，常多发，中央有干酪样坏死物质。

1）X 线：脑实质结核瘤钙化常多发，大小不一，呈散在分布的结节状，可单发，多见于大脑半球和后颅凹，发生率为 1%~6%，具有特征性。

2）CT：当结核瘤直径较小时，CT 平扫可无异常发现或表现为略低密度，增强扫描可见明显强化的肉芽肿环和不强化的干酪样坏死中心；当结核瘤直径较大时，可见低密度的干酪样坏死中心和等密度的肉芽肿环，增强后肉芽肿环明显强化，干酪样坏死中心不强化（图 5-5-10）；病灶常成环状或簇状分布，体积较大或簇状病灶周围可见低密度水肿带（图 5-5-11）。病灶内偶可见高密度的钙化，呈斑片状或结节状。极少数病灶可不强化。

3）MRI：表现为脑实质内由外周环状结构和不同信号的中心结构组成，可呈圆形、类圆形或不规则形态，常为多发，簇状分布（图 5-5-12）。肉芽肿的环和干酪样坏死的中心信号变异较大。一般情况下，T_1WI 结核瘤的中心坏死区呈低信号，肉芽肿环呈等信号或略高信号，周围可见低信号水肿带。T_2WI 上，当干酪样坏死中心（未液化的凝固性坏死）表现为低信号时，肉芽肿环呈高信号，周围可见高信号水肿区，水肿与肉芽肿环之间可见细线样低信号间隔（图 5-5-13）；当干酪样坏死中心（液化的干酪样坏死）表现为高信号时，肉芽肿的环则为低信号，外周被高信号的水肿区包绕（图 5-5-14）。当干酪样坏死中心发生钙化时，T_1WI 及 T_2WI 均表现为低信号，T_1WI 肉芽肿环呈等信号，T_2WI 呈略高信号，周围高信号水肿带较少见（图 5-5-15）。三者的肉芽肿环 T_1WI 增强后均表现为明显强化。当干酪样坏死中心部分液化时，T_2WI 呈混杂信号。结核瘤内的干酪样坏死虽然在未液化（T_2WI 呈低信号）和液化（T_2WI 呈高信号）之间有信号差异，但在 DWI 上均呈低信号，无明显扩散受限。

（5）结核性脑脓肿：结核性脑脓肿主要是由结核性肉芽肿坏死形成，此型较少见，病理上中央为结核性脓肿，周围为结核肉芽组织和反应性胶质增生。

1）CT：主要表现为单发或多发的圆形或椭圆形低密度灶，周围水肿明显。增强扫描呈环状强化，环壁较厚，占位效应明显。

2）MRI：主要表现为脑实质内的环状病灶，T_1WI 脓腔为低信号，脓肿壁为等信号，T_2WI 脓腔为高信号，脓肿壁为等或略高信号，周围可见大片高信号水肿区。增强扫描呈明显环状强化，脓腔及周围水肿无强化（图 5-5-16）。结核性脑脓肿与中心液化的结核瘤的表现不易区分，即使是增强扫描也难以分辨。DWI 可用来鉴别中心液化的结核瘤和结核性脑脓肿，结核瘤的液化中心无水分子扩散受限，表现为低信号；结核性脑脓肿脓腔内的水分扩散受限，表现为高信号，脓腔 ADC 值减低。

3. 混合型颅内结核 混合型颅内结核为同一病例中同时存在脑膜结核和脑实质结核，在颅内结核中较为常见。

CT 及 MRI：表现为同时具有脑膜结核和脑实质结核的影像特点。病变或以脑膜病灶为主，或以脑实质病灶为主，常为多发，大多合并脑膜炎改变。增强扫描增厚的脑膜呈条状强化，脑实质结核呈环状或簇状强化，部分脑膜可见多发小结节，呈串珠样、簇状与脑膜融合（图 5-5-17）。累及微小动脉可并发结核性脑梗死。

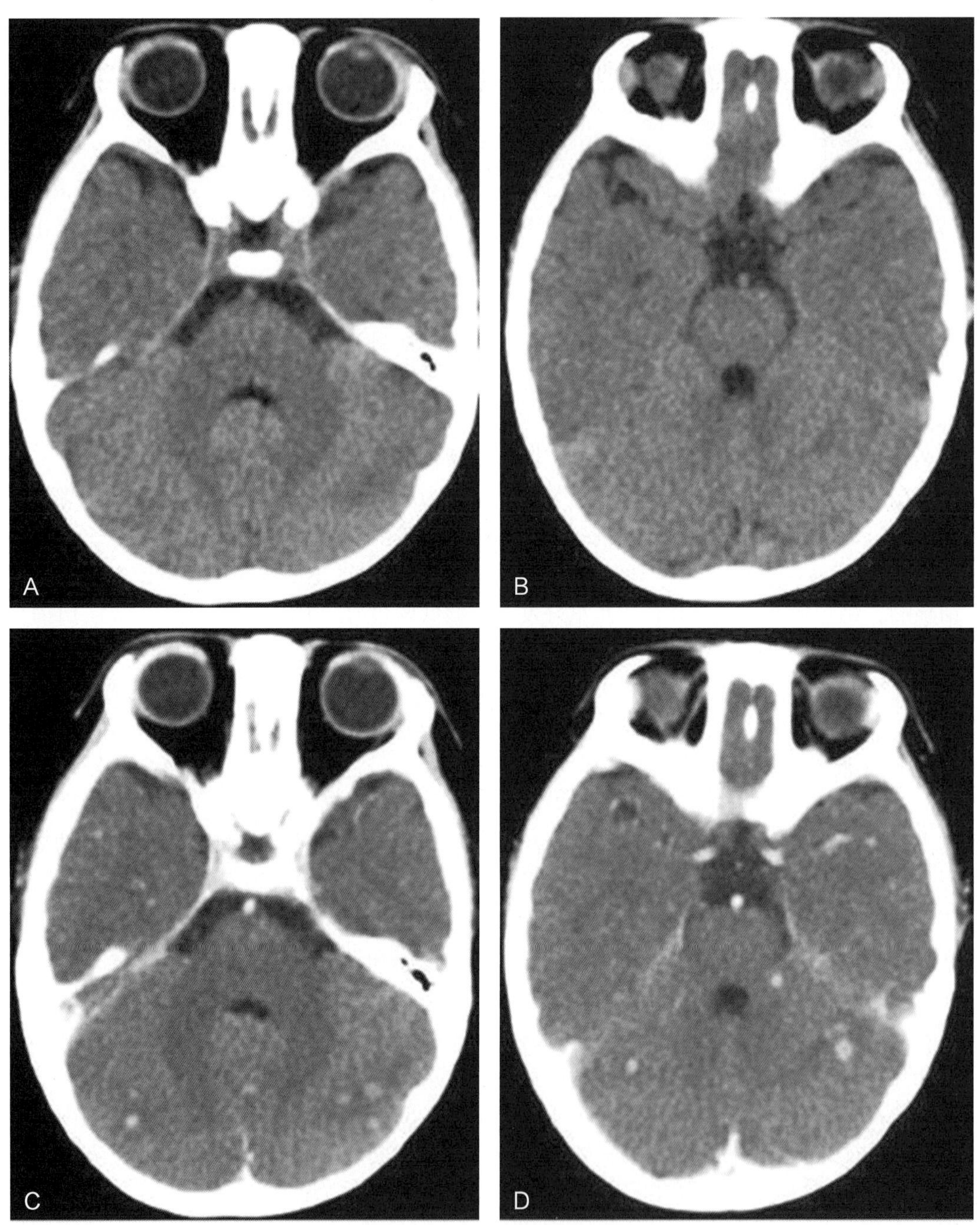

图 5-5-8 结核结节 CT 表现

A、B. CT 平扫无异常；C、D. 增强扫描可见明显实性结节和环状强化

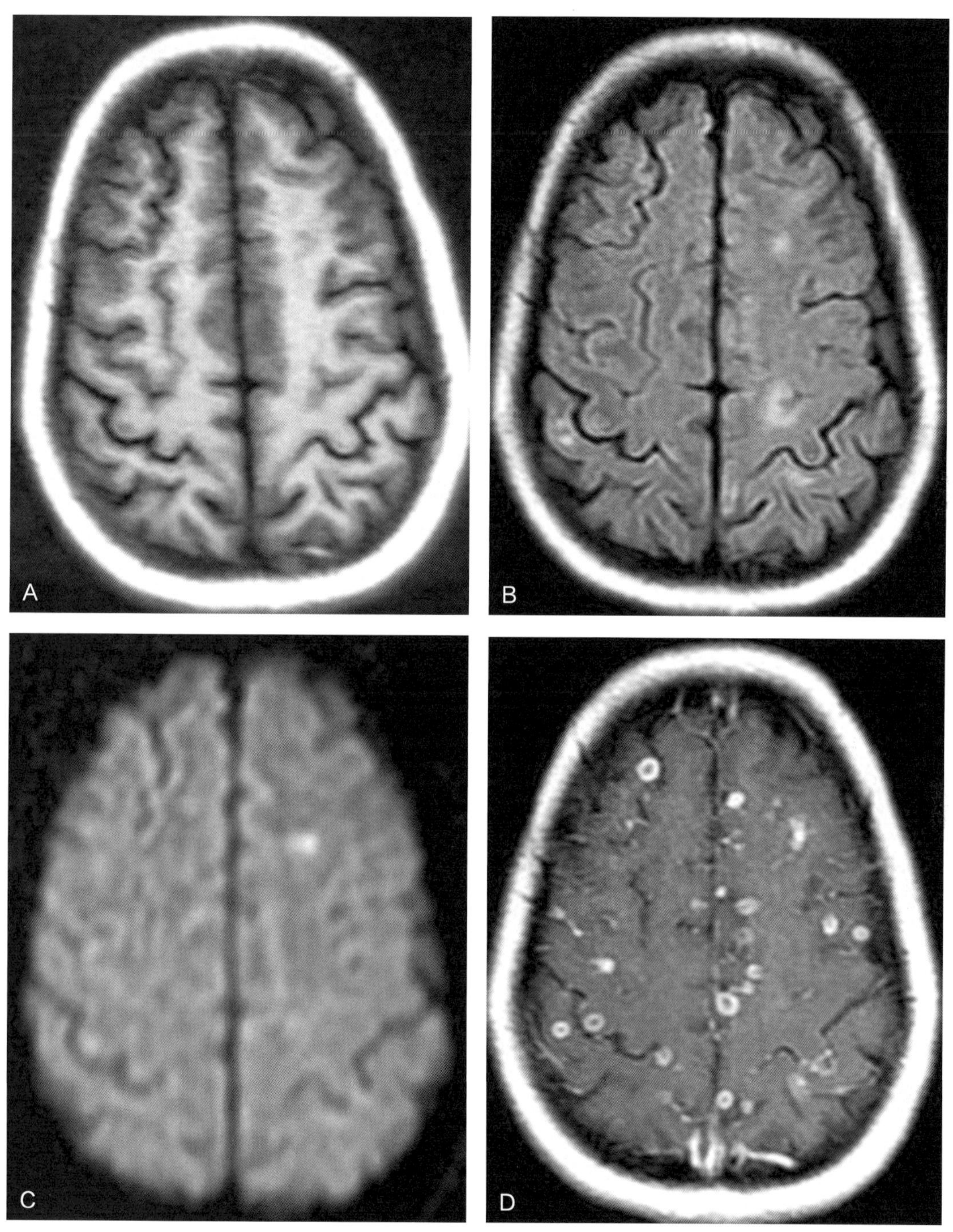

图 5-5-9 结核结节 MRI 表现

A. T_1WI 示双侧额顶叶多发小结节状稍低信号；B. T_2-FLAIR 呈等、稍高信号；C. DWI 未见明显扩散受限；D. T_1WI 增强扫描示多发环状和实性强化小结节

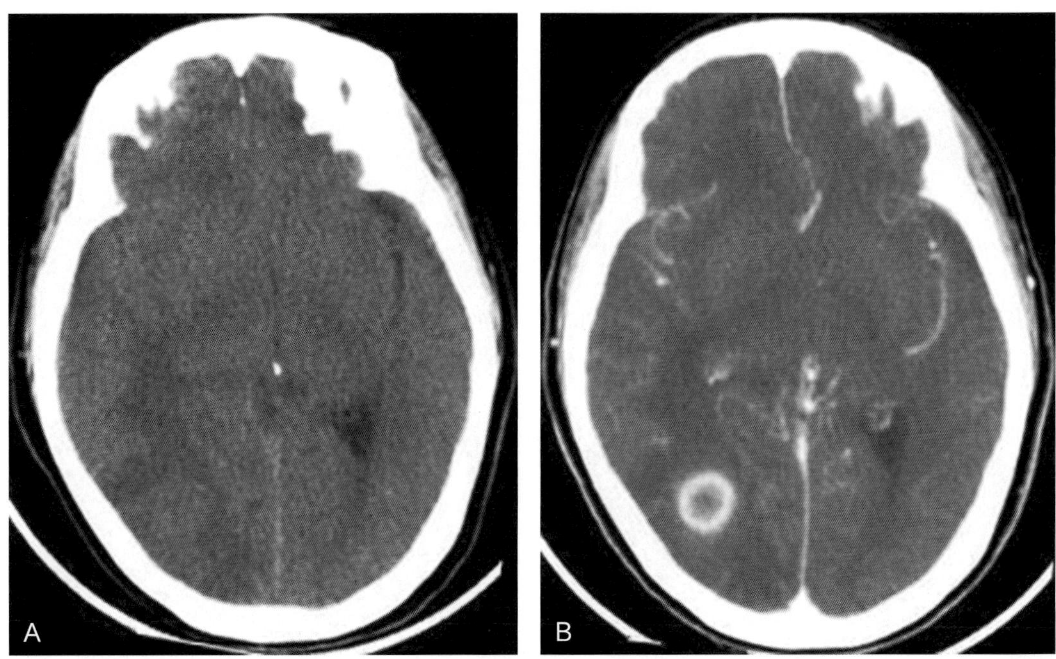

图 5-5-10 结核瘤 CT 表现

A. CT 平扫示右侧枕叶圆形等密度病灶，周围大片低密度水肿；B. CT 增强扫描病变明显环状强化，中央干酪样坏死及周围水肿不强化

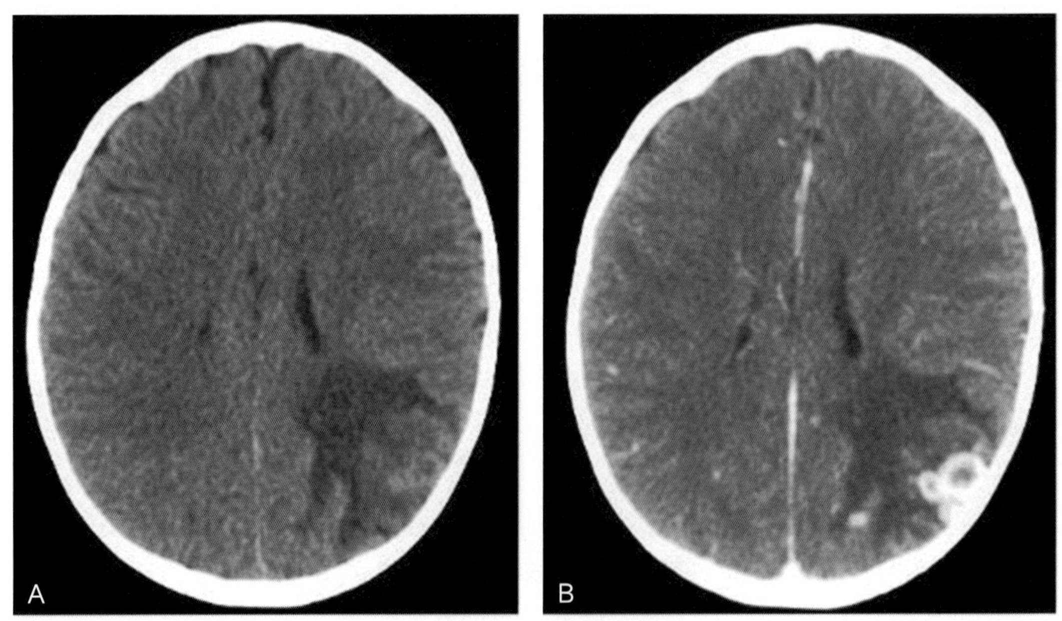

图 5-5-11 结核瘤 CT 表现

A. CT 平扫示左侧顶叶簇状等密度病灶，周围片状低密度水肿；B. 增强扫描病变明显簇状强化，中央干酪样坏死及周围水肿不强化

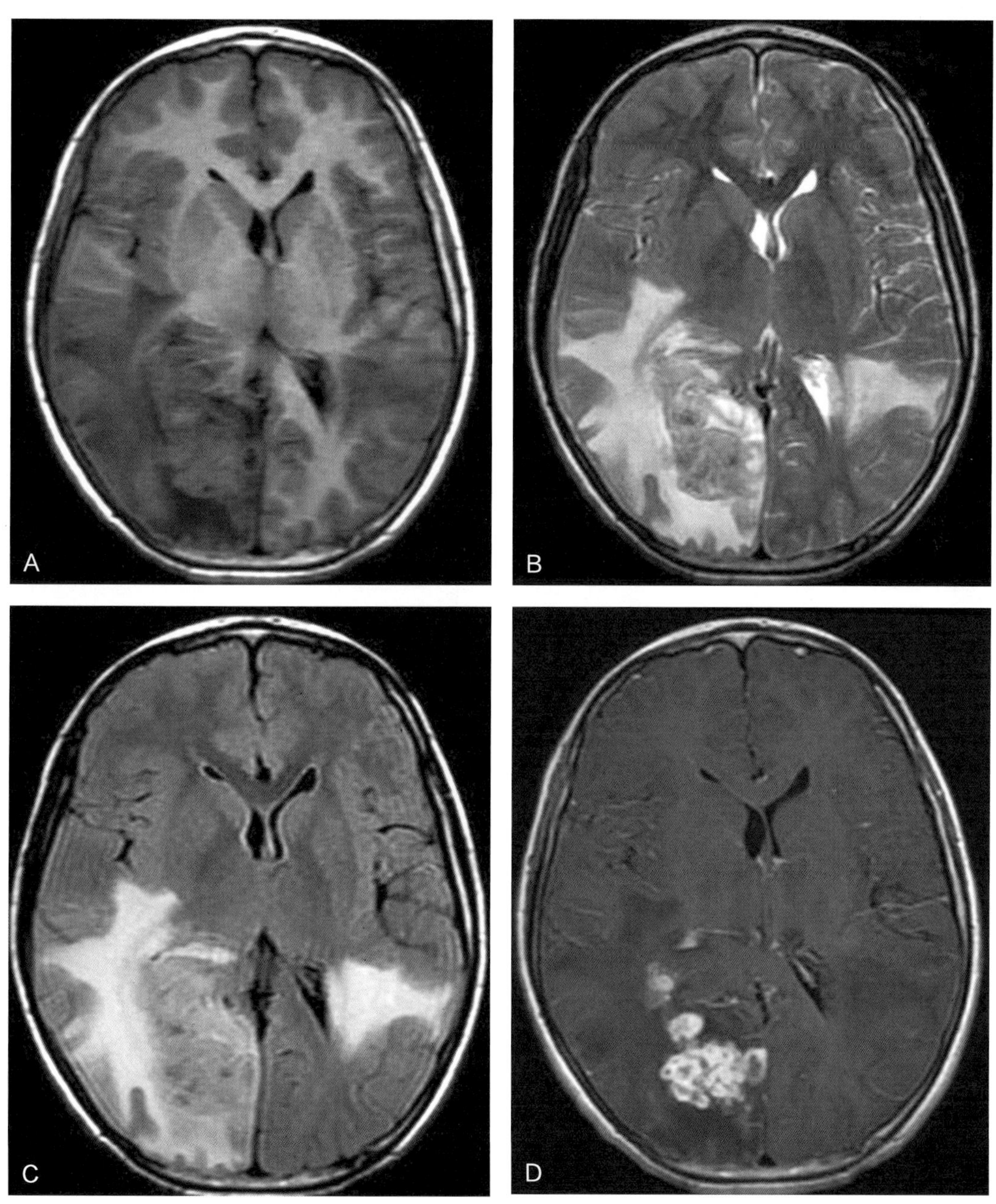

图 5-5-12　结核瘤 MRI 表现

A. T_1WI 示右侧枕叶不规则等、低混杂信号，双侧颞叶及右侧枕叶大片水肿；B、C. T_2WI 及 T_2-FLAIR 示病变呈等、高混杂信号，周围水肿明显高信号；D. 增强扫描示右侧枕叶病灶明显环簇状强化，中央干酪样坏死及周围水肿不强化

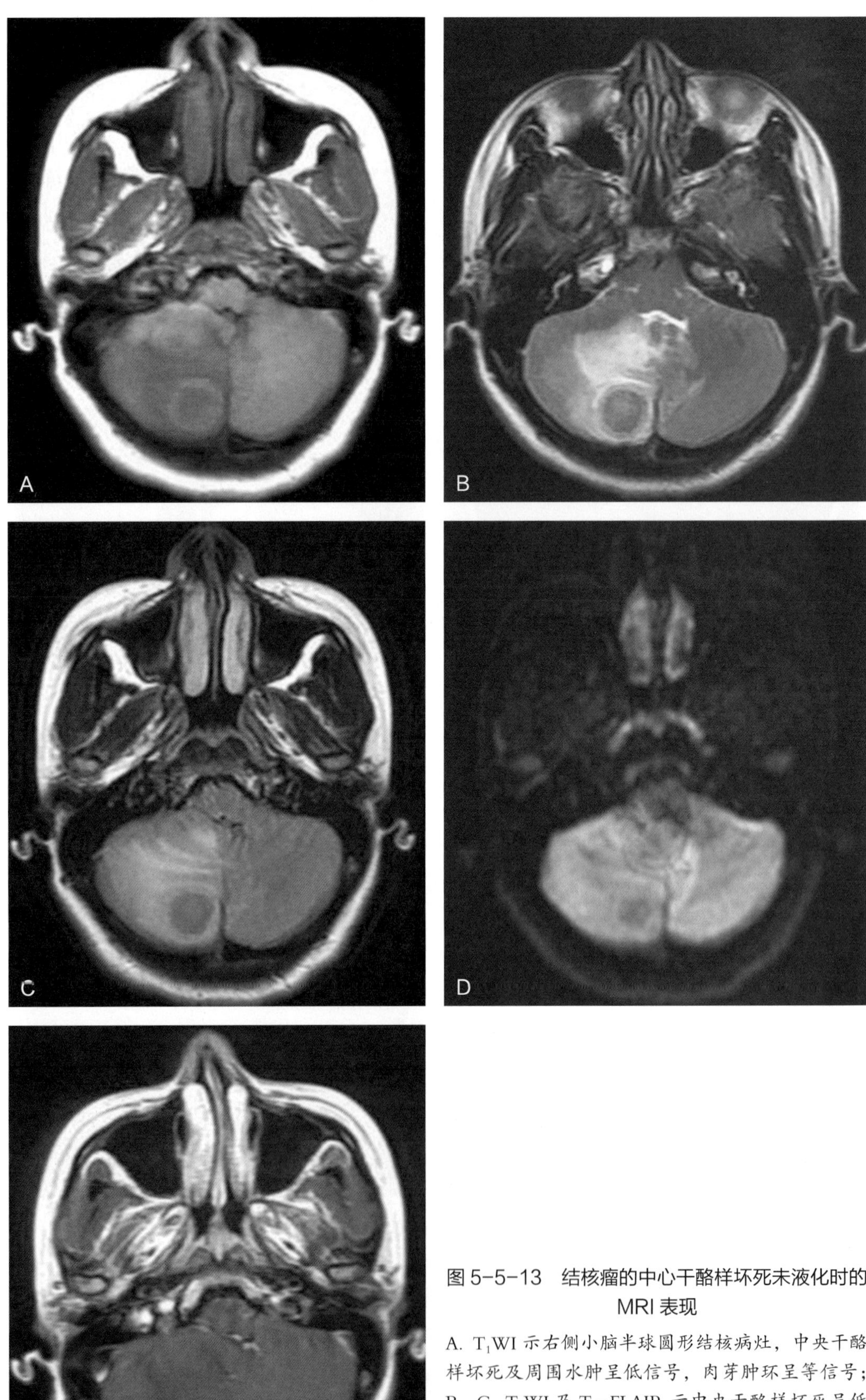

图 5-5-13　结核瘤的中心干酪样坏死未液化时的 MRI 表现

A. T_1WI 示右侧小脑半球圆形结核病灶，中央干酪样坏死及周围水肿呈低信号，肉芽肿环呈等信号；B、C. T_2WI 及 T_2-FLAIR 示中央干酪样坏死呈低信号，肉芽肿环呈稍高信号，周围水肿呈高信号；D. DWI 病变未见明显扩散受限；E. T_1WI 增强扫描示右侧小脑半球圆形病灶明显环状强化，中央干酪样坏死及周围水肿不强化

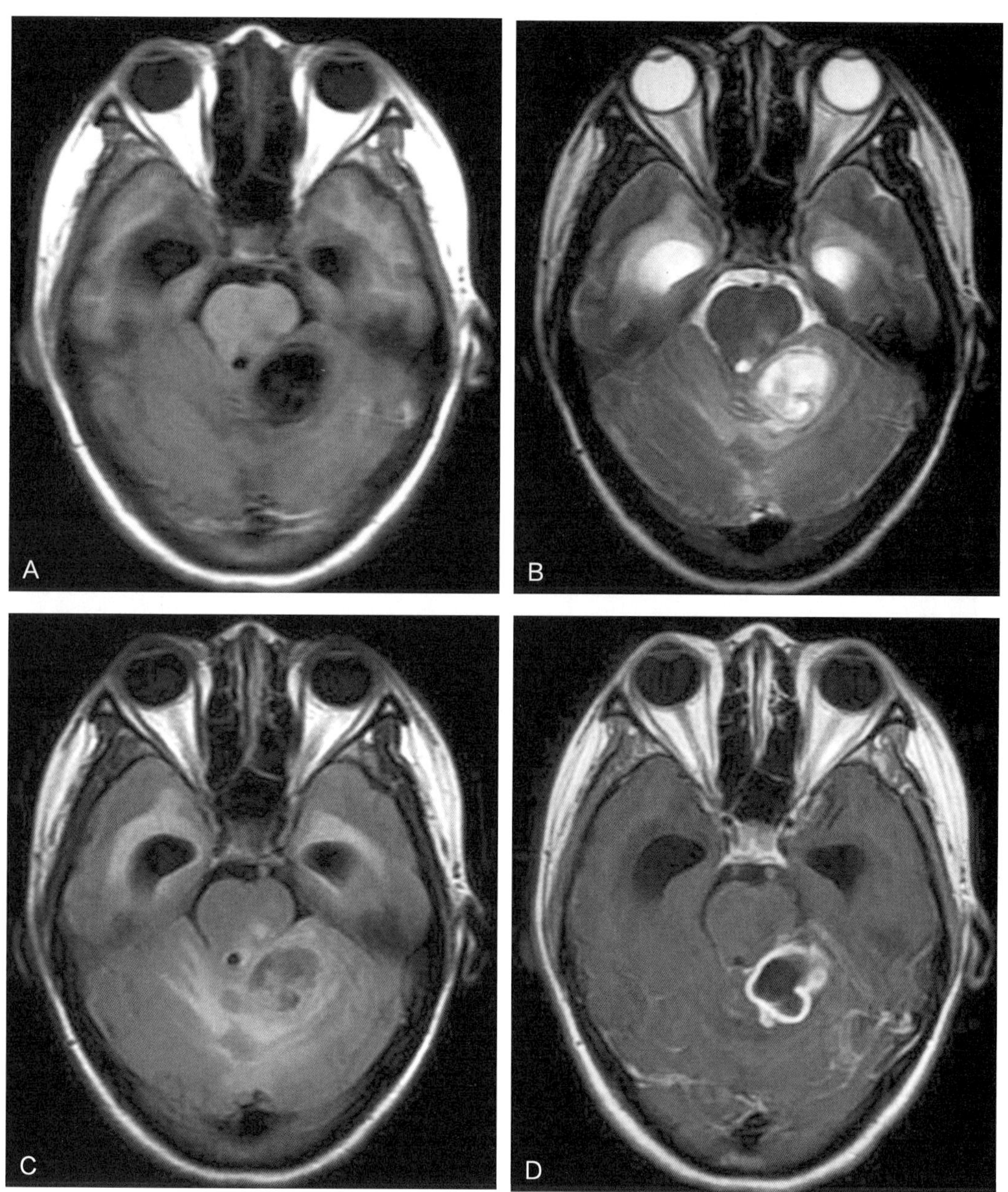

图 5-5-14 结核瘤干酪样坏死中心液化时的 MRI 表现

A. T_1WI 示左侧小脑半球类圆形病灶中央液化坏死呈明显低信号，肉芽肿环呈等信号，周围水肿呈稍低信号；B. T_2WI 示病灶中央液化坏死呈明显高信号，肉芽肿环呈等、低信号，周围水肿呈稍高信号；C. T_2-FLAIR 示病灶中央干酪样坏死呈低信号，肉芽肿环呈等信号，周围水肿呈稍高信号；D. T_1WI 增强扫描示病灶明显不规则环状强化，中央干酪样坏死及周围水肿不强化

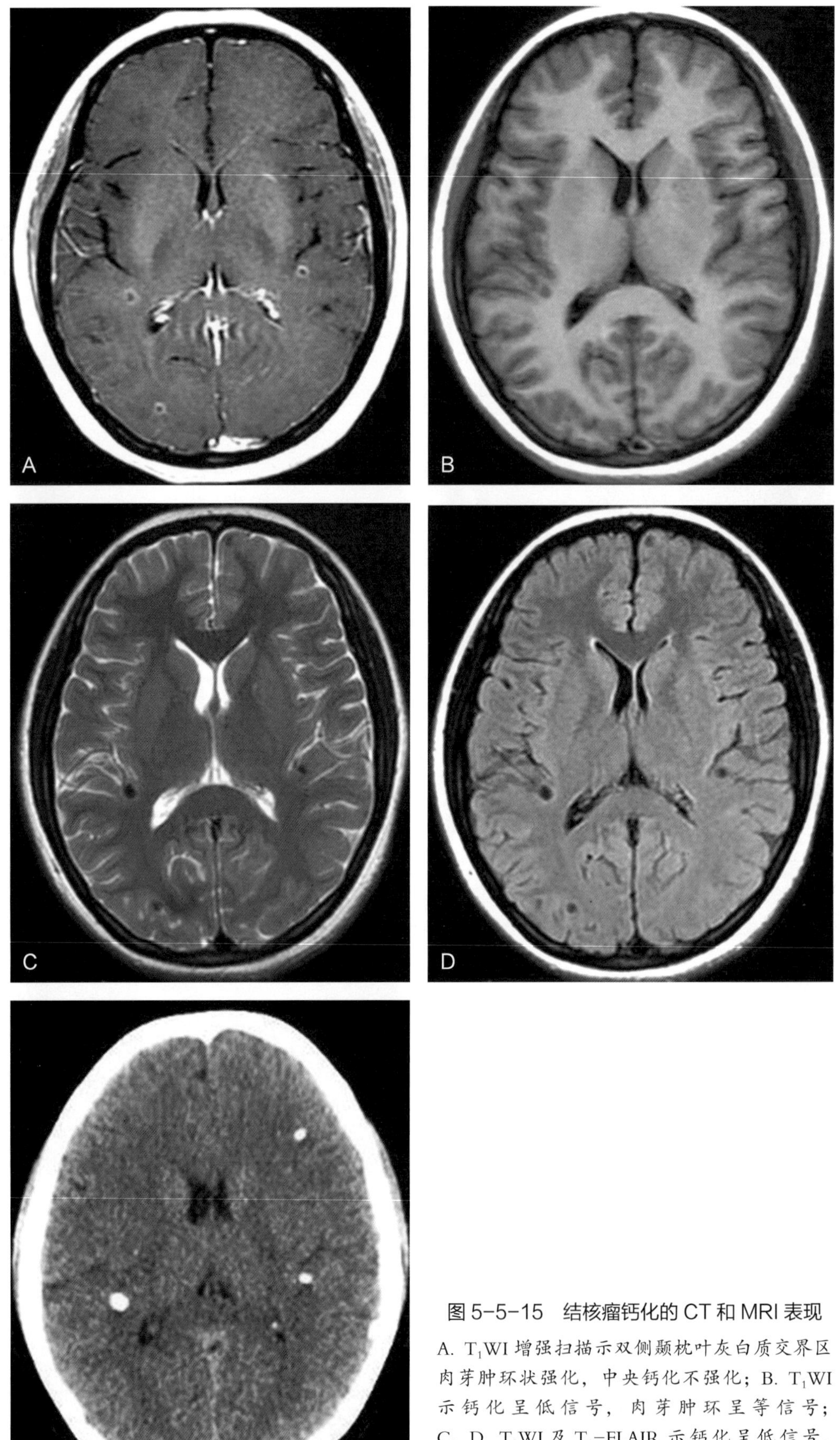

图 5-5-15 结核瘤钙化的 CT 和 MRI 表现

A. T_1WI 增强扫描示双侧颞枕叶灰白质交界区肉芽肿环状强化，中央钙化不强化；B. T_1WI 示钙化呈低信号，肉芽肿环呈等信号；C、D. T_2WI 及 T_2-FLAIR 示钙化呈低信号，肉芽肿环呈稍高信号；E. CT 平扫示多发高密度钙化结节

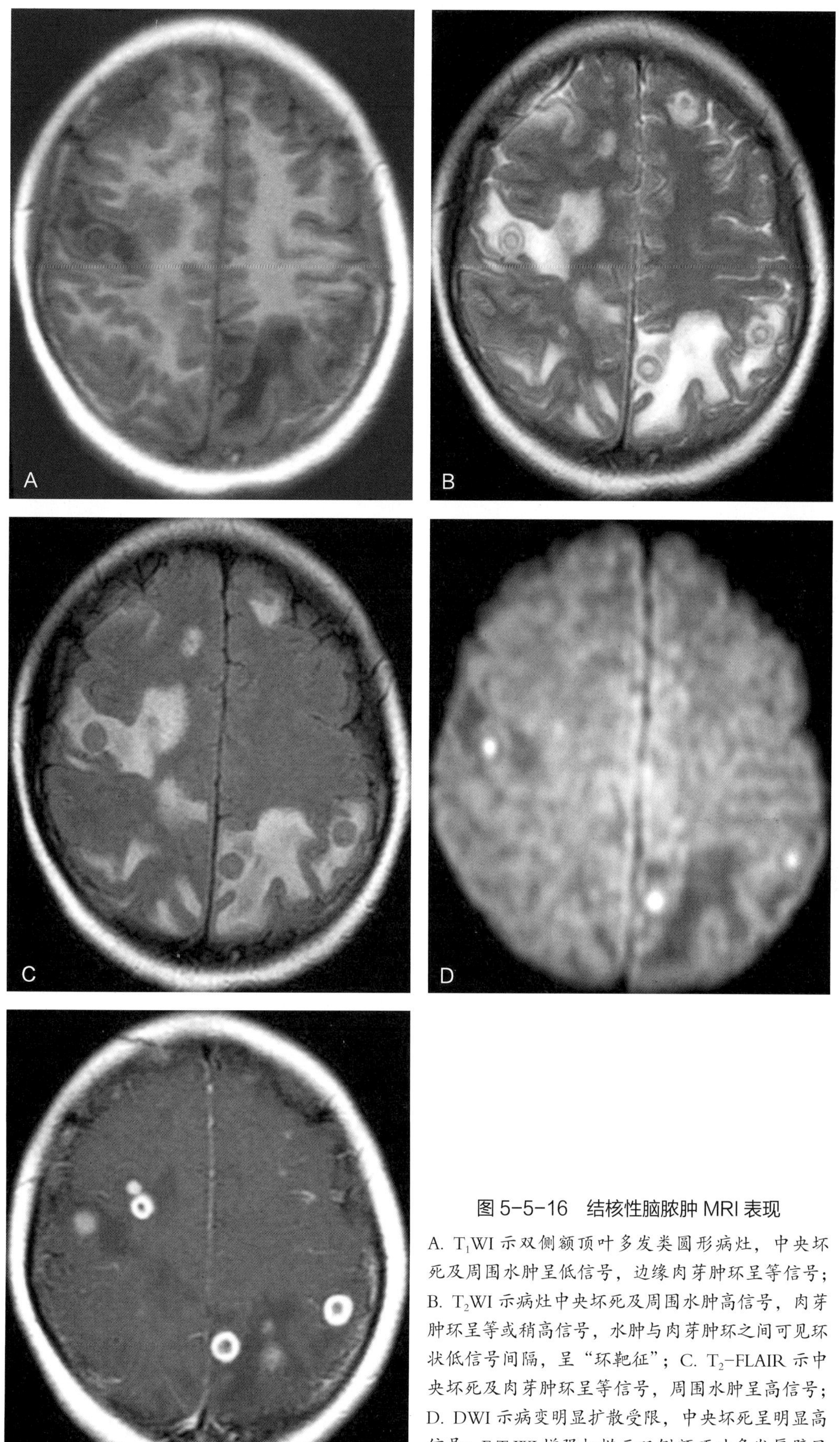

图 5-5-16 结核性脑脓肿 MRI 表现

A. T_1WI 示双侧额顶叶多发类圆形病灶，中央坏死及周围水肿呈低信号，边缘肉芽肿环呈等信号；B. T_2WI 示病灶中央坏死及周围水肿高信号，肉芽肿环呈等或稍高信号，水肿与肉芽肿环之间可见环状低信号间隔，呈"环靶征"；C. T_2-FLAIR 示中央坏死及肉芽肿环呈等信号，周围水肿呈高信号；D. DWI 示病变明显扩散受限，中央坏死呈明显高信号；E.T_1WI 增强扫描示双侧额顶叶多发厚壁显著环状强化，中央坏死及周围水肿不强化

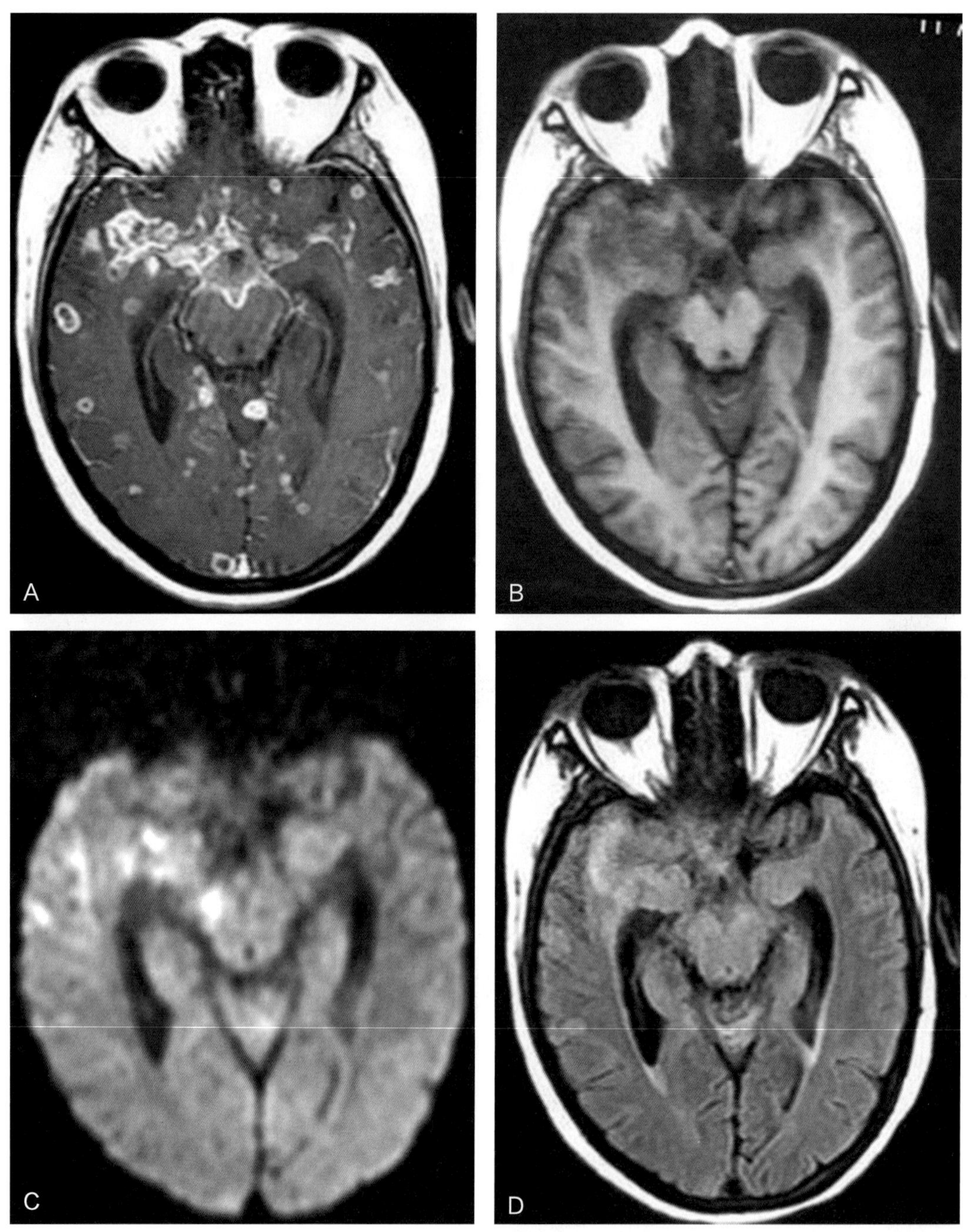

图 5-5-17 混合型颅内结核 MRI 表现

A. T_1WI 示脑实质内多发结核瘤和增厚的脑膜呈低信号，部分脑池和脑裂狭窄、闭塞；B. T_2-FLAIR 示结核瘤和增厚的脑膜大多呈等信号，周围水肿不明显；C. DWI 病变未见明显扩散受限；D. T_1WI 增强扫描示脑实质内多发类圆形环状明显强化结节，中央干酪样坏死及周围水肿不强化，基底池及侧裂池可见多发结核瘤与沿脑池、脑沟表面走行的呈线状或条状明显强化的脑膜融合在一起

【诊断与鉴别诊断】

颅内结核 CT 平扫可见基底池、环池或侧裂池不对称性狭窄，脑实质内占位征象，周围可见低密度水肿带，继发性基底节或内囊区缺血性脑梗死、脑积水及脑萎缩；增强扫描可见脑膜强化，脑实质内病灶结节状或环状强化，周围水肿不强化。MRI 扫描对脑部结核病变的显示率高于 CT，能观察到 CT 扫描不能观察到的病变，尤其对脑干、视交叉等部位病变的显示具有优势。MRI 增强扫描主要表现为基底池脑膜及脑实质内病灶的

明显强化。颅内结核的临床诊断标准如下：既往结核病接触史、脑外结核病史或脑外活动性结核病史；结核中毒症状，伴或不伴颅内压增高、脑膜刺激征等神经系统症状；神经影像学检查显示颅内脑膜病变；脑脊液的性质为浆液性改变，脑脊液生化、微生物学、核酸扩增检测等指标符合结核性改变；除外其他性质的脑膜炎；抗结核治疗有效。本病应从病史、临床表现、影像学和实验室检查等几个方面综合诊断。脑脊液镜下发现结核分枝杆菌或脑脊液中培养出结核分枝杆菌是颅内结核诊断的“金标准”。

脑膜结核需要与脑膜转移癌的 MRI 影像鉴别。磁共振上脑膜结核与脑膜转移癌均表现为脑膜增厚，呈均匀或不均匀稍长或等 T_1、稍长或等 T_2 信号，增强扫描病变脑膜强化，结节呈均匀强化或环形强化。脑膜结核发病年龄较轻，而脑膜转移癌发病年龄较大。脑膜结核以累及基底池脑膜为主，而脑膜转移癌则以大脑凸面和小脑背面脑膜为主。脑膜结节中，脑膜结核的簇状分布及脑膜转移癌的散在分布亦明显不同。脑实质内的结核瘤多为肉芽肿性病变，影像表现复杂多样，尤其在不伴有脑外结核病、结核性脑膜炎的患者，再加上诸多学者们对颅内结核病的 MRI 影像表现理解存在差异，有时与脑转移瘤鉴别比较困难。

粟粒型脑结核需要与弥漫小结节状转移瘤、多发性硬化、脑囊虫病以及其他感染性肉芽肿等鉴别。乳腺癌、甲状腺癌等少数肿瘤脑转移时常表现为多发小结节，尤其与亚急性期粟粒性脑结核鉴别困难，除原发肿瘤病史外，转移瘤好发于灰白质交界区，T_2WI 为稍高信号，水肿形态不规则，结节位于水肿周围或中心，增强扫描强化结节大小差别较大，不同部位结节强化程度接近；而粟粒性结核幕上分布较均匀，水肿形态相对规则，结节大小相仿且位于水肿的中心，急性者强化均匀，亚急性者同一病灶的不同区域强化程度可不一致。多发性硬化好发于年轻女性，位于白质区，病灶较大而水肿程度轻，急性期病灶明显强化，“直角脱髓鞘”征有特征性。脑囊虫的囊壁薄而光整，观察到偏心囊虫头节有诊断意义。血吸虫性肉芽肿 T_1WI 呈稍低信号，T_2WI 为等或稍高信号，多个聚集成团，增强扫描结节状明显强化，强化持续时间长，结合患者疫区生活史和血清免疫学检查不难诊断。

结核性脑脓肿与结核瘤的鉴别诊断。CT 影像上都是环状强化与低密度中心，二者无明显差异，难以鉴别。在磁共振成像常规 SE 序列中，没有液化的干酪样坏死中心呈短 T_2 信号，可以与脓肿鉴别，但干酪样中心液化的结核瘤与结核性脑脓肿的脓液均表现为长 T_2 信号，二者无明显差异，但由于结核性脑脓肿的脓液黏稠导致了水分子的扩散受限，在 DWI 中表现为高信号，脓腔 ADC 值减低，而液化的干酪样坏死则不会导致水分子扩散受限，DWI 不表现为高信号。

结核瘤与胶质瘤和化脓性脓肿的鉴别诊断。高级别胶质细胞瘤单发多见，花簇状环形强化，瘤周水肿重；结核瘤常多发且伴有明显增厚强化的软脑膜，周围水肿较轻。化脓性脑脓肿的壁光滑锐利且均匀增强，MRI 上 DWI 扩散明显受限，而结核瘤壁厚薄不均，欠光整，增强后不均匀强化，边缘可见钙化。

此外，颅内结核由于累及部位不同，可出现不同的临床症状和影像表现。垂体结核可累及垂体出现少见的内分泌紊乱，如闭经泌乳综合征；可累及视神经继发神经萎缩，导致视力下降。小脑受累可出现走路不稳、平衡障碍。颅内结核引起的脊髓空洞症少见，主要是由于颅底蛛网膜粘连，脑脊液从第四脑室进入蛛网膜下腔受阻，脑室内压力增高，脑脊液搏动性增强，不断冲击脊髓中央管，脊髓中央管逐渐扩大引起脊髓空洞症。颈内动脉颅内段或大脑前、中动脉等血管受累产生结核性血管炎使血管内膜增生，管腔狭窄、闭塞导致侧支循环建立，是烟雾病的病因之一。

【影像学研究进展】

1. CT 增强扫描在颅内结核中的应用 结核性肉芽肿的血供不丰富，颅内结核动脉期病灶显示不佳，延迟期病灶显示能力明显优于动脉期。颅内结核可以侵犯血管，结核性血管炎导致血管壁增厚和管腔狭窄，利用 CT 增强扫描动脉期的数据重建颅内动脉血管树可以评价结核对血管的侵犯程度。

2. 高场强 MRI 关于脑结核瘤的研究很多，将较小直径病灶命名为粟粒性结核瘤或未成熟型结核瘤。随着高场强 MRI 分辨率的提高，能够发现更多的环状强化的结节，并可以显示位于脑膜的环状强化的结核瘤。此外，高场 MRI 的 T_2WI 信号特点还可以提示结核瘤干酪样坏死的类型。凝固性坏死的干酪样病灶在 T_2WI 为低信号，液化的中心干酪样病灶在 T_2WI 表现为高信号；中心表现为混杂信号可能是因为干酪样病灶部分液化，部分尚未液化。

3. DWI 目前已广泛应用于颅内结核及其并发症的诊断及鉴别诊断。颅内结核瘤在 DWI 上扩散不受限，表现为低信号，而结核性脑脓肿则扩散受限，表现为高信号。DWI 在鉴别液化性结核瘤与结核性脑脓肿方面具有明显优势。

4. PWI 临床上常用的是对比增强磁敏感灌注加权成像（DSC-PWI）技术，它能够清楚显示对比剂到达脑组织前、首过脑组织及流出脑组织后病变的信号特点。有研究显示相对 CBV 在一定程度上能够反映颅内结核瘤的血供情况，颅内结核瘤实质区灌注比正常脑组织低。

5. MRS 结核瘤实质区神经元受到炎性破坏，NAA 明显降低，水肿区神经元无明显破坏，NAA 仅轻度减低；实质区内含炎性细胞、成纤维细胞、胶原纤维以及边缘胶质增生，细胞密度增大使得 Cho 升高；干酪样坏死区内不含正常脑组织使得 NAA 和 Cr 降低，表现为 NAA/Cho、NAA/Cr 降低，Cho/Cr 升高，而水肿区与对侧正常区 NAA/Cr 无显著差异。结核瘤内含有脂质，可与结核分枝杆菌一起被巨噬细胞吞噬，导致 Lip 峰升高，水肿区部分炎性细胞浸润亦可造成 Lip 轻度升高。结核瘤内干酪样坏死合并液化坏死后，糖酵解增加，Lac 峰出现。因此，MRS 检查能够为颅内结核的鉴别提供有价值的参考。

6. 磁化转移（MT）技术 对于一些自由水变化较小的病灶，常规 MRI 扫描常无法显示，只要病变与正常组织之间的结合水含量存在差异，MT 便可以发现病灶，进而提高病变的检出率。常用指标是磁化转移率（MTR），有助于颅内结核与其他颅内感染性病变的鉴别。有研究发现颅内结核中心干酪样坏死区的 MTR 显著高于高级别胶质瘤的坏死区和脓肿的脓液部分。

（余 晖）

第六节 真菌性感染

一、隐球菌感染

【概述】

中枢神经系统隐球菌感染属于条件致病菌感染，主要由新型隐球菌经呼吸道侵入肺部而导致的一种急性、亚急性或慢性深部真菌感染，青年多见，男性发病率高于女性。新型隐球菌表现为全球分布，可见于鸽子排泄物、土壤和植物腐败物中。吸入含有隐球菌的气溶胶是人体最重要的感染途径。隐球菌病由隐球菌属的厚荚膜酵母菌感染引起。新型隐球菌和格特隐球菌是人类隐球菌病的主要病原。其他类型的隐球菌，如 albudius 隐球菌、laurentii 隐球菌和 luteolus 隐球菌等，较少在人类中致病。新型隐球菌按血清学分类可分为 5 型：A、B、C、D 及 A/D，其中血清型 B 和 C 为格特隐球菌感染，A 为新型隐球菌 grubii 变异型感染，D 为新生变种感染。

隐球菌病在全球范围内每年约有 100 万的新发感染病例，在免疫抑制患者中，隐球菌感染的发病率约为 5%~10%，在 AIDS 患者中，隐球菌的感染率可以高达 30%；而在免疫功能正常的人群中，隐球菌感染率虽然仅为十万分之一左右，但目前亦呈逐年升高趋势。在东南亚，每年新增超过 10 万例的隐球菌病；在亚洲，隐球菌病的疾病负担在 AIDS 患者中最大，其中 1/3 的脑膜炎患者为隐球菌性脑膜脑炎。

隐球菌感染多见于免疫功能受损的患者，如 AIDS 患者、器官移植的接受者以及恶性肿瘤、糖尿病和一些慢性呼吸系统疾病患者。对于非 AIDS 患者来说，发生隐球菌病最大的风险因素包括恶性肿瘤、糖尿病、类固醇治疗、实质器官移植和患有肝、肾功能衰竭等慢性疾病。

【临床与病理】

临床表现各异，包括发热、渐进性头痛、精神和神经症状（精神错乱、易激动、定向力障碍、行为改变、嗜睡等）。随着病情进一步进展可能出现脑神经麻痹（听觉、视觉障碍），甚至出现运动、感觉障碍、小脑功能障碍、癫痫发作和痴呆。播散性病变可见于任何器官，但较易侵袭中枢神经系统引起脑膜脑炎，偶尔还可形成颅内肉芽肿，称为隐球菌瘤。脑膜脑炎的患者，典型表现为重度的头痛；头痛可持续数周至数月，伴有精神状态、性格的改变，发热，嗜睡和昏迷。其他中枢神经系统的症状包括脑积水（交通性和非交通性）、视盘水肿引起的失明、突发性感音性耳聋、脑神经麻痹、运动和感觉功能缺损、小脑功能障碍和癫痫。眼部症状也会出现，常因颅内压增高所致。患者表现为眼球运动麻痹、视盘水肿和视力完全性丧失。眼内隐球菌病较为少见，可引起眼内炎或直接侵袭视神经。

大体病理表现：脑膜血管充血、脑组织肿胀，蛛网膜下腔内有不透明胶样渗出物，脑膜弥漫性或局限性增厚，尤以脑底部和外侧裂附近为重，脚间窝和脑沟内见有小结节。脑的切面上在外侧裂和纹状体附近散在许多小的囊状间隙，内为胶样物，类似的病变还可见于小脑和脊髓中。脑室有中度扩大。约有 50% 的病例显示多发的脑实质内囊肿，类似于肥皂泡样改变。除了脑膜侵犯外，在灰质内小血管周围间隙内的隐球菌还可产生多量的囊性物质。隐球菌囊肿在基底节最为明显。

镜下病理表现：隐球菌表现为单个酵母形，菌体是圆形，直径 4~7μm，周围有 3~5μm 厚的囊鞘围绕。这个囊鞘在 PAS 染色或黏液卡红染色下呈强阳性。有时隐球菌的染色与脑实质内的淀粉样小体类似，容易被混淆。早期，在蛛网膜下腔或囊肿的腔隙内见有大量的隐球菌菌体，悬浮于胶样物中，部分菌体在吞噬细胞中。PAS 染色及墨汁染色可显示隐球菌。

脑脊液墨汁染色发现隐球菌可确诊本病，但其敏感度不高。血液和（或）脑脊液乳胶凝集试验检测隐球菌荚膜多糖抗原，是一项敏感性较高的方法，但在免疫性疾病患者中可能呈假阳性结果。

神经影像学检查在本病诊断中发挥重要作用，但其表现多样，主要包括：血管周围间隙扩大、胶状假性囊肿、脑膜强化、脑积水、肉芽肿、脑萎缩、血管炎等，基底节和脑膜是最常见的受累部位。免疫功能不全患者因免疫抑制以及没有免疫活性的多糖荚膜，故假性囊肿、肉芽肿或脑膜强化相对少见。

【影像检查方法】

常规 X 线检查对诊断颅内隐球菌感染无价值。发病 1~3 天内，CT 平扫通常无阳性发现，CT 增强扫描可发现病灶。CT 平扫可显示病灶区的水肿、钙化、出血及脑脊液循环变化，而增强扫描可显示室管膜、脑膜及脓肿包膜的强化，较大剂量的增强扫描更利于显示小病灶。

MRI 可清晰显示颅内病变，一定程度上能够反映其病理学特征及疾病的演变过程，对于临床调整用药方案、评价疗效等具有指导作用。MRI 对白质病变的显示明显优于 CT。由于早期病变不伴有水肿，MRI 平扫多无异常发现。对免疫功能障碍且临床症状重的早期患者，MRI 增强扫描有助发现病灶。

【影像表现】

1. 血管周围间隙扩大 VR 间隙由 Virchow 和 Robin 最先提出，为小动脉血管周围的间隙，MRI 表现为脑实质内点状、圆形或椭圆形异常信号影，T_1WI 呈等或低信号，T_2WI 呈高信号，增强后无明显强化，直径多≤ 3 mm。VR 间隙扩大提示大量的隐球菌酵母细胞聚集于血管周围间隙或者部分阻滞了脑脊液的流出。病灶主要分布于两侧基底节区、半卵圆中心、胼胝体、小脑、脑桥及大脑皮层下等部位。CT 表现为这些区域内多发斑点状及类圆形低密度影（图 5-6-1）。

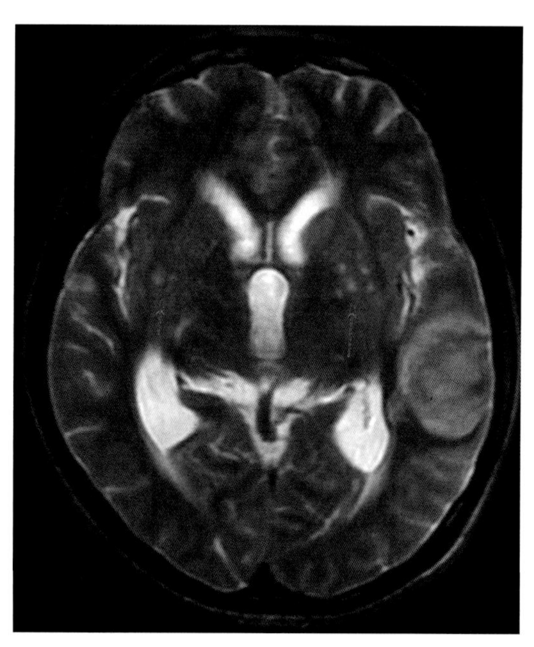

图 5-6-1　颅内隐球菌感染 MRI 表现

平扫 T_2WI 可见基底节区和脑室周围白质区 VR 间隙扩大箭

2. 胶状假性囊肿（gelatinous pseudocysts） 由扩大的 VR 间隙融合而成，直径 >5mm，单发或多发，可聚集成簇状，为隐球菌荚膜所产生的黏液、胶状物质充填而扩张，形成的小囊腔，内含大量隐球菌，呈肥皂泡状（soap bubble appearance），具有特征性。

MRI 表现为 T_1WI 低信号，T_2WI 中心高信号，周围可见低信号环。低信号环为囊壁高铁血红蛋白或激活的巨噬细胞产生的自由基的顺磁性效应所致。假性囊肿无血管结构，边界清楚，部分可有弥散受限，可能与隐球菌产生酸性黏多糖及高蛋白含量、高黏稠度有关。大的假性囊肿可演变为脓肿，出现强化和弥散受限。增强扫描多无强化，或片状强化，原因如下：胶样假囊不像其他炎症或恶性肿瘤，不破坏血脑屏障，对比剂不进入病灶而不引起强化；其最易发生于免疫缺陷患者，而这些患者细胞介导的免疫反应能力降低，对感染反应不明显（图 5-6-2）。

3. 脑膜强化 脑膜炎在 T_2WI 呈高信号，脑膜强化常见于大脑基底部、小脑幕及大脑表面等部位。主要累及蛛网膜和软脑膜，严重时亦可累及全脑膜，表现为脑膜增厚，呈线样强化，可伴邻近脑组织水肿。免疫功能正常患者较免疫缺陷患者更易出现，可能由于免疫缺陷患者细胞免疫功能下降，对感染反应不明显，难以产生免疫应答，炎症程度轻（图 5-6-3）。

4. 脑积水 脑膜炎黏连渗出、脑膜及脑表面血管明显充血、蛛网膜绒毛功能受损可引发脑脊液循环障碍，导致交通性脑积水。主要表现为脑室系统张力增高，脑室扩大，以两侧脑室扩大及脑池增宽为主。脑积水也是 CT 上最常见表现（图 5-6-4）。

5. 隐球菌肉芽肿（隐球菌瘤） 病灶主要分布于两侧基底节及侧脑室旁，在病理上为特征性的慢性肉芽肿反应，包括巨噬细胞、淋巴细胞和异物巨细胞的浸润，伴有血脑屏障破坏。MRI 表现为 T_1WI 等、稍低信号，T_2WI 高信号（图 5-6-5），增强后可见明显结节状、环形、均匀、串珠状强化，也有部分患者可无明显强化。病灶周围可见水肿。同脑膜强化类似，免疫正常患者更易出现此征象。

6. 其他 部分患者可出现脑萎缩，多为轻度，可能与脑组织的变性、坏死有关。颅内钙化很少见。中枢神经系统隐球菌感染也可继发血管炎，脑膜炎性渗出可累及血管外膜，进而影响整个血管壁，导致全身坏死性动脉炎，继发血栓及血管闭塞，出现脑梗死。

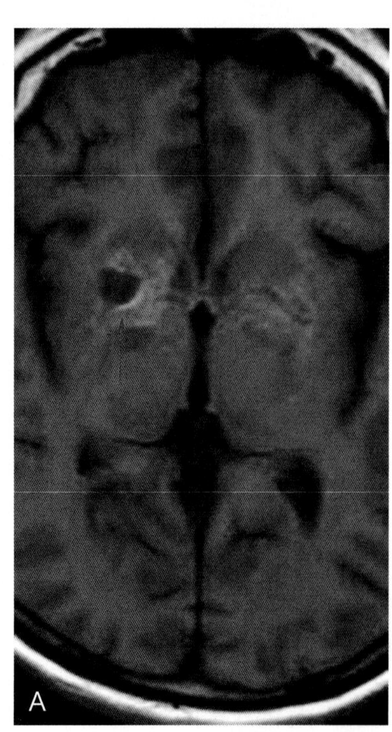

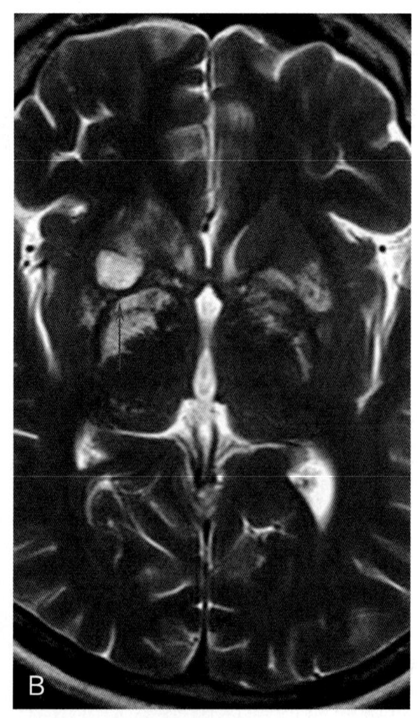

图 5-6-2 颅内隐球菌感染 MRI 平扫

A. T_1WI 显示右侧基底节区囊状低信号；B. T_2WI 为高信号

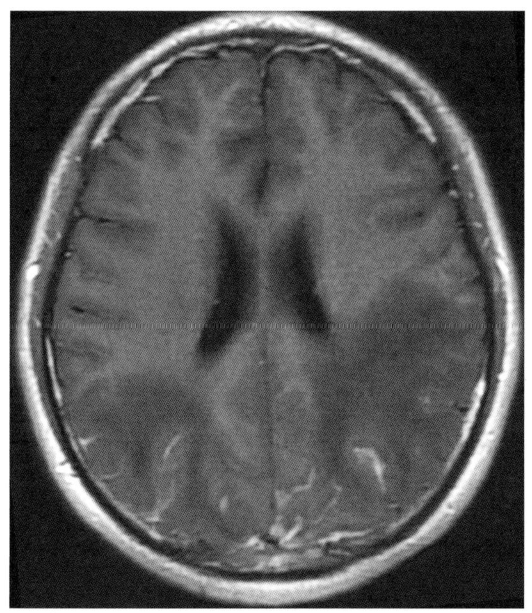

图 5-6-3　颅内隐球菌感染 MRI 增强

T_1WI 增强可见软脑膜强化

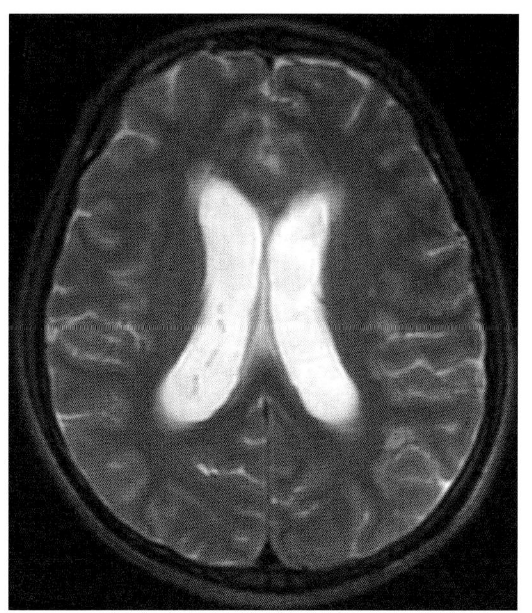

图 5-6-4　颅内隐球菌感染 MRI 平扫

T_2WI 示双侧侧脑室扩张

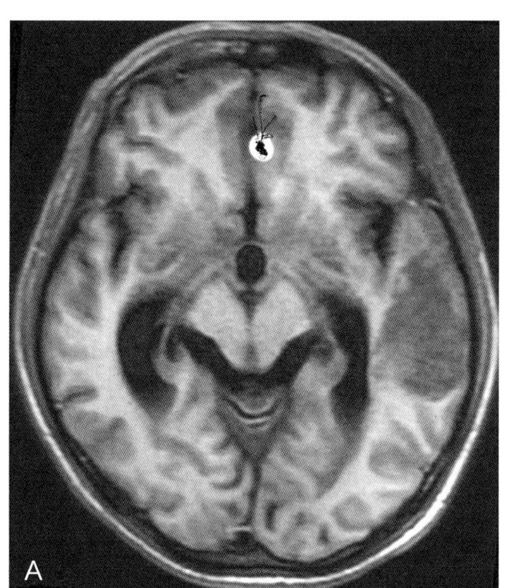

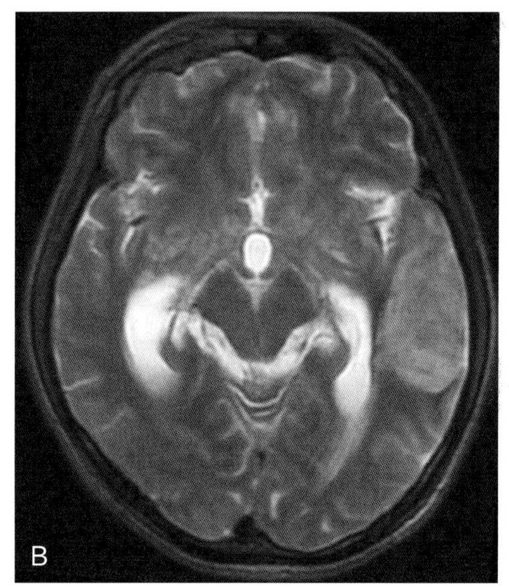

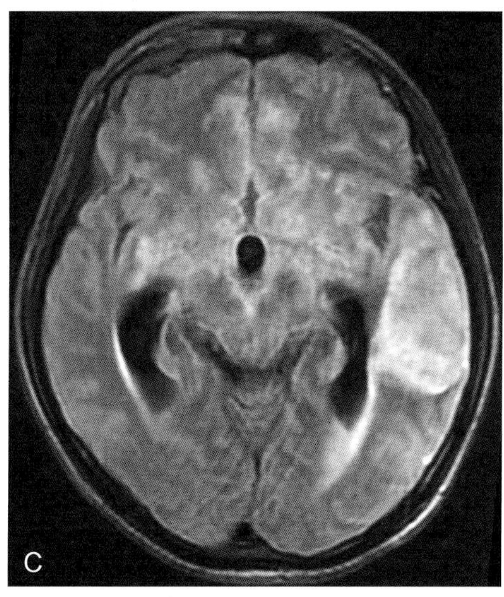

图 5-6-5　颅内隐球菌感染 MRI 平扫

A. T_1WI 可见左颞叶不均匀低信号的肿块样病灶，边缘不整；B. T_2WI 可见左颞叶不均匀稍高信号的肿块样病灶，边缘不整，周围见轻度水肿；C. T_2-FLAIR 见病变呈不均匀稍高信号

【诊断与鉴别诊断】

新型隐球菌脑膜脑炎的CT及MRI表现主要是脑实质内VR间隙扩大形成的胶样假囊、脑积水、脑萎缩及脑膜强化，MRI对病灶的检出率明显高于CT，且能提供更多信息。部分影像表现缺乏特异性，影像表现与临床表现、病变严重程度及转归无必然的联系，因此影像学诊断应密切结合临床资料及实验室检查。

中枢神经系统隐球菌感染在影像学上需与结核感染和病毒感染鉴别。结核性脑膜炎MRI上表现为脑底部脑池模糊，软脑膜增厚并出现明显强化；病毒性脑炎影像学上表现以脑实质病变为主，MRI上表现为边界不清的异常信号区，急性期可伴有出血，主要累及双侧或单侧颞叶，合并脑膜炎时增强扫描可见脑膜不规则线样强化。

隐球菌感染也常累及基底池，但强化常不如结核感染明显，且常合并有脑内病变，如位于基底节和脑室旁的血管周围间隙扩大，表现为无强化的囊性病灶或明显强化的肉芽肿性病变，则提示隐球菌感染的可能性更大。

此外，表现为肉芽肿的中枢神经系统隐球菌感染还需与其他病原体所致的脑脓肿（典型的脓肿增强后多呈环形强化，壁完整、光滑、均匀，DWI可见明显弥散受限）、转移瘤（皮质下多见，小病灶，大水肿）、胶质瘤（不规则强化，壁厚薄不均，可伴有囊变，出血和坏死）和其他颅内占位性病变鉴别。继发血管炎时，需排除其他病因所致脑梗死和血管炎的可能。有时仅靠影像学检查难以明确，需结合临床和实验室检查的结果。

【影像学研究进展】

由于内容物的高黏度，在一些病变中表现为弥散受限，DWI高信号、ADC图呈低信号，这些囊肿也被称为“凝胶状假性囊肿”或“肥皂泡病变”，并且增强扫描后无强化。部分隐球菌中心腔的DWI特征与化脓性脓肿相反，表现为弥散不受限。此外，颅内隐球菌感染的DWI图像可以发现蛛网膜下腔及其邻近皮质的高信号，前者可能与蛛网膜炎症以及血管壁坏死导致的炎性细胞渗出有关，后者可能是由于蛛网膜下腔脓液引起的外周小血管炎所致。

通过MRS观察到的氨基酸可以作为颅内感染性病变的诊断依据，颅内隐球菌感染的MRS图像往往表现为Lip峰增高，假性囊肿病变显示乙酸盐、丙氨酸和Lip峰，包膜完整的病灶可显示琥珀酸、丙氨酸、乳酸盐和Lip峰。

二、曲霉感染

【概述】

曲霉在环境中无处不在，常被人类吸入。它们存在于水、土壤、灰尘和食物中，尤其在腐败的植物中浓度较高。在几百种曲霉中，只有几种可引起人类疾病。感染的最重要决定因素是宿主抵御病原体入侵组织的能力，但吸入病原体的负荷也与感染的发生相关。曲霉是一种条件致病菌，常发生于有严重免疫抑制和长期中性粒细胞减少症的患者，如人类免疫缺陷病毒（HIV）感染、器官移植、酗酒和血液系统恶性肿瘤；也可见于无免疫抑制但有慢性疾病的患者；免疫功能正常者也可罹患，最新的报道显示重症肝硬化或肝损伤的患者亦可发病。当机体处于免疫抑制状态或易感状态时较易受累，糖尿病或营养不良为其易感因素。颅内曲霉感染是一种比较少见的疾病，多由邻近组织如眼、耳、鼻等部位的感染直接侵犯蔓延或通过肺原发灶经血循环而引起继发感染。由于诊断技术的进步，侵袭性曲霉病的诊断率大幅提升，而由于新型抗真菌药物的应用，其死亡率大幅下降。

【临床与病理】

单纯脑实质内曲霉感染患者临床表现无特异性。头痛多为首发症状，但不一定持续存在。如果形成局部的脑膜炎，则会出现具有定位意义的相应位置的头痛。局灶性神经功能损害与原发性病灶位置及继发性脑梗死、出血的部位有关。真菌性动脉瘤破裂会出现蛛网膜下腔出血。

鼻窦、乳突来源的颅内曲霉感染的临床表现比较特殊，同时有鼻窦、乳突与颅内症状。患者往往有鼻窦炎或中耳乳突炎病史。鼻窦炎症状有鼻塞、头痛眼涨、鼻部酸涨、压迫感，间断性血涕，或涕中含有淡绿、暗褐、灰黑色污秽、霉腥臭味碎屑状干酪样物。鼻镜检查时鼻甲灰白水肿，有脓性分泌物及息肉组织。当颅底神经受损时，可伴有局部硬脑膜刺激性疼痛。

单纯从血液和脑脊液检查和培养来判断CNS的曲霉感染仍困难，主要原因是阳性率极低。在人的皮肤、眼、耳、消化道均可分离出曲霉，所以这些部位标本培养结果阳性不具有诊断意义。正常人血液、脑脊液、脑组织中没有真菌存在，若有真菌存在的证据即可确诊为真菌感染。CNS

曲霉的实验室检查包括：①血常规检查：周围血白细胞总数升高，以中性粒细胞为主。②脑脊液常规和生化检查：通常淋巴细胞增多较明显，蛋白轻度升高，糖正常或减少。③脑脊液、病变组织直接镜检或培养：脑脊液培养往往为阴性，只有少数有阳性发现。但是如果病变侵犯脑室或引起脑膜炎，阳性率会增加。④血清学检查：包括曲霉抗原与抗体的检测。抗体检测方法是一种简便有效的方法，但是只能用于非免疫抑制型患者。而免疫抑制型患者免疫反应差，常不能检测到相关的抗体。此时检测曲霉循环抗原远较抗体检测可靠。⑤病理检查：肺内咯出物、病理组织、尸检组织等均可作病理切片。用 HE 染色时，镜下发现菌丝、孢子与分生孢子头即可确诊。必要时作 PAS 染色、嗜银染色检查。⑥分子生物学技术，如应用核酸探针等，尚处于探索阶段。

曲霉可引起 CNS 多种类型病理改变。常见的有脑梗死、脑出血、脑脓肿、颅内肉芽肿、脑膜炎、脑炎等。曲霉通过选择性的浸润并破坏颅内血管壁的弹性组织，伴或不伴有炎症，从而造成组织坏死，进而导致脑出血或梗死，甚至形成曲霉性动脉瘤。曲霉性脑脓肿在颅内常多发存在，好发于大脑灰、白质交界处，伴有脑水肿，而在小脑与脑干处则较少见。曲霉经鼻窦或鼓室侵入颅内后可以引起颅底骨质破坏，局部硬膜外脓肿与硬脑膜炎、肉芽肿形成、局部颅底神经受累等。多种病理类型共存是 CNS 曲霉性感染的一大特点，有人报道过曲霉性脑梗死合并椎管内脊膜炎。

曲霉是一种深部条件致病性真菌，广泛分布在自然界，仅有少数几种可使人类致病。常见致病菌包括烟曲霉、黄曲霉等。曲霉感染有以下几种途径：①呼吸道是最常见的途径。曲霉可以产生大量的孢子，如果吸入了孢子，患者同时患有肺囊肿，哮喘等疾病时，曲霉容易形成真菌球或肉芽肿。曲霉感染可沿血液途径播散。②鼻旁窦、中耳、乳突的曲霉感染直接侵犯。这些部位的曲霉破坏与颅内间隔较薄的骨壁，进而侵犯到颅内，少数鼻部曲霉感染可发生颅内播散。在沙特与苏丹为鼻旁窦曲霉病高发区，但在东亚地区，这样的感染途径较少见。③通过手术、外伤的伤口直接感染颅内。曲霉可以通过患者开颅手术与开放性颅脑损伤的伤口，直接污染颅内组织。再加上此时颅内组织抵抗力较弱，另有糖皮质激素与抗生素的应用，从而引起感染。④正常人完整的皮肤黏膜对曲霉有较强的非特异性免疫力。虽然也有通过皮肤接触、吞咽而引起曲霉病的报道，但是该情况非常少见。

【影像检查方法】

常规 X 线检查对诊断颅内曲霉感染无价值。CT 平扫可检出病灶区是否存在水肿、钙化、出血、脑脊液循环改变，CT 增强扫描利于评估室管膜、血脑屏障、脑膜、脑脓肿包膜等情况，较大剂量的增强扫描更利于清晰显示小病灶。

MRI 可清晰显示患者颅内病变及病灶细节，一定程度上能够反映其病理学特征及疾病的演变过程，对于调整用药方案、评价疗效具有指导作用。MRI 对白质病变的显示要比 CT 敏感。由于早期病变不伴有水肿，影像多无异常，在诊断时应考虑到该类病变不同时期的影像表现，但有部分患者临床症状较重，而影像表现正常或轻微，两者相关性较差，对临床症状重，高度怀疑 HIV 感染的患者，而 MR 常规平扫未见异常征象，可进一步加 MRS 等检查，可发现早期异常征象。

【影像表现】

曲霉病影像学早期表现为脑梗死或出血，分布在基底节区、丘脑、胼胝体，与常见血栓性脑梗死和脑出血发病部位不同，主要是曲霉侵犯、破坏穿支动脉所致。随后曲霉在梗死的脑实质内迅速蔓延，并可形成多个脓肿。MRI 的 T_1WI 和 T_2WI 表现为不均匀混杂信号，并见明显脑组织水肿。Gd-DTPA 增强检查示病灶轻微强化，多发环状增强少见。颅内曲霉感染 CT 及 MRI 影像表现除具有一般脑实质内脓肿的影像形态外还具有以下两种特殊形态特点：①脑实质内多种类型损害并存，常见类型包括：脑梗死、脑出血、脑脓肿、颅内肉芽肿、脑膜炎、脑炎等（图 5-6-6）；②局部硬膜外脓肿伴有硬脑膜的强化，鼻旁窦、眼眶亦可见软组织强化影。如果侵犯视神经，还可出现视神经鞘与视神经强化。曲霉脓肿 CT 平扫呈低密度，增强后呈环状强化；MRI 平扫 T_1WI 呈低信号，T_2WI 呈高信号。免疫活性正常的患者脓肿强化清晰、明显，而免疫力低下的患者病变呈现弱的、模糊的强化。故强化的不同还反映出宿主的免疫状态。颅内的曲霉感染病灶在 DWI 上呈高信号，反映病变中心部分的扩散受限，符合脓肿改变。

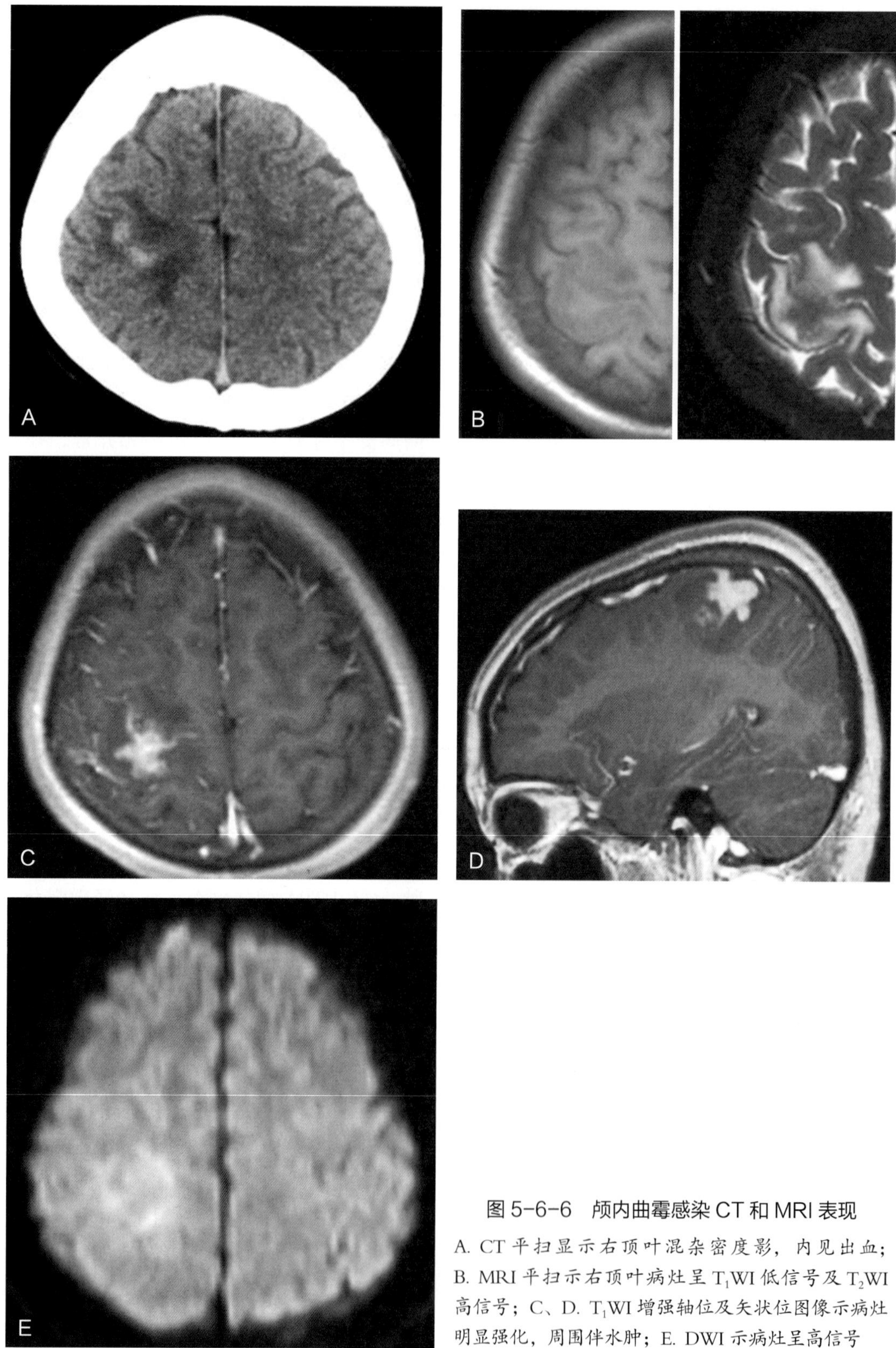

图 5-6-6　颅内曲霉感染 CT 和 MRI 表现

A. CT 平扫显示右顶叶混杂密度影，内见出血；B. MRI 平扫示右顶叶病灶呈 T_1WI 低信号及 T_2WI 高信号；C、D. T_1WI 增强轴位及矢状位图像示病灶明显强化，周围伴水肿；E. DWI 示病灶呈高信号

【诊断与鉴别诊断】

单纯脑实质内曲霉颅内感染患者临床表现特异性不强。影像学早期表现为脑梗死或出血，分布在基底节区、丘脑、胼胝体，与常见血栓性脑梗死和脑出血发病部位不同，主要是曲霉侵犯、破坏穿支动脉所致。随后曲霉在梗死的脑实质内迅速蔓延，并可形成多个脓肿。单纯脑实质内曲霉感染的临床与影像表现特异性不强，血及脑脊液培养阳性率极低，术前诊断困难，文献报道的病例大多是经手术后病检或尸检而确诊。

本病需与以下疾病相鉴别：

1. 隐球菌脑感染 新型隐球菌脑膜脑炎的 CT 及 MRI 表现主要是脑实质内 VR 间隙扩大形成的胶样假囊、脑积水、脑萎缩及脑膜强化，MRI 对病灶的检出率明显高于 CT，且能提供更多信息。

2. 毛真菌病 本菌一旦侵入脑内，迅速引起脑炎、脑膜炎。多呈急性起病，少数呈亚急性或慢性。颅脑 CT 或 MRI 显示脑脓肿、脑梗死、鼻窦混浊、骨质破坏、少数呈脑出血等改变。感染部位分泌物如脓血涕直接涂片镜检或培养，可发现毛霉菌。组织病理学找到病菌最有确诊意义。

【影像学研究进展】

磁敏感加权成像（susceptibility-weighted imaging，SWI）可以检测血红蛋白分解产物、铁沉积或钙化灶。SWI 在颅内真菌感染中无双环征，但多见环形低信号影合并中心低信号，这一点可以与一般的细菌性脑脓肿相鉴别，低信号环可能与内含铁和镁等顺磁性物质有关。

MRS 可以评估颅内曲霉感染灶的代谢状况，从而监测治疗效果。通过适当的治疗，乙酸盐、氨基酸和琥珀酸盐通常在一个星期内分解，而乳酸可能由于巨噬细胞的参与而持续升高。

三、念珠菌感染

【概述】

念珠菌呈卵圆形，有芽胞及细胞发芽伸长而形成的假菌丝。念珠菌耐热性差，60℃环境 1 小时可导致死亡。但对干燥、日光、紫外线及化学制剂等抵抗力较强。念珠菌是真菌中最常见的条件致病菌，常寄生于人的皮肤、口腔、阴道和肠黏膜等处，当机体免疫功能低下或正常寄居部位的微生态环境失调时，引起念珠菌病。念珠菌可引起皮肤黏膜浅层或全身系统性感染，感染不同部位可引起不同疾患，除皮肤念珠菌病外，还有念珠菌性口腔炎、阴道炎、膀胱炎、肾盂肾炎、脑膜炎、菌血症和胆道感染等。中枢神经系统念珠菌感染属于系统性念珠菌病的一种。

念珠菌为毒力较弱的条件致病菌，容易感染早产儿、低出生体重儿以及存在各种基础疾病致免疫力低下的新生儿。此外，免疫功能缺陷、中性粒细胞减少、长期静脉输液或外周中心静脉置管后、长期应用细胞毒类药物与皮质类固醇的患者均为本病的易感人群。念珠菌感染现已成为西方国家晚发新生儿感染的常见病原。亦有尸体解剖研究结果显示，在侵袭性白色念珠菌病的死亡病例中，约半数存在中枢神经系统受累。在中国对侵袭性真菌感染的研究尚不多，很少能获得早期诊断，尤其是中枢神经系统白色念珠菌感染报道少见，尚无确切的发病率。

【临床与病理】

念珠菌性脑膜炎较为少见，主要由血行播散或脑室引流等引起。颅内真菌感染的起病常隐匿，表现为慢性或亚急性过程。中枢神经系统白色念珠菌病与化脓性脑膜炎均好发于低龄婴儿，且均有发热，可伴抽搐、烦躁、呕吐、咳嗽、腹泻和纳差等症状，CSF 培养阳性率低，容易漏诊和误诊。但中枢神经系统白色念珠菌病有其自身的特点：①病程多迁延，精神反应相对较好，感染中毒症状不严重；②颅内压增高症状不明显；③ CSF 改变与化脓性脑膜炎相似，但容易反复，表现为 WBC 轻至中度升高，分类以多核为主，糖降低显著，蛋白显著升高；④炎症指标无显著升高，外周血 WBC 正常或轻度升高，CRP 和 ESR 无明显升高；⑤抗生素治疗无效。这些特点可能与白色念珠菌毒力较低，易形成局限性化脓灶或肉芽肿有关。

中枢神经系统的念珠菌感染微小脓肿的中央为菌丝和坏死炎性细胞，周围为增生的内皮细胞和反应性胶质细胞及水肿样改变的星形细胞；较大的脓肿周边可见毛细血管增生和白细胞浸润。研究发现正常寄居的白色念珠菌呈酵母相，白色念珠菌感染时，转变为芽生菌丝或菌丝相，穿入细胞内生长，合成分泌大量的水解酶、脂酶和蛋白酶等破坏人体细胞而致病。

【影像检查方法】

常规 X 线检查对诊断颅内念珠菌感染无价值。CT 平扫可显示水肿、钙化、出血等改变，增强扫描可发现室管膜、脑膜、脓肿包膜强化，较大剂量的增强扫描利于显示小病灶。

MRI 可显示颅内病变的细节，一定程度上能够反映其病理学特征及疾病的演变过程，对于临床具有指导作用。MRI 对白质病变的显示明显优于 CT。早期病变不伴有水肿，影像多无异常，在诊断时应考虑到该类病变不同时期的影像表现，但有部分患者临床症状较重，而影像表现正常或轻微，两者相关性较差。

【影像表现】

中枢神经系统念珠菌感染不论是脑实质还是脑室系统均有不同程度受累，多发脑实质环状病灶和脑室周围白质融合病灶是最常见表现，病理证实其分别为多发微小脓肿和融合的较大脓肿。MRI 可表现为弥漫性粟粒样结节广泛分布于皮层下、脑室周围白质，基底节和小脑，疾病早期病灶 T_1WI 高信号和 T_2WI 低信号，与细胞破坏、脓肿物内的蛋白及脂类等物质增加有关，增强 MRI 有明显的环形强化，软脑膜可见强化，硬脑膜及大脑镰可呈条带状强化，符合脑脓肿改变。恢复期病灶变小，但仍表现为 T_1WI 高信号而 T_2WI 低信号，T_2-FLAIR 呈高信号，可能与胶质细胞增生有关，较大或中央有液化坏死时表现为环形强化。临床感染两周后，病灶在 T_2WI 呈稍高信号，周边低信号，T_1WI 呈稍高信号或等信号，T_2-FLAIR 呈高信号或稍低信号，增强扫描呈“满天星”样强化。白色念珠菌能够通过血脑屏障而不破坏内皮细胞的完整性，加之新生儿期血脑屏障功能不完善是导致多发脓肿的重要原因。

中枢神经系统念珠菌感染时脓肿的 DWI 多为高信号，不同时期 DWI 信号的表现不一，即 ADC 值不同。DWI 高信号表明病灶中水分子弥散受限，可能与内皮细胞肿胀、蛋白及脂类增加及脓肿壁形成有关；动态的 MRI 改变与临床治疗转归密切相关，广泛的白质受累可能是导致神经发育迟缓的重要原因。早期 DWI 多灶性高信号结合全身性真菌感染的表现有助于中枢神经系统念珠菌感染的早期诊断（图 5-6-7）。

【诊断与鉴别诊断】

中枢神经系统白色念珠菌感染缺乏特异性临床表现，尤其是低龄儿童症状常不典型，CSF 培养阳性率低，血常规、血 CRP、CSF 等检验结果与化脓性脑膜炎、结核性脑膜炎相似，容易漏诊和误诊，临床诊断困难。血培养白色念珠菌阳性时，需高度警惕中枢神经系统白色念珠菌感染；头颅 MRI 检查宜加做增强 T_2-FLAIR 序列，有助于早期诊断，早期多表现为 T_1WI 高信号和 T_2WI 低信号，恢复期表现为 T_1WI 高信号而 T_2WI 低信号，T_2-FLAIR 呈高信号，两周后 T_1WI 呈稍高信号或等信号，FLAIR 呈高信号或稍低信号，增强扫描呈“满天星”样强化；多发微小脓肿可能是新生儿中枢神经系统白色念珠菌感染的特征性病理改变。

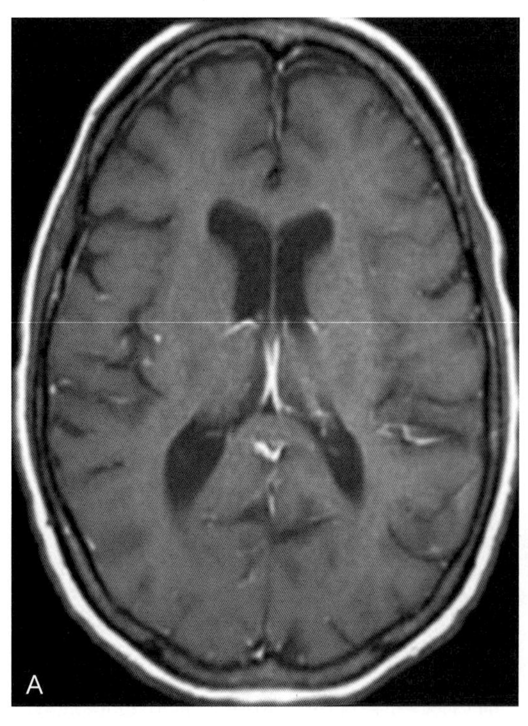

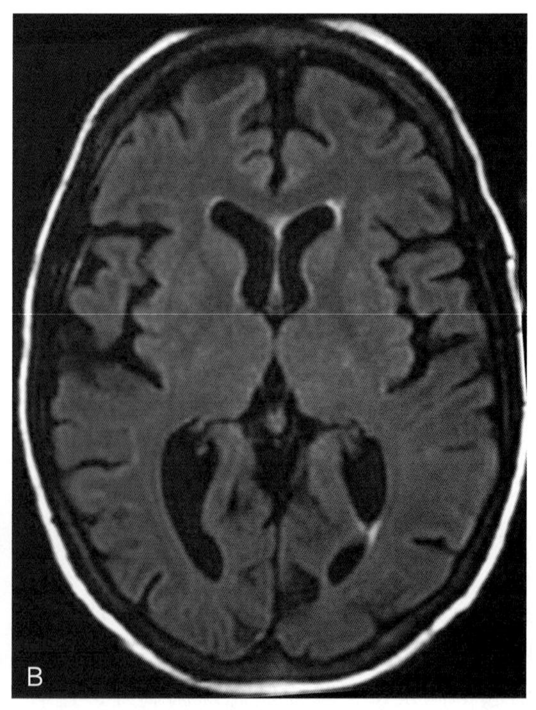

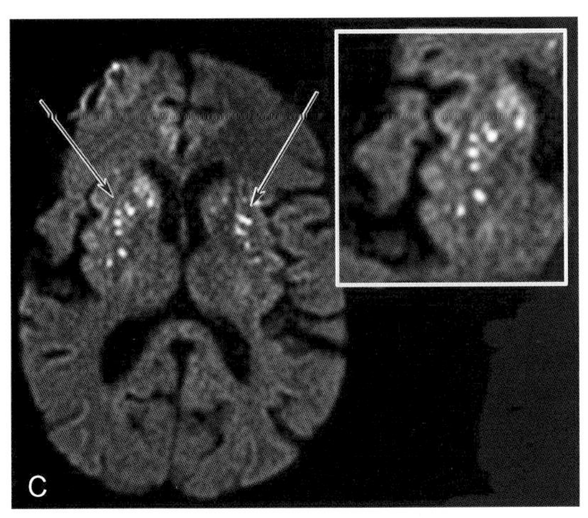

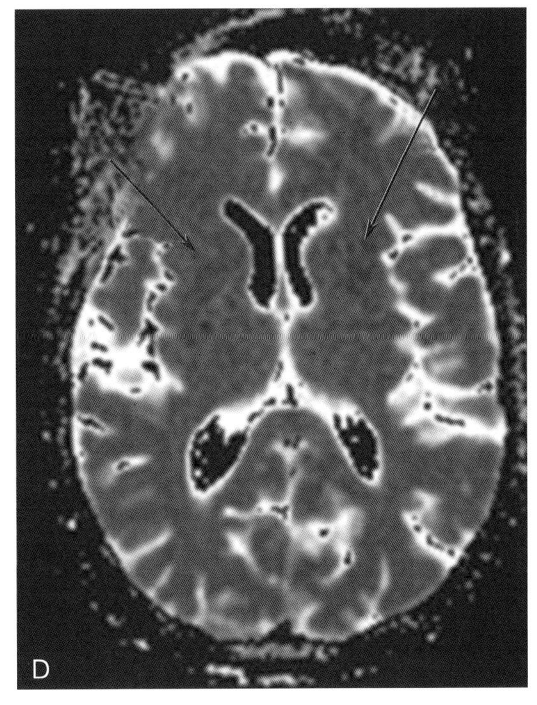

图 5-6-7　颅内念珠菌感染 MRI 检查

A. T_1WI 增强显示双侧基底节区无明显异常增强，侧脑室和脑沟轻度强化；B. 基底节水平的轴位 T_2-FLAIR 图像显示多发微小点状高信号区域；C. DWI 显示双侧基底节区（箭）多发点状高信号；D. 相应的 ADC 图表现为低信号（箭）

中枢神经系统白色念珠菌感染需与以下疾病相鉴别：

1. 脑脓肿　典型的脓肿增强后多呈环形强化，壁完整、光滑、均匀，DWI 可见明显弥散受限。

2. 隐球菌脑感染　新型隐球菌脑膜脑炎的 CT 及 MRI 表现主要是脑实质内 VR 间隙扩大形成的胶样假囊、脑积水、脑萎缩及脑膜强化，MRI 对病灶的检出率明显高于 CT，且能提供更多信息。

四、放线菌感染

【概述】

放线菌病是一种渐进性、化脓性、肉芽肿性的慢性感染性疾病。放线菌是原核细胞型生物，为厌氧或微需氧菌，多引起内源性感染，但多数情况下不致病。放线菌多存在于人口腔等与外界相通的腔道，属于正常菌群。当机体免疫力减弱、口腔卫生不良等情况下，可引起内源性感染，导致软组织的化脓性炎症，若无继发感染可形成慢性肉芽肿，并伴有多发性瘘管形成，脓液中可查到硫黄样颗粒。放线菌主要侵犯头颈部（55%）、腹部（20%）、肺部（15%）及其他部位（10%）。好发于男性，男女比例为 3∶1，且多发于农村（5/10 000），城市发病率为农村的 1/10。病理特点为多发性结节、脓肿及广泛纤维化。放线菌的面部感染占绝大多数，多数有口腔炎、拔牙后出现面颈部肿胀，新结节不断产生、多发性脓肿和瘘管形成。病原菌可造成吸入性肺部感染，在肺部形成病灶。在发达国家中发生率为 1~6 例 /100 万人口。近年来，在发达国家放线菌病呈下降趋势，可能与卫生条件改善和更加广谱的抗生素应用有关。

中枢神经系统的放线菌感染非常少见，约占所有放线菌病的 2%~3%，极易误诊、漏诊。1967 年，Wickbom 等用血管造影术发现了第 1 例颅内放线菌病后，国内外先后报道 30 余例脑型放线菌病。

脑放线菌病的病原菌侵入中枢神经系统的可能途径为：①直接扩散：颈面部或颌面部、耳、鼻、副鼻窦等处的原发灶内病原菌可沿结缔组织、颅底骨孔、神经鞘（特别是三叉神经或嗅神经的周围间隙）进入颅内。口腔感染（如拔牙、龋齿、扁桃体炎、腭部感染）后，寄生于浅表部位的放线菌通过感染灶累及深部组织，进而播散入脑。②血流播散：原发灶可能位于肺、胃肠道、阑尾、脊柱等部位。肺部放线菌病易播散到颅内，形成多发性脑脓肿或脑膜炎。③淋巴扩散：宫内避孕器的使用和过量饮酒也可致颅内放线菌病，可能由于放线菌由淋巴管传播入脑所致，免疫功能低下可增加颅内感染风险。

【临床与病理】

脑放线菌病病理上分为：①局限型：多表现为脑脓肿（67%），一般以大脑半球的单发脓肿多见，可有不同程度的包膜形成或纤维化，或有很厚的纤维性脓肿壁，内含少量肉芽组织、浆细胞、上皮样细胞，巨细胞少见。脓肿壁内可见单核细胞和大量多形核白细胞浸润，周围脑组织充血、水肿和星形细胞增生，具有一般慢性脑脓肿的特点，其中见到革兰阳性的菌丝体或放线菌颗粒，具有诊断价值。有时该菌侵犯脑室壁，病变类似肿瘤，有包膜形成，中心有胶样物质，可见典型的“硫黄颗粒”，这种类似肿瘤病例的诊断则主要依靠组织学检查。②弥漫型：主要表现为脑膜炎或脑膜脑炎，亦可表现为肉芽肿、硬膜下积脓和硬膜外脓肿。放线菌性脑膜炎易与结核性脑膜炎混淆，二者的脑脊液检查结果相似（糖正常或降低，蛋白质升高，单核细胞增多）。放线菌性肉芽肿由于纤维成分较多，可在中枢神经系统的各部位形成较硬的结节或肉芽肿性病变，这些病例在手术标本做病理活检之前，很难诊断为放线菌病。有时脑膜炎和脑脓肿合并发生，脑底部脑膜炎可扩散至垂体，导致严重后果。

脑放线菌病虽然症状和体征与化脓性感染相似，但症状轻微、进展缓慢，因此在就诊前患者出现症状的持续时间通常长于典型的化脓性脑脓肿。脑放线菌病表现为发热的病例不超过50%，能提示感染性病变的证据非常少，因此，脑放线菌病最初常被误诊为肿瘤。革兰阳性的丝状微生物和组织学检查发现的硫黄颗粒均强烈支持放线菌病的诊断。放线菌病的确诊需要从临床标本中或硫黄颗粒中直接分离出放线菌。

【影像检查方法】

常规X线检查对诊断脑放线菌病无价值。

CT及MRI可显示放线菌性脑脓肿病灶的细节，而多模态MRI检查可为脑放线菌病的诊断提供更多信息。

脑血管造影可显示脑放线菌病所致的血管受压移位情况及血管狭窄情况。

【影像表现】

放线菌性脑脓肿通常单发，累及颞叶或额叶。中央脓腔表现为无强化区，强化的脓肿壁可呈不规则或结节状，病灶周围可见脑水肿。这些表现也可见于由其他原因引起的脑脓肿和恶性肿瘤。脓肿壁的ADC值较高，可能是由于炎症导致脓肿壁的细胞外液增多。脓肿中央的脓腔在DWI呈高信号，ADC值较低（图5-6-8）。脑血管造影可以显示脑脓肿或肉芽肿引起的血管受压移位，也可显示因脑膜炎、脑动脉炎所致的脑动脉不规则狭窄。

【诊断与鉴别诊断】

脑放线菌病的诊断一直是个难题。这种特殊的感染易与恶性疾病或慢性肉芽肿性疾病（如结核、真菌感染等）相混淆。虽然脑放线菌病往往没有特异性的影像表现及临床症状，但一些影像征象有助于脑放线菌病的诊断，例如静脉注入对比剂后放线菌性脑脓肿明显强化，中央化脓性坏死区无强化。

脑放线菌病还应与囊性脑肿瘤相鉴别，在DWI中，脓肿中央的脓腔区域扩散受限，外周的脓肿壁无扩散受限。

【影像学研究进展】

MR灌注成像及MRS已用于脑脓肿的术前评估。脓肿局部血容量降低，提示血供减少。脓肿局部CBF降低，提示脓肿与正常脑组织相比血供较少。脑脓肿的MRS特征为氨基酸升高，这是由于蛋白水解酶活性增强而导致蛋白质分解。波谱中存在乙酸盐和琥珀酸可能说明细菌的糖酵解和发酵过程增强，乙酸盐和琥珀酸的存在有助于鉴别厌氧菌脓肿和需氧菌脓肿，MRS中存在琥珀酸和乙酸盐提示为厌氧菌感染。病灶无强化的部分表现出FA升高、ADC降低，CBF降低和氨基酸升高，乙酸盐和琥珀酸峰值升高，提示为低灌注的脓肿腔。而环状强化的部分表现FA、ADC和CBF升高，提示为脓肿壁。

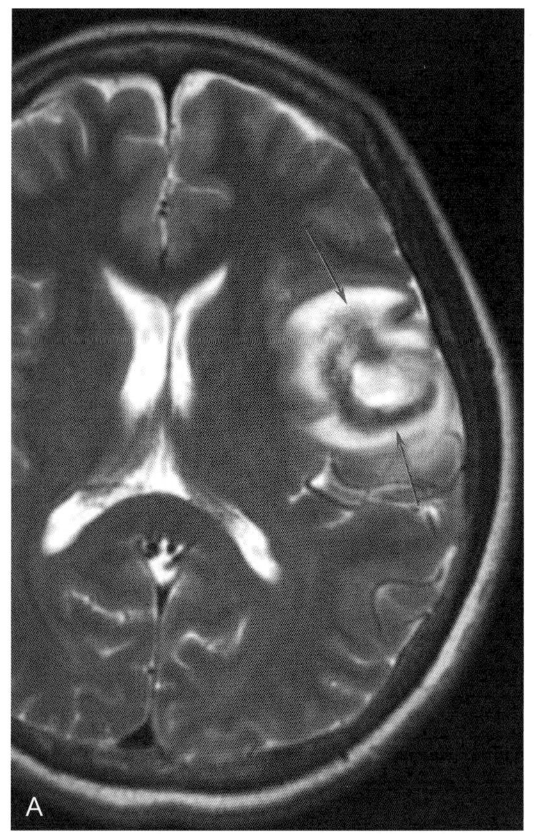

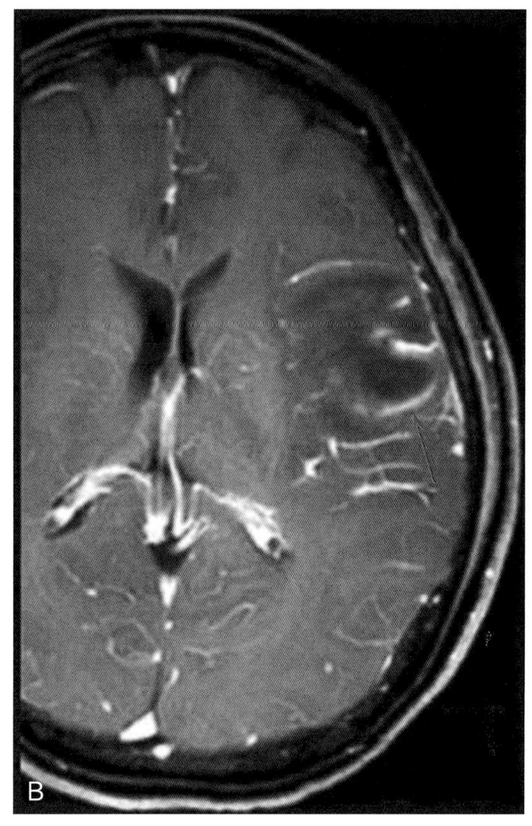

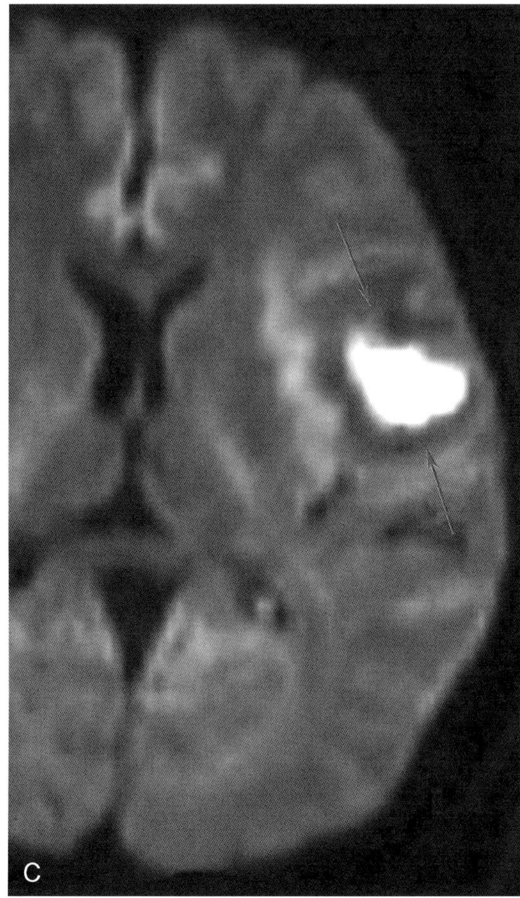

图 5-6-8 颅内放线菌感染 MRI 检查

A. 轴位 T_2WI 显示左额叶囊性肿块（箭），边缘呈低信号，周围伴水肿带；B. 增强扫描 T_1WI 显示肿块边缘强化（箭），中心无明显强化；C. DWI 显示肿块中心弥散受限，而边缘无弥散受限（箭），分别对应图 B 中心无强化区和边缘的强化部分

五、类球孢子菌病

【概述】

类球孢子菌病是由副球孢子菌感染引起的一种慢性化脓性肉芽肿性疾病，多侵犯黏膜、皮肤、肺和淋巴系统。好发于手工业者，发病地区有从农村转向城市的倾向。在南美多数国家都有报道，我国报道了数十例个案。肉芽肿为中枢神经系统的类球孢子菌感染的特征性表现，感染多发生于免疫抑制患者，病原体可通过血液或淋巴道感染肺部后，进而累及中枢神经系统，故称为中枢神经系统类球孢子菌感染（neuroparacoccidioidomycosis，NPCM）。球孢子菌为双相真菌，在环境中腐生生活，呈菌丝相，表现为分隔成段的有传染性的关节孢子，也称为关节菌丝型；在人及动物组织中则形成球形厚壁孢子囊，内含许多内生孢子，也称为孢子型或小球体。球孢子菌属包括 C.immitis 和 C.Posadasii，均可致病。二者在基因组和转录组水平上有差异，但菌种形态学、表型特点和致病性十分相似，因此临床上一般统称为球孢子菌。

首例球孢子菌感染病例于 1892 年由阿根廷报道，并误认为是一种原虫感染，后来证实其病原体为一种真菌。几十年后，球孢子菌感染的真实面貌才得到揭示。根据土壤样本的检出情况，传统观点认为球孢子菌的分布局限于美洲西海岸区域。在美国境内，C.immitis 的分布局限于加利福尼亚州；C.posadasii 则主要分布于美国亚利桑那州南部和西部，流行区向东延伸至得克萨斯州，北至犹他州，南至墨西哥。球孢子菌病流行区多为半干旱气候，冬季温暖，利于真菌繁殖；夏季炎热，有助于关节孢子的传播。这些地区的土壤具有碱性、高盐、富含有机物等特点，不利于其他微生物存活，却有利于球孢子菌的生长。近期，有国内学者对 1958—2015 年中国地区球孢子菌病例报道进行了总结和综述。令人意外的是，在纳入的 30 例球孢子菌感染病例中，高达 24 例（80%）无明确疫区接触史，这一现象对我国不是球孢子菌病疫区的传统流行病学观念提出了挑战。提示随着人类活动和环境的变化，球孢子菌的定植区域可能已超出以往传统认识中的北美西南沿海地域，到达美国其他地区，甚至包括中国在内的其他国家，这有待后续研究进一步证实。

【临床与病理】

球孢子菌主要存在于土壤、空气、水、动物皮毛和粪便中，主要经呼吸道吸入感染，也可因外伤后经皮肤感染而发病。感染后，50%~60% 患者呈无症状隐性感染，40% 患者有自限性的感冒或流感样症状，10% 患者可发展为肺炎，<1% 患者发展为播散性感染。累及肺部的球孢子菌病，根据临床表现和影像特点可分为急性、播散性和慢性肺炎。急性肺部感染患者常见影像表现为肺叶或肺段实变、多节段实变或结节性病灶。播散性肺部感染患者则表现为均一的弥漫性粟粒样病灶。约 5% 的急性肺部感染进一步慢性化，出现结节病灶、浸润灶、空洞、胸腔积液等多种表现。感染早期，患者还常出现皮肤结节性红斑、多形红斑及对称性多关节痛等症状。播散性感染最常累及的部位为皮肤、骨骼和中枢神经系统，但实际上可能累及任何脏器。临床症状因受累脏器而异，可伴发热、寒战、盗汗、体重减轻、肌肉疼痛及疲乏等全身症状。严重播散性感染可致感染性休克。由于播散性感染临床表现复杂多变，容易误诊，尤其是软组织团块样病灶极易误诊为恶性肿瘤，即使是 PET-CT 也难以将两者完全区分。

诊断球孢子菌感染需结合患者的流行病学接触史、临床表现、实验室检查和影像表现等综合考虑。感染的确诊依赖从无菌体液或组织中培养到具有特征性关节孢子的丝状真菌，或病理学检查发现特征性的小球体结构。病理学检查常用的特殊染色方法包括哥氏六胺银（Gomori methenamine silver，GMS）、钙荧光白（calcofluor white，CFW）和过碘酸希夫（periodicacid-Schiff，PAS）染色。但培养和病理学检查的阳性率较低，且病理学检查因有创而不能广泛开展，因此，还需血清学检查辅助诊断。近期有学者开发了通过检测脑脊液球孢子菌抗原诊断球孢子菌脑膜炎的方法，结果显示抗原的灵敏度和特异度分别达 93% 和 100%，优于脑脊液培养（灵敏度 7%）和抗体检测（灵敏度 67%~85%），对球孢子菌中枢神经系统感染的诊断具有重要价值。

类球孢子菌属双相型。组织内呈圆形、厚壁、直径 20~80μm，成熟时含有圆形或不规则形内生孢子，数目数个到数百个，呈周边向内排列，球体成熟后又释放出内生孢子，形成新的球体。直接镜检可见内有孢子的孢子囊，真菌培养可见菌丝、关节孢子球。原发性皮肤球孢子菌病为慢性肉芽肿，内有中性粒细胞、嗜酸性粒细胞、淋巴细胞及浆细胞浸润，有时可见小脓疡，内含有孢子的孢子囊。进行性播散球孢子菌病可见脓疡形成，内有酪样坏死，在异型巨细胞内可见孢子囊。

【影像检查方法】

常规 X 线检查对诊断颅内类球孢子菌感染无价值。CT 平扫可发现水肿、钙化、出血等改变，增强扫描可显示脑膜强化。MRI 可显示颅内病变的细节，对白质病变的显示优于 CT。

【影像表现】

球孢子菌性脑膜炎的症状和体征不具有特异性。多为亚急性或慢性起病。中枢神经系统的类球孢子菌感染多发生于幕上，可表现为脑积水、基底性脑膜炎和脑梗死。脑积水是球孢子菌属脑膜炎最常见的并发症，见于 30%~50% 的患者。血管炎性脑梗死通常是由于小的和中等大小的血管的炎症所导致。椎动脉动脉瘤是少见的严重并发症，可通过 CTA 或 MRA 排除。脊髓蛛网膜炎、脑膜瘤样占位病变和脑脓肿也见报道。

磁共振多序列的检查方法在鉴别肉芽肿和炎性病变中具有优势。典型的脑脓肿病变表现为 T_1WI 中心低信号，外周高信号，T_2WI 中心高信号，外周低信号，增强扫描后病灶环形强化。同样也可以观察到病灶周围的脑白质信号改变。MRS 可用于鉴别化脓性脓肿与真菌性肉芽肿，DWI 在鉴别坏死成分来源自肿瘤或脓肿的应用价值较高（图 5-6-9）。

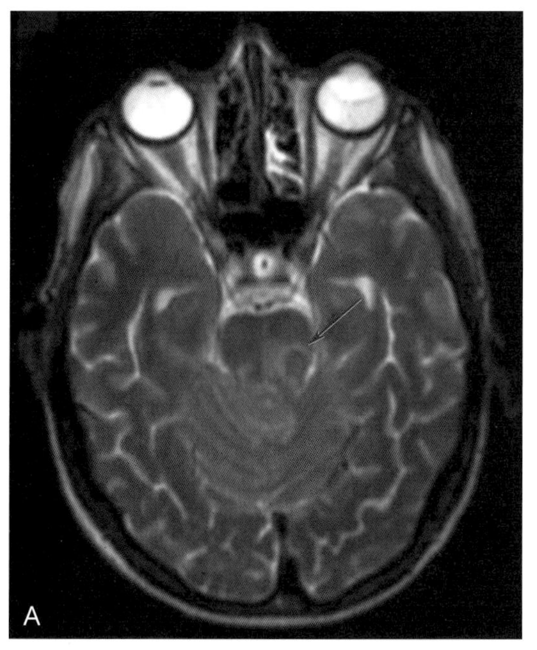

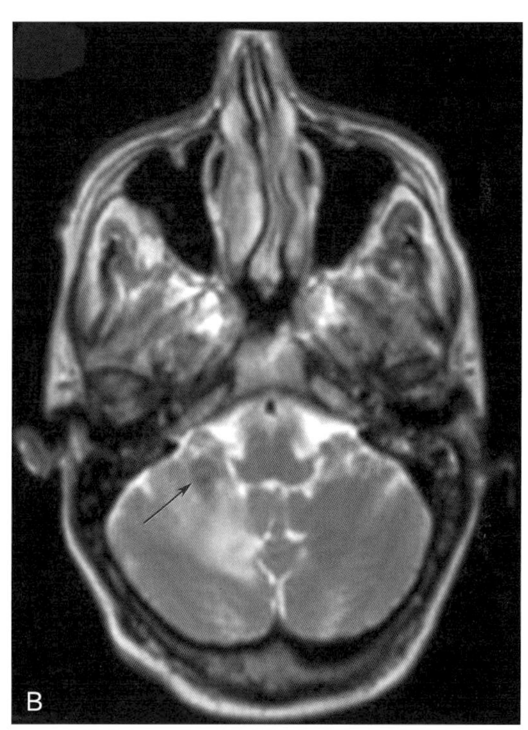

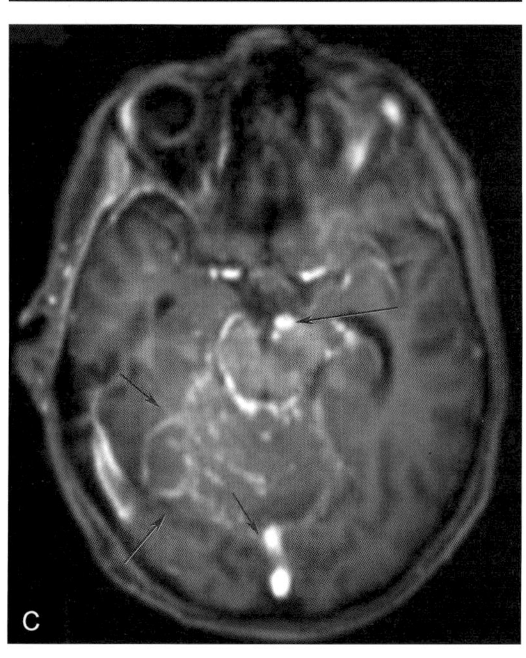

图 5-6-9　颅内类球孢子菌感染 MRI 表现

A. 轴位 T_2WI 显示脑干低信号病变与周围水肿（箭）；B. 轴位 T_2WI 显示幕下右侧小脑半球的低信号病变与周围水肿（箭）；C. 轴位增强 T_1WI 显示小脑和中脑结节状强化病灶（箭）伴脑膜强化

【诊断与鉴别诊断】

颅内类球孢子菌感染是一种罕见疾病，影像表现为 T_1WI 中心低信号，外周高信号，T_2WI 中心高信号，外周低信号，增强扫描后病灶环形强化，在 MRS 上可显示显示 Lip 峰，DWI 表现为弥散受限。诊断球孢子菌感染需结合患者的流行病学接触史、临床表现、实验室检查和影像表现等综合考虑。

鉴别诊断主要包括其他肉芽肿性疾病，如粟粒性结核。粟粒性脑结核病灶绝大多数位于灰白质交界区，早期表现为炎性渗出为主，多数病灶周围水肿较重，MRI 平扫主要表现为脑内广泛分布大小不等的长 T_1、长 T_2 信号水肿区，增强扫描中表现为大小接近、分布均匀、明显强化的小结节位于水肿的中心，当病变未能得以控制而机体有较强的变态反应时，渗出病变则向增生或坏死转变，MRI 上表现为 T_2WI"靶征"小结节中心类脂质的干酪样物质构成了靶心，呈等或稍长 T_1、稍短或等 T_2 信号，周边的炎性肉芽组织为长 T_1、长 T_2 信号，最外层由纤维母细胞逐渐产生的胶原纤维构成，增强扫描呈环形强化。

【影像学研究进展】

MRS 可用于鉴别化脓性脓肿与真菌性肉芽肿，肉芽肿性疾病的特征是高 Lip 峰的存在。此外，琥珀酸盐（2.4ppm），乙酰乙酸盐（1.9ppm）和丙氨酸（1.4ppm）可见于化脓性脓肿而非类球孢子菌肉芽肿。

DWI 在鉴别坏死成分来源自肿瘤或脓肿的应用价值较高。肿瘤坏死通常扩散不受限制。虽然化脓性脓肿表现出扩散受限，但也可见于真菌性脓肿。结核病灶由于存在固体干酪物质和相关的纤维化，往往扩散不受限，而这一征象也可出现在颅内类球孢子菌感染。

六、毛霉菌病

【概述】

毛霉菌病是由藻菌纲真菌引起的少见而严重的致命性真菌感染。根据感染部位分鼻脑型、肺型、肠胃型、脑型等。临床以鼻脑型居多，单纯脑型少见。病原菌以毛霉菌目中的根霉菌及毛霉菌较常见，前者多侵犯鼻、鼻窦、脑及消化道，后者多侵犯肺。这些条件致病菌遍布自然界，在粮食和水果上尤为多见，通过空气尘埃和饮食散布。本类真菌菌丝粗，不分隔，呈直角分支；壁厚薄不均，其横切面似孢子。

脑型毛霉菌病（cerebral mucormycosis，CM）的感染途径多为血行播散，即致病菌侵入血液，直接播种于脑。侵犯动脉血管是本病特征，病菌侵入动脉壁后产生化脓性动脉炎，引起动脉闭塞导致继发性脑梗死。该病可导致脑深部局限性脑炎或脑脓肿。凡与外界无直接交通的器官（如脑、心）出现毛霉菌感染，其来源应考虑血源播散。经静脉注射感染者，易出现基底节病变，而且可以只有脑部病变。

【临床与病理】

鼻脑型毛霉菌病是最常见的类型，但有时也可发生原发性皮肤、肺或胃肠道病变，经血流播散到其他部位也可发生。鼻脑型感染通常是暴发性的，并且常致死。组织坏死性病变常发生于鼻黏膜，有时可见于腭部。菌丝侵犯血管可引起鼻中隔、腭和眼眶或鼻窦周围骨骼的进行性坏死。临床表现为疼痛、发热、眼眶蜂窝织炎、突眼、脓性鼻涕和黏膜坏死。坏死的进行性扩展可累及大脑，而引起惊厥、失语或偏瘫。数日内感染迅速扩散至颅内而发生视网膜动脉、颈内动脉、海绵窦闭塞，造成脑组织缺血性梗死，可导致精神异常、失明、瘫痪、昏迷甚至死亡。糖尿病酮症酸中毒的患者最易受感染。但机会性感染也可发生在接受去铁胺治疗的慢性肾病患者，或有免疫抑制的患者，特别是伴有中性粒细胞减少症或接受大剂量皮质类固醇治疗的患者。

最突出的组织病理改变系由于真菌侵入血管，血管壁内可见菌丝，尤其是累及大、小动脉而引起血管闭塞性脑梗死；可以化脓，但很少呈肉芽肿改变。大体病理表现为组织大片状凝固性坏死、真菌性肉芽肿、真菌性血管炎、血栓形成、骨质破坏等。脑型毛霉菌病典型的肉芽肿形态是以菌丝和中性粒细胞为中心，周围有上皮样细胞和多核巨细胞围绕，再外围是数量不等的浆细胞、淋巴细胞以及嗜酸性粒细胞，有时在多核巨细胞胞质中可见菌丝。对机体抵御毛霉菌侵犯的局部反应机制具有提示作用，即中性粒细胞为杀菌的一线力量，多核巨细胞及上皮样细胞为二线力量，而淋巴细胞、浆细胞等为三线力量。透射电镜下观察不到菌丝的整体形态，加之所取标本体积较小，不如光镜观察。机体免疫力降低为重要致病诱因，例如白血病、淋巴瘤、营养不良、糖尿病、尿毒症及长期应用细胞毒类药物与皮质类固醇等患者易感染本病。毛霉菌主要通过皮肤黏膜交界处、呼吸道、消化道、手术、介入治疗或经破损皮肤进入人体。

【影像检查方法】

常规 X 线检查对诊断颅内毛霉菌感染无价值。CT 平扫可显示水肿、钙化、出血等改变，增强扫描可显示病灶强化。

MRI 可清晰显示患者颅内病变及细节病灶，一定程度上能够反映其病理学特征及疾病的演变过程，对临床具有指导作用。

【影像表现】

CT 平扫表现为低密度肿块影，具有较明显的占位效应。MRI 平扫显示深部白质大片水肿内大小不等、形态不规则的结节灶，T_1WI 呈等低混杂信号，T_2WI 呈不均匀高信号。增强后结节显著不均匀强化，外侧缘见有明显切迹。周围可见多个散在的、边界欠清的点片状强化灶，为主灶病原菌向周围扩散的表现。主病灶与子病灶之间有线样强化相连，具有一定特异性。病灶边缘内陷及出现尖角，说明病灶不具有张力感，与肿瘤膨胀或浸润性生长有所不同（图 5-6-10）。

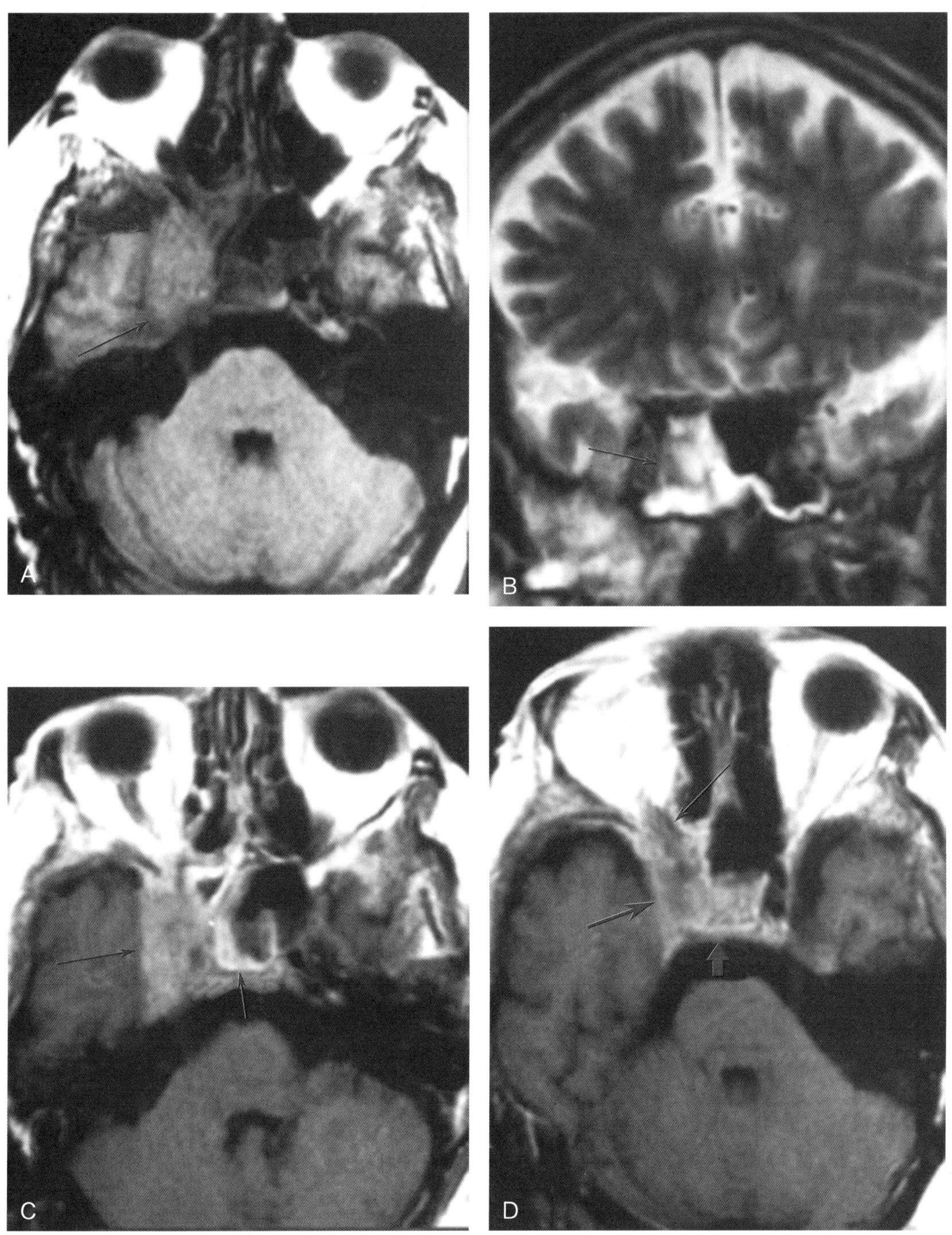

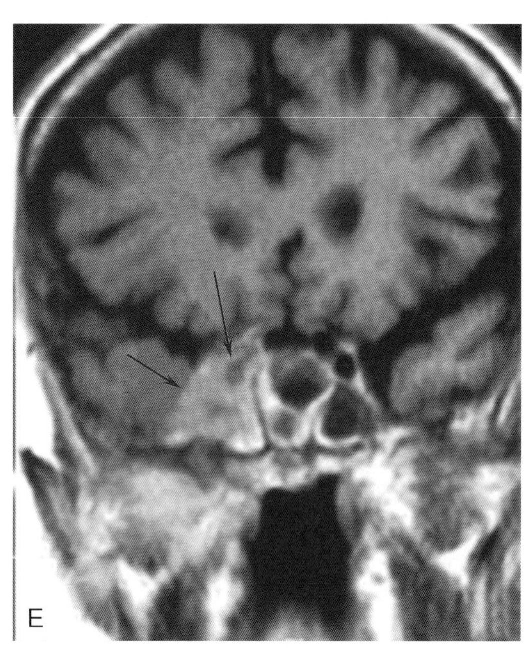

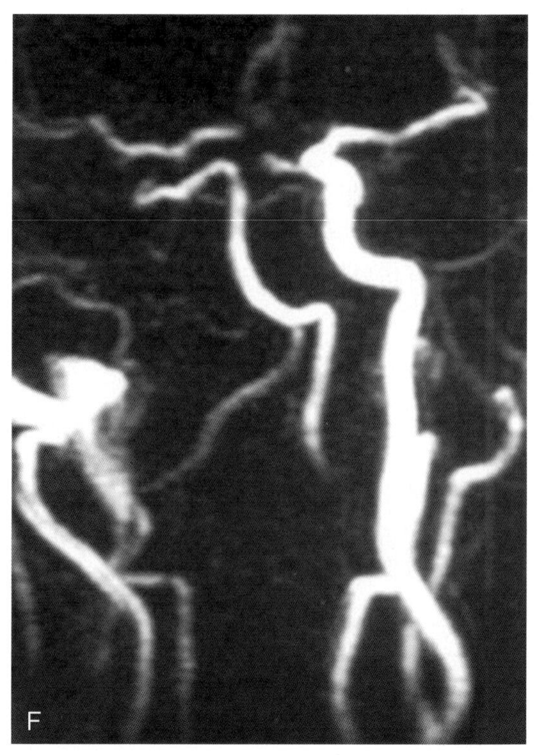

图 5-6-10 颅内毛霉菌感染 MRI 表现

A、B. 轴位 T_1WI 与冠状位 T_2WI 显示右侧海绵窦受累，呈等 T_1 和短 T_2 信号（箭），受累蝶窦呈长 T_1 和长 T_2 信号；C~E. 增强轴位及冠状位 T_1WI 显示海绵窦内病变强化（图 C，箭），累及眼眶顶端、视神经（图 D，细箭）和蝶窦（图 D，短粗箭），右侧颈内动脉闭塞；F. MRA 显示右侧颈内动脉及大脑中动脉闭塞

【诊断与鉴别诊断】

毛霉菌属条件致病菌，免疫力低下是致病的诱发因素。该菌可致中枢神经系统广泛损害，病死率极高。其影像学诊断多依靠 MRI，表现为深部白质大片水肿内大小不规则结节灶，T_1WI 呈等低混杂信号，T_2WI 呈不均匀高信号。增强后结节显著不均匀强化，外侧缘见有明显切迹。周围为多个散在边界欠清的点片状强化灶围绕。

本病需与胶质瘤、转移瘤及细菌性脓肿相鉴别。胶质瘤可发生于脑内任何部位，但常发生于深部白质，与动脉供血区无关，肿瘤很少出现多个散在强化，且病灶边缘不会出现凹向内的锐角，以及多个切迹形成。转移瘤患者往往有恶性肿瘤病史，病灶分布于皮髓质交界处，往往多发，病灶小，周围可伴有大片水肿。细菌性脓肿往往显示脓肿内壁光滑，有一定的张力感。

【影像学研究进展】

中枢系统毛霉菌感染致基底节坏死 / 出血性病变时，MRS 可见琥珀酸盐（2.4ppm），乙酸盐（1.9ppm）和丙氨酸（1.5ppm）峰值显著升高，伴随着 NAA 的消耗、肌酸和肌醇水平降低、Cho 明显增高，这与组织学上明显的急性肉芽肿炎症变化相符合。

^{18}F-FDG PET-CT 扫描作为一种可以监测颅内毛霉菌感染的工具，能够在常规影像学检查方法发现病变形态学改变之前检测到病变活跃的功能 / 代谢变化，表现为病灶的 ^{18}F-FDG 摄取增高。

（刘白鹭　吕哲昊　陈婷婷　李　莉）

第七节　寄生虫感染

脑寄生虫感染是蠕虫及原虫的成虫、幼虫或虫卵等感染人脑，引起脑损害或炎症性反应。颅内寄生虫病主要包括脑囊虫病、脑包虫病、脑肺血吸虫病、脑血吸虫病、脑弓形体病和脑阿米巴病等。寄生虫幼虫移行至颅内，通过阻塞、压迫、破坏等致病作用，引起脑炎、脑膜脑炎或占位性病变。在各种脑寄生虫病中，以脑囊虫病、脑包虫病相对常见。脑寄生虫病多为外来感染，临床症状和病理表现主要取决于虫体的寄生位置、周围组织反应性改变、血液循环及脑脊液循环障碍的程度。

脑寄生虫病的X线诊断价值有限，而CT和MRI检查对颅内寄生虫病定位、定性诊断均有重要价值。CT因其扫描速度快，费用较低廉，在颅内病变筛查方面应用广泛，CT显示微小钙化优势明显，CT增强扫描可显示血脑屏障破坏情况，CT灌注成像可显示病灶周围血供，CTA可明确病灶是否侵犯脑血管。磁共振灌注成像可以了解颅内寄生虫感染的血流动力学信息，有助于与颅内肿瘤进行鉴别诊断。^{1}H-MRS可无创性观察活体组织代谢、生化变化，进行化合物定量分析，在分子水平反映组织代谢情况，有助于颅内寄生虫感染的诊断及随访。DWI、DTI、DKI等可提供颅内寄生虫病内部水分子扩散、脑白质纤维束走行等信息。

一、脑囊虫病

【流行病学】

脑囊虫病是免疫功能正常患者中最常见的脑寄生虫性感染，约占全身各系统囊虫病的80%，由猪带绦虫（taenia solium）的幼虫感染中枢神经系统及其被覆脑膜引起，常见于我国东北、华北、西北一带，与饮食习惯、环境卫生、文化素养有着密切关系。任何性别、年龄都可患本病，但好发于青壮年，男性多于女性。

感染途径：人类是成年绦虫唯一的终宿主，而猪和人都可以成为携带幼虫的中间宿主。虫卵和虫体节片随粪便排出体外，猪食用虫卵污染的食物后，虫卵在猪肠道内演变为六钩蚴并入血，在皮下组织及肌肉内发育为囊尾蚴，人食用此类生猪肉或加工不熟的猪肉后，囊尾蚴在小肠内停留并发育为成虫，即绦虫病。如果人体宿主食用被污染的食物后而摄入虫卵，虫卵在十二指肠内演变为六钩蚴，通过吸盘和钩子固定于十二指肠壁，可对肠黏膜造成损伤，通过肠黏膜进入血液，随血流进入皮下组织、肌肉以及中枢神经系统等处，演变为囊尾蚴，即囊虫病。

【临床及病理表现】

脑囊虫病的特征是临床表现及严重程度的多样性，这与囊虫的数量、大小、位置以及宿主免疫应答的强度有关。临床上可表现为各种神经功能障碍，可以从无症状到症状严重，甚至死亡。具体的临床症状可表现为癫痫发作、发作后的一过性肢体瘫痪、锥体束征、锥体外系症状、小脑症状、脑神经障碍、高颅压、脑积水及强迫体位。主要症状的决定因素为寄生虫位于脑实质内还是实质外。脑实质内的脑囊虫主要症状为癫痫，抗癫痫药物治疗有效。实质外的脑囊虫预后较差，多位于四脑室，Bruns征是四脑室囊虫的重要体征，表现为当头位改变时突然出现循环功能障碍和意识障碍。脑囊虫的临床可分为：癫痫型、高颅压型、脑膜脑炎型、精神障碍型及脑室型。若患者出现癫痫发作、颅内压升高及精神障碍三大症状首先考虑脑囊虫病。查体可见皮下结节，多位于头部和躯干部。在大多数情况下，脑囊虫病很少进行手术治疗，难以得到组织学确诊，因此诊断通常基于影像学和血清学证实。免疫学检查中，脑脊液囊虫补体结合试验可为阳性，但特异性较差，ELISA法和IHA法是现今临床以及流行病学调查中最常用的方法，但阴性仍不能完全排除脑囊虫病。在过去的几十年里，多种现代诊断方式的结合，驱虫药物的使用，抗炎治疗的进步以及微创手术的应用，极大地提高了猪带绦虫感染患者的预后。

囊尾蚴常被宿主组织反应形成的包膜包绕，包膜可分为2层：内层呈玻璃样变，外层为细胞浸润，两层之间有明显分界。包囊内含黄色清亮囊液及内凹的头节，头节呈白色点状，位于一侧。脑囊虫病的病理变化，依其寄生部位、数目与发育时期而异。脑的寄生部位以大脑皮层多见，根据部位可分为脑实质型、脑室型、脑膜型和混合型。脑囊虫在病理上分为4期：①囊泡期：囊虫头节在含清亮囊液的囊腔内，囊壁薄，周围炎症反应轻微；②胶样囊泡期：虫体死亡，蚴虫头节开始退变，囊内液体变混浊，囊壁破裂释放液体蛋白，囊肿收缩，囊壁变厚，释放的物质破坏血脑屏障，引起脑组织炎性反应和水肿；③颗粒结节期：囊泡退化蜷缩，囊壁增厚，肉芽肿形成，虫体和囊壁钙化，周围脑水肿仍存在；④钙化结节期：病变终末期，囊虫形成钙化结节。多发的病灶可处于不同时期。

【影像学表现】

1. X线　囊虫发生钙化前，平片可无任何阳性发现，或表现为颅内高压表现。颅内钙化呈圆形或不规则形，约3~5mm，多发常见。躯干及四肢软组织内钙化呈长圆形或梭形，与肌纤维走行一致。

2. CT CT诊断脑囊虫病不如MRI敏感，脑实质型主要表现为大脑半球散在的低密度影，可表现为多发小囊或单发的大囊影，内可见小结节状囊虫头节，有明显的水肿及占位效应，增强扫描显示低密度影中出现结节状或环状强化影，尚存的囊虫头节表现为环壁上或环壁内点状未强化影。位于脑室及脑膜的囊虫CT往往显示欠清，主要依靠间接征象。CT对囊虫钙化的显示优于MRI。

3. MRI 按囊尾蚴寄生的部位和时期，依MRI表现分为以下几种类型：

（1）脑实质型：①活动期：表现为脑内类圆形长T_1、长T_2囊状信号，以灰白质交界处多见，FLAIR序列呈低信号，内见偏心小点状影附于囊壁，囊虫头节的存在是活动期的标志，此期水肿轻，增强扫描囊壁可见强化或不强化；②蜕变死亡期：囊虫头节消失，虫体肿胀，囊壁增厚而不规则，周围水肿及占位效应明显，增强扫描强化环增厚（图5-7-1）；③钙化期：圆形或卵圆形钙化灶，多发常见，周围无水肿，T_1WI及T_2WI均呈极低信号，增强扫描无强化；④混合期：有上述两种及以上表现同时存在。

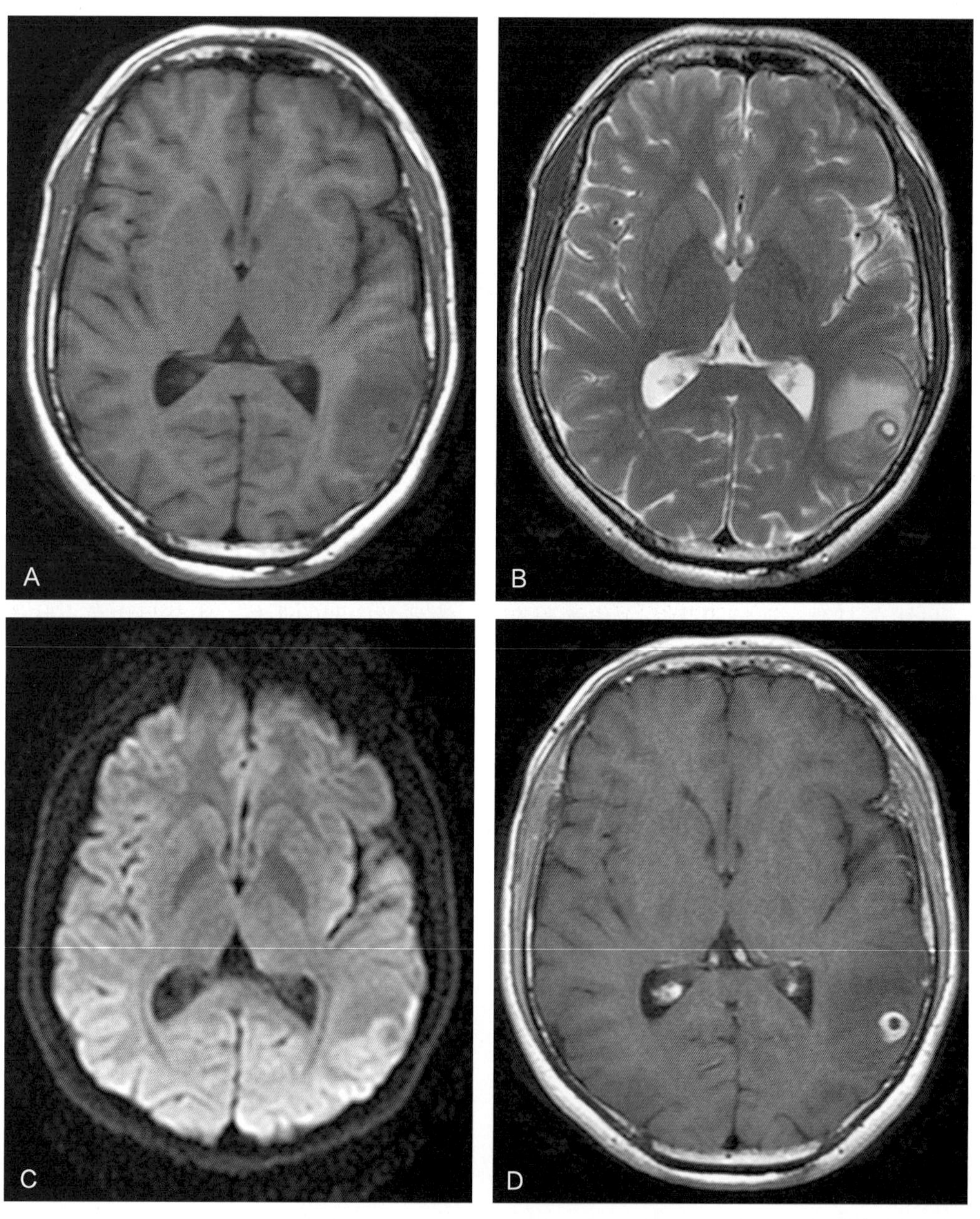

图5-7-1 脑实质型囊虫病MRI表现

A. T_1WI左侧颞枕叶皮层下环形低信号，环壁均匀增厚；B. T_2WI环壁呈低信号，灶周水肿明显；C. DWI环壁呈稍高信号；D. 增强扫描示左侧颞枕叶环形强化

（2）脑室型：占脑囊虫病的15%~20%，多见于第四脑室，其次为第三脑室，单发常见。与脑实质囊虫相比，脑室型囊虫通常较大，有文献报道最大直径可达41mm。活囊虫的比重与脑脊液相近，在脑室内呈悬浮状态，囊壁薄。观察第四脑室囊虫头节时，应以矢状面 T_1WI 为主，头节常附着于囊泡的前下壁，信号较为复杂（图5-7-2）。其他征象包括脑室形态异常、局部不对称扩大或脉络丛被推移，以及梗阻性脑积水征象等。

（3）脑膜型：少见，多位于外侧裂、鞍上池和桥小脑角池，与脑室型囊虫的单发、呈圆形或卵圆形不同，脑膜型囊虫以多发为主，且呈葡萄串状或分叶状（图5-7-3），可引起蛛网膜下腔扩大、变形，合并交通性脑积水。囊壁一般呈边缘光滑的细线样稍高信号影，头节不易见，增强扫描有时可见囊壁及脑膜轻度强化。

（4）混合型：以上两种及两种以上类型同时存在。

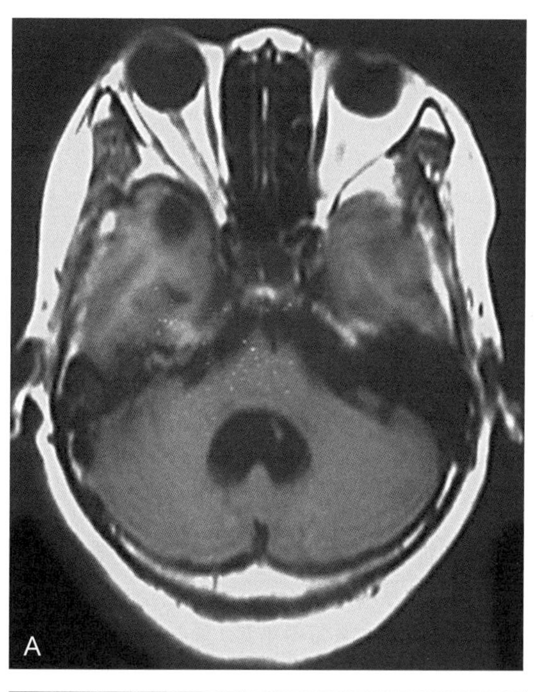

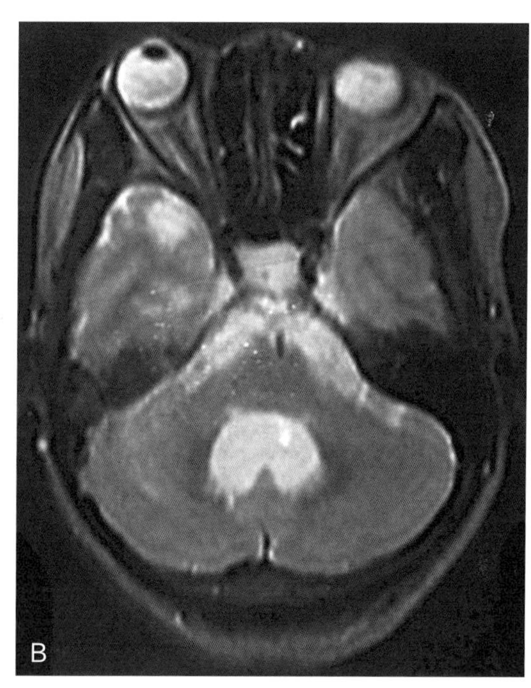

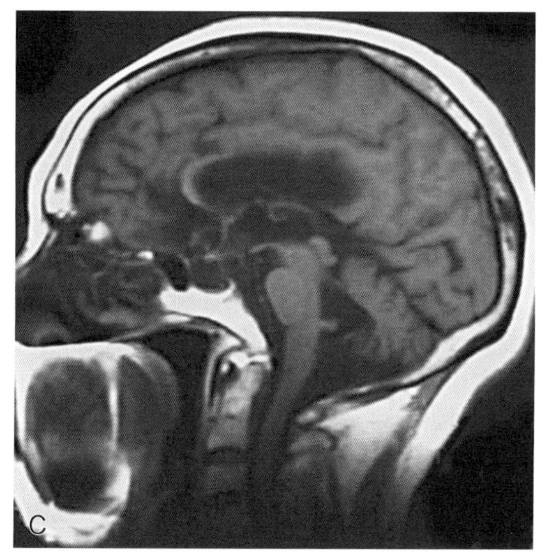

图5-7-2 脑室型囊虫病MRI平扫

A、B. T_1WI、T_2WI 显示第四脑室扩张，内可见与脑脊液信号相似的囊性占位，前壁见头节，T_1WI 呈等信号，T_2WI 呈稍高信号；C. 矢状位 T_1WI 示囊壁呈边缘光滑的细线样稍高信号影，其内前壁可见一中等信号的头节，并可见导水管扩张

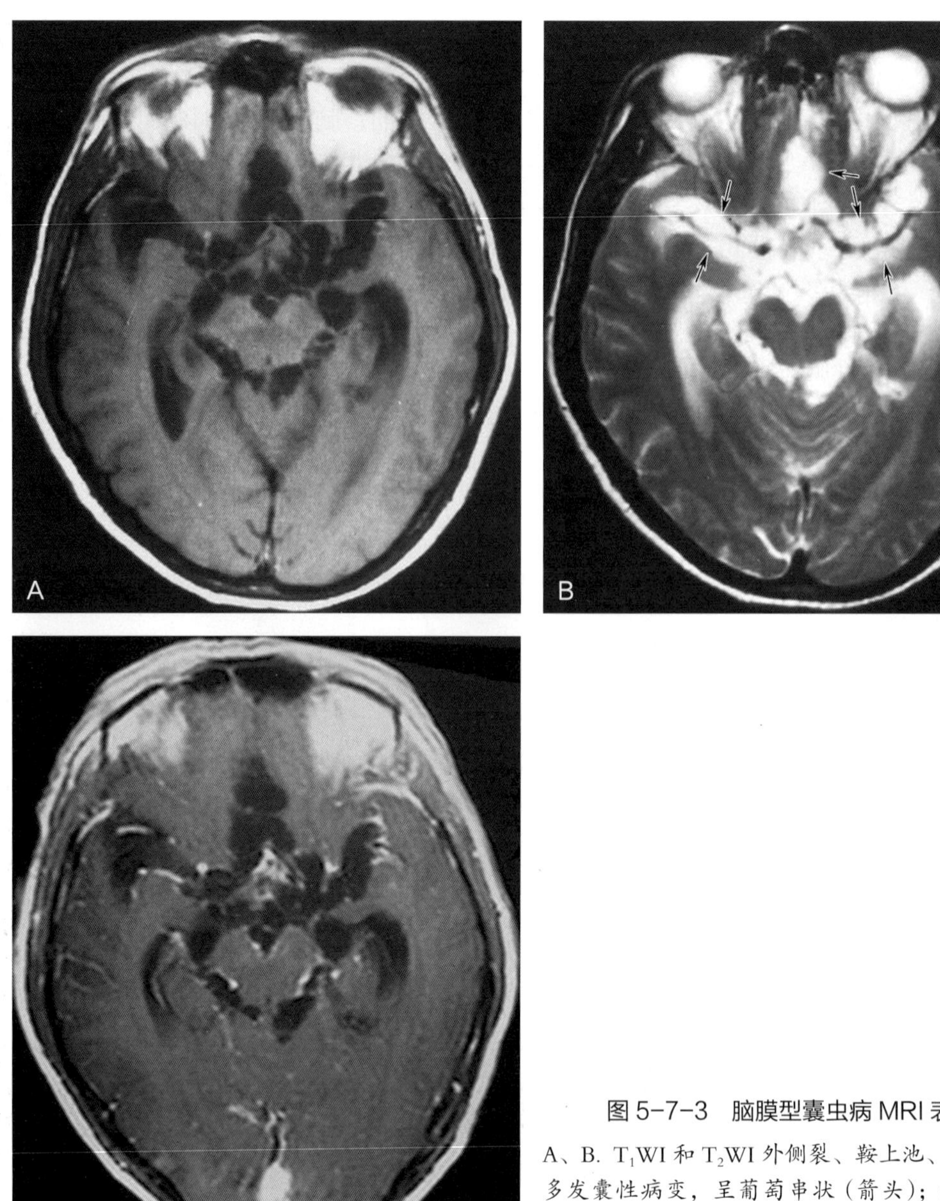

图 5-7-3 脑膜型囊虫病 MRI 表现

A、B. T_1WI 和 T_2WI 外侧裂、鞍上池、前纵裂池多发囊性病变，呈葡萄串状（箭头）；C. 增强检查可见脑底池周围软脑膜线性强化

二、脑包虫病

【流行病学】

包虫病又称棘球蚴病，是人感染棘球绦虫的幼虫（棘球蚴）所致的慢性寄生虫病。在我国主要集中在北部或西北部，是新疆、青海、西藏、宁夏、内蒙古等游牧民族聚集区的地方病和常见病。近年来随着城市养犬者的日益增多，城市居民的发病率呈上升趋势。

棘球绦虫种类繁多，可导致不同类型的包虫病，目前我国常见类型为脑囊型包虫病（cerebral cyst echinococcosis，CCE）和脑泡型包虫病（cerebral alveolaris echinococcosis，CAE）两种。脑囊型包虫病是指由细粒棘球绦虫的幼虫细粒棘球蚴引起脑部感染的寄生虫病。细粒棘球蚴可寄生于脑内任何部位，以大脑中动脉供血区多见，顶叶和额叶好发。脑囊型包虫病以原发性感染多见，最主要传染源为犬，是棘球绦虫的终宿主。细粒棘球绦虫的成虫寄生在犬的小肠上段，虫卵随粪便排出，污染土壤、食物或水源等。人与羊等偶蹄类动物则为中间宿主。人在被虫卵污染的场所中活动，虫卵经手、食物或水经口进入体内，经胃肠道消化液的作用孵化出六钩蚴。六钩蚴脱壳后逸出钻入肠壁静脉，再经门静脉血流侵入肝脏，肝脏是人体囊型包虫病首先累及和最常累及的部位。少数六钩蚴通过肝血窦再次进入血液循环，并经颈内动脉进入脑内进而生长发育形成包虫囊肿。脑泡型包虫病是指由多房棘球绦虫的幼虫泡状棘球蚴引起脑部感染的寄生虫病。病灶常多发，可分布于脑内的任何部位。与脑囊型包虫病不同，脑泡型包虫病几乎 100% 来源于肝泡型包虫病的血行转移，因此病灶好发于血供较丰富的皮髓质交界区。多房棘球绦虫的终宿主主要为狐，其次是犬，中间宿主是以鼠类为代表的啮齿类动物，家犬被认为是传播多房棘球绦虫的重要终宿主。人体感染泡状棘球蚴的途径与细粒棘球蚴类似，泡状棘球蚴主要寄生于肝脏，中晚期寄生虫侵及血管向全身扩散，少数通过颈内动脉入颅，多寄生于大脑皮层或皮层下区。

【临床与病理】

脑包虫病早期多无明显症状体征，病灶较大时产生压迫症状，如头痛、恶心、呕吐、视盘水肿等，也可表现为局灶性症状如偏瘫、失语、偏身感觉障碍及癫痫发作等。

脑囊型包虫病按其形态不同可分为单纯囊肿型及多子囊型两种类型。脑囊型包虫病包虫囊肿的囊壁分为外囊及内囊两部分。外囊是宿主对棘球蚴的免疫反应而形成的一层纤维囊壁，内囊即虫体本身，分为两层，外层为角质层，内层为生发层。在生发层的内面长有许多细小颗粒状的育囊及雏囊。育囊有一个囊壁很薄的包膜，内含多个原头蚴。原头蚴呈卵圆形白色颗粒状，可见四个吸盘及顶突，顶突上有两圈头钩，当顶突突入体内时呈卵圆形，当顶突由体内翻出时，呈鸭梨形。包虫囊肿内充满水样囊液，是宿主血液的派生物质，含有蛋白质、碳水化合物、包虫代谢产物及宿主体液成分等。

脑泡型包虫病脑组织内散在大小不等的泡状棘球蚴小囊泡，大小为 10~290μm，呈圆形、树枝状或裂隙状，囊泡周围有嗜酸性粒细胞浸润，伴有典型肉芽组织形成及纤维组织增生，囊泡散在或成簇包埋于纤维组织内，囊泡之间的脑组织还可发生凝固性坏死。因人类不是泡状棘球蚴适宜的中间宿主，感染时很少见原头节。泡状棘球幼以出芽方式生长，以内外双殖芽生方式呈浸润性增殖，且大多为外生性。泡状棘球蚴母囊的囊壁上可见多发小疣状突起，逐渐向外生长延伸，同时形成多个小囊泡，囊泡逐渐增大形成子囊和孙囊并进一步向外增殖并向邻近组织浸润，使周围神经组织受到相应的破坏和挤压，病灶与邻近组织分界不清。这种“类肿瘤”的生长方式是泡状棘球蚴病特有的，因此其又被称为“虫癌”。

【影像表现】

1. 脑囊型包虫病

（1）CT：①单纯囊肿型脑囊型包虫病（图 5-7-4）：单发多见，偶有多发。好发于额叶及顶叶大脑中动脉供血区，也可见于后颅窝、枕叶及硬膜外等。CT 平扫为类圆形囊性肿物，边缘光滑锐利，病灶周围一般无水肿，破裂后病变周围可见不同程度水肿，内部密度均匀，接近脑脊液密度，周边可见均匀一致的等密度包膜。囊肿较大时，可压迫邻近脑组织、脑室及中线结构，表现出占位效应。包虫囊肿退变时，囊壁可合并钙化，囊壁钙化为包虫囊肿的特征性表现。退变时囊壁增厚。增强扫描囊肿一般不强化，当包虫囊肿合并感染时囊壁可轻度强化。②多子囊型脑囊型包虫病：包虫囊肿内出现数量不等的子囊，形成“囊内有囊”或囊内有分隔的特征性表现，子囊密度稍低于母囊的密度。

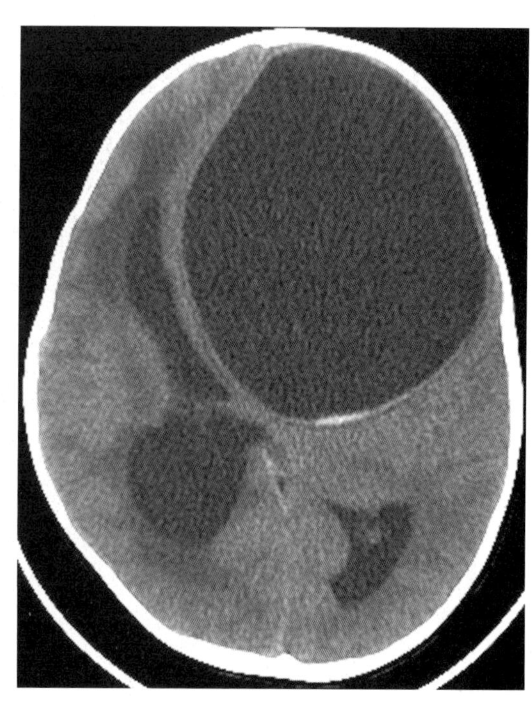

图 5-7-4　左侧额叶脑囊型包虫病（单纯囊肿型）CT 表现

CT 平扫病灶内部呈水样低密度，明显占位效应，周边可见均匀一致的等密度包膜，并可见包膜钙化

（2）MRI：①单纯囊肿型（图 5-7-5）：表现为单发或多发囊性占位灶，囊液在 T_1WI 上呈低信号，在 T_2WI 上呈高信号，周边环绕以连续一致、

厚薄均匀的囊壁，在 T_2WI 上呈低信号，是其特征性表现。增强扫描囊壁一般不强化，合并感染时可呈轻度强化。当合并内囊破裂（图 5-7-6）时，内囊漂浮于囊液中，形成特有的“飘带征”。②多子囊型（图 5-7-7）：表现为母囊内多发大小不等的子囊，子囊多沿母囊周边排列，呈“玫瑰花瓣”状或“车轮”状，在 T_1WI 上母囊及子囊均呈低信号，但子囊囊液信号低于母囊，子囊壁因菲薄通常显示不清，在 T_2WI 上母囊及子囊囊液均呈高信号，母囊壁及子囊壁呈稍低信号，增强扫描均无异常强化，合并感染时可见环形强化。

2. 脑泡型包虫病

（1）CT：病灶呈软组织密度肿块或结节（图 5-7-8），内部可见点状或颗粒样钙化，这是由于小囊泡内的囊壁退行性变合并钙盐沉积而形成，是脑泡型包虫病的特征性表现之一。增强扫描多呈显著强化或不规则环形强化，病灶周围常伴明显水肿和占位效应。通常 CT 不能辨认泡状棘球蚴特征性的小囊泡。

（2）MRI：脑泡型包虫病好发于血供丰富的皮层区或皮层下区，在脑实质内呈浸润性生长，常为类圆形或不规则形肿块，在 T_1WI 上呈稍高信号，在 T_2WI 上表现为以低信号为主的混杂信号，呈“煤炭”样改变，内部夹杂多发大小不等的稍高信号小囊泡，这种 T_2WI 上独有信号特点为脑泡型包虫病的特征性表现（图 5-7-9）。由于病灶周边脑组织的炎性反应，血脑屏障遭到破坏，因此，增强扫描脑泡型包虫病多呈不规则周边强化。

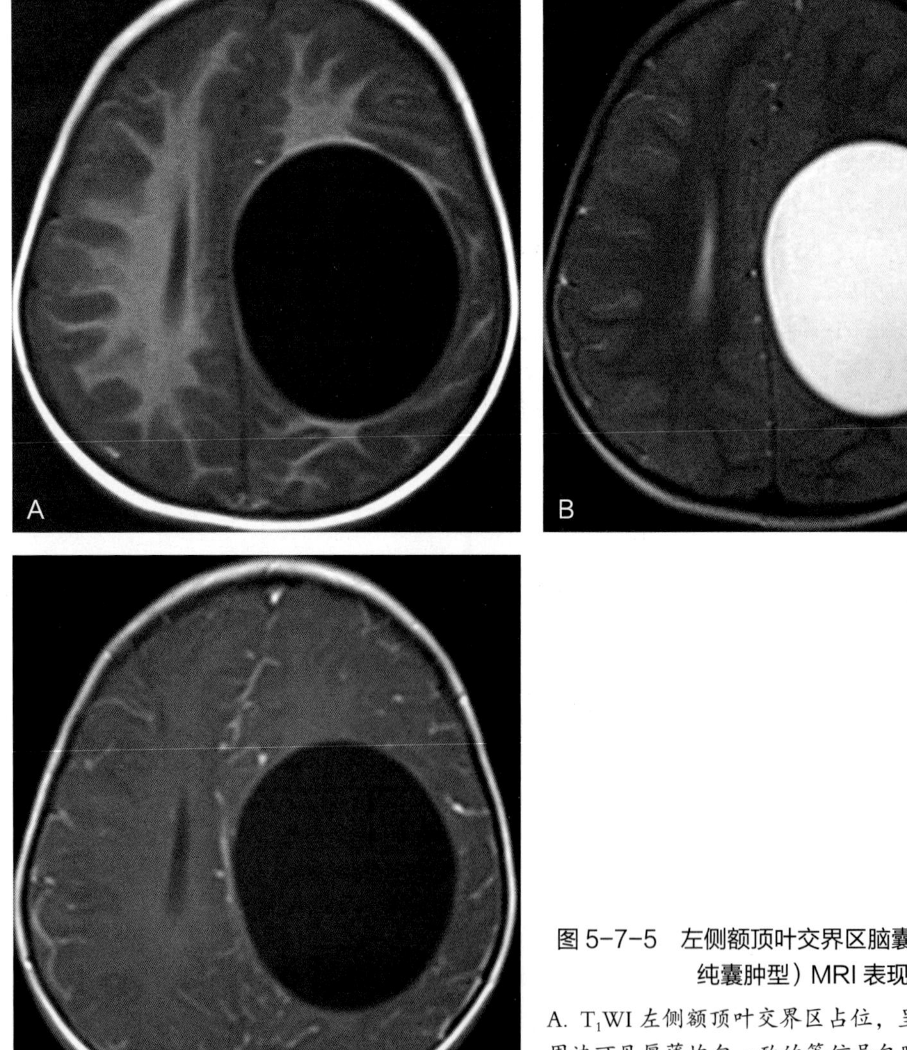

图 5-7-5 左侧额顶叶交界区脑囊型包虫病（单纯囊肿型）MRI 表现

A. T_1WI 左侧额顶叶交界区占位，呈低信号，病灶周边可见厚薄均匀一致的等信号包膜；B. T_2WI 呈高信号，周边亦可见稍低信号囊壁，C. 增强扫描囊腔内及囊壁均无异常强化

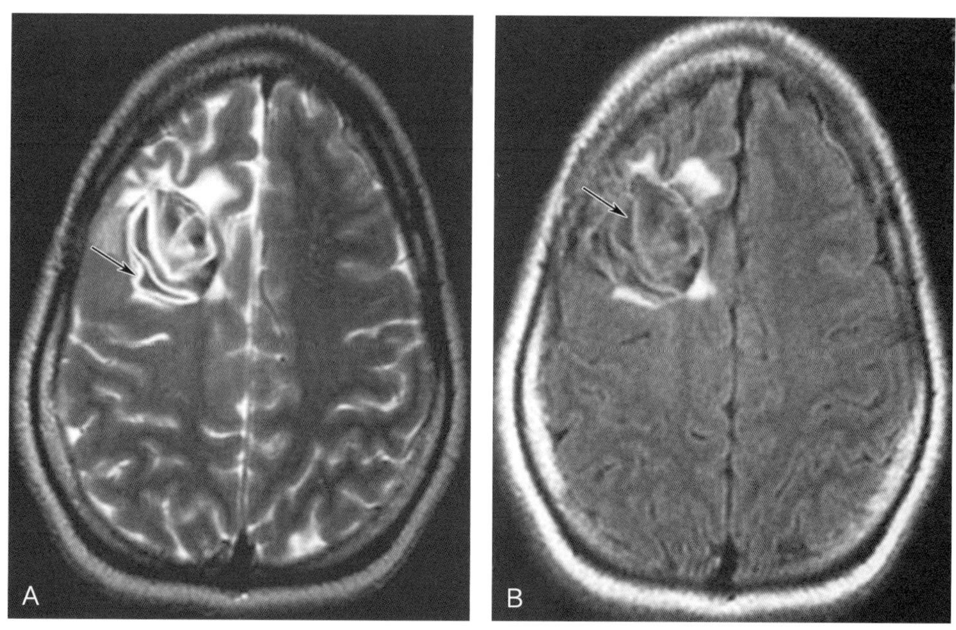

图 5-7-6 右侧额叶脑囊型包虫病（内囊破裂型）MRI 表现

A. T_2WI 右侧额叶可见一囊性病灶，以高信号为主，囊腔内囊破裂，内囊漂浮于囊腔内形成“飘带征”（箭）；B. T_2-FLAIR 上病灶周围可见斑片状稍高信号水肿带（箭）

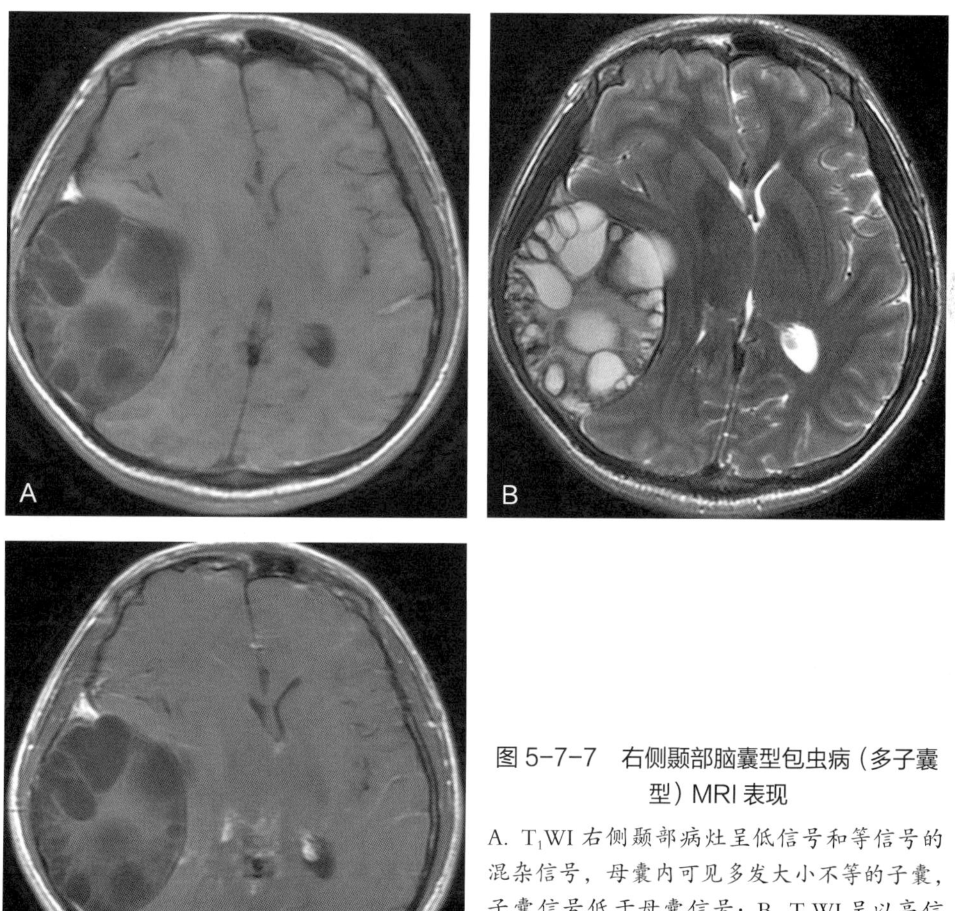

图 5-7-7 右侧颞部脑囊型包虫病（多子囊型）MRI 表现

A. T_1WI 右侧颞部病灶呈低信号和等信号的混杂信号，母囊内可见多发大小不等的子囊，子囊信号低于母囊信号；B. T_2WI 呈以高信号为主的混杂信号，子囊信号高于母囊信号，且部分子囊壁呈低信号；C. 增强扫描未见明显异常强化

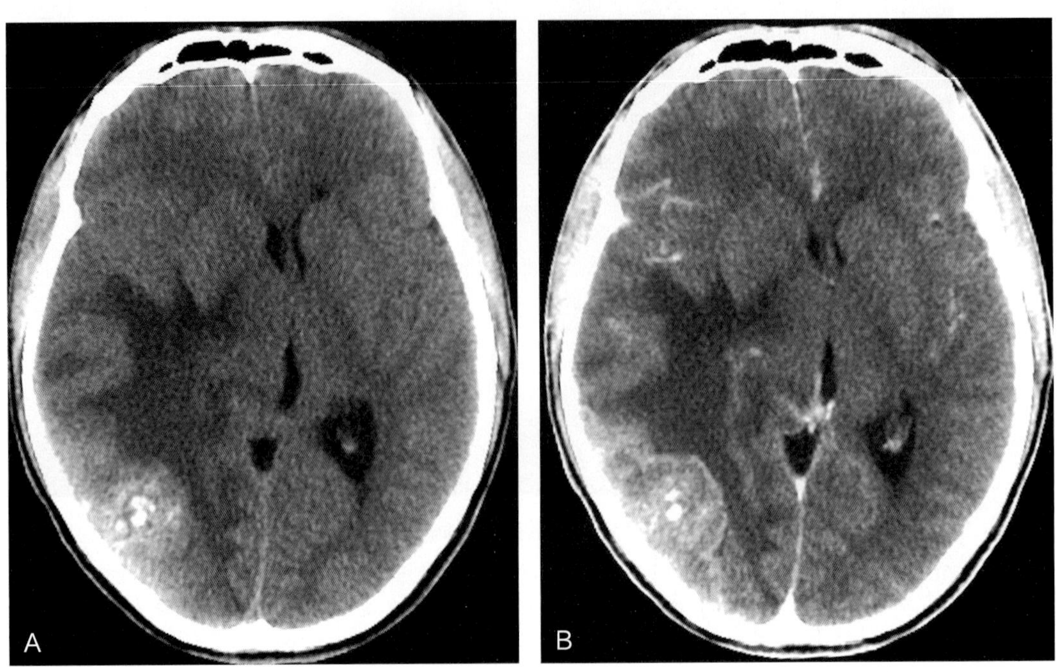

图 5-7-8 脑泡型包虫病 CT 表现

A. CT 平扫，右侧顶枕叶交界区稍高密度团块影，中央可见斑点状钙化；B. CT 增强，呈环形强化

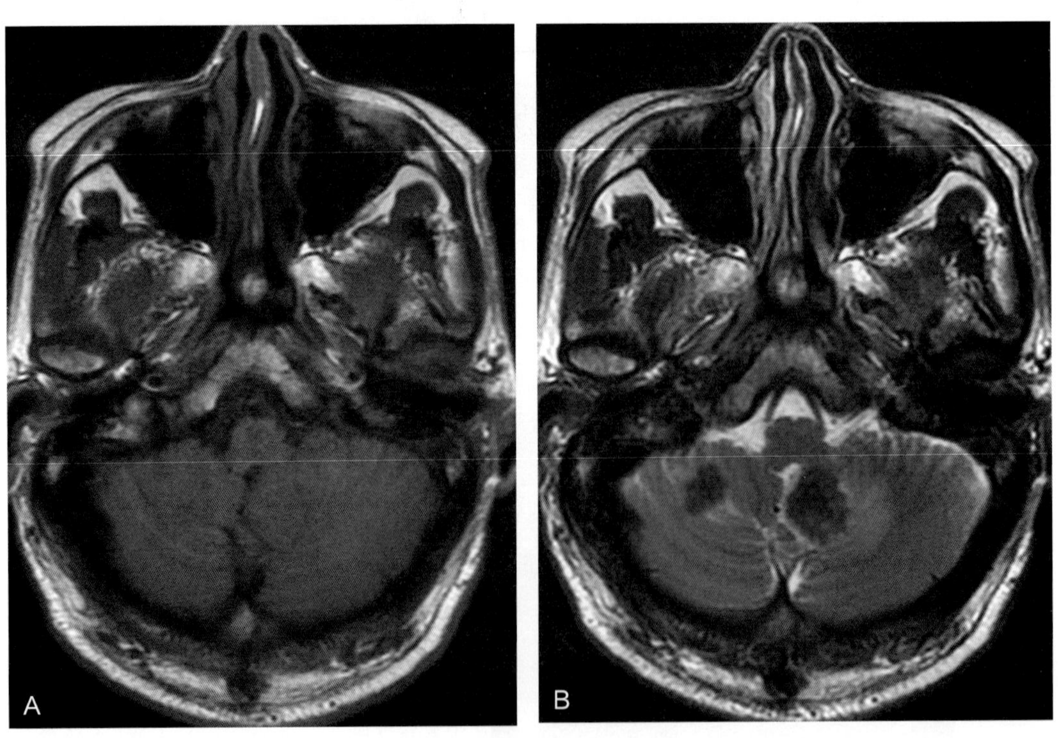

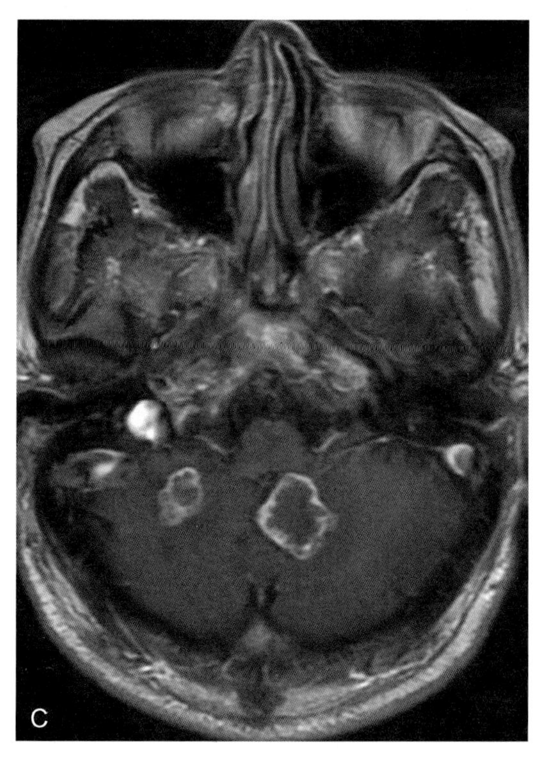

图 5-7-9 脑泡型包虫病 MRI 表现

A. T_1WI 示右侧小脑半球和小脑蚓部病灶呈等信号；B. T_2WI 呈低信号，中央可见多发大小不等的点状高信号小囊泡；C. 增强扫描呈环形强化

三、脑肺吸虫病

【流行病学】

脑肺血吸虫病，又名并殖吸虫病，是肺吸虫脑内异位寄生引起的慢性寄生虫病，可寄生于大脑白质、内囊、基底节、小脑、蛛网膜下腔和脑室，以白质常见，约占肺吸虫病的 1%。流行于东南亚、西非、拉丁美洲各国；在我国流行于东北、华北、秦岭以南山地和江浙一带，人生食溪蟹、蝲蛄或饮用疫水而感染。

感染途径：人或动物等宿主排出的虫卵，在水中成为毛蚴，进入川卷螺内发育成尾蚴，尾蚴在淡水石蟹或蝲蛄内发育成囊蚴，人体食入石蟹或蝲蛄而感染，在人体十二指肠脱囊为童虫，侵入腹腔，穿膈肌在肺部寄居，发育为成虫。肺吸虫童虫分泌物破坏组织，移行能力很强，按游走部位分为胸肺型、皮肤型、肝型和脑型，后者较为少见，脑型以儿童和青少年多见。由腹腔或胸腔内的肺吸虫从纵隔上移，沿颈动脉周围软组织上行，经颈动脉管或破裂孔入颅中窝，侵犯大脑颞、枕叶，向上向前累及顶、额叶，可穿过侧脑室，侵入对侧大脑半球，在脑内移行，产卵并分解代谢，对脑组织产生破坏性、毒性和异物反应。

【临床及病理表现】

临床表现：急性期出现头痛、呕吐、视盘水肿、昏睡等颅内高压症状；慢性期由于脑萎缩，颅内高压等症状缓解，但可能出现脑组织损害的征象，以瘫痪、感觉丧失、癫痫症状为主、常伴有血吸虫病症状或病史。痰或脑脊液中可找到肺血吸虫卵。

游走的肺吸虫随着迁移构成隧道，分泌的毒性物质引起局部脑组织无菌性炎症；同时，游走的肺吸虫尚可引起局部充血、血管炎、毛细血管破裂，从而导致局部组织梗死、出血和坏死。虫体停留较久或虫卵聚集较多则出现脓肿、囊肿或肉芽肿；成虫离去或死亡较久，局部脑组织出现纤维性萎缩或钙化。一般分为 3 期：①浸润期：组织破坏，形成空穴，有脑炎脑膜炎表现；②囊肿期：发生组织反应，形成脓肿，常为多房性，其中有成虫及虫卵，可发生钙化；③瘢痕期：病变愈合，形成瘢痕，有脑萎缩表现。

【影像学表现】

1. X 线　颅骨平片在病变早期诊断价值不高，有时仅有颅内压增高的表现。慢性病变可出现钙化影。典型钙化具有特征性，呈多发的圆形或椭圆形，相互邻近，彼此串联，多位于颞叶。

2. CT　平扫为大片状低或混杂密度区，境界不清，其内可见条片状稍高密度出血灶，病灶周围可见水肿；慢性期可出现环形或蛋壳状钙化，增强扫描可见结节状、单环或多环状强化。脑室内的肺血吸虫 CT 表现为和脑脊液密度相近的囊肿，无强化。

3. MRI ①出血改变：不同程度的多发性不规则出血信号，主要呈短 T_1、长 T_2 改变，部分可显示短 T_2 信号环；②“隧道”样表现：出血吸收后形成隧道征（图 5-7-10），是脑肺血吸虫的特征型表现，反映了肺吸虫体在脑组织穿行的病理特点，表现为 1~3mm 管径的空洞状改变，呈长 T_1、长 T_2 信号；③炎性病变：表现为不规则长或等 T_1、长 T_2 信号，病灶相对聚集或呈迁移状，边缘较模糊，符合炎性病变特点；④水肿信号：炎性水肿和出血灶周围的水肿，特别是小出血灶周围可能伴有较大的与之不相称的水肿区。

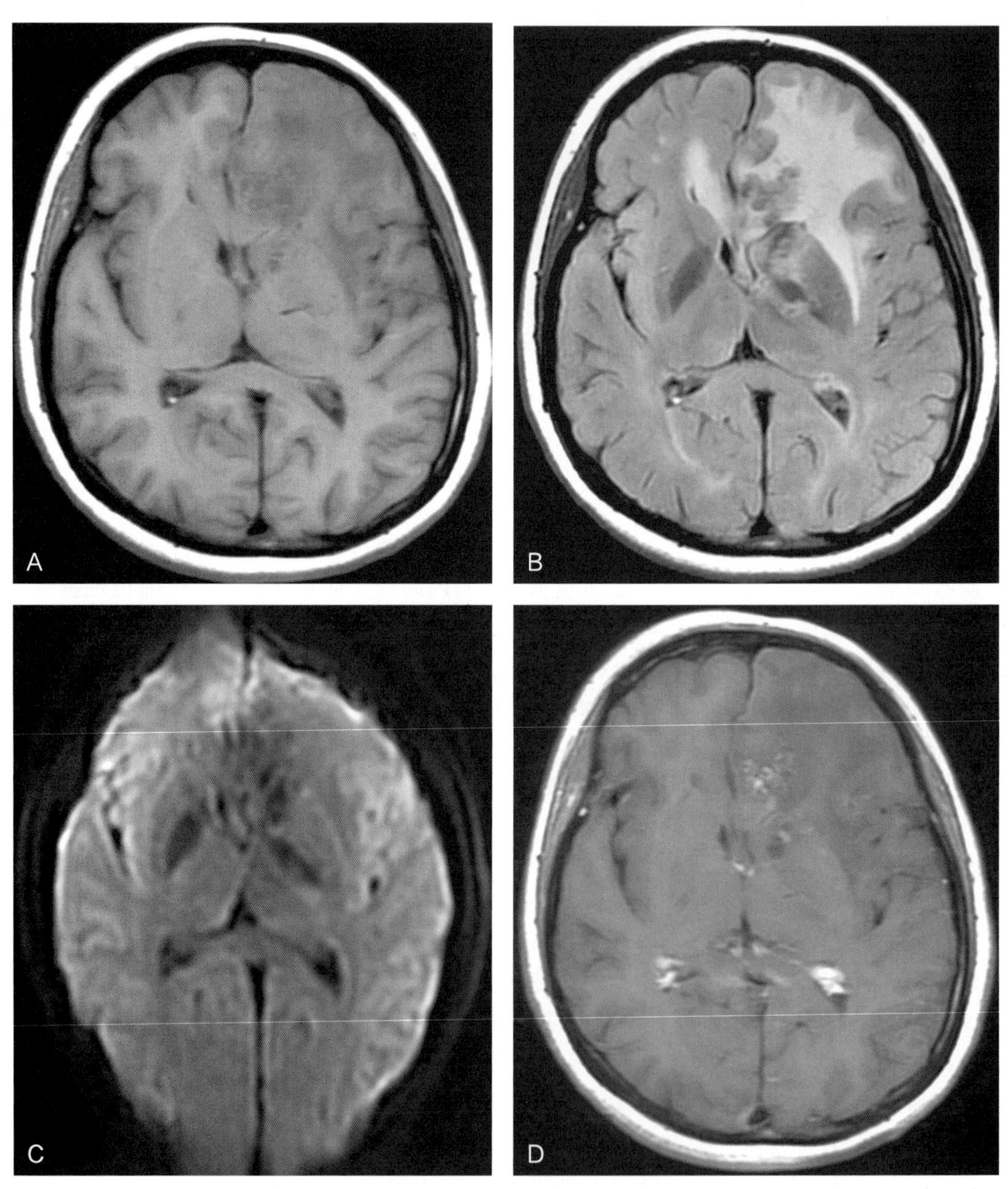

图 5-7-10 脑肺血吸虫 MRI 表现

A. T_1WI 左侧额叶、基底节区结节状低信号灶，灶周明显水肿；B、C. T_2-FLAIR、DWI 均呈低信号；D. 增强扫描可见明显簇形强化（病例图片由复旦大学附属华山医院提供）

四、脑血吸虫病

【流行病学】

脑血吸虫病系血吸虫卵沉积在脑组织内引起，是血吸虫异位病变中最常见者之一。脑血吸虫病占所有血吸虫患者的2%~4%，好发年龄为20~50岁之间，流行于我国的为日本脑血吸虫。感染途径：患者接触疫水，尾蚴经皮肤侵入人体后，进入门静脉而发育为成虫，成虫排出的虫卵以卵栓的形式通过肺血管由左心室经脑动脉入脑，或通过门静脉系统与Baston静脉的吻合支逆流入脑，或居于脑静脉的成虫直接排卵于脑而形成。虫卵可沉积在颅内的任何部位，但主要沉积在软脑膜和软脑膜下皮质和白质的浅层，以顶叶、枕叶和额叶多见，少见于小脑，偶见于基底节及脉络丛。

【临床及病理表现】

急性期类似于脑膜炎，轻者出现头痛、昏睡、意识不清或精神症状；重者有昏迷、抽搐、大小便失禁、腱反射改变、锥体束征等症状；慢性期为占位性病变（肉芽肿）的表现，以癫痫和颅高压症状为主，可有头痛、恶心等症状。

病理表现为急性期由于虫卵分泌毒素和代谢产物，引起急性炎症反应，虫卵周围有大量嗜酸性细胞，浸润脑组织形成边界不清的团块和结节，呈灰白或黄色，分布于皮质或皮髓质中，称嗜酸性脓肿，周围有脑水肿及脑肿胀表现；慢性期大量虫卵沉积和异物反应，形成虫卵性肉芽肿。虫卵栓塞血管可引起脑卒中，当虫卵死亡后，脑组织内形成纤维化结节，出现脑萎缩和瘢痕形成。

【影像学表现】

1. X线　平片阳性发现不多，可出现颅内高压、松果体钙斑的征象。脑血管造影时，血吸虫肉芽肿可表现为颅内占位性改变。

2. CT　急性期，主要表现为脑水肿改变，即脑实质内大小不一、程度不等的低密度水肿区，以额顶叶多见，边界模糊，不强化。慢性期，表现为肉芽肿性改变，即大小不一的实质性结节，形态为类圆形或不规则形。平扫为等或略高密度病灶，周围大片状低密度区，增强后结节有明显强化，多个小结节相互融合堆积成较大的肿块，呈“簇状”。

3. MRI　T_1WI呈稍低信号或等信号，T_2WI呈稍高信号或等信号，病灶周围脑实质可见大片状水肿，病灶大小与灶周水肿不成比例，即病灶体积小，水肿面积大。增强扫描可表现为中心线条状强化灶，周围见多发强化结节聚集或单个大结节强化；也可表现为由多个明显均匀的小结节状强化病灶簇状聚集，部分融合而成的结节样强化灶（图5-7-11），这一征象是脑血吸虫病的最具特征的影像学依据。

五、脑弓形体病

【流行病学】

脑弓形体病是由刚地弓形虫感染所致的慢性寄生虫病。虫体呈弓形，命名为刚地弓形虫，中间宿主包括鸟、鱼、爬虫类、哺乳动物及人，猫是终宿主。该虫呈世界性分布，人和许多动物都能感染，引起人畜共患的弓形虫病，尤其在宿主免疫功能低下时，可造成严重后果，为机会性致病原虫。弓形虫进入人体后经血循环散布至全身，侵袭各种脏器或组织，病变的好发部位为中枢神经系统、眼、淋巴结、心、肝、脾、肺、横纹肌等。感染途径：刚地弓形虫先天性感染通过胎盘感染胎儿，获得性弓形体脑病是一种后天感染刚地弓形体原虫而引起的脑部寄生虫病，弓形虫体侵犯脑组织后引起弓形体脑炎或脑膜炎，出现一系列中枢神经系统症状。后天性感染通过直接接触猫科动物的粪便，食入未煮熟的含各发育期弓形虫的肉制品、蛋品、乳类或被其卵囊污染的食物和水可致感染，也可通过破损的皮肤或黏膜以及输血、器官移植等方式传播。

【临床及病理】

中枢神经系统的损害有智力障碍、精神运动障碍、抽搐、脑神经损害、脑积水、脑内钙化、脉络膜视网膜炎等。脉络膜视网膜炎、脑积水、脑内钙化、精神或运动障碍称为先天性弓形虫病的四联征。后天性感染脑部症状轻重不一，从亚临床型到严重的神经损害症状不等，脑弓形虫病常表现为脑炎，以亚急性方式起病，伴有神志改变、发热、头痛、癫痫发作、局灶性神经系统体征、视力障碍、失语等。有报道称后天性弓形体脑病常与艾滋病并发。

弓形体脑病的病理主要表现为由于血管闭塞所致的坏死灶或周围组织炎症细胞浸润，神经系统病变主要为广泛的脑膜炎、脑膜结节样损害及脑实质炎症和坏死。脑实质病变主要累及基底节、深部脑白质及导水管邻近区域。

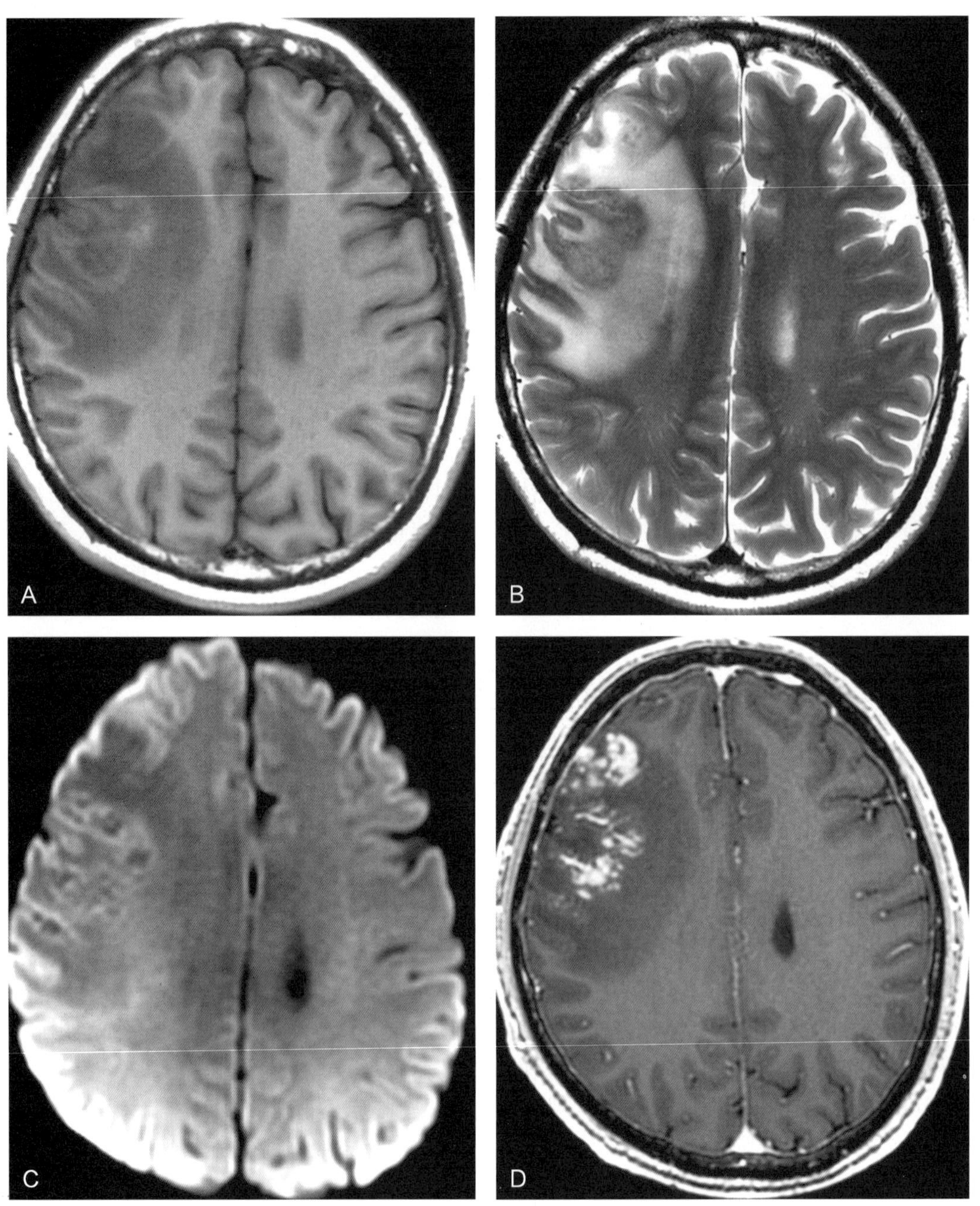

图 5-7-11　脑血吸虫 MRI 表现

A. T_1WI 右侧额叶可见多发斑片状低信号，边缘不规则，周围见大片水肿信号；B. T_2WI 呈高低混杂信号；C. DWI 呈低信号；D. 增强扫描可见线条状强化，周围可见簇状聚集的小结节状强化灶，部分融合呈较大结节（病例图片由东部战区总医院提供）

【影像学表现】

1. CT　①侧脑室旁或灰白质交界处小片状低密度区，边界欠清，病灶周围有水肿密度，增强后可有孤立或多发的环状强化灶；②点状或片状钙化灶为特征性表现，多见于侧脑室旁和基底区，也可见室管膜下线条状钙化或脑实质斑片状钙化；③梗阻性脑积水；④常合并大脑发育不全或神经系统畸形，晚期出现脑软化和脑萎缩。

2. MRI　颅内多发异常信号，多位于大脑半球皮髓质交界处、基底节区、小脑、脑干及侧脑室，部分可累及脑膜。T_1WI 上，病变多为中等偏低信号，边缘稍高信号环，T_2WI，上表现为高信号，病灶边缘可见低信号环，增强后病灶呈结节状、环状强化（图 5-7-12），可有占位效应，有时伴有脑积水。

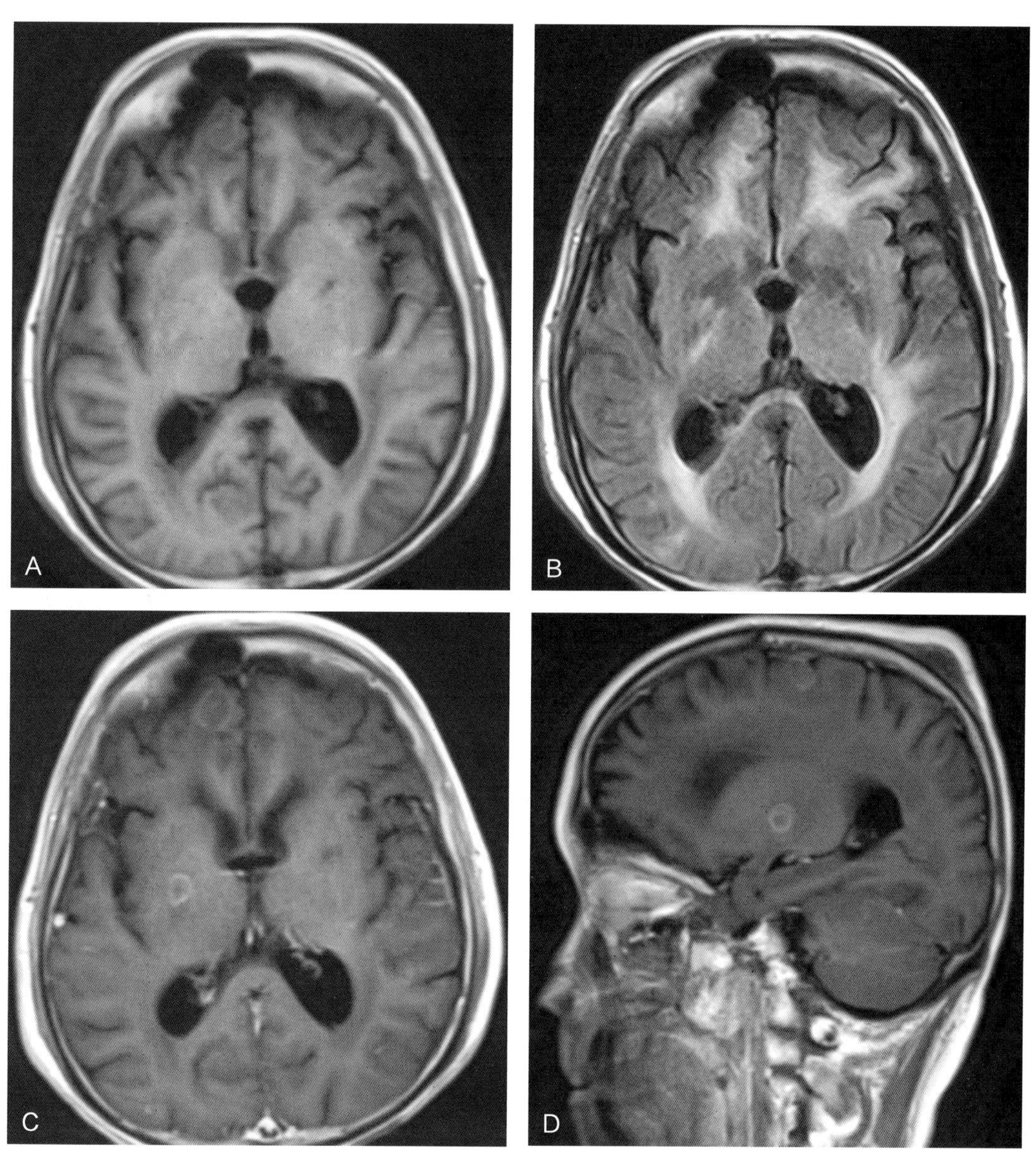

图 5-7-12 脑弓形体病 MRI 表现

A. T_1WI 右侧额叶、基底节各见一稍低信号结节，边缘稍高信号环；B. T_2-FLAIR 呈高信号；C、D. 横断位及矢状位增强扫描病灶明显环形强化（病例图片由复旦大学附属华山医院提供）

六、脑阿米巴病

【流行病学】

阿米巴原虫可分为自由生活的阿米巴和溶组织阿米巴。脑阿米巴病是这两种阿米巴引起的脑部寄生虫病。脑阿米巴病仅占肠外阿米巴病的1.0%~8.1%。人体感染溶组织阿米巴（即寄生性阿米巴）经肠黏膜入血后播散到肝、肺，形成脓肿，最后迁徙到脑，引起阿米巴性脑脓肿。嗅觉神经上皮也可能是侵入部位，虫株在鼻黏膜增殖后，可穿过筛板沿嗅神经上行至脑，或留于鼻腔及肺部。侵入颅内后，病原体再次大量繁殖，沿脑膜呈向心性扩散，常聚集于大脑皮质、小脑及其他部位，尤以基底部为甚。自由生活阿米巴主要是指 Naegleria 属阿米巴和棘阿米巴，前者存在淡水中，人们常因游泳接触这种原虫，经嗅神经侵入至脑，引起原发性阿米巴脑膜脑炎，呈急性发病；棘阿米巴存在泥土和尘埃中，在人体免疫抑制情况下感染肺、鼻腔、皮肤或角膜，后经血液或嗅神经入脑，引起亚急性肉芽肿性阿米巴脑炎。

【临床及病理】

阿米巴脑脓肿极为罕见，其病程进展往往较

为迅速，如不及时治疗，病死率极高。阿米巴脑脓肿多由肝脓肿转移而来，可有继发头痛、恶心、呕吐，甚至发热、抽搐、肢体麻木等表现。原发性阿米巴脑膜脑炎最突出的体征是明显的脑膜刺激征，此外还有嗜睡或烦躁、运动失调、行为异常等，还可能出现面瘫、咽瘫和复视等。疾病进入晚期，则表现为颅内压明显增高、视盘水肿、肌张力异常、生理反射减弱或消失。棘阿米巴引起的肉芽肿性阿米巴脑炎患者中有一部分有免疫缺陷的病史，部分患者可有皮肤病变或角膜炎。临床上除有脑膜炎的症状外，脑实质受损的症状十分突出，常有局部占位的症状和体征。早期可出现偏瘫、失语、癫痫，也可出现个性和精神状态失常，并有头痛、颈僵和脑神经麻痹等症状。

阿米巴脑脓肿病理表现罕有报道；原发性阿米巴脑膜脑炎的病理变化主要为化脓性脑膜炎和出血坏死性脑炎。外观可见脑膜充血、水肿、脓性分泌物，脑底部脑膜增厚。蛛网膜下腔有大量淋巴细胞、浆细胞、大单核及中性粒细胞浸润；肉芽肿性阿米巴脑炎表现为局部坏死性囊性占位性病变，囊肿内含棘阿米巴滋养体，周围具有肉芽肿反应，囊肿具有特征性的皱折双层囊壁。病变内可见大片的凝固性坏死和灶状出血。在炎性渗出、坏死和出血病变的背景下，可见大量弥漫分布的圆形阿米巴滋养体。

【影像学表现】

1. CT　可见片状低密度病灶，内有出血时可见高或等密度影，轻度占位效应，而增强 CT 可见脑回状强化。

2. MRI　病变为大片状 T_1WI 低信号及 T_2WI 高信号。中心出血表现为 T_1WI 高信号，T_2WI 高或稍高信号；增强扫描，病灶中心有菜花状或厚壁环状明显强化，周围大片水肿信号。

【诊断与鉴别诊断】

脑囊虫病、脑包虫病、脑肺血吸虫病、脑血吸虫病、脑弓形体病和脑阿米巴病等脑寄生虫病的影像诊断如下：

1. 脑囊虫病　CT 主要表现为多发或单发的低密度影，增强扫描显示低密度影中出现结节状或环状强化影，囊虫头节不强化。CT 可清楚显示钙化灶。MRI 表现为 T_1WI 低信号，T_2WI 高信号，活动期水肿轻，蜕变死亡期水肿及占位效应明显。囊壁内见偏心小点状头节附着为其特征性表现。

2. 脑包虫病　脑囊型包虫病病灶多发生于额、顶叶，灶周水肿轻，占位效应不明显。单发或多发囊性病灶，囊壁厚薄均匀一致，多子囊型可见“车轮征”“玫瑰花瓣征”。CT 平扫囊腔内呈均匀低密度，囊壁可见钙化。T_1WI 呈低信号，T_2WI 呈高信号，T_2WI 囊壁低信号是其特征性表现；增强扫描多无异常强化，合并感染者囊壁可见强化。脑泡型包虫病，脑实质内单发或多发病灶，呈浸润性生长，与周围组织分界不清，有一定占位效应，多发生于皮层区或皮层下区。CT 平扫为等密度实性肿块，可合并钙化。T_2WI 表现为以低信号为主的混杂信号，内部夹杂多发大小不等的稍高信号囊泡影，为其特征性表现。

3. 脑肺血吸虫病　CT 主要表现为大片状低或混杂密度区，慢性期可出现环形或蛋壳状钙化，增强扫描可见结节状、单环或多环状强化。MRI 可有“隧道”样表现，可有出血信号，病灶相对聚集或呈迁移状。

4. 脑血吸虫　CT 表现为大小不一的实质性结节，等或略高密度病灶，增强后结节有明显强化，多个小结节相互融合堆积成较大的肿块，呈“簇状”。MRI 主要表现为 T_1WI 呈稍低信号或等信号；T_2WI 呈稍高信号或等信号，增强扫描可表现为中心线条状强化灶，伴或不伴有周围多发强化结节聚集。

5. 脑弓形体病　CT 表现为侧脑室旁或灰白质交界处小片状低密度区，病灶周围有水肿，增强后可有环状强化，可出现点状或片状钙化灶为特征性表现。MRI 主要表现为 T_1WI 病变多为中等偏低信号，边缘稍高信号环，T_2WI 上为高信号，病灶边缘可见低信号环，增强后病灶呈结节状、环状强化。

6. 脑阿米巴病　CT 主要表现为片状低密度病灶，MRI 主要表现为 T_1WI 低信号及 T_2WI 高信号，可有出血，增强扫描可表现为环状强化。

脑囊虫病、脑包虫病、脑肺血吸虫病、脑血吸虫病、脑弓形体病和脑阿米巴病等脑寄生虫病主要与以下病变相鉴别：

1. 脑转移瘤　中老年多见，一般有原发瘤病史，多发性病灶，位于皮质下区，肿瘤中心常发生液化坏死，周围水肿明显与肿瘤大小不成比例，此为转移瘤的特征性表现。增强扫描呈结节状、环形强化，内壁还可伴有不规则附壁结节。

慢性期寄生虫影像表现可合并钙化，而转移瘤钙化少见。

2. 脑胶质瘤 胶质瘤多位于脑深部白质内，并有水肿及占位效应，表现为混杂密度或信号的肿块，一般以斑块或花环状强化，也可呈囊样病变伴有壁结节，肿瘤内可出现出血、囊变、坏死，水肿较轻、不规则，占位效应明显。

3. 脑结核瘤 临床上可有结核病史，多有典型的结核中毒症状，抗结核治疗有效，结核球多位于基底池附近以及大脑额、顶、颞叶皮质和小脑半球、蚓部，单个脑实质内结核性肉芽肿一般较小，若为多个聚集融合的结核性肉芽肿则呈串珠状或梅花样强化，边界规则，同时常伴有脑积水，基底池处脑膜异常强化。

4. 脑脓肿 在临床上可有局部或全身感染症状，可有颅压增高的体征。典型 CT 表现为等或高的环壁，也可仅见低密度区，增强扫描为薄而光滑的一个或多个环状强化；病变周围水肿明显，有时呈单个结节状强化，其内示囊样坏死区。DWI 上脓腔高信号具有诊断价值。

5. 蛛网膜囊肿 最常见的颅内囊性病变，形态多不规则，一般位于蛛网膜下腔内，脑实质之外，如外侧裂、大脑纵裂、脑表面，亦见于鞍区等。CT/MRI 表现为边界清楚、光滑的脑脊液密度/信号影，囊壁菲薄而在 CT 和 MRI 上显示欠佳，囊内无头节或子囊显示。

【影像学研究进展】

脑寄生虫病不但病种较多，临床表现复杂多样，而且缺乏特异性表现，容易误诊、误治。现以临床热点问题为中心，结合目前的各种影像检查方法尤其是功能性磁共振检查方法，对本病的研究进展进行概述。

1. DWI 通过比较病灶及其周围组织的 ADC 值，提供客观的诊疗信息。有研究报道脑囊虫病、脑囊型包虫病囊液及囊壁 DWI 图像上均呈低信号，由于病灶以囊性成分为主，水分子扩散不受限。

2. MRS 脑泡型包虫 ^{1}H-MRS 的特征性表现为：Cho、NAA、Cr 峰不同程度降低，可见明显 Lip 峰伴或不伴 Lac 峰（图 5-7-13），这是病灶实质区的谱线特点，与转移瘤、胶质瘤的谱线特点不同。囊型包虫病病灶的内部囊液 ^{1}H-MRS 表现为：NAA、Cr、Cho 峰下降；Lac 和 Ala 峰升高，醋酸盐、丙酮酸和琥珀酸盐峰升高。

3. PWI 脑泡状棘球蚴 MRI 灌注显示，病灶内部 rCBV 降低，而病灶周围炎性反应有灌注增高改变。脑泡状包虫病病灶内因缺乏血液供应而发生坏死、液化，形态不规则，呈"溶岩样"或"地图样"改变，部分病灶内可并发少量出血，变性坏死的周围可继发钙盐沉积而呈低灌注。

4. 磁共振水成像技术 MR 水成像技术对包虫病的诊断具有特殊的优势。与常规 MRI 相比，MR 水成像能显示囊型包虫病本身的小子囊、脑泡型包虫病的小囊泡以及与脑室等邻近结构的关系，与常规 MRI 结合应用可提高脑包虫病的检出率。（图 5-7-14）

脑寄生虫病多通过手术或者药物治疗，现在多采用常规 MRI 或 CT 随访，但是常规 MRI 及 CT 对病灶进展显示不够灵敏，故可采用影像新技术的定量和半定量指标对颅内寄生虫病进行治疗后随访。

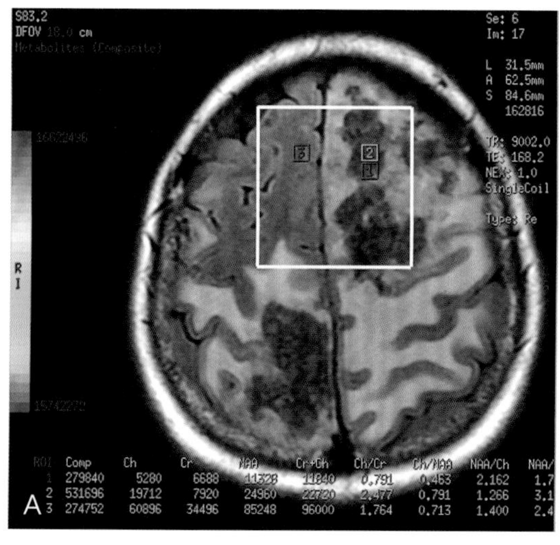

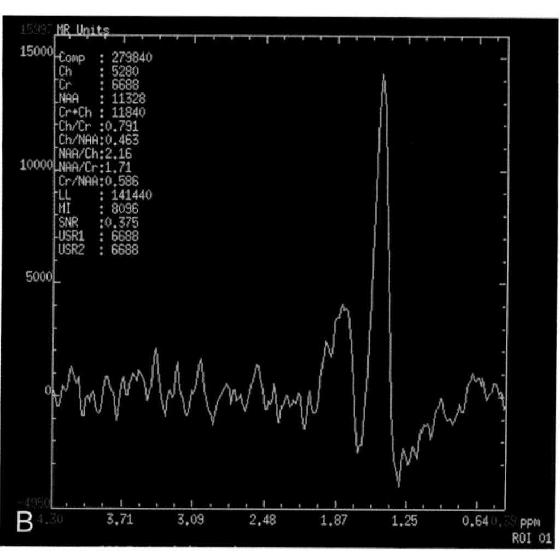

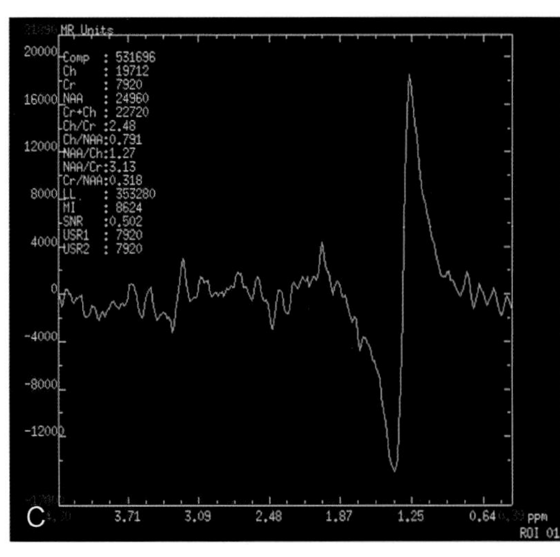

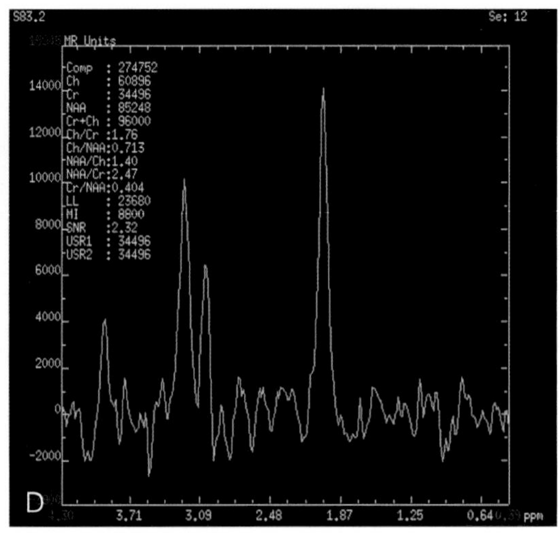

图 5-7-13　左侧额叶及右侧顶叶脑泡型包虫病 ^{1}H-MRS

A. 感兴趣区定位相；B. 病灶实质区波谱图像，可见 NAA、Cho、Cr 峰降低，巨大的 Lip 峰；C. 病灶实质区波谱图像，可见 Cho、NAA 峰降低，中等直立的 Lip 峰伴倒立的乳酸（Lac）峰；D. 对侧脑实质区基本正常的谱线

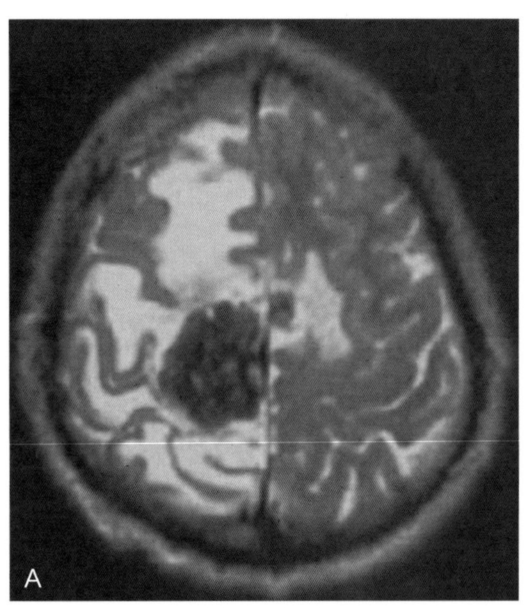

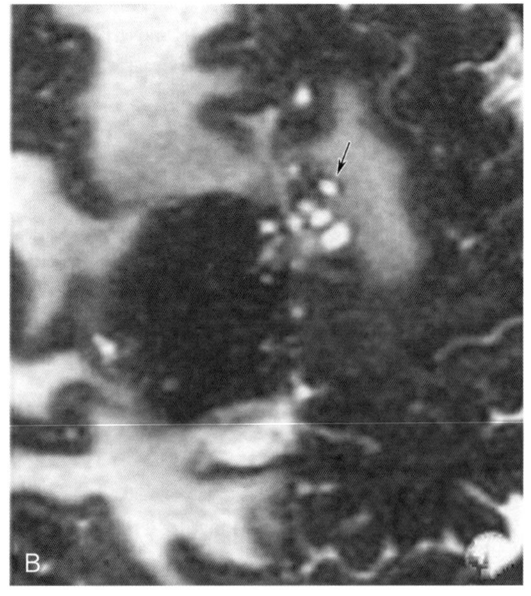

图 5-7-14　右侧额顶叶脑泡型包虫病 MRI 平扫及水成像

A. T_2WI，右侧额顶叶交界区脑泡型包虫病，类球形，界限清楚，周边有明显水肿，病灶低信号背景上可见稍高信号的小囊泡；B. MRI 水成像上可显示更多的病灶内部的小囊泡（箭）

（杨运俊　王　俭　张　勇）

第八节　螺旋体感染

一、神经梅毒

【概述】

神经梅毒（neurosyphilis，NS）是由梅毒螺旋体感染导致的全身感染性疾病，通常经性接触传播，可侵犯皮肤、黏膜、心血管及中枢神经系统。梅毒螺旋体侵入中枢神经系统后首先会导致脑血流灌注异常，随后会有少数螺旋体发展成神经梅

毒。神经梅毒是梅毒螺旋体感染人体后，出现的一组临床综合征，表现因侵犯的部位而不同。如侵犯视神经则可引起视力下降或失明，侵犯语言相关部位者可引起语言障碍，有的还会出现痴呆。临床上将梅毒分为三期，即一期梅毒、二期梅毒、三期梅毒，神经梅毒可发生于任何时期。神经梅毒通常由脑沟、脑膜和脊髓的小血管动脉内膜炎引起。

神经梅毒临床表型分为5型：①脑实质型：主要表现为行为认知障碍，癫痫发作等神经精神症状；②脑炎、脑膜炎型：主要表现为头痛、发热，视力下降、精神紊乱等；③脑膜血管型：主要表现为局灶性缺血引起的神经系统改变，如卒中、行为紊乱和性格改变等；④脊髓型：主要症状为脊髓病变引起的功能障碍，表现为胸背部疼痛，伴束带感，双上肢及双下肢运动功能及感觉异常等；⑤无症状型：无任何神经系统症状。以上临床表现可发生重叠，以其最突出的临床表现为主进行分型。

【临床及病理】

神经梅毒主要包括脑实质型梅毒、脑膜、脊膜梅毒及脑膜血管梅毒，其中脑膜血管梅毒在我国多见，该型是由梅毒螺旋体侵犯脑膜或小动脉导致血管闭塞而出现继发脑梗死。脑实质型梅毒主要包括麻痹性痴呆、视神经萎缩以及神经系统树胶肿，也可伴有四肢周围神经受累。其发病机制主要是梅毒螺旋体侵袭中枢神经系统导致神经组织变性，引起炎性反应、血管内膜病变，最终发生神经纤维髓鞘脱失、继发胶质细胞增生、视神经萎缩，临床均出现认知功能下降，尤以记忆力下降明显；随着病情进展出现精神症状，表现为性格改变、易怒、烦躁以及幻觉等，最后出现头晕、步态不稳、言语不清、吞咽困难、呛咳等，头颅MRI显示不同程度的脑萎缩，最终诊断为麻痹性痴呆。患者均有不同程度高级皮层受累的临床表现。麻痹性痴呆皮层受累不仅可表现为脑萎缩，出现智能及情感障碍，也可表现为皮层异常放电，既往曾有文献报道20%的麻痹性痴呆可合并癫痫发作，也有患者以头晕伴步态不稳起病，逐渐出现吞咽困难、饮水呛咳等脑卒中样表现。因此，当临床上出现持续存在的头晕、头痛并伴有脑卒中样症状时，应考虑到神经梅毒的可能。

神经性梅毒主要表现为脑组织海绵状变性、胶质细胞增生及组织细胞反应，小血管周围可见到大量的淋巴细胞浸润，部分区域髓鞘脱失。脑膜血管梅毒的病理机制是梅毒螺旋体以神经系统黏多糖酶为受体，通过与血管内皮细胞膜上的透明质酸酶结合，导致黏多糖分解，最终引起血管壁损伤、血管闭塞及塌陷。脑膜血管梅毒的脑组织病理可表现为病灶中央的缺血坏死区，周围可见肉芽组织增生以及血管周围炎或血管内膜炎，外层为反应性增生的神经胶质组织，其特征性是出现大量浆细胞浸润和血管炎。

实验室检查：实验室检查对神经梅毒的诊断及治疗效果评价具有重要意义。快速血浆反应素试验（rapid plasma regain test，RPR）和梅毒螺旋体血凝试验（treponema pallidum haemagglutination assay，TPHA）是临床常用的梅毒诊断试验。脑脊液梅毒诊断试验对神经梅毒的诊断更有意义，但阳性率低于血清学检测，且操作复杂，目前临床上已被RPR取代，若RPR阳性则要考虑神经梅毒的可能性。

【影像检查方法】

CT、MRI均可用于神经梅毒的检查，但以MRI为首选。CT增强扫描可以显示血脑屏障破坏情况，CT灌注成像可以显示病灶周围血供，CT血管成像可以显示病灶对血管的侵犯情况。MRI具有较高的软组织分辨率、其多序列、多模态检查可为神经梅毒的定位、定性乃至定量提供大量有益的信息。MRS可以提供病灶代谢信息，用于神经梅毒的诊断，早期主要表现为神经元损伤。SPECT亦可用于神经梅毒的诊断，梅毒所致闭塞性血管炎使局部小血管狭窄甚至闭塞，导致SPECT脑灌注表现为局限性脑灌注减低。同时SPECT还可用于神经梅毒治疗后疗效评估。DSA是诊断血管病变的金标准，当神经梅毒与其他血管性病变不能区别时，或需要了解对血管的侵犯情况时，DSA能提供有价值的信息。

【影像表现】

神经梅毒的影像表现多样，梅毒性脑膜炎的CT和MRI表现与其他脑膜炎相似，不同临床表型神经梅毒的MRI表现有一定重叠，且缺乏特异性，其基本表现主要有脑萎缩、脑炎、脑膜炎、脑梗死、多发缺血灶等改变，而且多种病变可以同时存在。

1. 实质型神经梅毒（parenchymatous neurosyphilis） 实质型梅毒主要包括麻痹性痴呆、脊髓痨、视神经萎缩以及神经系统树胶肿，也可伴有四肢周围神经受累。

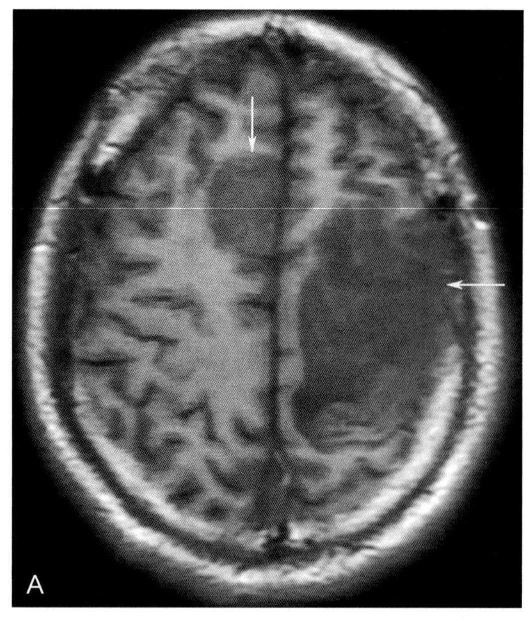

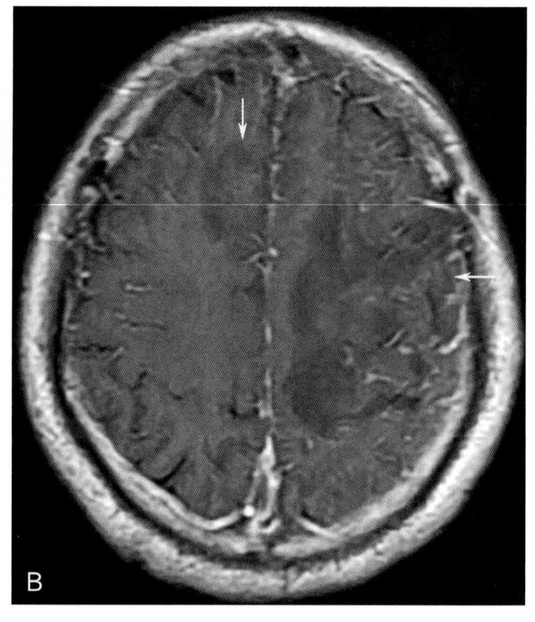

图 5-8-1 脑实质型神经梅毒

A. 轴位 T_1WI 右侧额叶及左侧额顶叶可见大片状稍低信号（箭）；B. 增强扫描病变区呈轻度不均匀强化，（箭）邻近脑膜线样强化

（1）CT：早期 CT 即表现为广泛的低密度改变，伴有水肿区，晚期皮质弥漫性萎缩，双侧侧脑室扩张，而无缺血、炎症改变。

（2）MRI：早期主要表现为对称性或非对称性异常信号，T_1WI 上呈片状稍低信号，T_2WI 上片状稍高信号，以额叶、颞叶皮层多见，增强扫描呈轻度强化（图 5-8-1）。T_2WI 上颞叶内侧出现异常高信号，是其特征性表现之一。晚期皮质弥漫性萎缩，双侧侧脑室扩张，皮质下神经胶质增生，以前部较为明显。

2. 脑膜梅毒（meningeal syphilis） 脑膜梅毒是梅毒螺旋体侵犯脑膜导致的脑膜炎，可发生于梅毒感染任何时期，多见于梅毒感染 1 年后，急性脑膜炎表现为发热、头痛、呕吐，脑膜刺激征阳性等。

（1）CT：一般以脑底部的脑膜病变较为严重，常累及上颈段脊髓及脑神经，早期 CT 平扫多无异常，有时可见脑室扩大，增强扫描脑膜呈线状强化。

（2）MRI：表现为 T_1WI 上脑膜及脑表面比脑脊液略高的信号，T_2WI 上可见较弥漫的线形高信号，增强扫描呈明显强化，邻近脑组织肿胀。第四脑室外侧孔及正中孔被纤维结缔组织封闭，可出现梗阻性脑积水。

3. 脑膜血管梅毒（meningovascular syphilis） 脑膜血管梅毒可累及多支血管分布的灰质与白质，与梅毒螺旋体相关的脑血管炎是在第 3 期梅毒中由螺旋体侵犯内皮细胞所引起的。血管炎好发于皮质的静脉和动脉，而梅毒性血管炎易侵犯大脑中动脉的近段分支。

由梅毒螺旋体侵犯脑膜或小动脉导致血管闭塞出现继发性脑梗死的表现。

（1）CT：见皮质下多发低密度梗死病灶，多呈底边向外的三角形或扇形，增强扫描亚急性期病灶可有斑片状及皮质脑回样强化。

（2）MRI：未出现脑梗死时，通过动脉造影可见相关动脉不规则显影，通常管壁平滑，范围广。出现脑梗死后，MRI 扫描 T_1WI 呈低信号，T_2WI、T_2-FLAIR 呈高信号，增强扫描呈斑片状及脑回样强化，病灶软化后与脑脊液信号相同。

4. 梅毒树胶肿（syphilitic gumma） 是硬脑膜肉芽肿，为梅毒性脑膜炎的一种局灶表现。

（1）CT：病灶可发生于任何部位，呈单发或多发，CT 呈块状或结节状低密度，周围水肿较轻，少数病灶可呈结节样或环状强化。

（2）MRI：类似于其他肉芽肿，病灶常呈类圆形，直径约为 2.0~2.5cm，常位于皮质及皮质下，病灶中心的干酪样坏死在 T_1WI 呈低信号或等、低混杂信号，T_2WI 上呈高信号或等、高、低混杂信号，增强扫描呈不规则环形强化，周围可见较大面积的水肿区，且有占位效应，邻近脑膜强化代表脑膜受累。

5. 无症状梅毒（asymptomatic syphilis） 无症状性神经梅毒是指患者无临床症状。影像学检查脑实质一般无明显变化，脑萎缩是神经梅毒最常见的非特异性表现，几乎所有患者都表现出不同程度的弥漫性萎缩，且多数以额颞叶萎缩为主。脑萎缩常由神经元损伤引起，与神经梅毒慢性病程及潜伏期长有关，常引起神经精神的改变，且有发展为痴呆的可能。一些特定结构的萎缩，尤其是内侧颞叶的萎缩，被认为是麻痹性痴呆的特征（图 5-8-2）。

脑梗死（图 5-8-3）在神经梅毒患者中的发生率约为 25%，是神经梅毒第二常见的表现。神经梅毒患者还可表现为双侧颞叶对称或不对称高信号，原因可能为脑实质及脑膜的炎症导致水肿及神经胶质细胞增生，或与之相关的血－脑脊液屏障通透性增加、小血管炎症引起的血管源性及细胞毒性水肿、淋巴细胞浸润，出现脑膜增厚，脑实质信号增高。

【诊断与鉴别诊断】

神经梅毒的诊断需要解决以下 2 个层次的问题：第一，根据影像特点及临床表现，初步判断感染类型；第二，神经梅毒与其他类型感染疾病鉴别。神经梅毒是由梅毒螺旋体感染导致的全身感染性疾病，通常经性接触传播，可侵犯全身多个器官或系统，临床及影像表现多样，缺乏特异性，需结合临床病史综合诊断。神经梅毒的鉴别诊断如下：

1. 脑实质型梅毒 需与单纯疱疹病毒性脑炎鉴别。脑实质型梅毒主要表现为皮质弥漫性萎缩，双侧侧脑室扩张，皮质下神经胶质增生，在 T_2WI 上颞叶内侧出现异常高信号，是其特征性表现之一。单纯疱疹病毒性脑炎起病急，常单发，病情继续发展可累及对侧，皮质及皮质下广泛水肿，增强扫描呈脑回样强化，有文献报道单纯疱疹病毒性脑炎病灶与豆状核外缘界限清楚，凸面向外，边缘如刀割样，有一定特征性，可为二者鉴别提供依据。

2. 以脑萎缩为主要表现的神经梅毒 需与退行性脑萎缩进行鉴别。退行性脑萎缩发病年龄相对较大，且一般为对称性脑萎缩；神经梅毒脑萎缩为弥漫性萎缩，但一些特定结构的萎缩，尤其是内侧颞叶的萎缩，可为二者鉴别提供依据。而且神经梅毒常伴有其他部位的梅毒，梅毒螺旋体血凝试验阳性，结合临床相关病史，二者鉴别不难。

3. 梅毒性脑膜炎 需与结核性脑膜炎鉴别。结核性脑膜炎发生在颅底较多，而且往往是早期。结核分枝杆菌经血液循环侵入颅内，主要沉积在颅底软脑膜和室管膜上，通过免疫反应引起脑膜炎性反应，在早期即可出现水肿、大量渗出，渗出物主要聚集在鞍上池。梅毒性脑膜炎的 CT 和 MRI 表现与其他脑膜炎相似，不同临床表型神经梅毒的 MRI 表现有一定重叠，且缺乏特异性，其基本表现主要有脑萎缩、脑炎、脑膜炎、脑梗死、多发缺血灶等改变，而且多种病变可以同时存在。实质型神经梅毒表现为伴有双侧颞叶对称或不对

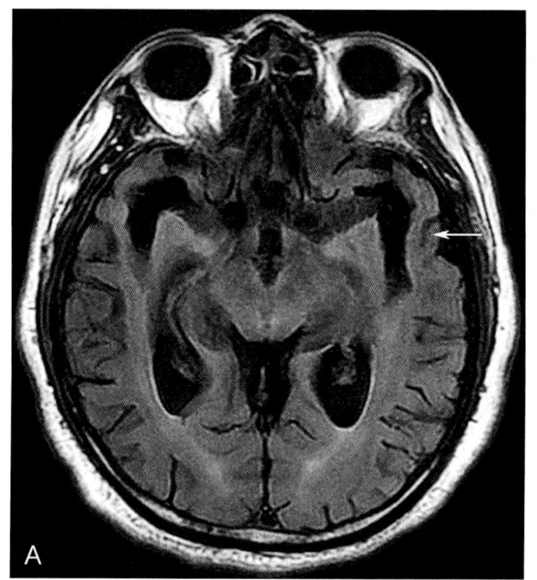

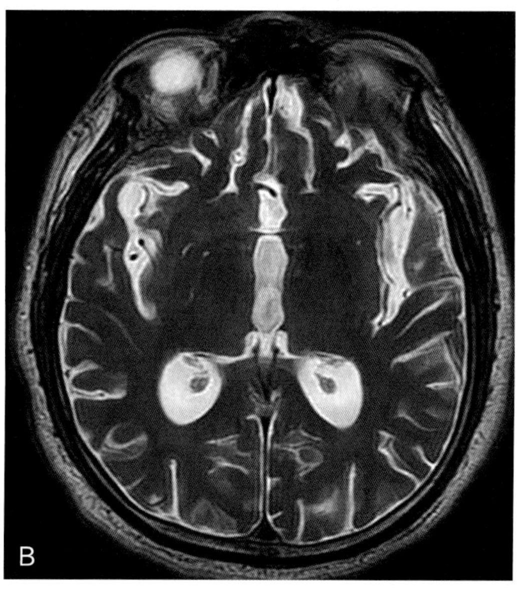

图 5-8-2 脑实质型神经梅毒

A、B. FLAIR、T_2WI 显示双侧侧裂池加深加宽，脑室系统扩大，萎缩以双侧颞叶内侧为主（箭）

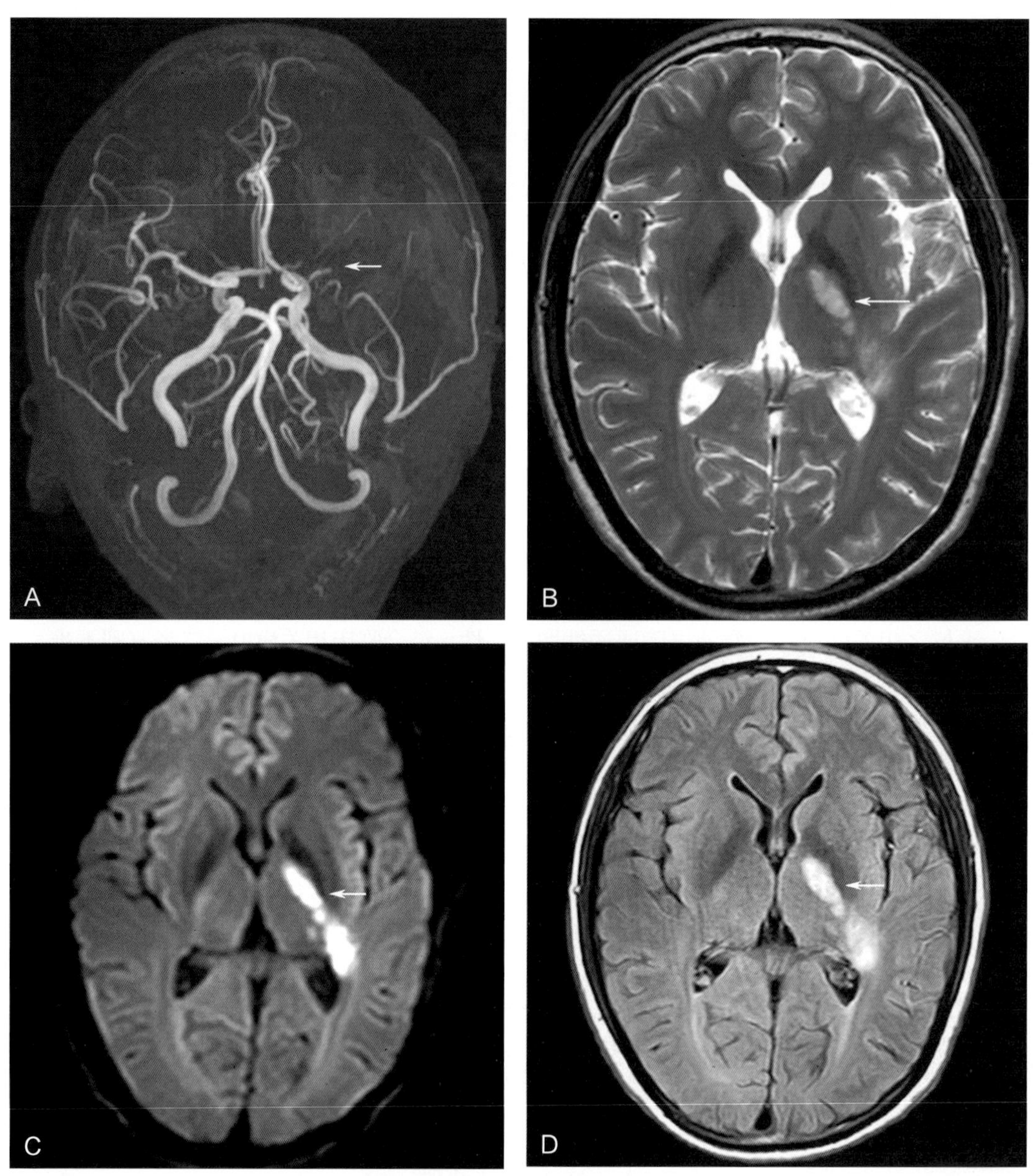

图 5-8-3　脑实质型神经梅毒

A. MRA 显示左侧大脑中动脉 M1 段闭塞（箭）；B. T_2WI 显示左侧基底节区高信号（箭）；C. DWI 病变呈高信号（箭）；D. T_2-FLAIR 也呈高信号（箭）

称高信号，梅毒性脑膜炎患者头颅 MRI 显示脑室扩大，早期增强扫描可见脑膜线状强化。MRA 表现出不同程度的血管改变，由局部狭窄到闭塞。可结合临床病史，发现梅毒阳性并有上述影像表现时可鉴别。结核性脑膜炎脑膜强化主要聚集于鞍上池，而梅毒性脑膜炎无此特征，依据结核或梅毒感染病史可资鉴别。

4. 梅毒瘤　需与结核瘤鉴别。梅毒瘤多起源于脑膜，与脑膜关系密切，病变的边缘与周围脑膜常以钝角相交，而结核瘤多位于脑实质，不会出现与脑膜钝角相交，梅毒瘤 CT 呈肿块状或结节状低密度，周围水肿较轻，少数病灶可呈结节样或环状强化，MRI 表现类似于结核瘤，增强扫描呈结节样强化，结核瘤的特征性表现是“靶征”，但这种征象仅出现在少数病例中，仅仅根据影像表现鉴别比较困难，可结合临床感染病史，可为二者鉴别提供重要依据。

【影像学研究进展】

神经梅毒是梅毒螺旋体侵入中枢神经系统所致的一种持续感染。早期未经治疗的梅毒患者，约 10% 最终发展为神经梅毒。近年来，神经梅毒的病例屡有报道，但对神经梅毒的影像表现却少有报道。

1. ^{1}H-MRS 表现为NAA/Cr、NAA/Cho降低，这些改变可能代表早期神经元损伤。早期感染者NAA和Glx浓度在灰质明显减少，但在深部白质不减少，进一步表明梅毒感染后可能引起神经功能障碍。神经梅毒MRS还可见Cho浓度显著升高，Cr和MI、NAA/Cr、NAA/Cho降低，海马区MI/Cr和MI/Cho增加，NAA和NAA/Cr显著降低，但其病因仍不明确。

2. SPECT 脑灌注表现为局限性脑血流减低，考虑由梅毒所致闭塞性血管炎使局部小血管狭窄甚至闭塞所致，头颅MRI显示出的异常病灶与相应SPECT脑血流成像上病变部位基本一致，但是SPECT图像显示病变范围较大，说明头颅MRI梗死的病灶更可能是受累血管发生严重狭窄或闭塞所致，而SPECT成像上显示病变还包括那些轻、中度狭窄血管所致组织缺血改变，其病变范围可能会在治疗后恢复。国内有人用^{99}mTc-ECD对早期梅毒患者进行SPECT成像，发现脑血流灌注异常，大部分表现为双侧对称性异常，但影像改变无特征性，主要表现为弥漫性、斑片样病灶。国外报道神经梅毒患者头颅MRI检查未见异常，但治疗后SPECT检查显示脑血流明显改善。说明在梅毒感染早期梅毒螺旋体即侵入中枢神经系统，并对全脑产生影响，此时CT、MRI检查往往阴性，因此梅毒感染早期行SPECT脑灌注成像是十分有必要的。MRI检查患者可确定神经梅毒病灶部位，但显示的异常信号往往提示感染已经存在较长时间，形成了不可逆病变，而SPECT可早期发现梅毒脑部受累，并且在随访中敏感地发现病情改善，为患者早期诊断及疗效评估提供依据。

二、莱姆病

【概述】

莱姆（Lyme）病是一种以蜱为媒介，由博氏疏螺旋体感染所致的自然疫源性疾病，又称莱姆螺旋体病（博氏疏螺旋体性脑炎），因1975年在美国Lyme镇群发幼年性关节炎而被命名。本病可累及多个器官及系统，以皮肤、全身的关节、心脏和中枢神经系统为著。通常在夏季、早秋发病，人群普遍易感，男性略多于女性，以青壮年居多，野外工作者及林业工人感染率较高。1985年，在我国黑龙江省林区首次发现本病。莱姆病潜伏期大约3~32天，平均7天左右。博氏疏螺旋体主要存在于蜱的中肠憩室部位，当蜱叮咬人时，螺旋体反流至吸食腔，进入人体皮肤的微血管，经血流至全身各处。莱姆病临床分为3期，可依次出现，也可重叠出现。第Ⅰ期为皮肤损害期，以游走性红斑为特征，好发于腋窝、大腿、腹股沟等部位，持续约7天，可不经治疗自行消退；第Ⅱ期为感染扩散期，以神经系统及心脏表现为主，最典型的神经症状为红斑消退后的脑膜炎、脑神经炎及神经根炎，心脏表现以房室传导阻滞最为常见，骨、关节、眼部及泌尿系统在该期也可受累，常表现为关节及周围软组织的游走性疼痛、结膜炎、葡萄膜炎、角膜炎、玻璃体炎、尿急、尿痛、尿失禁等，膀胱组织活检可见博氏疏螺旋体；第Ⅲ期为持续感染期，以关节炎、慢性萎缩性肢端皮炎及晚期神经系统表现为主。

【临床与病理】

第Ⅰ期以局部皮肤原发性损害为主，受损皮肤的浅层及深层血管周围有浆细胞和淋巴细胞浸润，游走性红斑镜下可见上皮增厚，轻度角化伴单核细胞浸润，表皮层水肿，无化脓性及肉芽肿性反应。当螺旋体进入血液循环到各组织器官并引发感染后进入第Ⅱ期，以中枢神经系统表现为主，神经损伤可能是病原体从感染部位沿末梢神经逆行侵犯神经根所致。感染在早、中期神经莱姆病中起重要作用，患者血清中培养出博氏疏螺旋体，应用抗生素治疗有效证明了这一点。由于螺旋体脂多糖具有内毒素的多种生物学活性，能刺激巨噬细胞产生多种细胞因子如白细胞介素-1（IL-1），因此在脑皮质血管周围及脑神经（尤其面神经、动眼神经及展神经）内有单核细胞浸润。晚期神经莱姆病的发生是机体对博氏疏螺旋体产生免疫反应的结果，患者血中免疫复合物增加，抑制性T细胞活性低下，脑脊液中针对特异性抗原和淋巴细胞变态反应增强。神经病变处的血管周围有淋巴细胞浸润，血管壁变厚，神经有脱髓鞘改变，胶原纤维增生。发病持续数月以上，进入第Ⅲ期，此期关节处可见增生侵蚀性滑膜炎，滑膜绒毛肥大伴血管增生，纤维蛋白沉着，单核细胞浸润。骨与软骨也有不同程度的侵蚀性破坏。皮肤脱色、萎缩或胶原纤维组织束的增粗、排列紧密，类似硬皮病损害及萎缩性肢皮炎。

博氏疏螺旋体脑部感染主要病理改变为：脑白质脱髓鞘、脑膜炎，晚期可出现脑萎缩，伴有脑神经的侵犯，是其特征性表现。

【影像检查方法】

CT、MRI 均可用于莱姆病的检查，但以 MRI 为主。DSA 是诊断血管病变的金标准，当莱姆病与其他血管性病变不易区别时，或需要了解对血管的侵犯情况时，DSA 能提供有价值的信息。

【影像表现】

1. CT　多数病变在 CT 上未见异常，有些病变有广泛的脑白质变性，在脑表面或深部血管周围出现多发的或融合成片的脑白质脱髓鞘病变，即在 CT 上表现为多发斑片状或大片状的低密度灶，增强后部分病变可有异常强化。一般在数周到数月可有脑膜炎的表现，通常伴有头痛、发热，但可转为慢性。一些病例增强后会有脑膜强化。

2. MRI　脑实质内改变主要表现为双侧侧脑室周围和（或）皮质下多发的直径约 2~3mm 斑片状病变（不伴有占位效应），其在 T_1WI 上呈低或等信号，T_2WI 上呈高信号，在 T_2-FLAIR 上呈高信号。于基底节和脑干也可见病变发生（图 5-8-4）。典型病例病变常位于双侧侧脑室旁，与脑室大多垂直排列，常无近脑室周围白质受累。增强扫描可以显示脑实质内斑片状强化病灶，部分病例增强后可有脑膜强化。若神经根异常强化可提示神经根炎，晚期还可出现脑萎缩。MRV 可表现为静脉的狭窄。脑膜和神经根异常强化对诊断莱姆病非常重要（图 5-8-5）。

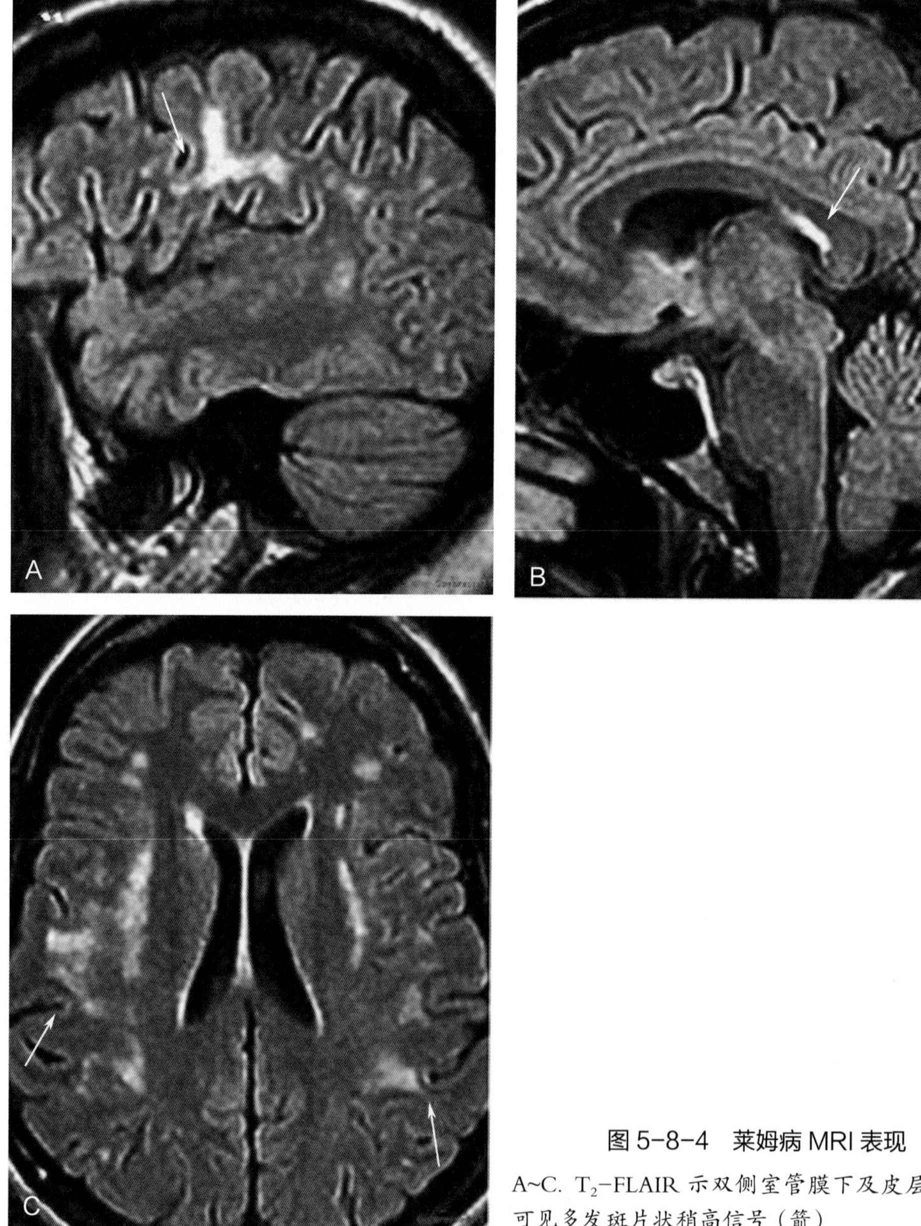

图 5-8-4　莱姆病 MRI 表现

A~C. T_2-FLAIR 示双侧室管膜下及皮层下白质可见多发斑片状稍高信号（箭）

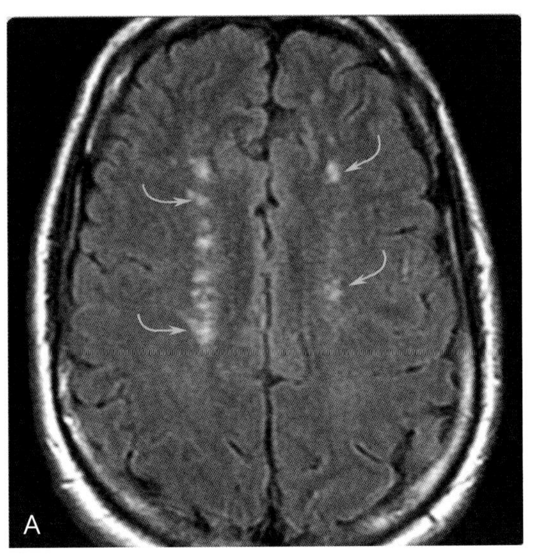

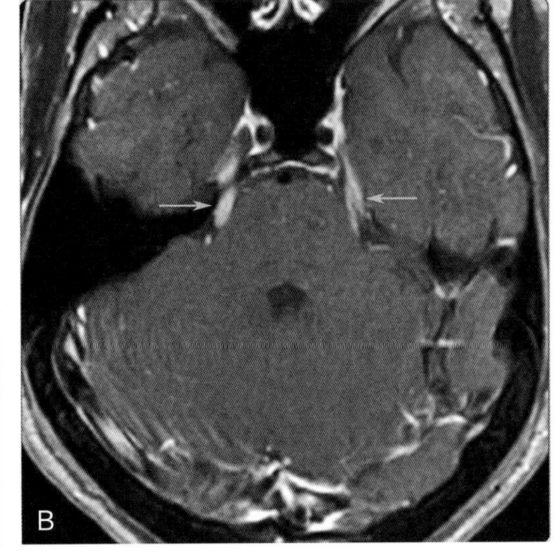

图 5-8-5 莱姆病 MRI 表现

A. T_2-FLAIR 序列显示深层白质多发斑片状高信号，类似于多发性硬化斑块，与侧脑室呈垂直分布；B. 轴位增强扫描可见双侧三叉神经明显强化

【诊断与鉴别诊断】

莱姆病是由博氏疏螺旋体引起的人兽共患病。患者常有疫区接触史，并有蜱叮咬史，该病原体可引起人体多系统、器官的损害，严重者致残，甚至死亡。博氏疏螺旋体脑部感染可引起脑白质脱髓鞘、脑膜炎，晚期可出现脑萎缩，可伴有脑神经的侵犯，是其特征性表现。早期可见皮肤游走性红斑，中期出现神经系统、心脏和关节损害。影像学检查示双侧侧脑室周围和（或）皮质下多发类圆形斑片状病变（直径约 2~3mm），典型病例病变常位于双侧侧脑室旁，与脑室大多垂直排列，常无近脑室周围白质受累。CT 平扫呈低密度灶，MR 平扫 T_1WI 呈低或等信号，T_2WI 呈高信号，增强扫描可以显示斑片状病变异常强化，可伴有脑膜强化，可有合并神经根的异常强化，是其特征性表现，晚期可出现脑萎缩。从感染组织或体液中检测出特异性抗体或博氏疏螺旋体可以确诊。

多发性硬化（multiple sclerosis，MS）和莱姆病在病理上都可表现为脑白质脱髓鞘改变，二者需要鉴别。多发性硬化以青年女性多见，发病前多无明显诱因；而 Lyme 病以青壮年男性居多，发病前有过疫区接触史，并有暴露或蜱叮咬史，早期可见皮肤游走性红斑。MS 表现为脑室旁白质多发类圆形病灶，呈垂直于脑室的分布，典型者表现为“直角脱髓鞘征”，急性期呈环状或结节状强化，稳定期病灶无明显异常强化。而 Lyme 病病变常位于双侧侧脑室旁，大多与脑室垂直排列，但不如 MS 明显；双侧侧脑室周围和（或）皮质下多发的直径约 2~3mm 斑片状病变，不如 MS 大，周围可见晕状水肿，常无邻近脑室周围白质受累。增强扫描斑片状病变可见异常强化。MS 一般无脑膜和神经根的异常强化，而莱姆病可伴有脑膜异常强化，可有特征性神经根异常强化，二者有所不同，鉴别不难。

莱姆病需要与进行性多灶性白质脑病（PML）进行鉴别。PML 为机体免疫功能低下状态时，中枢神经系统出现的亚急性脱髓鞘疾病，与 JC 病毒感染有关。PML 病灶好发于顶枕皮下白质内，远离脑室周围，不对称分布，病灶有逐步融合增大趋势，增强扫描病变多无明显强化。PML 一般无脑膜和神经根的异常强化。

莱姆病需要与急性播散性脑脊髓炎（ADEM）相鉴别。ADEM 好发于儿童，发病前常有感染史或疫苗接种史。ADEM 为弥漫性、多灶性中枢神经系统脱髓鞘疾病，以白质侵犯为主，影像表现呈多发斑片状病灶，周围水肿范围轻，占位效应不明显，增强扫描轻度强化或环形强化，也可无明显异常强化。ADEM 多有脊髓受累及表现，而莱姆病可伴有脑膜异常强化，可有特征性神经根异常强化。

【影像学研究进展】

目前影像学新技术在莱姆病诊断及疗效评估中的研究较少，但随着磁共振功能成像技术的发展，相信会有越来越多的学者研究影像学新技术在莱姆病中的应用。

（王 俭 姜春晖 尤永笑 杜小旦）

第九节 与免疫缺陷有关的颅内感染

【概述】

获得性免疫缺陷综合征（acquired immunodeficiency syndrome，AIDS），即艾滋病，是由人类免疫缺陷病毒（human immunodeficiency virus，HIV）感染引起的。HIV具有嗜神经性，神经系统损害为HIV感染的主要并发症之一，发生率约30%~70%。临床上约40%以上AIDS患者出现神经系统症状，一般可累及脑、脊髓、周围神经和肌肉。绝大多数出现神经系统症状的AIDS患者是由感染引起的，包括HIV病毒直接入侵中枢神经系统者和因免疫缺陷出现机会性感染者。HIV通过巨噬细胞携带进入脑实质或直接感染血管内膜细胞进入脑内，较少直接侵及神经元，但HIV聚集在胶质细胞或血管周围巨噬细胞内，产生HIV蛋白能引起氧化压力，损坏细胞活性，破坏内皮细胞的紧密结合，导致神经细胞损伤及凋亡。HIV病毒导致中枢神经系统损伤，急性期多为直接损伤，例如脑膜炎、脑炎等，慢性期多出现免疫损伤，主要是炎性脱髓鞘改变。免疫缺陷出现机会性感染是由于T淋巴细胞中的CD_4^+进行性减少，从而使各种机会感染增多，包括继发于AIDS的细菌、病毒、真菌和寄生虫等各种感染，其中以弓形体、隐球菌、结核、巨细胞病毒感染多见。

【临床与病理】

HIV相关性脑炎，是HIV侵犯中枢神经系统导致患者意识、行为和运动能力发生病理改变的综合征，又称艾滋病脑病、HIV相关痴呆、艾滋病痴呆综合征。HIV相关性脑炎随着病程进展可有不同程度全脑或局部脑萎缩，额叶、颞叶萎缩较明显。HIV脑炎发生于基底节、脑干核团时症状较严重。HIV脑炎病理特点为脑灰白质散在分布小神经胶质结节、多核巨细胞浸润、大片白质稀疏和脱髓鞘及脑萎缩。镜下主要类型为多核巨细胞脑炎和结节性脑炎，一般HIV脑炎的病理诊断依据主要是可见多核巨细胞和小胶质细胞结节。HIV脑炎可以发生于任何年龄段，中青年患者多见，其次是母婴传播的婴儿。HIV脑炎可发生在感染的任何时期，多发生在AIDS晚期。主要的临床表现为进行性痴呆，表现为智力减退，认知、运动及行为方面的功能障碍，部分患者可出现偏瘫、截瘫或癫痫发作，此外常伴第Ⅴ、Ⅶ或Ⅷ脑神经麻痹。

弓形体脑病（toxoplasmic encephalitis，TE）是由弓形虫（toxoplasma）感染引起的人兽共患病，是艾滋病患者中枢神经系统常见的并发症之一，是导致艾滋病患者死亡的常见原因，发病率为10%~30%。病原体在宿主脑细胞内增殖导致细胞变性肿胀、破裂后播散出弓形虫，弓形虫再侵入其他细胞，如此反复引起脑细胞损害、血栓、坏死灶和周围炎性细胞浸润。大体观察可见大脑肿胀，表面常充血，局部变软。最初的急性坏死阶段由局限性炎性组织、坏死区、小的出血灶和许多独立生存的速殖子和有机体组成。大约2~4周，纤维包膜和血管形成，包绕游离虫体形成，这类似于结核瘤。随后进入慢性阶段，弓形虫脓肿表现为以细胞碎屑为中心的坏死病变，周围有水肿及炎性脑组织环绕，其特征是坏死病变外周有速殖子（滋养体）及多发性大小不等的假囊。艾滋病相关性弓形虫脑病临床表现和影像表现均无特异性。若出现脑弥漫性损害体征，可在几天或几周内死亡；脑膜受累者可有脑炎；脑干和脊髓局灶性神经功能受损时可出现偏瘫、癫痫发作、视力障碍、神志不清、意识错乱等神经精神症状。

AIDS合并真菌感染常见的致病菌为新型隐球菌（cryptococcosis），是第三位常见的颅内感染病原体。新型隐球菌是一种条件致病菌，其引起的中枢神经系统感染最常见于AIDS患者，也可见于无免疫缺陷的患者。HIV感染者的新型隐球菌脑膜脑炎预后很差，在机会性感染中其发生率约占的5%~10%，在AIDS尸检病例中为11.3%~13.8%。临床表现无特异性，多为慢性起病，主要表现为进行性加重的头痛、发热、精神异常、躁动不安等；严重者可出现不同程度的意识障碍、昏迷、偏瘫等；常累及视神经，引起视力减退乃至失明，第Ⅷ、Ⅶ、

Ⅵ脑神经亦可受累。常见的阳性体征是脑膜刺激征，晚期眼底检查可见视盘水肿。新型隐球菌主要累及脑膜组织，大体观察可见不同程度的软脑膜浑浊，脑组织水肿，脑沟、蛛网膜下腔内可见聚集的胶样物质；囊肿样病灶位于血管周围间隙时，可见皂泡样改变，其内含有大量隐球菌；脑肉芽肿病变早期可见黄白色胶冻样外观，表面呈结节状，部分呈囊状，切面可见纤维交错，其内可见半透明小囊腔。慢性隐球菌脑膜炎主要累及基底部软脑膜，结缔组织反应性增生和增厚导致中脑导水管狭窄，继发幕上脑室积水，呈对称性扩大。

进行性多灶性白质脑病（PML）是机体免疫功能低下状态时，中枢神经系统出现的亚急性脱髓鞘疾病。乳多空病毒科的JC病毒和SV-40（Simian Virus猴病毒）已被证明是PML的病原体，病毒携带者是否发病与机体免疫是否异常有关。艾滋病患者的脑星形细胞和少突胶质细胞受乳多空病毒感染是PML的病因。艾滋病相关性PML临床表现多样，起病隐匿，常见于成年男性，可发生于任何年龄。早期临床可出现特征性神经功能障碍、进行性精神衰退、性格改变和智力退化等表现，当常累及大脑半球，根据脱髓鞘的范围不同可出现同侧视野障碍、偏瘫、半侧感觉障碍、失语和失用症等；晚期出现意识障碍，甚至昏迷。整个病程中患者很少出现发热及头痛。艾滋病相关性PML病理表现为乳多空病毒选择性破坏少突胶质细胞，脑白质内出现多灶性脱髓鞘和脱髓鞘融合区，大脑半球比小脑易于受累，常累及两侧大脑半卵圆中心皮质下区的白质，继而脑室周围白质甚至深部灰质核团受累。幕上病变在大脑半球呈多发对称性分布，少数为单侧或孤立性病灶，病变多位于血流最丰富的大脑皮层下白质，其分布范围与脑血管分布区不一致，顶枕叶受累最常见，其次是颞叶和额叶，胼胝体压部受累不常见。幕下病变主要位于小脑脚，呈单侧或双侧发病，病变会蔓延至中脑和延髓。大体观察可见多个灶性的脱髓鞘肿块，脑白质有似颗粒状的黄色软化灶，弥漫性不对称分布，融合的病灶可达数厘米。

巨细胞病毒是人类病毒性感染最常见的病原体之一，感染中枢神经系统引起巨细胞病毒性脑炎（cytomegalovirus encephalitis，CMV）。人是巨细胞病毒的唯一宿主，巨细胞病毒感染在AIDS患者所致的机会性病毒感染中最为多见，在艾滋病终末期感染率甚至可达约40%。巨细胞病毒感染好发于免疫功能缺陷患者，当人体免疫功能降低时发病或复发。近年来，随AIDS、放射损伤、器官移植和恶性肿瘤应用免疫抑制治疗患者的增加，CMV的发病率有逐年增高趋势。先天性CMV感染是通过胎盘传播，可导致胎儿畸形、智力低下和发育迟缓等。成人CMV感染和免疫功能有密切关系，CMV常导致全身性系统感染，以CMV视网膜炎最常见，这是艾滋病患者失明的首要原因。临床表现以发热、呼吸道、神经系统及血液系统的症状为主，可出现发热、嗜睡、昏迷、惊厥、运动障碍、脑性瘫痪，有时出现脑积水、智能减退、视网膜脉络膜炎等神经系统症状。CMV感染常累及室管膜，较少出现脑灰、白质的广泛坏死。病理表现为细胞体积增大，细胞核肿胀，核内含有嗜伊红病毒内容物，外周有晕环包绕。

【影像检查方法】

免疫缺陷相关颅内感染性疾病影像学检查以MRI为主。因病变的病理改变及病种多样性和复杂性，影像表现往往是非特异性的，但联合多种影像学检查及新技术的应用有助于正确诊断。MRI除常规平扫和增强扫描外，还有DWI、MRS、PWI等新技术，有助于免疫缺陷相关颅内感染的诊断、鉴别诊断及随诊观察。CT为常用的颅内病变影像筛查方法，对显示微小钙化及骨质破坏方面有优势，CTP可显示脑组织和病变血供，CTA显示病变区域血管情况。PET-CT在诊断颅内HIV原发性感染也有一定作用，可以了解病变葡萄糖代谢情况和病灶的病理生理，提高诊断准确性，但PET-CT费用昂贵。

【影像表现】

1. HIV相关性脑炎（HIV-associated encephalitis）

（1）MRI：典型表现为脑白质弥漫分布的病变，病灶多位于半卵圆中心、脑室周围白质，多呈对称分布，少数为单侧分布。病灶在T_1WI呈稍低信号，T_2WI呈稍高信号（图5-9-1），晚期病灶相互融合，一般无占位效应，增强扫描无异常强化。伴有局灶或全脑萎缩，皮层灰质受累为主。

（2）CT：特点是脑白质边缘清楚的低密度病灶（图5-9-2），增强扫描无强化；病灶较大或合并其他并发症者可有占位效应。

（3）PET-CT：可见皮质低代谢区，皮质下包括基底节区、丘脑呈高代谢。皮质下高代谢被认为是HIV痴呆的早期特征，出现低代谢则认为是感染的晚期征象。

2. 艾滋病相关性弓形虫脑病（AIDS-related toxoplasmic cerebropathy） 病变好发于基底节区和皮髓质交界区，可累及小脑、脑干、脑室和后颅凹。根据发生部位分为脑室型、脑实质型和混合型。病变常多发，少数为单发，多发生在双侧，病灶直径为0.4~3.0cm。

（1）CT：平扫可见多发低密度或等密度病灶，部分病变可融合形成片状，增强扫描病变呈多发环状、环靶状、螺旋状或结节状强化，以环形强化多见，强化环一般薄而光滑，较大病灶多为不规则厚壁强化（图5-9-3）。病灶周围可见水肿，可有占位效应，感染灶和灶周水肿常不能明确区分。若发生在脑室内即脑室型，由于脑脊液与病变密度的差别，衬托出边缘清晰的致密肿块。

（2）MRI：病灶检出的数量显著高于CT。表现为多发或单发病变，在T_1WI呈等或稍低信号，T_2WI呈稍高信号，DWI序列上呈稍高信号；增强扫描病灶呈结节状、环状、环靶状或肿块状不均匀强化，部分病灶可见“偏心靶征”或“同心靶征”，是其较为特征性的表现，病灶与周围低信号的水肿区分界清楚（图5-9-4）。

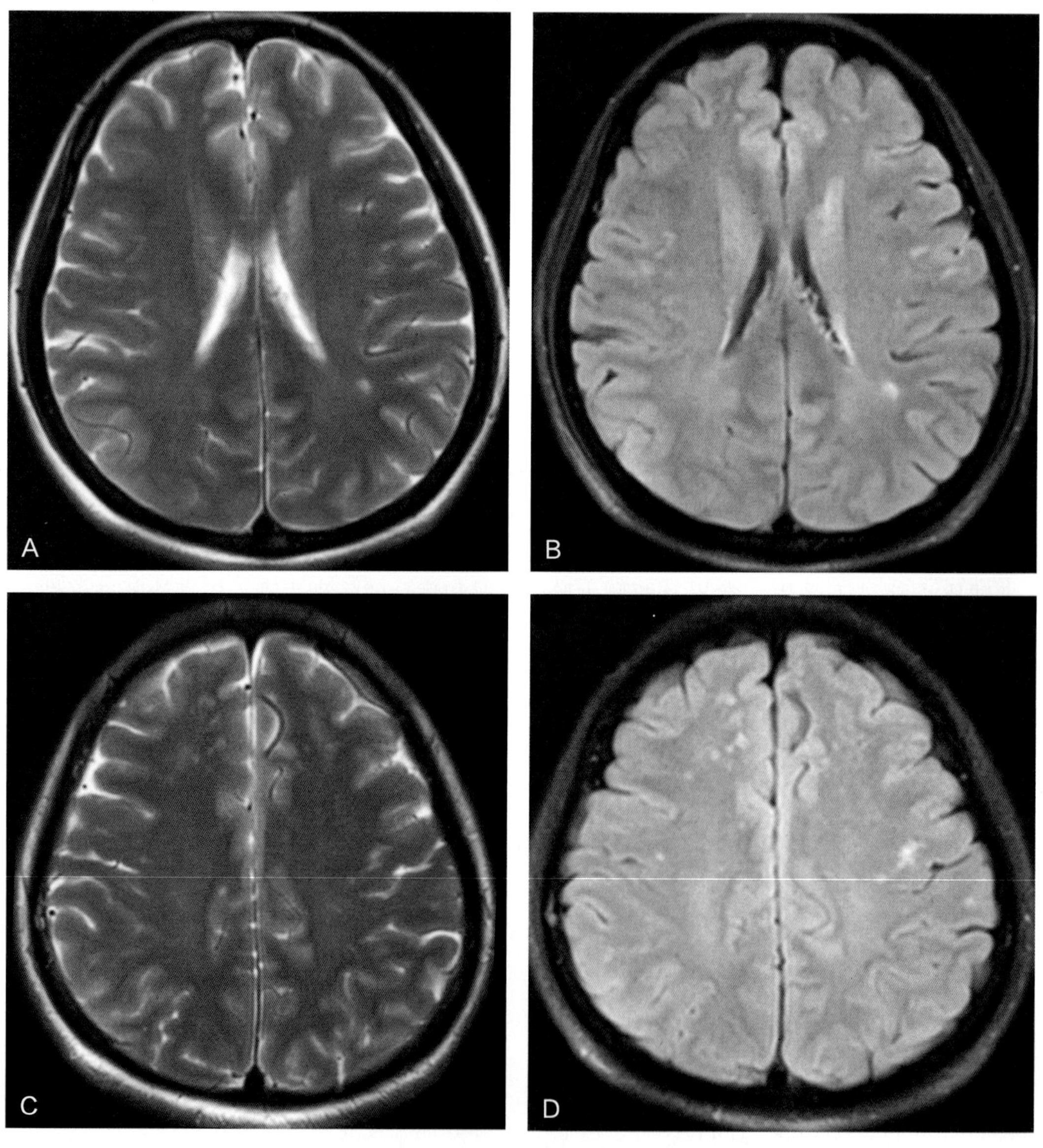

图5-9-1 HIV相关性脑炎MRI表现

A. T_2WI示双侧额叶斑点状稍高信号；B. T_2-FLAIR示双侧额叶斑点状稍高信号；C.T_2WI示双侧额顶叶多发斑点状稍高信号；D.T_2-FLAIR示双侧额顶叶多发斑点状稍高信号

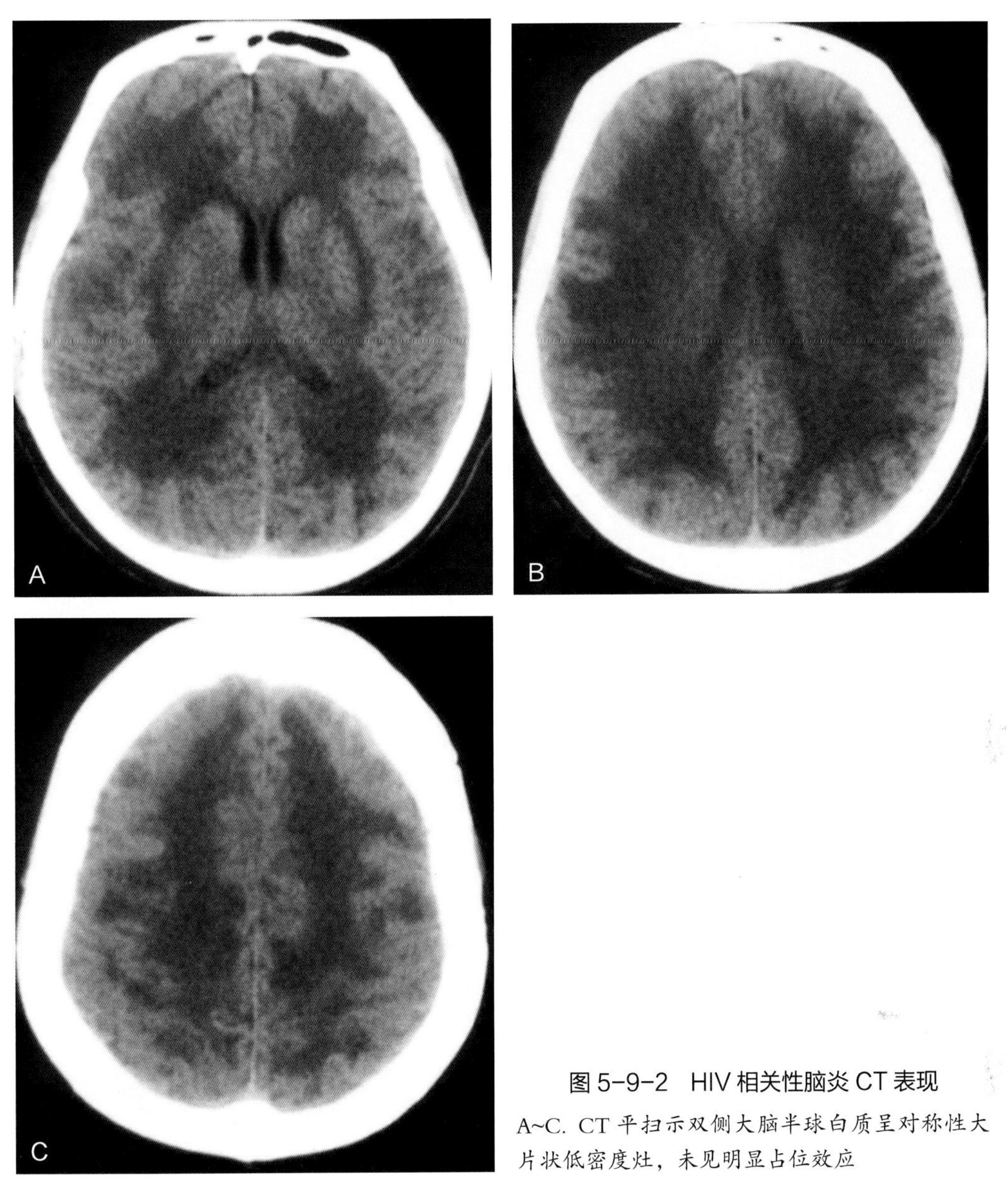

图 5-9-2 HIV 相关性脑炎 CT 表现

A~C. CT 平扫示双侧大脑半球白质呈对称性大片状低密度灶，未见明显占位效应

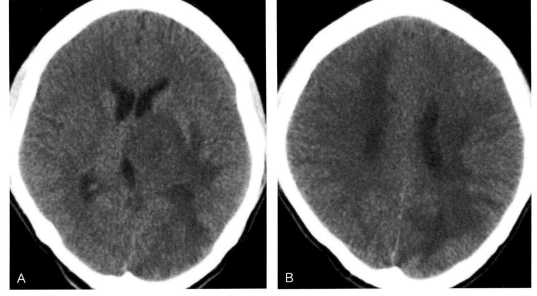

A

B

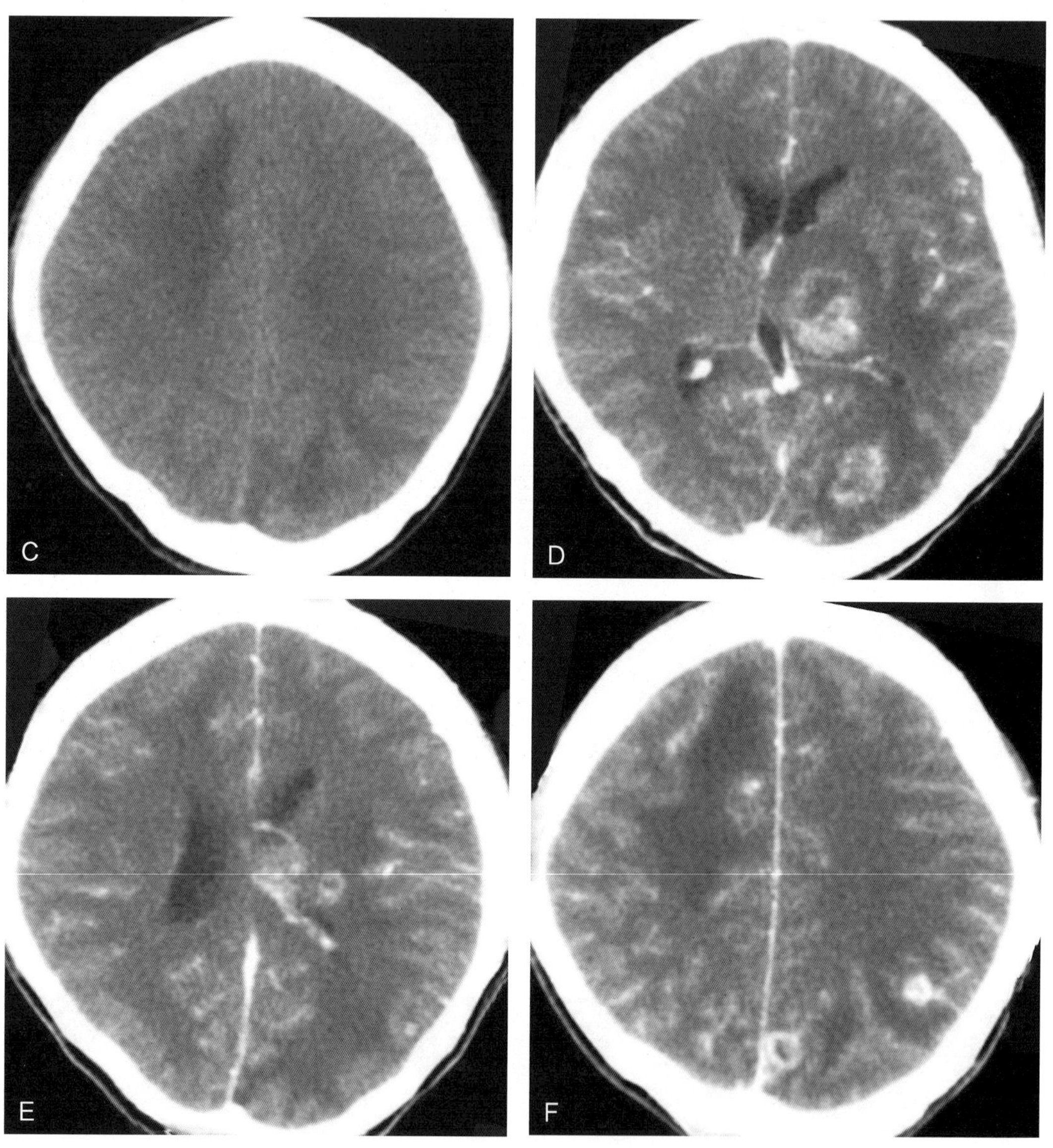

图 5-9-3 艾滋病合并弓形体脑病 CT 表现

A~C. CT 平扫显示左侧基底节区、背侧丘脑、枕叶、顶叶和双侧半卵圆中心可见片状低密度灶，左侧侧脑室受压变形，中线结构局部向右侧移位；D~F. 增强扫描示左侧基底节区、丘脑、枕叶和顶叶病灶呈环形、环靶状、结节样强化

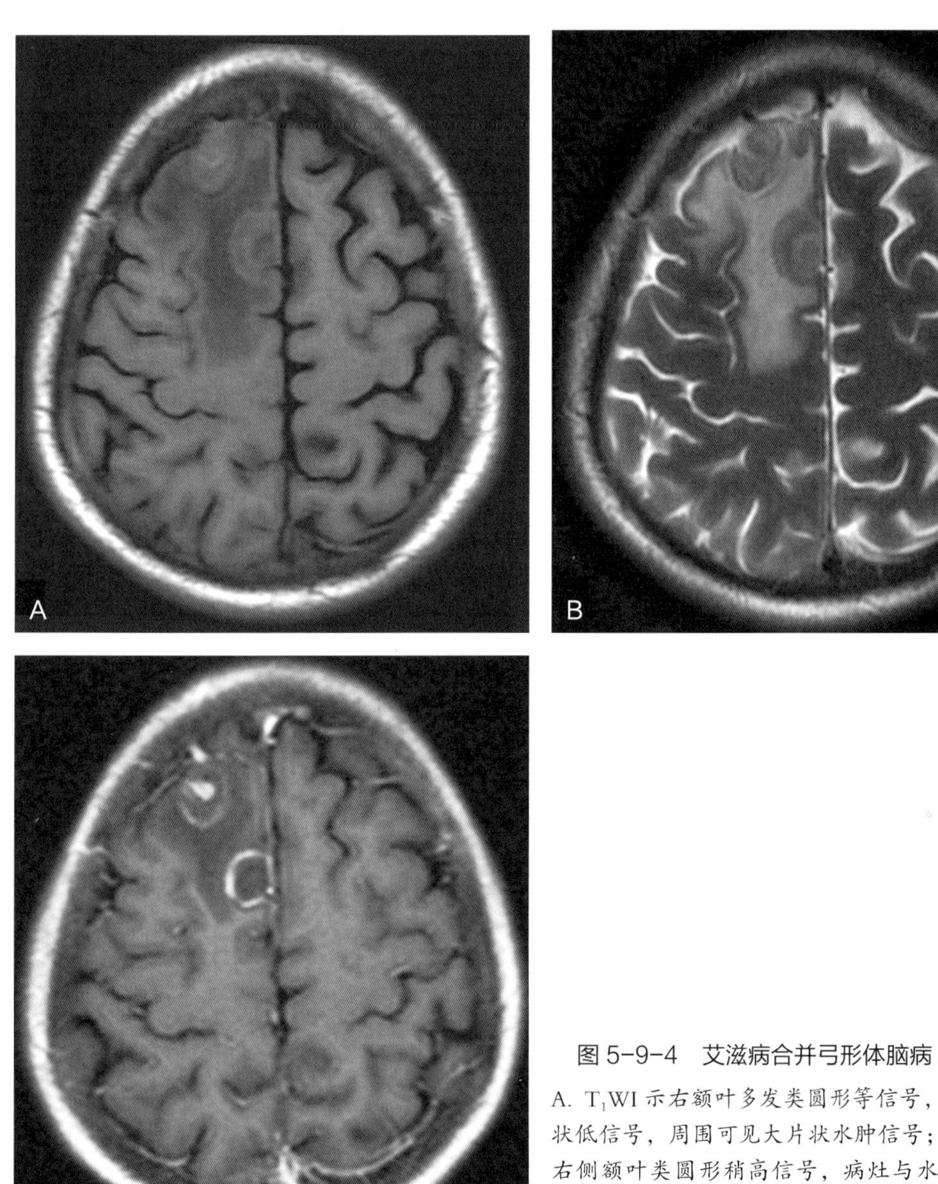

图 5-9-4 艾滋病合并弓形体脑病 MRI 表现

A. T_1WI 示右额叶多发类圆形等信号，内可见斑点状低信号，周围可见大片状水肿信号；B. T_2WI 示右侧额叶类圆形稍高信号，病灶与水肿信号分界较清；C. 增强扫描显示右侧额叶病变呈环状强化，部分环状强化灶中见小点状强化（靶征）

3. 艾滋病相关性隐球菌脑病（AIDS-related cryptococcal cerebropathy）

（1）脑膜脑炎型：大部分发生于大脑幕及小脑幕，也可见于脑池处，CT平扫可见中脑导水管受压变窄，幕上脑室对称性扩张积水，增强扫描常见脑膜结节状或线状异常强化，也可无异常强化。MRI平扫急性期表现为脑实质内可见多发斑点T_1WI呈稍低信号，T_2WI呈稍高信号，增强扫描少见异常强化；中晚期可出现轻到中度对称性脑室扩张，以幕上脑室扩张多见。

（2）类梗死型（胶样假囊）：多发生于脑实质深部，CT平扫可见基底节区多发对称性点状、小片状或“虫蚀状”低密度病灶，无水肿和占位效应，边界尚清，增强扫描无异常强化。MRI表现为多发边界清楚的椭圆形囊性病灶，呈等或稍长T_1、稍长T_2信号，T_2-FLAIR序列上病灶信号复杂多样，DWI序列上呈稍高信号，增强扫描轻度或明显强化，无明显水肿及占位效应。多房或单房囊性占位在T_1WI呈低信号、T_2WI呈高信号，伴有明显的占位效应及周围水肿，增强扫描囊壁环状显著强化，多房占位可呈典型“菊花瓣”状强化。

（3）梗死型：CT平扫可见双侧基底节区多发“虫蚀状”模糊低密度灶，增强扫描后一般无异常强化，无明显水肿及占位效应。MRI表现以双侧基底节区为主，额、颞、顶叶等可见多发斑点状异常信号病灶，T_1WI呈稍低信号、T_2WI呈稍高信号，增强扫描病灶多无明显异常强化，偶可见薄壁环状强化。

（4）肉芽肿型：CT平扫可见脑内单发或多发大片状低密度灶，增强扫描呈多房环状强化，伴有水肿和占位效应，部分可见颅骨破坏，脑室、脑池受压等占位表现；脑室内形成肉芽肿可出现梗阻性脑积水及环形强化灶。MRI表现脑内单发或多发类圆形等或稍长T_1、等或稍长T_2信号，信号不均匀，增强扫描呈结节状、环状强化，表现缺乏特异性（图5-9-5）。若病灶位于血管旁，增强扫描可见“串珠征”“葡萄串征”。

4. 艾滋病相关性进行性多灶性白质脑病（AIDS-related PML）

（1）CT：平扫可见双侧脑室周围和皮质下白质内多发分布不均的低密度灶，境界不清，部分病灶可融合。早期病灶呈圆形或椭圆形，后逐渐融合、扩大，增强扫描病灶多无异常强化，极少数可有斑点状或环形强化表现。病程晚期表现脑室扩大，脑沟增深增宽、脑回变窄等脑萎缩改变。

（2）MRI：病灶在T_1WI呈稍低信号，T_2WI和T_2-FLAIR呈稍高信号（图5-9-6），部分在T_2WI上可出现中央为低信号，周围呈高信号的环状表现，病灶无占位效应，病灶周围一般无水肿，增强扫描无异常强化。

5. 艾滋病相关性巨细胞病毒性脑炎（AIDS-related cytomegalovirus encephalitis）

（1）CT：脑萎缩为最常见的表现，有时可见脑白质低密度病灶，主要累及基底节区，也可位于脑室旁、脑桥和延髓，边界不清，增强扫描病灶呈环形或结节状强化，脑室周围和室管膜下可见线状强化。

（2）MRI：除脑萎缩表现外脑室周围白质内可见斑片状T_1WI稍低信号、T_2WI稍高信号，较大的病灶内常有信号减低区（图5-9-7）；增强扫描室管膜下明显异常强化，而白质病变无异常强化，具有较高的诊断价值。由于炎症引起中脑导水管或侧孔粘连，常继发脑积水、脑室扩大。

【诊断与鉴别诊断】

1. 诊断依据

（1）HIV脑炎：①好发于中青年，均为HIV阳性患者；②临床表现为进行性痴呆；③CT和MRI表现为脑室周围或深部白质区的脑白质病变，增强扫描后未见明显异常强化，可伴有脑萎缩，以皮层灰质受累为主。

（2）艾滋病相关性弓形虫脑病：①病灶多为双侧、多发，少数为单发，好发于基底节区和皮髓质交界区，灶周水肿明显，可有一定占位效应；②CT平扫表现为多发片状低密度区，MR平扫T_1WI一般呈等或稍低信号，T_2WI可呈高信号，增强扫描呈环状、环靶状、螺旋状及结节状强化，部分病灶可见“偏心靶征”“同心靶征”，是其较为特征性的表现；③DWI上呈稍高信号；④^{1}H-MRS上NAA、Cr、Cho和ml峰均降低，Cho/Cr升高，可见明显的Lip峰，也可合并Lac峰；⑤组织、体液或有核细胞中找到游离的或细胞内滋养体可以确诊。

（3）艾滋病相关性隐球菌脑炎：①多为弥漫性脑膜受累，脑实质受累时病灶内多见于基底节区；②CT平扫表现为基底节区多发斑点状低密度灶，T_1WI上呈低信号，T_2WI上呈高信号的胶样假囊改变，增强扫描胶样假囊囊壁呈明显环状强化，

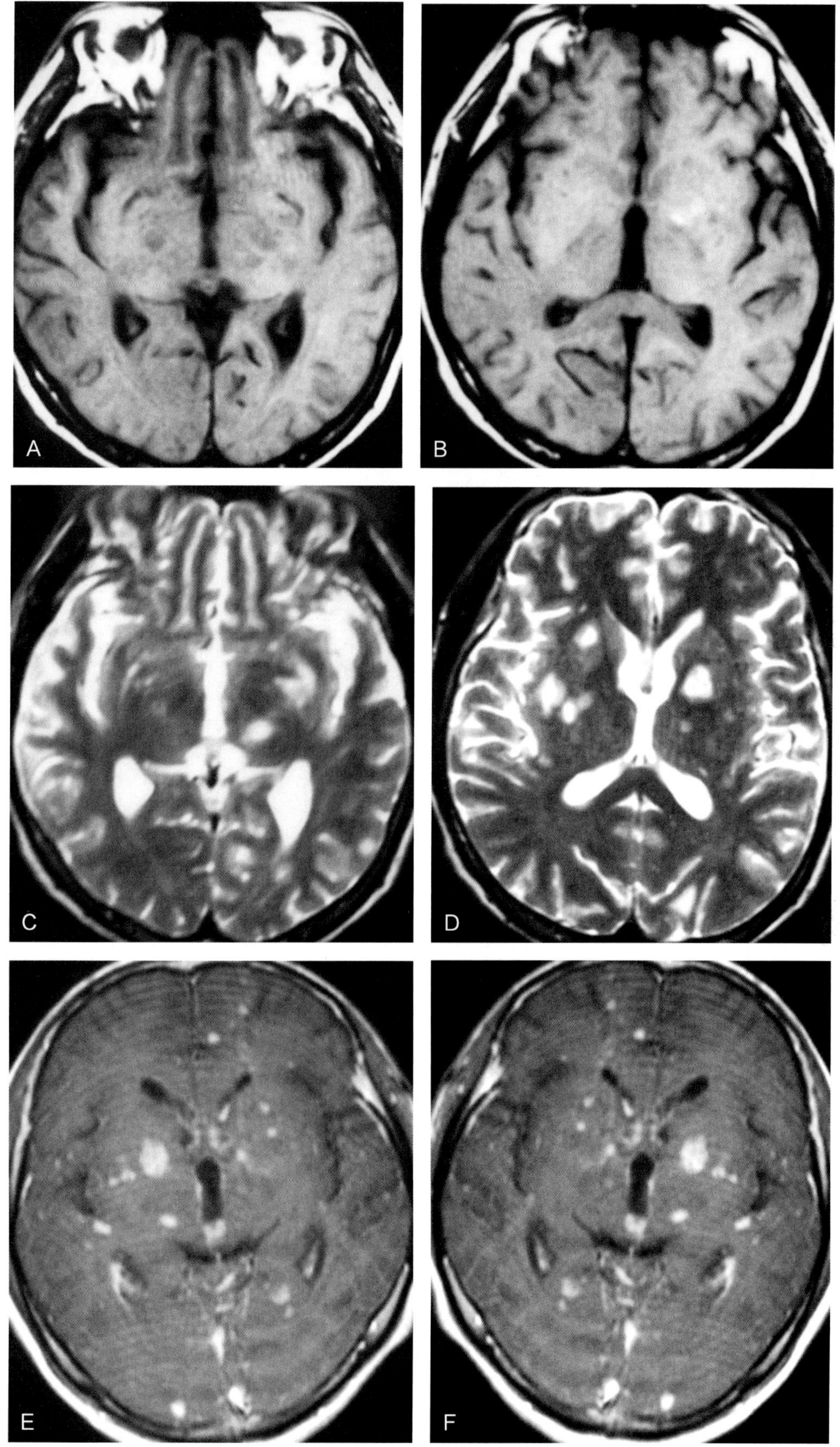

图 5-9-5　艾滋病相关性隐球菌脑炎 MRI 表现

A、B. T_1WI 示双侧大脑半球可见多发点状、片状稍低信号，大小不一；C、D. T_2WI 示双侧大脑半球可见多发点状、片状稍高信号；E、F. 增强扫描脑实质内多发大小不一的结节状异常强化病灶

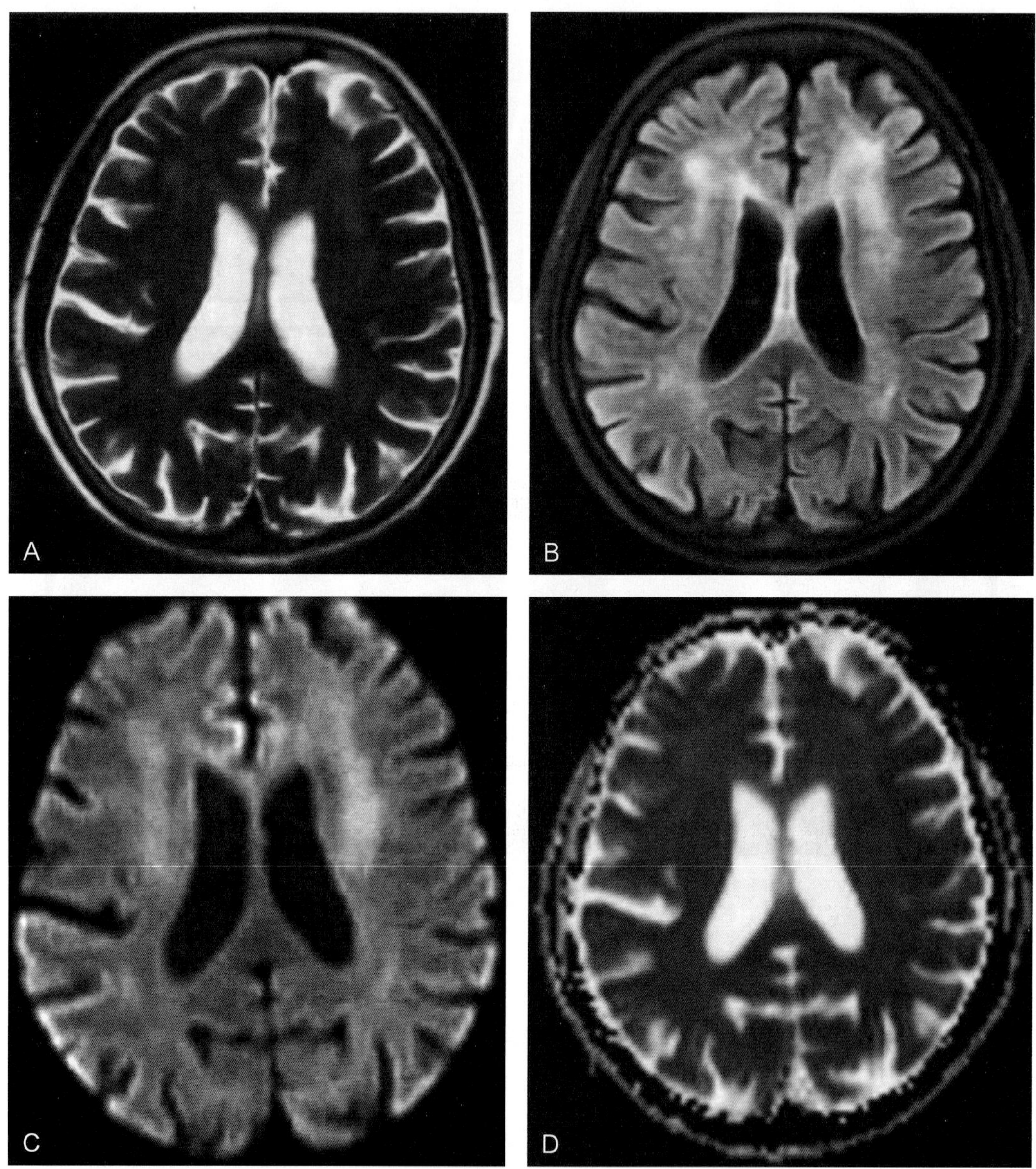

图 5-9-6 艾滋病相关性进行性多灶性白质脑病 MRI 表现

A. T_2WI 示双侧额叶、顶叶、双侧侧脑室周围及胼胝体多发斑片状、条状稍高信号；B~D. T_2-FLAIR、DWI、ADC 图示病灶呈稍高信号

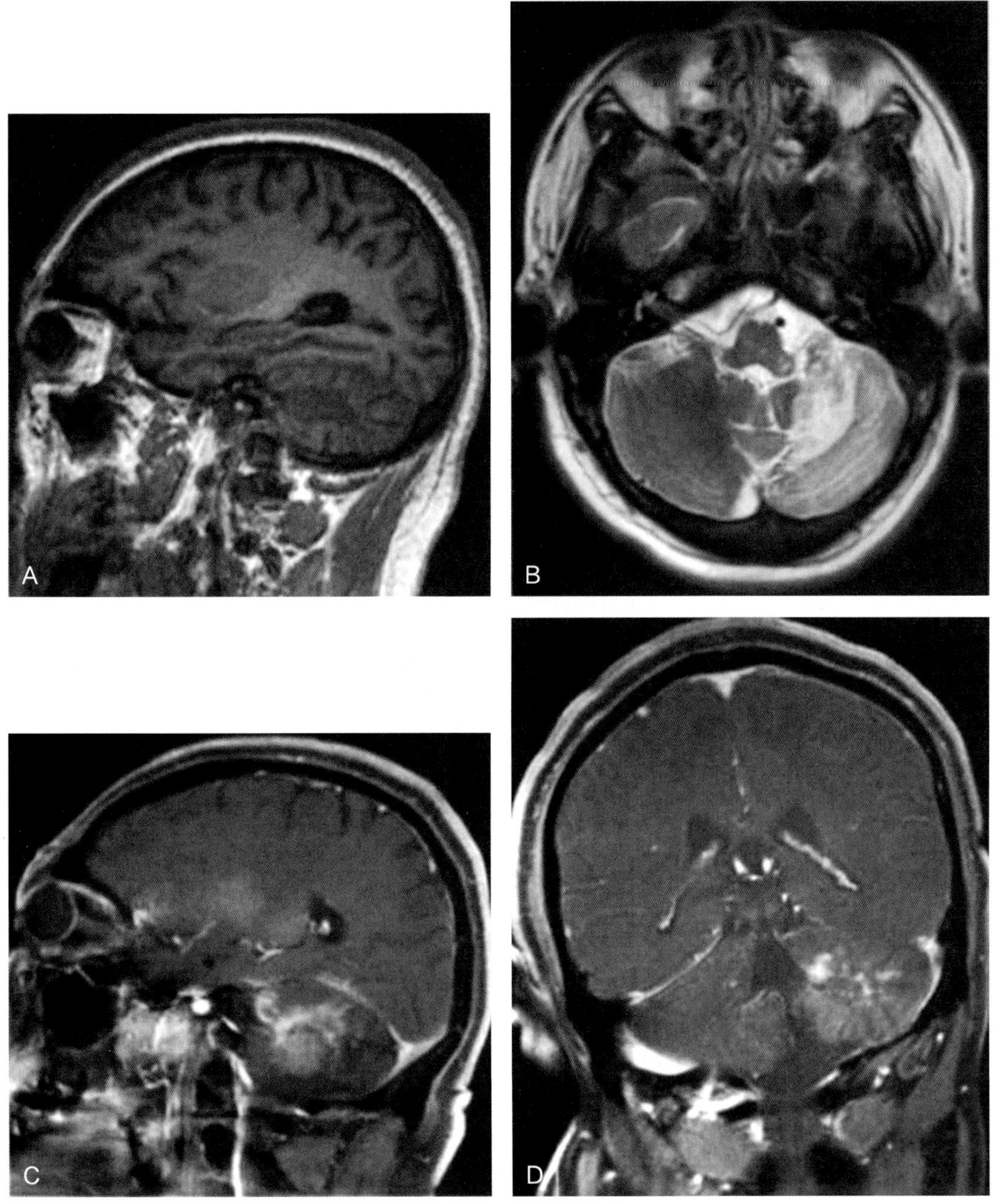

图 5-9-7 艾滋病相关性巨细胞病毒性脑炎 MRI 表现

A. T_1WI 示左侧小脑半球条片状稍低信号；B. T_2WI 示左侧小脑半球条片状稍高信号；C、D. 增强扫描左侧小脑半球病灶呈不均匀异常强化隐球菌瘤呈结节状、环状强化；③ DWI 上呈稍高信号，部分呈环形高信号，病变中心可见低信号；^{1}H-MRS 显示 NAA、Cr、Cho、MI 峰降低，Lip 峰升高；④脑脊液墨汁染色涂片和脑脊液培养查见新型隐球菌可定性诊断。

（4）艾滋病相关性进行性多灶性白质脑病：①多发生于脑室周围系统远处的白质，顶枕叶多见，也可累及额叶、脑干和小脑；② CT 平扫图像上表现为脑白质大片低密度病变，MR 表现为 T_1WI 上稍低信号，T_2WI 上等信号或高信号，占位效应不显著，增强扫描一般无强化，部分病变周边可见强化；③ ^{1}H-MRS 早期可见 Cho 和 MI 升高，晚期 NAA 进行性下降，最终所有代谢物均降低；④脑组织病理活检特征为多灶性亚急性脑白质脱髓鞘性改变；⑤免疫细胞化学技术检测病毒抗原，用原位杂交或 PCR 技术在脑组织中或 CSF 中可检测到 JC 病毒基因。

（5）艾滋病相关性巨细胞病毒性脑炎：①通常有病毒感染史，起病急；② MRI 增强扫描可见室管膜下显著强化，脑室周围白质病变无强化；③多个器官出现 CMV 感染有助于诊断；④脑脊液外观清亮，白细胞轻度升高，脑脊液的 CMV 效价滴度升高；⑤脑脊液分离到病毒、脑组织活检在神经细胞内见到嗜酸性包涵体或电镜下发现 HSV 病毒颗粒均可确诊。

2. 鉴别诊断 HIV 脑炎应与巨细胞病毒性脑炎、AIDS 相关性进行性多灶性白质脑病、亚急性海绵状脑病、亚急性硬化性全脑炎相鉴别。巨细胞病毒性脑炎的病理学特征为累及皮质的小神经胶质结节，影像表现为脑实质内弥漫性或局限性沿脑血管走行分布的病灶，增强扫描常见室管膜弥漫性强化，脑萎缩以脑室扩大为主。亚急性期海绵状脑病影像表现为脑组织弥漫性肿胀，皮髓质分界不清，脑沟变浅，双侧尾状核和豆状核在 T_2WI 上表现为对称性高信号，DWI 序列上双侧基底节区可见异常高信号。亚急性期硬化性全脑炎 T_1WI 及 T_2WI 表现为双侧对称的高信号，常累及脑室旁和皮质下白质，早期有麻疹病史、临床表现和实验室检查有助于鉴别诊断。

艾滋病相关性弓形虫脑病应与脑原发性淋巴瘤、脑转移瘤、脑结核瘤相鉴别。脑原发性淋巴瘤多发于基底节和丘脑，常为单发，占位效应明显，瘤周水肿较艾滋病相关性弓形虫脑病轻，增强扫描病灶轮廓呈“地图状”“锯齿状”强化，部分病变增强扫描呈“同心靶征”“偏心靶征”，为其特征性表现之一，可为鉴别诊断提供依据。坏死的淋巴瘤在增强扫描上可显示为“环伴结节”的表现，DWI 上呈高信号为其特征性表现，可为二者鉴别提供依据。脑转移瘤多位于皮髓质交界处，累及基底节、丘脑、小脑、脑干的较少，转移瘤周围水肿十分明显，有原发肿瘤病史。结核瘤增强扫描亦可出现“靶征”，二者鉴别相对困难，弓形虫脑病常好发于免疫缺陷的艾滋病患者，而结核瘤亦可发生于非艾滋病患者，当患者有艾滋病相关病史，影像学出现“靶征”时，应首先考虑弓形虫脑病。颅内结核瘤患者常有脑外结核病史，可为二者鉴别提供依据。结核瘤可单发或多发，易发生钙化和干酪样坏死，结核瘤在 T_2WI 上常呈低信号，增强为多发厚壁环形或结节状强化灶，常合并有结核性脑膜脑炎，多伴有结核病史，结合相关实验室检查不难鉴别。

艾滋病相关性隐球菌脑炎应与结核性脑膜炎、脑结核球、脑曲霉病、毛霉菌病相鉴别，艾滋病相关性隐球菌脑炎与结核性脑膜炎影像表现均可见脑膜增厚、强化，主要依靠病原学检查进行鉴别诊断。隐球菌瘤需与脑结核球相鉴别，脑结核球影像表现为结节形及环形病灶，可伴有水肿和卫星灶，增强扫描呈结节样或多环形强化，多有肺部或其他脏器结核病史。艾滋病相关性脑曲霉病是由曲霉感染引起的慢性真菌病，CT 或 MRI 常显示单发或多发性脑脓肿、脑梗死、出血性梗死等表现。艾滋病相关性毛霉菌病是由毛霉菌引起的一种少见的致死性真菌病，感染常始发于鼻甲、鼻旁窦或咽部，引起蜂窝织炎，随后侵犯眼眶至脑、脑膜，也可经血行播散引起脑炎脑膜炎。

艾滋病相关性 PML 应与 HIV 脑炎、多发性硬化、脑血管病相鉴别。HIV 脑炎主要是胶质细胞结节形成，病变为多呈弥漫、对称性分布，大多位于脑室周围，主要表现为认知障碍和痴呆。多发性硬化是以白质为主的炎症性脱髓鞘疾病，好发于双侧脑室周围、半卵圆中心、胼胝体、脑干等部位，典型影像表现为脑室旁白质椭圆形病灶，呈垂直于脑室的分布，即直角脱髓鞘征，急性期呈环状或结节状增强，稳定期病灶无明显异常强化。脑血管病是艾滋病相关性神经系统疾病之一，可合并全身血管病变，MRA 可见脑动脉血管壁毛糙狭窄，远端小血管中断，血流信号减弱或消失。影像表现为脑实质虫蚀状、多灶性斑片状异常改变，部分可表现为一侧大脑大面积梗死，常不对称，伴有不同程度的强化，也可无强化。

艾滋病相关性巨细胞病毒性脑炎应与带状疱疹病毒脑炎、HIV 脑炎、急性播散性脑脊髓炎相鉴别。带状疱疹病毒脑炎病变程度相对较轻，预后良好，病灶主要累及大脑半球皮质部位，呈片状或肿块状低密度区，水肿明显，无明显出血坏死，血清及脑脊液可检出带状疱疹病毒抗原、抗体和核酸。HIV 脑炎可在脑室周围出现斑片状异常信号，多伴脑萎缩，增强扫描后无异常强化。急性播散性脑脊髓炎常有疫苗接种史或感染史，影像表现为脑室周围多发片状脱髓鞘样病灶，增强扫描可有斑片状强化。

【影像学研究进展】

1. DWI 艾滋病相关性肿瘤和感染具有不同 ADC 值。有研究发现弓形体脑病病灶实性区的平均 ADC 值显著低于对照区，当病灶内感兴趣区与对侧正常脑组织感兴趣区 ADC 比值 >1.6 时考虑弓形虫感染。有研究发现弓形体脑病病灶在脓肿形成初期水分子扩散受限，DWI 呈高信号，经过治疗以后，随坏死组织液化，其水分子扩散受限逐渐减轻。

2. ^{1}H-MRS HIV 脑炎病灶 NAA、NAA/Cr 值降低，Cho、MI 值升高，通常 Lip 和 Lac 值升高，治疗后随访，部分患者 NAA/Cr 值渐进性下降，部分升高，为患者疗效评估提供影像信息。艾滋病相关性弓形虫脑病 ^{1}H-MRS 表现为病灶内常见的脑代谢物如 NAA、Cr、Cho 和 MI 降低或完全缺如，NAA/Cr、NAA/Cho 显著降低，急性期 NAA/Cr 比缓解期更低，Cho/Cr 升高，可见明显 Lip 峰、Lac 峰。经过抗弓形虫治疗后，NAA/Cr 可完全恢复到正常水平，部分患者 Cho/Cr 下降，也可持续升高。艾滋病相关性隐球菌脑炎肉芽肿型 ^{1}H-MRS 表现为病灶内 NAA、Cr、Cho、MI 峰降低，Lip 峰升高。^{1}H-MRS 在 PML 表现为病灶内 NAA、NAA/Cr 下降，Cho、Cho/Cr 升高，MI、MI/Cr 升高或不升高，Lip 或 Lac 明显升高，Glx 降低。

3. PWI 可以对 HIV 脑炎的微血管内血流动力学变化进行评估。并且 PWI 被用于鉴别 AIDS 患者淋巴瘤及弓形体脑病，Ernst 报道弓形虫病 rCBV 显著低于淋巴瘤病变。研究显示所有弓形体病病变都是乏血供的，rCBV 显著降低。有研究发现在弓形体病变中，平均 rCBV 及最大 rCBV 均降低，周围水肿的 rCBV 也下降，可能与病灶内缺乏血管或周围水肿间质压力增加导致血管收缩相关。在抗弓形虫治疗后，病变周围水肿的吸收快于病变本身的吸收，可以利用 PWI 对其治疗效果进行评估。

（王　俭　姜春晖　尤永笑　杜小旦）

参考文献

1. 吴军，张海鸥，张玉丙，等．表达降钙素基因相关肽的单纯疱疹病毒Ⅰ型扩增子载体免疫效果评价．中国实验诊断学，2006，10(10)：1126-1128.
2. 张岩岩，李云芳，王杏，等．单纯疱疹病毒性脑炎的 CT 及 MRI 表现．放射学实践，2014，29(10)：276-278.
3. 王成伟，吴尚锋，陈松平，等．急性Ⅰ型单纯疱疹病毒感染性脑炎影像学表现．中华医院感染学杂志，2015，25(23)：5424-5426.
4. 孙伟，何俊瑛，邹月丽，等．三种疱疹病毒性脑炎及一般脑炎的脑脊液细胞学表现．脑与神经疾病杂志，2008，16(6)：707-710.
5. 王维治．神经病学．第二版．北京：人民卫生出版社，2013.
6. 唐青．狂犬病病毒致病机制研究概况．中华流行病学杂志，2007，28(8)：814-817.
7. 赵殿江，朱明旺，杜铁桥，等．Rasmussen 脑炎的 MRI 诊断．中华放射学杂志，2012，46(4)：308-311.
8. 王丹丹，桂秋萍，郑重，等．Rasmussen 脑炎临床病理研究．中华神经外科学杂志，2013，29(3)：273-276.
9. 关宇光，栾国明．Rasmussen 脑炎影像学及病理学研究进展．中华神经外科杂志，2010，26(7)：664-665.
10. 瞿鹰．神经内科医院感染的发生及其相关危险因素分析．重庆医学，2009，38(20)：2532-2534.
11. 郭辉．急性化脓性脑膜炎 43 例 MRI 分析．中国误诊学杂志，2008，8(4)：861.
12. 毛健，李娟，陈丹，等．磁共振成像在早产儿白色念珠菌感染脑脓肿诊断中的意义．中国当代儿科杂志，2011，13(8)：621-626.
13. 王龙，刘智，潘杰香，等．88 例脑脓肿的临床诊治回顾分析．临床神经外科杂志，2013，10(4)：226-228.
14. 彭娟，罗天友，方维东，等．DWI 和 ^{1}H-MRS 鉴别诊断结核性与细菌性脑脓肿．中国医学影像技术，2011，10：1997-2001.
15. 刘定阳，杨治权，王延金，等．脑脓肿的临床治疗与预后分析．国际神经病学神经外科学杂志，2015，42(5)：425-428.
16. 黄瑞．硬膜下积脓的临床特点及治疗分析．实用药物与临床,2015,18(6):687-690.
17. 尚京伟,戴建平,高培毅,等.颅内硬膜外积脓的影像诊断.实用放射学杂志,2002,18(8):660-662.
18. 任爱军,郭勇,林伟,等.脑室内积脓的磁共振影像诊断.实用放射学杂志,2008,24(11):1441-1443.
19. 刘袁媛,张文宏,王冯滨.重症单核细胞增多性李斯特菌脑膜炎1例.微生物与感染,2011,6(3):153-157.
20. 杨扬,吴卫平,崔芳,等.李斯特菌脑膜脑炎1例报道并文献复习.中国神经免疫学和神经病学杂志,2016,23(5):339-343.
21. 中华医学会结核病学分会,颅内结核影像学分型专家共识编写组.颅内结核影像学分型专家共识.中华结核和呼吸杂志,2015,38(11):805-809.
22. 渠慧芳,侯代伦,张旭,等.多层螺旋CT延迟扫描对颅内结核病灶的显示优势探讨.中华神经医学杂志,2014,13(12):1207-1211.
23. 孟亚丰,李坤成,张念察.颅内结核瘤的MRI诊断.中华放射学杂志,1999,33(10):680-683.
24. 张仙海,高明勇,周新韩.磁敏感加权成像和灌注加权成像在脑肿瘤中的临床应用进展.国际医学放射学杂志,2012,02 :120-124.
25. 王月波,施裕新,张志勇.AIDS及非AIDS相关新型隐球菌性脑膜脑炎的临床及影像学对照研究.放射学实践,2012,27(9):932-936.
26. 邱天文,朱红梅,温海.隐球菌侵袭血脑屏障相关机制研究进展.中国真菌学杂志,2016,11(3):190-192.
27. 李云芳,李宏军.艾滋病相关性脑内曲霉菌感染一例.放射学实践,2012,27(9):1038-1039.
28. 刘清,尹晟,易良杰,等.曲霉菌脑病的临床及影像学特点.临床神经病学杂志,2014,27(2):130-132.
29. 高媛媛,杨思达,钟微,等.中枢神经系统白色念珠菌感染3例临床特征、影像学分析和文献回顾.中国临床神经科学,2016,24(3):311-317.
30. 郑焱,楚瑞琦.脑型放线菌病.中国皮肤性病学杂志,2002,16(6):59-60.
31. 何成渭.中枢神经系统放线菌病.国外医学(神经病学神经外科学分册),1984,3 :122-130.
32. 吴吉芹,朱利平.球孢子菌病的流行病学、临床表现及诊治进展.微生物与感染,2017,12(1):44-49.
33. 于会艳,董敏,曹素艳.鼻眶脑型毛霉菌病致急性脑梗死1例.中国卒中杂志,2013,8(4):281-284.
34. 王玉良,王媛,陈金波,等.鼻眼脑型毛霉菌1例典型病例并文献复习.中国实用神经疾病杂志,2014,17(18):141-142.
35. 李文德,李运军,王爱平,等.孤立性脑型毛霉菌病1例报告并文献复习.临床神经外科杂志,2013,10(6):371-372.
36. 杨运俊,程敬亮,张勇,等.脑室脑池内囊虫病的MRI表现及其差异.中华神经外科杂志,2004,20(5):76-78.
37. 张勇,程敬亮,杨运俊,等.脑室型囊虫病的磁共振成像诊断.临床放射学杂志,2005,24(6):484-487.
38. 姚立新,姚春杨,钱万科,等.脑型肺吸虫病的MRI表现.放射学实践,2004,19(4):274-276.
39. 张劲松,张光运,宦怡,等.儿童脑型肺吸虫病活动期的MRI表现.中华放射学杂志,2002,36(7):641-643.
40. 赵冬梅,陈东,韩福刚,等.脑型肺吸虫病的CT和MRI诊断.实用放射学杂志,2007,23(11):1445-1448.
41. 郭启勇.实用放射学.第3版.北京:人民卫生出版社,2007 :170-175.
42. 龚才桂,王小宜,刘慧,等.脑血吸虫病的MRI诊断.放射学实践,2010,25(7):737-739.
43. 朱文珍,王承缘,周成,等.脑血吸虫的MRI与病理研究.中华放射学杂志,2000,34(10):701-707.
44. 刘含秋,陈远军.脑血吸虫病的MRI诊断.中华放射学杂志,2002,36(9):821-823.
45. 周粟,施裕新,张志勇,等.获得性弓形体脑病的影像学表现.中国临床医学,2013,20(2):202-205.
46. 刘莉,卢洪洲.1例艾滋病并发弓形虫脑病的报告.微生物与感染,2008,3(2):94-96.
47. 卢德宏,骆利康,徐庆中,等.肉芽肿性阿米巴脑炎的临床病理学研究.中华病理学杂志,1999,28(3):169.
48. 许月红,田书娟,刘正红,等.肉芽肿性阿米巴脑炎.临床荟萃,2008,23(12):905-908.
49. 陆毅,许月红,宋国勇,等.原发性阿米巴脑炎一例.临床放射学杂志,2006,25(9):884-885.
50. 皓东.福氏纳格里阿米巴与原发性阿米巴脑膜脑炎.中华实验和临床感染病杂志(电子版),2007,1(4):252-254.
51. 王俭,依巴努·阿不都热合曼,姜春晖,等.脑泡型包虫病MR质子波谱特征分析.中华放射学杂志,2014,48(2):89-92.
52. 李宏军.寄生虫病影像学.第1版.北京:科学出版社,2016.
53. 王俭,贾文霄,陈宏.磁共振水成像技术在细粒棘球蚴病诊断中的应用.实用放射学杂志,2008,24(12):1617-1620.
54. 魏琳,沈桂权,曹笑婉,等.神经梅毒的临床表型与MRI表现.实用放射学杂志,2016,32(5):674-677.
55. 李宏军,程田志.艾滋病脑内合并机遇性感染的影像学诊断.实用医学影像杂志,2006,7(6):65-68.
56. 李宏军.实用传染病影像学.北京:人民卫生出版社,2014,141-422.
57. 陈殿森,李宏军,李莉.艾滋病相关性颅内新型隐球菌感染的MRI诊断.放射学实践,2011,26(6):586-589.
58. 高传平,蒋钢,段峰,等.艾滋病进行性多灶性白质脑病MRI表现分析.中华放射学杂志,2016,50(2):138-139.
59. 刘旭晖,卢水华.从循证医学角度看曲霉菌病诊治策略的改变——2016年美国感染病学会新版《曲霉菌病诊治指南》解读.中国防痨杂志,2017,39(1):16-21.
60. 胡冰,陈荷英,李绍英,等.婴儿中枢神经系统白色念珠菌病5例并文献复习.中国循证儿科杂志,2011,6(5):386-390.

61. Cassady KA, Gross M, Gillespie GY, et al.Second-site mutation outside of the U_S10-12 domain of Δ γ 134.5 herpes simplex virus lrecombinant blocks the shutoff of protein synthesis induced by activated protein kinase and partially restores neurovirulence.J Virol, 2002, 76(3): 942-949.

62. Perng GC, Maguen B, Jin L, et al.A gene capable of blockinga; poptosis can ubstitute for the herpes simplex virus type latency-associated transcript gene and restore wild-type reactivation levels.J Viral, 2002, 76(3): 1224-1235.

63. Milatovic D, Zhang Y, Olson SJ, et al.Herpes simplex virus type 1 encephalitis is associated with elevated levels of F2-isoprostanes and F4-neuroprostanes.Jeurovirol, 2002, 8(4): 295-305.

64. Damsgaard J, Marinovskij E, Leutscher PD.Discrepant findings between proton magnetic resonance spectroscopy and magnetic resonance imaging in an immunocompetent patient with herpes simplex virus type 1 encephalitis.Scand J Infect Dis, 2012, 44(4): 315-319.

65. Ando Y, Kimura H, Miwata H, et al.Quantitative analysis of herpes simplex virus DNA in cerebrospinal fluid of children with herpes simplex encephalitis.J Med Virol, 1993, 41: 170-173.

66. Salvan AM, Confort-Gouny S, Cozzone PJ, et al.Atlas of brain proton magnetic resonance spectra.Part Ⅲ: viral infections.Jeuroradiol, 1999, 26: 154-161.

67. Danielsen ER, Ross B.Magnetic resonance spectroscopy diagnosis of neurological diseases.New York: Marcel Dekker, 1999, p.31.

68. Calli C, Ozel AA, Savas R, et al.Proton MR spectroscopy in the diagnosis and differentiation of encephalitis from other mimicking lesions.J Neuroradiol, 2002, 29: 23-28.

69. Haga KK, Khor YP, Farrall A, et al.A systematic review of brain metabolite changes, measured with ^{1}H magnetic resonance spectroscopy, in healthy aging.Neurobiol Aging, 2009, 30: 353-363.

70. Marco de Lucas E, González Mandly A, Gutiérrez A, et al.Computed tomography perfusion usefulness in early imaging diagnosis of herpes simplex virus encephalitis.Acta Radiol, 2006, 47(8): 878-881.

71. Tanaka M, Uesugi M, Igeta Y, et al.Luxury perfusion phenomenon in acute herpes simplex virus encephalitis.Ann Nucl Med, 1995, 9(1): 43-45.

72. Campos Villarino L, Serena Puig A, Romero López J, et al.^{99}mTc-HMPAO brain SPECT in a case of HSV encephalitis.Rev Esp Med Nucl, 2005, 24(3): 199-203.

73. Grahn A, Studahl M.Varicella-zoster virus infections of thecentral nervous system-Prognosis, diagnostics and treatment.J Infect, 2015, 71(3): 281-293.

74. Arruti M, Piñeiro LD, Salicio Y, et al.Incidence of varicella zoster virus infections of the central nervous system in the elderly: a large tertiary hospital-based series (2007-2014).J Neurovirol, 2017, 23(3): 451-459.

75. Awasthi M, Parmar H, Patankar T, et al.Imaging Findings inRabies Encephalitis.AJNR Am J Neuroradiol, 2011, 22(4): 677-680.

76. Jain H, Deshpande A, Favaz Ali M, et al.MRI in rabies encephalitis.BMJ Case Rep, doi: 10.1136/bcr-2013-201825.

77. Mahadevan A, Suja MS, Mani RS, et al.Perspectives in diagnosis and treatment of rabies viralEncephalitis: insights from pathogenesis.Neurotherapeutics, 2016, 13(3): 477-492.

78. HankinsDG, RosekransJA.Overview, prevention, and treatment of rabies.MayoClinProc, 2004, 79(5): 671-676.

79. Wirrell E.Editorial Comment: The Janus of Rasmussen encephalitis: Never a Friendly Face.Semin Pediatr Neurol, 2014, 2(2): 137-138.

80. Pradeep K, Sinha S, Saini J, et al.Evolution of MRI changes in Rasmussen's encephalitis.Acta Neurol Scand, 2014, 130(4): 253-259.

81. Bien CG, Granata T, Antozzi C, et al.Pathogenesis, diagnosis and treatment of Rasmussen encephalitis: A European consensus statement.Brain, 2005, 128(3): 454-471.

82. Press C, Wallace A, Chapman KE.The Janus-faced nature of Rasmussen's encephalitis.Semin Pediatr Neurol, 2014, 21(2): 129-136.

83. Holec M, Nagahama Y, Kovach C, et al.Rethinking the Magnetic Resonance Imaging Findings in Early Rasmussen Encephalitis: A Case Report and Review of the Literature. Pediatr Neurol, 2016, 59: 85-89.

84. Wagner J, Schoene-Bake JC, Bien CG, et al.Automated 3D MRI volumetry reveals regional atrophy differences in Rasmussen encephalitis.Epilepsia, 2012, 53(4): 613-621.

85. Wang ZI, Krishnan B, Shattuck DW, et al.Automated MRI Volumetric Analysis in Patients with Rasmussen Syndrome. AJNR Am J Neuroradiol, 2016, 37(12): 2348-2355.

86. Kwang SK.Acute bacterial meningitis in infants and children. Lancet Infect Dis, 2010, 10(1): 32-42.

87. Han KT, Choi DS, Ryoo JW, Cho JM, Jeon KN, Bae KS, et al.Diffusion-weighted MR imaging of pyogenic intraventricular empyema.Neuroradiology, 2007, 49(10): 813-818.

88. Griffiths PD, Coley SC, Romanowski CA, et al.Contrast-enhancedfluid-attenuated inversion recovery imaging for leptomeninged disease in children.AJNR, 2003(24): 719-723.

89. Parmar H, Sitoh Y, Anand P, et al.Contrast-enhanced flair imaging in the evaluation of infections leptomeninged disease.European Journal of Radiology, 2006, 58(1): 89-95.

90. Klein M, Koedel U, Pfefferkorn T, et al.Arterial cerebrovascular complications in 94 adults with acute bacterial meningitis.Crit Care, 2011, 15(6): R281.

91. Brouwer MC, Coutinho JM, van de Beek D.Clinical characteristics and outcome of brain abscess: systematic review and meta-analysis.Neurology, 2014, 82(9): 806-813.
92. Saito N, Hida A, Koide Y, et al.Culture-negative brain abscess with Streptococcus intermedius infection with diagnosis established by direct nucleotide sequence analysis of the 16s ribosomal RNA gene.Intern Med, 2012, 51(20): 211-216.
93. Akutsu H, Matsumura A, Isobe T, et al.Chronological Change of Brain Abscess in ^{1}H-MRS.Neuroradiology, 2002, 44 : 574
94. Landriel F, Ajler P, Hem S, et al.Supratentorial and infratentorial brain abscesses: surgical treatment, complications and outcomes—a 10-year single-center study.Acta Neurochir(Wien), 2012, 154(5): 903-911.
95. Frazier JL, Quinones-Hinojosa A.Isolated Whipple disease of the brain resembling a tumor.Acta Neurochir(Wien), 2009, 151(2): 173-175.
96. Raheja AA, Lui YM, Pinzon-Ardila A, et al.Use of diffusion-weighted imaging in recurrent central nervoussystem Whipple's diasease: a case report and review of the literature.Sparr Clinical Imaging, 2010, 34(2): 143-147.
97. Roed C, Engsig FN, Omland LH, et al.Long-term mortality in patients diagnosed with Listeria monocytogenes meningitis: a Danish nationwide cohort study.J Infect, 2012, 64(1): 34-40.
98. Thigpen MC, Whitney CG, Messonnier NE, et al.Bacterial meningitis in the United States, 1998-2007.N Engl J Med, 2011, 364(21): 2016-2025.
99. Gupta RK, Kumar S.Central nervous system tuberculosis. Neuroimag Clin N Am, 2011, 21(4): 795-814.
100. Murray CJL, Vos T, Lozano R, et al.Disability—adjusted life years(DALYs)for 291 diseases and injuries in 21 regions, 1990-2010 : asystematic analysis for the Global Burden of Disease Study 2010.Lancet, 2013, 381(9867): 628.
101. Cherian A, Thomas SV.Central nervous system tuberculosis. African Health Sciences, 2011, 11(1): 115-127.
102. Bartzatt R.Tuberculosis infections of the central nervous system.Cent Nerv Syst Agents Med Chem, 2011, 11(1): 321-327.
103. Patkar D.Narang J, Yanamandala R, et al.Central nervous system tuberculosis pathophysiology and imaging findings. Neuroimag Clin N Am, 2012, 22(4): 677-705.
104. Just M, Higer HP, Betting O, et al.MRI in cranial tuberculosis.Eur J Radiol, 1987, 7(4): 276-278.
105. Hou D, Qu H, Zhang X, et al.Multi-slice computed tomography 5-minute delayed scan is superior to immediate scan after contrast media application in characterization of intracranial tuberculosis.Med Sci Monit, 2014, 20 : 1556-1562.
106. Delance AR, Safaee M, Oh MC, et al.Tuberculoma of the central nervous system.J Clin Neurosci, 2013, 20(10): 1333-1341.
107. Helmy A, Antoun N, Hutchinson P.Cerebral tuberculoma and magnetic resonance imaging.J R Soc Med, 2011, 104(7): 299-301.
108. Pui MH, Ahmad MN.Magnetization transfer imaging diagnosis of intracranial tuberculomas.Neuroradiology, 2002, 44(3): 210-205.
109. Shih RY, Koeller KK.Bacterial, Fungal, and Parasitic Infections of the Central Nervous System: Radiologic-Pathologic Correlation and Historical Perspectives. Radiographics, 2015, 35(4): 1141-1169.
110. Smith AB, Smirniotopoulos JG, Rushing EJ.From the archives of the AFIP: central nervous system infections associated with human immunodeficiency virus infection: radiologic-pathologic correlation.Radiographics, 2008, 28(7): 2033-2058.
111. Orlowski HLP, McWilliams S, Mellnick VM, et al.Imaging Spectrum of Invasive Fungal and Fungal-like Infections. Radiographics, 2017, 7(4): 1119-1134.
112. Kawaguchi T, Sakurai K, Hara M, et al.Clinico-radiological features of subarachnoid hyperintensity on diffusion-weighted images in patients with meningitis.ClinRadiol, 2012, 67(4): 306-312.
113. Correa Mdo P, Severo LC, Oliveira Fde M, et al.The spectrum of computerized tomography(CT) findings in central nervous system(CNS) infection due to Cryptococcus neoformans var.gattii in immunocompetent children.Rev Inst Med Trop Sao Paulo, 2002, 44(5): 283-287.
114. Dusak A, Hakyemez B, Kocaeli H, et al.Magnetic resonance spectroscopy findings of pyogenic, tuberculous, and Cryptococcus intracranial abscesses.Neurochem Res, 2012, 37(2): 233-237.
115. Oliveira Fde M, Severo CB, Guazzelli LS, et al.Cryptococcus gattii fungemia: report of a case with lung and brain lesions mimicking radiological features of malignancy.Rev Inst Med Trop Sao Paulo, 2007, 49(4): 263-265.
116. Tore O, Akcaglar S, Kazak E, et al.Multiple intracranial abscesses due to Cryptococcus neoformans: an unusual clinical feature in an immunocompetent patient and a short review of reported cases.Med Mycol, 2010, 48(2): 398-401.
117. Zhu JQ, Tao XF, Bao WQ, et al.Calcified cerebral cryptococcal granuloma.Indian J Pediatr, 2013, 80(4): 345-348.
118. Chen S, Chen X, Zhang Z, et al.MRI findings of cerebral cryptococcosis in immunocompetent patients.J Med Imaging RadiatOncol, 2011, 55(1): 52-57.
119. Nakae Y, Kudo Y, Yamamoto R, et al.Pseudo-subarachnoid

hemorrhage in cryptococcal meningitis: MRI findings and pathological study.Neurol Sci, 2013, 34(12): 2227–2229.

120. Oner AY, Celik H, Akpek S, et al.Central nervous system aspergillosis: magnetic resonance imaging, diffusion-weighted imaging, and magnetic resonance spectroscopy features.Acta Radiol, 2006, 47(4): 408–412.
121. Tang HJ, Liu WL, Chang TC, et al.Multiple Brain Abscesses Due to Aspergillus Fumigatus in a Patient With Liver Cirrhosis: A Case Report.Medicine(Baltimore), 2016, 95(9): e2813.
122. Sun Y, Yu J, Li G, et al.Intracranial aspergillus fumigatus infection complicated with cavernous hemangioma: case report and literature review.Int J ClinExp Med, 2015, 8 : 20524–20531.
123. Antulov R, Dolic K, Fruehwald-Pallamar J, et al.Differentiation of pyogenic and fungal brain abscesses with susceptibility-weighted MR sequences. Neuroradiology, 2014, 56(11): 937–945.
124. Reichhardt C, Ferreira JA, Joubert LM, et al.Analysis of the Aspergillus fumigatus Biofilm Extracellular Matrix by Solid-State Nuclear Magnetic Resonance Spectroscopy. Eukaryot Cell, 2015, 14(11): 1064–1072.
125. Zhang SC.Cerebral candidiasis in a 4-year-old boy after intestinal surgery.J Child Neurol, 2015, 30(3): 391–393.
126. Lin DJ, Sacks A, Shen J, Lee TC.Neurocandidiasis: a case report and consideration of the causes of restricted diffusion.J Radiol Case Rep, 2013, 7(5): 1–5.
127. Binning MJ, Lee J, Thorell EA, et al.Intraventricular fungus ball: a unique manifestation of refractory intracranial candidiasis in an immunocompetent neonate.J NeurosurgPediatr, 2009, 4(6): 584–587.
128. Wang Q, Dufresne SF, Vinh DC, et al.Chronic mucocutaneous candidiasis presenting as Candida endophthalmitis.Can J Ophthalmol, 2016, 51(2): e55–e58.
129. Raparia K, Powell SZ, Cernoch P, et al.Cerebral mycosis: 7-year retrospective series in a tertiary center. Neuropathology, 2010, 30(3): 218–223.
130. Wang S, Wolf RL, Woo JH, et al.Actinomycotic brain infection: registered diffusion, perfusion MR imaging and MR spectroscopy.Neuroradiology, 2006, 48(5): 346–350.
131. Heo SH, Shin SS, Kim JW, et al.Imaging of actinomycosis in various organs: a comprehensive review.Radiographics, 2014, 34(1): 19–33.
132. Takahashi K, Hasegawa Y, Nishimoto Y, et al.Solitary actinomycotic brain abscess: case report.Brain Nerve, 2012, 64(6): 689–695.
133. Haggerty CJ, Tender GC.Actinomycotic brain abscess and subdural empyema of odontogenic origin: case report and review of the literature.J Oral MaxillofacSurg, 2012, 70(3): e210–e213.
134. Reis F, Collier PP, Souza TF, et al.Neuroparacoccidioidomycosis (NPCM): MagneticResonance Imaging(MRI) Findings.J Mycopathologia, 2013, 175(1-2): 181–186.
135. Souza PV, Pinto WB, Matas SL.Paracoccidioidomycosis: a rare cause of infectious encephalomyelopathy.J ArqNeuropsiquiatr, 2014, 72(11): 904–905.
136. Silva-Vergara ML, Rocha IH, Vasconcelos RR.Central nervous system paracoccidioidomycosis in an AIDS patient: case report.J Mycopathologia, 2014, 177(1-2): 137–141.
137. Altini C, NiccoliAsabella A, Ferrari C, et al.(18) F-FDG PET/CT contribution to diagnosis and treatment response of rhino-orbital-cerebral mucormycosis.Hell J Nucl Med, 2015, 18(1): 68–70.
138. Tung GA, Rogg JM.Diffusion-weighted imaging of cerebritis.Am J Neuroradiol, 2003, 24(6): 1110–1113.
139. Koc Z, Koc F, Yerdelen D, et al.Rhino-orbital-cerebral mucormycosis with different cerebral involvements: infarct, hemorrhage, and ophthalmoplegia.Int J Neurosci, 2007, 117(12): 1677–1690.
140. Ghuman MS, Kaur S, Bhandal SK, et al.Bilateral optic nerve infarction in rhino-cerebral mucormycosis: A rare magnetic resonance imaging finding.J Neurosci Rural Pract, 2015, 6(3): 403–404.
141. Orlowski HLP, McWilliams S, Mellnick VM, et al.Imaging Spectrum of Invasive Fungal and Fungal-like Infections. Radiographics, 2017, 37(4): 1119–1134.
142. Herring W.Learning radiology: recognizing the basics.3th ed.Philadelphia: Elsevier, 2015
143. Garcia HH, Nash TE, Del Brutto OH.Clinical symptoms, diagnosis, and treatment of neurocysticercosis.Lancet Neurol.2014, 13(12): 1202–1215.
144. Abdel Razek AA, El-Shamam O, Abdel Wahab N.Magnetic resonance appearance of cerebral cystic echinococcosis: World Health Organization(WHO) classification.Acta Radiol, 2009, 50(5): 549–554.
145. Wani NA, Kousar TL, Gojwari T et al.Computed tomography findings in cerebral hydatid disease.Turk Neurosurg, 2011, 21(3): 347–351.
146. Benzagmout M, Maaroufi M, Chakour K, et al.Atypical radiological findings in cerebral hydatid disease. Neurosciences, 2011, 16(3): 263–266.
147. Wang J, Yao WH, Yi Ba-nu, et al.Proton magnetic resonance spectroscopy in the evaluation of infiltration zone of cerebral alveolar echinococcosis.Chinese Medical Journal, 2012, 125(13): 2260–2264.
148. Azizi A, Blagosklonov O, Lounis A, et al.Alveolar echinococcosis: correlation between hepatic MRI findings and FDG-PET/CT metabolic activity.Abdominal Imaging, 2015, 40(1): 56–63.
149. Karçaaltincaba M, Sirlin C B.CT and MRI of diffuse lobar involvement pattern in liver pathology.Diagnostic & Interventional Radiology, 2011, 17(4): 334–342.

150. Stojkovic M, Junghanss T.Cystic and alveolar echinococcosis.Handbook of Clinical Neurology, 2013, 114 (114): 327-334.

151. Becce F, Pomoni A, Uldry E, et al.Alveolar echinococcosis of the liver: Diffusion-weighted MRI findingsand potential role in lesion characterisation.European Journal of Radiology, 2014, 83 (4): 625-631.

152. Yang G, Zhang Q, Tang G, et al.Role of Magnetic Resonance Spectroscopy and Susceptibility Weighted Imaging in Cerebral Alveolar Echinococcosis.Iran J Parasitol, 2015, 10 (1): 122-127.

153. Zeng Z, Zhang GF, Tian C, et al.MRI findings and differential diagnosis in children with cerebral paragonimiasis.Radiology of Infectious Diseases, 2016, 3 (2): 54-59.

154. Mahadevan A, Ramalingaiah AH, Parthasarathy S, et al.Neuropathological correlate of the "concentric target sign" in MRI of HIV-associated cerebral toxoplasmosis. Journal of Magnetic Resonance Imaging, 2013, 38 (2): 488-495.

155. James J, Thulaseedharan NK.Ring enhancing lesions in the brain of an HIV infected patient: a diagnostic challenge.Pan African Medical Journal, 2017, 26 : 185.

156. Sarica FB, Tufan K, Cekinmez M, et al.A rare but fatal case of granulomatous amebic encephalitis with brain abscess: the first case reported from Turkey.Turkish Neurosurgery, 2009, 19 (19): 256-259.

157. Carlson ML, White JR Jr, Espahbodi M, et al.Cranial base manifestations of neurosarcoidosis: a review of 305 patients. Otol Neurotol, 2015, 36 (1): 156-166.

158. Hebel R, Dubaniewicz-Wybieralska M, Dubaniewicz A, et al.Overview of neurosarcoidosis: recent advances.J Neurol, 2015, 262 (2): 258-267.

159. Mercan M, Akyol A, Karaman Y, et al.A case of sarcoidosis of the central nervous system and orbita.Case Rep Med, 2015, 403-459.

160. Wegener S, Linnebank M, Martin R, et al.Clinically isolated neurosarcoidosis: a recommended diagnostic path. Eur Neurol, 2015, 73 (1-2): 71-77.

161. Hansen K et al: Lyme neuroborreliosis.Handb Clin Neurol.2013, 115 : 559-575.

162. Akgoz A et al: Imaging of rickettsial, spirochetal, and parasitic infections.Neuroimaging Clin N Am, 2012, 22 (4): 633-657.

163. Hildenbrand P et al: Lyme neuroborreliosis: manifestations of a rapidly emerging zoonosis.AJNR Am J Neuroradiol.2009, 30 (6): 1079-1087.

164. Rajan Agarwal, Gordon Sze.Neuro-Lyme Disease: MR Imaging Findings.Radiology, 2009, 253 (1): 167-173.

165. JJ Halperin.Infectious Diseases Symposium review: Nervous system Lyme disease.Journal of the Royal College of Physicians of Edinburgh, 2010, 40 (3): 248-255.

166. Donta ST, Noto RB, Vento JA, et al.SPECT Brain Imaging in Chronic Lyme Disease.Clin Nucl Med, 2012, 37 (9): e219-e222.

167. Fallon BA, Levin ES, Pernilla J.Schweitzer, et al.Inflammation and central nervous system Lyme disease. Neurobiology of Disease, 2010, 37 : 534-541.

168. Halperin JJ.Lyme Disease: Neurology, Neurobiology, and Behavior.Clinical Infectious Diseases, 2014, 58 (9): 1267-1272.

169. Halperin JJ.Nervous System Lyme Disease.Infect Dis Clin N Am, 2015, 29 (2): 241-253.

170. Hildenbrand P.Lyme neuroborreliosis: manifestations of a rapidly emerging zoonosis.AJNR Am J Neuroradiol, 2009, 30 (6): 1079-1087.

171. Hansen K.Lyme neuroborreliosis.Handb Clin Neurol.2013 (115): 559-575.

172. Akgoz A.Imaging of rickettsial, spirochetal, and parasitic infections.Neuroimaging Clin N Am, 2012, 22 (4): 633-657.

173. Hildenbrand P.Lyme neuroborreliosis: manifestations of a rapidly emerging zoonosis.AJNR Am J Neuroradiol, 2009, 30 (6): 1079-1087.

174. Shih RY, Koeller KK.Bacterial, Fungal, and Parasitic Infections of the Central Nervous System: Radiologic-Pathologic Correlation and Historical Perspectives. RadioGraphics, 2015, 35 (4): 1141-1169.

175. Tate DF, Conley J, Paul RH, et al.Quantitative Diffusion Tensor Imaging Tractography Metrics are Associated with Cognitive Performance Among HIV-Infected Patients.Brain Imaging and Behavior, 2010, 4 (1): 68-79.

176. Chamie G, Marquez C, Luetkemeyer A.HIV-associated central nervous system tuberculosis.Semin Neurol, 2014, 34 (1): 103-115.

177. Xuan A, Wang GB, Shi DP, et al.Initial study of magnetic resonance diffusion tensor imaging in brain white matter of early AIDS patients.Chin Med J (Engl), 2013, 126 (14): 2720-2724.

178. Shih RY, Koeller KK.Bacterial, Fungal, and Parasitic Infections of the Central Nervous System: Radiologic-Pathologic Correlation and Historical Perspectives. Radiographics, 2015 ; 35 : 1141-1169.

179. Smith AB, Smirniotopoulos JG, Rushing EJ.From the archives of the AFIP: central nervous system infections associated with human immunodeficiency virus infection: radiologic-pathologic correlation.Radiographics, 2008, 28 : 2033-2058.

180. Orlowski HLP, McWilliams S, Mellnick VM, et al.Imaging Spectrum of Invasive Fungal and Fungal-like Infections. Radiographics, 2017, 37 : 1119-1134.

181. Kawaguchi T, Sakurai K, Hara M, et al.Clinico-radiological

features of subarachnoid hyperintensity on diffusion-weighted images in patients with meningitis.Clin Radiol, 2012, 67 : 306-312.

182. Corti M, Villafane MF, Negroni R, et al.Magnetic resonance imaging findings in AIDS patients with central nervous system cryptococcosis.Rev Iberoam Micol, 2008, 25 : 211-214.

183. Ho TL, Lee HJ, Lee KW, et al.Diffusion-weighted and conventional magnetic resonance imaging in cerebral cryptococcoma.Acta Radiol, 2005, 46 : 411-414.

184. Dusak A, Hakyemez B, Kocaeli H, et al.Magnetic resonance spectroscopy findings of pyogenic, tuberculous, and Cryptococcus intracranial abscesses.Neurochem Res, 2012, 37 : 233-237.

185. Oliveira Fde M, Severo CB, Guazzelli LS, et al.Cryptococcus gattii fungemia: report of a case with lung and brain lesions mimicking radiological features of malignancy.Rev Inst Med Trop Sao Paulo, 2007, 49 : 263-265.

186. Tore O, Akcaglar S, Kazak E, et al.Multiple intracranial abscesses due to Cryptococcus neoformans: an unusual clinical feature in an immunocompetent patient and a short review of reported cases.Med Mycol, 2010, 48 : 398-401.

187. Zhu JQ, Tao XF, Bao WQ, et al.Calcified cerebral cryptococcal granuloma.Indian J Pediatr, 2013, 80 : 345-348.

188. Chen S, Chen X, Zhang Z, et al.MRI findings of cerebral cryptococcosis in immunocompetent patients.J Med Imaging Radiat Oncol, 2011, 55 : 52-57.

189. Nakae Y, Kudo Y, Yamamoto R, et al.Pseudo-subarachnoid hemorrhage in cryptococcal meningitis: MRI findings and pathological study.Neurol Sci, 2013, 34 : 2227-2229.

190. Oner AY, Celik H, Akpek S, et al Central nervous system aspergillosis: magnetic resonance imaging, diffusion-weighted imaging, and magnetic resonance spectroscopy features.Acta Radiol, 2006, 47 : 408-412.

191. Tang HJ, Liu WL, Chang TC, et al.Multiple Brain Abscesses Due to Aspergillus Fumigatus in a Patient With Liver Cirrhosis: A Case Report.Medicine (Baltimore), 2016, 95 : e2813.

192. Sun Y, Yu J, Li G, et al.Intracranial aspergillus fumigatus infection complicated with cavernous hemangioma: case report and literature review.Int J Clin Exp Med, 2015, 8 : 20524-20531.

193. Antulov R, Dolic K, Fruehwald-Pallamar J, et al.Differentiation of pyogenic and fungal brain abscesses with susceptibility-weighted MR sequences. Neuroradiology, 2014, 56 : 937-945.

194. Reichhardt C, Ferreira JA, Joubert LM, et al.Analysis of the Aspergillus fumigatus Biofilm Extracellular Matrix by Solid-State Nuclear Magnetic Resonance Spectroscopy. Eukaryot Cell, 2015, 14 : 1064-1072.

195. Zhang SC.Cerebral candidiasis in a 4-year-old boy after intestinal surgery.J Child Neurol, 2015, 30 : 391-393.

196. Lin DJ, Sacks A, Shen J, et al.Neurocandidiasis: a case report and consideration of the causes of restricted diffusion.J Radiol Case Rep, 2013, 7 : 1-5.

197. Binning MJ, Lee J, Thorell EA, et al.Intraventricular fungus ball: a unique manifestation of refractory intracranial candidiasis in an immunocompetent neonate.J Neurosurg Pediatr, 2009, 4 : 584-587.

198. Wang Q, Dufresne SF, Vinh DC, et al.Chronic mucocutaneous candidiasis presenting as Candida endophthalmitis.Can J Ophthalmol, 2016, 51 : e55-58.

199. Raparia K, Powell SZ, Cernoch P, et al.Cerebral mycosis: 7-year retrospective series in a tertiary center. Neuropathology, 2010, 30 : 218-223.

200. Wang S, Wolf RL, Woo JH, et al.Actinomycotic brain infection: registered diffusion, perfusion MR imaging and MR spectroscopy.Neuroradiology, 2006, 48 (5): 346-350.

201. Heo SH, Shin SS, Kim JW, et al.Imaging of actinomycosis in various organs: a comprehensive review.Radiographics, 2014, 34 (1): 19-33.

202. Takahashi K, Hasegawa Y, Nishimoto Y, et al.Solitary actinomycotic brain abscess: case report.Brain Nerve, 2012, 64 (6): 689-695.

203. Haggerty CJ, Tender GC.Actinomycotic brain abscess and subdural empyema of odontogenic origin: case report and review of the literature.J Oral Maxillofac Surg, 2012, 70(3): e210-213.

204. Wang S, Wolf RL, Woo JH, et al.Actinomycotic brain infection: registered diffusion, perfusion MR imaging and MR spectroscopy.Neuroradiology, 2006, 48 (5): 346-350.

205. Reis F, Collier PP, Souza TF, et al.Neuroparacoccidioidomycosis (NPCM): Magnetic Resonance Imaging (MRI) Findings.J Mycopathologia, 2013, 175 (1-2): 181-186.

206. Souza PV, Pinto WB, Matas SL.Paracoccidioidomycosis: a rare cause of infectious encephalomyelopathy.J Arq Neuropsiquiatr, 2014, 72 (11): 904-905.

207. Silva-Vergara ML, Rocha IH, Vasconcelos RR.Central nervous system paracoccidioidomycosis in an AIDS patient: case report.J Mycopathologia, 2014, 177 (1-2): 137-141.

208. Altini C, Niccoli Asabella A, Ferrari C, et al. (18) F-FDG PET/CT contribution to diagnosis and treatment response of rhino-orbital-cerebral mucormycosis.Hell J Nucl Med, 2015, 18 : 68-70.

209. Koc Z, Koc F, Yerdelen D, et al.Rhino-orbital-cerebral mucormycosis with different cerebral involvements: infarct, hemorrhage, and ophthalmoplegia.Int J Neurosci, 2007, 117 : 1677-1690.

210. Ghuman MS, Kaur S, Bhandal SK, et al.Bilateral optic nerve infarction in rhino-cerebral mucormycosis: A rare magnetic resonance imaging finding.J Neurosci Rural

Pract,2015,6 :403–404.

211. Shih RY,Koeller KK.Bacterial,Fungal,and Parasitic Infections of the Central Nervous System:Radiologic–Pathologic Correlation and Historical Perspectives. Radiographics,2015,35 :1141–1169.

212. Smith AB,Smirniotopoulos JG,Rushing EJ.From the archives of the AFIP:central nervous system infections associated with human immunodeficiency virus infection: radiologic–pathologic correlation.Radiographics,2008, 28 :2033–2058.

213. Orlowski HLP,McWilliams S,Mellnick VM,et al.Imaging Spectrum of Invasive Fungal and Fungal–like Infections. Radiographics,2017,37 :1119–1134.

214. Kawaguchi T,Sakurai K,Hara M,et al.Clinico–radiological features of subarachnoid hyperintensity on diffusion–weighted images in patients with meningitis.Clin Radiol, 2012,67 :306–312.

215. Fragoso DC,Goncalves Filho AL,Pacheco FT,et al.Imaging of Creutzfeldt–Jakob Disease:Imaging Patterns and Their Differential Diagnosis.Radiographics,2017,37 (1):234–257.

216. Manix M,Kalakoti P,Henry M,et al.Creutzfeldt–Jakob disease:updated diagnostic criteria,treatment algorithm, and the utility of brain biopsy.Neurosurg Focus,2015,39 (5):E2.

第六章

脱髓鞘及髓鞘形成不良性疾病

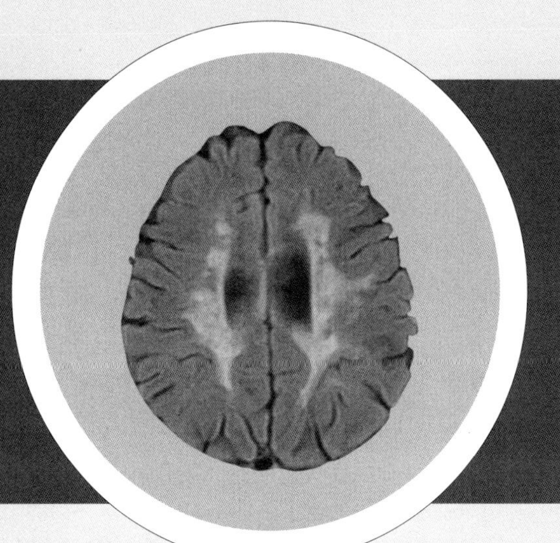

第一节 概 述

脱髓鞘疾病（demyelination diseases）是一组发生在脑和脊髓以及周围神经，以髓鞘破坏、崩解和脱失等为主要特征的疾病。脱髓鞘是该类疾病最具有特征性的病理表现。多发性硬化（multiple sclerosis，MS）是脱髓鞘疾病的代表，也是最经典的CNS特发性炎性脱髓鞘疾病（idiopathic inflammatory demyelination diseases，IIDD）。

【脱髓鞘的病理】

脱髓鞘疾病的病理特征包括：①神经纤维髓鞘破坏，呈多发性小的播散性病灶，或由多个病灶融合而成的较大病灶；②脱髓鞘主要分布于大脑、小脑、脊髓、脑干和视神经等中枢神经系统白质，小静脉周围可见炎症细胞浸润；③神经细胞、轴突及支持组织保持相对完整。

IIDD与其他脑白质疾病的病理区别是：IIDD以小静脉周围炎性脱髓鞘及炎性细胞浸润为病理特征，一般不累及其他神经组织；其他脑白质病变，如进行性多灶性白质脑病、脑白质营养不良、缺血缺氧性脑病、脑桥中央髓鞘溶解症等，通常无炎性细胞浸润病理改变。脱髓鞘疾病具有异质性，某些脱髓鞘疾病表现为轴突损伤或坏死，缺少典型脱髓鞘病理改变。脱髓鞘是病理表现，该类疾病是病理学概念而非疾病分类。仅凭MRI诊断“脱髓鞘”是一大误区，常可导致临床误诊或过度诊断。

【脱髓鞘疾病分类】

广义的脱髓鞘疾病主要包括三类：原发性脱髓鞘疾病、髓鞘形成不良性疾病和继发性脱髓鞘疾病（表6-1-1）。本章主要叙述原发性脱髓鞘及髓鞘形成不良性疾病。

表6-1-1 中枢神经系统脱髓鞘疾病的分类

1. 中枢神经系统特发性炎性脱髓鞘疾病
    1.1 多发性硬化及其变异型
        1.1.1 复发－缓解型（relapsing-remitting MS，RRMS）
        1.1.2 慢性进展型，包括继发进展型（secondary-progression，SP）、原发进展型（primary-progression，PP）和进展复发型（progression-relapsing，PR）
        1.1.3 暴发性多发性硬化（Marburg型MS）
        1.1.4 MS合并周围神经病
    1.2 视神经脊髓炎谱系疾病（neuromyelitis optica spectrum disorder，NMOSD）
    1.3 急性播散性脑脊髓炎（acute disseminated encephalomyelitis，ADEM）
    1.4 Balo同心圆硬化
    1.5 临床孤立综合征（clinically isolated syndrome，CIS）：包括视神经炎（neuritis optica，ON）、急性横贯性脊髓炎和孤立脑干炎
    1.6 瘤样炎性脱髓鞘疾病（tumor-like inflammatory demyelinating diseases，TDD）
    1.7 Schilder弥漫性硬化
    1.8 急性和亚急性坏死性出血性脑脊髓炎
    1.9 脑桥中央髓鞘溶解症
2. 髓鞘形成不良性疾病
    2.1 脑脂质沉积病
        2.1.1 异染性脑白质营养不良（metachromatic leukodystrophy，MLD）
        2.1.2 球样细胞脑白质营养不良（globoid cell leukodystrophy，GLD）
    2.2 嗜苏丹脑白质营养不良
        2.2.1 肾上腺脑白质营养不良（adrenoleukodystrophy，ALD）

续表

2.2.2 Cockayne 综合征
2.3 Canavan 病（中枢神经系统海绵样变性）
2.4 Alexander 病：即亚历山大病
2.5 Pelizaeus Merzbacher 病
3. 继发性脱髓鞘疾病　包括感染、营养不良、维生素缺乏、缺血、化学药物中毒、放射、血管损害以及遗传等病因

1. 原发性脱髓鞘疾病　指中枢神经系统IIDD，是一组在病因上与自身免疫相关，病理上表现为中枢神经系统髓鞘脱失伴有炎症细胞浸润和胶质细胞增生的疾病。由于临床表现、影像特征、组织病理有所不同，形成了一组不同特征的脱髓鞘疾病谱。MS是中枢神经炎性脱髓鞘疾病的代表，也是IIDD家族中最经典的疾病。IIDD还包括MS变异型、Balo同心圆硬化、Schilder病、NMOSD、ADEM、间脑炎、CIS和TDD等。尽管如此，本类疾病主要以髓鞘脱失为主，但在某些类型中，还可累及灰质及某些核团，有的病灶还可能存在病原体。虽然病因和发病机制不明，但多与自身免疫有关。这组疾病临床表现多样，自然病程和神经影像特点不同，治疗反应各异，进一步提示疾病的异质性。

MS的研究最为深入。诊断方面，随着MRI新技术的广泛使用，不仅提高了诊断的准确性，而且可以动态观察疾病的活动性，为治疗效果评价提供了较为客观的指标。近年来，MS诊断标准不断更新，包括1983年的Poser标准，2001年、2005年、2010年多次修订的McDonald标准，2016年欧洲MS磁共振协作组再次更新了MS的诊断标准。治疗方面，大量的临床实验报道，以β-干扰素及Glatiramer Acetate为代表的免疫调节治疗能降低MS的复发次数，并能减少磁共振成像显示的T_2病灶负荷。新的药物如mitoxantrone、natalizumab等已经证实对MS也有效果，有待大样本试验验证。

视神经脊髓炎（neuromyelitis optica，NMO）是以视神经和脊髓受损为特征的中枢神经系统疾病。NMO和MS均为原发性炎性脱髓鞘疾病中的经典疾病，但NMO具有不同的发病机制、病理及影像学特点，其诊断标准也在不断更新，需要不同的干预手段预防复发和延缓神经功能丧失。临床上有一组尚不能满足NMO诊断标准的局限性脱髓鞘疾病（例如，复发性或长节段脊髓炎、复发性视神经炎等），水通道蛋白抗体（aquaporin-4 antibody，AQP4-Ab）阳性或阴性，具有与NMO相似的发病机制及临床特征，可以向经典NMO的转化，因此统一命名为NMOSD。2015年NMO国际诊断小组取消了NMO的单独定义，将NMO与既往的NMOSD统一命名为NMOSD。由于NMO在星形细胞膜表面存在APQ4抗原，主要致病机制为APQ4抗体引起补体激活，导致炎性脱髓鞘病变、坏死以及血管透明样变性，从广义上讲，属于自身免疫性炎症。

ADEM是一类少见的、免疫介导的中枢神经系统炎性脱髓鞘疾病。ADEM被认为是感染后脱髓鞘病，从广义上讲，ADEM属于自身免疫性脑炎，因为在少突胶质细胞膜表面存在髓鞘少突胶质细胞糖蛋白抗原。很多患者有前期的病毒感染或疫苗接种史，一般在几天或几周内起病。但该病的发病机制尚未明了，目前认为可能与非特异性炎症激活髓鞘反应性T细胞有关。因其起病初期与MS相似，目前ADEM主要是作为中枢神经系统脱髓鞘疾病谱系来讨论，该病多为单相病程，但是后期也可能会发展为MS。

CIS是近年来被高度关注的概念，是指单次发作的中神经系统炎性脱髓鞘事件而组成的临床综合征。临床上可表现为孤立的视神经炎、脑干脑炎、脊髓炎或某个解剖部位受累后导致的临床事件，也可出现多部位受累的复合临床表现。常表现为视力下降、肢体麻木、肢体无力、二便障碍等。很大一部分可能发展为临床确诊的MS，CIS的诊断是预防MS复发的治疗前提，对CIS的有效治疗，可以降低发展为临床确诊的MS比率。

2. 髓鞘形成不良性疾病　多数与遗传性代谢障碍有关，缺乏血管周围炎性细胞浸润。此类疾病主要表现为脑白质营养不良，又称为脑白质病，是一组进行性遗传性神经鞘磷脂代谢障碍性疾患，主要影响髓鞘代谢。疾病主要类型包括：①脑脂质沉积病包括异染性脑白质营养不良（MLD）和球样细胞脑白质营养不良（GLD）。MLD又称为脑硫酸脂沉积病，属常染色体隐性遗传病，突变基因位于第22号染色体，芳基硫脂酶A缺乏引起硫酸脑苷脂体内沉积。GLD又称为Krabbe氏病，常染色体隐性遗传病，半乳糖脑苷脂-β-半乳糖苷酶的缺乏引起半乳糖脑苷脂蓄积于脑内，突变基因位于第12号染色体。②嗜苏丹脑白质营养不良，包括肾上腺脑白质营养不良（ALD）、先天性皮质外轴突发育不全、Cockayne综合征（小头，纹状体、小脑钙化，白质营养不良综合征，侏儒症，视网膜萎缩和耳聋综合征）等疾病。ALD由于细胞内过氧化酶体内氧化过程的先天性缺陷而引起的极长链脂肪酸在组织内堆集，主要累及脑白质和肾上腺。造成脑白质广泛的神经髓鞘形成不良及肾上腺皮质萎缩和发育不良，其致病基因位于染色体Xq28。③ Canavan病为常染色体隐性遗传病，天冬氨酰酶缺乏导致脑部尤其是脑白质内N-乙酰天冬氨酸积聚若。④ Alexander病：即亚历山大病，其病因仍不十分清楚，遗传方式不明，可能与线粒体的功能有关，脑内存在罗森塔纤维（Rosenthal fibers，RF）是确诊亚历山大病的组织学证据，室管膜下出现RF导致脑室系统狭窄、闭塞，影响脑脊液流通。Pelizaeus Merzbacher病是罕见的弥漫性脑白质髓鞘形成障碍的X连锁隐性遗传疾病。髓鞘形成不良性疾病目前没有特效治疗，病情呈进行性加重，最后致残或死亡。

3. 继发性脱髓鞘疾病 其病理改变包括单纯的脱髓鞘到髓鞘坏死，原因包括感染、营养不良、维生素缺乏、缺血、化学药物中毒、放射损伤、血管损害以及遗传等病因。例如，缺氧性脑病可见脑皮层深部放射状髓鞘破坏，脑回及中央白质区界限分明的斑块；Binswanger病为较大血管的分水岭区缺血性病变，均可见到选择性脱髓鞘或髓鞘变性；恶性贫血及维生素B_{12}缺乏所致的脊髓亚急性联合变性，可出现小静脉周围脱髓鞘病变和炎性细胞浸润；病毒感染所致的进行性多灶性白质脑病，由于病因清楚，可归入神经系统感染性疾病；儿童和青少年慢性进行性脑白质营养不良（球样细胞性、异染性和肾上腺性脑白质营养不良）可归入神经系统遗传性代谢性疾病；Marchiafava-Bignami病（原发性胼胝体变性）归入神经系统营养障碍性疾病。

传统影像学检查，包括平片、脑血管造影，均无助于诊断。CT和MRI则能显示病变，并可做出定位与定量诊断，MRI明显优于CT，特别是多参数和多序列成像以及各种功能成像，能够为脱髓鞘疾病的诊断、治疗监测、判断预后提供帮助，但对部分疾病影像特征具有重叠的疾病，诊断需要结合病史、临床表现、脑脊液、血清学等检查结果。很多继发性脱髓鞘疾病的白质病变没有特异性，但有些病灶具有一定的影像特征，认识这些征象有助于早期诊断和判断预后。

（李咏梅　罗天友）

第二节　多发性硬化

【概述】

多发性硬化（multiple sclerosis，MS）是一种主要以白质慢性炎性脱髓鞘改变为特点的中枢神经系统自身免疫性疾病，由遗传与环境因素共同作用导致，呈慢性病程，好发于年轻人。全球约有250万人罹患MS，我国内地有5万~10万MS患者。大多数患者表现为反复发作的神经功能障碍，即临床上以病灶的空间播散和时间播散为主要特征。MS是年轻人群致残的主要原因之一，早期诊断、适当的干预对改善MS患者预后，降低致残率很有必要。

MS在英国曾被称为播散性硬化，法国神经病学家Charcot（1825-1893年）收集了34例MS病例，首次提出了MS临床诊断标准和病理组织学特点。1844年，Marie出版了“播散性硬化与感染性疾病”的专著，首次提出播散性硬化与感染有关。1916年，Dawson首次描述了MS中枢神经系统的病理变化，如髓鞘脱失及小静脉周围炎性细胞浸润等。1970年，Rose等发现用促肾上腺皮质激素治疗MS复发患者，疗效较好，是MS治疗学研究的里程碑。1955年，我国首次报道MS病例。1978年，CT用于MS诊断；1979年，视觉、脑干、听觉及体感诱发电位应用于MS；1981年，MRI应用于MS的临床诊断。

MS病因不明，可能与遗传、环境、病毒感染等因素有关，通过自身免疫介导，导致脑白质脱髓鞘等病理改变。MS与遗传因素有关的证据来自临床观察，人们发现MS亲属的患病率明显高于一般人群，单卵双生的患病率（25%~50%）明显高于异卵双生（1%~4%）。常见的MS风险基因为人类白细胞抗原（human leukocyte antigen，*HLA*）基因，并存在一定的种族差异。MS 发病与环境因素有关，好发于北半球高纬度地区，纬度越高发病率越高。移民调查资料显示 15 岁前暴露环境危险因素对 MS 发病起重要作用。MS 发病与病毒感染有关，在部分 MS 患者血清和脑脊液中分离出有关病毒证据，如麻疹病毒、风疹病毒、腮腺炎病毒、带状疱疹、单纯疱疹病毒、EB 病毒等，但并不恒定。此外，病毒感染易诱发多发性硬化临床发病或复发，但是，目前尚不能确定 MS 一定源于某种病毒感染或病毒感染后一定出现 MS 发作。来自实验性变态反应性脑脊髓炎（experimental autoimmume encephalomyelitis，EAE）的研究表明 MS 是一种与自身免疫相关的疾病。

MS 患者遍布世界各地，发病率与地理位置、种族及移民等因素有关。MS 发病率与纬度有关，离赤道越远，发病率越高。高发病区（>60/10 万人）包括北欧、美国北部、加拿大南部、新西兰等地；中等发病区包括美国南部、南欧和中东等地；低发病区（<5/10 万人）包括亚洲、非洲等地；赤道地区发病率 <1/10 万人。我国属于中低发病区。本病多在成年早期发病，女性多于男性，好发于中青年女性，年龄多在 20~40 岁。MS 发病率与种族有关，第一代儿童期移民者 MS 发病率与其现在居住地相似；第一代 15 岁以后移民者 MS 发病率与其原先居住地相似；第二代移民 MS 发病率与现在居住地发病率接近。因此，出生地环境是患病更重要的危险因素。

【临床与病理】

MS 的临床特征是病变在时间上和空间上的多发性，常表现为症状发作与缓解交替出现的特点。根据临床病程可分为复发缓解型（relapsing-remitting，RR）、原发进展型（primary progression，PP）、继发进展型（secondary progression，SP）、进展复发型（progression relapsing，PR），其中 RR 型最常见，约占 85%。MS 发病前常有一定的诱因，其临床表现复杂多变，取决于病变侵犯中枢神经系统的部位。首发症状常有视力障碍、感觉障碍、肢体无力、头痛、复视、共济失调、呕吐、眼球震颤及括约肌功能障碍等，以肢体无力、麻木或两者并存首发者占半数。视神经炎导致视力障碍较常见，急性脊髓炎也是常见的首发症状。MS 症状的多样性体现了 MS 中枢神经系统多个部位受累的特点，最常累及的部位为脑室周围白质、视神经、脊髓、脑干和小脑。流行病学及临床研究显示亚洲 MS 患者视神经炎和横贯性脊髓炎多见。发作性症状常见痛性痉挛、痫性发作和三叉神经痛。MS 的独特临床表现常有球后视神经炎、Charcot 三联症、Lhermitte 征等。MS 还可以导致认知功能及精神障碍，可合并周围神经病。

辅助检查包括：①脑脊液检查：MS 患者脑脊液压力多正常，外观无色透明；单核细胞计数（MNC）可正常或轻度升高，通常不超过 50×10^6/L，细胞增多是衡量疾病活动的唯一指标，白细胞小于 50×10^6/L，糖和氯化物正常，约 75% 蛋白含量正常，约 25% 轻度到中度增高，其中以免疫球蛋白 IgG 增高为主，蛋白含量增加与鞘内免疫反应及血脑屏障破坏有关。脑脊液中寡克隆区带（OB）多为阳性，24 小时鞘内 IgG 合成率增加。脑脊液免疫球蛋白 IgG 增高提示病变处于活动期，脑脊液中存在 OB 而血清中缺如，提示寡克隆 IgG 是鞘内合成，支持 MS 诊断。值得注意的是，OB 并非 MS 的特异性指标，其他慢性感染也可以阳性，临床高度怀疑 MS 时，OB 阳性更支持诊断。②电生理检查：诱发电位可反映多个传导通路的状态，包括评估视觉传导通路的视觉诱发电位、评价听觉传导通路的听觉诱发电位和评价躯体感觉传导通路的体感诱发电位。近年来，评价锥体束功能的经颅磁刺激运动诱发电位也应用于临床。诱发电位对 MS 的诊断与鉴别诊断、疗效观察、预后判断均具有重要的辅助作用，对判断与功能相关的病灶具有较高的敏感性，特别是运动诱发电位与临床病变所导致的功能障碍和残疾具有较好的相关性。③ MRI：MRI 检查在 MS 诊断中具有非常重要的价值，它不仅有助于 MS 的诊断，也有助于了解病灶的活动性，是新药临床试验的重要评价指标。

MS 病理表现为脑和脊髓内多发、散在的炎性脱髓鞘斑块。脱髓鞘斑块的形状、大小各异，从数毫米到数厘米不等。MS 的急性期可见软脑膜轻度充血、脑水肿和脊髓节段性肿胀，慢性期可见软脑膜增厚、脑和脊髓萎缩、脑沟增宽、脑室扩大。急性病灶呈粉色，陈旧性病灶呈灰色，多数分布在脑室周围白质或皮髓质交界处。镜下病理通常根据巨噬细胞分布和含有髓鞘降解产物的不同，分为 4 种类型：①急性活动性斑块：血管周围可见大量的炎性细胞和 T 淋巴细胞浸润呈袖套状，含有大量吞噬类脂的巨噬细胞；斑块周围血浆蛋白外渗，出现水肿；在斑块外围可见伴有髓鞘再生的少突胶质细胞，髓鞘再生是MS修复的标志；②慢性活动性脱髓鞘斑块：出现新的病灶或在病灶的边缘出现快速扩大的病灶，这些病灶表现为髓鞘脱失，并聚集大量吞噬髓鞘碎片的巨噬细胞，而在非活动性病变中心，巨噬细胞数量明显减少；③缓慢活动性脱髓鞘斑块：已经存在的病灶向周围缓慢扩大，病灶中心呈非活动性，边缘为激活的小胶质细胞和巨噬细胞包绕，胞质内很少含有早期髓鞘降解产物；④静止的慢性期斑块：细胞较少，巨噬细胞内不含有髓鞘降解产物，伴有星形胶质细胞增生。

在较严重的病灶中，轴突可能被完全破坏，但更常见的情况是少数轴突损伤，其余呈正常状态或仅有轻微改变，MS中轴突的损伤日益引起人们重视，它是不可逆性神经功能损害的重要原因之一。MS再生髓鞘存在生理功能异常，但仍然是临床症状缓解的一个原因，因此，抑制炎性反应及增加少突胶质细胞的髓鞘再生能力是治疗的基本原则。

MS确切发病机制尚未完全清楚，可能机制包括：①遗传机制：MS与多个基因突变有关，具有异质性，一些基因位点可能参与疾病活动，另一些位点与疾病进展有关。人类白细胞抗原（HLA）DRB1和DQB1是与MS关联最大的基因。全基因组关联分析显示23个*HLA*以外的基因可能与MS也存在相关性。②病毒感染：分子模拟学说认为，MS患者感染的病毒与CNS髓鞘蛋白或少突胶质细胞之间可能存在共同抗原，病毒氨基酸序列与髓鞘蛋白之间如髓鞘碱性蛋白（myelin basic protein，MBP）某段多肽氨基酸序列相同或非常接近，使免疫系统发生错误识别导致对自身抗原的免疫攻击，已发现二者存在较多短的同源型多肽，成为支持分子模拟学说的重要证据。其他证据包括：MS患者血清、脑脊液及病变组织中IgG合成率增加及某些细胞因子及黏附因子增加。③自身免疫机制：使用髓鞘素抗原如MBP、含脂质蛋白、髓鞘相关蛋白及髓鞘少突胶质细胞糖蛋白等免疫Lewis大鼠，可以诱导出实验性自身免疫性脑脊髓炎（EAE）动物模型。据此开展的大量研究显示，MS是以T淋巴细胞免疫介导为主的自身免疫疾病，髓鞘自身抗原或病毒抗原被抗原呈递细胞如巨噬细胞呈递加工并表达HLA-Ⅱ类分子，并与T淋巴细胞受体结合，在白介素1、2和γ-干扰素的作用下激活为辅助性T淋巴细胞（TH1细胞），与巨噬细胞在黏附因子的作用下透过血脑屏障，辅助性T淋巴细胞分泌肿瘤坏死因子、淋巴毒素、白介素-2和γ-干扰素等攻击髓鞘导致髓鞘脱失。

【影像检查方法】

CT可以显示较大的MS病灶，急性斑块可表现为环状强化，但是，CT不能显示较小的皮层下、幕下病灶及脊髓病灶，诊断价值有限。

常规MRI检查对探测MS病灶具有很高的敏感性，并已经纳入MS的诊断标准。MRI在MS的早期即可显示病灶，并且MRI对MS斑块的检出阳性率可达85%~100%。常规T_2WI显示的高信号病灶无特异性，急性炎症、脑水肿、脱髓鞘、神经胶质增生、轴突损害都可以表现为高信号，也不能显示隐匿性的组织损害，对解释MS的病理生理过程缺乏敏感性。DWI、DTI、MTR、PWI、MRS等功能MR成像可以提供更为丰富的信息。

2017年，MS中国专家共识影像诊断标准推荐的诊断MS的常规MRI扫描技术如下：①头颅MRI：横断面或三维T_1WI，横断面PD-T_2WI，矢状面或三维T_2-FLAIR序列；②脊髓MRI：矢状面T_1WI、T_2WI、PD-T_2WI或STIR-T_2WI，横断面T_2WI（层厚≤3mm）；③视神经MRI：平行和垂直于视神经的抑脂T_1WI和T_2WI（层厚≤3mm）；④增强扫描为注射对比剂至少5分钟后行与平扫位置一致的T_1WI扫描。

在完成以上基本序列基础上，还可选择性应用双反转恢复（double inversion recovery，DIR）或相位敏感反转恢复（phase-sensitive inversion-recovery，PSIR）序列以显示皮层病灶，DWI和DTI序列可评价水分子扩散和白质纤维束完整性，用fMRI评价脑功能改变，SWI和磁化率定量成像（quantitative susceptibility mapping，QSM）可评价脑内铁含量变化，磁化传递成像可评价髓鞘完整性。

【影像表现】

1. 常规MRI病灶特点 MS病变可累及中枢神经系统的任何部位，包括大脑、小脑、脑干、脊髓和视神经，灰、白质结构均可受累，好发部位为侧脑室旁和邻近皮层的白质，其次为胼胝体区，而儿童和青少年患者以幕下病灶较多。根据MRI显示的脑和脊髓的影像学表现，将MS分为单纯脑部受累，单纯脊髓受累，脑和脊髓均有受累，须强调的是所谓的单纯脑部或脊髓受累均可能是暂时的，随着病程的延长，绝大多数MS患者都有脑、脊髓、甚至周围神经受累。

（1）MS 颅内病灶 MRI 特点：脑部 MS 病灶可以单发或多发，单发病灶幕下多见，好发于延髓。MS 最常见部位为侧脑室旁白质区、半卵圆中心，为局灶性、散在性大小不等的类圆形、椭圆形的多发、多部位病灶，双侧对称或不对称。典型 MS 斑块具有一定的特征性表现，在横轴位上呈圆形，在冠状位上呈条状，均垂直于侧脑室，这种现象称为“垂直脱髓鞘征”，多发者呈火焰状，称为“火焰征”，这是因为位于侧脑室旁的小静脉走行方向垂直于侧脑室壁，而脱髓鞘病变多发生在这些小静脉周围（图 6-2-1）。MS 病灶大小以数毫米至 2cm 最多见，较大病灶可以呈现“假肿瘤征”，脑白质弥漫分布病灶呈“白质变脏征”。同时可显示不同程度的脑萎缩、脑室对称性或不对称性扩大（图 6-2-2）。其他较常见脑内部位为胼胝体、皮层下白质、脑干以及小脑等（图 6-2-3）。胼胝体是 MS 早期好发的部位之一，MS 胼胝体病灶的影像表现颇具特征性，薄层（2mm 层厚）矢状位 T_2-FLAIR 序列上可见胼胝体下的“条纹征”和胼胝体下室管膜的“点线征”，均可作为 MS 较敏感的早期征象，病程较长的患者，反复发作后导致胼胝体组织结构成分减少，胼胝体变薄变小，呈萎缩改变（图 6-2-4）。

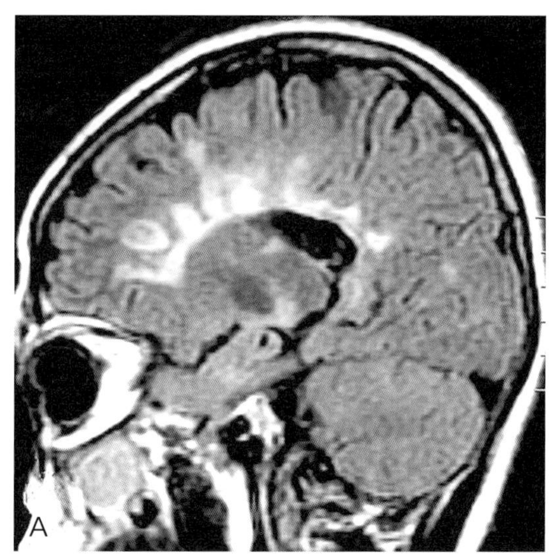

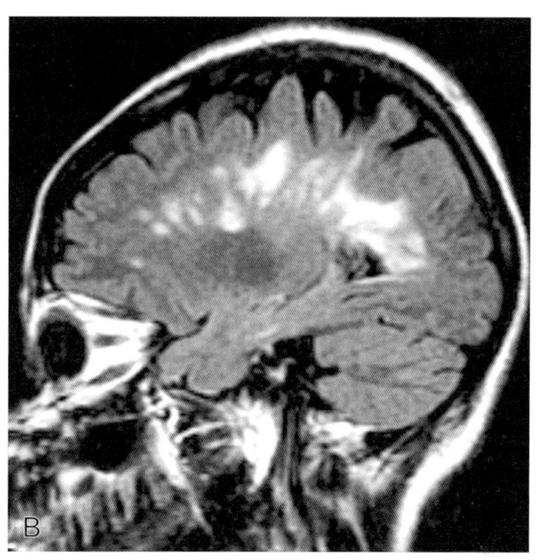

图 6-2-1 多发性硬化病灶特点 MRI

A. 矢状位 T_2-FLAIR 示病灶长轴与侧脑室垂直，呈“垂直脱髓鞘征”；B. 矢状位 T_2-FLAIR 示病灶多发者呈火焰状，称为“火焰征”

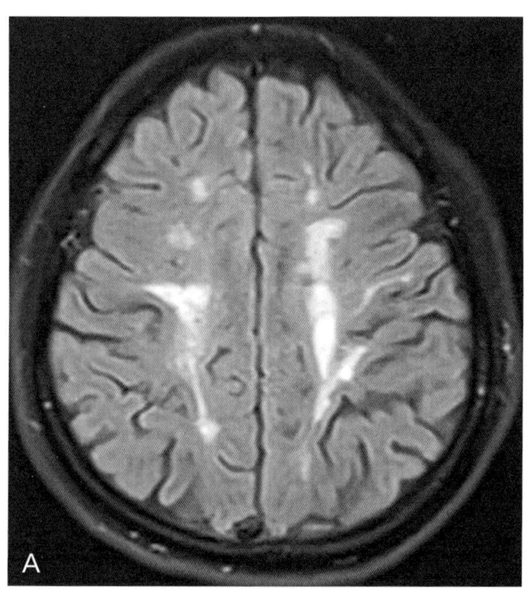

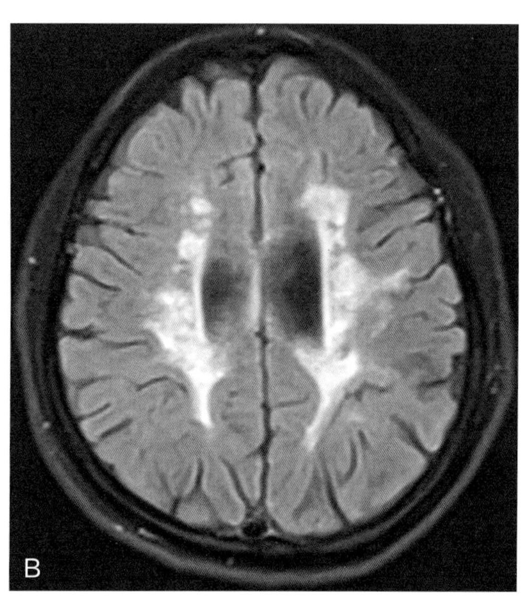

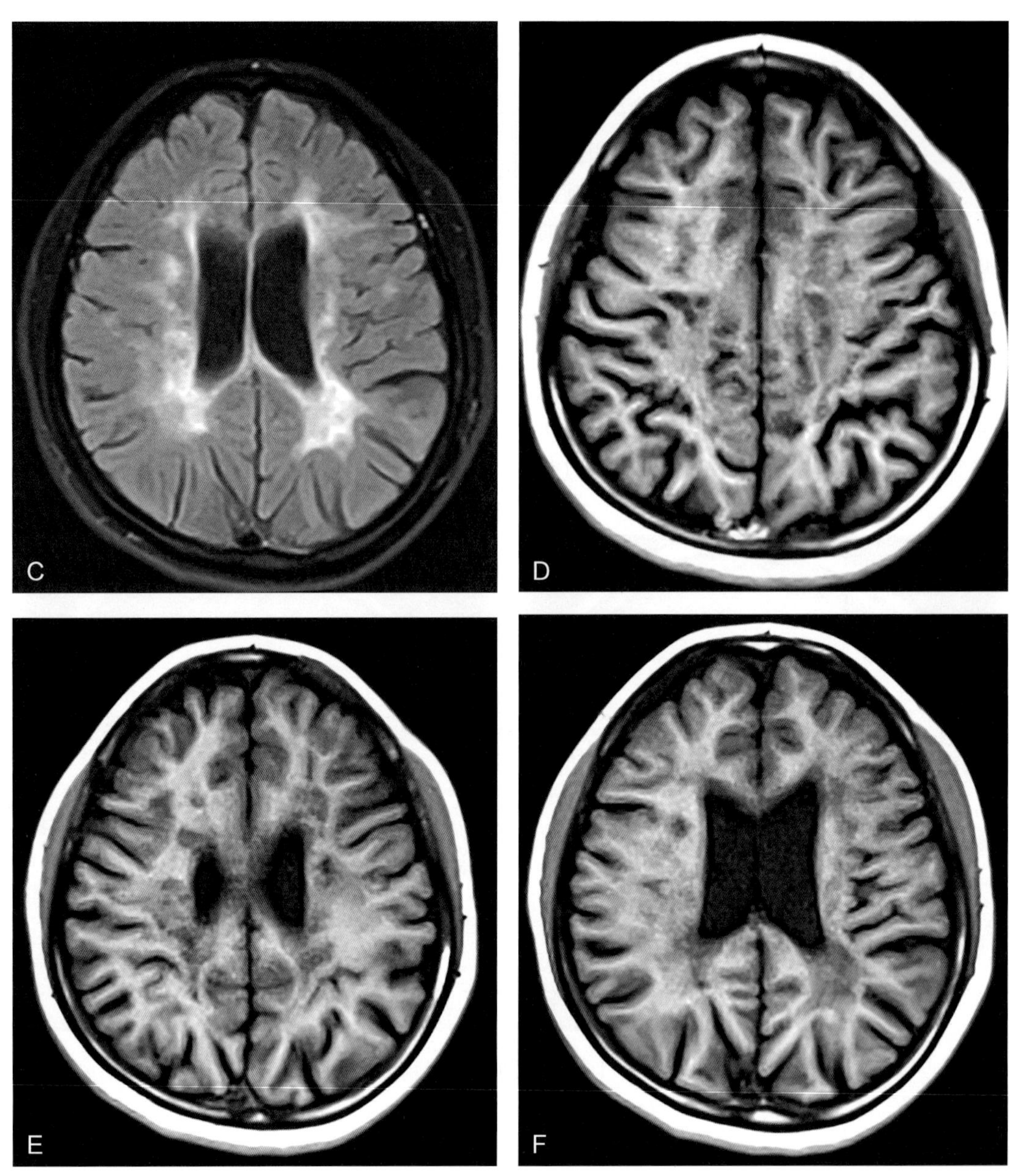

图 6-2-2 多发性硬化 MRI

A~C. 轴位 T_2-FLAIR 连续层面显示脑内白质脱髓鞘病灶呈高信号，侧脑室周围病灶融合，呈“火焰征”和“白质变脏征”，病灶累及近皮层下 U 纤维；D~F. 轴位 T_1WI 连续层面显示部分病灶低信号，部分病灶呈等信号，脑室扩大、脑沟增宽等脑萎缩表现

（2）MS 脊髓病灶 MRI 特点：脊髓病变很常见，其检出增加了 MRI 诊断该病的敏感性和特异性。脊髓任何节段均可能受侵犯，以颈髓和胸髓多见，可呈斑点状、斑片状、卵圆形或粗细不等长条状病灶，其长轴与脊髓长轴一致，多发病灶常见，表现为 T_1 WI 等或稍低信号，T_2 WI 高信号。一般不造成明显的脊髓肿胀，不侵及整个脊髓横断面，病灶常小于脊髓横截面积的 1/2，横断面多位于脊髓的侧索和后索。增强后强化较少，急性期可有强化（图 6-2-5）。

（3）MS 视神经病灶 MRI 特点：在急性期，视神经表现为点状脱髓鞘病灶，增强后有强化，视神经增粗、水肿；典型表现为视神经鞘膜腔扩张，呈现“轨道征”；晚期表现为视神经萎缩。

（4）MS 病灶的分期和活动性判断：①急性期及亚急性期的斑块多呈卵圆形或圆形，有膨胀感，T_1WI 表现等或稍低信号，T_2WI、T_2-FLAIR 均呈高信号，T_2-FLAIR 还能显示 T_1WI、T_2WI 未显示的病灶，斑块信号多不均匀，斑块周围可见因血浆蛋白渗出造成的稍高信号水肿带，即病灶由“核心”和“水肿”组成的“煎蛋征”（图 6-2-6A）。②静止的慢性期斑块，多为线条状，长轴多垂直于侧脑室，呈 T_1WI 低信号、T_2WI 高信号，信号基本均匀，有收缩感，无占位效应，无灶周水肿。“黑洞”是指在 T_1WI 上的低信号病灶至少存在 6 个月，T_2WI 呈明显高信号，提示与髓鞘和轴突丢失相关的组织结构破坏（图 6-2-7）。③活动性慢性期斑块，影像特点是上述两种病灶的复杂组合表现。

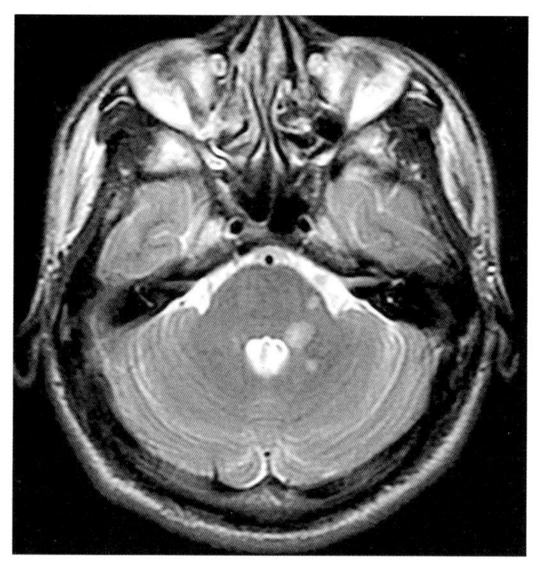

图 6-2-3 多发性硬化幕下病灶 MRI

轴位 T_2WI 示左侧桥臂和小脑病灶

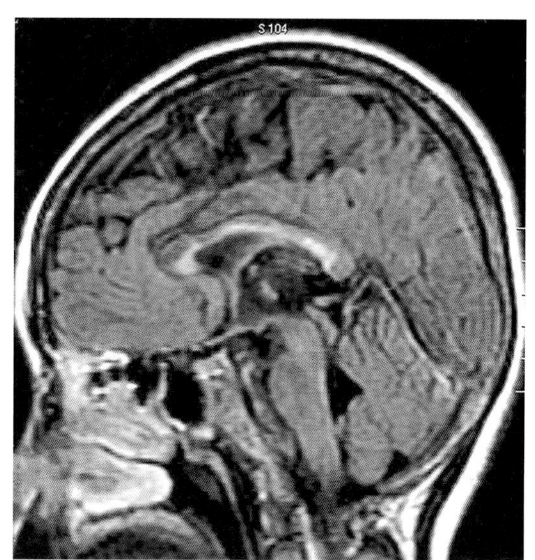

图 6-2-4 多发性硬化胼胝体病灶 MRI

矢状位 T_2-FLAIR 示胼胝体下的“条纹征”和胼胝体下室管膜的“点线征”

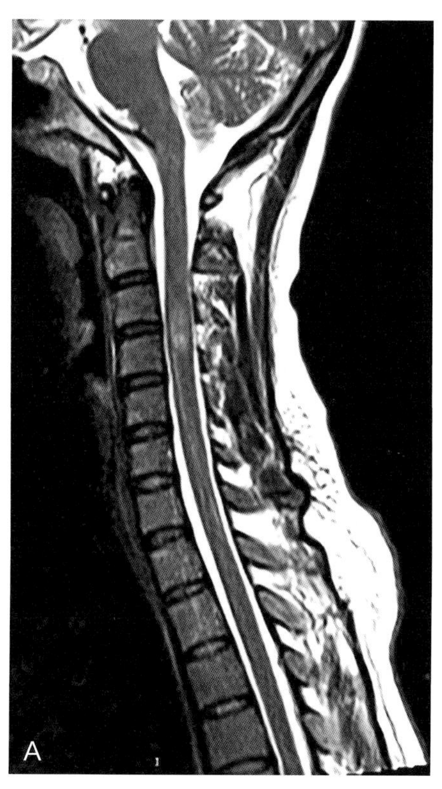

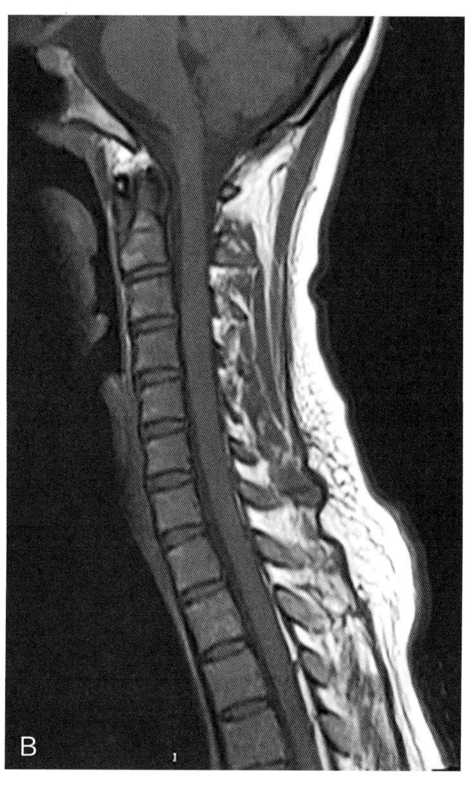

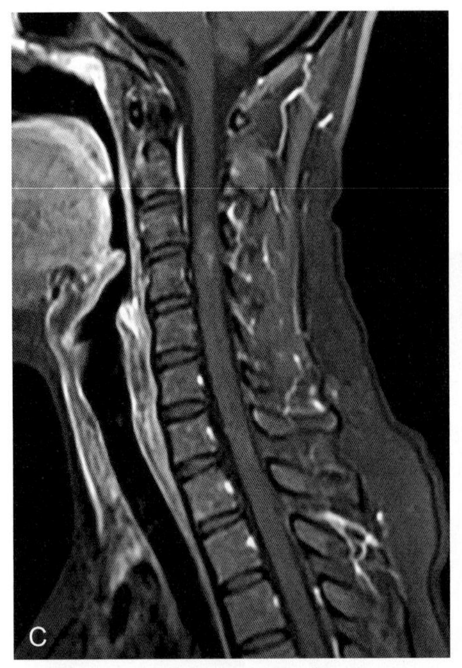
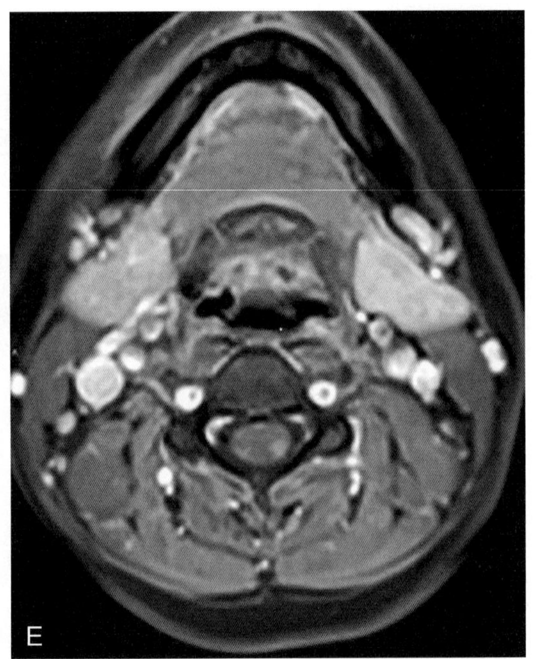
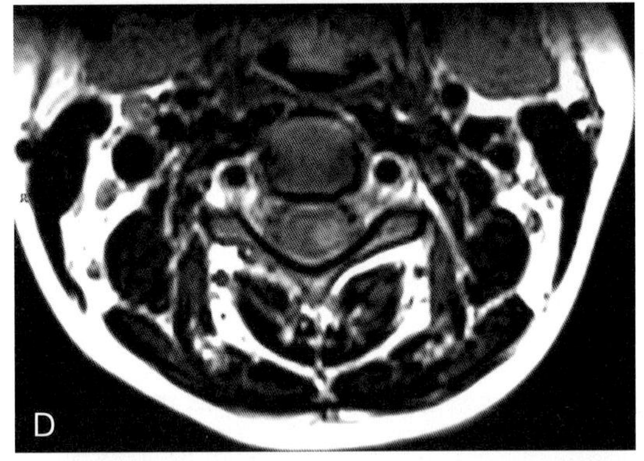

图 6-2-5 多发性硬化脊髓活动性病灶 MRI

A. 矢状位 T_2WI 示平颈$_{3、4}$椎间隙水平脊髓内高信号影；B. 矢状位 T_1WI 呈等信号影；C. 矢状位 T_1WI 增强示病变呈小斑片强化；D. 轴位 T_2WI 示病灶位于左侧索；E. 轴位 T_1WI 增强示病灶有小斑片强化

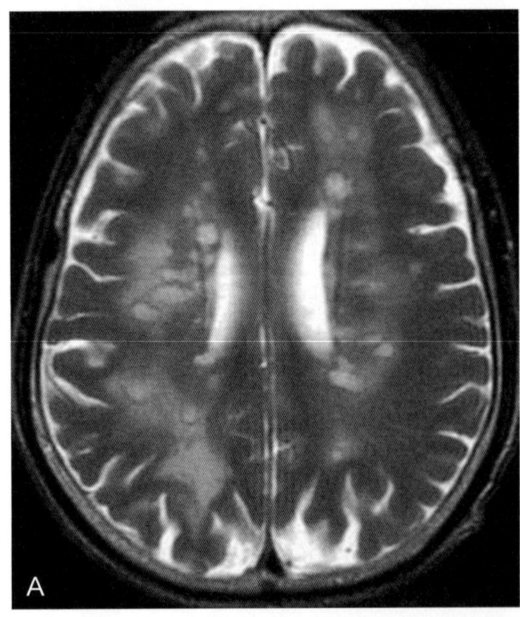
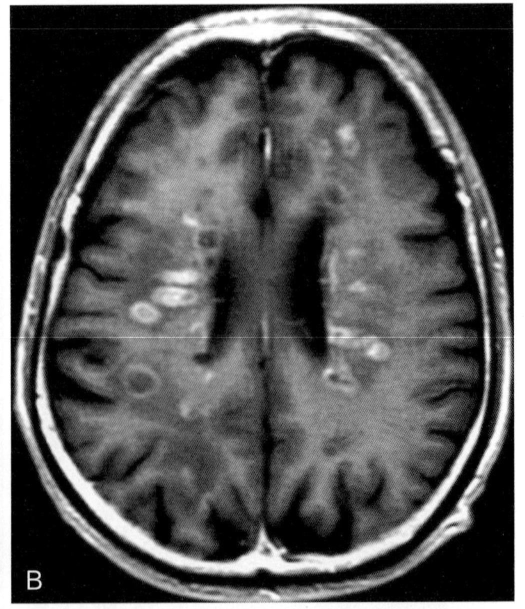

图 6-2-6 多发性硬化活动性病灶 MRI

A. 轴位 T_2WI 像示急性活动性病灶伴有水肿，脑室体旁和双侧额、顶叶可见多发急性病灶为“核心”和“水肿”组成的“煎蛋”征；B. 轴位 T_1WI 增强示病灶呈环形、结节样强化，病灶长轴垂直于侧脑室体部

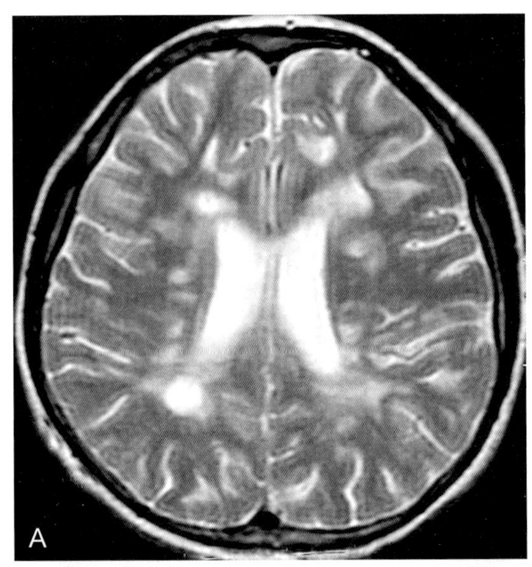

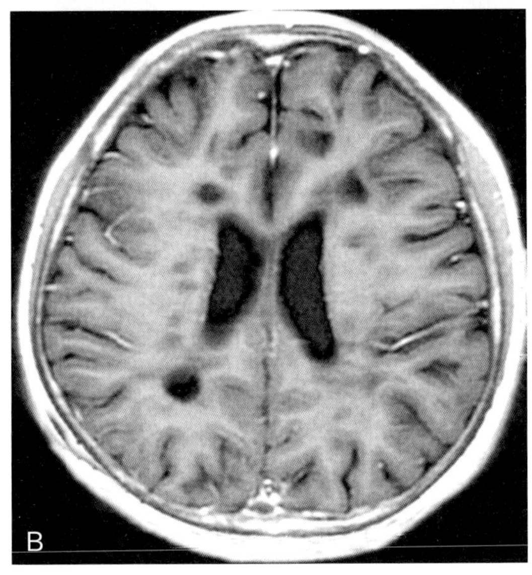

图 6-2-7 多发性硬化静止的慢性期病灶 MRI

A. 轴位 T_2WI 示侧脑室体旁和侧脑室三角区周围多发脱髓鞘病灶呈高信号；B. 轴位 T_1WI 增强示所有病灶均无强化，提示病灶为稳定期病灶，部分病灶呈"黑洞"样表现

MRI 增强扫描是检测 MS 病灶活动性的敏感方法，病灶强化是病变破坏血脑屏障的结果，提示病变有活动性。增强扫描小病灶多呈结节状强化，大病灶或团块状病灶多呈环形或不完全环形强化，不完全环形强化称为"开环征"，或称为"弓形征"，且环口多开向皮层（图 6-2-6B），该影像表现具有特征性，有助于将 MS 与炎性假瘤、胶质瘤和转移瘤鉴别。MS 病灶增强与新病灶的出现和旧病灶复发增大有关，随访判断病灶具有活动性的 MRI 表现是指在 T_2WI 上出现新的病灶、T_2WI 上原有病灶增大和 T_1WI 上出现新的强化灶。静止的慢性期斑块和非活动性斑块无强化表现。

2. MR 新技术用于 MS 的影像诊断

（1）DWI：急性期 MS 斑块表现为 ADC 值升高，与血脑屏障的功能障碍、小静脉周围间隙的增宽以及髓鞘脱失有关；亚急性或慢性斑块 ADC 值中等程度升高。在 T_1WI 的信号强度与 ADC 值之间存在明显负相关，即在 T_1WI 病灶信号越低其 ADC 值越高，MS 病灶的破坏程度越重，而所谓的"黑洞"有最高的 ADC 值，意味着基质的破坏和轴突的丢失造成组织的严重破坏。在 T_1WI 等信号病灶的 ADC 值一般比低信号病灶的 ADC 值低，融合病灶的 ADC 值高于单个分散病灶 ADC 值，结节性强化病灶 ADC 值低于环形强化病灶的 ADC 值（图 6-2-8）。MS 患者脑内表观正常白质（normal-appearing white matter，NAWM）区已出现 ADC 值升高，提示存在隐匿性髓鞘脱失和轴突的变性。

（2）DTI：DTI 可以更加准确地鉴别急慢性病灶。在 MS 超急性期，由于再髓鞘化、炎性细胞浸润和髓鞘崩解产物可导致扩散降低，即平均扩散率（MD）降低、FA 增高。急性期病灶，由于血管源性水肿、脱髓鞘、轴突脱失，使扩散增加，MD 明显增加、FA 明显降低。慢性期病灶，组织丢失会使 MD 增加、FA 降低，同时神经胶质增生和轻度的炎性反应使 MD 稍降低、FA 稍升高，但总的扩散特点仍表现为 MD 值升高，FA 值下降，不如急性期明显。DTI 还能量化脊髓内病灶损害的严重程度，病灶内 MD 增加和 FA 降低。DTT 可对白质纤维进行追踪，可以清晰地显示 MS 患者白质纤维的走行、形态及纤维数量。由于病灶对脑白质的影响，MS 患者白质纤维数量可出现减少（图 6-2-9）。MS 患者脑内 NAWM、表观正常脑灰质（normal-appearing gray matter，NAGM）、视神经和脊髓都存在隐匿性损害，DTI 能够提供白质微结构信息，更能全面评估 MS 患者脑损害的程度。DTI 常被用于 MS 解剖连接的评估，对解剖连接影响最大的是可视病灶，解剖连接显著损害主要位于胼胝体、左侧前额叶和双侧尾状核头等区域。MS 认知功能损伤相关的解剖连接下降主要位于前扣带回和丘脑前放射区。

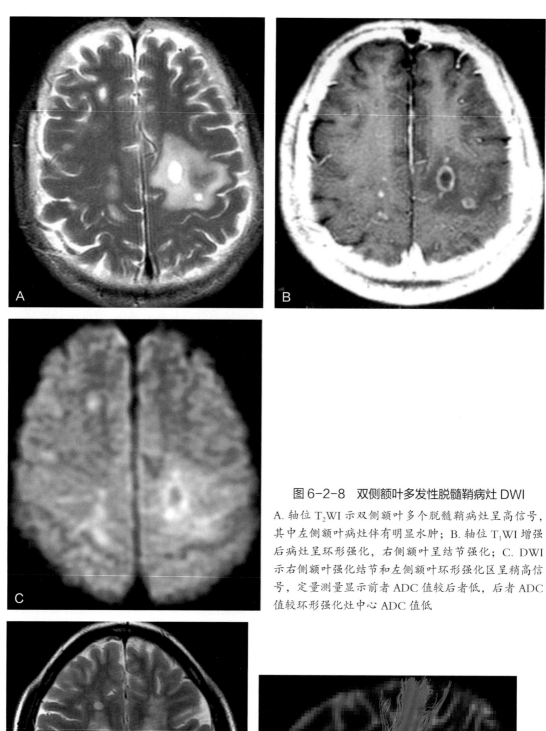

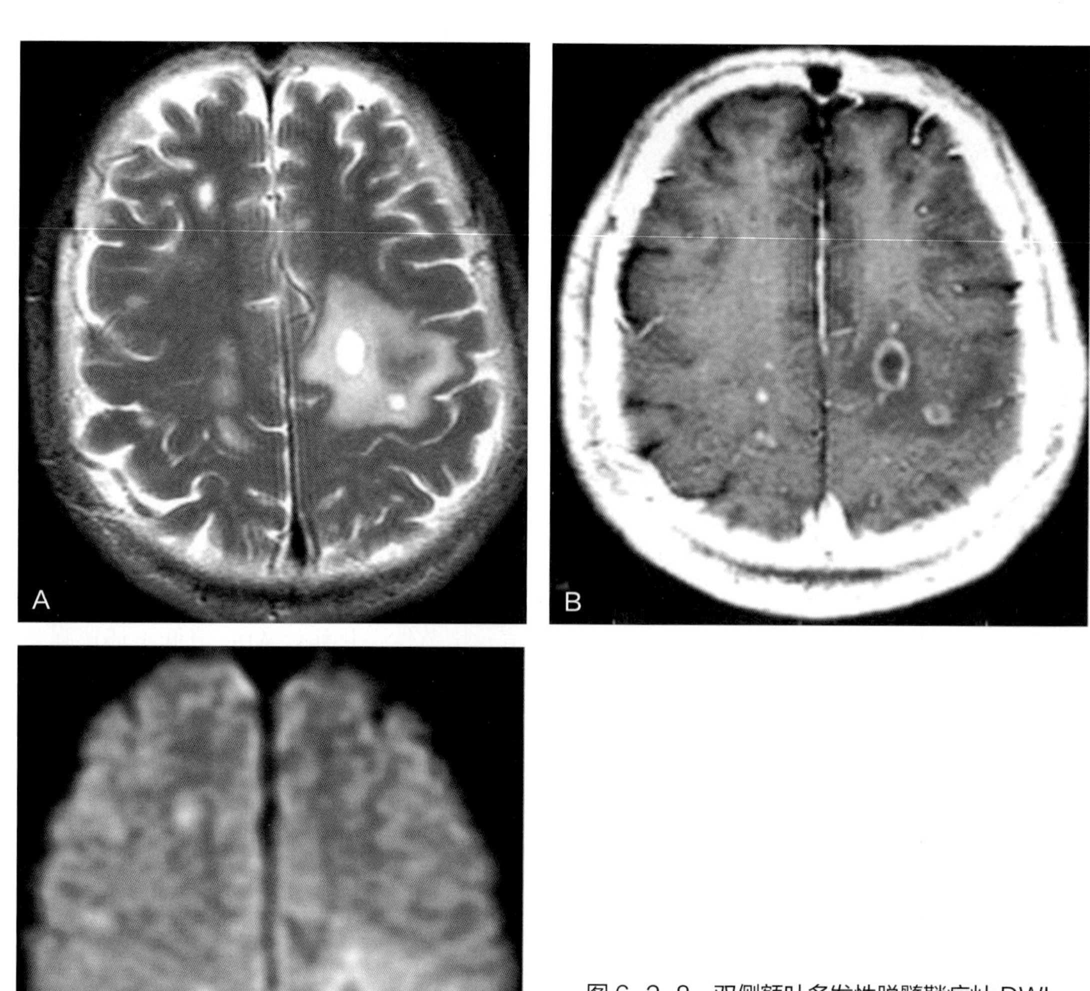

图6-2-8 双侧额叶多发性脱髓鞘病灶 DWI

A. 轴位 T_2WI 示双侧额叶多个脱髓鞘病灶呈高信号，其中左侧额叶病灶伴有明显水肿；B. 轴位 T_1WI 增强后病灶呈环形强化，右侧额叶呈结节强化；C. DWI 示右侧额叶强化结节和左侧额叶环形强化区呈稍高信号，定量测量显示前者 ADC 值较后者低，后者 ADC 值较环形强化灶中心 ADC 值低

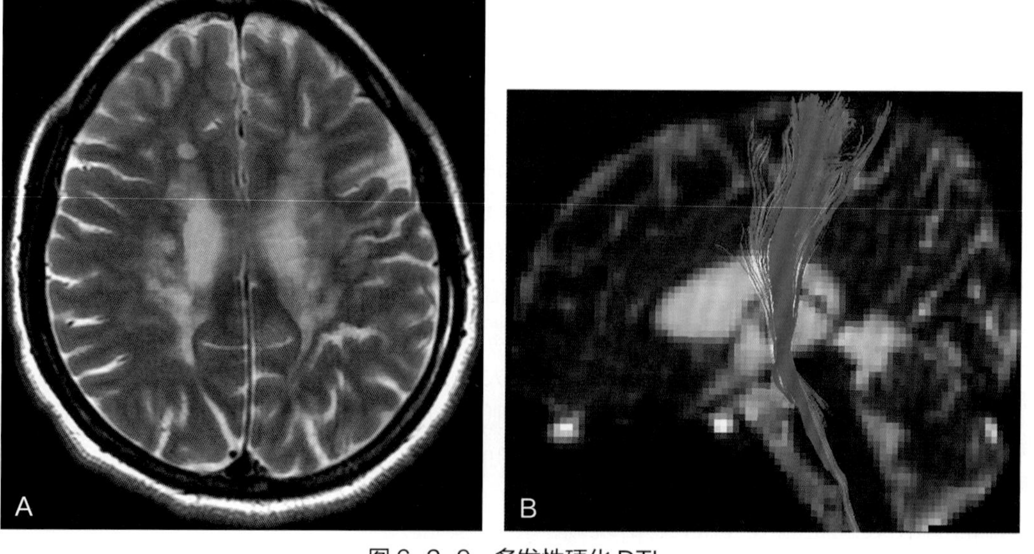

图6-2-9 多发性硬化 DTI

A. 轴位 T_2WI 示双侧脑室体旁多发脱髓鞘病灶；B. DTI 示皮质脊髓束在深部白质走行区纤维数量减少稀疏

（3）磁化传递率（magnetization transfer ratio，MTR）：MTR 可定量分析脱髓鞘和髓鞘再生，通过计算结合水与自由水间的交换，间接反映大分子中水分子密度。MTR 下降提示脱髓鞘程度增加，MTR 增加提示髓鞘再生修复。MTR 异常可以早期预测新病灶的发生，在 T_2WI 病灶出现 1 年前就可以表现为明显的 MTR 减低。MTR 变化程度是病灶严重程度的标志，MTR 轻度下降的病灶，可能在几个月后部分或完全恢复正常。在 MS 的不同亚型中 MTR 的下降程度不同，MTR 下降还可预测 MS 的进展。

（4）SWI：是通过相位差来观察生物组织间的磁敏感差异，可以更好地反映 MS 炎性斑块与小静脉的密切关系。近年来，高分辨 SWI 发现在深部髓静脉走行区的大多数斑块有血管穿行或绕过，这些研究成果揭示了 MS 斑块的病理特征，即 MS 病灶沿着静脉周围分布，其形态与静脉的走行方向一致。SWI 联合增强扫描可区分病灶的活动性和稳定性，活动性病灶，深部白质区的髓质静脉常扩张延长增多；慢性稳定性病灶的静脉减少。由于巨噬细胞吞噬含铁血黄素或由于病灶内出血（图 6-2-10），SWI 还可以对病灶、基底节区、丘脑以及小脑齿状核的铁沉积进行定量分析。总之，SWI 对脱髓鞘病灶的病理生理改变、疾病的严重程度的评估、发病机制的研究及其临床治疗的监测有一定的价值。

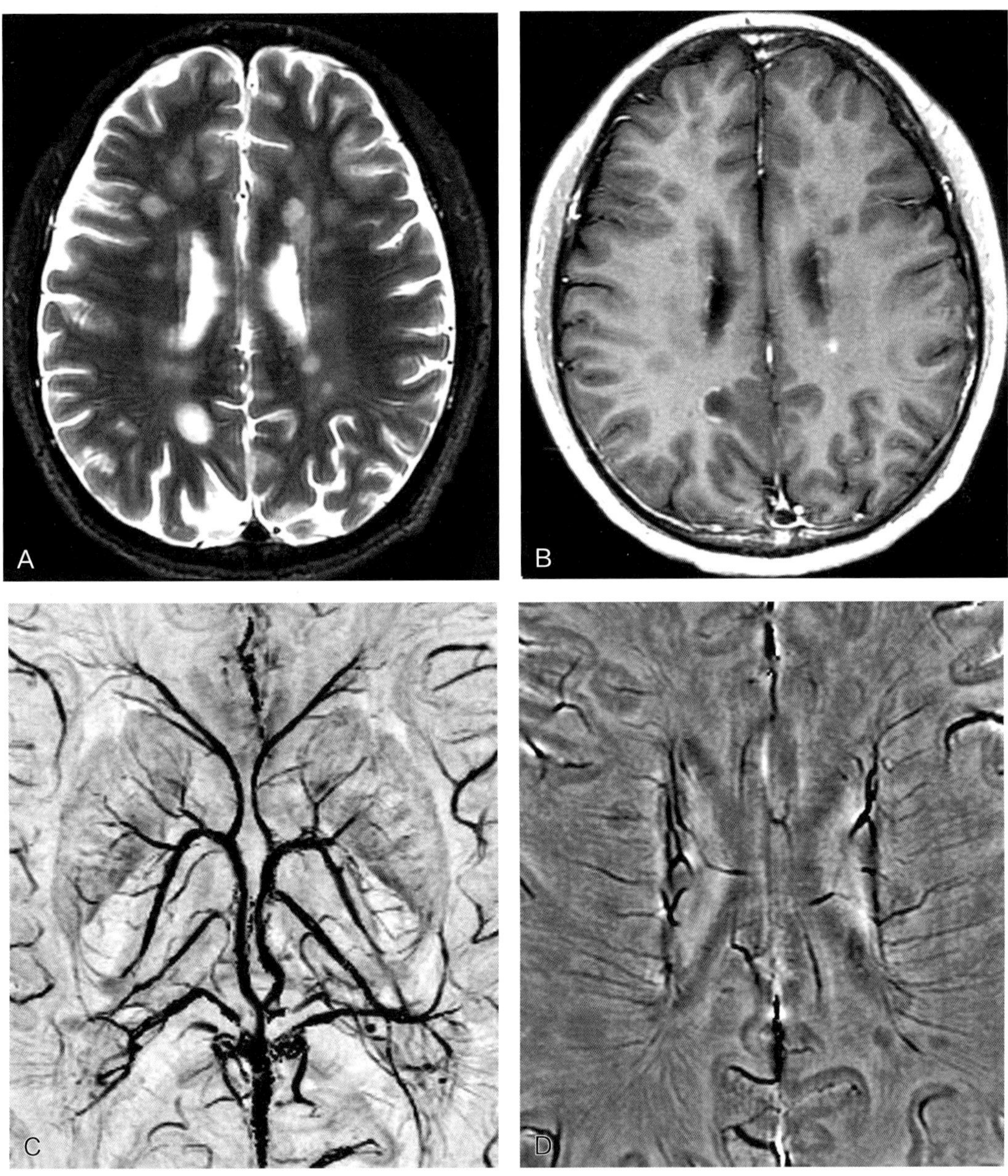

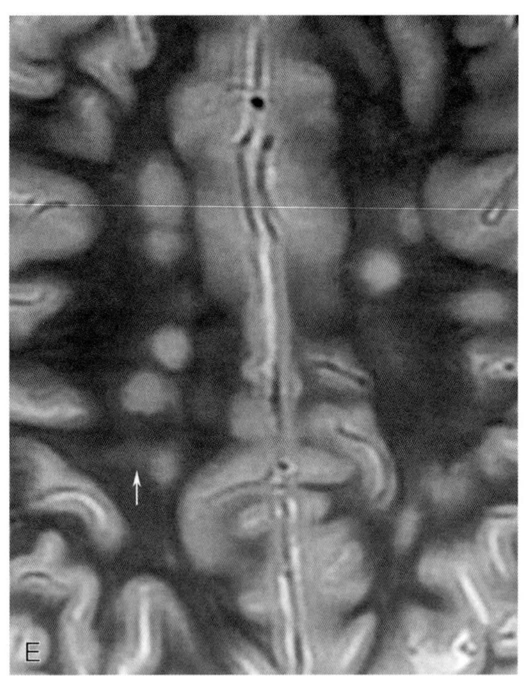

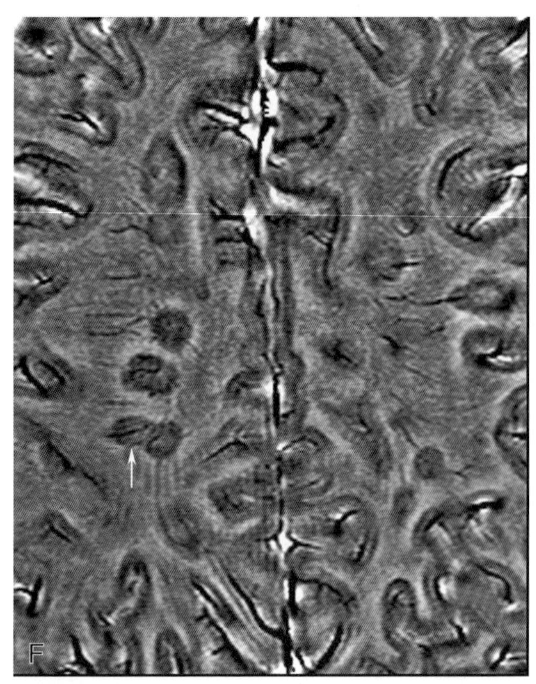

图 6-2-10 SWI 对多发性硬化深部静脉和病灶内铁沉积分析

A~D 为同一患者 MS 首次发作；E、F 为另一患者。A. 轴位 T_2WI 示双侧脑室旁白质内多发斑片状高信号；B. 轴位 T_1WI 增强示病灶呈结节和开环样强化，提示有活动性；C. SWI MinIP 重建示深部静脉扩张；D. SWI 相位图示双侧脑室体旁髓质静脉扩张，部分病灶内有静脉穿行；E. 轴位 T_2WI 示双侧半卵圆区多发病灶（白箭）；F. SWI 相位图示病灶呈低信号有铁沉积，并见右侧半卵圆区病灶内有静脉穿行，提示病灶有潜在的活动性（白箭）

（5）^{1}H-MRS：MS 病变过程中，其代谢变化远较病理形态改变早，^{1}H-MRS 能够更好地反映 MS 的病理生理改变。①活动性病灶：NAA 明显降低，一般是可逆的，数周或数月可恢复正常，NAA 减少反映了炎症脱髓鞘所致的可逆性神经元或轴突损害，NAA 恢复可能与局部脑组织水肿的消退、神经轴突的修复、髓鞘的再生及线粒体代谢紊乱的纠正等有关，NAA/Cr 比值可以作为 MS 活动性的指标。Cho 增高，反映了髓鞘的崩解、含胆碱的膜磷脂的释放和膜翻转增多，与急性炎症有密切的关系，Cho/Cr 比值的增高，表明存在急性脱髓鞘和炎症。Lac 的出现，提示神经元线粒体功能受损，但 Lac 在急性期过后可以降低或恢复到正常，与肿瘤有很大的区别。Lip 增加是脱髓鞘退变的结果，Lip 升高可持续至 6 个月，Lip 的检测显得尤为重要，它的出现提示了病灶的活动性，游离 Lip 的出现可预测新病灶的发生。②慢性斑块：NAA 和 NAA/Cr 比值下降，特别是 T_1WI 呈明显低信号的病灶，其 NAA 含量较等信号病灶明显降低，认为是严重的不可逆损伤的组织损伤。Cho 较前明显降低，Lip 接近正常。MI 可升高，提示有胶质增生。③ NAWM 和 NAGM 区：NAWM 区 NAA 减低程度，随病灶中心的距离增加而减小，NAGM 区的 NAA 可表现正常或轻度减低。总之，^{1}H-MRS 可用于病程的随访和监测治疗，通过测量各个峰值的变化提示脑组织的损害程度，评价 MS 患者的临床状况，为 MS 的诊断和评估疗效提供依据（图 6-2-11）。

（6）BOLD-fMRI：MS 患者脑功能变化在疾病的不同阶段反映了不同的病理生理过程，在疾病的早期，轻度结构损伤可触发较强的代偿性机制，结构损伤失代偿后，则趋于一致的功能减低。任务诱发的脑激活可以反映 MS 患者的脑功能特性，不同临床类型的 MS 患者执行同一任务时可表现不同的功能激活模式。静息态 fMRI 可以研究 MS 患者脑功能连接异常（图 6-2-12），一般而言，功能连接减低被认为与脑损害有关，而功能连接增强可能反映适应性功能重构。总之，MS 患者脑功能研究已发现一些特征性改变，可以将患者从健康对照组和其他脱髓鞘疾病鉴别出来，功能连接模式可用于临床预后预测和疾病进展检测。

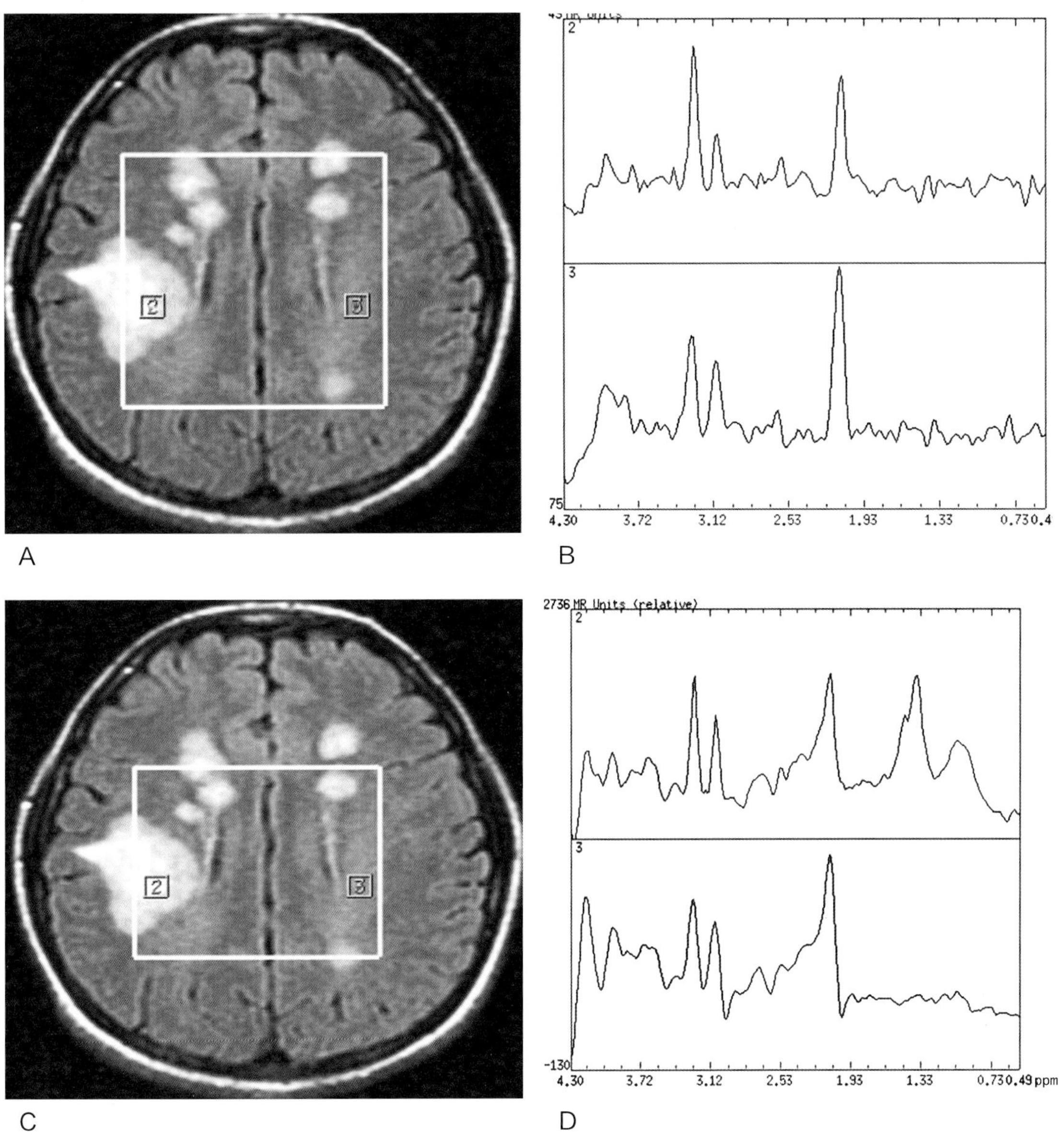

图 6-2-11　急性活动期多发性硬化的 ¹H-MRS

A. 强化病灶与对侧 NAWM 区长回波多体素定位图；B. 谱线示病灶区与 NAWM 区比较 Cho（Cho/Cr）增加，NAA（NAA/Cr）减低（谱线 2）；C. 强化病灶和对侧 NAWM 区短回波多体素定位图；D. 强化病灶与对侧 NAWM 区比较 Cho 增加，NAA 减低，出现了明显的 Lac 峰和 Lip 峰（谱线 2），提示采用不同的回波时间显示的代谢物不同

【诊断与鉴别诊断】

1. MS 的诊断标准演变及最新的诊断标准　MS 多见于 20~40 岁的中青年，女性多于男性，MS 引起症状和体征取决于脱髓鞘病灶的数目、大小及部位。最常见表现为不同程度的运动、感觉和视力障碍，还可有脑干和小脑功能受损的症状，此病病程多较长，且常有发作性加重和自发缓解的特点。MS 已成为神经科的一种常见病，但是由于其临床表现的多样性和缺乏生物学标记，目前对 MS 的诊断缺乏金标准，其诊断标准包括临床表现和辅助检查的证据，证明病灶具有时间和空间的多发性，以及除外其他诊断。

自 1983 年 Poser 诊断标准提出至今，随着脊髓成像技术的改进，人们对该病的全面深入研究，以及早期诊治的必要性，MS 的诊断标准不断得到更新。2001 年 McDonald 提出的诊断标准

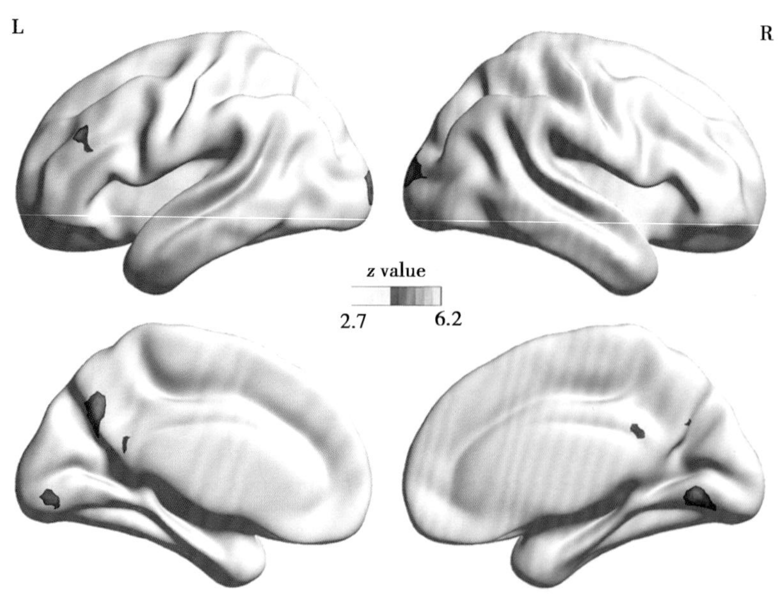

图 6-2-12 多发性硬化视觉网络连接

与正常人比较，MS 患者视觉网络左侧枕中回、右侧楔叶、左侧楔前叶等脑区功能连接存在差异

具有较大突破，引入 MRI 检查结果，2005 年修订版 McDonald 诊断标准更加强调 MRI 病灶在时间多发性上的重要性，并增加了脊髓病变在诊断中的价值，该诊断标准在近年来已在世界范围内广泛应用。2010 年，MS 诊断国际专家小组依据近年来有关 MS 诊断的研究和专家意见，进一步阐述时间和空间多发性的必要性，再次修订了 McDonald 诊断标准见表 6-2-1。2010 年 MS 诊断标准在临床研究与影像学技术进步形势下应运而生，MRI 扫描提示 MS 典型病灶区域既有强化病灶又有非强化病灶，同时证明了时空多发性，大大简化了诊断过程，且保证了一定的特异性。否则，仍需要一次新的临床发作或者随访的影像证据发现新的强化或者长 T_2 信号病灶，来证实时间的多发性，在新的修订标准中随访 MRI 不再有 30 天的限制。从 MS 诊断标准的发展过程来看，重视早期诊断，在不降低特异性的同时提高诊断的敏感性意义重大。目前临床上应用的视神经脊髓型 MS（opticospinal MS，OSMS）是较含混的概念，需要检测 APQ-4 自身抗体帮助鉴别 NMOSD 疾病。

表 6-2-1 McDonald（2010）修订的多发性硬化诊断标准

临床表现	为确诊 MS 所需的进一步资料
2 次或 2 次以上发作；存在 2 个或 2 个以上有客观临床证据的病变或存在 1 个客观临床证据的病变伴有前次发作合理的病史证据	不需要另外的检查
2 次或 2 次以上发作；存在 1 个病变的客观临床证据	有以下空间多发的证据： 在 CNS 有 4 个 MS 典型区域（脑室周围、近皮质、幕下或脊髓）中至少有 2 个区域有≥ 1 个 T_2WI 病变或者等待以后涉及 CNS 不同部位病变的临床发作
有 1 次发作；存在 2 个或 2 个以上病变的客观临床证据	有以下时间多发的证据： 在任何时间同时存在无症状的钆增强及非增强病变，或在随后的 MRI 检查见新的 T_2WI 和（或）钆增强病变，或等待第二次临床发作

续表

临床表现	为确诊 MS 所需的进一步资料
有 1 次发作；存在 1 个病变的客观临床证据（CIS）	有以下空间和时间多发的证据： 空间多发性：在 CNS 的 4 个 MS 典型区域（脑室周围、近皮质、幕下或者脊髓）中至少 2 个区域有≥ 1 个 T_2WI 病变；或者等待涉及 CNS 不同部位第二次临床发作 时间多发性：在任何时间同时存在无症状的钆增强及非增强病变，或在随后 MRI 检查见新的 T_2WI 和（或）钆增强病变（一个或多个），或等待第二次临床发作
提示 MS 的隐匿性神经系统症状进展（原发进展型 MS）	病变进展 1 年（回顾性或前瞻性）加上下列三项标准的两项：①脑病变的空间多发性证据，根据 MS 特征性的脑室周围、近皮质或幕下区域≥ 1 个 T_2WI 病变；②脊髓病变的空间多发性证据，脊髓≥ 2 个 T_2WI 病变；①和②强化病变并非必需；③脑脊液阳性（等点聚焦电泳寡克隆区带阳性和（或）IgG 指数增高）

2016 年，多发性硬化磁共振欧洲合作研究网络（MAGNIMS）依据最新研究成果和基于循证证据以及专家意见，形成了 2016 MAGNIMS 专家共识，于 2016 年 1 月发表在 *The Lancet Neurology*，比较 2010 年和 2016 年诊断标准，有以下区别：

（1）空间多发性的诊断标准：将脑室旁病灶数目从 1 个增加至 3 个及以上，并且增加了 1 个关键部位即视神经，将空间多发的部位从 4 个增加到 5 个。2016 年 6 月，我国专家与欧洲 2016 年版的共识结合，提出了 MS 的 MRI 空间多发性标准，需满足 CNS 以下 5 个区域中的 2 个区域：①≥ 3 个脑室旁病灶；②≥ 1 个幕下病灶；③≥ 1 个脊髓病灶；④≥ 1 个视神经病灶；⑤≥ 1 个皮层 / 近皮层病灶。（注：脑室旁病灶依据经典的 Barkhof 标准以及对于 CIS 大规模随访结果，发现至少 3 个脑室旁病灶对患者进展为 MS 有很高的预测价值；幕下病灶主要指脑干和小脑病灶，最常见的位置在桥臂；脊髓病灶的特点包括病灶 >3mm 且 <2 个椎体节段，横断面上 <1/2 脊髓面积，水肿一般较轻。亚洲与拉丁美洲脊髓病灶长度可能≥ 2 个椎体节段；视神经病灶指 20%~31% 的 CIS 患者表现为急性视神经炎的临床表现（视力下降、视野缺损、红绿色觉障碍和眼痛）和视神经炎的 MRI 证据如 T_2WI 信号增高、钆对比增强和视神经增粗，MS 的视神经病灶范围较短，一般不累及视交叉，伴有视神经萎缩或无症状的视神经炎等特征性影像；皮层 / 近皮层下病灶：常规 MRI 序列很难显示皮层病灶，DIR、PSIR 等新序列可显示一部分皮层病灶。

（2）时间多发性的诊断标准：专家组推荐应用 2010 年的 McDonald 标准中的时间多发标准：①与基线 MRI 比较，在随访中出现 1 个以上新的 T_2WI 或者增强病灶，对随访时间无特殊要求；②在任何时间同时存在强化和非强化病灶。依据时间多发标准，即便单次 MRI 增强也可提示时间多发，而对随访时间并无特殊要求，但我国 MS 诊断专家协作组推荐在 1~3 个月对 CIS 患者进行首次随访，以显示新增病灶并证实时间多发。

（3）在时间和空间播散的标准中，均不需要区分症状性和无症状性 MRI 病灶；推荐对整个脊髓进行影像学检查以明确空间播散；原发进展型 MS 和复发型 MS 可使用相同的空间播散标准。

（4）MRI 标准既可应用于欧洲和美国的 MS 患者，亦可应用于亚洲和拉丁美洲的患者，但需仔细排除易混淆的其他神经系统疾病（如视神经脊髓炎谱系疾病）。

（5）儿童 MS：95% 的儿童 MS 为 RRMS，80% 儿童 MS 与成人特点相似，其 MRI 相关空间多发、时间多发标准同样适用；但 15%~20% 儿童 MS，尤其是小于 11 岁的儿童 MS，疾病首次发作类似于急性脑病或 ADEM 过程，10%~15% 的儿童 MS 可有长节段脊髓炎的表现，推荐对患儿进行动态 MRI 随访，当观察到新增病变或观察到 2 次临床非 ADEM 样发作方可诊断 MS。对于大于 11 岁的儿童患者，若表现不像 ADEM，MRI 诊断标准应与成人一致（循证依据）。

（6）临床孤立综合征（CIS）：指首次发作的、单时相的、单病灶或多病灶的脱髓鞘疾病，急性或亚急性起病，持续时间至少 24 小时。一半以上的 CIS 患者最终发展为 MS，特别是运动系统受损、单侧伴有疼痛的视神经炎、局灶性脊髓炎、局限性脑干炎、小脑炎等患者，以及 MRI 显示颅内有多发病灶者更容易发展为 MS。当影像表现为 CIS 的患者出现临床发作，且符合时间播散的标准时，就可以诊断为 MS。2017 年 MAGNIMS 组再次修订了 CIS 的时间和空间的多发性的证据，①空间多发性：在中枢神经系统4个区域（脑室周围、皮层或近皮层、幕下区域、脊髓）的2个中，有1个或多个 T_2 高信号病灶；② 时间多发性：在任何时候同时存在钆增强和非增强病变，或无论基线MRI的时间如何，与基线相比，随访MRI中新的 T_2 高信号或钆增强病变。对于某些患者，如50岁以上或具有血管风险因素，脑室周围病变判断需要慎重。

（7）影像孤立综合征（radiologically isolated syndrome，RIS）：是指在影像学上高度提示MS，患者却没有相应的临床表现和神经病学体征，且无法由其他疾病解释的中枢神经系统多发异常脱髓鞘疾病。在评估RIS时，也应符合MS的MRI的空间播散与时间播散标准；当RIS患者出现临床症状时，如有时间播散的证据（按照定义，肯定存在空间播散），即可诊断MS（专家共识）。

（8）2017年MAGNIMS组修订了原发进展型多发性硬化诊断标准：独立于临床复发的1年残疾进展（回顾性或者前瞻性确定）加上以下3项标准中的2项：①在脑室周围、皮层或近皮层、幕下脑区、脊髓等区域，具有1个或多个多发性硬化的特征性 T_2 高信号病灶；② 脊髓中有2个或2个以上 T_2 高信号病灶；③ 存在脑脊液特异性寡克隆区带。

2. 鉴别诊断

MS的临床表现具有时间和空间多发性的特点，结合CSF检查和电生理以及MRI影像等辅助检查，参照2016年欧洲MS多中心协作组和中国MS影像诊断协作组诊断标准，诊断MS其实并不太困难。有少数的疾病会有类似的临床表现，或辅助检查结果的重叠而造成诊断上的混淆，因此须与一些疾病进行鉴别。必须注意的是，MS并不总是单独出现，患者可能同时合并其他疾病，使临床表现更为复杂，同时要注意到其他合并症的诊断。

（1）NMOSD：在中国、日本等亚洲人群中是比较常见的炎性脱髓鞘疾病，而欧美西方人群中相对少见，发病平均年龄40岁，短期发生急性脊髓炎，数小时或数天双侧同时或相继发生视神经炎，可有球后疼痛或视盘炎，血管周围大量巨噬细胞、B细胞、嗜酸性细胞、补体与IgG沉积的玫瑰花环。超过70%的NMOSD患者在首发时存在脑、视神经和脊髓的典型表现，其诊断标准后面的第三节有阐述。MRI对急性视神经炎的诊断，脑内未见异常或出现非特异性白质病变或 T_2WI 或 T_1WI 强化病灶超过1/2视神经长度或累及视交叉。而对于急性脊髓炎的诊断则需要>3个椎体节段脊髓内异常信号或3个节段的脊髓萎缩。一般认为，除视神经和脊髓外，中枢神经系统其他部位同时有病变存在，结合血清或脑脊液APQ4抗体阴性，应诊断MS。

（2）ADEM：发病急、病程短，临床症状重，多数在发病前数天至数周有病毒感染或疫苗接种史，而且大多数发生于儿童，常伴发热、剧烈头痛或神经根放射性痛、脑膜刺激征、抽搐、意识障碍等。CSF的结果与MS不同，寡克隆区带为阴性。起病常较MS急，病情更为凶险，病程比MS短，多为单相病程，大约有25%曾诊断为ADEM的患者后来发展成为MS。ADEM较为特征的是丘脑与白质受累同时存在，皮层下白质受累多见，病灶呈双侧不对称分布，而MS较少累及丘脑。丘脑是否受累可作为两者鉴别的主要依据，增强后轻度强化，一般无坏死和萎缩。ADEM各病灶之间MRS表现差别不大，而MS可见不同病程阶段的病灶，各病灶之间的MRS谱线差别较大，间隔3个月扫描发现新的病灶对MS的诊断有特异性。

（3）脑肿瘤：包括弥漫性胶质瘤、淋巴瘤、转移瘤等。弥漫性胶质瘤脑内任何位置均可以发生，患者临床呈进行性发展，无缓解，MRI检查表现为不强化或者厚壁样不规则强化，边界不清，浸润性生长，也可以用MRS和PWI鉴别，MRS表现为NAA明显降低，Cho升高，Cho/NAA比值可达2以上；PWI表现为高灌注。淋巴瘤一般位于中线区域，多发病灶，DWI呈稍高信号，增强后明显均匀强化，灌注表现为低灌注。转移瘤多发，多位于灰、白质交界区，水肿明显，DWI常呈低信号，增强呈结节或者环形强化，需与MS鉴别。一般而言，MRS检查，转移瘤的Cho/NAA比值可达2以上，而MS一般仅轻度升高，很少达到上述程度；转移瘤多表现为高灌注，MS病灶呈低灌注；DTI显示转移瘤白质纤维束中断破坏，与MS明显不同。

（4）多发性脑梗死：高龄MS病例需与多发性脑梗死鉴别，多发性脑梗死多位于基底节区，很少见于胼胝体，病灶的形态与MS不同，多发性梗死病灶多呈楔形分布，长轴平行于侧脑室，急性期无强化；而MS病灶在胼胝体较常见，深部白质区病灶多与侧脑室垂直，急性期可呈环形强化或结节样强化。多发性脑梗死也可表现为反复发作，如同 MS 一样两次发作之间，症状可明显缓解，需综合考虑病史、辅助检查等进行鉴别。有些高龄 MS 病例，有时可与多发性腔隙性脑梗死并存，诊断需结合病史。多发脑梗死在年轻人少见，多是血管本身无病变，而与感染、外伤或心脏病等有关。由颅外栓子（主要是心源性栓子、微小血凝块栓子、感染性栓子等）阻塞血管造成的脑梗死，起病较急。

（5）感染性疾病：包括梅毒、热带痉挛性截瘫、艾滋病、Whipple 病、进行性多灶性白质脑病等。相当数量的 MS 病程中曾以脑囊虫诊断或治疗，可见脑囊虫是一种与 MS 易混淆的疾病。脑囊虫病灶一般有位于浅表灰质部位的病灶，囊虫的强化环较小，壁薄均匀，发现头节则有确诊意义，结合寄生虫抗体实验阳性可确诊。另外，脑囊虫治疗后多有软化、局部萎缩等改变，与 MS 患者长期病程后导致的全脑萎缩不同。

（6）血管炎：中枢神经系统血管炎是一种多病因引起的血管壁炎性疾病，病理上为血管壁的炎症性病变，导致供血分布区脑组织的缺血或梗死，常见病因有结缔组织疾病（系统性红斑狼疮、白塞综合征、干燥综合征、系统性血管炎、原发性中枢神经血管炎等）。5%~10% 的 MS 患者可检出抗核抗体和抗双链 DNA 抗体，MS 可合并系统性红斑狼疮，MRI 显示狼疮脑病可与 MS 斑块类似，也可累及视神经和脊髓，需注意鉴别。血管炎 MRI 常表现两种类型，一是双侧病灶，侵犯脑灰白质，出血与梗死病灶可同时存在，与 MS 明显不同；二是单侧病灶，主要位于额顶叶深部白质内，但病灶呈片状，增强后无强化，与 MS 急性病灶强化不同。慢性 MS 病灶无强化时，与血管炎病灶易于混淆，此时可以作 CTA 或 MRA 以及 DSA 检查，若供血血管狭窄或闭塞则可明确血管炎诊断。

还有很多疾病需要鉴别，如肉芽肿性疾病（结节病、Wegener 肉芽肿、淋巴瘤样肉芽肿等）、遗传性代谢性疾病（肾上腺脑白质营养不良、线粒体脑肌病、维生素 B_{12} 缺乏、叶酸缺乏等）和功能性疾病（焦虑症等）。

【影像学研究进展】

1. MS 脑内病灶和隐匿性损害的研究

（1）皮层病灶的研究：长期以来 MS 一直认为是中枢神经系统白质的炎性脱髓鞘疾病，MS 患者存在较多的抑郁焦虑症状，如疲劳、失眠、饮食改变和认知功能障碍等，这些精神症状不能用常规 MRI 显示的白质病灶负荷进行解释，而与灰质的损害有关。目前的影像、病理及免疫组化都提供了 MS 灰质损害的证据，因此灰质的研究成为热点。双回波 PD/T_2WI 和 T_2-FLAIR 序列对显示 MS 灰质病变相对敏感，DIR 序列的应用进一步提高了对 MS 灰质病变的检出率，3D-DIR 与 T_2 加权快速自旋回波对早期脑内病灶的检测进行对比，发现 3D-DIR 对脑内总体病灶，以及皮层内和皮层下病灶的检出率远远高于 T_2WI 序列。最近研究发现 7T 比 3T MRI 能显示更多的 MS 灰质病灶。对灰质可视病灶以及隐匿性病灶的研究，还可以采用 DTI、MTR、MRS 以及 fMRI 等多种技术，均是目前的研究热点。

（2）MS 患者脑内 NAWM 和 NAGM 研究：NAWM 区是指在常规 T_2 显示正常的脑白质，病理却显示了有小胶质细胞的增多、炎性细胞浸润、片状水肿、髓鞘不完整及轴突丢失等隐匿性损害。MRI 新技术的发展，也逐渐揭示了 NAWM 区隐匿性改变。多数研究显示 NAWM 内 ADC 值不同程度升高，FA 值下降，MTR 略降低，恶化 MS 的 NAWM 区较稳定 MS 的 NAWM 区 MTR 减低更明显。MR 灌注成像揭示大多数 NAWM 区 CBF 和 CBV 降低而 MTT 延长。NAGM 区有相似的隐匿性损害。对灰质和脑内隐匿性损害的研究可解释常规 MRI 显示的白质病灶负荷与临床症状的相关性不一致，因此成为 MS 的研究热点。

2. MRI 各种高级检查技术对 MS 的研究

（1）超高场强 MR：超高场强 MR（7.0T~9.4T）具有更高的信噪比，能够在亚毫米水平观察脑部结构及病理学改变，更加清晰地显示病变形态及内部特征，目前超高场强 MR 主要运用于动物模型实验研究，对 EAE 动物模型脊髓的最高空间分辨率可达 10μm，可显示 EAE 小鼠模型的铁沉积改变。超高场强 MR 特别有助于皮层病变与认知功能障碍的研究，能够更加清楚地显示脑部的细微结构，增加病变与血管的对比度，有助于显示脱髓鞘斑块内部中央静脉，对病变组织学分析及 MS 病理机制的研究提供较大帮助。

（2）^{1}H-MRS 技术：随着 ^{1}H-MRS 技术提高，对 MS 的应用空间将会越来越广阔。从二维 MRS 到三维 MRS，从脑局部到全脑的 MRS，以及半定量到定量 MRS，^{1}H-MRS 的分析越来越准确，也将成为研究热点。^{1}H-MRS 结合其他的影像检查技术，如 PWI、DTI 等，必将对 MS 的病理生理提供更多有价值的信息，为 MS 疾病的监测和治疗提供有力手段。

（3）PWI 研究：DCE-MRI 是近年来迅速发展的一种基于 T_1WI 的定量灌注成像，可以同时定量分析 MS 病灶及 NAWM 区的灌注及渗透参数。RRMS 急性期病灶，由于血管炎性扩张，CBF、CBV 及渗透参数 K_{trans} 均可明显升高。非活动性病灶，由于有血管代偿扩张及胶质细胞增生，其血流灌注也有所差异，当非活动性病灶以血管代偿为主要病理改变时，其灌注参数表现为增高，当以胶质细胞增生引起血管闭塞为主时，其灌注参数则表现为减低。多 b 值的体素内不相干运动（intravoxel incoherent motion，IVIM）与多 b 值扩散模型相结合，通过多 b 值 DWI 扫描，应用双指数模型拟合可得到反映组织微环境的扩散及灌注信息。目前此方法已经用于研究 MS 病灶扩散及灌注特点。

（4）SWI 和 QSM：二者均可用于研究 MS 患者病灶内、深部灰质核团、皮层内的铁异常沉积，从而反映 MS 脱髓鞘病灶的病理生理改变。研究表明 MS 患者脑内的异常铁沉积极有可能与 MS 的病程相关，可能有助于监测病灶的进展，帮助判断预后。

（5）MS 的结构成像：采用 VBM、TBSS、DTT 等方法，发现 MS 相对于对照组在丘脑、尾状核、乳头体、海马旁回、右侧海马、右侧岛叶等脑区的灰质体积减少；MS 患者不同脑区的纤维损伤与运动及感觉功能障碍密切相关。另外不同的认知功能障碍与不同区域的白质和皮层下灰质结构的完整性相关，目前也是研究的热点。

总之，MR 新技术可以从多角度显示 MS 的病理和发病机制。高场强 MR 成像可以更加清楚地显示病变形态及病变内部特征；基于 VBM、TBSS、DTT 技术可以检测出 MS 灰、白质隐匿性损伤，局部体积及密度的改变；fMRI 可以直观地反映人脑功能连接；MRS 主要是反映组织的代谢情况。MRI 新技术各有优势，多模态 MRI 结合，可从结构、功能及网络连接层面对 MS 进行全方位多层次的评估。

3. PET-CT 显像对 MS 的研究 尽管 PET 显像的临床应用已经成熟，但在 MS 中的基础与应用研究不多。① FDG 是最早用来作为炎症显像的示踪剂之一，因为激活的炎症细胞会相应的摄取更多的 FDG 分子。目前 FDG 探测大脑 MS 病灶敏感性差，原因是大脑皮层弥漫高摄取 FDG，导致本底水平较高，肉眼无法准确识别炎性病灶。②移位蛋白（translocater protein，TPSO）结合显像：位于线粒体外膜上的蛋白结构会过度表达于激活的炎症细胞中，进而被作为靶点用于 MS 研究，但是，目前尚无对特定 MS 类型以及疾病特定时期的较大样本研究。③腺苷受体显像：人体内存在四类腺苷受体，分别是 A1、A2A、A2B、A2C。Rissanen 等利用 A2A 受体特异性示踪剂 ^{11}C-TMSX 对 8 例继发进展型 MS 患者进行动态显像，发现在 MRI 图像上 NAWM 的示踪剂摄取明显高于正常人，而且示踪剂摄取水平和 DTI、EDSS 评分有很好相关性，可以辅助 MRI 进行白质的损伤评估。④髓鞘显像：髓鞘的脱失和再生修复伴随着疾病的发生发展过程，目前已经有大量的髓鞘结合示踪剂被开发出来，目前能用于临床且显像方法成熟的只有 ^{11}C-PiB。总之，PET 数据分析尚处于科研水平，还未形成一套简便可靠的定量分析方法应用于临床。

（李咏梅）

第三节 视神经脊髓炎

【概述】

视神经脊髓炎（neuromyelitis optica，NMO）又称 Devic 综合征，它是一种免疫介导的炎性脱髓鞘和坏死性疾病，临床多以严重的视神经炎（optic neuritis，ON）和长节段横贯性脊髓炎（longitudinally extensive transverse myelitis，LETM）为特征性表现，好发于青壮年，女性居多，复发率及致残率高。自从 19 世纪第一次报道以来，NMO 曾一直被认为仅累及视神经和脊髓，脑组织不受累，是 MS 的一个亚型，直到 2004 年 NMO 高度特异性血清水通道蛋白（aquaporin-4，AQP-4）抗体的发现，NMO 相对 MS 独立成为一种疾病，且其临床表现多样，以 AQP-4 抗体为主要特征统称为“视神经脊髓炎谱系疾病”（NMO spectrum disorders，NMOSD）。

MRI 检查可发现 NMOSD 患者脑、脊髓或视神经病灶，并在一定程度上有助于与 MS 的鉴别，这对于这些疾病的治疗至关重要。一方面，早期使用有效的免疫抑制剂可阻止 NMOSD 患者致残程度；另一方面，NMOSD 与 MS 的治疗不同，治疗 MS 的某些疾病修饰药物可加重 NMOSD 患者的病情。

【临床与病理】

80%~90% 的 NMO 患者是复发性 NMO，60% 的患者在 1 年内复发，90% 的患者在 3 年内复发。NMO 患者视神经症状较 MS 重，可为单侧或双侧视神经炎，有不同程度视野缺损。视神经炎首次发作达高峰时，约 40% 的患眼几近失明，但症状经过治疗后多数可好转，反复复发的患者将遗留有一定的视觉损伤，约 50% 的患者在 5 年内出现单眼或双眼失明。急性脊髓炎的临床表现为严重的横贯性脊髓炎，病情进展迅速，可出现两侧脊髓的运动、感觉和括约肌功能严重受损。复发型急性脊髓炎常伴有低头曲颈触电样征（Lhermitte 征）和神经根痛。颈段脊髓炎可能会延伸至脑干，引起极后区综合征，出现恶心、呃逆等症状，甚至出现急性呼吸衰竭。

NMO 患者视神经病变的主要病理表现为髓鞘脱失和炎性细胞浸润。脊髓病变可出现受累脊髓的肿胀、软化，广泛脱髓鞘，并有空洞、坏死以及轴突损伤。典型的病灶位于脊髓中央，病灶内有不同程度的血管周围炎性细胞的浸润（如 $CD3^+$、$CD8^+$T 细胞、嗜酸性粒细胞、中性粒细胞等），在血管周围有由抗体（主要是 IgM）及补体聚集成的玫瑰花环样的改变及血管壁的玻璃样变性，这与 MS 患者病灶内血管周围的淋巴细胞浸润完全不同。NMO 脑内病灶和脊髓病灶具有相似的病理特点。

NMO 的发病机制尚未阐明，普遍的观点认为 NMO 可能起自血管周围间隙，AQP-4 抗体攻击星形胶质细胞的 AQP-4 是 NMO 发病的关键，补体激活在整个发病过程中起着重要作用。作为 NMO 特异性抗体，AQP-4 抗体对 NMO 的敏感性为 91%，特异性为 100%。在脑损害严重或脊髓损害节段较长的患者血清中抗 AQP-4 抗体滴度较高。

【影像检查方法】

对于 NMOSD 影像学检查以 MRI 为核心，主要包括头、脊髓和视神经 MRI，其中头 MRI 应包括常规横断位 PD-T_2WI、T_2-FLAIR、矢状位 T_2-FLAIR，以及强化后的横断位和矢状位 T_1WI，由于现在 MRI 技术的进步，推荐进行三维各向同性序列的扫描（如 1mm 各向同性）。脊髓应尽可能进行全脊髓（颈、胸、腰）扫描，序列包括矢状位 PD-T_2WI、横断位 T_2WI，以及强化后的 T_1WI，视神经扫描应包括到视交叉，扫描序列包括脂肪抑制的 T_2 序列和强化的 T_1WI，平行和垂直于视神经方向。MRI 新技术在有条件的中心和医院可以使用，包括 MRS、DTI、MTI、fMRI 等，能发现常规 MRI 无法显示的改变，全面评价 NMOSD 患者的人脑结构和功能改变。

【影像表现】

1. 脑部病灶的影像学表现 既往认为多数 NMO 患者的脑 MRI 无异常改变或仅有非特异性病灶，在发现 AQP-4 抗体之前，NMO 患者脑 MRI 异常率仅为 13%~46%，基于 2006 年修订的诊断标准，脑 MRI 异常率增加至 50%~85%。

（1）室管膜周围病灶：侧脑室、第三脑室、第四脑室、中脑导水管及延髓中央管的室管膜周围是 AQP-4 表达较高的区域，以上部位出现病灶，提示 AQP-4 参与 NMO 脑部病灶形成，对本病有较高诊断价值。

NMO 患者侧脑室旁病灶通常紧贴侧脑室壁，沿室管膜内衬分布，可延伸至周围深部白质、皮层下，呈线样或带状分布，也可形成融合病灶，常见于侧脑室的前、后角周围（图 6-3-1A），发生率约为 40%。而侧脑室体部周围病灶更常见于 MS，通常呈圆形或类圆形孤立性病灶，垂直于侧脑室长轴分布，并符合 McDonald 的空间播散标准。由此可依据与侧脑室的紧密程度和病灶位置鉴别 NMO 与 MS。

毗邻第三脑室（图 6-3-1B）、第四脑室（图 6-3-1C）及中脑导水管室管膜周围（图 6-3-1D）的病灶，发生率约为 22%，包括间脑病灶，即丘脑、下丘脑及中脑前缘，当病灶累及极后区时（图 6-3-1E），则极具诊断价值，成为 NMO 的特征性影像学标志。

（2）胼胝体病灶：在 MS 中胼胝体受累较常见，约占 65%，胼胝体 - 透明隔交接处是 MS 病灶的常见部位，而有关 NMO 患者出现胼胝体受累的报道较少，发生率仅为 12%~18%。急性期 NMO 胼胝体呈多发、大片融合灶（图 6-3-1G），通常长径 >10mm，其内部信号不均匀，在 T_2-FLAIR 上呈“大理石花纹样”改变，T_2WI 上病灶呈边缘低信号、中央高信号，周围水肿明显；同时胼胝体病灶具有纵向延伸的融合趋势，当累及胼胝体全层时呈“拱桥样”改变（图 6-3-1F）。慢性期 NMO 可出现胼胝体萎缩、囊变，病灶随之减小、信号强度降低，甚至病灶消散。

（3）皮质脊髓束病灶：皮质脊髓束病灶是沿锥体束纵向延伸的连续性病灶，发生率约 23%~44%，单侧或双侧受累，通常累及内囊后肢（图 6-3-1H）、中脑大脑脚（图 6-3-1I）及脑桥基底部。Kim 等的研究发现，NMO 脑 MRI 病灶主要累及皮质脊髓束（44%）和室管膜周围（40%），发现这些病灶高度提示 NMO。

（4）延髓背侧病灶：位于延髓中央背侧区的病灶（图 6-3-2）通常在 T_2WI/T_2-FLAIR 矢状位上呈线样、细条样高信号，可向下延伸，与上颈髓病灶相连；也可累及脑桥、桥臂、小脑脚、第四脑室底部等。Misu 等首次提出延髓线样损害的概念，即在 MRI 矢状位 T_2WI 上高信号病灶沿中央管周围线样分布，在轴位 T_2WI 呈对称分布的圆点状高信号，此线样损害与 AQP-4 密切相关。Lu 等对中国 NMO 患者的研究发现，延髓中央背侧区是 NMO 脑部病灶极易累及的区域，延髓线样病灶为 NMO 脑干病灶的特征性表现，其出现率约为 34.5%（10/29），诊断的敏感度达 100%，而 MS 患者则无此特征。由此可见，延髓线样病灶对 NMO 具有极高的诊断及鉴别诊断价值。

（5）非特异性脑白质病灶：脑白质区的非特异性病灶是 NMO 患者较常见的 MRI 表现，Cabrera-Gomez 等对 NMO 患者的 MRI 研究显示，非特异性白质病灶累及大脑半球深部白质或皮层下，通常直径 <3mm，呈点状、斑点状 T_2WI 高信号改变，类似于微血管病灶，随着病程的演变，点状病灶增多、聚集，沿白质纤维束形成放射状或泼墨状改变（图 6-3-1J）。脑白质大片融合灶的出现往往预示病情恶化、预后不良，儿童患者尤为多见，其产生机制可能与血管源性水肿有关。与 MS 比较，NMO 脑白质病灶的体积更小，数量更少，分布广泛，形态多样，且无皮层和近皮层病灶。

（6）脑病灶增强 MRI 表现：NMO 脑部病灶强化常见于急性期，而缓解期病灶无强化。云雾样、铅笔芯样、软脑膜强化为 NMO 脑强化的特征性表现，可作为支持 NMO 诊断的指标。①云雾样强化，表现为多个边界模糊、融合成云雾样的强化信号。其机制是最初血脑屏障受损诱发体液免疫或细胞免疫链式反应暴发，破坏局部血脑屏障。②铅笔芯样强化，表现为侧脑室前、后角周围沿着室管膜内衬走行的薄线状增强信号，其实质是室管膜区域发生针对 AQP-4 的免疫炎症反应，该征象是 NMO 的另一特征性强化方式。③室管膜下区及软脑膜强化，可能为 NMO 的特征性诊断线索。NMO 患者发生室管膜下区强化较 MS 频率更高，而软脑膜强化在 NMO 的发生率为 12.8%，是因 AQP-4 通过血液、脑脊液触发免疫应答并在室管膜下区和软脑膜密集表达。但 MS 患者的软脑膜强化鲜见报道。

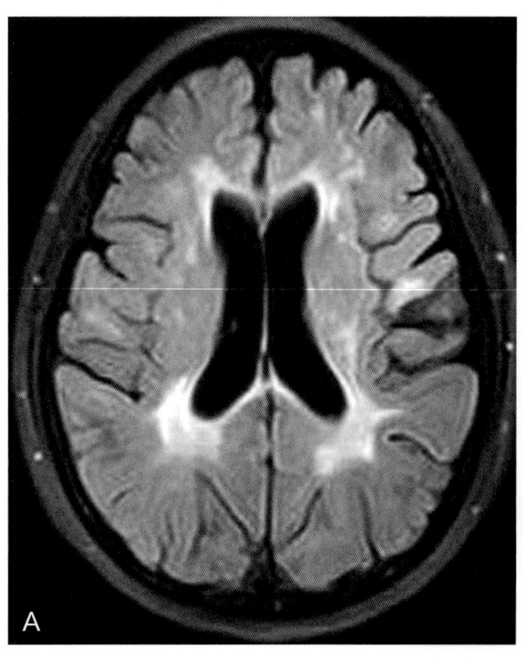

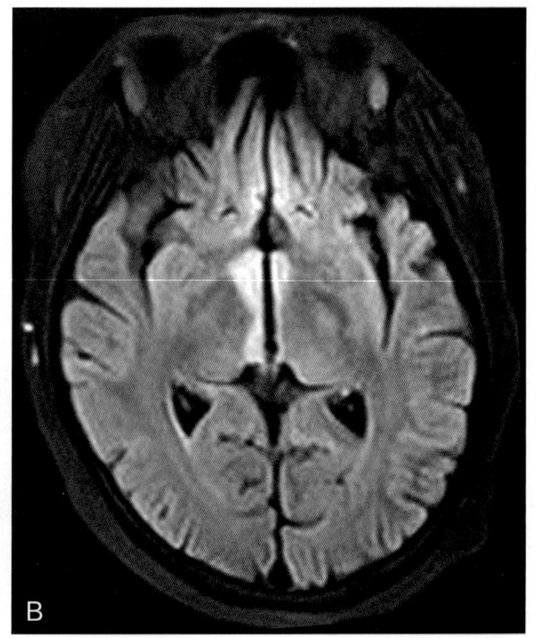

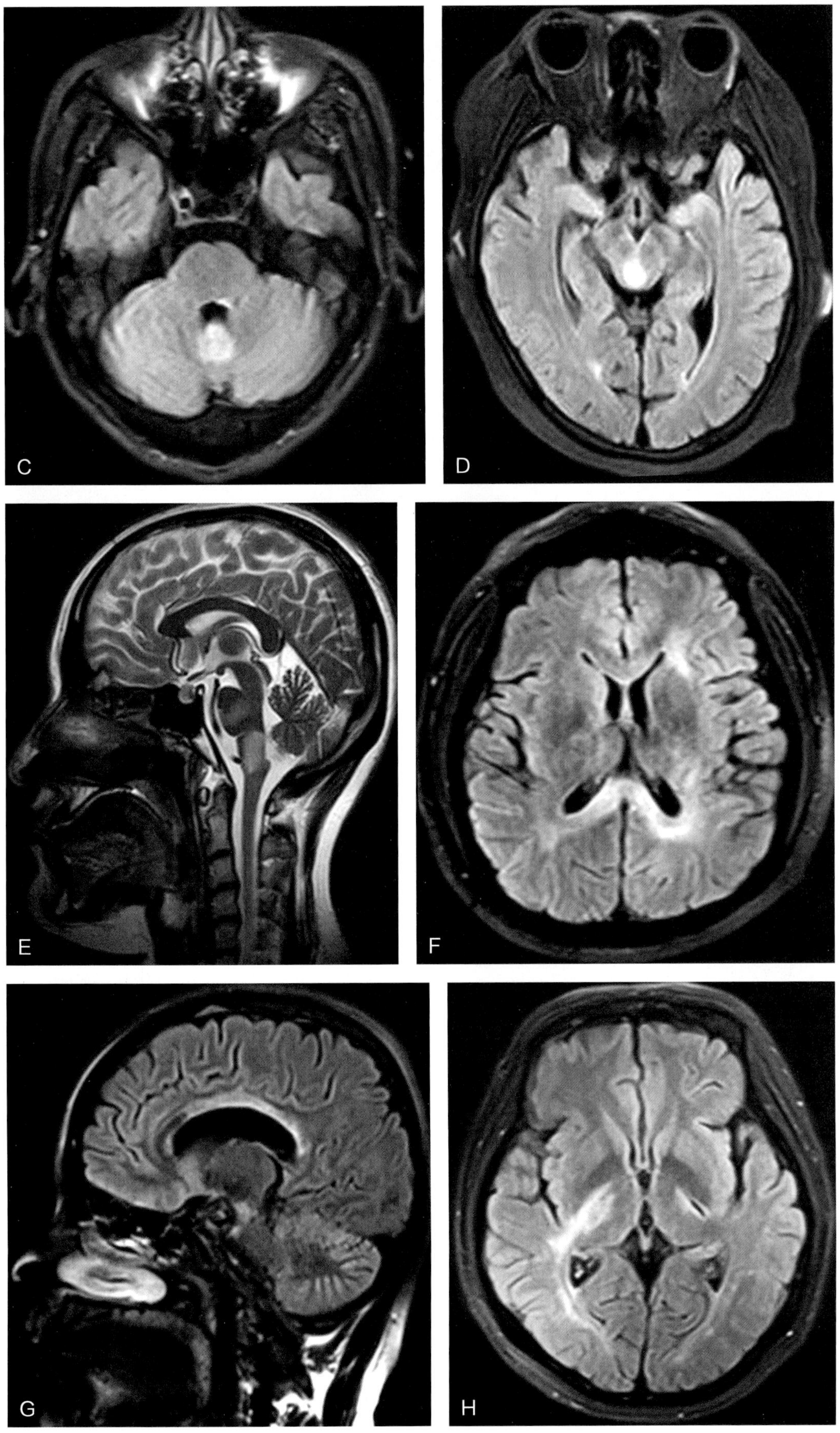
C
D
E
F
G
H

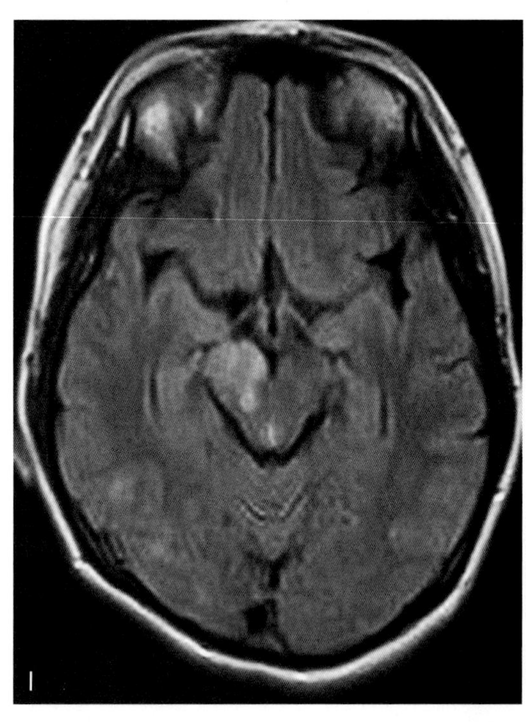

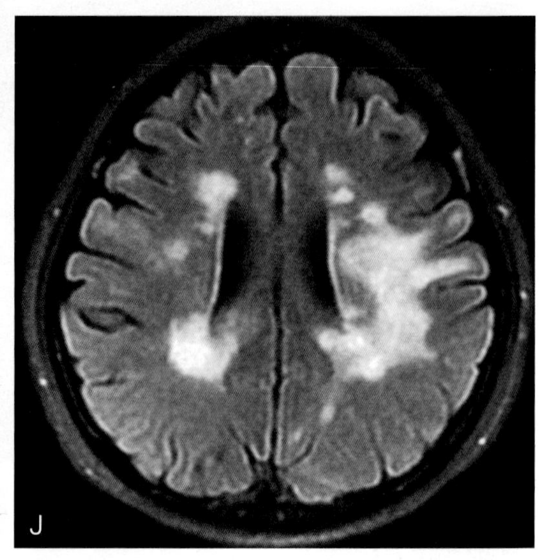

图 6-3-1 NMO 患者颅内病灶 MRI

A~D. 轴位 T_2-FLAIR、E. 矢状位 T_2WI，示室管膜周病灶，分别为侧脑室前、后角周围（A），第三脑室周围（B），第四脑室背侧（C），中脑导水管周围（D）和极后区的病灶（E）；F. 轴位 T_2-FLAIR 示胼胝体压部高信号，呈“拱桥样”改变；G. 矢状位 T_2-FLAIR 示胼胝体连续性弥漫高信号病灶；H、I. 轴位 T_2-FLAIR 示皮质脊髓束病灶分别累及双侧内囊后肢及右侧中脑大脑脚；J. 轴位 T_2-FLAIR 示累及深部白质及皮层下白质，沿白质纤维束走行的呈“泼墨状”改变

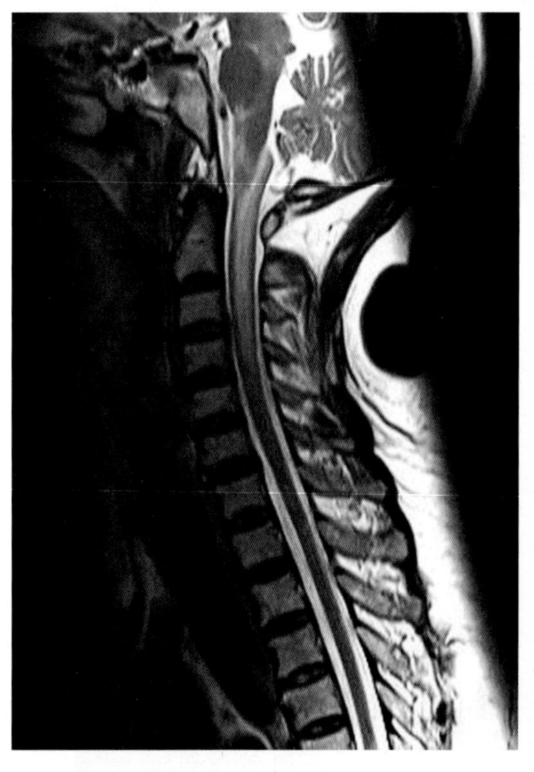

图 6-3-2 NMO 患者延髓 - 脊髓病灶 MRI

矢状位 T_2WI 示延髓中央背侧区病变，呈线条样 T_2WI 高信号，可向下延伸，与上段颈髓病变相连

2. 脊髓病灶的影像学表现 LETM 是 NMO 最具特征性的影像表现。矢状位图像多表现为连续、对称分布的条状 T_2WI 高信号病灶，纵向延伸超过 3 个椎体节段以上（图 6-3-3A），通常累及颈髓和胸髓，颈髓病灶可向上与延髓病灶相连（图 6-3-2），部分 NMO 患者脊髓病灶可纵贯全脊髓。轴位图像显示病灶多累及中央灰质和部分白质，形态多样，可以呈圆点样、蛇眼样、蝶形（图 6-3-3B）或 H 形，可以呈中心性分布的完全、次全横贯性病灶，也可以偏侧分布；病灶范围通常大于 50% 脊髓横断面积；同一患者脊髓内不同节段的病灶其分布可以不同。而 MS 脊髓病灶常小于 2 个椎体节段，轴位多呈偏心性，通常病灶小于脊髓横断面积的 50%。

急性期：NMO 患者脊髓肿胀，病灶边缘不规则，通常呈 T_1WI 低信号、T_2WI 高信号。Yonezu 等研究报道，T_2WI 呈亮斑样病灶（bright spotty lesions，BSLs）是 NMO 脊髓病灶的另一个特征性表现（图 6-3-3C），出现率为 54%（13/24），联合 BSLs 和 LETM 的诊断阳性率为 88%（21/24）。部分 NMO 急性期脊髓病灶增强扫描病灶呈点状、线样或环形强化，其出现率为 32%（图 6-3-4B），少数

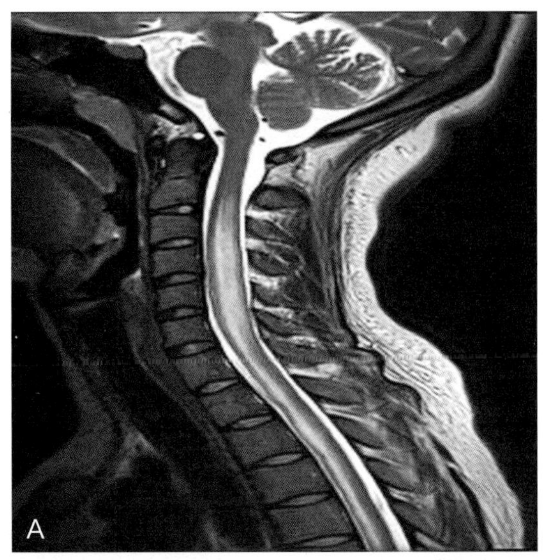

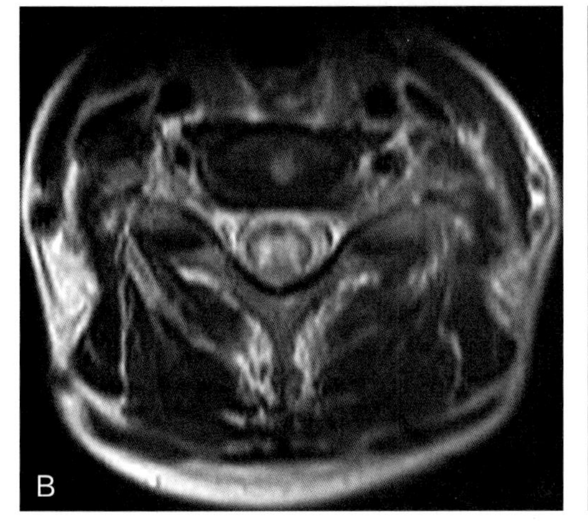

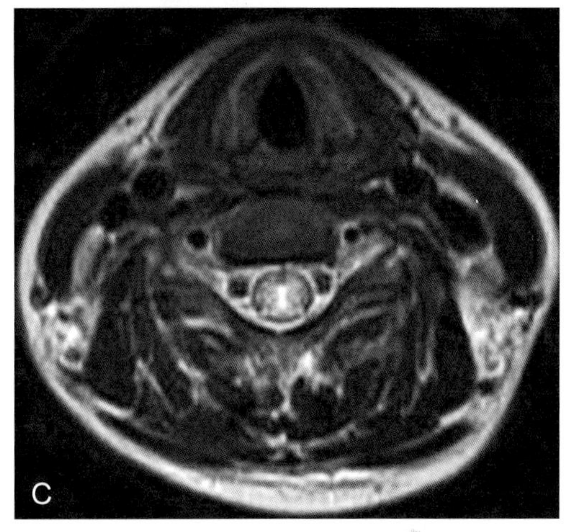

图 6-3-3 NMO 患者脊髓病灶 MRI

A. 矢状位 T_2WI 示颈$_2$～胸$_4$椎体水平脊髓肿胀，呈连续、条带状高信号；B、C. 轴位 T_2WI 示病变累及中央灰质，呈蝶形，部分可见“亮斑样”信号病灶

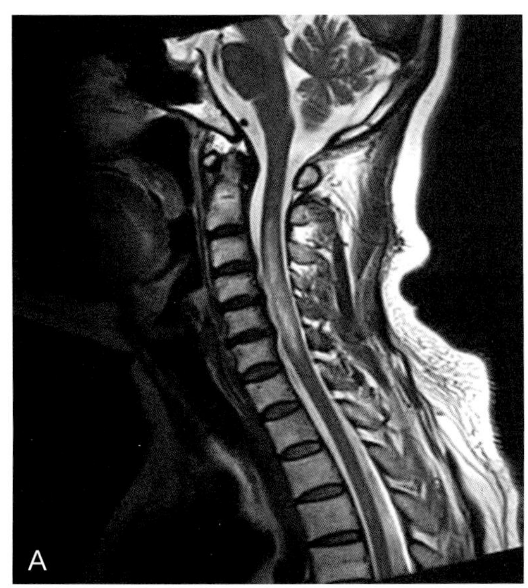

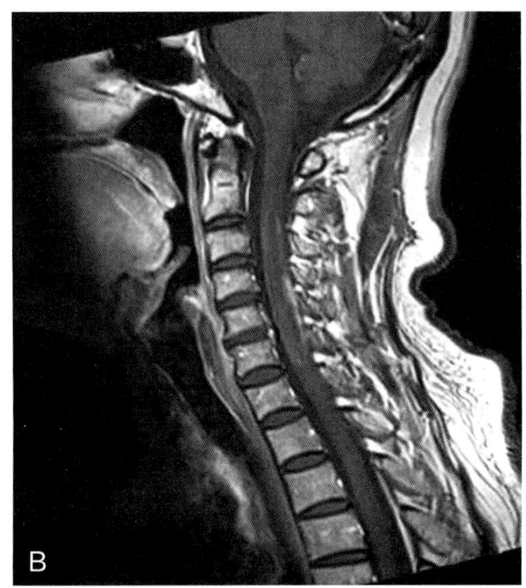

图 6-3-4 NMO 患者脊髓病灶 MRI

A. 矢状位 T_2WI 示颈$_{3\sim6}$椎体水平脊髓肿胀，呈连续、条带状 T_2WI 高信号；
B. 矢状位 T_1WI 增强示病灶呈环形强化

患者相应脊膜亦可不同程度强化。部分 NMO 患者首次发作时脊髓病灶可小于 3 个椎体节段，此时难以与 MS 相鉴别。

慢性期：随着临床治疗干预，脊髓病灶周围水肿的吸收，T_2WI 显示病灶的信号强度逐渐降低，随访脊髓内见间断性、不连续的短节段病灶，伴不同程度的脊髓萎缩和空洞形成，见图 6-3-5。

有关 NMO 和 MS 二者间不同的脑脊髓萎缩模式的对比研究发现 NMO 患者多以脊髓萎缩为主（图 6-3-5），伴轻度脑萎缩，其中脑白质萎缩程度比灰质更为显著；而 MS 患者脑萎缩显著，且常累及脑灰质，脊髓的萎缩程度反而较轻。

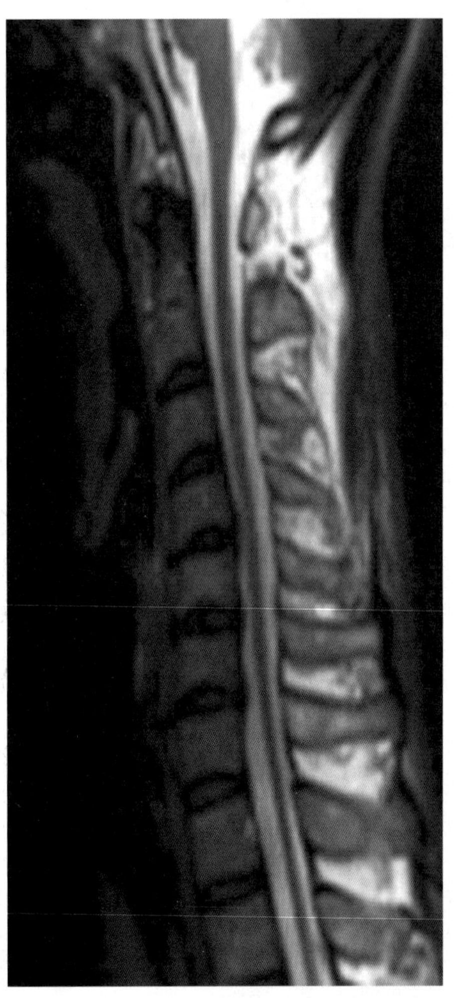

图 6-3-5 NMO 患者脊髓萎缩 MRI

矢状位 T_2WI 示颈髓萎缩、变细

NMO 与 MS 的发病机制完全不同，NMO 脊髓萎缩由局部脊髓损伤所致，而 MS 脊髓萎缩的主要因素是神经长纤维束退行性改变。所以通过测量上段颈髓平均体积，量化脊髓萎缩程度，有助于评估临床病程、残疾评分、复发率等。

3. 视神经病灶的影像学表现 NMO 视神经病灶主要累及视神经后段和视交叉，常双侧同时受累，病灶节段可大于 1/2 视神经长度，T_1WI 呈等或略低信号，T_2WI、T_2-FLAIR 呈稍高信号（图 6-3-6A）。急性期可表现为视神经增粗、强化，部分伴视神经鞘强化等（图 6-3-6B）；慢性期可见视神经萎缩，形成双轨征。而 MS 患者视神经病灶常单侧受累，病灶长度较短，且很少累及视神经后段及视交叉。

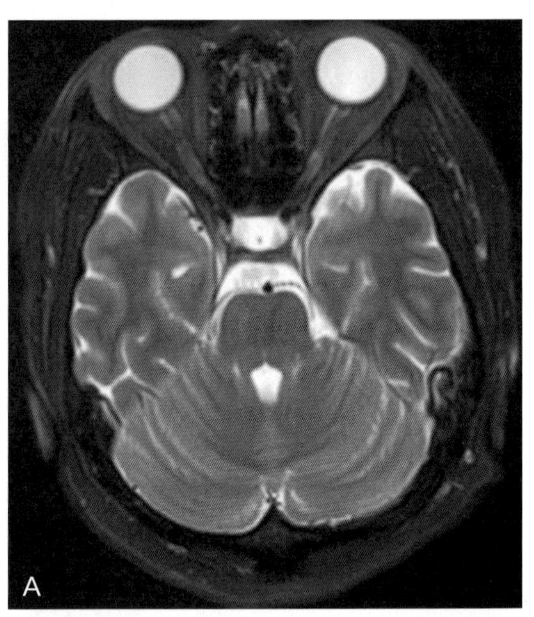

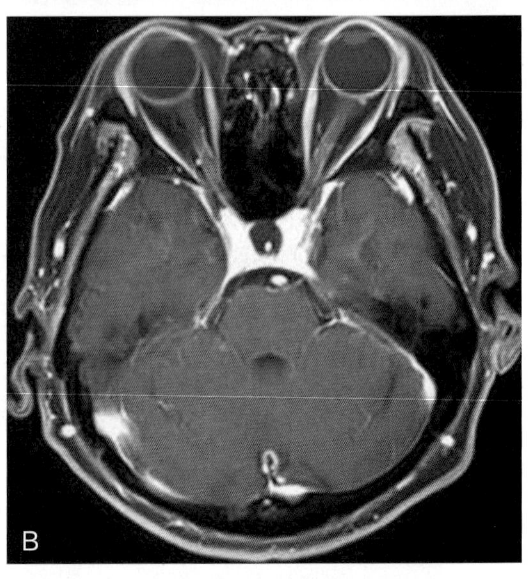

图 6-3-6 NMO 患者视神经病灶 MRI

A. 轴位 T_2WI 抑脂示视神经眶内段增粗，信号增高，后段明显；B. 轴位 T_1WI 增强示后段视神经强化

【诊断与鉴别诊断】

NMO 最经典的诊断标准于 2006 年修订。国际 NMO 诊断小组于 2015 年明确了 NMOSD 的定义及诊断标准（表 6-3-1），诊断的时间点明显前移。MRI 在 NMO 的诊断和鉴别诊断中发挥重要作用，对 AQP-4 抗体阴性的患者尤其。

表 6-3-1 NMOSD 诊断标准（2015 年）

AQP4-IgG 阳性的 NMOSD 诊断标准
1. 至少 1 项核心临床特征
2. 用可靠的方法检测 AQP4-IgG 阳性（推荐 CBA 法）
3. 排除其他诊断
AQP4-IgG 阴性或 AQP4-IgG 未知状态的 NMOSD 诊断标准
1. 在一次或多次临床发作中，至少 2 项核心临床特征并满足下列全部条件
（1）至少 1 项临床核心特征为 ON、急性 LETM 或延髓最后区综合征
（2）空间多发（2 个或以上不同的临床核心特征）
（3）满足 MRI 附加条件
2. 用可靠的方法检测 AQP4-IgG 阴性或未检测
3. 排除其他诊断
核心临床特征
1. ON
2. 急性脊髓炎
3. 最后区综合征，无其他原因能解释的发作性呃逆、恶心、呕吐
4. 其他脑干综合征
5. 症状性发作性睡病、间脑综合征，脑 MRI 有 NMOSD 特征性间脑病变
6. 大脑综合征伴有 NMOSD 特征性大脑病变
AQP4-IgG 阴性或未知状态下的 NMOSD　MRI 附加条件
1. 急性 ON：脑 MRI 需有下列之一表现：（1）脑 MRI 正常或仅有非特异性白质病变；（2）视神经长 T_2 信号或 T_1 增强信号 >1/2 视神经长度，或病变累及视交叉
2. 急性脊髓炎：长脊髓病变 >3 个连续椎体节段，或有脊髓炎病史的患者相应脊髓萎缩 >3 个连续椎体节段
3. 最后区综合征：延髓背侧 / 最后区病变
4. 急性脑干综合征：脑干室管膜周围病变

NMO 最主要的鉴别诊断是 MS，MS 和 NMO 临床鉴别的要点包括：①发病年龄：MS 患者发病平均年龄约为 29 岁，而 NMO 平均年龄约为 39 岁；②性别：MS 患病男女比率为 1∶2，NMO 为 1∶9，女性比率明显高于男性；③临床症状：MS 为多发累及中枢神经系统的症状和体征，以白质纤维束受损为主要症状，而 NMO 症状主要集中在视神经炎和脊髓炎；④临床病程：MS 85% 左右为复发缓解型，约 15% 为原发进展型或良性 MS；NMO 80%~90% 为复发型，而 10%~20% 为单时相的；⑤ MS 脑脊液中寡克隆区带阳性率明显高于 NMO，在 MS 约为 85%，而在 NMO 约为 20%；⑥ NMO 的特异性抗体，鉴别 MS 和 NMO 的敏感度为 73%，特异度为 91%。MS 脑内病灶常多发，符合 McDonald 空间播散的标准，典型部位为脑室周围、皮层下、胼胝体 - 透明隔交接处、脑干等，病灶一般为圆形或卵圆形，直径 >3mm，脊髓病灶常小于 2 个椎体节段、偏心性、病灶小于脊髓横断面积 50%、单发或多发；而 NMO 脑 MRI 可以表现正常或出现非特异性病灶，约 10% 可表现为特异性的病灶，约 10% 符合 MS McDonald 空间播散的标准。NMO 脊髓病灶常 >3 个椎体节段，主要位于脊髓中央，可出现坏死。

系统性红斑狼疮（SLE）、干燥综合征等自身免疫性疾病也需要鉴别。SLE、干燥综合征都可以累及视神经和脊髓，并且在脊髓的 MRI 表现与 NMO 相似，AQP-4 抗体也可阳性，但 SLE、干燥综合征的其他系统受损和抗中性粒细胞抗体或抗核抗体阳性可与 NMO 鉴别。其他需鉴别的疾病还有如脊髓或视神经的感染、中毒、代谢障碍等。

【影像学研究进展】

MRI 新技术如 MRS、DTI、MTI、fMRI 等，有助于发现传统 MRI 看似正常脑组织的改变，全面评价 NMOSD 的脑结构和功能改变，并对 NMOSD 潜在的发病机制及组织损伤进行研究。

NMOSD 患者较 MS 脑萎缩较为轻微且局限。一系列基于脑结构的研究发现 NMOSD 患者的脑萎缩主要位于视觉和运动区，部分报道发现 NMOSD 患者也有认知相关脑区以及深部灰质如丘脑、海马的萎缩改变，深部灰质的萎缩可能是 NMOSD 患者认知障碍的结构基础。

NMOSD 脑内弥散改变主流观点认为主要位于运动和视觉相关的纤维束，继发于脊髓和视神经病灶，但也有研究发现 NMOSD 患者存在轻度弥漫的弥散异常，提示除了继发神经轴突变性外，还存在其他可能的机制如脑内 AQP-4 所引起的髓鞘脱失等。

任务状态下 NMOSD 患者在执行相同任务时较

正常健康被试激活的脑区增加，提示患者在脑功能的代偿。静息状态 fMRI 研究发现 NMOSD 患者楔前叶、后扣带回、舌回低频振幅下降，而额中回、尾状核、丘脑的低频振幅增大，提示 NMOSD 患者脑功能损害与重塑并存。

NMO 是一组体液免疫参与的抗原 - 抗体介导的严重中枢神经系统特发性炎性脱髓鞘性疾病，早期有效治疗是降低复发率和致残率的关键。分析 NMO 的脑、脊髓和视神经常规 MRI 特征，有助于提高对 NMO 的认识及早期诊断率；而关于 NMO 的 MRI 新技术应用进展包括 MRS、DTI、MTI、fMRI 等，可从脑组织代谢、白质纤维束完整性以及脑功能改变等更深入反映病灶，更好地诠释相关的临床症状，辅助早期诊断及鉴别诊断，全面评价神经功能受损，对指导临床下一步治疗及判断预后起到重要作用。

（刘亚欧）

第四节 急性播散性脑脊髓炎

【概述】

急性播散性脑脊髓炎（acute disseminated encephalomyelitis，ADEM），也称急性血管周围髓鞘脱失、感染后或疫苗接种后脑脊髓炎，是一类少见的，免疫介导的 CNS 急性炎性脱髓鞘疾病，呈急性或亚急性发病伴脑病表现（行为异常或意识障碍），脑和脊髓可同时受累或单独受累。任何年龄均可发病，最常发生在儿童。其发病率可因国家、地区各异，文献报道儿童年发病率在（0.07~0.64）/10 万人不等，尚无成年人发病率的报道。此外，急性出血性脑白质病（acute hemorrhagic leukoencephalopathy，AHLE）罕见，呈暴发性起病，伴 CNS 弥漫性出血，病死率高，预后差，是否为 ADEM 的重症变异型，目前尚有争议。

早在 1724 年，Clifton 在他有关天花的博士论文中首次描述了类似 ADEM 的表现。随着 20 世纪 MRI 开始应用于临床诊断，提出 ADEM 为自身免疫疾病。尽管后来越来越多的国家、地区陆续报道该病，但 ADEM 仍缺乏明确的生物学标志物，其诊断仍为排除性诊断，直到 2007 年国际儿童多发性硬化研究小组（international pediatric multiple sclerosis study group，IPMSSG）将其归为 CNS 获得性脱髓鞘疾病，并提出暂行诊断标准。

ADEM 发病机制尚未明了，目前认为是一种多种病因导致的临床综合征，是儿童最常见的获得性白质脑病，具有遗传异质性的综合征。很多患者有前期的病毒感染或疫苗接种史，可能与非特异性炎症激活髓鞘反应性 T 细胞有关。因其起病初期与 MS 相似，目前 ADEM 主要是作为 CNS 脱髓鞘疾病谱系来讨论的，该病多为单相病程，但是后期也可能会发展为 MS。

【临床与病理】

根据 IPMSSG 在 2012 年修订的诊断标准共识，ADEM 属于获得性脱髓鞘疾病。ADEM 多发生在病毒感染后 2 天至 4 周，少数患者可出现在疫苗接种后，部分患者发病前可无诱发因素。临床表现为多灶性神经功能异常，如单侧或双侧锥体束征、急性偏瘫、共济失调、脑神经麻痹、视神经炎、脊髓受累等，常伴有意识障碍、发热和脑膜刺激征，病情进展迅速，出现昏迷或去大脑强直等表现，有时表现为兴奋、头痛和幻觉等非特异性症状。若脊髓受累则有横贯性脊髓炎的表现。病程 2~4 周，有自愈倾向。大多数患者对类固醇治疗反应较好，治疗无效或暴发性发病时，可采用血浆置换。极少数脑水肿、占位效应明显的患者才会开颅减压。

ADEM 的主要病理改变为大脑、脑干、小脑、脊髓发生播散性脱髓鞘改变，以脑室周围白质、颞叶、视神经最为显著，脱髓鞘改变以小静脉为重，可见小静脉炎性细胞浸润，其外层表现为以单核细胞为主的血管周围浸润，即血管“袖套”，静脉周围白质髓鞘脱失，并呈散在神经胶质细胞增生。而急性出血性脑白质病，在类似 ADEM 的静脉周围脱髓鞘的基础上，尚有急性炎症、血管纤维素样坏死和灶性出血的表现。

儿童 ADEM 缺乏特异性的实验室改变。由于与感染及免疫有关，血液中白细胞数可偏高，部分病例可以找到相关病毒感染的免疫学证据，在血清中检测到相关免疫球蛋白滴度异常升高。CSF 检查结果可随病程不同而变化，在急性感染的情况下可出现细胞总数（以淋巴细胞升高为主）和（或）蛋白轻度升高，聚合酶链反应检测阴性，寡

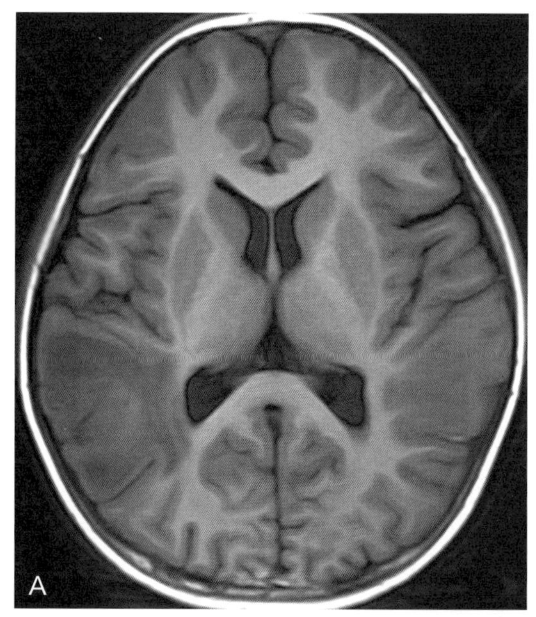

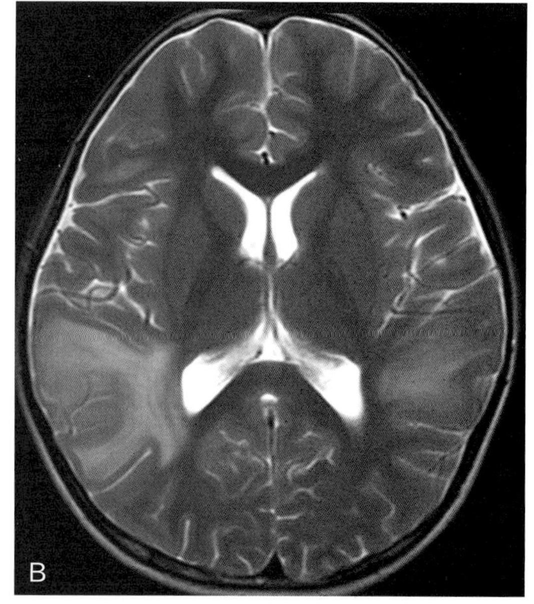

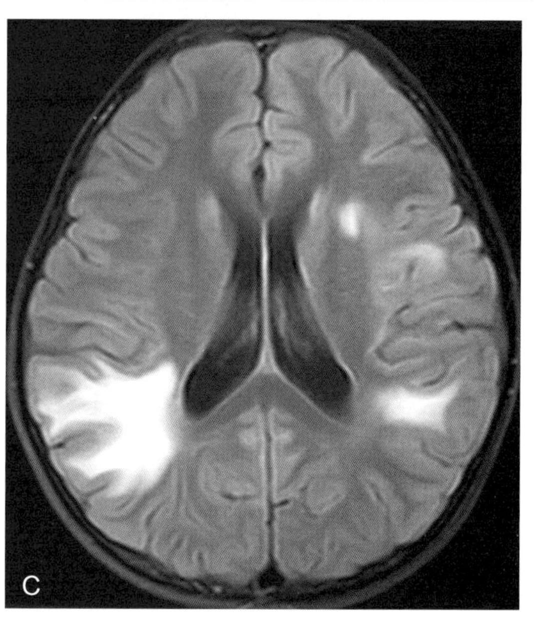

图 6-4-1 急性播散性脑脊髓炎 MRI

A. 轴位 T_1WI 双侧大脑皮层下及深部白质多发病灶，呈等、稍低信号，两侧不对称，病灶较大，占位效应轻；B. 轴位 T_2WI 示病灶呈高信号；C. 轴位 T_2-FLAIR 病变更敏感

克隆区带多为阴性或短暂性阳性，24 小时鞘内 IgG 合成率增加，也可存在血清抗髓鞘少突胶质细胞糖蛋白（myelin oligodendroglia glycoprotein，MOG）抗体，但通常存在时间短，血清 APQ-4 抗体阴性；CSF 也可表现为正常。

【影像检查方法】

头颅或脊髓 MRI 是唯一适用于 ADEM 的影像学检查，可用于发现病灶及随访病情，但 MRI 表现可晚于临床症状出现，也有当临床症状改善时 MRI 影像可出现进展的报道。因此，在发病初期 MRI 影像表现正常并不能排除 ADEM 的诊断，特别是在发病 3 个月内。

CT 检查多为阴性，偶见脱髓鞘或脑水肿引起的低密度区。

【影像表现】

MRI 平扫表现为双侧大脑半球皮质下白质、双侧大脑半球灰、白质交界区、脑干、脊髓、放射冠、半卵圆中心内多发病灶，病变常累及基底节和丘脑，也可累及小脑。病灶多不对称，一般较大（>1~2cm），T_2WI 及 T_2-FLAIR 呈高信号，边界不清，部分病灶呈典型的棉花团样改变（图 6-4-1、图 6-4-2）。约 1/3 患者出现脊髓受累，表现为广泛、跨节段病灶，可伴有脊髓肿胀，而胼胝体和脑室旁白质较少受累。强化方式多变，亚急性期脱髓鞘病灶可呈边缘强化（图 6-4-2）。ADEM 主要有四种 MRI 影像表现：① 脑内多发小于 5mm 的病灶；② 弥漫性大病灶可类似肿瘤样表现，伴有周围组织水肿和占位效应；③丘脑对称性病灶；④ 脑内病灶部分伴有急性出血性脑炎征象。这四种影像表现可单独出现，也可以合并出现。有脊髓症状的患者 80%MRI 检查可发现病灶，呈节段性或者局灶性，多数表现为长脊髓节段（>3 个）甚至为全脊髓受累（图 6-4-3）。随访期间 37%~75% 的患者 MRI 病灶可消失，25%~53% 的患者病灶可改善。急性 ADEM 5 年内至少应进行两次随访，以排除 MS 及其他疾病。

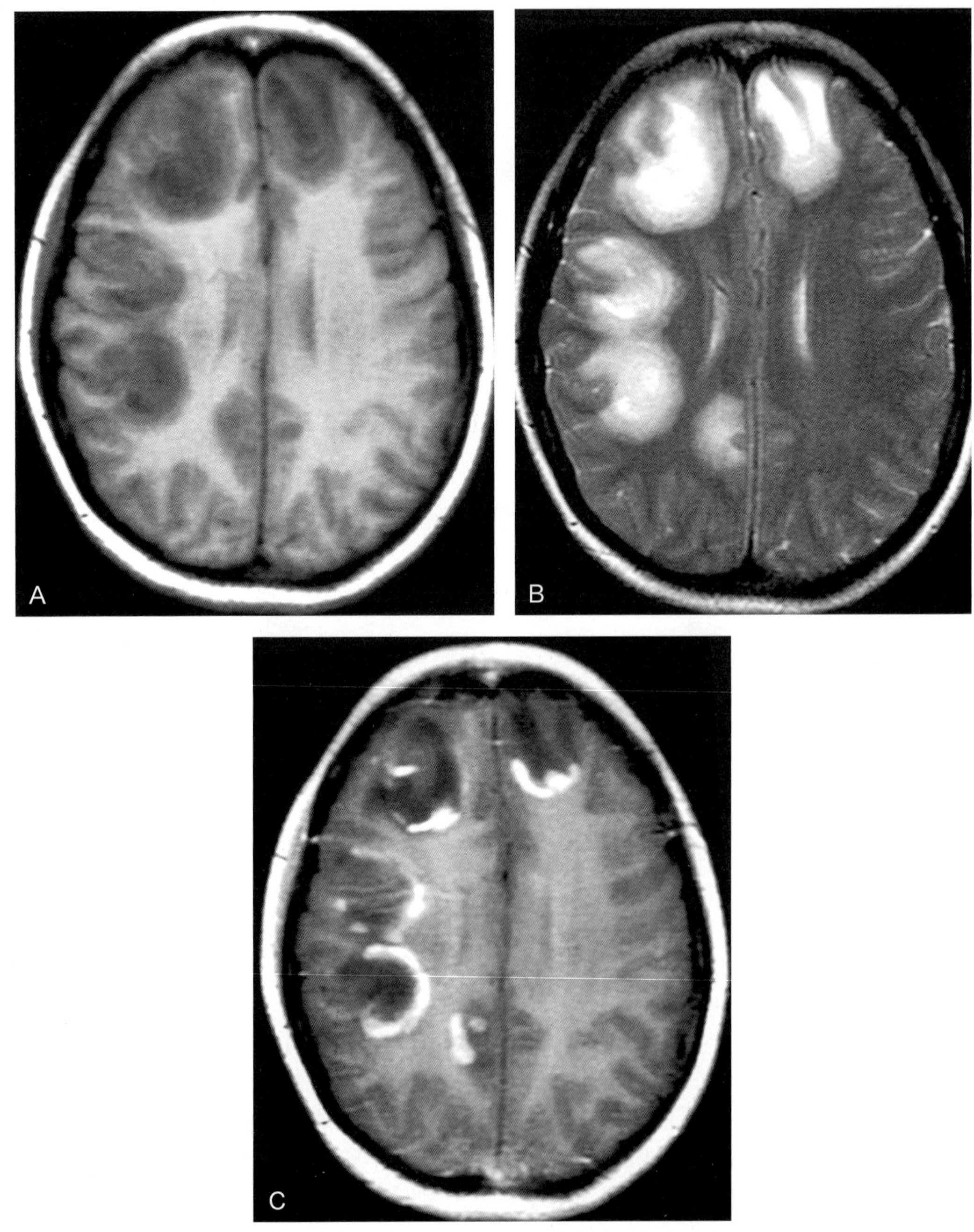

图 6-4-2 急性播散性脑脊髓炎 MRI

A. 轴位 T_1WI 示双侧大脑皮层及皮层下白质区多发瘤样较大病灶，两侧不对称，右侧额叶更明显，呈低信号；B. 轴位 T_2WI 示病灶呈高信号伴轻度水肿；C. 轴位 T_1WI 增强示病灶呈半环样强化

【诊断与鉴别诊断】

1. ADEM 的诊断 国际上尚未确立统一的诊断标准。主要的诊断依据：病前有疫苗接种史、感染发疹史；临床上有脑和（或）脊髓的多灶性、弥漫性症状和体征；MRI 显示脑和脊髓白质内存在散在多发病灶；糖皮质激素治疗有效。

2013 年 IPMSSG 对原 2007 年的诊断标准进行了修订，取消了 2007 年标准中的复发性 ADEM 的名词，仅保留了多相性 ADEM 这一名词。提出了新的儿童 ADEM 诊断标准，需要满足以下条件：①第一次多灶性临床中枢神经系统事件，推定是炎症性脱髓鞘性原因；②不能由发热、系统性疾病或癫痫来解释的脑病症状；③发病 3 个月以后无新的临床或 MRI 病灶出现；④急性期（3 个月内）头颅 MRI 表现异常；⑤典型头颅 MRI 表现包括：弥漫性、边界模糊、较大（>1~2cm）的病灶，主要累及脑白质；脑白质区 T_1 低信号病变罕见；可存在深部灰质区（丘脑和基底神经核）病变。

若出现以下情况，则要考虑诊断多相型儿童 ADEM：①间隔至少 3 个月以上的两次 ADEM 发作，且后续不再出现发作；②第二次 ADEM 事件可以是新发的，也可以是第一次神经系统症状、体征或 MRI 病灶再现（两次事件相同或不同）。如果大于 2 次脑病发作，不再诊断多相性 ADEM，很可能为慢性过程，需要考虑发展为 MS 或 NMOSD 可能。“第二次事件”是指至少 3 个月后出现新的症状，与是否使用类固醇激素无关。ADEM 的临床症状和影像特点的严重程度可不相符，在最初 3 个月内可演变。

IPMSSG 提出，在初次 ADEM 后出现第二次临

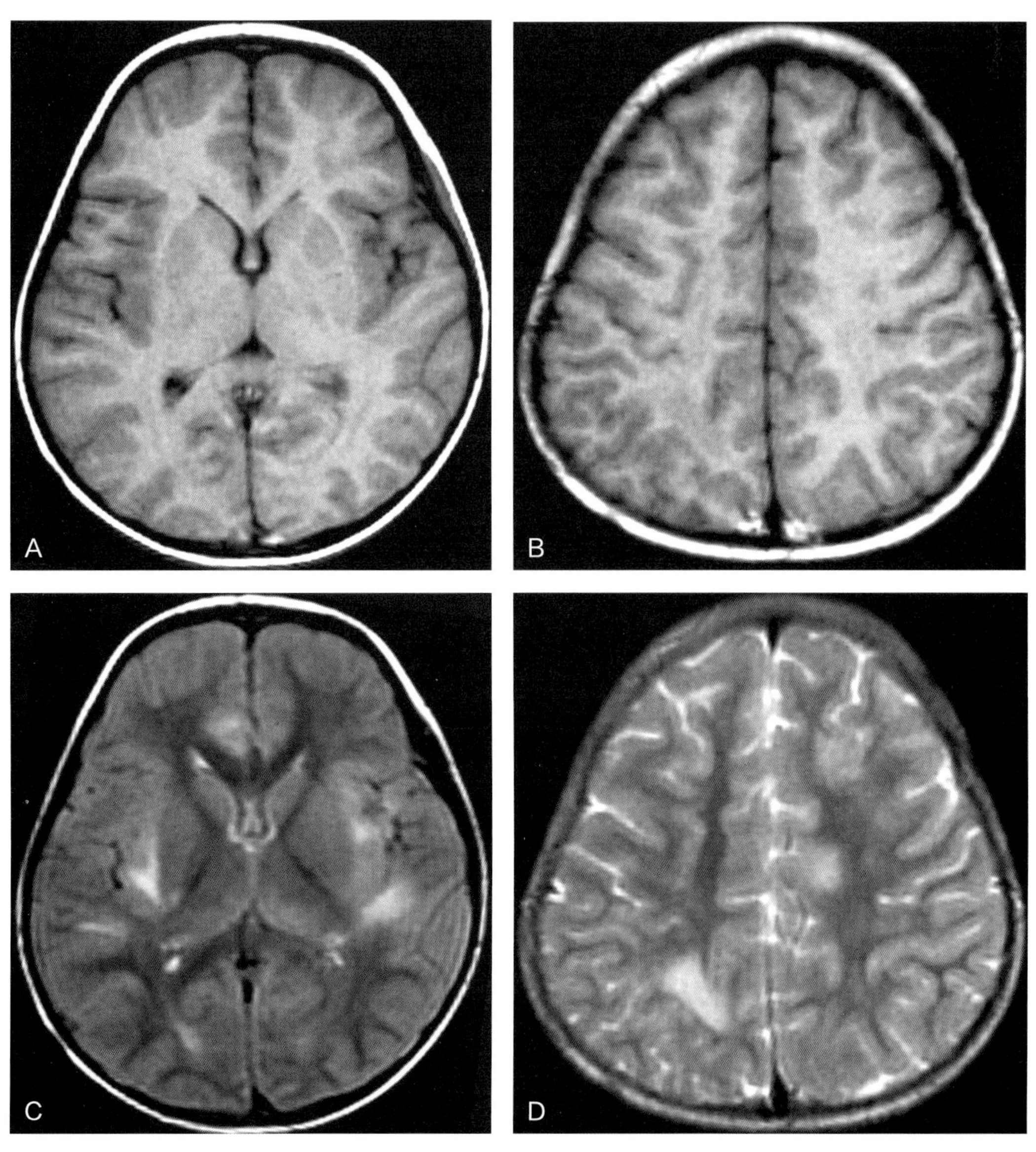

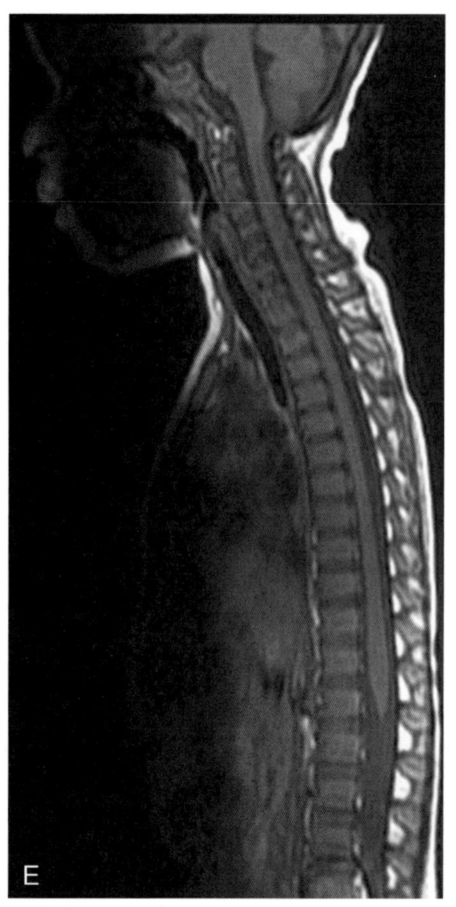

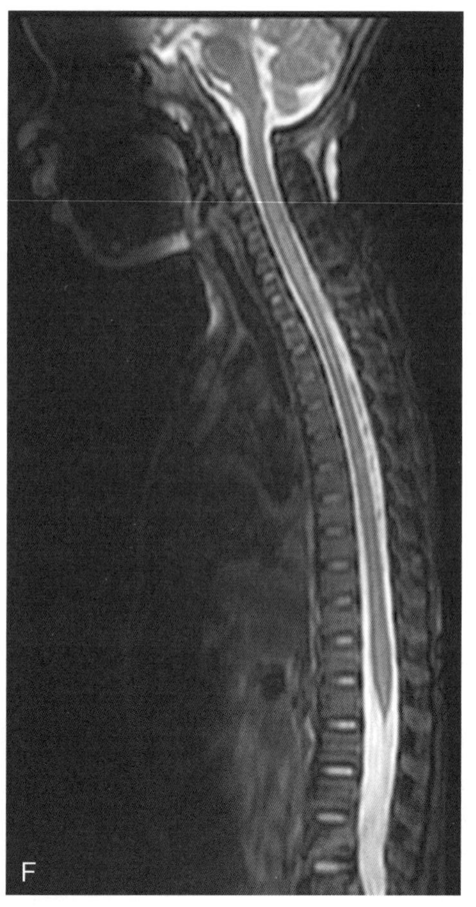

图 6-4-3 急性播散性脑脊髓炎 MRI

A、B. 轴位 T_1WI 示病变呈等信号；C、D. 轴位 T_2-FLAIR 示双侧大脑半球皮层下白质及丘脑多发不对称高信号，边界模糊；E. 矢状位全脊髓 T_1WI；F. 矢状位全脊髓 STIR 示颈胸腰段脊髓见广泛长节段高信号，颈髓明显肿大

床事件的情况下需要满足以下三个条件，才能作出 MS 的诊断：①无脑病发生；②在神经系统疾病发生后 3 个月或以上；③与新的 MRI 表现联系起来，在空间表现上与 2010 年版 McDonald MS 诊断标准一致（注：IPMSSG 发布 2012 年修订版 ADEM 诊断标准共识时，MS 的影像诊断标准为 2010 版 McDonald 标准，而目前最新版本为 2016 多发性硬化 MRI 欧洲合作研究网络（MAGNIMS）专家共识所形成的 MS 诊断标准）。一般认为大范围、双侧对称性累及皮层下白质、脑干、深部灰质者倾向于多相型儿童 ADEM，而脑室周围的小病灶、缺乏双侧弥漫性病变以及存在黑洞征、存在 3 个或以上的脑室周围病变多见于 MS。此外 ADEM 亦可能为儿童 NMOSD 的首发表现，如果 APQ-4 抗体阳性，有助于 NMOSD 的诊断。

儿童 ADEM 患者的脑部 MRI 表现为多病灶性，其中大多数范围较大（1~2 cm），14%~30% 的病例中出现一个或多个病灶的增强。单相型 ADEM 在 T_1WI 上灰质出现低信号或等信号或在白质出现持续低信号都不常见，T_2WI、T_2-FLAIR 呈均匀或稍不均匀高信号。增强后部分病灶可有强化，其形态无特异性，可呈斑点、结节样、散在结节样、不成形、脑回样、规则或不规则的环形强化。位于丘脑和基底节的病变，ADEM 比 MS 更典型。

2. 鉴别诊断

（1）ADEM 和经典 MS 的鉴别：① ADEM 发病年龄小，临床症状较重，常有前驱症状，发热、感染或疫苗接种史。头痛、脑膜刺激征 ADEM 多见，视神经炎少见而脊髓病灶多见，CSF 检查无特异性，可有细胞数增多，白细胞可升高，偶见寡克隆区带阳性，血清中可有 MOG 抗体一过性升高，而 MS 多见寡克隆区带阳性。② ADEM 以皮层下白质受累为主，病灶相对较大，边界常欠清晰，强化不多见（14%~30%），常可观察到广泛的灶周水肿，胼胝体受累较少。③ ADEM 近皮质及深部灰质受累较脑室旁白质多见，尤其是基底节区、丘脑以及脑干，病灶广泛和边界不清，而MS相反，这是MRI上鉴别ADEM和MS的相对可靠指标。④ ADEM患者在脊髓病灶比MS病灶节段长，脊髓中央受累，急性期肿胀更明显，而MS呈偏心性分布。⑤ ADEM为自限性疾病，单相病程为主，无空间和时间多发性，复查多无新病灶。

（2）ADEM与MS的变异型鉴别：急性或暴发型的炎性脱髓鞘疾病除了ADEM外，还有MS变异型，如Marburg型MS，同心圆硬化以及Schilder病（弥漫性硬化）。MS的3种变异型和ADEM有以下共同点：单相病程、起病急、进展快、病灶大、有精神症状以及意识障碍、寡克隆区带阴性。Marburg型MS成人多见，虽然有意识障碍但无发热、脑膜刺激征和CSF白细胞增高，极少侵犯视神经和脊髓以及基底节，病理显示明显新旧不一的粉红色斑块，而ADEM表现为充血水肿。

近期研究发现，与儿童不同，成人丘脑受累并非ADEM的特异性表现，MS也可出现。ADEM的脑干病灶常位于中脑，且为双侧、对称性。而不完全缓解或持续性的病灶则与继发MS相关。

（3）ADEM与病毒性脑炎鉴别：两者均可发热、头痛、意识障碍和精神行为异常，但病毒性脑炎为病毒侵犯脑实质，脑实质损害症状更严重、更突出，CSF检查抗病毒抗体滴度高于正常或病毒聚合酶链反应阳性，头部MRI表现以皮质损害为主。ADEM除了脑组织损害外，还可出现视神经、脊髓和周围神经损害，MRI表现为弥漫性T_1WI低信号、T_2WI高信号，以白质损害为主。两者对药物治疗反应不同，ADEM对激素敏感，预后较好。

（4）ADEM与NMOSD鉴别：NMOSD脑组织损害包括丘脑、间脑、第三、四脑室及侧脑室旁，累及间脑或者丘脑时可出现意识障碍，但APQ-4抗体表达阳性。ADEM更易累及皮质、灰白质交界区，病灶散在多发，APQ-4抗体表达阴性。

ADEM还需要与原发性中枢神经血管炎、中毒性脑病、多发性脑梗死以及结缔组织疾病累及中枢神经系统等疾病鉴别。总之，对ADEM的诊断和鉴别诊断，目前的看法尚不一致，缺乏像MS那样的较为公认的诊断标准，缺乏明确的与其他脱髓鞘病鉴别的诊断标准，这些都需要更深入的临床研究来解决。

【影像学研究进展】

ADEM病灶在DWI上是否扩散受限一直存在争议。最近，有研究发现17例儿童ADEM中大部分（70%）ADC值增加，提示其为血管源性水肿。有关该病的MRS研究，有个案报道ADEM病灶NAA峰降低，随访后恢复正常。此外，MT及DTI的相关研究发现ADEM患者看似正常脑组织与健康志愿者并无差异，这点与MS相反，提示该病可能不存在看似正常脑组织的隐匿性损害。

（李咏梅　罗天友）

第五节　其他类型脱髓鞘疾病

一、Susac综合征

【概述】

Susac综合征（Susac syndrome）又称为脑、视网膜、耳蜗微血管病，其主要特征为急性多发性脑病、视网膜小动脉分支闭塞和感音性耳聋三联征。本病于1979年由Susac等首先报道，1994年正式命名为一种独立的疾病。本综合征非常罕见，全世界报道病例不到400例，其发病机制不明确，多见于女性，病程具有单相性、波动性、自限性特点。病情稳定后可遗留不同程度的认知功能、听力和视力障碍。

【临床与病理】

本综合征全球病例报道较少，病因与发病机制尚不清楚。通过对视网膜微动脉和脑组织活检研究，其发病可能与自身免疫介导的微小血管炎引起的内皮损害，导致大脑、视网膜和耳蜗的微动脉闭塞和微小梗死有关。本病急性或亚急性起病，多见于18~40岁女性，男性少见。病程特点为单相性、波动性和自限性，持续2个月~17年不等，平均病程4.5年。多数患者在2年后病情趋于稳定。典型的三联征包括多发性脑病、视网膜动脉分支闭塞和听力丧失。其中以视力障碍起病约94%，听力障碍约84%，多发性脑病约64%。视力下降可见于单眼或双眼，眼底荧光血管造影是诊断本病的关键。典型的视网膜病变为视网膜小动脉外周分支多发性闭塞。听觉丧失多为急性单侧或双侧感音性耳聋，尤其是低频和中频音调丧失最为严重。多发脑病存在由多灶性血管炎造成得神经系统损害，其症状和体征取决于受累的部位和范围，临床表现多样，包括神经精神症状、运动症状和认知功能障碍。在本综合征发病初期上述三联征可不同时出现。

【影像检查方法】

常规X线对本病无诊断价值。头颅CT常无特殊表现。脑血管造影多为正常，偶见小血管闭塞或狭窄。头颅MRI检查为本综合征首选影像学检查方法。常规的T_1WI、T_2WI及T_2-FLAIR序列可以发现脑实质内多发的白质病变。

【影像表现】

影像改变是Susac综合征一个重要特征，MRI上常见的受累部位包括胼胝体、脑室周围白质，其次为半卵圆中心、内囊、丘脑、脑干和小脑等，典型表现为T_2和T_2-FLAIR上高信号。在急性期病变可强化（70%），软脑膜强化33%。典型的胼胝体病灶累及中央纤维，而周边很少受累。由于胼胝体病灶是直径小于100μm的毛细血管前小动脉闭塞，急性胼胝体梗死灶，可造成特征性的孔洞样改变，呈“筛孔样”，称为胼胝体中央孔，为本病较为特征的影像学表现。此表现在T_1及T_2薄层矢状位显示最好，呈现多发的中央小孔，并可累及胼胝体全长。当出现较大的急性胼胝体损害时，呈“管球样”改变，胼胝体压部为著。这可能是胼胝体内放射状轴突的微梗死，而中央孔洞可能是由胼胝体横向放射轴突的微梗死所致。

【诊断与鉴别诊断】

2016年，欧洲Susac协会从脑、视网膜和前庭耳蜗三个方面制定了Susac综合征的诊断标准。

（1）脑损害标准：①临床症状：新发认知损害、行为改变、局灶神经系统症状、头痛；②颅脑MRI：典型表现为T_2WI（或T_2-FLAIR）上显示为高信号，多发类圆形病灶，至少一个病灶累及胼胝体（雪球状）。

（2）视网膜损害标准：①不要求临床所见和症状；②眼科检查：荧光血管造影显示视网膜分支动脉闭塞，或眼底镜检查发现视网膜分支动脉缺血。

（3）前庭耳蜗损害标准：①临床症状：新发耳鸣、听力丧失、外周性眩晕；②内耳功能检查：听力丧失必须由听力敏度图证实；③前庭性眩晕必须由特异性诊断证实。满足所有标准，可确诊本病；仅满足3条标准中的2条，为很可能Susac；具备上述3条中的一些临床表现或特异性表现，为可能Susac。Susac综合征存在多系统广泛受累，影像学与多发性硬化、原发性中枢神经系统血管炎、系统性红斑狼疮等疾病相似，易误诊。影像表现上，Susac综合征通常累及胼胝体中央纤维，外周纤维多不受损。而多发性硬化和急性播散性脑脊髓炎常见于胼胝体膈面损害。临床上多数本病患者发病时并不具备三联征，常难以诊断。对于任何存在不可解释的脑病患者，均应进一步由眼科专家检查并进行听力测试。

【影像学研究进展】

Susac综合征新发病灶表现为DWI高信号、ADC下降，随着时间的延长，上述损害变得不明显或呈低信号。连续性DWI及ADC图有助于与脱髓鞘疾病鉴别。有研究提示FLAIR序列检出本综合征病灶敏感性最高，而DWI有助于证实病灶的异质性。

（曾祥柱）

二、同心圆硬化

【概述】

同心圆硬化又称为Balo硬化（Balo's concentric sclerosis，BCS），是一种少见的以白质髓鞘脱失区与髓鞘保留区呈同心圆或洋葱皮样相间排列为特征的中枢神经系统脱髓鞘疾病。由Marburg等于1906年首先报道，后被命名为Balo病。本病病因不清，好发于青壮年，其临床及实验室检查缺乏特异性表现。

【临床与病理】

BCS多呈亚急性或慢性发病，起病较隐匿，早期为淡漠、反应迟钝等症状，以致本病就诊时间比较晚。患者临床症状相对影像表现较轻，主要是性格和行为改变，如淡漠寡言、无故发呆等；也有肢体瘫痪、抽搐等症状。本病临床表现无特异性。

本病病因不明，可能与病毒（HHV6）感染后免疫反应有关。大体病理见0.2~5cm的病灶，呈灰白相间的多层同心圆排列，颇似树木年轮。镜下可见髓鞘正常区与脱失区呈同心圆样层状排列。髓鞘脱失区有大量不同时期的吞噬细胞及增生的胶质细胞，小血管周围有淋巴细胞浸润。

同心圆带的形成机制目前尚不明确。传统观念认为局部髓鞘保留区代表髓鞘再生，新近研究

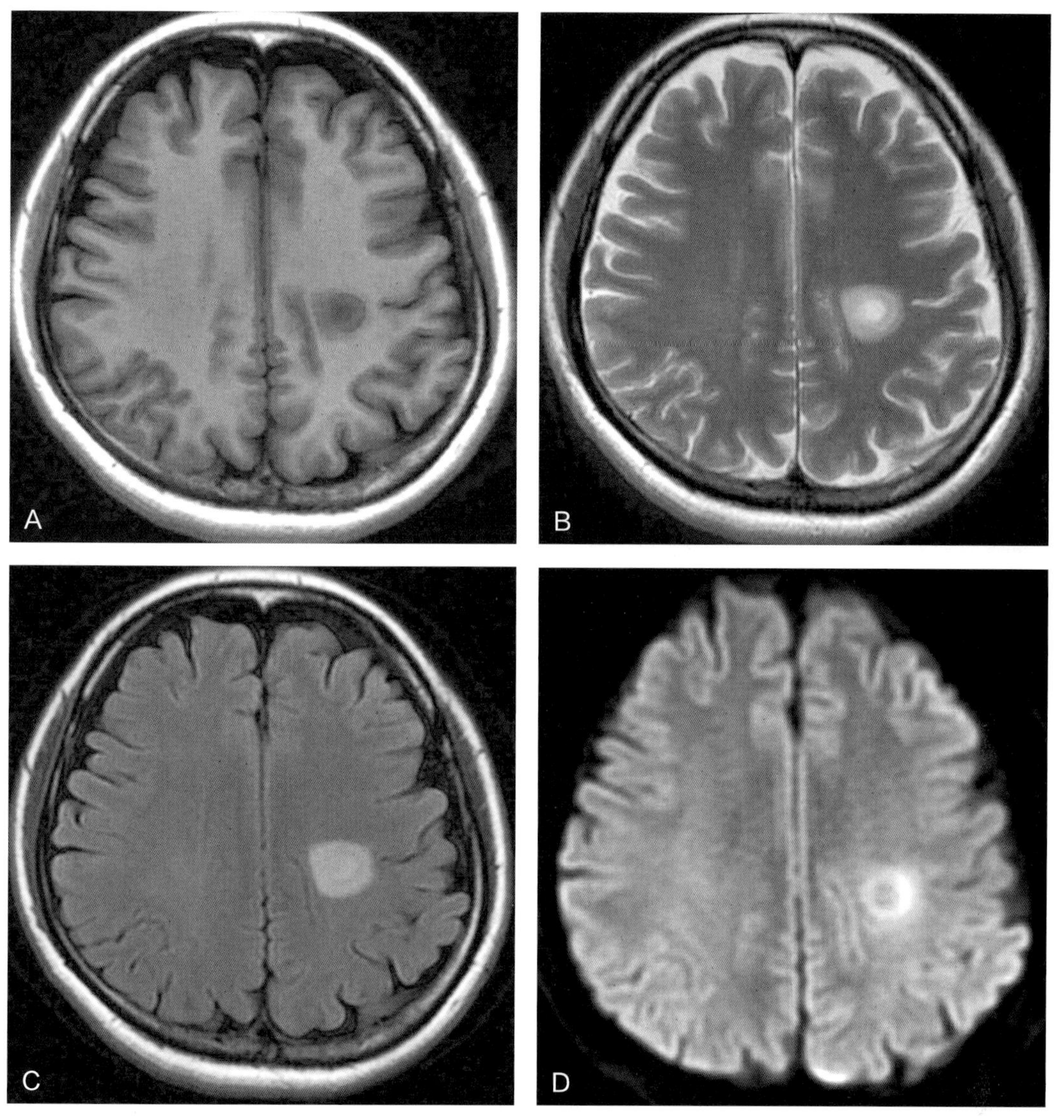

图 6-5-1 同心圆硬化 MRI 平扫

A. 轴位 T_1WI 示左侧放射冠类圆形低信号，呈同心圆改变；B. 轴位 T_2WI 示病灶呈高信号，中心可见圆形等信号；C. 轴位 T_2-FLAIR 示病灶呈高信号，其内见圆形等信号；D. 轴位 DWI 示病灶呈稍高信号

认为髓鞘保留区是早期脱髓鞘表现。既往多认为BCS是单相致死性病程，预后较差。随着影像技术发展及临床医生对BCS认识的提高，越来越多的病例被早期诊断，予正规大剂量激素冲击治疗，预后多数良好。

【影像检查方法】

头颅CT仅表现为类圆形低密度灶，缺乏特异性。头颅MRI检查为本病首选影像学检查方法。常规的 T_1WI、T_2WI 及 T_2-FLAIR 序列可以发现脑实质内多发的病灶，增强扫描特征性强化可以进一步明确本病。

【影像表现】

本病头颅CT表现为颅内单发或多发斑片状低密度影，边界欠清，无占位效应。BCS的MRI表现具有相对特异性，即表现为同心圆样改变（图6-5-1），是诊断本病的关键性证据。典型的同心圆性病灶在常规 T_1WI 及 T_2WI 上呈洋葱头样或年轮样类圆形病灶，T_1WI 低信号及 T_2WI 高信号代表髓鞘脱失带；T_1WI/DWI 显示病灶中心更低信号，说明中心髓鞘严重脱失及坏死带，离中心区越远区域脱髓鞘越新。T_1WI 及 T_2WI 等信号代表髓鞘相对保留区。并不是所有的BCS均出现典型的同心圆样病灶。增强扫描病变可见同心圆样强化（图6-5-2）。BCS典型病灶在MRI上特征性表现反映了其病理特征，因此可作为BCS早期、无创诊断依据。BCS不典型病灶在斑片状或煎鸡蛋样病灶内可见环样结构，对诊断也有一定价值。

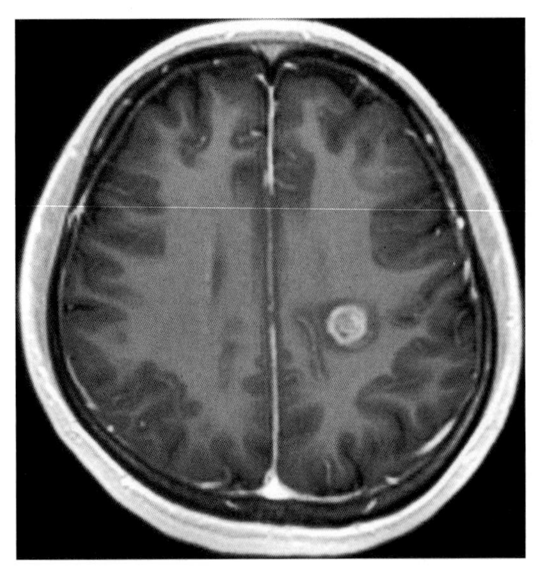

图 6-5-2 同心圆硬化 MRI 增强

轴位 T_1WI 增强示病变呈同心圆样强化

【诊断与鉴别诊断】

有学者提出以下几点诊断 BCS 的必备条件：进行性加重的大脑损害症状；急性期 T_2WI 上可见白质内病变中心类圆形高信号和周围较高信号构成“煎鸡蛋”样病灶，T_1WI 呈低信号；亚急性期 T_2WI 上高信号渐淡化，病灶内高低信号相互交叠，即同心圆病灶。由此可见，BCS 诊断的关键不是临床症状，而是 MRI 上是否具有上述典型改变。本病需与具有环形强化的转移瘤和脑脓肿鉴别。脑脓肿有临床相关病史，如鼻窦炎、中耳乳突炎或感染性心内膜炎等，T_2WI 可见脓肿的低信号环，DWI 脑脓肿腔为高信号，增强扫描可见环形强化。转移瘤临床可有原发肿瘤病史，病灶常多发，周围有水肿，出血发生率高。

【影像学研究进展】

^{1}H-MRS 对 BCS 的研究显示患者急性期病灶区域的 NAA 峰降低，Cho 和 Lip 峰升高及 Lac 峰的出现，分别提示轴突损伤、髓鞘脱失及炎性细胞浸润。已有研究提示 MRS 表现和临床病程具有密切的关系，具有定量分析髓鞘破坏程度、评价疾病的严重程度、早期判断病程的作用，同时还可将其作为同心圆硬化治疗随访的检查方法。

（曾祥柱）

三、弥漫性硬化

【概述】

弥漫性硬化又称为 Schilder 病，为一组中枢神经系统脱髓鞘性疾病，大多为儿童和青少年发病，多见于 5~12 岁，成人也可发生，起病可急可缓，多数为散发性。

【临床与病理】

临床表现以视力障碍、进行性精神紊乱、痉挛性瘫、惊厥发作为主要症状，后期可有痴呆。本病病理特征为大脑半球（尤其是后部）白质内有界限分明的大片广泛神经纤维脱髓鞘，而皮质下的弓形纤维和轴突受损较轻或正常，以枕叶为主，顶颞叶也可受累。成人患者还可见视神经、脑干、小脑、脊髓等受累。一般认为本病是多发性硬化的一种变异型，亚急性起病，渐进加重。

【影像检查方法】

头颅 CT 表现缺乏特异性，MRI 检查为本病首选影像学检查方法。常规的 T_1WI、T_2WI 及 T_2-FLAIR 序列可以发现脑实质内多发的病灶。

【影像表现】

病灶多为单发，也可多发。CT 多表现为双侧大脑半球白质内成片的低密度区。MRI 在 T_1WI 上表现为低信号，T_2WI 表现为高信号，病灶周围水肿反应轻重不等，增强可见病灶边缘强化。MRI 上特征的表现为以枕叶为主的广泛脑白质长 T_1、长 T_2 的病变。

【诊断与鉴别诊断】

本病诊断主要有以下要点：临床无病毒感染史，免疫功能正常，亚急性病程，以智力减退、偏瘫、锥体束征为特征，MRI 上以枕叶为主的广泛白质异常信号。长链脂肪酸正常。本病应与以下疾病鉴别：

1. **急性播散性脑脊髓炎** 为感染和预防接种导致的自身免疫反应性疾病，多于接种或感染后起病，同时出现脑和脊髓受累症状，MRI 上病变位于皮层下白质。

2. **多发性硬化** 中青年女性多见，具有缓解和复发特点，病灶好发于脑室周围。

3. **进行性多灶性白质脑病** 多为免疫低下患者，病灶为双侧对称性大脑半球皮质下局灶或融合成片的病灶，JC 病毒感染为其病因。

4. **肾上腺脑白质营养不良** 儿童常见，MR 上特征性表现为双侧枕叶的白质异常信号，常跨越胼胝体压部相连，病变具有沿传导束扩张分布的特征。

（曾祥柱）

四、可逆性胼胝体压部病变综合征

【概述】

可逆性胼胝体病变可由多种疾病所致，常见的病因包括抗癫痫药物治疗、感染、严重的代谢紊乱、高原性脑水肿等，由于好发于胼胝体压部，又称为可逆性胼胝体压部病变综合征（reversible splenial lesion syndrome，RESLES）。

【临床与病理】

RESLES临床表现无特异性，主要与病因有关。常见的症状包括发热、头痛、精神异常、意识状态改变和癫痫发作。癫痫发作和服用抗癫痫药是RESLES的最常见原因。癫痫发作的频率和发作类型与RESLES并无明显的相关性。传统或新型的抗癫痫药均能导致RESLES的出现，在撤药时更容易诱发。感染引起的RESLES常见于儿童和青壮年。临床上主要为脑炎或脑病的表现，大多数症状较轻。病原体以病毒为主，最为常见是流感病毒，细菌感染次之。已知病例中，约半数患者在全身感染的前提下并没有找到中枢神经系统感染的证据，脑脊液检查各项指标均正常。引起RESLES的代谢异常包括由胰岛素治疗或口服降糖药引起的严重低血糖以及各种原因引起的高钠血症。高原性脑水肿也是引起RESLES的重要病因，但是其病变不局限于胼胝体，常伴有双侧大脑半球白质对称性水肿。RESLES的发病机制尚不十分清楚，目前普遍认为可能与细胞毒性水肿有关，而之所以选择性侵犯胼胝体压部是因为胼胝体压部的髓鞘中水含量较周围组织多，其调节水电解质失衡的自身调节保护机制可能不足，因此可能比其他部位更容易发生细胞毒性水肿。

【影像检查方法】

头颅MRI检查是诊断本病首选影像学检查方法。常规的T_1WI、T_2WI及T_2-FLAIR序列可以发现胼胝体特征性的病灶，DWI高信号具有特征性。

【影像表现】

在磁共振上其特征性的影像表现为胼胝体压部（一般位于中心区域）局限性的椭圆形或条状的病变，如出现整个胼胝体压部受累的条状病变，称为“回旋镖征”（boomerang sign）。病灶在T_1WI上呈低信号，T_2WI及T_2-FLAIR和DWI上均为高信号（图6-5-3），ADC值降低，增强扫描无明显强化。病变一般不发生囊变或坏死。病变可不仅仅局限在胼胝体压部，其他部位如膝部、体部也可同时出现，甚至可以累及胼胝体外，如脑室旁白质，皮质下白质和基底节区，这些病灶基本上也是可逆的，而胼胝体外病变的出现往往提示预后不良。

【诊断与鉴别诊断】

国外学者提出了RESLES的诊断标准：①患者有神经系统功能受损；②头颅MRI可见胼胝体压部病变，且在随访过程中可完全消失或者显著改善；③伴或不伴胼胝体以外的病变。胼胝体压部以外的其他部位出现病变并不排除RESLES的诊断，只要其主要病变位于胼胝体压部就需考虑到本病的可能。但是，需要与累及胼胝体压部的急性弥漫性脑病和其他常见的脱髓鞘或肿瘤性疾病

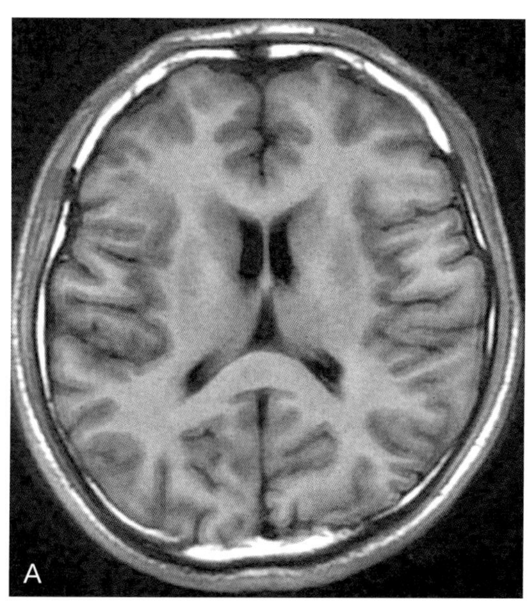

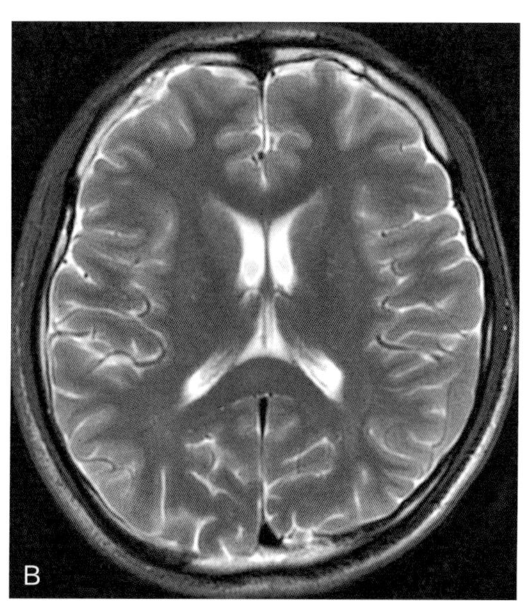

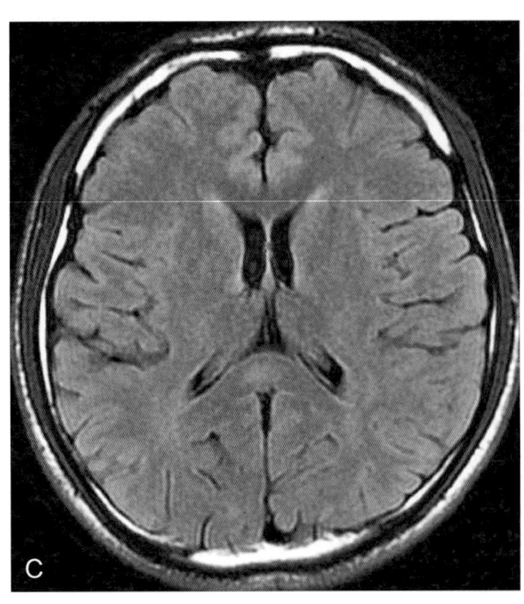

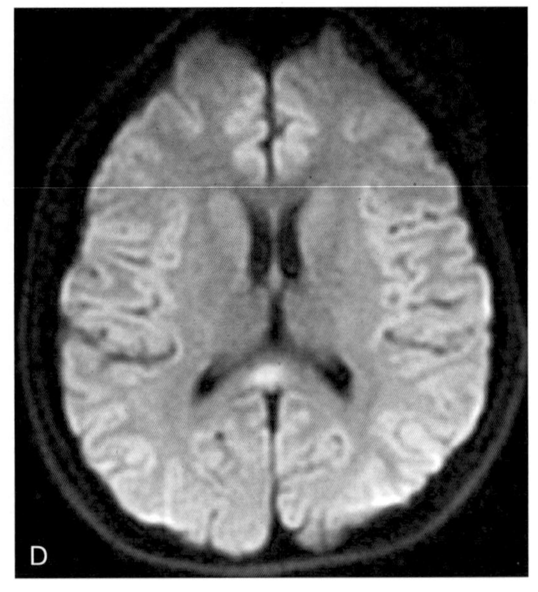

图 6-5-3 可逆性胼胝体病变 MRI（年轻肺炎患者）

A. 轴位 T_1WI 示胼胝体压部正中片状稍低信号，边界欠清；B. 轴位 T_2WI 示病灶呈稍高信号；C. 轴位 T_2-FLAIR 示病灶呈稍高信号；D. 轴位 DWI 示病灶呈高信号

鉴别。急性播散性脑脊髓炎多发生在感染或疫苗接种后，多灶性、弥漫性脑和脊髓的白质脱髓鞘病变，主要分布于大脑、脑干、小脑和脊髓的灰质和白质，为单向病程。

【影像学研究进展】

RESLES 患者 DWI 为高信号，ADC 值减低。ADC 主要体现体内自由水的弥散程度。引起胼胝体的可逆性病变的弥散受限的原因为细胞毒性水肿而导致的髓鞘肿胀和炎性细胞浸润，同时细胞因子和生物大分子大量聚集，从而影像学上表现为 ADC 值下降。

（曾祥柱）

第六节 假瘤样脱髓鞘

【概述】

脑内假瘤样脱髓鞘（tumor-like demyelinating lesions，TDLs），或称炎性脱髓鞘假瘤（inflammatory demyelinating pseudotumor，IDP），是一种少见的特殊类型中枢神经系统炎性脱髓鞘疾病。其病因不明，有研究发现其可能与病毒感染、疫苗接种或应用化疗药物有关。该病在病理上与其他炎性脱髓鞘疾病，如多发性硬化或急性播散性脑脊髓炎有相似之处，但并不完全相同，因此在病理学上被认为是一类单独的疾病类型。该病的临床表现主要与发病部位有关，包括颅内高压、肢体无力或抽搐、意识或语言障碍、感觉异常等。临床症状及生化检查无特殊性，临床以急性起病多见。

【临床与病理】

TDLs 临床上任何年龄均可发病，更常见于青年及中年女性患者。实验室检查、血常规及脑脊液检查大多正常。少数低热患者可有白细胞升高和脑脊液蛋白含量升高。急性起病且脑脊液白细胞升高，可作为与脑肿瘤鉴别的依据。

该病的影像学及临床表现均无特异性，其确诊需要依据病理结果。该病的病理学特征包括病变区域不同程度的脱髓鞘、轴突保留、星形细胞增生以及血管周围单核细胞和淋巴细胞浸润。大多数病灶为单发，并且病变区域没有陈旧性病灶。脱髓鞘假瘤起病急、进展快，但后期常会趋于稳定。由于巨噬细胞与肿胀的星形细胞很难鉴别，所以脱髓鞘假瘤的快速冰冻切片有时会被误诊为星形细胞瘤。因此，术中冰冻切片并不能作为脱髓鞘假瘤的诊断依据。对于可疑或不确定病例，应做免疫组化检查分析。免疫组化检测中的髓鞘和 CD68 染色技术可以确诊脱髓鞘假瘤，这是因为 CD68 标记技术可以鉴别巨噬细胞和肿胀的星形细胞。

大剂量甲基强的松龙和免疫球蛋白联合冲击治疗是当前治疗 TDLs 的主要方法。虽然大部分 TDLs 患者激素治疗能够有效缓解临床症状，对于影像学显示病灶变化不显著及反复发作的患者，也可以考虑手术治疗以达到治愈目的。

【影像检查方法】

CT 检查对于脱髓鞘假瘤的诊断并无太大价值，无法显示病变影像特征。MRI 是首选的检查方法。常规 MR 检查序列包括：T_1WI、T_2WI 或 T_2-FLAIR、DWI，可以显示病变范围、形态、血脑屏障破坏等特点。在显示微出血及细小血管方面，SWI 敏感性更高。MRS、PWI 等 MRI 新技术可以量化评估病变区域的脑损害及新生血管情况，目前应用也越来越广泛。

【影像表现】

1. CT　脑内的 TDLs 通常发生于大脑半球深部白质内，也可累及灰白质交界区、基底节区、脑干及下丘脑。表现为脑内单发肿块样病变，圆形或不规则形，占位效应相对较轻，肿块大小与周围水肿程度不相符。急性或亚急性起病者多表现为低密度，少数呈等密度或稍高密度，密度均匀或不均；伴急性出血时低密度灶内可见片样高密度区，但脱髓鞘疾病内部出血罕见；伴坏死、囊变时可见局灶性更低密度区（图 6-6-1A）。慢性起病者可表现为低、等或稍高密度，水肿程度及占位效应比急性起病者更不明显。增强扫描病变强化方式多样，可不强化，也可呈弥漫性强化或环形强化（图 6-6-1B）。

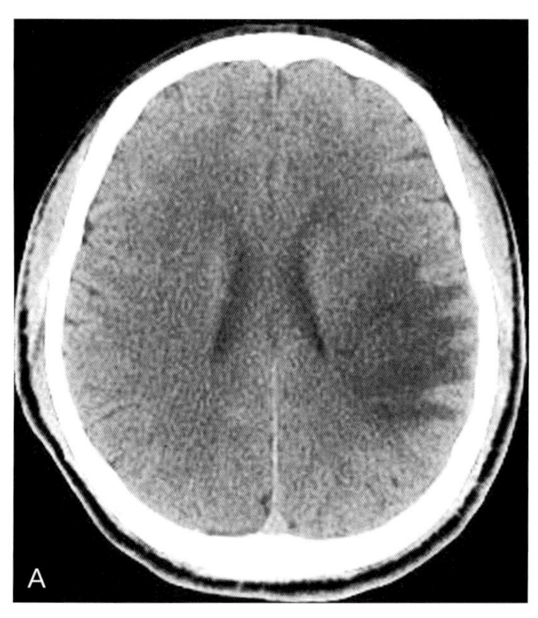

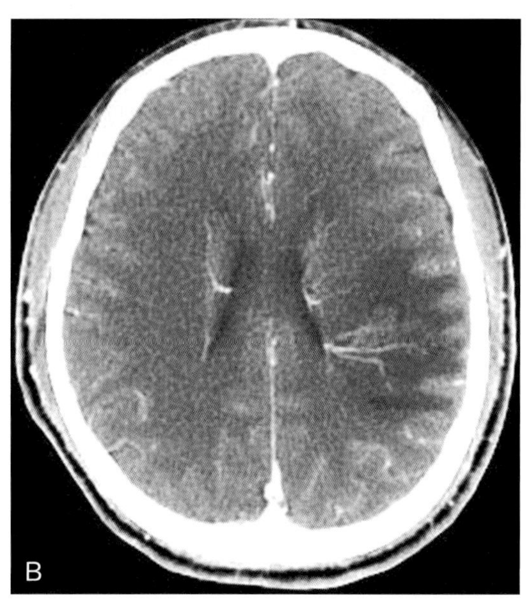

图 6-6-1　假瘤样脱髓鞘 CT

A. 轴位 CT 平扫示左侧额叶片状稍低密度；B. 轴位 CT 增强示病变内部轻度强化，并可见条状强化的血管影，垂直于左侧侧脑室

2. MRI　TDLs 主要发生于深部脑白质，或垂直于侧脑室分布，也可累及灰白质交界区。病变边界常欠清，形态以环形、同心圆样、弥漫性浸润样多见，少数可呈囊状。T_2WI 表现为稍高或高信号，而 T_1WI 表现为稍低或低信号，病灶周边可见水肿，但程度较轻（图 6-6-2A~C，图 6-6-3 A~C，图 6-6-4A、B）。增强表现与病变区域炎症细胞浸润及血脑屏障破坏程度有关，表现为冠状位、矢状位不规则环形、垂直侧脑室火焰状强化、近白质区呈尖角样改变等多种强化方式（图 6-6-2 O~Q，图 6-6-3E~G，图 6-6-4E~G）。其中开环状强化被认为是 TDLs 增强扫描特征性的表现，其开口多位于病灶内侧缘或侧脑室旁，而肿瘤、炎症则很少呈非闭环状强化。另外，部分病变强化后在矢状位和冠状位上有垂直于侧脑室分布的倾向，该征象也具有一定的特异性，可作为与肿瘤的鉴别诊断点之一。

3. DWI　TDLs 急性期常伴有炎性细胞浸润，在 DWI 表现为轻至中度高信号，但一般低于急性脑梗死、高于肿瘤病灶信号，病灶内部坏死则 DWI 信号减低，并且随着病程转为慢性期，DWI 信号逐渐减低至等信号（图 6-6-2D，图 6-6-3D，图 6-6-4C）。TDLs 病灶周围扩散受限，DWI 表现为高信号，而病灶中心 ADC 值轻度增加（图 6-6-2E），借此可鉴别环形强化的 TDLs 与脑脓肿，后者病灶中心扩散明显受限，DWI呈均匀高信号，其内ADC值降低。另有研究报道TDLs的ADC值可减低，其原因可能为病变早期的炎症反应较严重，导致细胞毒性水肿，且过多的炎性细胞浸润可阻碍水分子在细胞外间隙的有效运动，从而使水分子扩散受限，使病灶内ADC值降低。

另有研究发现TDLs病灶内部有时可见垂直脑室方向的线样低信号结构，提示为小静脉。这些血管结构沿着侧脑室边缘汇入室管膜下静脉并与之相连，推测可能是脱髓鞘炎症的刺激导致了深部静脉的扩张和充血，该现象在增强MRI，特别是SWI图像显示更加清楚（图6-6-2F、O~Q），但脱髓鞘疾病内部出血罕见。

4. PWI　组织病理学上，TDLs与颅内肿瘤性病变的最本质区别在于，前者无不成熟的肿瘤血管生成，而恶性肿瘤局部微血管增多，因此在灌注成像上，TDLs中脑血容量明显低于肿瘤性病灶（图6-6-2G，图6-6-4H）。但PWI也具有一定的局限性，当血脑屏障完整时，对比剂局限于血管内，测量结果较准确，若有明显的血脑屏障破坏或缺乏血脑屏障时，导致对比剂外渗，从而低估实际的rCBV，故结合DWI及MRS等技术，更有助于与脑脓肿及颅内肿瘤等相鉴别。另有研究发现，病变近侧脑室处rCBV、rCBF、MTT明显高于对侧正常区域，而远离侧脑室处病灶rCBV、rCBF、MTT则较对侧正常区域减低；TTP近侧脑室处病灶较对侧正常区域减低，远离侧脑室处病灶较对侧正常区域明显延长。

5. MRS　可协助TDLs的诊断及鉴别诊断。文献报道TDLs病灶中NAA/Cr比值减少、Cho/Cr比值增加，以及出现Glu/Gln比值增加或Lac峰。TDLs在病程早期NAA可正常或仅有一过性小幅度降低，提示神经元或轴突损伤很小，而在弥漫性胶质瘤中NAA明显下降，且病灶中心平均NAA/Cr比值较TDLs明显降低，可作为二者的鉴别点之一。Cho峰升高可能与快速细胞膜翻转、细胞有丝分裂活跃、富含细胞结构等因素有关，Cho峰升高还可见于脑内肿瘤、炎症浸润、反应性胶质细胞增生等。NAA峰减低主要反映神经元破坏，轴突损伤。脑内肿瘤Cho/NAA值较TDLs高，可能是由于脑内肿瘤相对于TDLs而言，其细胞膜生物合成需要更多的磷酸胆碱翻转，细胞膜生物合成与细胞增殖、密集细胞构成和能量消耗增加、功能障碍或正常神经元组织替换有关。此外，Lac峰的出现与坏死、脱髓鞘、炎症过程及线粒体功能障碍所致的组织无氧代谢有关（图6-6-2H、I，图6-6-4I、J）。

【诊断与鉴别诊断】

本病在影像学上应与多发性硬化、急性播散性脑脊髓炎、脑脓肿、胶质瘤、淋巴瘤和转移瘤鉴别：

1. 多发性硬化或急性播散性脑脊髓炎　一般均为多发病灶，脱髓鞘假瘤常为单发病灶。

2. 脑脓肿　临床有感染的症状及体征。病变周围水肿较明显。DWI可见病变中心坏死区域呈明显高信号，而该处ADC值减低，与TDLs不同。

3. 胶质瘤　①幕上弥漫性星形细胞瘤：占位效应较轻，无瘤周水肿，增强扫描通常无强化，脱髓鞘假瘤灶周水肿稍重，多发于白质，偶可累

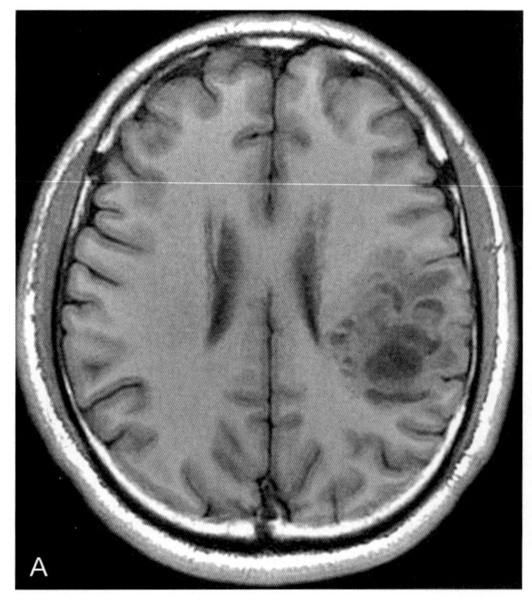

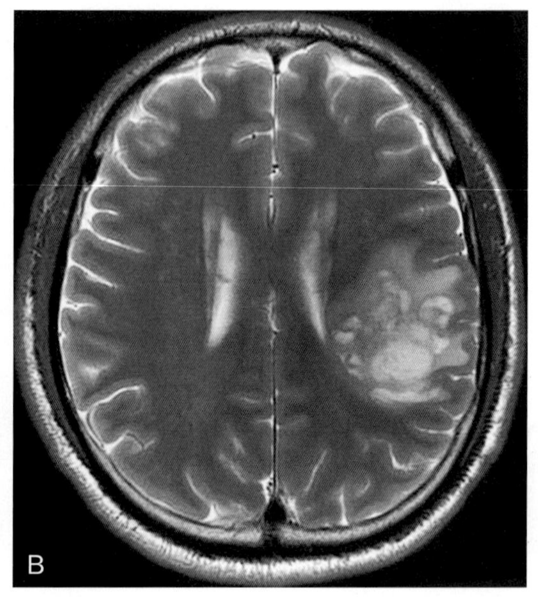

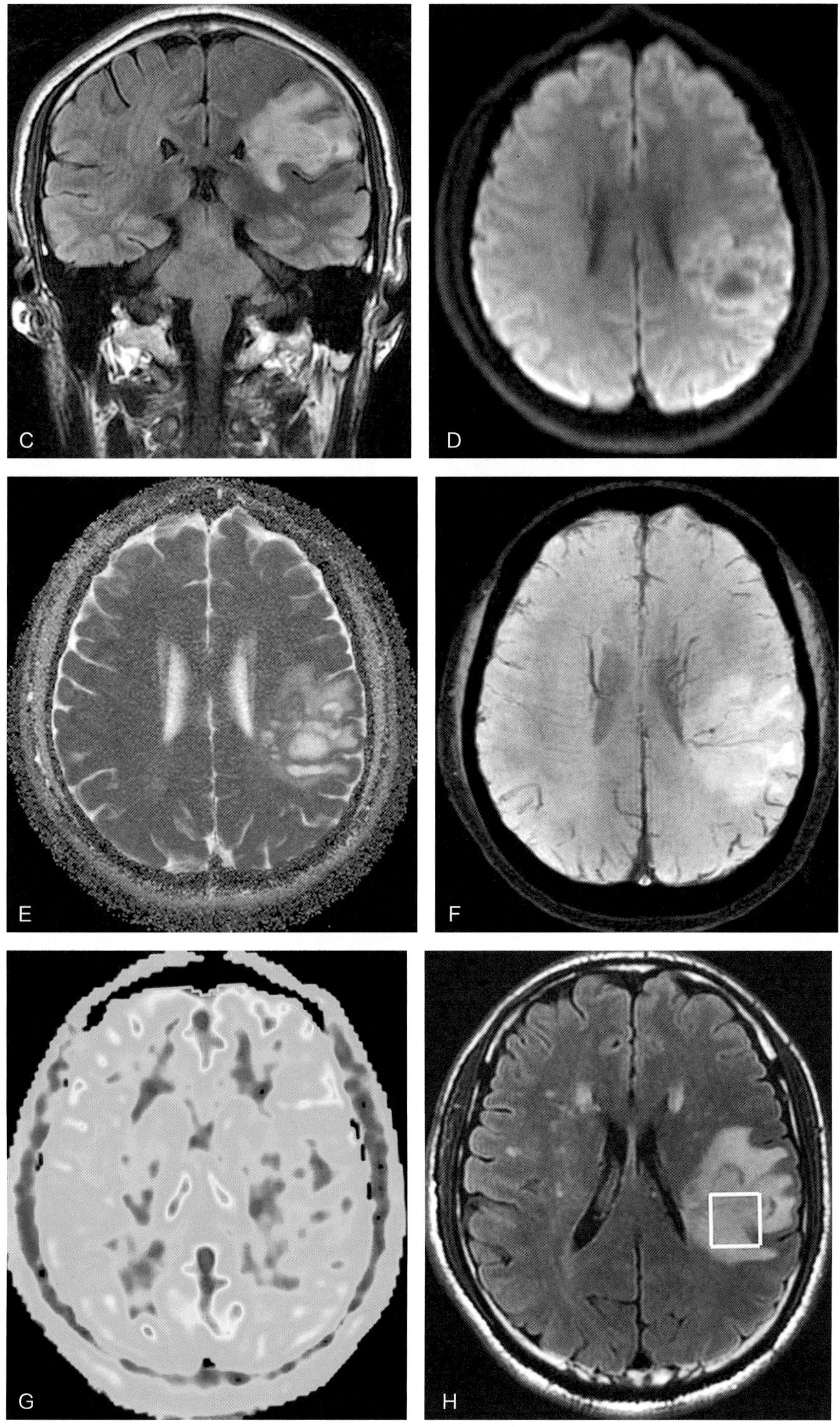
C
D
E
F
G
H

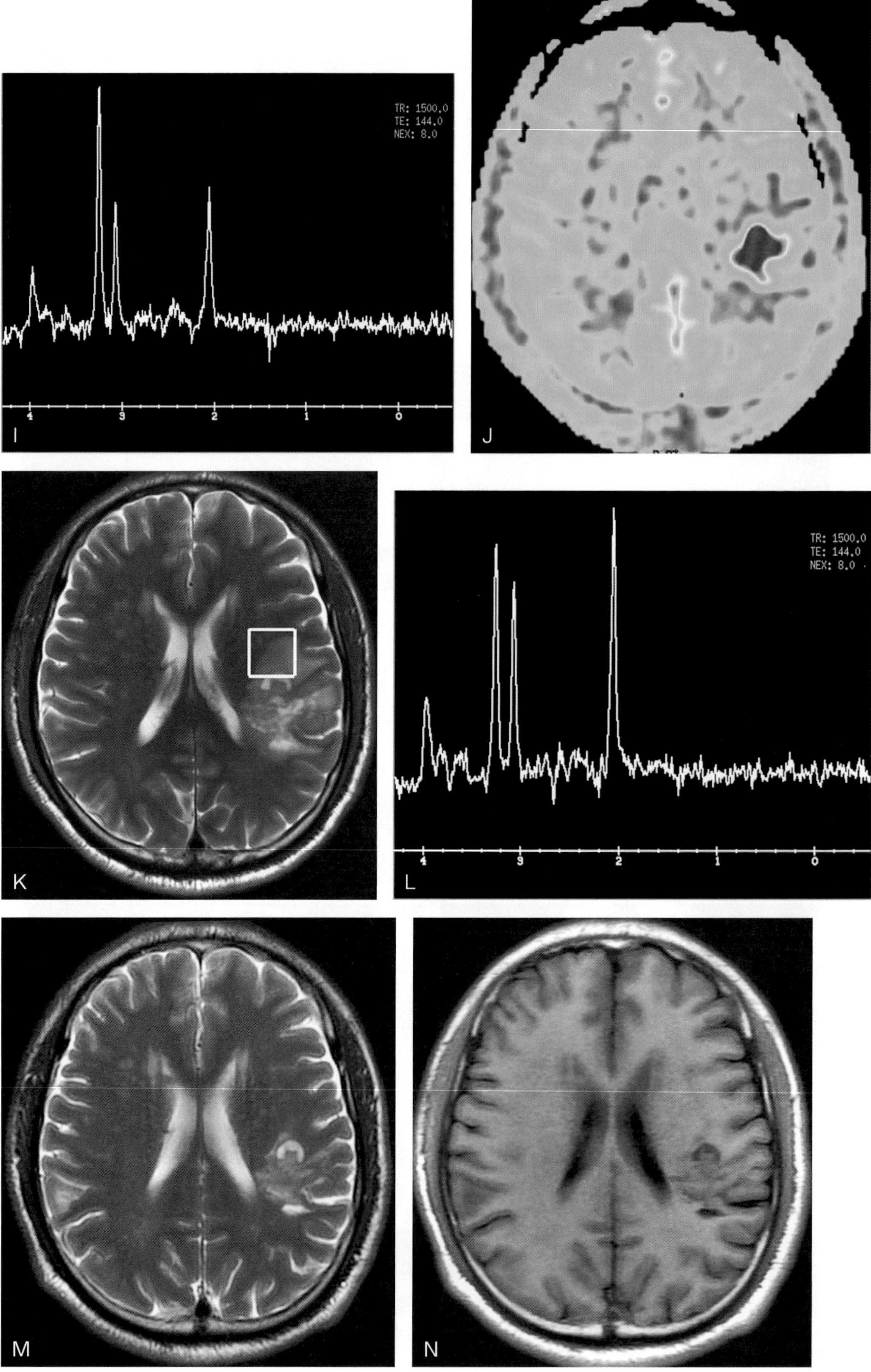
TR: 1500.0
TE: 144.0
NEX: 8.0
4
3
2
1
0
I
J
K
TR: 1500.0
TE: 144.0
NEX: 8.0
4
3
2
1
0
L
M
N

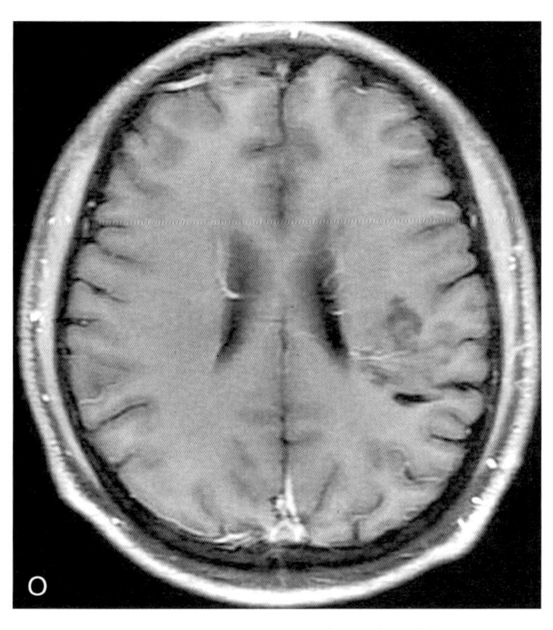

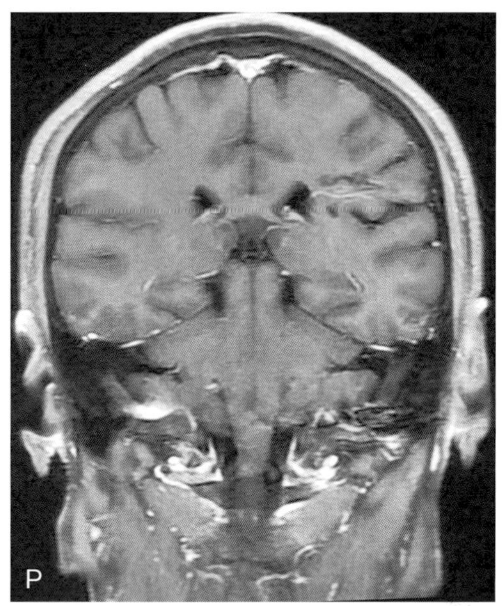

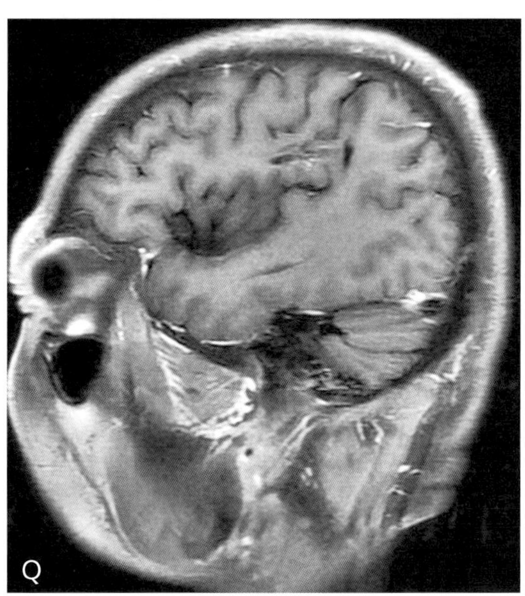

图 6-6-2 假瘤样脱髓鞘 MRI 表现

A. 轴位 T_1WI 示左侧额颞叶团块状不均匀稍低 / 低信号；B. 轴位 T_2WI 示病灶呈稍高 / 高信号；C. 冠状位 T_2-FLAIR 示病灶呈高信号；D. 轴位 DWI 示病灶呈不均匀高信号；E. 轴位 ADC 图示病灶中心 ADC 值稍高；F. SWI 示病灶内部未见明确出血征象，但可见病变内部垂直于侧脑室分布的低信号血管影，提示为小静脉；G. ASL 灌注成像示病灶区域 CBF 值稍减低；H、I. MRS 示病变区域 Cho 峰升高，并可见倒置的 Lac 峰；J~L 为患者激素治疗两周后复查：J. ASL 灌注成像示病变区域 CBF 明显升高；K、L. MRS 示病变周围水肿区域大致正常；M~Q. 为患者五个月后复查：M. 轴位 T_2WI；N. 轴位 T_1WI；O. 轴位 T_1WI 增强；P. 冠状位 T_1WI 增强；Q. 矢状位 T_1WI 增强，示病变较前范围明显缩小，病变大部分未见强化，中心可见放射状强化的小静脉垂直于侧脑室方向

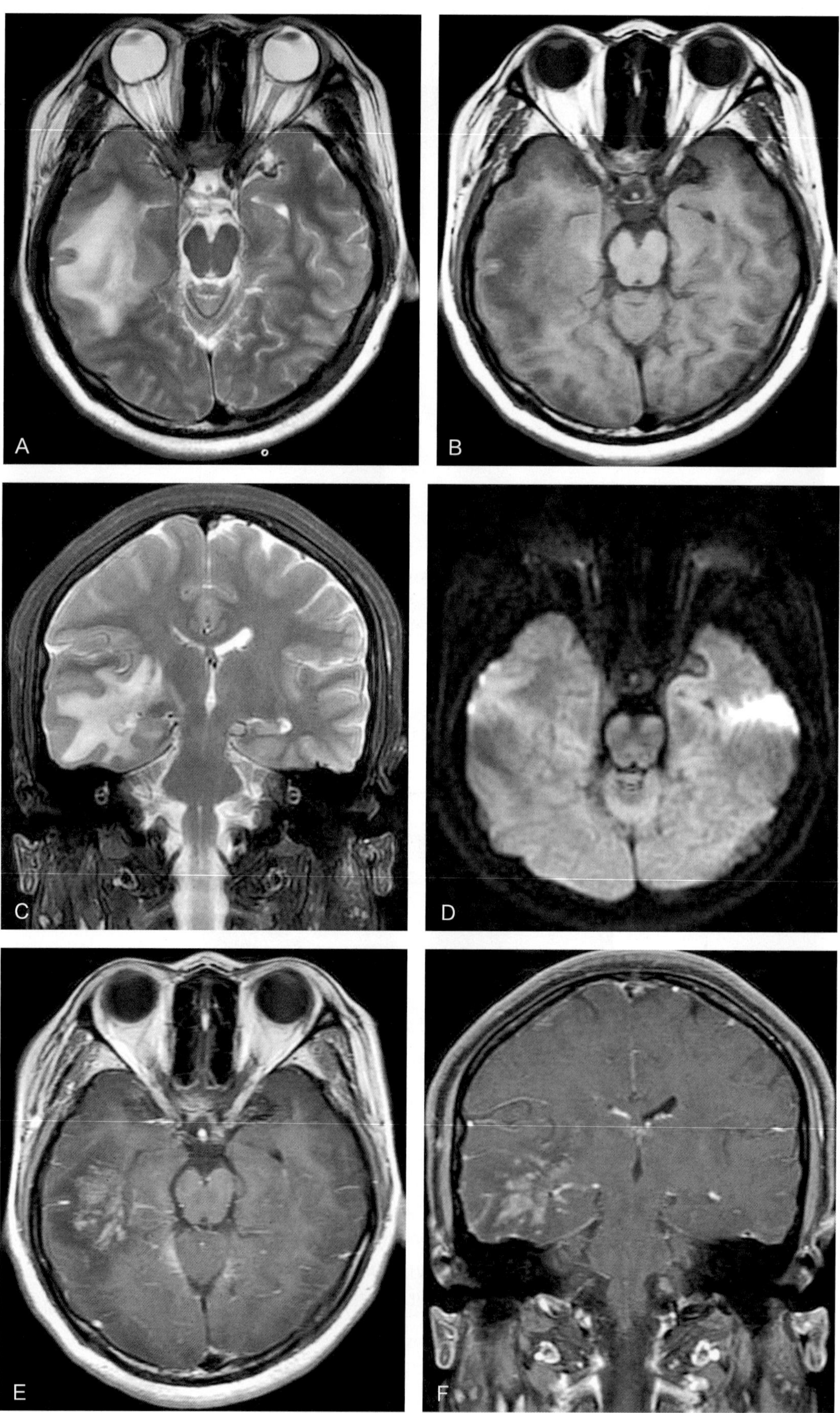
A
B
C
D
E
F

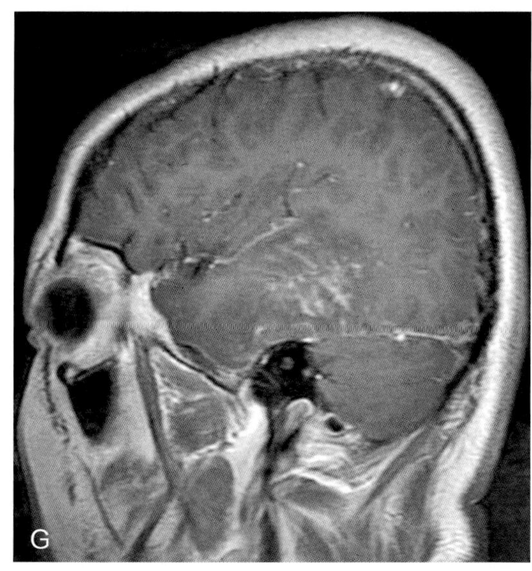

图 6-6-3　假瘤样脱髓鞘 MRI 表现

A. 轴位 T_2WI 示右侧颞叶白质团块状不均匀稍高信号；B. 轴位 T_1WI 示病灶呈稍低信号；C. 冠状位抑脂 T_2WI 示病灶呈高信号；D. 轴位 DWI 示病灶呈等及稍低信号；E. 轴位 T_1WI 增强，F. 冠状位 T_1WI 增强，G. 矢状位 T_1WI 增强示病灶内部可见不均匀线样及小班片状强化，病变有垂直于侧脑室分布的倾向，并且可见类似火焰征的强化征象

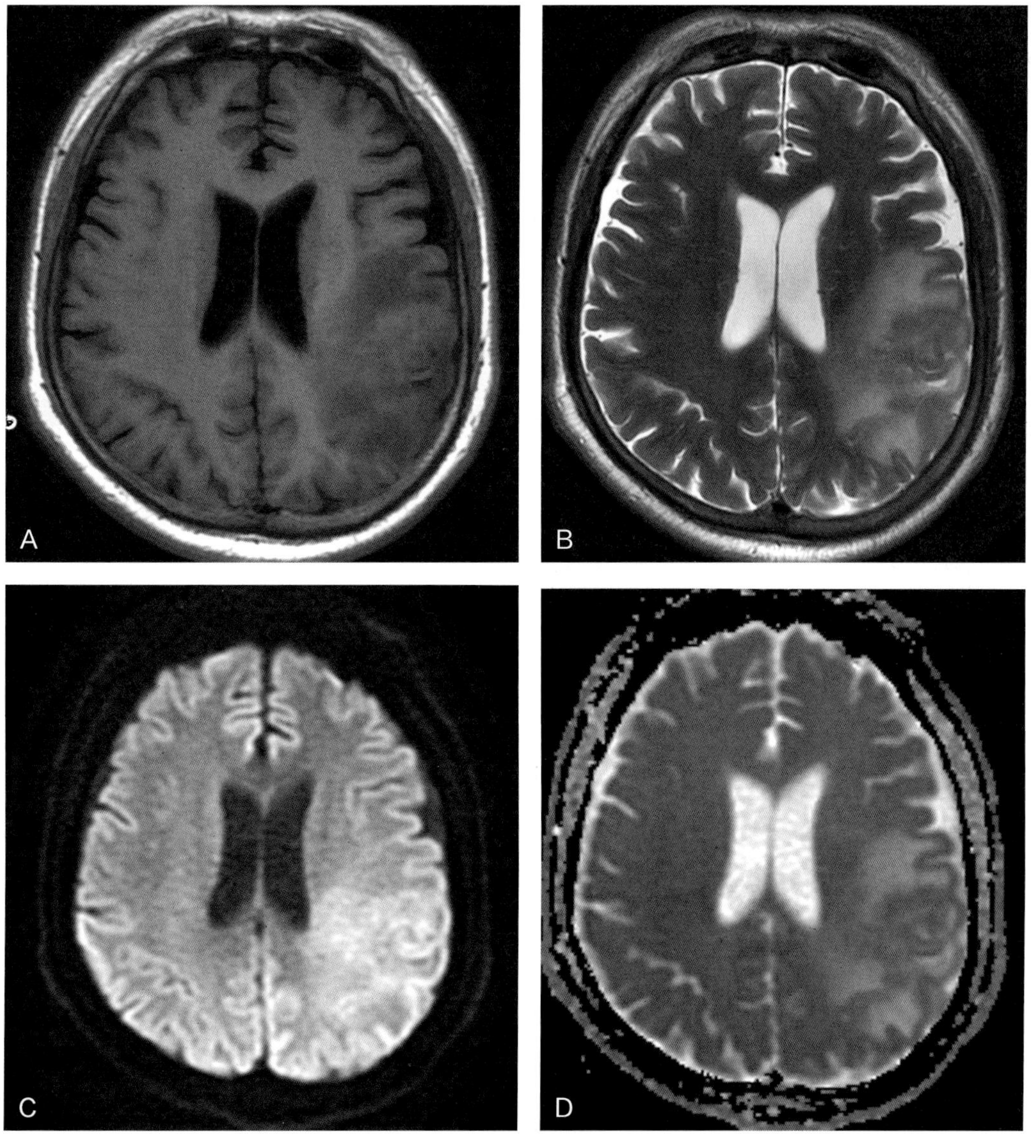

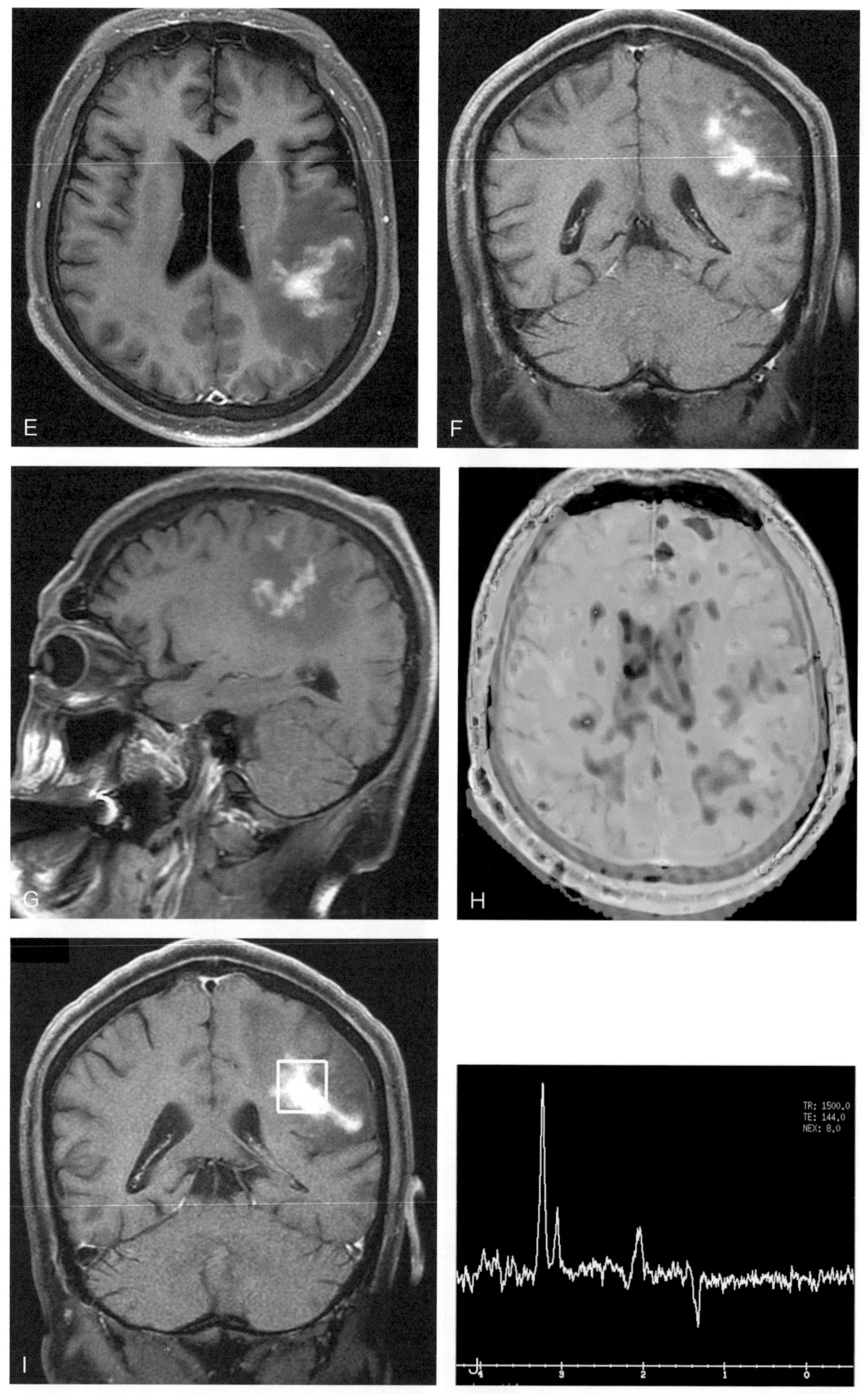

图 6-6-4 假瘤样脱髓鞘 MRI 表现

男，47 岁，发作性右侧面部、右上肢抽动 10 个月余，加重 1 周。MRI 示左侧额顶叶大片状异常信号，A. T_1WI 上呈稍低信号；B. T_2WI 上呈稍高信号；C. DWI 上呈稍高信号；D. ADC 图上呈低信号；E~G. 增强 T1WI，病变内部见絮状强化；H. CBF 图上呈低灌注；I、J. MRS 定位图及谱线，Cho 峰升高、NAA 峰下降、可见乳酸峰（病例图片由中国人民解放军总医院第一医学中心放射诊断科马林教授提供）

及灰质甚至脑干的核团，因而可出现多样化的临床表现。增强扫描多数可出现非闭合性环状强化或垂直于脑室的强化灶。②幕下低级别胶质瘤：以毛细胞星形细胞瘤多见，好发于青少年，边界多较清晰，呈囊实性，增强扫描实性成分多明显强化，其囊性成分相对较多，但有时与TDLs鉴别困难，应密切结合临床资料进行鉴别。③高级别胶质瘤：多发生于中老年人，形态多不规则，内部信号更倾向于不均匀，并常可见内部出血、坏死，病程进展相对较慢，TDLs则多发生于中青年，形态多为圆形或类圆形、内部信号多较均匀，病程进展相对较快；MRS可见肿瘤NAA峰减低及Cho峰升高均较TDLs明显；并且PWI呈明显高灌注，与TDLs不同。

4. 淋巴瘤 好发于中年，多位于幕上中线部位，多发多见，进展快，强化呈“握拳状”或“团块状”，占位效应与肿瘤大小不成比例；PWI与TDLs类似，均呈等或稍低灌注；但MRS在淋巴瘤可出现高大Lip峰，该征象对于淋巴瘤的诊断有帮助。

5. 转移瘤 好发于中老年人，多位于幕上皮髓交界部。多呈闭合环状、结节状、斑片状强化，“小病灶、大水肿”的影像特点具有一定的特征性；PWI呈明显高灌注也有助于二者之间的鉴别。

【影像学研究进展】

TDLs的影像表现多种多样，其中以开环样强化以及垂直于侧脑室分布的线样征及火焰样强化为较特异性表现；当TDLs表现不典型时，除常规MR检查之外需结合DWI、MRS及PWI等多种研究手段尽可能做出有倾向性的判断。

（王 岩）

第七节 渗透性脱髓鞘综合征

【概述】

渗透性脱髓鞘综合征（osmotic myelination syndrome，ODS）是一种急性脱髓鞘疾病，由血清渗透压急速变化引起，常发生于低钠血症被迅速性纠正之后。Adams等于1959年首次详细报道了脑桥中央对称性非炎性的髓鞘溶解，并命名为脑桥中央溶解症（central pontine myelinolysis，CPM）。1962年发现髓鞘脱失病变还可累及其他部位，如基底节、丘脑、皮质下白质、小脑、胼胝体压部等，约占脑桥中央溶解症的10%，称为脑桥外髓鞘溶解症（extrapontinemy elinolysis，EPM）。二者可以单独发生也可以合并出现，统称为渗透性脱髓鞘综合征。

目前大部分研究显示，与ODS的发生、发展可能的相关危险因素有低血钠（≤ 120mmol/L）、纠正低钠速度过快、慢性酒精中毒、营养状态不良、脏器功能衰竭、严重感染、颅脑病变史、长期应用利尿剂等。当血清钠离子浓度升高速度不超过10~12mmol/（L·d）或18mmol/（L·48h）时，通常可以避免ODS发生。补钠速度及浓度是否诱发ODS还取决于是否存在ODS的危险因素，当有营养不良、酗酒、进展期肝病等危险因素时，虽然补钠速度不快，仍然有发生ODS的可能。

【临床与病理】

典型低钠血症相关ODS的临床表现常分为两个阶段：患者先表现为低钠血症的症状，在低钠纠正后症状可明显改善。补钠2~8天之后则出现神经功能障碍，即ODS阶段。

ODS的临床表现多样，与病灶的大小及位置有关，可以没有明显的临床症状，也可以出现典型的综合征表现。首先出现构音障碍和吞咽困难（累及皮质延髓束）；可表现为弛缓性四肢瘫痪（累及皮质脊髓束）及痉挛性四肢瘫痪（累及基底部）；瞳孔和运动功能障碍（累及被盖部）；患者可有意识障碍，可呈缄默，不完全或完全闭锁综合征。

随着病情进展，可表现为脑桥外的症状，包括精神行为改变、运动障碍性疾病的症状（帕金森综合征、肌张力障碍和震颤）、癫痫、抑郁、多发性神经根病及神经病。当CPM和EPM共同发生时，以上症状常联合出现，会为髓鞘溶解的临床诊断造成一定难度。

CPM和EPM在临床表现中的联系及病因的相似性提示两者具有相同的病理生理机制。ODS典型的组织病理表现为对称分布，由于血脑屏障破坏、血管内皮细胞发生渗透性损伤，引起血管源性水肿，导致少突胶质细胞损害的非炎性髓鞘脱失，神经元及轴突相对完整，可有巨噬细胞的

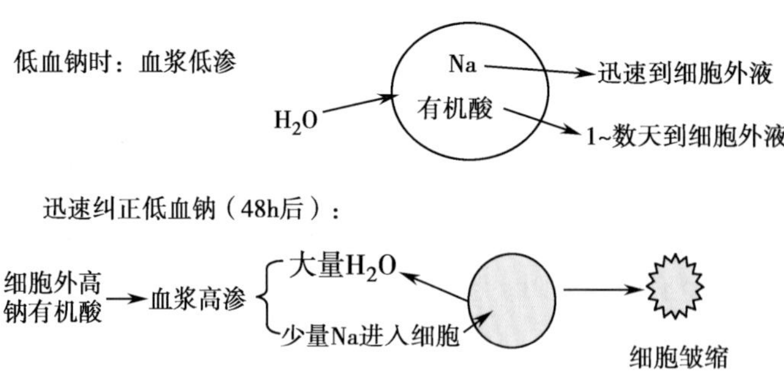

图 6-7-1 低钠纠正发生 ODS 机制

浸润。

其病理生理学机制为：在急性低钠血症的环境中，细胞溶解并释放钠、钾和氯化物，渗透压平衡时回入细胞。然而，慢性低血钠使得细胞失去了有机溶质（肌醇、牛磺酸、谷氨酰胺、谷氨酸、肌酸、磷酸肌酸和甘油磷酰氯），当低钠血症被迅速纠正时，钠、氯等转移至细胞内，但有机溶质（除了甘油磷酰氯以外）合成或（和）转移至细胞内的速度远远低于细胞外间隙渗透压升高的速度，低钠血症纠正越快，细胞外渗透压增高越快，细胞内外渗透压差越大，导致脑细胞皱缩。少突胶质细胞在细胞容积缩小时，容易死亡，因此出现髓鞘脱失、溶解。导致 CPM。由于脑桥中含有下行和交叉纤维交织成网格状，灰白质连接紧密以及大量少突胶质细胞，因此当容积缩小时，尤其容易死亡，出现髓鞘脱失溶解。低钠纠正发生 ODS 机制见图 6-7-1。

【影像检查方法】

常规 X 线检查对诊断 ODS 无价值。发病初期 CT 扫描可无异常发现，发病数日后，CT 平扫可出现低密度区，但由于后颅窝骨质结构导致的伪影影响，这种低密度区常不太清楚，因此 CT 在 ODS 的检出上并无优势，早期不易诊断。MRI 是评估 ODS 的首选影像学检查方法，常规检查序列包括：T_1WI、T_2WI 或 T_2-FLAIR、DWI 和 GRE 序列，可以早期确定病变的存在，且能精确定位和观察病灶的形态特点，其中尤其是 DWI 序列被认为早期最为敏感的成像方法。SWI 可用于评估 ODS 后期铁质沉积情况。DTI、fMRI、MRS、PWI 等 MRI 新技术可以量化评估 ODS 的脑损害，尚处于研究阶段，未转化到临床。

【影像表现】

最初尽管 ODS 临床表现明显，但影像表现可能是阴性。在最早期的相关研究中，ODS 的诊断是基于尸体解剖数据，随着 MRI 技术的成熟使大家对 ODS 疾病的研究更加深入。

CPM 最早可以在出现四肢麻痹 24 小时内看到脑桥 DWI 信号增加和 ADC 值降低，$(0.39\sim0.67) \times 10^{-3}\ mm^2/s$，并在第一周内 DWI 信号减低，ADC 值在 3~4 周内恢复至基线水平；脑桥中央由于保留了外周纤维和皮质脊髓束的轴突，在 MRI 上呈经典对称的三叉戟或“蝙蝠翼”形分布，T_1 呈低信号，T_2 和 T_2-FLAIR 呈高信号（图 6-7-2）。病变一般不增强，但在少数病例中周围会有轻度强化。随着时间的推移，DWI 高信号减低，T_2 信号恢复。病变后期会出现 T_1 高信号，可能由于铁或其他矿物质沉积所致，SWI 呈低信号，伴有基底节和前额叶皮质的萎缩。

EPM 的典型表现对称性 T_2 高信号（图 6-7-3）。病变最常见于小脑（33% 的病例）和外侧膝状体，也可发生于外囊及内囊、基底节、丘脑、大脑灰白质交界处、海马。罕见于脊髓、乳头体、穹窿柱、杏仁核、前连合、视束和下丘脑。CT 上一般表现为上述位置的对称性低密度。

【诊断与鉴别诊断】

ODS 需要与可逆性后部脑病综合征（PRES）、Wernicke's 脑病、感染性病变、血管炎、多发性硬化、脑梗死及肿瘤相鉴别。影像学上表现类似，需要结合临床症状。一般 PRES 表现为高 ADC 值，而 ODS 病变 ADC 值降低。酒精中毒是 Wernicke's 脑病的危险因素。血管炎与 EPM 影像学上表现相似，但是血管炎在 MRA 上具有特征性表现。脑桥区胶质瘤可导致第四脑室受压，一般不对称。

【影像学研究进展】

1. ODS 影像表现与预后 DWI 信号的高低可预测症状严重程度和预后，而 T_2 信号异常区域的范围及分布不能预测预后情况。与 CPM 相比，EPM 病变可导致长期并发症，如运动障碍、癫痫

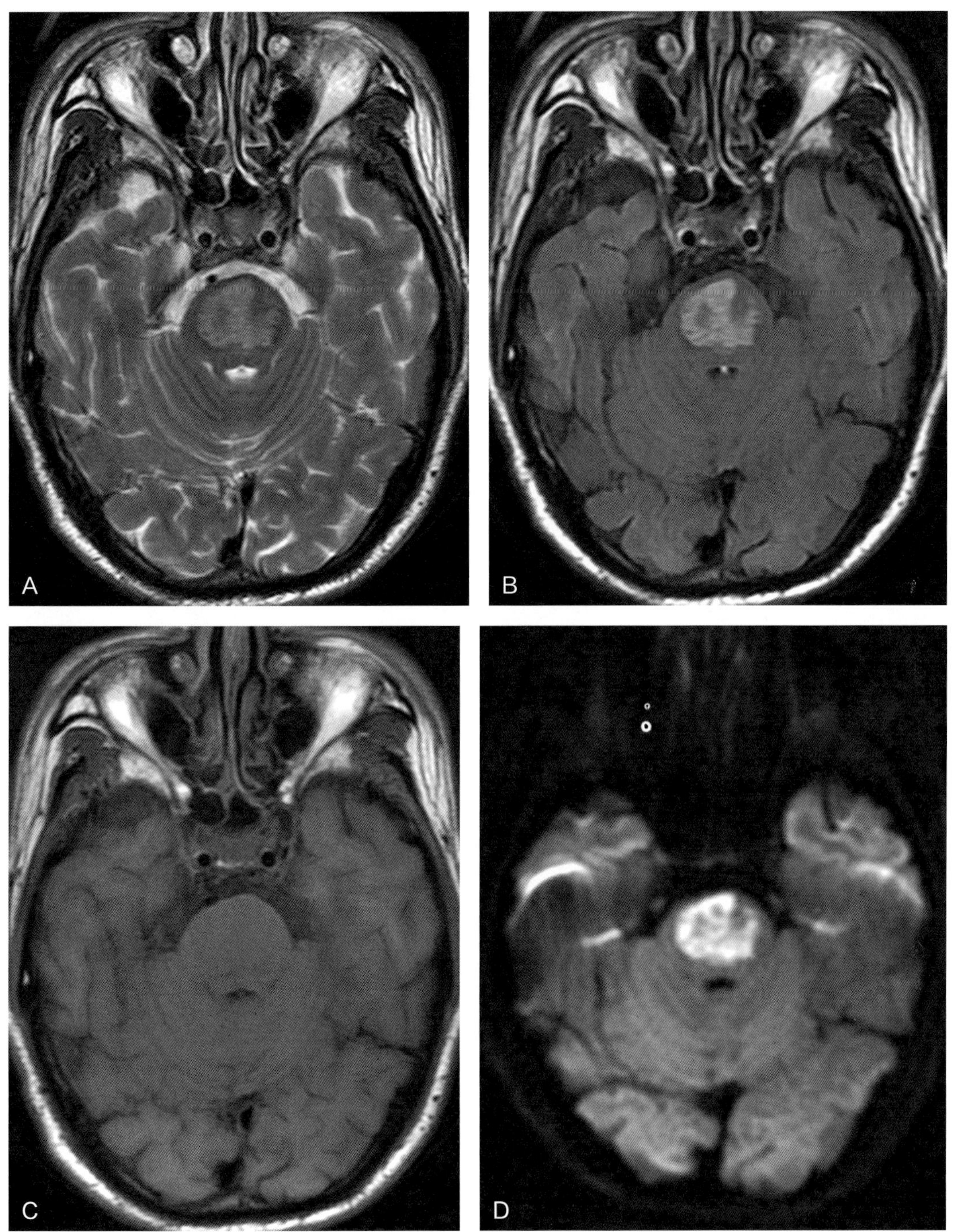

图 6-7-2 脑桥中央髓鞘溶解症 MRI

A. 轴位 T_2WI 示脑桥中央可见大片高信号；B. 轴位 T_2-FLAIR 示病灶呈高信号，呈“三叉戟”样；C. 轴位 T_1WI 示病灶呈等信号，显示不清；D. 轴位 DWI 示病灶呈明显高信号

发作、认知障碍和情绪障碍。

2. MRS　MRS 上表现为急性期病灶区 Cho 增加或减低，Cho/Cr 比值增高，NAA 峰减低。慢性期 NAA 和 Cho 均降低。

3. PWI　早期 CBV 显著增加，但随后 CBV 降低，初期血管舒张导致血流量增加，而在晚期阶段胶质细胞增生时灌注水平降低。

4. PET　[^{18}F] FP-CIT PET 研究表明纹状体区多巴胺转运体（DAT）摄取的减低，4 个月之后 DAT 摄取恢复正常。ODS 可能会导致暂时性的 DAT 摄取功能的障碍。

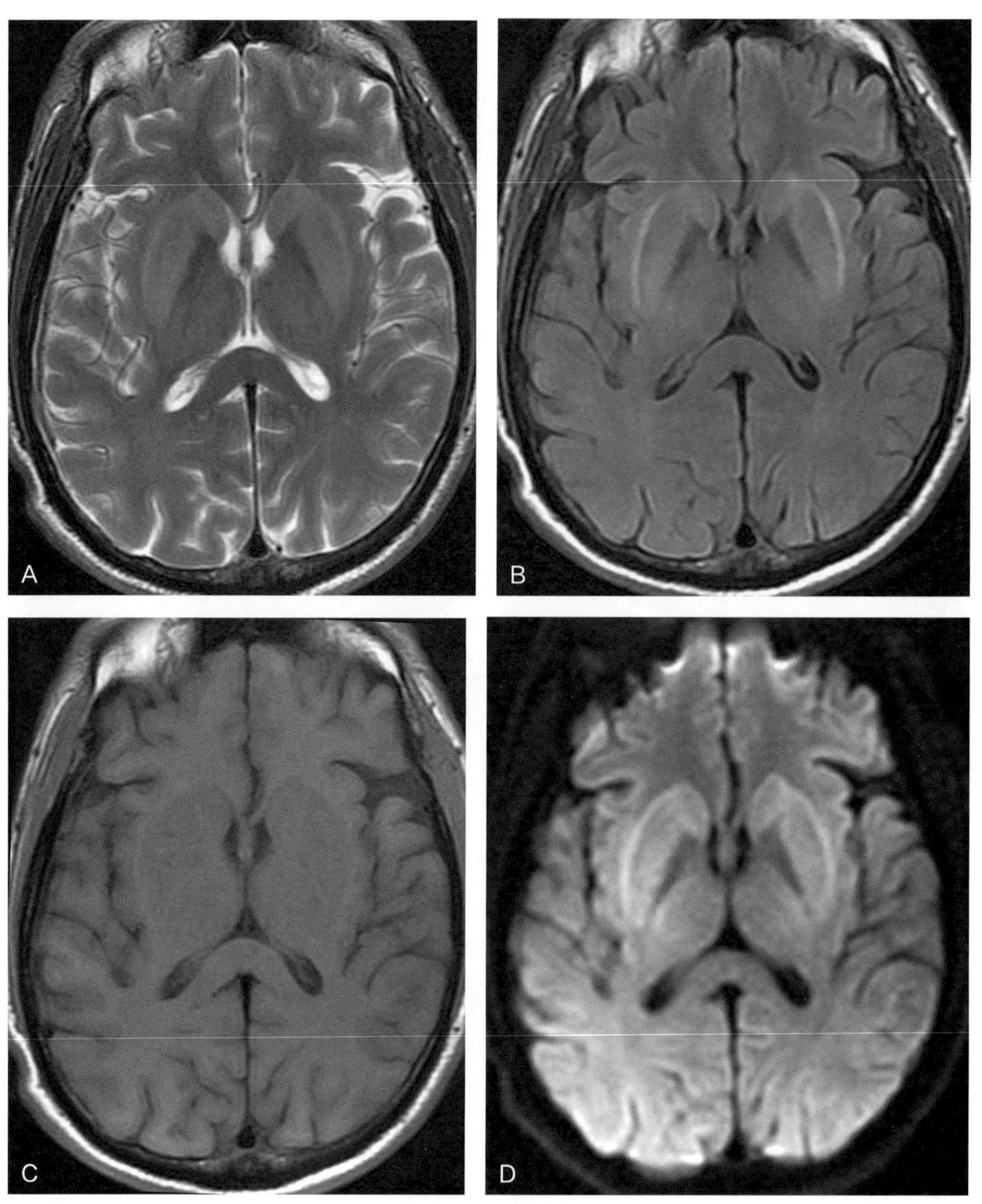

图 6-7-3 脑桥外髓鞘溶解症 MRI

A. 轴位 T_2WI 示双侧基底节（豆状核及尾状核头）对称性稍高信号；B. 轴位 T_2-FLAIR 示病灶呈高信号；C. 轴位 T_1WI 示病灶呈稍低信号；D. 轴位 DWI 示病灶呈稍高信号

（张雪君）

第八节 亚急性硬化性全脑炎

【概述】

亚急性硬化性全脑炎（subacute sclerosing panencephalitis，SSPE）又称为 Dawson 病、亚急性硬化性白质脑炎，是一种少见的由变异的麻疹病毒持续性中枢神经系统感染引起的，以大脑白质和灰质损害为主的全脑炎。SSPE 以儿童及青少年多见，85% 以上发生于 5~15 岁，在麻疹流行区、农村、智力低下儿童发病的危险性相对较高。

【临床与病理】

SSPE 临床表现个体差异很大，病程初期常不易确诊，预后差、病死率极高。相当一部分 SSPE 患者婴幼儿时期有麻疹病史，神经系统症状一般出现于麻疹病毒感染后 5~11 年，隐袭起病，多呈亚急性或慢性进展，常预后不良。典型的病例根据其特征可分为 4 期：Ⅰ期：行为及精神异常期，多表现为性格、行为和人格异常，包括嗜睡、反应迟钝、情绪异常、记忆力下降、学习困难等，症状无特异性，本期持续约数周至数年；Ⅱ期：运动功能障碍期，主要表现为严重的进行性运动功能减退伴广泛的肌阵挛、共济失调、癫痫发作及进行性视力障碍，本期持续时间 3~12 个月；Ⅲ期：去大脑强直期：出现肢体肌强直、腱反射亢进、角弓反张、渐进性昏迷，本期可历时数月；Ⅳ期：终末期，大脑皮层功能完全丧失，肌张力低下、肌阵挛消失，最终死于合并感染或循环衰竭。

SSPE 发病机制仍不完全清楚，目前认为宿主自身的免疫和病毒的变异均起到重要作用，病毒基因的突变可能是 SSPE 发病的重要机制之一。病理上中枢神经系统感染麻疹病毒后产生免疫炎性反应，可见脑膜炎和脑炎。脑的灰质和白质广泛受累，血管周围淋巴细胞和浆细胞袖套状浸润，伴胶质细胞增生，白质片状脱髓鞘改变。SSPE 的病变一般首先累及枕、顶叶和颞叶后部，随病程进展逐渐由后向前累及额部。大脑皮层常最先受累，逐渐累及皮层下白质、基底节区、脑干等部位，称为"全脑炎"，因有胶质增生形成结节，故称为"硬化性"。典型病例可见神经细胞和胶质细胞核和胞质内嗜伊红包涵体，核内包涵体是本病的病理特征性改变之一。

【影像检查方法】

常规 X 线对本病无诊断价值。本病头颅 CT 和 MRI 均可有阳性发现，但 MRI 优于 CT，为本病的首先检查方法。

【影像表现】

在 SSPE 早期（病程小于 6 个月），CT 和 MRI 可无阳性发现，脑实质损害程度与疾病时间明显相关。随着病情的进展，CT 可见脑组织低密度改变和脑萎缩。MRI 表现为双侧大脑皮质及皮质下白质呈不对称的局灶性 T_1WI 低信号和 T_2WI 高信号，以大脑半球后部受累多见。增强扫描部分患者可见脑膜及病灶强化，有的也可不强化。随着病情进展，中晚期患儿 MRI 显示病变逐渐累及深部白质、胼胝体、基底节、丘脑以及脑干，最后表现为弥漫性脑萎缩，终末期几乎所有白质丢失，胼胝体变薄（图 6-8-1）。

【诊断与鉴别诊断】

SSPE 主要诊断标准：①脑脊液中麻疹病毒抗体滴度升高；②典型或非典型的临床表现。次要诊断标准：①典型的脑电图改变；②脑脊液中 IgG 水平升高；③脑组织活检；④麻疹病毒基因的分子诊断检测。2 条主要诊断标准加 1 条以上次要诊断标准即可诊断本病，若临床表现不典型，则需脑组织活检和（或）麻疹病毒基因突变检测。

在 MRI 上，SSPE 表现为病变弥漫分布，灰、白质均受累，需与进行性多灶性白质脑病、单纯疱疹病毒脑炎和散发性脑炎鉴别。进行性多灶性白质脑病表现为皮层下多发脱髓鞘病变，先从顶

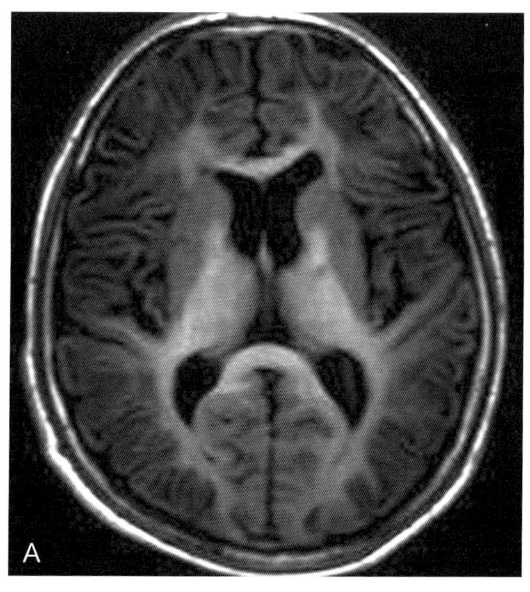

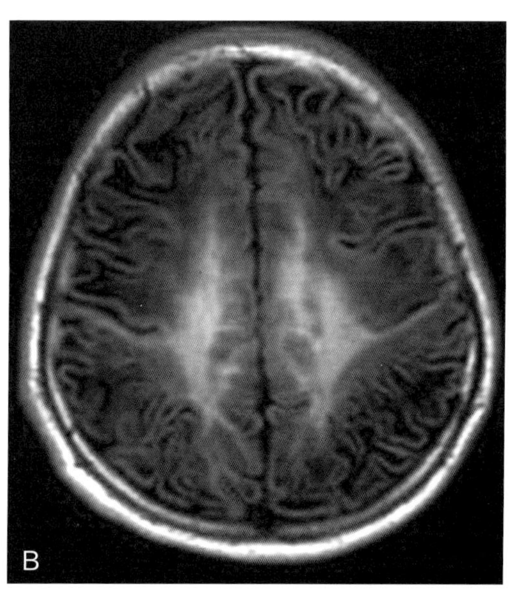

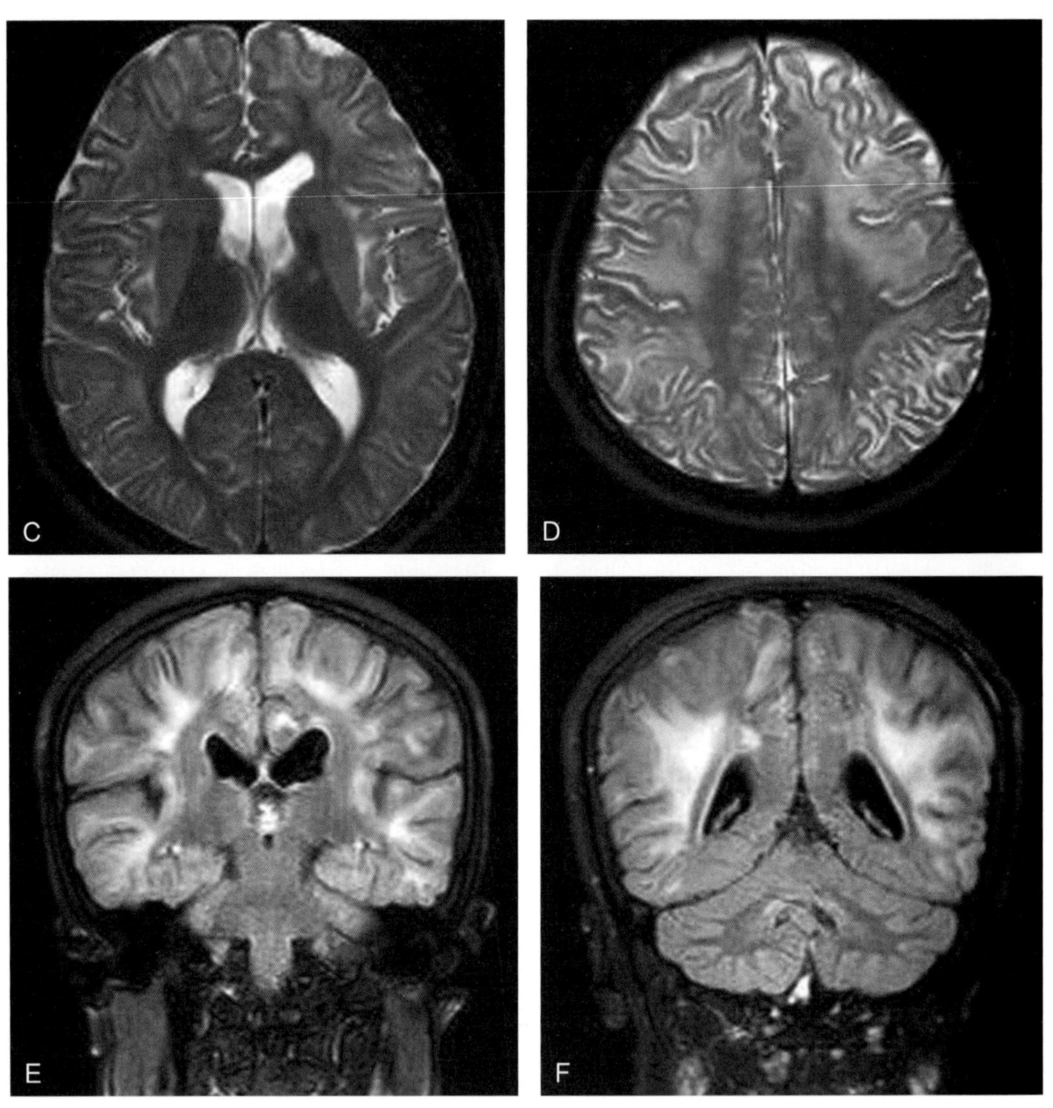

图 6-8-1 亚急性硬化性全脑炎 MRI 表现

男，15 岁，头外伤，右侧肢体乏力。双侧大脑半球皮层及皮层下弥漫对称性异常信号，双侧基底节、丘脑区受累；可见轻度脑萎缩。A、B. T_1WI 上呈低信号；C、D. T_2WI 上呈高信号；E、F. T_2-FLAIR 上呈高信号（病例图片由四川大学华西医院放射科吕粟教授提供）

枕叶开始，向前扩展，病变有融合趋势。单纯病毒性脑炎常累及边缘系统，病变区肿胀，病灶内有点状出血。散发性脑炎病灶主要位于大脑白质内，以脑室周围多见，较少累及皮层灰质。

【影像学研究进展】

MRS 对 SSPE 疾病研究显示，在本病早期可表现为 Cho 增加，提示脱髓鞘和炎性病变存在，脑组织代谢增加导致乳酸增加。SSPE 晚期 NAA/Cr 减低，Cho/Cr、MI/Cr 的比值增加，反映神经胶质增生、神经原纤维缠结及脑萎缩。目前部分研究也将 MRS 作为 SSPE 早期诊断的手段之一。

（曾祥柱）

第九节 进行性多灶性白质脑病

【概述】

进行性多灶性白质脑病（progressive multifocal leukoencephalopathy，PML）是由 JC 病毒（John Cunningham virus，JCV）感染引起的中枢神经系

统亚急性脱髓鞘疾病，以少突胶质细胞的破坏和神经纤维脱髓鞘为主要病理特点，发病年龄多在40~60岁之间。PML好发于免疫系统功能严重抑制的人群，主要包括HIV感染、淋巴组织增殖性疾病、器官移植患者。近年来也报道PML可出现于多发性硬化、克罗恩氏病、风湿性疾病等长期使用免疫调节治疗的患者。值得注意的是，部分没有明显免疫缺陷因素的患者，也可发生PML，其中相当一部分最后诊断为淋巴细胞减少症。

目前已明确JC病毒是引起PML的病原体。JC病毒属于乳多空病毒科多瘤病毒，于1971年从PML患者死后的脑标本中首次分离出来，并以患者姓名首字母JC命名。JC病毒感染人体后主要潜伏在骨髓和肾脏等组织内。在机体免疫力正常时为潜伏性感染，不产生临床症状，当机体免疫系统（尤其是细胞免疫）严重受损时，JC病毒就会被重新激活，发生基因突变及重组，出现嗜神经性。

【临床与病理】

PML是一个亚急性起病，进行性发展的脱髓鞘疾病，临床表现多样，取决于受累部位。精神症状常为首发症状，包括早期性格改变、智力减退、记忆力下降等。晚期可出现痴呆乃至昏迷等各种意识障碍。也可表现为偏瘫、偏盲、视野缺损、共济失调和眩晕等症状。脑脊液常规检查大多正常，脑脊液、血液中可检测出JC病毒抗体，其中IgG高水平可能反映JC病毒暴露，是PML的一个危险因素。定量PCR技术能检测出CSF中的JC病毒的DNA，采用荧光共振能量转移杂交探针进行实时PCR能检出极低含量的病毒，具有很高的敏感性和特异性。

PML典型的病理改变为脱髓鞘，变形的星形胶质细胞和增大的少突胶质细胞核。电镜下可在病变区少突胶质细胞核内见到病毒颗粒。病变呈多灶性，广泛存在于大脑半球白质及灰白质交界处。免疫组化、电镜及原位杂交试验均可在病灶内检出JC病毒。经典型PML病灶内不伴炎症反应和坏死。但是在接受高效抗逆转录病毒疗法（HAART）的艾滋病患者或者不合并艾滋病的PML患者中可出现炎症性PML，前者还可能出现PML相关免疫重建炎性综合征（PML-IRIS）。

JC病毒通过血脑屏障的具体机制目前还不清楚，其进入脑组织后，首先合成病毒早期蛋白即T抗原；T抗原可引起少突胶质细胞溶解破坏，从而影响髓鞘合成，导致神经纤维脱髓鞘。HIV和JC病毒在导致PML中可能会存在协同作用，可能的机制有：① HIV使宿主陷入免疫抑制状态，JC病毒特异性CD4$^+$T淋巴细胞减少，使JC病毒的复制不受限制；② HIV感染直接破坏血脑屏障，使潜伏JC病毒的B细胞进入脑组织；③ HIV感染诱导产生的细胞因子和HIV Tat蛋白可以激活JC病毒的启动子，最终启动JC病毒基因的表达。

【影像检查方法】

尽管CT可以显示PML的部分颅内病变，但MRI在显示病灶的数目及范围方面显著优于CT，是PML的首选影像学检查方法。

【影像表现】

1. CT　显示脑白质内多灶性无强化的低密度灶。

2. MRI　典型的MRI表现为多灶性脑白质脱髓鞘病灶，呈T_1低信号，T_2高信号，边界不清。主要累及皮层下U型纤维，呈扇形分布，可延伸至深部脑白质，除非晚期，灰质通常保留。易感部位依次是顶枕叶、额叶、丘脑和基底节。幕下病灶罕见，但也可为唯一的受累部位，多位于小脑中脚及邻近的脑桥和小脑。病灶大小各异，从皮层下小病灶到融合的半球病灶均可，通常为不对称性双侧受累，无占位效应，增强后不强化。晚期病灶可融合，伴空洞性改变。炎症型PML或HIV患者接受HAART治疗后出现免疫重建炎性综合征时，白质病灶的占位效应加重，并出现斑片状强化。（图6-9-1）

DWI上急性期病灶中心呈高信号，周边弥散受限，呈边界不清的高信号环，并随着时间推移信号逐渐减低。MRS可显示病灶区NAA峰下降，Cho峰、Lip峰及Lac峰上升，偶见MI峰增高。晚期阶段NAA峰进行性下降，最终所有代谢物均下降。

【诊断与鉴别诊断】

存在引起免疫力低下因素的患者，出现快速进展（病程<2周）的典型多灶性神经功能障碍的症状和体征，脑MRI表现为非对称性多灶性白质脱髓鞘病灶，无占位效应及强化，脑脊液PCR检测到JC病毒，均支持PML的诊断。最终诊断需要进行脑活检。

PML需要与以下疾病相鉴别：

1. HIV脑炎　AIDS患者PML与HIV脑炎很难鉴别。PML病灶表现为多发性和不对称性，好

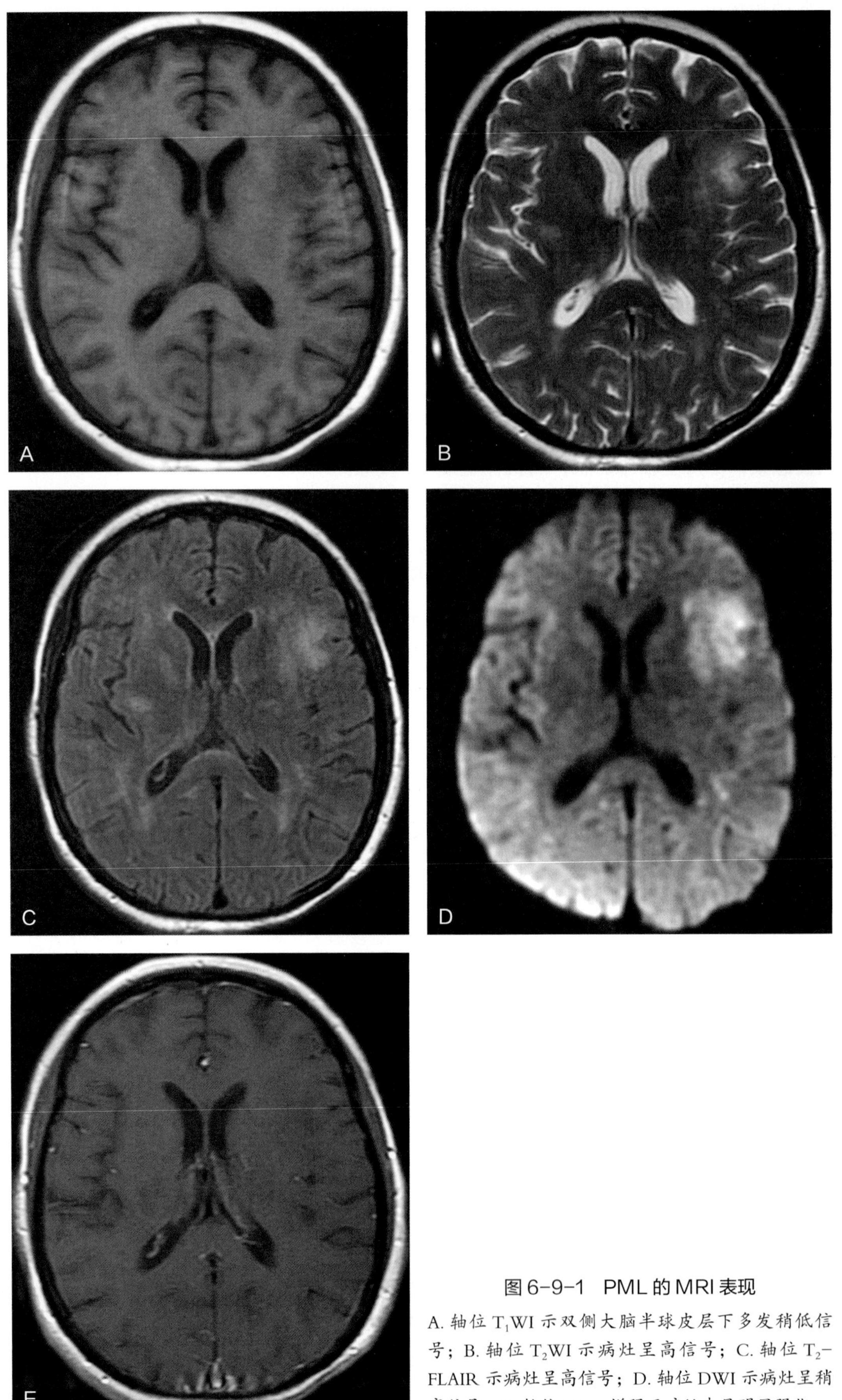

图6-9-1 PML的MRI表现

A. 轴位 T_1WI 示双侧大脑半球皮层下多发稍低信号；B. 轴位 T_2WI 示病灶呈高信号；C. 轴位 T_2-FLAIR 示病灶呈高信号；D. 轴位 DWI 示病灶呈稍高信号；E. 轴位 T_1WI 增强示病灶未见明显强化

发于皮层下白质，呈扇形分布。而HIV脑炎病灶更加弥漫，对称性分布，好发于脑室周围。临床表现上PML多有局灶性运动和感觉障碍，而HIV脑炎主要表现为认知障碍和痴呆。

2. ADEM 前驱感染及疫苗接种后2周左右出现的脑及脊髓白质脱髓鞘病变，呈长T_1长T_2信号，部分病灶可以明显强化。

3. 获得性中枢神经系统巨细胞病毒（CMV）感染 获得性CMV感染包括脑膜炎、脑炎、脑室炎、横贯性脊髓炎、脊髓脊神经根病、脉络膜视网膜炎。以免疫缺陷患者出现脑室扩大，室管膜强化及脑室内液体－碎片平面等脑室炎表现为最特征的改变。

4. 免疫重建炎症综合征（IRIS） 常见于AIDS患者开始HARRT治疗后的2~12周，或者MS患者接受单克隆抗体的免疫调节治疗后，免疫重建，产生对感染/非感染抗原的异常免疫应答所致。治疗过程中出现脑内白质病灶扩大融合，占位效应加重，斑片状不典型的强化。

5. 中枢神经系统淋巴瘤 深部脑组织的单发或多发病灶，常见于基底节区、胼胝体、丘脑、脑干、小脑半球和室管膜下区。CT呈稍高密度或等密度，中度均匀强化。MRI呈较均匀的等/稍长T_1、等/稍长T_2信号，显著均匀强化，占位效应及瘤周水肿均较轻。DWI显示弥散受限，PWI呈低灌注表现，MRS除NAA峰下降，Cho峰上升外，还可见特征性的Lip/Lac峰。值得注意的是，在免疫力低下的患者，瘤内可发生出血或坏死而呈现异质性。

【影像学研究进展】

PML病灶在DWI上呈特征性的中心低信号，周边环状高信号表现。研究表明b=3 000的高b值DWI较b=1 000增加了病灶与看似正常脑白质区的对比，更有助于病灶显示。并且高b值DWI显示的病灶低信号中心区更大，周边环状高信号较小，或许更有助于提供组织损伤和疾病活动性信息。

DTI研究发现PML的FA值下降，敏感性高，在DWI、ADC和常规MRI序列检测出病灶之前就可显示病灶内FA值下降，反映了白质及髓鞘完整性的破坏，有助于PML的早期诊断。有髓神经纤维急性损伤时，FA值下降，而ADC尚处于正常范围，随着组织损伤进一步加重，ADC才逐渐上升。

MRS除了显示病灶区NAA下降，Cho、Lip及Lac上升外，MI、MI/Cr比值在PML早期上升，晚期下降，与患者的免疫状态有关，有助于判断预后。

SWI上PML白质病灶邻近的皮层及皮层下U纤维呈低信号表现，且出现在疾病早期，推测可能与铁沉积有关。

（陈唯唯）

第十节 肾上腺脑白质营养不良

【概述】

肾上腺脑白质营养不良（adrenal leukodystrophy，ALD）是一组较少见的遗传代谢性疾病，病变以累及中枢神经系统和肾上腺为主要特征，分为新生儿肾上腺脑白质营养不良、性连锁肾上腺脑白质营养不良和肾上腺脊髓神经根病。性连锁肾上腺脑白质营养不良又称为阿迪森慢性脑硬化症、黑皮脑白质营养不良症、性连锁遗传Schilder病，属于性连锁隐性遗传病，是由于长链脂肪酸代谢障碍，引起肾上腺皮质萎缩及脑白质脱髓鞘改变。本病常见于男性，多在5~10岁起病。

【临床与病理】

早期临床表现为学习困难、注意力不集中、视力下降、平衡障碍和轻度智力落后等，其他表现包括肌张力减低、癫痫、视力障碍、偏瘫、偏盲和吞咽困难，随神经症状进行性加重，后期发展成四肢瘫、去大脑强直、痴呆。肾上腺皮质功能低下时可发生危象，皮肤色素沉着，皱褶纹处明显。

本病的诊断依赖于红细胞培养中超长链脂肪酸明显增高。

病理上可见脑皮质厚度正常或稍薄，脑白质内出现对称性髓鞘脱失改变，可有显著胶质增生。典型病变位于侧脑室三角区周围白质，呈双侧对称分布，并可通过胼胝体相连，呈"蝶翼"状。病变常侵犯胼胝体，主要在压部，一般不会侵犯皮质下弓状纤维，小脑、脑干也可有髓鞘脱失，内囊、外囊、锥体束等可有连续性髓鞘脱失改变，有时病变还侵及豆状核、丘脑、脑干等灰质区域，脑干皮质脊髓束可以受累。额叶的髓鞘脱失发生晚。

目前认为，本病是由于溶酶体过氧化物酶缺乏，导致极长链脂肪酸在细胞内异常堆积，特别是在脑白质和肾上腺皮质内的沉积，使该部位组织破坏，从而导致脑白质脱髓鞘病变和肾上腺萎缩。确切发病机制目前尚不清楚。

【影像检查方法】

本病在 CT 及 MRI 上均有典型表现。CT 能够显示典型病变的特征性表现，有助于发现脑部的一些异常钙化，但是 MRI 在检查脑部微小异常时敏感性较 CT 高，能对本病作出全面的诊断。MRS 可以为一些疾病提供诊断信息，有利于病变早期诊断。

【影像表现】

1. CT 典型的 CT 表现为双侧顶枕叶侧脑室三角区周围白质区片状对称性不规则低密度区，边界模糊，呈“蝶翼”状，无占位效应，可累及胼胝体的压部，双侧病灶通过胼胝体相连。随病程进展病变区域逐渐扩大，由后向前进展，逐渐累及枕、顶、颞、额叶。病灶后期可见弥漫性脑萎缩，可累及小脑，部分病灶可见钙化灶。

2. MRI 双侧脑室三角区及后角周围颞顶枕叶脑白质区 T_1WI 等、低信号、T_2WI 高信号病灶，T_2-FLAIR 呈高信号，周边呈指状，胼胝体压部、内囊后肢、膝状体及脑干皮质脊髓束早期受累，呈“蝶翼状”；皮质下弓形纤维常不受累。增强：活动期病灶边缘呈花环状强化，非活动期病变无强化。

典型病变由内向外分为三个区：中央区为完全性脱髓鞘的白质纤维和少量星形细胞，无炎症反应，于 T_1WI 呈更低信号和 T_2WI 呈更高信号区，增强扫描无强化；中间区为白质脱髓鞘和炎症反应最活跃的区域，T_1WI 呈稍低信号，T_2WI 呈高信号，增强扫描呈环状强化；外周区为急性脱髓鞘区，无炎症反应，T_1WI 信号改变不明显，T_2WI 呈高信号，增强扫描不强化。（图 6-10-1）

【诊断与鉴别诊断】

本病影像表现具有特征性，典型病变位于侧脑室三角区周围白质，呈双侧对称分布，病变通过胼胝体相连，呈“蝶翼状”，增强后表现为病变边缘强化。红细胞培养中超长链脂肪酸明显增高，结合典型影像表现可提示本病。

本病应与播散性坏死性脑白质病、Alexander 病、神经纤维瘤病 1 型、黏多糖病相鉴别。播散性坏死性脑白质病也是局限性对称性髓鞘破坏，但低密度病变始于侧脑室前角周围白质，并由前向后蔓延，二者影像表现有所不同。Alexander 病起病早，均在 1 岁以内，病程短，患者多死于婴儿期或儿童期。神经纤维瘤病 1 型为常染色体显性遗传病，白质病变为常见表现之一，病变多位于脑桥、大脑白质、胼胝体压部、内囊和苍白球，病灶常多发，对称或不对称分布，T_2WI 呈斑片状高信号，T_1WI 呈等信号，增强扫描无强

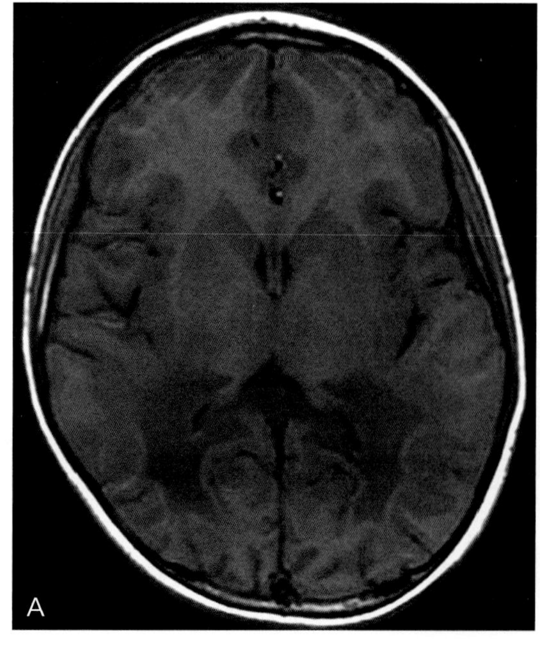

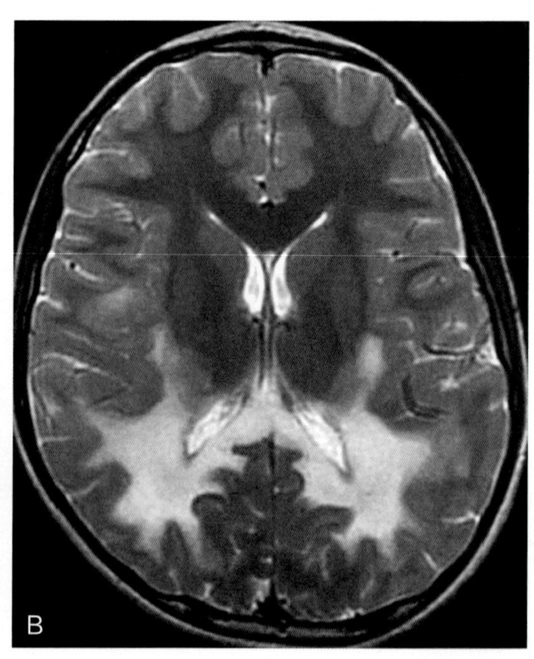

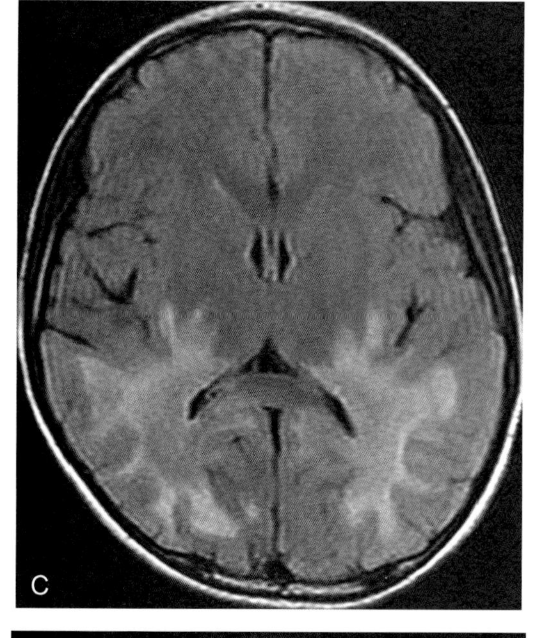

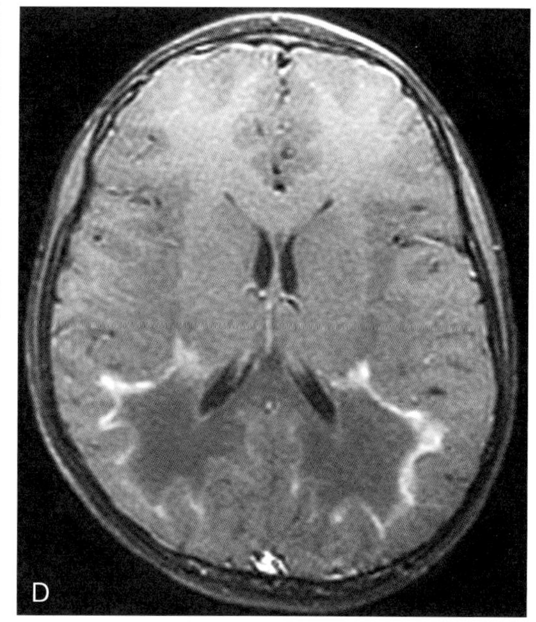

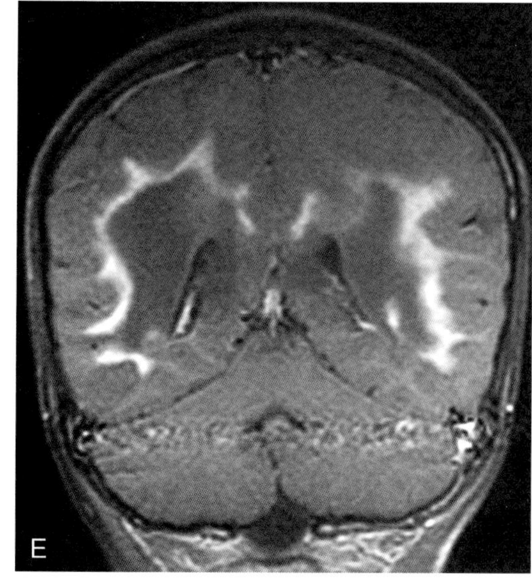

图 6-10-1 肾上腺脑白质营养不良 MRI

A. 轴位 T_1WI 示双侧侧脑室三角区周围白质对称性片状稍低信号，边界模糊，同时累及胼胝体压部；B. 轴位 T_2WI 示病灶呈稍高信号；C. 轴位 T_2-FLAIR 显示病变更加清晰，呈较高信号，呈“蝶翼状”；D. 轴位 T_1WI 增强，E. 冠状位 T_1WI 增强示病灶边缘强化

化。病变具有可逆性，多出现于 3 岁儿童，随年龄增长可增多、增大，至 10~12 岁时开始减少、减小，20 岁以上的患者几乎不出现。黏多糖病是一类以特异性溶酶体酶缺乏导致细胞内酸性黏多糖过量贮积为特征的遗传代谢性疾病。临床病程逐渐进展，最终渐累及多个系统，出现面容丑陋、智力减退、骨骼肌肉系统异常以及神经系统等广泛异常。中枢神经系统异常表现为 CT 上出现脑实质内多发囊状或线样低密度，于 MRI 呈 T_1WI 低信号、T_2WI 高信号，T_2-FLAIR 序列呈低信号，边缘清楚，主要位于侧脑室周围白质区，长轴多与室管膜垂直，呈“筛孔状”改变，为扩大的血管周围间隙，因脑穿支血管周围黏多糖沉积导致局部液体回流不畅而扩大所致。同时，也可出现脑萎缩、脑积水以及脑白质髓鞘形成不良。

【影像学研究进展】

MRS 显示 NAA 降低，Cho 升高，谷酰胺和谷氨酸盐升高，NAA 降低提示病变区神经元的丢失或减少。可于 MRI 平扫出现异常信号前，在双侧脑室三角区周围白质区出现 MRS 异常，提示病变呈进行性过程。

（陈 静）

第十一节 异染性脑白质营养不良

【概述】

异染性脑白质营养不良（metachromatic leukodystrophy，MLD），又称芳基硫酸脂酶A（ASA）缺乏症、硫脂沉积病，系髓磷脂代谢障碍，为脑苷脂硫酸酯酶缺乏，是常染色体隐性遗传病。其致病基因*ARSA*定位于22q13.3，ARSA突变导致芳基硫酸酯酶A活性下降。脑苷脂硫酸酯酶由芳香硫酸酯酶A和鞘脂激活蛋白两种成分组成，两种成分缺乏均可致异染性脑白质营养不良，芳香硫酸酯酶A不足更常见，该酶的异常导致硫酸脑苷脂类物蓄积于少突胶质细胞和施万细胞内引起异染色反应。临床分先天型、婴儿型、少年型和成人型，以婴儿晚期型最常见，14个月至4岁发病。

【临床与病理】

婴儿型早期临床表现为步态不稳、斜视，进而共济失调、软瘫、构音不清、智力障碍，甚至去大脑僵直，常于发病后4年内死亡。婴儿晚期型病情最重，患儿出生时正常，多在12~24个月发病，早期表现为行走困难、膝过伸、智力低下、易激惹、肌张力降低、腱反射减弱，后期出现废用性肌萎缩、四肢痉挛性瘫痪、全身性强直阵挛性癫痫发作、眼震、视神经萎缩、失语等，病情常进行性发展，一般在5岁前死亡。少年型比较少见，临床表现起初为共济失调、智力低下、感情淡漠，晚期出现痴呆、部分性癫痫发作、视神经萎缩、四肢瘫痪等，年龄较小者周围神经受累较重，年龄较大者则以学习和行为障碍等脑部症状为主。成人型少见，临床症状与少年型相似，但病情较轻，常以精神症状首发，并可出现进展性皮质脊髓束、皮质延髓束和锥体外系症状，运动障碍和姿势异常出现较晚，易误诊为精神分裂症。

实验室检查：尿、血中查硫酸酯及芳香硫酸酯酶可确诊。

大体病理：病变可累及脑白质、周围神经、肾脏集合管、肝管、胆囊、视网膜节细胞及小脑、脑干、基底节的一些神经核，以脑白质和肾脏集合管受累最重。大脑外观可有轻度萎缩，脑白质变硬，呈灰暗色，类似颜色黯淡的白粉笔，与灰质分界尚清，其余脏器肉眼无异常。

光镜下明显髓鞘脱失，存在大量吞噬了硫酸脑苷脂的巨噬细胞，基底节、齿状核、脑干核团有硫酸酯沉积，而皮质神经元内则无硫酸酯沉积。电镜下异染物质主要沉积在少突胶质细胞、星形细胞、施万细胞及肾脏集合管内皮细胞，呈人字型或蜂窝状板层结构。

尿沉渣发现大量异染颗粒可初步诊断。

芳香硫酸酯酶A是一种酸性水解酶，由核糖体合成，通过甘露糖-6-磷酸依赖途径进入溶酶体内，使脑硫脂上的半乳糖3-硫酸水解脱落，而变成可溶性的小分子物质被人体再利用。*ARSA*基因突变使芳香硫酸酯酶A合成速度、稳定性降低，进而使其催化活性减弱；*SAP-B*基因突变导致其结构改变，使其稳定性降低、功能几乎完全丧失。二者均可导致溶酶体内脑硫脂水解障碍，而在脑白质、周围神经及其他内脏组织内沉积。脑硫脂引起脱髓鞘的机制尚不清楚，其在少突胶质细胞和施万细胞内的堆积可能抑制髓鞘的形成、促进脱髓鞘的进展，其他机制尚有髓鞘不稳定学说、神经鞘氨醇中毒学说等。

【影像检查方法】

常用的影像检查方法有CT、MRI和MRS。对于脑白质病变的检查，MRI敏感性优于CT，是本病的首选影像检查方法，特别是T_2WI能较清楚地反映病变的部位和程度。MRS能够在脑组织结构改变之前发现生化代谢的异常，敏感性较好，对于异染性脑白质营养不良的早期诊断有积极意义。

【影像表现】

1. CT 平扫表现为进行性对称性脑萎缩和大脑白质中心弥漫性低密度影，增强检查无强化。

2. MRI 白质病变最早出现于额部脑室周围，由前向后伸展，可广泛累及半卵圆中心、脑干上部和小脑，病变在T_2WI呈高信号，T_1WI呈低信号，疾病后期会蔓延到白质周围（图6-11-1）。皮质脊髓束可出现异常信号，为Wallerian变性。灰质不受累，疾病早期皮质下弓形纤维也不受累。在婴儿早期典型病例表现为半卵圆中心“虎斑样”改变，最后发展为广泛性脑萎缩。DWI有时可显示脱髓鞘进展区呈稍高信号。一半以上的患儿会累及胼胝体和内囊。

【诊断与鉴别诊断】

临床上出现以下表现的患者应考虑到异染性脑白质营养不良的可能性：

1. 进行性神经系统功能减退（包括行为或运动功能） 其特点是先有一段时间的正常发育，1年或更长时间后出现倒退。

2. 头颅MRI显示脑白质营养不良 ①双侧侧脑室周围的白质内对称性病变，T_1WI呈稍低信号，T_2WI呈高信号；②胼胝体受累是另一个重要征象，异染性脑白质营养不良可早期累及胼胝体，尤其是胼胝体膝部和压部同时受累。

尿沉渣发现大量异染颗粒可初步诊断。检测血白细胞及皮肤成纤维细胞中ARSA活性可确诊本病。

由于本病临床表现无特异，发病率低，如有进行性神经系统功能倒退症状，应特别注意是否有脑白质营养不良的影像特征，表现为双侧侧脑室周围及半卵圆中心对称性病变，可有胼胝体受累，晚期可有脱髓鞘和脑萎缩，如影像特征符合异染性脑白质营养不良，应及时进行生化和基因检查，尽早确诊。

本病需要与脑瘫、多种硫酸酯酶缺乏症、球形细胞脑白质营养不良相鉴别。

1. 脑瘫 患者多有围产期的脑损伤病史，出生后即有运动障碍存在，随着年龄增长和功能锻炼，运动障碍可有一定改善而有别于异染性脑白质营养不良，后者在出生后有一段正常

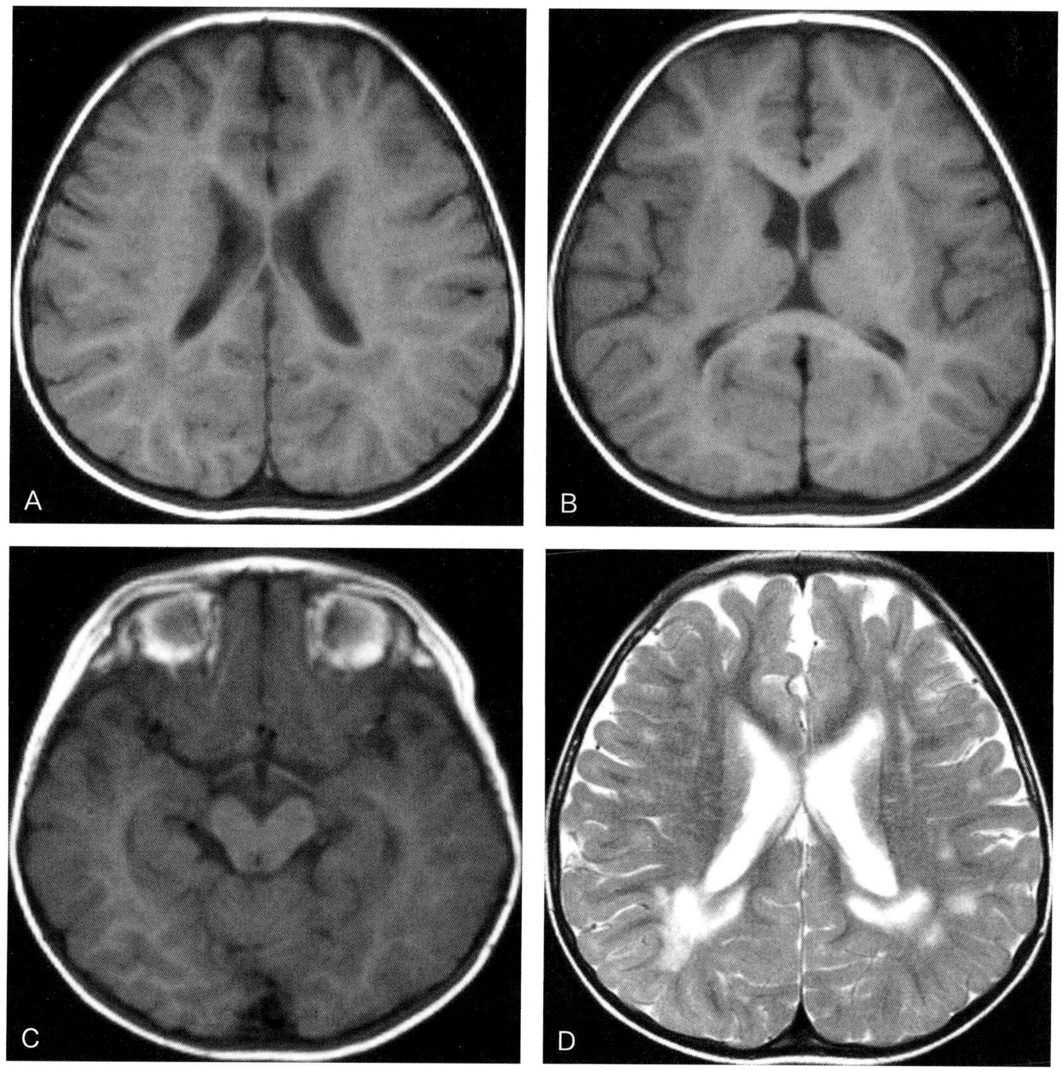

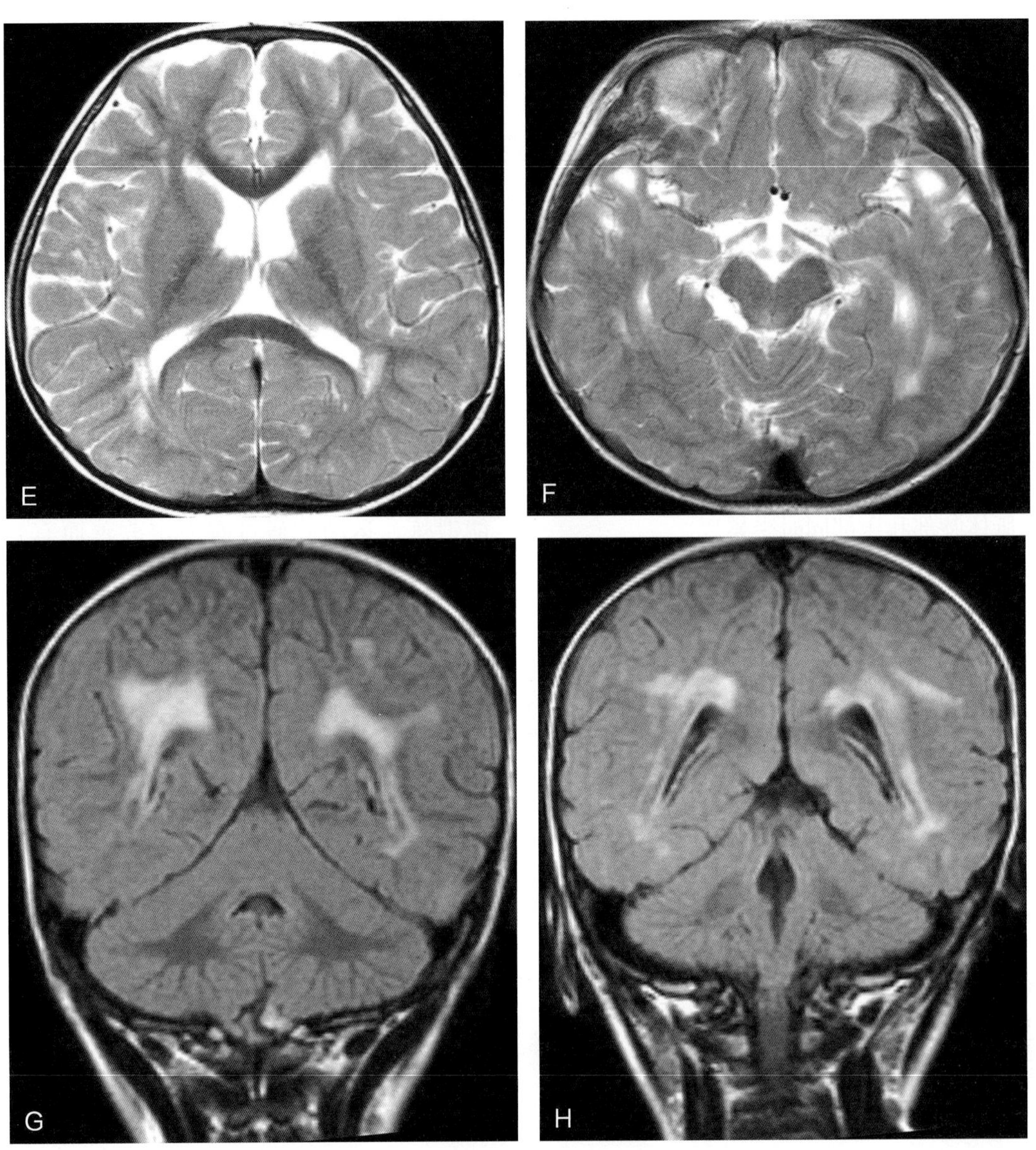

图 6-11-1 异染性脑白质营养不良 MRI

A~C. 轴位 T_1WI 示双侧侧脑室后角，双侧颞叶及部分皮质下脑白质对称性低信号；D~F. 轴位 T_2WI 示病灶呈高信号；G、H. 冠状位 T_2-FLAIR 示双侧放射冠亦可见对称性高信号

生长发育过程，之后才表现为运动功能与智能倒退。

2. 多种硫酸酯酶缺乏症 本病是由于甲酰甘氨酸生成酶的缺陷，影响了多种硫酸酯酶活性，其临床表现差异较大，同时有异染性脑白质营养不良及黏多糖贮积症的表现，血液白细胞中多种硫酸酯酶缺乏。

3. 球形细胞脑白质营养不良 起病急，患者多于 1 岁以内死亡，病变早期累及基底节区、丘脑、放射冠、内囊后肢、大脑皮层、脑干及小脑齿状核等部位，二者早期影像表现有所不同，病变晚期二者影像表现有相似之处，实验室检查有助于鉴别。

【影像学研究进展】

MRS 显示受累白质 NAA 下降，可见 Lac 峰和 MI 峰。单光子发射计算机体层摄影术在 MRI 有异常表现前 1 年即可发现病灶部位脑血流量降低，因此可用于早期诊断。

（陈　静）

第十二节　球形细胞脑白质营养不良

【概述】

球形细胞脑白质营养不良（globoid cell leukodystrophy，GLD），又称 Krabbe 病，系常染色体隐性遗传病。由编码溶酶体酶 *GALC* 基因突变导致。组织学以脑白质内出现吞噬异常代谢产物形成球形细胞为特征。多见于婴儿和幼童。根据发病年龄分 4 型：①早发婴儿型（3~6 个月发病）；②晚发婴儿型（6 个月 ~4 岁发病）；③少年型（4~20 岁发病）；④成年型（大于 20 岁发病）。后三型统称为晚发型，仅占全部球形细胞脑白质营养不良患者的 10%。

【临床与病理】

婴儿型常于生后数个月（3~6 个月）出现症状，临床表现为躁动、激惹、运动障碍、抽搐、视神经萎缩，最终成为植物人。患儿病程一般分为 3 个阶段：第一阶段表现为烦躁易激惹、无目的哭闹、肌张力增高、反复发热和精神运动发育迟滞；第二阶段，发病后 2~4 个月时出现角弓反张、腱反射亢进、阵挛性抽搐发作，视力减退和视神经萎缩开始出现，脑脊液蛋白增高；第三阶段为耗竭期，症状进行性加重，失明，并且快速死亡。

实验室检查显示脑脊液蛋白增高。电泳可见白蛋白和 α2- 球蛋白增高，β1- 和 γ- 球蛋白减低。晚发型脑脊液多为正常或只有轻度蛋白增多。本病的确诊有赖于白细胞和皮肤纤维母细胞内 β 半乳糖苷酶的测定。

大体病理上可见脑白质被质韧、有弹性的透明物质取代，侧脑室额角旁和胼胝体可见假性囊肿形成。

镜下病理改变为中枢和周围神经髓鞘脱失、星形胶质细胞增生、轴突损伤以及包含异常贮积的多核巨噬细胞出现（球形细胞），以放射冠、胼胝体和小脑脚最重。组织学上受累区域可发现大量球形细胞。

本病的发病机制为溶酶体异常，β 半乳糖苷酶缺乏，使中枢神经系统半乳糖苷酶脂和鞘氨酸半乳糖苷堆积，鞘氨酸半乳糖苷对少突胶质细胞有毒性，导致髓鞘化不良。

【影像检查方法】

常用的影像检查方法有 CT、MRI 和 MRS。MRI 对病变的显示优于 CT，MRS 可以检测活体组织生化代谢产物，敏感性较好。

【影像表现】

1. CT　部分病例早期 CT 检查可见双侧丘脑、尾状核头、放射冠、大脑皮层、脑干及小脑齿状核对称性高密度影，提示钙盐沉着，随后脑室周围白质出现广泛对称性斑片状低密度灶，提示髓鞘形成不良。随病变进展，脑白质弥漫性萎缩。

2. MRI　大脑深部白质可见对称性分布 T_1WI 等、低信号、T_2WI 高信号，在 T_2-FLAIR 上呈高信号，以半卵圆中心和脑室周围白质为重。病灶呈对称性分布且可侵犯胼胝体，有从后向前发展的趋势，额叶和弓形纤维早期不受累，内囊后肢受累较前肢早（图 6-12-1）。晚期病变较弥漫，小脑和脊髓也可出现 T_2WI 高信号病灶，同时可见脑白质萎缩。DWI 上早期髓鞘脱失进展区呈高信号，随着病变的进展，脑白质出现均匀性弥散增高，髓鞘脱失后则呈低信号。基底节、丘脑和脑干可见短 T_1、稍短 T_2 信号，可能与钙化相关。脊髓病变相对轻，呈现萎缩性改变。Krabbe 病可导致脑神经和脊神经肥大，增粗的神经可强化。

【诊断与鉴别诊断】

本病影像表现具有一定特征性，CT 及 MRI 典型表现包括大脑、小脑、丘脑、基底核、胼胝体等的异常信号改变，可见对称性钙化，脑室周围半球后部脑区白质脱髓鞘病变，晚期可见脑萎缩、脑室扩大。MRI 具有较高的敏感性，但不具特异性，难与其他脑白质病变鉴别。主要依靠白细胞和皮肤纤维母细胞内 β 半乳糖苷酶的测定确诊。

【影像学研究进展】

MRS 显示病变区的脑白质 NAA 下降，Cho 轻度升高，出现 Lac 峰。基底节可无异常表现。

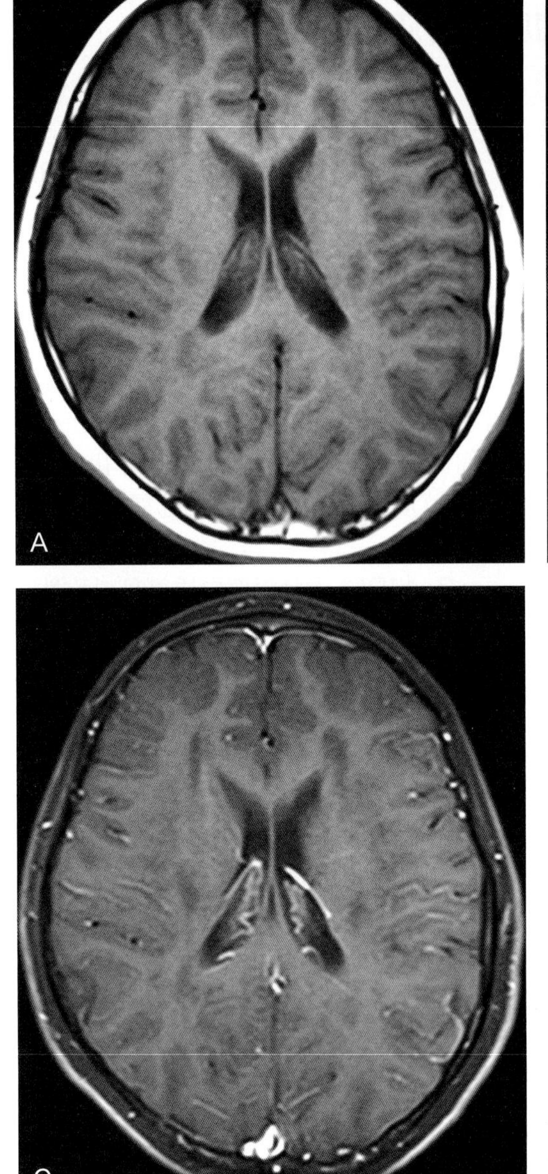

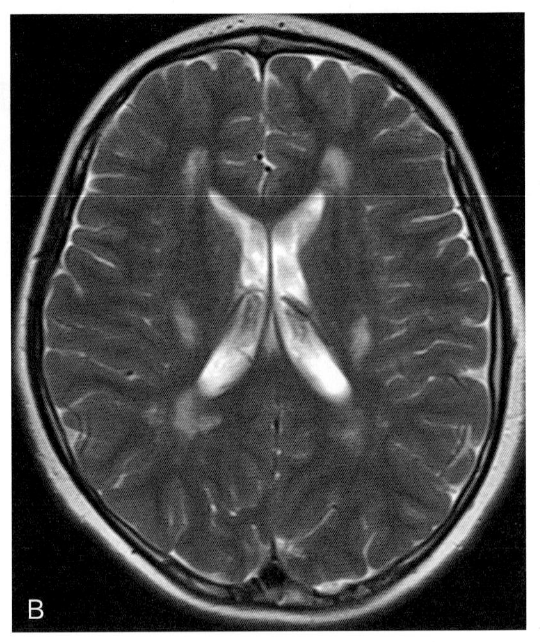

图 6-12-1 球形细胞脑白质营养不良 MRI

A. 轴位 T_1WI 示双侧脑室前后角周围、内囊后肢对称性低信号；B. 轴位 T_2WI 示病灶呈高信号；C. 轴位 T_1WI 增强示病灶无强化

（陈 静）

第十三节 亚历山大病

【概述】

亚历山大病（Alexander's disease）又称 Alexander 巨脑性脑白质营养不良或纤维蛋白样脑白质营养不良（fibrinoid leukodystrophy），最早由 Alexander 于 1949 年报道，是一种少见的星形细胞功能异常的脑白质病。可有家族史，可能与编码胶质纤维酸性蛋白的 *GFAP* 基因突变有关。

【临床与病理】

既往根据发病年龄及临床表现分为婴儿型（发病年龄 <2 岁）、青年型（2~12 岁）和成人型（>12 岁），其中婴儿型最常见，约占 63%，典型表现为智力运动发育倒退、头围增大、癫痫等。根据 2011 年 Prust 等提出的分型标准将此病分为两型，Ⅰ型较常见，发病年龄小于 4 岁，临床表现为头围大、发育迟缓及阵发性加重、癫痫等；Ⅱ型发病较晚，表现为自主功能异常、眼球运动障碍、腭肌肌阵挛及延髓症状等。

脑脊液检查胶质原纤维酸性蛋白（GFAP）明

显升高，可作为一种快速、有效的筛选办法。在亚历山大病的致病基因尚未发现之前，确诊主要依据脑组织病理活检，特征为 Rosenthal 纤维聚积和脱髓鞘改变，Rosenthal 纤维主要聚集于脑白质内血管周围、软脑膜下及脑室周围，可导致脑容量增加。Rosenthal 纤维为电镜下可见的星形胶质细胞内嗜伊红小体。免疫组化检查提示氧化应激终产物和脂质过氧化作用在 Rosenthal 纤维形成中起重要作用。Rosenthal 纤维包括 GFAP、小的热休克蛋白 HSP27 和 αB- 晶状体蛋白。其中 *GFAP* 基因是已知的本病的唯一致病基因，突变后的 *GFAP* 基因可能会发生异常自身聚合，在星形胶质细胞内聚积，形成 Rosenthal 纤维，导致星形胶质细胞功能受损。

【影像检查方法】

影像学异常表现早于临床症状，故疾病早期的影像学检查对诊断亚历山大病至关重要。MRI 为首选影像检查方法。

【影像表现】

1. CT　双侧额叶白质区低密度影，逐渐向后延伸至顶叶和内囊，病变呈对称性分布。疾病早期在增强后额叶可见强化。常可见透明隔间腔。

2. MRI　对称性脑白质异常信号，T_1WI 低信号，T_2WI 高信号，额叶最先受累，皮质下弓形纤维不受累，病变向后扩展至顶叶、内囊、枕叶、小脑、脑干及脊髓，也可累及基底节、丘脑、胼胝体等（图 6-13-1）。

Knaap 等制定出亚历山大病的 MRI 诊断标准：①以额叶为主的广泛对称性脑白质异常；②脑室周围白质在 T_1WI 呈低信号，在 T_2WI 呈高信号；③基底节和丘脑异常；④脑干异常，尤其中脑和延髓易受累；⑤一个或多个结构（包括脑室周围、额叶白质、视交叉、穹窿、基底节、丘脑、齿状核和脑干）强化。以上 5 条标准中符合 4 条即可确诊为亚历山大病。

成人型或Ⅱ型亚历山大病可无大脑半球白质、基底节异常，而表现为对称性脑干、脊髓受累，伴延髓、脊髓萎缩等。

【诊断与鉴别诊断】

亚历山大病各年龄均可发病，以婴儿型多见，临床表现为智力减退、癫痫、肌阵挛等，青少年以下患儿有精神运动发育倒退。影像表现为以额叶为主的双侧白质病变，皮层下弓形纤维早期不受累，病变由前向后扩展，分子生物学检查发现存在 *GFAP* 基因突变，可明确诊断。

本病应与 Canavan 综合征、球形细胞脑白质营养不良、佩 – 梅氏病和异染性脑白质营养不良相鉴别。

1. Canavan 综合征　常见于婴儿，患儿运动障碍较亚历山大病出现早且严重。MRI 表现为早期皮质下白质对称性长 T_1、长 T_2 信号，弓形纤维受累，进展期累及深部白质，双侧苍白球、丘脑、小脑也可受累，壳核、尾状核多正常。MRS 检查 NAA 峰升高是重要的鉴别点。

2. 球形细胞脑白质营养不良　多见于婴幼儿，确诊依据白细胞和皮肤纤维母细胞内 β- 半

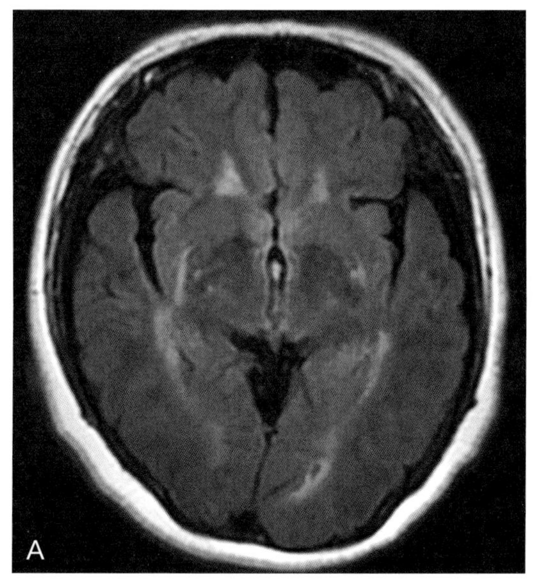

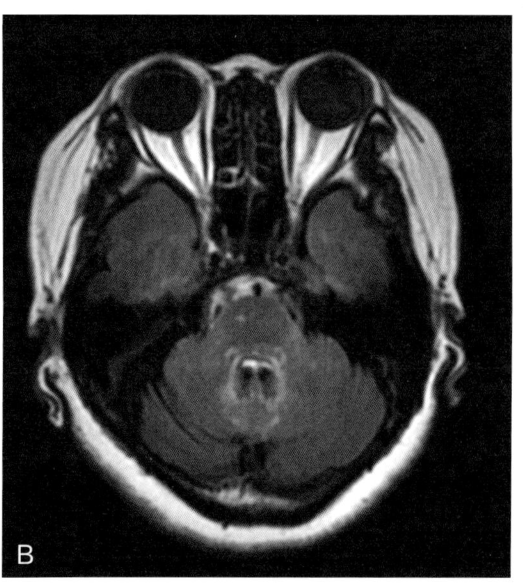

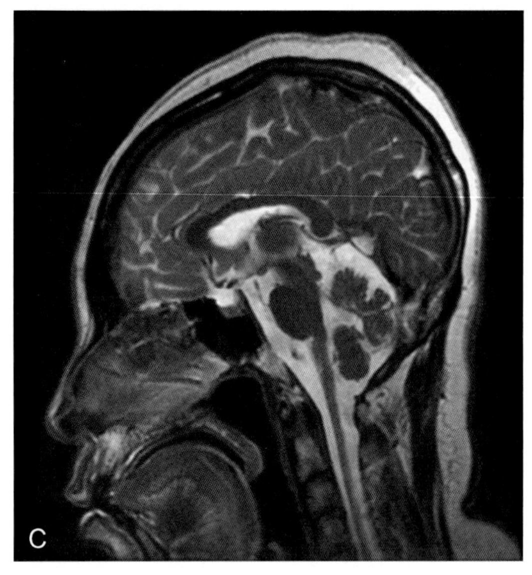

图 6-13-1 Alexander 病 MRI 表现

侧脑室旁、外囊上及第四脑室室管膜下呈高信号；小脑、脑桥及延髓、颈髓萎缩。A、B.T_2-FLAIR；C. 矢状位 T_2WI（病例图片由北京协和医院放射科冯逢教授提供）

乳糖甘酶的测定。CT 可显示双侧丘脑、尾状核、壳核、苍白球、放射冠对称性钙盐沉积，也可累及脑干、小脑等，伴脑室周围白质低密度脱髓鞘改变。MRI 显示双侧半卵圆中心、脑室周围白质对称性长 T_1 长 T_2 信号，累及胼胝体，病变发展趋势由后向前，早期额叶及弓形纤维不受累。MRS 病变区 NAA 降低，Cho 峰轻度升高，可出现 Lac 峰。

3. 佩 - 梅氏病 临床表现为钟摆状眼球震颤及眼球运动障碍、视神经萎缩、共济失调等。MRI 显示广泛的脑白质髓鞘化延迟，无脑白质破坏。其主要病理特点为斑片状髓鞘缺失区与髓鞘保存完好区相间的豹纹外观，即髓鞘岛，位于血管周围。

4. 异染性脑白质营养不良 临床表现为步态不稳、四肢瘫痪等。MRI 表现双侧侧脑室周围、半卵圆中心对称性长 T_2 信号，半卵圆中心长 T_2 信号区见“豹纹征”，胼胝体膝部和压部可同时受累。早期皮层下白质不受累，随病程进展，病变向周边白质扩展。

【影像学研究进展】

MRS 显示额叶受累白质 NAA 明显降低，出现异常的 Lac 峰，枕叶等受累较轻的部位 NAA 轻度下降，未见 Lac 峰。^{18}F-PET 显示以双侧额叶白质为主的低代谢，而灰质葡萄糖代谢正常。

（陈 静）

第十四节 Canavan 综合征

【概述】

Canavan 综合征又称中枢神经系统海绵样变性或海绵状脑白质营养不良（spongiform leukodystrophy），是一种罕见的常染色体隐性遗传病，最早由 Canavan 于 1931 年首次报道。其病因机制为 N- 乙酰天门冬氨酸酰化酶基因（*ASPA*）突变导致 ASPA 缺乏，使 NAA 不能被正常水解而在脑组织、血液和尿液中聚积，引起脑组织海绵样变性，可发生 NAA 酸血症和酸尿症。

【临床与病理】

本病分为新生儿型、婴儿型及少年型。婴儿型多见，出生后 3~6 个月出现发育迟缓、巨脑、肌张力低下、视神经萎缩、失明，常伴智力低下、语言落后，病情进行性加重，后期表现为四肢软弱、视神经萎缩、抽搐、智力障碍，多于幼年死亡。

病理特征为脑组织呈海绵状空泡变性伴髓鞘水肿，最终导致脱髓鞘及胶质细胞减少。大体病理显示脑组织结构模糊，呈弥漫明胶状。实验室检查尿检 NAA 升高提示诊断，基因检测 *ASPA* 基因突变有助于确诊。脑电图具有阵发性特点，诱发电位延迟或消失。电镜下可见脑白质髓鞘板呈空泡样改变，星形胶质细胞肿胀，并可见异常的线粒体。

【影像检查方法】

影像学检查于病变早期具有重要价值，CT检查可显示变化较为明显的白质病变，MRI、MRS检查可用于观察皮层下弓形纤维受累及脑组织代谢情况，具有诊断价值，故作为首选检查方法。

【影像表现】

1. CT　双侧人脑半球脑白质弥漫性低密度病变，皮髓质分解不清，病变双侧对称，皮层下白质受累，病情较严重时也可累及深部白质。增强扫描病变区无强化（图6-14-1）。

2. MRI　脑白质可见对称性分布 T_1WI 等、低信号、T_2WI 高信号，T_2-FLAIR序列呈高信号，早期病变主要位于皮层下白质，脑皮层灰质深层、弓状纤维同时受累，病变呈向心性进展，进展期累及深部白质，可累及内囊、胼胝体等，丘脑、苍白球等灰质核团也可受累。疾病进展后期，可表现为脑萎缩。增强检查病变区域无强化。

【诊断与鉴别诊断】

Canavan综合征的MRI表现具有一定特点，脑皮层灰质深层、弓状纤维同时受累为特征性表现，病变向心性进展，结合临床表现及血、尿检和基因检测即可确诊。

本病应与其他遗传代谢性脑白质病变鉴别，如Alexander病、Van der knaap病、肾上腺脑白质营养不良等。

1. Alexander病　主要表现为双侧额叶白质 T_2WI 高信号，弓状纤维不受累，二者易于区别。

2. Van der knaap病　又称伴有皮层下囊肿的巨脑性脑白质病，MRI表现与临床症状不一致为本病特点之一，早期MRI表现弥漫性脑白质明显水肿，临床症状却很轻微，表现为头围增大，运动发育延迟、抽搐等。随着病情进展，临床症状加重，表现为严重的运动障碍、智力障碍，脑白质水肿程度反而减轻，皮层下囊肿数量增加。典型MRI表现为弥漫性脑白质肿胀伴皮层下囊性病变，多位于颞叶前部及额顶部，后期表现为脑萎缩，灰质及深部白质（胼胝体、内囊和脑干）通常不受累。

3. 肾上腺脑白质营养不良　病变早期位于枕顶叶脑白质，随着病情发展，逐渐向额叶蔓延，形成典型的蝶形病灶，可伴有胶质增生，常累及胼胝体压部，增强后可见边缘强化，提示病变活动期，通常不累及皮层及皮层下弓形纤维。

【影像学研究进展】

^{1}H-MRS显示NAA峰升高具有特征性，伴随Cho和Cr的下降，常出现异常的Lac峰。

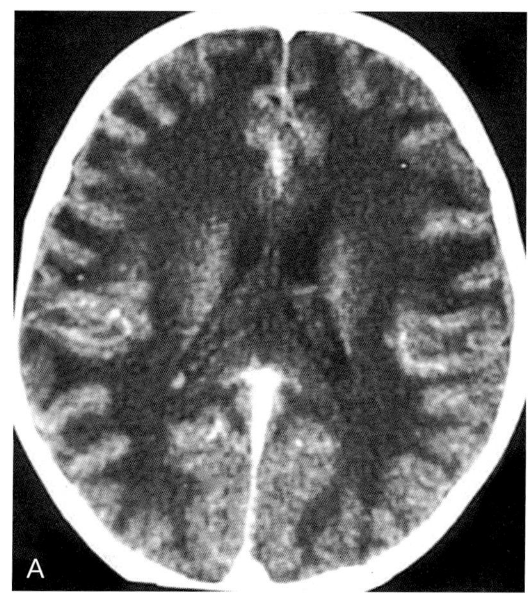

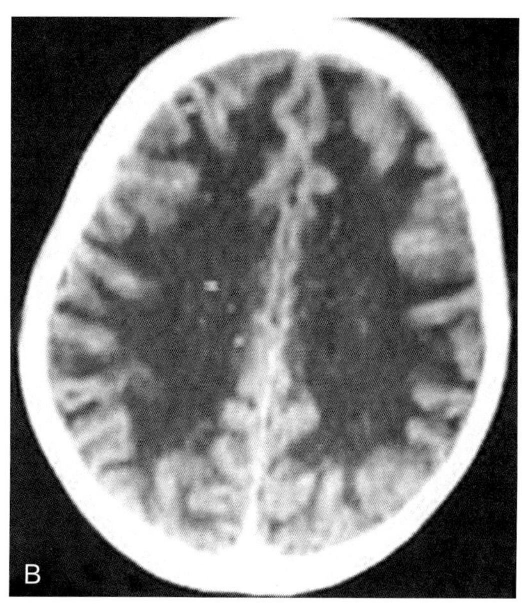

图6-14-1　Canavan综合征CT表现

A、B. 颅脑CT平扫示双侧大脑半球白质密度弥漫性减低（病例图片由南京医科大学附属无锡市人民医院方向明教授提供）

（陈　静）

第十五节 佩－梅病

【概述】

佩－梅病（Pelizaeus-Merzbacher disease，PMD）是一种罕见的弥漫性脑白质髓鞘形成障碍的X连锁隐性遗传疾病，属蛋白脂蛋白1（proteolipid protein 1，PLP1）相关的遗传性髓鞘形成障碍疾病谱中的一种。1885年，Pelizaeus首先报道了有5例男性患儿的家系，主要表现为眼球震颤、四肢麻痹、共济失调、发育迟缓等。Merzbacher于1910年再次对Pelizaeus所报道的家系进行研究，此时受累的患者有14例，有2例女性患者，结果发现此病具有X连锁隐性遗传特征且在脑组织活检中发现白质髓鞘缺失，故将此病命名为PMD。近代分子遗传学研究表明PMD是由于*PLP1*基因突变使得PLP1蛋白表达异常，导致神经髓鞘不能正常形成或者显著减少所致。PLP1相关性疾病是一个由重到轻的连续性疾病谱，按临床表现从重到轻和起病年龄的不同分为6型：先天型、经典型、中间型、无PLP1综合征、复杂型痉挛性截瘫和单纯型痉挛性截瘫。Pelizaeus和Merzbacher所描述的PMD即为经典型PMD，也是最常见的一种。PMD极为罕见，发病率在美国为1/500 000~1/300 000，我国尚缺乏相关的发病率研究。PMD主要见于男性患儿，多于生后数月内发病，最迟不超过5岁。对于临床表现为经典型PMD的女性患儿，应进一步筛查*GJA12*基因以除外佩梅样病（Pelizaeus-Merzbacher-like disease，PMLD）。

【临床与病理】

PMD的典型临床表现为眼球震颤、肌张力低下、共济失调及进行性运动功能障碍。患儿一般在出生后数月至5岁内发病，早期表现有眼球震颤、肌张力低下。10岁前运动功能可缓慢进步，可获得上肢随意运动和行走能力，之后逐渐倒退，随病程进展眼球震颤可消失，继而出现运动发育障碍，如步态蹒跚、共济失调、四肢瘫痪等，还可伴认知功能损害和锥体外系异常表现。疾病发展过程中这种初始逐渐进步继而出现智力运动发育逐渐倒退的表现是PMD的一个特点。患者多在30~70岁死亡。PMD病理表现为髓鞘区与脱髓鞘区交错，呈虎斑样外观，镜下可见嗜苏丹样物质沉积于半卵圆中心、脑干和小脑内。

PLP1是中枢神经系统髓鞘的主要成分，约占整个髓鞘蛋白的50%。其主要功能是组成并稳定髓鞘，同时对少突胶质细胞前体细胞的发育起重要作用。PLP1主要在少突胶质细胞表达，少突胶质细胞是髓鞘形成细胞，遍布于中枢神经系统的灰质与白质内，尤以白质为多，其正常发育为中枢神经系统髓鞘的完整性提供了保障。*PLP1*基因缺陷可使PLP1蛋白表达过度（*PLP1*基因重复突变）、表达下降或细胞内分布异常（*PLP1*基因点突变）以及*PLP1*缺失，这些均可以导致少突胶质细胞/髓鞘功能异常，从而导致髓鞘形成异常和（或）少突胶质细胞死亡，使得广泛白质区域髓鞘缺乏或减少。分子遗传学检测*PLP1*基因突变是确诊PMD的方法。截至目前已发现PLP1相关疾病的*PLP1*基因突变有142种，包括重复突变、点突变与缺失突变，以重复突变最为常见。采用多重连接探针扩增技术可以检测*PLP1*基因重复/缺失突变，结果正常者采用DNA直接测序法进行点突变的检测。*PLP1*基因不同突变类型有不同的临床表型和影像学表现。

【影像检查方法】

理论上CT可显示PMD的脑白质病变，但此病极为罕见，目前关于此病的影像学研究均基于MRI检查，未见有CT表现的相关报道。MRI的软组织分辨率较CT更高，并且多种MRI功能成像可提供更多信息，在显示病灶的范围及特征方面显著优于CT，是PMD的首选影像学检查方法。

【影像表现】

PMD影像学主要表现是髓鞘发育不良或髓鞘完全不发育。头颅MRI显示髓鞘化异常的白质在T_2WI和T_2-FLAIR上呈弥漫性高信号，累及皮层下U纤维。随着病情进展，脑白质容积缩小，表现为胼胝体变薄，脑室扩大和皮质内陷。几个特异性征象有助于PMD的诊断：①持续保持新生儿脑的MRI表现，即T_1WI上仅在内囊，视放射出现高信号，T_2WI幕上区几乎完全缺乏低信号表现；②T_1WI、T_2WI上脑白质异常信号表现不同步，即T_1WI脑白质改变不明显，而T_2WI脑白质几乎全部

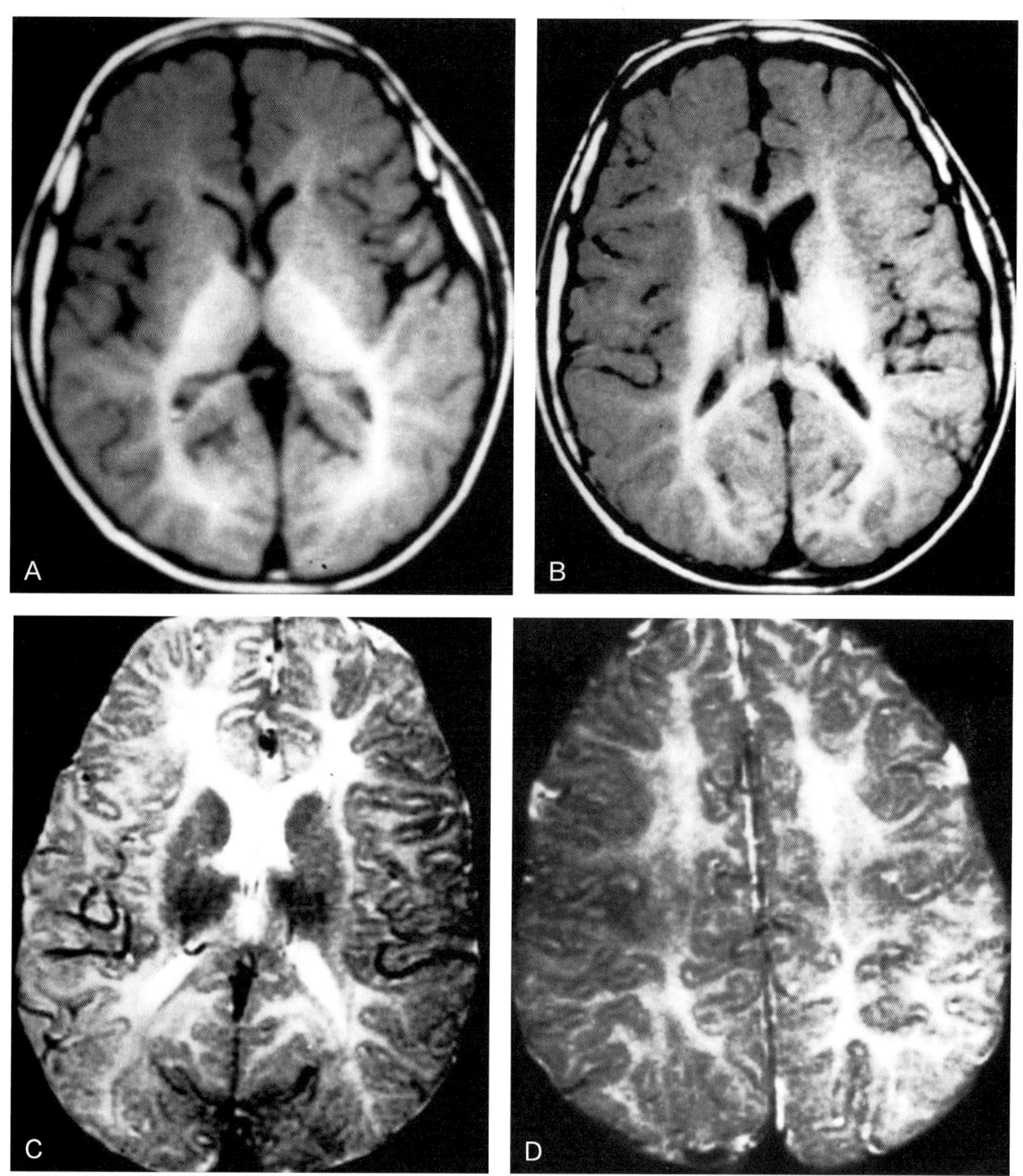

图 6-15-1 佩－梅氏病 MRI 表现

A、B. T_1WI，双侧内囊区、视放射及侧脑室前角周围见大片状高信号；C、D. T_2WI，双侧额顶放射冠区见大片状高信号（病例图片由南京医科大学附属无锡市人民医院方向明教授提供）

为高信号；③虎斑征或者豹纹征：即在弥漫性脑白质 T_2 高信号中出现斑点状 T_2 低信号灶；④白质髓鞘化倒退征象，即在随访过程中出现白质髓鞘化区域较前减少（图 6-15-1）。

值得注意的是不同年龄组别的 PMD 患儿其脑白质异常的重点观察部位有所不同。1 岁内婴儿脑白质髓鞘化尚不完全，此时头颅 MRI 表现特异性相对较小，早期诊断白质髓鞘化落后有较大困难。但正常 3 个月婴儿的内囊后肢、胼胝体压部和视放射区已经有髓鞘形成，因此对于小年龄组的 PMD 患儿应重点观察这些部位的异常。随着 PMD 患儿年龄逐渐增加，其脑白质发育极其落后，除了大脑深部结构髓鞘化发育落后于同龄儿童，更明显的是脑叶发育程度明显落后于同龄儿童，仅额、枕叶见少量髓鞘化，此时应重点观察脑叶白质和内囊的髓鞘化异常。

正常婴儿髓鞘形成活跃，MRS 显示 1 岁内 Cho 明显高于 NAA，为第一高峰，随着神经元成熟及髓鞘形成，在 2 岁后，NAA 上升为第一高峰，其波谱形式与成人基本一致。PMD 是髓鞘形成障碍性疾病，髓鞘发育不良或髓鞘完全不发育，因而可出现特异性 Cho 下降，NAA 相对升高，致使 Cho/NAA，Cho/Cr 比值明显下降，有助于疾病诊断，且与脑白质脱髓鞘疾病的 Cho 升高具有重要鉴别诊断价值。值得注意的是 PMD 患儿的 MRS 表现极有可能与 *PLP1* 基因突变类型有关。在有 *PLP1* 基因重复突变的 PML 患儿中甚至可出现 NAA 升高，需要和 Canavan 病相鉴别。DWI 显示异常脑白质的 ADC 上升，而皮层的 ADC 正常。

【诊断与鉴别诊断】

PMD 临床诊断主要依据典型临床表现和头颅影像学检查，确诊依靠分子遗传学基因检测。临床上遇到男性患儿，以眼球震颤起病，主要表现为眼球震颤、肌张力低下、共济失调及进行性运动功能障碍，头颅 MRI 示脑白质弥漫性 T_2 高信号，要考虑 PMD 的可能，应进一步行 *PLP1* 基因检查以确诊。如果 *PLP1* 基因检查无异常，应进一步查 *GJA12* 基因除外佩－梅样病的可能，尤其对于临床表现为经典型 PMD 的女性患儿。

PMD 要与以下疾病鉴别：

1. 佩－梅样病（Pelizaeus-Merzbacher-like disease，PMLD） PMLD 是一种少见的常染色体隐性遗传的弥漫性脑白质髓鞘形成障碍疾病，无论是临床还是头颅 MRI 表现 PMLD 均与 PMD 患者相似，故得名 PMLD。目前已知的 PMLD 的致病基因是编码缝隙连接蛋白 α12（gapjunction protein alpha12，GJA12）的基因，还有其他基因可以引起 PMLD 的临床表现。PMLD 与 PMD 的差别在于临床上 PMLD 患者出现惊厥概率大，PMLD 是常染色体隐性遗传，男女发病没有明显差别，但 PMD 是 X 连锁隐性遗传，男性多见，且更严重。根据一般的影像学及生化检查很难将此两种疾病分开，目前只能依赖基因突变分析进行确诊，如果 *PLP1* 基因检查无异常，应该进一步进行 *GJA12/GJC2* 基因检测，尤其对于临床表现为经典型 PMD 的女性患儿。

2. 异染性脑白质营养不良（MLD） MLD 是最常见的溶酶体病，主要由溶酶体芳基硫酸酯酶 A 缺乏所致，为常染色体隐性遗传病，编码于 22 号染色体，主要累及中枢神经系统及周围神经，肝和肾。病理上在受累部位出现异染颗粒为特征，可能为脑苷脂硫酸酯的衍生物。临床表现多有癫痫、运动及语言障碍、智力下降等。MRI 上侧脑室旁白质和小脑白质呈对称性融合的 T_2 高信号灶，晚期可累及皮层下 U 形纤维，可见虎斑征，病灶不强化。MRS 显示病灶区 Cho 峰升高，NAA/Cr 下降。MLD 与 PMD 的 MR 表现有相似之处，鉴别点主要在于 PMD 早期可见皮层下 U 纤维累及，MRS 显示 Cho 下降。而 MLD 晚期才出现皮层下 U 纤维累及，MRS 显示 Cho 上升。

3. Canavan 病 是一种常染色体隐性遗传病，由于缺乏天门冬氨酸酰化酶，导致 NAA 酸尿症。临床表现为特征性的大头畸形、癫痫、精神和运动发育迟缓。MRI 显示脑内灰质白质均受累，白质呈弥漫性 T_2 高信号灶，灰质受累以苍白球和丘脑受累最常见，小脑齿状核也可受累，MRS 见 NAA 显著升高为本病的特征性表现。在有 *PLP1* 基因重复突变的 PML 患儿中也可出现 NAA 峰升高，需要和 Canavan 病相鉴别。影像学鉴别点主要在于观察灰质（尤其是苍白球）的受累情况。

4. 消融性白质脑病（vanishing white matter disease，VWM） VWM 亦称儿童共济失调伴中枢神经系统髓鞘减少，是常染色体隐性遗传疾病，目前已知的致病基因有 *EIF2B1*、*EIF2B2*、*EIF2B3*、*EIF2B4* 和 *EIF2B5*。临床表现上无眼震，而是以运动障碍起病，运动障碍重于智力障碍，每遇感染所致发热或轻微的头部外伤可引起病情明显加重，可有共济失调、癫痫发作和视神经萎缩。头颅 MRI 表现为大脑白质的弥漫性受累，且异常白质可出现液化表现，在 T_2-FLAIR 上似脑脊液信号。诊断依靠典型的临床表现及特征性的头 MRI 异常，确定诊断只能依赖基因突变分析。

5. Salla 病 是游离唾液酸贮积病，属于溶酶体贮积症的一种，检测 *SLC17A5* 基因突变可确诊此病。Salla 病临床上可表现为肌张力低下、眼球震颤和智力运动发育迟缓，但癫痫的发生率较 PMD 中更常见，可有粗陋面容、肝脾大以及心脏扩大。在较重的患儿中头颅 MRI 显示弥漫的髓鞘形成障碍，表现为弥漫性白质 T_2 高信号，病情轻的患儿 MRI 髓鞘形成延迟以脑室周围白质区域为主。

（陈唯唯）

第十六节　慢性炎性脱髓鞘性多发性神经根神经病

【概述】

慢性炎性脱髓鞘性多发性神经根神经病（chronic inflammatory demyelinating polyneuropathy，CIDP）是一种由免疫介导的以神经根和周围神经慢性脱髓鞘为主要病变的运动感觉性周围神经病，是慢性获得性脱髓鞘性多发性神经病中最常见的一种类型。CIDP 病因不明，1/3 以上患者合并有糖尿病、HIV 感染、丙型肝炎、结缔组织病、不明原因的单克隆丙种球蛋白病（MGUS）、甲状腺疾病、腓骨肌萎缩症 1 型（Charcot-Marie-Tooth type I，CMT1）、多发性骨髓瘤、巨大淋巴结增生症、Waldenstrom 丙种球蛋白病等其他疾病。目前公认急性炎症性脱髓鞘性多神经根神经病（acute inflammatory demyelinating polyneuropathy，AIDP）多与前驱感染性疾病有关，而 CIDP 的病因学研究并未提示与前驱感染有关。在 CIDP 患者中相关病毒细菌的检出率很低，这可能与 CIDP 起病隐匿，不好确定前驱感染与症状出现的时间有关，也可能由于 CIDP 的发病率比 AIDP 低且诊断困难，相对较少的流行病学资料尚不足证实前驱疾病与 CIDP 的关系。根据 2010 年欧洲神经病学联盟 / 周围神经协会（EFNS/PNS）在《欧洲神经病学杂志》发表的对 CIDP 诊治的联合建议和 2010 年中国慢性炎性脱髓鞘性多发性神经根神经病诊疗指南，CIDP 可分为经典型和变异型。

【临床与病理】

经典型 CIDP 主要见于成人，儿童也可患病，发病高峰年龄在 40~60 岁，男女发病率相近。病前很少有前驱感染史，慢性起病或亚急性起病，病程分为慢性进展和复发缓解型两种。慢性起病，症状进展在 8 周以上。少部分（约 16%）患者呈亚急性起病，症状进展较快，在 4~8 周内即达高峰，但对糖皮质激素反应敏感，这部分患者目前仍倾向归类于 CIDP 而非 AIDP。

CIDP 症状局限于周围神经系统，主要表现为：①脑神经异常：小部分患者会出现面瘫或眼肌麻痹，支配延髓肌的脑神经偶可累及，可出现构音障碍，吞咽困难。②肌无力：大部分患者出现肌无力，可累及四肢的近端和远端，但以近端肌无力为突出特点。典型的肌无力表现为对称性的近端和远端肢体无力，一般由双下肢起病，自远端向近端发展；呼吸肌受累较少见。③感觉障碍：大部分患者表现为四肢麻木，部分伴疼痛。可有手套、袜套样针刺觉减退，还可有深感觉减退，严重者出现感觉性共济失调。④腱反射异常：腱反射减弱或消失，甚至正常肌力者的腱反射减弱或消失。⑤自主神经功能障碍：可表现为体位性低血压、括约肌功能障碍及心律失常等。少数患者出现 Horner 征、阳痿、尿失禁、视盘水肿、视力下降等。极少数 CIDP 患者（约 5%）可同时出现中枢神经系统损害，脱髓鞘性病变可见于大脑，小脑和脊髓，类似多发性硬化，免疫治疗后中枢神经系统症状和脑部影像改变可消失。

变异型 CIDP，欧洲的诊断标准中将其分为五种亚型，即远端受累为主型、不对称型、局灶型、单纯感觉型和单纯运动型。在诊断级别中将 CIDP 分为“确定的”“很可能的”“可能的”“合并症相关的 CIDP”几种级别。我国的诊断指南中将变异型 CIDP 分为单纯运动型、单纯感觉型、远端获得性脱髓鞘性对称性神经病（DADS）、多灶性获得性脱髓鞘性感觉运动神经病（MADSAM 或称 Lewis-Sumner 综合征）等亚型。

CIDP 的病理改变包括：周围神经广泛的髓鞘脱失，被单核巨噬细胞吞噬，有髓及无髓神经纤维减少甚至丧失、施万细胞修复增生形成“洋葱头”样病理改变，炎细胞浸润、神经内膜水肿，髓鞘再生，可以叠加轴突变性。神经活检病理经常见到被 T 细胞和巨噬细胞浸润的神经内膜，提示 T 细胞和巨噬细胞或其产生的细胞因子在 CIDP 的发病机制中起着非常重要的作用。脑脊液检查呈蛋白 - 细胞分离现象。电生理检查对运动神经传导测定可提示周围神经存在脱髓鞘疾病，尤其在非嵌压部位出现传导阻滞或异常波形离散对诊断脱髓鞘疾病更有价值。

【影像检查方法】

MRI 软组织分辨率高，可清晰显示脊神经根及周围神经，是 CIDP 首选的影像学检查方法。

【影像表现】

CIDP 好发于颈神经根及臂丛神经、腰骶丛神经，少部分累及脑神经，以三叉神经、面听神经、支配眼肌的神经较为常见。MRI 显示受累神经根或周围神经增粗，STIR 序列上呈高信号，有时可强化。也有少许研究结果显示 CIDP 受累的无明显神经增粗，以 STIR 信号增高为主要表现。极少数 CIDP 患者可累及中枢神经系统，呈长 T_2 的脱髓鞘表现，可累及脑实质和脊髓。

【诊断与鉴别诊断】

目前 CIDP 仍为排除性诊断，符合以下条件的可考虑 CIDP：①症状进展超过 8 周，慢性进展或缓解复发；②临床表现为不同程度的肢体无力，多数呈对称性，少数为非对称性（如 MADSAM），近端和远端均可累及，四肢腱反射减低或消失，伴有深、浅感觉异常；③脑脊液蛋白细胞分离；④电生理检查提示周围神经传导速度减慢，传导阻滞或异常波形离散；⑤除外其他原因引起的周围神经病；⑥糖皮质激素治疗有效。此外，MRI 显示神经根增粗和（或）强化也有助于 CIDP 的诊断，而神经活检仅用于临床表现不典型、使用常规检查方法不能确诊的患者。

CIDP 需与以下几种疾病进行鉴别：

1. Guillain-Barré 综合征（格林巴利综合征，GBS） 经典型 GBS 又称为急性炎症性脱髓鞘性多发性神经病（acute inflammatory demyelinating polyneurithy，AIDP），临床表现、脑脊液检查、电生理检查和 MRI 影像表现均与 CIDP 相似，主要鉴别点在于 AIDP 更多见于儿童及青壮年，常有前驱感染史，呈急性起病，进行性加重，多在 2 周左右达高峰。影像学上神经根及周围神经的强化更为常见。

2. POEMS POEMS 综合征是一种与浆细胞病有关的多系统病变，临床上以多发性周围神经病（polyneuropathy，髓鞘脱失为主）、脏器肿大（organomegaly，如肝、脾、淋巴结肿大）、内分泌障碍（endocrinopathy，糖尿病、甲状腺功能低下等）、M 蛋白（monoclonal protein）血症（通常为 IgG 型，λ 轻链增多）和皮肤变化（skin changes，肤色变深）为特征，取各种病变术语英文字首组合命名为 POEMS 综合征。通过全身多系统的全面检查可与 CIDP 进行鉴别。

3. 多灶性运动神经病（multifocal motor neuropathy，MMN） MMN 是一种仅累及运动的不对称的慢性获得性脱髓鞘性多发性神经病。成年男性多见，起病初期为不对称的上肢远端无力，逐渐累及上肢近端和下肢，也可下肢起病。受累肌肉分布呈多数单神经病的特点。神经电生理检查提示为多灶分布的运动传导阻滞。MMN 与经典型 CIDP 不难鉴别，但与变异型 CIDP 中的 MADSAM 很相似，两者的鉴别点在于：前者无感觉症状，血清中可检出 IgM 型抗神经节苷脂 GM_1 抗体，免疫球蛋白或环磷酰胺治疗有效，而糖皮质激素治疗无效；后者伴感觉症状，血清中无抗神经节苷脂 GM_1 抗体，糖皮质激素治疗有效。

4. 癌性周围神经病（副肿瘤综合征） 是指由癌肿引起的非转移性神经病变，在病变部位并无癌细胞可见。癌性周围神经病可先于癌症出现，隐匿或亚急性起病，病情进行性发展，免疫治疗效果差。血清或 CSF 肿瘤标记物检测有助于提示潜在的肿瘤性质。

5. Refsum 病 是因植烷酸氧化酶缺乏引起植烷酸沉积而导致的遗传性运动感觉性周围神经病，可发生在青少年或成人，主要表现为周围神经病、共济失调、耳聋、视网膜色素变性及鱼鳞皮肤等，脑脊液蛋白明显升高，易误为 CIDP。血浆植烷酸明显增高可诊断该病。

（陈唯唯）

参考文献

1. Barkovich.AJ：儿科神经影像学．肖江喜，袁新宇译．北京：中国科学技术出版社，2009.
2. 曾春，李咏梅，陈璇，等．三维增强 T_2^* 加权血管成像对多发性硬化脑内病灶及铁沉积的分析．中华放射学杂志，2011，45（12）：1166-1170.
3. 曾春，李咏梅，王忠平，等．3.0T 磁共振磁敏感加权成像对多发性硬化脑内深部静脉的研究．中华放射学杂志，2011，45（5）：421-424.
4. 多发性硬化影像诊断标准：中国专家共识．中华放射学杂志．2017，51（2）：81-85.
5. 多发性硬化诊断和治疗中国专家共识（2014 版）．中华神经科杂志，2015，48（5）：362-367.
6. 方金洲，杨大为，姚晶晶，等．MRI 增强扫描对脑内脱髓鞘假瘤的诊断价值．中国神经免疫学和神经病学杂志，2012，19（3）225-227.
7. 付峰，陈振东，董海波，等．脑内脱髓鞘假瘤 MRI 及病理学特征．中国临床医学影像杂志，2011，22（12）：871-873.
8. 侯焕新，李咏梅，曾春，等．多发性硬化及视神经脊髓炎患者颈髓的扩散张量成像定量研究．中华放射学杂志，2012,46(11):971-976.

9. 黄燕飞．渗透性脱髓鞘综合征．国际神经病学外科杂志.2010,37(2):144-147.

10. 李瑛，李咏梅．瘤样脱髓鞘病变的影像学研究进展．磁共振成像，2015,6(3):225-229.

11. 李咏梅，谢鹏，吕发金，等．表观扩散系数测量对多发性硬化各种病灶的评估价值．中华神经科杂志，2008,41(5):299-303.

12. 李长青，戚晓昆，刘建国，等．同心圆硬化12例临床及影像学分析．中华神经科杂志，2011,44(2):113-116.

13. 刘辉，肖恩华，谭利华，等．幼儿暴发性急性硬化性全脑炎的MRI诊断．中华放射学杂志，2006,40(1):60-62.

14. 刘磊，王得新，王佳伟．进行性多灶性白质脑病的临床与基础研究新进展．中国现代神经疾病杂志 2011,11(5):504-512.

15. 刘亚欧，于春水，李坤成，等．临床孤立综合征和复发缓解型多发性硬化患者表现正常脑白质及脑灰质的MR扩散张量直方图比较．中华放射学杂志，2008,42(4):341-346.

16. 楼海燕，漆剑频，夏黎明，等．肾上腺脑白质营养不良的MR功能成像表现分析．中华放射学杂志，2005,39(6):637-640.

17. 马林，蔡幼铨，高元桂，等．中枢神经系统脱髓鞘性假瘤的MRI表现．中华放射学杂志，2002,36(7):601-604.

18. 马艳．亚急性硬化性全脑炎诊治进展．国际神经病学神经外科学杂志.2011,38(4):356-360.

19. 任晓暾，杨尧，王春枝，等.Krabbe病一例．中华儿科杂志，2013,51(1):69-70.

20. 孙国强．实用儿科放射诊断学.2版．北京：人民军医出版社，2011.

21. 王起，戚晓昆，刘建国，等．脱髓鞘假瘤35例的临床表现和影像及病理特点．中华神经科杂志，2007,40(7):456-459.

22. 肖江喜，杨开颜，王霄英，等．儿童异染性脑白质营养不良的MRI表现．中华放射学杂志，2001,35(10):747-750.

23. 杨坤芳，陈育才．儿童多发性硬化和其他中枢神经系统脱髓鞘疾病诊断标准共识(2012版)解读．中国当代儿科杂志，2016,18(12):1199-1204.

24. 杨学东，郭雪梅，谢晟，等.MRI诊断Canavan病一例．中华放射学杂志，2008,42(10):1116.

25. 叶露梅，施惠平，张为民，等．球形细胞脑白质营养不良一例．中华儿科杂志，1997,35(12):620.

26. 于春水，林富春，李坤成，等．复发好转型多发性硬化磁化传递成像研究．中国医学影像技术，2005,21(8):1202-1206.

27. 赵春雨，蒋潇潇，苏志强．胼胝体病变．国际神经病学神经外科学杂志，2007,34(6):534-538.

28. 郑奎宏，马林，史丽静，等．脱髓鞘性假瘤增强磁共振表现．中国医学影像学杂志，2010,18(4):368-371.

29. 中华医学会神经病学分会神经肌肉病学组．中国慢性炎性脱髓鞘性多发性神经根神经病诊疗指南．中华神经科杂志 2010,43(8):586-588.

30. 朱天宝，朱余友，李淮玉，等．同心圆硬化患者的临床及影像学特征分析．中国临床神经学，2013,21(4):408-412.

31. Abe Y,Terashima H,Hoshino H,et al.Characteristic MRI features of chronic inflammatory demyelinating polyradiculoneuropathy.Brain & development 2015,37(9):894-896.

32. Adams RD,Victor M,Mancall EL.Central pontine myelinolysis:a hitherto undescribed disease occurring in alcoholic and malnourished patients,Arch Neurol Psychiatry,1959(81):154-172.

33. Alleman AM.Osmotic demyelination syndrome:central pontine myelinolysis and extrapontine myelinolysis.Semin Ultrasound CT MR.2014,35(2):153-159.

34. Anton G,Wohlwill F.Multiple nicht eitrige enzephalomyelitis und multiple sklerose.Z Gesamte Neurol Psy,1912,12 :31-98

35. Bacigaluppi S,Polonara G,Zavanone ML,et al.Schilder's disease:non-invasive diagnosis ? :A case report and review.Neurol Sci,2009,30(5):421-430.

36. Baker EH,Sloan JL,HauserNS,et al.MRI characteristics of globuspallidus infarcts in isolated methylmalonic academia. AJNR,2015,36 :194-201.

37. Bernardi B,Fonda C,Franzoni E,et al.MRI and CT in Krabbe's disease:case report.Neuroradiology,1994,36(6):477-479.

38. Bin CH,Lee SJ.Teaching Neuroimages:Reversible splenial cytotoxic edema in acute mountain sickness.Neurology,2011,77 :e94.

39. Brinar VV.Non-MS recurrent demyelinating diseases.Clin Neurol Neurosurg,2004,106(3):197-210.

40. Buffington MA,Abreo K.Hyponatremia:A Review.J Intensive Care Med.2016,31(4):223-236.

41. Callen DJ,Shroff MM,Branson HM,et al.Role of MRI in the differentiation of ADEM from MS in children.Neurology,2009,72(11):968-973.

42. Carra-Dalliere C,Menjot de Champfleur N,Deverdun J,et al.Use of quantitative susceptibility mapping(QSM) in progressive multifocal leukoencephalopathy.Journal of neuroradiology Journal de neuroradiologie,2016,43(1):6-10.

43. Cha S,Pierce S,Knopp EA,et al.Dynamic contrast-enhanced T2*-weighted MR imaging of tumefactive demyelinating lesions.Am J Neuroradiol,2001,22(6):1109-1116.

44. Cheng C,Jiang Y,Chen X,et al.Clinical,radiographic characteristics and immunomodulating changes in neuromyelitis optica with extensive brain lesions.BMC Neurology,2013,13(1):72.

45. Chun Z, Xuan C, Yongmei L, et al.Cerebral vein changes in relapsing-remitting multiple sclerosis demonstrated by three-dimensional enhanced T2*-weighted angiography at 3.0 T.European Radiology, 2013, 23(3): 869-878.
46. Dorr J, Krautwald S, Wildemann B, et al.Characteristics of Susac syndrome: a review of all reported cases.Nat Rev Neural, 2013, 9(6): 307-336.
47. Duan Y, Liu Y, Liang P, et al.Comparison of grey matter atrophy between patients with neuromyelitis optica and multiple sclerosis: A voxel-based morphometry study. European Journal of Radiology, 2012, 81(2): e110-e114.
48. Eichler F, Mahmood A, Loes D, et a1.Magnetic Resonance Imaging Detection of Lesion Progression in Adult Patients with X-linked Adrenoleukodystrophy.Arch Neurol, 2007, 64(5): 659-664.
49. Enzinger C, Strasser-Fuchs S, Ropele S, et al.Tumefactive demyelinating lesions: conventional and advanced magnetic resonance imaging.Muh Scler, 2005, 11(2): 135-139.
50. Flanagan E P, Weinshenker B G, Krecke K N, et al.Short Myelitis Lesions in Aquaporin-4-IgG-Positive Neuromyelitis Optica Spectrum Disorders.JAMA Neurology, 2015, 72(1): 81-87.
51. Garcia CM, Jimenez HC, Jimenez HM, et al.Susac's syndrome: an update.Autoimmune Rev, 2011, 10(9): 548-552.
52. Garcia-Monco JC, Cortina IE, Ferreira E, et al.Reversible splenial lesion syndrome (RESLES): what's in a name ? J Neuroimaging, 2011, 21 : e1-14.
53. Garell PC, Menezes AH, Raumbach G, et al.Presentation, management and follow-up of Schilder's disease.Pediatr Neurosurg, 1998, 29 : 86-91.
54. Godi C, De Vita E, Tombetti E, et al.High b-value diffusion-weighted imaging in progressive multifocal leukoencephalopathy in HIV patients.European radiology 2017, 27(9): 3593-3599.
55. Groeschel S, í Dali C, Clas P, et al.Cerebral gray and white matter changes and clinical course in metachromatic leukodystrophy.Neurology, 2012, 79 : 1662-1670.
56. Gutierrez J, Issacson RS, Koppel, BS.Subacute sclerosing panencephalitis: an update.Dev Med Child Neurol.2010, 52(10): 901-907.
57. Hanefeld FA, Brockmann K, Pouwels PJ, et al.Quantitative proton MRS of Pelizaeus-Merzbacher disease: evidence of dys-and hypomyelination.Neurology, 2005, 65(5): 701-706.
58. Hiwatashi A, Togao O, Yamashita K, et al.Evaluation of chronic inflammatory demyelinating polyneuropathy: 3D nerve-sheath signal increased with inked rest-tissue rapid acquisition of relaxation enhancement imaging (3D SHINKEI).European radiology, 2017, 27(2): 447-453.
59. Imamura A, Orii KE, Mizuno S, et al.MR imaging and 1H-MR spectroscopy in a case of juvenile Alexander disease. Brain Dev, 2002, 24(7): 723-726.
60. Ioannidis P, Parissis D, Karapanayiotides T, et al.Spinal cord involvement in chronic inflammatory demyelinating polyradiculoneuropathy: a clinical and MRI study.Acta neurologica Belgica, 2015, 115(2): 141-145.
61. Jarius S, Kieffner I, Dorr JM, et al.Clinical, paraclinical and serological findings in Susac syndrome: an international multicenter study.J Neuroinflamm, 2014, 11 : 46-57.
62. Khonsari RH, Calvez V.Concentric demyelination by self-organization: a new hypothesis for Balo's sclerosis.Nat Clin Pract Neurol, 2007, 3(9): EI.
63. Kim HJ, Paul F, Lana-Peixoto MA, et al.MRI characteristics of neuromyelitis optica spectrum disorder: An international update.Neurology, 2015, 84(11): 1165-1173.
64. Kim JH, Kim HJ.Childhood X-linked Adrenoleukodystrophy: Clinical-pathologic Overview and MR Imaging Manifestations at Initial Evaluation and Follow-up.RadioGraphics, 2005, 25(3): 619-631.
65. Kim W, Kim S, Huh S, et al.Brain Abnormalities in Neuromyelitis Optica Spectrum Disorder.Multiple Sclerosis International, 2012, 735486(2012): 1-10.
66. Kleffner I, Dorr J, Ringelstein M, et al.Diagnostic criteria for Susac syndrome.J Neurol Neurosurg Psychiatry, 2016, 87 : 1287-1295.
67. Kleinschmidt DeMasters BK, Rojiani AM, Filley CM.Central and extrapontine myelinolysis: then and now, J Neuropathol Exp Neurol, 2006, (65): 1-11.
68. Koelman DL, Mateen FJ.Acute disseminated encephalomyelitis: current controversies in diagnosis and outcome.J Neurol, 2015, 262(9): 2013-2024.
69. Kotil K, Kalayci M, Koseoglu T, et al.Myelinoclastic diffuse sclerosis (Schilder's disease): report of a case and review of the literature.Br J Neurosurg, 2002, 16(5): 516-519.
70. Krupp LB, Tardieu M, Amato MP, et al.International Pediatric Multiple Sclerosis Study Group criteria for pediatric multiple sclerosis and immune-mediated central nervous system demyelinating disorders: revisions to the 2007 definitions.Mult Scler, 2013, 19(10): 1261-1267.
71. Kurata K, Itoh M, Uchiyama A, et al.Clinical symptoms and characteristic MR spectroscopic findings in Pelizaeus-Merzbacher disease.No to hattatsu Brain and development 2000, 32(6): 503-508.
72. Lee MS, Lee SH.Delayed iron deposit and atrophy of the putamen in a case with osmotic demyelination syndrome.J Neurol Sci.2016, 369 : 131-133.
73. Liu Y, Wang J, Daams M, et al.Differential patterns of spinal cord and brain atrophy in NMO and MS.Neurology, 2015, 84(14): 1465-1472.
74. Long Y, Chen M, Zhang B, et al.Brain gadolinium enhancement along the ventricular and leptomeningeal

regions in patients with aquaporin-4 antibodies in cerebral spinal fluid.Journal of Neuroimmunology, 2014, 269 (1-2): 62-67.

75. Majós C, Aguilera C, Alonso J, et al.Proton MR spectroscopy improves discrimination between tumor and pseudotumoral lesion in solid brain masses.Am J Neuroradiol, 2009, 30 (3): 544-551.
76. Maras Genc H, Kara B, Uyur Yalcin E, et al.Long-term clinical and radiologic follow up of Schilder's disease.Mult Scler Relat Disord, 2017, 13 : 47-51.
77. Masdeu JC, Quinto C, Olivera C, et al.Open-ring imaging sign: highly specific for atypical brain demyelination. Neurology, 2000, 54 (7): 1427-1433.
78. Massimo Filippi, MariaA Rocca, Olga Ciccarelli, et al.MRI criteria for the diagnosis of multiple sclerosis: MAGNIMS consensus guidline.Lancet neurol, 2016 ; 15 : 292-303.
79. Matthews L, Marasco R, Jenkinson M, et al.Distinction of seropositive NMO spectrum disorder and MS brain lesion distribution.Neurology, 2013, 80 (14): 1330-1337.
80. Miyagawa M, Maeda M, Umino M, et al.Low signal intensity in U-fiber identified by susceptibility-weighted imaging in two cases of progressive multifocal leukoencephalopathy. Journal of the neurological sciences 2014, 344 (1-2): 198-202.
81. Morii K, Kogita Y, Takata M, et al.Reversible splenial lesion of the corpus callosum associated with bacterial meningitis. Int J Infect Dis, 2014, 19 : 107-108.
82. Mowry EM, Woo JH, Ances BM.Technology insight: can neuroimaging provide insights into the role of ischemia in Balo's concentric sclerosis ? Nat Clin Pract Neurol, 2007, 3 (6): 341-348.
83. Nagar VA, Ursekar MA, Krishnan P, et al.Krabbe disease: unusual MRI findings.Pediatr Radiol, 2006, 36 (1): 61-64.
84. Oguz KK, Celebi A, Anlar B.MR imaging, diffusion-weighted imaging and MR spectroscopy findings in acute rapidly progressive subacute sclerosing panencephalitis. Brain Dev.2007, 29 (5): 306-311.
85. Osborn AG.Diagnostic imaging Brain, 2nd edition.Canada: Amirsys Publishing Inc; 2010.
86. Pekcevik Y, Mitchell C H, Mealy M A, et al.Differentiating neuromyelitis optica from other causes of longitudinally extensive transverse myelitis on spinal magnetic resonance imaging.Multiple Sclerosis Journal, 2016, 22 (3): 302-311.
87. Pohl D, Alper G, Van Haren K, et al.Acute disseminated encephalomyelitis: Updates on an inflammatory CNS syndrome.Neurology, 2016, 87 (9Suppl2): S38-45
88. Pontillo G, Cocozza S, Lanzillo R, et al.Brain Susceptibility Changes in a Patient with Natalizumab-Related Progressive Multifocal Leukoencephalopathy: A Longitudinal Quantitative Susceptibility Mapping and Relaxometry Study. Frontiers in neurology, 2017, 8 : 294.
89. Sahraian MA, Radue EW, Eshaghi A, et al.Progressive multifocal leukoencephalopathy: a review of the neuroimaging features and differential diagnosis.European journal of neurology, 2012, 19 (8): 1060-1069.
90. Scruggs BA, Zhang X, Bowles AC, et al.Multipotent stromal cells alleviate inflammation, neuropathology, and symptoms associatedwith globoid cell leukodystrophy in the Twitcher mouse.Stem Cells, 2013, 31 (8): 1523-1534.
91. Sener RN.Pelizaeus-Merzbacher disease: diffusion MR imaging and proton MR spectroscopy findings.Journal of neuroradiology Journal de neuroradiology, 2004, 31 (2): 138-141.
92. Sener RN.Subacute sclerosing panencephalitis findings at MR imaging, diffusion MR imaging, and proton MR spectroscopy. AJNR Am J Neuroradiol, 2004, 25 (5): 892-894.
93. Stadelmann C, Ludwin S, Tabira T, et al.Tissue preconditioning may explain concentric lesions in Balo's type of multiple sclerosis.Brain, 2005, 128 : 979-987.
94. Sumida K, Inoue K, Takanashi J, et al.The magnetic resonance imaging spectrum of Pelizaeus-Merzbacher disease: A multicenter study of 19 patients.Brain & development, 2016, 38 (6): 571-580.
95. Susac JO.Susac's syndrome.Am J Neuroradiol, 2004, 25 (3): 35-352.
96. Tanaka K, Mori N, Yokota Y, et al.MRI of the cervical nerve roots in the diagnosis of chronic inflammatory demyelinating polyradiculoneuropathy: a single-institution, retrospective case-control study.BMJ open, 2013, 3 (8): e003443.
97. Van den Bergh PY, Rajabally YA.Chronic inflammatory demyelinating polyradiculoneuropathy.Presse medicale, 2013, 42 (6 Pt 2): e203-215.
98. Van der Knaap MS, Naidu S, Breiter SN, et al.Alexander disease: diagnosis with MR imaging.AJNR Am J Neuroradiol, 2001, 22 (3): 541-552.
99. Van der Voorn JP, Pouwels PJ, Salomons GS, et al.Unraveling pathology in juvenile Alexander disease: serial quantitative MR imaging and spectroscopy of white matter. Neuroradiology, 2009, 51 (10): 669-675.
100. Wingerchuk DM, Banwell B, Bennett JL, et al.International consensus diagnostic criteria for neuromyelitis optica spectrum disorders.Neurology, 2015, 85 (2): 177-189.
101. Wittsack HJ, Kugel H, Roth B, et al.Quantitative measurements with localized 1H MR spectroscopy in children with Canavan's disease.Magn Reson Imaging, 1996, 6 (6): 889-893.
102. Xuan C, Chun Z, Yongmei L, et al.Iron deposition of the deep grey matter in patients with multiple sclerosis and neuromyelitis optica: a control quantitative study by 3D-enhanced susceptibility-weighted angiography (ESWAN).European Journal of Radiology, 2012, 81 : 633-639.

103. Yap SM, Murray B, Lynch T, et al. A role for susceptibility weighted imaging in progressive multifocal leukoencephalopathy. Irish medical journal 2017, 110(4): 549.

104. Young NP, Weinshenker BG, Parisi JE, et al. Perivenous demyelination: association with clinically defined acute disseminated encephalomyelitis and comparison with pathologically confirmed multiple sclerosis. Brain, 2010, 133(Pt 2): 333-348.

105. Zhang L, Wu A, Zhang B, et al. Comparison of deep gray matter lesions on magnetic resonance imaging among adults with acute disseminated encephalomyelitis, multiple sclerosis, and neuromyelitis optica. Mult Scler, 2014, 20(4): 418-423.

106. Zuccoli G, Panigrahy A, Sreedher G, et al. Vasogenic edema characterizes pediatric acute disseminated encephalomyelitis. Neuroradiology, 2014, 56(6): 679-684.

第七章
颅脑肿瘤及肿瘤样病变

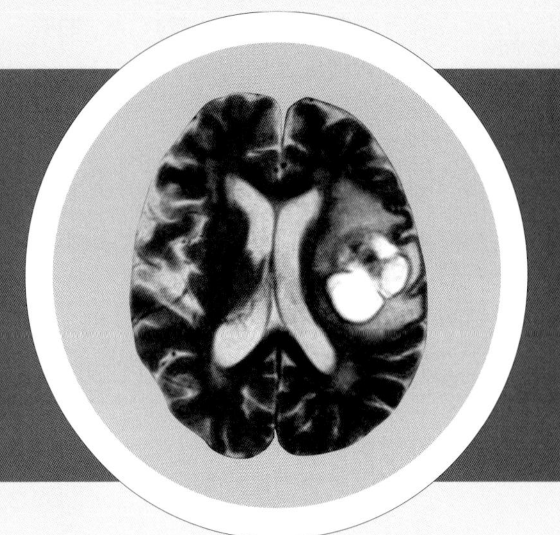

第一节 概 述

颅脑肿瘤及肿瘤样病变种类繁多，临床、影像及病理表现复杂多样，精准的影像诊断不仅能够对病变进行定位和定性，帮助制定恰当的临床治疗方案，而且对病变的疗效监测及预后评估具有重要意义。本节结合最新肿瘤分类及分型标准，对颅脑肿瘤及肿瘤样病变的概念、分类、起源、好发部位、临床表现及影像诊断思路进行总体概述，以帮助读者更好地建立颅脑肿瘤及肿瘤样病变影像诊断的整体概念，为后续章节的学习奠定基础。

【颅脑肿瘤】

颅脑肿瘤（intracranial tumors）是中枢神经系统（central nervous system，CNS）的常见疾病，包括原发性（70%~98%）和继发性（2%~30%）两大类。前者起源于颅脑内各种组织成分，如颅骨、脑组织、脑膜、脑神经、垂体、血管及胚胎残余组织等，发病率为 7.8~12.5/10 万。后者指起源于颅脑外组织器官，转移或直接侵犯至颅内的恶性肿瘤，发病率为 2.1~11.1/10 万。颅脑肿瘤可发生于任何年龄的颅脑任何部位，以 20~50 岁最为多见，男性稍多于女性。

依据肿瘤的生物学特性和良恶性程度，颅脑肿瘤的病理级别分为Ⅰ~Ⅳ级，Ⅰ级（良性）和Ⅱ级（交界性）为低级别，Ⅲ级（低度恶性）和Ⅳ级（高度恶性）为高级别。级别越高，恶性程度越高，预后越差。2007 年及以前发布的世界卫生组织（World Health Organization，WHO）CNS 肿瘤分类标准主要依据显微镜下的组织病理学特征。随着对肿瘤基因组学认识的深入，2016 年发布的 CNS 肿瘤分类标准首次将基因型纳入分类依据，将 CNS 肿瘤分为十七大类及众多亚型（表 7-1-1）。新型分类方法强调以肿瘤预后及靶向治疗为导向，更为客观、准确、规范，有助于提高诊断的均质性。例如，将治疗原则及预后类似的肿瘤归为一类，调整了弥漫性胶质瘤、髓母细胞瘤和其他胚胎源性肿瘤的分类，结合组织学和分子学特征进行定义；增加了一些最新公认的肿瘤，删除了一些不具有诊断和生物学意义的肿瘤、亚型、模式和术语；将脑组织浸润作为非典型性脑膜瘤的诊断标准之一；将孤立性纤维瘤和血管外皮瘤合并为一种肿瘤，引入软组织肿瘤分级系统进行分级；扩展及阐明了神经鞘瘤、淋巴瘤和组织细胞肿瘤的类别等。

表 7-1-1 2016 年 CNS 肿瘤 WHO 分类标准及特定肿瘤分级概况

肿瘤分类	ICD-10 编码	WHO 分级
弥漫性星形细胞和少突胶质细胞肿瘤		
弥漫性星形细胞瘤，IDH 突变型	9400/3	Ⅱ
肥胖细胞型星形细胞瘤，IDH 突变型	9411/3	
弥漫性星形细胞瘤，IDH 野生型	*9400/3*	Ⅱ
弥漫性星形细胞瘤，NOS	9400/3	Ⅱ
间变性星形细胞瘤，IDH 突变型	9401/3	Ⅲ
间变性星形细胞瘤，IDH 野生型	*9401/3*	Ⅲ
间变性星形细胞瘤，NOS	9401/3	Ⅲ
胶质母细胞瘤，IDH 野生型	9440/3	Ⅳ
巨细胞型胶质母细胞瘤	9441/3	
胶质肉瘤	9442/3	
上皮样胶质母细胞瘤	*9443/3*	
胶质母细胞瘤，IDH 突变型	9445/3*	Ⅳ
胶质母细胞瘤，NOS	9440/3	Ⅳ
弥漫性中线胶质瘤，H3 K27M 突变型	9385/3*	Ⅳ
少突胶质细胞瘤，IDH 突变型和 lp/19q 联合缺失	9450/3	Ⅱ
少突胶质细胞瘤，NOS	9450/3	Ⅱ
间变性少突胶质细跑瘤，IDH 突变型和 lp/19q 联合缺失	9451/3	Ⅲ
间变性少突胶质细胞瘤，NOS	*9451/3*	Ⅲ
少突星形细胞瘤，NOS	*9382/3*	Ⅱ
间变性少突星形细胞瘤，NOS	*9382/3*	Ⅲ
其他星形细胞肿瘤		
毛细胞型星形细胞瘤	9421/1	Ⅰ
毛黏液型星形细胞瘤	9425/3	
室管膜下巨细胞型星形细胞瘤	9384/1	Ⅰ
多形性黄色瘤型星形细胞瘤	9424/3	Ⅱ
间变性多形性黄色瘤型星形细胞瘤	9424/3	Ⅲ

续表

肿瘤分类	ICD-10 编码	WHO 分级
室管膜肿瘤		
室管膜下瘤	9383/1	Ⅰ
黏液乳头型室管膜瘤	9394/1	Ⅰ
室管膜瘤	9391/3	Ⅱ
乳头型室管膜瘤	9393/3	
透明细胞型室管膜瘤	9391/3	
伸展细胞型室管膜瘤	9391/3	
室管膜瘤，RELA 融合阳性	9396/3*	Ⅱ或Ⅲ
间变性室管膜瘤	9392/3	Ⅲ
其他胶质瘤		
第三脑室脊索样胶质瘤	9444/1	Ⅱ
血管中心性胶质瘤	9431/1	Ⅰ
星形母细胞瘤	9340/3	
脉络丛肿瘤		
脉络丛乳头状瘤	9390/0	Ⅰ
非典型性脉络丛乳头状瘤	9390/1	Ⅱ
脉络丛癌	9390/1	Ⅲ
神经元和混合性神经元—胶质肿瘤		
胚胎发育不良性神经上皮肿瘤	9413/0	Ⅰ
节细胞瘤	9492/0	Ⅰ
节细胞胶质瘤	9505/1	Ⅰ
间变性节细胞胶质瘤	9505/3	Ⅲ
小脑发育不良性节细胞瘤	9493/0	Ⅰ
促纤维增生性幼稚星形细胞瘤和节细胞胶质瘤	9412/1	Ⅰ
乳头状胶质神经元肿瘤	9509/1	Ⅰ
菊形团形成性胶质神经元肿瘤	9509/1	Ⅰ
弥漫性软脑膜胶质神经元肿瘤		
中枢神经细胞瘤	9506/1	Ⅱ
脑室外神经细胞瘤	9506/1	Ⅱ
小脑脂肪神经细胞瘤	9506/1	Ⅱ
副神经节瘤	8693/1	Ⅰ
松果体区肿瘤		
松果体细胞瘤	9361/1	Ⅰ

续表

肿瘤分类	ICD-10 编码	WHO 分级
中等分化的松果体实质瘤	9362/3	Ⅱ或Ⅲ
松果体母细胞瘤	9362/3	Ⅳ
松果体区乳头状瘤	9395/3	Ⅱ或Ⅲ
胚胎性肿瘤		
髓母细胞瘤，遗传学分类		Ⅳ
髓母细胞瘤，WNT 激活	9475/3*	
髓母细胞瘤，SHH 激活伴 TP53 突变型	9476/3*	
髓母细胞瘤，SHH 激活伴 TP53 野生型	9471/3	
髓母细胞瘤，非 WNT/ 非 SHH	9477/3*	Ⅳ
髓母细胞瘤，group 3		
髓母细胞瘤，group 4		
髓母细胞瘤，组织学分类		Ⅳ
髓母细胞瘤，经典型	9470/3	
髓母细胞瘤，多纤维性 / 结节增生	9471/3	
髓母细胞瘤伴广泛小结节型	9471/3	
髓母细胞瘤，大细胞型 / 间变型	9474/3	
髓母细胞瘤，NOS	9470/3	Ⅳ
胚胎性肿瘤伴多层菊形团，C19MC 变异	9478/3*	Ⅳ
胚胎性肿瘤伴多层菊形团，NOS	9478/3	Ⅳ
髓上皮瘤	9501/3	Ⅳ
CNS 神经母细胞瘤	9500/3	Ⅳ
CNS 节细胞神经母细胞瘤	9490/3	Ⅳ
CNS 胚胎性肿瘤，NOS	9473/3	Ⅳ
非典型畸胎样 / 横纹肌样肿瘤（AT/RT）	9508/3	Ⅳ
横纹肌样特征 CNS 胚胎性肿瘤	9508/3	Ⅳ
颅内和椎旁神经肿瘤		
施旺细胞瘤	9560/0	Ⅰ
富细胞型施旺细胞瘤	9560/0	
丛状型施旺细胞瘤	9560/0	
黑色素型施旺细胞瘤	9560/1	
神经纤维瘤	9540/0	Ⅰ
不典型神经纤维瘤	9540/0	
丛状型神经纤维瘤	9550/0	

续表

肿瘤分类	ICD-10编码	WHO分级
神经束膜瘤	9571/0	Ⅰ
混合型神经鞘膜肿瘤		
恶性周围神经鞘膜肿瘤（MPNST）	9540/3	Ⅱ，Ⅲ或Ⅳ
上皮样 MPNST	9540/3	
MPNST 伴神经束膜分化	9540/3	
脑膜肿瘤		
脑膜瘤	9530/0	Ⅰ
上皮型脑膜瘤	9531/0	Ⅰ
纤维型脑膜瘤	9532/0	Ⅰ
过渡型脑膜瘤	9537/0	Ⅰ
沙砾型脑膜瘤	9533/0	Ⅰ
血管瘤型脑膜瘤	9534/0	Ⅰ
微囊型脑膜瘤	9530/0	Ⅰ
分泌型脑膜瘤	9530/0	Ⅰ
淋巴细胞丰富型脑膜瘤	9530/0	Ⅰ
化生型脑膜瘤	9530/0	Ⅰ
脊索瘤样型脑膜瘤	9538/1	Ⅱ
透明细胞型脑膜瘤	9538/1	Ⅱ
非典型性脑膜瘤	9539/1	Ⅱ
乳头型脑膜瘤	9538/3	Ⅲ
横纹肌样型脑膜瘤	9538/3	Ⅲ
间变性 / 恶性脑膜瘤	9530/3	Ⅲ
间质性非脑膜上皮性肿瘤		
孤立性纤维性肿瘤 / 血管外皮细胞瘤 **		
1 级	8815/0	Ⅰ
2 级	8815/1	Ⅱ
3 级	8815/3	Ⅲ
血管母细胞瘤	9161/1	Ⅰ
血管瘤	9120/0	
上皮样血管内皮细胞瘤	9133/3	
血管肉瘤	9120/3	
卡波西肉瘤	9140/3	
尤因肉瘤 / 原始神经外胚层肿瘤	9364/3	

续表

肿瘤分类	ICD-10编码	WHO分级
脂肪瘤	8850/0	
血管脂肪瘤	8861/0	
蛰伏脂瘤（冬眠瘤）	8880/0	
脂肪肉瘤	8850/3	
硬纤维型（韧带样型）纤维瘤病	8821/1	
肌纤维母细胞瘤	8825/0	
炎症性肌纤维母细胞瘤	8825/1	
良性纤维组织细胞瘤	8830/0	
纤维肉瘤	8810/3	
未分化多形性肉瘤 / 恶性纤维组织细胞瘤	8802/3	
平滑肌瘤	8890/0	
平滑肌肉瘤	8900/3	
横纹肌瘤	8900/0	
横纹肌肉瘤	8900/3	
软骨瘤	9220/0	
软骨肉瘤	9220/3	
骨瘤	9180/0	
骨软骨瘤	9210/0	
骨肉瘤	9180/3	
黑色素细胞肿瘤		
脑膜黑色素细胞增生症	8728/0	
脑膜黑素细胞瘤	8728/1	
脑膜黑色素瘤	8720/3	
脑膜黑素瘤病	8728/3	
淋巴瘤		
CNS 弥漫大 B 细胞淋巴瘤	9680/3	
免疫缺陷相关的 CNS 淋巴瘤		
AIDS 相关弥漫大 B 细胞淋巴瘤		
EB 病毒阳性弥漫大 B 细胞淋巴瘤，NOS		
淋巴瘤样肉芽肿病	9766/1	
血管内大 B 细胞淋巴瘤	9712/3	
CNS 低级别 B 细胞淋巴瘤		
CNS T 细胞及 NK/T 细胞淋巴瘤		

续表

肿瘤分类	ICD-10编码	WHO分级
间变性大细胞淋巴瘤，ALK 阳性	9714/3	
间变性大细胞淋巴瘤，ALK 阴性	9702/3	
硬脑膜黏膜相关淋巴组织淋巴瘤	9699/3	
组织细胞肿瘤		
朗格汉斯细胞组织细胞增生症	9751/3	
脂质肉芽肿病	9750/1	
罗—道病		
青少年黄肉芽肿		
组织细胞肉瘤	9755/3	
生殖细胞瘤		
生殖细胞瘤	9064/3	
胚胎性癌	9070/3	
卵黄囊肿瘤	9071/3	
绒毛膜癌	9100/3	
畸胎瘤	9080/1	
成熟型畸胎瘤	9080/0	
未成熟型畸胎瘤	9080/3	
畸胎瘤恶变	9084/3	
混合性生殖细胞瘤	9085/3	
鞍区肿瘤		
颅咽管瘤	9350/1	I
釉质型颅咽管瘤	9351/1	
乳头型颅咽管瘤	9352/1	
鞍区颗粒细胞肿瘤	9582/0	I
垂体细胞瘤	9432/1	I
梭形细胞嗜酸细胞瘤	8290/0	I
转移瘤		

注：形态学编码依据肿瘤性疾病的国际分类（the International Classification of Disease for Oncology，ICD-O），/0 表示良性肿瘤；/1 表示非特定性、交界性或行为不确定的病变；/2 表示原位癌和Ⅲ级上皮内瘤样病变；/3 表示恶性肿瘤。由于 CNS 肿瘤生物学行为的特殊性，无法界定原位肿瘤，因此无“/2”的编码。* 表示新增的疾病 ICD-O 编码，斜体表示暂定的肿瘤类型，** 分级依据 2013 年 WHO 骨与软组织肿瘤分类标准。NOS 指不符合任何限定条件的肿瘤分类，需要进一步研究来细化其分类

颅脑肿瘤的发生、发展是一个多因素、多步骤的复杂过程，病因不完全清楚。其发生部位与肿瘤类型有明显关系，颅脑不同部位的常见肿瘤见表 7-1-2。颅脑肿瘤的发病率、病理类型及发生部位与患者的年龄和性别有关。儿童发病率较低，以后颅窝及中线肿瘤多见，主要为髓母细胞瘤、星形细胞瘤、脑干胶质瘤和室管膜瘤。成人原发性颅脑肿瘤以大脑半球胶质瘤最多见，其次为脑膜瘤、垂体瘤等。原发性颅脑肿瘤发生率无明显性别差异，但脑膜瘤和垂体瘤以女性多见。成人颅脑转移瘤多见于脑皮髓质交界区，多来自肺癌和乳腺癌。明确不同类型颅脑肿瘤的发病特点有助于肿瘤的正确诊断和鉴别诊断。

表 7-1-2　颅脑不同部位常见肿瘤

部位	常见肿瘤
大脑半球	星形细胞瘤、胶质母细胞瘤、少突胶质瘤、脑膜瘤、转移瘤
鞍内鞍上区	垂体瘤、颅咽管瘤、脑膜瘤、胶质瘤
鞍旁区	神经鞘瘤、脑膜瘤、脊索瘤、海绵状血管瘤
小脑	星形细胞瘤、髓母细胞瘤、血管母细胞瘤
桥小脑角区	听神经瘤、脑膜瘤、颈静脉球瘤、室管膜瘤
松果体区	生殖细胞肿瘤、胶质瘤、脑膜瘤、松果体细胞瘤
脑室内	室管膜瘤、脉络丛乳头状瘤
脑干	星形细胞瘤、胶质母细胞瘤
胼胝体	星形细胞瘤、胶质母细胞瘤、脂肪瘤
视交叉区	星形细胞瘤、颅咽管瘤、脑膜瘤、生殖细胞瘤
镰旁、矢旁、斜坡、嗅沟	脑膜瘤

大多数患者的临床表现多样且缺乏特异性，随肿瘤大小、性质、部位、有无水肿和出血以及对邻近组织结构压迫或破坏程度的不同而有所差异。首发症状以头痛最为常见。进行性颅内压增高、癫痫、神经定位症状和体征等是其常见的临床表现。颅内压增高见于 90% 的患者，主要表现为头痛、呕吐和视盘水肿。位于功能区的颅脑肿瘤常引起不同程度的局部神经功能障碍。15%~95% 的患者可出现继发性癫痫。凡有颅内压增高、神经系统症状进行性加重的患者，应考虑颅内肿瘤的可能。

影像检查是颅脑肿瘤的主要诊断方法，平片价值有限，以CT和MRI为主。CT检查快速、经济，对钙化或出血的病变诊断价值较大，并可显示骨质侵犯的情况。MRI具有多序列、多参数、多方位成像以及高软组织分辨率等优势，可直观显示病变的确切位置、浸润范围以及占位效应，提高了对病变的检出率以及对肿瘤的诊断和鉴别诊断能力。由于无骨伪影干扰，靠近后颅窝底的幕下肿瘤的诊断首选MRI检查。颅脑肿瘤的直接影像征象包括肿瘤信号或密度（出血、液化坏死、囊变、钙化、脂肪）、部位、数目和大小、形态和边缘（有无包膜）、播散、骨质增生或破坏、强化程度等；间接影像征象包括瘤周水肿、占位效应、邻近颅骨变化（变薄或增厚）、脑积水、脑疝、脑室/脑池/脑沟改变等。对于怀疑为颅脑肿瘤的患者，影像学检查的目的是确定颅内是否存在肿瘤（有无）、明确发生部位和边界（定位/定量）、判断可能的病理类型（定性）等，帮助临床制定合理、有效的治疗方案。颅脑肿瘤的定位诊断包括脑内或脑外、幕上或幕下、脑室内或脑室外等；定性诊断包括鉴别肿瘤与非肿瘤性病变、判断肿瘤类别、评估肿瘤恶性程度三个层面。采用多方位扫描技术，结合肿瘤邻近脑实质和脑室/脑沟/脑池受挤压或推移情况，一般可做出较为确切的定位诊断。根据病变的影像学特征，结合临床表现和流行病学等综合分析，一般可做出较为确切的定性诊断。

常规MRI技术虽可显示肿瘤边界、信号特征、占位效应等形态学信息，但无法反映肿瘤的病理生理特性和功能代谢信息。随着影像技术的发展，各种MRI成像新技术在疾病诊断、术前分级、活检规划、手术导航和放疗靶区确定、疗效监测以及预后分析等方面均可提供更为准确的影像学信息。如磁共振血管成像（MR angiography，MRA）和磁共振静脉成像（MR venography，MRV）可观察瘤体的供血动脉与引流静脉及静脉窦受累情况。弥散加权成像（diffusion-weighted imaging，DWI）和弥散峰度成像（diffusion kurtosis imaging，DKI）可提供瘤区水分子弥散的信息，间接反映肿瘤细胞增殖程度和核质比等。磁敏感加权成像（susceptibility weighted imaging，SWI）对微出血灶和钙化敏感。磁共振灌注成像（perfusion-weighted imaging，PWI）可反映组织血管化程度和血流灌注状况。动态磁敏感增强成像（dynamic susceptibility contrast enhanced MRI，DSC-MRI）和动态对比增强成像（dynamic contrast-enhanced MRI，DCE-MRI）可反映肿瘤血流动力学及血管通透性变化，可用于鉴别真性复发与假性进展等。动脉自旋标记成像（arterial spin labeling MRI，ASL-MRI）无需对比剂即可提供肿瘤组织血流灌注信息，有助于肿瘤分级及鉴别诊断。扩散张量成像（diffusion tensor imaging，DTI）能够清晰显示肿瘤所致的白质纤维束的变形、移位及破坏等变化。血氧水平依赖功能磁共振成像（blood oxygenation level dependent-functional MRI，BOLD-fMRI）可评价肿瘤与皮层功能区的关系。磁共振弹性成像（magnetic resonance elastography，MRE）可术前评价肿瘤硬度，为术前制定手术方案提供参考。化学交换饱和转移成像（chemical exchange saturation transfer MRI，CEST-MRI）和磁共振波谱分析（MR spectroscopy，MRS）能够评估肿瘤生化与代谢改变。血管管径成像（vessel size imaging，VSI）可直观反映肿瘤微血管平均管径，监测抗血管生成治疗的效果。以上新技术均能为颅脑肿瘤的术前评估、手术导航和术后综合治疗提供更为丰富、更为准确的影像学信息，但仍需开展基于循证医学的影像新技术的大样本多中心研究，制定这些新技术在CNS疾病诊断中的临床应用指南，规范使用范围，提高诊断质量。

除了MRI新技术以外，多种CT新技术也在颅脑肿瘤的诊断与评估中得以广泛应用，如CT灌注成像（CT perfusion，CTP）、CT血管成像（CT angiography，CTA）、CT能谱成像（CT energy spectrum imaging）等。此外，PET-MRI和PET-CT等整合设备使得形态影像学与功能影像学得到良好的结合，更有利于全面评价肿瘤。综上所述，CNS肿瘤的影像学检查方法丰富多样，应熟悉掌握各种影像学检查技术的成像原理、适用范围、图像特征和应用价值。应根据不同的检查目的，合理选择并联合应用不同的成像技术，为临床提供更多可靠的诊治信息。

【颅脑肿瘤样病变】

颅脑肿瘤样病变（tumor-like lesions）是指良性组织增生，形成形态类似真性实体瘤，但缺乏肿瘤应有特征的一些非肿瘤性病变。常见的颅脑肿瘤样病变主要指良性非肿瘤性囊肿，按照发生部位可分为脑外囊肿（蛛网膜、脉络膜裂、肠源性、皮样、表皮样、Rathke裂、松果体囊肿等）、脑实质囊肿（扩大的血管周围间隙、海马沟残余、神经胶质、脑穿通囊肿等）和脑室内囊肿（脉络丛、胶样、室管膜、透明隔囊肿等)。其他颅脑肿瘤样病变还包括空泡蝶鞍、浆细胞肉芽肿、海绵状血管瘤等。常见的颅脑肿瘤样病变的起源及好发部位见表 7-1-3。

表 7-1-3 常见的颅脑肿瘤样病变的类型、起源及好发部位

疾病名称	起源	好发部位
表皮样囊肿	神经管闭合期间皮肤外胚层细胞移行异常所致	脑内型:第四脑室、侧脑室前角、脑实质; 脑外型:脑桥小脑角、鞍旁、颅中窝、侧裂池、四叠体池、枕大池、颅骨板障
皮样囊肿	外胚层表面与神经管分离不完全所致	中线部位或邻近中线部位,如鞍区、额底、松果体区、颅后窝
蛛网膜囊肿	蛛网膜先天发育异常或后天病因导致黏连	原发性:侧裂池、大脑半球凸面、鞍上池、枕大池; 继发性:较大脑池处,如鞍上池、枕大池、侧裂池、四叠体池
松果体囊肿	第三脑室憩室残余	松果体区
Rathke 裂囊肿	Rathke 囊残留的囊袋间隙	鞍区(鞍内或鞍上)
胶样囊肿	内胚层	第三脑室前上方
脉络丛囊肿	神经上皮	侧脑室脉络丛
室管膜囊肿	神经外胚层隔离	侧脑室三角区及体后部或颞顶叶、额叶邻近脑室的部位
脉络膜裂囊肿	神经上皮	海马与基底节之间
肠源性囊肿	神经管与原肠分离障碍	颅后窝脑干前方、桥小脑角区、斜坡
海马沟残余囊肿	胚胎期海马角和齿状回的不完全融合所致	海马区域,紧邻侧脑室颞角内侧
扩大的血管周围间隙	软脑膜包绕小血管进入脑实质形成间隙的异常扩大	基底节下部、前穿质、中脑、岛叶皮层下、外囊
脑穿通囊肿	先天或获得性	大脑半球内(皮层和皮层下均可),与脑室系统相通
神经胶质囊肿	神经管上皮细胞	脑实质内,额叶
浆细胞肉芽肿	硬脑膜	脑外居多

肿瘤样病变早期常无临床症状,但病变较大时,可压迫邻近脑组织结构,引起不同部位的定位体征。在临床、影像学甚至病理组织学上,肿瘤样病变有时容易与颅脑肿瘤相混淆。误诊可能导致恶性肿瘤治疗延误或良性肿瘤样病变过度治疗,谨慎鉴别颅脑肿瘤与肿瘤样病变具有重要的临床意义。尤其应注意肿瘤样病变与颅脑囊性肿瘤的鉴别,如囊性星形细胞瘤、囊性转移瘤、毛细胞型星形细胞瘤、囊性室管膜瘤、血管母细胞瘤、多形性黄色瘤型星形细胞瘤、胚胎发育不良性神经上皮肿瘤、脑室外神经细胞瘤、颅咽管瘤、神经鞘瘤、垂体瘤、节细胞胶质瘤等。肿瘤样病变的增生细胞呈多样性,通常不会向真性肿瘤方向发展,预后良好,但若病因刺激持续存在,或手术切除不彻底,则可复发。治疗后影像表现主要包括术后脑损伤、术后病变残留和复发以及术后并发症等。目前临床对部分肿瘤样病变认识尚不足,与肿瘤鉴别较为困难,需要结合临床病史、常规影像及 MRI 新技术、活检或基因检测对脑肿瘤样病变进行准确诊断。

(张伟国)

第二节 弥漫性星形细胞和少突胶质细胞肿瘤

一、弥漫性星形细胞瘤

【概述】

弥漫性星形细胞瘤(diffuse astrocytoma,DA)起源于星形胶质细胞,分化良好,生长缓慢,恶性程度低,但可发展为恶性程度更高的间变性星形细胞瘤和胶质母细胞瘤。根据 2016 年 WHO CNS 肿瘤分类,DA 为 WHO Ⅱ级,并将其归入弥漫性

胶质瘤，分为IDH突变型、IDH野生型和NOS三类。肥胖细胞型星形细胞瘤为弥漫性星形细胞瘤IDH突变型的一个特殊亚型。

DA占成人胶质瘤的25%~30%，占全部星形细胞来源肿瘤的12%左右。好发于幕上，以额叶、颞叶多见，其次还可发生于脑干、脊髓，发生于小脑者少见，肿块大小不一，伴受累结构扩大或变形。其发病的峰值年龄为30~40岁，男性稍多于女性；在儿童星形细胞瘤中，其发病率位于第二位，仅次于毛细胞型星形细胞瘤。DA的发生可能是生物、遗传、环境（物理、化学）等多种因素共同作用的结果。

【临床与病理】

临床表现因肿瘤部位不同而异，多以癫痫、颅内压增高、运动障碍为主要表现，可表现为呕吐、头晕、头痛、肢体抽搐等特点，与颅内压升高、肿瘤浸润密切关联。

免疫组化及分子病理表现为：Ki-67-MIB1（增长指数）低（<4%），胶质纤维酸性蛋白（glial fibrillary acidic protein，GFAP）阳性。抗R132H-突变的IDH1抗体阳性。*ATRX*基因突变是星形细胞瘤诊断性标志物，存在ATRX突变的肿瘤患者预后较好。

大体病理上肿瘤边界模糊，受累结构常扩大、扭曲、变形但无破坏，偶有囊变及钙化，当伴有大小不等的囊变时局部可呈海绵样改变，病灶位于额叶者，可侵犯至对侧大脑半球。镜下可见高度分化的肿瘤细胞，在脑组织中弥漫浸润生长，背景结构疏松，多为微囊样肿瘤基质，其间分布的细胞主要是分化好的纤维型及肥胖型星形细胞，偶见核异型，缺乏核分裂，无坏死及微血管增生。肥胖型星形细胞瘤有恶变为更高级别间变性星形细胞瘤及胶质母细胞瘤的倾向。

研究表明，IDH突变是DA的早期遗传学改变，IDH家族包括IDH1、IDH2和IDH3这3种异构酶。超过90%的*IDH*基因突变为*IDH1*（R132）突变，其余的为*IDH2*突变（R172）。随后根据星形细胞谱系分型不同可以分别伴随其他基因变异。*TP53*基因突变占肿瘤的30%左右，第13、17、22号染色体也可有异常。

【影像检查方法】

X线平片有一定的诊断价值，可显示部分颅内压增高征象。CT扫描常表现有不同程度的占位效应，肿瘤较大或肿瘤周围水肿明显者可有中线结构移位和脑室受压变形、移位、闭塞，肿瘤较小或周围水肿轻者可仅表现有肿瘤区域脑沟、脑裂变窄或闭塞。MRI是首选的检查方法，具有更高的软组织分辨率，可更清晰地显示肿瘤。

【影像表现】

1. CT　平扫肿瘤大多数表现为脑白质内低密度病灶，均质或不均质，边界多不清楚，少数边界可较清。肿瘤内钙化少见，一般无出血。增强扫描肿瘤多不强化或轻度斑片状强化，极少出现明显强化。

2. MRI　平扫多表现为边界不清的弥漫性病灶，部分亦可表现为类圆形边界清楚的肿块。T_1WI为等低信号，T_2WI为高信号，病灶内信号均匀，病变周围水肿和占位效应轻，瘤体较大者，占位效应也可显著。增强扫描病灶强化不明显，或仅可见轻中度强化，以小片状、环状及结节状强化多见，伴囊变患者多可见不规则环形强化，代表肿瘤间变区，提示可能存在恶变倾向，有转化为高级星形细胞瘤风险，组织学研究证实星形细胞瘤强化提示预后较差（图7-2-1）。

3. DWI　一般无弥散受限，主要为等低信号。当伴高信号出现时，提示病灶内肿瘤细胞密集，异型性增多；PWI：rCBV值较间变性星形细胞瘤及多型性胶质母细胞瘤低，rCBV升高提示肿瘤进展；MRS：典型表现为NAA峰显著降低，Cho峰显著升高，Cr峰中度降低，但不具有特异性，肌醇/肌酸比值高，较常规MRI能更好地判断肿瘤浸润范围；PET：低级别星形细胞瘤的^{18}F-FDG摄取和正常脑白质相似，星形细胞瘤内FDG摄取和肿瘤的组织学分型有较好的相关性。PET检查选择^{18}F-FDG、^{18}F-choline、^{11}C-choline三种示踪剂有助于指导活检部位的选择（多为高代谢区）。

【诊断与鉴别诊断】

弥漫性星形细胞瘤CT平扫表现为边界模糊的低密度、等低密度肿块，钙化、出血少见，增强扫描无强化或轻度强化。MRI平扫T_1WI多表现为低信号，也可表现为低等混杂信号，T_2WI为高信号，均质或不均质。MRI增强扫描，肿瘤多不强化或仅有轻度斑片状强化，极少数出现明显强化。

WHO Ⅱ级弥漫性星形细胞瘤在年龄、发病部位及信号/密度、周围水肿和占位效应等影像表现上具有一定特征性，MRI能进行多方位、多参数

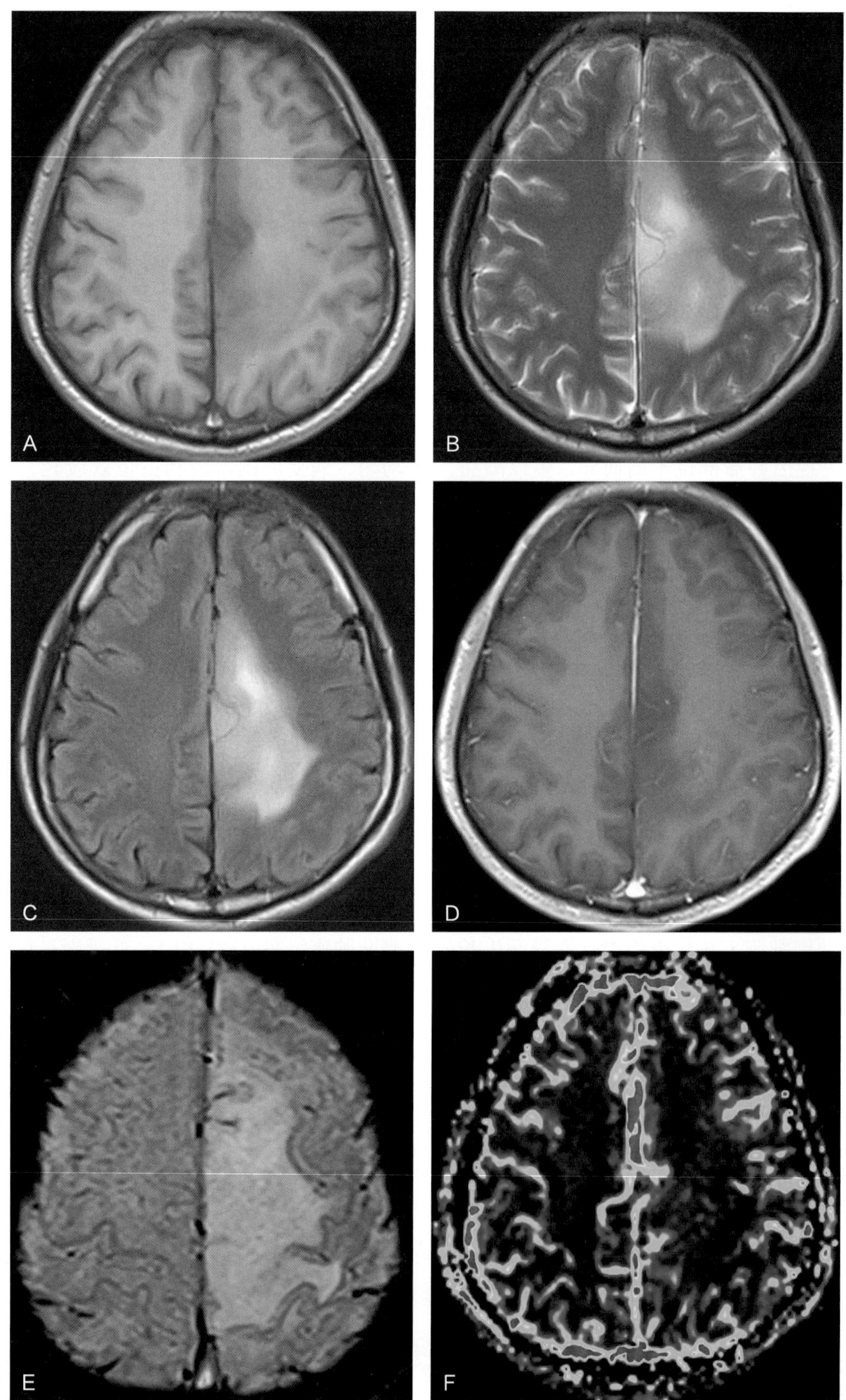

图 7-2-1 弥漫性星形细胞瘤 MRI 表现

A. T_1WI 示左侧额顶叶内片状稍低信号影；B. T_2WI 示病灶呈片状高信号影，信号较均匀；C. T_2-FLAIR 呈高信号；D. 增强扫描病灶未见强化；E. SWI 未见低信号影；F. CBV 值未见升高成像，结合DWI和PWI可以与脑梗死、脑炎和高级别胶质瘤等疾病相鉴别，有助于肿瘤的术前诊断及预后判断。

1. 脑梗死　临床急性起病，症状较重。低密度楔形病变累及灰白质，与供血动脉分布区一致，增强后病灶内可见脑回样、线样强化。DWI急性期呈明显高信号，其ADC值随病程时间变化而改变。

2. 脑炎　发病急，进展快，常有上呼吸道前驱感染史。病变主要侵犯边缘系统，双侧颞叶多见，可见病灶内出血，增强常见斑片状、线样强化。后期遗留脑萎缩、脑软化。临床症状及实验室检查可鉴别。

3. 高级别星形细胞瘤　间变性星形细胞瘤和胶质母细胞瘤病灶密度或信号多不均匀，周围水肿及占位效应明显，增强后明显不均匀强化，呈环形或花环状。胶质母细胞瘤发病年龄较大，肿瘤可跨中线侵犯胼胝体至对侧大脑半球形成“蝴蝶”状。当弥漫性星形细胞瘤病灶内出现囊变，增强呈环形强化时与二者鉴别困难。DWI及PWI技术有助于肿瘤级别区分，高级别胶质瘤表观弥散系数（ADC）明显低于而脑血容量（CBV）明显高于低级别胶质瘤。

4. 少突胶质细胞瘤　钙化较弥漫性星形细胞瘤多见，常呈粗大的条状或不规则形，肿瘤多位于皮层表浅部位，可压迫邻近颅板。

【影像学研究进展】

1. 常规MRI　80%以上的弥漫性星形细胞瘤均为IDH突变型，具有较好的预后，常规MRI表现为好发于额叶的、边界清楚、信号均匀、强化不明显的肿块。野生型多发生于额叶以外的区域，边界不清、信号不均匀，常有较为明显的强化，预后不佳。

2. DTI　DTI在DA对脑白质纤维束损伤程度的评价及肿瘤范围预测方面具有重要意义，在鉴别放射性脑损伤及肿瘤复发上DTI也能起到重要作用。

3. PWI　PWI成像可以术前鉴别低级别星形细胞瘤与高级别肿瘤，还可为活检提供靶点，也可用于鉴别肿瘤复发、放射性坏死以及疗效评价。

4. MRS　显示DA肿瘤细胞生长活跃的区域，指导活检，通过显示代谢物在治疗过程中的变化进行疗效评价。值得一提的是通过检测二羟戊二酸（2-HG），MRS能够准确区分IDH突变型与野生型。其原理是异柠檬酸脱氢酶（IDH）野生型主要催化异柠檬酸转化为a酮戊二酸，而突变型IDH不仅导致a酮戊二酸生成减少，还催化其转变为2-HG，使得2-HG含量远远高于野生型。

二、肥胖细胞型星形细胞瘤

【概述】

肥胖细胞型星形细胞瘤（gemistocytic astrocytoma，Gem A）是Ⅱ级弥漫性星形细胞瘤的特殊亚型。WHO 2007年CNS肿瘤的分类中，Ⅱ级弥漫性星形细胞瘤分为三种亚型：纤维型、肥胖细胞型及原浆型，肥胖细胞型约占弥漫性星形细胞瘤的29%。2016年WHO CNS肿瘤分类将纤维型和原浆型从新分类中删除，只把肥胖细胞型星形细胞瘤作为弥漫性星形细胞瘤的一个特殊亚型予以保留，其平均发病年龄约48岁，男女发病比约为3∶1。

【临床与病理】

患者多以头晕、头痛并进行性加重而就诊。病理学上Gem A的诊断标准为肥胖细胞占比高于20%，但很少超过50%。特征性表现是肥胖细胞体积肥大，细胞排列紧密，胞质丰富，嗜酸性，核偏位，多呈圆形、卵圆形，核分裂少见。肥胖细胞呈GFAP高表达，S-100蛋白和波形蛋白（Vimentin）染色强阳性。Gem A比其他亚型弥漫性星形细胞瘤更容易向高级别星形细胞瘤发展，预后较其他弥漫性星形细胞瘤差。

【影像检查方法】

MRI是其首选检查方法，除常规平扫及增强外，结合MRS、DTI、SWI、ASL及PWI，对于提高本病的诊断正确率有重要的意义。

【影像表现】

Gem A多发于幕上，最好发于额叶，其次为颞叶、顶叶及枕叶，迄今未有小脑部位的报道。Gem A大多单发，一般表现为肿瘤体积较大，弥漫浸润性生长，边界不清，瘤周水肿多为轻度，占位效应较轻，此表现符合Ⅱ级弥漫性星形细胞瘤介于良恶性之间的性质。

T_1WI呈等或稍低信号，T_2WI呈等或稍高信号，DWI呈稍高信号为主。肿瘤内部信号欠均匀，易囊变，出血少见，增强后肿瘤实性成分呈中度及以上强化，少部分肿瘤可轻度强化或不强化（图7-2-2）。一般Ⅱ级弥漫性星形细胞瘤多表现为轻度强化或不强化，而明显强化的区域常提示向间变性或胶质母细胞瘤转化，因此 Gem A 的强化方式易被误诊为恶性肿瘤。MRS 显示肿瘤实性部分 Cho 峰升高，NAA 峰减低，Cr 峰基本稳定。ASL 及 PWI 呈低灌注。DTI 显示患侧大脑皮质纤维束较对侧明显稀疏。

【诊断与鉴别诊断】

Gem A 常与以下几种疾病相鉴别：

1. **非肥胖细胞型的Ⅱ级星形细胞瘤** 该肿瘤呈弥漫性生长，边界不清，但极少通过胼胝体侵犯对侧脑组织，增强后肿瘤多为轻度强化或不强化，而 Gem A 的实性成分多中等以上强化。

2. **淋巴瘤** 好发于大脑深部脑白质区，多发病变易累及胼胝体。瘤内出血、囊变极其少见，瘤周水肿轻。MRS 上 Lip 峰明显升高及“缺口征”强化具有一定特异性，根据其增强、ASL 及 PWI 的特征较容易鉴别。

3. **胶质母细胞瘤** 两者均可沿胼胝体侵犯至对侧脑组织形成“蝴蝶”状改变。但胶质母细胞瘤内部信号更不均匀，囊变、坏死更多见，周围水肿及占位效应更明显，增强后多呈“花环”状强化。

【影像学研究进展】

1. **PWI** 可用于测定脑肿瘤新血管形成区域

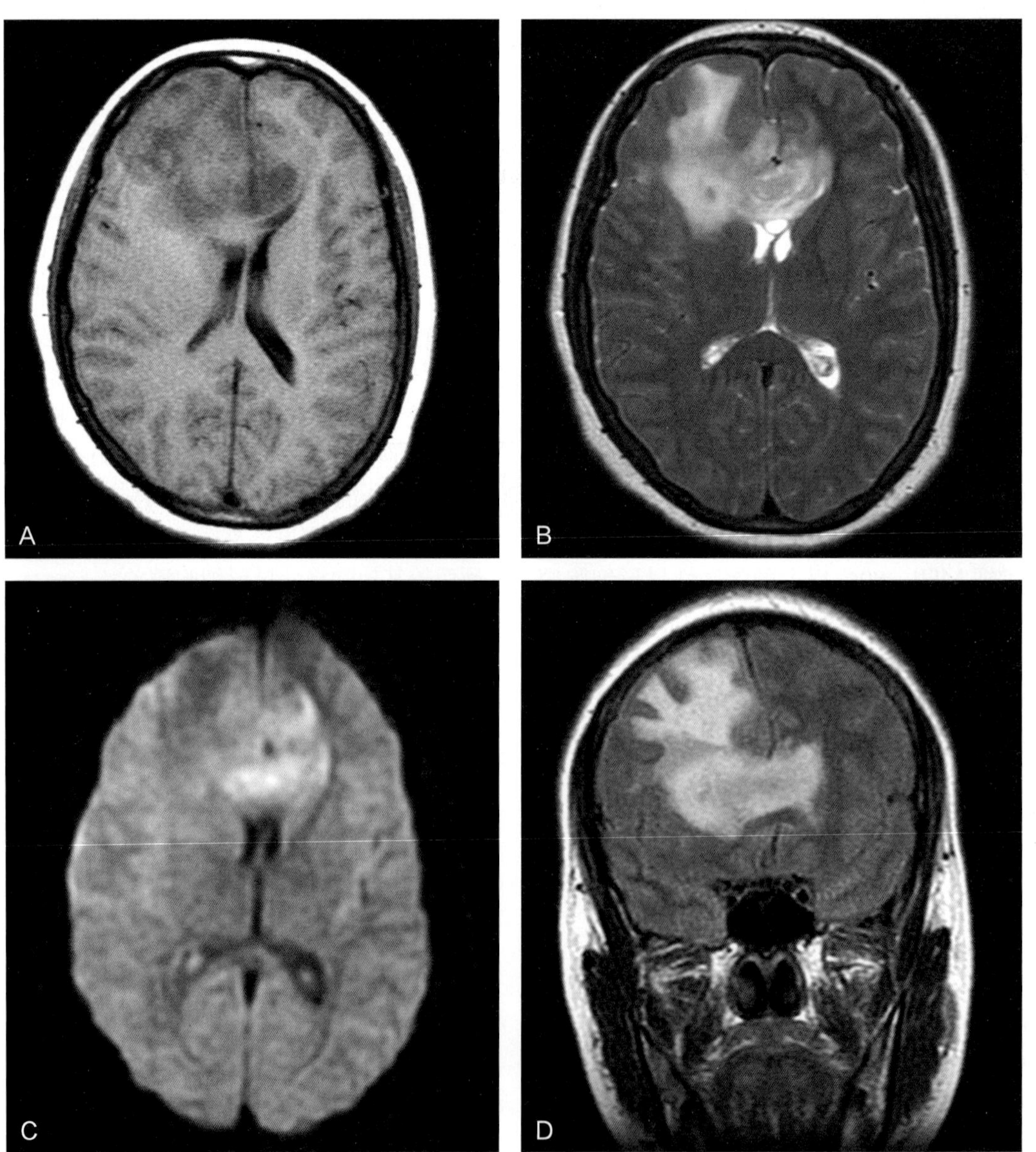

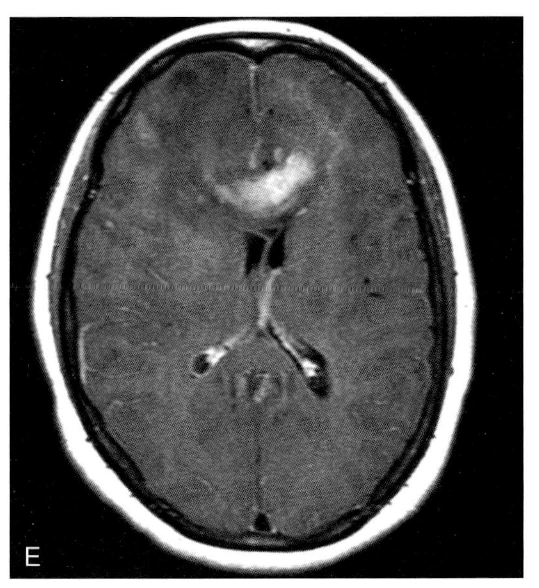

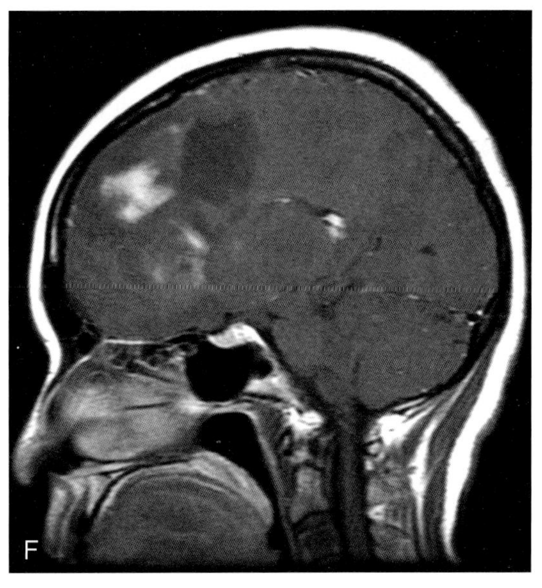

图 7-2-2 肥胖细胞型星形细胞瘤 MRI 表现

右侧额叶中线旁见不规则肿块影，经胼胝体膝部延伸至左侧额叶，边界不清，周围见大片水肿区。A. T_1WI 上呈不均匀等、低信号；B. T_2WI 上呈稍高信号；C. DWI 上呈不均匀高信号；D. T_2-FLAIR 上呈高信号；E、F. 增强 T_1WI，呈不规则斑片状明显强化（病例图片由东部战区总医院医学影像科张志强教授提供）

的血供情况和 rCBV，这两项指标有助将 Gem A 与高级别胶质瘤、脑转移瘤、淋巴瘤相鉴别。淋巴瘤通常为轻度富血供，而转移瘤和高级别胶质瘤则血供丰富。

2. MRS　Lip 峰的差异可用于鉴别星形细胞瘤与淋巴瘤，前者的波峰在 0.8~0.9ppm，而后者的波峰在 1.2~1.3ppm。而 Gem A 的 Lip 峰常缺失，Cho/Cr 与高级别胶质瘤相比常较低。

3. DTI　有助于显示肿瘤与重要脑白质纤维束的关系。

（王效春）

三、间变性星形细胞瘤

【概述】

间变性星形细胞瘤（anaplastic astrocytoma）是常见的脑内原发恶性肿瘤，来源于神经上皮组织，占全部高级别星形细胞瘤的 12%~34%。其恶性程度介于弥漫性星形细胞瘤和胶质母细胞瘤之间，2016 年 WHO 分级为Ⅲ级，多数起源于低级别星形细胞瘤，数年后变为间变性星形细胞瘤。肿瘤亦可原发，通常无低度恶性原始病变，具有进展为胶质母细胞瘤的倾向。肿瘤好发于大脑半球额叶、颞叶及与顶叶的交界区，也可见于丘脑和脑干，小脑罕见。极少数肿瘤为多发病灶。间变性星形细胞瘤可见于任何年龄，多发生于 40~50 岁，以男性稍多见。

【临床与病理】

临床表现主要包括癫痫和局部定位症状。间变性星形细胞瘤临床预后较差。间变性星形细胞瘤可以通过细胞外间隙和沿白质束扩散，也可通过室管膜和脑脊液扩散。病理大体标本上可见肿瘤呈浸润性生长，与脑组织分界欠清，镜下可见局部细胞生长活跃伴异型性，细胞密度较高，细胞核的非典型性与核分裂多见，血管内皮增生活跃，局部可见坏死。间变性星形细胞瘤相对于低级别星形细胞瘤而言其细胞密度更高，细胞核的非典型性与核分裂更突出。不同于胶质母细胞瘤的是间变性星形细胞瘤缺乏典型的血管增殖和坏死。免疫组化表现为：MMP-9（+），TopoⅡ（++），EGFR（+），GFAP（+），PTEN（+），S-100（+），EMA（+），VEGF（+）。与弥漫性星形细胞瘤相比，间变性星形细胞瘤 Ki-67 抗原标记指数升高。

【影像检查方法】

常规 X 线检查对诊断间变性星形细胞瘤无价值。CT 平扫肿瘤常有明显的占位效应，瘤周水肿明显，肿瘤内可有出血。少数可因肿瘤呈浸润性生长，占位效应轻微。MRI 是评估间变性星形细胞瘤的首选影像学检查方法，常规检查序列包括：T_1WI、T_2WI、T_2-FLAIR、DWI、SWI 及增强扫描等。MRS 能够对星形细胞瘤的分化程度提供重要的诊断信息，DWI、PWI 等 MRI 新技术也逐渐用于星形细胞瘤分级和鉴别诊断。

【影像表现】

1. CT　间变性星形细胞瘤在 CT 平扫时呈低或等低混杂密度、边界不清的较大占位病变，钙化罕见。CT 增强扫描，典型者表现为显著不均质强化，以不规则环形强化最常见。

2. MRI　信号常不均匀，T_1WI 表现边界不清的低或等低混杂信号，有出血时，出血灶常呈高信号。T_2WI 病灶中心常呈高信号，周围见等信号环，再向外为高信号水肿带。MRI 增强扫描常呈不规则环形强化（图 7-2-3）。DWI 肿瘤坏死部分呈低信号，实性部分呈稍高信号。SWI 可见边界清楚的低信号出血灶或血管影。多发病灶者，可位于鞍上、下丘脑、海马、海马旁回、额叶、顶叶等多个脑区，其 MRI 表现缺乏特异性。IDH 突变型多发生在额叶，不强化者预后较好，而 IDH 野生型多位于额叶以外区域，明显强化，预后不佳。

3. MRS　表现为 Cho 峰明显升高，Cr 峰和 NAA 峰明显降低。常用 Cho/NAA 比值和 Cho/Cr 比值判断星形细胞肿瘤的良恶性，间变性星形细胞瘤 Cho/NAA 比值通常接近 6，而低级别星形细胞肿瘤常在 2~4 之间。

【诊断与鉴别诊断】

根据 CT 和 MRI 表现，病灶密度或信号不均匀，呈明显不规则环形强化，典型的间变性星形细胞瘤常比较容易诊断。不典型间变性星形细胞瘤影像学表现缺乏特异性，因此需与颅内其他肿瘤或非肿瘤性病变进行鉴别诊断，包括低级别星形细胞瘤、胶质母细胞瘤、转移瘤、病毒性脑炎和急性期或亚急性期大面积脑梗死。

1. 低级别星形细胞瘤　间变性星形细胞瘤较大，常有明显的占位效应，境界不清，可坏死、囊变，强化显著，常呈不规则环形强化；弥漫性星形细胞瘤一般病变较小，占位效应轻，形态规则，呈类圆形，内部液化坏死、囊变较少出现，增强扫描多不强化或仅有轻度强化。MRS：低级别星形细胞瘤的 Cho/NAA 比值常在 2~4 之间，而间变性星形细胞瘤的 Cho/NAA 比值常大于 4。PWI：低级别星形细胞瘤呈低灌注，而间变性星形细胞瘤呈高灌注。SWI：间变性星形细胞瘤可见边界清楚的低信号影，而弥漫性星形细胞瘤多无此征象。

2. 胶质母细胞瘤　典型表现是通过胼胝体、前联合和后联合扩展到双侧大脑半球，呈“蝴蝶征”。胶质母细胞瘤一般形态较间变性星形细胞瘤更不规则，肿瘤内坏死常见，增强扫描一般呈显著不规则花环状强化。

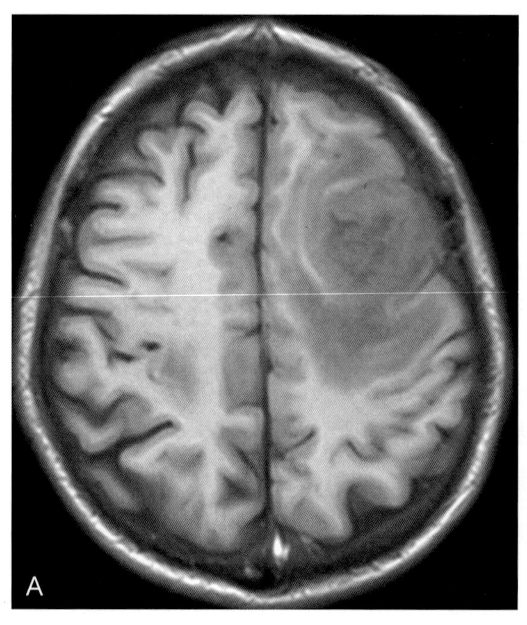

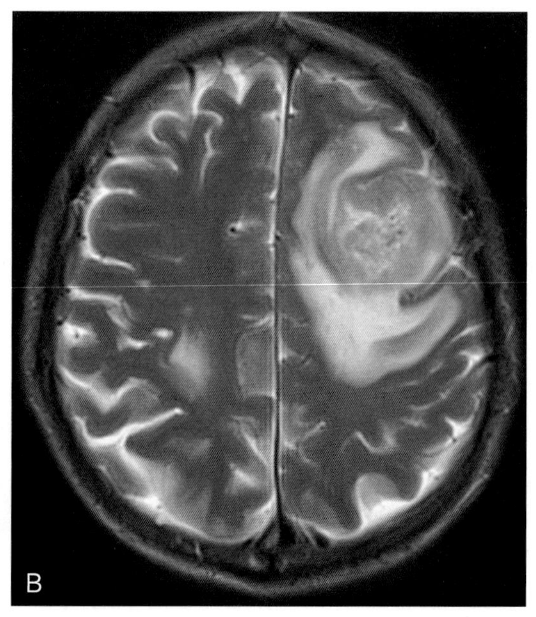

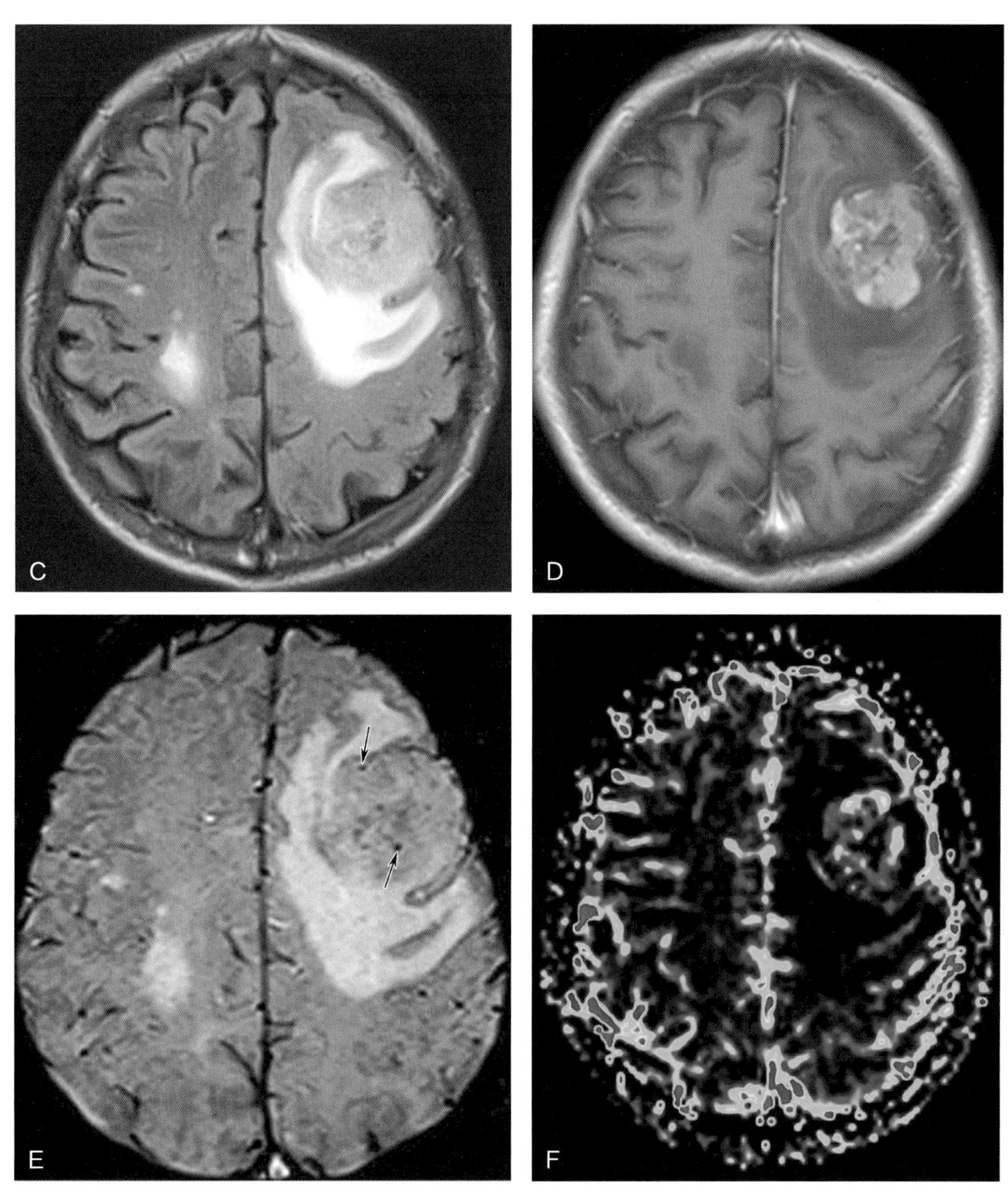

图 7-2-3 间变性星形细胞瘤 MRI 表现

A. T_1WI 示左侧额叶病灶呈类圆形等低信号，周围可见水肿，中线结构轻度右偏；B. T_2WI 示肿瘤实质呈稍高信号，内可见不均匀高低信号；C. T_2-FLAIR 示病灶呈稍高信号；D. 增强扫描示肿瘤呈明显不均匀强化；E. SWI 示病灶内可见点线样低信号血管影（箭）；F. CBV 示病灶呈稍高灌注

3. 病毒性脑炎 病毒性脑炎除主病灶外，大多可累及其他脑回，T_2WI 可见脑回样高信号影，呈散在或弥漫性分布，而间变性星形细胞瘤无此表现；增强扫描病毒性脑炎多不强化，而间变星形细胞瘤呈不规则花环状强化；MRS：间变性星形细胞瘤表现为 Cho 峰明显升高，NAA 峰明显降低，Cho/NAA 比值通常接近 6，而病毒性脑炎 Cho 峰不增高，Cho/NAA 比值通常小于 2；临床表现对鉴别很有意义，急性起病，高热，病程短，脑脊液蛋白和细胞数增多都是病毒性脑炎有效的辅助诊断依据。

4. 急性大面积脑梗死 脑梗死病变形态和范围与闭塞动脉分布的范围一致，有相应的神经定位体征，病变边界较清，同时累及灰质和白质，以灰质受累为主，而间变性星形细胞瘤水肿沿白质扩散，肿瘤本身呈侵袭性生长，多无明显分布规律，病变边界不清；脑梗死发病突然，老年人多见，1~2 天内达高峰，而间变性星形细胞瘤起病缓慢，呈进行性加重，病程长；增强扫描典型的脑梗死表现为脑回样增强，治疗后随访观察可鉴别；MRS：脑梗死出现明显的特征性 Lac 峰，NAA 峰降低，而间变星形细胞瘤表现为 Cho 峰明显升高，Cr 峰和 NAA 峰明显降低。

【影像学研究进展】

1. 动态磁敏感增强灌注成像（DSC-PWI） 能提供反映肿瘤血管化程度，CBV 间接评估肿瘤血管增生程度和血管通透性，肿瘤的血管增生程度和血管通透性与星形细胞瘤的级别相关。利用 PWI 测量最大相对脑血容量（rCBVmax）值能够提高星形细胞瘤分级诊断的准确性，是对常规 MRI 影像的重要补充，具有重要临床实用价值。

2. DKI MK 值及 MD 值可用于鉴别高低级别脑星形细胞瘤。高级别脑星形细胞瘤 MK 值显著高于低级别脑星形细胞瘤；Ki-67 随着脑星形细胞瘤级别增高表达强度增加，是反映肿瘤增殖及预后的重要指标，而 MD 值与肿瘤 Ki-67 呈负相关，可间接反映肿瘤增殖活性。

3. MRS 显示肿瘤细胞生长活跃的区域，指导活检。通过检测二羟戊二酸（2-HG）区分 IDH 突变型与野生型，指导治疗。

（王效春）

四、胶质母细胞瘤

【概述】

胶质母细胞瘤（glioblastoma）又称多形性胶质母细胞瘤（glioblastoma multiforme，GBM），是星形细胞肿瘤中恶性程度最高的类型，属 WHO Ⅳ级，占神经上皮组织肿瘤的 23%。可发生于任何年龄阶段，以 45~65 岁高发，30 岁以下者少见，男性明显高于女性。病变好发部位依次为额颞叶、顶叶和枕叶，小脑和基底节区较为少见，也可以同时累及多个脑叶。

按照 2016 年版 WHO 分类，根据肿瘤细胞 *IDH* 基因状态，胶质母细胞瘤被分为“胶质母细胞瘤，IDH 野生型”“胶质母细胞瘤，IDH 突变型”和“胶质母细胞瘤，非特指”。其中“胶质母细胞瘤，IDH 野生型”又称为“原发性胶质母细胞瘤”，约占胶质母细胞瘤的 90% 以上，缺乏明确低级别胶质瘤的演变过程，发病年龄常较大（平均年龄 62 岁），常伴有 TERT 启动子、*EGFR* 基因改变和染色体 10p、10q 异常，预后较差。“胶质母细胞瘤，IDH 突变型”常由低级别胶质瘤转化而来，又称为“继发性胶质母细胞瘤”，约占 10%，患者发病年龄较轻（平均年龄 44 岁），由于仍保持低级别弥漫性胶质瘤的基因特征，预后较好。在临床实践中应明确区分这两种类型，只有对那些没有经过基因检测的病例才可以诊断为“胶质母细胞瘤，非特指”。如果患者年龄小于 55 岁，免疫组化检测 IDH1 R132H 阴性者必须行分子测序以明确是否存在 *IDH1* 或 *IDH2* 突变，分子测序阴性者才可以诊断为“胶质母细胞瘤，IDH 野生型”，而对于 55 岁以上的患者，如果免疫组化 IDH1 R132H 阴性，则无需进一步分子检测即可诊断。

【临床与病理】

肿瘤细胞分化差，常为多形性，密度高，异型性明显，核分裂活跃。明显的“假栅栏”样坏死和“肾小球 / 花蕾”样微血管增生是其组织病理学特点。肿瘤呈浸润性生长，可经胼胝体或丘脑间连合越过中线侵犯对侧大脑半球，常见沿白质纤维束和血管周围间隙播散，也可沿室管膜、软脑膜下隙或蛛网膜下腔播散，少有硬脑膜以及颅骨的侵犯。

【影像检查方法】

常规 X 线检查对诊断胶质母细胞瘤无价值。CT 平扫可发现肿瘤及肿瘤周边水肿的密度改变，也可显示肿瘤内高密度出血。MRI 是诊断胶质母细胞瘤及评估肿瘤预后的首选影像学检查方法，常规检查序列包括：T_1WI、T_2WI、T_2-FLAIR、DWI、增强扫描等。MRS 能够帮助进行高低级别星形细胞瘤的鉴别以及术后评估，可指导制定规范的放化疗方案。

【影像表现】

1. CT 平扫肿瘤内多呈高、等、低混杂密度，高密度与出血相关，等密度区为肿瘤实质，中央低密度区常为坏死所致，钙化罕见，瘤周水肿较明显。增强呈显著不规则“花环样”强化。

2. MRI 肿瘤通常较大，呈不规则形，信号不均匀，肿瘤实质呈等 T_1 稍长 T_2 信号，中心坏死区呈长 T_1 长 T_2 信号，肿瘤内血管丰富，出血常见，可呈短 T_1、长 T_2 信号，周围水肿区呈长 T_1 长 T_2 信号，增强扫描呈显著的“花环样”强化（图 7-2-4~ 图 7-2-6）。

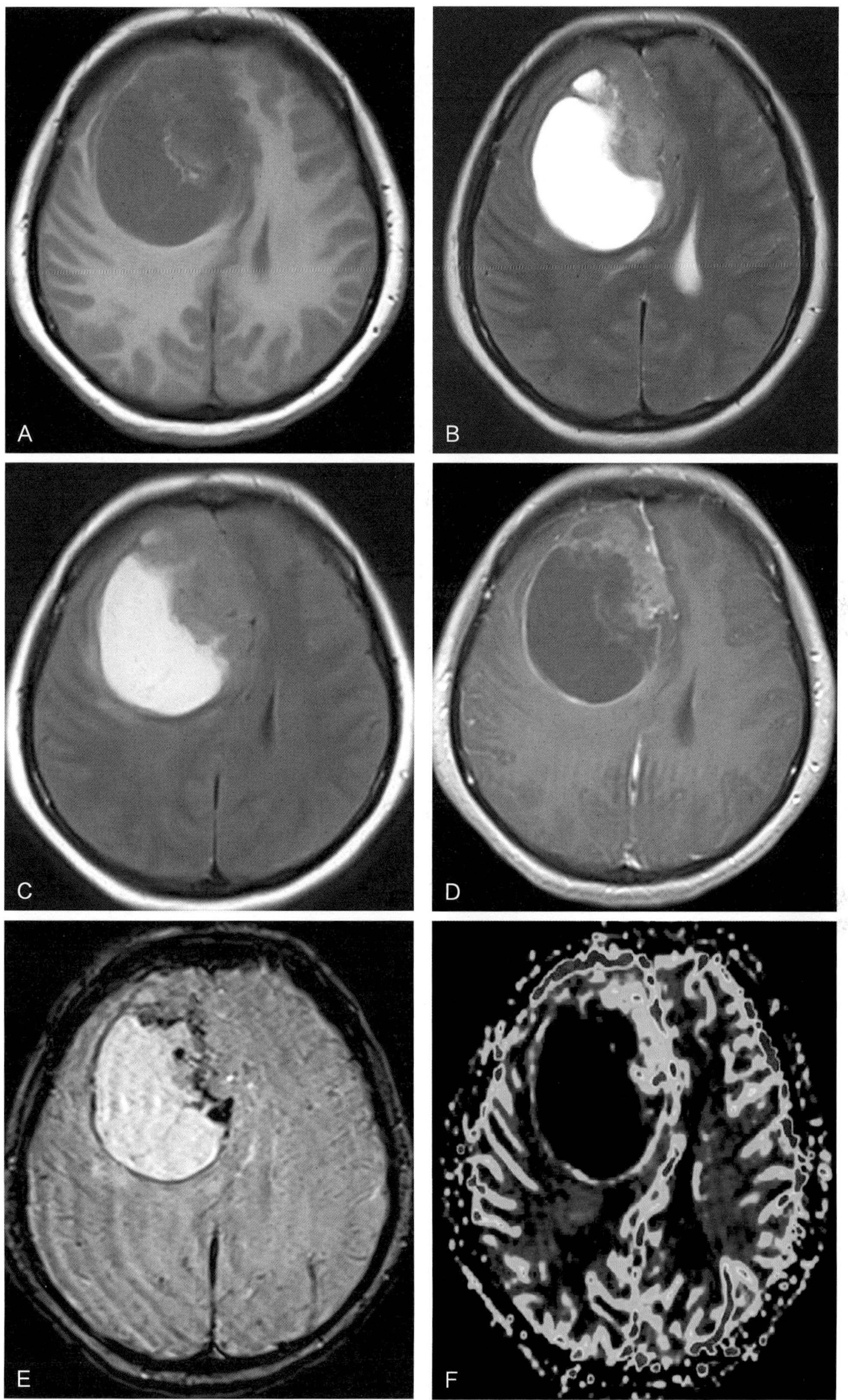

图 7-2-4　胶质母细胞瘤 MRI 表现

A、B. T_1WI 和 T_2WI 示右侧额叶一团块状囊实性病灶，实性部分及囊壁呈略长 T_1 略长 T_2 信号，囊性部分呈长 T_1 长 T_2 信号；C. T_2-FLAIR 示病灶实性部分呈稍高信号；D. 增强扫描实性部分及囊壁可见轻度强化；E. SWI-ITSS 分级为 3 级；F. rCBV 图显示 rCBV 最大值明显升高

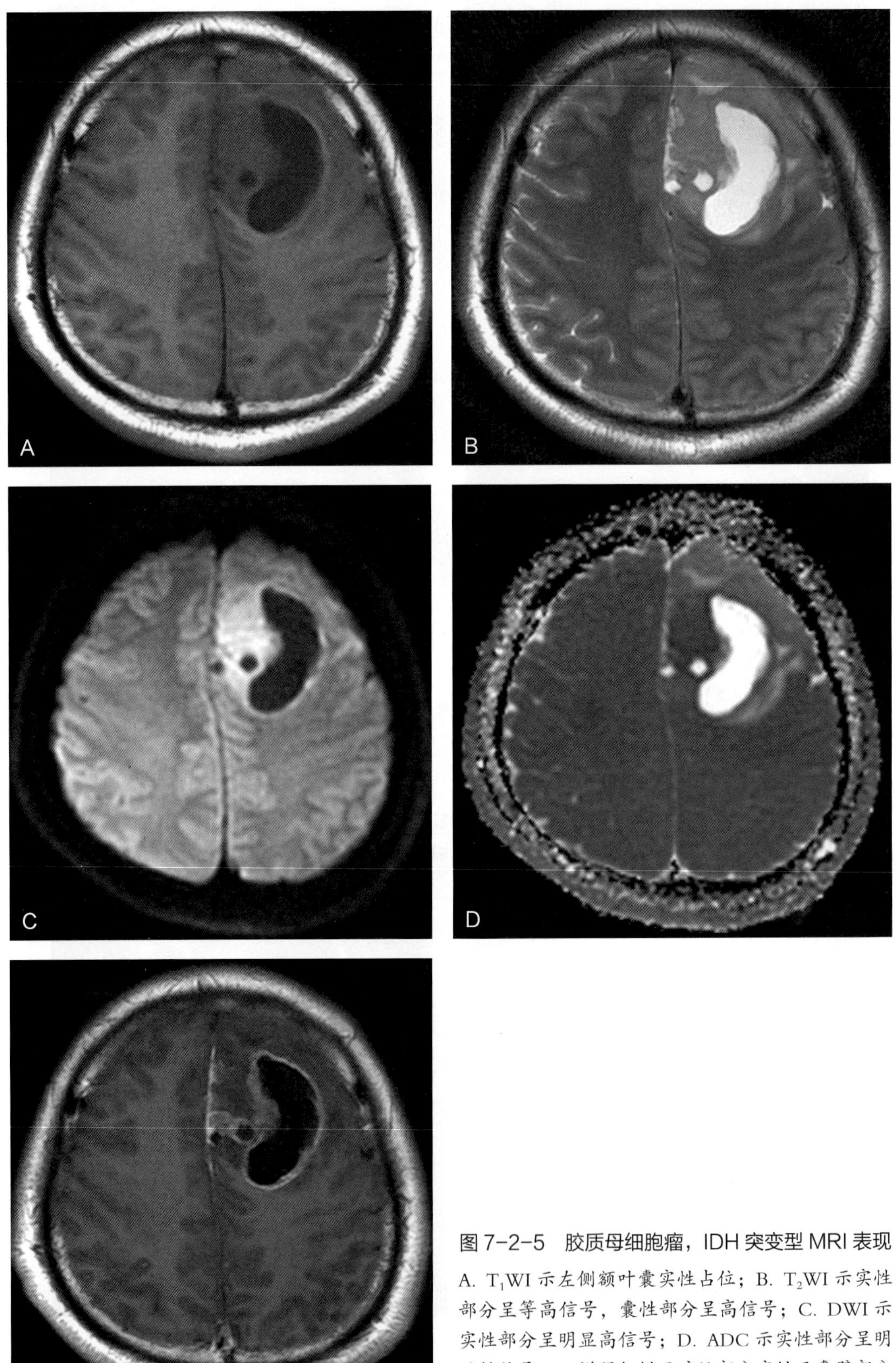

图 7-2-5 胶质母细胞瘤，IDH 突变型 MRI 表现

A. T_1WI 示左侧额叶囊实性占位；B. T_2WI 示实性部分呈等高信号，囊性部分呈高信号；C. DWI 示实性部分呈明显高信号；D. ADC 示实性部分呈明显低信号；E. 增强扫描示病灶部分实性及囊壁部分明显强化

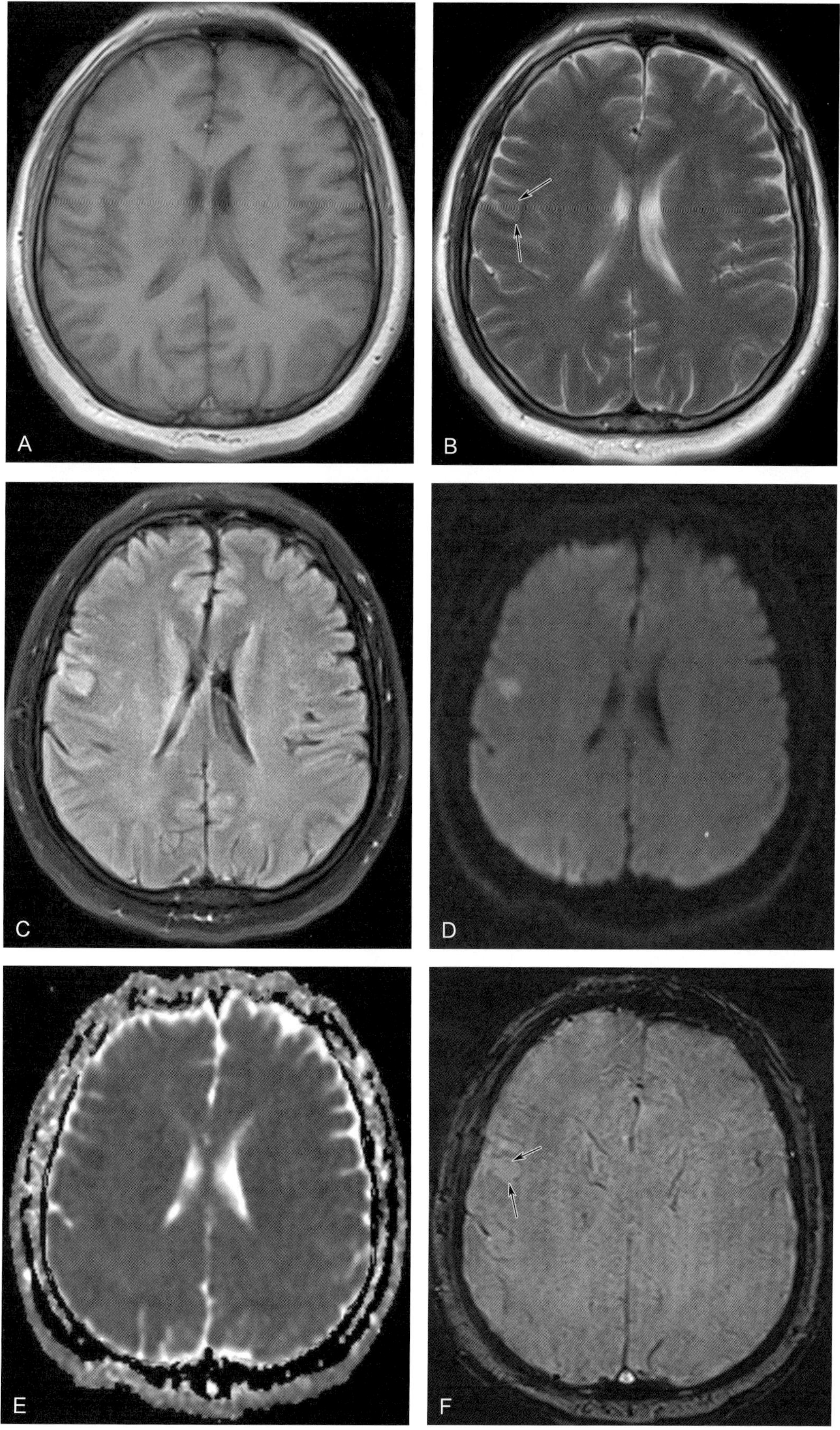
A
B
C
D
E
F

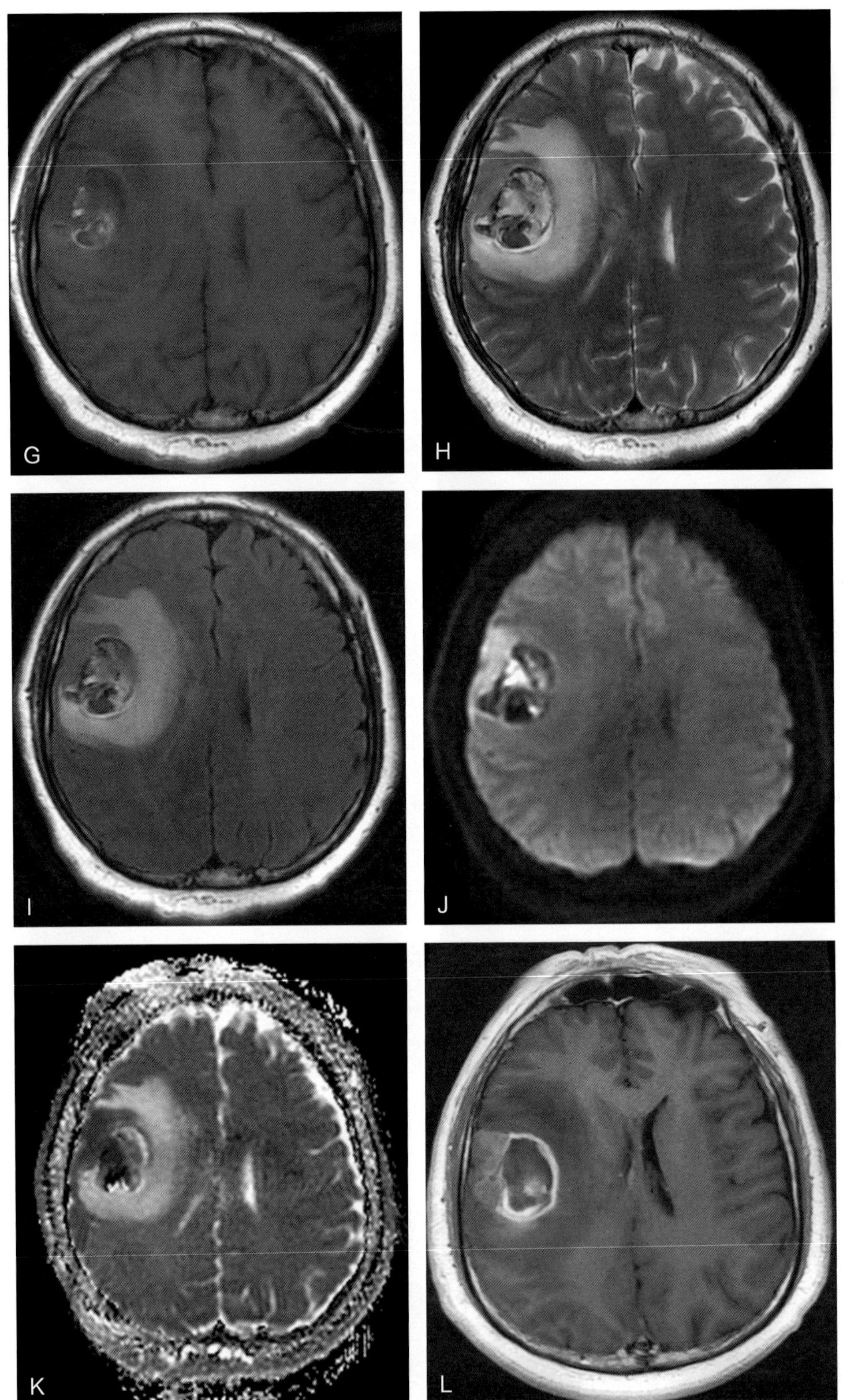

图 7-2-6 胶质母细胞瘤，IDH 野生型 MRI 表现

首次 MRI 检查（A~F）：A. T_1WI 示病变显示不清；B. T_2WI 示右额叶病灶呈等高信号，周边可见低信号环（箭）；C. T_2-FLAIR 示稍高信号影；D、E. DWI 示高信号，ADC 示低信号；F. SWI 示病灶周边可见线样低信号影（箭）。3 个月后复查（G~L）：G. T_1WI 示右侧额叶病灶明显增大，其内呈高低混杂信号影；H. T_2WI 示右侧额叶混杂信号影，周边可见明显水肿信号影，左侧脑室受压变窄；I. T_2-FLAIR 示病灶内混杂信号影；J. DWI 示病灶实性部分呈高信号；K. ADC 呈低信号，内部信号不均匀；L. 增强扫描示病灶实性及囊壁部分明显强化

多数胶质母细胞瘤可沿白质束向周围扩散，形成卫星病灶，可与中心病灶相连，也可不相连。肿瘤通过胼胝体、前联合及后联合扩展至对侧大脑半球，呈蝴蝶样形状为其典型表现。沿内囊和外囊扩展也很常见，也可沿蛛网膜下腔脑脊液播散种植。

3. MRI 功能成像 MR 灌注成像 rCBV 最大值升高；MRS 上 Cho 峰明显升高，NAA 峰明显降低，肿瘤周围水肿区 Cho 峰升高，说明肿瘤周围水肿区有肿瘤细胞浸润；SWI 肿瘤内磁敏感信号强度（intratumoral susceptibility signal intensity，ITSS）增加。

【诊断与鉴别诊断】

胶质母细胞瘤好发于中老年人，以 45~65 岁高发，30 岁以下者少见，肿瘤多为单发，好发部位依次为额颞叶、顶叶和枕叶，也可以同时累及多个脑叶。肿瘤占位效应明显，多见出血、囊变，周边水肿明显，增强扫描示实性部分明显强化。胶质母细胞瘤主要与以下肿瘤相鉴别：

1. 转移瘤 绝大部分具有原发病灶，好发于灰白质交界处，病灶周围水肿比胶质母细胞瘤明显，增强扫描呈均匀结节样或环状强化。单发转移瘤有时与胶质母细胞瘤较难鉴别，需要借助 MRS 等其他功能序列进行鉴别。

2. 淋巴瘤 颅内原发淋巴瘤属小圆细胞类肿瘤，好发于免疫力低下的中老年男性，常累及深部灰质核团或脑表面，影像学表现为边界清楚的占位性病变，周边水肿范围常较胶质母细胞瘤小，出血、囊变少见，增强后明显均匀强化，可见“尖角征”或“握拳征”，而胶质母细胞瘤多有不同程度坏死，增强扫描不均匀强化、环状强化，瘤周水肿程度轻至重度不等。

3. 脑膜瘤 发生于大脑表面或大脑镰旁的胶质母细胞瘤还需要与脑膜瘤鉴别。脑膜瘤起源于蛛网膜颗粒细胞，密度或信号均匀，增强扫描明显强化，相邻颅骨可有受压改变，在压迫静脉回流时有水肿形成。若胶质母细胞瘤局部与硬脑膜或大脑镰关系密切、且表现缺乏特异性时，易与脑膜瘤相混淆，此时肿瘤脑内外的定位有很重要的鉴别诊断意义。

4. 室管膜瘤 发生于脑实质的室管膜瘤也需要与胶质母细胞瘤鉴别，常表现为 T_1WI 稍低信号，T_2WI 呈高信号，坏死囊变常见，有时可有钙化，当出现钙化时，强烈提示室管膜瘤可能性大。

【影像学研究进展】

MR 灌注成像 rCBV 最大值是星形细胞瘤分级有价值的指标，可以准确地鉴别高级别和低级别星形细胞瘤。MRS 能提高胶质母细胞瘤的诊断准确性，胶质母细胞瘤 MRS 表现与间变性星形细胞瘤类似，Cho 峰明显升高，NAA 峰明显降低，肿瘤周围水肿区 Cho 峰升高，说明肿瘤周边水肿区也有一定的肿瘤细胞浸润，还能鉴别放射性坏死和肿瘤复发的重要活体生化信息。SWI 可以显示肿瘤血管生成，ITSS 与肿瘤级别呈正相关，同时还可以反映肿瘤坏死和微出血引起的磁敏感效应。IDH 突变型胶质母细胞瘤多位于额叶，强化程度较低，具有较好的预后；野生型多发生于额叶以外的区域，表现为明显强化，预后不佳。通过检测 2-HG，MRS 能够准确区分 IDH 突变型与野生型。

在 2007 版中，胶质母细胞瘤只有两个组织学亚型：巨细胞性胶质母细胞瘤和胶质肉瘤，但在新版 WHO 2016 版分类中增加了第三个亚型：上皮样胶质母细胞瘤。即胶质母细胞瘤最新分类包括三个亚型：胶质肉瘤、巨细胞性胶质母细胞瘤以及上皮样胶质母细胞瘤。以下分别做详细介绍。

（一）胶质肉瘤

【概述】

胶质肉瘤（gliosarcoma）是胶质母细胞瘤的一种亚型，具有恶性度高、预后差、生存期短等特点，发病率占胶质细胞瘤的 2%~8%。1895 年 Strobe 首先将胶质母细胞瘤与肉瘤的混合性肿瘤命名为“胶质肉瘤”，其组织学特点兼有胶质母细胞和恶性间叶成分，间叶成分以恶性纤维组织细胞最多见，也可为骨肉瘤、软骨肉瘤、横纹肌肉瘤等其他肉瘤成分。

胶质肉瘤多发生在 40~60 岁之间，但也有婴幼儿发病的报道，男女比例约为 1.8∶1。胶质肉瘤好发于幕上大脑半球，好发部位依次为颞叶、顶叶、额叶、枕叶。

【临床与病理】

临床表现主要为头痛、头晕、恶心、呕吐等颅内压增高症状，可伴有肢体偏瘫、癫痫、意识障碍等。

其发病机制目前有以下几种解释：①胶质瘤中血管内皮细胞和成纤维细胞高度增生，当这些间胚叶成分呈肿瘤性增生且与胶质瘤混合时，则呈现胶质肉瘤的结构；②胶质瘤侵犯或刺激邻近脑膜，引起脑膜纤维组织增生及肉瘤变（即诱导学说）；③脑内原发性肉瘤与其周围由反应性胶质细胞增生并进一步形成的胶质瘤混合而成；④肉瘤与胶质瘤分别发生后混合在一起（碰撞学说）；⑤近来有人提出其肉瘤成分可由血管周围间叶组织去分化所致；⑥也有人认为来源于颅内多潜能干细胞，是该细胞向多种方向分化的结果；⑦最新研究表明，患者的部分基因先发生了改变，之后才有肿瘤的进一步发生发展。目前大多数学者认同胶质肉瘤是胶质细胞瘤中血管结缔组织肉瘤变而进一步发展形成所致。

【影像检查方法】

MRI 是胶质肉瘤评估的首选影像学检查方法，常规使用的检查序列包括：T_1WI、T_2WI、FLAIR、DWI，可以诊断及评估肿瘤的有无、位置及肿瘤的毗邻关系，以指导手术治疗。

【影像表现】

1. CT　病灶常较大，形态不规则，分叶状，呈囊实性，囊腔偏向一侧，囊壁明显厚薄不均为胶质肉瘤的特点，病灶周围水肿明显。增强后病灶不均匀强化，部分实质成分明显强化，部分轻度强化，轻中度强化部分为肉瘤成分。病灶内可见多发“条状栅栏样”强化。

2. MRI　脑胶质肉瘤表现多种多样（图 7-2-7），特征性表现是不规则团块状混杂信号，增强后可见病灶不均匀明显强化。其次，MRI 也可表现为不规则团块状等 T_1 稍长 T_2 信号影，但瘤内未见囊变、坏死信号，病灶周边可见环状水肿，增强后病灶明显均匀性强化。另外，还可以表现为等 T_1、等 T_2 信号影，周围可见大片状长 T_1、长 T_2 信号水肿区，增强后病灶呈条带状明显强化伴局部脑膜强化，极易误诊为转移瘤和炎性病变。最为少见的 MRI 表现类似脑脓肿，MRI 为等 T_1、长 T_2 类圆形病灶，其内可见更长 T_2 信号，增强后呈厚壁不规则环形强化。

胶质肉瘤累及脑膜或大脑镰时，MRI 上表现为脑膜明显增厚、强化，当出现“脑膜尾”征时，此征象可作为胶质肉瘤与胶质母细胞瘤的鉴别点。病灶侵犯邻近颅骨可导致邻近骨质破坏。

【诊断与鉴别诊断】

典型的胶质肉瘤发病年龄较大，MRI 表现复杂多样，常为囊实性，囊壁明显厚薄不均为胶质肉瘤的特点，局部可见壁结节，多数可见多发条状栅栏样强化。胶质肉瘤更容易发生颅内外转移，颅外转移多位于肺、肝、肾上腺等处。胶质肉瘤主要与以下疾病相鉴别：

1. 脑膜瘤　发生于大脑凸面或大脑镰旁的胶质肉瘤，若局部与硬脑膜或大脑镰关系密切、且表现缺乏特异性时，易与脑膜瘤相混淆。此时脑膜尾征有一定鉴别诊断意义。

2. 淋巴瘤　属小圆细胞类肿瘤，未经治疗很少坏死，边界尚清，增强后明显均匀强化；而胶质肉瘤多有不同程度坏死，增强扫描不均匀强化、环状强化，瘤周水肿程度轻重不等。

3. 室管膜瘤　多呈良性过程，病程长，有两个发病高峰，分别为 5 岁前和 40 岁左右；儿童好发于脑室内，尤以四脑室好发；T_1WI 呈稍低信号，T_2WI 呈高信号，坏死囊变常见，增强扫描呈不均匀强化、环状强化。根据发病年龄、病程及发病部位可加以鉴别。

4. 毛细胞型星形细胞瘤　常见于儿童和青少年、以小脑最多，而成年人多见于大脑半球，呈良性生物学行为。MRI 多表现为囊实性，可见壁结节，增强后壁结节及实性部分明显强化，囊壁强化或不强化，且囊壁强化者少见，瘤周一般无水肿。

5. 转移瘤　常多发，单发转移瘤表现形式多样，部分类似于胶质肉瘤，鉴别诊断困难，需结合临床病史；若有原发肿瘤史，则多考虑转移瘤。

【影像学研究进展】

DWI 可用于评估肿瘤细胞的密度，DTI 可以评估肿瘤对相邻白质区域的受压推移变化，胶质肉瘤在 DTI 上表现为患侧纤维束中断破坏，提示 DTI 可鉴别低级别胶质瘤和高级别胶质瘤，低级别胶质瘤多表现为受压移位，高级别胶质瘤多表现为白质纤维束的中断和破坏。在显示肿瘤微血供方面，SWI 有很高的敏感性。MRS 表现为 Cho 峰及 Cr 峰升高，NAA 峰降低，在一定程度上有助于肿瘤的鉴别诊断。

（二）巨细胞型胶质母细胞瘤

【概述】

巨细胞型胶质母细胞瘤（giant cell glioblastoma）为胶质母细胞瘤的一种少见亚型，发生率不足脑内肿瘤的 1% 及胶质母细胞瘤的 5%，其临床及影像特点与经典的胶质母细胞瘤略有差别。该病变好发于中老年人，但比多形性胶质母细胞瘤发病年龄轻，约 6% 的病例发生于 10 岁以下，约 9% 的病例发生于 20 岁以下，约 35% 的病例发生

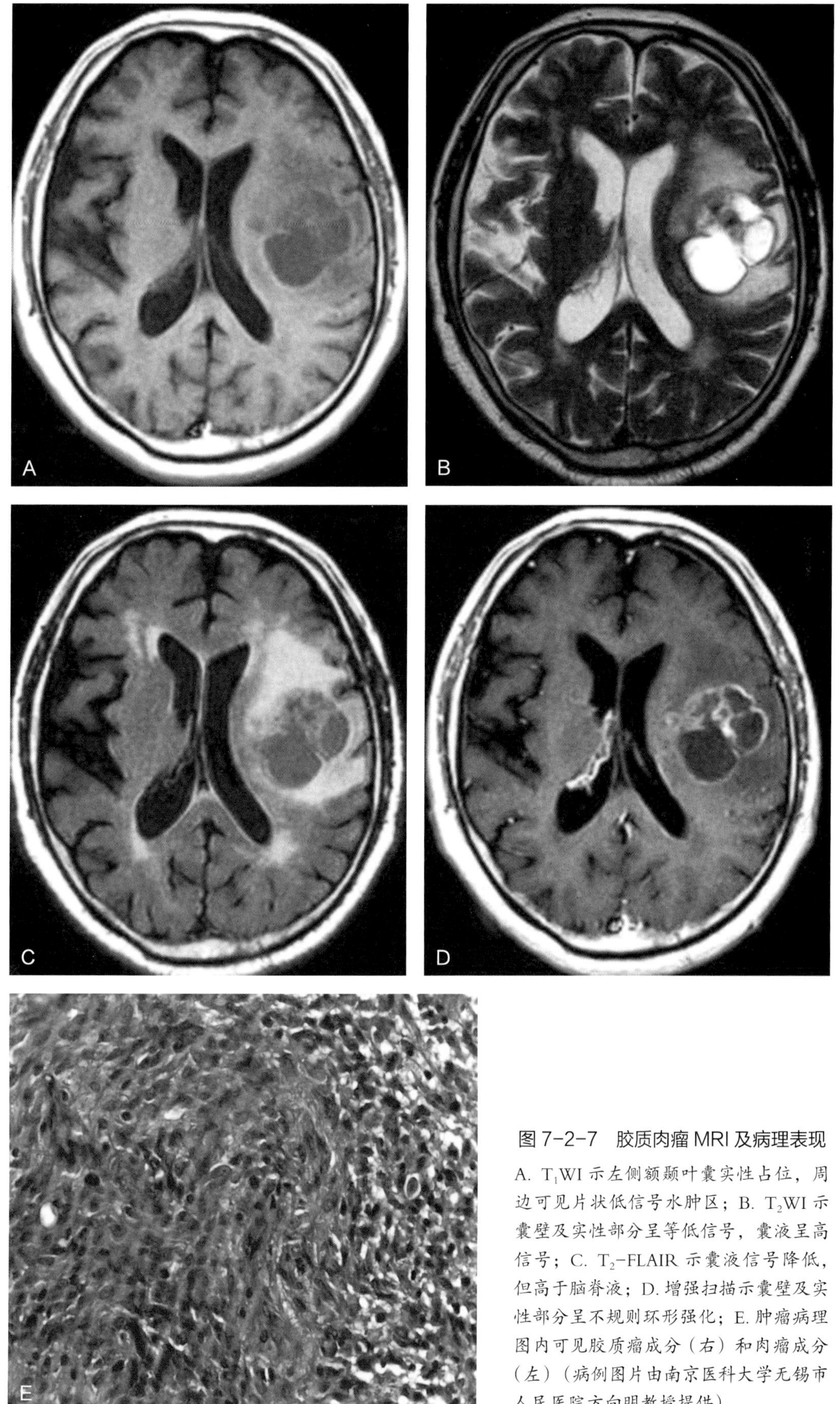

图 7-2-7　胶质肉瘤 MRI 及病理表现

A. T_1WI 示左侧额颞叶囊实性占位，周边可见片状低信号水肿区；B. T_2WI 示囊壁及实性部分呈等低信号，囊液呈高信号；C. T_2-FLAIR 示囊液信号降低，但高于脑脊液；D. 增强扫描示囊壁及实性部分呈不规则环形强化；E. 肿瘤病理图内可见胶质瘤成分（右）和肉瘤成分（左）（病例图片由南京医科大学无锡市人民医院方向明教授提供）

于40岁以下，总平均发病年龄约42岁。男女发病之比为1∶1.6。

1913年首先由Meye等报道并命名。由于镜下观察含有丰富的网状纤维及血管分支，有学者曾认为巨细胞型胶质母细胞瘤是一种起源于大脑血管的间质肿瘤，并将其分为两型，一型是缺乏典型巨细胞的胶质母细胞瘤，另一型是由细胞直径>400μm的典型巨细胞构成的肉瘤。而后来有学者依据在瘤体内见到类似星形细胞瘤或胶质母细胞瘤的成分，而把瘤体内多量的网状纤维认为是血管外膜细胞反应的产物，而不是肿瘤固有的结构。后来多数学者通过免疫组化的方法证实瘤细胞表达GFAP，提示其来源于星形细胞的本质。

【临床与病理】

发病部位常为颞叶和顶叶皮层下白质，其临床症状常以非特异性神经功能障碍为主，如头痛、恶心、呕吐、癫痫、性格改变及情绪异常等，病史通常较短，最严重的是颅内压增高症状，常由病变本身或脑水肿引起。其预后较经典胶质母细胞瘤更好，但如果肿瘤靠近脑室，易沿着脑脊液播散转移。

病理上不同于一般的胶质瘤，光镜下可见巨大的瘤细胞、小圆形瘤细胞及梭形瘤细胞，非退变的异型瘤巨细胞>50%，直径>500μm，伴其他形态的胶质瘤成分和间质成分。肿瘤细胞核大、有核分裂，巨细胞核常为角状，含有明显的核仁，瘤内可见缺血性坏死，瘤内血管丰富，可见增生小血管，甚至出现肿瘤细胞环绕血管分布的假菊形结构。瘤细胞周围有丰富的网状纤维及常伴淋巴细胞浸润的特点。

免疫组化染色GFAP标记物在巨细胞型胶质母细胞瘤中呈灶状分布，Ki-67的表达为10%~30%，核分裂象多见，细胞增殖活性较高，生长指数平均值为15%~20%。小的未分化的梭形细胞常增生活跃，CD34表达少见，CD34的表达量与肿瘤细胞分化呈正比。

【影像检查方法】

MRI是评估巨细胞型胶质母细胞瘤的首选影像学检查方法，常规使用的检查序列包括：T_1WI、T_2WI或T_2-FLAIR、DWI，可以诊断及评估肿瘤的有无、定位信息及一定程度上的定性信息，以指导神经外科手术治疗。不同序列综合应用可用来帮助判断肿瘤内的成分，进而判断肿瘤的良恶性及手术切除范围。MRI增强检查可显示肿瘤实质部分、肿瘤周边的毗邻关系及未强化的水肿范围。

【影像表现】

巨细胞型胶质母细胞瘤发生于大脑半球表浅部位，以颞、顶叶皮层下多见。肿瘤境界清楚，通常与周围脑实质分界清晰。瘤体可通过白质纤维束累及对侧大脑半球，也曾有报道发生于脑室者。增强示肿瘤边界清楚，这可能与瘤体内含有较多的网状纤维有关。瘤体边界清楚及瘤周水肿较轻是巨细胞胶质母细胞瘤的一个显著影像学特点，可能与其瘤周侵袭性的典型高级别胶质瘤成分较少有关。

肿瘤瘤体内富含大量新生血管，增强示病变中央坏死区域不强化，周边实性组织环状强化。肿瘤细胞高度间变和不成熟性血管、新生血管结构不良、血栓形成等导致组织坏死，也可出现出血与囊变，在CT上表现高密度出血及低密度囊变，MRI表现为长T_1、长T_2囊变信号，以及混杂出血信号。

肿瘤可呈囊实性混杂信号，T_1WI呈低或混杂信号，T_2WI呈高或混杂信号，强化明显（图7-2-8）。瘤周水肿轻微，与常见的典型高级别脑胶质瘤的指状水肿不同。该肿瘤多为单发，多发者少见，多发肿瘤的发病机制尚不明确，多数学者以多灶性脑胶质瘤来解释，即肿瘤沿脑白质纤维束或脑脊液播散形成。SWI可见新生的迂曲血管影。

【诊断与鉴别诊断】

巨细胞型胶质母细胞瘤好发于中老年人，但比经典胶质母细胞瘤发病年龄更轻。肿瘤多为单发，发生于大脑半球表浅部位，以颞、顶叶皮层下多见。病史通常较短，瘤体边界清楚及瘤周水肿较轻是巨细胞胶质母细胞瘤的一个显著影像学特点。巨细胞型胶质母细胞瘤主要与以下疾病相鉴别：

1. 多形性胶质母细胞瘤及间变性星形细胞瘤 发病年龄偏大，病灶多位于脑白质内，较巨细胞型胶质母细胞瘤位置更深，MRI多表现为大范围的混杂信号肿块，坏死囊变及出血多见，瘤体边界不清，伴有中重度的水肿及占位效应，预后差。

2. 转移瘤 绝大部分具有原发病灶，以灰白质交界处好发，病灶周围水肿明显，增强扫描呈均匀结节样或环状强化。

3. 脑膜瘤 属脑外肿瘤，多与硬膜关系密切，以宽基底贴于脑膜，周围可见脑脊液环绕的脑外肿瘤征象，增强可见“脑膜尾征”，部分肿瘤可见邻近骨质的破坏。肿瘤坏死囊变较巨细胞型胶质母细胞瘤少。

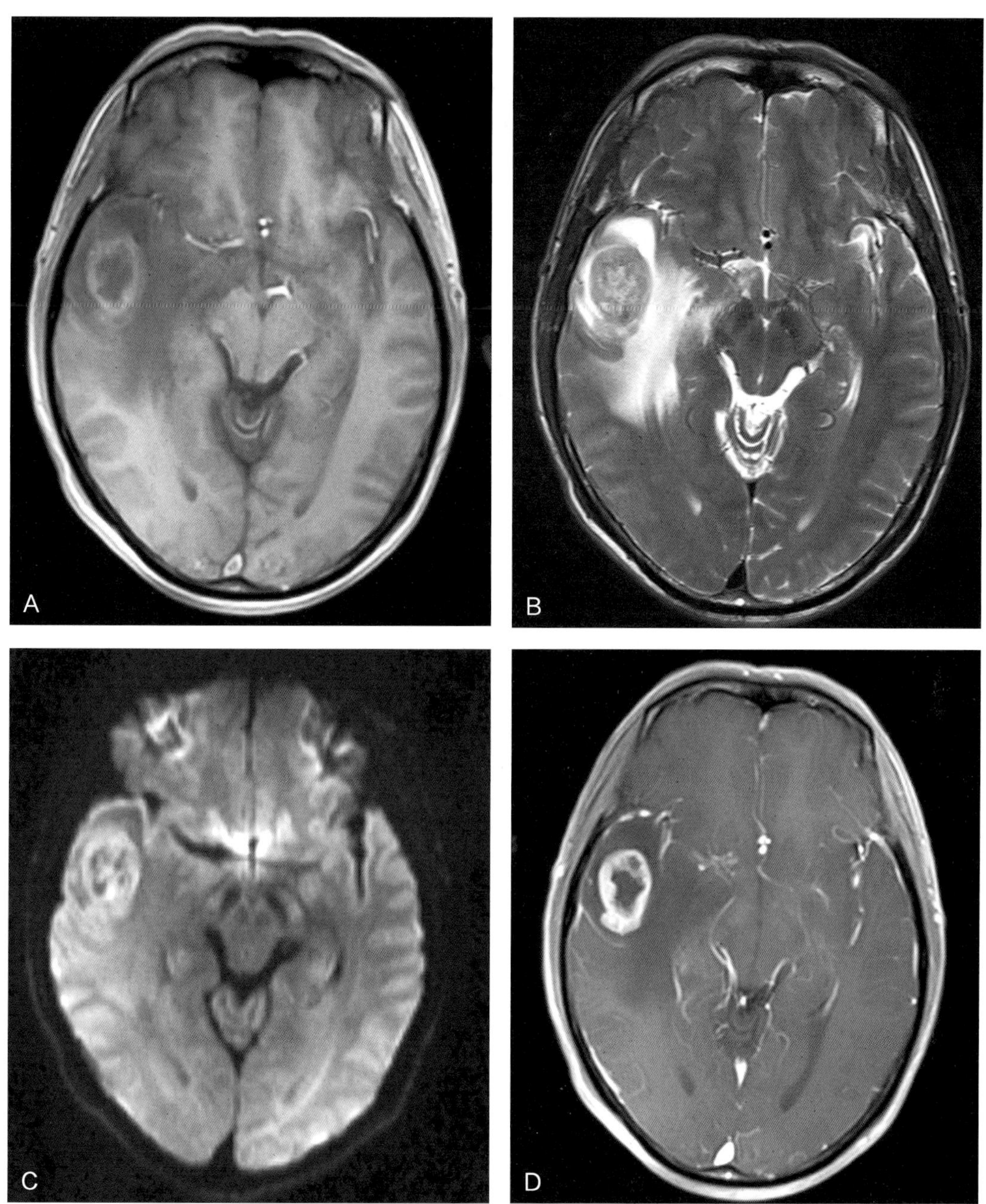

图 7-2-8 巨细胞胶质母细胞瘤（WHO Ⅳ级）MRI 表现

男性，52 岁。头痛半月余。MRI 示右颞叶类圆形厚壁囊实性占位，周围水肿明显。A. T_1WI 上实性部分呈等信号，囊性部分呈低信号；B. T_2WI 上实性部分呈等信号，囊性部分呈高信号；C. DWI 上实性部分呈高信号，囊性部分呈低信号；D. 增强 T_1WI，肿块呈明显不规则环状强化（病例图片由东部战区总医院医学影像科张志强教授提供）

4. 多形性黄色瘤型星形细胞瘤　两者临床和病理表现相似，均由混杂着瘤巨细胞的梭形细胞组成，均表达 GFAP，但多形性黄色瘤型星形细胞瘤发病年龄较低，多见于儿童和青少年。部位较浅表，多为紧贴脑膜及大脑表面，一般无水肿。镜下多形性黄色瘤型星形细胞瘤可见泡沫样瘤细胞，核分裂象无或少，坏死少见，Ki-67 表达指数很低，大多数预后相对较好。多形性黄色瘤型星形细胞瘤中神经丝蛋白（neurofilament protein，NFP）、神经元核抗原（Neu-N）及突触素（synaptophysin，Syn）表达更广泛，遗传学研究表明 9q 的杂合性缺失是多形性黄色瘤型星形细胞瘤重要的遗传学改变。

5. 胶质肉瘤　两者均为胶质母细胞瘤的亚型。病理组织中，胶质肉瘤由胶质母细胞瘤和纤维肉瘤成分混杂分布，但二者较易分辨。诊断胶质肉瘤的条件是胶质母细胞瘤组织中需存在肿瘤性间叶组织成分和网状纤维，并在胶质瘤成分中显示 GFAP 阳性，影像学难以鉴别。

6. 恶性神经节细胞胶质瘤 该瘤胶质成分也可呈巨细胞型胶质母细胞瘤改变，出现多少不等的瘤巨细胞，但免疫组织化学显示巨细胞型胶质母细胞瘤中 GFAP 阳性，而后者显示 NFP 和神经元特异性烯醇化酶（neuron-specific enolase，NSE）阳性，可予以鉴别。影像学可根据二者发病的位置予以鉴别。

【影像学研究进展】

有学者认为肿瘤组织 DWI 信号强度主要取决于肿瘤细胞的结构，瘤细胞核质比例大、细胞结构紧密就会使水分子扩散受限，DWI 信号就较高，而细胞微环境间质内水含量的增加将会使 DWI 信号降低。恶性胶质瘤的瘤细胞沿神经束及血管向周围扩散，因此巨细胞型胶质母细胞瘤瘤周水肿区域内含有较多的瘤细胞成分，其水分子的扩散运动及自由水含量应轻度受限。

在显示微出血以及肿瘤的微血管方面，SWI 有很高的敏感性。DTI 可评估肿瘤对相邻白质区域的受压推移变化，使手术可以尽量保留患者的重要白质纤维束，提高患者的术后生活质量。MRS 可用于活体内检测肿瘤的成分，在一定程度上帮助与其他颅内肿瘤进行鉴别。PWI 也可用于评估肿瘤的血流灌注情况，辅助肿瘤的鉴别诊断。

（三）上皮样胶质母细胞瘤

【概述】

上皮样胶质母细胞瘤（epithelioid glioblastoma）好发于青年人或儿童的大脑表面或间脑，呈侵袭性生长，生存期短。该肿瘤一般发病年龄 <30 岁，可发生于各个脑叶，以颞叶、额叶及间脑较为常见。肿瘤呈侵袭性进展病程，易出现瘤内出血及脑脊液播散。上皮样胶质母细胞瘤除了其特殊基因表型和组织学特征外，其特殊的临床意义在于该亚型的预后极差，生存期短于经典型胶质母细胞瘤，成人中位生存期约 6.3 个月，儿童中位生存期约 5.6 个月。

【临床与病理】

镜下由实性“黑色素瘤样”嗜伊红宽胞质的上皮样细胞组成，部分为横纹肌样细胞构成，伴显著的核分裂象、血管内皮细胞增生及坏死。上皮样胶质母细胞瘤没有 *IDH1*/*IDH2* 基因突变，但 50% 左右的病例会有 *BRAF* V600E 基因突变。免疫组化标记瘤细胞 Vimentin 和 S-100 阳性，GFAP 蛋白、结蛋白（desmin）、平滑肌肌动蛋白（smooth muscle actin，SMA）以及广谱细胞角蛋白（pan-cytokeratin，CKpan）等表达阴性。

肿瘤起源尚不清，基于 IDH 呈野生型及无 *ATRX* 基因突变，认为该肿瘤多是原发性胶质母细胞瘤的一种亚型，部分报道可由多形性黄色瘤型星形细胞瘤恶变而来。

【影像检查方法】

MRI 是评估上皮样胶质母细胞瘤的首选影像学检查方法，常规使用的检查序列包括：T_1WI、T_2WI 或 T_2-FLAIR、DWI，可以诊断及评估肿瘤的有无、位置及肿瘤的毗邻关系，以指导手术治疗入路的选择，不同序列的选择有助于帮助判断肿瘤内的成分，比如长 T_1、长 T_2 信号代表的囊变坏死区，随时间变化信号改变不同的出血区。

【影像表现】

影像学表现与经典的胶质母细胞瘤无明显差别，主要依靠病理学的镜下表现及免疫组化表现进行鉴别。

1. CT 肿瘤呈边界不清的混杂密度影，瘤内常见出血所致的高密度或囊变、坏死。肿瘤跨胼胝体生长至对侧大脑半球时，可见“蝴蝶征”，肿瘤水肿以及占位效应明显。

2. MRI 在一定程度上能够很好反映肿瘤的病理改变，T_1WI 呈不均匀等低信号，多合并坏死、囊变或出血。T_2WI 呈混杂高信号，中心坏死区为高信号，肿瘤生长区周围呈等信号，部分病变与瘤周水肿分界不清，肿瘤内异常血管增生形成迂曲线样“流空”影。增强扫描肿瘤边缘呈明显强化，可呈“花环”样、不规则环形、岛形或螺旋形强化（图 7-2-9）。囊变和坏死区周围肿瘤实质呈特征性“假栅栏征”，即圆形、椭圆形未强化区散在分布在强化区内，类似乳突蜂窝小房。灌注成像显示病灶周围和病灶内有多处高灌注区，提示瘤内有大量血管生成。

【诊断与鉴别诊断】

上皮样胶质母细胞瘤好发于青年人或儿童的大脑表面或间脑，发病年龄常在 30 岁以下，呈侵袭性生长，生存期短，可见于各个脑叶，以颞叶、额叶及间脑常见。肿瘤呈侵袭性进展病程，易出现瘤内出血及脑脊液播散，基因检测可发现 *BRAF* V600E 突变。

影像学上常表现为脑实质内占位性病变，呈混杂信号或混杂密度，可见囊变及出血区，瘤周可见大片水肿区。增强扫描常呈“花环”样、不

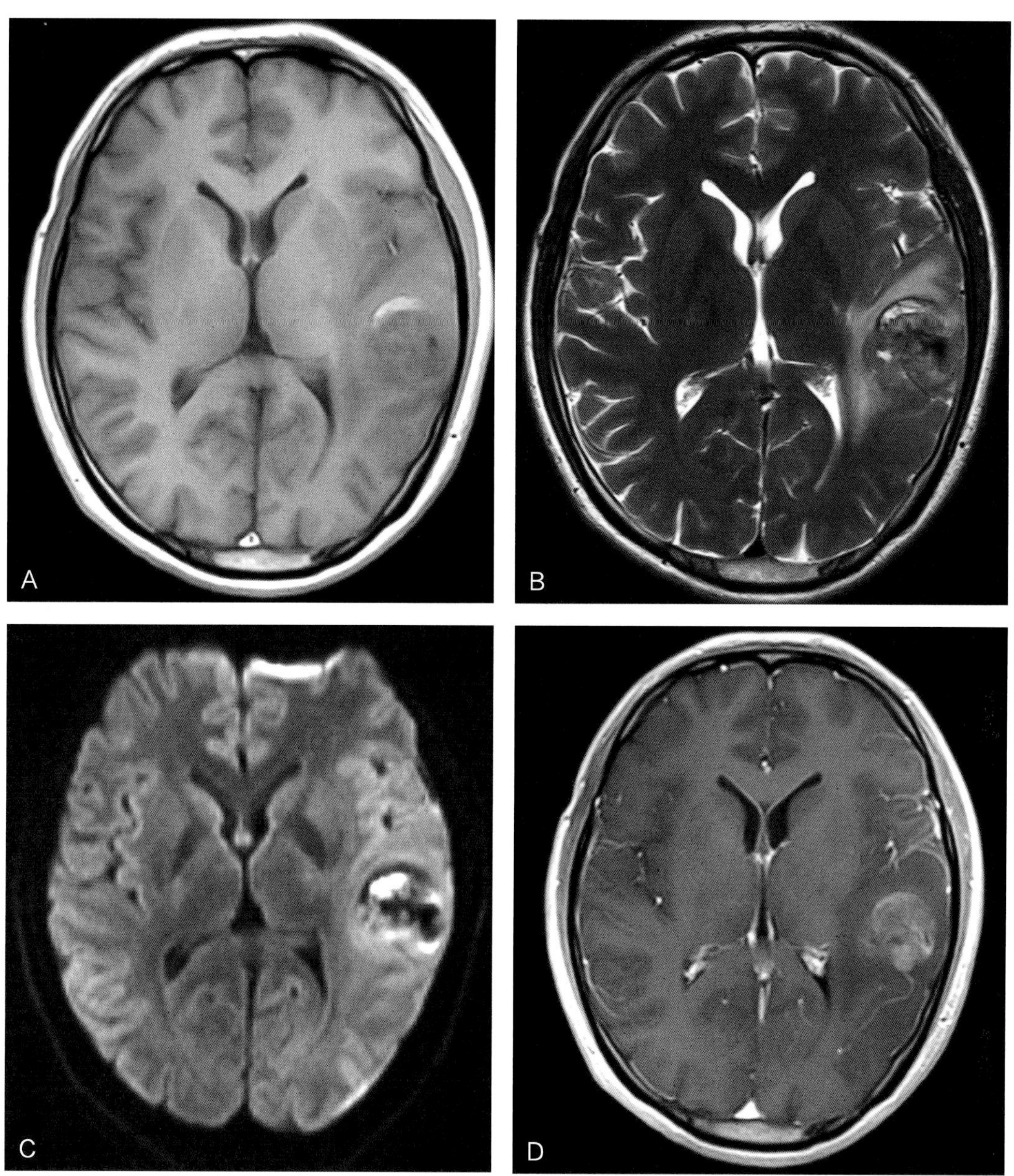

图 7-2-9　上皮样胶质母细胞瘤（WHO Ⅳ级）MRI 表现

男，30 岁，双侧太阳穴抽搐感 3~4 天，伴恶心、全身乏力。MRI 示左颞叶不规则占位，伴局部囊变及出血信号。A. T_1WI 上病变以低信号为主，前部见片状高信号；B. T_2WI 上呈高低混杂信号；C. DWI 上病变内可见不规则低信号；D. 增强 T_1WI，实性成分明显强化（病例图片由东部战区总医院张志强教授提供）

规则环形、岛形或螺旋形强化。上皮样胶质母细胞主要与以下疾病相鉴别：

1. **多形性黄色瘤型星形细胞瘤**　好发于年轻人及儿童，瘤细胞形状怪异、网状纤维丰富、常伴淋巴细胞浸润，泡沫样的瘤细胞绝大多数无核分裂象，预后较好。

2. **胶质肉瘤**　必须确定出现肿瘤性间质成分及网状纤维，胶质成分具有典型胶质母细胞瘤的特点，肉瘤区域可见长梭形细胞排列成鱼刺样纤维肉瘤结构。发病年龄大有助于鉴别。

3. **巨细胞型胶质母细胞瘤**　肿瘤含较多巨怪形多核巨细胞，核常呈角状，核仁明显，非典型核分裂常见，可见胞质内包涵体，肿瘤细胞围绕血管分布形成不典型的假菊形团。

4. **脑转移瘤**　患者一般有原发病史，以灰白质交界处好发，病灶周围水肿明显，增强扫描呈均匀结节样或环状强化，可通过影像学、免疫组化等手段寻找原发灶。

【影像学研究进展】

在显示肿瘤的微出血方面，SWI 有很高的敏感性。DTI 可以评估肿瘤对相邻白质区域的受压推移变化，以指导手术进行尽可能保留患者的关键白质束，进而提高患者的生活质量。fMRI 可用于评估患者的各种脑功能区的受损情况。MRS 可用于活体内检测肿瘤的化学成分，NAA 明显降低，Cho 明显增高，可以帮助诊断及相关预后判断。PWI 可用于评估肿瘤的血流灌注情况，指导肿瘤的鉴别诊断及术后预后评估。

（王效春）

五、弥漫性中线胶质瘤

【概述】

弥漫性中线胶质瘤（diffuse midline gliomas）是 2016 年 WHO CNS 肿瘤分类新增的一种病理类型，是一组原发于儿童，偶见成年人，位于中线结构（丘脑、脑干及脊髓），呈弥漫浸润性生长的胶质瘤，伴有组蛋白 H3 K27M 的突变。这类肿瘤包括以往的弥漫内生型脑桥胶质瘤（diffuse intrinsic pontine gliomas，DIPGs）。此类肿瘤恶性度高，预后差，2 年生存率 <10%，WHO 分级为Ⅳ级。该肿瘤除见于脑桥、丘脑及脊髓外，也可见于脑室、胼胝体、下丘脑、松果体和小脑等部位，以脑桥和丘脑最为多见。大部分肿瘤平均诊断年龄为 7~11 岁，脑桥部位肿瘤发病年龄略早，约为 7 岁。

【临床与病理】

弥漫性中线胶质瘤的临床表现多变，发病部位不同，其临床表现亦不同。发生在脑桥者可出现典型“三联征”：脑神经损害（复视和面部不对称）、共济失调和长束体征，其症状出现的相对较急，常小于 1 个月。尽管部分患者症状轻微，但可在数月内进展。随着病情进展，肿瘤可压迫第四脑室，引起梗阻性脑积水。组织病理学上，绝大多数弥漫性中线胶质瘤为纤维型星形细胞瘤，具有高级别星形细胞瘤的坏死、血管增生及有丝分裂象增多的特征，低级别星形细胞瘤和毛细胞型星形细胞瘤比较少见。发生在丘脑的弥漫性中线胶质瘤主要表现为颅内压增高、中枢性尿崩、运动功能障碍、感觉功能障碍、视物功能障碍、不自主运动、癫痫和行为障碍等症状。由于脑干内布满重要神经核团和纤维，周围血管众多，且肿瘤呈浸润性生长，所以手术不能给患者带来好处，往往可能加重神经损伤。目前国际认可的标准治疗方案是传统的放射治疗，但治疗效果也仅限于暂时缓解症状。

国内外相关研究显示，*H3K27M* 错义突变是弥漫性中线胶质瘤独特的基因突变模式。组蛋白 H3.3 特定位点的突变 H3K27M 导致氨基酸的改变与中线结构胶质瘤发生密切相关，且具有明显弥漫性生长的特点，恶性程度高。人组蛋白 H3 主要有 5 种变体，分别为 H3.1、H3.2、H3.3、着丝粒蛋白 -A（centromere protein A，CENP-A）和睾丸特异性蛋白 H3t 等，它们行使着不同的功能。H3.3 主要通过表观调节影响基因表达，并参与多个生物学过程包括增殖、分化、减数分裂和细胞核重编程等。H3K27M 突变可引起 H3K27 低甲基化，影响基因转录稳定性，从而引起或促进癌症的发生与发展。此外，H3K27M 还可与甲基转移酶 EZH2 相互作用而抑制多梳抑制复合物 2（polycomb repressive complex 2，PRC2）的活性，导致 H3K27me3 含量的进一步降低。而 PRC2 功能异常被认为是胶质瘤发生的重要原因之一。弥漫性中线胶质瘤除了频发的 H3K27M 突变外，还存在其他分子的突变，如 ATRX-DAXX、TP53、BRAF、IDH1、EGFR。以上分子在中线结构胶质瘤中有不同程度的突变，但在不同部位突变情况会有所区别。H3K27M 突变在弥漫性中线胶质瘤中的发现，为该类胶质瘤在分子分型诊断上提供了依据，为进一步研究奠定了基础。

【影像检查方法】

CT 在脑胶质瘤的诊断中价值有限，MR 具有较高的软组织分辨率，在确定脑肿瘤部位、大小、数目、形态、内部结构、周围组织侵犯以及继发的颅内改变等方面具有明显的优势，是评估弥漫性中线胶质瘤的首选影像学检查方法。常规检查序列包括：T_1WI、T_2WI 或 T_2-FLAIR、DWI，增强扫描等。DTI、MRS、PWI 等 MRI 新技术可以量化评估肿瘤的脑损害。

【影像表现】

弥漫性中线胶质瘤的影像学表现多变，发生在不同部位的胶质瘤其影像学表现不同。弥漫性内生型脑干胶质瘤是儿童最常见脑干胶质瘤，CT 平扫常表现为膨胀性的低密度肿块，脑干周围脑池变窄、变形或闭塞，四脑室受压移位。MRI 常表现为脑桥或延髓腹侧的弥漫浸润性增大，超过脑桥的 50%，边界模糊。T_1WI 呈等或低信号，T_2WI 及 T_2-FLAIR 呈明显高信号，信号较均匀，罕见坏死、囊变及出血。肿瘤多无弥散受限，DWI 呈等或低信号，ADC 图像为高信号，少数 DWI 可表现为高信号。增强扫描多无强化或轻度强化，少数可见明显强化或环形强化（图 7-2-10），有研究

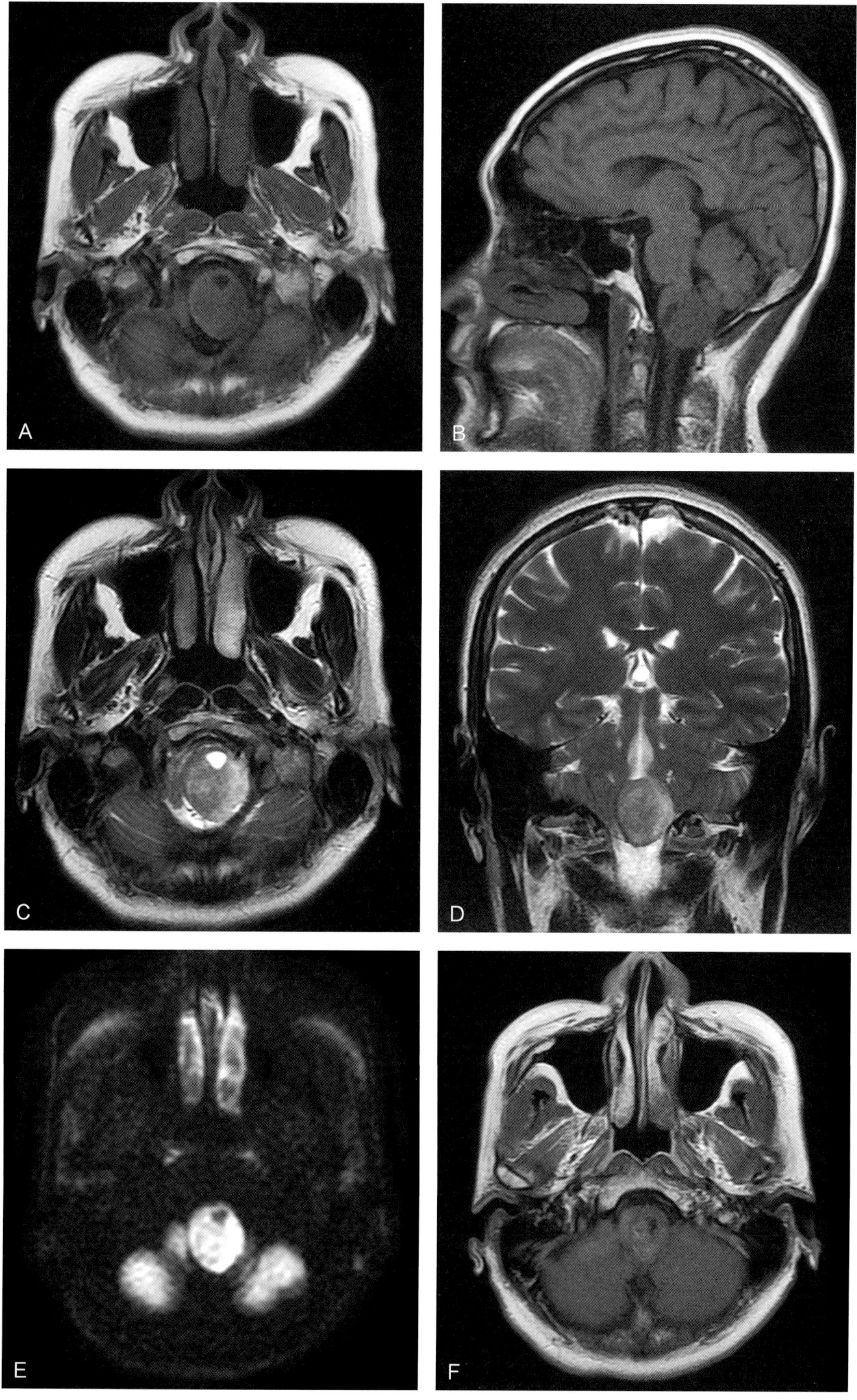
A
B
C
D
E
F

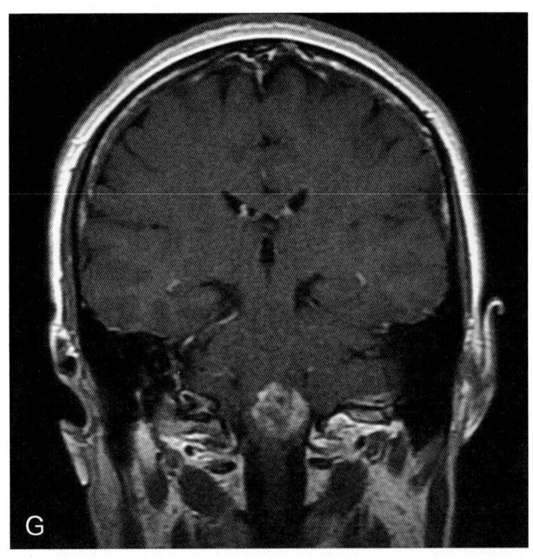

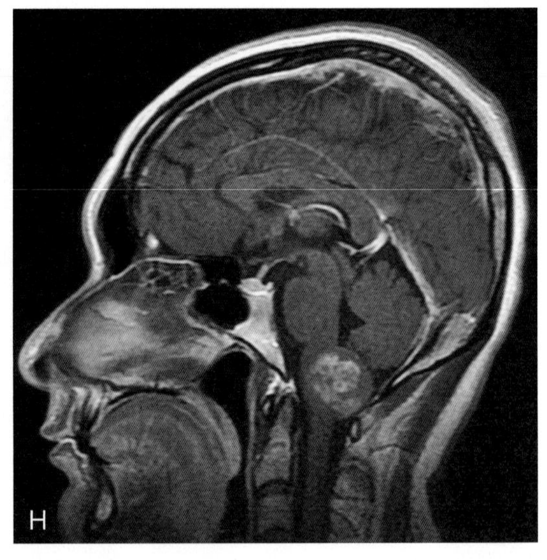

图 7-2-10 弥漫性中线胶质瘤 MRI 表现

女，36 岁，颈部间断性疼痛 8 个月余，伴左侧肢体麻木。MRI 示延髓肿块，其内见局限性囊变区，邻近结构受压。A、B. T_1WI 上呈稍低信号；C、D. T_2WI 上呈稍高信号；E. DWI 上呈稍高信号；F~H. 增强 T_1WI，肿块明显不均匀强化（病例图片由天津医科大学总医院医学影像科提供）

者认为环形强化或强化程度增高预示着不良预后。肿瘤呈浸润性生长，可向脑桥、中脑及延髓扩展，还可浸润小脑脚。肿瘤常向桥前池外生性生长，并常侵犯或包绕基底动脉。

发生在丘脑的弥漫性胶质瘤体积一般较大，呈膨胀性生长，CT 平扫呈稍低密度或低密度，肿瘤内可有钙化。T_1WI 表现为等信号、低信号或等低混杂信号，T_2WI 呈高信号或等高混杂信号，肿瘤内小囊变较常见，明显囊变和出血少见，肿瘤周围通常无明显水肿，增强扫描多无明显强化，少数可强化明显或不均质强化，与肿瘤内发生的小囊变有关，肿瘤可向鞍内及鞍上生长。发生在脑桥及丘脑的中线胶质瘤其侵袭模式多为局部浸润（图 7-2-11）。

发生在颈髓伴有 H3 K27M 突变的胶质瘤常表现为脊髓弥漫性增粗，信号较均匀，呈长 T_1、长 T_2 信号，增强扫描呈均匀强化，其侵袭模式为脑脊液播散，并且早期即可发生远处转移及脑转移。

【诊断及鉴别诊断】

儿童及青少年患者，发生在中线部位的肿瘤，尤其是位于脑桥及丘脑，出现典型临床症状，如脑神经损害、共济失调及长束体征等应考虑弥漫性中线胶质瘤的可能。典型的影像表现为脑桥及丘脑膨胀性生长，与周围组织分界不清的肿瘤性病变，瘤体信号较均匀，呈长 T_1、长 T_2 信号，多无弥散受限或轻度弥散受限，增强扫描多无强化或呈轻度强化。基因检测伴有 *H3 K27M* 突变。弥漫性中线胶质瘤主要与以下疾病相鉴别：

1. 渗透性脱髓鞘综合征 是一种特殊的脱髓鞘疾病，病变可累及中枢神经系统多个部位，根据发病部位不同，分为脑桥中央髓鞘溶解症（central potine myelinolysis，CPM）和脑桥外髓鞘溶解症（extrapotine myelinolysis，EPM）。CPM 表现为对称性累及脑桥中央，EPM 累及脑桥以外的区域，如基底节、丘脑、小脑、皮质下白质等部位，二者可单独发生也可合并发生。渗透性脱髓鞘综合征的病因多为快速纠正低钠血症后，尤其是伴有慢性酒精中毒、器官移植、长期营养不良、恶性肿瘤、糖尿病酮症酸中毒等慢性消耗性疾病的患者。在 CT 上表现为脑桥中央或脑桥外病灶处的低密度影，MR 表现为对称性长 T_1、长 T_2 信号影，病灶呈“蝙蝠翅”样，FLAIR 显示更清楚，增强扫描多无强化，少数可见明显强化。渗透性脱髓鞘综合征在影像学检查上存在“延迟效应”，MRI 往往在临床表现出现 1~2 周后才显示病变。结合临床病史及特殊的影像学表现，可对本病进行诊断。

2. 急性播散性脑脊髓炎 为一种较常见的脑脊髓弥漫性炎症脱髓鞘疾病，常发生于感染或疫

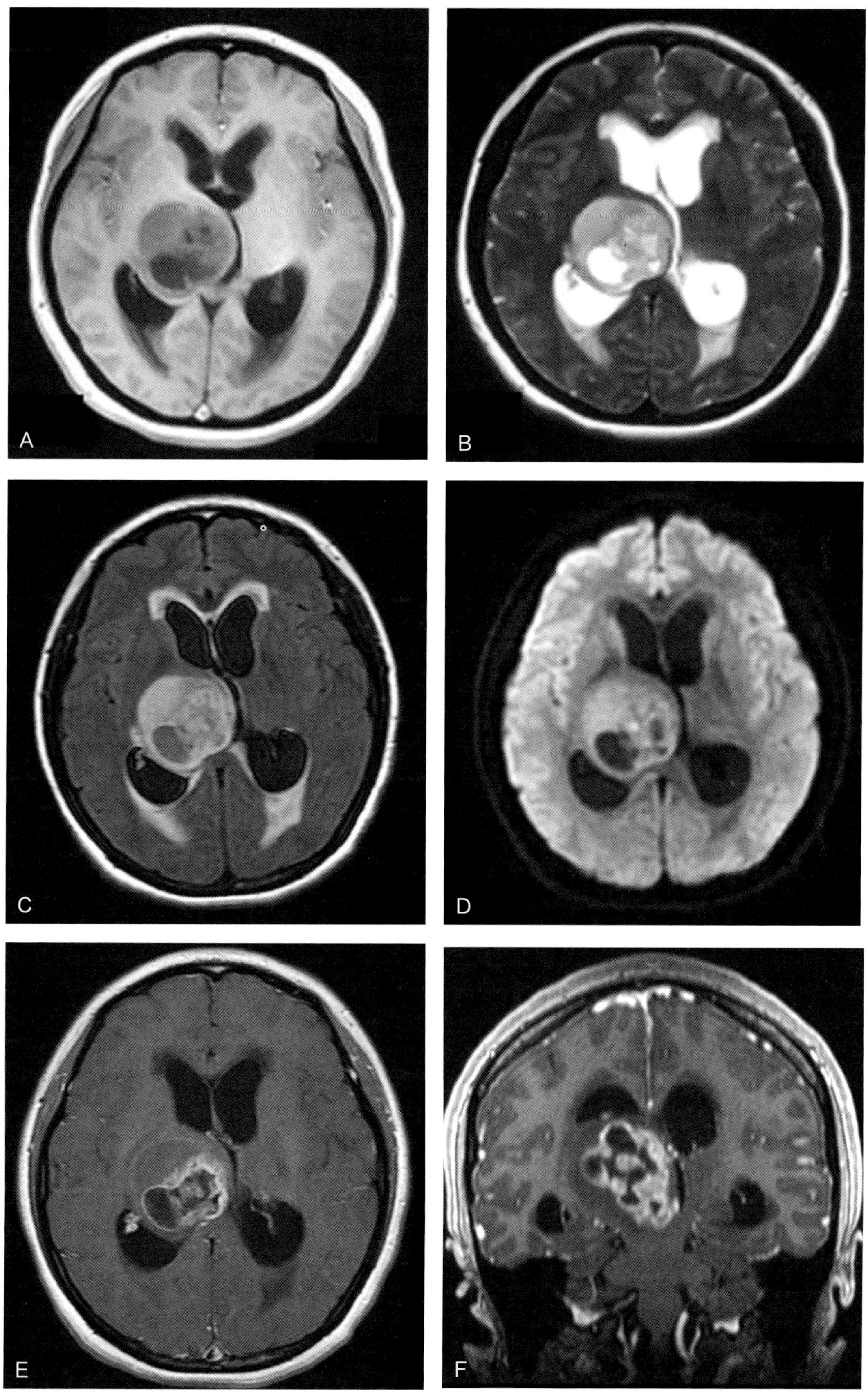
A
B
C
D
E
F

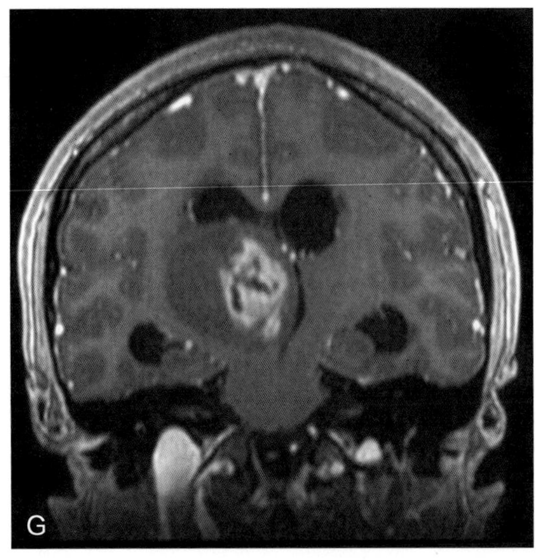

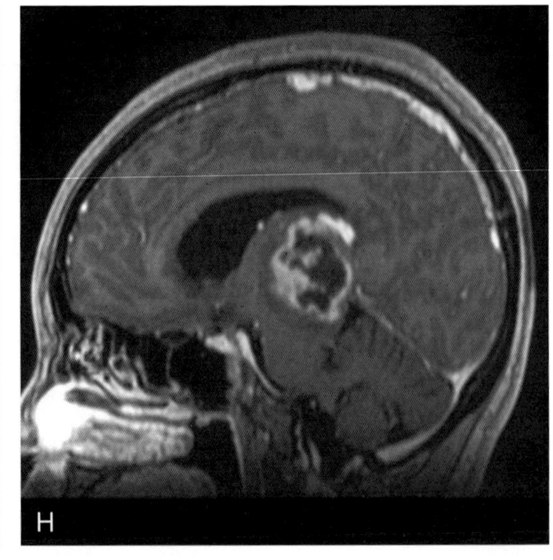

图 7-2-11 弥漫性中线胶质瘤 MRI 表现

女，28 岁，间断呕吐 4 个月余，头痛、走路不稳 1 周。右侧丘脑 / 中脑区见类圆形囊实性肿块，邻近结构受压，可见脑积水及脑室周围间质水肿。A. T_1WI 上实性部分呈稍低信号，囊性部分呈等至低信号；B. T_2WI 上实性部分呈稍高信号，囊性部分呈稍高至高信号；C. T_2-FLAIR 上实性部分呈稍高信号，囊性部分呈低至稍高信号；D. DWI 上实性部分呈稍高信号，囊性部分呈低至稍高信号；E~H. 增强 T_1WI，肿块实性部分明显强化，囊性部分无强化。免疫组化染色：H3K27M（++）（病例图片由天津医科大学总医院医学影像科提供）

苗接种后。可发生于任何年龄，但多见于儿童及青年。病变可同时累及基底节、丘脑、脑干及小脑，病灶常多发，急性期 CT 呈低密度，MR 呈长 T_1、长 T_2 信号，DWI 表现为高信号，增强扫描呈显著强化，慢性期表现为脑萎缩。根据病灶数目、形态、信号特点及临床病史可进行诊断。

【影像学研究进展】

1. DTI　可以较常规 MRI 序列更早的探测到肿瘤外周的浸润，部分研究显示，在弥漫性脑桥胶质瘤早期，在脑干的白质纤维束仅表现为移位，随着疾病进展，白质纤维束可被完全破坏中断。

2. MRS　胶质瘤由异常增殖的胶质细胞形成，MRS 表现为 NAA 峰值下降、Cho 峰值升高，NAA/Cr 比值下降，Cho/NAA、Cho/Cr 值升高。有研究认为 Cho/NAA 比值具有预后价值，并且可以提示高危状态。Cho 比率越高，肿瘤的级别及侵袭性越高。

3. PWI　可以提供弥漫性脑桥胶质瘤的血流动力学参数和血管分布，用来区分高、低级别肿瘤，并可以鉴别肿瘤局部复发、放射性脑坏死及其他治疗后改变。有研究表明肿瘤局部的高灌注与增生血管相关，提示局部潜在恶变的可能。在弥漫内生型脑桥胶质瘤中，识别这些局部恶变的区域可以指导立体定向活检，同时也可监测肿瘤治疗后的反应。

4. PET　在肿瘤成像中常被用来评估肿瘤的代谢活动。有研究者发现肿瘤高代谢提示恶性程度高，更倾向于胶质母细胞瘤。运用 PET 指导立体定向活检可以显著提高儿童脑干肿瘤的诊断准确率。另外，有研究表明弥漫脑桥胶质瘤对 FDG 的摄取达到或者超过 50% 时，无进展生存率和总生存率相应降低，并发现与脑灰质相比，肿瘤的代谢活动增高提示低生存率。

（王效春）

六、少突胶质细胞瘤

【概述】

少突胶质细胞瘤（oligodendroglioma，OG）于 1929 年首次被定义为一种胶质瘤亚型，即肿瘤细胞形态学上类似于正常少突胶质细胞，是分化好的、缓慢生长但是呈弥漫性浸润的大脑皮层或皮层下肿瘤。最有可能起源于少突胶质细胞或不成熟的胶质干细胞。2016 年发布的 CNS 肿瘤分类标准首次推出了基于表型和基因型的联合诊断标准，引入 IDH 突变和 1p/19q 杂合子联合缺失状态的分子分型，将少突胶质细胞瘤分为少突胶质细胞瘤，IDH 突变型伴 1p/19q 杂合子联合缺失和少突胶质细胞瘤，NOS 型。

少突胶质细胞瘤占所有原发中枢神经系统肿瘤的2%~5%，所有胶质瘤的5%~20%。大约有一半的肿瘤为WHO Ⅱ级，其余为间变型或混合型肿瘤。少突胶质细胞瘤是一种成人的原发肿瘤，在儿童只占1%~5%。成人与儿童发病率比为8∶1，大部分发病年龄为35~55岁，发病高峰为40~45岁。男性比女性稍多见。

【临床与病理】

50%~80%患者有癫痫，1/3有偏瘫和感觉障碍，1/3有颅压增高征象，还可出现精神症状等。少突胶质细胞瘤进展缓慢，5年生存率为50%~75%，中位生存时间为10年。切除后局部复发比较常见，弥漫性脑脊液播散相对少见。不论组织学级别或基因状态，肿瘤大部分切除是首选治疗方式，手术可独立改善治疗结果。1p/19q等位基因联合缺失的少突胶质细胞瘤对化疗非常敏感，有着良好的预后。

病理改变：绝大部分少突胶质细胞瘤为生长缓慢、良性过程、无包膜浸润性生长的肿瘤，常表现为囊变、坏死和出血。结节样或块状钙化见于70%~90%的肿瘤。绝大部分少突胶质细胞瘤起源于灰白质交界区，85%~90%位于幕上，最常见的位置为额叶，占50%~65%，其次为顶叶、颞叶和枕叶。后颅窝和脊髓则相对少见。镜下可见肿瘤有典型的蜂巢样结构，有些区域细胞相对致密，而其他区域排列致密的细胞则成层样分布。均匀的圆形或卵圆形富含染色质的胞核周围环绕着明显富含水份的胞质而呈现晕征，表现出特征的煎蛋征，偶可见细胞有丝分裂，MIB-1<10%。可有稠密的分支状毛细血管，成“鸡爪样改变”。

IDH1突变在各种胶质瘤中均可见，IDH2突变则常发生于少突胶质细胞瘤，常伴随1p/19q缺失。2-HG作为IDH1/2突变的代谢物，可以作为其唯一的生物学标记。离体或在体MRS均能检测到2-HG峰，但由于信噪比及与其他代谢物峰（谷氨酰胺/谷氨酸）的重叠，进一步的技术改进和分析软件的开发是必要的。

少突胶质细胞瘤特征性分子标志物为1号染色体的短臂和19号染色体的长臂联合缺失，发生于60%~90%组织学上诊断的少突胶质细胞瘤。混合型少突星形细胞瘤也常见1p/19q缺失（30%~50%），但比少突胶质细胞瘤少见。少突胶质细胞瘤约有80%的病例发生IDH突变。1p/19q联合缺失，不仅具有诊断意义，而且还与预后及治疗疗效相关。同时发生IDH突变、1p/19q缺失即可诊断少突胶质细胞瘤。弥漫型胶质瘤出现星形细胞成分但却具有IDH突变和1p/19q缺失，应诊断为少突胶质细胞瘤IDH突变型伴1p/19q联合缺失；肿瘤镜下表现为少突胶质细胞形态但是具有IDH、ATRX和TP53突变，而没有1p/19q缺失，应诊断为弥漫型星形细胞瘤IDH突变型。少突胶质细胞瘤和间变型少突胶质细胞瘤的诊断需要*IDH*基因家族突变和1p/19q联合缺失证实。当IDH1 R132H免疫组化阳性突变缺乏时，需要进行IDH1 132密码子和IDH2 172密码子测序。当无检测能力或无确切的基因结果时，即使组织学上典型的少突胶质细胞瘤也应诊断为少突胶质细胞瘤NOS型。

【影像检查方法】

对于少突胶质细胞瘤的影像诊断，MRI和CT的表现是相互补充的。MRI在评价肿瘤的细节信息和皮层受侵方面占优势，而CT则对钙化敏感。对于初次诊断，MRI和CT有指导意义，PET则有助于肿瘤分级。对于随访来说，MRI可作为优选方法，包括平扫T_1WI、T_2WI和T_2-FLAIR、增强T_1WI、DWI和灌注成像，MRS有助于监测肿瘤有无进展。

【影像表现】

少突胶质细胞瘤影像学特点为圆形或卵圆形、边界欠清晰的肿块，典型病例累及皮层及皮层下白质。85%病例位于幕上，最常见于额叶（50%~65%），亦可累及颞叶、顶叶或者枕叶，后颅窝罕见。

1. X线 可显示肿瘤的钙化呈条带状或团絮状，现多摒弃不用。

2. CT 典型的少突胶质细胞瘤为低密度、混杂等低密度或密度不均匀的肿块，钙化是其特点，见于约70%的病例，可呈局限性点片状、条索状、不规则团块状、皮层脑回状钙化。肿瘤周边多呈轻度水肿，部分病例可有囊变。缓慢生长的肿瘤，常常位置比较表浅，以皮层为基底。大量出血或瘤周水肿相对少见。肿瘤强化程度可从无到中度强化，多数呈轻度强化。

3. MRI T_1WI为低或等信号肿块，T_2WI为不均匀高信号肿块，主要是钙化、囊变和极少量的不同时期出血的血液成分所造成的不均匀。约半数病例可见中度不均匀强化。典型病例常侵袭邻近皮层，出血、坏死少见。T_2-FLAIR能清晰显示皮层受累情况。T_2*WI 或 SWI，钙化区可见"开花效应"。DWI 扩散多不受限。MRS 见 Cho 峰中等程度升高，NAA 峰下降，脂峰/乳酸双峰缺乏可将其与间变性少突胶质细胞瘤鉴别开。少突胶质细胞瘤常表现局灶性 rCBV 增高，是 1p/19q 联合缺失的少突胶质细胞瘤的典型特点。少突胶质细胞瘤 rCBV 升高并不表示高级别的病理特点（图 7-2-12）。

4. 核医学表现 PET，FDG 摄取值与正常灰质相似，^{11}C 甲硫氨酸在少突胶质细胞瘤与间变性少突胶质细胞瘤摄取值明显不同。

【诊断与鉴别诊断】

少突胶质细胞瘤最常见于额叶（50%~65%），皮层或皮层下肿瘤伴部分钙化为最好的诊断线索。典型表现为 T_2WI 不均匀高信号肿块，约 50% 可见强化，且强化极不均匀为其典型特点。需要鉴别的疾病如下：

1. 间变性少突胶质细胞瘤 不同分级的少突胶质细胞瘤通过常规影像学是很难鉴别的，需要活检才能鉴别。MRS、PWI 或者 PET 有助于鉴别

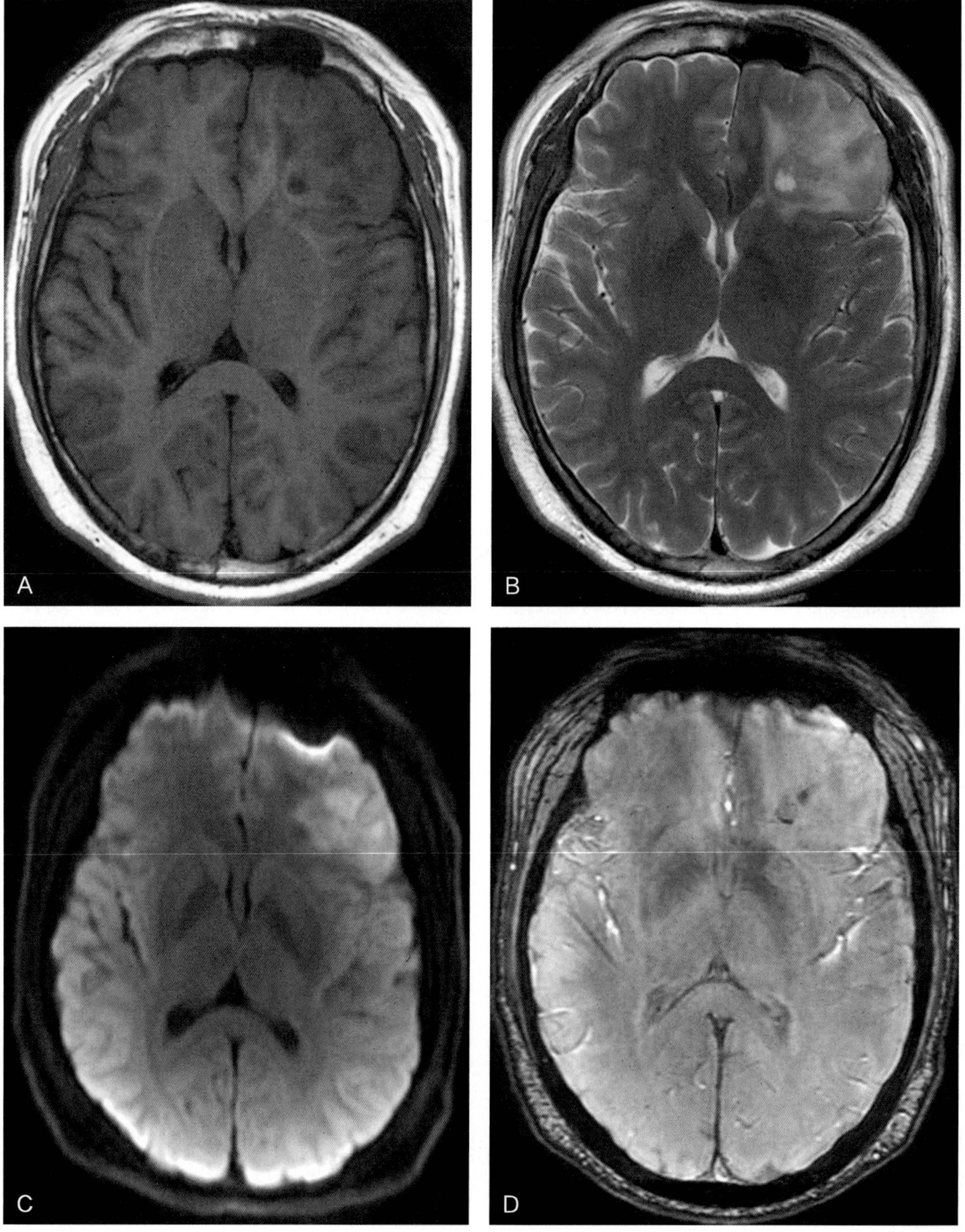

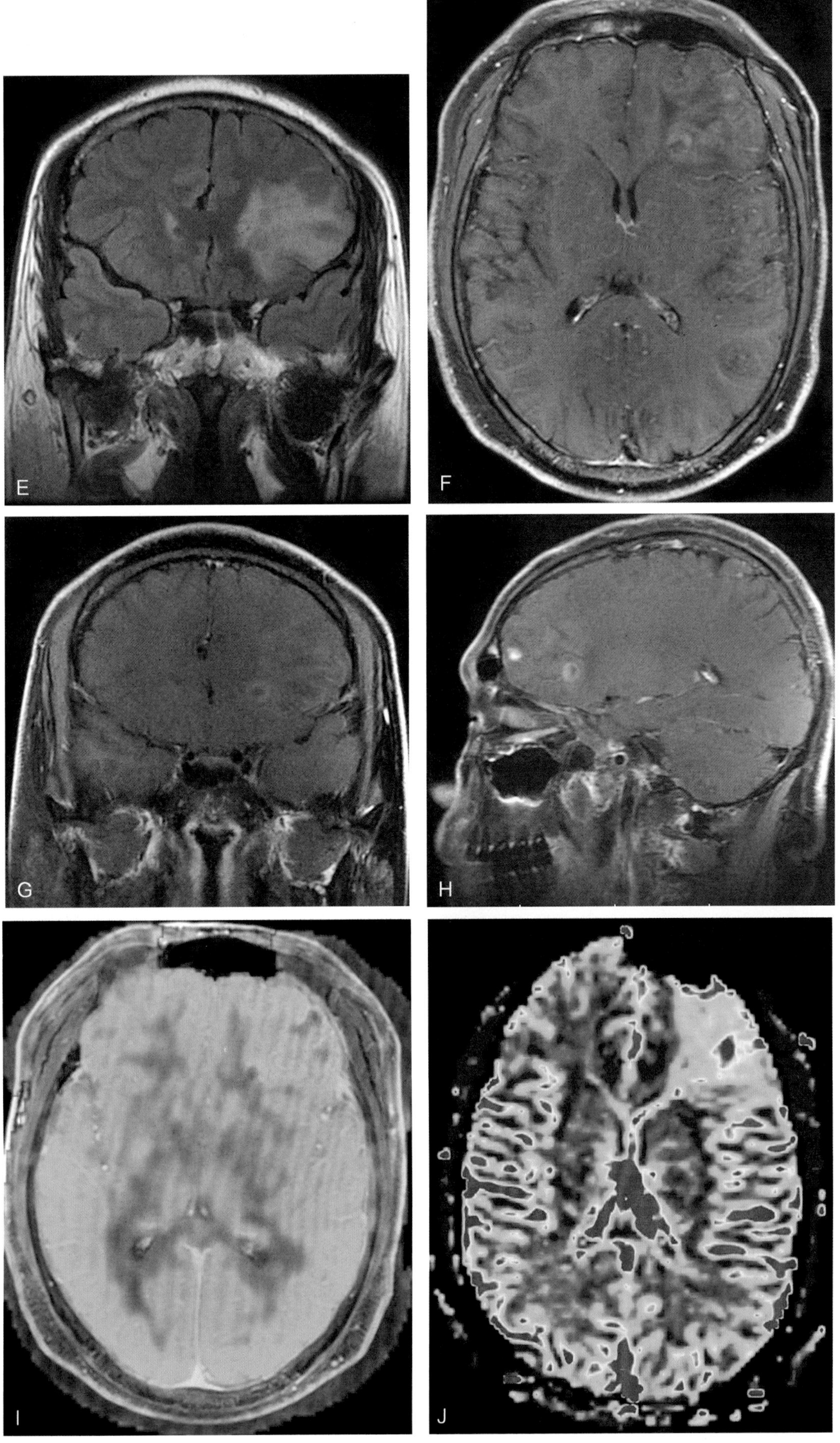
E
F
G
H
I
J

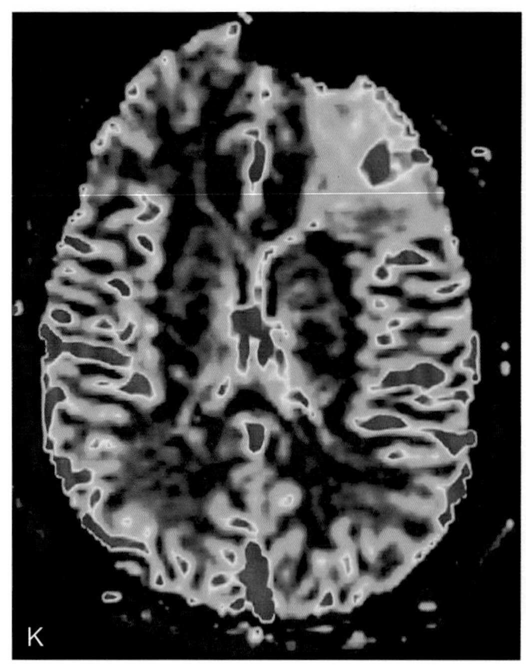

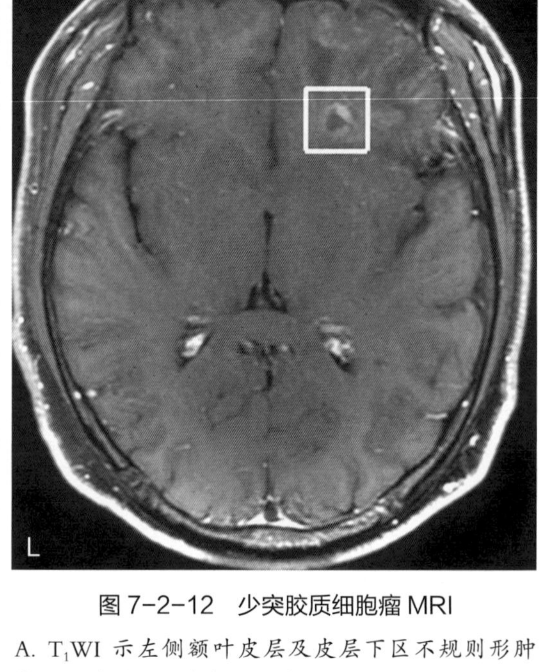

图 7-2-12 少突胶质细胞瘤 MRI

A. T_1WI 示左侧额叶皮层及皮层下区不规则形肿物，呈弥漫性不均匀低信号；B. T_2WI 上呈不均匀稍高信号，内见斑片样稍低信号，可见小囊样高信号；C. DWI 呈稍高信号；D. SWI 示病变内及边缘可见点片样低信号；E. T_2-FLAIR 清楚显示病变范围；F~H. 三平面 T_1WI 增强扫描显示病变轻度不均匀强化，其内可见结节样及环形强化，病变与周围脑实质界限模糊，占位效应不明显，瘤周可见稍长 T_1 稍长 T_2 信号，邻近脑沟变浅；I. ASL 灌注成像病变呈明显高灌注；J、K. DSC 灌注成像显示 rCBV、rCBF 明显升高；L、M. MRS 显示病变区 Cho 峰升高，NAA 峰降低；病理诊断：少突胶质细胞瘤，WHO Ⅱ级；基因检测：*IDH-1* 突变型伴 1p/19q 联合缺失

诊断。间变性少突胶质细胞瘤常与少突胶质细胞瘤有着相似的影像学表现。间变性少突胶质细胞瘤瘤周水肿、出血、囊变和对比强化较常见，但也见于少突胶质细胞瘤。有时与胶质母细胞瘤环形强化相似的典型特点也可见到。

2. 低级别弥漫型星形细胞瘤 弥漫浸润性纤维型星形细胞瘤更常累及白质，且一般很少强化。与间变性少突胶质细胞瘤或少突星形细胞瘤的鉴别很难，出血和坏死后者更常见些。钙化少见，常累及白质，皮层几乎不受累，有时很难鉴别。

3. 节细胞胶质瘤 通常位于颞叶皮层，边界更清晰，囊变加强化结节，钙化常见，儿童或青年人常见。

4. 胚胎发育不良神经上皮肿瘤 边界锐利的皮层肿瘤，信号常不均匀，皂泡样改变，且常伴皮层发育不良，强化方式多变，儿童或青年人常见。

5. 多形性黄色瘤型星形细胞瘤 幕上皮层肿块，脑膜尾征常见，常表现为囊加壁结节，也可是完全实性，强化结节常毗邻脑膜表面，儿童或年轻人常见。

【影像学研究进展】

1. DWI 少突胶质细胞瘤常无扩散受限，尽管高级别胶质瘤的平均 ADC 值比低级别胶质瘤要低些，但是由于 ADC 值存在大量重叠，DWI 并不能用来区分少突胶质细胞瘤和间变型少突胶质细胞瘤。

2. PWI rCBV 是胶质瘤分级运用最广泛的参数，rCBV 阈值取 1.75 可以鉴别高级别胶质瘤和低级别胶质瘤，敏感性可达到95%。但这并不适用于少突胶质细胞瘤和少突星形细胞瘤，即使是低级别肿瘤也表现为明显升高的rCBV，所以运用rCBV进行鉴别高低级别肿瘤很难实现。这种相对低的敏感性（70%）其原因被认为少突胶质细胞肿瘤存在明显的肿瘤血管增生。因此，在少突胶质细胞瘤，局灶性rCBV升高并不表示高级别肿瘤。尽管如此，在少突胶质细胞瘤的随访中，DSC-PWI仍有一定价值。尽管与其他低级别胶质瘤相比，少突胶质细胞瘤的基线rCBV较高，随着时间的延长，rCBV升高表明肿瘤恶变。超过12个月，其他恶变征象如对比剂强化、肿瘤容积增加、临床症状恶化等会相继出现，但常能提前检测出rCBV升高。Ktrans值与肿瘤级别的相关性不如rCBV，但更常运用于评价治疗反应。

3. MRS 在少突胶质细胞瘤的分级中，MRS可起到一定作用。缺乏脂质峰或乳酸双峰有助于区分少突胶质细胞瘤和间变型少突胶质细胞瘤。而且，研究认为为Cho/Cr阈值为2.33区分高低级别少突胶质细胞瘤可达到100%的敏感性和83%的特异性。运用多模态方法可将诊断准确性进一步提高，例如，利用PWI指导MRS感兴趣区的放置。MRS还可用来区分放射性坏死和肿瘤复发，NAA峰、Cho峰、Cr峰的降低伴有或不伴有乳酸双峰/脂峰常提示放射性坏死。

4. PET成像 ^{18}F-FDG是目前临床运用最广泛的PET示踪剂，但是就原发脑肿瘤的分级而言，由于其指标范围过宽而缺乏特异性，研究认为无法将^{18}F-FDG的摄取率与肿瘤级别进行直接关联。^{18}F-FDG PET主要问题是正常大脑灰质的摄取率较高，而少突胶质细胞瘤易皮层受累，所以无法得出客观的评价。^{11}C-MET显示的是氨基酸代谢，其示踪剂诊断准确性更高，临床运用范围更为广泛。与^{18}F-FDG相比，^{11}C-MET的主要优势为正常脑实质的背景活性低。^{11}C-MET的摄取率与肿瘤增生的几种标志物（如细胞增生率和微血管密度）直接相关，能够准确区分高低级别胶质瘤。

5. 影像纹理分析 有无1p/19q联合缺失的肿瘤其影像学特点归纳如表7-2-1所示。而纹理分析是对信号强度进行自动定量，能对这种不均质性有着更高的敏感性和特异性。研究表明T_2加权序列的中频域区分1p/19q有无缺失可达到93%的准确性。与视觉评判相比（67%和75%的敏感性和特异性），其敏感性和特异性分别达到93%和92%。MRI上的磁敏感伪影可能是由钙化或出血引起，与1p/19q无缺失的肿瘤相比，更多见于1p/19q联合缺失的肿瘤，尽管在两种基因型中均较常见。

表7-2-1 1p/19q联合缺失与完好的少突胶质细胞瘤的影像学特点

	1p/19q完好的少突胶质细胞瘤	1p/19q联合缺失少突胶质细胞瘤
位置	岛叶、颞叶或颞岛叶	额叶、顶叶和枕叶
肿瘤边界	通常边界不清，但有时可锐利	边界不清，一般不锐利
钙化	不常见（20%）	常见（40%）
信号强度	均匀一致	不均质（T_2WI比T_1WI表现得更明显）
ADC	没有明显不同	没有明显不同，但最大ADC值更低
rCBV	WHO Ⅱ级不升高	WHO Ⅱ级常轻度升高
^{18}F-FDG/^{11}C-MET/^{18}F-FET	不升高	轻度升高

在1p/19q联合缺失基因型肿瘤中，由于微血管增生的存在，即使是低级别少突胶质细胞瘤，DSC-PWI也常能检测到rCBV升高。用rCBV>1.6预测1p/19q联合缺失基因型敏感性和特异性可分别达到92%和76%。直方图分析法比传统的热点分析法更准确，不仅能检测1p/19q联合缺失肿瘤，而且可区分高低级别少突胶质类肿瘤。MRS和DWI区分有无联合缺失基因型的价值有限。有人联合运用DSC-PWI和MRS，从肿瘤最大灌注处设置感兴趣区进行波谱成像，发现Cho/Cr比值具有较高的预测价值。1p/19q联合缺失的肿瘤有着更低的最大ADC值和平均直方图ADC值。与1p/19q无缺失的肿瘤相比，1p/19q联合缺失的肿瘤常表现为^{18}F-FDG、^{11}C-MET、^{18}F-酪氨酸乙酯摄取率增加。

（肖华锋）

七、间变性少突胶质细胞瘤

【概述】

间变性少突胶质细胞瘤（anaplastic oligodendroglioma，AOG）可发生于任何年龄，发病高峰年龄为40~60岁，20%~50%的少突胶质细胞瘤发生间变。间变性少突胶质细胞瘤占所有脑内原发肿瘤的1%~2%。5年存活率为40%~45%，10年存活率为15%。1p/19q杂合子缺失的病例生存期较长。肿瘤术后局部复发常见，脑脊液播散少见，脑外转移罕见。下列因素与良好预后有关：发病年龄更轻（小于50岁），Karnofsky得分为90~100分，肿瘤小于4cm，肿瘤完整切除，肿瘤位于额叶，不强化和局部切除后放疗。预后不好与下列因素有关：坏死、细胞致密、有丝分裂活跃、核异型性明显、细胞的多形性和微血管增生等。

【临床与病理】

临床症状与少突胶质细胞瘤很难区分，均表现为癫痫和头痛。存活时间从几个月到几年不等。1p/19q杂合子缺失达50%~70%，常同时发生IDH突变，可能存在协同作用。1p/19q联合缺失提示化疗敏感，患者预后较好。肿瘤大部切除是主要的治疗方法。1p/19q联合缺失的患者运用甲基苄肼、环己亚硝脲和长春新碱或替莫唑胺可能有效，肿瘤残留或复发患者放疗为最好的选择。

大体病理：边界清晰的灰红色无包膜肿块，质软，位于皮层和皮层下白质。像少突胶质细胞瘤一样，也多见于额叶，颞叶次之。除了坏死灶外，其他与少突胶质细胞瘤表现类似。钙化、囊变和出血常见。罕见累及邻近表层软脑膜。

镜下病理：常表现为局灶性或弥漫性恶性病变，与少突胶质细胞瘤相比，细胞密度更稠密，核异型性更多，核周空晕、煎鸡蛋和蜂巢征表现更典型。分枝状稠密的毛细血管网，呈现典型的鸡爪样改变。囊变和坏死伴随或不伴随假栅栏样改变。具有更高的有丝分裂活性，MIB-1增生指数升高，尽管没有明确的划分阈值，典型的间变型少突胶质细胞瘤的标记指数常为7%~10%或更高。WHO分级为Ⅲ级。

【影像检查方法】

与少突胶质细胞瘤的诊断一样，MRI和CT的表现是相互补充的。MRI在评价肿瘤的细节信息和皮层受侵方面占优势，而CT则对钙化敏感。间变性肿瘤强化更常见，坏死、出血和瘤周水肿更多见。然而上述表现并不能区分肿瘤级别。

【影像表现】

间变性少突胶质细胞瘤的整体影像学特点与少突胶质细胞瘤非常相似，影像学难以鉴别。肿瘤内出现坏死囊变、出血、瘤周水肿、脑结构移位和明显强化等均提示间变。MRS可能具有鉴别意义，Cho/Cr比值大于2.33提示间变型少突胶质细胞瘤。最好的诊断线索是：钙化的额叶肿块常累及皮层和皮层下白质，较少突胶质细胞瘤相比肿瘤增长过快，出现强化，提示间变型少突胶质细胞瘤。

1. CT　混杂等低密度，钙化多见，呈结节样或大块样，有时可见脑回样钙化，囊变多见，可见出血或坏死。可侵犯、压迫或腐蚀颅骨。增强后可出现不同程度强化。

2. MRI　T_1WI表现为不均质的低信号浸润性肿块，皮层受侵，边界较清晰，可见不同时期的血液成分、水肿和坏死。T_2WI和T_2-FLAIR表现为不均质的高低信号浸润性肿块，信号不均与钙化、囊变和不同时期的出血有关。少突胶质细胞瘤50%可强化。T_2*WI或SWI上，钙化呈“开花效应”。DWI上典型病例扩散并不受限。MRS可见Cho/Cr升高，NAA峰降低，1.33ppm处可见脂峰/乳酸双峰。PWI上可见rCBV升高，但无助于鉴别肿瘤级别（图7-2-13）。

3. PET　糖代谢增高，FDG浓聚接近于或高于正常白质。摄取率肿瘤/灰质>0.6提示高级别胶质瘤。^{11}C甲硫氨酸显示少突胶质细胞瘤、间变型少突胶质细胞瘤摄取率明显不同。

【诊断与鉴别诊断】

肿瘤好发于额叶，常累及皮层和皮层下白质，钙化常见，绝大多数表现为结节样或块状钙化，可有出血和坏死，强化方式多样，间变性少突胶质细胞瘤比低级别少突胶质细胞瘤强化更多见。MRS和PET可有助于鉴别肿瘤级别。需要鉴别的疾病如下：

1. **少突胶质细胞瘤**　传统影像学很难鉴别少突胶质细胞瘤和间变型少突胶质细胞瘤，MRS和PET有一定帮助。

2. **多形性胶质母细胞瘤**　95%的病例出现中央坏死和环形强化，T_2-FLAIR周围可见大范围水肿。

3. **脑炎**　T_2WI高信号和斑片样强化，典型病例扩散受限，可能会表现为肿块，但一般都为急性起病。

（肖华锋）

八、少突星形细胞瘤

【概述】

少突星形细胞瘤（oligoastrocytoma，OA）有

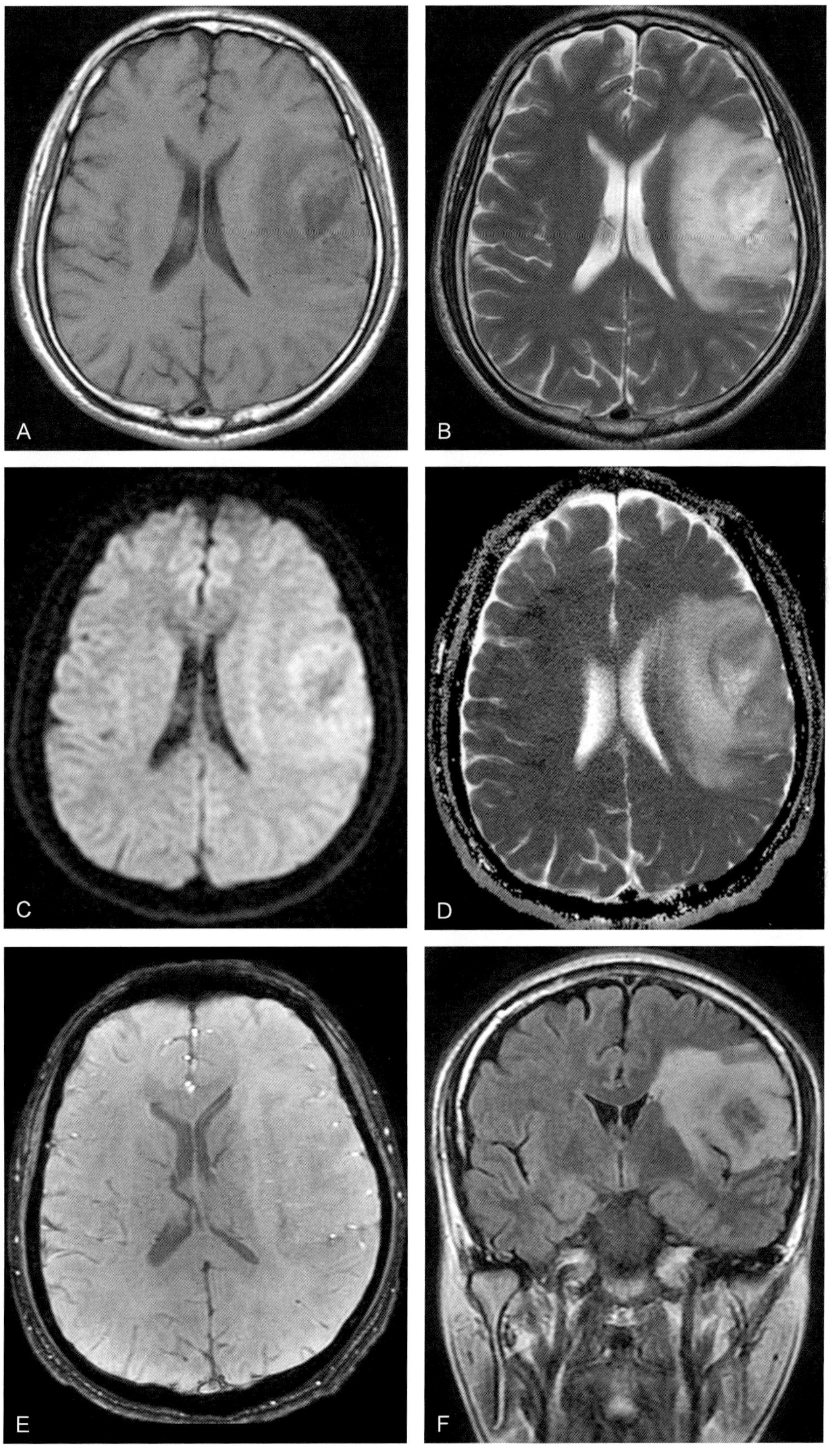
A
B
C
D
E
F

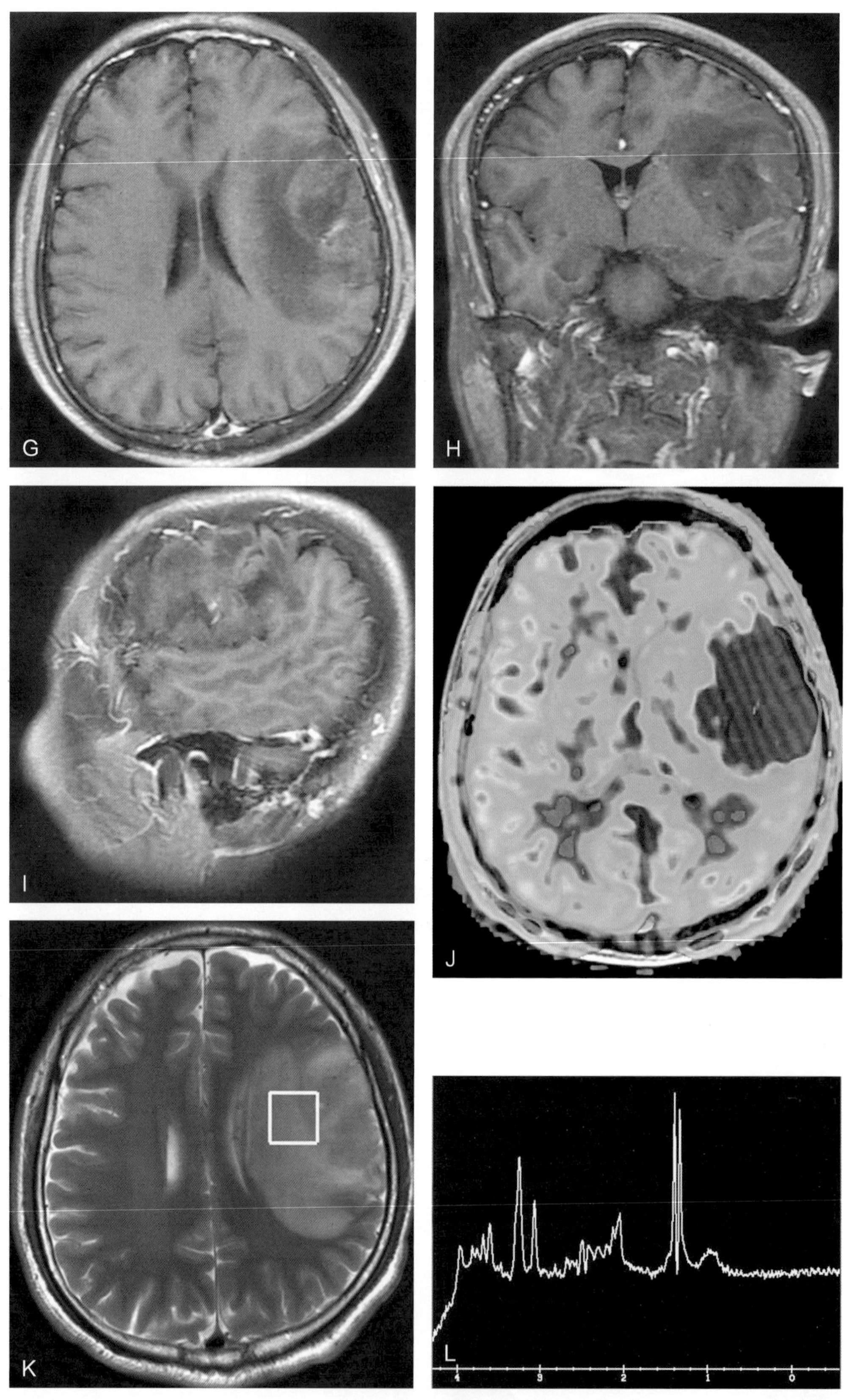

图 7-2-13 间变性少突胶质细胞瘤 MRI 表现

A、B. 左侧额叶不规则形大片状稍长 T_1 稍长 T_2 信号；C. DWI 病变边缘呈稍高信号；D. ADC 图，病变边缘呈稍低信号；E. SWI 病变内未见明显低信号；F. T_2-FLAIR 显示病变范围更加清楚；G~I. 增强扫描病灶内可见点状及斑片样强化；J. 灌注成像病变呈明显高灌注；K、L. MRS 示 Cho 峰升高、NAA 峰降低，并可见 Lac 峰；病理证实为间变性少突胶质细胞瘤，WHO Ⅲ级，基因检测示 *IDH-1* 突变型伴 1p/19q 联合缺失着明显不同的两种肿瘤细胞，2016 年 WHO 中枢神经系统肿瘤新分类引入基因 *IDH* 突变和 1p/19q 杂合子联合缺失状态作为分类依据，将无法确定基因型的典型病例命名为少突星形细胞瘤 NOS 型。在新分类中，少突星形细胞瘤的诊断存在很大争议。几乎所有组织学特征显示星形和少突两种成分的肿瘤应用基因检测均可分类至星形细胞瘤或少突胶质细胞瘤中的一种。只有当无检测能力或无确切的基因结果时，才将组织学上表现典型的少突星形细胞瘤诊断为少突星形细胞瘤 NOS 型。胶质前体细胞、多潜能祖细胞具有潜在向少突细胞或星形细胞瘤分化的特性，是少突星形细胞瘤的可能起源。30%~50% 的少突星形细胞瘤显示 1p/19q 联合缺失，对化疗敏感，预后较好。

少突星形细胞瘤的高峰发病年龄为 35~45 岁，男女之比为 1.3∶1。好发于幕上，以额叶最多见，其次为颞叶、顶叶、丘脑、胼胝体、脑室、桥小脑角区及脑干，而且常跨叶生长，累及多个脑叶，其位置一般表浅，皮层常受累，这可能是少突星形细胞瘤易发癫痫症状的基础。肿瘤大小不一，由于患者病史较长，一般发现时病灶体积已经较大，病史最长者可达 10 年。

【临床与病理】

少突星形细胞瘤具有少突胶质细胞成分和肿瘤样星形细胞成分，但星形细胞成分的比例没有统一的阈值，导致组织学上诊断少突星形细胞瘤存在相当大的变数。在 2016 年 WHO 新分类中，国际神经病理学会提出组织病理学上诊断的少突胶质细胞瘤和少突星形细胞瘤，如果存在 IDH 突变和 1p/19q 联合缺失，即归入少突胶质细胞瘤；如果只有 IDH 突变，没有 1p/19q 联合缺失，尽管组织学上表现为少突胶质细胞瘤，则归入具有少突胶质表型的弥漫性胶质瘤，或者组织学上表现为少突星形细胞瘤，则归入弥漫性星形细胞瘤。如果将这些分子学信息纳入脑肿瘤分类，少突星形细胞瘤的诊断将不复存在。1p/19q 联合缺失除了诊断价值外，还具有预后及治疗疗效的预判价值。

临床症状缺少特异性，主要表现为癫痫、头痛、人格改变及记忆力衰退，癫痫最常见，发生率为 35%~85%，更常见于低级别肿瘤中，而头痛或颅压增高的症状与间变性的组织学类型关系密切。

大体病理：少突星形细胞瘤常见位置与少突胶质细胞瘤相似。额叶最常见。占 55%~60%，颞叶次之。少突星形细胞瘤大体上没有特点，无法与弥漫浸润性胶质肿瘤区分。

镜下病理：瘤细胞弥漫性分布，呈多角形、圆形、核浓染，细胞胞质红染嗜酸性，有突起，部分瘤细胞呈大圆形或多边形，居中，核周胞质透明，瘤细胞呈蜂窝状、片块状排列。瘤旁脑组织有时可见片状坏死或钙化。免疫组织化学显示 GFAP（+~+++），Olig-2（+）。30%~50% 的少突星形细胞瘤分子遗传学特征为 1p/19q 联合缺失，约 30% 的少突星形细胞瘤有 *P53* 基因突变和 p53 蛋白过表达。而且多数有 *p53* 基因突变的少突星形细胞瘤无 1p/19q 联合缺失。有 1p/19q 联合缺失的少突星形细胞瘤多数无 p53 基因突变。

【影像检查方法】

MRI 和 CT 的表现对于少突星形细胞瘤的诊断是相互补充的。MRI 在评价肿瘤的细节信息和皮层受侵方面占优势，而 CT 则对钙化敏感。对于初次诊断，MRI 和 CT 均会有指导意义，PET 则有助于肿瘤分级。对于随访来说，MRI 可作为优选方法，包括平扫 T_1WI 和增强 T_1WI、T_2WI 和 T_2-FLAIR、DWI 和 PWI、MRS 有助于明确肿瘤有无进展。

【影像表现】

影像表现因同时具有少突胶质细胞瘤及星形细胞瘤特点而复杂多变，诊断较为困难。少突星形细胞瘤可发生于脑内任何部位，但以幕上为主，常见部位为额叶、颞叶、顶叶和枕叶，脑干也较常见，很少发生于小脑和脊髓。低级别肿瘤比高级别肿瘤更容易发生于辅助运动区。少突星形细胞瘤病灶常呈跨叶式生长，且肿瘤累及邻近脑皮质，致脑回增宽，结构紊乱及信号异常。高低级别肿瘤瘤周水肿存在差异。

1. CT　平扫肿瘤实性部分呈等或稍高密度，囊性部分呈低密度，肿块内可见斑点状钙化。肿瘤水肿区呈低密度，边缘模糊。文献报道，少突星形细胞瘤与少突胶质细胞瘤相比，钙化相对少见些。增强扫描肿瘤实性部分呈轻度至中度强化，囊性部分无强化。

2. MRI　T_1WI 肿瘤呈等或低信号，T_2WI 呈稍高或高信号，肿瘤内可见多发囊状长 T_1 长 T_2 信号区。DWI 实性病灶呈稍高信号。与少突胶质细胞瘤相比，少突星形细胞瘤的强化更常见，可表现为不强化、轻度到中度斑片样强化、多灶点样或花边样的强化方式（图 7-2-14）。

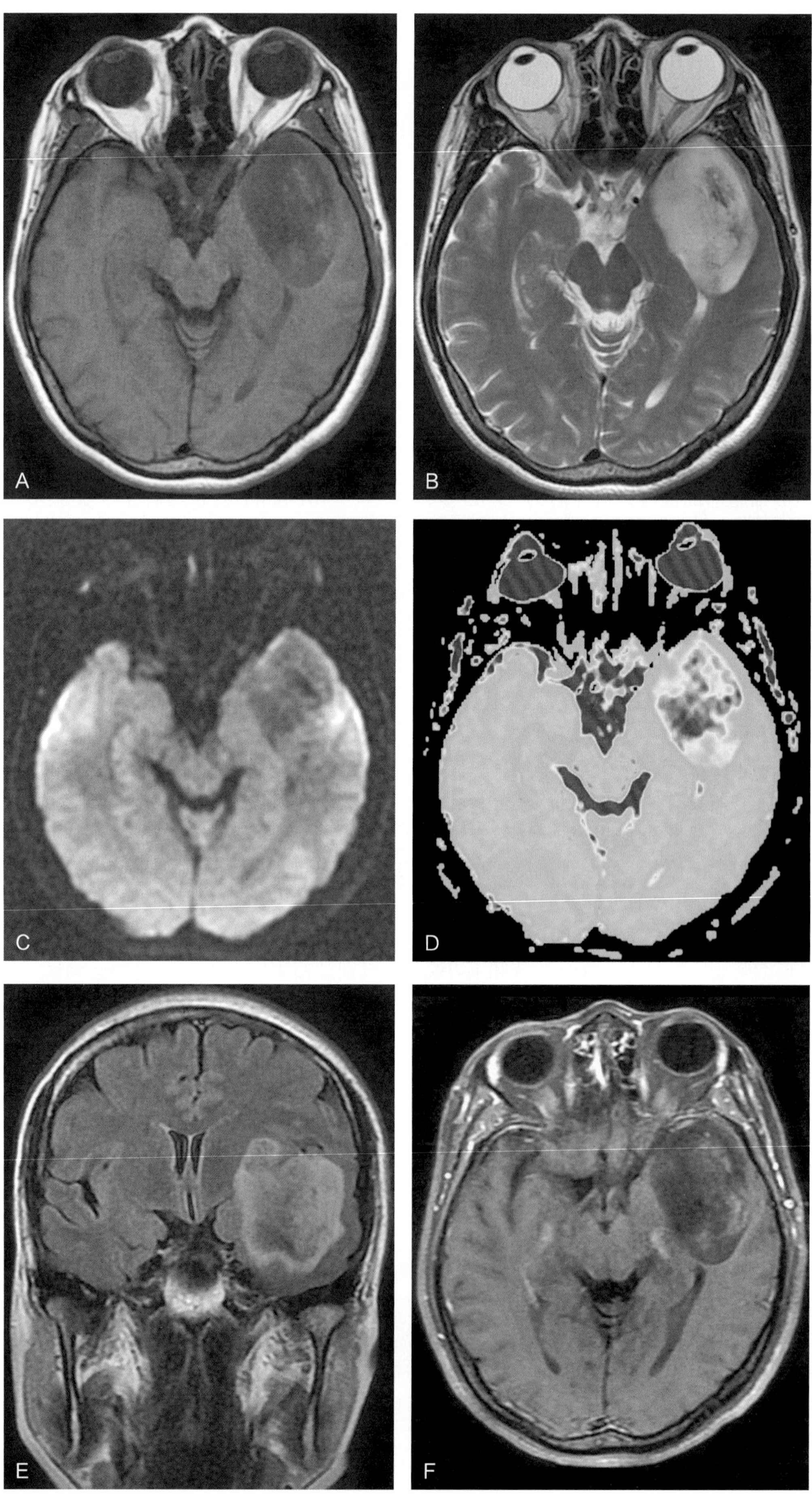
A
B
C
D
E
F

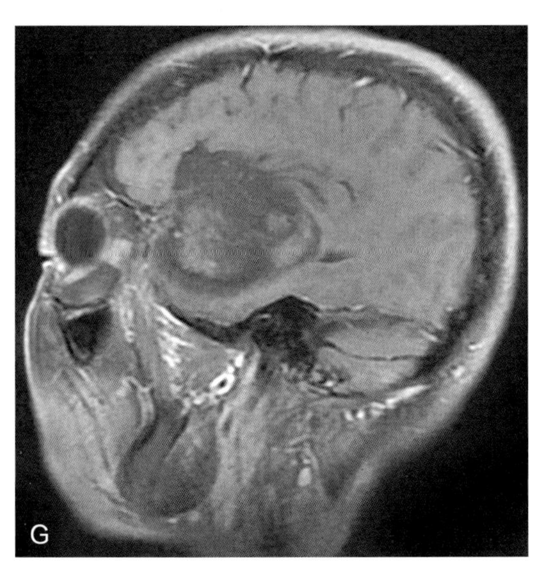

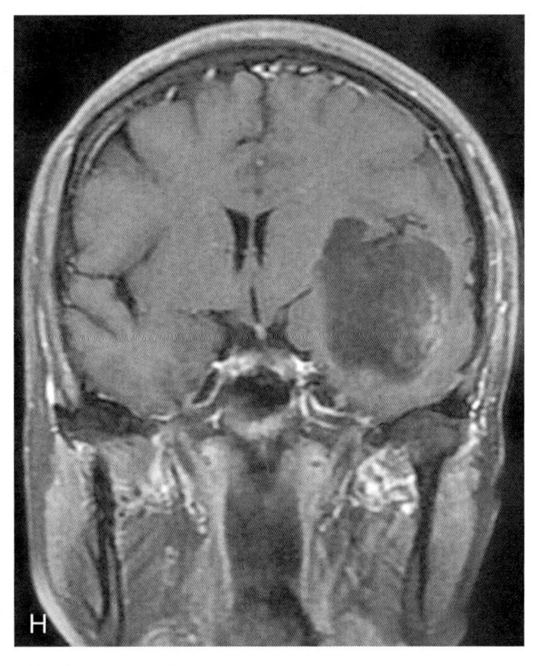

图 7-2-14 少突星形细胞瘤 MRI 表现

A. T_1WI 示左侧颞叶见不规则团块，呈弥漫性不均匀低信号，内见斑片样稍短 T_1 信号；B. T_2WI 示不均匀高信号，内见斑片样稍短 T_2 信号；C、D. DWI 呈斑片样低信号，ADC 图呈高信号；E. T_2-FLAIR 高信号为主；F~H. T_1WI 增强扫描显示病变强化不明显；病理诊断：少突星形细胞瘤 NOS 型，WHO Ⅱ级，未做基因检测

【诊断与鉴别诊断】

1. 少突胶质细胞瘤　鉴别困难，钙化的肿瘤常累及皮层和白质，边界更清晰。

2. 星形细胞瘤　一般没有钙化，绝大多数位于脑白质区，以额颞叶及其邻近区域最多见，肿瘤边界不清，且多无强化。

3. 间变性星形细胞瘤　浸润性肿块，主要侵犯白质，无皮层受侵，钙化少见。鉴别困难，需依赖于活检。

（肖华锋）

九、间变性少突星形细胞瘤

【概述】

间变性少突星形细胞瘤（anaplastic oligoastrocytoma，AOA）为混合型胶质瘤的一种，伴有局灶性或弥漫性恶性组织学特点的少突星形细胞瘤。2016 年 WHO 新分类引入 IDH 突变和 1p/19q 杂合子联合缺失状态，提出了间变性少突星形细胞瘤 NOS 型的概念。在新分类中，与少突星形细胞瘤的诊断一样，间变性少突星形细胞瘤的诊断也存在很大争议。几乎所有组织学特征显示星形和少突两种成分的肿瘤，应用基因检测均可分类至间变性星形细胞瘤或间变性少突胶质细胞瘤中的一种。只有当无检测能力或无确切的基因结果时，才将组织学上表现典型的间变性少突星形细胞瘤诊断为间变性少突星形细胞瘤 NOS 型。

间变性少突星形细胞瘤的高峰发病年龄比少突星形细胞瘤要高些，大致为 40~50 岁，男女之比为 1.3∶1。发病部位同少突星形细胞瘤，好发于幕上，以额叶最多见，其次为颞叶、顶叶、丘脑、胼胝体、脑室、桥小脑角区及脑干，同少突星形细胞瘤相比，跨叶生长更多见，多累及多个脑叶，皮层常受累。肿瘤大小不一，由于存在间变成分，病史常短于少突星形细胞瘤。

【临床与病理】

间变性少突星形细胞瘤症状和体征同少突星形细胞瘤，常见癫痫、轻瘫、性格改变和颅高压症。相对于低级别肿瘤，头痛或颅压增高的症状与间变性的组织学类型关系密切。余症状不典型，多与肿瘤位置相关，如恶心、呕吐、肢体麻木不适、口角偏斜、反应迟钝和记忆力下降等。

大体病理：肿瘤形态多样，可以呈局限性的肿块，也可呈弥漫性生长、边界不清的病灶。肿瘤实质可呈实性或囊实混合性，囊变多见，囊实混合性病例又可分为瘤内多个中小囊和多个大囊合并局部厚壁及壁结节两种。

镜下病理：瘤细胞弥漫性分布，呈多角形、圆形、核浓染，细胞胞质红染嗜酸性，有突起，部分瘤细胞呈大圆形或多边形，核圆形，浓染，居中，核周胞质透明，瘤细胞呈蜂窝状、片块状排列。常可见瘤组织内血管数目增多，血管内皮增生。片状坏死多见，钙化少见。免疫组化 Olig-2 染色阳性，GFAP 表现多变。

【影像检查方法】

MRI 和 CT 的表现对于间变性少突星形细胞瘤的诊断也是相互补充的。MRI 在评价肿瘤的细节信息和皮层受侵方面占优势，而 CT 则对钙化敏感。对于初次诊断，MRI 和 CT 有指导意义，PET 则有助于肿瘤分级。对于随访来说，MRI 可作为优选方法，包括平扫 T_1WI 和 T_1WI 增强、T_2WI 和 T_2-FLAIR、DWI 和 PWI、MRS 有助于明确肿瘤有无进展。

【影像表现】

影像学上，因其表现可能同时具有间变性少突胶质细胞瘤及胶质母细胞瘤特点而复杂多变，诊断会更加困难。间变性少突星形细胞瘤可发生于脑内任何部位，但以幕上为主。常见部位为额叶、颞叶、顶叶和枕叶。间变性少突星形细胞瘤病灶常呈跨叶式生长为主，且肿瘤也可累及邻近脑皮质，致脑回增宽，结构紊乱及信号异常。与少突星形细胞瘤相比，间变性少突星形细胞瘤周水肿更多见且水肿范围更大。

1. CT 平扫肿瘤以低密度为主，呈斑片状等、低密度影，边界不清，出现囊变则密度更低。浸润范围及瘤周水肿较少突星形细胞瘤增大，即恶性程度增加的表现。与少突星形细胞瘤相比，间变型少突星形细胞瘤钙化更少见，多为斑片状和点状。增强扫描为不均匀强化，囊性部分可呈环形强化，类似于胶质母细胞瘤的强化方式。

2. MRI 细胞密度、囊变、出血或钙化等情况的不同而信号多变。肿瘤实质在 T_1WI 呈低信号，在 T_2WI 呈稍高或高信号，囊实性肿瘤内部的囊变亦呈长 T_1、长 T_2 信号，T_2-FLAIR 序列示多发的中小囊常呈低信号，而单发的大囊通常呈等或稍高信号，囊内出血时出现高低信号液 - 液平面。DWI 序列见肿瘤实质呈稍高信号，而囊内容物则呈低信号。肿瘤内部的钙化灶在 T_1WI 呈高或低信号，呈结节状或不规则斑片状分布于肿瘤偏外带，可能与扫描机器场强高低及钙化本身的成分有关。增强扫描肿瘤强化方式多样，可无明显强化或呈斑片状、条状、小结节状或环形强化，但相对于少突星形细胞瘤，间变性少突星形细胞瘤强化范围更大些，强化率明显高于少突星形细胞瘤（图 7-2-15）。间变性少突星形细胞瘤可见颅骨板障变薄或骨质破坏征象。

【诊断与鉴别诊断】

1. 间变性少突胶质细胞瘤 影像学很难鉴别，间变性少突胶质细胞瘤肿瘤信号相对均质。

2. 间变型星形细胞瘤 浸润性肿块，主要侵犯白质，区分困难。

3. 胶质母细胞瘤 95% 的病例出现坏死和环形强化，出血更多见，病变发展更迅速，T_2-FLAIR 病变周围可见大范围水肿。

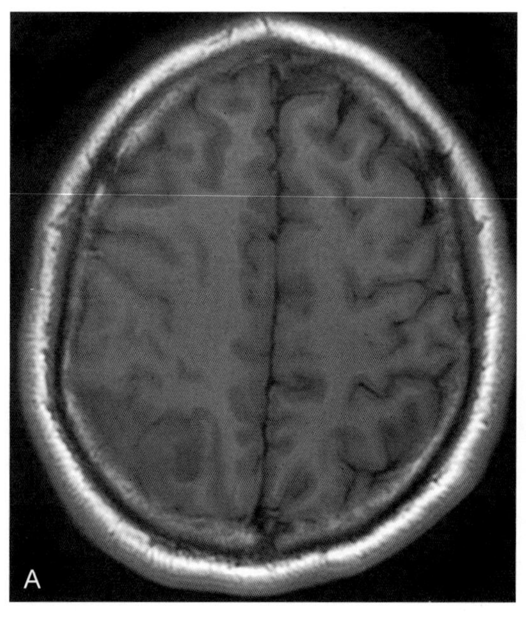

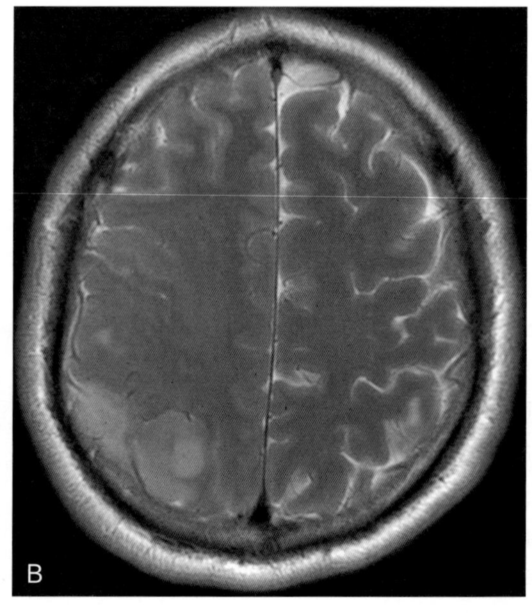

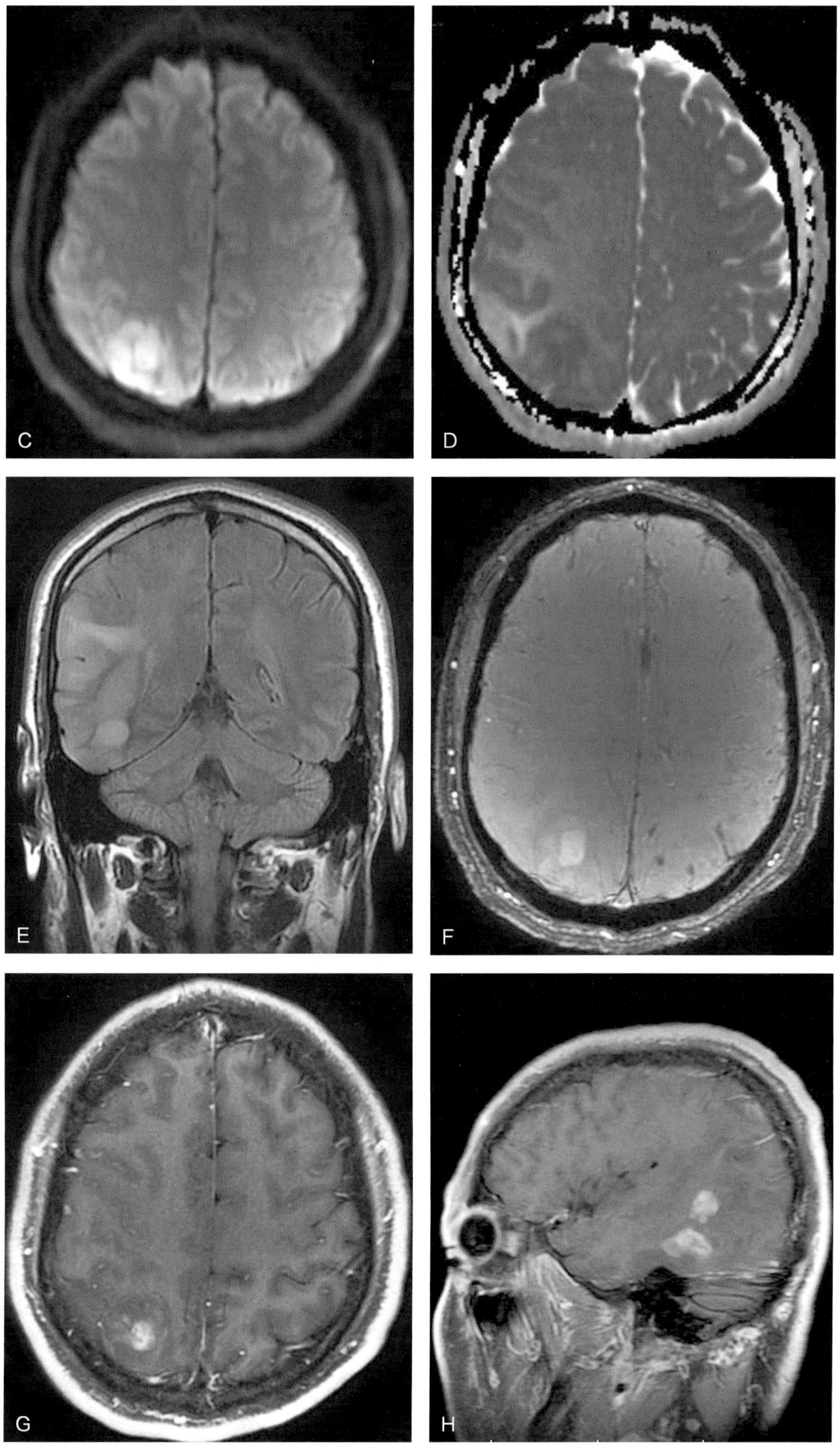
C
D
E
F
G
H

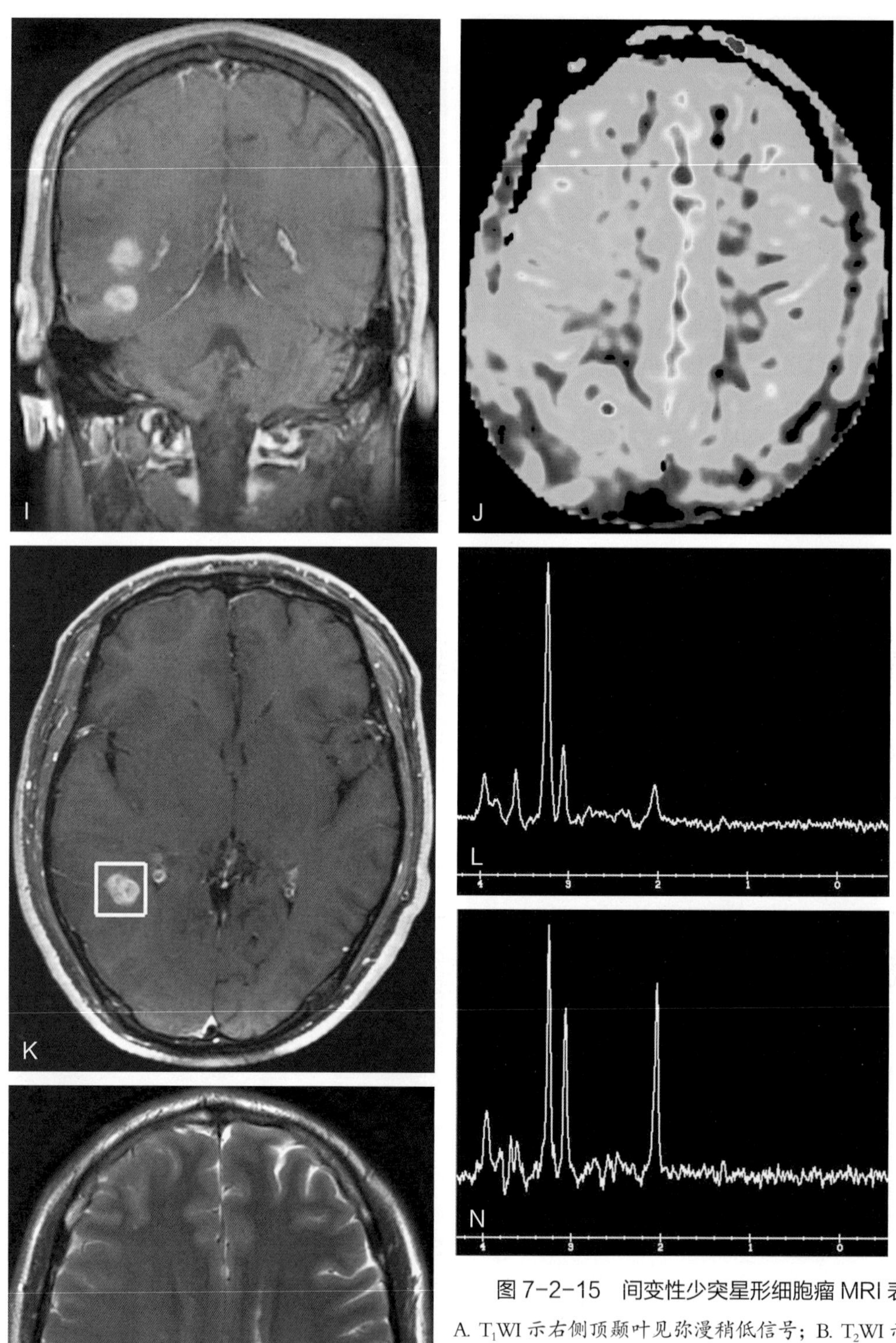

图 7-2-15　间变性少突星形细胞瘤 MRI 表现

A. T_1WI 示右侧顶颞叶见弥漫稍低信号；B. T_2WI 示病变呈不均匀稍高信号，并可见整个右侧大脑半球弥漫性肿胀；C. DWI 病变边缘呈稍高信号；D. ADC 图可见病变内环形低 ADC 值区；E. T_2-FLAIR 显示肿瘤侵犯的范围更加清晰；F. SWI 病变内未见明显低信号；G~I. 增强扫描病灶内可见点状、斑片样及明显环形强化；J. 灌注成像病变强化区呈明显高灌注；K~N. MRS 示与不强化区（M、N）相比，病变强化区（K、L）Cho 峰升高更明显、NAA 峰明显降低，并可见 Lac 峰。病理诊断：间变性少突星形细胞瘤 NOS 型，WHO Ⅲ-Ⅳ级，未做基因检测

（肖华锋）

第三节　其他星形细胞肿瘤

一、毛细胞型星形细胞瘤

【概述】

毛细胞型星形细胞瘤（pilocytic astrocytoma，PA），属于神经上皮肿瘤中星形细胞起源肿瘤的亚型，是一种少见的良性肿瘤，由Penfield于1937年根据肿瘤细胞两端见细长的毛发样胶质纤维丝而命名。2007年和2016年版WHO中枢神经系统肿瘤组织学分类标准中均列为Ⅰ级星形细胞肿瘤。

PA占颅内肿瘤的1.9%，约占原发性中枢神经系统肿瘤的1.5%，好发于儿童和青少年，多数在20岁之前发病，在4岁左右出现发病高峰，随年龄增长发病率有下降趋势，45岁以上成年人发病率不足1/100万，男女发病比率无明显差异。PA可起源于整个神经轴的任何位置，但好发于小脑、视交叉、下丘脑、视神经等部位，也可以发生在脑干、大脑半球、基底节及脊髓，其中发生于视交叉、下丘脑、视神经的PA常伴有神经纤维瘤病1型（Neurofibromatosis 1，NF1）。视路胶质瘤有两种存在形式，一种独立存在，另一种为NF1相关型，前者更为常见，后者约占视路胶质瘤的30%。NF1相关型视路胶质瘤是NF1患者最常见的脑肿瘤，其发病率为15%~50%，发病高峰在2~8岁之间。脑干胶质瘤可简单地分为弥漫性浸润性胶质瘤和局灶性胶质瘤，而局灶性胶质瘤主要为PA。大多数儿童PA都位于幕下，特别是小脑（60%），而成人多数位于幕上。

虽然PA是良性肿瘤，但其影像学表现因肿瘤位置不同而有所差异，在影像学上根据其生长方式可分为两种主要类型：单纯膨胀型和浸润型；单纯膨胀型指肿瘤位于小脑或大脑半球，浸润型PA通常起源于间脑或脑干，浸润型PA常呈实性肿块。

PA生长缓慢，一般预后良好，PA治疗首选显微外科手术，影响预后的重要因素是肿瘤的部位、手术切除程度。PA在儿童主要发生在小脑半球，10年生存率可达90%，而40岁以上患者10年生存率约70%。肿瘤全部切除术后5年无复发率可达95%，当肿瘤不能完全切除时，残留肿瘤进展、恶变比较罕见。近年来有研究发现部分PA残留部分随着时间推移不进展，甚至退化，这种消退机制可能与手术阻断了肿瘤血供或抑制了肿瘤生长因子分泌有关。

【临床与病理】

临床症状因肿瘤位置不同而异，当PA位于小脑时，主要症状为第四脑室梗阻所致的高颅压征，包括头痛、呕吐、步态障碍、视力模糊、复视等；视路PA的主要症状为视觉缺失，根据病变累及单侧/双侧范围不同视觉缺失的范围也不同；PA在大脑半球时，以头痛、偏瘫、共济失调、恶心、呕吐为主要症状，当累及大脑皮层的灰质时可引起癫痫发作。

大体病理：肿瘤无包膜或有假包膜，界限较清，灰黄色，多有大小不等的囊腔，囊内绝大部分为黄色清亮液体。

镜下病理：由呈双相性的肿瘤细胞组成，即含Rosenthal纤维的密集双极细胞成分，以及含微囊和嗜酸性颗粒的疏松双极细胞成分；致密的肿瘤细胞和松散的结缔组织相互交替。绝大多数肿瘤细胞含有Rosenthal纤维和嗜酸性小体，有丝分裂现象不常见。瘤内某些区域血管丰富，类似海绵状血管瘤改变。

免疫组织化学检查PA肿瘤细胞的GFAP、Vimentin、S-100多为阳性，其反应程度与肿瘤分化程度呈反比。

目前研究发现，PA的发病机制与*FIEN*基因及*P53*的突变或表达异常有关。

【影像检查方法】

常规X线检查对诊断毛细胞型星形细胞瘤价值不大，当肿瘤引起高颅压征时，平片对提示颅压增高有一定作用。CT和MRI对毛细胞型星形细胞瘤的定性达85%以上，显示幕下肿瘤MRI明显优于CT。血管造影及MRA有助于显示肿瘤与大血管的关系。MRS及DWI有助于进一步评估肿瘤的病理分级，DTI能显示白质纤维束与肿瘤的关系，对制定治疗方案和预后评估有重要的指导作用。

【影像表现】

1. CT　病变以囊性为主时呈低密度，囊实性时呈等、低密度，实性病变为等或稍低密度，边界清楚，肿瘤周围无水肿。

2. MRI 小脑毛细胞型星形细胞瘤多具有典型的影像学特点（图 7-3-1），即以囊性病变为主伴附壁结节。T_1WI 囊液呈均匀低信号，壁结节呈稍低于脑组织的低信号；T_2WI 囊液呈均匀高信号，壁结节呈稍高信号；T_2-FLAIR 像囊液呈低信号，壁结节呈高信号；增强扫描壁结节明显强化伴 / 不伴囊壁强化，囊液不强化。典型的 PA 通常无周围水肿。

不典型 PA 影像学特点：①单纯囊肿型：表现为囊性，壁薄且内有囊性分隔，周围无水肿，囊壁 T_1WI 呈等低信号，T_2WI 呈稍高信号，增强扫描囊壁和囊内分隔均见强化；②囊实型：实性部分中见囊变区；MRI 平扫实性部分 T_1WI 呈低信号，T_2WI 呈稍高信号，增强扫描明显强化，囊性部分 DWI 呈低信号，增强扫描囊壁无强化；③实性型：病灶表现为不规则形或类圆形实性肿块，T_1WI 呈低信号，T_2WI 呈稍高信号，T_2-FLAIR 呈稍高信号，增强扫描肿块呈均匀团块状强化。

PA 属于低级别肿瘤，实性部分却表现为明显强化，是因为 PA 自身包含有孔型毛细血管所致，对比剂通过孔道到达血管的内皮间隙，从而导致实性区域的明显强化，这与恶性肿瘤破坏血脑屏障导致对比剂聚集不同。

MRS 表现为 Cho 增高、NAA 降低和 Lac 峰增高，在 PA 中出现 Lac 峰增高不一定是由肿瘤出现坏死所致，因为病理上 PA 内极少出现坏死，而可

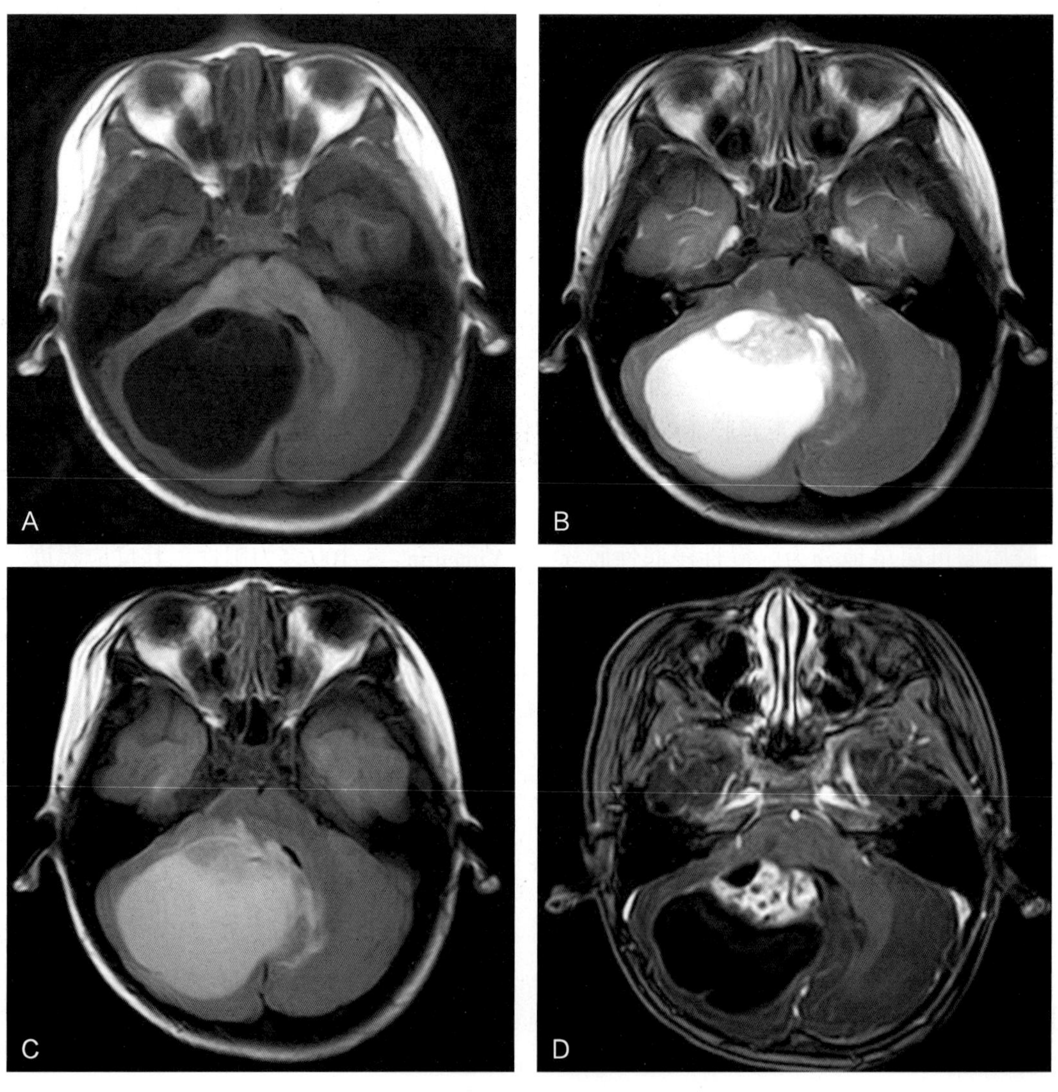

图 7-3-1 小脑半球毛细胞型星形细胞瘤 MRI 表现

MRI 平扫及增强见右侧小脑半球一巨大囊实性肿块。A. T_1WI 上囊性成分呈低信号，实性成分等信号；B. T_2WI 上囊性成分呈高信号；C. T_2-FLAIR 上囊液呈高信号；D. 增强扫描实性部分明显强化

能与低级别肿瘤线粒体代谢的改变或葡萄糖的利用率变化有关。肿瘤组织DWI信号主要取决于瘤细胞核质比例，肿瘤细胞结构紧密会使水分子扩散受限，DWI信号则增高，ADC值减小。DWI主要表现为低信号，部分病例表现为高信号，可能与肿瘤出血有关，也可能与病理结构有关。PA病理组成有致密区和疏松区，当肿瘤以致密区组织为主时，导致水分子扩散受限，在DWI上可表现为以高信号为主的混杂信号。SWI中多数可见低信号，表明肿瘤内有存在微出血，与PA肿瘤的血管壁纤维组织发育不良有关。PWI表现均为低灌注，局部可有点片状高灌注，高灌注区域可能与肿瘤某些区域血管丰富有关。

【诊断与鉴别诊断】

根据儿童及青少年发病、幕下常见、囊性及附壁结节或囊实性为主、增强扫描壁结节及实性部分明显强化、瘤周一般无水肿等特点，诊断为典型的PA并不困难。

1. PA发生于小脑时主要需与血管母细胞瘤、髓母细胞瘤及室管膜瘤相鉴别

（1）血管母细胞瘤：好发于30~65岁成年人，多数呈大囊小结节样改变，瘤壁结节明显强化，内壁光整，形成“壁灯征”，并可见流空的血管，DWI表现为等或低信号。

（2）髓母细胞瘤：是儿童后颅窝最常见的肿瘤，常与小脑蚓部关系密切，囊变少见，发生囊变时，囊变范围较小，囊壁光滑，一般无壁结节，壁常较厚。增强扫描以斑片状强化为主，其瘤内或边缘可见血管流空影，DWI多表现为明显扩散受限。

（3）室管膜瘤：多发生在第四脑室内，因此外周或一侧常包绕一薄层脑脊液，常造成梗阻性脑积水。多呈不规则形，常伴有钙化、囊变及出血，囊变一般为大囊。肿瘤不均匀强化，轮廓不光整，常伴有明显瘤周水肿。DWI表现为低信号或稍低信号。

2. PA发生于鞍区时主要需与颅咽管瘤、生殖细胞瘤及侵袭性垂体瘤相鉴别

（1）颅咽管瘤：瘤内常有出血及蛋壳状钙化，强化多不均匀，临床上常有垂体或下丘脑内分泌异常症状。

（2）生殖细胞瘤：缺乏典型的特点，可呈实性、囊实性，与鞍区毛细胞型星形细胞瘤较难鉴别，但生殖细胞瘤多较小，对放疗敏感，且常有下丘脑内分泌异常症状。

（3）侵袭性垂体瘤：中心常可见出血、坏死，常可见海绵窦受侵，颈内动脉被包绕征象，肿瘤内常有血管流空信号，垂体瘤常有内分泌异常症状。

3. PA位于大脑半球时主要需与多形性黄色瘤型星形细胞瘤、转移瘤相鉴别

（1）多形性黄色瘤型星形细胞瘤：好发于儿童和青少年，以大脑半球颞叶最常见，小脑及脊髓发病较罕见，肿瘤位置表浅。

（2）转移瘤：好发于老年人，呈不均匀环状强化，病灶周围水肿明显，病变可多发，多位于皮髓质交界处。

【影像学研究进展】

PA属低级别胶质瘤，但其部分影像学表现类似高级别胶质瘤，导致鉴别诊断困难。目前关于PA的DWI、SWI、PWI、MRS、DTI表现研究较少，需要进一步研究。

（耿左军）

二、毛黏液样星形细胞瘤

【概述】

毛黏液样星形细胞瘤（pilomyxiod astrocytoma，PMA），先前被认为就是PA，或者是一种临床不典型的PA。1999年由Tihan等首次对其进行命名，并指出PMA是毛细胞型星形细胞瘤的一种亚型，2007年WHO中枢神经系统肿瘤分类新增补为毛细胞型星形细胞瘤的一种亚型，归入神经上皮性肿瘤，属WHO Ⅱ级。与PA相比，PMA呈现更为复杂的生物学行为，具有较强的侵袭性，局部复发和脑脊液播散更常见。

PMA又称为PA亚型或PA婴儿型，多见于儿童和幼儿，平均发病年龄为18个月，也可见于青少年，成人罕见。PMA好发于中线区域，多在视交叉、下丘脑、鞍区、丘脑，也可见于其他位置，包括小脑半球、大脑半球和脊髓。肿瘤的发生位置和发病年龄有一定的相关性，发生于不典型位置者多见于年龄较大者。PMA对周围的血管神经更具侵袭性，手术通常难以完全摘除，临床治疗一般以部分切除辅以术后化疗为主。不论全切或部分切除，大部分肿瘤常在1年内复发，局部复发率约为76%。

【临床与病理】

临床症状取决于肿瘤部位及占位效应程度。

儿童PMA常表现为突发性及进行性加重的头痛、恶心、呕吐等颅内压增高及生长发育迟缓、喂食困难、眼球震颤、视力下降、意识改变等症状。成人可表现为耳鸣、听觉过度敏感、顽固性癫痫发作、复视、幻视及定向障碍甚至渐进性短暂性记忆缺失等症状。若肿瘤位于脊髓内，可导致颈、背部疼痛及上肢运动障碍。

大体病理：肿瘤多为半透明、灰白色、胶冻样碎组织，质地细腻。

镜下病理：肿瘤主要由两种成分构成，即单向性的双极梭形细胞构成的致密区和黏液样背景。瘤细胞呈小梭形或纤细梭形，异形不明显，核分裂象不易找到，呈星网状散在分布于黏液背景中。肿瘤内含大量增生的血管，部分区域内瘤细胞围绕血管分布，并以血管为中心呈放射状排列，即所谓的“血管中心性生长”。肿瘤组织中没有Rosenthal纤维，仅有嗜酸性颗粒小体。

免疫组织化学检查：GFAP、vimentin、S-100和Olig-2强阳性表达，但神经元标记中NF及CgA表达呈阴性，上皮性标记CK、EMA呈阴性。

PMA是近年发现的较新的肿瘤，目前尚没有从分子生物学水平进行的相关研究，其发生过程包括启动子突变以及涉及肿瘤发生的原癌基因、抑癌基因、下游序列突变等，尚未完全阐明。

【影像检查方法】

PMA的影像学诊断主要借助于CT和MRI检查，而MRI更为常用。

【影像表现】

1. CT 表现为边界清楚的肿块，实性居多，囊变少见，其影像特征与低级别胶质瘤相似。实性部分及囊壁呈等或稍低密度，囊性部分呈明显低密度，瘤内有出血时呈高密度。增强后肿瘤实性部分及囊壁呈不均匀强化，可有占位效应，常可导致脑积水。

2. MRI 肿瘤表现为实性、囊实性，呈圆形或分叶状。PMA的MRI表现由于组成成分的不同而存在差异（图7-3-2）。肿瘤多边界清晰，极少数与周围脑组织分界不清，肿瘤周围水肿少见。实性部分及囊壁在T_1WI上呈稍低或等信号，T_2WI呈高或稍高信号，并于高信号内见条状低信号。增强扫描实性成分呈明显环状强化，这可能与肿瘤细胞“血管中心样生长”有关；也可见部分实性成分无强化，与肿瘤内可能存在坏死、囊变或肿瘤组织学含大量黏液基质有关。肿瘤囊性部分在T_1WI上呈明显低信号，T_2WI上呈高信号，少数呈低信号。当PMA发生在大脑半球，MRI影像有相对特征性表现：多位于大脑半球较表浅位置，表现为囊性病灶伴附壁结节，附壁结节在T_1WI上呈等低信号、在T_2WI上呈高信号，增强扫描呈“星芒状”强化，有时PMA可伴有脑膜和脊膜的强化，提示肿瘤细胞已侵犯或播散至脑膜和脊膜。PMA在T_2-FLAIR像上实性部分大多呈高信号，少数呈等信号，囊性部分多呈低信号，肿瘤边缘亦可呈高信号。PMA因其发生部位、病灶大小的不同，占位效应也各不相同。发生于视交叉和下丘脑区的PMA，随着病灶体积的增大，可以侵及两侧颈内动脉、视神经及大脑中动脉，若病灶发生在脑实质内，常会导致中线结构移位。PMA可引起阻塞性脑积水，但瘤周水肿多不明显。24%肿瘤内有瘤内出血。

DWI上肿瘤可表现为低信号或高信号，但ADC图为高信号，肿瘤实性部分的ADC值增高，与肿瘤内富含黏液，瘤体组织中水分子扩散不受限有关。MRS上表现为Cho和Lip峰增高，而Cr和NAA峰降低，部分可见肿瘤周围区域Cho/Cr比值升高，这可能与PMA具有浸润和侵袭性相关。

【诊断与鉴别诊断】

PMA诊断要点包括：多见于儿童和幼儿；好发于近中线的神经轴部位，多在视交叉、下丘脑、鞍区、丘脑；CT平扫实性部分及囊壁呈等或稍低密度，囊性部分呈明显低密度，瘤内有出血时呈高密度；MRI检查T_1WI上多为低信号，T_2WI多为高信号，T_2-FLAIR序列呈高信号，增强扫描实性部分多数呈环状明显强化；DWI上呈低信号；MRS上Cho和Lip峰增高，而Cr和NAA峰降低。

PMA主要与毛细胞型星形细胞瘤、血管网状细胞瘤、室管膜瘤、生殖细胞瘤及侵袭性垂体瘤相鉴别。

1. 毛细胞型星形细胞瘤 儿童及青少年发病，幕下常见，囊性及附壁结节或囊实性为主，增强扫描壁结节及实性部分明显强化，一般不伴瘤周水肿。

2. 血管母细胞瘤 常有家族史，是常染色体显性遗传性疾病，好发于30~65岁成年人，小脑为好发部位，多数呈大囊小结节样改变，瘤壁结

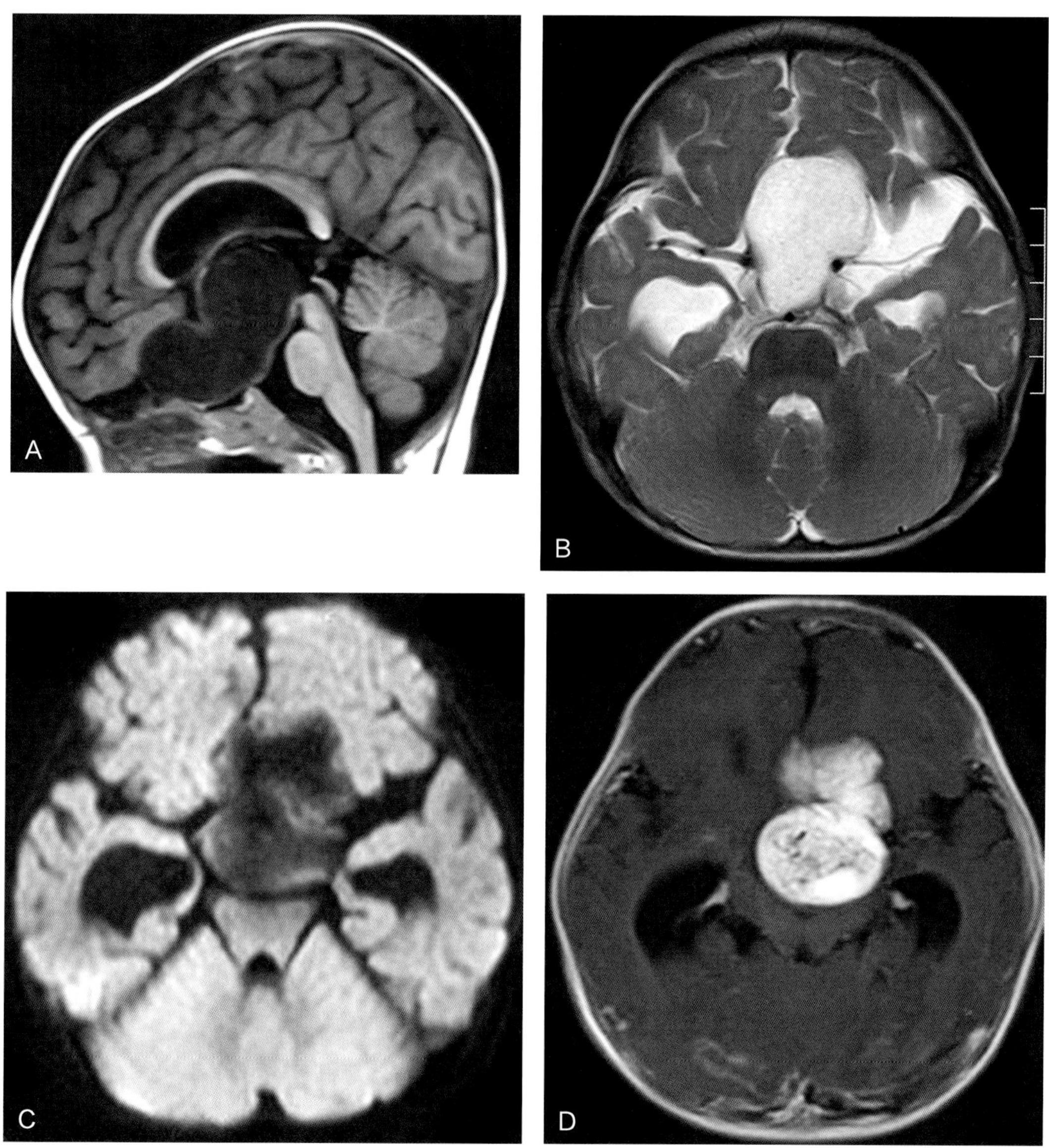

图 7-3-2 毛黏液样星形细胞瘤 MRI 表现

MRI 见鞍区不规则占位。A. T_1WI 呈低信号；B. T_2WI 呈高信号；C. DWI 未见明显弥散受限；D. 增强扫描呈明显强化（病例图片由天津市儿童医院放射科陈静教授提供）

节明显强化，内壁光整，形成“壁灯征”，并可见流空的血管。

3. 室管膜瘤 PMA 发生于第四脑室时需与第四脑室室管膜瘤相鉴别，后者主要发生在儿童和青少年，T_1WI 呈等或低信号，T_2WI 呈高信号，肿瘤多呈不规则形，边缘不光整，可伴有钙化，增强扫描呈不均强化，常伴瘤周水肿。

4. 生殖细胞瘤 发生于鞍区时缺乏典型特征，可呈实性、囊实性，与鞍区 PMA 较难鉴别，但生殖细胞瘤多较小，对放疗敏感，且常有下丘脑内分泌异常症状。

5. 侵袭性垂体瘤 MRI 上瘤体常可见出血、坏死、囊变，并常见海绵窦受侵、颈内动脉被包绕征象，肿瘤内常有血管流空信号。

【影像学研究进展】

目前国内外所报道的经组织病理学证实的 PMA 数量较少，且多数为个案报道。关于此肿瘤的影像学诊断方法多局限于常规的扫描方法上，影像学新方法，如 PWI、DTI 等研究较少，在该肿瘤的检查、诊断方面的价值尚不明确。随着病例数的积累及新方法的广泛应用，有望揭示 PMA 更多的影像学特征，从而有助于其诊断、鉴别诊断及临床评估。

（耿左军）

三、室管膜下巨细胞型星形细胞瘤

【概述】

室管膜下巨细胞型星形细胞瘤（subependymal giant cell astrocytoma，SEGA）是一种相对少见的与结节性硬化相关的良性肿瘤。2003年发表的欧洲SEGA诊断与治疗建议中，专家组首次明确其定义：室间孔邻近区域肿瘤直径>5mm并可记录到肿瘤生长，影像学可见的强化灶。这一定义特别强调SEGA需要肿瘤生长的影像学证据，且诊断标准明确为肿瘤直径>5mm，而不是过去采用的>1cm。

结节性硬化症（tuberos sclerosis，TS）是由*TSC1*或*TSC2*基因突变所致一种常染色体显性遗传的神经皮肤综合征，多有外胚叶组织的器官发育异常，可出现脑、皮肤、周围神经、肾等多器官受累。临床三大特征是面部皮脂腺瘤、癫痫发作和智能减退。中枢神经系统病变主要包括皮质结节、脑白质异常、室管膜下结节及SEGA，有5%~14%的结节性硬化症患者的中枢神经系统病变伴发SEGA。SEGA多数伴有结节性硬化，国内外与结节性硬化无关的散发病例仅有少数报道，不伴结节性硬化症的孤立性SEGA缺少分子遗传学检测项目，此类患者究竟是临床表现隐匿的结节性硬化症还是真正的孤立性SEGA尚存在争议。

WHO 2016版中枢神经系统脑肿瘤分类将SEGA归为其他星形细胞肿瘤，WHO Ⅰ级，仅占原发性中枢神经系统肿瘤的0.1%，占小儿脑肿瘤的1%~2%。SEGA好发于20岁以下儿童和青少年，偶见于成人，男性多见。肿瘤好发于侧脑室孟氏孔附近，第三脑室和第四脑室及基底节区少见，典型者可堵塞室间孔致梗阻性脑积水。钙化常见，尤其是周边的结节样钙化。

【临床与病理】

SEGA临床上除上述TS相关症状外，尚可出现进行性加重的头痛、恶心、呕吐、视力及视野障碍等颅内压增高的表现。

大体病理：肿瘤组织切面呈灰白灰黄色。

镜下病理：SEGA主要由梭形细胞和大细胞两种成分组成，二者混合存在：梭形细胞突起长并松散聚集成束状，形成纤细的组织学背景；大细胞呈簇状分布，形态似胖细胞，体积介于胖细胞和节细胞之间，灶性区域可见围绕血管的假“菊形团”样结构，肿瘤细胞胞质丰富呈毛玻璃样，空泡状胞核偏位于一侧、核仁清晰；还可见散在分布、体积更大的节细胞样巨细胞和多核瘤巨细胞。SEGA增殖指数较低，鲜见核分裂象、血管内皮增生和坏死区。电镜观察，部分SEGA内可见分泌颗粒和微管结构。

免疫组织化学检查：肿瘤细胞弥漫表达S-100和Vimentin，不同程度地表达GFAP，尤以梭形细胞成分为主；部分细胞可表达神经元标志物Syn、NSE、NFP和β3-微管蛋白。

【影像检查方法】

CT与MRI相结合是显示SEGA的最佳影像检查方法。CT对钙化病灶显示十分敏感，而SEGA常伴发室管膜下广泛分布钙化结节，因此具有较明显特异性。MRI显示钙化病灶不如CT，但可多方位、多参数成像，同一患者MRI显示小结节数目比CT多。对于CT平扫呈等密度的小结节，MRI显示更为清晰。同时，在MRI上，T_1WI对于室管膜下结节的显示要比T_2WI更为清晰。而对于皮层或皮层下病变的显示，T_2WI更好。MRI多平面成像可提供肿瘤组织清楚的解剖位置关系，可以为病变定位以及手术方案的制定提供帮助。因此临床中应该结合CT和MRI各自的优势，对该疾病进行早期诊断。

【影像表现】

1. CT　SEGA常为边界清楚的类圆形或分叶状肿块，呈等密度，密度不均匀，多合并低密度小囊变区，病灶边缘和内部常见斑片样或结节状钙化。SEGA瘤体相对较大，增强后可见明显强化。结节性硬化患者多合并室管膜下结节及皮层和（或）皮层下结节。室管膜下结节在CT上表现为侧脑室壁室管膜下散在凸向侧脑室的结节影，呈等或稍低密度，可见钙化或仅表现为钙化。皮质及皮层下结节CT上较难发现。

2. MRI　肿瘤在T_1WI上呈等或稍低信号，T_2WI上呈等或稍高信号，多合并小囊变，DWI呈等信号，增强扫描病灶呈不均匀明显强化（图7-3-3）。室管膜下结节在T_1WI上呈等或高信号，在T_2WI上呈等或低信号，DWI呈等信号，增强扫描病灶无明显强化。皮层和皮层下结节及类错构瘤样脑白质异常在MRI上呈T_1WI等或稍低信号、T_2WI等或稍高信号，增强扫描多无明显强化。SWI序列对钙化灶敏感、检出率高，可弥补常规序列的不足。

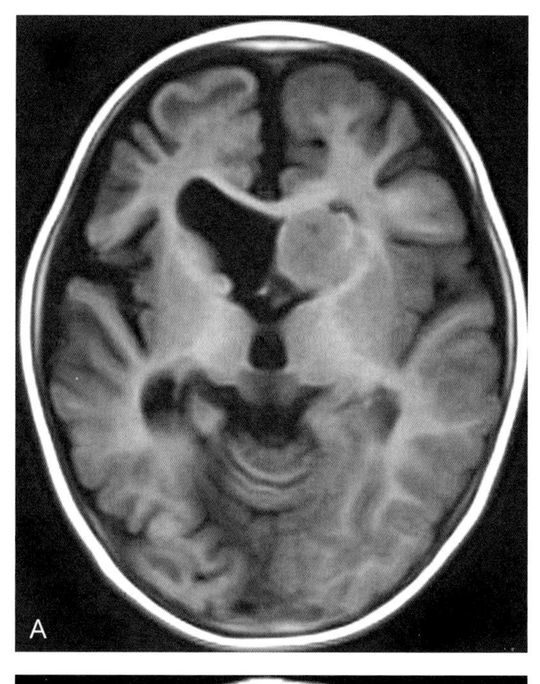

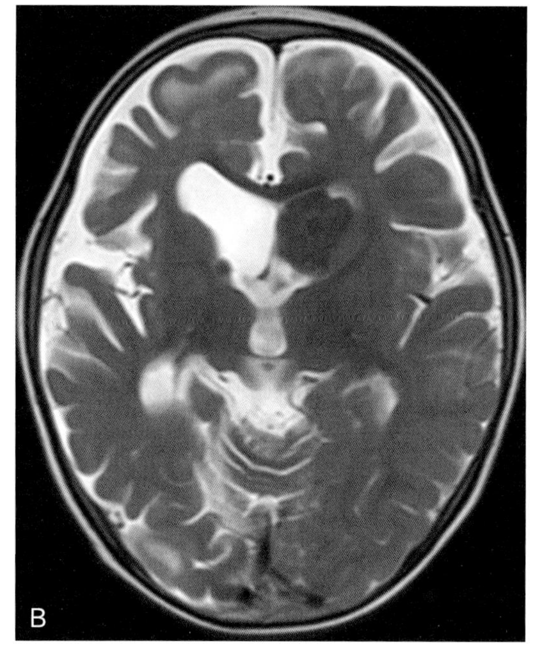

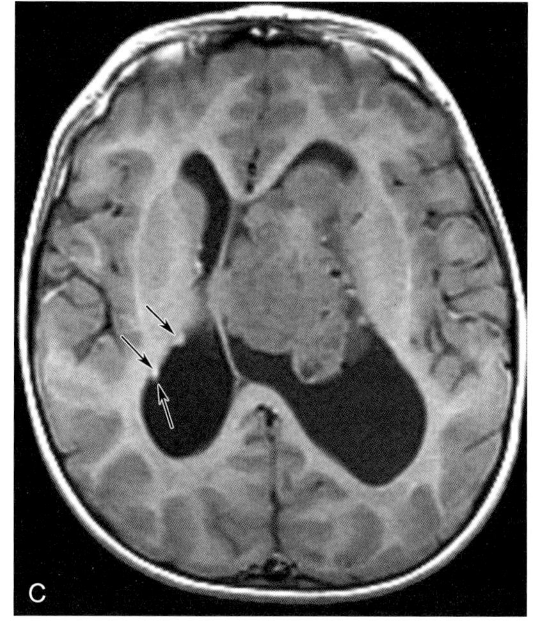

图 7-3-3 室管膜下巨细胞型星形细胞瘤

左侧侧脑室前角类圆形实性肿块。A. T_1WI 呈等信号；B. T_2WI 呈稍低信号；C. 增强扫描显示侧脑室室管膜下多发小结节（黑箭）（病例图片由天津市儿童医院放射科陈静教授提供）

【诊断与鉴别诊断】

SEGA 的诊断需综合考虑临床表现、病史、年龄、肿瘤位置及影像学表现等资料。SEGA 的主要影像学特点为 TS 患者侧脑室室间孔附近肿块，CT 上呈不均匀等密度，多合并低密度小囊变区，病灶边缘和内部常见斑片样或结节状钙化。肿瘤在 T_1WI 上呈等或稍低信号，T_2WI 上呈等或稍高信号，多合并小囊变，DWI 呈等信号，增强扫描病灶呈不均匀明显强化，常合并梗阻性脑积水。

鉴别诊断：SEGA 主要与好发于脑室系统的肿瘤相鉴别，如中枢神经细胞瘤、脉络丛乳头状瘤、室管膜下瘤、室管膜瘤等。

1. 中枢神经细胞瘤　多见于 20~40 岁，多位于侧脑室前 2/3、孟氏孔区，常以宽基底附着于透明隔，体积较大，并沿透明隔向一侧或双侧脑室内生长，可见“蜂窝状”或“丝瓜瓤状”囊变区及具有特征性的瘤体内血管流空现象，增强扫描强化不明显或轻中度强化。

2. 脉络丛乳头状瘤　常见于 10 岁以下儿童，常见部位为侧脑室三角区，少数成人可发生在第四脑室，呈分叶状或菜花状，增强扫描呈均匀明显强化，少数不均匀强化，常因分泌过多的脑脊液，引起交通性脑积水。

3. 少突胶质细胞瘤　也可发生于孟氏孔，多见于 10~30 岁，瘤体较大，可见带状或较大不规则状钙化。

4. 室管膜瘤 40% 发生于幕上，以侧脑室三角区多见，好发年龄为 30~50 岁之间，囊变常见，沿脑室塑形生长，常浸润邻近脑实质，增强扫描明显不均匀强化。

【影像学研究进展】

MRI 有助于对此病的诊断，并能够提供清晰的解剖位置关系，有利于神经外科医师术前制定手术计划。目前关于 SEGA 的功能成像特点研究较少，功能 MRI 表现特点尚不清楚。

（耿左军）

四、多形性黄色瘤型星形细胞瘤

【概述】

多形性黄色瘤型星形细胞瘤（pleomorphic xanthoastrocytoma，PXA）是中枢神经系统中少见的星形细胞瘤，在全部星形细胞性肿瘤中比例 <1%。该肿瘤在列入 WHO 肿瘤分类前命名较为混乱，以往被称为未分类胶质瘤、巨细胞胶质母细胞瘤、纤维黄色瘤、纤维黄色肉瘤及怪细胞肉瘤等。Kepes 于 1973 年首先以“脑膜和脑的纤维黄色瘤和黄色肉瘤”为题报道，1979 年再次报道认为是起源脑表面软脑膜下星形细胞的一种特殊的星形细胞瘤，并命名为“多形性黄色星形细胞瘤”。肿瘤常位于脑的浅表面部分，故认为它可能来源于软脑膜下星形细胞。随着免疫组织化学的发展，发现神经元及胶质两种肿瘤成分同时出现在同一种肿瘤中，由此认为 PXA 可能来源于多潜能的神经上皮干细胞。1990 年 WHO 将其列为新的Ⅰ级星形细胞瘤，因肿瘤可出现复发和（或）间变，2000 年列为 WHO Ⅱ级，是一种良性星形细胞瘤的亚型。2016 年 WHO 分类将其归为其他星形细胞瘤，为 WHO Ⅱ级。

PXA 好发于 15~35 岁，亦可见于儿童，性别差异不明显。多见于大脑半球，尤其是脑实质浅表部位，以颞叶最多见，其次为顶叶、枕叶和额叶。

【临床与病理】

PXA 的主要临床症状为儿童和青少年的顽固性癫痫，其次为颅内压增高症状，如头痛、呕吐等。

大体病理：肿瘤边界清，有囊变和附壁结节，常见脑膜浸润或黏连，多数易与周围正常脑组织分离，少数较为弥散，伴脑回浸润或沿脑沟播散。

镜下病理：肿瘤细胞呈多形性，大小不一，可见梭形细胞、肥胖细胞、多核巨细胞及泡沫细胞，核分裂罕见，间质内有丰富的网状纤维围绕单个肿瘤细胞呈网格状分布及淋巴细胞浸润。

免疫组化检查：S-100 与 GFAP 强阳性。典型 PXA 患者 CD34 阳性率高达 84%。

【影像检查方法】

常用检查方法为 CT 及 MRI，在显示肿瘤钙化方面 CT 要优于 MRI。MRI 具有高软组织分辨率及多平面、多参数成像的特点，能够较好显示 PXA 的形态及组织学特点，而且较 CT 能更好地显示肿瘤周围水肿和脑膜强化等征象。

【影像表现】

1. CT PXA 包括囊性为主伴附壁结节（图 7-3-4）及实性肿块伴瘤内囊变两种形式，肿瘤多位于皮层表浅部位，囊性部分位于实性部分深侧。CT 平扫囊性部分因含有蛋白或出血，表现为稍高于脑脊液的低密度，实性部分或壁结节为低、等、稍高或混杂密度，偶可见钙化，罕见颅骨侵蚀；增强扫描，壁结节明显强化，囊壁环形强化或不强化。

2. MRI T_1WI 上囊性部分呈低信号，壁结节和实性部分呈等和低信号，边界较清楚，可有轻度瘤周水肿。T_2WI 囊性部分为高信号，壁结节和实性部分呈稍高信号。增强扫描后壁结节及实性部分明显强化，增强结节通常紧贴软脑膜表面，囊性部分位于肿瘤边缘，不强化，囊壁强化或不强化，肿瘤附近的脑膜常可见强化（图 7-3-4）。肿瘤的深部转移罕见。PXA 实性部分在 DWI 上呈等或稍高信号，但 ADC 值高于相对正常的脑区，考虑为 T_2WI 穿透效应所致，而实际上肿瘤并无明显弥散受限。

【诊断与鉴别诊断】

PXA 临床常以癫痫为主要症状，典型影像表现为脑表浅部位的囊和壁结节或实性为主伴其内囊变的肿块，偶见钙化，增强后壁结节及实性部分明显强化，囊性区无强化，可见瘤周水肿。

以“囊性病变伴壁结节”为表现的 PXA 应与幕上毛细胞型星形细胞瘤、幕上血管母细胞瘤、节细胞胶质瘤相鉴别；以实性成分为主的应与炎性肉芽肿相鉴别。

1. 节细胞胶质瘤 主要见于儿童及青年人，好发于幕上大脑半球，颞叶最常见，典型节细胞

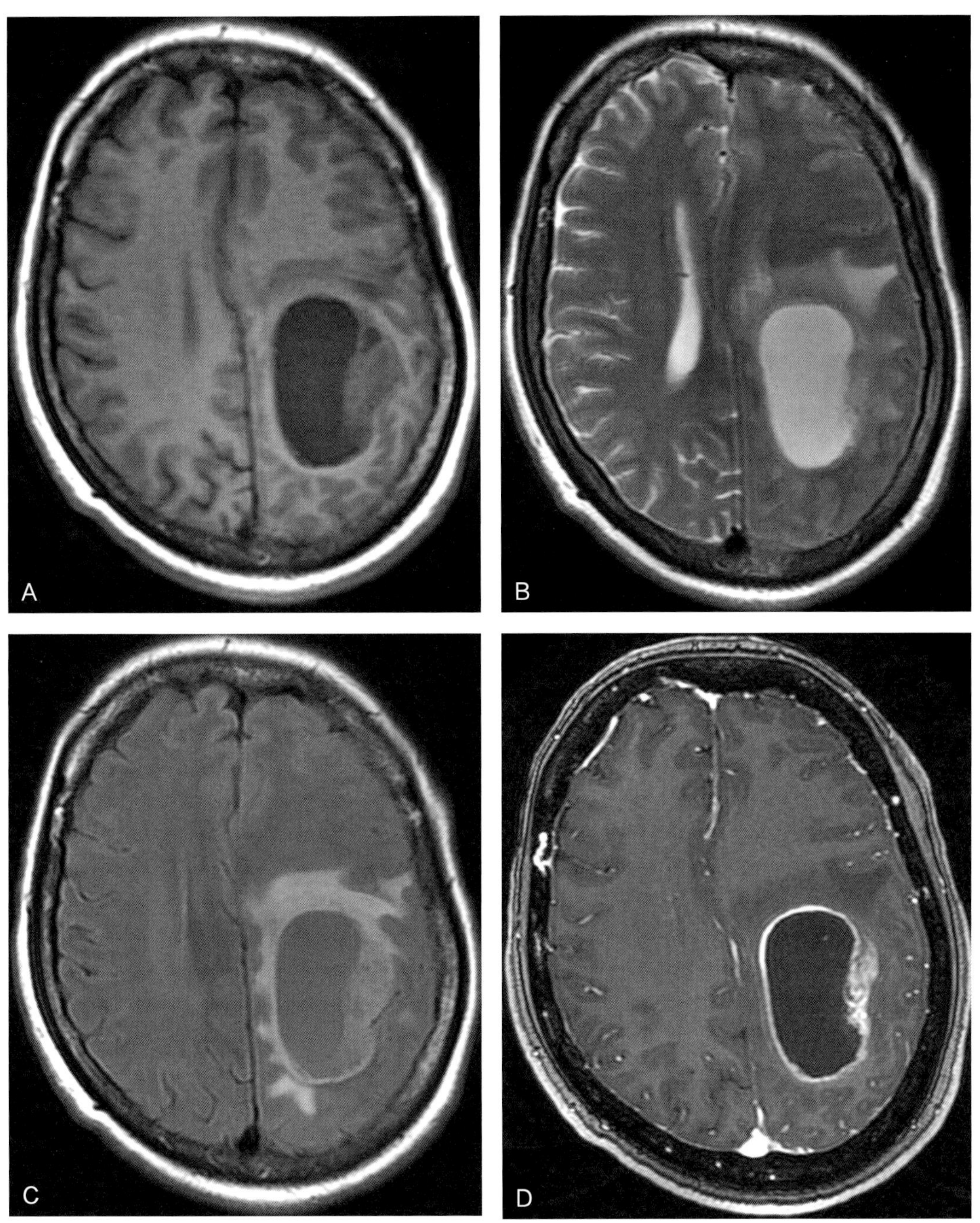

图 7-3-4　左侧顶颞叶多形性黄色瘤型星形细胞瘤 MRI 表现

MRI 见左侧顶颞叶一囊性为主伴附壁结节肿块。A. 附壁结节 T_1WI 呈稍低信号；B. T_2WI 呈稍高信号；C. T_2-FLAIR 呈稍高信号；D. 增强扫描囊壁及附壁结节呈明显强化

胶质瘤为单囊和壁结节，壁结节常见钙化。

2. **幕上毛细胞型星形细胞瘤**　相对少见，囊壁多有强化。

3. **少突胶质细胞瘤**　常伴有钙化，一般肿瘤较大，边缘不清，可能会造成颅骨的改变。

4. **幕上血管母细胞瘤**　典型表现为囊性病灶伴壁结节形成，但在 MRI 上可见血管流空信号。

5. **炎性肉芽肿**　壁结节少见，环形壁强化，可单发或多发，结节内部结构的信号多变。

【影像学研究进展】

PXA 为中枢神经系统少见的原发肿瘤，在 MRI 上具有一定的特征性，常规 MRI 检查序列已经很普遍，而一些特殊的序列如 DWI、PWI、MRS 等功能性成像方法，能为常规 MRI 提供更多功能和代谢方面的信息。

（耿左军）

五、间变性多形性黄色瘤型星形细胞瘤

【概述】

目前 WHO 将明显核分裂象≥ 5/10 个高倍视野或 Ki-67 抗原标记指数≥ 5% 和（或）坏死的 PXA 称为伴间变特征的 PXA 或间变性 PXA。间变性 PXA 预后差，易发生脑脊液播散，属 WHO Ⅲ级。肿瘤多起源于大脑半球，尤其是脑实质浅表部位，以颞叶最多见，其次为顶叶、枕叶和额叶。

【临床与病理】

间变性 PXA 患者临床主要表现为头痛和癫痫发作。

大体病理：肿瘤体积大，边界尚清的实性或囊性肿块，常见脑膜浸润或黏连，多数易与周围正常脑组织分离，少数较为弥散，伴脑回浸润或沿脑沟播散。

镜下病理：肿瘤细胞呈多形性，由单核细胞或多核瘤巨细胞、含脂肪的泡沫样细胞和梭形细胞混合构成，可见嗜酸性小体和核内包涵体，肿瘤组织内淋巴细胞呈散在或局灶性浸润。网状纤维是由脑膜和肿瘤细胞共同产生的，部分间变性 PXA 不邻近脑膜，也可不具备网状纤维环绕肿瘤细胞的特征。

免疫组化检查：GFAP、Vimentin 及 S-100 均呈弥漫性阳性，部分患者神经元标志物，如 NeuN、Syn、NF 表达阳性。肿瘤细胞 CD34 表达阳性有助于诊断，典型 PXA 患者 CD34 阳性率高达 84%，伴间变特征的 PXA 仅为 44%。

【影像检查方法】

常用检查方法为 CT 及 MRI，在显示肿瘤钙化 CT 要优于 MRI，但 MRI 能够较好显示间变性 PXA 的形态及组织学特点，而且较 CT 能更好地显示肿瘤周围水肿和脑膜强化的征象。

【影像表现】

间变性 PXA 与 PXA 在影像表现上基本相似，很难区分。间变性 PXA 也包括囊性为主伴附壁结节及实性肿块伴瘤内囊变（图 7-3-5）两种形式，肿瘤多位于皮层表浅部，囊性部分位于实性部分深侧。

1. CT　囊性部分因含有蛋白或出血，表现为稍高于脑脊液的低密度，实性部分或壁结节为低、等、稍高或混杂密度，偶可见钙化；增强扫描，壁结节明显强化，囊壁环形强化或不强化。

2. MRI　T_1WI 上囊性部分呈低信号，壁结节和实性部分呈等和低信号，边界较清楚，可有明显瘤周水肿。T_2WI 囊性部分为高信号，壁结节和实性部分呈稍高信号。增强扫描后壁结节及实性部分明显强化，囊性部分位于肿瘤边缘，不强化，囊壁强化或不强化。肿瘤可沿室管膜、柔脑膜及脑脊液腔播散，增强扫描可明显强化。

【诊断与鉴别诊断】

间变性 PXA 临床常以癫痫为主要症状，典型影像表现为脑表浅部位的囊伴壁结节或实性为主伴其内囊变的肿块，偶见钙化，增强后壁结节及实性部分明显强化，囊性区无强化，可见明显瘤周水肿。

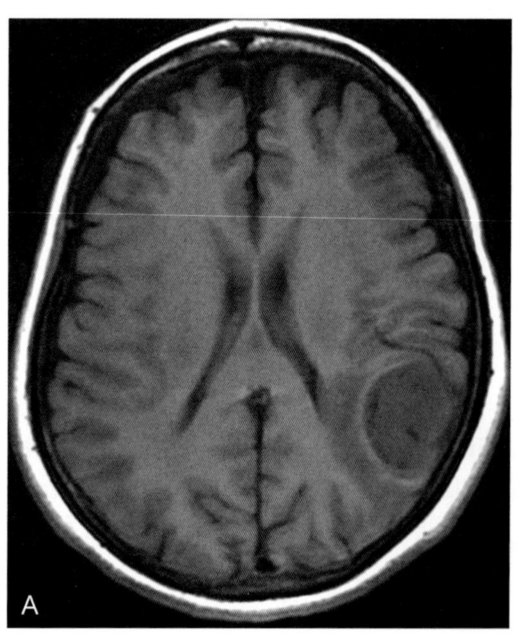

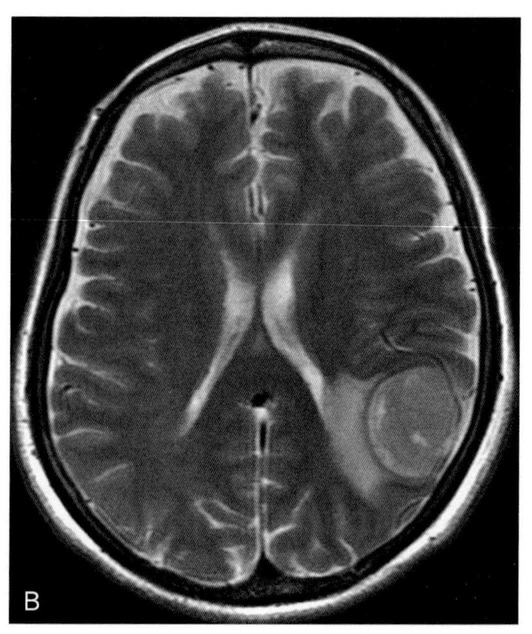

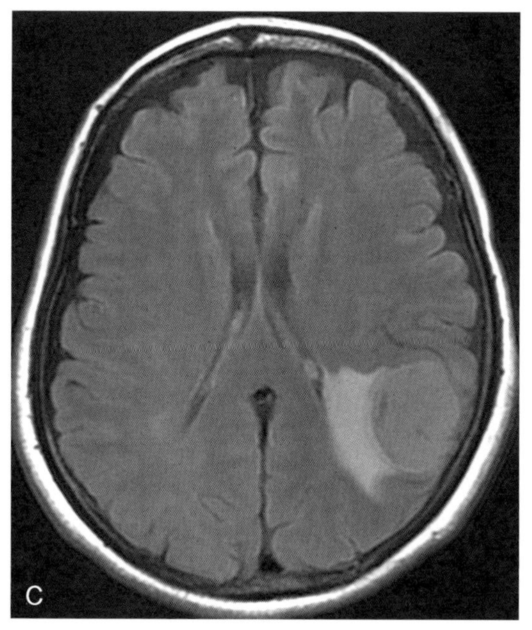

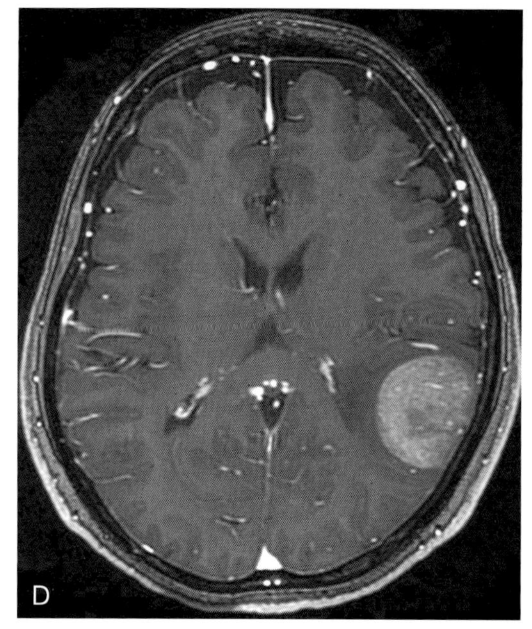

图 7-3-5 间变性多形性黄色瘤型星形细胞瘤 MRI 表现

MRI 示左侧颞叶浅层一类圆形实性肿块伴多发小囊变。A. T_1WI 呈稍低信号；B. T_2WI 呈稍高信号；C. T_2-FLAIR 呈稍高信号；D. 增强扫描呈稍不均匀明显强化，周围可见半环状水肿

以囊实性成分为主的间变性 PXA 应与幕上毛细胞型星形细胞瘤、幕上血管母细胞瘤、节细胞胶质瘤相鉴别；以实性成分为主的间变性 PXA 应与脑膜瘤相鉴别。

1. 节细胞胶质瘤 主要见于儿童及青年人，好发于幕上大脑半球，颞叶最常见，典型节细胞胶质瘤为单囊加壁结节，壁结节常见钙化。

2. 幕上毛细胞型星形细胞瘤 相对少见，囊壁多有强化。

3. 幕上血管母细胞瘤 典型表现为囊性病灶伴壁结节形成，但在 MRI 上可见血管流空信号。

4. 脑膜瘤 好发于 40~60 岁，一般发生于硬脑膜，实性多见，信号较均匀，增强后显著均匀强化。

【影像学研究进展】

间变性 PXA 为中枢神经系统少见的原发肿瘤，在 MRI 上具有一定的特征性，常规 MRI 检查序列已经很普遍，而功能 MRI 对间变性 PXA 有一定的诊断价值，更有利于指导临床治疗及评估患者的预后情况，但目前间变性 PXA 功能成像研究尚不完善，有待进一步深入研究。

（耿左军）

第四节 室管膜肿瘤

一、室管膜下瘤

【概述】

室管膜下瘤（subependymoma）是一种神经系统少见的非侵袭性良性肿瘤，1945 年由 Seheinker 首次报道，属于室管膜肿瘤，WHO I 级，其发病率占颅内肿瘤的 0.2% ~ 0.7%，占室管膜肿瘤的 8.3%。因为具有生长缓慢、临床常无症状、偶然尸检发现等特点，故室管膜下瘤准确的发病率尚难确定。

室管膜下瘤的组织起源目前尚未完全确定，多数学者认为其起源于室管膜下细胞板层的室管膜神经胶质前体细胞，该细胞具有双向分化潜能。有学者认为室管膜下瘤、中枢神经细胞瘤和室管膜下巨细胞型星形细胞瘤可能均起源于室管膜下具有双向分化能力的神经胶质母细胞。不同的是，中枢神经细胞瘤来源于向神经元分化的母细胞，室管膜下巨细胞型星形细胞瘤来源于不成熟的神经胶质母细胞，而室管膜下瘤来源于向星形胶质细胞分化的母细胞。部分学者从病理学角度分析，室管膜下瘤在光镜下可见在大量纤维型星形细胞中稀疏分布的室管膜细胞，认为是室管膜瘤的变异型。实际上，也确实存在着纯室管膜下瘤到混合型室管膜下瘤的病理类型，如室管膜瘤伴部分室管膜下瘤结构、星形细胞瘤伴部分室管膜下瘤结构等。综上可看出，室管膜下瘤的起源及分类确实存在争议，相关的假说主要包括：①认为室管膜下瘤实际是室管膜性肿瘤，甚至是蜕变的室管膜瘤，伴有反应性的星形细胞增生；②介于室管膜瘤和星形细胞瘤之间的一种肿瘤，或称“亚室管膜瘤”；③室管膜下组织增生造成的错构瘤。

室管膜下瘤可发生在脑室系统的任何部位，成年男性多见，好发于第四脑室（50%~60%）和侧脑室（30%~40%），少见部位为第三脑室、导水管区和透明隔，发生于脑实质者罕见。脊髓的室管膜下瘤好发于颈、胸段脊髓内，髓外罕见。

【临床与病理】

室管膜下瘤生长缓慢，大多无明显症状，有的甚至无症状伴随终生。但当肿瘤造成脑脊液循环通路阻塞时，可引起梗阻性脑积水、颅内压增高等相应的临床症状。头痛是室管膜下瘤最常见的临床表现，其他常见症状包括头晕、视物模糊、复视甚至呕吐等。偶尔室管膜下瘤也可出现局限性神经功能障碍及肿瘤内出血或蛛网膜下腔出血等相关症状。

室管膜下瘤大体标本多呈结节或分叶状，实性，质韧，色灰白，若合并出血，则呈暗红褐色。室管膜下瘤边界清楚，膨胀性而非浸润性生长，肿瘤常呈漂浮状游离于脑室内，一侧与脑室壁相连。

室管膜下瘤组织学特征：主要由室管膜细胞和膜下的星形细胞构成，肿瘤细胞稀少，小簇状分布在丰富的丝网状神经胶质纤维背景中，部分病例可以观察到室管膜瘤的“菊形团”或“假菊形团”结构，部分病例可见室管膜腔或典型室管膜瘤结构。肿瘤可有钙化、微小囊变、坏死、出血、内皮细胞增生、间质血管稀少等，个别瘤细胞核有异型性和多形性（图 7-4-1）。电镜下，肿

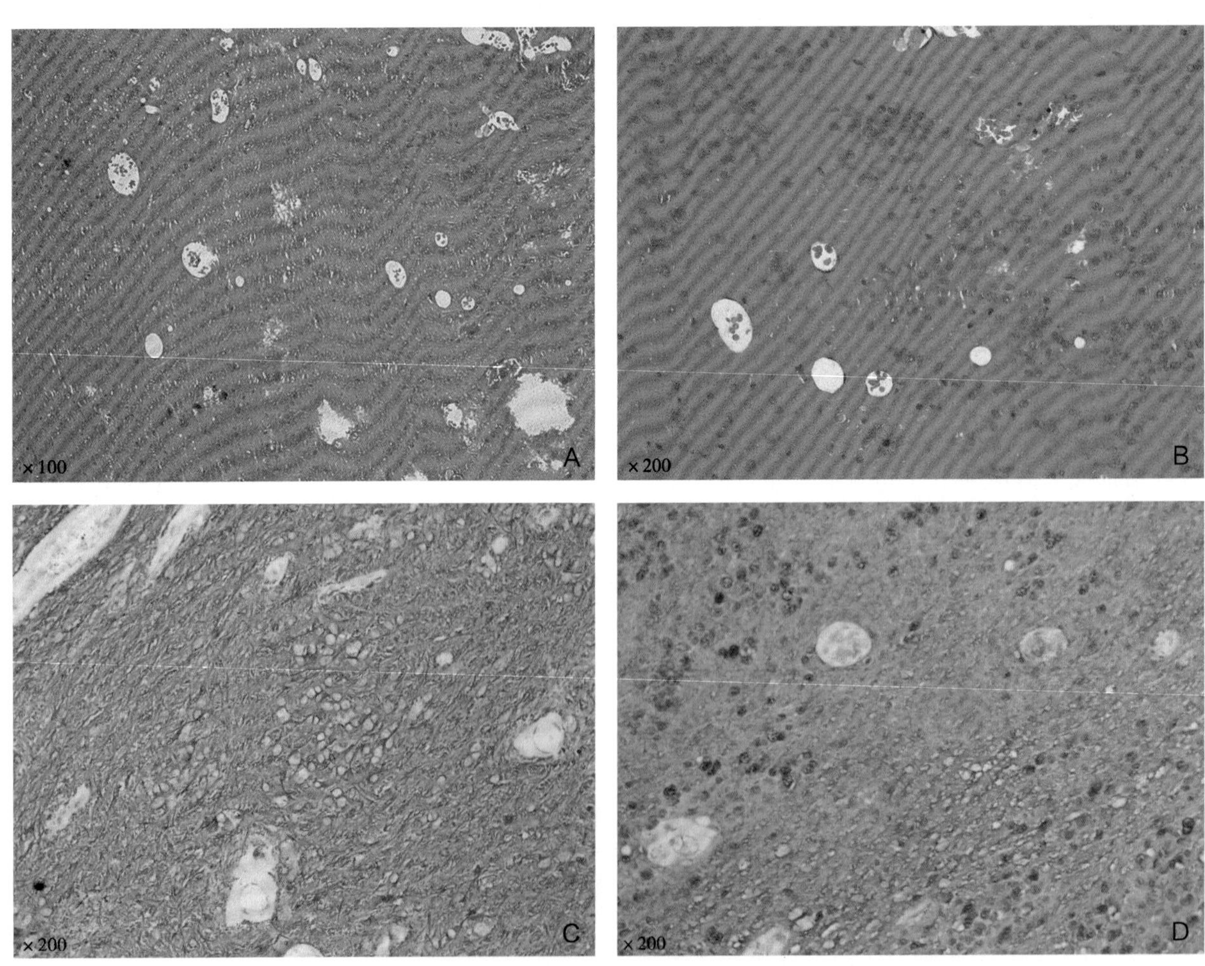

图 7-4-1 室管膜下瘤病理光镜图

A. HE 染色，肿瘤细胞稀少，小簇状分布在丰富的丝网状神经胶质纤维背景中，间质血管稀少；B. HE 染色，可见菊形团和假菊形团，个别瘤细胞核多型性；C. 免疫组化检测肿瘤细胞 GFAP 阳性；D. 免疫组化检测肿瘤细胞 S-100 蛋白阳性

瘤细胞具有典型的室管膜细胞特征，形成纤毛和微绒毛结构，还有丰富的中间丝。磷钨酸苏木素染色可显示鞭毛体（blepharoplast）。

免疫组化检测肿瘤细胞 GFAP 阳性，S-100 蛋白阳性。细胞增殖标记显示，室管膜下瘤具有极低的增殖指数，其增殖能力显著低于星形细胞瘤和室管膜瘤。

【影像检查方法】

常规 X 线检查对诊断室管膜下瘤无价值。CT 平扫可以发现颅内占位性病变，可以显示瘤内小钙化，增强后可提示肿瘤血供及血脑屏障受损的情况。但 CT 检查的效果不如 MRI，一般不推荐使用 CT 对室管膜下瘤进行定性诊断。MRI 是室管膜下瘤的首选影像学检查方法，常用检查序列包括：T_1WI、T_2WI 或 T_2-FLAIR、DWI、T_2*WI 和 T_1WI 增强。PET 技术可以用来评价肿瘤代谢情况。

【影像表现】

1. CT　病灶形态可为类圆形、圆形、结节状或不规则形，边界清。室管膜下瘤 CT 平扫病灶多呈均匀等密度肿块，部分可见钙化，部分肿瘤内可有囊变。室管膜下瘤血供较差，血脑屏障相对完整，含有丰富的胶质纤维，肿瘤一般不强化或仅有轻微强化。发生于侧脑室者，常致侧脑室扩大，并可经室间孔侵入第三脑室，阻塞双侧室间孔，导致双侧侧脑室扩大。第四脑室室管膜下瘤常阻塞中脑导水管致幕上脑室系统扩大。

2. MRI　室管膜下瘤呈类圆形、椭圆形或分叶状，边界清楚。肿瘤实性部分在 T_1WI 上多表现为较均匀的等信号或略低信号，肿瘤内可无囊变或伴数量不等的小囊状低信号区，个别病例也可有较大的囊状低信号区，囊状低信号区为富含黏液的囊状结构。T_2WI 肿瘤呈较均匀的高信号，T_2-FLAIR 呈高信号，囊变区呈水样极高信号。由于室管膜下瘤瘤体中实性部分和囊性部分比例不同，其 MRI 表现也不完全一致，当肿瘤内局灶性囊变较多，或伴有钙化、含铁血黄素沉积以及硬化的肿瘤血管时，MRI 信号可不均匀。T_1WI 增强扫描，室管膜下瘤大多数无明显强化或轻度强化（图 7-4-2），少数有不典型的中度强化，偶尔可见强化的肿瘤血管蒂。MRS 符合良性肿瘤波谱特征，表现为 NAA 峰轻度降低，Cho 峰正常。

【诊断与鉴别诊断】

室管膜下瘤好发于成年男性，多位于第四脑室和侧脑室，一般为团块状，边缘较清楚，以下几点对室管膜下瘤的诊断具有一定的参考意义：①符合一般良性肿瘤的特征，表现为侧脑室内膨胀性生长，边界多较清晰，常黏附于侧脑室壁或透明隔而不侵犯邻近脑组织，瘤周脑组织一般无水肿；②CT 平扫肿瘤呈低或等密度，部分有点状、沙砾样钙化，第四脑室室管膜下瘤钙化出现率近 50%；③多发小囊变在室管膜下瘤诊断中具有一定的特征性，小囊变区呈散在分布，有时可融合成囊腔，囊变区为富含黏液的囊状结构；④增强扫描肿瘤无或轻度局灶性强化，可能与肿瘤富含胶质纤维并伴有多发小囊状结构有关，是此肿瘤的另一重要特征；⑤由于肿瘤细胞呈散在或簇状分布，致水分子扩散运动

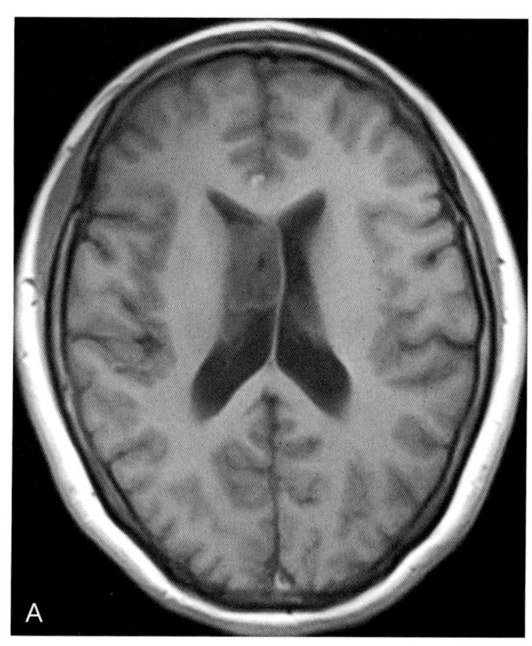

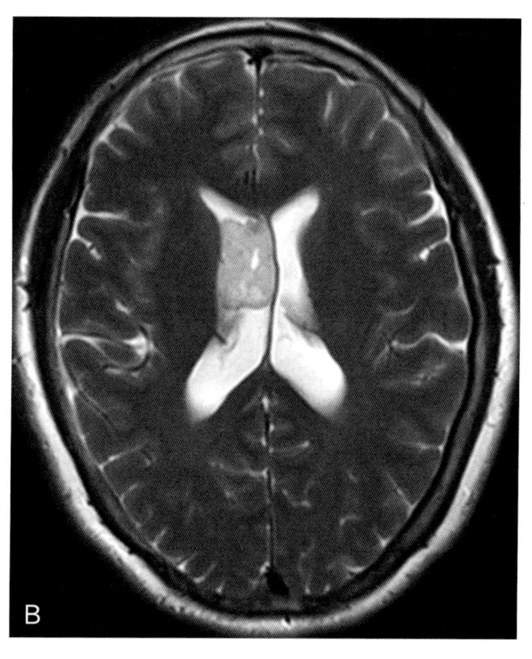

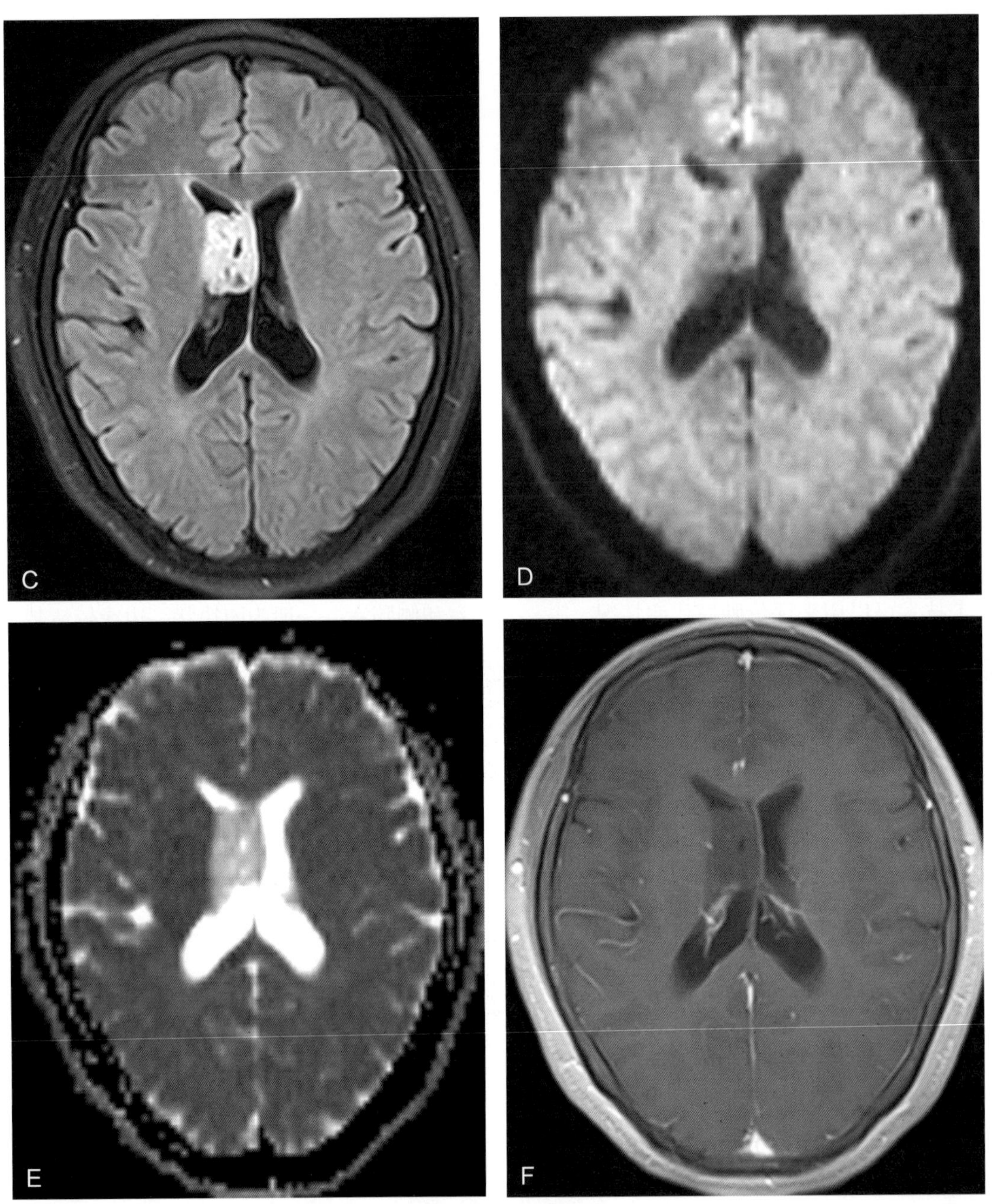

图 7-4-2 右侧侧脑室室管膜下瘤 MRI 表现

A. T_1WI 肿块呈低信号，边缘清晰，两侧侧脑室轻度扩大；B. T_2WI 上以高信号为主，可见数个较小的长 T_2 囊变区；C. T_2-FLAIR 以高信号为主；D. DWI 呈低信号；E. ADC 呈稍高信号；F. 增强检查肿块未见明显强化

不受限，故 DWI 呈等或低信号；⑥肿瘤内出血少见；⑦肿瘤位于室间孔处或肿瘤较大时引起室间孔狭窄或闭塞时可导致脑积水；⑧ MRS 上，NAA 峰值稍降低，Cho 峰值正常，符合良性肿瘤的特征，室管膜下瘤 MRS 显示的正常 Cho 峰对诊断该肿瘤有一定的参考意义。根据以上特点，对于多数病例，术前诊断室管膜下瘤并不困难。但是，对于小儿患者或者脑室内有强化的室管膜下瘤，需与一些常见肿瘤鉴别：

1. 室管膜瘤 室管膜瘤是一种生长较缓慢的来源于室管膜细胞和胶质上皮细胞的中枢神经上皮类肿瘤，WHO 分类Ⅱ级，多见于小儿及青少年，儿童好发于四脑室，成人好发于侧脑室三角区或体部。室管膜瘤分脑室内型和脑实质型。脑室内型以四脑室多见，肿瘤呈可塑性生长，即“溶蜡征”，肿瘤可沿脑室通路突入邻近脑室，第四脑室肿瘤可沿正中孔或外侧孔（Luschka 孔）蔓延到延髓背侧面和桥小脑角区，颇具特征性。室管膜瘤常可浸润邻近脑实质，边缘不整，肿瘤 T_1WI 低或等信号，T_2WI 为等或高信号，信号不均匀，有囊变坏死，常见钙化，周围脑实质常有水肿，增强扫描强化明显且不均匀。脑实质型分完全实性型、部分实性型及囊性型三种，发生在儿童及青少年者易发生大的囊变和钙化。

2. **室管膜下巨细胞型星形细胞瘤** 多见于青少年，伴有结节性硬化，临床上出现三联征（皮脂腺瘤、癫痫、智力低下）。合并结节性硬化时，其特征性表现为侧脑室室管膜下多发钙化结节，周围脑实质内也可有类似病灶。室管膜下巨细胞型星形细胞瘤多见于孟氏孔区，呈实性为主的结节或肿块，钙化常见，增强后呈明显均匀或不均匀的强化。

3. **脉络丛乳头状瘤** 多见于小儿，好发于侧脑室三角区，发生于成人时则多见于第四脑室。脉络丛乳头状瘤形态不规则，边界不清，呈“葡萄串”或“桑椹”或“菜花”状，肿瘤与脑室壁之间有弧形脑脊液间隙存在或环绕，有一定特征性。脉络丛乳头状瘤因刺激脉络丛过度分泌脑脊液，早期可导致脑积水，且表现出特征性的交通性脑积水，而其他侧脑室肿瘤只引起梗阻性脑积水。脉络丛乳头状瘤在 T_1WI 上呈较脑脊液高的低信号，T_2WI 上呈与脑脊液分界清楚的高信号。肿瘤富血管，内可见流空信号，增强扫描呈显著强化。

4. **脑膜瘤** 多见于中年女性，儿童少见。临床症状常出现较晚、程度较轻，且与肿瘤生长部位有关，最常见症状为颅内压升高。发生于脑室的脑膜瘤，好发于侧脑室三角区，T_1WI 为等或稍低信号，T_2WI 及 T_2-FLAIR 呈等或稍高信号，信号多均匀。脑膜瘤在 DWI 上多呈均匀稍高至高信号，沙砾型脑膜瘤则 DWI 呈低信号。脑膜瘤增强扫描多呈均匀显著强化，部分可见典型的“脑膜尾征”。

5. **中枢神经细胞瘤** 为中枢神经系统较少见的肿瘤，是神经元肿瘤的一种亚型，由分化好的神经细胞组成。好发于 20~40 岁成年人，肿瘤起源于侧脑室壁或透明隔，有的累及第三脑室，贴于透明膈或侧脑室室间孔。临床主要症状为头痛、恶心、呕吐等颅内压增高表现，可有视力下降及视盘水肿。中枢神经细胞 CT 表现为等或低密度，典型的肿瘤形态呈“发泡”样，粗大的钙化常见，伴有轻中度强化。肿瘤在 T_1WI 呈稍低信号，T_2WI 呈高信号，可见出血或血管流空信号，部分可有囊变，囊变多位于肿瘤的边缘，增强后肿瘤多呈轻中度不均匀强化。肿瘤与脑室壁黏连所致“绳索征”，和肿瘤内部及边缘的“血管流空征”为其特征性表现。

【影像学研究进展】

室管膜下瘤为颅内少见肿瘤，目前对其影像学诊断主要依靠 CT 和常规 MRI，有学者应用功能 MRI 来增加对室管膜下瘤的诊断效能：①采用 MRS 来区分幕上脑室室管膜下瘤和中枢神经细胞瘤，室管膜下瘤的 MRS 上，NAA 峰值稍降低，Cho 峰值正常，而中枢神经细胞瘤可有 Cho 的升高，Cho/Cr 值升高等，明显高于室管膜下瘤，虽然 MRS 对于单独评价室管膜下瘤意义不大，但可以通过 MRS 来与其他肿瘤进行鉴别。②采用 DWI 和 ADC 来鉴别室管膜下瘤、室管膜瘤和中枢神经细胞瘤等，室管膜下瘤瘤体的水分子扩散无明显受限，在 DWI 上呈等或稍低信号，ADC 呈高或稍高信号，与室管膜瘤 DWI 上呈等或稍高信号，ADC 呈稍低信号有所不同。而中枢神经细胞瘤的肿瘤实质部分水分子扩散受限较室管膜瘤更明显，在 DWI 上呈稍高或高信号，ADC 呈稍低或低信号。

（方向明）

二、黏液乳头型室管膜瘤

【概述】

黏液乳头型室管膜瘤（myxopapillary ependymomas，MPE）是室管膜瘤的一种少见亚型，占室管膜瘤的 9%~13%，1932 年由 Kernohan 等在脊髓乳头型室管膜瘤中首次定义。典型的 MPE 在光镜下显示瘤细胞在血管周围呈乳头放射状排列以及血管周围特征性的黏液变性。MPE 属于良性肿瘤，WHO Ⅰ级，生长缓慢，且容易受到限制，但有时也可表现为局部侵袭性和转移性。因此，为避免过度的放化疗，术前的正确认识至关重要。MPE 多见于脊髓，可通过脑脊液播散至大脑，可能是颅内 MPE 的主要来源，故诊断原发性颅内 MPE 必须排除脊髓 MPE 转移所致的可能性。当然，极少数的原发性颅内 MPE 也可通过脑脊液播散至脊髓。

目前，MPE 的病因尚不明确。因为 MPE 中大量黏液包裹神经根使之黏连，造成瘤细胞易沿蛛网膜下腔播散。脊髓原发 MPE 被认为起源于终丝的室管膜细胞。其他部位的 MPE，如骶尾部皮下 MPE 可能是起源于尾骨髓质退化、骶尾部神经管室管膜成分残余或者异位的室管膜细胞巢，而骶前区 MPE 可能起源于硬膜外残余的终丝成分或硬膜内终丝成分的蔓延等。

目前，对 MPE 的发病机制、自然病史尚缺乏充分的认识。MPE 的发病机制可能与室管膜瘤不同，研究发现其具有更高水平的HOXB5、HOXB13、NEFL、PLA2G5、ITH2 和 PDGFRa 等的表达，其中 *PDGFRa* 可能是复发性 MPE 潜在的治疗靶基因。

室管膜瘤的各个亚型基因改变不同，MPE 均显示 7 号染色体的多倍体型，并有特征性的 7 号染色体拷贝数增多，在发病机制中可能发挥一定的作用。MPE 也可显示染色体 22q 及染色体 1p 的缺失，且只有染色体 1p 缺失者发生复发，提示染色体 1p 中的肿瘤抑制基因缺失可能与复发有关。

MPE 好发于 20~50 岁的成年人，平均年龄约 38.9 岁，也可见于儿童，性别无差异。MPE 发病率相对较低，绝大多数 MPE 发生于脊髓圆锥及终丝马尾区，约占所有脊髓室管膜瘤的 30%，占圆锥马尾区肿瘤的 35%。MPE 偶见于颈胸段脊髓、骶尾皮下组织、颅脑等。MPE 肿瘤多单发，也可在马尾、髓外硬膜下及颅内多发。

发生于颅内的 MPE 病例较少。经文献汇总分析，颅内原发性 MPE，年龄范围为 7~68 岁，平均年龄 31 岁，男性略多于女性。颅内转移性 MPE 年龄范围为 9~61 岁，平均年龄 28.1 岁，男性多于女性，均发生在脊髓内 MPE 肿瘤首次切除后，多数为肿瘤未能全部切除者。

【临床与病理】

MPE 临床症状和体征与其他颅内和椎管内肿瘤相似，通常与肿瘤的大小、部位和累及范围有关。由于 MPE 生长缓慢，临床表现一般具有潜伏性，症状逐渐加重且持续时间长，有些患者因耐受肿瘤的压迫作用而无明显的不适。颅内 MPE 的临床症状无特异性，与发生位置有关，常见的表现有头痛、恶心、呕吐、共济失调和眼球震颤等。发生于脊髓的 MPE 最常见临床症状是由神经根受压导致的下背部疼痛，其他常见的临床症状包括括约肌功能障碍及神经根痛，此外还可出现感觉运动障碍及性功能障碍，当脊髓 MPE 较大时，常包裹马尾神经，出现下肢麻木及无力。

MPE 有转移性，五年随访的转移率约 33%，通常经脑脊液播散至颅内，个别可转移至肺、肝、骨和淋巴结，颅内 MPE 也可通过脑脊液播散至脊髓。颅内转移患者多发生在术后 5~12 年后，手术切除过程可能导致瘤细胞的种植。年轻 MPE 患者较年老患者更易播散。

MPE 的最佳治疗方法仍不明确。作为惰性肿瘤，MPE 治疗通常以外科手术切除为主，切除不完全、复发的患者辅助放化疗，但放化疗对 MPE 患者的作用仍然存在争议。MPE 预后好，高于其他类型的胶质瘤。发生于颅内的 MPE 预后较发生于脊髓者好，10 年生存率、无进展生存率及局部肿瘤控制率分别约为 97%、62% 和 72%。肿瘤是否完整切除是影响 MPE 预后的重要因素。

MPE 虽属于 WHO Ⅰ级肿瘤，但临床病理学性质有异质性。因此，认识这种少见的肿瘤对于临床、病理及影像医生十分重要。

MPE 的大体标本表现为局限性肿块，包膜菲薄，分叶状，质软，色灰或半透明状，局部可合并出血及黏液变性。光镜下典型表现为拉长的肿瘤细胞以乳头放射状排列于透明样变的血管间质轴心周围，大量黏液积聚在血管内或环绕血管的细胞之间（图 7-4-3）。也可无或仅有少量乳头状结构的瘤细胞，伴明显透明化和纤维化的细胞外基质。MPE 中，细胞外基质变化较大，可有透明、黏液变性和软骨化生。MPE 特征性的黏液样改变，可能与肿瘤长期缺氧导致血管壁通透性增大，血管发生透明变性，血浆蛋白外渗发生黏液变性有关。细胞外基质变化的另一原因是终丝结构复杂，由结缔组织、神经纤维和胶质细胞混合组成。

MPE 的免疫组化特征对鉴别其他肿瘤有很大意义。MPE 肿瘤细胞胞质表达 GFAP、S-100 和 vimentin。2016 年 WHO 分类提出，广谱细胞角蛋白（AEl/AE3，CK-cocktail）阳性是 MPE 的普遍特征。由于室管膜瘤中表皮生长因子受体（EGFR）的高表达，MPE 瘤细胞在免疫组织化学染色中也可显示 EGFR 表达阳性，但其过度表达与肿瘤的复发无相关性。

电镜下，MPE 的超微结构特点，如纤毛、微绒毛、桥粒和细胞质的纤维等，同样对辅助诊断有重要意义，其中最具特征的是在粗面内质网复合体内的微管聚集。MPE 常出现分隔连接（正常只见于无脊椎动物上皮间），这可能也是 MPE 的一个特征性表现。

【影像检查方法】

常规 X 线检查对诊断 MPE 无明显价值。CT

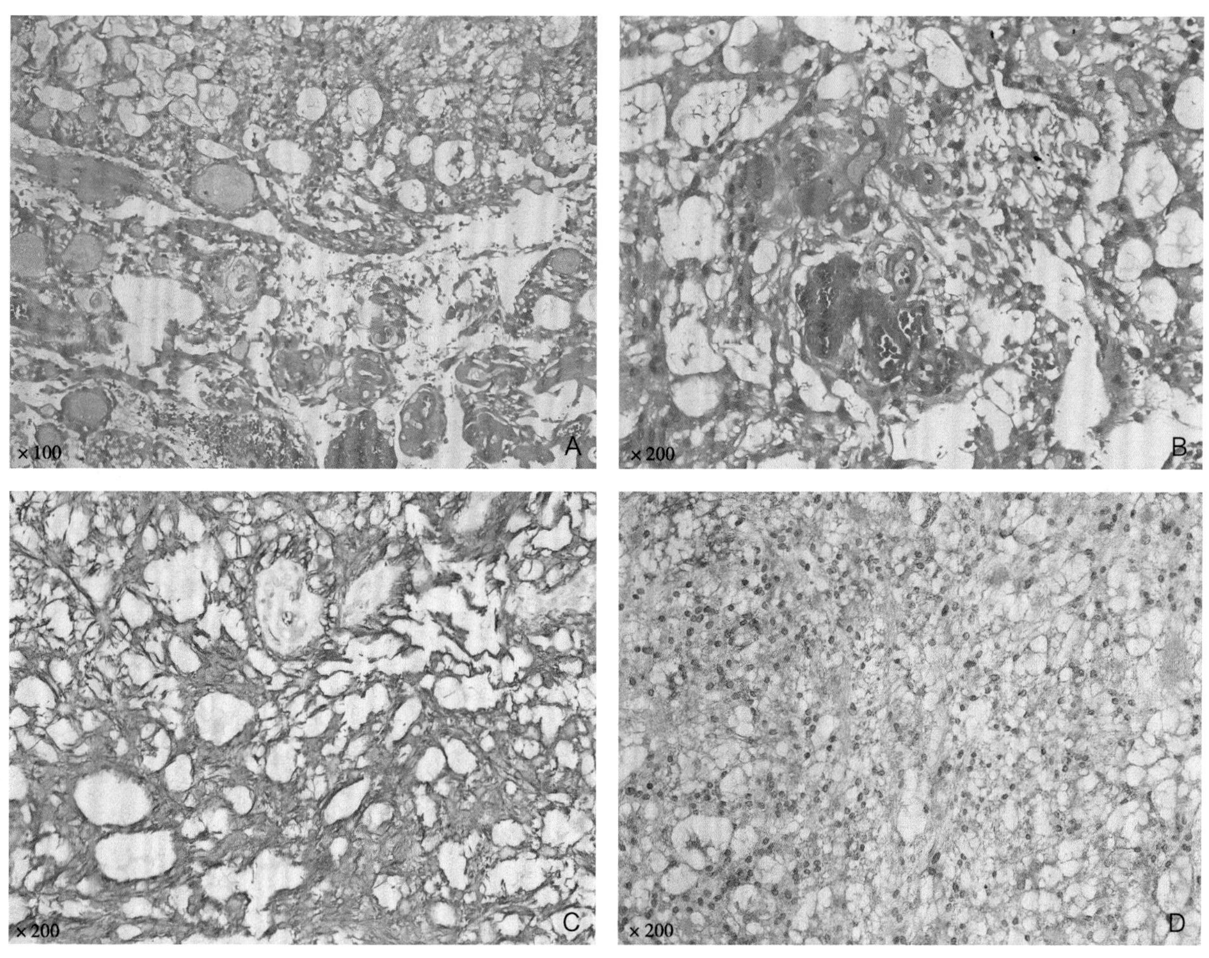

图 7-4-3　黏液乳头型室管膜瘤病理光镜图

A. HE 染色，拉长的肿瘤细胞以乳头放射状排列于透明样变的血管间质轴心周围，大量黏液积聚在环绕血管的细胞之间；B. HE 染色，明显透明化和纤维化的细胞外基质，其间见少量乳头状结构排列的肿瘤细胞；C. 免疫组化检测肿瘤细胞 GFAP 阳性；D. 广谱细胞角蛋白（CK-cocktail）阳性

对钙化成分敏感度高，可以显示肿瘤内小或细微的钙化，对 MPE 的诊断有一定的帮助。MRI 是评估 MPE 的首选影像学检查方法。T_1WI 和 T_2WI 信息互补，反映 MPE 组织学上的特征性成分。MRI 多平面成像的能力，可以明确肿瘤与周围结构的关系。术后 MRI 检查可评估肿瘤切除范围，是对肿瘤定期随访复查，长期监测肿瘤预后情况的常规检查方法。

【影像表现】

1. 颅内黏液乳头型室管膜瘤　颅内 MPE 可发生于大脑半球、脑室、小脑等，其中原发性颅内 MPE 好发于侧脑室、第四脑室及桥小脑角区，而转移性颅内 MPE 发生部位多变。

（1）CT：病灶通常为囊性或囊实性肿块，边界清晰，极少有出血、钙化表现，MPE 瘤周水肿不明显，可引起梗阻性脑积水。增强扫描，肿瘤实性部分或囊壁呈明显或轻度强化，囊性区无强化。

（2）MRI：MPE 表现为边缘清楚的囊性或囊实性肿块，囊性部分 T_1WI 呈低信号，T_2WI 呈极高信号。实性部分 T_1WI 呈等低或稍高信号，T_2WI 呈高信号，T_2WI 高信号的病理基础是乳头突起状排列的瘤细胞及大量的黏液基质。因肿瘤血供丰富，增强扫描后肿瘤的实性部分和囊壁常显著强化，也可轻度强化。由于 MPE 瘤细胞及血管间积聚着大量黏液素，其主要成分是造成 T_1WI 高信号的黏蛋白，因此 MPE 瘤内可出现 T_1WI 高信号（图 7-4-4）。

2. 脊髓黏液乳头型室管膜瘤　脊髓 MPE 好发于 L2 椎体水平附近，易误诊为神经鞘瘤或脊膜瘤等。脊髓 MPE 典型 MRI 表现为髓内长条形肿块，边界清晰，T_1WI 以等高信号为主，可伴囊变、出

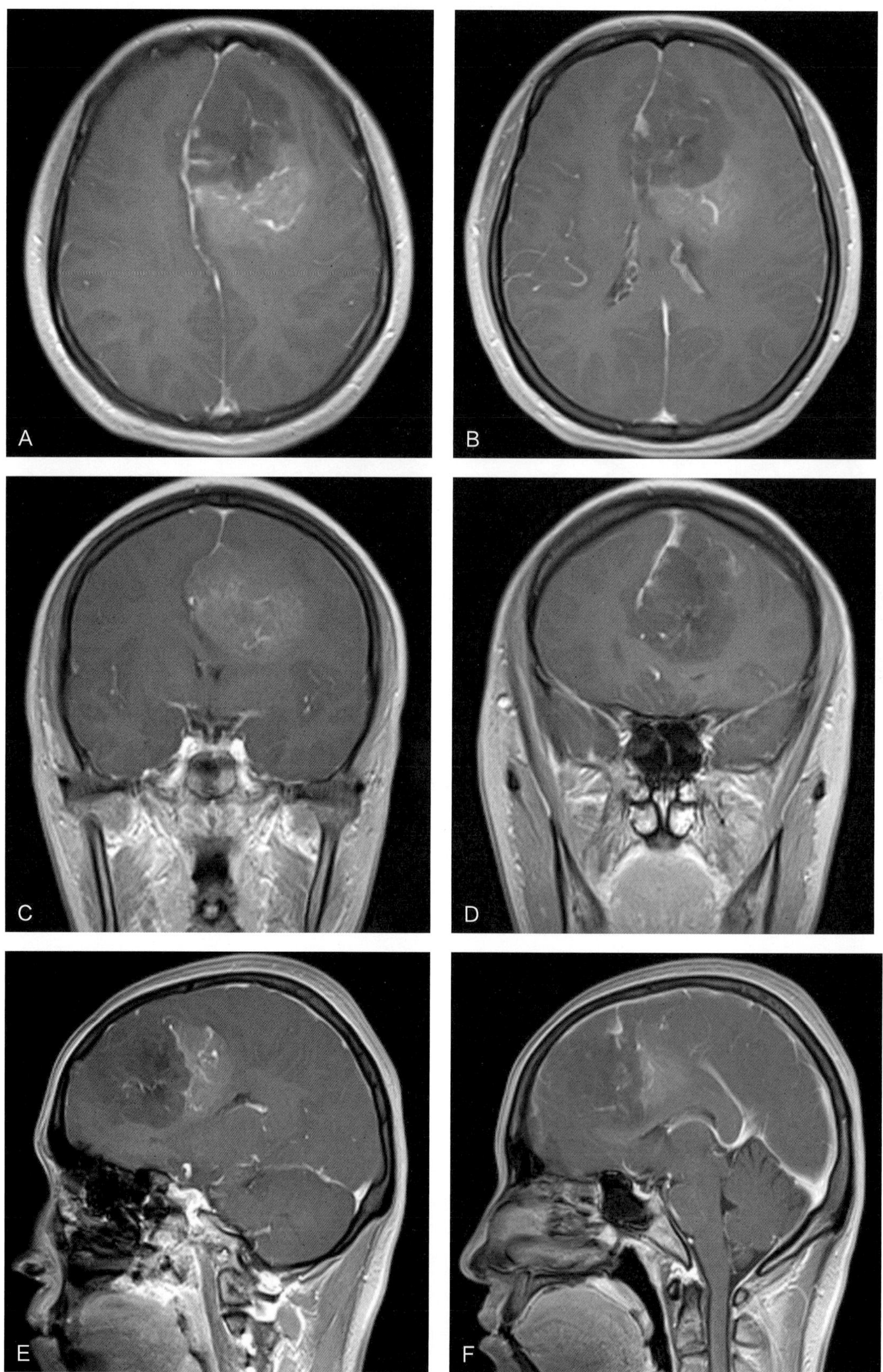

图 7-4-4 黏液乳头型室管膜瘤 MRI 表现

A~F. 轴位、冠状位及矢状位增强 T_1WI，左侧额叶见巨大肿块，边界不清，邻近脑实质及侧脑室受压移位，中线结构向右侧移位，肿块呈不均匀强化，邻近纵裂脑膜明显强化（病例图片由空军军医大学西京医院印弘教授提供）

血、钙化，T_2WI 呈不均匀高信号，增强扫描肿瘤显著强化（图 7-4-5）。MPE 的特征性生长方式是沿马尾神经进入椎间孔向硬膜外生长，可见椎间孔扩大。由于肿瘤生长缓慢，可见邻近骨质产生扇贝样压迫性破坏。部分患者可见蛛网膜下腔扩散。

【诊断与鉴别诊断】

1. 颅内黏液乳头型室管膜瘤 颅内的囊性或囊实性肿瘤，在排除出血及脂肪等 T_1WI 高信号外，MRI 上见特征性的瘤内 T_1WI 高信号，需要考虑到颅内 MPE 的可能性，同时需要考虑有无脊髓 MPE 转移至大脑的可能性。

除了特征性的瘤内 T_1WI 高信号外，原发性颅内 MPE 的影像学表现不具有特征性，需要与其他类型的室管膜瘤、室管膜下瘤、中枢神经细胞瘤、

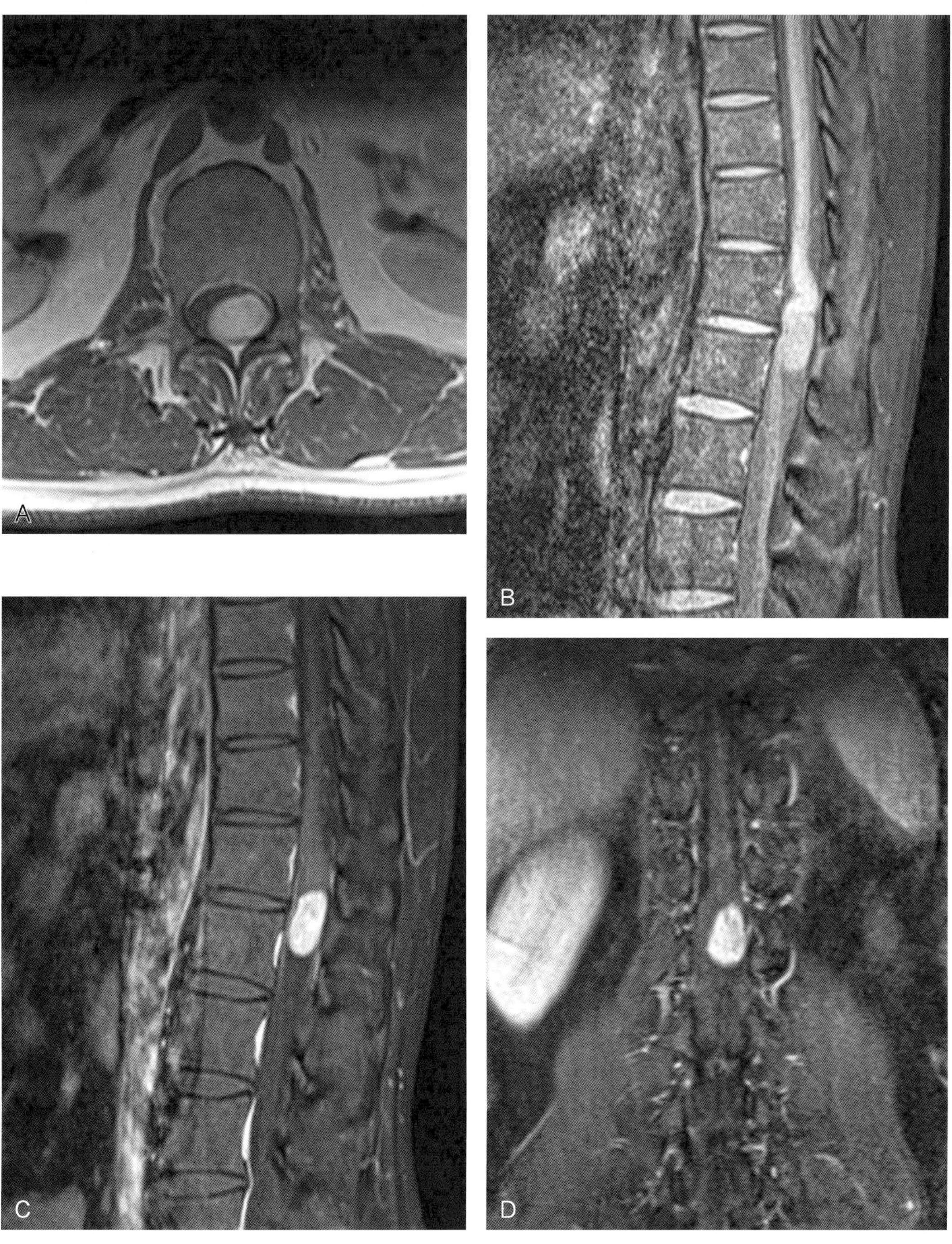

图 7-4-5 椎管内黏液乳头型室管膜瘤 MRI

A. 横轴位 T_2WI，肿瘤呈高信号，境界清晰，边缘光整；B. 矢状位抑脂 T_1WI，肿瘤呈稍高信号（信号明显高于肌肉），境界清晰，显著压迫脊髓圆锥；C. 矢状位增强 T_1WI，肿瘤显著强化，周围结构仅受压，无浸润；D. 冠状位增强 T_1WI，肿瘤显著强化，强化欠均匀

毛细胞型星形细胞瘤、胶质母细胞瘤，脑转移瘤等鉴别：

（1）室管膜瘤：常见于儿童及青年，男性多于女性。影像表现上不同于 MPE 的是室管膜瘤多有出血、坏死及钙化。

（2）室管膜下瘤：是一种少见、生长缓慢、非侵袭性的良性病变，多见于中老年人，肿瘤好发于侧脑室和第四脑室。肿瘤在 T_1WI 上多呈低、稍低或等信号，稍高于脑脊液信号，T_2WI 呈均匀高信号，肿瘤内可见多个小囊状长 T_1、长 T_2 信号区。增强扫描肿瘤通常不强化或轻微强化，强化程度明显低于 MPE。

（3）中枢神经细胞瘤：常见于中青年，好发于透明隔孟氏孔附近，向两侧侧脑室内凸出，通常以一侧为主。T_1WI 上呈等或稍低信号，T_2WI 呈等或稍高信号。其特征性表现包括边缘绳索状改变、瘤体内囊变区、常可见匍行性血管流空现象等。增强扫描多呈均匀或不均匀的轻中度强化。

（4）毛细胞型星形细胞瘤：常见于儿童及青少年。好发于小脑。肿瘤的囊液 T_1WI 表现为高于脑脊液的低信号，T_2WI 上表现为高于脑脊液的极高信号，实性部分 T_1WI 呈等或不均匀低信号，T_2WI 呈不均匀高信号，信号比脑灰质稍高。瘤周无水肿或轻度水肿，增强后实性部分及壁结节呈不均匀明显强化，囊性部分不强化，肿瘤囊壁不强化或轻度强化。

（5）胶质母细胞瘤：常见于中老年人，男性多于女性。肿瘤好发于皮质下，呈浸润性生长，常侵犯几个脑叶，并侵犯深部结构。MRI 上多表现为混杂信号，边界不清，坏死囊变多见，周围水肿常明显，增强多呈不均匀明显强化，典型的呈“花环状”强化。

（6）转移瘤：常见于中老年人，常有原发肿瘤病史。MRI 上典型转移瘤呈“小肿瘤大水肿”表现，常累及白质而呈指状分布。瘤体出血坏死多见，多呈环形强化。

2. 脊髓黏液乳头型室管膜瘤 脊髓 MPE 主要与其他类型室管膜瘤、脊膜瘤、神经鞘瘤、血管母细胞瘤鉴别。

（1）室管膜瘤：易出血、囊变，头尾端囊腔及帽征为其特征性表现。

（2）脊膜瘤：女性多见，信号和强化与 MPE 相似，但生长方式及形态不同，宽基底位于硬膜下，脊髓背侧或背外侧多见，可见脊膜尾征。

（3）神经鞘瘤：为髓外硬膜下最常见的肿瘤，一般位于脊髓腹外侧，肿瘤由椎间孔延伸至椎管外呈“哑铃状”改变。

（4）血管母细胞瘤：好发于颈胸髓背侧，呈大囊小结节，壁结节明显强化。

【影像学研究进展】

原发性颅内黏液乳头型室管膜瘤罕见。目前，国内外报道的病例仅为个案报道，且研究多注重 MPE 的病理免疫组织化学及分子遗传学特点。因此，颅内 MPE 的系统性影像学分析及功能 MRI、PET 等新技术的应用还有待进一步研究。

（方向明）

三、室管膜瘤

【概述】

室管膜瘤（ependymoma）是指起源于室管膜细胞和胶质上皮细胞的中枢神经上皮类肿瘤。由于室管膜细胞分布于脑室的室管膜、脉络丛、邻近脑室表面脑白质，以及脊髓中央管、终丝等，因此室管膜瘤可发生于颅脑或脊髓，通常为 WHO Ⅱ级。

颅内室管膜瘤占颅内肿瘤的 2%~11%，约占室管膜细胞肿瘤的四分之三。占所有儿童脑肿瘤的 6%~12%，约占 3 岁以下婴幼儿脑肿瘤的三分之一。颅内室管膜瘤可以发生于脑室系统的任何部位或脑实质内，以脑室内多见。脑室内室管膜瘤，约 58% 起源于第四脑室，其余起源于侧脑室和第三脑室。在儿童，脑室内室管膜以发生在四脑室内最为常见，成人则好发于两侧侧脑室内。

脑实质室管膜瘤发病率较低，其组织来源可以为胚胎异位的室管膜静止细胞，也可来源于脑实质内残留的神经外胚层细胞。部分脑实质室管膜瘤起源于脑室壁室管膜，但肿瘤主要向脑实质内生长，使肿瘤大部分或全部位于脑实质内。

颅内室管膜瘤约四分之三发生于幕下，幕下室管膜瘤通常发生于第四脑室内，少数发生于第四脑室周围脑白质内，也有少数发生于脑外，以桥小脑角区为主。幕上室管膜瘤常见于侧脑室，尤其以侧脑室三角区最多见，而幕上脑实质室管膜瘤则以额、顶叶好发，多位于侧脑室周围。幕上室管膜瘤原发于脑外者罕见，偶见报道室管膜瘤原发于蝶鞍、中线附近的脑池等。

室管膜瘤有两个好发年龄段，分别为 5~15 岁和40~50岁。儿童室管膜瘤约90%发生于颅内，其中三分之二起源于幕下。儿童室管膜瘤发病率仅次于毛细胞型星形细胞瘤和髓母细胞瘤，占儿童脑肿瘤的第3位，其发病率较成人高，预后较成人差，术后易复发。幕上脑实质室管膜瘤有儿童和青壮年两个高峰发病年龄，儿童以男性多见，多表现为大囊小结节。成人则以女性略多见，多表现为囊性肿块。

2016年WHO中枢神经系统肿瘤分类中，室管膜瘤（WHO Ⅱ级）除了占多数的经典室管膜瘤外，还包括三个特殊细胞类型：乳头型、透明细胞型和伸展细胞型。WHO 2016版将黏液乳头型室管膜瘤（WHO Ⅰ级）和间变型室管膜瘤（WHO Ⅲ级）分别单列为独立的室管膜肿瘤类型，并新增了一个室管膜瘤基因分型“*RELA*基因融合阳性室管膜瘤”，*RELA*基因融合阳性室管膜瘤绝大多数发生于儿童幕上，免疫组化有特异性的L1CAM表达，预后较其他室管膜瘤差。

由于室管膜瘤具有沿脑脊液循环播散的特点，因此外科手术切除联合放疗是其主要的治疗方法，手术的目的是争取全切肿瘤和解除梗阻性脑积水，而对于室管膜瘤未能行肿瘤全切除术的患者，术后应行放射治疗，以利于有效控制肿瘤的生长。对于已经伴有脑脊液播散者也需要进行放射治疗，以延长生存期。

【临床与病理】

室管膜瘤临床表现不典型且变异很大，症状与肿瘤的大小、位置有关。位于脑室内的肿瘤可引起脑积水及颅高压症状，呈间歇性反复发作或持续性加重，部分患者可有呼吸、吞咽、构音等功能障碍。位于脑实质的肿瘤可因部位不同而分别表现为头痛、眩晕、恶心、呕吐、视物模糊、眼球震颤、共济失调、排尿困难、四肢无力等，癫痫发作也是主要症状之一。若肿瘤过度增大，挤压侧脑室周围皮质脊髓束走行区可出现肌力和感觉功能障碍、一过性的偏瘫、偏身感觉障碍等。大多数患者无定位体征。

室管膜瘤分化较好，在生物学行为上常表现为良性倾向，肿瘤进展较慢。肉眼观肿瘤呈红色或紫红色，分叶状、结节状或菜花状，质地脆，呈膨胀性生长，仅少数呈浸润性生长。肿瘤与脑、脊髓组织分界较清晰，部分可见钙化和囊变。光镜下，典型的室管膜瘤瘤细胞体积较小，中度增殖，有丝分裂不活跃，大小形态一致，排列疏密不一，核呈圆形或椭圆形，胞质中等或丰富，核质比低，核分裂象少见。肿瘤内可有钙化（第四脑室室管膜瘤约50%有钙化，大脑半球脑实质室管膜瘤钙化发生率可高达62%）或坏死，低倍镜下肿瘤组织切面呈“豹皮”样改变，也是室管膜瘤诊断性标志之一。高倍镜下室管膜瘤肿瘤细胞向肿瘤血管壁排列形成栅栏样结构，其中央血管周围为无核区，由长而内含胶质纤维的细胞突起构成，而外周由肿瘤细胞核紧密围绕，呈特征性“菊形团”或血管周围“假菊形团”样排列（图7-4-6）。用磷钨酸苏木精染色常在瘤细胞胞质游离缘发现较深的颗粒“生毛体”。电镜下瘤细胞镶嵌排列，由两个以上的相邻细胞形成微菊形团，微菊形团内腔表面有大量微绒毛和纤毛，纤毛外周是胞膜，内为胞质，中含微管。免疫组化可见GFAP、vimentin及fibronectin等呈阳性。

特殊亚型室管膜瘤的病理表现：①乳头型室管膜瘤：以形成乳头状结构为特点，血管周围绕一层有极向的瘤细胞，类似脉络丛的上皮细胞；②透明细胞型室管膜瘤：瘤细胞呈片状排列，细胞椭圆形或短梭形，形态一致，胞质明显透亮，见核周空晕，核圆形，位于中央，无核异形和核分裂象，可见不规则的细丝状胞质突起互相连接成网状透明腔隙，局部血管周围见“假菊形团”；③伸长细胞型室管膜瘤：呈细胞核密集区与纤维样无核区交错排列。缺乏“菊形团”和血管周围“假菊形团”等特征。其伸长的梭形肿瘤细胞呈毛发状，有单极或双极突起，细胞核呈一致的圆形或卵圆形，无明显多形性，核染色质呈椒盐状均匀分布，与室管膜上皮细胞类似。

【影像检查方法】

常规X线检查对诊断室管膜瘤无明显价值。CT可发现肿块，识别肿瘤的大致边界，内部的钙化、出血、坏死等，判断肿瘤对周围结构的压迫、推挤等。CT灌注成像可以显示瘤体及周围组织的血流灌注及血管通透性。MRI是诊断室管膜瘤的最佳影像学检查方法，常规检查序列包括：T_1WI、T_2WI或T_2-FLAIR、DWI、ADC和增强T_1WI。功能MRI可提供更多信息，有助于手术计划的制定。

【影像表现】

室管膜瘤影像表现的共性特点：脑室内室管膜瘤以不规则形为主，边界清晰，周围无水肿，

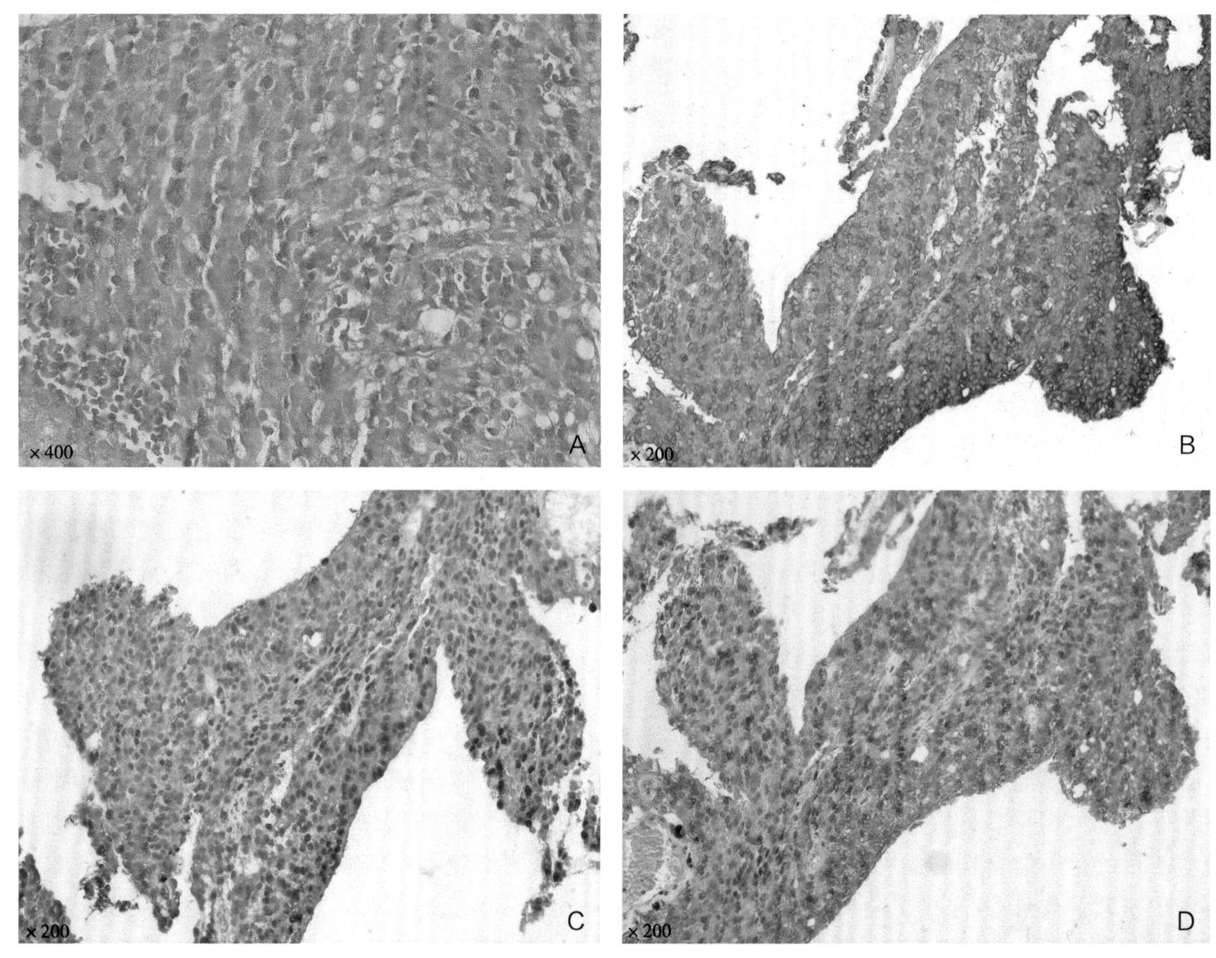

图 7-4-6　室管膜瘤病理图片

A. HE 染色，肿瘤细胞呈环状紧密排列，或围绕肿瘤血管排列，呈特征性“菊形团”或血管周“假菊形团”样排列；B. 免疫表型检测肿瘤细胞 GFAP 阳性；C. 免疫表型检测肿瘤细胞 S-100 阳性；D. 广谱细胞角蛋白（AE1AE3）阳性

质地略均质，其内可有斑点状钙化或囊变区，轻中度强化，有沿脑室塑形生长的特点。脑实质室管膜瘤一般位于侧脑室或第四脑室附近，呈囊实性改变，亦可突入邻近脑室内，瘤周可有水肿，压迫周围脑实质，占位效应明显，强化显著。

1. 脑室内室管膜瘤　第四脑室室管膜瘤多见于儿童，肿瘤多起自第四脑室的前壁或两侧壁，呈分叶状，境界清楚，形态不规则，常占据整个第四脑室。当肿瘤尚未向脑室壁外侵犯时，残留第四脑室腔多位于肿瘤后方或上方。当肿瘤突破脑室前后壁时，常侵犯脑干及小脑，使肿瘤与脑干及小脑的分界常不清；也可经侧孔向桥小脑角区、小脑延髓池方向生长，蔓延到延髓背侧面和桥小脑角区，甚至经枕骨大孔突入椎管内，这种可塑性生长方式是第四脑室室管膜瘤的特征性表现。肿瘤常阻塞第四脑室的外侧孔和正中孔，易造成脑积水，但引起重度脑积水者较少。

幕上脑室内室管膜瘤成人多见，可发生于两侧侧脑室或第三脑室，以侧脑室后角居多。表现为类圆形实性肿块，也可沿脑室铸型生长，肿瘤向同侧脑室其他各角生长，也可经室间孔侵犯第三脑室。若肿瘤位于第三脑室，或肿瘤阻塞室间孔，极易引起相应脑室的轻至重度积水。

（1）CT：平扫为等、稍高和（或）稍低的混杂密度。约 50% 的第四脑室室管膜瘤瘤体内可见散在斑点状或显著斑块状钙化，囊变、坏死多见，肿瘤越大囊变越明显，囊腔大小不一，壁光滑。增强扫描肿瘤实体部分及囊壁呈不均匀强化。

（2）MRI：T_1WI 呈稍低信号，囊变部分呈水样低信号。T_2WI 肿瘤实性部分呈稍高信号，囊变坏死部分呈高或极高信号，钙化在 T_1WI、T_2WI 上呈极低信号，少数病例还可合并瘤内出血。增强扫描肿瘤呈轻中度不均匀斑片状、环状强化（图 7-4-7）。部分脑室内室管膜瘤可浸润邻近脑

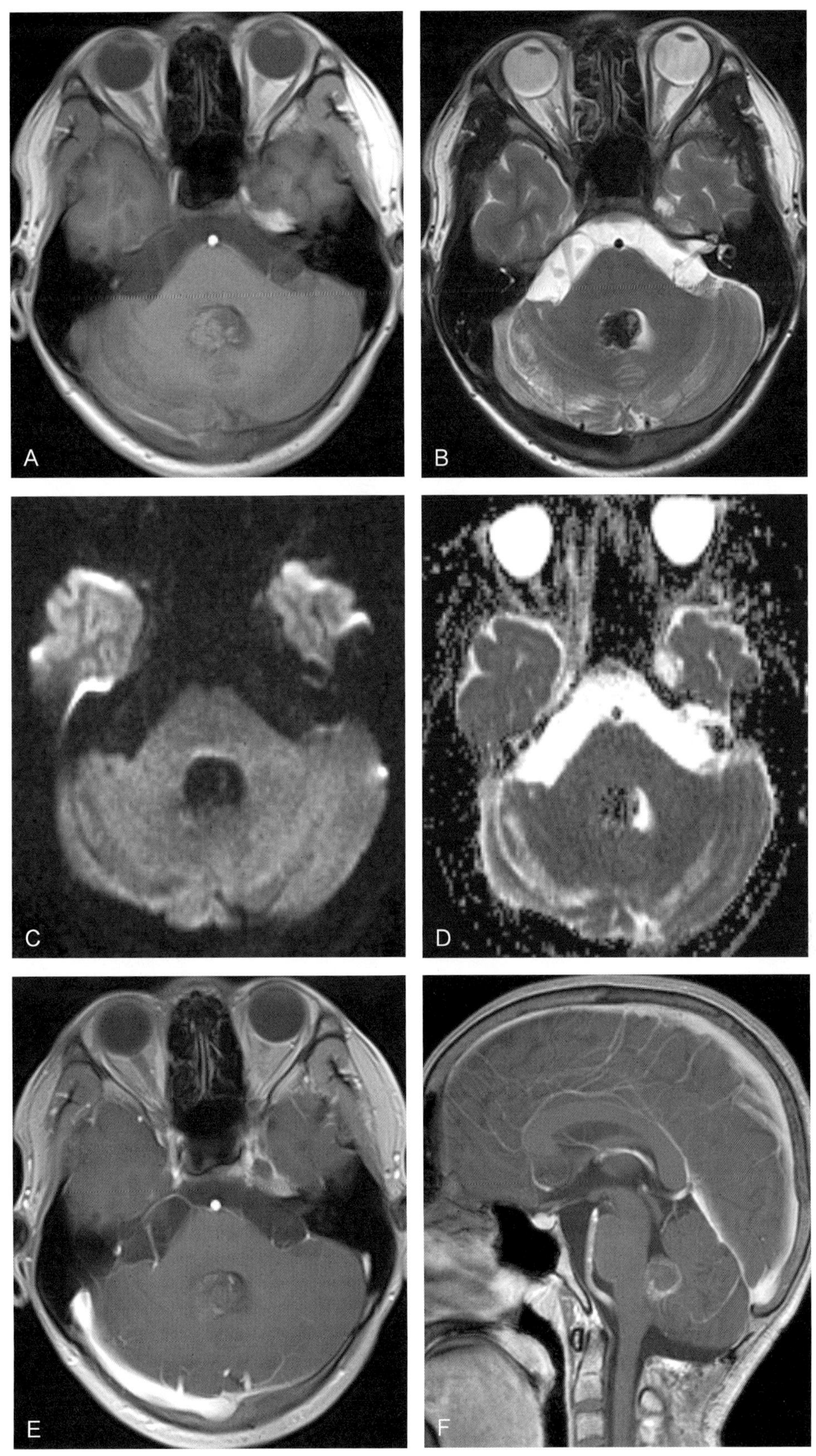

图 7-4-7 第四脑室室管膜瘤 MRI 表现

A. 横轴位 T_1WI，肿瘤为实质型，呈不均匀高信号，境界清晰，边缘不光整；B. 横轴位 T_2WI，肿瘤呈极低信号，未见囊变，残留第四脑室腔位于肿瘤的后方和侧方；C. DWI，肿瘤呈极低信号；D. ADC 图上肿瘤呈低信号；结合肿瘤瘤体 T_1WI 高信号、T_2WI 极低信号、DWI 极低信号，提示瘤体内存在明显钙化；E、F. 横轴位、矢状位增强 T_1WI，肿瘤仅周边部位轻度小条形强化实质，使邻近脑实质发生水肿。

2. 脑室外室管膜瘤 脑室外室管膜瘤包括脑实质室管膜瘤和颅内脑外室管膜瘤。脑实质室管膜瘤发生率较脑室内室管膜瘤低，其发病高峰年龄为 40~50 岁，有 10%~15% 的病例在 10~20 岁发病。脑实质室管膜瘤分为囊性型、囊实型、实质型。因发生部位不同，起源于脑室外的室管膜瘤影像学表现有较大差异：位于小脑实质或颅内脑外的室管膜瘤，多表现为实质型肿瘤，但肿瘤内也可有多发小灶性坏死囊变。幕上脑实质室管膜瘤好发于颞顶枕交界区及侧脑室三角区附近，多呈囊实型，且囊性部分的体积占比较大，肿瘤的实质部分相对少且多位于囊性部分的边缘。

（1）CT：肿瘤常呈等低混杂密度，可伴高密度斑块状钙化。

（2）MRI：平扫呈等低混杂信号，肿瘤周围多有轻度到中度水肿。增强扫描，肿瘤强化程度差异较大，从轻度强化到显著强化（图 7-4-8）。

3. 特殊亚型室管膜瘤的影像表现 室管膜瘤的特殊亚型中，乳头型、透明细胞型室管膜瘤在

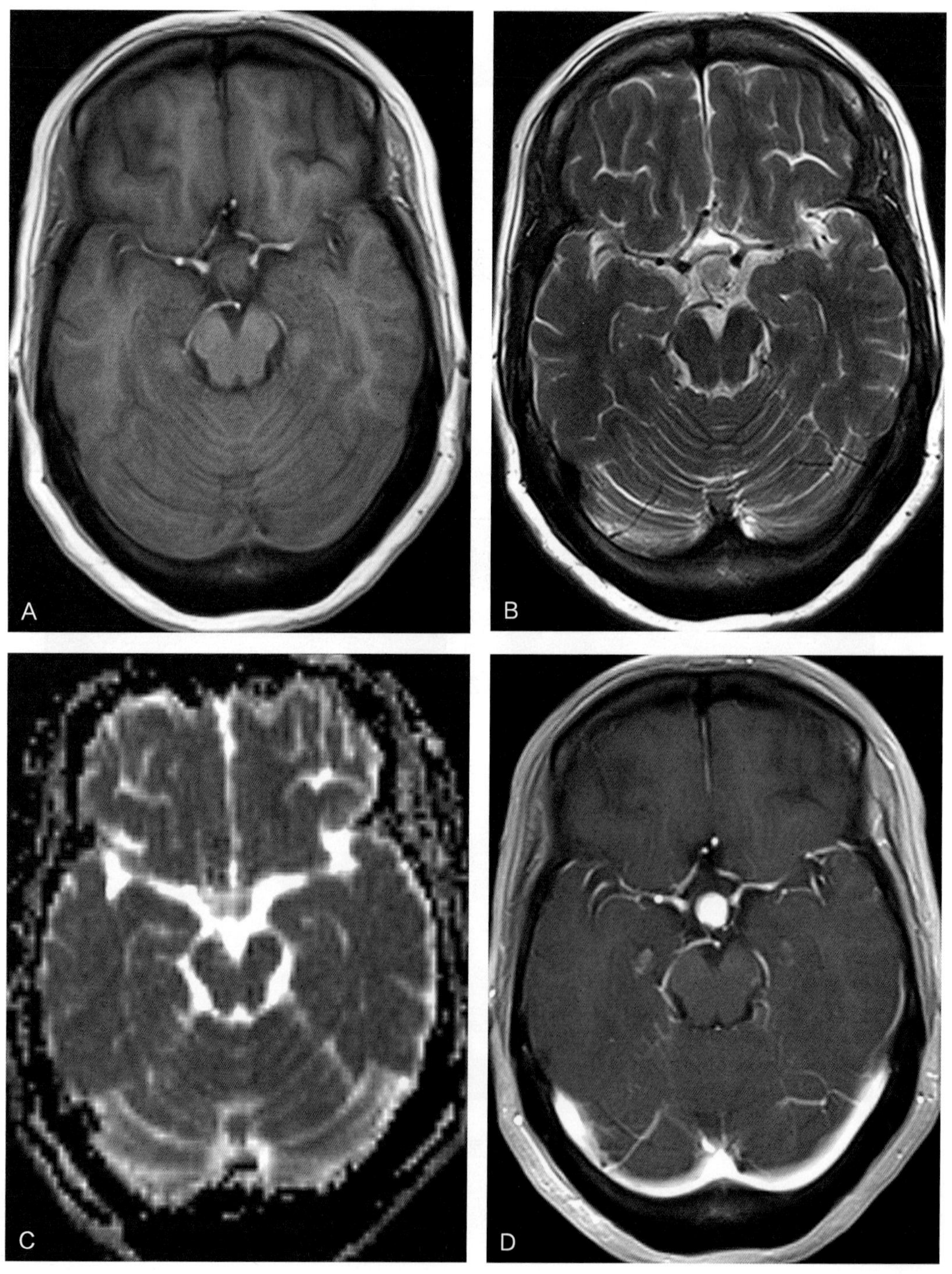

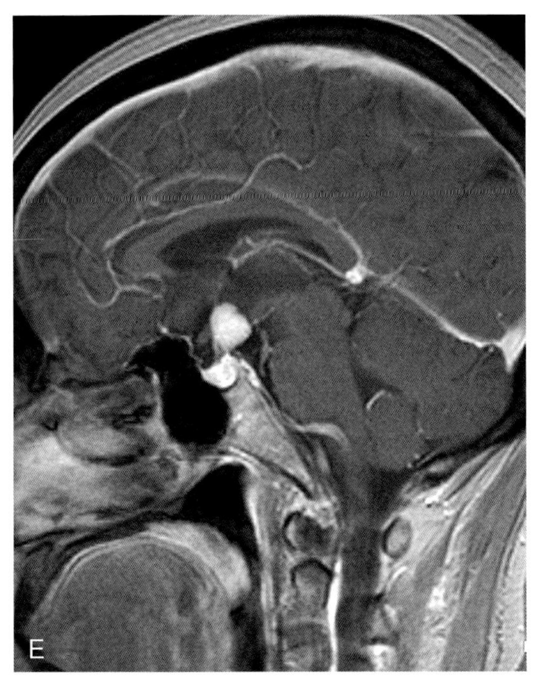

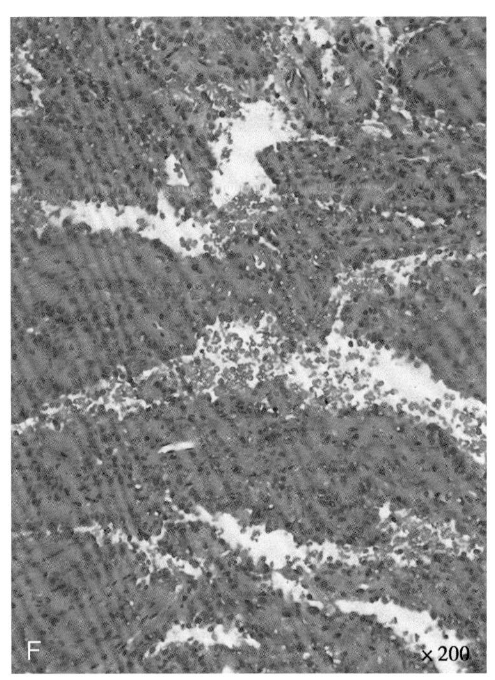

图 7-4-8 鞍区室管膜瘤（乳头型）

A. 横轴位 T_1WI，鞍区肿瘤为实质型，呈等低信号，境界清晰，边缘光整；B. 横轴位 T_2WI，肿瘤呈稍高信号，未见囊变；C. ADC 图，肿瘤呈高信号；D. 增强 T_1WI 横轴位，肿瘤显著强化，周围结构轻度受压；E. 增强 T_1WI 矢状位，肿瘤显著均匀强化，与周围结构分界清晰；F. 病理 HE 染色图，肿瘤细胞呈乳头状排列，可见“假菊形团”

影像学上与经典的室管膜瘤的差异不明显。

伸展细胞型室管膜瘤，主要发生于脊髓，颅内极少见。颅内伸展细胞型室管膜瘤以大囊小结节为主要表现，边界清楚，与脑室相连，部分病例的结节及囊壁含有大量钙化，具有一定特征性。脊髓伸展细胞型室管膜瘤几乎不发生中心囊变，而两端囊变及边缘细小囊变的发生率大于其他亚型的室管膜瘤。其可能的原因是脊髓伸展细胞型室管膜瘤来源于脊髓中央管周围的伸长细胞，而伸长细胞具有诱导轴突生长和修复的功能，肿瘤中央伸长细胞含量较高，所以中心囊变发生率低（图 7-4-9）。

【诊断与鉴别诊断】

肿瘤发生于脑室系统，呈塑形生长，或者发生于额、顶叶、小脑脑实质且与脑室关系密切的囊实型肿块、实质型伴散在小囊变的肿块，有不均匀强化等典型 MRI 表现时，室管膜瘤的诊断并不困难。但是，发生于不同部位的室管膜瘤需要与该区域有相似影像表现的其他肿瘤鉴别：

1. 脑室内室管膜瘤的鉴别诊断

（1）髓母细胞瘤：第四脑室室管膜瘤与髓母细胞瘤的临床表现及影像学表现类似。髓母细胞瘤起源于第四脑室顶部后髓帆生殖中心的残余胚胎细胞，突向第四脑室。当肿瘤虽占据第四脑室但尚未侵犯脑室外时，肿瘤与脑干间常有弧形脑脊液的间隙，即残留的第四脑室位于肿瘤的前方或下方。髓母细胞瘤瘤体边界清楚，无“塑形”生长现象，细胞密度较大，囊变及钙化少见，肿瘤密度或信号也较均匀一致。CT 平扫时肿瘤多呈等或稍高密度。髓母细胞瘤的核质比高，DWI 常弥散受限呈高信号，ADC 呈明显低信号，增强扫描较室管膜瘤强化更明显。

（2）脉络丛乳头状瘤：好发部位依次为四脑室、侧脑室及三脑室，位于四脑室者常见成人，儿童常发生于侧脑室三角区。脉络丛乳头状瘤形态呈颗粒状或桑葚状，信号不均匀，囊变极少见，

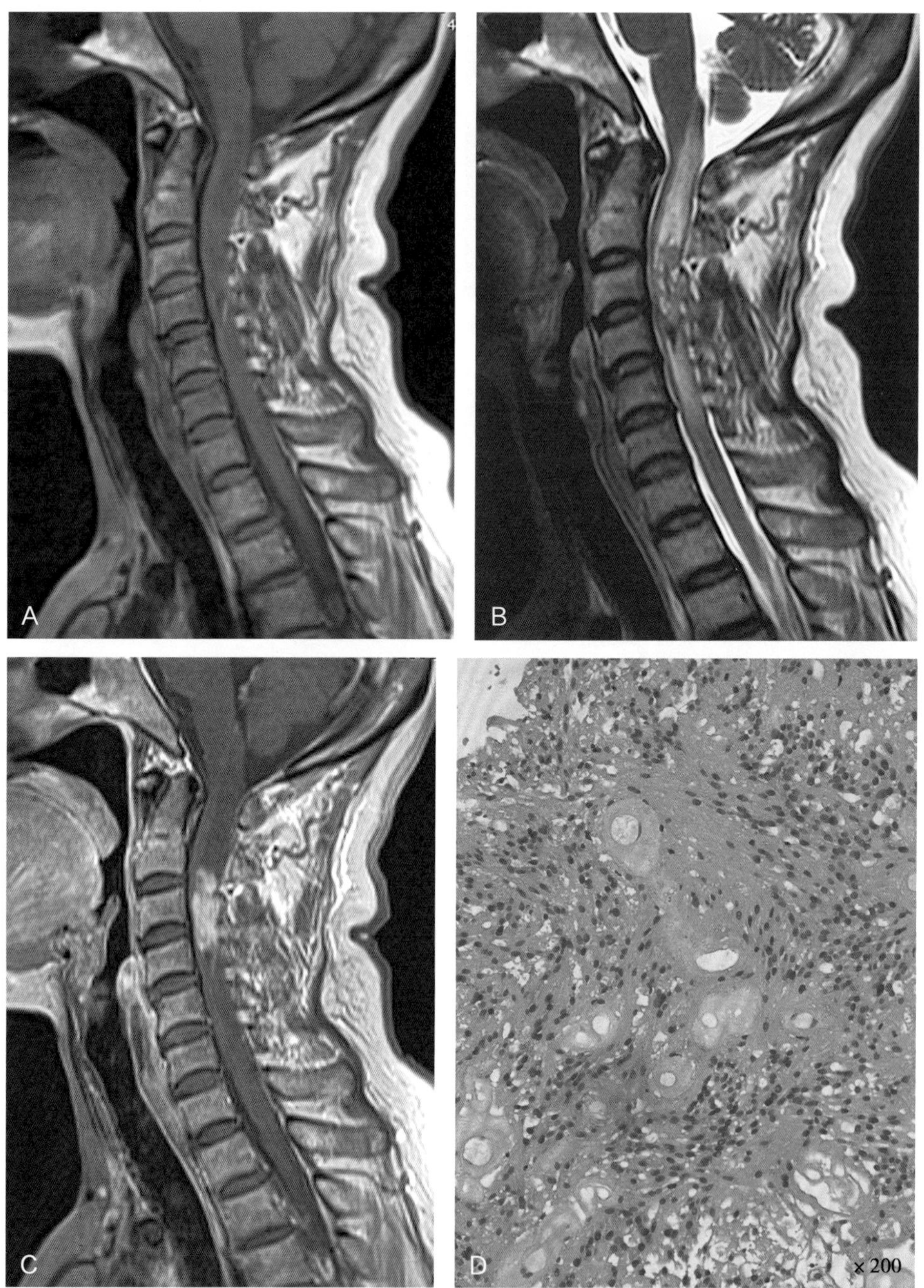

图 7-4-9 颈髓室管膜瘤（伸长细胞型）MRI

A. 矢状位 T_1WI，肿瘤以实质为主，呈等、低混杂信号，瘤体下缘可见少许高信号出血，肿瘤境界不清晰，近段与远段颈髓均见水肿；B. T_2WI 上肿瘤呈高信号为主，伴等、低混杂信号，瘤体囊变不明显；C. 矢状位增强 T_1WI，肿瘤瘤体显示更清晰，肿瘤呈不均匀明显强化，与周围结构分界欠清；D. HE 染色图，肿瘤细胞显著拉长，无核区环形排列，呈典型的“菊形团”及血管周围“假菊形团”

边界清楚，周围有脑脊液包绕，由于分泌脑脊液所以脑积水症状出现早且更严重，脑室扩大明显，其强化较室管膜瘤明显。

（3）中枢神经细胞瘤：好发于青壮年，平均年龄约 30 岁。肿瘤多发生于侧脑室前 2/3、孟氏孔附近的透明隔或侧脑室壁，可向第三脑室生长，可引起一侧或双侧脑室扩大。病灶周围的“索条征”是中枢神经细胞瘤的特征性表现，表现为肿瘤边缘的网状或丝条状影，及牵拉侧脑室侧壁的索条状影，呈等 T_1 等 T_2 信号，增强后“索条征”呈轻中度强化。当肿瘤体积大、侵及胼胝体、侧脑室顶部及侧壁，出现胼胝体下方和侧脑室顶的“索条征”时，应首先考虑中枢神经细胞瘤的可能。在 DWI 上中枢神经细胞瘤以稍高或高信号为主，而室管膜瘤以等或稍高信号为主，具有一定的鉴别价值。

（4）室管膜下瘤：常发生于第四脑室和侧脑室，男性多见，好发年龄大于 15 岁。大多数病变小于 2cm，有症状的病变通常大于 4cm。CT 上呈低或等密度，边界清楚，囊变常见，也可见钙化。MRI 上，肿瘤呈 T_1WI 低或等信号，T_2WI 高信号。大多数室管膜下瘤无或轻微强化，少数病变可有中度不均匀强化。

2. 脑实质室管膜瘤的鉴别诊断

（1）转移瘤：转移瘤是成人小脑半球最常见的肿瘤，其影像学表现多种多样，单发性小脑转移瘤与小脑实质室管膜瘤相似，鉴别诊断困难。两者鉴别点有：小脑转移瘤多数幕上同时有转移瘤存在，多发病灶对转移瘤诊断有帮助；转移瘤发病年龄较大，多见于 50 岁以上的老年人，而室管膜瘤发病年龄较轻，多见于中青年；肿瘤实质部分有钙化时应考虑室管膜瘤，小脑转移瘤钙化罕见；虽然转移瘤和室管膜瘤均有不规则斑片状强化，但室管膜瘤强化程度常较轻，而转移瘤常强化显著。

（2）脑膜瘤：小脑实质室管膜瘤常靠近小脑表面，与硬膜或小脑幕有较长的连接面，肿瘤以实质性为主，常呈等高密度，这些均与脑膜瘤相似。两者鉴别要点是：室管膜瘤因多发小灶性坏死囊变，肿瘤密度和信号常不均匀，而脑膜瘤密度和信号常比较均匀，瘤周常可见低信号环，而室管膜瘤无低信号环存在；增强扫描时，脑膜瘤常呈均质显著强化，并常有脑膜尾征，而幕下脑实质室管膜瘤常呈轻度斑片状不均质强化。

（3）星形细胞瘤：部分囊变的星形细胞瘤与部分囊变的室管膜瘤鉴别困难。以下三点对两者的鉴别有重要参考价值：肿瘤实质部分有条状或点状钙化应考虑室管膜瘤；囊实型室管膜瘤瘤周一般无水肿或水肿轻，而高级别星形细胞瘤常有较明显的水肿；高级别星形细胞瘤以 40~50 岁多见，而囊实型室管膜瘤多见于青少年。

（4）少突胶质细胞瘤：良性少突胶质细胞瘤与完全实质型室管膜瘤相似之处在于二者钙化多见且较明显，二者鉴别点在于少突胶质细胞瘤 CT 平扫多呈低密度，边界不清，增强扫描后常不强化或轻度强化。

（5）胶质母细胞瘤：胶质母细胞瘤好发于中老年人，常见于额颞叶，边界不清，特征性影像学表现是胼胝体受侵犯，肿瘤跨中线生长致双侧大脑半球受累，呈蝶翼状改变，病变易坏死、囊变，瘤周水肿及占位效应明显，增强扫描明显边缘强化、不规则强化及花环样强化。DWI 上胶质母细胞瘤多为高信号，而室管膜瘤表现为等、稍高信号。

【影像学研究进展】

1. DWI　可以评估肿瘤内部及周围水肿区的水分子扩散程度。室管膜瘤肿瘤内血管组织丰富，在 DWI 上常呈等或稍高信号，ADC 呈稍高或高信号，弥散受限不明显。基于体素内不相干运动（intravoxel incoherent motion，IVIM）的扩散加权成像和 DKI 对于室管膜瘤的诊断以及鉴别是否为间变型室管膜瘤也有价值。

2. DTI　可准确评估脑白质完整性及结构网络变化，在评价肿瘤生长对周围白质的侵犯或推移方面有很大价值，可依据 DTI 量化评估室管膜瘤对脑白质纤维束的影响，为制定外科手术方案和预测预后提供帮助。

3. PWI　可获取室管膜瘤的血流动力学状态，提供 CBV、CBF、TTP、MTT 等微循环状态信息，还可以定量分析室管膜瘤的肿瘤毛细血管通透性，以准确评估血脑屏障破坏程度，更准确地对肿瘤进行分级和预后评价。室管膜瘤肿瘤实质区在 PWI 上主要表现为高灌注。

4. MRS　室管膜瘤 MRS 常表现为 Cho 峰轻中度升高，NAA 峰显著降低，Cr 峰中度降低，与胶质瘤等有一定差别。

5. SWI　可显示瘤内出血及钙化。由于间变性室管膜瘤更易出血，SWI 上量化的瘤体内出血情况，可以用来辅助区分室管膜瘤和间变型室管膜瘤。

6. BOLD-fMRI　可量化评估室管膜瘤对脑功能区的损害程度，为肿瘤完整切除并尽可能保留重要脑功能区提供精确信息。

7. PET-CT 利用PET-CT可以早期检出较小的室管膜瘤，也可对室管膜瘤与间变性室管膜瘤进行鉴别。

（方向明）

四、间变性室管膜瘤

【概述】

间变性室管膜瘤（anaplastic ependymoma）又称分化不良性室管膜瘤或恶性室管膜瘤，WHO Ⅲ级。间变性室管膜瘤约占全部室管膜瘤的25%。肿瘤可由室管膜瘤恶变而来，也可直接由室管膜细胞演变而成。

间变性室管膜瘤起源于室管膜上皮细胞，可以发生于脑室系统或脑实质内。可发生于任何年龄，无明显性别差异。幕下间变性室管膜瘤多见于儿童。幕上间变性室管膜瘤多见于脑实质内，以成人多见。脑实质内的间变性室管膜瘤起源与良性室管膜瘤相似，可以直接由胚胎残留的室管膜细胞演变而成，也可由良性室管膜瘤恶变而来。间变性室管膜瘤恶性度高，易沿脑脊液播散转移，预后差，术后复发率高。

【临床与病理】

间变性室管膜瘤的临床表现没有特异性，取决于肿瘤的大小、部位及恶性程度。症状和体征较良性室管膜瘤发展更快。可引起脑积水和颅高压。对后颅窝结构的压迫导致视觉障碍、共济失调、眩晕和颈痛。幕上间变性室管膜瘤患者可出现健忘、行为改变和嗜睡，伴有癫痫和局灶性神经缺损的体征。

大体病理上肿瘤坏死、出血，钙化相对少见。光镜下可见血管周围“假菊形团”形成。肿瘤细胞异型性明显，异形核细胞增大，核分裂活跃，血管增生和坏死显著。免疫组化可见GFAP、

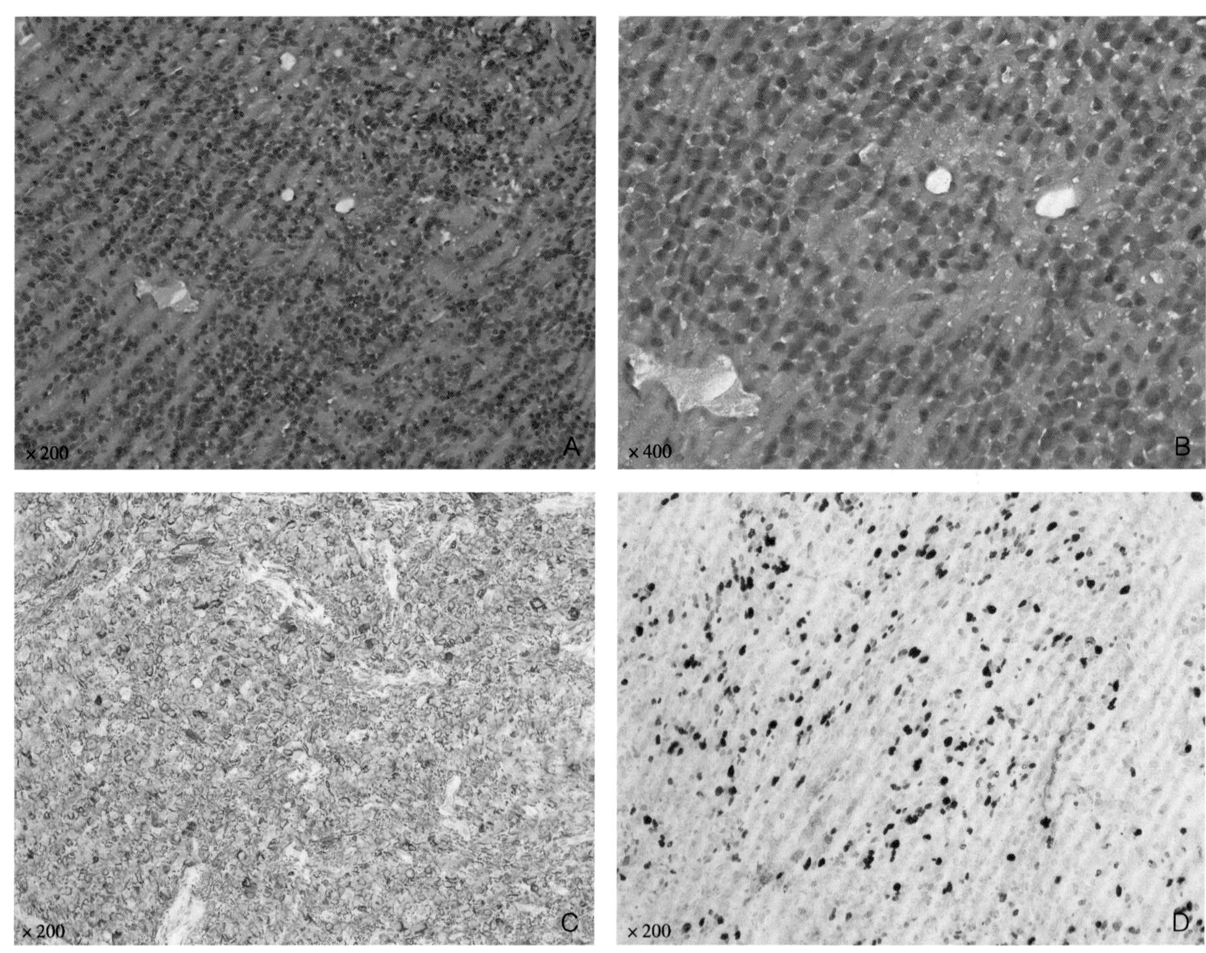

图7-4-10 间变性室管膜瘤的病理光镜图

A. HE染色，肿瘤坏死明显，肿瘤细胞增殖活跃，围绕肿瘤血管排列，呈特征性“菊形团”及血管周围的“假菊形团”样排列；B. HE染色，肿瘤细胞异型性明显，异形核细胞较大，核分裂活跃；C. 免疫组化检测肿瘤细胞GFAP阳性；D. 免疫组化检测肿瘤细胞Ki-67阳性

S-100 和 vimentin 表达。无神经抗原表达。间变性室管膜瘤 Ki-67 指数较经典室管膜瘤明显增高（图 7-4-10）。

【影像检查方法】

常规 X 线检查对诊断间变性室管膜瘤无明显价值。CT 可对病变进行初步定性和定量。MRI 是诊断颅内间变性室管膜瘤的最佳检查方法，常规检查序列包括 T_1WI、T_2WI 或 T_2-FLAIR 和 DWI，可以较准确地诊断及评估肿瘤的部位、大小、形态、信号及周围情况，增强检查可进一步评估肿瘤的性质及是否有播散。另外，SWI 可显示瘤内出血及钙化，PWI 和 DTI 等可以量化评估肿瘤的微循环状态及对周围脑白质的影响情况。

【影像表现】

间变性室管膜瘤可发生于脑室内及脑实质内，发生于脑室者以幕下第四脑室多见，其次为侧脑室及第三脑室；发生于脑实质内者多见于幕上，也可见于小脑实质。发生于不同部位的间变性室管膜瘤，影像表现有所不同。

1. 脑室内间变性室管膜瘤 脑室内间变性室管膜瘤常呈分叶状，境界不清，形态极不规则，位于第四脑室者常突破脑室前后壁侵犯脑干及小脑，也可经侧孔和（或）中央孔向桥小脑角区、小脑延髓池方向生长，甚至经枕骨大孔突入椎管内。

（1）CT：平扫上肿块为混杂密度，以等、低或略高密度为主。瘤体与周围脑组织分界不清，肿瘤内常见出血，呈点片状高密度。肿瘤钙化少见，囊变、坏死多见，囊腔大小不一，囊壁光滑。CT 增强扫描后，实性部分及囊壁呈不均匀显著强化。

（2）MRI：T_1WI 呈与脑白质信号相似或略低信号，T_2WI 呈稍高信号，因肿瘤常有出血及坏死囊变，囊变区 T_1WI 呈低信号或高信号，T_2WI 呈高信号，瘤体整体信号不均匀。增强扫描，肿瘤常呈不均匀斑片状、环状显著强化（图 7-4-11）。

2. 脑实质间变性室管膜瘤 大脑半球脑实质间变性室管膜瘤部分以囊性成分为主，肿瘤实质相对较少，且位于囊性部分的边缘。小脑实质的间变性室管膜瘤多表现为实质性肿瘤，但肿瘤内均有多发小灶性坏死囊变。幕上者好发于颞顶枕交界区及侧脑室三角区附近，可分为囊实性和实质性，其中以囊实性最多见。小脑实质的间变性室管膜瘤最好发于小脑半球，且多靠近小脑表面，与硬膜或小脑幕有较长的连接面。肿瘤多为实质性，但肿瘤内常伴有多发小灶性坏死囊变。

青少年间变性室管膜瘤以囊实性最多见。其影像学表现为：CT 平扫时肿瘤实质多呈稍高或等密度，囊液在呈稍高于脑脊液的低密度。在 MRI 平扫时，肿瘤以囊性为主，肿瘤实质少，常位于边缘，T_1WI 信号稍低于脑实质，T_2WI 似灰质信号或稍高于灰质信号；肿瘤常合并出血，呈混杂信号。肿瘤与周围脑实质分界不清，瘤周可见中度或明显水肿。增强扫描后肿瘤实质部分不均匀强

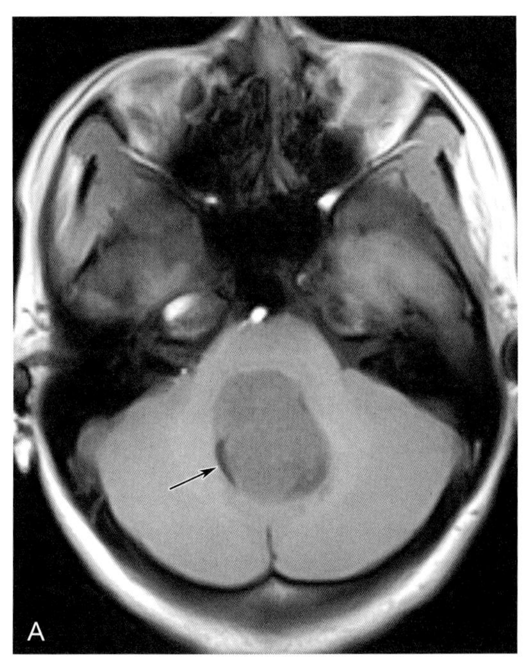

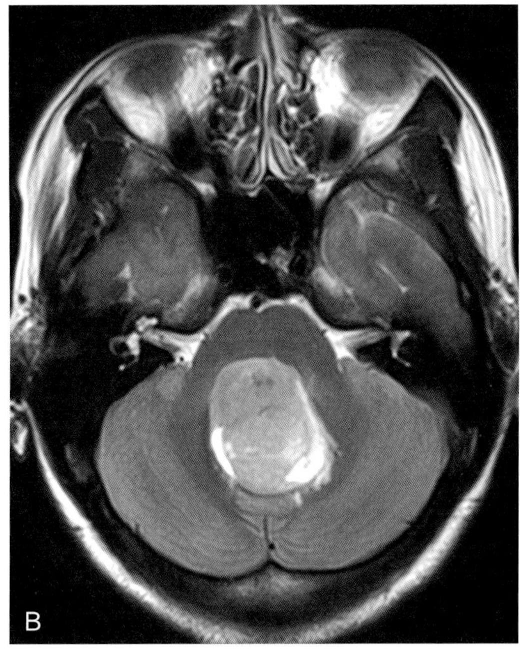

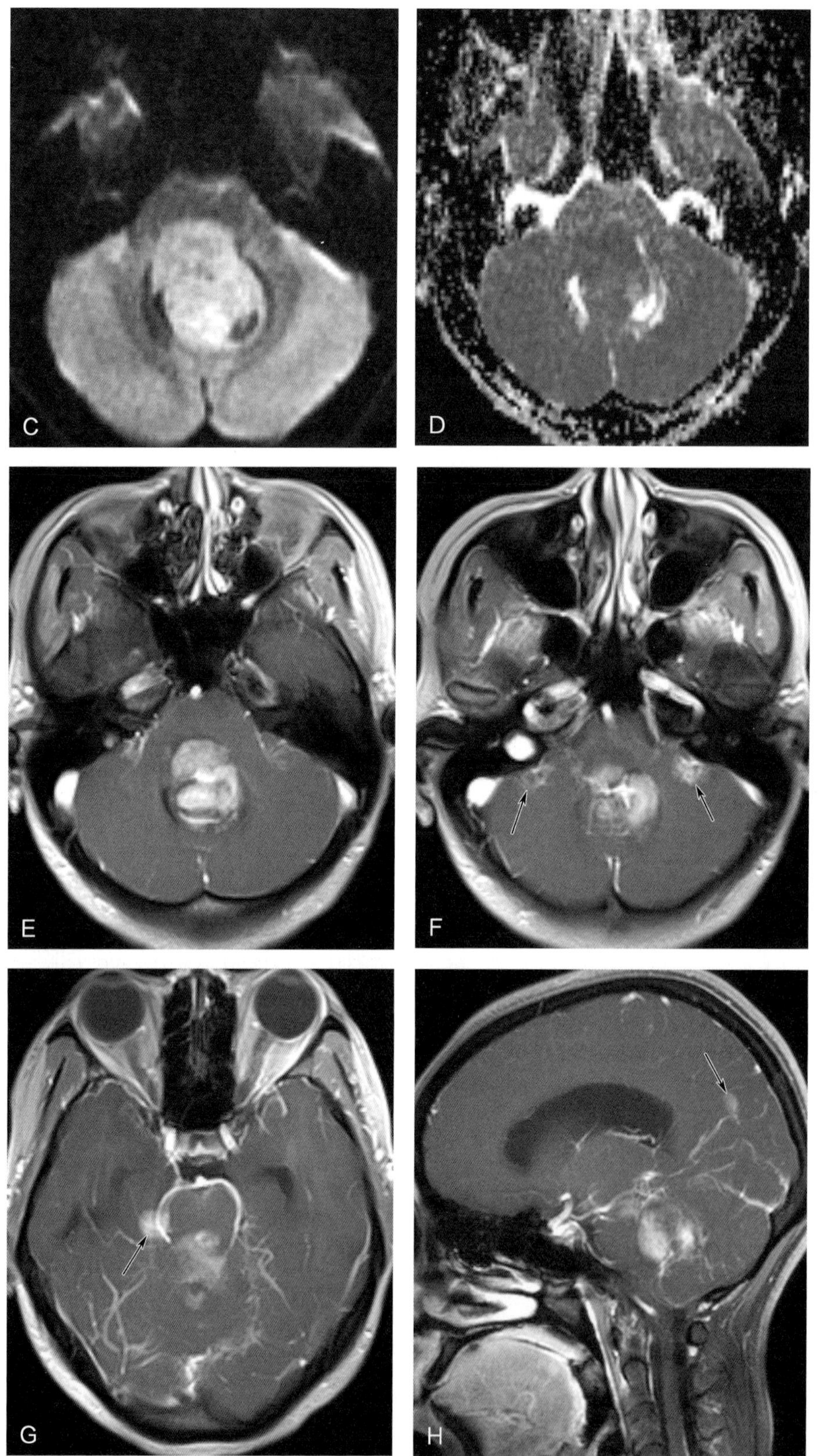

图 7-4-11　第四脑室间变性室管膜瘤

A. 横轴位 T_1WI，肿瘤为实质型，占据整个第四脑室并向前压迫脑干，向后压迫小脑蚓部，残留第四脑室腔位于肿瘤的侧后方（箭）。肿瘤呈低信号，境界清晰，边缘欠光整；B. 横轴位 T_2WI，肿瘤呈稍高信号，内见少许高信号的细小囊变，瘤周水肿轻微；C. DWI，肿瘤呈高信号；D. ADC 图，肿瘤呈稍低信号，提示有弥散受限；E. 增强 T_1WI 横轴位，肿瘤呈不均匀显著强化；F. 增强 T_1WI，可见肿瘤沿第四脑室侧孔生长，并在两侧桥小脑角池分别形成瘤灶（箭）；G. 增强 T_1WI，环池可见增强的瘤灶（箭）；H. 矢状位增强 T_1WI，左侧顶枕沟区蛛网膜下腔见增强的结节灶（箭），与环池、桥小脑角池的病灶均为经脑脊液播散的蛛网膜下腔转移灶化，囊壁呈环形强化也可不强化（图 7-4-12）。

中老年间变性室管膜瘤患者以实质性为主，实质部分在 CT 平扫时多呈稍高或等密度。MRI 平扫，肿瘤实质部分多表现为稍长 / 等 T_1、稍长 / 等 T_2 信号，合并出血时呈混杂信号。增强后肿瘤常呈明显不均匀强化，常可见清晰的肿瘤实质血管流空影。

【诊断与鉴别诊断】

1. 脑室内间变性室管膜瘤主要需与髓母细胞瘤、脉络丛乳头状瘤、中枢神经细胞瘤及室管膜下瘤等鉴别。

（1）髓母细胞瘤：起源于第四脑室顶部后髓帆，CT 平扫时肿瘤多呈等或稍高密度，T_1WI 呈等或低信号，T_2WI 呈高信号，密度或信号尚均匀，肿瘤与脑干之间可见弧形脑脊液信号存在，瘤体边界清楚，无“塑形生长”现象，瘤内出血、钙化及坏死少见。增强扫描多呈均匀显著强化，DWI 上呈高信号，ADC 低信号。

（2）脉络丛乳头状瘤：起源于脑室脉络丛上皮细胞的良性肿瘤，偶见恶性。位于第四脑室者常见成人，儿童常发生于侧脑室三角区。肿瘤易侵犯脑室壁和室管膜下白质，引起水肿。常伴交通性脑积水，可沿脑脊液种植播散。肿瘤边缘常为凹凸不平分叶状或颗粒状，肿瘤内可见钙化及出血。CT 上呈等或稍高密度，MRI 上 T_1WI 呈等或低信号，T_2WI 呈高信号。增强扫描有显著强化。

（3）中枢神经细胞瘤：位于侧脑室孟氏孔附近、透明隔或侧脑室壁，平均年龄约 30 岁。CT 平

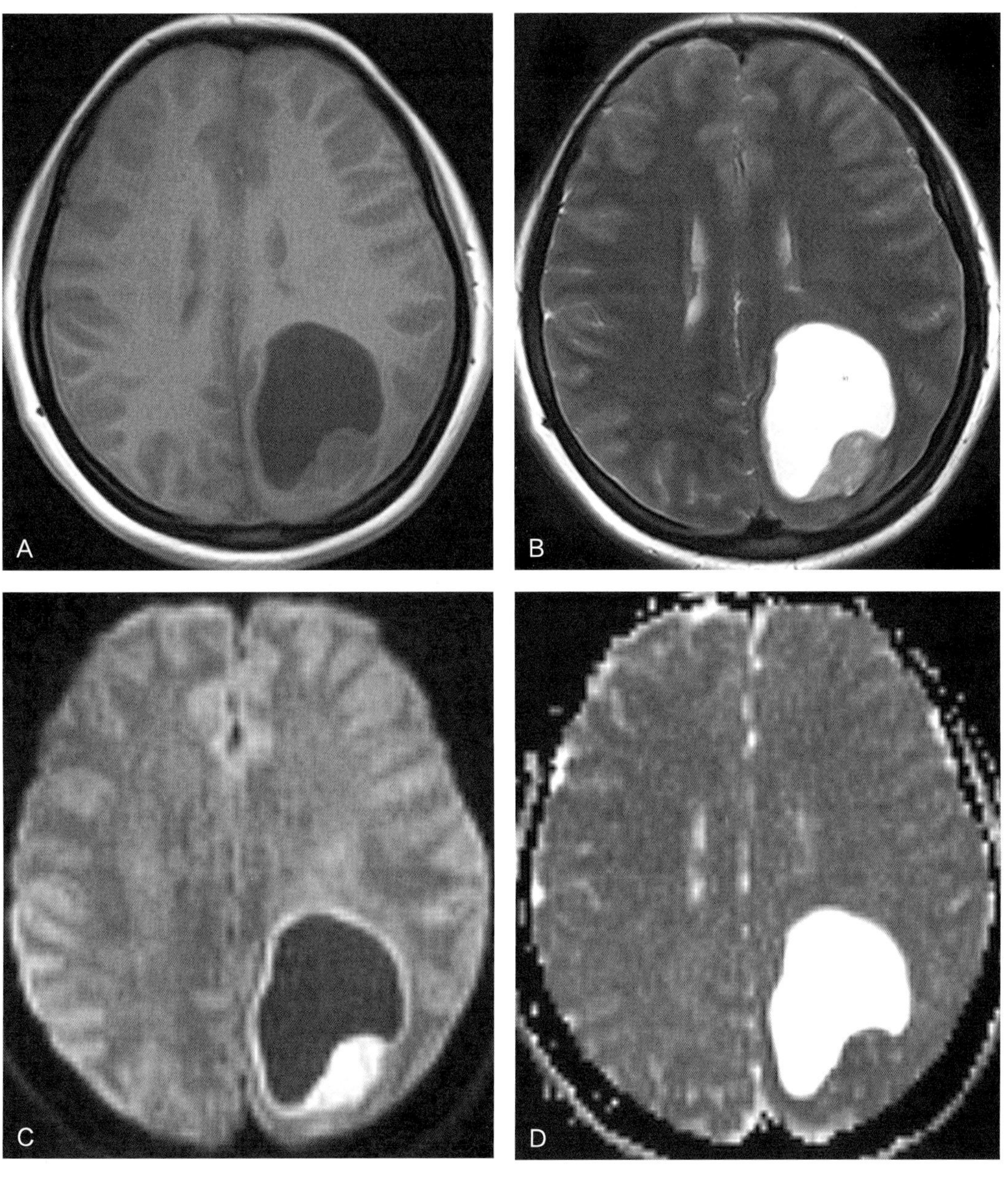

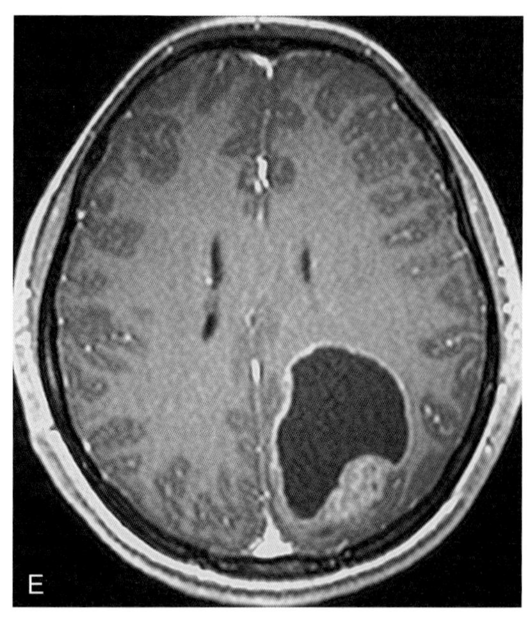

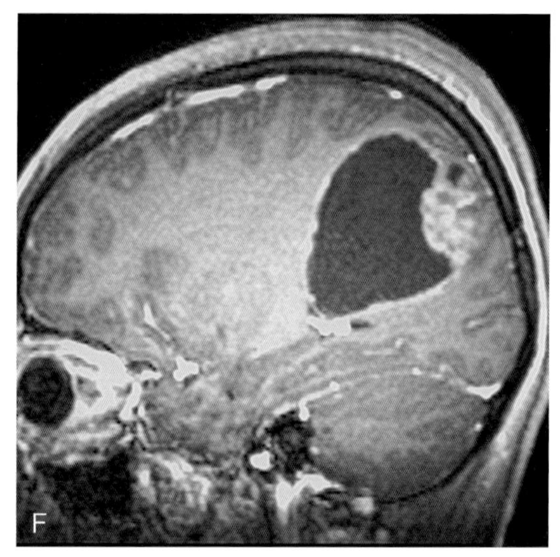

图 7-4-12 左顶叶间变性室管膜瘤

A. 横轴位 T_1WI，肿瘤为囊实型，以囊性为主，实性部分位于囊壁周围。实性部分呈低信号，境界清晰，边缘欠光整。囊性部分呈与脑脊液相仿的低信号；B. 横轴位 T_2WI，肿瘤实性部分呈稍高信号，内见更高信号的细小囊变，囊性部分呈与脑脊液相仿的极高信号，瘤周水肿不明显；C. DWI，肿瘤实性部分呈高信号，囊壁呈稍高信号；D. ADC 图，肿瘤实性部分呈低信号，提示弥散受限；E、F. 横轴位及矢状位增强 T_1WI，肿瘤实性部分中度强化，强化不均匀，囊壁轻中度强化，与周围脑实质分界不清晰

扫多呈混杂密度，其中以高密度及等密度合并低密度坏死、囊变区最为常见，病灶周围常无水肿或轻度水肿。增强后呈不均匀轻中度强化。MRI 上，常可清晰可见肿瘤宽基底与透明隔相连，形态不规则，一般有分叶，T_1WI 呈不均匀等信号，内可见钙化、囊变、血管的低信号区，T_2WI 信号混杂，病灶多见囊变信号及条索状结构，病灶内可见匍匐性流空低信号。增强后瘤体不同程度强化。

（4）室管膜下瘤：常发生于第四脑室和侧脑室，青少年或成年男性常见。多无症状，为偶然发现。CT 上呈低或等密度，边界清楚，小囊变常见，也可见钙化。MRI 上 T_1WI 呈低或等信号，T_2WI 呈高信号。大多数病变无或轻微强化。

2. 脑实质内的间变性室管膜瘤需与间变性星形细胞瘤、少突胶质细胞瘤、胶质母细胞瘤、神经节细胞瘤、节细胞胶质瘤、转移瘤等相鉴别。

（1）间变性星形细胞瘤：间变性星形细胞瘤好发年龄较大，瘤体钙化很少见，瘤周水肿更明显。

（2）神经节细胞瘤和节细胞胶质瘤：均好发生于 30 岁前，颞叶常见，均以囊变伴结节钙化为特征，肿瘤境界较清楚。

（3）少突胶质细胞瘤：与间变性室管膜瘤相似之处是可见钙化，不同点在于良性少突胶质细胞瘤 CT 平扫多呈低密度，增强扫描时无强化或轻度强化。

（4）胶质母细胞瘤：好发于中老年人，常见于额颞叶，边界不清，特征性影像表现为胼胝体受侵犯，肿瘤跨中线生长致双侧大脑半球受累，呈蝶翼状改变，病变易坏死、囊变，增强扫描明显边缘强化和（或）不规则强化，瘤周水肿及占位效应明显，增强扫描后呈特征性的不规则花环样强化。

（5）转移瘤：老年人常见，有原发肿瘤病史，多位于皮髓质交界区，多呈小结节大水肿表现。

【影像学研究进展】

1. DTI　间变性室管膜瘤有一定程度的浸润性，DTI 可量化白质纤维束受累的状况，从而可以为制定外科手术方案和患者预后提供帮助。

2. PWI　可与室管膜瘤，以及其他良性肿瘤鉴别，并可帮助鉴定肿瘤边界，为手术提供信息。

3. MRS　间变性室管膜瘤较室管膜瘤 Cho 峰显著升高，NAA 峰显著降低，Cr 峰中度降低，Cho/NAA 比值及 Cho/Cr 比值增大。MRS 对脑肿瘤鉴别诊断、区分肿瘤的良恶性以及肿瘤分级有较大帮助。

（方向明）

第五节 其他神经上皮肿瘤

【概述】

本节主要介绍颅内其他神经上皮肿瘤，包括第三脑室脊索样胶质瘤（chordoid glioma of the third ventricle）、血管中心性胶质瘤（angiocentric glioma）和星形母细胞瘤（astroblastoma）。

2000年版WHO“中枢神经系统肿瘤分类”将第三脑室脊索样胶质瘤和星形母细胞瘤划入“起源不明的神经胶质肿瘤”。2007年修订后的“中枢神经系统肿瘤分类”中新增了“血管中心性胶质瘤”，并将三者共同列入“其他神经上皮肿瘤”，同时取消“起源不明的神经胶质肿瘤”。2016年版WHO“中枢神经系统肿瘤分类”继续沿用该分类。

第三脑室脊索样胶质瘤于1998年由Brat等报道，是罕见的第三脑室肿瘤。恶性程度较低，为WHO Ⅱ级。肿瘤可能起源于具有室管膜分化特征的细胞，也有学者认为来源于第三脑室与中脑水管连接处或终板内特异性的室管膜细胞，与其发生发展相关的基因改变尚无报道。成人好发，儿童罕见，平均发病年龄约为45.9岁，女性发病率大于男性，男女比例约为1∶2，常见于第三脑室、鞍上及下丘脑区。

血管中心性胶质瘤由Lelloch-Tubiana和Wang等于2005年首次报道，属于中枢神经系统新增肿瘤类型。肿瘤低度恶性，WHO Ⅰ级，起源不明。儿童和青少年好发，目前已报道的平均发病年龄约17岁，男女比例大致相近。肿瘤好发额颞叶，皮质浅层或皮层下多见。

星形母细胞瘤最早由Bailey和Bucy在1930年报道，兼具室管膜上皮细胞和星形细胞的组织病理特点，在起源方面争议较大。一般认为起源介于室管膜上皮和星形细胞之间的伸展细胞。星形母细胞瘤WHO分级尚未建立，依据组织学特点可以分为低级别和高级别。该肿瘤临床少见，占颅内胶质瘤的0.45%~2.8%。可发生于任何年龄，儿童及青少年多见，女性多发，男女发病率约为1∶1.7。肿瘤多位于幕上大脑半球，常见额叶及顶叶，也有发生在胼胝体、小脑、脑干等的报道。

【临床与病理】

第三脑室脊索样胶质瘤属于少见第三脑室原发肿瘤，常引起梗阻性脑积水。临床表现头痛、恶心、呕吐和运动功能障碍等症状。肿瘤压迫内侧颞叶可引起心理和记忆异常，也可推压下丘脑及视交叉，引起甲状腺功能异常和视力障碍等。肿瘤境界清楚，多位于第三脑室或与下丘脑、鞍上等结构相连。镜下肿瘤由排成簇状、条索状的上皮样细胞组成。瘤细胞呈卵圆形或多边形，大小较一致，细胞核中等大小，染色质均匀，核仁不明显，核分裂象罕见，周边脑组织内见增生反应性Rosenthal纤维。免疫组化胞质GFAP及Vimentin弥漫强阳性，胞核表达甲状腺转录因子-1（TTF-1），有一定的诊断价值。

血管中心性胶质瘤主要临床表现为顽固性癫痫，药物难以控制，以复杂部分发作最为常见。其他非癫痫症状包括头昏、头痛、呕吐等，占位效应少见。生物学行为惰性，治疗后复发和进展少见。大体上为实性肿块，少部分有囊变。典型镜下特征为弥漫浸润的肿瘤细胞沿皮层内小血管长轴或血管周围呈袖套样排列，形成室管膜瘤样的假菊形团状结构。肿瘤细胞多为双极细胞，核呈圆形或椭圆形，核仁不明显，胞质丰富。GFAP、S-100、波形蛋白表达明显阳性。EMA呈点灶状阳性，神经元标志物（Syn、NFP等）表达阴性。电镜超微结构提示肿瘤细胞存在微腔结构、微绒毛、纤毛以及复杂的拉链式的中间连接。

星形母细胞瘤症状与部位有关，常有头痛、恶心、呕吐和局限性神经功能障碍等。肿瘤好发于皮层或皮层下，肉眼观为实性，境界清晰，表面光滑，较大者有囊变和（或）坏死。瘤细胞相对小，胞体常呈角状或立方状，核呈圆形、卵圆形或梭形，肿瘤细胞常围绕在血管周围形成特征性假菊形团结构。星形母细胞瘤组织学差异较大，低级别者血管周围假菊形团较为一致，低到中度的核分裂象，几乎无细胞异型性，血管壁明显透明变性，而高级别者则显示细胞密度高，血管壁周围多层细胞，核分裂象多，细胞异形，血管内皮细胞增生和肥大，无血管壁透明变性。GFAP、Vimentin和S-100蛋白阳性，EMA和Leu-7也可呈阳性表达。电镜显示异常血管伴丰富的基板和胶原形成，肿瘤细胞无神经分化的特征。

【影像检查方法】

上述3种肿瘤较为少见，缺乏特征性影像表现。CT和MRI是首选的检查方法。发生在幕上的肿瘤，CT平扫和增强扫描多可以做出较为准确地定位及定性诊断。肿瘤位于颅底或后颅窝时，MRI检查的诊断价值更大。多方位成像更有助于肿瘤准确定位。DWI可以反映组织结构信息、^{1}H-MRS能够检测代谢状态、PWI则提供血流灌注情况，这些功能性成像方法对判断肿瘤恶性程度也有较大帮助。

【影像表现】

1. 第三脑室脊索样胶质瘤 第三脑室脊索样胶质瘤位于三脑室前部，也可见于下丘脑和鞍上区域。实性多见，可伴囊变。多数边界清，圆形或卵圆形，多压迫视神经、垂体柄，亦可向下挤压下丘脑和（或）视交叉，很少向周围浸润。病灶定位是诊断第三脑室脊索样胶质瘤的重要参考依据。

（1）CT：平扫示第三脑室内中等或高密度的肿块，其内有散在的点状钙化灶，周围无或仅有极轻的水肿带，肿块可有不同程度强化。

（2）MRI：肿块信号较均匀，呈T_1WI等或低信号、T_2WI高信号，可有小的囊变或坏死灶，呈显著均匀强化，出现囊变时，强化不均匀（图7-5-1）。DWI无明显或仅为轻度的弥散受限，PWI瘤体呈低灌注，rCBV一般无明显升高。肿瘤

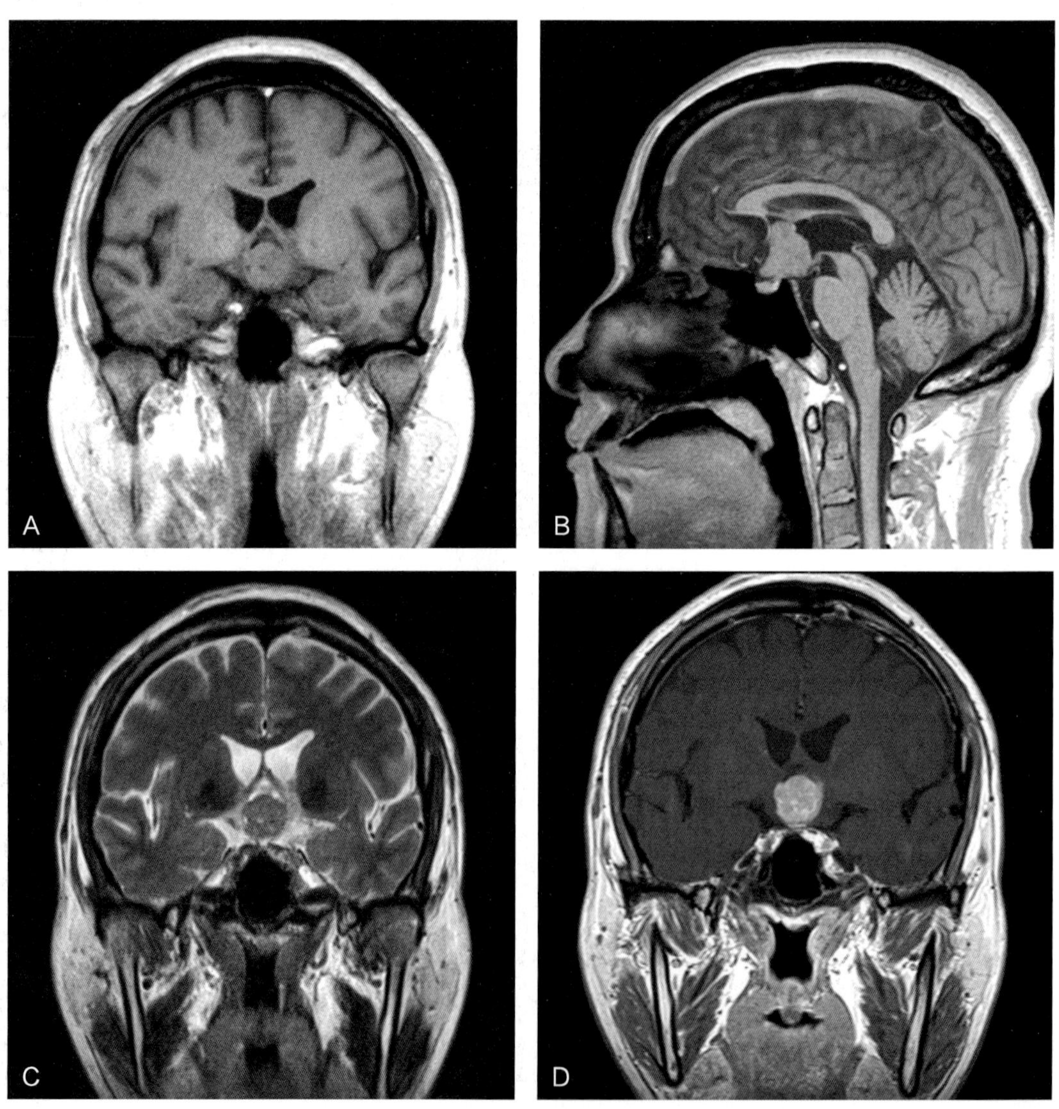

图7-5-1 三脑室脊索样胶质瘤MRI表现

三脑室前部见不规则肿块，边界清楚。A、B. T_1WI上肿块呈等信号，边界清楚，邻近视交叉及下丘脑结构受压；C. T_2WI上肿块呈稍低信号；D. 增强T_1WI，肿块呈明显均匀强化（病例图片由东部战区总医院医学影像科张志强教授提供）

MRS 表现为 Cho 峰的显著升高，而 NAA 峰则明显降低，同时 NAA 与 Cr 的比值则轻度降低，提示肿瘤级别较低。

2. 血管中心性胶质瘤 血管中心性胶质瘤单发者常见，位于幕上浅表实质，所有脑叶均可累及。最常见于颞叶（40%），其次是额叶及顶叶。典型的血管中心性胶质瘤外侧常以脑皮层为基底，皮质下白质部分受累。病灶周围脑回扩大，脑沟变浅、消失。

（1）CT：肿块密度不均，可呈低、等或高密度灶，瘤周水肿不明显。合并出血时显示肿块密度升高并出现明显水肿和占位效应。钙化罕见。病灶不强化或仅为轻度强化。

（2）MRI：类似低级别胶质瘤。肿瘤多为实性，边界清楚，好发于皮质浅层。T_1WI 肿瘤周边出现花边样高信号，T_2WI 显示肿瘤通过柄状结构沿皮层下白质扩展并向邻近脑室延伸，肿瘤强化不明显（图 7-5-2）。^1H-MRS 可见 NAA 及 NAA/Cr 明显低于正常脑组织，Cho 峰轻度升高。

3. 星形母细胞瘤 星形母细胞瘤好发额顶叶，皮层或皮层下多见，囊实性改变为主。肿块呈分叶状生长，多表现为浅分叶，深分叶少见。境界清楚，圆形或椭圆形，体积通常较大。

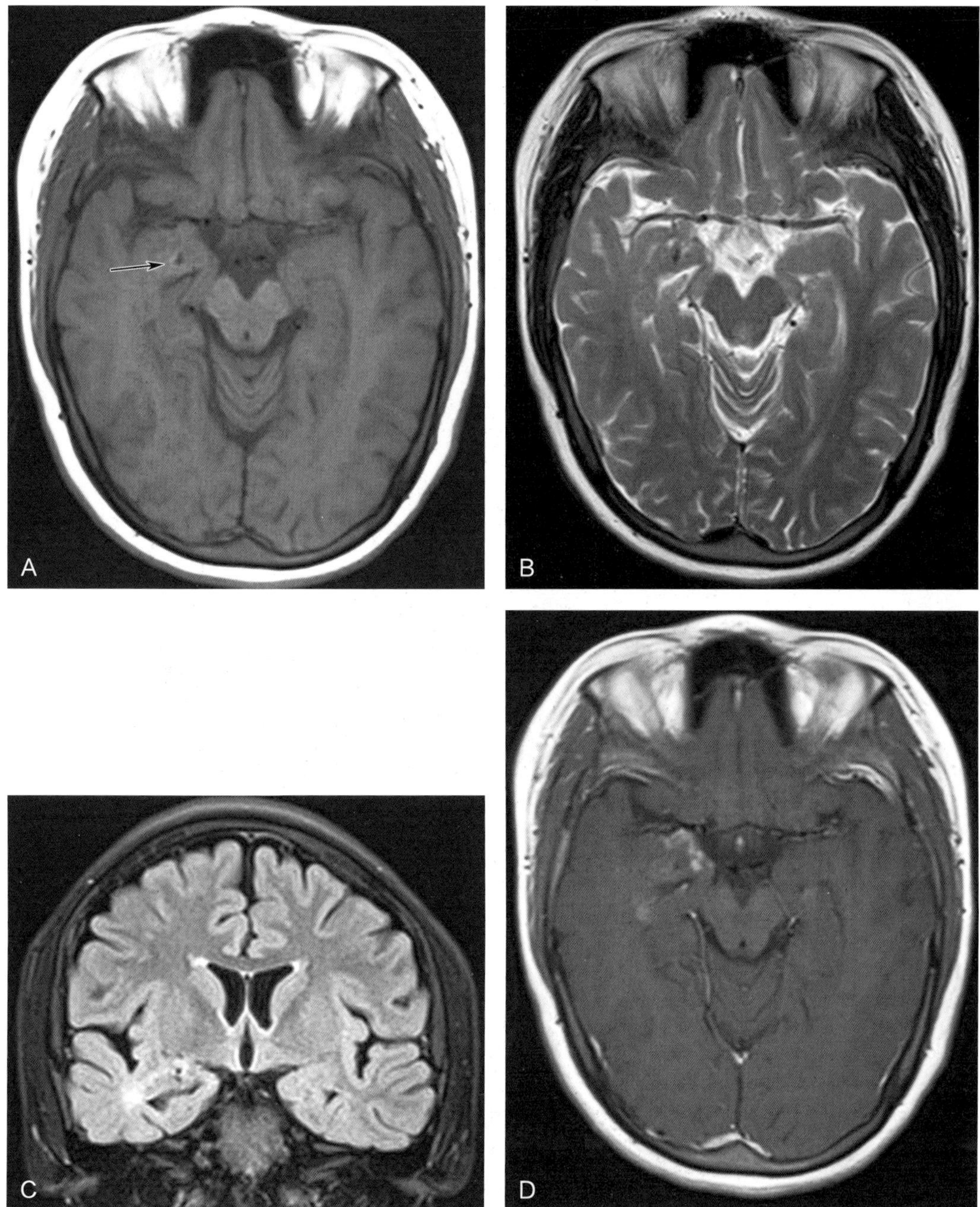

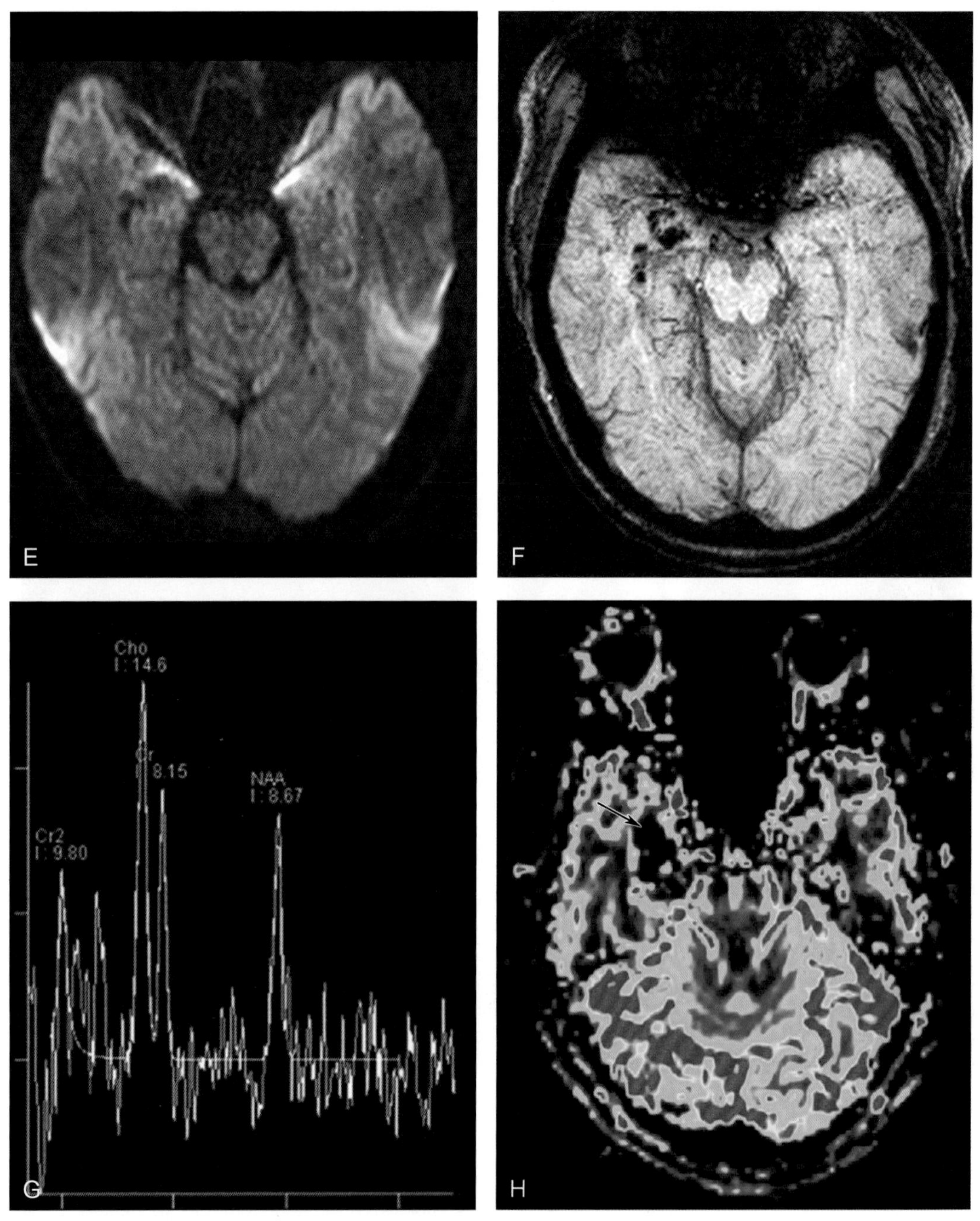

图 7-5-2 血管中心性胶质瘤 MRI 表现

A. T_1WI，肿瘤位于右侧海马，内见高信号（箭），提示有出血；B. T_2WI 为等信号。C. T_2-FLAIR 上肿块为高信号；D. 增强扫描肿瘤中等程度强化；E. DWI 上病变轻度弥散受限；F. SWI 有大量点状低信号；G. MRS 上 Cho 升高而 NAA 降低；H. PWI 上 rCBV 相对较低（箭）

（1）CT：肿瘤为边界清楚的混杂密度肿块，其实体部分密度略高于正常脑实质，囊变者密度较低。钙化是肿瘤的一个特征，钙化的形态可以多样，但以小斑点状钙化常见。肿块表现不均匀强化，强化程度不同。占位效应较显著，脑中线移位、肿块周围可出现大片水肿。

（2）MRI：肿瘤 T_1WI 呈等信号，有囊变者出现“发泡样”改变（多发囊性区域围绕肿瘤实性成分），T_2WI 呈等或略高信号。肿瘤新生血管丰富者，可见多个流空信号。肿瘤瘤周水肿较轻。增强多为明显不均匀强化，囊壁及实体部分明显强化，多囊分隔结构也可强化。DWI 显示肿块轻度弥散受限，ADC 较对侧脑组织略有下降（图 7-5-3）。MRS 表现出 NAA 峰下降，Cho 峰升高，脂质（Lip）峰可出

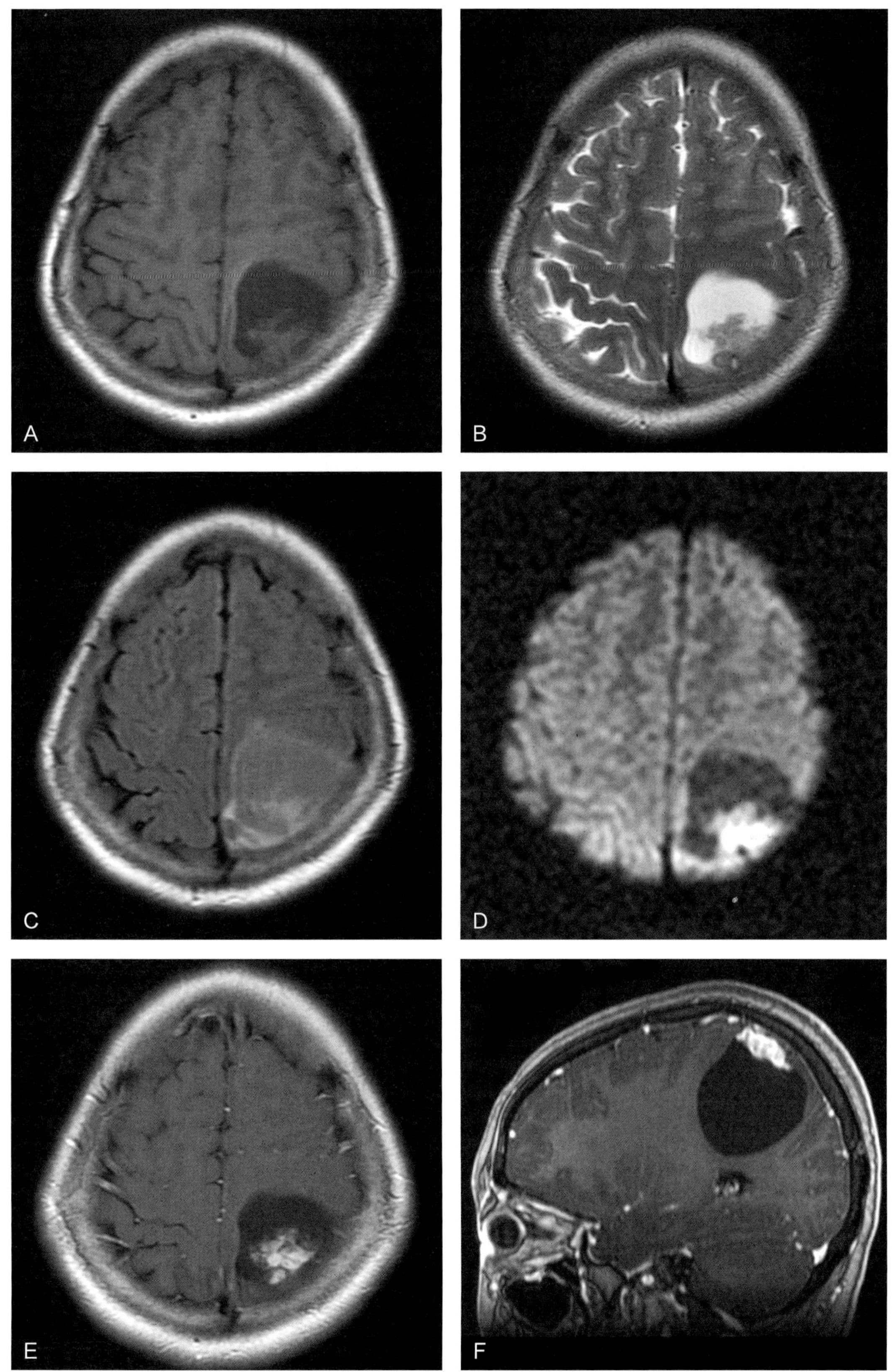

图 7-5-3 星形母细胞瘤 MRI 表现

女性，19 岁，头痛伴右侧肢体无力 1 个月。MRI 示左顶部囊实性肿块，实性部分近脑膜面，肿块边界相对清楚，周围脑质受压，水肿不明显。A. T_1WI 上实性部分呈等信号，囊性部分呈低信号；B. T_2WI 上实性部分呈等信号，囊性部分呈高信号；C. T_2-FLAIR 上实性部分呈稍高信号，囊性部分呈稍低信号；D. DWI 实性部分呈高信号，囊性部分呈低信号；E、F. 增强 T_1WI，肿块实性部分明显强化（病例图片由天津医科大学总医院医学影像科提供）

现轻度升高。肿瘤血供丰富者SWI表现出多发的点状、片状低信号区。

【诊断与鉴别诊断】

1. 第三脑室脊索样胶质瘤 第三脑室脊索样胶质瘤是位于鞍上第三脑室内的低级别肿瘤，部位特殊，属少见肿瘤，多见于成年人。对于发生在第三脑室前部或第三脑室内的肿块，形态不规则，边界清楚，肿块压迫视交叉或下丘脑，瘤体信号较均匀，T_1WI呈等、低信号，T_2WI呈稍高信号，明显强化，但不浸润周围脑实质的占位性病变，应考虑本病的可能性。需要与以下肿瘤进行鉴别：

（1）室管膜下巨细胞型星形细胞瘤：多发生于侧脑室室管膜下、透明隔或孟氏孔附近。钙化常见，呈结节状，多见于肿瘤周边。多数患者出现室管膜下结节，单侧或双侧结节均可见。

（2）颅咽管瘤：肿瘤好发儿童及青少年，多位于鞍上，鞍内少见。肿块呈囊实性改变，囊壁可有钙化，壁结节明显强化。

（3）脑膜瘤：成人常见，影像表现与第三脑室脊索样胶质瘤相似。脑膜尾征及邻近鞍结节骨质硬化有助于二者的鉴别。

2. 血管中心性胶质瘤 血管中心性胶质瘤是临床少见的低级别肿瘤，生长缓慢，主要发生于儿童和年轻人，多见于额顶叶，几乎所有患者均有长期癫痫病史。该肿瘤影像表现缺乏特异性，最终诊断依赖于病理学。对位于皮质区，境界欠清楚，无明显强化，累及皮层下白质的肿块，应考虑该肿瘤的可能。要与以下肿瘤鉴别：

（1）神经节细胞瘤：病灶以实性为主，可表现为囊变与壁结节，病灶边界清楚，病变实质部分明显强化。

（2）少突胶质细胞瘤：好发于35~40岁成年人，癫痫为主要临床表现，病灶常位于额颞叶的皮层及皮层下，呈弥漫浸润性生长，强化不显著，肿瘤内多发条索状及结节状钙化是其重要的鉴别点。

（3）胚胎发育不良性神经上皮肿瘤（DNET）：DNET亦好发于大脑皮层，通常边界清楚，轻度强化或无强化。大部分DNET有“三角征”，表现为肿块基底位于脑表面，尖端指向脑深部。

3. 星形母细胞瘤 星形母细胞瘤好发大脑半球、胼胝体、小脑半球和脑干等部位，位置表浅，与周围脑组织分界不清楚，有时不易区分病变位于脑内或脑外。对于年幼患者，近脑表面生长、圆形占位病变，实性部分有钙化和明显强化者，应考虑星形母细胞瘤的可能。需要与以下肿瘤鉴别：

（1）少突胶质细胞瘤：儿童期比较少见，肿瘤通常起源于脑白质，向灰质发展，但其钙化多呈不定形或曲线条状钙化，而不同于星形母细胞瘤的小斑点状钙化。

（2）儿童脑室外室管膜瘤：肿瘤多位于邻近脑室的部位，多由实性和囊性部分组成，囊性部分常较大，实性部分内缺乏小的囊变区，可出现钙化，实性部分强化显著。

【影像学研究进展】

1. MRS 第三脑室脊索样胶质瘤Cho峰显著升高，NAA峰明显降低。少量研究显示，典型谱峰比值大约为Cho/Cr=2.38，NAA/Cr=1.19，NAA/Cr=1.19，提示肿瘤倾向于低级别。近期的研究结果则提示血管中心性胶质瘤Cr峰值几乎无变化，而NAA显著降低，NAA与Cr的比例明显低于正常脑组织。星形母细胞瘤则可出现轻度升高的Lip峰。

2. DWI 第三脑室脊索样胶质瘤在高b值条件下表现为轻至中度的高信号。研究发现，星形母细胞瘤弥散受限程度与肿瘤的假菊形团结构相关（低级别者，假菊团结构较为一致，弥散受限程度较轻），提示DWI有助于术前鉴别肿瘤的恶性程度。

3. PWI 颅内其他神经上皮肿瘤大多为低级别肿瘤，因此大多数患者主要表现为低灌注，CBV及CBF较对侧低。部分高级别星形母细胞瘤可表现为CBV明显升高。CBV明显升高的上述三类神经上皮肿瘤往往预后不佳。

（张伟国）

第六节 脉络丛肿瘤

【概述】

脉络丛肿瘤（choroid plexus tumors）是起源于脉络丛上皮细胞的罕见脑肿瘤，占所有脑肿瘤的0.3%~0.6%，儿童脑肿瘤的1%~4%。肿瘤好发部位依次为侧脑室、四脑室和三脑室，极少数可发生于在脑室系统外如脑实质和桥小脑角区。根据2016 WHO分级，脉络丛肿瘤分为良性的脉络丛乳头状瘤（choroid plexus papilloma，CPP）（WHO Ⅰ级）、介于良恶性之间的非典型脉络丛乳头状瘤（atypical choroid plexus papilloma，ACPP）（WHO Ⅱ级）和恶性的脉络丛癌（choroid plexus carcinoma，CPC）（WHO Ⅲ级）。

目前，脉络丛肿瘤的确切病因及发病机制尚不清楚，其肿瘤发生涉及多个基因突变、染色体失衡和信号通路异常。某些遗传缺陷综合征如Li-fraumeni综合征和Von Hippel-Lindau综合征与脉络丛肿瘤发生也有一定关系。

脉络丛肿瘤好发于1岁以下婴儿，占该年龄段脑肿瘤的10%~20%。国外报道脉络丛乳头状瘤年发病率约为3/1000万，高于脉络丛癌，两者发病率比例为5∶1，男女发病比例为1.2∶1。脉络丛癌主要见于18岁以下儿童，性别与发病率无明显相关。非典型脉络丛乳头状瘤极其罕见，其确切发病率、性别比例和年龄分布特点有待明确。

【临床与病理】

脉络丛肿瘤的临床表现差异很大，与病变性质、发生部位和损害严重程度密切相关。脑室内肿瘤导致的临床表现常较重，患者主要表现为脑脊液循环障碍相关的症状和体征，如头痛、呕吐、视物模糊和压力性脑脊液鼻漏等，严重者可出现巨颅征、癫痫发作和脑疝。经脑脊液向颅外播散转移是脉络丛肿瘤的另一重要特征。大多数脉络丛癌转移至脊髓，极少数者可转移至腹腔、肺或胫骨。患者可出现脊髓相应节段或脏器损害的症状体征。

脉络丛肿瘤的病理表现与其类型有关。脉络丛乳头状瘤属于良性肿瘤，表现为附着于脑室壁，与脑实质分界清楚的菜花样肿块。镜下可见由单层或假复层柱状上皮细胞包绕纤维血管轴心形成的典型乳头状结构。细胞核异型性不明显，无或少见核分裂象。非典型脉络丛乳头状瘤属于交界性肿瘤，肿瘤细胞具有较强的有丝分裂活动，局部区域细胞密度增高，核分裂象、核异型性和小灶状坏死常见。脉络丛癌属于恶性肿瘤，呈浸润性生长，出血及坏死多见，低分化肿瘤常失去典型乳头状结构。镜下可见肿瘤细胞有丝分裂活跃，细胞密度增高，核异型性明显，局部可见瘤巨细胞和乳头状结构坏死。

脉络丛肿瘤的发病机制尚不清楚，其生物学过程与多个基因突变和信号通路有关。抑癌基因*TP-53*种系突变、转录因子TWIST-1过表达、信号通路（TRAIL、PDGFR和Notch-3）调控异常和染色体失衡共同促进了脉络丛肿瘤发生、肿瘤微环境形成和播散转移。

【影像检查方法】

CT检查可以初步评估肿瘤生长部位和大小，对瘤内钙化灶的检出有较高价值。CT灌注成像能够显示血管灌注及通透性，定量评价肿瘤血流动力学变化特征。然而，CT的敏感性及软组织分辨率不如MRI，对脉络丛肿瘤的早期诊断、鉴别诊断及临床手术指导存在一定局限，故一般不推荐使用CT评估脉络丛肿瘤。MRI是评估脉络丛肿瘤的首选影像学检查方法。常规MRI检查序列包括T_1WI、T_2WI、T_2-FLAIR和T_1WI增强扫描，能够明确肿瘤发生部位、大小和血供，评估肿瘤组织侵犯程度及范围等。DWI、PWI和MRS等MRI技术能够一定程度上在细胞和分子水平评价脉络丛肿瘤生物学特征，尚处于研究阶段，未转化到临床。

【影像表现】

1. 脉络丛乳头状瘤

（1）CT：肿瘤表现为分叶状或菜花状的等密度或稍高密度影，坏死、囊变及出血少见。肿瘤与周围组织分界清楚。瘤内钙化是脉络丛乳头状瘤较为特征的表现，多呈点状、斑片状或沙砾状高密度影。增强检查肿瘤表现为中度至明显均匀强化，有时可见扩张的脉络丛动脉穿入肿瘤实质。脑室系统呈不同程度扩张。

（2）MRI：显示钙化灶的敏感性不如CT，但可以更好明确肿瘤与周围组织的关系。脉络丛乳

头状瘤多呈等长 T_1 和等长 T_2 均匀信号，T_2WI 序列上脑脊液与瘤体的信号对比可清晰勾画出瘤体轮廓，显示脑室受压程度和范围。肿瘤占位征象轻，瘤周水肿少见，部分较大者可因压迫周围脑室壁和脑实质在 T_2-FLAIR 上出现高信号水肿带。肿瘤强化明显，细小颗粒状或桑葚样强化是脉络丛乳头状瘤的典型表现（图 7-6-1）。

2. 非典型脉络丛乳头状瘤

（1）CT：非典型脉络丛乳头状瘤常较脉络丛乳头状瘤大，表现为菜花状或不规则状的稍高密度肿块。肿瘤边界不清，可侵犯周围脑实质，瘤内可见混杂密度的囊变坏死区及点片状钙化灶。非典型脉络丛乳头状瘤的囊性成分常位于肿瘤一侧，对于本病的鉴别诊断有一定价值。肿瘤呈明显不均匀强化。病变梗阻部位以上脑室因脑积水呈不同程度扩大（图 7-6-2）。

（2）MRI：非典型脉络丛乳头状瘤表现为以长 T_1 长 T_2 为主的囊实性肿块。瘤内坏死、囊变及钙化较脉络丛乳头状瘤多见。肿瘤边界不清，侵犯压迫周围脑实质，T_2-FLAIR 可见高信号水肿带。

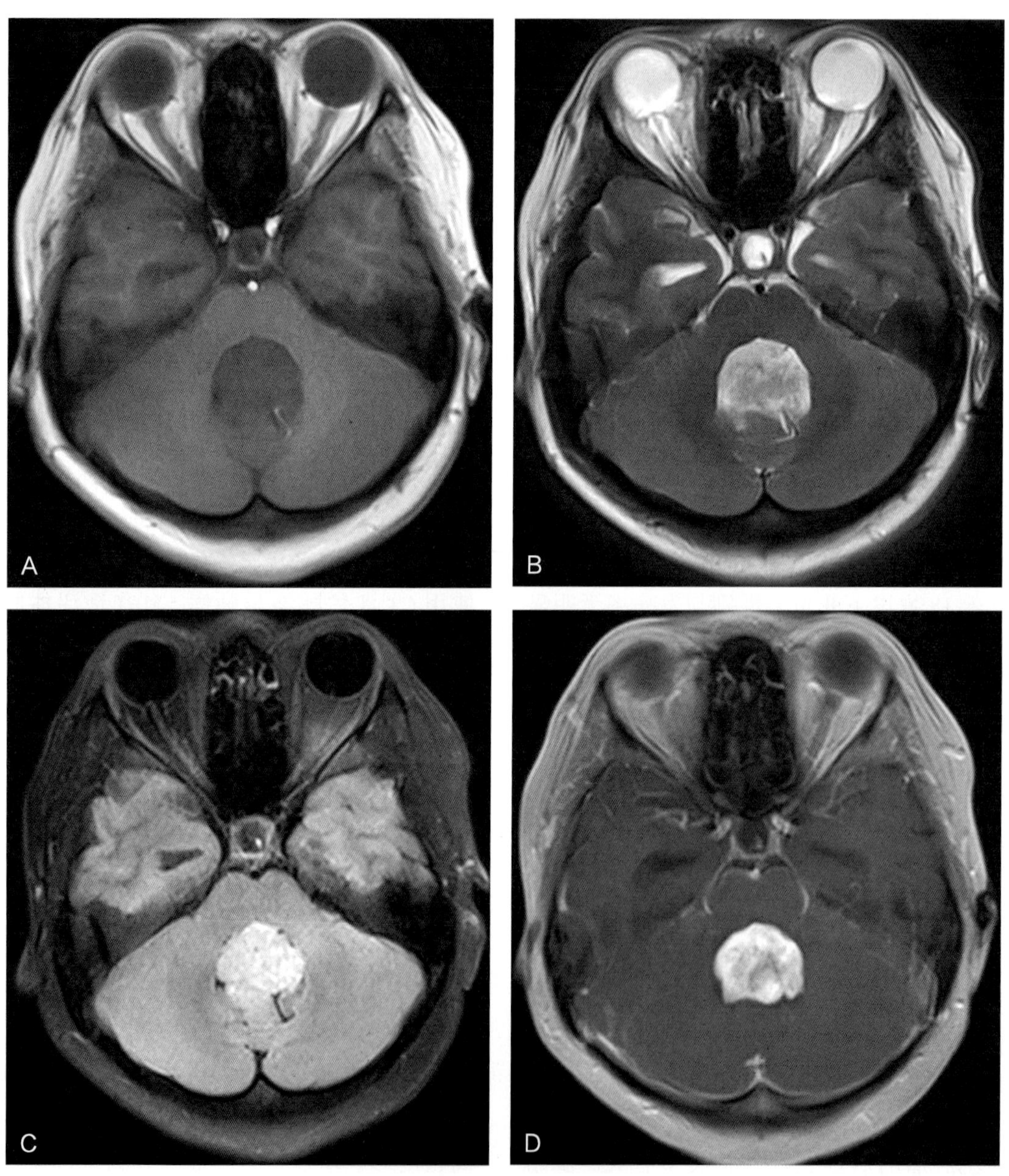

图 7-6-1 脉络丛乳头状瘤 MRI

A、B. T_1WI 与 T_2WI 示四脑室团块状稍长 T_1 长 T_2 信号影；C. T_2-FLAIR 上病变呈高信号；D. 增强检查肿瘤呈细颗粒状均匀强化

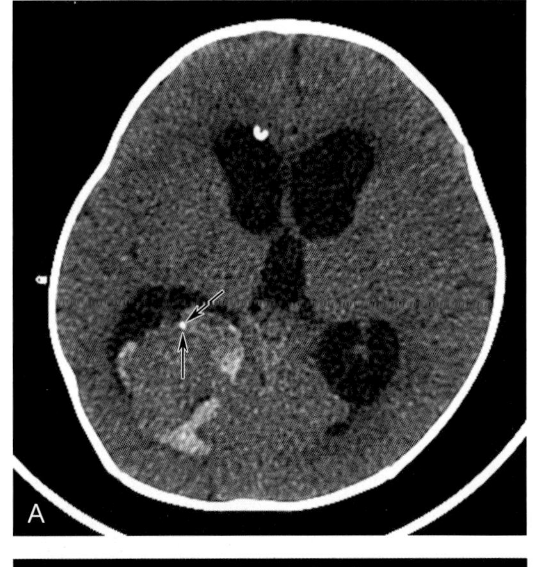

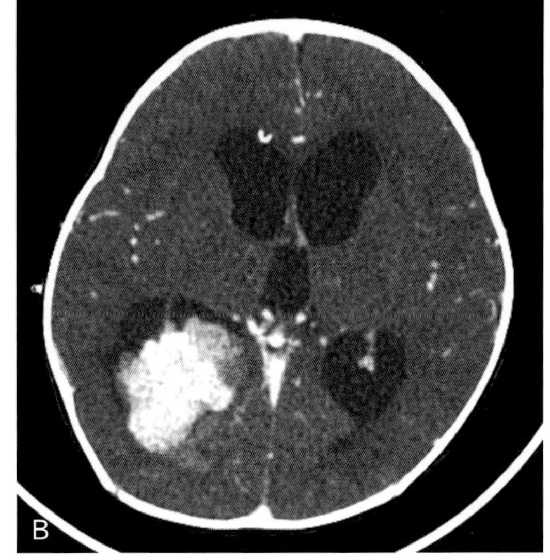

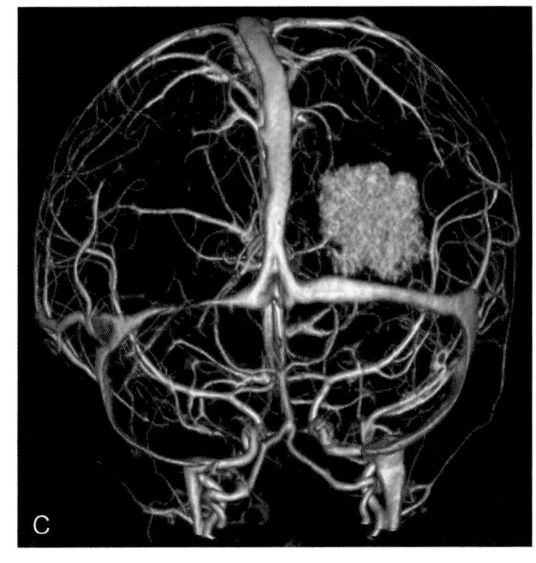

图 7-6-2 不典型脉络丛乳头状瘤 CT 表现

女，9 岁，头痛加重 5 天。A、CT 平扫示右侧侧脑室三角区分叶状肿块，呈等高密度，其内见点状钙化（箭），脑室系统扩大；B. CT 增强检查示肿块明显强化；C. 头 CTA 示肿块由多支血管供血（病例图片由重庆医科大学附属第一医院李咏梅教授提供）

部分肿瘤与周围脑组织间可见囊性长 T_1 长 T_2 信号，即“囊泡征”，可能是肿瘤阻碍脑脊液回流使脑脊液淤滞于肿瘤与脑组织之间所致。增强检查病变呈明显不均匀强化（图 7-6-3）。

3. 脉络丛癌

（1）CT：脉络丛癌体积较大，表现为分叶或不规则状混杂密度肿块。肿瘤强化及占位效应明显，边界模糊，周围脑室壁和脑实质受侵。

（2）MRI：常规序列表现为长 T_1 和稍长 T_2 混杂信号影，肿瘤边界模糊，累及周围脑室壁并向脑实质浸润。T_2-FLAIR 上可见瘤周片状高信号水肿带。增强检查肿瘤呈明显不均匀强化（图 7-6-4）。

【诊断与鉴别诊断】

对于儿童，发现脑室系统占位性病变，根据病变发生部位、密度、信号及强化特征，诊断脉络丛肿瘤并不困难。但是由于不同级别肿瘤影像征象可互相重叠或当缺乏典型影像表现时，分级和良恶性诊断有时仍较困难。有些脉络丛肿瘤的临床和影像特征较明确，对肿瘤分级和良恶性诊断有一定参考价值，在此做简要介绍。

1. 脉络丛乳头状瘤　好发于儿童，病变部位以脑室系统居多。患者可出现不同程度梗阻性脑积水表现。MRI 上可显示肿瘤表面乳头状结构。瘤内钙化灶对本病有一定诊断价值。颗粒状或桑葚样强化是脉络丛乳头状瘤的典型影像表现。

2. 非典型脉络丛乳头状瘤　多见于 20 岁以上患者，病变部位以侧脑室和四脑室多见。极少数病例可位于桥小脑角区。非典型脉络丛乳头状瘤影像表现缺乏典型特征，其诊断主要依靠病理学。典型“囊泡征”征象有助于该病的诊断。

3. 脉络丛癌　可发生于任何年龄，儿童比成

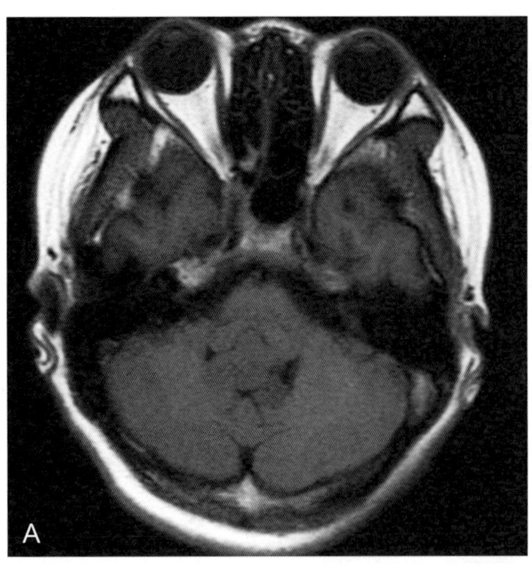

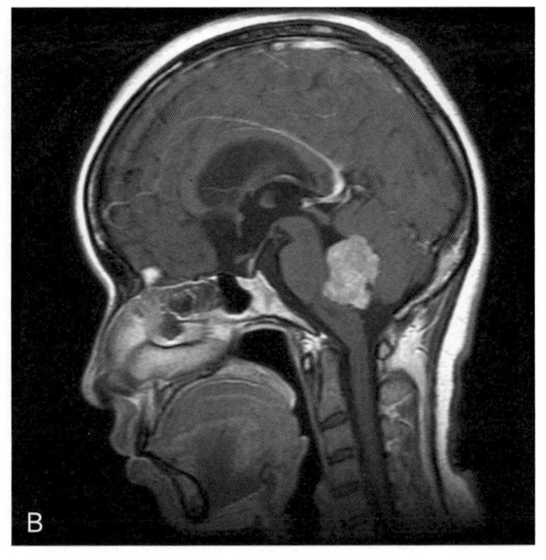

图 7-6-3 非典型脉络丛乳头状瘤 MRI 表现

女，26 岁。四脑室内分叶状实性肿块，肿块内未见明显囊变坏死区。A. T_1WI 上呈等信号，脑干轻度受压；B. 增强 T_1WI 示肿块均匀强化（病例图片由东部战区总医院医学影像科张龙江教授提供）

人多见。患者病程短，临床相关症状重。肿瘤具有一般恶性肿瘤影像表现，强化及占位征象明显，侵犯周围脑组织。

鉴别诊断：脑室内脉络丛肿瘤应与其他脑室内肿瘤鉴别；脉络丛肿瘤伴瘤内钙化应与少突胶质细胞瘤鉴别；脑室外如桥小脑角区脉络丛肿瘤应与听神经瘤、脑膜瘤和三叉神经瘤等鉴别，桥小脑角池改变是脉络丛肿瘤和其他桥小脑角区肿瘤鉴别的重要征象，脉络丛肿瘤位于脑内，桥小脑角池大多正常，而脑外肿瘤常伴局部扩张。

1. 脑室内脑膜瘤 为实性肿瘤，好发人群以中年女性多见，脑积水症状轻。而脉络丛肿瘤多见于儿童，脑室常因肿瘤梗阻致不同程度扩大；室管膜瘤呈实质性生长，囊变较多，常伴室管膜下浸润。而脉络丛肿瘤多局限于脑室内，少数肿瘤可经脑脊液播散形成远处病灶。

2. 少突胶质细胞瘤 好发于成人，钙化较脉络丛肿瘤明显，其钙化特征呈局限点片状、条带状或不规则团块状，而脉络丛肿瘤多为点状或沙砾状钙化。

3. 听神经瘤 多有囊变，伴同侧听神经增粗和一定程度内听道扩大，而脉络丛肿瘤一般无内听道扩大表现。

4. 桥小脑角区脑膜瘤 与岩骨间夹角常为钝角，且以宽基底相连，可见典型“脑膜尾征”。

5. 三叉神经瘤 常位于内听道前方颞骨岩部，呈跨后颅窝和中颅窝生长。

【影像学研究进展】

1. MRS 对脉络丛肿瘤的良恶性诊断、肿瘤病理分级，特别是脉络丛乳头状瘤和脉络丛癌的鉴别诊断有一定参考价值。脉络丛乳头状瘤的 MI 峰显著升高，可作为脉络丛乳头状瘤与其他脑肿瘤包括脉络丛癌鉴别诊断的影像标志物。此外，脉络丛肿瘤内 Cr 水平与肿瘤发生部位有一定关系，幕上脉络丛乳头状瘤和脉络丛癌常表现为 Cr 峰降低，而幕下者 Cr 常上升。Cr 峰的改变可作为脉络丛肿瘤与其他 Cr 峰正常的脑肿瘤如幕下胶质母细胞瘤、脑膜瘤和幕上低级别少突胶质细胞瘤鉴别诊断的参考指标。

2. PWI 可无创定量评估肿瘤微血管的血流动力学特征。脉络丛乳头状瘤与脉络丛癌均为富血管肿瘤，但两者肿瘤血管密度及血流动力学特征存在显著差异。少数研究发现 rCBV 和 rCBF 与脉络丛肿瘤分级有一定关系。脉络丛癌微血管密度显著增高且异质性明显，表现为 rCBV 和 rCBF 显著增高；而脉络丛乳头状瘤微血管密度相对较低，血管结构与正常血管相似，从而导致 rCBV 与 rCBF 下降。PWI 一定程度上可定量反映肿瘤内血流灌注特征，有助于脉络丛乳头状瘤和脉络丛癌的术前鉴别诊断。

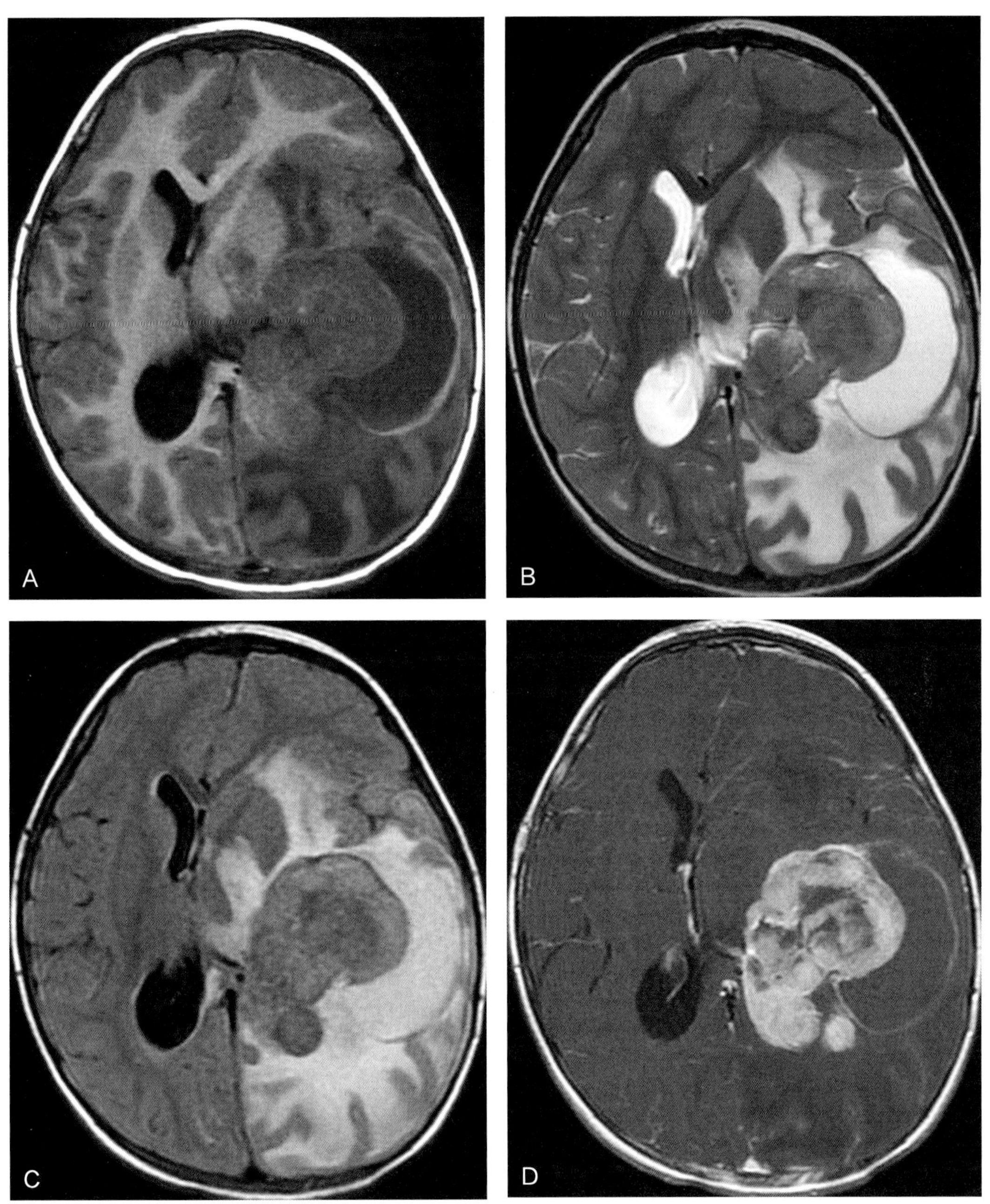

图 7-6-4 脉络丛癌 MRI

A、B. T_1WI 与 T_2WI 示左侧大脑半球巨大囊实性肿块，信号混杂；C. T_2-FLAIR 示瘤周大片高信号水肿带；D. 增强检查病变呈明显不均匀强化

3. PET 极少数研究利用 ^{18}FDG-PET 与 ^{11}C-蛋氨酸 -PET 定量评价脉络丛乳头状瘤与低级别胶质瘤的肿瘤实质与正常脑实质的标准摄取值之比（ratio of tumor to normal tissue，T/N），发现脉络丛乳头状瘤蛋氨酸 T/N 值显著高于低级别胶质瘤，而两者 ^{18}FDG T/N 值无明显差异，表明脉络丛乳头状瘤与低级别胶质瘤肿瘤蛋氨酸代谢存在显著差异。蛋氨酸 T/N 值对脉络丛乳头状瘤与低级别胶质瘤的鉴别诊断可能具有一定价值，相关结论仍需进一步验证。

（张伟国）

第七节 神经元和混合性神经元－胶质肿瘤

一、胚胎发育不良性神经上皮肿瘤

【概述】

胚胎发育不良性神经上皮肿瘤（dysembryoplastic neruoepithelial tumor，DNET/DNT）是中枢神经系统少见良性肿瘤，属神经元和混合性神经元－胶质肿瘤范畴。1988年由Daumas-Duport等首次命名。多见于儿童和青年，儿童较成人多发，儿童DNET痫性发作的平均年龄为8.1岁，神经功能障碍少见。男性发病略高于女性，有报道家族性DNET的病例，但是目前与基因的关系尚未完全确定。DNET好发于大脑皮质，以颞叶最为多见，报道的病例中，84%的病例位于颞叶，其次为额叶，枕叶、基底节、脑室、脑干、小脑，透明隔和胼胝体等亦有报道。典型的DNET呈底部位于大脑皮质、尖部朝向脑深部的楔形或脑回样结构，囊性或囊实性，边界清晰，瘤周无水肿，无明显占位征象，邻近大脑可并存皮质发育不良。有报道DNET可有多发病灶。

【临床与病理】

痫性发作和癫痫与DNET密切相关，常见的临床表现为复杂癫痫部分性发作，明显的全身性发作也常见。肿瘤生长缓慢，预后良好，如果完整切除病灶，复发罕见。目前全球仅有10多例复发报道，近期有一例报道，该患者在DNET术后24年复发。DNET可合并毛细胞型星形细胞瘤，但均为个案报道。

大体标本：半透明胶冻样为DNET特点，肿瘤与脑组织分界不清，部分有囊变和钙化。

镜下病理：根据其病理变化将DNET分为简单型、复杂型和无特殊型。①简单型：肿瘤只是由神经胶质、神经元成分组成，周围有少突胶质细胞；②复杂型：除了神经元、神经胶质成分外，还具有神经胶质结节和（或）局灶性皮层发育不良，DNET的典型组织病理为结节内含有与少突胶质细胞混合存在的星形细胞，形态和大小一致的少突胶质细胞成团分布或排列成条索状。周围的皮层可见有分散的发育不良的区域，表现为组织结构紊乱和缺乏正常的层次排列。还可有黏液样基质、微囊形成等改变，有时可见营养不良性钙化，很少见到核分裂象；③无特殊型：指具有DNET相似的临床表现，经过长期随访，影像学检查未能显示瘤块，病理上仅是增生的神经胶质－神经元成分或多结节结构。

DNET病理学诊断有四大特征：①少突胶质细胞的出现是DNET最具诊断意义的特征，它常围绕毛细血管分布呈腺泡状或菊形团状结构，缺乏神经元周围卫星现象，细胞核呈圆形或椭圆形，核周有空晕，呈“鱼眼”样，胞质少，细胞形态较一致；②黏液样基质，少突胶质细胞和少量星形细胞间的基质呈黏液样，稀疏处形成多个微囊，有时可见成熟的神经元如“浮蛙”一样漂浮其中，从而构成特异的胶质神经元结构；③DNET的组织病理学上肿瘤呈多结节状结构分布于皮层，由特异性胶质神经元成分混合而成，包括少突胶质细胞样细胞、星形细胞和漂浮其中的成熟神经元，各成分比例变化很大，以少突胶质细胞样细胞为主；④病灶周围皮质发育不良。

免疫组化及分子病理：少突胶质样细胞均呈现Olig2的免疫反应性，部分少突胶质样细胞表达巢蛋白（nesfin）、微管相关蛋白2、NFP、GFAP，但神经元核抗原呈阴性。少突胶质样细胞还呈S-100蛋白阳性。肿瘤中的神经元成分表达NeuN、NF和MAP-2，NeuN定位于神经元细胞核及核周，MAP-2定位于神经元的胞质和突起。Syn染色在神经核中表达阳性，Ki-67多低于2%。

【影像检查方法】

常规X线检查对诊断DNET无价值。10%的病例CT检查未见异常，但20%病灶可见斑片样钙化，有时可伴有出血灶，所以有必要先进行CT扫描，然后进行MRI检查。MRI能显示病变与周围神经结构及蛛网膜下腔的关系，具有明显的优势。

【影像表现】

1. CT　肿瘤呈近似球形的低密度灶，界限清晰，边缘不规则，占位效应不明显，病灶周围水肿较轻，20%病灶可见斑片样钙化，有时可伴有出血灶，位于大脑凸面的肿瘤因生长缓慢致颅骨内板受压变薄，增强扫描无强化。

2. MRI　病灶内见多发结节样和假囊性结构，典型的MRI征象为三角征、多囊、分叶状或瘤内分隔。“三角征”的形成可能与神经胶质纤维通路放射状分布有关，瘤内分隔可能与肿瘤分叶状表现有关。T_1WI 呈低信号，信号强度略高于脑脊液，T_2WI 可见囊性或多囊性“肥皂泡”样结构，呈高信号。典型的 DNET 在 T_2WI 上信号往往高于一般的肿瘤，类似囊性病灶，T_2-FLAIR 多表现为高信号或高等混杂信号，因此常被描述为假囊肿。病变边缘可见线样、斑片样或环形更高信号带，即“环形征”，具有诊断特异性，可能与肿瘤边缘围绕含胶质 - 神经元成分的疏松组织有关。部分病变可见附壁结节，信号强度略高于大脑皮质。增强扫描少部分病变内或边缘可见线样、斑片样、结节样或环形强化，系增生的神经胶质细胞伴血管增生所致。有学者认为，DNET 的强化与否和病理类型有关，单纯型 DNET 很少有强化，而复杂型 DNET 可出现强化。DNET 的结节状强化或小环形强化往往非常规则，这与其他肿瘤强化方式明显不同，可作为其 MRI 特征之一（图 7-7-1）。

【诊断与鉴别诊断】

儿童和青年患者，临床表现为难治性癫痫发作，病史较长，具有典型的影像学特点有助于 DNET 的诊断。影像学特点包括 CT 扫描似球形低密度病灶，边界清晰，边缘不规则，占位效应不明显，如有斑片样钙化、出血灶有助于 DNET 诊断。MRI 病灶内见多发结节样和假囊性结构，呈三角征、多囊、分叶状或瘤内分隔，病变边缘呈“环形征”具有诊断特异性，结节状强化或小环形强化往往非常规则，这与其他肿瘤强化方式明显不同，可作为其 MRI 特征之一。

由于 DNET 常误诊，所以鉴别诊断尤为重要，应注意与位于皮层和皮层下的囊性肿瘤、带附壁结节的肿瘤（如节细胞胶质瘤、多形性黄色瘤型星形细胞瘤、毛细胞型星形细胞瘤和少突胶质细胞瘤）相鉴别。

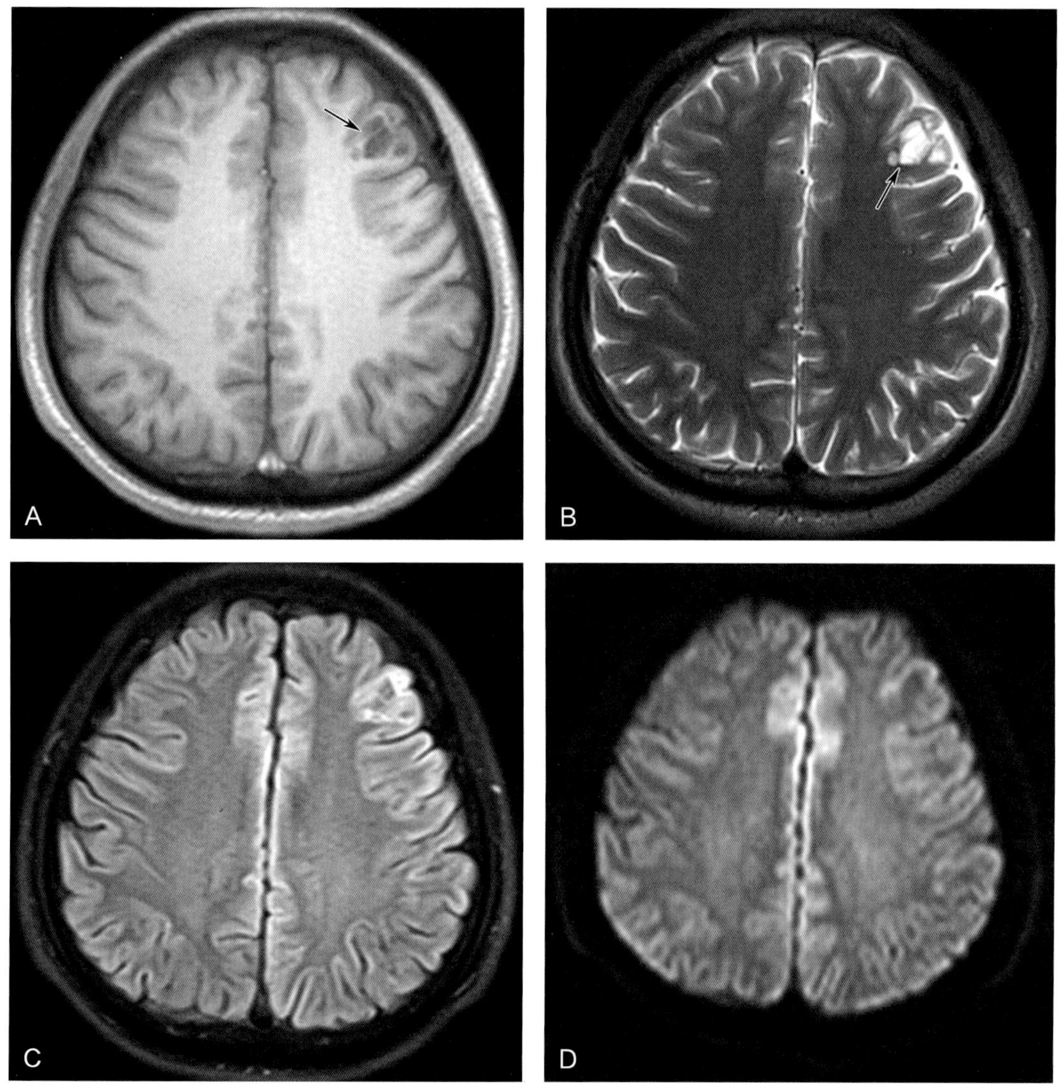

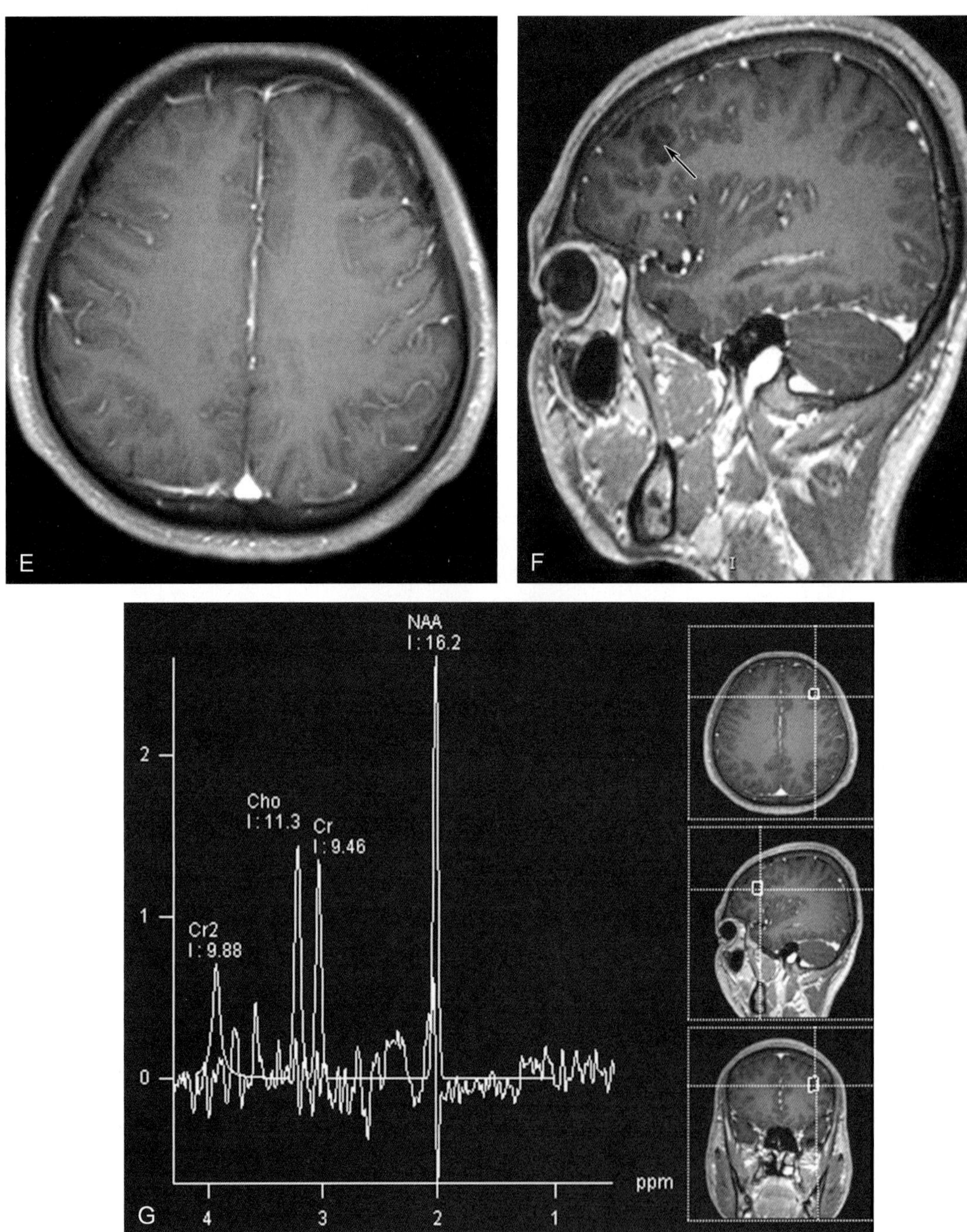
E
F
NAA
I: 16.2
Cho
I: 11.3
Cr
I: 9.46
Cr2
I: 9.88
2
1
0
ppm
G
4
3
2
1

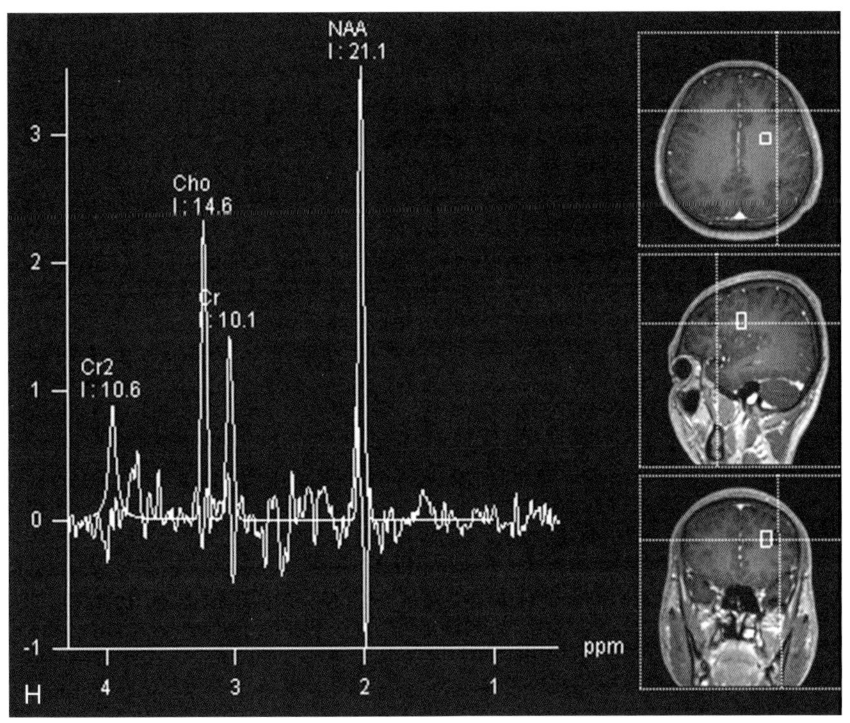

图 7-7-1　胚胎发育不良性神经上皮肿瘤 MRI 表现

A. T_1WI 示左侧额叶肿块呈点片状不均匀低信号，内见多发小囊变，呈“三角征”（箭）；B. T_2WI 示病变呈不均匀高信号，实性部分呈稍高信号，囊性部分呈高信号，呈“肥皂泡”样结构（箭）；C. T_2-FLAIR 实性部分呈稍高信号，囊性部分呈稍低信号；D. DWI 示病变实性部分呈等、稍低信号，囊性部分呈低信号；E. 增强后肿瘤呈轻度强化；F. 矢状位增强扫描病变内可见分隔（箭）；G、H. MRS 提示病变区 NAA 峰、Cr 峰轻度降低

1. 少突胶质细胞瘤　多为白质起源，早期累及皮质，病灶较大，占位效应及水肿明显，常早期侵入蛛网膜下腔，肿瘤包绕脑膜血管。

2. 节细胞胶质瘤　常位于皮层及皮层下区，好发于颞叶，与 DNET 鉴别存在困难。

3. 蛛网膜囊肿和表皮样囊肿　蛛网膜囊肿和表皮样囊肿为脑外病变，具有脑外占位的征象，如皮质受压、蛛网膜下腔增宽等。同时，蛛网膜囊肿一般张力较大，信号与脑脊液一致，可与 DNET 相鉴别。表皮样囊肿 DWI 呈高信号有助于鉴别。

4. 毛细胞型星形细胞瘤　好发于儿童，小脑半球多见，呈囊实性，实性部分明显强化。

【影像学研究进展】

近年来，国外学者通过对 DNET 患者脑电图、MRI 及病理组织学的系统分析，将 DNET 的 MR 表现分为三个亚型：Ⅰ型，肿瘤为囊样或多囊样，T_1WI 呈低信号，致痫灶常限于肿瘤所在范围；Ⅱ型，肿瘤为结节样，混杂信号，致痫灶包含肿瘤周围的皮层；Ⅲ型，为皮层发育不良型，T_1WI 呈等、低信号，界限不清，致痫灶包含了更广泛的区域。该分型为术前确定肿瘤切除范围提供了重要依据。

磁源性成像可以明确癫痫样放电区域与肿瘤的位置关系，将其与 DNET 的 MRI 表现相结合，经手术全部切除病灶及癫痫灶可很好地控制发作。但磁源性成像在 DNET 患者手术前癫痫灶定位的应用目前意见尚未统一。

目前关于 DNET 的 MRS 研究结果不一致，有研究发现病灶区 NAA 有一定程度降低，但与对侧相应区域相比，NAA/Cho、NAA/Cr、NAA/（Cho+Cr）等比值并无明显差异，这提示肿瘤组织内仍有较多神经元存在。另外，病灶 Cho 峰与对侧比较并不增高，说明肿瘤细胞缺乏增殖活性，这符合文献中有关 DNET 是一种“静止”的肿瘤的描述，也有研究发现病灶区 NAA 峰轻度下降，Cho 峰轻度升高。

PET/SPECT：由于在 MRI 上有时 DNET 与其他低度恶性胶质瘤不易区别，PET 和 SPECT 对 DNET 的进一步诊断有一定帮助。Maehara 等对 7 例低度恶性胶质瘤（其中包括 4 例 DNET）进行 MET-PET 和 FDG-PET 研究，发现所有肿瘤的葡萄糖摄取减低；而只有 DNET 的蛋氨酸摄取减低，其他肿瘤的蛋氨酸摄取增加，提示蛋氨酸摄取减低是 DNET 的特征之一。当 MRI 鉴别困难时，可行 PET 检查。

（王梅云）

二、节细胞瘤

【概述】

节细胞瘤（ganglion cell tumors/ganglioneuroma）是一种少见的生长缓慢的良性肿瘤，WHO Ⅰ级，由异常发育成熟的神经节细胞构成，可发生于中枢神经系统的任何部位，好发于颞叶、额叶、额顶叶交界区，肿瘤一般为单发，亦可多发。节细胞瘤少见，占颅内肿瘤的 0.4%~0.9%，多见于儿童及青少年，发病年龄可从 2 个月 ~80 岁，以 30 岁以下多见，无性别差别。肿瘤生长缓慢，病史通常较长。

【临床与病理】

临床症状与肿瘤的位置有关，但常以癫痫及头痛为主诉。

肿瘤性神经节细胞的大小常不一致，形态不规则，突起的数目、分枝减少，方向紊乱，胞质多少不一，核不规则，可出现双核或多核，此形态有重要的诊断意义。肿瘤性神经节细胞极性紊乱、疏密不匀，常成团分布。肿瘤中无明显出血、退变及坏死，瘤细胞间小血管增生明显，尤以肿瘤周边区域为著。血管周围见较多淋巴细胞浸润，形成袖套样结构。肿瘤间质呈灶性水肿，部分区域形成微囊。肿瘤成分与周围组织境界清楚。电镜观察肿瘤性神经节细胞的胞质内细胞器丰富，可见神经内分泌颗粒、突触素复合体、线粒体、神经丝、微管、脂褐素及多聚核糖体等。其中微管量较突出，可成束聚集。最具诊断意义的特征是肿瘤性神经节细胞中可见神经内分泌颗粒和突触素复合体。

肿瘤性神经节细胞免疫组化可呈 Syn、NF、NSE、S-100、髓鞘蛋白、嗜铬蛋白 A 及 Syn 阳性，GFAP 阴性。

神经节细胞瘤的组织发生尚不完全清楚，可能起源于胚胎残留的神经节细胞的前体细胞，也可能与局部发育异常或错构瘤性的病变有关。

【影像检查方法】

常规 X 线检查对诊断节细胞瘤无价值。CT 诊断价值通常有限，常需要结合头部 MRI 检查，MRI 平扫结合 DWI、增强扫描对节细胞瘤诊断有价值。

【影像表现】

1. CT　平扫为高密度或低密度，可不均质，境界清楚，可见钙化和囊变，呈斑片状或条索状钙化，钙化率约 35%，可有或无占位效应，可无水肿，增强扫描实性部分强化。

2. MRI　T_1WI 病变的实性成分呈低信号，可表现为不均质混杂信号，出现局部高信号具有一定的特征性。T_2WI 一般为高信号，也有文献报道病变的实性成分呈轻度低信号，囊性部分呈高信号。如有钙化为低信号。T_1WI 增强扫描实性部分强化（图 7-7-2）。

【诊断与鉴别诊断】

儿童及青少年发病，病史较长，CT 表现为境界清楚的均质或不均质低密度影，T_1WI 呈稍高于脑脊液的低信号，T_2WI 呈高信号，囊变内出现钙化，增强扫描不均匀强化，常提示该肿瘤。T_1WI 局部高信号具有一定的特征性。肿瘤常有囊变（约占 50%），完全囊变时肿瘤可仅由单个或多个囊组成。需要与星形细胞瘤和少突胶质细胞瘤鉴别。

（王梅云）

三、节细胞胶质瘤

【概述】

节细胞胶质瘤（ganglioglioma，GG）是一种既含有神经元又含有胶质的肿瘤，也是最常见的混合性神经元 - 胶质肿瘤，与节细胞瘤的区别仅限于病理成分中多了胶质成分。尽管临床少见，但它是神经元和混合型神经元 - 神经胶质肿瘤中最常见的肿瘤。属于良性肿瘤，节细胞胶质瘤在 2007 年的 WHO 中枢神经系统肿瘤的分类中为 I~ Ⅱ级，80% 为 I 级。节细胞胶质瘤可见于任何年龄，主要

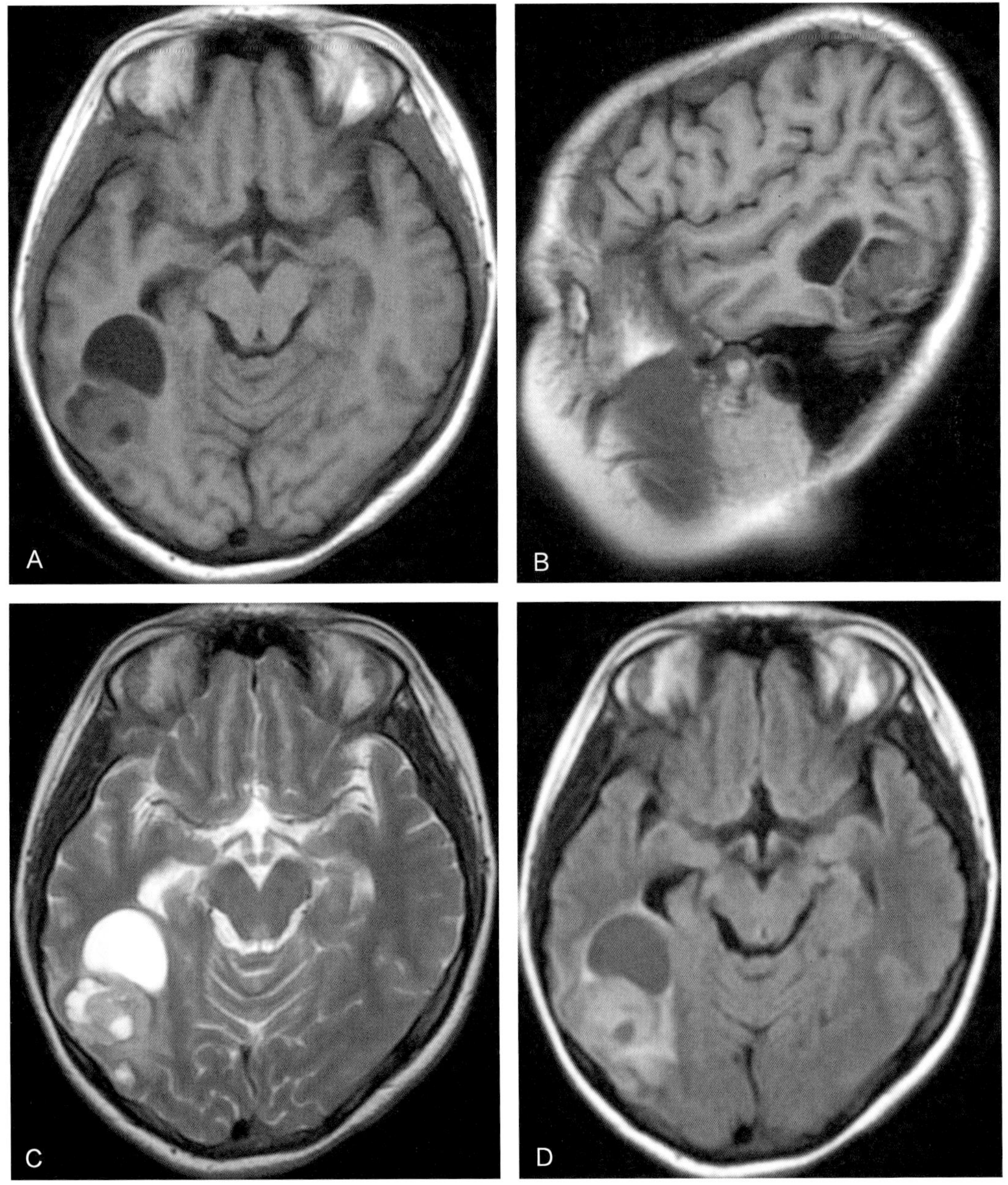
A
B
C
D

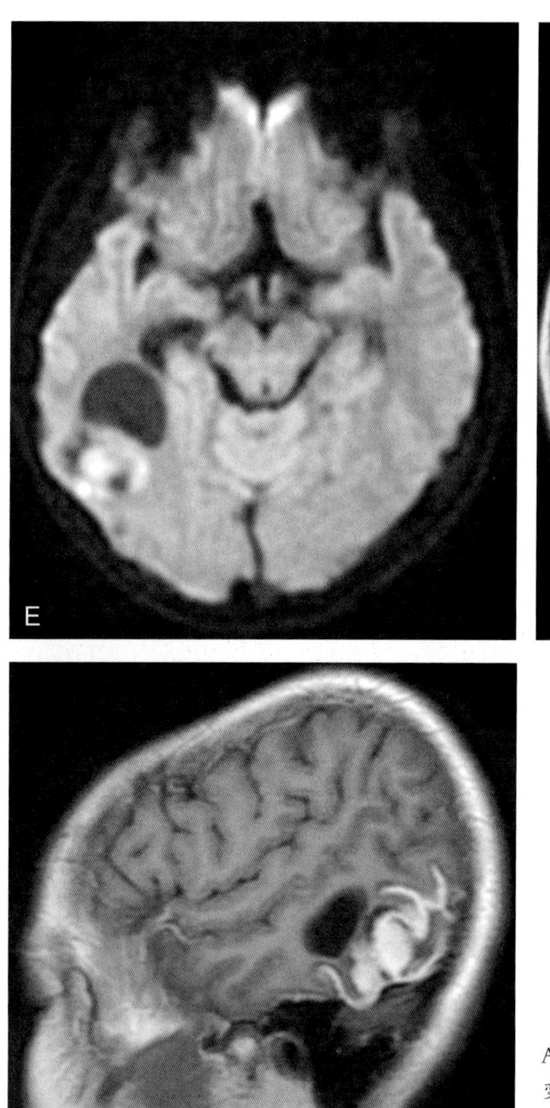

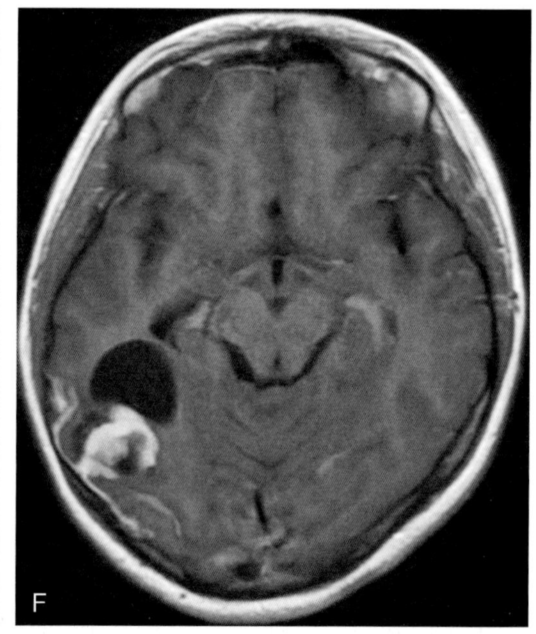

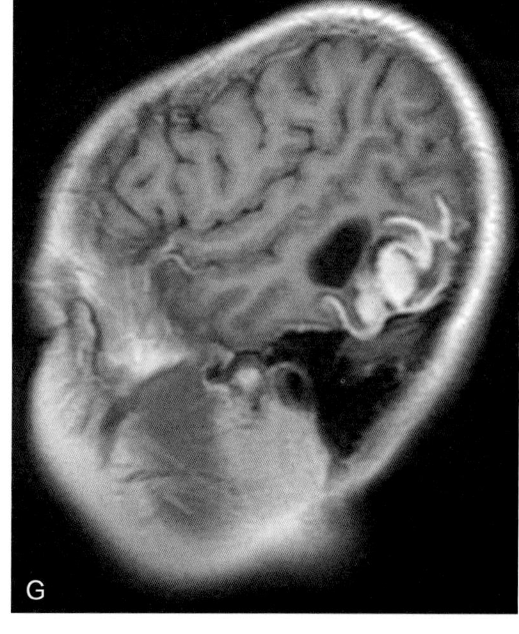

图 7-7-2　节细胞瘤 MRI 表现

A、B. 右侧颞枕叶交界区囊实性肿块，T_1WI 病变实性部分呈稍低信号，囊性部分呈低信号；C. T_2WI 实性部分呈稍高信号，囊性部分呈高信号，边界清，周围无水肿区；D. T_2-FLAIR 病变实性部分呈稍高信号，囊性部分呈低信号；E. DWI 示实性部分呈稍高信号，囊性部分呈低信号；F、G. 增强扫描实性部分明显强化

见于儿童及青少年，80% 病例发生于 30 岁前，高峰 10~20 岁，男性略多。占原发性颅内肿瘤的 1%，占儿童中枢神经系统肿瘤的 1%~4%，也是引起颞叶癫痫最常见的肿瘤（45%）。节细胞胶质瘤可发生于任何部位，常见于颞叶表浅部位（>75%），其次为额叶、顶叶，罕见位于脑干、小脑、松果体区、视神经 / 视交叉、脑室内、垂体轴、脊髓和脑神经。大小不一，成年患者一般为 2~3cm，儿童患者肿瘤更大，通常 >4cm，也有报道达 6cm。形态主要有三种形式：边界清楚的囊性肿块伴壁结节，此种形式最常见；实性肿瘤，常导致脑回增厚；少见形式为浸润性生长、边界不清的肿块。钙化常见，可达 50%。

【临床与病理】

临床症状决定于肿瘤所在部位，主要临床症状为癫痫，后期可出现颅内压增高症状。肿瘤部位不同，症状不同，位于颞叶的肿瘤常有癫痫发作，属颞叶相关性癫痫，若肿瘤位于枕叶，可出现视力异常。由于肿瘤生长缓慢，临床病史一般较长，病史从 1 个月到 50 年，平均 25 年。节细胞胶质瘤常因药物不能控制的癫痫而做大脑皮层手术，占癫痫手术的15%~25%，是与慢性颞叶癫痫相关的最常见的肿瘤。

肿瘤通常境界清楚，常见单个囊并伴有壁结节，钙化常见。显微镜下节细胞胶质瘤由不规则簇状、发育不良的大多极神经元和胶质细胞构成，胶质细胞主要为星形细胞，偶尔可见少突胶质细胞，肿瘤性胶质成分和网织纤维网围绕星形细胞排列。病变可扩展到附近脑膜，胶质成分可在肿瘤细胞和间质之间浸润性生长。少许核分裂象不影响节细胞胶质瘤的诊断，胶质成分恶变时可有坏死。血管周围常见淋巴细胞浸润。

【影像检查方法】

CT和MRI是临床诊断节细胞胶质瘤的最重要方法。CT检查对显示节细胞胶质瘤钙化成分敏感，MRI扫描软组织分辨率高，对病灶定位、定性具有很大的价值。

【影像表现】

1. CT　典型的节细胞胶质瘤表现为伴有壁结节的囊性病变，壁结节常见钙化，囊性部分呈低密度。

2. MRI　主要见于幕上大脑半球，以颞叶最常见，其次是额叶和顶叶（图7-7-3）。T_1WI常表现为不均匀低信号，T_2WI一般表现为高信号。增强扫描半数以上囊壁有轻中度强化。囊壁出现钙化常提示该肿瘤。大部分节细胞胶质瘤DWI信号高于正常脑组织，也可表现为等、稍低信号，ADC值增高。

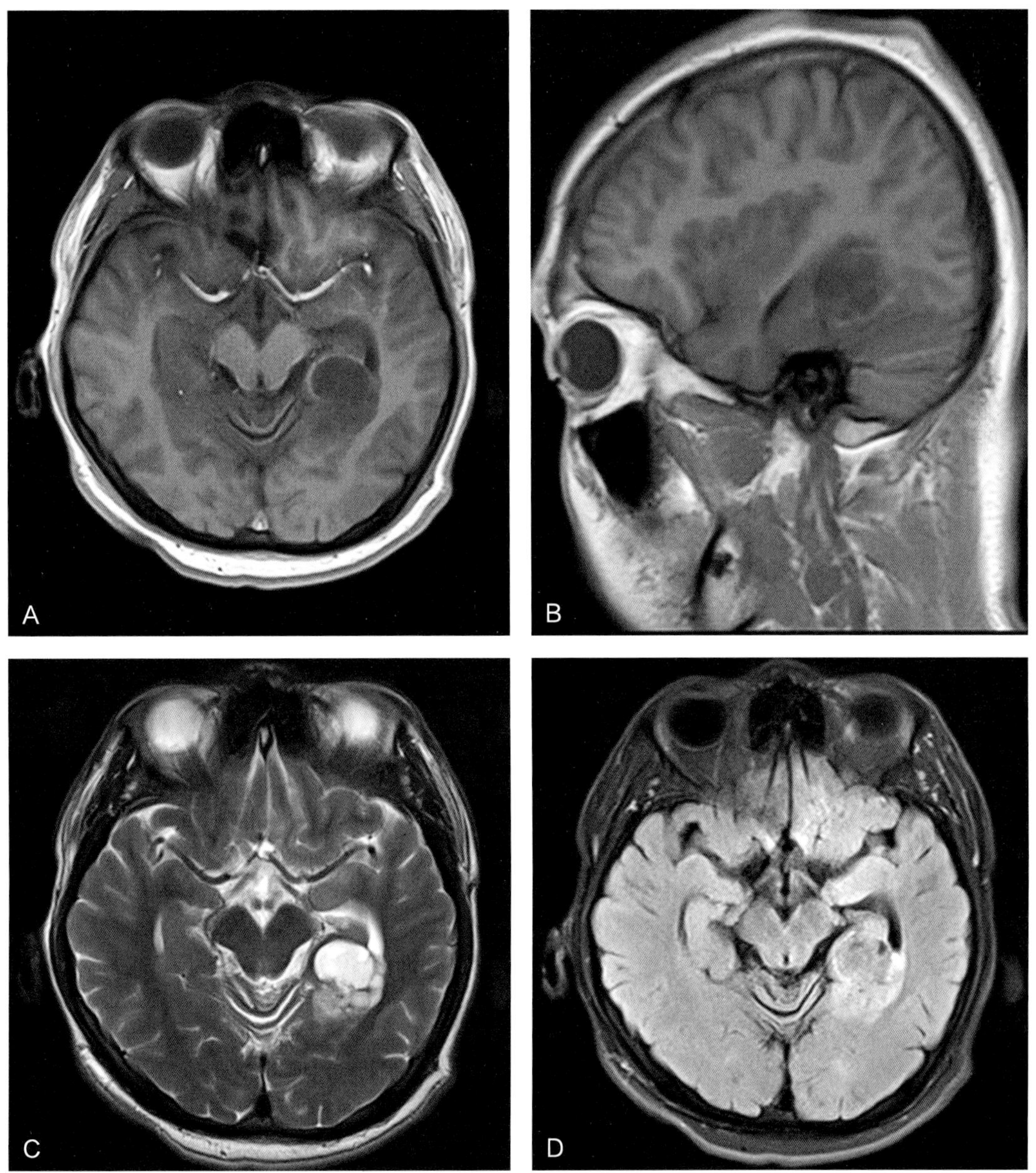

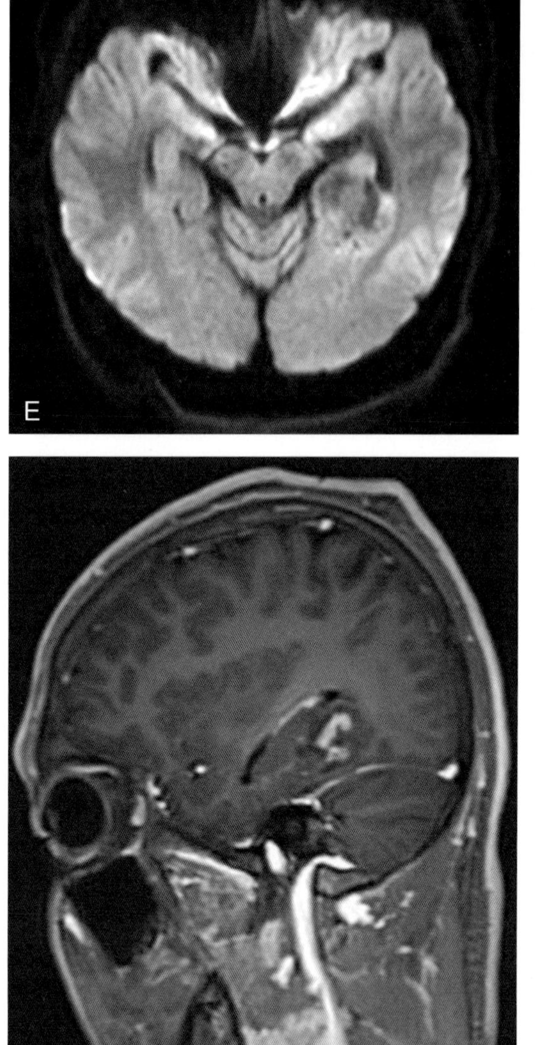

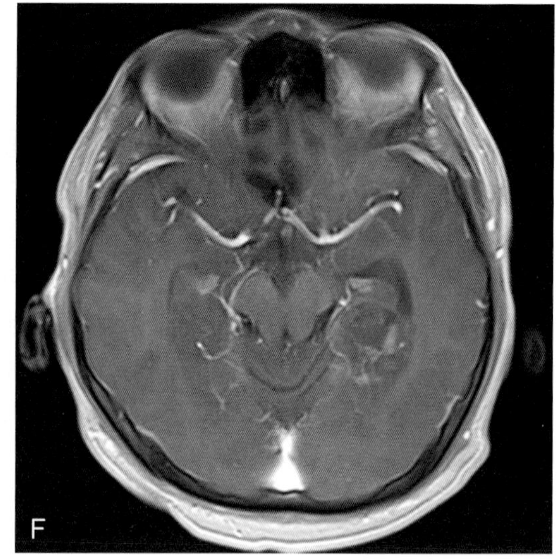

图 7-7-3 节细胞胶质瘤 MRI 表现

A、B. T_1WI 示左侧颞叶海马区团块状肿块，呈不均匀低信号，前部可见囊变区，肿块境界清楚；C. T_2WI 示病变呈不均匀高信号；D. T_2-FLAIR 病变呈稍高信号，囊变区呈稍低信号；E. DWI 呈稍高信号，囊性部分呈稍低信号；F、G. 增强扫实性部分明显不均匀强化

【诊断与鉴别诊断】

节细胞胶质瘤的 MRI 表现多样，对于难治性癫痫的青少年患者，若发现脑内皮层或皮层下白质为主的病变，易囊变，瘤周水肿轻，强化程度多样，要考虑神经节细胞胶质瘤的可能；而出现多形性胶质母细胞瘤样的强化方式时要警惕肿瘤间变的发生。典型的节细胞胶质瘤表现为单个大囊加壁结节钙化，肿瘤境界常清楚，一般容易诊断。囊变不明显或呈多发小囊变者与节细胞瘤无法鉴别，实际上节细胞瘤和节细胞胶质瘤的区别仅仅表现在组织学检查上。需要与 DNET、低级别星形细胞瘤、胶质母细胞瘤等鉴别。

1. DNET　可见“三角征”、T_2-FlAIR 高信号环征、颅骨压迫等征象，提示良性缓慢生长的过程，但缺乏特异性。DNET 囊内分隔较多见，有助于两者的鉴别。

2. 低级别星形细胞瘤　发生于幕下时，要和毛细胞型星形细胞瘤鉴别，MRS 有助于鉴别诊断，星形细胞瘤的 Cho 峰升高较明显，但神经节细胞胶质瘤的 Cho 峰仅轻度升高，NAA 峰略降低。

3. 胶质母细胞瘤　好发于中老年人，深部白质区，可沿胼胝体向对侧半球延伸，呈蝶翼状改变，易坏死，周围水肿明显，增强检查呈花环状强化。

（王梅云）

四、间变性节细胞胶质瘤

【概述】

节细胞胶质瘤是一种既含有神经元又含有

胶质的肿瘤，约5%病例胶质成分具有明显的间变特征，称间变性节细胞胶质瘤（anaplastic ganglioglioma，AGG）。节细胞胶质瘤多见于年轻男性，可发生于中枢神经系统的任何部位，包括大脑、脑干、小脑、脊髓、视神经等，但超过75%病例发生于颞叶。发生于额叶的节细胞胶质瘤更易发生恶性转化，且发病年龄偏大。间变性节细胞胶质瘤多发生于大脑半球和脊髓。究竟肿瘤系原发恶性还是由良性节细胞胶质瘤恶性转化而来，仍需进一步研究。目前间变性节细胞胶质瘤病例较少，对其认识还不充分。节细胞胶质瘤恶性变多见于手术切除后数年及有放射治疗病史的患者，因此，推测放疗可能与胶质成分的恶性转化相关。但恶变究竟是肿瘤本身自发性改变，还是放疗诱发目前尚无法确定。当病变具有典型的节细胞胶质瘤影像学表现，同时病变具有显著的占位效应，边界欠清，T_2WI及T_2-FLAIR呈环形高信号，增强扫描强化欠规则，中心不强化，DWI信号增高，提示间变性节细胞胶质瘤可能。

【临床与病理】

临床表现同节细胞胶质瘤。间变性节细胞胶质瘤病理诊断标准为典型的节细胞胶质瘤中出现胶质成分高度富于细胞、血管增生、坏死或核分裂象增加，而这些组织学表现也是间变性星形细胞瘤和胶质母细胞瘤的诊断标准，但间变性节细胞胶质瘤预后较好，肿瘤全切除后5年生存率达88%。

间变性节细胞胶质瘤组织学表现多样，在复杂的病理学形态中找到典型的低级别节细胞胶质瘤结构如形态异常神经元、钙化、血管周围淋巴细胞袖套及嗜酸性颗粒小体等，是其诊断和鉴别诊断的重要线索，免疫组织化学检查有助于确诊。

【影像检查方法】

CT、MRI是临床诊断节细胞胶质瘤的最重要方法。CT检查对显示节细胞胶质瘤钙化成分敏感，MRI扫描软组织分辨率高，对显示病灶定位、定性具有很大的价值，对间变性节细胞胶质瘤对周围组织的侵犯及水肿显示优于CT。

【影像表现】

1. CT　典型的节细胞胶质瘤表现为囊性病变并伴有壁结节，壁结节常见钙化，囊性部分呈低密度，肿瘤境界常清楚。而间变性节细胞胶质瘤病变周围可见片状血管源性水肿区，占位效应显著，边界欠清。

2. MRI　T_1WI常表现为不均匀低信号，也可为等、低信号，T_2WI及T_2-FLAIR呈环形高信号，增强扫描强化欠规则，中心不强化，DWI高信号（图7-7-4）。增强扫描半数以上囊壁有轻中度强化（图7-7-5）。

【诊断与鉴别诊断】

间变性节细胞胶质瘤病变周围可见片状血管源性水肿区，占位效应显著，边界欠清，多伴囊变。T_1WI表现为不均匀低信号，T_2WI及T_2-FLAIR呈环形高信号，增强扫描强化欠规则，中心不强化，DWI信号增高。增强扫描囊壁有轻中度强化，囊壁出现钙化常提示该肿瘤。鉴别诊断同节细胞胶质瘤。

（王梅云）

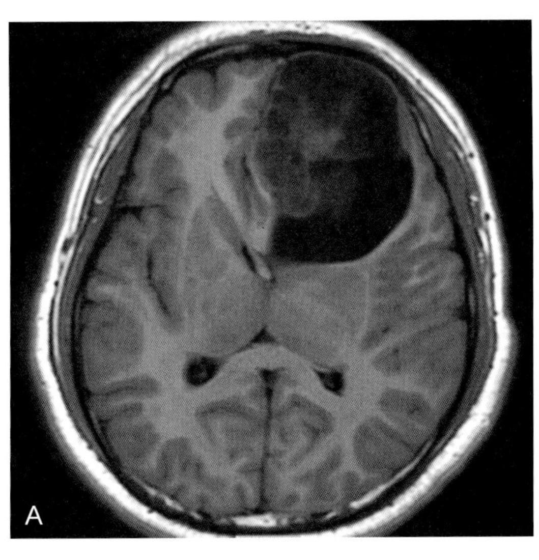

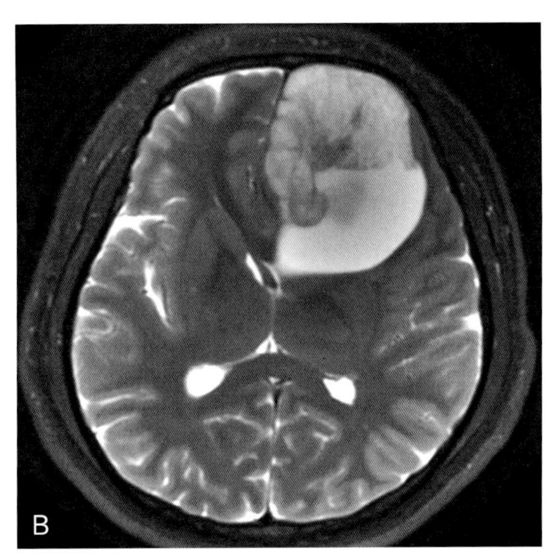

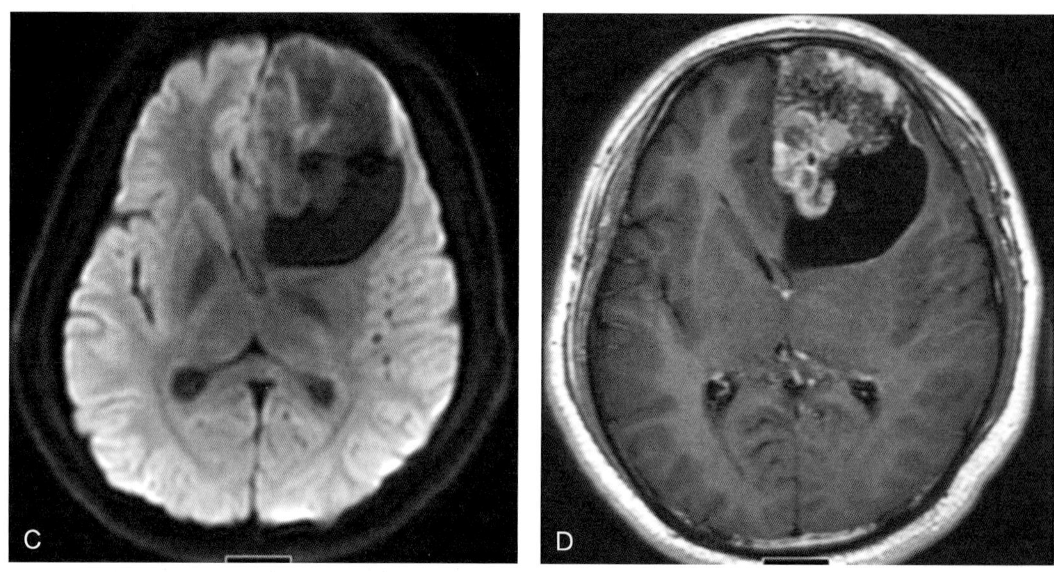

图 7-7-4 间变性节细胞胶质瘤 MRI 表现

男，28 岁。A. T_1WI 示左侧额叶不规则形囊实性占位，囊性部分呈低信号，实性部分呈等信号；B. T_2WI 示囊性部分呈高信号，实性成分呈稍高 / 低信号；C. DWI 显示病变实性部分呈稍高信号；D. 增强 T_1WI，实性部分明显不均匀强化（病例图片由北京协和医院放射科冯逢教授提供）

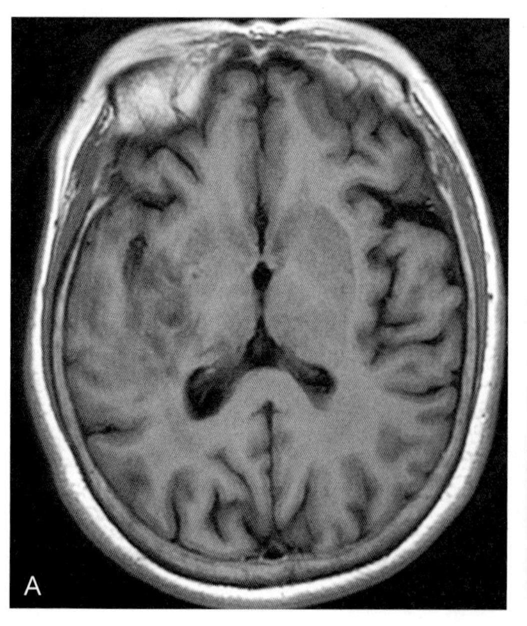

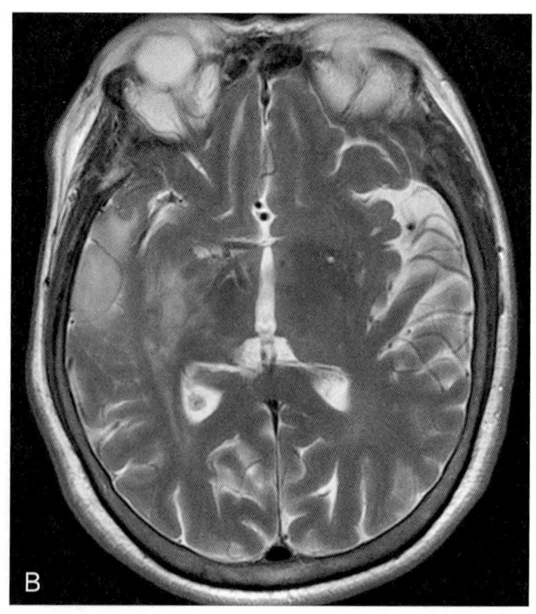

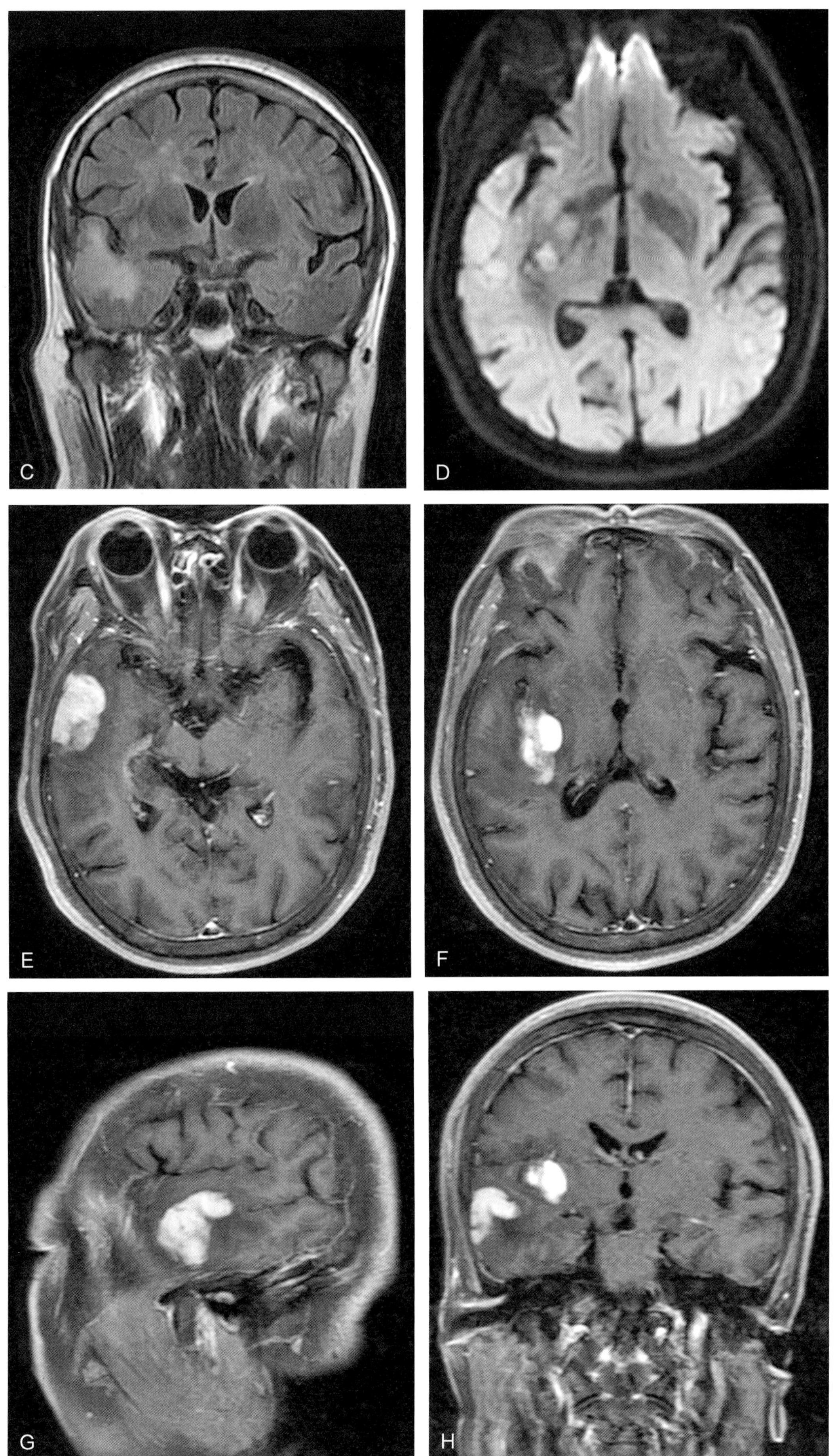
C
D
E
F
G
H

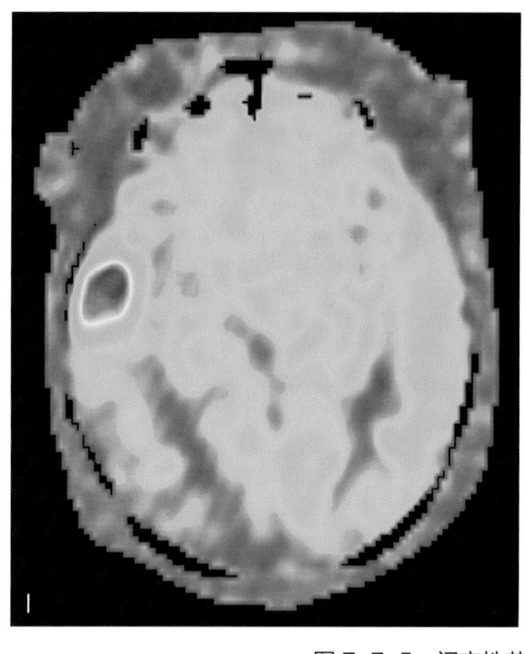

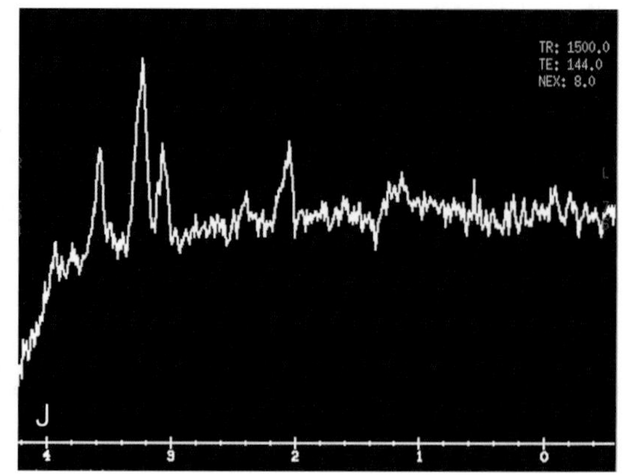

图 7-7-5 间变性节细胞胶质瘤 MRI 表现

女，67 岁，头痛、头昏 2 个月。右侧颞叶及基底节区占位性病变，A. T_1WI 上呈稍低信号，边界不清；B. T_2WI 上呈稍高信号；C. T_2-FLAIR 上呈高信号；D. DWI 上呈稍高信号；E~H. 增强 T_1WI，右颞叶及基底节区病灶呈明显均匀强化；I. CBF 图示肿瘤高灌注；J. MRS 示病灶 Cho 升高，NAA 下降（病例图片由解放军总医院放射科娄昕教授提供）

五、小脑发育不良性节细胞瘤

【概述】

小脑发育不良性节细胞瘤由 Lhermitte 和 Duclos 于 1920 年首先报道，故又称 Lhermitte-Duclos 病（LDD），WHO Ⅰ级。小脑发育不良性节细胞瘤十分少见，可发生于任何年龄，从新生儿至 74 岁均有报道，以 30~40 岁多见，无性别差异。

研究认为小脑发育不良性节细胞瘤是因为常染色体 10q23 的变异或突变而诱发的一种错构瘤。小脑发育不良性节细胞瘤可与恶性肿瘤并存，如乳腺癌、甲状腺癌等，也可与胚胎发育不良性神经上皮瘤或多发性硬化同时存在。小脑发育不良性节细胞瘤的预后目前观点不一，多数认为预后较好。

【临床与病理】

小脑发育不良性节细胞瘤临床表现主要与肿瘤压迫后颅窝结构、脑积水和颅内压增高有关，常见症状为头痛、眩晕、呕吐、水平复视、视力低下、步态失调，少数可有精神障碍。大多数患者发病缓慢，因累积而逐渐加重。部分患者因为头痛、呕吐、复视、发音困难、吞咽困难或步态不稳而急性发病。部分患者可无明显症状、体征。

肿瘤大体质韧，内见纤维样、鱼肉样肿瘤组织。小脑发育不良性节细胞瘤的发病机制与病理学特征仍有争议，大部分学者认为其产生的病理基础是小脑皮层原有结构不同程度被病变取代，增厚的小脑叶片外层无序增生和过度髓鞘化，而中央白质萎缩并发生脱髓鞘改变。免疫组化显示 CgA、Syn、NSE、NeuN 阳性，支持瘤细胞为神经元起源，Ki-67 标记指数 <1%，表明肿瘤无明显增殖活性。

【影像检查方法】

可行 CT 及 MRI 检查。首选 MRI，常规平扫序列包括 T_1WI、T_2WI、T_2-FALIR、DWI 及增强 T_1WI。

【影像表现】

1. CT 为低密度与等密度相交替的分层样改变，常有条状钙化，病变侧小脑半球肿大，可累及一侧或双侧小脑半球，而且易偏一侧，有轻度的占位效应，可造成四脑室移位和梗阻性脑积水。

2. MRI 受累小脑皮质弥漫性不规则增厚，T_1WI 上表现为沿小脑沟回走行、等低信号相间构成的条纹状排列结构，T_2WI 表现为在高信号区域内有低信号的条纹状排列结构，这种条纹状排列结构称之为“虎纹征”或“漂浮征”。DWI 多呈稍高信号，ADC 呈稍高信号，说明病灶没有真正的弥散受限或细胞排列紧密的表现（图 7-7-6）。

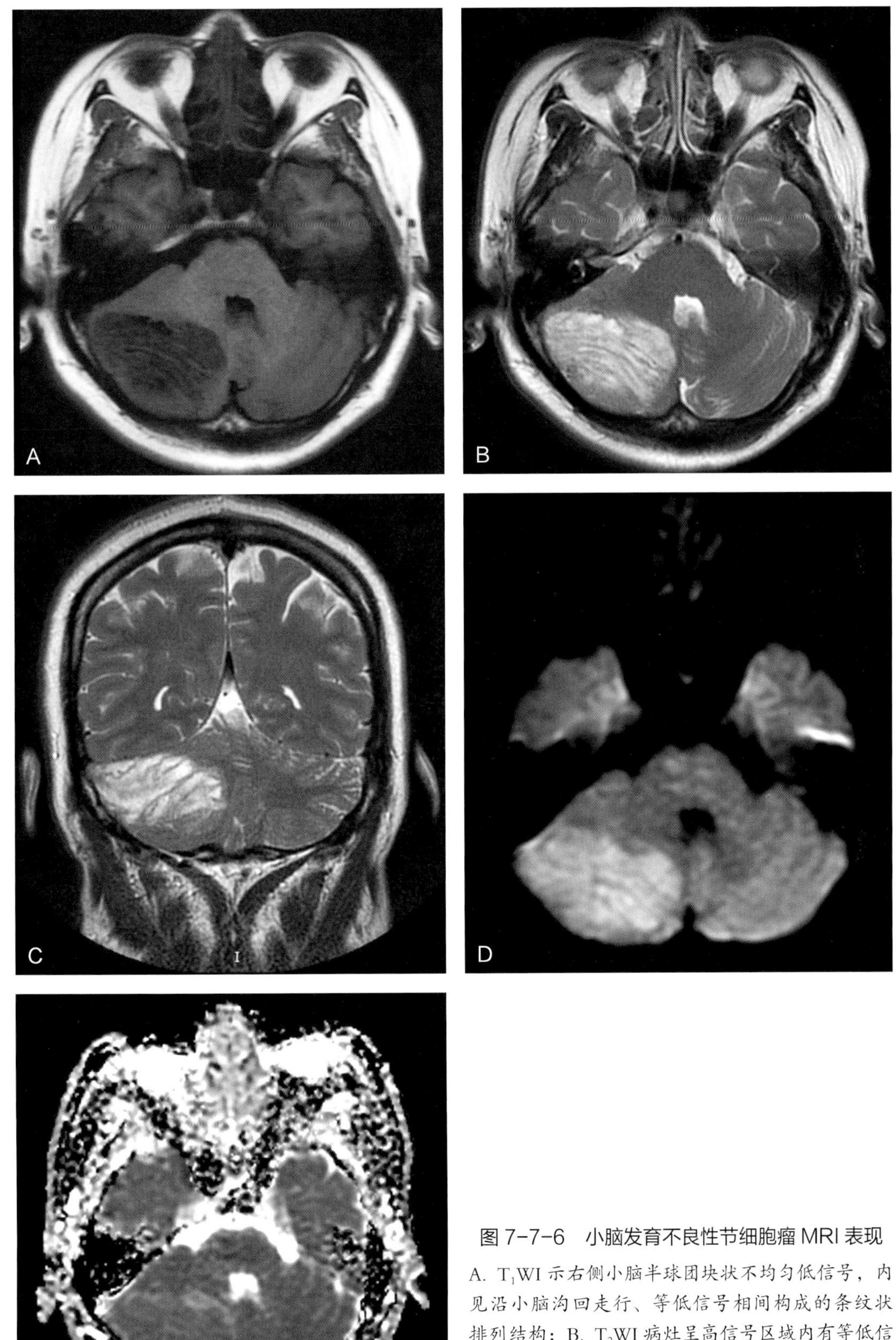

图 7-7-6 小脑发育不良性节细胞瘤 MRI 表现

A. T_1WI 示右侧小脑半球团块状不均匀低信号，内见沿小脑沟回走行、等低信号相间构成的条纹状排列结构；B. T_2WI 病灶呈高信号区域内有等低信号的条纹状排列结构；C. 冠状位 T_2WI 可见“虎纹征”或“漂浮征”；D. DWI 呈高信号伴低信号条纹；E. ADC 呈高信号伴等信号条纹

SWI可发现病灶内的钙化及周围异常小静脉。经静脉注射Gd-DTPA后无明显强化或仅见轻度强化，提示血脑屏障无明显破坏。MRS可见Cho、NAA、Cr峰较健侧减低，可见Lac峰，有别于胶质瘤的MRS表现。

CT上的低密度及T_1WI的低信号、T_2WI高信号区相当于病变小脑脑叶的中心部，包含有白质、异常的颗粒细胞层和内分子层，而CT/MRI上的等密度/等信号区相当于脑叶的表层，包含有外分子层和软脑膜层。

【诊断与鉴别诊断】

小脑发育不良性节细胞瘤诊断要点：青年人多见，早期起病隐匿；病变侧小脑半球肿大，可累及一侧或双侧小脑半球，病灶呈条纹状排列；MRI可见“虎纹征”或“漂浮征”，CT病灶分层样改变，低密度条纹、等密度条纹及条形钙化；增强后强化不明显或呈条状轻度强化。

小脑发育不良性节细胞瘤主要与以下疾病鉴别：

1. **节细胞胶质瘤** 儿童及青少年多见，临床有顽固性癫痫，幕上特别是额叶及颞叶多见，典型表现为邻近脑表面的囊实性病灶，实性部分明显强化，边界清晰，病灶累及两个脑叶较少见，常见结节状、斑点状、点片状钙化，如发生在小脑半球，常合并邻近小脑组织萎缩。

2. **胚胎发育不良性神经上皮肿瘤** 儿童及青少年多见，多发生于幕上脑皮质区，常有癫痫病史，CT和MRI显示病灶呈界限清楚的三角形或方形，病灶内可见多处小泡样囊样变，钙化少见，增强肿瘤多无强化或仅呈局灶性轻度强化。

3. **血管母细胞瘤** 成年人多见，小脑半球最常见的良性肿瘤，多位于一侧小脑半球，多呈囊实性，边界清晰，实性部分强化明显，典型者呈大囊伴显著强化的壁结节，囊壁不强化，周围常见粗大迂曲的强化血管影。

（王梅云）

六、促纤维增生性幼稚星形细胞瘤和节细胞胶质瘤

【概述】

促纤维增生性幼稚星形细胞瘤（desmoplastic infantile astrocytoma，DIA）和节细胞胶质瘤（desmoplastic infantile ganglioglioma，DIG）为中枢神经系统罕见良性肿瘤，WHO（2016版）中枢神经系统肿瘤分类将它们共同命名为促纤维增生性幼稚星形细胞瘤和节细胞胶质瘤（DIA/DIG），WHO Ⅰ级，二者的神经影像学和组织学表现极为相似，唯一区别是促纤维增生性婴儿节细胞胶质瘤在星形细胞瘤的基础上伴有不同程度的神经元分化。二者均为婴儿好发的中枢神经系统肿瘤，但年龄并非绝对诊断因素，少数非婴儿患者患病则称之为促纤维增生性非婴儿星形细胞瘤/节细胞胶质瘤（DNIA/DNIG）。DIA/DIG多发于2岁以下婴幼儿，占儿童颅内肿瘤的1.25%，但占婴儿颅内肿瘤的15.8%

DIA/DIG组织学上是良性肿瘤，预后很好。其具体机制可能是因为瘤细胞自泌作用产生基板成分使肿瘤生长受限或细胞外基质诱导未分化细胞成熟。

【临床与病理】

DIA/DIG的临床特征相同，一般发生在出生后2年内的婴幼儿，也有少数非婴儿发病的散发病例。主要好发部位是大脑半球额颞叶，通常表现为颅内生长缓慢的较大肿块。患儿常伴颅围进行性增大，囟门凸出和强迫性眼球下旋（落日征）、颅内高压、呕吐、癫痫、四肢乏力及视神经受损等非特异性症状。少数患者可伴第Ⅵ、Ⅶ脑神经麻痹等定位症状。

肿瘤大体上多表现囊实性，实性部分质韧或质硬，可见钙化，囊性变部分内含清亮液体。肿瘤由大量肿瘤性星形细胞和纤维增生基质构成（促纤维增生性星形细胞瘤），部分病例还可见不同程度的神经元分化现象（促纤维增生性神经节胶质细胞瘤）。DIA缺乏分化的神经节细胞，但可见分化差的神经上皮细胞。肿瘤性胶质成分主要表达GFAP和Vimentin，神经分化成分表达NSE、Syn、神经微丝、巢蛋白、S-100、神经元核抗原，原始细胞多表达GFAP、Syn和Vimentin。

【影像检查方法】

可行CT及MRI检查。首选MRI，常规平扫序列包括T_1WI、T_2WI、T_2-FALIR、DWI及增强T_1WI。

【影像表现】

1. **CT** 表现为额顶叶或颞叶低密度影，肿瘤多呈囊实性，实性成分较小，囊性成分较大，常多囊，囊壁较厚，实性成分强化明显。瘤体一般较大，肿瘤实性部分可见营养不良性钙化。

2. MRI　通常发病部位较表浅，表现为附着在脑膜上的额顶叶或颞叶囊实性占位，常累及一叶以上的脑组织，实性部分质硬，常伴大囊腔形成，内可见多个分隔状小囊或大囊，实性部分常累及软脑膜，T_1WI 呈稍低、等信号，T_2WI 呈等、稍高信号，增强后实性部分明显强化，囊性部分及囊壁不强化（图 7-7-7）。SWI 有助于钙化的检出。

【诊断与鉴别诊断】

DIA/DIG 的诊断要点为：发病年龄主要为小于 2 岁的婴幼儿；幕上邻近脑表面的较大肿块，常累及一叶以上的脑组织；实性部分较小，常伴大囊腔形成，可多囊伴纤维分隔，实性部分常累及软脑膜，增强后实性部分明显强化；肿瘤实性部分可见营养不良性钙化。

DIA/DIG 主要与以下疾病鉴别：

1. 节细胞胶质瘤　青年多见，临床有顽固性癫痫，幕上特别是额叶及颞叶多见，典型表现为邻近脑表面的囊实性病灶，实性部分明显强化，边界清晰，病灶累及两个脑叶较少见，常见结节状、斑点状、点片状钙化。

2. 少突胶质细胞瘤　多见于成年人，好发于额叶邻近皮质区，钙化更常见，曲条状钙化为其特征性表现，实性部分较大，囊变较少，边界欠清，实性部分无强化或轻度强化。

3. 毛黏液样星形细胞瘤　多见于儿童和幼儿，但也可见于青少年和成人。肿瘤的部位靠中线区域，多在下丘脑、视交叉、鞍区和丘脑，但也可见于其他位置，包括小脑半球、大脑半球和脊髓。瘤体常呈囊实性，T_2WI 信号稍偏低，在 DWI 上呈明显高信号，而 ADC 并无弥散受限表现，可能与肿瘤富含黏液和 T_2 穿透效应有关，增强扫

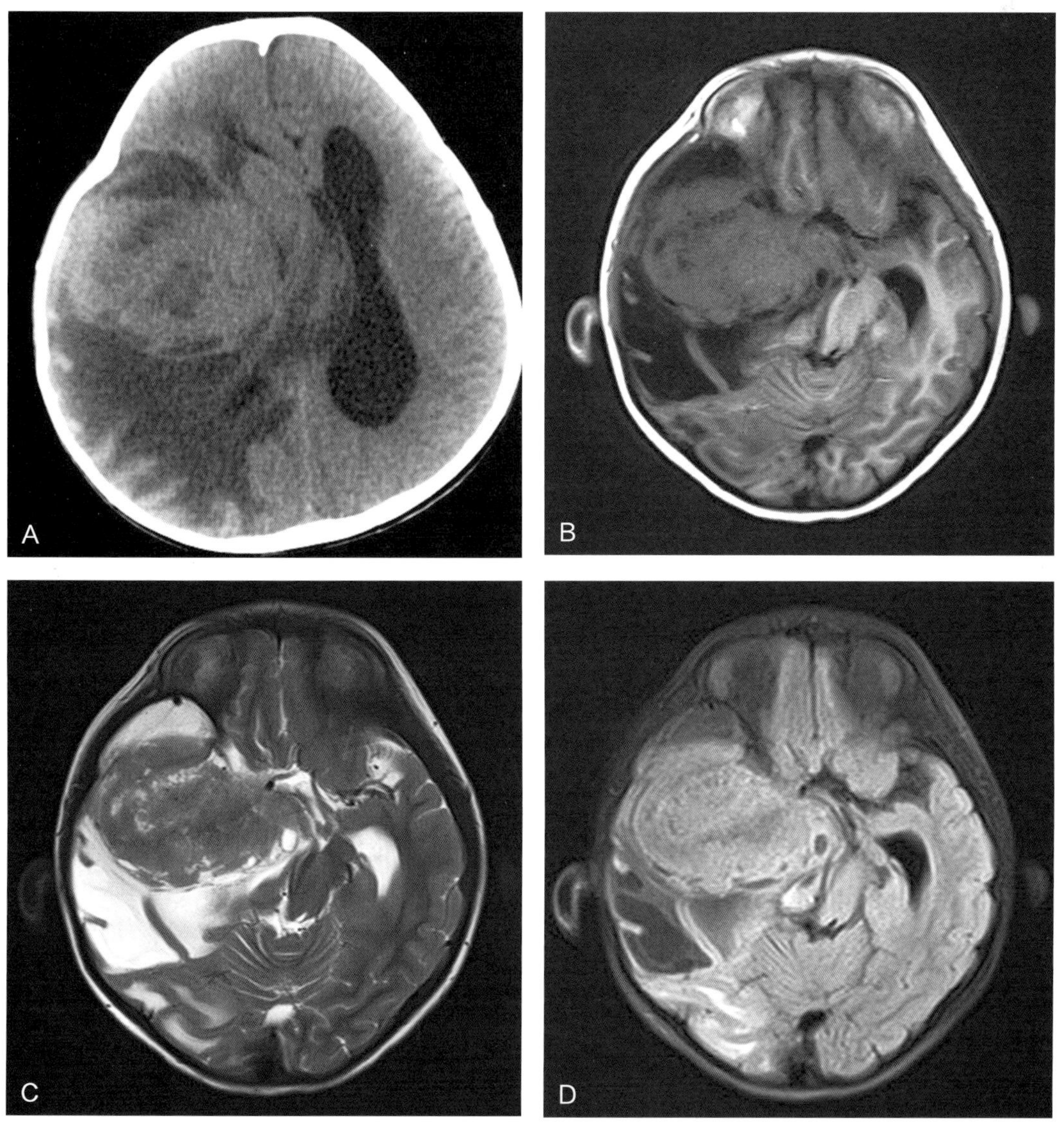

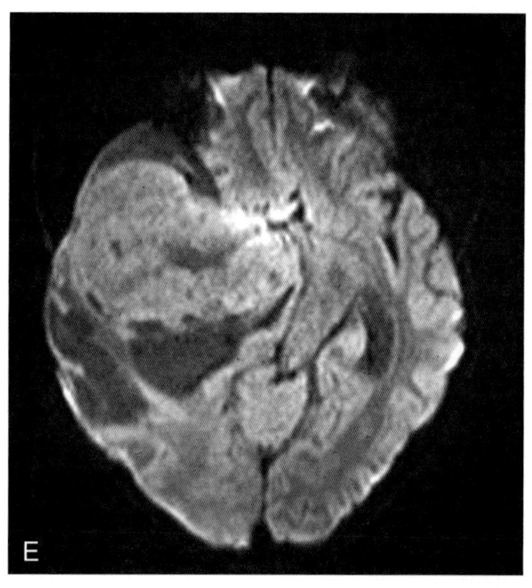

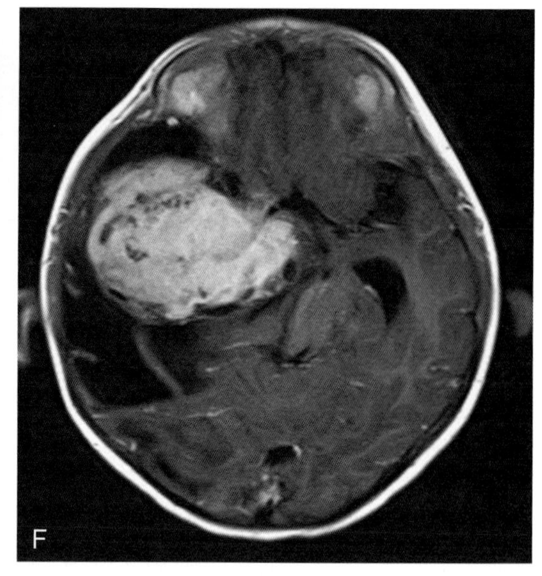

图 7-7-7 促纤维增生性星形细胞节细胞瘤影像表现

女，4 岁，头痛 1 年，间断发作伴恶心、呕吐、右眼视力下降 11 个月。右侧颞叶见巨大肿块，周围大片水肿，邻近结构明显受压移位。A. CT 平扫，肿块以等密度为主，其内见斑片状低密度；B. T_1WI 上呈稍低信号；C. T_2WI 上呈等信号，其内见点片状高信号；D. T_2-FLAIR 上以等信号为主；E. DWI 上呈稍高信号；F. 增强 T_1WI，肿块呈明显强化（病例图片由临沂市人民医院李晓东教授提供）

描后实性部分明显不均匀强化。

（王梅云）

七、乳头状胶质神经元肿瘤

【概述】

乳头状胶质神经元肿瘤（papillary glioneuronal tumor，PGNT）是 2007 年 WHO 中枢神经系统肿瘤分类新增加的一种肿瘤类型，属罕见的中枢神经系统良性肿瘤。PGNT 由 Komori 等于 1998 年首次报道并命名，起源于具有双向分化潜能的神经干细胞。2016 年 WHO 中枢神经系统肿瘤分类中 PGNT 仍归为神经元及混合性神经元 - 胶质起源肿瘤，WHO 分级 Ⅰ 级。

PGNT 多见于青年人，发病年龄为 4~75 岁，平均 26.2 岁，绝大多数病例发生于 40 岁以下。

【临床与病理】

一般临床症状较轻微，症状出现的频率依次为头痛、癫痫发作、视力障碍、理解力障碍。症状持续的时间从 1 天至 2 年不等。极少数为影像学检查偶然发现。

乳头状胶质神经元肿瘤大体上表现为实性或囊实性，囊内可见附壁结节，质地偏软，可见钙化，出血和坏死少见。PGNT 主要由胶质细胞和神经元方向分化的细胞构成，其中胶质细胞成分为星形细胞，神经元方向分化的细胞包括神经元细胞、神经节样细胞和神经节细胞等。假乳头状结构是 PGNT 的特征性病理表现，结构中心为透明样变的血管，表面覆以单层或假复层 GFAP 阳性的星形胶质细胞，乳头之间的神经纤维网内有大小不等的 Syn 分化细胞。免疫组化显示神经元标记如 Syn、NSE、CgA 和 NF 阳性。电镜下，神经元方向分化细胞具有内含微管的突起和异常的突触末端，但密集的核心颗粒罕见，胞质中等，核异型性极少，无坏死及核分裂象。

【影像检查方法】

可行 CT 及 MRI 检查。首选 MRI，扫描序列包括 T_1WI、T_2WI、T_2-FALIR、DWI 及增强 T_1WI。

【影像表现】

PGNT 具有独特的影像学特征，均位于幕上，颞叶最常见，其次为额叶和顶叶，枕叶少见，极少数可位于脑室内。PGNT 可位于脑室旁白质或皮层灰质，也可同时累及皮层和皮层下白质，常邻近侧脑室。肿瘤大小不等，1~9cm，边界清楚，通常呈囊带壁结节样、囊性或囊实混合性肿块，完全实性者少见，周围水肿相对较轻。

1. CT　病变呈等低密度肿块，少数病例实性部分可见钙化，极少数病变因出血呈高密度而类似海绵状血管瘤。

2. MRI　病变信号不均，T_1WI 多呈稍低、低信号，T_2WI 呈稍高、高信号，增强扫描病变实性部分呈明显强化，囊壁多呈环状强化，少数可无强化，上述影像学特点均提示 PGNT 为良性脑肿瘤（图 7-7-8、图 7-7-9）。但是最近有学者认为 PGNT 并不总是表现为良性生长方式，颅内播散、局部侵犯等恶性表现也可发生于极少数 PGNT。

【诊断与鉴别诊断】

PGNT 的诊断要点为：多见于青年人；幕上，颞叶常见，可同时累及皮层和白质，常邻近侧脑室；囊实性占位，实性部分明显强化，可呈囊伴壁结节样改变甚至囊性变，囊壁多呈不规则环状明显强化，边界清晰。

PGNT 主要与以下疾病鉴别：

1. 节细胞胶质瘤　青年人多见，幕上特别是额叶及颞叶多见，典型表现为邻近脑表面的囊实性病灶，实性部分明显强化，边界清晰，常见结节状、斑点状、点片状钙化，而 PGNT 钙化发生率较低，相对节细胞胶质瘤而言更易发生于侧脑室旁。

2. 少突胶质细胞瘤及少突星形细胞瘤　青年人多见，多见于额叶，瘤内常见条状钙化，病变常与邻近脑实质分界不清，可伴囊变，但一般无囊带壁结节样改变，增强后实性部分轻度或中度强化。而 PGNT 多见于颞叶，钙化发生率较低，肿瘤边界清楚，囊带壁结节样肿块是其常见表现。

3. 多形性黄色瘤型星形细胞瘤　青年人多见，多位于颞叶，多表现为边界清楚的囊实性占位，实性部分明显强化，邻近柔脑膜常受累，而 PGNT 一般不累及脑膜。

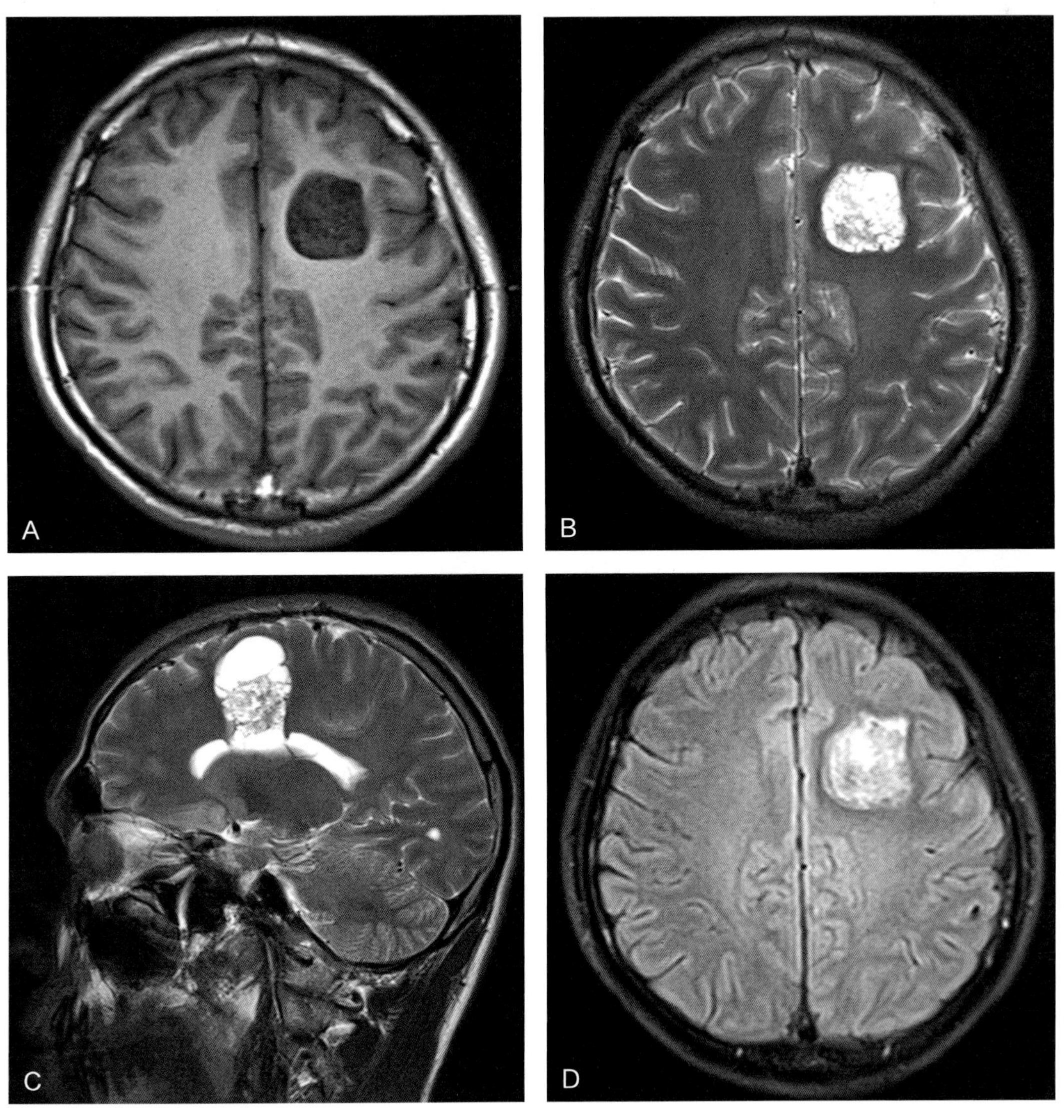

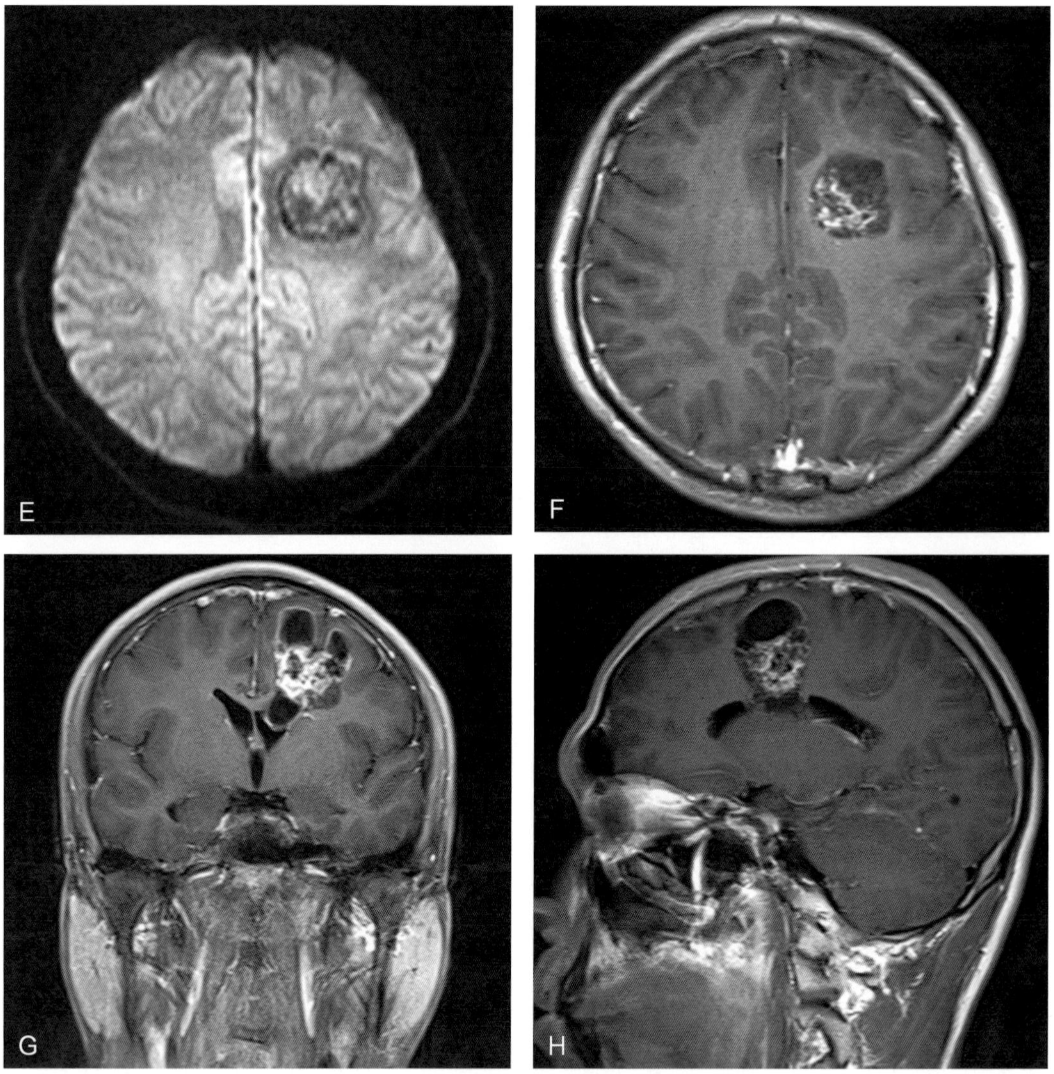

图 7-7-8 乳头状胶质神经元肿瘤 MRI 表现

男，27 岁，突发意识不清伴抽搐半个月。MRI 示左额叶类圆形囊实性肿块，边界清楚，周围无明显水肿。A. T_1WI 上呈低信号；B、C. T_2WI 上实性部分呈稍高信号，囊性区域呈高信号；D. T_2-FLAIR 上呈不均匀高信号；E. DWI 上呈高低混杂信号；F~H. 增强 T_1WI，实性部分明显不均匀强化，与侧脑室分界不清（病例图片由临沂市人民医院李晓东教授提供）

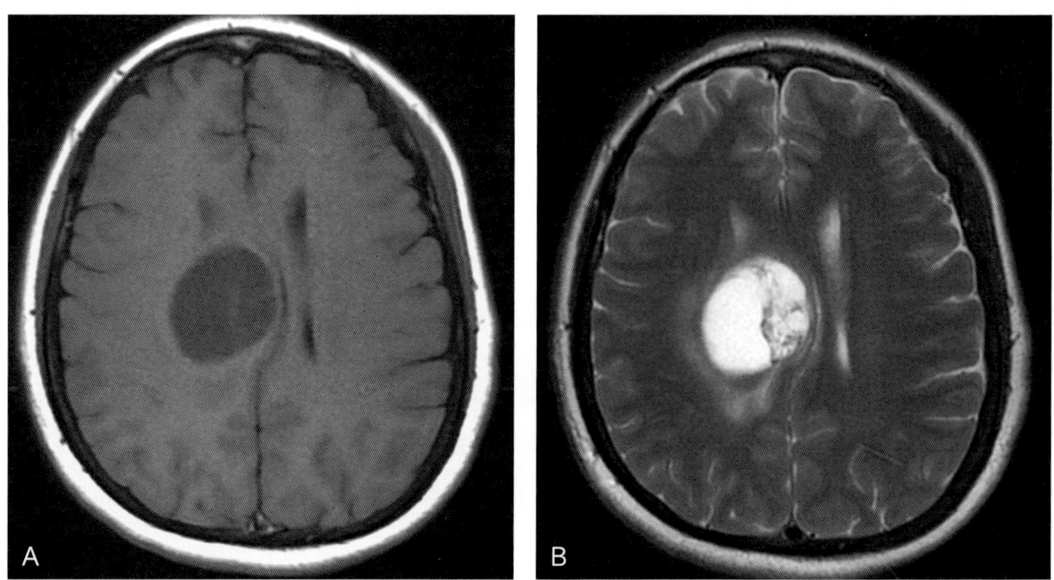

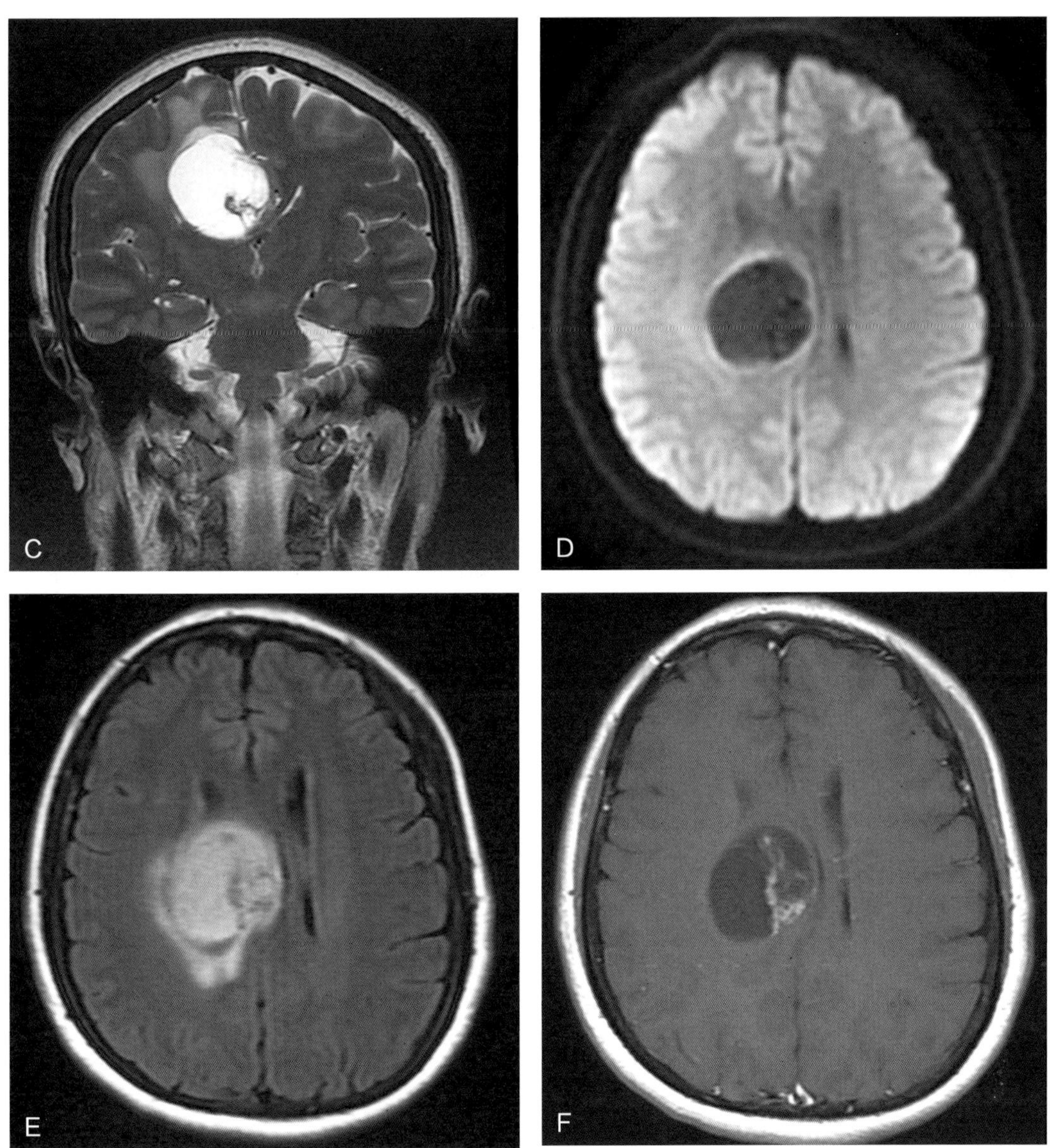

图 7-7-9　乳头状胶质神经元肿瘤 MRI 表现

女，53 岁，左下肢乏力 20 天，加重伴间断头晕恶心 5 天。右侧额叶中线旁见囊实性肿物，以囊性为主，邻近脑结构受压，周围见片状水肿区。A. T_1WI 上呈低信号；B、C. T_2WI 上呈高信号，实性部分呈等信号；D. DWI 上呈低信号；E. T_2-FLAIR 上囊性部分呈高信号，实性部分呈等信号；F. 增强 T_1WI，肿物实性部分明显强化（病例图片由天津医科大学总医院医学影像科提供）

（王梅云）

八、菊形团形成性胶质神经元肿瘤

【概述】

菊形团形成性胶质神经元肿瘤（rosette-forming glioneuronal tumor，RGNT）是一种罕见的具有明显神经胶质和神经元成分的惰性肿瘤。2016 版 WHO 中枢神经系统肿瘤分类将其归类于混合性神经元 - 神经胶质肿瘤，WHO Ⅰ级。RGNT 最常发生于第四脑室，起源于室管膜下，缓慢生长，故肿瘤中心多位于脑室内，易累及导水管、小脑蚓部，但病变也可发生于松果体区、脑干、视交叉、丘脑、侧脑室及脊髓等部位。

RGNT 发病年龄为 6~79 岁，男女发病率为 1 : 1.3。在儿童中女性更好发。

【临床与病理】

RGNT 的临床症状与肿瘤位置密切相关，多为肿瘤压迫所致，常表现为头痛、共济失调、眩晕。

大体病理，肿瘤呈实性、囊实性，部分可呈囊性变伴壁结节，囊性内容物常为胶冻样或淡黄色液体，质地偏软。RGNT 可能起源于室管膜下多潜能干细胞，而该细胞具有向神经元和神经胶质细胞分化的潜能，因此肿瘤具有神经元和神经胶质细胞的双相构成形式。肿瘤神经元成分在疏松基质中绕血管形成菊形团和（或）假菊形团是其独特的病理特征，胶质成分为毛细胞型星形细胞瘤，其内含Rosenthal纤维、微囊变、颗粒体、肾小球样血管及微钙化灶，肿瘤内核分裂象和异型性极少。免疫组织化学，菊形团结构Syn呈阳性而GFAP、S-100阴性，星形细胞则GFAP表达阳性，S-100阳性。

【影像检查方法】

可行CT及MRI检查。首选MRI，常规平扫序列包括T_1WI、T_2WI、T_2-FALIR、DWI及增强T_1WI。

【影像表现】

1. CT　RGNT通常为四脑室顶部囊实混合性肿瘤，肿瘤实性部分呈稍低密度，囊性成分呈低密度（图7-7-10）。增强扫描表现为环周性或不均匀强化。出血是一种常见的特征，但CT表现不是很明显。

2. MRI　肿瘤呈囊实性，多位于第四脑室，可向小脑蚓部、脑干和中脑导水管延伸，常引起阻塞性脑积水；肿瘤实性部分于T_1WI呈稍低或等信号，T_2WI呈稍高信号。囊性部分T_1WI呈低信号，T_2WI呈高信号。据报道25%的肿瘤出现不同程度的钙化及“卫星灶”征象，出血亦有报道。增强扫描绝大多数仅表现为轻度不均匀强化或不规则环状强化。多数病变与周围组织边界较清，瘤周水肿轻微或不明显（图7-7-10、图7-7-11）。

DWI显示肿瘤无明显扩散受限，ADC偏高，MRS分析发现Cho峰增高，NAA峰虽有降低但不明显，Cho/NAA比值不高，均可见Lac峰及Lip峰，提示肿瘤供血不丰富。PWI显示肿瘤实质成分均呈低灌注。SWI显示病灶实质内有点片状低信号影，对诊断RGNT具有一定的特异性（图7-7-11E）。

【诊断与鉴别诊断】

RGNT的诊断要点：好发于儿童及青年女性；中线区，幕下第四脑室周围常见；囊实性占位，实性部分轻度强化，边界清晰，占位效应轻，常见钙化及出血征象；实性部分DWI弥散不受限，PWI肿瘤呈低灌注。鉴别诊断如下：

1. **髓母细胞瘤**　发病年龄在5~15岁之间，好发于小脑蚓部，肿瘤常呈稍长T_1、稍长T_2信号，增强扫描呈轻中度强化，DWI像弥散受限，ADC值降低，而RGNT通常在DWI像上无弥散受限。

2. **室管膜瘤**　好发于1~5岁之间儿童的第四脑室底部，坏死、囊变多见，增强扫描多为轻中度不均匀强化，常铸型蔓延。而RGNT好发年龄偏大，无铸型改变。

3. **毛细胞型星形细胞瘤**　多发在10~15岁之间，好发于小脑半球或蚓部，多为伴壁结节的囊性肿瘤，结节强化而囊壁多不强化。虽然RGNT部分为囊实性，但毛细胞型星形细胞瘤壁结节通常强化更明显。

（王梅云）

九、弥漫性软脑膜胶质神经元肿瘤

【概述】

2016年WHO中枢神经系统肿瘤新增分类定义弥漫性软脑膜胶质神经元肿瘤（diffuse leptomeningeal glioneuronal tumor，DLGNT）为一种

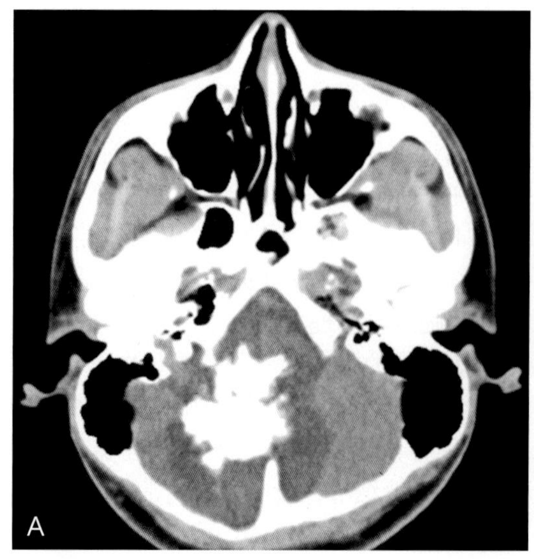

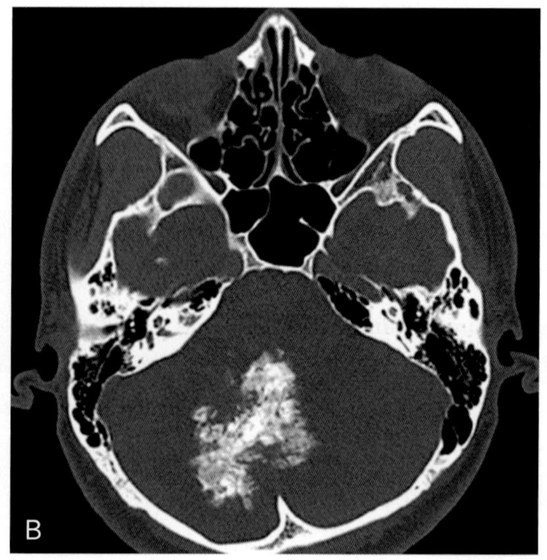

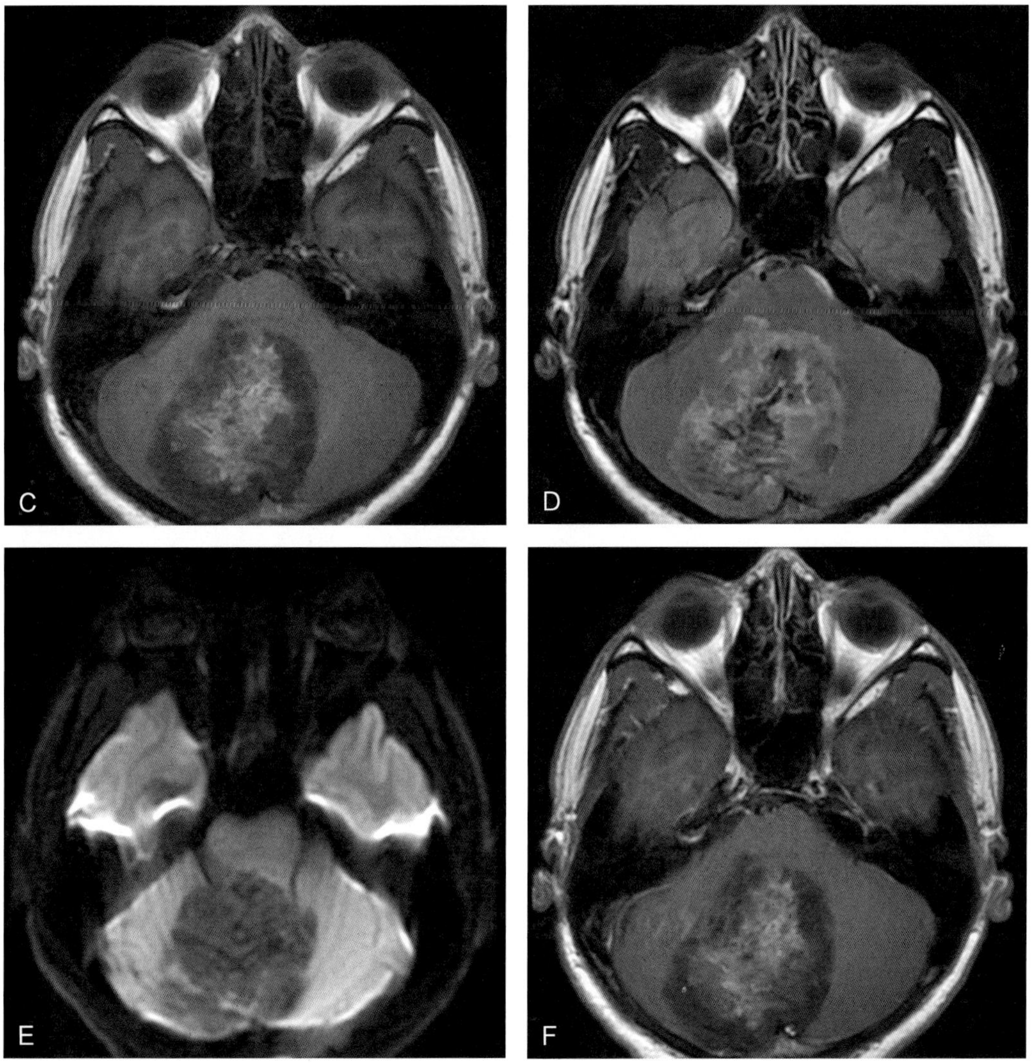

图 7-7-10 菊形团形成性胶质神经元肿瘤影像表现

患者，男性，23 岁。20 天前眼胀，视物模糊伴右手持物发抖，走路不稳。CT 及 MRI 示后颅窝中线区巨大伴钙化肿块，病灶呈囊实性改变，边界清楚，瘤周水肿不明显。A、B. CT 脑组织窗及骨窗，肿块内见大块钙化；C. T_1WI 上钙化区呈稍高信号，周围区低信号；D. T_2WI 上呈稍高信号，中心钙化呈低信号；E. DWI 上肿块呈低信号；F. 增强 T_1WI 无明显强化

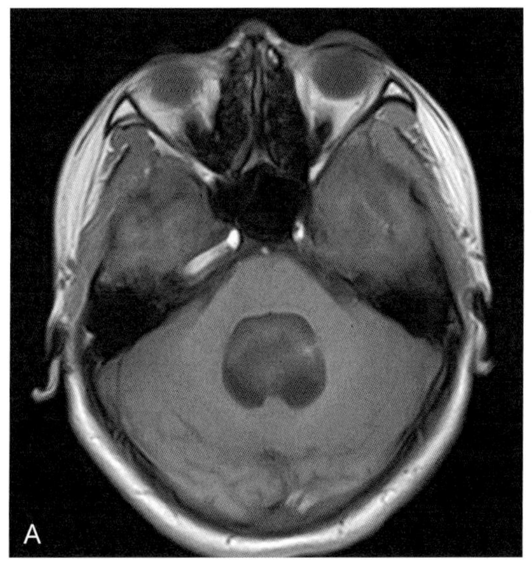

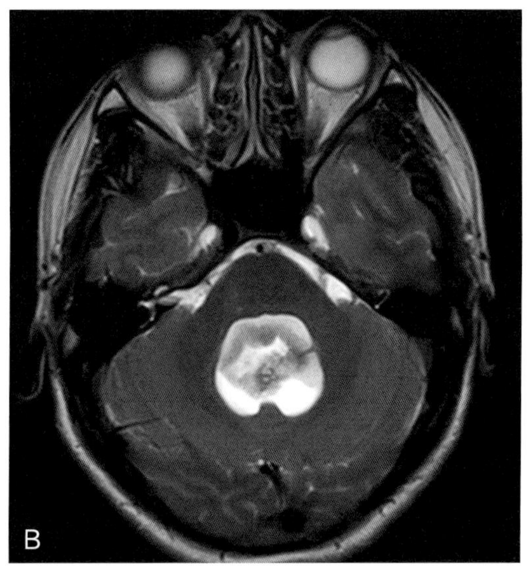

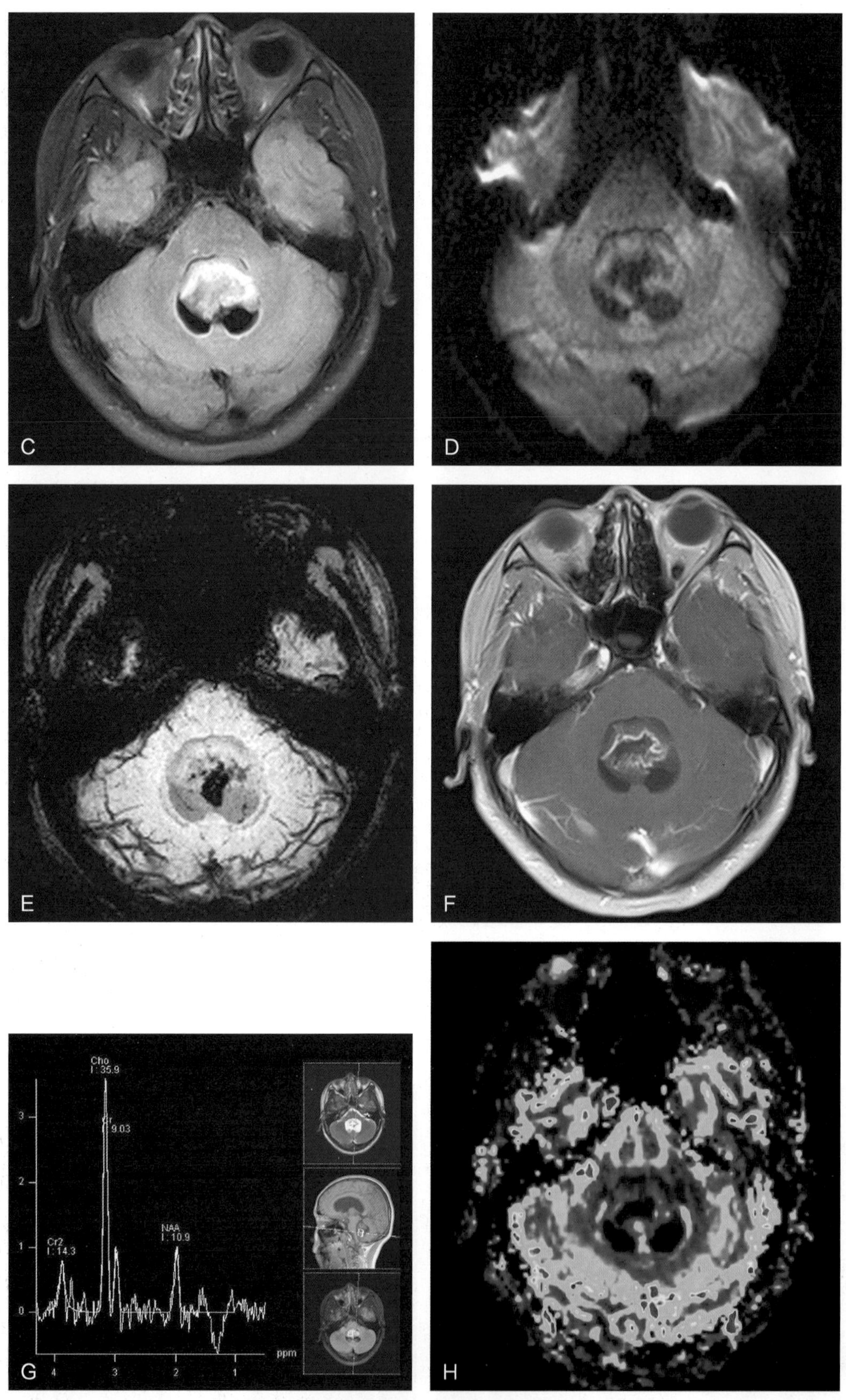

图 7-7-11 菊形团形成性胶质神经元肿瘤 MRI 表现

四脑室内占位性病变，中心见坏死区，四脑室扩大。A. T_1WI 上病变呈稍低信号；B. T_2WI 上呈稍高信号，中心坏死区呈高信号；C. T_2-FLAIR 上呈高信号；D. DWI 上呈环状稍高信号；E. SWI 上病变信号混杂，其内见点片状低信号；F. 增强 T_1WI，病变内坏死区周边明显不规则线状强化；G. MRS 示 NAA 下降，Cho 升高，可见倒置 Lac 峰；H. CBF 图示病变呈低灌注（病例图片由陆军军医大学大坪医院王舒楠教授提供）

罕见的胶质神经元肿瘤，以弥漫性软脑膜病变为特征，多发生于儿童及青年人，但鉴于病例少见，目前尚未具体分级。

该肿瘤于 1942 年首先由 Beck 和 Russell 报道了 4 例沿脑脊液通路播散的少突胶质瘤，当时称为少突胶质瘤病，Yamamoto 等于 1996 年命名为该病，称其为弥漫性少突胶质瘤样软脑膜肿瘤。目前这些肿瘤的疾病分类尚不明确，一些病理学和遗传学研究提示，其与毛细胞型星形细胞瘤或胶质神经元肿瘤存在一定关系。该类型预后多变，肿瘤生长相对缓慢，但继发性脑积水的发病率相当高。

【临床与病理】

弥漫性软脑膜胶质神经元肿瘤好发于儿童和青少年，临床症状主要为高颅压症状、癫痫等，肿瘤生长相对缓慢，但容易继发脑积水，有一定的致死性。

大体标本可见广泛脊髓和颅内蛛网膜下腔软脑膜弥漫性浸润和纤维化，伴脑实质及脊髓内肿块，并可通过血管周围间隙向脑实质内播散。组织学形态观察，肿瘤组织由低至中等密度、相对单一的少突胶质细胞样肿瘤细胞组成，胞核大小一致、中等圆形、核仁不明显，呈弥漫性或软脑膜上小巢状生长。免疫组织化学染色，肿瘤细胞胞核表达 Olig-2，胞质表达 MAP-2、S-100 和 Syn，约 50% 病例表达 GFAP 且常局限于小部分肿瘤细胞，不表达 EMA、NeuN 和 R132H- 突变 IDH1。由于该肿瘤脑脊液蛋白及细胞检查常阴性，故诊断常需脑膜活检确定。

大部肿瘤细胞呈少突胶质细胞样，伴神经元的分化。分子生物学缺乏 IDH 突变，可出现 *KIAA1549-BRAF* 基因融合和单独 1p 缺失或 1p/19q 共缺失。目前尚无 WHO 的具体分级，预后多变，大部生长缓慢，10 年生存期可达 33.3%，少部分呈侵袭性病程，Ki-67 增值指数≥ 4%、出现肾小球样血管增生提示预后差。

【影像检查方法】

可行 CT 及 MRI 检查。首选 MRI，常规平扫序列包括 T_1WI、T_2WI、T_2-FALIR、DWI 及增强 T_1WI。

【影像表现】

1. CT　增强可显示颅内软脑膜弥漫性不规则增厚、强化，局部呈结节状及团块状，可伴有脑实质内肿块，明显强化，常伴有继发性脑积水。

2. MRI　颅内和脊髓周围软脑膜弥漫性不规则增厚，部分可呈结节状、团块状，可伴脑实质、特别是脊髓内的肿块，T_1WI 呈稍高信号，T_2WI 呈稍低信号，增强后明显强化（图 7-7-12），常伴有继发性脑积水。

【诊断与鉴别诊断】

弥漫性软脑膜胶质神经元肿瘤诊断要点：儿童及青少年发病，临床症状主要为高颅压症状、癫痫等；病变生长缓慢，病史较长，少数呈侵袭性病程；MRI 示颅内和脊髓周围软脑膜弥漫性增厚，局部呈结节状、团块状，可伴脑实质、特别是脊髓内的肿块，增强后明显强化。鉴别诊断如下：

1. 髓母细胞瘤脑脊液播散、种植转移　儿童发病，病程短，常见小脑蚓部原发灶，DWI 弥散受限，明显不均匀强化，小脑及脑干周围软脑膜、脊髓软脊膜可见串珠样种植转移灶，但是不像弥漫性软脑膜胶质神经元肿瘤的软脑膜受累范围那么弥漫，另外弥漫性软脑膜胶质神经元肿瘤病程

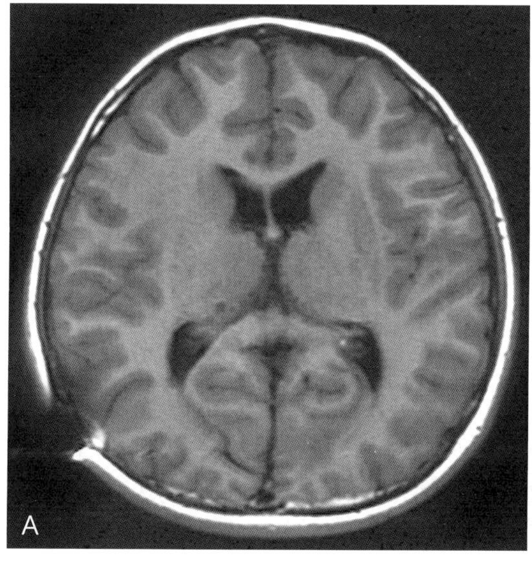

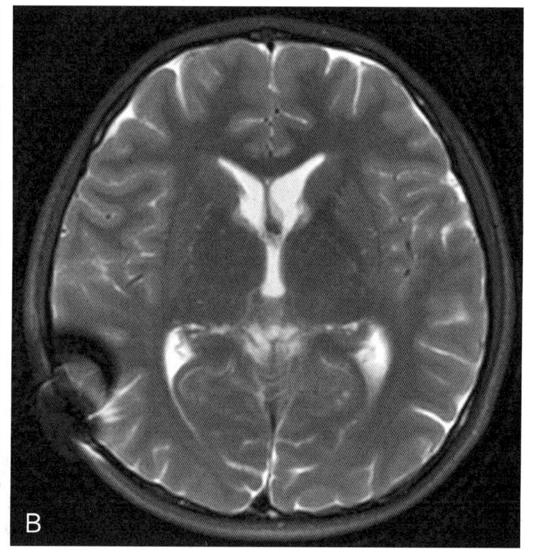

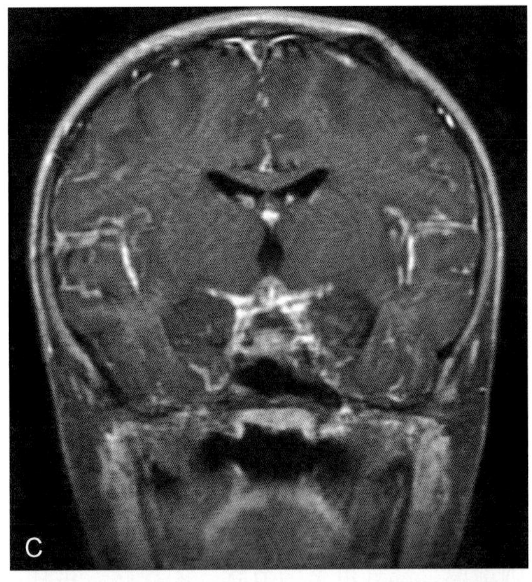

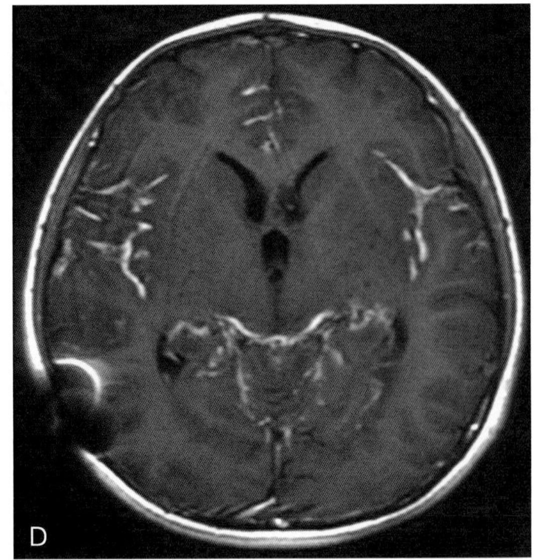

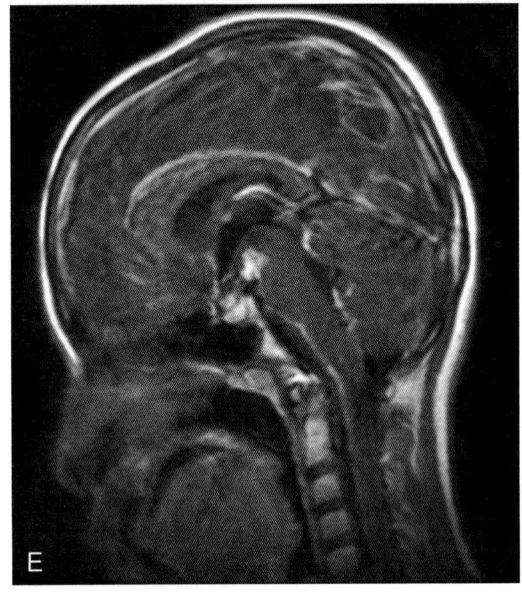

图 7-7-12 弥漫性软脑膜胶质神经元肿瘤 MRI 表现

男，14 岁。A、B. T_1WI 和 T_2WI 上除右侧脑部术后改变外，未见明显异常；C~E. 增强 T_1WI 上，双侧外侧裂、脑沟、环池、鞍上池、脑干周围、小脑表面、颈椎椎管内柔脑（脊）膜弥漫增厚伴强化（病例图片由北京协和医院放射科冯逢教授提供）

相对较长，常伴脑积水。

2. 生殖细胞瘤 儿童发病，常见松果体、垂体柄及鞍区、鞍上池肿块与结节影，DWI 弥散受限，SWI 结节内常见低信号影，明显较均匀或不均匀强化，试验性放疗后病灶范围可有明显缩小。

3. 脑膜炎 常伴有感染相关病史，增厚的软脑膜或软脊膜常呈断续的僵硬线状强化，有时可伴有脑实质内及蛛网膜下腔不规则环形强化的炎性肉芽肿，但是依然很难像弥漫性软脑膜胶质神经元肿瘤的软脑膜受累范围那么弥漫。

（王梅云）

十、中枢神经细胞瘤

【概述】

中枢神经细胞瘤（central neurocytoma，CNC）是一种少见的、好发于中青年的中枢神经系统肿瘤。Hassoun 等于 1982 年首先报道 2 例成人脑室内肿瘤，光镜下组织学图像酷似少突胶质细胞瘤，但电镜观察发现瘤细胞具有向神经元分化的特征，超微结构显示肿瘤细胞具有轴突样突起，胞质内有微管等胶质瘤不具备的特征，首次命名为 CNC。1993 年 WHO 中枢神经系统肿瘤分类中，将 CNC 确定为一种独立的肿瘤，来源于神经上皮组织。2016 年版 WHO 中枢神经系统肿瘤分类将其归类于神经元和混合性神经元 - 神经胶质肿瘤，WHO 分级为Ⅱ级。

CNC 发病率低，占原发性颅内肿瘤的 0.1%~0.5%，占脑室肿瘤的 10%。本病好发于中青年人，20~45 岁多见，发病率无明显性别差异。

【临床与病理】

CNC 生长缓慢，患者病史可达数十年之久，患者的症状主要与脑积水有关。早期肿瘤体积较小，不足以引起脑脊液循环障碍，故患者早期症状多较轻微或不明显。当肿瘤体积逐渐增大，病变累及孟氏孔时，引起脑脊液循环障碍，造成颅内压增高，表现为头痛、恶心、呕吐、视物模糊等而就诊。CNC 极少侵及周围脑组织，手术全切后不易复发或复发率很低。但有学者认为 CNC 有恶变倾向，术后可复发，可发生脑脊液转移。MIB-1 指数 >2% 往往预示预后不良。

肉眼观察，典型的 CNC 呈灰白色、易碎，多呈分叶状，边界清楚，常含有钙化、坏死、囊变或出血，肿瘤血管较丰富。肿瘤细胞分化介于神经节细胞和神经母细胞之间。光镜下 CNC 瘤细胞大小、形态一致，呈圆形，有核周空晕，瘤细胞间有树枝状血管，构成分叶分房状结构，瘤细胞围绕血管则形成假菊形状结构，较特征性的改变是出现无核纤维原纤维岛。电镜下其特征性的改变为瘤细胞有多个细胞突起，胞质及突起内可见微管、神经分泌颗粒及透明囊泡结构。免疫组化呈特异性改变，有 NeuN 和 Syn 的一致表达。NeuN 表达于正常脑组织的锥体神经元和颗粒性神经元，特异性表达在神经元的细胞核上，它只在分化趋于成熟的神经元中有表达，可以用来识别正常脑组织和肿瘤中的神经元成分，故在中枢神经细胞瘤中有不同程度的表达。Syn 是最常用的神经内分泌肿瘤的标志物之一，在中枢神经系统肿瘤的诊断中，可以明确地作为神经元分化的标记。NeuN 及 Syn 的阳性表达对 CNC 具有很高的特异性。

目前认为 CNC 起源于脑室旁残余的胚胎性基质，在胚胎发育过程中，神经管头端膨大形成脑泡，腔隙形成左右脑室，脑泡的壁发育成脑实质，脑实质通过透明隔及其下端的孟氏孔与脑室沟通，此处易残存原始神经上皮细胞，CNC 的组织发生倾向于原始神经上皮细胞。

【影像检查方法】

CT 检查可清晰显示肿瘤内钙化成分，对肿瘤的诊断具有提示意义。MRI 多方位成像的优势有利于更好地确定 CNC 的部位及肿瘤累及范围，特别在矢状位和冠状位扫描对判断肿瘤范围和起源部位有很大价值。同时，联合应用磁共振多种扫描序列，包括 DWI、PWI 以及 SWI 等可以提供更多的诊断信息，有助于提高 CNC 诊断与鉴别诊断的准确率。

【影像表现】

CNC 发病部位有特异性，通常发生于侧脑室及第三脑室近孟氏孔区、邻近或附着于透明隔，以宽基底或细蒂与透明隔相连，并向侧脑室生长，肿瘤巨大时可突入第三脑室或对侧侧脑室，使透明隔明显向对侧移位，可侵犯胼胝体及侧脑室顶部。由于肿瘤分化良好，生长空间大，一般体积较大。

1. CT　肿瘤呈分叶状或不规则形混杂密度灶，内多见丛状、圆形或团块状钙化，其钙化率可达 40%~50%，多数肿瘤内见低密度囊变坏死灶（图 7-7-13）。增强扫描肿瘤实性部分中度强化。

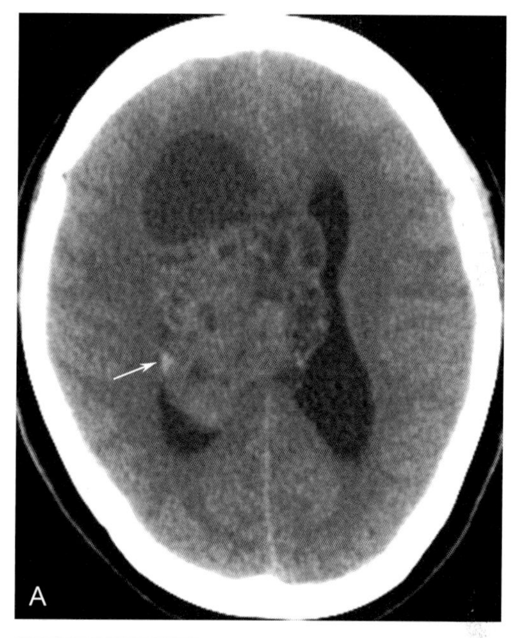

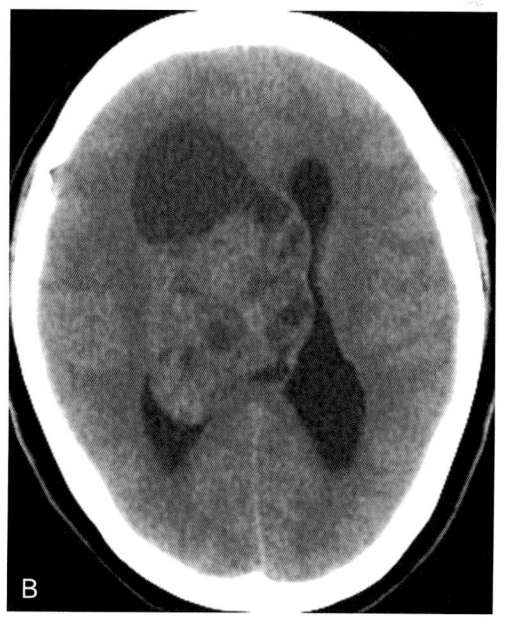

图 7-7-13　中枢神经细胞瘤 CT 表现

A、B. CT 平扫示孟氏孔区不规则团块状囊实性占位，周边散在点样钙化灶（箭）

2. MRI 肿瘤信号与正常脑灰质相比，T_1WI 呈不均匀等低信号，T_2WI 呈不均匀高信号，边界清楚，内可见多发、散在分布的小囊变，表现为更长 T_1、长 T_2 信号，多位于肿瘤周边，囊变的分隔常为等信号条索样结构并与脑室壁、透明隔黏连，矢状位和冠状位上显示效果更好，呈现“绳索征”“丝瓜瓤征”。肿瘤内部或周边可见条状血管流空影，瘤内钙化表现为斑点状的稍短 T_1 信号。患侧脑室常积水扩大伴透明隔对侧移位，对侧脑室也可积水扩大，肿瘤较大时，可突入第三脑室或对侧脑室。DWI 上 CNC 的实性部分呈现高信号，可能是瘤细胞排列紧密，呈团状或巢状嵌于无细胞核的神经纤维基质网中，瘤细胞组织间隙组织液少，同时纤维基质网阻碍了水分子弥散所致。增强扫描病灶呈轻度到中度强化，其内可见明显强化的迂曲粗大血管影（图 7-7-14）。病灶周边多发囊变、边缘绳索状结构、位于脑室内的蛇状或匍行性流空信号是 CNC 较为特征性的影像学表现。

^{1}H-MRS 肿瘤表现 NAA 峰降低，Cho 峰、Ala 峰和 Lac 峰升高，同时出现甘氨酸（glycine，Gly）峰，NAA 降低和 Gly 峰升高是 CNC 的特征性表现。Gly 位于 3.55ppm 处，是由丝氨酸合成的一种神经递质，在中枢神经系统某些区域的突触囊泡内发现。Gly 与 MI 在同样的位置出现，由于 Gly 的 T_2 时间比 MI 要长，因此 MI 在短回波时间序列的波谱中检测到，而 Gly 在长回波时间的序列中检测到。

【诊断与鉴别诊断】

诊断要点：CNC 好发于中青年人，生长缓慢，临床症状主要为进行性颅内压增高；多发生于孟氏孔附近，附着于透明隔，向侧脑室或第三脑室生长；肿瘤体积较大，常伴钙化或囊变，增强后实性成分中度强化，内见血管流空或边缘绳索状结构，应首先考虑 CNC。鉴别诊断如下：

1. 室管膜下巨细胞型星形细胞瘤 多于 20 岁之前发病，发病年龄较 CNC 年轻，也起源于孟氏孔区，与 CNC 有相同的发生部位，但其与结节性硬化有关，临床表现有癫痫、皮脂腺瘤、智力低下三联征，CT 可显示钙化的室管膜下结节。通常瘤体直径 2~3cm，境界清楚，信号均匀，增强扫描呈显著强化。

2. 室管膜瘤 有两个发病年龄高峰分别在 1~5 岁和 35 岁左右，在儿童多位于四脑室内，成人多位于侧脑室三角区，幕上也可位于脑实质内。发生于侧脑室者常与侧脑室室壁广基相连，沿脑室塑形生长。CT 上为等密度，其内可见钙化灶，增强后呈轻到中度不均匀强化。MRI 上室管膜瘤实性部分 T_1WI 为等或低信号，T_2WI 为略高信号，增强扫描为中等度强化。

3. 脉络丛乳头状瘤 好发于 10 岁以内的儿童，成人少见，儿童好发于侧脑室三角区，成人好发于第四脑室内，其他部位如桥小脑池、三脑室偶有发生，T_1WI 呈等信号，T_2WI 为高信号，因

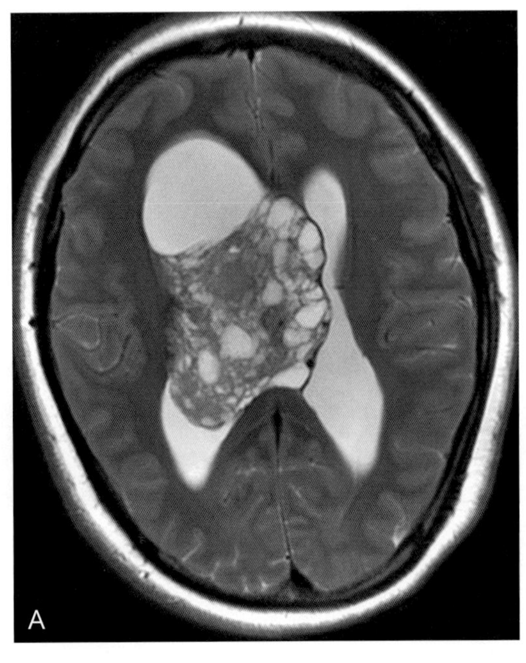

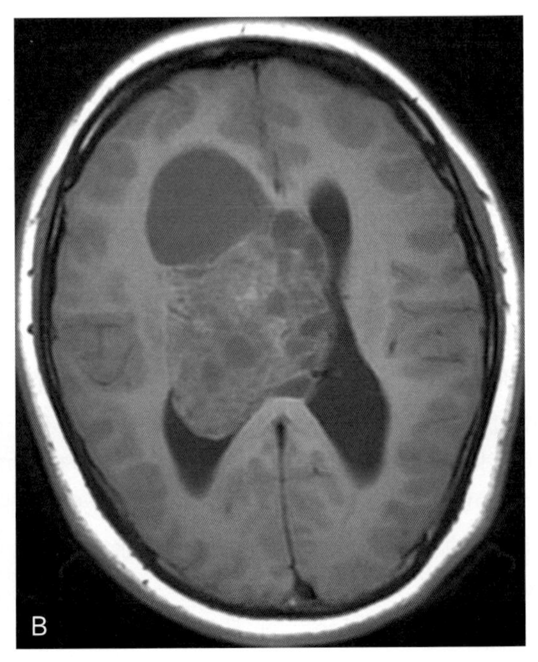

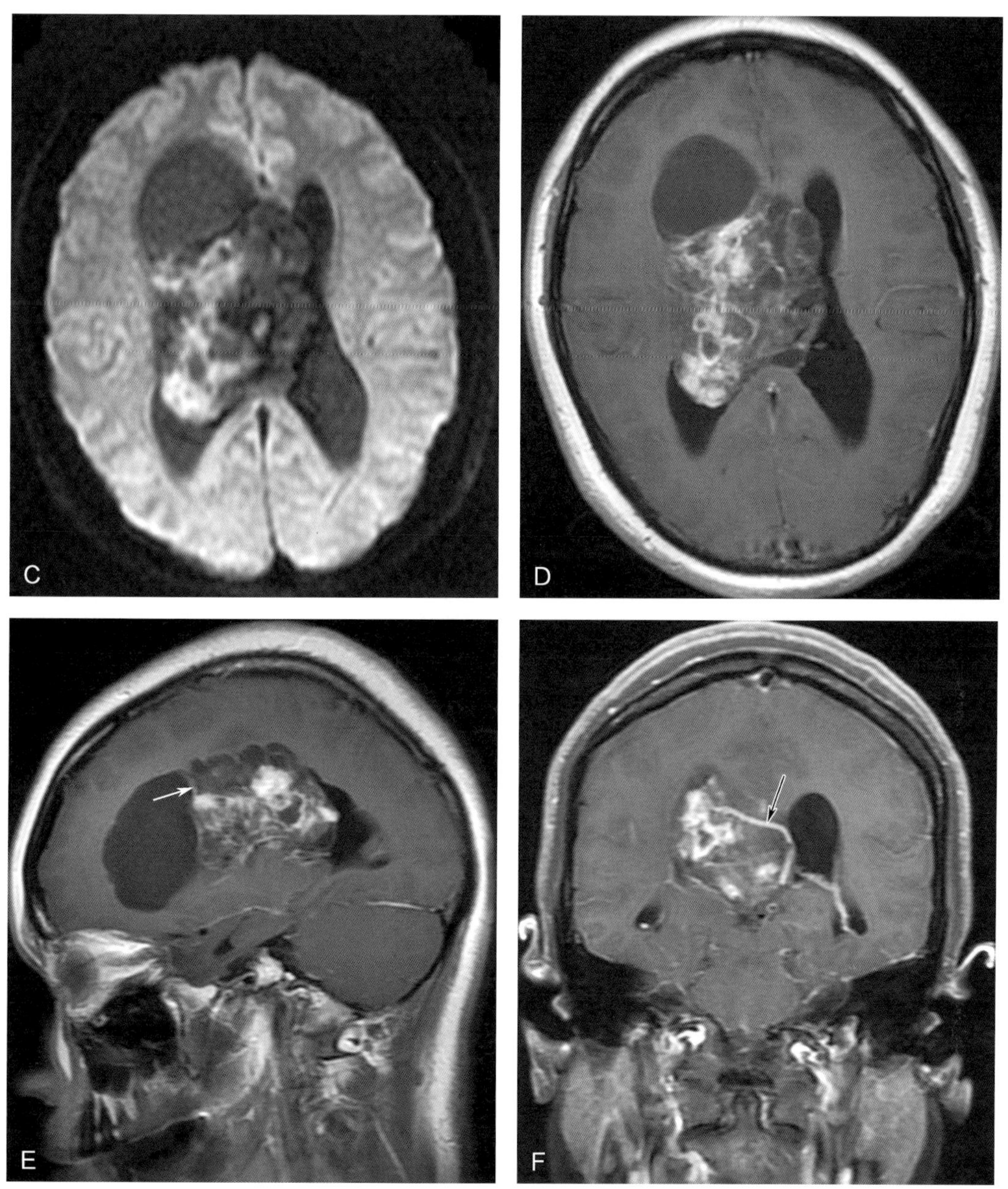

图 7-7-14 中枢神经细胞瘤 MRI 表现

A. T_2WI 示附着于透明隔区肿块呈不均匀高信号，内见多发小囊性变；B. T_1WI 显示病变呈不均匀低信号；C. DWI 示病变实性部分呈高信号；D. 增强后肿瘤呈中度不均匀强化；E. 矢状位增强扫描可见肿瘤内分隔与脑室壁相连，呈现"绳索征"（箭）；F. 冠状位增强可见肿瘤内迂曲粗大血管影（箭）

大量分泌脑脊液可造成脑室明显扩大。增强扫描呈明显强化。

4. 脑室内脑膜瘤　以侧脑室三角区多见，额角较罕见，MR 信号较具特点：T_1WI 等低信号，T_2WI 等、略高信号，信号均匀、囊变少见，增强后明显强化。MRS 无 NAA 峰。

5. 胶样囊肿　发生在第三脑室近孟氏孔区，病变为囊性，CT 常为均匀高密度，因所含物质不同 T_1WI 可呈低、等、高信号，且信号均匀，边缘清楚，增强扫描无强化。

【影像学研究进展】

1. SWI　文献报道 CNC 的血供较丰富，约 2/3 的病变内或边缘可见血管流空影，增强时可见血管强化征象。SWI 在血管结构和出血的显示方面具有显著优势，同时通过与相位图的对照，还可以对组织内出血灶和钙化灶进行鉴别。SWI 在病灶内或周围可见条状低信号血管样影及点状、斑片状低信号，通过其在相位图上的表现（出血为低信号，钙化为高信号)，可区别肿瘤内出血及钙化。

2. PWI　CNC 的 WHO 分级虽然为Ⅱ级，但病理发现肿瘤血管特别丰富，呈鹿角状相互吻合。PWI 能够准确反映肿瘤的血流灌注情况。rCBV 图显示肿瘤为明显高灌注（图 7-7-15）。

（徐　凯）

十一、脑室外神经细胞瘤

【概述】

神经细胞瘤是一种分化较好的、由小神经元细胞所构成的肿瘤，多见于脑室系统内，称之为脑室内中枢神经细胞瘤（CNC）。发生在脑室系统以外部位的神经细胞瘤相当罕见，称之为脑室外神经细胞瘤（extraventricular neurocytoma，EVN）。

1982 年 Hassoun 等首先报道了 2 例脑室内肿瘤并将之命名为 CNC。7 年后，Ferreol 等报道了一例脑室外的中枢神经细胞瘤，提出了 EVN 这一诊断。2007 年和 2016 年版 WHO 关于中枢神经系统肿瘤分类将 EVN 单独作为一类实体瘤列出，属于神经元和混合性神经元 - 神经胶质肿瘤，WHO Ⅱ级，其生物学行为为低度恶性。

EVN 较 CNC 更为罕见，至今国内外报道约 100 余例。发病年龄 2~76 岁，平均年龄 32 岁左右，男女发病率无明显差异。

【临床与病理】

临床表现依据肿瘤发生的部位不同而不同。

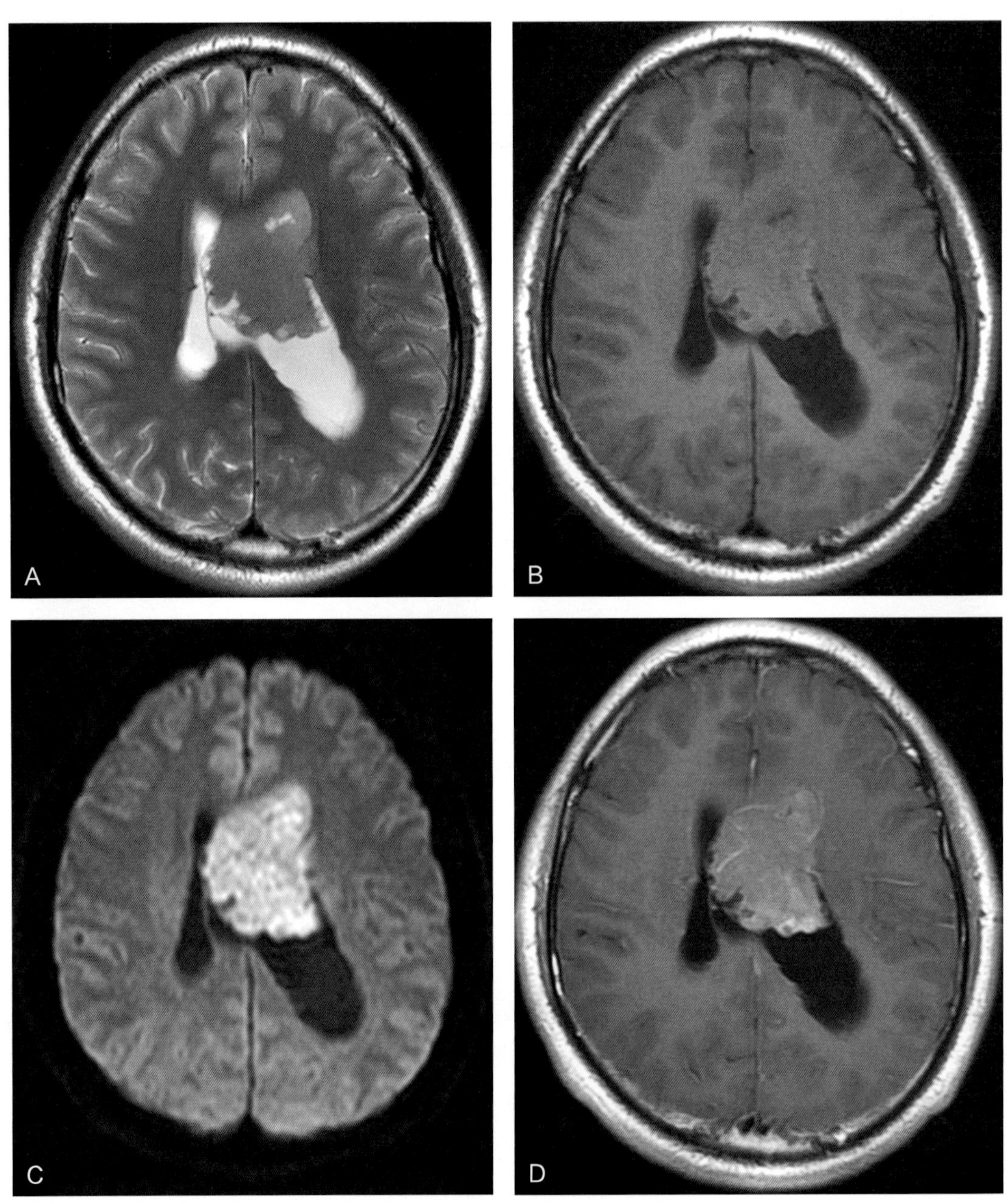

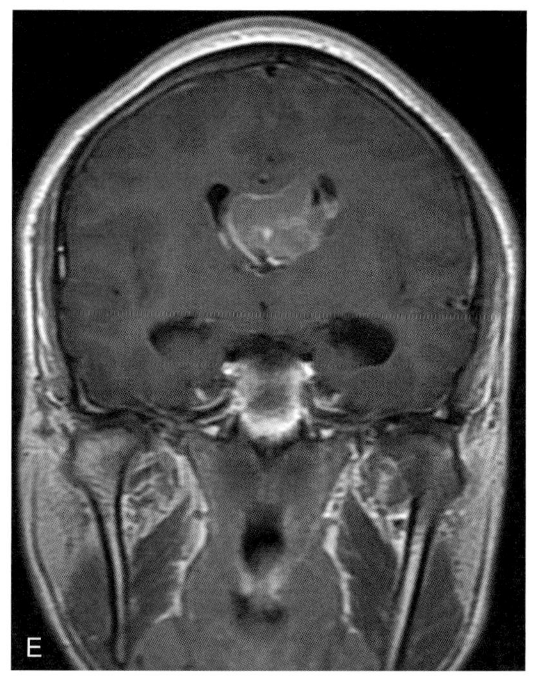

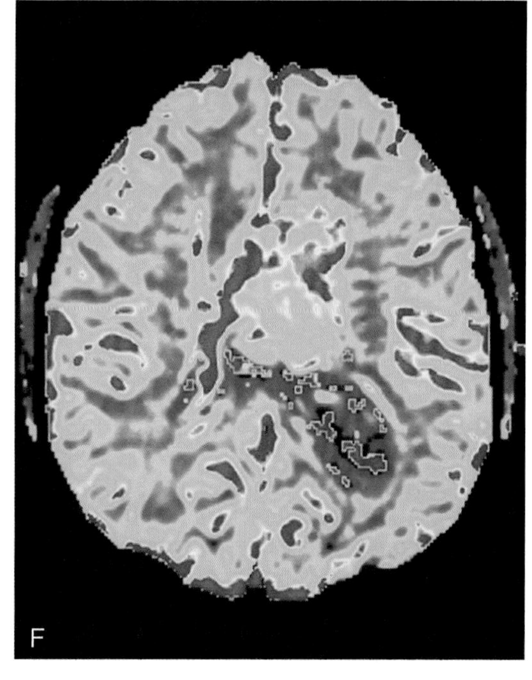

图 7-7-15 中枢神经细胞瘤 MRI 表现

A. T_2WI 示左侧侧脑室内肿块附着于透明隔区，呈稍高信号，内散在小囊变；B. T_1WI 显示病变呈等、稍低信号；C. DWI 示病变实性部分呈高信号；D. 增强后肿瘤呈轻度不均匀强化；E. 冠状位增强可见肿瘤内迂曲粗大血管影；F. CBV 图显示肿瘤呈明显高灌注

位于大脑半球的肿瘤常体积较大，临床表现为头痛、癫痫、呕吐等，位于鞍区的常表现为视力损害、内分泌改变等。高颅压是最常见的表现。相比 CNC，EVN 的临床、病理表现更为多变，临床过程和生物学行为也更为恶性。

EVN 与 CNC 在组织形态学上相似，光镜下瘤细胞均由大小一致的圆形细胞构成，胞质透明，细胞核周有空晕，瘤细胞可呈菊形团状排列，内可见类似神经毡的神经纤维无核区，肿瘤内可见微血管增生及钙化。电镜下见大量的神经毡样结构、神经小管和突触结构。免疫组化肿瘤内 Syn 及 NeuN 大多表达阳性，而不表达 Olig2 和 IDH1，这有助于将颅内 EVN 与非 EVN 区别开来。肿瘤内增殖标记物 Ki-67 表达率高于 CNC，提示 EVN 具有更强的侵袭性和更高的复发率，预后相对较差。研究表明 Ki-67 阳性率低于 1% 时，肿瘤具有良性的生物学行为，高于 10% 者提示肿瘤易复发。

【影像检查方法】

CT 检查可显示肿瘤内钙化、出血成分。MRI 多方位成像的优势有利于更好地确定 EVN 的部位及肿瘤累及范围。

【影像表现】

EVN 发生在脑室系统以外，以大脑半球（额叶最常见，其次为顶叶）多见，颅内还可发生于鞍区、丘脑、小脑、脑干、松果体等部位，在颅外多发生于脊髓，也有文献报道肿瘤位于盆腔和肾上腺。

大脑半球的 EVN 根据其部位又可细分为皮层型、皮层下型、深部白质 + 皮层型，皮层型和皮层下型的肿瘤一般较小，深部白质 + 皮层型巨大，出血较多见。神经节样分化的 EVN 具有囊变的倾向，EVN 的囊变率约为 50%。根据肿瘤的成分可将 EVN 分为 3 种类型：实质性、囊性和囊实性。多数 EVN 边界清晰，瘤周可伴或不伴有水肿，但 EVN 引起周围组织水肿多为轻中度，反映了其生长缓慢、侵袭性较弱的病理学特点。EVN 很少出现出血和血管流空信号。肿瘤内可见钙化，钙化以散在点状多见，但也有报道肿瘤可部分甚至全瘤性钙化。CT 肿瘤实性成分可表现为低、等或者稍高密度，部分可见囊变、钙化、出血、瘤周水肿等。EVN 实性部分 T_1WI 常表现为等、低或混杂信号，T_2WI 常表现为混杂稍高信号，部分呈等信号。囊性部分呈 T_1 低 T_2 高信号。增强后肿瘤呈轻、中度或重度强化，均匀或不均匀，部分肿瘤呈环状强化或壁结节强化模式（图 7-7-16）。

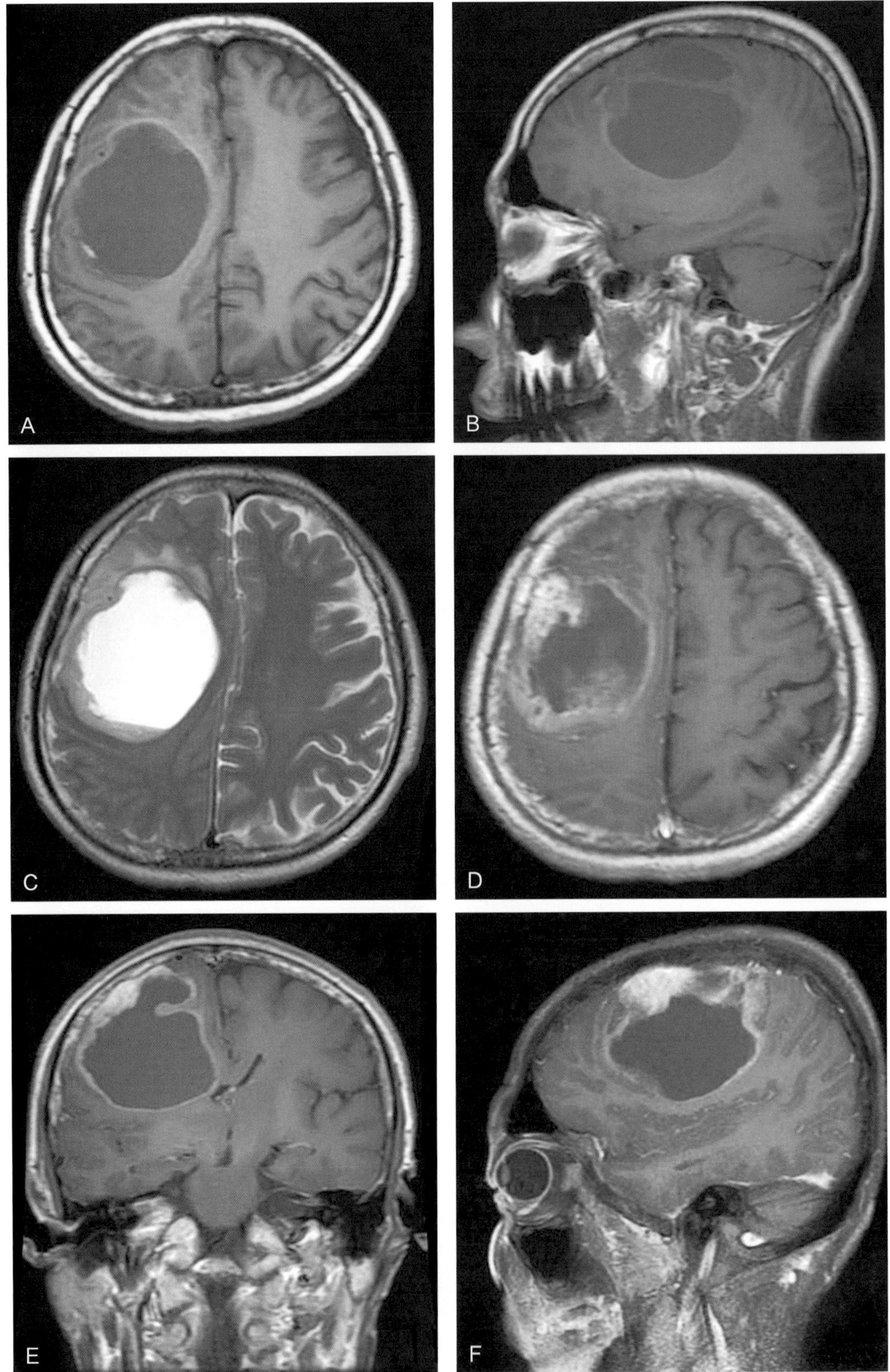

图 7-7-16 脑室外神经细胞瘤 MRI 表现

右额叶可见巨大囊实性肿块，肿块前方见片状水肿区，邻近脑实质及右侧侧脑室明显受压。A、B. T_1WI 上呈囊壁厚薄不均，呈等信号，局部可见短 T_1 信号，囊性部分呈低信号；C. T_2WI 上囊壁及实性部分呈等至稍高信号，囊性部分呈高信号；D~F. 增强 T_1WI，肿块囊壁及实性部分明显强化（病例图片由大连医科大学附属第一医院放射科苗延巍教授提供）

【诊断与鉴别诊断】

诊断要点：EVN 罕见，发病年龄较轻，好发于额叶。对于境界清楚、累及皮层或同时累及白质、具有囊变伴有轻度或无瘤周水肿的中青年人脑实质肿瘤，应考虑到 EVN 的可能，鉴别诊断如下：

1. **少突胶质细胞瘤** 好发于中年人，多起源于白质，影像上两者影像表现常重叠，鉴别诊断较困难。EVN 的边界一般较为清楚，而少突胶质细胞瘤的边界多不清晰。增强扫描多为轻微强化或者不强化。CT 显示 20%~90% 的肿瘤有钙化，多呈粗大的条状、团块状。

2. **弥漫性星形细胞瘤** 发病年龄多在 40~50 岁，肿瘤起源于深部白质，可有囊变，瘤周水肿和占位效应较轻，可轻度至中度强化。较少累及皮层灰质，边界一般不清，瘤内钙化不如 EVN 常见。

3. **毛细胞型星形细胞瘤** 儿童和青少年多发，小脑及鞍区多见，多表现为较大壁结节的囊实性肿块，增强后实性部分多明显强化，钙化少见，瘤周水肿不明显，主要从年龄及发病部位和 EVN 加以鉴别。

4. **节细胞胶质瘤** 好发于儿童和年轻人，常位于皮层和皮层下，海马旁回和颞枕外侧回多见。典型的影像特征包括皮层内囊肿、FLAIR 和 T_2WI 上皮层边界清楚的高信号区、瘤周水肿轻微或无水肿以及结节状强化。约半数病例不强化，钙化者占 1/3。

5. **胚发育不良性神经上皮肿瘤** 位于皮层的 EVN 可表现为境界清晰、信号均匀的不强化肿块，可类似胚发育不良性神经上皮肿瘤，后者常见于年轻人，位于皮层，边界清楚，其常见的影像特征包括瘤周无水肿，无占位效应，三角形分布，可见到分隔，一般不强化。有时可见钙化和皮层发育不良，颅骨可有压迫表现。

6. **血管母细胞瘤** 好发于中青年人，小脑多发，幕上少见，一般均为囊性肿块伴有壁结节，增强后壁结节明显均匀强化，典型呈大囊小结节，瘤周可见流空血管信号，实性成分强化程度要高于 EVN，流空血管影为该病的特征性表现。

7. **脑膜瘤** 当 EVN 位于大脑半球表浅位置，或者表现为脊髓的外生性肿瘤，且又呈现显著的均匀强化时，很难与脑膜瘤鉴别。此外，发生于颅底（鞍区）的 EVN 也需与脑膜瘤鉴别。脑膜瘤常可见到硬膜尾征和包绕邻近结构。

【影像学研究进展】

^{1}H-MRS 可有 Cho 峰升高，NAA 和 Cr 峰下降，Cho/Cr 升高，NAA/Cr 下降。此外，MRS 显示在 3.35ppm 出现 1 个未曾见于其他肿瘤的无名峰，可能与肌醇或甘氨酸有关。

（徐　凯）

十二、小脑脂肪神经细胞瘤

【概述】

小脑脂肪神经细胞瘤（cerebellar liponeurocytoma）是一种中枢神经系统罕见肿瘤，可能起源于外胚层。本病最早于 1978 年由 Bechtel 等描述为与中枢神经细胞瘤有共同的表现和预后，不同的是增生的神经细胞中存在脂肪样细胞。国内于 2004 年首先报道。小脑脂肪神经细胞瘤曾用名称较多，如脂肪瘤样髓母细胞瘤（lipomatous medulloblastoma）、脂肪样髓母细胞瘤（lipidizedmedulloblastoma）、神经脂肪瘤（neurolipoeytoma）、脂肪瘤样胶质神经细胞瘤（lipomatous glioneurocytoma）以及脂肪化的成熟小脑神经上皮肿瘤（lipidized mature neuroectodermal tumor of the cerebellum）。2000 年 WHO 第 3 版中枢神经系统肿瘤分类标准中，依据患者临床表现、肿瘤组织学特征、免疫组织化学表型、遗传和基因表达将其独立命名为小脑脂肪神经细胞瘤，归类于神经元及混合性神经元－神经胶质肿瘤。此类患者临床预后良好，但复发率较高，2016 年版 WHO 中枢神经系统肿瘤分类将其归为 WHO Ⅱ级。

目前国内外文献报道小脑脂肪神经细胞瘤仅 40 余例，好发于 40~60 岁，平均发病年龄为 49 岁，也有个案报道见于 4 岁儿童，男性稍多见，男女比例为 1.3∶1。

【临床与病理】

临床表现以小脑及脑干功能异常和颅高压症状为主，如眩晕、步态不稳、共济失调和头痛、恶心、呕吐及视物异常等，其中最常见的首发症状为头痛、头晕和步态不稳。如病灶位于幕上脑室则主要以头痛、头晕症状起病。

肿瘤在肉眼下呈灰白色或黄白色，质软，边界清楚，一般与周围组织黏连不紧密，血供较少。光镜下，小脑脂肪神经细胞瘤由两种形态的细胞构成，一种为均一形态的圆形或卵圆形神经元样细胞，排列紧密；另外一种细胞为成熟脂肪样细胞，大而圆形，空泡状，呈网格状排列，局部聚集，这些脂肪样细胞胞质中含有大的脂质空泡，细胞核被挤至细胞周边，从而使之具有脂肪细胞的外观。但是，这些脂肪样细胞含有神经分化特征以及神经细胞超微结构，这与脂肪细胞具有根本区别。神经元样细胞与脂肪样细胞有着相互过渡的现象，肿瘤内少见或罕见有丝分裂、坏死、血管增生。典型病理学特征为排列致密的神经元样细胞，其间可见分化良好的脂肪样细胞局灶聚集。免疫组化神经元样肿瘤细胞的神经元标志物，如Syn、NSE和MAP-2等表达为阳性，GFAP可为局部阳性，细胞增生指数（Ki-67）小于5%。

关于该肿瘤的组织学起源目前尚不十分清楚，依据肿瘤细胞神经元标志物阳性，推测其起源于神经外胚层。肿瘤组织中的脂肪细胞可能是由肿瘤细胞转化而来，电子显微镜观察，肿瘤细胞和体积大的无包膜的脂肪样细胞均具有神经元分化特征，均同时表达神经元标志物。因此脂肪样细胞是肿瘤细胞自身的脂质化，而非错构瘤之脂肪成分，亦非肿瘤性间叶成分的混合。

【影像检查方法】

主要检查方法为CT和MRI，CT可显示肿瘤内的脂肪成分，表现为显著低密度影。MRI、T_1WI和T_2WI均呈高信号，脂肪抑制序列病灶信号减低，有助于病变诊断。

【影像表现】

常见发病部位为小脑蚓部及半球，偶发于桥小脑角区，发生在幕上侧脑室的脂肪神经细胞瘤仅有数例个案报道。影像学表现与脂肪组织所占肿瘤实质成分的比例和分布有关。

1. CT　小脑半球边界清楚的软组织密度肿块，与周围脑实质密度相比，呈等或稍低密度，内部可见显著低密度区（脂肪样密度），一般无瘤周水肿。肿块有一定的占位效应，可推移、压迫第四脑室，导致脑脊液循环障碍，可见幕上脑室扩大。增强后肿瘤强化不均匀。

2. MRI　可较清楚地显示肿瘤的轮廓，T_1WI为等低信号，T_2WI肿瘤显示为中等程度的高信号，可呈混杂状；肿瘤内脂肪成分T_1WI、T_2WI均呈高信号，呈现为条状、斑纹状或匍匐条纹状，脂肪抑制序列信号减低，有助于诊断。增强后肿瘤不均匀轻度强化（图7-7-17）。

【诊断与鉴别诊断】

诊断要点：中老年患者，位于后颅窝小脑半球或小脑蚓部边界清楚的肿瘤，若其内部含有脂肪成分，应考虑到是小脑脂肪神经细胞瘤的可能。鉴别诊断如下：

1. 髓母细胞瘤　约70%发生于儿童和青少年，50岁以上罕见。多表现起源于小脑蚓部凸向四脑室内的实性占位，CT平扫呈稍高密度，MRI上信号多较均匀，T_1WI呈稍低信号，T_2WI多为稍

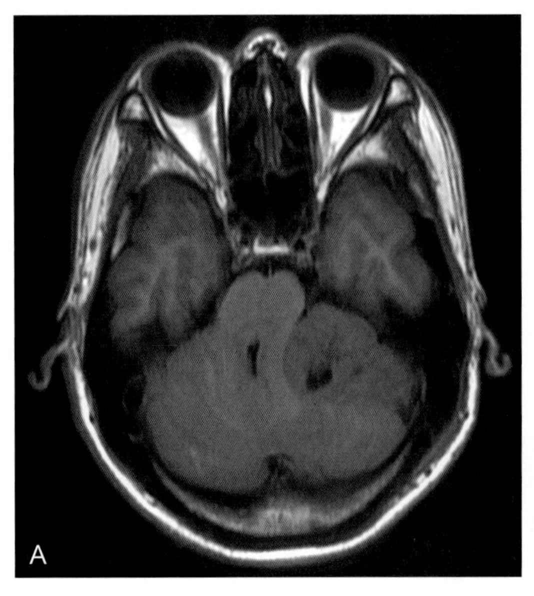

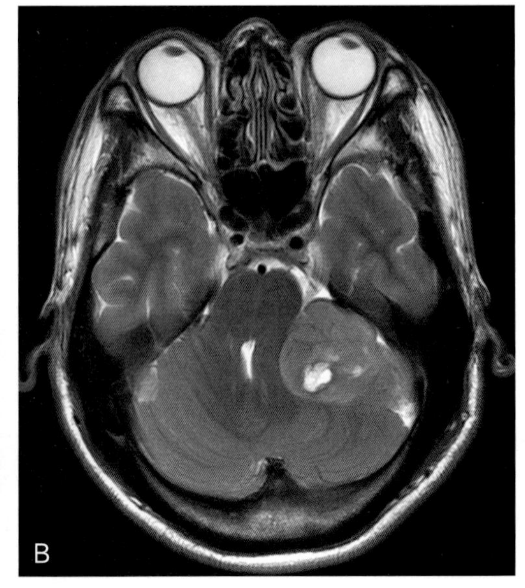

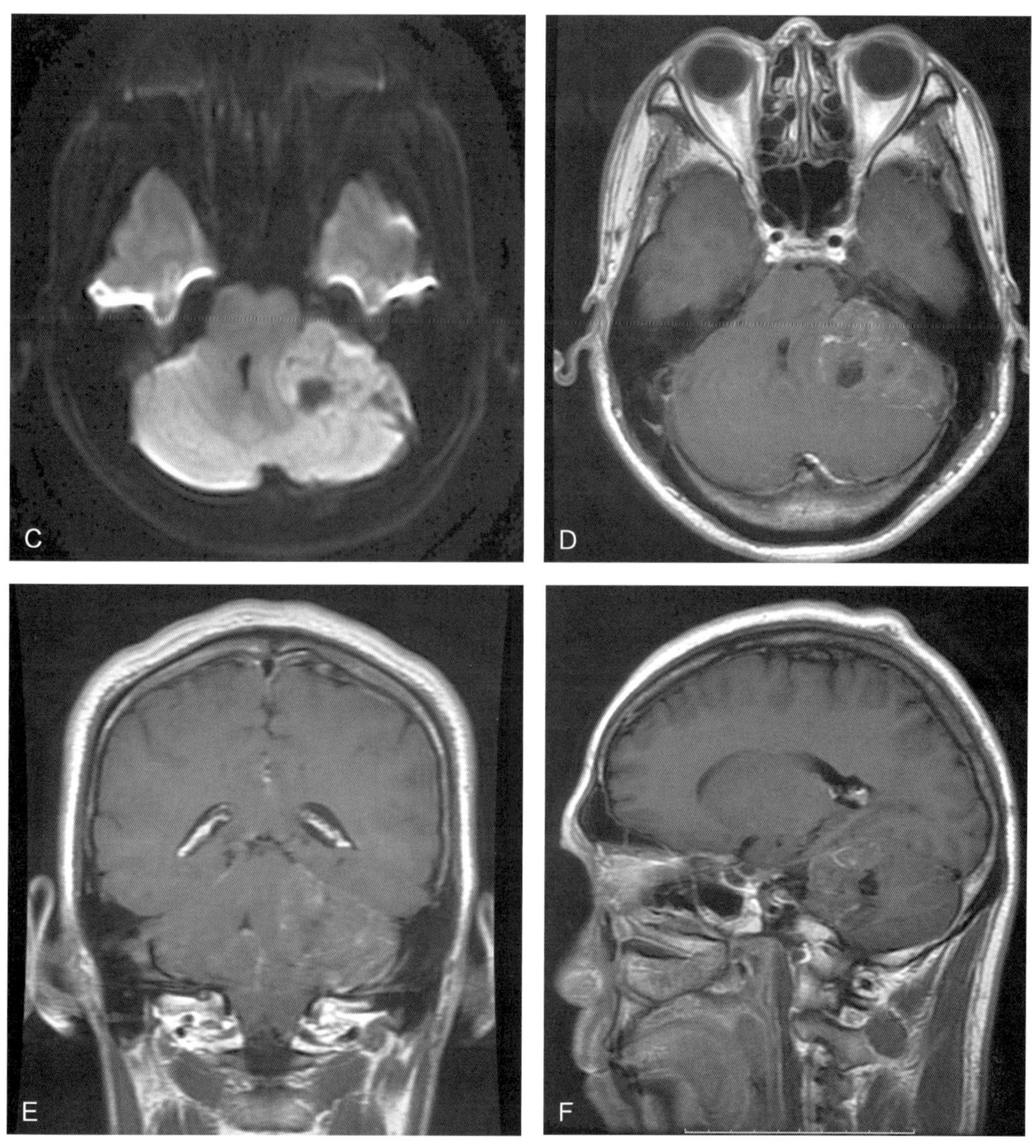

图 7-7-17 小脑脂肪神经细胞瘤 MRI 表现

男，36 岁。左侧桥小脑角区巨大软组织肿块，邻近小脑半球及脑干明显受压，四脑室变形，肿块其内见局限性囊变，肿块后部与小脑半球分界欠清。A. T_1WI 上肿块呈稍低信号；B. T_2WI 上呈稍高信号；C. DWI 呈高信号；D~F. 增强 T_1WI，肿块呈不均匀强化。术中所见：肿块与小脑周围血管、神经及脑干黏连紧密，未见明显硬脑膜起源；病理诊断：小脑脂肪神经细胞瘤（Ⅱ级）（病例图片由天津医科大学总医院医学影像科提供）

高信号，增强后多呈均质显著强化，其恶性程度高，预后不良，可发生脑脊液种植播散。

2. **室管膜瘤** 为四脑室内占位，儿童多见，肿瘤密度/信号混杂，坏死囊变多见，约半数有钙化，往往有四脑室内塑形表现，增强后呈轻度至显著不均匀强化。

3. **畸胎瘤** 多见于鞍上、桥小脑角区，成分混杂，常可见骨化。

4. **某些中枢神经系统肿瘤的不典型表现** 如含脂肪成分的胶质母细胞瘤、原始神经外胚层肿瘤等，此类肿瘤恶性程度高，往往有明显的占位效应和瘤周水肿，增强后呈中等至明显不均匀强化。

（徐 凯）

十三、副神经节瘤

【概述】

副神经节来源于神经嵴细胞，这些细胞在胚胎发育过程中，经迁移而分散在身体各处，如肾上腺、头、颈、纵隔、腹膜后等，聚集成副神经节。起源于副神经节细胞的肿瘤称为副神经节瘤（paraganglioma）。肾上腺髓质是一种特殊的副神经节，故一般将肾上腺髓质发生的肿瘤称为嗜铬细胞瘤，而发生在肾上腺外的副神经节瘤称为肾上腺外副神经节瘤。发生于肾上腺外的副神经节瘤约占6%，其中约90%发生于头颈部。肾上腺外副神经节瘤通常为良性，恶性少见，约占6.5%，局部复发率约为12%。

中枢神经系统副神经节瘤可分为原发性和继发性。继发性中枢神经系统副神经节瘤较多见，其主要是由颈静脉球瘤、鼓室球瘤延伸、侵犯至颅内所致，多位于桥小脑角区。颈静脉球瘤（glomus jugulare）是最多见的中枢神经系统副神经节瘤，多发生于中年患者，女性多于男性，左侧多见。其起源于颈静脉球部血管外膜及迷走神经耳支（Arnold神经）的副神经节，肿瘤局限于颈静脉孔，或向下呈侵袭性生长。鼓室球瘤（glomus tympanicum）指发生于鼓室内侧壁沿骨岬走行的下鼓室神经（Jacobson神经）的副神经节，主要位于鼓室内，若肿瘤较大，同时累及颈静脉孔区及鼓室者，称颈静脉鼓室球瘤（Jugulotympanic glomus tumor）。原发性中枢神经系统副神经节瘤罕见，可发生在马尾终丝区、鞍区、松果体区、前颅底、静脉窦、岩尖、小脑等，目前主要为个案报道，其中以马尾终丝区副神经节瘤多见。

【临床与病理】

颈静脉球瘤可引起患者脑神经受损、颅内压增高症状及小脑、锥体束征和癫痫等，少数病例还可出现高儿茶酚氨分泌综合征。鼓室球瘤患者常有搏动性耳鸣，外耳道检查早期可见鼓膜呈蓝色或暗红色，肿瘤可有搏动，耳部听诊可闻及杂音，压迫患侧颈动脉时杂音消失、耳道内肿块色变淡。马尾终丝区副神经节瘤患者临床多因肿瘤压迫而出现疼痛、麻木、无力或大小便障碍等症状。

副神经节瘤呈实性，部分或全部由包膜包绕。切面红褐色，均质，血管丰富，可有局灶性纤维化。光镜下观察肿瘤主要由巢状和分叶状排列的较苍白的主细胞和围绕其周围的扁平状支持细胞组成。免疫组化特异性蛋白染色对诊断起决定性作用，瘤细胞中NSE、Syn、神经及神经内CgA均呈强阳性，其中以NSE和CgA的价值较大，有1项阳性即可确诊，两者又以CgA价值最大。组织学上难以判断肿瘤的良恶性，需根据是否发生淋巴结转移和远处转移来判断。

【影像检查方法】

CT检查的优点是密度分辨率高，还可显示肿瘤邻近骨质结构破坏的范围和程度，可做为术前手术入路的依据，薄层图像及三维重建对于显示肿瘤的位置、形态、大小及其与周围血管、脏器的毗邻关系更有优势。但是CT检查对中枢神经系统副神经节瘤的发现不及MRI敏感。MRI软组织分辨率高，可多方位、多角度成像，能够发现较小的病灶，在病灶定位方面优于CT，有助于明确肿瘤的侵及范围及邻近血管情况，尤其对椎管内副神经节瘤的显示具有独特优势。DSA对本病的诊断有重要价值，能确定肿瘤的供血动脉并可进行术前栓塞。

【影像表现】

1. 颈静脉球瘤

（1）X线：可见以颈静脉孔为中心的不规则骨质破坏。

（2）CT：平扫显示颈静脉孔区等密度或略高密度占位。病灶向前可侵入颞骨岩部、颈动脉管、中耳，向上可侵入桥小脑角、中颅窝，向外延及外耳道，向下突入颅外咽旁间隙等。增强扫描，病灶呈均一强化（图7-7-18）。

（3）MRI：平扫T_1WI病灶为等信号，T_2WI病灶较脑组织信号高。增强后病灶明显强化。较大的肿瘤由于富于血供，在T_1WI、T_2WI上均可见点状或线状流空信号，称为“胡椒盐征”（salt and pepper sign），增强后肿瘤明显强化，可出现显著“黑白相间现象”（图7-7-19）。MRI可以清晰显示病灶与颅内脑组织、脑神经、静脉窦以及颅内、外段的颈内动脉和颈内静脉的相邻关系。MRA可显示病灶血供来源，MRV除了显示大型肿瘤的静脉回流外，更有助于判断病灶与乙状窦、颈静脉球和颈内静脉的关系。

（4）DSA：多应用于病灶较大或术前介入肿瘤血管栓塞的患者，能清晰显示肿瘤的血供以及相邻颈内动脉、静脉窦和颈内静脉的受累程度。血管造影动脉期可见多支异常的病理性血管包绕病灶，供血动脉可来源于颈外动脉系统，如咽升动脉（下鼓室支、脑膜支）、颌内动脉（前鼓室支、

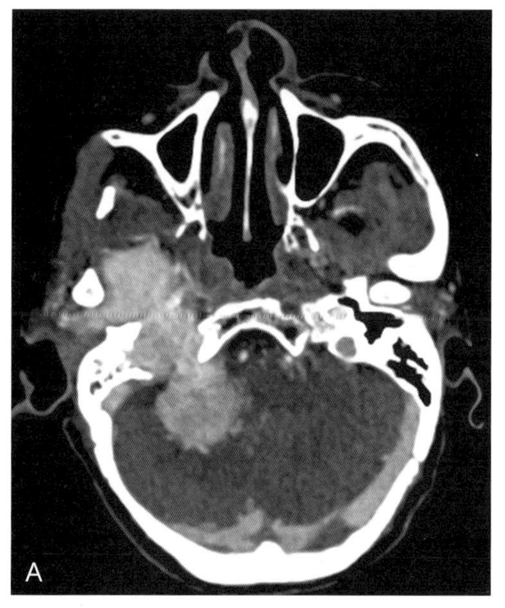

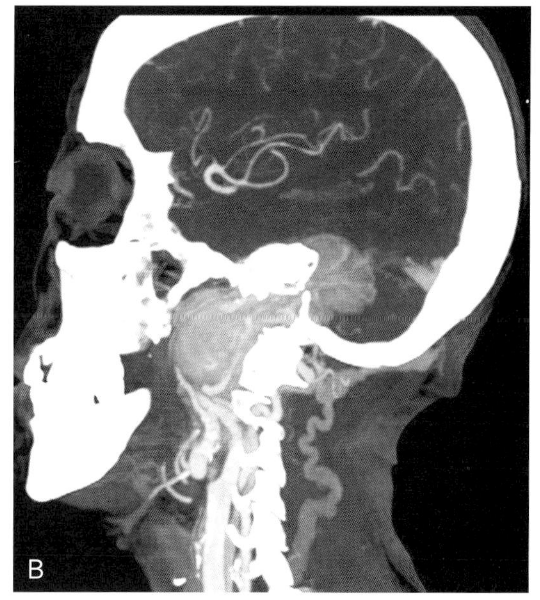

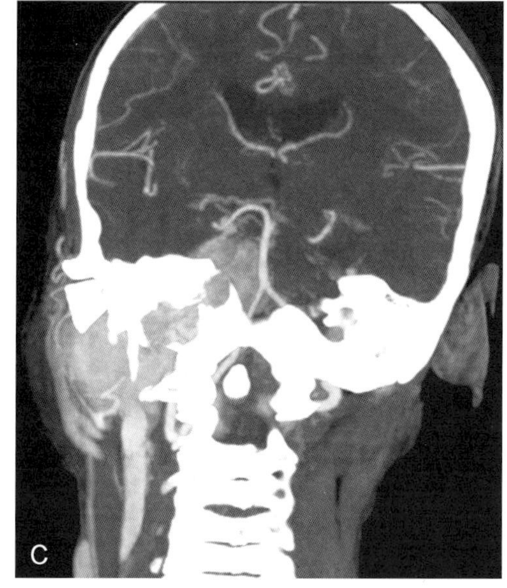

图 7-7-18 颈静脉球瘤 CT 增强表现

A. CT 增强示以右侧颈静脉孔区为中心的不规则团块状异常强化影，向颅内延伸至右侧桥小脑角区，肿块呈明显均匀强化；B、C. 矢状位和冠状位 CT 重建显示病变呈哑铃状向颅内、外延伸，与右侧颈部血管关系密切

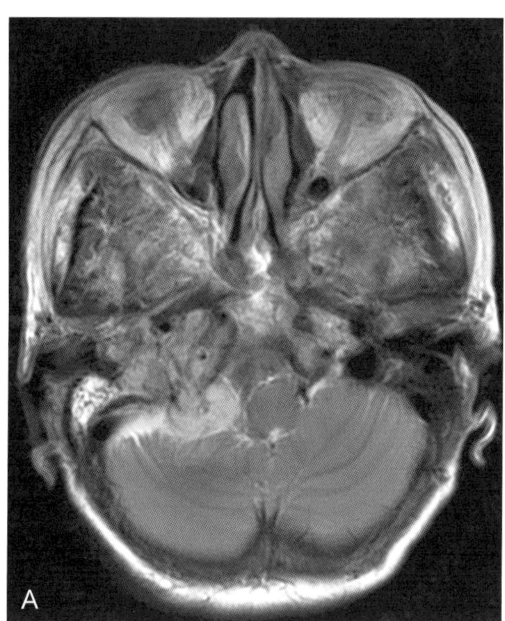

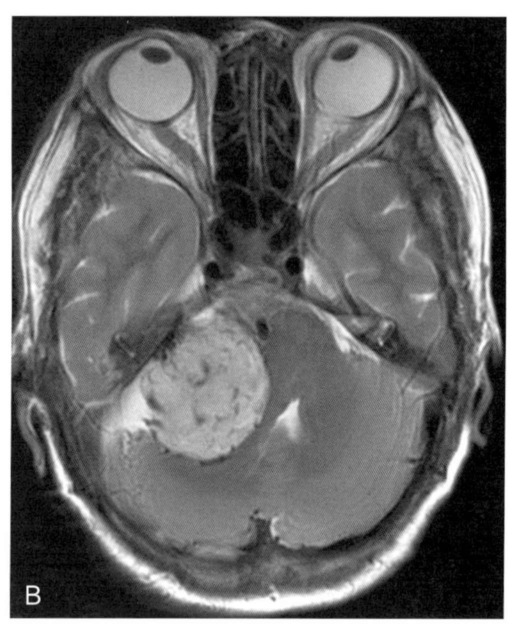

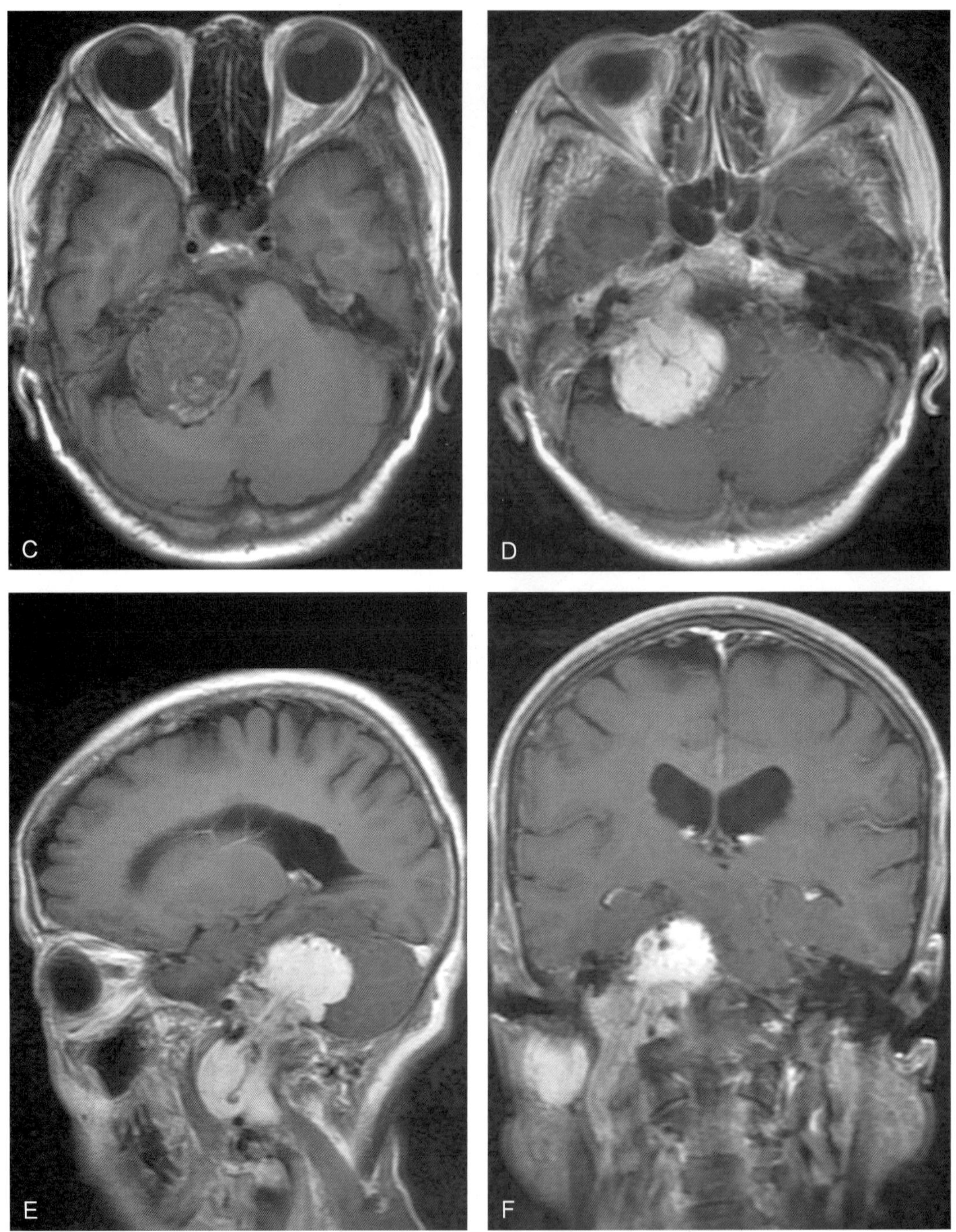

图 7-7-19 颈静脉球瘤 MR 表现

A、B. T_2WI 示以右侧颈静脉孔区为中心向颅内外延伸的不规则肿块影，呈不均匀高信号，其内夹杂点样、条状流空血管影，表现为“胡椒盐征”；C. T_1WI 示肿块呈不均匀低信号，其内夹杂斑点状高信号；D. 增强后肿块呈明显强化，其内可见条状、点状低信号影，呈现“黑白相间现象”；E、F. 矢状位和冠状位增强显示肿块以右侧颈静脉孔为中心呈哑铃状向颅内、外延伸

脑膜中动脉)、枕动脉或耳后动脉等。亦可源于颈内动脉系统，如颈内动脉的岩骨段、海绵窦段和椎动脉系统颅外支（脑膜支）等（图 7-7-20）。

2. 马尾终丝区副神经节瘤 主要位于脊髓外硬膜下终丝部位和马尾区，多为边界清楚的类圆形或长条形肿块，沿着椎管上下方向生长，较大的肿瘤可以引起椎管骨质膨胀性改变。CT 平扫呈等密度，T_1WI 类似脊髓信号，T_2WI 呈等或稍高信号，肿瘤血供丰富，呈显著均质强化，可见含铁血黄素沉积及液 - 液平面，肿瘤附近见粗大血管

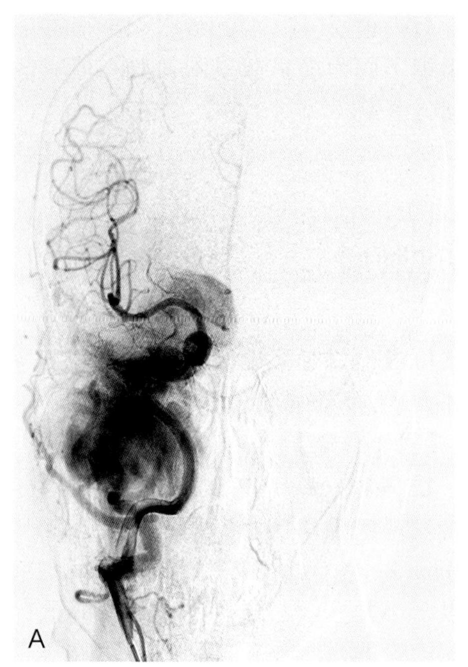

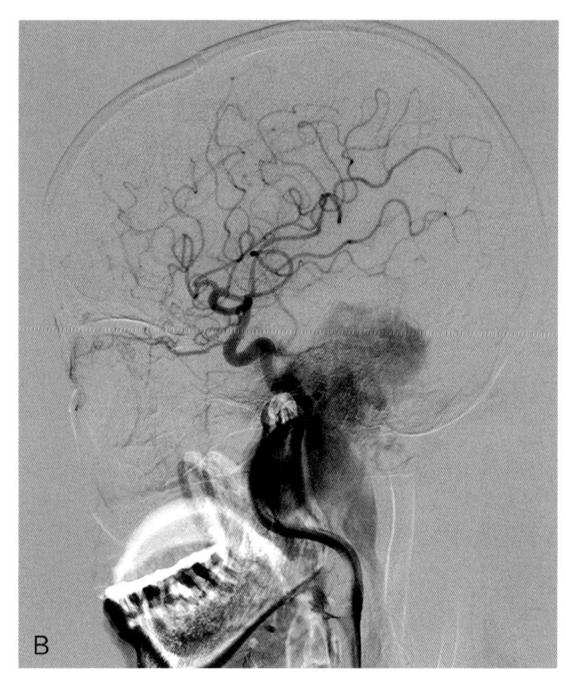

颈图 7-7-20 静脉球瘤 DSA 造影

A、B. 冠状位及矢状位右侧颈动脉 DSA 造影可见肿瘤染色明显，血供丰富

影为其特征。脊髓椎管内造影术可显示椎管内硬膜下光滑的圆形或新月形不规则充盈缺损，即肿瘤病灶。有时还可见蜿蜒扭曲的线样充盈缺损自上向下延伸至病灶，此为肿瘤血管。脊髓血管造影术可发现肿瘤有丰富的血供。

【诊断与鉴别诊断】

中枢神经系统副神经节瘤有其各自好发部位，CT 表现为边界清楚的实性软组织肿块。T_1WI 低至中等信号，T_2WI 中等至高信号，较大肿瘤内可见流空血管影，使肿瘤呈现“胡椒盐征”，增强后明显强化。DSA 检查肿瘤血供丰富，能够清楚显示肿瘤部位和血供特点。鉴别诊断如下：

1. 颈静脉球瘤应与颈静脉孔区神经鞘瘤、脑膜瘤、胆脂瘤等鉴别，还应与颈静脉孔变异如颈静脉窝高位和两侧颈静脉孔不等大相鉴别。

（1）神经鞘瘤：多位于颈静脉孔的内前方（神经部)，颈静脉孔的扩大以内前扩大明显，颈静脉球瘤以后外侧部扩大明显，神经鞘瘤血供较差、一般易发生囊变，肿块强化不及颈静脉球瘤。

（2）脑膜瘤：可发生钙化，增强明显，常伴有脑膜尾征、反应性骨增生，颈静脉孔一般不扩大。

（3）原发性胆脂瘤和继发性胆脂瘤：肿物在 CT 增强扫描及 MR 增强扫描中均无增强表现，周围骨质有硬化缘，可以与颈静脉球瘤鉴别。

（4）颈静脉孔变异：CT 上表现为一侧颈静脉孔异常大，轮廓光滑，如有临床症状应进一步做 MRI 检查，MRI 表现为流空的颈静脉，无实性肿块。

2. 鼓室球瘤应与胆脂瘤、胆固醇肉芽肿、中耳炎等鉴别，后者有长期流脓，鼓膜穿孔病史。前者一般鼓膜完整，没有耳流脓史，临床检查可见鼓膜膨隆，呈蓝紫色，鼓室内积血等，结合临床可帮助鉴别。MRI 可区分肿瘤与炎症、胆脂瘤，鼓室球瘤呈结节状，强化明显，炎症仅有黏膜的强化，胆脂瘤不强化。

3. 马尾终丝区副神经节瘤应与以下肿瘤相鉴别：神经鞘瘤、室管膜瘤、皮样囊肿、表皮样囊肿、畸胎瘤、脊髓实质性血管母细胞瘤等。

（1）神经鞘瘤：常以疼痛起病，呈圆形或类圆形，T_1WI 呈低信号，T_2WI 呈中高信号，T_1WI 增强一般为均匀强化，伴有囊变时强化可不均匀。

（2）室管膜瘤：一般与终丝关系密切，T_1WI 呈低或等信号，T_2WI 呈相对高信号。

（3）皮样囊肿、畸胎瘤：因其内部结构表现较多，故 MRI 表现亦较为多样化，它们均可呈混杂信号，肿瘤内含有脂肪或钙化成分，增强扫描后肿瘤强化不明显。

（4）脊髓实质性血管母细胞瘤：虽也可因血管流空效应在增强序列中明显强化，也可以出现“胡椒盐征”，病变的实性成分越大，出现的概率越高，但此类肿瘤常造成脊髓的继发性病变，MRI

平扫时常可发现脊髓中央管扩张和病变上下两端脊髓实质的水肿。

【影像学研究进展】

文献报道副神经节瘤 DWI 检查呈高或稍高信号，ADC 值为（0.74~1.06）×10^{-3} mm^2/s，反映肿瘤组织不同程度扩散受限，ADC 值减低区代表肿瘤细胞密集区。

（徐 凯）

第八节 松果体区肿瘤

一、松果体细胞瘤

【概述】

松果体细胞瘤（pineocytoma，PC）发生于松果体区，起源于松果体实质细胞，是一种少见、生长缓慢的肿瘤，易压迫邻近结构（如中脑导水管、脑干、小脑），常突入第三脑室。2000 年 WHO 分型将 PC 定为Ⅱ级，鉴于 PC 由成熟的肿瘤性松果体细胞构成，2016 年版中枢神经系统分类为Ⅰ级肿瘤。

松果体细胞瘤在全部脑肿瘤中的发生率低于 1%，占松果体实质肿瘤的 14%~30%，大多发生于 30~60 岁成人，无性别差异。肿瘤直径一般小于 3cm，5 年生存率为 86%~100%。肿瘤全切可以有效治疗此类肿瘤，很少出现脑脊液播散及术后复发征象。

【临床与病理】

PC 临床表现主要以中脑导水管受阻所引起的头痛、呕吐等颅高压表现为主，部分患者会出现神经—眼科功能障碍，如 Parinaud 综合征，还可出现下丘脑相关的内分泌异常、精神状态改变等。少数病例可出现肿瘤内出血，即松果体卒中。

大体病理，肿瘤境界清晰，呈灰褐色，切面均匀或颗粒状，病灶内部可见囊变或灶状出血。镜下肿瘤细胞大小一致，小至中等大小，核呈圆形或椭圆形，核仁小或不明显，分化成熟，细胞质均匀淡嗜伊红染色。松果体细胞瘤性菊形团是此类肿瘤的重要组织学特征。肿瘤菊形团中心与瘤细胞内均可出现 Syn 和 NSE 的强阳性表达，而 GFAP 未见表达或仅呈灶性表达，提示灶性区域肿瘤细胞具有一定胶质细胞分化的趋势。

【影像检查方法】

常规 X 线在判断松果体区钙化、颅骨改变方面有一定价值，但随着 CT 及 MRI 检查的普及，X 线检查已不作为首选或常规检查。CT 薄层扫描及 MRI 成像可以更好地显示病变，尤其是矢状位、冠状位成像对于松果体区病灶位置及与周围结构毗邻关系的判断能够提供很好的帮助。

【影像表现】

1. X 线　约 50% 的正常成年人颅骨 X 线平片可发现松果体钙化，呈斑块或点状，一般范围在 5mm 以内。如松果体钙化范围大于 1cm，或 6 岁以下小儿显示松果体钙化，均提示有松果体区肿瘤的可能。此外，若肿瘤阻塞脑室通路，可出现颅内压增高的征象，X 线片可见鞍背骨质稀疏、萎缩，颅板指压迹增多，小儿尚可出现颅缝分离征象。

2. CT　平扫表现为松果体区等或稍高密度肿块，通常小于 3cm，边界清晰，肿瘤周围无明显水肿。增强后肿块实性部分多呈轻中度强化，少数呈显著强化。由于肿瘤起源于松果体实质细胞，肿瘤生长可破坏松果体结构，将正常的松果体钙化“推向”周边，形成边缘钙化的影像表现。此外病灶内部可见囊变，可伴有脑积水存在，但肿瘤内出血少见。

3. MRI　肿瘤多为圆形或类圆形、境界清晰。T_1WI 呈等或低信号，T_2WI 呈等信号或稍高信号，增强扫描肿瘤多为轻中度强化，病灶周围水肿不明显（图 7-8-1）。肿瘤内部可出现囊变，出血、坏死较少见。

【诊断与鉴别诊断】

PC 好发于成年人，性别差异不大，临床表现以颅高压症状为主。CT 表现为等或稍高密度肿块，MRI 平扫 T_1WI 呈等或低信号，T_2WI 呈等信号或稍高信号，增强扫描肿瘤多为轻中度强化，瘤周水肿少见。此肿瘤钙化多见，出血不常见。PC 的最终诊断需要依靠病理及免疫组化检查。影像学主要作用为发现病变、明确病变大小与范围、明确肿瘤血供情况等。

松果体区肿瘤鉴别在影像学上具有一定的困难，遇到此区域肿瘤首先应明确患者年龄。其中生殖细胞瘤、畸胎瘤、松果体母细胞瘤均以儿童

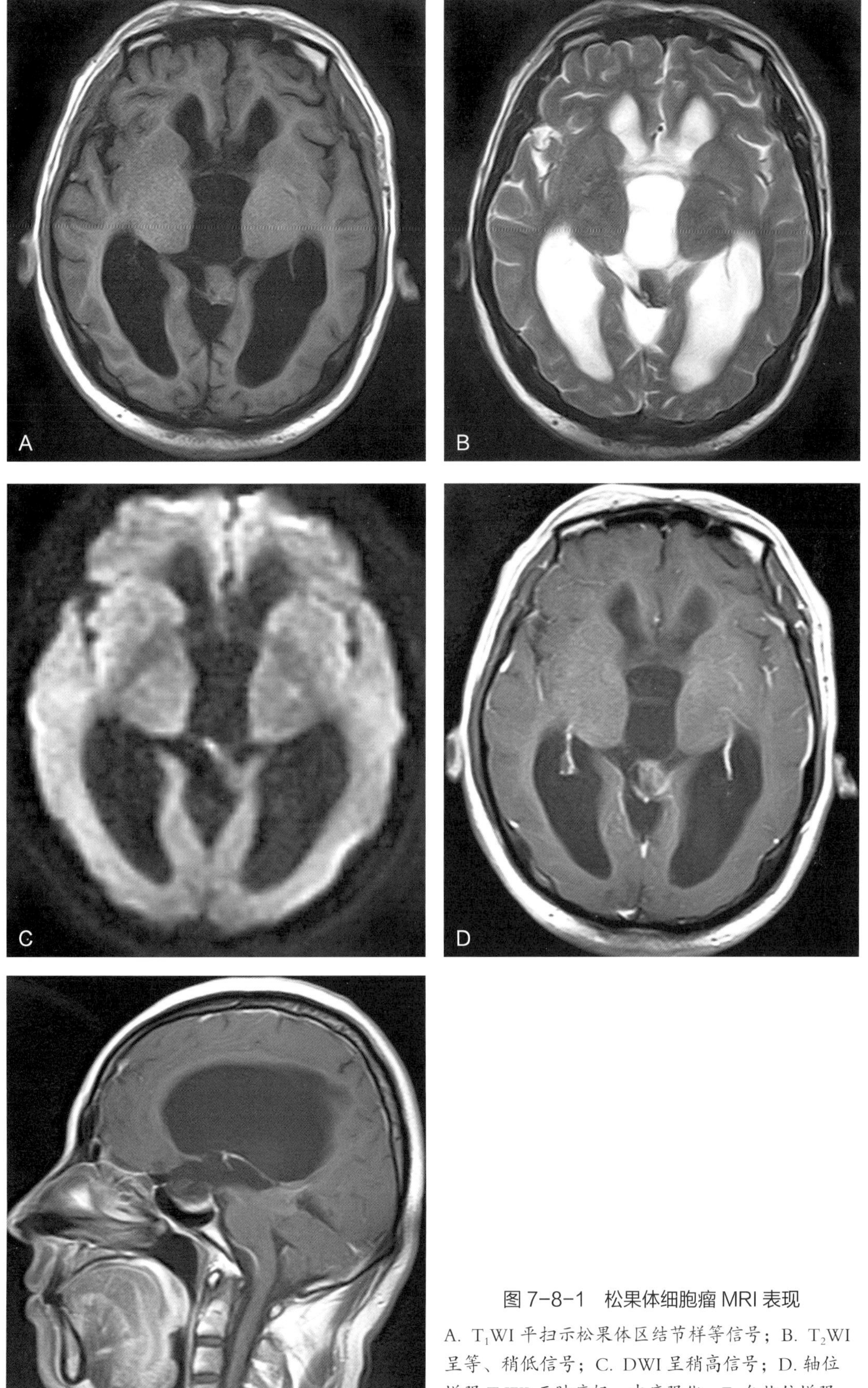

图 7-8-1 松果体细胞瘤 MRI 表现

A. T_1WI 平扫示松果体区结节样等信号；B. T_2WI 呈等、稍低信号；C. DWI 呈稍高信号；D. 轴位增强 T_1WI 示肿瘤轻、中度强化；E. 矢状位增强 T_1WI 示肿瘤强化并幕上脑室积水或青少年多见。故成年人，尤其中老年人发病要考虑PC的可能性。

1. 生殖细胞瘤 是松果体区最常见的肿瘤，好发于青少年男性，CT呈均匀等或稍高密度影，病灶中心出现粗大钙化是其特征性表现。MRI平扫T_1WI呈等低信号，T_2WI呈等高信号，增强后呈均匀显著强化，肿瘤边界欠清，常浸润邻近组织，并可出现脑脊液种植转移。

2. 畸胎瘤 此肿瘤好发于儿童，特征性的影像学表现为CT检查可见脂肪及钙化成分，MRI平扫信号复杂、不均，增强扫描呈不均匀强化或无强化。

3. 松果体母细胞瘤 儿童多见，肿瘤多呈分叶状，体积较大。肿瘤内部坏死、囊变、出血多见，早期即可出现脑脊液播散，恶性程度高。

4. 松果体区脑膜瘤或孤立性纤维瘤 多与脑膜关系密切，明显均匀强化。

5. 转移瘤 常多发，且密切结合病史及寻找原发灶，则不难鉴别。

【影像学研究进展】

2014年Takahide等对12例松果体实质肿瘤及11例生殖细胞瘤的研究表明，CT值、ADC值及SUV值的定量指标在两类肿瘤中的差异性均不显著，而年龄、性别及肿瘤钙化的形态有利于两类肿瘤的鉴别。PC和生殖细胞瘤的平均发病年龄分别为53.7±11.4岁、19.1±8.1岁。PC的钙化以肿瘤边缘钙化为特征表现，而生殖细胞瘤的钙化常发生于肿瘤内部中心区域，呈“吞噬样”钙化。

（徐　凯）

二、中等分化的松果体实质肿瘤

【概述】

中等分化的松果体实质肿瘤（pineal parenchymal tumor of intermediate differentiation，PPTID）是一种少见的中枢神经系统肿瘤，发病原因尚不明确，组织学特征介于松果体细胞瘤和松果体母细胞瘤之间，或者具有松果体细胞瘤和松果体母细胞瘤混合区域的肿瘤。WHO分类为Ⅱ~Ⅲ级。

1993年Schild等最早提出了PPTID的概念，2000年WHO分类启用“中等分化松果体实质肿瘤”这一肿瘤分类，来代替原有的“松果体细胞和松果体母细胞混合瘤”“恶性松果体细胞瘤”等命名方式。此病占松果体实质肿瘤的20%~62%，可累计各个年龄段，以青年人发病率最高，女性略多于男性。5年生存率为39%~74%。

【临床与病理】

PPTID的临床表现与松果体细胞瘤相似，患者可出现头痛、呕吐、复视等颅高压症状。大体病理肿瘤多呈类圆形，质软，坏死少见，无包膜，具有一定的侵袭性。镜下肿瘤含有松果体细胞及松果体母细胞两种成分。当表现为前者时，镜下可见松果体细胞瘤“菊形团”征，核分裂少见；后者则核分裂象较多，可见Homer-Wright菊形团，并可见肿瘤性坏死。有学者利用有丝分裂计数来区分Ⅱ级和Ⅲ级肿瘤，但目前尚未达成共识。肿瘤细胞Syn和NF均为弥漫阳性表达，Ki-67阳性表达率在分化程度不同的区域其表达亦不同。有报道分化较差的区域可存在20%的阳性表达率，而在分化较好的区域仅为2%的表达。

【影像检查方法】

头颅X线平片仅对评价肿瘤内钙化有一定作用，但价值有限，不作为常规检查。目前常采用颅脑CT平扫、MRI平扫及增强序列，DWI、MRS及PWI等功能MRI成像有助于诊断。CT平扫有利于评价肿瘤内部有无钙化、出血。MRI常规序列应包括轴位、矢状位，根据轴位病变大小，可适当调整矢状位扫描的层厚、层间距及扫描范围。对于较小的肿瘤可采用2~3mm层厚，<0.3mm层间距扫描。

【影像表现】

1. CT 肿瘤大小一般为2.5~4cm，呈类圆形或不规则形等密度或等低混杂密度影，多无包膜，较正常组织分界欠清晰。病灶内部囊变、坏死、出血等征象较松果体母细胞瘤少见。增强扫描病灶多呈不均匀强化，可见肿瘤沿脑脊液播散。

2. MRI 肿瘤于T_1WI呈不均匀低信号，T_2WI呈不均匀高信号，肿瘤多为类圆形或不规则形，境界欠清晰。内部可见囊变、坏死及出血等。增强扫描多呈显著不均匀强化（图7-8-2）。MRS可见肿瘤区域Cho峰增高，NAA峰减低，并可见乳酸峰。

【诊断与鉴别诊断】

由于PPTID的影像学表现缺乏特异性，最终诊断需要依靠病理及免疫组化检查。MRS虽然能够为诊断此病提供一定帮助，但在与松果体区其他类型肿瘤的鉴别中特异性不高。

鉴别诊断主要包括生殖细胞瘤、松果体细胞瘤和松果体母细胞瘤。

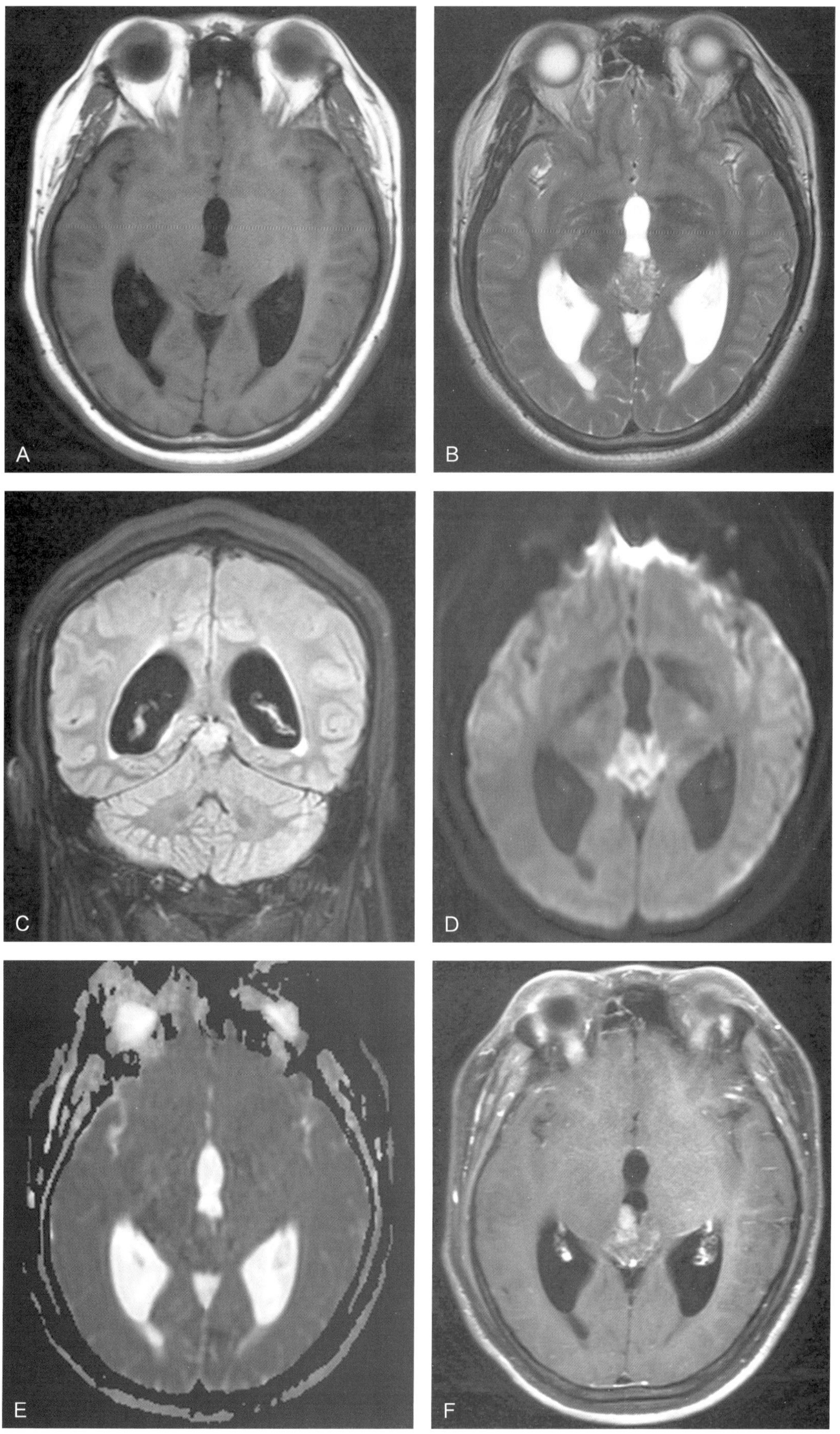
A
B
C
D
E
F

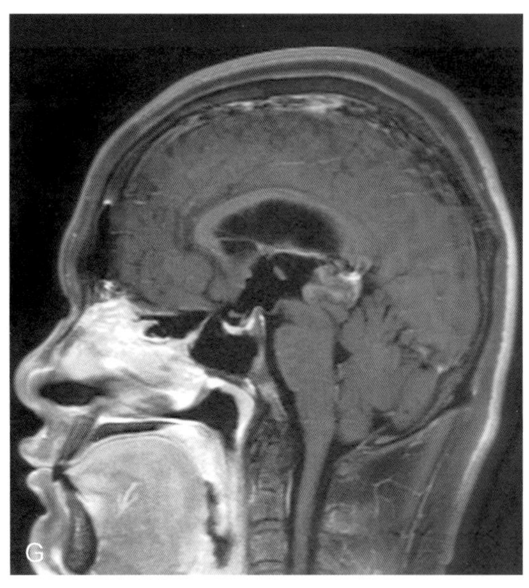

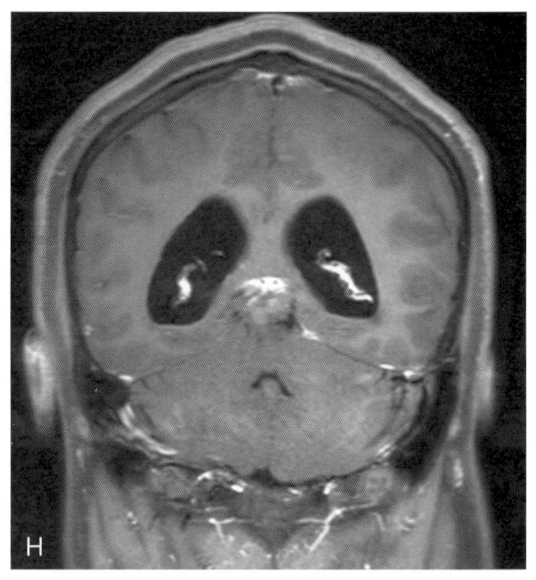

图 7-8-2 中等分化的松果体实质肿瘤 MRI 表现

男，33 岁，间断性头痛伴视物模糊半个月。癌胚抗原、甲胎蛋白、CA19-9 测定均正常。MRI 示松果体区类圆形结节影，邻近脑质受压。A. T_1WI 上呈等信号；B. T_2WI 上呈稍高信号；C. T_2-FLAIR 上呈稍高信号；D. DWI 上呈不均匀高信号；E. ADC 图上稍低信号；F~H. 增强 T_1WI，松果体结节呈明显不均匀强化。病理诊断：（松果体区）中等分化的松果体实质肿瘤，WHO Ⅱ~Ⅲ级（病例图片由中国人民解放军总医院第一医学中心放射诊断科马林教授提供）

1. PPTID 与生殖细胞瘤的影像学鉴别主要包括两点：第一，前者钙化位于肿瘤中心区域，呈中心包埋样钙化，而后者钙化多位于肿瘤边缘；第二，前者肿瘤强化多不均质，后者多为均匀明显强化。

2. PPTID 由于其生物学特征介于松果体细胞瘤和松果体母细胞瘤之间，故其影像学表现与后两者较难鉴别。因此，对于发生于青年人的松果体区肿瘤，若其影像学表现介于松果体细胞瘤及松果体母细胞瘤之间，则可将 PPTID 作为重要的鉴别诊断。

（徐 凯）

三、松果体母细胞瘤

【概述】

松果体母细胞瘤（pineoblastoma，PB）是松果体高度恶性的原始胚胎性肿瘤，WHO Ⅳ级。PB 占松果体实质肿瘤的 24%~50%。任何年龄段均可发病，多见于儿童，但发生于成人的 PB 其预后要优于儿童 PB。此肿瘤性别差异不明显。

【临床与病理】

PB 的临床表现与松果体区其他肿瘤相似，症状可因肿瘤大小及侵犯程度不同而各异，主要以颅内高压相关症状为主。肿瘤质脆，无包膜，可侵犯肿瘤周围脑组织，也可通过脑脊液播散。镜下肿瘤组织包含未分化、不成熟的松果体细胞，肿瘤细胞体积小，细胞核浓染，胞质少，为圆形或不规则型，细胞排列紧密，核分裂象常见，无松果体细胞瘤菊形团结构，可见 Homer-Wright 菊形团和 Flexner-Wintersteiner 菊形团。PB 肿瘤细胞对 Syn、NSE 有阳性反应，GFAP、碱性晶体蛋白偶可见阳性反应。

【影像检查方法】

以 MRI 平扫及增强检查为主，DWI 及 ADC 值可为诊断提供帮助。若肿瘤内部 T_1WI 出现高信号，可加做脂肪抑脂序列，除外瘤卒中或瘤内脂肪变的存在。MRI 检查除发现松果体病变之外应尽量早期行脊髓 MRI 增强检查，除外肿瘤的脑脊液播撒。CT 平扫可判断肿瘤内是否存在钙化，与松果体细胞瘤鉴别。

【影像表现】

1. CT 肿瘤多呈分叶状，体积较大，与邻近脑组织分界不清，内可见坏死、囊变、出血等表现。CT 呈等或低密度，增强后一般呈明显不均匀强化。肿瘤可见钙化，但钙化远较松果体细胞瘤少。

2. MRI 肿瘤境界不清，呈深分叶状。MR 信号多变，可为等、长 T_1 信号或混杂信号，等或长 T_2 信号。增强后呈明显不均匀强化。肿瘤可呈分叶状浸润至室管膜下区，早期即可通过蛛网膜下腔播散（图 7-8-3），其发生率可达 45%。大部分肿瘤 DWI 呈高信号，ADC 值减低，体现了细胞结构的致密性。PB 的 MRS 表现符合恶性肿瘤表现，Cho 峰明显增高，NAA 峰下降，Cho/NAA 增高。

【诊断与鉴别诊断】

当儿童或青少年出现松果体区肿瘤时，若肿瘤体积大，合并出血、坏死或囊变等，肿瘤强化明显且不均匀，则要考虑 PB 的可能性，早期出现蛛网膜下腔播散可增加诊断此病的信心。确诊此病需病理及免疫组化检查。

除了对 PB 的独立诊断之外，在临床工作中还要警惕“三侧视网膜母细胞瘤（trilateral retinoblastoma，TRb）”的存在。TRb 是一种罕见的发生于婴幼儿双眼视网膜母细胞瘤并伴有颅内中线区小细胞肿瘤的疾病，其中松果体母细胞瘤为 TRb 较常合并的颅内肿瘤（图 7-8-4）。有学者认为，对于所有新诊断的视网膜母细胞瘤均应行头

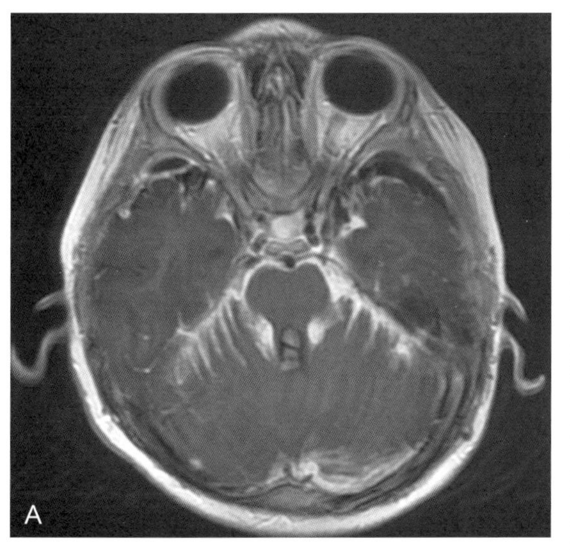

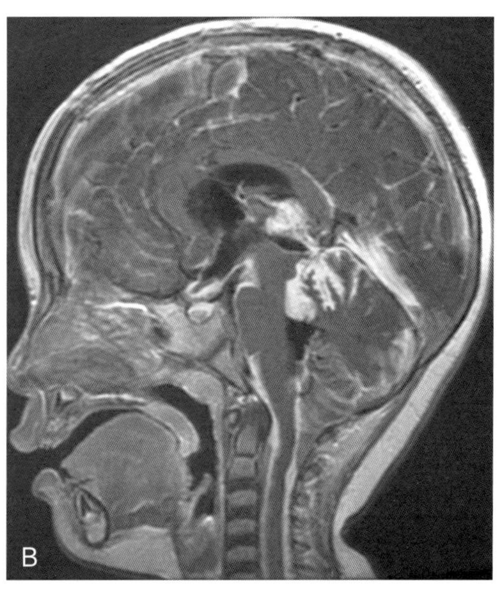

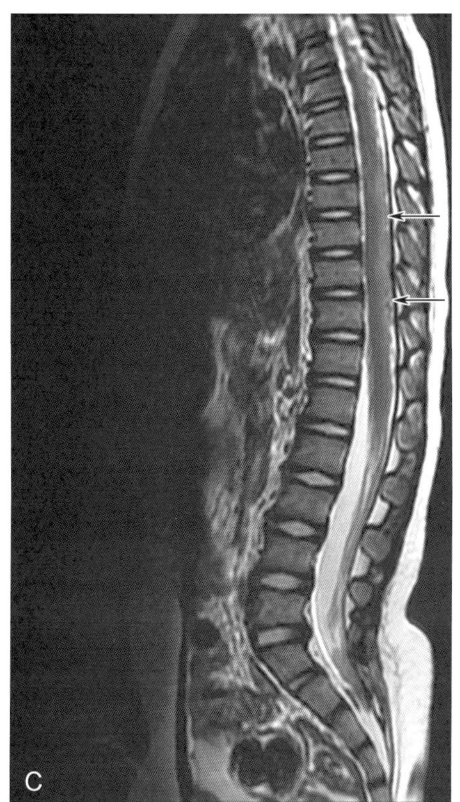

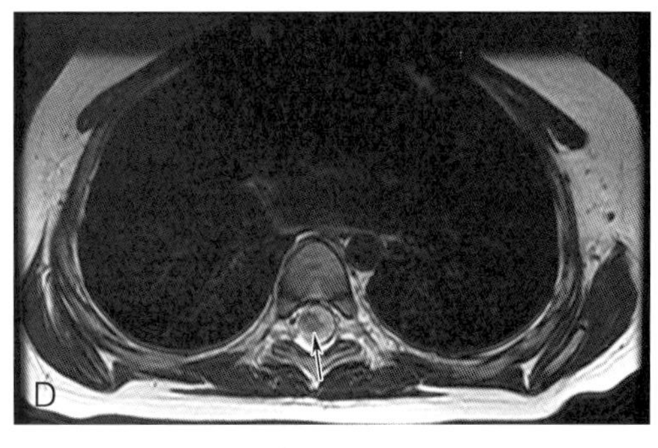

图 7-8-3 松果体母细胞瘤术后复发并蛛网膜下腔播散

A. 轴位 T_1WI 增强扫描示颅内软脑膜弥漫性明显强化；B. 矢状位 T_1WI 增强示松果体区强化结节影（术后复发）并蛛网膜下腔播散；C. 胸椎矢状位 T_2WI 示胸段硬脊膜不均匀增厚（箭）；D. 胸椎轴位 T_2WI 示脊膜增厚、脊髓受压（箭）

颅 MRI 检查除外 TRb 的存在，有助于优化治疗方案。此外，该类肿瘤多伴有家族史。

PB 主要需要与松果体细胞瘤、生殖细胞瘤、脑膜瘤等相鉴别。

1. 松果体细胞瘤 发病年龄较 PB 大，肿瘤钙化较 PB 更多见，肿瘤直径多小于 3cm。

2. 生殖细胞瘤 好发于青少年男性，CT 呈均匀等、稍高密度影，中心可伴粗大钙化，磁共振 T_1WI 呈等低信号，T_2WI 呈等高信号，增强后均匀显著强化，且强化程度高于松果体实质肿瘤。此外生殖细胞瘤 MRS 可见脂质峰，而 PB 则少见。

3. 脑膜瘤 T_1WI 呈等、稍低信号，T_2WI 呈等、稍高信号，增强后呈明显均匀强化，病灶境界多清晰，与大脑镰或小脑幕关系密切，典型者可出现“脑膜尾”征。

【影像学研究进展】

有学者应用 DWI 来鉴别 PB 与生殖细胞肿瘤，发现 PB 的平均 ADC 值［$(0.544 \pm 0.065) \times 10^{-3}mm^2/s$］明显低于后者［$(1.284 \pm 3.340) \times 10^{-3}mm^2/s$］，有助于两类肿瘤的鉴别诊断。另有研究表明 PB 和 PC、PPTID 三者之间的平均 minADC 值［$(0.465 \pm 0.036) \times 10^{-3}mm^2/s$、$(0.911 \pm 0.044) \times$

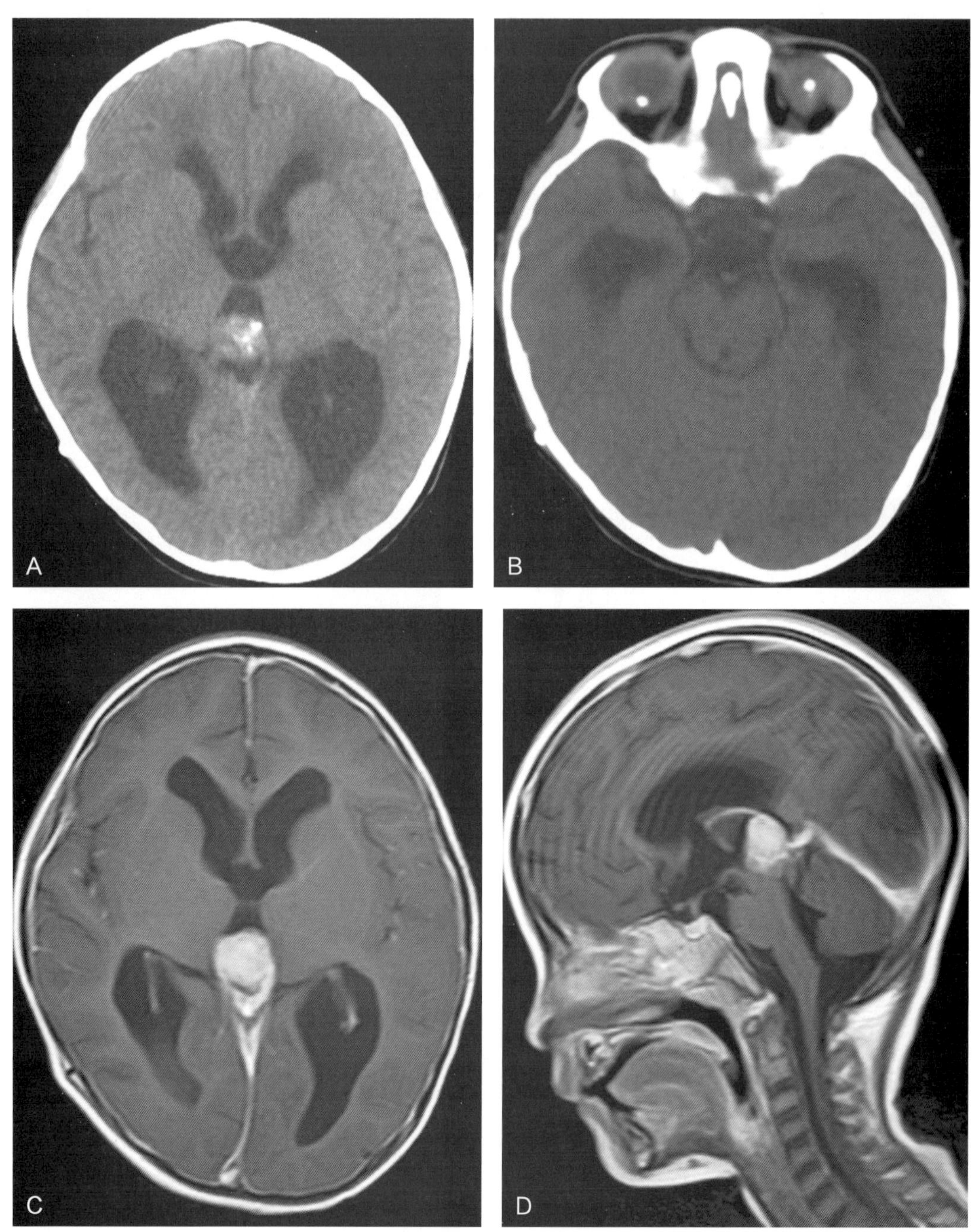

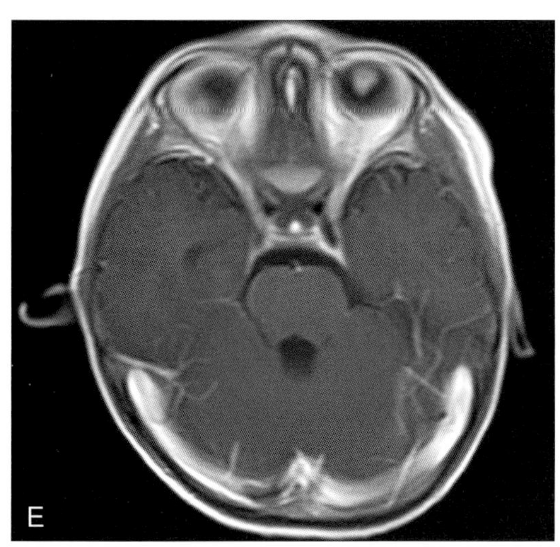

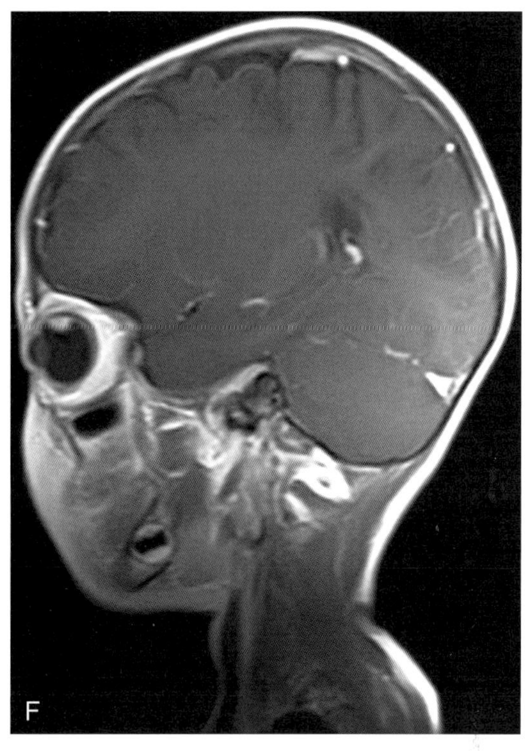

图 7-8-4 三侧视网膜母细胞瘤

A. CT 平扫见松果体区稍高密度结节影并瘤内钙化；B. CT 平扫示两侧眼球内壁结节并钙化灶；C、D. 轴位、矢状位增强 T_1WI 示松果体区结节明显强化；E、F. 轴位、矢状位增强 T_1WI 示左侧眼球内壁上缘结节样强化灶

$10^{-3}mm^2/s$、$(0.701 \pm 0.032) \times 10^{-3}mm^2/s$］具有显著性差异，且与肿瘤标记指数 Ki-67 呈显著负相关，可为此类肿瘤的诊断、鉴别及预后评价提供一定的参考价值。此外，ADC 值可作为 PB 放化疗后疗效评价的重要指标，即经过有效治疗后，ADC 值较治疗前会出现明显的增高。

（徐 凯）

四、松果体区乳头状肿瘤

【概述】

松果体区乳头状肿瘤（papillary tumor of the pineal region，PTPR）是一种起源于松果体区连合下器特殊的室管膜细胞、组织学上具有特征性乳头状结构的神经上皮肿瘤。该肿瘤于 2003 年首次作为独立的肿瘤类型被报道，2016 年版中枢神经系统肿瘤分类 WHO 分级为Ⅱ~Ⅲ级。

连合下器作为脑室周围器官的一部分，位于中脑导水管始端后连合下部即松果体前方，其细胞功能是分泌糖蛋白，在血液、脑脊液和神经元之间传递信息。连合下器在胚胎期充分发育，成年后退化，仅存留残迹。由于 DNA 芯片检测发现松果体区乳头状肿瘤表达 *ZFH4*、*TTR*、*RFX3* 和 *CGRP* 等连合下器特异性基因，故认为此肿瘤起源于连合下器。

本病儿童及成人均可发病，多见于成人，平均发病年龄 32 岁，仅约 10% 发生于 16 岁以下的儿童和青少年，性别差异不大。

【临床与病理】

PTPR 早期症状可不显著，中后期主要表现为头痛和视力模糊，以继发性阻塞性脑积水诱发的临床症状与体征多见。肿瘤大小多为 2.5~5cm，灰红色，实性，质软，血供中等，无包膜，境界清。光镜下肿瘤具有乳头状结构区和致密的实性细胞区组成，乳头状区细胞具有上皮细胞特点，呈乳头状增生，柱状或立方形，乳头中央为疏松胶原及纤细的血管网，血管表面有一层柱状细胞。瘤细胞胞质丰富红染，核圆形，轻度异型，核分裂象少见，局部可见灶性坏死。肿瘤细胞表达广谱 CK，乳头区比实性区的细胞表达更明显，尤其是 CK18 的明确表达。部分病例表达 EMA，呈灶性膜表达或点状表达。除了上皮标记，PTPR 还可表达 VIM、S-100 蛋白及 NSE 等。12% 病例有 GFAP 表达，与室管膜瘤不同，PTPR 中 GFAP 的表达呈灶性。比较基因组杂交技术研究表明部分 PTPR 其 10 号染色体及 22q 的丢失，4，8，9 及 12 号染色体的获得与此病的发生有关。一般将分化较好的肿瘤确定为 WHO Ⅱ级，核分裂象增多、出现大片坏死的肿瘤确定为 WHO Ⅲ级。

有研究表明此肿瘤 5 年生存期为 73%，即使经手术全切及放射治疗仍会出现局部复发，肿瘤手术切除的程度与患者存活率有明显相关性，放射治疗对松果体区乳头状肿瘤的疗效有待进一步明确。

【影像检查方法】

常规 CT、MRI 平扫及增强检查有助于发现、定位病变。CT 平扫有助于判断肿瘤内是否存在钙化。MRI 平扫、增强检查应以矢状位、轴位为主，有利于判断肿瘤起源及与周围解剖结构的关系。扫描时应尽量采用薄层扫描，可选择层厚 3mm，层间距 0.3mm。若时间允许可采用容积扫描方式，以更好地判断肿瘤内部细微结构。由于 PTPR 的发病率极低，目前对于此类疾病的 MRS、PWI 等功能磁共振检查的应用价值尚不明确，有待于进一步的研究。

【影像表现】

1. CT　平扫可见松果体区占位性病变，呈等或稍高密度影，边界清晰。

2. MRI　肿瘤平扫表现为 T_1WI 等、稍低信号、T_2WI 等、稍高信号，增强后呈明显不均质强化，部分肿瘤可含有少量囊变、坏死。肿瘤的明显强化与肿瘤起源于室周器官，缺乏血脑屏障有关。病灶内亦可见斑点样短 T_1 信号影，有学者将其作为 PTPR 的信号特点，与肿瘤来源于特殊室管膜细胞，具有神经内分泌功能，并产生短 T_1 的糖蛋白等物质有关。MRS 表现为肿瘤实质区 NAA 峰降低，Cho 峰升高，Lac 峰轻度升高。肿瘤实性部分 DWI 表现为高信号，ADC 值降低。SWI 肿瘤内可见局灶性低信号，提示瘤内钙化或出血表现。PWI 肿瘤区域 rCBV 和 rCBF 较正常白质区可显著增高。

【诊断与鉴别诊断】

对于成人幕上区脑积水、颅高压患者，CT 或 MRI 发现起源于第三脑室后部松果体区生长较快的占位性病变，CT 呈等、稍高密度，MRI 平扫 T_1WI 以等或稍低信号为主，T_2WI 以稍高信号为主，内可见少量囊变或坏死，部分可出现短 T_1 信号（少量出血或蛋白成分），增强后呈明显不均匀强化，应考虑到本病的可能。确诊需要结合病理及免疫组织化学。

PTPR 的鉴别诊断主要包括乳头状室管膜瘤、脉络丛乳头状瘤、松果体实质肿瘤等。

1. 乳头状室管膜瘤　与脑室关系密切，信号混杂，常见出血、钙化、囊变坏死。与 PTPR 较难鉴别，需依靠免疫组织化学。

2. 脉络丛乳头状瘤　局限于脑室内，边缘多呈凹凸不平的分叶状，很少发生囊变坏死，密度或信号基本均匀，可有钙化。

3. 松果体实质肿瘤　二者起源不同，PTPR 起源于后连合的连合下器，倾向于以后连合为中心向前下方生长，后者起源于松果体的实质细胞，更倾向于以松果体为中心向后下方生长。并且 PTPR 出现钙化、出血和血管流空信号比后者少见。

【影像学研究进展】

既往对于 PTPR 的影像学特征研究，尤其是功能磁共振的报道较少，多以个案报道为主。肿瘤实性成分 ADC 值为 $0.60 \times 10^{-3}mm^2/s \sim 0.85 \times 10^{-3}mm^2/s$。MRS 表现为肿瘤 Cho 峰增高，NAA 峰下降，Cho/Cr=2.40，NAA/Cr=1.03，Lac 峰轻度增高，亦可伴有 MI 峰的增高。另有报道此肿瘤 ^{18}FDG-PET 表现为高代谢，SUVmax 约 9.8g/ml。

（徐　凯）

第九节　胚胎性肿瘤

一、髓母细胞瘤

【概述】

髓母细胞瘤（medulloblastoma，MB）是一种源于第四脑室顶残留的原始神经上皮组织的恶性程度极高的肿瘤。2016 年 WHO 中枢神经系统肿瘤分类中将遗传学分类和组织学分类并列，遗传学分类包括：髓母细胞瘤 WNT 激活型；髓母细胞瘤 SHH 激活伴 TP53 突变型；髓母细胞瘤 SHH 激活伴 TP53 野生型；髓母细胞瘤无 WNT 和 SHH 激活型，该型又分为髓母细胞瘤第 3 组和髓母细胞瘤第 4 组。组织学分类包括四个亚型：髓母细胞瘤经典型；髓母

细胞瘤促纤维增生 / 结节型；伴有广泛结节的髓母细胞瘤；髓母细胞瘤大细胞型 / 间变型。

髓母细胞瘤占全部脑肿瘤的 6%~8%，占儿童脑肿瘤的 12%~25%，为儿童最常见的恶性中枢神经系统肿瘤，在儿童脑肿瘤中，仅次于星形细胞瘤，居第二位。为最常见的儿童后颅窝肿瘤，占儿童后颅窝肿瘤的 40%。约 30% 发生于成人，占成人脑肿瘤的 0.4%~1%，男性约占 60%。平均发病年龄为 13 岁，77.4% 在 19 岁前发病。在儿童组，平均发病年龄为 7.3 岁，在 3 岁和 7 岁各有一个发病小高峰。在成人组，约 2/3 在 30~40 岁间发病，50 岁以上者罕见。

超过 90% 的髓母细胞瘤位于小脑，其中 3/4 以上发生于小脑蚓部，位于小脑半球者多见于年长儿童、青年人和成人，这是由于随着年龄的增长，未分化的原始细胞从小脑中线向侧上方迁移所致。需强调的是，发生于这些年龄组的髓母细胞瘤仍最常见于小脑蚓部。其他少见部位包括第四脑室、脑干、脑桥小脑角等。

髓母细胞瘤 WNT 激活型仅占所有 MB 的 10%，多见于儿童和青年，婴儿十分罕见，起源于下菱唇祖细胞，90% 为经典型，10% 为大细胞型 / 间变型。该型好发于脑桥小脑角区，与 *APC* 基因突变有关，预后最好，5 年生存率能达到 90% 左右。髓母细胞瘤 SHH 激活型占所有 MB 的 25%~30%，好发年龄有两个高峰（<4 岁儿童及 >16 岁成人），可出现在任何组织学类型，大部分的促纤维增生 / 结节型的分子分型为 SHH 活化型。肿瘤起源于小脑颗粒神经元祖细胞，好发于小脑半球（54%）。髓母细胞瘤第 3 组占所有 MB 的 20%~25%，好发于婴儿及儿童，主要的组织学类型为经典型，其次为大细胞 / 间变型，婴儿的大细胞 / 间变型几乎可全部归为第 3 组。该类型是四种分子分型中预后最差的一类，常发生转移，好发于中线区 / 第四脑室。髓母细胞瘤第 4 组是最常见的分子分型，占所有 MB 的 35%，除了促纤维增生 / 结节型罕见外，其他组织学类型均可发生。该型好发于 10~12 岁儿童，婴儿很少，成人预后差，好发于中线区 / 第四脑室。

【临床与病理】

髓母细胞瘤病史多较短，75% 的患者在发病 3 个月内就诊。临床常见症状为头痛、呕吐、共济失调、视盘水肿、眼球震颤等。癫痫不常见，其出现常预示肿瘤播散。肿瘤沿脑脊液播散常见，约 1/3 患者就诊时即有脑脊液播散。由于脑脊液自枕大孔进入椎管内后首先位于脊髓后方，然后流至脊髓前方，再返回至颅内，因此椎管内播散灶以脊髓后方为明显。MRI 增强检查对蛛网膜下腔播散灶的发现率很高，敏感性为 83%，高于脑脊液的细胞学检查，后者敏感性为 60%~78%。颅外转移约见于 7% 的患者，常见转移部位为骨，其次为淋巴结、肝和肺等。肿瘤对放射治疗敏感，目前多采取手术切除联合放射治疗，放射治疗区域包括后颅窝、全脑和椎管。但对于小于 2 岁的患者，除非有脑脊液播散或肿瘤复发，否则不应行全脑全脊髓放射治疗。

大体病理，肿瘤呈灰红色或粉红色，边缘清楚、质硬，或柔软易碎、边界不清，无明确包膜，75%~80% 合并囊性变，也可合并出血和钙化。显微镜下，瘤细胞丰富，排列致密，呈长圆形，细胞核多而胞质少（图 7-9-1）。部分细胞排列呈菊形团状，部分细胞无特殊排列形式。免疫组化和特殊染色可见绝大多数髓母细胞瘤中 Syn、NSE、MAP-2 和 CD56 等抗体均呈散在或局部阳性表达，网状纤维和 NeuN 染色可帮助确定促纤维增生 / 结节型。

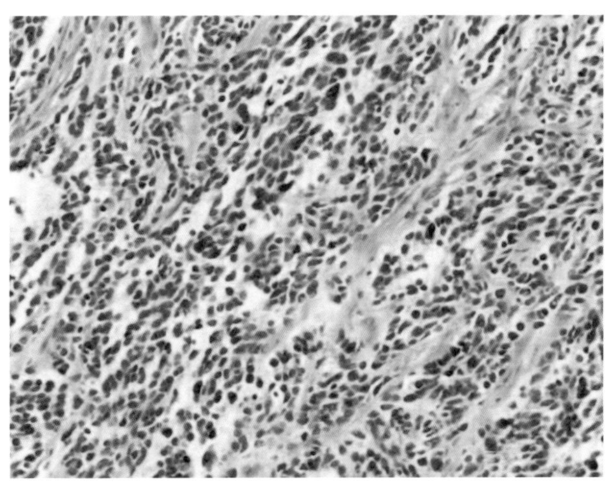

图 7-9-1 髓母细胞瘤病理

未分化的肿瘤细胞，染色质多，胞质不明显

【影像检查方法】

MRI 可准确显示本病起源部位及与第四脑室间关系，从而有助于定性诊断，并可清楚显示脑脊液播散病灶，为首选的影像学检查方法。CT 由于存在后颅窝骨硬化伪影，价值有限。

【影像表现】

1. CT 后颅窝高密度肿块，圆形或类圆形，边界尚清，密度欠均匀，内见囊变、坏死，10% 左右出现钙化，除髓母细胞瘤第 4 组外增强后呈肿瘤明显强化。第四脑室前移变窄、甚至消失（图 7-9-2）。多数伴有幕上梗阻性脑积水，可见蛛网膜下腔播散灶。

2. MRI　肿瘤多位于小脑蚓部或小脑半球。与白质相比，T_1WI 呈等到低信号，T_2WI 多为等到高信号，信号多不均匀，囊变较常见。增强后多为不均匀强化（图 7-9-3、图 7-9-4），少数可为均匀性强化，髓母细胞瘤第 4 组无强化或者仅轻度强化。广泛结节型者呈葡萄串样结节表现，促纤维增生型者多位于小脑半球，常侵犯脑膜并引起明显的纤维增生反应，增强后见异常脑膜强化，呈“脑膜尾征”。脑脊液播散灶常见，表现为柔脑膜、脑室内、蛛网膜下腔、脊髓表面条片状、结节状强化灶（图 7-9-5）。肿瘤位于小脑蚓部时，第四脑室受压前移，病灶前方见弧形脑脊液信号。DWI 上肿瘤呈高信号。^{1}H-MRS 见 NAA 和 Cr 峰降低，Cho 峰增高，偶可见 Lip 和 Lac 峰。

肿瘤位于上蚓部时，常使中脑导水管受压、变窄，向前移位。肿瘤居于第四脑室顶部时，中脑导水管被挤开且向上移位，四叠体板由正常直立位置变为近乎水平。肿瘤可向前突破第四脑室底侵犯脑干。

【诊断与鉴别诊断】

髓母细胞瘤诊断要点：多见于儿童；肿瘤位于小脑中线，其前方见脑脊液；少数位于小脑半球，边界清楚或不清；囊变多见，增强后呈不均匀强化，可沿脑脊液播散灶。

髓母细胞瘤需与室管膜瘤、星形细胞瘤、血管母细胞瘤、脑膜瘤等鉴别。

1. 室管膜瘤　位于小脑蚓部的髓母细胞瘤需要与室管膜瘤鉴别，后者位于第四脑室内，其后部可见弧形脑脊液，肿瘤常延伸至脑桥小脑角和枕大池，CT 上常见钙化。

2. 星形细胞瘤　CT 上为低密度，MRI 多呈长 T_1、长 T_2 信号，恶性程度高的肿瘤密度 / 信号不均，增强后多为不均匀强化，多边界不清，肿瘤多位于小脑半球内，很少靠近小脑表面，无“脑膜尾征”。

3. 血管母细胞瘤　最常见类型为大囊小结节型，特征表现是囊性病灶伴强化壁结节；实体型血管母细胞瘤常见血管流空征，均匀且明显强化，较具特征性，一般不难鉴别。

4. 脑膜瘤　多见于中年女性，位于脑外，与脑组织分界清楚，多为类圆形，边界光滑整齐，增强后均匀性强化，肿瘤内和（或）周围常见血管流空信号，囊变少见。

【影像学研究进展】

1. DWI　通过反映细胞内外水分子扩散受限程度，进而评估肿瘤的恶性程度，髓母细胞瘤与后颅窝常见肿瘤比较，如星形细胞瘤、室管膜瘤和血管母细胞瘤，DWI 呈明显高信号，ADC 值和相对 ADC 最低。

2. DCE-MRI　髓母细胞瘤的动态增强时间 - 信号曲线呈上升平台型，有助于肿瘤的诊断。

3. MRS　髓母细胞瘤恶性增殖，Cho/NAA 和 Cho/Cr 比率明显增高，比星形细胞瘤和室管膜瘤

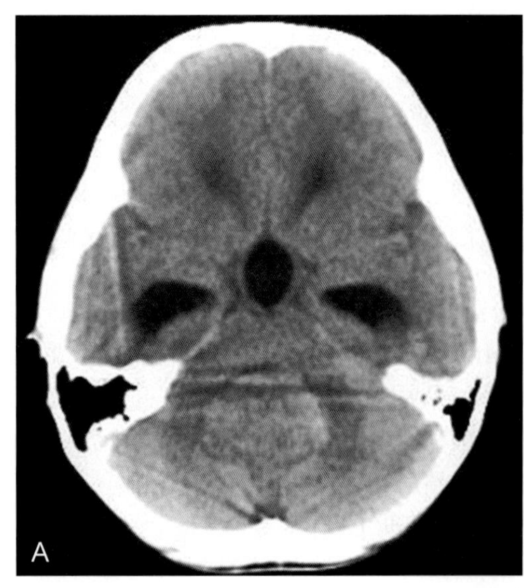

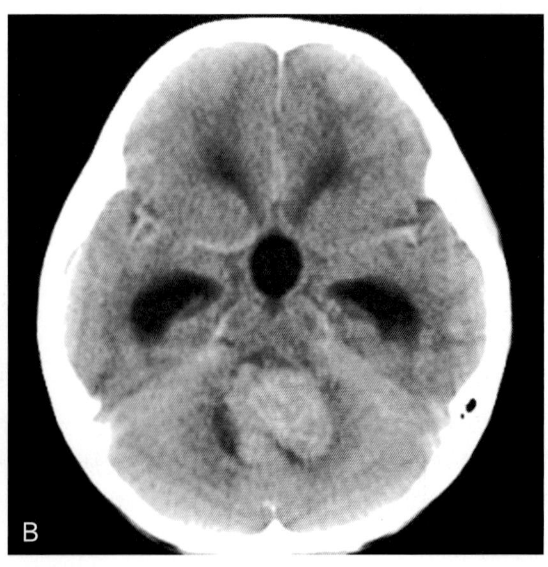

图 7-9-2　髓母细胞瘤 CT 表现

A. CT 平扫示病灶位于小脑蚓部，呈等、稍高密度，第四脑室受压前移；B. CT 增强扫描示肿瘤明显强化

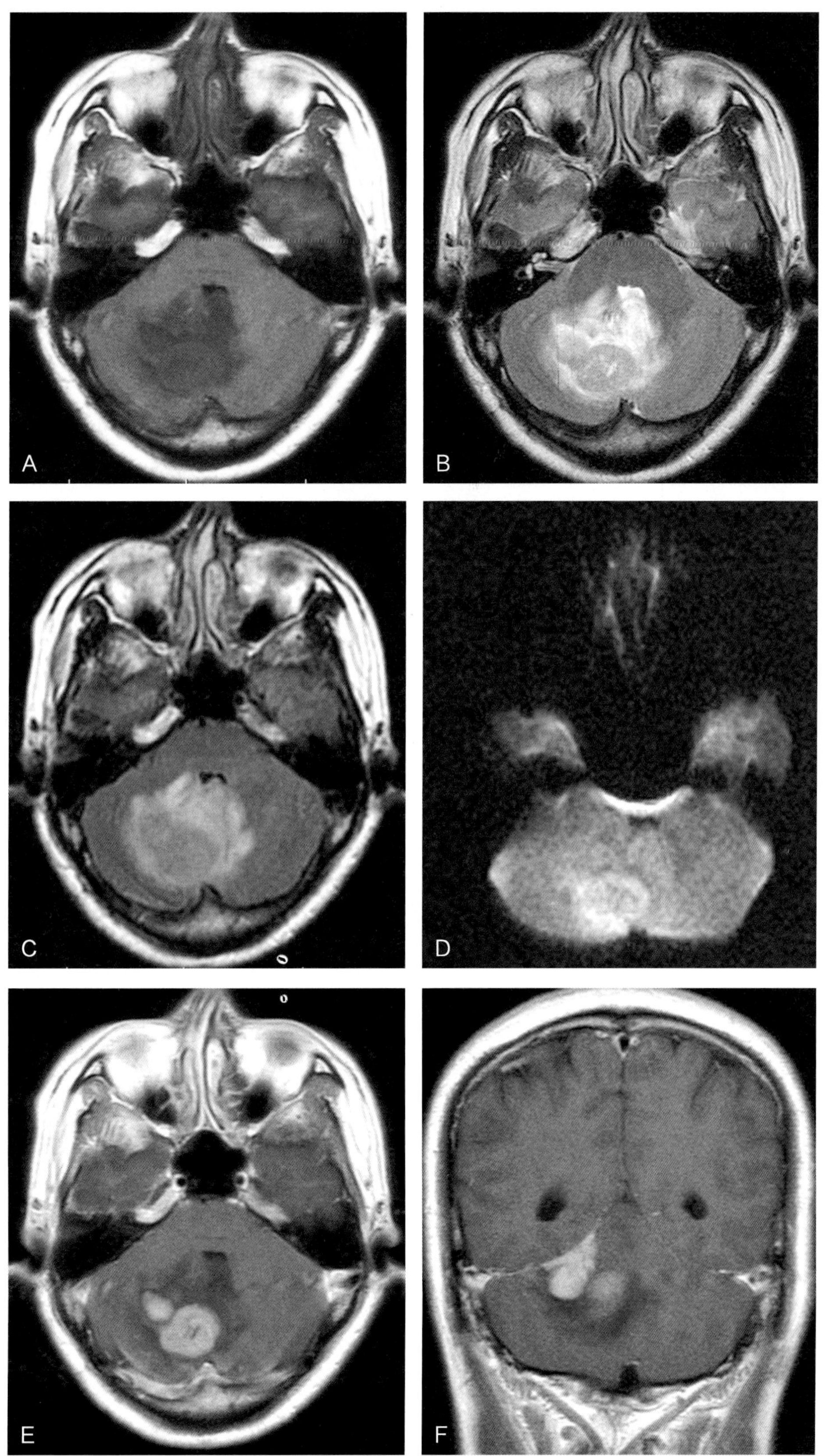

图 7-9-3 髓母细胞瘤 MRI 表现

A. T_1WI 示病灶位于小脑蚓部，呈低信号；B. T_2WI 示病灶呈等信号，其内见少许高信号的囊变区，瘤周片状水肿；C. T_2-FLAIR 示病灶呈等信号，第四脑室受压；D. DWI 示病灶呈不均匀性高信号；E、F. 增强扫描示病灶不均匀性强化，邻近小脑幕强化

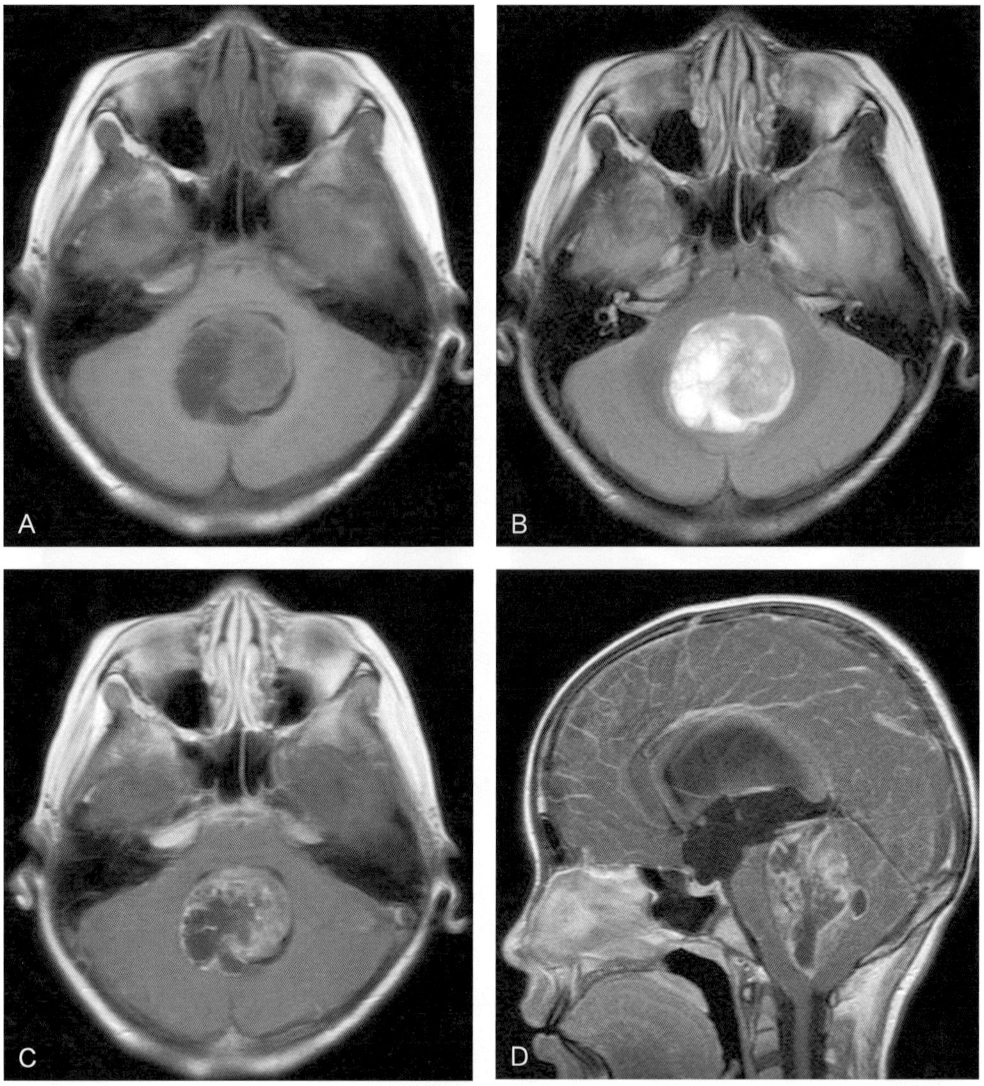

图 7-9-4 小脑蚓部髓母细胞瘤 MRI 表现

A. T_1WI 示病灶呈低信号，并见更低信号的囊变坏死区；B. T_2WI 示病灶呈高信号，其前方见新月形脑脊液信号为受压之第四脑室；C、D. 增强扫描示病灶呈不均匀性强化

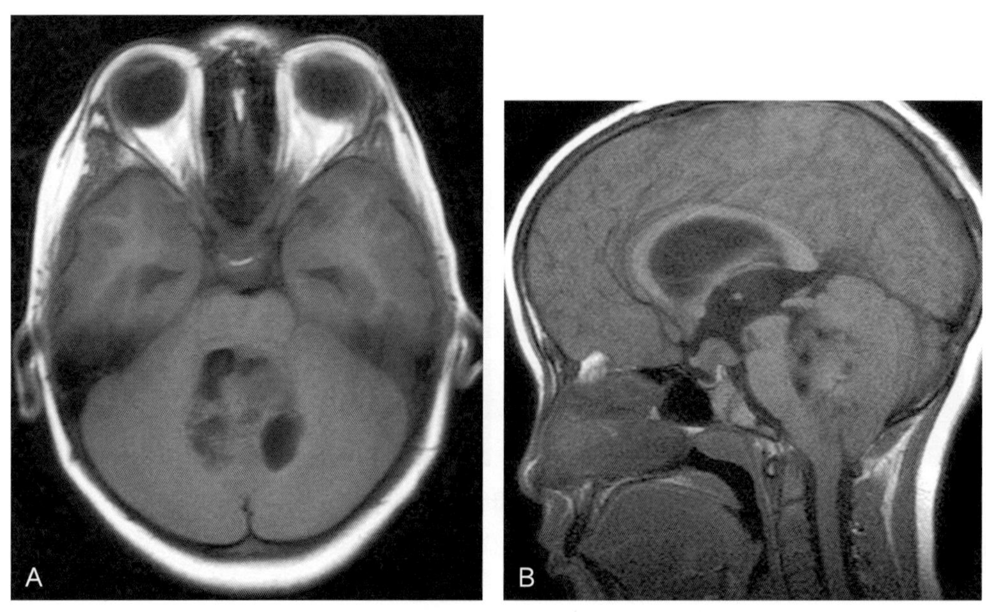

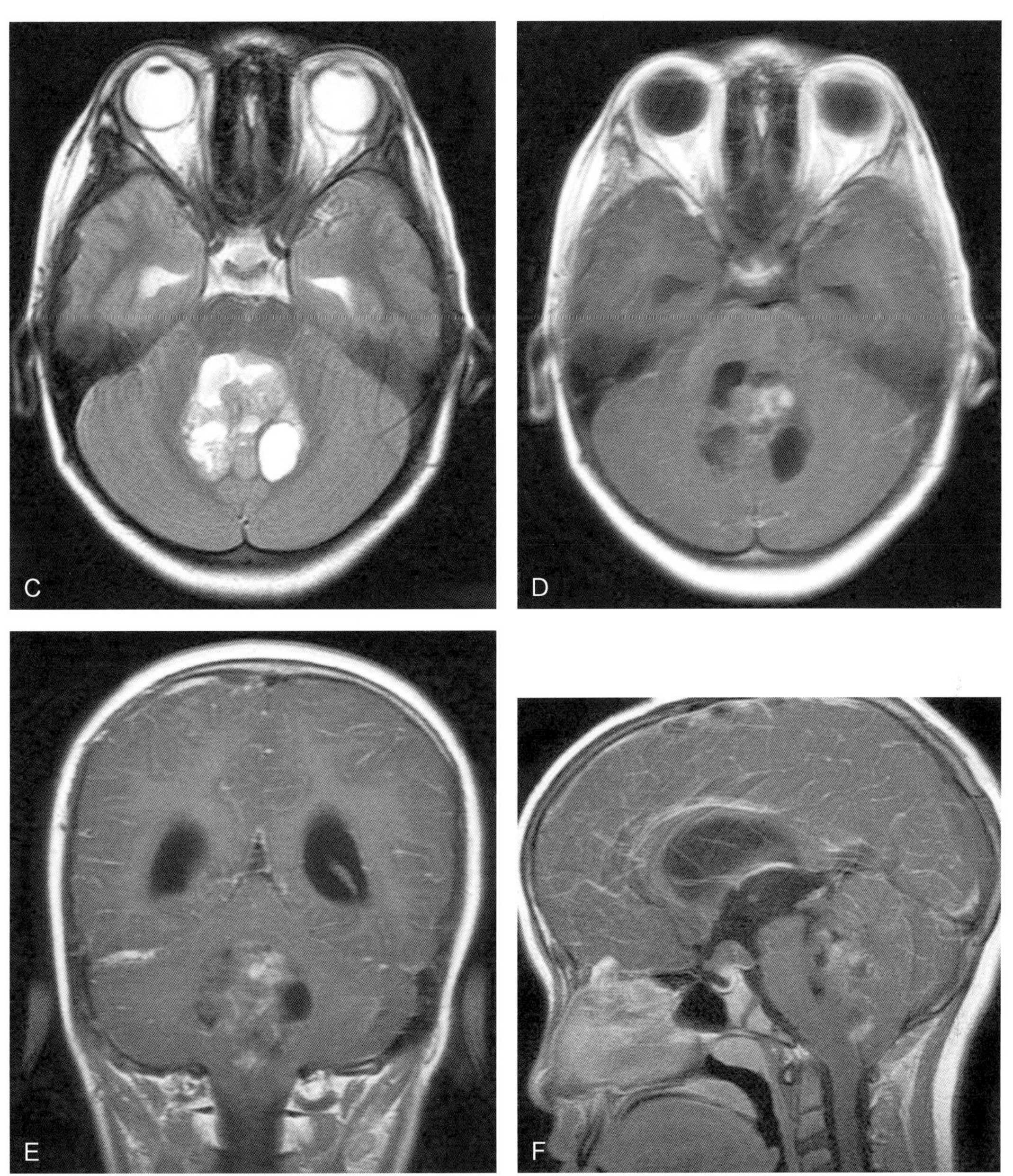

图 7-9-5 小脑蚓部髓母细胞瘤伴鞍上种植转移 MRI 表现

A、B. T_1WI 示小脑蚓部病灶呈不均匀性低信号，鞍上病灶呈均匀性低信号；C. T_2WI 示病灶呈稍高信号，内见小囊变；D~F. 增强扫描示病灶呈不均匀性强化

更为突出，此外，部分髓母细胞瘤中可检测到氨基乙磺酸峰（Tau），此为较特征性表现。

4. PWI　CT 和 MRI 均可进行灌注成像，以评估肿瘤的血流灌注情况，髓母细胞瘤 CBF 和 CBV 均较高，呈高灌注表现。

二、多层菊形团样胚胎性肿瘤

【概述】

多层菊形团样胚胎性肿瘤（embryonal tumor with multilayered rosettes，ETMR）是一个新定义的胚胎性肿瘤类型。2016 年 WHO 中枢神经系统肿瘤分类中将具有染色体 19q13.42（C19MC）位点扩增的胚胎性肿瘤，包括以前分类中的富含神经毡和真菊形团的胚胎性肿瘤、室管膜母细胞瘤及部分髓上皮瘤，统一命名为多层菊形团样胚胎性肿瘤，C19MC 扩增型。富含神经毡和真菊形团的胚胎性肿瘤或具有多层菊形团样胚胎性肿瘤的组织学特征但不伴有 C19MC 扩增，则诊断为多层菊形团样胚胎性肿瘤，NOS 型。

肿瘤见于 4 岁以内的婴幼儿，尤其好发于 1~2 岁婴幼儿，极罕见，男女发病率相似，主要位于幕上，与脑室关系密切，亦可发生于其他部位，如脑干和脊髓，肿瘤体积较大，常累及硬脑膜。

【临床与病理】

ETMR 临床主要表现为头痛、恶心、呕吐、视觉障碍、癫痫等。预后不良，平均生存时间 9~12 个月，化疗及联合治疗可延长生存时间。

组织学显示排列密集、核分裂象多见的原始神经上皮细胞和由这些细胞组成的多层细胞菊形团在细胞稀疏的神经细胞瘤样背景中呈大片状或小叶状分布，其间可见无核神经毡结构。多层未分化细胞围绕有内界膜的中央空腔放射状分布构成多层细胞菊形团。免疫组化显示分化区细胞及神经毡表达 Syn 等神经元标志物，神经干细胞标志物巢蛋白在细胞密集区及多层细胞菊形团呈阳性表达，NeuN 散在少量神经元阳性。未分化细胞及菊形团区域 Ki-67 阳性指数 40%~80%，而分化区 Ki-67 阳性指数 1%~3%。FISH 检测可见肿瘤细胞染色体 19q13.42 位点扩增。

【影像检查方法】

MRI 可准确显示本病的部位和范围，为首选的影像学检查方法。

【影像表现】

肿瘤多位于幕上，少数位于幕下，肿瘤体积常较大，多为囊实性，实性部分 T_1WI 呈等或稍低信号，T_2WI 呈高信号，增强后强化程度不一。瘤周水肿无或轻微。

【诊断与鉴别诊断】

4 岁以内的婴幼儿，囊实性肿块，瘤周水肿轻微，与脑室关系密切，应考虑到本病的可能。本病与其他胚胎性肿瘤影像学表现相似，不易鉴别，确诊依赖于病理诊断。

（余永强）

三、髓上皮瘤

【概述】

髓上皮瘤（medulloepithelioma）最早于 1926 年报道，是一种极为罕见的恶性胚胎性大脑肿瘤，其特征性表现是肿瘤性的神经上皮呈梁状、乳头状或管状排列，常向不同方向分化，2016 年 WHO 中枢神经系统肿瘤分类中将具有典型组织学特征而无 C19MC 扩增者诊断为髓上皮瘤。肿瘤发病机制还不是很清楚，多数学者认为它可能来自于室管膜下的一种原始细胞，基因的重新表达造成肿瘤性的转化所致。髓上皮瘤好发于 6 个月 ~5 岁儿童，偶发于成人（20~44 岁），无性别差异，可以发生在大脑、脊髓整个神经轴，以脑室周围的大脑半球最常见，按发生率排列依次为颞叶、顶叶、枕叶和额叶。肿瘤也可位于马尾、骶骨前区、中枢神经系统外的神经干（坐骨神经）和眼眶内。

【临床与病理】

瘤体较大时引起头痛、恶心、呕吐等颅内高压症状，神经系统检查可发现异常体征。本病生存时间为 6~11 个月，目前认为首选采用手术治疗方案，术中应尽量完全切除肿瘤，但因肿瘤常有沿脑脊液播散的倾向，术后常采用全脑及全脊髓放疗。

髓上皮瘤是类似胚胎神经管的恶性肿瘤，特征性的改变是假复层上皮呈乳头状、管状或梁状排列。肿瘤细胞核可呈卵圆形、长梭形，染色质粗，多核仁，核分裂象丰富。组织学主要有神经管样、片状小圆形细胞及肉瘤样区三类结构。免疫组化显示神经管样区域巢蛋白和 Vimentin 强阳性，且基底部比腔面的免疫反应强，局灶区可表达神经微丝、角蛋白和上皮膜抗原等，但不表达 GFAP、D2-40 等。其他区域免疫表达与肿瘤细胞的分化方向一致，可表达相应的抗原如 GFAP、NSE、Syn 等。

【影像表现】

1. CT　肿瘤早期呈等、稍高或稍低密度，增强后无明显强化，肿瘤较大时可有坏死、囊变，密度不均，增强后实性成分明显强化。

2. MRI　肿瘤早期 T_1WI 为等或稍低信号，T_2WI 为等或稍高信号，随着肿瘤的发展，肿瘤可有坏死、囊变，出血少见，瘤周水肿及占位效应明显，增强后呈明显不均匀强化，部分肿瘤可出现脑脊液播散征象（图 7-9-6）。DWI 呈不均匀高信号。

【诊断与鉴别诊断】

髓上皮瘤的诊断要点：肿瘤常位于脑室周围大脑半球，依次为颞叶、顶叶、枕叶和额叶；绝大多数发生于儿童，偶可见于成人；早期密度或信号强度较均匀，增强扫描无明显强化。进展期和晚期出现囊变坏死区，出血少见，增强扫描呈不均匀强化。

髓上皮瘤主要与以下疾病进行鉴别：

1. 室管膜瘤　肿瘤位于室旁脑实质者多见于成人，多为实质性，瘤体内囊变、钙化和出血多见。增强扫描肿瘤常呈中度强化，强化多不均匀。

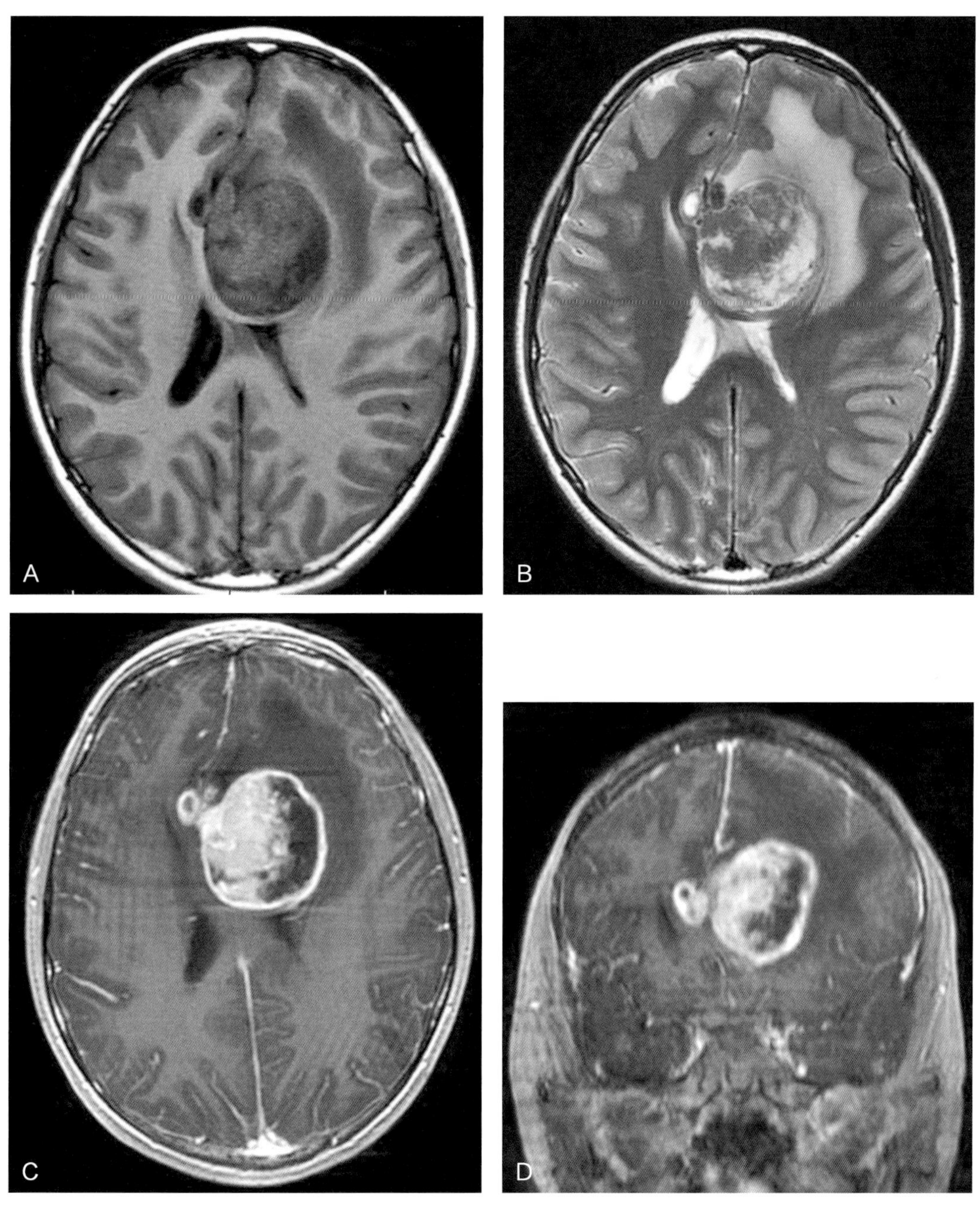

图 7-9-6 髓上皮瘤 MRI 表现

A. T_1WI 示左额叶病灶呈稍低信号，内见片状更低信号囊变区，病灶边界清楚，累及右侧额叶；B. T_2WI 示病灶实性部分呈等信号；C、D. 增强扫描示病灶实性部分及囊壁明显强化

2. 髓母细胞瘤 多见于儿童，肿瘤位于小脑中线，其前方见脑脊液信号，少数位于小脑半球，边界清楚或不清。囊变多见，增强后呈不均匀强化，可有沿脑脊液播散灶。

3. 中枢神经系统神经母细胞瘤 肿瘤多见于儿童和青少年。肿瘤密度或信号不均匀，囊变、坏死、出血多见，瘤周水肿少见，50% 的肿瘤可见钙化。增强扫描实性部分明显强化。

（余永强）

四、中枢神经系统神经母细胞瘤

【概述】

神经细胞发生分为三个阶段，其中第二阶段是神经上皮基质细胞分化形成神经细胞。在这个阶段，如果成神经细胞失去进一步分化的能力，不断分裂增殖，则形成神经母细胞瘤（neuroblastoma）。肿瘤起源于原始神经嵴，因此，神经母细胞瘤可发生于肾上腺及有交感神经的部位，包括颅内、眼眶、胸腔、腹腔、盆腔等。原发于中枢神经系统的极为罕见，该肿瘤属于胚胎性肿瘤，多见于儿童和青少年，是儿童常见的恶性肿瘤之一，成年人发病罕见，性别无明显差异。肿瘤多位于幕上脑实质，以额叶、颞叶、顶叶多见，也可位于侧脑室、松果体及椎管内。继发性中枢神经系统神经母细胞瘤可发生于颅脑的任何部位，肿瘤可沿脑膜及脑脊液播散。

【临床与病理】

临床主要表现为头痛、呕吐、癫痫、颅内压增高等症状。主要采用手术切除，争取肿瘤全切除，术后辅以放化疗，患者的总体预后极差，具有高复发、高播散转移率，但存在较大临床差异。约40%患者在取活检时，已发生脑脊液通路的播散转移。

病理上肿瘤组织由未分化的致密的小圆形或卵圆形细胞组成，排列紧密，细胞核深染，胞质稀少，核分裂象多见，组织学可见Homer-Wright菊形团结构的存在为其特征。由于神经母细胞瘤只有神经元一条线路的分化，因此免疫组化标记物的表达具有重要意义，如Syn、NF、NSE、Vim等均为神经内分泌肿瘤的特异性标志物表达阳性，而GFAP是神经胶质细胞的标志物，其表达为阴性。

【影像检查方法】

MRI与CT增强扫描表现相似，但MR增强比CT更有利于发现肿瘤沿脑脊液发生播散的情况。

【影像表现】

1. CT　肿瘤平扫多呈非均匀性、囊实性混合密度肿块。肿瘤的实质部分呈稍高密度，增强后明显强化（图7-9-7），坏死和囊性部分呈低密度，部分肿瘤可见出血。实性部分内可合并有点状、细条状或斑块状钙化，此为颅内神经母细胞瘤的一个重要特征。

2. MRI　肿瘤T_1WI呈等或低信号，T_2WI呈混合性低、高信号，钙化、囊变、坏死及出血多见，增强后肿瘤的实质部分通常呈明显强化（图7-9-8），瘤周水肿相对较轻，早期可发生脑脊液种植转移。

【诊断与鉴别诊断】

中枢神经系统神经母细胞瘤的诊断要点：肿瘤多见于儿童和青少年；肿瘤密度或信号不均匀，囊变、坏死、出血多见，瘤周水肿少见；50%的肿瘤可见钙化；增强扫描实性部分明显强化。该肿瘤主要与以下疾病鉴别：

1. 室管膜瘤　儿童多位于第四脑室内，多为实质性，其内常可见钙化。瘤体内囊变、钙化和出血多见。增强扫描肿瘤常呈中度强化，强化多不均匀。肿瘤有沿外侧孔或正中孔生长的特点。

2. 多形性黄色瘤型星形细胞瘤　好发于脑皮层，多为囊实性，实性部分和囊壁均可见明显强化，可见颅骨异常。临床症状常表现为癫痫。

3. 胶质母细胞瘤　多见于中老年人，增强多呈花环样强化，实性部分一般呈高灌注表现，而中枢神经系统神经母细胞瘤属于胚胎类肿瘤，一般呈等、低灌注。

五、中枢神经系统神经节神经母细胞瘤

神经节神经母细胞瘤多发生于肾上腺，脑内者罕见，多见于5岁以下儿童，亦可见于成人。神经节神经母细胞瘤由未分化的神经母细胞、分化成熟的神经节细胞和神经纤维构成，分化程度介于高度恶性的神经母细胞瘤和良性的神经节细胞瘤之间，其预后与神经母细胞和节细胞比例有关。其影像学表现与中枢神经系统神经母细胞瘤相似，两者鉴别主要依靠病理。

六、中枢神经系统胚胎性肿瘤，NOS

2016年WHO中枢神经系统肿瘤分类中将分子标记物尚未明确的其他类型胚胎性肿瘤归为中枢神经系统胚胎性肿瘤，NOS。主要为不能归为新分类肿瘤名下的原分类中的部分中枢神经系统原始神经外胚层肿瘤，其临床及影像学表现尚缺乏文献报道，确诊依赖于病理（图7-9-9）。

七、非典型性畸胎样/横纹肌样肿瘤

【概述】

非典型性畸胎样/横纹肌样肿瘤（atypical teratoid/rhabdoid tumor，AT/RT）罕见，高度恶性，预后极差，多数在1年内死亡。AT/RT的发病机制尚不清楚，但INI-1表达缺失导致p16减少，并通过Rb信号通路促进细胞增殖，Akt/mTOR通路（如胰岛素受体和胰岛素样生长因子）也在*INI-1*基因突变诱导AT/RT发生中发挥作用。AT/RT具有INI-1或者非常罕见的BRG1突变，AT/RT的诊断需要明确的特征性分子检测。肿瘤好发于2岁以下的婴幼儿，亦可见于儿童和成人。占小儿原发性中枢神经系统肿瘤的1.3%，占2岁以下婴幼儿

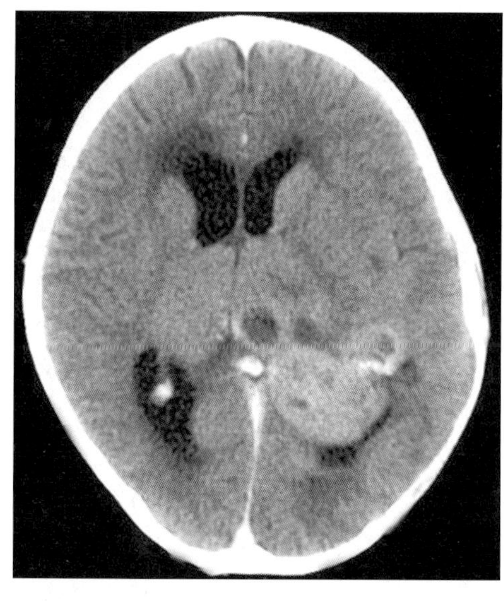

图 7-9-7 中枢神经系统神经母细胞瘤 CT 增强表现

病灶位于左侧丘脑和颞叶，实性部分明显强化，内见多个低密度囊变区，病灶边界不清，无瘤周水肿

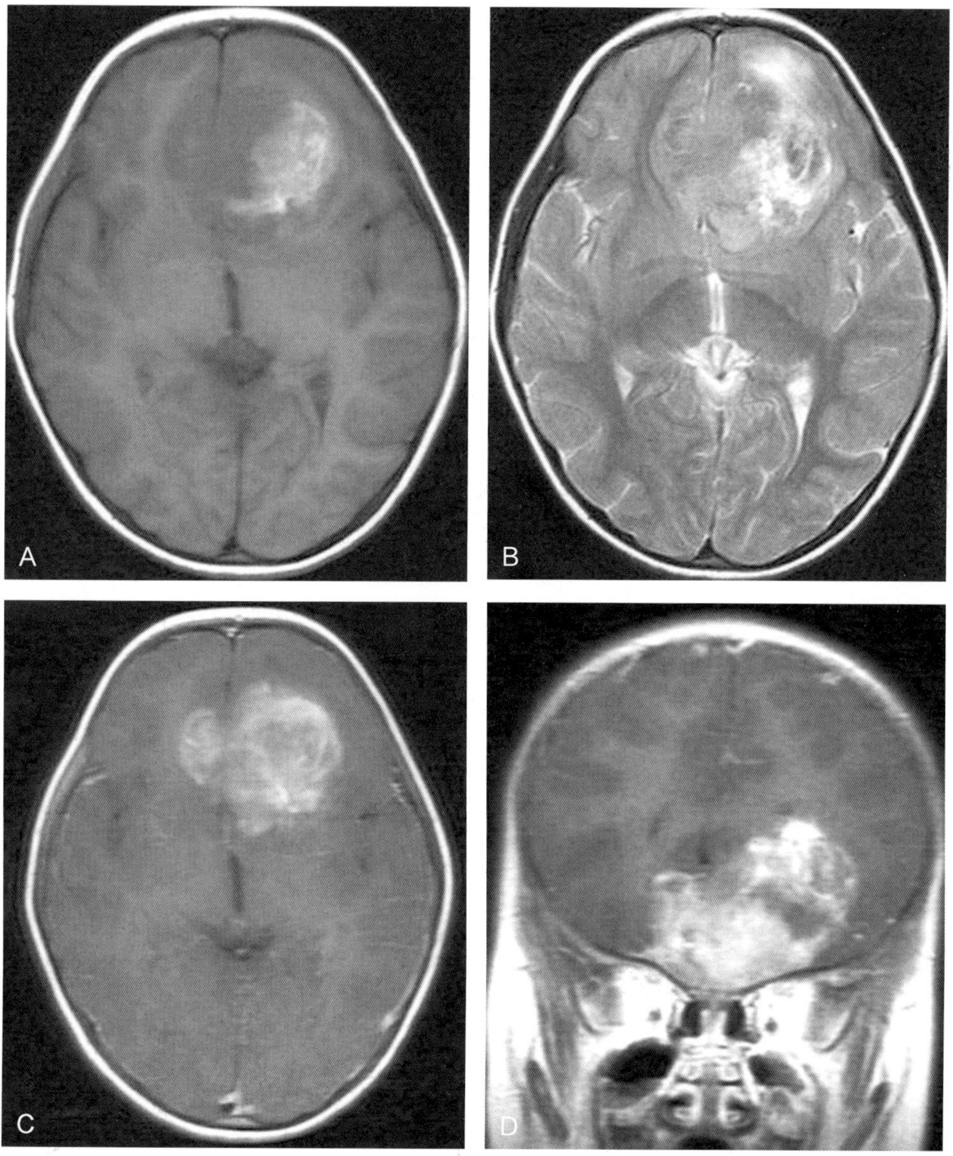

图 7-9-8 中枢神经系统神经母细胞瘤 MRI 表现

A. T_1WI 示病灶呈低信号，内见片状高信号的出血，病灶边界清楚，累及双侧额叶；B. T_2WI 示病灶呈不均匀性稍高信号；C、D. 增强扫描示病灶呈不均匀强化

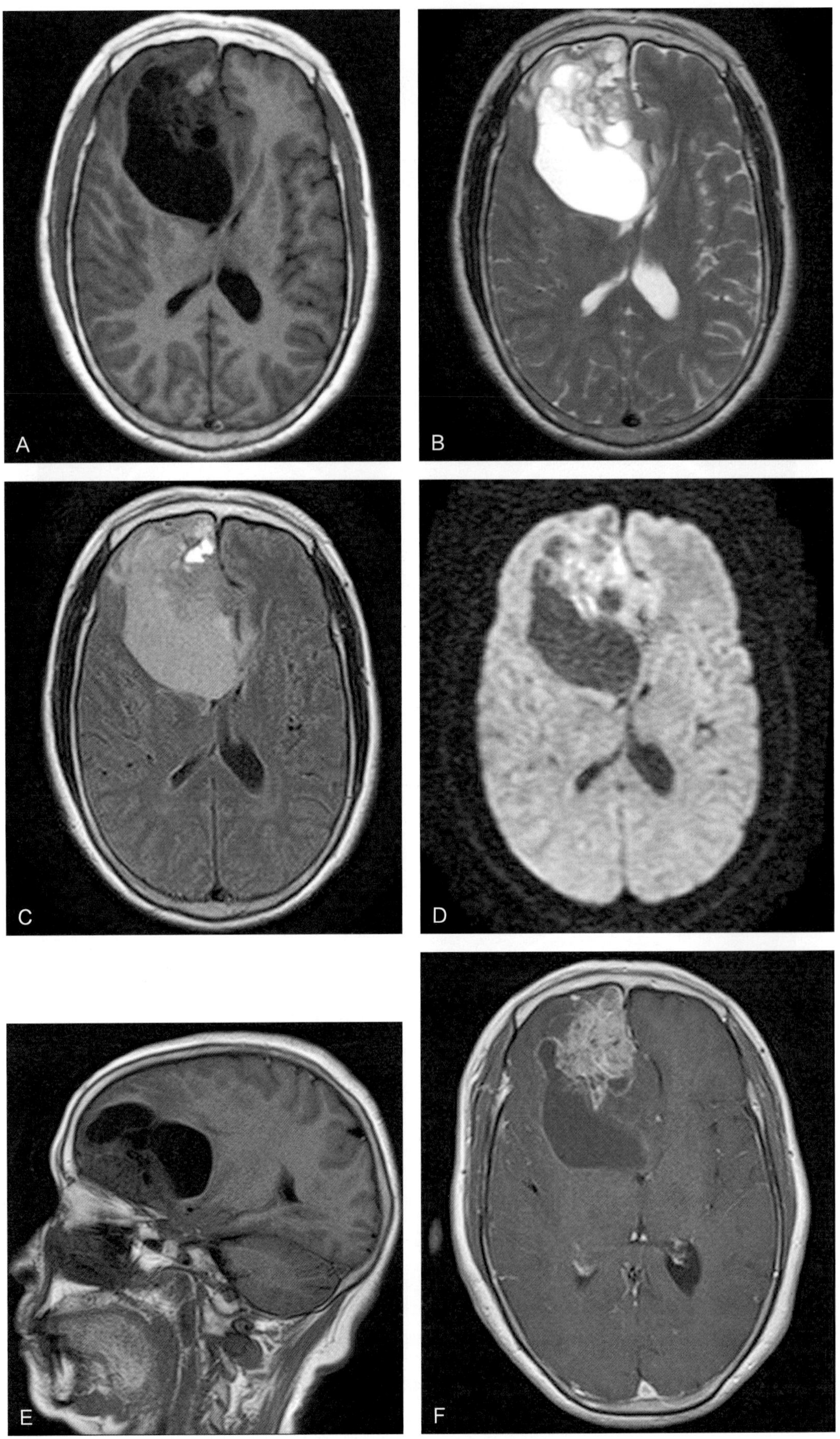
A
B
C
D
E
F

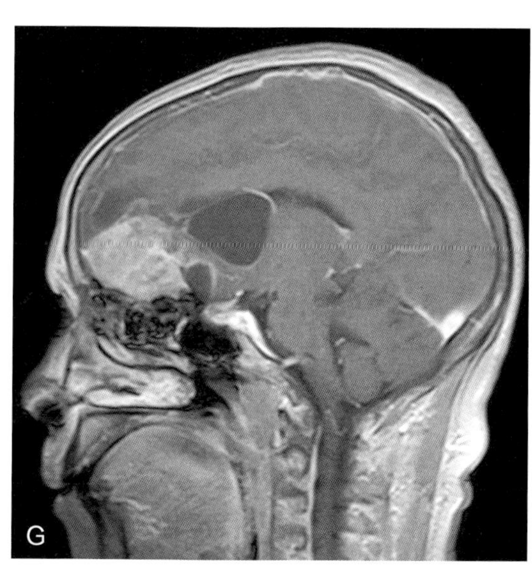

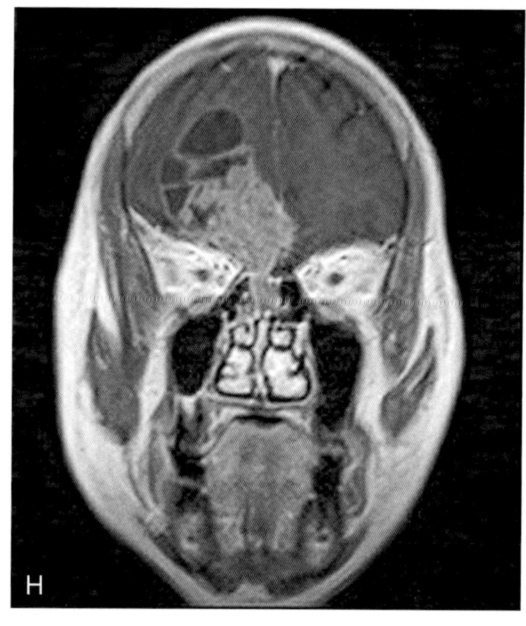

图 7-9-9 中枢神经系统胚胎性肿瘤 MRI 表现

女，69 岁，头晕、头痛 3 年，记忆力减退半年，反应迟钝。右侧额叶中线旁见巨大囊实性肿块，累及胼胝体膝部，肿块周围见片状水肿区，双侧侧脑室前角受压变形，局部中线结构向左侧移位。A、E. T_1WI 上实性部分呈等 / 稍高信号，囊性部分呈低信号；B. T_2WI 上实性部分呈等信号，囊性部分呈高信号；C. T_2-FLAIR 上实性部分呈稍等信号，囊性部分呈稍高信号；D. DWI 上实性部分呈高信号，囊性部分呈低信号；F~H. 增强 T_1WI，肿块实性部分明显强化（病例图片由温州医科大学附属第一医院放射科杨运俊教授提供）

脑肿瘤的 6.7%。94% 的病例发生于 5 岁以内，男女之比为 1.4∶1。儿童患者肿瘤多位于幕下，且常见于小脑半球，成人者多位于幕上。脑外者多位于桥小脑角区。

【临床与病理】

AT/RT 临床表现取决于年龄、肿瘤部位、大小等因素，常见的临床表现有头痛、呕吐、嗜睡、癫痫、视力下降和精神障碍等。临床病程短，多为十天内。肿瘤易种植转移，约 1/3 患者就诊时已有脑脊液播散，亦可发生颅外转移，以骨转移最多见，其次为淋巴结和软组织，而肝、肺及纵隔几乎不受侵犯。目前，AT/RT 治疗主要采取以手术切除为主、联合放射和化学治疗的综合性方案，但是其治疗效果并不理想，患者预后极差，多在 1 年内死亡，平均生存时间仅 9 个月。

病理上肿瘤成分复杂多样，具有多向分化及多形性的特点，含有横纹肌样肿瘤细胞、原始神经外胚层细胞、纺锤形恶性肿瘤性间叶细胞及肿瘤性上皮细胞，类似于畸胎瘤，但又缺乏畸胎瘤典型的组织分化特点，生殖细胞的标记全部阴性。肿瘤内出血、坏死和钙化常见（图 7-9-10）。

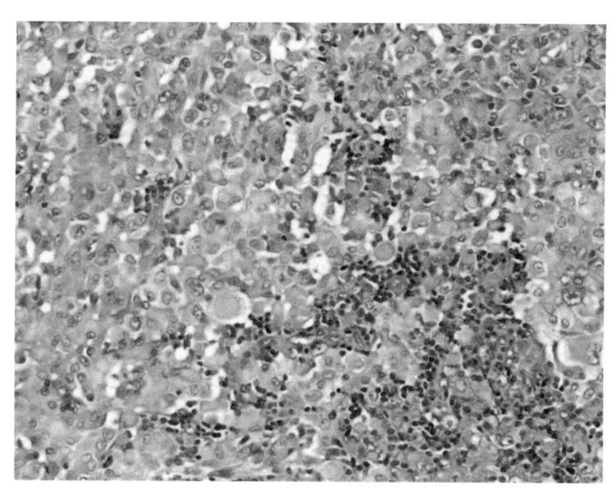

图 7-9-10 非典型畸胎样 / 横纹肌样瘤病理

光镜下见横纹肌样肿瘤细胞，核仁明显，胞质内有嗜酸性球形包涵体

免疫组化，AT/RT 和中枢神经系统其他胚胎性肿瘤可有 NFP 和 GFAP 阳性表达，但横纹肌样细胞表达典型的 Vimentin、上皮膜抗原和平滑肌肌动蛋白，这些标记物阳性有助于 AT/RT 和中枢神经系统其他胚胎性肿瘤的鉴别。肿瘤内的上皮性成分表达细胞角蛋白，间叶性成分常表达节蛋白。

AT/RT 患者常有 22 号染色体的异常，典型的表现为 22 号染色体单体或 22q11.2 的缺失，后者导致 *hSNF5/INI1* 肿瘤抑制基因的缺失。研究发现，约 70% 的 AT/RT 患者有 *hSNF5/INI1* 基因的缺失或突变，此特征和免疫组化表现是诊断本病的依据。

【影像检查方法】

MRI 可准确显示本病的部位和范围，为首选的影像学检查方法。CT 在显示桥小脑角病灶对周围骨质破坏方面更具优势。

【影像表现】

1. CT　瘤体较大，最大径常 >5cm。肿瘤呈等、稍高或混杂密度，常有坏死、出血，密度不均，增强后明显不均匀强化，占位效应明显。

2. MRI　肿瘤 T_1WI 为中等或低信号，T_2WI 为等或稍高信号，信号不均，出血、囊变常见。增强后中等至明显增强，强化不均匀。肿瘤边界清楚，瘤周水肿和占位效应轻重不一（图 7-9-11）。位于脑桥小脑角者，可导致邻近骨质破坏。DWI 呈不均匀高信号（图 7-9-12）。MRS 可见 Cho 峰升高，NAA 峰降低，并可见 Lac 和 Lip 峰。

【诊断与鉴别诊断】

AT/RT 的诊断要点：好发于 2 岁以下的婴幼儿；肿瘤体积大，坏死、出血多见，占位效应明

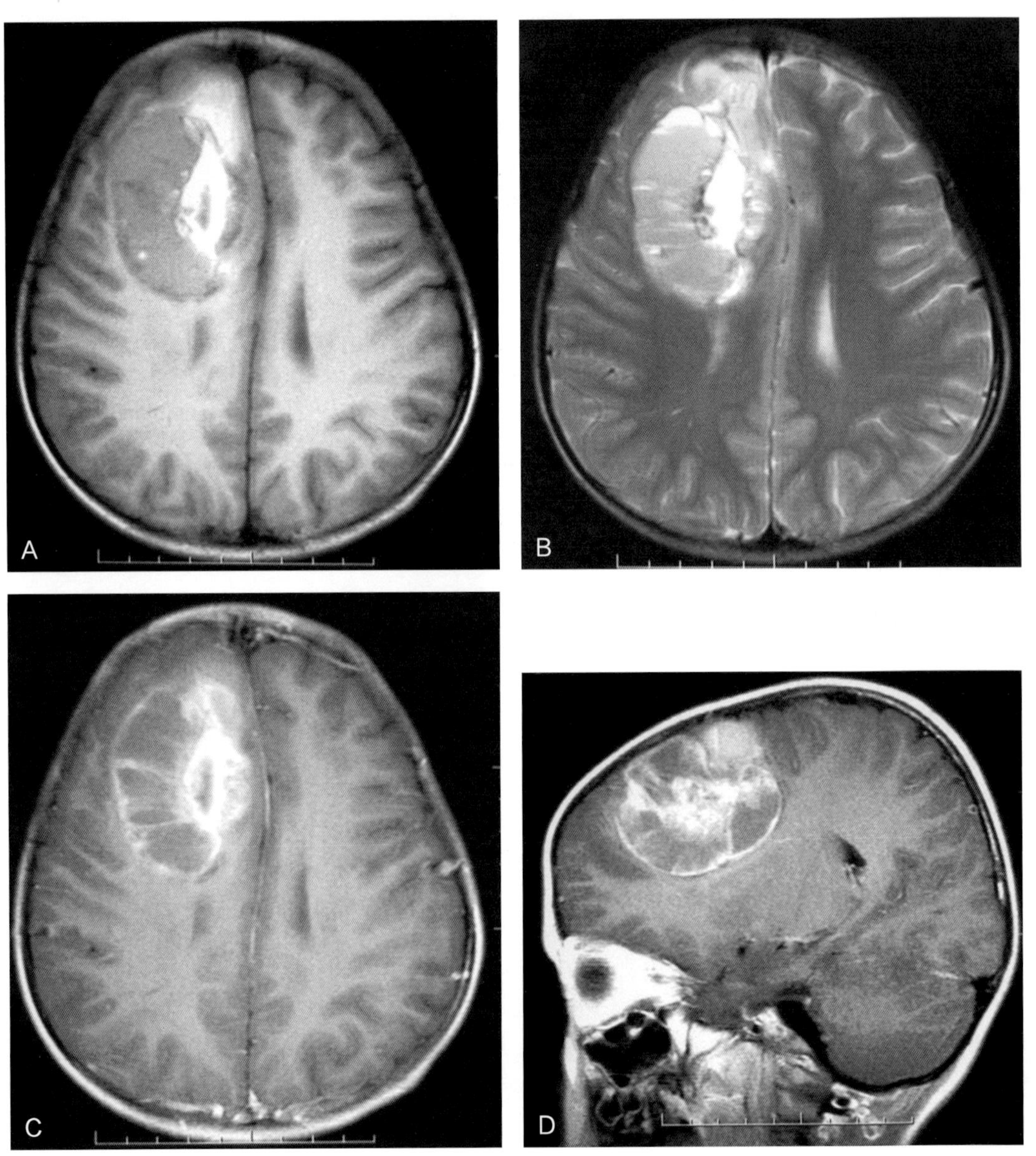

图 7-9-11　右额叶非典型畸胎样 / 横纹肌样瘤 MRI 表现

A. T_1WI 示病灶呈囊实性，实性部分内见高信号出血；B. T_2WI 示病灶实性部分呈稍高信号，信号不均，轻度瘤周水肿；C、D. 增强扫描示病灶实性部分、囊壁及囊内间隔强化，病灶边界清楚

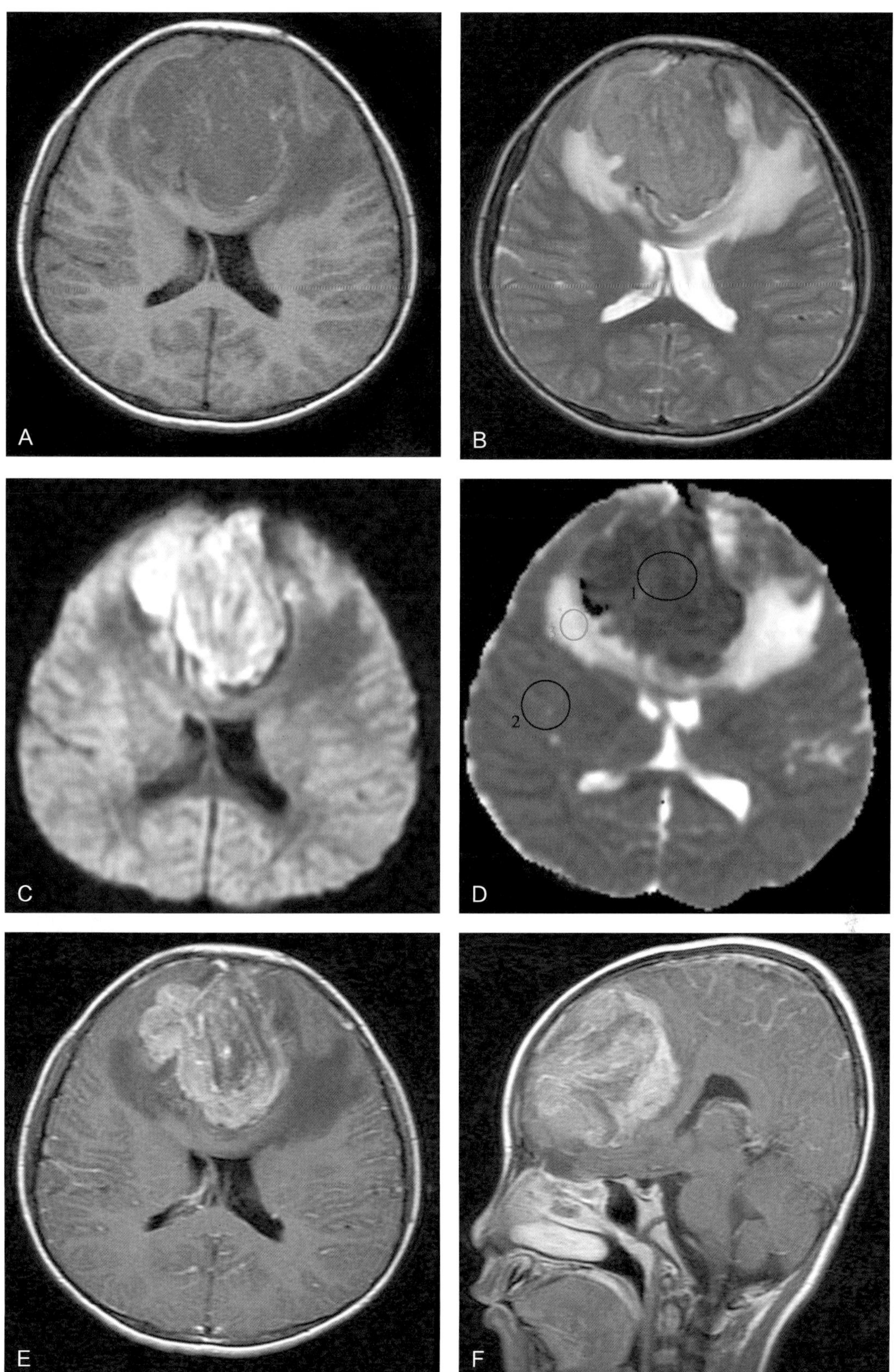

图 7-9-12　非典型畸胎样 / 横纹肌样瘤 MRI 表现

男，6 岁。因无明显诱因发生呕吐，严重营养不良，发际明显偏低、双侧视盘水肿，视盘边界模糊。MRI 示前颅窝可见一大小约 5.5cm×7cm×7cm 的不规则形肿块，呈分叶状，且跨越中线生长，肿瘤周围可见明显水肿区；局部脑实质受压，脑沟变浅消失；胼胝体及两侧脑室额角受压变形。A. T_1WI 上呈稍低信号；B. T_2WI 上呈稍高信号；C. DWI 上呈不均匀高信号；D. ADC 图呈低信号；E、F. 增强 T_1WI，病灶不均匀明显强化，呈扭曲宽带状（病例图片由东部战区总医院医学影像科张龙江教授提供）

显；增强后呈明显不均匀强化。

1. 幕上的AT/RT主要需与中枢神经系统其他胚胎性肿瘤鉴别，年长儿童和成人者尚需与少突胶质细胞瘤、胶质母细胞瘤和室管膜瘤鉴别。其在组织学上有明显重叠，影像学表现相似，难以鉴别，当患者年龄小于5岁，尤其是小于2岁时，应首先考虑AT/RT的诊断。

（1）少突胶质细胞瘤：最常见于额叶，临床多表现为癫痫，一般累及皮层，信号混杂，钙化常见，增强后无或轻度强化，占位效应和瘤周水肿轻微。

（2）胶质母细胞瘤：多见于老年人，实性部分呈长T_1长T_2信号，肿瘤边界不清，瘤周水肿和占位效应明显。

（3）脑实质内室管膜瘤：与侧脑室关系密切，实性部分呈长T_1长T_2信号，瘤周水肿和占位效应多较明显。

2. 幕下的AT/RT主要需与髓母细胞瘤和毛细胞型星形细胞瘤鉴别。

（1）髓母细胞瘤：常位于小脑蚓部，位于小脑半球者多见于年长儿童和成人，且易累及脑膜，坏死、囊变少见。

（2）毛细胞型星形细胞瘤：典型表现为囊实性病灶，出血罕见，实性部分T_1WI呈低信号、T_2WI呈高信号，影像学一般可区分两者。

八、横纹肌样特征的中枢神经系统胚胎性肿瘤

2016年WHO中枢神经系统肿瘤分类中，将具有AT/RT的组织学特征但无INI-1或者BRG1突变的肿瘤，描述性地诊断为横纹肌样特征的中枢神经系统胚胎性肿瘤。既往文献多数将横纹肌样特征的中枢神经系统胚胎性肿瘤均归入AT/RT中，极少有单独报道，其临床和影像学特征尚需进一步的病例总结。

（余永强）

第十节 脑神经和椎旁神经肿瘤

一、施万细胞瘤（神经鞘瘤）

【概述】

施万细胞瘤（schwannoma），又名神经鞘瘤，是一种生长缓慢的良性肿瘤，起源于周围神经的Schwann鞘（即神经鞘）。施万细胞瘤分布广泛，可发生于全身各处的脑神经、周围神经和自主神经，好发于头颈部、椎管内和四肢，位置较深的肿瘤常见于腹膜后和后纵隔。头颈部神经鞘瘤主要发生于脑神经，发生于脑神经者80%以上位于桥小脑角区，听神经最多见，发生在听神经的神经鞘瘤也称之为听神经瘤。其他脑神经发病率依次为：Ⅴ>Ⅸ>Ⅹ>Ⅶ>Ⅺ>Ⅻ>Ⅲ>Ⅳ>Ⅵ。因为缺乏施万细胞，嗅神经和视神经不发生施万细胞瘤。发生于颅外的施万细胞瘤25%~45%发生于头颈部，颈部的施万细胞瘤多发生于咽旁间隙并源于迷走神经，其次可发生于头面部、舌部的周围神经，发生于交感神经的最为少见。椎管内神经鞘瘤最多见于髓外硬膜下，占脊髓外硬脊膜下肿瘤的70%以上，硬膜外少见，可跨硬膜生长，偶见于脊髓内。脊髓内施万细胞瘤仅占椎管内施万细胞瘤的1.1%，多见于颈髓。

施万细胞瘤可为自发性，也可在家族性肿瘤综合征背景下发生，如Ⅱ型神经纤维瘤病、神经鞘瘤病等。90%施万细胞瘤是单发的，3%见于Ⅱ型神经纤维瘤病，2%见于神经鞘瘤病，5%伴有多发性脑膜瘤同时伴有或不伴有Ⅰ型神经纤维瘤病。施万细胞瘤的发生与*NF2*基因突变或缺失导致的Merlin蛋白变化有关。施万细胞瘤形态学表现各异，属WHO Ⅰ级的良性肿瘤，很少恶变。2016年WHO CNS肿瘤分类在施万细胞瘤分类下包括了富细胞性施万细胞瘤和丛状施万细胞瘤两个亚型。

施万细胞瘤多见于青壮年，20~40岁发病率高，男性发病率略高于女性，常表现为单发结节肿块，偶可表现为多灶性。富细胞型神经鞘瘤主要由缺少Verocay小体的Antoni A区组成，发病年龄和其他类型相似，但倾向于在后纵隔和腹膜后等较深部位发病，另有约1/4病例在四肢深部软组织中发病。由于富细胞性、活跃的核分裂特性以及破坏周围骨质的表现，易被误诊为恶性。丛状施万细胞瘤约占施万细胞瘤5%，一般不伴发神经

纤维瘤病，可单发，也可多发，多见于表皮，深部组织较少见，好发于躯干，其次为头颈部、四肢屈侧皮肤，少数发生于纵隔、腹膜后、直肠、外生殖器、舌等，也有发生于咽喉部、眼球表面的报道。以30~40岁较多见，发生于浅表者无性别差异，发生于深部软组织或内脏者女性多见。

【临床与病理】

施万细胞瘤生长缓慢，临床症状不明显，因发生的部位各异，出现的临床症状也有差异。发生于脑神经的施万细胞瘤表现为相应的脑神经受损症状，如听神经瘤主要表现为耳鸣、听力减退、头晕、头痛。三叉神经施万细胞瘤表现为患侧面部及口腔麻木感、痛觉减退、角膜反射迟钝、三叉神经痛、咀嚼肌、颞肌萎缩，三叉神经眼支损害可有顽固性角膜炎。位于后颅窝的肿瘤多表现出桥小脑角综合征，包括Ⅵ、Ⅶ、Ⅷ脑神经损害、锥体束征、小脑性共济失调及眼震。中颅窝病变易破坏颅底骨质形成颅内外沟通瘤，还可压迫颞叶产生癫痫、幻嗅。颅内肿瘤体积过大可压迫导水管和四脑室产生梗阻性脑积水引发高颅压症状。发生于椎管内的施万细胞瘤，表现为不同程度的肢体麻木、腰背疼痛、节段性感觉障碍及排尿排便困难。

病理大体标本：肿瘤常有包膜，质地柔软或可有波动感，极少数纤维化的肿瘤质地较硬。肉眼观淡红、黄或珍珠样灰白色，切面常可见变性所引起的囊肿，其中有液体或血性液体。富细胞性施万细胞瘤表现为多结节状或丛状，包膜比较完整，切面为棕褐色，常有出血，很少有囊性变。丛状施万细胞瘤一般表现为软结节，可推动，平均直径3cm。丛状施万细胞瘤主要位于真皮或皮下，呈丛状或多结节状生长，切面灰白色，质地中等，体积较大的肿瘤可出现囊变、钙化、出血及纤维化。

镜下病理：施万细胞瘤由病变的Schwann细胞组成，交替出现由排列紧密、伸长的梭形细胞构成的Antoni A型细胞区和结构疏松、细胞成分较少的Antoni B型细胞区。Antoni A型者有下列特点：Schwann细胞通常排列成窦状或脑回状的束条，伴有细结缔组织纤维；核有排列成栅栏状的倾向，同时与无核的区域相间，此点颇有特征性。此处肿瘤细胞核及纤维的排列形式表现为器官样结构，提示其组织来源可能为聚集的触觉小体，故称为Verocay小体。Antoni B型组织则为疏松的Schwann细胞，排列紊乱，结缔组织呈细网状；此型组织可变性而形成小囊变，融合可成大囊腔，其中充满液体。肿瘤出血时，镜下见巨噬细胞和肿瘤组织中含铁血黄素沉积。富细胞性施万细胞瘤包膜下可见淋巴细胞聚集，以Antoni A为主，Antoni B一般不超过10%。在Antoni A区结构中，施万细胞除了排列成相互交叉的束状和旋涡状外，还可能排列成鱼刺状，可能被误诊为平滑肌肉瘤或纤维肉瘤。可以看到核分裂象，一般小于4个/10HPF。丛状施万细胞瘤镜下特点为以Antoni A为主，Antoni B相对较少或无。瘤细胞呈长梭形或波浪状，排列呈栅栏状、旋涡状，可见verocay小体。核分裂象极少见，一般少于2个/HPF。

免疫组化及分子病理：施万细胞瘤S-100蛋白呈弥漫强阳性，Ⅳ型胶原和Leu-7亦呈阳性。富细胞性施万细胞瘤S-100抗体强阳性，丛状施万细胞瘤肿瘤细胞S-100及vimentin均弥漫阳性，GFAP部分阳性，EMA、CD57及Ki-67均阴性。

【影像检查方法】

1. 脑神经成像 Ⅰ~Ⅻ对脑神经结构细小、走行迂曲，如何清晰显示一直是影像学的一个难题。CT因为相对低的软组织分辨率和具有射线辐射等弱势不推荐为首选检查。但是，对于怀疑后组脑神经（Ⅸ~Ⅻ）病变，可以建议行颅底CT薄层扫描来明确有无颅底骨质改变。CT增强有助于显示肿瘤血供、与周围血管和软组织结构关系。PET-CT主要用于评估施万细胞瘤的良恶性、分期，为治疗方案的选择提供可靠的依据。

目前，MRI由于多平面成像、多参数、良好的软组织分辨率的优势已经成为脑神经检查的首选方法。在成像序列选择上，T_1WI、T_2WI等常规序列对脑神经的显示并不令人满意。以脑脊液高信号为背景，3D T_2WI能够清晰地显示脑神经脑池段。由于脑神经结构细小，需要采用高分辨率成像（层厚≤1mm，像素≤$1mm^3$），特别是儿童更要采用高分辨成像方案。3D稳态自由进动序列因为能够在较短的时间获得高信噪比和对比噪声比的脑神经图像而被广泛应用，类似的序列包括3D FIESTA、3D CISS、3D B-FFE等。国内外也有学者用3D FLASH、3D TOF-SPGR、3D-COSMIC、3D T_2-FLAIR等序列对颅脑神经进行成像研究，各有优势及不足。怀疑肿瘤的患者，平扫后需要进行增强扫描，建议采用3D T_1 FSPGR序列（3D BRAVO、3D MPRAGE）。除了序列选择以外，由于脑神经走行迂曲，建议采用多平面重组（MPR）尽可能显示神经全貌，明确肿瘤与神经的关系。

2. 椎管内肿瘤成像 CT可以较好地显示椎骨骨质、间盘改变，通过MPR可以显示椎管内情况以及神经根情况，然而其软组织分辨率相对低，对脊髓内病变检出的敏感性不理想。CT增强能提高椎管内肿瘤的检出率和诊断准确性。对于椎管内肿瘤，MRI被认为是首选的影像检查方法。MRI常规序列就能够准确地对椎管内肿瘤进行定位（脊髓内、髓外硬膜下或硬膜外），增强扫描能够为定性诊断和分期提供更多信息。MR脊髓水成像可以清楚地显示椎管内脑脊液硬膜囊及神经根鞘袖的轮廓，硬膜囊内的脊髓、马尾神经、神经根亦可清楚显示。此外，磁共振神经成像术（magnetic resonance neurography，MRN）、选择性水激励脂肪抑制技术（principle of selective excitation technique，PROSET）、稳态自由进动序列、扩散张量成像（DTI）等对神经根病变的诊断、术前评估等方面起着越来越重要的作用。

【影像表现】

影像表现很大程度上取决于肿瘤起源的神经和肿瘤的位置、范围，本节着重叙述听神经瘤、三叉神经施万细胞瘤及椎管内施万细胞瘤的表现。

1. 听神经瘤

（1）CT：听神经瘤多起自内听道，单发多见，同侧内听道扩大，可见自内听道向桥小脑角区延伸的等、低混杂密度肿块，可呈“冰淇淋样”外观。CT薄扫可更清晰显示同侧内听道扩大及肿块。增强后肿瘤实质部分明显强化，而囊变部分不强化。

（2）MRI：可见以内听道为中心生长的肿块，T_1WI呈等信号或稍低信号，T_2WI呈等或稍高信号；信号不均匀，其内常见T_1WI更低、T_2WI更高信号的囊变区。合并出血时，肿块内出现T_1WI高信号，T_2WI等或高信号以及低信号的含铁血黄素环。患侧的第Ⅶ、Ⅷ对脑神经束增粗，呈“鼠尾状”与肿瘤相连，增强扫描和肿瘤同时强化，为听神经瘤特征性表现（图7-10-1）。

2. 三叉神经施万细胞瘤

（1）CT：常位于桥小脑角区，起源于中颅窝半月节的肿瘤由于受硬脑膜限制病灶一般较小，源于后颅窝神经根部的肿瘤往往瘤体较大，囊变更多见。10%~20%的三叉神经施万细胞瘤跨中、后颅窝生长，呈“哑铃型”。骨窗可见岩骨尖骨质吸收甚至破坏。肿物多呈纺锤形，边界清楚，CT平扫呈等或稍低密度，低密度与施万细胞内的脂质成分有关。根据囊变程度可分为囊性肿瘤、囊实性肿瘤以及实性肿瘤。增强后肿瘤实质部分多呈明显不均匀强化，瘤内囊变区增强后显示更清楚。

（2）MRI：MR信号改变与听神经瘤一致，特征改变为三叉神经束增粗和颞骨岩部在T_1WI正常的高信号消失，部分可伴咀嚼肌萎缩和肿瘤内脂肪变性（图7-10-2）。

3. 椎管内施万细胞瘤

（1）CT：肿块可发生于椎管内各个节段，多位于硬膜下，呈软组织密度，椭圆形或短棒状，若跨越硬膜者呈哑铃状，穿过扩大的椎间孔，邻近椎体和椎弓骨质被压迫吸收。

（2）MRI：多位于髓外硬膜下间隙，可沿神经根生长延伸至硬膜外，甚至通过椎间孔进入椎旁间隙，肿瘤呈哑铃状改变。瘤内囊变多见，T_1WI多为等、低信号，T_2WI混杂信号较多。肿瘤强化方式为中度或明显强化，可环形强化，与肿瘤中央囊变有关。少数肿瘤中央缺乏血管或细胞排列紧密，对比剂难以快速在此聚集，如延时扫描则可见延时强化。髓内施万细胞瘤少见，相对以颈髓多见，表现为椭圆形或梭形的实性肿块，肿瘤较小，一般不超过3个椎体节段。肿瘤信号均匀，T_1WI呈等或稍低信号，T_2WI呈等、稍高信号或稍低信号，肿瘤边界清楚，增强扫描明显均匀强化，可伴有脊髓水肿和脊髓空洞（图7-10-3、图7-10-4）。

【诊断与鉴别诊断】

诊断要点：

1. 听神经瘤 位于桥小脑角区，同侧内听道扩大，听神经增粗，肿块呈“鼠尾状”或“冰淇淋样”与肿瘤相连，因囊变明显而密度或信号不均匀，增强后明显不均匀强化。

2. 三叉神经瘤 常位于桥小脑角区，沿神经走行跨中、后颅窝生长，呈“哑铃型”，岩骨尖骨质吸收甚至破坏。MRI信号不均，因囊变区而强化不均匀。

3. 椎管内施万细胞瘤 多位于髓外硬膜下间隙，肿瘤可通过椎间孔进入椎旁间隙，呈哑铃状改变。瘤内囊变多见，T_1WI多为等、低信号，T_2WI混杂信号较多，强化后信号不均。

鉴别诊断：

1. 起自脑神经的施万细胞瘤主要需要与以下

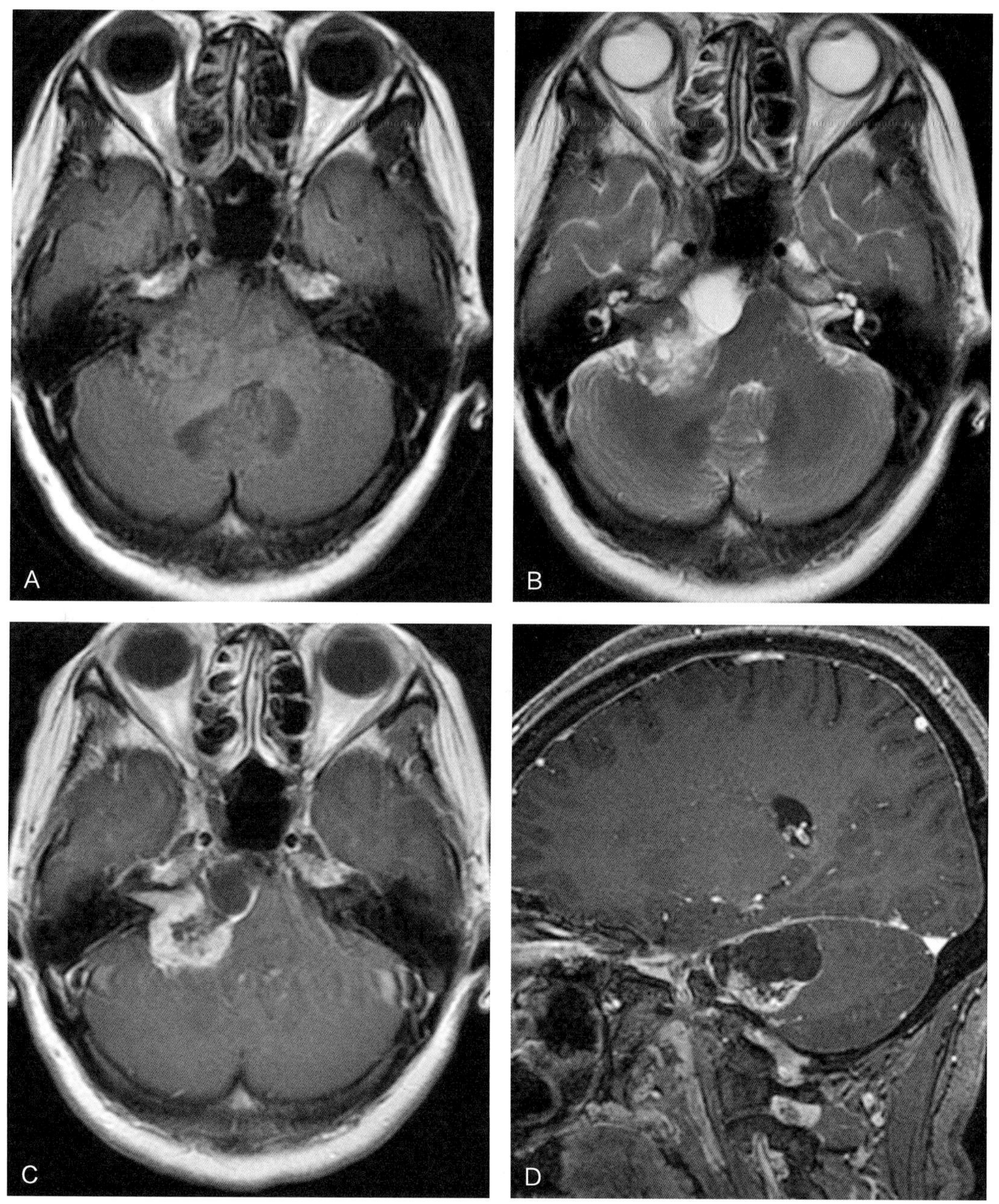

图 7-10-1 听神经鞘瘤 MRI 表现

A. T_1WI 示右侧桥小脑角池扩大，其内见分叶状略低信号灶；B. T_2WI 上呈等高混杂信号，边界清晰，脑干、小脑、第四脑室受压移位；C、D. 增强扫描显示，病灶不均匀明显强化，瘤体带蒂突入内听道、内听道口呈喇叭口样扩大

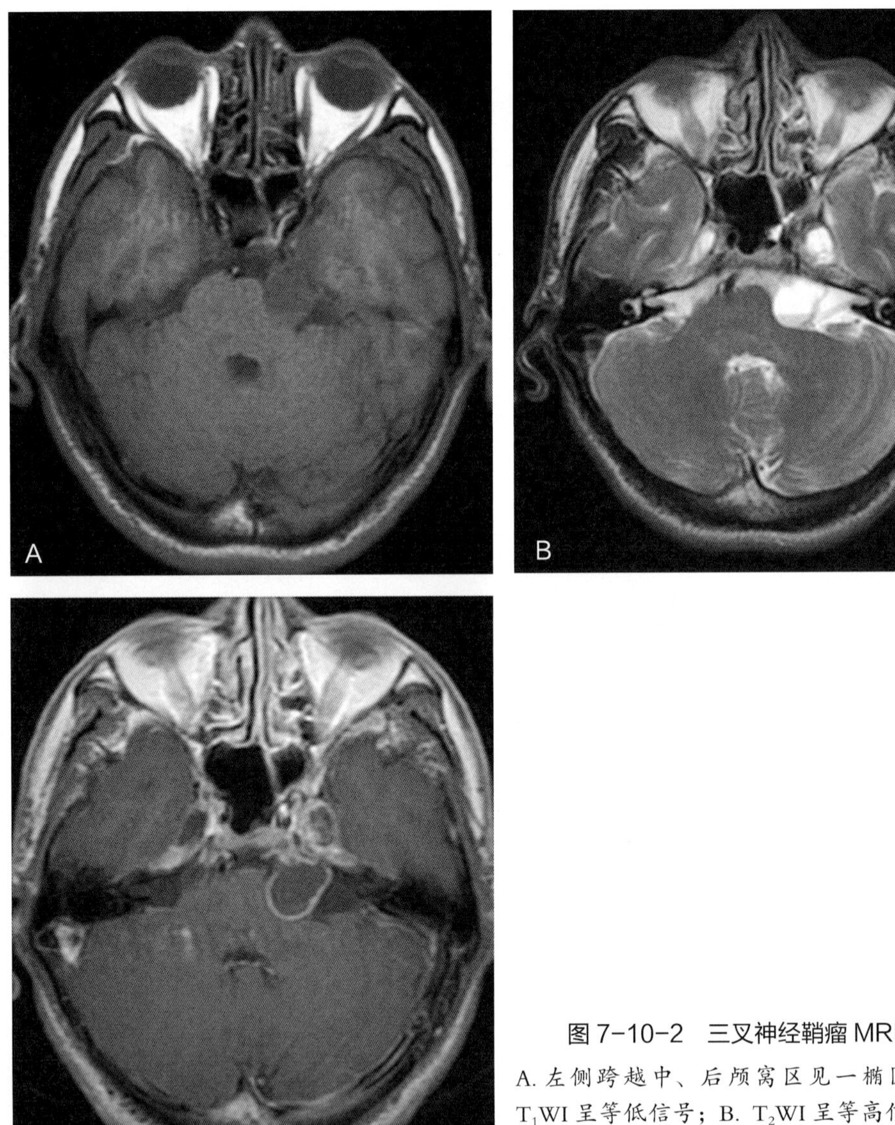

图 7-10-2 三叉神经鞘瘤 MRI 表现

A. 左侧跨越中、后颅窝区见一椭圆形肿块，T_1WI 呈等低信号；B. T_2WI 呈等高信号灶，边缘尚清晰；C. 增强后病灶呈明显环状强化

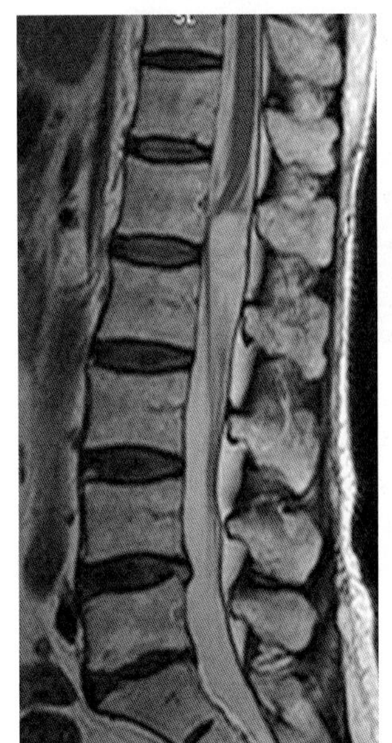

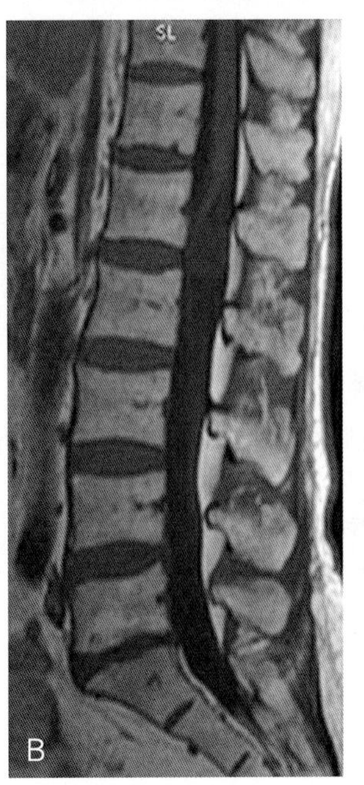

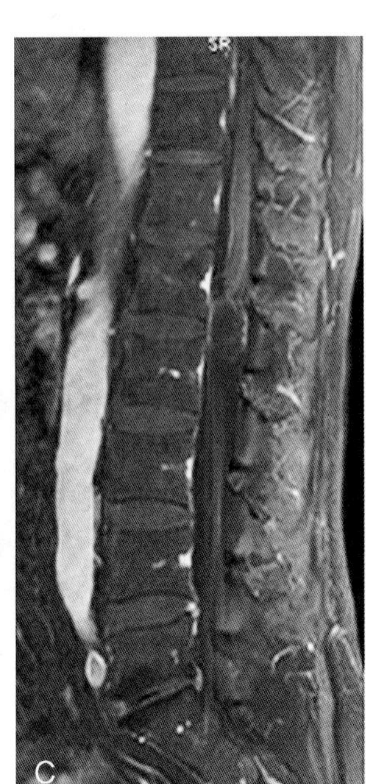

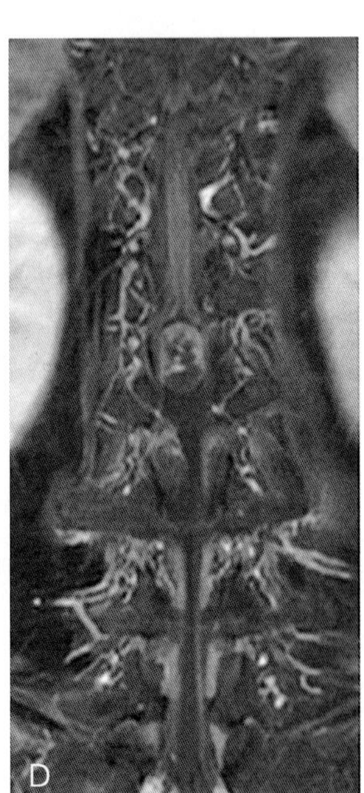

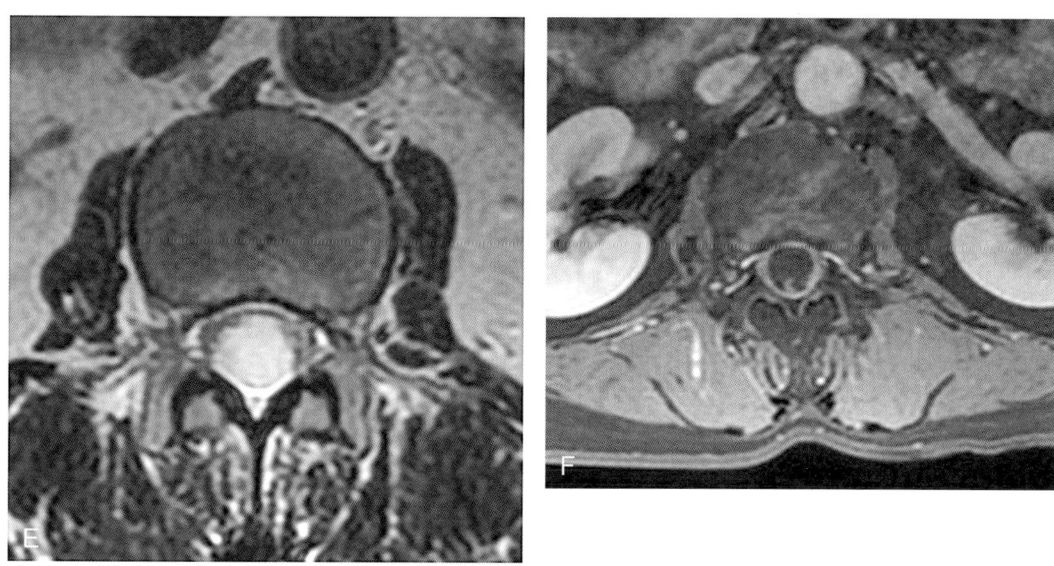

图 7-10-3　腰椎管内神经鞘瘤 MRI 表现

A、E. T_2WI，腰$_{1、2}$椎管内硬膜下可见囊性肿物，呈高信号；B. T_1WI 呈低信号；C、D、F. 增强后病变不均匀环形强化，邻近马尾神经受压移位

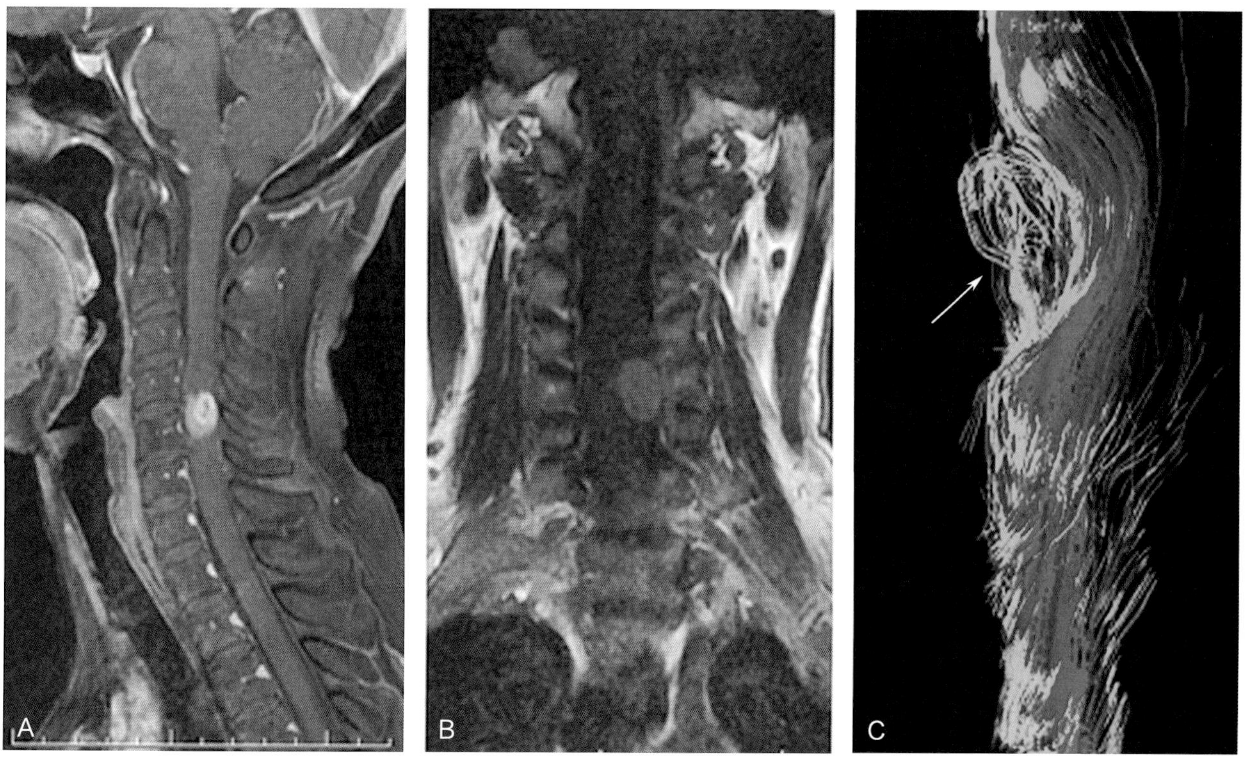

图 7-10-4　颈椎管内神经鞘瘤 DTI

A、B. 矢状位、冠状位 T_1WI 增强示颈$_5$水平硬膜下间隙可见明显强化肿物，颈髓明显受压；C. DTI 白质纤维束图示受压纤维束迂曲、紊乱，局部稀疏（黄箭）

几种疾病相鉴别：

（1）脑膜瘤：发生在桥小脑角区的脑膜瘤多以宽基底与岩骨硬脑膜相贴，呈扁丘状。CT平扫密度为均一等或稍高密度，少有坏死或出血，钙化多见。MR特征性表现是T_1WI及T_2WI均呈等信号，很少发生囊变；肿瘤常均匀性强化，其边缘可见“脑膜尾征”。

（2）表皮样囊肿：又称胆脂瘤，肿块具有匍匐性生长、“见缝就钻”的特点，形态不规则，T_1WI低信号，T_2WI高信号，DWI高信号为其特征性表现，增强扫描表皮样囊肿本身无强化，周围若有肉芽组织可强化。

（3）蛛网膜囊肿：与脑脊液信号相同，T_1WI低信号，T_2WI高信号，DWI呈低信号，增强无强化。

（4）幕下胶质瘤：胶质瘤位于脑实质内，而施万细胞瘤发生在与脑神经发生部位相关的脑实质外，胶质瘤T_2WI信号强度小于神经鞘瘤，增强轻度强化或不强化，常伴有周围脑组织水肿。对于罕见的发生于脑实质内的施万细胞瘤，术前诊断较为困难，极易误诊。

2. 椎管内硬膜下施万细胞瘤主要需与脊膜瘤相鉴别，髓内施万细胞瘤需要与室管膜瘤、星形细胞瘤、血管母细胞瘤等鉴别：

（1）脊膜瘤：中老年女性多发，胸段多见，肿瘤呈椭圆形、与硬膜面夹角为钝角，瘤内很少有坏死囊变，多呈均匀等信号，增强后明显均匀强化，常出现脊膜尾征。施万细胞瘤形态呈哑铃状，邻近椎间孔扩大，与硬膜面夹角为锐角，瘤内常见囊变，T_2WI信号混杂、出现不均匀强化。

（2）室管膜瘤：多位于脊髓中央，脊髓对称增粗，肿瘤容易发生出血及囊变，信号不均匀，肿瘤上下极可见含铁血黄素沉积引起的低信号。而髓内神经鞘瘤多无出血表现，信号较均匀，且多位于脊髓后部。

（3）血管母细胞瘤：范围较长，脊髓弥漫增粗，信号常不均匀，囊变明显，有时可见流空血管，增强扫描肿瘤实性部分强化明显，强化程度高于髓内其他肿瘤。

（4）星形细胞瘤：肿瘤累及范围大，边界常不清楚，T_1WI呈低信号，T_2WI呈高信号，增强扫描肿瘤可有不同程度的强化，强化常不均匀。髓内神经鞘瘤少见，除非见到明显的髓外部分或与肿瘤相连的神经根增粗，否则很难诊断。硬膜下施万细胞瘤也需要和脱出的间盘进行鉴别，脱入椎管内的间盘多呈“泪滴”状，尾部常与椎间隙相延续，伴邻近某一水平椎间隙狭窄或存在难以解释的间盘组织缺失等现象，脱出的间盘在T_2WI上多呈低信号，与邻近间盘信号相似，部分可伴钙化、无明显强化或仅表现为边缘轻度强化。

【影像学研究进展】

研究发现，全身MRN较传统MRI更能全面、整体、直观地显示神经纤维瘤病肿瘤与外周神经的空间关联，判断神经是否受压、包绕及侵蚀等。全身MRN成像更能发现更多神经纤维瘤病灶尤其是微小病灶，提高病变检出率。

DWI有助于桥小脑角区肿瘤鉴别。神经鞘瘤实质成分呈DWI等信号，囊变成分呈DWI低信号，ADC值较高，而表皮样囊肿（胆脂瘤）在DWI表现为特征性高信号，ADC值较低；脑膜瘤在DWI多为等信号，ADC值与脑实质相仿。利用DTI技术可以成功追踪多对脑神经的完整形态、走行，神经三维示踪重建技术可判断神经与肿瘤的立体空间关系，预测神经相对肿瘤的位置、走行、形态变化、包裹情况，可指导临床医生在术中迅速准确定位，有利于缩短手术时间。

通过MRS对桥小脑角神经鞘瘤和脑膜瘤进行鉴别分析发现，丙氨酸（Ala）、谷氨酸盐/谷氨酰胺（Glx）在脑膜瘤中的出现率显著高于神经鞘瘤，而MI在神经鞘瘤中的出现率高于脑膜瘤。结合MRS表现，在MRI上尚难鉴别的病例可被明确诊断。

利用DCE-MRI可对头颈部的施万细胞瘤和副神经节瘤进行鉴别，与副神经节瘤相比，施万细胞瘤的时间-信号强度曲线的峰值、信号-增强比值较低，最大强化时间延长，而K_{trans}、K_{ep}及V_e均增高。

（苗延巍）

二、黑色素型施万细胞瘤

【概述】

黑色素型施万细胞瘤（melanotic schwannoma）是一种少见的含黑色素的神经系统肿瘤，具有神经鞘细胞和黑色素细胞的分化特点。最早由Hodson于1961年率先描述，目前国内外文献报道不足200例。黑色素型施万细胞瘤以往被认为是施万细胞瘤的一个亚型，由于其临床特征、基因表型、病理特征和生物学行为均与经典施万细胞瘤不同，2016 年 WHO 中枢神经系统肿瘤分类中，将黑色素型神经鞘瘤从施万细胞瘤中剥离，成为一个与施万细胞瘤呈并列关系的独立肿瘤实体。黑色素型施万细胞瘤发病年龄更小，较普通施万细胞瘤年轻约 10 岁。黑色素型施万细胞瘤分两型：经典型和沙砾体型。沙砾体型约占 50%，约 50% 的沙砾体型黑色素型施万细胞瘤的患者合并有 Carney 综合征（由黏液瘤、皮肤色素沉着、内分泌功能亢进所组成的综合征），伴有 17q 染色体 *PRKAR1A* 基因缺失，且 10% 的黑色素型施万细胞瘤呈恶性临床过程。

黑色素型施万细胞瘤发病年龄 3~84 岁，30~40 岁较多见，无明显性别差异。黑色素型施万细胞瘤好发于神经根或靠近中线的自主神经，约半数接近神经轴，如脊神经后根、脑神经、脊柱旁交感神经链，亦见于消化道、支气管、眼眶、口腔、皮肤、骨骼、软组织、心脏和脊髓内等部位。椎管内黑色素型施万细胞瘤好发部位依次为颈段、下胸段、胸腰段，肿瘤多位于髓外硬膜下或硬脊膜内外，脊髓内少见。黑色素型施万细胞瘤可以局部浸润、复发甚至转移。局部复发率在 15%~24%，转移率在 5%~26.3%。黑色素型施万细胞瘤的复发一般时间较长，常在 4~5 年后，而恶性黑色素型施万细胞瘤复发、转移则较快，文献报道最短的病例首次诊断后 6 个月就出现肺转移，10 个月死亡。

【临床与病理】

临床表现：黑色素型施万细胞瘤的临床表现多样且为非特异性，症状通常取决于肿瘤位置和生长速度。最常见的临床表现为疼痛和神经功能障碍。生长在髓内可压迫神经出现相应症状，如肌无力、感觉和运动功能障碍，瘤细胞代谢产物或瘤卒中可引起脑膜刺激症状。

大体病理：肿瘤与周围组织界限清楚，大多无包膜，圆形或卵圆形，文献报道最大径可达 7cm。外观呈棕黑色或灰蓝色包膜，切面因黑色素含量不同可呈黑色、棕褐色或灰蓝色，肿瘤可伴囊性变、出血、灶性坏死、沙砾体和钙化。

镜下病理：镜下见肿瘤由多边形上皮样和梭形瘤细胞混合构成。有些瘤细胞质内含有粗块状或细颗粒状色素颗粒，Fontana 染色呈阳性。经典型：胖梭形或上皮样肿瘤细胞丰富，呈束状或巢状分布，紧密排列，可见 Verocay 小体，胞质嗜酸，核圆，可见小核仁和明显的核沟、核内假包涵体。肿瘤细胞和组织细胞胞质内可见棕黑色的色素颗粒。沙砾体型：肿瘤内可见局灶性分层状的钙化小球；部分肿瘤细胞内可见似成熟脂肪细胞的空泡。电镜下有连续的基底膜、长间距胶原纤维等施万细胞特征，甚至含有黑色素小体。核分裂象多少不一，若肿瘤细胞异型性明显、核仁呈嗜酸性、核分裂象增多、浸润周围组织、坏死等，应考虑为恶性黑色素性施万细胞瘤。

免疫组化及分子病理：上皮细胞及梭形细胞 Vim、HMB-45 阳性，CK 阴性，大部分病例 S-100 阳性，GFAP 及 EMA 表达通常呈阴性，有的呈弱阳性。Ki-67 抗原标记指数 <5%。

【影像检查方法】

检查方法和技术：同施万细胞瘤部分。

不同检查方法的优选策略：相比超声和 CT，MRI 对于病灶的检出、定位、定性以及明确范围等均有优势，PET 有助于肿瘤的良恶性鉴别。

【影像表现】

1. CT　椎管内黑色素型施万细胞瘤以颈段最多见，其次为下胸段、胸腰段，肿瘤多位于髓外硬膜下，或跨越硬膜内外。平扫为等或稍低密度、边界清楚的肿块，多为单发，呈圆形、椭圆形，跨越硬膜内外者呈哑铃形。发生在椎旁者可破坏邻近骨质，椎间孔扩大、消失，破坏的骨质边缘清晰。因肿瘤内囊变、出血，增强扫描可见不均匀中度或明显强化。

2. MRI　多表现为椎管内或椎旁边界清楚的肿物。由于肿瘤细胞胞质内黑色素的顺磁性，T_1WI 呈高信号、T_2WI 呈低信号，这是黑色素型施万细胞瘤的特征性 MRI 表现，与常见的施万细胞瘤信号相反。但 MRI 表现可因黑色素的含量、分布而异，只有肿瘤内黑色素细胞含量 >10% 时，T_1WI 呈高信号、T_2WI 呈低信号。肿瘤内黑色素含量越多、T_1 和 T_2 弛豫时间越短。增强扫描病灶呈轻中度强化（图 7-10-5）。部分黑色素型施万细胞瘤在 T_2WI 中信号不均匀，类似于普通施万细胞瘤，这与肿瘤中黑色素分布不均匀有关。若伴肿瘤内出血，信号强度更为复杂。髓内黑色素型施万细胞瘤可引起相邻上下节段脊髓出现脊髓空洞症。

3. PET-CT　黑色素型施万细胞瘤表现为代谢活跃的肿物。

【诊断与鉴别诊断】

病灶多为单发，皮肤无黑色素沉积，最常见

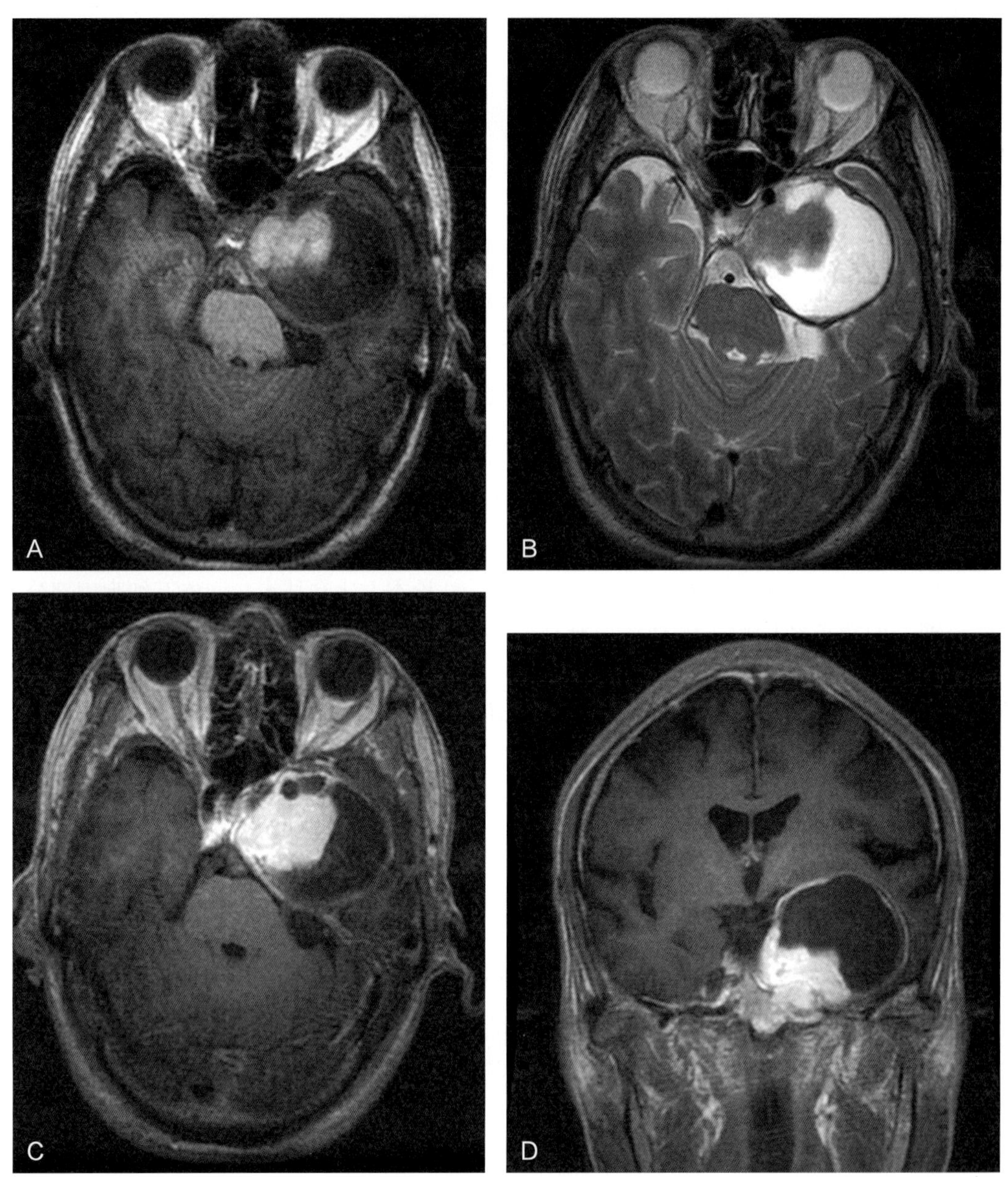

图 7-10-5 黑色素型神经鞘瘤 MRI 表现

左侧鞍旁见巨大囊实性肿块，实性部分与左侧海绵窦分界不清，邻近脑实质受压。A. T_1WI 上肿块实性部分呈高信号，囊性部分呈低信号，囊壁呈等信号；B. T_2WI 上实性部分呈等信号，囊性部分呈高信号，囊壁呈低信号；C、D. 增强 T_1WI，肿块实性部分及囊壁明显强化（病例图片由首都医科大学附属北京天坛医院放射科刘亚欧教授提供）

于脊神经根。临床表现为侵及神经相关的疼痛、神经受损导致的肌无力、感觉障碍、大小便障碍及形成的局部占位效应导致的症状。MRI 表现较具特征性，肿瘤 T_1WI 呈高信号，T_2WI 为低信号，中等程度强化。由于黑色素分布不均、合并出血、钙化等原因，部分黑色素型施万细胞瘤 T_2WI 信号不均匀。

需要鉴别的疾病：若发生在椎管内硬膜下或硬膜外或椎旁，需要与施万细胞瘤、脊膜瘤、海绵状血管瘤、淋巴瘤、血肿等鉴别；如有骨质破坏还需要与转移瘤、原发恶性椎骨肿瘤鉴别。若发生于髓内则需与星形细胞瘤、室管膜瘤、血管母细胞瘤等鉴别。

1. 施万细胞瘤 多位于髓外硬膜下间隙，肿瘤可通过椎间孔进入椎旁间隙，呈哑铃状改变。瘤内囊变多见，T_1WI 多为等、低信号，T_2WI 混杂信号较多，强化后信号不均。

2. 脊膜瘤 位于髓外硬膜内，平扫呈等信号，信号均匀，典型表现为增强后明显均匀强化，并可见脊膜尾征。

3. 海绵状血管瘤 大多数位于硬膜外，平扫呈 T_1 稍低、T_2 高信号，部分病灶内可见血管流空征象，增强后渐进性均一强化。

4. 淋巴瘤 多位于硬膜外，呈 T_1 等或稍低、T_2 等信号，信号均匀，很少有出血、囊变，增强后明显均匀强化；可引起邻近骨质破坏。

5. 血肿 亚急性早期血肿在 T_1WI 上可表现为高信号，T_2WI 上呈低信号；亚急性晚期的血肿在 T_1WI 和 T_2WI 上均为高信号，血肿无强化。

6. 星形细胞瘤 肿瘤位于髓内，累及范围大，边界常不清楚，呈 T_1WI 低信号、T_2WI 高信号，增强扫描肿瘤可有不同程度的强化，强化常不均匀。

7. 室管膜瘤 多位于脊髓中央，脊髓对称增粗，肿瘤容易发生出血及囊变，信号不均匀，肿瘤上下极可见含铁血黄素沉积引起的低信号。

8. 血管母细胞瘤 范围较长，脊髓弥漫增粗，信号常不均匀，囊变明显，有时可见流空血管，增强扫描肿瘤实性部分强化明显，强化程度高于髓内其他肿瘤。

（苗延巍）

三、神经纤维瘤

【概述】

神经纤维瘤（neurofibromas，NFs）是一种由神经鞘细胞和纤维母细胞为主要成分的良性肿瘤，由 Verocay 于 1908 年首先报道，可发生于神经末梢或沿神经干走行的身体任何部位，约占良性软组织肿瘤的 5%，好发年龄为 20~40 岁，无性别差异。神经纤维瘤可单发，也可多发，为 1 型神经纤维瘤病（neurofibromatosis type 1，NF 1）的一部分。

神经纤维瘤包括两个特殊亚型：丛状神经纤维瘤（plexiformneurofibroma，PNF）和不典型神经纤维瘤（atypical neurofibroma，ANF）。神经纤维瘤在周围神经的神经干至末梢均可发生，呈局灶性或沿一段神经延伸，也可累及多条神经束及其分支，累及神经束及分支即为丛状神经纤维瘤。丛状神经纤维瘤是一种常染色显性遗传病，起源于分化异常的神经嵴细胞。丛状神经纤维瘤主要见于 NF1 患者，也是 NF1 的 7 项诊断标准之一。5%~10% 的丛状神经纤维瘤可发生恶变。不典型神经纤维瘤是 2016 年 WHO 中枢神经系统肿瘤分类新增加的神经纤维瘤亚型，在 2007 版 WHO 中枢神经系统肿瘤分类中，在神经纤维瘤中提及了“神经纤维瘤可有不典型细胞核（不典型神经纤维瘤）”，但未明确其为亚型。在 2016 新版分类中明确此亚型为“不典型神经纤维瘤”，诊断指标包括：富细胞性、散在核分裂象、细胞形态单一和（或）编织状生长方式，形态学与低级别恶性外周神经鞘膜肿瘤难以鉴别。研究表明 *CDKN2A* 和 *CDKN2B* 基因缺失与神经纤维瘤恶变有关，而这两个基因的改变常见于伴有 NF1 的不典型神经纤维瘤中，提示不典型神经纤维瘤是恶性神经鞘膜肿瘤的前驱病变。

【临床与病理】

临床表现：神经纤维瘤发病率约为 1/3 000，多见于年轻人，可发生于全身任何部位，多为单发，好发于皮肤及皮下组织，四肢躯干多见，其次为头颈部，发生于内脏器官的神经纤维瘤较少见。不同部位的神经纤维瘤大体形态差别较大，发生于表浅部位时肿瘤多呈息肉状或结节状，纵膈、腹膜后等深部肿瘤往往体积巨大。神经纤维瘤在临床上多生长缓慢，由数月至数年，表现为局限性结节状生长，甚至呈侵袭性生长，青春发育期、妊娠或绝经期、传染病、严重外伤、精神刺激等可使瘤体迅速增大。神经纤维瘤无典型临床症状，表现为局部肿块，表浅肿瘤一般无明显症状，随病变增大局部可有隐痛或酸痛逐渐加重，如侵犯邻近骨组织时，常出现局部疼痛，药物不能缓解，患部肿胀伴压痛，叩触肿瘤会有“Tinel 征”样反应，常伴有神经功能异常。

丛状神经纤维瘤主要见于 NF1 患者，发病年龄小，多发生于 2~12 岁的儿童，可发生于全身各个部位，好发部位为头颈部、躯干和四肢，眶周最常见，最常累及第Ⅴ、Ⅸ、Ⅹ对脑神经。通常为单侧。表浅部丛状神经纤维瘤多为弥漫性生长，体积较小，触诊不能确定肿瘤边界，而深部病变呈粗大的结节状或索条状。多个融合的丛状神经纤维瘤可出现神经纤维性象皮病。发生于头颈部者易导致毁容、疼痛和功能障碍。肿瘤弥漫生长可刺激皮肤增生过度，触诊感觉如同“成袋蠕虫”。肿瘤表面皮肤常有色素沉着，累及眼眶者表现为眼睑及眶周皮肤增生肥厚，伴上睑下垂和突眼。丛状神经纤维瘤可恶变，当肿瘤短期内迅速增大、边缘强化、周围出现水肿、肿瘤内出现囊变、坏死、浸润性生长时提示恶变，恶变者预后差，患者死亡率高。

大体病理：神经纤维瘤多呈结节状或息肉状，边界清楚，无包膜。部分肿瘤呈浸润性生长，边界不清。瘤体表面和切面呈灰白色或灰红，质软、韧或较硬，可见旋涡状纤维，也可呈胶冻状，病变较大者易发生出血和囊变。

镜下病理：神经纤维瘤细胞成分复杂，典型者主要为施万细胞和纤维母细胞，细胞呈梭形，通常无髓鞘，与胶原纤维束呈波浪状排列，瘤细胞间充满大量黏液或黏液样物质，亦可出现肥大细胞等。有时在瘤内可见到轴突，这是区别神经鞘膜瘤的要点之一。病变神经的横断面上，孤立神经束表现为靶征改变，中心是致密的神经内膜组织，其周围是松散胶原束构成的疏松组织环，外周带是神经内膜组织，其内有髓鞘纤维和施万细胞增生。典型神经纤维瘤罕见核分裂象。丛状神经纤维瘤特征性镜下表现为梭形瘤细胞呈同心圆形、类圆形或不规则形排列，形成丛状或簇状结构，瘤细胞核细长、弯曲似波浪状，丛状结构内可看到粗大的神经纤维。不典型神经纤维瘤富细胞，散在核分裂象，细胞形态单一和（或）编织状生长方式，形态学与低级别恶性外周神经鞘膜肿瘤难以鉴别。

免疫组化及分子病理：神经纤维瘤肿瘤细胞Vim、S-100、NSE等标记物阳性，SMA、MSA、Desmin、Bcl-2、CD34等阴性。

【影像检查方法】

MRI为首选影像检查方法，对确定肿瘤来源、边界和累及范围非常有价值。

【影像表现】

1. CT　皮肤或皮下的等密度肿块，边界较清，边缘可不光滑，呈分叶状或息肉状，密度均匀，增强扫描为轻中度均匀强化。

2. MRI　T_1WI呈等信号，T_2WI呈高信号，边缘毛糙，与神经关系密切，可包绕神经并与之无明显分界。Gd-DTPA增强后较小瘤体呈明显均匀强化，较大瘤体呈不均匀强化（图7-10-6）。

不同类型的丛状神经纤维瘤具有不同的生长方式及影像学特点。头颈部丛状神经纤维瘤生长较缓慢，常伴有骨骼发育异常，表现为巨颅、颅骨缺损。表浅型呈束带状分布，边界较清，仅累及皮肤及皮下脂肪。肿瘤以纤维组织为主，变性及黏液基质少，CT平扫呈均匀等密度，T_1WI与肌肉呈等信号，T_2WI呈稍高信号，增强扫描轻至中度强化。丛状生长的肿瘤可包绕皮下残留的脂肪组织，MRI表现为肿瘤内混杂点片状、线样脂肪信号，抑脂序列信号减低。位于头皮的丛状神经纤维瘤部分可见包绕纤细血管影，有学者指出该征象为浅表型丛状神经纤维瘤的特征之一。侵袭型丛状神经纤维瘤多累及周围组织，边界不清，CT表现为不均匀较低密度肿块，增强强化不明显，这与病灶黏液基质增多致强化延迟有关。MR上侵袭型丛状神经纤维瘤呈弥漫粗大索条状、多发结节状分布，T_1WI呈不均匀等信号，T_2WI呈稍高或高信号，内可混杂片状由黏液基质及肿瘤包绕残留脂肪所致的高信号区；增强扫描病灶不均匀中度强化，延迟期黏液基质区呈明显强化。侵袭型

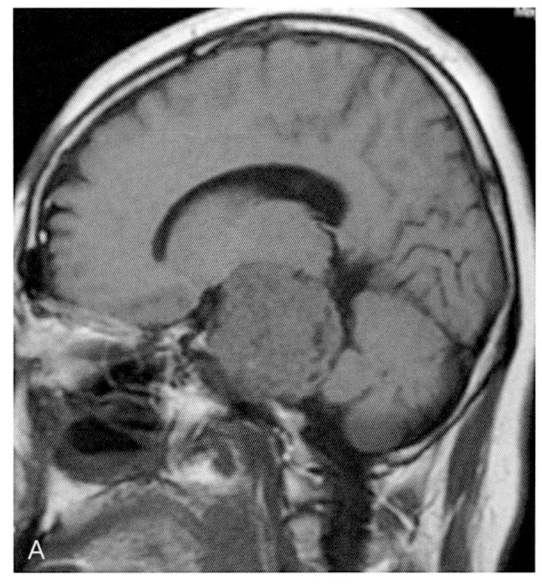

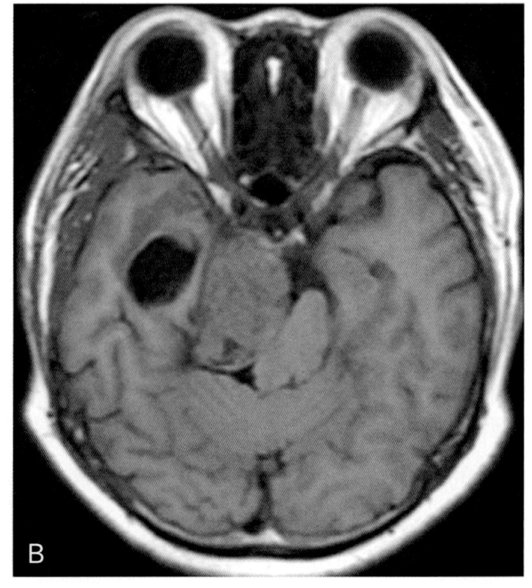

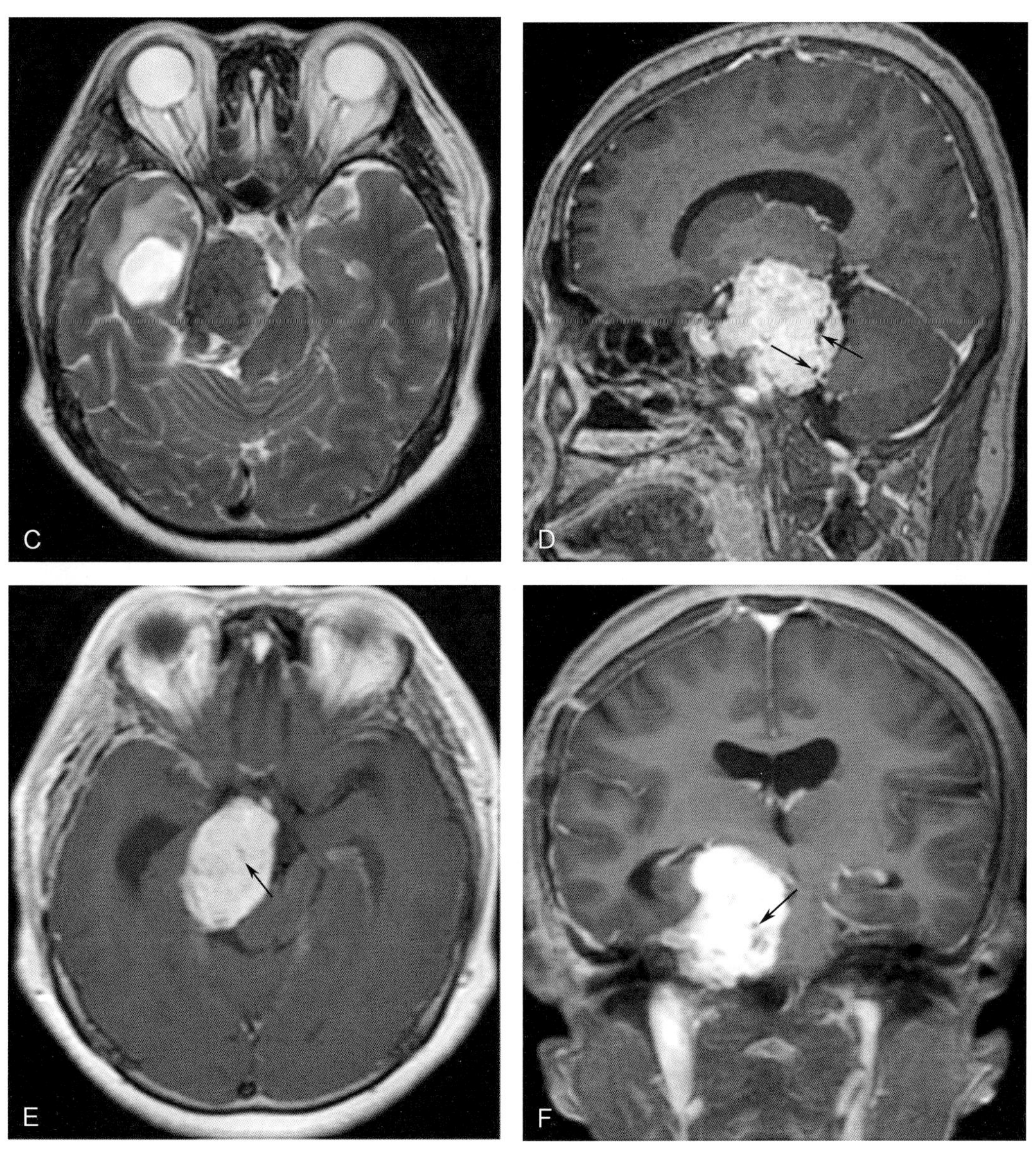

图 7-10-6　三叉神经丛状神经纤维瘤 MRI

A~C. 左侧鞍旁、鞍上区见一个椭圆形肿块，T_1WI（A、B）呈等低信号、T_2WI（C）呈等信号灶，瘤内信号不均匀，可见点条状低信号。肿瘤边缘清晰，邻近中脑、颞叶海马受压；D~F. 增强显示，病灶呈明显强化，其内可见流空血管（箭）

丛状神经纤维瘤向深部生长时，可出现“靶征”，靶征的中心低信号代表受累增粗的神经束，或致密的胶原和纤维组织，周围高信号为黏液基质，增强扫描“靶征”中心区明显强化（图 7-10-7）。

^{18}FDG-PET 对于鉴别丛状神经纤维瘤是否恶变有帮助，注射 ^{18}FDG 约 200 分钟后的 SUV 值可用于鉴别良恶性周围神经源性肿瘤。^{18}FDG-PET 对于神经纤维瘤恶变的假阴性很低，但存在一定的假阳性，对于阳性结果者，PET-CT 对于肿瘤活检穿刺的定位有所帮助，可提示肿瘤内代谢最活跃的区域，提高活检准确率。

【诊断与鉴别诊断】

神经纤维瘤年轻人多见，多为孤立性病变，四肢躯干皮肤及皮下组织多见，其次为头颈部。丛状神经纤维瘤主要见于 NF1 患者，发病年龄小，多发生于 2~12 岁的儿童，头颈部多见。典型神经纤维瘤为沿神经走行的结节状或息肉状肿块，CT 呈等密度。T_1WI 呈等肌肉信号，T_2WI 呈高信号，边缘毛糙，与神经关系密切，可包绕神经，增强后瘤体明显均匀或不均匀强化。如果肿块累及周围组织，边界不清，密度或信号不均匀，强化不明显，需要考虑侵袭型或恶变可能。该肿瘤主要

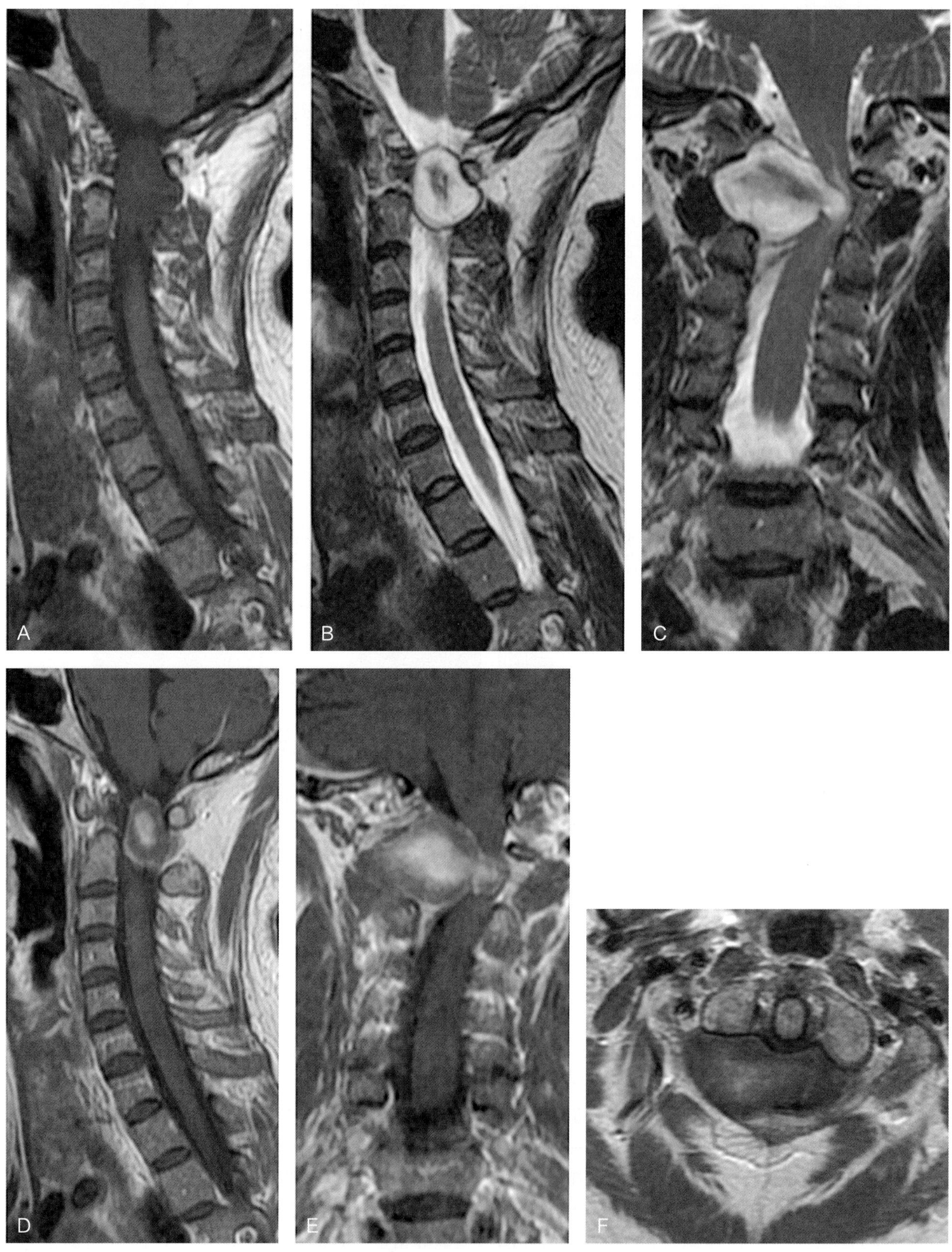

图 7-10-7 颈椎椎管内神经纤维瘤 MRI 表现

A~C. 颈$_{1、2}$水平椎管内右侧硬膜内外见一个类椭圆形肿块，信号不均，T_1WI 呈中央等信号、周围低信号、T_2WI 呈中央信号、周围高信号，肿瘤边缘清晰，有包膜，邻近椎间孔扩大，肿物沿神经根走行向椎管外延伸，颈髓明显受压变窄、移位；D~F. 增强显示，病灶中央及包膜明显强化与以下疾病鉴别：

1. 神经鞘瘤 神经鞘瘤好发于肢体深部，多有完整包膜，由于囊变出血较多见，肿瘤密度、信号不均匀，常呈现典型的靶征；而神经纤维瘤好发于皮肤及皮下软组织，无包膜，边缘毛糙，囊变出血相对少见，肿瘤多呈实性，靶征较少出现。

2. 恶性周围神经肿瘤 瘤体通常较大，直径大于5cm，肿瘤短期内迅速增大提示恶性，位置较深，边缘分叶状或棘状突起提示恶性。肿瘤易囊变及出血，MRI信号混杂，血供丰富，增强扫描呈不均匀强化。可浸润性破坏周围组织结构，如骨质、肌肉及软组织、神经根等。

3. 血管瘤 发生位置表浅时受累皮肤多为暗红色，病灶于T_2WI上呈高信号，内部纤维组织及血栓表现为不同程度的中高信号，可伴钙化，因含脂肪成分抑脂序列信号减低，增强明显强化，部分病灶可见迂曲粗大的血管。

4. 黏液瘤 不典型神经纤维瘤内Schwann细胞、纤维母细胞较少而含有大量黏液基质时，易与黏液瘤混淆。黏液瘤见于50~70岁的老年人，青壮年少见，儿童罕见。肌肉内黏液瘤边界清晰，有分隔，T_1WI病灶呈低信号、T_2WI呈高信号，信号均匀。当肿瘤内含有较多的蛋白时T_1WI病变可呈高信号，由于分隔存在，在T_2WI也可表现为不均匀高信号，增强扫描病灶强化程度由病变内组织成分决定，大部分病变缺乏血管而不强化，部分病灶周围见假包膜而明显强化。

【影像学研究进展】

DWI对于鉴别神经纤维瘤是否恶变有所帮助，研究表明恶变的神经纤维瘤DWI信号增高，相应的ADC图上信号减低，这与恶性肿瘤细胞密集导致水分子活动受限有关。

DTT对术前评估肿瘤毗邻、包裹关系、神经完整性有重要意义。^{18}FDG-PET有助于判断肿瘤良恶性，且^{18}FDG-PET可显示肿瘤内的高代谢区域，对于活检定位有所帮助。

（苗延巍）

四、神经束膜瘤

【概述】

神经束膜瘤（perineurioma）是起源于外周神经的良性肿瘤，由分化良好的神经束膜细胞组成。神经束膜是由神经束膜细胞构成的纤维层，包绕神经束。神经束膜瘤也称席纹状神经束膜纤维瘤，过去也被称作局限性肥厚性神经病、肥厚性单神经病变、局限性神经纤维病、神经内神经纤维瘤以及肥厚性间质神经炎等。神经束膜瘤非常少见，占神经鞘膜发生肿瘤的1%，生长十分缓慢。

神经束膜瘤的发病机制尚不明确。遗传因素可能是神经束膜瘤发生的重要原因。有细胞遗传学研究发现，神经束膜瘤患者存在22号染色体的单体异常，而且22q11.2区域存在遗传物质缺失。Emory等发现神经束膜瘤是一个纯系增生性肿瘤性疾病，经常有p53蛋白的表达及特异性纯系细胞遗传学异常；同时还发现，在良性和恶性施万细胞瘤、神经纤维瘤及脊膜瘤中存在的2号染色体上某一节段特异性的缺失，以及14号染色体的可能异常，也均存在于神经束膜瘤中。Giannini等利用针对M bcr位点（位于染色体22q11）的特异性探针、荧光原位杂交技术观察软组织神经纤维瘤组成细胞，发现同样存在着22号染色体遗传物质部分或全部的缺失。另外，也有学者发现NF-2的错译突变可能是神经束膜瘤的特征性遗传学表现。此外，也有学者认为创伤后反应性病变也是致病因素之一，但在许多病例并无明确的创伤史。

神经束膜瘤可以分为神经内型、软组织型、硬化型和网状型等亚型，前二者相对常见，后二者罕见。神经内神经束膜瘤各年龄段均可发病，绝大多数发生在青少年，女性偏多。肿瘤通常累及四肢远端、躯干部位，偶有发生在颅面神经的报道。

【临床与病理】

临床表现：神经束膜瘤的临床表现并不特异，以局部肿块为起病的最初表现。软组织型肿瘤位于四肢或躯干部位的皮肤、皮下或深部软组织，边界清晰，通常生长十分缓慢，为无痛性生长，常迁延数年之久。其生物学行为是良性过程，没有浸润性及侵蚀性。神经内神经束膜瘤比较特殊，有累及上肢主要神经干的倾向，偶也累及其他神经，如胫神经等。有可能在局部表现出单根神经分布区域的隐匿性起病，呈现慢性、无痛性、进展性运动功能的缺失，出现无力、萎缩等症状。

大体及光镜下病理：神经束膜瘤是由分化良好的神经束膜细胞增殖形成，色泽灰白，较坚硬。软组织神经束膜瘤通常位于皮肤、皮下或更深层的软组织，大小不一，具有明确的边界（伴或不伴纤维假包膜），与神经通常无明显联系。光镜下肿瘤通常是由长形波纹状梭形细胞组成，排列成涡旋状或呈现交织的短束状，存在有不同数量的胶原基质，并常表现出细胞周围的裂口。这些细胞常散在地分布于胶原束之间，伴有狭长梭形的细胞质突起，胞核不清，同时具有良好的染色质特征。胞质突起周围的胶原纤维环绕是其特征性表现。

神经内神经束膜瘤通常累及单根神经，造成对称性神经膨大。光镜检查显示，梭形的神经束膜细胞围绕施万细胞鞘，伴或不伴变性的中央轴突的增殖，从而形成同心性增殖。其纵剖面显示纤维呈粗糙增厚的表现，而横断面上神经束膜细胞围绕每一个单独的神经纤维，呈现特征性旋涡样表现。神经束膜瘤形成的旋涡纹与施万细胞形成的旋涡纹类似，将其称为“假洋葱球茎”样表现。肿瘤细胞倾向于呈现比较丰满伴常规细胞核的长梭形细胞。无论是何种类型的神经束膜瘤，细胞和细胞核异形少见，也较少发现有丝分裂的表现。

免疫组化及分子病理：不论是何种类型的神经束膜瘤，其免疫组织化学染色几乎是一致的，而且具有特异性，常与超微结构一起作为神经束膜瘤的诊断标准。神经束膜瘤对 EMA 几乎均呈阳性反应。90% 以上神经束膜瘤中存在结构完好的细胞之间紧密连接，具有 claudin-1 的表达。目前，claudin-1 可以与 EMA 一同作为诊断与鉴别神经束膜瘤的主要指标。此外，神经束膜瘤的肿瘤细胞经常对 Vim、Ⅳ型胶原呈免疫阳性反应，但是并不具有特异性。神经束膜瘤对 S-100 蛋白、细胞角化蛋白、肌动蛋白（HHF-35）、平滑肌肌动蛋白、KP-1 以及肌间线蛋白均呈阴性反应。神经束膜瘤通常对 CD34 呈阴性反应，但是有研究发现在 30%~40% 的软组织神经束膜瘤中可能会出现 CD34 阳性。

【影像检查方法】

检查方法和技术：与其他脑神经及周围神经肿瘤的影像检查方法一致。MRI 技术，尤其是磁共振神经显像对于明确神经束膜瘤，特别是神经内神经束膜瘤与神经之间的关系有一定的作用，对治疗方法的选择也有一定的帮助。

不同检查方法的优选策略：相比 CT，MRI 对于病灶的检出、定位、定性以及明确范围等均有优势，对于四肢浅表部位的肿瘤，超声检查可以作为首选的筛查方法。

【影像表现】

神经束膜瘤非常少见，相关的影像报道并不多见。MRI 多显示受累神经局限性增粗或沿神经走行的肿物，多呈纺锤状，病灶长径明显大于横径。T_1WI 呈等信号、T_2WI 为稍高信号，信号均匀或有小囊状长 T_1、长 T_2 信号灶，增强后明显强化（图 7-10-8）。发生在椎旁或邻近骨性结构的肿瘤可以产生骨质压迫、吸收，恶变者有骨质破坏。

硬化性神经束膜瘤常见于青年男性的手掌或手指，T_1WI 上信号与肌肉相似，T_2WI 肿瘤呈明显低信号。因其组织学上富含胶原纤维和透明样变的间质，并可有含铁血黄素沉积，故增强检查肿瘤可呈部分或弥漫性强化。

【诊断与鉴别诊断】

神经内神经束膜瘤非常少见，生长十分缓慢。绝大多数发生在青少年，女性偏多，通常累及四肢远端、躯干部位。临床多表现为偶然发现的无痛性肿块，沿周围神经走行。

超声可以作为软组织内神经束膜瘤筛查的首选影像学检查。MRI，尤其是磁共振神经成像对于神经束膜瘤范围的显示能提供更好的帮助。但是，神经束膜瘤的影像学表现缺乏特异性，与神经纤维瘤、神经鞘瘤难以鉴别。沿神经走行的纺锤状外观，长径明显大于横径，在某种程度上具有相对特征性。

神经束膜瘤的确诊依赖于病灶的超微结构特征。免疫组化具有特异性，常与超微结构一起作为神经束膜瘤的诊断标准，主要表现为 EMA、claudin-1 免疫组化反应阳性。

（苗延巍）

五、混合性神经鞘膜肿瘤

【概述】

混合性神经鞘膜肿瘤（hybrid peripheral nerve sheath tumors，PNSTs）是指具有一种以上普通型神经鞘膜肿瘤类型的良性外周神经鞘膜肿瘤。1998 年 Feany 等人首次报道了 9 例 PNSTs。2013 年，PNSTs 首次被 WHO 纳入成为骨骼软组织肿瘤中的一类肿瘤实体。2016 年 WHO CNS 肿瘤分类也将其新增为脑神经和椎旁神经肿瘤中的一类肿瘤实体。最常见的 PNSTs 为施万细胞瘤 / 神经束膜瘤，通常为单发，其次为神经纤维瘤 / 施万细胞瘤，可伴发 NF1 或 NF2，较少见的神经纤维瘤 / 神经束膜瘤通常与 NF1 伴发。Kuroda 等曾报道 1 例位于

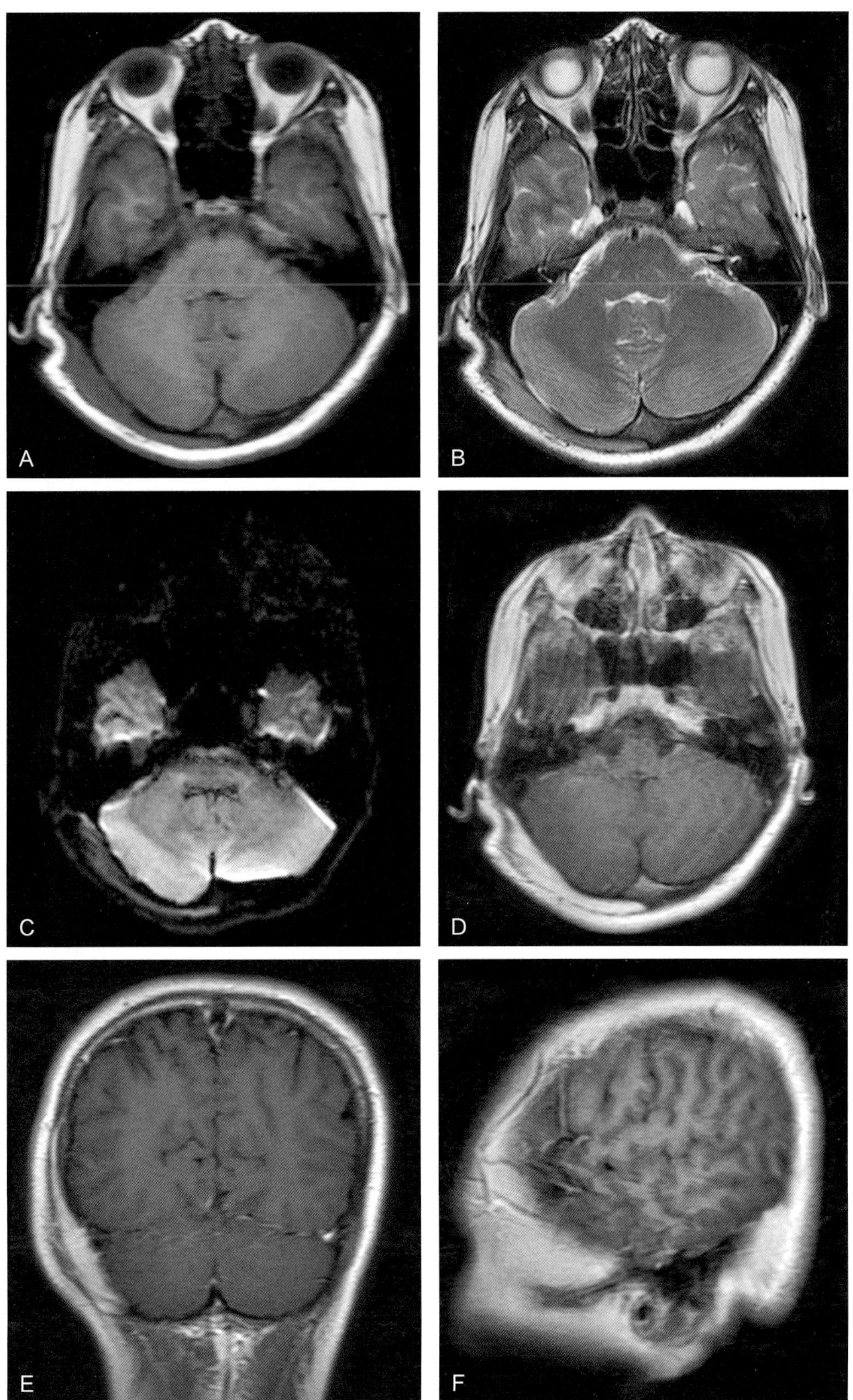

图 7-10-8 神经束膜瘤 MRI 表现

女，16 岁，右枕部无痛性肿块 3 个月，质软，大小约 1cm×4cm，边界清。MRI 示右枕部头皮下软组织增厚，呈条带状，邻近颅骨变薄，局部缺失，病变外侧皮下脂肪界面清晰，内侧小脑半球未见异常改变。A. T_1WI 上病变呈稍低信号；B. T_2WI 上呈稍高信号；C. DWI 上呈高信号；D~F. 增强 T_1WI，病变呈明显均匀强化（病例图片由温州医科大学附属第一医院杨运俊教授提供）

鼻咽部的 PNSTs，同时混有神经纤维瘤、施万细胞瘤和神经束膜瘤的组成成分。伴发 NF1 的 PNSTs 有恶变为恶性周围神经鞘膜肿瘤的风险。PNSTs 病因与其相应的组成成分有关，神经纤维瘤与 *NF1* 基因（17q11.2）突变导致的神经纤维蛋白失活有关，而施万细胞瘤则与 *NF2* 基因的双等位基因丢失（22q12.2）导致 merlin 蛋白失活有关，神经束膜瘤的发生也与 *NF2* 基因相关。

PNSTs 任何年龄均可发病，青年多见，无明显性别差异。发病部位广泛，多发生于四肢，少数起自脊神经和脑神经。手指为混合性施万细胞瘤／神经束膜瘤最好发的部位。

【临床与病理】

临床表现：根据肿瘤发生部位不同，相应的临床表现有所不同。大多为单发或多发的无痛性肿块，渐进性增大，切除可原处复发。

大体病理：PNSTs 多为边界清楚的结节状、球形或息肉状肿块，直径 1~8cm，切面质韧。肿瘤若细胞密集、细胞核异型性伴深染和有丝分裂象，提示为恶性。Hayashi 等认为上述恶性征象加上 Ki-67 指数 >20% 可诊断为恶性神经束膜瘤。

镜下病理：镜下表现与肿瘤的组成成分相关，大部分文献报道的病例含两种成分。混合性施万细胞瘤／神经束膜瘤肿瘤边界清楚，但往往没有包膜，既有神经束膜瘤的层状或旋涡状结构，也可见施万细胞瘤的形态学表现，如波浪状、长核的梭形细胞，淡嗜酸性胞质，细胞边界不清。混合性施万细胞瘤／神经纤维瘤可见施万细胞瘤的 Antoni A 区，栅栏样细胞核，可见 verocay 小体，也可见神经纤维瘤的波浪样细长核、胞质稀少、成纤维细胞和丛状的胶原纤维与黏蛋白基质。

免疫组化及分子病理：取决于肿瘤成分，施万细胞瘤和神经纤维瘤 S-100 蛋白阳性，施万细胞瘤Ⅳ型胶原和 Leu-7 亦呈阳性，神经纤维瘤肿瘤细胞 Vim、S-100、NSE 等标记物阳性，神经束膜瘤 EMA 阳性，90% 以上神经束膜瘤 claudin-1 阳性。

【影像检查方法】

检查方法和技术：同施万细胞瘤。

【影像表现】

由于 PNSTs 为罕见病，且为新定义的肿瘤实体，既往国内外文献报道较少涉及影像学表现。CT 和 MRI 上肿瘤均表现为边界清楚的肿块，可单发或多发，直径 1~8cm，类圆形或分叶状，增强扫描可见强化。Namath 等报道 1 例多发结节的混合性神经纤维瘤／施万细胞瘤肿瘤病例，表现为胸、腹、盆部多发皮下及肋骨下软组织密度结节，MRI 示胸腰部右侧神经根处多发不均匀强化结节，所有结节均位于身体一侧，提示节段性神经纤维瘤病可能，结节直径约 1cm，总数达 90 余个，且切除后肿瘤会在原处复发。Bharat 等报道 1 例混合性施万细胞瘤／神经束膜瘤肿瘤恶变，肿块位于大腿皮下脂肪层，体积较大，约 8cm × 6cm，T_1WI 呈等肌肉信号，T_2WI 和 STIR 呈高信号，肿瘤内可见流空的血管影，增强后明显强化，以边缘强化为著。

【诊断与鉴别诊断】

PNSTs 影像学表现缺乏特异性，与神经纤维瘤、神经鞘瘤、神经束膜瘤难以鉴别。肿瘤发生部位为真皮层或皮下软组织，边界清晰，可帮助诊断，确诊还需根据形态学表现和免疫组化及分子病理特点，镜下同时观察到两种以上神经鞘膜肿瘤结构是诊断 PNSTs 的金标准。

（苗延巍）

六、恶性周围神经鞘膜肿瘤

【概述】

恶性外周神经鞘肿瘤（malignant peripheral nerve sheath tumor，MPNST）是起源于外周神经或显示神经鞘分化的恶性肿瘤，属 WHO Ⅲ或Ⅳ级肿瘤。MPNST 是一种比较少见的恶性肿瘤，约占全身软组织肉瘤的 5%，又称神经源性肉瘤、恶性神经鞘瘤、恶性施万细胞瘤或恶性神经纤维肉瘤。2002 年 WHO CNS 肿瘤分类将原来的神经肉瘤、神经纤维肉瘤、恶性施万细胞瘤及恶性神经鞘瘤统称为 MPNST。2013 年 WHO 将 MPNST 归类入软组织肿瘤，并指出包括上皮样恶性外周神经鞘瘤和恶性蝾螈瘤（malignant triton tumour，MTT）2 个特殊亚型。上皮样 MPNST 甚为少见，发病率占 MPNST 的 5%~17%，其临床病理表现易与具有上皮样形态的其他肉瘤混淆。MTT 为恶性周围神经鞘瘤伴横纹肌肉瘤，因肿瘤内的神经成分可以导致向骨骼肌方向分化，如同两栖类动物蝾螈中的正常神经也能向骨骼肌方向分化一样，故命名为蝾螈瘤。MTT 在 MPNST 中不到 5%，恶性程度高于普通 MPNST，MTT 伴有神经纤维瘤病 I 型较普通 MPNST 更多。2016 版 WHO CNS 肿瘤分类中，MPNST 包括三个亚型：MPNST 伴异源性分化、上皮样型 MPNST 和 MPNST 伴神经束膜分化，较前增加了 MPNST 伴神经束膜分化亚型，这一亚型又称为恶性神经束膜瘤，其侵袭性较普通型恶性外周神经鞘膜肿瘤低，但更易出现转移。旧版中的 MTT 等特殊类型被归入 MPNST 伴异源性分化亚型中。

MPNST 通常发生于成年人，多见于 20~50 岁。发生于 20 岁之前的占 10%~20%，偶见发生于 11 个月以下婴儿。无明显性别差异。

MPNST 的发病原因尚不明确，近一半病例系散发性，原发于大神经干（散发型），50%~60% 的 MPNST 发生于 NF1 的恶变，而极少数病例系其他肿瘤放疗后或神经鞘瘤、节细胞瘤的恶变。发生于 NF1 基础上的 MPNST 常见于头颈部，多为丛状神经纤维瘤或中枢神经的神经纤维瘤，很少在软组织神经纤维瘤基础上发生。散发型 MPNST 常发生于没有前驱病变的基础上，以外周神经多见，多位于臀部和大腿，坐骨神经最常受累。

【临床与病理】

MPNST 可发生在身体的任何部位，主要发生在神经根周围，最常发生在四肢（45%~59%），其次为躯干部（17%~34%）和头颈部（19%~24%）。颅内 MPNST 主要累及Ⅷ、Ⅴ和Ⅶ脑神经。MTT 肿瘤部位以头颈部和躯干多见。MPNST 临床表现多为逐渐增大的肿块，可伴有疼痛，少数患者有感觉、运动功能障碍。腹膜和盆腔的 MPNST 由于位置深，周围组织疏松及腹腔的高度适应性，肿瘤可隐蔽生长到相当大而无明显症状。当肿瘤增大压迫神经时，可出现腹痛、腰背痛及下肢放射痛或酸胀麻木感，并沿神经分布区域皮肤出现针刺样疼痛或触电感。肿瘤如侵犯邻近脏器，可出现血尿、排便、排尿困难、血便等相关症状。MPNST 生长缓慢，常呈浸润性生长，可侵犯邻近结构，可血行转移（多为肺转移），淋巴转移相对少见。MPNST 术后易复发，预后不良，浅表型预后较深部型为佳，这可能与肿瘤部位浅表易早发现、早切除有关。深部型预后较差，易复发和转移，以转移至肺多见，其次是骨。发生于脊柱旁的 MPNST 死亡率更高。MPNST 伴神经束膜分化者预后较其他亚型要好，而伴有腺样分化者死亡率增高（79%），伴横纹肌分化者即 MTT 恶性度也很高，预后极差，常发生转移，2 年和 5 年生存率分别为 33% 和 12%。

大体病理：MPNST 肿块大小不等，大部分大于 5cm，多为梭形、结节状或分叶状。部分肿瘤可辨认出神经根进入或离开肿瘤。肿瘤与周围组织多分界清楚，有些可见包膜或假包膜。肉眼观肿瘤切面灰白或灰红，呈鱼肉样改变，可见黏液样变甚至出血坏死。

镜下病理：镜下具有特征性的组织学形态，包括由梭形肿瘤细胞构成的细胞密集区和稀疏区，梭形瘤细胞为两侧不对称的锥形，细胞核弯曲或呈波浪状，排列成栅栏状或旋涡状，或可见血管周围细胞密度增高区。即使在电镜下大约不到 50% 的病例有广泛的、发育良好的施万细胞分化，而其他则有不同程度的纤维母细胞性、神经束膜性或混合性分化特征。大约 15% 的病例肿瘤组织内可以见到上皮样或其他异源性分化的肿瘤成分，常见有横纹肌母细胞、软骨及骨分化等，少见的有腺样分化、平滑肌肉瘤、血管肉瘤和黑色素瘤，罕见的有伴脂肪肉瘤样分化。上皮样 MPNST 镜下细胞形态多样，具有类似于恶性黑色素瘤的显著核仁，瘤结节内上皮样细胞排列成索状和巢状，与周围梭形细胞相移行。

免疫组化及分子病理：有 50%~70% 病例肿瘤细胞 S-100 抗体阳性，高级别肿瘤细胞中仅见散在细胞表达，Vim、CK、EMA、NSE、Desmin、Myoglobin、Ki-67 抗体部分呈阳性，SMA、CD117、CD34 抗体多为阴性。MTT 分化的横纹肌母细胞呈 desmin、myoglobin、myoactin 等阳性。约 80% 上皮型 MPNST 呈 S-100 蛋白弥漫强阳性，NSE 亦阳性。MPNST 伴神经束膜分化全部病例瘤细胞呈 EMA、Vim 阳性，部分瘤细胞呈 Leu-7、CD34 阳性，S-100 蛋白、肌标记、CK 阴性。

【影像检查方法】

X 线平片可用于提示邻近骨结构的受侵改变，但敏感性较低。MPNST 多位于深部，CT 可很好地显示肿瘤的大小、边界、密度、与周围脏器的关系、骨质破坏及邻近血管、淋巴结情况，增强扫描可提示肿瘤血供及内部的囊变坏死，有时可以对肿瘤来源的判断有帮助。另外，还可行 CT 引导下肿瘤穿刺活检，以进行组织学和免疫组织化学检查。胸部 CT 平扫是用于筛查有无远处转移的首选的影像学检查。骨扫描有助于确定有无骨转移。MRI 对于瘤周组织的水肿和浸润改变能更清晰地显示，对于肿瘤内部的出血坏死囊变等成分不均性的显示也优于 CT，是首选的影像学检查。

【影像表现】

MPNST 影像学无特异性表现，多表现为体积较大的卵圆形肿块，沿神经走行区分布。

1. CT　较大的、长形或椭圆形肿物，呈等、低密度，病灶边界较清，呈分叶状且周围见棘状突起样改变，是肿瘤向周围结构侵犯生长进度不一的表现。肿块密度不均，中心可见较广泛的低密度区，这是由于施万细胞的高脂肪含量和出血坏死引起的囊性区域形成所致。增强扫描肿块呈不均匀强化，实质部分呈斑片状、网格状或结节状强化，囊变坏死区不强化。多合并邻近骨质明显的溶骨性破坏，无明显硬化缘，甚至出现肿瘤骨。

2. MRI　肿瘤较大（>5cm），累及周围脂肪，信号不均，边界不清以及病灶周围水肿均提示为MPNST。瘤内信号不均，源于明显的出血、坏死、囊变。位于脊柱旁的MPNST，肿块与脊神经相连符合神经源性肿瘤的共同特点，但有少数病例由于肿块较大向椎管内压迫脊髓，难以发现明确的与脊神经相连的征象，易误诊。椎管内的MPNST表现为椭圆形混杂信号肿块，瘤体较大者偏向椎管一侧，相邻椎间孔扩大，横跨椎管内外，形态似哑铃状。MPNST多不累及椎间盘，不引起椎间隙变窄及椎间盘信号改变，且发生明显椎体压缩者少见。在T_2WI高信号肿块影内有环形或线样的低信号分隔影，可能是MTT的一个特征性表现，这与肿瘤生长速度快、产生液化坏死有关。增强后肿块呈不均匀强化，实质部分斑片状、网格状或结节状强化（图7-10-9）。

3. PET-CT　MPNST表现为FDG高摄取，标准摄取值要明显高于良性神经源性肿瘤。

【诊断与鉴别诊断】

诊断要点：多见于成人，一半以上发生于NF 1型患者。发生于较大神经干走行的部位，瘤体通常较大，直径大于5cm，位置较深，部分可有假包膜，边缘分叶状或棘状突起。肿瘤易囊变及出血，CT密度或MRI信号混杂。肿瘤血供丰富，增强扫描呈不均匀强化。肿瘤可侵袭、破坏周围组织结构，如骨质、肌肉及软组织间隙、神经根等。由于MPNST发病部位多样，因此需要鉴别诊断的疾病范围广。

1. 发生在椎管内的MPNST主要需要鉴别的疾病：

（1）施万细胞瘤：同为神经源性肿瘤，均与神经根关系密切，均可以出现椎间孔扩大，但施万细胞瘤多边界清楚，包膜完整，肿瘤多呈完整的“哑铃”状，局部骨质一般呈压迫性改变而无骨质破坏。MPNST往往体积更大，界限欠清，瘤内出血坏死明显，周围水肿明显，对周围骨质有溶骨性破坏。

（2）脊膜瘤：位于髓外硬膜下圆形或椭圆形肿块，平扫呈T_1、T_2等信号，信号均匀，增强后明显均匀强化，并可见脊膜尾征。

（3）海绵状血管瘤：大多数位于硬膜外，平扫呈T_1稍低、T_2高信号，部分病灶内可见血管流空征象，增强后渐进性均一强化。

（4）淋巴瘤：多位于硬膜外，呈T_1等或稍低、T_2等信号，信号均匀，很少有出血、囊变，增强后明显均匀强化，可引起邻近骨质破坏。

（5）椎体转移瘤：最早侵犯椎弓根骨质，如果病灶软组织肿块较大且出现明显椎体和附件骨质破坏时需与MPNST鉴别，但不与神经根相连以及不伴有相应神经孔扩大可为鉴别诊断提供一定的依据。

2. 软组织内的MPNST主要需要鉴别的疾病：

（1）神经纤维瘤：常多发且肿块多呈实性，由于内部含纤维成分，增强扫描瘤体内部可见“星芒”状低信号。

（2）外周型原始神经外胚层肿瘤（pPNET）：儿童、青少年多见，肿块多位于深部软组织，边界多模糊，侵袭性强。

（3）滑膜肉瘤：青壮年多见，多位于四肢大关节旁，不与神经相连，瘤内钙化多见。

（4）恶性纤维组织细胞瘤：中老年多见，肿瘤无包膜，边界模糊，浸润性生长。

（5）软组织感染：不与神经相连，边界不清，仅有软组织肿胀，软组织水肿较重，无明显占位效应，临床有感染体征。肿块沿神经走行是软组织内的MPNST的相对特点。

【影像学研究进展】

虽然已经证明FDG-PET显像在检测转移或复发性疾病是有用的，但它在鉴别良性神经鞘瘤与恶性外周神经鞘肿瘤的价值仍不明确。最近有研究提出^{18}FDG-PET与预后相关。在16例发生MPNSTs的NF1患者中，标准摄取值（SUV）值在预测长期生存方面具有94%的准确度，Kaplan-Meier生存分析显示SUV值超过3的患者较低于3的患者平均存活时间更短。随着FDG-PET显像技术与经验的增长，其在诊断和预后方面的预示作用将得到阐明。

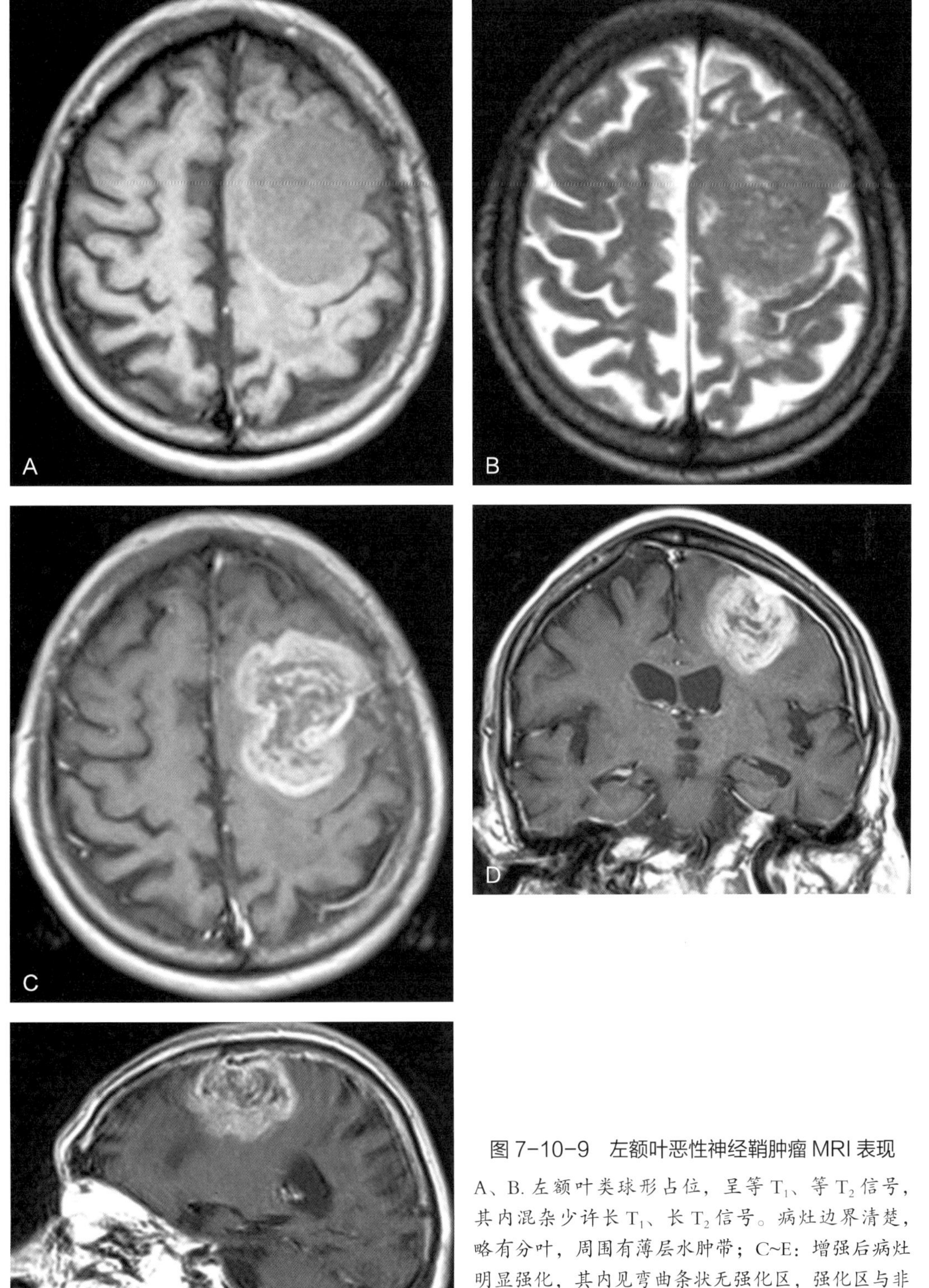

图 7-10-9　左额叶恶性神经鞘肿瘤 MRI 表现

A、B. 左额叶类球形占位，呈等 T_1、等 T_2 信号，其内混杂少许长 T_1、长 T_2 信号。病灶边界清楚，略有分叶，周围有薄层水肿带；C~E：增强后病灶明显强化，其内见弯曲条状无强化区，强化区与非强化区相间分布构成“旋涡状”改变。同侧的硬膜弥漫性增厚并强化（病例图片由南京医科大学无锡人民医院方向明教授提供）

（苗延巍）

第十一节 脑膜瘤

【概述】

脑膜瘤（meningioma）是指由脑膜皮细胞即蛛网膜细胞构成的肿瘤或含有向蛛网膜细胞分化的细胞的肿瘤，发生于硬脑膜内表面。随着医学影像学的发展，人们对脑膜瘤的认识不断深入，1993年世界卫生组织（WHO）中枢神经系统肿瘤分类中，良性和非典型性脑膜瘤以及恶性脑膜瘤之间的界线模糊不清。2000年WHO中枢神经系统肿瘤分类提出了较客观的分界标准，按复发和侵袭性生长风险大小将脑膜瘤进行分类，这种新标准仍然比较简单和粗糙，在分型中新增加了横纹肌样型，2007年基本沿用了前者的分类标准。在最新的2016年神经系统肿瘤分类中，引入了分子病理概念，对于脑膜瘤，将脑侵犯作为非典型脑膜瘤的新增诊断标准，脑侵犯联合大于4个核分裂象作为组织学特征，可以单独诊断WHO Ⅱ级非典型性脑膜瘤，而脑膜瘤的分级及分型没有发生变化，仍然分为三级15个亚型：①Ⅰ级：包括脑膜皮细胞型、纤维型、过渡型、砂粒体型、血管瘤型、微囊型、分泌型、富于淋巴浆细胞型及化生型脑膜瘤9种亚型，属良性，约占脑膜瘤的90%；②Ⅱ级：中间型，包括非典型性、脊索瘤型和透明细胞型，有复发倾向，占脑膜瘤的4.7%~7.2%；③Ⅲ级：包括间变型、乳头型和横纹肌样型，属于高复发及高侵袭性生长的脑膜瘤，占1%~3%。

脑膜瘤病因尚不清楚，其发生可能与一定的基因变异和内环境改变有关，有文献报道可能与染色体突变、病毒感染、激素以及放射性照射等因素有关。22号染色体在其发生上起重要作用，大约一半的脑膜瘤有22号染色体q12带的等位基因丢失。有研究表明*NF2*基因是22号染色体上主要的脑膜瘤抑癌基因，该基因的突变与染色体上等位基因的缺失密切相关，所以有文献报道脑膜瘤是神经纤维瘤病2型的标志，也有一些非*NF2*的家族对脑膜瘤的发生易感性增强。在60%的散发脑膜瘤中可以检测到*NF2*基因的突变，其突变在最常见的脑膜瘤亚型中发生概率是不同的，纤维型、过渡型及砂粒体型脑膜瘤常见*NF2*基因的突变，而分泌型、脑膜皮细胞型则很少出现，表明这些亚型不大依赖*NF2*基因的突变，但在70%的非典型和间变型脑膜瘤病例中出现*NF2*基因的突变，与前述过渡型、砂粒体型脑膜瘤的发生概率相近。在放疗诱发的脑膜瘤中，常见1p染色体的结构异常，而22号染色体的缺失和*NF2*基因的突变少见，表明放疗诱发的脑膜瘤具有不同的分子遗传学改变。脑膜瘤的发生还可能与性激素有关，肿瘤易发生于女性，孕期可增大。放射治疗可引起染色体缺失，导致脑膜瘤发生。外伤亦可能诱发脑膜瘤。

脑膜瘤为颅内常见肿瘤，占颅内原发肿瘤的15%~26%。脑膜瘤多见于中年人，高峰期在51~60岁和61~70岁，儿童和老年人也可发病，如乳头状脑膜瘤儿童多见，且多具有侵袭性，与遗传性肿瘤综合征相关的脑膜瘤好发于年轻人，比如神经纤维瘤病2型。男女发病率相当，中年病人中，女性发病率高于男性，女：男比例大约为1.7：1，部分亚型脑膜瘤男性发病率偏高，如非典型和间变型脑膜瘤，可能与其生长指数相关。

【临床与病理】

脑膜瘤一般起病慢，病程长，早期症状和体征不明显，有些病人在体检时发现，随着肿瘤的生长逐渐出现颅内高压征及肿瘤压迫周围脑组织引起相应定位症状及体征。临床主要表现为头痛、头胀、呕吐、癫痫发作，有些患者出现血压升高及视盘水肿。相应定位征象与肿瘤发生的部位密切相关：比如位于大脑凸面及镰旁脑膜瘤，瘤体近额部常出现性格及情感方面改变，近顶部常出现痴呆或运动感觉障碍，近枕部可出现同侧偏盲和头痛；嗅沟脑膜瘤常表现为嗅觉障碍；颅后窝脑膜瘤可有一支或多支脑神经受损的症状和体征；脑室内脑膜瘤主要表现为颅内压增高等。

脑膜瘤的实验室检查无明显特殊性，仅个别亚型有异常，比如分泌型脑膜瘤有极为明显的女性好发倾向，可能与该肿瘤激素受体，特别是PR的高表达有关。并且，患者血中CEA会升高，富淋巴浆细胞型脑膜瘤会出现血液系统的异常，如高球蛋白血症、顽固的缺铁性贫血。

脑膜瘤的病理学表现与其分级分型密切相关。大体病理表现各个亚型相似，但不同级别的脑膜瘤有不同。WHO Ⅰ级脑膜瘤多呈类圆形或椭圆形，少数呈分叶状，肿瘤界限清楚，大多数可见到完整的包膜，少数肿瘤内有坏死囊变或出血，比如微囊型脑膜瘤内可见囊变。WHO Ⅱ级和 WHO Ⅲ级脑膜瘤多呈不规则形或分叶状，表面结节状，大多数肿瘤与脑组织分界不清，内多见坏死囊变或出血。

脑膜瘤分型不同，其镜下表现多种多样，下面分别予以阐述。

1. 脑膜皮细胞型脑膜瘤 肿瘤细胞像正常蛛网膜帽细胞一样，瘤细胞大小一致，核卵圆形，染色质稀薄，有的核透明，有时形成核内包涵体。瘤细胞呈分叶状排列，间隔少许胶原纤维（图 7-11-1），砂粒体和旋涡状少见。

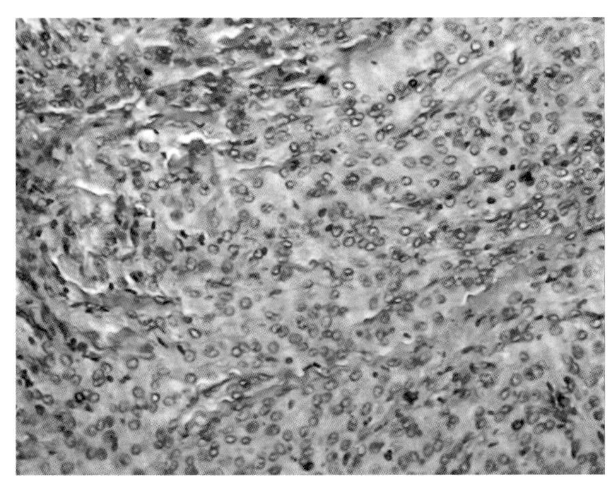

图 7-11-1 脑膜皮细胞型脑膜瘤

细胞大小一致，界限不清，合体状，胞质较丰富，瘤细胞片状分布（HE，×20）

2. 纤维型脑膜瘤 肿瘤细胞呈梭形，似纤维母细胞，梭形细胞平行或束状交叉排列在富于胶原和网状纤维的基质中（图 7-11-2），肿瘤细胞核具有内皮细胞型脑膜瘤细胞的特点。

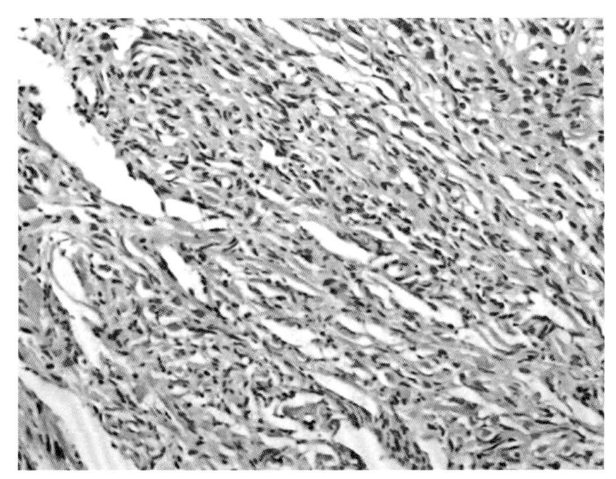

图 7-11-2 纤维型脑膜瘤

细长纤维样细胞束状排列，大量红染胶原和网状纤维（HE，×20）

3. 过渡型脑膜瘤 肿瘤细胞较长呈纺锤体形，排列成分叶状和束状结构，围绕血管形成典型的同心圆旋涡状结构（图 7-11-3），细胞旋涡中心可见到典型的沙粒体，血管较多见，可见到典型的脑膜上皮细胞区域。少数可见到间质玻璃样变性，纤维细胞明显减少、胶原纤维增粗并融合成条片状半透明均质。

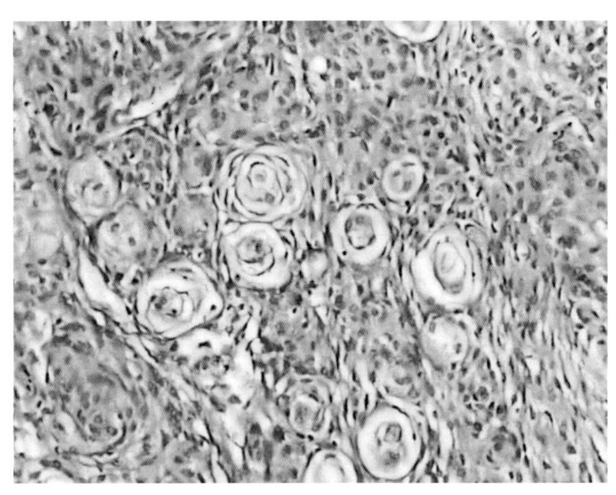

图 7-11-3 过渡型脑膜瘤

丰富的旋涡状结构，脑膜皮细胞和纤维母样细胞束状排列，同心圆结构明显，可见大小一致的脑膜皮细胞（HE，×20）

4. 砂粒体型脑膜瘤 富含砂粒体，有些肿瘤全部为砂粒体结构，砂粒体多融合形成不规则钙化（图 7-11-4），少数形成骨化小体，局部可找到脑膜内皮细胞的特点。

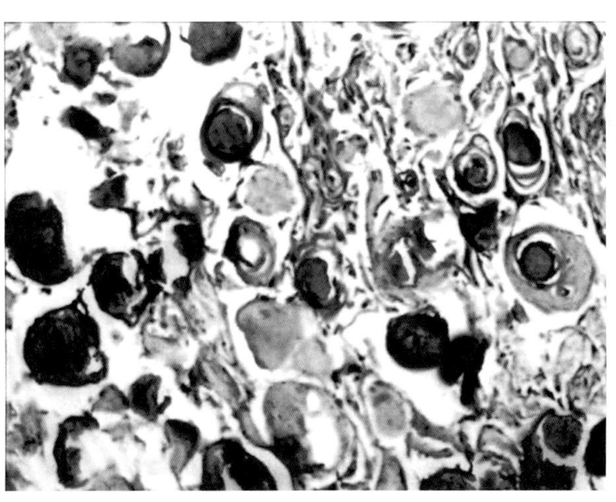

图 7-11-4 众多环形砂粒体中可见深色钙化（HE，×40）

5. 血管瘤型脑膜瘤 肿瘤瘤体内有大量增生的肿瘤新生血管，血管腔小至中等，管壁薄或厚，大部分小血管壁透明变性（图 7-11-5）。瘤细胞稀疏、可见散在分布的脑膜上皮细胞，中等到显著变性的不典型核常见，但大多数肿瘤的组织学为良性。

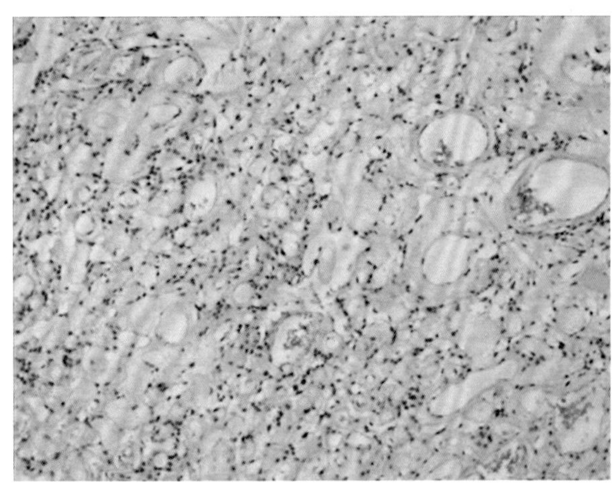

图 7-11-5 血管瘤型脑膜瘤

瘤组织为增生丰富的厚壁、薄壁血管构成，其间有散在分布的脑膜上皮细胞（HE，×20）

6. 微囊型脑膜瘤 肿瘤细胞较长呈纺锤体形、胞突长，核小、深染，圆形或卵圆形，胞质淡染，可见多形细胞，背景结构疏松呈黏液状，有许多囊状结构形成，细胞间有较多毛细血管网（图 7-11-6）。

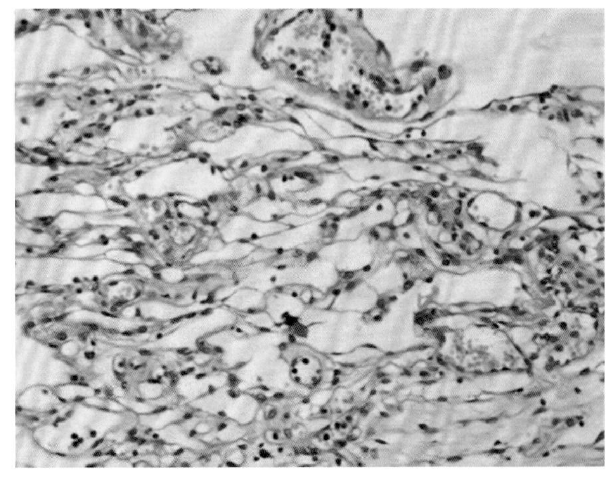

图 7-11-6 微囊型脑膜瘤

肿瘤细胞较长呈纺锤体形，可见多形细胞，背景结构疏松呈黏液状，可见许多囊状结构（HE，×20）

7. 分泌型脑膜瘤 肿瘤细胞形态及排列方式大多与典型的脑膜上皮型脑膜瘤相似，细胞圆形或卵圆形，大小较一致，细胞质淡染而丰富，边界不清，其最显著的组织学特征是出现大小不等的细胞质透明包涵体，称假砂粒体，散在或成簇分布，均质状，嗜伊红色，PAS 染色阳性（图 7-11-7），分布不均匀。核大，圆形或卵圆形，核膜清楚，染色质呈细网状，核分裂象罕见。肿瘤与周围正常脑组织分界清楚。大多数存在大量血管周细胞增生，细胞核小而深染，血管腔大小不一，也是该亚型脑膜瘤的特点之一。

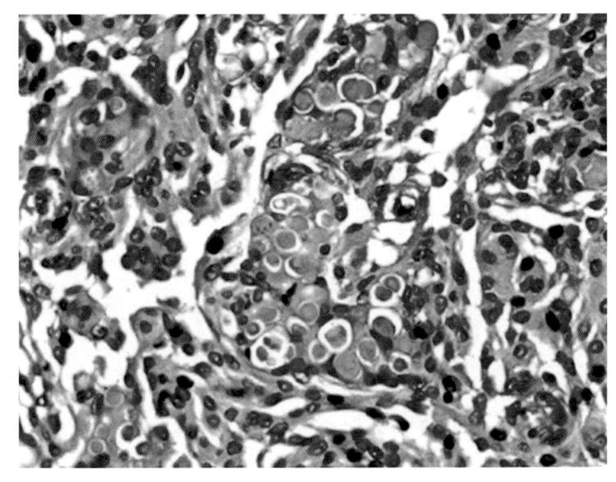

图 7-11-7 分泌型脑膜瘤

上皮微囊腔内嗜伊红物质，形成假砂粒体，假砂粒体富含红染的糖原（HE，×20）

8. 富于淋巴浆细胞型脑膜瘤 细胞丰富，成分多样，见大量淋巴细胞、浆细胞、组织细胞及嗜酸性粒细胞，血管丰富，可见淋巴细胞、浆细胞在血管周围形成袖套样结构（图 7-11-8）。炎性背景下可见多少不等的梭形细胞，部分成束状、旋涡状排列，可见不同比例的典型脑膜上皮细胞区域。

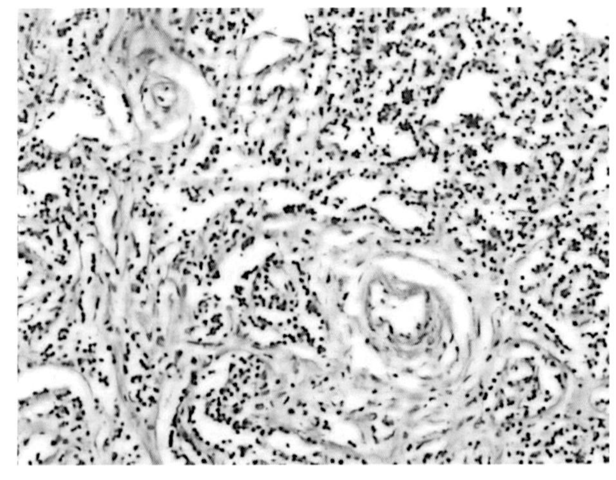

图 7-11-8 富于淋巴浆细胞型脑膜瘤

深染小淋巴细胞，旋涡状瘤结构及较大深染的浆细胞（HE，×40）

9. 化生型脑膜瘤 因化生型脑膜瘤转化的成分不同，其病理表现不同，化生为软骨性的镜下可见散在成片的软骨细胞、少许骨组织及纤维组织，部分细胞生长活跃，软骨细胞疏松排列，形态大小一致；化生为脂肪性的肿瘤细胞因含大量脂滴而似脂肪细胞（图 7-11-9）；化生为骨性的由大片骨样组织及上皮样细胞组成，骨样组织呈小梁状、片块状、条索状排列，形状不整，部分区域有玻璃变性，部分有明显钙化。除此之外，可见局灶型上皮型脑膜瘤细胞。

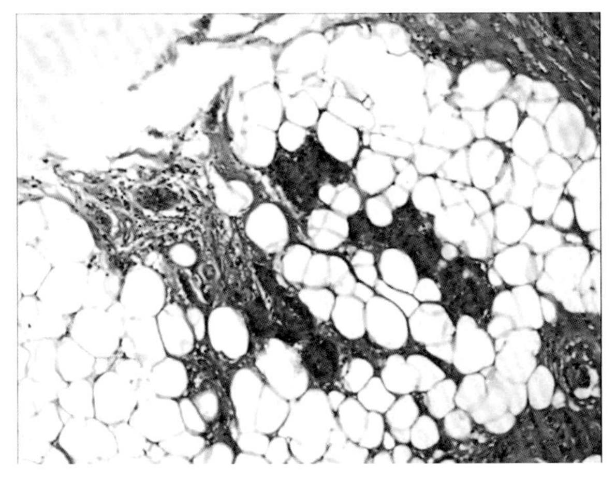

图 7-11-9 化生型脑膜瘤

散在成片的软骨细胞、少许骨组织、纤维组织细及大量脂滴（HE，×10）

10. 脊索样型脑膜瘤 有典型的脑膜瘤或小部分为脑膜瘤，肿瘤大部分组织学类似于脊索瘤，主要是瘤细胞间物质黏液样变，在黏液样背景中可见瘤细胞呈簇状、索状排列其中（图 7-11-10），内可见单个或多个空泡，外观呈“液滴样”，类似于脊索瘤，肿瘤周围可见大量淋巴细胞、浆细胞浸润。Ki-67 染色，阳性细胞 5%~10%。

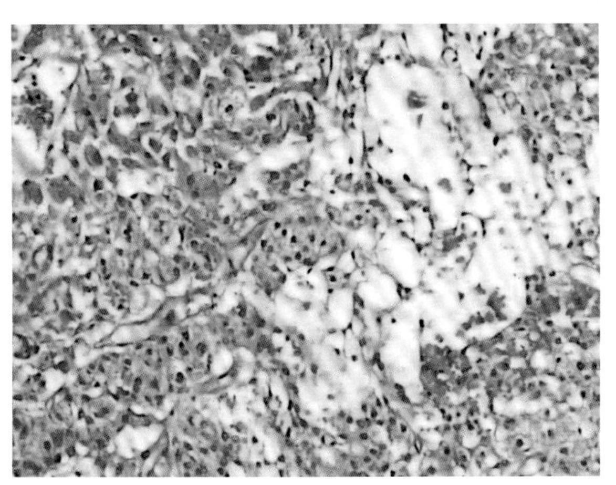

图 7-11-10 脊索样型脑膜瘤

丰富透亮的黏液背景，见红染空泡状嗜伊红肿瘤细胞（HE，×20）

11. 透明细胞型脑膜瘤 瘤细胞呈多角形，弥漫片状排列，中等大小，形态较一致，瘤细胞边界尚清，胞质丰富、透亮，富含糖原，部分呈淡粉红色，核圆形或卵圆形，局部有一定异型性，核分裂象偶见（图 7-11-11）。间质可见条、块状玻璃样变性的胶原，其源于瘤细胞，是肿瘤缓慢形成过程中的变性改变。部分肿瘤组织伴有少量淋巴细胞及浆细胞的浸润，少有脑膜瘤常见的旋涡状和砂粒体结构。Ki-67 染色，阳性细胞数 5%~10%。

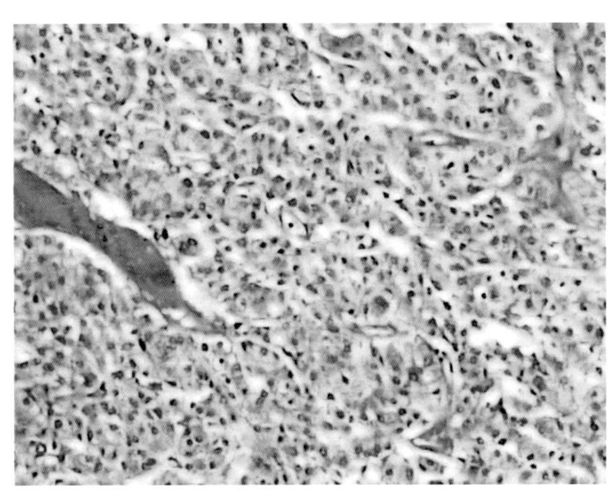

图 7-11-11 透明细胞型脑膜瘤

细胞多角形，胞质透亮（HE，×20）

12. 非典型脑膜瘤 指状侵润脑组织，合并胶质细胞反应性增生，细胞丰富，核分裂活性增高，或伴有三个或更多的如下特点：细胞密度高，小细胞大核；核质比例增高，核仁明显，无定型或片状生长方式和局部“海绵状”或“地图样坏死”坏死，核分裂象增多，>4 个每高倍镜（图 7-11-12）。Ki-67 染色阳性细胞数为 5.0%~10%。

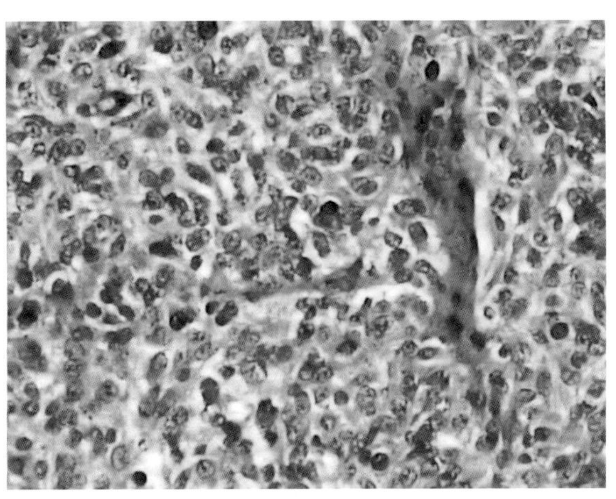

图 7-11-12 非典型脑膜瘤

细胞增生密集，小细胞大核，核有异形性及少数分裂象，见片状坏死（HE，×40）

13. 乳头状脑膜瘤 肿瘤组织呈乳头状结构和假腺腔样结构，轴心是血管与纤维结缔组织形成的绒毛芯（图 7-11-13），外围为多层大小不等的肿瘤细胞，呈柱状或立方状，肿瘤细胞呈圆形、椭圆形、短梭形，胞质丰富，红染。细胞核大小不一，深染或空泡状，核分裂象多见。肿瘤出血、坏死多见。Ki67 染色阳性细胞数高，一般超过 15%（图 7-11-14）。

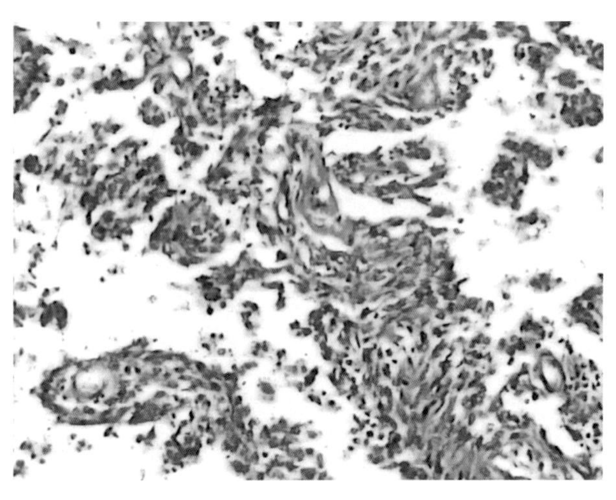

图 7-11-13 乳头状脑膜瘤

乳头状结构，血管纤维形成的绒毛芯（HE，×20）

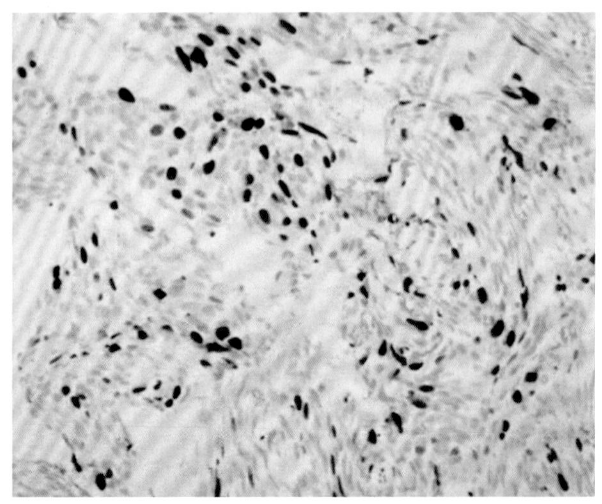

图 7-11-14 乳头状脑膜瘤

Ki67 染色，胞核阳性，阳性细胞数大于 15%（×20）

14. 横纹肌样型脑膜瘤 瘤细胞圆形、卵圆形或多边形，瘤细胞大小不等，多数体积较大，细胞边界清楚，胞质丰富，多为嗜酸性，细胞核居中或偏位，细胞核部分呈空泡状，核仁明显，核分裂象多少不等。胞质和核内常见有假包涵体（图 7-11-15）。瘤细胞呈弥漫性、片状、腺泡状排列，细胞质内可见明显的嗜伊红包涵体，可以是旋涡状的，也可以是质密蜡样的。少数瘤细胞与典型脑膜瘤有移行过渡，有些甚至在横纹肌细胞的基础上出现乳头状结构。Ki67 染色阳性细胞数高，一般超过 15%。

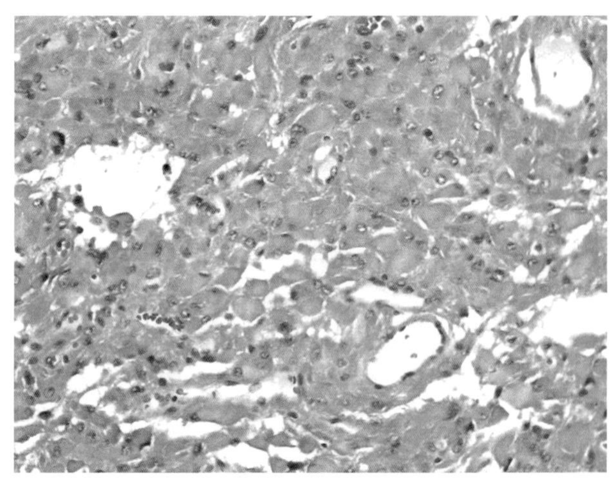

图 7-11-15 横纹肌样型脑膜瘤

瘤细胞呈横纹肌样，细胞圆形，核偏位，核仁明显，含有核内及胞质内包涵体（HE，×20）

15. 间变型脑膜瘤 肿瘤呈指状浸润脑组织，多伴有胶质细胞反应性增生，大多数肿瘤可见大片状、灶状坏死或囊变，少数可出现乳头状结构。肿瘤细胞都具有不同程度异型性，核大小不一，浓染（图 7-11-16）。部分肿瘤可侵犯硬膜、颅骨，甚至侵犯颅外软组织。Ki67 染色，阳性细胞数高，一般超过 15%（图 7-11-17）。

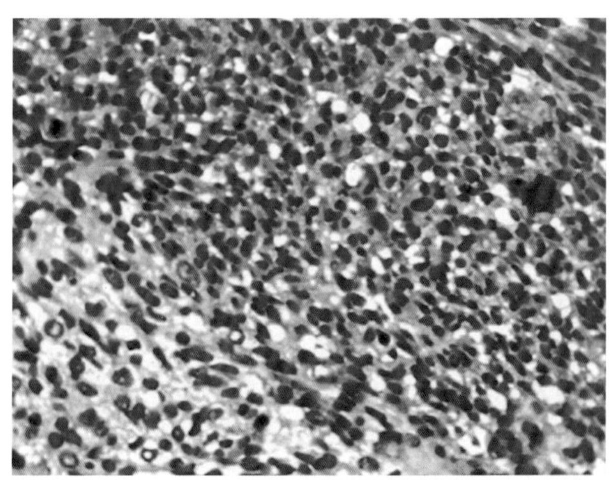

图 7-11-16 间变型脑膜瘤

肿瘤组织呈多形性肉瘤图像（HE，×40）

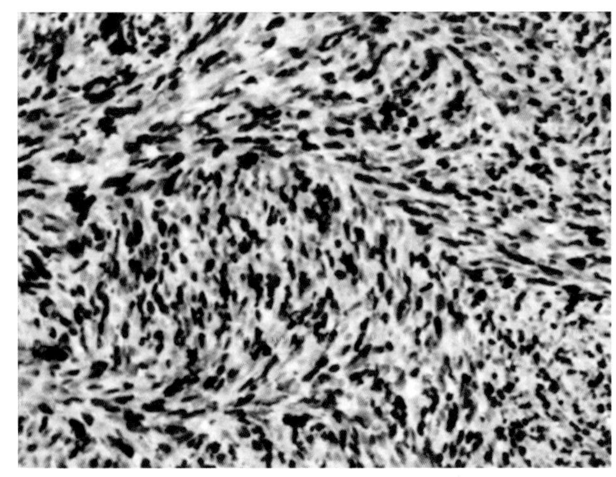

图 7-11-17　间变型脑膜瘤

Ki67 染色，胞核阳性，阳性细胞数达 80%（×20）

脑膜瘤的免疫组化主要有上皮膜抗原（epithelial membrane antigen，EMA）、波形蛋白染色（vimentin）、胶质细胞原纤维酸性蛋白（glial ibrillary acidic protein，GFAP）及 S-100 蛋白等。EMA 表达阳性（图 7-11-18），是确诊脑膜瘤的重要指标，其在脊索样脑膜瘤的表达率为 90%，是鉴别脊索样脑膜瘤最有效的抗体；Vim 瘤细胞表达阳性（图 7-11-19），Vim 是一种重要的细胞骨架蛋白，主要存在于间充质来源的细胞。在肿瘤中 Vim 的表达程度往往反映肿瘤细胞分化的不成熟性，分化较差，随着分级的增加，标记物阳性程度增加，其特定形式可作为侵袭性脑膜瘤的一种选择性的标志物；胶质细胞原纤维酸性蛋白（glial ibrillary acidic protein，GFAP）阴性；S-100 阴性；Ki-67 是一个细胞增殖相关蛋白，定位于细胞核。Ki-67 阳性表达的脑膜瘤复发率增高，脑膜瘤级别不同，其表达程度不同，WHO Ⅰ级脑膜瘤阳性细胞数 <5%，WHO Ⅱ级阳性细胞数 5%~10%，WHO Ⅲ级阳性细胞数一般超过 15%。个别亚型的脑膜瘤免疫组化有其特殊性，比如富淋巴浆细胞型脑膜瘤，CD38 褐色浆细胞染色见大量深染为棕褐色的浆细胞，LCA-CD45- 白细胞总抗原 - 淋巴细胞染色可见大量深染的淋巴细胞；透明细胞型脑膜瘤细胞角蛋白（CK）阳性，S-100 阳性。

脑膜瘤的发生来源于蛛网膜颗粒或胚胎残余，发生与基因突变、病毒感染及激素等有关，这些因素的作用使它们有可能使细胞染色体突变，或细胞分裂速度增快，使细胞原有增殖的特性发生改变。

【影像检查方法】

脑膜瘤的影像检查方法主要有 X 线、血管造影、CT、MRI、PET 及 PET-CT 等。

1. X 线　常规 X 线检查主要用于骨质的改变和钙化的显示，目前应用较少。

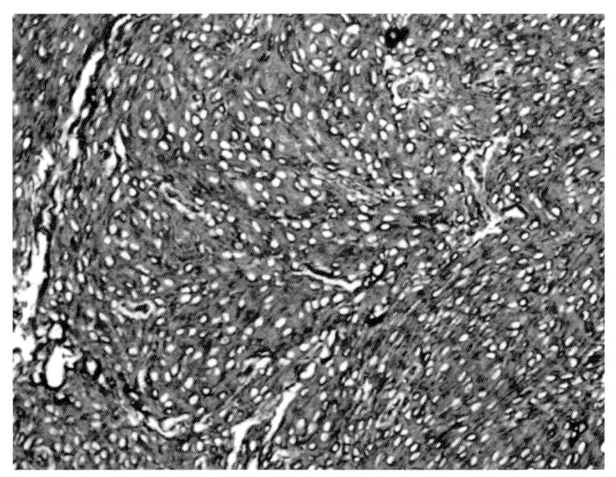

图 7-11-18　上皮膜抗原（EMA）瘤细胞表达阳性，瘤细胞胞质染为黄棕色（×20）

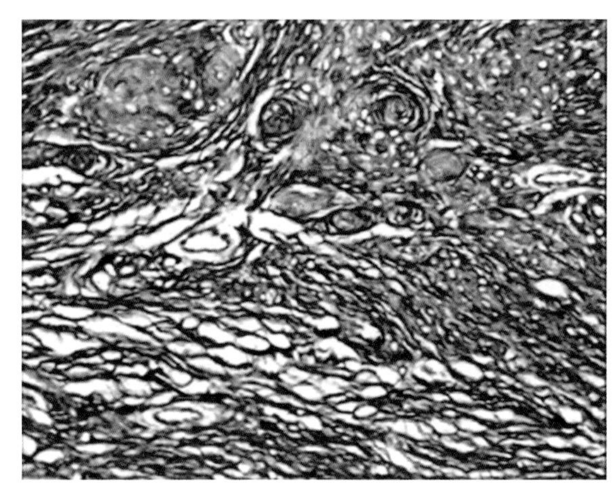

图 7-11-19　波形蛋白染色（Vimentin）瘤细胞表达阳性，瘤细胞胞质染为黄棕色（×20）

2. 血管造影　血管造影可显示脑膜瘤的血供特点，推断肿瘤的位置，目前主要用于介入性栓塞治疗。

3. CT　CT 是目前诊断脑膜瘤重要的检查方法，可以清楚分辨脑膜瘤钙化及颅骨改变等，增强扫描能更清楚地显示病变形态、内部特征及病灶血供情况。平扫联合 CT 灌注及 CT 血管造影有助于获取脑膜瘤血流动力学信息，加上三维、多平面成像可从不同角度观察病灶的形态及其与颅骨、血管等重要解剖结构的关系。

4. MRI　MRI 是评估脑膜瘤的首选影像学检

查方法，常规检查序列不仅可以诊断脑膜瘤，结合MRI新技术的应用在一定程度上可以进行分级及分型诊断。比如磁共振血管成像（MRA）能观察到瘤体的供血动脉与引流静脉及静脉窦情况；磁共振灌注加权成像（PWI）可以检测血流，无创获得脑血管微循环血流动力学，进行定量分析；磁共振扩散加权成像（DWI）联合灌注成像，可比较不同类型和级别脑肿瘤的ADCmin值和rCBVmax值；磁共振弥散张量成像（DTI）可显示白质纤维束的走行，反映其病理状态及其与邻近肿瘤的解剖关系；磁共振波谱（^{1}H-MRS）在分子水平反映人体内病变的信息，对脑膜瘤的诊断及良、恶性脑膜瘤的鉴别诊断上具有重要价值。

5. PET　PET主要反映生命代谢活动的情况，可用于不同分级脑膜瘤的鉴别；PET-CT将PET和CT融为一体，可获得精确解剖定位的CT图像和分子信息PET图像，在评估肿瘤的复发和残余肿瘤组织方面优于PET，从而可对脑膜瘤进行全面的评价。

【影像表现】

脑膜瘤具备基本的影像学表现，具有一定的特征性，诊断一般不难。不同亚型脑膜瘤影像学表现有相似之处，但也有差异，可以通过影像学的细微征象进行鉴别诊断。

1. 脑膜皮细胞型脑膜瘤

（1）定义：是一种以脑膜皮细胞增殖为主的肿瘤，无明显脑膜瘤结构，很像蛛网膜增生的肿瘤，为最典型的脑膜瘤亚型，除了少数位于脑室内的有小分叶，囊变及坏死，该亚型具有形态规则、密度或信号均匀，强化显著等最基本的脑膜瘤影像特点。

（2）CT：病灶主要呈高密度影，少数呈等或低密度影，密度较均匀，边界清晰，部分瘤内可见钙化，除肿瘤位于静脉窦旁外均无明显瘤周水肿，位于静脉窦旁的肿瘤因压迫静脉窦而使静脉回流受阻出现瘤周水肿。

（3）MRI：病灶在T_1WI上多呈等信号或略低信号（图7-11-20A）；T_2WI上多呈高信号或等信号（图7-11-20B），信号均匀，增强后多呈均匀明显强化（图7-11-20F），“脑膜尾征”多见，邻近颅骨多呈增生改变。少数位于脑室内的肿瘤形态可不规则，呈分叶状（图7-11-21A、B），可因出现小囊变而呈混杂信号，边界清晰，增强扫描后肿瘤多呈均匀明显强化（图7-11-21F）。

2. 纤维型脑膜瘤

（1）定义：肿瘤细胞呈梭形，似纤维母细胞而得名。因瘤体内胶原纤维玻璃样变及钙化的出现其T_2WI信号较低，可作为纤维型脑膜瘤的特征性表现，其次，增强后为中等度强化也为其特点之一。

（2）CT：肿瘤在CT上主要呈高密度影，部分肿瘤呈高、低混杂密度，边界清晰，部分瘤内可见钙化，瘤周可见轻度水肿，增强后多呈中度不均匀强化。

（3）MRI：MRI上T_1WI多呈等信号，少数呈略低信号或等低混杂信号（图7-11-22A）；T_2WI上多呈低信号或等信号，少数呈等、低混杂信号

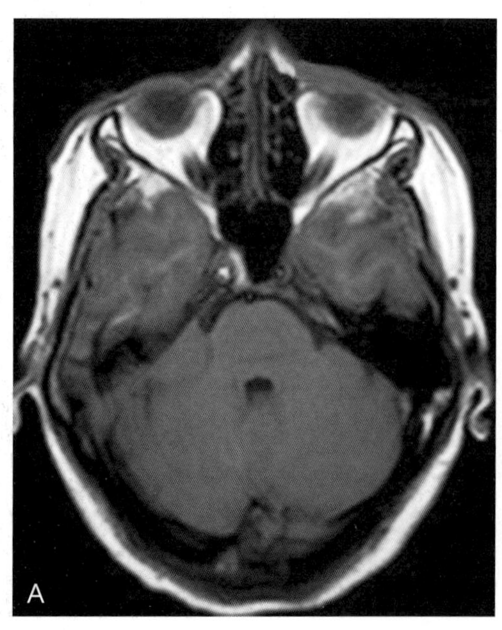

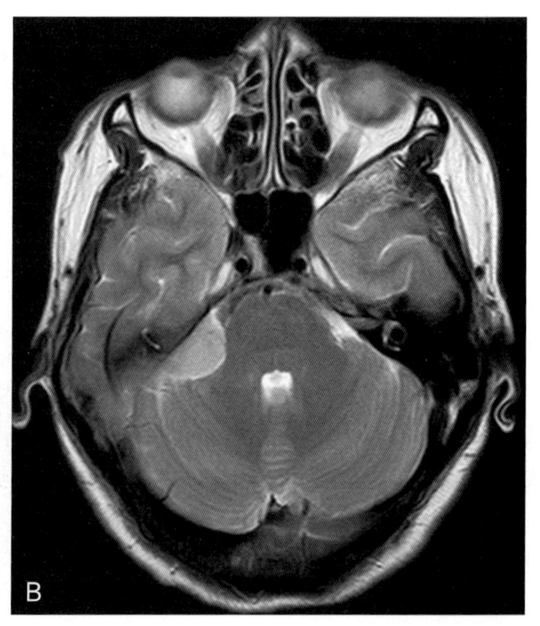

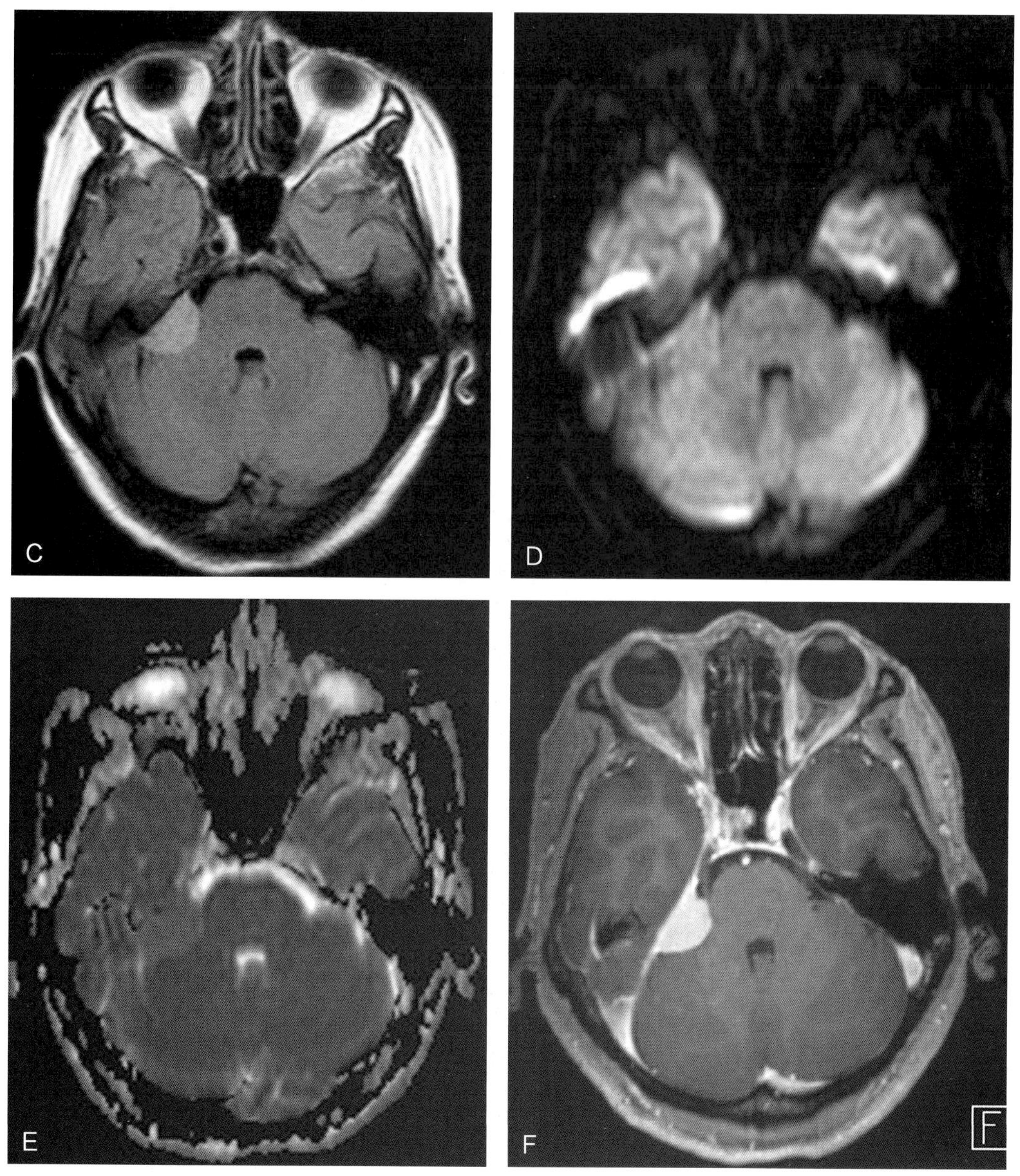

图 7-11-20 脑膜皮细胞型脑膜瘤 MRI

A. T_1WI 示右侧桥小脑角区半圆形稍低信号，边界清晰；B. T_2WI 呈高信号；C. Flair 序列呈稍高信号；D. DWI 呈稍高信号；E. ADC 呈低信号；F. T_1WI 增强呈明显均匀强化

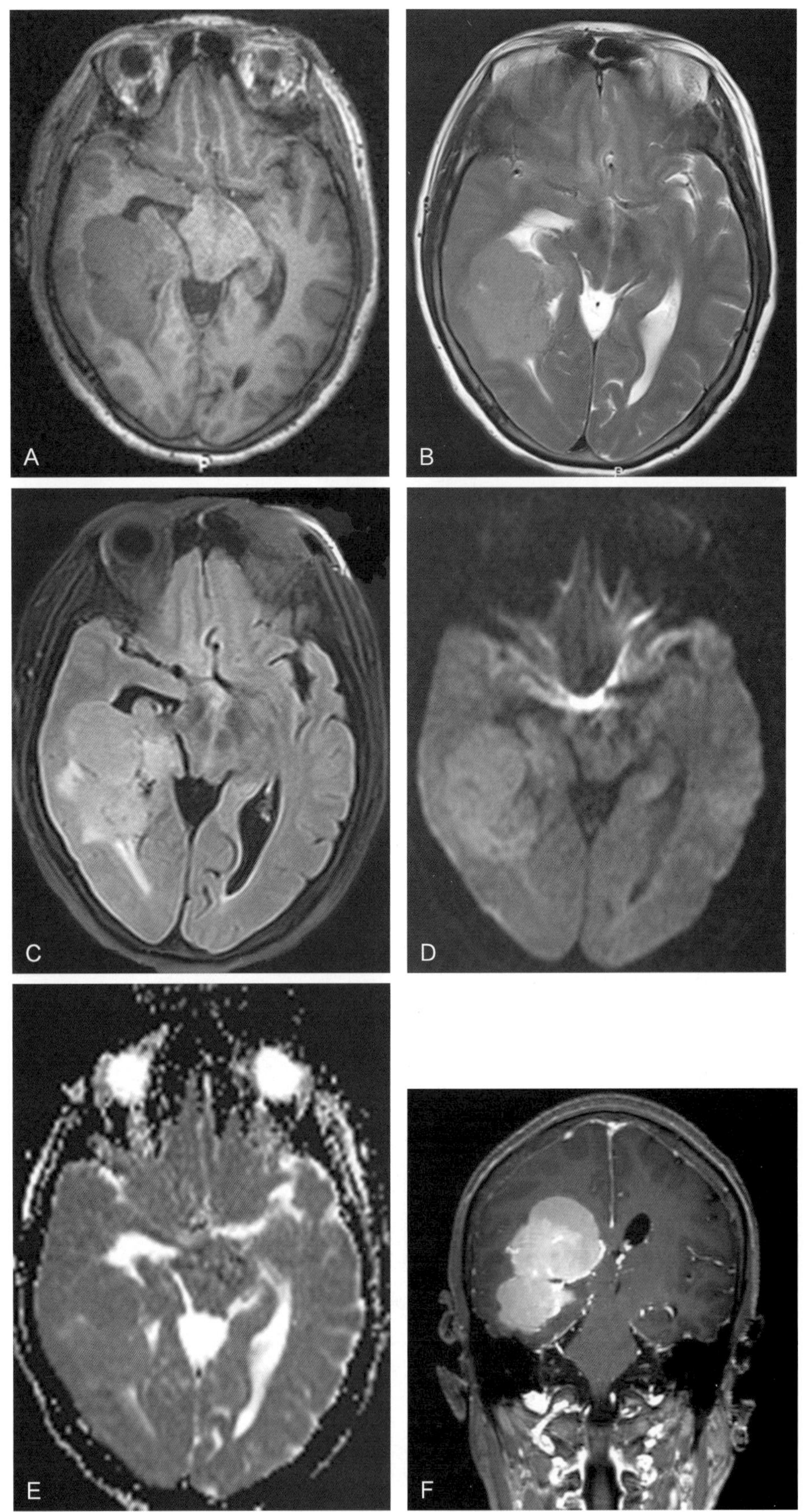

图 7-11-21 脑膜皮细胞型脑膜瘤 MRI

A. T_1WI 示右侧侧脑室三角区病灶，呈分叶状，低信号，边界清晰；B. T_2WI 肿瘤呈等、稍高混杂信号影，边界清晰，瘤周无明显水肿，占位效应明显；C. Flair 序列呈稍高信号；D. DWI 呈稍高信号；E. ADC 呈低信号；F. T_1WI 增强肿块明显强化

（图 7–11–22B），纤维型脑膜瘤因瘤体内胶原纤维玻璃样变及钙化的出现使其自由水含量减少，间质成分增多，因此造成其 T_2WI 信号较低，可作为纤维型脑膜瘤的特征性表现，DWI 图上表现多种多样，可表现为等、高或低信号，但以等或稍高信号为主，ADC 值略高于正常脑白质。增强扫描后肿瘤多呈均匀中等度强化，部分强化不均匀（图 7–11–22C），“脑膜尾征”多见。

3. 过渡型脑膜瘤

（1）定义：是具有脑膜内皮细胞型和纤维型脑膜瘤间过渡特点的脑膜瘤。肿瘤因其组织成分多样，变性多，使其在 MRI 上易出现分层混合信号，增强后表现为有层次的强化；另外，儿童过渡型脑膜瘤多位于侧脑室，且有分叶。

（2）CT：病灶主要表现为稍高密度影或等、稍低混杂密度影，边界清楚。

（3）MRI：病灶在 T_1WI 多呈等、略低混杂信号（图 7–11–23A）；T_2WI 多呈高、等、低分层混杂信号（图 7–11–23B），少数呈均匀等信号或不均匀等、略低混杂信号；部分肿瘤内可见到玻璃样变性的 T_1WI 略低信号 T_2WI 略高信号区，大多数过渡型脑膜瘤组织成分多样，由于瘤细胞密集区、玻璃样变性区或液化坏死区或致密纤维结构区等的存在，使其易出现分层混合信号。增强后大部分肿瘤边界清楚，可见脑膜尾征，强化效应显著，部分呈分层混合信号（图 7–11–23E、F），明显强化的瘤实质内有变性坏死的等、低信号区，少数为均匀显著强化。儿童过渡型脑膜瘤多位于侧脑室，多呈分叶状，肿瘤信号多较均匀，也可有变性、坏死，因此信号混杂。文献报道脑膜瘤内钙

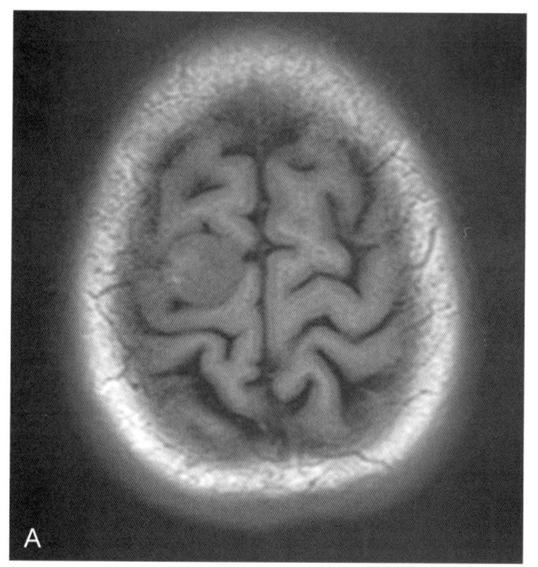

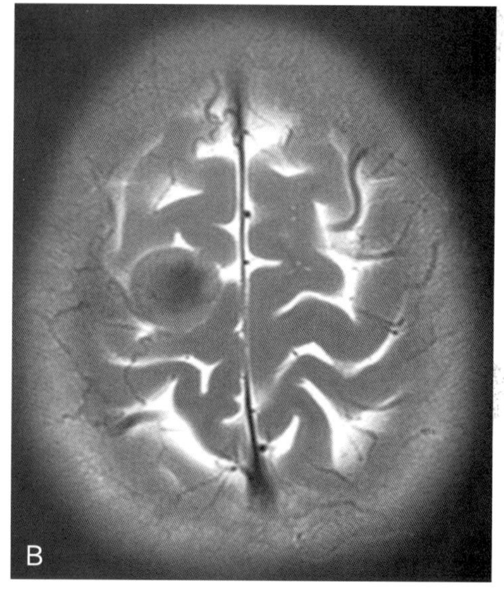

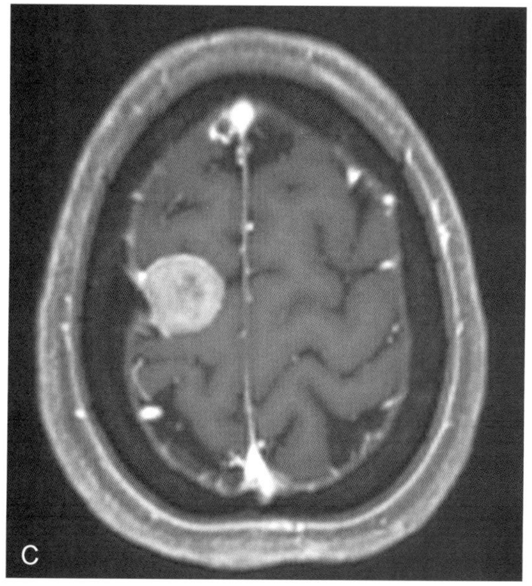

图 7–11–22 纤维型脑膜瘤 MRI

A. T_1WI 示病灶呈等、高混杂信号；B. T_2WI 肿瘤等、低混杂信号影，边界清晰；C. T_1WI 增强肿块明显不均匀强化，低信号区无明显强化，邻近颅骨增生改变

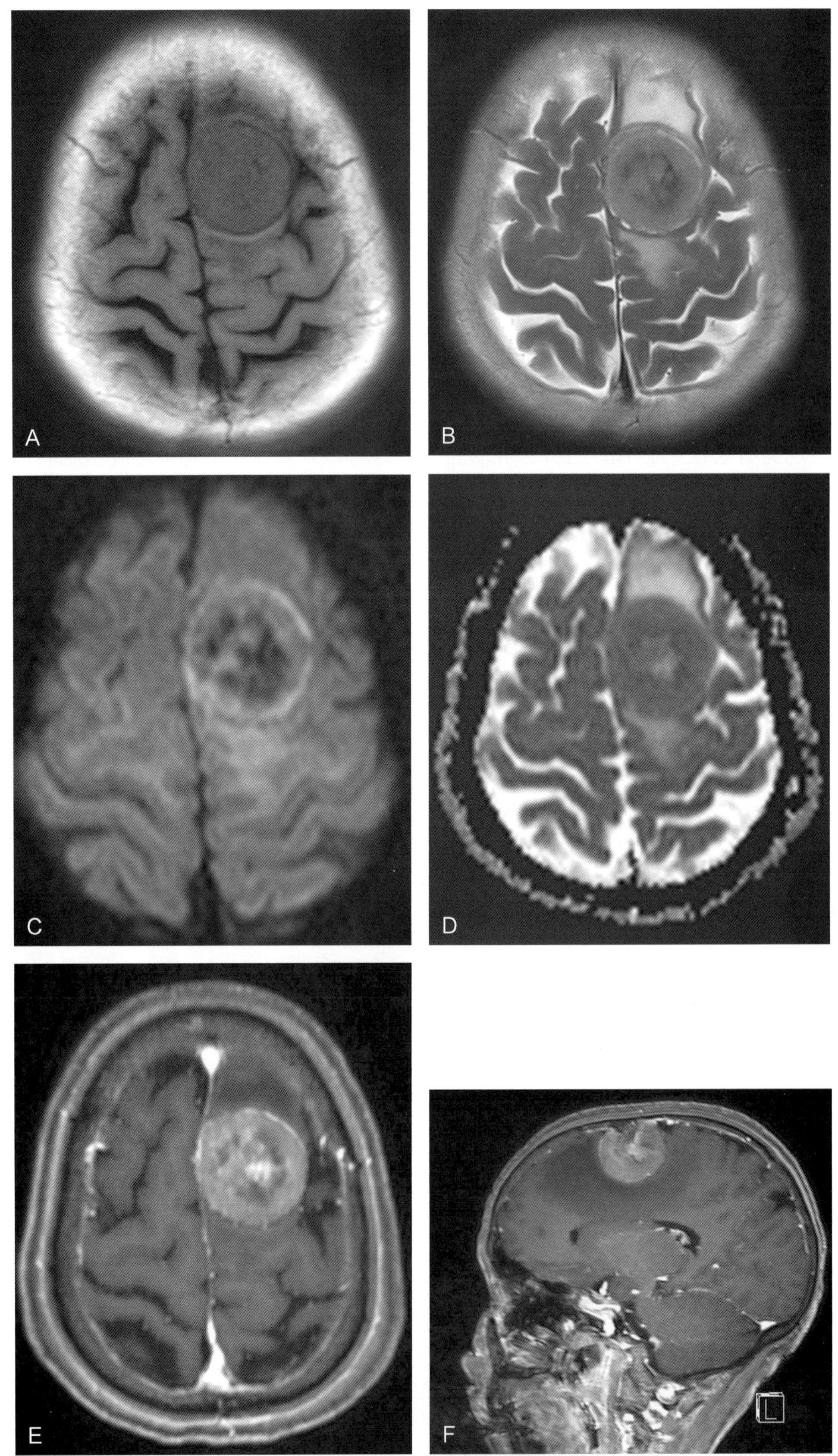

图 7-11-23 过渡型脑膜瘤 MRI

A. T_1WI 示肿瘤呈低信号，边界清晰；B. T_2WI 肿瘤呈类椭圆形高、低混杂信号影，边界清晰，瘤周轻度水肿；C. DWI 呈高、低混杂信号；D. ADC 呈高、低混杂信号；E. T_1WI 增强轴位示肿瘤呈不均匀明显强化；F. T_1WI 增强冠状位病灶可见硬膜尾征，邻近颅骨增生改变化通常提示过渡型或砂粒体型，在该亚型中少数病例有小点、片状钙化，T_1WI、T_2WI 及强化均为低信号；很少出现邻近骨膜、骨质的侵犯；大多数肿瘤瘤周无明显水肿，少数瘤周有轻中度水肿，瘤周水肿程度与肿瘤内水分含量、血供、病理类型、部位及大小均有关系，过渡型脑膜瘤尽管瘤体较大，但是发生瘤周水肿的概率较低，很少有明显的瘤周水肿，可能主要与其病理分型和发生部位有关。

4. 砂粒体型脑膜瘤

（1）定义：具有过渡型脑膜瘤旋涡状结构的特点，该亚型富含砂粒体而得名，砂粒体多融合形成不规则钙化。钙化在 CT 为高密度，在 MR 上多数为双低信号，但 T_2 一般信号不均匀，增强后瘤体明显不均匀强化。

（2）CT：平扫多呈等、高混杂密度影，可见不同程度钙化，部分肿瘤整个瘤体呈高密度钙化影（图 7-11-24），瘤周无明显水肿，少数肿瘤伴轻度水肿，增强后不均匀强化，瘤体呈显著强化。

（3）MRI：平扫 T_1WI 大多数肿瘤呈等、低混杂信号（图 7-11-25A），T_2WI 呈高、低混杂信号或等、低混杂信号（图 7-11-25B），其内钙化在 T_1WI 和 T_2WI 上大多均呈低信号；增强后肿瘤实体呈显著强化（图 7-11-25F），肿瘤瘤体内钙化强化不显著，但提示有强化效应。

5. 血管瘤型脑膜瘤

（1）定义：瘤组织内密布管腔大小不等的血管，丰富的血管常超过脑膜上皮的面积，因此大多数瘤组织中可见到血管流空信号；肿瘤多为实性瘤体，有堆积感，T_2WI 信号往往比较高，增强后呈明显强化。

（2）CT：病灶多呈较均匀的略高或等密度，少数呈等、低混杂密度，瘤周可见不同程度水肿，少数肿瘤无明显水肿。由于瘤组织由增生丰富的厚壁、薄壁血管构成，增强后呈显著明亮均匀或不均匀强化。

（3）MRI：病灶在 T_1WI 大多数肿瘤呈基本均匀的稍低信号（图 7-11-26A），T_2WI 呈基本均匀的较高信号（图 7-11-26B），伴有坏死囊变的信号较不均匀，瘤组织内密布管腔大小不等的血管，丰富的血管常超过脑膜上皮的面积，因此大多数瘤组织中可见到血管流空信号（图 7-11-26B）；瘤周有不同程度水肿，以轻度水肿为主；增强后大多数瘤组织呈均匀显著强化（图 7-11-26F），肿瘤瘤体内坏死囊变者，囊变部分 T_2WI 呈高信号，T_1WI 呈低信号，增强后无明显强化；极少数病例可见到颅骨增生改变的异常征象。

6. 微囊型脑膜瘤

（1）定义：以丰富的合体细胞中有大量空泡形成、可见到大量黏液样改变以及微囊形成为特

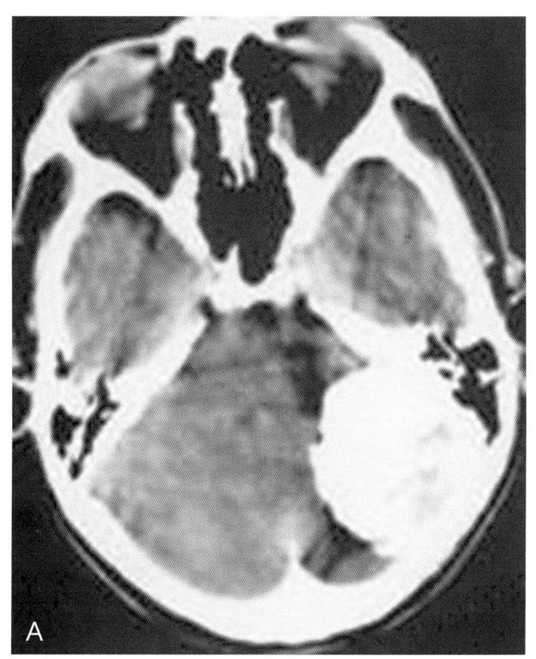

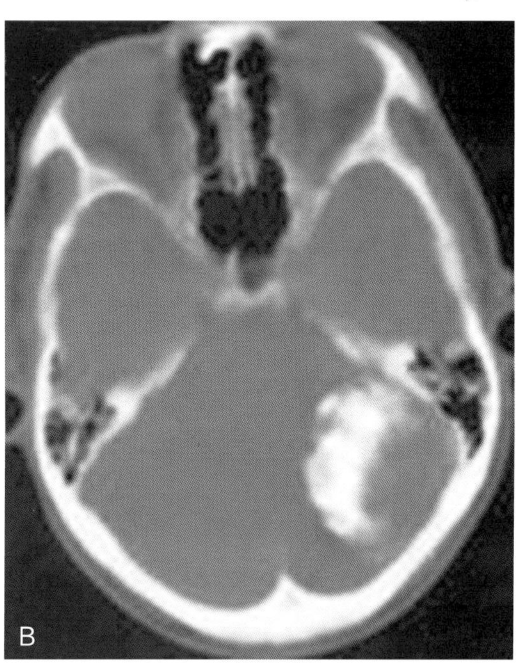

图 7-11-24 砂粒体型脑膜瘤 CT

A. CT 平扫示肿块呈不规则形高密度影，边界清晰；B. CT 平扫骨窗示病灶邻近骨质无明显改变

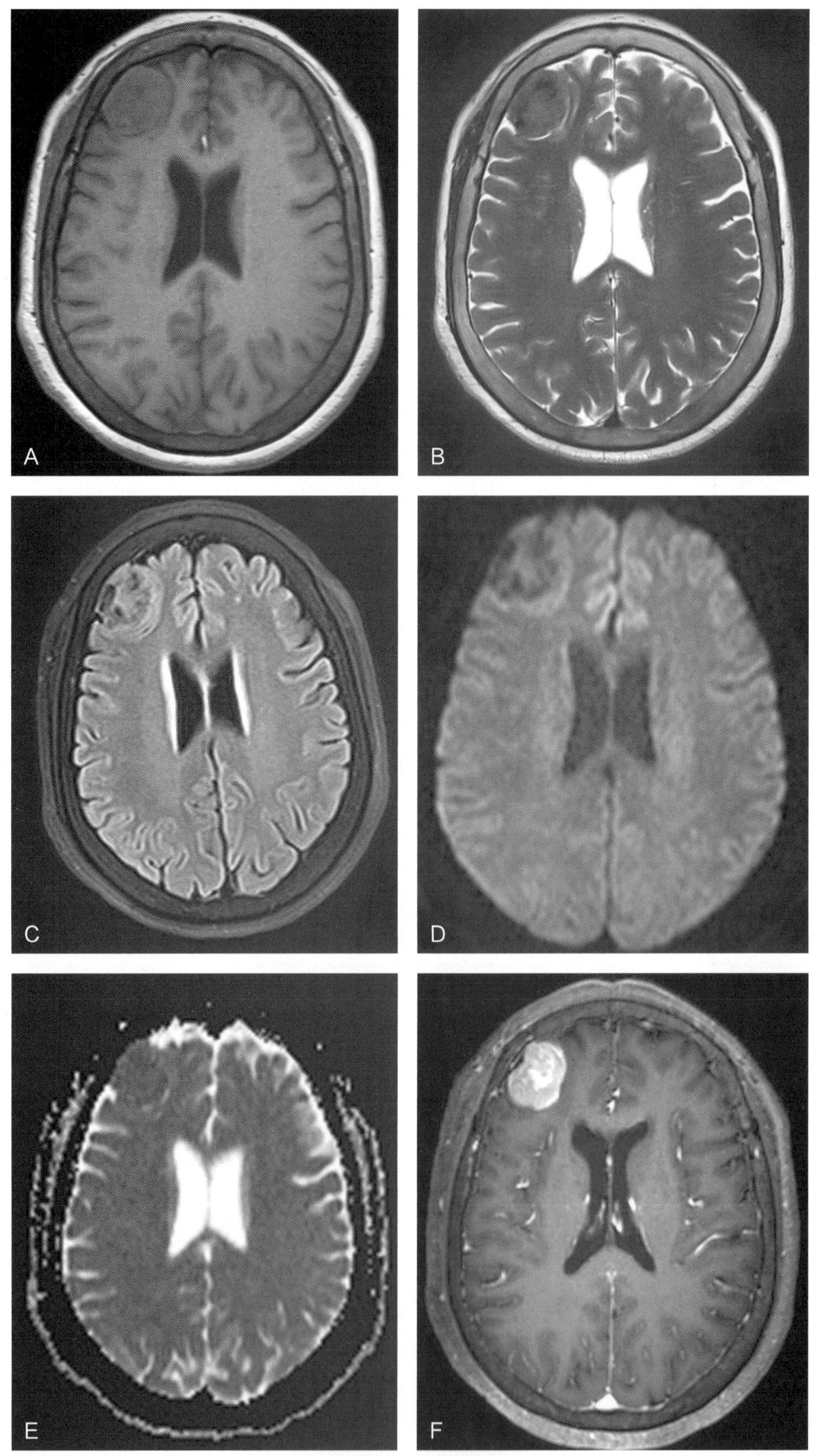

图 7-11-25 砂粒体型脑膜瘤 MRI

A. T_1WI 示肿块瘤组织呈基本均匀的低信号；B. T_2WI 示瘤组织呈等、低混杂信号，边界清晰，瘤周无水肿；C. Flair 序列呈稍高、低混杂信号；D. DWI 呈稍高、低混杂信号；E. ADC 呈低信号；F. T_1WI 增强肿块明显强化，邻近颅骨增生改变

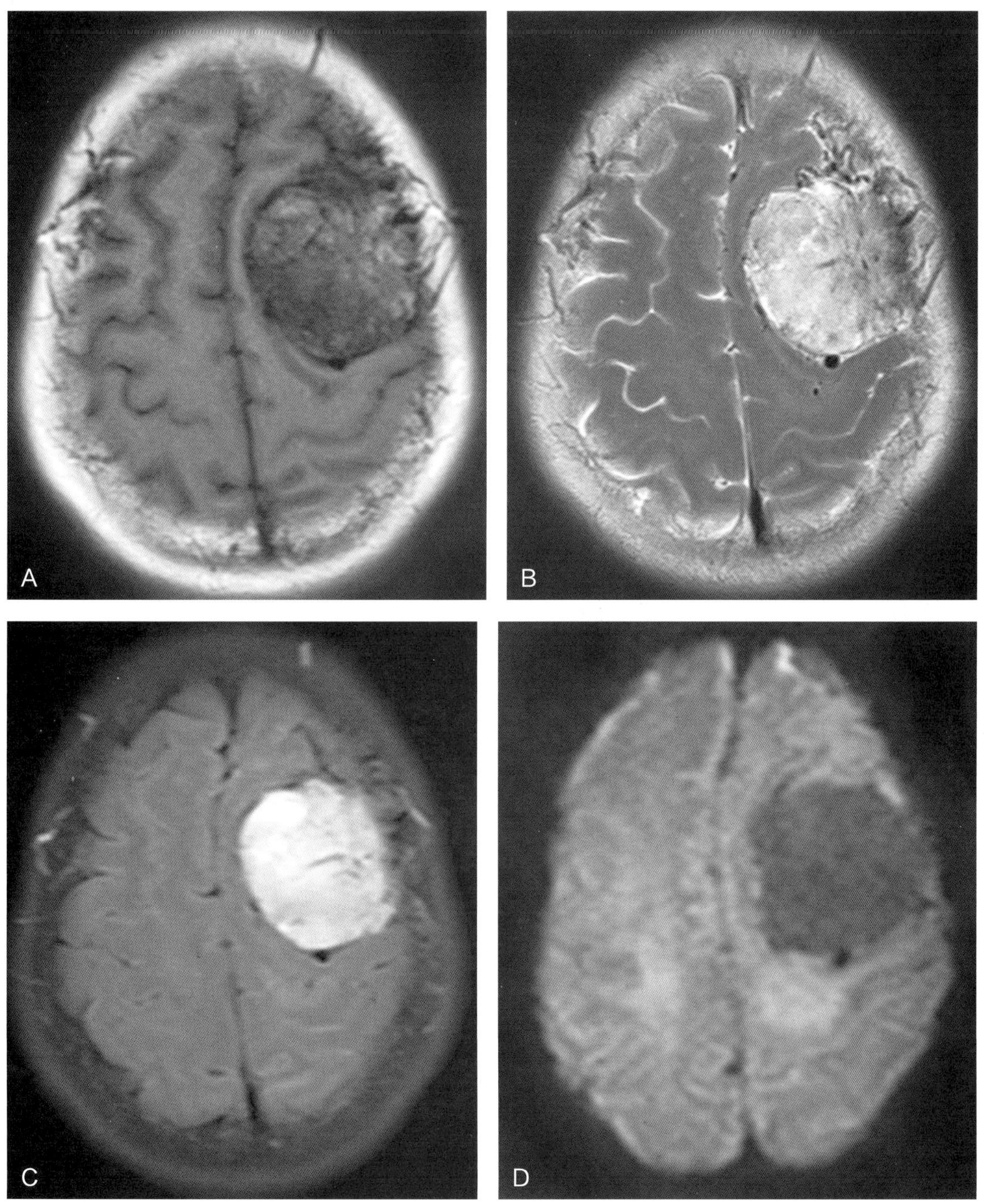
A
B
C
D

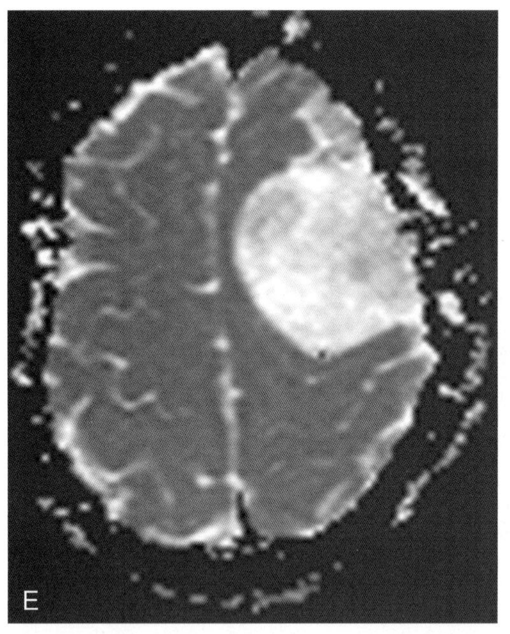

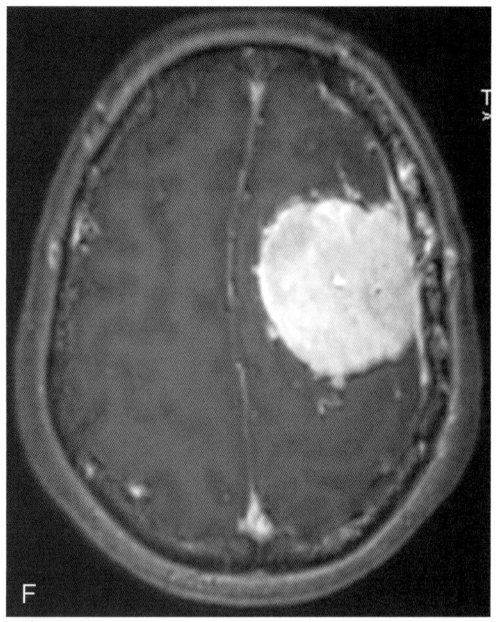

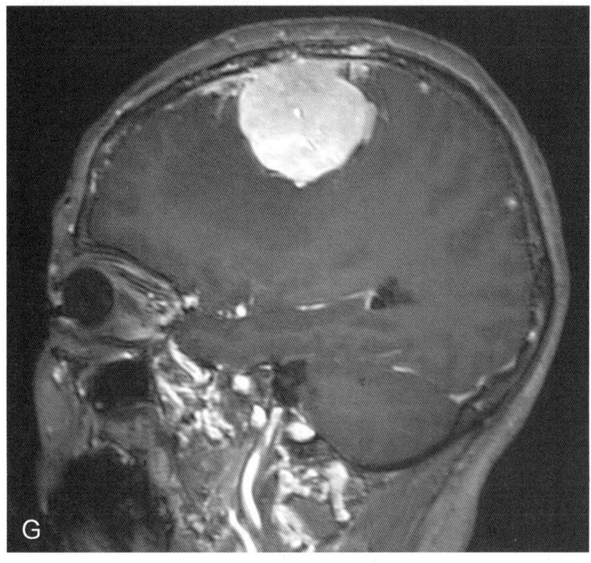

图 7-11-26 血管瘤型脑膜瘤 MRI

A. T_1WI 示瘤组织呈高、低混杂信号，边界清晰；B. T_2WI 示瘤组织呈高信号，周围可见血管流空现象，瘤周无水肿；C. Flair 病灶呈基本均匀高信号；D. DWI 呈低信号；E. ADC 呈高信号；F. T_1WI 轴位增强示瘤组织呈均匀明亮的显著强化；G. T_1WI 冠状位增强示病灶可见硬膜尾征，邻近骨质受侵

征的肿瘤。本亚型主要含有多发大小不一的囊，多个微囊可融合成大囊，增强后可呈细网状改变，且大多数肿瘤瘤周水肿较轻。

（2）CT：肿瘤多呈低密度影，部分呈等、低混杂密度影，边界清楚，瘤周可见不同程度低密度水肿区，增强后呈明显不均匀强化，部分囊性病灶无明显强化。

（3）MRI：病灶平扫 T_1WI 肿瘤呈不均匀等、低混杂信号（图 7-11-27A），可见到多发大小不一囊状低信号影；T_2WI 呈不均匀略高信号（图 7-11-27B），可见到多发大小不一囊状高信号影，部分病变信号强度与脑脊液相近，与肿瘤细胞排列疏松及含有大量微囊有关。增强后实性部分呈不均匀显著强化，可见细网状高信号影（图 7-11-27E），与细胞间质含有大量的微血管网密切相关，其内可见到大小不一多发囊状低信号无强化区，部分肿瘤可因邻近脑膜受累出现纤细规则的脑膜尾征，这与其他类型脑膜瘤相似。大多数肿瘤伴有明显瘤周水肿，为微囊型脑膜瘤的另外一个特点，与其他亚型良性脑膜瘤相比，瘤周水肿发生率高达 87.5%，且大部分为明显水肿，其发生机制尚不清楚，有文献报道可能与血管内皮生长因子的表达水平相关，微囊型脑膜瘤有较高的血管密度和高水平血管内皮生长因子的表达；极少数可见颅骨受侵犯的异常信号。

7. 分泌型脑膜瘤

（1）定义：因肿瘤细胞具有一定的分泌功能而得名。尽管为 WHO Ⅰ级肿瘤，可能由于肿瘤 PR 的

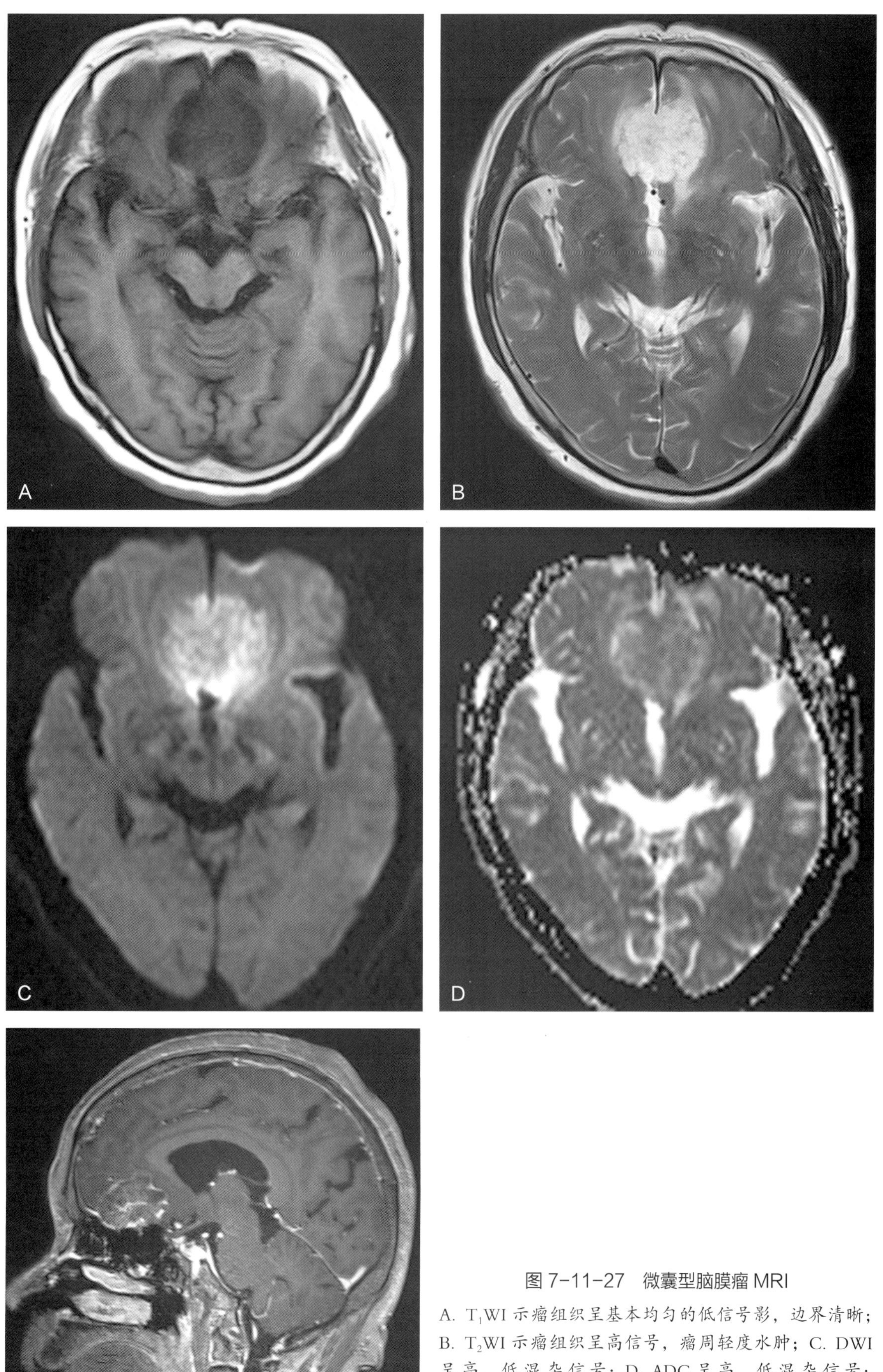

图 7-11-27　微囊型脑膜瘤 MRI

A. T_1WI 示瘤组织呈基本均匀的低信号影，边界清晰；B. T_2WI 示瘤组织呈高信号，瘤周轻度水肿；C. DWI 呈高、低混杂信号；D. ADC 呈高、低混杂信号；E. T_1WI 增强矢状位示瘤组织呈不均匀强化，局部可见细网状强化，其内见不规则形无强化区，考虑为囊区表达，中度及以上瘤周水肿为其主要影像学特点。

（2）CT：病灶主要为等密度或稍低密度，瘤周水肿明显，增强后瘤体明显强化。

（3）MRI：在 MRI 上，T_1WI 呈等或等、低混杂信号（图7-11-28A），T_2WI 呈高信号（图7-11-28B），瘤周可见明显水肿，这可能为该亚型脑膜瘤的一个重要影像征象，文献报道 84% 病例有轻到重度瘤周水肿，重度瘤周水肿占 64%，这种水肿无法用肿瘤的大小、部位、组织学类型及细胞增殖活性等因素来解释，在分泌型脑膜瘤中，可能与肿瘤 PR 的表达相关，或肿瘤产生的某些物质使血管通透性增加有关。增强后肿瘤实体明显强化（图 7-11-28C），部分肿瘤内可见囊变。

8．富于淋巴浆细胞型脑膜瘤

（1）定义：为丰富的慢性炎细胞覆盖于内皮细胞之上的一类罕见的脑膜瘤亚型，所以影像学表现类似炎症。

（2）CT：病灶主要表现为不规则形片状高、低混杂密度影，边界不清，形态不规则，瘤周水肿明显，增强后肿瘤组织明显强化。

（3）MRI：大多数病例 T_1WI 呈等、略低信号（图 7-11-29A），T_2WI 呈等、略高信号，少数病灶内见不规则片状双低信号（图 7-11-29B）；增强扫描均有显著强化效应（图 7-11-29F），可能是由于血供丰富及炎细胞浸润破坏血脑屏障致使病灶强化显著；由于炎细胞的浸润，可见脑膜广泛不

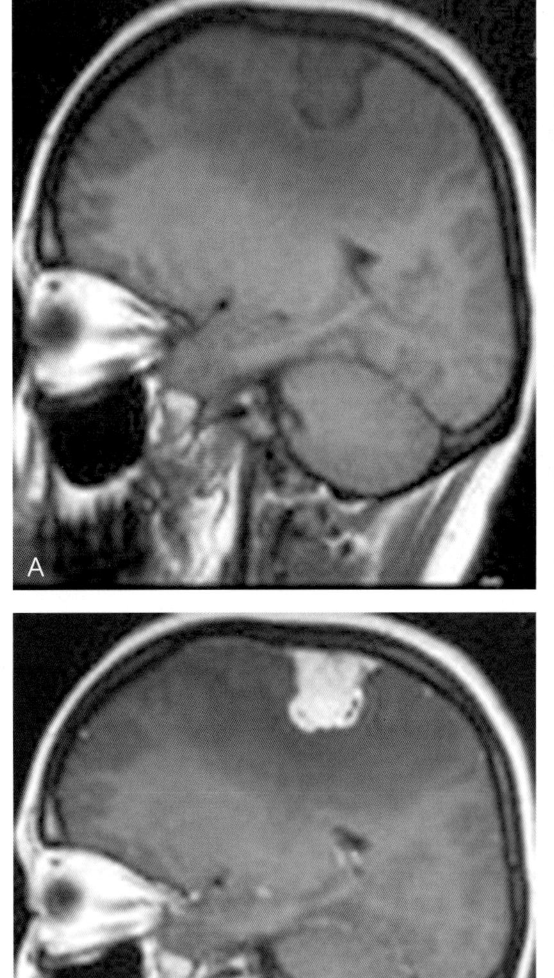

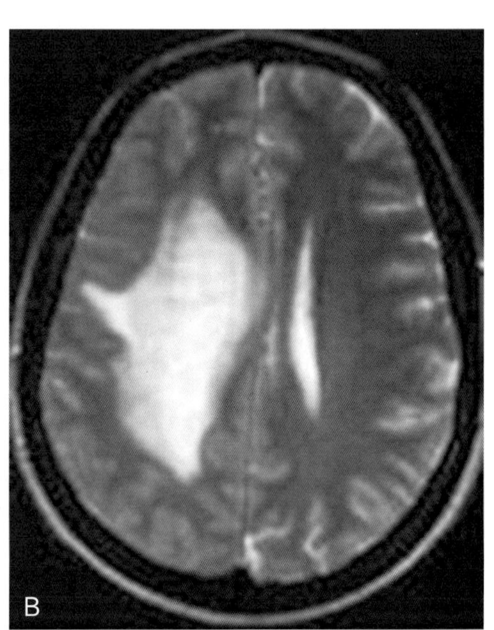

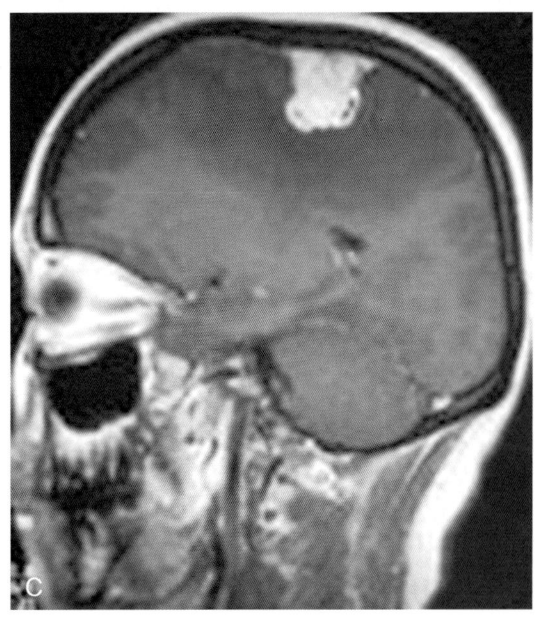

图 7-11-28 分泌型脑膜瘤 MRI

A. T_1WI 示瘤组织呈基本均匀的低信号影，病灶边缘见环形更低信号影，瘤周水肿明显；B. T_2WI 示瘤组织呈高信号，边界不清，瘤周水肿明显；C. T_1WI 增强示瘤组织呈不均匀明显强化，其边缘斑点状囊变无明显强化

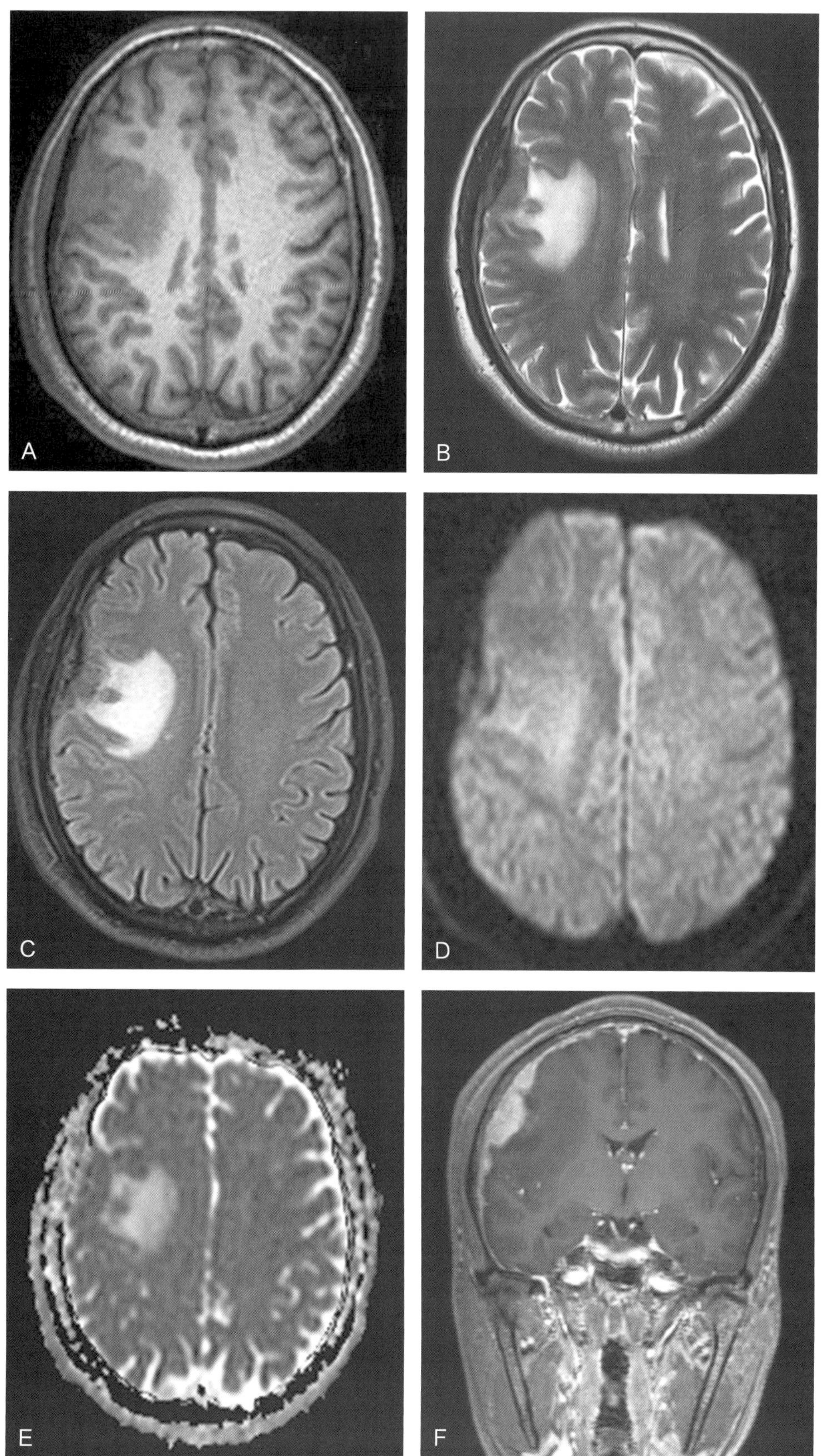

图 7-11-29 富于淋巴浆细胞型脑膜瘤 MRI

A. T_1WI 示瘤组织呈片状稍低信号影，边界不清；B. T_2WI 示瘤组织呈稍低信号，边界不清，可见瘤周水肿；C. Flair 病灶呈等信号；D. DWI 呈等、低混杂信号；E. ADC 呈等信号；F. T_1WI 冠状位增强示瘤组织条片状显著强化，可见硬膜尾征，邻近颅骨增生改变均匀增厚（图 7-11-29F）；瘤周水肿明显。富于淋巴浆细胞型脑膜瘤虽然属于 WHO Ⅰ级肿瘤但瘤周水肿明显，可能是由于其组织学成分丰富，大量炎性细胞侵润及血供丰富所致。所以肿瘤边缘不规则、大量瘤周水肿和邻近脑组织受侵可能是富于淋巴浆细胞型脑膜瘤的 MRI 表现特征。

9. 化生型脑膜瘤

（1）定义：脑膜上皮细胞具有多潜能分化能力，其多功能间充质干细胞可转化为其他类型的间充质组织，分化出少见的脑膜瘤组织学亚型，如骨性、软骨性、脂肪等。因化生型脑膜瘤转化成分的不同，其影像学表现亦有明显差异。

（2）CT：软骨化生型脑膜瘤多呈高、低混杂密度，其内高密度影多为钙化，边界尚清，伴或不伴瘤周水肿，增强扫描后肿瘤实体呈明显强化；脂肪化生型脑膜瘤分囊性部分和实性部分，实性部分或实质性肿瘤在 CT 上多呈等密度影，囊性部分或囊性肿瘤呈低密度影，边界尚清，多伴瘤周水肿，增强扫描后肿瘤实体呈明显强化；骨化生型脑膜瘤在 CT 上多呈高、低混杂密度影，可伴瘤周水肿，增强扫描后明显不均匀强化。

（3）MRI：软骨化生型脑膜瘤 T_1WI 大多数呈等、低混杂信号，T_2WI 呈高、低混杂信号，其内钙化在 T_1WI 和 T_2WI 上均呈低信号，增强后肿瘤实体呈显著强化，肿瘤瘤体内钙化无明显强化；脂肪化生型脑膜瘤 MRI 平扫 T_1WI 大多数呈等、高混杂信号或等、低混杂信号（图 7-11-30A），T_2WI 多呈高信号（图 7-11-30B）或高、等混杂信号，其

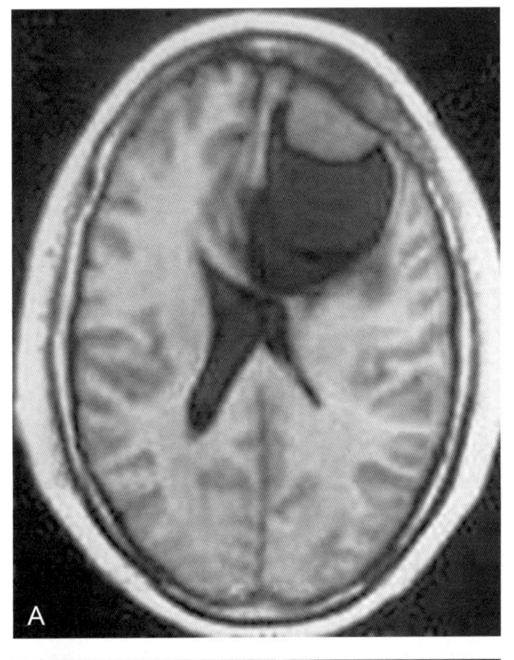

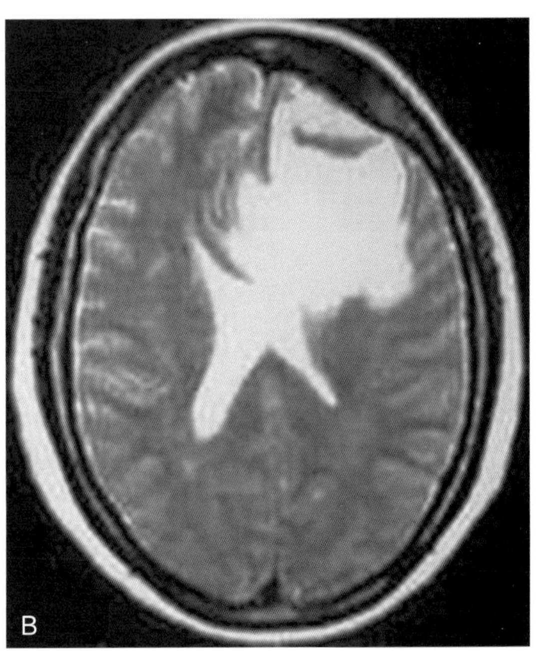

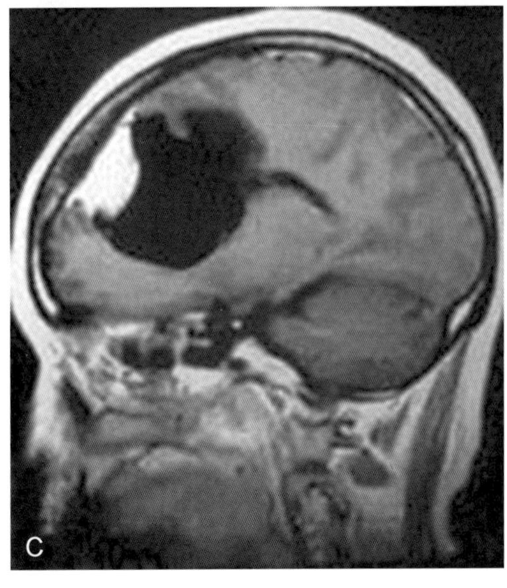

图 7-11-30 脂肪化生型脑膜瘤 MRI

A. T_1WI 示瘤组织呈等、低混杂信号影，邻近颅骨呈增生改变；B. T_2WI 示瘤组织呈高信号影，其内局部见条形等信号，边界不清，瘤周见轻度水肿；C. T_1WI 增强示瘤组织明显强化，其内囊性区无明显强化

囊性部分或囊性肿瘤 T_1WI 为低信号似脑脊液信号，T_2WI 为高信号，增强后肿瘤实体呈显著强化，部分呈囊性而无强化（图 7-11-30C）；骨化生型脑膜瘤 T_1WI 大多数呈等、低混杂信号，T_2WI 多呈低信号或高、低混杂信号，增强后肿瘤呈不均匀显著强化。

10. 脊索样型脑膜瘤

（1）定义：组织学类似脊索瘤的脑膜瘤，除了具有典型脑膜瘤征象外，因是 WHO Ⅱ级肿瘤，具有恶性肿瘤的特点。同时合并有 Castleman 病、贫血、发育障碍、多克隆丙种球蛋白血症等时提示该病可能。

（2）CT：病灶主要表现为等、低混杂密度，部分呈等密度，边界不清，增强后呈明显不均匀强化。

（3）MRI：病灶在 T_1WI 呈低信号（图 7-11-31A），少数呈等信号，T_2WI 呈稍高或高信号（图 7-11-31B），增强扫描后肿瘤实体明显强化（图 7-11-31E），邻近脑膜增厚并明显强化，且多为短粗不规则形，且肿瘤具有侵袭性，瘤周可见轻中度水肿。

11. 透明细胞型脑膜瘤

（1）定义：因瘤细胞多角形、胞质透明、瘤细胞间为条片状玻璃样变的胶原蛋白而得名，WHO Ⅱ级肿瘤。本亚型 T_2WI 往往信号高，增强效应显著，且具备与其他偏恶性脑膜瘤类似的影像学表现。

（2）CT：病灶主要为高密度或稍高密度，部分为等密度，其内可见稍低密度区，与脑膜宽基底相连，增强后明显不均匀强化，少数病例邻近颅骨可见骨质破坏，病灶主要表现为等、低混杂密度，部分呈等密度，边界不清，增强后呈明显不均匀强化。

（3）MRI：主要表现为 T_1WI 呈等、低混杂信号或稍低信号（图 7-11-32A），T_2WI 呈稍高或高信号（图 7 11 32B），瘤周可见不同程度水肿；增强后呈显著不均匀强化（图 7-11-32E），肿瘤内多有囊变、坏死无强化区，少数肿瘤内可见出血，致 T_2WI、T_2WI 信号混杂，“硬膜尾征”多见，且多为短粗不规则形。

12. 非典型脑膜瘤

（1）定义：表现为细胞不规则、生长方式不典型的一种特殊脑膜瘤，介于 WHO Ⅰ级和 WHO Ⅲ级之间，为 WHO Ⅱ级肿瘤，其影像表现多样，侵袭性强，具有恶性肿瘤的影像特征。

（2）CT：肿瘤呈等密度或等、低混杂密度，边界不清，增强扫描后肿瘤呈显著不均匀强化。

（3）MRI：信号多不均匀，T_1WI 多呈等信号或等、低混杂信号（图 7-11-33A），T_2WI 多呈高信号或等、低混杂信号（图 7-11-33B），DWI 呈等或稍高或高信号（图 7-11-33D），以等信号多见，因出血、坏死、囊变多见，部分病灶信号混杂，增强后多呈不均匀显著强化（图 7-11-33E），部分肿瘤可见短粗不规则“硬膜尾征”，表现为线状强化影或邻近脑膜不均匀增厚，瘤周可见不同程度

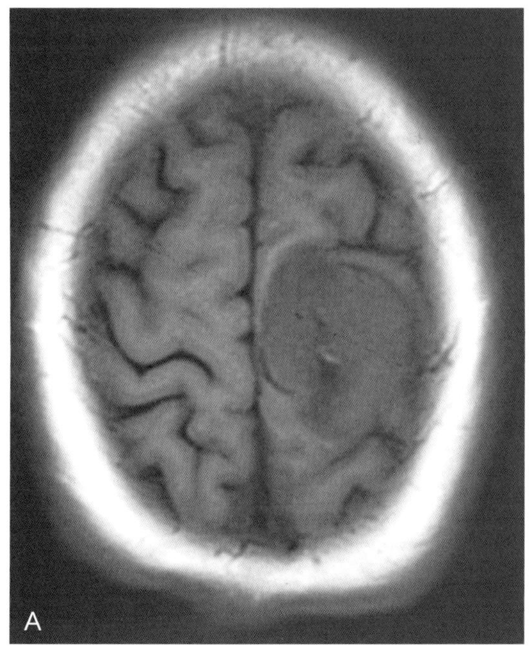

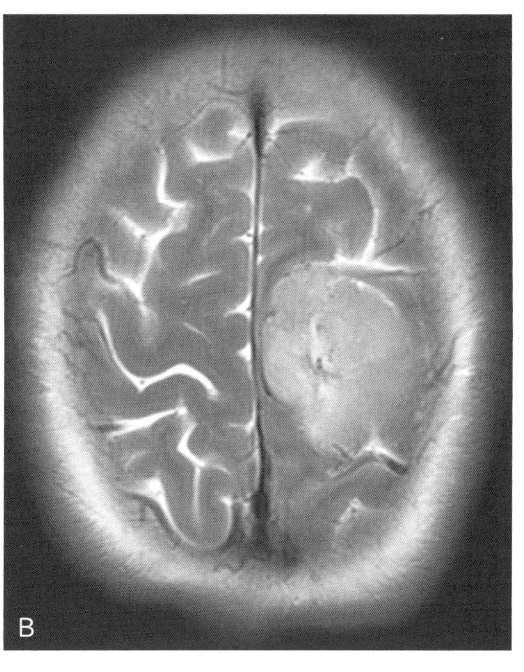

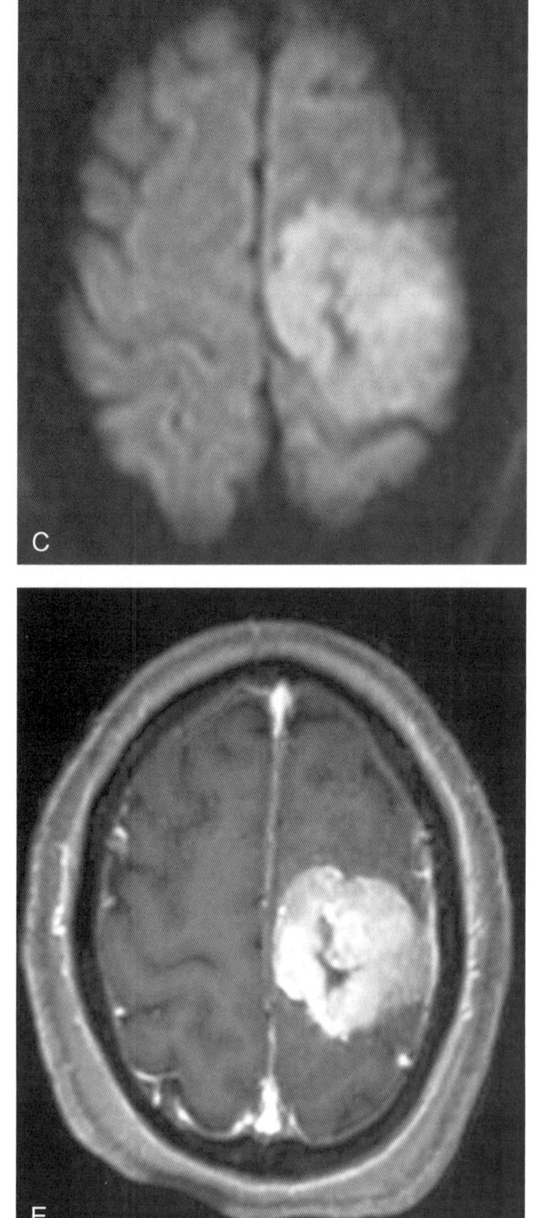

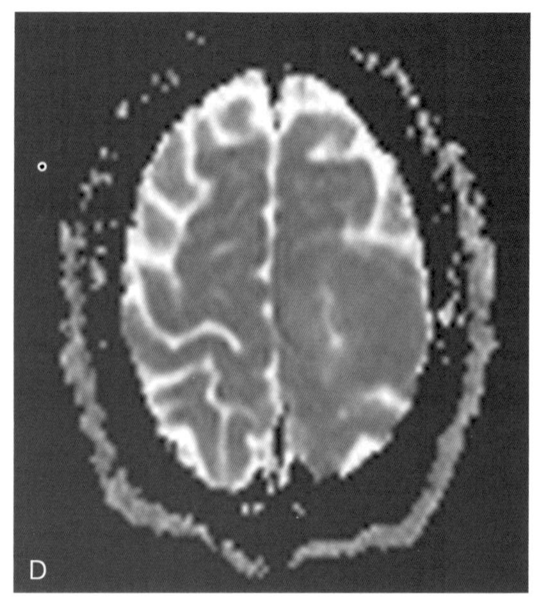

图 7-11-31　脊索样型脑膜瘤 MRI

A. T_1WI 示瘤组织呈低信号影，信号欠均匀，其内见斑点状更低信号影；B. T_2WI 示瘤组织呈高信号影，边界尚清；C. DWI 呈高信号；D. ADC 呈低信号；E. T_1WI 增强示瘤组织明显强化

水肿，以中度水肿多见，少数肿瘤可侵犯邻近颅骨及头皮下软组织。

13. 乳头状脑膜瘤

（1）定义：乳头状脑膜瘤以肿瘤中大部分成分为血管周围假菊形团结构而著称。WHO Ⅲ级肿瘤，组织行为具有明显侵袭性，多见于儿童，其影像学主要表现为形态不规则、瘤脑界面不清及坏死出血等恶性脑膜瘤的特征，而增强效应往往不显著。

（2）CT：主要为等、低混杂密度，少数呈稍高、低混杂密度，边界不清，出血、坏死、囊变多见，瘤周水肿明显，增强后呈不均匀明显强化。

（3）MRI：T_1WI 大多数呈等、低、高混杂信号（图 7-11-34A），少数呈等、低混杂信号，T_2WI 呈等、高混杂信号（图 7-11-34B），或等、高、低混杂信号，边界不清，其信号混杂主要因瘤内出血、坏死引起，肿瘤与硬膜呈宽基底相连，少数可见硬膜尾征，瘤周水肿明显，增强后呈不均匀明显强化（图 7-11-34E），邻近颅骨可侵蚀性破坏。

14. 横纹肌样型脑膜瘤

（1）定义：肿瘤细胞主要由横纹肌样细胞构成而得名，具有高度增殖活性和其他恶性特征，

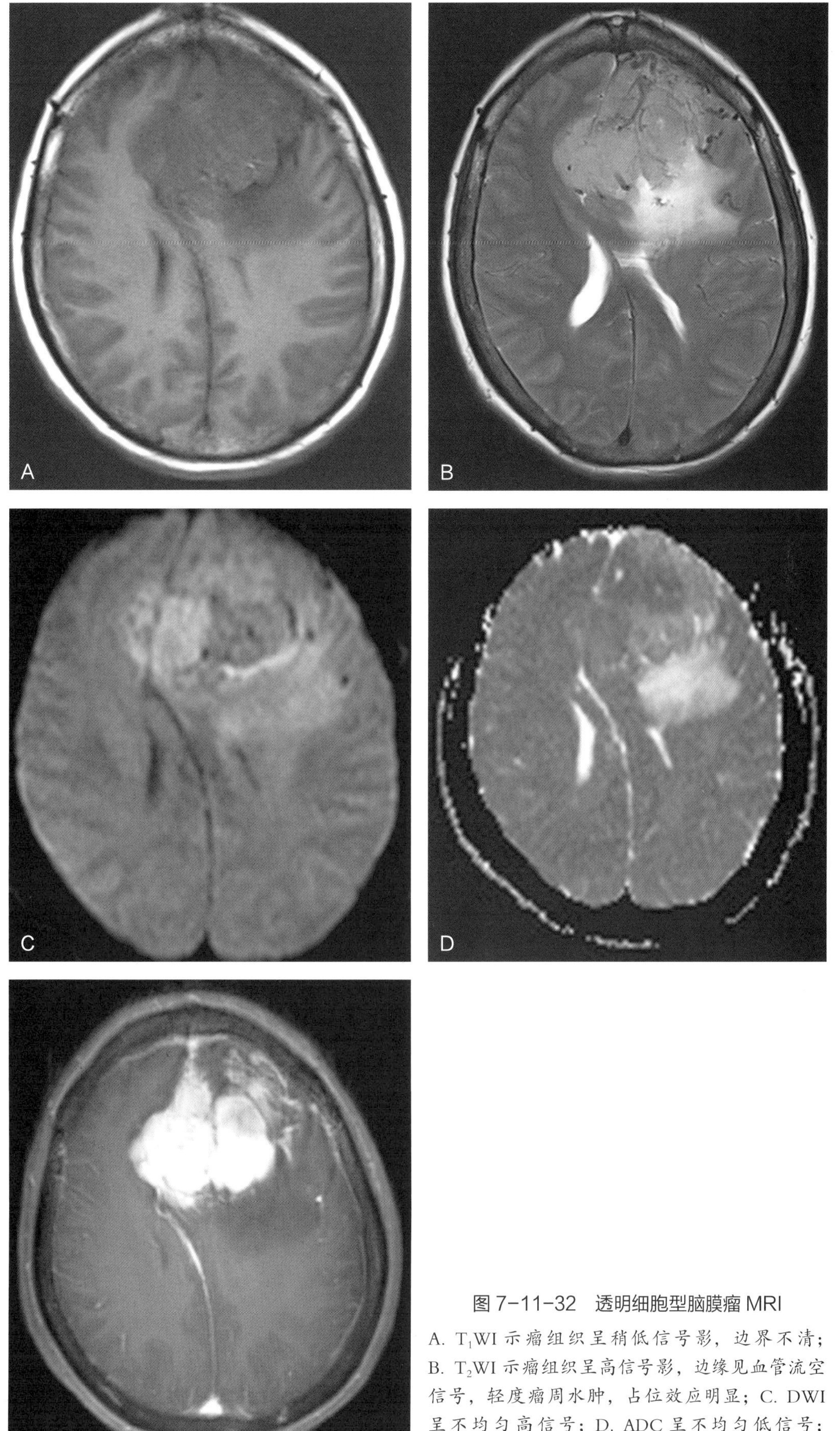

图 7-11-32 透明细胞型脑膜瘤 MRI

A. T_1WI 示瘤组织呈稍低信号影，边界不清；B. T_2WI 示瘤组织呈高信号影，边缘见血管流空信号，轻度瘤周水肿，占位效应明显；C. DWI 呈不均匀高信号；D. ADC 呈不均匀低信号；E. T_1WI 增强示瘤组织明显强化

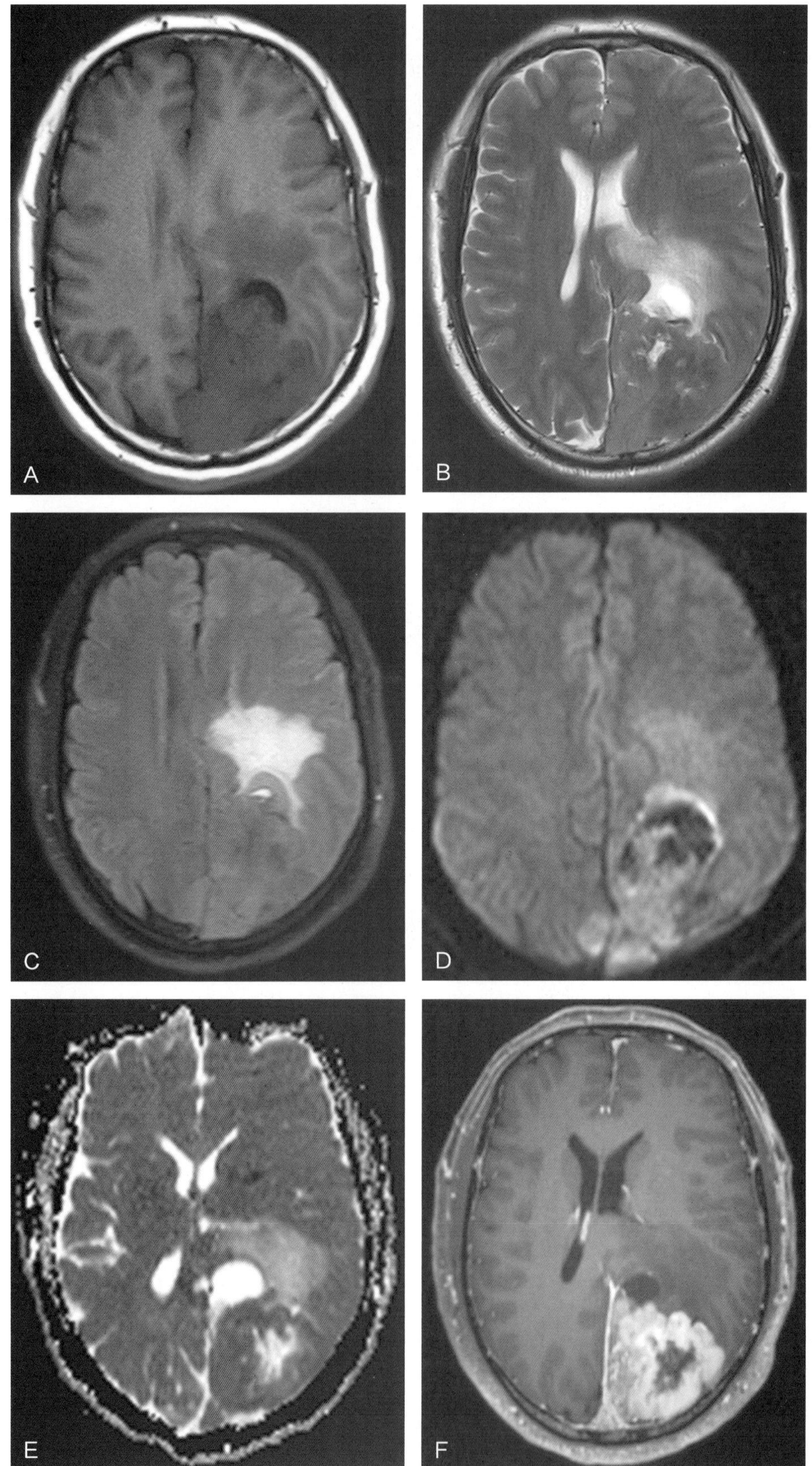

图 7-11-33 非典型脑膜瘤 MRI

A. T_1WI 示瘤组织呈稍低、低混杂信号影，边界不清；B. T_2WI 示瘤组织呈等、低混杂信号影，瘤周轻度水肿，占位效应明显；C. Flair 病灶呈等、低混杂信号；D. DWI 呈高、低混杂信号；E. ADC 呈高、低混杂信号；F. T_1WI 增强示瘤组织明显欠均匀强化，其内坏死区无强化

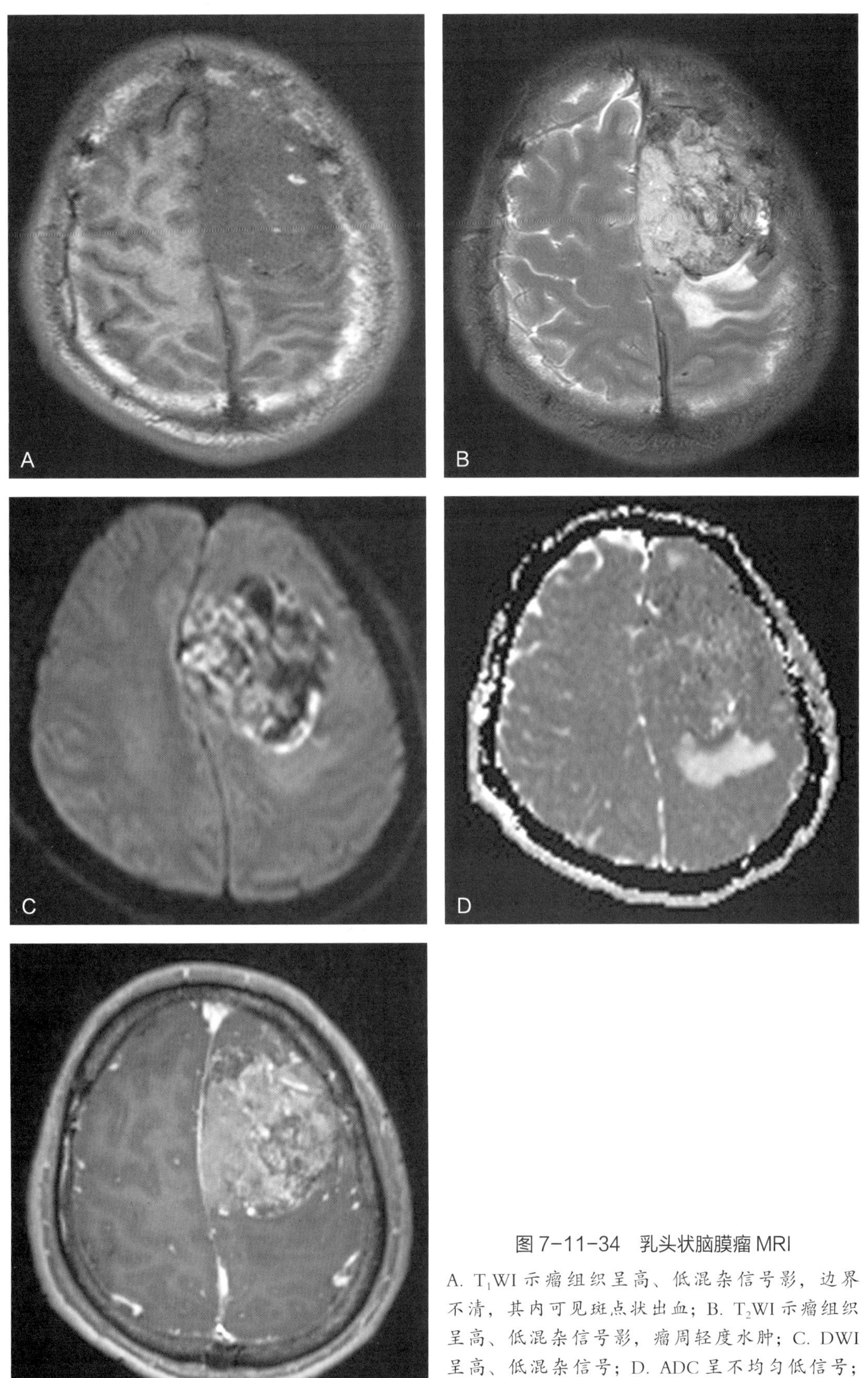

图 7-11-34　乳头状脑膜瘤 MRI

A. T_1WI 示瘤组织呈高、低混杂信号影，边界不清，其内可见斑点状出血；B. T_2WI 示瘤组织呈高、低混杂信号影，瘤周轻度水肿；C. DWI 呈高、低混杂信号；D. ADC 呈不均匀低信号；E. T_1WI 增强示瘤组织不均匀明显强化临床经过具有明显侵袭性，WHO Ⅲ级肿瘤。其恶性度高，易误认为是脑内肿瘤。

（2）CT：主要为等、低混杂密度，少数呈稍高、低混杂密度，边界不清，出血、坏死、囊变多见，瘤周水肿明显，增强后呈轻中度不均匀强化，部分病灶呈明显强化。

（3）MRI：T_1WI 大多数呈等、低混杂信号（图 7-11-35A），少数呈低、稍高混杂信号，T_2WI 呈等、高混杂信号（图 7-11-35B），或等、高、低不均匀信号，边界不清，瘤内出血、坏死、囊变多见，肿瘤与硬膜呈宽基底相连，少见硬膜尾征，瘤周水肿明显，增强后呈不均匀轻中度强化（图 7-11-35C），邻近颅骨可侵蚀性破坏。

15. 间变型（恶性）脑膜瘤

（1）定义：肿瘤一般从非典型过渡到间变，具有癌和肉瘤特点的脑膜瘤，WHO Ⅲ级肿瘤。具有生长快，侵袭性强的特点，常常出血、坏死及囊变，瘤周水肿明显，强化程度常低于Ⅰ、Ⅱ级脑膜瘤。

（2）CT：肿瘤呈高、低混杂密度或等、低混杂密度，边界不清，增强扫描后肿瘤呈中度不均匀强化，其内坏死、囊变无明显强化。

（3）MRI：T_1WI 多呈等、低混杂信号（图 7-11-36A），T_2WI 多呈高信号，因出血、坏死、

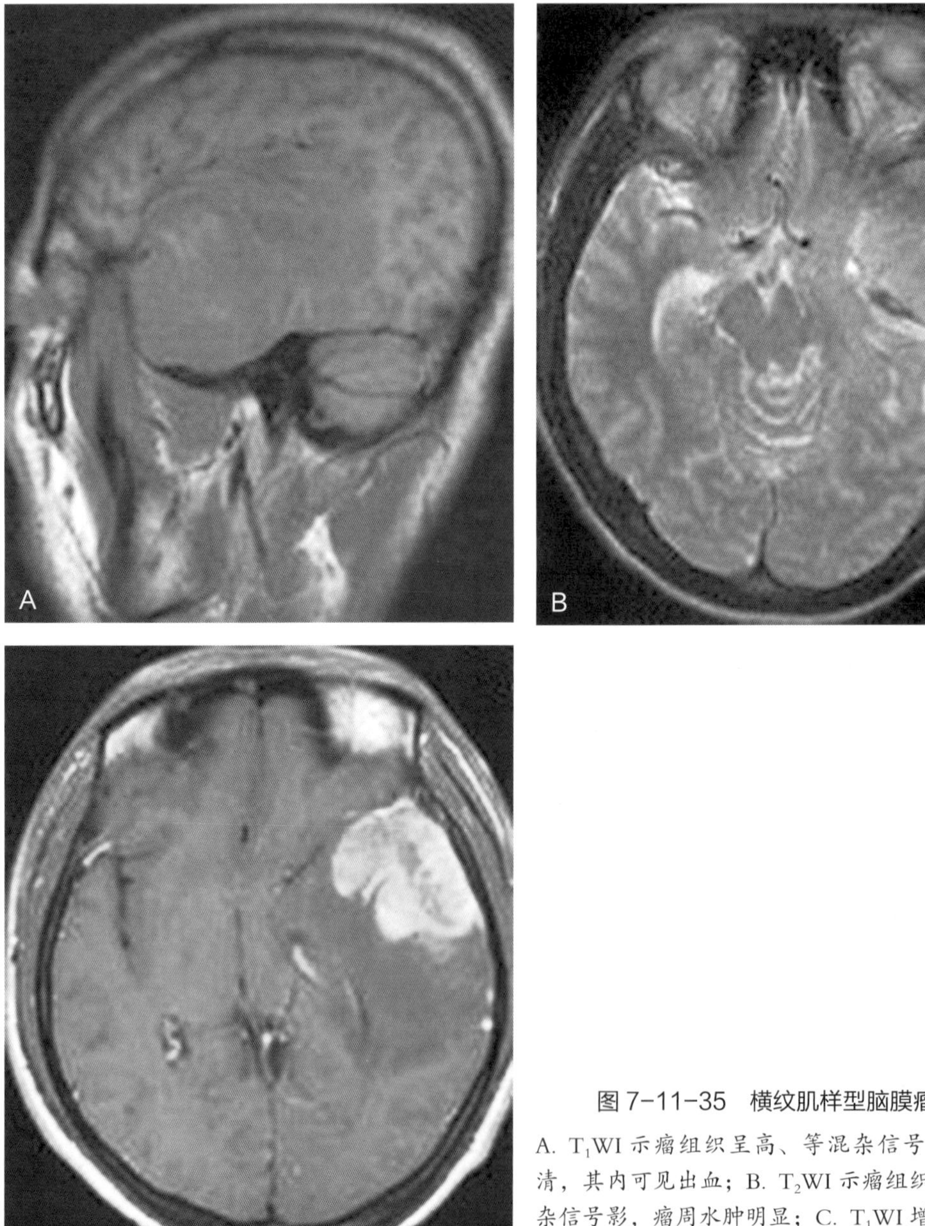

图 7-11-35　横纹肌样型脑膜瘤 MRI

A. T_1WI 示瘤组织呈高、等混杂信号影，边界不清，其内可见出血；B. T_2WI 示瘤组织呈等、低混杂信号影，瘤周水肿明显；C. T_1WI 增强示瘤组织不均匀强化

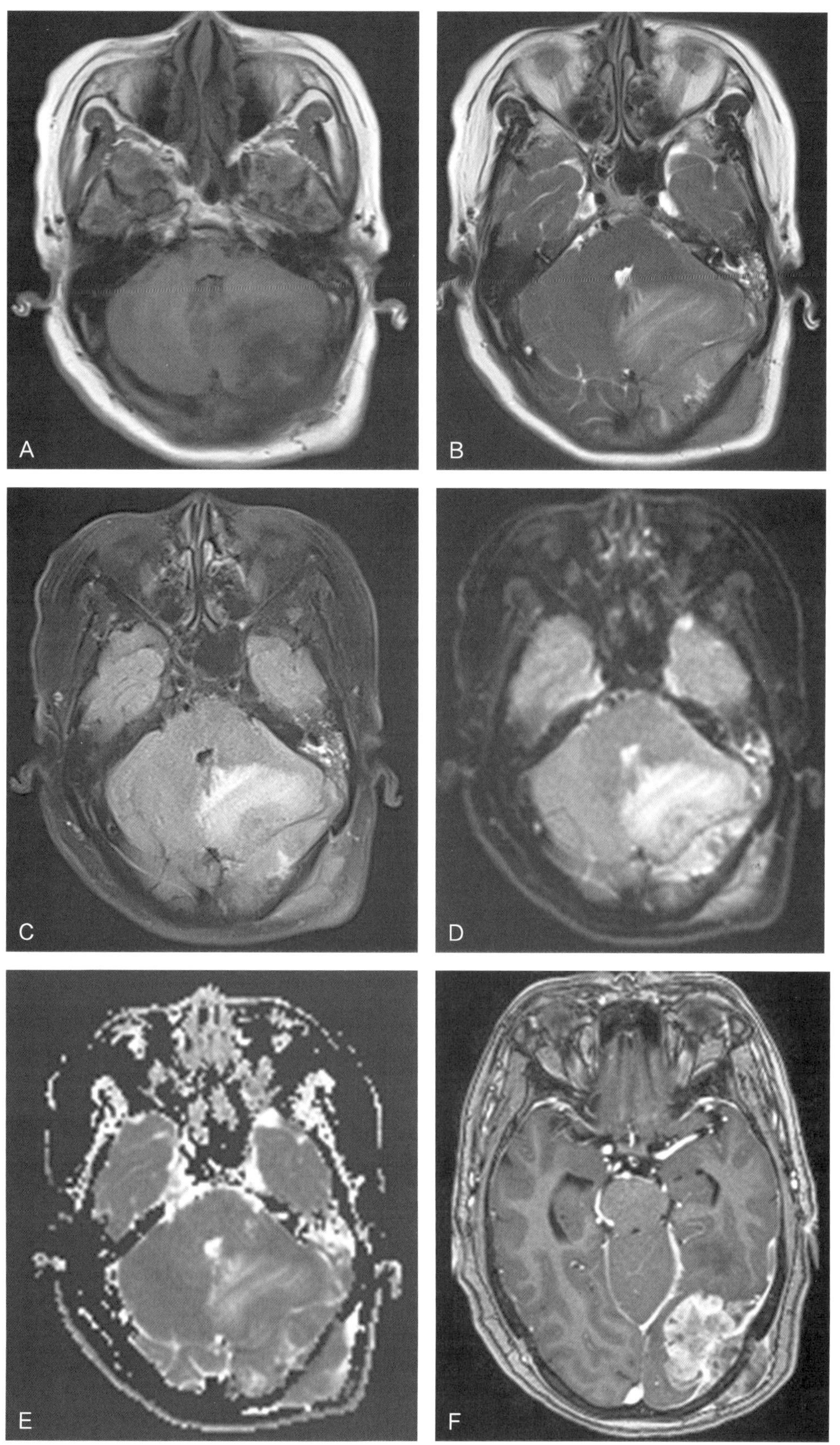

图 7-11-36 间变型脑膜瘤 MRI

A. T_1WI 示瘤组织呈稍低、低混杂信号影，边界不清；B. T_2WI 示瘤组织呈高、等混杂信号影，瘤周水肿无明显；C. Flair 病灶呈不均匀高信号；D. DWI 呈高信号；E. ADC 呈低信号；F. T_1WI 增强示瘤组织不均匀明显强化，其内坏死区无强化，病灶向外侵犯颅骨及头皮软组织囊变多见，部分病灶信号混杂，可呈高、低混杂信号（图 7-11-36B），DWI 呈稍高或高信号（图 7-11-36D），增强后多呈不均匀中度强化（图 7-11-36F），少数肿瘤可见短粗不规则“硬膜尾征”（图 7-11-36F），是由于肿瘤细胞对硬膜的浸润，局部可见小结节样改变，瘤周可见不同程度水肿，以重度水肿多见，肿瘤向颅内外浸润生长，可侵犯邻近颅骨，形成跨颅骨肿块，甚至侵犯颅外软组织（图 7-11-36）。

【诊断与鉴别诊断】

脑膜瘤影像特征典型，好发于中年人，其发生于脑外，具有颅内脑外病变的特征：因该肿瘤生长于颅内与蛛网膜之间而形成脑脊液间隙；肿瘤使脑灰质下方呈指状凸出的脑白质受压而变平形成白质塌陷征；脑膜瘤多广基底与硬脑膜相连；邻近骨质呈增生改变或受压变薄，根据 CT、MRI 及其功能成像，一般可以作出诊断，但不同亚型和分级之间存在差异，仔细研究可作出鉴别。

不同分级脑膜瘤影像学表现不同。WHO Ⅰ级脑膜瘤形态多为圆形或类圆形，少数呈梭形或不规则形，轮廓多较光滑，边界清楚，密度或信号较均匀。少数肿瘤因出血、坏死、囊变而密度或信号不均匀，增强扫描后肿瘤实质往往呈明显的均匀强化。大多数 WHO Ⅱ级、WHO Ⅲ级脑膜瘤影像学表现和良性脑膜瘤有相似之处，不同之处表现在肿瘤具有侵袭性，具有恶性肿瘤的特征。WHO Ⅱ级脑膜瘤肿瘤形态多为不规则形或分叶状，边界不清，肿瘤部分呈等密度或等信号，部分肿瘤可坏死囊变致密度或信号不均，增强后明显欠均匀强化；WHO Ⅲ级脑膜瘤轮廓多呈结节状或形态不规则；肿瘤边界模糊，与周围脑组织分界不清；肿瘤因生长迅速而坏死、囊变多见低密度或信号不均匀；增强后肿瘤多呈明显不均匀强化，并可见短粗不规则形硬膜尾征，甚至局部形成结节样改变，该特征和Ⅰ级脑膜瘤的硬膜尾征具有重要的鉴别意义；部分亚型瘤周水肿明显。脑膜瘤氢质子波谱表现为胆碱（Cho）/肌酸（Cr）增高，N-乙酰天冬氨酸（NAA）/ Cho 减低，NAA / Cr 下降，在 1.47×10^{-6} 处出现丙氨酸峰（Ala）（图 7-11-37），为脑膜瘤的特征峰；NAA 峰明显减低或无 NAA 峰。PET 显示良性脑膜瘤核素摄取与对侧正常灰质比较减低，与对侧白质相似，而非典型、间变型脑膜瘤比对侧白质的摄取明显增高，与对侧正常灰质相近似，可用于良恶性脑膜瘤的鉴别。

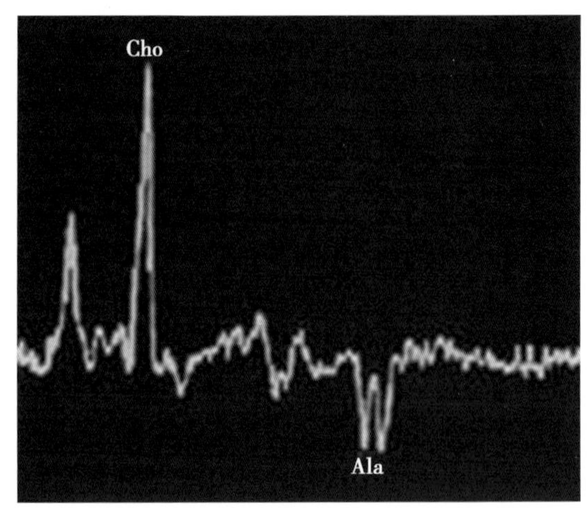

图 7-11-37 波谱示肿瘤内 Cho 明显升高，NAA 峰缺如，倒置的 Ala 峰

脑膜瘤的鉴别主要是各亚型之间以及和其他脑膜肿瘤之间的鉴别，关于脑膜瘤亚型已在前面详细阐述，主要是与部分亚型容易混淆的脑膜肿瘤进行鉴别诊断，比如不同级别孤立性纤维性肿瘤 / 血管外皮细胞瘤、淋巴瘤等。

1. 纤维型脑膜瘤需与孤立性纤维性肿瘤相鉴别 孤立性纤维性肿瘤与纤维型脑膜瘤起源不同，二者影像有不同，前者起源于脑膜间质，其 MRI 信号与肌肉相似，稍高 T_2 与稍低 T_2 区域形成“阴-阳征”，且低 T_2 区明显强化，而纤维型脑膜瘤增强后多呈中等度强化，强化程度不如前者显著，可作为二者的主要鉴别点。

2. 血管瘤型脑膜瘤需与血管外皮细胞瘤鉴别 后者起源于脑膜间质血管 Zimermann 细胞，二者起源不同，但影像和病理有相似之处，鉴别有难度。血管外皮细胞瘤形态多不规则，分叶征明显，往往跨叶生长，多以窄基底附着于硬膜上，硬膜尾征少见，瘤周水肿较明显，颅骨破坏多见，出血、坏死、液化及囊变多见，因而其 MRI 信号多不均匀，增强呈不均匀显著强化。而血管瘤型脑膜瘤为 WHO Ⅰ级肿瘤，形态多较规则，多以宽基底附着于硬膜上，硬膜尾征多见，邻近颅骨多呈增生改变，这与前者有较大不同，可用于二者的鉴别。

3. 间变型脑膜瘤需与间变型血管外皮细胞瘤相鉴别 间变型脑膜瘤与间变型血管外皮细胞瘤均为 WHO Ⅲ级肿瘤，二者起源不同，影像学有差异，间变型血管外皮细胞瘤瘤体 T_2WI 呈明显高信号、肿瘤增强程度显著、多呈跨叶生长、多为窄基底附着于脑膜及硬膜尾征少见，而间变脑膜瘤平扫 MRI T_2WI 呈不均匀略高信号，强化效应不及前者显著，且多为宽基底与硬膜相连，仔细全面分析，可能有助于鉴别诊断。

4. 微囊型脑膜瘤应和脑膜 Ewing 肉瘤 /pPNET 鉴别 脑膜 Ewing 肉瘤 /pPNET 发病年龄轻，高峰年龄为 11~20 岁。其形态大多呈梭形，由于囊变、坏死多见，信号不均匀，部分可呈蜂窝状改变，和微囊型脑膜瘤相似，但其为 WHO Ⅵ级肿瘤，恶性度高，邻近颅骨多呈破坏改变，甚至跨颅骨向外生长，结合发病年龄可鉴别。

5. 富淋巴浆细胞型脑膜瘤多不具备良性脑膜瘤典型影像学特征，常易误诊为炎性肉芽肿、淋巴瘤。

（1）颅内炎性肉芽肿：好发于青少年，病灶多位于皮层或皮层下，边界模糊，周围可见指样水肿带，增强后呈不规则实性伴或不伴环形强化，可见相邻脑膜局限性强化。

（2）脑原发性淋巴瘤：多发于中、老年人，病灶多位于脑室周围，常靠近中线分布，MRI 表现 T_1 加权多呈等或稍低信号，T_2 加权等、低或稍高信号，增强团块状均匀强化，轮廓大多较清楚，病灶周围见轻度水肿。

【影像学研究进展】

近年来，脑膜瘤的影像学研究进展除了能谱 CT、分子影像学外，主要体现在 MR 功能成像的临床研究，在脑膜瘤分级、分型、精准评估及代谢状态方面提供了有力的技术支持。

1. 能谱 CT 及双能量 CT 能谱 CT 成像在脑膜瘤不同分级和不同亚型的鉴别诊断中具有很大价值。有学者研究发现在低能量水平（40~90keV）时的良性脑膜瘤和恶性脑膜瘤之间的 CT 值具有明显差异，而在高能量水平（70~140keV）非常接近；在脑膜内皮细胞型、纤维型和过渡型脑膜瘤的最佳单能量图像上定量分析 CT 值后发现，在低能量水平区间，纤维型最高，过渡型次之，脑膜内皮型最低，在高能量水平区间三组的 CT 能谱曲线走形呈现平行的趋势，可用于脑膜瘤亚型之间的鉴别诊断。

2. 磁共振灌注加权成像（PWI）及动脉自旋标记（ASL）灌注成像 磁共振 PWI 作为功能成像方法之一，可以检测血流，无创获得脑血管微循环血流动力学进行定量分析，提供有价值的肿瘤组织学信息。ASL 是近年来迅速发展的一种无创性磁共振脑灌注成像，联合常规 MRI 扫描，可提高诊断符合率，对脑膜瘤的术前分级有重要参考价值。

3. 磁共振扩散加权成像（DWI） DWI 是目前唯一能用于活体观察水分子微观运动的成像方法。有学者联合磁共振弥散加权与灌注成像，比较不同类型和级别脑肿瘤的 ADCmin 值和 rCBVmax 值，结果发现脑膜瘤 ADCmin 值小于高级别胶质瘤、神经鞘瘤等，可用于脑膜瘤的鉴别诊断。

4. 磁共振弥散张量成像（DTI） DTI 可了解病变造成的白质纤维束受压移位、浸润与破坏，是神经科学一个新的突破。DTI 可以测量每个体素的平均弥散系数（average diffusion coeffcient，ADC）值和各向异性分数（fractional anisotropy，FA）值，根据信号强度和 ADC 值的变化鉴别肿瘤成分，瘤周异常信号是肿瘤侵犯还是单纯水肿，并可显示白质纤维束的走行。在脑膜瘤的应用当中，有学者以 60 例脑膜瘤患者为研究对象，发现不同类型、不同亚型及良恶性脑膜瘤的不同区域 ADC 值及 FA 值均不同：亚型中，血管瘤型 ADC 值最低，微囊型最高。良性恶性脑膜瘤中瘤周水肿 ADC 值最高，瘤周白质 FA 值最高，显著高于肿瘤实质及瘤周水肿，但恶性脑膜瘤肿瘤实质 ADC 值及瘤周白质 FA 值均低于良性脑膜瘤，可为其诊断和治疗提供有价值的信息。

5. 磁共振波谱（^{1}H-MRS） ^{1}H-MRS 技术用于脑肿瘤诊断已经比较成熟，在脑膜瘤的诊断中已取得了较丰富的经验，脑膜瘤除了前面所述的具有明显特征峰外，而且有学者报道，Cho/Cr 比值在良、恶性脑膜瘤中具有显著差异，恶性脑膜瘤中的表达显著高于良性脑膜瘤，在良、恶性脑膜瘤的鉴别诊断上具有重要价值。

6. 分子影像学

（1）PET-CT：利用融合技术将 CT 与 PET 融为一体，有利于脑膜瘤的早期发现、良恶性鉴别、分级分期、疗效评价等，并且在评估肿瘤的复发和残余肿瘤组织方面优于 MRI。

（2）PET-MRI：MRI 同 PET 的整合设备是近年来研究的热点，对于脑膜瘤良恶性鉴别、治疗后放射性坏死与复发的鉴别、肿瘤活检部位的选择及转移灶，特别是微小病灶的探测方面应用前景广阔，值得期待和进一步研究。

总之，随着医学影像技术的迅速发展，我们对脑膜瘤的研究不断取得深入进展，在脑膜瘤的分级、分型诊断及精准评估方面不断取得进步。

（周俊林）

第十二节 间叶性非脑膜上皮肿瘤

一、孤立性纤维瘤/血管外皮细胞瘤

【概述】

孤立性纤维瘤（solitary fibrous tumor，SFT）和血管外皮细胞瘤（hemangiopericytoma，HPC）以往被认为是两种独立的肿瘤，但近年来的研究发现二者是同属于纤维母细胞/肌纤维母细胞来源的中间性肿瘤，其临床、影像、病理均有重叠，遗传学研究证实二者都具有12q13倒置、NAB2和STAT6融合。因此，2016版WHO CNS肿瘤分类采用组合性术语SFT/HPC来描述这类疾病，并根据组织学特征分为3级。Ⅰ级细胞密度相对较低，即经典SFT表型，Ⅱ级细胞密度相对较高，即经典HPC表型，或与SFT表型混合存在，Ⅲ级即间变性HPC或恶性SFT或二者混合存在。

【临床与病理】

中枢神经系统SFT/HPC少见，主要以硬脑膜来源、轴外占位形式存在，以幕上为主，少数发生于椎管内，极少可发生于中线区域及脑室内。二者临床表现类似，根据肿瘤的位置及体积不同可能出现头痛、头晕、偏身感觉障碍及共济失调等症状。病变位于椎管内，主要症状为疼痛、感觉异常及肢体无力。既往报道SFT多见于成年人，无性别差异，而HPC的男性较女性多，发病年龄较SFT稍低，这种差异可能与肿瘤的位置及大小有关。

病理表现：肿瘤有包膜，质韧，可见出血、囊变及不同程度黏液变或坏死。镜下可见SFT形态、HPC形态或二者混合存在。经典SFT表现为梭形细胞构成富细胞区与纤维化的少细胞区疏密交替，呈无构象生长，间质可见粗细不等胶原纤维束及薄壁血管。经典HPC形态镜下表现为细胞丰富、致密，大小相对一致，胞质少，染色质细腻，间质有丰富“鹿角状”分支血管。免疫组化弥漫表达STAT6，Vim、CD99、CD34及Bcl-2，Ⅲ级肿瘤可不表达CD34。

【影像检查方法】

CT检查可见硬脑膜来源的等、稍高密度肿块，密度不均匀，并在显示邻近颅骨侵袭破坏方面具有优势。MRI可以更好显示肿瘤细微征象，常规检查序列包括：T_1WI、T_2WI、T_2-FLAIR及T_1WI增强。DWI检查肿瘤多呈等、低信号，具有一定特征，有助于鉴别诊断。

【影像表现】

SFT/HPC多与硬脑膜宽基底或窄基底相邻，CT平扫表现为等或稍高密度影，密度不均，可有囊状坏死区，钙化罕见，增强后明显强化，邻近骨质呈侵袭样破坏。MRI检查瘤体较小者形态较规则，较大者呈分叶状，边界清楚，肿瘤等级越高越容易发生坏死。在T_1WI、T_2WI上多表现为等、稍低信号，部分肿瘤T_2WI呈高、低混杂信号，高信号为黏液样变区域，低信号为胶原纤维区域，T_2WI上“黑白相间征”或“阴阳征”具有一定特征性，增强扫描病灶明显不均匀强化，尤其T_2WI低信号区增强后显著强化为特征性表现，部分肿瘤可见脑膜尾征，瘤周或瘤内可见流空血管影，瘤内螺旋形动脉较有特征性，瘤周可见轻度水肿。DWI肿瘤可表现为等、低信号，ADC值增高（图7-12-1）。

【诊断与鉴别诊断】

SFT/HPC需要与脑膜瘤、颅骨或脑膜来源的淋巴瘤、转移瘤鉴别。

1. 脑膜瘤 为宽基底与硬脑膜相邻的脑外肿块，瘤内可见钙化，邻近颅骨可呈增生改变，增强扫描病灶均匀强化，DWI呈稍高信号。

2. 原发于颅骨或脑膜来源淋巴瘤 特征为颅骨两侧无钙化的较大软组织肿块，增强扫描显著强化，而颅骨本身变化较轻。

3. 颅骨转移瘤 多有原发肿瘤病史，表现为颅骨破坏明显，并有以颅骨为中心由内向外软组织肿块。

【影像学研究进展】

有研究表明SFT/HPC的DWI表现为等、低信号，这可能是由于肿瘤内具有疏松区及胶原纤维成分有关。MRS主要表现为明显升高Cho峰，较低的Lip峰，缺乏Ala峰和Glx峰，有研究表明MI峰明显升高可能有助于本病的鉴别。PWI肿瘤实质呈明显高灌注，高于正常皮质区，提示肿瘤血供丰富这一特征。

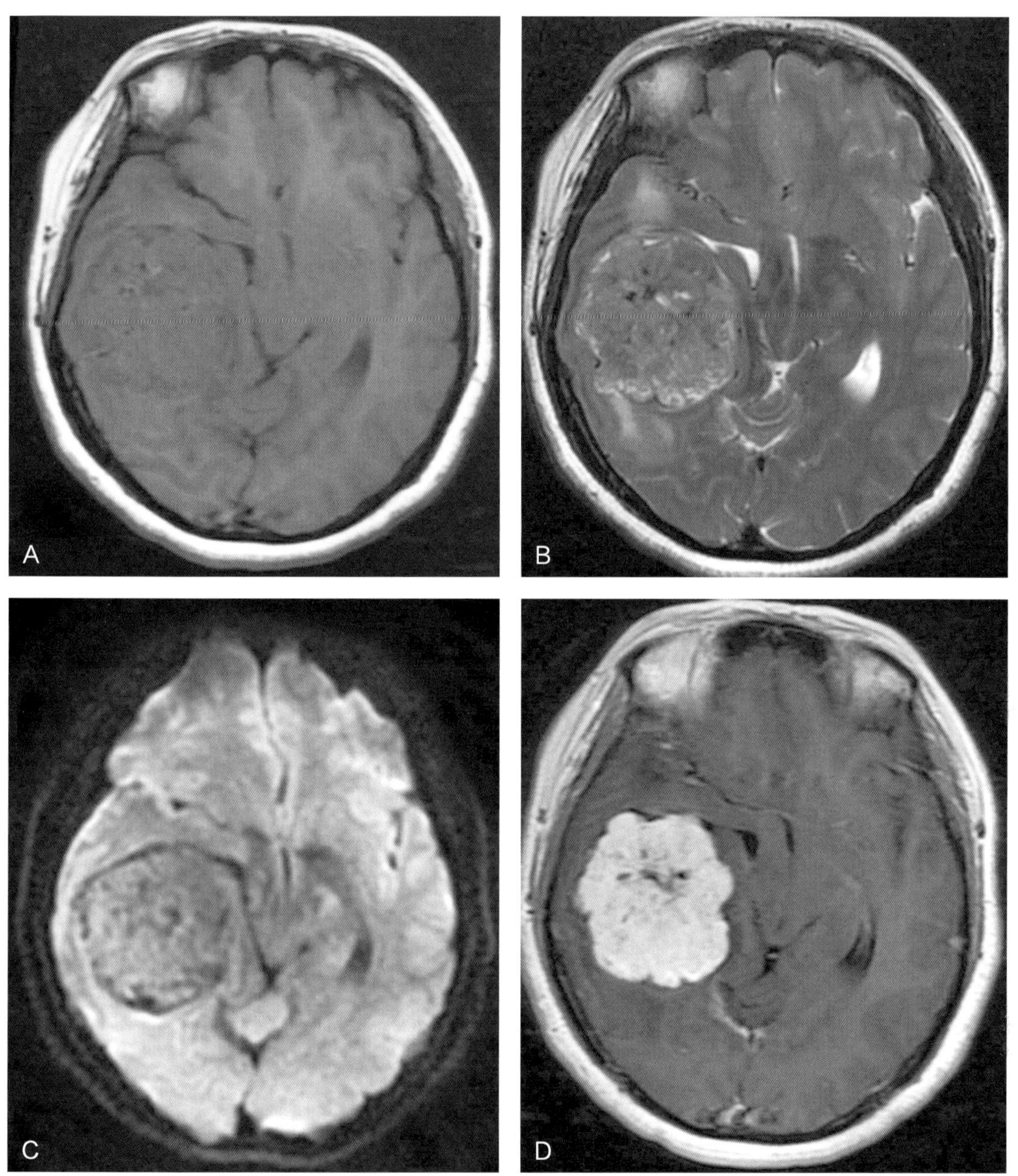

图 7-12-1 孤立性纤维瘤 / 血管外皮细胞瘤 MRI 表现

右侧颞部占位，病变呈分叶状，边界清楚，邻近脑组织受压推移。A. T_1WI 呈等信号；B. T_2WI 呈等、稍高信号，信号欠均匀，其内可见流空血管影，病变周围轻度水肿；C. DWI 病变呈稍低信号；D. 增强扫描病变显著强化

（张　冬）

二、血管母细胞瘤

【概述】

血管母细胞瘤（hemangioblastoma，HB）又称血管网状细胞瘤、血管网织细胞瘤等，是中胚层的血管内皮细胞在原始血管形成过程中发育障碍，残余的胚胎间质细胞形成的富含血管的良性肿瘤（WHO Ⅰ级），占颅内肿瘤的 1%~2.5%，可分为散发性和家族遗传性两种，后者称为 Von Hippel-Lindau（VHL）综合征，是一种常染色体显性遗传的多器官受累的良、恶性肿瘤症候群。HB 好发于青壮年，男女比约 2∶1，多见于小脑半球，其次为小脑蚓部及第四脑室底，偶见于脑干、大脑半球、脊髓和视神经。

【临床与病理】

HB 的临床表现多以不同程度的头晕、头痛、恶心、呕吐为主，部分可有平衡障碍、共济失调、视物模糊等。部分患者红细胞及血红蛋白增高。

肿瘤大体可分为囊腔结节型和实质型，囊腔结节型瘤体表现为囊性，囊内为淡黄色或粉红色液体，壁结节附于软脑膜侧囊壁，呈樱桃红色，囊壁与正常脑组织分界清楚；实质型肿瘤质中等，外观暗红色，病灶边界清楚，无包膜，瘤体血供丰富。镜下瘤体结节和实质型瘤组织由致密毛细血管网，海绵状血管网和间质细胞组成，囊壁由单层内皮细胞组成。免疫组化检查 NSE、S-100 蛋白呈阳性，EMA、CD34、GFAP、a- 抗胰蛋白酶（AAT）呈阴性。

【影像检查方法】

CT 平扫可发现颅内较大的病变，增强扫描囊性病变内见明显强化的瘤结节具有一定特征性。但 CT 敏感性不及 MRI，尤其是 CT 平扫时可能会忽略囊壁结节，故 MRI 一般作为 HB 的首选检查。常规检查方法包括，T_1WI、T_2WI、T_2-FLAIR 及 T_1WI 增强。DWI、PWI、MRS 等功能 MRI 技术被报道有助于 HB 的诊断及鉴别，但尚未广泛应用于临床。

【影像表现】

血管母细胞瘤根据形态可分为囊腔结节型、实质型及单纯囊型。

1. 囊腔结节型 囊腔结节型最为常见，“大囊小结节”征象为该病的特征性表现（图 7-12-2）。囊腔呈圆形或类圆形，张力较高，边界清晰，囊壁光滑，囊液为血管通透性增加、血浆外漏形成，含有较多蛋白成分。在 T_1WI 上呈稍高于脑脊液的

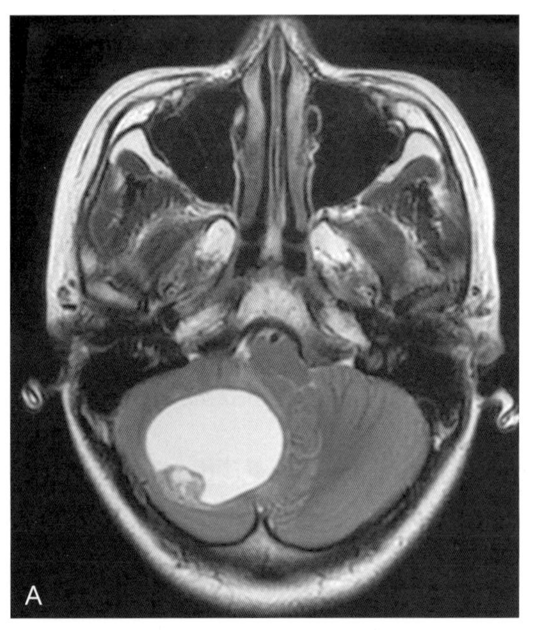

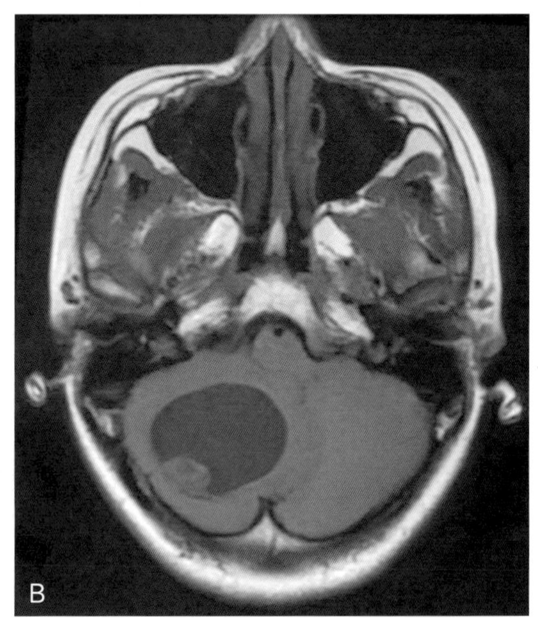

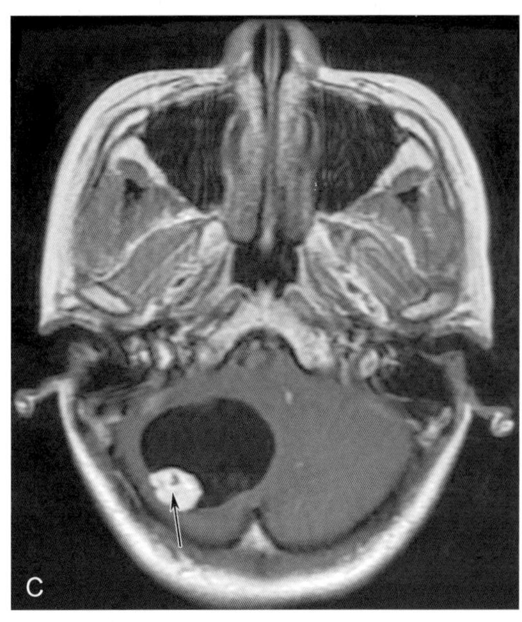

图 7-12-2 血管母细胞瘤 MRI 表现

A、B. T_2WI 和 T_1WI，右侧小脑半球“大囊小结节”占位，囊性部分呈长 T_1，长 T_2 信号，壁结节呈稍长 T_1，稍长 T_2 信号；C. 增强扫描壁结节明显强化，其内可见无强化区（箭），即“囊中囊”征

低信号，T_2WI 呈高信号，T_2-FLAIR 呈高信号。瘤结节多为单发，大小多 <2cm，位于近软脑膜侧，T_1WI 信号呈稍低于脑实质的低信号，T_2WI 信号低于囊液，常被囊液信号掩盖。增强扫描瘤结节显著强化，结节内及周围可见血管流空信号影，部分瘤结节内可见无强化区，形成“囊中囊”征，具有一定特征性。囊壁无强化，少数强化者可能与病变周围胶质增生或被推移脑组织对比剂廓清速度减慢有关。瘤周多无水肿或仅为轻度水肿。

2. 实质型 实质型 MRI 表现缺乏特征性，肿瘤形态多为类圆形，无包膜，信号混杂，T_1WI 为低信号或等、低混杂信号，T_2WI 为混杂高信号，T_2-FLAIR 呈高信号，瘤周及瘤内可见条状、蚓状流空血管影，为肿瘤供血动脉或引流静脉。增强扫描呈肿瘤不均匀显著强化，常伴瘤周水肿。

3. 单纯囊型 单纯囊型少见，可认为是囊腔结节型特殊表现，囊腔表现与囊腔结节型表现类似，而由于瘤结节较小，影像学检查往往被忽略，增强扫描部分囊壁轻度强化，该强化部分在病理上与瘤结节相同。

【诊断与鉴别诊断】

1. 囊腔型病变需与毛细胞型星形细胞瘤、囊性转移瘤及蛛网膜囊肿等鉴别。

（1）毛细胞型星形细胞瘤：多发生于青少年，囊壁不同程度强化，壁结节多较大，内无流空血管，强化程度稍弱。

（2）囊性转移瘤：患者年龄常较大，有原发肿瘤病史，瘤周水肿较明显，增强扫描表现为花环形强化，环壁欠光整。

（3）蛛网膜囊肿：各个序列其囊腔信号应与脑脊液信号一致，无壁结节，无强化。

2. 实质型病变瘤内及瘤周流空血管不明显时需与脑膜瘤鉴别；流空血管明显时应与动静脉畸形区分。

（1）脑膜瘤：可见脑外肿瘤征象，多与邻近硬脑膜宽基底相连，增强扫描见“脑膜尾征”。

（2）动静脉畸形：多无明显占位效应，瘤周水肿不明显，其内有不同时期的出血信号，周围脑组织由于缺血表现为不同程度脑萎缩。

【影像学研究进展】

HB 由大小不等、致密的毛细血管网或海绵状血管网和弥漫分布的网状内皮细胞组成，组织结构疏松，水分子扩散空间扩大，故 ADC 值增高，DWI 呈低信号。常规 MRI 鉴别实质型血管母细胞瘤有一定困难，DWI 表现有助于同颅内其他富血供肿瘤鉴别。

HB 肿瘤细胞可表达高浓度的血管内皮生长因子，有助于诱导和促进血管生成，其内含有大量不成熟迂曲的肿瘤血管，肿瘤血流灌注极为丰富。有研究通过测量 HB 信号强度时间曲线、反映肿瘤毛细血管通透性的信息，证实有助于 HB 的鉴别。

MRS 检测 HB 实性部分 Cho 峰明显升高，Cr 及 NAA 峰明显减低或接近消失，可见高耸的 Lip 峰。高耸的 Lip 峰可能与肿瘤内间质细胞含脂质有关，Lip 的出现为血管母细胞瘤的特性之一。

SWI 对循环缓慢的低流量的小血管显示良好，对观察微血管具有很高的敏感性。血管母细胞瘤结节内或瘤周线状信号血管影是其特征性表现之一，SWI 检查有助于血管母细胞瘤诊断。

（张 冬）

三、脑膜血管瘤病

【概述】

脑膜血管瘤病（meningioangiomatosis，MA）是一种罕见的大脑皮质良性增生性错构性病变，以斑块状生长的脑膜上皮细胞和纤维母细胞增生并围绕小血管周围为特点。分为两种类型：①相关型，与 NF2 型伴行，一般为多发病灶；②散发型，儿童或青少年多见，一般为孤立性病变。MA 各年龄段均可发生，男性略多，>80% 病变累及大脑皮质，多位于额、颞叶皮层，并可累及皮层下白质，右侧大脑半球多见，偶可发生于第三脑室、扣带回及小脑等。可合并脑膜瘤、动静脉畸形、脑膨出、少突胶质细胞瘤及原始神经外胚层肿瘤等。

MA 发病机制尚不清楚，目前有三种假说：①在合并有 NF2 的病例中，MA 是一种退行性的错构瘤病变；② MA 是来源于软脑膜的脑膜瘤，并直接侵入脑组织；③ MA 是由于位于皮层的血管畸形引起血管周围的纤维母细胞或蛛网膜细胞增生，这些细胞围绕在血管周围并伴随血管生长入皮层，形成 MA 的组织学变化。

【临床与病理】

镜下 MA 表现为脑膜上皮细胞或纤维母细胞样细胞，围绕皮层内小血管增生。具有如下特点：①局部脑膜增厚，纤维化和钙化改变；②皮层内血管明显增多，伴数量不等的纤维母细胞样梭形细胞，致血管壁增厚；③细胞的性质一般认为是脑膜上皮细胞，免疫组化 Vim 为阳性、EMA 部分为阳性，GFAP 及 S-100 蛋白等标记物为阴性；④病灶内可有沙砾小体形成；⑤病灶内残留神经元，可有神经原纤维缠结形成；⑥病变多不侵犯皮层下白质，血管周围增生的细胞侵犯皮层导致反应性胶质增生。MA 是一种良性病变，病程一般较长，散发型患者多为青少年，主要临床症状为难治性癫痫，伴或不伴顽固性头痛，相关型临床症状轻微或无症状，多为偶然发现。

【影像检查方法】

CT 检查可发现具有一定特征性大脑皮层内钙化性病变，但是对于非钙化性病变容易遗漏。MR 具有更高的敏感性，并有助于观察皮层下白质受累情况。常规检查方法包括，T_1WI、T_2WI、T_2-FLAIR 及 T_1WI 增强。MRS 可测得病灶内 Cho 峰升高，具有一定提示作用。

【影像表现】

MA 影像学表现缺乏特异性。

1. CT　多表现为皮质区低密度病变，伴不同程度的钙化（图 7-12-3），边界清楚，病灶强化程度各异。

2. MRI　T_1WI 呈等、低信号，T_2WI 多呈等、高信号，邻近白质轻度水肿（图 7-12-3）。病灶所含成分不同信号变化具有差异，如病灶内的纤维母细胞、钙化、增生的小血管等成分为主，T_2WI、T_2-FLAIR 则表现为低信号，若病灶血管增生明显，则影像表现与动静脉畸形类似。有报道指出 T_2-FLAIR 序列脑回状高信号可能是 MA 的重要 MRI 特征，此外 MR 病灶内钙化表现的低信号环也有一定特征性。增强扫描强化程度主要取决于软脑膜微血管增生情况，差异较大。

【诊断与鉴别诊断】

MA 需要与侵袭性脑膜瘤、动静脉畸形及 Sturge-Weber 综合征等鉴别。

1. 侵袭性脑膜瘤　多呈分叶状或不规则状，浸润不局限于皮质内，占位征象明显，周围脑组织可有明显水肿、软化，增强扫描病灶明显不均匀强化，可见脑膜尾征。

2. 脑动静脉畸形　是由大小不一、形状各异的血管巢组成，病灶可由软脑膜延伸至深部白质，可以观察到血管畸形的供血动脉、畸形血管巢、引流静脉等情况，以及邻近脑组织胶质增生、水肿和脑萎缩征象。

3. Sturge-Weber 综合征　又称脑 - 眼 - 颜面血管瘤，属斑痣性错构瘤的一种，临床上具有沿三叉神经分布的皮肤血管瘤、同侧脑血管瘤和同侧眼脉络膜血管瘤及青光眼三大特征。影像检查典型表现为皮层表面脑回样钙化，从后到前进行性发展，后期可有脑萎缩、板障增厚。而 MA 皮层呈增生改变，增强扫描可见增厚的柔脑膜明显强化，75% 同侧脉络膜增厚、强化。

【影像学研究进展】

1. MRS　有关于 MA 的 MRS 研究很少，有文献发现病灶的 Cho/NAA 较正常脑实质有轻度增高，另有研究发现 MRS 病灶内 Cho 峰明显增高，可能反映了病灶由脑膜上皮细胞和（或）纤维母细胞增殖形成这一特点，具有一定特征性。灌注成像 MA 呈低 rCBV、低 rCBF 及高 MTT 的低灌注表现。

2. FDG-PET　病灶呈低代谢表现，提示 MA 的良性生物学特征。

（张　冬）

四、上皮样血管内皮细胞瘤

【概述】

上皮样血管内皮细胞瘤（epithelioid haemangioendothelioma，EHE）是一种少见的血管内皮源性肿瘤，同时具有上皮样细胞和血管内皮细胞组织学特征，其生物学行为介于血管瘤和血管肉瘤之间，属于低度恶性肿瘤。其病因尚不明确，可能与遗传因素或慢性 Bartonella 感染有关。EHE 可发生于软组织、肝、肺、骨等，罕见于中枢神经系统。EHE 常见多器官同时受累或同一器官多发病灶，这是由于肿瘤转移或多中心起源尚不明确。中枢神经系统 EHE 可发生在任何年龄段，以中青年、婴幼儿多见，男性多于女性。肿瘤多起源于硬脑膜、颅骨，脑内病变常位于额、颞、顶叶。

【临床与病理】

中枢神经系统 EHE 主要临床症状有颅内压增高所致的头痛、恶心、呕吐及癫痫等，其他临床症状与肿瘤位置有关。

EHE 的组织学特征为：具有嗜酸性胞质的上皮样细胞，胞质内有明显空泡形成；瘤细胞排列小巢状、索状或单个细胞浸入黏液性基质中；超微结构具有吞饮小泡和内皮细胞基板及特征性 Weibel-Palade 小体；免疫组化具有内皮细胞标记物 CD31、CD34、F Ⅷ、UEA-1 阳性反应。最近有报道 Fli-1、核蛋白的检出有助于 EHE 的诊断。

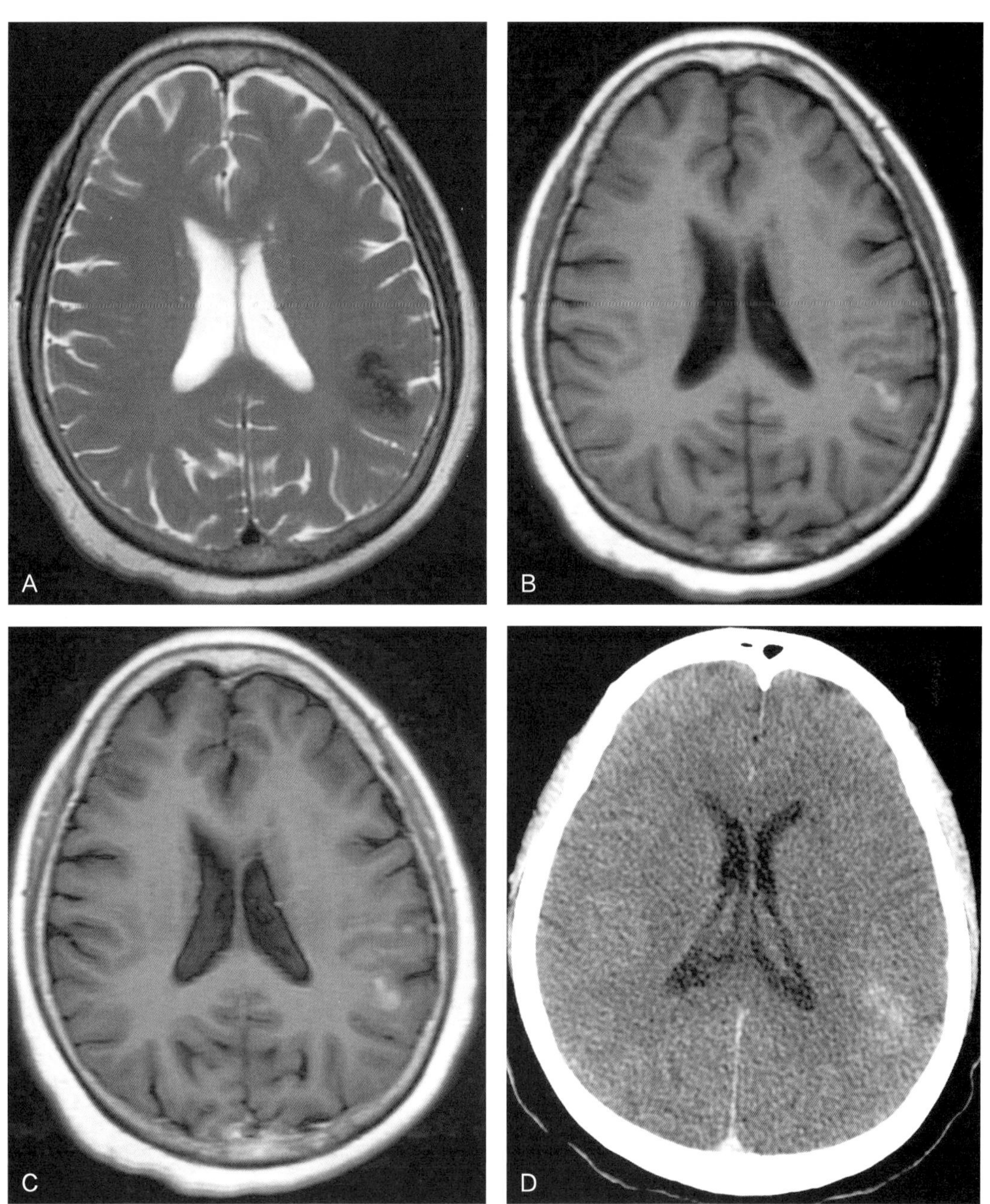

图 7-12-3 脑膜血管瘤病影像表现

左顶叶皮层斑片状异常信号影，A. T_2WI 呈不均匀低信号；B. T_1WI 呈高信号；C. 增强扫描轻度强化；D. CT 检查病灶呈斑片钙化密度影

【影像检查方法】

CT 有助于观察 EHE 累及颅骨骨质改变。MR 检查具有更高的分辨率，有助于观察肿瘤特征。常规检查方法包括 T_1WI、T_2WI、T_2-FLAIR 及 T_1WI 增强等。

【影像表现】

EHE 影像学表现缺乏特异性。

1. CT 平扫肿瘤实质部分多呈等、高密度，密度不均匀，瘤内可合并出血，肿瘤累及颅骨可见溶骨性破坏和膨胀硬化征象同时存在。脑内 EHE 瘤周水肿明显。

2. MRI 可以清楚显示肿瘤的范围，T_1WI、T_2WI 多呈等信号，信号不均匀，部分肿瘤信号特点可能因出血产物的不同而表现各异，可伴或不伴瘤周低信号环影。增强后不均匀明显强化，瘤内常见血管流空信号，提示肿瘤血供丰富。部分肿瘤呈囊实性改变，壁结节强化。

【诊断与鉴别诊断】

起源于硬脑膜的EHE需要与脑膜瘤、血管外皮细胞瘤鉴别；位于脑内单发EHE需要和胶质瘤鉴别；脑内多发EHE需和转移瘤鉴别。

1. **脑膜瘤** 边界清楚，增强扫描多呈均匀强化，邻近骨质呈增厚改变。

2. **血管外皮细胞瘤** 邻近骨质呈侵袭破坏改变，无膨胀硬化表现。

3. **胶质瘤** T_1WI多呈混杂低、等信号，T_2WI肿瘤实性成分呈高信号，肿瘤边界不清，增强扫描多为不规则环状、结节状明显强化。

【影像学研究进展】

中枢神经系统EHE罕见，相关影像学研究少。有个案报道发现EHE于DWI上呈低信号，可能反映了肿瘤内细胞成分较少。肿瘤MRS检测示Cr、Cho、NAA峰降低，提示EHE为非神经源性肿瘤。PWI肿瘤本身灌注较正常脑组织差异不大，但可见其内高灌注血管影。

（张 冬）

五、血管肉瘤

【概述】

血管肉瘤（hemangiosarcoma）是指起源于血管、淋巴内皮细胞的恶性肿瘤，其组织学命名很多，如恶性血管内皮细胞瘤、Kuppffer细胞肉瘤、血管内皮细胞肉瘤等。发生部位以皮肤、软组织、肝、脾、乳腺及骨等组织器官多见，原发性中枢神经系统血管肉瘤罕见，国内仅见数例个案报道。其病因仍不明确，遗传因素可能是主要原因，外伤、淋巴水肿、放疗、异物、化学物质以及各种感染等多种因素也可能参与其中。其分子生物学基础可能与抑癌基因*K-ras*和*P53*突变有关。有研究发现原癌基因*ets-1*和碱性成纤维生长因子在血管肉瘤生长和侵袭中发挥重要作用。

【临床与病理】

原发性中枢神经系统血管肉瘤男女发病比为2∶1，发病年龄差异较大。发生于幕上脑实质者，以顶叶多见。偶可起源于脑膜。临床表现与肿瘤发生部位有关，可因肿瘤出血而急性起病。

肿瘤大体病理表现为有完整包膜，呈草莓红色或暗紫红色，质地软脆。血管丰富，常伴有不同程度的出血、坏死及囊变，部分可见散在的钙化和含铁血红素颗粒。血管肉瘤内皮细胞特异性抗原包括因子相关抗原（F-AG）、CD31、CD34，血管性血友病因子（von Willebrand factor，vWF）呈弥漫性阳性，可确立诊断。而GFAP、细胞角蛋白、肌红蛋白、结蛋白（desmin）、纤维连接蛋白反应阴性可有助于与其他肿瘤鉴别。

【影像检查方法】

CT检查表现为脑内高密度肿块，可见散在钙化。但CT平扫的敏感性不及MRI，MRI常规检查序列包括T_1WI、T_2WI、T_2-FLAIR、T_1WI增强和T_2*WI。在评价微出血方面，SWI具有更高敏感性。

【影像表现】

原发性中枢神经系统血管肉瘤影像表现缺乏特异性。

1. **CT** 平扫表现为幕上脑实质内高密度肿块，其内可见斑点状钙化影，病灶内常合并出血。

2. **MRI** 脑内边界清楚的肿块，T_1WI肿块与灰质一致呈等信号，T_2WI可表现为低至高信号，病灶内信号混杂不均；增强扫描病灶不均匀强化；瘤周脑组织可见不同程度水肿（图7-12-4）。

【诊断与鉴别诊断】

发生于中枢神经系统的血管肉瘤罕见。需要与恶性脑膜瘤、海绵状血管瘤及高级别胶质瘤鉴别。

1. **恶性脑膜瘤** 边缘分叶，坏死、囊变多见，增强扫描病灶明显不均匀强化，可见脑膜尾征，肿瘤向颅外浸润生长可形成颅骨肿块。

2. **海绵状血管瘤** T_1WI多呈略低或等、低混杂信号，T_2WI呈高信号或混杂信号，典型表现为"爆米花"样改变，周围可见含铁血黄素沉着所致低信号环，增强扫描病灶多无明显强化或仅轻度强化。

3. **高级别胶质瘤** T_1WI多呈混杂低、等信号，T_2WI肿瘤实性成分呈高信号，肿瘤边界不清，增强扫描多为不规则环状、结节状明显强化，MRS显示NAA峰明显降低、Cho明显增高。

【影像学研究进展】

原发性中枢神经系统血管肉瘤有丰富的血管结构，常合并出血，SWI瘤体表现为全部低信号，提示瘤体内出血和（或）大量血管结构，有时可见蒂状的引流静脉，有一定提示作用。

原发性中枢神经系统血管肉瘤在DWI序列呈低信号，PWI中rCBF、rCBV值降低，MRS表现

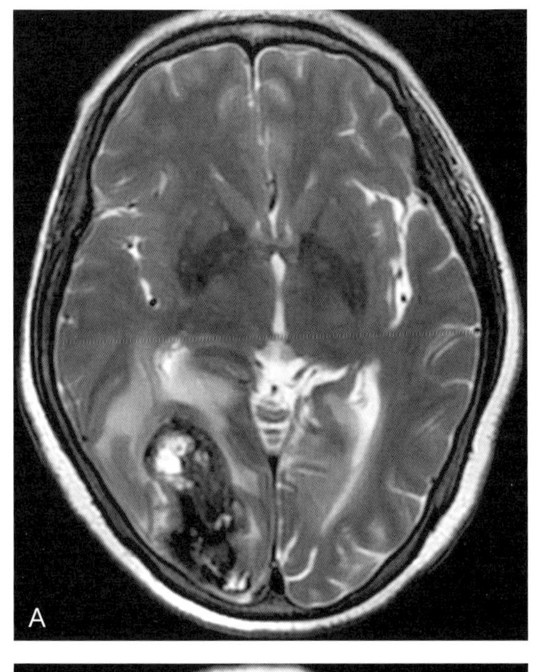

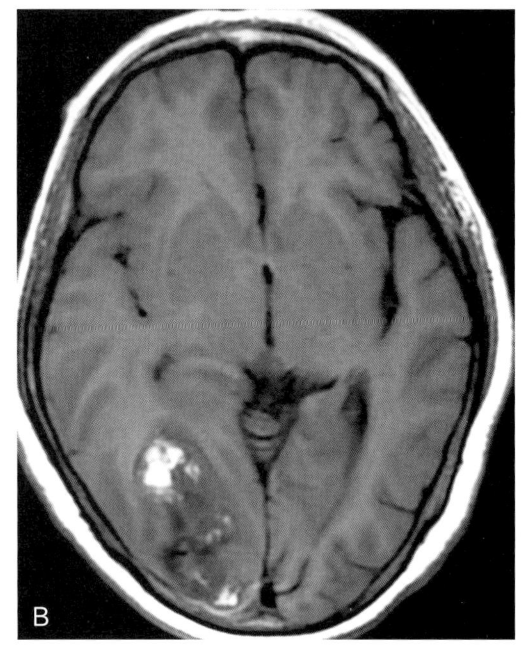

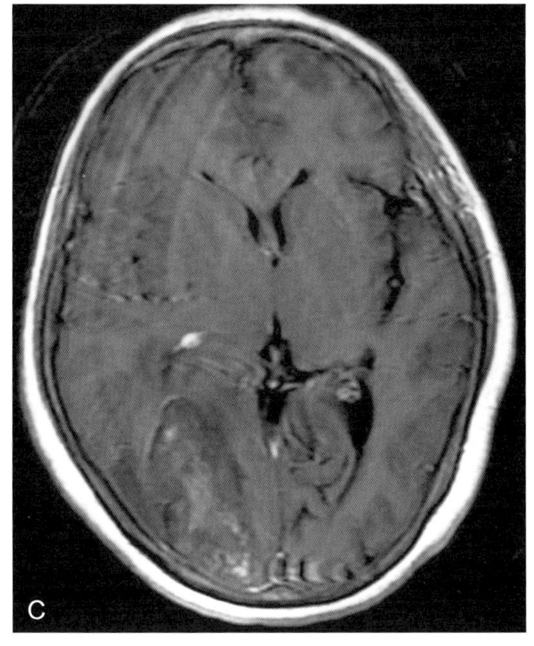

图 7-12-4 血管肉瘤 MRI 表现

A、B. T_2WI 和 T_1WI，右侧枕叶可见混杂团块状占位性病变，其内可见短 T_1、长 T_2 出血信号，病变边界清楚，周围可见水肿带；C. 增强扫描病变不均匀强化

各代谢产物（Cho、NAA、Cr）峰值降低，但上述表现可能与瘤体出血后含铁血黄素沉积导致磁场不均匀有关，不能真实反映肿瘤特征。

（张 冬）

六、卡波西肉瘤

【概述】

卡波西肉瘤（Kaposi's sarcoma or Kaposi sarcoma，KS）又名多发性特发性出血性肉瘤，是一种与 AIDS 相关的肿瘤，也是 AIDS 患者最常见的机会性肿瘤之一。

直到 1994 年 Chang 从 AIDS 患者相关 KS 组织中检测到人疱疹病毒 8 型（Human herpes virus 8，HHV8），KS 发病的可能病因才被人们所发现并认识。目前几乎所有的 KS 组织以及 KS 患者的淋巴系统、外周血单核细胞、唾液和精液中均可检测到 HHV8。因此，KS 发病与 HHV8 感染密切相关。

KS 可以分为四种类型：经典型、非洲型、AIDS 相关型以及免疫抑制相关型。经典型 KS 有明显的种族和地理差异，好发于中欧犹太人、波兰人、俄罗斯人和意大利人，多发生于 60 岁以上男性。非洲型 KS 是非洲赤道地区包括撒哈拉南部、刚果东北部、卢旺达和布隆迪地区相当常见的肿瘤，多见于25~40岁成年男性，也可见于儿童。AIDS相关型KS在男性同性恋者中最为流行，是HIV感染者最常见的恶性肿瘤，约见于1/3的AIDS患者。免疫抑制相关型KS系器官移植，特别是肾移植后长期应用免疫抑制剂治疗所致。

【临床与病理】

卡波西肉瘤是一种系统性疾病，常累及皮肤黏膜，也可累及内脏器官。KS皮肤病灶好发于头、颈、躯干，常呈多发对称分布，为粉色至紫红色的扁平状、斑片状或结节样损害，可伴局部疼痛、水肿。这些皮肤病灶可以是孤立的，局灶的或是散在分布的。口腔KS约见于20%的患者，常见于硬腭、齿龈，表现为表面平坦的浅蓝色或紫红色的斑疹，可逐渐进展为斑块、结节，可伴肿痛、出血、溃疡等。消化道KS可同时累及胃、十二指肠或结肠，也可侵及食管、肝和胰腺。临床表现常无特征性，后期随着肿瘤增大出现腹胀、腹痛、腹泻、肠梗阻、消瘦及便血等。呼吸道KS的发生率较高，大多同时伴有皮肤受累，患者常出现慢性咳嗽、发热、咯血、胸闷、呼吸困难。

经典型卡波西肉瘤更倾向于惰性生长，多于肢体出现红斑或紫红色斑块。非洲型和AIDS相关型则具有更高的侵袭性，常迅速进展，前者以出现淋巴结病变为特征，而后者病变主要为分布于上部躯干、脸部和口腔黏膜的斑块或结节。

KS很少累及到脑部。目前文献报道的可疑颅脑KS病例共有15例，而这些病例中仅有少数病例被证实。KS主要累及大脑半球，但也可累及小脑、脑桥、脑膜和硬脑膜。累及大脑半球的KS几乎总是伴发全身广泛的KS病灶。与脑KS相关的症状报道很少：一名移植相关颅内KS患者表现出广泛性强直和阵挛性发作；另一名非洲型KS患者由于颅骨、椎骨和脑部的广泛受累而出现偏瘫和尿失禁。

尽管KS临床表现各种各样，但4种类型的KS在组织病理学上表现基本一致，以梭形细胞增生、血管瘤样结构、红细胞外渗、含铁血黄素沉积以及慢性炎性细胞浸润为主。早期斑片损害似肉芽组织。真皮内血管扩张，数量增加，内皮细胞增大并突向管腔，有不同程度的血管周围或弥漫性细胞浸润。常见红细胞小灶性外渗和含铁血黄素沉积。斑块期病变可累及整个真皮网状层甚至皮下组织，以小血管及血管瘤样裂隙为主，梭形细胞增生明显伴有一定异型性，红细胞外渗及含铁血黄素沉积明显增多，有多少不等的炎性细胞，肿瘤组织外围淋巴管扩张，间质水肿。结节期则以梭形细胞增生为主，纵横交错排列，细胞界限不清，核呈圆形或梭形，可见核有丝分裂象。梭形细胞间可见多少不等的小血管及裂隙，内含红细胞，炎性细胞明显减少。另外，除血管呈瘤性增殖外，在斑块和结节损害中还可见淋巴管呈瘤样增生，提示淋巴管瘤形成。一些新形成的淋巴管可呈明显的囊状扩张。

【影像检查方法】

根据文献报道，对于皮肤KS病变的评估主要推荐使用超声检查；对于内脏和淋巴结病变的评估，可采用CT及MRI，还可采用SPECT和^{18}F-FDG PET。

KS累及颅脑非常罕见。颅内KS病灶的影像学表现只有很少文献报道。目前文献报道的检测颅脑KS病灶的主要影像学方法为CT和MRI。功能磁共振方面，仅有DWI的报道，而其他功能成像如SWI、DTI、fMRI、MRS、PWI等尚未见相关文献报道。

【影像表现】

1. CT　颅脑的KS病灶表现为均匀高密度影，可见周围水肿，占位效应很小。

2. MRI　颅脑的KS病变可表现为T_1WI、T_2WI上不均匀的高信号肿块，周围可见低信号环及瘤周水肿，占位效应较轻，常表现为轻度强化。DWI颅脑KS病变表现出水分子扩散明显受限和低ADC值。

此外，文献报道了两例肺和胸部淋巴结的KS在^{18}F-FDG PET下表现为较低的示踪剂摄取或浓聚，这种PET表现或许可以借鉴到脑部，用于KS病灶的辅助诊断，帮助鉴别HIV相关的KS和其他肿瘤。

【诊断与鉴别诊断】

KS的确诊通常需要依赖于组织学活检，对于内脏的侵犯往往需要采用影像学检查辅助评估。CT和MRI检查可以评估KS累及的范围，结合KS患者的HIV感染情况、免疫抑制药物使用情况以及患者的临床表现通常可以对该疾病做出提示性诊断。

颅脑KS病变主要需要与颅脑原发性淋巴瘤相鉴别。淋巴瘤可发生于任何年龄，但以伴有AIDS和采用免疫抑制治疗导致免疫缺陷的中青年多见。

颅脑淋巴瘤常好发于颅脑中线部位，如胼胝体、基底节区及侧脑室旁白质等，可跨中线生长。淋巴瘤 CT 上一般表现为相对均匀的高密度肿块或结节，T_2WI 病灶信号相对较低，DWI 上水分子扩散明显受限，增强扫描由于病灶明显破坏血脑屏障而产生显著的强化，PET 上可以表现为 ^{18}F-FDG 的放射性浓聚。病灶占位效应较明显，周围可伴有瘤周水肿。颅脑 KS 与淋巴瘤有很多相似之处，强化程度的差异以及 PET 下对 ^{18}F-FDG 摄取的差异或许有助于二者的鉴别。

【影像学研究进展】

1. DWI　可以辅助诊断颅脑的 KS 病变。颅脑 KS 病变通常表现为水分子扩散明显受限和低 ADC 值。

2. SWI　由于病理上 KS 病变存在红细胞渗出以及含铁血黄素沉积，因此 SWI 或者 T_2*WI 或许对颅脑 KS 病变的检出以及累及范围的显示具有一定的帮助。

3. SPECT　可以采用 ^{125}I-FIAU 这种分子探针在 SPECT 下来较特异性地显示 HHV8 病毒感染的细胞，以间接辅助 KS 的诊断。

（薛蕴菁）

七、尤因肉瘤

【概述】

尤因肉瘤（Ewing's sarcoma，EWS）是一种以小圆细胞为主要结构、含糖原为特征、不伴有骨样组织形成、血管丰富的恶性肿瘤。1921 年，EWS 由 Ewing 首先报道。其起源颇有争议，既往多数学者认为其组织学上是起源于骨髓内原始间叶组织小圆细胞的未分化 / 低分化骨性肉瘤，随着越来越多骨外组织的 EWS 陆续报道，新近不少学者通过电镜观察、免疫组化及基因研究，认为其是一种起源于神经外胚层的小圆细胞恶性肿瘤，来自原始神经组织。2013 版 WHO 骨与软组织分类中，尤因肉瘤与原始神经外胚层肿瘤、神经上皮瘤及 Askin 肿瘤等统一归类为尤因肉瘤家族肿瘤（Ewing family tumor，EFT）。EFT 是一组高度恶性的小圆细胞肿瘤，儿童青少年多见，它们在分子遗传学上的共同特征是多涉及尤因肉瘤断裂区域 1（Ewing sarcoma breakpoint region 1 gene，*EWSR1*）与 ETS 家族基金的融合，其中以 t（11；22）（q24；q12）染色体易位形成的 EWS-FLI1 最多见。

EWS 发生的确切病因尚不清楚。EWS 主要发生于骨骼系统，偶见发生于软组织。发生于骨骼时，尤因肉瘤的发病率仅次于骨肉瘤居第二位，占全部恶性骨肿瘤的 10%~14.2%。EWS 好发于儿童及青少年，发病年龄多为 5~25 岁，30 岁以下占 90%，男性较女性多见，男女之比为 1.6∶1~2∶1。EWS 在全身骨骼均可发病，但以四肢长骨的骨干和扁平骨为好发部位，长骨发病率依次为股骨、肱骨及胫骨，扁平骨多见于骨盆、肋骨及肩胛骨。发生于颅骨者极少见（1%~6%），且以额骨和顶骨多见。年龄小者以发生于管状骨多见，20 岁以上以扁骨多见。

【临床与病理】

EWS 的主要临床表现包括局部疼痛和生长迅速的软组织肿块，体检肿块局部可有压痛，皮温高和发红，并可伴有发热、贫血、白细胞计数增高及血沉快等类似感染的全身症状。因此，临床诊断 EWS 时除需与其他肿瘤性病变鉴别外，还需与感染性病变如骨髓炎鉴别。EWS 高度恶性，常可早期发生肺、骨及其他部位转移，预后不佳。EWS 对放射线敏感，目前治疗多采用术前化疗、手术切除和术后联合放化疗等综合治疗手段，5 年生存率明显提高。治疗后，EWS 患者需要长期随访，以监测肿瘤复发、继发性恶性肿瘤的发生和生长相关的肌肉骨骼并发症等。

EWS 实验室检查常见贫血、白细胞计数增高，血沉加快，亦可见血清乳酸脱氢酶、碱性磷酸酶和 C- 反应蛋白升高，其中乳酸脱氢酶升高与预后不良相关。

EWS 大体病理可见肿瘤切面灰红色，质软脆，鱼肉状，血供丰富，无明显包膜或有部分包膜，内见不规则的坏死灶。镜下可见成片原始幼稚的小圆细胞均匀紧密排列，由纤维结缔组织分隔呈小叶状。瘤细胞圆或卵圆形，胞质少，胞质内通常含中等量的糖原呈空泡状，核膜明显，染色质粉尘状，可有 1~2 个不明显的小核仁，核分裂象数目不等，坏死多见，间质富于薄壁血管。

免疫表达上，EFT 家族 90% 以上的病例表达 CD99，但 CD99 非 EFT 家族特异性肿瘤标志物，也可见于滑膜肉瘤、淋巴细胞白血病、淋巴瘤及其他肿瘤。EFT 家族 70% 病例 FLI1 核阳性，Vim 阳性常见。部分病例可表达 NSE、CgA 和 Syn 等神经标志物，个别病例可表达 S-100 蛋白、PGP9.5、CK、CD117 和 desmin 等，尤其有造釉细胞瘤样结构的病例，CK 的表达高。新近研究还发现 Cavelin-1 蛋白阳性对于 CD99 阴性的 EFT 有很高的诊断价值。

【影像检查方法】

EWS 在常规 X 线检查中表现多种多样，依发生部位不同，表现亦不相同。在长骨病变中，可表现为骨质破坏或骨针样改变；发生在颅骨时，可因颅骨增生、破坏的范围小而无法清晰显示病变。EWS 为富血供病变，因此，血管造影对于诊断很有价值，90% 的 EWS 病灶内可显示血管增多且扩张。CT 及 MRI 检查能较好地判断肿瘤的范围及侵犯软组织的情况。对于少见部位如头颅、脊柱等的 EWS，MRI 可以清楚显示骨外肿块，准确勾画肿瘤区域，具有绝对优势。CT 和 MRI 还可早期发现肺部和其他脏器的转移，可作为 EWS 分期诊断和治疗效果评估的有效手段。核素骨扫描不仅可早期显示 EWS 原发病灶的范围，而且还可发现晚期全身其他骨转移灶。^{18}F-FDG PET 在检出 EWS 原发及转移病灶、分期诊断及治疗效果评价等方面具有较高价值。

【影像表现】

1. X 线 可表现为溶骨型、硬化型及混合型骨破坏，有的可出现放射状骨针。

2. CT 可见与颅骨关系密切的分叶状或卵圆形软组织肿块，平扫呈稍高密度，内见低密度坏死囊变区，部分可见散在点状钙化。肿块周围脑组织可受压、内移、水肿，中线结构可移位。病灶邻近颅骨板障消失或增厚，内外板不完整，局部虫蚀状或溶骨性骨破坏，周边有或无骨质硬化，有或无反应性骨增生，针状或絮状瘤骨形成。CT 增强扫描时肿块呈明显均匀 / 不均匀强化。

3. MRI 可见与颅骨关系密切的分叶状或卵圆形软组织肿块，T_1WI 稍低信号、T_2WI 稍高信号，信号欠均匀，边界清晰 / 欠清晰；周围脑实质受压，可见小片水肿带，邻近颅骨骨质破坏，内 / 外板显示不清，板障信号消失。增强扫描后肿块明显不均匀强化（图 7-12-5）。

【诊断与鉴别诊断】

局部软组织肿块、疼痛是尤因肉瘤最常见的临床表现，诊断可依据以下几个要素：多见于儿童及少年，发生于颅脑时多为硬膜外累及颅骨的软组织肿物，病变可累及硬脑膜及脑实质；肿块生长较快，局部疼痛、压痛，皮肤潮红，温度高，浅静脉充盈。全身可有发热和白细胞计数增多。早期可发生肺及其他部位转移；根据临床特点，结合 CT/MR 表现及病理检查可明确诊断。

颅脑 EWS 需要鉴别的疾病主要包括：累及颅骨的原发性硬膜外肿瘤，如侵袭性脑膜瘤、淋巴瘤、朗格汉斯细胞组织细胞增生症、骨肉瘤等；若患者小于 5 岁时应注意与神经母细胞瘤骨转移鉴别，若大于 25 岁时应与小细胞癌的骨转移鉴别；伴有类似感染的临床表现时，需与骨髓炎、脓肿和其他炎性病变鉴别。

1. 脑膜瘤 颅骨 EWS 在 CT 常表现为颅骨内外高密度影，增强扫描明显均一强化，因而易误诊为脑膜瘤。EWS 如表现为颅骨外膨胀的类炎性头皮包块，有助于其与脑膜瘤的鉴别，确诊需依据病理学检查。

2. 颅骨淋巴瘤 发病年龄大，病程较长，症状轻，影像特点为软组织肿块明显而骨质破坏相对较轻，病灶信号多较均匀。

3. 转移瘤 多有原发恶性肿瘤病史，骨膜反应相对少见。

4. 骨髓炎 在与骨髓炎的鉴别中，MRI 的 T_1-STIR 增强扫描序列较有优势。在 T_1-STIR 上，EWS 多边界清楚，骨髓炎多边界不清，这是二者最主要的鉴别点，其他鉴别诊断特征包括 EWS 病灶均有骨皮质破坏及明显强化，病灶内坏死囊变常见，骨髓炎病灶则部分不强化，坏死囊变少见，部分病例无骨皮质破坏。

（薛蕴菁）

八、脂肪瘤

【概述】

颅内脂肪瘤是中枢神经组织胚胎发育异常所致的脂肪组织良性肿瘤，临床上较少见，占颅内肿瘤的 0.1%~1.7%。1856 年 Von Rokitansky 报道了首例胼胝体脂肪瘤，1975 年 New 和 Scott 首次描述了胼胝体脂肪瘤的 CT 表现。绝大多数病灶位于脑中线附近，胼胝体区是最常见的部位，约占 50%，也常见于四叠体池、环池、鞍上池等位置。

颅内脂肪瘤的病因至今不明确。由于脂肪瘤多发生在中轴附近，且常合并神经管闭合不全畸形，故许多学者认为此病的病因是胚胎发育紊乱、神经管闭合不全。亦有文献报道，颅内脂肪瘤与遗传因素有关。

颅内脂肪瘤男女发病率几乎相等或女性略高，临床表现缺少特异性，当肿瘤较大，压迫周围脑组织产生相应的症状和体征。发病年龄跨度较大，

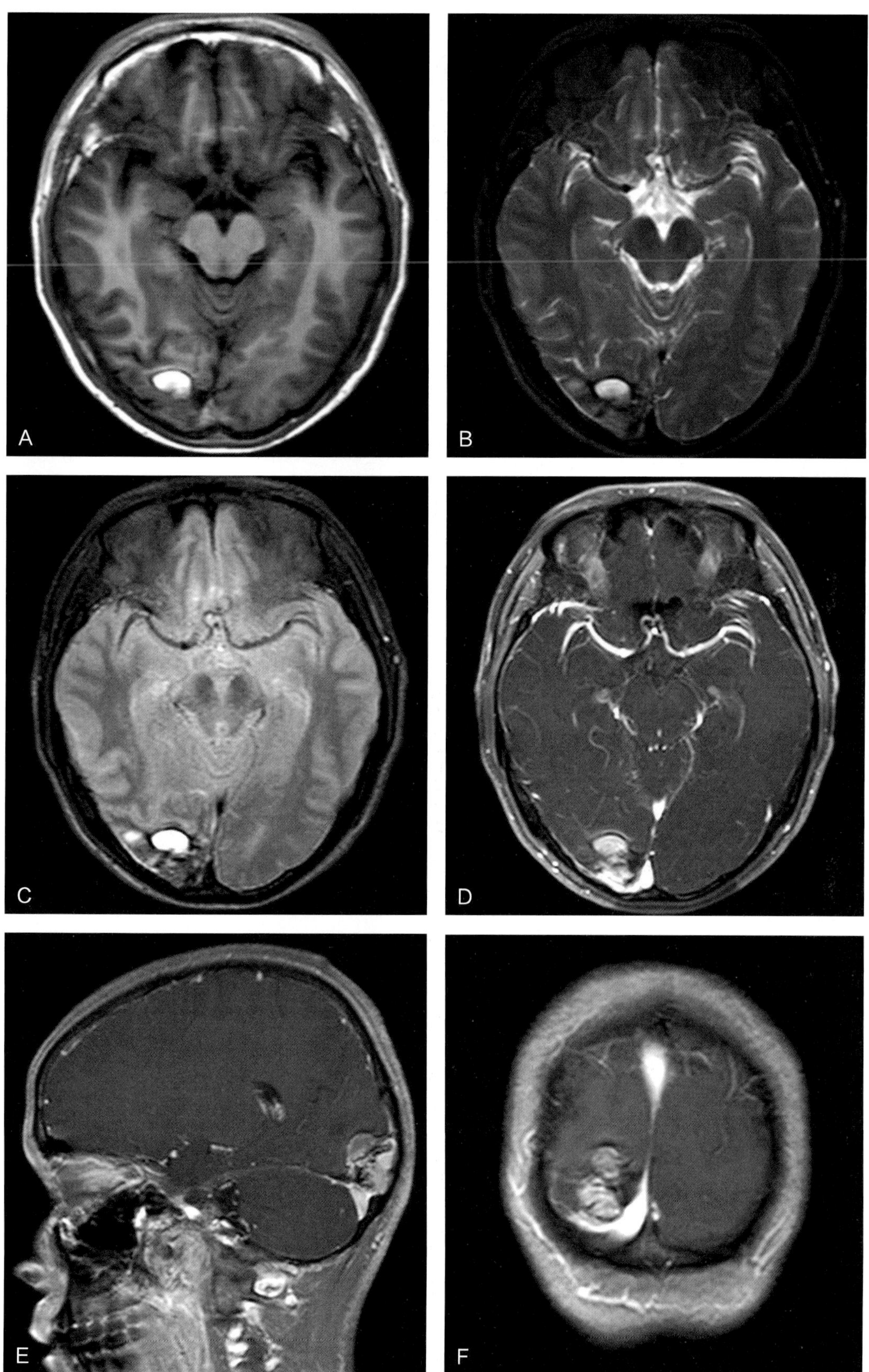

图 7-12-5　尤因肉瘤 MRI 表现

A. T_1WI；B. T_2WI；C. T_2-FLAIR；D~F. 增强 T_1WI。右侧枕叶局部见片状等 / 短 T_1、长 T_2 信号影，灰白质分界不请，增强扫描不均匀强化，与邻近脑膜分界不清。病灶内见结节样短 T_1、长 T_2 信号影，边缘可见 T_2 低信号环，增强扫描未见强化，出血灶可能。（病例图片四川大学华西医院放射科吕粟教授提供）

Trwit 报道的 42 例中最小的为产前胎儿，最大者为 82 岁。其尸检发病率为 0.08%~0.46%，影像学发病率为 0.08%~0.34%。

【临床与病理】

颅内脂肪瘤常无临床症状，多由于体检或其他原因进行颅脑影像检查时偶然发现。临床上主要症状为头痛、癫痫、痴呆、精神迟钝或偏瘫等，尤以头痛和癫痫最为常见。不同部位脂肪瘤临床表现不同，胼胝体区脂肪瘤以癫痫为主要症状，靠近脑室系统脂肪瘤可引起脑积水，桥小脑角区脂肪瘤可出现听觉下降、眩晕、耳鸣等后组脑神经功能损害的症状。该肿瘤症状进展缓慢，病程较长，可达 10 年以上，偶尔症状可自行缓解。尚无肿瘤进展迅速或恶变的报道。

大体病理上，肿物呈不规则圆形或分叶状、质软的黄色组织，切面被纤维组织分隔成叶，剖面呈黄色油脂状。光镜下，脂肪瘤由纤维分隔的成熟脂肪细胞所组成，其内含有部分神经组织、血管，少部分可见钙化。电镜下，成熟脂肪细胞胞核被沉积的脂肪颗粒压缩到细胞的周边。幼稚脂肪细胞，体积小而核较大，位于中央。

颅内脂肪瘤的发病机制尚不能肯定。目前，多数学者倾向于"原脑膜发育不全学说"，认为颅内脂肪瘤既不是畸胎瘤，也不是真性肿瘤，而是原始脑膜长期异常存在分化不良形成的。其他的学说还有软脑膜脂肪细胞增生；脂肪代谢物沉积；结缔组织或软脑膜组织的脂肪变；神经胚的脂肪发育不良；胶质组织的脂肪退变等。但这些学说都不能完全解释脂肪瘤的所有特征。

【影像检查方法】

绝大多数颅内脂肪瘤平片上不能确诊。由于部分容积效应等关系，颅内小的脂肪瘤易与低密度的脑池、脑室等相混淆，CT 检查常漏诊，薄层 CT 扫描有利于小病灶的检出。CT 扫描速度较 MRI 快，对于年幼或年老及其他不能较长时间配合者具有优势。对于显示脂肪瘤周边的钙化，CT 明显优于 MRI。MRI 具有多平面扫描，组织特异性高及无骨伪影等优点，在脂肪瘤的诊断中更为可靠，是目前诊断颅内脂肪瘤最佳的影像方法。MRI 可多参数、多方位成像，与一些特异的检查技术如 STIR 相结合，不但显示了脂肪瘤本身的特点，而且还可显示其与邻近组织结构的解剖关系和伴发的颅脑其他发育畸形等，对一些小脂肪瘤的显示明显优于 CT。3D-T_1WI、fMRI、PWI 等 MRI 新技术及 PET 技术对于颅内脂肪瘤的研究未见有相关文献报道。

【影像表现】

1. X 线　典型的胼胝体脂肪瘤 X 线平片可见中线结构处"酒杯状"或"贝壳状"钙化影，这一典型征象可作为诊断颅内脂肪瘤的确诊依据。同时颅骨平片尚可显示合并的颅脑畸形，如颅骨发育不全、骨缺损等。

2. CT　表现为圆形、类圆形或不规则形的低密度区，CT 值为 -110~-10HU，边缘清楚，偶可伴有钙化，增强后不强化（图 7-12-6）。

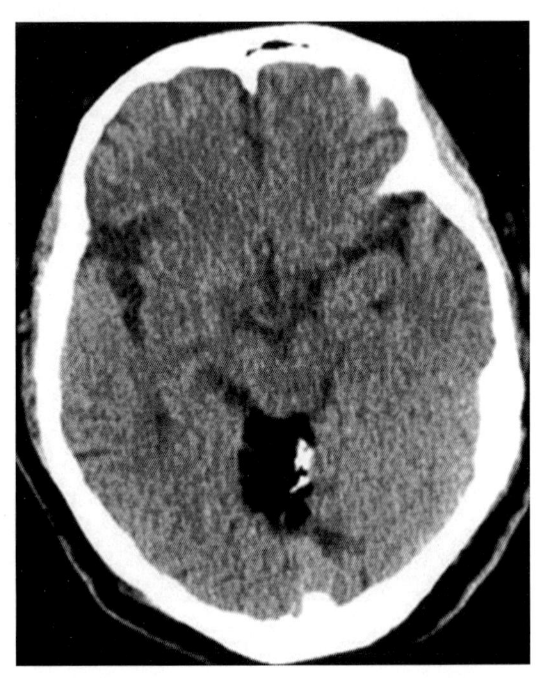

图 7-12-6　颅内脂肪瘤 CT 表现

四叠体池右侧片状脂肪低密度影，周围见小斑片状钙化影

3. MRI　在 T_1WI 上呈特征性高信号，在 T_2WI 上呈略高信号，信号均匀；采用脂肪抑制技术脂肪信号明显降低，信号与皮下及球后脂肪信号一致（图 7-12-7）。

【诊断与鉴别诊断】

颅内脂肪瘤没有特异性的临床表现，单靠临床表现，诊断十分困难。对于长期癫痫发作合并智力障碍的患者，应行神经放射学检查。根据其好发部位、CT 上脂肪样低密度区及 MRI 上 T_1WI 及 T_2WI 均为高信号，诊断多能确立。

颅内脂肪瘤需要与皮样囊肿、表皮样囊肿、蛛网膜囊肿、畸胎瘤、颅咽管瘤等相鉴别。

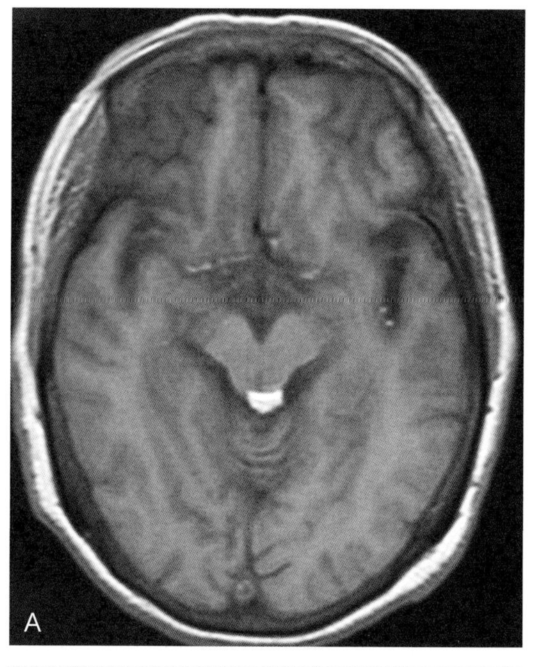

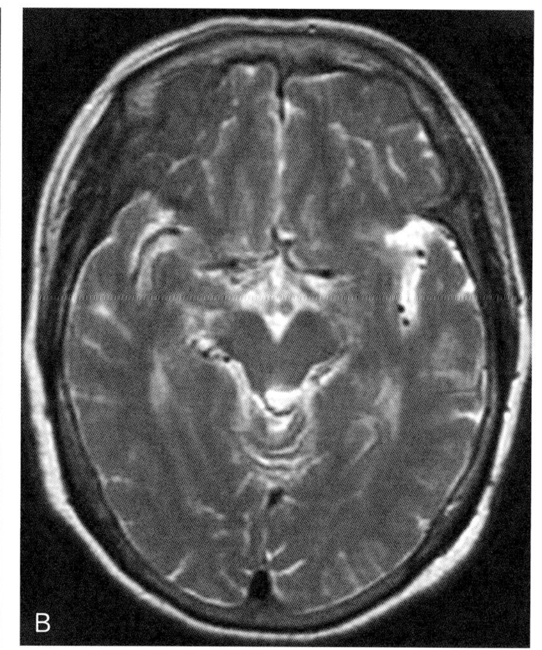

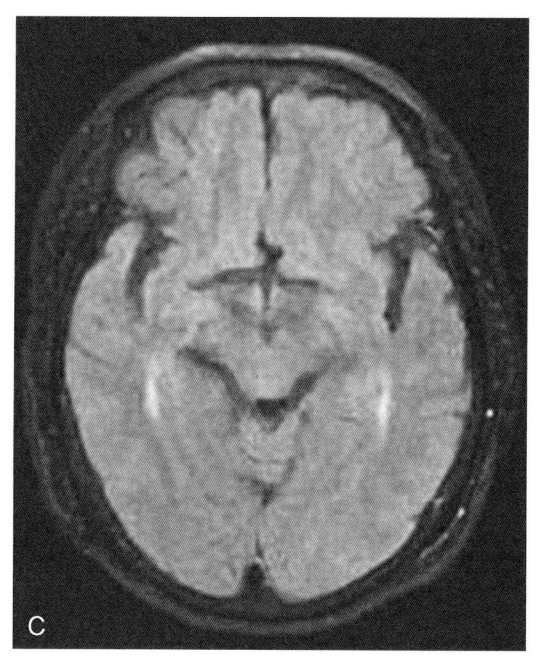

图 7-12-7 颅内脂肪瘤 MRI 表现

A. T_1WI 示四叠体池区斑片状高信号；B. T_2WI 示四叠体区斑片状略高信号；C. 脂肪抑制 T_2WI 示脂肪高信号被抑制

1. **皮样囊肿、表皮样囊肿** 由于含有脱屑的上皮组织以及其他成分，CT 和 MRI 密度或信号不均匀，其 CT 值高于脂肪组织，MRI 上 T_1WI 为低信号，且脂肪抑制序列扫描高信号不能被抑制，与脂肪瘤表现不同。

2. **蛛网膜囊肿** 一般为脑脊液密度，多为方形，好发于大脑外侧裂池、枕大池等部位，常有占位效应。

3. **畸胎瘤** 好发于儿童、青少年，多位于松果体区，密度不均匀，钙化常见，其肿瘤直径多在 2.5cm 以上，注射对比剂后可强化。

4. **颅咽管瘤** 主要发生于鞍上，青少年多见，肿瘤大多数为囊性或囊实性，囊壁厚薄不均，可出现钙化。

【影像学研究进展】

1. **SWI** 有文献研究显示，在颅内脂肪瘤患者，由于脂水界面上的化学位移效应，SWI 上高信号病灶周围会出现环形低信号带，容易误诊为颅内肿瘤伴出血，认识颅内脂肪瘤在 SWI 上的这种特殊影像表现，可以避免将颅内脂肪瘤误认为出血。颅内肿瘤伴出血的低信号多是由于磁敏感效应所致，所以低信号带并不像脂肪瘤那样规则

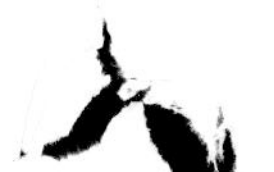

的环形低信号。

2. DTI 颅内脂肪瘤多伴有颅内其他结构发育异常，特别是胼胝体发育异常，DTI 可以观察胼胝体发育异常所致的纤维结构紊乱。

3. MRS 脂肪是由甘油和脂肪酸组成的三酰甘油酯，在 0.9ppm 处产生一个反映甲基团（CH3-）数量的峰，在 1.3ppm 处产生一个反映亚甲基团（CH2-）数量的峰，可显示脂肪酸里甲基团和亚甲基团含量，将 1.3ppm 处的峰值与 0.9ppm 处的峰值相比产生一个比值，发现颅内脂肪瘤和皮下脂肪组织的比值相似。

（薛蕴菁）

九、血管脂肪瘤

【概述】

血管脂肪瘤（angiomyolipoma）是一种很罕见的良性肿瘤，起源于多分化潜能的间充质细胞，由成熟的脂肪细胞和异常增生的血管组成。

血管脂肪瘤由 Berenbruch 于 1890 年首先报道，1960 年由 Howard 和 Helwig 首先命名，通常位于手臂或躯干，主要发生于皮下软组织。中枢神经系统血管脂肪瘤极为罕见，且主要发生在椎管内，以胸段为主，约 95% 的病变位于硬膜外，约 5% 的病变位于硬膜下，发生于颅内者罕见，且均为个案报道，病因至今尚不明确。多数学者认为此肿瘤由分化为脂肪或血管组织的多能干细胞受到非特异性刺激而形成。

颅内血管脂肪瘤约占颅内肿瘤的 0.01%，国内报道了右侧额顶部及左侧顶枕部大脑镰旁的血管脂肪瘤病例，该病好发部位为鞍区、鞍旁，其他部位包括丘脑、额叶、颅骨等，常于中年发病，发病高峰为 50 岁，女性多于男性。

【临床与病理】

颅内血管脂肪瘤进展缓慢，颅高压症状多不明显。因盗血、血管充血、血栓形成及出血可表现为急性发病，如截瘫、剧烈性头痛等。

血管脂肪瘤的病理学特征包括：大部分存在完整包膜，镜下可见至少有 50% 成熟的脂肪细胞；存在血管异常增殖；肿瘤内部增生扭曲的毛细血管和纤维蛋白血栓是其病理学诊断依据。而椎管内血管脂肪瘤进一步分为浸润型和非浸润型，非浸润型多见，有完整的包膜；浸润型则包膜不完全甚至无包膜，并侵入周围组织，尤其是骨组织，占椎管内血管脂肪瘤的 17%。非浸润型多位于椎管后方，浸润型多位于前方及前侧方。

在中枢神经系统血管脂肪瘤的发病机制上，Taptas 提出硬膜间隙起源的观点，认为脊柱的硬膜外、海绵窦的两层硬膜之间的腔隙内有大量的脂肪细胞和静脉湖。Franqois 等认为血管脂肪瘤起源于脂肪细胞。海绵窦内有动眼神经、滑车神经、展神经、上颌神经穿行，进出窦时有潜在的孔道，当邻近的腔隙内发生肿瘤时可以通过这些孔道向压力较小的地方生长。Ghosal 等认为，鞍内鞍上的血管脂肪瘤实际上是鞍内肿瘤向鞍上发展的结果。

【影像检查方法】

常规 X 线检查对诊断血管脂肪瘤无价值。脂肪在 CT 表现为低密度影，其 CT 值为负值，可与囊变坏死相区别。在 MRI 上应用脂肪抑制成像有助于明确诊断，其内的血管成分在 FLAIR 序列上显示较好，脂肪抑制和 FLAIR 两种序列相结合更有助于血管脂肪瘤的诊断。

【影像表现】

1. CT 平扫可见病灶全不均匀低密度，边界清楚，部分呈稍高密度（图 7-12-8），部分可见钙化，周围可见中度水肿区，增强后不均匀明显强化。

2. MRI 由于脂肪与血管两种组织同时存在使得血管脂肪瘤的 MRI 表现呈不均匀性，其信号特点与肿瘤内脂肪、血管组成比例密切相关。当肿瘤以脂肪为主时，T_1WI 呈高信号；若以血管成分为主时，T_1WI 的低信号区域增大，也可表现为条块状低信号灶或高低相间的混杂信号。而 T_2WI 缺乏特征性，可呈高或不规则混杂信号，有占位效应，周围可见中度水肿区。增强后肿瘤同样可呈现不均匀的信号特点，亦可表现为肿瘤全部或部分明显均匀强化，提示肿瘤内血管成分较多。采用脂肪饱和序列扫描，可抑制其中的高信号，T_2WI 为略高信号，中间有点状低信号，该特征有助于诊断（图 7-12-9）。MRS 如存在 Lip 峰，进一步说明病变内脂质成分的存在；血管造影可见异常供血动脉，但无动静脉畸形样的动静脉分流及引流静脉。

【诊断与鉴别诊断】

血管脂肪瘤同时含有血管及脂肪成分，密度 / 信号混杂，可见脂肪信号，脂肪抑制序列上可见脂肪信号被抑制，增强检查明显强化，有助于诊断。鉴别诊断如下：

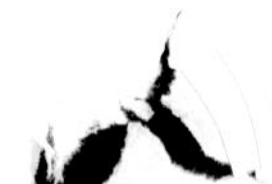

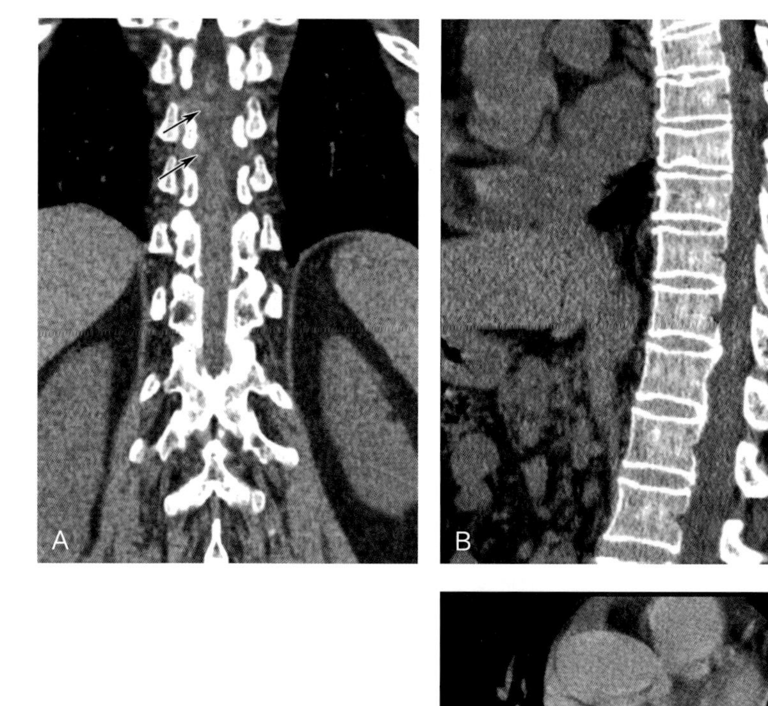

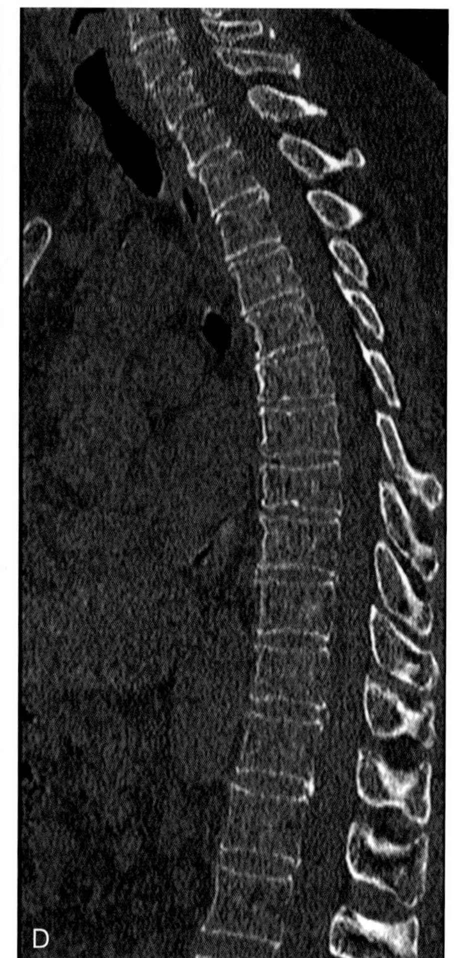

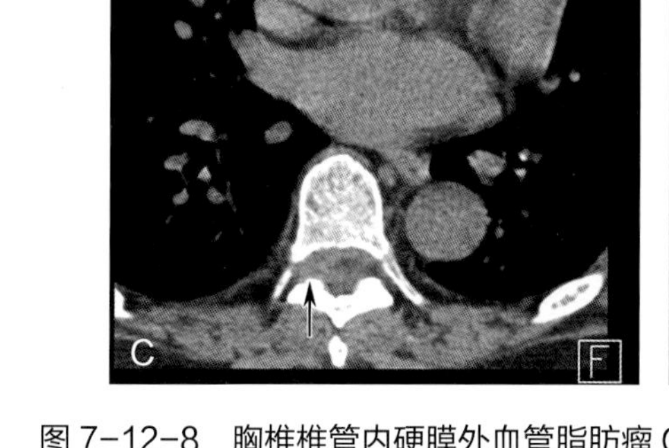

图 7-12-8 胸椎椎管内硬膜外血管脂肪瘤 CT 表现

A~C. 分别显示冠状位，矢状位及横断位胸椎软组织窗，病灶呈等密度影（箭）；D. 显示胸椎骨窗，椎体及附件未见明显骨质破坏

1. 低级别胶质瘤 CT 平扫呈等或略低密度影，无明显强化，肿瘤周围可见轻度水肿区。与血管脂肪瘤比较，肿瘤呈明显强化，周围组织中度水肿，可资鉴别。

2. 颅内转移瘤 为多发病灶，以小病灶大水肿区、占位效应明显为特征性表现，可与血管脂肪瘤的单发病灶及中度水肿进行鉴别。

3. 良性脑膜瘤 肿瘤密度均匀，多呈均匀等密度或等信号，边界清晰，呈明显均匀强化，“硬膜尾征”典型，颅骨可有增生表现，切除后较少复发。

4. 血管外皮细胞瘤 表面常呈分叶状，无钙化，可出现明显均匀强化。脑血管造影检查显示血管多呈“鹿角状”。

5. 鞍旁神经鞘瘤 多来源于三叉神经，肿瘤呈圆形或类圆形，边界清楚，肿瘤较大时呈前后向的哑铃形生长，骑跨于颅中窝、颅后窝，常伴有囊变。

6. 鞍旁海绵状血管瘤 CT 表现为边界清楚的、等密度或略高密度肿块，均匀增强或不增强。周边骨质正常或有吸收现象。T_1WI 呈低或等信号，T_2WI 像呈高信号，增强后可均匀或不均匀强化。

（薛蕴菁）

十、冬眠瘤

【概述】

冬眠瘤（hibernoma）是一种罕见的由棕色脂肪细胞组成的脂肪瘤，肿瘤内含有数量不等的棕色脂肪细胞和成熟脂肪组织，大部分为良性，文献偶见恶性冬眠瘤的报道。1906 年肿瘤被 Merkel 等首先报道，称为“假脂肪瘤”，1914 年由 Gery 命名为冬眠瘤，也称棕色脂肪瘤或胎儿脂肪瘤。

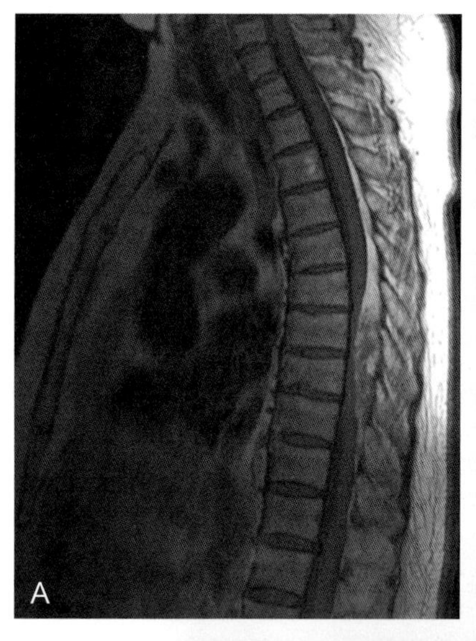
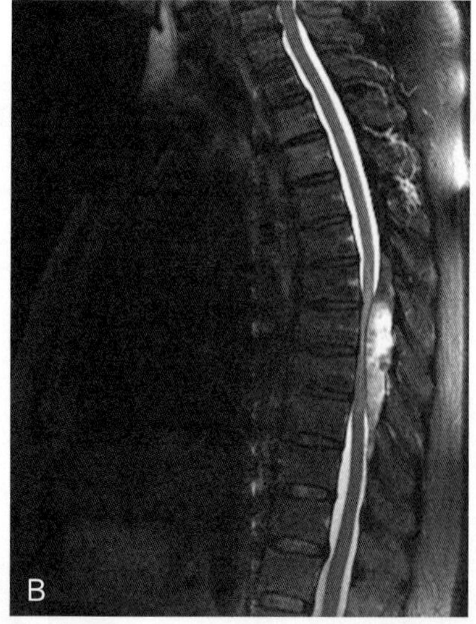
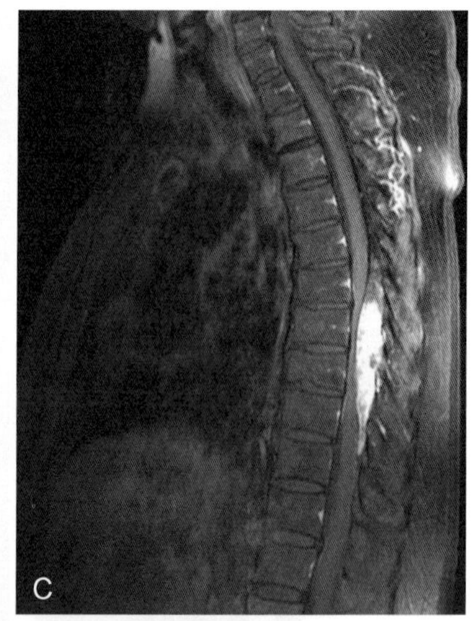
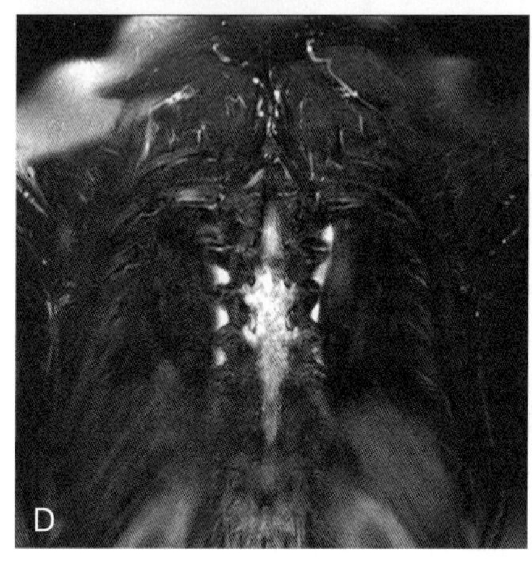
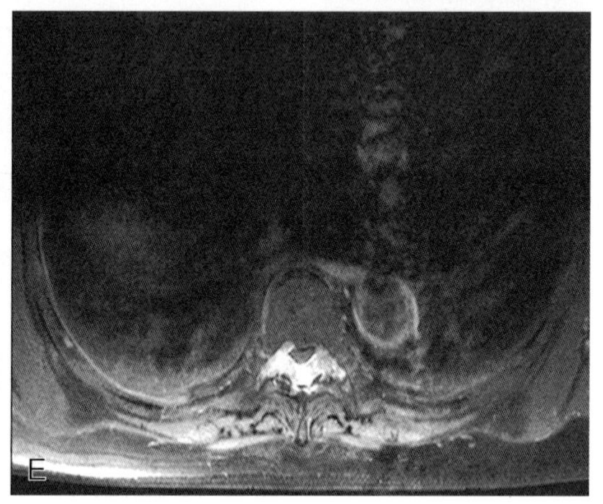

图 7-12-9 胸椎椎管内硬膜外血管脂肪瘤 MRI 表现

A. 矢状位 T_1WI 示胸 $_{2\sim11}$ 椎管内后方梭形不均匀高信号影；B. 矢状位 T_2WI 示胸椎椎管后方梭形不均匀高信号影，胸髓受压向前移位；C~E. T_1WI 增强抑脂序列示病灶明显不均匀强化，矢状位示病灶上部脂肪信号明显抑制

1972 年文献报道第一例发生于头部的冬眠瘤。其病因未明，地域分布特点也有待明确。有研究报道感染、炎症或创伤导致的棕色脂肪细胞的损伤是诱发冬眠瘤发生的危险因素。

冬眠瘤约占良性脂肪性肿瘤的 1.6%，约占所有脂肪性肿瘤的 1.1%。可发生于任何年龄，多见于青年人，平均年龄 38 岁，低于发生脂肪瘤的年龄。男性较女性略多见。

冬眠瘤可发生在身体的任何部位，但多数位于冬眠动物和人胎儿棕色脂肪的正常分布处。发生在大腿的冬眠瘤最多，约占 30%，其次是肩部、背部和颈部等。不足 10% 的病例发生于腹腔、腹膜后或胸腔。10% 的冬眠瘤可发生于肌肉间。骨内发生者偶见报道。原发于头部的冬眠瘤罕见，目前文献报道中共 7 例，6 例位于头皮，1 例位于颅内。文献报道中有出现恶性冬眠瘤转移至颅内的个案。

【临床与病理】

冬眠瘤多表现为无痛性、生长相对缓慢的良性皮下软组织肿物。肿块界限清楚，质地软，可移动。快速生长的冬眠瘤偶见报道。肿瘤较大时，可因压迫周围组织产生症状。术前平均病程约为 30 个月，完整切除后一般不复发。恶性冬眠瘤罕见，可伴有淋巴结和骨的转移。病理是目前冬眠瘤诊断的金标准。

冬眠瘤大体呈圆形或椭圆形，单个结节，有包膜，呈分叶状，直径范围 1~25cm，平均 9.5cm，质地较实，切面多脂性，柔软并有弹性，偶呈黏液性或伴有出血，可呈棕色、黄褐色或浅黄色等，若伴有出血，则呈红棕色。

镜下肿瘤由多边形或类圆形的瘤细胞组成。瘤细胞胞质丰富，嗜伊红色，颗粒状或呈细小的多空泡状，核膜较厚，核小而圆，深染，居中，瘤细胞间可见成熟脂肪细胞。瘤细胞排列呈片块状，被纤维间质分割，间质内血管丰富。胞质内充满线粒体及数量不等的脂肪滴。胞质油红O染色阳性，呈细颗粒状。

冬眠瘤的病理亚型包括：①经典型（typical variant），约82%，包括上述典型冬眠瘤细胞特征，多见于上肢、大腿及躯干；②黏液型（myxoid variant），约8%，主要发生于男性头颈部，包括头皮和肩部，表现为多空泡状的棕色细胞及轻度嗜伊红染色的胞质，间质伴有明显的黏液样变性和肌肉间浸润；③梭形细胞型（spindle cell variant），约2%，是冬眠瘤和梭形细胞脂肪瘤的混合，主要发生于项部或颈部，由棕色脂肪细胞、成熟脂肪细胞、带状的梭形细胞构成，可见胶原成分及肥大细胞；④脂肪瘤样型（lipoma-like variant），约7%，在成熟的脂肪组织内散在分布的冬眠瘤细胞，通常发生于大腿。目前已知的发生在头部的冬眠瘤的病理学亚型为黏液型和梭形细胞型。

大部分冬眠瘤的免疫组化中S-100蛋白和aP2/FABP4阳性，程度不一，梭形细胞冬眠瘤中梭形纤维母细胞CD34阳性，其他冬眠瘤亚型CD34阴性。冬眠瘤UCP1阳性。冬眠瘤细胞染色体可出现11q13重排。

【影像检查方法】

常规X线对冬眠瘤的诊断价值不高。CT、MRI、PET有助于冬眠瘤的诊断，但不能确诊冬眠瘤及其分型。CT和MRI能提示肿瘤是脂肪源性肿瘤，在一定程度上可以辨别冬眠瘤和脂肪瘤，但很难鉴别冬眠瘤和脂肪肉瘤。MRI常规检查序列包括：T_1WI、T_2WI、STIR或T_2WI-FS。相对于CT而言，MRI可以通过T_1WI及T_2WI更好地显示肿瘤的信号，因此有可能更有助于冬眠瘤的诊断。PET技术通过高代谢的棕色脂肪有助于区分冬眠瘤与其他脂肪组织的肿瘤。冬眠瘤含有丰富的线粒体，摄取^{18}F-FDG异常增高。CT引导下穿刺可以在术前明确肿瘤诊断。

【影像表现】

1. CT　典型的冬眠瘤在CT上密度不均匀，以低密度为主，密度介于脂肪和骨骼肌之间，无钙化，境界清楚，呈分叶状，增强有强化。

2. MRI　通常表现为境界清楚，信号不均匀的分叶状肿块，可见肿瘤内非脂肪性的分隔。T_1WI上信号介于皮下脂肪组织和骨骼肌之间；T_2WI肿块与皮下脂肪信号接近或等信号，也可以出现局灶性的高信号；STIR及T_2WI-FS因棕色脂肪的共振频率与皮下脂肪不同，因此信号不能被完全抑制，所以肿瘤在此序列中仍可以出现高信号。增强扫描通常表现为不均匀强化。由于含水量高，黏液型冬眠瘤在T_2WI、STIR及T_2WI-FS上信号相对其他冬眠瘤亚型更高。

3. PET　冬眠瘤的棕色脂肪成分在PET上表现为^{18}F-FDG高摄取。

【诊断与鉴别诊断】

影像学上鉴别冬眠瘤与脂肪源性肿瘤较困难，但借助于病史、特定的一些影像特征、肿瘤好发部位有助于术前的诊断。

1. **脂肪肉瘤**　头部的脂肪肉瘤罕见，一般无包膜，可有假包膜，形态不规则，境界不清，多呈侵袭性生长。CT呈低密度或混杂密度，MRI上T_1WI呈不均匀低信号或高信号，T_2WI可呈不均匀高信号。黏液样脂肪肉瘤T_1WI呈低信号，中间可见高信号的脂肪成分，肿瘤可出现骨化或钙化，增强明显强化或不均匀强化。

2. **脂肪母细胞瘤**　最常见于3岁以内儿童，男性多见。肿瘤界限清楚，局限于皮下组织，多呈分叶状，可局限或弥漫性生长。T_1WI、T_2WI及T_2WI-FS序列中表现为高低混杂信号，增强扫描为不均匀强化。

3. **梭形细胞脂肪瘤**　常见于老年人，男性为主，发生于头部的梭形细胞脂肪瘤少见，CT可呈低密度影或软组织密度影，MRI表现为脂肪信号团块中各序列内可见的低信号胶原纤维组织，抑脂序列信号可见减低，增强可见强化。

4. **脂肪瘤**　颅内脂肪瘤常见于胼胝体周围。一般无明显临床症状。肿瘤境界清楚，CT呈均匀脂肪性低密度，可见蛋壳样钙化。MRI各序列信号与脂肪类似，可见细小分隔，分隔在T_1WI为低信号，在T_2WI可为高信号，STIR极低信号。增强无明显强化或呈轻度强化。

5. **皮样囊肿**　多见于青少年，好发小脑蚓部并突入四脑室内，其次可见于鞍上区。多为圆形或类圆形，境界清楚，囊壁较厚，囊壁钙化较常发生。CT以低密度为主，多为负值，密度可不均匀。MRI 上信号与脂肪相近。增强一般无明显强化。

（薛蕴菁）

十一、脂肪肉瘤

【概述】

脂肪肉瘤为起源于原始间叶组织的恶性软组织肿瘤，由脂肪母细胞构成。脂肪肉瘤好发于脂肪较多的腹膜后及四肢，发生于颅内的脂肪肉瘤十分罕见。有脂肪肉瘤转移至颅骨和头皮的报道，也有转移至颅内的报道，但原发于脑膜者非常罕见。

脂肪肉瘤多见于成年人，多在 40~60 岁发病，儿童发病少见。发生在头颈部皮下软组织、喉部、下咽和食管等部位均有报道。1925 年，Caldwell 等最先报告了一例发生于中枢神经系统的脂肪肉瘤，Shuagshotl 和 Kothandazam 分别于 1928 年和 1970 年又先后各报道一例。高分化型脂肪肉瘤是中老年人最常见的脂肪肉瘤，51~70 岁是发病高峰年龄，多不发生转移。多形性脂肪肉瘤最为罕见，转移能力很强。黏液样脂肪肉瘤发生于较年轻的患者，发病高峰为 41~50 岁。

【临床与病理】

1. 临床表现 颅内脂肪肉瘤十分罕见，文献多为个例报道，归纳文献报道颅内脂肪肉瘤患者临床表现以头痛、头昏常见，其他临床症状与肿瘤侵犯的颅内组织结构有关。颅内脂肪肉瘤以手术切除为主，术后辅以放疗可降低复发率，提高生存率；对于不能进行手术切除者，根据脂肪肉瘤对放射线敏感的特点，应进行放疗。脂肪肉瘤的预后与其组织学分型有关。一般认为高分化型和黏液样型脂肪肉瘤的恶性度较低，预后较好；而圆形细胞型和多形性脂肪肉瘤恶性度较高，预后不良。

2. 病理 因脂肪肉瘤的组织形态呈多样化，病理组织分成 5 型：高分化型脂肪肉瘤、黏液样型脂肪肉瘤、圆形细胞型脂肪肉瘤、多形性脂肪肉瘤、去分化型脂肪肉瘤。

（1）高分化脂肪肉瘤：常为大的、界限清楚的分叶状肿物。镜下可见大量分化成熟的脂肪细胞，同时伴有数量不等的细胞核深染的梭形细胞和多泡状脂肪母细胞。传统上分为三个亚型：脂肪瘤样型、硬化型、炎症型。

（2）黏液样脂肪肉瘤：此型较多见，大体上呈多结节性较大肿物。切面呈褐色、胶冻状、无坏死。镜下：肿瘤由疏松排列的卵圆形至短梭形的原始间叶细胞组成，富含黏液基质，其内可见薄壁毛细血管。脂肪母细胞很容易见到，在肿瘤结界周边尤为显著。

（3）圆形细胞型脂肪肉瘤：多为小圆形细胞，胞质内可见嗜酸性颗粒和脂肪空泡，核分裂象多见，瘤细胞内无黏液，镜下可见梭形细胞。

（4）多形性脂肪肉瘤：肿物质硬、常为多结节状，切面白色至黄色。细胞具有显著的多形性，有多形的成脂肪细胞、多形的梭形细胞和多形的圆形细胞。其中混杂有多核巨细胞和多形性多空泡脂肪母细胞。

（5）去分化型脂肪肉瘤：罕见，一般为大的多结节性黄色肿物，含有散在的、实性、常为灰褐色的非脂肪性区域。去分化区域常有坏死。大部分病例，非脂肪区域表现为高级别纤维肉瘤或恶性纤维组织细胞瘤。

12 号和 16 号染色体相互易位是大部分黏液样 / 圆形细胞型脂肪肉瘤的重要遗传特征，导致 12 号染色体 *CHOP* 基因和 16 号染色体 *FUS* 基因融合，这种 *FUS-CHOP* 嵌合基因产生的融合转录因子存在于大部分黏液样 / 圆形细胞型脂肪肉瘤中。高分化型脂肪肉瘤常出现巨大染色体或环状染色体，其上含有扩增的 12q13~15 片段，含 *MDM2* 和 *CDK4* 基因，可作为与其他肿瘤的鉴别点之一。

【影像检查方法】

脂肪肉瘤确诊依赖于病理，由于脂肪肉瘤病理组织分型多，成分较复杂，影像学表现各异。CT、MRI 等影像方法可评估肿瘤的大小、对周围组织的侵犯等情况。DTI、SWI、fMRI 等磁共振新技术对于颅内脂肪肉瘤的研究未见有文献报道。MRS 因其能够分析物质的成分来测量脂肪肉瘤的脂肪含量及其他成分，从而可进行脂肪肉瘤组织学分级。

【影像表现】

1. CT 高分化型脂肪肉瘤内可见脂肪样低密度，非脂肪区密度较高，增强扫描可见强化；去分化型、多形性脂肪肉瘤等常不见脂肪组织，因此易被误诊。

2. MRI 不同组织类型脂肪肉瘤表现也不同，高分化型脂肪肉瘤可见 T_1WI 高信号、T_2WI 略高信号脂肪成分信号，增强扫描非脂肪区域的实性成分可见强化。

【诊断与鉴别诊断】

颅内脂肪肉瘤十分罕见，多为个案报道，常见临床表现为头痛、头晕，无特异性，依靠影像学诊断误诊率高，确诊常需病理学检查。

颅内脂肪肉瘤常误诊为脑膜瘤。良性脑膜瘤密度均匀，增强扫描可见脑膜尾征。此外还需与恶性胶质瘤等血运丰富的肿瘤鉴别。其鉴别诊断主要靠病理组织学检查。

【影像学研究进展】

有文献应用 MRS 方法测量脂肪肉瘤内脂肪组织的含量及其他成分来进行组织分级。高分化型脂肪肉瘤的脂酰链含量是良性脂肪瘤的 3 倍，而去分化型脂肪肉瘤和多形性脂肪肉瘤的脂酰链含量是脂肪瘤的 1%，不及高分化型脂肪肉瘤的 0.2%。MRS 上在去分化型脂肪肉瘤和多形性脂肪肉瘤同时检测到游离脂肪酸和磷脂成分，而在正常脂肪组织、脂肪瘤及高分化型脂肪肉瘤上未检测到相关信号。高分化型脂肪肉瘤的磷脂酰胆碱含量高于脂肪瘤的 2 倍；多形性脂肪肉瘤的磷脂酰胆碱含量高于去分化型脂肪肉瘤的 3 倍。

（薛蕴菁）

十二、肌纤维母细胞瘤

【概述】

肌纤维母细胞瘤（myofibroblastoma）是一种由平滑肌细胞分化而来的肿瘤，由平滑肌细胞和肌纤维母细胞构成，多见于乳腺。发生于乳腺外的报道有舌、软组织、眼球、宫颈和阴道的固有层。发生于颅内的肌纤维母细胞瘤非常罕见，截至 2016 年仅见 5 例颅内肌纤维母细胞瘤个案报道。

1989 年 Carneiro 首次报道 1 例 9 岁儿童发生在脑膜的肌纤维母细胞瘤。肌纤维母细胞瘤是良性软组织肿瘤，可以是孤立性的，也可以多中心起源。也有将孤立性的叫肌纤维瘤（myofibroma），多中心的叫肌纤维瘤病（myofibromatosis）。5 例颅内肌纤维母细胞瘤个案报道中，患者年龄 9~76 岁。

【临床与病理】

目前，肿瘤的病因和发病机制尚不明确，临床表现无特殊，症状主要与病灶所在位置及压迫邻近结构有关，偶有复视、头痛等症状。

大体病理：肿瘤与硬脑膜关系密切，边界清晰，血供丰富。

镜下病理：在胶原蛋白基质中混杂梭形和圆形细胞。

免疫组化及分子病理：显示肿瘤的肌纤维母细胞起源。软组织的肌纤维母细胞瘤显示界限清晰的肌纤维母细胞染色，肌动蛋白（actin）、Vim、黄体酮受体阳性；desmin、CD34、EMA、CK、S-100 阴性。

【影像检查方法】

检查方法主要是 CT 和 MRI 检查，CT 在显示病灶钙化、邻近颅骨情况优于 MRI，MRI 在显示病灶结构、内部成分、亚急性或慢性出血、与邻近脑组织及脑膜关系优于 CT。

【影像表现】

肌纤维母细胞瘤的影像学无特异性征象，加上非常罕见，诊断困难。

总结目前检索到的 5 例肌纤维母细胞的影像学表现，1 例位于顶叶脑膜，1 例位于大脑镰，1 例位于额叶凸面、1 例位于鞍上、1 例位于岛叶 - 外侧裂池区域。病灶均发生表浅，与脑膜关系密切。病灶大小从 1.2~6.7cm 不等，以均质密度或信号为主，也可见大部分囊变的病例。T_1WI 呈等低信号，T_2WI 信号不高，为等低信号，实性部分强化明显（图 7-12-10）。

【诊断与鉴别诊断】

颅内肌纤维母细胞瘤发病罕见，复习文献发现病灶与脑膜关系密切，位置表浅，T_2WI 信号不高，实性部分强化明显，这些特点可能对诊断有一定帮助，但确诊和鉴别诊断需要依靠病理学检测。肌纤维母细胞瘤主要与其他梭形细胞肿瘤鉴别：

1. **纤维性脑膜瘤** 有更多的细胞，脑膜瘤显示灶性 EMA 抗体和黄体酮受体阳性；而肌纤维母细胞瘤的 EMA 阴性，但是黄体酮受体阳性。

2. **孤立性纤维瘤 / 血管外皮细胞瘤** 显示梭形细胞胶原增多，典型沉积在细胞间，组化染色为细胞 CD34+，STAT6+，而肌纤维母细胞瘤这些抗体为阴性。

3. **施万细胞瘤** 显示弥漫的 S-100 染色，而 S-100 在肌纤维母细胞瘤中为阴性。

4. **胶质肉瘤** 可能是梭形细胞间叶成分，这些肿瘤通常有灶性的胶质母细胞瘤，会有胶质原纤维酸性蛋白阳性，并有典型的高级别肿瘤的特点，如坏死和有丝分裂旺盛。

5. **恶性肉瘤** 肌纤维母细胞瘤没有坏死、多形性和有丝分裂活跃。

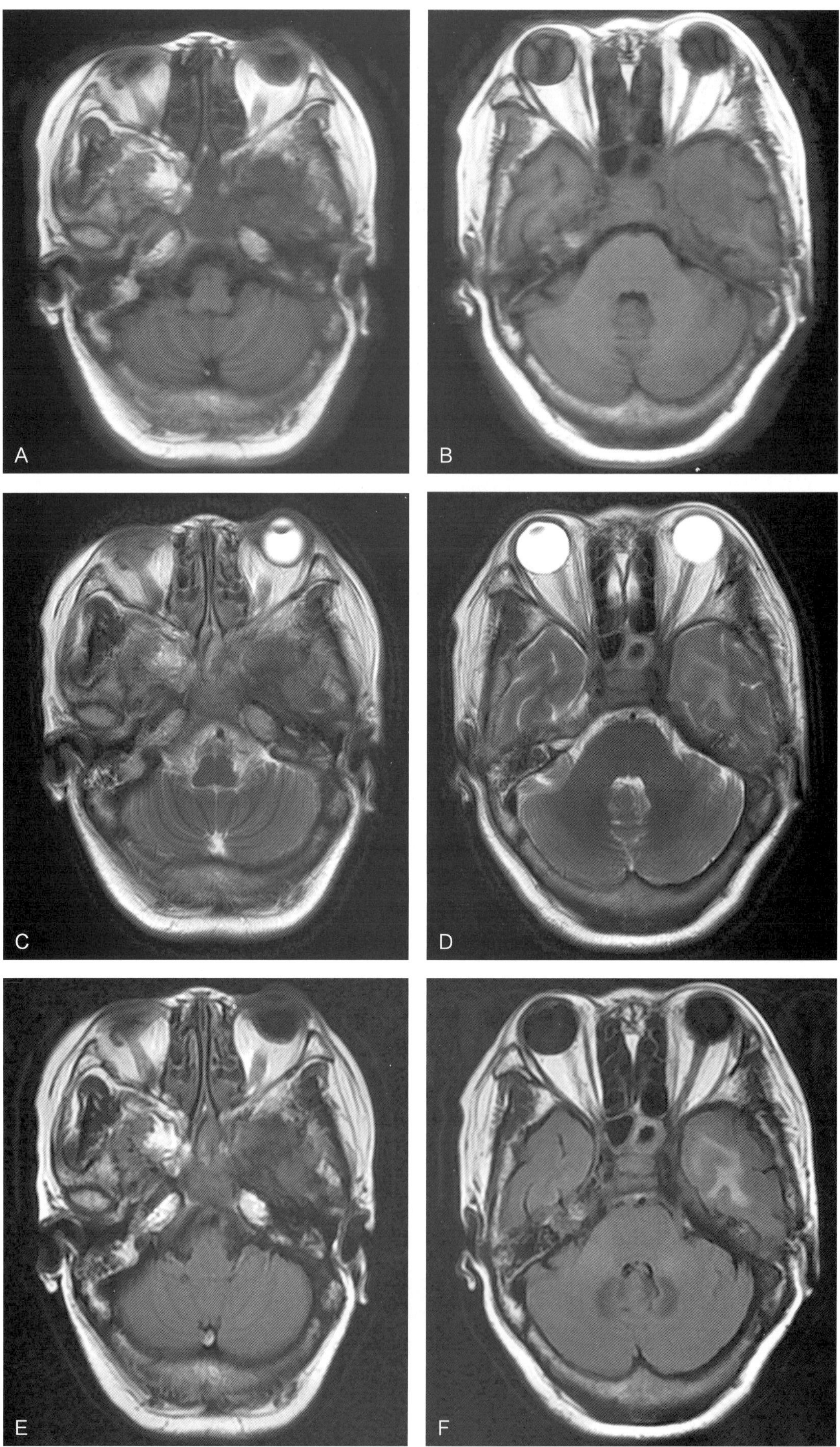
A
B
C
D
E
F

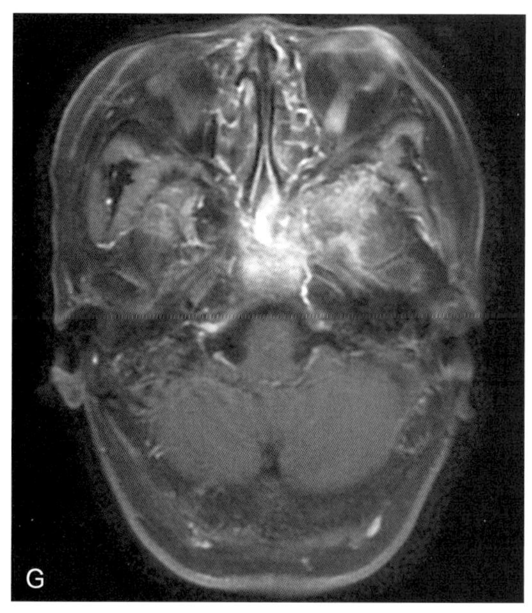

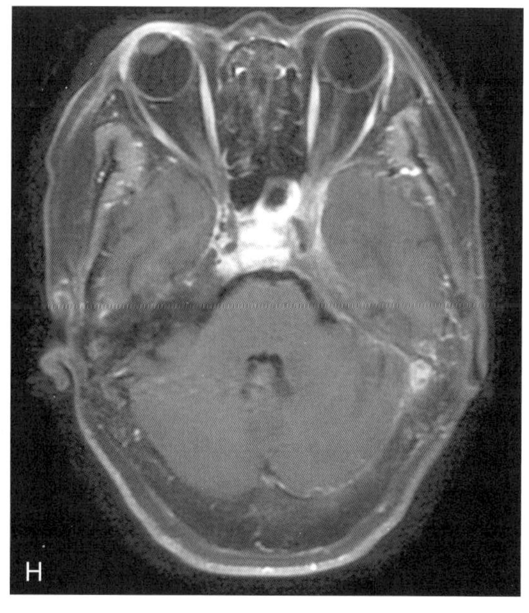

图 7-12-10 肌纤维母细胞瘤 MRI 表现

枕骨斜坡及左侧中颅窝底见片状异常信号影，边界不清，左侧鞍旁及岩骨区脑膜增厚。A、B. T_1WI 上呈病变呈稍低信号；C、D. T_2WI 上呈稍低信号；E、F. T_2-FLAIR 上呈等信号；G、H. 增强 T_1WI，病变呈明显强化，双侧鞍旁、左侧小脑幕缘及岩骨区脑膜明显强化（病例图片由首都医科大学天坛医院放射科刘亚欧教授提供）

（刘 芳）

十三、炎症性肌纤维母细胞瘤

【概述】

炎症性肌纤维母细胞瘤（inflammatory myofibroblastic tumor，IMT）是一种肌纤维母细胞肿瘤性增生，伴有大量淋巴细胞和浆细胞等炎性细胞浸润的低度恶性的真性肿瘤性病变，具有潜在恶变、复发、浸润和转移等临床病理特点。

1939 年，Brunn 首先报道了一例肺部 IMT。由于组织结构复杂，名称一度混乱，曾使用过炎性假瘤、浆细胞肉芽肿、纤维黄色肉芽肿、黏连性错构瘤、炎症性纤维肉瘤等名称。随着研究的深入，发现病变中梭形细胞才是主要成分，而且该病有复发和转移的潜能，肿瘤细胞遗传学研究发现其有染色体的异常，支持这一病变为真性肿瘤。1990 年 Pettinato 等首次提出了 IMT 的概念，2002 年 WHO 将其定义为“由分化的肌纤维母细胞性梭形细胞组成的，常伴有大量浆细胞和（或）淋巴细胞的一种肿瘤”，新的 WHO 软组织肿瘤分类中将其归为纤维母细胞和肌纤维母细胞肿瘤。

IMT 病因尚不明确，可以发生于各个年龄段，从 2 岁儿童到 80 岁老人均有报道，但以中年人多见，男女比例约 1∶1。IMT 可发生于全身各处，最常发生于肺、腹膜后、腹腔，在头颈部最常见于眼眶、鼻腔、鼻窦，发生于颅内罕见。

【临床与病理】

IMT 临床表现无特殊性，通常为头痛、头晕、头胀、眼胀、记忆力下降等症状。与肺部及腹部的 IMT 多伴有全身症状不同，发生于颅内的 IMT 多不伴有发热、体重减轻等全身症状。临床表现良性，病程迁延，但可有局部复发，极少病例可有转移。有报道腹膜后巨大 IMT 并肺多发转移，肺部 IMT 侵犯纵隔并纵隔淋巴结转移，呈现恶性肿瘤表现，进一步印证了 IMT 是一种间变性的肿瘤，具有复发和转移的潜能。中枢神经系统 IMT 患者 2 年复发率高达 40%，并且有恶化的可能，术后密切随访至关重要。

大体病理：IMT 切面呈灰白色或炭黑色，质地坚韧。

镜下病理：以纤维母细胞、肌纤维母细胞大量增生及炎性细胞浸润为特点，属于间叶性肿瘤。光镜下，IMT 由多种细胞构成，主体由梭形细胞构成，伴有大量淋巴细胞、浆细胞、嗜酸性粒细胞等炎性细胞。在不同的病例或同一病例的不同部位梭形细胞及炎性细胞的构成比例不同，这种组织学构成的复杂性也使得本病曾经有多种命名。

梭形细胞排列成编织状或束状，病变早期间质内含较多黏液成分，随着病程进展间质内纤维成分增多并发生玻璃样变，但间质内出血、囊变及钙化少见。

免疫组化及分子病理：免疫组织化学的意义在于证实肌纤维母细胞的免疫表型，排除其他诊断。Vim 在所有炎性肌纤维母细胞瘤的胞质均呈弥漫强阳性，大多数病例梭形细胞对 SMA、desmin 及 MSA 呈阳性反应，对 S-100、CD34、CD117、CD21、CD23 和 CD35 呈阴性反应。有文献报道 ALK-1 在炎性肌纤维母细胞瘤中表达率较高，免疫组化阳性率可达 89%，提示可作为一项诊断指标。

【影像检查方法】

IMT 检查以 CT 及 MRI 为主，MRI 对于软组织病变及脑膜侵犯显示优于 CT，而 CT 对于颅骨及相邻鼻窦骨质改变显示优于 MRI。需要注意的是，对于鼻窦 - 颅内贯通型病例扫描范围需要适当扩大。

【影像表现】

发生于颅内的 IMT 罕见，均为个案报道。颅内 IMT 根据发生的位置可以分为脑膜型、脑实质型、混合型（侵及脑实质及脑膜）、脑室内型、贯穿头颈及颅内型，其中以脑膜型最多见，约占 60%，脑实质型约占 10%。IMT 组织学成分复杂，包含纤维组织增生、炎性细胞浸润、凝固性坏死以及炎性反应。因此，其影像表现多种多样，缺乏特征性。

1. CT　无特征性表现。颅内 IMT 患者 CT 表现为密度均匀或不均匀的软组织影，该疾病为富血供肿瘤，增强扫描强化明显。有病例报道提到 IMT 软组织肿块中可见斑块状瘤骨形成，易误诊为骨肉瘤。

2. MRI　T_1WI 多为等或低信号，T2WI 信号较复杂，可以呈低信号、等信号或高信号，与其组织成分不同有关。当其组织成分主要为梭形细胞时，呈等 T2 信号，主要为纤维细胞时，呈短 T2 信号，发生黏液变性时，呈长 T2 信号。也有学者认为 T2 信号改变与病程相关，在病程早期病变含有较多黏液及炎性细胞，T_2WI 信号为等或高信号，病程晚期，纤维成分增多，T_2WI 常呈现低信号。肿瘤周围常伴有明显水肿。

IMT 由增生肌纤维母细胞、炎性细胞、毛细血管构成，内含丰富的毛细血管，对比剂在瘤体内廓清慢。增强扫描肿瘤实性部分明显强化，反映了其血供较丰富。动态增强扫描的时间 - 信号强度曲线显示为速升缓降型，提示肿瘤良性病理倾向。

有文献报道，颅内 IMT 的 DWI 呈低信号可能是其特点。DWI 低信号可能与其内的纤维成分有关。但 DWI 低信号可能与部分脑膜瘤信号有重叠。因此，对于表现为脑膜瘤信号的颅内占位，应想到颅内脑膜型 IMT 的可能，尤其是 DWI 呈低信号的患者。图 7-12-11 示左颞头皮区炎性肌纤维母细胞瘤。

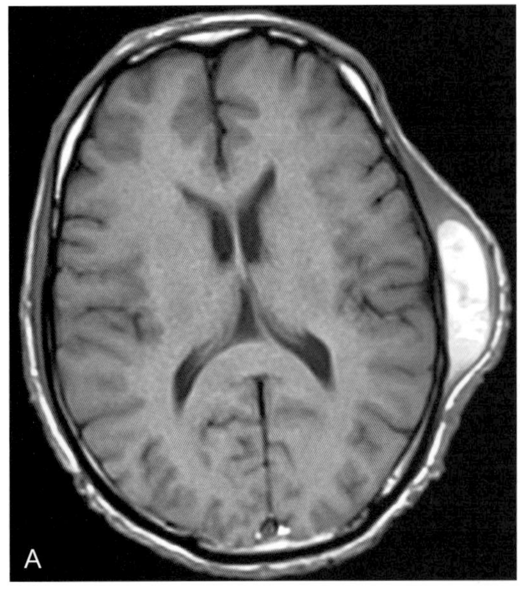

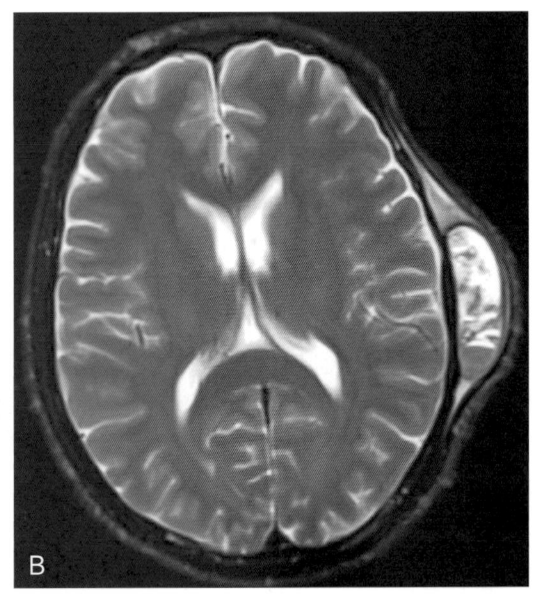

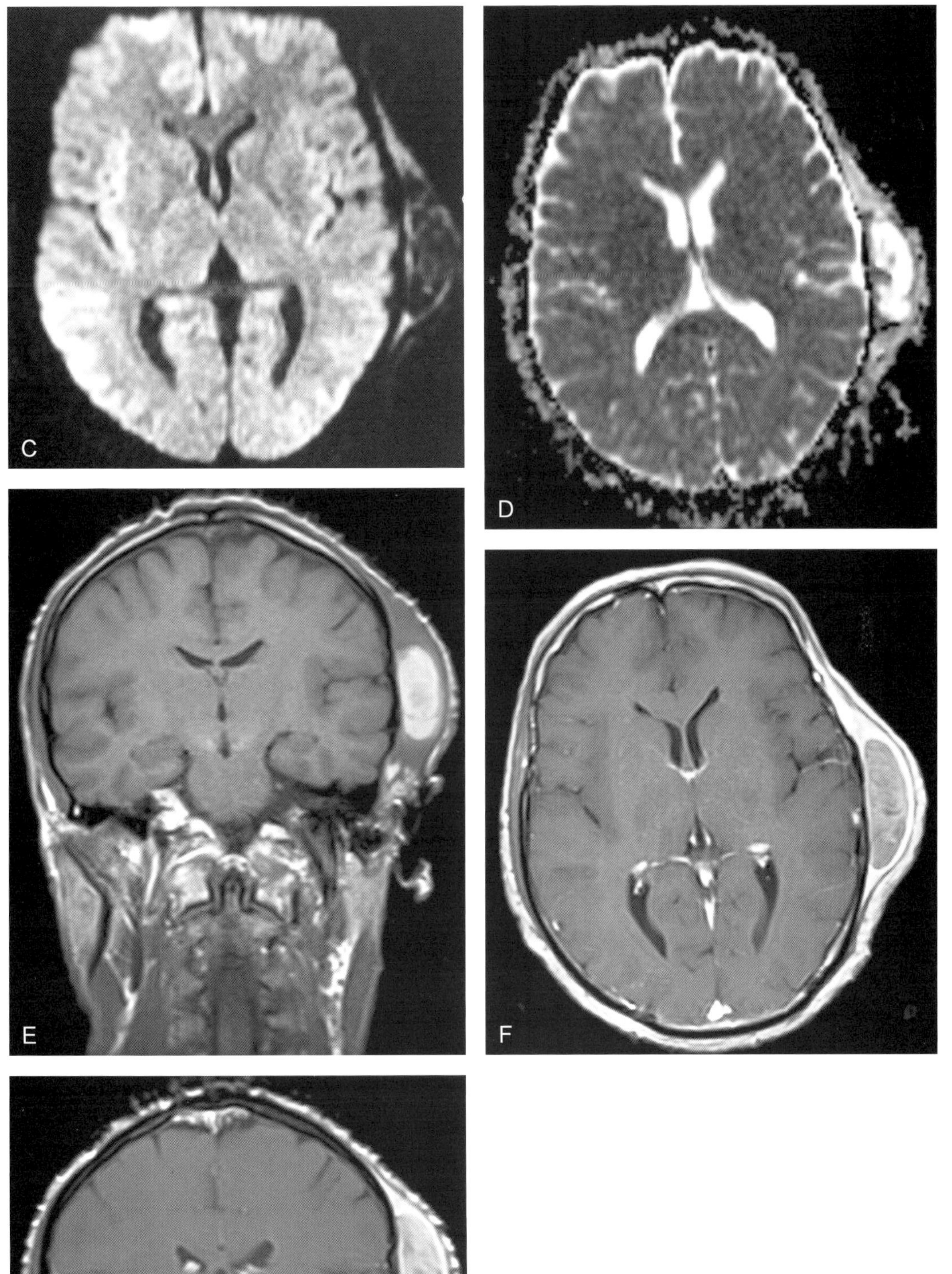

图 7-12-11 炎性肌纤维母细胞瘤 MRI 表现

男，48 岁，发现左颞部包块 20 余天。MRI 示左侧颞部皮下软组织内见一肿块，大小约 51mm×17mm，边界清楚，周围软组织肿胀，邻近颅骨外板变薄。A、E. T_1WI 上呈不均匀高信号；B. T_2WI 上呈不均匀高信号，夹杂等信号；C. DWI 上呈低信号；D. ADC 图上呈混杂高信号；F、G. 增强 T_1WI，肿块无强化，周围软组织明显强化。病理提示梭形细胞瘤，结合免疫组化考虑炎性肌纤维母细胞瘤（病例图片由重庆医科大学附属第一医院李咏梅教授提供）

【诊断与鉴别诊断】

颅内IMT发病率低，临床和影像学表现均缺乏特异性，发病部位多样，诊断非常困难。确诊需依赖病理组织学及免疫组织化学检查。

（刘 芳）

十四、良性纤维组织细胞瘤

【概述】

良性纤维组织细胞瘤（benign fibrous histiocytoma，BFH）是一种由成纤维细胞和组织细胞构成的间叶组织肿瘤。因其组织发生有争议，直到20世纪60年代才作为一个独立的病种被提出。BFH可发生于任何年龄段，多见于50岁以下中青年，男性发病率高于女性。

【临床与病理】

BFH生长较缓慢，但具有局部侵袭性，远处转移及恶性变较少的特点。BFH患者的临床表现与肿瘤的位置、大小和占位效应有关，并无特征性的临床表现。患者可无明显症状，偶然发现，也可表现为颅高压症状、锥体束受损症状、共济失调、脑干及脑神经受损症状、癫痫等。大部分患者预后良好，但也有BFH向恶性转变的病例报道，其机制尚不明确，可能与年龄有关，年龄偏大的BFH有恶性变的倾向。

大体病理：肿块通常边界清楚，形态规则，切面呈灰黄、灰白或鱼肉状外观，可见出血、坏死，可向周围浸润和黏连。

镜下病理：病理学是目前诊断BFH的主要依据。需要结合光镜检查和免疫组化结果来综合判断，缺乏特异的标志物。因此，光镜下诊断主要依靠排除其他谱系细胞的存在，免疫组化和电镜检查目的在于进一步鉴别细胞是否是由间叶组织的成纤维细胞和组织细胞分化而来。典型的BFH由一定数量的组织细胞和成纤维细胞构成，在光镜下可见主要细胞成分为纤维母细胞和组织细胞，并呈“旋涡样”或“席纹样”形状排列，胞核多形性、核分裂等少见，可混有脂质填充细胞、泡沫细胞、多核巨细胞、炎性细胞，周围有血管增生，肿块可发生玻璃样或黏液样变性，少数大的肿块甚至可发生小灶性坏死，但异形细胞及核分裂象少见。

免疫组化及分子病理：免疫组化染色，BFH均表达Vim，大多数CD68（+），部分CD34（+），S-100和GFAP均为（-）。

目前病因和发病机制尚不明确。

【影像检查方法】

检查方法主要是CT及MRI检查。MRI对于颅内肿瘤的形态、侵犯范围显示优于CT，而CT对于肿瘤骨质侵犯及头颈－颅内沟通病变的颅底骨质通道显示优于MRI。也有全脑血管造影检查的个案报道，但方法有创且缺乏特异性，不推荐使用。

【影像表现】

BFH好发于四肢、腹膜后和骨骼，发生于颅内非常罕见，均为个案报道。颅内BFH可发生于脑组织内、硬脑膜、颅骨、翼腭窝等。颅底和面部BFH可蔓延侵犯颅内。

颅内BFH没有特征性的影像学表现，绝大多数为单发，多呈团块样病灶。

1. DSA　BFH在血管造影上表现为轻度～中等程度染色，染色较为均匀，如果肿瘤体积较大且瘤内有坏死，则染色不均匀。

2. CT　多表现为边界欠清楚的肿块，病灶内软组织密度影较均一呈等或低密度，偶尔可见钙化或囊变。如BFH仅累及颅骨，肿瘤一般于板障内呈膨胀性生长，CT上呈高低不均混杂密度，内板和外板受压变薄。

3. MRI　根据BFH中组织细胞和成纤维细胞所占的比例，当组织细胞所占比例较高时，病变在T_1WI上呈低信号，在T_2WI呈高信号，当纤维细胞所占比例较高时，病变在T_1WI及T_2WI上均呈低信号。增强扫描多呈均匀一致的明显强化。若瘤体较大，瘤内发生坏死或囊性变，则可表现为混杂信号。如BFH与硬脑膜黏连，增强扫描可出现“脑膜尾征”，易与脑膜瘤混淆（图7-12-12）。

4. PET　一例肾上腺良性纤维组织细胞瘤^{18}F-FDG PET-CT报道，显示肿瘤FDG摄取增高。颅内良性纤维组织细胞瘤PET-CT未见报道。

【诊断与鉴别诊断】

BFH发病罕见，加上病灶MRI信号多变，诊断非常困难，需要依靠病理和免疫组化诊断。

主要与脑膜瘤鉴别。形态和信号两者难以鉴别，主要依靠病理和免疫组化。

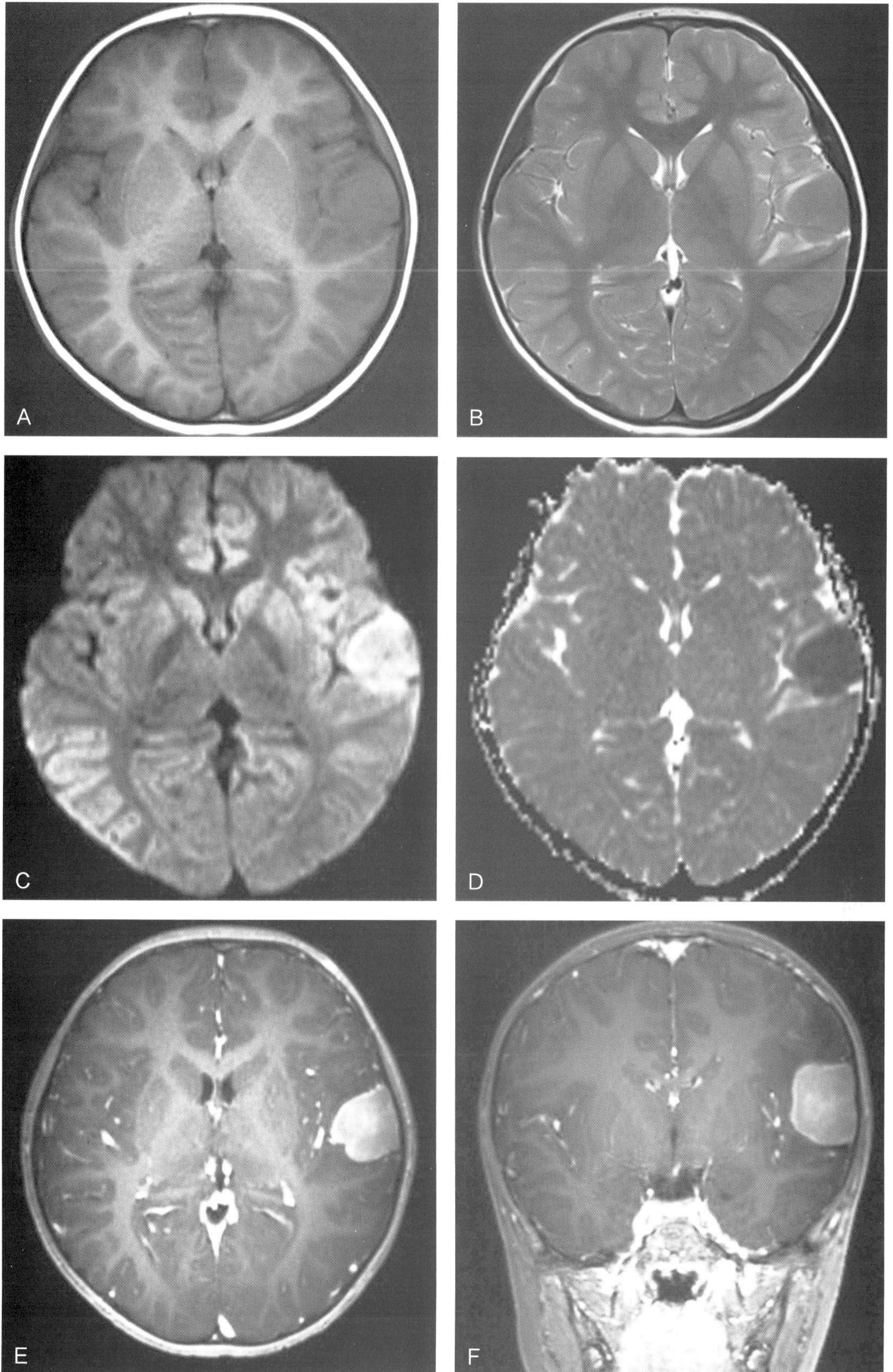

图 7-12-12 良性纤维组织细胞瘤 MRI 表现

男，6 岁，3 天前无明显诱因突发言语不能，每天发作 3~5 次，每次大约持续 30s，可自行缓解。MRI 示左侧颞部类圆形肿块，邻近脑实质受压，并见轻度水肿。A. T_1WI 上呈等信号；B. T_2WI 上呈等信号；C. DWI 上呈稍高信号；D. ADC 图上呈低信号；E、F. 增强 T_1WI，肿块呈明显均匀强化（病例图片由兰州大学第二医院放射科张静教授提供）

（刘 芳）

十五、恶性纤维组织细胞瘤

【概述】

恶性纤维组织细胞瘤（malignant fibrous histiocytoma，MFH）是一种主要由成纤维细胞和组织细胞组成的恶性肿瘤。

软组织内MFH组织来源目前尚有争议，大多数认为其来自中胚层的间质，主要向成纤维细胞及组织细胞方向分化。颅内MFH的组织来源同样存在着争议，较多的学者支持其来自脑膜组织，脑内的MFH可能起源于伴随血管进入脑内的血管周围的软脑膜鞘，但也有学者认为其来自脑内的深层血管壁而非脑膜组织。

恶性纤维组织细胞瘤在1964年由O'Brien和Stout首先作为一种独立类型的恶性肿瘤进行描述。1967年Stout和Lattes命名其为恶性纤维组织细胞瘤。1978年被确认为老年软组织肉瘤中较常见者。

MFH目前病因和发病机制尚不明确，可发生于任何年龄，以中、老年好发，最常见于50~70岁的患者，亦见于青少年，男性多于女性。MFH多见于四肢、躯干深部软组织和腹膜后区，以下肢最常见，其次是上肢、腹膜后、胸颈面部等。亦可发生于骨组织。发生于头颈部的MFH很少见，仅占全身MFH的3%~10%。发生于颅内的MFH更罕见，多是个案报道，国外Berry等1988年报道中枢神经系统15例以及国内吴越报道10例颅内MFH是较大宗病例报道，大多数颅内MFH位于硬脑膜。

MFH恶性程度高，术后复发率高，预后差。单纯化疗或放疗效果亦不佳。现在大多数学者主张根治性手术切除辅以放疗和化疗的综合措施。

【临床与病理】

临床表现：由于肿瘤发生部位不同，表现的症状及体征亦有所不同，无特征性。

大体病理：大体特征呈圆形或椭圆形的结节状肿物，界限清楚，有包膜。肿瘤可发生坏死囊变或出血。

镜下病理：主要由多形性成纤维细胞、组织细胞、血管等成分呈特征性的编织状排列。核大深染及可见核分裂象，可有片状出血及坏死区，常伴有数量不等的单核细胞、多核细胞、泡沫细胞以及未分化的间充质细胞和各种炎症细胞。根据其优势构成可分为5种亚型：多形性型、黏液样型、巨细胞型、炎症型和血管瘤型，以前两型多见，体现了MFH瘤细胞形态的多形性及其间质成分数量和类型的多变性。

免疫组化及分子病理：Vim、α抗糜蛋白酶（ACT）、α抗胰蛋白酶（AAT）强阳性。

【影像检查方法】

CT对于颅底骨质和急性期出血显示优于常规MRI，但MRI对于脑膜和脑实质受侵、亚急性或慢性出血显示优于CT。

【影像表现】

颅内MFH恶性程度高，术前确诊和评价肿瘤可切除性主要依靠影像学检查。颅内MFH的组织学形态多样，生物学行为难以预测，其临床影像表现也呈多样化，缺乏特异性，加上其发生率低，临床对其认识不足，故术前确诊困难，极易误诊。术前多误诊为脑膜瘤、转移瘤、多形性胶质母细胞瘤、脓肿等，合并出血的病例还要和单纯的血肿鉴别。

1. CT 肿瘤呈不均匀的混杂密度肿块，其内可见出血及坏死，实性部分通常为等或稍高密度。增强后实性部分明显强化。

2. MRI T_1WI等或略低信号，T_2WI不均匀等或稍高信号，肿瘤信号不高可能与肿瘤富含成纤维细胞有关，丰富的成纤维细胞会降低T_2WI信号。增强扫描均可见明显强化，常侵犯硬脑膜及颅骨，边界清晰，发生在脑内的MFH瘤周水肿较明显，占位效应较重，边界尚清晰。

3. DSA 显示肿瘤邻近血管分支受压移位伴肿瘤血管团，与脑膜瘤表现较难鉴别。

4. PET ^{18}F-FDG PET-CT显示恶性纤维组织细胞瘤呈FDG高摄取。PET-CT还有助于疾病全身评价和疗效监测。

【诊断与鉴别诊断】

MFH发病年龄偏大，多见于中老年人；多发于脑外，部位较表浅，易侵犯颅骨，好发于颅中窝的颅底、大脑镰旁、大脑半球凸面，以额顶颞部最为多见；肿瘤边界较清晰，占位效应明显，发生于脑外时，瘤周水肿相对较轻，位于脑内的肿瘤周围常伴大面积水肿；肿瘤多呈明显不均匀强化，常伴坏死、囊变、出血。但其确诊仍有赖于病理组织学检查。需要与颅内MFH鉴别的病变有：

1. 肿瘤位于脑外时，需与脑膜瘤相鉴别 脑膜瘤形态多规则，较少见分叶状，瘤周水肿轻，增强扫描一般呈较均匀强化。

2. 肿瘤位于脑内时，应与脑胶质瘤、转移瘤及脑出血相鉴别 胶质瘤发生部位较深，很少侵犯颅骨，且边界欠清晰；转移瘤多位于灰白质交界区，多发，环形强化，多表现为小肿瘤大水肿；单纯的脑出血占位效应较轻，多位于脑深部，与瘤卒中不难鉴别。

（刘 芳）

十六、纤维肉瘤

【概述】

颅内纤维肉瘤（intracranial fibrosarcoma）是间叶组织来源的恶性肿瘤，常发生在脑膜，其组织来源主要是蛛网膜细胞、纤维母细胞和血管周围细胞。可以分为原发性和继发性，继发者通常继发于颅内放疗或化疗史。

纤维肉瘤在1987年由Evans首次报道，是一种起源于间叶组织的恶性肿瘤，多属低度恶性，多见于男性青壮年，好发部位见于四肢和躯干的表浅部位，颅内发病罕见，截至2016年仅见33例报道。

颅内原发纤维肉瘤多与垂体腺瘤放射治疗相关，其机制为放射治疗引起染色体变异、自由基损伤等。放射线长期分次投照较单次高剂量照射更易诱发颅内肿瘤，因此应尽量给予单次高剂量短期照射，减少照射次数及时间，限制放射治疗总剂量以减少染色体损伤。

颅内原发纤维肉瘤罕见。发病年龄为2个月~75岁。国内外有较大宗垂体腺瘤放射治疗后继发肿瘤的报道，常见的有纤维肉瘤、脑膜瘤及胶质瘤，继发纤维肉瘤的发病率是正常人群的6~10倍。

颅内原发纤维肉瘤可以发生于颅骨、脑膜和脑实质，其中颅骨纤维肉瘤是肉瘤中预后较好的一种。治疗主要采用手术切除加术后局部放疗。

【临床与病理】

临床表现无特异性，依据肿瘤大小、侵犯范围而有不同临床症状。

大体病理：颅内纤维肉瘤常表现为边界尚清的肿物，呈肉红色，血供丰富。

镜下病理：纤维组织细胞较丰富，细胞呈长梭形，密集成束，细胞束斜行交织呈鱼骨状或人字形排列，胞质嗜碱性，细胞大小、形态差异不显著，核分裂象易见。低分化的核分裂增多，核异型性明显，出现坏死和幼稚的间叶成分，少见高分化的核分裂。

免疫组化及分子病理：梭形肿瘤细胞只表达Vim，而不表达上皮、肌肉、内分泌及神经源性标记物。病理学诊断的关键是与其他组织学类型鉴别，比如需与肉瘤样癌、胶质肉瘤、恶性纤维组织细胞瘤、平滑肌肉瘤、恶性神经鞘瘤、脑膜瘤相鉴别：纤维肉瘤只表达Vim，肉瘤样癌表达pan-CK但不表达Vim，胶质肉瘤同时表达Vim和GFAP，恶性纤维细胞瘤表达Vim和CD68，平滑肌肉瘤表达Vim和SMA，恶性神经鞘瘤表达S-100，脑膜瘤同时表达Vim和EMA。

目前发病机制尚不明确。

【影像检查方法】

主要是MRI检查，MRI可以显示病灶解剖细节和邻近脑实质侵犯范围。

【影像表现】

影像表现无特异性，由于病例罕见，正确诊断困难。

纤维肉瘤主要表现为孤立性类圆形肿块，边缘光整，位置通常表浅，与硬脑膜关系密切。T_1WI呈略低信号，T_2WI呈等高混杂信号，增强扫描病灶明显强化，伴或不伴有“脑膜尾征”。

【诊断与鉴别诊断】

颅内纤维肉瘤的诊断主要依靠病理检查，组织学表现与其他部位纤维肉瘤相同。需要鉴别的疾病如下：

1. 脑膜瘤 纤维肉瘤在形态学上很难与脑膜瘤鉴别，免疫组化EMA标记有助于鉴别，脑膜瘤EMA阳性，而纤维肉瘤EMA阴性。

2. 垂体瘤复发 对于鞍区垂体瘤放疗后继发的纤维肉瘤还要与垂体腺瘤复发鉴别，两者均可出现视力视野损害加重，影像学检查均示鞍区占位。内分泌检查可有助于鉴别诊断，腺瘤复发时激素水平往往升高明显，而继发肿瘤时激素水平常在正常范围内，但当垂体腺瘤无功能或继发肿瘤侵袭症状明显时，需在肿物切除后做病理相关检查才能鉴别。

3. 放射性脑坏死 放射性脑坏死可发生于放射治疗后4个月至10年，可引起视力下降，CT和MRI检查可见增强，可有水肿和占位，难与肿瘤区分，有时两者可并存，最终还需病理学检查确诊。

（刘 芳）

十七、平滑肌瘤

【概述】

平滑肌瘤（leiomyoma）是常见的间叶组织来源良性肿瘤，可发生于全身各处，尤其是泌尿生殖系统、胃肠道，很少累及中枢神经系统。尽管平滑肌瘤是良性肿瘤，但是临床上也可见到继发性或转移性的平滑肌瘤病例，比如一些子宫静脉内的平滑肌瘤病，可以肺部转移，还有 2 例报道子宫的平滑肌瘤病转移到脊柱，还有一些发生在颅底的肿瘤也会侵及颅内，但这并不是真正的颅内平滑肌瘤。

颅内原发的平滑肌瘤最早在 1968 年由 Kroe 首次报道，早期也称为脑膜平滑肌瘤。因为与脑膜发生关系密切，且影像表现类似，常被误诊为脑膜瘤。颅内的血管平滑肌瘤，也称作血管的平滑肌瘤，和柔脑膜的平滑肌瘤一起被认为是平滑肌瘤的变种。

病因尚不明确。研究发现对于免疫缺陷的患者，如 AIDS 或者器官移植患者，平滑肌瘤发病率高于免疫正常人群。有报道 HIV 患者还可以发生多发性平滑肌瘤。大多数 HIV 感染的患者其平滑肌肿瘤细胞表达 *EBV* 基因，提示平滑肌瘤和病毒感染（主要是 HIV 和 EBV）之间有相互关联。患者的免疫状态可能是颅内平滑肌瘤发生的重要因素，而且其临床行为与免疫状态而不是组织病理学更加相关，所以有学者主张把平滑肌瘤分成两类：散发型和免疫缺陷型，但具体 HIV 和 EBV 是如何导致间叶干细胞衍生为平滑肌肿瘤尚不知晓。有文献报道染色体畸变（19q 和 22q 末端缺失）可能与平滑肌瘤发生有关。

原发颅内平滑肌瘤非常罕见，截至 2016 年统计全球发表的病例数为 26 例，常发生于年轻成人，发病年龄 4~68 岁，平均 30.6 岁，无性别差异，免疫缺陷患者发病年龄更年轻。分析既往文献，1/3 位于大脑，1/3 位于中颅窝，1/3 发生于鞍内、鞍旁、鞍上，大多数与硬脑膜关系密切，也有少数位于脑实质和脑室内的报道。

【临床与病理】

临床表现不特异，因发病位置和大小而不同，有些无症状，有些有颅内高压症状，或因压迫神经血管产生相应症状。有报道发生于鞍区的平滑肌瘤会有内分泌功能障碍，比如甲状腺功能低下、全垂体功能不全、高泌乳素血症，其中高泌乳素血症是较常见的内分泌功能障碍，可能有两种原因，一是肿瘤压迫垂体或垂体柄，二是平滑肌瘤细胞会分泌泌乳素，这在体外实验中得到证实。

实验室检查：高泌乳素血症有提示作用，但不特异。

大体病理：肿瘤多数与硬脑膜关系密切，边界清晰，推压周围组织，可伴有钙化，质地较密实。

镜下病理：平滑肌瘤由分化良好的平滑肌细胞条状排列呈烟卷状和鳗鱼状。诊断不明者可以用电镜鉴别，见胞质中间丝和次质膜密集的斑块。

免疫组化及分子病理：肌肉特异的 alpha- 肌动蛋白、desmin、h- 钙调结合蛋白阳性。可以检测到增殖细胞核抗原 PCNA、S100 阴性。

发病机制可能与 HIV 和 EBV 感染相关，但致病机制尚不明确。

【影像检查方法】

CT 和 MRI 对于颅内平滑肌瘤显示较好。颅内平滑肌瘤在 CT 和 MRI 上有特点，但是由于疾病非常罕见，因此正确诊断依然困难。

【影像表现】

1. CT　肿瘤形态规则，边界清晰，压迫邻近组织，瘤周水肿少见或轻微。肿瘤呈高密度，可伴钙化，明显均匀强化。

2. MRI　大多数平滑肌瘤 T_1WI 表现为等、低信号，T2 信号变化较大，从等信号到明显高信号均可出现。增强明显强化，与脑膜瘤非常相似。鉴别还需病理和免疫组化。DWI 没有弥散受限。

3. PET　有文献报道 3 例肺内良性转移性平滑肌瘤 ^{18}F-FDG PET-CT 检查，发现一例 FDG 摄取不高，两例高度摄取，但是在病理上没有明显差异，FDG 摄取与肿瘤 Ki-67 指数不相关。颅内平滑肌瘤的 PET 未见报道。

【诊断与鉴别诊断】

颅内平滑肌瘤非常罕见，大多发生于硬脑膜，在影像学和形态上与脑膜瘤非常相似，鉴别还靠病理和免疫组化。

需要与起源于硬脑膜的肿瘤，如脑膜瘤、孤立性纤维瘤等鉴别。鉴别主要依靠病理和免疫组化。EMA、CE34 分别在脑膜瘤和孤立性纤维瘤中呈阳性。平滑肌瘤会有肌肉特异标记阳性。

（刘　芳）

十八、平滑肌肉瘤

【概述】

平滑肌肉瘤（leiomyosarcoma）是一种间叶细胞起源的恶性肿瘤。成人颅内的平滑肌肉瘤通常是转移而来，如来自胃肠道、泌尿道、皮下的平滑肌肉瘤。据 Espat 等报道，颅内平滑肌肉瘤是软组织肉瘤中颅内转移最常见形式。颅内原发的平滑肌肉瘤非常罕见，只占颅内肿瘤的 0.1%~0.7%，更常见于免疫抑制状态（如 HIV 感染或器官移植）的儿童。在美国，平滑肌肉瘤被认为是 HIV 感染或其他免疫缺陷儿童的第二大恶性肿瘤。当然也有免疫状态正常的成年人发生原发性平滑肌肉瘤。这两种平滑肌肉瘤的生物学行为和预后是否有差别仍不明确。

部分原发的肉瘤可能与颅内肿瘤的放疗或化疗有关。近年来很多文献关注到这些肿瘤的发生和 EB 病毒的感染以及免疫缺陷或抑制状态有关，这些文献报道中将近一半的患者都有免疫缺陷，如 HIV 感染或器官移植。所以，现在平滑肌肉瘤被认为是 AIDS 相关肿瘤，并且认为合并 EB 病毒感染是肿瘤发生的必要条件。但免疫缺陷状态和 EBV 感染导致颅内平滑肌肉瘤发生的原因仍然不明。

发病年龄 4~72 岁，没有性别差异。原发颅内的平滑肌肉瘤预后不好，文献报道最长生存期 32 个月。治疗主要是手术以及多种手段综合治疗。

【临床与病理】

临床表现无特殊性，症状取决于病灶所在位置。

大体病理：大部分肿瘤附着于硬脑膜，呈灰白色，可伴坏死。

镜下病理：镜下见成簇的梭形肿瘤细胞和嗜酸性胞质染色，呈细长的“雪茄形”到卵圆形，可见有凸出核仁的粗泡状染色体。大量的细胞增殖、有丝分裂活跃，可见多灶性肿瘤坏死，血管周围及肿瘤内可见淋巴细胞。

免疫组化及分子病理：与肌源性相关的标记，如：desmin、肌动蛋白、SMA、h- 钙调结合蛋白均阳性。而上皮标志如 CD31、CD34 和 Ziehl-Neelsen 染色均阴性。抗 SMA 抗体弥漫强阳性和 EBV 编码的小核 RNA 原位杂交提示 EBV 感染。

目前发病机制尚不明确。

【影像检查方法】

MRI 是主要的影像检查手段。血管造影可以发现血管的受累。CT 可以显示骨质的破坏。最终诊断需要病理检查显示平滑肌细胞和免疫组织化学分析。

【影像表现】

原发颅内平滑肌肉瘤大多数起源于柔脑膜、硬脑膜的间质干细胞、脑血管的外皮细胞和脉络丛也是可能的起源，所以颅内平滑肌肉瘤大多数附着于硬脑膜，也可位于脑实质、蝶鞍、鞍上、松果体和侧脑室内。

MRI 或 CT 征象无特异性，大多数病灶附着于硬脑膜，信号或密度多变，取决于病灶内是否有出血或坏死，增强通常病灶实质呈明显强化，可见脑膜尾征。

【诊断与鉴别诊断】

颅内平滑肌肉瘤发病率低，大多数是颅外转移而来，对于儿童和年轻患者多与免疫缺陷和 EBV 感染相关，肿瘤多数附着于硬脑膜，但信号缺乏特异性，确诊需要组织病理和免疫组化检查。

需要鉴别的疾病主要是与脑膜起源的肿瘤，如脑膜瘤、孤立性纤维瘤、炎性肌纤维母细胞瘤鉴别。从影像上难以区别，鉴别主要靠免疫组化。

（刘　芳）

十九、横纹肌瘤

【概述】

横纹肌瘤（rhabdomyoma）是一种显示骨骼肌分化的良性间叶性肿瘤。于 1864 年由 Zenker 首次定义为一种由成熟横纹肌细胞组成、境界清楚的良性肿瘤。在其他类型的软组织肿瘤中，良性肿瘤要远远多于恶性肿瘤，但横纹肌肿瘤却是一个例外，良性横纹肌瘤的发病率远远低于横纹肌肉瘤，在横纹肌肿瘤中所占的比例不足 1%。颅内横纹肌瘤非常罕见。

【临床与病理】

横纹肌瘤分为心脏横纹肌瘤和心脏外横纹肌瘤，后者包括成人型、胎儿型和生殖道型，在临床和病理学上均有各自的特点，来源于脑膜间质的罕见。成人型横纹肌瘤是心脏外横纹肌瘤中较常见的一种亚型，多发生于 40 岁以上的成年人，平均年龄为 50 岁，中位年龄为 60 岁，偶可发生于儿童，男性多见。90% 的病例发生于头颈部，表现为颈部浅表软组织内的孤立性肿块。镜下显示成熟骨骼肌分化，表现为瘤细胞体积大（15~150μm），呈大圆形或多边形，胞界清晰，胞质丰富，深嗜伊红色细颗粒状，或因含有糖原而成空泡状（因组织处理过程中胞质内糖原丢失所致），PAS染色阳性，可被淀粉酶消化。偶可见胞质内横纹，特殊染色（如Masson三色或磷钨酸苏木精染色法）或desmin标记显示更清晰。胎儿型横纹肌瘤，中位年龄为4岁，男性多见，组织学上为未成熟的骨骼肌细胞，与胚胎性横纹肌肉瘤非常相似，两者区分非常困难。

【影像检查方法】

CT平扫可以显示横纹肌瘤的病灶，尤其是病变与颅骨的关系，在没有禁忌证时应作CT增强扫描。MR检查具有较高的软组织对比分辨率，可以更好地显示横纹肌瘤病变的情况。

【影像表现】

横纹肌瘤的CT和MR表现没有特异性，在T_1WI和T_2WI上一般病变与肌肉呈等信号，增强扫描病变常有强化。

【诊断与鉴别诊断】

影像学上应与脑膜瘤和其他间叶性非脑膜上皮肿瘤鉴别。组织学上横纹肌瘤瘤细胞边界清晰，细胞中有横纹和空泡，无细胞异型性及核分裂，PAS和PTAH染色均阳性，desmin、Myoglobin和MyoDl均呈强阳性，有助于横纹肌瘤的诊断。

（李传亭）

二十、横纹肌肉瘤

【概述】

横纹肌肉瘤（rhabdomyosarcoma）是起源于原始未分化间叶细胞的一种恶性肿瘤，是儿童软组织肉瘤中最常见的一种。常起源于脑膜邻近的解剖部位，如鼻咽和鼻腔、中耳和乳突、鼻窦、翼腭窝和颞下窝，原发于脑和脑膜者罕见。

【临床与病理】

横纹肌肉瘤病理主要分为三型。

1. 胚胎性横纹肌肉瘤 是最常见的一类，主要发生于10岁以下的婴幼儿和儿童。最好发的部位为头部（眼眶、鼻腔、鼻咽部、中耳等处）、颈部、泌尿生殖道及腹膜后。镜下见肿瘤由未分化和低分化的小圆或卵圆细胞、梭形或带状的横纹肌母细胞组成。预后相对较好。

2. 腺泡状横纹肌肉瘤 常见于10~25岁的青少年，发生于四肢者较为多见。镜下特点为低分化的圆形或卵圆形瘤细胞形成不规则腺泡腔，在腺泡腔可偶见分化较高的横纹肌母细胞和多核瘤巨细胞。

3. 多形性横纹肌肉瘤 多见于成年人，好发于四肢的大肌肉，特别在大腿更为多见。镜下见瘤细胞呈明显异型性，可出现多种形态怪异的横纹肌母细胞，胞质丰富红染，可见纵纹和横纹，核分裂象甚多。

中枢神经系统原发横纹肌肉瘤临床表现呈多样性，如偏瘫、肢体和语言异常等，表现无特异性，取决于肿瘤发生部位及浸润范围。

【影像检查方法】

CT平扫可以显示横纹肌肉瘤与颅骨的关系。MR检查具有较高的软组织对比分辨率，可以更好地显示横纹肌肉瘤。

【影像表现】

横纹肌肉瘤的影像学表现缺乏特异性。CT平扫表现为等密度、低密度或混杂密度肿块。MRI检查一般病变表现为边界清楚的软组织肿块（图7-12-13），常伴有邻近颅骨的骨质破坏，T_1WI呈等信号或略低信号，T_2WI信号具有较大差别，富细胞的横纹肌肉瘤与脑组织呈等或高信号，胚胎性横纹肌肉瘤内可有出血、坏死和钙化，腺泡状横纹肌肉瘤内可有迂曲的流空信号。CT和MR增强扫描病变常有不同程度的强化，胚胎性横纹肌肉瘤强化可以很不均质，可有多环状强化。

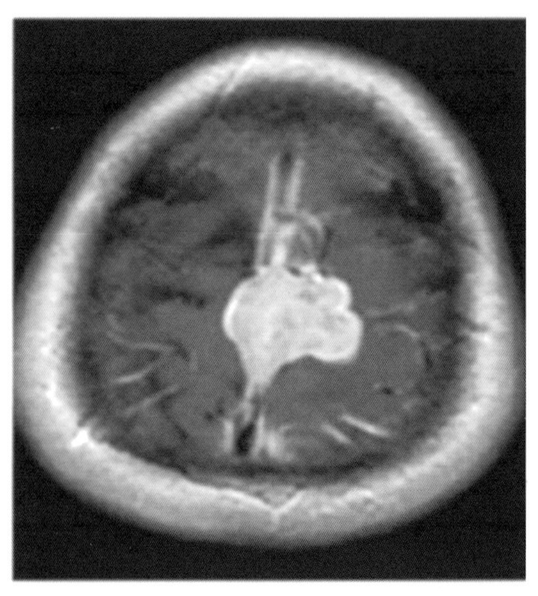

图7-12-13 横纹肌肉瘤MRI表现

MRI增强扫描，病变呈分叶状，较均匀明显强化

【诊断与鉴别诊断】

中枢神经系统原发横纹肌肉瘤影像学表现缺少特异性，最终需要病理学确诊。鉴别诊断如下：

1. 非典型畸胎样/横纹肌样瘤　好发于儿童和婴幼儿的恶性胚胎性脑肿瘤，组织学表现多样，但均可见或多或少的横纹肌样细胞，典型的横纹肌样细胞中等大小，圆形或卵圆形，胞质嗜酸性颗粒状，核偏位，明显的嗜酸性核仁，部分病例可见菊形团结构，荧光原位杂交检测肿瘤细胞 *INI1/hSNF5* 基因缺失或突变，免疫组织化学标记肿瘤细胞表达 EMA、细胞角蛋白、GFAP，而 INI1 阴性，可与之鉴别。

2. 横纹肌样脑膜瘤　少见，肿瘤细胞呈横纹肌样特征，胞质内可见嗜酸性包涵体，核染色质空且核仁明显，且肿瘤细胞表达 EMA 和孕激素受体，可以鉴别。

3. 伴间质分化的恶性外周神经鞘瘤　儿童和青少年少见，中枢神经系统原发者更为罕见，肿瘤呈鱼骨样或席纹状，瘤细胞梭形，核细长、波浪状，地图状坏死和核分裂象易见，S-100 蛋白阳性支持该肿瘤诊断。

4. 鼻腔鼻窦的嗅神经母细胞瘤侵犯脑组织　因其可有横纹肌母细胞分化，故易混淆，瘤细胞巢状或分叶状，界清，间隔以纤维血管间质，可见 Homer Wright 菊形团，结合病史及免疫组织化学（NSE、Syn 和神经微丝阳性）可鉴别。

5. 肌源性分化的髓母细胞瘤　也可出现横纹肌母细胞分化，该肿瘤罕见，多见于小脑，有典型的髓母细胞瘤背景可鉴别。

6. 其他　如胶质肉瘤、原始神经外胚层肿瘤、转移性小细胞癌、小细胞恶性黑色素瘤、淋巴瘤等可借助免疫组织化学与中枢神经系统原发横纹肌肉瘤鉴别。中枢神经系统原发横纹肌肉瘤单纯通过影像学检查较难做出定性诊断。

（李传亭）

二十一、软骨瘤

【概述】

软骨瘤（chondroma）是常见的良性骨肿瘤，好发于四肢短骨，颅面部软骨瘤十分罕见，由于胚胎期颅底骨是软骨内化骨发展而来，故该肿瘤多发生在颅底联合处，以颞骨和枕骨大孔处最常见，偶可见到源于硬脑膜的软骨瘤，多位于大脑镰区，也可位于脑实质或脑室内，颅内软骨瘤发病率占颅内肿瘤的 0.2%~0.3%。

【临床与病理】

早期不易发现，后期易恶变为软骨肉瘤。临床症状取决于肿瘤部位和局部神经结构受压和侵犯情况，可表现为头痛、癫痫和局部神经功能受损的症状。病变起源于大脑镰脑膜的原始多分化潜能的间叶细胞或异位的胚芽残余。病理上主要成分为坚实的半透明软骨，其次为软骨退化所形成的假囊肿或骨化的软骨。常呈分叶状，有纤维包膜，继发性黏液变性时可呈多房性。镜下见分化成熟的透明软骨细胞，其钙化或骨化的软骨组织与正常软骨相似，但结构紊乱，呈现小软骨团，瘤细胞大小不均，无清楚的软骨束。由于软骨细胞发生退化、坏死或完全消失被结缔组织侵入，故肿瘤可形成分叶状。

【影像检查方法】

影像学检查主要应用 CT 和 MRI。

【影像表现】

1. CT　平扫可见病变区呈高等低混杂密度，呈分叶状，界限较清楚，常见钙化，典型呈多发小环状、"C"形或斑点状散在分布。肿瘤为乏血供，增强扫描肿瘤实质部分可轻度强化，可有边缘轻度强化。

2. MRI　病变信号变化依肿瘤的组织成分不同而不同，若富含软骨基质，钙化较少，T_1WI 呈不均匀低信号，DWI 呈低等混合信号，T_2WI 呈高信号，增强扫描除钙化灶不强化外，其余部分明显强化（图 7-12-14）；若软骨基质大量钙化、骨化，则 T_1WI 和 T_2WI 均呈低信号，增强后扫描强化不明显。

【诊断与鉴别诊断】

影像学表现为颅内脑外病变，内有小环状、C 形或斑点状钙化，增强扫描延迟强化，没有脑膜尾征有助于颅内软骨瘤的诊断。主要与脑膜瘤和软骨肉瘤等鉴别。

（李传亭）

二十二、软骨肉瘤

【概述】

软骨肉瘤（chondrosarcoma）由肿瘤性软骨细胞与细胞间软骨基质构成，常见软骨基质钙化，并以软骨内化骨方式产生新骨。组织学上可分为间叶性软骨肉瘤、去分化软骨肉瘤、透明细胞型

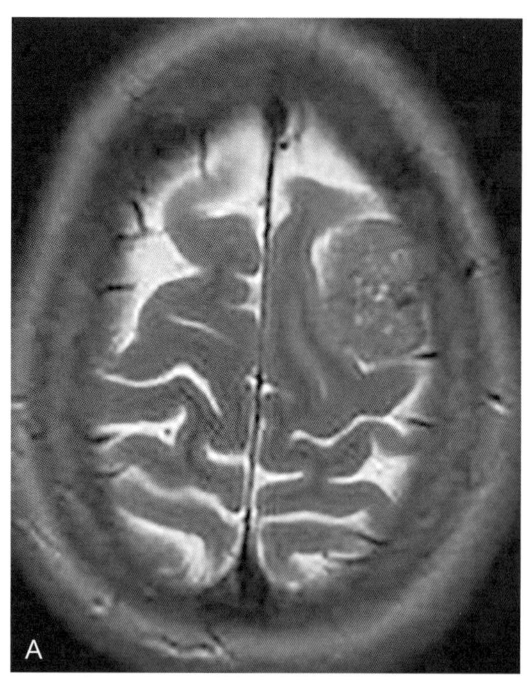
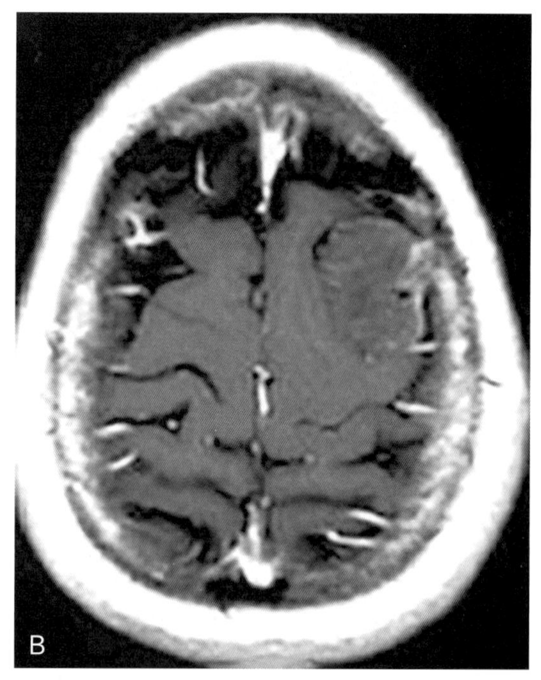

图 7-12-14 软骨瘤 MRI 表现

A. T_2WI 左额部类椭圆形等高混杂信号团块；B. T_1WI 增强病灶呈不均匀轻度强化

软骨肉瘤、皮质旁（骨膜性）软骨肉瘤等。颅面部软骨肉瘤较少见，好发于颅底，约占颅底肿瘤的6%，尤其是蝶骨、岩骨尖和枕骨等颅底软骨结合处，有累及斜坡侧面、偏离中线的倾向，其次是上、下颌骨，鼻和眼眶少见。颅面部软骨肉瘤患者就诊时中位年龄约 40 岁，但间叶性软骨肉瘤有显著年轻化趋势。颅面软骨肉瘤绝大多数为原发，仅少数继发于软骨瘤、骨软骨瘤、骨纤维异常增殖症和畸形性骨炎等病变。发生于脑膜和间叶性非脑膜上皮细胞者罕见，多起源于大脑镰脑膜的原始多分化潜能的间叶细胞或异位的胚芽残余。

【临床与病理】

颅面软骨肉瘤的临床表现，主要取决于肿瘤所在的部位、大小及生长速度，而出现相应的症状和体征。①脑神经受压或受损：颅底软骨肉瘤是一种生长缓慢局部侵犯的肿瘤，易压迫和侵犯穿行于颅底部位的脑神经；②脑结构受压：颅骨软骨肉瘤体积常较大，主要向颅内生长，可压迫推移或浸润邻近的脑结构。临床上常出现偏身活动不灵，感觉减退，锥体束征，共济失调，同向偏盲及癫痫发作等脑质结构受累的表现；③颅内压增高：肿瘤本身的体积和并发的脑积水均可导致颅内压增高。临床上可相应出现头痛、恶心、呕吐及视盘水肿等表现。

在组织学上，软骨肉瘤呈不规则圆形或哑铃形，边缘不清，常呈分叶状。瘤体质地通常较硬，切面呈灰白色或蓝色，具有光泽，呈半透明状。瘤体内可发生黏液样变或囊变，亦可有出血或坏死表现为暗红色，肿瘤内常见钙化。软骨肉瘤镜下表现多种多样，肿瘤由分化程度不同的肿瘤性软骨细胞与细胞间软骨性基质组成，其中可有成熟的肿瘤性软骨细胞。软骨肉瘤的恶性程度取决于组织学上的多种因素，包括结构上的特点（细胞的数目和基质表现）、细胞学上的变化（细胞的大小、形态、细胞核的情况）等。低度恶性软骨肉瘤的细胞密度低，基质丰富，异型性不明显，有丝分裂很少，少有畸形细胞。高度恶性软骨肉瘤的特点是细胞增多（常是黏液样、纤维性或混合性间质），中度到显著的多形性、双核、畸形以及高度活动的有丝分裂。组织学上可分为间叶性软骨肉瘤、去分化软骨肉瘤、透明细胞型软骨肉瘤等，颅内以间叶性软骨肉瘤常见。

【影像检查方法】

CT 和 MRI 是软骨肉瘤的常用检查方法，CT 显示瘤内钙化及骨质破坏较好，MRI 对肿瘤的内部结构特征显示较好。

【影像表现】

颅内软骨肉瘤体积可较大，CT 表现为等或略

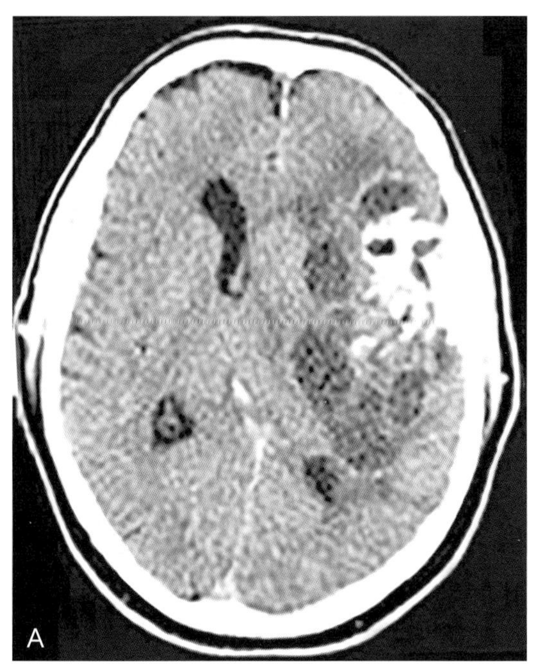
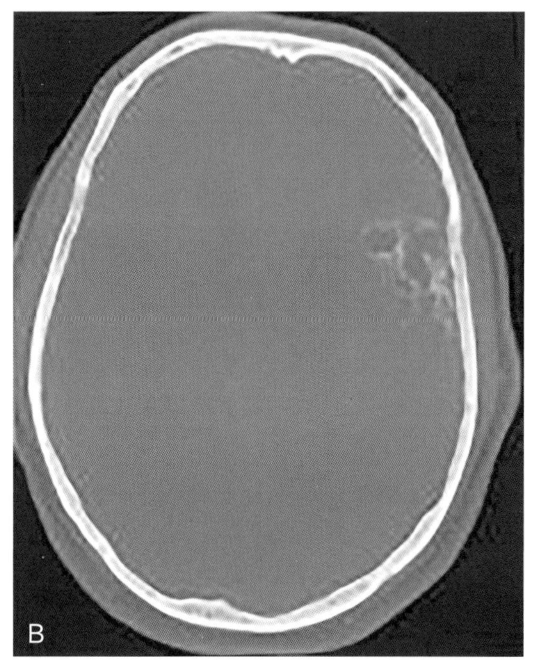

图 7-12-15 软骨肉瘤 CT 表现

A. CT 平扫软组织窗左额颞叶不规则形高低混杂密度团块；B. CT 平扫骨窗显示病灶内钙化

低密度的软组织肿块，伴斑点状、环形、不规则状钙化（图 7-12-15）。MRI 表现上肿瘤病灶信号欠均匀，这与肿瘤内常有出血、坏死、囊变、钙化等有关，T_1WI 上多呈低、中等信号，T_2WI 为不均匀高信号，其中混杂散在不规则低信号或更高信号。肿瘤常为低血供，增强后常为不均匀强化，病灶内的囊变、坏死及部分不规则钙化均为低信号，不强化。

【诊断与鉴别诊断】

应与脑膜瘤、颅内软骨瘤和骨肉瘤等鉴别。颅内软骨肉瘤 CT 表现上斑点状、环形钙化有助于其与脑膜瘤的鉴别；颅内软骨肉瘤 CT 表现上不均质的钙化和体积多较大有助于与颅内软骨瘤的鉴别。

（李传亭）

二十三、骨瘤

【概述】

骨瘤是良性肿瘤，由成熟的正常骨组织组成。在头颈部区域通常见于鼻窦、面部骨骼和穹窿骨等处。颅内骨瘤位于硬膜内，起源于脑膜间叶组织者罕见。颅内骨瘤的发病机制仍不清楚。

【临床与病理】

因颅内骨瘤生长缓慢，早期易被忽略，病程多较长。症状主要由于局部脑组织受压所致，包括恶心、头痛和癫痫。

病理组织学上骨瘤分为松质型和致密型两种类型。大多数学者认为前者可进展转化为后者。松质型（亦称海绵型）骨瘤表现为疏松的骨小梁结构，骨小梁薄而其间充满脂肪组织，一般含有较多的编织样骨，并表现为向板层状骨转化的活动性骨形成，编织骨含有程度不等的成熟基质伴有胶原纤维束，板层骨由平行层状成熟基质和骨髓组成，伴有致密的板状胶原纤维。致密骨瘤另外包含有致密的成熟板层状骨，并无哈氏系统，偶尔可看到骨髓间隙。另有所谓混合型是上述两种成分的混合，多表现为外部坚硬，而内部或下部为松质骨。

【影像检查方法】

CT 对于骨瘤的显示较好，可评估骨瘤发生部位颅骨的结构改变及骨瘤自身的密度。MRI 对于显示骨瘤邻近脑组织的继发改变，如压迫和水肿等较好。

【影像表现】

CT 上颅内骨瘤通常呈分叶状，边缘光滑，密度似板障或磨玻璃样改变，内可见斑点状致密影（图 7-12-16）。MR 上致密型骨瘤在 T_1WI 和 T_2WI 上均表现为边缘光整的低信号，多无软组织成分，增强扫描病变无强化。巨大的骨瘤内可见 T_1WI 略低、T_2WI 略高信号，边缘可伴有 T_1WI 高信号、T_2WI 等高信号带，可压迫邻近脑实质并可见大片状 T_1WI 低、T_2WI 高信号水肿区或囊变区。

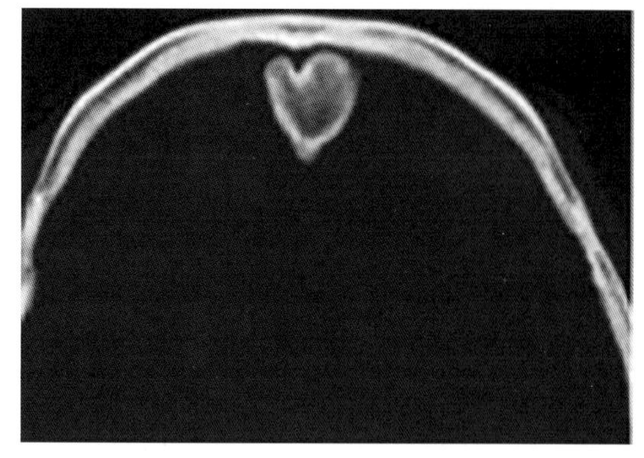

图 7-12-16 骨瘤 CT 平扫

前额部颅内可见骨性结节影，边界清楚，边缘呈致密高密度影，内部为类似板障的密度影

【诊断与鉴别诊断】

骨瘤表现为与颅骨相接的骨性结节，边界清楚，诊断不难。主要与脑膜骨化和钙化性脑膜瘤鉴别。若在肿瘤与颅骨内板间见由硬脑膜形成的一透亮线，有助于硬脑膜骨瘤的诊断。生理性脑膜钙化或骨化多位于大脑镰或小脑幕，常多发并位于硬脑膜两侧。单发的硬脑膜增厚钙化，钙化性脑膜瘤更为常见，钙化性脑膜瘤增强扫描病变可有强化，并可见供应血管和脑膜尾征。

（李传亭）

二十四、骨软骨瘤

【概述】

骨软骨瘤（osteochondroma）通常是指在骨的表面覆以软骨帽的骨性凸出物，为最常见的良性骨肿瘤。本病发生于软骨内化骨的骨骼，好发于四肢长骨干骺端，亦可发生于扁骨，以骨盆、肩胛骨、肋骨多见。颅面骨的骨软骨瘤较为罕见，多为单发，男女发病无明显差异，通常发生于颅底，以蝶骨和鞍旁区多见，起源于脑膜或脑实质者罕见。

【临床与病理】

临床多为单发，生长缓慢，临床症状取决于肿瘤的生长部位，早期多无症状。

在组织学上，骨软骨瘤由三部分组成，顶端为薄层纤维组织构成的软骨膜，并与邻近骨膜相连续；软骨膜下方是厚约数毫米的软骨帽，系透明软骨组成，可反映肿瘤生长的活跃程度；软骨帽下方是构成肿瘤主体的骨性基底，由松质骨和骨髓构成，髓腔和母体骨的髓腔相通，肿瘤基底可为扁平宽基底或细长的蒂状。镜下可见纤维组织膜，主要是胶原纤维，极少见纤维细胞；软骨帽中以软骨基质为主，还可见少量软骨细胞，软骨基质可发生钙化，并通过软骨内成骨而转变为骨。

【影像检查方法】

颅内骨软骨瘤主要应用 CT 和 MRI 检查。MRI 可以观察肿瘤和周围颅脑神经结构的关系，以及肿瘤对神经血管和脑组织的压迫情况。

【影像表现】

1. CT　颅内骨软骨瘤与发生于各个部位的骨软骨瘤在病理和组织结构上是相同的，因此多具有相同的影像学特点，主要包括：①软骨帽：未发生钙化时 X 线不能直接显示；②软骨钙化：是诊断骨软骨瘤的重要征象，也是判断肿瘤生长活跃的指标，可表现为相互重叠的环状、斑点状、条网状和不规则形钙化密度影；③肿瘤的骨性基底：可为宽基底或蒂状，外为皮质骨，内为松质骨，分别与母骨相延续。CT 可以清晰显示肿瘤的骨性基底、软骨钙化及周围脑组织受压情况（图 7-12-17 A、B）。

2. MRI　对于显示骨软骨瘤的软骨帽有较大的优势，软骨帽的信号特点类似关节透明软骨，T_1WI 呈等或稍低信号，T_2WI 呈稍高信号，增强呈不均匀强化（图 7-12-17C~F）。

【诊断与鉴别诊断】

颅内骨软骨瘤的诊断主要需确定病变内的成骨成分和病变周围的软骨成分，CT 有助于显示肿瘤内的成骨和钙化，MR 对显示肿瘤内的软骨成分具有较大价值，软骨成分一般在 T_2WI 上信号较高。颅内骨软骨瘤应与脊索瘤、颅咽管瘤、脑膜瘤相鉴别。

（李传亭）

二十五、骨肉瘤

【概述】

骨肉瘤（osteosarcoma）是肿瘤细胞能直接形成肿瘤性骨样组织或骨组织的恶性肿瘤，是青少年最常见的恶性骨肿瘤，其发病率占全部恶性骨肿瘤的首位，约占骨原发性恶性肿瘤的 20%。好

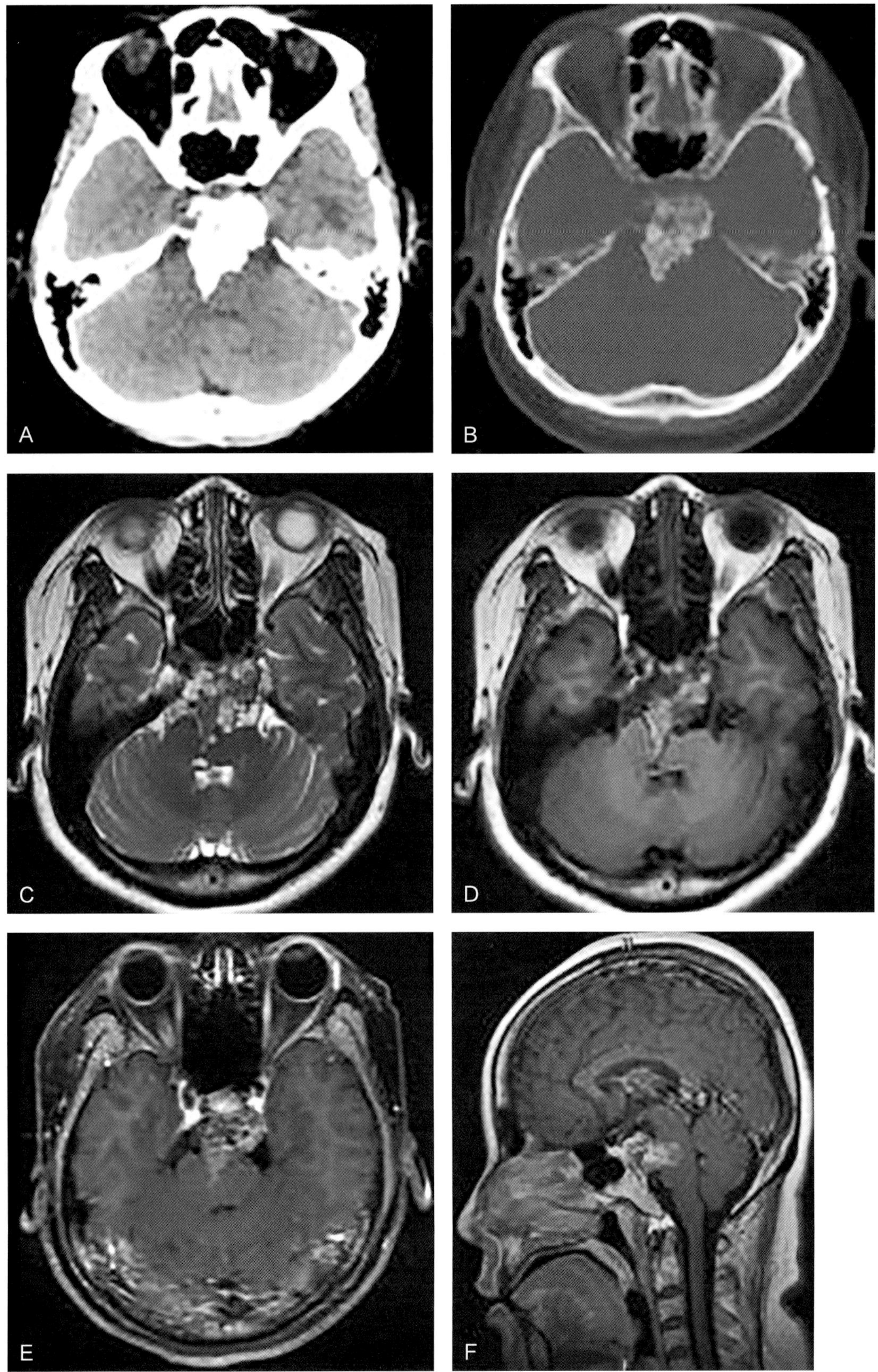

图 7-12-17 颅内骨软骨瘤 CT 和 MRI 表现

A. CT 平扫软组织窗斜坡后方不规则形高密度团块；B. CT 平扫骨窗显示病灶内骨化；C. T_2WI 病灶呈等高混杂信号；D. T_1WI 病灶呈高低混杂信号；E、F. T_1WI 增强显示病灶不均匀强化发于长管骨干骺端，扁骨和不规则骨中以髂骨最多，颅面骨少见。骨外骨肉瘤是骨肉瘤的一个亚型，多发生在肢体软组织、腹膜后或躯干，颅内可发生在鞍区、脑实质或脑膜，起源于硬脑膜或骨，完全源于硬脑膜内者非常少见，源于脑膜间叶细胞的骨肉瘤罕见。

【临床与病理】

颅内骨肉瘤发病年龄多在30岁以上，高峰在60岁，在组织学上颅内骨肉瘤与传统的骨肉瘤相同，骨肉瘤的瘤体一般质地坚硬，但由于成骨的多少，在不同病例和（或）不同区域差别很大。骨肉瘤主要成分为瘤性成骨细胞、瘤性骨样组织和肿瘤骨。根据瘤骨多少分为成骨型、溶骨型和混合型。依照肿瘤性骨样组织、肿瘤性软骨组织、肉瘤样纤维组织和血腔的有无及多少可分为5型：①骨母细胞型，以异形的骨母细胞为主，瘤骨丰富；②软骨母细胞型，软骨肉瘤样组织占半数以上，可见到直接形成瘤骨的梭形肿瘤成骨细胞；③成纤维细胞型，肿瘤大部分组织呈纤维肉瘤样结构，瘤细胞间夹杂局灶分布的少量瘤骨；④混合型，以上三型中任何两型主要成分较为等量地混杂在一起；⑤毛细血管扩张型，少见，肿瘤有多个大的血腔和少量实质成分构成。

【影像检查方法】

颅内骨肉瘤的影像学检查主要应用CT和MRI。

【影像表现】

文献对颅内骨肉瘤影像表现报道较少，一般可有其他部位骨肉瘤的共同表现。

1. CT 瘤骨形成是骨肉瘤的特征性表现，瘤骨形态多样，可呈点状、针状、斑片状及大片状。颅内软组织团块多呈中等密度，均匀或不均匀，CT增强扫描病灶多为不均匀强化。

2. MRI T_1WI病变多呈不均匀低信号或低、等高混杂信号，T_2WI呈不均匀高信号或混杂信号，边缘清楚，外形不规则。肿瘤骨在T_1WI与T_2WI上一般均为斑片状低信号，亦可在T_2WI或T_2WI抑脂像上呈高信号。出血灶信号较复杂，依据出血时间不同而有不同的信号特点。坏死液化区T_1WI低信号、T_2WI高信号，并可形成液-液平面。增强扫描显示肿瘤早期边缘强化和中心充盈延迟。扫描晚期或常规增强扫描则显示肿瘤组织明显不均匀强化，与周围组织分界更清楚。其中致密瘤骨区、出血区和坏死区为轻度或无强化区（图7-12-18）。

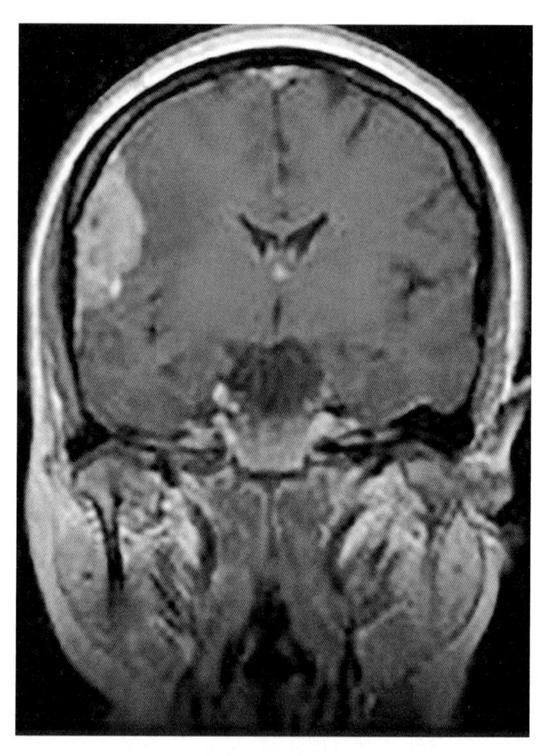

图7-12-18 骨肉瘤MRI表现

右侧颞顶部颅骨内板下方不规则梭形肿块，邻近脑组织受压、并见水肿区，肿块明显不均匀强化，邻近脑膜线状强化

【诊断与鉴别诊断】

肿瘤骨和骨样组织形成是骨肉瘤的特征表现，CT检查有助于显示病变内的肿瘤骨形成，但需与病变内的钙化相鉴别；MR对病变的起源定位具有较大帮助。需与软骨肉瘤、脑膜瘤和血管外皮细胞瘤等鉴别。

（李传亭）

第十三节 黑色素细胞肿瘤

黑色素细胞肿瘤是中枢神经系统罕见疾病，是一组起源于脑膜黑色素细胞的弥漫性或局限性良性或恶性肿瘤。2016年WHO CNS肿瘤分类将脑膜黑色素细胞肿瘤分为四种：脑膜黑色素细胞增多症、脑膜黑色素细胞瘤、脑膜黑色素瘤和脑膜黑色素瘤病。

一、脑膜黑色素细胞增多症

【概述】

脑膜黑色素细胞增多症（meningeal melanocytosis）是指黑色素细胞在软脑膜表面的弥漫性增殖，又称为弥漫性黑变病。该病合并皮肤黑色素痣时，称为神经皮肤黑色素细胞增多症或神经皮肤黑变病，是一种罕见的神经皮肤综合征，为良性病变。

【临床与病理】

脑膜黑色素细胞增多症为中枢神经系统罕见疾病，一般合并皮肤黑色素痣病变，是神经皮肤黑变病的颅内表现。神经皮肤黑变病最早于1861年报道，至今文献报道仅100多例。该病主要发生于白种人，儿童多见，少数发生于成人，男女发病无差异，大部分病例为散发。典型病例患儿出生时即可见到皮肤大片状色素痣伴少许毛发，以背部多见。临床表现包括颅高压症状、脑神经麻痹、癫痫或智能发育迟缓等，预后差。

大体病理上主要表现为脑表面弥漫致密的黑色物质沉积，局部可见结节样表现。弥漫性增殖的黑色素细胞不具备恶性细胞的形态学表现，核仁正常，无细胞异型性、核分裂或坏死，不侵犯脑实质，但有时能围绕血管周围间隙浸润生长，表现为恶性肿瘤的生物学行为。免疫组织化学染色与黑色素细胞一致，表现为HMB-45和S-100阳性。

神经皮肤黑变病是一种斑痣性错构瘤病，是由于神经外胚层的神经前体细胞发育不全，导致皮肤和柔脑膜上黑色素细胞的增殖。据报道，神经皮肤黑变病可能与其他类型神经皮肤综合征相关，比如Sturge-Weber综合征和Dandy-Walker畸形。具体的发病机制仍不明确，目前广泛接受的观点是在细胞外基质、神经元迁移和脑脊液再吸收过程干扰了原始脑膜细胞的诱导作用。

【影像检查方法】

MR为主要的影像学检查手段，CT对该病不敏感。

【影像表现】

1. CT　平扫常为阴性，部分病例可表现为蛛网膜下腔点状稍高密度影。相对MR而言，CT诊断脑膜黑色素细胞增多症价值有限，CT阳性者黑色素细胞常已恶变为黑色素瘤。黑色素细胞分布广泛，可引起脑积水。CT增强扫描可见柔脑膜强化。

2. MRI　由于黑色素细胞沿着血管周围间隙浸润，主要表现为脑实质或脑膜点状或小结节状T_1WI高信号，最常见于颞叶前部，特别是杏仁核区域，小脑和脑干也可发生。部分病灶T_2WI和T_2-FLAIR上可表现为高信号。增强扫描可见小结节或柔脑膜强化，目前认为强化与黑色素细胞恶变相关，提示病变侵袭性生长（图7-13-1）。

【诊断与鉴别诊断】

脑膜黑色素细胞增多症大部分为神经皮肤黑变病在中枢神经系统的表现，特征性影像表现为杏仁核周围的T_1WI高信号，亦可表现为蛛网膜下腔的散在点状高信号。增强扫描可表现为柔脑膜强化。

鉴别诊断主要包括蛛网膜下腔出血、脑膜炎、脑膜癌病等，蛛网膜下腔出血常见于外伤、动脉瘤或血管畸形，脑膜炎有相应的临床表现，脑膜癌病原发肿瘤病史可用于鉴别诊断。

（江桂华）

二、脑膜黑色素细胞瘤

【概述】

脑膜黑色素细胞瘤（meningeal melanocytoma）是一种起自柔脑膜黑色素细胞的肿瘤，一般为良性病变，生长缓慢，也可恶变为黑色素瘤。2016年WHO CNS肿瘤分类ICD-O编号为8728/1（交界性）。

【临床与病理】

脑膜黑色素细胞瘤罕见，自1972年首次报道以来，至今文献报道仅100多例，发病率极低。任何年龄均可发病，50多岁为发病高峰年龄，女性相对多见。临床症状和体征取决于病灶部位，可表现为脑积水、脑神经麻痹、癫痫等。

病理大体观，肿块常表现为黑色，部分可表现为红、白、棕色等，对周围脑组织大部分表现为压迫而非浸润生长。光镜下肿瘤细胞紧密排列成巢状或旋涡状，类似脑膜瘤，因此，过去部分黑色素细胞瘤曾被误认为是黑色素型脑膜瘤。鉴别两者需要电子显微镜和免疫组织化学染色。电子显微镜下脑膜瘤可观察到细胞桥粒和细胞并指过程，而黑色素细胞瘤无此现象，黑色素细胞瘤胞体内的黑色素颗粒也是两者的鉴别要点。免疫组化染色中，黑色素细胞瘤表现为HMB-45和S-100阳性，但缺少上皮样细胞标志物，如EMA。

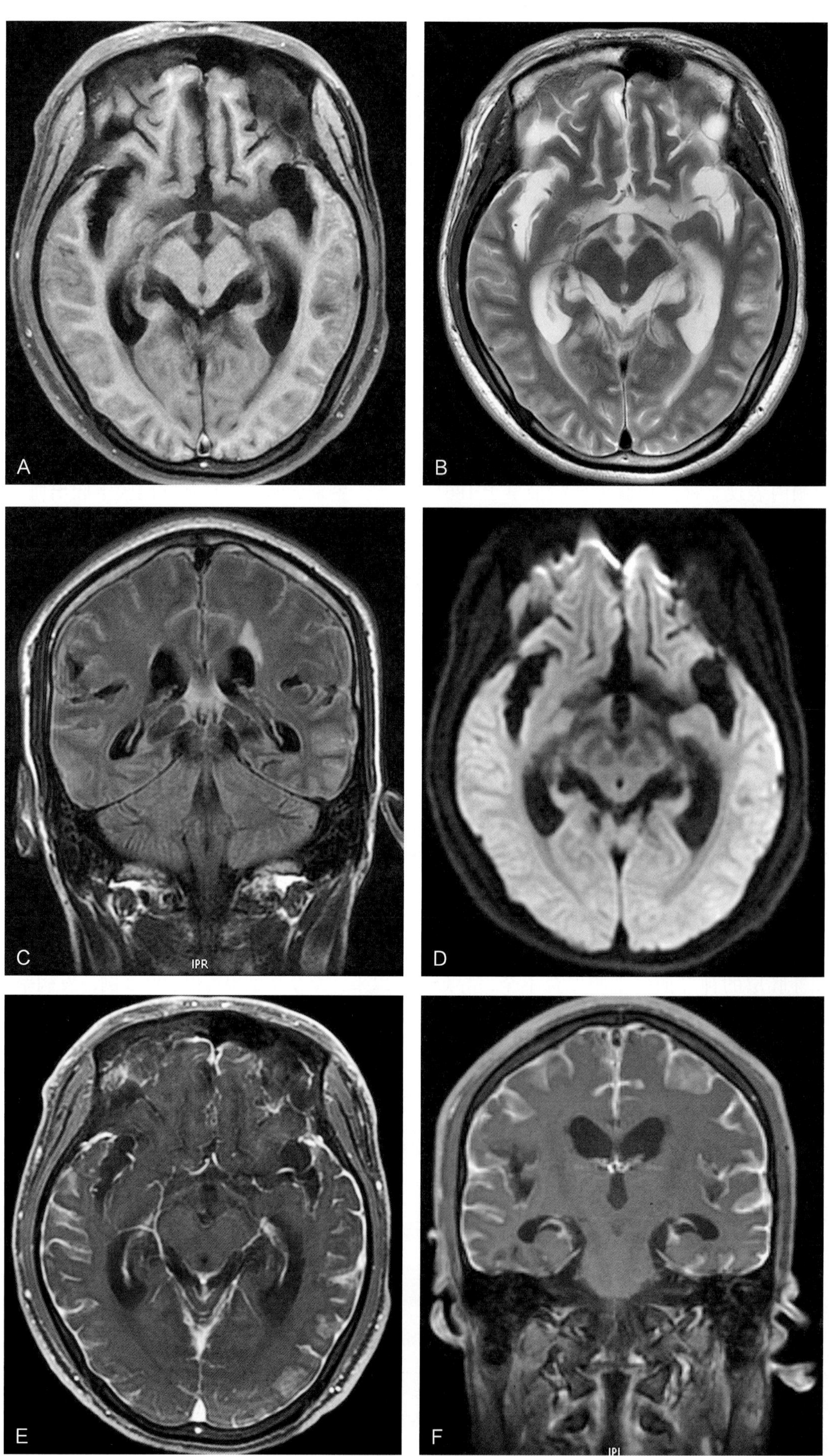
A
B
C
IPR
D
E
F
IPI

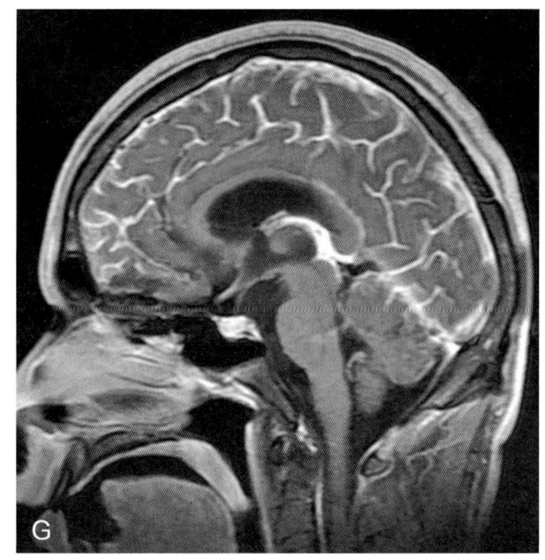

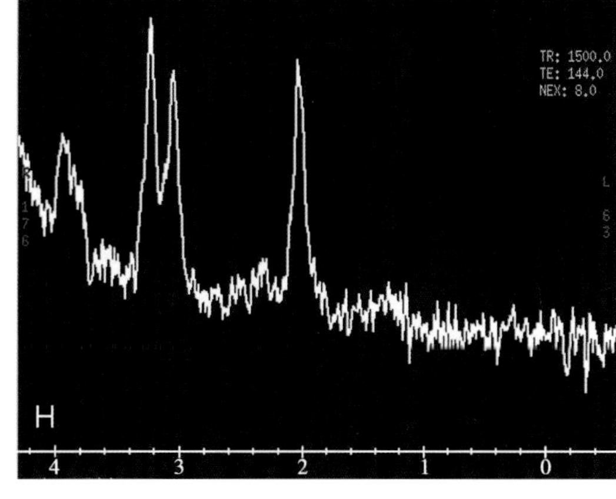

图 7-13-1 弥漫性脑膜黑色素细胞增多症 MRI 表现

男，21 岁，进行性左下肢发麻、无力，发作性抽搐，记忆力减退 4 个月余。A、B. T_1WI 及 T_2WI，脑沟、脑裂、脑池增宽，脑实质未见确切异常信号；C. T_2-FLAIR 上脑沟信号弥漫性增高；D. DWI 上脑实质未见确切异常信号；E~G. 增强 T_1WI，弥漫性对称性柔脑膜强化；H. MRS，NAA 峰下降，Cho 峰升高。术中所见：蛛网膜呈黑色，血运丰富；病理检查：硬脑膜未见色素细胞浸润，柔脑膜黑色素细胞浸润，最终诊断弥漫性脑膜黑色素细胞增多症（病例图片由中国人民解放军总医院放射科娄昕教授提供）

黑色素细胞瘤细胞分裂不活跃，无核异型性，这些可与恶性黑色素瘤相鉴别。但是部分细胞表现为两者中间的组织学特性，无法区分，此时会描述成“不确定生物学行为的黑色素细胞”。

【影像检查方法】

CT 和 MRI 为主要影像学检查手段，MRI 是最佳的成像手段。

【影像表现】

脑膜黑色素细胞瘤好发部位为枕大孔附近后颅窝的脑膜，部分可发生于 Meckel 腔或邻近脑神经核的部位、颈段和上胸段椎管内，可能与这些区域黑色素细胞较多有关，常为单发肿块样病变。

1. CT　脑膜黑色素细胞瘤类似脑膜瘤，表现为 CT 平扫等或稍高密度，增强扫描明显均匀强化。但是不同于脑膜瘤，黑色素细胞瘤很少钙化，邻近骨质增生也很少见。

2. MRI　表现为 T_1WI 等或高信号，T_2WI 等或低信号，增强扫描明显均匀强化。与其他类型黑色素细胞肿瘤类似，细胞内黑色素颗粒的多少直接影响肿瘤的信号，部分病例可合并出血，也会影响肿瘤信号。常规 MRI 平扫和增强有时很难区分黑色素细胞瘤与其他相同部位的脑外肿瘤，包括脑膜瘤、神经鞘瘤、恶性黑色素瘤等（图 7-13-2）。

【诊断与鉴别诊断】

因其发病率极低，部分肿瘤 CT 和 MRI 无特异性表现，黑色素细胞瘤术前正确诊断十分困难，多数被误诊为恶性黑色素瘤、脑膜瘤甚至神经鞘瘤等。当发现位于后颅窝或者 Meckel 腔，T_1WI 表现为高信号而 T_2WI 表现为低信号的脑外肿块，信号均匀，需要想到脑膜黑色素细胞瘤的可能性。

（江桂华）

三、脑膜黑色素瘤

【概述】

脑膜黑色素瘤（meningeal melanoma）是指起源于脑膜黑色素细胞的恶性肿瘤，又称脑膜恶性黑色素瘤，2016 年 WHO CNS 肿瘤分类 ICD-O 编号为 8720/3，Ⅳ级。颅内黑色素瘤分原发性和转移性，本节所述均为原发性脑膜黑色素瘤。

【临床与病理】

中枢神经系统原发性黑色素瘤极罕见，远远少于转移性黑色素瘤，仅占所有黑色素瘤的 1% 左右。该病可发生于任何年龄段，成人多见，高峰发病年龄为 50 多岁，男女发病率无明显差别。正

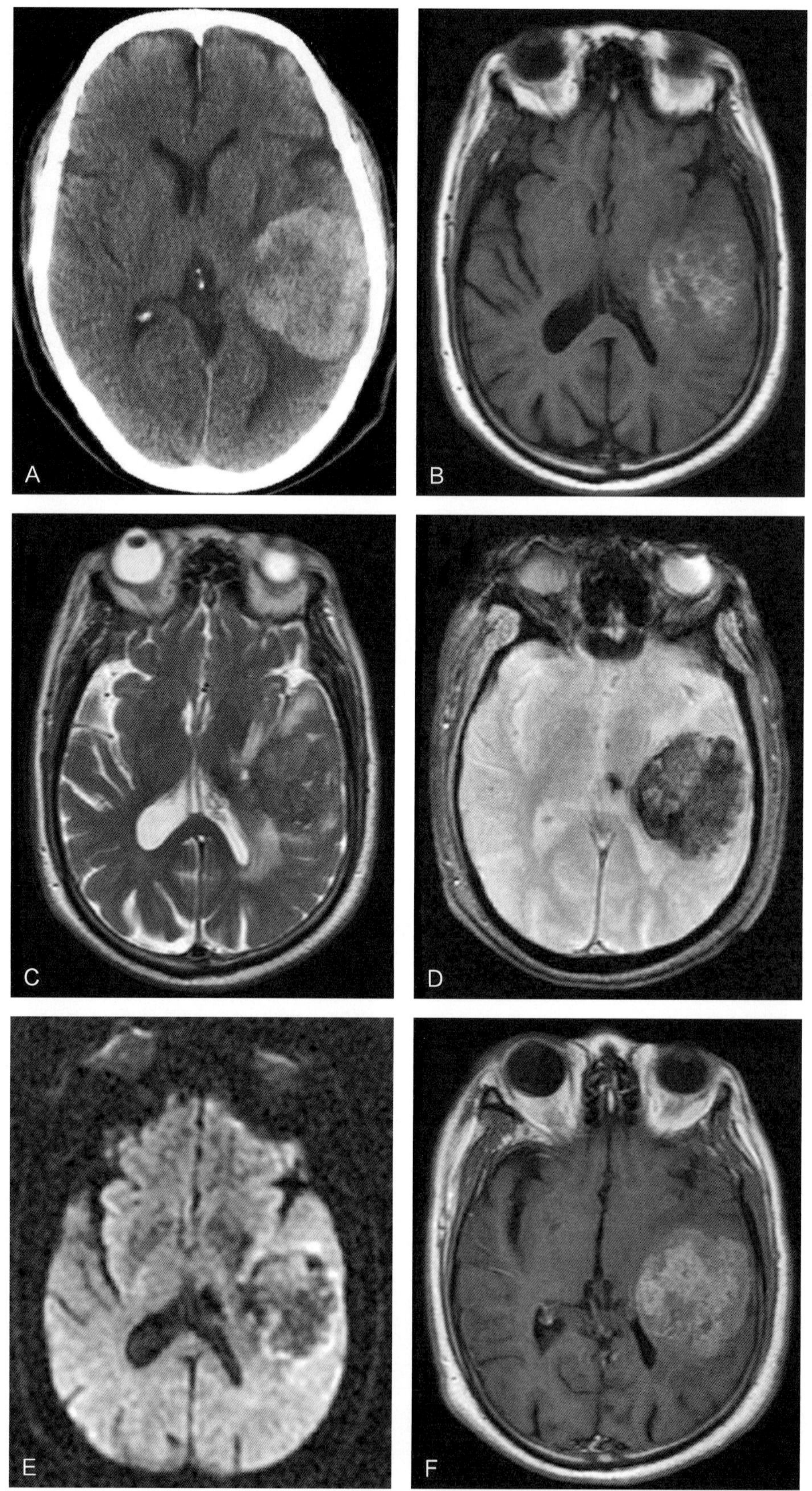

图 7-13-2 脑膜黑色素细胞瘤 CT 和 MRI 表现

A. CT 平扫示左侧颞叶高密度肿块并周围脑实质轻度水肿；B. T_1WI 示肿块呈等高混杂信号；C. T_2WI 示肿块呈低信号；D. GRE 序列示肿块呈低信号；E. DWI 示肿块边缘呈轻微高信号，内部呈稍低信号；F. T_1WI 增强示肿块呈轻中度强化常情况下，黑色素细胞位于脑基底部，延髓腹侧和颈髓上段周围，而黑色素瘤可发生于颅内任何部位，主要位于软脑膜，少部分病例可发生于脑实质内。临床表现主要取决于肿瘤的部位。当肿瘤阻塞脑脊液循环时，可引起脑积水和各种颅高压症状，侵犯脑实质可导致相应的局灶性神经功能障碍，累及脑神经时可引起脑神经麻痹症状，侵犯血管可导致蛛网膜下腔出血。虽然原发性黑色素瘤预后较继发性黑色素瘤好，但总体而言预后均不佳，肿瘤全切后复发率依然很高。

由于黑色素细胞的存在，黑色素瘤外观上常表现为黑色。病理上表现为束状、巢状或条索状排列的梭形或上皮样细胞。根据有无胞质内黑色素细胞颗粒沉积，分为黑色素颗粒亚型和无黑色素颗粒亚型，后者少见。肿瘤细胞异型性大，可见具有怪异核的大细胞。核呈明显多形性，核仁大而红，核分裂象明显，常见坏死、出血，肿瘤细胞常浸润脑实质或脊髓生长。免疫组织化学染色 HMB-45 和 S-100 阳性。

【影像检查方法】

CT 和 MRI 为主要影像学检查手段，MRI 是最佳的成像手段。

【影像表现】

黑色素瘤可发生于中枢神经系统任何部位，单发或多发，单发者颞叶多见，特别是杏仁核。瘤体表现为边界清晰的实性肿块。

1. CT　平扫表现为高或稍高密度，因出血坏死的存在，肿瘤密度不均匀，坏死区表现为低密度。

2. MRI　平扫上肿瘤信号多变，取决于肿瘤细胞内黑色素颗粒的多少。典型者由于胞质内存在大量黑色素颗粒引起顺磁性效应，表现为 T_1WI 高信号和 T_2WI 低信号，肿瘤内出血残留的含铁血黄素也是形成 T_2WI 低信号的原因之一。如肿瘤内无黑色素颗粒沉积或数量较少，瘤体则表现为 T_1WI 等或低信号，T_2WI 等或高信号。由于肿瘤细胞排列紧密，DWI 可呈高信号；如果瘤内黑色素颗粒丰富，T_2WI 表现为极低信号时，由于暗化效应的影响，DWI 亦可呈低信号。PWI 上，肿瘤可表现为高灌注。

CT 和 MR 增强扫描表现多样。肿瘤实质呈明显强化，瘤内出血、坏死区无强化，根据出血坏死的程度，肿瘤可表现为均匀强化，不均匀强化，有时出血坏死彻底时，表现为环形强化，其中以混杂的不均匀强化较为多见（图 7-13-3）。

【诊断与鉴别诊断】

富含黑色素颗粒的黑色素瘤典型表现为 CT 高密度，T_1WI 高信号和 T_2WI 低信号，增强扫描明显不均匀强化，此种表现应想到黑色素瘤的可能。病理上诊断黑色素瘤并不困难，而临床上因为发病率明显低于转移性黑色素瘤，单纯的影像学表现很难区分原发黑色素瘤和转移性黑色素瘤，因此黑色素瘤的诊断难点在于确定肿瘤是原发或继发。原发性黑色素瘤应为排他性诊断，诊断前需要仔细检查包括皮肤、眼睛和黏膜表面等身体其他部位。黑色素瘤的影像学鉴别诊断主要包括脑膜瘤、血管外皮瘤、淋巴瘤和转移瘤。

（江桂华）

四、脑膜黑色素瘤病

【概述】

脑膜黑色素瘤病（meningeal melanomatosis）是中枢神经系统起源于柔脑膜黑色素细胞的罕见恶性病变。黑色素瘤恶变后沿着软脑膜浸润生长或弥漫性黑色素细胞增多症恶变后均可演变成黑色素瘤病。2016 年 WHO CNS 肿瘤分类 ICD-O 编号为 8728/3，侵袭性生长，预后极差。

【临床与病理】

本病最早于 1859 年报道，成人比儿童多见，40 岁左右为发病高峰年龄。临床表现包括高颅压、癫痫、精神症状、脑神经麻痹等。大体病理表现为柔脑膜弥漫性增厚和变黑。肿瘤细胞病理与恶性黑色素瘤相仿，生长方式为弥漫浸润生长，可沿着血管周围间隙浸润进入脑实质内。

【影像检查方法】

CT 和 MRI 为主要影像学检查手段，MRI 是最佳的成像手段。

【影像表现】

CT 和 MRI 上典型表现为柔脑膜明显增厚伴强化。由于黑色素颗粒的存在，病灶区域 T_1WI 表现为高信号，T_2WI 表现为低信号，与脑膜黑色素增多症相仿，但范围更广，局部区域可形成结节样或肿块样病灶。

【诊断与鉴别诊断】

脑膜黑色素瘤病术前诊断极为困难，确诊需病理检查。鉴别诊断包括脑膜癌病、脑膜炎、身体其他部位黑色素瘤颅内转移等。

（江桂华）

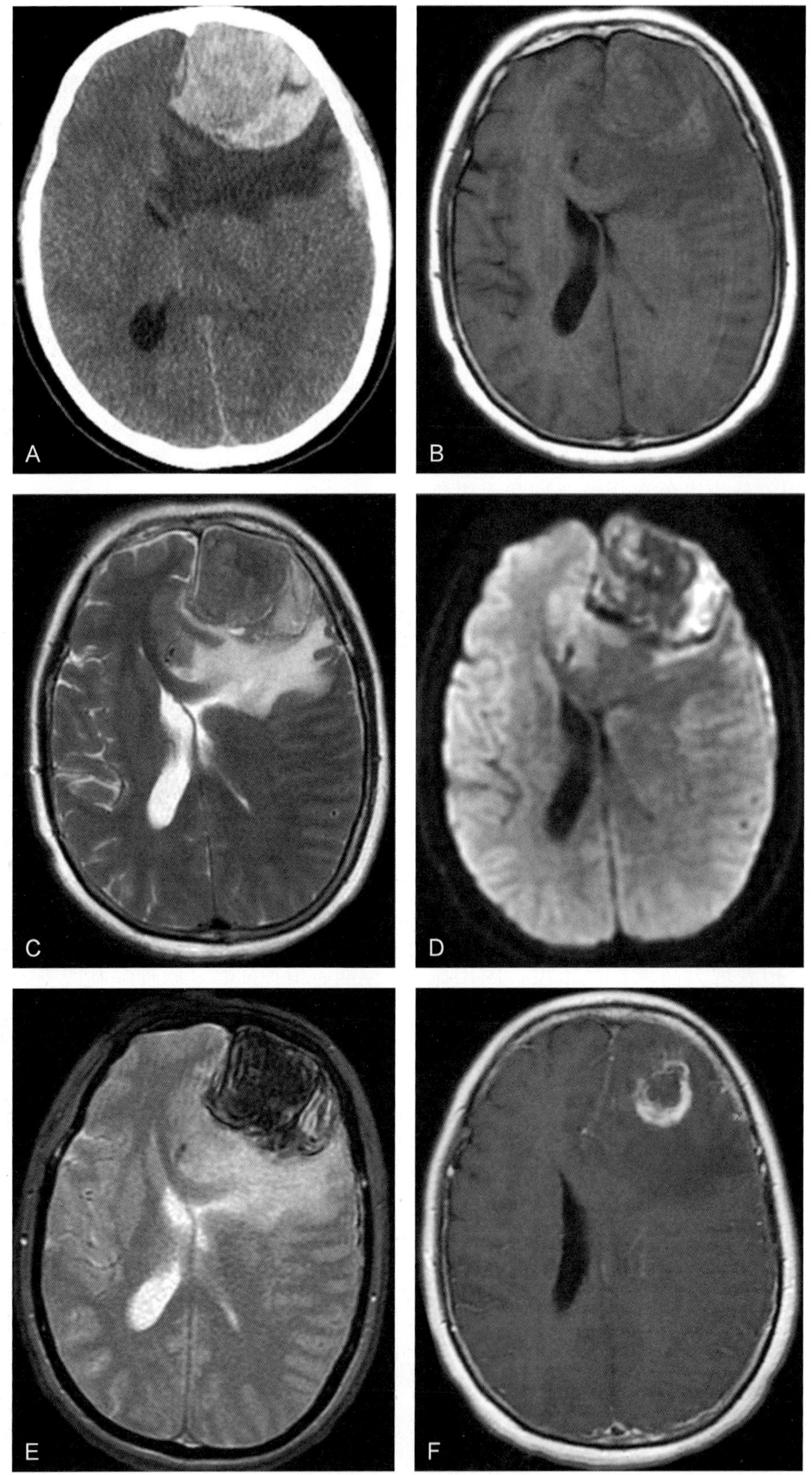

图 7-13-3 脑膜黑色素瘤 CT 和 MRI 表现

A. CT 平扫示左侧额部混杂高密度影并周围脑实质水肿；B. T_1WI 示肿块呈等、稍高混杂信号；C. T_2WI 示肿块呈高、低混杂信号；D. DWI 示肿块呈高低混杂信号；E. GRE 序列示肿块内多发低信号；F. T_1WI 增强显示肿块内部呈不均匀强化

第十四节　淋　巴　瘤

一、中枢神经系统弥漫大 B 细胞淋巴瘤

【概述】

原发性中枢神经系统淋巴瘤（primary central nervous system lymphoma，PCNSL）是指仅发生于中枢神经系统而无全身其他系统侵犯的淋巴瘤，约占颅内原发肿瘤的 3%，占非霍奇金淋巴瘤（NHL）的 2%~3%，可发生于脑实质、脑神经、软脑膜、脊髓和眼等，但绝大多数位于脑内。以往曾将脑内淋巴瘤称为淋巴肉瘤、网状细胞肉瘤、软脑膜肉瘤、小神经胶质细胞瘤、血管外皮肉瘤、血管周围肉瘤等。而原发性中枢神经系统弥漫大 B 细胞淋巴瘤（primary central nervous system diffuse large B cell lymphoma，PCNS-DLBCL）是最常见的 PCNSL，占 95%~98%，2008 年 WHO 关于淋巴造血系统肿瘤分类中将 PCNS-DLBCL 归为非特指的弥漫大 B 细胞淋巴瘤（DLBCL，NOS）中的一个独立亚型。文献报道的 PCNS-DLBCL 大多数发生于免疫功能正常的患者，也常见于免疫功能低下（如器官移植术后长期应用免疫抑制剂、糖皮质激素、自身免疫疾病）的患者中，近年来该病的发病率在免疫功能正常的人群不断升高，且随着年龄的增长，发病率也越来越高，以 75 岁以上为著。任何年龄均可发病，但好发于中老年人，中位年龄约为 50 岁，男女比例约为 1.5∶1，发病年龄 >60 岁是其预后不良的独立危险因素。

【临床与病理】

临床表现为头痛、恶心、呕吐、视盘水肿、视物模糊、肢体麻木、嗜睡、癫痫发作等非特异性的神经系统症状。病程短，进展迅速，侵袭性强，若未予治疗，多在症状发生后 3~5 个月内死亡。目前以大剂量甲氨蝶呤为基础的化疗是首选的治疗方案，可显著延长患者的生存期。

脑脊液检查可以提高临床诊断率，生化检查绝大多数患者蛋白含量升高，细胞计数增多，糖含量降低。细胞学检查则可发现原始幼稚的肿瘤细胞，流式细胞学检查可以对肿瘤细胞的表型进行定量分析。

大体观察为单发或多发肿块，质地较硬，边界清晰或不清晰，钙化、出血极少见。镜下可见肿瘤细胞紧密排列、弥漫分布，大小较一致，核/浆比例高，间质成分少，常以血管为中心沿着血管周围间隙向邻近脑实质浸润，形成所谓的“袖套征”。免疫组化特异性表达 CD20，可表达 LCA、CD10、CD79α、MUM-1 等，依据 Hans 分型方法，可分为生发中心 B 细胞型（GCB）和非生发中心 B 细胞型（non-GCB），其中前者对化疗敏感，预后相对较好。

PCNS-DLBCL 的组织起源及发病机制尚不清楚，以往多数人认为脑组织内没有淋巴细胞，脑内原发淋巴瘤可能来源于血管周围未分化的多潜能间叶细胞，即继发的淋巴组织。然而 Louveau 等最新研究显示中枢神经系统存在淋巴管，这可能对今后进一步研究有重要的指导意义。

【影像检查方法】

常规 X 线检查对诊断 PCNSL 无价值。CT 可以显示病灶的大小、密度、形态、周边脑组织水肿及邻近结构受压移位情况。MRI 是诊断 PCNSL 首选的影像学检查方法，传统的检查序列包括：T_1WI、T_2WI、T_2-FLAIR 及 T_1WI 增强扫描，可更清晰地显示病灶的大小、形态、边界、信号特点及强化方式。DWI 结合 ADC 值可评估病灶弥散受限情况。MRS 中 Lip 峰的升高是 PCNSL 最特征性的 MRS 表现，这是细胞坏死的特征性标记。DSC-PWI 可以提供肿瘤血管内皮增生及血管生成的病理生理学信息，并可进一步测量肿瘤的微循环及血流动力学情况，常用的参数有 rCBV、rCBF、MTT、清除率等。SWI 则可反映肿瘤内微血管的分布、微小出血及坏死情况。DTI 可以评估病灶区域及邻近结构纤维束的走行、完整性及属性状态，FA 值、MD 值是常用的评价指标。^{18}F-FDG PET-CT 将肿瘤的定位及代谢信息相融合，提高了诊断的敏感度和特异度，还可用于监测治疗后的疗效，能显示被 CT 及 MRI 漏诊的术后残留肿瘤。

【影像表现】

PCNS-DLBCL 可发生于中枢神经系统的任何部位，但以幕上多见，好发于近中线深部脑组织或脑表面，以额叶、基底节区、胼胝体及脑室周

围白质多见，常可侵犯室管膜或软脑膜，可通过胼胝体进而侵犯对侧大脑半球，呈“蝴蝶翼征”（图 7-14-1、图 7-14-2）。可单发或多发，但以多发病灶更常见。

1. CT　平扫表现为较均匀的等密度或稍高密度，也可为高密度影、低密度影或者混杂密度影，一般无钙化，出血罕见。

2. MRI　较 CT 更敏感地显示病灶及其内部情况，T_1WI 等或稍低信号，T_2WI 呈等或稍高信号。形态可呈团块状、结节状或弥漫性不规则片状，边界清晰或欠清晰。周边脑组织水肿常见，但占位效应一般较轻。PCNSL-DLBCL 在 CT 和 MRI 增强扫描时，常表现为团块状、结节状及片状均匀明显强化，但这并不是因为肿瘤的血供丰富，而很有可能与肿瘤沿着血管周围间隙浸润生长，容易破坏血脑屏障进而导致对比剂漏出所致（图 7-14-3）。另外，MRI 增强扫描时若出现“脐凹征”“尖角征”或“握雪团征”等特征性表现（图 7-14-1、图 7-14-2），则更有助于 PCNSL-DLBCL 的诊断。

由于淋巴瘤富含肿瘤细胞，且细胞间隙相对较少，限制了水分子的弥散，因而在 DWI 上表现为高信号，ADC 图上为低信号（图 7-14-3 C、D）。MRS 对 PCNSL-DLBCL 的诊断具有重要的价值，其中宽大高耸的 Lip 峰是最具特征性的改变（图 7-14-1F、图 7-14-3F）。PCNSL-DLBCL 血供不丰富，所以 DSC-PWI 显示肿瘤呈轻中度灌注。^{18}F-FDG PET-CT 显示病灶表现为放射性浓聚高代谢灶。

【诊断与鉴别诊断】

诊断要点：PCNSL-DLBCL 好发于中老年患者，男性相对多见，临床症状无特异性，少部分患者脑脊液可发现淋巴细胞进而提示诊断。影像学检查肿瘤好发于近中线深部脑组织或脑表面，以额叶、基底节区及脑室周围白质多见。

CT 平扫多为较均匀的等或稍高密度影，MRI 平扫 T_1WI 呈等或稍低信号，T_2WI 呈等或稍高信号，呈团块状、结节状或不规则片状，增强扫描呈均质明显强化；“脐凹征”“尖角征”或“握雪团征”等是特征性表现。功能 MRI 成像 DWI 呈高信号，ADC 为低信号，MRS 可见高耸的 Lip 峰，DSC-PWI 显示肿瘤呈轻中度灌注；^{18}F-FDG PET-CT 为高代谢灶。当影像学表现较典型时，诊断准确率较高，然而还有部分不典型病例需与其他疾病鉴别，确诊仍需病理学检查。鉴别诊断如下：

1. 胶质母细胞瘤　密度及信号不均匀，水肿及占位效应显著，增强扫描呈不均质、不规则环形强化，MRS 检查无 Lip 峰，PWI 呈明显高灌注，SWI 显示坏死、出血更多见。

2. 脑转移瘤　常有原发肿瘤病史，好发于大脑中动脉供血范围的皮髓质交界区，多呈“小病灶大水肿”改变，占位效应显著，多呈环形强化，MRS 检查无 NAA 峰及 Cr 峰。

3. 脑膜瘤　呈宽基底与脑膜相连，可见“脑脊液裂隙征”“白质挤压征”等脑外肿瘤的征象，瘤内可见钙化，增强扫描常可见脑膜尾征，MRS 检查无 NAA 峰，而 Cho 峰显著升高，可见 Ala 峰，PWI 呈明显高灌注。

4. 脱髓鞘假瘤　多为低密度或稍低密度，增强扫描呈弓状或开环状强化，对激素治疗敏感且在随访过程中一般不会复发、增多、增大，MRS 检查 Cho/NAA 比值大于 2.0，且无明显 Lip 峰。

5. 病毒性脑炎　常以灰质受累较严重或以脑回侵犯为主，CT 上表现为低密度，T_2WI 呈弥漫性脑回样高信号，一般不强化或仅呈轻度线样强化。

【影像学研究进展】

目前关于 PCNSL 的研究主要集中在 MRI 新技术（DWI/ADC、MRS、DSC-PWI、SWI）及 PET-CT 的应用价值，包括 PCNSL 的诊断与鉴别诊断、预测 PCNSL 治疗的疗效、监测治疗后的反应及评估患者的预后。

研究显示病灶的 ADC 值越低，则其治疗效果及预后越差。此外，部分学者在研究 PCNSL 与高级别胶质瘤、脑膜瘤、脱髓鞘假瘤等肿瘤或肿瘤样病变的鉴别诊断中发现，当 b 值为 1 000 时，PCNSL 的 ADC 值均低于其他肿瘤或肿瘤样病变，其 ADC 值一般为 $0.7\times10^{-3}mm/s^2$~$0.9\times10^{-3}mm/s^2$。然而亦有研究显示 PCNSL 与高级别胶质瘤的 ADC 值存在很大的重叠部分。研究者还发现 b=4 000 比 b=1 000 时，PCNSL 与高级别胶质瘤的 ADC 值具有显著的统计学差异，具有更高的鉴别诊断价值。

以往对于 MRS 的研究多是定性层面的研究，然而随着磁共振软件、硬件及计算机科学技术的发展，目前各国学者的研究关注点已上升至定量研究的层面，这为 PCNSL 的诊断与鉴别诊断、治疗效果的评价及预后的评估提供了更可靠的代谢方面的依据。

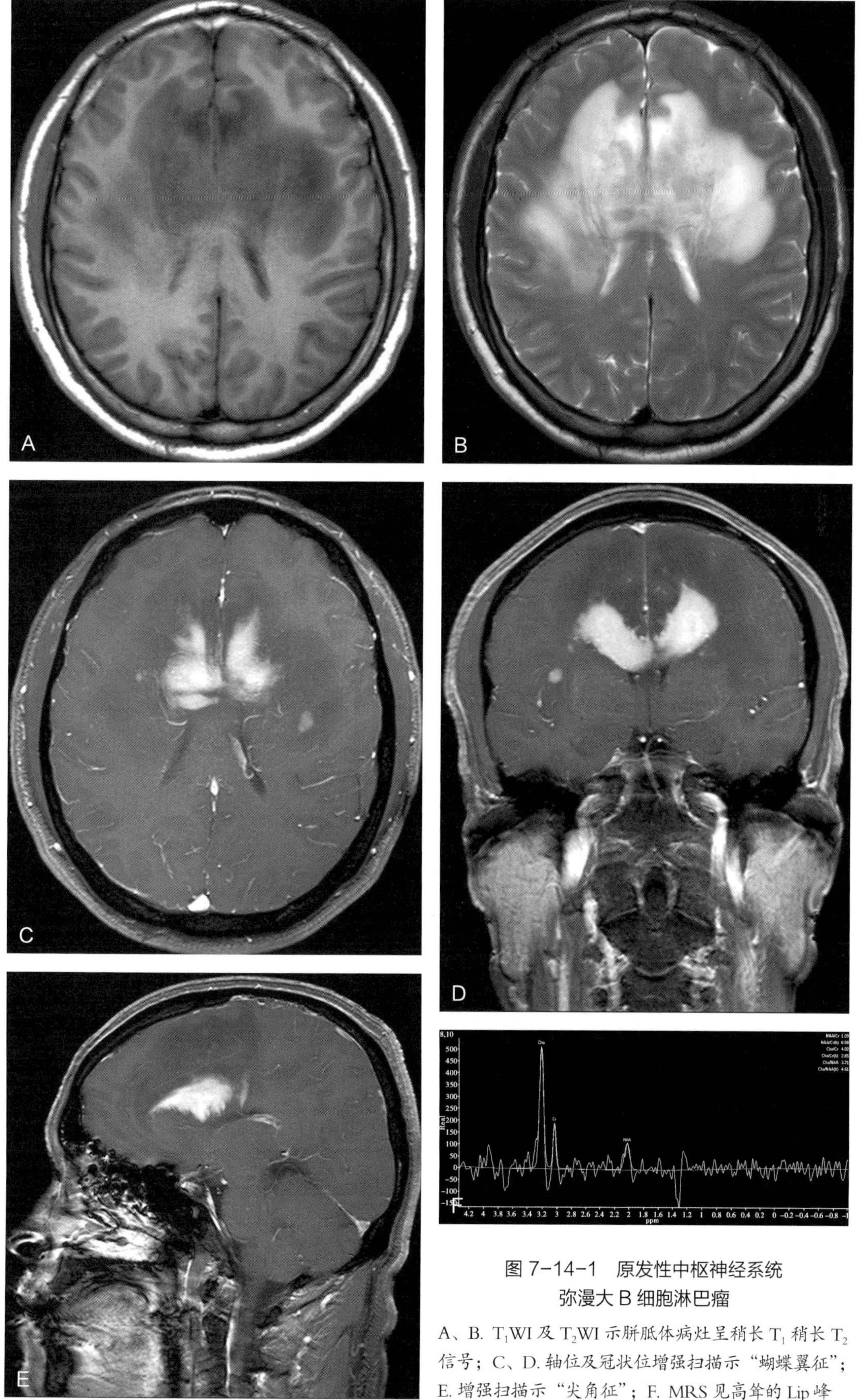

图 7-14-1 原发性中枢神经系统弥漫大 B 细胞淋巴瘤

A、B. T_1WI 及 T_2WI 示胼胝体病灶呈稍长 T_1 稍长 T_2 信号；C、D. 轴位及冠状位增强扫描示“蝴蝶翼征”；E. 增强扫描示“尖角征”；F. MRS 见高耸的 Lip 峰

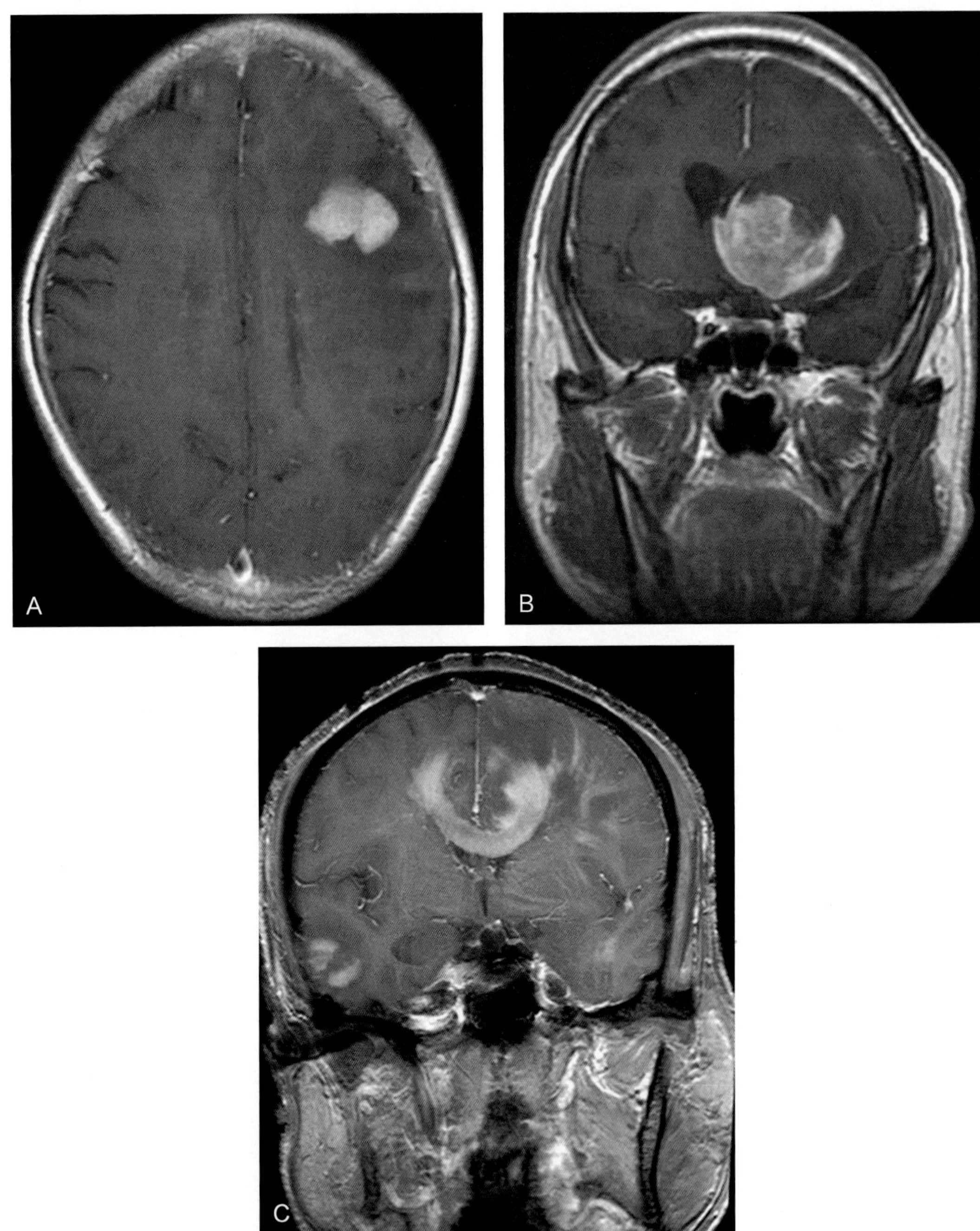

图 7-14-2 原发性中枢神经系统弥漫大 B 细胞淋巴瘤

A. 轴位增强示"脐凹征"；B. 冠状位增强示"握雪团征"；C. 冠状位增强示"蝶翼征"

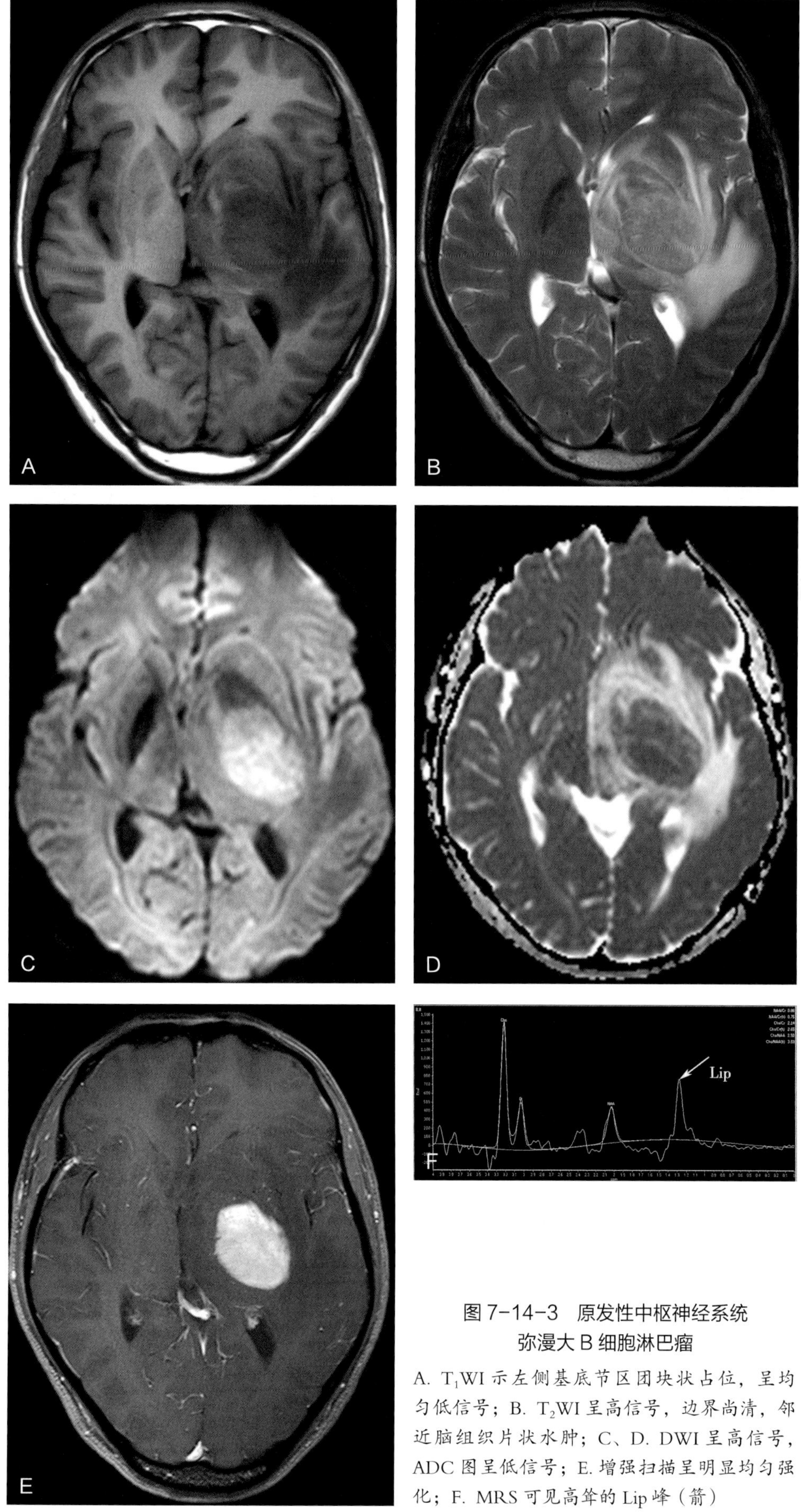

图 7-14-3 原发性中枢神经系统弥漫大 B 细胞淋巴瘤

A. T_1WI 示左侧基底节区团块状占位，呈均匀低信号；B. T_2WI 呈高信号，边界尚清，邻近脑组织片状水肿；C、D. DWI 呈高信号，ADC 图呈低信号；E. 增强扫描呈明显均匀强化；F. MRS 可见高耸的 Lip 峰（箭）

关于DSC-PWI的研究显示rCBV是鉴别PCNSL与高级别胶质瘤的最佳指标。另有研究者将视角拓展到PCNSL病灶周围区，观察到该区域的rCBV值会出现轻度升高，该区域的影像学改变对诊断也具有重要的意义。而DTI、SWI等技术在PCNSL中的研究相对较少。

^{18}F-FDG PET-CT显像中，病灶及正常颅脑中基底节区、丘脑、灰质均表现为高代谢，这就会掩盖病灶，不利于PCNSL的诊断。新的研究进展中指出，淋巴细胞主要依赖于外源性的蛋氨酸供给能量，以^{11}C-蛋氨酸为显像剂时，PCNSL表现为高代谢，正常脑实质则表现为低代谢，因而更容易识别出肿瘤，提高诊断的准确性，此外更有利于监测放化疗后的疗效，能准确显示被CT及MRI漏诊的术后残留肿瘤。

以往研究者们更专注于联合多个功能成像技术以达到准确诊断的目的，然而近来研究者们更提倡通过优化功能序列的参数指标，引用新的对比，以发现PCNSL最独特最稳定的影像学参数。

（邱士军）

二、免疫缺陷相关中枢神经系统淋巴瘤

2016版中枢神经系统肿瘤分类标准将免疫缺陷相关中枢神经系统淋巴瘤又分为艾滋病相关弥漫大B细胞淋巴瘤、NOS型EB病毒阳性弥漫大B细胞淋巴瘤和淋巴瘤样肉芽肿三种亚型。

（一）艾滋病相关弥漫性大B细胞淋巴瘤

【概述】

艾滋病相关弥漫性大B细胞淋巴瘤（acquired immune deficiency syndrome-related diffuse large B cell lymphoma，AIDS-related DLBCL）是指发生在人类免疫缺陷病毒（human immunodeficiency virus，HIV）感染基础上的DLBCL。原发于中枢神经系统的AIDS-related DLBCL非常少见，随着高效抗反转录病毒治疗（highly active antiretroviral therapy，HAART）被广泛采用，不管是系统性还是原发性中枢神经系统AIDS-related DLBCL的发病率均在逐渐减少，而且生存及预后得到了明显改善。HIV感染患者发生淋巴瘤的风险是普通人的150~250倍，且绝大多数发生在感染的终末期，即艾滋病期。在艾滋病患者中，淋巴瘤发病率5%~20%，其中AIDS-related DLBCL是最常见的病理类型，所占比例高于90%，也是目前导致艾滋病患者死亡最常见的原因。该病发病年龄比非AIDS患者年轻，中位年龄约为31岁，男性多于女性，男女比例约为9：1。

【临床与病理】

临床表现为记忆力减退、性格改变、精神淡漠、头痛、癫痫及痴呆等。实验室检查血清HIV抗体呈阳性，$CD4^+$ T淋巴细胞计数减少，晚期患者多<200/μl。

镜下肿瘤坏死、出血常见，淋巴细胞排列紧密，可形成袖套样改变。免疫组化强烈表达B细胞性免疫表型，EBV抗体常为阳性。

研究者认为其病因及发病机制与HIV慢性抗原刺激、EB病毒感染、多基因变异及细胞因子的调节异常等有关。

【影像表现】

AIDS-related DLBCL好发于脑室周围白质、基底节区、胼胝体、丘脑等近中线深部结构，可累及室管膜和软脑膜，多发更为常见，常表现为多发结节状或不规则肿块影，CT平扫呈低密度或等密度，MRI平扫T_1WI呈低信号，T_2WI呈高信号，边界欠清，周围脑组织可见轻至中度水肿，占位效应不十分明显，易发生坏死、囊变，增强扫描呈环形、不均质或结节样强化，常沿室管膜浸润而出现室管膜强化。

【诊断与鉴别诊断】

诊断要点：中枢神经系统AIDS-related DLBCL好发于中青年男性患者，实验室检查血清HIV抗体呈阳性，$CD4^+$ T淋巴细胞计数减少，多<200/μl，影像学检查为脑室周围白质、基底节区等深部中线结构区域见多发结节状或不规则肿块影，占位效应不明显，坏死囊变常见，增强扫描呈环形、不均质或结节样强化，常可出现室管膜及软脑膜强化。鉴别诊断如下：

1. **弓形体脑炎** 常合并出血，T_1WI表现为低信号中见斑点状高信号，呈“椒盐状改变”，增强扫描呈单发或多发环状强化，若出现“偏心靶征”则更有助于鉴别，此外MRS显示Cho峰降低。

2. **胶质母细胞瘤** 水肿及占位效应显著，增强扫描呈不均质、不规则环形强化，MRS检查无Lip峰，PWI呈明显高灌注。

3. **脑转移瘤** 常有原发肿瘤病史，好发于大脑中动脉供血范围的皮髓质交界区，多呈“小病灶大水肿”改变，占位效应显著，增强扫描多呈环形强化，MRS检查无NAA峰及Cr峰。

（二）NOS 型 EB 病毒阳性弥漫大 B 细胞淋巴瘤

【概述】

2008 版淋巴造血肿瘤分类中将“老年性 EBV⁺ DLBCL”作为一个暂定亚类，指发生于年龄 >50 岁的非免疫缺陷患者的 DLBCL，但近年来发现该病在 50 岁以下的患者中亦可发病，并对其形态学谱系的认知进一步加深，因此 2016 版的分类中将该病明确为一个疾病实体，并将“老年性”改为“非特指型（NOS）”，即 NOS 型 EB 病毒阳性弥漫大 B 细胞淋巴瘤（EBV^+ DLBCL，NOS）。原发于中枢神经系统的 EBV^+ DLBCL，NOS 极少见，仅占所有 DLBCL 的 4%，其中亚洲发病率高于西方国家。国外文献报道，该病的平均发病年龄约为 58 岁（范围为 29~83 岁），男性好发，男女比例为 7∶3，而国内鲜有报道。

【临床与病理】

临床表现无特殊，为头晕、恶心、呕吐等。脑脊液检查常为阴性。预后差，以大剂量甲氨蝶呤为基础的化疗联合放疗可改善预后。

镜下显示肿瘤由较大的淋巴细胞组成，间质成分少，局部可见丰富的血管和裂隙样结构，淋巴细胞围绕血管生长，形成“袖套样”改变。强烈表达 LCA、CD20、CD79a 等 B 细胞性免疫表型，原位杂交 EBER（+）。

患者无先天性或获得性免疫缺陷、医源性免疫抑制或自身免疫性疾病，病因尚不清楚，但目前人们认为与年龄的增长所致免疫功能降低有关，亦有学者认为与外伤史存在一定关系。

【影像表现】

以往少有文献总结该病的影像学特征，目前关于该病的较大样本量（10 例）的研究显示，该病好发于脑表面，亦可累及脑室周围脑组织或两者均累及，可单发或多发，单发者占 60%，多发者占 40%，极易发生坏死（90%）、出血（70%）而导致密度或信号不均匀，CT 多呈等低密度，MRI 呈稍长 T_1 稍长 T_2 信号，边界欠清，多呈分叶状或不规则片状，周围脑组织多呈轻中度水肿，增强扫描呈边缘环状强化或不规则强化（图 7-14-4），其影像学特征类似于 AIDS-related DLBCL。也有密度、信号均匀，增强扫描呈明显均质强化的报道，但极少见。

【诊断与鉴别诊断】

诊断要点：中枢神经系统 EBV^+ DLBCL，NOS 型好发于 50 岁以上的男性患者，临床及实验室检查无特殊，脑表面多见，可单发或多发，极易发生坏死、出血而导致密度或信号不均匀，多呈分叶状或不规则片状，周围脑组织多呈轻中度水肿，增强扫描呈边缘环状强化或不规则强化。确诊需依赖于病理组织学、免疫组织化学及 EBV 原位杂交技术。鉴别诊断如下：

1. AIDS-related DLBCL 有 HIV 感染病史，实验室检查 HIV 抗体阳性，两者影像学表现相似常难以鉴别。

2. 免疫功能正常的 DLBCL 好发于脑表面及深部中线结构，多发病灶常见，密度或信号均匀，坏死、出血极少见，增强扫描明显均匀强化。

3. 仍需与胶质母细胞瘤及转移瘤鉴别，鉴别要点与 AIDS-related DLBCL 的相似。

（三）淋巴瘤样肉芽肿

【概述】

淋巴瘤样肉芽肿（lymphomatoid granulomatosis，LYG）于 1972 年由 Liebow 等首先报道，是一种血管中心性及血管破坏性 B 细胞增生性疾病，近年来被认为是一种与 EB 病毒感染有关、免疫系统功能明显受损、介于淋巴组织反应性增生与恶性淋巴瘤之间的特殊病变，可累及多器官，最常累及的部位为肺（90%），其次为皮肤（25%~50%）、肾脏（30%~40%）及中枢神经系统（30%），而原发于中枢神经系统的 LYG 病例报道迄今尚不足 30 例。LYG 常见于 40~60 岁的患者，男女比例约为 3∶1。

【临床与病理】

临床表现无明显特异性，与侵犯部位有关，可表现为头晕、头痛、颅内压增高症状及局灶神经功能受损症状（如肢体感觉、运动障碍及脑神经麻痹等）。系统性 LYG 累及中枢神经系统的患者预后差，14 个月的死亡率为 86%，而 CNS 未受累者为 66%。而原发性中枢神经系统 LYG 患者生存期较长。实验室检查绝大多数可发现 EB 病毒感染的证据。

大体标本显示组织剖面呈灰红色或灰黄色，可伴有出血、坏死或囊变，常继发血管周围脑组织或脊髓组织出血和（或）梗死。镜下病理特点为血管中心性、血管破坏性淋巴细胞增生，可见反应性 T 细胞浸润、EB 病毒阳性的 B 淋巴细胞增殖。根据反应性淋巴细胞背景中异型性 B 细胞的数量

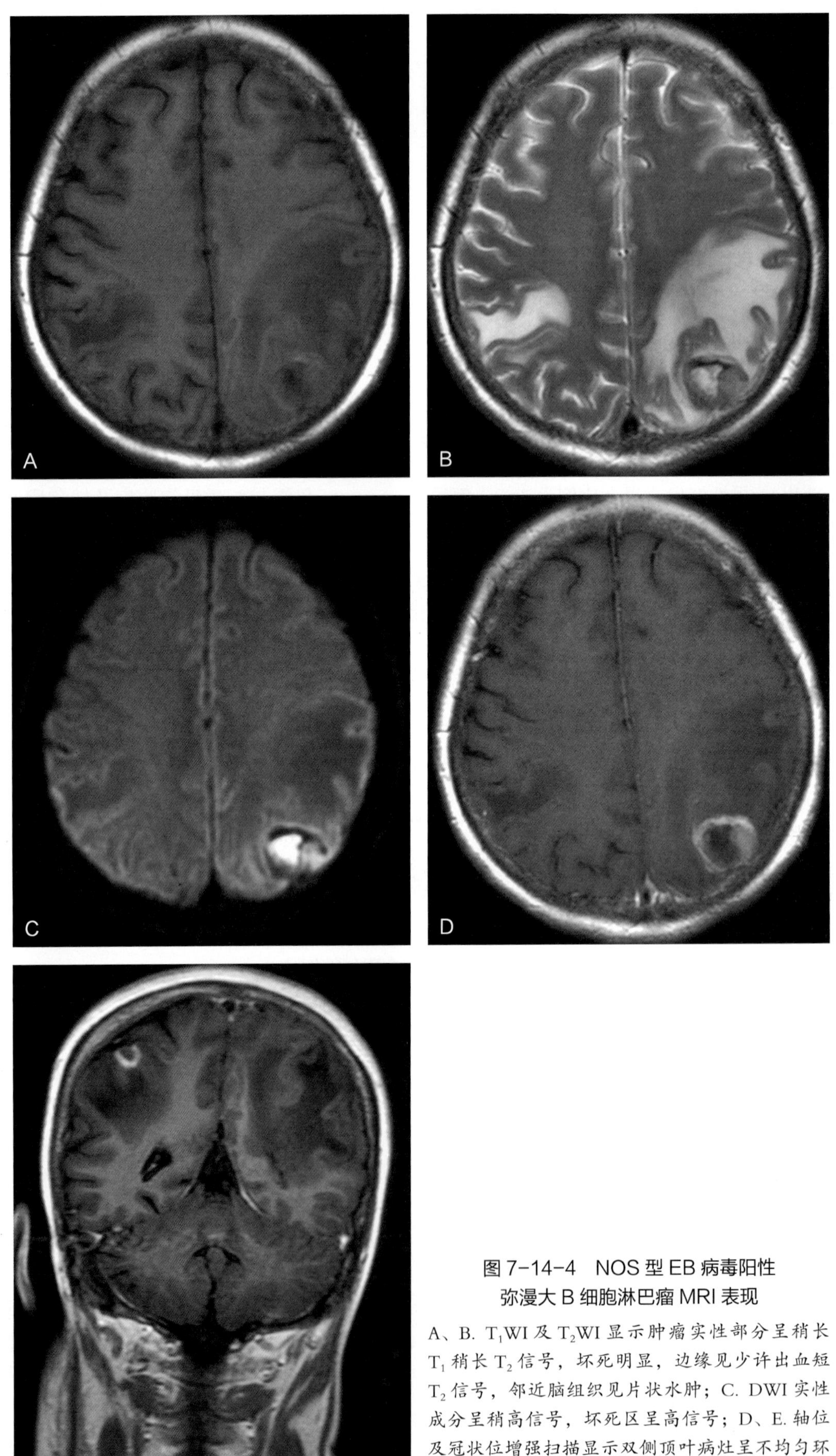

图 7-14-4 NOS 型 EB 病毒阳性弥漫大 B 细胞淋巴瘤 MRI 表现

A、B. T_1WI 及 T_2WI 显示肿瘤实性部分呈稍长 T_1 稍长 T_2 信号，坏死明显，边缘见少许出血短 T_2 信号，邻近脑组织见片状水肿；C. DWI 实性成分呈稍高信号，坏死区呈高信号；D、E. 轴位及冠状位增强扫描显示双侧顶叶病灶呈不均匀环形强化和组织坏死程度分为3级，组织学分级越高，预后越差。至于其免疫表型，多数研究认为LYG是一种EB病毒相关的、富含T细胞的B淋巴细胞增生性疾病。

LYG病因至今不明，目前认为潜在的免疫缺陷能增加患病的风险，如器官移植后、HIV感染及自身免疫疾病者。多数研究认为该病与EB病毒感染有关，但亦有研究指出，系统性LYG累及中枢神经系统的患者EBV通常是阳性，而原发性中枢神经系统LYG似乎与EBV无关，因此，原发于中枢神经系统的LYG发病机制有待进一步探讨。

【影像表现】

LYG可单发或多发，幕上多于幕下，脑白质、灰质均可受累，其影像学表现可以分为两大类：一类为弥漫浸润性病变，另一类为肿块型占位性病变，这两种类型可同时出现于同一病例中。

弥漫浸润性病变多见于继发性中枢神经系统LYG患者，表现为脑实质内多发的散在的斑点状浸润性病变。CT平扫为低密度影，亦可为高密度、混杂密度影，易出血、梗死。MRI对病灶的显示优于CT，表现为脑实质内多发局灶性散在的、斑点状长T_1长T_2信号，DWI呈等稍低信号，白质及深部灰质均可受累，伴或不伴周围脑组织水肿，增强扫描呈多发点状或线样强化，也可为无强化，软脑膜、硬脑膜、脉络丛及脑神经也可见异常强化，这种多发点状或线样强化符合LYG累及血管壁和血管周围组织的病理特点。

肿块型占位性病变多见于原发性中枢神经系统LYG患者，CT平扫为低密度影，MRI平扫T_1WI呈低信号，T_2WI呈高信号，坏死常见，周围脑组织明显水肿，大多数具有占位效应，可见脑室受压或变形，增强扫描病灶呈不均匀强化或环状强化（图7-14-5）。

【诊断与鉴别诊断】

诊断要点：LYG好发于中年男性，临床表现无明显特异性，实验室检查多可发现EB病毒感染的证据，系统性LYG最常累及肺部，可伴中枢神经系统受累，影像学表现多为脑实质内多发斑点状浸润病变，坏死及出血较常见，增强扫描呈多发点状或线状强化。而原发性中枢神经系统LYG的影像学表现多为肿块型占位，坏死常见，水肿及占位效应明显，增强扫描呈不均匀强化或环状强化。但其影像学表现无显著特异性，常易误诊，确诊仍需病理组织学检查。LYG需与以下疾病鉴别：

1. 表现为弥漫浸润性病变者需与血管炎、多发性硬化等鉴别。血管炎病程长，起病相对缓慢，影像学表现相似，容易误诊，但激素治疗后临床症状及影像学表现均可明显改善。多发性硬化的MRI表现为多发斑点状长T_1长T_2信号病灶，并多与脑室垂直，对激素治疗敏感，治疗后影像学表现可明显改善。

2. 表现为肿块型病变者需与淋巴瘤、恶性胶质瘤、转移瘤等肿瘤性病变相鉴别。淋巴瘤好发于脑表面及深部中线结构，多发病灶常见，密度或信号均匀，坏死、出血极少见，增强扫描明显

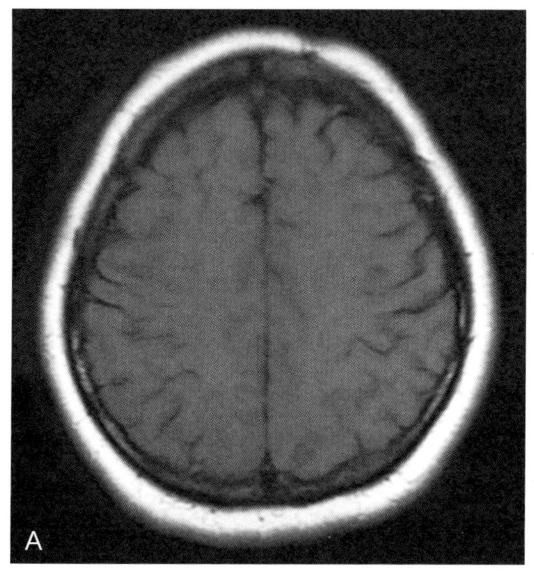

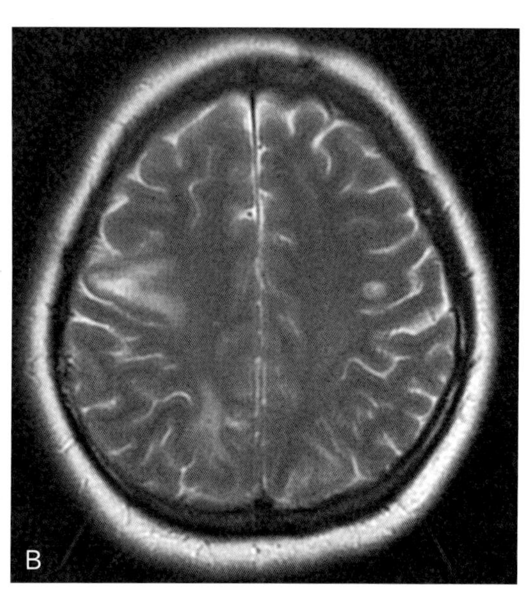

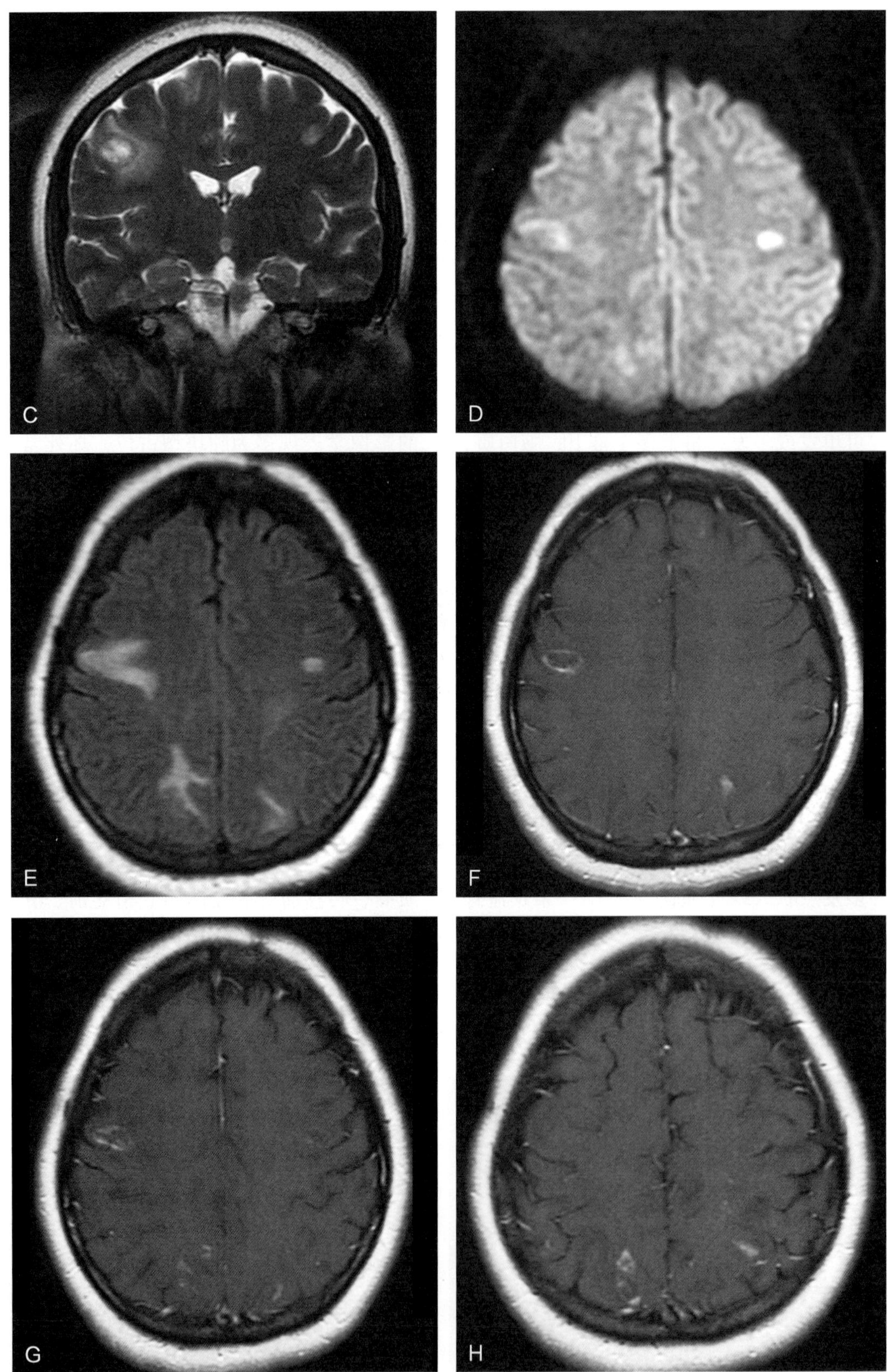

图 7-14-5 淋巴瘤样肉芽肿 MRI 表现

女，33 岁，复视 3 年，走路不稳、构音障碍 2 年，加重 1 周。双侧额顶叶多发片状异常信号，边界不清。A. T_1WI 上呈稍低信号；B、C. T_2WI 上呈稍高信号，部分病灶周围见水肿区；D. DWI 上部分病灶呈高信号；E. T_2-FLAIR 上呈高信号；F~H. 增强 T_1WI，病灶呈点线状、片状及环状强化（病例图片由天津医科大学总医院医学影像科提供）

均匀强化。胶质母细胞瘤水肿及占位效应显著，增强扫描呈不均质、不规则环形强化，MRS 检查无 Lip 峰，PWI 呈明显高灌注。脑转移瘤常有原发肿瘤病史，好发于皮髓质交界区，多呈“小病灶大水肿”改变，占位效应显著，增强扫描多呈环形强化，MRS 检查无 NAA 峰及 Cr 峰。

（邱士军）

二、血管内大 B 细胞淋巴瘤

【概述】

血管内大 B 细胞淋巴瘤（intravascular large B cell lymphoma，IVLBCL）是弥漫性大 B 细胞淋巴瘤的一个亚型，于 1959 年由 Pfleger 和 Tappeiner 首先报道，曾被称为血管内淋巴瘤、系统性增生性血管内皮瘤病、恶性血管内皮细胞瘤病、嗜血管性（血管内）淋巴瘤。IVLBCL 非常少见，年发生率约为 0.5/ 百万，至今全世界报道 300 多例，亚洲以日本居多，国内报道大约 30 例。IVLBCL 可分为两型，西方国家以经典型为主，最常累及中枢神经系统和皮肤，而亚洲变异型或称噬血细胞相关型，最常见于日本，突出特点为多脏器衰竭、肝脾肿大、全血细胞减少以及噬血细胞综合征。文献报道，IVLBCL 的发病年龄在 12~88 岁，平均 63 岁，男女比例约为 1∶1，恶性程度高，侵袭性强，致死率高。年龄≥70 岁、乳酸脱氢酶≥700IU/L、累及中枢神经系统是预后不良的三大主要危险因素。累及 CNS 者，平均生存期为 1 年左右。

【临床与病理】

中枢神经系统侵犯临床上常表现为迅速发展的痴呆或意识障碍、四肢无力、癫痫发作、脑卒中样改变等。累及全身多脏器者可表现为不明原因的发热、肝脾肿大、相应的皮肤损害、呼吸道症状、胃肠道症状等。IVLBCL 对化疗敏感，联合利妥昔单抗可延长生存期。

实验室检查以乳酸脱氢酶水平升高、红细胞沉降率增快、贫血、全血细胞减少最为常见，文献报道约 80% 的患者出现乳酸脱氢酶升高。脑脊液检查表现为蛋白升高，细胞数目增多，以淋巴细胞为主，葡萄糖及氯化物水平多正常，无明显特异性。

大体标本上无明显肿块形成，多为弥漫脑水肿，脑实质内可见多灶性梗死灶，亦可见出血；镜下表现为形态一致、中等偏大的 B 淋巴细胞在小血管管腔内大量增生、异常聚集，并伴有小血管内皮细胞显著增生、血管腔阻塞；免疫组化示 CD79α、CD20、MUM-1 等为阳性，不表达 CD29 及 CD54。

IVLBCL 确切的病因及发病机制尚未明了，可能与病毒感染有关（如 EB 病毒、人类疱疹病毒、HIV 等），也可能与器官移植术后长期应用免疫抑制剂、遗传因素、地域差异及血管内黏附分子功能异常等有关。

【影像学表现】

最常见的影像学表现为梗死样或血管炎样改变，病灶主要位于皮质下白质区，CT 表现为多发斑点状低密度影，甚至可无异常改变。MRI 显示病灶呈长 T_1 长 T_2 信号，水抑制序列为高信号，DWI 为稍高或高信号，无明显占位效应。由于肿瘤细胞阻塞及血管内皮细胞显著增生，引起小血管腔反复阻塞、再通，进而可导致脑白质内出现新鲜或陈旧的缺血性改变，严重者可表现为脑出血。PET-CT 检查有助于早期诊断，可及时发现隐匿病灶及全身器官受累情况。

【诊断与鉴别诊断】

IVLBCL 多见于中老年人，中枢神经系统受累最常见，表现为迅速发展的痴呆、四肢无力、癫痫发作、脑卒中样改变，亦可累及全身器官，实验室检查多可见 LDH 及血沉升高。影像学多表现为皮质下白质区多发性梗死灶或血管炎样改变，亦可见出血灶，增强扫描呈斑点状或小片状强化。该病临床表现多样、影像学表现不典型，极易造成诊断延误，文献报道超过半数的诊断是尸检确诊的。IVLBCL 主要与以下疾病鉴别：

1. 中枢神经系统血管炎 病程长，起病相对缓慢，影像学表现非常相似，容易误诊，但激素治疗后临床症状及影像学表现均可明显改善。

2. 多发性硬化 临床表现较轻，一般为疾病的晚期才出现痴呆和意识障碍，MRI 表现为多发斑点状长 T_1 长 T_2 信号的病灶，并多与脑室垂直，对激素治疗敏感，治疗后临床症状及影像学表现均可明显改善。

3. 脑梗死 虽影像学检查难以鉴别，但临床上多有梗死的危险因素，且经取栓或溶栓治疗后症状可改善。

（邱士军）

四、中枢神经系统 T 细胞和 NK/T 细胞淋巴瘤

（一）原发性中枢神经系统 T 细胞淋巴瘤

【概述】

原发性中枢神经系统 T 细胞淋巴瘤（primary central nervous system T-cell lymphomas，T-PCNSL），是中枢神经系统淋巴瘤中较为罕见的类型，在亚洲国家相对多见，占 PCNSL 的 8%~17%，国内报道的比例约为 15.2%，而在欧美国家这一比例少于 5%。平均发病年龄约为 59 岁，男女比例为 7∶2。免疫缺陷是该病的主要危险因素。

【临床与病理】

临床表现多样，包括头痛、失语、面瘫、面部及上肢感觉异常、言语异常、共济失调、下肢无力及短期记忆障碍等。脑脊液检查乳酸脱氢酶及蛋白水平升高或可作为柔脑膜受累的证据。中位生存期约为 25 个月，治疗上以联合放、化疗为首选，以大剂量甲氨蝶呤为基础的化疗方案能获得良好的疗效，多种治疗手段联合的个性化治疗能延长生存期。

光镜下肿瘤组织主要由具有异型性的小和（或）中等大小的淋巴细胞组成，细胞核浓染、不规则，胞质较少，血管周围套状淋巴细胞聚集、坏死、胶质细胞增生及组织细胞浸润是较为特征的表现；CD4、CD3 及 CD5 是 T-PCNSL 的主要的免疫组织化学标志物。

【影像学表现】

T-PCNSL 于幕上较为常见，病灶常位于皮质下区，柔脑膜受累较其他淋巴瘤常见。CT 平扫表现为等或稍高密度，MRI 平扫 T_1WI 呈稍低信号，T_2WI 呈略高信号，DWI 呈高信号，ADC 明显低信号，周围脑组织伴有轻至中度水肿。增强扫描一般呈中度到明显强化，形态不规则，可呈火焰或蝴蝶状，出血坏死较 B 细胞淋巴瘤常见，尤其在免疫力正常的患者，常出现不均质或环形强化，“开环状”强化可能是一个相对特异性的征象。另外 MRS 出现高耸的 Lip 峰、Cho/Cr 比值升高和 NAA 峰降低对本病诊断有一定的价值（图 7-14-6）。

【诊断与鉴别诊断】

诊断要点：T-PCNSL 好发于中年男性，临床症状及实验室检查无明显特征性表现，累及脑膜者可出现脑脊液异常，如乳酸脱氢酶及蛋白含量升高。影像学检查发病部位以幕上多见，常发生于皮质下区并累及脑膜，MRI 呈稍长 T_1 稍长 T_2 信号，DWI 呈高信号，ADC 呈明显低信号，形态不规则，坏死、出血相对多见，增强扫描中度到明显强化，“开环状”强化及 MRS 改变有一定诊断价值。T-PCNSL 特征性影像学表现较少，临床症状及实验室检查无明显特异性，确诊需依靠病理组织学、免疫组化及基因检测。

鉴别诊断：主要与 PCNS-DLBCL 及高级别胶质瘤鉴别。

1. PCNS-DLBCL 密度及信号均匀，增强扫描呈均匀显著强化，而本病密度或信号不均匀，特别在免疫力正常的患者中若出现坏死、出血，则更为支持该病的诊断。

2. 高级别胶质瘤 水肿及占位效应显著，增强扫描多为花环状强化，与本病所显示环状或半环状强化有所不同，可供鉴别。

（二）原发性中枢神经系统 NK/T 细胞淋巴瘤

【概述】

原发性中枢神经系统 NK/T 细胞淋巴瘤（primary central nervous system NK/T cell lymphoma，NK/T-PCNSL）是指原发于中枢神经系统的 NK/T 细胞淋巴瘤。结外 NK/T 细胞淋巴瘤并不多见，占 NHL 的比例 <2%，大部分原发于鼻（约 80%），其余多见于皮肤和消化道，原发于中枢神经系统者极其罕见，仅占鼻外 NK/T 细胞淋巴瘤的 6%~9%，至今国内外文献中仅有十余例报道。国外文献总结了 14 例 NK/T-PCNSL，显示该病的中位年龄约为 48 岁（21~77 岁），男女比例约为 1.8∶1，且多数患者为亚裔及非裔。

【临床与病理】

临床症状无明显特异性，如意识模糊、头痛、头晕和呕吐，个别病例可出现脑膜侵犯并多组脑神经损害的表现。本病往往具有较强侵袭性且预后不良，中位生存时间约 8.5 个月，放疗联合化疗是较常用的治疗方案。

组织学上 NK/T 细胞淋巴瘤常为血管中心性生长，肿瘤细胞浸润脑组织伴有显著的坏死和血管损伤，细胞形态多样，大小不一，以大细胞为主，胞核不规则，核分裂象常见；免疫组化显示 CD56 及胞质 CD3ε 阳性，而 CD3 阴性，EBER 在肿瘤细胞中呈阳性表达是诊断的必要条件。目前认为该病的病因和发病机制与 EBV 感染及免疫缺陷相关。

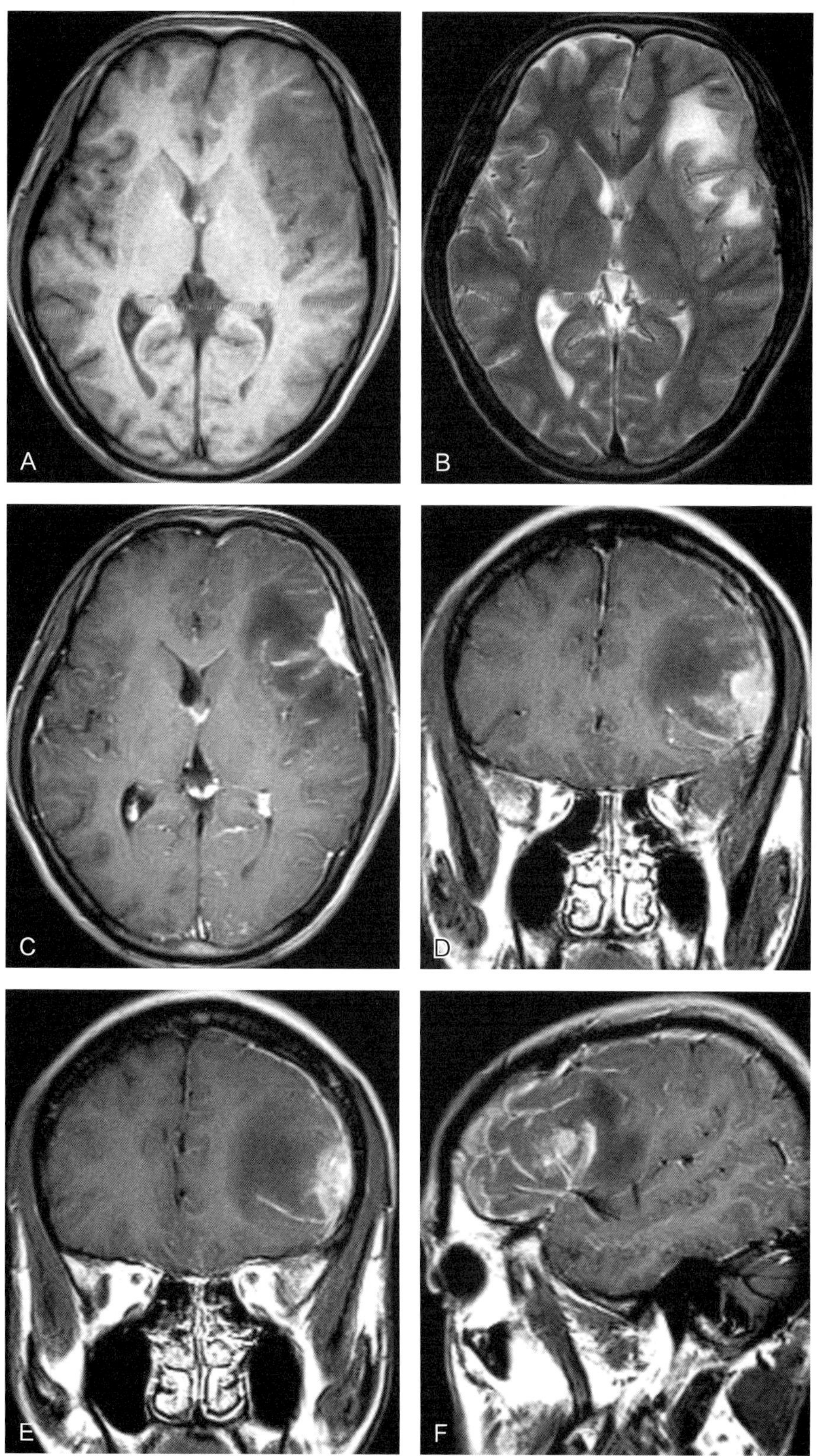

图 7-14-6 脑膜恶性 T 细胞性淋巴瘤 MRI 表现

男，25 岁。头痛半月余伴抽搐一次。A. T_1WI；B. T_2WI；C~F. 增强 T_1WI。左侧额颞叶脑表面扁丘状等 T_1 等 T_2 信号病灶，广基与硬膜紧贴，局部颅板似有增厚，周围见片状水肿带；肿块呈不均匀明显强化，可见“硬膜尾”征，局部软脑膜亦见强化；冠状面及矢状面增强示肿块边缘不规则、不清晰。手术所见：硬膜上见一黏连紧密的灰白色肿物，质脆，周围蛛网膜下腔见散在的灰白色点状物质。病理诊断：脑膜淋巴瘤（外周 T 细胞型）。免疫病理：淋巴样细胞 LCA、CD3 弥漫阳性（病例图片由南京医科大学附属无锡市人民医院方向明教授提供）

【影像学表现】

NK/T-PCNSL可发生于中枢神经系统各个部位，包括额叶、颞叶、垂体及软脑膜，但好发部位尚不明确。病例报道中常表现为颅内或脊髓多发病灶，MRI呈稍长T_2信号，坏死出血少见，周边伴有轻-中度水肿，增强扫描呈均匀明显强化，有文献报道该病可仅累及脑膜，MRI表现出多灶性脑膜受累，易误诊为脑膜疾病如结核性脑膜炎。由于本病极为罕见，国内外均未见针对其影像学特征的分析和总结，本病的影像特点及鉴别诊断要点仍有待逐步的病例积累和针对性的回顾分析（图7-14-7）。

【诊断与鉴别诊断】

NK/T-PCNSL的临床症状及实验室检查多不典型，部分病例脑膜受累可能出现相关症状，而影像学方面在国内外仍未得到深入的分析和总结；但当疑似淋巴瘤患者具有EB病毒感染或免疫缺陷病史时，需想到本病；临床确诊主要依赖组织活检或脑脊液流式细胞学检测，免疫组织化学及EB病毒基因检测对本病的诊断至关重要。

（邱士军）

五、间变性大细胞淋巴瘤

【概述】

间变性大细胞淋巴瘤（anaplastic large cell lymphoma，ALCL）于1985年由Stein等首先报道，为CD30阳性的多形性大细胞淋巴瘤，虽起源于T淋巴细胞，但与其他T细胞淋巴瘤在病理及预后方面存在差异，2016年WHO CNS肿瘤分类标准将其独立出来，定义为T细胞淋巴瘤的特殊亚型，又分为间变性淋巴瘤激酶（ALK）阳性和ALK阴性两种亚型，以ALK阳性居多。ALCL主要累及淋巴结和结外皮肤、骨骼、软组织、肺及肝脏，原发于中枢神经系统的间变性大细胞淋巴瘤极为罕见。病因及发病机制尚不明确，由于常累及脑膜，临床上容易误诊为脑膜感染性病变。笔者搜集目前国内外报道的原发性中枢神经系统ALCL病例共计34例，国内6例，国外28例，发病年龄最大为75岁、最小仅为4岁，平均年龄为33岁，≤30岁者为19例，占56%，绝大多数小于50岁（27~34），男女比例为2.4∶1。

【临床与病理】

临床表现多样，以中枢神经系统为首发症状者，起病急，进展迅速，为颅内压升高和肿瘤压迫所致，如头痛、恶心、呕吐、癫痫发作、运动障碍等，可伴发热。ALCL对化疗敏感，生存期差异较大，生存时间最短者仅1个月，而最长者已生存8年仍健在。

由于肿瘤累及脑膜概率较高，脑脊液细胞学检查可有5%~30%的阳性检出率，笔者所在单位的病例在反复的脑脊液细胞学检查中发现少量异型性淋巴样细胞，因此反复多次进行脑脊液细胞学检查有助于明确诊断。

典型的ALCL镜下表现为体积较大、形态多样的大细胞，胞质丰富，胞核呈马蹄形、肾形或不规则形；免疫组化强烈表达CD30，可表达CD3、CD45RO，不表达CD20、CD79α，而ALK-1阳性表达更多见于30岁以下患者，预后良好，5年生存率为80%，ALK-1阴性多见于中年患者，预后相对较差，5年生存率仅为40%。

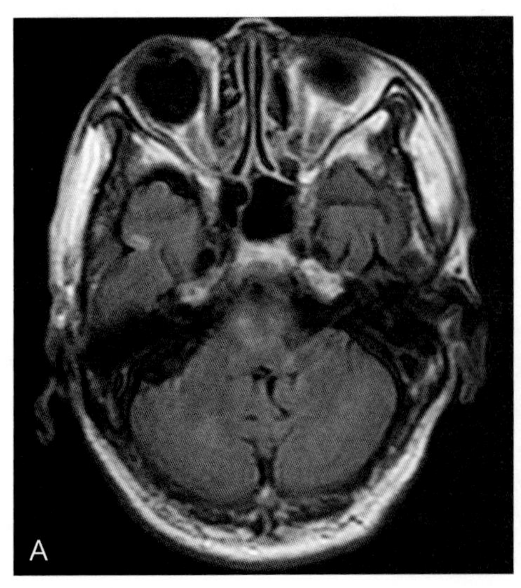

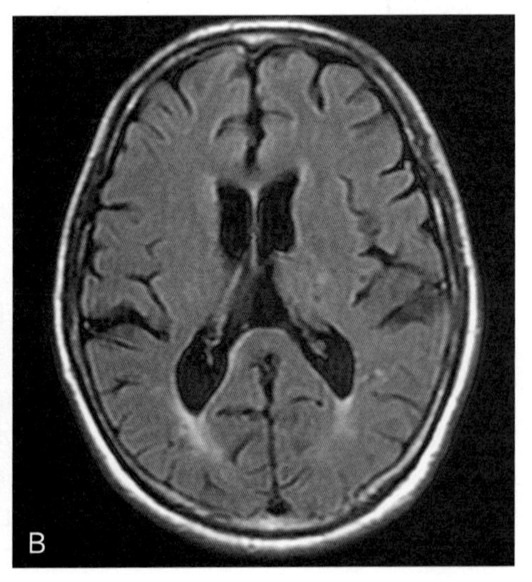

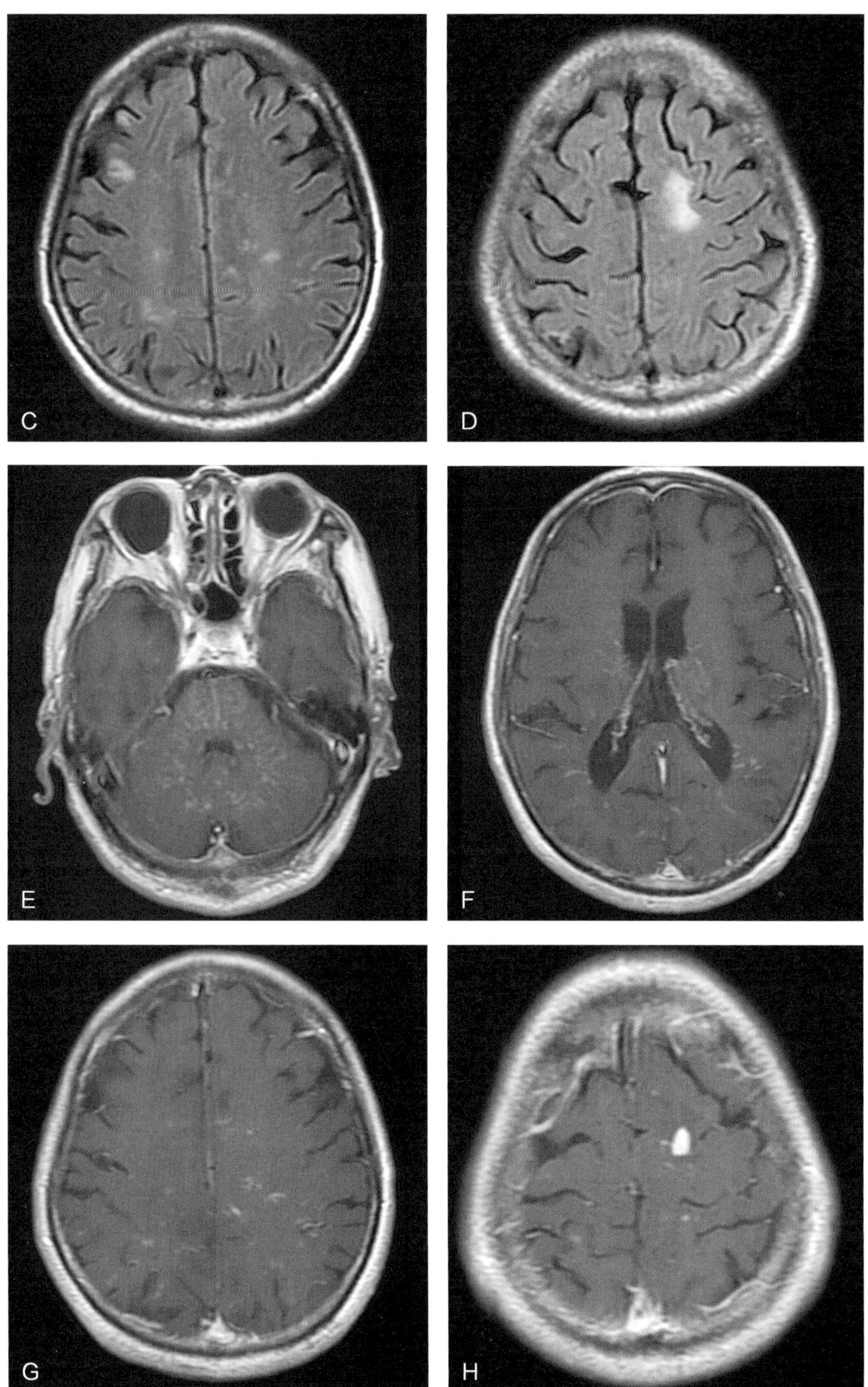

图 7-14-7 NK 细胞淋巴瘤 MRI 表现

男，73 岁，2 个月前无明显诱因突然出现走路不稳，向右侧倾斜。1 个月前突然出现右侧肢体无力，麻木，伴间歇性额部疼痛。PET-CT：脑实质内多发 FDG 代谢增高灶；右颈部多发淋巴结，部分 FDG 代谢增高（未提供图片）。A~D. T_2-FLAIR 上双侧大脑半球、小脑半球及脑干可见弥漫多发点片状高信号，边界模糊；E~H. 增强 T_1WI，脑实质内见多发点线状、片状及结节状明显强化灶。活检病理结果：NK 细胞淋巴瘤（病例图片由大连医科大学附属第一医院放射科苗延巍教授提供）

【影像表现】

ALCL发病部位绝大多数位于幕上，极少位于幕下，以顶叶及额叶最为常见，亦可发生于颞叶、枕叶，并常累及软脑膜与硬脑膜，亦可仅表现为弥漫性或局限性脑膜侵犯（图7-14-8），超过半数为多发病灶。文献总结报道的24例原发性中枢神经系统ALCL中，有10例不同程度累及硬脑膜或软脑膜，其中有2例仅累及硬脑膜而未累及脑实质。病灶呈类圆形或不规则形，CT为稍高或等密度影，MRI表现为长T_1长T_2信号，坏死、囊变、出血及钙化很少见，边界相对清楚，瘤周水肿程度不一，增强扫描呈均匀或不均匀强化，常可见软脑膜或硬脑膜受累，很少为环状增强。

【诊断与鉴别诊断】

诊断要点：ALCL好发于儿童及青少年，绝大多数发生于50岁以前，男性多见，临床表现无特异性，脑脊液细胞学可发现异形淋巴细胞，影像学表现以顶叶、额叶最为常见，常累及脑膜，呈类圆形、不规则形，CT为稍高或等密度影。MRI表现为长T_1长T_2信号，增强扫描呈均匀或不均匀强化，确诊有赖于病理组织学活检。ALCL主要与以下疾病鉴别：

1. 胶质母细胞瘤　密度及信号不均匀，水肿及占位效应显著，增强扫描呈不均质、不规则环形强化，MRS检查无Lip峰，SWI显示坏死、出血更多见，PWI呈明显高灌注。

2. 脑转移瘤　常有原发肿瘤病史，好发于大脑中动脉供血范围的皮髓质交界区，多呈“小病灶大水肿”改变，占位效应显著，多呈环形强化，MRS检查无NAA峰及Cr峰。

3. 病毒性脑炎　常以灰质受累较严重或以脑回侵犯为主，CT上表现为低密度，T_2WI呈弥漫性脑回样高信号，一般不强化，或仅呈轻度线样强化。

（邱士军）

六、黏膜相关淋巴组织硬脑膜淋巴瘤

【概述】

黏膜相关淋巴组织（mucosa-associated lymphoid tissue，MALT）淋巴瘤，由Issacson和Wright于1983年首先提出，是一种原发于淋巴结外的低级别B细胞淋巴瘤，多发生于有黏膜和腺体的组织或器官，如消化道、唾液腺、肺部等，而PCNS-MALT淋巴瘤极为少见，占全部PCNSL不足1%，其发病部位绝大多数与硬脑膜相关，即本节将要介绍的PCNS-MALT硬脑膜淋巴瘤，亦有极少数与脉络丛相关。PCNS-MALT硬脑膜淋巴瘤好发于40~60岁，男女比例约为1∶5。

【临床与病理】

临床表现为眩晕、恶心、呕吐、记忆障碍及视觉障碍等，无明显特异性。不同于PCNS-DLBCL，PCNS-MALT硬脑膜淋巴瘤属于低级别惰性B细胞淋巴瘤的一种，目前尚无统一的治疗原则，文献报道该肿瘤对放疗非常敏感，5年生存率高达90%，预后明显较好。

光镜下表现为小到中等大小的异型淋巴细胞弥漫浸润，瘤细胞可呈现中心细胞样细胞、单核细胞样细胞或淋巴浆细胞形态，并有反应性滤泡间浸润，与慢性炎症改变相似。在免疫组化染色中，表达泛B标志，B细胞相关抗原如CD19、CD20、CD79a阳性，而CD5、CD23为阴性。

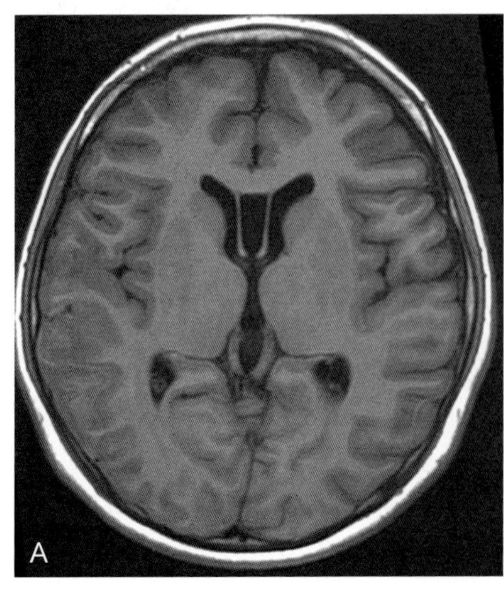

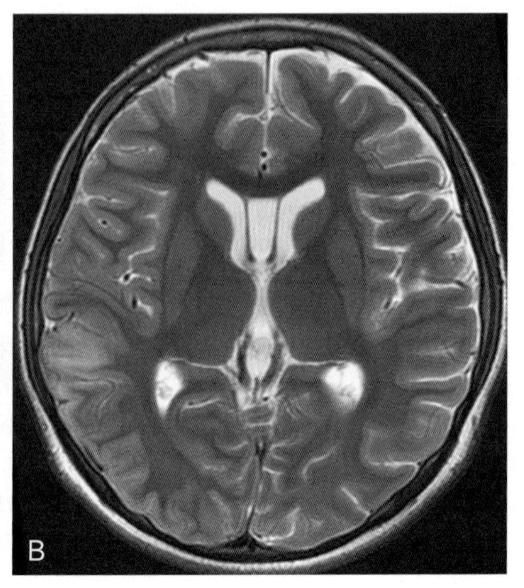

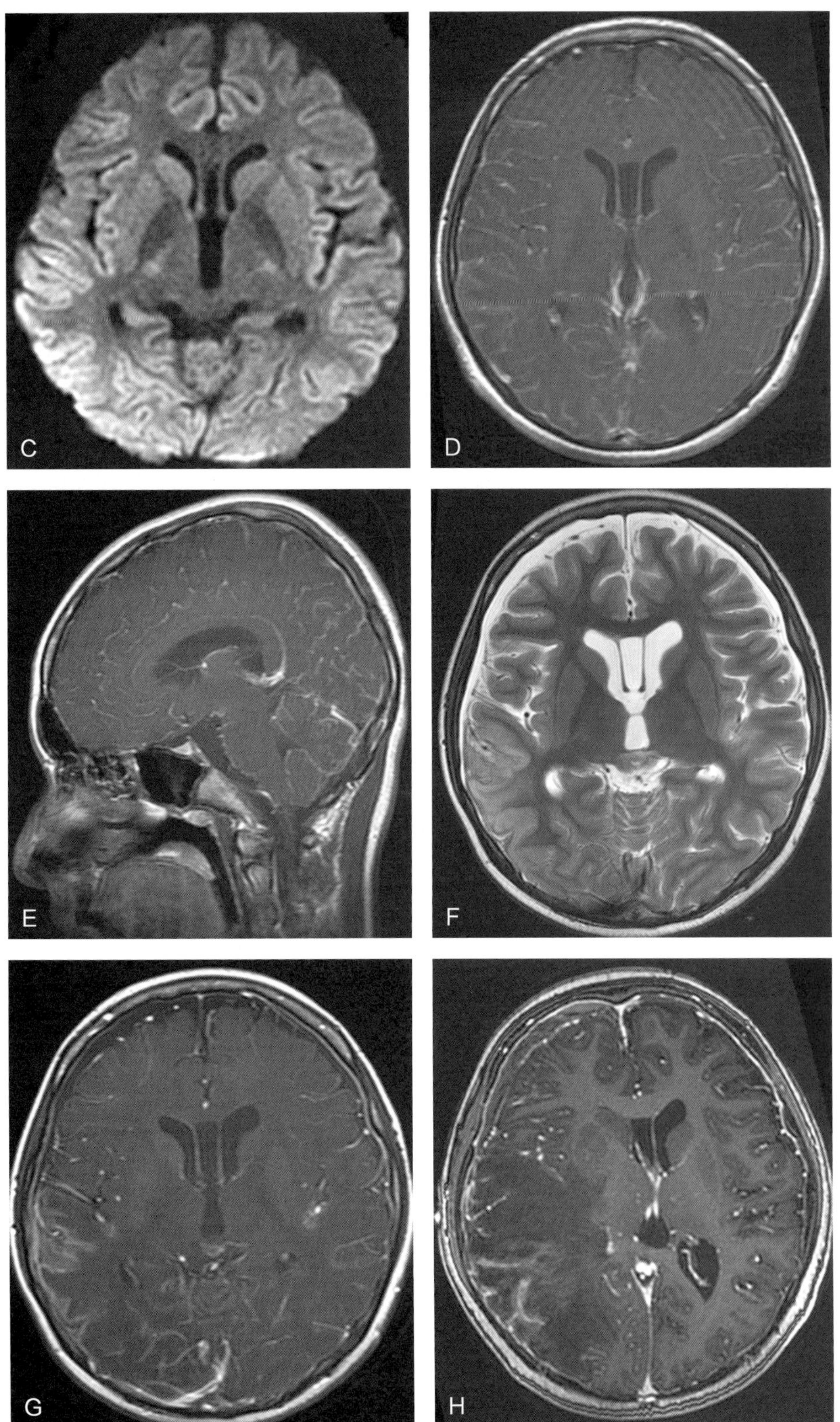

图 7-14-8 原发性中枢神经系统间变性大细胞淋巴瘤

A. T_1WI 示右侧颞枕叶脑回略肿胀；B. T_2WI 示右侧颞枕叶皮层区小片状高信号；C. DWI 示皮层见线样高信号；D、E. 横断位及矢状位增强扫描示双侧大脑半球脑膜广泛强化；F、G. 患者最初误诊为感染性病变，予抗病毒、抗感染等治疗 1 个月余后复查，T_2WI 示病灶范围较前增大，增强扫描示右侧颞枕叶及左侧颞叶强化范围较前增大、程度更显著；H. 因治疗效果欠佳，2 个月余后，穿刺活检定位增强扫描示右侧颞枕叶肿块形成，肿瘤内呈多发线样、小片状强化，占位效应显著，邻近脑组织受压移位、中线结构移位因中枢神经系统缺乏黏膜和淋巴组织，故PCNS-MALT硬脑膜淋巴瘤的来源及发病机制还不清楚，目前研究者认为该肿瘤来源于蛛网膜及静脉窦中脑膜上皮细胞，因为这些细胞在胚胎来源上与黏膜上皮细胞相似。

【影像表现】

PCNS-MALT硬脑膜淋巴瘤与硬脑膜相关，好发于大脑凸面表浅处，亦可见于大脑镰、小脑幕、海绵窦及鞍旁等部位。CT平扫表现为较均匀等或稍高密度影，骨窗可见颅骨毛糙或骨质破坏，MRI表现为T_1WI等信号，T_2WI等或稍高信号，信号较均匀，可见板障高信号减低，边界模糊不清。可单发或多发，大多数为单发，边界清楚。常与硬脑膜呈宽基底相连，呈扁圆形或长条状，或表现为硬脑膜呈梭形或条状增厚。增强扫描呈明显均匀强化，亦可见脑膜尾征，柔脑膜可受侵犯。

【诊断与鉴别诊断】

PCNS-MALT硬脑膜淋巴瘤好发于中年女性，多见于颅内表浅处，常为单发，密度或信号较均匀，边界清晰，与硬脑膜呈宽基底相连或表现为硬脑膜增厚，呈扁圆形或长条状，侵犯骨质时肿瘤边界模糊，增强扫描呈明显均匀强化，亦可见脑膜尾征。极易误诊为脑膜瘤，确诊仍需病理及免疫组化。

PCNS-MALT硬脑膜淋巴瘤因其发病年龄、性别、部位、密度或信号、强化方式均与脑膜瘤非常相似，所以临床上极易误诊为脑膜瘤，文献报道的病例几乎均误诊为脑膜瘤。两者鉴别要点为：①脑膜瘤常呈圆形或类圆形，而PCNS-MALT硬脑膜淋巴瘤瘤体常比较扁平，脑膜尾征比较长；②脑膜瘤内可见钙化，而PCNS-MALT硬脑膜淋巴瘤一般不钙化；③脑膜瘤多为良性肿瘤，生长比较缓慢，邻近骨质改变常表现为骨质增生、硬化，而PCNS-MALT硬脑膜淋巴瘤颅骨一般表现为侵蚀性破坏，且更容易通过颅底孔道侵犯颅外腔隙。

（邱士军）

第十五节 组织细胞瘤

一、朗格汉斯细胞组织细胞增多症

【概述】

朗格汉斯细胞组织细胞增多症（langerhans cell histiocytosis，LCH）是以异常朗格汉斯细胞（抗原呈递免疫细胞）增殖为特征的特发性病症。该疾病具有异常炎症反应过程和肿瘤过程两种特征。

LCH曾被称为组织细胞增生症X，为一系列罕见的组织细胞增生疾病的统称，可发生于全身各个部位。由于累及部位、组织不同，有3种组织学上的诊断分类：嗜酸细胞肉芽肿（单病灶，单系统）、汉－许－克病（Hand-Schüller-Christian disease，又叫慢性特发性黄瘤病，多病灶，单系统）及勒－雪病（Letterer-Siwe disease，多病灶，多器官）。以最后一种类型最为严重，5年存活率仅为50%，其发病机制仍不清楚，本病可能与免疫力低下、家族性甲状腺疾病、溶剂接触、青霉素使用等有关。病程主要为活动性炎症反应及肿物增生过程。文献报道有病毒、微创伤等诱发机制假说，但目前仍未证实。

LCH总体而言是罕见病，可发生在任何年龄，<15岁儿童居多，高发于1~4岁男童。年发病率为4~5/百万。新生儿年发病率是1~2/百万。在成年人中，年发病率为1~2/百万。

【临床与病理】

LCH可发生于身体的任何器官或系统，但最常影响骨骼（80%），皮肤（33%）和垂体（25%）。其他器官包括肝脏（15%），脾脏（15%），骨髓（15%），肺部（15%），淋巴结（5%~10%）以及垂体以外的中枢神经系统（2%~4%）。儿童中主要受影响的区域是颅脑、肝脏、脾脏、淋巴结和骨髓，而成人最常见的为颅外器官，如肺、皮肤和骨骼。

临床表现包括头皮下包块、局部骨质缺损、眼球凸出与眼肌麻痹、尿崩症、视物障碍等。Hand-Schüller-Christian病可见典型尿崩、眼球凸出与颅骨缺损三联症。年龄较小的患者更易多系统受累，预后较差。

LCH影响内分泌系统，主要是下丘脑及垂体，导致垂体后叶和（或）垂体前叶激素的分泌不足。下丘脑及垂体浸润存在于5%~50%的LCH患儿尸检中，与LCH相关的最常见内分泌障碍是尿崩症。如果存在多系统器官受累，LCH患者的尿崩症发生频率约为30%，如果存在其他垂体激素缺乏，则为 94%。

儿童和成人 LCH 患者最常见的激素缺乏类型是生长激素缺乏症。成人患者生长激素缺乏症患病率为 53%~67%，与尿崩症共存，一般发生于尿崩症后 1 年。第二是促性腺激素缺乏症，可见于 53%~58% 的患者，通常在尿崩症诊断后平均 7 年出现。第三是促甲状腺激素（TSH）缺乏，见于 3.9% 的 LCH 患者。另外，在 1%~2% 的 LCH 患者中观察到促肾上腺皮质激素（ACTH）缺乏症，但通常作为全身垂体功能障碍的一个因素。

其他与 LCH 肿瘤样病变颅内浸润相关的临床症状包括急性或亚急性局灶性神经功能缺损、癫痫发作、脑神经麻痹和颅内压升高。鞍区病变可导致视神经压迫。

相比之下，LCH 变性表现为慢性进行性对称小脑综合征，伴有或不伴有运动缺陷的锥体束综合征，假性球麻痹或认知损害。脑脊液（CSF）分析在神经系统 LCH 中通常是正常的。

神经病理学检查可显示三种类型结果。首先是 $CD1a^+$ 细胞组成的局限性肉芽肿，伴有 $CD8^+$ T 淋巴细胞浸润。此类型好发于脑室周围器官如垂体柄和松果体。第二种类型是神经变性，影响小脑和脑干，缺少 $CD1a^+$ 细胞，但主要表达 $CD8^+$，伴有轴突变性和继发性髓鞘缺失。随时间进展会导致萎缩。第三种类型，漏斗状肉芽肿通过 $CD1a^+$ 组织细胞浸润中枢神经系统实质。神经变性 LCH 的特征在于脱髓鞘、神经元丧失和胶质细胞增生而没有组织细胞浸润，提示可能有尚未阐明的另一种病理生理过程。

LCH 的病理生理学机制尚未可知。朗格汉斯细胞是树突状抗原呈递细胞。细胞异常增殖，抗原呈递能力降低。LCH 病变还含有炎性细胞和细胞因子如 T 淋巴细胞、嗜酸性粒细胞、中性粒细胞和巨噬细胞。研究认为这些细胞的组合或相互作用异常导致朗格汉斯细胞的持续增殖。LCH 累及不同位置会引起相应疾病（例如，骨髓浸润可导致血细胞生成减少）。

神经特异标记物 S-100、CD1a 为朗格汉斯细胞所特有，其免疫组织染色阳性可用于确诊。ATP、酸性磷酸酶、花生凝集素、α- 甘露糖苷酶、CD207、成束蛋白、CD4、CD45、CD101、HLA-DR、MHC Ⅱ抗原及免疫球蛋白 Fc 片段等组织标记物也可阳性。电镜下观察到的 Birbeck 颗粒为 LCH 另一独有特征。Birbeck 颗粒可出现于 50%~70% 的 LCH，但是没有 Birbeck 颗粒并不能除外 LCH 诊断。

【影像检查方法】

X 线和 CT 对于 LCH 骨质破坏有诊断价值，MRI 增强扫描对于颅区病灶的定位定性优于 CT，有助于判断病变的活动性和类型。

【影像表现】

LCH 颅骨病变为边界清楚的溶骨性破坏，CT 显示破坏边缘无骨硬化边。局部呈软组织密度（图 7-15-1）。颅骨病灶 T_1WI 上呈等信号，T_2WI 上稍高信号，增强扫描可见强化（图 7-15-2）。好发部位依次为额顶骨、颞骨、眼眶、面颅骨。

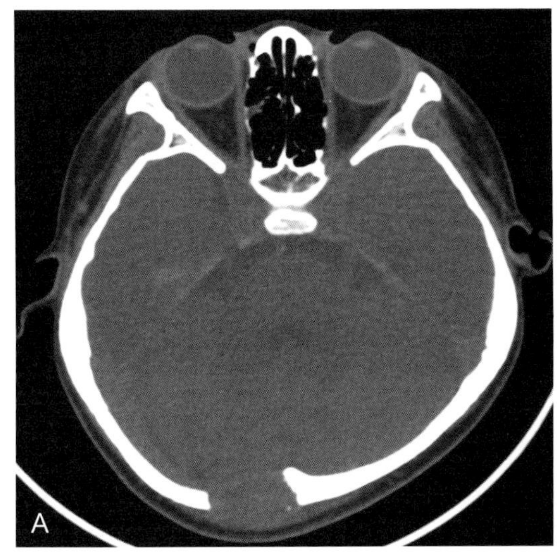

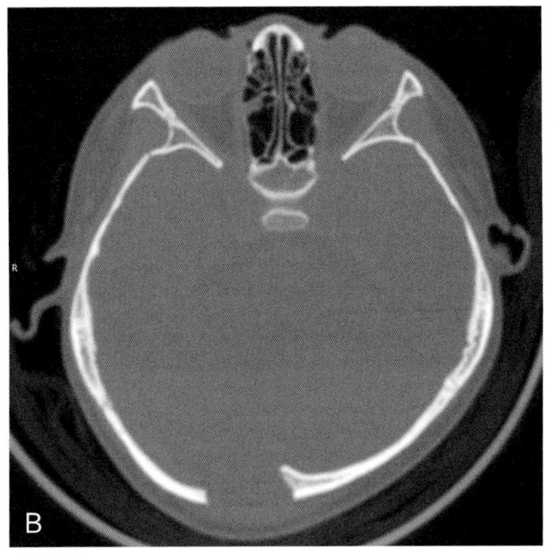

图 7-15-1 朗格汉斯细胞组织细胞增多症累及颅骨 CT 表现

A. CT 软组织窗示枕骨右侧等密度占位；B. CT 骨窗示枕骨右侧呈溶骨性破坏

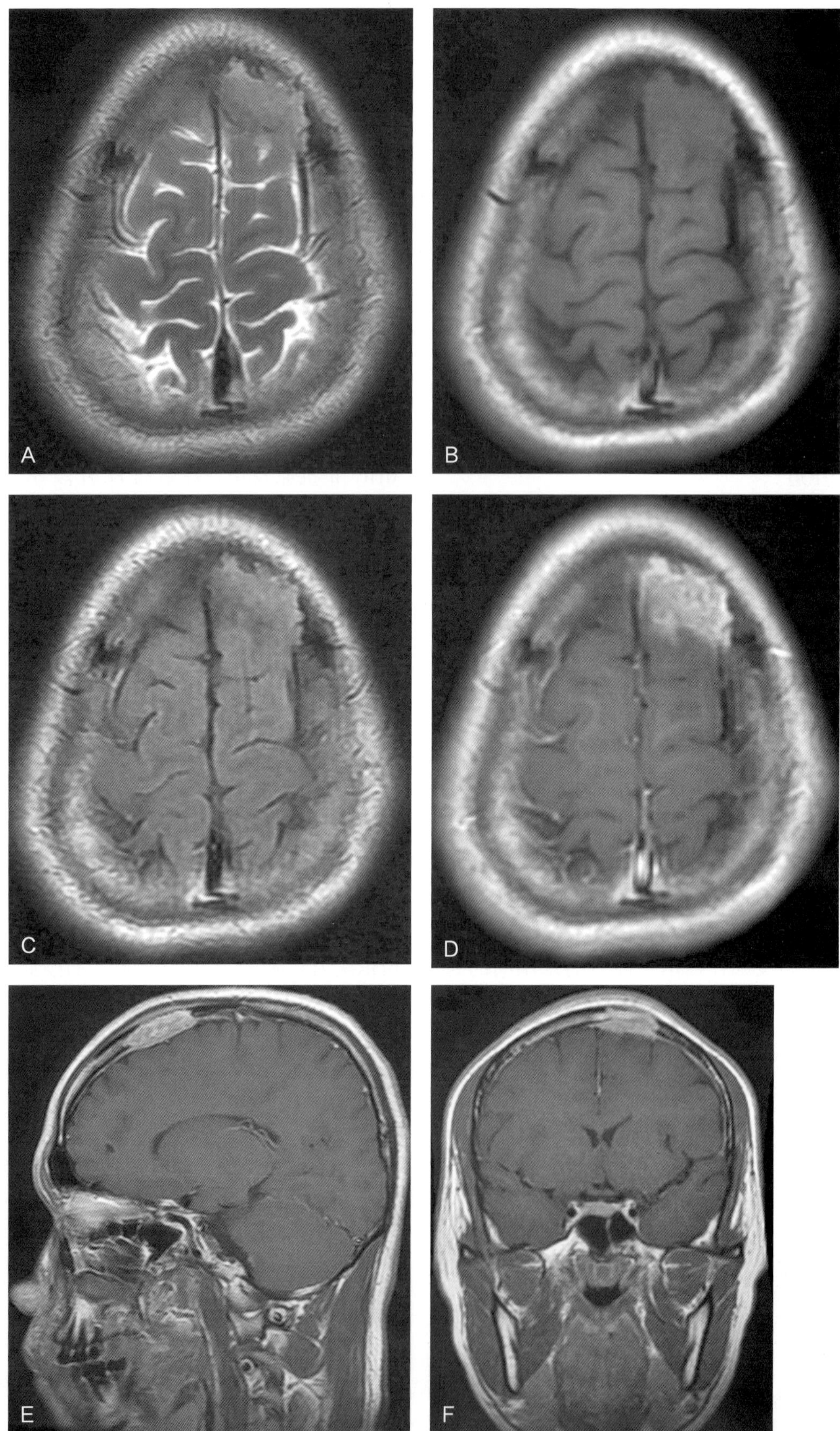

图 7-15-2 朗格汉斯细胞组织细胞增多症累及颅骨 MRI 表现

A. T_2WI 示额骨左侧稍高信号占位；B. T_1WI 示占位呈等信号；C. T_2-FLAIR 示占位呈稍高信号；D~F. 轴位、矢状位、冠状位增强呈稍不均匀明显强化颅内 LCH 最常累及下丘脑及垂体，影像学表现最初为垂体柄增厚，一般超过 3mm，T_1WI 上垂体后叶生理高信号消失，提示抗利尿激素储存颗粒的损失。病程可进展为侵犯垂体和下丘脑的肿瘤样病变，明显强化。除下丘脑和垂体外，肿瘤样病灶还可位于大脑半球、脑膜、脉络丛、松果体、脑干和脊髓。根据其位置不同，病灶表现可类似于原发性 CNS 肿瘤，脑转移瘤或炎性肉芽肿性疾病。神经变性对应于萎缩性病变，可见深部灰质 T_1 高 / 低信号和白质的 T_2 高信号，这些病变常位于小脑、基底节和脑桥，在同一患者中可独立或联合出现。只有少数患者脑 MRI 表现正常，异常 MRI 征象可出现在没有神经症状的患者。(图 7-15-3)

【诊断与鉴别诊断】

LCH 最终诊断只能依赖活检，可选择溶骨性病变或皮肤病变处进行活检。通过免疫组化染色证实 CD1a 和 CD27 为阳性，或在电子显微镜下发现 Birbeck 颗粒，可确诊 LCH。

1. 累及下丘脑及垂体的病灶，要与中枢神经系统肿瘤如生殖细胞瘤及颅咽管瘤鉴别。前者高度恶性，进展迅速，后者多可见囊性改变。血清和脑脊液血管紧张素转换酶水平的测定可用来鉴别结节病。变性类病变的鉴别诊断包括代谢性疾病（如威尔逊病或脑腱性黄瘤症），药物相关中毒（如甲硝唑诱发的脑病），脆性 X 染色体综合征及其关联的共济失调，以及炎性疾病（例如，多发性硬化）。

2. 表现为颅骨局部缺损的病灶要与以下疾病鉴别。转移瘤发病年龄多大于 40 岁，多位于穹窿骨和斜坡，边界可模糊并伴有软组织肿块。骨髓瘤发病年龄多为 50~70 岁，好发于穹窿骨，以多发边界清楚的软组织肿块多见。脑膜膨出多见于幼儿，常位于颅缝及囟门处，呈囊袋状，内为脑脊液密度，周围可见硬化边。表皮样囊肿以青少年多见，常位于颅缝或其附近，边界可见硬化边，密度多混杂。蛛网膜颗粒可见于各年龄段，多位于中线 2cm 内，边界清楚，密度较低，增强扫描可见强化。结核发生于各年龄段，以穹窿骨多见，边界可见硬化，内见泥沙状死骨及钙化是其特征性表现。

3. 与其他组织细胞疾病，如 Erdheim-Chester 病和青少年黄色肉芽肿的鉴别有时很困难。Erdheim-Chester 病多发生于成年人，青少年黄色肉芽肿多表现为孤立性淡红色或微黄色皮肤丘疹，其他器官很少受累。主要依赖病理免疫组化才能最终确定。

【影像学研究进展】

PET-MRI 在 PET-CT 的基础上有更高的软组织分辨率，同时降低了辐射。有研究利用 PET-MRI 扫描 LCH 患者，显示 PET-MRI 对于 LCH 的鉴别及预后判断有作用，特别是对儿童患者，可用于替代 PET-CT。

二、Erdheim-Chester 病

【概述】

Erdheim-Chester 病（ECD）是一种罕见的非朗格汉斯细胞组织细胞增多症。1930 年首次由 Jakob Erdheim 和 William Chester 描述，并以此两者名字命名。又称脂质肉芽肿病或脂质肉芽肿瘤样增生病。目前对于这种疾病的发病原因尚不明确，是单克隆增生性疾病还是多克隆反应性疾病仍无定论。有研究表明，ECD 与 LCH 可同时发生，提示两者关系密切或这些组织细胞之间存在相互转化。单核 - 巨噬细胞和朗格汉斯细胞都是来源于 $CD34^-$ 的骨髓前体细胞。

ECD 常发生于 50 岁左右，发病年龄范围 7~84 岁，中位年龄为 53 岁，男性较女性多见。

【临床与病理】

本病可累及的范围非常广泛，最常见的是四肢长骨（32%）和扁骨受累，50% 的患者有其他组织浸润，包括皮肤、眶后及眶周组织、下丘脑及垂体、心脏、肾脏、神经系统、后腹膜腔、肝、脾、骨骼肌、肾上腺，另外乳腺、甲状腺、睾丸也有个案报道。20% 的患者有肺部受累，表现为不同程度的肺间质纤维化。ECD 的临床表现多样，与病变的部位有关。病变程度可以是轻微的局部受累，也可以是多系统累及。骨痛是最常见的症状，其他症状可有突眼及眼周黄色瘤表现；下丘脑 - 垂体受累引起的尿崩症是 ECD 侵犯内分泌系统最常见的临床表现；肾脏受累可出现尿路梗阻甚至肾衰；其他组织受累亦表现为该部位相应功能受损的症状。

该疾病的病理镜下最典型的细胞学特征主要为泡沫样组织细胞增生浸润。不过，泡沫样组织细胞缺失并不能完全排除 ECD。ECD 病灶内泡沫状上皮样巨噬细胞缺乏朗格汉斯细胞的标志物，表现为 CD68、CD163、CD14 和因子 XⅢa 阳性，

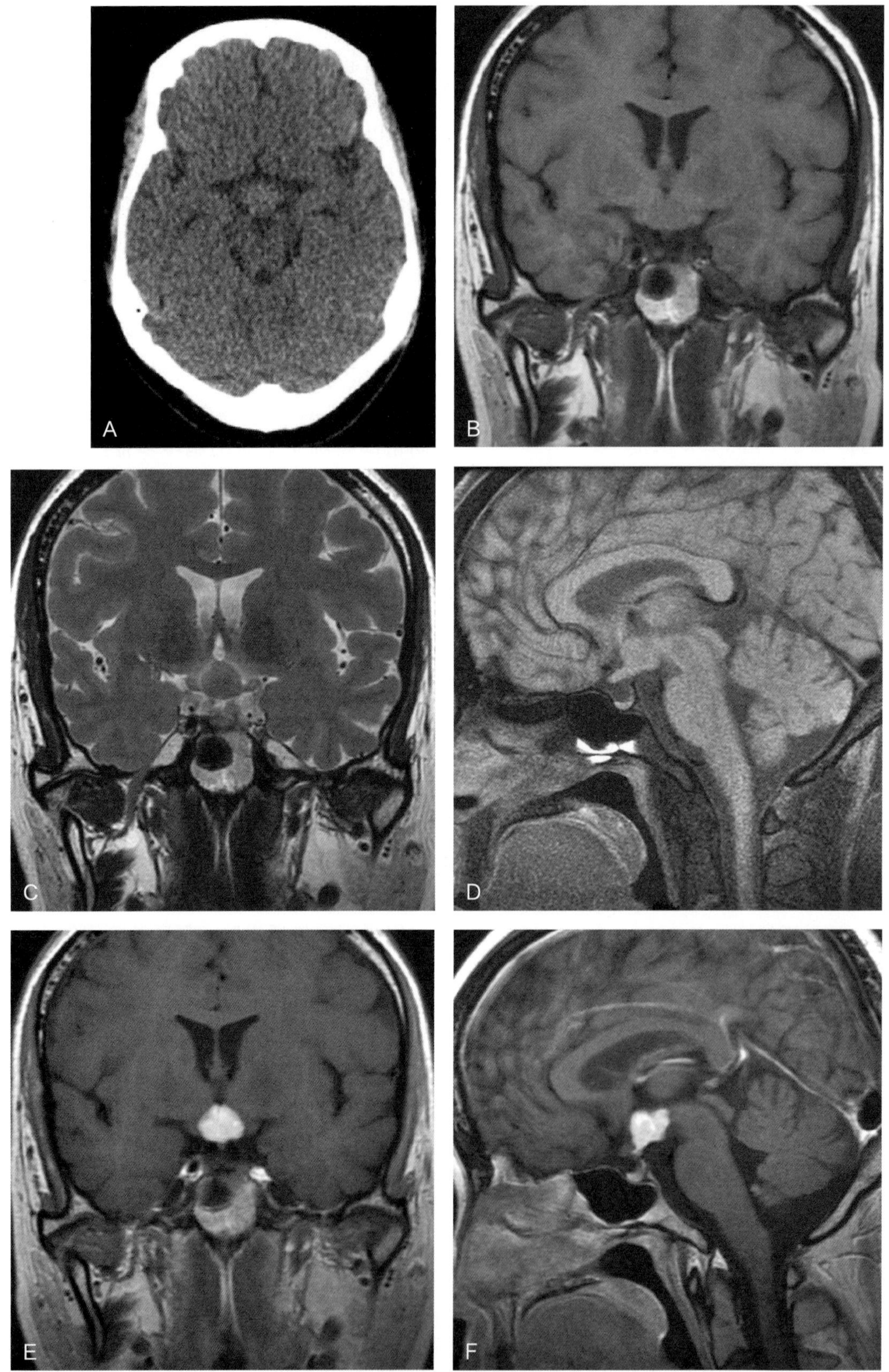

图 7-15-3　朗格汉斯组织细胞增多症累及颅内的 MR 平扫加增强

A. CT 轴位示鞍上等密度占位；B. T_1WI 冠状位示占位呈等信号；C. T_2WI 冠状位示占位呈等或稍高信号；D. T_1WI 矢状位示占位呈等信号；E. 冠状位增强扫描示占位呈明显均匀强化；F. 矢状位增强扫描示占位呈明显均匀强化，累及下丘脑

CD1a 阴性，对 S-100 蛋白和 OKT6 没有免疫染色。其他特征包括 Touton 巨细胞或多核巨细胞，以及不存在 Birbeck 颗粒。

【影像检查方法】

X 线和 CT 对 ECD 累及骨质有一定诊断价值，CT 检查可以发现脑实质病变呈低密度，硬膜病变多呈中度强化。颅内 ECD 主要依靠 MR 平扫及增强来进行定位定性诊断。

【影像表现】

MRI 表现主要有两种类型：①脑膜瘤型，也就是脑膜瘤样肿瘤或硬脑膜结节状增厚，多位于大脑镰、小脑幕或鞍区，脊髓罕见。病灶边界清晰，通常在 T_2WI 上为低信号，对诊断有提示意义。增强扫描硬脑膜病灶常呈明显均匀持续强化，可能是由于对比剂在组织细胞中异常滞留导致；②浸润型，更常见，其特征 MRI 表现包括脑桥、中脑下部和脑室周围白质 T_2 高信号，可迅速扩散进展，没有占位效应，增强后脑桥及白质区长期持续增强。此外也存在两者同时发生的混合型（图 7-15-4）。

ECD 眶内病变主要是双侧的，且局限在锥体内间隙。在 MRI 中，ECD 累及眼眶表现为边界清晰，增强明显的眼后肿物，覆盖视神经或弥漫性浸润眶内脂肪。

【诊断与鉴别诊断】

目前对于颅内 ECD 的诊断依赖于组织活检，确诊主要是依靠组织病理检查中发现 Touton 巨细胞，中枢神经系统内发现非朗格汉斯组织细胞的浸润。同时也要结合相关的影像学表现。ECD 脑 MRI 征象缺乏特异性，需要与很多疾病鉴别。

1. 结节病会导致中枢神经系统（包括小脑和脑干）中肉芽肿形成，可能表现出与 ECD 类似的临床和影像学检查结果，需要排除。血清和脑脊液血管紧张素转换酶水平的测定可为结节病提供支持证据，但仍然需要进行组织活检以确认诊断。

2. 脱髓鞘疾病、感染性疾病、肿瘤和血管病变可能表现出类似的 MRI 异常表现，特别是诱发肉芽肿形成的疾病，如结核病、弓形虫病和真菌感染。

3. 脑桥髓鞘溶解症和可逆性后部脑白质病也会有类似影像学表现，特征性的临床进程和病史有助于进行相应鉴别诊断。

4. 组织病理学分析可帮助区分 ECD 与其他类型的组织细胞增多症，ECD 与 LCH 的免疫组织学和微观特征都有不同。

（江桂华）

三、Rosai-Dorfman 病

【概述】

Rosai-Dorfman 病（RDD），是以组织细胞异常增殖为特征的特发性良性疾病，也称为窦组织细胞增生症伴广泛淋巴结肿大，是一种罕见的良性组织细胞和（或）吞噬细胞增生性疾病。该病由法国病理学家 Paul Destombes 在 1965 年首次描述，他报告了四例患有淋巴结病的儿童和青年。Juan Rosai 和 Ronald Dorfman 在 1969 年将这种罕见疾病的特征性临床表现描述为淋巴结病、发热和白细胞增多症。RDD 好发于儿童及年轻人，平均年龄 39 岁，男女比例约为 1.8∶1。病因不明，但可能与病毒感染（EB 病毒和人疱疹病毒）及免疫调节紊乱有关。其他因素可能还包括血液内存在自身免疫抗体、肾小球肾炎、湿疹血小板减少伴免疫缺陷综合征和真性红细胞增多症。

【临床与病理】

最常见的表现是双侧颈部无痛性淋巴结肿大。RDD 最常累及淋巴结窦及结外淋巴组织。43% 的病例可出现结外受累，最常见的是上呼吸道，鼻窦，头颈部软组织和皮肤，只有 4% 的病例出现在颅内或脊柱内。

RDD 组织病理学特征为组织细胞浸润，表现为纤维间质中含有大量中等大小的空泡组织细胞，伴周围散在的慢性炎症细胞分布，如淋巴细胞和浆细胞。组织细胞具有大量淡染的嗜酸性胞质。组织细胞吞噬淋巴细胞很常见（称为细胞伸入运动或噬淋巴细胞现象）。组织细胞免疫染色 S-100 强阳性，CD68 阳性，CD1a 和ⅩⅢa 因子阴性。

【影像检查方法】

X 线对 RDD 无明显价值，由于疾病罕见，常规 CT 和 MRI 平扫没有明显特异性，MR 功能成像序列如 DTI、SWI 和 PWI 等技术在 RDD 的诊断方面可以发挥一定作用。

【影像表现】

中枢神经系统的 RDD 可累及颅内（82.8%）或脊柱结构（9.1%），或同时累及两个解剖部位（8.1%）。总体而言，中枢神经系统的 RDD 是罕见疾病，影像学检查很少作为首诊，无活检时，该疾病通常被误诊为更常见的病变，如脑膜瘤。颅

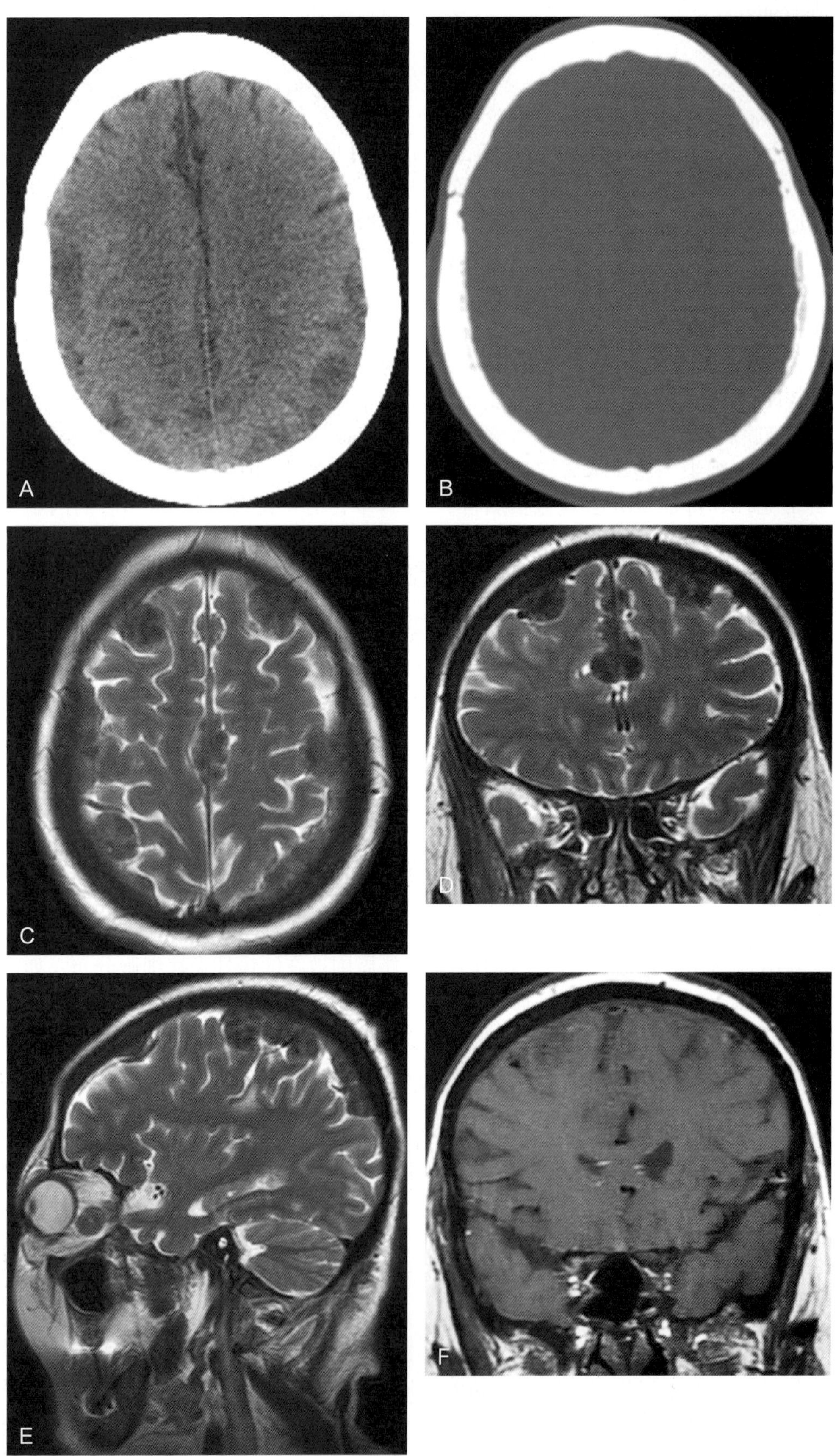
A
B
C
D
E
F

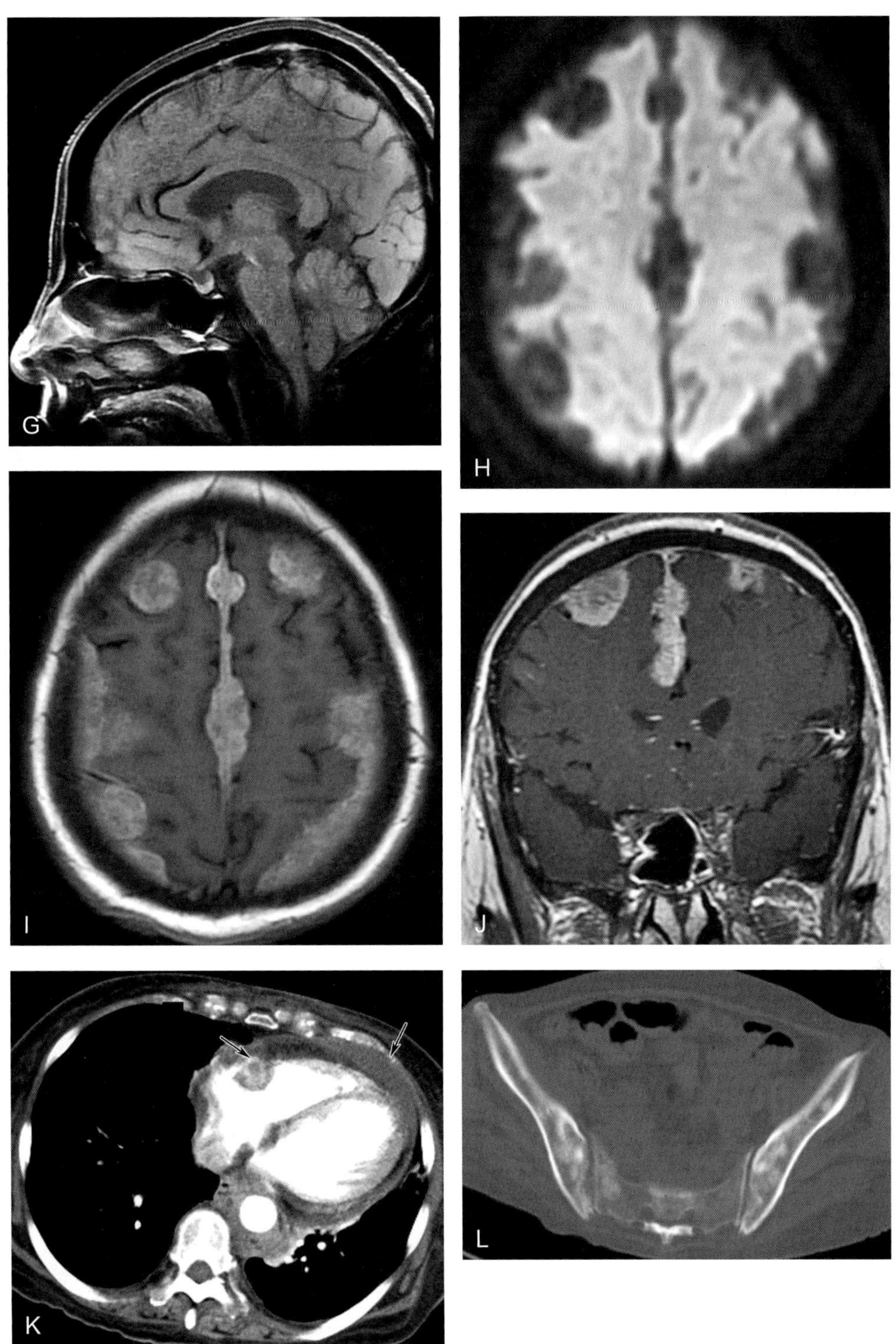

图 7-15-4 Erdheim-Chester 病影像表现

女，62 岁，无明显诱因出现全身多处皮肤结节，伴纳差，体重减轻（1 个月内下降 5kg），乏力，双下肢近踝部对称可凹性水肿。PET-CT：全身可见多处软组织及骨骼代谢增高性病变；右心房、升主动脉、腹主动脉周围代谢增高的软组织病变（未提供图片）。A、B. CT 平扫示颅内脑外多发低密度结节；C~E. T_2WI 上颅内脑外多发结节呈低信号，邻近脑组织受压，右侧眼球后方见结节影；F. 冠状位 T_1WI 上结节呈等信号；G. 矢状位 T_1WI 上垂体后叶高信号消失；H. DWI 上结节呈低信号；I、J. 增强 T_1WI，多发结节明显强化；K. 胸部增强 CT 示胸主动脉管壁增厚、右侧房室间沟结节、心包积液；L. 多发骨内斑片状高密度。腹壁肿物及右侧腋窝肿块活检病理：纤维组织细胞瘤样增生伴散在 Touton 型巨细胞及淋巴浆细胞浸润。免疫组化：CD68（+），SMA（+），AE1/AE3（-），ALK（-），CD34（-），CK14（-），CD5/6（-），Ki-67（5%），P53（-），Desmin（-），CD163（+），S-100（-/+），MDM2（-），Calponin（+），VIM（+），CDK4（+），结合临床资料、形态及免疫组化结果，符合 Erdheim-Chester 病（病例图片由北京协和医院冯逢教授提供）

内病变可表现为颅骨附近硬脑膜的肿块，与脑膜瘤类似，可位于前、中、后颅窝，脊柱病变可位于硬膜外间隙。总体来说，脑实质内病变非常罕见，特别是RDD作为孤立的肿块存在时。RDD很少表现为脑室内病变或外部侵犯硬脑膜的病变。

1. CT RDD常表现为均匀的高密度肿块，增强扫描呈显著强化，周围可见血管源性水肿及占位效应引起的邻近结构改变，如骨质侵蚀。RDD一般没有钙化。

2. MRI 通常显示单个或多个境界清晰的病变，在T_1WI上与邻近脑实质信号相等，T_2WI上表现为与邻近硬膜类似的不均匀低信号肿块。使用对比剂后病变明显均匀强化（图7-15-5）。DTI检查中，RDD可见高FA值，可能是由于致密纤维组织结构排列所致。同时也使RDD在DWI上显示为高信号，ADC值较低。RDD在SWI上表现为低信号，这是由于慢性炎症引起的自由基或矿物质沉积（锰和非血红素铁），而非钙化。PWI显示RDD的rCBV和rCBF在患侧/正常侧不对称，患侧灌注减低。这是因为RDD本质上是淋巴细胞增多性疾病，没有新生血管发生，该特征对于区分脑膜瘤、脑血管病和脑膜孤立性纤维性肿瘤非常重要。脑膜瘤通常具有显著高灌注。不过有研究表明，CD34和CD31抗体强阳性的RDD也可能显示出灌注增加。

【诊断与鉴别诊断】

结合常规CT、MRI、高FA、低ADC、SWI低信号和低灌注的结果有助于诊断RDD。中枢神经系统的RDD需要与以下疾病鉴别：

1. **脑膜瘤** 通常表现为大脑凸面、脑中线附近的脑外肿块，范围较RDD更为局限，邻近骨质可见硬化，高灌注，MRS可见Ala峰均有一定鉴别价值。

2. **仅表现为硬脑膜增厚的慢性真菌感染** 难以鉴别，但其分布较散在，可同时累及脑内脑外，RDD通常仅累及硬脑膜。

3. **淋巴瘤** 多位于脑表面和近中线位置，DWI可见弥散受限，增强后可见“抱拳征”“尖角征”。

4. **转移瘤** 常表现为广泛多发的病灶，病灶内部坏死多，周边侵犯明显，增强扫描呈明显不规则强化或环形强化，内部坏死区域不强化。

【影像学研究进展】

有研究显示^{18}F-FDG PET-CT在RDD的诊断中有一定适用性。在下丘脑复发性颅内RDD的诊断可能有潜在用途。PET-CT在涉及中枢神经系统的RDD诊断和随访中的作用还需要进一步探索。

（江桂华）

四、青少年黄色肉芽肿

【概述】

青少年黄色肉芽肿（juvenile xanthogranuloma，JXG），是一种罕见的非朗格汉斯细胞组织细胞肿瘤，又称幼年性黄瘤、痣样黄瘤、痣样黄色内皮细胞瘤。本病于1905年首次报道，最初被认为是内皮衍生（因此以前称为新生血管内皮瘤）。JXG

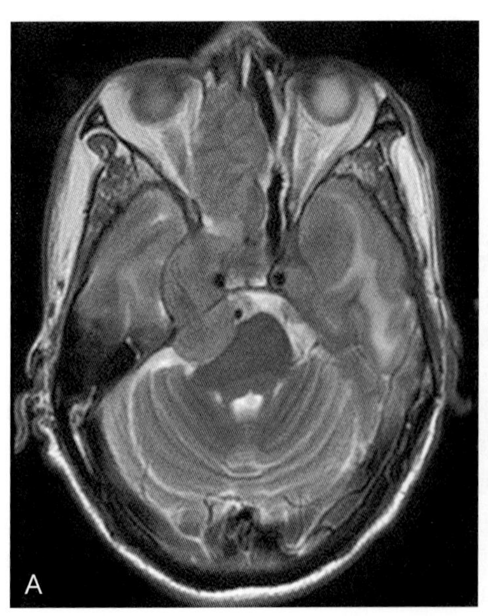

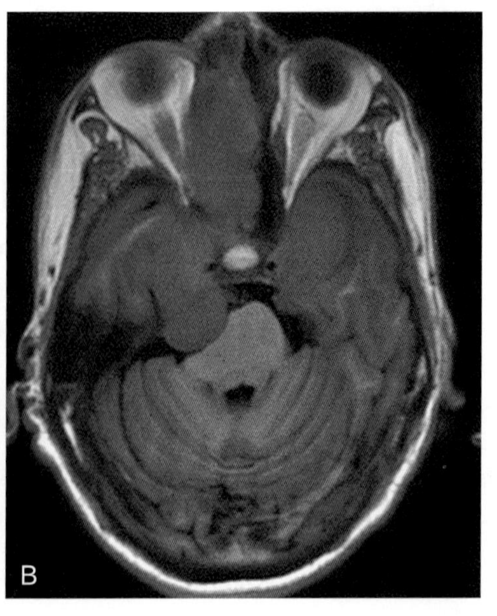

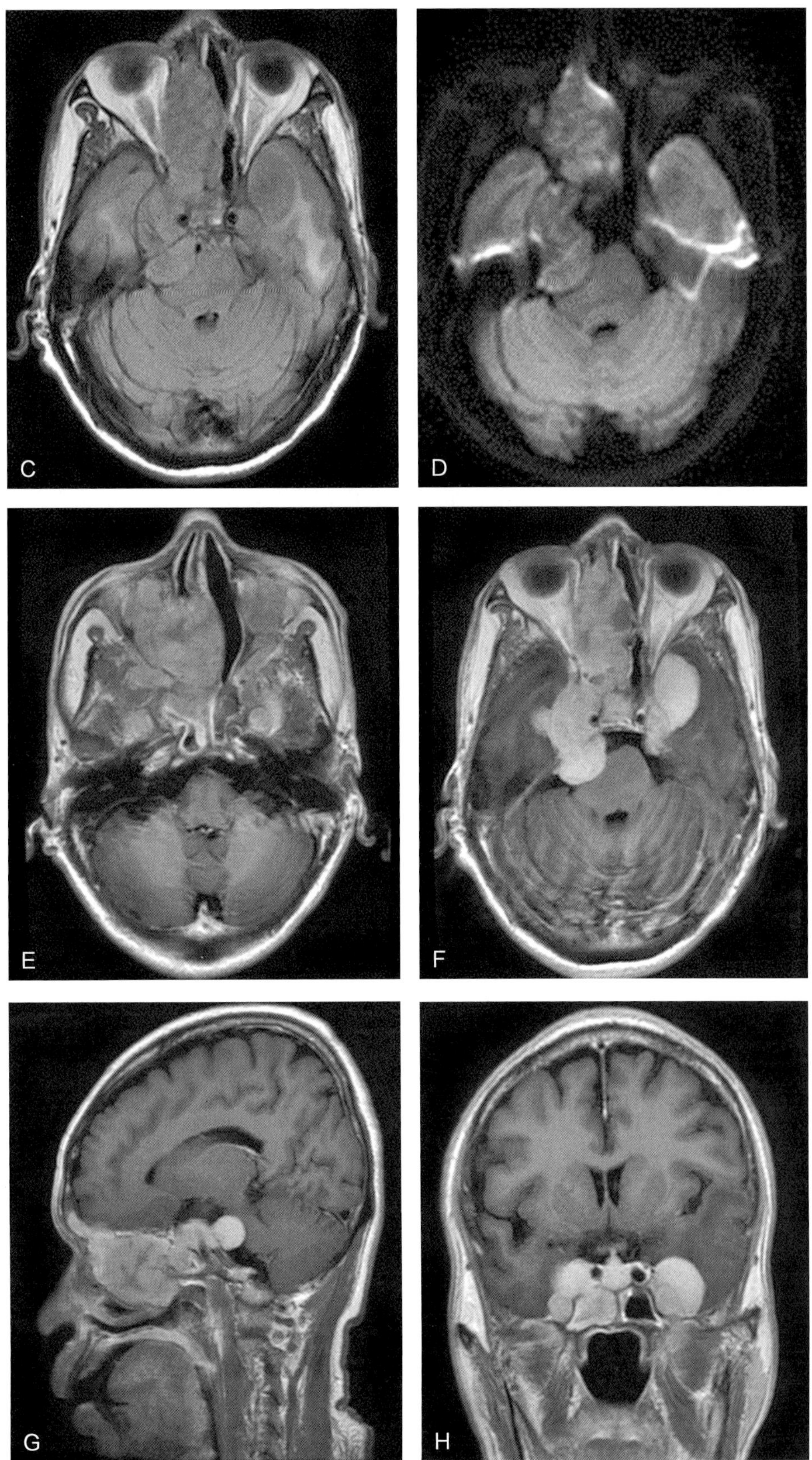

图 7-15-5 Rosai-Dorfman 病 MRI 表现

A. T_2WI 示双侧海绵窦、右侧后鼻道及鼻腔等信号占位；B. T_1WI 示占位呈低信号；C. T_2-FLAIR 示占位呈等信号；D. DWI 呈等信号；E. T_2-FLAIR 示占位累及双侧上颌窦；F~H. 轴位、矢状位、冠状位增强扫描示占位明显均匀强化多发生于婴幼儿及儿童，男性比女性更多见，5岁以内最常见，多数在6个月内，大约20%的病例发生在青少年，新生儿和老年很少出现。

JXG归类于组织细胞增生症，组织细胞增生症分为LCH和非LCH两种，JXG为非LCH中最常见的疾病。JXG的发病机制尚未完全清楚，但与巨细胞病毒感染、神经纤维瘤病I型和血液恶性肿瘤相关。最常见的是青少年慢性骨髓单核细胞白血病。

【临床与病理】

大多数JXG均为孤立性皮肤肿瘤，表现为孤立性淡红色或微黄色皮肤丘疹或结节，其他器官的病变极其罕见。系统性JXG发生于除皮肤外其他组织或器官，可伴发或不伴发皮肤改变，最常见的受累器官包括肝、肺、脾和脑。心脏、腹膜后、性腺、肾上腺和骨骼病例亦有报道，中枢和周围神经系统病例偶有报道，仅占JXG的1%~2.3%。与皮肤疾病形成鲜明对比的是，其他系统受累的患者可能有严重的临床症状，累及中枢神经系统的患者具有多发性脑内病变和（或）脑膜炎，癫痫发作，尿崩症或视力障碍。

组织病理检查是诊断的主要依据。表现为泡沫细胞、Touton细胞和多核巨细胞呈肉芽肿性浸润，伴有散在的淋巴细胞、浆细胞和少许的嗜酸性细胞。Touton多核巨细胞中多核呈环状位于细胞的中心，核环中心区有均质的嗜酸性胞质，核环周围的细胞质可呈泡沫状。免疫组化显示CD1a和S-100阴性，无Birbeck颗粒，肿瘤细胞表达血源性标志物（CD45）以及组织细胞分化标志物（CD68，Fascin，Factor ⅩⅢa和DR型人白细胞抗原），CD4和HAM56亦呈阳性。原发性颅内JXG的组织发生尚不清楚，可能起源于脑膜或脉络丛中的巨噬细胞/组织细胞。

【影像检查方法】

CT和MRI增强扫描可用于颅内病灶定位及鉴别诊断。如骨破坏明显，X线可显示颅内多发性骨破坏病灶，边界清楚，但不整齐。

【影像表现】

发生于中枢神经系统的JXG主要表现为多发性、弥漫性的颅内损害或局限性孤立性肿块。可发生于视神经、鞍区、桥小脑角及海绵窦。中枢神经系统JXG在MRI上呈T_1WI等或稍低信号，T_2WI等、高或低信号，增强后多呈明显均匀强化（图7-15-6）。虽然MRI是肿瘤定位的最佳方法，但其成像特征是非特异性和多变的。JXG亦可表现为眼眶软组织块影，眶骨及颅内多发性骨破坏。

【诊断与鉴别诊断】

CT和MRI可显示眼眶、颅内病灶，需结合病理检查和免疫组化检查（即CD68，Fascin，因子ⅩⅢa等）才能最终确诊。JXG很少被包括在常规神经系统病变的鉴别诊断中，特别是在没有病理证实的皮肤病变的情况下。

（江桂华）

五、组织细胞肉瘤

【概述】

组织细胞肉瘤（histocytic sarcoma，HS）是一种罕见的高度恶性的造血系统肿瘤，起源于单核巨噬细胞系统，2008年版WHO造血系统肿瘤分类中，作为一个独立的罕见疾病归于组织细胞和树突细胞肿瘤大类，肿瘤细胞的特征在于形态学和免疫表型表现出成熟组织细胞分化的恶性细胞增生。同时肿瘤细胞没有B细胞标志物、T细胞标志物和树突状细胞标记物的表达，并且不伴有急性单核细胞白血病，在电镜下缺乏Birbeck颗粒。

1939年最早由Scott和Robb-Smith命名为“组织细胞髓性网状细胞增生症”，1966年Rappaport将其进一步命名为“恶性组织细胞增多症”。Mathe等人于1970年首次提出了“组织细胞肉瘤”的概念，2001年及2008年WHO造血与淋巴组织肿瘤分类最终确定命名。此外，在目前的命名之前，HS也曾被命名为“非典型霍奇金病”、真组织细胞淋巴瘤或组织细胞淋巴瘤。

新的染色和病理鉴定方法证实许多较早报道的HS病例诊断并不正确。这些早期报道的大多数病例现在被认为是其他造血肿瘤，如T细胞淋巴瘤或B细胞淋巴瘤，特别是间变性大细胞淋巴瘤。恶性组织细胞增多症在病理上与HS类似，但更常见全身症状（例如发热和体重减轻），全血细胞减少，肝脾肿大和淋巴结肿大。许多以前报道的恶性组织细胞增多症现在也被认为是不准确的诊断，总体而言，组织细胞肉瘤仍然是一个有待研究的疾病。

本病发病率极低，在非霍奇金淋巴瘤中的比例<0.5%，可发生的年龄范围广泛，从婴儿到老年（6个月至89岁，中位年龄46岁），显示双年龄分布，0~29岁时出现小峰值，50~69岁时出现较大峰值，男性多见。一些HS可继发于B或T淋巴细

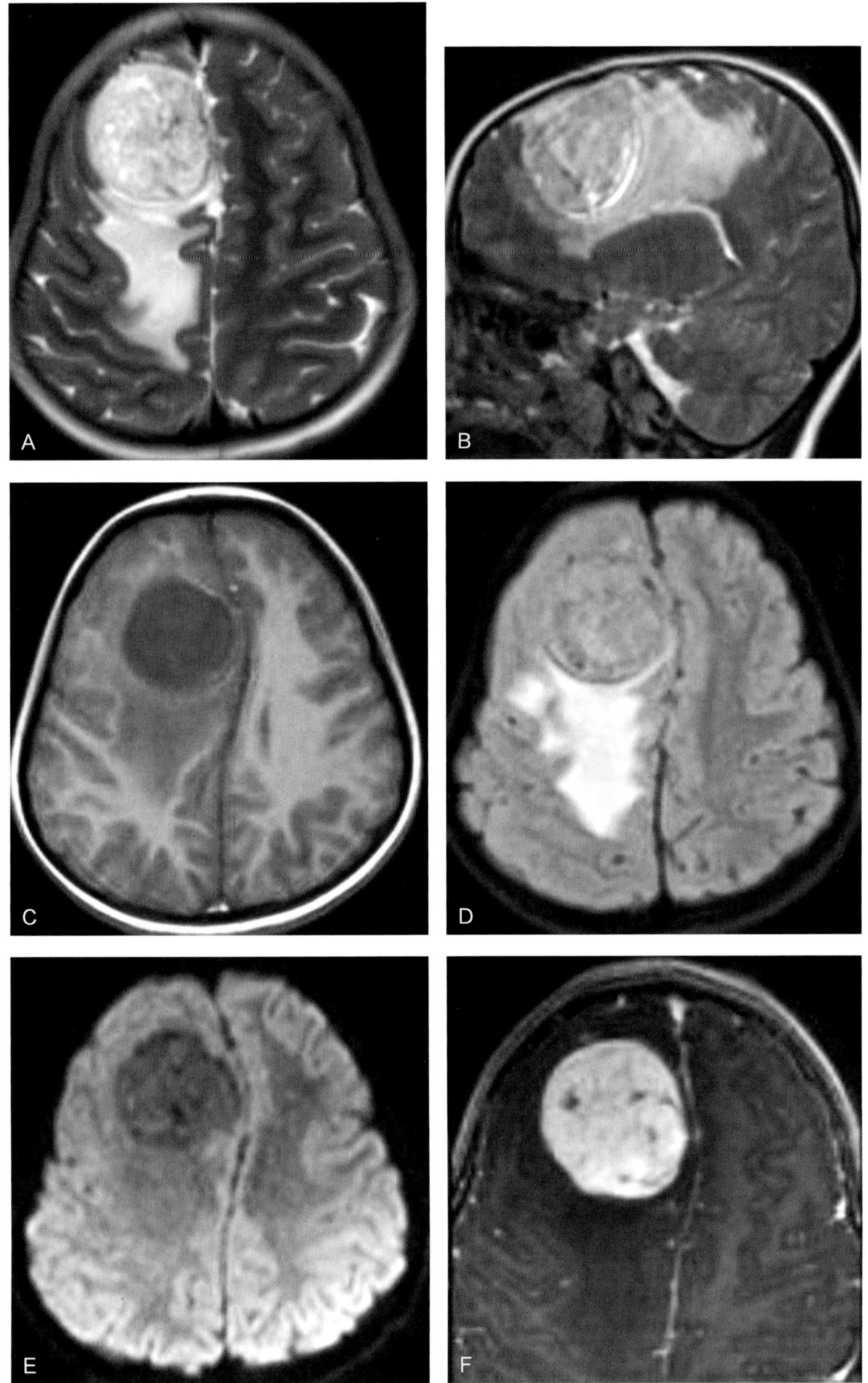

图 7-15-6 青少年黄色肉芽肿 MRI 表现

A、B. T_2WI 示右侧额叶高信号占位；C. T_1WI 示占位呈低信号；D. T_2-FLAIR 示占位呈等信号；E. DWI 呈低信号；F. 增强扫描示占位呈较均匀明显强化

胞淋巴瘤 / 白血病，或成熟 B 细胞肿瘤，或与之同时发生。两者的发病间隔可为 2 个月到 17 年。没有 HS 发生在淋巴瘤诊断之前的病例报道。与淋巴细胞淋巴瘤 / 白血病相关的所有病例均为男性，而与成熟 B 细胞瘤相关的病例则无性别倾向。与淋巴细胞淋巴瘤 / 白血病相关的病例多发生在年龄较小的儿童（4 岁至 27 岁，中位年龄 13 岁），相当于 HS 的年龄分布的小峰值。相比之下，发生在成熟 B 细胞淋巴瘤之后或与成年 B 细胞淋巴瘤并发的病例均为成年人（42 岁至 85 岁，中位年龄 61 岁），对应于年龄分布的大峰值。小部分 HS 与原发性纵隔生殖细胞肿瘤有关，特别是年轻的成年男性。

累及中枢神经系统的原发性 HS 极少见，截至 2013 年，主要累及中枢神经系统的组织细胞肉瘤只有 10 例报道。

HS 病因与发病机制方面研究较少，仍然存在不确定方面。可能与 EB 病毒感染、毒物接触等很多因素相关。

【临床与病理】

HS 的临床表现不典型：可有邻近转移，起病隐匿，发展迅速，早期患者多无明显症状，发现时多为晚期。常表现为淋巴结病变，亦可见结肠、皮肤、软组织受累，其 1/3 发生在淋巴结，1/3 发生在皮肤，1/3 发生在结外其他部位，如脾、骨和胃肠道等，其他可累及的区域包括头颈部、唾液腺、肺、纵隔、乳腺、肝脏、胰腺、肾脏、子宫和中枢神经系统。除局部肿物外，亦可伴有全身症状，如发热、疲劳、盗汗、体重减轻和虚弱。皮疹、肠梗阻、伴有全血细胞减少症和溶骨病变的肝脾肿大亦可能发生。该病多呈侵袭性，目前尚无较好治疗方法，60%~80% 的患者在 1~2 年内死亡。

HS 病理表现为正常淋巴结被弥漫增生的瘤细胞破坏，瘤细胞较大，细胞为单形或多形性，胞质丰富，含有大量溶酶体并呈嗜酸性。核呈圆形或卵圆形，可多核型，泡状核，细胞核较大，具有异型性且高度不规则，核仁明显。

肿瘤细胞不表达 T 细胞和 B 细胞标记、Langerhans 细胞标记（CD1a）、树突状细胞标记（CD21 和 CD35）和髓系标记（髓过氧化物酶）等，表达一种或多种组织细胞标记，如 CD68 和溶菌酶，且呈特征性胞质颗粒状强阳性，溶菌酶高尔基区点状强阳性，CD163 细胞膜或胞质阳性，这些有别于其他肿瘤细胞。淋巴细胞基因重排，一般不伴有免疫球蛋白与 *TCR* 基因重排。瘤细胞常表达 CD68（KPI 和 PGM1）、lysozyme、CD163、AACT，也可表达 CF45/RO、CF4 和 HLA2DR。

国际淋巴瘤研究组在 2002 年对 HS 的定义是对 CD68 和溶菌酶具有免疫表型染色阳性的肿瘤，对于 CD1a 和滤泡树突细胞标记物（CD21 和 CD35）是阴性的。骨髓特异性标志物（MPO 和 CD33）也必须为阴性，因为 CD68 可以与骨髓谱系的肿瘤重叠，并且 S-100 蛋白可以染色阳性或阴性，因为它可以在正常巨噬细胞激活时表达。WHO 将“组织细胞肉瘤”定义为恶性组织细胞肿瘤，罕见于神经系统，对于组织细胞标志物（CD68、CD163、溶菌酶、CD11c 和 CD14）呈阳性，对于骨髓标志物、树突状标志物、CD30 和 ALK1 为阴性。最近，有研究表明一种血红蛋白清道夫受体蛋白 CD163 可能在诊断组织细胞恶性肿瘤中具有更大程度的特异性。

【影像检查方法】

常规 X 线对于 HS 诊断没有意义。CT 扫描对于肺、骨及骨髓受累的 HS 有一定价值。MRI 扫描可发现及评估淋巴结及结外器官的 HS。

【影像表现】

CT 及 MRI 可观察到淋巴结肿大、结外组织的受累，病灶明显不均匀强化（图 7-15-7），但由于该病极为罕见，目前国内外研究对其影像学特征还没有详细的总结概括。PET-CT 可观察到 FDG 高摄取，对于该病诊断、分期和指导治疗有一定作用。

【诊断与鉴别诊断】

由于病因不明确，影像表现缺乏特征性，HS 多为排除性诊断，多依靠病理上具有组织细胞形态和免疫表型的恶性组织细胞的形成来确定诊断。HS 的诊断是通过病变的直接活检进行的。需要识别肿瘤细胞的非典型性细胞形态和组织细胞相关标志物的表达，然后通过免疫组织化学检查作出鉴别诊断。简言之，组织细胞标志物（通常为 CD68 和 CD45）的病变为阳性，髓系、树突状和淋巴标志物以及朗格汉斯细胞 CD1a 为阴性。

影像学在诊断 HS 之前，有必要排除可能被误诊为 HS 的其他疾病，该病主要与恶性淋巴瘤及淋巴结转移鉴别。恶性淋巴瘤多累及双侧或单侧多区多个淋巴结，邻近区域浸润不明显，增强扫描

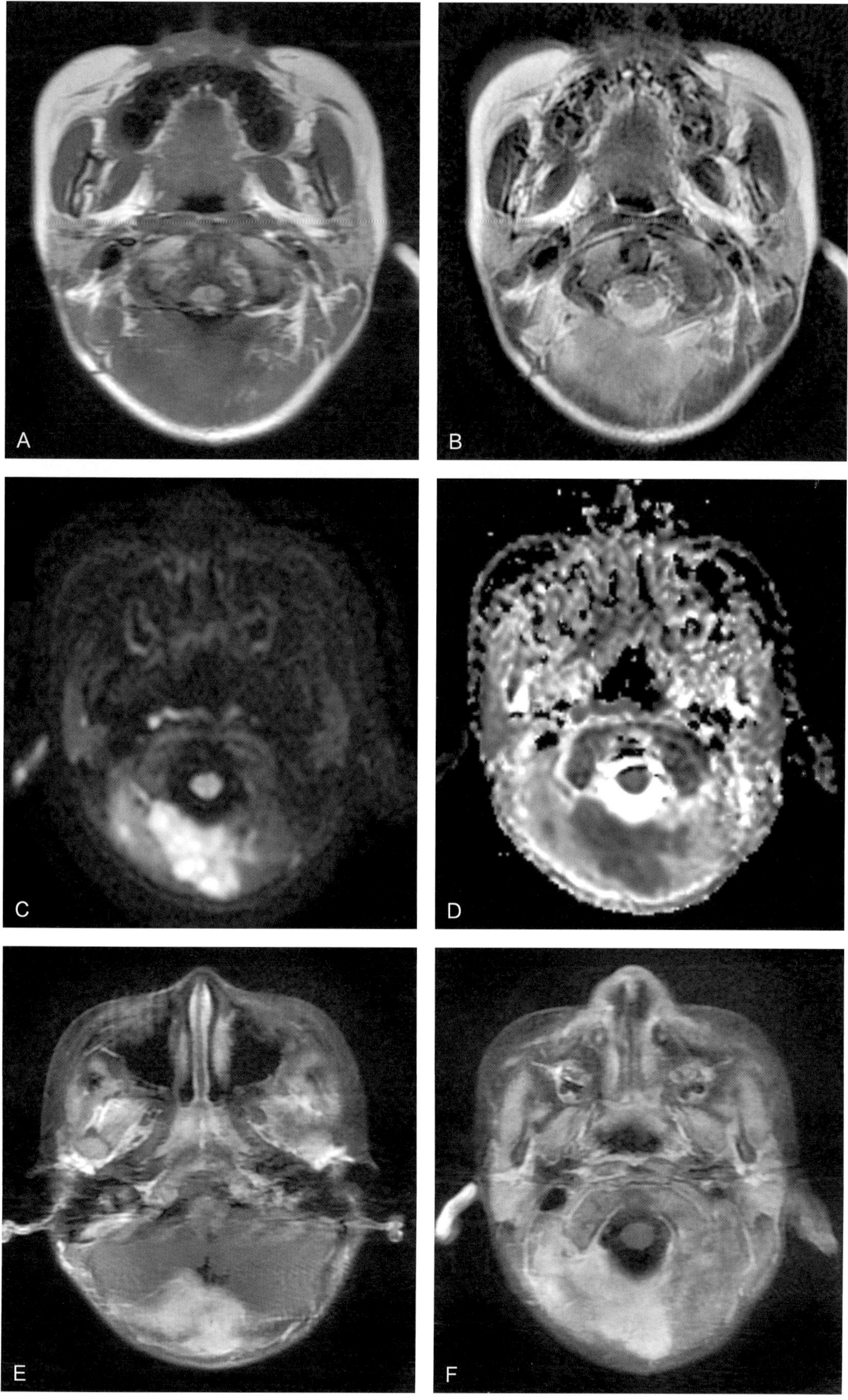
A
B
C
D
E
F

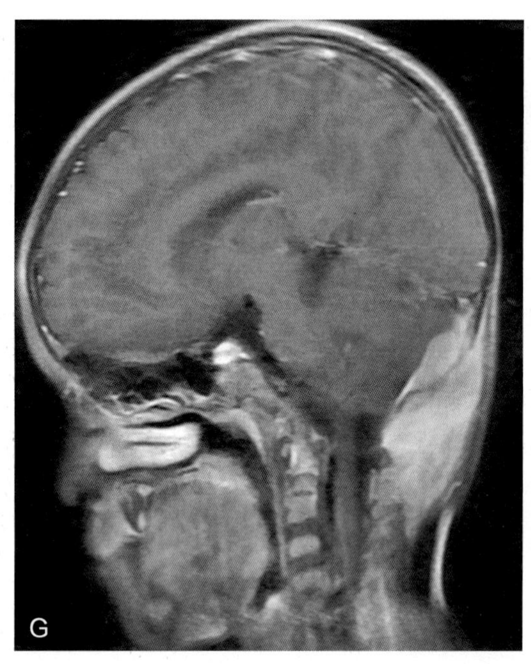

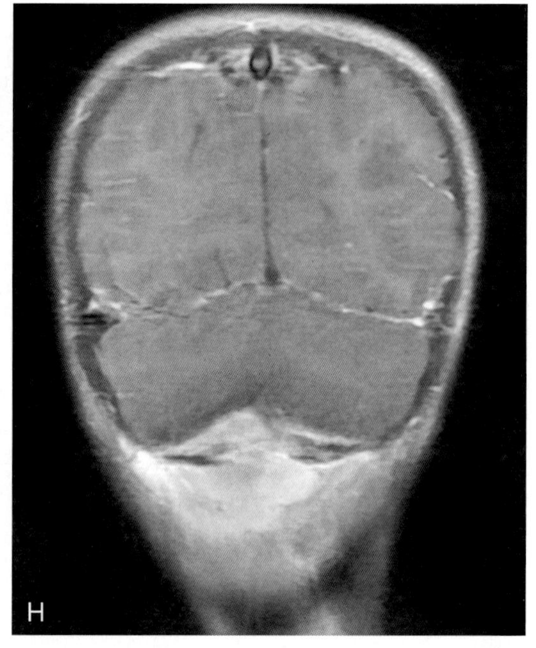

图 7-15-7 组织细胞肉瘤 MRI 表现

男，6 岁，发现头颈左偏 1 个月余。右枕部可见不规则形肿块，局部颅骨破坏，肿块跨颅内外生长，向内压迫小脑半球，分界欠清，向外侵犯头皮下及上颈部软组织。A. T_1WI 上肿块呈稍低信号；B. T_2WI 上呈等至稍高信号；C. DWI 上呈高信号；D. ADC 图上呈低信号；E~H. 增强 T_1WI，肿块呈明显均匀强化，邻近脑膜明显强化（病例图片由解放军总医院放射科娄昕教授提供）

轻度或边缘强化。淋巴结转移常表现为相互融合的肿块影，病灶内部坏死多，周边侵犯明显，增强扫描呈明显不规则强化或环形强化，内部坏死区域不强化。影像表现联合明确的原发灶，有助于鉴别。

（江桂华）

第十六节 生殖细胞肿瘤

颅内生殖细胞肿瘤（germ cell tumor，GCT），属残留胚胎细胞发生的肿瘤，起源于原始的胚胎生殖细胞，按 2016 年 WHO 中枢神经系统肿瘤分类标准分为 7 个亚型：生殖细胞瘤、胚胎性癌、卵黄囊瘤、绒毛膜癌、畸胎瘤（成熟型、未成熟型）、畸胎瘤恶变以及混合性生殖细胞肿瘤。颅内生殖细胞肿瘤占所有颅内原发肿瘤的 0.5%，发病率约为 0.1/10 万人，主要发生在儿童和青少年时期，发病高峰在 10~12 岁，其中 90% 的病例都在 20 岁之前诊断。颅内 GCT 在不同国家和地区的发病率不尽相同，既往资料显示，亚洲人群的发病率要高于欧美。男女发病率比例大约在 3∶1，发生在松果体区的肿瘤男女比例约为 11.5∶1，而非松果体区男女比例大约 1.9∶1。

在胚胎形成第 4 周，胚外卵黄囊出现了最早的生殖细胞，此后生殖细胞沿体中线和背肠系膜移行，在胚胎第 6 周到达生殖嵴的生发上皮，在此形成卵巢和睾丸。如果移行过程发生障碍，生殖细胞可能异位于性腺外部位，通常沿脊柱的背中线附近分布。沿途残留原始的细胞巢，即成为 GCT 的来源。残留的原始生殖细胞是一种原始的分化细胞，可向多个方向分化。多认为原始生殖细胞向上皮分化时构成胚胎性癌，向卵黄囊分化则构成卵黄囊瘤，向绒毛膜细胞分化则构成绒毛膜上皮癌，向 3 个胚层分化则构成畸胎瘤，而原始的未分化生殖细胞增殖则构成生殖细胞瘤。但另有学者认为 GCT 不是来源于单一的原始生殖细胞，而是来源于原始生殖细胞发育的不同阶段，若由处于较早发育阶段的细胞构成，则恶性度较高；若由处于较晚发育阶段的细胞构成，则恶性度较低。因此，以上两种观点是不同的，前者认为GCT是向多个方向分化的结果，而后者认为是来源于同一方向分化过程中的不同发育阶段。

一、生殖细胞瘤

【概述】

生殖细胞瘤（germinoma）为颅内GCT的一个常见亚型，占GCT的70%左右，起自神经管嘴部发育早期中线部位的原始多潜能细胞，是唯一来源于生殖细胞的肿瘤，其他GCT均是源于异位的错误折叠的多向分化胚胎细胞。生殖细胞瘤可以发生在松果体区（50%~65%），鞍上区（25%~35%）以及基底节区（5%~10%），偶可发生在小脑、脊髓等其他部位。

【临床与病理】

生殖细胞瘤的临床表现与其发病部位相关。发生在松果体区的肿瘤易压迫和堵塞中脑导水管，进而引起进行性脑积水，伴颅内压增高，临床表现为头痛、头昏、恶心、呕吐、嗜睡、癫痫样发作，甚至呼吸障碍；如累及邻近中脑结构还可引起Parinaud's综合征（即以眼球垂直运动障碍为核心症状的一组综合征），50%发生在松果体区的病变都可以有该症状。鞍上生殖细胞瘤易压迫视交叉造成视野缺损，并影响下丘脑－垂体内分泌功能，引起尿崩症和垂体功能衰竭（生长迟缓、性功能幼稚）。位于小脑的生殖细胞瘤常引起共济失调，表现为走路不稳及眼球摆动；其他少见部位生殖细胞瘤也可表现为头痛、肢体偏瘫、抽搐等。肿瘤还可压迫松果体和下丘脑使未成熟性腺脱离内分泌抑制或因肿瘤性滋养细胞增加分泌β-hCG，刺激睾丸酮产生，引起男孩性早熟。肿瘤细胞中细胞色素P450芳香化酶表达增高，催化C19类固醇转化为雌激素，故患者β-hCG分泌增高。

生殖细胞瘤由形态一致的肿瘤细胞聚集成巢，肿瘤细胞边界清楚，核圆形，核仁明显，常伴淋巴细胞浸润，偶见多核细胞，并常伴有其他GCT成分。约3%的无性细胞瘤伴β-hCG水平升高，还可见血清AFP升高，偶有CK表达。免疫组化表型：D2-0、PLAP、CD117阳性，Oct4、SALL4是对生殖细胞瘤具有指导意义的标记物。

【影像检查方法】

MRI和CT检查均对诊断生殖细胞瘤敏感，CT在发现钙化方面较MRI具有优势，但MRI可多方位成像，在定位上具有很大作用。且MRI对软组织成分的反映具有不可替代的优势。

【影像表现】

生殖细胞瘤在CT平扫上边界分明，表现为高或稍高密度，与肿瘤组织细胞高密度分布有关，增强后呈均匀强化。松果体区肿瘤进行CT检查更有必要，因为CT对钙化敏感，而该区较为典型的表现是高密度组织包埋着更高密度的松果体钙化灶。MRI：发生在松果体区的绝大部分生殖细胞瘤在T_1WI呈低信号至等信号，在T_2WI上呈等信号至高信号，在增强扫描上呈现明显均匀强化。肿瘤通常边界清晰，有时在肿瘤内部会出现钙化以及多发的小囊变（图7-16-1）。

发生在鞍上区的生殖细胞瘤边缘模糊，形状不规则，在其内部通常伴有坏死、囊变和出血（近40%），但钙化少见。T_1WI呈低信号到等信号，T_2WI呈等信号到高信号，增强扫描呈现明显不均匀强化。

基底节区的生殖细胞瘤体积通常较大，信号不均匀，并常伴有坏死、囊变和出血，无占位效应或具有轻度的占位效应，同侧大脑半球萎缩通常提示基底节区生殖细胞瘤。值得注意的是，早期肿瘤可能表现为边界不清、信号不均匀且无强化。因此，与儿童神经胶质瘤和脑梗死鉴别困难。

生殖细胞瘤有着不一致的扩散系数，约55%的肿瘤实体成分表现为扩散不受限，约36%表现为扩散受限，约9%表现为扩散系数增加。生殖细胞瘤的不同组织学成分与其ADC值没有明显的关联。

【诊断与鉴别诊断】

生殖细胞瘤主要发生在儿童和青少年，男性多见。CT呈高或稍高密度，并常见高密度钙化灶。MRI扫描在T_1WI上呈低或等信号，在T_2WI上呈等或高信号。松果体区肿瘤边界清晰，呈明显的均匀强化；鞍上区肿瘤形状不规则，呈明显的不均匀强化；基底节区肿瘤通常体积较大，常伴有同侧大脑半球的萎缩。

生殖细胞瘤需要与其他生殖细胞类肿瘤进行鉴别，如畸胎瘤、绒毛膜癌、卵黄囊瘤及胚胎癌等。

1. 畸胎瘤 特点在于脂肪成分。T_1WI上可见高信号的脂肪和各种各样的钙化信号，T_2WI肿瘤

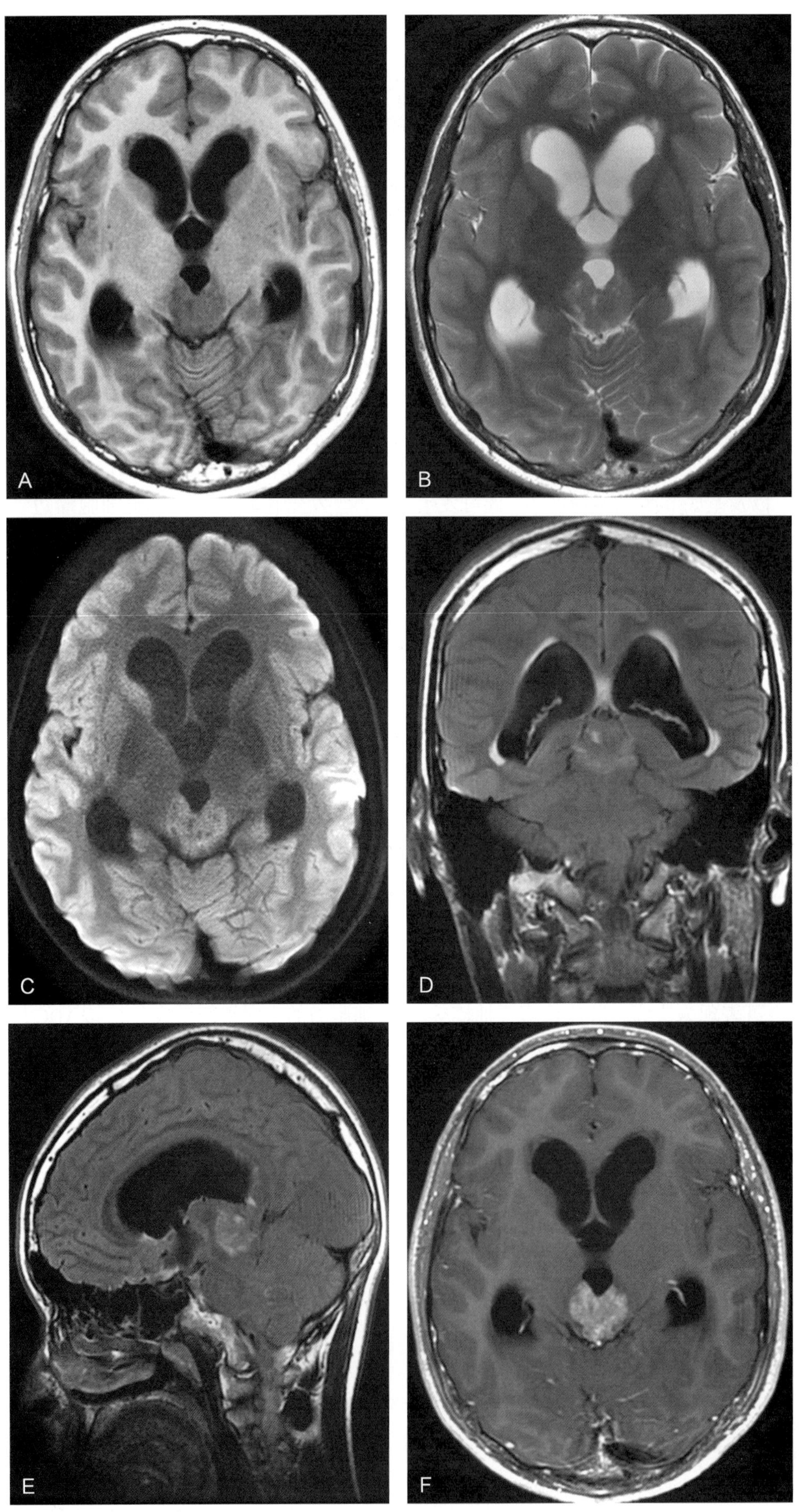
A
B
C
D
E
F

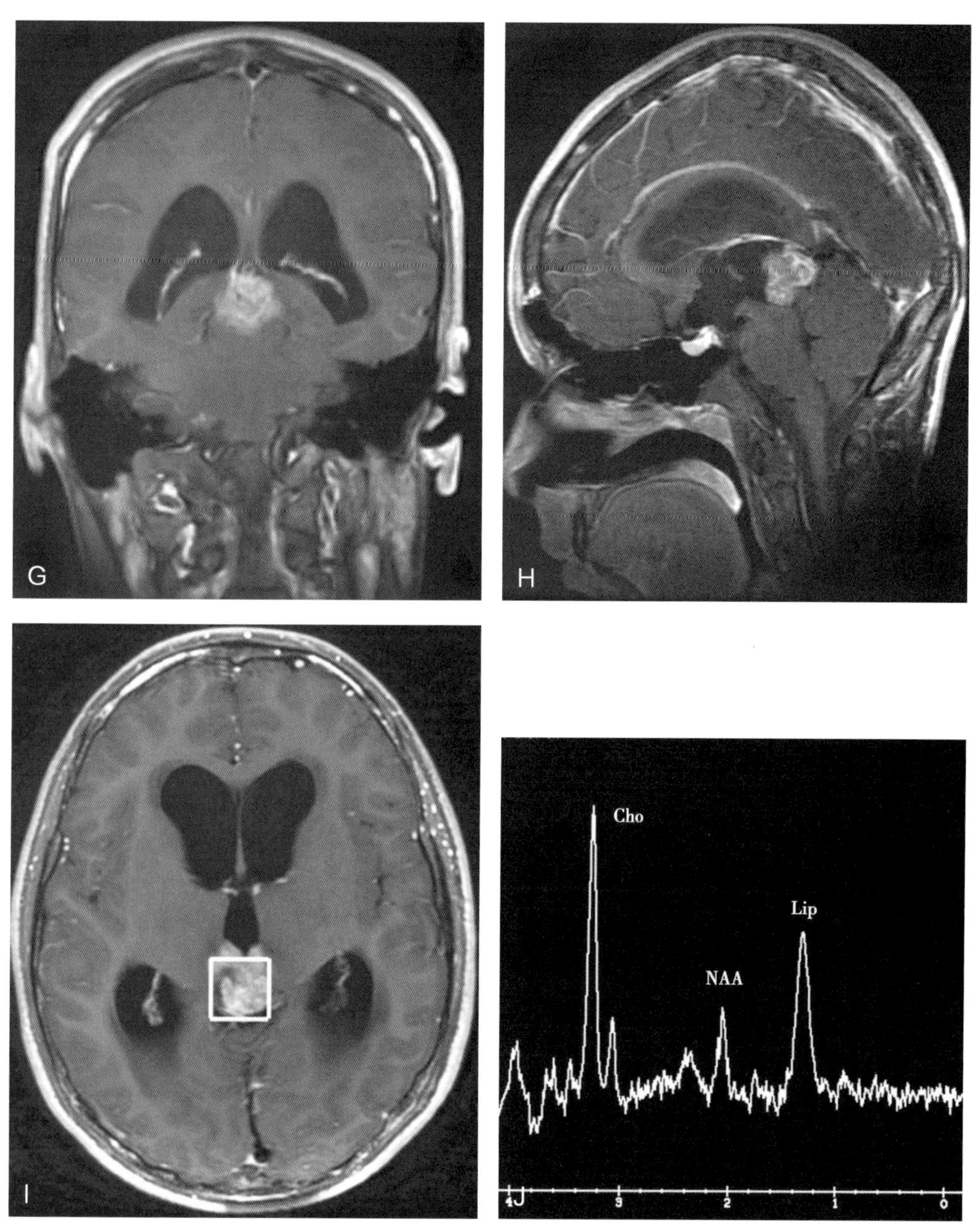

图 7-16-1　生殖细胞瘤 MRI 表现

A、B. 松果体区可见肿块样等 T_1 等 T_2 为主信号影，病灶前部可见局灶性长 T_1 长 T_2 信号；C. DWI 显示实性部分呈稍高信号；D、E. 冠状位及矢状位 T_2-FLAIR 显示病灶呈等或稍高信号；F~H. 增强扫描显示病灶呈明显不均匀强化；I、J. MRS 显示病灶 Cho 峰升高，NAA 峰降低，Lip 峰升高

呈等或高信号，增强后软组织成分有所强化，通常 DWI 弥散不受限。

2. 绒毛膜癌、卵黄囊瘤、胚胎癌和混合性生殖细胞瘤　相对罕见，影像学表现不典型，由于恶性程度高，瘤体易出血，在 T_1 上表现为高信号。

3. 松果体细胞瘤　多见于女性，可出现散在多发的钙化灶，增强扫描强化不明显。松果体区生殖细胞瘤多见于男性，通常沿三脑室两侧壁向前生长，并常推压松果体移位。

（王玉林）

二、胚胎癌

【概述】

胚胎癌（embryonal carcinoma）是一种罕见的颅内恶性肿瘤，是最原始的生殖细胞肿瘤，有分化为成熟畸胎瘤和非成熟畸胎瘤的潜能。通常位于灰结节、第三脑室、漏斗区、视交叉、鞍上区或鞍内。目前，胚胎癌的起源还不是很清楚。有学者认为，胚胎癌是胚胎细胞的侧中胚层错误折叠和异位而形成的。胚胎癌多发于青春期的青少年，有学者认为青春期促性腺激素可引起松果体区生殖细胞恶变。

【临床与病理】

胚胎癌的临床表现依部位、性质、大小等不同而有所差别。位于松果体区的胚胎癌，一般引起颅内压增高和眼球运动障碍，位于鞍区者可导致多饮、多尿、发育迟滞和视力减退，基底节区和丘脑肿瘤则会导致对侧肢体轻偏瘫等。

胚胎癌的肿瘤标记物的表达是难以预测的，但它与血清 AFP 以及 β-hCG 水平增高有关。

胚胎癌是由大而原始的 AFP 和 CD30 阳性细胞排列成片状或不规则腺样裂隙、腺样、管状、乳头状生长的上皮样细胞构成的肿瘤。常与 β-hCG 阳性合体滋养细胞及畸胎瘤分化的组织混合存在。病理上 CD30 阳性染色被认为是胚胎癌的一个特征性表现，但有研究表明，较 CD30 而言，新的免疫标记物，如有机阳离子转运体 3/4 在检测性腺外的胚胎癌方面有更好的敏感性及特异性。当其表现为阳性时，还需要 D2-40 染色来区分生殖细胞瘤和胚胎癌。

【影像检查方法】

MRI 和 CT 是颅内肿瘤初步诊断的主要手段，但是区分松果体区的生殖细胞瘤、绒毛膜癌、胚胎癌、卵黄囊瘤很困难。MRI 可立体显示肿瘤的形状、与下丘脑或脑干的关系，但对钙化的观察则逊于 CT。

【影像表现】

1. CT　CT 平扫上呈不均匀等或稍高密度影。

2. MRI　多表现为 T_1WI 等或稍低信号，欠均匀，T_2WI 以稍高或稍低的混杂信号为主。肿瘤通常边界不清楚，瘤周水肿明显，其内可有出血、囊变、不同程度坏死及钙化等，增强扫描时肿瘤多表现为不均匀显著强化，也有案例表现为不均匀环形强化（图 7-16-2）。

三、卵黄囊瘤

【概述】

卵黄囊瘤（yolk sac tumor）又名内胚窦瘤（endodermal sinus tumor），是一种起源于生殖细胞的高度恶性肿瘤，多发生于儿童及青年。颅内单发卵黄囊瘤少见，通常作为混合性生殖细胞瘤的组成部分。卵黄囊瘤来自多能生殖细胞，具有模拟早期胚胎发育过程中其他胚胎细胞的结构。通常发病在性腺部位，性腺外比较少见，发生在颅内更为罕见，可见于松果体、第三脑室及鞍上等。

目前多数学者认为，原发于颅内的卵黄囊

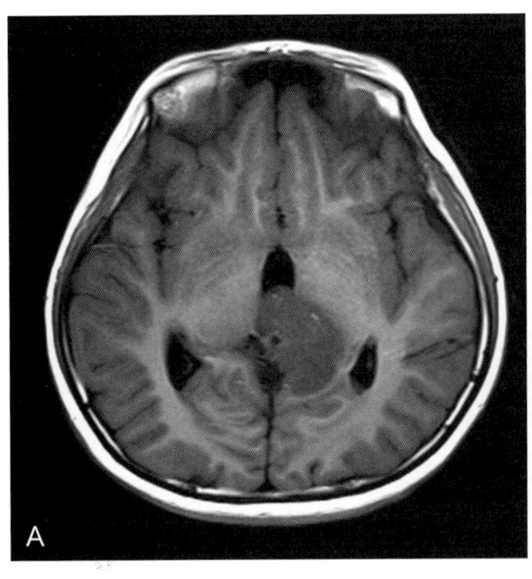

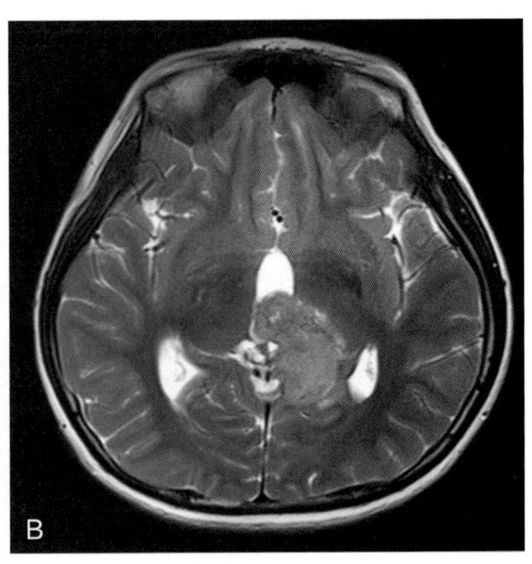

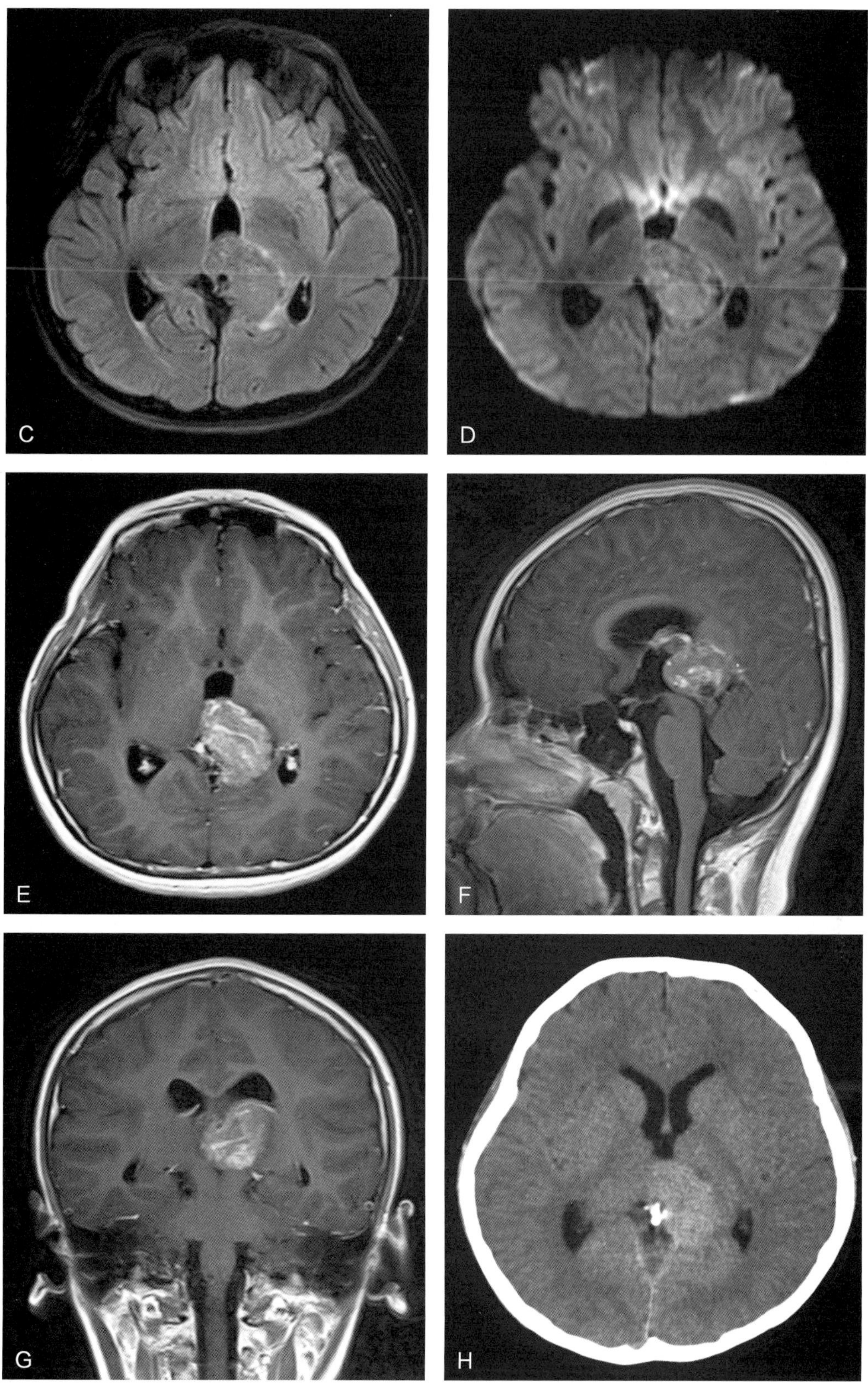

图 7-16-2 胚胎性癌影像表现

女，9 岁，1 周前无明显诱因出现头痛，伴恶心、呕吐。松果体区见椭圆形肿块，边界清楚，向前突向三脑室，邻近丘脑及枕叶受压，并见轻度水肿。A. T_1WI 上呈低信号；B. T_2WI 上呈稍高信号；C. T_2-FLAIR 上呈等信号；D. DWI 上呈稍高信号；E~G. 增强 T_1WI，肿块呈明显不均匀强化；H. CT 平扫，肿块呈高密度，内侧见钙化斑（病例图片由山东省临沂市人民医院李晓东教授提供）

瘤来源于未分化的多能生殖细胞，从卵黄囊向生殖嵴移行过程中有些生殖细胞停留，并在某种刺激的作用下，显示出生长和分化能力。这些细胞能向体腔组织或滋养叶细胞分化，发展成为肿瘤的主质。肿瘤的疏松网状结构相当于胚外中胚层的网状胶质，上皮性囊腔相当于卵黄囊，血管套与内胚窦结构相似。卵黄囊瘤组织结构复杂多样，有广泛的疏网状结构，黏液样变性的基质，并能找到内胚窦样结构（SD 小体）或其他结构（如乳头状、巢状及腺样结构）。透明小体虽为卵黄囊瘤的特征，但并非每例均有。有学者发现胚胎产生血清 AFP 的部位在卵黄囊，因而卵黄囊瘤患者的血清 AFP 都有明显增高。另有学者提示，连续性血清 AFP 测定在追踪卵黄囊瘤的病程上十分重要，对于年轻的鞍区肿瘤患者，术前常规查血清 AFP 有助于卵黄囊瘤的诊断。

【临床与病理】

卵黄囊瘤镜下细胞呈上皮样，排列成布满空隙和小管的疏松网状结构，相对于胚外中胚层网状黏液结构，除了毛细血管或血窦外纤维间质很少外，部分区域呈假乳头状外观，可见 SD 小体，即血管窦样结构，中心为血管，其周围有疏松结缔组织，边缘被覆立方状或柱状胚胎性上皮。此外，还可见到瘤细胞呈乳头状、索状、腺条状排列，其间可见到数量较多的圆球形嗜酸性小体。免疫组化 AFP 阳性具有特征。

【影像表现】

卵黄囊瘤通常位于松果体区，也可发生在鞍上、侧脑室、第三脑室等。影像学表现并无特异性。在 T_1WI 上呈均匀等低信号，在 T_2WI 上呈均匀等高信号，也有肿瘤呈现为不均匀信号，增强扫描通常呈明显强化，体积小的肿瘤囊变少见，体积大者可有微囊变及坏死，并可伴有周围组织水肿（图 7-16-3、图 7-16-4）。

【诊断及鉴别诊断】

25 岁以下男性患者，松果体区信号较均匀的肿瘤，并呈明显强化，结合血清甲胎蛋白升高，可以考虑卵黄囊瘤的诊断。

卵黄囊瘤需要与其他生殖细胞肿瘤进行鉴别，如生殖细胞瘤、绒毛膜上皮癌、胚胎癌等，还需要与松果体细胞瘤鉴别，在影像表现上区分困难，通常需要病理诊断。

（王玉林）

四、绒毛膜上皮癌

【概述】

绒毛膜上皮癌（carcinoma of the chorionic epithelium）是一种起源于胚胎性绒毛膜的高度恶性肿瘤。分两种类型：①妊娠性绒毛膜上皮癌，发生在生育年龄的妇女，葡萄胎引起流产后，一般多在 1 年之内发生；②非妊娠性绒毛膜上皮癌，也称为原发性绒毛膜上皮癌，极少见，不仅在女性出现，也可以在男性出现。非妊娠性绒毛膜上皮癌一般发生于性腺器官，如女性的子宫、卵巢，男性的睾丸等。原发于性腺外的绒毛膜上皮癌则常见于中线部位如腹膜后、纵隔或颅内，尤其是松果体区。对于男性绒毛膜上皮癌的发病机制的研究尚不明确，目前主要有三种假说：自然消退的原发性睾丸绒毛膜上皮癌的转移、胚胎发育过程中残余的原始生殖细胞异位及非滋养层肿瘤的分化。有学者统计，原发性颅内绒毛膜癌，占颅内生殖细胞肿瘤的 3%~5%。另有学者总结了颅内原发性绒毛膜上皮癌发病率和发病部位的性别特征：发生于松果体区者均为男性，发生在鞍内者均为女性，鞍上男女发病比率为 1∶2，第三脑室男女发病比率为 5∶3。也可发生在幕上脑实质和幕下小脑半球。

【临床与病理】

颅内绒毛膜上皮癌主要见于年龄小于 20 岁的儿童和青少年，偶可发生在年龄较大患者。临床表现以颅内压增高、头痛为主。常见内分泌功能障碍，可表现为性早熟、糖尿病、垂体功能障碍等。由于绒毛膜上皮癌具有滋养叶上皮的特征，可产生 β-HCG，故可引起血清 β-HCG 显著增高。96.4% 的绒毛膜上皮癌患者的血清 β-HCG 有不同程度异常增高。

原发性绒毛膜上皮癌由单一绒毛膜上皮癌细胞构成者极其少见，多与其他肿瘤细胞成分混合存在。瘤组织内可见大片多核合体滋养叶细胞和郎格汉斯细胞样癌细胞，可见多数血窦间隙和出血、坏死。病理诊断原则是无绒毛、无血管、无间质，有滋养层细胞，有出血及坏死。绒毛膜上皮癌细胞通常附着并浸润血管壁，因此容易造成血管壁破裂出血。免疫组化可检测出患者的血清及脑脊液中的 AFP、HCG 及癌胚抗原升高。上述异常改变在肿瘤得到治疗后可恢复至正常水平，而在肿瘤复发或播散时又可再度升高，因而目前

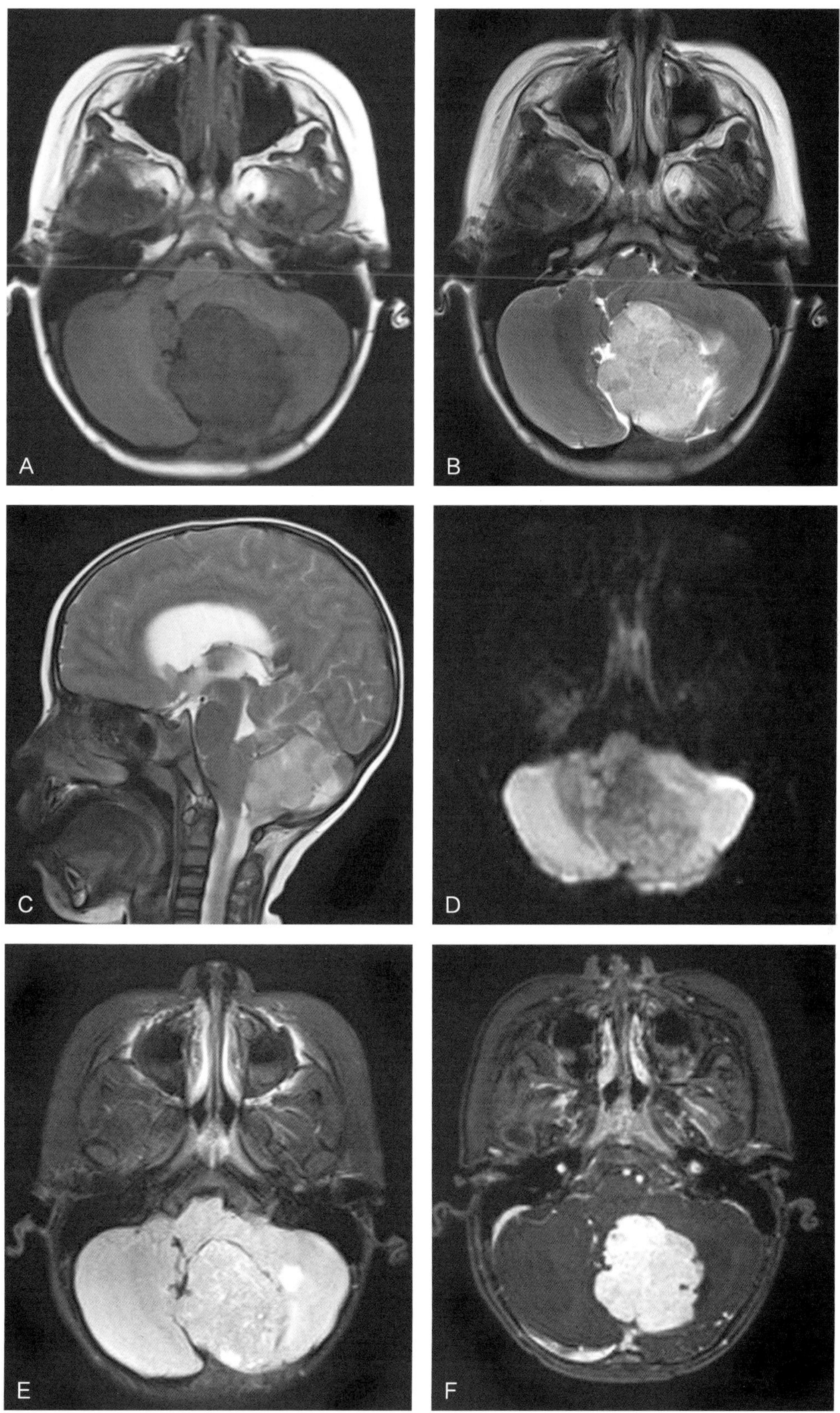

图 7-16-3 左侧小脑半球卵黄囊瘤 MRI 表现

男，3岁4个月，恶心、呕吐一周。A. T_1WI，左侧小脑半球浅分叶状肿块，呈稍长 T_1 信号，边界清楚，周围脑组织受压移位；B、C. 轴位和矢状位 T_2WI，肿块呈不均匀稍长 T_2 信号，周围见片状水肿区；D. DWI，肿块呈等低信号；E. T_2-FLAIR，肿块以等信号为主，其内见多发点线状高信号；F. T_1WI 增强，肿块呈明显均匀强化（病例图片由烟台毓璜顶医院高波教授提供）

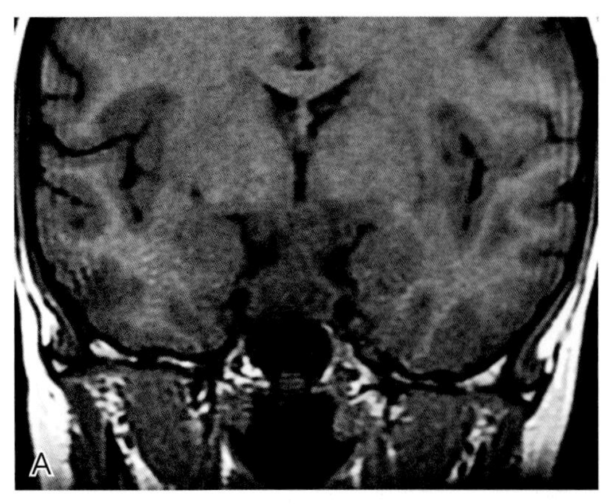

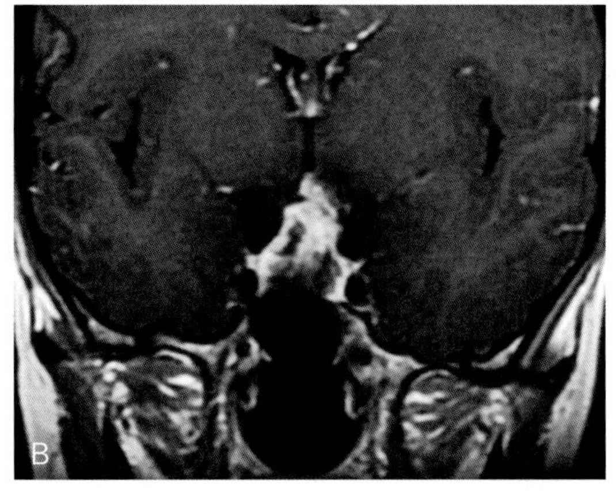

图 7-16-4 卵黄囊瘤 MRI 表现

女，20 岁，月经紊乱，发现 HCG 增高 7 个月。A. 冠状位 T_1WI，鞍内及鞍上区可见不规则等信号结节影，视交叉及垂体结构显示不清；B 冠状位增强 T_1WI，鞍区病变明显不均匀强化，与两侧海绵窦分界尚清，颈内动脉未见狭窄（病例图片由复旦大学附属华山医院放射科姚振威教授提供）

多将 HCG 作为诊断、疗效评定、随访及预后判断的标志物。除此之外，黄体生成素的异常升高亦见于颅内绒毛膜上皮癌。

【影像表现】

原发性绒毛膜上皮癌多位于中线结构，约占 95%，松果体区及鞍上池常见，也可位于基底节、丘脑、脑室及大脑半球等处。肿瘤形态常不规则，呈分叶状或团块状，边界尚清晰。几乎均伴出血、坏死，并可发生钙化。

1. CT 表现为混杂密度的软组织影，高密度为出血所致，并可见小颗粒、斑片状或结节状更高密度的钙化影。

2. MRI T_1WI 呈不均匀等或稍低信号，T_2WI 呈低信号为主的混杂信号。病灶内坏死区呈长 T_1、长 T_2 信号，病灶内部斑片状短 T_1、长 T_2 信号，提示肿瘤内亚急性出血，慢性出血所致的含铁血黄素沉积及钙化为低信号表现，以 T_2WI 明显。含铁血黄素的沉积常位于肿瘤周边，显示为低信号环，而钙化多位于病灶的内部浅层，呈多发小斑片状低信号。增强扫描后肿瘤实质部分多呈不同程度的明显强化，出血灶及瘤周水肿区无强化（图 7-16-5）。

【诊断与鉴别诊断】

对于有性早熟的男性儿童，颅内松果体区占位性病变，出现脑积水及神经压迫症状，且肿瘤 MRI 显示 T_1WI 呈等信号或稍低信号，T_2WI 呈以低信号为主的混杂信号，伴有明显出血坏死，并可见含铁血黄素沉积，增强扫描呈不均匀较明显强化，应考虑到绒毛膜上皮癌的可能。

1. 鞍区绒毛膜上皮癌主要与颅咽管瘤和垂体瘤鉴别　颅咽管瘤也好发于儿童和青少年，但多显示为鞍区囊性病变，常见环形或蛋壳样钙化，T_1WI 信号多样，T_2WI 以高信号多见，增强扫描呈壳状强化。实性肿瘤常呈等 T_1、长 T_2 信号，增强后肿瘤实质部分呈均匀或不均匀强化，出血相对少见。垂体瘤发病年龄较绒毛膜上皮癌大，多发于成年人，钙化少见，可有瘤内卒中，但常见于肿瘤内部，与绒毛膜上皮癌肿瘤周边的低信号含铁血黄素沉积不同。增强后多呈均匀强化。

2. 松果体区肿瘤需与松果体细胞肿瘤和生殖细胞瘤鉴别　松果体细胞肿瘤好发于任何年龄，以中青年多见，男女性别差异无显著性。钙化常见，肿瘤呈等 T_1 或稍长 T_1、长 T_2 信号，增强扫描呈中度较均匀强化。松果体区生殖细胞瘤多具典型表现，T_1WI 呈低或等信号，T_2WI 呈等或略高信号，出血、坏死、囊变较少见，增强后呈显著强化。松果体钙化增大且被包埋于肿块中是其特征表现。

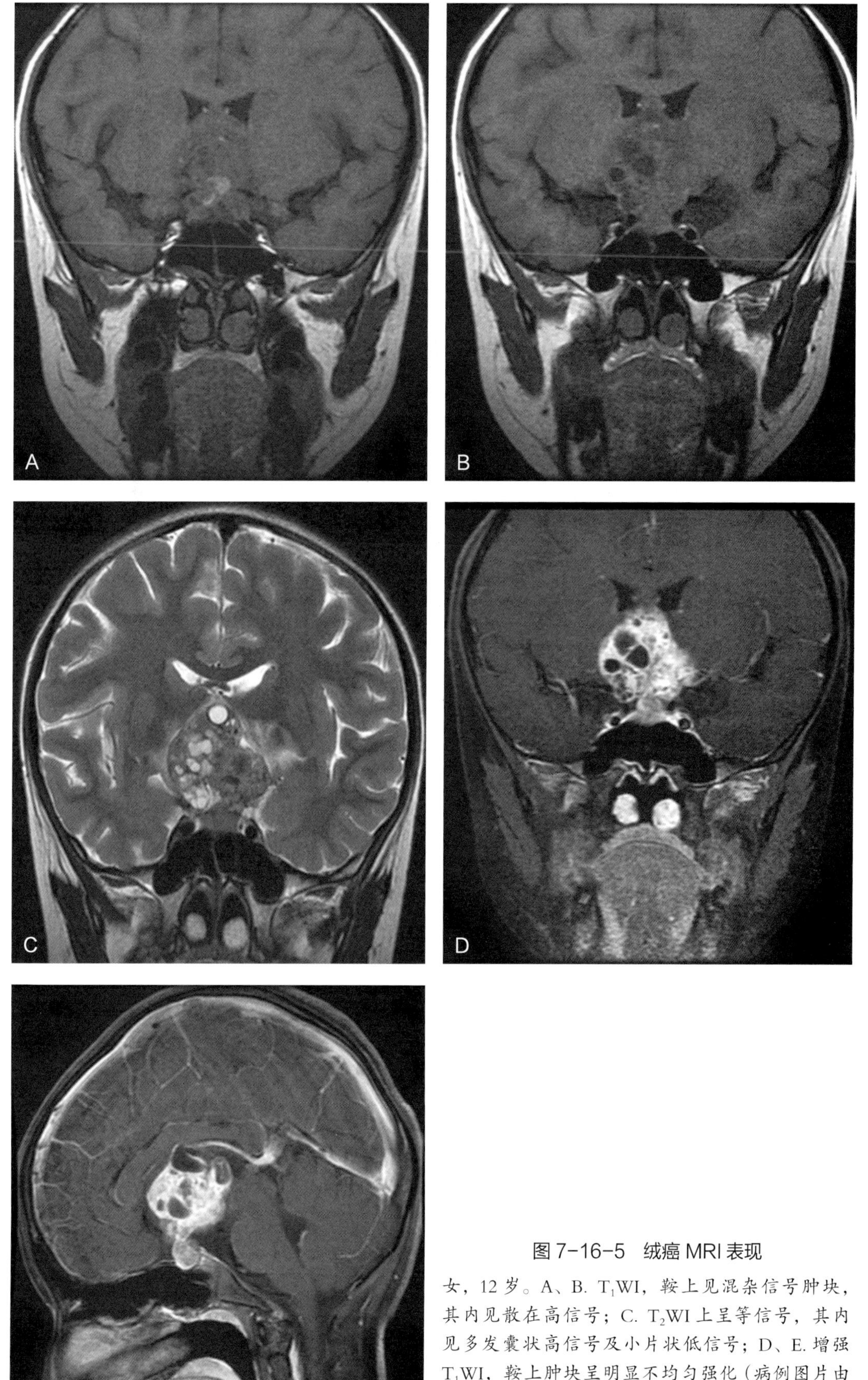

图 7-16-5　绒癌 MRI 表现

女，12 岁。A、B. T_1WI，鞍上见混杂信号肿块，其内见散在高信号；C. T_2WI 上呈等信号，其内见多发囊状高信号及小片状低信号；D、E. 增强 T_1WI，鞍上肿块呈明显不均匀强化（病例图片由北京协和医院放射科冯逢教授提供）

（王玉林）

五、畸胎瘤

【概述】

原发性颅内畸胎瘤（teratoma）是中枢神经系统罕见的肿瘤，占颅内肿瘤的0.5%。常发生于中线部位，常见于松果体区（50%）、鞍区和小脑蚓部，有时可见于下丘脑、侧脑室、第四脑室和桥小脑角。畸胎瘤属于交界性或未定性的肿瘤，分为成熟畸胎瘤、未成熟畸胎瘤和具有恶性转化的畸胎瘤，其中成熟畸胎瘤属于良性，未成熟畸胎瘤和具有恶性转化的畸胎瘤属于恶性。畸胎瘤是儿童的常见肿瘤，不但是1岁内的婴儿的主要颅内生殖细胞肿瘤，也是最常见的新生儿脑肿瘤，占2月龄婴儿脑肿瘤的50%，同时还是最常见的先天性肿瘤。在成熟畸胎瘤、未成熟畸胎瘤及畸胎瘤恶性变中，恶性程度越高，发病越年轻。

畸胎瘤通常起源于3个胚层的组织。成熟畸胎瘤含有分化较好的内胚层、中胚层和外胚层成分。外胚层通常包括皮肤及其附属物以及神经组织，成熟的神经组织包括少突胶质细胞和脉络丛；中胚层有软骨、骨、脂肪、结缔组织和肌肉；内胚层包括呼吸和消化道的上皮，有时出现肝脏、胰腺和唾液腺。未成熟畸胎瘤包括起源于这3个胚层更加原始的成分。成熟畸胎瘤比较容易诊断，因为含有不同的成分如脂肪、软组织、软骨或骨。半数的成熟畸胎瘤有钙化、成熟的骨或牙齿。但是对未成熟畸胎瘤来讲，钙化少见，特别是具有间变倾向时诊断比较困难。

【临床与病理】

畸胎瘤与其他生殖细胞肿瘤一样，其临床表现与肿瘤的发病部位有关，当其位于松果体区时常引起颅内压增高等表现和眼球运动障碍，位于鞍区者可导致多饮、多尿、发育迟滞和视力减退等。

囊性畸胎瘤其内可含油脂、毛发及骨质，实性肿块呈灰白色结节状，切面暗红、灰白、灰黄相间，并可有散在微囊。

成熟性畸胎瘤最常见外胚层成分为鳞状上皮、皮肤附件、神经组织（包括节细胞、神经胶质细胞、小脑组织等），中胚层组织如平滑肌、骨、软骨、脂肪以及内胚层组织如呼吸道上皮、消化道、甲状腺等。未成熟性畸胎瘤瘤体内胚胎性组织多少不等，主要为神经外胚层成分，可见组成神经上皮的菊形团和原始神经管、分裂活跃的神经胶质细胞灶，部分还可见类似胶质母细胞瘤的成分，另可见胚胎性软骨、间充质等成分。

肿瘤标记物包括PLAP、CEA、HCG、AFP。成熟性囊性畸胎瘤，以上各种标记均阴性。而不成熟畸胎瘤，对以上标记物均有1种或1种以上的阳性反应。

【影像检查方法】

CT显示钙化敏感，MRI显示肿瘤钙化不及CT那样敏感和准确，但在显示肿瘤的形态、质地、轮廓、范围、起源部位等各方面均具有更大的优势。

【影像表现】

畸胎瘤表现为囊实性包块，类圆形或分叶状，多呈混合密度，实性部分密度较均匀呈等密度，也可见钙化与脂肪密度影。

1. CT　检测骨与钙化更敏感。肿瘤较大时可发生自发性破裂，包块内容物溢出，引起脑膜炎，增强扫描邻近脑膜强化显著，破裂释放的脂肪滴若进入脑室或蛛网膜下腔，表现为脑室内或蛛网膜下腔脂肪-液体平面。发生于松果体区的肿瘤多累及脑室系统引起交通性脑积水，发生于鞍旁的肿瘤常累及同侧海绵窦、蝶鞍、垂体等结构，周围脑组织常无水肿征象。

2. MRI　T_1WI上，肿瘤的实质部分为等信号或高信号，也可呈现为等和略高混合信号，与肿瘤的成分相关，含有脂质或者胆固醇、出血及含高浓度蛋白质液体时呈现高信号，囊变和坏死区呈现为低信号，钙化出现低信号或稍低信号。T_2WI上，肿瘤的实质部分呈现为稍高、稍低信号或高信号，或混杂信号，钙化呈现为低信号区，囊变区为高信号，常高于肿瘤实质部分，囊变较大，也有多发小囊变者。注射对比剂后，肿瘤大多为局部不均匀强化，少数为较均匀的全部或绝大部分增强（图7-16-6）。但是对于平扫呈高信号者，难以判断肿瘤是否有强化。

【诊断与鉴别诊断】

畸胎瘤发病部位通常位于松果体区和鞍区，多为实性肿瘤，成分复杂，钙化和囊变多见，且肿瘤通常含有脂肪、胆固醇甚至牙齿或骨。CT和MRI发现肿瘤内钙化和脂肪有一定诊断价值。对于不典型的畸胎瘤，如中胚层发育不良，肿块内无脂肪与骨、牙齿等，则易误诊，尤其发生于不典型的部位，如脑实质内，四脑室等部位，难与颅内其他肿瘤相鉴别，确诊需要病理。

畸胎瘤的鉴别诊断主要是要与松果体细胞瘤、生殖细胞瘤、皮样囊肿或垂体瘤相鉴别。

1. 松果体细胞瘤 成分相对简单，钙化和脂肪成分少见，强化不似恶性畸胎瘤那样明显，且较少伴有脑积水。

2. 生殖细胞瘤 与畸胎瘤属于一类肿瘤，强化明显，但是也较少见到钙化、脂肪和囊变。

3. 皮样囊肿 实质成分更少，主要是边缘的强化，钙化少见。

4. 垂体瘤 较少出现钙化，且强化没有畸胎瘤明显。

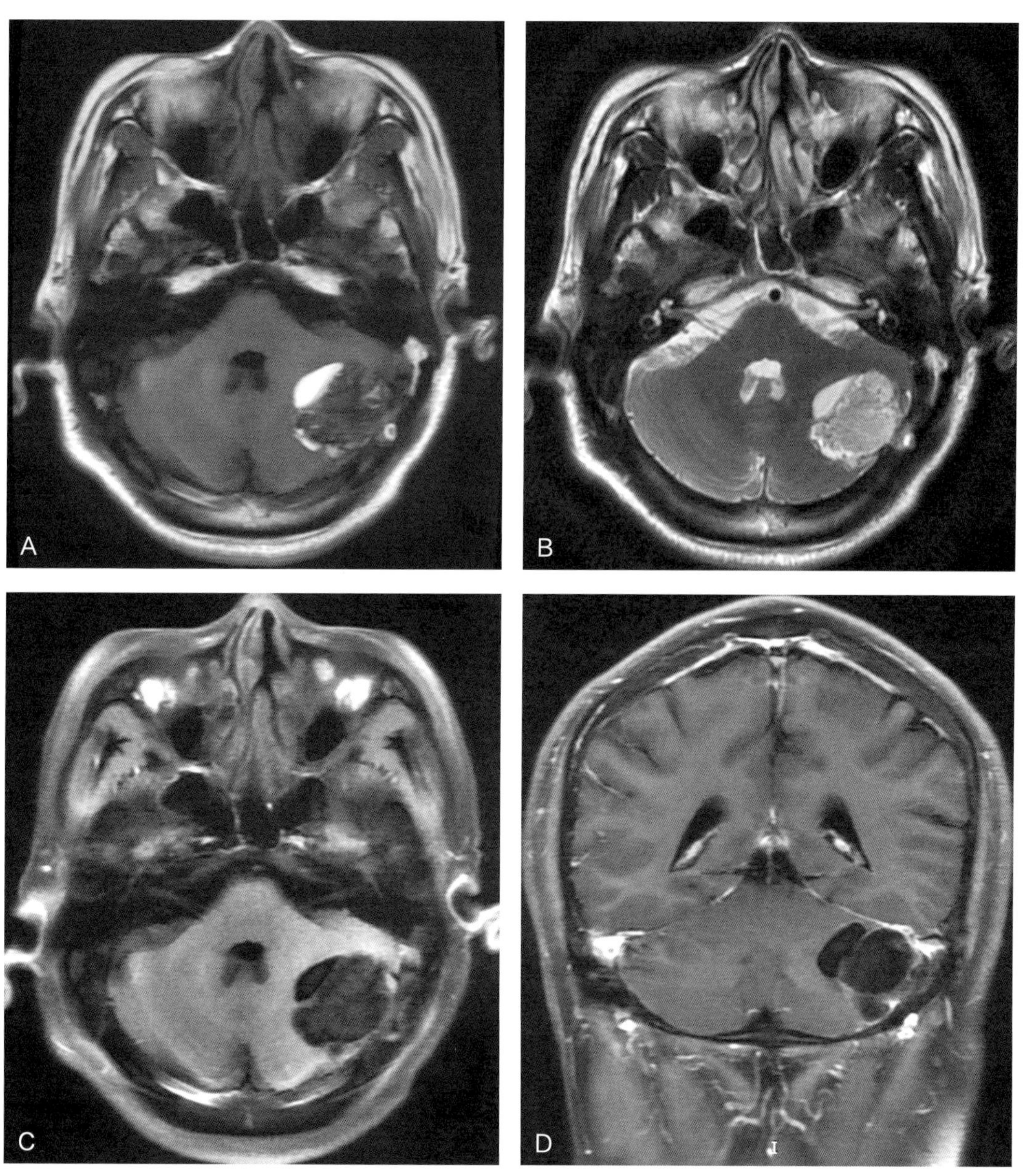

图 7-16-6 成熟性畸胎瘤 MRI 表现

A、B. 左侧小脑半球可见肿块样稍长 T_1 长 T_2 信号，病灶外周可见灶状短 T_1 信号；C. 脂肪抑制序列显示短 T_1 信号消失；D. 增强扫描显示病灶主体未见明确强化，周围似见轻度对比强化

（王玉林）

六、畸胎瘤恶性变

【概述】

颅内畸胎瘤恶性变（malignant transformation of teratoma）颇为罕见，多见于小儿和青年。肿瘤多发生于颅内中线结构附近，松果体区最多，其次为鞍区、斜坡、大脑半球、丘脑和基底节。其来源多认为是来自脑内残留的生殖细胞。颅内恶性畸胎瘤组织形态与其他部位畸胎瘤类似，瘤内可见多胚层组织成分，并且伴有不成熟的组织成分和（或）恶变的成熟组织。而神经母细胞和原始神经管的出现及含量多少，往往决定肿瘤的恶性程度高低。恶性成分通常是上皮性的，常表现为鳞状细胞癌或腺癌。

【临床与病理】

畸胎瘤恶性变的临床表现与其他生殖细胞肿瘤类似，与其发病部位相关，可引起头痛、恶心等症状。

恶性畸胎瘤大体病理可表现为边界清楚但无完整包膜，质软，切面呈鱼肉状，囊变者可见大小不等的囊腔，部分肿瘤内可见角质化物、毛发、软骨及骨质。镜下可见分化成熟的各种腺上皮、软骨及骨组织和分化不成熟的幼稚间叶组织，并有原始神经上皮和原始神经管出现。恶变成分可为上皮组织、神经上皮或间叶组织等。恶性畸胎瘤患者常出现血清和脑脊液的 AFP 和 β-HCG 水平升高，具有一定鉴别意义，但并非绝对。

【影像表现】

1. CT　肿瘤通常呈圆形或类圆形肿块影，多为混杂密度，少数呈等或稍高密度，注射对比剂后呈不均匀强化，部分可伴有低密度的脂肪及高密度的钙化成分。位于鞍区和斜坡者还可见骨质破坏。

2. MRI　肿瘤常表现为不规则混杂长 T_1、长 T_2 信号，增强扫描显示不均匀强化。肿瘤信号的不均匀性可提示肿瘤内可能含有多种组织结构。发生囊变对恶性畸胎瘤的诊断十分有帮助，主要表现为小囊变，囊变的数量可多可少，可位于肿瘤内任何部位，并可伴有钙化、出血及脂肪等。畸胎瘤中的脂肪为良性组织，缺乏脂肪信号可能提示肿瘤中良性成分减少，而可能存在恶性成分。此外，全脊髓 MRI 强化扫描发现的转移病灶以及脑脊液蛋白增高，常提示肿瘤对全神经轴的侵犯。

【诊断与鉴别诊断】

恶性畸胎瘤多见于鞍区和松果体区，可呈分叶状，边缘清楚，肿瘤实质在 CT 上呈现混杂密度，在 MRI 呈现混杂信号。小囊变是其特征之一，且钙化、出血常见，脂肪成分较良性畸胎瘤少见。

恶性畸胎瘤需与颅咽管瘤、生殖细胞瘤等进行鉴别。

1. **颅咽管瘤**　为鞍上最常见的肿瘤，好发于儿童，儿童颅咽管瘤绝大部分为囊性病变，而且常出现蛋壳样钙化。鞍上恶性畸胎瘤为含有数量不等的小囊变的实性肿瘤，与颅咽管瘤鉴别不难。

2. **生殖细胞瘤**　信号比较均匀，增强扫描呈明显均匀强化。

3. **鞍上毛细胞型星形细胞瘤**　也好发于儿童，表现为分叶状的实性肿瘤，有时不易与恶性畸胎瘤相鉴别。但鞍上毛细胞型星形细胞瘤可沿视束浸润，肿瘤经常累及鞍内，增强扫描肿瘤实质呈均匀明显强化。

（王玉林）

七、混合性生殖细胞瘤

【概述】

混合性生殖细胞瘤（mixed germ cell tumor）是指由一种以上的生殖细胞肿瘤成分构成的一类肿瘤（不包括性腺母细胞瘤和混合性生殖细胞 - 性索 - 间质肿瘤）。中枢神经系统的生殖细胞肿瘤中混合性生殖细胞瘤的发病率较高，是仅次于生殖细胞瘤和成熟性畸胎瘤的一类肿瘤，约占所有颅内生殖细胞肿瘤的 20%。

原发性颅内生殖细胞肿瘤起源于胚胎卵黄囊内胚层向性腺分化过程中迷失的原始生殖细胞，该生殖细胞是原始的多能分化的细胞，胚胎发育中可分化为男性睾丸或女性卵巢的生殖细胞，此类细胞能进一步分化为外胚叶、内胚叶和中胚叶结构，另一类细胞能分化为胚外组织如滋养叶细胞、卵黄囊结构。它们分化、发育的各个阶段都可衍化出各种类型的肿瘤，若同时向胚内、胚外发展则形成混合性生殖细胞肿瘤。其中最常见的组合是生殖细胞瘤或未成熟性畸胎瘤与其他生殖细胞肿瘤成分相混合，因此都是恶性的。

【临床与病理】

混合性生殖细胞瘤的临床病理特点与其他生殖细胞肿瘤基本相同，多见于儿童和青年人，发病年龄高峰在 10~12 岁，主要发生在颅脑中线部位，最常见于松果体区、鞍上和下丘脑。松果体区肿瘤可表现为颅内压增高、四叠体综合征、视物模糊和听力减退、性早熟等；位于鞍区及鞍上肿瘤者可出现多饮多尿、性征发育迟缓、生长激素不足、垂体前叶功能减退、性早熟、偏盲及视力下降等；基底节区的肿瘤最常见症状为对侧肢体活动障碍。血清和脑脊液中肿瘤标志物如 AFP、PLAP、β-HCG、HPL 等异常升高可提示为生殖细胞肿瘤。

各类型颅内生殖细胞肿瘤光镜下都有其各自的特点，生殖细胞瘤瘤细胞大小一致，胞质丰富，核大，呈空泡状，核仁明显，核分裂象常见，间质常有多少不等的淋巴细胞，有的可见大量淋巴样细胞反应，易与肿瘤细胞混淆。畸胎瘤可见各胚层组织的分化，内胚层结构可见消化道、呼吸道及黏液腺体等，中胚层可有骨、软骨及肌肉组织，外胚层常见鳞状上皮、神经组织等，以上组织分化成熟则为成熟性畸胎瘤，含未分化成熟组织则称未成熟畸胎瘤，如出现组织恶性变成分就是畸胎瘤恶变。卵黄囊瘤细胞类似卵黄囊内膜原始上皮细胞，常见疏松网状腔隙样结构伴大量透明小体，有时可见纤维血管突起形成的乳头状结构，成一小体，还可有立方形或扁平上皮组成的囊腔，叫做胚胎样小体。胚胎癌瘤细胞成多角形、柱状或立方形，胞体较大，紧密相连呈巢状或不规则腺样排列，核仁大而胞质丰富，核分裂象多。绒毛膜上皮癌可见滋养细胞和合体滋养细胞样瘤细胞，后者占到肿瘤大部分比例，丰富的嗜碱性胞质中可见多个深染细胞核集聚成绳结状，其间常见不规则血窦，伴破裂出血。混合性生殖细胞肿瘤则可具备以上各种特征，但不一定完全典型，其成分组合也多样化。

【影像表现】

混合性生殖细胞瘤成分复杂，并无特征性的影像学表现，可综合上述六种生殖细胞肿瘤的影像特征（图 7-16-7）。MRI 增强扫描往往都有强化，恶性程度越高强化就越加明显。畸胎瘤成分常因其内的不同组织成分生长方式不同，且多有囊变，形成不规则形状，可有呈结节或分叶状，肿瘤周边呈泡状凸出，结合 CT 的钙化灶及 MRI 中的脂质成分，即可确定畸胎瘤的存在。不含畸胎瘤的混合性生殖细胞肿瘤形状多呈圆形或者类圆形，边缘稍毛糙，且强化明显，信号均匀。胚胎癌和绒毛膜上皮癌成分常伴出血。松果体区混合性生殖细胞肿瘤在影像学上与松果体关系十分密切，多向周围膨胀生长，对四叠体形成向下向后的推挤，因为肿瘤较少侵犯周围组织，常有完整蛛网膜包绕使其与周边组织隔开。

【诊断与鉴别诊断】

混合性生殖细胞瘤的影像学表现多样，当具有多种生殖细胞肿瘤的影像特征，结合临床及实验室检查，应该考虑到混合性生殖细胞瘤的可能。

混合性生殖细胞瘤需要与其他六种生殖细胞肿瘤、松果体细胞瘤及松果体母细胞瘤等进行鉴别，影像上鉴别困难，需要结合临床、实验室检查及病理进行综合性的诊断。

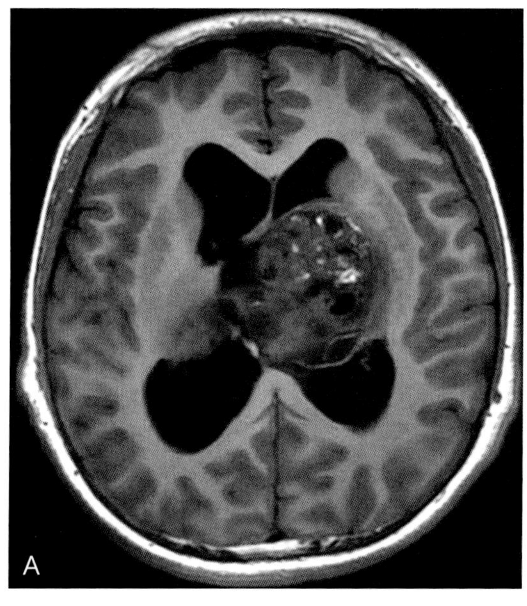
A

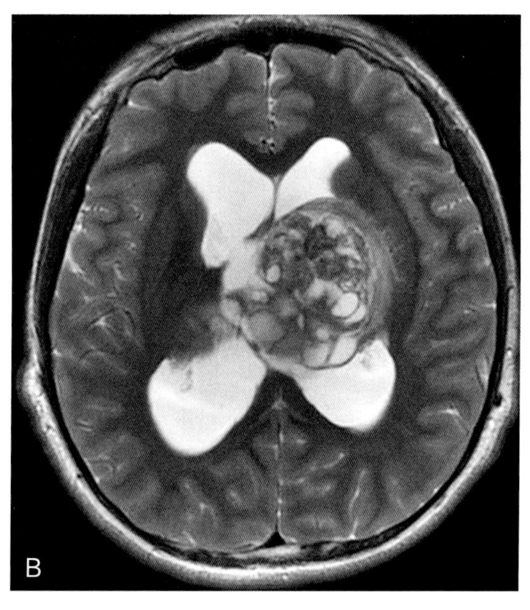
B

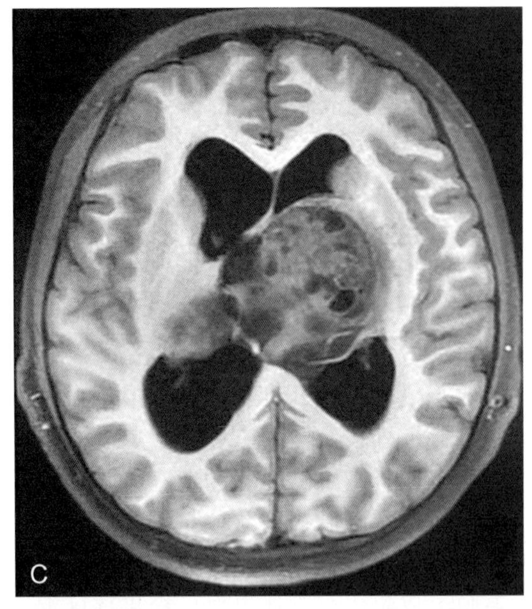

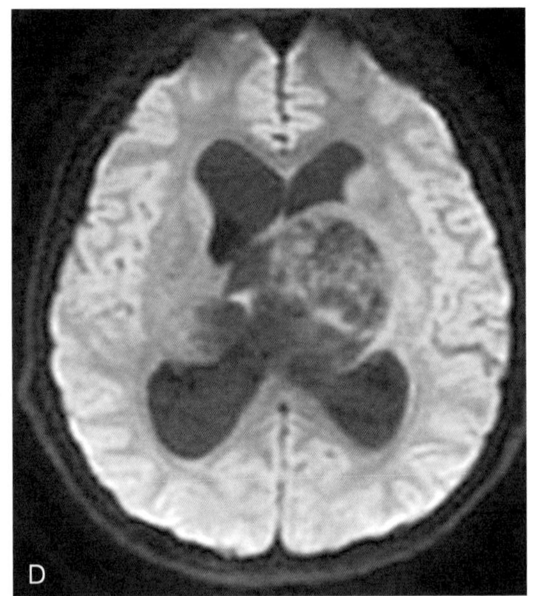

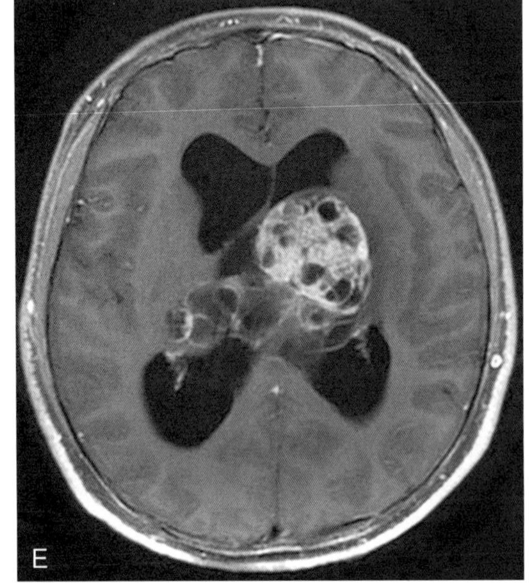

图 7-16-7 混合性生殖细胞瘤 MRI 表现

A、B. 透明隔区可见巨大肿块影，病灶呈混杂稍长 T_1 混杂稍长 T_2 信号，内可见多发灶状长 T_2 信号及灶状短 T_1 信号；C. 脂肪抑制序列显示短 T_1 信号消失；D. DWI 序列显示病灶呈等、低信号为主；E. 增强扫描显示病灶呈明显不均匀强化，囊性部分未见强化

（王玉林）

第十七节 鞍区肿瘤与肿瘤样病变

一、垂体腺瘤

【概述】

垂体腺瘤（pituitary adenoma）是一种常见的神经内分泌肿瘤，起源于垂体前叶的上皮组织，是蝶鞍区常见肿瘤。垂体腺瘤占颅内肿瘤的8%~15%，无明显性别趋向。

垂体腺瘤的分型：

1. 按肿瘤的大小分型 ①肿瘤直径 <1cm 为微腺瘤；②肿瘤直径 ≥ 1cm 且 <3cm 为大腺瘤；③肿瘤直径 ≥ 3cm 为巨大腺瘤。垂体高度达 8mm 以上时应该考虑垂体微腺瘤的可能。

2. 按功能和细胞形态相结合分型 ①功能性垂体腺瘤：包括泌乳素细胞腺瘤、生长激素细胞腺瘤、促肾上腺皮质激素细胞腺瘤、促甲状腺激素细胞腺瘤、促性腺激素细胞腺瘤和多分泌功能细胞腺瘤；②无内分泌功能垂体腺瘤：垂体腺瘤中最为常见。

3. 按肿瘤的生物学特征分型 ①非侵袭性垂体腺瘤；②侵袭性垂体腺瘤：腺瘤呈侵袭性生长，

具有恶性肿瘤的生物学特征，侵犯硬脑膜、海绵窦、骨质等周围结构，术后易复发；③垂体腺癌：病史短，进展快，最为罕见。

【临床与病理】

垂体腺瘤的临床症状与激素水平、肿瘤的大小和侵袭程度有关。主要可归为三类：①早期内分泌细胞腺瘤所致内分泌功能亢进征象；②随着肿瘤增长可压迫、侵蚀正常垂体组织，引起相应靶腺功能低下；③增长的肿瘤压迫垂体周围结构，引起相应的神经功能障碍和脑损害，如头痛、视力视野障碍、颅内压增高、尿崩及下丘脑功能障碍等，也可导致颅脑顽固性持续性疼痛。当肿瘤侵犯海绵窦时，可累及第Ⅲ、Ⅳ、Ⅴ、Ⅵ对脑神经，出现相应神经的麻痹症状。

实验室检查：泌乳素升高，导致闭经、泌乳、不育、性欲减退等典型症状；生长激素升高，导致巨人症、肢端肥大症；促肾上腺皮质激素升高，形成 Cushing 病；促甲状腺激素释放激素分泌过多，表现为甲状腺功能亢进症状；黄体生成激素、促卵泡激素分泌过多，可引起性功能减低、闭经、不育；当垂体腺瘤增长压迫正常垂体组织，可引起甲状腺、肾上腺、性腺等靶腺的功能减低，出现甲状腺素、尿游离皮质醇、17- 酮皮质类固醇、17- 羟皮质类固醇等的低下。

病理表现：按瘤细胞的排列方式及血管数量分四型：弥漫型，瘤细胞密集排列，间质和血管较少；窦样型，瘤细胞呈筛网状排列，在瘤细胞间有较多血窦或腔隙；乳头型，瘤细胞呈乳头状围绕血管排列，间质丰富；混合型，以上 3 种类型的混合。按 H–E 染色分型包括嫌色性腺瘤、嗜酸性腺瘤、嗜碱性腺瘤及混合性腺瘤。按免疫组化可检测出特异性激素阳性分型包括生长激素（GH）腺瘤、泌乳素（PRL）腺瘤、促肾上腺皮质激素（ACTH）腺瘤、促甲状腺素（TSH）腺瘤、卵泡刺激素 / 黄体生成素（FSH/LH）腺瘤、多激素腺瘤及免疫阴性腺瘤。

发病机制：垂体腺瘤的发生和发展是由多因子参与、互相作用的复杂过程，包括原癌基因的激活、抑癌基因的失活、细胞周期失调、miRNA 及 lncRNA 的表达异常等。

【影像检查方法】

MRI 为首选，因其对垂体腺瘤及周围组织结构的解剖关系显示良好，能区别微小的组织差异。MRI 的矢状位和冠状位的薄层扫描及增强扫描有助于微腺瘤的发现，动态增强扫描更佳。CT 检查也很重要，因其对骨性结构显示较 MR 好，如颅底破坏以及窦腔分隔等，特别是拟行经鼻蝶入路垂体腺瘤切除术时，通过 CT 可以了解鼻腔结构以及蝶窦发育情况，为手术提供更为全面的信息。

【影像表现】

1. 垂体微腺瘤

（1）直接征象：与正常垂体组织相比较，垂体微腺瘤平扫 T_1WI 呈低信号，T_2WI 呈高或等信号。体积较小呈等信号的微腺瘤在 MR 扫描可呈假阴性表现，选择较窄的窗宽仔细观察腺体可避免漏诊。MRI 显示腺瘤与正常组织之间的对比度与脑灰、白质相似，T_1WI 腺瘤组织与邻近颞叶的灰质信号相等，而正常垂体组织与颞叶白质信号相等。

由于垂体的血供比较复杂，常规增强扫描垂体微腺瘤的检出并不十分令人满意。正常垂体前叶通过垂体门脉系统供血，垂体后叶的血液供应直接来源于颈内动脉的分支。动态增强时，早期垂体后叶及漏斗部先强化，前叶强化比后叶强化慢。垂体微腺瘤一般认为是由垂体门脉系统供血，故而微腺瘤增强的高峰比正常垂体慢，表现为低信号。增强早期，正常垂体明显迅速强化呈高信号，而肿瘤信号强度明显低于正常垂体。延时扫描，多数病例病灶信号缓慢增高，少数病例表现为病灶在延时后信号高于正常垂体组织。垂体微腺瘤这种强化形式被认为是诊断垂体微腺瘤最有价值的征象。

（2）间接征象：微腺瘤常需要借助于一些间接征象来协助诊断。例如，垂体在冠状位或矢状位上表现为“局限性膨隆”；近垂体柄者可有垂体柄向对侧轻度偏移；近鞍底者可见局限性骨质吸收破坏（图 7–17–1）。

2. 垂体大腺瘤、巨腺瘤

（1）X 线：蝶鞍扩大，前后床突骨质吸收、破坏，鞍底下陷。

（2）CT、MRI：肿瘤呈圆形或椭圆形，也可呈分叶或不规则形。腺瘤实质部分呈等密度（等信号），当合并囊变、坏死时为低密度（T_1WI 呈低信号，T_2WI 呈高信号），出血呈高密度（T_1WI 呈高信号），钙化少见。增强扫描实质部分强化明显，囊变坏死、出血或钙化不强化（图 7–17–2）。当垂体腺瘤出血，患者常表现为症状突然加重，影像检查发现鞍区肿块突然增大，称为“垂体卒中”。

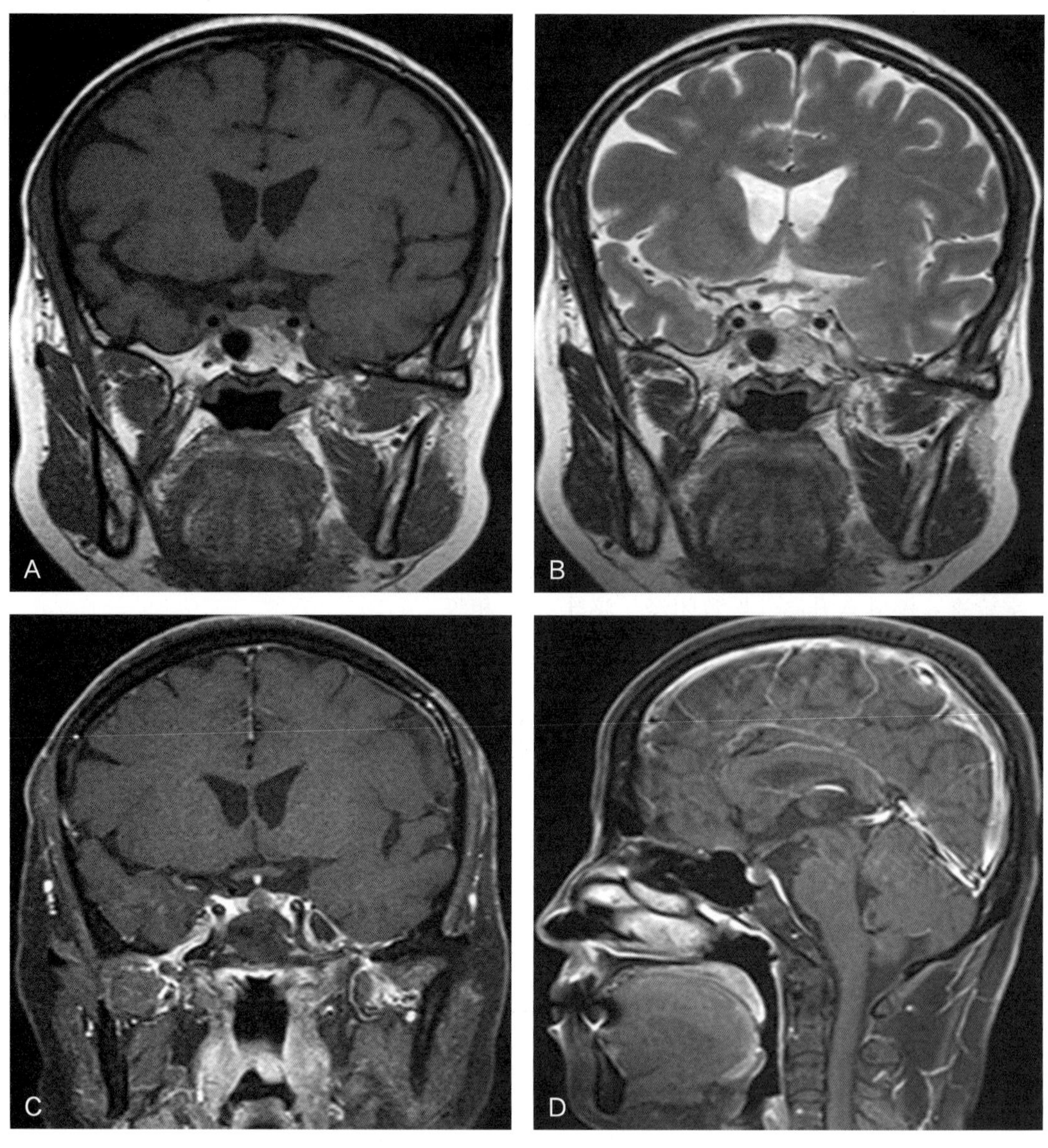

图 7-17-1 垂体微腺瘤的 MRI

A. 冠状位 T_1WI 示垂体内小类圆形低信号影；B. 冠状位 T_2WI 示垂体内小类圆形等及稍高信号影；C. 冠状位增强扫描示垂体内小类圆形弱强化影；D. 矢状位增强扫描示垂体内小类圆形弱强化影

垂体腺瘤发生于鞍内，具有多方向生长的特点。①向鞍上生长多见，肿瘤经鞍膈向鞍上发展，形成“哑铃形”“雪人征”“腰征”，是鞍内肿瘤向鞍上侵犯的重要诊断依据。肿瘤向上使鞍上池闭塞，视交叉上抬；②向下生长使鞍底下陷，可使蝶鞍扩大、突入蝶窦，并可侵犯斜坡骨质；③向鞍旁生长，可将颈内动脉向外推移甚至包裹，偶尔可引起颈内动脉闭塞，可经海绵窦延伸至颅中窝（图 7-17-3）；④向后生长可压迫脑干。

【诊断与鉴别诊断】

诊断要点：临床与实验室检查有相关的内分泌异常；垂体内信号异常；垂体微腺瘤的间接征象，如垂体柄移位，垂体高度异常，鞍底下陷有助于发现病变。动态增强扫描早期肿瘤信号强度明显低于正常垂体，延时扫描，病灶信号会缓慢升高；垂体大腺瘤、巨腺瘤为鞍内及鞍上肿物，正常垂体消失，信号可复杂，强化明显。

当垂体腺瘤位于鞍内及鞍上时，应与颅咽管瘤、脑膜瘤、动脉瘤相鉴别。局限在鞍内时，应与 Rathke 裂囊肿、垂体炎等鉴别。鉴别要点及诊断思路见表 7-17-1 及图 7-17-4。垂体腺瘤也要与起源于垂体前叶的梭形细胞嗜酸性细胞瘤和起源于垂体后叶的鞍区颗粒细胞瘤、垂体细胞瘤鉴别。

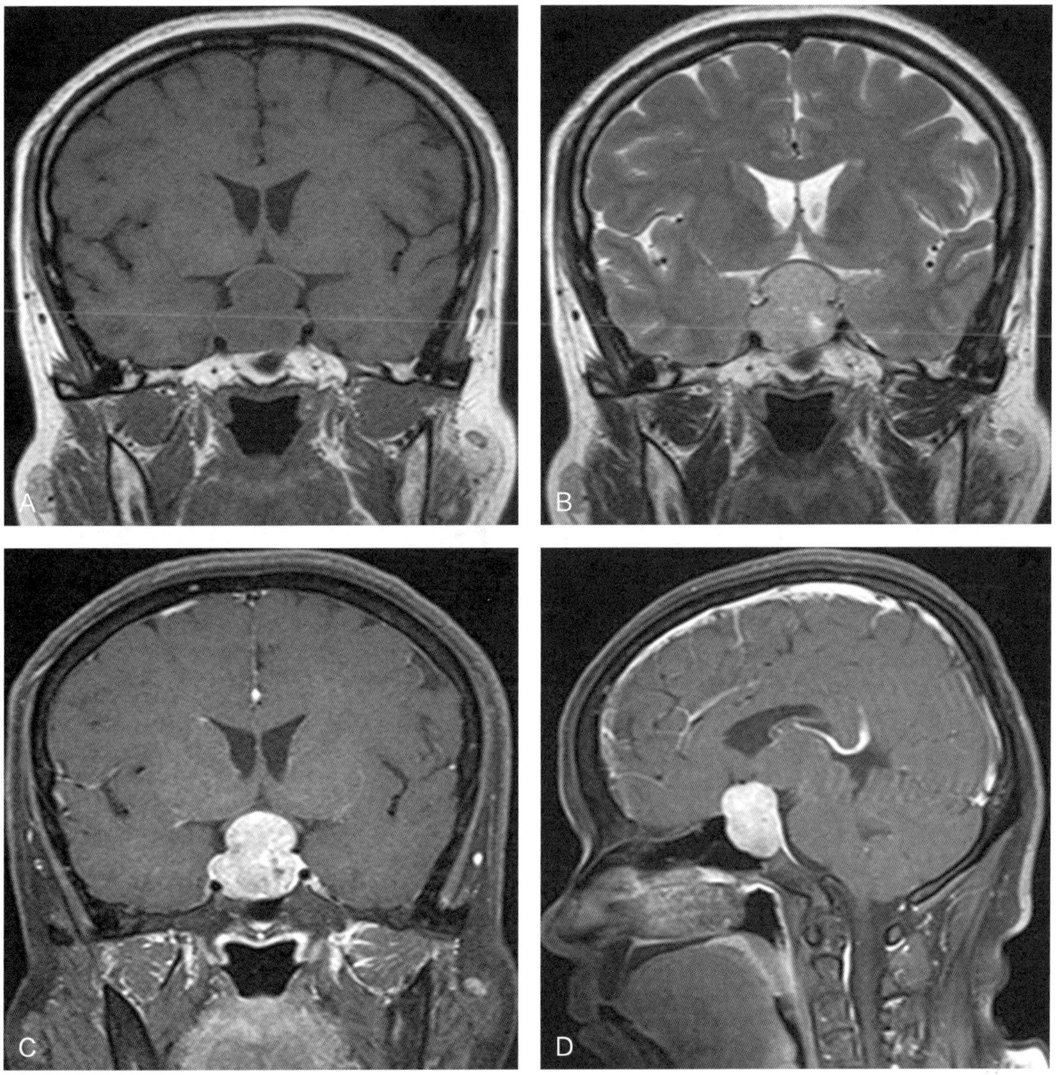

图 7-17-2 垂体腺瘤的 MRI 表现

A. T_1WI 冠状位示鞍区团块状稍低信号，呈典型的“雪人征”表现；B. T_2WI 冠状位示鞍区团块状稍高信号；C、D. 冠状位及矢状位增强扫描示鞍区团块影明显强化

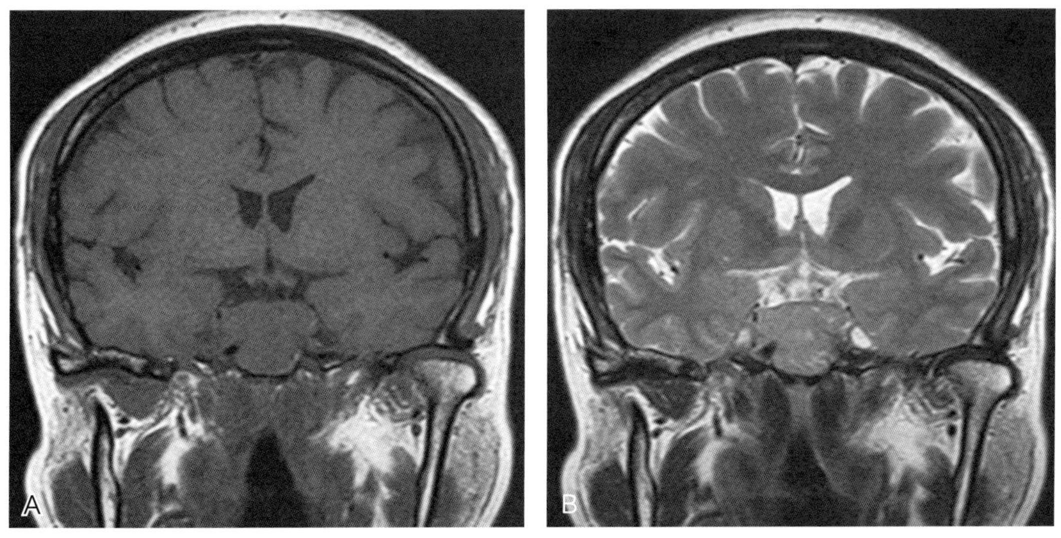

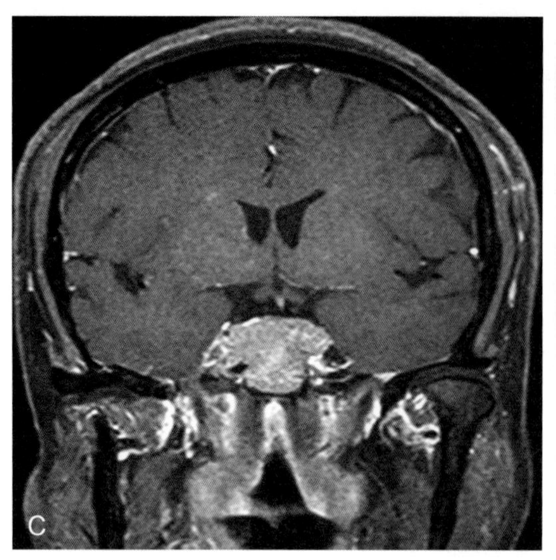

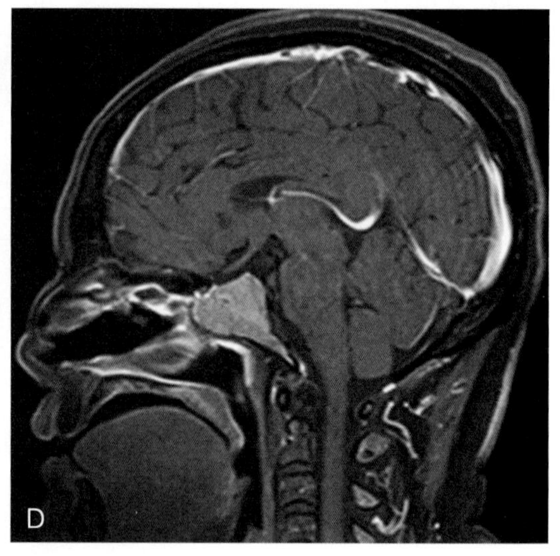

图 7-17-3　侵袭性垂体腺瘤的 MRI 表现

A. 冠状位 T_1WI 示鞍区团块状稍低信号影，病变累及双侧海绵窦及颈内动脉；B. 冠状位 T_2WI 示鞍区团块状等及稍高信号影；C、D. 冠状位及矢状位增强扫描示瘤体明显强化，累及双侧海绵窦及颈动脉，枕骨斜坡骨质破坏

表 7-17-1　鞍区常见肿瘤与肿瘤样病变鉴别诊断

	垂体巨腺瘤	颅咽管瘤	脑膜瘤	动脉瘤	Rathke 裂囊肿	垂体炎
部位	鞍内为主	鞍上为主	鞍内或鞍旁	鞍内或鞍旁	鞍内	鞍内
形态	腰身征	椭圆形	规则	圆形，光滑	圆形	增大
垂体	消失	存在	存在	存在	消失	弥漫增大，垂体柄增粗
密度 / 信号	不均匀	不均匀，多为囊实状	密度较高 / 等信号	均匀等密度 / 流空信号	均匀	均匀
钙化	少见	多见，壳样或斑点样	多见，沙砾样	少见，位于边缘	少见	少见
邻近骨质	吸收或破坏	部分压迫吸收	增生硬化	多无变化	多无变化	多无变化
强化	明显，多数不均匀	明显，边缘或实质强化	明显均匀强化，脑膜尾征	多明显强化，瘤内有血栓时强化不均	无强化	均匀强化

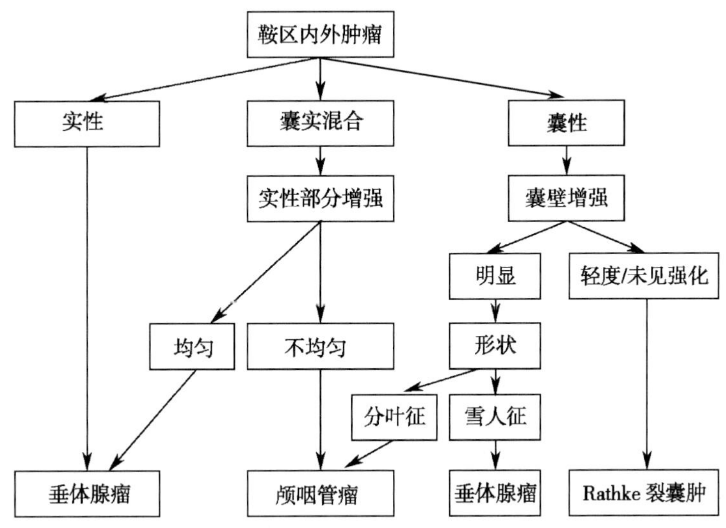

图 7-17-4 鞍区内外肿瘤的影像诊断思路

【影像学研究进展】

DWI 和 ADC 图可反映垂体微腺瘤的成分特征，同时也可反映大腺瘤的质地。不同质地的大腺瘤一般信号不均匀，T_1WI 为低信号，T_2WI 为高或等信号，增强后明显强化，而质软的大腺瘤 DWI 上表现为高信号和较低的 ADC 值，质硬的大腺瘤在 DWI 上表现为低信号和较高的 ADC 值。因此研究者认为 DWI 可作为术前评估垂体大腺瘤质地的常规检查。

（李　丹）

二、颅咽管瘤

【概述】

颅咽管瘤（craniopharyngioma，CP）是颅内常见肿瘤，占颅内肿瘤的 2%~4%，占儿童颅内肿瘤的 5.6% ~15.0%，占儿童鞍区肿瘤的 54% ~56%，男女发病率无明显差异。常见于儿童，也可见于成人，发病年龄呈双峰样分布。2007 年 WHO CNS 肿瘤分类将颅咽管瘤、神经垂体颗粒细胞肿瘤、垂体细胞瘤、垂体前叶梭形细胞嗜酸性细胞瘤等一起归于鞍区肿瘤大类中。

关于颅咽管瘤的发病机制尚有争议，主要有两种理论：①胚胎起源理论，认为颅咽管瘤起源于最初连接 Rathke 裂囊与口腔颅咽管的胚胎釉质原基。Rathke 裂囊残余部分能形成肿瘤的起点，因而颅咽管瘤能发生在 Rathke 裂囊移行的任何部位，范围从犁骨、中线蝶骨至蝶鞍底部；②组织化生理论，认为颅咽管瘤是腺垂体结节部垂体细胞鳞状上皮化生的结果。

【临床与病理】

颅咽管瘤由于其缓慢生长的特点，症状和体征常呈隐袭性进展。多数病例肿瘤直径达到 3cm 以上才出现明显的症状。颅内压增高常引起头痛、恶心、呕吐；当肿瘤向下压迫垂体时产生内分泌功能障碍，如停经、泌乳、肥胖、尿崩症等；向鞍上生长压迫视交叉时引起视觉障碍；压迫第三脑室、室间孔时造成脑积水，压迫海马引起癫痫。

颅咽管瘤可沿鼻咽后壁、蝶窦、鞍区生长至三脑室前部，罕见于脑室内。按照与鞍膈的关系可分为鞍内、鞍上、鞍内鞍上。根据 WHO 病理分型，颅咽管瘤为 WHO Ⅰ 级肿瘤。颅咽管瘤组织学分为三种类型：成釉质型（adamantinomatous craniopharyngioma）、乳头型（papillary craniopharyngioma）和混合型颅咽管瘤。成釉质型以角蛋白小结和囊实性混合的上皮分化为特征，还有纤维化、钙化、陈旧性出血和胆固醇沉积等退化性改变，部分肿瘤可见骨或者牙齿形成。囊腔可以呈多囊或者单囊状，其内常含有丰富的脱落鳞状上皮细胞组成的胆固醇结晶。囊壁光滑或者不光滑，薄者如蛋壳内膜，厚者坚韧。肿瘤边缘可以是光滑的也可以是不规则的，瘤周常有胶质增生，导致肿瘤界面不清楚或者与周围组织黏连。乳头型只有呈乳头状生长的实性结构，较少有囊性表现和退化成分，边界清楚，与周围组织炎性反应较成釉质型明显减少或根本没有。囊壁及肿瘤实性部分多有钙化。颅咽管瘤 D2–40 表达可以升高，当肿瘤伴发炎症状或具侵袭性及复发性颅咽管瘤时，D2–40 表达程度上调。颅咽管瘤的发病呈双峰样分布。成釉质型可发生在任何年龄，主要发生在 5~14 岁儿童，而乳头型主要发生在 50~70 岁的成人。

【影像检查方法】

CT 扫描可较好显示颅咽管瘤的钙化成分，MRI 扫描可较好显示其内成分及与周围结构毗邻关系。

【影像表现】

1. 成釉质型颅咽管瘤

（1）CT：肿瘤常位于鞍上，同时累及鞍内，多为囊性或囊实混合性，囊内无结节，呈圆形或者类圆形，少数为分叶状。肿瘤的囊性部分因含有各种细胞成分致 CT 值变化范围较大，含胆固醇多则 CT 值低，相反含钙质或蛋白质多则 CT 值高。多数肿瘤的囊壁可见钙化，多表现为沿囊壁的壳状钙化。增强扫描可见囊壁环状或者壳状强化。肿瘤的实性部分可呈等或者稍高密度，并可见点状或者不规则状团块钙化。

（2）MRI：肿瘤囊性部分在 T_1WI 信号多变，多呈高、稍高信号，其内可见斑点及条状的低信号影，T_2WI 一般为高信号，增强扫描可见囊壁环状强化。当高胆固醇含量时，T_1WI 呈高信号，T_2WI 呈低信号，当囊液内胆固醇含量低时，表现为 T_1WI 等信号、T_2WI 高信号，而当囊液内含有高角化蛋白和脆弱骨小梁网时，T_1WI 和 T_2WI 均表现为低信号。当液化坏死囊性变时，表现为 T_1WI 低信号，T_2WI 高信号。实性部分在 T_1WI、T_2WI、增强扫描中多为混杂信号，这与其组织学上含大量角蛋白结节、矿物盐沉积及微小囊肿形成有关（图 7–17–5）。

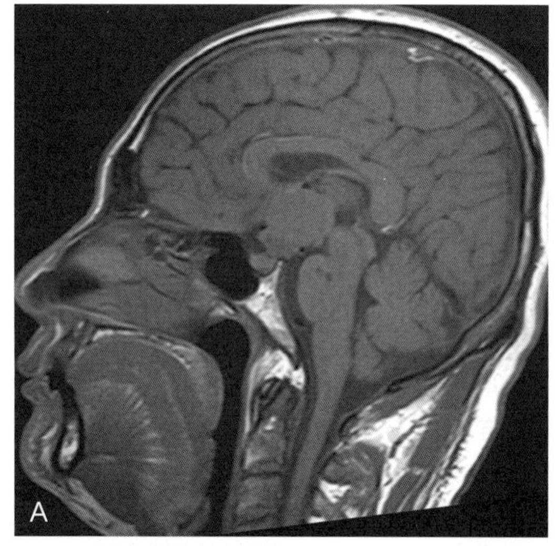

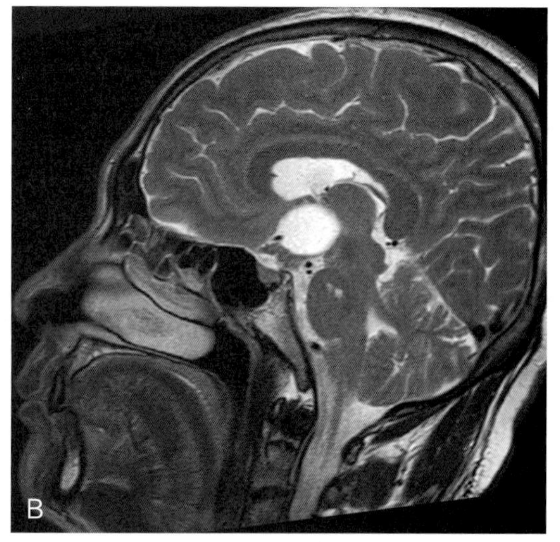

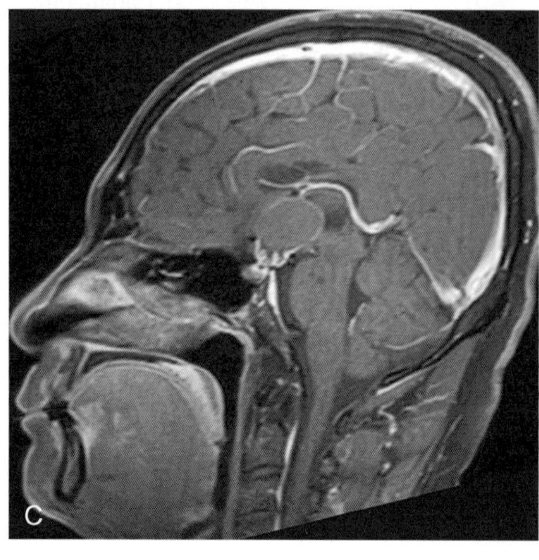

图 7–17–5 鞍区成釉质型颅咽管瘤 MRI 表现

MRI 平扫鞍区见一囊实性占位，A. T_1WI 囊性部分呈等信号，实性部呈稍低信号；B. T_2WI 囊性部分呈高信号，实性部分呈稍低信号；C. 增强后囊壁明显环状强化，实性部分不均匀强化

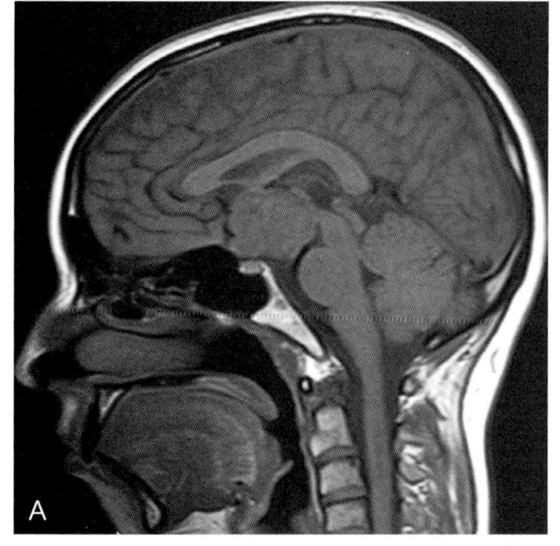

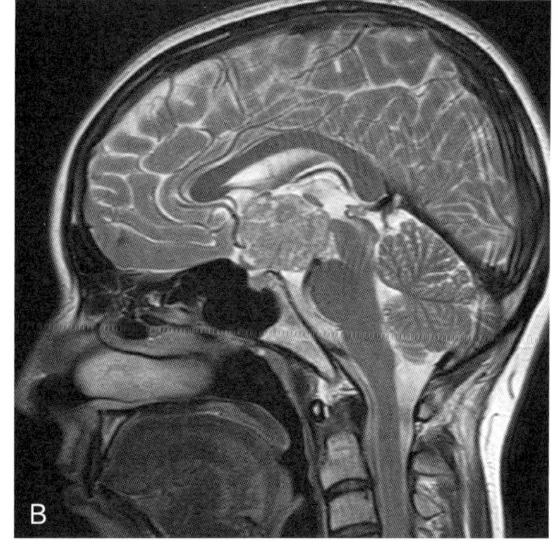

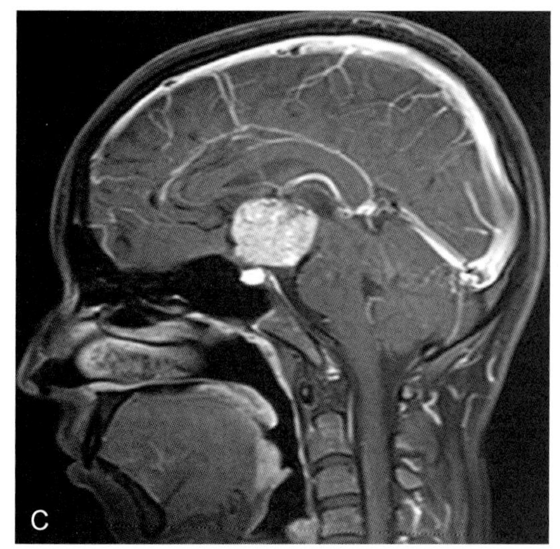

图 7-17-6 乳头型颅咽管瘤 MRI 表现

A、B. MRI 平扫鞍上见一实性占位，T_1WI 及 T_2WI 呈等信号为主的混杂信号；C. 增强后实性部分明显强化

2. 乳头型颅咽管瘤

（1）CT：肿瘤多位于鞍上，实性多见，少部分为囊实性，钙化少见。实性部分 CT 值变化范围大，主要与病理成分有关，增强扫描实性部分可呈均匀或不均匀强化。

（2）MRI：实性部分在 T_1WI 多为等或稍低信号，T_2WI 为等或稍高信号，增强扫描为均匀或不均匀明显强化（图 7-17-6）。

【诊断与鉴别诊断】

诊断要点：儿童多见，可出现头痛、内分泌功能障碍、视觉障碍的症状。MRI 示肿瘤大多位于鞍上，正常垂体清楚显示，肿瘤呈囊实性或实性，肿瘤信号复杂多样，CT 示环形或弧形钙化为颅咽管瘤一个相对特征性的影像学表现。鉴别诊断如下：

1. 垂体瘤囊变 病灶多局限于鞍内，钙化很少见，增强边缘极少环形强化，且正常垂体多不可见，依此可区分。

2. Rathke 裂囊肿 发生部位为垂体前叶和中部之间，大多小于 1cm，病灶无强化，且随访较长时间肿瘤大小保持不变；颅咽管瘤的囊壁较厚且多有强化，呈侵袭性生长，术后有复发倾向；若 Rathke 裂囊肿囊壁鳞状上皮化生或合并感染时囊壁增厚强化，则难以与颅咽管瘤鉴别。

3. 鞍区脑膜瘤 脑膜瘤长轴极少向后倾斜，而颅咽管瘤的长轴常向后倾斜。脑膜瘤 MRI 呈等 T_1、等 T_2 信号，以宽基底附着于硬脑膜，且罕见囊变及出血，MRI 增强扫描可见“脑膜尾”征。

4. 皮样囊肿 / 表皮样囊肿 皮样囊肿多发生于后颅窝，T_1WI 和 T_2WI 呈高信号，增强无强化，囊壁强化罕见；表皮样囊肿多发生于桥小脑角区，T_1WI 呈低信号，T_2WI 呈高信号，DWI 呈明显高信号，增强扫描无强化，见缝就钻为其特征表现。

5. **鞍区动脉瘤** 球形，典型者呈流空现象，边缘锐利。如伴血栓，则其信号稍高于流空的血液信号。增强扫描后动脉瘤强化程度与血管一致。

【影像学研究进展】

颅咽管瘤在SWI中病灶内或边缘可见条状或斑片状低信号区，代表出血和钙化。^{1}H-MRS检查，可见较高的Lac及Lip峰，较低的Cho、NAA及Cr峰。

（李 丹）

三、垂体颗粒细胞瘤

【概述】

垂体颗粒细胞瘤（granular cell tumor of the pituitary，GCT），起源于垂体后叶或垂体柄神经胶质细胞的实体性良性胶质细胞肿瘤，属于WHO Ⅰ级。构成神经垂体和垂体柄的神经胶质细胞分为主细胞、暗细胞、嗜酸瘤细胞、室管膜细胞和颗粒细胞5种，垂体颗粒细胞瘤被认为来自颗粒细胞。病灶位于垂体柄，主要见于鞍上，也可同时累及鞍内和鞍上。垂体颗粒细胞瘤好发于40~50岁，男女无差异，罕见于儿童。

【临床与病理】

临床表现：垂体颗粒细胞瘤体积通常非常小且无明显临床症状，偶有头痛、视觉缺损等症状，部分患者可因垂体受压出现高泌乳素血症偶然发现，而垂体功能减退、性功能减退、尿崩等其他内分泌激素失调表现少见。

镜下病理：细胞形态呈多边形或纺锤体形，胞质丰富，细胞核偏心，无核分裂象或者极少见。免疫组化S-100和NSE染色阳性。

【影像检查方法】

MRI扫描为首选。

【影像表现】

垂体颗粒细胞瘤呈孤立性实性肿块，病灶位于垂体柄，垂体可见，但正常垂体后叶高信号消失。主要见于鞍上，也可同时累及鞍内和鞍上，边界清晰，不包绕颈内动脉生长，体积较大时可以推挤视交叉，对周围组织只有压迫，无明显浸润及破坏征象。CT上呈高密度，MRI上T_1WI呈等信号，T_2WI呈等及低信号，增强后明显强化（图7-17-7）。体积较大时，肿块内部信号欠均匀，增强后病灶呈均匀或轻度不均匀强化。

【诊断与鉴别诊断】

垂体颗粒细胞瘤无明显临床症状。病灶位于垂体柄，主要见于鞍上，也可同时累及鞍内和鞍上。MRI上T_1WI呈等信号，T_2WI呈等及低信号，明显强化。与发生在垂体后叶和垂体柄的其他病变难以鉴别，最后确诊仍需依靠病理。鉴别诊断包括：

1. **垂体腺瘤** 多鞍内生长，体积较大时向鞍上生长，束腰征多见，可以囊变并且包绕颈内动脉生长，通常正常垂体不可见。垂体腺瘤通常伴有内分泌激素改变。这些特征在垂体颗粒细胞瘤中罕见。

2. **颅咽管瘤** 囊性或囊实性多见，完全实性颅咽管瘤少见，信号特点多变，钙化是颅咽管瘤的典型表现，而以上特点在垂体颗粒细胞瘤中少见或罕见。

3. **脑膜瘤** 肿瘤多呈宽基底，典型病例通常信号较均匀，钙化可见，不典型病例信号不均，囊变坏死可见。而颗粒细胞瘤信号基本均匀。脑膜瘤起源于硬脑膜，因此“脑膜尾征”为典型脑膜瘤特征性表现。而垂体颗粒细胞瘤无脑膜附着，且病灶与垂体柄分界不清。

（李 丹）

四、垂体细胞瘤

【概述】

垂体细胞瘤（pituicytoma）是2007年WHO CNS肿瘤分类中新增加的12种实体性肿瘤之一，起源于垂体后叶或垂体柄神经胶质细胞（主细胞和暗细胞或其前体细胞）的实体性良性梭形星形细胞肿瘤，属于WHO Ⅰ级。2016年WHO CNS肿瘤分类继续保留了这一类别。垂体细胞瘤自发现至今命名较多，包括“漏斗瘤”“迷芽瘤”“颗粒细胞肿瘤”及“垂体后叶星形细胞瘤”等，已不再使用。平均发病年龄46.9岁（4~83岁），性别方面，国外报道男性较多，国内报道女性较多，总体比例约为1∶1。发生于儿童及青少年的垂体细胞瘤肿块体积要比发生于成人者体积大。

【临床与病理】

常见的临床症状包括视力障碍、头晕、头痛等。

镜下病理：肿瘤由编织席纹状排列的梭形细胞构成，细胞边界清楚，细胞核呈椭球形，偶见有丝分裂，胞质富含嗜酸性颗粒，肿瘤血管网丰富。免

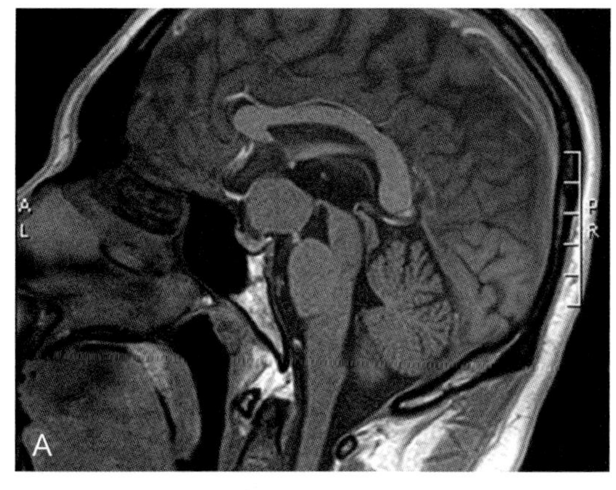

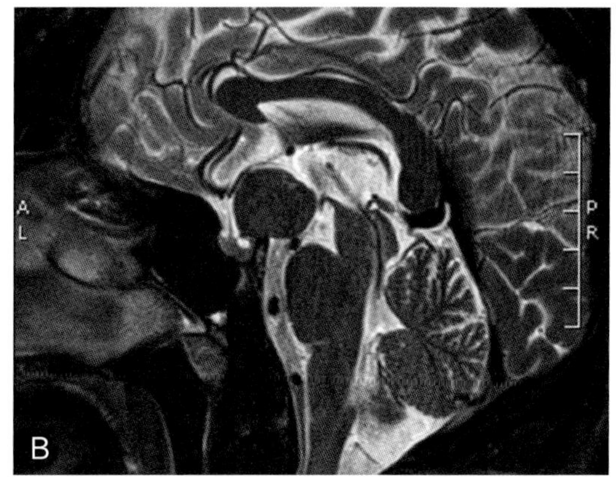

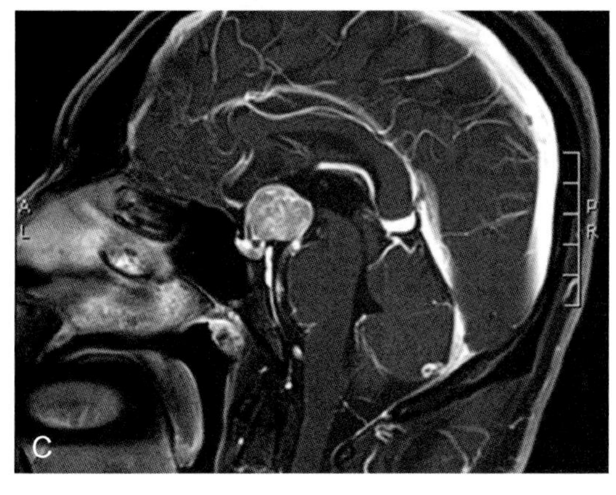

图 7-17-7 垂体颗粒细胞瘤 MRI 表现

A. 矢状位 T_1WI 示鞍上区肿块以等信号为主；B. 矢状位 T_2WI 示鞍上区肿块呈等及稍低信号；C. 矢状位 T_1WI 增强示病灶呈明显强化

疫组化标志物：S-100、Vimentin 100% 阳性。

【影像检查方法】

MRI 为首选方法，并应行增强扫描。

【影像表现】

MRI 表现为鞍内、鞍上或两者兼有的团块状或结节状异常信号，肿瘤边界清楚，信号较均匀，钙化、坏死较少见，肿瘤具有出血倾向。T_1WI 呈稍低及等信号，T_2WI 呈等稍高信号，在 T_2WI 上部分肿瘤边缘可见不完整的低或稍低信号环，可能与肿瘤所富含的毛细血管网破裂而导致的陈旧性出血有关。增强扫描呈明显强化（图 7-17-8），动态增强扫描呈早期强化。

【鉴别诊断】

对于明确定位于垂体后叶且明显均质性强化的实性肿块并与垂体前叶分界清晰，对提示垂体细胞瘤的诊断具有重要的参考意义。但其最终确诊仍需病理学检查。

1. 垂体细胞瘤位于鞍内时需与以下疾病鉴别：

（1）垂体腺瘤：垂体腺瘤通常合并内分泌功能紊乱，如泌乳素增高等，而垂体细胞瘤较少见到该症状。且垂体腺瘤发生于前叶，通常后叶存在，动态增强扫描呈晚期强化，而垂体细胞瘤则发生于后叶，动态增强扫描呈早期强化。

（2）鞍区颗粒细胞瘤：多位于腺垂体上方，信号改变及强化方式与垂体细胞瘤相同，特别是神经垂体高信号消失时，与垂体细胞瘤鉴别困难。但鞍区颗粒细胞瘤常有分叶征，典型者直径较大，为 1.5~6.0cm，可以延伸至鞍上池，多呈实性，可见坏死、钙化、囊变和出血。

2. 垂体细胞瘤位于鞍上时需要与以下疾病鉴别：

（1）颅咽管瘤：信号常不均匀，可见坏死囊变，甚至完全为囊性病变，蛋壳样钙化为其典型特征。本病多为实性病变，信号较均匀，坏死囊变及钙化则较少见。

（2）鞍区脑膜瘤：多位于鞍上，宽基底，邻近蛛网膜下隙增宽，肿瘤表面可以有脑脊液间隙和血管流空影。T_1WI 及 T_2WI 上均为等信号，T_1WI 上可见邻近骨板增生，多数脑膜瘤表现为明显均匀强化，并可见“脑膜尾征”，正常垂体结构位于其下方。

（3）鞍区生殖细胞瘤：常伴有尿崩症，呈圆形或不规则形，可局限于鞍内，但多向鞍上生长，T_1WI 等或稍低信号，T_2WI 等或稍高信号，增强扫

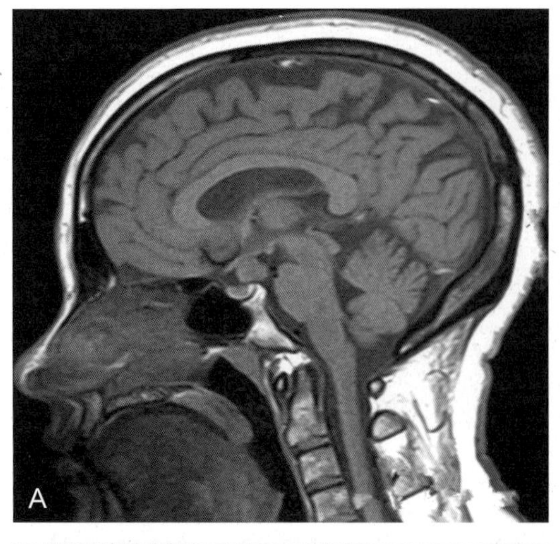

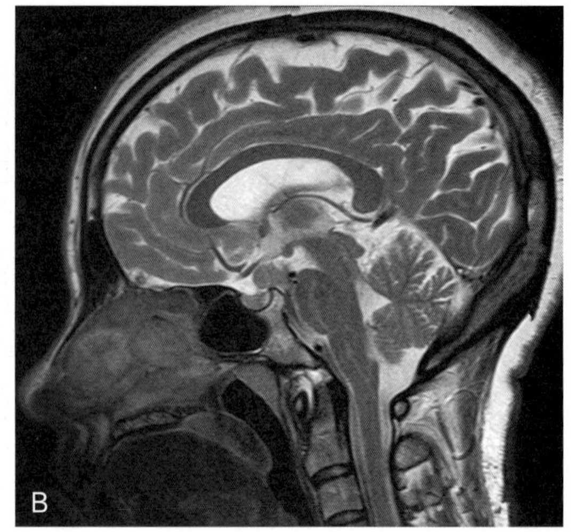

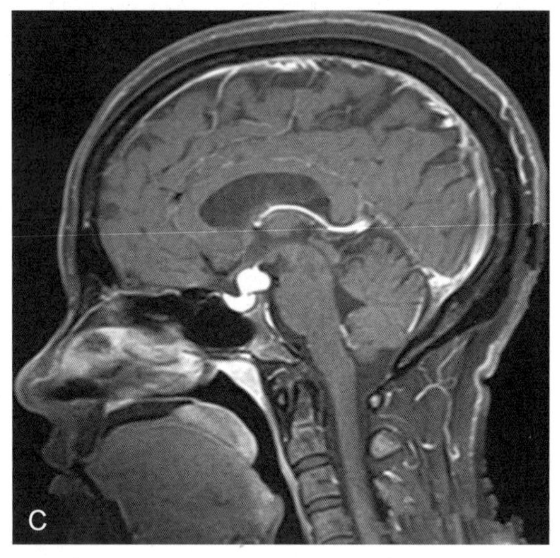

图 7-17-8 垂体细胞瘤 MRI 表现

A. T_1WI 示鞍上区结节，呈稍低及等信号；B. T_2WI 呈稍高信号；C. 增强扫描病变明显强化

描后明显均匀强化，出现囊变、坏死及出血时信号多不均匀。结合血清或脑脊液中人绒毛膜促性腺激素和胚胎碱性磷酸酶的升高，可帮助诊断生殖细胞瘤。

（李 丹）

五、梭形细胞嗜酸细胞瘤

【概述】

梭形细胞嗜酸细胞瘤（spindle cell oncocytoma）是鞍区罕见的良性肿瘤，梭形细胞嗜酸细胞瘤被认为来自滤泡星形细胞（垂体前叶特殊的支持细胞）。2002 年，由 Roncaroli 等首次报道。2007 年 WHO CNS 肿瘤分类将其与颅咽管瘤、垂体颗粒细胞瘤、垂体细胞瘤等一起归于鞍区肿瘤大类中，属 WHO Ⅰ级肿瘤。发病率占鞍区肿瘤的 0.4%，多发于 60~80 岁，男女发病率无明显差异。

【临床与病理】

临床表现：主要症状包括视力减弱及全垂体功能减退，是由于肿瘤对视神经及腺垂体的压迫所导致。

镜下病理：肿瘤细胞主要呈梭形，常呈束状排列。细胞胞质丰富，强嗜酸性。胞核圆形或卵圆形，染色深。部分区域胞核呈空泡状，可见小的核仁。偶可见核内包涵体，往往看不到核分裂象。

免疫组化及分子病理：肿瘤细胞弥漫表达 Vimentin、S-100 和 EMA，通常不表达 GFAP、CD68、Syn、CgA 以及垂体激素相关指标，如 ACTH、PRL、GH、TSH、FSH 和 LH 等。

【影像检查方法】

MRI 是首选方法。

【影像表现】

梭形细胞嗜酸细胞瘤位于鞍内，可凸向鞍上，T_1WI 呈等信号，T_2WI 呈等或稍高信号，增强后均匀或不均匀强化。病变可压迫邻近的解剖结构，少数病例侵及海绵窦和蝶窦（图 7-17-9）。有学者认为在梭形细胞嗜酸细胞瘤病灶中，T_1WI 及 T_2WI

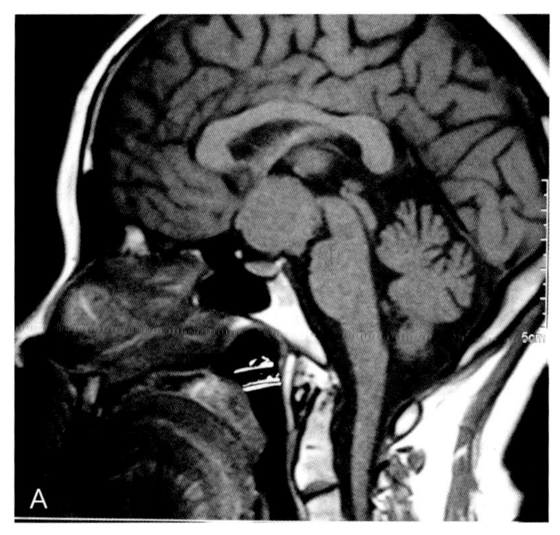

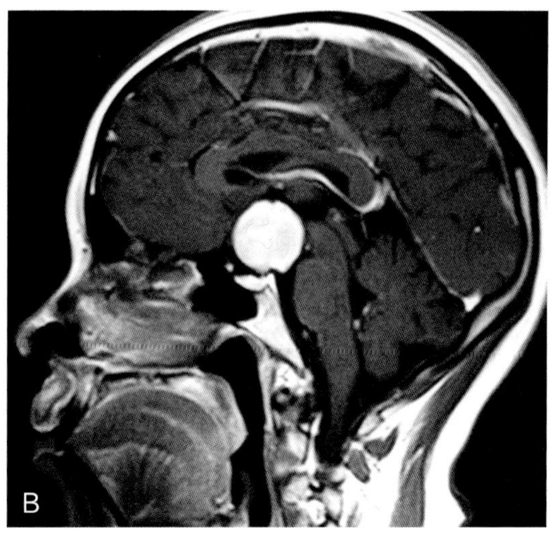

图 7-17-9　梭形细胞嗜酸性细胞瘤 MRI 表现

A. T_1WI 平扫示鞍上不规则圆形病变，均匀等信号；B. 肿块均匀强化

上极细微的低信号斑点及线样流空信号，与肿瘤多血管的特征一致，动态对比增强的早期呈现明显强化，线样的流空信号显示对比增强，而一些极细微的低信号斑点一直保持无强化状态，并称为“Hasiloglu's 征”。

【诊断与鉴别诊断】

梭形细胞嗜酸细胞瘤起源于垂体前叶，垂体颗粒细胞瘤及垂体细胞瘤起源于垂体后叶，如果 MRI 能将肿瘤定位于垂体后叶，在行免疫组织化学染色之前梭形细胞嗜酸细胞瘤和垂体腺瘤均可排除。

梭形细胞嗜酸细胞瘤最初位于鞍内，缓慢生长侵到鞍上区。并且蝶鞍是颅骨内易膨胀的区域，梭形细胞嗜酸细胞瘤的存在可以一直不被发现，直到它足够大压迫邻近结构而引起症状。而垂体腺瘤可因早期出现内分泌症状而行影像学检查被发现。同时，无功能性垂体腺瘤与梭形细胞嗜酸细胞瘤影像学表现非常类似。因此，术前神经影像学检查不能将二者鉴别开来。诊断很大程度上基于不同的病理特征及免疫表型。

（李　丹）

六、垂体癌

【概述】

垂体癌（pituitary carcinoma）是临床非常罕见的恶性肿瘤，约占所有垂体肿瘤的 0.2%，目前全世界回顾性报道仅 140 余例。垂体癌的诊断与侵袭性垂体腺瘤或垂体大腺瘤容易混淆，只有在明确鞍区原发垂体肿瘤，并且鞍区以外的脑内或脑外其他远处器官出现垂体来源的转移病灶时诊断才能成立。很多侵袭性垂体瘤侵润、侵袭鞍区周围骨质、硬膜、神经、血管及海绵窦等结构，但仅局限在鞍区，不能称之为垂体癌。另外，其他恶性肿瘤转移到垂体的转移灶也应与垂体癌区别。垂体癌的转移灶多位于脑、脊髓、脑膜，也可见于远处器官，包括肝、心脏、卵巢、淋巴结和骨。

【临床与病理】

垂体癌可发生于任何年龄段成人，多见于 30~50 岁的垂体腺瘤患者。患者临床特征与侵袭性和非侵袭性垂体腺瘤类似，多有鞍区肿瘤对周围结构压迫和激素过度分泌所致的各种症状，如头痛、视力障碍、视野缺损、脑神经麻痹和内分泌紊乱症状。

垂体癌绝大部分是激素分泌型的，约占 88%，常见的是 ACTH 型和 PRL 型，而无功能型垂体癌较少见。目前的医学发展尚没有办法区别垂体腺瘤和早期垂体癌。Ki-67 标记指数曾用来评价垂体癌和侵袭性垂体腺瘤的有丝分裂增殖活动，具有一定的临床参考价值，对于不典型垂体腺瘤，当 Ki-67 标记指数 >20% 时，需要密切随访，并建议诊断为垂体原位癌。

【影像检查方法】

垂体癌的诊断往往是在发现了转移病灶之后才能确定，在转移之前只表现为一个单独的垂体腺瘤的临床特点。无论是垂体原发病灶，还是鞍区外转移病灶的发现，在很大程度上都依赖于影像学检查。普通X线平片对此不敏感，CT和MRI可作为首选影像检查方法，增强扫描能够提供更准确的诊断信息。

【影像表现】

垂体癌与侵袭性垂体腺瘤影像表现并无明显差异，增强CT和MRI均表现为超出蝶鞍并侵入蝶鞍周围结构（海绵窦、骨、血管及神经等）的不同程度强化的侵袭性病灶，少数病例可以侵袭邻近脑组织（可参考垂体腺瘤影像表现相关章节）。垂体癌的诊断需要蝶鞍原发灶和蝶鞍区以外转移灶的病理诊断及影像学检查，缺一不可（图7-17-10）。脑脊液和（或）全身转移是垂体癌区别于侵袭性垂体腺瘤的本质特征，转移部位包括蛛网膜下腔的广泛播散，脑脊液转移，颈部淋巴结转移，远隔部位的肺部、肝脏、骨骼和其他颅脑外部位转移。

【诊断与鉴别诊断】

由于垂体癌的诊断必须在发现蝶鞍外远处播散转移灶后才能确定，因此其诊断常延迟滞后，早期诊断较困难。实际上，临床75%的垂体癌是在尸检时才被发现的，能够同时发现原发灶和转移灶是很罕见的。其主要鉴别诊断有：

1. **非侵袭性和侵袭性垂体腺瘤**　垂体肿瘤的组织学特征和是否侵袭性生长都不能作为垂体癌的诊断依据，而必须是脑脊髓和（或）全身转移，在很大程度上依靠相关影像学检查。垂体癌在蝶鞍区原发灶的影像表现无特异性，与侵袭性垂体腺瘤并无明显差异，均表现为超出蝶鞍并侵入蝶鞍周围结构（神经、血管和骨等）的可强化的侵袭性病变，少数可侵袭邻近脑组织。

2. **颅内转移性肿瘤**　腺垂体和侧脑室三角区的脉络丛是各系统肿瘤转移好发部位，常见的原发病灶来源是乳腺癌、肺癌、胃肠道和前列腺等部位肿瘤，通过免疫组化检测可有助于区别垂体癌和垂体转移性癌。

3. **发生于蝶鞍区的其他肿瘤**　垂体发生的少突胶质细胞瘤和颗粒细胞瘤需与垂体癌鉴别，相对少见。

（金光暐）

七、垂体母细胞瘤

【概述】

垂体母细胞瘤（pituitary blastoma，PB），是一种极为罕见的婴幼儿肿瘤，起源于腺垂体，因其在电镜下超微结构与10~12周胚胎期腺垂体相似而得名，主要表现为Cushing综合征和（或）眼肌麻痹，该病发病率极低，仅有个案报道。

婴幼儿疾病中高分泌ACTH垂体肿瘤或Cushing病较为罕见，高ACTH分泌型垂体肿瘤或Cushing主要发生在青春期。1979年，Miller等第一次报道了婴幼儿高ACTH分泌型垂体腺瘤。2008年Scheithauer等根据其临床及病理表现首次将该病命名为垂体母细胞瘤。

多数研究表明垂体母细胞瘤的发生与胚胎时期DICER-1突变（体细胞或生殖细胞）相关。治疗方法尚未统一，鼻内镜下经蝶窦入路切除肿物是目前主要的治疗方法，患者的预后差别较大。

【临床与病理】

临床表现：本病最常见的临床表现为满月脸、多血质、向心性肥胖、皮肤紫纹、痤疮、高血压和骨质疏松等Cushing综合征临床表现和（或）眼肌麻痹，部分患者伴有糖尿病性尿崩症。小剂量地塞米松抑制实验无反应，垂体功能检查大多数患者ACTH较高。

大体病理：一般为实性，部分伴有坏死组织，无正常垂体组织。

镜下病理：典型表现为Rathke上皮细胞、滤泡星形细胞、分泌细胞三种细胞组成，具有分泌功能，上皮细胞周围包绕片状或小叶状肿瘤细胞。高倍视野下可以看见有丝分裂存在。病变由小叶和中等大小的薄片组成，其内有大量颗粒细胞，核均质呈圆形，无分叶。存在多种分泌细胞，大多细胞呈现双嗜性，偶尔出现Crooke透明变性，少数为嗜酸性粒细胞，PAS染色阴性，另外有非常少的小嫌色细胞。

免疫组化及分子病理：AE1/AE3细胞角蛋白，乳糖凝集素在上皮中呈强阳性。

约40%的肿瘤细胞分泌ACTH，20%的肿瘤细胞分泌FSH。常伴有胚胎时期DICER-1突变（体细胞或生殖细胞）。

【影像检查方法】

MRI能更好地显示鞍区解剖结构及信号变化，提高其诊断的准确性、敏感性，是目前诊断本病最可靠的检查手段，应作为首选的影像学检查方法。

【影像表现】

1. **CT**　蝶鞍扩大，鞍区实性肿物，部分伴有囊性改变，可以侵及邻近海绵窦。

2. **MRI**　主要表现为鞍区及鞍上分叶状肿

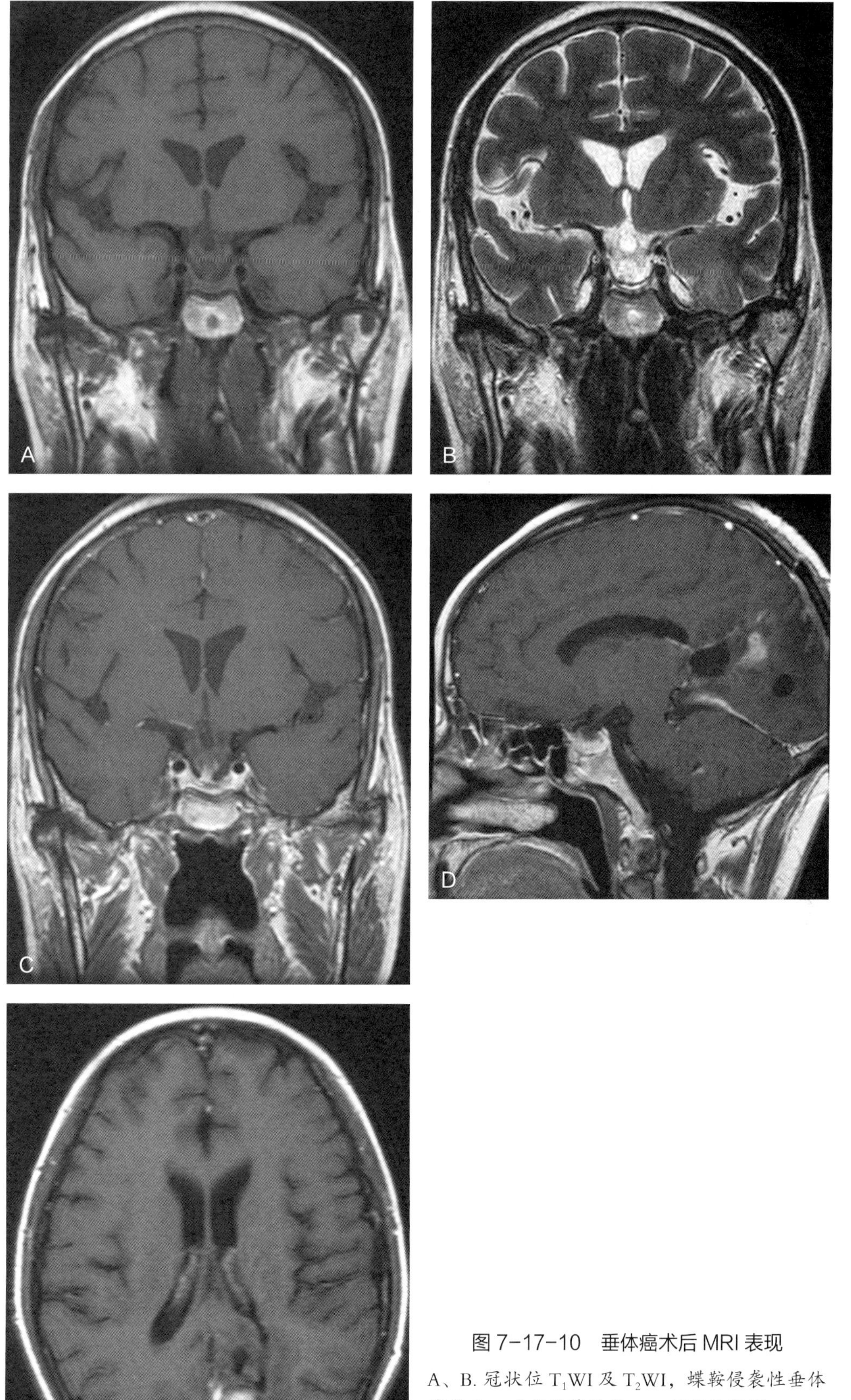

图 7-17-10　垂体癌术后 MRI 表现

A、B. 冠状位 T_1WI 及 T_2WI，蝶鞍侵袭性垂体瘤术后，病变呈等信号；C. 冠状位增强 T_1WI，病变不规则强化；D、E. 矢状位及轴位 T_1WI，鞍区以外左枕叶转移病灶，病变呈不规则强化（病例图片由东部战区总医院医学影像科张志强教授提供）

物，T_1WI 呈等或低信号，T_2WI 呈等或高信号，病变可出现坏死囊变区，呈现长 T_1、长 T_2 表现，向上生长时可导致视神经受压上移，向蝶鞍旁生长时可向外推挤或包绕侵犯颈内动脉海绵窦段。增强扫描后呈现不均匀强化。

【诊断与鉴别诊断】

主要诊断依据：婴幼儿发病；通常伴有内分泌异常，ACTH 高分泌，伴或不伴 Cushing 病；肿瘤由 Rathke 上皮细胞、滤泡星形细胞、分泌细胞组成。诊断思路：主要依赖临床表现及病理检查，如果发病于婴幼儿时期，临床表现为 Cushing 病或者高 ACTH 分泌，同时发现鞍区肿物要首先考虑此病。

本病需要鉴别的疾病有垂体腺瘤、垂体增生、Rathke 囊肿。

1. 垂体腺瘤 鞍上最常见的肿瘤为垂体腺瘤，但其很少发生于婴幼儿，垂体腺瘤具有分泌功能，产生 ACTH 或 PRL，仅具有一种成熟的分泌细胞。垂体腺瘤为来源于鞍区实性肿块，T_1WI 呈等或略低信号，T_2WI 呈等或略高信号，部分肿瘤内可见囊变、坏死、出血，出血呈 T_1WI 高信号，增强后肿瘤多有明显强化。大的垂体腺瘤鞍内没有可分辨的正常垂体信号。可伴蝶鞍扩大及邻近骨质改变。

2. 垂体增生 垂体增生是一个良性疾病，最常见的亚型为孕期 PRL 增生，垂体体积增大，上缘饱满，垂体柄增粗，信号均匀，呈明显均匀强化。

3. Rathke 囊肿 MRI 检查呈鞍区囊性病变，信号依据其成分的不同而不同，黏液性囊肿大多数在 T_1WI、T_2WI 表现为高信号，也有含细胞碎屑或实性结节的囊肿，T_2WI 呈等或高信号，囊壁或内容物增强后无强化，常位于中线部位垂体柄的前方。

（金光暐）

八、空蝶鞍综合征

【概述】

空蝶鞍综合征（empty sella syndrome，ESS）简称空蝶鞍，由 Busch 于 1951 年首次报道，是指蛛网膜下腔疝入蝶鞍、蝶鞍扩大变形并被脑脊液充填、垂体变扁所出现的症候群，包括头痛、视力障碍、脑脊液鼻漏、内分泌功能紊乱等。ESS 常为偶然发现，尸检及神经放射学检查中 ESS 发病率为 5.5%~35%，女性高于男性，发病率随年龄而增高。

ESS 依据其病因可分为原发性和继发性。原发性 ESS 主要是由于先天性鞍膈缺损或原发性高颅压所引起；继发性空蝶鞍为鞍内病变或鞍内、鞍旁病变手术后、放射治疗后垂体缩小或者鞍膈破损，鞍上组织或蛛网膜下腔下疝进入鞍内，使蝶鞍扩大。

依据 ESS 严重程度可分为部分 ESS 和完全 ESS：部分 ESS 患者垂体厚度一般为 3~7mm，蝶鞍内脑脊液少于 50%；完全 ESS 患者垂体厚度小于 2mm，蝶鞍内脑脊液超过蝶鞍的 50%。

EES 的发病机制有以下几种假说：①鞍膈先天解剖发育变异引起。由于鞍膈不完整或缺如，在搏动性脑脊液压力持续作用下，蛛网膜下腔疝入鞍内，久而久之致使蝶鞍骨质吸收、脱钙，最后导致鞍膈扩大，垂体受压萎缩，呈扁平状紧贴于鞍底；②脑脊液压力引起，尤其是慢性高颅压致使鞍膈下疝；③鞍区蛛网膜粘连引起。鞍区蛛网膜粘连导致脑脊液流动不畅通，在脑脊液搏动压力下鞍膈变薄，蛛网膜下腔疝入鞍内；④内分泌因素引起。在妊娠期垂体生理性肥大，特别是多胎妊娠的中年女性尤为明显，妊娠中垂体变化有可能把鞍膈孔和垂体窝撑大，而分娩后垂体逐渐回缩，使鞍膈孔和垂体窝留下较大的空间，有利于蛛网膜下腔陷入鞍内；⑤垂体自身病变所致，如垂体瘤梗死或出血、自发性坏死，以及感染、自身免疫性疾病、外伤、放射治疗、药物和手术等。

【临床与病理】

多数空蝶鞍患者无临床症状，只有少数病例呈进行性发展时才有临床表现。空蝶鞍综合征的常见症状为：①头晕、头痛是该病的最常见表现。头痛较为剧烈，发病时间、部位不确定，可能是鞍内脑脊液搏动对硬脑膜及周围组织结构产生压迫，使硬膜张力增高所引起；②视力下降或视野缺如。由于视神经、视交叉及视束经过扩大的鞍膈孔，部分或完全陷入鞍内，造成视觉通路压迫所致；③脑脊液鼻漏、颅内感染。由于长期受脑脊液搏动压迫，鞍底骨质受侵蚀变薄进而出现脑脊液鼻漏、颅内感染；④垂体功能低下。尽管蛛网膜下腔疝入蝶鞍后使蝶鞍扩大、垂体受压变扁，但绝大多数 ESS 患者垂体功能正常，然而 25%~35% 的原发性 ESS 患者有内分泌异常，主要是因为腺垂体受挤压、萎缩致使垂体前叶激素分泌减少而引起，多伴发原发性甲状腺功能减退，30%~60% 患者有生长激素缺乏；⑤部分患者会烦渴、多尿多饮，出现尿崩。由于垂体柄受到牵拉导致抗利尿激素无法到达垂体而出现中枢性尿崩症；⑥高泌乳素血症。10%~12% 的患者出现高泌乳素血症，是由于空蝶鞍门脉毛细血管受压，导致下丘脑产生的多巴胺无法到达并作用于腺垂体，垂体过度分泌导致的。只有蛛网膜下腔疝入蝶鞍，严重压迫垂体柄时才会出现高泌乳素血症和尿崩。

【影像检查方法】

CT 和 MRI 推广应用之前 ESS 主要诊断方法是 X 线气颅造影，但其属有创性检查，已被淘汰。CT 对空蝶鞍的诊断有一定限制，MRI 能很好地显示鞍区解剖结构及信号变化，提高了其诊断的准确性、敏感性，是目前诊断本病最可靠的检查手段，应作为首选的影像学检查方法。

【影像表现】

1. X 线　显示蝶鞍扩大，呈球形或卵圆形。蝶鞍骨质多有吸收，蝶鞍背、后床突几乎消失，颅骨其他结构可有轻度骨质吸收，此与慢性颅内压增高有关。

2. CT　冠状位扫描最有意义。常表现为鞍内为充满脑脊液的低密度影，蝶鞍扩大，鞍底下陷，垂体受压变扁平，增强后无强化（图 7-17-11）。

3. MRI　蝶鞍扩大，鞍底明显下陷，蝶鞍内为脑脊液信号，增强后无强化。垂体变扁，高度降低，矢状位呈短弧线形或新月状，紧贴鞍底，冠状位呈向下浅弧形成锚状。垂体柄居中或延长后移（图 7-17-12）。

【诊断与鉴别诊断】

根据 ESS 的典型 MRI 表现，结合临床症状不难作出诊断。ESS 主要应与鞍内蛛网膜囊肿、Rathke 裂囊肿和垂体柄阻断综合征进行鉴别诊断，垂体柄表现是鉴别诊断的线索，ESS 通常 MRI 能够显示垂体柄延长。鉴别诊断如下：

1. 鞍内蛛网膜囊肿　鞍区囊性肿块，T_1WI 为低信号，T_2WI 为高信号，边界清楚，与脑脊液信号相同，增强扫描无强化，垂体柄多受压移位明显。

2. Rathke 裂囊肿　起源于垂体 Rathke's 囊的先天性发育异常。MRI 表现为鞍内囊性病灶，囊液信号与胆固醇及蛋白含量有关，表现多样，增强后无强化或呈环状薄壁强化。

3. 垂体柄阻断综合征　也较少见，其 MRI 主要表现为垂体柄缺如或明显变细；T_1WI 垂体后叶高信号消失，而异位于第三脑室漏斗隐窝或正中隆起处；垂体前叶不同程度变薄；垂体窝或蝶鞍一般不扩大。

（金光暐）

九、垂体发育异常

【概述】

垂体发育过程比较复杂，神经垂体与腺垂体来源不同，具有双重胚胎起源。大约在妊娠 24 天开始，原始口腔外胚层囊外翻形成 Rathke's 囊（颅颊囊），Rathke's 囊在背侧生长，同时在第三脑室底部间脑的神经外胚层向下凹陷形成神经垂体的始基即漏斗小泡，漏斗在腹侧生长。Rathke's 囊下端形成颅咽管，后由于颅骨闭合，使得颅咽管与口腔顶部隔开，Rathke's 囊前壁一部分逐渐膨大，最终与原始口腔外胚层分离，分化形成腺垂体，而另一部分则向上与漏斗紧贴在一起形成垂体柄的一部分，漏斗远端则伴随垂体门脉系统下降，最终与 Rathke's 囊后壁相邻形成神经垂体。胚胎第 4 个月时，垂体各个组成部分已基本分化，至胎儿娩出腺垂体已分化完全。因此，在胎儿出生前，任何影响垂体发育的因素及产时损伤均可导致生后垂体发育异常，如宫内不良影响（药物、毒物、放射等）、头部损伤等可以导致垂体在宫内或生后部分停止生长。目前国内外对垂体发育不良设有明确的定义及分类标准。文献报道的垂体发育过程中引起的先天异常疾病如下：

（一）腺垂体（垂体前叶）缺如

【临床与病理】

新生儿罕见的先天发育异常。可出现代谢性酸中毒、甲状腺和肾上腺皮质功能低下、低血糖和（或）癫痫发作，可同时伴发前脑和中线颅面骨骼畸形，可以用生长激素、甲状腺素和糖皮质激素替代治疗。

【影像表现】

MRI：蝶鞍变浅且腺垂体（垂体前叶）缺如，漏斗的长度和位置有变异，可以异位至下丘脑及蝶鞍旁。

（二）腺垂体（垂体前叶）发育不良

垂体前叶发育不良，也可同时伴有漏斗和垂体后叶发育不全。有研究表明垂体发育不良可能是由于在出生过程中横断性垂体柄损伤或下丘脑缺氧损伤导致的，也有人认为是胚胎发育异常形

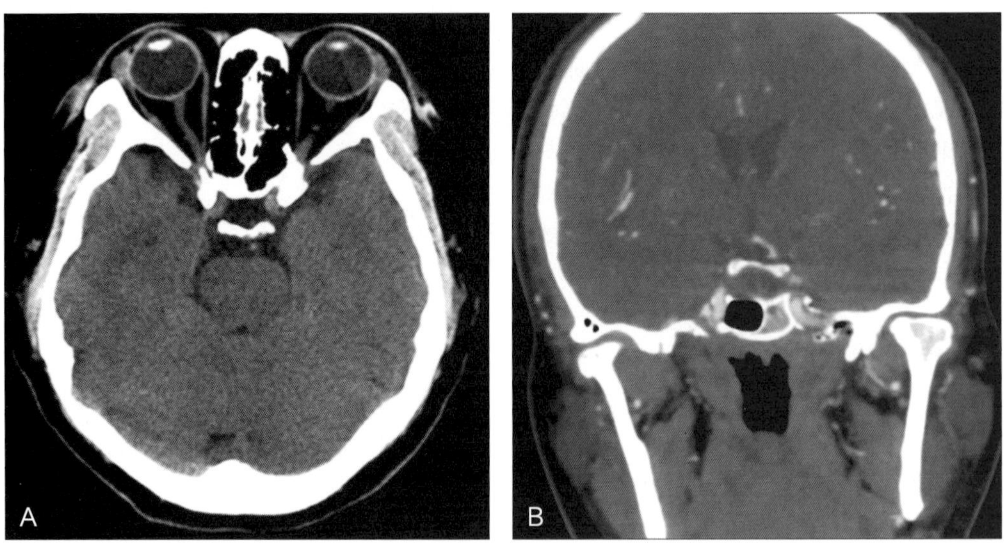

图 7-17-11 空蝶鞍 CT 表现

A. CT 横断位示鞍内充满液体密度影；B. CT 冠状位增强扫描示蝶鞍扩大，垂体较薄、显示不清，垂体柄延长达鞍底

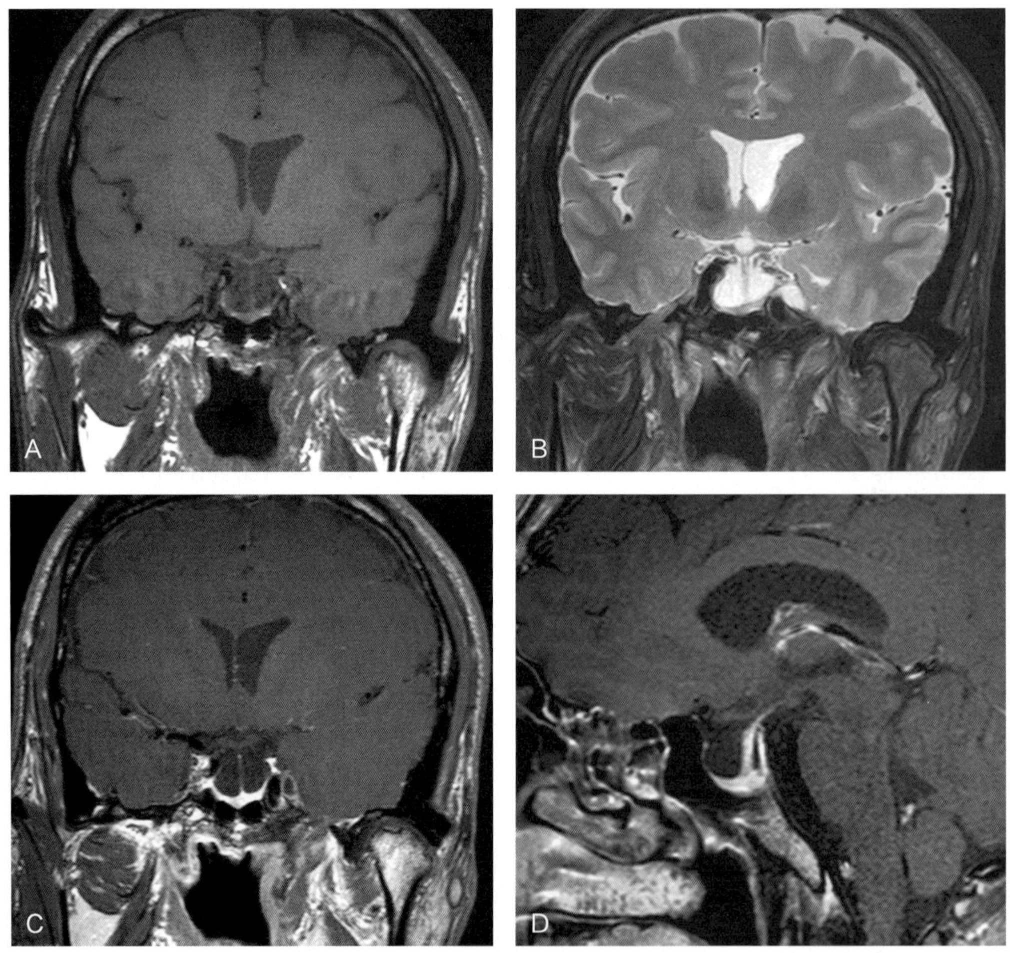

图 7-17-12 空蝶鞍 MRI 表现

A. 冠状位 T_1WI 示蝶鞍扩大，垂体扁平并贴于鞍底，垂体柄延长并达鞍底；B. 冠状位 T_2WI 示鞍内充满脑脊液，呈高信号；C. 冠状位增强 T_1WI 示鞍内无异常强化；D. 矢状位增强 T_1WI，鞍内未见异常强化

成的。

【临床】

新生儿可以出现不同程度的内分泌功能障碍，包括垂体功能减退及其他先天畸形。

【影像表现】

MRI：不同程度的垂体前叶发育不全，同时伴有漏斗大小和长度的变异，与垂体前叶缺如一样，垂体后叶可以异位。

（三）垂体后叶异位

【临床】

神经垂体先天性位置异常。常伴发垂体性侏儒症、骨骼发育延迟、Kallman 综合征、视－隔发育不良、胼胝体发育不全、全脑扩大畸形、小脑扁桃体下疝畸形、颅咽管残留或扩大畸形，男性多于女性。

【影像表现】

T_1WI 显示垂体前叶较小，垂体前叶后部漏斗的上部或下丘脑的下面出现高信号，这个高信号并不是鞍背影，而是异位的神经垂体（图 7-17-13）。

（四）双垂体

【临床与病理】

与胚胎时期脊索及脊索盘前部异常分离有关，可能与胚胎发育早期发生的致畸因素有关。临床可见早熟、面部畸形、甲状腺功能减退和（或）泌乳素水平增高，可以伴发胼胝体发育不全、嗅球缺失、小脑发育不全、中线缺陷和畸胎瘤等，可同时伴有重复基底动脉畸形。

【影像表现】

MRI：一个垂体窝有重复的垂体和垂体柄，下丘脑增粗，形成假错构瘤，并伴有重复的第三脑室漏斗隐窝。

（五）下丘脑错构瘤（hypothalamic hamartoma）

【临床与病理】

灰结节、下丘脑和（或）乳头体灰质异位形成的非肿瘤性的先天发育异常（见相关章节）。好发于儿童，临床上可见同性性早熟痴笑性癫痫、智力低下，可伴发脑、面部中线区、心脏、肾脏异常。

【影像表现】

下丘脑区无蒂的或带蒂的结节，T_1WI 和 T_2WI 上与灰质等信号，偶有 T_2WI 略高信号，鲜有囊变，部分病例可见脂肪成分，病变增强后无强化。长期随访大小、信号无变化。MRS 显示 MI 峰增高。

（六）永存颅咽管（persistent craniopharyngeal canal）

【临床与病理】

垂体前叶起源于 Rathke's 囊，妊娠 4~5 周时在斜坡上部和蝶鞍处原始口凹后上部的外胚层细胞外翻而成 Rathke's 囊，并穿行在蝶骨前部和蝶骨基底部的软骨骨化中心之间，这个通道就是颅咽管，在妊娠 6~7 周时颅咽管应该闭合，颅咽管不闭合会导致永存颅咽管，其内含有垂体组织成分。

常伴发经蝶窦脑膜脑膨出、异位垂体组织、畸胎瘤和鞍下颅咽管瘤。

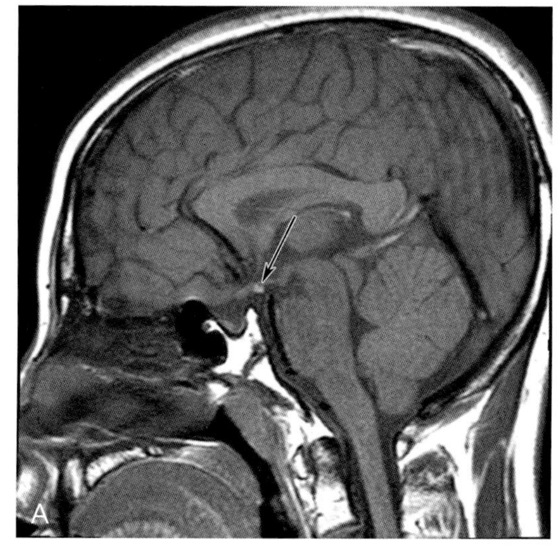

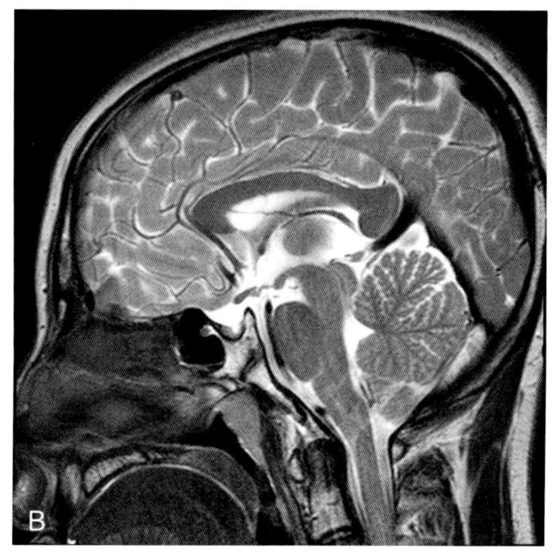

图 7-17-13　垂体后叶异位 MRI 表现

A. 矢状位 T_1WI 示垂体前叶较小，垂体柄未见显示，垂体后叶正常高信号消失，视交叉后方下丘脑区见高信号影（箭）；B. 矢状位 T_2WI 示垂体前叶较小，垂体柄未见显示

【影像表现】

永存颅咽管与斜坡的 T_1WI 高信号相比，呈 T_1WI 低信号影。

（七）Rathke's 裂囊肿

【临床与病理】

起自颅咽管上皮残存部分的良性囊性病变，含有液体及一定的蛋白、黏多糖和（或）胆固醇成分。边界清楚，大部分发生在蝶鞍内，或者鞍内和鞍上同时发病，完全在鞍上发病的占 8.3%，随访大部分大小无变化，部分可以消失（见相关章节）。女性多见，女男比例为 2~3∶1，一般没有症状，偶尔会因为邻近结构受压而出现症状。

【影像表现】

T_1WI 为低、等或高信号，T_2WI 在高信号的病变内可见小的低信号结节，发生率 17%~78%，增强后无强化。如果感染，偶尔会出现周边环形强化。

（八）表皮样囊肿（epidermoid）

【临床与病理】

也称为先天性胆脂瘤（congenital cholesteatoma），囊内充满脱落细胞和角质碎片。积累的脱落上皮细胞使囊肿增大后，可对相邻脑组织产生轻度占位效应，进而引起相应临床症状。

【影像表现】

边界清楚的球状或分叶状、含有外胚层成分的偏离中心的囊状病变，T_1WI 为低或等信号，T_2WI 为高信号，增强后无强化。在 FLAIR 和 DWI 序列上呈高信号，ADC 图上为低信号，此特点可与蛛网膜囊肿相鉴别。

（九）皮样囊肿（dermoid）

【临床与病理】

含有外胚层成分的囊性病变，有一层鳞状上皮，内含脂类物质、胆固醇、脱落的细胞和角质碎片。和表皮样囊肿的鉴别主要是含有深层皮肤成分而且常源自中线。发病年龄为 20~30 岁，也可见于青春期的青少年，男性略多于女性。皮样囊肿破裂后进入蛛网膜下腔可引起化学性脑膜炎。

【影像表现】

边界清楚的球状或分叶状偏中心病变，T_1WI 常为高信号，T_2WI 信号变化较多，可见液 - 液平面，增强后无强化。

（十）蛛网膜囊肿（arachnoid cyst）

【临床与病理】

占鞍区病变的 9%~15%，鞍上较鞍内常见。多数没有症状。但是可以出现头疼、视神经受压、精神运动迟缓，内分泌功能障碍、脑积水等症状。

【影像表现】

T_1WI、FLAIR、DWI 为低信号，T_2WI 为高信号，对邻近组织有轻微占位效应，增强后无强化。

（十一）脂肪瘤（lipoma）

【临床】

先天发育异常引起的良性脂肪病变，靠近中线，在鞍区，常沿着漏斗的表面、三脑室底部或邻近脑神经发生。常无症状，偶然发现。

【影像表现】

有皮下脂肪等信号，脂肪抑制后信号降低，可以与血肿及含高蛋白液体病变进行鉴别。脂肪瘤可以有钙化和（或）穿行血管。

（金光暐）

十、下丘脑错构瘤

【概述】

下丘脑错构瘤（hypothalamic hamartoma，HH）是一种较为罕见的发育畸形，并非真正的肿瘤，临床上又称为下丘脑神经元错构瘤或灰结节错构瘤，其发病率极低，大约为 1/20 万，国内外少有大宗病例报道，大多为个案报道，主要见于儿童。

HH 的发病机制主要有两种学说：①是一种中线区域神经管闭合不全综合征，约发生于妊娠第 1 个月末，病变由位于异常部位的正常脑组织组成；②该病起源于灰结节或乳头体，于妊娠 35~40 天形成下丘脑终板时错位形成。

目前对 HH 的分型有多种方法：① Boyko 等把 HH 分为有蒂型和无蒂型，并认为无蒂型易发生癫痫发作；② Valdueza 等将 HH 分为Ⅰa、Ⅰb、Ⅱa、Ⅱb 四型。Ⅰa、Ⅰb 型临床多表现为性早熟，Ⅱa、Ⅱb 型临床多表现为癫痫发作；③ Arita 等则根据 MRI 表现将 HH 分为下丘脑内型和下丘脑旁型，前者主要表现为癫痫发作，后者主要主要表现为性早熟；④罗世祺收集 214 例 HH 患者，根据其临床、影像学表现及手术效果，提出了新的分型方法，分为Ⅰ~Ⅳ型：Ⅰ型与下丘脑附着面小，Ⅱ型与下丘脑的附着面宽大，此两型均位于脚间池内；Ⅲ型为骑跨于第三脑室底；Ⅳ型完全位于第三脑室。性早熟多见于Ⅰ型，而罕见于Ⅳ型，痴笑样癫痫主要见于Ⅲ型。

【临床与病理】

HH临床表现主要为痴笑样癫痫、性早熟，亦可伴有其他类型癫痫或行为异常、认知障碍及尿崩症等，有些患者可无临床症状，仅在尸检中发现。

痴笑样癫痫：为HH的典型表现，通常在患者出生第1年内发作，表现为机械的、不恰当的痴笑发作，有时可有一连串发作，一般持续数十秒，大多不伴有意识丧失，亦无典型的先兆，有时可合并自动症、瞳孔散大、面色潮红等症状。

性早熟：是HH常见的临床表现，主要表现为第二性征过早发育、性器官过早成熟及骨化中心较同龄人增多，该病变常见的性早熟包括女孩乳房发育、月经初潮；男孩睾丸、阴茎增大、阴毛、痤疮、体格粗壮，后期会因骨骺早闭而出现身材矮小。

病理上，HH成分与灰结节非常相似，含成熟的神经节细胞和呈束状排列的髓鞘神经纤维，伴一定数量的纤维组织增生，星形细胞及神经节细胞散在分布于纤维基质间，其中纤维结缔组织和血管结构不明显。组织学上可见胶质增生，部分病例可见神经元结构，电镜显示在神经元核周有大小不一的圆形小体，内含清晰的小泡及微管，末端有大量的分泌颗粒，这说明下丘脑错构瘤具有一定的神经内分泌功能。

【影像检查方法】

HH的影像学检查方法主要为CT和MRI检查。由于MRI可以清晰地显示病灶的形态、大小、范围以及病灶与周围组织结构的关系，因此MRI是HH的首选影像学检查方法，对其诊断具有重要价值。

【影像表现】

1. CT　主要表现为鞍背、垂体柄后方、脚间池、中脑前池及鞍上池的异常等密度占位病变，可伴有第三脑室前部变形，因HH本身是正常的脑组织，其血脑屏障正常，故增强后无强化。

2. MRI　HH在MRI上表现具有一定特征性，表现为位于中线附近如鞍上池、视交叉后、下丘脑区边缘清楚的类圆形、卵圆形结节状肿块，有蒂或无蒂，多数直径在10~30mm。T_1WI呈等信号，与脑灰质信号相同，T_2WI呈等或稍高信号，边界清晰，信号均匀，病变与灰结节及乳头体关系密切，有的以宽基底附着于第三脑室底部。MR正中矢状位显示毗邻解剖结构最理想。HH增强后病变无强化（图7-17-14、图7-17-15）。

【诊断与鉴别诊断】

HH的诊断主要依据其临床及影像学表现。幼儿或儿童出现性早熟、痴笑样癫痫，MRI显示脚间池、下丘脑区T_1WI与脑灰质信号相同的等信号病变，增强后无强化，且长期随访一般无明显变化，应首先考虑为下丘脑错构瘤。诊断时应与以下几种疾病鉴别：生殖细胞瘤、鞍区脑膜瘤、下丘脑胶质瘤、颅咽管瘤、朗格汉斯细胞组织细胞增生症等病变鉴别。

1. **生殖细胞瘤**　好发于垂体柄区，可伴有性早熟，但一般无痴笑样癫痫。在CT平扫多呈等密度，部分病灶可伴钙化；MRI上与灰质信号相似，增强后呈明显强化，易随脑脊液种植转移，对放疗极为敏感。

2. **鞍区脑膜瘤**　肿瘤位于鞍膈或鞍结节区，并可引起鞍结节或前床突骨质增生硬化。CT平扫多呈等或稍高密度，常见钙化，MRI一般呈等信号，增强后病灶呈明显强化，可见“脑膜尾征”。

3. **下丘脑胶质瘤**　好发于儿童，多见于鞍区、垂体柄区及第三脑室前部漏斗区。CT呈稍低密度。MRI上T_1WI呈等信号，T_2WI呈高信号，信号欠均匀，增强后多呈不均匀强化。

4. **颅咽管瘤**　可发生于任何年龄，但70%发生在15岁以下，多见于鞍上池，可同时见于鞍区，并以鞍上池病灶为主，CT上瘤体易发生囊变，因囊变而成混杂密度，肿瘤常见蛋壳状及弧线样钙化，实性部分常呈均匀强化。MRI呈囊实性混杂信号，囊性部分信号强度与囊内容物有关，一般T_1WI呈低信号、T_2WI呈高信号，增强后实性成分可见强化，囊性部分无强化，囊壁可呈环形、分房状强化。

5. **朗格汉斯细胞组织细胞增生症**　常见于儿童，临床上有突眼、中枢性尿崩症等表现，常侵犯下丘脑-垂体轴。CT可见蝶鞍破坏、蝶窦肿块及垂体柄增粗等。MRI上T_1WI显示神经垂体高信号影消失、垂体柄增粗，增强后可见下丘脑、垂体柄及垂体异常强化。

【影像学研究进展】

1. MRS　HH瘤体内的MI峰增高，NAA峰降低，Cho和Cr峰无明显异常。MI浓度增加提

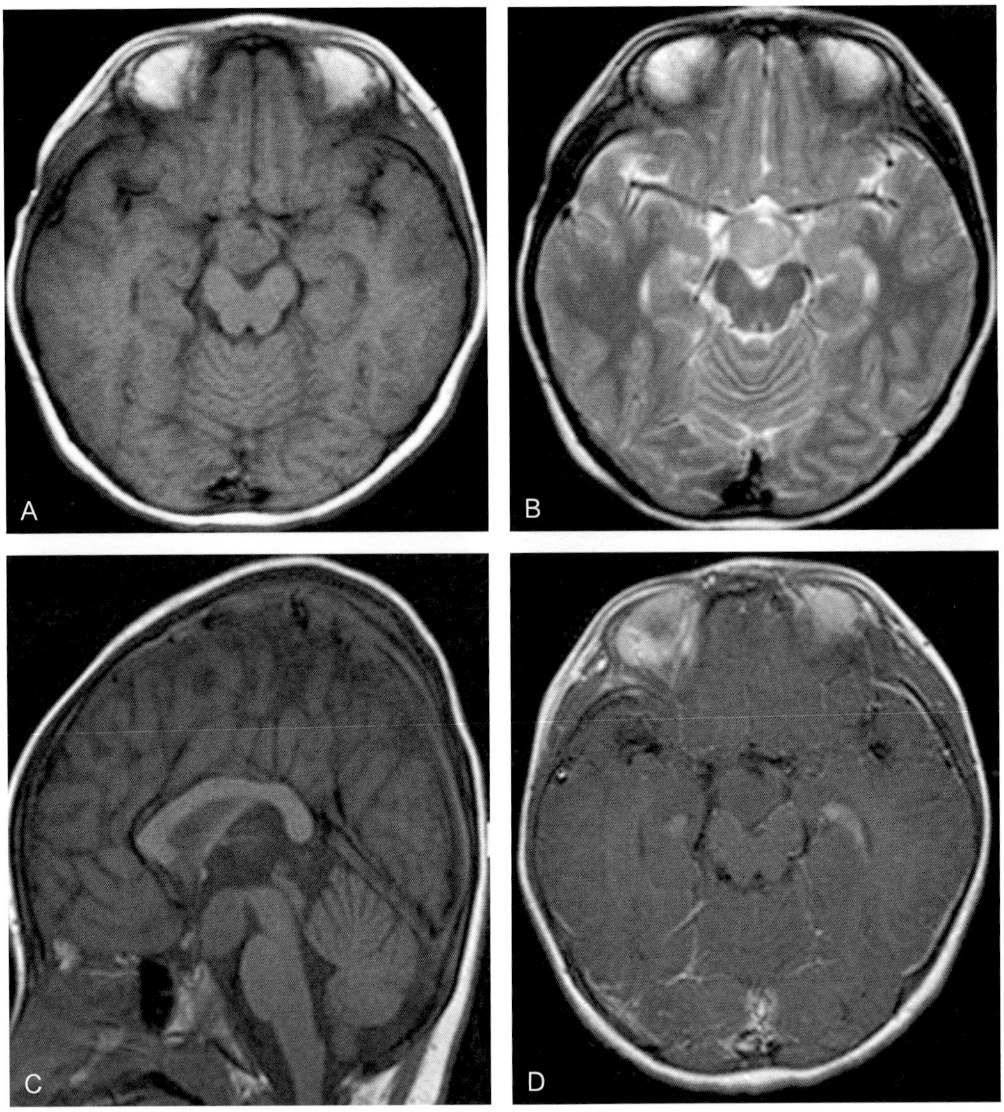

图 7-17-14 下丘脑错构瘤 MRI 表现

A. 横轴位 T_1WI 示视交叉后方下丘脑区肿块影，呈等信号；B. 横轴位 T_2WI 示肿块呈稍高信号；C. 矢状位 T_1WI 示等信号肿块，呈宽基底与灰结节、乳头体相连；D. 横轴位增强 T_1WI 示肿块无明显强化

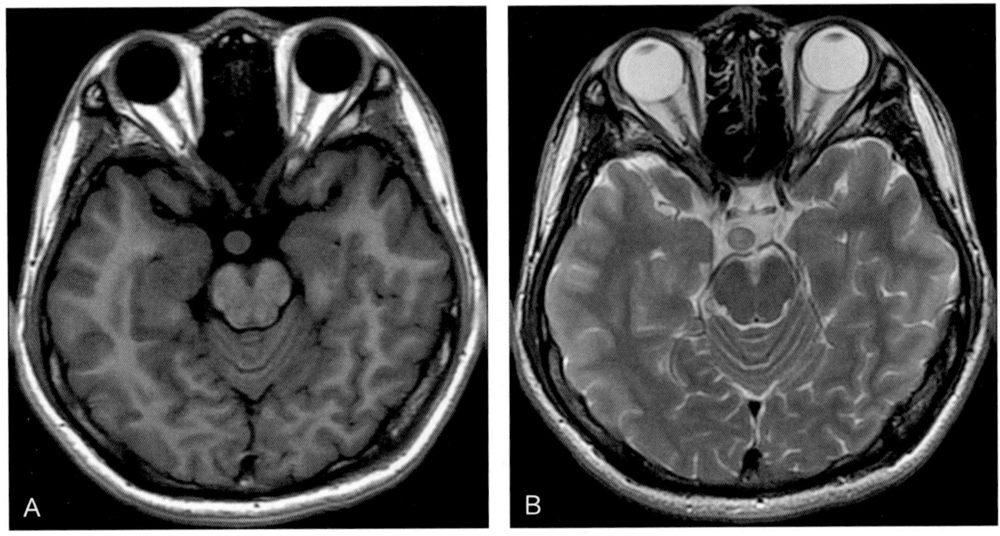

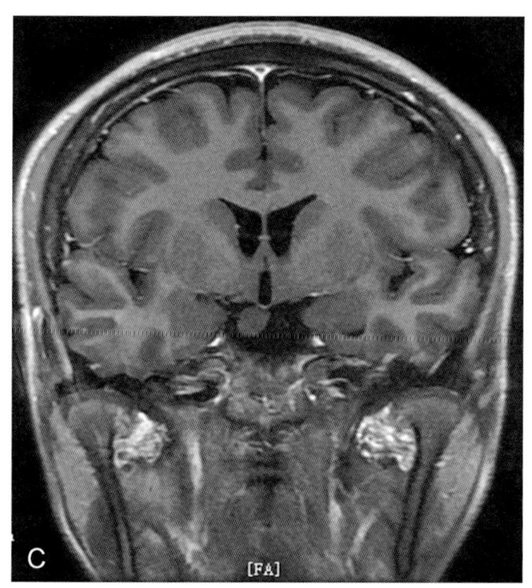

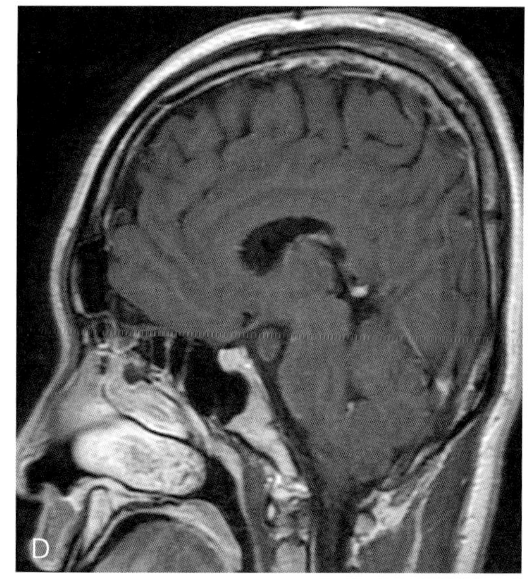

图 7-17-15 下丘脑错构瘤 MRI 表现

A. 横轴位 T_1WI 示乳头体后下方结节，呈等信号；B. 横轴位 T_2WI 示结节信号与皮质相似；C、D. 冠状位和矢状位增强 T_1WI 示结节无强化

示瘤体内神经胶质组织增多，神经胶质组织增多可能是下丘脑错构瘤在 T_2WI 上表现为稍高或高信号的原因。NAA 浓度降低提示瘤体内神经元密度减少。

2. SPECT HH 患者在痴笑样癫痫发作期垂体及错构瘤有明显高灌注，且发作期血浆 GH、LH、FSH 升高，提示癫痫起源于下丘脑区域，可能有错构瘤存在。

（金光暐）

十一、Rathke 裂囊肿

【概述】

Rathke 裂囊肿（Rathke cleft cyst）简称 Rathke 囊肿，是一种发生于鞍区，起源于胚胎时期 Rathke 囊的良性上皮性囊肿。自 1913 年 Goldzieher 首次报道。1993 年 WHO CNS 肿瘤分类中，将其归入囊肿及肿瘤样病变，称为颅颊裂囊肿，2000 年修正为 Rathke 囊肿。关于 Rathke 囊肿起源尚有争议，目前胚胎学理论认为胚胎第 2 周原始口腔顶出现一逐渐向上延伸的突起性盲管，称之为 Rathke 囊，稍晚在前颅底向下出现漏斗突，与之逐渐接近并形成垂体，Rathke 囊残腔缩小为狭小的 Rathke 裂，随后退化。该裂的残留及增大形成 Rathke 囊肿。

【临床与病理】

Rathke 囊肿以 40~60 岁女性好发，有报道女性发病率为男性的 3 倍。病变较小时多无临床症状，病变较大时压迫周围的下丘脑、丘脑、垂体、垂体柄及视交叉等结构，可引起相应的临床症状，常表现为头痛、内分泌功能紊乱和视力障碍等，这些症状与鞍区其他病变引起的临床异常表现并无特异性差别。

鞍内垂体前后叶之间的区域是最常见的发病部位，病变逐渐增大可向上突破鞍膈孔延伸至鞍上池内。Rathke 囊肿内容物可为浆液或黏液，含有数量不等的蛋白质、胆固醇结晶、黏多糖、脱落细胞碎屑和含铁血黄素等，黏稠度不一，多数为黏稠物质，少数为稀薄液体。囊液内长期的化学刺激可引起囊壁周围肉芽组织增生，囊壁上皮的非特异性钙盐沉积、炎性浸润和机械性刺激，以及慢性退行性改变可导致囊壁钙化。

【影像检查方法】

CT 和 MRI 是 Rathke 囊肿的首选影像检查方法。Rathke 囊肿内容物的成分不同，其影像学表现呈现多样性和复杂化，MRI 能够做出准确评估，增强扫描是有必要的。

【影像表现】

Rathke 囊肿为单发囊性病变，以鞍内和鞍内并向上延伸形态常见，单纯位于鞍上者极为少见。鞍内型呈类圆形、椭圆形，鞍内并向上延伸型则多呈椭圆形、哑铃形或葫芦形。

典型的 Rathke 囊肿在 CT 平扫上多呈均匀低密度影，有时可接近于脑脊液，少数呈现等或高密度影，可能为囊液内容物蛋白成分较高或继发出血引起。增强扫描多不出现强化，少数出现强化可能是由于残余垂体组织或周围组织受压引起的炎性反应，导致反应性血管增生，以及囊内的一些成分刺激引起囊壁周围肉芽组织增生所致。

Rathke 囊肿的 MRI 表现多样性归于其囊液内容物的不同，有多项研究针对囊液内容物和 MRI 信号进行了分析，认为蛋白质含量高是 T_1WI 上高信号的主要原因，凝血的存在也可造成高信号，而胆固醇含量则被认为与 T_1WI 信号变化无明显关系。MRI 信号随着蛋白质浓度的增高出现相应变化，某些特异性的 MRI 征象可作为诊断 Rathke 囊肿的特征性表现：囊内结节，即与囊液信号不同的小结节，其主要成分是蛋白质和胆固醇结晶的凝结物，T_1WI 常呈高信号或等信号，T_2WI 呈低信号，增强扫描无强化；囊内底部不均质沉淀物，其主要成分是蛋白质、黏多糖、胆固醇结晶、脱落碎屑和出血的混合物，此征象较囊内结节更为少见（图 7-17-16）。

【诊断与鉴别诊断】

Rathke 囊肿在手术前较难明确诊断，容易误诊为颅咽管瘤、囊性垂体腺瘤、蛛网膜囊肿等。可以按其所处鞍区不同部位做出相应的鉴别诊断：

1. 鞍内型 囊肿最大径一般小于 10mm，位于垂体前后叶之间，边缘光滑，无强化壁结节。主要与垂体微腺瘤和空蝶鞍鉴别，前者极少合并坏死、囊变和出血，而后者蝶鞍内呈均匀脑脊液信号，垂体受压变扁贴于鞍底。

2. 鞍内向上延伸型 与垂体瘤突破鞍膈向鞍上生长类似，常形成嵌顿于鞍区的束腰征或雪人征改变。增强扫描对于二者鉴别更准确。垂体大腺瘤内坏死、囊变合并出血形态欠规则，双侧海绵窦区更易受侵。

3. 鞍上型 主要与好发于鞍上区的囊性颅咽管瘤和蛛网膜囊肿相鉴别。蛛网膜囊肿呈均匀脑脊液 MRI 信号。颅咽管瘤常伴有钙化，增强扫描囊壁明显强化，厚薄不规则，且可见强化壁结节。

（金光暐）

十二、垂体炎

【概述】

垂体炎是罕见病，年发病率为 1/900 万 ~1/700 万，占外科手术病例的 0.4%。淋巴细胞性垂体炎发病率最高，其次为肉芽肿性垂体炎，最后为黄色瘤型垂体炎和 IgG4 相关垂体炎。

垂体炎可以根据病因、发病部位和组织病理学进行分类。

1. 病因学分类 可分为原发性和继发性垂体炎：原发性垂体炎是指单独发生于垂体且与药物、系统性炎症反应、感染或其他疾病无关的孤立性垂体炎，也称为特发性垂体炎。继发性垂体炎是指与免疫治疗相关的垂体炎、鞍区囊肿破裂引起的垂体炎以及继发于垂体瘤的垂体炎。此外，有些学者将继发性垂体炎范围扩大，广义上也包括系统性炎症在垂体的反应（如结节病）、炎性细胞增生性疾病（如朗格汉细胞组织细胞增生症）、感染（如肺结核）以及肿瘤相关的垂体炎性浸润（如生殖细胞瘤）。

2. 组织病理学分类 分为淋巴细胞型（lymphocytic hypophysitis，LH）、肉芽肿型（granulomatous hypophysitis，GH）、黄色瘤型（xanthomatous hypophysitis，XH）、黄色肉芽肿型（xanthogranulomatous hypophysitis，XGH）（也称混合型）、坏死型（necrotizing hypophysitis，NH）以及浆细胞型（即 IgG4 相关性垂体炎）。

3. 根据发病位置分类 分为腺垂体炎（adenohypophysitis，AH）和神经垂体炎（infundibuloneurohypophysitis，INH）。如淋巴细胞性垂体炎根据炎症累及范围分为腺垂体炎（局限于腺垂体）、淋巴细胞性漏斗 - 神经垂体炎（累及垂体后叶和漏斗）以及淋巴细胞性全垂体炎（累及垂体前叶、后叶和漏斗）。由于淋巴细胞性下丘脑炎迄今报告的病例很少，其具有与 LH 相同的病理学表现，解剖学上漏斗神经垂体与下丘脑缺乏明显的区分标志，故 LH 应包括淋巴细胞性下丘脑炎。

垂体炎病因目前还不清楚，不同类型的垂体炎病因不同。

LH 首次报道于 1962 年，病因不清，研究表明该病与自身免疫有关系，也被称为自身免疫性垂体炎，约 30% 的患者有甲状腺炎、肾上腺功能减退、甲状旁腺功能减退、萎缩性胃炎、系统性

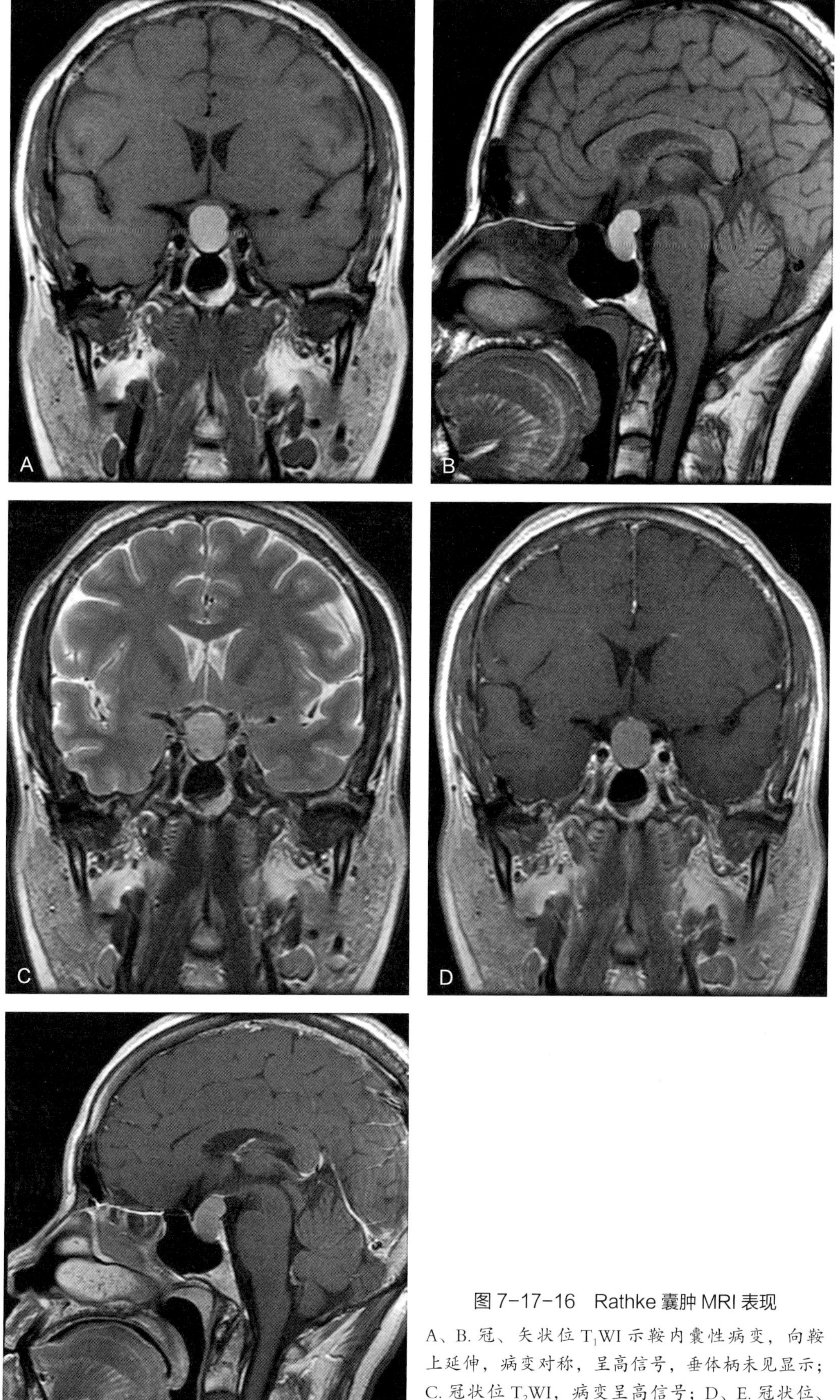

图 7-17-16 Rathke 囊肿 MRI 表现

A、B. 冠、矢状位 T_1WI 示鞍内囊性病变，向鞍上延伸，病变对称，呈高信号，垂体柄未见显示；C. 冠状位 T_2WI，病变呈高信号；D、E. 冠状位、矢状位增强 T_1WI，病变无明显强化红斑狼疮和干燥综合征等。LH 的发病高峰为 40 岁以后，儿童和老人少见，女性发病率高于男性，女性与男性比例约为 3∶1。大部分与妊娠有关，大多数生育期女性患者发病是在妊娠期末或产后最初的几个月。LH最初被认为只发生于成年女性，目前发现男性和儿童也可以发病。

GH 是垂体的慢性炎性状态，1917 年由 Simmonds 首次报道，绝大多数患者有自身免疫性疾病，GH 发病年龄略晚，发病高峰在 50 岁以后，女性多发，女性与男性比例约为 3∶1，与妊娠无关。

XH 较罕见，1998 年由 Lkerth 等首次报道，患者常有自身免疫疾病的基础，XH 与淋巴细胞性垂体炎发病年龄相似，年轻女性多见，但与妊娠无关。

浆细胞性垂体炎，也称为 IgG4 相关性垂体炎，是 IgG4 相关性疾病的一种，由 Vliet 和 Perenboom 于 2004 年首先报道，Wong 等于 2007 年首次行病理学诊断，该病好发于男性，发病年龄为 70 岁以后。

接受 T 淋巴细胞抗原 4 细胞毒性靶向药物治疗的患者中高达 10%~15% 的人可发生与免疫治疗相关的垂体炎，一般在靶向药物治疗后的 2~3 个月发病，男性和老年人多见。白细胞介素 -2 和干扰素治疗后发生垂体炎也有报道，较为罕见。

【临床与病理】

垂体炎的临床症状与病变的位置和鞍区结构有关，主要是与垂体增大引起的占位效应以及下丘脑 - 垂体功能障碍有关。

1. 垂体增大引起的压迫症状 出现头痛、恶心、呕吐，视神经受压时可出现视野缺损和视力下降，穿行海绵窦的第Ⅲ、Ⅳ对脑神经受压时会出现复视。

2. 腺垂体功能受损 大部分会出现垂体前叶多个激素减少导致的垂体前叶功能减退。

3. 中枢性尿崩症 是漏斗神经垂体炎的特征性表现，在 LH 及 GH 较多见，可达 50%，而 XH 则较少见，因为 XH 主要发生于垂体前叶。

4. 高泌乳素血症 约 25% 的患者可出现闭经、泌乳，但泌乳素水平往往不超过 100ng/L。

5. 颈内动脉闭塞 是垂体炎罕见的并发症，可以出现头痛，有时症状与卒中相似。

6. 免疫治疗相关的垂体炎常表现为头痛和垂体前叶功能减退，垂体通常中度增大，与其他类型垂体炎不同，尿崩很少见。

LH 的病理特点是垂体前叶的弥漫性淋巴细胞（主要是 T 淋巴细胞）浸润，镜下可以观察到淋巴滤泡，偶尔也会有浆细胞、嗜酸性粒细胞和成纤维细胞。GH 病理特点为镜下可见大量的多核巨细胞和上皮组织细胞浸润的肉芽肿。XH 镜下显示富含脂质的“泡沫”细胞，无肉芽肿，有肉芽肿的为混合型垂体炎。浆细胞性垂体炎其主要特点是腺体或垂体柄有致密的淋巴浆细胞浸润、纹状纤维化及闭塞性静脉炎，IgG4 血清水平增高。

LH 的确切发病机制仍不明确，被认为是一种自身免疫病，其发病与一些自身免疫病如桥本甲状腺炎、1 型糖尿病等一样，可能与特异性 *HLA* 基因突变相关。迄今报告的 LH 病例中部分血清抗垂体抗体检测阳性，但是在垂体肿瘤、空蝶鞍综合征、席汉综合征以及健康人群中均可以检出这些抗体，提示抗垂体抗体的特异性比较差，因此目前不能通过血清抗垂体抗体的检测来诊断 LH。

易感基因研究提示，自身免疫反应在 IgG4 相关性垂体炎的发展中也起着重要作用，IgG4 相关性疾病患者体内存在异常的免疫反应，一些细胞因子和趋化因子的异常可能和 IgG4 相关性疾病的发病机制有关。

【影像检查方法】

CT 能很好地显示软组织钙化、骨质破坏和手术相关的骨解剖，尤其存在 MRI 检查为禁忌证时，CT 检查还是非常必要的检查技术。MRI 是鞍区及鞍旁病变的首选的检查方法。特殊病例，例如评价垂体柄病变检查还可以应用 3D 容积分析、3T 高分辨 MRI 技术，以及 DWI、MRS、MT 等。由于 MRI 能够很好显示垂体与邻近组织的解剖关系，还有助于指导外科手术治疗方案的制定。

【影像表现】

1. MRI 平扫 蝶鞍大小正常，垂体弥漫性对称肿大，呈圆形或金字塔形，信号均匀，T_1WI 呈低或等信号。垂体柄居中、增粗（糖皮质激素治疗后可恢复正常）。垂体后叶 T_1WI 高信号消失，T_2WI 为高信号。部分病例鞍旁可见 T_2WI 低信号，鞍旁硬脑膜增厚，鞍底连续完整。病程较长者垂体坏死、纤维化、体积缩小。激素治疗或外科治疗后有效，病变缩小（图 7-17-17）。

2. MRI 增强 垂体均匀强化，垂体柄增粗并强化（图 7-17-17C、E），特发性垂体炎可表现为明显的囊样病变，环形强化，与垂体脓肿相似，

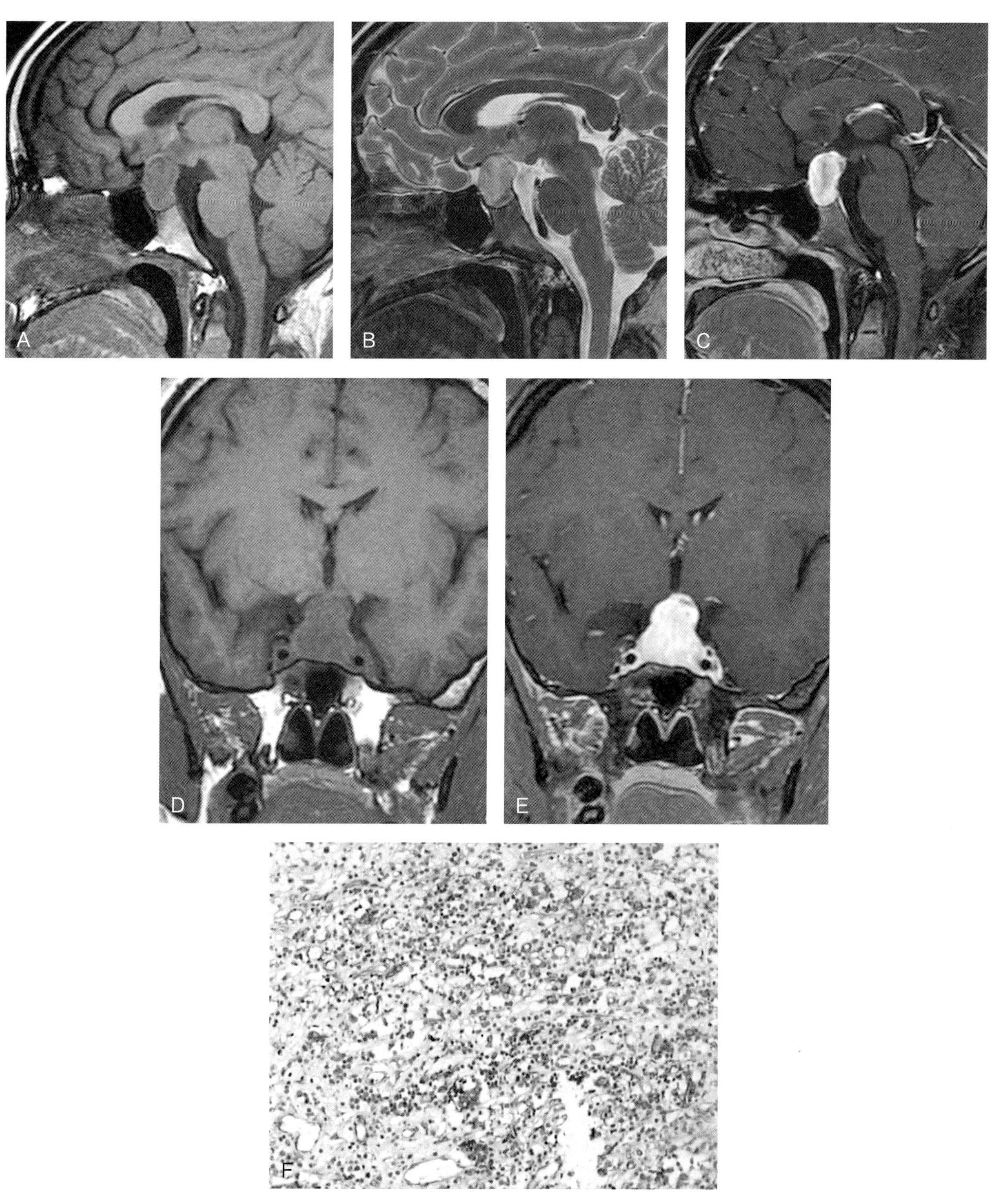

图 7-17-17　淋巴细胞性垂体炎 MRI 表现

A. 矢状位 T_1WI 示垂体肿大，呈等及略低信号，垂体后叶高信号消失；B. 矢状位 T_2WI 示肿大的垂体呈稍高信号；C. 矢状位增强 T_1WI 示垂体均匀强化；D. 冠状位 T_1WI 显示垂体弥漫性对称肿大，呈金字塔型，信号均匀；E. 冠状位增强 T_1WI 示病变区均匀强化，左侧海绵窦受侵；F. 镜下见垂体正常结构破坏，伴多量淋巴细胞浸润，间质纤维组织增生，为淋巴细胞性垂体炎（患者以垂体瘤手术，术中见病变为灰白色肿物，质地韧，血供中等，向上压迫视交叉）（病例图片由东部战区总医院医学影像科张志强教授提供）

或特征性的三角征、舌形强化（病变沿下丘脑基底部向下丘脑扩展呈“舌状”改变），多条脑膜尾征和显著强化。

炎性肉芽肿性垂体炎可以观察到垂体增大侵入海绵窦，双侧蝶窦黏膜增厚。多数 XH 表现为垂体增大，伴有 T_1WI 低信号的圆形囊状病变。

【诊断与鉴别诊断】

垂体炎由于类型较多，而且受伴发的疾病影响，诊断较困难，诊断金标准还是组织学检查，但是多数得不到活检结果。

临床诊断思路：①具有上述 MRI 平扫及增强特征；②除了 MRI 相对特异的影像学特点外，还应综合考虑其流行病学资料及病史，包括患者是否有自身免疫病家族史，是否伴发其他自身免疫性内分泌或非内分泌疾病，或器官特异性自身抗体阳性，如是否有甲状腺炎、系统性红斑狼疮、干燥综合征等；是否女性妊娠期间或产后 1 年内发病，是否有梅毒、结核、结节病或组织细胞增生症等；③是否具有垂体炎的临床症状：垂体增大引起的压迫症状、腺垂体功能受损导致的垂体前叶多个激素减少、中枢性尿崩症、高泌乳素血症、颈内动脉闭塞等；④尽管一部分垂体炎患者垂体激素水平没有明显变化，但大部分患者都有垂体功能减退，与垂体腺瘤患者相比，垂体炎患者激素水平会有一系列变化，如 PRL 和促 TSH 的变化；因此检查垂体激素水平仍然有助于对垂体炎的诊断。对于继发性垂体炎，与感染相关的实验室检查特别是结核和真菌感染的实验室检查是非常必要的；⑤与免疫治疗相关的垂体炎的诊断主要还是要根据免疫治疗与垂体功能减退以及可逆性垂体增大在时间上是否相关进行诊断；⑥ IgG4 相关垂体炎诊断依据如下：每个高倍视野下 IgG4 阳性细胞单核浸润大于 10 个以上；MRI 显示鞍区肿块伴有或不伴有垂体柄增粗，加上在其他组织活检证实有 IgG4 相关疾病；鞍区肿块伴或不伴有垂体柄增粗，加上血清 IgG4 水平 >140mg/dl，以及糖皮质激素治疗后影像和临床有相应的反应。但也有人认为血清 IgG4 水平和组织切片染色特异性、敏感性不够，根据最近的国际共识标准，IgG4 相关疾病的诊断主要根据病理上证明有 2~3 个主要组织病理学特征，即致密的淋巴浆细胞浸润、纹状纤维化及闭塞性静脉炎，IgG4 血清水平和组织切片染色有重要的辅助作用。

根据上述临床和影像学表现及实验室检查，临床疑诊为 LH 的患者经免疫抑制剂试验性治疗后，临床症状明显改善、病灶明显缩小或增粗的垂体柄变细即可临床诊断，虽然自身免疫性疾病有助于垂体炎的诊断，但是抗垂体抗体作为自身免疫性反应的实验室指标诊断垂体炎的敏感度和特异度都不高。

鉴别诊断：包括解剖变异（窄、小蝶鞍同时伴垂体可疑增大）、先天畸形、垂体增生、囊性和实性蝶鞍和鞍上病变（如垂体腺瘤伴有或不伴有卒中、Rathke 囊肿、颅咽管瘤、垂体源性肿瘤、错构瘤、皮样囊肿或表皮样囊肿、节细胞瘤、脂肪瘤）、恶性肿瘤（中枢神经系统生殖细胞瘤、淋巴瘤、胶质瘤、转移性病变）、系统性炎症反应（结节病、韦格纳肉芽肿、克罗恩病、多发性大动脉炎、柯根化综合征）和感染（结核、梅毒、惠普尔病、真菌病）。

1. 不对称肿大、对周围组织有侵袭是垂体瘤的 MRI 特点，有助于鉴别垂体瘤和垂体炎。鞍区或鞍旁肿块伴有垂体功能低下时，垂体腺瘤和 LH 很难鉴别，临床病史及流行病学资料在鉴别诊断中很重要，在妊娠或产后早期的女性如果发现鞍区肿块，LH 为首要诊断。垂体柄增粗是 LH 的典型征象，但是其他一系列疾病如生殖细胞瘤、淋巴瘤、结核、结节病、朗格汉细胞组织细胞增生症也可以出现此征象，鉴别诊断要考虑到这些疾病。

2. 皮质类固醇激素试验性治疗是诊断的方法之一，部分垂体炎糖皮质激素治疗后垂体功能可以恢复，但是也有的激素治疗后没有变化，而且由于糖皮质激素也是淋巴瘤与颅内生殖细胞瘤标准治疗方案的一部分，在淋巴瘤与颅内生殖细胞瘤治疗中都可以观察到治疗反应，因此激素治疗后试验性诊断并不特异。

3. 大部分自身免疫性垂体炎，如 LH 和 GH 患者 MRI 可以显示典型的鞍旁（垂体周围和海绵窦）T_2WI 低信号，可以鉴别垂体腺瘤和垂体炎，这种低信号反映了伴随淋巴浆细胞浸润的纤维化改变，其位置可以随时间变化。如果首次 MRI 检查没有发现低信号，临床有诊断垂体炎的倾向，随访再次 MRI 复查观察有无此征象有助于明确诊断。结节病、淋巴瘤或痛性眼肌麻痹也会出现类似的 T_2WI 低信号，特别是结节病可以出现继发的肉芽肿性垂体炎，与淋巴细胞型垂体炎很难鉴别，需要借助实验室检查、临床症状和体征进行鉴别诊断。

（金光暐）

第十八节　转移瘤与副肿瘤综合征

一、脑实质转移瘤

【概述】

原发中枢神经系统之外的肿瘤通过血液、淋巴或直接侵犯等途径进行传播，其中转移至脑并生长成新的瘤灶，称之为脑实质转移瘤，简称脑转移瘤。随着年龄老化、诊断和治疗水平的提高，转移瘤的检出率也随之提高。资料显示，成人脑内肿瘤约 40% 为转移瘤，20%~40% 恶性肿瘤患者会发生颅内转移。脑转移瘤患者中，男性较多见，男女比例约为 1.36∶1。脑转移瘤在各年龄阶段均可发生，多发生于 45 岁以上的中老年患者，其中 50~70 岁年龄段的患者约占 60%。最常见发生脑转移的原发肿瘤为肺癌（40%~50%），其次为乳腺癌（15%~25%）、黑色素瘤（5%~20%）等，不同国家和地区由于病种的差异，脑转移瘤的发病率有所不同。此外，还有 11% 的脑转移瘤找不到明确原发病灶。虽然转移瘤以多发常见，但是单发转移瘤并不少见，尤其常见于肺癌和乳腺癌转移。

【临床与病理】

脑转移瘤患者的临床症状多样，与病变大小、部位及占位效应有关。临床症状与病变部位相关，常见症状有头痛、恶心、呕吐、感觉运动功能障碍以及癫痫等表现。

脑转移瘤可为单发或多发病灶，呈圆形、散在分布的实性 / 囊实性结节，实质部分镜下病理及免疫组化表现基本均与原发肿瘤相似，囊内为出血坏死物或者肿瘤细胞分泌的胶样物质，部分可伴有钙化。镜下可见瘤细胞侵及周围脑组织、血管增生及反应性胶质增生等。

【影像检查方法】

头颅 CT 由于其检查便捷快速，同时能观察颅骨的情况，常作为脑转移瘤首选的筛查手段。CT 平扫对于肿瘤所致的危及生命的急症，如脑出血、脑积水、脑疝非常敏感，增强扫描有利于显示肿瘤边界和血供特征。然而由于 CT 的软组织分辨率低，对于肿瘤组织的细节显示不如 MRI，对于细小病灶显示欠佳，后颅窝伪影也影响了对后颅窝脑实质的观察。

MRI 是评估脑实质转移瘤的最佳影像学检查方法，大约 19% 的在增强 CT 上表现为单发转移瘤的病例，在增强 MRI 上可发现更多病灶。此外，MRI 在后颅窝转移瘤和软脑膜转移瘤的显示方面优于 CT。DTI、fMRI、MRS、PWI 等 MRI 新技术可以用于与颅内其他肿瘤的鉴别诊断和评价治疗效果。

PET 检查提供更多关于病灶代谢的信息，发现某些 MRI 不能确诊的病灶，也有利于发现原发灶和帮助脑内病灶的定性，是 MRI 检查有益的补充。

【影像表现】

1. CT　在 CT 平扫上根据肿瘤来源的不同而表现出不同的密度。多数脑转移瘤在 CT 平扫上呈等或稍低密度，如来自胃、乳腺和肾脏的肿瘤；来源核质比率高的肿瘤，如小圆细胞肿瘤的转移瘤可表现为高密度；另外黑色素瘤及出血性肿瘤（如绒毛膜癌）在 CT 上可呈高密度（图 7-18-1）；部分骨源性转移瘤、乳腺癌或者胃肠道肿瘤可出现钙化而呈明显高密度。瘤体较大者内部可见不规则块状出血坏死，这是由于转移瘤细胞增殖过快而血供跟不上所导致的。瘤体周围脑白质可见“指状”低密度血管源性水肿带，水肿带范围可大可小，与肿瘤血管通透性增加和肿瘤细胞增生迅速而压迫回流静脉有关。60% 以上的脑实质转移瘤水肿区范围显著，与瘤体不成比例，水肿范围常超过转移灶直径的 2 倍以上，呈现出典型的“小病灶大水肿”改变。一般水肿带沿着白质走行而不累及脑皮层。由于缺乏血脑屏障，新生的肿瘤血管不具有血脑屏障结构，脑转移瘤增强 CT 扫描时对比剂容易在肿瘤细胞间聚集，瘤体较小时呈现显著的全瘤强化。当瘤体较大时呈闭环式环形显著强化，无强化区为出血坏死物或胶样物质。

2. MRI　绝大多数脑实质转移瘤瘤体在 T_1WI 呈等或低信号，当瘤体分泌缩短 T_1 信号物质（如黑色素瘤）或者急性出血时可表现为 T_1WI 高信号。大部分脑实质转移瘤在 T_2WI 图像上呈高信号，信号强度取决于瘤体细胞核质比率、病灶有无出血和坏死（图 7-18-2）。若是肿瘤内部出血则信号复杂，根据出血时期的不同而有相应的表现。另外不完整的含铁血黄素边缘、与血肿不成比例的水

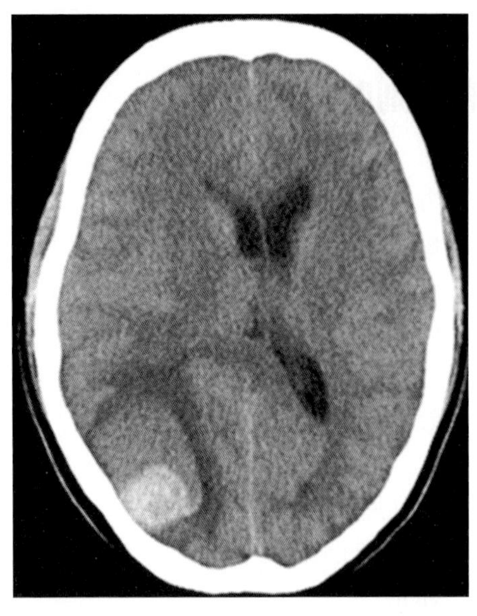

图 7-18-1 恶性黑色素瘤脑转移 CT 表现

右侧枕叶占位性病变，CT 平扫呈高密度

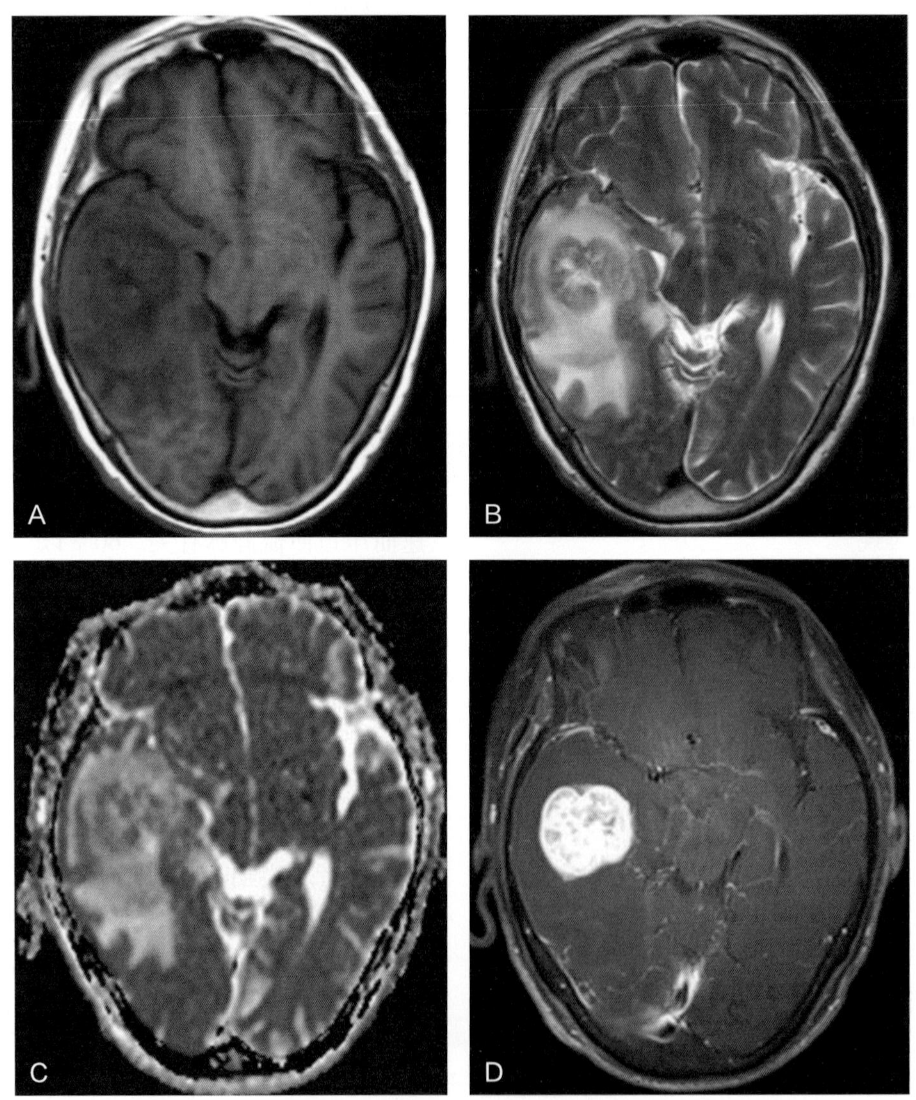

图 7-18-2 脑实质转移瘤 MRI 表现

A. T_1WI 示右颞叶结节呈等信号；B. T_2WI 呈等－高信号，边界清楚，瘤周显著水肿带；C. ADC 图未见明显弥散受限；D. 增强扫描病灶不均匀显著强化肿或者数周后的持续水肿等征象提示肿瘤合并出血可能。恶性黑色素瘤转移信号变化多样，由于内部的游离的黑色素成分，典型表现为 T_1WI 高信号、T_2WI 低信号（图 7-18-3）；无黑色素成分的黑色素瘤与其他常见转移瘤相仿，表现为 T_1WI 低信号、T_2WI 高信号。部分肿瘤细胞（如胃肠道黏液腺癌）会分泌黏蛋白，水合黏蛋白在 T_2WI 图像上呈高信号，而非水合状态下的黏蛋白有缩短 T_2 弛豫时间的效果，当瘤体中黏蛋白的含量高到一定程度后，非水合黏蛋白的表现占据优势而出现 T_2 反转现象而呈现低信号。钙化性转移瘤罕见，主要见于骨肉瘤和卵巢癌转移，需要 CT 上进行确认。MR 增强扫描是脑实质转移瘤首选的检查方法。与 CT 增强类似，脑实质转移瘤增强后表现为实质型、结节状或环状强化。标准剂量对比剂增强延迟扫描（如 5~35min）有助于显示小于 5mm 病灶；报道显示大剂量（0.2~0.3mmol/kg）有利于检出更多病灶。另外研究显示 T_1-FLAIR 增强序列对小转移瘤非常敏感，配合磁化传递技术，能最大程度发现小的转移灶，减少漏诊。该技术对易漏诊部位的转移瘤，如脑皮层表面、血管重叠以及后颅窝的微小转移瘤有尤为重要的意义。非出血成分增强后的明显强化对于鉴别肿瘤合并出血与单纯血肿具有诊断价值。

脑转移瘤与其他恶性肿瘤一样，具有强的 ^{18}F-FDG 聚集能力，PET 上表现为高代谢病灶，病灶摄取高于脑灰质，借此可以与中、低代谢的良性脑肿瘤鉴别。却难以与同样表现为糖代谢高的感染性病变鉴别，还需要借助其他的影像或者临床手段。

【诊断与鉴别诊断】

脑转移瘤多发生于 50~70 岁老年人，多伴有原发肿瘤病史。原发病灶中以肺癌最常见。临床表现常以头痛、癫痫首发。MRI 或 CT 表现为脑实质皮髓交界区的单发或多发实性、囊实性或者囊性结节灶，病灶边界一般较清楚。典型者表现为病灶周围大片不成比例脑白质指状水肿，增强扫描病灶可显著强化。

鉴别诊断需考虑以下病变：

1. 高级别胶质瘤 高级别胶质瘤的好发部位多数位于皮层下白质，发病年龄、临床表现均类似。影像表现也可表现为环形强化，可合并出血坏死，周围水肿也较为明显，与转移瘤有诸多类似。鉴别要点有：①转移瘤多数有原发肿瘤病史；②转移瘤多发较为多见，胶质瘤多数单发；③转移瘤病灶体积小而水肿范围大，二者明显不成比例；高级别胶质瘤通常体积都比较大，水肿相对较轻，很少超过两倍瘤体直径；④转移瘤边界清楚，而胶质瘤的边界较为模糊。

2. 淋巴瘤 脑实质转移瘤和淋巴瘤均好发于 60~70 岁老年男性。转移瘤好发于皮髓交界区而淋巴瘤多发生于脑室周围深部白质。淋巴瘤多数

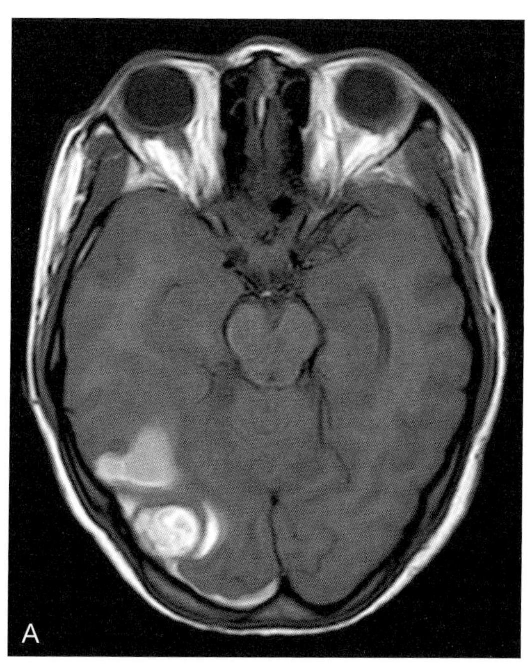

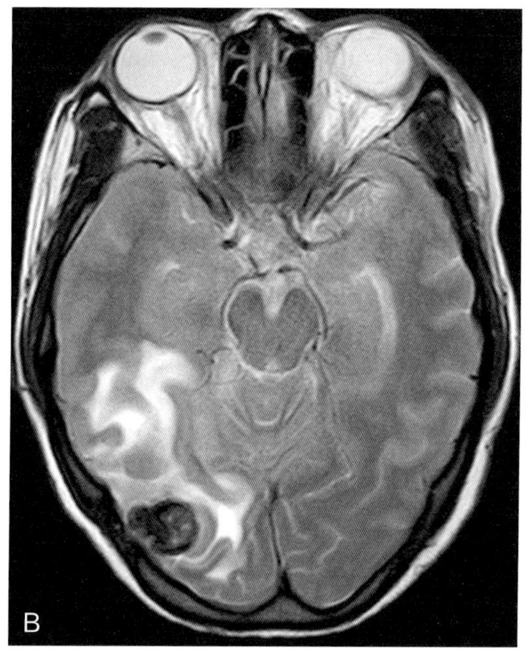

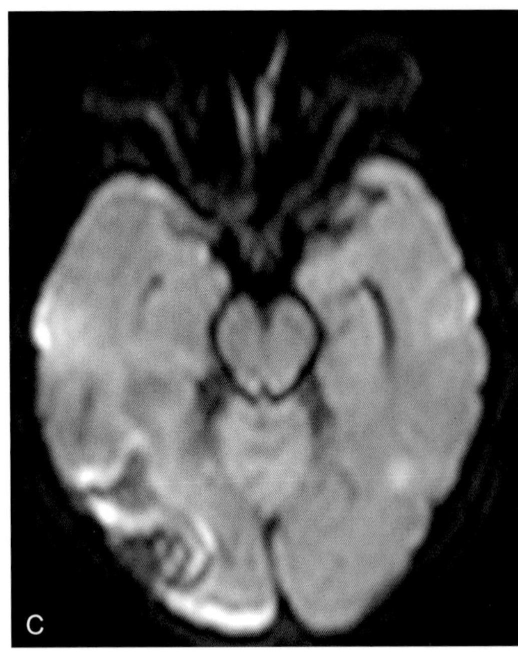

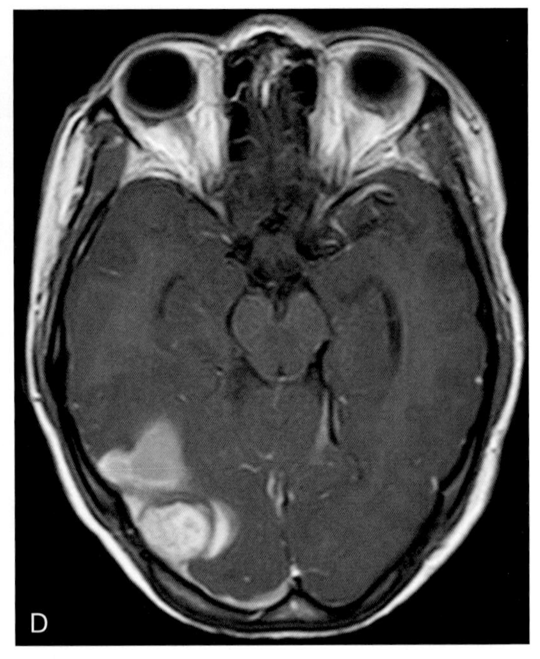

图 7-18-3 恶性黑色素瘤脑转移 MRI 表现

A. T_1WI 示右侧枕叶结节呈高信号，邻近脑膜呈条状高信号；B. T_2WI 以低信号为主，周围见大片状水肿；C. DWI 呈低信号；D. 增强 T_1WI 呈结节状、斑片状不均匀高信号

"开环式"强化或"抱拳样"强化；而转移瘤多呈闭环强化，转移瘤强化比淋巴瘤强化更明显。在 DWI 淋巴瘤弥散受限明显，而转移瘤一般不受限或轻度受限。

3. 脑脓肿 脑脓肿各年龄段均可发生，一般有典型的高热、白细胞计数升高等典型的感染征象，当转移瘤患者合并严重感染时同样会有类似的表现，此时往往需要借助脑脊液检查和影像学检查进行鉴别。脑脓肿具有高黏滞度的脓液以及脓肿的多细胞性而表现出弥散受限，转移瘤中心坏死区域一般弥散不受限。脑脓肿在 MRS 谱线上常伴有特征性的亮氨酸峰（AA）和琥珀酸盐峰（Suc）。

【影像学研究进展】

DWI 可以检测活体组织水分子扩散现象。除某些肿瘤细胞极度密集的小细胞类肿瘤表现出弥散受限外，脑转移瘤在 DWI 上呈等 / 低信号，部分液性成分高的转移瘤由于 T_2 透射效应，亦可表现为 ADC/DWI 高信号（图 7-18-2）。磁共振全身 DWI 技术可以帮助脑转移的患者查找原发病灶及其他部位转移灶。适用于全身骨骼、脏器、淋巴结等系统病变的筛查。DKI 检查瘤周区的 FA 值、MD 值及 MK 值对高级别胶质瘤和单发转移瘤有较好的鉴别诊断价值。

PWI 可以反映组织的微血管分布和血流灌注情况。脑转移瘤多为血行转移，在其生长过程中产生无血脑屏障的新生血管，TTP、MTT 缩短、CBF、CBV 增加。瘤周常伴不同程度的水肿，肿瘤边缘以外无肿瘤细胞浸润，其内血管床正常，而由于细胞水肿的压迫，水肿区 TTP、MTT 不同程度延长。

^{1}H-MRS 上转移瘤瘤体实质不应该存在 NAA 峰，然而实际上由于不可避免的邻近脑组织的"污染"，报道显示瘤体内的 NAA/Cr 没有统计学意义。但是由于转移瘤为膨胀式生长、而胶质瘤为浸润式生长。胶质瘤瘤周区（20~25mm 范围内）会出现 NAA/Cr 明显降低、Cho/Cr 明显升高的表现，而转移瘤则不明显（图 7-18-4）。

影像组学通过对图像数据特征进行提取和量化，可以用于脑转移瘤的鉴别诊断，报道显示 MRI 纹理分析可用于鉴别脑胶质母细胞瘤和单发转移瘤，为鉴别两者提供可靠的客观依据。

PET-CT、PET-MRI 技术：能提供病变的葡萄糖代谢信息，在肿瘤病变的辨识和病变分级中起着重要的作用。借助图像融合技术，将分辨率低的 PET 图像与高分辨率的 CT 或 MR 图像融

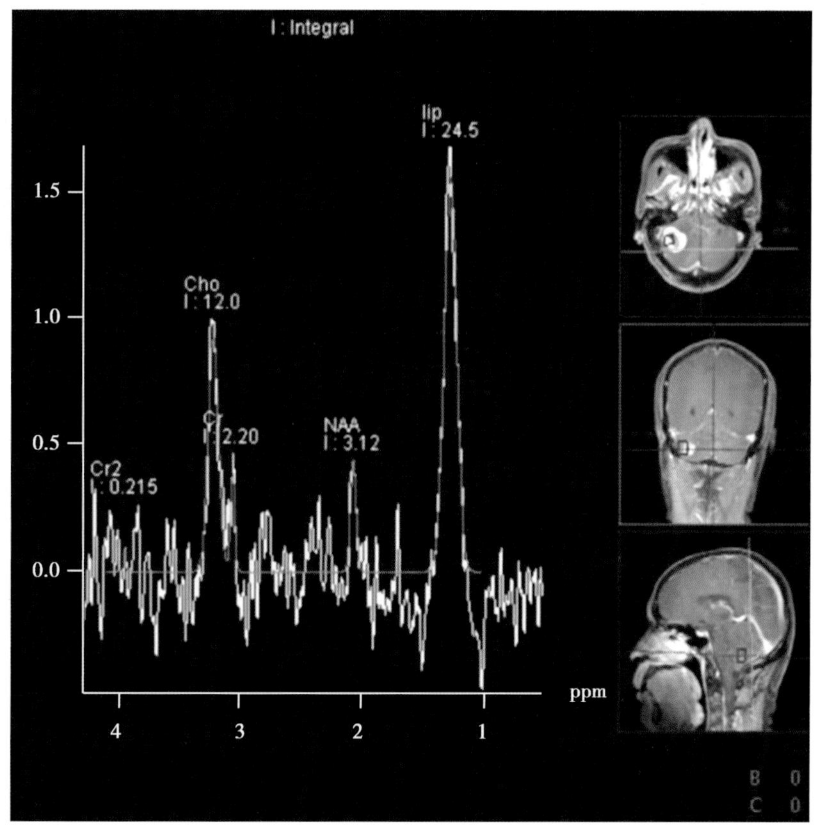

图 7-18-4 脑实质转移瘤 ^{1}H-MRS

右侧小脑转移瘤，NAA 峰明显下降，Cho 轻度增加，Cr 减低，可见高大 Lip 峰

合，对肿瘤的定位、定性、分级提供更全面的诊断信息。

（魏新华）

二、颅骨及硬脑膜转移瘤

【概述】

颅骨及硬脑膜转移瘤是指恶性肿瘤通过血行转移或者脑脊液种植播散等途径累及颅骨及硬脑膜的一种严重病变。转移瘤可来自各种肿瘤，成人常见为肺癌、乳腺癌、前列腺癌和恶性黑色素瘤等，儿童以神经母细胞瘤或肉瘤常见。多为血行转移，少数为淋巴转移。常为多发性病灶，初起于板障，后渐可穿破外板，局部隆起，亦可穿破内板累及硬脑膜，或长入硬脑膜下压迫脑组织，一般不会穿过硬膜。

硬脑膜转移瘤发病率较低，尸体解剖资料显示晚期肿瘤患者硬脑膜转移发病率为 8%~9%。硬脑膜转移瘤的主要原发灶依次为乳腺癌、前列腺癌、肺癌、头颈部癌和血液系统恶性肿瘤等。

【临床与病理】

颅骨及硬脑膜转移瘤早期可无症状，出现症状与肿瘤体积增大，出现周围组织压迫有关。一旦肿瘤侵犯硬膜和硬膜下间隙，会导致颅内压增高、脑膜刺激征及局部神经定位体征。

与脑实质转移瘤相似，颅骨及硬脑膜转移瘤镜下病理及免疫组化表现基本均与原发肿瘤相似。

颅骨转移瘤主要是与体内存在 Batson 椎静脉系统有关，血液内瘤细胞可通过交通支逆流到椎静脉系统，直接转移到颅盖骨及硬脑膜。另外，颅盖骨等中轴骨含丰富的红骨髓，癌细胞极易在此停留、生存、繁殖。硬脑膜转移瘤的机制除了颅骨转移灶或皮层转移灶直接蔓延外，还有血行播散、椎静脉系统的逆行播散和淋巴循环播散等途径。如病灶主要位于硬膜外、合并颅骨病变者多为颅骨转移瘤直接蔓延所致；病灶主要位于硬膜下腔、不合并颅骨病变者主要为血行播散所致；由皮层脑实质转移灶向外生长导致硬膜受累者较为罕见，几乎仅见于恶性黑色素瘤。另外硬脑膜转移瘤可导致硬膜下出血，一般认为与肿瘤新生血管破裂有关。

【影像检查方法】

平片可以显示颅骨溶骨性或者成骨性转移灶，但对软组织显示欠佳，可以作为颅骨转移瘤的筛查手段，对硬脑膜病变显示无帮助。CT对骨质破坏显示清楚，同时可以显示软组织肿块。CT对颅底转移瘤的显示比平片有更大优势，增强扫描可以显示硬脑膜肿块及颅骨病变的强化程度。对病灶内钙化的显示优于MRI。MRI对骨髓的信号变化较CT敏感，对颅骨及硬膜的转移性肿瘤显示较CT清楚。

【影像表现】

对于颅骨转移瘤，影像学上颅骨破坏为其共同特征，部分还伴有膨胀性改变。

1. X线 可见三种类型的骨质改变：①溶骨性改变，常见，呈多发性溶骨性圆形透光区，少数为单发病灶，病灶区大小不一（图7-18-5）；②成骨性改变，病灶区密度轻度增高，无透光区。切线位可示骨质增生，边缘不齐。此型多见于前列腺癌转移灶；③混合性改变，少数的颅骨转移瘤呈溶骨性及成骨性混合改变，以甲状腺癌来源的转移瘤多见。

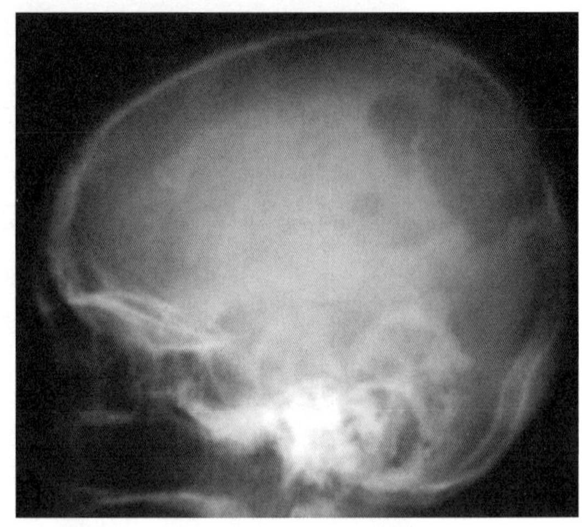

图7-18-5 颅骨转移瘤的X线平片表现

颅骨多发片状低密度区，边界清晰，大小不一

2. CT 主要表现为病变区局部颅骨破坏，以板障为中心向颅骨内外侧生长（图7-18-6、图7-18-7）。部分伴有肿瘤瘤骨形成时可显示为混杂密度或高密度。病变颅骨与正常颅骨交界处出现典型“开口征”是颅骨转移瘤的特征。颅骨转移瘤常侵犯邻近硬脑膜，表现为局部硬脑膜增厚，

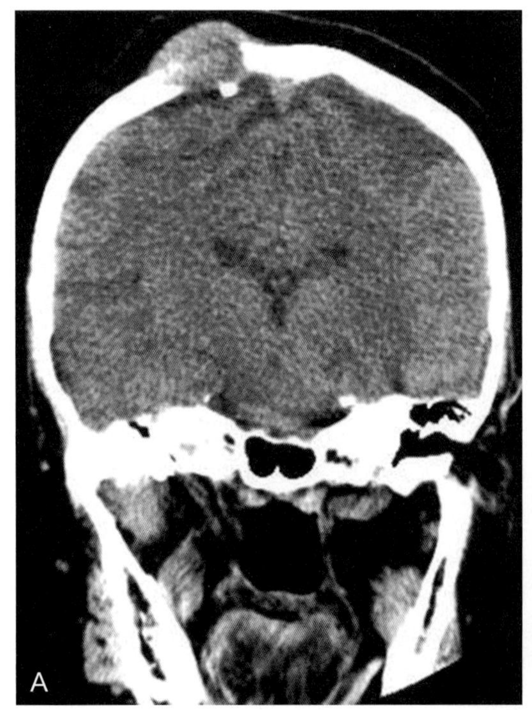

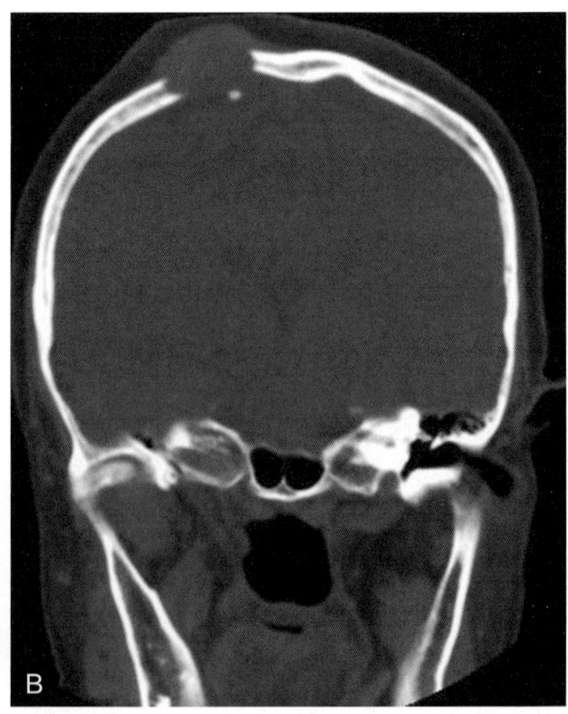

图7-18-6 颅骨转移瘤CT表现

A. 头颅CT冠状位平扫软组织窗，颅骨骨质破坏并软组织肿块向颅骨内外生长；B. 骨窗示顶骨骨质破坏区边界清晰

增强后可呈结节状或线状明显强化。少数患者可合并硬膜下血肿。

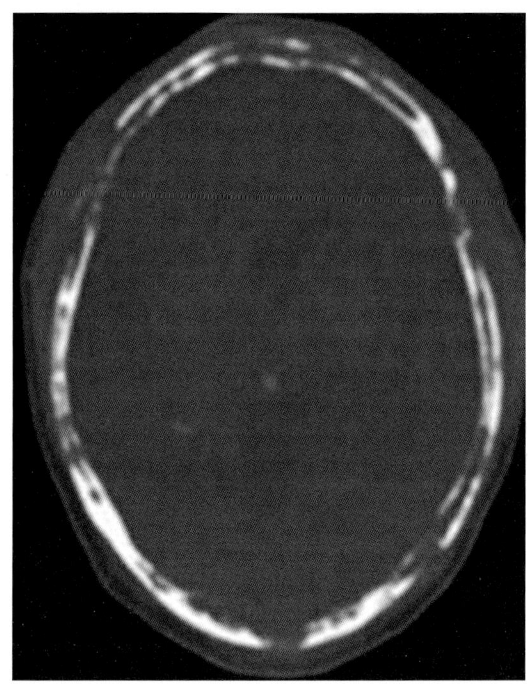

图 7-18-7　颅骨多发转移瘤 CT 表现

CT 平扫轴位像示颅骨广泛多发溶骨性破坏区，形态欠规则，边缘无硬化，周围有弥漫性软组织肿块

3. MRI　可进一步明确肿瘤的大小、部位及与周围脑组织的关系，特别是向颅内发展及颅底部的颅骨转移癌。由于板障内黄骨髓 T_1WI 呈高信号，颅骨转移瘤 MRI 示病灶 T_1WI 为低信号或等信号，T_2WI 为等信号或高信号（图 7-18-8），脂肪抑制序列可以更好显示病灶。增强扫描正常板障强化不明显，相对应转移瘤可出现不同程度强化，从而在病灶显示方面比平扫更加敏感。DWI 可以敏感显示颅骨转移瘤，DWI 上正常骨显示为低信号，恶性病变具有密集的细胞结构而在 DWI 显示为高信号。前列腺癌来源的硬化性转移瘤在 DWI 显示欠佳。

单纯硬脑膜转移较小时通常无占位效应，且病变信号与邻近脑脊液无明显差别，MRI 平扫常不能发现病变。MRI 增强扫描不仅可区分脑膜受侵的类型，还能检出脑实质和邻近颅骨内有无病灶。由于硬脑膜内层含有丰富的毛细血管网，其微血管缺少紧密连接，因此正常硬脑膜可增强，但通常表现为纤细光滑不连续的线样影。而异常硬脑膜－蛛网膜强化表现为连续较长增粗的线样或结节样影。典型的硬脑膜转移瘤表现为大脑表面、紧贴颅骨内板下方沿大脑镰、小脑幕走行的结节状或线状明显强化病变，部分显示为典型的“双凸”样改变，强化脑膜不深入脑沟和脑池。

【诊断及鉴别诊断】

颅骨破坏，病灶与正常颅骨交界处出现典型“开口征”是颅骨转移瘤的特征性表现。对于原发肿瘤已明确诊断者，结合颅骨 X 线片、CT 和 MRI 检查，通常不难诊断。但对于那些找不到原发病灶，而年龄较大、出现症状时间较短的孤立病灶应考虑本病的可能。颅骨转移瘤的鉴别诊断如下：

1. 原发颅骨肿瘤　颅骨成骨肉瘤骨破坏同时常伴瘤骨形成及明显软组肿块。

2. 骨嗜酸性肉芽肿　多见于青少年，骨破坏较局限，境界清楚，有轻度硬化，如合并典型椎体改变可鉴别。

3. 骨髓瘤　多为穿凿样骨质破坏，尿本－周蛋白阳性。部分病例鉴别困难，应结合临床及病理诊断。

硬脑膜转移瘤如为邻近颅骨转移瘤局部侵犯所致，影像学可显示局部颅骨破坏改变。单纯硬脑膜转移瘤在增强 MRI 上显示硬脑膜线状、结节状增厚，部分呈“双凸”状改变，结合临床病史及实验室检查方可以做出诊断。鉴别诊断上需要与脑膜瘤、淋巴瘤及非肿瘤性病变，如结节病、感染性病变鉴别。

【影像学研究进展】

PET/CT 显像可同时提供代谢、功能及解剖信息。除了显示颅骨病变外还可以同时探测全身其他脏器及组织病变，在恶性肿瘤诊断及临床分期方面有特殊的优势。此外，PET/MRI 逐渐走入临床，利用 MRI 更高的空间分辨率及更好的软组织对比度，结合 PET 反映的病灶代谢、增殖变化，将有望使颅骨转移瘤的诊断正确率得到更大的提高。

DWI 或者背景信号抑制 DWI 对颅骨及全身病变的检出、鉴别及临床分期具有一定的价值。

（魏新华）

三、软脑膜转移

【概述】

软脑膜转移瘤，又称癌性脑膜炎，是指原发病灶的癌细胞弥漫性或多灶性播散至脑和脊髓蛛

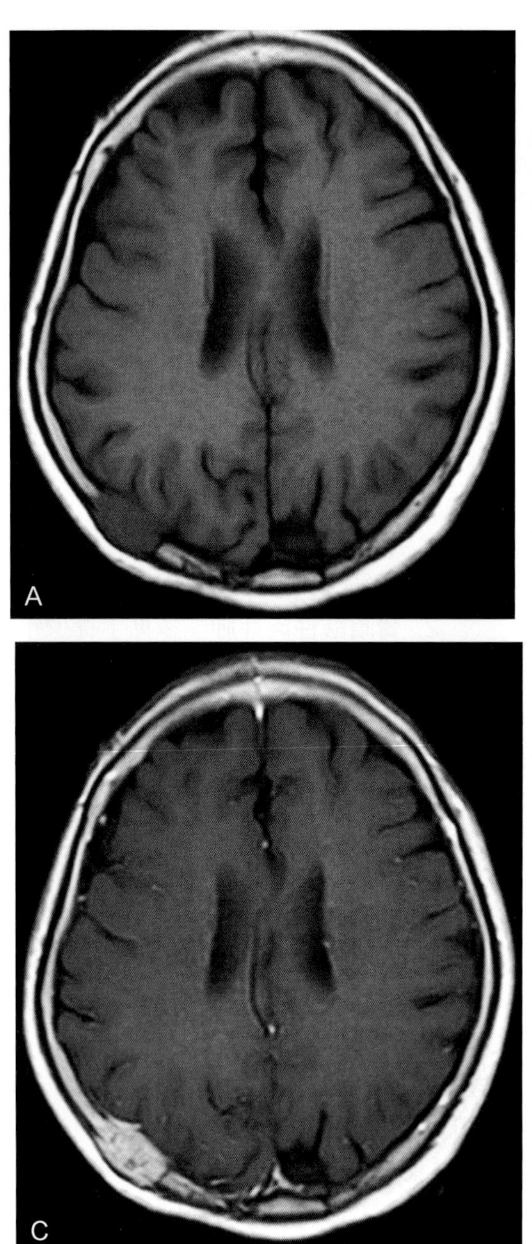

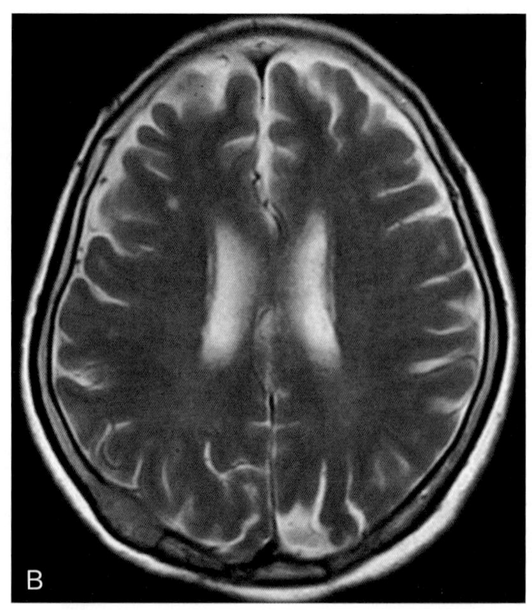

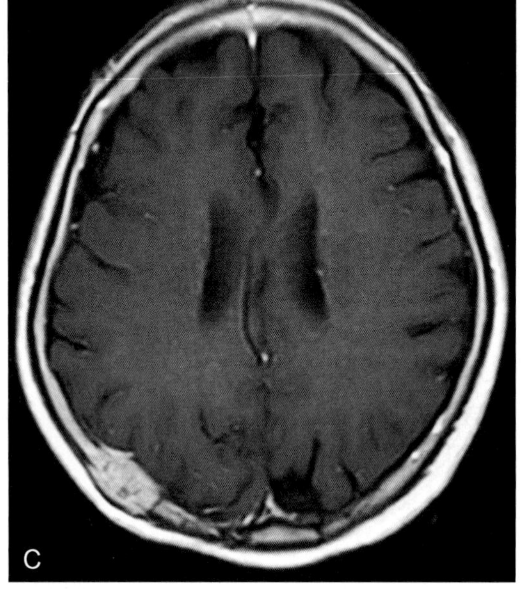

图 7-18-8 颅骨转移瘤 MRI 表现

A. T_1WI 示右顶部颅骨转移灶呈稍低信号；B. T_2WI 病灶呈稍高信号；C. 增强扫描示颅骨及硬脑膜转移性病灶明显强化

网膜下腔，以癌细胞选择性浸润软脑膜为特点，而颅内并无肿块形成的一种中枢神经系统转移瘤。软脑膜转移是恶性肿瘤中枢神经系统转移的特殊类型，是恶性肿瘤患者严重的神经系统并发病。正常脑膜包括硬脑膜、蛛网膜和软脑膜等 3 层结构，软脑膜紧贴脑表面，并深入脑沟、脑裂、脑池，软脑膜与蛛网膜统称柔脑膜。

本病多见于中老年人，亚急性或慢性起病。本病既可由中枢神经系统的原发肿瘤种植而引起，如髓母细胞瘤、室管膜瘤、松果体肿瘤；也可由其他系统的肿瘤转移而发生，其原发灶大多为实体瘤，文献报道以肺腺癌居多，可达 70% 以上，其次为胃癌、乳腺癌、黑色素瘤及胃肠道肿瘤等。

【临床与病理】

软脑膜转移的临床表现复杂多样，缺乏典型的症状体征，主要与病变的严重程度有关。最常见的首发症状为头痛、恶心、呕吐等颅内压增高的症状和脑膜刺激征，随着病情的进展逐渐出现脑神经及脊神经损害症状。

软脑膜转移主要为软脑膜的肿瘤细胞浸润，成纤维细胞增生，瘤细胞沿着血管和神经周围间隙积聚扩散。转移瘤组织封闭软脑膜血管腔，或直接侵犯血管壁，致管壁纤维素性渗出，内膜增厚，腔内血栓形成，或软脑膜血管痉挛造成管腔狭窄。

脑脊液细胞学检查发现肿瘤细胞是诊断软脑膜转移的金标准，也可通过脑膜活检明确诊断。脑脊液生化指标异常也有一定的提示价值，主要表现为脑脊液压力升高、蛋白增高、糖和氯化物减低、单个核细胞和多核白细胞增多等。

软脑膜转移主要分为血源性转移和脑脊液播散两种转移方式，也有报道发生淋巴转移或神经周围转移。血源性软脑膜转移瘤呈弥漫性生长或呈局灶性生长，形成大小不等的结节，可分布于软脑膜的任何部位，幕上转移多于幕下，以额、顶、颞部多见。此分布特点主要与血供有关，软脑膜血供主要来自于颈内动脉，血管丰富且有充足的氧，为肿瘤的生长提供了一个最佳的环境。脑脊液播散软脑膜转移在中枢神经系统原发肿瘤更为常见，主要是由于肿瘤细胞脱落进入脑脊液，再沿自然通道播散到蛛网膜下腔，以脑底池为多见。

【影像检查方法】

常规 X 线检查对诊断软脑膜转移无价值。软脑膜转移在 CT 平扫时多不能发现，主要表现为交通性脑积水，间质性脑水肿等间接征象，增强扫描也仅仅显示脑膜或肿物强化，因此诊断价值有限。MRI 检查为目前诊断软脑膜转移的最佳影像学方法。常规检查序列包括：T_1WI、T_2WI 或 T_2-FLAIR 及增强 MRI，大部分软脑膜转移瘤在 T_1WI 呈等或低信号，与脑实质、脑脊液及周围水肿不易区分。T_2WI 上转移瘤与周围水肿均呈高信号同样难以分辨。T_2-FLAIR 序列对病灶显示率高于 T_1WI 和 T_2WI，但是对肿瘤的边界显示较差。Gd-DTPA 增强扫描对病灶检出的敏感性高于 T_2-FLAIR 序列，并且能明确病灶边界。

【影像表现】

1. CT　平扫可见脑池、脑沟变模糊，以及交通性脑积水、间质性脑水肿等间接征象。增强扫描可见受累的软脑膜呈弥漫性或结节性强化。

2. MRI　软脑膜转移在 T_1WI 上呈片状、结节状或线状等或低信号，T_2WI 呈等或略高信号，T_2-FLAIR 呈等、高信号，边界不清。同时可见侧脑室增大、脑沟消失或无明显诱因的脑积水等间接征象。增强扫描强化特征大致可分为四种强化形式：①尾征：软脑膜局限性增厚强化，由粗变细呈鼠尾状；②线征：软脑膜线样增厚强化，呈曲线样伸入脑沟或呈细线样沿脑表面分布；③条索征：软脑膜呈条索状或窄带状不均匀强化；④环征或结节征；软脑膜呈环形或结节样局灶强化（图 7-18-9）。

【诊断与鉴别诊断】

中老年患者，尤其有恶性肿瘤病史者，病程呈亚急性或慢性，出现头痛、呕吐等颅内压增高症状，脑膜刺激征阳性，有恶性病疼痛特点，有脑神经和（或）脊神经损害症状，同时有典型 MRI 影像学表现，应考虑软脑膜转移。

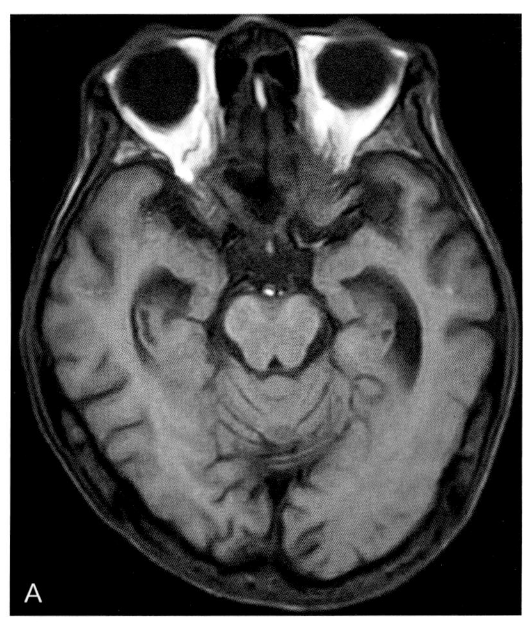

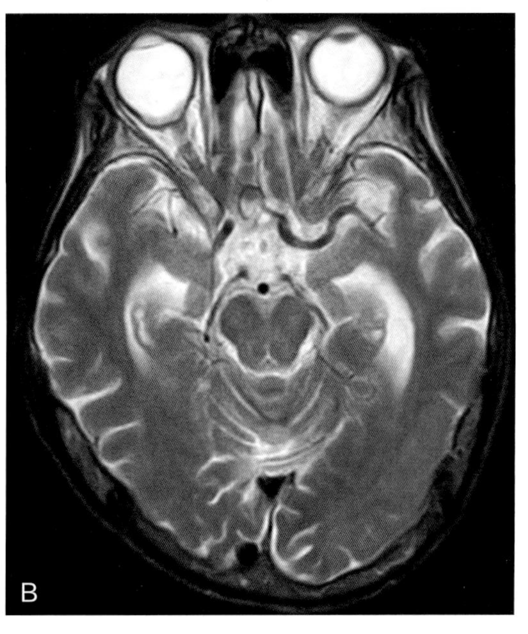

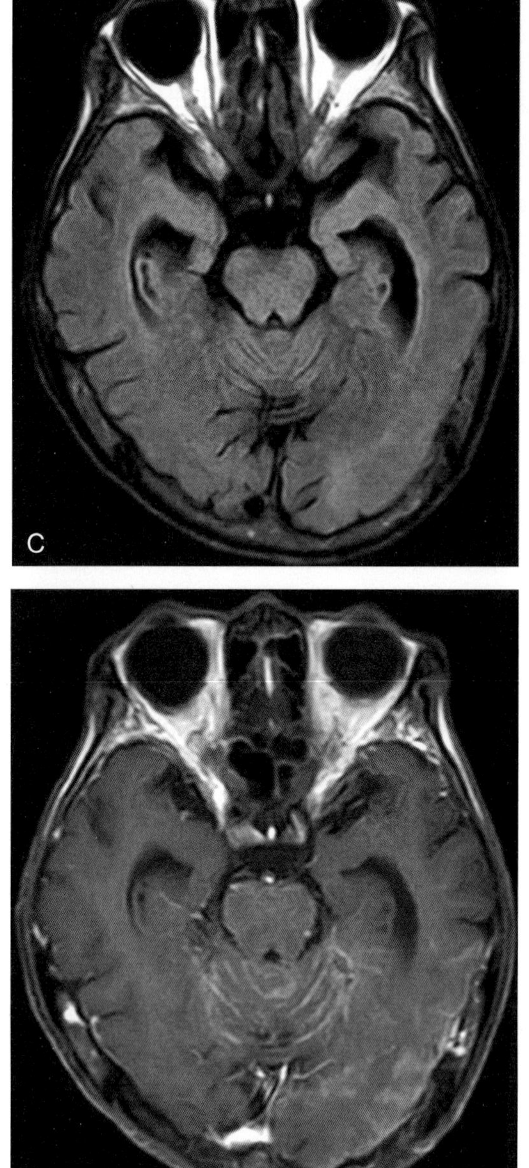

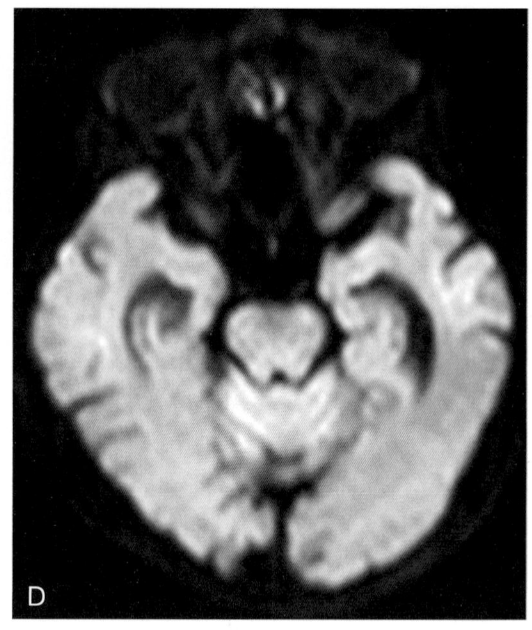

图 7-18-9　软脑膜转移 MRI 表现

A. T_1WI 示左侧颞枕叶肿胀，脑沟变浅；B. T_2WI 示病变区呈等信号；C. T_2-FLAIR 呈等、稍高信号；D. DWI 呈等信号；E. 增强 T_1WI 示小脑幕及左侧颞枕叶软脑膜呈线状强化

鉴别诊断主要与各种累及软脑膜的炎性病变鉴别：

1. 结核性脑膜炎　好发于中青年，临床表现发热、乏力、盗汗、纳差等结核中毒症状。影像学表现为脑膜强化、脑积水、脑梗死、结核瘤、脑室扩张等征象，其中以基底池强化明显且多见。CSF 实验室检查主要表现为 CSF 压力增高、蛋白高、糖和氯化物减低、细胞数增多，腺苷脱氨酶升高，CSF 细胞学检查呈混合型细胞反应，无肿瘤细胞。

2. 隐球菌性脑膜炎　是由隐球菌所引起的一种最常见的中枢神经系统真菌感染。感染常发生在有慢性基础疾病伴免疫力低下的患者。慢性或亚急性起病，临床表现主要以头痛、肢体乏力和视力下降为主，脑膜刺激征阳性。脑底脑膜强化和脑积水常不显著，或仅显示无强化的胶样假囊肿或仅轻度强化的隐球菌瘤，有时可见较特殊的血管周围间隙扩大。CSF 实验室检查主要表现为白细胞数轻到中度增多，蛋白质轻度增高，糖和氯化物降低。CSF 细胞学检查多呈混合细胞反应或淋巴细胞为主的混合细胞反应，少数亦呈中性粒细胞为主的混合细胞反应。

3. 化脓性脑膜炎　多发生于婴幼儿、儿童及老年人等免疫功能不全或者免疫功能低下者。临床表现以急性起病为主，有高热、寒战，伴有头痛、呕吐等症状及脑膜刺激征。脑脓肿的脓液在DWI上表现为高信号影。急性化脓性脑膜炎脓液在脑表面、蛛网膜下腔、脑室内覆盖或沉积，因此DWI高信号对于化脓性脑膜炎有一定提示意义。CSF实验室检查主要表现为CSF压力增高，细胞数升高，以中性粒细胞为主，蛋白增高，糖和氯化物降低。CSF细胞学检查早期均呈现中性粒细胞反应。

（魏新华）

四、副肿瘤性边缘性脑炎

【概述】

神经系统副肿瘤综合征（paraneoplastic neurological syndrome，PNS）是指体内的恶性肿瘤通过“远隔”效应引起的不同程度神经系统障碍，除外肿瘤的直接侵犯、压迫、转移、肿瘤的恶病质、感染、血管性疾病或放化疗的并发症所致。可分为中枢神经系统和周围神经系统两类。其中副肿瘤性边缘性脑炎（paraneoplastic limbic encephalitis，PLE）是一种罕见的由恶性肿瘤导致的远隔性神经系统副肿瘤综合征。PLE指无颅内转移瘤、非感染性或者代谢性疾病的并发症发生时，出现与肿瘤相关的边缘系统的损害。病变主要累及大脑边缘叶结构，包括颞叶内侧边缘系统结构（海马、杏仁核和嗅周皮层），丘脑内侧核团（内侧背核和前部核团），额叶的腹内侧部分（眶额皮质、内侧前额叶）。引起PLE最常见的恶性肿瘤是小细胞肺癌，约占50%，其次为睾丸生殖细胞瘤，也可见于其他肿瘤（如：乳腺癌、霍奇金淋巴瘤、恶性畸胎瘤及结肠癌等）。PLE临床比较罕见，男多于女，发病年龄范围广，在26~80岁。

【临床与病理】

PLE临床表现为亚急性起病，典型临床表现为三联征：精神症状、癫痫和近期记忆障碍。脑脊液检查蛋白、淋巴细胞正常或轻度升高，鞘内IgG合成指数可增高或可见寡克隆区带。电生理EEG显示局灶性癫痫样放电。

PLE的组织病理学表现：边缘叶广泛灰质结构的神经元损伤、缺失，伴反应性胶质细胞增生，血管周围淋巴细胞袖套样浸润，小胶质细胞结节形成。

PLE发病机制尚未完全清楚，目前认为PLE可能是多因素共同影响所致。比较一致的观点是，肿瘤细胞与宿主神经元存在共同抗原决定簇，肿瘤细胞作为始动抗原，诱发机体产生高度特异性抗体，这种抗体与肿瘤细胞结合，抑制肿瘤细胞的生长，同时也导致神经系统的损伤。故而中枢系统炎症反应可能是原本攻击肿瘤抗原的抗体与神经系统表达的抗原互相作用的结果，所以认为PLE属于自身免疫性脑炎。近年来，部分学者发现PLE患者体内存在一些副肿瘤自身抗体，如抗Hu（ANNA1）抗体、抗Ta（Ma2）抗体等，虽在PLE发病机制中的作用仍不明确，但为PLE的早期诊断提供了潜在的检测新方法。

【影像检查方法】

常规X线对诊断PLE无价值。CT扫描检查对PLE显示不佳，往往不能查出异常，偶尔部分病例可见颞叶片状低密度影。PET-CT扫描可能会检测到原发性肿瘤及受累的边缘系统呈高代谢状态。但PET-CT检测病灶代谢状态具有一定局限性，其发现PLE的敏感性不如MRI，故一般不推荐使用PET-CT对PLE进行常规性检测。MRI是评估PLE的首选影像学检查方法，常规检查序列包括：T_1WI、T_2WI或T_2-FLAIR和增强扫描，可及时评估神经系统边缘结构的异常，其中以T_2-FLAIR的敏感性较高。

【影像表现】

影像学表现对于诊断PLE有着非常重要的价值。PLE主要分布于海马、海马旁回，可同时累及杏仁核、颞叶、扣带回、直回及岛叶等多个部位。多数呈双侧或对称性分布，少数为单侧发病。病变可呈不规则片状或结节样，边界清晰，无出血或囊变，周围无水肿及占位效应。多数病变于T_1WI呈均匀稍低或等信号，以低信号为主，T_2WI上基本呈稍高或高信号（图7-18-10 A、B），DWI可呈等或稍高信号。由于颞叶靠近颅底，DWI可能受到磁敏感性伪影干扰影响观察。病灶于T_2-FLAIR显示较好，一般呈高信号（图7-18-10C）。增强扫描大部分无明显强化，如有强化则呈小斑片样轻度强化。

【诊断与鉴别诊断】

2000年Gultekin提出的PLE临床诊断须符合以下标准：①有近记忆力减退、癫痫发作或者精神异常等边缘系统受累的症状；②出现上述症状与确诊肿瘤间隔小于4年；③排除肿瘤的脑转移、脑血管病、感染、代谢性疾病及放化疗后的影响；④至少有以下一项异常：脑脊液蛋白升高、边缘

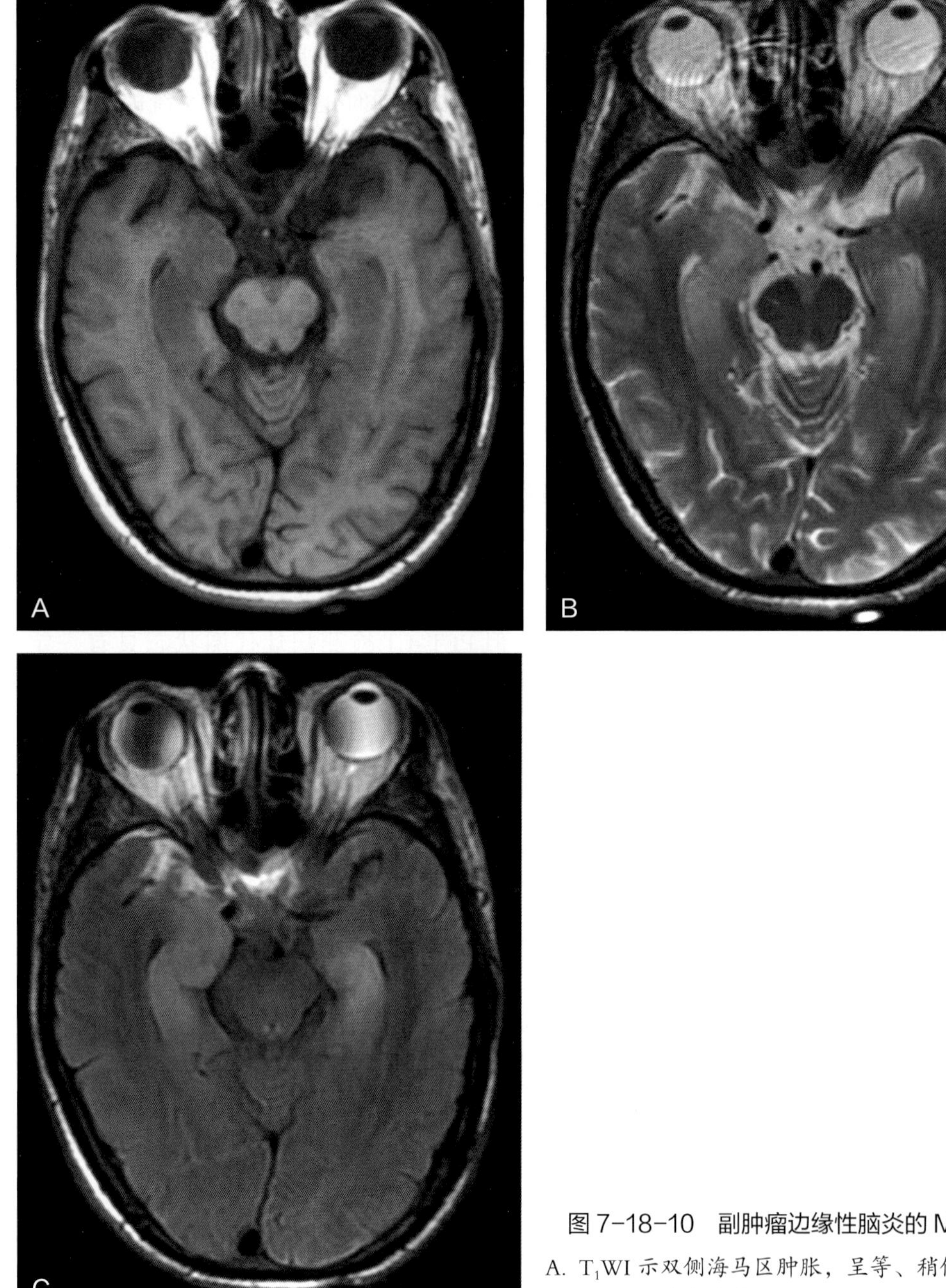

图 7-18-10 副肿瘤边缘性脑炎的 MRI 表现

A. T_1WI 示双侧海马区肿胀，呈等、稍低信号；B. T_2WI 呈稍高信号；C. T_2-FLAIR 呈稍高信号

系统 T_2WI 高信号、脑电图单侧或双侧出现慢波或快波。

鉴别诊断需要考虑到以下疾病：

1. 脑转移瘤 由于有原发肿瘤病史，出现颅内病变时常需与脑转移瘤鉴别，脑转移瘤由于缺乏血脑屏障，增强后均有结节状或环形强化，而 PLE 一般不强化。

2. 病毒性脑炎 病毒性脑炎一般表现为急性发病，与 PLE 的影像学表现相似，鉴别诊断需要结合临床症状、实验室指标的变化，如脑脊液检查等。

3. 非肿瘤性的边缘叶脑炎 往往并不合并肿瘤病史，而 PLE 常先于肿瘤之前出现，因此需要较长时间的密切观察随访才能确诊。

4. 低级别弥漫型星形细胞瘤 局灶或弥漫生长，一般单侧发病，常见于额颞叶、脑干、可累及颞叶内侧，临床常表现为癫痫发作。PLE 以颞叶内侧为主，临床以精神神经异常为主，可伴发癫痫。

5. 可逆性后部脑病综合征 是指恶性高血压、子痫、器官移植的免疫抑制治疗后或者恶性肿瘤的化疗药物治疗后等情况下出现的神经系统损害综合征，影像学检查表现为双侧枕叶和顶叶对称性异常信号，而双侧颞叶一般无异常变化，治疗后病灶可完全消失。

（魏新华）

五、其他副肿瘤综合征

【概述】

除了副肿瘤性边缘性脑炎外，PNS 还可累及神经系统任何部位，包括大脑皮层、脑干、小脑、脑神经、视网膜、脊髓、周围神经及髓鞘等。本节主要简单介绍 PNS 中的副肿瘤性脑干脑炎、脊髓炎及小脑变性。需要注意的是，PNS 多出现在肿瘤确诊前的数月至数年。因此，及时发现原发肿瘤对患者的诊治非常重要。

【临床与病理】

1. 副肿瘤性脑干脑炎 临床上罕见，常累及脑神经核、下橄榄核、脑桥基底核等，主要表现为脑神经受损，共济失调、意识障碍。

2. 亚急性小脑变性 临床表现亚急性起病，可早于肿瘤。主要表现为对称性不同程度的肢体躯干的小脑共济失调、眼球震颤、构音障碍和呕吐。

3. 副肿瘤性脊髓炎 亚急性起病的横贯性脊髓损害，以胸段脊髓受累多见。首发症状为双下肢感觉异常和无力，病程呈现进展性，最终发生四肢瘫痪，常伴呼吸困难而死亡。

4. 特鲁索综合征 表现为恶性肿瘤相关的神经系统病变。恶性肿瘤激活患者体内的凝血系统，引起游走性血栓性静脉炎，造成系统性血栓和脑梗死。

实验室检查脑脊液可有蛋白含量增高，细胞数通常正常。部分患者血清和脑脊液中可测出神经系统自身抗体。自身抗体对提示副肿瘤或肿瘤具有高度特异性，如抗 Hu 抗体对于小细胞肺癌的早期诊断有帮助。

PNS 的组织病理学显示受累的神经节细胞可见脱失、变性坏死，淋巴细胞和巨噬细胞浸润。

【影像检查方法】

MRI 是最佳影像学检查方法，常规检查序列包括：T_1WI、T_2WI、FLAIR 和增强扫描。

【影像表现】

副肿瘤综合征的诊断主要依赖病史、临床表现、原发肿瘤的确诊及各种辅助检查。脑干脑炎 MRI 表现为脑干的炎性脱髓鞘病变。亚急性小脑变性的影像特征是早期 MRI 可见小脑沟强化及 PET 高代谢，晚期可见小脑萎缩及 PET 表现为低代谢。脊髓、脑干副肿瘤综合征及特鲁索综合征的影像表现见图 7-18-11~ 图 7-18-14。

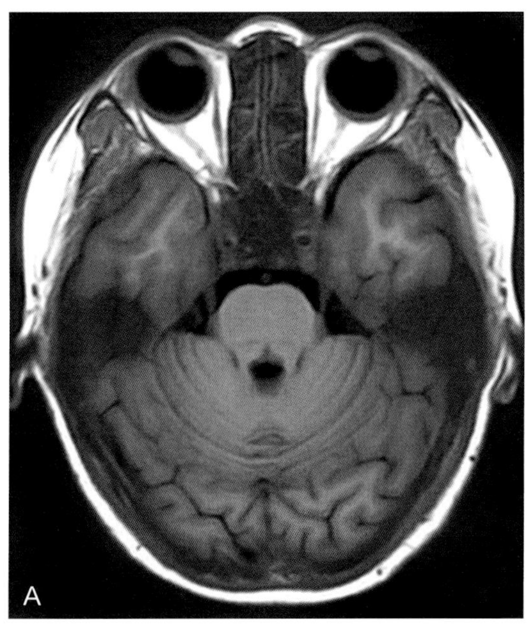

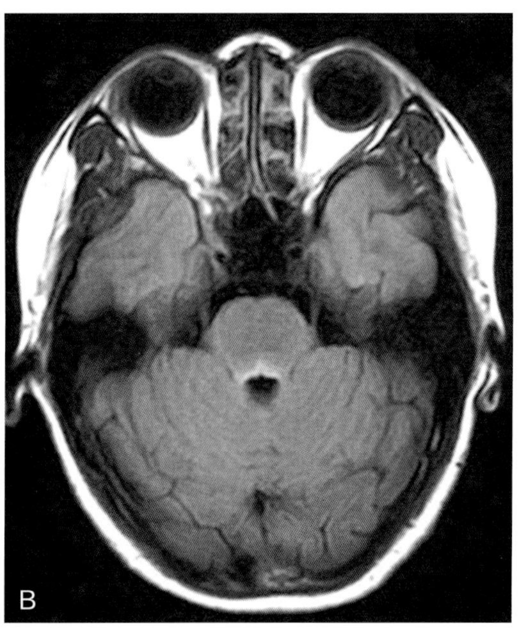

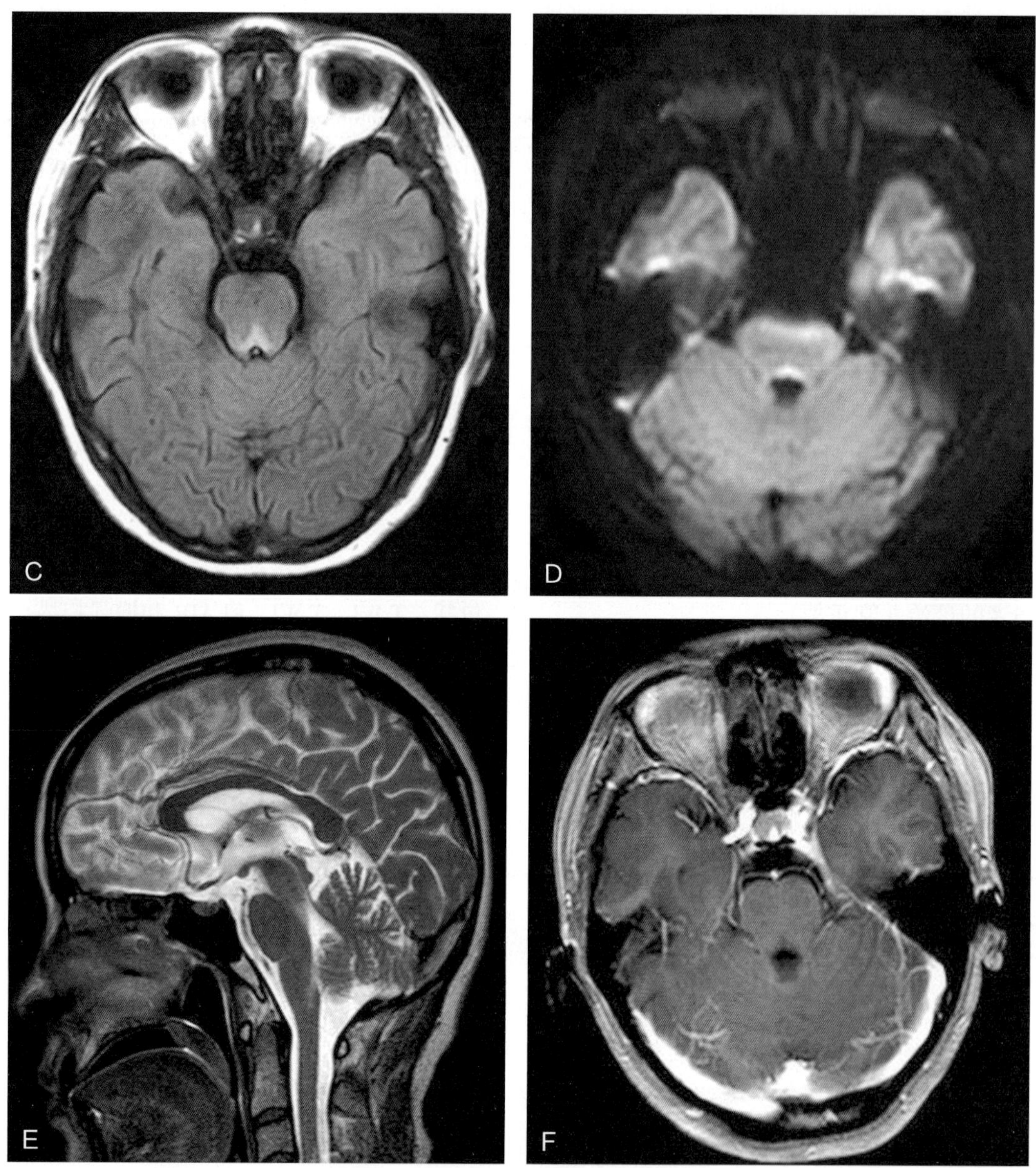

图 7-18-11　脑干副肿瘤综合征 MRI 表现

女，43 岁，因恶心、呕吐，纳差 1 周。发现右乳包块及腋窝肿大淋巴结，淋巴结穿刺活检考虑转移性腺癌。四脑室前部及导水管周围脑质内见片状异常信号。A. T_1WI 上呈稍低信号；B、C. T_2-FLAIR 上呈高信号；D. DWI 上呈高信号；E. T_2WI 上呈稍高信号；F. 增强 T_1WI，病灶无明显强化（病例图片由贵阳医学院附属医院放射科余晖教授提供）

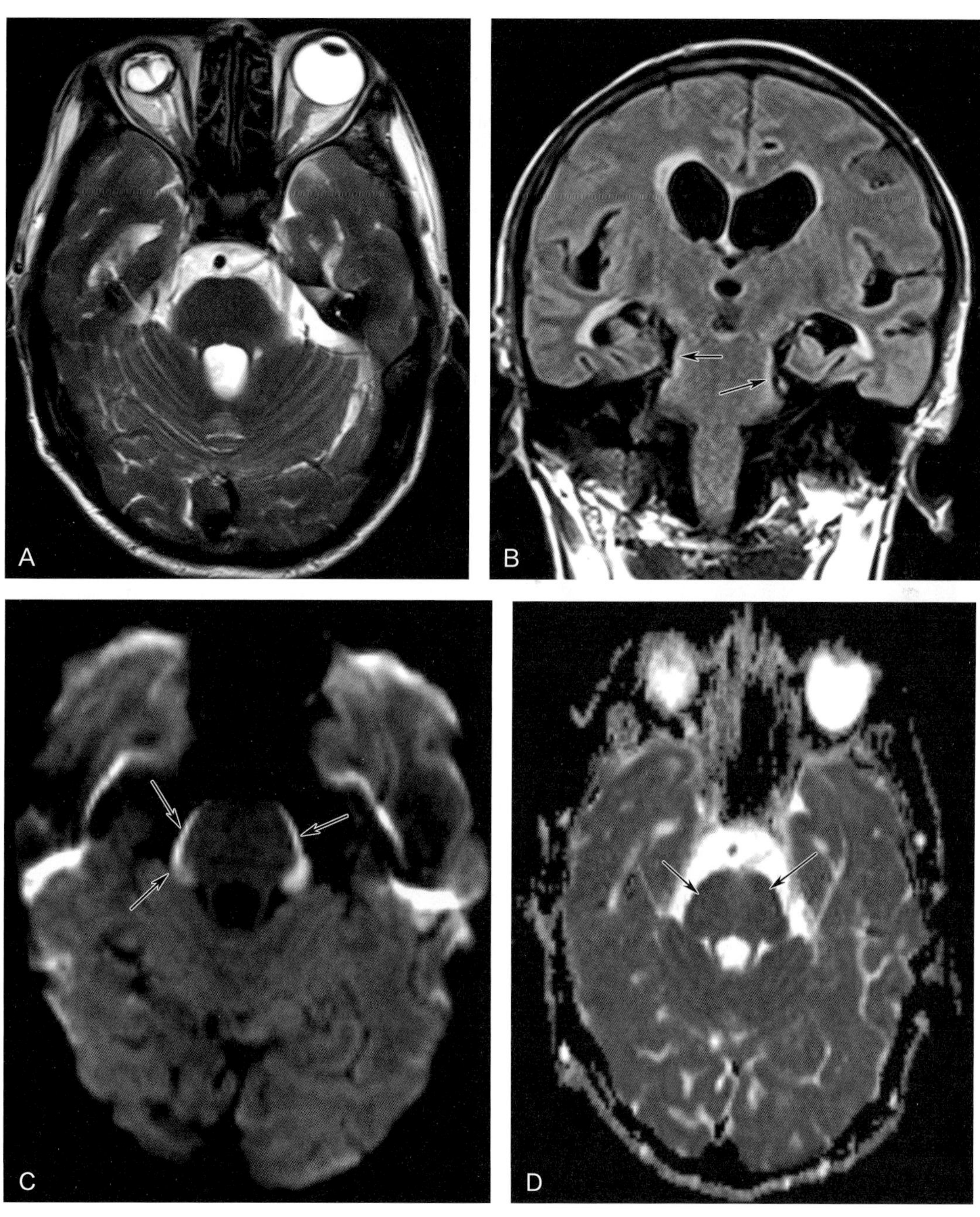

图 7-18-12 脑干副肿瘤综合征 MRI 表现

男，62 岁，确诊肺癌 3 年，行手术及化疗；20 天前无明显诱因出现头痛、头晕，伴恶心、呕吐；CSF 检查葡萄糖及氯离子降低，可见异型细胞。A. T_2WI 上未见确切异常信号；B. T_2-FLAIR 上脑桥周围见条状高信号围绕（箭）；C、D. 脑桥周围见条形 DWI 高信号（箭），ADC 图上呈低信号（箭）（病例图片由东部战区总医院医学影像科张志强教授提供）

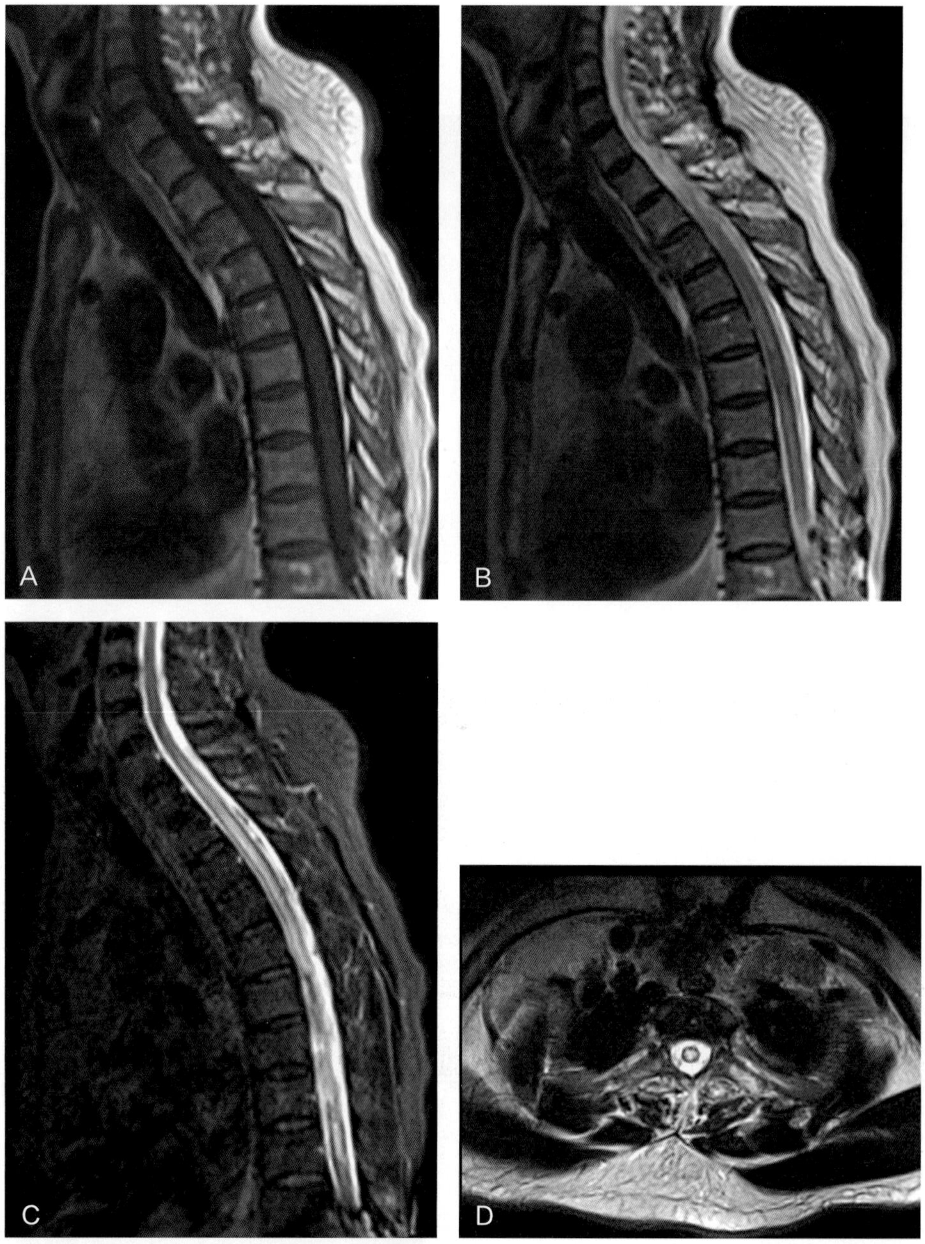

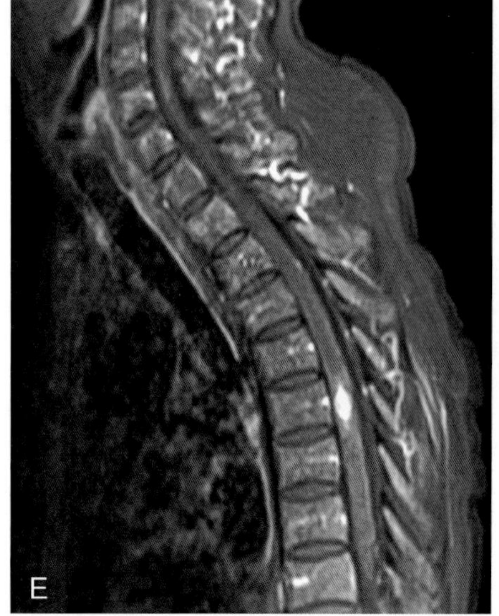

图 7-18-13 脊髓副肿瘤综合征 MRI 表现

男，68岁，左下肢麻木、乏力6天，右下肢麻木、乏力2天。左下肢肌力Ⅰ级，右下肢肌力Ⅱ级，右侧胸$_7$平面以下痛温觉障碍，左下肢关节位置觉异常。双侧 Babinski 征（+）。患者有肺癌病史。MRI 示胸段脊髓异常信号。A. T_1WI 上呈低信号，边界不清；B、D. T_2WI 上呈不均匀高信号；C. 抑脂 T_2WI 呈高信号；E. 增强 T_1WI 胸$_6$椎体水平髓内可见一明显强化结节影（病例图片由重庆医科大学附属第一医院李咏梅教授提供）

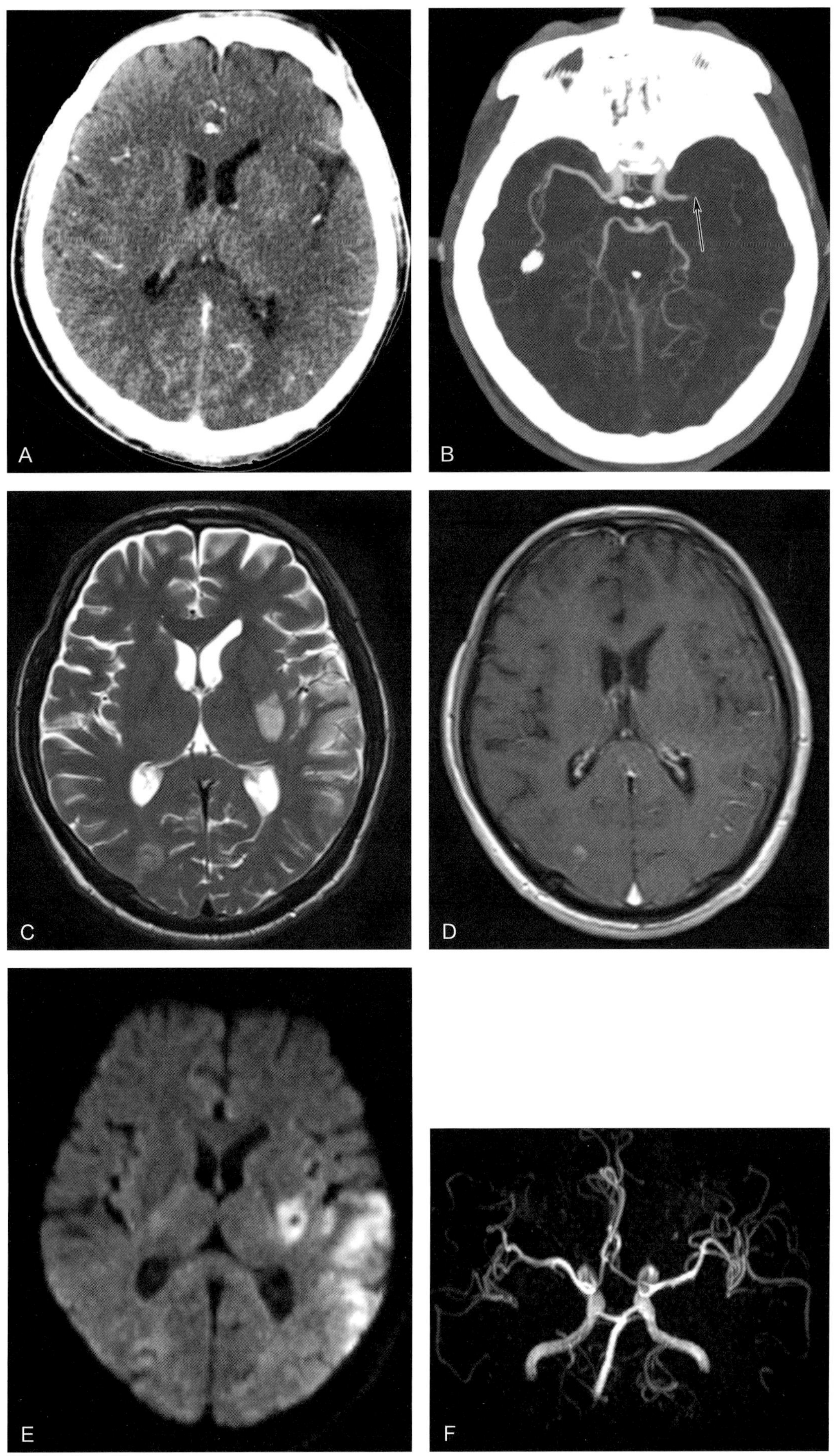
A
B
C
D
E
F

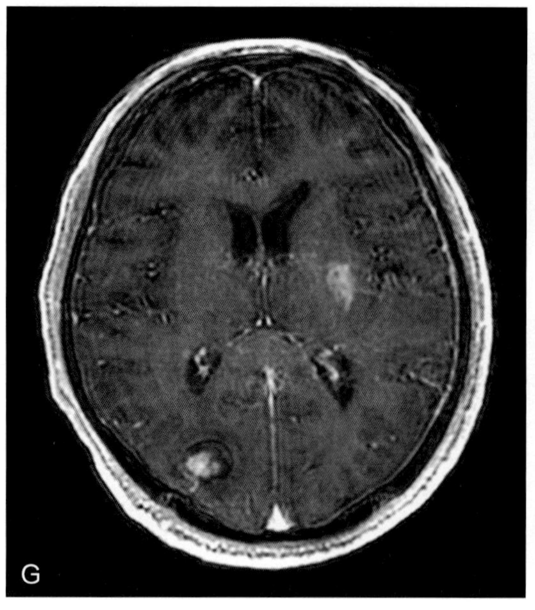

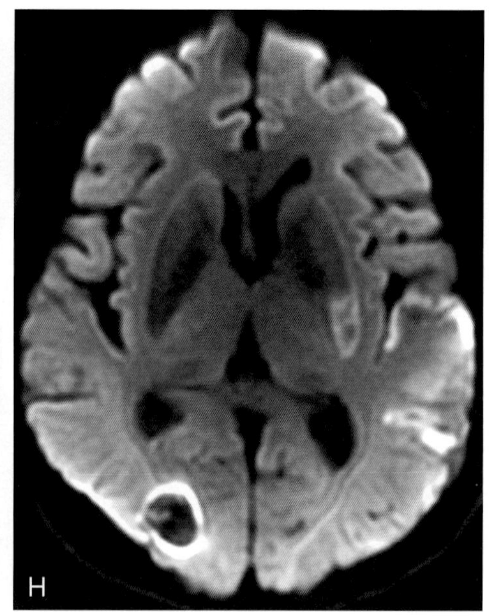

图 7-18-14 特鲁索综合征 MRI 表现

男，65岁，口角歪斜、言语不能20小时。D-2聚体升高。PET检查：胃癌伴全身多处转移。A. CT平扫示左侧基底节区片状低密度，边界模糊；B. CTA示左侧大脑中动脉闭塞（箭）；C~F. 两日后复查的 T_2WI、增强 T_1WI、DWI及MRA，左侧基底节区、左侧颞叶及右侧枕叶见片状长 T_2 信号，DWI上呈高信号，右侧枕叶病灶见轻度片状强化，MRA示左侧大脑中脉再通；G、H. 7日后复查的增强 T_1WI 及DWI，左侧基底节区及左侧颞叶DWI高信号范围缩小，信号强度减低，基底节区病变出现片状强化；右侧枕叶出血灶增大，DWI呈低信号，周边见磁敏感伪影，病变强化较前明显

（病例图片由东部战区总医院医学影像科张志强教授提供）

【诊断与鉴别诊断】

诊断主要依赖于病史、临床表现、肿瘤原发病灶及影像学检查。鉴别诊断往往比较困难，脑干脑炎和脊髓炎鉴别诊断方面要与其他性质的炎性和脱髓鞘病变、低级别神经上皮来源肿瘤及梗死等鉴别；亚急性小脑变性需与其他性质的变性累及小脑鉴别。

（魏新华）

第十九节 颅内囊肿

囊肿是指由非肿瘤性上皮或纤维结缔组织囊壁包裹的含有液体的病理性囊腔。颅内囊肿种类繁多，分类方法多样。颅内囊肿可按囊壁有无上皮衬里分为真性囊肿和假性囊肿。其中真性囊肿又可按照囊壁上皮衬里的起源或种类不同分为外胚层上皮起源的囊肿，内胚层上皮起源的囊肿及神经上皮起源的囊肿。颅内囊肿亦可按照所在的解剖部位分为：脑实质外囊肿、脑室内囊肿和脑实质内囊肿。本节为了描述简便起见，将按照囊肿的解剖部位进行描述，而囊肿的性质将在每一病种中述及。

一、脑外囊肿

（一）蛛网膜囊肿

【概述】

蛛网膜囊肿（arachnoid cyst，AC）病因尚未明确，可为先天和后天因素所致。先天因素为胚胎发育异常，称为原发性AC，属真性囊肿。后天因素为颅内感染、颅脑损伤等，又称为继发性AC，属假性囊肿。其中以原发性AC最为常见。

AC占所有颅内占位性病变的1%，是最常见的先天性颅内囊性异常。AC可发生于任何年龄，

常发现于小儿及青少年时期。最常见部位是外侧裂池水平部，偶见于桥小脑角池、四叠体池、枕大池、大脑半球凸面、鞍上及鞍内等部位。

【临床与病理】

AC 进展缓慢，并可长期处于稳定状态，可以没有任何症状，多不影响生活、工作，常由 CT 或 MRI 检查偶然发现。

少数患者可有较轻微头痛，多可耐受。极少数患者可出现癫痫发作、颅骨膨隆畸形等显性症状或体征。

AC 发病机制不完全清楚。先天性 AC 可能由于胎儿期蛛网膜的异常分裂和复制，导致局部脑脊液样液体被畸形包裹，也有人认为系胚胎发育期间室管膜或脉络丛组织异位于蛛网膜下腔，阻塞脑脊液循环而形成囊肿，囊肿与相邻蛛网膜下腔无沟通，为真正的囊肿。继发性 AC 常因炎症、外伤或手术引起局部蛛网膜黏连在蛛网膜下腔形成囊肿。

AC 可随时间逐渐增大，体积较大和进行性增大的蛛网膜囊肿与临床意义较大，其增大的原因目前还颇有争议，有以下几种假说：①分泌理论：AC 囊壁细胞形态学及超微结构支持囊壁间断分泌液体；②渗透梯度理论：由于部分 AC 囊内有含铁血黄素的沉积、炎症细胞等异常成分的存在，囊内外渗透压可能不同，导致液体进入囊内造成囊液积聚；③血管搏动理论：血管搏动时的虹吸作用将蛛网膜下腔的脑脊液持续抽吸到囊腔内，且囊内压高于脑组织的搏动压，压力促使囊肿进一步增大；④“裂隙阀”机制，即活瓣理论：囊肿腔与蛛网膜下腔之间存在着一个明显的裂隙，该裂隙起着单向阀门作用，使脑脊液不断流入囊腔。单向阀机制可以很好地解释囊肿进行性增大的原因，然而并不能解释有些 AC 自发的缩小甚至消失的现象。以上学说均不能很好地解释所有的临床症状，所以有学者认为蛛网膜囊肿的形成可能是多因素共同作用的结果。

AC 大体病理为：蛛网膜层膨胀，内含脑脊液。

显微镜下特征：囊壁内衬上皮为单层扁平上皮，由正常的蛛网膜细胞构成，无肿瘤样改变，可伴淋巴细胞，偶尔见到炎症细胞，含铁血红素等异常。囊壁纤维结缔组织样增生，囊肿内无横贯小梁结构。

病理学上，AC 可以分为蛛网膜内囊肿（intraarachnoid cyst）和蛛网膜下囊肿（subarachnoid cyst）：

1. 蛛网膜内囊肿，又称真性蛛网膜囊肿 胚胎期蛛网膜分裂为两层，脑脊液进入其中，囊壁顶和底全部由蛛网膜构成，囊肿与蛛网膜下腔之间无直接交通，与脑表面之间仍有正常蛛网膜下腔相隔。

2. 蛛网膜下囊肿，又称软膜囊肿（leptomeningeal cyst）或蛛网膜下憩室（subarachnoid diver ticulum） 为局部蛛网膜向蛛网膜下腔憩室样凸出，是由于蛛网膜周围与软脑膜发生黏连而形成蛛网膜下腔的局部扩张。囊壁的顶为蛛网膜，底为软脑膜，其间有窄小的通道使囊与蛛网膜下腔相通，脑脊液可以互相流动。囊肿壁外一层为纤维结缔组织，囊壁内附一层扁平蛛网膜细胞，可有白细胞和淋巴细胞浸润，内壁常略发白，个别囊壁有明显增厚及异常增生的血管网。囊肿内液体成分同脑脊液，也有蛋白含量增高呈淡黄色。囊肿可呈多房性。

【影像检查方法】

随着影像学技术的发展，存在多种手段可以诊断蛛网膜囊肿。X 线以显示邻近骨质受压变化为 AC 提供间接诊断的佐证，因此这种方法较为局限。CT 检查示囊肿呈脑脊液密度，可存在轻度占位效应，可以快速提供病变本身和对邻近脑质、骨质压迫的信息，在显示颅骨改变方面优于 MRI。与 CT 相比，MRI 为三维图像，且无颅骨伪像干扰。MRI 对中线部位及跨越两个颅窝的病变，以及了解病变与脑实质、脑池的关系，可以获得 CT 检查不能得到的有益信息，尤其对于小囊肿及近中线旁的深部囊肿，比 CT 更有优势。DWI 和 FLAIR 序列的应用，在 AC 的鉴别诊断中具有重要价值，可以使得 AC 同颅脑其他成分囊肿相鉴别。MRI 不仅对蛛网膜囊肿有诊断价值，而且 MRI 脑脊液电影追踪在观察囊肿与脑脊液池间通畅程度，评价脑脊液循环通路是一个很好的方法。如今，CT 和 MRI 成为 AC 必不可少的诊断方法，其中 FLAIR、DWI 是最佳序列，不但可以明确 AC 的部位、体积以及与周围结构的关系，还能做出定性诊断。

【影像表现】

1. X 线 显示 AC 邻近骨质变薄、隆起或内板呈脑回压迹样凹陷，均提示良性病变长期压迫颅骨的结果，为间接诊断的佐证。

2. CT AC 通常为脑外边界清楚、光滑、形态不规则的脑脊液样低密度占位性病变，CT 值 2~20HU，如囊内存在出血，则呈高密度，增强后无强化。AC 周围脑组织无水肿，局部可见脑组织受压移位，但一般多无中线移位，常伴有局部颅骨吸收、变薄或膨隆。AC 有沿脑沟裂生长的趋势，常伴有局部脑沟、池增宽，可伴有脑室受压、脑积水（图 7-19-1）。

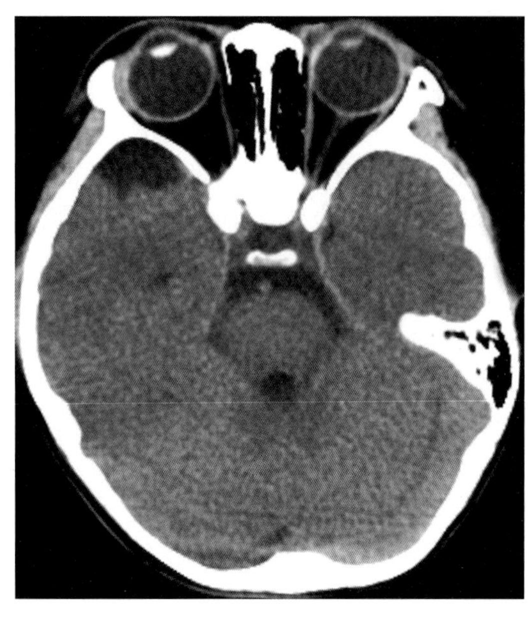

图 7-19-1 右侧外侧裂池蛛网膜囊肿 CT 平扫

右侧颞极前片状低密度区，边界清楚，邻近颅骨及脑质受压

3. MRI　AC 为边界清晰的脑外囊性占位，在所有序列上均与脑脊液等信号，呈长 T_1、长 T_2 信号（图 7-19-2），FLAIR 上呈低信号，于 DWI 上呈低信号。增强检查、囊壁无强化表现。AC 周围脑组织无水肿，部分囊肿周围脑皮层灰质受压移位，邻近颅骨受压变薄，少数蛛网膜囊肿可合并囊内出血和（或）硬膜下、硬膜外血肿。

【诊断与鉴别诊断】

1. 表皮样囊肿　表皮样囊肿形态常不规则，边缘呈扇形；而蛛网膜囊肿比较圆滑。表皮样囊肿于 T_1WI 信号略高于脑脊液，T_2WI 信号略低于脑脊液，FLAIR 信号不被抑制。表皮样囊肿在 DWI 上呈高信号，而蛛网膜囊肿在 DWI 上呈脑脊液样低信号。表皮样囊肿呈隐匿性生长，有向周围裂隙生长的特性，在脑池内蔓延，因此形状不规则，常包绕邻近的血管和神经；而蛛网膜囊肿常推移邻近的血管和神经，但不包裹血管和神经。CT 脑池造影显示对比剂进入裂隙内是表皮样囊肿的特征。

2. 脑穿通畸形囊肿　形态不规则，病变同脑室和（或）脑沟相通，无占位效应。周围环绕胶质增生的脑组织，无皮层受压。常伴有脑外伤、卒中病史。

3. 扩大的第三脑室　巨大的鞍上池蛛网膜囊肿，因其壁不能显示，也可误认为扩大的第三脑室。MR 矢状位根据相关结构的受压移位方向有助于区别，鞍上池 AC 常使第三脑室受压移位。

4. 大枕大池　为一种正常变异，形态不规则或呈三角形，无占位效应，枕骨无骨质压迫吸收改变。枕大池 AC 常使第四脑室变形，小脑幕向前上移位。

5. 神经管原肠囊肿　较为罕见，以脑桥、延髓前方为常见部位。囊内液体通常含蛋白质，因此，DWI 上多呈高或稍高信号。

【影像学研究进展】

1. CT 脑池造影技术（CT cisternography，CTC）　常规的 CT 和 MRI 方法，无法有效区别交通性蛛网膜囊肿（computed tomographic cisternography，CIAC）和非交通性蛛网膜囊肿（noncommunicating intracranial arachnoid cyst，NCIAC）。而 CTC 可以明确鉴别 AC 与蛛网膜下腔是否交通。使用 CTC 通过观察囊肿内是否出现对比剂显影现象进行 CIAC 和 NCIAC 鉴别，对于 AC 患者行进一步的定性诊断。

2. MRI 脑池造影技术　CT 脑池造影技术存在电离辐射、颅骨的伪影干扰、不能多平面成像、对比剂过敏等问题。因此，以钆喷酸葡胺为对比剂的 MRI 脑池造影可以弥补其不足。其诱发患儿出现并发症的概率也相对较低，并且其在诊断准确性上也有较大的优势：能够在不同平面清楚显示解剖结构，同时也可以准确获取脑脊液流动的信息。

（二）脉络膜裂囊肿

【概述】

脉络膜裂是人体胚胎发育过程中脉络膜襞突入侧脑室下角形成脉络丛时所形成的裂隙，其内有脉络膜前动脉、脉络膜后外动脉及分支走行，还含有少量脑脊液。脉络膜裂位于穹窿与丘脑之间，内侧通于环池，外侧为侧脑室下角，前面是海马沟及杏仁体，后部与海马沟交通。此裂深处无脑实质，仅由 1 层室管膜封闭，软脑膜及其携带的血管于此处顶着室管膜突入侧脑室，发育成侧脑室脉络丛。随着胚胎的发育，侧脑室脉络丛

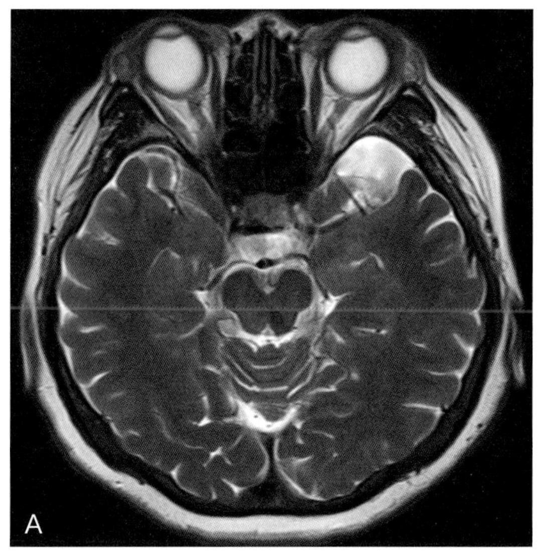

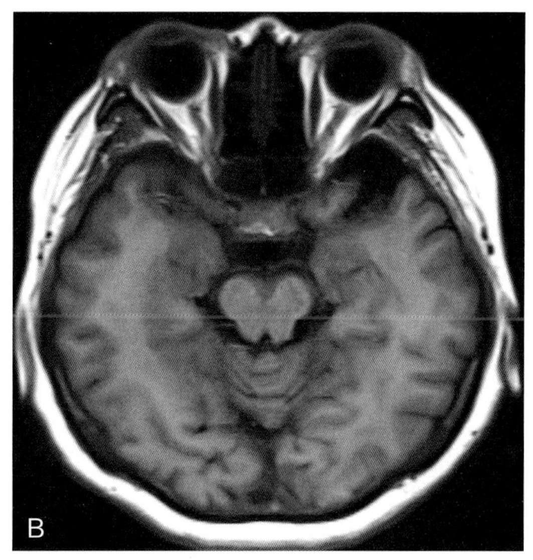

图 7-19-2 左侧外侧裂池蛛网膜囊肿 MRI 平扫

A. T_2WI 上病变呈高信号；B. T_1WI 上病变呈低信号

及其脉络膜裂向尾侧伸展，弯曲到达侧脑室颞角的尖端，二者走行相一致，呈狭长的“C”字形。

脉络膜裂囊肿（Choroidal fissure cysts）是指发生于脉络膜裂内的囊肿。胎儿发育期，沿脉络膜裂形成原始脉络丛时如果发生障碍，则可以形成脉络膜裂囊肿。对于病因，目前还存在争议，多数学者认为该囊肿属于神经上皮囊肿。

【临床与病理】

一般认为脉络膜裂囊肿并没有重要临床意义，但也有学者认为可能与癫痫等临床症状相关。囊肿的大小和部位可能与临床症状相关联，若囊肿较小，且位于非功能脑区，可能无症状；较大的囊肿可出现占位效应，对邻近脑质产生一定的压迫作用。

【影像检查方法】

常规 X 线检查对诊断无价值，CT 平扫可发现脉络膜裂囊肿，但尤以 MRI 检出率最高，因此 MRI 是脉络膜裂囊肿的首选影像学检查方法，常规检查序列包括：T_1WI、T_2WI 或 T_2-FLAIR、DWI、T_1WI 增强和 T_2*WI。

【影像表现】

影像学表现为具有特定部位、形态、信号或密度的病变。横断位上囊肿位于颞叶内侧、中脑层面，脉络膜裂走行区；冠状位上囊肿位于脉络膜裂内，其外下方可见侧脑室颞角的点状或条状结构，有时亦可见海马及侧脑室颞角等周围邻近结构受压。矢状位上显示颞叶内侧卵圆形或纺锤形，其长轴沿后上至前下斜行。囊肿内密度或信号等同于脑脊液（图 7-19-3）。Sherman 等提出其临床诊断标准：① MRI 显示脉络膜处典型的囊肿性病变，内部信号均匀且与脑脊液信号一致，无壁结节及软组织肿块，无水肿，无增强；②囊肿与临床表现无关；③复查时囊肿无变化。

【诊断与鉴别诊断】

脉络膜走行区见边界清晰圆形或纺锤形，呈脑脊液密度或信号囊肿，无弥散受限，无强化，诊断并不困难，认识它的重要价值在于避免和其他类型病变混淆。该病需要鉴别的病变有：

1. 蛛网膜囊肿 蛛网膜囊肿好发于颞叶前部及外侧裂部，邻近颅骨可见骨质变薄，呈均匀一致脑脊液密度或信号，形态可以依邻近结构不同而多样。

2. 脑内软化灶 脉络膜裂囊肿曾经多被误认为基底节区软化灶，误诊的主要原因在于对该病的认识不足。从部位来看，前者位置低于基底节层面，位于脉络膜裂位置，有其特有的形态；临床没有相关神经系统症状及体征。

3. 血管周围间隙 随着 MRI 的应用和成像技术的改进，血管周围间隙显示率越来越高，以前联合、双侧半卵圆中心为著，一般对称分布。

4. 脑囊虫病 颅内多发囊性病变，囊内有头节是其典型表现，CT 对于显示钙化要优于 MRI，而 MRI 对于显示囊虫及周围水肿优于 CT。

5. 其他鉴别诊断有表皮样囊肿、皮样囊肿、肿瘤性囊肿等，根据其 MRI 信号及强化形式，不难区分。

（三）肠源性囊肿

【概述】

肠源性囊肿（enterogenous cyst，EC），又称神经管原肠囊肿，是一种较为少见的内胚层发育障碍所致的先天性疾病。好发于儿童和青少年，一般男性多于女性，男女比例达 2∶1~3∶1。约 80% 的中枢神经系统肠源性囊肿位于椎管内（多位于胸段，其次为下颈段），10%~15% 位于颅内（如三脑室、后颅窝）。

【临床与病理】

颅内肠源性囊肿非常少见，常见部位为脑干前方的脑池内，如桥前池、延髓前池或环池内。

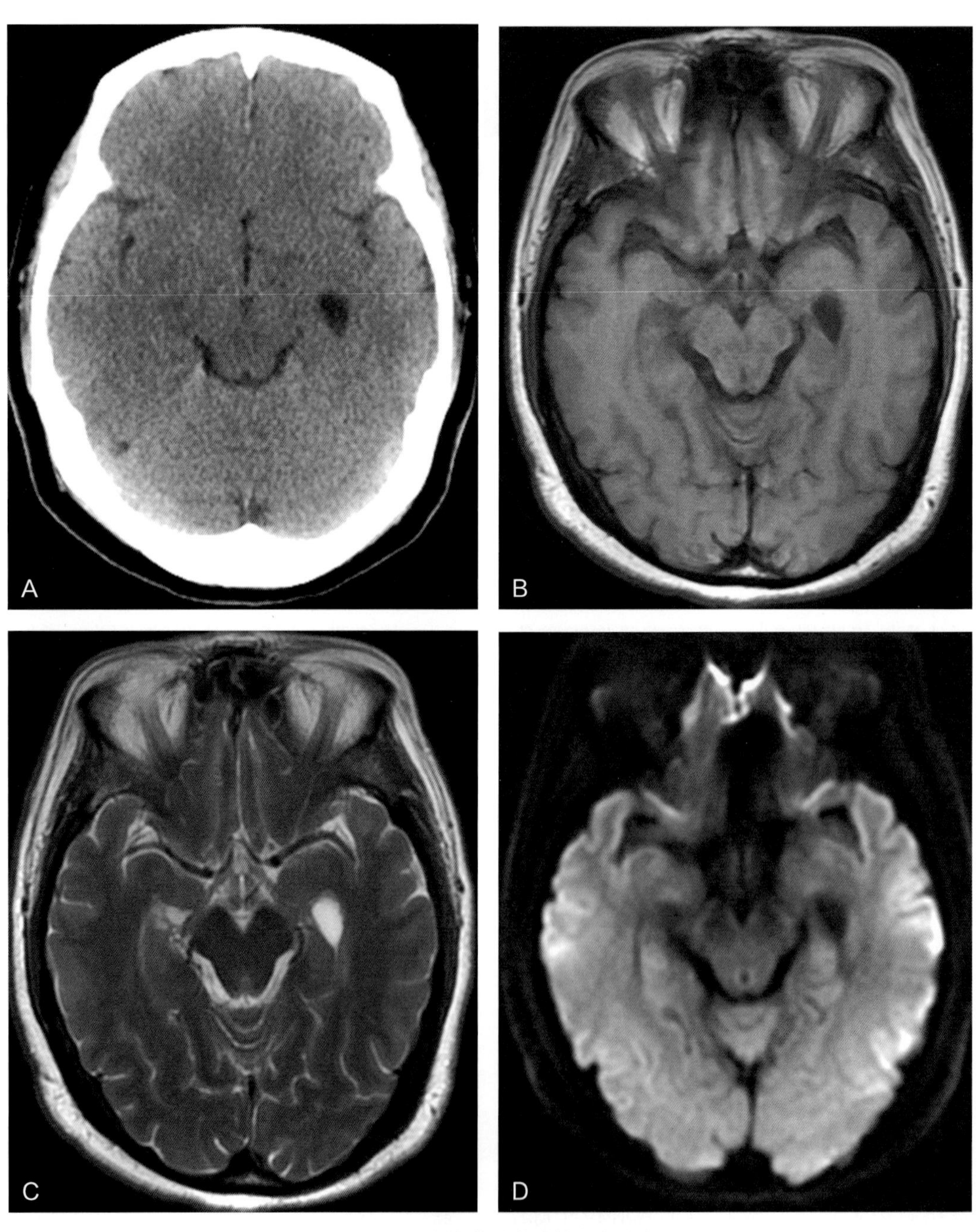

图 7-19-3 脉络膜裂囊肿的影像学表现

A. CT 平扫示左颞叶小片状脑脊液密度影，边界清楚；B. T_1WI 上低信号；C. T_2WI 上高信号；D. DWI 上低信号部分患者首发症状为囊肿所在部位的脑神经根性疼痛。约一半患者症状呈反复发作，即有中间缓解期和加重期，并伴发低热。这种缓解与复发可能是囊肿的周期性破裂，或囊液的外渗使症状得以缓解，随后又因囊壁上皮细胞分泌的增多，使囊肿又逐渐增大，再次压迫出现症状。本病常并发其他先天性畸形，以脊椎相应部位的畸形居多，如颅底凹陷、寰枕畸形等：另外还伴有消化道、呼吸道畸形，如食管或气道憩室、支气管和纵隔囊肿等。此外在高颈段者还可伴发小脑扁桃体下疝。

病理学上，肠源性囊肿来源于消化道或呼吸道，表现为线状排列的圆柱形细胞，胶质层可见散在杯状细胞。

【影像检查方法】

常规X线检查对诊断肠源性囊肿无价值。CT平扫可以发现病变，并确定是否合并颅底凹陷、寰枕畸形等。MRI检查敏感性较高，提高病变检出率，发现合并的畸形，并更好的与其他囊性病变相鉴别。MRI是评估肠源性囊肿的首选影像学检查方法，常规检查序列包括：T_1WI、T_2WI或T_2-FLAIR。

【影像表现】

1. X线　对肠源性囊肿诊断价值不大。脊髓造影可呈囊状充盈缺损。

2. CT　肠源性囊肿本身通常呈脑脊液样密度，位于脊髓前方，推压脊髓后移变扁，囊壁不能显示，少数囊肿也可高于脑脊液密度。CT检查还可以确定是否合并椎体畸形，如半椎体、蝴蝶椎等。

3. MRI　矢状位上囊肿通常呈椭圆形或圆形，长轴与脊髓走行一致，T_1WI通常呈稍高于脑脊液的低信号，少数肠源性囊肿内还有胶原蛋白，T_1WI呈高信号，T_2WI上呈与脑脊液相似的高信号。增强扫描时囊壁及囊液不强化（图7-19-4）。

【诊断与鉴别诊断】

对于男性儿童或青少年，以神经根性疼痛起病，较快出现脊髓压迫症，在胸段或下颈段脊髓前方囊性病变，并发现有其他先天性畸形，即应考虑肠源性囊肿，应及时进行MRI检查明确诊断。肠源性囊肿需与以下几种椎管内囊性病变相鉴别。

1. 蛛网膜囊肿　多见于青年人，女性多于男性，好发于胸段脊髓的背侧，临床表现以胸背部疼痛为主，并逐渐出现双下肢感觉、运动障碍。MRI检查显示脊髓背侧梭形囊状占位，呈长T_1、长T_2信号影，增强扫描多无强化。

2. 皮样囊肿或表皮样囊肿　多见于小儿，好发于下胸椎以下的圆锥、马尾部。X线检查可显示椎管扩大、椎体后缘有向内的压迹。MRI检查皮样囊肿中含有蛋白，在T_1WI上信号略高于脑脊液，T_2WI上呈脑脊液样高信号。而表皮样囊肿在T_1WI与T_2WI上的信号均与脑脊液相似，囊肿边界光滑，呈圆形或卵圆形，可见压迫脊髓和马尾的表现。

（四）皮样囊肿

【概述】

皮样囊肿（dermoid cyst，DC）是一种先天性进行性生长的良性肿瘤，起源于胚胎3~5周神经管移位至中线或中线旁区的残余上皮碎屑，由于其生长缓慢而很少引起临床症状，常发现较晚。其好发于中线附近的桥小脑角区、鞍区、鞍旁及大脑镰旁。

【临床与病理】

皮样囊肿是胚胎残余组织在神经管内形成的先天性肿瘤样病变。在妊娠3~5周时皮肤外胚层组织与神经外胚层（神经管）分离不全，而包埋于神经管内，胎儿出生后则在颅内形成囊肿，囊壁外层由纤维组织构成，内层包含皮肤全层组织，囊壁内可见毛发、汗腺、皮脂腺、毛根鞘和毛囊等皮肤附属器，偶可呈鳞状上皮乳头状瘤样增生，囊内容物多含成熟脂肪组织。颅内皮样囊肿生长缓慢，初期患者可无明显不适。当肿瘤生长到一定大小时，压迫邻近的神经、血管及脑组织而出现相应的症状。肿瘤位于后颅窝时，患者可出现共济失调、走路不稳等小脑损害症状；位于鞍区时，患者出现视力、视野障碍，眼球活动受限等。其他症状如癫痫、偏瘫、脑积水、神经功能缺损等临床上也可见到。

【影像检查方法】

皮样囊肿常规X线检查对诊断无价值。CT平扫表现为边界较清的低密度或更低密度。MRI分辨率较高且对其内成分的显示更清晰。因此MRI是皮样囊肿的重要影像学检查方法，常规检查序列包括：T_1WI、T_2WI或T_2-FLAIR、DWI、T_1WI增强和T_2*WI。

【影像表现】

1. CT　平扫多表现为边缘清晰低密度影，肿瘤内脂质成分较多时表现为负CT值（图7-19-5），

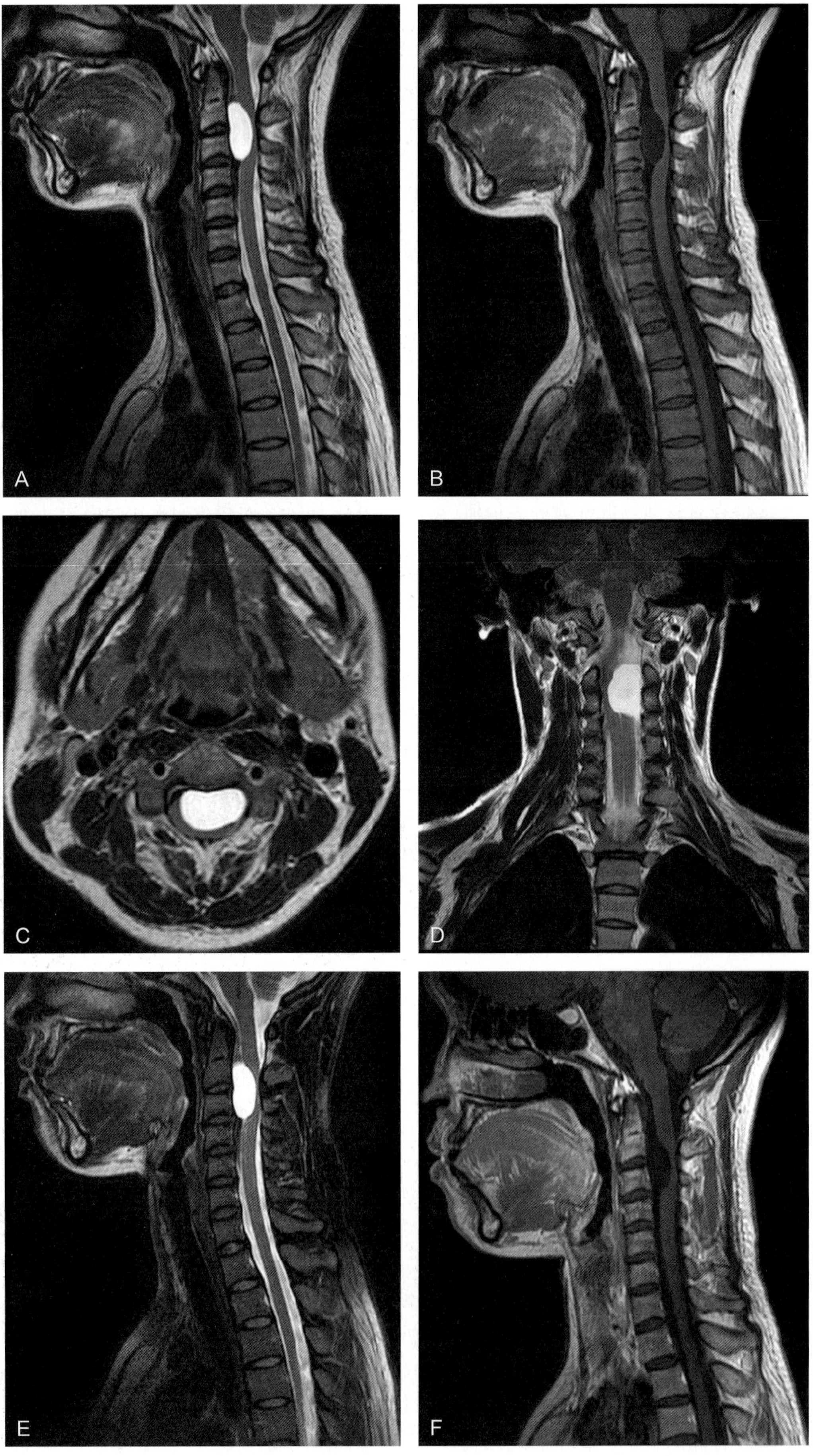
A
B
C
D
E
F

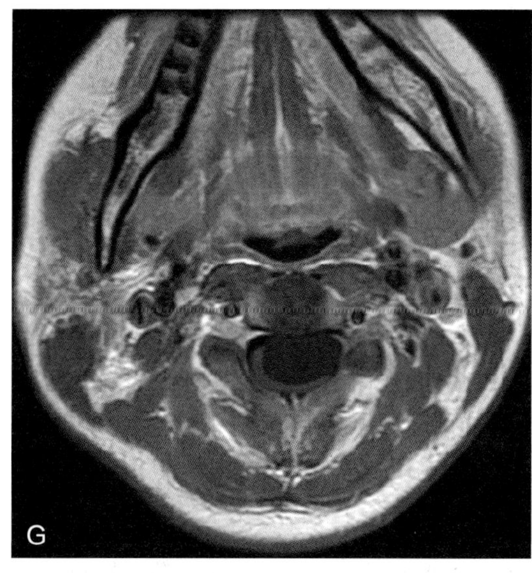

图 7-19-4 肠源性囊肿 MRI 表现

A~E. 颈$_{2、3}$椎体水平椎管内硬膜下脊髓腹侧椭圆形长 T_1、长 T_2 信号影，信号均匀、边界清楚，邻近蛛网膜下腔扩张，脊髓受压变形；F、G. 增强检查病变未见确切强化

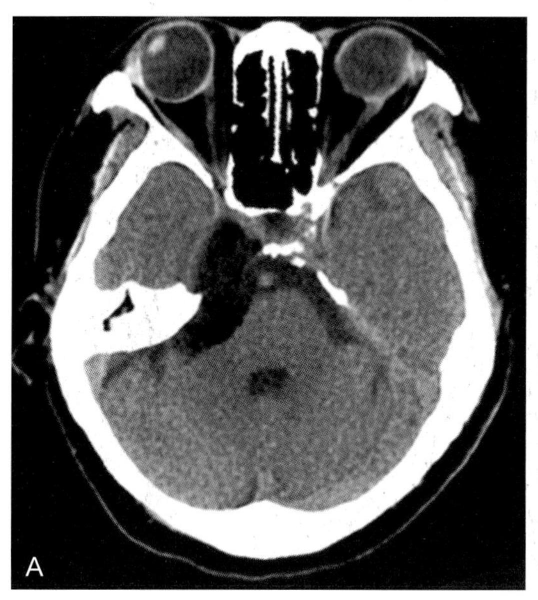

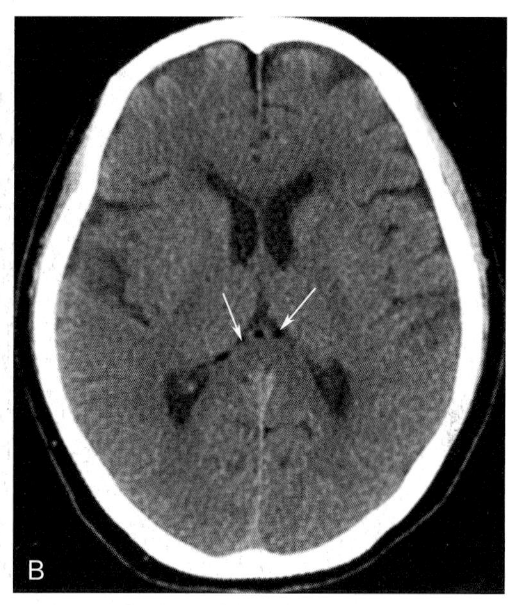

图 7-19-5 皮样囊肿 CT 平扫

A. 右桥小脑角区脂肪密度影；B. 脑室、脑沟内脂肪密度影（箭）

内部因含较多浓稠分泌物或有出血时密度可升高；肿瘤内密度常不均匀，脂性成分多浮于上方。肿瘤囊壁较厚，可发生钙化；CT 增强扫描可区分肿瘤为实性或囊性。

2. MRI 颅内皮样囊肿因含皮脂腺等物质，在 T_1WI 上多表现为高信号或以高信号为主的混杂信号，个别呈低信号；T_2WI 上表现为高信号，也可呈等信号或混杂信号；因病变内含有黏稠的脂性物质，细胞排列紧密，在 DWI 上表现为扩散受限（图 7-19-6）。增强扫描，因病变内容为无活性的囊性成分，显示无强化，部分囊壁可见轻度强化；颅内皮样囊肿破裂后脂类物质溢出可随脑脊液循环进入脑沟、脑裂、脑池及脑室内，成为移动的脂肪滴。

【诊断与鉴别诊断】

1. 表皮样囊肿 起源于皮肤外胚层，囊壁仅含皮肤表皮，其内不含皮肤附件。表皮样囊肿有“钻缝匍行”生长的特点。其形状不规则，可包绕邻近血管和神经，鞍旁者常沿基底池蛛网膜下腔蔓延生长。CT 和 MRI 表现因囊液含蛋白角化物量

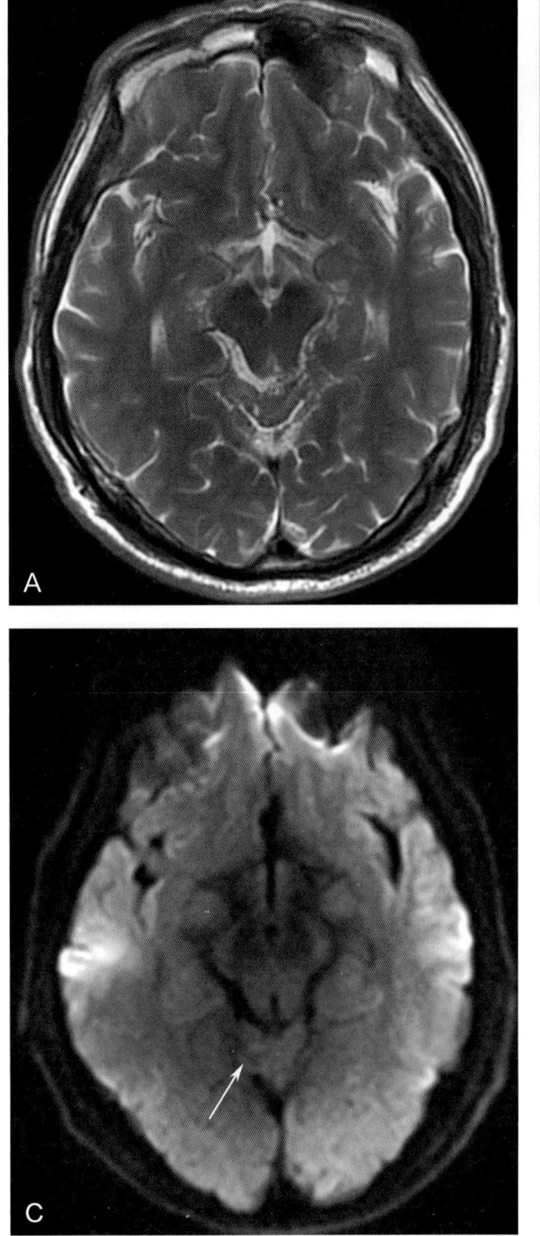
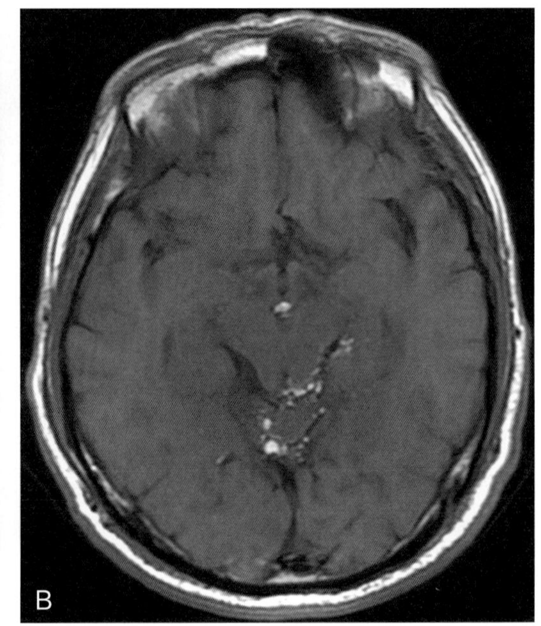

图 7-19-6　皮样囊肿 MRI 平扫

A. T_2WI 示多发脑沟内高信号；B. T_1WI 上呈高信号；C. DWI 上弥散轻微受限（箭）

的不同而表现为不同的密度和信号特点，但与皮样囊肿最大的鉴别点除部位以外，囊内容物一般不含成熟脂肪组织，通过 CT 值和 MR 脂肪抑制序列可助鉴别。

2. 畸胎瘤　内容为三胚层组织，包括骨、脂肪、牙齿、毛发和皮肤。最常见位于松果体区，其次为鞍上和三脑室。CT 平扫描肿瘤有脂肪密度、高密度和钙化影。T_1WI 为高或低信号，T_2WI 为低或等信号，肿瘤可不规则强化。

3. 脂肪瘤　非常罕见。病变常位于中线区，胼胝体压部、四叠体和小脑上蚓部。病灶为单发。患者常伴有胼胝体发育不良。

（五）表皮样囊肿

【概述】

表皮样囊肿（epidermoid cyst）又称胆脂瘤（cholesteatoma）、珍珠瘤，是一种生长缓慢的良性先天性肿瘤，为胚胎发育的第 3~5 周神经管闭合期间残存的原始外胚层细胞发展而来。囊肿壁为正常表皮，内含角质物，有时含有胆固醇结晶。本病占颅内肿瘤的 0.2%~1.8%，可发生于任何年龄，男性多于女性，男女比例为 1.2∶1。90% 位于脑外，最常见于桥小脑角区，其他部位包括鞍区、前颅凹、中颅凹、纵裂、侧裂、松果体区、脑室内等。

【临床与病理】

表皮样囊肿起病多隐匿，多在成年后才出现症状，临床症状和体征与病变部位有关。桥小脑角区的表皮样囊肿，主要表现为早期三叉神经痛，晚期出现桥小脑角征，脑神经功能障碍，如面部疼痛、感觉减退、麻木、共济失调。后颅凹的表皮样囊肿，可出现小脑症状。鞍区和中颅凹的表皮样囊肿，表现为视力障碍、视野缺损、共济失调、后组脑神经麻痹等。大脑半球实质内的表皮样囊肿，常有癫痫发作及颅内压增高。

表皮样囊肿由内层层状的鳞状上皮和外层的纤维囊构成，表面光滑或呈结节状、分叶状，质地柔软，有厚的包膜，多为囊性，也可为实性。囊肿通过不断的鳞状上皮细胞脱屑转变成角质和胆固醇结晶而逐渐长大。囊液内因含有角蛋白和胆固醇，呈白色蜡样结构，由于其外形呈颗粒状，呈珍珠光泽，故又名“珍珠瘤”。少数病灶可见出血和肉芽组织增生。囊内不含皮肤附件如毛发、汗腺等，无血管。

【影像检查方法】

X线头颅平片可发现表皮样囊肿造成的邻近骨质破坏，具有一定的诊断价值，但不易做出定性诊断。CT平扫可以发现囊壁的钙化灶，病灶的密度主要取决于角化物和胆固醇含量的高低以及出血和钙化的多少。CT增强扫描病灶无强化，根据病变部位、形态、生长方式和密度，多能做出诊断。但CT的敏感性不如MRI，尤其是因颅骨伪影的干扰，很难明确位于后颅凹的病灶范围。MRI可避免颅骨伪影对图像的影响，能更清楚地显示病灶的边界，常规检查序列包括：T_1WI、T_2WI、T_2-FLAIR和DWI。当病灶较小时，由于脑脊液掩盖，容易漏诊，T_2-FLAIR序列可在低信号背景下清楚显示高信号的囊肿边界，同时T_2-FLAIR和DWI序列有助于表皮样囊肿与蛛网膜囊肿相鉴别。

【影像表现】

1. X线 邻近颅骨的表皮样囊肿，可造成局部骨质破坏，边缘锐利，可见硬化边。部分病灶囊壁钙化，呈壳状或弧线状。

2. CT 多表现为轮廓规则或不规则的低密度病灶，CT值低于脑脊液，病灶与正常脑组织分界清楚，周围无水肿区（图7-19-7）。少数表现为等密度或高密度。囊壁可见钙化。囊肿破裂后内容物可进入脑脊液，较轻的胆固醇上浮，较重的角化物下沉，形成脂-液平面，具有特征性。增强扫描多数无强化，边缘偶有强化。

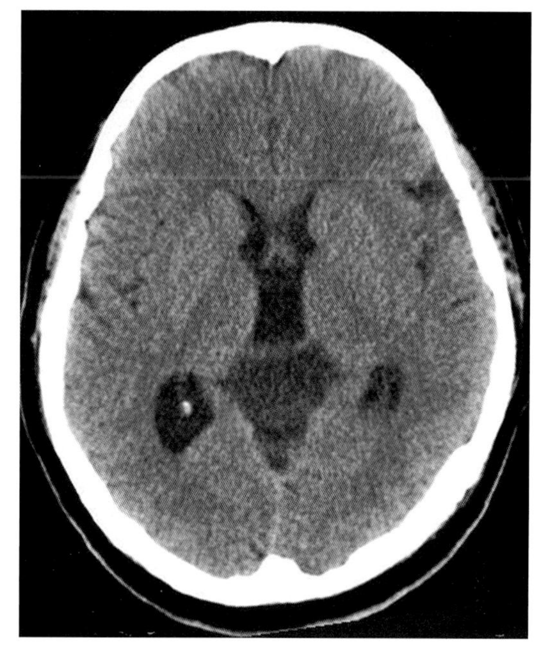

图7-19-7 表皮样囊肿CT平扫

横轴位CT显示松果体区囊状低密度影

3. MRI 病灶沿蛛网膜下腔匍匐生长，呈“缝隙样生长”的特点，平扫T_1WI多为低信号，少数呈等、高或混杂信号。T_2WI多为高信号，少数为低信号。包膜在T_1WI和T_2WI均呈高信号。当病灶内有出血时则T_1WI、T_2WI均为高信号。病灶在DWI序列上呈高信号，T_2-FLAIR序列呈高信号。增强扫描多无强化，或仅边缘或局部轻度强化（图7-19-8）。

【诊断与鉴别诊断】

头颅平片上出现颅骨局限性骨质破坏，边缘锐利，有硬化边，应考虑为表皮样囊肿。CT与MRI上根据脑脊液样囊性肿物，呈“缝隙样生长”，增强扫描多无强化，一般不难诊断。

表皮样囊肿常需与鞍上蛛网膜囊肿、皮样囊肿、畸胎瘤相鉴别。

1. 蛛网膜囊肿 形态规则，囊壁无钙化，T_2-FLAIR和DWI对两者有鉴别价值，蛛网膜囊肿在T_2-FLAIR和DWI上呈脑脊液样低信号，而表皮样囊肿则呈高信号。

2. 皮样囊肿 含有皮肤附属器，好发于小脑蚓部及鞍上区，多呈圆形或卵圆形，境界清楚，囊壁较厚且易钙化，因其含脂肪成分，因此CT平

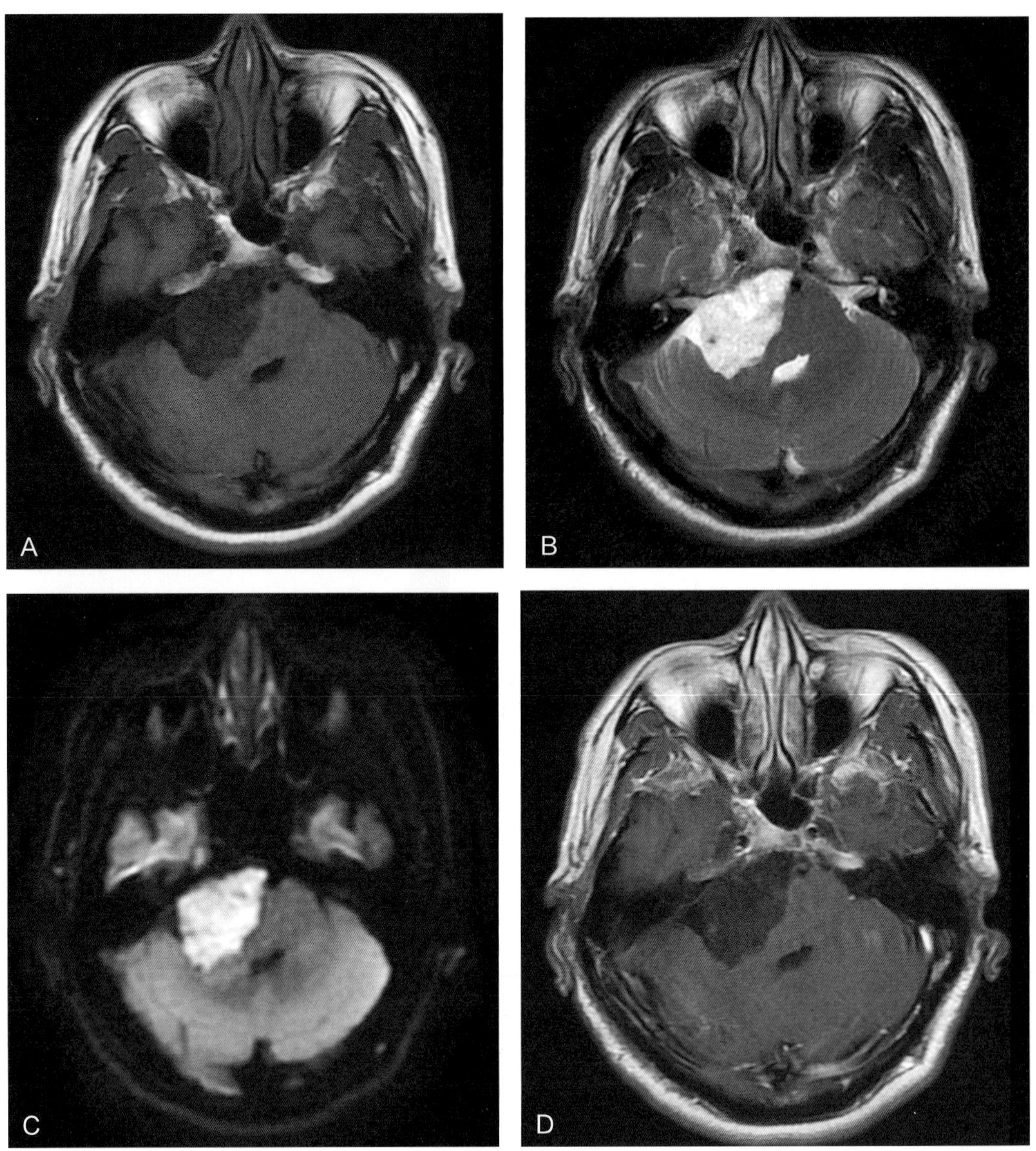

图 7-19-8 表皮样囊肿 MRI

A. T_1WI 示右侧桥小脑角区团块状低信号，邻近脑干及四脑室受压变形；B. T_2WI 上病变呈高信号；C. DWI 上病变呈明显高信号；D. 增强 T_1WI，病灶无明显强化

扫密度很低，T_1WI、T_2WI 可呈混杂信号或高信号，增强扫描无强化。

3. **畸胎瘤** 边界清楚，周围无水肿，T_1WI 和 T_2WI 均呈混杂信号，增强扫描囊性部分不强化，实性部分轻度强化或不强化，有骨和牙齿是其特征性表现，可与表皮样囊肿鉴别。

（六）松果体囊肿

【概述】

松果体囊肿（pineal cyst，PC）又称为囊性松果体，松果体腺的神经胶质囊肿，为非肿瘤性的，松果体内的内衬神经胶质的囊肿。位于顶盖以上，中间帆、大脑内静脉以下。

病因：其原因目前尚不清楚，可能为松果体的囊性退变。有人认为是胚胎期生成第三脑室的憩室化后的一部分留在了松果体内；亦有认为系松果体的神经胶质增生部分坏死所致，或因为原来应分化为神经胶质的原始细胞残留，并演变为一个较大的囊肿，内壁衬以室管膜。

流行病学：女性多发。常规影像学检查在患者中松果体囊肿发现率为 1%~4%，儿童发现率约 1.9%，正常志愿者中发现率为 0.7%~1.5%，尸检高达 20%~40%，一般无症状。在儿童时期，随年龄增加发病率增加，成年后随年龄增加而减少，所以发病率在儿童晚期会形成一个高峰。

【临床与病理】

临床表现：肿瘤较小时一般无临床症状。肿瘤较大后，可压迫中脑导水管及三脑室引起脑积水，颅内压增高，出现头痛、呕吐症状。侵犯中脑被盖还可出现上视困难，少数病例会发生注视麻痹和帕瑞诺综合征。有文献报道，松果体囊肿可能与许多症状或综合征有关，例如：静止性震颤、视网膜母细胞瘤、爱卡尔迪综合征、多囊性肾病、性早熟和精神分裂症。

大体病理：松果体囊肿可呈单房或多房，囊壁多<10mm，圆形或椭圆形。松果体区的囊肿有三种形式：①松果体腺实质内单一或多发的小腔隙；②与肿瘤特别是畸胎瘤或松果体瘤有关的囊肿；③大的、单一的囊肿，有的伴有松果体增大，对邻近的结构有一定的影响。

镜下病理：囊壁为三层，内层由胶样组织组成，中间层由松果体实质组织组成，外层由结缔组织组成。囊内液体含蛋白质成分，也可有血性成分。分为胶样和非胶样囊肿。

【影像表现】

1. CT　松果体囊肿呈圆形薄壁囊状低密度，多为单囊，边界清晰，囊壁可见不连续钙化（图7-19-9），罕见有高密度囊肿，见于急性出血（松果体卒中）。强化为边缘强化或结节强化。

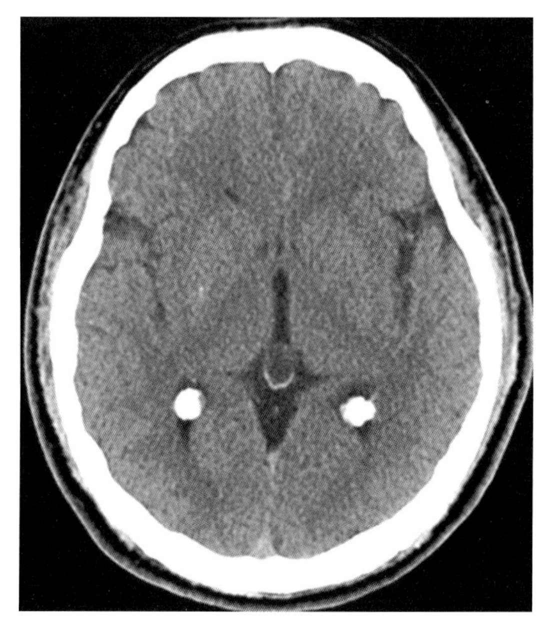

图7-19-9　松果体囊肿CT平扫

松果体区囊性低密度区，囊壁可见钙化

2. MRI　松果体囊肿呈圆形薄壁囊状病变。其典型的信号特点与T_1WI和T_2WI上的脑脊液的信号相似，T_1WI稍高于脑脊液信号。FLAIR像上，信号可能因含蛋白成分而不能被完全抑制（图7-19-10）。增强上，多数松果体囊肿的囊壁可强化，但常呈不完全强化；这种影像表现是因松果体囊状扩张时，松果体实质断裂形成的，也可成部分、偏心性、不完全强化。松果体囊肿可呈多囊或有分隔。

【诊断与鉴别诊断】

位于松果体区的充满液体的占位性病变，与顶盖分界清晰，大部分较小，FLAIR像上呈稍高信号，环形强化，较容易做出诊断。需要鉴别的疾病包括：

1. 松果体区肿瘤　松果体囊肿出血急性期或因囊肿内含蛋白较多时，T_1WI呈等信号或稍低于脑实质信号，与松果体生殖细胞瘤和松果体细胞瘤鉴别有困难，随诊成像上，松果体囊肿及惰性松果体细胞瘤可无变化。鉴别要点：松果体细胞瘤通常为实性或囊实性，完全囊性者少见；CT平扫上松果体囊肿出血呈高密度，而生殖细胞瘤或松果体细胞瘤呈等密度或稍高密度影；松果体囊肿可见囊壁钙化，而生殖细胞瘤常引起早期松果体钙化，并推压钙化的松果体移位，松果体细胞瘤内常有散在钙化。

2. 表皮样囊肿和皮样囊肿　在CT扫描呈低密度，T_1WI呈低信号影，T_2WI呈高信号影，需与松果体囊肿鉴别，松果体区表皮样囊肿和皮样囊肿少见，少数表皮样囊肿和皮样囊肿因含有较多胆固醇或脂质而呈很低密度，CT值可低至-80~-16Hu；表皮样囊肿有沿裂隙生长的特点，形态多不规则，DWI呈轻至中度弥散受限。

3. 蛛网膜囊肿　松果体区蛛网膜囊肿少见，囊壁无钙化，无强化，与脑脊液密度、信号强度一致。

二、脑室内囊肿

（一）室管膜囊肿

【概述】

室管膜囊肿（ependymal cyst）是一种少见的良性先天性脑内囊肿，衬有室管膜，内含室管膜细胞分泌的清亮浆液，属于神经上皮囊肿。其特点是具有原始室管膜，可能是由于神经外胚层在胚胎发生过程中滞留隔离，神经管底板外突

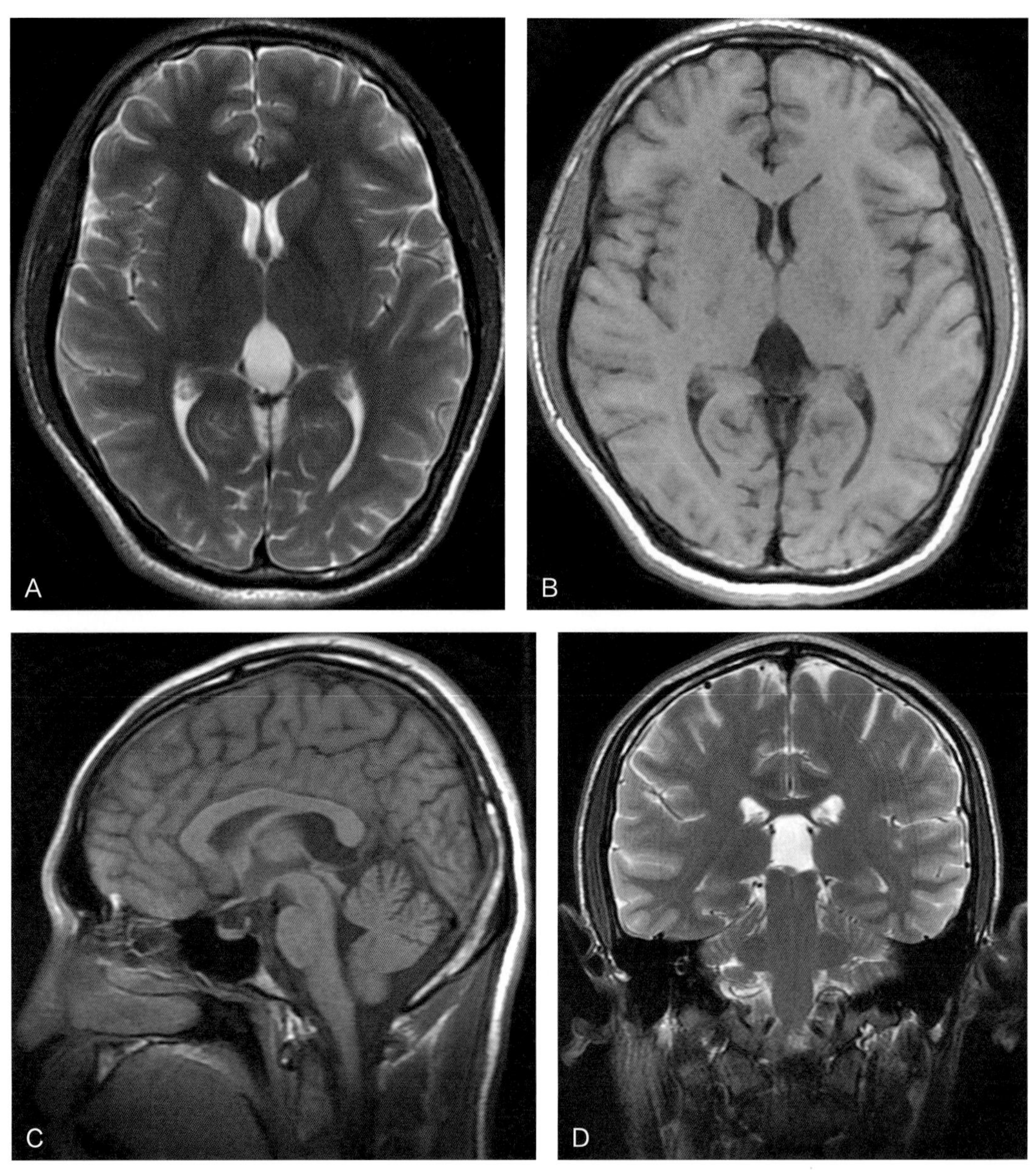

图 7-19-10 松果体囊肿 MRI 平扫

A. T_2WI 示松果体区类圆形高信号，边界清楚；B、C. T_1WI 呈低信号；D. 冠状位 T_2WI 呈高信号

所致。

【临床与病理】

年轻成年人多见（通常小于 40 岁），有轻度的男性多发的倾向。通常无症状，多为偶然发现。可因脑脊液循环受阻引起梗阻性脑积水，颅内压增高产生症状，囊肿较大时可出现占位效应，对邻近脑质产生一定的压迫作用，症状可有头痛、头晕、癫痫、步态异常、痴呆等。没有症状者，随访通常无临床及影像学变化。外科手术后复发不常见。大体病理及术中特征为充满澄清的血清样液体（由室管膜细胞分泌）的薄壁囊肿，囊壁镜下为柱状或立方细胞，有或无纤毛，有泡状核及嗜酸性胞质，免疫组化 GPAF 及 S-100 阳性。

【影像检查方法】

室管膜囊肿在影像学检查中少见，常规 X 线检查对诊断无价值，CT 平扫表现为脑脊液密度，MRI 分辨率较高，检出率亦明显提高。因此 MRI 是室管膜囊肿的首选影像学检查方法。

【影像表现】

最常见部位是脑室内（侧脑室 > 第三脑室、第四脑室），侧脑室室管膜囊肿典型部位位于侧脑室后部；少见部位是大脑实质，脑室旁，多位于颞、顶、额叶；罕见部位是蛛网膜下腔。通常较小（2~3mm），也有较大室管膜囊肿（8~9mm）的报道，可引起相应脑室的扩大。通常不对称。为平滑薄壁囊肿，CT 平扫时表现为脑脊液密度，钙化非常少见，囊壁可不显示，表现为局部脑室扩大，囊壁显示时为薄线状等密度影。T_1WI 及 PDWI 上囊壁呈弧线状等信号，囊内液体在各序列 MR 图像上呈脑脊液信号，FLAIR 序列同脑脊液信号可被抑制，DWI 无弥散受限（图 7-19-11），增强扫描无强化。当囊液蛋白浓度高的时候，CT 可呈高密度，MR 上呈高信号。可有邻近脉络丛的受压移位。

【诊断与鉴别诊断】

位于脑室内呈脑脊液密度或信号的囊肿，侧脑室最常见，无弥散受限，无强化，可能与其他颅内尤其是脑室内良性囊肿难以鉴别，通常无症状，可因影响脑脊液循环或占位效应而引起症状。该病需要鉴别的病变有：

1. 脑室内病变

（1）脑室不对称：侧脑室不对称是正常变异。

（2）脑室内蛛网膜囊肿：少见，有一层细微的纤维结缔组织膜衬有脑膜上皮细胞。

（3）脉络丛囊肿：通常为双侧，起源于脉络丛血管球，弥散受限，可有强化。

2. 脑实质内病变

（1）血管周围间隙：常见于基底节，多小于 5mm，与穿支动脉伴行，内衬软膜，充满组织间液。

（2）脑囊虫病：颅内多发囊性病变，囊内有头节是其典型表现，周围可有水肿，囊壁可呈环形强化。

（3）脑穿通畸形囊肿：充满脑脊液的脑实质内空腔，通常与脑室和（或）蛛网膜下腔相通，内衬胶质增生的白质。

3. 蛛网膜下腔

（1）蛛网膜囊肿：中颅窝最常见，边缘锐利的圆形或卵圆形颅内脑实质外囊肿，可有颅骨重塑。

（2）表皮样囊肿：呈分叶状，潜行性生长，包裹周围组织，DWI 呈高信号，FLAIR 稍高或高信号，因其内部含有复杂成分，如出血、蛋白、甘油三酯和不饱和脂肪酸。

（二）脉络丛囊肿

【概述】

脉络丛囊肿（choroid plexus cyst，CPC）是指发生于侧脑室脉络丛内充满脑脊液的囊肿，是脑室内最常见的神经上皮囊肿，其起源及发病机制尚无定论。脉络丛上皮是由脑室顶部神经上皮分化而来，和其他间充质一起突入脑室形成脉络丛，是分泌脑脊液的重要场所。在胚胎发育过程中，内衬于原始脑室内的神经上皮发生折叠、内卷或外翻，形成一袋状囊肿凸向脑室内，囊袋颈可离断而使囊肿与脑室分离。囊肿可发生在脑室内任何部位，但以三角区最多见。脉络丛囊肿的囊壁由厚薄不一的疏松结缔组织构成，内衬立方或扁平上皮细胞，具有分泌功能。由于囊液高渗透压使周围组织中液体进入囊肿而逐渐增大，临床主要表现为头痛、头晕、呕吐、视物模糊等颅内压增高征象，个别病例有癫痫发作史。

脉络丛囊肿可见于任何年龄段。若发生于胎儿，常提示与染色体异常存在一定相关性，90% 以上胎儿脉络丛囊肿在妊娠 26 周以后消失，仅少数呈进行性增大。胎儿检出脉络丛囊肿时应结合其他临床资料，进一步行羊膜腔穿刺羊水细胞培养或脐带穿刺取脐血培养，以除外 18- 三体、21- 三体等染色体异常。

【临床与病理】

脉络丛囊肿常很小且无临床症状，有症状的侧脑室脉络丛囊肿临床表现有：①头痛、恶心、呕吐、视物模糊和视盘水肿等颅内压增高症状，是由于囊肿逐渐增大产生占位效应所致；②有癫痫发作或抽搐病史，常表现为癫痫大发作，抗癫痫药物难以控制；③局灶症状常为囊肿对侧肢体轻瘫，为囊肿压迫内囊所致。

脉络丛囊肿肉眼表现为侧脑室内散在的直径 ≥ 3mm 的小囊肿，镜下显示完整的基底膜上被覆立方、柱状上皮或结缔组织，大部分上皮萎缩呈扁平。免疫组织化学研究显示上皮的前清蛋白（prealbumin）和 CK 阳性，而 GFAP 阴性，这类似于正常的脉络丛上皮，支持脉络丛囊肿的神经上皮起源。

【影像检查方法】

常规 X 线检查对脉络丛囊肿诊断无价值，CT 平扫表现为液体密度，MRI 对其囊液及囊壁较敏感，检出率亦明显提高，因此 MRI 是脉络丛囊肿的首选影像学检查方法。

【影像表现】

1. CT　脑室扩大，并有病变侧脑室局限性扩张，多位于三角区和体部，呈圆形或卵圆形，病

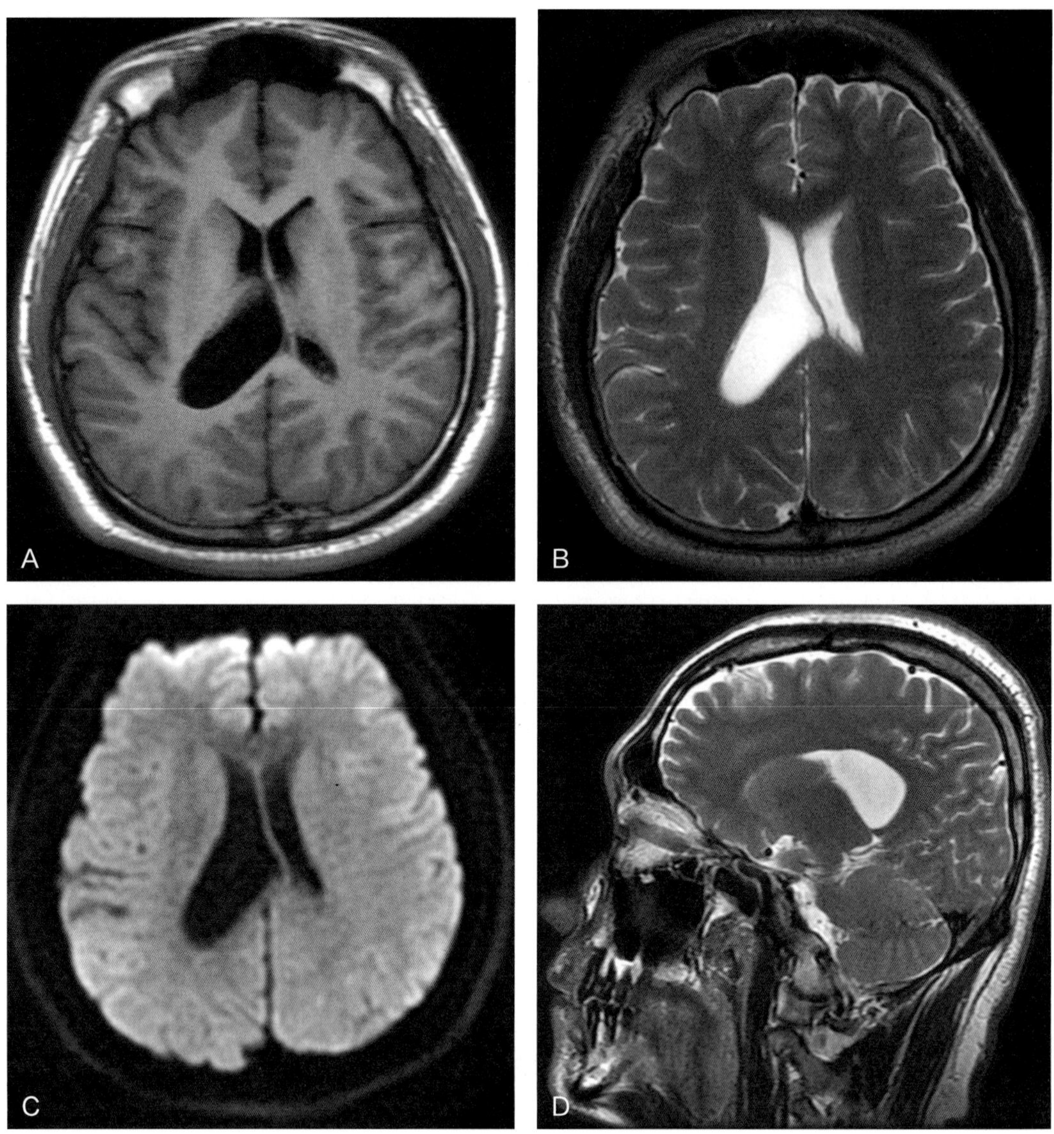

图 7-19-11 室管膜囊肿的 MRI 表现

A. T_1WI 示右侧侧脑室后部囊状低信号；B. T_2WI 上病变呈高信号；C. DWI 上低信号；D. 矢状位 T_2WI 病变显示更清楚

变与脑脊液密度相似，通常无囊壁显示，注射对比剂后无强化。

2. MRI 不仅能显示脑室扩大，还可显示囊肿的边界和包膜，尤其以 T_2WI 明显，与脑脊液和囊液形成反差，成为诊断的重要依据之一。囊壁边缘光滑无结节，周围无水肿。增强检查显示病变呈边缘强化，囊液无强化（图 7-19-12）。囊液由于所含蛋白浓度不同，在 MRI 上可出现不同信号，有人将其分成 3 种类型：①低信号型，囊液与脑脊液相近；②等信号型：囊液含较多量蛋白；③高信号型：囊液为胶质或有囊内出血。DWI 及 FLAIR 像上囊液信号通常高于脑脊液信号。

由于囊肿的占位效应，脉络丛受压移位，也是本病的重要征象之一，由于 CT 对钙化的显示较好，因此观察脉络丛钙化、移位优于 MRI。囊肿较大时可使中线结构受压、移位，但周围无脑水肿表现。

【诊断与鉴别诊断】

脉络丛囊肿临床主要表现为头痛、头晕、呕吐、视物模糊等颅内压增高征象，个别病例有癫痫发作史。囊肿主要以侧脑室三角区最多见，病灶内常可见多个小囊。CT 上以低密度为主；MRI 易显示囊壁，由于囊液蛋白含量不同而表现为不同信号，无增强。脉络丛囊肿应与以下几种疾病

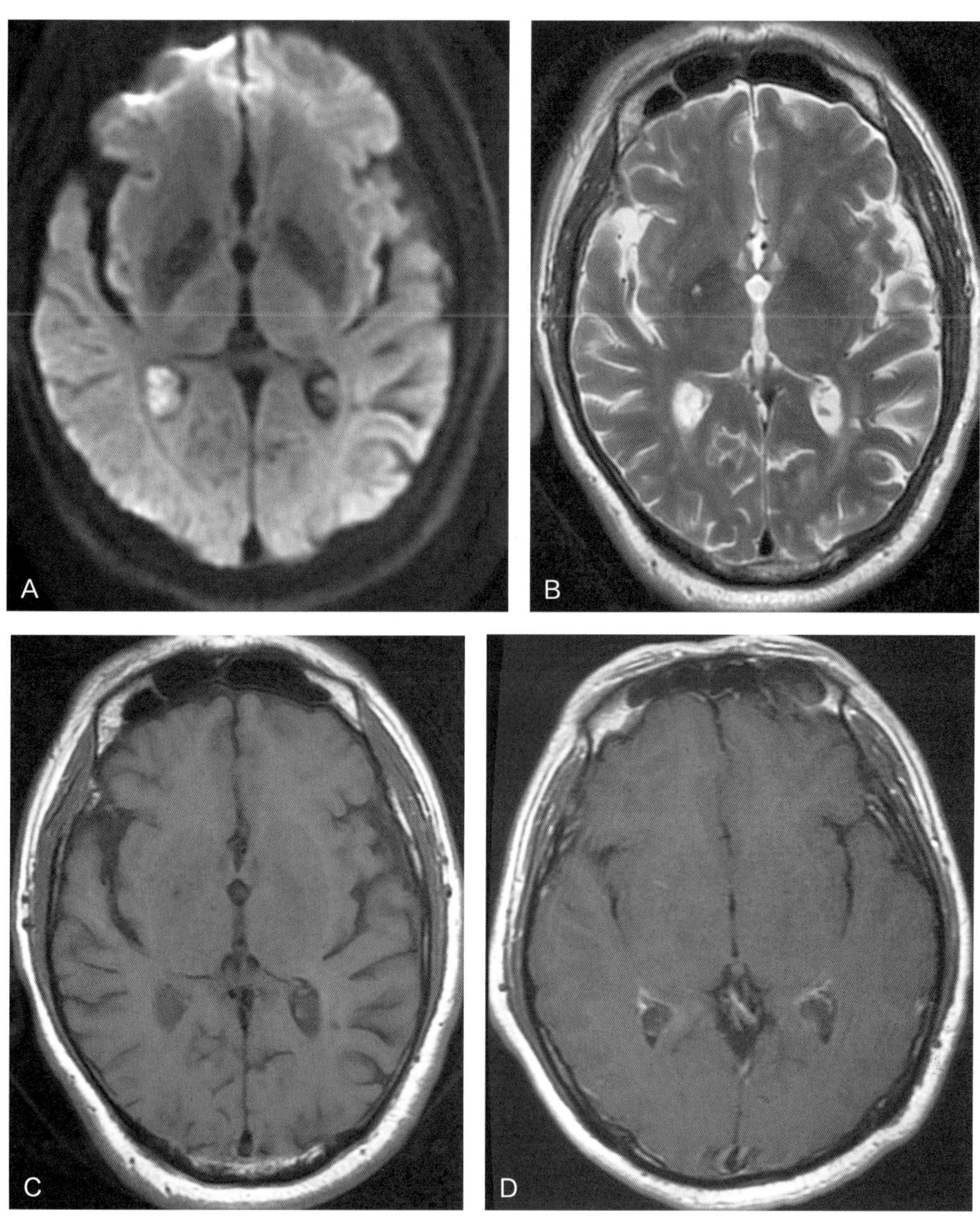

图 7-19-12 脉络丛囊肿 MRI 平扫

A. DWI 示右侧侧脑室三角区脉络丛囊肿高信号；B. T_2WI 可见囊肿的囊壁呈稍低信号；C. T_1WI 示囊肿信号稍高于脑脊液；D. T_1WI 增强检查示双侧侧脑室脉络丛囊肿边缘强化

相鉴别：

1. 脑室局部增大 原发性少见，常见于脑外伤、脑血管病等引起的局限性脑萎缩，除脑室局部增大外，还伴有周围脑组织密度减低或信号异常，局部脑沟增宽，MRI 无囊壁显示，脉络丛无受压和移位。

2. 室管膜囊肿 脉络丛囊肿与室管膜囊肿依据临床表现和影像学检查难以区分，主要根据病理学和免疫组织化学检查鉴别。室管膜囊肿上皮排列直接靠在脑白质或星形神经胶质上，而不是基底膜和结缔组织，其对 GFAP、S-100 显示免疫活性。

3. 蛛网膜囊肿 常见于脑池，而脑室系统极少见，MRI 显示与脑脊液等信号，在 CT 和 MRI 上不易显示囊壁。

4. 表皮样囊肿 其 MRI 表现为不均匀信号，边界多不规则。

5. 脑室内脑囊虫病 脑室内较大囊虫也可达 2~3cm 大小，呈薄壁囊肿样改变，常引起室管膜炎，出现脑积水及脑室壁增厚、变形等改变。

6. 胶样囊肿 其常见于室间孔部位，易引起脑积水，MRI 呈短 T_1、长 T_2 特征性表现，且增强后可见不同程度的强化。

（三）胶样囊肿

【概述】

胶样囊肿（colloid cyst，CC），是罕见的先天性良性颅内非肿瘤性囊性病变，占颅内病变的 0.2%~2%、脑室内肿瘤的 15%~20%、第三脑室占位的 55%。绝大多数胶样囊肿发生在 30~50 岁，极少数发生在婴儿及儿童，男女发病率相当。胶样囊肿一般位于第三脑室孟氏孔区，少数可位于侧脑室、脑外、鞍区、透明隔。

【临床与病理】

胶样囊肿的临床表现与部位有关，典型的胶样囊肿位于第三脑室孟氏孔附近，此处的良性囊肿可能达到 0.3~4cm，如果不迅速诊断和治疗可能引起急性脑积水和死亡。头痛发生率为 68%~100%。头痛的特点是短暂性头痛，持续数秒，初时剧烈疼痛，改变头颅位置后缓解。尽管胶样囊肿病理上为良性，但它们可以阻塞孟氏孔导致急性脑积水，这些病灶为公认突然死亡的原因。胶样囊肿能够引起脑脊液间歇性梗阻，尤其是如果囊肿下垂可活动时，患者可以有瞬间的降落感和持续的头痛，改变体位可缓解。另外一些症状包括进行性痴呆、癫痫发作、短暂性有意识的拼音缺失。儿童大多数症状为头痛、恶心、呕吐、视盘水肿和复视。

以前有学者认为胶样囊肿起源于神经上皮细胞，并被命名为“神经上皮囊肿”。1992 年，Tsuchida 利用免疫组织化学技术发现胶样囊肿是非神经上皮起源，且强调其囊壁与气管和蝶窦的呼吸道黏膜具有相似性。Ho 和 Garcia 发现胶样囊肿的超微结构有以下特征：纤毛细胞和带微绒毛的非纤毛细胞，带有分泌腺的杯状细胞及基底细胞、缺乏细胞器官的不定型细胞；特殊的细胞间连接复合体或细胞桥粒在许多细胞类型中被发现，细胞桥粒是上皮细胞特征性的结构，并促进细胞聚集。在胶样囊肿的超微结构分析中，两种类型的细胞及它们的形态学排列使人联想起一种内胚层系统的呼吸上皮细胞。胶样囊肿内的凝胶样物质为 PAS 阳性并沉积有无组织结构的物质，提示其来源为内胚层上皮分泌及崩解产物，有时可见坏死的白细胞或胆固醇结晶或两者都有。尽管有许多似乎可能的理论，但是胶样囊肿的精确起源仍然是推测性的，组织学上的相似性不能保证病因学的共同性。

【影像检查方法】

常规 X 线检查对诊断无价值，CT 平扫可以发现第三脑室内占位性病变。MRI 对胶样囊肿形态特点、定位、定性均有重要意义，是指导外科手术及正确选择手术入路的重要依据。常规检查序列包括：T_1WI、T_2WI 或 T_2-FLAIR、T_1WI 增强和 DWI。

【影像表现】

1. CT 呈圆形或卵圆形，边缘锐利，位于三脑室前部孟氏孔附近，大部分病灶呈均质高密度（图 7-19-13），CT 值为 45~75 HU，周围脑实质包绕，少数为等密度影周围脑实质包绕，极少数囊肿中心呈低密度。CT 扫描呈高密度可能是由于囊肿壁屑状分泌物、含铁血黄素及 CT 上看不到的微小钙化。增强后囊肿偶尔病灶有薄边缘强化，但典型的是无强化及无钙化。有报道囊壁强化及囊内强化，可能是由于囊壁内含有血管及对比剂可弥散进入囊腔所致。

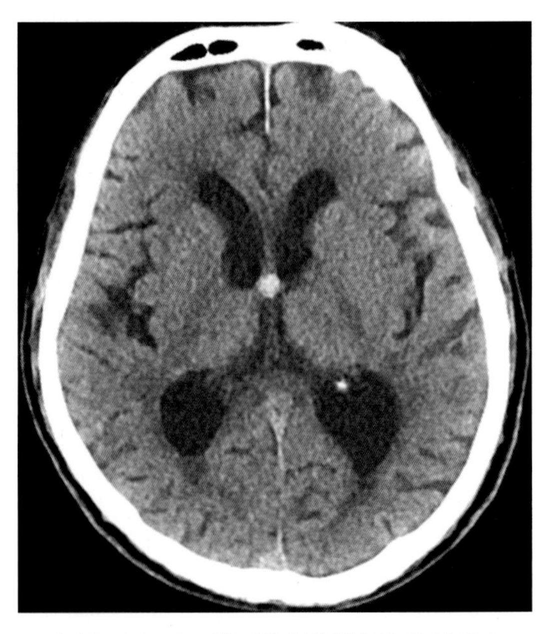

图 7-19-13 第三脑室胶样囊肿 CT 平扫

三脑室前上方小圆形高密度影，边界清楚

2. MRI 胶样囊肿信号表现变化很大，归纳如下：①第三脑室前部圆形或卵圆形肿物，T_1WI 呈高信号，T_2WI 也呈高或稍低信号（图 7-19-14）；②部分胶样囊肿在 T_1WI 上呈等信号，在 T_2WI 呈低信号伴等信号囊壁；③囊肿内可见无信号钙化斑；④梗阻性脑积水，双侧侧脑室扩大，第三脑室缩小或显示不清；⑤增强后囊肿可见不同程度的强化，边缘强化可能与囊壁内含有血管所致。

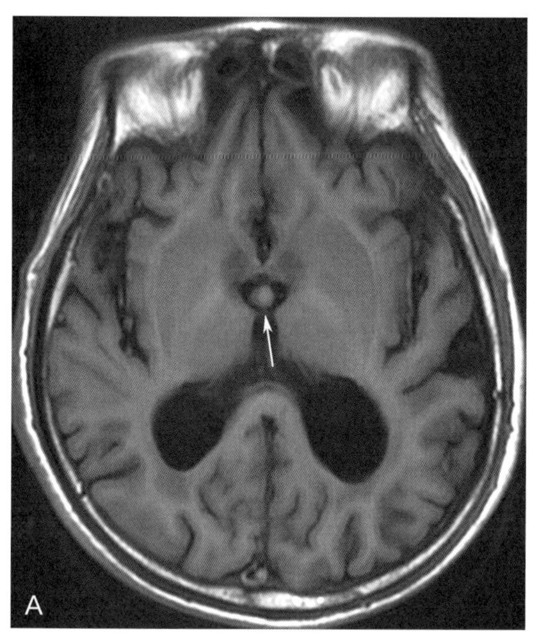

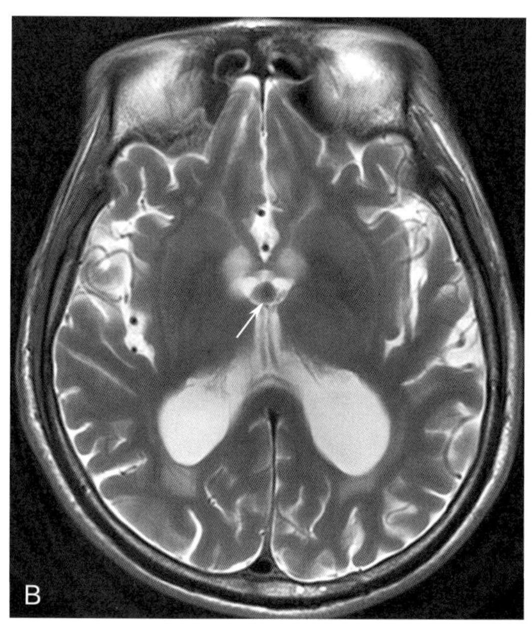

图 7-19-14 第三脑室胶样囊肿 MRI 平扫

A. T_1WI 示三脑室前上方稍高信号结节影（箭）；B. T_2WI 呈稍低信号（箭）

胶样囊肿发病部位及形态特殊，利用 CT 及 MRI 检查可以在术前得到明确的诊断，但因胶样囊肿的 MRI 信号多样，特别是当病灶较小，与脑实质呈等信号时 MRI 则显示较困难，而胶样囊肿在 CT 上绝大多数都表现为高密度，与脑实质呈显著的对比，因此，有学者认为当胶样囊肿为 MRI 等信号强度时，CT 扫描更易于发现病灶。

【诊断与鉴别诊断】

第三脑室胶样囊肿发病部位特殊，CT 及 MRI 检查较容易诊断，但应与其他长入第三脑室的脑内肿瘤鉴别，如中枢神经细胞瘤、第三脑室室管膜瘤、垂体腺瘤、颅咽管瘤、Willis 环附近的动脉瘤等鉴别：

1. 中枢神经细胞瘤 来源于透明隔，与透明隔以宽基底相连，CT 平扫呈稍高密度肿块，可不均匀，形态不规则，增强后可显著强化；MRI 上呈 T_1、T_2 等或高信号。

2. 室管膜瘤 CT 表现特点为形态不规则，密度不均匀，伴有肿瘤内囊变和钙化，增强呈不同程度强化；MRI 表现与 CT 类似，信号不均匀，不同程度强化。

3. 垂体腺瘤 自蝶鞍内向上生长，CT 多表现为鞍内等低密度区，多数增强后明显强化，可见到鞍底骨质变薄或破坏，MRI 显示病灶信号不均匀。通常出现视力下降、视野缺损、激素异常。

4. 颅咽管瘤 多位于鞍上，有囊性、实质性病变，囊性病灶多为分叶状且常伴壁结节，实性部分及囊壁常见钙化。

5. Willis 环附近动脉瘤 CT 呈等或高密度，增强后与血管强化一致，MRI 可见流空效应。

（四）透明隔囊肿

【概述】

在脑的中线前部有三个潜在的腔：透明隔腔（cavum septi pellucidi，CSP），亦称第五脑室；韦尔加腔（cavum Veergae，CV）或称穹窿腔（cavum fornicis），亦称第六脑室；中间帆腔（cavum veluminterpositum，CVI），亦称脑室间腔。透明隔是两侧侧脑室中间的间隔，是在发育过程中由于透明隔小叶未能逐渐融合而形成的间隙。腔的前上方为胼胝体，后下方为穹窿，侧壁即透明隔小叶。正常情况下，此腔于出生 2 个月时闭合消失，如到一定年龄尚未融合且由脑脊液填充，即形成 CSP。

CSP 虽然被称为第五脑室，但是其并不属于脑室系统，透明隔的胚胎起源及结构功能与脑室系统不同，它没有室管膜，但是可与侧脑室或三脑室相通；不与脑室相通者，腔内的脑脊液通过透明隔膜过滤和隔膜静脉及毛细血管重吸收。行脑室造影时常有气体进入 CSP，若与脑室无交通，腔内液体明显增多，向外膨大，则形成透明隔囊肿。

【临床与病理】

透明隔的非肿瘤性囊肿可分为二类，一种是无症状的腔性透明隔，常在头颅的影像检查中偶然发现，它不是真性囊肿，无需治疗。另一种是真性透明隔囊肿，表现为腔性透明隔异常扩张，并压迫周围结构，或阻塞脑脊液循环通路，引起临床症状。临床症状包括：颅压增高，行为、自主神经以及感觉运动功能异常，视神经通路受压出现相应的眼部症状。

【影像检查方法】

透明隔囊肿在影像学检查较少见，常规 X 线检查对诊断无价值，CT 平扫表现为低密度并且可以观察到脑室形态的变化，MRI 分辨率较高且对邻近脑组织显示更清晰。因此 MRI 是透明隔囊肿的首选影像学检查方法，常规检查序列包括：T_1WI、T_2WI 或 T_2-FLAIR、DWI、T_1WI 增强。

【影像表现】

位于侧脑室前角之间的 CSP 明显扩大，两侧壁不是正常的平行状态，而是向两侧弯曲膨隆，邻近组织受压，可与后方的 CV 相通。囊肿内密度或信号等同于脑脊液（图 7-19-15）。增强后无强化。

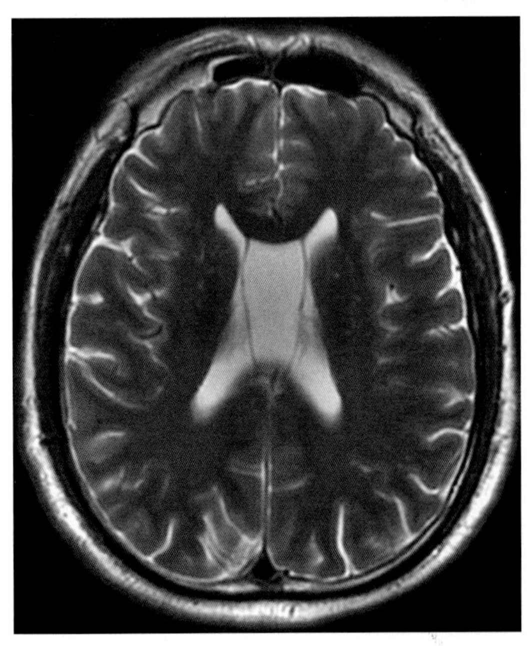

图 7-19-15 透明隔间腔囊肿 MRI 平扫

T_2WI 示囊肿呈高信号，边界清楚

【诊断与鉴别诊断】

在轴位影像（CT 或 MRI）上，透明隔的两壁向两侧弯曲膨隆，凸向两侧侧脑室，两壁间直径大于等于 10mm，多伴有可用该病变解释的临床症状，可诊断为透明隔囊肿。

透明隔囊肿有其特定的发生位置，其鉴别诊断包括：

1. 透明隔间腔增宽 透明隔增宽时两壁仍呈前后平行排列，直径小于 10mm，临床无症状。

2. 蛛网膜囊肿 蛛网膜囊肿好发于颞叶前部及外侧裂部，邻近颅骨可见骨质变薄，呈均匀一致脑脊液密度或信号，形态可以依邻近结构不同而多样。

3. 表皮样囊肿 起源于外胚层，但其内不含皮肤附件。表皮样囊肿有“钻缝匍行”生长的特点，其形状不规则，可包绕邻近血管和神经，鞍旁区者常沿基底池蛛网膜下腔蔓延生长。FLAIR 和 DWI 高信号有助于鉴别。

（五）中间帆腔囊肿

【概述】

中央帆腔（cavum veluminterpositum，CVI）是位于双侧侧脑室之间，穹窿下方，第三脑室上方较窄的三角形脑脊液间隙。其内有大脑内静脉、丘脑上静脉及脉络膜后中动脉通过。这是早产儿和新生儿中常见的变异，通常在脑部成熟时消失。CVI 在成年人中很少见其保持原始结构。虽然有时可以观察到 CVI 的中度囊性扩张，但是真正的大囊肿非常罕见，仅有少数病例报道，主要是儿童和青少年。

【临床与病理】

病理为蛛网膜囊肿。患有中央帆腔囊肿的儿童可能存在头颅体积增大，智力迟钝，癫痫发作和脑积水，但脑积水常在成年人发现，其病理机制尚不清楚。

【影像检查方法】

中央帆腔囊肿在影像学检查较少见，常规 X 线检查对诊断无价值，CT 平扫表现为低密度并且可以观察到脑室形态的变化，MRI 分辨率较高且对邻近脑组织显示更清晰。因此 MRI 是中央帆腔囊肿的首选影像学检查方法，常规检查序列包括：T_1WI、T_2WI 或 T_2-FLAIR、DWI、T_1WI 增强。

【影像表现】

中央帆腔的蛛网膜囊肿是位于第三脑室和丘脑上方以及两个侧脑室后半部之间的囊性结构。大脑内静脉通常位于囊肿的下方和（或）侧方。囊肿内密度或信号均匀，等同于脑脊液，即 CT 上为低密度，MRI 上为长 T_1、长 T_2 信号。

【诊断与鉴别诊断】

中央帆腔囊肿易与中间帆腔囊性扩张混淆，中央帆腔与邻近脑质相沟通，不会出现占位效应或者脑积水，而中央帆腔囊肿会导致脑室系统阻塞，导致相应的临床症状。

韦加尔腔囊肿也需要与其相鉴别，大脑内静脉是鉴别两者的重要标志。韦加尔腔位于大脑内静脉的上方，而中央帆腔包绕这些静脉，所以韦加尔腔囊肿将大脑内静脉分开，而中央帆腔囊肿将在其下方或侧方包绕这些静脉。

此外还需将其与松果体囊肿及四叠体蛛网膜囊肿区分，主要根据位置进行鉴别。

三、脑实质内囊肿

（一）神经胶质囊肿

【概述】

神经胶质囊肿（neuroglial cyst，NGC）又称为胶质室管膜囊肿（glioependymal cyst），有时也称为神经上皮囊肿，是一种良性、内衬神经胶质细胞、内含液体、包埋在大脑白质内的空腔，其内衬覆室管膜，内含特异性不强的反应性星形细胞。

【临床与病理】

神经胶质囊肿一般认为是先天性病变，起源于胚胎神经管上皮细胞，可发生于脑和脊髓的任何部位，脑实质内较脑实质外多见，额叶最常见。该病罕见（颅内囊肿比例 <1%），任何年龄均可发病，成年多见。最常见的症状为头痛，也可有痫性发作，神经系统功能缺失等症状（取决于囊肿大小、部位）。其为圆形、光滑、单腔、壁薄的囊肿，通常内含清亮的液体，似脑脊液。显微镜下其内为脉络丛上皮细胞（低立方上皮）或室管膜上皮细胞（柱状上皮）。

【影像检查方法】

MRI 为最佳检查方法，推荐序列为 MRI 常规序列加 T_1WI 增强、DWI、FLAIR 序列。

【影像表现】

神经胶质囊肿可发生在脑和脊髓的任何部位，多位于脑实质内，额叶是最常见的部位。其大小各异，从数毫米至数厘米不等，为光滑、圆形、单腔、良性外观的囊肿。

1. CT　囊肿内密度等同于脑脊液（图 7-19-16），边界清楚，边缘光滑，囊壁无钙化，增强检查囊壁无强化。

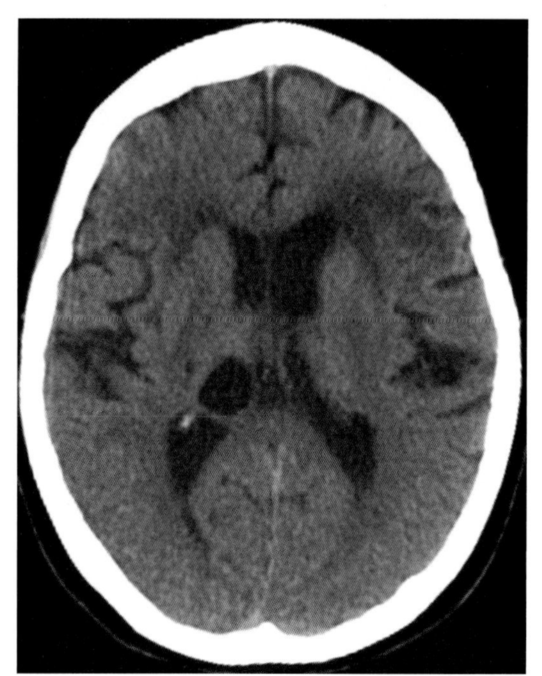

图 7-19-16　神经胶质囊肿 CT 平扫

横轴位 CT 显示右侧丘脑类圆形囊性低密度影，边界清楚

2. MRI　多为脑实质内（类）圆形的薄壁脑脊液样信号（图 7-19-17），即呈长 T_1，长 T_2 表现，信号均匀，境界清，周围脑实质信号无异常或轻度异常，FLAIR 像通常完全受抑制，DWI 一般无弥散受限，为低信号，ADC 为高信号，周围无水肿；增强检查无强化。

【诊断与鉴别诊断】

神经胶质囊肿临床罕见，若出现脑实质内的单发囊肿，与脑室系统不相通，周边无或有轻微胶质增生，增强检查无强化时，可考虑为神经胶质囊肿。不强化特征是神经胶质囊肿与肿瘤性囊性病变及感染性囊性病变鉴别的关键。该病主要与以下疾病鉴别：

1. 良性非肿瘤性脑实质囊肿　罕见，囊肿壁由神经胶质细胞构成，没有蛛网膜层，也无上皮，CT 平扫呈脑脊液密度，但在 MRI 上与脑脊液信号不同，T_1WI 或 PDWI 可能稍高于脑脊液信号，T_2WI 与脑脊液相似，囊肿周围可以有胶样变，即在 PDWI 或 FLAIR 周围呈薄的高信号带，增强囊壁无强化。该病与脑实质内神经上皮囊肿较难鉴别，鉴别点是囊肿周围有无胶样变，有胶样变者为良性非肿瘤性脑实质囊肿，无胶样变为神经上皮囊肿，即神经胶质囊肿。

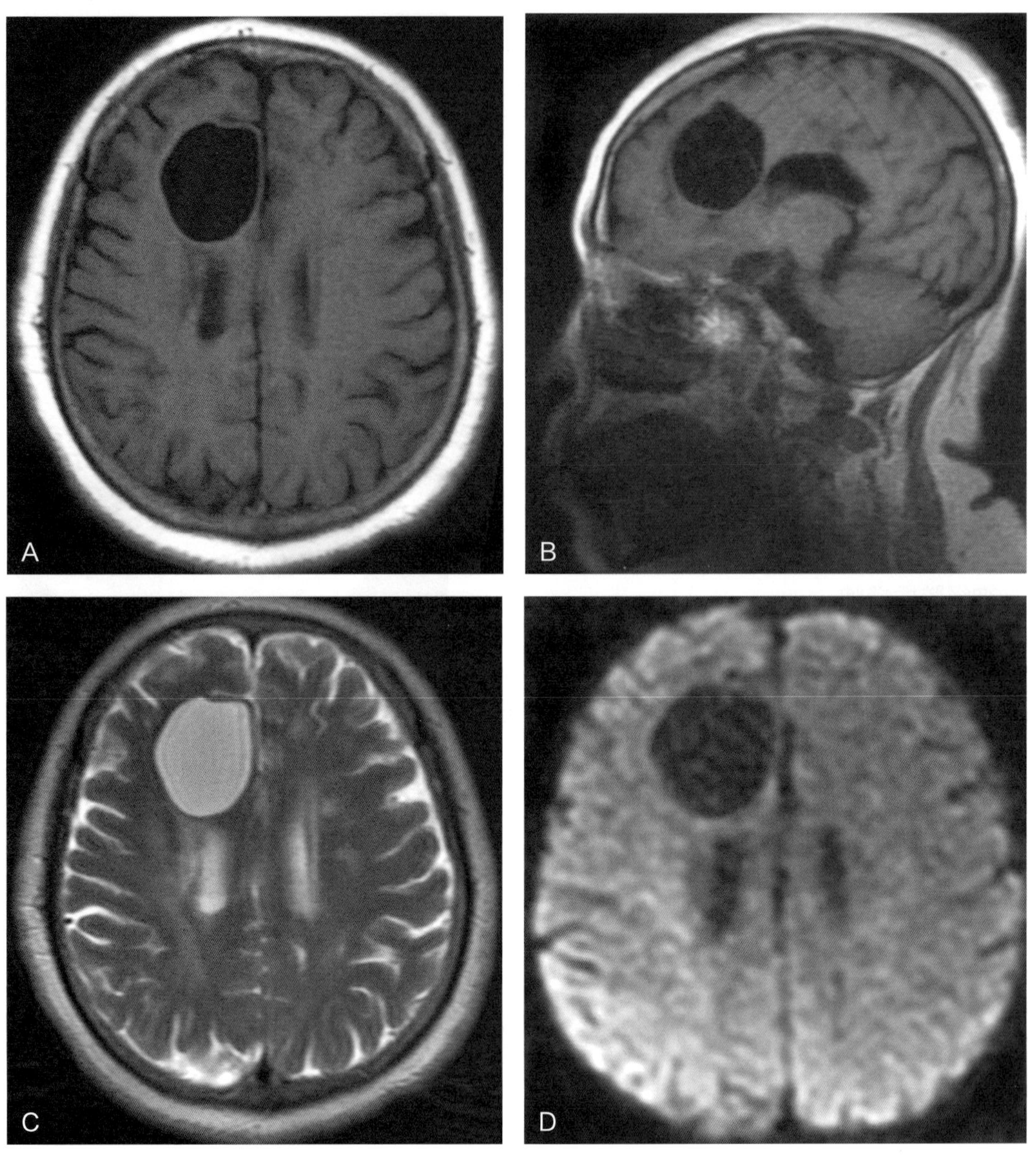

图 7-19-17 神经胶质囊肿 MRI 平扫

A、B. T_1WI 示右侧额叶类圆形低信号，边界清楚，信号均匀；C. T_2WI 呈高信号；D. DWI 呈低信号

2. 血管周围间隙 通常是成簇的，多聚集于基底节区。

3. 感染性囊肿 如神经囊尾蚴病，通常较小，大小 <1cm，且部分增强。

4. 蛛网膜囊肿 一般位于颅内脑实质外，形态可以依邻近结构不同而多样，无黏膜上皮。

5. 穿通畸形囊肿 与脑室直接沟通，其相邻脑组织通常表现为胶质增生、神经胶质细胞增生。

（二）脑穿通囊肿

【概述】

脑穿通囊肿（porencephalic cyst），又称脑穿通畸形囊肿或孔洞病，是指与脑室系统直接相通和（或）与蛛网膜下腔相通的脑实质内囊性病灶。该病可分为先天性和继发性。先天性脑穿通囊肿少见，原因尚不明确，可能与胎儿脑血管闭塞、发育畸形、母体感染或营养障碍相关，由于胎儿期脑组织破坏所造成脑组织局部缺失，脑内可伴有局限性、迁移性发育障碍。继发性并不少见，多见于外伤、感染、手术或出血等原因导致正常脑组织液化坏死。

【临床与病理】

先天性脑穿通囊肿患者主要临床表现为脑瘫、智障、癫痫、惊厥等，获得性以偏瘫等局部神经功能受损症状为主要表现。病理上表现为与脑室和（或）蛛网膜下腔相通的囊肿样空洞，囊腔内充满类似于脑脊液的液体，囊壁内衬室管膜。病灶范围与脑动脉供血区一致。灶周无水肿，邻近白质胶质增生或海绵变性，邻近颅骨可因慢性脑脊液搏动而变形。依据其所相通的部位不同可分为皮质型、髓质型和混合型。

【影像检查方法】

常规X线检查对诊断脑穿通囊肿无价值，CT能直观地显示本病的形态、大小、位置、密度及与周围结构的关系。因此，CT是诊断该疾病的首选检查方法。MRI可更清楚地勾画病灶，可作为补充检查手段，MRI常规检查序列包括：T_1WI、T_2WI或T_2-FLAIR。

【影像表现】

脑穿通囊肿单侧或双侧发病，位于皮层或皮层下。典型表现为脑实质内囊性病变，呈扇形、梭形或球形，与邻近脑室和（或）蛛网膜下腔相通，常伴同侧脑室扩大、脑池增宽，还可伴有不同程度脑发育不全和（或）局部脑组织萎缩。囊壁为瘢痕和增生的胶质构成，多不光滑，较为僵硬，常见脉络丛向囊腔内移入并钙化。CT囊腔内为脑脊液密度；MRI囊内信号与脑脊液信号一致，周围白质信号在T_2WI和T_2-FLAIR上可增高（图7-19-18）。病灶周围无水肿及占位效应。增强扫描囊壁无强化。

【诊断与鉴别诊断】

脑穿通囊肿表现为脑实质内与脑室和（或）蛛网膜下腔相通的囊性病灶，囊腔内密度、信号与脑脊液一致。根据典型的影像学表现，结合患者病史和临床症状，诊断并不困难。需要鉴别的病变包括：

1. 蛛网膜囊肿 位于脑外，向内压迫脑实质，常伴邻近颅骨受压变薄。

2. 脑内软化灶 通常不与脑室相通，两者之间存在脑实质；若两者相通，可诊断为脑穿通囊肿。

3. 分离型脑裂畸形 往往贯穿大脑半球，自脑室达脑表面，并伴灰质异位。

4. 室管膜囊肿 位于脑室内，相邻的脑实质信号正常。

5. 脑内囊性占位性病变 常有明显占位效应，同侧脑室受压变窄或闭塞，多数有灶周水肿，中线结构向对侧移位，鉴别不难。

（三）海马沟残余囊肿

【概述】

海马沟残余囊肿（hippocampal sulcus remnant cyst），亦称海马残余囊肿、海马沟腔，是常见的正常变异。原始的海马沟是由海马角和齿状回彼此折叠形成的裂缝。海马角和齿状回融合，遗留浅的海马沟。一般是由于胚胎时期海马角和齿状回的发育缺陷或不完全融合形成的囊肿。影像学表现为串珠状分布的小的脑脊液样囊肿，位于海马区域，紧邻侧脑室颞角内侧。一般为多发，不引起临床症状。外观看起来像一串含有脑脊液的小囊肿沿海马侧缘分布。

【临床与病理】

常偶然发现。在对痫性发作患者的检查中，经常在高分辨率的成像中见到海马残余囊肿。据报道，在阿尔茨海默病患者中，因颞叶萎缩，囊肿可扩大。代表部分未融合的海马沟。

【影像检查方法】

CT对显示海马沟残留囊肿价值有限；MRI更具优势，常规序列主要包括T_1WI、T_2WI、T_2-FLAIR，必要时加PDWI、高分辨成像，多无需T_1WI增强检查。

【影像表现】

影像学表现为具有特定部位、形态、信号或密度的病变。沿着海马外侧边缘的一串囊肿。在所有磁共振序列中，囊肿信号与脑脊液一致（图7-19-19）。

【诊断与鉴别诊断】

位于海马区域，紧邻侧脑室颞角内侧，呈脑脊液密度或信号的囊肿，无弥散受限，无强化，诊断并不困难，认识它的重要价值在于避免和其他类型病变混淆。需要鉴别的病变包括：

1. 颞叶内侧硬化 海马硬化最早由Falcomer等提出，颞叶内侧硬化，是难治性颞叶癫痫最常见的原因，与癫痫互为因果。可单侧，也可双侧对称或不对称受累。海马萎缩是最常见最可靠的征象。颞叶萎缩，T_2WI、FLAIR信号增高，患侧侧脑室颞角扩大。

2. 脉络膜裂囊肿 位于海马与间脑之间，多发于单侧颞叶内下部，体积较小，右侧略多于左侧，为圆形或卵圆形的脑脊液密度或信号影，边缘清晰，囊肿周围无水肿，占位效应不明显，无强化。

3. 蛛网膜囊肿 蛛网膜囊肿好发于颞叶前部

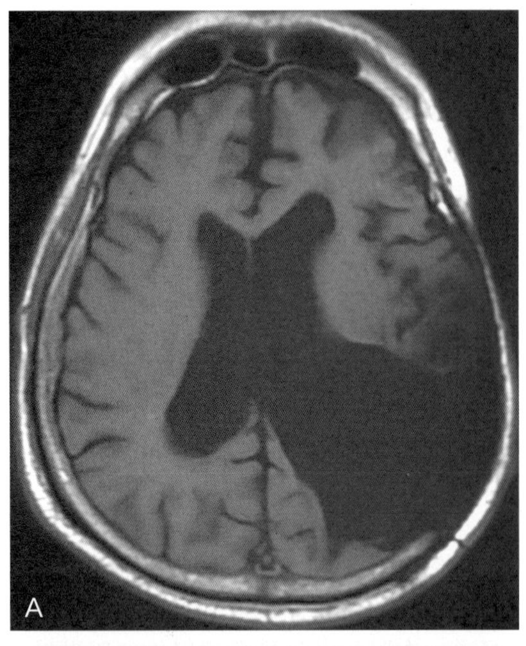

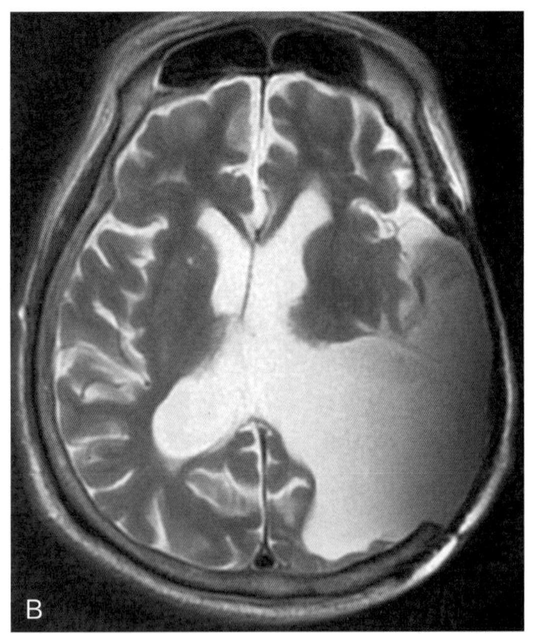

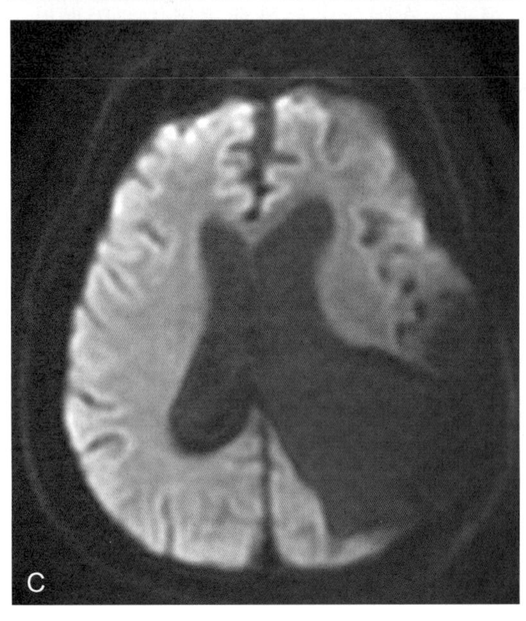

图 7-19-18 左侧额、颞、顶区穿通囊肿

A. T_1WI 低信号；B. T_2WI 高信号；C. DWI 低信号

及外侧裂部，邻近颅骨可见骨质变薄，呈均匀一致脑脊液密度或信号，形态可以依邻近结构不同而多样。

4. 脑内软化灶 海马残余囊肿曾经多被误认为软化灶，误诊的主要原因在于对该病的不认识。从部位来看，前者位于海马区域，紧邻侧脑室颞角内侧。临床没有相关神经系统症状及体征。

5. 血管周围间隙 随着 MRI 的应用和成像技术的改进，血管周围间隙显示率越来越高，以前联合、双侧半卵圆中心为著，一般对称分布。

（四）血管周围间隙

【概述】

血管周围间隙（perivascular space，PVS）定义为沿着典型血管穿过灰质或白质的路径走行的充满液体的间隙，又称 Virchow-Robin 间隙。最初于 1843 年由 Durand Fardel 提出，Rudolf Virchow 在 1851 年进行了详细描述，而后 Charles-Philippe Robin 进一步证实其为脑血管周围的环形结构。大脑皮层的 PVS 边界由血管外膜和星形胶质细胞终足构成，其内填充着来自蛛网膜下腔的脑脊液，但与蛛网膜下腔不相通，与软脑膜下腔相通。

PVS 对于脑的代谢产物的排出、维持颅内压的平衡非常重要。脑脊液部分通过蛛网膜颗粒和蛛网膜绒毛代谢，部分通过低阻力的穿通小动脉的血管周围通路进入脑实质，动脉周围间隙的脑脊液与邻近的组织液进行物质交换，经静脉周围

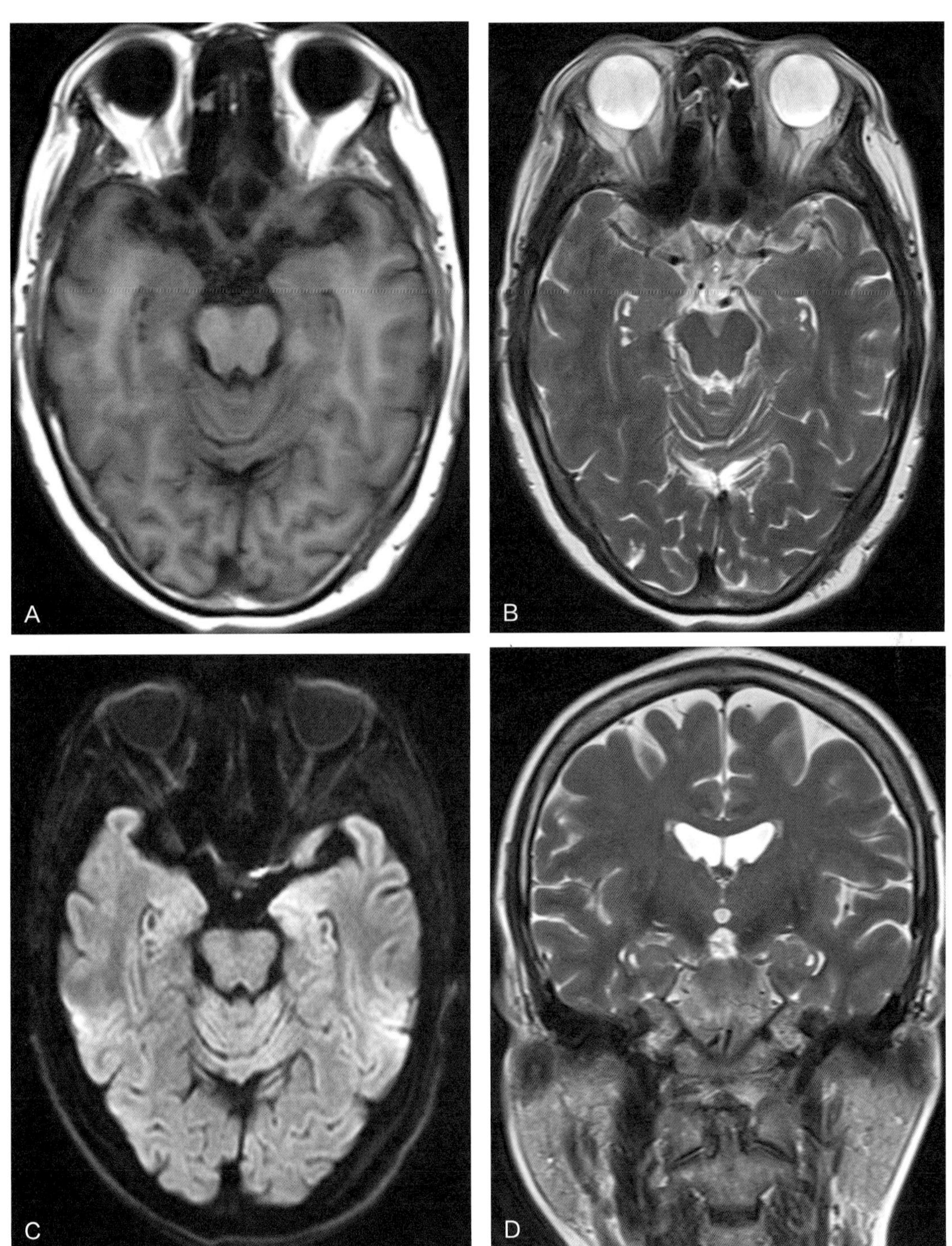

图 7-19-19 双侧海马沟残余囊肿 MRI 表现

A. T_1WI 示双侧海马外侧缘串珠状分布的低信号影；B. T_2WI 呈高信号；C. DWI 呈低信号；D. 冠状位 T_2WI 呈高信号

间隙回流到颈部淋巴系统。代谢废物如 β 样淀粉蛋白（amyloid-beta peptides，Aβ）在血管周围堆积，可能导致血管周围阻塞、间隙扩大。研究显示，正常人脑内 Aβ 呈昼夜波动，但随着年龄增长和与早期阿尔茨海默症相关淀粉样物质的沉积，其昼夜波动幅度水平下降，而且脑实质淀粉样斑块沉积和脑淀粉样血管病会直接导致 Aβ 经脑脊液的清除率减低，继而 PVS 反向扩大。

【临床与病理】

扩大的血管周围间隙（enlarged perivascular space，ePVS）年长者更多见，多无临床症状。ePVS 最初归为Ⅲ型腔隙，2013 年神经影像学血管变化报告标准（the STandards for ReportIng Vascular Changes on Neuroimaging，STRIVE）将ePVS规定为直径小于等于3mm，而超过3mm认为是假定血管起源的腔隙。研究认为ePVS这一影像学征象可作为预测发生脑小血管病、卒中、痴呆或轻度认知障碍的危险因素，与一些炎症因子有关，而且可能提示与脑内清除通路受损相关的潜在病理学进展。一些研究显示男性ePVS多于女性，年长者更显著。然而因不同研究使用的MRI序列不同，PVS大小各异，其可视性并不能作为病理性扩大的诊断标准。多发可见的PVS是否有临床意义仍存在争议，因此不能将它定义为病变。

研究显示，不同区域ePVS的临床意义不同，白质区ePVS可能提示淀粉样脑血管病，而基底节区ePVS可能提示高血压性动脉病。经尸检发现这可能反映了这些脑区内血管的解剖学差异，基底节区动脉周围的PVS内附内、外两层软脑膜，而大脑皮层动脉周围PVS仅有一层外膜。

【影像检查方法】

CT对显示PVS价值有限；MRI更具优势，常规序列主要包括T_1WI、T_2WI、T_2-FLAIR，必要时加PDWI，多无需T_1WI增强检查。

【影像表现】

1. CT　只能显示较大的ePVS，表现为圆形或卵圆形脑脊液样低密度影，边界清楚，增强检查无强化，多位于基底节区，也可见于半卵圆中心、侧脑室旁白质、中脑等（图7-19-20）。

2. MRI　在常规MRI结构像上PVS不可见，仅可见ePVS。所有序列上，ePVS信号与脑脊液相似，多为双侧，由于其沿着穿通血管走行，当成像平面平行于血管走向时呈线样，垂直于血管走向时呈圆形或卵圆形，直径多小于3mm，T_2WI或T_2-FLAIR像上含液间隙周围多无T_2高信号环，于高分辨图像有时可见PVS中央的血管，增强检查ePVS无强化（图7-19-21）。较大的ePVS于下方基底节更显著，可达10~20mm，甚至可见占位效应。PDWI上ePVS与灰质呈等信号。

【诊断与鉴别诊断】

对于老年患者，临床无症状，因其他原因偶然发现或存在不同程度神经认知功能障碍时，结合典型MRI表现，PVS多可诊断。CT只能显示较大的PVS，呈低密度。MRI信号与脑脊液相似，ePVS直径多不超过3mm，呈线样、圆形或卵圆形。T_2WI或T_2-FLAIR像上含液间隙周围无高信号环。

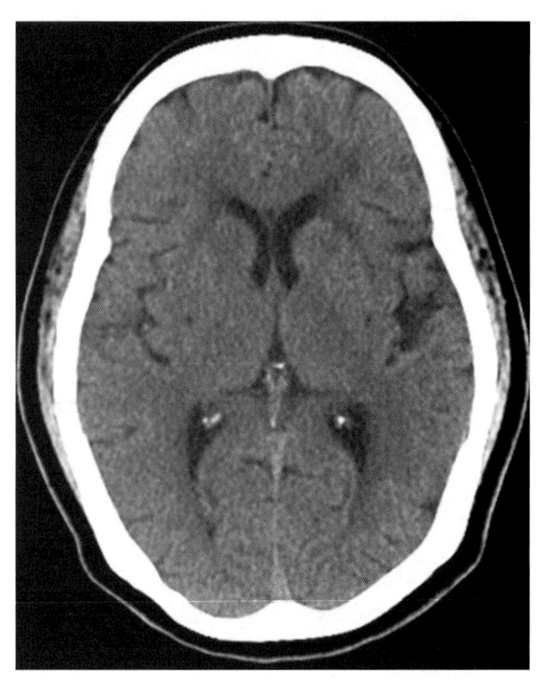

图7-19-20　血管周围间隙CT表现

双层基底节区点状低密度影，边界清楚

PVS主要与假定血管起源的腔隙相鉴别：病理证实ePVS直径多不超过3mm，T_2WI或T_2-FLAIR上含液间隙周围无高信号环（穿过高信号的白质区除外），有时可见ePVS中央的血管，可作为鉴别依据。而假定血管起源的腔隙多位于皮层下，直径3~15mm，与先前穿通小动脉发生急性小的皮层下梗死或出血位置一致，T_2-FLAIR呈环形高信号。ePVS有时与其鉴别困难，PDWI上ePVS与灰质呈等信号，而假定血管起源的腔隙呈相对高信号。

【影像学研究进展】

近年来先进的神经影像学分割方法实现可量化ePVS的容积，并用配准MRI序列自动计算。利用3D配准多序列MRI，对相对信号强度进行空间比较。简单的T_1和T_2相对信号对比即可量化ePVS。

通过ASL-PWI可评价脑血管反应性、缺氧和血流灌注情况，动态对比增强成像可观察血脑屏障渗漏，加上DTI以及常规结构成像综合评估，能够更全面地理解神经血管功能障碍的机制。

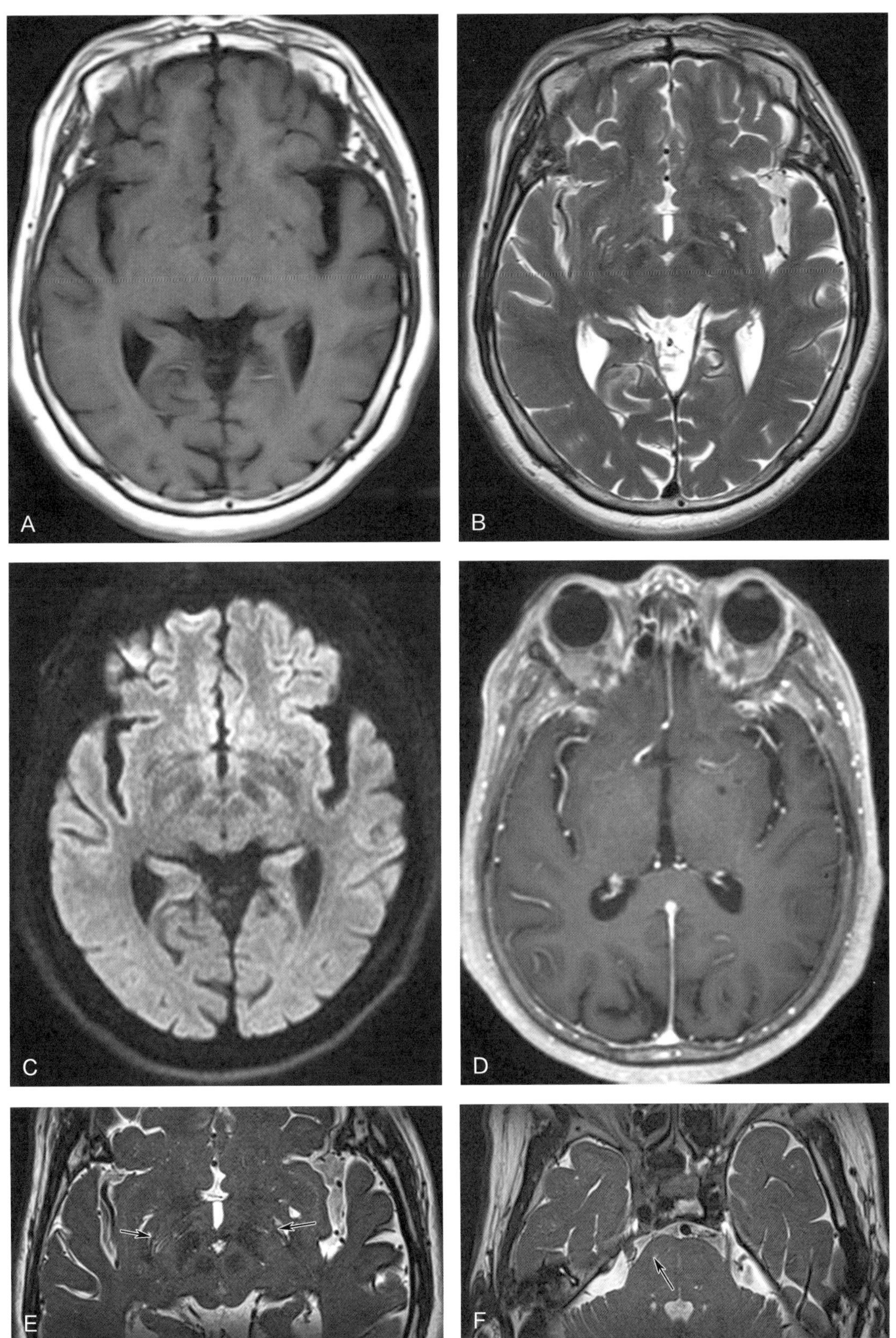

图 7-19-21 血管周围间隙 MRI 表现

A. T_1WI 示双侧基底节区下部多发类圆形、卵圆形和线样低信号，左侧部分病变稍大，横径约 3mm；B. T_2WI 呈高信号；C. DWI 呈低信号；D. T_1WI 增强未见强化；E. T_2-SPACE 高分辨小 FOV 检查可见 PVS 内穿行的血管呈低信号（箭）；F. 同一患者 T_2-SPACE 见脑桥内条状、点状环形高信号，中心见血管（箭）

（李 威）

第二十节 其他肿瘤及肿瘤样病变

一、白血病

【概述】

中枢神经系统白血病（central nervous system leukemia，CNSL）系白血病细胞髓外浸润至蛛网膜或蛛网膜邻近神经组织所致，是白血病的一种常见并发症，可见于白血病病程的任何阶段，对预后有重要影响。

CNSL 主要见于急性白血病，特别是急性淋巴细胞白血病及急性髓性白血病。少数出现在慢性髓性白血病急性变患者中，而慢性淋巴细胞白血病更罕见。儿童并发 CNSL 者远高于成人。

【临床与病理】

CNSL 的症状及体征以高颅压和脑膜刺激征最常见，且多发生在化疗缓解期。可表现为有头痛、呕吐、视力模糊、抽搐、视盘水肿、头晕、癫痫、面瘫等，有时并无特异性，临床难以与药物导致的颅内并发症如脑血管病、白质变性、后循环综合征等鉴别。也有部分 CNSL 病例为神经系统症状阴性，仅在 CSF 细胞学检查或影像学检查时发现。

目前诊断 CNSL 的金标准是脑脊液细胞学检查。但是经常会有假阴性的结果，需要结合影像学进行综合判断。

CNSL 的病理学主要表现为脑膜及脑实质白血病细胞灶性或弥散性浸润，可伴有出血、血肿、硬膜外肿块、横断性脊髓炎等。浸润的范围包括：①脑膜浸润，硬脑膜浸润占 70%，蛛网膜浸润者 50%；②脑实质浸润，可呈结节、肿块，同时可诱发出血；③同时浸润脑膜和脑实质是较常见的一种方式；④通过直接浸润破坏或压迫血管及脑神经，主要是视神经、面神经、展神经等受损，脊髓及外周神经也可受累。

关于白血病浸润机制目前尚未定论，白血病细胞可能通过以下途径进入中枢神经系统：①直接播散：颅骨的骨髓细胞通过桥静脉的外膜或硬膜下间隙的神经束迁移到脑膜内，或由颅骨的损伤处直接进入；②血源途径：白血病细胞通过表浅蛛网膜、静脉壁内膜、脉络丛进入中枢神经系统，通过脑毛细血管进入大脑实质；③淋巴途径；④其他途径：白血病细胞沿神经根蔓延，通过神经孔进入蛛网膜下腔，或是通过诊断性腰穿形成的创口侵入。其中直接播散和血源途径最常见。另外还有研究表明异基因造血干细胞移植术后状态，机体免疫功能受到抑制，可能会增加白血病细胞分泌因子破坏血脑屏障或改变其功能状态并浸润中枢神经系统的机会。

【影像检查方法】

常规 X 线检查对诊断 CNSL 无价值。CT 和 MRI 对病变的诊断比较有帮助。但 CT 平扫的敏感性不如 MRI，尤其是很难检测脑膜的浸润，故一般推荐 MRI 平扫加增强扫描来评估 CNSL。MRI 是评估 CNSL 的首选影像学检查方法，常规检查序列包括：T_1WI、T_2WI 或 T_2-FLAIR、DWI，T_1WI 增强。SWI 序列可以帮助诊断微出血。DTI、fMRI、MRS、PWI 等 MRI 新技术可以量化评估 CNSL 的脑损害，尚处于研究阶段。PET 技术不仅可以评估脑实质和脑膜的浸润情况，还可评估其他器官的累及情况。

【影像表现】

CNSL 影像学的表现多样，主要表现为脑膜型、脑实质侵犯型及混合型。

1. 脑膜型 脑膜型包括软脑膜和硬脑膜的浸润。由于白血病细胞经脑膜血管向蛛网膜下腔播散，白血病浸润软脑膜是 CNSL 的常见形式。CT 检查示脑沟、脑池消失或密度增高，MRI 检查示脑沟或软脑膜出现小条状或线样异常信号，软脑膜不均匀增厚，T_1WI 为等或稍低信号，T_2WI 为等、低信号，增强扫描软脑膜增厚并明显强化（图 7-20-1）。软脑膜广泛受侵时，脑脊液吸收通道受阻可产生继发性的交通性脑积水。CT 及 MRI 可表现为基底池、大脑外侧裂、脑室系统对称性扩大。当软脑膜增厚不明显时，CT 有可能出现假阴性的结果，MRI 增强扫描有助于发现病灶，可见病变的软脑膜明显强化。而硬脑膜浸润可表现为与硬脑膜宽基底相连的软组织肿块，CT 多呈等密度或稍高密度，MRI 多呈稍长 T_1 稍短 T_2 信号，也可呈现多种信号，增强扫描多呈明显均匀强化，亦可表现为硬脑膜增厚，增强扫描呈线样强化。病变邻近的颅骨也可见受累，颅骨边缘骨质侵蚀，侵及骨膜可形成“光芒状”瘤骨，增强扫描可见

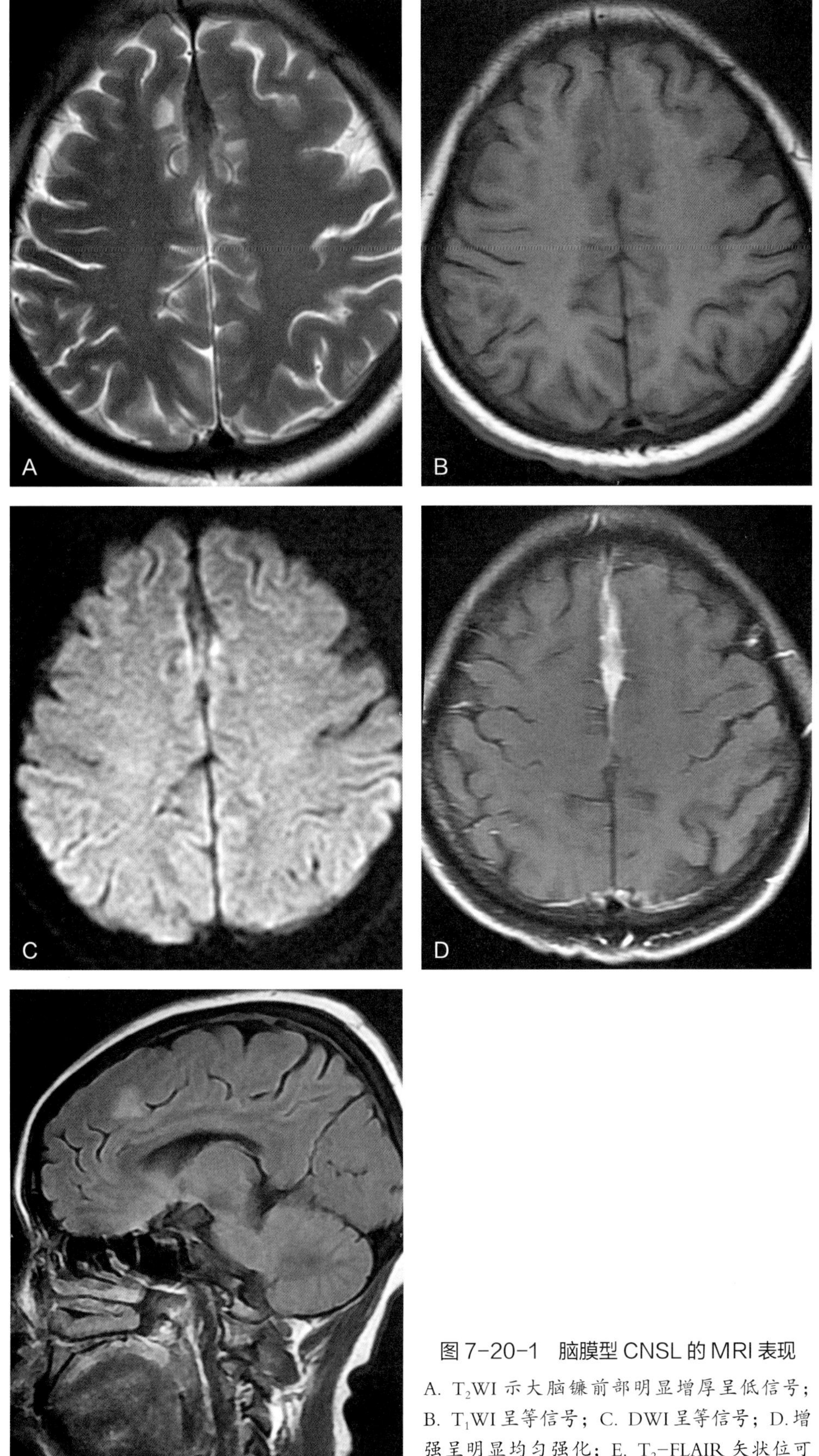

图 7-20-1　脑膜型 CNSL 的 MRI 表现

A. T_2WI 示大脑镰前部明显增厚呈低信号；B. T_1WI 呈等信号；C. DWI 呈等信号；D. 增强呈明显均匀强化；E. T_2-FLAIR 矢状位可见额叶皮层下高信号

强化。

2. 脑实质侵犯型 主要是白血病细胞侵犯软脑膜后，沿血管周围间隙在血管周围扩散，破坏软脑膜进入脑内。可分为非肿块型浸润及肿块型浸润。非肿块性浸润通常没有明显的占位效应，皮层及皮层下区域或深部白质均可累及，累及皮层及皮层下区时CT表现为低密度影或混杂密度影，MRI表现为条带状异常信号，T_1WI呈稍低信号，T_2WI呈稍高信号，增强扫描可见条带状强化，皮层形态稍肿胀，邻近脑沟稍变窄。累及深部白质有时很难与脑缺血和脑出血相鉴别。肿块型浸润是脑实质侵犯最常见的表现形式，可以分为单发肿块型及多发肿块型。CT表现为单发或多发混杂密度肿块影，周围可见低密度水肿带。MRI表现为单发或多发脑内肿块，T_1WI多呈等、低信号，T_2WI多呈稍高信号，DWI多呈等、低信号，合并出血时根据出血时间不同信号略有变化，增强后明显强化，周围水肿轻，占位效应轻。

3. 混合型 同时侵犯脑膜和脑实质，根据累及的组织不同表现出多种多样的影像特点，这也是CNSL最常见的表现形式（图7-20-2）。

【诊断与鉴别诊断】

中枢神经系统白血病的诊断如下：①有中枢神经系统症状和体征（尤其是颅内压增高的症状和体征）；②有脑脊液的改变：压力增高（>0.02kPa或200mmH_2O），或大于60滴/min；白细胞数>0.01×10^9/L；涂片见到白血病细胞；蛋白>450mg/L，或潘氏试验阳性；③排除其他原因造成的中枢神经系统或脑脊液的相似改变。

虽然细胞学确认是必要的CNSL的诊断手段，但也经常有假阴性结果出现，故单纯依靠脑脊液检查正常并不能完全排除CNSL，常需要结合影像学检查进行综合诊断。MRI对于CNSL有较高的敏感性，MRI与脑脊液检查联合应用，可以提高临床诊断CNSL的阳性率，并尽量作出早期诊断，以为患者争取更多的治疗机会。但是还需要与以下疾病相鉴别：

1. 脑膜炎或脑炎 脑膜型白血病易与脑膜炎混淆，二者影像表现相似。结核性脑膜炎MRI检查T_2WI表现为脑底池高信号，CT表现为高密度，增强后呈铸型强化。化脓性脑膜炎除脑膜强化外，可出现脑皮髓质肿胀、密度或信号异常，临床表现及脑脊液检查有助于鉴别。

2. 淋巴瘤 脑内原发淋巴瘤需与白血病脑实质侵犯相鉴别。CT都表现为脑实质稍高密度肿块，但脑内原发淋巴瘤多分布于深部脑白质、基底节或丘脑，多呈均匀明显强化，出血、坏死少见，CSF细胞学检查有助于鉴别。

3. 脑出血或脑梗死 脑出血通常没有强化，增强扫描有助于鉴别。亚急性期脑梗死需与白血病脑实质内片状浸润相鉴别，增强扫描前者呈脑回样强化。

4. 转移瘤 脑内转移瘤需与白血病浸润脑实质形成的单发或多发肿块鉴别。转移瘤增强后多表现为结节状、环状强化，瘤周水肿明显，结合原发肿瘤病史不难区分。

5. 化疗药物导致的脑白质病变 化疗药物通过血脑屏障引起脑白质损害，MRI表现为脑白质内斑片状异常信号灶，早期也可有强化，此类与CNSL难以鉴别。但当病变发生于如胼胝体、深部灰质与大脑皮层的特征部位，以及病灶较多且不对称时，应多考虑为CNSL。

【影像学研究进展】

1. DWI 可以准确评估脑白质的浸润情况。ADC值反映水分子各向同性扩散程度，FA值反映各向异性的特征。白血病脑浸润后可以引起局部血管源性水肿，细胞外水分子增多，或纤维数量减少导致细胞外空间增加，引起ADC值增高，引起细胞毒性水肿时，扩散受限，也可以引起ADC值的减低。纤维束受侵可以引起FA值降低。这些都可以帮助评估脑白质的浸润程度。DTT可以帮助提示肿瘤浸润与纤维束的关系，直观的了解白质纤维束的中断、移位和浸润情况。

2. PWI 可评估脑血流变化。CNSL患者多表现为脑实质高灌注，可能与血脑屏障的破坏有关。

3. SWI 可显示出CNSL浸润所致的微小出血灶以及病变引起的异常血管的生成。

4. MRS和fMRI MRS在CNSL的应用价值尚不清楚。有研究认为MRS对于CNSL所致的脑白质病变，Cho/Cr及NAA/Cr的改变均没有统计学上的意义，但对于有含铁血黄素沉着的病灶，可发现Cho/Cr及NAA/Cr值的降低。也有研究表明白血病脑浸润以及化疗药物均会引起NAA/Cr升高，Cho/Cr降低。随着MRS和fMRI的进一步发展，有可能从脑代谢及脑功能方面显示早期形态学上未能显示的CNSL浸润改变，揭示其与神经、心理障碍之间的关系，从而更早期地诊断和治疗以及

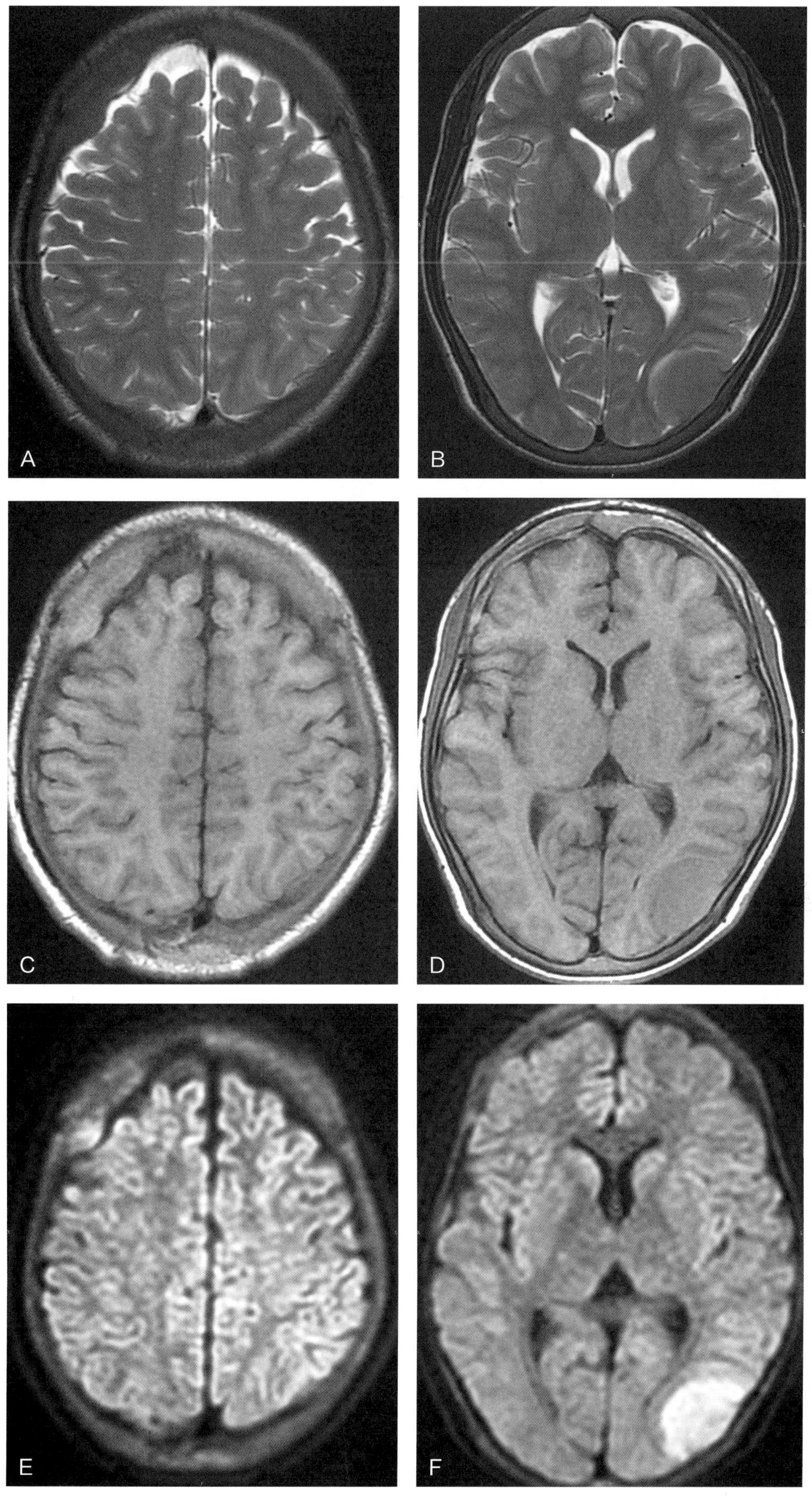
A
B
C
D
E
F

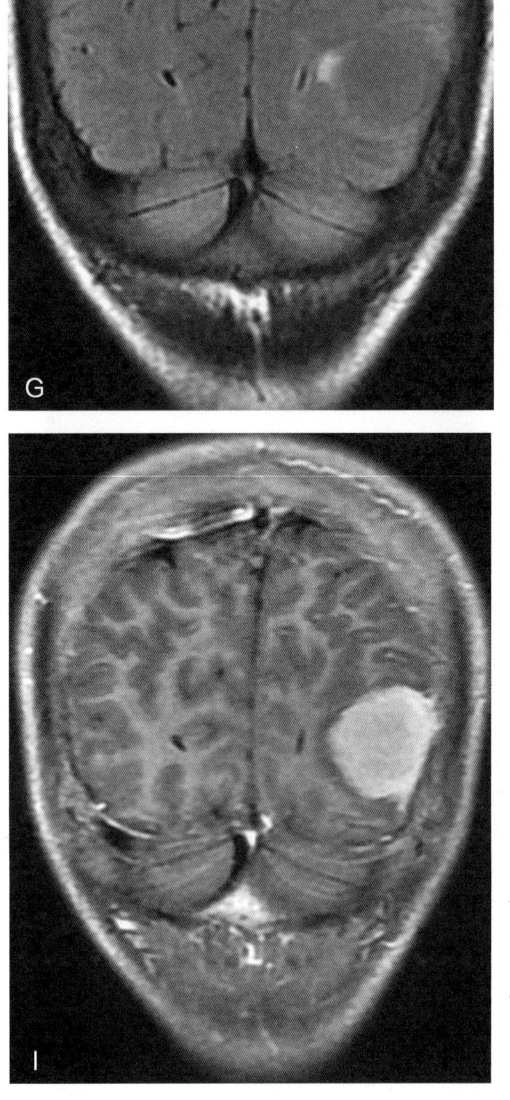

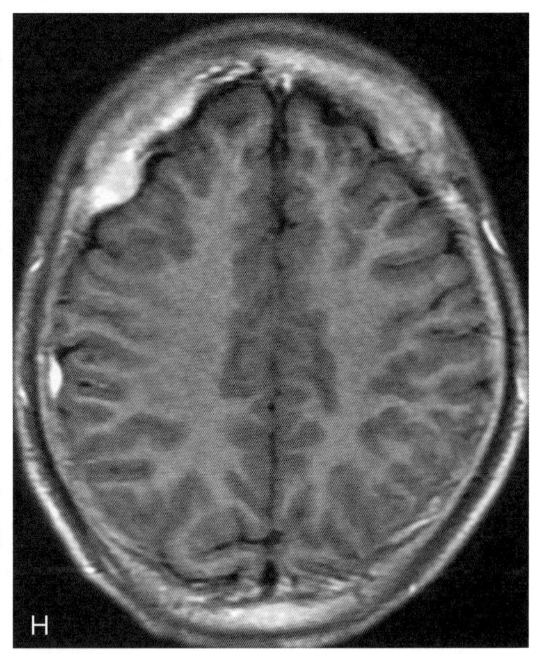

图 7-20-2 急性髓系白血病 M2 型 MRI 表现

A、B. T_2WI 示右侧额部硬脑膜增厚，左侧枕部肿块形成，呈等低信号。C、D. T_1WI 示病变呈等信号；E、F. DWI 示病变部分信号增高；G. 冠状位 T_2-FLAIR 左侧枕部病变周围轻度水肿；H、I. 增强扫描硬脑膜弥漫性强化，局部呈结节样增厚，额骨右侧板障骨质侵蚀，左侧枕部病变均匀强化

发现治疗导致的副作用，为临床治疗提供更好的参考。

（李　颖）

二、浆细胞瘤

【概述】

浆细胞瘤（plasmacytoma）为浆细胞异常聚集和增生的一组疾病。浆细胞肿瘤包括：多发性骨髓瘤、孤立性骨的浆细胞瘤、髓外浆细胞瘤、巨球蛋白血症、重链病淀粉样变、意义未明的单克隆球蛋白血症。

颅内浆细胞瘤非常少见，可分为原发性和继发性，原发的颅内浆细胞瘤属于髓外浆细胞瘤，髓外浆细胞瘤是指原发于骨髓造血组织以外软组织而不伴有多发性或单发性骨髓瘤的浆细胞肿瘤，是恶性单克隆浆细胞病变中较为罕见的一种，约占浆细胞瘤的 3%，而原发于颅内的就更为罕见，目前国内外只有个案报道。而相对来说多数颅内浆细胞瘤是继发于多发性骨髓瘤或浆细胞性白血病等。浆细胞瘤的中位发病年龄为 40~60 岁，男性多见，而颅内浆细胞瘤女性发病率有增长的趋势。

颅内浆细胞瘤根据起源部位可以分为颅骨浆细胞瘤、脑膜浆细胞瘤及脑实质浆细胞瘤，其中相对发病率较高的是发生于颅骨的浆细胞瘤，已经在颅骨肿瘤里有详细的描述，本章主要讲解脑膜及脑实质内的浆细胞瘤。

【临床与病理】

颅内浆细胞瘤的症状及体征以高颅压和神经定位征象最常见，可表现为有头痛、呕吐、视力模糊、视盘水肿、头晕、癫痫、偏瘫等。继发性颅内浆细胞瘤还会引起高钙血症、贫血等症状。也有部分病例为神经系统症状阴性。

颅内浆细胞瘤主要为脑膜及脑实质肿瘤组织由密集的浆细胞簇组成，几乎没有细胞间基质。这些细胞的胞质丰富，色深染，嗜碱性，界限清晰。关于颅内浆细胞瘤的发病机制目前尚未定论，原发于颅内的髓外浆细胞瘤一般认为其起源于脑膜或Virchow-Robin间隙的网状细胞。而继发性的颅内浆细胞瘤可能是由于浆细胞前体的脑脊膜传播所致或由于治疗过程中中枢浆细胞的持续增长。

【影像检查方法】

常规X线检查对诊断发生于脑膜及脑实质的浆细胞瘤无太大价值，但可以帮助检查或排除骨骼的多发病变。CT平扫的敏感性不如MRI，MRI是评估脑膜及脑实质内浆细胞瘤的首选影像学检查方法，常规检查序列包括：T_1WI、T_2WI或T_2-FLAIR、DWI，T_1WI增强。

【影像表现】

颅内浆细胞瘤影像学的表现多样，因为病例比较少见，所以没有特别确切的影像学特征，根据颅内病变的侵犯情况主要分为脑膜型、脑实质侵犯型及混合型。

脑膜型最常见，包括软脑膜和硬脑膜的浸润。以硬脑膜的浸润为主，表现类似于脑膜瘤。CT检查示硬脑膜局部增厚，密度增高。MRI呈稍长T_1稍长T_2信号，增强扫描多呈明显均匀强化，亦可表现为硬脑膜增厚，增强扫描呈线样强化。病变邻近的颅骨多可受累，颅骨边缘骨质侵蚀，增强扫描可见强化。浆细胞瘤侵犯脑实质与其他颅内占位性病变常难以鉴别，CT多表现为单发或多发等或低密度肿块影，周围可以有或无水肿。MRI信号多样，可能与坏死、囊变或出血有关，T_1WI多呈等或稍低信号，T_2WI多呈等或稍高信号，DWI多呈高信号，增强后明显不均匀强化，占位效应明显，周围可见水肿（图7-20-3、图7-20-4）。颅内浆细胞瘤也可以同时侵犯脑实质和脑膜及颅骨表现出相应的影像特征。

【诊断与鉴别诊断】

实验室检查如骨髓涂片、血清蛋白测定、Bence-Jones蛋白尿等对于浆细胞瘤的诊断有一定的指导意义。MRI对于脑内浆细胞瘤有较高的敏感性，MRI可以提高临床诊断阳性率，但是缺乏特征性，最终的诊断往往需要依靠临床病史和手术病理。需要与以下疾病相鉴别：

1. 脑膜瘤 浆细胞瘤侵犯硬脑膜时可以表现为与脑膜瘤相似的影像表现，但脑膜瘤通常不会造成颅骨的骨质破坏，而是引起颅板的骨质

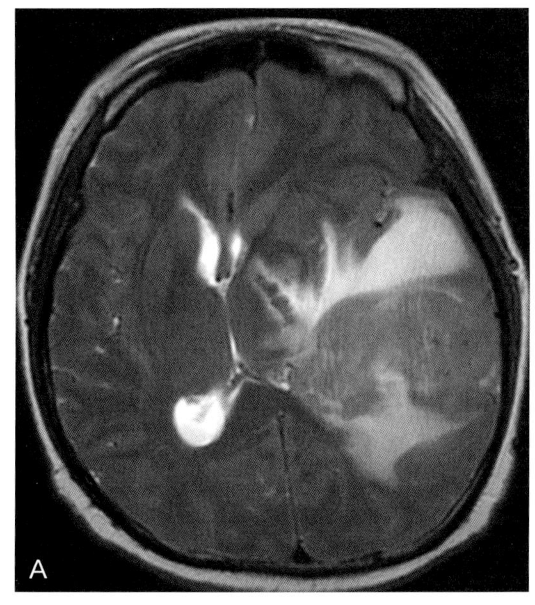

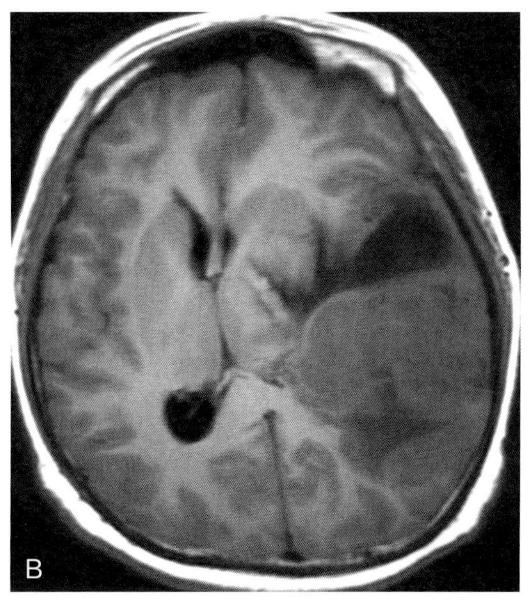

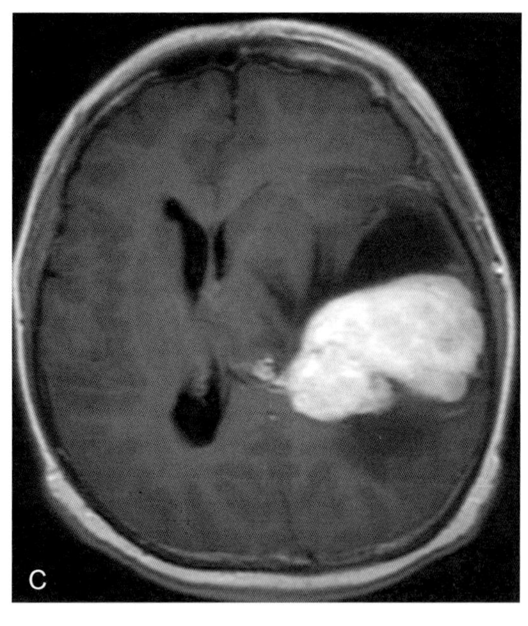

图 7-20-3 浆细胞瘤 MRI 表现

A. T_2WI 示左侧颞叶分叶状软组织肿块，呈等和稍高信号，周围水肿明显；B. T_1WI 病变呈稍低信号；C. T_1WI 增强呈明显不均匀强化

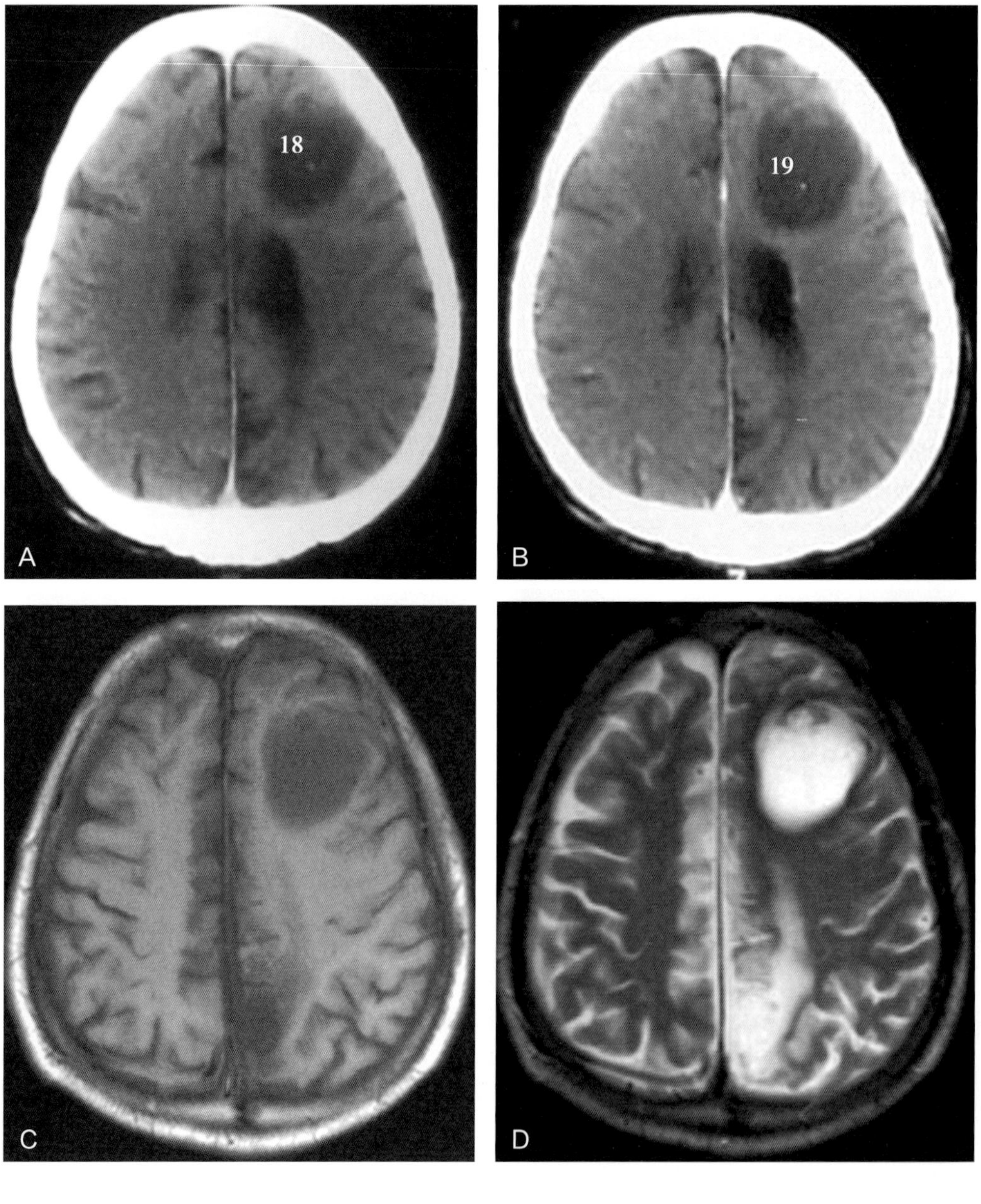

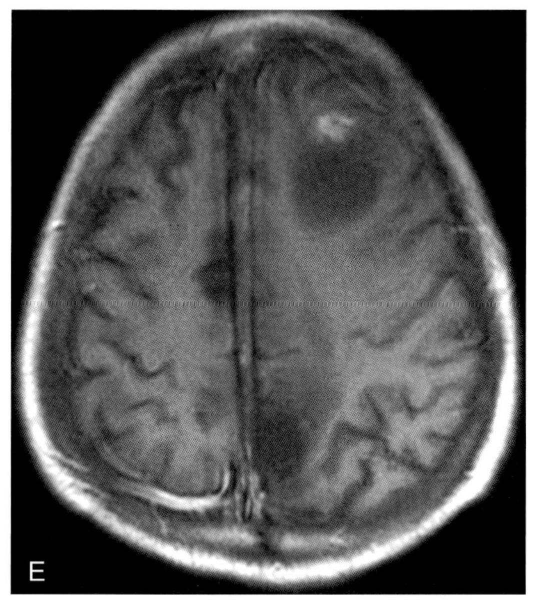

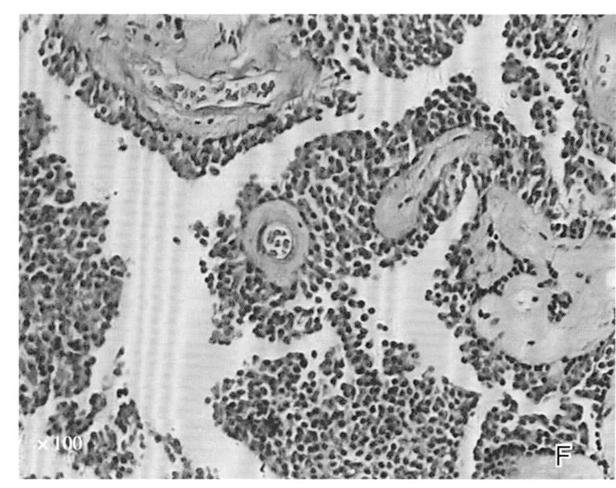

图 7-20-4 浆细胞瘤 CT 和 MRI 表现

A、B. CT 平扫示左额叶囊性肿块，伴前部稍低密度壁结节，增强扫描壁结节轻度强化，囊内及囊壁未见强化，周围未见水肿；C. T_1WI 呈低信号，壁结节呈等信号；D. T_2WI 呈大部分呈高信号，壁结节呈高信号，周围未见水肿；E. 增强扫描囊内及囊壁未见强化，壁结节呈不均匀强化；F. 肿瘤由较一致的分化较成熟的弥漫性浆细胞组成，间质纤维成分少，血管丰富（HE 染色）（病例图片由浙江大学医学院附属第二医院蒋飚教授提供）

增生。

2. 胶质瘤等颅内肿瘤 缺乏特征性，不易鉴别，主要依据病理学诊断。

3. 转移瘤 转移瘤增强后多表现为结节状、环状强化，瘤周水肿明显，结合原发肿瘤病史不难区分。

【影像学研究进展】

颅内的浆细胞瘤十分罕见，DTI、fMRI、MRS、PWI 等 MRI 新技术研究较少。而 PET 技术不仅可以评估脑实质和脑膜的浸润情况，还可评估其他器官和骨骼的累及情况，对于颅内浆细胞瘤诊断也有一定意义。

（李　颖）

三、髓外造血

【概述】

髓外造血（extramedullary hematopoiesis，EMH）是骨髓造血功能不足而发生于骨髓腔外的造血细胞增生现象，是一种良性病变。颅内髓外造血可发生于任何年龄，多见于青年，无明显性别差异。髓外造血瘤样增生最常累及肝、脾、淋巴结，也见于纵隔、脊柱旁、皮肤、肾上腺、睾丸、胃肠道、眶顶部、膀胱、子宫峡部、心房、甲状腺、骶骨前等部位。而发生于颅内的髓外造血瘤样增生更为罕见。EMH 可见于血红蛋白病患者，如地中海贫血、镰状细胞性贫血等，也可发生在骨髓增殖异常的患者，如原发或继发性骨髓纤维化、骨髓放化疗术后和其他慢性贫血病。

【临床与病理】

颅内髓外造血为良性增生性病变，一般病程较长，主要临床表现是病灶对邻近脑组织的压迫所导致的神经体征和颅内压增高症状。因此，头痛、头晕、视盘水肿或其他脑神经压迫症状可能提示颅内髓外造血，但这些表现均缺乏特异性。

髓外造血与正常骨髓组织相似，含有粒系、红系及巨核系等三系造血细胞，有时以某种成分增生为主。髓外造血累及脑膜的病理机制并不清楚，有报道显示脑膜在胎儿时期具有造血功能，因此，认为颅内髓外造血可能起源于胚胎期残留的原始组织。

【影像检查方法】

常规 X 线检查对诊断发生于颅内的髓外造血无太大价值。CT 和 MRI 对病变的诊断比较有帮助。但 CT 平扫的敏感性不如 MRI，病变较小时容易漏诊，故一般推荐 MRI 平扫加增强扫描来评估。MRI 是评估髓外造血的首选影像学检查方法，常规检查序列包括：T_1WI、T_2WI 或 T_2-FLAIR、DWI，T_1WI 增强。

【影像表现】

颅内髓外造血比较罕见。目前的病例报道主要影像表现为脑膜呈多发结节或肿块样增厚，病变形态不规则，多呈分叶状，边界通常清晰。

1. CT　呈等密度或略高密度，病变内部很少发生钙化。

2. MRI　T_1WI 上呈等信号，T_2WI 上呈等、低信号。增强扫描，CT 和 MRI 均表现为明显均匀强化。有研究认为 T_2WI 低信号与病灶内丰富的含铁血黄素沉积及大量的细小血管分布有关，这一信号特点具有一定的特征性。同样的原因可能会引起 ADC 值降低，DWI 信号不高（图 7-20-5）。邻近脑组织呈受压改变，颅骨一般不发生骨质破坏。髓外造血还可以引起硬膜下血肿或静脉血栓，而表现出不同的影像征象。

【诊断与鉴别诊断】

颅内髓外造血的诊断主要依赖于临床病史、实验室检查和各种影像手段。CT、MRI 等影像学检查能明确定位，其最终定性诊断依赖于病理组织学检查。需要与以下疾病相鉴别：

1. 脑膜瘤　一般多见于中年，成年女性明显多见。可发生于脑的任何部位，髓外造血可以表现为与脑膜瘤相似的影像表现，但大多数脑膜瘤为边界清楚的球形肿块，周围有细线状脑膜尾征。脑膜髓外造血病灶比较广泛，脑膜增厚弥漫，可位于额颞顶枕部、颅底以及视神经管的任何部位。

2. 中枢神经系统白血病　多发生于急性白血病，儿童多见。累及颅骨可造成骨质破坏。

3. 转移瘤　脑膜转移通常呈长 T_1、长 T_2 信号，DWI 呈高信号，结合原发肿瘤病史不难区分。

【影像学研究进展】

颅内的髓外造血十分罕见，DTI、fMRI、MRS、PWI 等 MRI 新技术研究较少。

（李　颖）

四、炎性假瘤

【概述】

炎性假瘤（inflammatory pseudotumor）是一种以结缔组织增生、炎性细胞浸润为特点的软组织病变。2002 年，世界卫生组织将其归为软组织肿瘤，并重新命名为“炎性成肌细胞瘤”。但是，临床中仍习惯将发生于中枢神经系统的这种病变称为“炎性假瘤”或者“浆细胞肉芽肿”。炎性假瘤最常发生于肺和眼眶，也可以发生在其他任何的解剖部位。如大网膜、软组织、纵隔、胃肠、胰腺、生殖器、口腔、乳腺、神经、骨和中枢神经系统。中枢神经系统的炎性假瘤非常罕见，自 1980 年 West 报道了第一例颅内炎性假瘤，国内外文献个案报道迄今为止只有 100 例左右。据文献报道颅内炎性假瘤多见于儿童和青少年，无明显性别差异。

【临床与病理】

炎性假瘤的临床表现复杂且缺乏特异性，主要取决于病变的大小和发生部位，最常见的症状包括头痛、癫痫、局部麻痹、视力受损和共济失调等，也可以没有症状，偶有发热和体重减轻。

在病理上为炎症细胞的非特异性浸润，包括淋巴细胞、浆细胞、中性粒细胞和巨噬细胞。病变内部还可出现不同程度的坏死、钙化，小静脉周围纤维化。免疫组化方面，根据目前报道的病例，在包括中枢系统炎性假瘤在内的大部分炎性假瘤中平滑肌肌动蛋白（smooth muscle actin，SMA）及肌特异性肌动蛋白（muscle specific actin，MSA）都有阳性表达。有研究表明 ALK 可能与炎性假瘤的复发和恶变相关，而在中枢系统炎性假瘤 ALK 则极少表达，而 EMA、CD21、c-kit 则不表达。炎性假瘤真正的发病机制尚未明确，可能与感染有关，如分枝杆菌、隐球菌、人疱疹病毒、EB 病毒。也有文献报道炎性假瘤与某些免疫功能障碍有关，例如先天性多发性肌炎、高丙种球蛋白血症及 IgG4 相关类硬化病等。

【影像检查方法】

常规 X 线检查对诊断发生于颅内的炎性假瘤无太大价值。CT 和 MRI 对病变的诊断比较有帮

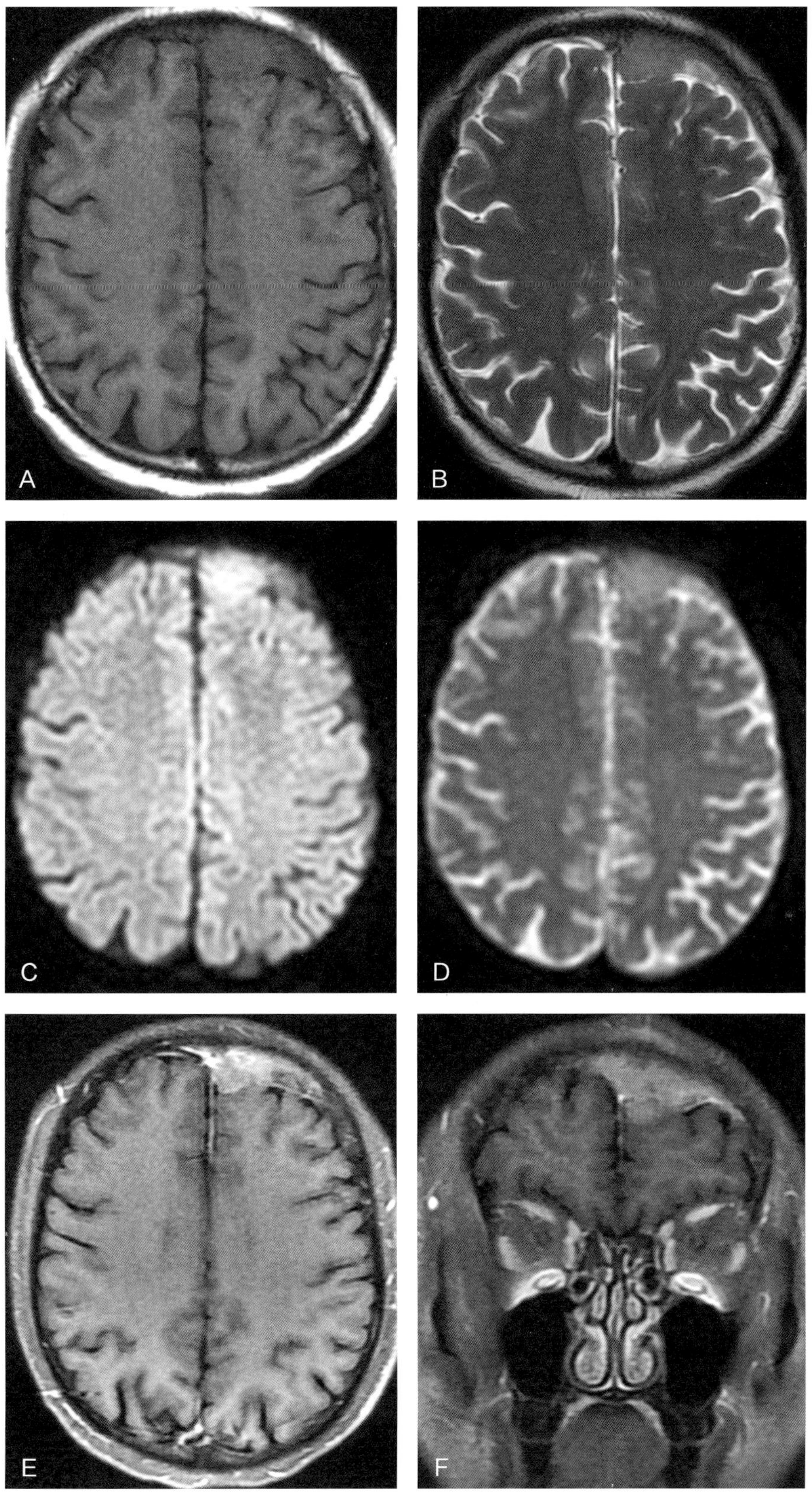

图 7-20-5 颅内髓外造血 MRI 表现

A. 病变位于左侧额部颅板下，形态不规则，T_1WI 呈等信号；B. T_2WI 呈等信号；C. DWI 呈等、稍高信号；D. ADC 值略减低；E、F. 增强扫描示左额颅板下梭形肿块状明显强化，病灶沿硬脑膜生长，相邻局部脑回受压助。但 CT 平扫的敏感性不如 MRI，病变较小时容易漏诊，故一般推荐 MRI 平扫加增强扫描来评估，常规检查序列包括：T_1WI、T_2WI 或 T_2-FLAIR、DWI，T_1WI 增强。

【影像表现】

颅内炎性假瘤比较罕见，在影像学上的表现没有明显特异性。根据现有病例报道，炎性假瘤大致可以分为：脑膜型、脑实质内型、脑膜－脑实质型、脑室内型、颅内外沟通型。累及硬脑膜最多见。形态上主要呈肿块型或斑片状。可以单发也可以多发。发生于脑膜时可见硬脑膜呈多发结节增厚，肿块形成，压迫脑实质，分界可以不清晰。

1. CT　呈等密度或略高密度，少数病变显示密度不均匀。病变可发生钙化，邻近颅骨可以发生骨质破坏或增厚硬化，往往与脑膜瘤或恶性脑膜瘤难以鉴别。发生于颅内时表现与其他颅内占位也比较难以区分。颅内外沟通型主要位于颅底，特别是颞骨和岩尖。

2. MRI　T_1WI 上呈等低信号，T_2WI 上呈等、低信号，部分病变 T_2WI 呈高信号，可能与细胞成分有关，病变周围可伴有水肿；增强扫描为明显均匀强化，部分呈不均匀强化（图 7-20-6、图 7-20-7），这可能与肿块内出血、肿块的纤维组织构成以及活动性感染有关。脑室内型多累及脉络丛，通常表现为不均匀强化，并可以合并钙化。

【诊断与鉴别诊断】

颅内炎性假瘤的影像学表现缺乏特异性，CT、MRI 等影像学检查能明确定位，诊断主要依赖于手术病理。需要与以下疾病相鉴别：

1. 脑膜瘤　一般多见于中年，成年女性明显多见。可发生于脑的任何部位，大多数脑膜瘤为边界清楚的球形肿块，周围有细线状脑膜尾征。炎性假瘤有时表现出侵袭性生长的征象，需要与恶性脑膜瘤相鉴别。

2. 中枢神经系统白血病　多发生于急性白血病，儿童多见。累及颅骨可造成骨质破坏。

3. 累及中枢神经系统的浆细胞瘤及淋巴瘤、髓外造血等。影像表现相似，需要结合临床病史和实验室检查。

【影像学研究进展】

颅内炎性假瘤十分罕见，DTI、fMRI、MRS、PWI 等 MRI 新技术研究较少，在一些病例中 MRS 可以看到 Lac 峰和 Cho 峰升高，提示炎症和缺氧，可能对诊断有一定帮助。有报道用 PET-CT 采用放射性示踪元素 ^{11}C-L- 甲硫氨酸，提示肿物具有增强的代谢活动。

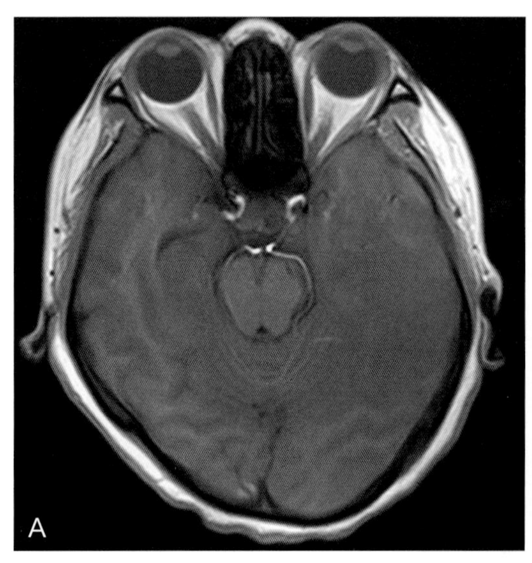

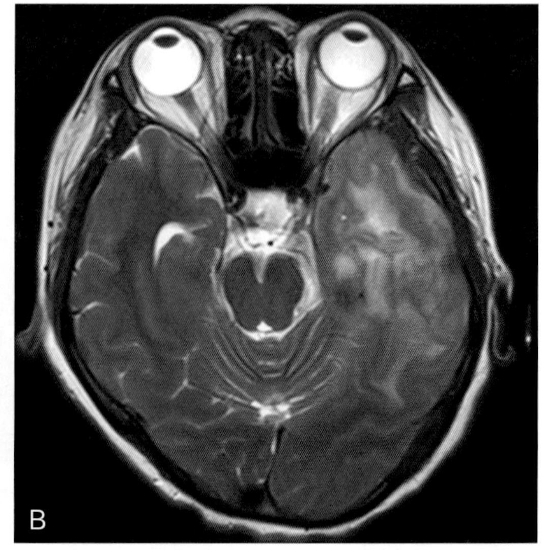

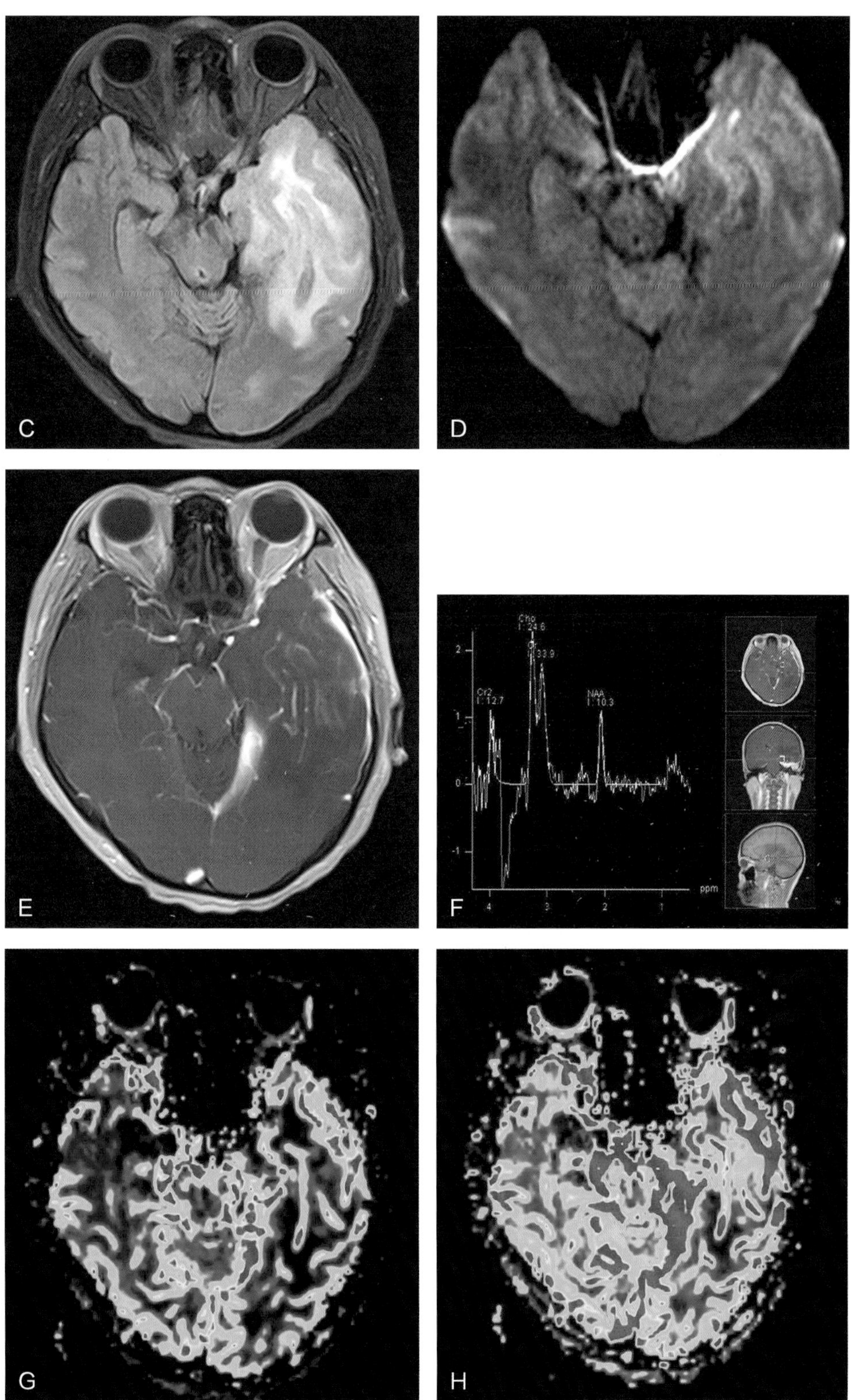

图 7-20-6　炎性假瘤 MRI 表现

左颞叶见大片状异常信号影，边界模糊，局部脑沟变窄、消失，左侧侧脑室颞角闭塞。A. T_1WI 上病变呈稍低信号；B. T_2WI 上呈稍高信号；C. T_2-FLAIR 上呈高信号；D. DWI 上呈稍高信号；E. 增强 T_1WI，病变内见多发条状强化，邻近脑膜及左侧小脑幕缘明显强化；F. MRS，NAA 下降，Cho 升高；G、H. 病变区 CBF 和 CBV 增加［病例图片由陆军军医大学大坪医院（陆军特色医学中心）王舒楠教授提供］

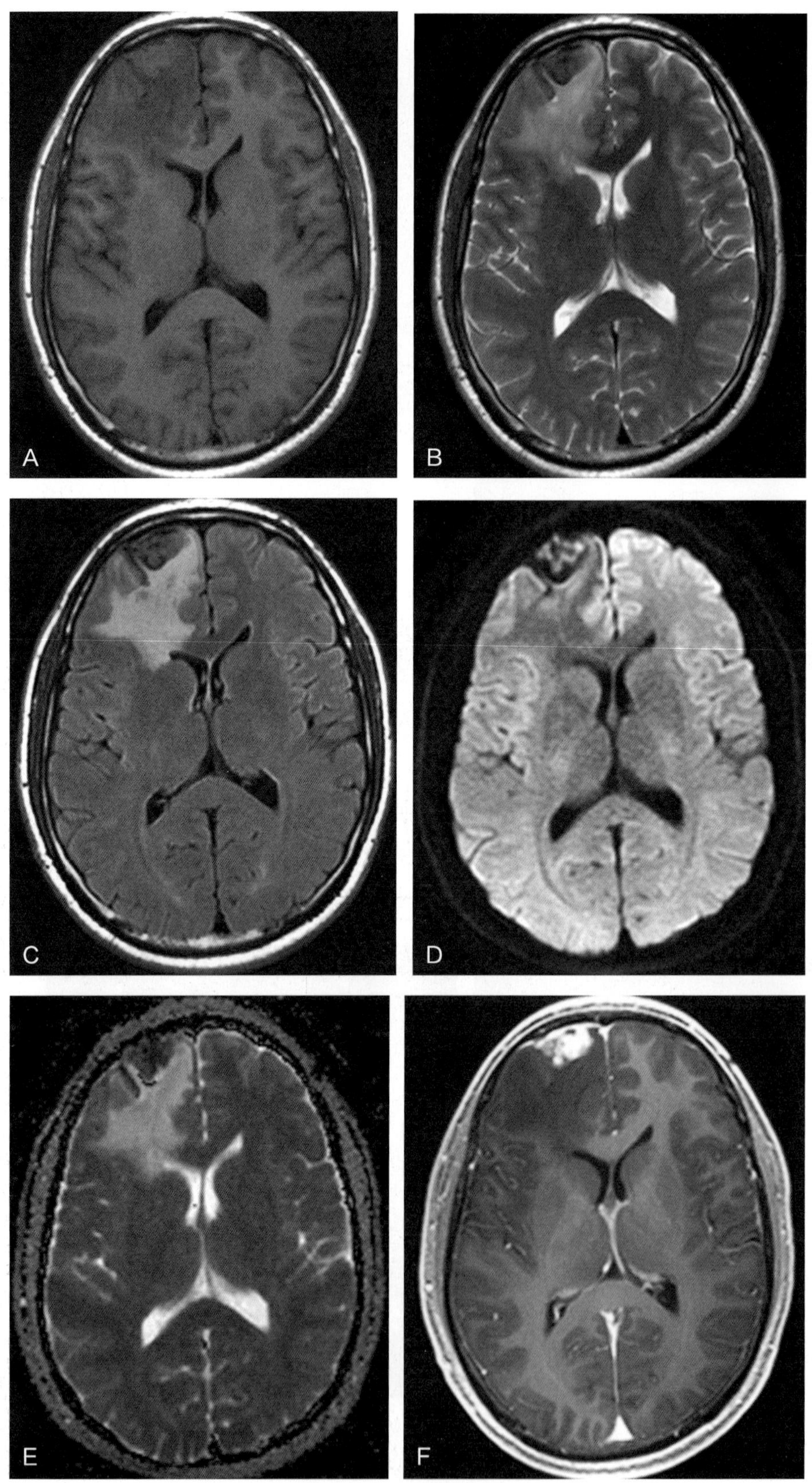

图 7-20-7 炎性假瘤 MRI 表现

患者，男性，36 岁。主诉头晕头痛 2 个月余，视物模糊 1 周。右侧额叶片状异常信号，病灶周围水肿明显。A. T_1WI 呈等信号；B、C. T_2WI 及 T_2-FLAIR 呈等低混杂信号；D、E. DWI、ADC 图提示病灶弥散受限；F. 增强 T_1WI 示病变呈较均匀明显强化，邻近脑膜强化

（李 颖）

参考文献

1. 龚启勇．中华影像医学·中枢神经系统卷．2版．北京：人民卫生出版社，2016.
2. 冯晓源．现代医学影像学．上海：复旦大学出版社，2016.
3. 周俊林，白亮彩．神经系统肿瘤影像与病理．北京：科学出版社，2016.
4. 张伟国．磁共振成像技术临床应用进展－对脑胶质瘤评价的作用．第三军医大学学报，2016，38（22）：2383-2387.
5. 郭启勇，王振常．放射影像学．北京：人民卫生出版社，2015.
6. 郎志谨，苗延巍，吴仁华，等．MRI新技术及在中枢神经系统肿瘤的应用．上海：上海科学技术出版社，2015.
7. 高明．头颈肿瘤学．3版．北京：科学技术文献出版社，2014.
8. 余永强．中枢神经系统肿瘤磁共振分类诊断．北京：人民卫生出版社，2014.
9. 罗柏宁，江利，方燕南．中枢神经系统疾病治疗后影像学．北京：人民军医出版社，2014.
10. 白人驹，徐克．医学影像学．7版．北京：人民卫生出版社，2013.
11. 贾文霄，陈敏．磁共振功能成像临床应用．北京：人民军医出版社，2012.
12. 奥斯本，萝丝，萨尔斯曼．影像专家鉴别诊断：颅脑与脊柱脊髓分册．耿道颖，刘筠，译．北京：人民军医出版社，2012.
13. 李青，印弘，宋建华．中枢神经系统肿瘤病理学．北京：人民卫生出版社，2011.
14. 周纯武．肿瘤影像诊断图谱．北京：人民卫生出版社，2011.
15. 孔祥泉，杨秀萍，查云飞．肿瘤影像与病理诊断．北京：人民卫生出版社，2009.
16. 陈忠平．神经系统肿瘤．北京：北京大学医学出版社，2009.
17. 沈天真，陈星荣．神经影像学．上海：上海科学技术出版社，2008.
18. 布拉克，莱夫勒．神经系统肿瘤学．鲍圣德，译．北京：人民卫生出版社，2008.
19. 思考特．W．阿特拉斯．中枢神经系统磁共振成像．李坤城，译．河南：河南科学技术出版社，2008.
20. 魏经国．影像诊断病理学．陕西：第四军医大学出版社，2007.
21. 斯卡里．肿瘤学诊断图谱．吕宁，译．北京：北京大学医学出版社，2007.
22. 石木兰．肿瘤影像学．北京：科学出版社，2006.
23. 崔世民，只达石，廉宗澂．颅内肿瘤影像与病理图谱．北京：人民卫生出版社，2000.
24. 汤艳萍，李令建．弥漫性星形细胞瘤的MRI与CT联合诊断及病理分析．中国CT和MRI杂志，2017，15（4）：27-29.
25. Anne G.Osborn．脑部影像诊断学．2版．北京：人民卫生出版社，2013：476-483.
26. 高峰，陈桂玲，盛会雪，等．WHO Ⅱ级弥漫性星形细胞瘤影像诊断与临床病理．医学影像学杂志，2012，22（5）：721-723.
27. 鱼博浪．中枢神经系统CT和MR鉴别诊断．3版．西安：陕西科学技术出版社，2014：131-134.
28. 于士柱．应重视对胶质母细胞瘤少见亚型临床及病理学特征的认识．中华病理学杂志，2015，44（5）：297-300.
29. 吴裕强，林祺，兰玉华，等．胶质母细胞瘤多模式MRI表现及其病理组织学基础．磁共振成像，2013，4（3）：196-200.
30. 汪文胜，韩路军，张雪林，等．胶质肉瘤MR表现．中华放射学杂志，2009，43（12）：1322-1324.
31. 殷灿，陈自谦，宋娟，等．不典型毛细胞型星形细胞瘤的MRI表现．医学影像学杂志，2016，26（8）：1353-1356.
32. 别鹏飞，阎晓玲，唐帆，等．成人毛细胞型星形细胞瘤的临床特点．中国微侵袭神经外科杂志，2017，22（6）：260-263.
33. 马芸，李晓光，黄杰，等．毛细胞型星形细胞瘤的功能MRI表现．中国医学影像学杂志，2015，23（6）：423-427.
34. 全冠民，袁涛，耿左军．轻松学习颅脑影像诊断．北京：人民军医出版社，2013.
35. 黄丹江，孙胜军，李滢．毛细胞黏液样型星形细胞瘤的MRI、CT诊断．中华神经外科杂志，2015，31（007）：684-687.
36. 李正然，沈慧聪，常天静，等．毛细胞黏液样星形细胞瘤临床及影像学特点．中国医学影像技术，2015，31（11）：1630-1634.
37. 范文辉，杜柏林，梁奕，等．婴幼儿鞍区毛细胞黏液样型星形细胞瘤MRI表现．临床放射学杂志，2017，36（2）：272-275.
38. 陈菲菲，梁文，全显跃，等．室管膜下巨细胞星形细胞瘤MRI表现并文献复习．实用放射学杂志，2015（31）2：328-330，338.
39. 韩建成，高培毅，林燕，等．室管膜下巨细胞星形细胞瘤的MRI诊断．临床放射学杂志，2006，25（7）：598-601.
40. 黄云海，郭永梅，江新青，等．多形性黄色星形细胞瘤MRI分析．实用放射学杂志，2015，31（010）：1593-1597.
41. 陈小东，刘含秋，陆健，等．多形性黄色星形细胞瘤的影像表现．中国临床医学影像杂志，2012，23（8）：533-537.
42. 鱼博浪，张明，罗琳，等．后颅凹非典型室管膜瘤的CT和MR诊断．中华放射学，2000，34（1）：33-36.
43. 李琦，张声，王行富，等．促纤维增生性非婴儿星形细胞瘤：二例报告并文献复习．中国现代神经疾病杂志，2012，12（3）：314-320.
44. 高鑫，程敬亮，汪卫健．4脑室伴菊形团形成型胶质神经元肿瘤1例．中国介入影像与治疗学，2017，14（4）：256-257.
45. 杨文圣，许相范，化洪中．WHO（2016）中枢神经系统肿瘤分类解读（二）．诊断病理学杂志，2016，（23）10：725-

729.

46. 桂秋萍 .WHO(2016)中枢神经系统肿瘤分类新增病理类型解读 . 诊断病理学杂志,2016,23(12):897-901.
47. 方静宜,王军梅,崔云,等 . 松果体区乳头状肿瘤临床病理学分析 . 中华病理学杂志,2013,42(3):186-190.
48. 李舒曼,程敬亮 . 松果体区乳头状肿瘤一例 . 临床放射学杂志,2016,35(5):726-727.
49. 朱琳,章婧文,王慧,等 . 髓母细胞瘤手术联合放疗及放化疗病例的回顾性分析 . 中华神经医学杂志,2015,14(3):239-243.
50. 李颜良,张勇,程敬亮,等 . 髓母细胞瘤动态增强 MRI 和 DWI 表现分析 . 放射学实践,2016,31(3):214-218.
51. 王军梅,刘朝霞,方静宜,等 . 中枢神经系统伴有多层细胞菊形团的胚胎性肿瘤的临床病理观察及染色体 19q13.42 基因分析 . 中华病理学杂志,2015,44(12):889-894.
52. 李松涛,汪文胜,周全,等 . 中枢神经系统神经母细胞瘤的 CT、MRI 诊断(附 6 例报告). 磁共振成像,2017,8(1):33-37.
53. 孙兵,车晓明,顾士欣,等 . 脊髓髓内神经鞘瘤的临床诊断和治疗 . 中华神经外科杂志,2012,28(6):577-580.
54. 张伟国,陈现红,赵涛,等 . 后组颅神经及相关结构 MRI 研究 . 中华神经医学杂志,2005,4 :918.
55. 孙文阁,李延亮,佟志勇,等 . 三维时间飞跃 2 扰相梯度回波和三维快速高级自旋回波对颅神经与邻近血管关系的对比研究 . 中华放射学杂志,2004,38(12):1248-1251.
56. 龙茜,孔祥泉,刘定西,等 . 高场磁共振周围神经全景成像诊断神经纤维瘤病中的应用价值 . 临床放射学杂志,2014,33(8):1233-1236.
57. 陈大伟,顾卫宏,陈凡,等 . 椎管内髓外硬膜下黑色素性神经鞘瘤 1 例报告 . 中国脊柱脊髓杂志,2016,26(2):188-190.
58. 曾玉蓉,刘庆余,蔡金辉 . 头颈部丛状神经纤维瘤 15 例影像表现分析 . 影像诊断与介入放射学,2017,26(3):215-219.
59. 包颜明,Aobert Lam. 神经纤维瘤病Ⅰ型的 MRI 研究 . 中华放射学杂志,2002,36(4):344-348.
60. 刘彤华 . 诊断病理学 .2 版 . 北京:人民卫生出版社,2006 :754-755.
61. 韩月东 . 软组织磁共振诊断学 . 北京:人民军医出版社,2006 :185.
62. 世界卫生组织 . 神经系统肿瘤病理学和遗传学 . 李青,徐庆中,译 . 北京:人民卫生出版社,2006 :215-241.
63. 安欣,路三军,魏娉,等 . 广泛软骨化生型脑膜瘤 1 例 . 临床与实验病理学杂志,2013,29(9):1039-1040.
64. 丁汉军,刘灶松,徐向东 . 孤立性纤维性肿瘤的 MSCT、MRI 表现及病理学特征分析 . 中国 CT 和 MRI 杂志,2013,11(5):28-31.
65. 杜渭清,张雪林,韩立新,等 . 微囊型脑膜瘤的 MRI 表现及临床病理对照研究 . 中华神经外科疾病研究杂志,2011,10(4):334-336.
66. 李文一,周俊林,董驰,等 . 脑膜原始神经外胚层肿瘤的 MRI 表现 . 中华放射学杂志,2013,47(12):1098-1101.
67. 周俊林,毛俊杰 . 能谱 CT 临床应用与进展 . 北京:人民军医出版社,2016 :33-44.
68. 姜海涛 . 非典型脑膜瘤研究进展 . 国际神经病学神经外科学杂志,2013,40(1):44-47.
69. 苏昌亮,李丽,陈小伟,等 .2016 年 WHO 中枢神经系统肿瘤分类总结 . 放射学实践,2016,31(7):570-579.
70. 李晓玲,付伟伟,张声,等 . 中枢神经系统孤立性纤维性肿瘤 / 血管外皮瘤 71 例临床病理分析 . 中华病理学杂志,2017,46(7):465-469.
71. 白玉贞,牛广明,高阳 . 中枢神经系统孤立性纤维瘤的 MRI 特点 . 临床放射学杂志,2016,35(10):1473-1477.
72. 崔静,韩立新,曹惠霞,等 . 颅内孤立性纤维瘤的 MRI 征象 . 放射学实践,2016,31(3):224-227.
73. 黄兴涛,柳彬,刘传,等 .DWI 及 ADC 值鉴别后颅窝实质型血管母细胞瘤与其他富血供肿瘤的价值 . 放射学实践,2015,30(4):319-322.
74. 董继永,杨本涛,鲜军舫 . 鼻腔鼻窦炎性肌纤维母细胞瘤的 CT 与 MRI 表现 . 临床放射学杂志,2014,33(12):1840-1844.
75. 耿承军,陈君坤,卢光明,等 . 原发性中枢神经系统淋巴瘤的 CT、MRI 表现与病理对照研究 . 中华放射学杂志,2003,37(3):246-250.
76. 刘腾飞,韩慧霞,黎相照,等 . 中枢神经系统原发性间变性大细胞淋巴瘤 . 中国现代神经疾病杂志,2013,13(1):61-65.
77. 马志萍,瓦尼瓦尔 & 巴巴依,刘志英,等 . 原发中枢神经系统弥漫性大 B 细胞淋巴瘤临床病理、分子遗传学改变及其与预后的相关性 . 中华病理学杂志,2016,45(11):762-768.
78. 官兵,李晓红,张桃华,等 .EBV 阳性的原发性中枢神经系统弥漫性大 B 细胞性淋巴瘤临床病理观察 . 诊断病理学杂志,2016,23(4):263-266.
79. 易树华,邹德慧,Ken He Young,等 . 2016 版 WHO 淋巴肿瘤分类修订解读 . 中华医学杂志,2016,96(42):3365-3369.
80. 孙萌,章殷希,丁美萍 . 中枢神经系统血管内淋巴瘤的研究进展 . 中华神经科杂志,2017,50(4):317-320.
81. 阮志芳,何文钦,傅懋林 . 以反复卒中样发作为表现的血管内大 B 细胞淋巴瘤一例 . 中华神经科杂志,2017,50(5):370-372.
82. 徐嫿,陈燕萍,王琦,等 . 颅内绒毛膜上皮癌的影像学表现 . 临床放射学杂志,2012,31(05):746-749.
83. 滕梁红,桂秋萍,卢德宏,等 . 颅内混合性生殖细胞肿瘤的病理及形态学研究 . 诊断病理学杂志,2006,(03):166-168,241.
84. 周腾渊,陈来照 . 垂体腺瘤的诊疗现状及进展 . 中华临床医师杂志,2016,10(8):1191-1194.
85. 丁陈禹,王守森 . 垂体腺瘤的催乳素水平检测及临床解析．中华神经外科疾病研究杂志，2014，13（2）：181-183.
86. 张翠萍，孙异临．侵袭性垂体腺瘤临床、病理特点及侵袭机制的研究进展．中华神经外科杂志，2013，29（4）：425-428.
87. 江波，孟悛非，马玲等．颅底型垂体瘤 CT、MRI 影像分析．中华放射学杂志，2004，38（6）：565-569.
88. 陆武，刘雨成．动态 MRI 对垂体微腺瘤的诊断价值．中华放射学，2003，37（6）：524-527.
89. 郑勇，刘宇利，王继，等．颅咽管瘤 26 例临床分析．中国综合临床，2015，31（10）：879-883.
90. 周忠清，石祥恩，刘波，等．颅咽管瘤手术前后内分泌激素的变化．中国侵袭神经外科杂志，2003，8（7）：292-294.
91. 戴慧，李建军，漆剑频，等．颅咽管瘤的 MRI 表现及病理分析．放射学实践，2010，25（4）：389-392.
92. 卢晓云，朱晓黎，耿道颖，等．颅咽管瘤的病理分型及 MRI 特征对比分析．中国医学计算机技术成像杂志，2002，8（3）：149-152.
93. 黄飚，梁长虹，郑君惠，等．颅咽管瘤：MRI 和 CT 表现及与病理对照．1999，14（2）：80-83.
94. 刘雪咏，朱琼，陈余朋，等．颅咽管瘤中 D2-40 的表达及临床意义，临床与实验病理学杂志，2015，31（6）：666-669.
95. 李天晓，王子亮，李钊硕，等．症状性颅内动脉狭窄介入治疗前的影像评估．中华放射学杂志，2009，43：1299-1303.
96. 别黎，彭涛，于洪泉，等．垂体前叶梭形细胞嗜酸性细胞瘤二例并文献复习．中华神经科杂志，2013，29（8）：783-785.
97. 陈鑫，魏新华，杨蕊梦，等．常规 MRI 纹理分析鉴别脑胶质母细胞瘤和单发转移瘤的价值．中华放射学杂志，2016，50（3）：186-190.
98. 孟国路，赵继宗，吕刚，等．颅骨肿瘤 119 例临床分析．中华肿瘤杂志，2002，24（1）：91-93.
99. 马林，于生元，蔡幼铨，等．系统性恶性肿瘤所致脑膜癌病的磁共振成像表现．中华放射学杂志，2001，35（1）：11-14.
100. 肖家和，王大有，邓开鸿．肿瘤软脑膜－蛛网膜转移的 CT、MRI 诊断．中华放射学杂志，1999，33（2）：85-88.
101. SHoward Lee，Krishna CVG.Rao Robert A Zimmerman. 颅脑 MR 和 CT 诊断学．鱼博浪，梁星原，译．4 版．西安：世界图书出版西安公司，2001：377-378.
102. 徐秀芳，陈英，余日胜，等．成人白血病中枢神经系统并发症的 CT 与 MRI 表现．中华放射学杂志，2011，45（1）：37-41.
103. Xie T，Chen X，Fang J，et al.Textural features of dynamic contrast-enhanced MRI derived model-free and model-based parameter maps in glioma grading.J Magn Reson Imaging，2018，47（4）：1099-1111.
104. Kang HY，Xiao HL，Chen JH，et al.Comparison of the Effect of Vessel Size Imaging and Cerebral Blood Volume Derived from Perfusion MR Imaging on Glioma Grading.AJNR Am J Neuroradiol，2016，37（1）：51-57.
105. Shiroishi MS，Boxerman JL，Pope WB.Physiologic MRI for assessment of response to therapy and prognosis in glioblastoma.Neuro Oncol，2016，18（4）：467-478.
106. Gillies RJ，Kinahan PE，Hricak H.Radiomics：images are more than pictures，they are data.Radiology，2016，278（2）：563-577.
107. Huisman TA.Tumor-like lesions of the brain.Cancer Imaging，2009，9（Special issue A）：S10-S13.
108. Anne G.Osborn Karen L.Salzman A.James Barkovich. Diagnostic Imaging：Brain.2 ed.Lippincott Williams & Wilkins（Amirsys），2010.
109. Jiang T，Mao Y，Ma W，et al.CGCG clinical practice guidelines for the management of adult diffuse gliomas. Cancer Letters，2016，375（2）：263-273.
110. Editorial committee of Chinese central nervous system glioma diagnostic and treatment guidelines.Chinese central nervous system glioma diagnostic and treatment guidelines. National Medical Journal of China，2016，7：485-509.
111. Heo Y J，Park J E，Kim H S，et al.Prognostic relevance of gemistocytic grade Ⅱ astrocytoma：gemistocytic component and MR imaging features compared to non-gemistocytic grade Ⅱ astrocytoma.Eur Radiol，2017，27（7）：1-11.
112. Price S J，Jena R，Burnet N G，et al.Predicting patterns of glioma recurrence using diffusion tensor imaging.Eur Radiol，2007，17（7）：1675-1684.
113. Zeng Q，Dong F，Shi F，et al.Apparent diffusion coefficient maps obtained from high b value diffusion-weighted imaging in the preoperative evaluation of gliomas at 3T：comparison with standard b value diffusion-weighted imaging.Eur Radiol，2017，27（12）：5309-5315.
114. Bai Y，Lin Y，Tian J，et al.Grading of Gliomas by Using Monoexponential，Biexponential，and Stretched Exponential Diffusion-weighted MR Imaging and Diffusion Kurtosis MR Imaging.Radiology，2016，278（2）：496-504.
115. Stadlbauer A，Zimmermann M，Kitzwögerer M，et al.MR Imaging-derived Oxygen Metabolism and Neovascularization Characterization for Grading and IDH Gene Mutation Detection of Gliomas.Radiology，2017，283（3）：799-809.
116. Choi YS，Ahn SS，Lee SK，et al.Amide proton transfer imaging to discriminate between low-and high-grade gliomas：added value to apparent diffusion coefficient and relative cerebral blood volume.Eur Radiol，2017，27（8）：3181-3189.
117. Cancer Genome Atlas Research Network.Comprehensive genomic characterization defines human glioblastoma genes and core pathways.Nature，2008，455（7216）：1061-1068.
118. Aboian M S，Solomon D A，Felton E，et al.Imaging Characteristics of Pediatric Diffuse Midline Gliomas with Histone H3 K27M Mutation.AJNR Am J Neuroradiol，2017，38（4）：795-800.
119. Michael Weller，Martin van den Bent，Jörg C Tonn，et al.European Association for Neuro-Oncology（EANO）guideline on the diagnosis and treatment of adult astrocytic and oligodendroglial gliomas.Lancet Oncol，2017，18：

e315-329.

120. Smits M.Imaging of oligodendroglioma.Br J Radiol, 2016, 89 : 20150857.

121. Osborn.Dignositic imaging: Brain, Third edition. Elsevier.2016.

122. Wu J, Armstrong TS, Gilbert MR.Biology and management of ependymomas.Neuro Oncol, 2016, 18 (7): 902-913.

123. Louis DN, Perry A, Reifenberger G, et al.The 2016 World Health Organization Classification of Tumors of the Central Nervous System: a summary.Acta Neuropathol, 2016, 131 (6): 803-820.

124. Dangouloff-Ros V, Grevent D, Pagès M, et al.Choroid Plexus Neoplasms: Toward a Distinction between Carcinoma and Papilloma Using Arterial Spin-Labeling. Am J Neuroradiol, 2015, 36 (9): 1786-1790.

125. Kakigi T, Okada T, Kanagaki M, et al.Quantitative imaging values of CT, MR, and FDG-PET to differentiate pineal parenchymal tumors and germinomas: are they useful ? Neuroradiology, 2014, 56 (4): 297-303.

126. Schild S, Scheithauer B, Schomberg P, et al.Pineal parenchymal tumors.Clinical, pathologic, and therapeutic aspects.Cancer, 1993, 72 (3): 870-880.

127. Bader JL, Miller RW, Meadows AT, et al.Trilateral retinoblastoma.Lancet, 1980, 2 (8194): 582-583.

128. Dumrongpisutikul N, Intrapiromkul J, Yousem DM.Distinguishing between germinomas and pineal cell tumors on MR imaging.AJNR Am J Neuroradiol, 2012, 33 (3): 550-555.

129. Woehrer A, Slavc I, Waldhoer T, et al.Incidence of atypical teratoid/rhabdoid tumors in children: a population-based study by the Austrian Brain Tumor Registry, 1996-2006. Cancer, 2010, 116 (24): 5725-5732.

130. Han L, Qiu Y, Xie C, et al.Atypical teratoid/rhabdoid tumors in adult patients: CT and MR imaging features. AJNR Am J Neuroradiol, 2011, 32 (1): 103-108.

131. Thawait SK, Chaudhry V, Thawait GK, et al.High-resolution MR neurography of diffuse peripheарl nerve lesions.AJNR Am J Neuroradiol, 2011, 32 (8): 1365-1372.

132. Yamashita T, Kwee TC, Takahara T.Whole-body magenetic resonance neurography.N Engl J Med, 2009, 361 (5): 538-539.

133. Cai W, Kassarjian A, Bredella MA, et al.Tumor burden in patients with neurofibromatosis types 1 and 2 and schwannomatosis: determination on whole-body MR images.Radiology, 2009, 250 (3): 665.

134. Gaddikeri S, Hippe DS, Anzai Y.Dynamiccontrast-enhanced MRI in the evaluation of carotid space paraganglioma versus schwannoma.J Neuroimaging, 2016, 26 (6): 618-625.

135. Chhabra A, Thakkar RS, Andreisek G, et al.Anatomic MR imaging and functional diffusion tensor imaging of peripheral nerve tumors and tumorlike conditions.AJNR Am J Neuroradiol.2013, 34 (4): 802-807.

136. Aoki S, Barkovich AJ, Nishimura K, et al.Neurofibromatosis types 1 and 2 : cranial MR findings.Radiology, 1989, 172 (2): 527-534.

137. Yalcin C E, Tihan T.Solitary Fibrous Tumor/Hemangiopericytoma Dichotomy Revisited: A Restless Family of Neoplasms in the CNS.Advances in Anatomic Pathology, 2016, 23 (2): 104-111.

138. Yi X, Xiao D, He Y, et al.Spinal Solitary Fibrous Tumor/Hemangiopericytoma: A Clinicopathologic and Radiologic Analysis of Eleven Cases.World Neurosurg, 2017, 10 (4): 318-329.

139. Wiebe S, Munoz DG, Smith S, et al.Meningioangiomatosis.A comprehensive analysis of clinical and laboratory features. Brain, 1999, 122 (4): 709-726.

140. Onishi S, Hirose T, Takayasu T, et al.Advantage of high b value diffusion-weighted imaging for differentiation of hemangioblastomafrom brain metastases in posterior fossa. World Neurosurg, 2017, 101 : 643-650.

141. She D, Yang X, Xing Z, et al.Differentiating Hemangioblastomas from Brain Metastases Using Diffusion-Weighted Imaging and Dynamic Susceptibility Contrast-Enhanced Perfusion-Weighted MR Imaging. AJNR American Journal of Neuroradiology, 2016, 37 (10).

142. Sardaro A, Bardoscia L, Petruzzelli MF, et al.Epithelioid hemangioendothelioma: an overview and update on a rare vascular tumor.Oncology Reviews, 2014, 8 (2): 259.

143. Xu Q, Feng Y, Wu P, et al.Meningeal myofibroblastoma in the frontal lobe: A case report.Oncol Letters, 2014, 8 (3): 1291-1294.

144. Katzenstein AL, Carrington CB, Liebow AA, Lymphomatoidgranulomatosis: a clinicopathologic study of 152 cases.Cancer, 1979, 43 (1): 360-373.

145. Isaacson P, Wright DH.Extranodal malignant lymphoma arising from mucosa-associated lymphoid tissue.Cancer, 1984, 53 (11): 2515-2524.

146. SteinH, Mason DY, Gerdes J, et al., The expression of the Hodgkin's disease associated antigen Ki-1 in reactive and neoplastic lymphoid tissue: evidence that Reed-Sternberg cells and histiocytic malignancies are derived from activated lymphoid cells.Blood, 1985, 66 (4): 848-858.

147. SteinH, Foss HD, Durkop H, et al.CD30 (+) anaplastic large cell lymphoma: a review of its histopathologic, genetic, and clinical features.Blood, 2000, 96 (12): 3681-3695.

148. TateishiU, Terae S, Oqata A, et al.MR imaging of the brain in lymphomatoid granulomatosis.AJNR.Am J Neuroradiol, 2001, 22 (7): 1283-1290.

149. Zucca E, Conconi A, Pedrinis E, et al.Nongastric marginal zone B-cell lymphoma of mucosa-associated lymphoid tissue.Blood, 2003, 101 (7): 2489-2495.

150. Hans C P, Weisenburger D D, Greiner T C, et

al.Confirmation of the molecular classification of diffuse large B-cell lymphoma by immunohistochemistry using a tissue microarray.Blood, 2004, 103 (1): 275–282.

151. Bonnet F, Lewden C, May T, et al.Malignancy-related causes of death in human immunodeficiency virus-infected patients in the era of highly active antiretroviral therapy. Cancer, 2004, 101 (2): 317–324.

152. PatsalidesAD, Atac G, Hedge U, et al.Lymphomatoid granulomatosis: Abnormalities of the brain at MR imaging. Radiology, 2005, 237 (1): 265–273.

153. Diamond C, Taylor TH, Aboumrad T, et al.Changes in acquired immunodeficiency syndrome-related non-Hodgkin lymphoma in the era of highly active antiretroviral therapy: incidence, presentation, treatment, and survival. Cancer, 2006, 106 (1): 128–135.

154. Barajas RF Jr, Rubenstein JL, Chang JS, et al.Diffusion-weighted MR imaging derived apparent diffusion coefficient is predictive of clinical outcome in primary central nervous system lymphoma.AJNR Am J Neuroradiol, 2010, 31 (1): 60–66.

155. Haldorsen IS, Espeland A, Larsson EM.Central nervous system lymphoma: characteristic findings on traditional and advanced imaging.AJNR Am J Neuroradiol, 2011, 32 (6): 984–992.

156. Valles FE, Perez-Valles CL, Regalado S, et al.Combined diffusion and perfusion MR imaging as biomarkers of prognosis in immunocompetent patients with primary central nervous system lymphoma.AJNR Am J Neuroradiol, 2013, 34 (1): 35–40.

157. Lee HY, Kim HS, Park JW, et al.Atypical imaging features of Epstein-Barr virus-positive primary central nervous system lymphomas in patients without AIDS.AJNR Am J Neuroradiol, 2013, 34 (8): 1562–1567.

158. Scott BJ, Douglas VC, Tihan T, et al.A systematic approach to the diagnosis of suspected central nervous system lymphoma.JAMA Neurol, 2013, 70 (3): 311–319.

159. Kickingereder P, Wiestler B, Sahm F, et al., Primary central nervous system lymphoma and atypical glioblastoma: multiparametric differentiation by using diffusion-, perfusion-, and susceptibility-weighted MR imaging. Radiology, 2014, 272 (3): 843–850.

160. Louveau A, Smirnov I, Keyes TJ, et al., Structural and functional features of central nervous system lymphatic vessels.Nature, 2015, 523 (7560): 337–341.

161. Huang WY, Wen JB, Wu G, et al.Diffusion-weighted imaging for predicting and monitoring primary central nervous system lymphoma treatment response.AJNR Am J Neuroradiol, 2016, 37 (11): 2010–2018.

162. Swerdlow SH, Campo E, Pileri S, et al.The 2016 revision of the World Health Organization classification of lymphoid neoplasms.Blood, 2016, 127 (20): 2375–2390.

163. Kwong YL, Chan TSY, Tan D, et al., PD1 blockade with pembrolizumab is highly effective in relapsed or refractory NK/T-cell lymphoma failing l-asparaginase.Blood, 2017, 129 (17): 2437–2442.

164. Miyata-Takata T, Takata K, Kato S, et al.Clinicopathological analysis of primary central nervous system NK/T cell lymphoma: rare and localized aggressive tumour among extranasal NK/T cell tumours.Histopathology, 2017, 71 (2): 287–295.

165. Ho DM, Liu HC.Primary intracranial germ cell tumor. Pathologic study of 51 patients.Cancer, 1992, 70 (6): 1577–1584.

166. Kim JS, Lee YS, Jung MJ, et al.The predictive value of pathologic features in pituitary adenoma and correlation with pituitary adenoma recurrence.J Pathol Transl Med, 2016, 50 (9): 419–425.

167. Andrej Pal'a, Andreas Knoll, Christine Brand, et al.The value of intraoperative magnetic resonance imaging in endoscopic and microsurgical transsphenoidal pituitary adenoma resection.World Neurosurgery, 2017, 102 (10): 144–150.

168. Marian C, Neidert MD, Henning Leske MD, et al.Synchronous pituitary adenoma and pituicytoma.Human Pathology, 2016, 47 (5): 138–143.

169. Hagel C, Michael B.Immunoprofiling of glial tumours of the neurohypophysis suggests a common pituicytic origin of neoplastic cells.Pituitary, 2017, 20 (2): 211–217.

170. Policarpio-Nicolas ML, Le BH, Mandell JW, et al., Granular cell tumours of the colorectum: histopathological and immunohistochemical evaluation of 30 cases. Histopathology, 2014, 65 (6): 764–774.

171. Heerema MG, Suurmeijer AJ.Sox10 immunohistochemistry allows the pathologist to differentiate between prototypical granular cell tumors and other granular cell lesions. Histopathology, 2012, 61 (5): 997–999.

172. Eleanor Roderick, Niki Karavitaki, John AH Wass, et al.Craniopharyngiomas.Historical aspects of their management.Hormones, 2008, 7 (3): 271–274.

173. Christensen TD, Spindler KL, Palshof JA, et al.Systematic review: brain metastases from colorectal cancer incidence and patient characteristics.BMC Cancer, 2016, 16 (1): 260.185.Nussbaum ES, Djalilian HR, Cho KH, et al: Brain metastases: histology, multiplicity, surgery, and survival. Cancer, 1996, 78 (8): 1781–1788.

174. Nayak L, Abrey LE, Iwamoto FM.Intracranial dural metastases.Cancer, 2009, 115 (9): 1947–1953.

175. Singh S K, Leeds NE, Ginsberg LE.MR Imaging of leptomeningealmetastases: comparison of three sequences. AJNR, 2002, 23 (5): 817–821.

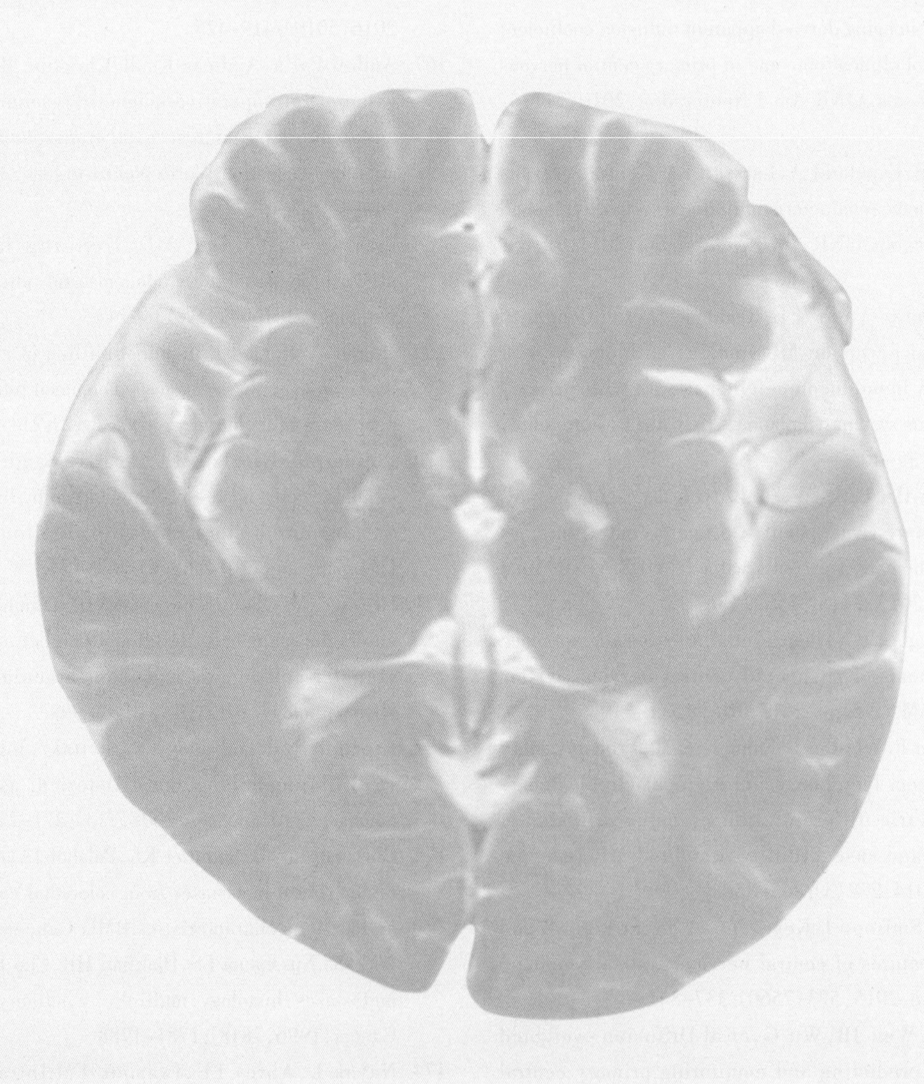

第八章

中毒性脑病

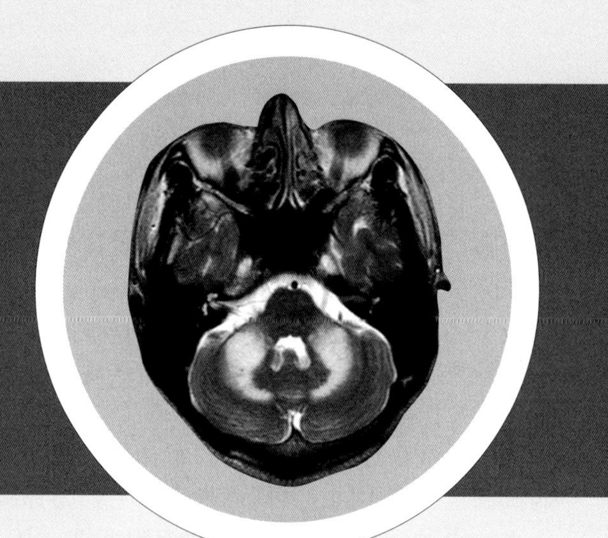

第一节 概 述

目前，由酒精、毒品、吸入性气体等中毒引起的脑功能障碍已经成为全球共同关注的社会问题和医学问题。中毒性脑病（toxic encephalopathy，TE）是毒物引起的中枢神经系统器质性病变或功能性异常，可出现多种脑病的临床表现。其病因较多，包括毒物接触、药物滥用、放疗、化疗等，许多化学毒物可以选择性地损害神经系统，其致病机制也各有不同，共同病理特点主要为弥漫性充血、水肿，点状出血，神经细胞变性、坏死，神经纤维脱髓鞘。绝大多数中毒性脑病累及大脑深部灰质核团或白质，典型的影像表现为脑部结构对称性异常，大部分中毒性脑病患者可以通过毒物接触史及药物滥用史、临床表现、MRI、辅助检查结果来得出正确诊断。

中枢神经系统尤其是脑，对神经毒物比较敏感，导致急性中毒性脑病的化学毒物，常见的有以下几种：

1. **酒精** 引起的中毒性脑病包括急、慢性酒精中毒性脑病（alcoholic encephalopathy，AE）、Marchiafava-Bignami 病、甲醇中毒，是长期大量饮酒引起的神经系统严重损害的一组病症。

急性酒精中毒性脑病是指短时间内摄入过量的乙醇后所引起的中枢神经系统兴奋及随后的抑制状态，其起病与饮酒量、个体敏感度有关。乙醇是脂溶性物质，对脑组织有较强的亲和力，大量长期饮酒可导致中枢神经系统功能受损，而其受损程度与饮酒量和时间有关，其大脑损害可以有多种表现形式，脑水肿常见，表现为昏迷、癫痫等症状。

酒精中毒性脑病病因包括：①酒精本身不含矿物质和维生素，长期饮酒可致胃肠功能紊乱，直接影响维生素及其他营养物质的吸收，进而影响神经髓鞘物质磷脂类的合成与代谢，导致中枢神经及周围神经脱髓鞘及轴突变性；②慢性酒精中毒使胆碱能受体功能受损，导致乙酰胆碱含量下降，影响学习和记忆过程，引起认知功能障碍。乙醇代谢产物（磷脂酰乙醇和脂肪酸乙酯）等具有神经毒性，可能是导致神经细胞中毒、死亡的主要原因。此外，氧化应激、线粒体功能障碍等均在慢性酒精相关性痴呆中发挥重要作用。

2. **毒品** 主要包括海洛因、甲基苯丙胺（冰毒）、MDMA（摇头丸）、可卡因。海洛因是成瘾性最强的毒品之一，其主要成分为二乙酰吗啡，海洛因中毒性脑病多于戒毒后发病，可能是在戒毒过程中某些因素影响了阿片受体的构型，进而影响了阿片系统的功能。内源性阿片肽是多种神经递质和神经激素的调控剂，外源性阿片类药物可使内源性阿片肽系统受到抑制，使阿片类药物依赖者体内众多神经递质功能发生变化，其中以 5-羟色胺（5-HT）能神经功能失调最为明显，即 5-HT 水平显著增高，而多巴胺（DA）水平显著降低。由于经鼻烫吸海洛因，使毒品直接进入神经组织，造成某些特定的神经组织在代谢过程中产生了对某些特殊物质的依赖。当戒毒后，神经组织代谢中所依赖的物质消失，出现代谢障碍、细胞水肿、神经纤维脱髓鞘等病理变化。有研究认为，海洛因进入体内后与某些酶、受体蛋白结合，产生氮自由基并引发氧自由基反应和脂质过氧化反应，可加剧导致脑损害，并引起髓鞘脱失。

3. **吸入性气体中毒** 如一氧化碳、笑气、甲苯、有机磷农药、氰化物。一氧化碳中毒后主要引起机体缺氧，可引起多系统损害，以中枢神经系统最为敏感，临床表现为注意力不集中、烦躁不安，甚至惊厥、抽搐等脑缺氧表现。急性 CO 中毒后经急救治疗意识障碍恢复后，经 2~60 天的“假愈期”，又出现以神经精神症状为主，伴有学习记忆障碍、锥体及锥体外系功能障碍的迟发性脑病临床症状，称为急性 CO 中毒迟发性脑病，病理改变主要表现为脑组织充血、水肿，大脑皮层及皮层下白质发生灶性或板层状坏死，两侧苍白球对称性软化灶，大脑白质可见广泛脱髓鞘改变。

有机溶剂多易挥发，主要通过呼吸道进入人体，引起中毒性脑病，其潜伏期几天至几十天，表现为头晕、头痛、恶心、呕吐等高颅压症状，以及认知障碍、共济失调等，病变主要累及皮质下区（皮质下投射纤维）、半卵圆中心、外囊和小脑齿状核。

有机磷中毒其发病机制为中枢神经系统大量乙酰胆碱积聚，影响中枢神经系统之间的冲动传导，使中枢神经功能失调，早期出现兴奋症状，继而出现抑制，因为脑干网状结构受损而出现意识障碍。有机磷中毒急性期的脑部病理主要表现为脑及软脑膜充血、水肿、脑内小血管周围有渗出性出血、脑细胞肿胀、胞核溶解、嗜碱颗粒体破坏、神经根和周围神经亦可出现水肿继之出现脱髓鞘性改变，其损害主要在丘脑、中脑和延髓，严重者可见皮层区软化。

有机磷中毒性脑病临床表现为头晕、头痛、烦躁不安、谵妄、抽搐昏迷，其发病时间从数分钟到12小时不等，与毒物的种类、剂量、侵入途径以及救治时间密切相关。急性期患者可出现感觉迟钝、腱反射消失、震动觉减弱等，严重有机磷中毒患者在中毒后2~4周可发生迟发性多发神经病。

4. 霉变甘蔗中毒 服食霉变甘蔗后迅速发病，潜伏期一般0.5~6h，常以胃肠道反应为首发症状，如恶心、呕吐、腹痛、腹泻，随即出现中枢神经系统症状和体征，临床表现以锥体外系损害为主：头痛、嗜唾、昏迷、抽搐、语言障碍、双眼向上凝视、四肢活动障碍、肌张力呈曲铅管样增高，腱反射亢进，脑膜刺激征为阴性。

本病并非由单独一种真菌毒素所引起，可能由多种真菌素致病。1982年甄应中等人从霉变甘蔗中分离培养出绝对优势菌串珠镰刀菌和圆孤青霉菌，这两种真菌的提取物，均可致动物中毒，表现和人的中毒症状相一致，毒素混合毒力试验表明两种毒素有累加作用。1984年，有学者报道其病原菌为节菱孢，从霉变甘蔗样品中分离出节菱孢毒素3-硝基丙酸（$O_2N-CH_2-CH_2-CO_2H$），该研究证实了节菱孢毒素3-硝基丙酸是引起变质甘蔗中毒的主要毒性物质。

5. 重金属中毒 如铅、四乙基铅、汞、铊、锰、三烷基锡等。铅在人体中没有生理功能，而且对人体有神经毒性，人体血液中通常检测不到铅含量。铅是工业中普遍使用的金属之一，工业性铅中毒是常见的慢性职业病。铅对机体的神经毒性在生长发育时期的儿童最为突出。目前，环境污染是我国儿童铅中毒的主要原因，另外可以通过胎盘和乳汁向婴幼儿转移引起母源性儿童铅中毒。有研究表明，低浓度铅即可损害中枢神经系统的功能，其毒性作用是不可逆的。

汞具有神经毒性，对神经系统的损害是从大脑皮层开始，然后逐渐发展到皮质下神经节，最后影响到周围神经。汞进入脑内可通过造成细胞膜钠-钾离子泵功能障碍及血脑屏障功能障碍而引起脑水肿。

金属中毒性脑病病变多由大脑皮质向下扩展，大多以头痛、呕吐、抽搐和颅内压增高为主要表现。

6. 治疗相关紊乱 治疗相关紊乱主要包括：放射性损伤（水肿）、放射性改变、化疗的作用（白质脑病）、矿化性微血管病、坏死性白质脑病、后部可逆性脑病综合征、放射诱发的肿瘤、治疗相关改变。

病因有：①放射诱发的血管损伤：通透性增加、毛细血管扩张；②放射诱发的神经毒性：神经胶质和白质损伤；③放射诱发的肿瘤（肉瘤）、隐性颅内血管畸形（毛细血管扩张、海绵状血管瘤）；④矿化性微血管病：常见于化疗和放疗，一般在放疗2年后出现；⑤坏死性微血管病：化疗和放疗并用；⑥许多化疗药物引起中枢神经系统副作用。

大体病理：①放射治疗：病理改变从水肿到空洞性白质坏死；②脱髓鞘：与正常脑组织界限清楚；③放射性坏死：凝固性坏死多发生于白质，可扩展至深部皮质。显微镜下特征：①急性期放疗损伤：毛细血管损伤导致白质水肿；②早期迟发性损伤：血管源性水肿、脱髓鞘；③晚期迟发性损伤：白质坏死、脱髓鞘、星形细胞增生、血管病；④放射性坏死：融合性的凝固性坏死、钙化、毛细血管扩张、血管玻璃样增厚和纤维蛋白样坏死、血栓形成；⑤矿化性微血管病：小动脉透明样变和纤维蛋白样坏死和小动脉内皮细胞增殖、钙化沉积。

放射性损伤的临床分类为：①急性期：出现在治疗之后1~6周或治疗期间，表现为轻度、可逆性血管源性水肿；②早期迟发性损伤：出现在3周到数月，表现为水肿和脱髓鞘；③晚期迟发性损伤：出现在治疗后数月到数年，表现为不可逆的严重损害。

常规X线检查对诊断中毒性脑病无价值。CT平扫可以发现较明显的脑白质病变以及基底节病变，但CT平扫对病变显示的敏感性不如MRI，故一般不推荐使用CT。MRI是评估中毒性脑病的首选影像学检查方法，常规检查序列包括：T_1WI、T_2WI或T_2-FLAIR和DWI，可以诊断及评估脑白质病变、基底节对称性小病变、脑萎缩等病理改变。DTI、fMRI、MRS、PWI等MRI新技术可以量化评估中毒性脑病，尚处于研究阶段，未转化到临床。PET技术也逐渐用于评估脑血流及代谢变化。

MRI应用多种序列，多方位成像可反映脑内更微细的解剖和病理、生理变化，能发现CT所不能发现的病灶，为临床提供更多更重要的信息。目前FLAIR序列、MRS、DWI、PWI、DTI、脂肪抑制序列、同相位反相位序列、ASL、SWI等技术的开发，为疾病的诊断和预后的判断提供了更多的帮助。

（印 弘）

第二节 酒精中毒及相关疾病

一、急性酒精中毒

【概述】

酒精中毒引起的脑功能障碍已经成为全球共同关注的社会问题和医学问题。急性乙醇中毒性脑病是指短时间内饮入过量的乙醇或酒类饮料后所引起的中枢神经系统兴奋及随后的抑制状态，其起病与饮酒量、个体的敏感度有关。

【临床与病理】

超量饮酒醉酒时大脑处于高度抑制状态，可出现醉倒不起，呕吐、尿失禁而不自知。当血液酒精浓度超过0.4%时，则可出现昏迷、呼吸心跳抑制，死亡的可能性很大。

酒精在人体内氧化和排泄速度缓慢，脑组织中的酒精浓度是血液酒精浓度的10倍。绝大多数酒精主要在肝脏中代谢，只有极少量（2%~10%）酒精没有氧化分解直接经泌尿系统排出或经肺从呼吸道呼出或经皮肤汗腺随蒸发排出。

临床分类为：

1. 普通性醉酒（单纯性醉酒） 由于一次大量饮酒，随着酒精使大脑皮层的抑制过程减弱，先出现自控能力下降，随后可出现言语凌乱、步态不稳、困倦嗜睡等麻痹期症状，多经数小时或睡眠后恢复正常。

2. 病理性醉酒 酒精作用于特异性体质的个体引起的过敏反应，既往从不饮酒或不常饮酒，一次少量饮酒就出现较深的意识障碍（谵妄），一般持续数十分钟至数小时，以深睡结束，醒后对发作过程不能回忆或片段回忆。

3. 复杂性醉酒 多有脑器质性或躯体疾病基础，酒精耐受性下降，饮酒量超过以往醉酒量时发生急性酒精中毒反应，出现明显意识障碍。比普通醉酒过程激烈，运动兴奋强烈，发作持续数小时，入睡结束或睡眠后再度兴奋，醒后对事发经过仅存部分记忆。

【影像检查方法】

本病最有价值的诊断方法为颅脑MRI和CT，尤其是MRI。

【影像表现】

影像上并无特征性表现，多为急性脱髓鞘改变，增强CT显示酒精性脱髓鞘可见强化，MRI表现为双侧半卵圆中心对称性异常信号，T_1WI呈低信号，T_2WI呈高信号，增强扫描病灶可见强化。

【诊断与鉴别诊断】

诊断原则：

1. 明确的过量酒精或含酒精饮料摄入史。

2. 呼出气体或呕吐物有酒精气味并有以下之一者：①表现易激惹、多语或沉默、语无伦次、情绪不稳、恶心、呕吐等；②感觉迟钝、肌肉运动不协调、躁动、共济失调、眼球震颤、复视等；③出现较深的意识障碍、神经反射减弱、颜面苍白、皮肤湿冷、体温降低、血压升高或降低、呼吸节律或频率异常、心搏加快或减慢、二便失禁等。

3. 血液或呼出气体酒精检测乙醇浓度≥11mmol/L（50mg/dl）。

急性酒精中毒性脑病并不多见，是一个排他性诊断。在诊断患者酒精中毒以前，应考虑到低血糖、低氧血症、肝性脑病、混合性酒精－药物过量等情况。

在确诊后应考虑到有隐蔽性头部创伤及伴随代谢紊乱的可能性。医生可以通过从随行家属处获得充分的病史，反复查体以及辅助检查确诊。

二、慢性酒精中毒性脑病

【概述】

慢性酒精中毒性脑病是指长期大量饮酒后，酒精对神经组织的慢性毒性作用引起的认知功能障碍，主要包括Wernicke脑病、Korsakoffs综合征、酒精相关性痴呆、胼胝体变性等。

【临床与病理】

酒精对认知功能的影响与多种因素有关，如遗传、饮酒模式及酒精类型、年龄、性别等。乙醇及其代谢产物对脑细胞的直接毒性作用是导致本病的主要原因。乙醇对脑组织有较强的亲和力，大量长期饮酒可导致中枢神经系统功能受损。

长期饮酒可致胃肠功能紊乱，直接影响维生素及其他营养物质的吸收，维生素 B_1 缺乏，进而糖代谢障碍，影响神经髓鞘物质磷脂类的合成与代谢，导致中枢神经及周围神经脱髓鞘及轴突变性。

慢性酒精中毒使胆碱能受体功能受损，影响学习和记忆过程，引起认知功能障碍。乙醇代谢产物（磷脂酰乙醇和脂肪酸乙酯）具有神经毒性作用，可能是导致神经细胞中毒、死亡的主要原因。

【影像检查方法】

本病最有价值的诊断方法为颅脑 MRI，对怀疑 Wernicke 脑病时，推荐 DWI 及增强扫描。

【影像表现】

MRI 表现为对称性侧脑室扩大、脑沟增宽，非特异性脑白质多发异常信号，双侧丘脑和脑干的对称性病变，尤其是第三脑室和中脑导水管周围有对称性异常信号，T_1WI 呈低信号，T_2WI 呈高信号，FLAIR 序列呈高信号，DWI 显示第三脑室、中脑病灶的内部或周围呈弥散受限，增强扫描可见乳头体、导水管周围灰质、丘脑内侧强化。慢性者，可见乳头体萎缩，第三脑室扩大（图 8-2-1）。

【诊断与鉴别诊断】

诊断要点：

1. 长期大量饮酒史。

2. 发病前有 Wernicke 综合征表现。常在一次或多次精神障碍、共济失调或眼肌麻痹后发生，病程缓慢。

3. 典型的临床表现，近事记忆障碍及虚构为主要症状，伴欣快、多疑、夸大妄想等精神障碍；逐渐进展的情感淡漠、记忆障碍及幻觉、偏执等精神障碍。严重者认知功能全面减退。

4. 颅脑 CT 及 MRI 显示对称性侧脑室扩大、脑沟增宽，非特异性脑白质多发异常信号，尤其是第三脑室和中脑导水管周围有对称性异常信号，DWI 呈高信号，增强扫描可见病灶明显强化。

鉴别诊断：

1. **阿尔茨海默病** 海马、颞叶萎缩、代谢减低。

2. **多发梗死性痴呆** 局灶性梗死、广泛脑组织萎缩。

3. **中毒性脱髓鞘** 包括化疗、CO 中毒、吸食海洛因病史。

三、原发性胼胝体变性

【概述】

原发性胼胝体变性（Marchiafava-Bignami disease，MBD）是一种临床罕见的胼胝体脱髓鞘病变，普遍认为 MBD 是慢性酒精中毒罕见并发症之一。MBD 首先由两位意大利病理学家 Marchiafava 和 Bignami 在 1903 年描述。

【临床与病理】

MBD 患者多有长期慢性酗酒史，中老年男性

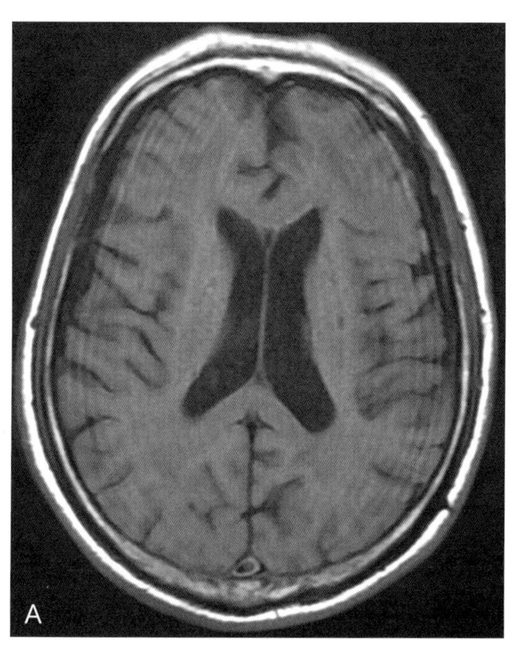

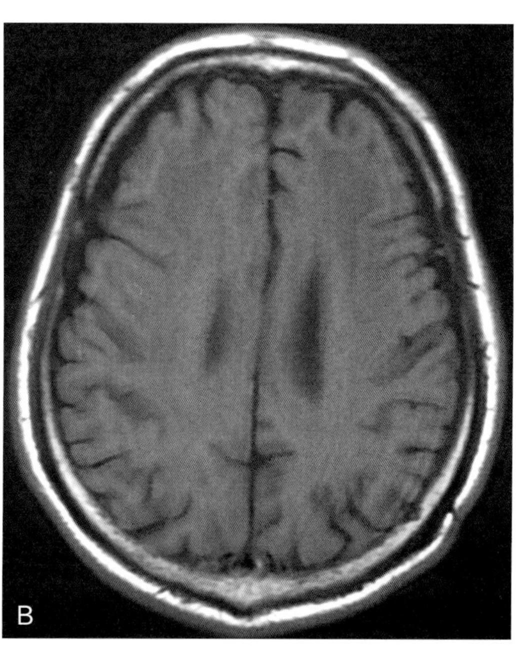

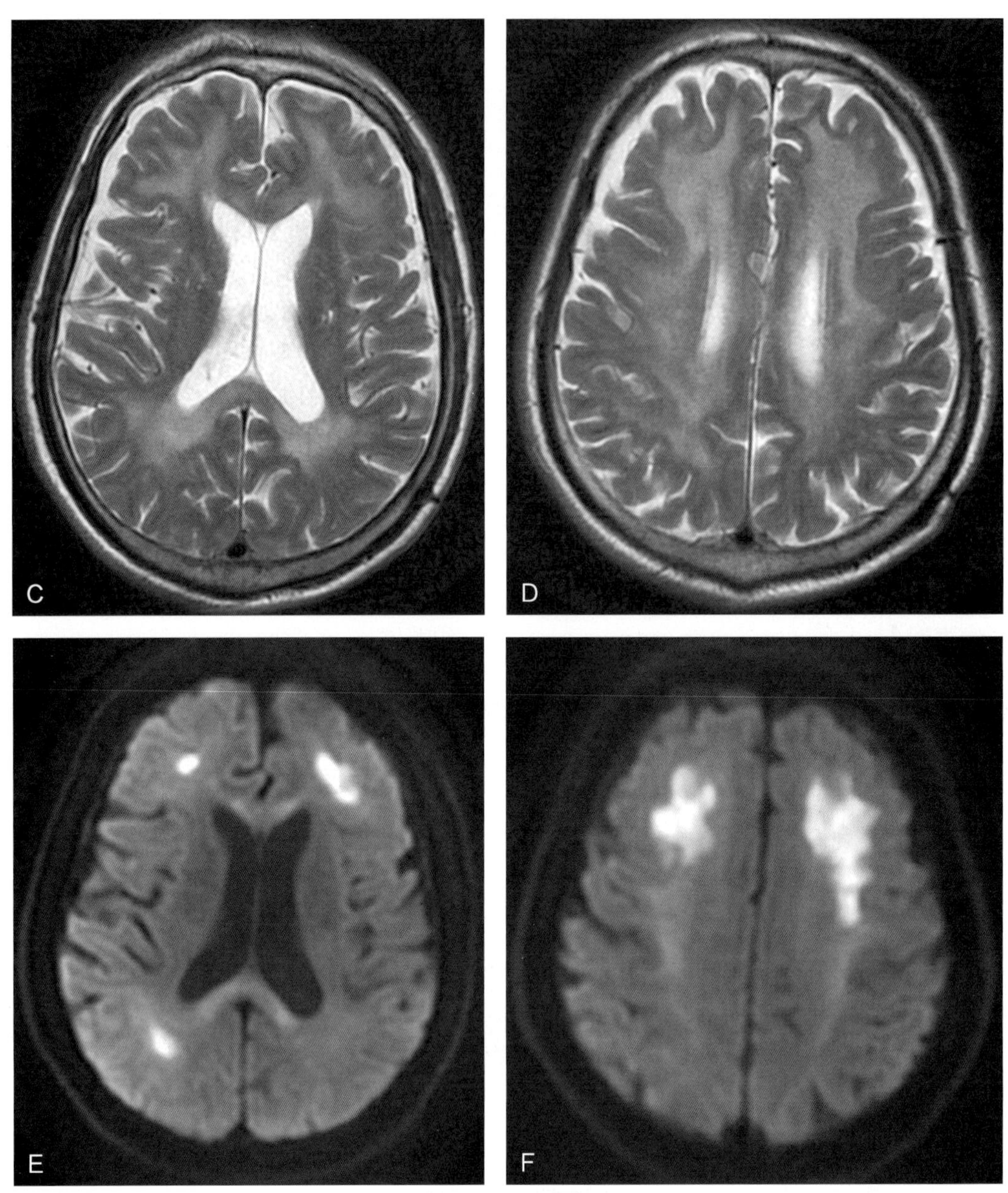

图 8-2-1 慢性酒精中毒 MRI 表现

男，40 岁，长期大量饮酒。A、B. T_1WI，双侧脑室前后角周围白质区见片状低信号影，边界模糊；C、D. T_2WI 上呈高信号；E、F. DWI 上呈高信号（图片由天津医科大学总医院医学影像科提供）

多见，多于发病后 4~6 年死亡。按发病缓急程度，MBD 可分为急性、亚急性和慢性 3 型。

急性期：突然发病、意识障碍、癫痫发作、步态不稳急性发作和严重的神经功能缺损，其中癫痫发作和步态不稳急性发作可为首发症状，多短时间内致命。

亚急性期：共济失调、肌张力增高、快速进展的痴呆并可迁延至慢性期。

慢性期：分离综合征（由于胼胝体病变导致右利手者左侧失用，一侧半球不能对投射到另一侧半球的视觉或躯体感觉刺激做出反应）和进行性痴呆。

病理特征：急性期胼胝体肿胀，以体部、膝部明显，晚期则表现为胼胝体明显萎缩。胼胝体脱髓鞘也可累及皮质下白质、前连合、后连合、半卵圆中心、长连合纤维束、中脑大脑脚等，所有这些病灶几乎都是双侧对称出现。

【影像检查方法】

本病最有价值的诊断方法为颅脑 MRI 和 CT，尤其是 MRI，它能显示与病理相符的特征性改变，有助于 MBD 的早期诊断。颅脑 MRI 能显示胼胝体病变的范围、形态，矢状位 T_2WI 或 FLAIR 像是诊断本病的最佳序列。

【影像表现】

1. CT　急性期胼胝体呈现低密度改变，可强化，后期表现为胼胝体萎缩，可伴有额颞叶皮质萎缩，CT 对早期胼胝体体部病灶显示能力有限。

2. MRI　早期以胼胝体水肿、髓鞘损伤为主，MRI 主要表现为胼胝体膨胀，随病程进展逐渐变薄，显示中心夹层状 T_1W1 低信号、T_2W1 高信号影，T_2-FLAIR 显示病灶周围呈高信号，而中心区呈低信号，病灶可强化，而胼胝体腹侧、背侧相对完好，境界清楚，此为诊断 MBD 的特征性征象。慢性期胼胝体萎缩变薄，体部最显著，膝部、体部可见小囊变，T_1WI 呈低信号，T_2WI 呈高信号。上述 MRI 病灶均呈双侧对称性（图 8-2-2）。

【诊断与鉴别诊断】

MBD 的诊断依据包括：①中老年起病；②长期饮酒史或营养不良史；③急性起病的意识障碍伴抽搐，或慢性起病的智能障碍、步态异常伴失语、失用、失读、共济失调等多发神经功能障碍；④颅脑 CT 或 MRI 示胼胝体膝部及体部对称病灶，伴或不伴双侧大脑半球白质对称性长 T_1、长 T_2 异常信号。鉴别诊断如下：

1. Wernicke 脑病　由于维生素 B_1 缺乏引起，临床多为急性起病。典型的 MRI 特征为第三、四脑室旁及导水管周围、乳头体、四叠体、丘脑等部位异常信号影，T_1WI 呈低信号，T_2WI 及 T_2-FLALR 呈高信号，急性期可有强化。

2. 胼胝体梗死　多见于老年患者，胼胝体梗死好发于压部，其次是体部和膝部，病灶多呈偏侧性分布，T_1WI 为低信号，T_2WI 及 T_2-FLALR 为

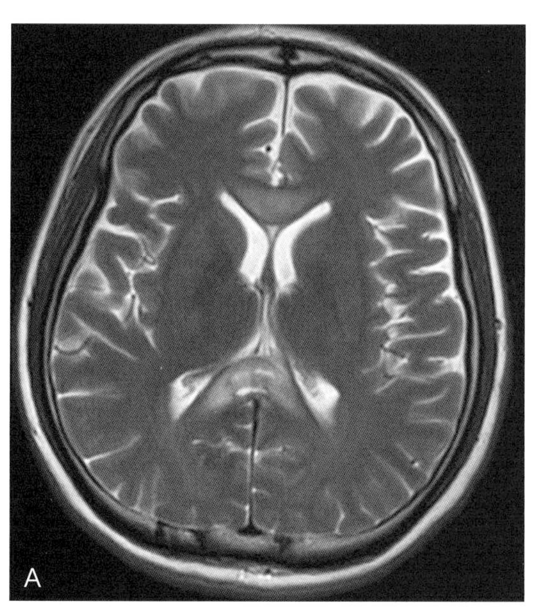

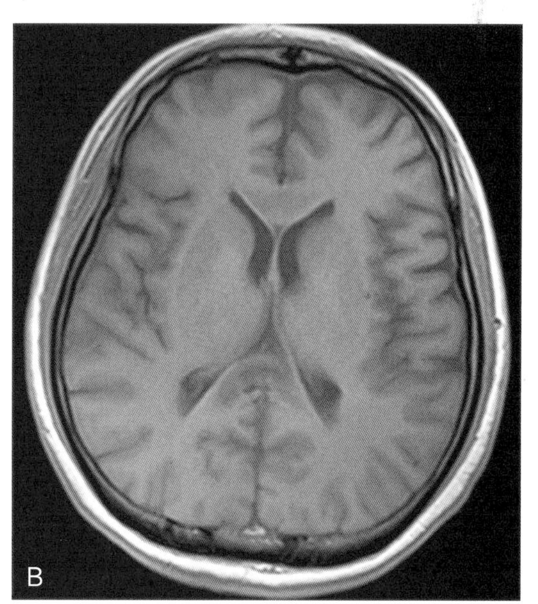

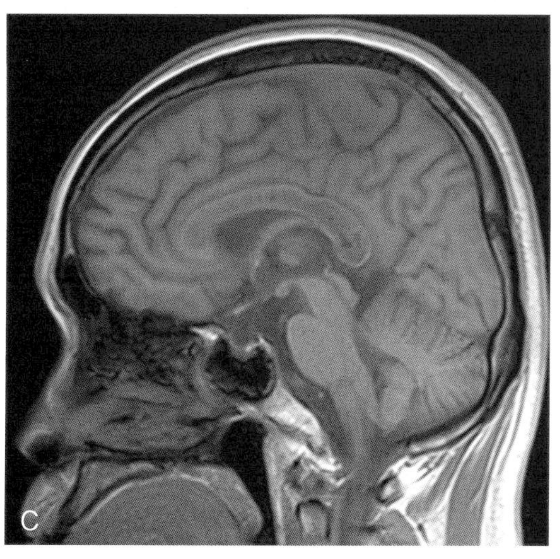

图 8-2-2　原发性胼胝体变性 MRI 表现

A. 轴位 T_2WI，胼胝体呈高信号；B. 轴位 T_1WI，胼胝体呈低信号；C. 矢状位 T_1WI 可以整体观察胼胝体信号改变，呈低信号

高信号，急性期病灶可有强化。

3. 多发性硬化 以中青年女性多见，临床病程长，常表现为发作性加重和自发缓解，激素治疗有一定效果。多发性硬化病变以侧脑室周围白质为主，胼胝体常不同程度受累，呈圆形或卵圆形，T_1WI 为低信号，T_2WI 及 T_2-FLALR 表现为高信号，病变早期处于活动期，可表现一定的强化。

4. 可逆性胼胝体压部综合征 机制尚不清楚，可能病因包括停用抗癫痫药物、感染、高原性脑水肿或代谢紊乱（低血糖和高钠血症）等，预后良好。临床表现与 MBD 相似，MRI 表现为胼胝体压部类圆形、边界清楚的孤立结节，T_2WI 呈稍高信号，FLAIR 及 DWI 呈高信号，增强扫描病灶未见明显强化，与胼胝体变性主要发生于胼胝体膝部及体部对称病灶不同。

四、甲醇中毒

【概述】

甲醇（methanol）亦称木醇、木精，是无色透明、略有酒精气味的液体，易挥发，易与水、乙醇、酮、酯和卤代烃混溶，可经呼吸道、消化道和皮肤吸收。国内以消化道吸收中毒为多见。与乙醇相比，甲醇在体内的氧化缓慢，排出半减期较长，故有明显的蓄积作用。甲醇作用于神经系统，具有明显的麻醉作用，可引起脑水肿，而后出现一系列脑部临床表现，称为甲醇中毒性脑病（methanol encephalopathy，MPE）。

【临床与病理】

中毒机制迄今尚未完全阐明，但一般认为是由于甲醇本身和（或）其代谢产物甲醛、甲酸的毒性所致。其中毒机制主要为甲醇的氧化产物甲醛或甲酸盐与细胞内的蛋白质相结合所致。对机体的危害主要有：①对中枢神经系统有明显的麻醉作用；②对视神经及视网膜有特殊的选择作用；③代谢性酸中毒。

大体病理：人体尸检材料可见脑水肿，脑疝形成，双侧豆状核出血、软化灶形成，有时豆状核区的出血可溃入侧脑室，脑干可有继发性出血。

组织病理：大脑皮质区、海马回和基底节的神经细胞呈急性缺血性改变，髓质区可见髓鞘呈广泛性破坏、仅皮质下髓鞘结构仍保存完整。髓质中心部位轴突呈串珠状改变，但未断裂，毛细血管壁内皮增生。

急性甲醇中毒后主要受损靶器官是中枢神经系统、视神经及视网膜。患者有吸入甲醇蒸气、误服甲醇或饮入大量含甲醇的酒类史。临床表现包括：①潜伏期：吸入中毒潜伏期一般为 1~72 小时，也有 96 小时的；口服中毒多为 8~36 小时；如同时摄入乙醇，潜伏期较长些；②吸入中毒有眼和呼吸道黏膜刺激症状；③神经系统症状：患者常有头晕、头痛、乏力、步态蹒跚、表情淡漠、意识混浊等，重者出现昏迷及癫痫样抽搐；④眼部症状：最初表现眼前黑影、视物模糊、眼球疼痛等，严重者持久性双目失明；⑤酸中毒：严重者出现发绀、呼吸深而快，呈 Kussmaul 呼吸；⑥消化系统及其他症状：恶心、呕吐、上腹痛等，可并发肝脏损害。

根据临床表现甲醇中毒性脑病可分轻、中、重三度。

1. 轻度中毒 有头痛、头晕、酒醉状、兴奋、轻度共济失调、眼球疼痛、视物模糊等，一般在数日后可恢复。

2. 中度中毒 对周围事物淡漠，并出现呕吐、呃逆、腹痛等。数小时到数天后可出现视力障碍、复视、视力剧减，甚至消失，眼底可见视盘充血，视网膜水肿。

3. 重度中毒 剧烈头痛、眩晕、惊厥，且同时有恶心、呕吐、冷汗或出现酸中毒，有幻听、幻视、双目失明，可很快进入休克或昏迷，最后发生呼吸麻痹。

【影像检查方法】

头颅 CT 和 MRI 已成为诊断急性甲醇中毒性脑病的重要手段，特别是对散发病例有较大的帮助，在一定程度上可帮助判断病情和预后。

【影像表现】

1. CT 额顶叶白质、外囊 - 壳核双侧对称性多发低密度改变，表现为长椭圆形，形态呈对称的肾形，边缘模糊，其长轴与壳核外侧缘一致，呈“八”字征；壳核出血；脑白质弥漫性密度减低，灰白质分界不清。

2. MRI 外囊 - 壳核病灶表现为 T_1WI 高信号，T_2WI 高信号；额、顶叶皮层下白质对称性大片状长 T_1、长 T_2 异常信号；MRI 显著改变为双侧颞叶海马对称性长 T_1、长 T_2 异常信号。

【诊断与鉴别诊断】

诊断要点：有甲醇摄入史，误服甲醇或含有甲醇的毒酒史；结合上述临床表现、实验室辅助检查及影像表现诊断不难。

鉴别诊断：急性乙二醇中毒、急性氯甲烷中毒、霍乱、肉毒中毒、糖尿病酮症酸中毒、脑膜炎、脑肿瘤和蛛网膜下腔出血等。在甲醇中毒的早期，易误诊为上呼吸道感染、神经衰弱或急性肠胃炎等。

（印　弘）

第三节　毒品中毒

一、甲基苯丙胺（冰毒）

【概述】

苯丙胺类药物主要是指于20世纪末开始出现的以甲基苯丙胺（冰毒）和3，4-亚甲基二氧基甲基苯丙胺（摇头丸）为代表的一类新型毒品，统称为苯丙胺类兴奋剂，具有很强的中枢兴奋作用，并可形成药物依赖。

【临床与病理】

甲基苯丙胺具有较强的中枢兴奋作用，使疲劳感消失，减少睡眠。甲基苯丙胺造成的脑损伤范围很广，包括认知和运动等多种中枢神经细胞的严重损害。长期滥用甲基苯丙胺者，在停药后至少3年时间内，多巴胺能神经元持续受损，主要损害纹状体内多巴胺能神经元，与帕金森病引起的损害相似，而且还杀伤其他神经递质通路的神经细胞，造成不可逆性损害。

急性毒性作用：过量摄入苯丙胺可出现不同程度的“精神混乱”，高热、过度兴奋、腱反射亢进、肌阵挛等。

甲基苯丙胺慢性中毒比急性中毒更为常见，通常以重度的精神异常为特征。其临床表现主要有：①注意力和记忆力显著损害；②语言记忆减弱；③突发情绪变化；④精神障碍；⑤中枢神经系统微血管损伤和出血；⑥肌腱反射增强、运动困难和步态不稳；⑦口腔黏膜磨伤和溃疡；⑧体重明显减轻。

【影像检查方法】

本病最有价值的诊断方法为颅脑MRI和CT，尤其是MRI，它能显示与病理相符的特征性改变，有助于早期诊断。

【影像表现】

头颅CT与MRI具有较特征性影像学改变，CT表现为双侧大脑半球白质、基底节、脑干对称性低密度灶。MRI表现为弥漫、多发、对称的异常信号，T_1WI呈低信号，T_2WI呈高信号，病灶边界清楚，增强扫描无强化、无占位效应。

【诊断与鉴别诊断】

本病可依据长期吸毒史，多在戒断期发病、临床表现为锥体及锥体外系症状和特异性的影像学改变，并排除其他疾病即可诊断。

二、3，4-亚甲基二氧基甲基苯丙胺（摇头丸）

【概述】

3，4-亚甲基二氧基甲基苯丙胺（MDMA，俗称“摇头丸”）是一种化学合成毒品，其化学结构类似于兴奋剂甲基苯丙胺和致幻剂麦司卡林。因此，MDMA既有兴奋作用又有致幻作用，但致幻作用较轻。

【临床与病理】

MDMA在服用后2小时达到高峰，并可持续6小时左右。MDMA会让人有欣快感，提高自信心、增强活力、感觉友好、容忍和增进与他人亲近感。还可导致心率加快和血压升高，这种现象可持续几小时。滥用者一般多在短时间内大量服用MDMA，且与其他物质（如饮酒）同用，同时又在闷热和拥挤的环境中狂舞。这些因素会增加MDMA中毒的危险，造成滥用者脱水、高热和疾病发作，甚至出现心、肾功能衰竭。此外，MDMA还损害神经系统，导致滥用者长期的记忆和认知功能缺损。

有研究表明，苯丙胺类兴奋剂最常累及的部位是额叶，其次会引起颞叶以及脑室旁的结构改变。苯丙胺滥用者其颞叶、枕叶、额叶及岛叶的灰质体积减少，明显大于年龄相关的灰质体积减少。研究指出，如果正常人群每10年皮质灰质体积减少0.1%~3.5%，那么苯丙胺滥用者会减少6.4%~8.5%，提示随着年龄增大，苯丙胺滥用可能加速年龄相关的灰质体积减少。

【影像检查方法】

首选头颅CT扫描和MRI检查，包括DWI、GRE。

【影像表现】

头颅CT表现为双侧大脑半球白质、基底节对称性低密度灶。MRI 表现为白质区弥漫、对称的异常信号，T_1WI 呈低信号，T_2WI 呈高信号，病灶边界清楚，增强扫描无强化、无占位效应。

【诊断与鉴别诊断】

诊断要点：①吸食摇头丸史（时间可长可短，数周至数年不等）；②临床主要表现为兴奋和致幻；③影像表现为白质对称性损害，病灶 T_1WI 呈低信号，T_2WI 呈高信号，FLAIR 呈高信号，无占位效应。

【影像学研究进展】

研究结论一致证实长期的苯丙胺类物质滥用可以选择性的破坏以颞叶和边缘系统为主的脑区。对苯丙胺滥用者研究显示，基底节壳核和尾状核的 ADC 升高，且壳核的 ADC 与患者初次使用苯丙胺年龄、每天使用剂量及苯丙胺的总使用量呈正相关。ADC 升高通常反映了炎性反应或脱髓鞘改变，因此，研究人员提出，苯丙胺滥用者 ADC 的升高是由于苯丙胺滥用导致的炎性反应及白质脱髓鞘改变。

三、可卡因

【概述】

可卡因（cocaine）作为一种精神兴奋剂，对中枢神经系统的作用很复杂，急性用药可产生强烈的短期的欣快感，而重复用药可致成瘾性。

可卡因主要分为不可吸入的盐酸可卡因和能够吸入的生物碱两种形式。进入人体的方式有：吸食、静脉注射、肌内注射、吸烟、胎盘种植等。可卡因可引起全身血管收缩，进而引起急性动脉性高血压，导致出血性卒中，大脑血管收缩、血管炎导致脑梗死。

【临床与病理】

可卡因依赖者会产生强烈的药物渴求，而药物渴求是影响复吸行为的最主要始动因素。一般认为，可卡因产生的欣快体验是由于可卡因特异性阻断突触间隙中的多巴胺转运体，抑制突触间隙中的多巴胺再摄取机制，从而提高突触间隙中的多巴胺水平，进而多巴胺与靶细胞表面特异的受体结合发挥作用。显微镜下表现为中枢神经系统血管炎。最常见临床症状包括脑卒中、头痛、抽搐。

【影像检查方法】

首选头颅 MRI 检查，包括 DWI、GRE、T_1WI 增强扫描；怀疑出血者，采用 CT 扫描。

【影像表现】

可卡因中毒性脑病的发病部位主要在大脑、丘脑、脑干、小脑和视网膜。主要影像表现为：

1. CT　颅内出血、蛛网膜下腔出血、脑室出血。

2. MRI　可卡因可导致大脑、岛叶皮层下白质损伤、大脑中动脉分布区的短暂的动脉闭塞，小梗死灶等。

【诊断与鉴别诊断】

可卡因用药史（时间可长可短，数周至数年不等）；在中青年卒中患者，要注意药物滥用史。

四、海洛因

【概述】

海洛因（heroin），是以吗啡生物碱作为合成起点得到的半合成毒品，是一系列吗啡类毒品总称，是阿片毒品系列中的精制品。在阿片类药物中，海洛因的成瘾性最强、危害最大，长期吸食、注射海洛因可使人格解体、心理变态和寿命缩减，尤其对神经系统伤害最为明显。自 1982 年首次报道海绵状白质脑病以来，陆续有多次报道，均以脑白质受损为特点。

海洛因吸毒方式：①静脉吸毒：主要引起缺氧性、过敏性、感染性或代谢性脑与脊髓疾病。脑细胞缺氧或缺血性损害的部位以大脑皮层、海马、丘脑和小脑为主；②烫吸：这种吸毒方式越来越流行，烫吸则可能引起海绵状白质脑病。

【临床与病理】

海洛因脑病多为急性（一周之内）或亚急性（一月之内）起病，少数为慢性（一月之后）起病。首发症状表现为小脑症状，包括小脑性语言及共济失调。临床上根据患者意识状态、有无小脑症状体征和锥体束损害将患者病情进展分为三个阶段：第 1 阶段，小脑受累期，以运动静止不能、情感淡漠、智力迟钝、小脑性语言障碍和小脑性共济失调为特征；第 2 阶段，以快速恶化的小脑症状（如步态改变）、腱反射亢进、病理征阳性、痉挛性偏瘫或四肢瘫、震颤、肌阵挛、舞蹈样或手足徐动样运动为主要表现；第 3 阶段，意识障碍期，有意识障碍（昏迷、去皮层状态、闭锁综合征、无动性缄默）合并锥体束损害症状，以伴有大汗的自主神经功能失调和中枢性发热为特征。

【影像检查方法】

由于病变主要累及小脑半球，故一般不推荐使用CT，首选头颅MRI检查，常规检查序列包括：T_1WI、T_2WI 或 T_2-FLAIR 和 DWI。

【影像表现】

海洛因中毒性脑病在MRI上具有典型的表现，病情较轻时可无明显的表现，随病情发展，可不同程度累及幕上及幕下脑实质：①小脑半球对称的大片状异常信号，呈蝶翼状，齿状核可受累或不受累；②累及红核时，表现为脑干中央两侧对称的椭圆形异常信号，若同时有网状结构的受累，则可见“蟹钳征”，即两个受累的红核挨在一起如螃蟹身，而其后方双侧对称呈条带状凹向中线区的网状结构，于中脑水平横断面上看犹如螃蟹伸出的两只钳，故称为“蟹钳征”；③病变累及幕上脑实质，可见横断面上内囊后肢病变呈“八”字形，胼胝体压部呈拱形异常信号，额顶枕叶见大片状不规则异常信号影，偶可延伸至大脑皮质及皮层下弓状纤维。以上病变大部分双侧对称分布，在T_1WI为低信号，T_2WI为高信号，FLAIR序列亦呈高信号，表现为脑回变平，脑沟变浅，可有轻度脑萎缩，增强后病灶无强化（图8-3-1、图8-3-2）。

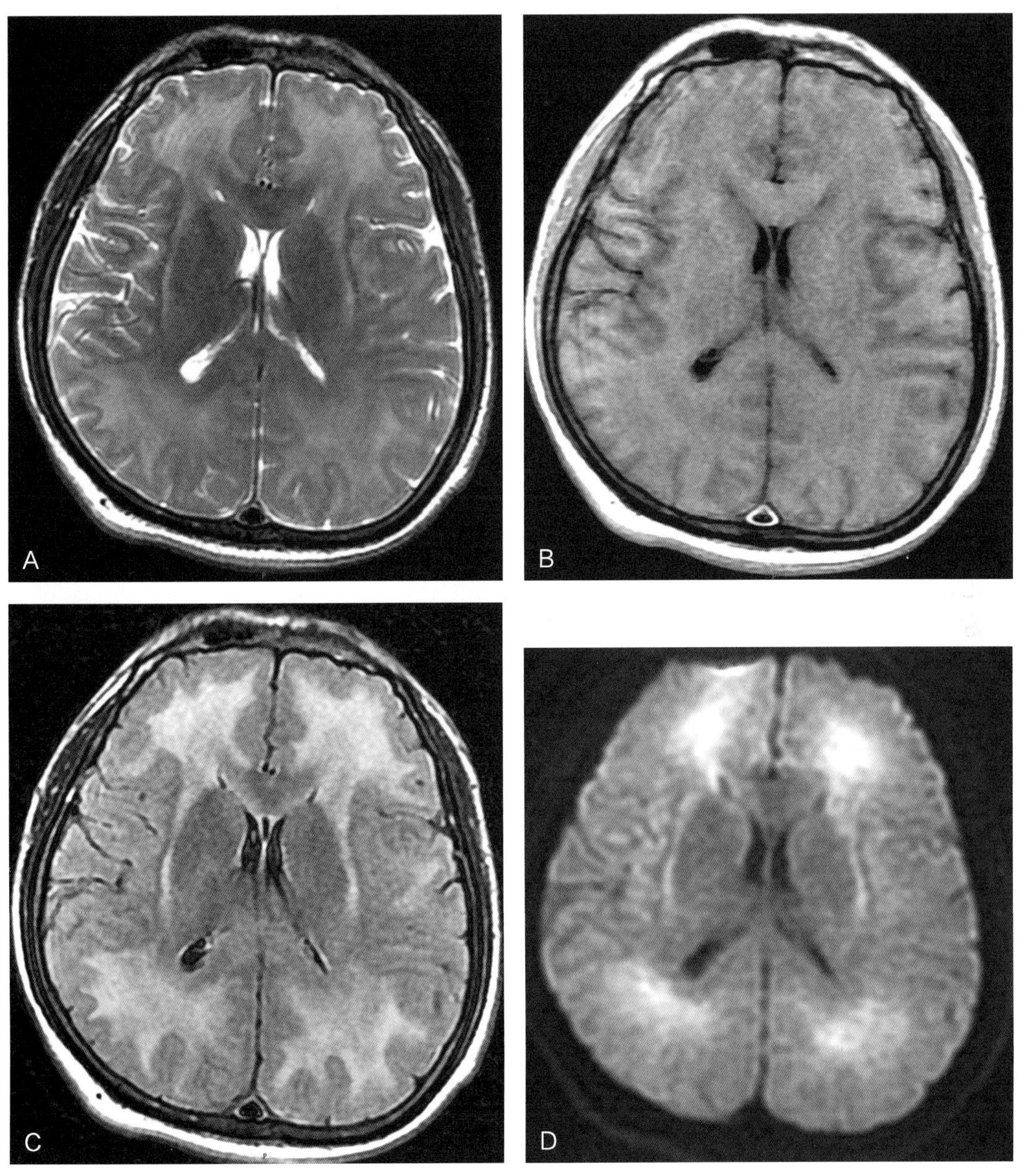

图8-3-1　海洛因脑病MRI表现

患者男，41岁。患者3年前开始吸食海洛因，2年前开始强制戒毒，2个月前戒毒结束，约1周前家属发现复吸。患者突发意识障碍5天，不能言语4天就诊。MRI示双侧额顶枕叶及基底节区白质弥漫对称性异常信号。A. T_2WI呈稍高信号；B. T_1WI呈稍低信号；C. T_2-FLAIR呈高信号；D. DWI呈高信号（图片由重庆医科大学附属第一医院李咏梅教授提供）

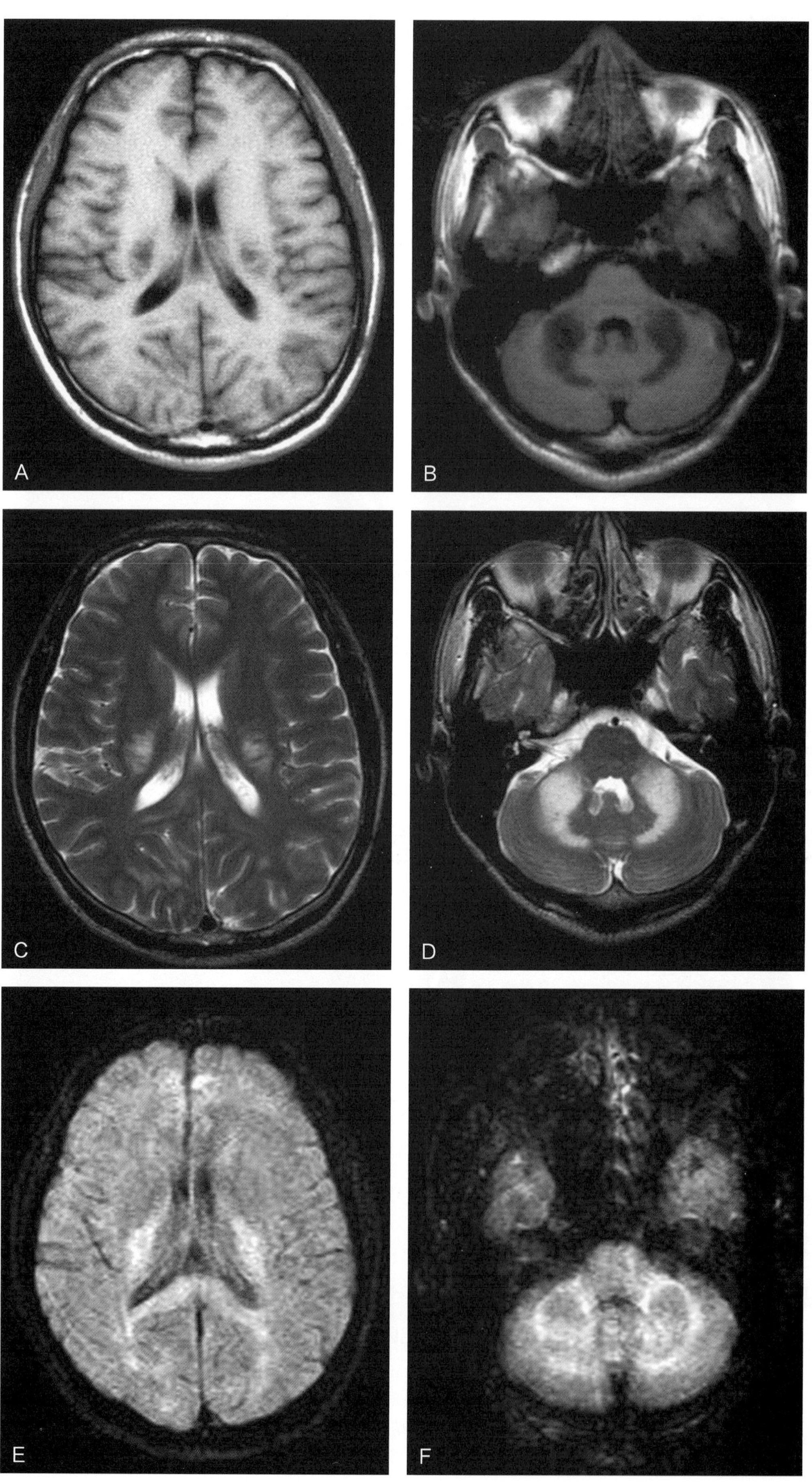
A
B
C
D
E
F

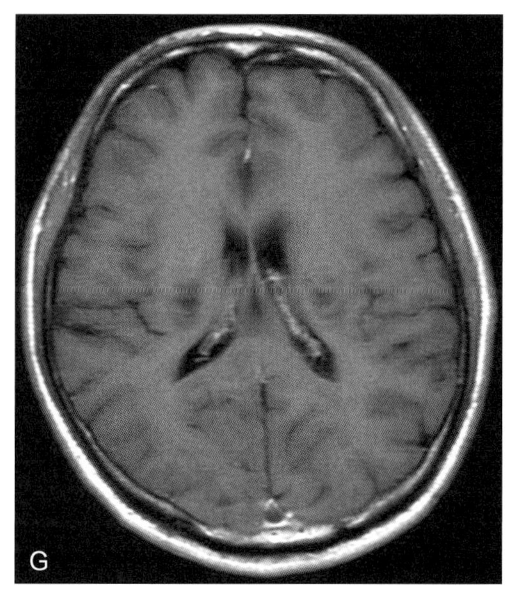

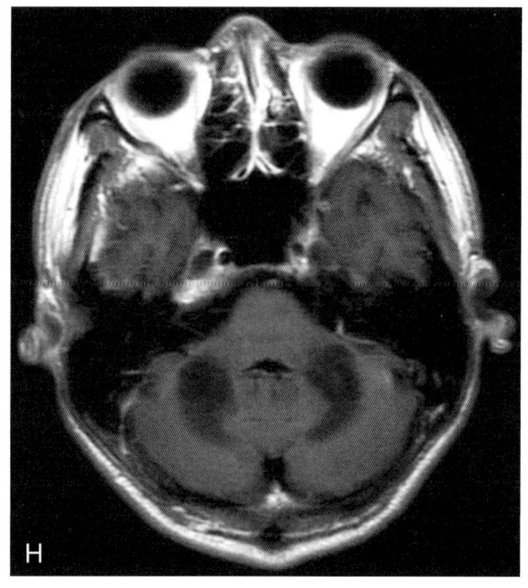

图 8-3-2 海洛因脑病 MRI 表现

男，35 岁，吸白粉 10 多年，戒断 6 个月后出现四肢乏力，步态不稳 2~3 个月，伴吞咽困难、进食呛咳，颈项腰部僵硬感，腱反射活跃。MRI 示双侧基底节区及小脑齿状核对称性异常信号。A、B. T_1WI 上呈低信号；C、D. T_2WI 上呈高信号；E、F. DWI 上呈高信号；G、H. 增强 T_1WI，无明显强化（图片由汕头大学医学院第二附属医院放射科郑文斌教授提供）

【诊断与鉴别诊断】

烫吸海洛因引起的海绵状白质脑病在临床和影像学方面具有特征性。诊断要点包括：①烫吸海洛因史（时间可长可短，数周至数年不等）；②数日戒断期之后出现症状；③首发症状为小脑性共济失调；④影像表现为白质对称性损害，部位在小脑、小脑脚、脑干、大脑脚、内囊后肢和半卵圆中心，弓状纤维不受损，病灶 T_1WI 呈低信号，T_2WI 呈高信号，FLAIR 呈高信号，无占位效应，增强扫描病灶无强化。

鉴别诊断：

1. 缺血缺氧性脑病 海马、苍白球及内囊前肢受累多见，而内囊后肢及小脑不受累。

2. L-2-羟谷氨酸尿病 多发脑白质病变，主要累及额顶叶脑白质，典型表现为小脑蚓部的萎缩，齿状核受侵犯，有时伴有尾状核及苍白球受累。

3. 线粒体脑病 局灶性多发脑白质海绵样变，病变通常不对称，灰质结构常受侵。

4. 多发性硬化 双侧脑白质区散在大小不等的斑点状病灶，双侧脑室前后角周围最常见，病灶纵轴与脑室壁垂直，部分融合成片。

5. 肾上腺脑白质营养不良 常见于双侧脑室后角周围白质，呈蝶翼状由后逐渐向前扩展，如累及胼胝体压部则左右融合成大片。

（印 弘）

第四节 吸入性气体中毒

一、一氧化碳中毒

【概述】

一氧化碳（carbon monoxide，CO）吸入是世界范围内最常见致死性的中毒原因，致死率为 1%~3%。在美国，每年大约有 50 000 名 CO 中毒患者急诊就诊。大脑的损伤直接影响 CO 中毒幸存者的预后，CO 中毒幸存者经常残留神经和精神后遗症。

【临床与病理】

CO 中毒的临床表现取决于接触量，最常见的症状包括：头痛、头晕、乏力、恶心呕吐、精神异常、胸痛、气短及意识丧失。紧张性头痛是轻度中毒的最常见症状。

CO 是一种无色无味的气体，一般是由于碳化合物的不完全燃烧形成。CO 与血红蛋白的结合率是氧气的 230~270 倍，形成的碳氧血红蛋白不能携带氧气，降低了组织的携氧能力，也阻碍了氧气的释放与转运。CO 结合细胞色素 c 氧化酶，有效地阻止氧化磷酸化，ATP 合成减少，抑制线粒体代谢，使细胞呼吸功能障碍。再者，线粒体内的电子传导链异常，产生过氧化物，进一步损伤细胞和组织。过量的 CO 取代血小板表面血红素蛋白的一氧化氮（NO），激活血小板。移位的 NO 与过氧化物反应形成亚硝酸盐，进一步抑制线粒体功能，增加血小板活化。激活的血小板刺激中性粒细胞脱颗粒，释放髓过氧化酶，增强炎性反应。CO 中毒性大脑缺血的机制主要包括：氧气运输障碍、线粒体氧化磷酸化障碍、兴奋性中毒、酸中毒、离子失衡和去极化、氧化应激、硝化应激和炎性反应。再者，ATP 合成减少，线粒体膜去极化导致细胞凋亡和神经递质释放，尤其是谷氨酸，可以激活 N- 甲基 -D- 天冬氨酸受体，造成细胞功能障碍和凋亡。

根据 CO 中毒时间可以分成 4 期：超急性期为 24 小时内，急性期为 24 小时到 7 天内，亚急性期为 8 到 21 天，超过 21 天的为慢性期。急性期 CO 中毒脑损伤的病理改变主要是缺氧导致的细胞毒性水肿，最常见的部位是双侧苍白球和大脑白质。慢性期 CO 中毒脑损伤的病理改变主要有苍白球的坏死、大脑白质的脱髓鞘、大脑皮层的海绵样改变和海马坏死。

一氧化碳中毒迟发型脑病（delayed encephalopathy after acute carbon monoxide poisoning，DEACMP） 是指急性中毒患者昏迷苏醒后，经过 2~60 天的假愈期，又出现以痴呆、精神和锥体外系症状为特征的一系列精神、神经症状及体征。病理改变主要为脑实质弥漫性缺血、水肿、脱髓鞘及软化坏死，多为双侧对称性，大多位于大脑白质区和苍白球，少发生在大脑皮层及小脑。

【影像学检查方法】

影像学检查在 CO 中毒的诊断、指导治疗及评估病情等方面起了十分重要的作用。CT 常是首选检查，MR 作为进一步检查手段具有更高的敏感性和特异性。

【影像表现】

CO 中毒脑损伤的影像表现与中毒时期密切相关。

1. 超急性期 CT 及常规 MR 上常无明确显示，DWI 可显示超急性期细胞毒性水肿的水分子弥散受限，表现双侧基底节或脑白质对称性的高信号，ADC 值降低。

2. 急性期 典型 CT 表现为坏死造成的双侧苍白球对称性的低密度灶（图 8-4-1 A）。CO 中毒选择性地损伤苍白球可能是由于此处血供欠佳（脉络膜动脉和大脑中动脉的小穿支供血）或铁含量较多（CO 优先结合细胞色素 c 氧化酶的亚铁血红素，有效地阻止氧化磷酸化）。急性期也可出现双侧脑白质对称性受累，表现为局限或广泛的水肿、出血、坏死。MR 上表现为双侧苍白球和（或）白质区对称性的 T_1WI 低信号，T_2WI 及 FLAIR 高信号，由于细胞毒性水肿，DWI 呈高信号，ADC 值降低。

3. 亚急性期及慢性期 CT 可表现为双侧苍白球、脑室周围白质及半卵圆中心弥漫、对称性的密度减低。更严重者，范围可以累及内囊、外囊、胼胝体和皮层下白质。

苍白球的坏死早于白质发生，亚急性期和慢性期苍白球可表现为坏死软化，MR 上 T_1WI 呈低信号，T_2WI 较高信号，部分周边呈低信号（可能由于含铁血黄素沉积）。大脑白质（主要是半卵圆中心和脑室周围）呈对称性的 T_2WI 高信号，反映脱髓鞘改变（图 8-4-1 B、C）。DWI 上病变区可持续高信号，ADC 值降低，可能与细胞毒性水肿持续存在以及进行性的脱髓鞘伴发炎性反应有关。

4. CO 中毒迟发性脑病 常表现为白质区广泛对称的 T_1WI 低信号，T_2WI 高信号，DWI 弥散受限。症状的改善与 T_2WI 及 DWI 上的信号恢复呈正相关（图 8-4-2）。

5. 其他表现 有文献报道 CO 中毒可出现海马及皮层损伤，且与慢性期持续症状相关。急性期出现海马损伤可能提示预后差，可在短期内死亡。慢性期出现海马萎缩。CO 中毒皮层损伤是由于缺氧性低血压导致的缺血状态。少数文献报道 CO 中毒后有小脑及脑干损伤，后部结构对缺氧耐受高，损伤可能是由于严重低血压状态而非缺氧。但在 CO 中毒急性期或者亚急性期出现小脑损伤则提示预后差。

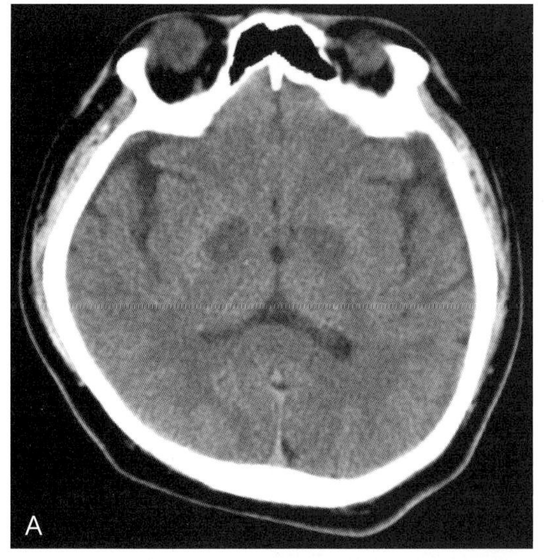

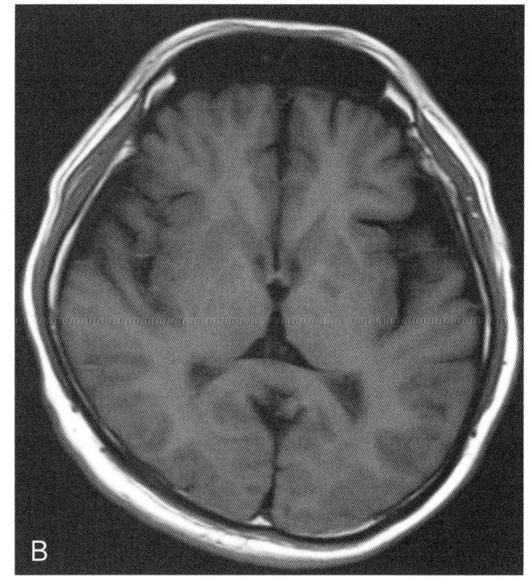

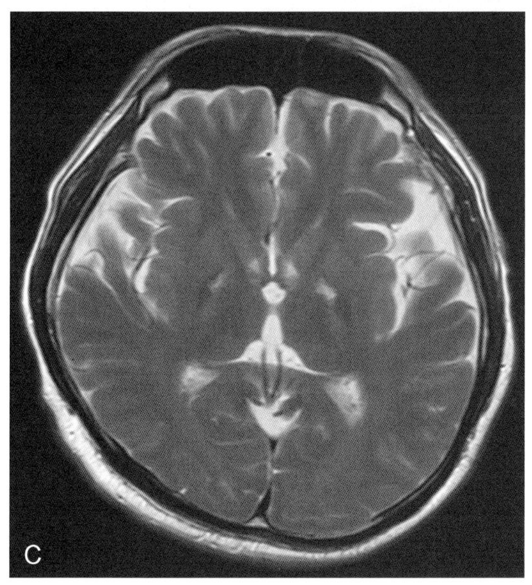

图 8-4-1 CO 中毒 CT 及 MRI 表现

男性，28 岁。发现意识不清 4 小时，房内有炭火盆。A. 急诊头颅 CT 示双侧苍白球对称性密度减低；B、C. CO 中毒 9 天后复查头颅 MRI，双侧苍白球长 T_1、长 T_2 信号灶，边界清楚，接近脑脊液信号，范围较 CT 有缩小

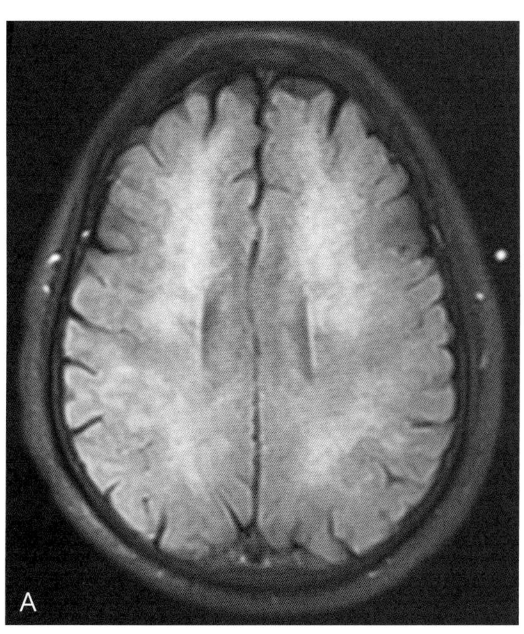

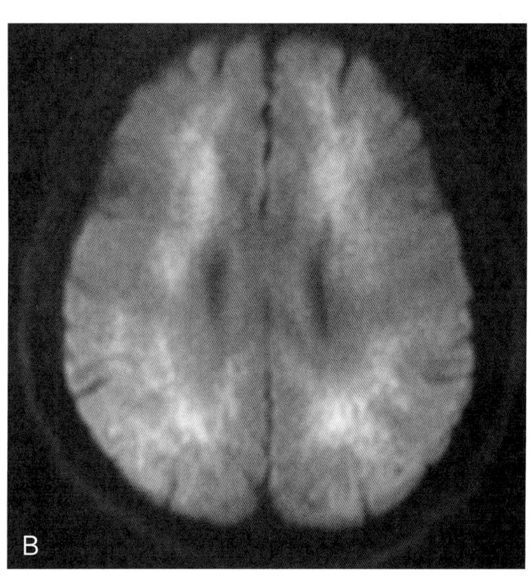

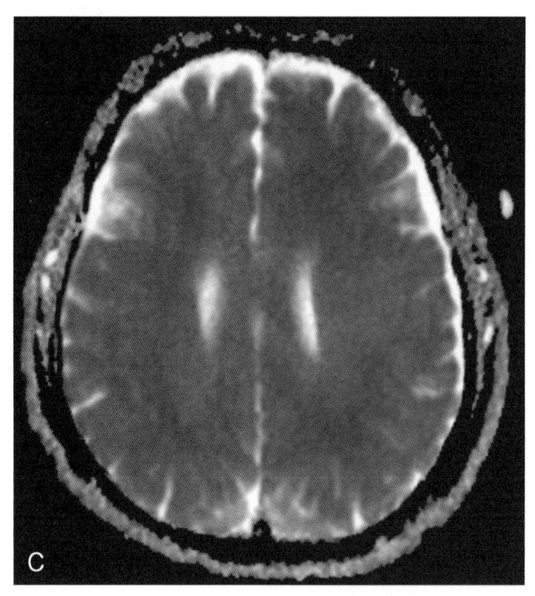

图 8-4-2 一氧化碳中毒迟发型脑病 MRI 表现

男性，62 岁，一个月前 CO 接触史，当时意识不清，住院治疗后情况好转。14 天前再发意识不清。
A. T_2-FLAIR 示双侧脑室旁及半卵圆中心对称性高信号；B. DWI 呈高信号；C. ADC 图呈稍低信号

【诊断与鉴别诊断】

CO 中毒最可靠诊断是临床三联症：①与 CO 中毒一致的症状；② CO 接触史；③血中碳氧血红蛋白水平升高。CO 中毒可分为三级：轻度，血液碳氧血红蛋白浓度范围在 10%~20%；中度，血液碳氧血红蛋白浓度范围在 30%~40%；重度，血液碳氧血红蛋白浓度 >40%。CO 接触史结合典型的影像表现诊断不难。

主要的鉴别诊断有：

1. Wilson 病 铜代谢异常为特征的常染色体隐性遗传病，影像上可表现为双侧苍白球对称性的 T_2 高信号，但 Wilson 病的特征性表现为壳核周边高信号，尾状核及丘脑可呈对称性的 T_2 高信号或混杂信号，在中脑水平横断位呈特征性的“熊猫脸”征。

2. Creutzfeldt-Jakob 病（CJD） 由朊蛋白致病，快速进展的、致命的、潜在可传染的痴呆。散发型是最常见类型，影像表现为基底节、丘脑和大脑皮层进展性的 T_2 高信号，而 CO 中毒累及皮层罕见。CJD 的特征性的征象是“曲棍球棒”征（对称性丘脑枕和丘脑背内侧核高信号）、DWI 弥散受限。

3. Leigh 病 又名亚急性坏死性脑脊髓病，典型表现为壳核、尾状核和脑桥背侧 T_1 低、T_2 高信号灶，脑白质、丘脑、脑干和小脑可局灶性受累，多在 2 岁内起病。

4. 其他中毒性脑病 比如有机溶剂中毒性脑病，病理以弥漫脑白质病变及髓鞘破坏为主，影像上多表现为脑白质、基底节及齿状核弥漫或对称的异常密度或信号。药物滥用性脑病，影像诊断要点是受累人群发生与服药时间接近的缺血性或者出血性卒中，缺血性卒中在大脑中动脉供血区最常见。海洛因、“摇头丸”可导致苍白球缺血。临床接触史及服药史对鉴别诊断十分关键。

【影像研究进展】

DWI 能客观、定量地反映组织中水分子的扩散。急性缺血性病灶的细胞毒性水肿在 DWI 上呈高信号，ADC 值降低。DWI 可用于 CO 中毒超急性期、急性期及亚急性期的评估，比常规 MR 更早更敏感地显示受损白质的细胞毒性水肿。在 CO 中毒的亚急性期及慢性期 DWI 高信号及 ADC 值降低也持续存在。病理上，这些发现反映了进行性脱髓鞘伴发炎性反应及细胞毒性水肿。与脑梗死 DWI 表现（ADC 降低持续 3~5 天，在卒中后 1~4 周恢复）不同，有助于鉴别。

DTI 能表明水分子扩散的方向性，分数各向异性（FA）作为定量值在评估脱髓鞘性病变要优于 DWI。研究表明，在 CO 中毒的亚急性期及慢性期，由于脱髓鞘作用，水分子扩散的方向性减少，FA 值降低。此现象可以持续 3 个月，FA 值的增加与迟发型脑病的改善有关，FA 值能敏感地反映髓鞘变化。

MRS 能无创地反映脑组织的代谢变化。CO 中毒脑损伤的病变区 Cho 峰增高，说明在变性、胶质增生等病理情况下，细胞膜代谢增高；NAA 峰降低，反映轴突和（或）神经元的丢失或变性；乳酸峰的出现代表了缺血和（或）缺氧状态下的无氧糖酵解。MRS 上代谢产物的变化与 CO 中毒的期相有关，Cho/Cr 比值增加在中毒后最早出现，慢性期的后期降低；亚急性期 Cho 峰增高表明在脑白质区进行性脱髓鞘的同时伴随了炎症，可以预测患者慢性期的病情；NAA/Cr 比值在中毒后 3~4 周出现降低，NAA 降低是评估预后的有用指标，NAA/Cr 比值与症状发展有关。乳酸峰最早可出现在 CO 中毒后的 1~2 个月，它的出现代表了不可逆转的脑损伤，在严重的慢性症状患者中也可见到。

（蒋　飚）

二、一氧化二氮中毒

【概述】

一氧化二氮（nitrous oxide），又称笑气，是一种无色、有甜味的气体。在临床上常用作外科和牙科的吸入性麻醉药。因其能抑制细菌的生长，也作为一种气溶胶喷雾推进剂被用于食品工业，最常见的是气溶胶奶油罐和烹饪喷雾。

笑气中毒的发生国内较少见。近年来，随着娱乐场所笑气的普遍使用及滥用，欧美国家笑气中毒的报道逐渐增多，特别是在英国和美国的娱乐场所（其发生率分别为 38.6% 和 29.4%，其中青少年笑气中毒发生率为 12%~20%）。2014 年全球毒品调查数据显示，笑气是一种很常见的滥用物质，尤其在英国，笑气是第八种最常用中毒性物质，也是继大麻后最常使用的娱乐性药物。笑气没有依赖性，一般正常使用相对安全，无需采取法律干预措施。但是潜在滥用者应了解与笑气中毒相关的维生素 B_{12} 缺乏性神经和血液系统损害的风险。

【临床与病理】

笑气在室温下稳定，扩散性强，定期吸入可使肺泡内氧被稀释而致氧分压下降，造成弥漫性缺氧，继而引起高血压、晕厥，甚至突发心脏病。笑气急性中毒可以导致低血压、肺损伤甚至因缺氧而窒息。

笑气具有 N- 甲基 D- 天冬氨酸受体拮抗作用，通过非竞争性抑制谷氨酸，减少中枢神经系统兴奋性神经传递，而具轻微麻醉作用，能使人感到轻松、快乐、发笑，甚至产生幻觉。长期吸入笑气可使维生素 B_{12} 失活，导致功能性维生素 B_{12} 缺乏，其神经毒性机制主要与维生素 B_{12} 缺乏性脊髓亚急性联合变性（subacute combined degeneration，SCD）有关。体内维生素 B_{12} 缺乏所致的维生素 B 依赖酶缺陷，使体内的蛋氨酸合成下降，从而导致胆碱和含磷脂的胆碱合成障碍。由于机体缺乏腺苷钴胺，引起甲基丙二酰辅酶 A 及其前体丙酰辅酶 A 堆积，合成的异常脂肪酸进入脂质，使神经脱髓鞘、轴突变性，进而导致神经元死亡。

临床表现包括中枢神经系统症状和周围神经系统症状，主要表现为痉挛性紧张、神经反射增强、早期震动觉和位置觉丧失、智力减弱、痴呆或健忘、进行性痉挛和共济失调性截瘫、视神经病变和眼肌麻痹。也可出现血液系统的临床表现，如巨幼细胞性贫血。

【影像检查方法】

目前国内外关于笑气中毒性脑病的影像学研究较少。CT 对本病的价值有限。MRI 是本病诊断、鉴别诊断及随访观察的首选影像学检查方法。DTI 成像有助于对全脑微结构及白质损害进行全面评估，并能发现常规 MRI 阴性病例。PET 可评估笑气中毒后脑代谢变化情况。

【影像表现】

笑气中毒的中枢神经系统影像表现不具特异性，病变可以累及脑和脊髓白质、视神经和周围神经。脑实质的改变主要表现为广泛性脑萎缩（包括大脑皮质、锥体外系及小脑均可累及）及白质脱髓鞘。磁共振 T_1WI 序列显示脑萎缩改变较清晰。白质脱髓鞘，CT 呈密度减低影，T_1WI 呈低信号，T_2WI 呈高信号。

脊髓是笑气中毒最早和最常受累部位，影像上主要表现为典型的亚急性联合变性（SCD）表现。病变主要累及脊髓后索及侧索，脊髓损害多呈弥漫性而非局限性。特征性影像表现为：脊髓后索及侧索弥漫性信号改变，T_2WI 呈高信号（水肿所致的含水量增加），轴位像上脊髓后部呈倒“V”征、“双目镜”征及“哑铃”征。血脊髓屏障受损可能出现脊髓肿胀，增强扫描病变强化（图 8-4-3）。

利用 DTI 可对全脑微结构及白质损害进行全面评估，有报道显示，即使患者仅表现脊髓损害的临床表现，DTI 能探测广泛白质微结构的改变，

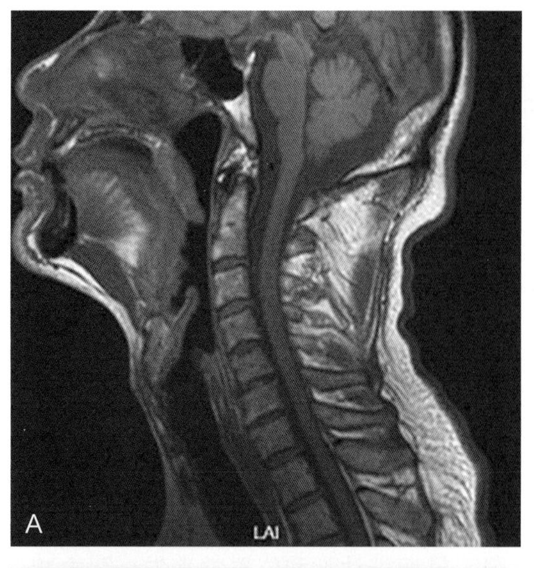

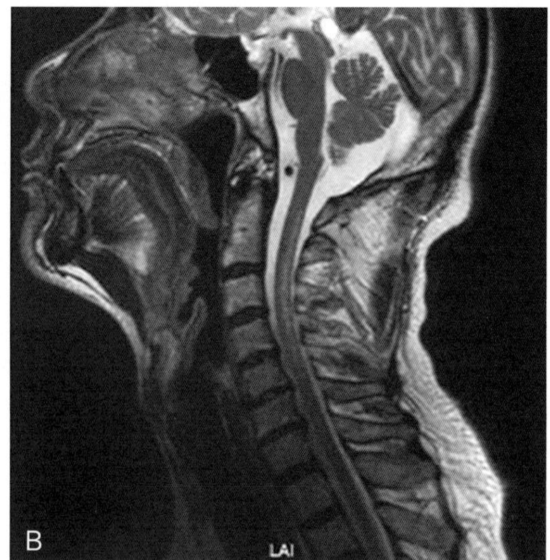

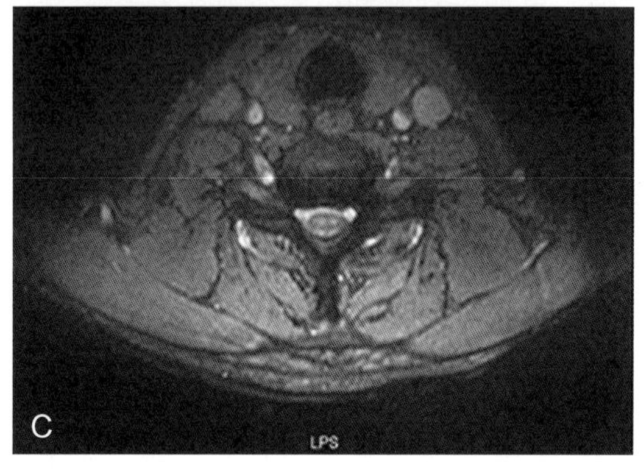

图 8-4-3 笑气中毒 MRI 平扫

男，60 岁，双侧手指麻木 3 个月余。A. 矢状位 T_1WI 示脊髓后索条状稍低信号；B. 矢状位 T_2WI 呈高信号；C. 轴位 T_2*WI 示病灶呈“八字征”

径向扩散系数增高而轴向扩散系数未见改变，表明是脱髓鞘病变而非轴突损害，是维生素 B_{12} 缺乏所致神经损害的主要病理改变。

PET 在笑气中毒患者中临床应用较少，由于神经元死亡及缺氧，一般可表现为病变部位代谢减低。

【诊断与鉴别诊断】

结合笑气接触史和亚急性联合变性的典型影像表现，诊断并不困难。笑气接触史对诊断至关重要，需要与其他（如维生素 B_{12} 缺乏症、营养不良、吸收障碍、自身免疫性胃炎、胃大部及小肠切除、慢性腹泻等）可以引起亚急性联合变性的诱因相鉴别。对于病史不详的患者，笑气中毒缺乏特征性中枢神经系统影像学表现，鉴别诊断需要包括其他可以出现亚急性联合变性类似影像表现的疾病，常见的包括：

1. 多发性硬化 青年女性多见，缓解和复发交替出现，激素治疗有效。脊髓病变散在多发，不超过三个脊髓节段，宽不超过脊髓横径的一半，可合并脊髓形态的改变，脱髓鞘斑块可呈斑片状强化，亚急性期或慢性期脊髓变细、萎缩。

2. 急性脊髓炎 多见于儿童和青年，起病急，发病前有上呼吸道或消化道感染等病史，主要为病毒感染引起的自身免疫反应而导致中枢神经系统脱髓鞘，病变主要位于脊髓中央的灰质，占脊髓横断面的 2/3 以上，多伴脊髓肿胀，边缘模糊，增强后病灶呈斑片状强化。

3. 铜缺乏性脊髓病 为血清铜、铜蓝蛋白降低，可伴贫血及粒细胞减少，补铜治疗后症状可部分改善。MRI 表现为脊髓后柱 T_2WI 高信号灶，以颈髓多见，也可累及胸髓，无明显强化。

4. 肌萎缩侧索硬化 常伴脊髓萎缩，同时有脑干萎缩，脑干下部或内囊后肢可见对称性长 T_2 信号。

5. 渗透性脱髓鞘 与慢性酒精中毒、营养不良及电解质紊乱有关，常见于快速纠正低钠血症的患者，多累及脑桥基底部。

【影像学研究进展】

笑气中毒性脑病临床罕见，影像学研究目前主要以国内外个案病例报道为主。随着影像新技术的不断发展，尤其是功能 MRI 及分子影像学研究的逐渐深入，根据代谢成像、功能成像及分子成像实现患者精准诊断、病情分析及预后评估是本病未来研究的主要方向。

（蒋　飚）

三、甲苯中毒

【概述】

甲苯（methylbenzene）是有机溶剂吸入中毒中最常见的一种。甲苯是一种挥发性较强的脂溶性芳香族烃，是很多工业有机溶剂（如稀释剂、胶水和油漆）的主要成分，在常温下易挥发，可通过呼吸道、皮肤进入人体。在国外，吸入是甲苯中毒的主要原因，引起慢性中毒；在我国现阶段的工业生产中，甲苯被广泛使用，职业接触是甲苯中毒的主要原因，主要表现为急性中毒，即在短期内大量接触甲苯。

【临床与病理】

甲苯中毒性脑病临床少见，且表现多样。大量吸入甲苯主要引起中枢神经系统抑制作用。急性甲苯中毒以中枢神经系统的麻醉作用为主要临床表现，可出现头晕、头痛、恶心、呕吐、乏力、躁动、抽搐、共济失调、精神障碍、意识模糊、昏迷等症状。慢性中毒则会导致不可逆的中枢神经系统损害，可表现为认知损害、精神障碍、人格改变、痉挛状态、小脑性共济失调和帕金森病样症状等。孕妇滥用甲苯可出现胎儿溶剂综合征，主要表现新生儿发育缓慢、脑小畸形，伴有典型面容：眼窝凹陷、耳低位、鼻梁扁平、小颌畸形及意识障碍。

甲苯吸入后经肺部快速吸收，被辅酶Ⅱ（NADP）、辅酶Ⅰ（NAD）相继氧化后降解为苯甲酸，在肝脏中与甘氨酸结合形成马尿酸，主要经肾脏排泄。中枢神经系统髓鞘结构富含脂质，甲苯具有高脂溶性，极易透过血脑屏障进入脑组织，可以对细胞膜造成损害，引起神经组织脱髓鞘、水肿、胶质增生和铁沉积等病理改变。

甲苯的神经毒性机制目前尚不清楚，可能与多种神经递质如谷氨酸、γ 氨基丁酸等释放、一些递质受体功能抑制、神经免疫紊乱等机制相关。

【影像检查方法】

目前国内外关于甲苯中毒性脑病的影像学研究较少。CT 平扫对本病诊断和鉴别诊断有一定价值。MRI 是本病诊断、鉴别诊断及随访观察的首选影像学检查方法。PET 可评估甲苯中毒后脑代谢情况，表现为病变部位代谢减低。

【影像表现】

病变部位主要广泛累及皮层下白质、深部白质、深部灰质核团如基底节和丘脑、小脑齿状核等部位。最具特征的表现是累及双侧外囊，呈现“括弧”样表现。CT 表现为上述部位密度的弥漫减低。MRI 上急性中毒患者主要表现为受累脑组织弥漫性肿胀，呈长 T_1、长 T_2 信号，T_2-FLAIR 高信号。慢性中毒患者可表现为脑萎缩、白质区 T_2WI 高信号及灰白质分界不清等，部分患者出现基底节及丘脑的对称性 T_2WI 低信号，可能与中毒髓鞘脱失后铁沉积有关（图 8-4-4）。

【诊断与鉴别诊断】

结合甲苯接触史及影像学检查，诊断并不困难。对于病史不详的患者，影像学鉴别需要包括其他中毒性脑病以及非中毒性脑病。常见的包括：

1. 一氧化碳中毒性脑病　典型表现为双侧苍白球对称性信号异常。

2. 渗透性脱髓鞘　与慢性酒精中毒、营养不良及电解质紊乱有关，常见于快速纠正低钠血症的患者，多累及脑桥基底部，仅累及深部白质及深部灰质的病例影像学与甲苯中毒性脑病表现可相似、需结合病史鉴别。

3. 异染性脑白质营养不良　多为婴儿患者，表现为侧脑室旁及小脑对称性白质异常；青少年及成人型多累及额叶白质，病变常从前往后进展。

4. 肾上腺脑白质营养不良　半数以上为儿童，多表现为双侧侧脑室后角周围对称性白质异常，病变常从后往前进展。

【影像学研究进展】

甲苯中毒性脑病临床少见，目前主要以病例报道及影像诊断为主。功能 MRI 对其研究较少。有研究显示甲苯中毒病变区 ADC 值下降，DWI 呈高信号，主要与细胞损伤、细胞毒性脑水肿有关。MRS 上病变区 NAA/Cr 值下降、Cho/Cr 升高，可能与病变区神经元损伤及胶质增生有关。PWI 上病变区 CBF 减低，可能与细胞损伤、水肿及代谢减低有关。但这些表现对于该疾病诊断并无特异性价值。有学者指出，功能性磁共振成像有可能在揭示中毒性脑病的病理机制中发挥重要作用，并可监测疗效和判断预后。

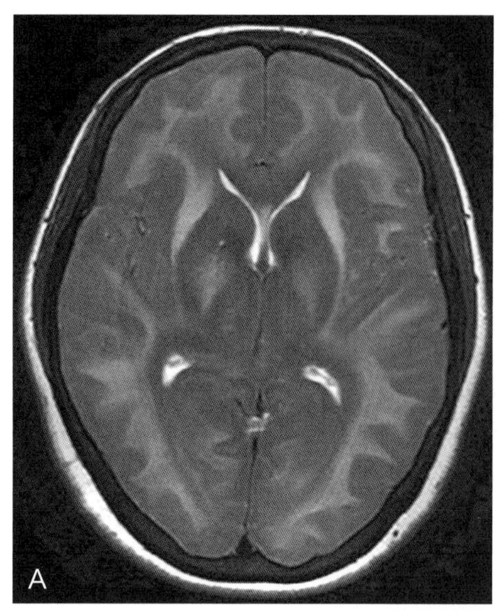

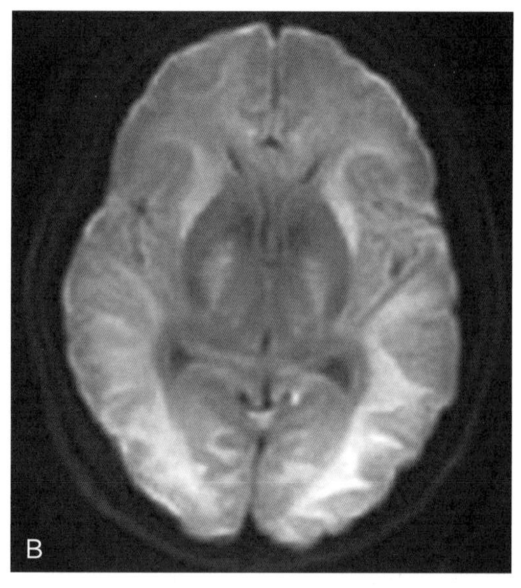

图 8-4-4 油漆（甲苯）中毒 MRI 平扫

患者，女，35 岁，油漆工作 7 年余，乏力 1 个月，反应迟钝 20 余天，加重伴意识障碍 1 天。A. T_2WI 示广泛累及皮层下白质、深部白质、深部灰质核团等部位的高信号病变，双侧外囊区“括弧”样表现；B. DWI 病变呈高信号

（蒋 飚）

四、有机磷农药中毒

【概述】

有机磷农药中毒性脑病通是由外源性毒性物质经循环系统积聚在中枢神经系统产生中毒性病变。有机磷农药中毒在我国较为常见，除因使用不当引起的中毒外，误服、自杀等是人群常见的中毒原因。可经消化道、皮肤、呼吸道 3 个途径进入人体，并穿过血脑屏障进入中枢神经系统。主要临床表现为神经功能损害和认知能力下降，可出现多脏器损害和功能衰竭。而中毒后是否存在中枢神经系统的损害对临床上早期救治非常重要，因此，早期诊断并治疗有机磷中毒性脑病有重大的临床意义。对急性有机磷中毒性脑病尚缺乏流行病学研究。我国报道的有机磷中毒性脑病多为急性和亚急性中毒，且多为小样本病例报道或个案报道，无确切的流行病学数据。

【临床与病理】

有机磷中毒可以急性期发病，也可伴发延迟性损伤。急性期临床表现为毒蕈碱样症状、烟碱样症状和中枢神经系统症状。中枢神经系统症状可表现为神志不清、烦躁、抽搐或中枢神经系统衰竭。过渡期常伴有脑神经麻痹、肌无力和有机磷中毒导致的延迟多发性神经病。慢性期有机磷中毒则引起癔症、癫痫、抑郁等神经精神症状。

有机磷农药中毒时主要毒性作用是抑制神经系统的乙酰胆碱酯酶，导致所有胆碱能神经传导部位的乙酰胆碱的蓄积引起中毒效应，影响中枢神经系统之间的冲动传导，使中枢神经功能失调，导致脑干网状结构功能受损，出现意识障碍。病理研究发现有轴突丢失、脑白质弥漫性脱髓鞘，小脑变性及胶质增生。病理改变提示脑水肿，细胞毒性水肿和血管源性水肿同时存在或先后并存，导致混合性脑水肿，其中弥漫性脑水肿和脑卒中，引起颅内压增高，脑灌注减低，出现神经症状甚至昏迷。

【影像检查方法】

诊断有机磷中毒性脑病，MRI 更具价值，相比 CT 能够提供更多的诊断信息，CT 只能显示比较严重的病变，如明显的脱髓鞘、坏死及出血等，MRI 能够更敏感地反映白质病变，提高病变检出率。

【影像表现】

急性有机磷农药中毒所致的 CT 表现：有机磷中毒性脑病的 CT 表现与误服量、救治时间相关。轻中度中毒患者影像学检查未见脑内异常形态和密度。重度中毒者急性期表现为脑水肿伴蛛网膜下腔出血。水肿累及灰质核团、小脑以及白质，可呈均匀一致低密度影，灰白质分界不清。脑沟、脑裂、脑池可消失，脑室系统受压变小，部分病例脑内可见条索状高密度出血灶。蛛网膜下腔出血主要位于前后纵裂池，呈条片状高密度影，可能与中毒后缺血缺氧引起脑膜充血水肿、通透性增加有关（图 8-4-5 A、B）。

慢性有机磷农药中毒则表现为中毒性缺血缺氧性脑病，CT 检查示脑实质密度减低，以灰质明显，白质萎缩变薄，脑室及脑池系统明显扩大、增宽。

有机磷农药中毒 MRI 表现：急性有机磷农药中毒时，细胞毒性水肿是以星形胶质细胞肿胀为主的细胞内水肿，同时血管源性水肿致血管外间隙扩大，引起细胞外水肿，MRI 表现为脑灰白质分界不清，脑回增宽，脑沟、裂变窄，脑室变窄等脑水肿改变，可有小脑和大脑白质弥漫 T_2 高信号，基底节对中毒性损伤敏感，可呈稍短 T_2 信号，丘脑和大脑皮层也可见短 T_2 信号。有机磷中毒性脑病恢复期 MRI 改变非特异性，主要累及尾状核、苍白球、丘脑、中脑和小脑，严重者皮质出现软化灶，伴有脑萎缩（图 8-4-5 C~E）。

【诊断与鉴别诊断】

有机磷农药中毒性脑病的诊断依赖于农药接触史、临床表现及相关的辅助检查。接触史及接触方式是诊断的重要依据。由于中毒程度、病程早晚以及患者的个体差异等原因，有机磷农药中毒的临床

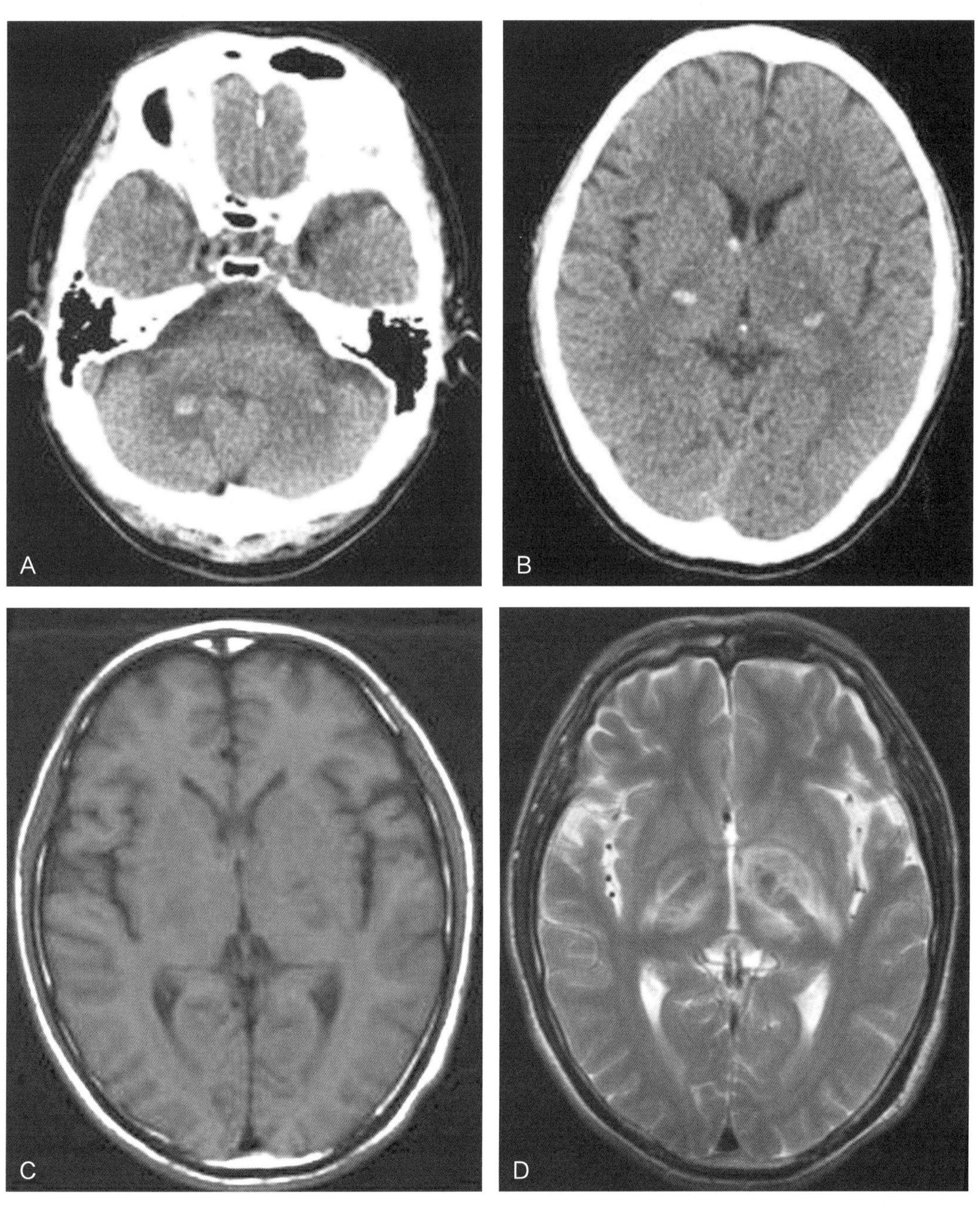

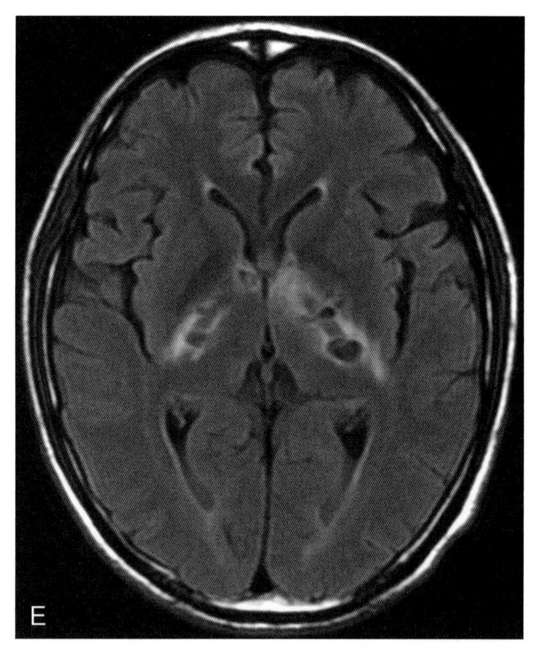

图 8-4-5 有机磷中毒 CT 及 MRI 表现

患者男，49 岁，25 天前喷洒"甲胺磷"农药时不慎喷入口腔及眼睛内，头晕伴发热及言语不清入院。A. 头颅 CT 显示两侧小脑多发出血灶；B. 复查头颅 CT 发现颅内出血灶进展，两侧基底节区和丘脑新发出血灶；C. T_1WI 呈等或稍低信号；D. T_2WI 出血灶为低信号，周围水肿为高信号；E. T_2-FLAIR 示出血灶为低信号，周围水肿为高信号

表现各异。以中枢神经系统症状就诊，如疼痛、呕吐、昏迷、血压升高为主要表现时，易误诊为脑炎、急性脑血管病或药物中毒；对于瞳孔缩小者，要排除巴比妥、吗啡、酒精等中毒。同时，因喷洒农药或误服等引起的有机磷农药中毒多发生于夏季，应特别注意与夏季高发的中暑等疾病鉴别。

影像学需要鉴别其他中毒性脑病及代谢性脑病，例如线粒体脑病、Wilson 病、其他中毒性疾病（包括一氧化碳、甲醛、氰化物等）和缺氧性脑损伤等。除此之外，慢性期有机磷中毒性脑病需要鉴别有机磷直接的毒性损伤与缺氧或药物治疗引起的损伤。

【影像学研究进展】

与常规 MRI 相比，DWI 能够更敏感地反映白质病变，可早期诊断有机磷中毒性脑病。

（蒋 飚）

五、氰化物中毒

【概述】

氰化物为含有氰基（CN）的化合物，是一种常用的工业化工原料，广泛应用于化工合成、电镀、贵金属冶炼萃取、制药、印刷等行业和军事工业。随着现代工业的发展，氰化物的应用量与日俱增，生产、使用的氰化物越来越多，氰化物的污染概率也随之增加。氰化物分为无机氰化物（氰类）和有机氰化物（腈类）两类，前者主要有氢氰酸、氰酸盐（氰化钾、氰化钠、氢化胺、亚铁氰化钾等）以及卤素氰化物（氯化氰、溴化氰、碘化氰）等，后者主要有丙腈、丙烯腈、乙腈等。在职业活动中，接触氰化物可引起急性氰化物中毒，而在非职业活动中接触氰化物或进食含氰甙的植物果实和根部（如苦杏仁、枇杷仁、桃仁、木薯、白果等都含有氰化物）亦可引起急性氰化物中毒。

国内急性氰化物中毒病例报道以山东、河北、浙江、江苏等地区较多。氰化物中毒事故多发生于化工合成业、电镀业及金矿选矿业。因生产性事故或环境污染导致群体性中毒事故较常见，如 1994 年山东因交通事故致氰化钠泄漏引起 241 人中毒；1998 年河北省某金矿发生一起 67 人中毒事故，其中 5 人中毒症状较重；2004 年北京怀柔某金矿冶炼厂发生氰化钠泄漏事故，导致 18 人中毒，其中 3 人发生猝死；江苏省某化工厂发生一起 7 人中毒事故，2 人症状较重；2006 年发生在山东省的 2 起急性氰化物中毒事故导致 44 人中毒等。

【临床与病理】

氰化物中毒后的潜伏期与接触氰化物的浓度及暴露时间有直接关系。吸入高浓度氰化物（$>300mg/m^3$）或吞服致死剂量的氰化钠（钾）可于接触后数秒至 5min 内猝死。低浓度氰化氢（$<40mg/m^3$）暴露患者可在接触后几小时出现轻微症状。非猝死型患者中毒潜伏期可从 5min~8h 不等，该类患者呼出气或呕吐物中可有苦杏仁气味。氰化物中毒主要以中枢神经系统损害的临床表现为主，表现为共济失调和震颤麻痹，同时可伴有呼吸

系统、心血管系统等多系统受损表现。吸入性中毒者可伴有眼部及上呼吸道刺激症状，特别是接触卤代氰化物的患者刺激症状明显，也有部分患者出现乏力、大汗等表现。患者早期以头晕、头痛、胸闷、气短、心悸等为主要表现，进而出现呼吸困难，并有心率增快、皮肤黏膜呈樱桃红色。经口中毒者还有恶心、呕吐、腹泻等消化道症状。若病情未及时得到控制，随即出现意识障碍、强直性和阵发性痉挛、呼吸浅而不规则，出现紫绀、反射消失，很快呼吸先于心跳停止而死亡。

氰化物中毒患者实验室检查可测出血 pH 降低、血浆乳酸水平升高、全血 CN^- 浓度升高等，这些实验室检查指标可为急性氰化物中毒的诊断和病情判断提供有价值的依据。其中酸中毒及乳酸水平升高是急性氰化物中毒的特点之一。另外，部分中毒患者可出现肝功能损害、心肌酶升高、心电图 ST-T 改变或心律失常。

氰化物的毒性主要由在体内解离出的 CN^- 引起，CN^- 与线粒体内细胞色素氧化酶 aa3 中的 Fe^{3+} 结合抑制其转化为 Fe^{2+}，迅速使该呼吸链终端酶丧失活性，阻断电子传递和氧化磷酸化，抑制 ATP 合成，导致细胞内呼吸中断，从而使无氧代谢增强，糖酵解发生，最终使乳酸堆积导致代谢性酸中毒。体内所有组织中都含有细胞色素氧化酶，故均有可能受到影响，而产生中毒效应首当其冲的是高度依赖 ATP 和氧需求量大的组织，表现为以中枢神经系统和心血管系统为主的多系统中毒症状。某些氰化物在体内不释放 CN^-，可直接抑制中枢神经系统，或具有强烈的呼吸道刺激作用和致敏作用，如异氰酸酯类等。

【影像检查方法】

氰化物中毒引起的脑损伤常在数周或数月后才在 CT 上表现出来，MRI 具有更高的敏感性，能更好地显示病变的范围及解剖位置，常规检查序列包括：T_1WI、T_2WI 或 T_2-FLAIR、DWI 序列。PET 技术可以用于评估氰化物中毒的脑代谢变化。

【影像表现】

中枢神经系统是氰化物毒理作用的主要靶器官之一。CN^- 进入脑组织后，迅速抑制细胞色素氧化酶，使氧化呼吸链中断，造成脑组织中毒性缺氧、中毒性脑水肿。脑组织对缺血缺氧改变敏感，以基底节及大脑皮层为著。

1. CT　非猝死型患者常在数周至数月后头颅 CT 表现为壳核、苍白球外侧部双侧对称性低密度改变。病变可进一步延伸至黑质、丘脑底核、小脑等部位。一旦 CT 上出现病灶，常会持续数周，并与锥体外系症状出现相关。

2. MRI　壳核、苍白球病灶在 T_2WI、T_2-FLAIR 序列上呈明显高信号；DWI 常有弥散受限；T_1WI 常不明显或略高信号，在一些严重水肿的病例可见相应部位的病灶呈 T_1WI 低信号；增强后可清晰勾勒受累基底节灰质核团轮廓样的强化。部分报道可见皮层灰质的损伤，在 MR 图像上呈神经病理学上所谓的“皮质层状坏死”。在氰化物中毒 3 周后的 FLAIR 上双侧额顶叶上部区域呈脑回状线样高信号，增强后可见明显强化，为感觉运动皮层的假层状坏死。对于高需氧的海马结构多数文献倾向不受累，但也有海马受损的个例报道。氰化物中毒在治疗后 MRI 表现为异常信号病灶范围明显缩小。

【诊断与鉴别诊断】

我国于 2008 年颁布实施了国家《职业性急性氰化物中毒诊断标准》。氰化物中毒患者临床表现缺乏特异性，需根据患者毒物接触情况、临床表现，并结合现场调查进行综合分析才可做出诊断。同时建议结合特异性较高的实验室检测指标如血 pH、血浆乳酸水平、全血 CN^- 浓度等进行诊断。

中毒性和代谢性脑病原因虽然不同，但累及部位及影像表现有共同之处。需注意鉴别：

1. 一氧化碳中毒性脑病　典型表现为双侧苍白球对称性信号异常。可根据毒物吸入史作鉴别，皮肤黏膜呈现樱桃红色改变，血碳氧血红蛋白阳性。

2. Wilson 病　铜代谢异常为特征的常染色体隐性遗传病，影像上可表现为双侧苍白球对称性的 T_2WI 高信号，但 Wilson 病的特征性表现为壳核周边高信号，尾状核及丘脑可呈对称性的 T_2WI 高信号或混杂信号，在中脑水平横断位呈特征性的“熊猫脸”征。

3. Creutzfeldt-Jakob 病　影像表现为基底节、丘脑和大脑皮层进展性的 T_2WI 和 DWI 高信号，累及基底节的特征性征象是“曲棍球棒”征（对称性丘脑枕和丘脑背内侧核高信号）。

【影像学研究进展】

PET 可以显示多巴胺黑质纹状体神经元的功能损害情况，常表现为壳核、尾状核内的纹状体多巴胺摄取减低。

（蒋　飚）

第五节 霉变甘蔗中毒

【概述】

霉变甘蔗中毒（mouldy sugarcane poisoning）多发生于中国北方各省的每年冬春季节（2~4 月份）。甘蔗在收获后若较长时间在不良条件下存储，易被甘蔗节菱孢霉污染而发生霉变。霉变的甘蔗会产生一种叫做“节菱孢菌”的真菌，其分泌 3-硝基丙酸（3-NPA），是一种神经毒素，是引起霉变甘蔗中毒的主要毒性物质，进入人体后迅速吸收，短时间内引起广泛的神经系统损害。3-NPA 有选择的损害基底节、黑质和皮层区域，引起脑水肿、神经细胞及神经胶质细胞变性、坏死、皱缩、脑血管充血或出血，从而引起脑水肿、脑疝等。严重者可导致缺血坏死，出现各种有关的局灶症状，有些为不可逆性损害。

【临床与病理】

动物实验表明，3-NPA 经胃肠道吸收较快，从胃肠道灌注后，其血液浓度达峰时间约为 12min，进入血液后很快向各组织分布，能迅速通过血脑屏障，给药后 5min 即可在脑部不同区域检出 3-NPA。肾脏为其主要代谢途径，3 天内从尿、粪便中排出总量的 22.3%，其余以代谢产物均匀分布于各个组织中。

3-NPA 病理学机制主要抑制生物体内的一些重要的酶（琥珀酸脱氢酶、过氧化氢酶、谷氨酸脱羧酶、单胺氧化酶等），阻碍三羧酸循环，损害细胞生物氧化功能，导致胞质疏松、线粒体肿胀、核染色质积聚、细胞核固缩，从而损害组织、器官。神经病理学检查可见主要损伤的部位是中枢神经的尾 - 壳核、海马、丘脑，大脑皮层和小脑皮层也可受累。电镜检查可见神经元胞质疏松、线粒体肿胀和核染色质积聚，最后胞质和细胞核均发生固缩。轴突膜与髓鞘肿胀，轴突内线粒体肿胀，髓鞘变薄或断裂。星形胶质细胞水肿，血管内皮细胞线粒体肿胀，核固缩，血管周围有肿胀的突起。

发病初期表现为一时性胃肠道功能紊乱（恶心、呕吐、腹痛等，无腹泻），随后出现神经系统症状（头痛、头晕、眼前发黑、复视等，重者有抽搐、四肢强直、流涎、走路不稳以及呼吸、心率、血压和体温的波动），轻者很快恢复，较重者胃肠道症状加重、频繁恶心、呕吐并可发生昏睡。此病病死率约 50%。根据患者临床表现分轻、中、重三级：①轻度中毒：起病急，一般在进食霉变甘蔗后 2~3h 出现头痛、头晕、恶心、呕吐、腹痛、视物不清等症状，较快恢复正常；②中度中毒：除轻度中毒等症状以外，出现嗜睡、精神萎靡及局灶性脑损害，如眼球向上凝视或偏侧凝视，垂直性或水平性眼球震颤、运动性失语，锥体或锥体外系神经损害；③重度中毒：在中度中毒症状的基础上，迅速发展为昏迷、抽搐等脑水肿表现，另外患者可有神经系统后遗症如全身性痉挛性瘫痪、去大脑皮质综合征等。

对于霉变甘蔗中毒目前尚无有效的治疗方案，主要是对症和支持治疗。一旦发现中毒，应尽快送至医院救治，进行洗胃、灌肠、导泻以促进排出未吸收的毒物，并作相应的对症治疗。急性期要积极控制脑水肿，改善脑血液循环，维持水、电解质和酸碱平衡以及防治继发感染等治疗。

【影像检查方法】

常规 X 线检查对诊断霉变甘蔗中毒无价值。CT 平扫可以发现病变，但是 CT 的敏感性不如 MRI。因此 MRI 是评估霉变甘蔗中毒的首选影像学检查方法，常规检查序列包括 T_1WI、T_2WI 或 T_2-FLAIR 以及 DWI。特别是 T_2-FLAIR 和 DWI 对于病变的诊断具有较高的价值。

【影像表现】

轻度霉变甘蔗中毒：仅有胃肠道表现，而影像表现正常。

中、重度霉变甘蔗中毒：除了有胃肠道表现外，影像学上表现为双侧基底节异常，病变位于苍白球内为类圆形，壳核内为带状，豆状核内为扇形，尾状核头部也可受累，病程在 2 个月内病变边缘模糊，以后病变逐渐变清晰。CT 平扫病变为低密度，MRI 显示 T_1 高信号或等低信号，T_2 均为等或高信号，病变增强后明显强化。

各种中毒性脑损伤的机制是复杂的，通常是多种途径的结合。由于深部灰质核团的代谢活性高，需要大量的氧，故对缺氧非常敏感，因此，绝大多数中毒性病变累及大脑深部灰质核团（基底神经节和丘脑）或大脑白质。典型的影像表现为双侧结构对称性异常，这种特征性表现对中毒性疾病有一定提示作用。

【诊断与鉴别诊断】

该疾病结合食用霉变甘蔗病史、明显的胃肠道反应、神经精神症状以及影像表现不难诊断。但仍需与以下疾病鉴别：

1. CO中毒性脑病 有确切CO中毒病史。CT表现为两侧苍白球对称性密度减低，尾状核、丘脑及两侧大脑白质亦有广泛对称性密度减低；MRI则表现为相应部位的长T_1、长T_2信号改变（图8-5-1）。此外，部分患者会出现双侧苍白球对称性坏死软化，是由于此处血管为前脉络膜动脉和大脑中动脉深穿支，是血运薄弱区，更易发生缺血、缺氧所致。

2. 肝豆状核变性 铜在脑部沉积的病理改变以壳核最为明显，其次为苍白球及尾状核，个别病例丘脑、脑干、齿状核亦可受累。肝豆状核变性脑部病变在上述部位呈长T_1、长T_2异常信号，当病变发展到一定程度时，将出现弥漫性脑萎缩。部分患者T_2WI可出现低信号。对于肝豆状核变性的诊断需密切结合病史、眼部K-F环、血清铜、铜氧化酶、尿铜等检查。

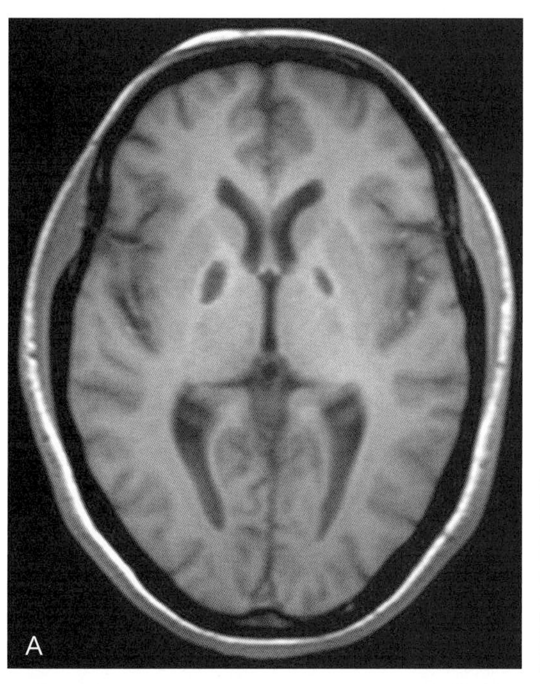

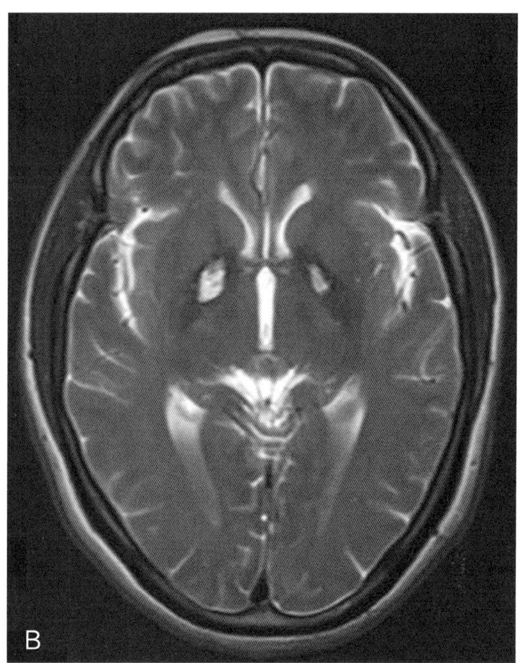

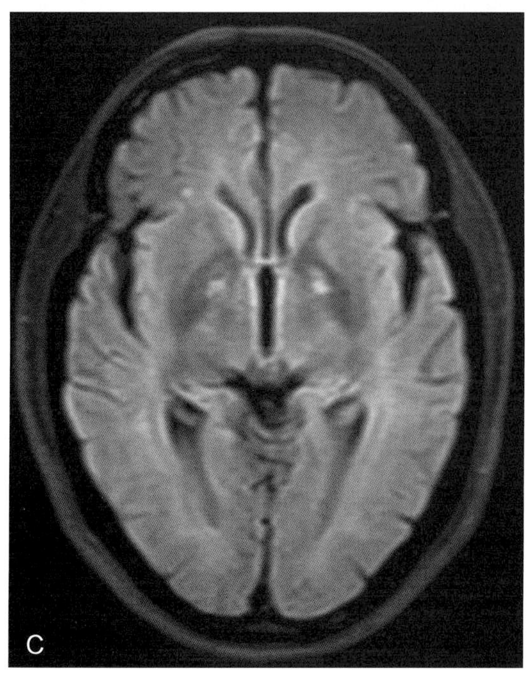

图8-5-1　CO中毒患者MRI图像

A. 双侧苍白球对称性T_1WI低信号；B. 双侧苍白球对称性T_2WI高信号；C. 双侧苍白球对称性T_2-FLAIR高信号

3. Wernicke 脑病 长期酗酒、营养失调、长期反复呕吐、消化道手术、长期肠外营养等影响维生素 B_1 吸收的因素均可导致发病。临床常以眼外肌麻痹、共济失调、意识障碍“三联征”为典型临床表现。常对称性发病，其好发部位为丘脑、乳头体、四叠体及第三、四脑室和中脑导水管周围。T_1WI 表现为等或稍长 T_1 信号，T_2WI 表现为稍长或长 T_2 信号。急性期 Wernicke 脑病病变区发生细胞毒性水肿和血管源性水肿，DWI 呈高信号，ADC 图呈低信号，经过治疗病灶可缩小或消失，ADC 图信号也逐渐增高（图 8-5-2）。

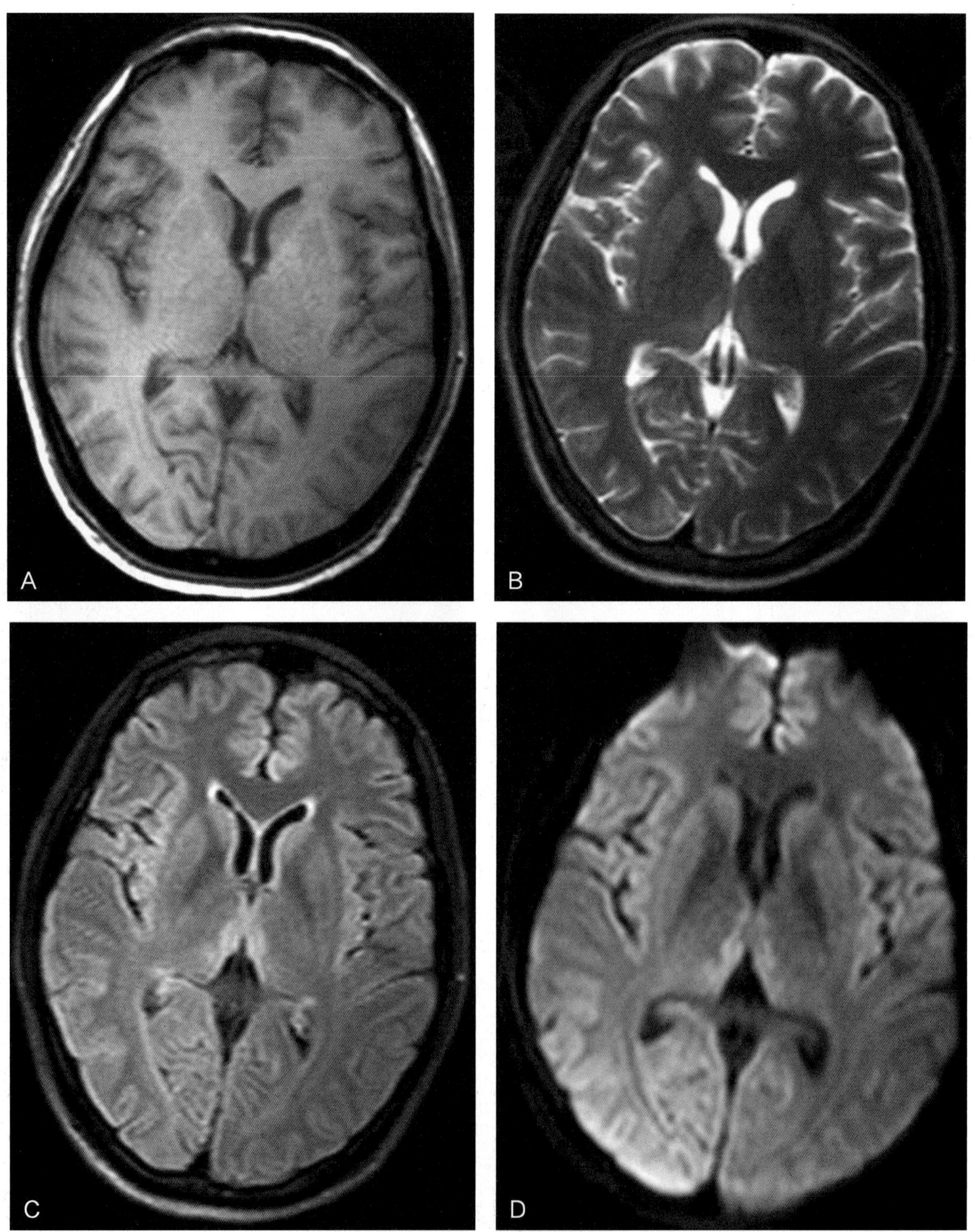

图 8-5-2 Wernicke 脑病 MRI 表现

A. 双侧背侧丘脑对称性 T_1WI 低信号；B. 双侧背侧丘脑对称性 T_2WI 高信号；C. 双侧背侧丘脑对称性 T_2-FLAIR 高信号；D. 双侧背侧丘脑对称性 DWI 高信号

（李文彬）

第六节　重金属中毒

【概述】

重金属是指密度大于5g/cm^{3}的金属，如金、银、铜、铅、锌、镍、钴、铬、汞、镉、锰等，共54种，广泛用于农业、国防、化工和医药领域。在正常的环境中，绝大部分重金属被固封在地壳的岩石中，由于岩石与大气和水的相互作用，少量上述重金属可进入土壤和水体中，一般情况下含量很少，不会对人体和生态系统造成危害，甚至有些还是人体生命活动的必需元素。但是一些重金属一旦通过各种途径进入人体，就不容易被人体排除，随着重金属毒物在体内积蓄，机体便出现各种反应。目前，临床上最常见的重金属中毒（heavy metal poisoning）为汞、铅、砷、铊、镉等，其中因环境污染引起的群体性儿童铅中毒更是人们关注的焦点。

【临床与病理】

进入水、土壤和大气的重金属均可通过呼吸道、消化、皮肤三种途径进入人体。重金属中毒主要来源于5个方面：①职业暴露：如重金属的开采及冶炼、印刷业接触铅等；②环境污染：工业废弃物排泄致农作物污染、养殖鱼类蓄积等；③吸入性烟雾：汽车尾气铅吸入、镉烟尘吸入、重金属及化合物制作产生的烟雾吸入等；④生活接触：化妆品、染发剂、中药制剂含重金属成分等；⑤误服重金属制剂：如含汞杀虫剂等。

重金属对人体的毒害程度与其侵入途径、时间、浓度、化学状态、排泄速度以及不同重金属之间的相互作用相关。一些重金属进入人体以后，与人体某些酶的活性中心硫基（-SH）有着特别强的亲和力，金属离子极容易取代硫基上的氢，从而使酶失去生物活性，还有一些金属离子可以通过与酶的非活性部位相结合，从而改变活性部位的构成，或与起辅酶作用的金属离子置换，同样能使生物酶的活性减弱甚至丧失。

重金属的毒性作用可因种类的不同、剂量的大小及在人体内的吸收、代谢和储积的途径和速度不同而异，可引起人的急性或慢性中毒，有些重金属还有致畸、致癌、致基因突变作用。一旦发生重金属中毒，可对人体各个脏器产生影响，出现相应的临床症状和体征，但对脑组织的损害往往早于其他各组织，有时甚至可以是唯一的表现，且其导致的神经系统损害多较严重，并常具有不可逆性。

重金属中毒的临床表现与其毒物种类、接触方式、接触剂量及接触时间和个人的体质等方面相关，因此其临床表现有所差异，即使同种毒物中毒，个体表现差异也很明显。

重金属中毒患者常伴有神经系统症状：如肢体麻木、疼痛伴感觉减退、运动困难及神经衰弱等症状；部分伴有脏器功能的损害，多数经仔细询问病史能找到线索，再进行毒物鉴定，即可明确诊断。

大多数重金属中毒，例如铅、汞、锰、砷等慢性中毒常出现头痛、乏力、失眠、多梦、记忆力减退等，部分患者出现情绪、性格改变，焦虑、抑郁、急躁、易激动、不自主哭笑、性格孤僻、情感淡漠、动作反应迟缓等症状。

1. 汞中毒　汞也叫水银，在常温下是液体，常温下蒸发出汞蒸气，汞蒸气有剧毒，汞盐也是剧毒。口服、吸入或接触后均可引起中毒，以肾脏积蓄最多，其次是肝脏。口服汞及其化合物后数分钟到数十分钟即导致患者口咽喉灼痛，伴恶心、呕吐、腹痛及腹泻。口腔牙龈红肿、糜烂、出血，口腔黏膜溃疡，牙龈松动、流涎，口内腥臭味。重症者周围循环衰竭和胃肠道穿孔；在3~4天后可发生急性肾功能衰竭。吸入高浓度汞蒸气中毒者潜伏期数小时、数日或数周不等，可引起咳嗽、咽痛、发热、咯血丝痰等刺激症状，严重者并发间质性肺炎、急性肺水肿、呼吸衰竭。神经系统可出现头昏、头痛、倦怠、手抖、嗜睡或兴奋、神经衰弱等。皮肤接触汞及其化合物可引起接触性皮炎，皮疹为红斑丘疹，可融合成片或形成水疱，严重者发生剥脱性皮炎。

2. 铅中毒　铅是毒性最大、累积性极强的重金属之一。随着工作条件的改善及防护措施的加强，职业性铅中毒患者越来越少见，而区域性儿童铅中毒事件仍时有发生，且主要是由环境污染造成。铅对儿童生长发育的器官、系统产生不可逆的损害，铅对儿童神经系统和人格行为的影响无阈值可言，理想的血铅水平值应为零。我国儿童体内血铅的健康指标为100μg/L，超过该值即是中毒。由于铅中毒的乏力、注意力不集中、攻击性强、发育迟缓、智商及空间综合能力下降等症状均无任何特异性，很多家长把这些现象自行归类为某种原因，很少主动求医诊治。因此早期铅中毒的诊断较为困难。加强全民铅中毒防治的科普宣传，是减少儿童铅中毒发生的主要措施；提升临床医生，尤其儿科医生对铅中毒的警觉意识，是尽早明确诊断，实施合理治疗的前提。

3. 铊中毒 铊是一种无色、无味的水溶性物质，能够通过消化道被人体迅速吸收，且被人体吸收一小时后即可在尿液或粪便中被检测到。铊在人体中可广泛分布于机体各组织中，其中大部分聚集于肾脏，少量分布于血清、脂肪以及周围神经系统。粪便是机体排泄铊的主要途径。胃肠炎、多发性周围神经病和脱发通常是铊中毒的典型症状，也可有精神、皮肤、心血管系统及免疫系统的异常症状，上述症状在病程不同阶段以不同的顺序完全或不完全出现，其发生还受摄入途径、摄入剂量等因素的影响，给诊断造成困难，所以铊中毒的早期误诊率很高。临床上如发现胃肠炎、多发性周围神经病和脱发，需怀疑铊中毒，接触史对诊断有很大帮助，但无明确接触史的患者非常多。通常正常人体内血铊含量低于2μg/L，每24小时尿铊排泄量低于10μg。有人建议以血铊浓度高100μg/L，尿铊浓度高于200μg/L作为诊断标准，但也有作者认为，这对急性铊中毒来说尚可，但对慢性蓄积中毒偏高，因为在长期因职业原因接触的患者中，血铊浓度高于2μg/L，尿铊浓度高于5μg/L即有多人出现症状的报道。所以诊断需密切结合临床症状和接触史。

无论何种重金属中毒，只要早期病史明确，必须尽早清除毒物。对于吸入中毒者，立即将患者移至空气新鲜处，吸氧，保持呼吸道通畅；对皮肤污染者用肥皂水清洗；对口服者尽快清水洗胃排毒，口服活性炭0.5g/kg，每日3次，急性中毒者最好间断多次洗胃，同时给予50%硫酸镁40~60ml口服导泻。

【影像检查方法】

常规X线检查、CT以及MRI检测对诊断重金属中毒有一定的局限性。

【影像表现】

重金属中毒缺乏特异的影像学表现（图8-6-1），其诊断主要靠重金属接触史、实验室检查以及临床症状。

【诊断与鉴别诊断】

重金属中毒的诊断主要靠重金属接触史、实验室检查以及临床症状。①汞中毒：常用的实验室检验方法包括：碘化亚铜试验、普鲁士蓝法、对二甲氨基亚苄基罗丹明B法、变色酸法、碘化钾法、二苯胺基脲法和碘化钾亚硫酸法；②铅中毒：常用的检验方法有联苯胺试验、氯化亚锡—碘化钾—硝酸镉试剂试验、铬酸铅沉淀试验和双硫腙比色法；③铊中毒：常用的检验方法有铁氰化钾法、溴-罗丹明B法、磷钼酸氢溴酸法、二苦酰胺法、原子吸收分光光度法。

重金属中毒引起的脑损伤需要与以下疾病进行鉴别：

1. 有机溶剂中毒性脑病 有机溶剂中毒多为工业中毒，多因长期接触工业用的胶水、油漆、涂料等所致，这些有机溶剂中含有大量的甲苯、甲醛等有害气体，均为脂溶性，易在富含脂质的脑组织中聚集，长期接触会对中枢神经系统造成不可逆损害。MRI表现为广泛脑白质及小脑齿状核受累，DWI及ADC图呈高信号，提示血管源性水肿，此表现不同于其他类型的中毒性脑病。此外，长期接触者可出现弥漫性脑萎缩，如海马萎缩、胼胝体变薄，双侧丘脑及基底神经节于T_2WI呈低信号。

2. 有机磷中毒 有机磷中毒后病理改变提示细胞毒性水肿和血管源性水肿同时存在或先后并存，导致混合性水肿，且为弥漫性脑肿胀，引起颅内压增高脑灌注减低，出现神经病变及昏迷。急性中毒时，细胞毒性水肿是以星形胶质细胞肿胀为主的细胞内水肿，同时血管源性水肿致血管外间隙扩大，引起细胞外水肿，MRI表现为脑灰白质分界不清，脑回增宽，脑沟、裂变窄，脑室变窄等脑水肿改变。

3. 药物中毒 地西泮为常用的镇静剂和催眠剂，急性地西泮中毒以中枢神经系统抑制为主，表现为脑水肿。CT表现为脑实质密度弥漫性降低，灰白质均受累，脑沟消失，脑池变窄等脑水肿表现。

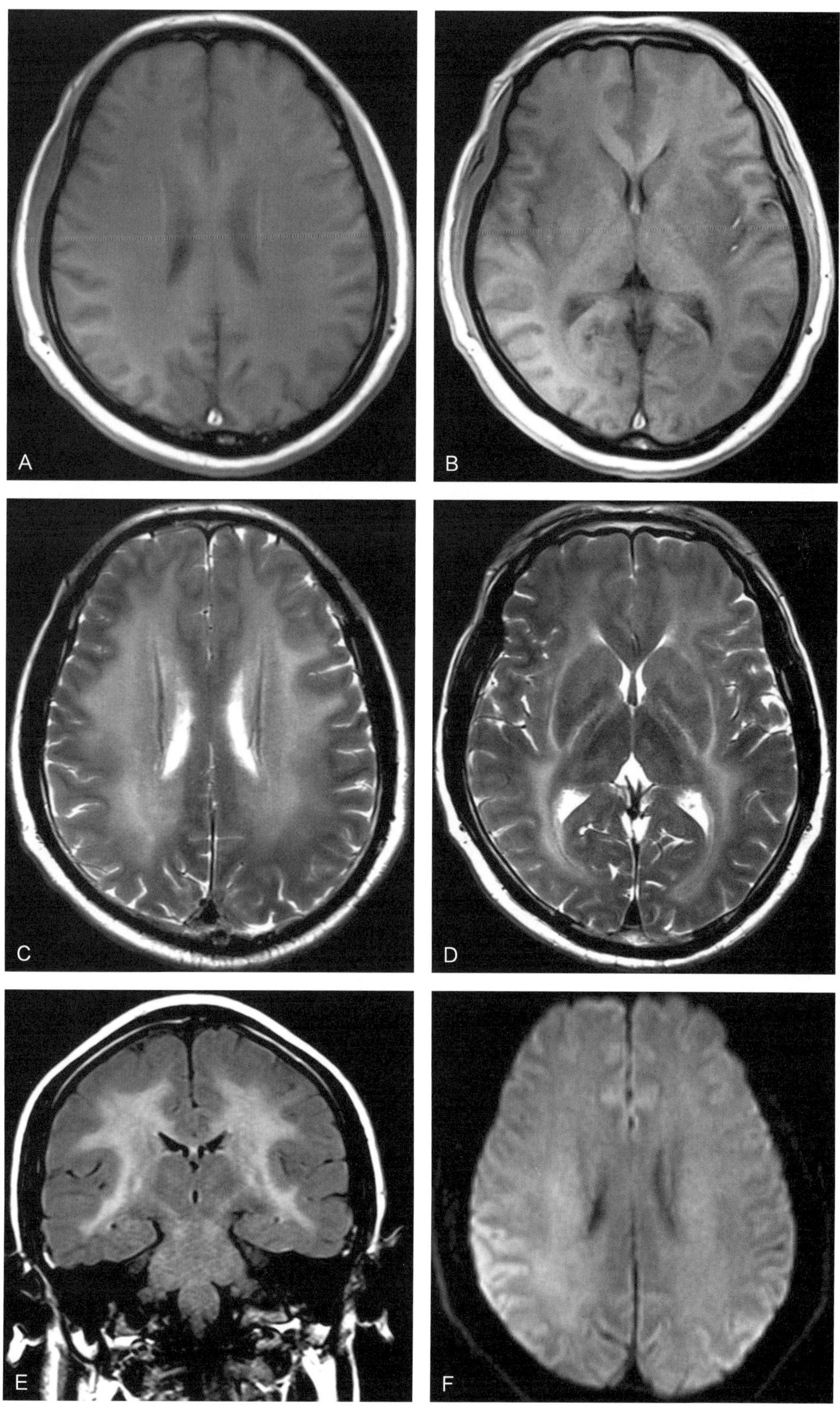
A
B
C
D
E
F

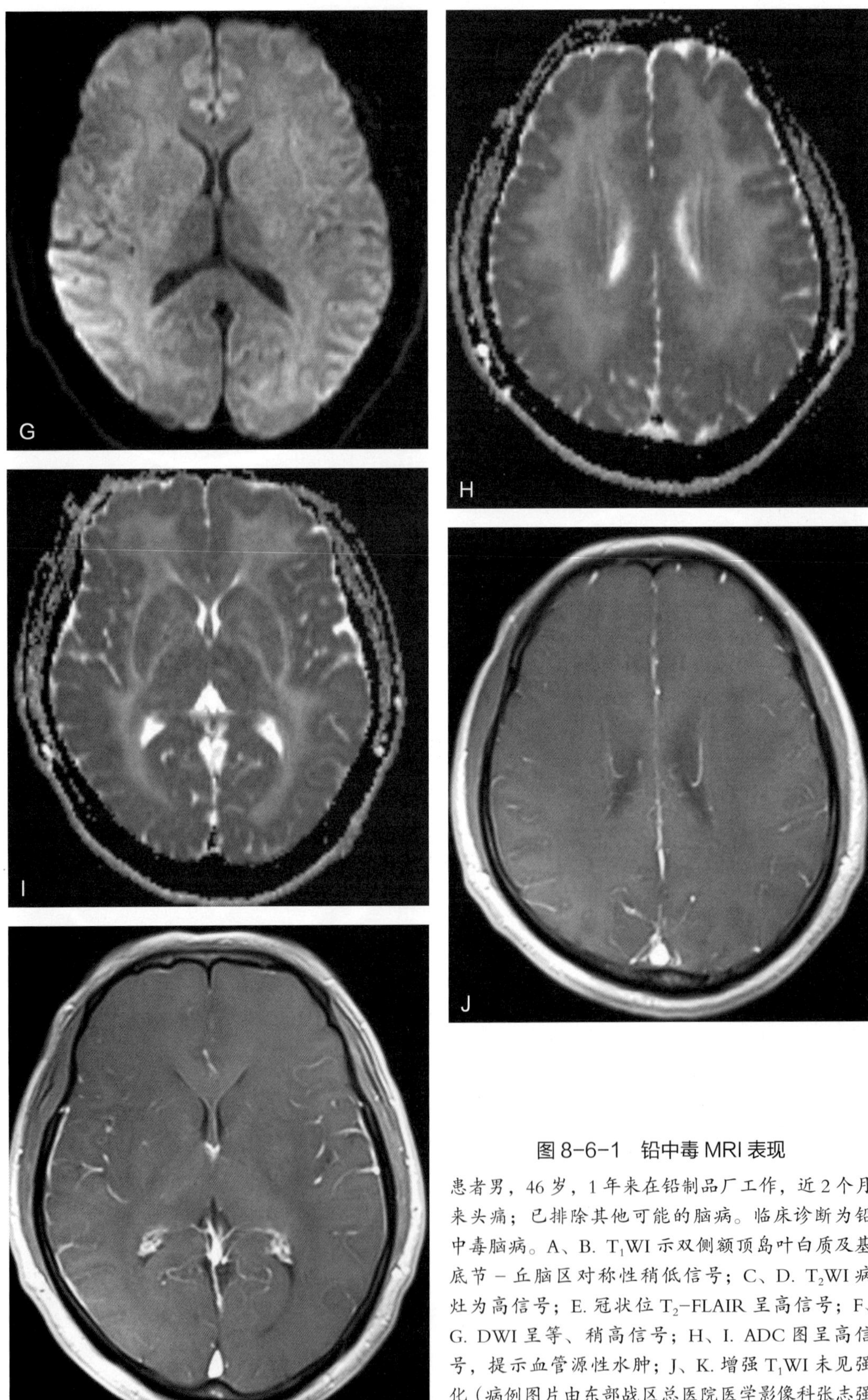

图 8-6-1　铅中毒 MRI 表现

患者男，46 岁，1 年来在铅制品厂工作，近 2 个月来头痛；已排除其他可能的脑病。临床诊断为铅中毒脑病。A、B. T_1WI 示双侧额顶岛叶白质及基底节 - 丘脑区对称性稍低信号；C、D. T_2WI 病灶为高信号；E. 冠状位 T_2-FLAIR 呈高信号；F、G. DWI 呈等、稍高信号；H、I. ADC 图呈高信号，提示血管源性水肿；J、K. 增强 T_1WI 未见强化（病例图片由东部战区总医院医学影像科张志强教授提供）

4. 氰化物中毒 氰化物接触引起的一种缺血性脑病。其病理机制是由于氰化物抑制线粒体细胞色素C氧化酶活性，导致其有氧代谢和磷酸化作用受到抑制，使得细胞缺氧，随后出现乳酸性酸中毒，患者可呼出苦杏仁味气体，临床表现为呼吸急促、心动过速和血压升高，随后可迅速出现心肺衰竭，病变主要累及双侧基底节及皮层。CT表现为双侧基底节区低密度病灶，MRI早期表现为双侧基底节区 T_1WI 低信号，T_2WI、T_2-FLAIR上为高信号，DWI呈现高信号，ADC值降低，增强后病变可见强化，晚期病变在 T_1WI 上呈高信号。

【影像学研究进展】

脑内钆沉积：MRI增强扫描多需要注射Gd-DTPA对比剂，近年来，多项研究表明，反复应用Gd-DTPA，尤其是线性对比剂，可以造成钆在小脑齿状核和苍白球等部位的蓄积，在MRI平扫 T_1WI 上表现为高信号。虽然，目前尚不清楚其蓄积机制及其临床危害，但钆蓄积值得关注。

（李文彬）

第七节 治疗相关紊乱

一、放疗损伤

【概述】

放射治疗是头颈部肿瘤、颅内肿瘤及颅内血管畸形的重要治疗手段，随着立体定向放射治疗的发展，其治疗效果有目共睹，但是其并发症也不容忽视。其中放射性脑损伤是主要的并发症之一。放射性脑损伤是指脑组织受到放射线照射，并在多种因素联合作用下导致神经元变性、坏死而引发的中枢神经系统疾病，是放射治疗后严重的后遗症之一，严重影响患者的生存时间和生活质量，其病程为进展性，一旦发生往往不可逆转，预后不良，目前临床上还没有公认的有效治疗方案。

【临床与病理】

放疗引起的脑损伤临床表现多种多样，无特异性。可表现为头痛、意识改变、癫痫发作及其他局灶性神经系统体征。还可以导致神经认知功能障碍，表现为学习、记忆、思维、信息加工处理、推理、判断、语言表达等方面异常，严重影响患者生活质量。颅内肿瘤患者放射治疗后还存在继发肿瘤风险，如脑膜瘤、高级别胶质瘤和肉瘤。头颈部肿瘤患者接受放射治疗，可增加脑出血或脑梗死等发病风险，致患者出现偏瘫、失语、意识障碍等症状，发病率与放射剂量相关。

依据各种不同症状的发生时间，放射性脑损伤可分为三期：急性期、早期迟发反应期（早迟发期）和晚期迟发反应期（晚迟发期）。

1. 急性期 放疗开始后数天或数周发生，表现为精神状态和神志的改变，包括头痛、恶心、呕吐、颅内高压和意识障碍等，甚至出现肿瘤相关症状和体征的加剧，上述症状和体征多是可恢复的。

2. 早迟发期 放疗开始后1~6个月发生，可出现一过性脱髓鞘改变，患者可表现为兴奋性提高、食欲不振、头晕、嗜睡、学习记忆力减退、易怒和乏力等症状，甚至出现肿瘤相关症状和体征的加剧，上述症状和体征多是可恢复的。

3. 晚迟发期 此期为不可逆损伤，在照后6个月后至数年出现，造成明显的毛细血管内皮细胞和少突胶质细胞损伤；病变较重甚至是致命的，包括脑萎缩、脑白质病、坏死、内分泌功能障碍、认知能力降低和痴呆。局限性放射性坏死表现为运动、感觉、语言、接受能力的改变、癫痫和颅压升高等。弥漫性白质损伤表现为从轻微倦怠到记忆力减退、性格改变、共济失调，最终导致痴呆或死亡。

放射性脑损伤的病理改变主要为脑组织水肿、脱髓鞘和脑坏死：①急性放射性脑损伤的组织学改变为轻度的可逆的血管源性水肿；②早期迟发性脑损伤的病理学改变主要表现为少突胶质细胞的脱髓鞘改变伴轴突水肿；③晚迟发性脑损伤多不可逆的，可能是毛细血管内皮细胞和少突胶质细胞损伤的结果，主要表现为神经细胞凝固性坏死伴反应性胶质细胞增生，最终形成囊变空洞，周围出现大片水肿。

放射性脑损伤的主要机制：①放射线直接损伤脑组织：快速分裂细胞对放射线尤为敏感。尽管神经元对放射相对抗拒，但照射后仍然有一定数量细胞成分丢失，主要发生在白质，这就是放射性脑损伤后脑容积缩小原因；②血管损伤引起继发性脑组织缺血、坏死：放射性脑病的病理包括血管内膜反应性增生、增厚，管壁变性，管腔狭窄，多累及中小动脉，也可累及颈内动脉等大血管，导致血脑屏障破坏及继发瘤周组织水肿，引起脑组织急性损伤，损伤区内血管内皮重建由于慢性缺氧致微环境改变以致放射性脑损伤；③自身免疫反应：在某些情况下，神经组织对放射线有较高的敏感性，可出现自身免疫反应，最终导致脱髓鞘；④自由基损伤：放射线使组织内部分酶活性发生改变，使其处于功能不全状态。自由基损伤和免疫反应的参与，引起缓慢、持久、进行性的病理变化，这也可以解释放射性脑病潜伏期长的特点。多数学者认为以上几种机制并非相互独立，而是多因素共同作用。

【影像检查方法】

常规X线检查对诊断放射性脑损伤无价值。CT平扫可以发现较明显的脑白质病变以及较严重的脑萎缩。但CT平扫的敏感性不如MRI，故一般推荐使用MRI评估放疗引起的脑损伤。但用传统的MRI和CT来鉴别肿瘤复发与放疗后相关反应是困难的，其表现多无特征性。MRS、PWI、PET或SPECT有助于肿瘤复发和放射性坏死的鉴别。

【影像表现】

1. 急性放射性脑损伤 早期效应主要为脑组织水肿，CT表现为融合的白质低密度影。MRI表现为指样反应性脑白质水肿，T_1WI呈等或低信号，T_2WI上呈高信号，T_2-FLAIR上呈高信号，增强后无强化。T_2WI序列能显示其范围大小、部位边缘及信号异常。颞叶白质损伤区域可分为3种程度：轻度（局部小水肿）、中度（大范围融合水肿区域）、重度（延伸至放射野以外的水肿区域，伴或不伴有局部占位效应）（图8-7-1）。

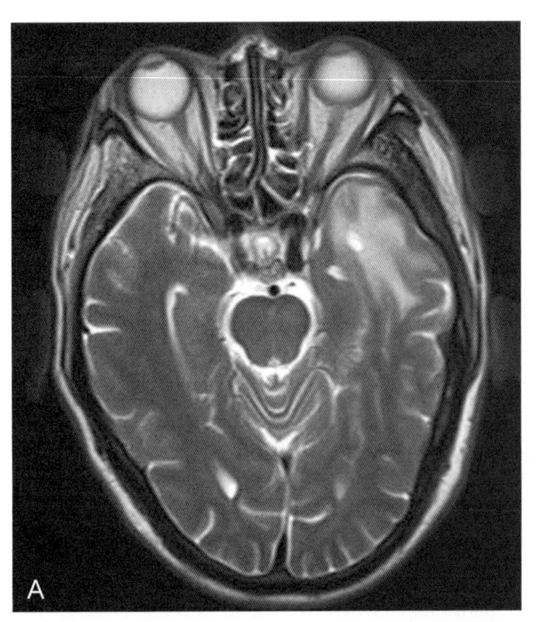

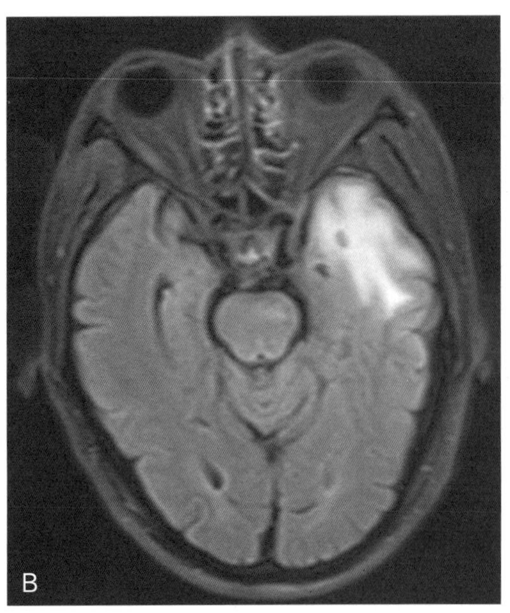

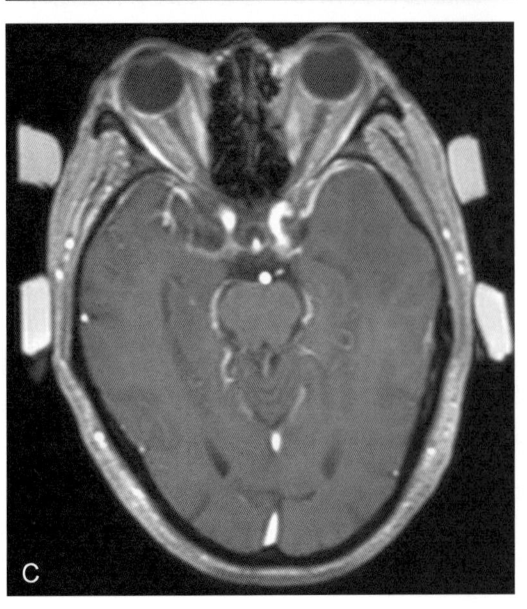

图8-7-1 鼻咽癌患者放射性脑损伤MRI表现

A. T_2WI示左侧颞叶片状高信号；B. T_2-FLAIR左侧颞叶片状高信号；C. 增强T_1WI扫描未见明显强化

2. 早期迟发型放射性脑损伤　CT表现为局灶性、多发白质低密度。MRI表现为局灶性、多发脑白质水肿，T_1WI呈等或低信号，T_2WI上呈高信号，T_2-FLAIR上呈高信号，增强后可见点状或结节状强化。随后实性的强化结节逐步演变成环形边缘强化，这是由于放疗导致血管壁纤维蛋白原沉积，使血管壁增厚，管腔变窄，引起组织缺血及血管再生。

3. 晚期迟发型放射性脑损伤　CT表现局灶性、多发低密度灶。MRI表现为局灶性、多发白质水肿乃至坏死囊变，囊变表现为圆形或卵圆形、边界清楚异常信号，T_1WI低信号，T_2WI高信号，T_2-FLAIR低信号。颞叶损伤的强化表现为早期的“指样”或“尖波浪状”强化，晚期的“瑞士乳酪”“皂泡样”强化，与肿瘤复发及残留肿瘤组织的强化方式颇为相似，需要通过功能磁共振成像如MRS、PWI等及PET进行鉴别。

【诊断与鉴别诊断】

放疗性脑损伤的临床症状多种多样，不具有特异性。诊断依赖临床病史及影像学表现。放射性脑损伤发生在受照射部位，脑室旁白质受累常见，皮层下U型纤维和胼胝体保留。放射性损伤表现为轻度血管源性水肿至坏死。放射性坏死表现为不规则强化。

放疗引起的脑损伤需要与以下疾病进行鉴别：

1. 复发的多形性胶质母细胞瘤　放射性脑坏死MRS表现为NAA、Cho、Cr下降，大部分放射性坏死存在Lac和Lip峰。MR灌注成像PWI表现为放射性坏死区局部血容量降低。^{18}F-FDG PET表现为放射坏死区内低代谢。^{201}TI SPECT表现为放射坏死区低代谢、摄取下降。而复发的胶质母细胞肿瘤实性部分明显强化是由于肿瘤细胞高度间变和不成熟性、新生血管结构不良和血栓形成等原因，因此病灶均有明显的占位效应，PWI表现为脑血容量增加，PET表现为高代谢，MRS显示Cho峰升高，NAA峰下降，伴或不伴乳酸峰。

2. 脑脓肿　患者临床上有发热、白细胞计数增高等感染表现，典型的成熟期脑脓肿CT平扫为境界不清、形态不规则的低密度区，增强后环形强化。MRI检查脓肿腔在T_1WI上为低信号，在T_2WI为高信号，增强后可见环形强化，脓肿壁完整、光滑、均匀。脓肿包膜在T_1WI显示不清，在T_2WI为一光滑的、薄壁的低信号“暗带”，为脓肿包膜的特征性表现。脓腔DWI弥散受限，ADC值低。MRS显示代谢产物如丁二戊酸峰、氨基酸峰。

3. 多发性硬化　多见于年轻患者。病灶在MRI平扫表现多为长或等T_1、长或等T_2信号，FLAIR高信号影，信号多不均匀。病灶呈圆形或椭圆形，形态不规则，可有膨胀感，病灶大小不一，直径从几毫米至几厘米，部分病灶可融合成片状和条状，侧脑室周围病灶多垂直于侧脑室，称为“直角脱髓鞘征”，矢状位T_2显示明显，多认为与炎症沿血管蔓延有关，被认为是多发性硬化的特征性表现。病灶占位表现及水肿不明显。增强后可呈环状、结节状、半环状或弧形强化。病灶的强化表现与血脑屏障破坏及修复有关，结节状强化是新病灶的主要强化方式；环状强化是新近的炎症病灶中心部血脑屏障已基本或部分修复；弧形强化是周边局部炎症的存在，病灶大部分血脑屏障已修复；无强化则提示血脑屏障已全部修复。多发性硬化强化的斑块还可呈不完整的环形强化，称为“开环征”，或称为“弓形征”。

4. 转移瘤　常见于灰白质交界区多发病灶，病变伴有明显水肿。MRS显示Cho峰升高，NAA峰下降，伴或不伴Lac峰。

【影像学研究进展】

1. DWI/DTI　DWI可对放射性脑损伤的潜伏期及早期的微观损伤做出预判，ADC明显增高，敏感性高于常规序列，可早期指导进行干预性治疗。DTI对于鼻咽癌放疗后放射性脑损伤，可于早期监测到“正常表现脑白质的微观病变”，这可能与放疗后细胞水肿以及脱髓鞘改变了自由水与结合水的比例或存在状态等有关，表现为FA下降、MD升高，并随时间发生改变。

2. DKI　DKI已被一些研究者用于放射性脑损伤后白质损害的研究，并证实其能辨认传统DTI的各项指标所不能发现的脑损伤早期改变。并且DKI在各向异性程度低的组织如灰质异常时较传统DTI更为敏感，为更早期显示放疗后灰质神经元的轴突损害等微观改变提供了可能。

3. PWI　放射性脑坏死病灶内缺乏新生血管，相对脑血容量rCBV明显降低，并且局部相对脑血流量rCBF也降低。对比剂的平均通过时间延长的程度与放疗剂量及放射性脑损伤的严重程度呈正相关。但是并非所有的研究都支持以上结果，PWI有时在鉴别坏死和肿瘤时无显著差异，可能是由于放射性损伤导致血脑屏障（BBB）受损，对比剂通过BBB时的渗漏造成对CBF和CBV值的高估，以及部分复发肿瘤组织内新生血管并不丰富，未能有明显的rCBF升高。

4. MRS　通过定量检测脑内特定化合物含量而反映局部代谢状况，从时间上，MRS提供的信息必定早于常规MRI，甚至早于DWI，因此MRS在鉴别肿瘤复发和放射性坏死有重要的价值。研究发现，肿瘤复发患者的Cho/Cr比率和Cho/NAA比率增高，NAA/Cho比率降低，并且Cho/NAA比率作为预测肿瘤复发的敏感性为85.0%，特异性为69.2%。但MRS不能精确地判断放射性损伤和肿瘤复发同时出现的情况，而且在区别脑放射性损伤和肿瘤复发的阈值方面没有达成共识。

二、化疗损伤

【概述】

近年来随着新的化疗药物（包括氨甲蝶呤、阿糖胞苷、卡莫司丁、环磷酰胺、顺铂）不断涌现，肿瘤的治愈率和生存率有所提高，复发率有所减少。然而，频繁使用化疗药物所导致的中枢神经系统并发症也日益增多。目前，化疗相关颅脑并发症包括脑血管病变、脑白质损伤以及脑萎缩。此外，越来越多的研究报道肿瘤化疗药物能引起认知功能障碍，主要表现为学习能力下降、记忆力损害、语言障碍、注意力减退、执行能力减低等，严重影响肿瘤患者的生活质量，这一现象称之为“化疗相关的认知功能障碍”（chemotherapy related cognitive impairment，CRCI），即“化疗脑”。

【临床与病理】

一些化疗药物由于容易透过血脑屏障，因此进入中枢神经系统，引起化疗相关脑病，如脑血管病变、脑白质损伤以及脑萎缩。

1. 脑血管病变　主要包括颅内出血、静脉窦血栓及脑梗死。研究表明，化疗药物可导致凝血及抗凝功能减弱，增加出血和血栓形成的发生率。血栓形成是急性淋巴细胞白血病缓解阶段最严重的并发症。另外，脑梗死可能与某些化疗药物导致静脉闭塞相关。

2. 脑白质损伤　主要引起脑白质弥漫性改变，原因是高浓度化疗药对神经胶质细胞的直接损害作用，病理上主要表现为脑白质内多发凝固性坏死，并在白质内扩散融合。随病变发展，出现广泛性、对称性脱髓鞘改变。此外，各种免疫化疗药如环孢素A、α-干扰素、顺铂等药物的神经毒性可引起可逆性后部脑病综合征，病理基础主要是血管内皮损伤学说，和血压增高相关，超过脑血管系统自动调节能力。化疗还可引起血栓性微血管病，表现为小动脉透明样变，纤维素样坏死和小动脉内皮细胞增殖、钙沉积。

3. 脑萎缩　脑萎缩的原因尚未阐明，但有研究表明鞘注药物，特别是应用大剂量氨甲蝶呤及激素类药物是导致可逆或不可逆脑萎缩的原因之一。

【影像检查方法】

常规X线检查对诊断化疗脑损伤无价值。CT平扫可以发现较明显的脑白质病变以及较严重的脑萎缩。但CT平扫的敏感性不如MRI，故一般推荐使用MRI评估化疗引起的脑损伤。

【影像表现】

1. 脑血管病变

（1）颅内出血：颅内出血可以发生在脑内，也可以发生在脑外，以脑内常见。CT平扫表现为高密度影；MRI随血肿所处时期不同而信号表现不同。

（2）静脉窦血栓：急性血栓表现为T_1WI、T_2WI高信号，静脉流空效应减弱或消失，MRV可直观地显示充盈缺损。

（3）脑梗死：主要发生于非动脉供血区域，脑白质区最多见，CT表现为脑组织密度减低，灰白质界限消失，MRI上可见T_1WI低信号、T_2WI、T_2-FLAIR及DWI高信号。

（4）微血栓性血管病：CT表现为基底节、皮质下白质钙化萎缩。MRI表现为壳核萎缩，T_1高信号，T_2WI信号减低，增强后无明显强化。

2. 脑白质病变

（1）弥漫性脑白质病变：CT表现为侧脑室旁、对称性白质密度减低，病灶边缘不规则、呈片状或弥漫性改变，双侧分布，不局限于某根血管分布区域；MRI表现为弥漫的对称性脑室旁、半卵圆中心异常信号，T_1WI低信号，T_2WI高信号，T_2-FLAIR高信号，皮层下U型纤维及胼胝体保留。

（2）可逆性后部脑病综合征（posterior reversible encephalopathy syndrome，PRES）：部分患者可出现可逆性后部脑病综合征，是一组主要累及后循环的脑病。CT 表现为以双侧顶枕叶为主的皮质及皮质下大片低密度灶，MRI 上表现为 T_1WI 低信号、T_2WI 高信号病变，T_2-FLAIR 为高信号，额叶、颞叶、小脑、脑干及基底节等亦可发生，病灶多为双侧性，可不完全对称，皮质及皮质下病变为环形，其余部位则呈片状，增强后无强化或轻度脑回状强化。因病变主要为血管源性水肿，DWI 多为等或低信号。发生 PRES 后，若及时停用致病药物，患者的临床及影像表现可恢复正常或发病前水平。若不及时治疗，病变可能恶化为细胞毒性水肿，DWI 信号增高，易发展为不可逆的脑梗死。

3. 脑萎缩 主要表现为脑室扩大、脑沟脑池增深加宽，以灰质萎缩为主（图 8-7-2）。

【诊断及鉴别诊断】

化疗性脑损伤诊断需要结合患者化疗病史、化疗用药情况、临床症状及影像学表现，白质脑病表现为白质弥漫性、对称性 T_2WI、FLAIR 高信号，皮质下纤维保留。血栓性微血管病表现为基底节、皮层下钙化及脑萎缩。可逆性后部脑病表现为后循环供血区域内皮质下白质水肿。

化疗引起的脑损伤仍需与以下疾病鉴别：

1. 多发性硬化 多见于年轻患者。病灶在 MRI 平扫表现多为长或等 T_1、长或等 T_2 信号。病灶呈圆形或椭圆形，可有膨胀感，病灶大小不

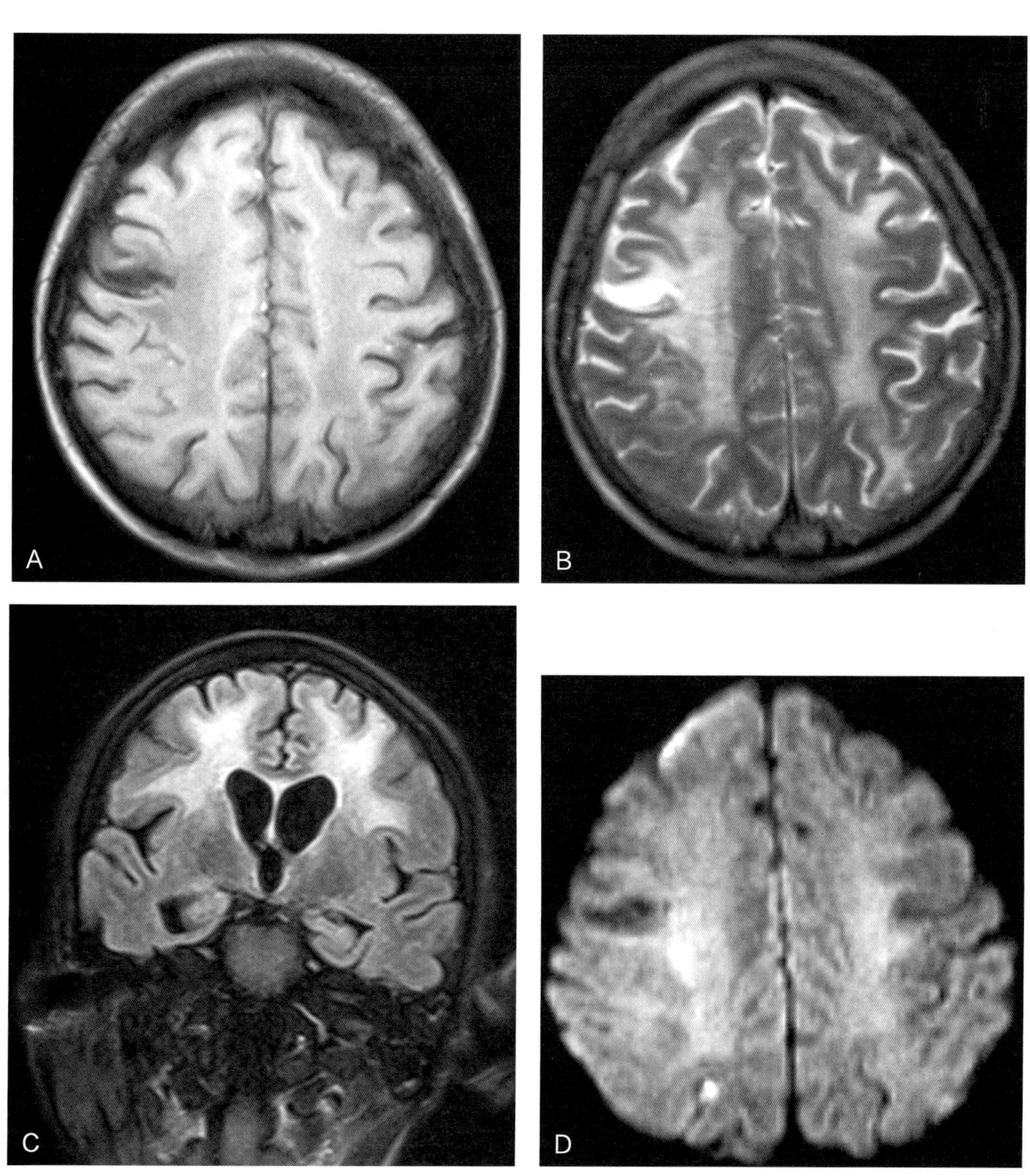

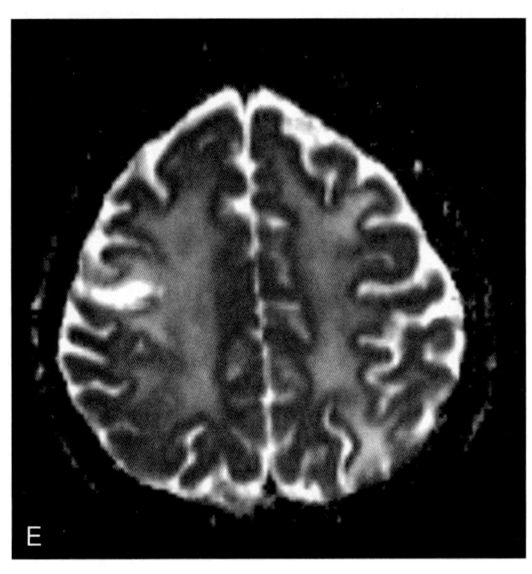

图 8-7-2 化疗脑损伤 MRI 表现

女，65 岁，左肺腺癌（ⅣB 期）3 年，曾行特罗凯、阿帕替尼、卡博替尼原料药加 AZD9291 化疗，1 个月前开始服用地西他滨，后出现头晕、反应迟钝。A. T_1WI；B. T_2WI；C. T_2-FLAIR；D. DWI；E. ADC 图。双侧半卵圆中心见弥漫对称性稍长 T_1 长 T_2 信号，边界欠清，T_2-FLAIR 上呈高信号，DWI 及 ADC 图上均呈高信号；右侧额叶局部软化灶形成（图片由东部战区总医院医学影像科张志强教授提供）

一，可融合成片状和条状，侧脑室周围病灶多垂直于侧脑室，称为"直角脱髓鞘征"。增强后可呈不完整的环形强化，称为"开环征"，或称为"弓形征"。

2. 血管性痴呆 年长患者。大的小的梗死灶，脑白质病变。诊断依赖临床。

3. 血管炎 多发的小的白质区 T_2WI 高信号，灰质可受累，可见强化。

【影像学研究进展】

1. 3D-T_1WI 结合基于体素的形态学测量已经广泛应用于化疗脑相关认知功能障碍的研究中。有研究表明乳腺癌患者经过化疗后存在相应脑区灰质结构改变，但随着时间的推移部分可以逐渐恢复至化疗前原有水平。而这些区域的平均灰质密度与认知行为也呈正相关。

2. DTI 乳腺癌患者化疗后局部脑白质轴突损伤、脱髓鞘病变，这种白质完整性的破坏与认知功能的损害相关。FA 的下降和 MD 的增高反映了脑白质完整性的破坏。研究乳腺癌幸存者化疗后胼胝体 FA 的变化发现，连接额叶的胼胝体膝部的 FA 明显降低，提示白质脱髓鞘病变，这种破坏导致信息处理速度减低。另一项研究利用 DTI 分析，发现乳腺癌患者脑白质微结构的变化位于连接额叶和顶叶的上纵束，这可能降低从额叶到顶叶的信号传输效率，并可导致所观察到的左额下回的激活降低，从而导致认知功能的改变。因此 FA 值与 MD 值可间接反映化疗相关认知功能障碍改变。

3. MRS 有研究发现化疗后乳腺癌患者左侧半卵圆中心脑白质（放射冠的上后部及上纵束）NAA/Cr 比值较正常组织减少 7.8%，且 Cho 的含量不变。左侧半卵圆中心 NAA 减少反映了神经元轴突变性，这很可能与大剂量化疗对乳腺癌患者长期脑白质损伤相关。因此 ^{1}H-MRS 可早期评估化疗后乳腺癌患者脑白质变性损伤。

（李文彬）

参考文献

1. 中华医学会神经病学分会，中华医学会神经病学分会脑血管病学组．中国脑小血管病诊治共识．中华神经科杂志，2015，48（10）：838-844.

2. 程留慧，王道清，张保朋，等．中毒性脑病的影像学表现. 中国中西医结合影像学杂志,2017,15(4):465-467.
3. 唐亚慧,王锦程,卢中秋. 中毒性脑病 MRI 表现及其应用价值. 医学研究杂志,2016,45(1):178-180.
4. 刘静,高博,余永程,等. 不同临床类型 Marchiafava-Bignami 病的 MRI 表现分析. 临床放射学杂志,2017,36(1):19-22.
5. 任引津,张寿林. 急性化学物中毒救援手册. 上海:上海医科大学出版社,1994 :245-247.
6. 武维恒,王少卿,谭运标,等. 急性中毒诊疗手册. 北京:人民卫生出版社,1998 :148-149.
7. 周卫敏,童宗武,吴春云,等. 急性甲醇中毒治疗进展. 中国血液净化,2011,10(7):387-388.
8. 史晶,江朝强,杨志前,等. 急性甲醇中毒的神经系统损害 22 例临床病例分析. 中国职业医学,2009,36(6):478-481.
9. 孙宏博,李方敏,黄陈倩.82 例冰毒所致精神障碍的临床分析. 四川精神卫生,2008,21(2):99.
10. 周亮,陆兵勋,尹恝,等. 海洛因海绵状白质脑病的 CT 和 MR 表现. 中华放射学杂志,2002,36(1):29-31.
11. 董加政,褚晓凡,徐坚民. 海洛因白质脑病的 CT 和 MR 表现. 中华放射学杂志,2002,36(3):219-222.
12. 吴育锦,隋邦森,田文,等. 霉变甘蔗中毒的 CT 表现与临床对照. 河北医药,1988,(02):1-2.
13. 杨兰芳. 霉变甘蔗中毒的诊断与治疗. 南京医科大学学报:自然科学版,1997,(04):426-426.
14. 丁瑞梅,徐芳玲. 急性霉变甘蔗中毒 32 例. 中华实用儿科临床杂志,1995,(3):154-155.
15. 王宗元,史德浩,王捍东,等. 重金属中毒体内解毒机理研究——金属硫蛋白在动物铜、镉中毒与解毒中的作用. 扬州大学学报:农业与生命科学版,1993,14(01):27-33.
16. 王涤新,朱晓莉. 含重金属矿物类中药中毒的临床表现及治疗. 药物不良反应杂志,2007,9(1):43-45.
17. 滕傲雪. 常见重金属的中毒及检验. 微量元素与健康研究,2013,30(6):65-66.
18. 林日增,张雪林. 鼻咽癌放射治疗后放射性脑损伤的影像学表现. 中华放射学杂志,2003,37(6):514-519.
19. 胡兰花,于韬,徐婷婷,等. 动态磁敏感对比增强 MRI 和动态对比增强 MRI 鉴别诊断胶质瘤复发和放射性脑损损伤. 中国医学影像技术,2017,33(1):11-16.
20. 张洪涛,盛复庚,陆虹,等. 白血病相关化疗药脑损伤的 MRI 分析. 实用放射学杂志,2012,28(2):190-192.
21. 朱慧玲,孔祥泉,丁建平,等. 鼻咽癌早期放射性脑损伤的 MRS 及 DTI 研究. 影像诊断与介入放射学,2013,22(4):243-246.
22. 林慧慧,陶龙香. 乳腺癌患者化疗后认知功能障碍的脑影像学研究进展. 中国医学影像学杂志,2017,25(2):155-157.
23. 李俊晨,李国华,田野,等. 放射性脑损伤的 MRI 研究进展. 中华放射肿瘤学杂志,2017,26(1):98-102
24. 陆再英,钟南山. 内科学. 第7版. 北京:人民卫生出版社,2008 :935-938.
25. 王丽,范其江,董明睿,等. 滥用笑气中毒致神经系统损害一例. 中国现代神经疾病杂志,2016,16(08):533-537.
26. 杨文魁,薛鹏,马秀华,等. 脊髓亚急性联合变性的 MRI 诊断价值. 中国实用神经疾病杂志,2017,20(05):88-89.
27. 鱼博浪. 中枢神经系统 CT 和 MR 鉴别诊断. 西安:陕西科学技术出版社,2014.
28. 章燕幸,陈怀红,王黎萍,等. 甲苯中毒性脑病的临床和神经影像学特征. 中华急诊医学杂志,2009,18(7):762-764.
29. 廖海波,肖新兰,戴中强,等. 甲苯中毒性脑病磁共振及功能性成像特征分析. 临床放射学杂志,2014,33(7):1096-1100.
30. 袁泽刚,段鹏飞,刘志强,等. 有机磷农药中毒的脑部 CT 表现. 中国美容医学,2010,19(3):188.
31. 刘庆先,夏爽,祁吉. 中毒性脑病的影像学表现及 DWI 的价值. 中国医学影像技术,2009,25(1):54-57.
32. 范川,陈先文. 有机溶剂中毒性脑病研究进展. 中华神经科杂志,2014,47(1):55-58.
33. 吴光耀,田志雄,雷皓. 有机磷中毒性脑病恢复期 MRI 表现(附 4 例报告). 放射学实践,2008,23(1):10-12.
34. 钱建敏,叶信健,严志汉. 职业性有机溶剂中毒性脑病的 CT、MRI 特征. 影像诊断与介入放射学,2012,21(6):409-412.
35. 范川,黄磊,梁波等. 有机溶剂中毒性脑病 15 例临床分析. 中国神经精神疾病杂志,2014,40(7):434-437.
36. 王汉斌,牛文凯,刘晓玲. 急性氰化物中毒的诊治现状. 中国全科医学,2009,12(20):1882-1884.
37. Garland EL, Howard MO, Perron BE. Nitrous oxide inhalation among adolescents: prevalence, correlates, and co-occurrence with volatile solvent inhalation. J Psychoactive Drugs, 2009, 41(4):337-347.
38. Kraut JA, Kurtz I. Toxic alcohol ingestions: clinical features, diagnosis, and management. Clin J Am Soc Nephrol, 2008, 3 :208-225.
39. Yangho Kim, Jae Woo Kim. Toxic Encephalopathy. Safety and Health at Work, 2012, 3(4):234-256.
40. Tung CS, Wu SL, Tsou JC, et al. Marchiafava-Bignami Disease with widespread lesions and complete Recovery. AJNR, 2010, 31 :1506-1507.
41. Dobbs MR. Toxic Encephalopathy. Semin Neurol, 2011, 31(02):184-193.
42. Rose JJ, Wang L, Xu Q, et al. Carbon Monoxide Poisoning: Pathogenesis, Management, and Future Directions of Therapy. Am J Respir Crit Care Med, 2017, 195(5):596-606.
43. Beppu T. The role of MR in assessment of brain damage from carbon monoxide poisoning: a review of the literature. AJNR

Am J Neuroradiol,2014,35(4):625-31

44. Varrassi M,Di Sibio A,Gianneramo C,et al.Advanced neuroimaging of carbon monoxide poisoning.Neuroradiol J,2017,30(5):461-469.
45. Hopkins RO,Fearing MA,Weaver LK,et al.Basal Ganglia Lesions Following Carbon Monoxide Poisoning.Brain Inj,2006,20(3):273-281.
46. Sechi G,Serra A.Wernicke's encephalopathy:new clinical settings and recent advances in diagnosis and management. Lancet Neurol,2007,6(5):442-55.
47. Sharma P,Eesa M,Scott JN.Toxic and acquired metabolic encephalopathies:MRI appearance.AJR Am J Roentgenol.2009,193(3):879-86.
48. Muccio CF,Caranci F,D'Arco F,et al.Magnetic resonance features of pyogenic brain abscesses and differential diagnosis using morphological and functional imaging studies:a pictorial essay.J Neuroradiol,2014,41(3):153-67.
49. Parvez K,Parvez A,Zadeh G.The diagnosis and treatment of pseudoprogression,radiation necrosis and brain tumor recurrence.Int J Mol Sci,2014,15(7):11832-11846.
50. Shah R,Vattoth S,Jacob R,et al.Radiation necrosis in the brain:imaging features and differentiation from tumor recurrence.Radiographics,2012,32(5):1343-1359.
51. Wang HZ,Qiu SJ,Lv XF,et al.Diffusion tensor imaging and 1H-MRS study on radiation-induced brain injury after nasopharyngeal carcinoma radiotherapy.Clin Radiol.2012,67(4):340-345.
52. Pugliese RS,Slagle EJ,Oettinger GR,et al.Subacute combined degeneration of the spinal cord in a patient abusing nitrous oxide and self-medicating with cyanocobalamin.Am J Health Syst Pharm,2015,72(11):952-957.
53. Gupta PK,Gupta RK,Garg R,et al.DTI Correlates of Cognition in Conventional MRI of Normal-Appearing Brain in Patients with Clinical Features of Subacute Combined Degeneration and Biochemically Proven Vitamin B12 Deficiency.AJNR,2014,35(5):872-877.
54. Van Amsterdam J,Nabben T,van den Brink W,et al.Recreational nitrous oxide use:prevalence and risks. Regulatory Toxicology and Pharmacology,2015,73(3):790-796.
55. Céline Cousaert,Gunter Heylens,Kurt Audenaert.Laughing gas abuse is no joke.An overview of the implications for psychiatric practice.Clinical Neurology and Neurosurgery,2013,115(7):859-862.
56. Stephen J Kaar,Jason Ferris,Jon Waldron,et al.Up:The rise of nitrous oxide abuse.An international survey of contemporary nitrous oxide use.Journal of Psychopharmacology,2016,30(4):395-401.
57. Lin CM,Liu CK.Reversible cerebral periventricular white matter changes with corpus callosum involvement in acute toluene-poisoning.J Neuroimaging,2015,25(3):497-500.
58. Mohd Isa MF,Zain NR,Gaillard F,et al.Toluene dependency,psychosis,and cerebellar syndrome.J Neuropsychiatry Clin Neurosci,2013,25(2):E42-43.
59. Morton WE.Solvent-induced toxic encephalopathy.J Occup Environ Med,2002,44(5):393-394.
60. Win-Shwe TT,Fujimaki H.Neurotoxicity of toluene.Toxicol Lett,2010,198(2):93-99.
61. Jones HE,Balster RL.Inhalant abuse in pregnancy.Obstet. Gynecol.Clin North Am,1998,25 :153-167.
62. Aydin K,Sencer S,Demir T,et al.Cranial MR findings in chronic toluene abuse by inhalation.AJNR Am J Neuroradiol,2002,23(7):1173-1179.
63. Sharma P,Eesa M,Scott JN.Toxic and acquired metabolic encephalopathies:MRI appearance.AJR Am J Roentgenol.2009,193(3):879-586.
64. Bathla G,Hegde AN.MRI and CT appearances in metabolic encephalopathies due to systemic diseases in adults.Clin Radiol.2013,68(6):545-554.
65. Chokshi FH,Aygun N,Mullins ME.Imaging of acquired metabolic and toxic disorders of the basal ganglia.Semin Ultrasound CT MR.2014,35(2):75-84.
66. Rachinger J,Fellner FA,Stieglbauer K,et al.MR changes after acute cyanide intoxication.AJNR Am J Neuroradiol,2002,23 :1398-401.
67. Hantson P,Duprez T.The Value of Morphological Neuroimaging after Acute Exposure to Toxic Substances. Toxicol Rev,2006,25(2):87-98.
68. Zaknun JJ,Stieglbauer K,Trenkler J,et al.Cyanide-induced akinetic rigid syndrome:clinical,MRI,FDG-PET,beta-CIT and HMPAO SPECT findings.Parkinsonism Relat Disord,2005,11(2):125-129.
69. Wardlaw JM,Smith EE,Biessels GJ,et al.Neuroimaging standards for research into small vessel disease and its contribution to ageing and neurodegeneration.Lancet Neurol,2013,12(8):822-838.
70. Brisset M,Boutouyrie P,Pico F,et al.Large-vessel correlates of cerebral small-vessel disease.Neurology,2013,80(7):662-669.
71. Wardlaw JM,Smith C,Dichgans M.Mechanisms of sporadic cerebral small vessel disease:insights from neuroimaging. Lancet Neurol,2013,12(5):483-497.
72. Lambert C,Benjamin P,Zeestraten E,et al.Longitudinal patterns of leukoaraiosis and brain atrophy in symptomatic small vessel disease.Brain,2016,139(4):1136-1151.
73. Staals J,Makin D.J,Doubal N,et al.Stroke subtype,vascular risk factors,and total MRI brain small-vessel disease burden.Neurology,2014,83(14):1228-1234.
74. van der Veen PH,Muller M,Vincken KL,et al.Longitudinal

relationship between cerebral small-vessel disease and cerebral blood flow: the second manifestations of arterial disease-magnetic resonance study.Stroke, 2015, 46(5): 1233-1238.

75. Tuladhar AM, Reid AT, Shumskaya E, et al.Relationship between white matter hyperintensities, cortical thickness, and cognition.Stroke, 2015, 46(2): 425-432.

76. Greenberg SM, Vernooij MW, Cordonnier C, et al. Cerebral microbleeds: a guide to detection and interpretation. Lancet Neurol, 2009, 8(2): 165-174.

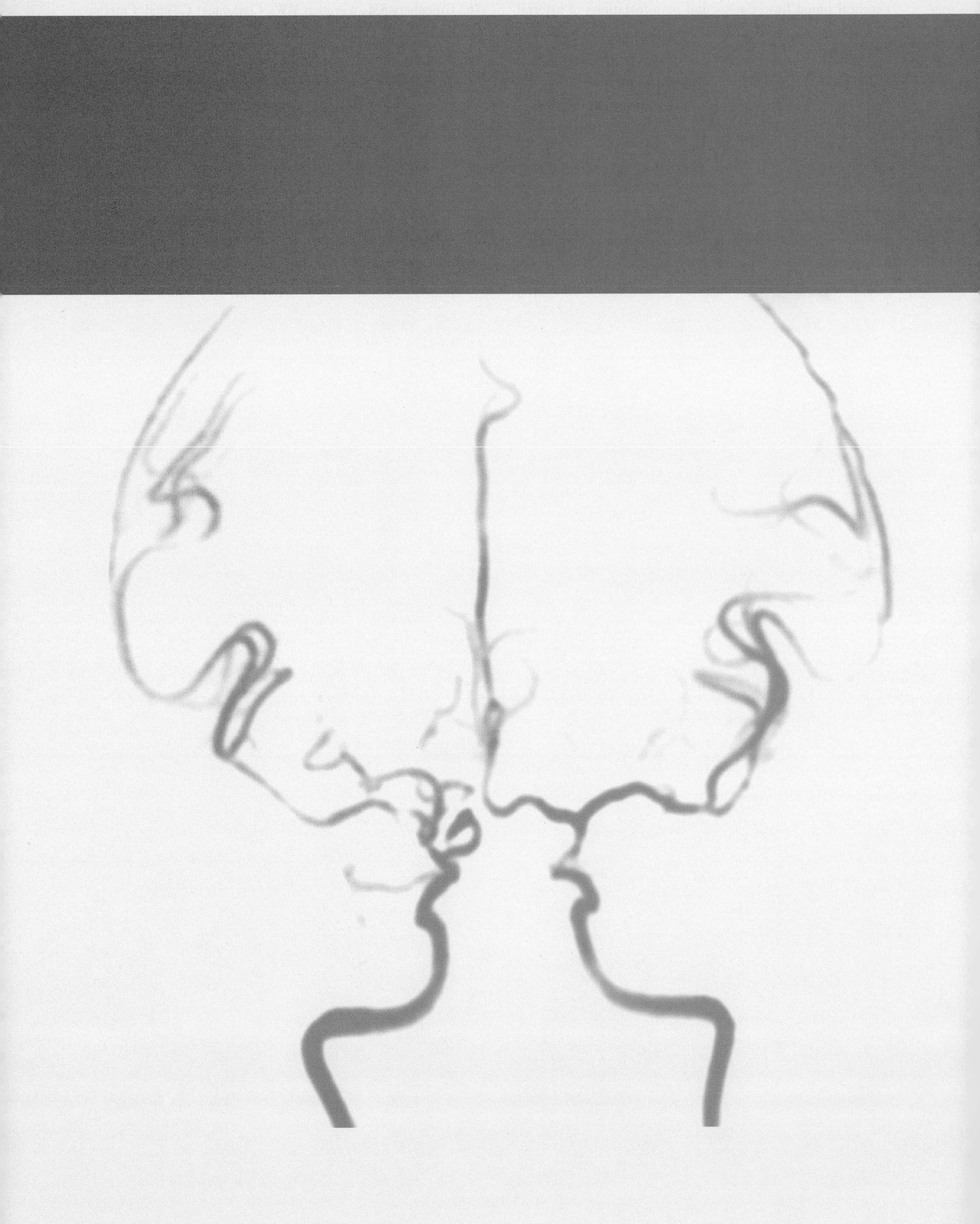

第九章
代谢性疾病

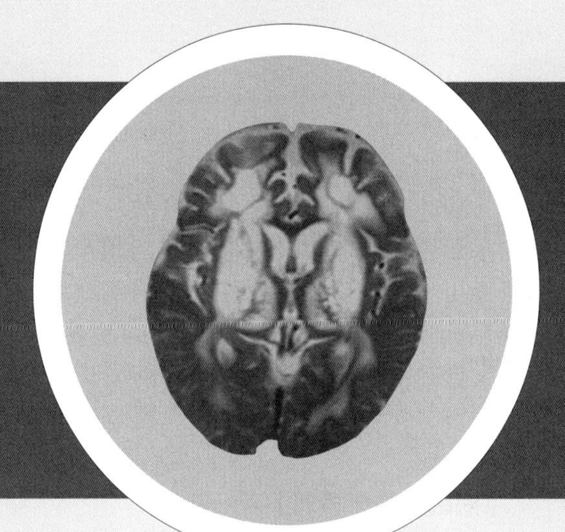

第一节 概 述

大脑的功能与细胞完整性有关，特别是神经元和星形胶质细胞以及它们之间的相互作用。代谢紊乱可导致细胞功能改变以及脑组织的微观和宏观结构改变，可导致不同程度的脑发育障碍、精神发育迟滞、无明显原因的癫痫发作、全身肌张力失调、对称性的肢体瘫痪、感觉运动型多神经病等。

【病因及临床表现】

一般来说，遗传性代谢紊乱或先天性代谢异常是由于基因突变所致，可导致生物化学物质的合成和（或）降解改变。新陈代谢的累积破坏会影响神经元和神经胶质细胞等脑细胞的生化过程，并导致脑和其他器官的损伤。实验室及影像手段可以检测脑内代谢改变，并可反映神经元和神经胶质的完整性。

大部分遗传性代谢疾病（inherited metabolic disorders，IMD）会影响发育中的中枢神经系统，导致不可逆性脑损伤。目前，神经损伤的病因病理学机制尚不明确，但都与全身代谢障碍有关。可由底物中毒导致神经损伤的代谢性疾病包括氨基酸缺陷，如苯丙酮尿症（phenylketonuria，PKU）、枫糖尿病（maple syrup urine disease，MSUD）、甲基丙二酸尿症（methylmalonic aciduria，MMA）、丙酸尿症（propionic aciduria，PA）、戊二酸尿症Ⅰ型（glutaric aciduria type 1，GA-1）等，由底物耗竭导致神经损伤的疾病包括肌酸缺陷。

临床上一般表现为程度不等的意识障碍、精神症状（易激惹、焦虑、躁动、抑郁、妄想、木僵、精神错乱、谵妄等）、全身性或局灶性运动障碍（肌肉抽搐、惊厥、瘫痪）、智力障碍等，通常没有定位体征。脑脊液检查仅提示多种生物化学成分的改变，而细胞成分不增多。全身血液或其他体液检查可能提示诊断。患者可在任何年龄出现严重的临床症状。不过某些疾病有特定的发病年龄，提示其易损性局限于脑发育的某一特定时期。识别脑损伤易损性的生物学标志对于临床上有效地预防、减轻或改善脑损伤有重要意义。

理论上 IMD 可导致全脑损害，但是许多遗传代谢性疾病只造成致深部灰质核团或白质的选择性损害，例如，针对特定脑区，甚至特定细胞类型或者神经递质系统的损害，其原因目前了解尚少。损伤类型可以分为灰质受累、白质受累及灰白质同时受累。神经病学表现可提示受累部位。皮层灰质受累可表现为癫痫、脑病或痴呆；深部核团受累典型表现为锥体外系症状，包括肌张力障碍、舞蹈病、手足徐动或其他不自主运动障碍。白质受累的特征是锥体束征（痉挛状态、反射亢进）与视觉改变。共济失调是小脑受累的主要表现。

后天获得性代谢性脑病是系统性疾病的脑部表现，与营养紊乱有关，或继发于其他全身性疾病，如心血管、肺、肾、内分泌器官等。由于血脑屏障破坏，脑组织受内环境改变的影响，产生代谢变化，导致脑功能障碍。常见的病因有：高血糖、低血糖、尿毒症、高血钙及肝功能衰竭等。往往临床上出现显著的脑功能障碍，但病理形态变化不明显。提示本型脑病的性质主要是生化异常。

各种获得代谢性脑病的发病机制复杂，是多种途径共同作用的结果。由于大脑深部灰质核团的代谢活性高，需氧量大，所以在代谢性损伤时最常受累。深部灰质核团的选择易感性还与兴奋性神经元回路受损、线粒体功能受抑制和多巴胺神经元选择性缺失有关。

怀疑脑代谢性疾病的患者，其病史能提供非常有价值的诊断线索，比如：Wernicke 脑病与维生素 B_1 的缺乏及酒精中毒有关；渗透性脱髓鞘伴有急性血浆渗透压的改变，伴有低钠血症被快速纠正；缺血缺氧性脑病患者可存在心脏停搏、窒息、溺水等病史；Fahr 病患者常伴有钙的代谢异常；Wilson 病为铜代谢异常性疾病，患者可伴有肝硬化、K-F 环、基底节病变；线粒体脑病常伴随生长发育迟缓，并伴有运动能力的下降，患者脑脊液中可出现乳酸的增加；低血糖性脑病常发生于突发血糖降低的糖尿病患者，或者无糖尿病但存在胰腺胰岛素细胞瘤的患者；肝性脑病常见于肝硬化、门静脉高压、门静脉分流和急性肝衰竭的患者；可逆性后部脑病常与子痫、子痫前期、高血压、败血病及化疗相关。因此，结合临床病史和影像特点，有助于临床及影像科医生的正确诊断。

【影像学表现】

由于MRI技术的飞速发展，其在研究健康和疾病状态下的功能、生理和生化过程方面发挥着越来越大的作用。MRI技术可以无创定量测量大脑的生理和形态完整性，对大脑的代谢状态进行检测和监测。

磁共振波谱分析（MRS）可活体定量分析代谢物浓度，通过测量大脑中各种化学物质产生的MRS信号，可以探索导致脑部MRI异常的神经系统疾病的生化过程和调节异常。目前在动物实验中，使用高磁场（9.4T）MRS很容易检测到超过20种神经化学物质。然而，由于磁场强度和MRS技术的复杂性等影响，在临床中常规测量的MRS信号仅限于少数几种主要的神经化学物质，例如N-乙酰天冬氨酸（NAA）、肌酸（Cr）、胆碱（Cho）、肌醇（MI）等。在某些代谢病中，可较常规MRI更敏感地发现病变。例如，大部分代谢性疾病表现为NAA减低，但是中枢神经系统海绵状变性（Canavan病）可特异性表现为NAA升高；而Pelizaeus-Merzbacher病NAA峰可表现为正常。

弥散成像技术是另一种常用于测量组织微结构和生理变化的MRI技术。当水分子弥散受限时，表观弥散系数（ADC）下降，DWI显示高信号。弥散张量成像（diffusion tensor imaging，DTI）是弥散MRI技术的一种形式，可提供与组织细胞构筑相关的水分子弥散方向的各向异性信息。弥散成像技术在确定正常脑白质发育及发育中所受的损失方面也有一定的临床意义。采用DTI可鉴别髓鞘破坏与白质空洞形成。

脑灌注成像通过磁化标记的动脉血液或静脉团注对比剂测量CBF。CBF的改变可反映脑组织的微血管分布和血流灌注情况，提供血流动力学方面的信息。另外，使用MR进行颅脑灌注成像可以对某些疾病的进展和预后进行预测。

代谢性疾病的影像表现无特异性，且随着疾病分期及变异而不同。绝大多数代谢性脑病累及大脑深部灰质核团（基底节和丘脑）或脑白质。典型表现为脑部受累结构对称性异常。T_2WI和DWI对于区分各种病理状态价值比较大。疾病早期的影像表现对于提示诊断最有价值。因此，从神经影像的角度来说，最有效的方法是根据早期MR脑部受累方式来分类疾病。影像分析的首要问题是明确疾病的累及部位：累及灰质为主、累及白质为主还是两者均受累。

1. 主要累及白质的疾病 白质病变包括髓鞘形成不良和脱髓鞘病变。两者在MRI上无法鉴别，表现无特异性。髓鞘异常是遗传性代谢病的主要改变。在婴儿期表现为髓鞘形成延迟，儿童期可见脑白质病灶进一步发展，疾病晚期大多表现为弥漫性脑萎缩。主要累及白质的常见代谢性疾病包括Pelizaeus-Merzbacher（家族性脑中叶硬化）和类似疾病、异染性脑白质病、Krabbe病、X性染色体肾上腺脑白质营养不良、肾上腺脊髓神经病、Canavan病、高苯丙氨酸血症等。尽管大多数疾病晚期MRI表现相似，早期表现可有所不同，如X性染色体肾上腺脑白质营养不良以枕叶脑白质受累为主；亚历山大病以额叶脑白质累及为主；Canavan病以皮质下U形纤维受累为主。桥本甲状腺炎相关的甲状腺功能减退可引起弥漫性融合性白质脑病，通常累及大脑前部的白质，累及皮层下U形纤维，但大脑半球后部白质相对保留。急性肝衰竭可引起大脑弥漫性水肿，表现为脑室旁及皮层下白质的T2WI高信号。PRES通常累及后循环供血区皮质及皮质下白质。

2. 主要累及灰质的常见疾病 部分代谢性疾病以累及深部灰质为主，可见于Fahr病、Wilson病、渗透性脱髓鞘、Leigh病、缺血缺氧性脑病、枫糖尿病、甲状旁腺功能减退、Hallervorden-Spatz综合征、戊二酸尿症Ⅰ型、神经节苷脂沉积症、非酮症性高血糖脑病、慢性肝性脑病、Wernicke脑病、Fabry病、溶酶体储积症。

其中，部分病变可有特异性影像表现及受累部位。如：Fahr病表现为双侧深部核团的弥漫钙化，主要累及双侧苍白球；Wilson病：多累及苍白球、壳核，呈T_2WI高信号，T_1WI高或低信号；枫糖尿病：累及基底节区，另外可能累及大脑脚和内囊后肢；Hallervorden-Spatz综合征：豆状核T_2WI出现“虎眼征”是其特征性表现；戊二酸尿症Ⅰ型：表现为T_2WI高信号，另外可累及尾状核，并伴有外侧裂的增宽；神经节苷脂沉积症Ⅱ型：表现为白质T_2WI高信号以及丘脑的低信号；非酮症性高血糖脑病：T_1WI显示为高信号，T_2WI信号多变，6个月后，SWI仍呈低信号；慢性肝性脑病：显示T_1WI高信号，T_2WI高信号；Wernicke脑病：常伴有乳头体、丘脑中间部分、室管膜周围灰质、中脑顶盖等部位的损伤，表现为受累部位对称性长 T_1、长 T_2 信号；Fabry 病：累及双侧丘脑枕，表现为短 T_1、长 T_2 信号；溶酶体储积症：累积双侧丘脑，表现为长 T_1、短 T_2 信号。伴有基底节区钙化是某些疾病的特殊表现，如：Fahr 病、Krabbe 病、Alexander 病、线粒体脑病及甲状旁腺功能减退。脑干呈现“十字”征及“三叉戟”征提示脑桥中央髓鞘溶解症可能，中脑被盖出现特征性“熊猫脸”征则强烈提示 Wilson 病。

部分病变可伴有弥散受限，显示为 DWI 高信号，如：Leigh 病急性期、Wilson 病、Wernicke 脑病、渗透性脱髓鞘以及溶酶体储积症的某些常见类型，如异染性脑白质退化症（MLD）及 Krabbe 病。

3. 同时累及灰质和白质的疾病 灰质和白质同时受累的常见代谢疾病包括黏多糖沉积症、线粒体脑病、黏脂沉积病、尿素循环障碍、苯丙酮酸尿症、丙酸血症等。黏多糖沉积症在临床上常有典型的奇怪面容、多发骨骼异常（侏儒病）等，MRI 上常表现为灰白质界限不清，胼胝体及侧脑室三角区旁血管周围间隙扩大，以及随病程进展脑室扩大。线粒体脑病 MRI 表现多为脑白质及深部灰质信号异常，T_2WI 为高信号。其中 MELAS 还可以表现为与大血管供血区不符合的多发卒中样病灶，主要位于顶枕叶皮层。除常规 MRI 表现外，线粒体脑病 MRS 可显示受累部位的异常乳酸峰。神经节苷脂沉积症白质及丘脑受累常见。在获得性代谢病中，同时累及灰白质的疾病常见的有糖代谢异常、甲状腺功能异常及甲状旁腺功能异常所致的疾病。

本章内容主要从以下几个方面对遗传性代谢性脑病进行介绍：①主要累及白质的遗传性代谢性疾病；②主要累及灰质的遗传性代谢性疾病；③同时累及灰质和白质的遗传性代谢性疾病。另外介绍几种非遗传性代谢性脑病：①糖代谢异常；②甲状腺疾病；③甲状旁腺疾病；④ Fahr 病；⑤铁过载紊乱；⑥肝性脑病；⑦肾性脑病。

（马　林）

第二节　主要累及白质的遗传性代谢性疾病

一、消融性白质脑病

【概述】

消融性白质脑病（leukoencephalopathy with vanishing white matter，VWM）是一种常染色体隐性遗传白质脑病。国外在 20 世纪 60 年代开始出现病例报道，于 1997 年正式命名为白质消融性白质脑病后，才作为一种独立的疾病被人们所认识，并于 2001—2002 年发现了该病的致病基因。该病是由于编码真核细胞蛋白质翻译启动因子 2B 的基因缺陷所致，是目前已知的极少数由于蛋白质翻译启动异常导致发病的人类遗传性疾病之一，致病基因为真核细胞翻译启动因子 2B（EIF 2B）5 个亚单位 α~ε 的相应编码基因 *EIF2B1~5*，任一基因突变均可导致发病。目前尚缺乏准确的发病率研究资料，但多认为是儿童期发病的遗传性白质脑病中常见的类型之一。

【临床与病理】

VWM 具有其他遗传性白质脑病的共同临床特点：以进行性运动能力及智力倒退为主要表现，可伴共济失调、视神经萎缩及癫痫发作。本病还具有其独特的临床症状特点：①运动能力倒退显著重于智力倒退；②在慢性进展性病程中常伴有发作性加重的特点，加重多见于感染所致发热、轻微头部外伤或惊吓后。上述诱因可引起病情显著加重，发作严重时甚至可以导致死亡，症状轻微者可逐渐恢复，但不能恢复到加重前水平。随着病情的反复，呈阶梯式进展，多数患者在起病后 2~5 年内死亡；③大脑白质的病变显著重于其他遗传性白质脑病，表现为大脑白质的进行性液化，最终全部大脑白质被脑脊液所代替，即白质消融。

本病依不同起病年龄，可分为 5 型：①先天型：很少见。在妊娠后期即出现临床症状，表现为羊水少或胎动减少，生后很快出现喂养困难、肌张力异常、呕吐、白内障，临床进展很快，多数病例数月内死亡；②婴儿型：3~9 个月发病，通常表现为肌张力低，随之出现惊厥、肢体痉挛、视力丧失、嗜睡及头围增长停滞，多于 2 岁前死亡；③早期儿童型：又称经典型，是最多见的临床类型，也是本病最先报道的类型，1~5 岁出现症状，多数患儿发病前智力运动发育正常，起病形式多以运动功能倒退为主要表现，智力受累相对较轻，轻微头部外伤或发热性疾病常会导致发作性病情加重，甚至出现昏迷。病程长短个体差异大，可于起病后1~5年死亡，也可存活数十年；④晚期儿童型－少年型：于5岁出现症状，常表现为慢性进行性痉挛性双瘫，智力相对正常，进展很慢可存活多年；⑤成人型：目前报道的最晚发病年龄为42岁，通常进展缓慢，极少数患者也可出现发作性加重甚至数月内死亡。在国外所报道的确诊病例中，以早期儿童型即经典型居多，占40%以上，少年型及成人型占20%~30%，婴儿型约20%，先天型仅占约2%。国内报道的病例均为早期儿童型。总的来说，VWM的病情严重程度与起病年龄相关，起病年龄越早，则病情越重，进展越快，存活时间越短。该病是目前已知的由于真核细胞蛋白质翻译启动异常导致发病的少数人类遗传性疾病之一，其发病机制远未阐明。

【影像检查方法】

CT及MRI均可以发现病灶，首选MRI检查。

【影像表现】

1. CT　脑白质对称性密度减低区，随病情进展，病灶范围扩大，CT值持续下降，最终接近脑脊液密度。

2. MRI　弥漫性对称性脑白质受累，累及中央区及皮质下白质；皮层下白质呈T_1WI低信号、T_2WI高信号、FLAIR低信号、DWI高信号，其中央区部分白质信号强度类似于脑脊液信号，DWI为低信号。胼胝体、内囊后肢、小脑白质及脑桥、中脑锥体束等其他部位白质也可受累，但多不出现液化表现（图9-2-1）。

【诊断与鉴别诊断】

遗传性代谢性疾病影像表现多数为弥漫性对称性异常信号。本病也具备上述特点，其特征性影像表现为脑白质信号进行性变化，即逐渐液化，CT密度及MR信号强度逐渐接近或等同于脑脊液。该特征性影像表现罕见于其他类型疾病。本病鉴别诊断包括其他遗传性白质脑病，包括肾上腺脑白质营养不良、球形细胞脑白质营养不良等，上述疾病均无病灶信号进行性进展至脑脊液样改变。亚历山大病及某些线粒体脑病可伴有白质囊性改变，但病灶分布缺乏对称性。另外，本病还应与脑炎、急性播散性脑脊髓炎等鉴别，上述病变起病可类似，但VWM呈进展性，且头颅MRI表现不同。

【影像学研究进展】

DTI可以在白质发生囊性变性之前发现白质完整性改变。

MRS示脑脊液样区NAA、Cho及Cr等主要的代谢产物进行性减少并最终消失，可见乳酸双峰。

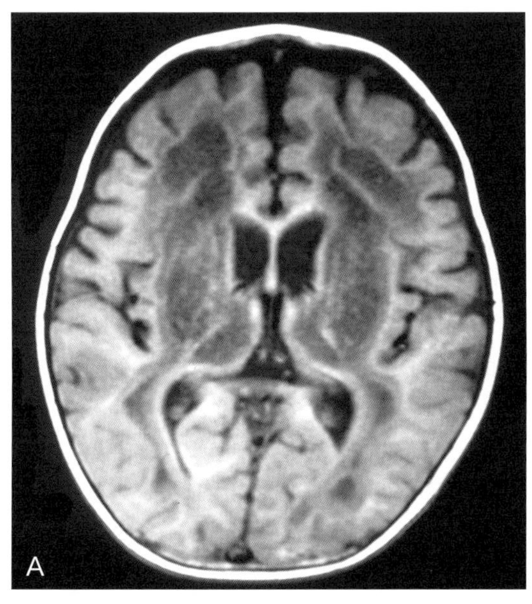

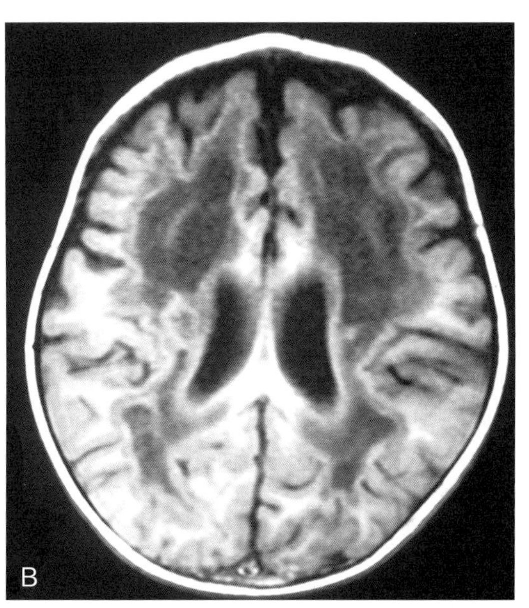

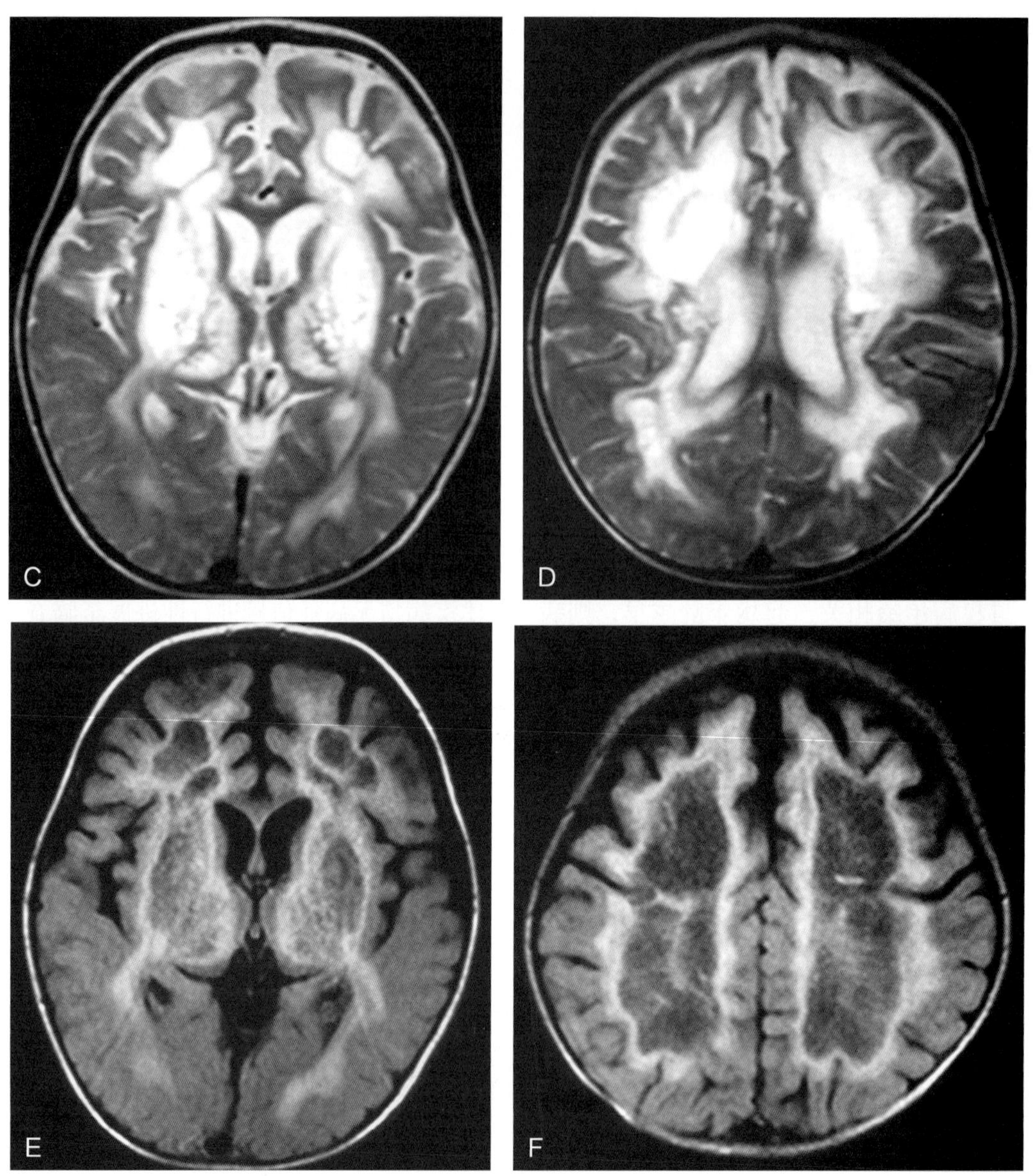

图 9-2-1 消融性白质脑病 MRI 表现

患儿，女，1 岁两个月，发热、精神差 6 天。A、B. T_1WI；C、D. T_2WI；E、F. T_2-FLAIR。双侧大脑半球中央区及部分皮质下白质弥漫性受累，呈脑脊液信号，在 T_1WI 及 T_2-FLAIR 上病变组织内部可见残存的相对正常的线状脑白质信号，并伴有一定程度的脑萎缩，脑沟脑裂增宽

（刘 刚）

二、苯丙酮尿症

【概述】

苯丙酮尿症（phenylketonuria，PKU）是一种常染色体隐性遗传性的代谢性疾病，因肝脏苯丙氨酸羟化酶缺乏或者四氢生物蝶呤合成酶、二氢生物喋呤还原酶缺陷而导致苯丙氨酸代谢障碍。PKU 患儿出生后若不能得到及时诊治，会出现高苯丙氨酸血症。高苯丙氨酸血症及中间代谢产物对中枢神经系统的毒性作用，可致严重的智能发育障碍。1934 年，Folling 首次报道了 PKU，1983 年，Woo 克隆了苯丙氨酸羟化酶（Phenylketonuriahydrox-2-lase，*PAH*）基因，从而开启了 PKU 的基因诊断和产前诊断。我国 PKU 的发病率大概在 1/11 000。由于该病为常染色体隐性遗传性疾病，故近亲结婚可能会提高 PKU 的发病率。我国已将 PKU 列为新生儿筛查疾病之一。

【临床与病理】

临床分四型：①经典型 PKU：血苯丙氨酸浓

度> 200mg/L，苯丙氨酸羟化酶（PAH）活性为正常人活性的 4.4% 以下。新生儿期的 PKU 患儿无任何临床表现，生后 3 个月后可出现智能发育迟缓和语言发育落后，随年龄增大而加重。患儿有程度不等的智能低下，60% 属重度低下。约 1/4 病儿有癫痫发作。患者头发、皮肤颜色淡，尿液、汗液中散发出鼠臭味，伴有精神行为异常；②暂时型 PKU：见于极少数新生儿或早产儿，可能为苯丙氨酸羟化酶成熟延迟所致；③高苯丙氨酸血症：血苯丙氨酸浓度介于 20~200mg/L，酶活性为正常人活性的 1.5%~34.5%，临床表现轻或无，对治疗反应较好，多无明显智能低下表现；④四氢生物喋呤（BH4）缺乏症：又称非经典型 PKU 或恶性 PKU，由 PAH 辅酶 BH4 缺乏所致。患儿除了有典型 PKU 表现外，神经系统表现较为突出，如躯干肌张力下降、四肢肌张力增高、不自主运动、震颤、阵发性角弓反张、顽固性惊厥发作、婴儿痉挛症等。该型的发生率占 PKU 的 1%~5%。因肝脏苯丙氨酸羟化酶的活性减低或消失，苯丙氨酸不能羟基化为络氨酸而蓄积在血液和组织内，引起高苯丙氨酸及其旁路代谢产物血症。高浓度的苯丙氨酸抑制氨基酸向脑组织转移，使脑内蛋白质合成减少，造成髓鞘形成不良和骨基质蛋白合成障碍。此外，高浓度的苯丙氨酸还干扰脑的其他代谢途径，使神经递质合成减少，并直接影响脑内微环境系统及血脑屏障，引起一系列的神经和骨骼系统的病理改变。

【影像检查方法】

常用检查方法为 MRI 平扫。

【影像表现】

MRI 最为常见的表现为脑白质内散在或多发斑片状长 T_1、长 T_2 信号，病灶范围可累及脑室周围、皮层下白质、小脑及脑干等。对于上述脑白质异常信号，有学者认为是脱髓鞘病变，有研究表明未发现髓鞘降解产物增多，认为是髓鞘发育不良或血管源性水肿、白质空泡变性等因素所致。DWI 可见部分病灶为高信号。临床治疗后，白质异常信号部分呈可逆性改变。本病常合并有颅脑发育异常，如胼胝体发育不良、透明隔发育不良、脑小畸形、板障增宽、脑室系统增宽、脑萎缩等改变。骨骼 X 线表现：部分 PKU 患儿可有骨龄落后，骨骼发育异常，如脱钙等（图 9-2-2）。

【诊断与鉴别诊断】

本病具有典型的临床表现，结合脑白质病变、颅脑发育异常等，可明确诊断。当脑白质病变较弥漫对称分布时，需与其他脑白质营养不良性病变鉴别，因本病临床较典型，且常合并其他脑发育异常及骨骼异常，鉴别不难。

【影像学研究进展】

在 MRS 脑组织定量分析，可检测到氨基酸含量的减少。DWI 高信号区的 ADC 值同步下降。

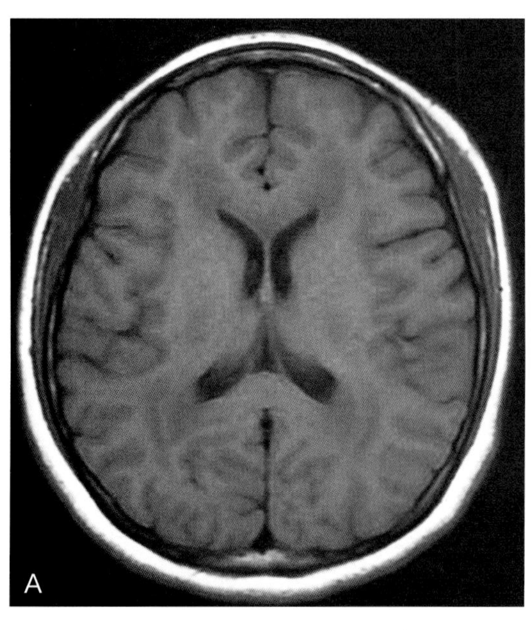

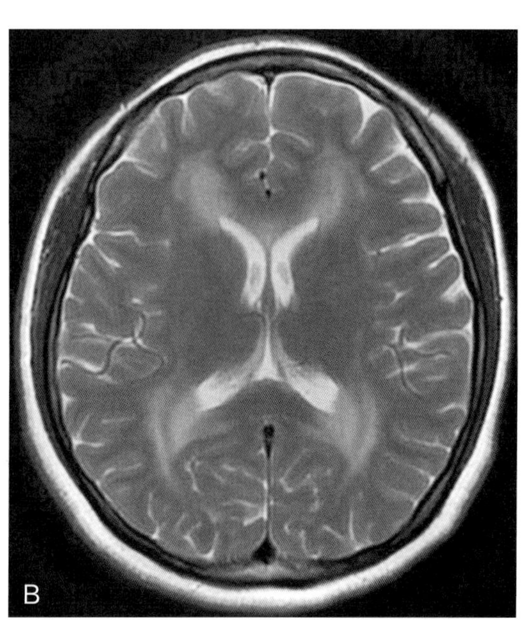

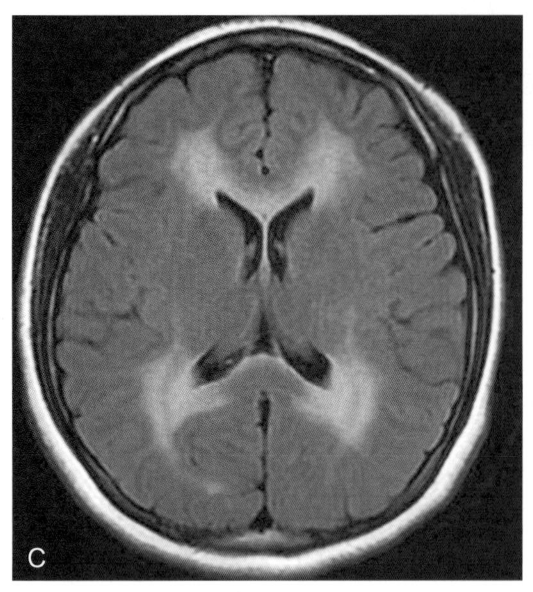

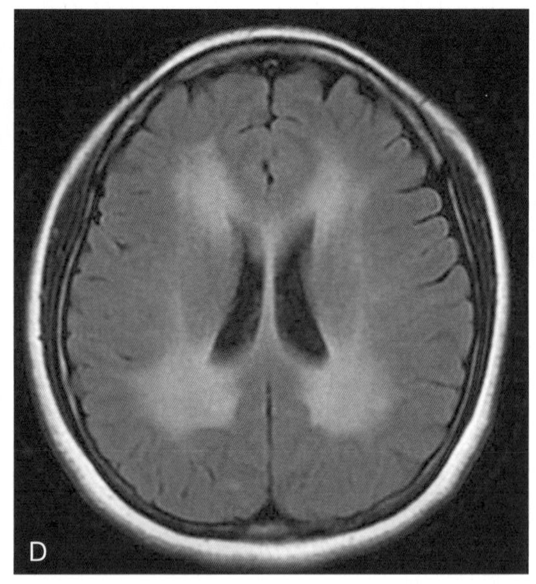

图 9-2-2 苯丙酮尿症 MRI 表现

患者 1 年前无明显诱因出现头晕、头痛，全身无力、疲倦；2 个月前症状加重，实验室检查血苯丙氨酸 1.80mmol/l，诊断为高苯丙氨酸血症。A. T_1WI 上双侧侧脑室周围对称性片状低信号，边界模糊；B. T_2WI 上呈高信号；C、D. T_2-FLAIR 上呈高信号（病例图片由大连医科大学附属第一医院放射科苗延巍教授提供）

（刘 刚）

三、枫糖尿症

【概述】

枫糖尿症（maple syrup urine disease，MSUD）是一种由于支链酮酸脱氢酶复合体缺乏导致的常染色体隐性遗传病。支链酮酸脱氢酶复合体（branched-chain α-ketoacid dehydrogenase complex，BCKAD）缺乏使得支链氨基酸及其衍生的支链酮酸在组织及血浆内蓄积，进而引起代谢性脑病危及生命。该病是新生儿期比较常见的遗传代谢病的一种，易累及神经系统。在新生儿早期发病，往往病情发展迅速，病死率高，易被误诊为败血症、神经系统或心肺疾病。

【临床与病理】

枫糖尿症是氨基酸代谢病的一种，其发病机制是由于支链 α- 酮酸脱氢酶复合体缺乏，导致亮氨酸、异亮氨酸和缬氨酸代谢异常，从而造成支链氨基酸、α- 酮酸及羟基酸在血和脑脊液中蓄积，产生神经毒性反应，危重者可危及生命。同时尿液中有大量的支链氨基酸和相应的酮酸以及还原酸排出，出现特异性的尿臭味（枫糖味）。遗传学研究表明，BCKAD 主要由 3 个催化因子组成，分别是支链酮酸脱氢酶异聚体（E1）、二氢硫辛酰胺支链酰基转移酶（E2）和二氢硫辛酰胺脱氢酶（E3）。E1 由 α、β 两个亚基（E1α、E1β）组成，E1α 由 19 号染色体上 *BCKAD* 基因编码合成，E1β 由 6 号染色体上 *BCKAD* 基因编码合成。E2 由 1 号染色体 *DBT* 基因编码合成，E3 由 7 号染色体 *DLD* 基因编码合成。任何一个编码基因出现致病性突变均可导致 BCKAD 活性降低或缺失，从而使亮氨酸、异亮氨酸、缬氨酸及其衍生的支链酮酸在体内蓄积，导致患儿神经系统正常发育过程受阻，大脑皮质除海马以外各部位细胞结构不成熟，几乎所有中枢神经的髓鞘化过程都受损，在大脑半球白质、锥体束和胼胝体等部位尤其明显。

【影像检查方法】

首选 MRI 检查，包括 MRI 平扫、DWI 及 ^{1}H-MRS 检查。

【影像表现】

枫糖尿症 MRI 表现为弥漫性对称性脑白质肿胀，T_2WI 可见广泛大脑及小脑白质区高信号，双侧基底节及脑干亦可受累，T_1WI 为低信号，T_2-FLAIR 序列为高信号。主要原因为细胞内的有毒代谢物造成脑细胞内外渗透压的改变，使自由水从细胞外间隙进入到细胞内，造成细胞内水分子增多，脑细胞水肿，进入脑细胞的水量不仅取决于脑细胞内的代谢物浓度，同时还取决于细胞外间隙钠离子的浓

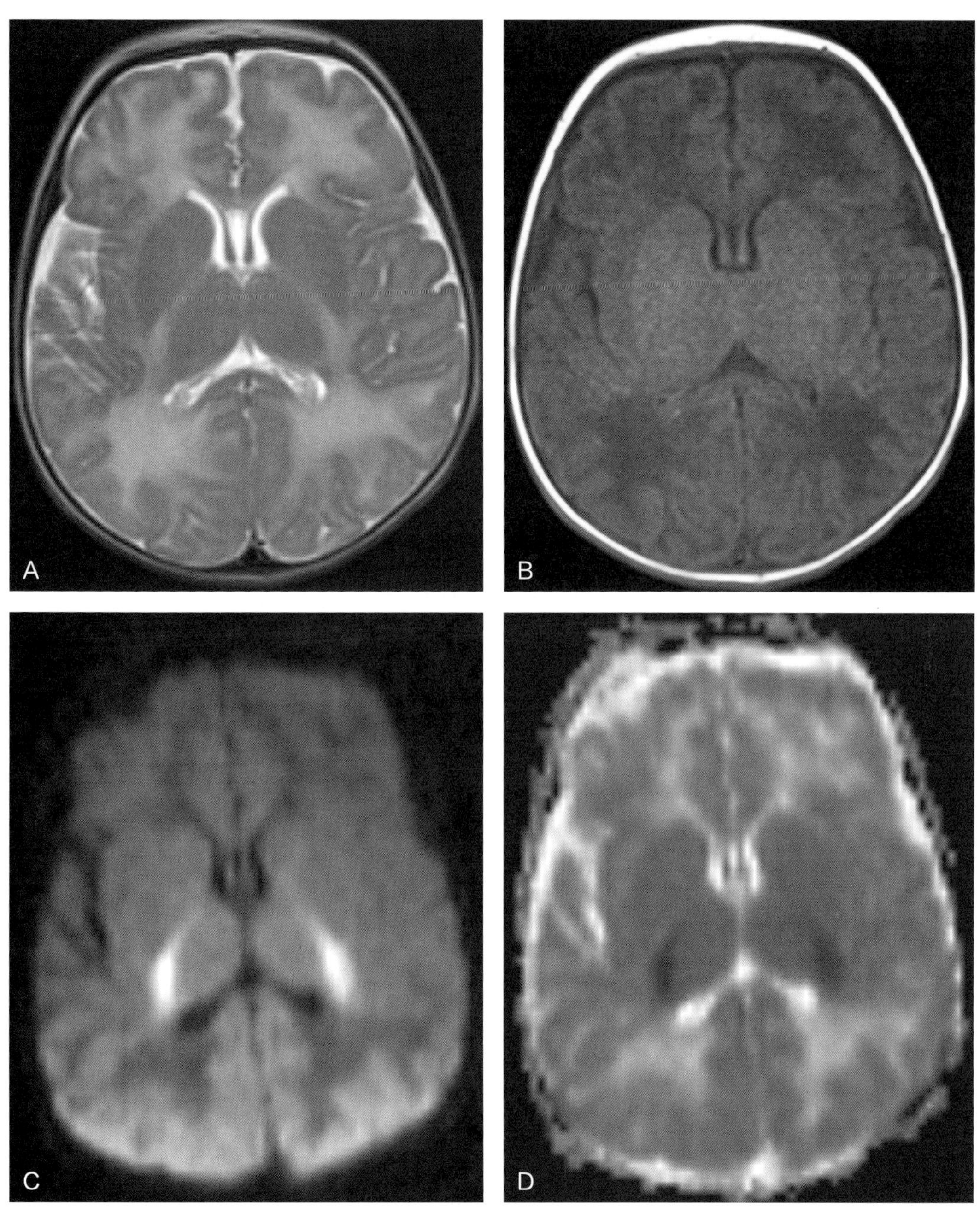

图 9-2-3 枫糖尿症脑 MRI 表现

A. 双侧大脑半球白质及基底节区弥漫性对称性 T_2WI 高信号；B. T_1WI 低信号；C. DWI 示双层内囊后肢高信号；D. ADC 图呈低信号（病例图片由南京医科大学附属无锡市人民医院方向明教授提供）

度。由于细胞内水分子弥散受限，DWI 比常规磁共振序列更为敏感，表现为广泛脑白质及双侧基底节、脑干等部位的高信号（图 9-2-3）。

【诊断与鉴别诊断】

遗传性代谢性疾病影像表现多数为弥漫性对称性异常信号，本病也具备上述特点，特征性影像表现为 DWI 广泛高信号，罕见于其他类型疾病。MRS 于 0.9ppm 处可见特征性宽峰，亦为特征性表现。

【影像学研究进展】

在 MRS 谱线中，可见 NAA 下降及 Lac 升高，在 0.9ppm 处可发现一个特异性的宽峰，这是由于氧化脱羧作用异常所造成的支链氨基酸和支链 α-酮酸上甲基质子聚集所形成。

（刘 刚）

四、巨脑性脑白质营养不良伴皮层下囊肿

【概述】

巨脑性脑白质营养不良伴皮层下囊肿（megalencephalicleukoencephalopathy with subcortical cysts，MLC）是由于 MLC1 或胶质细胞黏附分子（GlialCAM）基因突变导致的一种常染色体隐性或显性遗传的单基因遗传病。本病于 1995 年由荷兰儿科医生 van der Knaap 等最先报道。本病主要见于婴幼儿及儿童，典型的临床表现为头围增大及运动功能的缓慢恶化。

【临床与病理】

根据临床表现和病程特点，可将 MLC 分为经典型和改善型。经典型 MLC 的典型临床表现为头围增大及缓慢进展性运动功能恶化。疾病发展过程中，患儿可出现共济失调、惊厥、运动功能倒退，部分患者可有癫痫。认知功能受损相对发生得较晚。头部外伤后，可引发暂时性的临床症状加重和癫痫发作，甚至可出现癫痫持续状态。抗癫痫药物效果良好。改善型 MLC 患儿临床表现与经典型相似，但 1 岁之后逐渐改善，甚至有些患儿的临床症状可消失。

MLC1 蛋白主要位于血管周围及软脑膜下与血管及软脑膜接触的星形胶质细胞的终足处。GlialCAM 蛋白的分布与 MLC1 蛋白基本类似，不同之处在于 GlialCAM 在髓鞘与轴突中也有一定量的表达。星形胶质细胞是中枢神经胶质细胞的主要类型，诸多研究证实星形胶质细胞在中枢神经系统中发挥的作用不仅为传统意义上的营养、支持、保护和修复功能，而且在脑组织水与离子转运、维持稳态及髓鞘形成中起着极其重要的作用。推测 MLC 慢性脑白质水肿是由于脑白质中水与离子稳态障碍所致。MLC1/GlialCAM 突变后可导致星形胶质细胞水与离子的稳态失衡，尤其是在细胞周围渗透压发生改变时无法正确地启动各种水、离子通道或转运，发生脑白质水肿及继发性囊性变，过量的水聚集在髓鞘板层和星形细胞足板间形成空泡。

【影像检查方法】

首选 MRI 检查，包括 MRI 平扫、DWI 及 MRS 检查。

【影像表现】

MRI 表现为双侧大脑半球脑白质广泛的长 T_1、长 T_2 信号，DWI 为低信号，部分可见脑白质肿胀伴脑脊液间隙闭塞及脑室变窄，脑白质不同程度受累，枕叶脑白质相对较轻。白质病变常累及放射冠、皮层下白质、外囊和最外囊，内囊后肢可受累；中央白质结构，包括胼胝体、内囊前肢相对不受累。脑干的皮质脊髓束和小脑白质也可受累。皮层下囊肿通常位于前颞叶，也可以在额叶及顶叶，呈对称性分布，信号强度接近脑脊液。随访可见皮层下囊肿增大、数量增多。当白质肿胀程度减轻时，可出现脑萎缩改变，继发侧脑室及蛛网膜下腔增宽。通常在成人能看到明显的脑萎缩。在疾病的任何阶段，病灶都不会出现强化，说明血脑屏障完整。DWI 序列显示病变呈低信号，提示白质内细胞外间隙增大、自由水含量增多，水分子弥散运动增强。本病皮层灰质和中央灰质核团均未见受累。

【诊断与鉴别诊断】

本病典型的临床表现为头围增大和运动功能缓慢恶化。头颅 MRI 示弥漫性大脑白质受累，信号异常及肿胀，伴有双侧颞叶、额叶前部和额顶交界区特征性的皮层下囊肿。DWI 呈低信号。灰质未见受累。增强扫描无强化。这些均具有诊断特异性。鉴别诊断包括以巨脑合并脑白质病变为特点的疾病，如：中枢神经海绵样变性（Canavan 病）、亚历山大病（Alexander 病）、L-2- 羟基戊二酸尿症和 Merosin（分层蛋白）- 缺乏性先天性肌营养不良等。这四种疾病均无典型的双侧颞叶囊肿。Alexander 病增强扫描可见脑室周围、尾状核和丘脑可见强化，本病无强化；囊样改变出现在脑室前方深部白质区，本病出现在颞叶皮层下。MLC 病变不累及尾状核、壳核、齿状核，小脑蚓部无明显萎缩，这些表现与 L-2- 羟基戊二酸尿症明显不同。部分 Merosin- 缺乏性先天性肌营养不良患者可见小脑囊肿，但无前颞囊肿。此外婴儿型 GM-1 和 GM-2 神经节苷脂沉积症脑白质水肿同时伴基底节和丘脑受累，而本病基底节和丘脑几乎不受累。

【影像学研究进展】

MRS 显示 NAA 和 Cho 相对于 Cr 的浓度略减低，肌醇（MI）正常或增高，提示存在神经元损伤、胶质增生。

（刘　刚）

五、4H 脑白质营养不良综合征

4H 脑白质营养不良综合征包括：髓鞘减少（hypomyelination）、牙齿缺少（hypodontia）促性腺激素减低（hypogonadotrophic）和性腺功能减退（hypogonadism）。该疾病由 *POLR3A* 基因或 *POLR3B* 基因突变所致。通常表现为智力障碍或发育迟缓，同时伴有运动退化。95% 的患者可同时存在除髓鞘形成减少等神经系统表现以外的特点，如牙齿发育不全和性腺功低下等，但并非该病诊断所必需。临床症状还包括癫痫、视力下降、身材矮小、生长激素缺乏等。

【临床与病理】

研究表明 POLR3A 或 POLR3B 突变导致的 4H（髓鞘缺失、缺齿、低促性腺素、性功能减退）脑白质营养不良综合征的临床、影像表现与其基因突变之间存在关联。大部分患者于发病 6 年前出现粗大运动的迟缓或退化，其中 10% 的患者在 10 年后发作。POLR3A 突变患者较 POLR3B 突变患者病情严重。除了典型的神经、牙齿和内分泌功能改变，几乎所有患者会出现近视，50% 患者会出现身材矮小。但牙齿和激素的变化并不经常出现。POLR3A 和 POLR3B 的突变可见所有人种。当患者 4H 中部分临床表现不典型时，如不伴有牙齿和内分泌异常，头颅 MRI 是具有明确诊断价值的方法。

【影像检查方法】

首选 MRI 检查，包括 MRI 平扫、DWI 及 MRS 检查。

【影像表现】

大多数患者可见髓鞘缺失伴小脑萎缩和腹外侧丘脑、内囊后肢、齿状核和视神经的稍长或长 T_1、稍长或长 T_2 信号，DWI 未见高信号。胼胝体出现进行性萎缩，反映了脑白质容量的缓慢、进行性的损失。后期可出现脑白质区呈长 T_1、长 T_2 信号，提示脱髓鞘形成不良，并可见显著的小脑萎缩、胼胝体萎缩。

【诊断与鉴别诊断】

4H 脑白质营养不良具有典型影像学表现，即以视神经走行区为特征的脱髓鞘改变，同时合并小脑萎缩及胼胝体萎缩，病变累及幕上及幕下。需与多系统萎缩、其他脑白质营养不良等鉴别。多系统萎缩存在小脑萎缩等，但不会存在幕上的脱髓鞘改变，其他脑白质营养不良，不会有小脑萎缩改变。故本病影像特征比较典型。

（刘　刚）

第三节　主要累及灰质的遗传性代谢性疾病

一、Hallervorden-Spatz 病

【概述】

Hallervorden-Spatz 病，简称为 HSS，又被称为泛酸激酶相关神经变性病（pantothenate kinase-2 associated neurodegeneratoin，PKAN），是一种罕见的常染色体隐性遗传的神经变性疾病。由 Hallervorden 和 Spatz 于 1922 年首次报道。PKAN 占铁沉积相关神经变性病（neurodegeneration with brain iron accumulation，NBIA）的 35%~50%，发病率约为百万分之三。NBIA 是伴有铁沉积的一类疾病的统称，铁质异常沉积于基底节区，该病包括多种类型，多见的是泛酸激酶相关的神经变性病（PKAN）。PKAN 又名苍白球黑质变性、苍白球黑质色素变性、苍白球红核变性等。

【临床与病理】

脑组织铁沉积性神经变性病（NBIA）是一组以脑组织铁代谢异常和过量铁沉积为特征的神经变性病，过量铁沉积于苍白球、黑质及其相邻部位而致病。该病为常染色体隐性遗传性疾病，随着分子遗传学技术的发展，迄今已明确 10 种亚型的致病基因，*PANK2* 基因突变导致的泛酸激酶相关性神经变性病是最常见亚型。其发病机制涉及线粒体功能障碍、氧化应激损伤、脂质代谢障碍、铁沉积和自噬障碍等。临床表型包括典型和不典型两种。其中，典型也称早发型，多于 6 岁前发病，临床表现为锥体束征和锥体外系症状，如步态异常、肌张力障碍、帕金森样症状、共济失调等，同时合并精神异常和视觉障碍等。病情进展迅速，通常于发病 15 年内丧失行走能力，20 岁前生活不能自理，典型 HSS 均伴有 *PANK2* 基因突变。而不典型发病年龄较晚，病情进展缓慢，运动功能受累相对较轻，认知功能障碍和精神异常是常

见症状，表现为抑郁、情绪不稳、冲动性提高等。不典型者约 1/3 具有 *PANK2* 基因突变。

【影像检查方法】

首选 MRI 检查，包括 MRI 平扫、DWI、MRS、SWI 检查。

【影像表现】

典型 MRI 表现为双侧黑质及苍白球异常信号，双侧对称，边缘清楚，边界规整。T_2WI 示双侧黑质及双侧苍白球可见低信号，双侧苍白球在低信号的前内侧对称性出现斑点状高信号，即典型的“虎眼征”；DWI 像上亦可见“虎眼征”。低信号为铁质过量沉积，内侧出现高信号原因为相应区域出现神经胶质增生、神经元坏死及轴突水肿等病理学改变。“虎眼征”在 HSS 的诊断中具有重要的意义，该征象存在于所有 *PANK2* 基因突变的患者中，而未发生 *PANK2* 基因突变的患者，无此征象。在非典型患者中，病史较长，部分没有“虎眼征”的表现。（图 9-3-1）

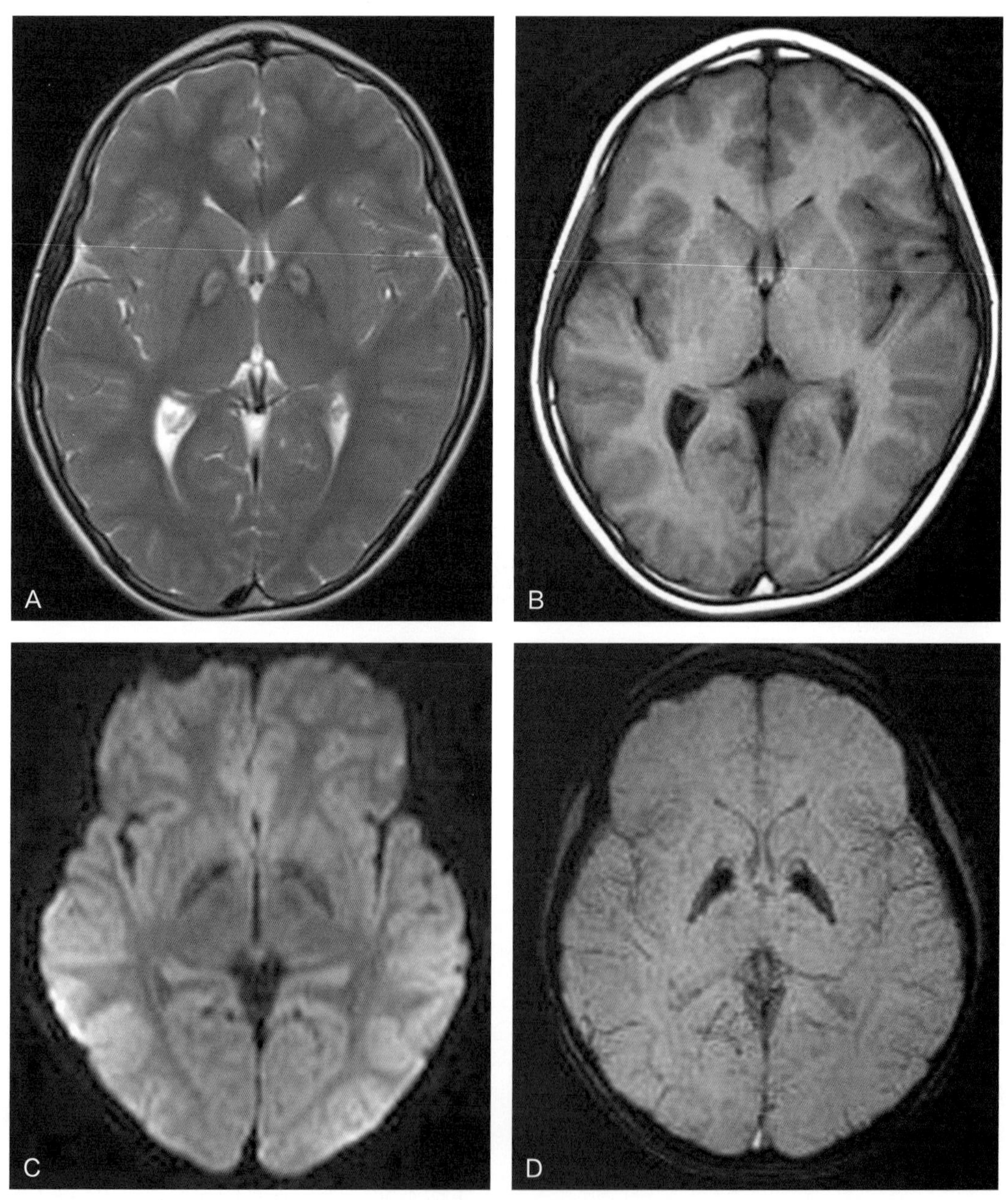

图 9-3-1 Hallervorden-Spatz 病 MRI 表现

A. T_2WI 双侧苍白球见低信号，在低信号的前内侧对称性出现斑点状高信号，即典型的“虎眼征”；B. T_1WI 为低信号；C. DWI 为低信号；D. SWI 呈显著低信号

【诊断与鉴别诊断】

"虎眼征"在HSS的诊断中具有重要的意义。SWI序列可以更好地显示HSS患者脑内的铁沉积，表现为苍白球、黑质的低信号。鉴别诊断包括生理性钙化、肝豆状核变性、一氧化碳中毒及Fahr综合征等。生理性钙化在CT表现为典型的高密度，易鉴别。肝豆状核变性是一种铜代谢障碍而引起的肝硬化和脑变性疾病，脑部改变以豆状核明显，也可累及尾状核、红核、丘脑、脑干及大脑皮层。该病由于不是铁沉积所致，故SWI像上不呈低信号，易于鉴别。一氧化碳中毒常累及双侧基底节区，呈长T_1、长T_2信号，无铁质沉积，结合典型临床病史，鉴别不难。Fahr综合征又称为特发性家族性脑血管铁钙质沉着症，常见于儿童，以锥体外系症状为主要表现，病理上以双侧基底节区铁钙质沉积为主，这种铁钙质沉积也可以发生于丘脑、小脑齿状核及皮层下区，可以与HSS相鉴别。

【影像学研究进展】

MRS示双侧苍白球波谱表现基本相似，与正常脑组织相比NAA均有降低，Cho亦可见下降。提示神经元损伤及代谢降低。

（刘　刚）

二、亨廷顿病

【概述】

亨廷顿病（Huntington disease，HD）又称亨廷顿舞蹈病或慢性进行性舞蹈病，是一种罕见的常染色体显性遗传性神经系统变性病。临床上以不自主运动、精神异常和进行性痴呆为主要特点。HD的病变主要是纹状体投射性γ-氨基丁酸（GABA）神经元和大脑皮质运动区锥体细胞变性死亡，从而引起的一系列临床表现。

1872年Huntington首次对HD进行了全面系统性的描述并指出其具有遗传性，故为了纪念他，该病遂以其名字命名，并一直沿用至今。

HD好发于25~50岁，男女均可发病，无性别倾向。疾病的平均发病年龄为37岁，发病后预后较差，平均生存年限15~20年。HD是一种常染色体显性遗传疾病，个体后代发病率为50%，但偶可见散发病例，人群发病率约为5/10万。本病好发于阿利安族的白种人，也可见于其他人种及地区。

HD首先会导致患者纹状体内的神经元广泛变性，并且随着疾病的进展，逐渐累及脑的其他部位，如额叶、颞叶，造成脑实质体积萎缩。

【临床与病理】

HD的主要临床表现包括运动障碍、认知障碍以及精神障碍三大方面。成人首发性运动障碍可以表现为短暂性不能控制的装鬼脸、点头、手指跳动。随病情进展，不随意运动进行性加重，出现典型的舞蹈样不自主运动、吞咽困难、构音障碍。HD早期即可出现认知障碍，刚开始表现为记忆力及计算能力下降、言语流利性损害、集中力和判断力进行性受损，随病情发展逐渐出现进行性痴呆。患者在疾病后期可出现焦虑、躁狂、冷漠、抑郁等精神障碍。

舞蹈样运动障碍是成年型HD的典型运动障碍。在20岁前起病的少年型患者中，则以不动性肌强直为主要运动障碍，表现为肌强直、肌阵挛，至晚期则呈角弓反张。此外与成人患者不同，约50%的少年型HD患者伴有全身性癫痫发作。

HD主要侵犯基底节和大脑皮质。大体上可见尾状核、壳核萎缩，尾状核萎缩最为明显。镜下出现神经细胞脱失及胶质细胞增生。HD晚期可以出现大脑皮质（特别是额叶）的萎缩，镜下发现特别是Ⅲ层、Ⅴ层和Ⅵ层的锥体神经细胞和小神经元脱失，但是与基底节不同，大脑皮质并没有胶质细胞增生。研究发现神经细胞脱失亦可累及丘脑腹外侧核、下丘脑、黑质网状结构、橄榄体、薄束核和楔束核、间脑核等部位。

目前已经明确HD的致病基因定位于4号染色体的短臂上的*IT15*基因。该基因第一个外显子内CAG三核苷酸的拷贝数异常重复增多是HD的遗传基础。正常*IT15*基因内，CAG重复长度为10~26个重复单位，不会致病，而当CAG重复数在27~35时为可引起突变的等位基因，个体本身不会患病，可使后代患病；CAG重复数在36~39时为不完全外显的HD等位基因携带者，可能发病也可能不发病；CAG重复数≥40时为完全外显的HD等位基因，携带个体必然会患病。CAG重复数越多，发病年龄越早，临床症状越重。*IT15*的基因产物为亨廷顿蛋白，该蛋白异常增加后，可在中枢神经系统的神经元中聚集形成包涵体，引起以纹状体和大脑皮质的神经元的变性坏死而发病。

目前HD尚缺乏有效的治疗方法，只能对症治疗。控制不自主运动药物有丁苯喹嗪、氟哌啶醇等；抗精神异常药物有帕罗西汀、舍曲林、氟西汀等；改善认知功能药物有盐酸美金刚、盐酸多奈哌齐等。

【影像检查方法】

临床上进行 CT 及 MRI 检查的主要目的是为了排除其他神经系统的疾病。目前用于 HD 的影像学检查方法主要包括有 CT、MR、SPECT 以及 PET 等。前面已经叙述了 HD 的病理改变主要是尾状核、壳核以及额叶的萎缩。MRI 软组织分辨率高，能够清晰地显示脑结构，是目前诊断本病的重要的影像学检查方法。

【影像表现】

HD 早期 CT 及 MRI 无异常发现。随疾病进展，HD 表现为尾状核、壳核萎缩。研究报道尾状核萎缩是 HD 特征性的改变，在疾病的早期即可出现尾状核头部的萎缩，导致侧脑室前角尾状核区呈球形向外膨起，呈“蝴蝶征”（图 9-3-2）。而纹状体的其他区域也可受累，如壳核和苍白球，T_2-FLAIR 壳核可见异常高信号（图 9-3-2 C）。当疾病进展时，丘脑也可能会发生变化，在晚期可以出现皮层和皮层下的萎缩，尤其是额叶以及颞叶的萎缩（图 9-3-2）。CT 主要用于排除其他神经系统疾病。

【诊断与鉴别诊断】

HD 的临床表现主要包括运动障碍、认知障碍以及精神障碍三联征。影像学上主要表现为尾状核的萎缩，其中以尾状核头部的萎缩尤为明显，是 HD 特征性的改变。研究表明除尾状核萎缩性外，在 HD 的病情发展过程中，可以出现皮层和皮层下的萎缩，额叶及颞叶较为常见。

HD 的临床诊断主要依靠家族性特点和临床典型的三联征（运动障碍、情感障碍以及认知障碍），当患者的临床症状不典型时，可借助基因诊断。HD 的致病基因为 4 号染色体的短臂上的 *IT15* 基因，其 1 号外显子 CAG 重复序列正常应 <26 次，当 >36 次即发病，若 >40 则可诊断为 HD。

HD 又被认为是家族性舞蹈病，而临床上其他疾病，如齿状核 - 红核 - 苍白球 - 底丘脑核萎缩（dentatorubral and pallidoluysian atrophy，DRPLA）、类似亨廷顿病 -2（Huntington disease-like 2，HDL-2）和脊髓小脑性共济失调 17 型（spinocerebellar ataxia 17，SCA17）等也可有舞蹈样动作，临床诊断 HD 时需要与这些疾病进行鉴别诊断。

齿状核 - 红核 - 苍白球 - 底丘脑核萎缩也是常染色体显性遗传性神经系统变性病，平均起病年龄为 47.3 岁。早发型 DRPLA（起病年龄≤ 20 岁）以共济失调、认知功能障碍、行为改变、肌阵挛和癫痫为主要表现；而晚发型（起病年龄 >20 岁）主要以共济失调、不自主动作和痴呆为主要表现，总的来说，无论是早发型还是晚发型 DRPLA 的临床症状与 HD 均有重叠，临床上鉴别较为困难。目前已经明确 DRPLA 是由于 *ATN1* 基因上的 5 号外显子 CAG 重复序列异常扩增引起。齿状核 - 红核 - 苍白球 - 底丘脑核萎缩的影像特点为脑干、小脑萎缩，以脑桥被盖部萎缩明显，有时可合并脑白

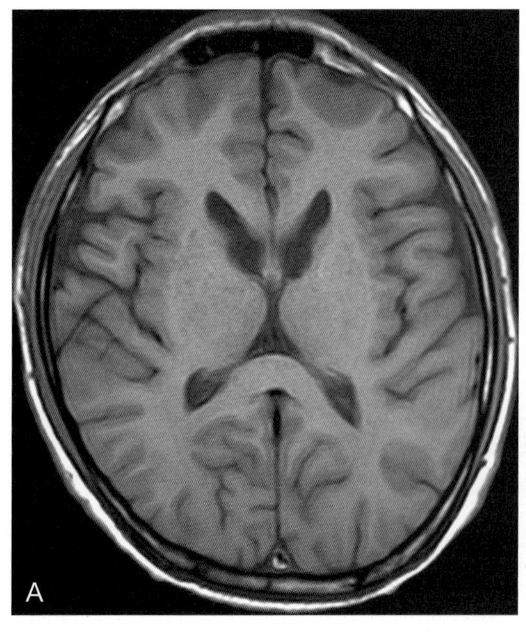

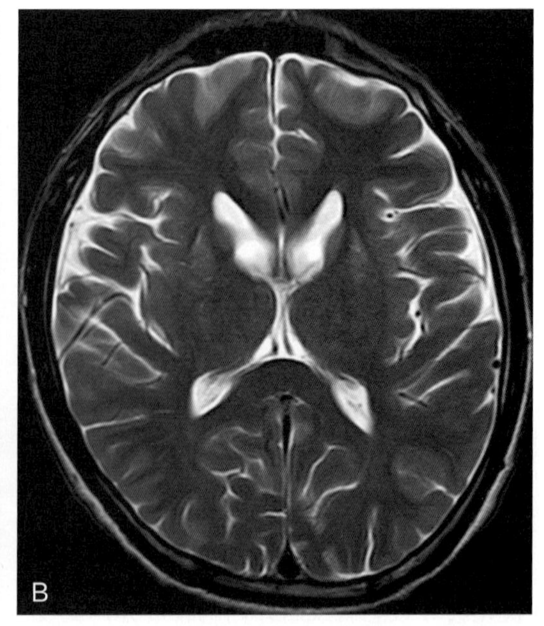

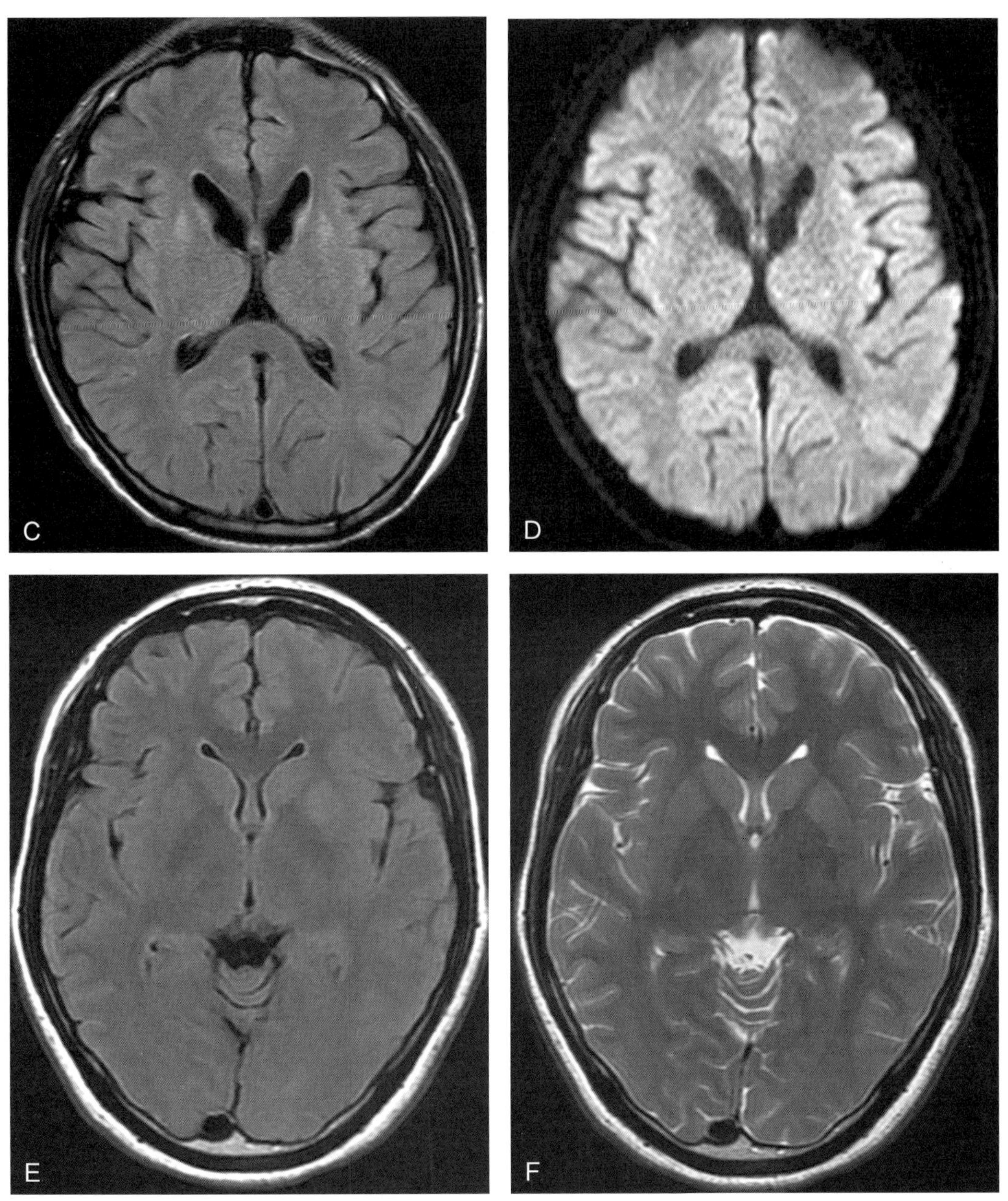

图 9-3-2 亨廷顿病的 MRI 表现

A~D. 分别为 T_1WI、T_2WI、T_2-FLAIR 及 DWI，示患者尾状核头明显萎缩，双侧豆状核 T_2-FLAIR 示异常高信号，萎缩的尾状核弥散不受限；E、F. T_2-FLAIR 及 T_2WI，正常对照的双侧尾状核饱满

质异常信号。

遗传性脊髓小脑共济失调 17 型（SCA17）亦是一种常染色体显性遗传进行性神经系统退行性疾病，又称类 Huntington 舞蹈病 4 型，发病年龄为 3~75 岁。临床表现多样，约 77% 的患者可出现认知障碍，研究发现 SCA17 发病与 *HTT* 基因上的 CAG 重复扩展突变相关。多数 SCA17 患者影像表现为小脑萎缩，部分患者亦可能出现大脑皮层、脑干和基底节萎缩。

当 HD 患者缺乏典型症状及影像改变时，很难与这些疾病进行鉴别。要明确此类患者的诊断，需对患者进行基因诊断。HD 的遗传基础为 *IT15* 基因内 CAG 重复异常扩展，重复拷贝数达 40 次或以上确诊为患者。而 DRPLA 和 SCA17 等疾病也有对应的异常突变基因，通过基因检测可以明确诊断这类疾病。

【影像学研究进展】

1. VBM　通过对 HD 患者基底节的体积进行测量，发现壳核明显萎缩。新近研究发现 HD 的神经元变性也可延伸到灰质区和大脑的白质区，如额叶和颞叶体积减小，这主要反映了白质的丢失。其他研究还发现海马、内嗅皮质、脑干、小脑以及全脑体积的减小。这些研究还表明，结构的改变和认知能力下降有关。在疾病的早期，尾状核和壳核的改变相对具有特异性。心理运动和执行功能、视空间处理、记忆能力的退化主要是基底节的病理引起，其破坏了由额叶－纹状体通路引导的正常认知过程。

2. DTI　由于 HD 患者的尾状核、壳核萎缩，神经元大量变性、丢失，导致尾状核头及壳核的细胞外间隙增大，水分子弥散能力增强，ADC 值升高。研究表明 HD 患者尾状核头及壳核的 FA 值较正常对照组是升高的，有学者提出灰质核团中 FA 值的升高是由于传出纤维减少，间接导致同向纤维相对增加所致。脑白质中 FA 值升高表示拥有更多的同向纤维且神经纤维的髓鞘完整，但是在纹状体的灰质核团中 FA 值的升高却是由于神经退行性改变所引起的。HD 患者选择性的出现壳核与苍白球之间的神经纤维连接受损，而皮层与壳核之间的神经纤维保存完整，这就导致壳核的传出纤维减少，同向纤维相对增加，FA 值升高。研究发现 HD 患者胼胝体、内囊、皮质脊髓束等白质被破坏，早期可以出现胼胝体、基底节白质，如纹状体纤维束的 MD 值增高。在脑体积发生改变之前，脑白质即可出现退行性变。

3. SWI　相位图能够直接反映磁性物质引起的局部磁场不均匀导致的质子自旋相位的改变，基底节低信号区的负相位是由铁沉积所引起的。研究发现 HD 患者两侧尾状核头的相位值与正常对照组比较显著降低，提示 HD 患者两侧基底节区有异常的铁沉积出现，这表明 HD 病的发病机制也可能与异常铁沉积有关。

4. MRS　MRS 研究发现 HD 患者纹状体的 Cr、NAA 下降，而 Cr 水平的降低和注意力、语言流利程度下降有关。基底节区 NAA/Cr 水平明显降低，Cho/Cr 水平明显增高，提示基底节区神经元大量丢失，神经胶质细胞增生。此结果与尾状核、壳核萎缩、神经细胞脱失、胶质细胞增生等病理改变一致。

5. fMRI　fMRI 可以活体检测局部脑结构的神经活动，在疾病的早期，形态学上的变化尚未出现，fMRI 就可发现患者异常的脑功能活动，提示此时 HD 患者出现的症状和认知困难反映了神经元细胞的功能下降，而不一定是神经元数目的丢失。

6. PWI　关于 HD 脑灌注的研究包括有磁共振灌注成像及核医学灌注成像研究。目前磁共振灌注加权成像（PWI）研究较少，核医学研究较多。有学者利用 PET 研究，发现 HD 患者早期尾状核及壳核部位代谢减低。无症状的基因携带者中，也出现尾状核葡萄糖代谢降低。疾病的后期随着痴呆的进展，在大脑皮质和丘脑出现低代谢。PET-CT 检查可以早期发现尾状核及壳核葡萄糖代谢减低，先于尾状核萎缩等形态学改变，有利于 HD 的早期诊断。

（黄　飚）

三、肝豆状核变性

【概述】

肝豆状核变性（hepatolenticular degeneration，HLD）又称 Wilson 病，是一种常染色体隐性遗传的慢性进行性铜代谢障碍性疾病。临床上以肝损害、锥体外系症状与角膜 K-F（Kayser-Fleischer）环等为主要表现。该病由 Wilson 于 1912 年首先系统描述，1948 年确立了铜过载与该病的关系，1953 年 Bearn 证实其为常染色体隐性遗传，1993 年发现致病基因为 *ATP7B*。

Wilson 病的主要发病机制是铜蓝蛋白（ceruloplasmin，CP）合成障碍、胆道铜排泄减少造成铜在肝脏、脑、肾脏及角膜等组织的过量沉积。其致病基因位于 13 号染色体（13q14-21），编码 P 型 ATP 酶（*ATP7B*）基因突变，导致 ATP7B 功能部分或完全丧失，不能将多余铜离子从细胞内转运出去，使铜离子在特定器官和组织沉积致病。

Wilson 病是最常见的神经遗传疾病之一，世界人群发病率为 1/10 万 ~1/3 万。本病大多在 10~25 岁出现症状，男稍多于女，同胞中常有同病患者。其患病率具有地区差异，在欧美人群发病率较低，东欧、以色列等国家和地区多发，日本、韩国及东南亚国家高发，我国发病率明显高于上述国家或地区。

【临床与病理】

Wilson 病是可治疗的遗传病之一，早期诊断和规范治疗常可避免严重的不可逆的重要组织器官损害。本病通常发生于儿童期或青少年期，多在 10~25 岁起病，以肝脏症状起病者平均年龄约 11 岁，以神经症状起病者平均约 19 岁，少数可迟至成年期，男稍多于女，同胞中常有同病患者。一般缓慢起病，临床表现多种多样，绝大多数患者先出现神经症状，少数先出现肝脏症状，也可同时出现其他系统症状。常见症状包括：①神经系统症状：常以细微的震颤、轻微的言语不清或动作缓慢为其首发症状，以后逐渐加重并相继出现新的症状。典型者以锥体外系症状为主，表现为四肢肌张力强直性增高、运动缓慢、面具样脸、语言低沉含糊、流涎、咀嚼和吞咽常有困难。不自主动作以震颤最多见，常在活动时明显，严重者除肢体外头部及躯干均可波及，此外也可有扭转痉挛、舞蹈样动作和手足徐动症等。精神症状以情感不稳和智能障碍较多见，严重者面无表情、口常张开、智力衰退。少数可有腱反射亢进和锥体束征，有的可出现癫痫样发作；②肝脏症状：儿童期患者常以肝病为首发症状，成人患者可追索到“肝炎”病史。肝脏肿大，质较硬而有触痛，肝脏损害逐渐加重可出现肝硬化症状，脾脏肿大、脾功亢进、腹水、食道静脉曲张破裂及肝昏迷等；③角膜色素环：角膜边缘可见宽 2~3mm 的棕黄或绿褐色色素环，用裂隙灯检查可见细微的色素颗粒沉积，为本病重要体征，一般于 7 岁之后可见；④肾脏损害：因肾小管尤其是近端肾小管上皮细胞受损，可出现蛋白尿、糖尿、氨基酸尿、尿酸尿及肾性佝偻病等；⑤溶血：可与其他症状同时存在或单独发生，由于铜向血液内释放过多损伤红细胞而发生溶血。

Wilson 病在病理上表现为大量的铜沉积于组织。病变特征性地分布于脑组织、肝脏、肾脏及角膜等处。脑病变以壳核最早和明显，其次为苍白球、尾状核及大脑皮质，丘脑底核、红核、黑质、丘脑及齿状核亦可受累。神经元显著减少或完全脱失，轴突变性和星形胶质细胞增生。角膜边缘后弹力层及内皮细胞质内，可见棕黄色细小铜颗粒沉积，严重者角膜中央区及间质细胞中也可见到。肝脏外表及切面可见大小不等结节或假小叶，颇似坏死后肝硬化，肝细胞脂肪变性，含铜颗粒。电镜下可见肝细胞内线粒体致密、线粒体嵴消失及粗面内质网断裂等。

【影像检查方法】

虽然 X 线平片能发现 Wilson 病患者骨关节异常，食管钡剂造影对肝硬化门脉高压患者有一定价值，然而普通 X 线检查不能显示神经系统及肝脏病变，临床价值有限，较为少用。常规 CT 与 MRI 等结构成像，是诊断与检测治疗 Wilson 病的重要手段，不仅能清晰显示中枢神经系统病变，还可以观察肝脏损害程度及继发改变。尤其是 MRI，其对神经系统病变的显示优于 CT。几乎所有出现神经系统体征的 Wilson 病患者均可出现神经影像学异常改变，甚至一些肝脏损害患者或前驱症状患者也可出现，病灶通常位于基底节、丘脑，偶尔可累及脑干。MRS 及 SPECT、PET 等功能成像，能分析脑组织的代谢变化及神经递质转运，主要还处于研究层面，如 PET 可显示 Wilson 病患者脑局部葡萄糖代谢率降低，豆状核明显，葡萄糖代谢率改变可早于 CT 改变，对 Wilson 病早期诊断颇有价值。

【影像表现】

1. CT　绝大多数关于 Wilson 病 CT 表现的描述出现于 MRI 问世前的 20 世纪 80 年代，表现为脑室扩张以及基底节（尾状核、壳核、苍白球）、丘脑及脑干等部位低密度影，常为对称性、形态相似（图 9-3-3）。这与病例解剖发现一致，一般认为低密度的产生是由于铜在上述区域的沉积造成海绵状变性和胶质增生。少见表现包括大脑皮层、小脑及脑干的萎缩以及白质改变。皮层弥漫性萎缩表现为脑沟、脑裂增宽加深；尾状核萎缩可引起双侧侧脑室前角对称性扩大；脑干萎缩间接表现为环池、四叠体池增宽；小脑萎缩表现为四脑室扩大，小脑脑沟增宽。

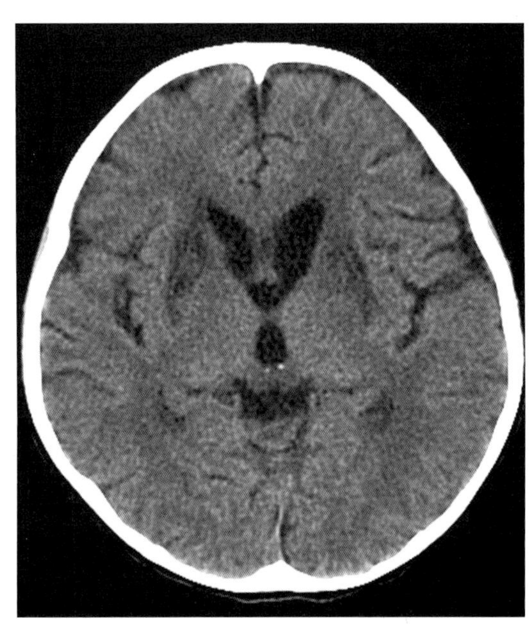

图 9-3-3　Wilson 病 CT 表现

双侧豆状核呈对称性低密度

2. MRI 是 Wilson 病最重要、最有价值的神经影像检查方法，检出病灶的敏感性高于 CT。MRI 异常发现见于几乎所有出现神经系统症状的患者，以及 42%~70% 的肝脏损害症状患者，甚至出现于 20% 的症状前驱期患者。除脑萎缩之外，Wilson 病的典型 MRI 表现为累及壳核、苍白球、尾状核、丘脑及脑桥的对称性病变（早期也可不对称），T_1WI 呈等或稍低信号，T_2WI 呈高信号或混杂信号，T_2-FLAIR 对早期病变更敏感，后期信号混杂，DWI 上病灶弥散不受限，呈等信号或轻度高信号（图 9-3-4）。随着病程的进展，病灶在 T_1WI 上有时可见高信号，可能是由于肝衰竭锰沉积所致（图 9-3-5）。病灶无占位效应，增强扫描无强化（图 9-3-6）。

Wilson 病在 T_2WI 上的特征性征象有：①中脑“大熊猫脸”征，形成机制为中脑被盖呈高信号，

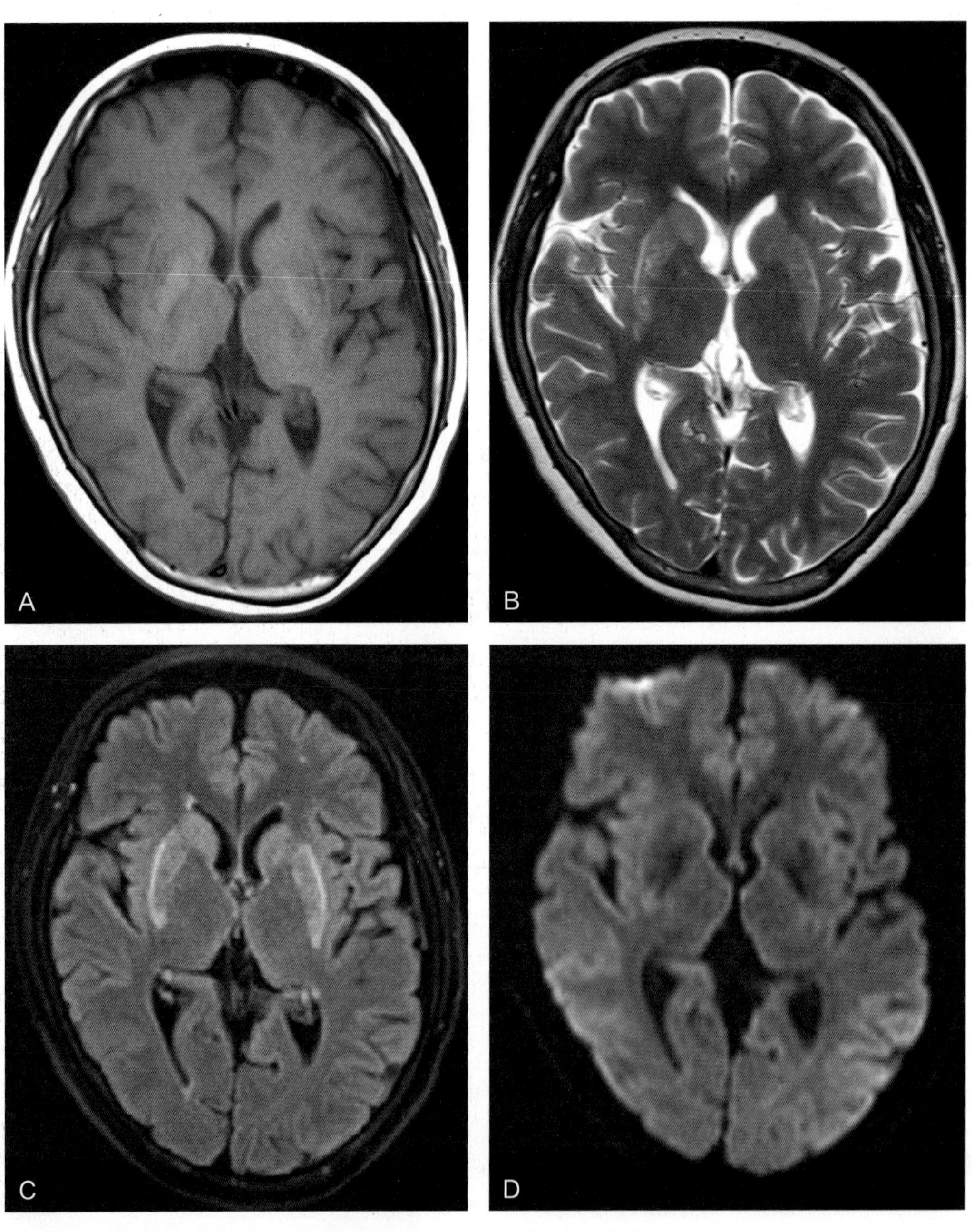

图 9-3-4 Wilson 病 MRI 表现

A. T_1WI 双侧豆状核、尾状核头模糊低信号；B. T_2WI 双侧豆状核、尾状核头对称性高信号；C. T_2-FLAIR 病灶显示更清晰，呈高信号；D. DWI 病灶无弥散受限

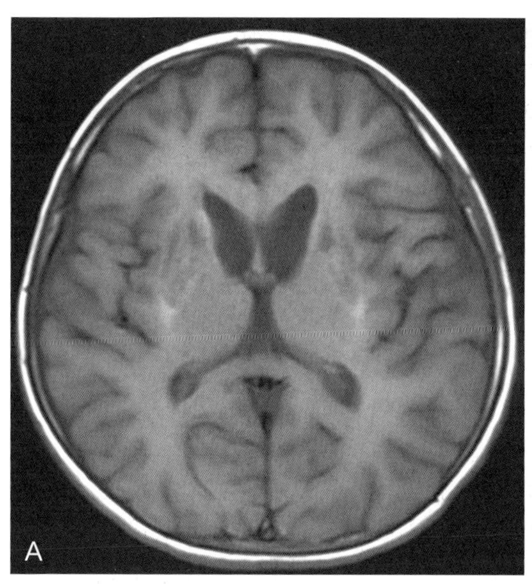

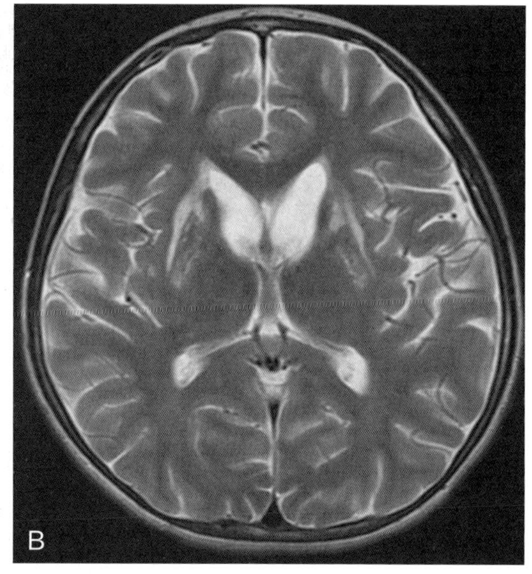

图 9-3-5 Wilson 病 MRI 表现

A. T_1WI 双侧豆状核、尾状核头信号混杂，可见斑片状高信号，侧脑室前角扩张；B. T_2WI 双侧豆状核、尾状核头不均匀高信号

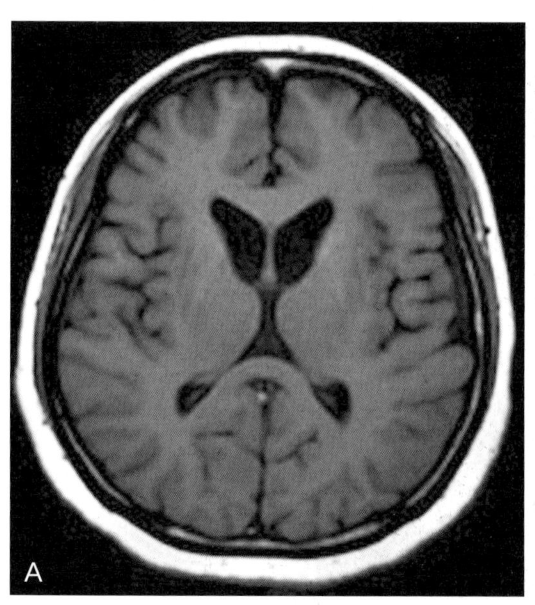

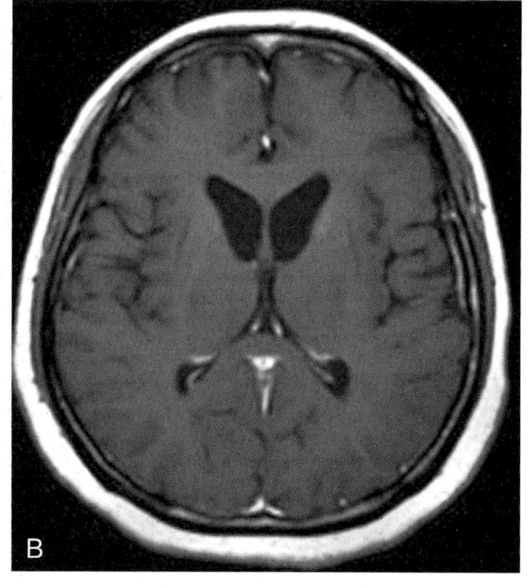

图 9-3-6 Wilson 病 MRI 表现

A. T_1WI 双侧豆状核对称性低信号；B. T_1WI 增强扫描病灶无强化

而黑质网状部外侧份及红核信号不变，且上丘呈低信号；②脑桥“小熊猫脸”征，形成机制为低信号的中央被盖束及通向第四脑室的高信号中脑导水管。这些征象主要见于疾病进展期。有些患者在 T_2WI 可出现苍白球低信号，与铁沉积神经变性疾病中的苍白球黑质红核色素变性表现类似，被称为“虎眼征”。在 Wilson 病中存在系统性铁代谢障碍以及男性患者中血浆铁蛋白轻度升高，使人们认为有可能铁与 Wilson 病的病理改变也有关系，需要进一步研究证实。

MRI 还可以显示 Wilson 病中的白质病变，累及白质少见，主要见于病情非常严重的病例，这些患者常伴有癫痫、肌阵挛，预后不良。出现白质病变可能与低血铜所致脱髓鞘有关，也可能是重型疾病的自然进程。

MRS可无创性分析脑组织化学成分，常用 ^{1}H-MRS。MRS应用于Wilson病仅限于研究阶段，不改变临床决策。NAA是神经元的标志物，Wilson病患者基底节、顶枕叶皮层、额叶白质区NAA峰降低，肝性脑病时Cho峰升高，mI是胶质细胞的标志物，存在于星形细胞中，肝性脑病时峰值降低。

【诊断与鉴别诊断】

Wilson病通常见于儿童及青少年患者，临床主要表现为锥体外系症状、肝损害与角膜K-F环等。影像学主要表现为双侧基底节、丘脑及脑干对称性病变，CT显示为低密度，MRI主要表现为长 T_1、长 T_2 信号。生化检查表现为血清铜和血清铜蓝蛋白显著降低，24小时尿铜含量显著升高。诊断有困难的病例可行肝穿刺活检，测定肝组织铜含量。基因学检查主要用于家系成员症状前诊断及杂合子筛查。影像学上需要与以下疾病进行鉴别：

1. Leigh病　又称亚急性坏死性脑脊髓病。多于婴幼儿起病，与硫胺代谢先天性紊乱有关，病理上表现为对称性脑组织海绵样改变。病灶主要累及脑干、基底节（尤其是壳核）及大脑白质区，为双侧对称性病变。

2. 缺氧缺血性脑病　常有明确缺氧病史，影像表现为双侧壳核、尾状核、丘脑及皮层对称性低密度或长 T_1、长 T_2 信号，DWI显示弥散受限。

3. CJD（Creutzfeldt-Jakob病）　见于成人，临床表现为进行性痴呆。MRI表现为双侧基底节、丘脑及大脑皮层对称性长 T_2 信号，逐渐进展，DWI显示弥散受限。

4. 乙型脑炎　又称日本脑炎。流行于夏季，好发于学龄期儿童。MRI表现为双侧基底节、丘脑对称性均匀长 T_2 信号，丘脑内后部受累是乙型脑炎的特征性改变，而Wilson病不累及该部位。

5. 甲醇中毒　有明确服用甲醇病史，影像表现为对称壳核、尾状核病变，也可累及脑白质，T_2WI呈高信号。

6. 渗透性脱髓鞘综合征　与快速纠正低钠血症有密切关系，中央髓鞘溶解症病灶主要累及脑桥，脑桥外髓鞘溶解症常累及基底节，MRI表现为长 T_1、长 T_2 信号，DWI一般呈等或稍高信号。

【影像学研究进展】

近年来一些新的MR技术应用于Wilson病的研究，包括应用DWI序列显示早期星形细胞的水肿；以及应用GRE及SWI序列验证疾病进程中出现的铁沉积。DTI序列以及更高场强（7T）成像可无创性评定量估脑组织铜沉积，已被适用于Wilson病。利用不同的放射示踪剂SPECT可分析局部脑血流量的变化（^{99}mTc-ECD）、脑组织多巴胺再摄取（^{123}I-beta-CIT）以及选择性受体功能（多巴胺D2受体拮抗剂 ^{123}Iodobenzamide）。PET可评估脑葡萄糖代谢（FDG），以及多巴胺D2受体密度（^{18}F-Methylspiperone）。然而这些技术的应用仅限于研究层面，尚不能用于Wilson病的临床诊疗决策。

（刘红军）

四、Menkes病

【概述】

Menkes病（Menkes disease，MD）又称卷发综合征，是一种铜代谢紊乱引起的多系统性遗传性神经变性病，以进行性神经系统变性和结缔组织异常为临床特点，其遗传方式为X-连锁隐性遗传。最早在1962年由Menkes等报道。国外报道Menkes病的发病率为1/25万~1/10万活产婴儿。而目前国内尚无该病发病率的数据资料，仅见少数病例报道。目前对Menkes病的诊断主要是根据典型的临床特征和辅助检查特别是血生化检测，确诊依赖于基因检测。Menkes病早期诊断困难，尚无有效的治疗方法。

【临床与病理】

Menkes病患者通常是早产儿，其毛发具有一定的特征性表现，常表现为稀疏、粗糙生硬、卷曲、易磨损折断，显微镜下可见卷发（发干可扭转180度）、结节性脆发症（发干横断）、羽样脆发症（发干纵向分裂）等改变，因此Menkes病也被称为“卷发综合征”。患者的皮肤常表现松弛、干燥、弹性差，色素减低。结缔组织张力低，关节易过度活动或脱位。

Menkes病根据临床表现不同可分为经典型、轻型以及枕角综合征（occipital horn syndrome，OHS，极轻型MD），其中经典型占总数的90%~95%。经典型Menkes病患者表现为出生时正常，2~4个月后才开始出现一系列临床症状，如肌张力减低、低体温症、生长停滞以及癫痫发作等，多于3岁内死亡。而轻型Menkes病患者发病较晚，神经系统损害表现较轻，其中小脑共济失调症状较为突出，但癫痫发作少见。此外，OHS是*APTA*基因突变导致的另一临床表型，多在青少年早期发病，主要表现为结缔组织异常，枕骨骨疣较为典型。

目前研究认为铜跨膜转运机制的缺陷是Menkes病的发病机制，*ATP7A*基因是Menkes病的主要致病基因，定位于Xq13.3，编码一种跨膜铜离子转运蛋白，称为MNK蛋白。*ATP7A*基因突变可导致MNK蛋白结构及功能的改变，损伤体内小肠正常吸收铜的过程。铜在小肠上皮细胞的胞质中聚集，导致体内铜离子含量过低，使很多以铜离子为辅酶的生物酶（如酪氨酸酶及抗坏血酸氧化酶等）功能受影响，最终造成渐进性神经退行性改变和结缔组织异常。其病理改变主要是脑萎缩以及薄壁、弯曲的脑动脉改变，在显微镜下可观察到大脑皮质和小脑的神经细胞凋亡，弥漫的海绵样变性；大动脉和微小动脉的内弹力膜、中膜、内膜缺乏弹性蛋白纤维。实验室检查Menkes病患者均有血浆铜蓝蛋白及血清铜降低。

【影像学表现】

Menkes病的发病率低，目前国内外报道的Menkes病的MRI表现较少，但仍具有一定的特征性改变。X线可以显示骨骼异常，长骨干骺端增宽，侧棘形成，肋骨前端膨大，还可以出现骨质密度减低、病理性骨折、长骨节段性膨大。经典型Menkes病的早期头颅MRI可表现为正常，但随着病变的发展，其MRI会有一系列特征性改变，如血管迂曲、白质发育落后、白质异常信号、脑萎缩等。

1. 脑血管 改变颅内血管迂曲是Menkes病最为突出的表现之一，T_2WI上可观察到颅内（侧裂池、鞍上池、脑干、基底节区以及下丘脑区）多发点状、细条状低信号影。MRA更能清晰显示颈内动脉和颅内血管迂曲、扩张、扭曲等改变（图9-3-7），其机制更多地是认为由于铜依赖赖氨酰氧化酶缺乏导致动脉的内弹性膜、中膜和内膜层的弹性蛋白纤维的缺陷，从而引起动脉形态纤细扭曲。

2. 脑萎缩 Menkes病患儿的脑萎缩表现较为典型（图9-3-8）。当神经影像表现为头颅硬膜下血肿形成（T_1WI高信号/T_2WI低信号）或积液（T_1WI低信号/T_2WI高信号），同时伴有脑实质萎缩快速进展时，不一定是由窒息或创伤引起的，应考虑到Menkes病的可能。硬膜下血肿或积液可能是在明显的脑萎缩之后，由于脑实质与硬脑膜分开时导致皮层下桥静脉的撕裂而引起。

3. 脑白质病变 Menkes病患者脑白质病变及脑白质发育落后亦较常见，但落后程度多不严重。Menkes病患儿可出现左颞叶一过性白质病变，可能是与继发于血管病变的血管源性水肿有关。这种白质一过性异常信号，可能是Menkes病的早期影像学改变。

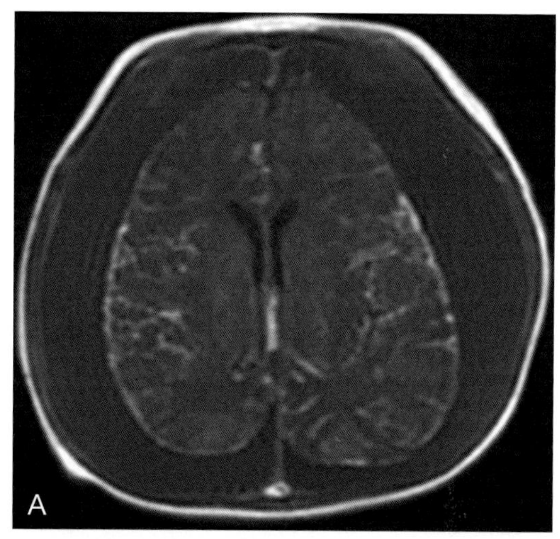

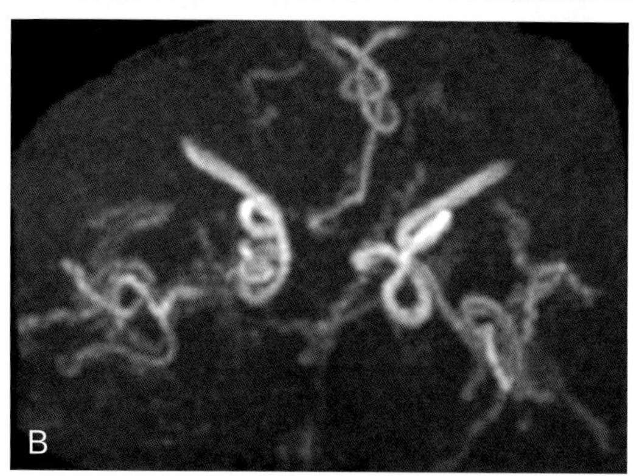

图9-3-7 Menkes病MRI表现

男性，3.5个月，患儿临床上有癫痫、发育迟缓，查体有肌张力改变、头发稀少、发黄及扭曲改变。实验室检查血清铜蓝蛋白值为32.3mg/L（正常值210~530mg/L）。Menkes病致病基因（*ATP7A*基因）异常。A. T_1WI增强示双侧大脑萎缩，双侧大量硬膜下积液呈低信号；B. MRA示颅内血管迂曲、扩张、扭曲（病例图片由北京大学第一医院医学影像科肖江喜教授提供）

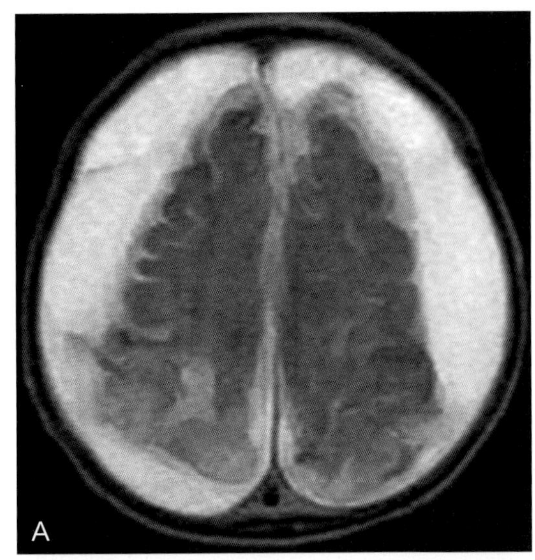

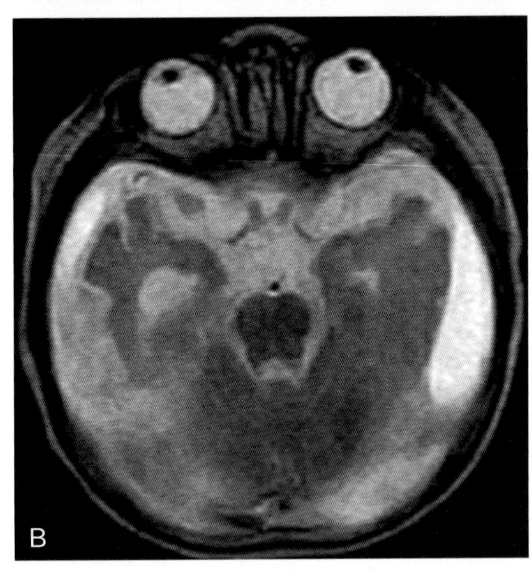

图 9-3-8 Menkes 病 MRI 表现

1 岁 4 个月患儿，诊断为 Menkes 病。A、B. T_2WI 示双顶叶大脑灰质、白质呈高信号（右侧为著）；双侧顶叶白质多发囊变；大脑萎缩；双侧大量硬膜下血肿（病例图片由北京大学第一医院医学影像科肖江喜教授提供）

【诊断及鉴别诊断】

Menkes 病的早期骨骼 X 线表现与佝偻病及坏血病相似，可通过测定血清铜含量及铜蓝蛋白获得有助于诊断的结果。当 Menkes 病表现为双侧大量硬膜下积液时需要与儿童缺氧性损伤和外伤相鉴别，两者可表现脑萎缩及硬膜下积液相互影响，需结合详尽的病史、毛发的异常、实验室检查血清铜及铜蓝蛋白减低、MRI 及 MRA 检查等进行鉴别。

Menkes 病 MRI 表现虽然多样，但具有一定的特征性。MRI 可有颅内血管迂曲、脑白质发育迟缓、大小脑萎缩、硬脑膜下积液或积血等表现，MRA 有颅内血管迂曲的特征性表现。当患者头发表现为稀少、粗糙和扭曲，有癫痫发作、智力运动发育迟缓、肌张力减低等改变时，应考虑到该病的可能，结合影像表现以及实验室检查，有助于诊断，必要时行基因检测确诊。

（黄 飚）

五、神经元蜡样质脂褐素沉积病

【概述】

神经元蜡样质脂褐素沉积病（neuronal ceroidlipofuscinoses，NCL）是由于溶酶体和跨膜蛋白等蛋白功能紊乱所引起的一组常见于儿童的遗传性、进行性神经系统变性疾病，多为常染色体隐性遗传，其特征是神经元脂褐素沉积。1826 年 Stengel 对 NCL 进行了首次描述，并提出了诊断。1969 年 Zemanc 将此病命名为神经元蜡样质脂褐素沉积病，欧洲国家特别是芬兰报道最多，在中国属于罕见病，在全球的发病率为 1/12 500。

目前认为 NCL 是由多个不同的基因突变引起，已发现 10 个不同的基因突变（*CLN1~10*）。根据患者的发病年龄、临床表现、神经电生理异常、活检组织的超微结构特点和基因突变类型，将 NCL 分为十大类：婴儿型（Santavuori–Haltia 病，CLN1），晚期婴儿型（包括遗传异质性组，经典的 Jansky–Bielschowsky 病，CLN2），葡萄牙变异型（CLN6），芬兰变异型（CLN5）和土耳其变异型（CLN7），青少年型（Batten 或 Spielmeyer–Vogt 病，CLN3），早期青少年型（CLN9），成年型（Kufs 病，CLN4），成人进行性癫痫伴智能发育迟缓型（CLN8）和组织蛋白酶 D 缺乏型（CLN10）。

【临床与病理】

在不同国家或种族之间 NCL 各个亚型的发病率有很大的差异。我国 NCL 主要临床特点是痴呆、癫痫发作和视力障碍。青少年型 NCL 是最常见的类型，其次是晚期婴儿型 NCL，婴儿型 NCL 相对较少，成年型 NCL 罕见。婴儿型 NCL 在胎儿期就出现沉积物的异常，特点是原发性小头畸形，新生儿（或产前）癫痫，常在 6 个月龄时发病，主要症状是肌张力低下，头颅生长缓慢，在 2 岁时疾病迅速进展恶化，逐渐出现共济失调、癫痫发作、痴呆、视力下降等，常在早期死亡。经典的晚期婴儿型 NCL 常在 3 岁时以精神运动发育迟缓、痴呆或癫痫为首发症状。患儿的癫痫发作可以是广泛的或是部分的，通常是严重的肌阵挛型；后期以难治性癫痫为主要表现，药物治疗效果差。患者通常在10岁左右死亡。青少年型NCL患者常以视力减退为首发症状，随后会有数年的智力倒退、癫痫发作、语言和运动功能障碍。患者常在20岁左右死亡。成人型NCL（Kufs病）罕见，据报道发病平均年龄为30岁左右，临床症状的特点是无视力损害，主要表现为进行性的痴呆、肢体无力、锥体和锥体外系功能障碍、肌阵挛性癫痫等。

NCL的大体病理改变是脑萎缩，全脑萎缩为主，脑干和脊髓一般不受累。镜下改变主要是神经元细胞及其他非神经元细胞质溶酶体内具有黄色自发荧光的蜡样质及脂褐素沉积，造成皮层及视网膜神经元的气球样肿胀变性，主要累及Ⅲ、Ⅴ和Ⅵ层的皮质细胞。基因检测或是皮肤汗腺活检在电镜下超微结构观察脂褐质的沉积，是诊断NCL疾病或是分型的主要依据。

【影像表现】

1. MRI　MRI影像学特征是非特异性的。NCL的主要影像改变包括：①脑萎缩：在婴儿型NCL中，主要是大脑与小脑的萎缩（图9-3-9）。经典晚期婴儿型NCL以幕下小脑萎缩为主，因此，快速进展的共济失调、视力下降及MRI显示小脑萎缩对晚期婴儿型NCL具有一定的诊断价值。而青少年NCL和成年NCL病程较长，脑萎缩的进展比较缓慢；② T_2WI 脑白质异常高信号：NCL患者大脑白质在 T_2WI 上出现异常高信号（图9-3-10），以脑室周围白质上的高信号最常见且最显著；③ T_2WI 丘脑和基底节低信号：丘脑和基底节区在的 T_2WI 上呈低信号是NCL的另一主要影像学表现，在 T_2WI 上的呈低信号改变的原因不明，可能与髓磷脂丢失和胶质增生相关。

2. MRS　在MRS检查中，婴儿型NCL晚期NAA峰完全丢失，肌酸峰和胆碱峰显著降低，在灰质和白质中出现肌醇峰和乳酸峰。在晚期婴儿型NCL中，灰质和白质NAA峰减低，而在白质中肌醇峰、肌酸峰和胆碱峰升高。迄今报道的患者在进行MRS检测时处于疾病的不同阶段。因此，MRS差异可能反映的是疾病的不同阶段（脑细胞破坏的数量）的差异，而不是疾病本身的差异。

3. DWI　NCL患者因神经元细胞的脱失、白质纤维的脱髓鞘、胶质增生，水分子弥散受限程度下降，全脑ADC值随着患者年龄、病程及病情严重程度的增加而逐渐升高。

4. PET/SPECT　PET和SPECT对NCL的诊断非常有帮助。FDG PET显示皮质和皮质下结构的代谢显著减低，区域分析显示明显的双侧代

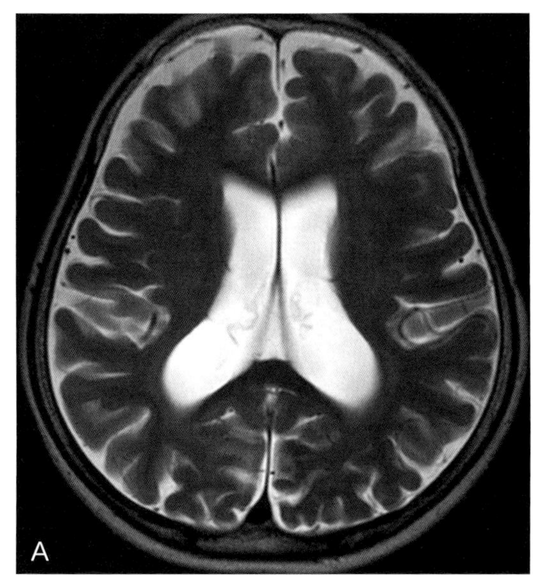

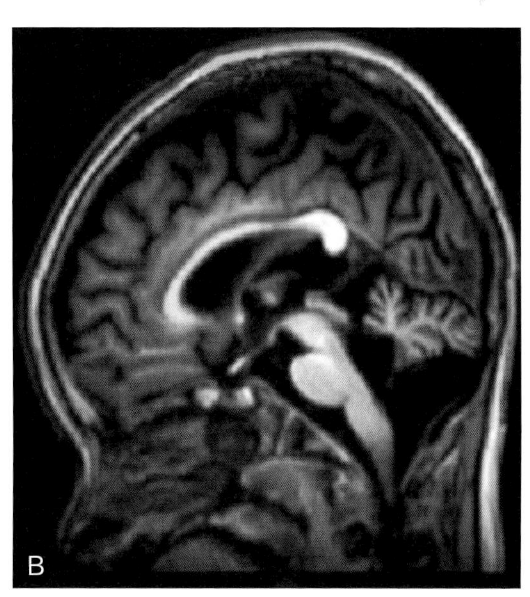

图9-3-9　神经元蜡样质脂褐素沉积病头颅MRI表现

女，5岁，婴儿型NCL。A. 横轴面 T_2WI 示广泛大脑萎缩，脑室系统明显扩大，蛛网膜下腔增宽；B. 矢状面 T_1WI 示脑萎缩累及大脑及小脑，脑干无明显萎缩（病例图片由北京大学第一医院医学影像科肖江喜教授提供）

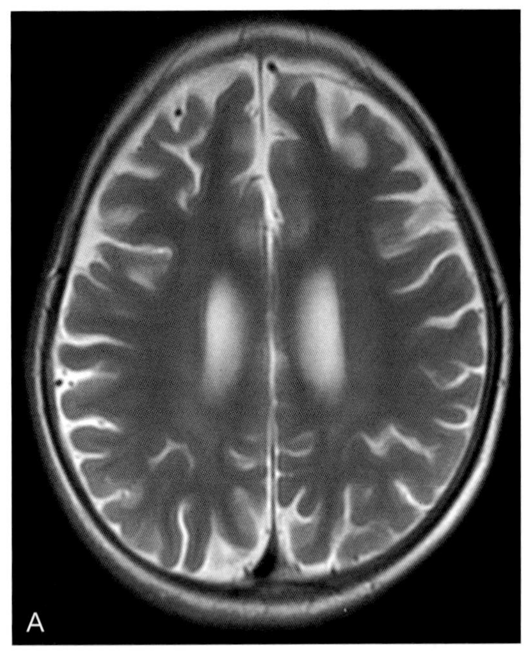

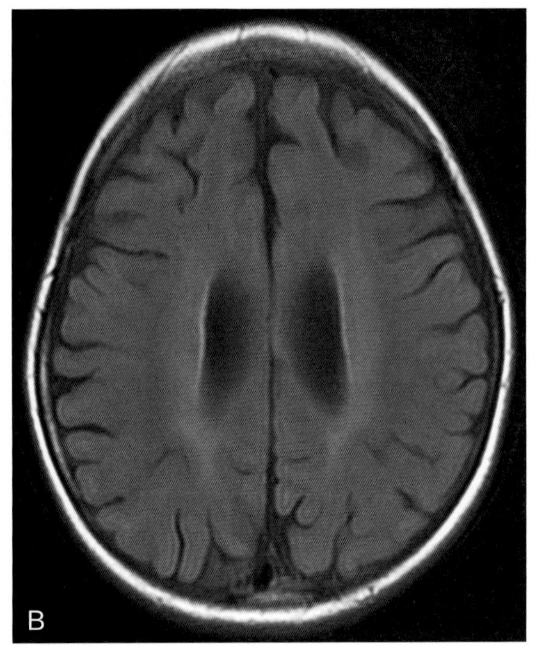

图 9-3-10 神经元蜡样质脂褐素沉积病头颅 MRI 表现

女，4 岁，婴儿型 NCL。A. 横轴面 T_2WI；B. 横轴面 T_2-FLAIR，广泛大脑萎缩，伴有侧脑室旁白质异常信号（病例图片由北京大学第一医院医学影像科肖江喜教授提供）

谢减低，在距状裂、双侧枕、颞叶皮质和丘脑最显著。在婴儿型 NCL 中，采用 SPECT 检查显示双侧额叶、颞叶、枕叶呈低灌注。在疾病早期，尽管在 MRI 上显示为弥漫性的脑萎缩，但 SPECT 显示的低灌注区仍然是对称的、局部的。在疾病晚期小脑出现萎缩和灌注的减低。在 MRI 上显示深部核团出现明显的萎缩，但仍有明显的高灌注。青少年型 NCL 中的 SPECT 显示弥漫性的低灌注，以颞叶减低最严重，顶叶，枕叶和小脑区域减低相对较少。癫痫与 SPECT 异常没有相关性。

【诊断与鉴别诊断】

NCL 是以脂褐素神经元沉积为特征的遗传性、进行性神经系统变性疾病。影像学检查主要表现为脑萎缩、皮质变薄、脑室系统扩大以及脑白质非特异性 T_2WI 高信号。影像学检查缺乏特征性，当患者出现认知功能障碍和癫痫发作，头颅 MRI 出现脑萎缩改变，应当考虑 NCL 的可能。

NCL 确诊依赖基因学检测。NCL 的临床诊断主要依靠皮肤、肌肉、外周血淋巴细胞检查，由于皮肤汗腺和神经组织在胚胎发育时期均来自于外胚层，脂褐素沉积可选择性侵犯神经细胞、皮肤汗腺上皮细胞以及淋巴细胞。皮肤活检电镜下观察超微结构脂褐质的沉积，是 NCL 疾病诊断或分型的重要依据。

婴儿型 NCL 应当首先除外其他以运动和智能发育迟缓为特点的疾病，例如婴儿发病的 Leigh 病和异染性脑白质营养不良等。晚期婴儿型 NCL 和青少年 NCL 首先应当除外进行性肌阵挛性癫痫（Lafora 病）、肌阵挛性癫痫伴破碎红纤维综合征等。成年人 NCL 应当除外早发的阿尔茨海默病和精神分裂症等。

（黄 飚）

六、Rett 综合征

【概述】

Rett 综合征是由奥地利医生 Rett 于 1966 年首先报道。瑞典医生 Hagberg 于 1983 年以“Rett 综合征”为名在国际刊物上报道了 35 例患者，自此“Rett 综合征”这一疾病名称被正式确立下来。Rett 综合征，也叫作雷特综合征、头小综合征，是一种女孩儿特有的广泛性发育障碍，属于神经系统的严重异常，具有遗传性。该病症会影响到患者的运动，导致患儿智力下降、交流障碍、语言障碍、刻板行为、手脚失用、共济失调以及产生孤独症等，严重影响儿童的健康生长发育。

Rett 综合征是由位于 X 染色体长臂（Xq28）的 *MECP2* 基因突变造成的。*MECP2* 基因编码合成的蛋白为甲基化结合蛋白 2（MeCP2 蛋白），是一种转录抑制因子，它具有抑制其他基因表达的功能。*MECP2* 基因突变后丧失了调节其他基因表达的功能，这样本该被 *MECP2* 抑制的基因在错误的时间与部位表达，造成了神经功能的异常。通过对 Rett 综合征患者大脑的分析，科学家们发现他们脑内神经元之间的联系比正常人要少，推测 *MECP2* 基因突变可能影响了神经元之间的联系的建立，从而导致一系列的神经系统的症状与体征。该综合征较少见，世界各地均有报道，据估计其总体发病率为 1/1 万 ~1/2.2 万。

【临床与病理】

Rett 综合征的临床表现具有一定的阶段性，并与年龄相关，6 个月之前多发育正常，之后逐渐出现症状，根据其临床表现分为四期：

Ⅰ期 – 发病早期停滞期（early-onset stagnation）：从 6~18 个月起，可持续数周到数月。由于症状刚出现，容易被家长忽视。患儿可出现眼的注视减少、对玩具的兴趣减低、学习和运动能力均较差、头围增长缓慢、孤独症样表现。部分患儿可能存在喂养困难、睡眠节律紊乱。

Ⅱ期 – 发育快速倒退期（rapid developmental regression）：从 1~3 岁起，可持续数周到一年。多为渐进性的，也可快速进展。清醒状态下有手的刻板动作，包括搓手、绞手、拍手、洗手样动作、吸吮手指、单手的手指搓动等，入睡后消失。呼吸节律异常，如阵发性的过度通气、屏气、呼吸频率增快等，入睡眠后消失。逐渐出现步态不稳、运动困难。睡眠紊乱变得更加明显；情绪不稳定、易怒；头围的增长更加缓慢。大约有一半的患儿出现惊厥。

Ⅲ期 – 假性稳定期（pseudostationary period）：从 4~7 岁起，临床表现相对稳定，可持续数年到十年。手的失用、运动障碍和惊厥表现得更为突出，而孤独症样行为、情绪的异常得到改善，患儿对周围环境表现出一定的兴趣，反应能力、注意力、交流能力也有一定程度的恢复。

Ⅳ期 – 晚期运动恶化期（late motor deterioration）：5~15 岁至成年。最突出的是活动减少，一些患儿失去行走能力，但交流、认知功能及手的技能不再倒退，手的刻板动作较前减少。由于肌张力异常，脊柱侧弯表现得较为突出，可以有四肢末梢的萎缩和畸形，双足、手的变小，关节的挛缩等，骨折也常有发生，最终需依靠轮椅生活。

病理上 Rett 综合征患者存在如下表现：①包括大脑和小脑在内的普遍脑萎缩及普遍的大脑皮层锥形细胞树突数目减少，树突、突触形成不良；②全脑神经元细胞的体积缩小，无活动性神经变性的证据，无明显神经元数目减少；③前脑胆碱能神经元数目减少，此区域是大脑皮层胆碱能神经元的主要区域；④基底节神经元细胞内黑色素减少，神经元数目是否减少报道不一，但有细胞死亡的证据，未见到神经变性的表现。

【影像学检查方法】

Rett 综合征较少见，其影像表现报道不多，检查方法主要是 CT 与 MRI，常规 X 线检查对 Rett 综合征无价值。CT 与 MRI 能显示患者脑皮层轻度萎缩，但仅出现于少数年龄较大患者当中，对 Rett 综合征的诊断没有太大帮助。也有学者认为虽然单次 CT 或 MRI 检查结果无异常发现，但通过多次复查对比可反映脑组织的形态学改变。3D MRI 容积分析能更准确显示总体脑组织或皮层及深部灰质核团体积的缩小。MRS 对 Rett 综合征无特异性，但对鉴别诊断具有一定价值。SPECT 与 PET 可用于评价脑血流变化。

【影像表现】

发病初期，CT 与 MRI 多数表现正常，随着病程进展，可逐渐出现脑萎缩，一般脑实质密度或信号无异常改变，因此认为常规 CT 与 MRI 对 Rett 综合征无特异性。文献报道脑萎缩多出现于 3 岁以后，在 2 岁前则很难发现。而且早期单次影像学检查多数表现轻微，多次复查对比才能较好显示脑萎缩。脑萎缩的出现以脑皮层为主，尤其是额叶皮层；脑白质、基底节、丘脑表现正常，部分病例在正中矢状位可以显示胼胝体发育不良、桥前池增宽及脑干变细。小脑半球、杏仁核及海马无明显萎缩。

MRS 可显示 Rett 综合征患者脑组织的 NAA 峰降低，灰质区较白质区更明显，Cho 峰及 Cr 峰与正常儿童无明显不同。而且 NAA 降低多见于较年长儿童，年小患者 MRS 常无异常发现，提示 Rett 综合征是一种继发性神经退行性变，NAA 降低与年龄相关。部分患者出现 Glu/Gln 降低，Lac 峰正常。

3D MRI 脑容积分析对轻度脑萎缩较常规 MRI

敏感。相对于健康对照，Rett 综合征患者脑容积明显缩小，皮层较白质更甚，同时脑萎缩存在区域差异，相对于其他部位，额叶皮层最明显，其次是尾状核与中脑。

【诊断与鉴别诊断】

Rett 综合征的影像表现无特异性，其诊断主要依靠临床。其鉴别诊断主要包括：

1. 自闭症　是以社会交往、语言、行为和认知功能障碍为特征的复杂疾病，Rett 综合征临床上可出现孤独症行为，与自闭症有相似之处。严格来说自闭症属于一种心理疾病，MRI 检查其形态学基本是正常的，MRS 检查与正常对照组也无明显差异。

2. 婴儿型神经元蜡样质脂褐质沉积病　是一组儿童最常见的遗传性进行性神经系统变性病。病理上表现为具有黄色自发荧光特性的脂色素沉积在神经细胞和其他细胞内，导致以大脑皮质和视网膜为主的神经细胞脱失。MRI 表现为弥漫性萎缩，较 Rett 综合征出现早，尤其是小脑萎缩。CT 丘脑密度对称性升高，T_2WI 呈低信号。同时脑室旁白质可出现 T_2WI 高信号。

3. 婴儿家族性弥漫性硬化（Krabbe disease）　为常染色体隐性遗传，由于基因缺陷引起半乳糖脑苷 -β- 半乳糖苷酶缺乏，导致脑白质内有许多半乳糖脑苷的沉积而发病。MRI 表现为早期脑萎缩，较婴儿型神经元蜡样质脂褐质沉积病更为显著。也可出现白质 T_2WI 高信号以及丘脑、基底节 T_2WI 低信号。该病还可出现脑内钙化及小脑密度异常，不同于 Rett 综合征及婴儿型神经元蜡样质脂褐质沉积病。

【影像学研究进展】

神经影像学是无创性观察脑结构及在体评估脑功能的重要工具，目前有多种影像学手段可用来显示 Rett 综合征患者的脑解剖学及神经生化改变，以了解这种神经发育障碍性疾病的生物学基础。脑容积分析能客观显示细微的脑结构变化。MRS 能无创性分析脑内代谢物如 NAA、Cho、Cr 及 Glu/Gln 水平的改变，以评价局部脑代谢。神经病理学研究发现 Rett 综合征患者神经元细胞缩小和树突减少，而轴突及髓鞘无明显改变，脑容积分析及 MRS 则显示患者白质区也存在结构及代谢改变，所以也有用 DTI 评价白质纤维束的微观改变，评估其变化是原发还是继发。SPECT 与 PET 是反映脑血流及代谢的有效手段，但由于放射性元素用于儿童受到制约，临床应用较少，MR 灌注成像尤其是近年兴起的 ASL 灌注成像能避免患者放射性元素及对比剂暴露，可多次扫描观察病情演变。PET 还可以评价特异性脑功能如多巴胺受体水平以及用 ^{18}FDG 评价脑葡萄糖代谢。

（刘红军）

第四节　同时累及灰质和白质的遗传性代谢性疾病

一、黏多糖贮积症

【概述】

黏多糖贮积症（mucopolysaccharidosis，MPS）是由于人体细胞的溶酶体内降解黏多糖的水解酶发生突变导致其活性丧失，黏多糖不能被降解代谢，最终贮积在体内而发生的疾病。该病是溶酶体贮积病中非常重要的一类。MPS 根据所缺乏的酶、遗传方式及临床表现，目前临床上可分为Ⅰ、Ⅱ、Ⅲ、Ⅳ、Ⅵ、Ⅶ、Ⅷ、Ⅸ共 8 型。其中 MPS Ⅰ包含 3 个亚型（MPS Ⅰ-H 型、MPS Ⅰ-S 型、MPS Ⅰ-HS 型）。现已证实，MPS Ⅴ型为 MPS-ⅠS 型。在所有各型黏多糖病中以Ⅰ、Ⅳ型最常见，Ⅷ、Ⅸ型只有个例报告。虽然各型致病基因和临床表现有差异，但由于贮积物都是黏多糖而被统称为黏多糖贮积症。别名黏多糖贮积病、黏多糖症、黏多糖病。

病因：①此类疾病除Ⅱ型为性联隐性遗传外，均为常染色体隐性遗传；②黏多糖代谢病Ⅰ型又称 Hurler 综合征，为常染色体隐性遗传病，由 α- 左旋艾杜糖醛酸酶缺陷所致；③黏多糖代谢病Ⅳ型：又称 Morguio-Brailsford 综合征，为一种常染色体隐性遗传病，因 N- 乙酰胺基半乳糖 6- 硫酸酯酶缺陷不能参与黏多糖分解而致病。

黏多糖贮积症是一组由于溶酶体酶缺陷造成的酸性黏多糖分子（氨基葡聚糖）不能降解，使组织中大量黏多糖沉积和尿中黏多糖排泄增加而导致的疾病。黏多糖是含氮的多糖，是构成细胞间结缔组织的主要成分，也广泛存在于哺乳动物各种细胞内。重要的黏多糖有硫酸皮肤素（DS）、硫酸类肝素（HS）、硫酸角质素（KS）、硫酸软骨素（CS）和透明质酸（HA）等，前三种与本组疾病关系密切。这些黏多糖的降解必须在溶酶体中进行，已知有10种酶参与其降解过程，其中任何一种酶的缺陷都会造成氨基葡聚糖链的分解障碍而积聚体内，引起细胞结构和功能异常。黏多糖在各系统器官内累积即导致这些器官的病理改变和临床症状。

【临床与病理】

黏多糖在纤维细胞内沉积，染色成为气球样细胞，称为Hurler细胞，存在于肝、脾、淋巴组织的网状细胞中，在软骨细胞和成骨细胞、中枢神经系统和周围神经节、视网膜细胞和角膜细胞中也均有类似的物质堆积。在心内膜沉积形成斑状增厚，主动脉、肺动脉、冠状动脉和脑、肾、肝、脾和四肢的动脉壁均有沉积。

大多数患儿出生时正常，1岁以内的生长与发育亦基本正常。发病年龄因黏多糖增多症的类型不同而各有差异。初发症状多为耳部感染、流涕和感冒等。

虽然各型黏多糖增多症的病程进展与病情严重程度差异较大，但患儿在临床表现方面具有某些共同的特征，如身材矮小、特殊面容及骨骼系统异常等。多数患儿都有关节改变和活动受限。多器官受累见于所有的患儿。部分患儿有角膜混浊，并可因此而导致视力障碍甚至失明。肝脾肿大以及心血管受累较为常见。部分患儿可有智力发育进行性迟缓、脐疝和腹股沟疝、生长缓慢、脑积水、皮肤增厚、毛发增多、慢性流涕、耳部反复感染，并可致听力损害等。

1. 黏多糖贮积症Ⅰ型 虽然黏多糖贮积症Ⅰ有3种亚型，但均为同一种酶缺乏，只是酶缺乏的程度不同而已。其中以Hurler综合征较常见，临床表现最为严重，Scheie综合征的症状出现时间较晚，病情最轻，而Hurler-Scheie综合征则介于二者之间。

一般出生时表现正常。6个月~1岁后，患儿逐渐出现生长缓慢、表情淡漠、反应迟钝、智力低下、语言幼稚甚至痴呆。大头，前额凸出呈舟状、眼距增宽、鼻梁塌陷或扁平、鼻孔增大、唇厚并外翻、舌大且常伸于口外、牙齿小且无光泽、齿列稀疏不齐。角膜混浊常见，严重者可致失明。常发生中耳炎，并导致听力下降甚至耳聋。心瓣膜及腱索受累可引起心脏增大与心功能不全。支气管软骨病变可致呼吸道狭窄，容易并发感染。腹部膨隆、肝脾肿大、多有腹股沟疝或脐疝、可有腹泻或便秘。毛发浓密、粗黑。短颈、耸肩、四肢及躯干短小、脊柱后凸、呈弓形驼背。多数关节呈屈曲状强直，活动受限，常有膝踝外翻和扁平足等。畸形掌、指粗短、可出现腕管综合征。Hurler综合征患者常于儿童期死亡，Scheie综合征及Hurler-Scheie综合征可存活至成年。

2. 黏多糖贮积症Ⅱ型 较为少见。根据病情的轻重分为A、B亚型，其中A型的病情较重。患者全部为男性，多于2~6岁起病。临床表现与Hurler综合征相似，但出现时间较晚，进展较缓慢，智力低下与身材矮小不如Hurler综合征严重。病情严重者从幼儿期开始即有色素性视网膜炎和视盘水肿，但无角膜混浊。听力呈进行性损害，最终发展为耳聋。骨骼畸形较轻微。心脏受累较常见，主要表现为心瓣膜病变、冠心病和充血性心力衰竭，多数有阻塞性呼吸暂停综合征，肝脾肿大、腹泻或便秘。患者常于15岁前死亡。B型患者病情较轻，听力和角膜均可正常，亦无骨骼畸形。

3. 黏多糖贮积症Ⅲ型 临床上极为少见，虽然本型可有4种不同的酶缺乏，但其临床表现非常相似，主要为进行性的智力减退，其中以黏多糖贮积症ⅢA型的临床进展较快。一般4~5岁以前智力正常，其后逐渐出现反应迟钝、智力低下，呈进行性加重。严重者2~3岁即可有智力低下。多有毛发增多。其他方面的改变如特殊面容、身材矮小及骨骼畸形等均不严重，甚至可以基本正常。通常有听力损害但无角膜混浊。一般不累及心脏。无腹外疝，肝脾可有轻度肿大。身材稍矮或基本正常，极少数可表现为身材矮小。可有关节活动受限甚至有关节强直，手及其他关节可有屈曲畸形。

4. 黏多糖贮积症Ⅳ型 突出的表现为生长迟缓，一般成年后身高不超过160cm。面容及智力正常，学步较晚，行走时步态蹒跚不稳。短颈、耸肩。出牙时间较晚，牙齿不整齐，牙齿缺乏光泽。角膜混浊可早在儿童期开始出现。听力呈进行性损害。常无心脏受累。肝脾轻度肿大，无腹外疝。

骨骼畸形包括鸡胸、驼背、膝外翻、扁平足及关节屈曲挛缩等畸形，并有明显关节松弛，但无关节强直。可发生颈椎半脱位，引起脊髓压迫症状。多数患者可存活 20~30 岁。

5. 黏多糖贮积症Ⅵ型 极为罕见。临床表现与黏多糖贮积症Ⅰ型相似，但患者的智力正常。一般从 2~3 岁开始出现生长迟缓。颅骨缝闭合较早，可出现脑积水，并引起颅高压症状和痉挛性偏瘫。角膜混浊出现较早，进行性听力损害严重，并发失明、耳聋、心脏瓣膜病变、肝脾肿大及腹股沟疝等均较为常见。骨骼畸形亦类似于黏多糖贮积症Ⅰ型，但相对较轻，通常上肢长骨受累较下肢严重。关节活动明显受限。可有轻度关节强直。多数患者寿命不超过 10 岁。

6. 黏多糖贮积症Ⅶ型 极罕见。特殊面容在出生后不久即开始逐渐出现。一般智力正常，角膜混浊及听力损害较常见。多有肝脾肿大，通常不累及心脏，无腹外疝。上肢较短，骨骼发育不良，可有鸡胸、膝外翻等骨骼畸形。

7. Ⅸ型只有个例报告

病理基础：神经元脂质贮积和结缔组织多糖贮积导致该病独有的神经系统异常与骨骼异常，黏多糖浸润或填充于扩大的 Virchow-Robin 间隙、神经元和星形细胞变性及周围脱髓鞘改变是本病脑内异常影像学表现的病理基础。由于骨骼畸形和脑底部结缔组织增生或增厚，神经系统可发生继发性受累。黏多糖沉积于脑脊膜下导致脑脊液循环不畅，吸收障碍，引起不同程度的脑积水。由于脑萎缩桥静脉被拉长，轻度外伤常可致硬膜下血肿，也是该病较常见的并发症。

【影像检查方法】

常规 X 线检查对诊断 MPS 价值较大，尤其是骨骼的平片检查。MRI 对评价中枢神经改变意义明显，可准确地了解颅内及椎管内结构的改变，尤其是脑内的异常信号变化等。

【影像表现】

各型 MPS 有以下共同影像学表现：①脑积水与脑萎缩，表现为侧脑室与第三脑室扩大显著，大脑脑沟弥漫性增宽。脑积水可能为黏多糖沉积于脑膜导致脑脊液循环不畅，从而形成梗阻及交通性脑积水。脑萎缩则是神经细胞及血管内皮细胞黏多糖沉积共同作用，导致神经元减少、脑组织体积减小及脑积水的结果；②脑实质内多发囊状及线状低密度或异常长 T_1、长 T_2 信号，境界清楚，以侧脑室周围白质为著，长轴多与室管膜垂直，符合深髓血管周围扩大的血管周围间隙，病理证实为异常增大的 Virchow-Robin 腔隙即血管周围间隙，其原因为脑穿支血管周围黏多糖沉积，导致局部液体回流不畅，血管周围间隙扩大；③脑室周围白质弥漫性 T_2WI 高信号，病理学上为髓鞘形成不良及神经元溶酶体内黏多糖大量聚集，灰白质对比减弱，大枕大池与横行“J”形蝶鞍，齿状突后方的颅颈交界处由于黏多糖沉积导致的脑膜增厚，并伴局部椎管狭窄、脊髓受压。部分患者还可见气道狭窄、扁平颅底、颅骨发育不良、齿状突发育不良及脊髓异常信号。但各型 MPS 表现还有一定的差异：MPSI 型，又称 Hurler 病，影像学特点包括巨颅及脑积水、硬膜增厚、多发筛孔状血管周围间隙扩大、胸腰椎钩状或凹透镜状变形；MPS Ⅱ型，又称 Hunter 病，主要表现为脑膜增厚、血管周围间隙扩大较明显、呈囊状或梭状；MPS Ⅲ型，又称 Sanfilippo 病，以脑皮质萎缩为主，伴有蛛网膜囊肿，推测为脑膜黏多糖沉积导致的脑脊液循环受阻；MPS Ⅳ型，又称 Morquio 病，可见环枢椎半脱位与脊髓损害，脑白质多发异常信号或密度减低；MPS Ⅵ型，又称 Maroteaux-Lamy 病，主要表现为硬膜增厚、颅颈部韧带不稳、齿状突半脱位以及脑白质病变；MPS Ⅶ型，又称 Sly 病，主要表现为齿状突发育不良。

MPS 骨骼系统的 X 线表现：①头颅增大呈舟状畸形，蝶鞍变扁增宽，似横置的小提琴状，蝶窦及乳突气化不良，板障增宽或局限性内板增厚，眶顶和颅底骨致密硬化，部分患儿前额明显突起；②腰椎生理弧度异常，椎体前缘呈鸟嘴状凸出，以腰 1~2 节段为中心，明显后突；③胸骨前突形成鸡胸，肋骨前部飘带样增宽，胸骨分节，柄、体、剑突均不融合；④爪形手，双手掌指骨粗短，近节指骨远端变尖，指骨基底部、掌骨远端干骺端增宽、凹陷，如“爪形”；⑤四肢长骨骨干塑形障碍变得粗短，尺桡骨远端关节面相互倾斜，四肢长骨的改变被认为最有诊断价值。

MPS 各型 X 线各有特殊表现。其中 Hurler 综合征的 X 线表现较明显而典型，Scheie 综合征，Hunter 综合征、Scnfilippo 综合征以及Ⅵ及Ⅶ型与 Hurler 综合征大致相似。Ⅳ型（Morquio 综合征）在 X 线上与 Hurler 综合征截然不同。因此，X 线对鉴别诊断有重要意义。

【诊断与鉴别诊断】

MPS 多为儿童期发病，患者中男性多于女性。诊断依据包括：①典型的临床表现：严重的智力障碍、特殊丑陋面容、肝脾及心血管等多器官受累、骨骼畸形等；②实验室检查：尿黏多糖定性实验阳性、24 小时尿黏多糖 >100mg、酶活性的测定异常；③骨骼影像学改变：如头颅增大，脊柱后凸畸形，椎体呈“子弹头”或“鸟嘴”样改变，飘带状肋骨，四肢骨骼畸形，关节外翻以及骨化延迟等表现；④周围血白细胞及骨髓中黏多糖颗粒阳性、末梢血白细胞中的酶的活性、活体组织（包括肝细胞、皮肤或结缔组织）中纤维母细胞黏多糖代谢酶活性的测定异常。

神经系统影像诊断要点：①脑积水和脑萎缩；②脑实质内血管间隙扩大，呈筛孔状；③脑白质髓鞘形成不良，脑室周围长 T_2 信号，胼胝体发育不良等；④黏多糖在脑膜沉积导致其增厚，典型部位为枕骨大孔及颈 1~2 节段椎管前缘脑膜增厚明显，相应椎管狭窄及颈髓受压；⑤颅底及枕颈交界区骨质改变，如蝶鞍扩大、鞍背下降呈横行“J”型，齿状突发育不良脱位等。

神经系统的鉴别诊断主要包括脑积水合并间质性脑水肿、脑囊虫病及脑炎。脑积水可见脑室扩大及脑室周围白质异常信号，但后者为融合性斑片状，无血管周围间隙扩大。脑实质性脑囊虫病为多发小囊状病变，影像学上可见头节，血清免疫学试验可确诊。脑炎病变多累及皮质或以皮质为主，无血管周围间隙明显扩大。上述疾病均无 MPS 的骨骼改变。

（陈新静）

二、过氧化物酶体病

过氧化物酶体（peroxisome）是真核细胞的一个重要的细胞器，参与体内多种物质的代谢（如植烷酸的 α- 氧化、长链脂肪酸的 β- 氧化、DHA 的合成等）。过氧化物酶体病是一组因单个或多个过氧化物酶体功能受损而产生的遗传性疾病。目前发现至少有 17 种人类疾病可归类到过氧化物酶体病。过氧化物酶体病又可分为两大亚类：过氧化物酶体生成障碍性疾病和单一过氧化物酶体蛋白或酶的缺陷病。具体分类及疾病种类见表 9-4-1。

表 9-4-1 过氧化物酶体病分类

单一过氧化物酶体蛋白或酶的缺陷病	过氧化物酶体生成障碍性疾病
X- 连锁肾上腺脑白质营养不良（X-ALD）	Zellweger 综合征
乙酰辅酶 A 氧化酶（假性新生儿肾上腺脑白质营养不良）	新生儿肾上腺脑白质营养不良
多功能酶（双功能酶）	婴儿 Refsum 病
硫解酶（假性 Zellweger 综合征）	肢体近端型点状软骨发育不良
DHAP 酰基转移酶	
酰基 DHAP 合成酶	
成人 Refsum 病	
Ⅰ型高草酸尿症	
过氧化物酶缺乏症	

（一）X- 连锁肾上腺脑白质营养不良

见第六章第十节。

（二）Zellweger 综合征

【概述】

Zellweger 综合征谱系疾病，英文名称：Zellweger syndrome spectrum（ZSS）或 Zellwegerspectrum disorders（ZSDs 或 ZSD），根据症状的严重程度可分为：① Zellweger 综合征（Zellwegersyndrome，ZS），最严重；②新生儿肾上腺脑白质营养不良（neonatal adrenoleukodystrophy，NALD），中等；③婴儿 Refsum 病（infantile Refsum disease，IRD），轻微。

Zellweger 综合征，又称为脑肝肾综合征。于 1964 年首先由 Bowen、Lee 和 Zellweger 报道，故又称 Bowen-Lee-Zellweger 综合征。属于过氧化物酶体病的一种，呈常染色体隐性遗传。其特征为多发性畸形，主要累及神经系统、肝和肾，但无异常核型。男女均可发病。临床表现以多发性先天畸形、发育迟缓或不发育、肝肾功能异常、进行性肌张力减低为特征。该病患儿病情常较危重，通常于1岁之前死亡。Zellweger综合征谱系疾病为常染色体隐性遗传，12个*PEX*基因中的任何一个缺陷均可致病。在美国的发病率约为1/50 000，而在日本仅为1/500 000。

【临床与病理】

严重病例生后起病、较轻者6个月内起病，成人起病罕见。常见的症状和体征有严重的肌张力减低、癫痫发作、吸吮力弱，囟门增大、骨缝增宽、高前额、宽鼻梁、眼距过宽。还可以表现为肝酶升高、肝脏肿大、白内障、眼球震颤、视网膜色素变性或视神经萎缩。较严重病例存活小于3个月，较轻的存活可超过20年。

大体病理是白质脑病、生发中心溶解消退性囊肿、皮质和小脑畸形、皮质下灰质异位及小脑发育不良。光镜下显示巨脑回、多微脑回、小脑回及脑白质营养不良。

【影像检查方法】

首选影像检查方法是MRI加^{1}H-MRS序列。

【影像表现】

存在巨脑回、多个微脑回、生发中心溶解性假性囊肿。T_1WI白质信号减低，伴或不伴由高胆红素血症导致的苍白球信号增高。T_2WI白质信号增高。MRS采用短TE时可显示为，NAA峰降低，Cho峰增高，在0.9ppm和1.3ppm发现脂峰。

【诊断与鉴别诊断】

患儿的临床表现较危重，表现为特殊面容，大囟门、前额广阔、眶上脊发育不良、内眦赘皮、下颌小、颈部皮肤褶皱部平坦，智力及运动发育迟缓或不发育，进行性肌张力低下，肝功能异常及多发畸形尿道下裂、隐睾症、多囊肾、猿掌、四肢挛缩、肘外翻、马蹄足内翻、软骨异常钙化、耻骨偏斜、幽门肥大，单脐动脉，患儿多于1岁以内死亡。还可能有以下表现：青光眼、眼球震颤、年长儿会出现视网膜营养不良、感觉神经性耳聋、胎产式多为臀先露。

神经系统影像表现为多微脑回、巨脑回、生发中心溶解消退性囊肿、髓鞘形成不良，白质脑病。多微脑回在外侧裂区最严重，巨脑回常见于额顶叶，弥漫性的髓鞘形成不良，小脑及脑干可能受累，发病时间大于一年。常见中央区体积缩小，脑室周围及皮层下的灰质异位。

本病诊断除典型临床特征外，主要依靠生化检查，血浆中极长链脂肪酸水平升高是初筛中最常用也是最有提示意义的检测指标。其他常见的异常发现包括肝功能异常、胆汁酸水平异常、低凝血酶原血症、肝过氧化物酶降低、血清铁水平升高、储存铁升高、蛋白尿、哌可酸血症等。但这些检查缺乏诊断特异性，最终确诊必须依靠基因诊断，相关基因突变的检出也有助于开展遗传咨询和产前诊断。

需要鉴别的疾病包括：

1. 单一的过氧化物酶缺陷大脑的MR表现可能相似，临床生化检查存在差异。

2. 先天性CMV感染钙化及脑室周围囊肿通常不累及尾状核、丘脑。

3. 假性TORCH综合征基底节、丘脑和脑室周围钙化。

（三）Refsum病

【概述】

Refsum病，又名遗传性共济失调性多发性神经炎样病、植烷酸贮积病，1945年首先由Refsum报道，是一种罕见的常染色体隐性遗传疾病，常见父母近亲结婚者，有关其患病率文献中尚无报道。已被归为常染色体隐性遗传的运动感觉神经病Ⅳ型。临床特征为儿童后期及青少年隐袭起病，渐进性进展，出现视力减退、夜盲及视网膜色素变性、多发性运动、感觉周围神经病及小脑性共济失调等表现。此病极其少见。

【临床与病理】

婴儿出生时一般正常。起病隐袭，最初的症状不稳定且不易发现。症状于童年后期或青春期开始出现，30%发生在10岁以内，50%在10~30岁发病，也有50岁才发病者。通常是渐进性进展，有缓解期，快速的体重下降、发热；怀孕时可表现为急性或亚急性发病。临床表现包括：①非典型视网膜色素变性：夜盲、视野逐步环形受限、瞳孔对光反射异常；②多发性运动、感觉周围神经病：肢体对称性无力、肌萎缩，呈“手套－袜子型”感觉减退，深腱反射减弱或消失；③小脑性共济失调：步态不稳、意向性震颤、眼球震颤、位置感丧失；④心肌病和心电传导异常；⑤鱼鳞病：掌跖过度角化；⑥骨骺发育不良：导致掌骨和第四跖骨趾缩短，锤状趾、弓形足、脊柱侧弯和骨软骨炎；⑦进展性神经性耳聋，嗅觉丧失和膀胱问题；⑧并发症：心脏受累与过早死亡相关。

一些学者将其分为急性和慢性 Refsum 病。急性 Refsum 病患者会出现多发性神经病、虚弱、共济失调、视力突然恶化、听觉恶化伴鱼鳞病，可出现心律失常以及肝转氨酶和胆红素升高。其诱因包括突然的体重下降、压力、创伤和感染。而慢性 Refsum 病，除视网膜色素变性外，其他症状较急性 Refsum 病轻微。

血清中植烷酸含量明显增高（正常为植烷酸 <0.3mg/dl）。脑脊液检查：细胞数、氯化物及葡萄糖均正常，脑脊液中蛋白含量常明显增高，呈现蛋白 - 细胞分离现象。血清、红细胞、肝、心、肾和横纹肌中植烷酸含量增高为该病特异性改变。血清脂肪酸可升高 10%~20%。肌电图呈神经源性损害，可有正锐波、纤颤波、动作电位数量减少、周围神经传导速度减慢。腓神经活检示肥厚性间质性神经损害，施万细胞和胶原纤维增生，可表现为“洋葱头”样改变。

实验室检查发现血液中植烷酸含量增高，脑脊液蛋白升高。约 60% 心电图异常（Q-T 延长、ST 段压低、T 波改变）。电生理检查见神经传导速度明显减低。神经活检可见在施万细胞的线粒体内可能有类似晶状体形成和嗜锇包涵体。

病理检查最显著的变化为周围神经自脊神经节直至远端小分支的普遍增粗。镜下可见神经轴突减少，髓鞘变得极薄，甚至完全消失，施万细胞和纵行的胶原纤维象“洋葱皮”般地包绕在神经轴突的周围。薄束、内侧丘系和橄榄小脑束发生变性。在神经组织内散在堆积着嗜苏丹性脂肪颗粒。视网膜神经节细胞也有变性和坏死。心肌可有广泛的纤维变性。

发病机制：在 Refsum 病中两个基因突变已确定：*PHYH* 和 *PEX7*，*PHYH* 定位在染色体 10pter-p11.2，编码植烷酰 -CoA 羟化酶，90% 以上的患者 PHYH 基因发生变异。*PEX7* 定位在染色体 6q22-q24，编码 PTS2 受体，近 10% 的患者 *PEX7* 发生变异。初步数据显示，由 *PEX7* 突变所致的 Refsum 病较 *PHYH* 突变所致的 Refsum 病在临床表现上可能较为轻微。

【影像检查方法】

普通 X 线检查可观察到骨的变化。MRI 检查可显示脑内白质信号的变化。

【影像表现】

普通 X 线检查可观察到骨的变化。如骨骺发育不良导致掌骨和第四跖骨趾缩短、锤状趾、弓形足、脊柱侧弯和骨软骨炎等；MRI 检查可显示皮质脊髓束、小脑齿状核和胼胝体的对称性改变，也可以出现对称性大片脑白质异常信号，呈长 T_1、长 T_2 信号，T_2-FLAIR 为高信号。年龄较大的患者只有中等程度的脑萎缩，而没有脑白质的异常改变。

【诊断与鉴别诊断】

本病的诊断标准为：①缓慢进行性病程，亦可呈急性加剧和缓解交替出现；②临床三联征“夜盲及视网膜色素变性、多发性周围神经损害、小脑性共济失调”；③血液中植烷酸增高，植烷酸 -α- 羟化酶活性非常低（为正常的 1% ~2% ）。

童年晚期发现视网膜色素变性的个体应怀疑本病，其他症状与其可变组合。应指出的是：所有的症状和体征均存在的患者很罕见；大多症状随着年龄的增加而发展。

临床上需要与 α- 甲基酰基辅酶 A 消旋酶（AMACR）缺乏症、婴儿 Refsum 病、慢性炎性脱髓鞘性多发性神经根神经病等进行诊断。

（陈新静）

三、线粒体脑病

【概述】

线粒体病是一组线粒体结构和功能障碍、ATP 合成不足所致的多系统疾病，一般由线粒体 DNA（mitochondrial DNA，mtDNA）或者核 DNA（nuclear DNA，nDNA）基因突变引起。由于线粒体是除红细胞以外所有组织细胞的主要能量产生来源，临床表现为以骨骼肌、脑、心肌及内分泌系统等能量需求大的组织缺氧症状最为明显。线粒体病包括先天遗传性和后天获得性（如感染、中毒、老龄化等）两大类。线粒体是脂肪、氨基酸以及糖类氧化脱羧的共同通路，线粒体功能障碍可损害细胞能量代谢，特别是在叠加代谢应激的时候（如运动、感染或长时间禁食等）。不同酶体系损害程度不同使临床表现各有侧重，线粒体病的肌肉损害主要表现为骨骼肌极度不能耐受疲劳，神经系统主要表现有眼外肌麻痹、卒中、癫痫反复发作，以及肌阵挛、偏头痛、共济失调、智能障碍以及视神经损害等，其他系统表现可有心脏传导阻滞、心肌病、糖尿病、肾功能不全、假性肠梗阻和身材矮小等。

肌肉和脑组织的能量较高，是线粒体病的

好发部位，其他器官和系统也可受其影响。以侵犯骨骼肌为主的称为线粒体肌病（mitochondrial myopathy，MM），同时侵犯中枢神经系统的称为线粒体脑肌病（mitochondrial encephalopathy，ME）。美国的流行病学数据显示每年有1/4 000的儿童在10岁以前发生线粒体疾病，1988年第一次发现致病突变，至今大约发现200余种致病突变。疾病发病、症状、体征、严重性以及预后具有较大差异性。线粒体疾病往往表现为一系列症状，可将这些疾病归类为某种综合征。如Kearns-Sayre综合征、MERRF（癫痫性肌阵挛伴参差不齐的红纤维）和MELAS（线粒体肌病、脑病、乳酸中毒和卒中样发作）均为线粒体脑肌病，临床表现以肌肉和脑功能障碍为主。尽管这三种线粒体疾病各有特点，但他们的临床体征和实验室检查结果基本相同，且多发生于儿童和青年人。线粒体病可由mtDNA突变引起（散发或者母系遗传），也可由nDNA突变引起。mtDNA是独立于细胞核染色体之外的又一个基因组，拥有相对独立的DNA复制、转录和翻译系统。人类的mtDNA是一个16.6kb的环形双链分子，包括37个基因：2个rRNA基因，22个tRNA基因以及13个编码线粒体呼吸链亚单位的结构基因。mtDNA缺少内含子而且只有一个启动子区域，缺少错误校验能力，所以mtDNA发生突变的频率较nDNA更高。这意味着mtDNA疾病可以自己发生，而且相对常见。当一个细胞或组织内突变mtDNA积累达到一定阈值后，就会引起一种疾病表现型。线粒体tRNA的基因（*MT-TL1*）是病理性mtDNA突变的热点区域，位于m.3229-3303碱基对。

由mtDNA突变导致的线粒体病，其发病与遗传一般有以下特点：①同质性与阈值效应：每一个细胞包含成百上千个mtDNA拷贝，在细胞分裂时，随机分布到子细胞内。在正常组织，所有mtDNA是同质的。mtDNA的致病突变通常只影响部分mtDNA，而不是全部。致病mtDNA突变的临床表现主要取决于不同组织内正常和突变基因组的相对百分比。在个体水平引起一个特定器官或组织发生线粒体功能障碍或者线粒体疾病的最小临界突变负荷一般为80%~90%以上，这就是阈值效应；②有丝分裂分离：子细胞内突变mtDNA的比例可能会在细胞分裂时偏移，而且表现型也可能随之改变。这个现象称之为有丝分裂分离，可以解释mtDNA相关疾病的患者临床症状可能会随着年龄变老而改变；③母系遗传：受精时，所有的mtDNA来自卵细胞。因此，mtDNA和mtDNA点突变（单个mtDNA的缺失一般是散发的）的传播方式不同于孟德尔遗传。携带mtDNA点突变的母亲将会把这些突变传给她所有的孩子，但是只有女儿会继续传播至下一代。因此，疾病表现为男性和女性均有表达但是没有父系遗传的证据时，强烈提示mtDNA点突变。

由于线粒体疾病是由线粒体结构紊乱、生物化学失调或者基因缺失引起的复杂疾病群，而且许多病变基因缺失的原因具有多样性或者原因不明，所以一般根据常见临床症状、基因突变的比例及位置的不同可分为以下几类：

1. 线粒体脑肌病伴高乳酸血症和卒中样发作综合征（mitochondrial myopathy，encephalopathy，lactic acidosis and stroke-like episodes，MELAS） 1984年Pavlakis首先报道，致病基因具有明显异质性，目前已发现数十种基因突变，主要包括A3243G（线粒体编码亮氨酸tRNA）突变（约占80%）、T3271C和A3252G突变（约占15%）。

2. 肌阵挛性癫痫伴破碎红纤维（myoclonic epilepsy and ragged-red fiber disease，MERRF） 1980年Fukuhara首先报道，以进行性肌阵挛伴癫痫、共济失调、肌病、耳聋和轻度痴呆为特征。80%~90%是赖氨酸tRNAA8344G突变，少数与T8356C突变相关。

3. Kearns-Sayre综合征（KSS） 1958年Kearne-Sayre首先报道，表现为慢性进行性眼外肌麻痹（上睑下垂、眼球活动受限）、视网膜色素变性和心脏传导阻滞三联征。最常见的原因是mtDNA 8468和13446位之间的4977bp的缺失。

4. 慢性进行性眼外肌麻痹（chronic progressive external ophthalmoplegia，CPEO） 1983年Johnson首先提出，以眼睑下垂、眼外肌瘫痪、视网膜炎、肢体疾病为主要表现。基因检测变异性大，已知多种mtRNA片段的缺失、重排与其发病相关，常见基因位点与KSS类似。

5. 线粒体肌病 与mtDNA点突变及缺失重排均有关。

6. Leigh综合征 主要为复合体Ⅳ细胞色素氧化酶缺乏所致的亚急性坏死性脑脊髓病，最常见的为ATP酶的亚单位Ⅵ的编码基因T8993G、T8993C和T9176C 3个位点的突变，导致细胞色素

C 氧化酶缺乏致病。

7. 线粒体神经胃肠脑肌病（MNGIE） 由 22q13 突变引起，该病属于 mtDNA 耗竭所致，主要临床表现为胃肠道假梗阻与神经病变。发病时会出现反复发生异常疼痛、呕吐、腹泻，并伴有进行性展神经麻痹、痴呆伴脑白质营养不良、感觉丧失及肌肉无力等神经症状。

8. 其他线粒体病还包括 ① Pearson 综合征；② Alpers 病（家族性原发性进行性大脑灰质萎缩症）；③ Menke 病（卷毛型灰质营养不良）；④ Leber's 遗传性视神经病（LHON）；⑤视网膜色素变性共济失调性周围神经病（NARP）；⑥糖尿病和耳聋（diabetes mellitus and deafness，DAD）。

线粒体疾病的诊断需要肌肉活检与基因分析，神经影像作为辅助手段。不同类型线粒体病的临床和影像表现错综复杂，缺乏特异性且可以彼此交错和转型，本节重点介绍 MELAS 与 Leigh 综合征的临床、病理及影像表现。

【临床与病理】

1. MELAS 的临床与病理 MELAS 是指包括线粒体疾病、脑病、乳酸中毒和卒中样发作的一组疾病，通常患病后第一年表现正常，以后可出现生长发育障碍、阵发性呕吐、癫痫和反复卒中样发作（轻偏瘫、偏盲或皮质失明）。MELAS 与 MERRF 病和 Kearns-Sayre 综合征的区别是有卒中样发作和阵发性呕吐。MERRF 病表现有肌痉挛、共济失调、肌力弱和癫痫。大多数病例 20 岁以前出现症状，表现相似。典型 KSS 患者 15 岁前发病，表现为进行性眼外肌麻痹、视网膜色素变性及下属表现之一：心脏传导阻滞、小脑综合征或脑脊液高蛋白（>100mg/dl）。

MELAS 于 1984 年由 Pavlakis 首次报道，确切发病率尚不清楚。常见的主要累及中枢神经系统的 MELAS 的突变位点一般位于 3243A>G，3271T>C，3252T>C。大约 80% 的病例由线粒体 tRNA 基因 m.3243A>G 突变引起，人群中该突变的频率约为 1/15 000。7%~15% 由 3271T>C 引起。文献报道也发现其他位置如 m.4322G>A、3251A>G、3252T>C、3256C>T、3302A>G、3697G>A、3946G>A、3949T>C、3959G>A、3995A>G、12300G>A 以及 13513G>A 的突变也可引起 MELAS。未来可能还会发现更多的可引起 MELAS 的基因突变位点。

MELAS 的发病机制尚无定论，目前主要有以下假说：①血管病学说：指异常线粒体沉积于软脑膜和脑内小动脉的平滑肌细胞及内皮细胞，导致脑组织缺血而致病；②细胞病学说：由于线粒体功能障碍导致脑神经细胞能量供应不足，无氧代谢增加，乳酸酸中毒，当能量需求增高时，即诱发卒中样发作，而线粒体的氧化磷酸化异常最容易损伤枕叶；③非缺血性神经血管细胞学说：神经元过度兴奋、神经元脆弱、毛细血管通透性增加和充血。

MELAS 的临床表现多样。可发病于任何年龄，典型表现为发病年龄越早，临床表现越重。例如 m.3243A>G 基因突变的 MELAS 发生在成人可导致耳聋与糖尿病，而发生于婴幼儿则可导致伴有癫痫和卒中样发作的致命的脑病。该病在 2~10 岁儿童中多发，10% 以下基因确诊的 MELAS 在 1 岁前发病，60%~80% 在 15 岁前诊断。MELAS 的平均死亡年龄为 19~34.5 岁（10.2~81.8 岁），20% 左右死于 18 岁以前，罕见病例报道有 80 岁以上发病并诊断。

MELAS 的主要临床特征包括癫痫与卒中样发作，表现为急性皮质性盲、精神障碍、痴呆以及麻痹。另外常可表现为听力下降、肌肉病变、神经病变、偏头痛、癫痫、共济失调、身材矮小、糖尿病、胃肠道疾病以及心肌病变。有文献报道由于累及心肌导致死亡的 MELAS 患者占很大比例。单纯的线粒体肌病严重累及呼吸肌在 m.3243A>G 线粒体病的临床表现中不常见。有研究报道了一组 35 个 m.3243A>G 突变家族中 85 例 MELAS 的前瞻性研究，随访观察 10.6 年，该研究发现 MELAS 患者表现出系统性症状包括：运动不耐受（93%）、胃肠道紊乱（90%）、听力下降（70%）、生长障碍（40%，发育迟延和生长障碍与早发 MELAS 相关）、糖尿病（39%）、围产期困难（34%）、特殊教育（34%）、儿童运动发育迟缓（39%）。另外，也有研究报道包括肾病综合征与精神状态改变的临床表现。2013 年，一项中国的病例对照研究发现糖尿病患者中，1.69% 的个体携带 m.3243A>G 基因突变，而健康对照组没有发现 m.3243A>G 突变，提示 m.3243A>G 突变可能是糖尿病的一个风险因素，特别是在中国汉族人口中的重症患者。作为肌肉损伤常用的生物学标志，MELAS 患者血浆肌酸激酶水平可正常或者轻度升高，但一般不超过正常上限的 5 倍。乳酸血症是 MELAS 综合征的核心症状之一，最具有特异性的实验室数据是血浆与脑脊液的乳酸与丙酮酸水平均特别高，而且高乳酸水平与高死亡率之间可能存在相关性。

MELAS 肌肉活检显示破碎红纤维，肌电图亦可见到神经源性或肌源性改变，脑电图具有全脑弥散性脑电失律，亦可有局灶性改变，特别可见癫痫脑电图特有的棘慢波、尖波慢波等。脑部病理改变以多灶性皮层损害为主，可见神经细胞变性或减少，星形细胞增生和微小血管增多。同时累及皮层下白质可见神经纤维稀疏、轴突和髓鞘坏死及继发性脱髓鞘改变。大脑皮层病灶以Ⅲ、Ⅳ、Ⅴ层为重，呈层状坏死。肌肉镜检可见卷曲红纤维，细胞色素氧化酶染色异常，线粒体异常聚集，琥珀酸脱氢酶染色可发现血管的卷曲蓝纤维，电镜检查可见线粒体异常聚集，内可见类结晶包涵体、嗜锇包涵体以及空泡。肌肉活检对于确定 MELAS 诊断很有帮助，一般取四肢骨骼肌，可能会发现 COX 阴性纤维与 RRF。在 50 岁以下患者发现 COX 缺陷或者在任何年龄发现较高比例（>5%）的 COX 缺陷纤维即可强烈提示线粒体疾病。其他疾病也可有类似于 MELAS 的肌肉活检表现。有学者提出血乳酸高于 3mmol/L 或者脑脊液乳酸水平高于 1.5mmol/L 可支持线粒体疾病的诊断，不过，血浆或脑脊液乳酸浓度正常不能排除线粒体疾病。

2. Leigh 综合征的临床与病理 Leigh 综合征又称 Leigh's 病或亚急性坏死性脑脊髓病，是一种罕见的病因不明的遗传性神经代谢障碍疾病，常可同时累及脑和脊髓。1951 年 Leigh 首先描述该病，发病率约为 1/40 000。Leigh 综合征可由线粒体 DNA 突变导致，也可由缺乏丙酮酸脱氢酶导致。此外，位于 X 染色体的基因位点突变也可导致 X 连锁 Leigh 综合征。mtDNA 和超过 30 种核基因突变与 Leigh's 病有关，nDNA 变异引起的 Leigh's 病占 75%~80%，突变可位于 2、5、9、10、11、12、19 等染色体，线粒体基因突变导致的 Leigh's 病占 20%~25%，其中最常见的突变是 *MT-ATP6* 基因，其编码 ATP 合成酶，导致 ATP 合成酶缺失。其他的线粒体基因变异累及氧化磷酸化链第 1 个复合体，包括 *MTND2*、*MTND3*、*MTND5* 和 *MTND6* 基因，由乳酸脱氢酶复合体缺乏导致病变者基因突变位于 X 染色体。该病通常在 3 个月 ~2 岁内起病，几年内死亡，有的可在胎儿期出现，青少年及成人罕见，无性别及种族倾向。依发病年龄可分为新生儿型、经典婴儿型及少年型。首发症状常在身体存在能量消耗较大的疾病时出现，如感染和手术。最早的表现为吮吸无力，可伴发食欲减退、呕吐、情绪不稳定、持续哭闹以及癫痫，中度腱反射迟钝，症状进行性加重，最终发展成木僵、嗜睡、肌阵挛性痉挛或严重的肌张力降低，反射消失，呼吸困难，不能吞咽，全身无力、衰竭，上睑下垂，眼肌麻痹，视力减退或消失，视野有中心暗点，瞳孔散大或缩小，血乳酸和丙酮升高，脑脊液蛋白增高，脑电图见弥漫性慢波和发作性波。在发病早期很难发现视力丧失，运动功能进行性减退，随着疾病进展可出现虚弱、肌张力减低、乳酸中毒并且可影响到呼吸功能和肾功能，进展快，预后差。线粒体复合物Ⅳ缺乏和丙酮酸脱氢酶缺乏的病例预后最差，在几年内死亡，部分缺乏者预后略好，可存活至 6~7 岁，部分可存活至十几岁。

Leigh 综合征病理改变为位于丘脑、脑桥（被盖）、下橄榄核和脊髓背侧呈局灶性、双侧对称性的海绵状病变，典型表现是病变位于脑干，很少位于白质和皮质。主要导致深部灰质核团与脑干，呈对称性坏死性病灶，除经典的胶质增生和坏死病灶外，小血管增生也是组织学特征之一。大体解剖可见双侧苍白球、中脑及脑桥被盖界线清楚的坏死灶。组织学可见双侧基底节区、中脑导水管周围和脑桥被盖部局部神经组织坏死、小血管增生、血管壁增厚伴玻璃样变性、星形细胞增生，伴大量格子细胞浸润。显微镜检可见脱髓鞘、血管增生和星形细胞增生。Leigh 综合征病累及视觉通路可有视神经萎缩，组织病理学为视网膜节细胞丢失、乳头黄斑束神经纤维板层脱落，视神经髓鞘和轴突丢失，选择性的视网膜节细胞丢失及相应的视神经颞侧萎缩。

3. 其他线粒体疾病的临床与病理 Leber's 遗传性视神经病变（Leber's hereditary optic neuropathy，LHON）或者称之为 Leber 视神经萎缩是一种视网膜神经节细胞的线粒体遗传变性。*MT-ND4L* 以及 *MT-ND6* 基因突变可导致 LHON，常见的基因突变位点是 mtDNA 的 11778、3460 和 14484，1988 年 Wallace 第一次发现突变位点 11778。其他两个突变点分别于 1991 年（3460）、1992 年（14484）发现。男性与女性在各基因位点发生突变的比例分别是 3460G>A 为 3∶1，11 778 G>A 为 6∶1，14484 T>C 为 8∶1。在北欧人群中，大约 1/9 000 人携带一种以上突变。在欧洲的流行率大概为1/30 000到1/50 000之间。*LHON ND4*基因G11778A突变是导致绝大部分北欧与亚洲人LHON的原因。而加拿大则主要是ND6 $T_1$4484C突变。目前还不清楚这些基因突变是如何导致视神经细胞死亡进而导致LHON特征性改变的，携带者中大约有一半的男性与8成的女性虽然携带了基因突变但是没有视力丧失或相关的医学问题，一些环境因素包括吸烟与饮酒可能影响携带者出现症状与体征。发病时多为青年成人，文献报道的发病年龄范围7~75岁，女性发病年龄较男性稍大。临床表现为急性发作的视力降低，首先发生于一侧眼睛，数周或数月内另一侧眼睛也受累，双眼同时受累或者先后受累，单眼受累者罕见。其典型表现为非常严重的视神经萎缩与不可逆的视敏度降低。急性期持续数周，病眼表现为神经纤维层水肿，特别是弓形束，以及乳头周围血管扩张或扭曲。视野检查可发现视敏度降低、色觉减退、哑铃型暗斑。LHON叠加综合征（LHON-PLUS）指的是LHON的一种罕见的变种，眼病并发其他情况。症状表现包括脑控制肌肉运动能力的减低、震颤以及心律不齐，许多LHON-PLUS与多发性硬化相似。没有LHON家族史的患者，检测血液与线粒体DNA方可诊断。

Alpers综合征是由Alpers在1931年首先报道，Hut-tenlocher等首次将肝脏病变与本病联系起来，故本病又称之为Alpers-Huttenlocher综合征。Naviaux等在1999年首次报道了Alpers综合征患者线粒体DNA多聚酶γ活性降低和线粒体DNA减少。近期发现DNA多聚酶γ1（POLG1）基因突变与Alpers综合征有关。北京大学包新华教授于2008年报道我国首例确诊的Alpers综合征。本病以婴幼儿好发，也可晚至青少年发病，也有报道年轻成人发病。临床表现为难治性癫痫、进行性肝衰竭或应用丙戊酸后发生急性肝衰竭、皮质盲、精神运动倒退四联症。本病以灰质受累为主，也可累及白质。常有枕叶病变，故患儿有皮质盲，脑电图有枕部放电，病程后期脑萎缩明显；外周感觉神经可有轴突变性。脑与肝脏病理检查对诊断帮助很大，脑部病理显示皮层受累为主，尤其是枕叶皮层，病变包括神经元丢失、海绵样变性、胶质细胞增生，白质可有脱髓鞘改变。肝组织病理检查可有结节增生、肝细胞丢失、胆管增殖、脂肪变、胆汁淤积。肌肉活检可正常，也可有破碎样红纤维和细胞色素C氧化酶缺乏。Alpers综合征与*POLG1*基因突变有关。*POLG1*位于15q25，编码线粒体DNA多聚酶γ，该蛋白在线粒体DNA复制与修复中起重要作用。突变可以是纯合子，但更多的是复合杂合子，即2个突变发生在POLG的一对等位基因的不同位点。该基因的突变影响了线粒体DNA的复制与修复，导致线粒体DNA的减少与多发突变，因此，*POLG*基因突变不仅可以引起Alpers综合征，还可导致其他多种线粒体病，如进行性眼外肌麻痹，少年型脊髓小脑共济失调-癫痫综合征，感觉性共济失调-神经病-构音障碍-眼外肌麻痹，帕金森病和男性不育症。Alpers综合征常见的*POLG1*基因突变为A467T，占突变等位基因的40%，其次为W748S、G848S和T914P，其余突变检出率低。本病尚无有效的治疗手段，惊厥难以控制，肝功能进行性恶化。发病3个月~12年死亡，死亡的主要原因为癫痫持续状态和肝衰竭，尤其是应用丙戊酸钠后诱发的急性肝衰竭。发病年龄为1个月~25岁，以婴幼儿常见，多在3岁内死亡。

MERRF（myoclonus epilepsy with ragged-red fibers，MERRF）以小脑共济失调与肌阵挛性癫痫为特征，大约80%的MERRF由tRNA赖氨酸基因的A8344G突变引起，也可与MELAS叠加发病，与m.3291T>C、8356T>C、3243A>G、13042G>A以及7512T>C位点基因突变有关。临床可表现为认知障碍，CT可见基底节区钙化，MRI可见脑萎缩以及卒中样病变。MERRF的特征性临床表现是进行性小脑共济失调和频繁的肌阵挛癫痫发作。而MELAS表现为反复卒中样发作，偏头痛伴随恶心呕吐，同侧偏盲、偏瘫、偏感觉障碍。

【影像检查方法】

CT在线粒体疾病的显示方面价值有限。MRI为首选的影像学检查方法。MRI结构成像可显示病变区的异常信号与体积改变，而功能成像可用于显示病变区域血流灌注、弥散与代谢改变情况。MRS对于MELAS的诊断具有重要意义，MRS可以检测到升高的乳酸峰，同时NAA降低，因此可确定一定程度的代谢障碍，且其检查出的代谢水平异常通常早于形态学改变。DTI可检测患者白质完整性，进而反映神经元损伤和白质脱髓鞘改变。SWI可用于检测病灶的铁、钙沉积。PWI可显示病灶区脑血流灌注的动态改变，有助于与脑梗死、脑炎、肿瘤等鉴别。ASL可无创伤监测脑血管血流动力学变化，可测量动脉脑血管反应性。MRA可用于显示动脉的节段性狭窄，用于鉴别诊断。氧摄取分数（oxygen extraction fraction，OEF）在卒中样发作的不同时期可显示定量改变。另外，PET可评估局部脑血流量以及葡萄糖代谢水平。

【影像表现】

1. Leigh综合征影像　表现发生在基底节区的常见部位为纹状体（壳核后部及尾状核头常见）及苍白球，发生在脑干的常见部位为中脑导水管周围灰质、脑桥及延髓。病变也可见于丘脑和小脑齿状核，但乳头体通常不受累。大脑及小脑白质不常受累。

MRI主要表现为各区域双侧对称性的长T_1、长T_2信号（图9-4-1），T_2-FLAIR为高信号，增强扫描通常不强化。出血或髓鞘裂解产物也可表现为短T_1信号。脑干病变主要位于导水管周围灰质，呈长T_1、长T_2信号，T_2-FLAIR为高信号，急性期DWI通常为高信号，提示水分子弥散受限，细胞毒性水肿。也有文献报道病变在发病后13个月和2年后DWI仍表现为高信号，但部分病变呈等信号，信号的不一致性与病变时间分布的多样性有关。累及视觉通路可见视神经萎缩。

MRS对于Leigh综合征的诊断具有较高的价值，可见Cho峰升高，NAA峰减低，在病变、脑脊液或看似正常的脑实质内可见乳酸双峰，延髓病变MRS可见高大Lip峰，提示病变内发生坏死而未发生无氧酵解。

Leigh综合征儿童脑部病灶灌注可异常。活动性病灶可表现为高灌注，可能与病变特征性的

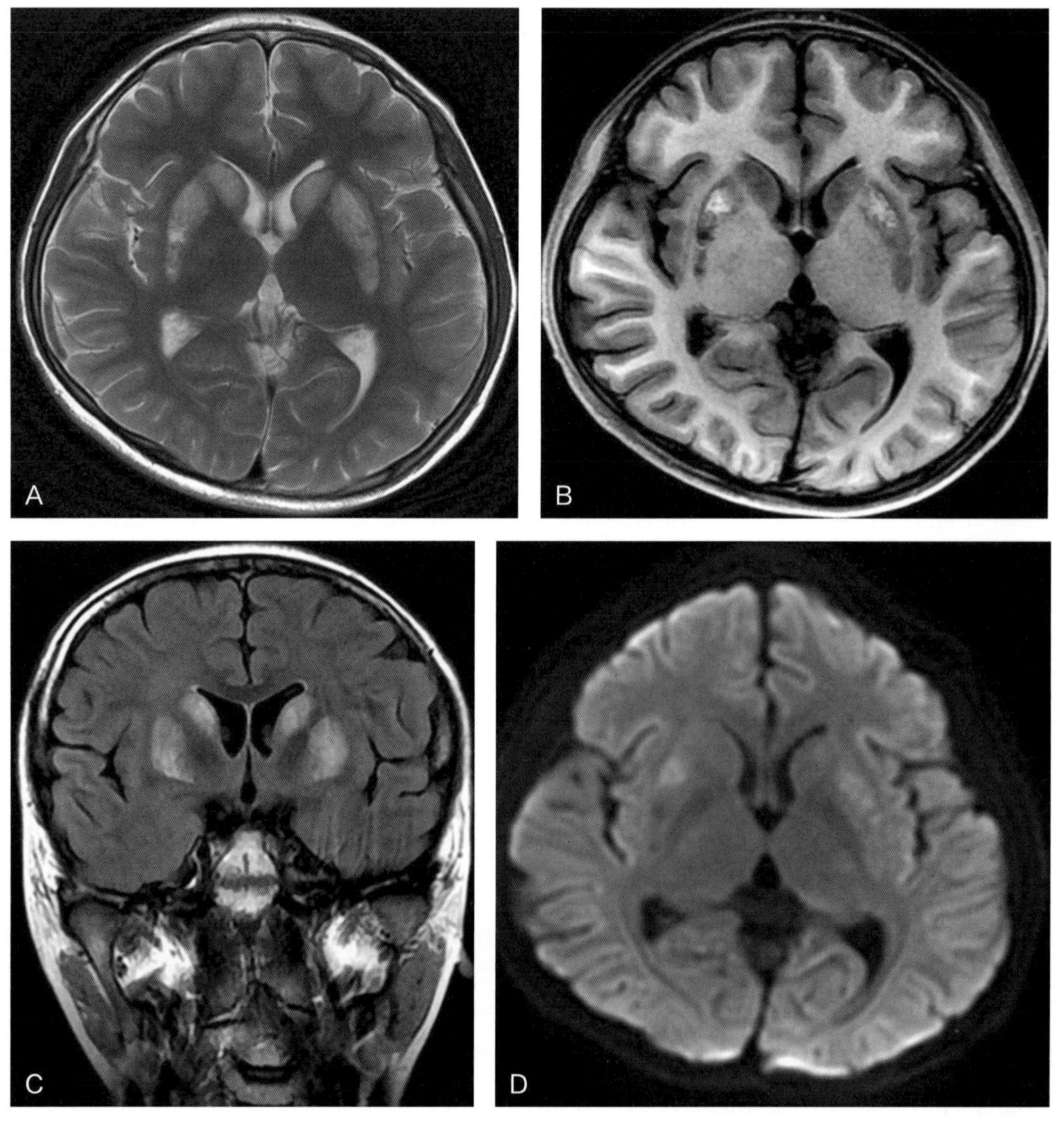

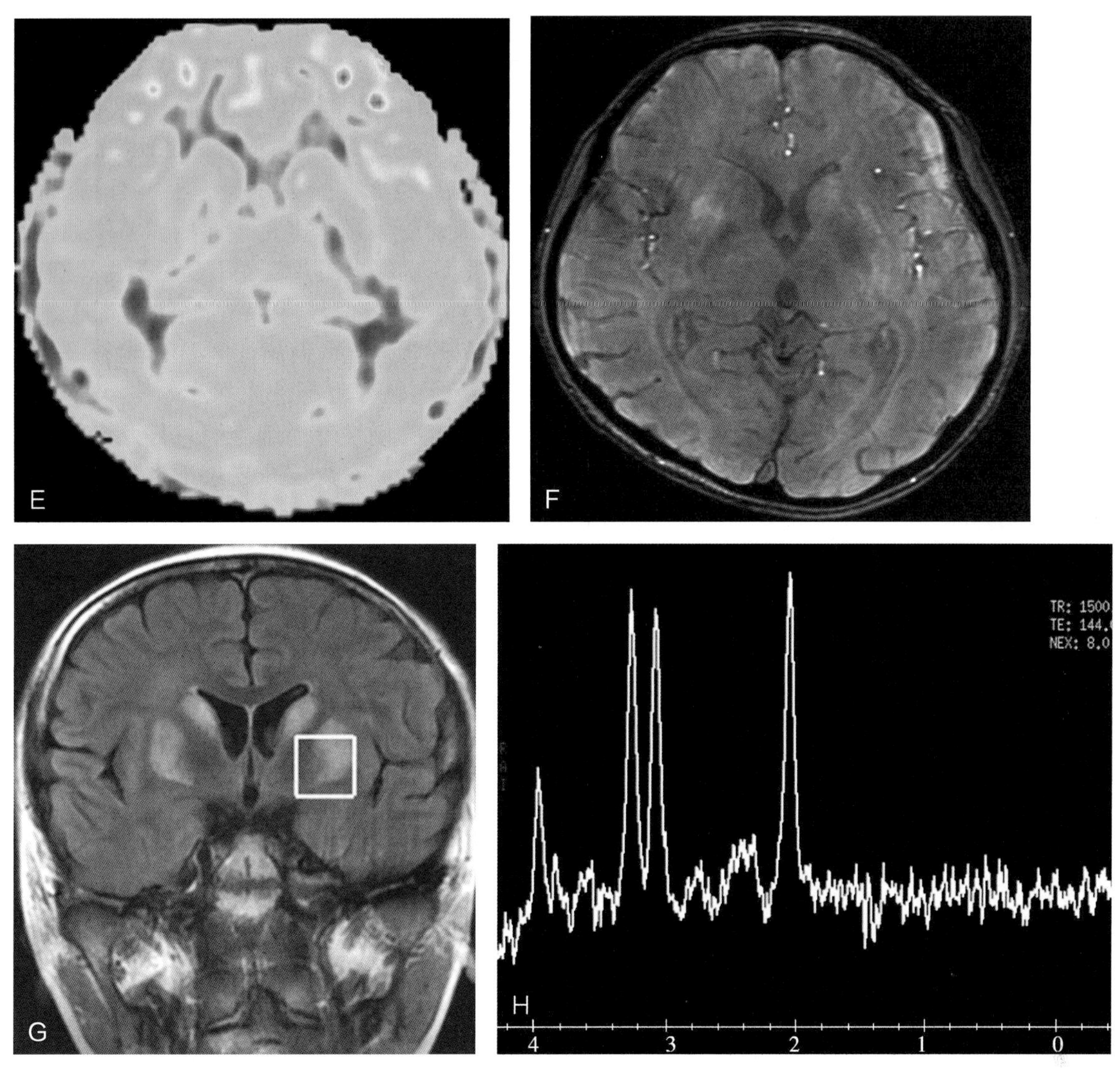

图 9-4-1　Leigh 综合征 MRI 表现

A. T_2WI 显示双侧尾状核、壳核对称性分布的高信号；B. T_1WI 以低信号为主，局部可见高信号；C. 冠状位 T_2-FLAIR 显示尾状核与壳核的高信号；D. DWI 呈稍高信号；E. ASL 灌注成像 CBF 基本正常；F. SWI 未见异常信号；G. 冠状位 T_2-FLAIR 显示 ^{1}H-MRS 定位；H. ^{1}H-MRS 显示 NAA 峰降低

小血管增生有关。脑血流量（cerebral blood flow，CBF）图通常可发现双侧壳核及尾状核病变高灌注。

采用 ^{18}FDG-PET 扫描发现双侧小脑葡萄糖摄取减低，可以解释共济失调与肌张力减低。也可见进行性弥漫性脑萎缩，少数文献报道仅累及脑白质，而基底节区不受累，可能与该病的异质性有关。也有研究发现 leigh 综合征累及呼吸调节功能者病变位于脑干，出现呼吸衰竭的患者病变多位于下部脑干（特别是中脑导水管周围灰质和延髓网状结构），而上部脑干的异常信号者症状大多短暂，引起的呼吸困难可以缓解。与这些临床表现对应的解剖部位可见 T_2WI/T_2-FLAIR 异常高信号。

2. MELAS 的影像表现　CT 可见急性卒中发作表现为顶枕叶低密度，脑回肿胀，但病灶不符合血管供血区分布，增强扫描可见脑回状强化，晚期可出现苍白球对称性钙化，也可见于丘脑、小脑齿状核等。

MRI 可见急性期病灶多位于顶枕叶皮层和皮层下区，而深部白质相对正常，呈多发性、游走性，双侧病灶可对称或不对称，不按脑血管供血区分布，表现为 T_1WI 低信号、T_2WI 高信号。FLAIR 及 DWI 更为敏感，为高信号，受累脑回肿胀，呈“明亮的皮质增厚征”，DWI 显示细胞毒性水肿为明显高信号，ADC 值减低，血管源性水肿表现为 DWI 相对稍高信号（由于 T_2 透过效应），ADC 值增高，这两种水肿在 MELAS 急性期可同时存在。增强扫描可无强化，或见轻度脑回状或线样强化，这些改变可能与血管壁受损、血管通透性增高、血脑屏障破坏有关。MRA 示大脑大动脉主干正常，病灶区末梢血管增多。慢性期局部脑萎缩改变、软化灶形成，部分患者在 T_1WI 可见脑回样高信号影，可能与皮层板层状坏死有关。本病于 MRS 可见较具特征性表现，可见 Lac 峰，呈双峰或倒置，NAA 峰减低。（图 9-4-2~ 图 9-4-4）

3. 其他线粒体病的影像表现 MERRF 综合征可见脑白质和深部灰质异常高信号，CT 显示齿状核和苍白球钙化。KSS MRI 可反映脑白质海绵状变性的病理改变，T_2WI 脑白质呈高信号，易累及周围的 U 形纤维，侧脑室周围脑白质不受累，T_2WI 显示内侧丘脑和脑干背侧对称性高信号。CT 显示基底节和丘脑钙化，与 T_1WI 和 T_2WI 高信号一致。小脑白质也可见异常 T_2WI 高信号，或表现为弥漫性脑萎缩。Alper 病早期，可见双侧枕叶皮层 T_2WI、T_2-FLAIR 以及 DWI 高信号，也可见双侧半卵圆中心白质、双侧脑室旁白质高信号，双侧小脑白质可见线样高信号。发病后期可见白质病变范围扩大，晚期可见脑萎缩。

【诊断与鉴别诊断】

1. MELAS 诊断与鉴别诊断 由于 MELAS 是一组少见病，而且其临床表现差异较大，所以很容易误诊。临床上常误诊的疾病可能有重症肌无力、癫痫、脑梗死、脑炎、胃肠道疾病、心脏疾病。患者比较年轻、血浆乳酸升高，MRI 上病灶主要累及皮层而深部白质较少受累，可提示 MELAS 可能。MELAS 的诊断需要综合血液生化、影像以及肌肉活检，确诊需要基因测试。典型的临床表现（反复发作的肌无力、头痛、卒中样症状）、血清或 CSF 乳酸含量增高，MRI 显示颞顶枕叶缺血或梗死，MRS 可见 Lac 峰，结合肌肉活检、脑电图及肌电图结果可考虑 MELAS 可能。需要与以下疾病进行鉴别：

（1）缺血性脑梗死影像表现与 MELAS 类似，但病灶分布与大血管供血区一致，MRA 可见供血动脉狭窄、闭塞，远端分支减少，且多见于中老年患者，二者最大的差别在于 MELAS 患者多年轻且反复发作，病变呈游走性。

（2）烟雾病是由于脑底动脉进行性狭窄、闭塞，从而导致脑底出现异常血管网为特点的脑血管疾病，好发于儿童和青少年，也可以反复出现脑缺血发作，但也可继发出血，脑底池及基底节 – 丘脑区异常增多的流空血管影是其特征性表现。

（3）病毒性脑炎在临床上可有高热、头痛、意识障碍等表现，多见于双侧或单侧颞叶，海马常受累，也以皮层及皮层下受累为主，脑回肿胀，呈长 T_1、长 T_2 信号，DWI 常呈稍高信号，增强扫描呈斑片状强化，但病灶区 MRS 检查一般不出现 Lac 峰，可以有助于鉴别。

（4）弥漫性星形细胞瘤可累及多个脑叶，表现为脑回肿胀，皮层及皮层下受累，增强扫描无强化或明显斑片状强化，MRS 具鉴别诊断意义，可见 Cho 峰增高，无 Lac 峰。

2. Leigh 综合征的诊断与鉴别诊断 Leigh 综合征 MRI 表现为以壳核为著的双侧基底节区和（或）脑干对称性长 T_1、长 T_2 信号，随访可见脑干和基底节区病灶变化趋势有一定规律。脑干的病变有逐渐向上发展的趋势，随着病情反复进展，原来位置较低的病灶在 DWI 上逐渐变为等信号或低信号，而新发的、位置偏上的病灶则出现高信号。基底节区的病变特别是壳核的病变则呈现由背侧向腹侧发展的趋势，MRS 在病变、脑脊液或看似正常的脑实质内均可见乳酸双峰。

主要应与 MELAS 鉴别，MELAS 在 CT 和 MRI 表现为病灶单发或多发散在，多为不对称分布，分布在幕上单侧或两侧颞、顶、枕叶为主的皮质及皮质下白质，侵犯额叶少见，病变有进行性加重趋势，多次 MRI 检查可发现病灶区呈游走、多变的特点。对于反复发作、病程较长的患者，可出现反复发作病灶区脑皮质萎缩，局部蛛网膜下腔增宽。病变范围较大且深部脑白质受损者，可出现脑室系统扩大。急性期脑回肿胀、DWI 呈高信号，慢性期呈脑萎缩改变。基底节或其他神经核团可出现钙化。急性期由于乳酸血症导致血管舒张，病变区呈高灌注和血管源性水肿，此时 DWI 较常规 MRI 扫描可以更早期敏感地反映出该病理改变。MRS 在常规 MRI 显示正常的区域检测不到乳酸峰。

另外需与 Wilson 病鉴别，Wilson 病临床表现为强直、震颤肌张力障碍、步态困难、构音困难，影像表现为在 T_2WI 显示双侧尾状核、壳核、中脑和脑桥对称性高信号，额叶白质不对称性低信号，尾状核和壳核特征性不规则低信号，并可见尾状

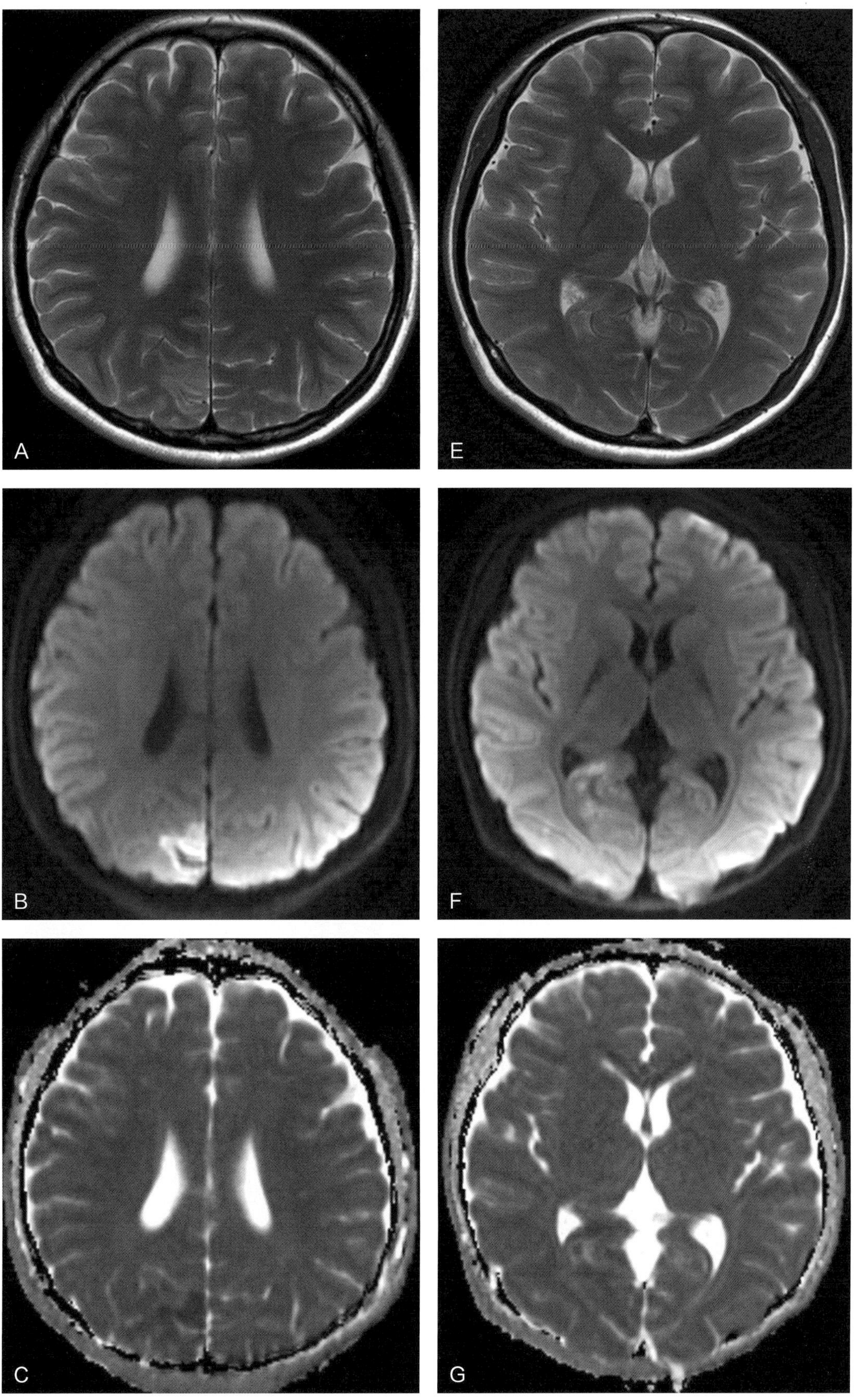
A
E
B
F
C
G

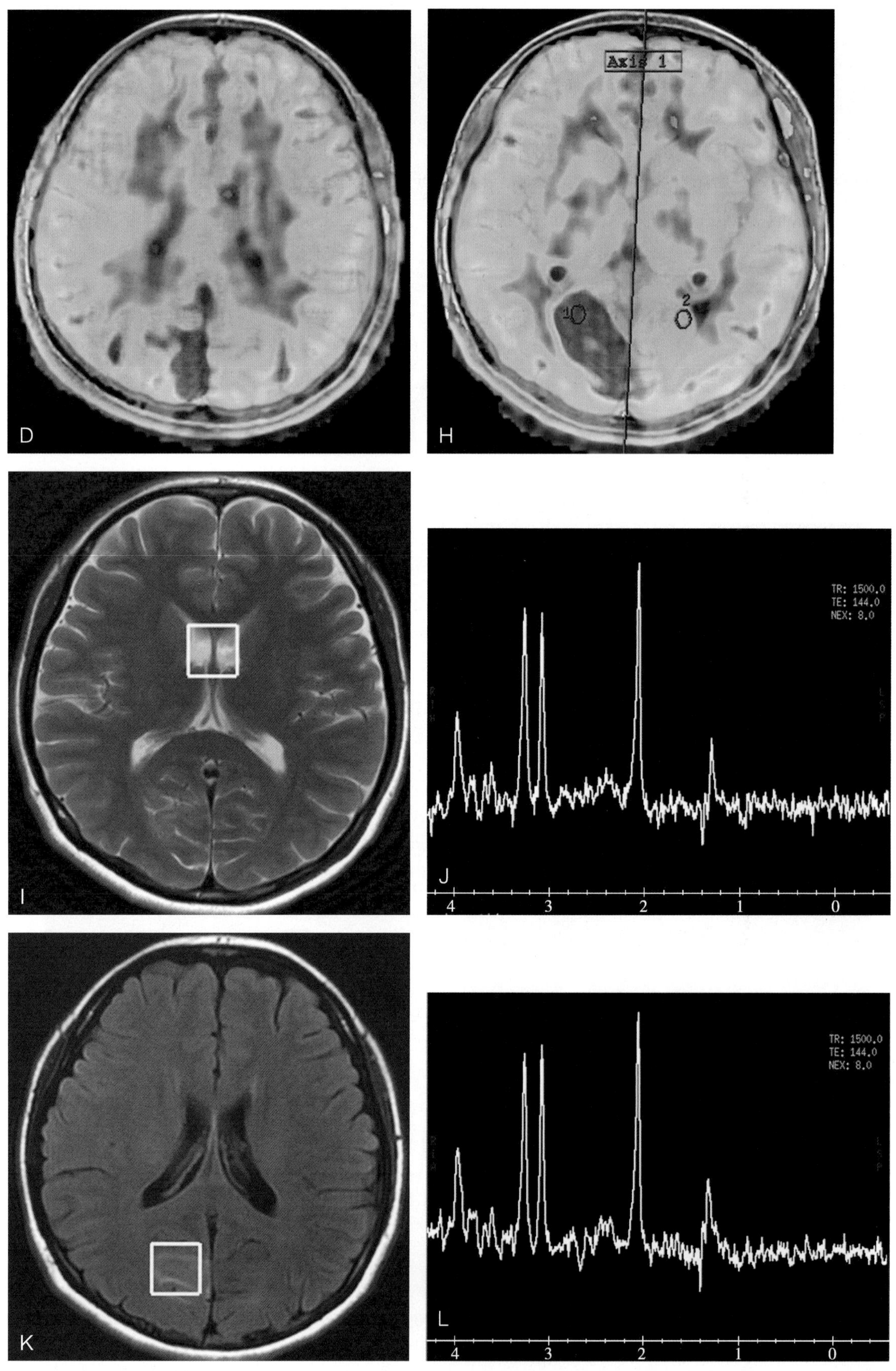

图 9-4-2 MELAS 的 MRI 表现

A、E. T_2WI 显示右侧枕叶、丘脑片状高信号；B、F. DWI 呈高信号；C、G. ADC 值局部明显减低；D、H. ASL 灌注成像显示 CBF 显著升高；I、J. MRS 显示脑脊液内乳酸峰；K、L. MRS 显示病变区脑实质内乳酸峰

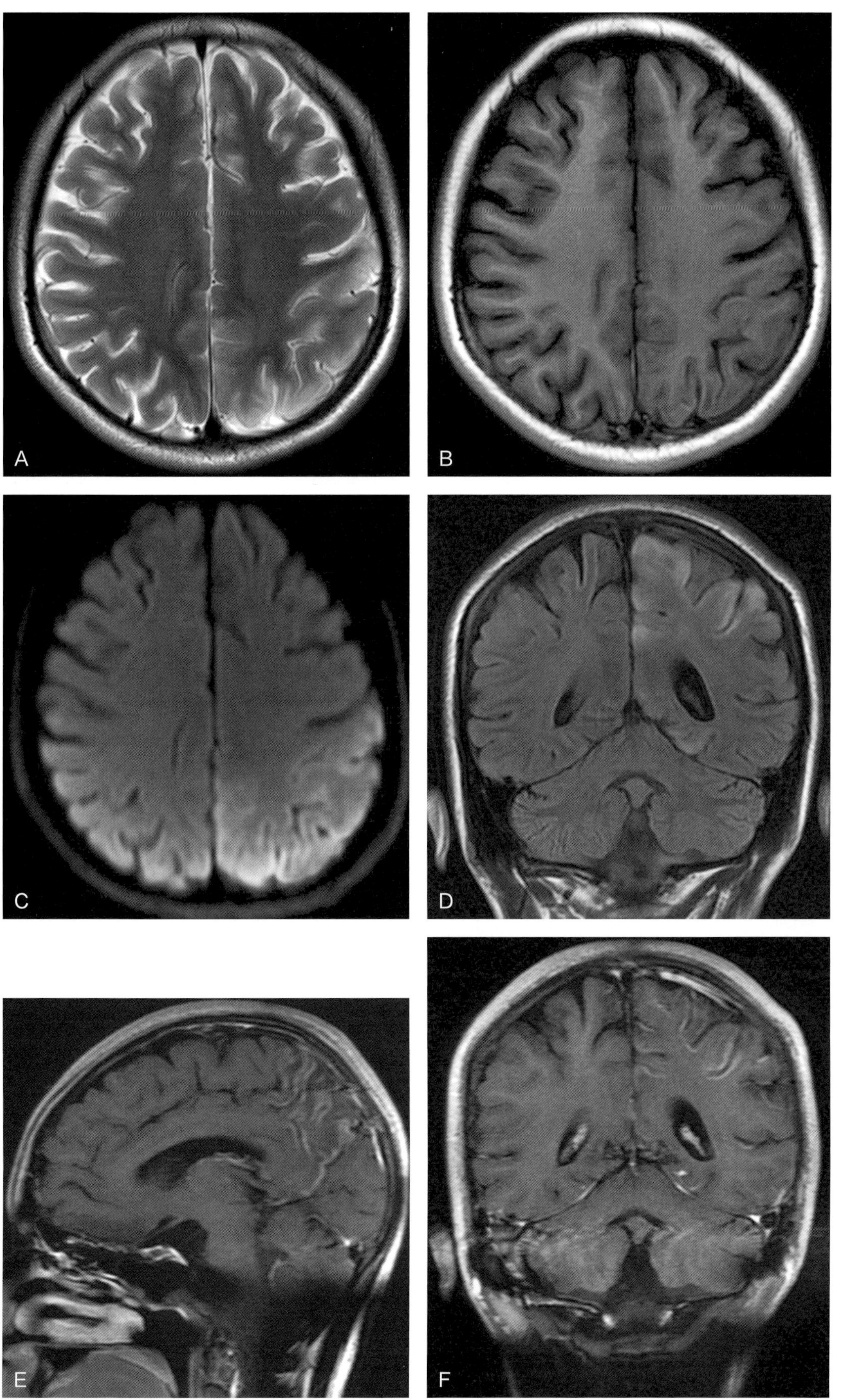
A
B
C
D
E
F

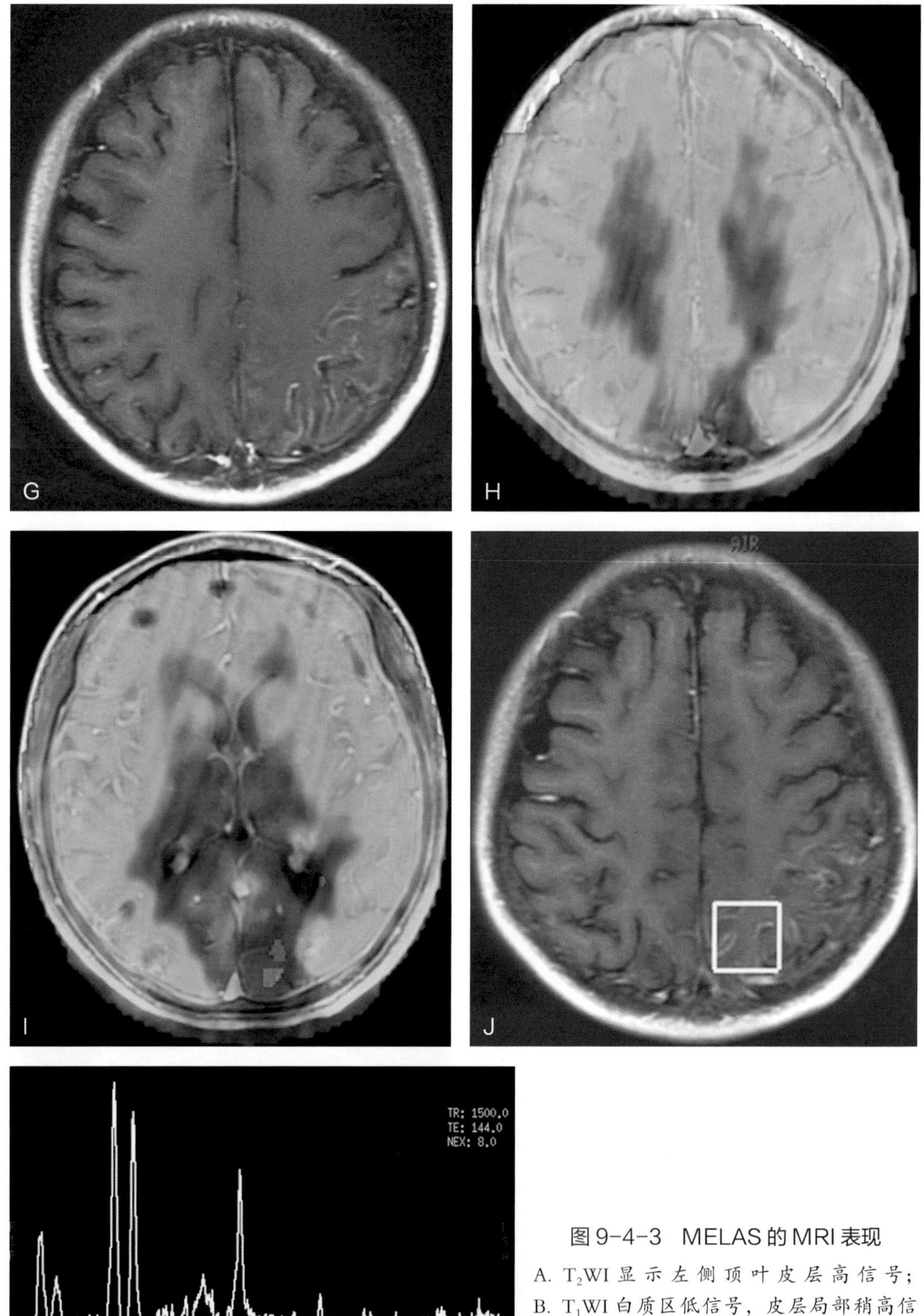

图9-4-3 MELAS的MRI表现

A. T_2WI 显示左侧顶叶皮层高信号；B. T_1WI 白质区低信号，皮层局部稍高信号；C. DWI 呈稍高信号；D. 冠状位 T_2-FLAIR 高信号；E~G. 增强 T_1WI 显示脑回样强化；H、I. ASL 灌注成像显示局部 CBF 减低；J. ^{1}H-MRS 定位图；K. ^{1}H-MRS 可见倒置的乳酸峰

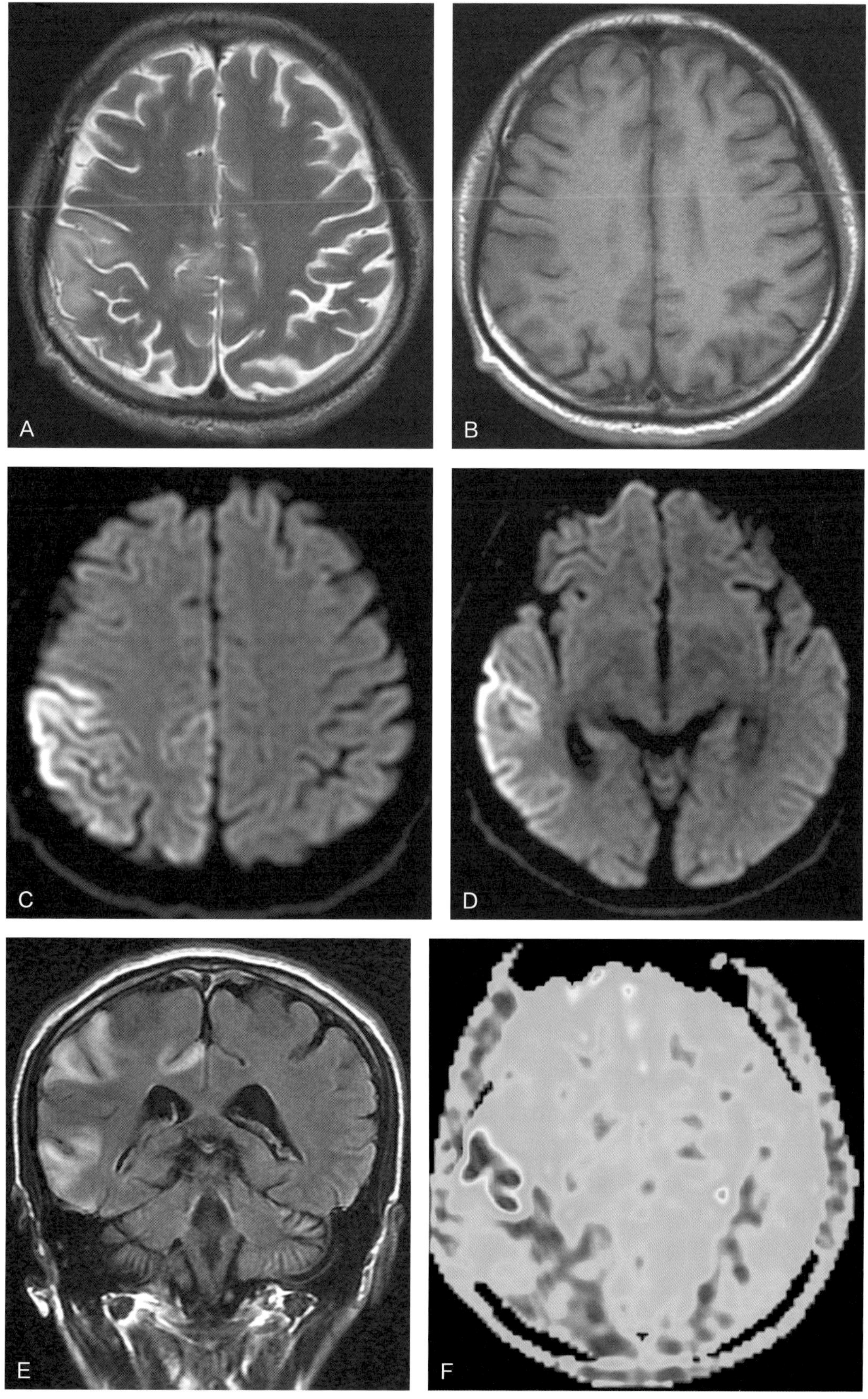
A
B
C
D
E
F

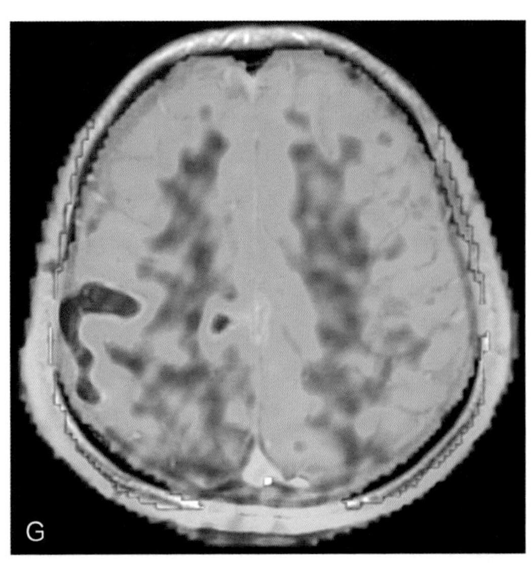

图 9-4-4 MELAS 的 MRI 表现

A. T_2WI 显示右侧顶叶、颞叶高信号；B. T_1WI 低信号；C、D. DWI 呈高信号；E. 冠状位 T_2-FLAIR 高信号；F、G. ASL 显示 CBF 升高

核与脑干萎缩，在中脑被盖水平，可见到特征性的“熊猫脸征”。

【影像学研究进展】

神经影像是诊断线粒体疾病的重要辅助手段，也是目前的研究中常用到的方法，尤其是 MRI 功能成像技术，可从分子水平反映疾病的发生发展过程，为临床和科研提供有力方法与证据。线粒体病目前尚无有效的治疗方法，对线粒体病的研究主要集中在诊断、发病机制研究以及治疗评价。由于多数线粒体疾病的发病率低，缺乏诊断金标准等原因，目前对于这类疾病的影像研究多关注 MELAS 和 Leigh 综合征，其他较少。

1. MELAS 的影像学研究进展 MELAS 的临床症状与 MRI/MRA 表现可在 4 周内改善，即表现为可逆性的血管收缩。MRS 发现增高的乳酸双峰对 MELAS 的诊断具有重要意义，与脑脊液乳酸水平明显相关，且与疾病严重性相关。DWI 可显示受累区域的高信号，ADC 值降低。DTI 可显示病灶区 FA 值下降，提示白质完整性破坏。DTT 检查可以发现病灶区神经纤维束的不同程度破坏、中断或稀少改变，反映神经元损伤和白质脱髓鞘改变。SWI 幅值图可见双侧基底节铁、钙沉积所形成的低信号，其中苍白球的钙化在相位图上呈高信号。

PWI 可以发现急性卒中样发作早期顶枕叶血流灌注下降，几小时后表现为灌注增高，其原因可能由于乳酸大量堆积后，高乳酸血症导致血管舒张而呈高灌注，此状态可一直维持到发病后数月，有助于与脑梗死、脑炎、肿瘤鉴别。慢性期由于能量供应不足导致细胞毒性水肿，出现皮层萎缩及软化灶，病灶周围出现胶质细胞增生和小血管增多，表现为脑血流量正常或减低。ASL 可无创伤监测脑血流动力学变化，可测量动脉脑血管反应性（arterial cerebrovascular reactivity，CVR），表现为 CVR 降低，而 CBF 增加，二者呈负相关，额叶 CVR 降低更明显，枕叶 CBF 增加更明显，同时疾病的严重程度、基因突变率与 CVR 呈负相关。ASL 成像在急性期与亚急性期卒中样病灶内可发现血流量升高，且研究发现 MELAS 患者卒中样病灶发病前 3 个月以上就可观察到局部高灌注，提示 ASL 有预测卒中样病变出现的可能性。

氧摄取分数（oxygen extraction fraction，OEF）在卒中样发作的不同时期可显示定量改变。MELAS 发作之后，受累部位的氧利用率明显降低，OEF 在急性期、亚急性期以及发作间期亦显著降低。PET 可评估局部脑血流量，氧化还原能量状态以及葡萄糖代谢水平，可用于阐明急性卒中样病灶的发病机制。

2. Leigh 综合征影像学研究现状 对于 Leigh 综合征诊断方面的研究主要集中于采用多种影像技术对病变的部位分布、信号特点、代谢产物等进行研究，比较一致的结论是病变主要累及基底节区、中脑、延髓，T_2WI、FLAIR 以及 DWI 高信号，MRS 乳酸峰的出现，以上均有助于临床诊断。脑 MRI 与 MRS 对诊断和随访 Leigh 综合征有重要作用。Leigh 的诊断标准包括神经影像或者组织病理学典型的对称性病灶（脑干或者大脑深部灰质核团），症状体征与线粒体疾病一致，脑与脑脊液乳酸峰升高。但是，不能孤立地根据影像诊断，还应该结合临床检查进行综合诊断。很多疾病包括其他的遗传性代谢性疾病也可以有类似的影像表现，包括窒息中毒和感染。

随访研究对于深入了解发病过程、病情演变以及寻找可能的治疗方法具有重要意义。目前的随访研究较少，国内有研究对 2 例患者进行随访，发现患者发病时以及发病 2 年后，病变在 DWI 上仍呈现高信号，但高信号的范围较发病时减少。研究者认为信号的高低可能反映了病变在时间分布上的多样性，也可能体现了病变的演变过程及细胞受损程度。高信号的病变提示此处的细胞仍处于细胞毒性水肿，而等信号的病变提示此处的细胞已经由细胞毒性水肿转为血管源性水肿或水肿缓解。有研究者则认为这是一种假性正常化，反映了病变进行性的胶质增生及神经元密度减少。因此，认为 DWI 可用来监测、评估 Leigh 综合征脑部病变的损伤程度，以及不同时期病变的演变过程。该研究还发现 Leigh 综合征脑部病变发病时通常表现为高灌注，这种高灌注状态可持续 1 年，但部分病变发病时并没有显示高灌注，推测可能与病变所处的不同时期有关，另外高灌注的基础可能与血管增生有关。此外该研究还发现 1 例患者 MRS 检查显示发病时出现的乳酸峰在辅酶 Q10 治疗 1 年后消失，推测是由于呼吸链的改善使无氧酵解得到了缓解。

有病例报道发现 1 例 Leigh 综合征患者经免疫治疗症状改善后，MRI 所见 T_2WI 高信号范围较前变大，而 PET 扫描发现双侧基底节区高代谢，并且高代谢区域与 MRI 扫描的 T_2WI 高信号区域一致，认为这种高代谢反映了免疫治疗引起的免疫反应。

随着 ASL 技术的成熟，有学者应用 ASL 研究儿童 Leigh 综合征脑部病变灌注改变。发现 Leigh 综合征患者脑灌注从增高到降低均有发现，坏死性病变表现为低灌注，与弥散受限相关的活动病灶表现为高灌注。ASL 灌注与病变活动性相关。

另外，上述研究介绍了一种采用弥散加权序列以及 T_2WI 和 T_2-FLAIR 序列对病灶进行分级的方法，病灶按照以下标准分级：1 级（慢性的 / 静止的）表现为长 T_2 信号，但至少有一部分病灶未在 T_2-FLAIR 上显示，表示存在坏死，易化弥散；2 级在 T_2WI 与 T_2-FLAIR 均为高信号，易化弥散；3 级表现为弥散信号正常，但是 T_2WI 与 T_2-FLAIR 信号增高；4 级（活动病灶）表现为弥散受限并且有（或者没有）T_2WI 以及 T_2-FLAIR 高信号。

该研究中，大部分病例为高灌注，大部分急性期病例发现特征性的对称分布的脑区受累（基底节区、丘脑、脑干、齿状核），非急性期病例几乎没有发现对称性这一特点，反映出与代谢失代偿有关。其中 1 例患者表现为在常规序列出现肉眼可见病灶前即出现高灌注。研究发现病灶活动性与深部灰质核团高灌注以及病灶分级呈正相关，但是与脑干、齿状核、白质病灶活动性以及病灶分级之间不存在正相关。陈旧性病灶表现为正常灌注或低灌注。大部分病例基底节区可见乳酸峰，但是乳酸峰与高灌注、病灶分级以及临床状态之间没有相关性。有研究采用 SPECT 扫描发现正常灌注与颞叶低灌注，也有研究发现 1 例急性期与 1 例慢性期患者均表现为高灌注。

这些结果存在差异，其原因可能是成像时疾病进展程度不同或者是引起 Leigh 综合征的基因型存在差异。高灌注与新发病灶或者活动病灶相关，可能与高乳酸血症导致的局部血管舒张效应叠加以及该病存在特征性的小血管增生有关。脑损伤导致的过度（luxury perfusion）灌注可能也是引起病灶 ASL 信号增高的原因。高灌注出现在乳酸峰增高而弥散不受限的病灶，且出现在病灶出现弥散受限之前，因此高灌注可能预示新的或者进展性病灶。

儿童 Leigh 综合征发生的慢性坏死性病变一般表现为低灌注。少数急性期脑部病灶表现为正常的灌注信号。出现这种改变的原因尚不清楚，有几种可能的解释。首先，Leigh 综合征包括了多种基因型与表型存在异质性的疾病，病例间可能存在血管增生范围与程度的差异；其次，假设血管改变是动态的，这些病灶的血管增生可能未达到 ASL 可检测到灌注的阈值，随着时间推移，较为急性的病灶将变为高灌注，但是，仍然需要纵向的研究来确认；另外，局部乳酸浓度和继发的血管扩张的差异可能也是其中的一种原因。后者或许可以解释为何脑干、深部灰质核团以及大脑白质的病灶活动性、病灶评级与灌注异常之间缺乏相关性。

乳酸作为无氧酵解的副产物，不存在于正常脑组织中。但 MRS 显示，几乎全部 Leigh 综合征患者都存在乳酸峰，然而其与病灶分级、ASL异常以及临床表现之间并无相关性。体素大小是否对该结果有影响还不确定。尽管如此，乳酸的出现是诊断Leigh的必要条件，但不是充分条件。MRS对于诊断可以提供帮助，而且可反映血液与脑脊液检测不到乳酸的患者脑组织内乳酸的情况。在病程的某一时刻，Leigh患者的乳酸异常几乎可在全脑发现，特别是在常见受累的解剖结构（如基底节与脑干）。因此，MRS可作为辅助的生物学标志用于评估Leigh患者的代谢状态。

另外，ASL的异常发现可用于辅助诊断。从影像学角度来讲，有几种疾病的表现可类似于Leigh，尤其是缺氧缺血性损伤、毒性损伤以及其他代谢性疾病。尽管孤立的ASL灌注异常可能是非特异性的，但是，如果联系所有临床数据以及MRI/MRS表现，ASL可能能够提高诊断特异性，缩小鉴别诊断范围，并影响治疗方案。

（马　林）

四、神经节苷脂贮积病

【概述】

神经节苷脂贮积病（gangliosidosis）为一组常染色体隐性遗传性疾病。神经节苷脂水解代谢中不同酶的缺乏引起不同物质在神经组织中的沉积而致病。主要是婴幼儿发病。神经节苷脂广泛存在于人体各种细胞内，而以神经组织中含量最高。人脑内至少含有10种不同结构的节苷脂，节苷脂降解必须在溶酶体中经一系列水解酶的作用逐步进行，其中任何一种酶的缺陷都将造成节苷脂在溶酶体中沉积，进而破坏细胞和脏器，即为神经节苷脂沉积病，又称神经节苷脂沉积症和神经节苷脂贮积症，其临床表现以中枢神经系统症状为主。根据酶缺乏的不同，神经节苷脂沉积症常见的类型包括：GM1神经节苷脂沉积症和GM2神经节苷脂沉积症。前者是由于溶酶体酸性β-半乳糖苷酶缺乏所致，患者体内3种酸性β-半乳糖酶同工酶A、B和C在身体各组织中明显缺乏是该病的主要病因。后者为氨基己糖苷酶（Hex）A和（或）B先天不足引起。两者临床表现不尽相同，但超微结构几乎一致。

GM1神经节苷脂沉积症的β-半乳糖苷酶基因位于3p21.33。GM2神经节苷脂沉积症的隐性致病基因已发现3个：*HEXA*、*HEXB*和*GM2A*，分别定位于15q23-q24、5q13和5q31.3-q33.1。

神经节苷脂沉积症主要是婴幼儿发病，90%见于犹太人。日本人发病率为1/200 000~1/300 000，我国发病情况不明。

【临床与病理】

HE染色见皮质神经元高度肿胀，呈“气球样”变，神经细胞核偏向一侧，胞质内可见PAS染色呈淡红的沉积物颗粒。电镜检查：各型患者神经元胞质内可见大量膜性胞质小体（membranous cytoplasmi body，MCB）和少量斑马体（zebra body，ZB）沉积。MCB形态为多层规则排列的电子密度高低相间的同心圆状膜性小体，各膜层之间排列紧密；ZB数量较少，膜层排列形似斑马皮纹。电镜下其他非特异性改变还可见到：胶质细胞水肿、细胞器减少、线粒体变性及神经毯较疏松。

1. **GM1神经节苷脂沉积症**　Ⅰ型又称全身性神经节苷脂贮积症、假性Hurler病，亦称婴儿型，其特点是：①严重的脑变性，多于2岁内死亡；②神经元、肝、脾和其他组织细胞及肾小球上皮细胞中神经节糖苷贮积；③表现有Hurler病的骨骼畸形。该病起病早，通常在出生时就可出现精神和运动障碍症状。患儿外貌严重异常，呈Hurler综合征样粗笨面容，前额凸出、鼻梁扁平、眼间距增宽、齿龈肥厚、伸舌、短颈和多毛症。所有患者均有腰椎改变和眼底黄斑部有樱桃红斑点。还有肝脾肿大及多发性骨发育不良、畸形，皮肤增厚。有时可出现毛细血管扩张。新生儿期呈蛙形体态。智力发育低下，患儿生长至6~7个月时，反应迟钝；不能随物注视；甚至对外界无任何反应。肌张力减低、自主运动少、腱反射活跃。惊厥发作是其突出症状，而且出现较早。还可以出现共济失调、步态不稳、运动不协调、语言障碍、表情淡漠、眼神呆滞及腱反射亢进等。Ⅱ型除起病较晚外，尚有病程较长，存活年龄较大等特点。视力和听觉通常不受损害，多在3~5岁夭折，常死于反复惊厥及呼吸道感染。Ⅲ型亦称成人型。Reuser等人将Ⅳ型也归类于成人型。本型发病较晚，年幼时部分患者可有较轻的全身性神经节苷脂贮积症症状，20岁后出现进行性智力低下，口齿不清，小脑功能失调及视力减退，轻微的脊柱改变。部分患者可有弥漫性血管角质瘤。全身肌张力减低，当患者躺下来或坐着松弛时，肌张力异常姿势和肌张力异常运动并不消失。

2. **GM2神经节苷脂沉积症**　GM2神经节苷

脂沉积症最初由 Tay 和 Sachs 描述，故称为 Tay-Sachs 病（现已归为本症的婴儿型）。由于溶酶体 β- 氨基己糖苷酶（Hex）缺乏，导致 GM2 分子结合的 N- 乙酰半乳糖（NANA）不能被水解脱离，造成 GM2 神经节苷脂降解障碍而在中枢神经系统沉积。

Hex 有 2 种同工酶，即 HexA 和 B，二者均由 2 条多肽链组成：HexA 为 α 和 β2 条多肽链，HexB 则为 2 条 β 肽链，所以 α 链的缺陷只影响 A 酶的活性，而 β 链的缺陷对 A、B 酶都有影响。α 和 β 肽链的编码基因分别位于 15q23-q24 和 5q13。HexA 和 B 均能水解糖蛋白和糖脂，但只有 HexA 能水解 GM2 神经节苷脂，且必须依赖 GM2 激活蛋白（*GM2A* 基因的表达产物）。因此 *HexA*、*HexB*、*GM2A* 任一基因突变均可引起相应的酶缺陷，从而使 GM2 神经节苷脂降解障碍而在细胞内堆积，即为 GM2 神经节苷脂沉积症。根据突变基因的种类分为 3 型：① B 型（Tay-Sachs 病），α 肽链基因突变导致 HexA 活性丧失；② O 型（Sandhoff 病），β 肽链基因突变，HexA 及 B 活性均丧失；③ AB 型（GM2 激活蛋白缺陷型），*GM2A* 基因突变。根据发病年龄不同分为婴儿型、晚婴型、少年型和成人型 4 型，也有将后 3 者统称为晚发型。Suzuki 根据 Hex 缺乏的形式不同将此病分为 4 型：①婴儿型（Tay-Sachs 病），HexA 缺乏所致；②急性早期婴儿型（Sandhoff 病），HexB 缺乏所致；③ AB 变异型，GM2 激活蛋白缺乏所致；④晚发型，部分 HexA 缺乏所致。总之，本症是一种慢性进行性神经系统受累的疾病。临床表现为发育停滞、智力运动倒退、视力障碍、眼底樱桃红斑、对声音刺激有惊跳反应、可有顽固性抽搐，直接测定其血白细胞 Hex 的活性可明确诊断。

【影像检查方法】

X 线可以检查椎骨、肋骨及颅骨的发育异常；CT 可以显示脑组织的密度情况。MRI 对脑组织的显示优于 CT，能显示白质的髓鞘化及脱髓鞘情况，对丘脑的异常信号敏感。

【影像表现】

1. X 线 GM1 神经节苷脂沉积症类似黏多糖病样改变，骨骼 X 片常显示多发性骨发育不良、骨质疏松、脊柱后突畸形、胸、腰椎椎体前下缘呈鸟嘴样凸出，长骨远端皮质变薄而骨干中内增厚，掌骨成楔状畸形，蝶鞍呈“J”型扩大，指骨有骨质疏松，呈子弹头样改变。GM2 神经节苷脂沉积症多没有以上表现。

2. CT 大部分病例显示阴性，少数晚期病例显示双侧丘脑略高密度影及脑萎缩改变。

3. MRI 大部分病例可显示不同程度大脑半球萎缩改变，部分病例小脑可见萎缩。双侧大脑半球白质髓鞘化延迟，年龄偏大者显示为发育不良或脱髓鞘改变。部分病例双侧丘脑对称异常改变，表现为呈对称性 T_1WI 高信号，T_2WI 低信号改变。双侧丘脑对称异常改变可能为其特征性改变，但不是所有病例会出现此征象，同时，其 MRS 显示丘脑 Cho 峰升高及 NAA 峰降低。

大脑半球白质的长 T_1、长 T_2 信号及 CT 密度减低，考虑为髓鞘化延迟及延后的脱髓鞘改变。部分病例双侧丘脑密度升高，呈不均匀短 T_1、短 T_2 信号，可以解释为神经节苷脂的脂溶性导致的一个疏水环境，从而降低了水的含量，另一种解释可能为异常钙质沉积。

【诊断与鉴别诊断】

GM1 神经节苷脂沉积症，确诊需依据外周血白细胞、皮肤培养成纤维细胞或肝脏等组织的 β-半乳糖苷酶活性的测定。

婴儿型 GM1 神经节甘脂沉积症一般出生时或出生后不久即表现为喂养困难、全身肌张力低下，逐渐出现特征性外貌异常，如方头、鼻梁凹陷、低位耳、齿龈增生。X 线片上见多发性骨发育不良，类似 Hurler 综合征。神经元内沉积物形式为膜性胞质体。酶学检查示 β- 半乳糖苷酶缺乏。

GM1 神经节苷脂沉积症临床上易与黏多糖沉积症Ⅰ型（Hurler 病）混淆，故过去本病又称假性 Hurler 病。在电镜下很容易区分两者，GM1 神经节苷脂沉积症主要为膜性胞质体，外无单位膜包绕，而 Hurler 病则以空泡样结构和斑马体样沉积物为主，沉积物最外层为单位膜。必要时活检可以鉴别。

GM2 神经节苷脂沉积症临床上最常见的为婴儿型，多在出生后 6 个月左右发病，表现为发育迟滞、倦怠、衰弱、惊吓反应、癫痫发作、失明、失语、两眼黄斑部樱桃红点。除婴儿型外，临床上还可见到晚婴儿型、青少年型和成年型，也有作者将后三者统称为晚发型，临床表现不像婴儿型有规律，但一般以智力障碍为首发症状，常合并精神异常、锥体束征和锥体外系受损的表现，眼底很少见到樱桃红点。上述各型电镜下神经元内沉积物的形式均为膜性胞质体。虽然 GM1 和

GM2 神经节苷脂沉积症的沉积物形态几乎一致，均为膜性胞质体，但正如前述，GM1 神经节苷脂沉积症同时具有黏多糖沉积症的特点，如特征性外表、多发性骨发育不良，尿甲苯胺兰试验（+），后者表明尿内存在黏多糖，而 GM2 神经节苷脂沉积症则没有这些改变，可用于鉴别。

诊断 GM2 神经节苷脂沉积症时直接测定血清中 Hex 酶活性即可，而血清中 β- 半乳糖苷酶不如白细胞中稳定。所以诊断 GM1 神经节苷脂沉积症应考虑测定白细胞和皮肤成纤维细胞中酶活性值。经培养的羊水细胞和绒毛组织酶活性的测定比较稳定，可应用于产前诊断。

五、法布里病

【概述】

法布里病（Fabry disease）又称安德森 - 法布里病（Andeson-Fabry disease），或 α- 半乳糖苷酶 A 缺乏病（alpha-galactosidase A deficiency），于 1898 年分别由 Andeson 和 Fabry 几乎同时报道。Fabry 将该疾病的皮肤表现称为弥漫性体血管角质瘤。

本病别名还有 Fabry-Anderson 病、Andeson-Fabry 病、法布里氏病、费波瑞病、磷脂沉着综合征、弥漫性血管角质瘤、遗传性营养不良类脂沉积症、α- 半乳糖苷酶 A 缺乏病、安德森 - 弥漫性体血管角质瘤、血管角质瘤综合征、Ruiter-Pompen 综合征、Sweeley-Klionsky 综合征、出血性小结节病、弗布利氏综合征、弥漫性全身血管角质瘤糖脂沉积症和斯 - 克二氏综合征等。

Fabry 病（法布里病）是 X 染色体连锁隐性遗传的溶酶体贮积病，其发病机制为编码 α- 半乳糖苷酶 A 的 *GLA* 基因（位于 Xq22）发生突变，导致患者血浆 α- 半乳糖苷酶 A 的活性部分或全部消失，从而引起神经酰胺三己糖苷为主的鞘糖脂类物质不能分解而聚集在各种细胞内，造成各脏器功能受损。其中神经系统损害包括小纤维神经病及脑血管疾病等，对于不明原因的神经疼痛和早发脑卒中患者应考虑 Fabry 病的可能，以期早期诊治。

本病最常见于白种人，也见于亚洲人，而西班牙人、葡萄牙人及黑人发生率只有 1/4 万，几乎所有患者都为正常染色体核型，只有一例患者核型为 47，XYY。本病男性发病的病情较女性重。发病年龄在儿童后期到青少年早期，一般可活至 50 岁左右，女性携带者可存活至 70 岁。

国外报道在男性新生儿发病率从 1/117 000~1/40 000。德国一项 700 余例 18~55 岁不明原因的卒中患者进行 *GLA* 基因筛查及 α- 半乳糖苷酶活性检测，结构显示 4.9% 的男性患者和 2.4% 的女性患者伴有 Fabry 病。保守估计全部卒中患者有 1%~2% 伴有 Fabry 病。

由于 B 血型特异性的糖鞘脂的累积，B 血型和 AB 血型的患者临床表现更为严重，且预后较差。

【临床与病理】

根据临床表现，通常将法布里病分为两型：①经典型：患者 α- 半乳糖苷酶 A 活性明显下降甚至完全缺失，脑、肾脏、心脏、周围神经等多系统受累；②迟发型（可进一步分为“肾脏型”和“心脏型”）：患者酶活性部分下降，往往局限于心脏或肾脏受累。绝大部分男性患者和极少部分女性患者为经典型，大部分女性患者为迟发型。肢端疼痛、少汗均属周围神经病变，具有小纤维神经病特点，是 Fabry 病早期、常见的临床症状之一，男性较女性更为常见，经典型较迟发型发生率明显高。发作性肢端疼痛是严重影响 Fabry 病患者生活质量的一个重要因素，许多患者因此出现不同程度的精神异常，临床常误诊为青少年期生长痛、类风湿关节炎、其他原因导致的感觉神经病等。及早正确诊断并给予相应的干预，有助于改善患者生活质量。大部分患者随着病程进展，疼痛可逐渐减轻甚至消失，但透析或肾移植后疼痛多再现，其发生机制至今尚未阐明。皮肤血管角质瘤也是早期的临床表现之一，少数患者可为首发体征，男性明显高于女性。

多数于 10 岁前起病。有四肢疼痛、感觉异常和少汗等表现。皮肤最初为毛细血管扩张，随年龄增长而增多，扩大、呈单个或节状红黑色皮损，压之不褪色，较大皮疹可有过度角化。好发部位为躯干下部、臂、股、髋部及会阴处，常成两侧对称，成簇出现。有时毛细血管扩张仅发生于内脏，出现缺血性心脏病及其他内脏器官损害，如腹痛等。眼部出现结膜、视网膜血管弯曲扩张、角膜混浊。肾脏累及表现为高血压、血尿、轻度蛋白尿和脂肪尿以及各种肾小管功能障碍，如浓缩稀释功能、酸化功能等。男性半合子常在 10~40 岁时出现氮质血症，女性杂合子则表现各异，可为轻型和非进行型。B 型和 AB 型血型患者起病早且较严重。

病理：本病的特征性形态学改变为组织内广泛的结晶形糖鞘磷脂沉积。在偏光镜下呈反折光的十字形，该沉积可发生在体内的任何部位。肾组织光镜下可见肾小球毛细血管上皮细胞增大、富含脂类颗粒、呈泡沫状外观。壁层上皮细胞受累较轻，系膜细胞、内皮细胞、肾小管上皮细胞（特别是远端），动脉内皮细胞及肌细胞也可累及。电镜下几乎所有肾脏细胞均可受累，以肾小球毛细血管上皮细胞为最甚，可见细胞中含有异常包涵物，为电子致密的嗜锇性层状小体。此外可有上皮细胞足突融合，基膜灶性增厚等改变。

【影像检查方法】

CT对于小的钙化灶敏感。MRI可显示早期改变，T_1WI呈高信号。推荐：CT平扫+MRI平扫（T_1WI、T_2WI、T_2-FLAIR及DWI序列），卒中时可加扫SWI序列。

【影像表现】

1. CT　双侧深部灰质核团钙化及深部脑白质低密度。

2. MRI　MRI最为特异性的征象为丘脑枕征，表现为T_1WI双侧丘脑枕外侧对称高信号，约1/3的Fabry病患者有此征象。T_1信号增高程度各异，取决于病变分期、钙化的体积。部分严重病例，T_2WI及GRE丘脑枕部为低信号。丘脑枕部对称T_1WI高信号可能是局部高灌注导致毛细血管网钙化的结果。

脑白质病变是法布里病的主要脑内改变，随病程延长以及病情的恶化而加重。晚期大面积的皮层及深部灰质梗死。MRI的改变可早于卒中事件。近半数Fabry病患者可在头部常规MRI检查中发现白质病变，位于侧脑室周围、皮层下及深部白质，T_2WI呈高信号，随着时间推移，病变融合，信号程度增高。

【诊断与鉴别诊断】

当影像上出现白质病变及基底节丘脑区钙化灶的年轻男性，要考虑到Fabry病的可能。丘脑枕部的T_1高信号是其特异性征象。

诊断需结合临床表现、实验室检查、家族史综合判断，确诊需依靠酶学检查和基因检测。Fabry病诊断依据：①病理超微结构发现细胞内髓样小体，包括肾组织、皮肤组织或神经组织病理检测；②α-半乳糖苷酶A酶活性部分或完全丧失；③基因检测发现突变。对于男性患者具备上述3条中1条即可诊断，而女性患者具备①和（或）③可诊断。

该病脑部影像需鉴别的疾病包括：

1. 内分泌疾病甲状旁腺功能亢进症、甲状旁腺功能减退、假性甲状旁腺功能减退、甲状腺功能减退，钙化分布相似，但丘脑受累更加弥散。血清钙、PTH、T3/T4、TSH水平有助于鉴别诊断。

2. HIV相关的矿物化钙化性微血管病会出现基底节钙化和脑萎缩。

3. Fahr病双侧基底节丘脑密度增高、致密的钙化及皮质萎缩。

（陈新静）

第五节　糖代谢异常

【概述】

糖代谢异常为内分泌代谢疾病，包括血糖升高及降低两种。糖尿病（diabetes mellitus，DM）是一组由多种病因引起的以慢性高血糖为特征的代谢性疾病，由胰岛素分泌异常和（或）作用缺陷所致。截至2010年，我国糖尿病患病率已高达11.6%。糖尿病患者主要死亡原因是由于长期的碳水化合物、脂肪、蛋白质等代谢紊乱引起的多系统损害，包括眼、肾、神经、心血管等器官组织出现慢性进行性病变、功能衰退及衰竭。中枢神经系统为主要损伤的靶器官之一，包括伴随严重酮症酸中毒（diabetic ketoacidosis，DKA）及高渗高血糖综合征（hyperosmolar hyperglycemic syndrome，HHS）出现的神志改变、缺血性脑卒中、脑老化加速及老年性痴呆。本节主要介绍DKA及HHS引起的神志异常情况下的脑改变。酮症酸中毒及高渗高血糖综合征是糖尿病病情严重或应激时出现的急性严重代谢紊乱，前者以高血糖、酮症和酸中毒为主要表现，后者以严重高血糖、高血浆渗透压、脱水为主要特点，二者发病特征及机制不同但均病情严重，中枢神经系统功能障碍是疾病进展的严重阶段，若缺乏及时诊断和有效治疗均可造成昏迷乃至死亡，需要临床高度警惕。

低血糖症是一组多种病因引起的以静脉血浆葡萄糖（简称血糖）浓度过低，临床以交感神经兴奋和脑细胞缺糖为主要特征的综合征，一般以静脉血浆葡萄糖浓度低于 2.8mmol/L（50mg/dl）为低血糖的诊断标准。其中脑功能障碍亦称神经低血糖症状，是由于大脑缺乏葡萄糖供应，造成脑损伤的一系列表现，有学者将其称为低血糖症性脑病。其病因可按照低血糖的发生与进食的关系分为空腹（吸收后）低血糖症和餐后（反应性）低血糖症，前者主要是不适当的高胰岛素血症，包括：胰岛素瘤、胰岛增生、胰腺外肿瘤造成胰岛素分泌过多、不适当的胰岛素替代治疗或促胰岛素分泌剂使用、胰岛素拮抗剂缺乏及某些重症疾病如肝肾衰竭、心力衰竭、营养不良等；后者主要是胰岛素反应性释放过多，如 2 型糖尿病早期出现的进餐后期低血糖症、胃肠术后出现倾倒综合征及糖类代谢酶的先天性缺乏等。低血糖症性脑病存在于多种疾病的并发症中，若得不到及时诊治，可造成严重的中枢神经系统损伤后遗症，影像学检查在其诊断和病情评估中占有重要地位。

【临床与病理】

1. 酮症酸中毒 是最常见的糖尿病急症，以高血糖、酮症和酸中毒为主要临床表现，是胰岛素不足和拮抗胰岛素激素过多共同作用所致的严重代谢紊乱。症状早期以典型糖尿病三多一少症状为主，即多饮、多食、多尿及消瘦；随着病情进展，酸中毒失代偿可有疲乏、食欲减退、恶心呕吐、口干多尿、头痛嗜睡、呼吸深快、呼气中有烂苹果味；后期严重失水，可有脉搏细弱、血压下降、心率增快等严重休克症状；晚期不同程度的意识障碍和昏迷。其中枢神经系统损伤多表现为因脑水肿造成的恶心呕吐、头晕头痛、意识障碍，症状多出现在治疗前，但在治疗中由于补液过量或补碱不当，也可出现脑水肿症状及体征。早期诊断并及时纠正酮症酸中毒后，中枢神经系统损伤症状可完全恢复，若未及时纠正或治疗不当，可遗留严重的中枢神经系统并发症。

实验室检查：①血糖显著升高 >11mmol/L，多为 16.7~33.3mmol/L，有时可高达 55.5mmol/L 以上；②血酮体升高，多在 4.8mmol/L 以上，血酮 >5mmol/L 有诊断意义；③血 pH<7.3；④尿糖、尿酮强阳性，血钠、血氯可降低，血钾早期可正常或偏低，严重失水、尿量减少阶段可偏高，治疗后补钾不足，常降低。

DKA 脑损伤的发病机制是由于严重酸中毒，失水、缺氧、体循环及微循环障碍可导致脑细胞失水或水肿，引起中枢神经系统功能障碍。同时，产生的大量酮体中的丙酮及乙酰乙酸对中枢神经系统是一种毒性物质，能抑制中枢神经系统的酶，阻碍中枢神经系统的正常代谢及营养供应，使其功能发生紊乱。此外，治疗不当，如过快过多补充碳酸氢钠会导致反常性脑脊液酸中毒加重，血糖下降过快或输液过多过快、渗透压不平衡可引起继发性脑水肿，加重中枢神经功能障碍。如经过治疗后血糖有所下降、酸中毒改善、但昏迷反而加重，或虽然一度清醒又再次昏迷，或出现烦躁、心率减慢而血压偏高、肌张力增高，应警惕脑水肿的可能。

2. 高渗高血糖综合征 是糖尿病急性代谢性紊乱的另一临床类型，起病较为缓慢，为 1~14 天，最初表现为多饮多尿，但多食并不明显，反而可有食欲减退，以致常被忽视。随着病情进展，逐渐出现脱水或神经精神症状，患者反应迟钝、烦躁或淡漠、嗜睡，逐渐陷入昏迷、抽搐，晚期尿少甚至尿闭。就诊时呈严重脱水，可有神经系统损害的定位体征，往往易被诊断为卒中。如患者突然出现一侧或双侧肢体不自主运动（舞蹈样动作），则被称为非酮症高血糖合并偏侧舞蹈症（nonketotic hyperglycemichemichorea，NHH），严重时可表现为投掷动作，伴有面部不自主运动及其他局灶性神经系统定位体征，如：锥体束征、短暂性肢体无力、面肌抽搐等，多见于老年女性 2 型糖尿病患者，性别差异可能与遗传因素及多巴胺高反应性有关。与 DKA 相比，HHS 失水更为严重，神经精神症状更为突出。

实验室检查：①血糖常 ≥ 33.3mmol/L 以上，尿糖多为强阳性；②血浆渗透压显著升高，可高达 320~430mmol/L，一般在 350mmol/L 以上；③血酮多正常或轻度升高，定量测定一般不超过 5mmol/L，尿酮阴性或弱阳性；④血钠升高可达 155mmol/L，但也有正常，或偏低，血钾正常或降低。

HHS 神经系统损害主要机制在于高糖高渗状态造成渗透性利尿，使水、钠、钾等从肾脏大量丢失，神经细胞脱水、皱缩引起神经症状。同时高血糖可破坏血脑屏障，加之失水严重，全脑血流下降明显，以基底节区为著，从而导致细胞内代谢性酸中毒、能量衰竭、氨基丁酸下降和乙酰胆碱合成减少，使得基底神经节运动环路中的直接通路和间接通路平衡被打破，间接通路过度抑制而出现舞蹈样动作。

3. 低血糖症状 表现多样，与低血糖的程度、持续时间及低血糖发展的速度有关。早期血糖轻度下降者，首先出现交感神经兴奋症状，表现为反复阵发性出汗、面色苍白、晕厥，继之有饥饿感、无力、心悸、焦虑、震颤等。神经症状早期表现为精神不集中、思维或语言迟钝、头晕、嗜睡、视物不清、步态不稳，可有幻觉、躁动、易怒、行为怪异等精神症状。皮质下受抑制时可出现躁动不安，甚至强直性惊厥，锥体束征阳性，其中旋转性眩晕常见，系颞叶前庭中枢及脑干前庭神经核受累，并可出现局灶性定位体征，如：偏瘫、偏盲、失语等。波及延髓时进入昏迷状态，各种反射消失。长期严重低血糖患者肢体远端肌无力、萎缩和感觉障碍，如果低血糖持续得不到纠正，常不易逆转甚至死亡。低血糖症对大脑的早期发育有害，5 岁以下儿童反复发生低血糖会对智力发育产生永久性损伤。

低血糖神经损伤的发病基础在于脑细胞所需的能量几乎完全来自葡萄糖。血糖下降至 2.8~3.0mmol/L（50~55mg/dl）时，胰岛素分泌受抑制，升糖激素分泌增加，出现交感神经兴奋症状。血糖下降至 2.58~2.8mmol/L（45~50mg/dl）时，进入脑代谢的葡萄糖不足以维持脑的能量供应，造成功能紊乱。大脑对低血糖十分敏感，长期低血糖，造成脑内充血、出血、神经细胞坏死、脑组织软化。中枢神经不同部位对缺氧、中毒和代谢异常等全身有害因素的敏感程度不同，尤其左侧大脑半球更易受低血糖影响。而小脑对葡萄糖的转运比其他部位更有效，丘脑、脑干在低血糖时 ATP 水平较其他部位高，所以低血糖脑病主要累及大脑皮质及皮质下中枢。早期累及皮质，继而波及皮层下中枢，包括基底节、下丘脑及自主神经中枢，最后累及延髓；低血糖纠正后，按上述顺序逆向恢复。

因代谢异常造成的中枢神经系统损伤多可逆，在纠正原发病变后，脑损伤多可恢复，仅病情严重者遗留有不可逆损伤。糖代谢异常造成神经系统损伤的病理研究较少，表现多不一致，多以脑血管病变引起的脑梗死、脑出血、血管周围腔隙扩大、含铁血黄素沉积及钙化为主，病灶常为多发，新旧并存，并无特异性。低血糖症性脑病大体病理可见脑组织呈灰色，脑水肿，灰白质交界不清，损伤多位于皮质及基底节区；镜下可见神经元因能量缺乏而广泛变性、坏死、胶质细胞浸润。大脑皮层、海马、小脑、尾状核、苍白球等高能耗的脑区对低血糖损害最敏感，丘脑、下丘脑、脑干次之，白质常不受累。

【影像检查方法】

X 线对本类疾病缺乏诊断价值。CT 平扫在糖代谢异常相关脑病的诊断中，主要用于排除颅内占位、出血等病变，但其在显示脑水肿、缺血等方面的敏感性及特异性不及 MRI，故一般不推荐使用 CT 评估糖代谢异常性脑病。常规 MRI 结合功能成像，能够对病灶进行早期检测，评估脑损伤的严重程度。对于临床高度怀疑糖代谢异常相关脑病时，MRI 是首选的影像学检查方法。建议常规检查序列包括 T_1WI、T_2WI 或 T_2-FLAIR 及 DWI，诊断及评估脑水肿、缺血、脱水等改变。DTI、fMRI、PWI 等可量化评估血糖异常引起的脑损害，对早期发现脑损伤有较大帮助，但尚处于研究阶段，未转化到临床。

【影像表现】

1. 酮症酸中毒 脑部改变无特异性，主要表现为不同程度的脑水肿，常呈弥漫性对称性分布，累及双侧大脑半球灰白质、基底节区、丘脑、小脑及脑干等部位，水肿程度轻重不等。水肿区域脑回肿胀，脑沟变窄甚至消失，灰白质分界不清，在 CT 平扫呈稍低密度，在 T_1WI 上呈低信号，T_2WI 上呈高信号，在 T_2-FLAIR 上呈明显高信号。中、重度脑水肿可压迫脑室系统，脑沟、脑裂受压变窄或消失。DKA 时脑组织缺氧，脑细胞膜能量耗竭，发生细胞毒性水肿、水分子弥散受限，在 DWI 上表现弥漫性高信号，其 ADC 值较正常脑组织明显降低。MRS 可有 NAA/Cr 比值降低，经过治疗后 NAA/Cr 比值升高或恢复至正常水平。

2. 高渗高血糖综合征 脑损伤表现多样，缺乏特异性，其中表现较具特征性的为非酮症高血糖合并偏侧舞蹈症，病变最常累及壳核，双侧基底节可同时受累，CT 可表现为纹状体密度增高，CT 值为 40~50Hu，有学者报道患者舞蹈症的出现晚于 CT 纹状体出现改变。MRI 表现为纹状体区 T_1WI 高信号，T_2WI 及 T_2-FLAIR 多呈低信号，也可呈稍高信号（图 9-5-1），多数为患肢对侧，少数为同侧，偶有双侧对称性异常信号，病灶多位于纹状体，包括壳核、尾状核及苍白球，壳核可单独受累，尾状核及苍白球不单独受累；病灶不符合血管分布，形状并非典型的脑梗改变，边界清晰，无明显水肿及占位效应，增强扫描不强化。DWI 呈高或等信号，ADC 图呈低信号，ADC 值降低。SWI 可见低信号（图 9-5-2），提示可能存在顺磁性物质的沉积。MRS 可有 NAA/Cr 降低，Cho/Cr 增高，前者提示病变区域存在神经元的损伤及丢失，后者提示可能合并存在胶质增生，并可出现 Lac 峰，说明存在无氧糖酵解。非酮症高血糖合并偏侧舞蹈症 MRI 信号改变的机制目前尚不明确，有学者通过活检发现病变区肥胖型星形细胞聚积，推测 T_1WI 高信号可能与病变区不完全性脑梗死后星形胶质细胞内锰堆积造成的顺磁性效应有关，也有学者认为急性缺血导致肥胖型星形胶质细胞表达亲锌金属蛋白，致使 T_1WI 出现高信号，SWI 信号减低。经过及时有效治疗后，部分病例异常

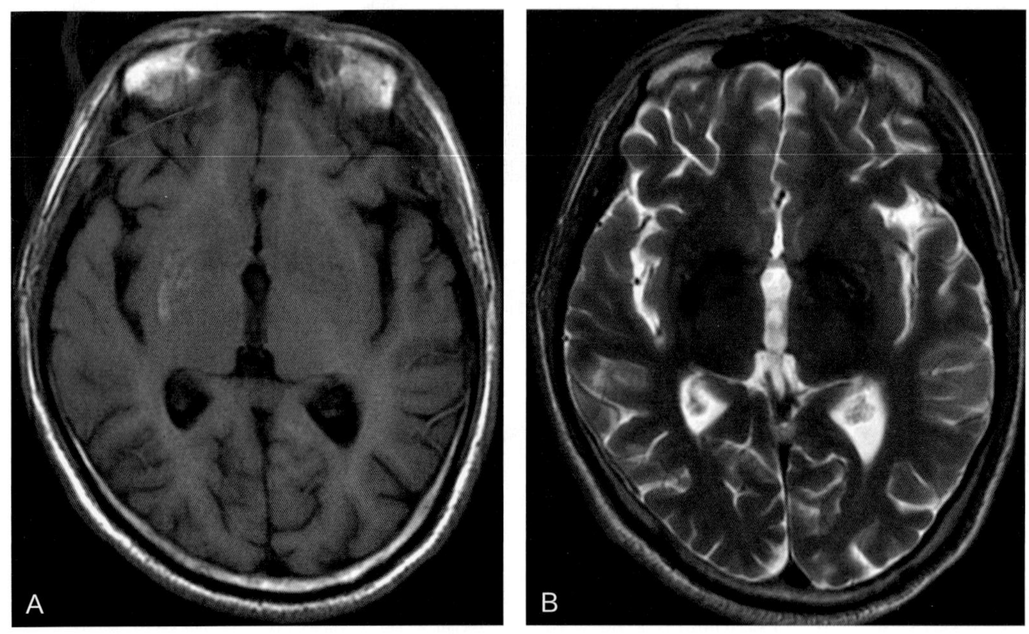

图 9-5-1 非酮症高血糖合并偏侧舞蹈症 MRI 平扫

A. T_1WI 示右侧苍白球、壳核稍高信号；B. T_2WI 示右侧苍白球、壳核等信号

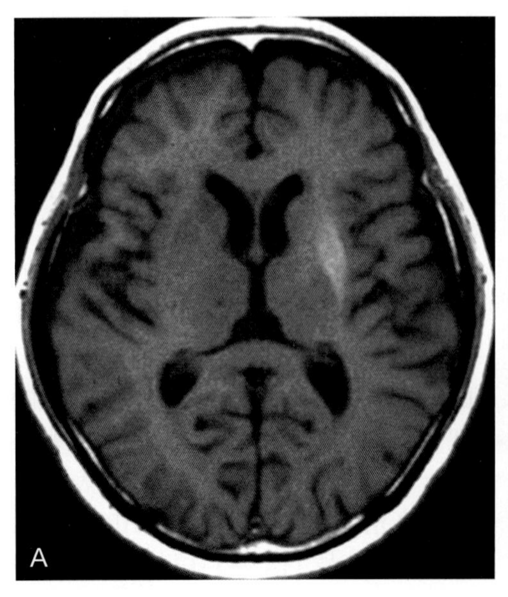

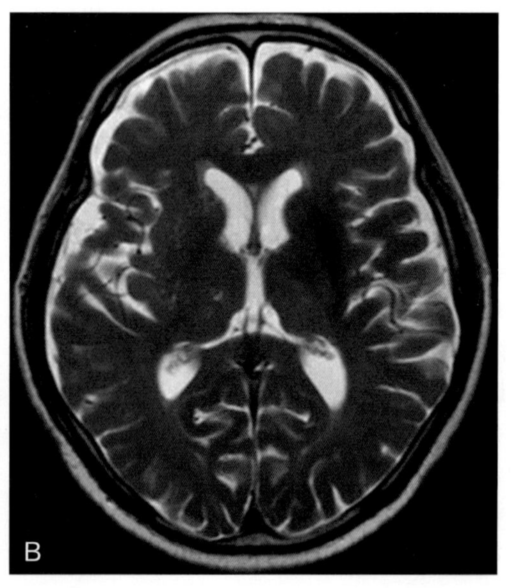

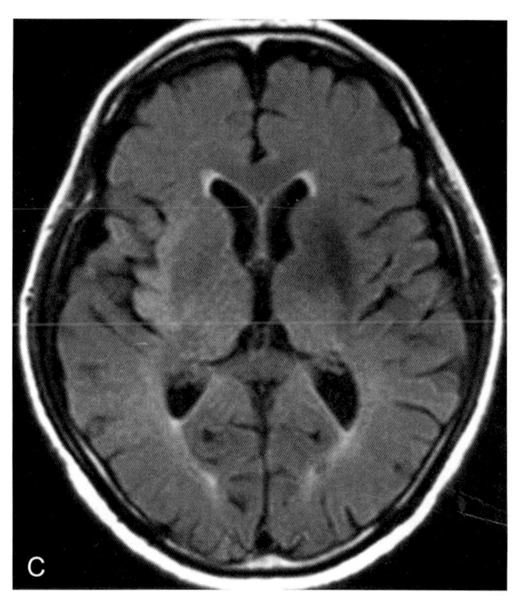

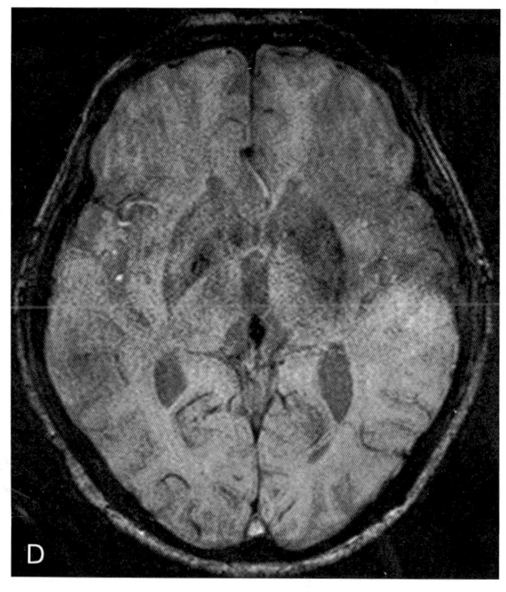

图 9-5-2 非酮症高血糖合并偏侧舞蹈症 MRI 平扫及 SWI 表现

A. T_1WI 示左侧苍白球、壳核稍高信号；B. T_2WI 示左侧苍白球、壳核低信号；C. T_2-FLAIR 示左侧苍白球、壳核低信号；D. SWI 示左侧基底节区稍低信号

信号可完全消失，但部分病例由于治疗不及时或病情较重等原因，MRI 异常信号可能会持久存在。

3. 低血糖脑病 在成人和新生儿、婴幼儿影像学表现不同。成人低血糖症性脑损伤可发生于大脑皮层、胼胝体、尾状核、豆状核、海马，病灶可累及单侧或双侧大脑半球，一般认为小脑和脑干对低血糖的耐受性较高，较少累及。早期 MRI 表现为脑回肿胀，脑沟消失，T_1WI 稍低信号，T_2WI 稍高信号，DWI 表现为高信号，ADC 图显示病灶为低信号，ADC 值减低（图 9-5-3）；晚期脑回 T_1WI 呈高信号，严重者可有层状坏死。MRS 可见 NAA 峰下降，Lac 峰上升。低血糖脑损害是否可逆，与病程持续时间、早期是否及时干预及是否存在并发症等因素有关，大部分病灶在纠正低血糖后可完全消失，部分严重低血糖患者可能形成脑萎缩、腔隙性脑梗死或软化灶。

新生儿及婴幼儿低血糖脑病影像表现较具特异性，主要表现为枕叶和顶叶的不对称性损害，基底节区基本不受累，研究认为顶枕叶易感性可能与顶枕叶是新生儿期轴突生长和突触形成最旺盛的部位有关。急性期表现为皮层和皮层下白质的水肿，在顶枕部最为严重；慢性期表现为皮层和皮层下白质的萎缩，以顶枕叶为著。

【诊断与鉴别诊断】

1. 酮症酸中毒 早期诊断是决定治疗成败的关键，临床上对于原因不明的恶心呕吐、酸中毒、失水、休克、昏迷的患者，尤其是呼吸有烂苹果味、血压低而尿量多者，不论有无糖尿病病史，均应想到本病的可能性。急查血糖、血酮、尿酮、血气分析等以肯定或排除本病，脑水肿情况严重者行 CT 或 MRI 除外其他器质性疾病。如果血糖 >11mmol/L，血 pH<7.3 和（或）血碳酸氢根 <15mmol/L，并存在电解质紊乱可诊断本病。1 型糖尿病患者有自发 DKA 倾向，2 型糖尿病患者在一定诱因下也可发生 DKA，青少年多见，最常见的诱因为感染，其他诱因包括胰岛素治疗中断或不适当减量、各种应激、酗酒以及某些药物（如糖皮质激素、拟交感药物等）。

鉴别诊断主要包括：①其他类型的糖尿病昏迷，如低血糖昏迷、高渗高血糖综合征、乳酸性酸中毒，实验室检查结果可供鉴别；②其他疾病所致的昏迷，如尿毒症、脑血管意外等。有些患者以 DKA 为糖尿病首发表现，某些病例因其他疾病或诱发因素为主诉，有些患者 DKA 与尿毒症或脑卒中共存等使病情更为复杂，应注意辨别。

2. 高渗高血糖综合征 主要见于老年 2 型糖尿病患者，无性别差异，本病病情危重，病死率高于 DKA，可达 15%~20%，因此要强调早期诊断及治疗。临床上凡遇原因不明的脱水、休克、意识障碍及昏迷，均应想到本病的可能性，尤其是血压高而尿量少的患者，无论有无病史，均应进行有关检查肯定或排除本病。实验室检

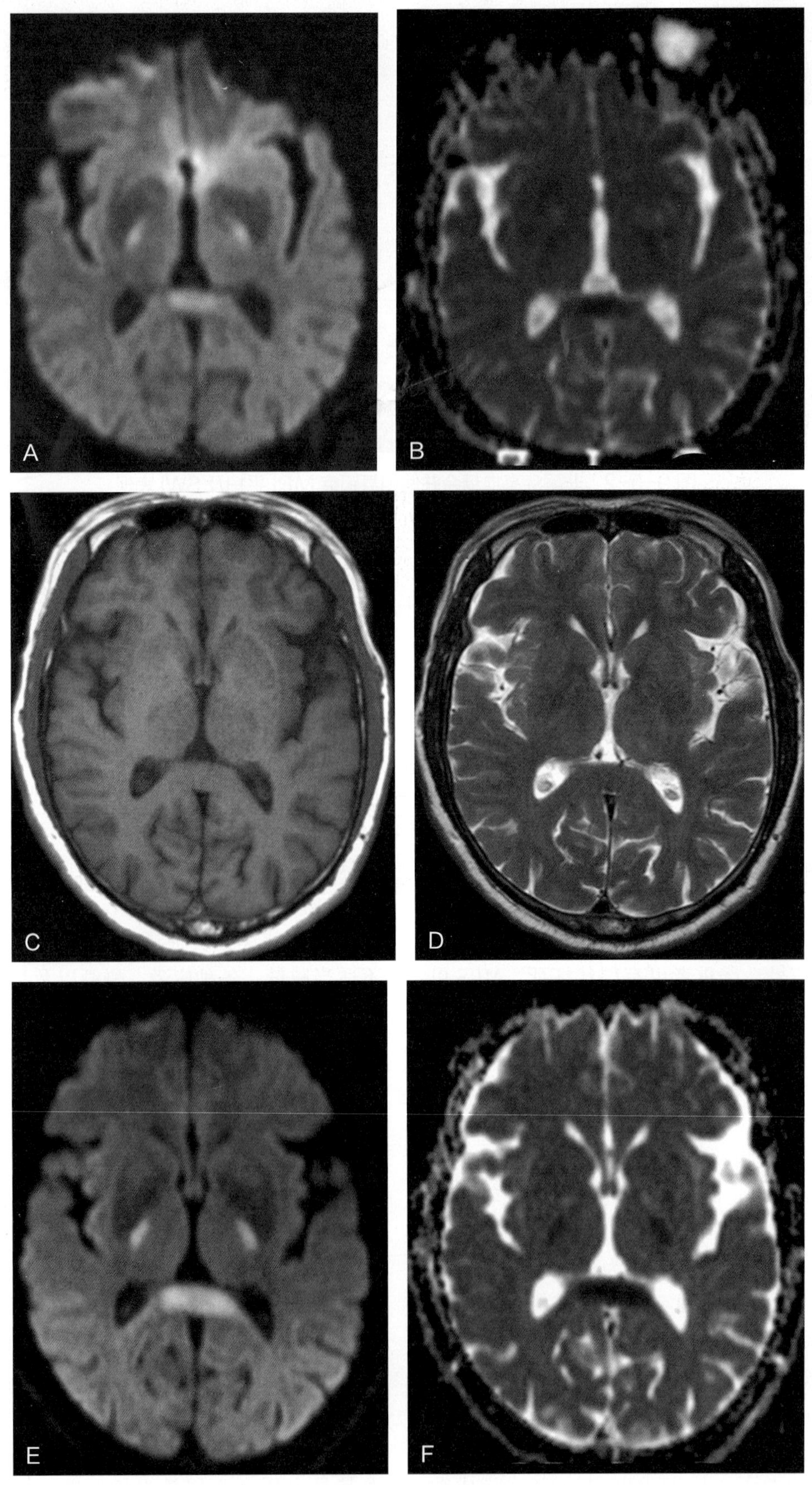
A
B
C
D
E
F

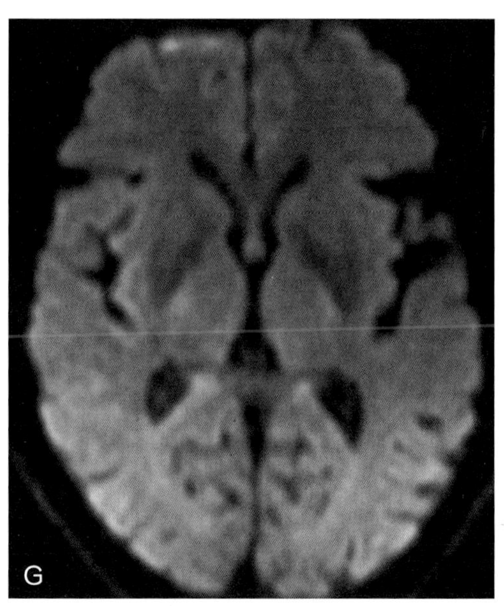

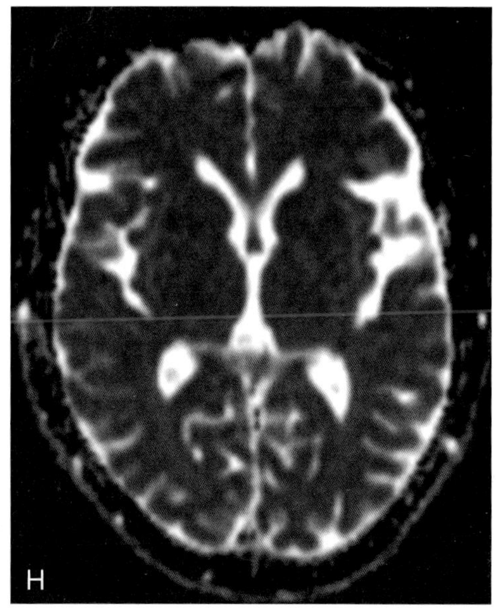

图 9-5-3 成人低血糖脑病的 MRI 平扫及 DWI 表现

患者男性，发现失语、反应迟钝、昏睡 3 小时入院。A、B. 患者发病 3 小时头颅 MRI：A. DWI 示双侧基底节区及胼胝体压部稍高信号；B. ADC 图呈低信号；C~F. 发病 9 小时后复查头颅 MRI：C. T_1WI 未见明显异常；D. T_2WI 亦未见明显异常；E. DWI 示双侧基底节区及胼胝体压部高信号较前明显增高；F. ADC 图呈明显低信号；G、H. 纠正低血糖治疗 4 天后复查：G. DWI 示双侧丘脑及胼胝体压部高信号消失；H. ADC 图未见明显异常

查主要包括：血糖达到或超过 33.3mmol/L（多为 33.3~66.8mmol/L），有效血浆渗透压达到或超过 320mOsm/L（多为 320~430mOsm/L）。本病的诱因为引起血糖增高和脱水的因素：急性感染、外伤、手术、脑血管意外等应激状态；使用糖皮质激素、利尿剂、甘露糖等药物，水摄入不足或失水，透析，静脉高营养疗法等。

非酮症高血糖合并偏侧舞蹈症需要与以下疾病相鉴别：①出血性 / 缺血性疾病：常有除舞蹈症以外的神经系统定位症状和体征，伴有肢体无力、病理征阳性；脑梗死在 CT 上呈低密度，T_1WI 呈低信号，T_2WI 呈高信号，并有典型的演变过程，常累及丘脑、内外囊等周围组织，常伴有不同程度的水肿和占位效应；②海绵状血管瘤：多为圆形或类圆形，CT 呈稍高密度，有时可见更高密度的钙化，MRI 上 T_1WI 信号多样，可为不均匀高信号，T_2WI 病灶周边可见低信号“铁环”征，呈“爆米花”样，SWI 呈极低信号；③缺血缺氧性脑病：有明显的缺血缺氧病史，多双侧受累，除基底节区外，大脑皮层亦多累及，CT 多呈低密度，MRI 上 T_1WI 呈低信号，T_2WI 呈高信号，早期 DWI 呈高信号，脑组织肿胀；④基底节区钙化：生理性钙化一般无临床症状，主要位于双侧苍白球；甲状旁腺功能减退及 Fahr 氏病灶分布较广泛，除基底节区外，丘脑及小脑齿状核亦受累，且为双侧对称性，临床多表现为癫痫发作。高密度钙化灶 CT 值一般超过 100Hu，MRI 上 T_1WI、T_2WI 多表现为低信号，偶尔 T_1WI 上呈高信号时与非酮症高血糖性偏侧舞蹈症表现类似；⑤肝性脑病：多见于长期胃肠外营养和肝硬化伴门腔静脉分流患者，多发生于双侧苍白球，MRI 上 T_1WI 呈高信号，T_2WI 和 CT 则无异常表现，停止肠外营养或终止门腔静脉分流后高信号逐渐消失；⑥肝豆状核变性：是一种常染色体隐性遗传的铜代谢障碍性疾病，主要导致基底节变性，或肝功能损害，可见角膜色素环（K-F 环），双侧豆状核 CT 呈低密度，MRI 上 T_1WI 呈低信号，T_2WI 呈高信号，易于鉴别。

3. 低血糖典型表现 诊断并不困难，诊断要点包括：①低血糖症状；②发作时血糖低于 2.8mmol/L；③供糖后症状迅速缓解。重点在于寻找低血糖症的潜在病因。

低血糖的表现并非特异性，表现以交感神经兴奋症状为主的易于识别，以脑缺糖为主要表现者，有时会被误诊为精神病、神经疾患（癫痫、短暂脑缺血性发作）或脑血管意外等。对于不明原因的脑功能障碍症状，应及时监测血糖。严重低血糖反复发作，且持续时间长者，可引起不可逆的脑损害，故应早期诊断和治疗。鉴别诊断包括：①急性脑缺血或脑梗死，病灶多为楔形，符合血管分布区，皮质及皮质下白质均有累及，可有斑片状灶性出血；②缺氧、低灌注，多发生于心脏停搏后，表现为全脑低灌注；③急性高血压脑病，患者常有不可控制的高血压或免疫抑制药物使用，DWI 通常无弥散受限，有助于鉴别。

【影像学研究进展】

除上述血糖异常引起大脑的急性损伤以外，糖尿病引起大脑慢性损害近年来亦逐渐受到人们的关注，研究发现其引发痴呆的危险性为正常人的 1.5~2.5 倍。早在 1965 年 Reske-Nielsen 认为糖尿病与认知功能之间有明显的相关性，由此提出糖尿病脑病（diabetic encephalopathy，DE）这一概念，DE 指由糖尿病引起的认知障碍和大脑神经生理及结构改变，在临床上表现为认知功能障碍、痴呆、精神疾患等慢性脑病症状，包括：学习、理解、判断、语言表达等能力下降，同时可伴有神情淡漠、目光呆滞、反应迟钝等，严重者日常生活不能自理，而学习记忆障碍是 DE 的主要临床表现。该病发病隐匿、进展缓慢，确切发病机制不明，通常认为与长期慢性高血糖引起小血管病变、脑血流降低，长期使用胰岛素替代治疗引起低血糖反应，以及糖尿病引起的脑代谢改变等多种因素相互作用有关。

为了推动 DE 这一领域的研究，Mijnhout 等人提出了“糖尿病相关认知功能减退”（diabetes-associated cognitive decline，DACD）的概念，这个概念的提出和疾病的发生机制并无明确的关系，只是更好地描述了糖尿病引起的轻中度认知功能障碍的疾病状态。同时他们制定了 DACD 研究标准：①确诊 1 型糖尿病（2 型糖尿病也可参考）的患者在下列神经精神测试中有一个或以上测试水平低于正常 1.5SD（智力、心理运动功效、认知灵活性、视觉注意、视觉感知）；②慢性认知功能损害；③通常伴有主观的认知功能减退主诉；④尚未达到痴呆的标准，排除因脑血管病、酗酒、药物、帕金森等原因引起的认知功能下降。随着影像技术的提高，多模态 MRI 可提供大脑解剖结构、功能、代谢等多方面的信息，越来越多地被应用于该疾病的研究，为人们对该病的认识提供更多信息。

1. 糖尿病合并认知功能障碍及痴呆 在我国常见的 2 型糖尿病中，60%~70% 伴发轻、中度认知功能障碍，尤以获得性认知功能障碍和行为缺陷为特征，并发现 2 型糖尿病是轻度认知功能障碍（mild cognitive impairment，MCI）和痴呆的独立危险因素，与 AD 关系密切。在 DE 患者的脑组织中发现 β 淀粉样蛋白的过度表达、神经原纤维缠绕以及轴突和树突病变、微管相关 tau 蛋白的过度表达等；还包括边缘系统等认知相关区域神经元受累，造成神经细胞缺失和功能出现异常。

2. 糖尿病致大脑结构改变 白质损伤是长期糖尿病患者容易出现的典型症状。长期的糖尿病患者大脑白质可有不同程度的 T_2WI 高信号灶，及大脑白质体积萎缩，病程以及血糖控制情况是影响糖尿病白质损伤的一个重要因素。糖尿病白质损伤可能与糖尿病引起的血管病变，如梗死、缺血灶的形成、视网膜动脉变窄和硬化以及视网膜内的高血压有关。白质损伤可以预示认知能力的下降（包括痴呆）。长期的糖尿病患者容易出现脑萎缩，糖尿病的发病年龄、血糖控制情况及病程均是加速脑萎缩的重要因素。

3. DTI 2 型糖尿病患者双侧大脑半球所有纤维束 MD 值均较对照组显著增加，反映其脑白质微观结构异常。DTI 和 DKI 研究发现糖尿病患者存在脑白质微观结构的改变，且与认知功能密切相关。此外，DTI 结构网络研究发现 2 型糖尿病患者存在脑结构网络拓扑属性的改变，且与认知功能存在关联。

4. MRS 糖尿病患者脑结构发生异常之前，海马及前额叶皮质等特定部位即可检出代谢物异常，如 mI/Cr 升高，mI 是胶质细胞增生或活性的反应，可能与过量的葡萄糖代谢产物引起肌醇合成的底物增加有关，因此 mI 含量的升高可能是糖尿病脑代谢异常发生的一个标志；NAA/Cr 降低，提示神经元缺失和功能障碍；Cho/Cr 降低，Cho 含量的异常可能与由于糖尿病会引起髓鞘和细胞膜磷脂代谢异常有关。

5. PWI 研究发现 2 型糖尿病患者皮质及皮质下多个脑区血流量下降，以颞叶、顶叶和海马区为著，且脑血流量降低与认知功能相关。

6. fMRI 研究发现在糖尿病患者出现认知损伤前已出现默认网络连接减低、部分脑区 ReHo 及 ALFF 减低、部分脑区功能连接强度下降，且与认知功能相关。

随着人口老龄化，糖尿病的发病率不断攀升，且有年轻化趋势，糖尿病对认知功能的损害已成为影响患者生活质量的重要威胁，因此，加快对

DE 发病机制的研究以及建立有效的诊断及防治策略迫在眉睫。糖尿病相关的认知功能损害在疾病的早期阶段即可出现，因此早期检出及干预至关重要，应得到广大医师及患者的重视。

（张　明）

第六节　甲状腺疾病

一、先天性甲状腺功能低下

【概述】

先天性甲状腺功能低下（congenital hypothyroidism，CH）是由于甲状腺激素合成不足造成的全身多系统功能障碍，主要累及骨骼肌肉、神经、消化、循环等系统。甲状腺激素具有促进神经系统生长发育的重要作用，参与轴突和树突生长、突触形成、髓鞘形成、细胞迁移、特异种群细胞分化等环节。胎儿或婴幼儿甲状腺激素的异常对脑的损伤是不可逆的。既往又被称为呆小病或克汀病，现已摒弃。

根据病因可分为：①散发性：发生率约为 1/7 000。甲状腺不发育、发育不全或异位是散发性原发性甲状腺功能减退症最主要的原因，约占 90%。多见于女孩，女：男约为 2∶1。其中 1/3 的病例为甲状腺完全缺如，其余为发育不全或甲状腺在下移过程中停留在舌下至甲状腺正常位置间的任一部位，从而形成异位甲状腺，部分或完全丧失功能。造成甲状腺发育异常的原因未阐明，可能与遗传因素、免疫介导机制有关。甲状腺激素合成障碍是 CH 的第二常见原因，多为常染色体隐性遗传性疾病。特发性垂体功能低下或下丘脑、垂体发育缺陷为其特征，因垂体分泌促甲状腺激素（thyrotropin，thyroid stimulating hormone，TSH）障碍而导致，又称为下丘脑性甲状腺功能低下。甲状腺或靶器官反应性低下是最罕见的病因，前者是由于甲状腺细胞质膜上的 Gs α 蛋白缺陷，使 cAMP 生成障碍，而对 TSH 不反应；后者是末梢组织对三碘甲状腺原氨酸（triiodothyronine，T3）、血清甲状腺素（thyroxine，T4）不反应所致，与 β-甲状腺受体缺陷有关。另外，母亲服用抗甲状腺药物或母亲患有自身免疫性疾病，存在抗 TSH 抗体受体，均可通过胎盘影响胎儿，通常 3 个月后好转；②地方性：多见于甲状腺肿流行的山区，系该地区水、土和食物中碘缺乏所致，多因孕妇饮食中缺碘，致使胎儿在胚胎期即因缺碘所致。随着广泛使用碘化食盐作为防治措施，其发病率明显下降。

【临床与病理】

CH 患者症状出现的早晚及严重程度与残余甲状腺组织的多少及甲状腺功能减退的程度有关。先天性无甲状腺或酶缺陷患儿在婴儿早期即可出现症状，甲状腺发育不良者常在生后 3~6 个月时出现症状，亦偶有数年后出现症状者。新生儿期症状包括过期产、巨大儿，出生后腹胀、便秘，患儿常处于睡眠状态、反应迟钝、喂养困难、哭声低、体温低，以上症状无明显特异性，极易被忽视而漏诊。典型临床表现常于出生后半年出现，包括：①特殊面容及体态：头大、颈短、皮肤苍黄、毛发稀少、黏液水肿（眶周为著）、眼距增宽、鼻梁扁塌、舌大而宽厚、前后囟增大、闭合延迟，身材矮小，躯干长而四肢短小；②神经系统：智力体格发育迟缓、表情呆滞、反应迟钝；③生理功能低下：精神、食欲差、嗜睡、发音低哑、体温低而怕冷、全身肌张力低等。

地方性甲状腺功能低下者临床表现为两种不同的症候群：①神经性综合征，甲状腺功能仅轻度减低，以共济失调、痉挛性瘫痪、聋哑和智力低下为特征，身体的生长发育基本正常；②黏液水肿性综合征，甲状腺功能明显减低，具有显著的生长发育和性发育落后、黏液水肿、智力低下，25% 合并甲状腺肿大。二者可同时存在。

TSH 或促甲状腺素释放激素（thyrotropin-releasing hormone，TRH）分泌不足者常保留部分甲状腺激素分泌功能，临床症状较轻，但常合并其他垂体激素缺乏的症状，如低血糖（促肾上腺皮质激素缺乏）、小阴茎（生长激素缺乏）或尿崩症（抗利尿激素缺乏）。

实验室检查可见 T3、T4 减低，而 TSH 水平增高。大多数患儿在出生时即存在甲状腺素缺乏，仅少数可在出生后数年始出现不足症状。在约 50% 甲状腺发育不全患儿血循环中可以发现能抑制甲状腺细胞生长的免疫球蛋白。我国将 CH 列为新生儿筛查的重要疾病之一，采用出生后 2~3

天的新生儿干血滴纸片检测TSH浓度，可疑阳性者检测血清T4、TSH浓度，如T4降低、TSH升高则可确诊，血清T3浓度可降低或正常。对可疑有TSH或TRH分泌不足的患儿，可以采用TRH刺激试验，即静脉注射TRH后，正常人20~30分钟后可出现TSH上升峰，90分钟后回复至基础值，不出现反应峰应考虑垂体病变，反应峰过高或回复延迟者提示下丘脑病变。

大体病理：中枢神经系统受累主要表现为大脑发育不全、脑萎缩，以海马及小脑为著。垂体前叶增大。

镜下病理：大脑皮层的树突生长和突触形成均减少，海马齿状回的颗粒细胞数目减少，海马锥体细胞数目虽未减少，但这些细胞的树突发育明显障碍。小脑由于外颗粒层颗粒细胞的分化障碍及向内颗粒层迁移迟缓，使外颗粒层的消失被延迟，分子层的浦肯野细胞树突分枝减少。少突胶质细胞形成障碍，导致髓鞘形成显著减少。垂体内嫌色细胞常见肥大性改变。

【影像检查方法】

甲状腺激素可促进钙磷代谢、骨及软骨发育，故X线平片可检测骨龄及颅骨发育变化。CT及MRI常规检查可发现脑组织形态学变化，但无明显特异性。PET/SPECT可显示脑组织灌注改变，但应用不多。

【影像表现】

1. X线　①骨龄发育迟缓：延迟时间为1~6年，平均3年；②骨骺发育不全：骨骺愈合前，干骺端的先期钙化带增宽且致密，边缘毛糙，接近骺线有多条生长障碍线；骨骺愈合后，表现为骨骺碎裂或泡沫骨骺；二次骨化中心延迟愈合甚至终身不愈合；③颅骨改变：颅底骨短小，囟门及颅缝延迟闭合，乳突、鼻窦气化不良，见图9-6-1。

2. CT　主要为脑萎缩性改变，包括脑室、脑沟增宽；脑发育不良；颅内钙化增多，以尾状核和豆状核钙化常见。这些改变常与神经系统损害的症状、体征呈正相关，治疗越晚者越明显，且不可逆，但缺乏特异性。

3. MRI　脑组织表现为皮层变薄，海马萎缩，脑沟、脑室增宽。垂体增生以前叶增大为主，高度可超过10mm，但信号常无异常表现，增强检查强化均匀。

4. 功能MRI　DWI上常无异常信号，T_2-FLAIR序列上白质区可见稍高信号，特别是脑室周围白质，提示髓鞘形成不良。

5. ^{18}F-FDG-PET　可显示海马、杏仁核及扣带回皮质等脑区局部脑葡萄糖代谢较正常者减低。

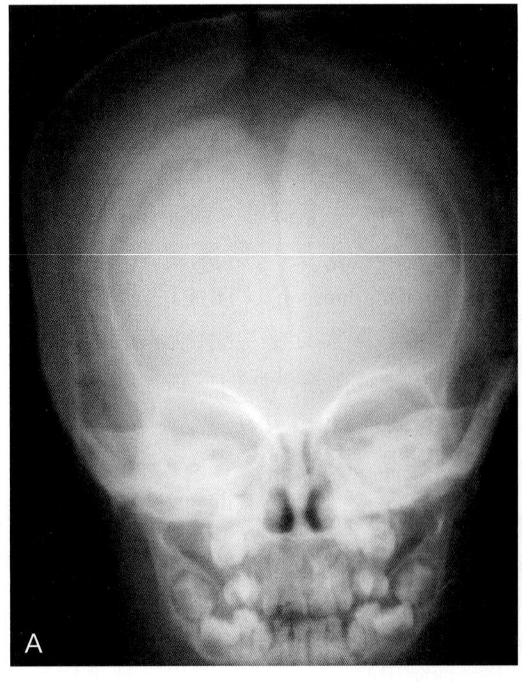

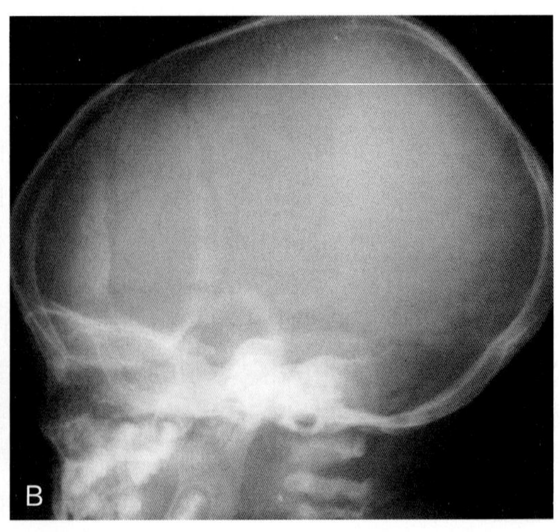

图9-6-1　先天性甲低患儿头颅平片

A. 正位；B. 侧位．囟门增大，颅盖骨变薄，颅底骨短小，额窦、乳突气化不良

【诊断与鉴别诊断】

CH 的临床诊断主要依靠症状、体征和实验室检查，依据患儿家族居住地可判断是否为地方性或散发性。影像学检查对其诊断仅起到辅助作用。不同的影像检查方法所检查的部位和目的并不相同：X 线平片对于骨骼发育的显示具有较高的诊断价值；核素检查对于患儿甲状腺形态、功能及病因有较大的帮助；CT 和 MRI 检查虽然也能发现脑组织发育异常或萎缩性改变，但无特异性。

CH 继发垂体增生应与垂体生理性增生、垂体瘤及生殖细胞瘤等相鉴别。垂体生理性增生常见于幼儿期及青春期，也表现为垂体前叶增大，上下径可达 15~20mm，常需临床表现及内分泌化验检查以鉴别。儿童垂体瘤的发生率极低，增强检查可见强化减低；生殖细胞瘤可单独发生于鞍内，患儿常有性早熟症状，增强检查明显强化可以鉴别。

【影像学研究进展】

先天性 CH 患儿一般在生后筛查可确诊，1~2 个月始采用甲状腺素替代治疗，不会遗留神经系统损害，故此对于功能影像学方面的研究不多。VBM 显示患儿一些脑区会出现不同程度的形态学改变，如双侧海马、左侧中央后回和小脑灰质体积减小。任务态 fMRI 研究发现，CH 儿童组在执行视空间任务时，顶下小叶与正常对照组相比激活减弱；手指敲击任务发现患儿对侧大脑半球中初级运动脑区、辅助运动区、下颞叶、丘脑和小脑脑区激活程度增加，来代偿运动需求。

二、获得性甲状腺功能低下

【概述】

成年人甲状腺功能低下亦称黏液性水肿（myxedema）。其病因很多：①甲状腺性因素：特发性甲状腺萎缩、医源性甲状腺功能减退（甲状腺手术后或 ^{131}I、抗甲状腺药物治疗后）、慢性甲状腺炎、甲状腺癌等；②垂体性因素：垂体功能减退（肿瘤、炎症）、单纯 TSH 缺乏等；③下丘脑性因素：下丘脑疾患致 TRH 缺乏；④其他：如食物中含有阻碍甲状腺功能的物质、甲状腺激素受体缺陷等。

垂体反应性增生最常见，源于垂体内 TSH 细胞增生，由于下丘脑调节肽的异常生成和释放，多巴胺能抑制作用的缺失和甲状腺激素的负反馈作用减弱所致，TSH 分泌增多，若长期得不到合理治疗，垂体长期处于过度分泌状态，则出现增生。垂体增生的程度与血 TSH 浓度呈正相关，极少数可引起垂体腺瘤，TSH 腺瘤可以与增生共存。由于甲状腺激素减少，对垂体的反馈抑制作用减弱而使 TSH 细胞增生肥大导致垂体反应性增生。

Hashimoto 脑病又称为桥本脑病（Hashimoto-encephalopathy，HE）、桥本甲状腺炎相关激素反应性脑病，继发于慢性淋巴细胞性甲状腺炎（chronic lymphocytic thyroiditis）。后者在 1912 年首次由桥本（Hashimoto 报告，故又称为桥本甲状腺炎或桥本病。本病属于自身免疫性疾病，几乎 100% 患者均可查出血清中抗甲状腺球蛋白抗体和抗甲状腺微粒体抗体明显增高，其他支持依据包括家庭成员可同时或先后患有其他自身免疫性疾病，如 Graves 病、糖尿病、系统性红斑狼疮、肾上腺皮质功能减退、恶性贫血、活动性风湿病等。其中枢神经系统损害的病因尚不明确，多数学者认为与自身免疫相关的血管炎有关，另外抗神经元抗体、抗 α- 烯醇化酶抗体与甲状腺组织、中枢神经系统共有抗原发生自身免疫反应也与疾病有一定关系。

【临床与病理】

获得性甲状腺功能低下常起病隐匿，发展缓慢。多发生在 40~60 岁，主要表现以代谢率减低和交感神经兴奋性下降为主。典型患者畏寒、乏力、手足肿胀感、嗜睡、记忆力减退、少汗、关节疼痛、体重增加、便秘、女性月经紊乱或者月经过多、不孕。常合并闭经 - 泌乳综合征、浆膜腔积液（包括腹腔积液、心包积液、胸腔积液，甚至多浆膜腔积液）、甲减性心脏病、神经精神异常等。垂体明显增大压迫视交叉时可造成视野缺损。

HE 多发生在中老年女性，年龄 40~60 岁，男、女比例为 1∶4~1∶10。通常起病较缓，病程较长。常见症状是甲状腺明显肿大，质韧，随吞咽活动，有时疼痛放射至下颌角和颈部，常有咽部不适。在疾病早期，由于甲状腺滤泡破坏致甲状腺激素释放增多等原因，部分患者可有一过性甲亢的临床表现，晚期出现甲低表现。神经系统临床表现以认知障碍和行为异常最为突出，其余症状根据发生的频度依次为：震颤、短暂性失语、肌阵挛、癫痫、步态不稳、睡眠异常、精神症状、卒中样发作以及局灶性运动及感觉障碍。

实验室检查：血清 T3、T4 减低，其中 rT3 常明显下降，部分患者 T3 正常而 T4 减低；少数患者的 T3、T4 均可正常，是由于 TSH 分泌增加，经反馈作用使 T3、T4 不发生减低。HE 的血清 T3、T4 和 TSH 水平随甲状腺功能状态而异，抗甲状腺抗体包括抗甲状腺球蛋白抗体和抗甲状腺微粒体抗体的滴度明显增高，并可持续数年甚至更长。

大体病理：腺垂体增生。HE 另可见脑白质区脑水肿、脱髓鞘斑块，晚期可见囊变坏死。

镜下病理：病理为垂体腺泡组织，细胞增生明显，局部呈腺瘤样，也可见伴钙盐沉积的增生腺泡形成，偶见小灶性淋巴细胞浸润。HE 可另见脑内和软脑膜小血管周围淋巴细胞轻度浸润和白质的胶质细胞轻度增生，有报道 HE 患者脑活检可见海绵状白质改变。

免疫组化：TSH（+），垂体其他 5 种激素均可不同程度表达，以 PRL（+）最多见。主要是由于血循环中甲状腺激素水平低，反馈性刺激下丘脑分泌促甲状腺激素释放激素增加，进而刺激 PRL 细胞，致 PRL 细胞增生，从而血中 PRL 水平增高，同时若垂体增大压迫视交叉，可致 PRL 释放抑制因子（多巴胺）分泌障碍，并且其下行通路受阻，使 PRL 高于正常范围而出现高泌乳素血症。

【影像检查方法】

CT 平扫对于垂体的显示不佳，MRI 是首选的检查方法，可多方位、多角度观察垂体情况。MRI 增强检查可助于病变鉴别诊断。对于 HE 引起的血管炎以 T_2-FLAIR 最为敏感。

【影像表现】

1. 垂体增生

（1）CT 冠状位增强检查显示较佳，表现为垂体对称性增大，鞍底可变薄、下陷，注入对比剂后均匀强化。

（2）MRI 垂体上缘山丘样对称性隆起，高度可达 11~25mm，平均 15mm。与脑皮质信号相比，T_1WI 呈等信号，T_2WI 呈等或稍高信号，信号强度均匀，增强扫描明显均匀强化。增生较明显时可见垂体柄受压，视交叉上抬。甲状腺激素替代治疗后垂体可恢复至正常（图 9-6-2）。

2. Hashimoto 脑病

（1）CT 白质区多发低密度，非特异性，增强检查无强化。

（2）MRI 白质区斑片状 T_1WI 低信号，T_2WI 高信号，主要见于大脑半球皮层下白质及脑室周围白质，也可累及脑干及颈髓，病灶呈散在、非对称

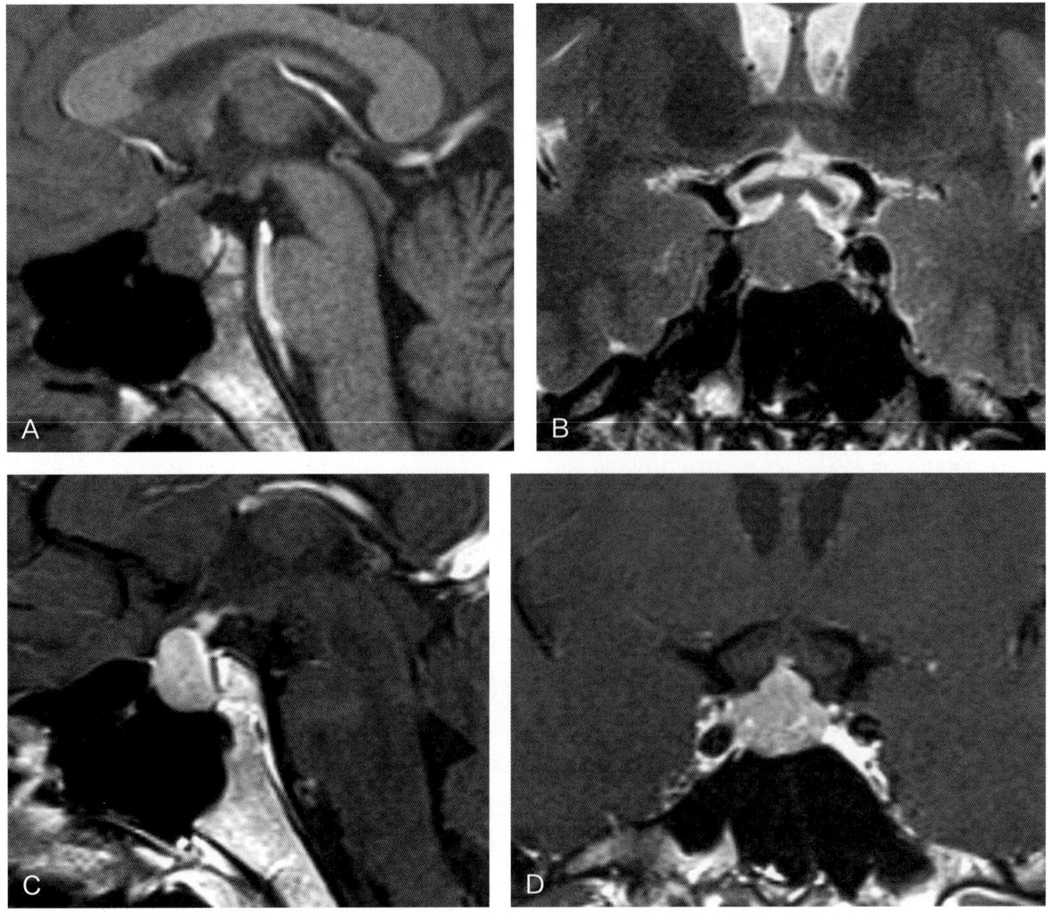

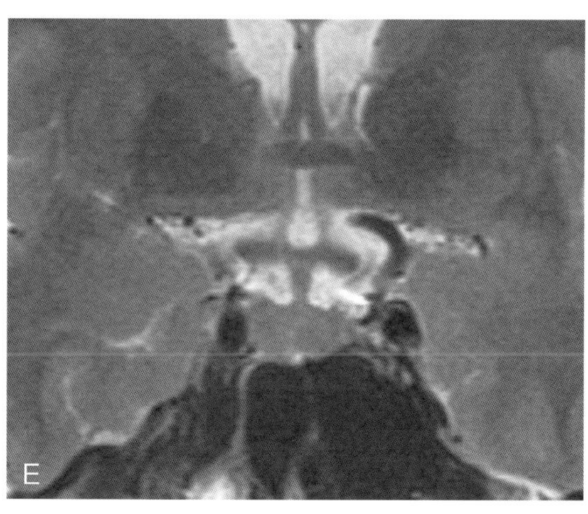

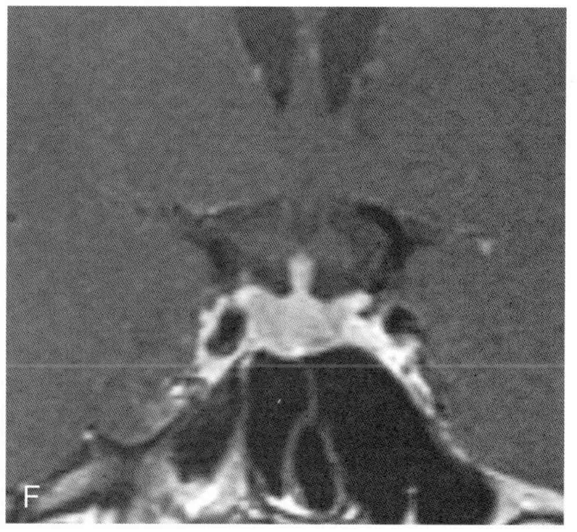

图 9-6-2 甲状腺功能低下垂体增生 MR 扫描

A~D. 矢状位 T_1WI、冠状位 T_2WI、矢状位 T_1WI 增强、冠状位 T_1WI 增强，治疗前垂体 MRI 平扫及增强检查示垂体增大，上缘对称性隆起，呈等 T_1 等 T_2 信号，增强检查均匀强化；E、F. 冠状位 T_2WI、冠状位 T_1WI 增强，甲状腺激素替代治疗 3 个月后复查示垂体恢复正常

性分布，DWI 呈等信号，T_2-FLAIR 呈高信号。病灶具有可逆性，甲状腺激素替代治疗或类固醇激素冲击治疗后可以恢复正常，但随病情进展，胶质增生，可有不可逆性坏死、囊变。增强检查无强化（图 9-6-3）。

（3）功能 MRI MRS 可见 NAA 减低和 Cho 增加，主要为额叶神经元及少突胶质细胞短暂损害造成的，反映局部细胞膜磷脂代谢的变化，具可逆性。

【诊断与鉴别诊断】

甲状腺功能低下致垂体反应性增生影像学特征性表现为垂体呈上缘山丘样隆起、对称性增大，垂体信号及增强信号均匀，特异性实验室指标为促甲状腺激素明显升高，血清游离 T3、T4 升高。患者采用甲状腺激素替代治疗后垂体可完全恢复。鉴别诊断上首先应与垂体腺瘤鉴别，尤其是由于垂体增生造成的机械牵拉可导致垂体分泌的其他激素水平增高，如催乳素，影像学上发现垂体占位，更易误诊为垂体腺瘤，需要密切结合临床表现与实验室指标，一旦误诊垂体腺瘤行手术切除则导致垂体全系的功能低下。鉴别要点如下：垂体微腺瘤的垂体上

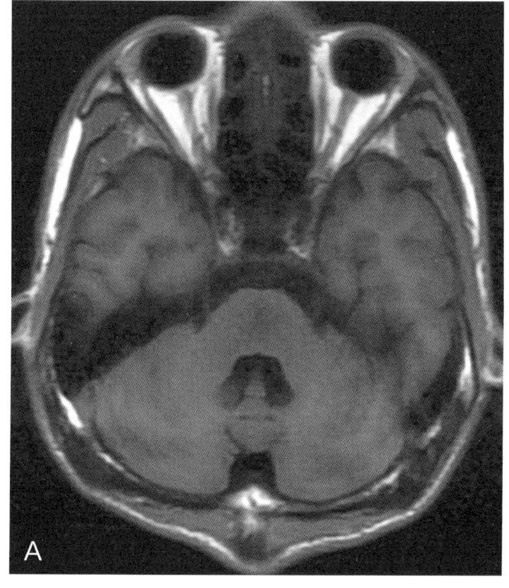

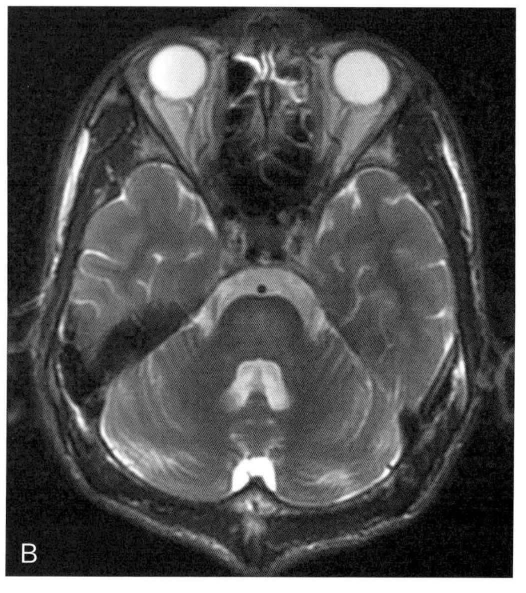

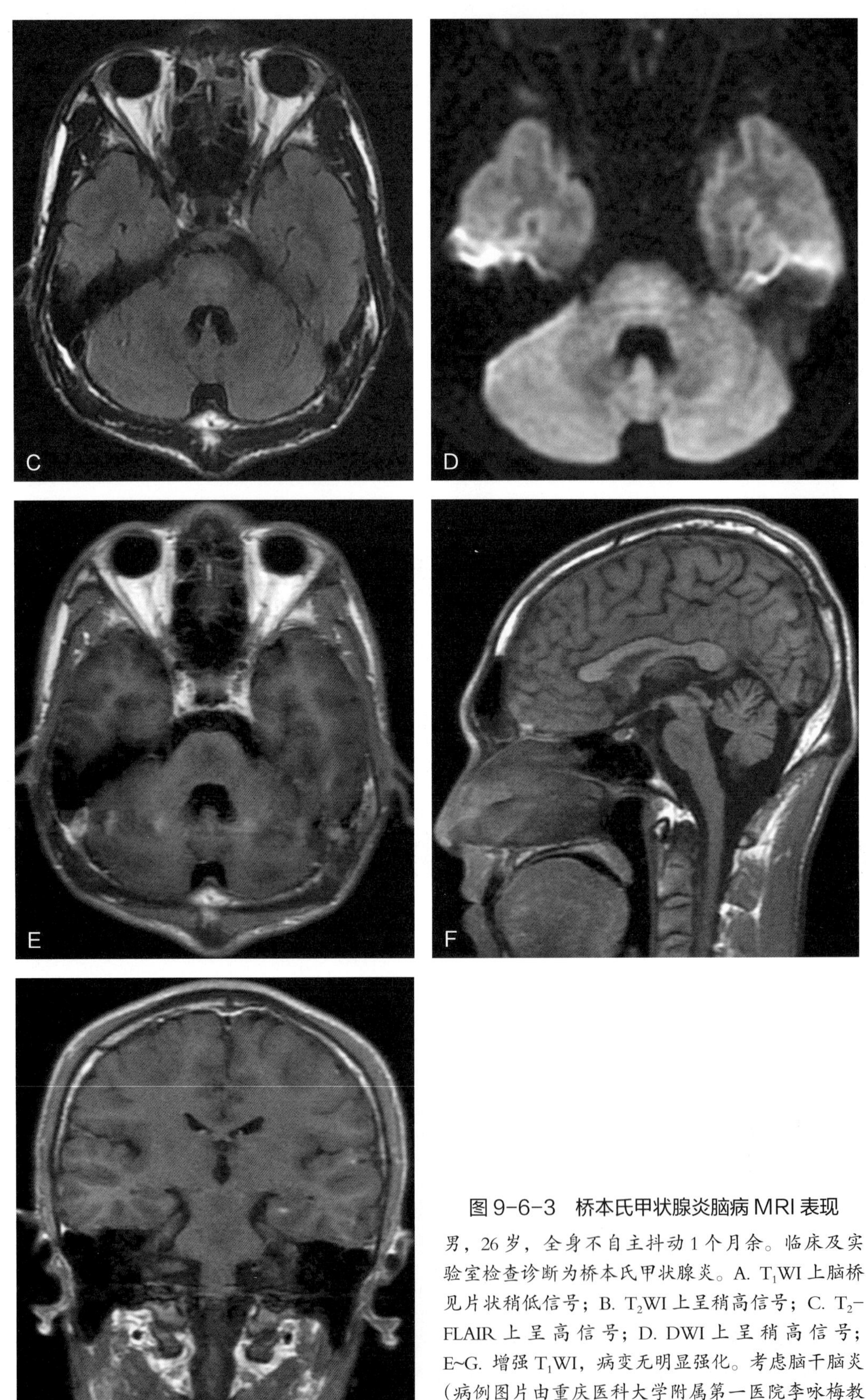

图 9-6-3　桥本氏甲状腺炎脑病 MRI 表现

男，26 岁，全身不自主抖动 1 个月余。临床及实验室检查诊断为桥本氏甲状腺炎。A. T_1WI 上脑桥见片状稍低信号；B. T_2WI 上呈稍高信号；C. T_2-FLAIR 上呈高信号；D. DWI 上呈稍高信号；E~G. 增强 T_1WI，病变无明显强化。考虑脑干脑炎（病例图片由重庆医科大学附属第一医院李咏梅教授提供）

缘多呈不对称膨隆，常有垂体柄偏曲或鞍底下陷，而垂体增生上缘对称性膨隆，垂体柄常居中，可有鞍底下陷；垂体腺瘤因血供差而易发生囊变、出血或坏死，导致垂体信号常不均匀，增强扫描时，与正常垂体对比呈相对减低区，延迟扫描可见强化，而垂体增生一般呈均匀强化；垂体腺瘤常可见周围结构（特别是海绵窦）受侵，垂体增生即使垂体增大较明显也很少侵犯海绵窦。

甲状腺功能低下导致的反应性垂体增生还需与生理性垂体增生相鉴别，后者常见于青春期、月经期的青年女性或孕产期妇女，垂体高度可达10~12mm，上缘膨隆，呈对称性单峰状隆起，垂体柄无移位，垂体信号强度无改变，强化均匀，影像学上鉴别诊断较为困难，结合临床及实验室检查可以鉴别。另外，垂体炎也应考虑到鉴别诊断中，包括淋巴细胞性垂体炎、黄色肉芽肿性垂体炎及结节病的垂体侵犯等，MRI表现为垂体柄增粗合并垂体体积的增大，增强扫描明显强化，但垂体炎一般边界稍模糊，并可出现周围相邻脑膜结构的炎性强化改变，结合化验室检查垂体全系激素水平降低，鉴别诊断不困难。

HE的临床表现和实验室检查常有一定特征，即中年妇女，甲状腺肿大且质硬，可有疼痛，常有甲状腺功能减退表现，其中实验室检查抗甲状腺球蛋白抗体和抗甲状腺微粒体抗体的滴度，尤其后者的滴度明显增高是其特征性表现，脑电图表现为全导联不同程度的慢波异常，影像学检查无特异性，类固醇激素治疗有效。诊断标准尚不统一，目前较认可的诊断原则为：①主要标准：A.临床或者亚临床自身免疫性甲状腺疾病；B.血清甲状腺素水平不能解释的症状，或者甲状腺素水平正常而症状仍存在；C.对皮质醇敏感；D.无其他可能原因的急性或亚急性神经精神症状；E.排除其他脑病，如细菌性、病毒性、真菌性感染，代谢性脑病，Creutzfeldt-Jacob病等；②次要标准为：A.血清或者脑脊液中的抗甲状腺自身抗体升高；B.脑脊液蛋白升高而细胞数不增多；C.脑电图非特异性异常。肯定诊断为主要标准+次要标准的全部；可能诊断为主要标准+次要标准其中1条；疑似诊断为只有主要标准。

HE在临床上需与其他病因所致的脑功能障碍进行鉴别，尤其是其与CJD的临床表现十分相似，但HE对激素治疗反应好，CJD以大脑皮层、尾状核、海马受累为主，在MRI的DWI及T_2-FLAIR上可见高信号，称为“彩带征”，可以鉴别。HE在影像学上病变主要累及白质区，应与其他累及白质区的脑病如脑小血管病、边缘性脑炎、可逆性白质脑病综合征鉴别，结合临床及化验室检查不难鉴别。

【影像学研究进展】

^{99m}Tc-ECD SPECT脑血流灌注显像示，甲状腺功能低下患者血流灌注减低区主要见于额叶，其次是颞叶、顶叶、枕叶及小脑半球，与注意力、运动速度、视觉空间的脑区相关，甲状腺激素替代治疗后大多数患者可完全恢复。^{18}F-FDG PET代谢显像发现甲状腺功能低下患者在双侧杏仁核及扣带回皮质等脑区局部葡萄糖代谢较正常者减低。

VBM发现甲低患者左侧中央后回和双侧小脑灰质体积较正常人减小，右侧额中回、额下回中央前回以及双侧小脑的脑白质体积同样减小，说明甲状腺激素水平缺乏不仅可以影响脑功能，还会导致脑结构发生异常改变。

甲低的神经系统损害主要表现为认知功能损害，在老年期更为明显，成为痴呆发生的重要危险因素之一。静息态fMRI发现功能连接显著下降的区域主要有右额顶网络的额极，内侧视觉网络的枕外侧回、楔前叶皮层和楔叶，运动网络的中央前回、中央后回、楔前叶皮层、旁扣带回、扣带回和缘上回。任务态研究，包括工作记忆、视空间及运动任务等。数字工作记忆任务发现甲低患者在双侧背外侧前额叶、双侧额中/下回、辅助运动区/前扣带皮质3个工作记忆相关感兴趣区的激活信号负载效应的消失。视空间任务显示顶下回激活减弱、感觉皮层激活增加、海马激活增加、顶叶激活减少。手指运动任务发现，甲低患者手指运动速度减低，主要初级躯体运动区、辅助运动区等的激活增多，提示执行相同的运动任务，甲减患者较正常人需要动用更多的脑区和更强的激活，从而说明甲减患者存在运动相关脑区的功能受损。

三、甲状腺功能亢进

【概述】

甲状腺功能亢进（hyperthyroidism），简称甲亢，是指甲状腺本身产生甲状腺激素过多而引起的甲状腺毒症。甲状腺毒症是因血循环中过多甲状腺激素引起的以神经、循环、消化等系统兴奋性增高和代谢亢进为主要特征的临床综合征。多见于20~40岁女性，男女之比为1∶4~1∶6。其病因很多，临床上以弥漫性毒性甲状腺肿最常见，约占85%，其他病因如桥本甲亢、毒性甲状腺腺瘤、垂体性甲亢等，多与自身免疫性因素有关。

【临床与病理】

除了高代谢症候群及不同程度的甲状腺肿大和眼突等症状外，甲亢的神经系统受累主要为精神症状，例如烦躁不安、焦虑、情绪不稳和注意力不集中等。老年甲亢患者中，也会出现例如冷漠、倦怠、假性痴呆和沮丧的抑郁症状。甲状腺激素参与5-羟色胺能神经传递、多巴胺受体后信号转导和基因调控等涉及情绪调节的神经传导通路，也可能与甲状腺激素受体在边缘系统中的广泛存在有关。其他临床症状还包括甲状腺相关肌病或周围神经病变。甲亢继发脑梗死或其他血管病较为罕见，但甲亢是青年脑梗死的重要病因之一。主要机制为甲状腺激素可增加糖原分解和糖异生作用，导致糖耐量异常和血糖增高，同时还会使肝酯酶活性增高，脂蛋白激酶活性下降，从而导致血脂代谢异常，而二者均易促进脑血管动脉硬化的发生，导致脑缺血、梗死，晚期可见脑萎缩。甲亢性心脏病常合并心房颤动，血栓脱落直接可导致脑栓塞。少数病例报道甲亢可合并烟雾病，考虑与甲状腺素改变血管反应性从而对动脉壁造成损害有关。

实验室检查血清T_3、T_4和游离T_3（FT_3）、游离T_4（FT_4）均增高，TSH降低，早期也可以仅有T_3水平增高而T_4水平正常。

病理表现与脑缺血、脑梗死相同。

【影像检查方法】

MRI可发现早期脑梗死及缺血性改变，DWI更为敏感。DSA、CTA及MRA可评价血管（特别是颈动脉）粥样斑块及管腔狭窄程度。另外，CT及MRI可以评价眼外肌受累的程度。

【影像表现】

1. CT　病灶楔形或扇形低密度影，边界清楚，增强检查无强化或斑片状、脑回状强化。

2. MRI　脑梗死的特点同缺血性脑梗死，可见T_1WI低信号、T_2WI高信号，DWI急性期呈明显高信号，增强检查于梗死后5天~1个月可出现线状、脑回状、斑片状明显强化，考虑与新生血管及再灌注有关。晚期，可见软化灶形成，继发萎缩性改变。

3. 血管造影　头颈部血管附壁斑块，管腔狭窄，以颈动脉为著（图9-6-4）。

4. 功能MRI　MRS除了显示脑梗死区

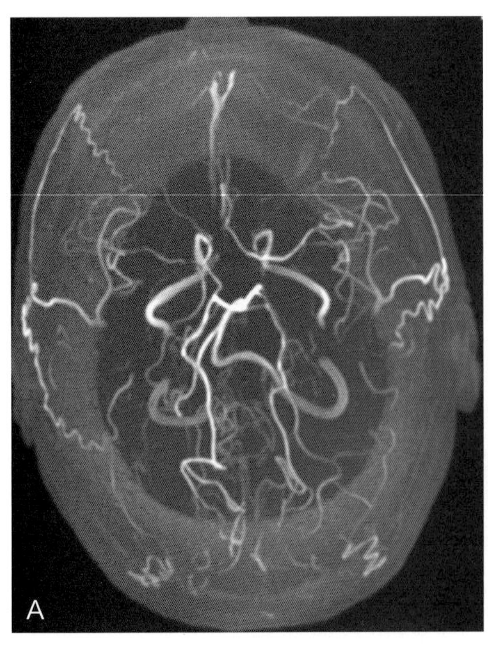

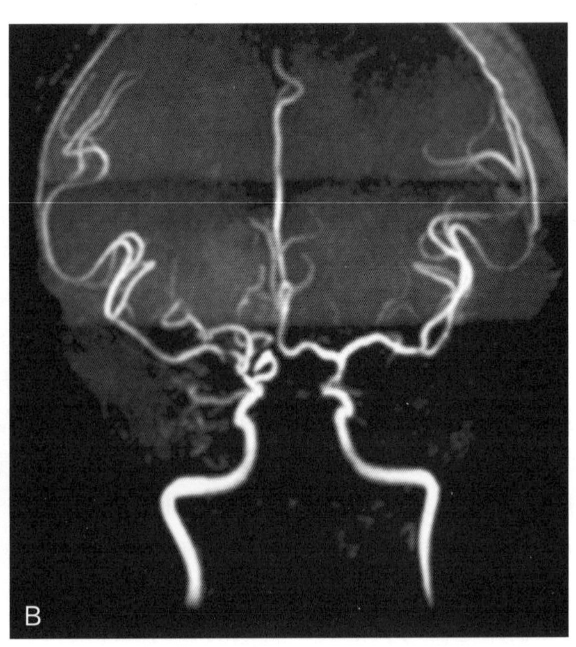

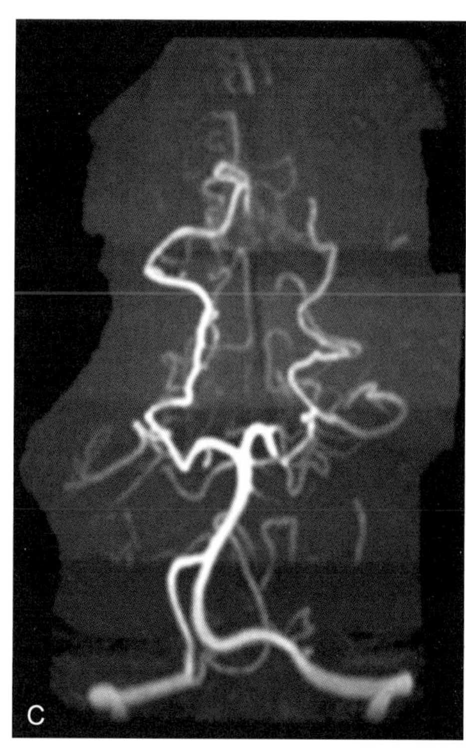

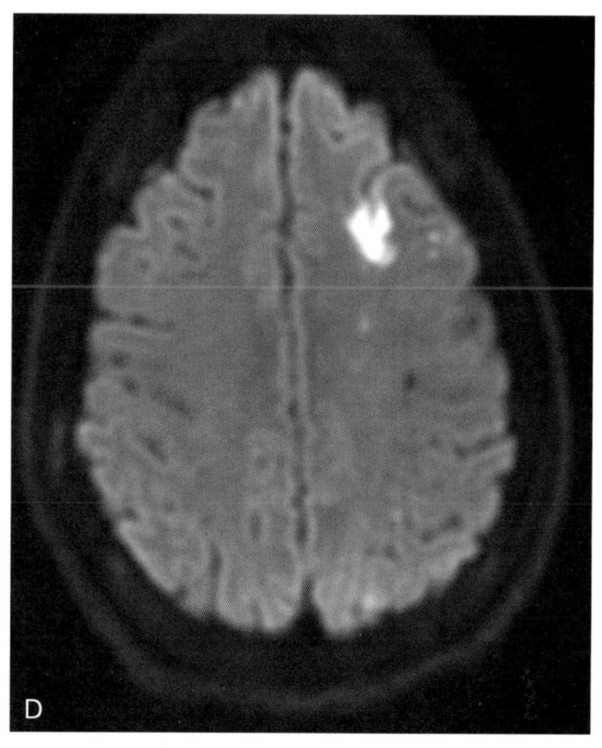

图 9-6-4 甲亢脑病改变 MRI 表现

女，42 岁。A~C. MRA，右侧大脑中动脉 M1 段重度狭窄，周围多发侧支循环，左侧颈内动脉末段中－重度狭窄，左侧大脑后动脉 P2 段管壁不规则，右侧大脑后动脉代偿性增粗；D. DWI 示左大脑前中动脉分水岭区梗死（病例图片由北京协和医院放射科冯逢教授提供）

Lac 峰外，还可见顶枕叶白质区谷氨酸盐含量持续减低，与病情的严重程度及认知评分相关。

5. PET 边缘系统葡萄糖代谢率较正常人减低，并且患者的抑郁和焦虑程度、血清 FT3 和 FT4 浓度均与双侧后扣带回和顶下小叶的代谢率负相关，治疗后部分脑区的代谢异常能够恢复。

【诊断与鉴别诊断】

根据临床表现及实验室检查甲亢诊断不困难，若患者出现中枢神经系统症状，特别是急性神经功能缺陷，应高度怀疑缺血性脑梗死的可能。鉴别诊断主要应排除与其他原因（如高血压动脉粥样硬化、血管炎等）造成的缺血性脑梗死，结合临床尤为重要。

【影像学研究进展】

^{99}Tc-ECDSPECT 脑血流灌注显像示甲亢性痴呆患者全脑血流量轻度增加，局部脑血流量可能减少，主要为双侧额叶、海马等边缘系统。

VBM 发现甲亢患者双侧海马、海马旁回灰质体积减少，双侧辅助运动区灰质体积增加，与 FT3 及 FT4 水平、病程呈负相关，提示长期激素水平增加导致皮层改变，海马神经元萎缩明显，可能与海马富含甲状腺激素受体，容易受到过量的甲状腺激素攻击有关。

静息态 fMRI 发现甲亢患者双侧海马与双侧前扣带及后扣带的功能连接减弱，同时右侧海马与右侧内侧眶额叶皮质的功能连接减弱，以海马为种子点进行功能连接分析发现，功能连接减弱的脑区主要涉及大脑默认网络、注意网络、视觉网络及认知网络等，这可能与甲亢引起的情绪认知障碍、焦虑及信息处理速度减慢密切相关。另外手运动任务也发现甲亢患者初级运动区激活增加，小脑和丘脑激活增加，提示运动功能受损。

（孙志华）

第七节 甲状旁腺疾病

一、甲状旁腺功能低下

【概述】

甲状旁腺功能低下或甲状旁腺功能减退（hypoparathyroidism），简称甲旁低或甲旁减，是由于甲状旁腺激素（PTH）分泌过少而引起的一组临床症候群。甲状旁腺分泌的甲状旁腺激素与甲状腺滤泡细胞分泌的降钙素共同调节钙、磷代谢，控制血浆中钙和磷的水平，而甲状旁腺激素是调节血钙水平的最重要激素，有升高血钙和降低血磷含量的作用，其作用完全可以超过降钙素的效应。当甲状旁腺分泌不足时，一方面骨钙动员及肠钙吸收均明显减少，血钙水平因而下降，另一方面肾小管磷重吸收减少，肾磷清除减少，血磷增高。血磷过高可导致钙向骨、软组织甚至脑组织内沉积，形成异位钙化。脑内的钙化机制尚不完全清楚，有学者认为可能由于钙、磷代谢失调和自身免疫性脑动脉炎致毛细血管通透性增高，在脑血管及其周围以羟磷灰石形成钙盐沉积（即异位钙化）。

病因上主要包括：① PTH 生成减少：特发性甲旁低，可能主要与先天性发育异常和后天性甲状旁腺自身免疫性破坏有关，儿童常见；遗传性甲旁低，极少见，伴 X 性连锁隐性遗传、常染色体隐性或显性遗传；继发性甲旁低，常见于甲状腺或颈前部手术后，其中 2/3 为一过性甲旁低，少数病例出现永久性甲旁低；原发性甲旁亢术后甲旁低，属于一种特殊的继发性甲旁低；② PTH 分泌受抑制（功能性甲旁低，functional hypoparathyroidism）：如新生儿甲旁低及镁缺乏症，低镁常伴有缺钙，多为暂时性 PTH 分泌障碍且可逆；③ PTH 抵抗：即假性甲状旁腺功能低下（pseudo hypoparathyroidism，假性甲旁低），又称为 Albright's 综合征，周围组织对 PTH 无反应，其病因为 G 蛋白的 α 亚基（*GNAS1*）基因突变、PTH 受体突变、腺苷环化酶或 G 蛋白缺陷等；假 – 假性甲状旁腺功能低下（pseudo-pseudohypoparathyroidism），简称假 – 假性甲旁低，仅有甲状旁腺功能低下的体态异常，外表与假性甲旁低一样，但肾小管和骨骼对甲状旁腺激素有反应，临床实验室检查血钙、血磷正常，以上二者常发生于儿童和青少年。

【临床与病理】

甲旁低的主要临床生化特征为低钙血症和高磷血症，取决于血钙降低的程度与持续时间以及下降的速度。常见临床表现为手足搐搦、癫痫样发作及锥体外系症状，包括典型的帕金森表现，可能与基底节区钙化有关，有时可见脑缺血改变。长期甲旁低可出现精神症状，包括烦躁、抑郁、易激动或精神病等。胃肠道症状可有恶心、呕吐、腹泻等，皮肤粗糙，指甲营养不良，纠正低血钙可使症状改善。儿童期发病患者常有智力发育迟缓和牙齿发育障碍。

实验室检查血清钙常降低至 2mmol/L 以下，同时血清磷 >1.8mmol/L，儿童血清磷浓度上升更明显。尿液检查尿钙、尿磷和尿 cAMP 排出减少，当血清钙低于 1.75mmol/L 时，尿钙浓度显著减低甚至消失。碱性磷酸酶可正常或稍低，血 PTH 多数 <20mg/L，也可在正常范围。

大体病理可见脑内以羟磷灰石形成的钙盐沉积，主要见于脑内小血管及其周围，基底节区最明显，主要是由于该区域由大脑前动脉和大脑中动脉的穿支供血，毛细血管丰富，故钙质最易沉积。

镜下病理可见酸性黏多糖在胶质细胞核及其周围聚集，随之向周围弥散、聚集为圆形体，侵及小血管壁及周围，在此基础上钙盐沉积形成钙化，周围可见胶质细胞增生。

【影像检查方法】

CT 显示钙化最佳，对本病有重要的诊断价值，为本病首选影像学检查方法。X 线也可显示钙化。但钙化的不同时期在 MRI 上信号各异，有时难于诊断，采用 SWI 序列的相位图或校正相位图有助于对钙化的判断。

【影像表现】

1. X 线　可显示基底节区的钙化，颅骨内外板可增厚，有时呈外生骨疣样改变，岩骨和面骨也可增厚，牙齿发育不良、齿根短而钝、牙硬板可消失。

2. CT　表现为脑内多发钙化，多为对称性，以基底节最常见，发生率接近 100%，其次为丘脑、小脑齿状核、脑叶（图 9-7-1）。钙化的形态因部位而异，苍白球钙化呈圆形，位于豆状核的内侧部，壳核钙化为“八”字形或尖向下的三角形，在豆状核的外侧部；尾状核头部钙化为倒“八”字形，如体尾部均钙化，则显示出尾状核的整个形态；丘脑钙化一般为两侧对称的卵圆形，有的呈条状，小脑齿状核钙化为条形或括号状，明显钙化为肾形。脑叶钙化多见于额、顶、颞叶，85% 位于灰、白质交界处，亦可见于皮层下白质或半卵圆中心，常呈不对称性分布，可呈斑片状、条状、月牙状或点状等。多数病例内囊区虽然被钙化的尾状核、壳核、苍白球、丘脑包绕，但本身并不钙化，称为“内囊空白征”（图 9-7-1），这可能是由于内囊区毛细血管稀少，故不易发生钙盐沉积。脑内钙化的程度和范围与病程长短及疗效有关，病程短或疗效佳时脑内可无钙化，反之钙化重、范围广，而与血钙、血磷浓度无明显的相关性。

3. MRI　显示钙化不如 CT 敏感。完全性钙化在 T_1WI 上及 T_2WI 上均显示为低信号。不完全钙化根据含水量、蛋白量及黏多糖沉积等原因在 T_1WI 及 T_2WI 也可出现高信号（图 9-7-2 A、B）。

4. 功能 MRI　SWI 对钙化灶的显示非常敏感，可弥补常规 MRI 对钙化显示的不足。由于钙化无不成对电子，为反磁性物质，引起正向相位位移，在相位图或校正相位图上呈显著高信号（图 9-7-2 C、D），可与出血及其他铁沉积的病变相鉴别。

【诊断与鉴别诊断】

甲旁低的诊断主要是依据临床表现和实验室检查，影像学检查的目的是了解骨质受累和异位钙化（包括脑内钙化）的情况。其中 CT 检查时，甲旁低的脑内钙化表现颇具特征，不但有助于临床进一步明确诊断，还可在临床症状和体征不明显时提示诊断。甲旁低脑内钙化与假性或假假性甲旁低类似，鉴别诊断主要依靠临床及生化检查。假假性甲旁低脑内钙化较少，软组织钙化更为多见。

其他颅内多发钙化性病变还包括 Fahr 病、炎症（结核、弓形体病、先天性 HIV）、脑囊虫病慢性期、结节性硬化、Cockayne 综合征，、Sturge-Weber 综合征等，结合临床病史及化验室检查，鉴别不困难。

二、甲状旁腺功能亢进

【概述】

甲状旁腺功能亢进症（hyperparathyroidism），简称甲旁亢，分为原发性、继发性和三发性三

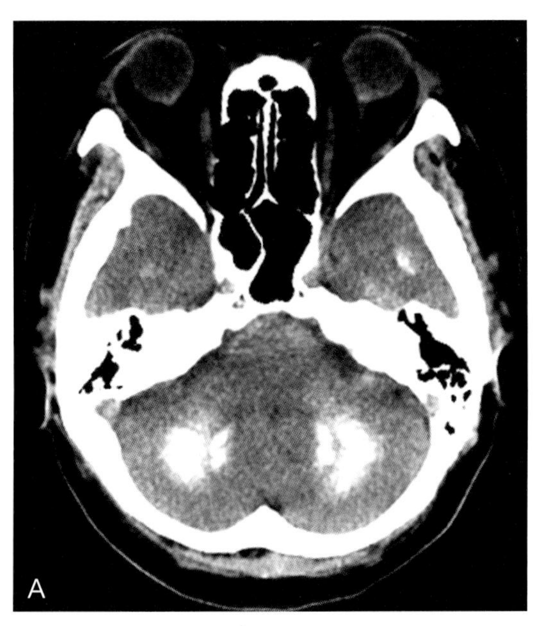

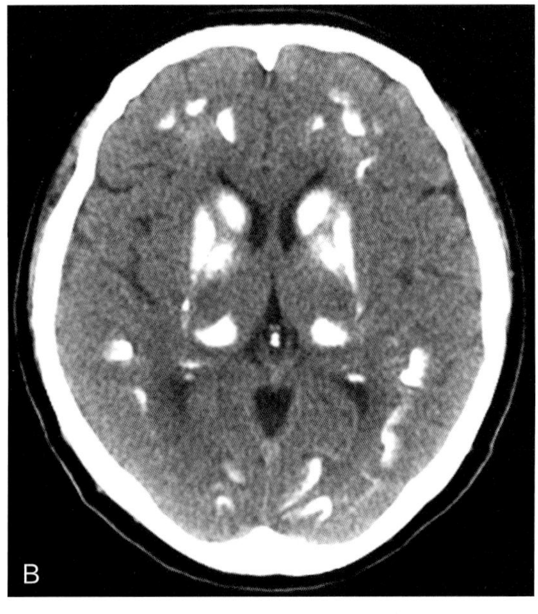

图 9-7-1　甲状旁腺功能低下 CT 平扫

A、B. 双侧齿状核、基底节、丘脑、脑叶多发钙化

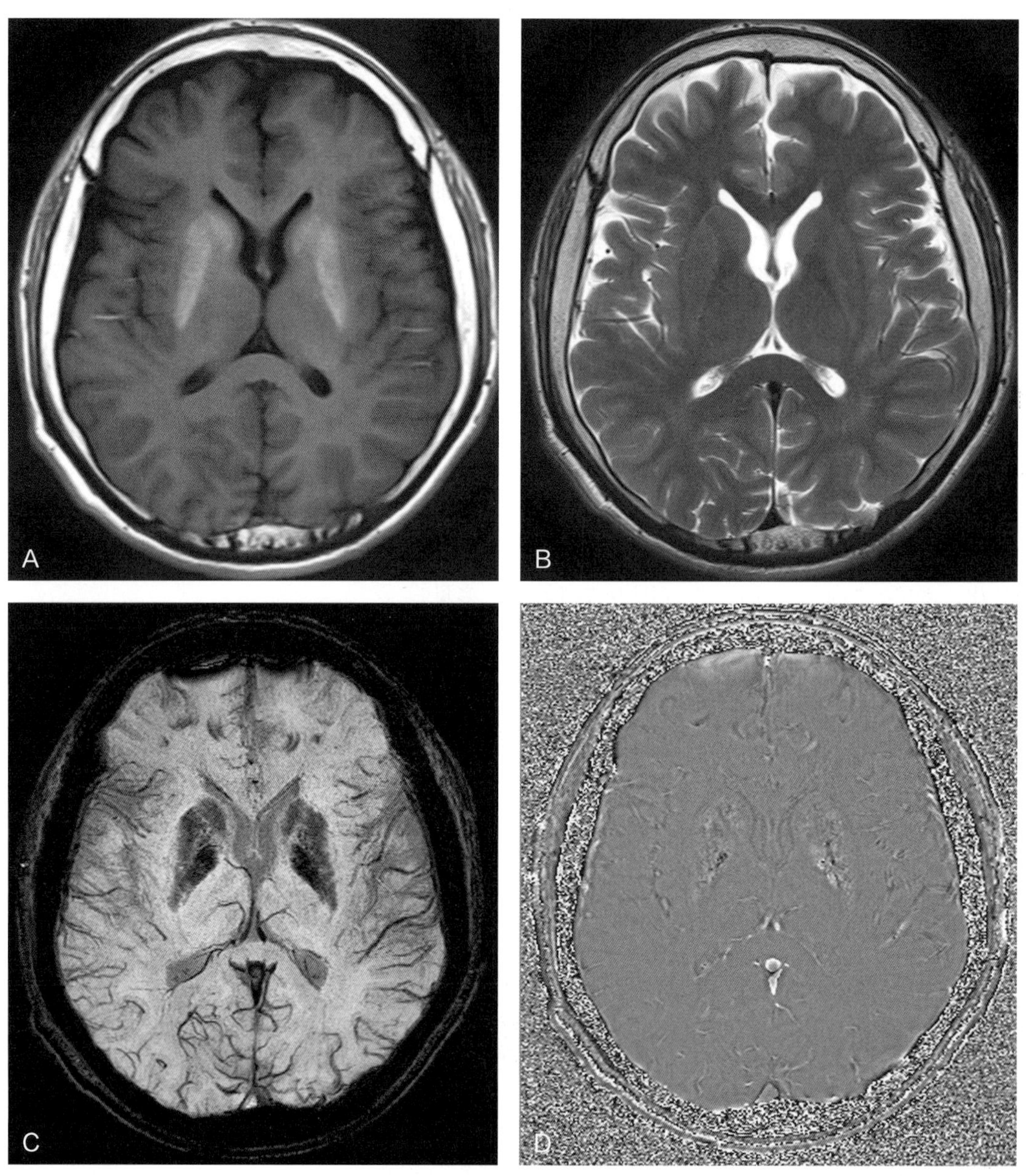

图 9-7-2 甲状旁腺功能低下 MRI 平扫

A.T_1WI 双侧尾状核及豆状核对称性高信号；B.T_2WI 呈稍高信号；C.SWI 呈低信号，并可见双侧额叶皮层下低信号；D. 相位图示基底节及额叶病变呈高信号

种。原发性甲旁亢主要病因为甲状旁腺瘤（癌）或增生，其中甲状旁腺腺瘤占绝大部分。少数病例有阳性家族史，为多发性内分泌腺肿瘤病的组成部分之一。多见于 20~50 岁成年人，40 岁以后发病率显著增高，也可见于儿童和老年人，女性多于男性，故有学者推测其发生和雌激素改变有关。继发性甲旁亢是由于各种原因所致的低钙血症，刺激甲状旁腺增生肥大，分泌过多 PTH 的临床综合征，多见于肾功能不全和骨软化患者。三发性甲旁亢多见于慢性肾病患者，较为少见。在继发性甲旁亢没有得到有效控制的基础上，甲状旁腺长期受到低血钙刺激，部分增生组织转变成腺癌，具有自主分泌过多的 PTH 的能力。

【临床与病理】

原发性甲状旁腺功能亢进时 PTH 分泌增加，加速骨转换，导致骨吸收增加，钙自骨组织进入血循环，引起高钙血症。甲状旁腺功能亢进的主要临床表现为高血钙引起的记忆力减退与注意力不集中，可出现四肢无力，以近端肌肉为甚，可误诊为原发性神经肌肉疾病。神经系统症状的轻重与高血钙的严重程度有关。当血清钙 >3mmol/L 时，症状明显，严重时可出现明显精神症状如幻觉、狂躁，甚至木僵或昏迷。其次骨骼系统早期可出现骨痛，主要位于腰背部、髋部、胸肋和四肢，局部有压痛。后期表现为纤维囊性骨炎，出现骨骼畸形和病理性骨折。部分患者可出现骨囊肿（棕色瘤）。泌尿系统的表现为肾结石和肾实质钙化，可反复出现肾绞痛和血尿。继发性甲状旁腺功能亢进主要见于肾病、肾功能不全、骨软化、肠钙吸收不足和氟骨症等。临床上在原发疾病的基础上出现甲状旁腺功能亢进的临床表现。

实验室检查：主要表现为高血钙、低血磷、血清碱性磷酸酶和 PTH 水平增高及 24 小时尿钙、尿磷排出量增高。甲旁亢患者的血钙并非每次测定均高于正常，需反复多次测定，其中血游离钙测定值较血总钙测定值更有诊断意义。血清无机磷正常值为 0.97~1.45mmol/L，若持续低于 0.8mmol/L，有重要诊断意义。约 90% 原发性甲旁亢患者显示 PTH 水平增高。血清碱性磷酸酶的增高程度与原发性甲旁亢的骨质病变严重性呈正相关。24 小时尿钙、尿磷易受饮食的影响，故测定尿钙、尿磷时应在低钙、低磷饮食 3~6 天后进行。

大体病理：受累骨骨小梁稀疏，基底节等核团可出现钙化。

镜下病理：破骨细胞增生活跃，皮质下骨吸收。钙盐沉积在灰质核团小血管周围，常伴发胶质细胞增生。

【影像检查方法】

X 线平片为首选的影像学检查技术，可以发现骨骼系统的早期改变，具特异性，CT 检查可补充发现颅内钙化。MRI 使用率较低。

【影像表现】

1. X 线　骨小梁性骨吸收可出现在全身骨骼，在颅穹窿骨尤为明显（图 9-7-3）。板障由于被含有新形成小梁的结缔组织所取代，导致内、外板与板障的界限不清，板障内可见散在点状高低混杂密度影，称之为“胡椒加盐”征。颅骨还可能显示边界清楚或不清楚的局限性增厚致密区。

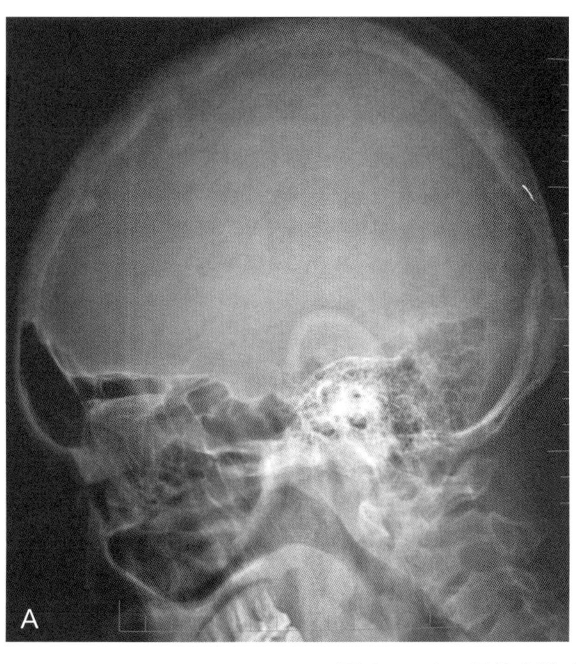

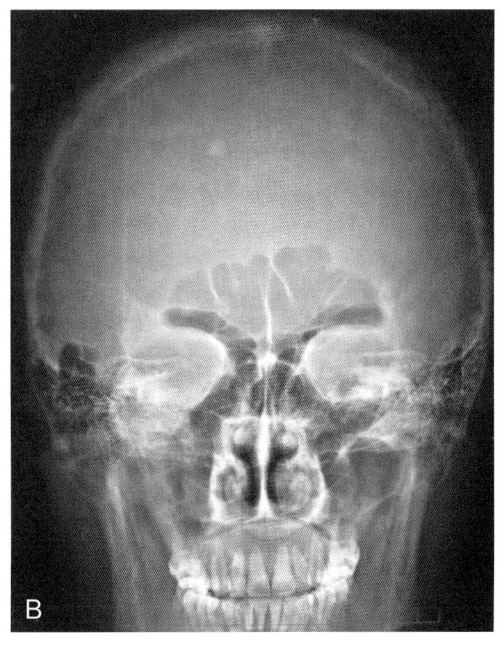

图 9-7-3　甲状旁腺功能亢进颅骨平片

A. 侧位；B. 正位。示颅骨骨质弥漫性增厚，且内外板、板障分界不清，板障密度不均，呈“胡椒加盐”表现

2. CT　颅骨改变不如X线表现明显。另可见硬脑膜广泛钙化，如大脑镰、小脑幕等，基底节区及其他脑实质内也可出现钙化，常比较对称。

3. MRI　颅骨板障信号不均匀，呈稍长T_1、稍长T_2信号，在DWI上呈混杂稍高信号。显示钙化不如CT敏感，一般不行MRI检查。

【诊断与鉴别诊断】

结合临床及实验室检查，甲旁亢的诊断较为容易。X线表现以颅穹窿骨受累为主，以弥漫性骨密度减低及纤维性骨炎和囊肿形成为主要变化，“胡椒加盐”征为特殊征象，但并不特异。广泛性骨膜下骨吸收是最重要且有价值的X线表现，甲旁亢最常见，而局限性骨膜下骨吸收可见于肿瘤、感染、甚至关节疾病（如黄色素瘤、痛风）等，边界更清楚，容易鉴别。还应与肾性骨病、白血病骨质侵犯、骨髓瘤等疾病鉴别，均需结合临床及实验室检查。

（孙志华）

第八节　Fahr病

【概述】

Fahr病是罕见的神经系统退行性疾病。本病病因未明，由德国神经病学专家Fahr于1930年首先报道，发病率小于百万分之一。多数具有家族倾向，也称之为家族性特发性基底节钙化（familialidiopathicbasalgangliacalcification），或双侧纹状体苍白球齿状核钙化（bilateralstriopallidodentatecalcification）。少数为散发病例，称之为特发性基底节钙化（idiopathiccalcificationof basalganglia）。

家族性Fahr病大多为常染色体显性遗传，有时也为常染色体隐性遗传，第一个识别的基因是位于14号染色体长臂*IBGC1*。

【临床与病理】

主要病理改变为双侧基底节区、丘脑、小脑的齿状核和皮质下弥漫神经纤维与钙缠结在一起，也存在锌、磷、铁、锰、铝和钾等。钙化存在细胞外、血管外间隙，围绕毛细血管。钙化部位有神经元的丧失和神胶质的增生，少数有神经脱髓鞘病变，晚期部分脑实质被钙化灶和神经胶质细胞替代。

Fahr病根据钙化侵犯的部位和程度不同，临床症状多样，呈进行性发展。一般发病年龄30~60岁，无性别倾向。主要临床表现为运动和认知精神障碍包括头痛、运动不能、痴呆、认知障碍、精神障碍、癫痫发作等，也可表现为行为异常和神经心理异常。少数患者可没有任何神经、认知和精神症状表现。实验室检查血清钙、磷在正常范围内。

【影像学表现】

影像学检查多表现为双侧对称性基底节、丘脑、齿状核和脑白质钙化。苍白球是最常见的钙化部位，其次为壳核、尾状核、丘脑及小脑齿状核。MRI T_1WI常为高信号，有时T_1WI也可以表现各种信号，主要取决于疾病的阶段和钙盐沉积量。T_2WI可表现为低或高信号。白质的高信号反应脑代谢或炎症的过程，之后可出现钙化。T_2-FLAIR与T_2WI信号相似。SWI表现为明显低信号。PET显示双侧基底节FDG摄取减低。诊断Fahr病最佳影像学检查是平扫CT，其次是SWI。（图9-8-1）

【诊断与鉴别诊断】

Fahr病的诊断包括CT检查发现双侧基底节区对称性钙化，无甲状旁腺功能减退的临床表现，血清钙、磷水平正常，肾小管对甲状旁腺反应功能正常，有遗传学证据，无感染、中毒及代谢性疾病史。

鉴别诊断：

1. 正常生理性钙化　中老年人苍白球对称性钙化。

2. 遗传或后天获得性基底节钙化　多见于儿童、年轻人。包括Down综合征、线粒体脑病、HIV脑炎、结节性硬化和神经纤维瘤病、儿童脑部肿瘤放疗后远期并发症。

3. 病理性钙化　可见于内分泌疾病（甲状旁腺功能亢进、甲状旁腺功能减退、假性甲状旁腺功能减退、假性甲状旁腺功能减退、甲状腺切除术后）、感染（结核、弓形虫病、囊虫病）、中毒（一氧化碳中毒、铅中毒）及神经精神疾病（红斑狼疮、运动神经元病）。

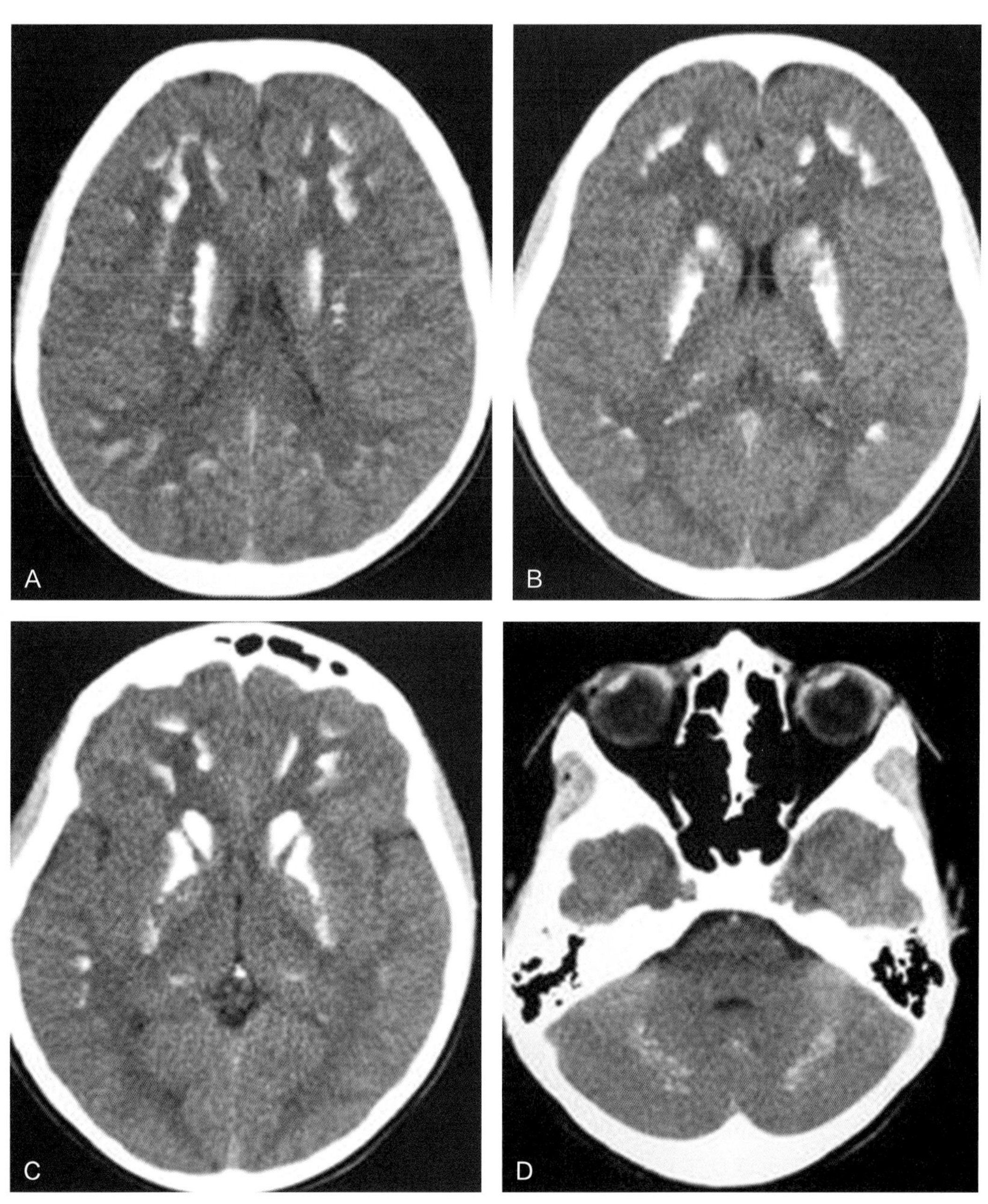

图 9-8-1 Fahr 综合征

女 13 岁，发作性行为异常，CT 平扫示双侧基底节、丘脑、齿状核及皮层下白质对称性钙化

（初建平）

第九节 脑组织铁沉积性神经变性疾病

【概述】

脑组织铁沉积性神经变性疾病（neurodegeneration with brain iron accumulation，NBIA）是一组罕见的以基底核团（苍白球最常见，其次为黑质）异常铁沉积为特点的遗传性神经系统疾病，发病机制不明，常伴有脑萎缩。临床表现主要为肌张力异常、痉挛、帕金森症状和神经精神障碍。MRI 提示脑组织铁沉积。该病呈进行性加重，且现阶

段尚无有效治疗方法。

铁沉积与 NBIA 的症状之间的确切关系尚不完全清楚。可能与脂质代谢、细胞膜重塑、辅酶 A（CoA）的合成与自噬等机制有关。

【临床与病理】

1. 进行性运动障碍 肌张力障碍表现为不自主肌肉挛缩、舞蹈手足徐动症；肌强直表现为由下肢至上肢的肌抵抗；口舌及咽喉肌运动障碍表现为发音及构音障碍、吞咽困难等，随着病情进展，逐步出现言语不能、不受控制的咬舌。睑痉挛、斜颈。

2. 眼部疾病 NBIA 多数涉及眼部疾病，最常见视网膜变性及视神经萎缩。其早期症状可有夜视能力减弱、视野狭窄。视神经萎缩可导致视觉模糊、侧视野及色觉异常、瞳孔收缩失调、单眼弱光，并最终致盲。

3. 神经精神障碍 某些 NBIA 可表现为发育迟缓，主要影响对运动技能的掌握。认知下降会出现在某些 NBIA 类型中，但多不影响感知觉及其他心理功能。智力发育可能会因为运动障碍受影响。

4. NBIA 发病可见于婴儿到成人。病程进展可快可慢。症状千变万化。这或许是因为致病基因的不同所致。影响疾病严重性及进展程度的因素仍不明朗。通常患病者会进展至残疾。随着病情进展，药物治疗及其他治疗方案需进行不断调整，直至抉择出最佳方案。

5. 外周神经球体 为其典型病理表现，神经轴突呈球形体肿胀，细胞碎片包绕轴突。婴儿神经轴突营养不良（infantile onset neuroaxonal dystrophy，INAD）球状体也可见于皮肤、肌肉及其他组织。

男女比例多相近，发病率为 1/100 万 ~3/100 万。然而由于此病经常诊断不足甚至漏诊，所以确切的发病率很难确定。

2001 年以前，NBIA 被称为 Hallervorden-Spatz 病或 Hallervorden-Spatz 综合征。而 NBIA 更贴近疾病特点，并且将此病与这两位发现并研究此病的纳粹医生的名字区分开来。2001 年发现 NBIA 第一个相关基因（*PANK2*）。该基因导致了泛酸激酶相关神经变性病（pantothenate kinase-associated neurodegeneration PKAN）。随后，人们发现了与 *PLA2G6* 基因突变相关的磷酸酯酶相关神经变性病（phospholipase-associated neurodegeneration，PLAN），与 *C19orf12* 基因突变相关的线粒体膜蛋白相关神经变性病（mitochondrial membrane protein-associated neurodegeneration，MPAN），与 *WDR45* 基因突变相关的 β- 螺旋蛋白相关神经变性病（beta-propeller protein-associated neurodegeneration，BPAN）。这四种 NBIA 由于具有相对特异的症状及基因改变，最常见且最易辨别。另外还有 6 种少见 NBIA。所有都有其不同的表现，但又以脑组织铁沉积及进行性运动障碍为共同特点。其余有相关临床表现但无基因证实者，应考虑为特发性 NBIA。病理上可观察到路易氏体，轴突肿胀，在某些亚型有高磷酸化 tau 蛋白。

【影像学表现】

典型 NBIA 苍白球中央 T_2WI 高信号，周围低信号（虎眼征）。非典型可有苍白球、黑质、齿状核、纹状体和丘脑 T_2WI 低信号，而无虎眼征。

经典的 PKAN 也有此表现，在一些神经铁蛋白病也可见到。

1. PKAN NBIA 最常见的一种形式，占 NBIA 的 35%~50%。由 *PANK2* 基因突变引起，为常染色体隐性遗传，该基因负责指导合成泛酸激酶，目前关于这种酶的缺失是如何导致大脑神经细胞受损以及典型的铁沉积尚处研究阶段。

PKAN 通常分为经典和非典型，部分患者表现介于二者之间。经典型发病较早，进展迅速，又称早发型；非典型疾病发病较晚，通常在数年内缓慢发展，有时甚至几十年，又称晚发型。

PKAN 临床表现具有差异性，主要为肌张力障碍 - 帕金森综合征以及其他类型的运动障碍、神经精神症状。早发型肌张力障碍表现更明显，通常在 3 岁左右表现出步态不稳，随后逐渐发展肌张力障碍、僵直、痉挛、反射亢进等。晚发型 PKAN 患者可能会出现语言障碍、帕金森症状及精神症状。另外眼部疾病包括眼球运动障碍、视网膜变性也很常见，尤其是在典型的 PKAN 中。

典型的 PKAN 表现为 T_2WI 苍白球出现被低信号环绕一周的高信号影，构成典型的“虎眼征”，周围低信号为铁沉积，而中央高信号则为神经元的丢失、胶质细胞增生及空泡形成。

2. PLAN 发病率约 20%，为常染色体隐性遗传，PLA2G6 突变引起，也有部分报道与 22

号染色体单亲二倍体有关。临床类型包括婴儿期的神经轴突营养不良（INAD）、非典型的神经轴突萎缩症（ANAD）以及成人肌张力障碍–帕金森综合征（在随后二三十年逐步发生肌张力障碍、神经精神变化、运动迟缓、平衡障碍和僵化）。

经典的INAD有早期发作和快速进展的特点。患者通常在6个月到3岁之间出现这种疾病的症状和体征。首发症状往往是精神运动发育迟滞或倒退，比如走路和说话。早期可能会出现肌张力减低，但随着年龄的增长，则出现肌肉僵硬、痉挛。其他表现包括视觉障碍、锥体束征、小脑共济失调等。

ANAD较晚发病，通常是在儿童早期，但有时也可能于20岁时发病。与INAD相比，进展较慢，运动障碍表现也不同。早期患儿可有语言障碍或类自闭症的特征，后期出现运动障碍。不同于经典的INAD，这些非典型个体通常有肌张力障碍，同时也更有可能发生一些行为改变，比如易冲动、注意力不集中或抑郁，这些可能都需要进一步治疗。

成人肌张力障碍–帕金森综合征多于成年期亚急性发病，表现为帕金森样肌强直、认知障碍、精神症状等。

MRI早期表现为大脑及小脑萎缩，随后出现基底核及黑质铁沉积表现。基底核异常是次常见表现，包括苍白球及黑质T_2WI低信号（ANAD、INAD均可见到）。小脑皮质和齿状核T_2WI高信号。

3. MPAN 常染色体隐性遗传，由*C19orf12*基因突变引起，该基因可导致帕金森病及遗传性痉挛性截瘫。通常发病于在儿童早期，也可发病于成年早期，常见表现为肌张力障碍、痉挛、弱视、视神经萎缩和神经精神变化。其他包括构音困难、吞咽困难、肌张力障碍–帕金森综合征、直肠及膀胱功能障碍。

MPAN通常进展较慢，患者可生存至成年期。疾病后期常出现痴呆、帕金森症、丧失行走能力等。

MRI示黑质苍白球铁沉积区T_2WI低信号，低信号苍白球间的高信号条带为其特异表现。

4. BPAN 是由位于X染色体上的*WDR45*基因突变引起的。迄今为止，所有受影响的个体都是单发病例，即在一个家庭中仅出现一例发病。大多为女性，表明突变是新形成的。病程呈双相性，即儿童时期发育迟缓，表现在运动和认知能力。然而，在青春期或成年期，患者可能有突然加重的肌张力障碍–帕金森症和痴呆。BPAN患儿通常语言能力不足、动作较笨拙、广基步态，一些患儿甚至无法行走。患者运动能力也受损，手指意向性运动障碍。其他还有Rett综合征，表现为进行性智力下降、孤独症行为、手失用、刻板动作及共济失调等。MRI表现为T_2WI低信号铁沉积区，T_1WI黑质及大脑脚中央线状低信号以及成年患者严重脑萎缩。

5. 遗传性铜蓝蛋白缺乏症（aceruloplasminemia） 常见于日本，发病率约1/200万。其他人群发病率目前尚不清楚。

常染色体隐性遗传，铜蓝蛋白基因为其致病基因，有超过40种突变类型。铜代谢障碍不仅局限于大脑，还存在于人体其他系统，包括肝脏等。通常于40~50岁发病，主要症状有视网膜变性、糖尿病和神经精神障碍等。运动障碍包括脸部和颈部的肌张力障碍、睑痉挛、肌震颤等。血清铜蓝蛋白检出、血清铁蛋白升高、血清铁减少以及小细胞性贫血有助于诊断。MRI表现为肝脏及基底节铁沉积。

6. 脂肪酸羟化酶相关神经变性病（fatty acid hydroxylase-associated neurodegeneration，FAHN） 常染色体隐性遗传，是由*FA2H*基因突变引起的。目前，只有少数几个家庭里被确认患有这种罕见的NBIA。儿童期发病，主要表现为腿部肌张力障碍、肌力弱和易跌倒、智力障碍等。也可有吞咽困难、视神经萎缩、小脑萎缩和脑白质营养不良、轻度认知障碍等。MRI表现包括进行性全脑萎缩、胼胝体变薄，铁沉积区T_2WI低信号等。

7. Kufor-Rakeb综合征 以1994年第一次被描述的约旦村庄命名。常染色体隐性遗传，*ATP13A2*基因的突变引起。罕见。临床表现多样，包括青少年帕金森症、痴呆、眼球运动障碍、面部和手指肌阵挛、精神症状（视幻觉）。MRI：铁沉积、脑萎缩。

8. 神经铁蛋白病（Neuroferritinopathy） 常染色体显性遗传，*FTL*基因的突变引起的，该基因指导合成亚铁蛋白，一种有助于储存和去铁毒性的蛋白质。神经铁蛋白病是迄今为止发现的唯一一种由基因主导的NBIA。它通常在成年期发病

（中位年龄 40 岁），最常见表现为舞蹈病，其他有肌张力障碍、帕金森症，以及认知功能减退、行为异常等。通常从四肢发病，最终导致口舌运动障碍以及类似于亨廷顿氏舞蹈症的表现。另外，应注意血清铁蛋白浓度在男性及绝经后女性通常偏低。

MRI：与其他 NBIA 不同，可有尾状核、苍白球、壳核、黑质和红核过量铁沉积，尾状核、壳核囊性变。据报道，还可有大脑皮层及其他灰质团块铅笔线样改变，反映了铁元素的病理性沉积。

9. Woodhouse-Sakati 综合征 发现于沙特阿拉伯，罕见。常染色体隐性遗传，常由 dcaf1717 的原始突变引起。患者以一系列内分泌改变，包括性腺功能减退、糖尿病、甲状腺功能减退为特征，脱发亦很常见。其他还有锥体外系受累、听力损失、智力障碍等。肌张力障碍通常呈进展性，并且逐渐弥漫最终致残。MRI：脑室周围脑白质异常、基底节铁沉积。

10. COASY 蛋白相关的神经变性病（COASY protein-associated neurodegeneration，CoPAN） 常染色体隐性遗传，是由 *COASY* 基因的突变引起的。该病很罕见，发病通常在儿童时期，肌张力障碍较早出现，而口下颌肌张力障碍则出现在疾病的后期，最终一般丧失独立行走能力。语言问题亦可发生，包括有构音障碍引起的口吃和吐字不清。其他还包括帕金森症、认知障碍、精神症状等。MRI 表现为铁沉积区低信号。可出现虎眼征。

11. 特发性 NBIA 起源不明，可能由一些其他罕见基因比如 *GTPBP2*、*SCP2* 等引起，有待证实。对于许多家庭来说，被诊断为 NBIA 的人是第一个也是唯一受影响的个体，因此很难知道是否存在一种特定的遗传模式。大多数此类病例可能是隐性遗传，因为有些家庭中有不止一个患儿。而特发性 NBIA 在近亲结合的家庭中更为常见，这类父母很可能拥有一个共同的隐性基因。这一组的症状更多样，因为这组中可能有几种不同的神经变性。和其他形式的 NBIA 一样，有早发型和晚发型。

【鉴别诊断】

1. 正常铁沉积在正常衰老过程可见。

2. 帕金森和阿尔茨海默病无虎眼征，老年人发病。

3. 多发性硬化可见铁于基底节沉积，同时也看到其他经典脱髓鞘病变。

4. 脑表面铁沉积症输血和神经系统反复出血导致铁过载。

（初建平）

第十节 肝性脑病

【概述】

肝性脑病（hepatic encephalopathy，HE）是一种由于急、慢性肝功能严重障碍或各种门静脉-体循环分流异常所致，以代谢紊乱为基础，轻重程度不同的神经精神异常综合征。其临床表现多样，轻者或早期仅存在轻度的认知功能损害，重者可出现意识障碍甚至昏迷，是导致肝脏疾病死亡的重要原因之一。

肝性脑病的名称和分类一直比较混乱，使用过肝昏迷、门体分流性脑病、亚临床肝性脑病等术语。1998 年世界胃肠病大会成立的工作小组对肝性脑病进行了讨论总结，并于 2002 年发表了《肝性脑病的定义、命名、诊断及定量分析》；美国胃肠病学学会实践标准委员会于 2001 年发布了《肝性脑病的实践指南》，推动了肝性脑病命名和分类的规范化。前者建议将之前文献中使用的“亚临床肝性脑病”用“轻微肝性脑病”（minimal HE，MHE）代替以提示其临床意义。由于 MHE 和临床型肝性脑病 1 期难以区分，因此，在最新的 2014 年版的指南中建议将两者合并为隐匿性肝性脑病（covert HE，CHE）。

导致肝功能严重障碍的疾病：各种原因引起急性肝功能衰竭及肝硬化是肝性脑病的主要原因，占 90% 以上。我国引起肝功能衰竭及肝硬化的主要病因是肝炎病毒，其次是药物或肝毒性物质，如乙醇、化学制剂等。其他还可见于妊娠急性脂肪肝、自身免疫性肝病及严重感染导致肝功能衰竭等。

门-体分流异常：可以是病理性的，如：门脉血栓形成；也可以是医源性的，如：经颈静脉肝内门体分流术（transjugular intrahepatic portosystemic shunt，TIPS）。

先天性代谢异常：如先天性尿素循环障碍等。

HE 整体发病率尚无确切评估，原因可能与病因的复杂性和不同的疾病严重程度不同有关。目前，估计 MHE 和临床型 HE 在肝硬化患者中的发病率分别为 20%~80% 和 10%~14%。TIPS 后的肝性脑病的发生率在 25%~45%。我国住院患者轻微肝性脑病的发生率约为 40%。HE 多见于中老年男性，也可发生于儿童。近年来儿童 HE 开始引起重视。

【临床与病理】

临床分类：按照肝病类型可将 HE 分为三种：A 型是由急性肝衰竭导致的，B 型是由门体分流导致的，C 型是由慢性肝病引起的。根据病程 HE 可以分为发作性、复发性和持续性 HE。发作性 HE 的特点是短期内发生的严重程度不同的意识障碍，但持续时间较短。复发性 HE 表现为急性 HE 的频繁发作。持续性 HE 是指即使经过足够的治疗，其临床表现仍然不可逆性的持续存在。根据易感因素分为有易感因素和无易感因素的 HE，后者几乎总是在发作性 C 型肝性脑病中发现，如感染、胃肠道出血等。按疾病严重程度可将 HE 分为隐匿性 HE（covert HE）和临床型 HE（overt HE，OHE），见表 9-10-1。CHE 包括 MHE 和 West Haven 标准Ⅰ级，然而由于诊断方法缺乏客观性，这两者难以区分。OHE 包括 West Haven 标准Ⅱ、Ⅲ、Ⅳ级。

临床表现：HE 临床表现与起病缓急及其严重程度密切相关。急性肝衰竭常导致严重的 HE，可以表现为严重的脑水肿、颅内压增高，甚至发生脑疝。慢性肝病导致的 HE 常表现为逐渐加重的过程，临床表现多样，从最轻微的认知功能异常到昏迷甚至死亡。MHE 是 HE 最早和最轻度的状态，无明显的临床症状，需要通过神经心理测量检查才能发现部分认知功能异常。最早出现的认知功能异常是精神运动迟缓，也可表现为其他认知功能异常，如：注意和执行控制等功能异常。West Haven 标准Ⅰ级：表现为轻微的认知障碍（如保持注意的时间短），可出现烦躁不安、焦虑及精细动作功能下降；West Haven 标准Ⅱ级：表现为易疲劳、冷漠、轻微的人格改变、定时或定位能力降低，可以引出扑翼样震颤、共济失调、说话含混不清；West Haven 标准Ⅲ级：表现为嗜睡、明显定时定位异常、扑翼样震颤、肌肉僵硬和振挛；West Haven 标准Ⅳ级：主要表现是昏迷，脑水肿严重时可出现颅内压增高。

表 9-10-1　2014 年欧美肝性脑病指南对肝性脑病分类及描述

WHC 分类	ISHEN 分类	描述	建议的操作标准
无损坏	无损坏	无脑病，无 HE 病史	测试为正常
轻微肝性脑病		精神测量或神经精神改变，如精神运动速度减慢、执行控制功能障碍或无明显临床异常的神经心理改变	无明显临床症状但存在精神测量或神经精神测试异常
1 级	隐匿性肝性脑病	极其轻微的意识缺失；欣快或焦虑；注意时间缩短；加减法受损；睡眠节律紊乱	尽管时间和空间定位正常，但在医生看来或以患者正常水平评价，患者似乎存在一定的认知和行为损害
2 级		昏睡或冷漠；时间定向障碍；明显的人格改变；不当行为；运动协调能力障碍；扑翼样震颤	时间定向异常（以下至少 3 项回答错误：年、月、日、星期几、季节）伴或不伴其他症状
3 级	临床型肝性脑病	嗜睡到半昏睡；对刺激有反应；精神错乱；定向障碍；怪异行为	空间定向异常（以下至少 3 项回答错误：国家、省 / 区、市或位置）伴或不伴其他症状
4 级		昏迷	对疼痛刺激无反应

WHC，West Haven Criteria；ISHEN，International Society for Hepatic Encephalopathy and Nitrogen Metabolism

实验室检查：肝功能试验，如胆红素升高和白蛋白、凝血酶原活动度明显降低等，提示有肝功能严重障碍。血氨：空腹动脉血氨比较稳定可靠。HE，尤其是门－体分流性HE患者多有血氨增高，然而血氨水平与病情严重程度之间无确切关系。神经电生理检查：无特异性。

发病机制：HE的发病机制尚不明确。目前，普遍认为其发病机制是多种因素协同作用的结果。氨中毒被认为是HE发病机制中最重要的原因之一。近年来，神经炎症和其他因素越来越受到重视。神经影像方法，如多模态MRI和核医学在揭示HE神经生理机制中起到了重要作用。①氨中毒学说：长久以来，人们认为门静脉系统的氨主要来源于肠道细菌。然而，最近的研究发现门静脉血氨主要来源于肠道谷氨酰胺酶作用下的谷氨酰胺分解代谢。正常情况下，大肠内的细菌和肠黏膜的相关酶共同参与蛋白质代谢，产生的代谢产物氨进入门静脉系统，在肝细胞内经过尿素循环解毒为尿素排出体外。当肝功能发生异常时，门静脉循环中的氨增高，导致体循环中的氨聚集，从而降低了尿素循环酶的活性。另一种情况，当存在门体分流时，通过门静脉系统和体循环之间的直接沟通，门静脉循环和体循环内的氨均增高。有毒的氨在谷氨酰胺合酶的作用下转变为谷氨酰胺，这一过程主要发生在三种细胞中：肝细胞、肌细胞及星形细胞。在肝功能受损的情况下，肌细胞和星形细胞就成了氨解毒的主要场所。然而，肝硬化会导致支链氨基酸水平减低，从而破坏肌细胞解毒氨的能力。肝细胞和肌细胞解毒氨的能力下降和血氨增高共同导致星形细胞长期处于解毒氨的高负荷状态，使星形细胞内谷氨酰胺迅速积累，导致细胞内的高渗状态，从而发生不同程度的星形细胞水肿（急性HE表现为明显的水肿，而慢性HE表现为低度水肿）。水肿导致星形细胞功能异常，多种神经递质合成异常，导致不同的神经精神症状和体征；②神经炎症学说：菌群移位、肝病相关的获得性细胞免疫抑制和系统性炎症均可导致促炎症细胞因子增高。促炎症细胞因子增高和血脑屏障渗透性增高诱导星形细胞和小胶质细胞的激活，从而导致多种神经递质合成异常而产生不同的神经精神改变；③其他可能的因素：线粒体功能异常、氧化应激、锰中毒、脑干网状结构功能紊乱、GABA/苯二氮䓬受体功能异常、神经递质异常等机制。

【影像检查方法】

主要影像检查方法包括CT、MRI及PET。特别是近年来多模态MRI新技术的应用为HE神经生理机制研究和MHE的早期诊断提供了新方法和新思路。CT可用于检测急性出血、水肿及脑萎缩。常规MRI的T_1WI可显示HE患者基底节区的对称性高信号。多模态MRI可能发现MHE或隐匿性HE患者轻微的脑结构、代谢或功能改变。PET检查可从分子角度反映HE患者脑代谢和分子、功能改变的情况，但存在检查费用相对较高，有辐射危害等缺点。

【影像表现】

1. X线 X线检查对诊断HE无价值。

2. CT 急性暴发性HE时，CT可以发现明显的脑水肿或脑疝；可用于鉴别脑出血，显示脑萎缩。

3. MRI 急性HE常在T_2WI和T_2-FLAIR序列上表现为相对典型的弥漫性皮层高信号，累及额、顶、颞、枕皮层的范围变异较大而且常为非对称性累及。累及岛叶及扣带回时常为对称性受累，这种异常高信号经过有效治疗可以部分恢复。慢性HE仅存在轻度脑水肿，常规结构MRI难以发现这种轻度脑水肿改变。但由于长时间的锰沉积，T_1WI上可表现为典型的对称性基底节区（特别是苍白球）高信号。另外，慢性HE患者在T_2-FLAIR上可有白质高信号，部分沿皮质脊髓束分布，类似于一种运动神经元病肌萎缩侧索硬化症，然而这些白质高信号是否与HE存在特定的因果关系仍需进一步研究（图9-10-1）。

4. DWI 急性HE在DWI上表现为皮层弥漫性高信号，而相应的ADC值减低。DWI信号与疾病严重程度、病程及血氨浓度相关。慢性HE在DWI上无异常表现，ADC值可表现为减低。弥散MRI可以判断HE脑水肿的类型。大量研究发现肝衰竭患者可能同时存在细胞内和间质性脑水肿。急性肝衰竭主要表现为细胞内脑水肿，而慢性者主要表现为间质性脑水肿，在慢性肝衰竭急性发作时则两种水肿均存在（图9-10-2）。

5. MRS ^{1}H-MRS主要表现为Cho/Cr和mI/Cr增高及Glx/Cr减低，是较重要的影像表现（图9-10-3）。Glx峰会随着HE的进展而逐渐增高，随着HE发作的缓解而下降。^{31}P-MRS在HE的研究结果尚不统一，需要进一步研究。

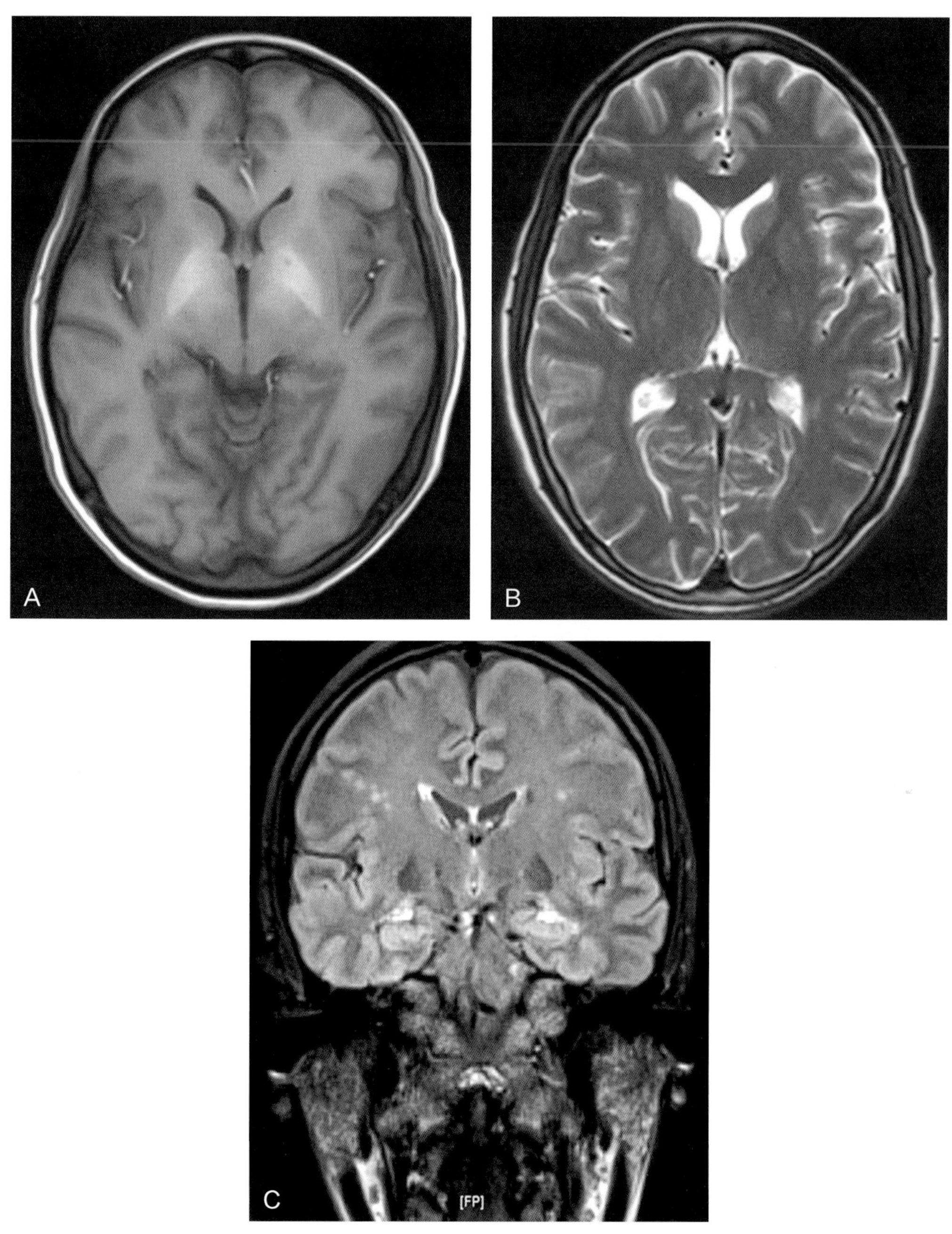

图 9-10-1　肝硬化患者 MRI 表现

A. T_1WI，可见对称性双侧基底节高信号；B. T_2WI 未见明显异常；C. 冠状位 T_2-FLAIR 图像，示沿着皮质脊髓束分布的多发高信号

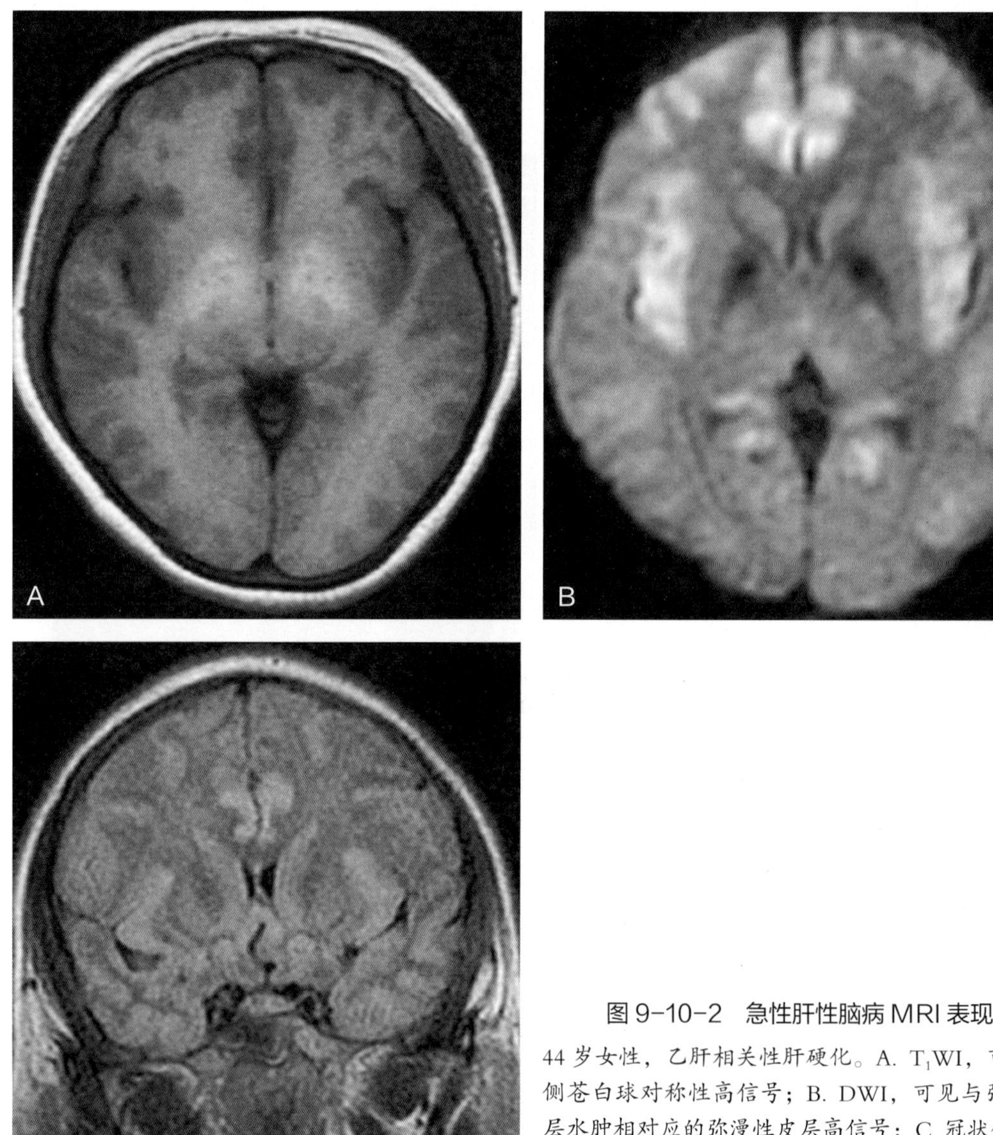

图 9-10-2 急性肝性脑病 MRI 表现

44 岁女性，乙肝相关性肝硬化。A. T_1WI，可见双侧苍白球对称性高信号；B. DWI，可见与弥漫皮层水肿相对应的弥漫性皮层高信号；C. 冠状位 T_2-FLAIR，可见弥漫性皮层水肿

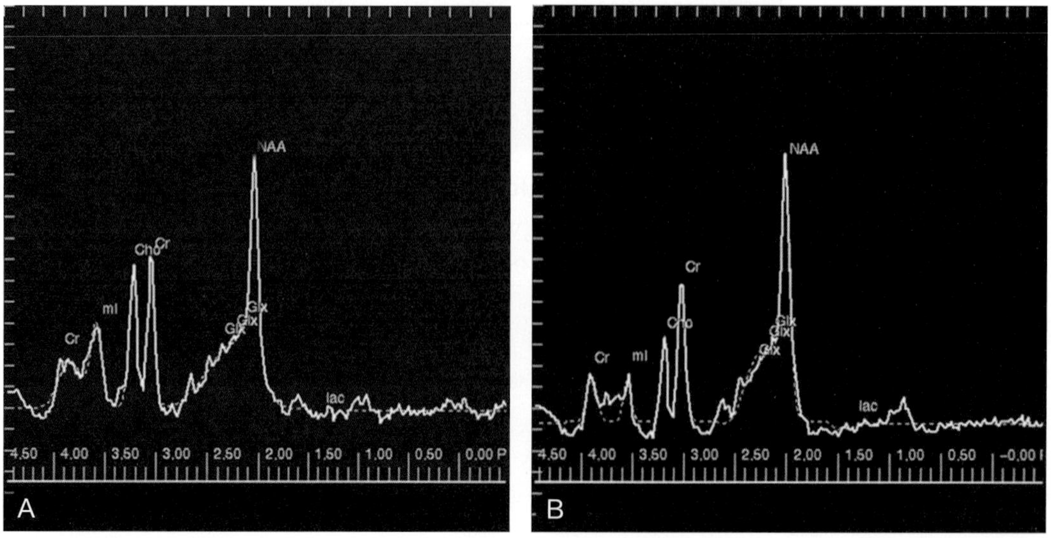

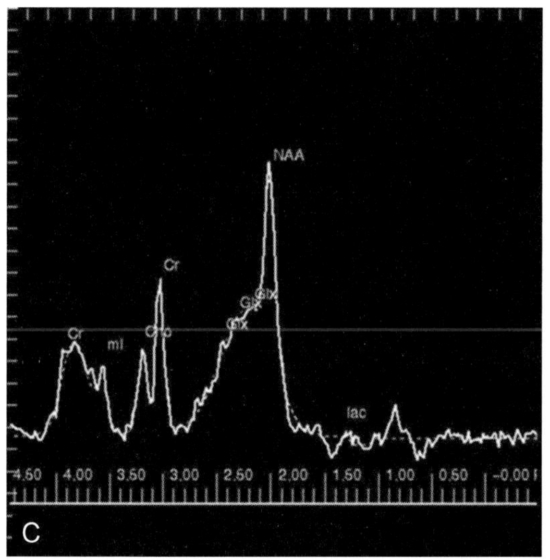

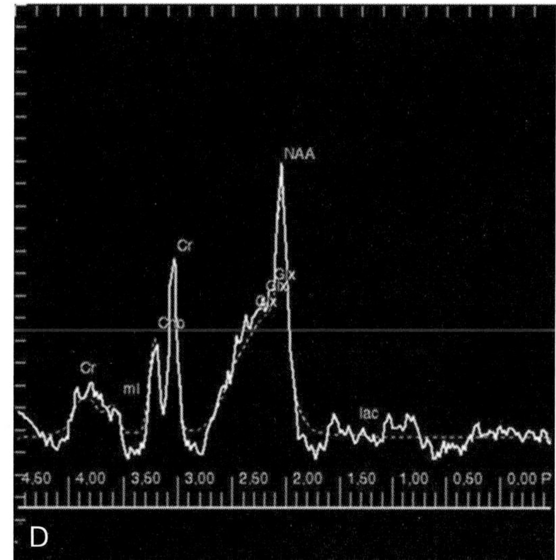

图 9-10-3 HE 患者和正常对照右侧基底节 ^{1}H-MRS

A. 健康成人，可见 NAA、Glx、Cr、Cho 及 mI 峰；B. 25 岁女性肝硬化患者（Child-Pugh A 不伴神经精神测量评分异常），可见 mI 和 Cho 峰减低；C. 44 岁男性 MHE 患者（Child-Pugh B），可见减低的 mI 和 Cho 峰，增高的 Glx 峰；D. 70 岁 HE 女性患者（Child-Pugh C），可见 mI 和 Cho 峰减低，Glx 峰增高。均采用 1.5T 扫描仪单体素波谱序列扫描

【诊断与鉴别诊断】

OHE 可表现为明显的神经精神异常，而 MHE 或隐匿性 HE 缺乏临床症状，需要依赖神经精神测量评分。急性 HE 在 CT 或常规 MRI 上均可发现明显脑水肿的征象。慢性 HE 可出现典型的对称性基底节 T_1WI 高信号，然而这种表现并非 HE 所特异，长期锰中毒、门静脉闭塞也可出现此征象，不能据此鉴别轻微 / 隐匿或临床型 HE。功能 MRI 可用于研究 HE 患者的脑功能异常，然而其确切诊断效能尚待深入研究。PET 可发现 HE 患者脑血流灌注异常、氨代谢增强、糖代谢减低而外周苯二氮䓬受体表达增强。

诊断标准：OHE 的诊断是一个排除性诊断，主要依据肝功能衰竭、肝硬化、门 - 体分流病史、神经精神异常及血氨增高，并排除其他神经精神异常，一般诊断不难。

MHE 是 HE 的早期阶段，对 MHE 的诊断对临床早期干预和治疗有重要意义。然而，由于 MHE 缺乏临床症状，只能通过神经心理学测量进行诊断，缺乏客观生物学指标，缺乏金标准，是 HE 诊断的难点。目前，公认的神经心理测量方法是精神测量肝性脑病评分（psychometric hepatic encephalopathy score，PHES），神经精神测量方法容易受到年龄和受教育程度的影响。另外还有相对容易掌握和检测的临界闪烁频率（critical flicker frequency，CFF）。CFF 测量一般的神经精神冲动，不受教育与年龄的影响，但可能受肝硬化病因的影响，且不适用于红绿色盲及有眼疾的患者。近年来，随着智能手机的普及，智能手机应用程序有望成为快速无创诊断 MHE 或隐匿性 HE 的方法。然而，这些方法存在一定的主观性。有研究检测肝硬化患者外周血氨基酸水平，提示 3- 硝基酪氨酸水平对诊断 MHE 具有良好的敏感度和特异度。近年来，随着多种神经影像方法在 HE 中的广泛应用，多种影像指标有望成为 MHE 早期诊断的高效而客观的生物学标志物。

OHE 可表现为明显的神经精神症状，需要与精神病、其他类型的代谢性脑病、其他明确的颅脑病变及中毒性脑病的神经精神症状鉴别。

1. 精神疾病以精神症状，如性格改变或行为异常为突出表现的 HE 易被误诊为精神疾病。

2. 其他代谢性脑病糖尿病酮症酸中毒、低血糖症、低钠血症、肾性脑病等。需通过对原发病及相应的实验室检查予以鉴别。

3. 其他明确的颅脑病变脑血管病（脑出血和脑缺血）、颅脑肿瘤、颅内感染等。通常可通过 CT 或 MRI 予以明确诊断。

4. 中毒性脑病明确是否存在酒精、药物、其他毒性物质病史，可用于鉴别。

【影像学研究进展】

近年来，神经影像方法特别是多模态结构和功能 MRI 在 HE 神经生理机制的揭示、MHE 的早期诊断及疗效监测等方面得到了广泛应用。

1. 磁化传递成像（MTI） MTI 可用于提示 HE 早期脑微结构的损害。MTI 是基于自由质子和结合质子之间的磁性相互作用的成像方法。MTI 可以在出现明显脑结构改变之前发现轻度脑结构完整性改变，并通过磁化传递率（magnetization transfer ratio，MTR）进行定量测量。1.5T 和 3.0T MRI 均发现 HE 患者甚至肝硬化不伴 OHE 的患者表现为不同脑区 MTR 下降，提示 HE 患者在疾病早期就出现了脑微结构完整性的破坏。另外，这种 MTR 的减低可以在肝移植后恢复正常。近些年来出现了一些基于 MTI 的新的 MR 序列，如化学交换饱和转移成像、酰胺质子转移成像等，但还未用于 HE 的研究中。

2. 脑体积和形态 MRI 可用于显示 HE 患者的局部脑体积、脑皮层、脑沟、脑回形态和脑结构网络的改变。主要包括基于体素的形态学分析（VBM）、脑皮层形态分析和结构共变脑网络分析。以往基于 ROI 的脑体积分析存在选择偏倚，而 VBM 分析是一种无偏的脑灰白质体积分析方法，比 ROI 分析更全面准确。研究发现肝硬化患者或 HE 患者表现为广泛的局部脑灰质体积缩小，主要位于尾状核头、壳核、杏仁核、小脑、中央旁小叶及额颞叶皮层。这些灰质体积减低程度从肝硬化到 OHE 逐渐加重，而且肝移植术后也不能恢复。但有意思的是，HE 患者丘脑体积增大，推测可能与丘脑在受损的皮层 - 基底节 - 丘脑神经环路中的代偿作用有关。脑皮层分析克服了 VBM 仅能分析脑灰质体积而不能反映皮层形态的缺点。目前常用的皮层形态分析包括：皮层厚度分析、皮层表面积分析和皮层卷折程度分析（常采用局部脑回指数进行定量分析）。然而，对肝硬化或 HE 患者的皮层形态分析研究较少，样本量较小，研究群体各不相同，导致研究结果不一致。基于脑皮层的体积、厚度、面积和脑回指数可以构建整个大脑的结构相关网络，最近的研究发现 HBV 相关的肝硬化患者（不伴 OHE）比正常人脑结构网络拓扑组织效率降低。

3. DTI 慢性 HE 中普遍存在低度脑水肿，导致 MD 和 FA 发生改变，提示脑白质微结构异常。这种结构异常大多是弥漫且对称分布的。另外，DTI 数据还可用于白质纤维束的确定性或概率性追踪，根据纤维束的长度和数目可以用来评价不同脑区（ROI）之间白质纤维受损的程度，MHE 患者脑默认网络的重要脑区后扣带皮层 / 楔前叶与左侧海马旁回之间的纤维束 FA 值减低而 MD 值增高，且 MD 值与血氨水平呈正相关。

4. DKI 目前，已有研究应用 DKI 研究肝硬化患者脑灰质和脑白质微结构损害，发现肝硬化患者存在广泛的脑灰质和白质平均峰度、轴向峰度和径向峰度系数减低，且这些参数值与肝硬化患者神经精神测量分数呈正相关。

5. PWI DSC-MR 和 ASL 均发现 HE 或肝硬化患者脑血流的异常分布：皮层 CBF 减低，而丘脑和基底节 CBF 增高。由于 ASL 方法采用预饱和的自身质子作为内源性对比剂，避免了钆对比剂的摄入，从而完全避免了潜在的中枢神经系统钆沉积等不良反应。因而，ASL 方法较 DSC-MR 在 HE 中应用更方便。ASL 可用于轻微肝性脑病的诊断，以右侧壳核的 CBF 诊断 MHE 的敏感性最高，也可用于 TIPS 术后 CBF 的监测，预测 TIPS 术后 HE 的发生以及 TIPS 术后脑的适应机制。

6. MRS ^{1}H-MRS 在 HE 研究中应用较多，主要表现为不同脑区内 Cho/Cr 和 mIns/Cr 减低及 Glx/Cr 增高。^{31}P-MRS 在 HE 的研究结果尚无稳定的结果，需要进一步研究。肝硬化患者的高血氨可能是脑内异常 MRS 的原因。^{1}H MRS 成像上 Glx/Cr 增高代表脑内谷氨酰胺增高。谷氨酰胺是一种高渗分子，导致星形细胞呈高渗状态，而星形细胞为了维持细胞内外的渗透平衡而减少细胞内的 mI 和 Cho，表现为 ^{1}H-MRS 上 Cho/Cr 和 mI/Cr 减低。大量细胞外的水进入星形细胞内，导致细胞水肿，扰乱了细胞的代谢从而导致星形细胞功能异常以及星形细胞与神经元之间的交互异常。^{1}H-MRS 没有发现 NAA 的异常，提示肝硬化患者神经元是完整的。然而，这一发现似乎与 VBM 研究发现的广泛皮层萎缩不一致，可能的解释是慢性 HE 并不总是伴发轻 - 中度的髓鞘及轴突丢失。在这些脑代谢物中，mI 在检测 HE 时是比 Cho 更敏感的标志物，mI 的高低与 Child-Pugh 评分及 HE 严重性相关。然而，^{1}H-MRS 对 HE 的诊断准确性仍然不确切。

^{1}H-MRS 还可用于 HE 治疗后的中枢神经功能恢复检测。肝移植术后的 HE 患者 ^{1}H MRS 成像

的异常改变可以得到恢复，这种恢复具有及几个特点：①不同的化合物波峰异常恢复的时间序列不同，如术后 Cho 最早恢复正常，而谷氨酰胺/谷氨酸盐峰在术后 1~2 个月才能恢复；②这种代谢产物异常的恢复早于苍白球对称性 T_1WI 高信号的消退，并且伴随着认知功能的恢复；③术后是否所有化合物波峰异常能得到完全恢复仍存在争议。

7. BOLD-fMRI　在肝硬化或 HE 患者中的应用已经有十余年，可间接反映脑神经元的活动情况。主要包括任务态和静息态 fMRI，尤其是后者在肝性脑病中的应用最为广泛。BOLD-fMRI 单独或与其他方法相结合主要应用于肝性脑病的以下几个方面的研究：

（1）神经生理机制探索任务态 fMRI 均有助于肝性脑病认知功能障碍的神经机制的理解。Zafiris 等首先比较了不伴有 OHE 的肝硬化患者和正常人在完成 CFF 任务时脑激活区的差异，发现肝硬化患者顶下小叶存在异常激活，且顶下小叶与多个脑区之间的连接特点发生改变，提示在肝性脑病的早期即存在视觉判断功能的损伤及代偿的机制。肝硬化患者在执行汉字 Stroop 任务时负责注意及执行功能的脑区的异常激活，前扣带回 - 前额叶 - 顶叶 - 梭状回神经通路的异常可能是肝硬化患者注意及执行功能障碍的神经病理基础。N-back 工作记忆任务 fMRI 研究发现 MHE 患者工作记忆相关脑区的激活改变，发现 MHE 患者双侧前额叶、顶叶和辅助运动区等重要的工作记忆相关脑区激活减低。

近年来，静息态 fMRI 被广泛应用于 HE 的研究中，对肝性脑病神经生理机制的了解是从脑默认网络开始的。Zhang 等采用独立成分分析（ICA）的方法比较 HE 患者和正常人之间默认网络的功能连接差异，发现右侧额中回和左侧后扣带皮层功能连接减低，且左侧角回功能连接与血氨水平负相关。除默认网络外，其他多个静息态网络、背侧注意网络、视觉和听觉网络也出现功能连接异常。Zhang 等分析了 MHE 患者全脑 90 个 ROI 之间的功能连接，并与健康对照组比较，发现 MHE 存在广泛的皮层及皮层下功能连接改变，并指出受损害的基底节 - 丘脑 - 皮层通路可能是 MHE 发生的神经病理机制（图 9-10-4）。此

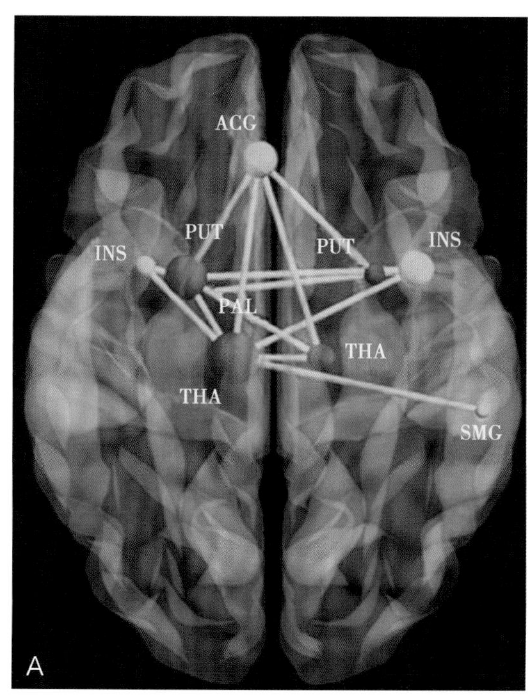

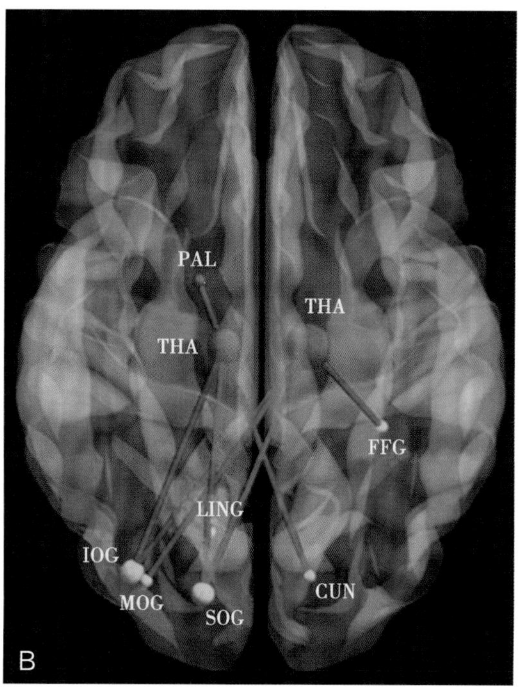

图 9-10-4　MHE 与健康对照组皮层和皮层下结构间功能连接改变

A. 皮层和皮层下区减低的正性功能连接；B. 皮层和皮层下减低的负性功能连接。绿色小球代表皮层结构；红色小球代表皮层下结构；浅蓝色线条提示 MHE 患者减低的正性功能连接；深蓝色线提示 MHE 患者减低的负性功能连接。ACG 为前扣带回；SMG 为缘上回；PUT 为壳核；PAL 为苍白球；THA 为丘脑；CUN 为楔叶；LING 为舌回；SOG 为枕上回；MOG 为枕中回；IOG 为枕下回；FFG 为梭状回；INS 为岛叶

外，以后扣带回、前扣带回、丘脑、纹状体及默认网络的关键成分作为ROI的功能连接分析均显示了肝硬化患者脑功能连接的异常。也有研究应用Granger因果分析研究轻度HE患者双侧苍白球与全脑其他体素之间的效应连接改变，发现苍白球与其他多个脑区间的效应连接紊乱。利用其他的静息态fMRI算法，如功能连接密度（FCD）研究MHE患者全脑连接改变，基于图论的脑网络研究HE患者脑网络聚类系数、小世界和模块化等网络拓扑特点均提示肝性脑病脑功能连接的异常改变。

（2）MHE的早期诊断：MHE的早期诊断长期以来是肝性脑病研究的热点问题。功能影像学有望为MHE的诊断提供有价值的信息。Zhang等报道了肝性脑病患者默认网络的异常，之后他们的研究也显示默认网络部分脑区的血流量（93.8%）和功能连接（81.5%）的变化在诊断轻微肝性脑病方面有较高的敏感性。一些基于机器学习的方法也被用于MHE的早期诊断，例如频率亚网络为基础的方法诊断MHE的敏感性为89.5%。Chen等采用机器学习的方法对肝硬化患者的ALFF数据进行深度挖掘，发现该方法区分MHE的准确性为81.3%，敏感性为80.0%；他们还基于SVM分析MHE患者的ReHo改变诊断MHE的准确性为82.9%。

（3）疾病严重程度判断：功能影像学有助于区分肝性脑病的严重程度。有研究显示在轻微肝性脑病进展到临床肝性脑病的过程中，特别是默认网络的功能持续受损，但岛叶起到代偿的作用。Chen等采用ICA的方法分离不同严重程度的肝硬化患者的默认网络，比较不同严重程度肝硬化患者默认网络功能连接的改变，发现默认网络功能连接的减低与MHE和OHE发作有关，OHE发作史而不是MHE是肝硬化患者伴潜在OHE脑功能异常的主要影响因素。

（4）疗效监测：最近的研究提示MRI是进行肝性脑病疗效监测的有效方法，在TIPS术后肝性脑病的预测等方面均有较大价值。无论是基于ASL的灌注成像还是fMRI研究均显示，TIPS术后3个月脑血流量和脑功能损害达到高峰，之后则趋于稳定。进而提出了TIPS术后脑适应理论，其中TIPS术后1周的脑血流量低于基线10%可用于预测TIPS术后肝性脑病的发生。

功能影像学还可用于研究肝移植术后脑改变的规律和机制。有研究利用ReHo进行肝移植术后短期脑功能恢复的监测，发现肝移植术后1个月大部分脑自发活动异常可以恢复，部分则持续存在。有研究采用功能连接密度的方法分析肝硬化患者肝移植术后1个月长程和短程功能连接密度的改变，发现肝移植术后1个月多数脑区的长短程功能连接密度异常均得到恢复，然而后扣带回及楔前叶的功能连接仍存在异常。还有研究发现伴或不伴OHE的肝硬化患者对肝移植术的反应不同，两组自发脑活动恢复和重塑的模式不同。此外，脑网络拓扑分析方法也可用于肝移植术后脑网络改变的监测，还可以应用模式识别的方法分析脑网络拓扑数据协助MHE的诊断。

功能影像学也可用于检测肝性脑病内科治疗的疗效。有研究联合应用静息态fMRI和DTI研究电子游戏训练能否改善隐匿性HE患者的认知功能和生活质量。该研究发现多模态神经影像提示经过电子游戏训练的隐匿性HE患者白质纤维束水肿降低，脑内功能连接增高，然而并没有持久地改善患者的认知功能或生活质量。任务态fMRI也可用于HE治疗后脑功能的监测。例如MHE患者口服L-鸟氨酸L-天门冬氨酸（L-ornithine L-aspartate）治疗后脑异常激活区得到恢复。利福昔明治疗能通过调节额-顶叶、皮层下结构脑活动提高HE患者完成N-back任务及抑制控制任务的能力。

8. PET 采用不同的放射性示踪药物可以用来反应不同的脑内生理生化代谢活动。目前临床上常用的放射性示踪剂有$^{15}O-H_2O$、$^{13}N-NH_4$、^{18}F-FDG和^{11}C-PK。采用$^{15}O-H_2O$可发现HE患者脑血流灌注的改变：急性HE时CBF增高，慢性HE时皮层CBF减低，而丘脑和基底节CBF增高。采用$^{13}N-NH_4$可以发现HE患者脑内氨代谢异常：普遍认为HE患者脑内氨代谢增高。采用^{18}F-FDG作为示踪剂发现HE患者脑内葡萄糖代谢局灶性减低。^{11}C-PK1195和^{18}F-DPA-714可显示脑内外苯二氮䓬受体的表达情况，部分临床研究发现HE患者基底节及额叶受体表达增高。

（张龙江）

第十一节 肾性脑病

【概述】

肾性脑病（renal encephalopathy，RE）是由各种急、慢性肾脏疾病所致的肾功能衰竭引起以氮质潴留为主的神经、精神异常综合征，又称尿毒症性脑病（uremic encephalopathy，UE）。在1831年由Bright首次提出，多由慢性肾小球肾炎、慢性肾盂肾炎及肾小动脉硬化等所致急慢性肾功能衰竭引起。

【临床与病理】

肾性脑病早期表现为疲劳、乏力、头痛、头晕、理解力和记忆力减退等，进一步发展会出现烦躁不安、肌肉颤动、幻觉等，严重者还会出现嗜睡、昏迷。脑电波常有异常。慢性肾病患者常出现认知功能障碍，终末期肾病接受透析患者认知功能障碍的发生率高达85%。

肾性脑病的发病机制至今尚未明了。脑组织学改变多为非特异性，可能与原发病相关。有观点认为肾性脑病可能与以下因素有关：①脑血液循环障碍；②毒性产物穿过血脑屏障进入中枢神经系统，可直接损伤脑细胞，使其发生代谢障碍。

【影像检查方法】

常规X线检查对诊断肾性脑病无价值。CT和MRI表现与临床表现呈现平行关系，为量化中枢神经系统的受损程度提供了客观依据，具有诊断与鉴别诊断意义。CT可用于初步检查，特别适用于紧急情况下。CT灌注成像可显示脑小血管床的血流灌注及血管通透性，评估脑组织的血流动力学变化。但CT的敏感性不如MRI，尤其是很难检测微出血、小梗死灶及脑白质病变等，故MRI成为评估肾性脑病首选的影像检查方法。常规检查序列包括：T_1WI、T_2WI或T_2-FLAIR、DWI、GRE，可以诊断及评估新发小梗死、微出血、脑白质病变、脑萎缩等病理改变。在显示微出血方面，SWI比GRE序列的敏感性更高。MRS可以用来检测肾性脑病患者脑中的代谢改变。DTI、fMRI、MRS、PWI等MRI新技术可以量化评估肾性脑病的脑损害，但目前在肾性脑病中的应用还比较少。

【影像表现】

肾性脑病影像表现多样，具有不明确性。CT和MRI显示脑沟、池、裂增宽，脑室扩大等脑萎缩改变。部分患者可继发基底节区腔隙性脑梗死、脑白质高信号等。此外，脑梗死、脑血管壁斑块等均可出现。同时脑部病变具有可逆性，部分病灶经过治疗后可缓解或消失。

1. 脑萎缩

（1）定义：脑萎缩是由各种因素所致的脑组织细胞的体积和数量减少，继发脑室和蛛网膜下隙扩大，可分别或同时发生在脑白质和灰质。

（2）CT及MRI表现：弥漫性脑皮层变薄，脑回变窄，脑沟增宽，脑室、脑池扩大，且以额、颞叶为主。

2. 基底节区腔隙性脑梗死

（1）定义：指发生在脑基底节区的梗死灶。是在微血管病变的基础上，脑深部的微小动脉发生闭塞，引起脑组织缺血性损害的病变。

（2）CT：呈圆形或类圆形稍低密度影，境界模糊，增强检查无强化。

（3）MRI：急性期病灶T_1WI上呈稍低信号，T_2WI/T_2-FLAIR/DWI上高信号；慢性期病灶T_1WI上呈低信号，T_2WI上呈高信号，DWI表现呈低或等信号，T_2-FLAIR上中央呈低信号，周围可见高信号边缘，提示胶质细胞增生。病灶范围大小不等，无周围水肿及明显占位效应。增强检查无强化。

3. 脑白质高信号（white matter hyperintensity，WMH）

（1）定义：大脑白质区域T_2WI和T_2-FLAIR序列上大小不一的白质高信号，一般不包含皮层下灰质和脑干的高信号。

（2）CT：CT检测WMH的敏感性不如MRI，病变表现为皮层深部和（或）脑室周围白质内斑片状低密度影，可融合成大片状，对称分布，增强检查无强化。

（3）MRI：T_1WI上呈低信号，T_2WI上呈高信号，在T_2-FLAIR上呈高信号，DWI上呈较低或等信号，ADC呈高信号。主要累及两侧顶枕叶皮层下白质，病变大多呈对称性分布，形态不规则，呈斑片状。增强检查病变无强化（图9-11-1）。

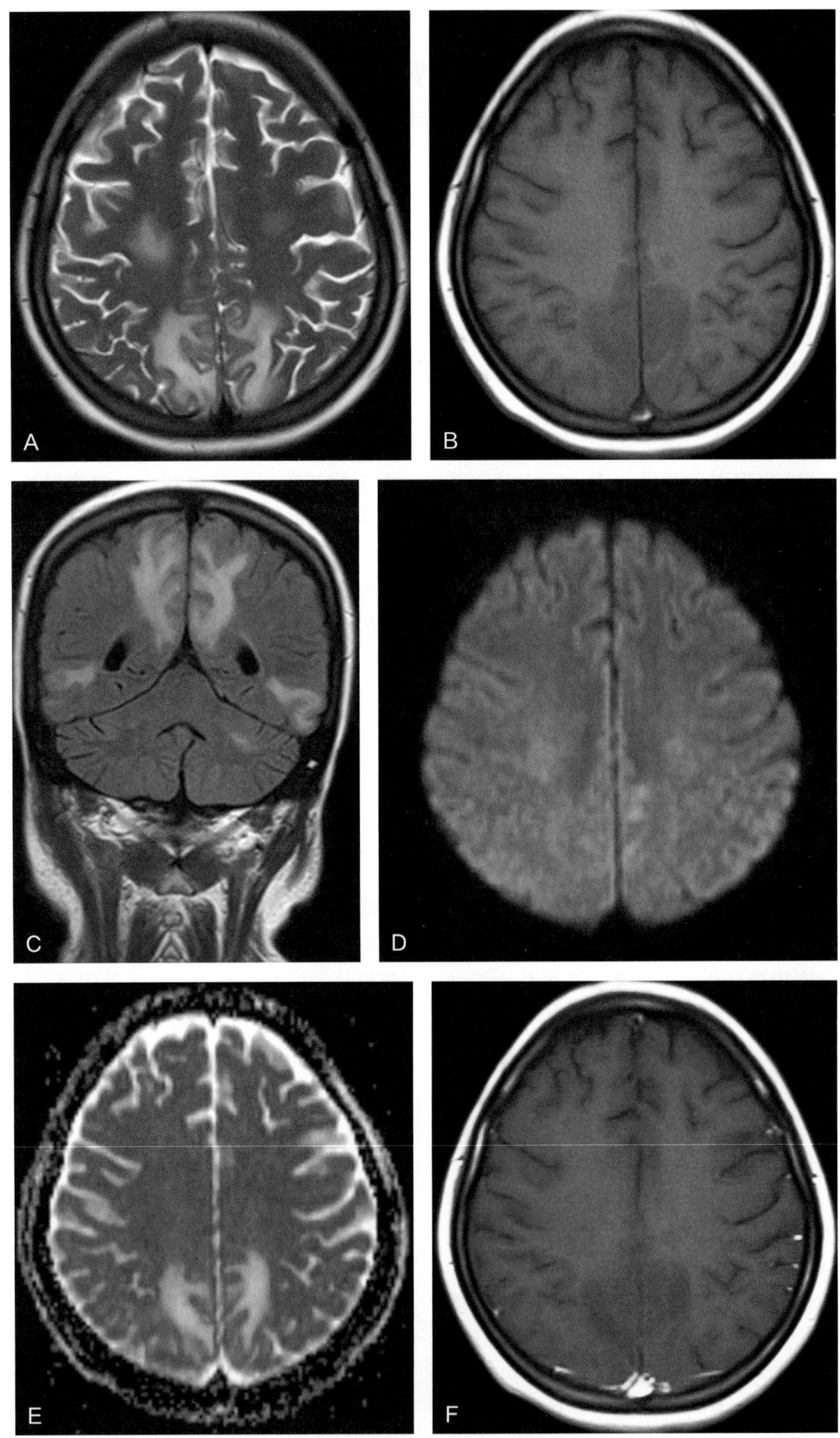

图 9-11-1 肾性脑病 MRI 表现

双侧额叶及顶枕叶可见多发对称性分布的斑片状异常信号。A. T_2WI 上病灶均为高信号，顶枕叶信号更高；B. T_1WI 上额叶病灶为等信号，顶枕叶病灶呈低信号；C. 冠状位 T_2-FLAIR 上呈高信号；D. DWI 上呈等信号；E. ADC 上顶枕叶病灶呈高信号；F. 增强后病灶未见强化

4. 脑微出血（cerebral microbleed）

（1）定义：是一种亚临床的终末期微小血管病变导致的含铁血黄素沉积。

（2）CT：常为阴性，偶尔可以显示较大的急性期的微出血灶。

（3）MRI：常规 T_1WI、T_2WI 及 T_2-FLAIR 序列一般不能显示微出血灶。在 GRE 或 SWI 上表现为圆形或卵圆形、边界清楚、均匀低信号灶，直径多为 2~5mm，最大直径一般不超过 10mm，病灶无明显水肿及占位效应，增强检查无强化；DWI 上常呈低信号。SWI 显示的微出血，应注意排除血管流空及颅底骨的部分容积效应所致的低信号。

【诊断与鉴别诊断】

通常情况下，使用 CT、MRI 等成像技术得到的影像学特征，需与临床和实验室数据相结合，才能及时准确地对肾性脑病做出诊断。肾功能衰患者既往没有神经精神病史，在肾功能不全期间出现典型临床症状时，基本可以诊断为肾性脑病。但肾性脑病有时需要与脑后部可逆性脑病综合征以及系统性红斑狼疮脑病等鉴别。

1. 后部可逆性脑病综合征（posterior reversible encephalopathy syndrome，PRES） PRES 患者脑内病灶以皮层受累较多见，病灶多呈不对称性分布。肾性脑病脑内病灶主要累及皮层下白质，皮层极少受累，绝大部分病灶呈对称性分布。但两者的 MRI 表现存在重叠，仅仅依据影像表现较难鉴别，因此密切结合患者的病史，两者较易鉴别。也有部分学者认为肾性脑病为 PRES 的一种特殊类型。

2. 系统性红斑狼疮脑病（neuropsychiatricsystemiclupuserythematosus，NPSLE） NPSLE 的 MRI 表现为分布于大脑皮质和深部白质的斑点样、条状较长 T_1、长 T_2 信号或颅内出血灶。病灶的分布以双侧基底节和额顶枕叶多见，结合临床病史易于诊断。

【影像学研究进展】

1. 透析治疗对于肾性脑病的影响 血液透析是最常用的终末期肾病治疗方式。然而，血液透析并不总是改善神经系统和认知症状，不适当的初期透析反而会加重患者的肾性脑病症状。有研究表明以血液透析维持的慢性肾功能衰竭的患者，无症状性脑梗死和脑血管的患病率增加。腹膜透析比于未透析的终末期肾病患者脑的自发活动也会出现降低，提示腹膜透析会引起脑功能的损害。

2. SWI 相比于 T_2*WI，SWI 能更清楚地显示肾性脑病患者脑内微出血。有研究指出由于肾性脑病患者广泛存在微血管病变，脑内微出血的发生率会增加。还有研究指出微出血与患者认知功能损害存在一定关系。

3. 高分辨结构 MRI 可精确评估肾性脑病所致的脑体积和皮层厚度变化。肾性脑病患者表现为弥漫性的全脑萎缩、灰质萎缩和皮层变薄，是患者认知功能损害的重要原因。研究显示透析治疗会加重肾性脑病患者的脑萎缩程度，脑萎缩速率与透析时间以及血清尿素氮水平呈显著相关。7 T 等超高场强 MRI 具有更高的分辨率，可以发现 3.0 T MR 设备很难显示的皮层微梗死。

4. ASL 有研究发现肾性脑病患者全脑 CBF 值升高，并且与认知功能以及血红蛋白水平相关，但相比于非透析治疗的终末期肾病患者，透析治疗会导致双侧额叶以及前扣带回皮层 CBF 值降低。还有研究表明肾性脑病患者中贫血会导致 CBF 值和氧摄取分数升高，并且这些改变与认知功能的变化具有相关性。

5. ^{1}H-MRS 肾性脑病患者脑部 Cho/Cr 升高，部分伴有 mI/Cr 比值升高，增高的 Cho 以及 mI 浓度在一定程度上反映患者脑内渗透压增加。

6. DTI 肾性脑病患者表现为 FA 值低以及 MD、RD 值增高，提示白质纤维束完整性的损害。白质纤维束损害与认知功能损害的关系已在多个研究中得到证实。同时，肾性脑病患者还表现为结构网络效率减低，其与认知功能损害关系密切（图 9-11-2）。

7. 功能磁共振成像 肾性脑病患者表现出广泛脑区 ReHo 值减低，尤其是在 DMN 网络相关脑区内，并且与患者的认知功能下降具有相关性。还有研究发现终末期肾病患者 DMN 网络内部功能连接减低，在肾移植术后 DMN 网络内部连接效率较术前明显提高，且接近正常人水平，这些改变也与认知功能的改善相关。

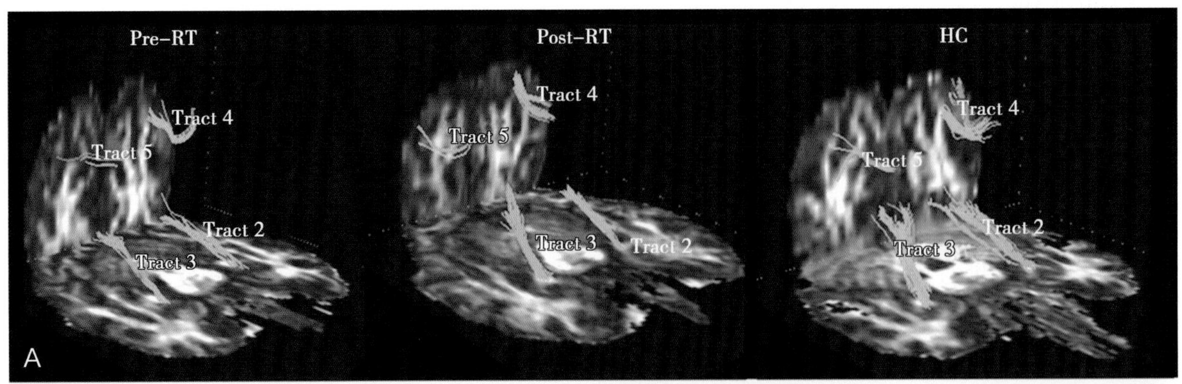

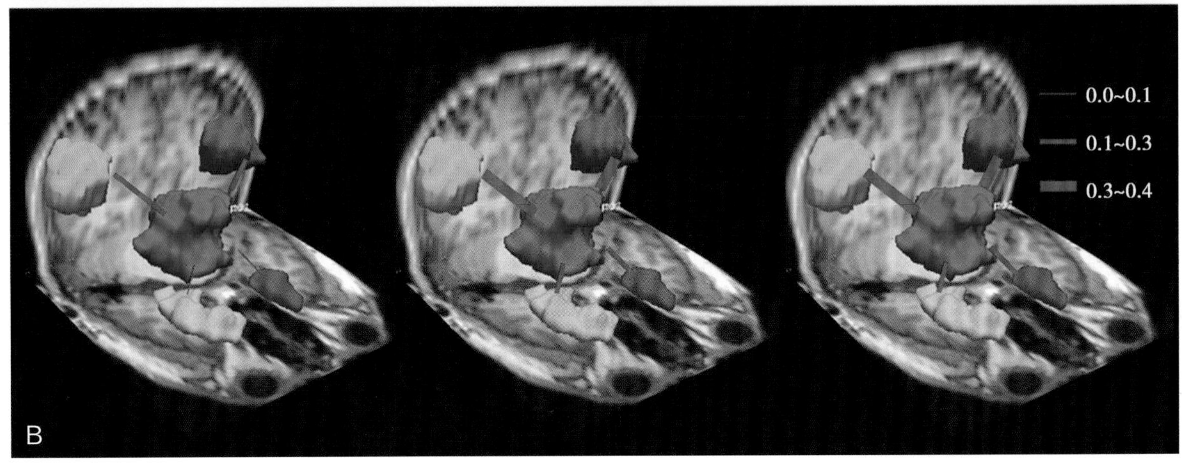

图 9-11-2 肾移植术后 DTI 和静息态 fMRI 表现

A. 一例患者肾移植术前（Pre-RT）、术后（Post-RT）及一例正常对照者（HC）的白质纤维束（tract）图像，显示肾移植术后后扣带回、楔前叶、双侧顶下小叶、双侧海马旁回的纤维连接明显改善，接近正常对照水平；B. 肾移植术后后扣带回、楔前叶、双侧顶下小叶、双侧海马旁回的功能连接强度较术前明显增加，并与正常对照无差异

（张龙江）

参考文献

1. 张海华，吴晔，陈娜，等．中国白质消融性白质脑病患儿 EIF2B1-5 基因型特点．中华实用儿科临床杂志，2014，29（1）：52-57.
2. 王武，张雪哲，卢延，等．苯丙酮尿症的颅脑 MRI 研究．中华放射性杂志，2000，34（6）：367-369.
3. 杨洋，袁新宇，白凤森，等．伴有皮层下囊肿的巨脑性脑白质病二例．中华放射学杂志，2010，44：447-448.
4. 陶晓娟，彭芸，段晓岷．伴皮层下囊肿的巨脑型脑白质病的 MRI 表现．中国医学影像技术，2010，26（5）：1646-1649.
5. 张宝荣，殷鑫浈，夏昆等．舞蹈病家系临床、影像学特征及基因突变分析．中华神经科杂志，2005，38（11）：686-689.
6. 冯一鸣，张东友，汪晶，等．亨廷顿病的影像学表现．临床放射学杂志，2008，27（10）：1426-1428.
7. 柯国秀，刘春风，林芳等．Huntington 病的临床和遗传特征．临床神经病学杂志，2008，21（1）：15-17.
8. 曹娴，王祖峰，李利，等．亨廷顿病一家系的 *IT15* 基因、头颅磁共振成像及病理学特征分析．中华神经科杂志，2014，47（7）：496-500.
9. 饶娆，韩永升，薛本春，等．经基因诊断证实的 11 例亨廷顿舞蹈病患者临床特点分析．中国临床神经科学，2014，22（1）：65-69.
10. 杨春，徐凯，华荣，等．亨廷顿病的脑部 MRI 表现．中华放射学杂志，2014，48（4）：337-339.
11. 张瑾，顾卫红．脊髓小脑性共济失调 17 型的研究进展．中华医学遗传学杂志，2014，31（1）：44-47.
12. 孙一忞，陈晨，王坚等．齿状核红核苍白球丘脑底核萎缩 1 例家系报道及文献复习．中国临床神经科学，2017，25（2）：183-190，200.
13. 程晓悦，肖江喜，袁新宇，等．Menkes 病的 MR 影像表现．中华放射学杂志，2013，47：599-602.
14. 任爱军，郭勇．磁共振成像对神经元蜡样质脂褐素沉积病的应用价值．实用放射学杂志，2009，25（10）：1514-1517.
15. 任爱军，黄敏华，郭勇，等．儿童神经元蜡样质脂褐素沉积病的 MRI 及 MRS 表现 . 放射学实践,2010,25(1):14–18.

16. 姚生,毕鸿雁,吕鹤,等 . 神经元腊样质脂褐素沉积病的临床和影像学特点 . 中华神经科杂志,2006,39(5):312–315.
17. 李欣,王春祥,杨志勇 . 三例黏多糖病的脑 CT 表现 . 中华放射学杂志,1998,32(10):719.
18. 宋亚峰,何荷花,徐霖 . 黏多糖贮积症的 X 线诊断及其临床表现 . 罕少疾病杂志,2006,13 :29–31.
19. 胡志强 . 黏多糖病 X 线诊断标准 . 河北医药,1995,(02):117–118.
20. 全冠民,袁涛 . 黏多糖病颅脑病变影像学表现 1 例 . 中国临床医学影像杂志,2007,(01):72–73.
21. 曹代荣,倪希和,李银官 . 肾上腺脑白质营养不良的影像特征 . 中国临床医学影像杂志,2001,17(1):38–39.
22. 靳刚,宁洁娟,侯双兴 . 肾上腺脑白质营养不良的 M R I 特点与临床表现相关性分析 . 中华神经外科疾病研究杂志,2015,14(4):360–362
23. 楼海燕,漆剑频,夏黎明,等 . 肾上腺脑白质营养不良的 M R 功能成像表现分析 . 中华放射学杂志,2005,39(6):637–640.
24. 李坤成 . 全国医用设备使用人员(MRI 医师)上岗考试指南 . 北京:军事医学科学出版社,2009 :138–139.
25. 侯琳,Ohno K.GM2 神经节苷脂沉积症发病的分子机理研究 . 中华医学遗传学杂志,2003,20(2):103–107.
26. 潘仲林,朱德发,朱友志,等 . 利用 fMRI 评价亚临床甲状腺功能减退症患者工作记忆损伤 . 医学影像学杂志,2010,(08):1092–1097.
27. 张利红,张红,黎海涛,等 . 甲状腺功能亢进伴精神神经症状患者脑功能区研究 . 第三军医大学学报,2013,35(23):2573–2576.
28. 周文明,付维东 . 假性甲状旁腺功能低下的临床影像诊断(附 8 例报告). 放射学实践,2014,8 :921–923.
30. 杨宇凌,李景雷,黄飚,等 . 特发性甲状旁腺功能减退症的颅脑 MRI 表现 . 中国医学影像技术,2010,26(1):44–46
31. 唐永华,杜联军,何国祥,等 . 原发性甲旁亢的影像学诊断 . 中国医学计算机成像杂志,2000,(65):307–309.
32. 中华医学会消化病学分会,中华医学会肝病学分会 . 中国肝性脑病诊治共识意见(2013,重庆). 中华肝脏病杂志,2013,21(9):641–651.
33. 潘之颖,郑罡,娄亚先,等尿毒症性脑病及其影像学 . 放射学实践,2014,29(6):715–717.
34. Fogli A,Schiffmann R,Bertini E,et al.The effect of genotype onthe natural history of eIF2B–related leukodystrophies. Neurology,2004,62 :1509–1517.
35. Maletkovic J,Schiffmann R,Gorospe JR,et a1.Genetic andclinical heterogeneity in eIF2B–related disorder.J ChildNeurol,2008,23(2):205–215.
36. Van der Knaap MS,Pronk JC,Scheper GC.Vanishing whitematter disease.Lancet Neurol,2006,5(5):413–423.
37. Laule C,Vavasour IM,Mädler B,et al.MR evidence of long T2 water in pathological white matter.J Magn Reson Imaging,2007,26(4):1117–1121.
38. Kreis R,Zwygart K,Boesch C,et al.Reproducibility of cerebral phenylalanine levels in patients with phenylketonuria determined by ^{1}H–MR spectroscopy.Magn Reson Med,2009,62(1):11–16.
39. Scarabino T,Popolizio T,Tosetti M,et al.Phenylketonuria: white–matter changes assessed by 3.0–T magnetic resonance (MR) imaging,MR spectroscopy and MR diffusion.Radiol Med,2009,114(3):461–474.
40. Vermathen P,Robert–Tissot L,Pietz J,et al.Characterization of white matter alterations in phenylketonuria by magnetic resonance relaxometry and diffusion tensor imaging.Magn Reson Med,2007,58(6):1145–1156.
41. Zinnanti WJ,Lazovic J.Interrupting the mechanisms of brain injury in a model of maple syrup urine disease encephalopathy.J Inherit Metab Dis,2012,35 :71–79.
42. Simon E,Flaschker N,Schadewaldt P,et al.Variantmaple syrup urine disease(MSUD)–the entire spectrum.J Inherit Metab Dis,2006,29 :716–724.
43. Jan W,Zimmerman RA,Wang ZJ,et al.MR diffusion imaging and MR spectroscopy of maple syrup urine disease during acute metabolic decompensation.Neuroradiology,2003,45 :393–399.
44. Wang YP,Qi ML,Li TT,et al.Two novel mutations in the BCKDHB gene(R170H,Q346R) cause the classic form of maple syrup urine disease(MSUD).Gene,2012,498 :112–115.
45. Van der Knaap MS,Barth PG,Stroink H,et al. Leukoencephalopathy with swelling and a discrepantly mild clinical course in eight children.Ann Neurol,1995,37(3):324–334.
46. Van der Knaap MS,Boor I,Estévez R.Megalencephalic leukoencephalopathy with subcortical cysts:chronic white matter oedema due to a defect in brain ion and water homoeostasis.Lancet Neurol,2012,11 :973–985.
47. López–Hernández T,Sónia S,Capdevila–Nortes X,et al.Molecular mechanisms of MLC1 and GLIALCAM mutationsin megalencephalic leukoencephalopathy with subcortical cysts.Hum Mol Genet,2011,20 :3266–3277.
48. Wolf NI,Vanderver A,van Spaendonk RM,et al.Clinical spectrum of 4H leukodystrophy caused by POLR3A and POLR3B mutations.Neurology,2014,83(21):1898–1905.
49. Jurkiewicz E,Dunin–Wąsowicz D,Gieruszczak–Białek D,et al.Recessive Mutations in POLR3B Encoding RNA Polymerase Ⅲ Subunit Causing Diffuse Hypomyelination in Patients with 4H Leukodystrophy with Polymicrogyria and Cataracts.Clin Neuroradiol,2017,27(2):213–220.
50. Terao Y,Saitsu H,Segawa M,et al.Diffuse central hypomyelination presenting as 4H syndrome caused by compound heterozygous mutations in POLR3A encoding the catalytic subunit of polymerase Ⅲ.J Neurol Sci,2012,320(1–2):102–105.

51. Potic A, Brais B, Choquet K, et al.4H syndrome with late-onset growth hormone deficiency caused by POLR3A mutations.Arch Neurol, 2012, 69(7): 920–923.
52. Wolf NI, Harting I, Boltshauser E, et al.Leukoencephalopathywith ataxia, hypodontia, and hypomyelination. Neurology, 2005, 64 : 1461–1464.
53. Schneider SA.Neurodegenerations with brain ironaccumulation.Curr Neurol Neurosci Rep, 2016, 16 : 9.
54. Leonardi R, Rock CO, Jackowski S, et al.Activation ofhuman mitochondrialpantothenate.kinase 2 bypalmitoylcarnitine. Proc Natl Acad Sci USA, 2007, 104 : 1494–1499.
55. Zeidman LA, PandeyDK.Declining use of the Hallervorden-Spatz disease eponym in the last two decades.J Child Neurol, 2012, 27(10): 1310–1315.
56. Hayflick SJ, Westaway SK, Levinson B, et al.Genetic, clinical, andradiographic delineation of Hallervorden-Spatz syndrome.N Engl J Med, 2003, 348(1): 33–40.
57. Lasek K, Lencer R, Gaser C, et al.Morphological basis for the spectrum of clinical deficits in spinocerebellar ataxia 17 (SCA17).Brain: a journal of neurology, 2006, 129(Pt 9): 2341–2352.
58. Simpson M, Smith A, Kent H, et al.Neurological picture. Distinctive MRI abnormalities in a man with dentatorubral-pallidoluysian atrophy.Journal of neurology, neurosurgery, and psychiatry, 2012, 83(5): 529–530.
59. Phillips O R, Joshi S H, Squitieri F, et al.Major Superficial White Matter Abnormalities in Huntington's Disease. Frontiers in neuroscience, 2016, 10 : 197.
60. Meng Y, Jiang J, Bachevalier J, et al.Developmental Whole Brain White Matter Alterations in Transgenic Huntington's Disease Monkey.Scientific reports, 2017, 7(1): 379.
61. Wu D, Faria A V, Younes L, et al.Mapping the order and pattern of brain structural MRI changes using change-point analysis in premanifest Huntington's disease.Human brain mapping, 2017, 10.1002/hbm.23713.
62. Czlonkowska A, Litwin T, Chabik G, et al.Wilson disease: neurologic features.Handbook of Clinical Neurology, 2017, 142 : 101–119.
63. Ferenci P.Wilson disease: Diagnosis of Wilson disease. Handbook of Clinical Neurology, 2017, 142 : 171–180.
64. Nazer H, Brismar J, al-Kawi MZ, et al.Magnetic resonance imaging of the brain in Wilson's disease.Neuroradiology, 1993, 35(2): 130–133.
65. Ranjan A, Kalita J, Kumar S, et al.A study of MRI changes in Wilson disease and its correlation with clinical features and outcome.Clin Neurol Neurosurg, 2015, 138 : 31–36
66. Park HK, Lee JH, Lee MC, et al.Teaching NeuroImages: MRI reversal in Wilson diseasewith trientine treatment. Neurology, 2010, 74(17): e72.
67. Thapa R, Ghosh A. 'Face of the giant panda'sign in Wilson disease.Pediatr Radiol, 2008, 38(12): 1355.
68. Das M, Misra UK, Kalita J.A study of clinical, MRI and multimodality evoked potentialsin neurologic Wilson disease. Eur J Neurol, 2007, 14(5): 498–504.
69. Favrole P, Chabriat H, Guichard JP, et al.Clinical correlates of cerebral water diffusion in Wilson disease.Neurology, 2006, 66(3): 384–389.
70. van Wassenaer-van Hall HN, van den Heuvel AG, Algra A, et al.Wilson disease: findings at MR imaging and CT of the brain with clinical correlation.Radiology, 1996, 198(2): 531–536.
71. Sener RN.Diffusion MR imaging changes associated with Wilson disease.AJNR Am J Neuroradiol, 2003, 24(5): 965–967.
72. Page RA, Davie CA, MacManus D, et al.Clinical correlation of brain MRI and MRS abnormalities in patients with Wilson disease.Neurology, 2004, 63(4): 638–643.
73. Barkovich AJ, Raybaud C.Pediatric Neuroimaging.5th ed.Philadelphia: Lippincott Williams&Wilkins, 2012.
74. T ü mer Z, Møller LB.Menkes disease.European Journal of Human Genetics, 2010, 18 : 511.
75. Verrotti A, Carelli A, Coppola G.Epilepsy in children with Menkes disease: a systematic review of literature.Journal of Child Neurology, 2014, 29 : 1757–1764.
76. Smpokou P, Samanta M, Berry GT, et al.Menkes disease in affected females: the clinical disease spectrum.American Journal of Medical Genetics Part A, 2015, 167 : 417–420.
77. Mink, JW, Augustine, EF, Adams, HR, et al.Classification and Natural History of the Neuronal CeroidLipofuscinoses. Journal of Child Neurology, 2013, 28(9): 1101–1105.
78. Nihei K, Naitoh H.Cranial computed tomographic and magnetic resonance imaging studies on the Rett syndrome. Brain Dev, 1990, 12(1): 101–105.
79. Naguy A, Yahya B.Rett Syndrome-Current Status and Future Directions.Pediatr Neurol, 2017, 70 : e5–e6.
80. Carter JC, Lanham DC, Pham D, et al.Selective cerebral volume reduction in Rett syndrome: a multiple-approach MR imaging study.AJNR Am J Neuroradiol, 2008, 29(3): 436–41.
81. Naidu S, Kaufmann WE, Abrams MT, et al.Neuroimaging studies in Rett syndrome.Brain Dev, 2001, 23 : S62–71.
82. Hanefeld F, Christen HJ, Holzbach U, et al.Cerebral proton magnetic resonance spectroscopy in Rett syndrome. Neuropediatrics, 1995, 26(2): 126–127.
83. Hashimoto T, Kawano N, Fukuda K, et al.Proton magnetic resonance spectroscopy of the brain in three cases of Rett syndrome: comparison with autism andnormal controls.Acta Neurol Scand, 1998, 98(1): 8–14.
84. Lappalainen R, Liewendahl K, Sainio K, et al.Brain perfusion SPECT and EEG findings in Rett syndrome.Acta Neurol Scand, 1997, 95(1): 44–50.
85. Dunn HG, Stoessl AJ, Ho HH, et al.Rett syndrome:

investigation of nine patients, including PET scan.Can J Neurol Sci, 2002, 29(4): 345–357.

86. Vanhanen SL, Raininko R, Santavuori P.Early differential diagnosis of infantile neuronal ceroid lipofuscinosis, Rett syndrome, and Krabbe disease by CT and MR.AJNR Am J Neuroradiol, 1994, 15(8): 1443–1453.

87. Okane K, Tomura N, Hirano H, et al.Brain magnetic resonanceimaging findings in two cases of Hunter's syndrome.Brain&Nerve, 1998, 50 : 273–277.

88. Parsons VJ, Hughes DG, Wraith JE.Magnetic resonance imagingof the brain, neck and cervical spine in mild Hunter's syndrome(mucopolysaccharidoses type Ⅱ). Clin Radiol, 1996, 51 : 719–723.

89. Stockler S, Kleinert R, Ebner F, et al.Mucopolysaccharidosis Iand intracranial tumor in a patient with high–pressure hydrocephalus.Pediatr Radiol, 1993, 23 : 353–354.

90. Taccone A, Tortori DP, Marzoli A, et al. Mucopolysacc–haridoses: evaluation of the cranium by computed tomography and magneticresonance.Radiol Med, 1992, 84 : 236–241.

91. Murata R, Nakajima S, Tanaka A, et al.MR imaging of thebrain in patients with mucopolysaccharidosis.Am J Neuroradiol, 1989, 10 : 1165–1170.

92. Nelson J, Grebbell FS.The value of computed tomography inpatients with mucopolysaccharidosis.Neuroradiology, 1987, 29 : 544–549.

93. Petitti N, Holder CA, Williams D.Mucopolysaccharidosis Ⅲ (SanfilippoSyndrome) Type B: cranial imaging in two cases. JCAT, 1997, 21 : 897–899.

94. Wiesmann UN, Spycher MA, Meier C, et al.Prenatal mucopolysaccharidosis Ⅱ(Hunter): a pathogenetic study. PediatrRes, 1980, 14 : 749–756.

95. Meier C, Wismann U, Herschkowitz N, et al.Morphological observationsin the nervous system of prenatal mucopolysaccharidosis Ⅱ(M.Hunter).Acta Neuropathologica, 1979, 48 : 139–143.

96. Thorne JA, Javadpour M, Hughes DG, et al.Craniovertebral abnormalitiesin type VI mucopolysaccharidosis (Maroteaux–LamySyndrome).Neurosurgery, 2001, 48 : 849–853.

97. Hein S, Schonfeld P, Kahlert S, et al.Toxic effects of X–linkedadrenoleukodystrophy–associated, very long chain fatty acids onglial cells and neurons from rat hippocampus in culture.Hum Mol Genet, 2008, 17(12): 1750–1761.

98. Galea E, Launay N, Portero–Otin M, et al.Oxidative stress underlying axonal degeneration in adrenoleukodystrophy: a paradigm for multifactorial neurodegenerative diseases? . Biochim Biophys Acta, 2012, 1822(9): 1475–1488.

99. Moser HW.Komrower Lecture.Adrenoleukodystrophy: natural history, treatment and outcome.J Inher Metab Dis, 1995, 18(4): 435–447.

100. Berger J, Pujol A, Aubourg P, et al.Current and future pharmacological treatment strategies in X–linked adrenoleukodystrophy.Brain Pathol, 2010, 20(4): 845–856.

101. Zsurka G, Becker F, Heinen M, et al.Mutation in the mitochondrial tRNA(Ile) gene causes progressive myoclonus epilepsy.Seizure, 2013, 22(6): 483–486.

102. Monden Y, Mori M, Kuwajima M, Goto T, Yamagata T, Momoi MY.Late–onset Leigh syndrome with myoclonic epilepsy with ragged–red fibers.Brain&development, 2013, 35(6): 582–585.

103. Mancuso M, Orsucci D, Angelini C, et al.Phenotypic heterogeneity of the 8344A>G mtDNA "MERRF" mutation. Neurology, 2013, 80(22): 2049–2054.

104. Liu K, Zhao H, Ji K, Yan C.MERRF/MELAS overlap syndrome due to the m.3291T>C mutation.Metab Brain Dis, 2014, 29(1): 139–144.

105. Florian A, Ludwig A, Stubbe–Drager B, et al.Characteristic cardiac phenotypes are detected by cardiovascular magnetic resonance in patients with different clinical phenotypes and genotypes of mitochondrial myopathy.Journal of cardiovascular magnetic resonance: official journal of the Society for Cardiovascular Magnetic Resonance, 2015, 17 : 40.

106. Catteruccia M, Sauchelli D, Della Marca G, et al. "Myo–cardiomyopathy" is commonly associated with the A8344G "MERRF" mutation.Journal of neurology, 2015, 262(3): 701–710.

107. Yu M, Zhang Z, Wang QQ, et al.Clinical and Brain Magnetic Resonance Imaging Features in a Cohort of Chinese Patients with Kearns–Sayre Syndrome.Chinese medical journal, 2016, 129(12): 1419–1424.

108. Mercuri MA, White H, Oliveira C.Vision Loss and Symmetric Basal Ganglia Lesions in Leber Hereditary Optic Neuropathy.Journal of neuro–ophthalmology: the official journal of the North American Neuro–Ophthalmology Society, 2017.

109. Angebault C, Charif M, Guegen N, et al.Mutation in NDUFA13/GRIM19 leads to early onset hypotonia, dyskinesia and sensorial deficiencies, and mitochondrial complex I instability.Human molecular genetics, 2015, 24 (14): 3948–3955.

110. Aguirre GK, Butt OH, Datta R, et al.Postretinal Structure and Function in Severe Congenital Photoreceptor Blindness Caused by Mutations in the GUCY2D Gene.Investigative ophthalmology & visual science, 2017, 58(2): 959–973.

111. Radha Rama Devi A, Lingappa L.Novel mutations in SERAC1 gene in two Indian patients presenting with dystonia and intellectual disability.European journal of medical genetics, 2017.

112. Pronicki M, Piekutowska–Abramczuk D, Jurkiewicz E, et al.Neuropathological characteristics of the brain in two patients with SLC19A3 mutations related to the biotin–thiamine–responsive basal ganglia disease.Folia

neuropathologica, 2017, 55(2): 146–153.

113. Piekutowska-Abramczuk D, Mierzewska H, Bekiesinska-Figatowska M, et al. Bilateral striatal necrosis caused by ADAR mutations in two siblings with dystonia and freckles-like skin changes that should be differentiated from Leigh syndrome. Folia neuropathologica, 2016, 54(4): 405–409.

114. Miscevic F, Foong J, Schmitt B, Blaser S, Brudno M, Schulze A. An MRspec database query and visualization engine with applications as a clinical diagnostic and research tool. Molecular genetics and metabolism, 2016, 119(4): 300–306.

115. ang F, Shen Y, Shen DM, et al. Clinical and genetic characteristics of children with Leigh syndrome. Zhonghua Er Ke Za Zhi, 2017, 55(3): 205–209.

116. Chourasia N, Adejumo RB, Patel RP, Koenig MK. Involvement of Cerebellum in Leigh Syndrome: Case Report and Review of the Literature. Pediatric neurology, 2017, 74: 97–99.

117. Lin AL, Parikh I, Hoffman JD, Ma D. Neuroimaging Biomarkers of Caloric Restriction on Brain Metabolic and Vascular Functions. Current nutrition reports, 2017, 6(1): 41–48.

118. Matsuda J, Suzuki O, Oshima A, et al. Chemical chaperonetherapy for brain pathology in GM1-gangliosidosis. Proc NatlAcad Sci USA, 2003, 100(26): 15912–15917.

119. Suzuki Y, Sakuraba H, Oshima A. b-Galactosidase deficiency (galactosidosis): GM1 gangliosidosis and Morquio B disease. In: Scriver CR, Beaudet AL, Sly WS, et al., editors. The metabolicand molecular bases of inherited disease. 7th ed. New York: McGraw-Hill; 1995. p. 2785–2823.

120. Ilknur Erola, Fu sun Alehana M, Ali Pourbagherb, et al. Neuroimaging findings in infantile GM1 gangliosidosis. Europe an journal of paediatric neurology, 2006, 245–248

121. Kaye EM, Alroy J, Raghavan SS, et al. Dysmyelinogenesis inanimal model of GM1 gangliosidosis. Pediatr Neurol, 1992, 8: 255–261.

122. Kobayashi O, Takashima S. Thalamic hyperdensity on CT ininfantile GM1-gangliosidosis. Brain Dev, 1994, 16(6): 472–474.

123. Chiu NC, Qian WH, Shanske AL, et al. A common mutationsite in the beta-galactosidase gene originates in Puerto Rico. Pediatr Neurol, 1995, 14(1): 53–56.

124. Kaye EM, Alroy J, Raghavan SS, et al. Dysmyelinogenesisin animal model of GM1 gangliosidosis. Pediatr Neurol, 1992, 8(4): 255–261.

125. Chen CY, Zimmerman RA, Lee CC, et al. Neuroimagingfindings in late infantile GM1 gangliosidosis. AJNR Am J Neuroradiol, 1998, 19(9): 1628–1630.

126. Uyama E, Terasaki T, Watanabe S, et al. Type 3 GM1 gangliosidosis: characteristic MRI findings correlated with dystonia. Acta Neurol Scand, 1992, 86(6): 609–615.

127. Walkley SU. Cellular pathology of lysosomal storage disorders. Brain Pathol, 1998, 8(1): 175–193.

128. Bieber FR, Mortimer G, Kolodny EH, et al. Pathologic findings in fetal GM1 gangliosidosis. Arch Neurol, 1986, 43(7): 736–738.

129. Meikle PJ, Hopwood JJ, Clague AE, Carey WF. Prevalence of lysosomal storage disorders. JAMA, 1999, 281(3): 249–54.

130. Rolf AB, ottcher T, Zschiesche M, et al. Prevalence of Fabry disease in patient with cryptogenic stroke: a prospective study. Lancet, 2005, 366: 1794–1796

131. Mehta A, RicciR, Widmer U, et al. Fabry disease defined: baselineclinical manifestations of 366 patients in the Fabry Outcome Survey. Eur J Clin Invest, 2004, 34: 236–242.

132. Fabry disease: Baseline medical characteristics of a cohort of 1765males and females in the Fabry Registry. J Inherit Metab Dis, 2007, 30(2): 184–192.

133. Reisin RC, Romero C, Marchesoni C, et al. Brain MRI findings in patients with Fabry disease. J Neurol Sci, 2011, 305: 41–44.

134. Burlina AP, Manara R, Caillaud C, et al. The pulvinar sign: frequency and clinical correlations in Fabry disease. J Neurol, 2008, 255: 738–744.

135. Ma JH. MR imaging of hypoglycemic encephalopathy: lesion distribution and prognosis prediction by diffusion weighted imaging. Neuroradiology, 2009, 51(10): 641–649.

136. Strachan MW, Reynolds RM, Marioni RE, et al. Cognitive function dementia and type 2 diabetes mellitus in the elderly. Nat Rev Endocrinol, 2011, 7(2): 108–114.

137. Reske-Nielsen E, Lundbæk K, Rafaelsen OJ. Pathological changes in the central and peripheral nervous system of young long-term diabetics. Diabetologia, 1966, 1(3-4): 233–241.

138. Mijnhout GS, Scheltens P, Diamant M, et al. Diabetic encephalopathy: A concept in need of definition. Diabetologia, 2006, 49(6): 1447–1448.

139. Tong J, Geng H, Zhang Z, et al. Brain metabolite alterations demonstrated by proton magnetic resonance spectroscopy in diabetic patients with retinopathy. Magn Reson Imaging, 2014, 32(8): 1037–1042.

140. Verdelho A, Madureira S, Moleiro C, et al. White matter changes and diatetes predict cognitive decline in the elderly: the LADIS study. Neurology, 2011, 75(2): 160–167.

141. Reijmer YD, Brundel M, de Bresser J, et al. Microstructural white matter abnormalities and cognitive functioning in type 2 diabetes. Diabetes Care, 2013, 36(1): 137–144.

142. Brundel M, van den Berg E, Reijmer YD, et al.Cerebral haemodynamics, cognition and brain volumes in patients with type 2 diabetes.J Diabetes Complications, 2012, 26 (3): 205–209.

143. Last D, Alsop DC, Abduljalil AM, et al.Global and regional effects of type 2 diabetes on brain tissue volumes and cerebral vasoreactivity.Diabetes Care, 2007, 30 (5): 1193–1199.

144. Cui Y, Jiao Y, Chen YC, et al.Altered spontaneous brain activity in type 2 diabetes: a resting-state functional MRI study.Diabetes, 2014, 63 (2): 749–760.

145. Smith C D, Ain K B.Brain metabolism in hypothyroidism studied with 31P magnetic-resonance spectroscopy. Lancet, 1995, 345 (8950): 619–620.

146. Singh S, Modi S, Bagga D, et al.Voxel-based morphometric analysis in hypothyroidism using diffeomorphic anatomic registration via an exponentiated lie algebra algorithm approach.J Neuroendocrinol, 2013, 25 (3): 229–234.

147. Singh S, Trivedi R, Singh K, et al.Diffusion tensor tractography in hypothyroidism and its correlation with memory function.J Neuroendocrinol, 2014, 26 (11): 825–833.

148. Singh S, Kumar M, Modi S, et al.Alterations of Functional Connectivity Among Resting-State Networks in Hypothyroidism.J Neuroendocrinol, 2015, 27 (7): 609–615.

149. Zhang W, Liu X, Zhang Y, et al.Disrupted functional connectivity of the hippocampus in patients with hyperthyroidism: Evidence from resting-state fMRI. European Journal of Radiology, 2014, 83 (10): 1907–1913.

150. Calabrò RS et al.Fahr's disease presenting with dementia at onset: a case report and literature review.Behav Neurol, 2014, 750975.

151. Mufaddel AA.Familial idiopathic basal ganglia calcification (Fahr's disease).Neurosciences (Riyadh), 2014, 19 (3): 171–177.

152. Bekiesinska-Figatowska M.Basal ganglia lesions inchildren and adults.Eur Jradiol, 2013, 82 (5): 837–849.

153. Arber C.Insights into molecular mechanisms of disease in Neurodegeneration with Brain Iron Accumulation; unifying theories.Neuropathol Appl Neurobiol, 2015, ePub.

154. Dusek P.Wilson disease and other neurodegenerations with metal accumulations.Neurol Clin, 2015, 33 (1): 175–204.

155. Hogarth P.Neurodegeneration with brain iron accumulation: diagnosis and management.J Mov Disord.2015, 8 (1): 1–13.

156. Levi S.Neuroferritinopathy: From ferritin structure modification to pathogenetic mechanism.Neurobiol Dis, 2015.

157. Miyajima H.Aceruloplasminemia.Neuropathology, 2015, 35 (1): 83–90.

158. Tello C, Darling A, Lupo V, et al.On the complexity of clinical and molecular bases of neurodegeneration with brain iron accumulation.Clin Genet, 2017 May 23.doi: 10.1111/cge.13057.

159. Wijdicks EF.Hepatic Encephalopathy.N Engl J Med, 2016, 375 (17): 1660–1670.

160. Ellul MA, Gholkar SA, Cross TJ.Hepatic encephalopathy due to liver cirrhosis.BMJ, 2015, 351 : h4187.

161. Vilstrup H, Amodio P, Bajaj J, et al.Hepatic encephalopathy in chronic liver disease: 2014 Practice Guideline by the American Association for the Study of Liver Diseases and the European Association for the Study of the Liver. Hepatology, 2014, 60 (2): 715–735.

162. Ferenci P, Lockwood A, Mullen K, et al.Hepatic encephalopathy—definition, nomenclature, diagnosis, and quantification: final report of the working party at the 11th World Congresses of Gastroenterology, Vienna, 1998. Hepatology, 2002, 35 (3): 716–721.

163. Felipo V.Hepatic encephalopathy: effects of liver failure on brain function.Nat Rev Neurosci, 2013, 14 (12): 851–858.

164. Zhang LJ, Zhong J, Lu GM.Multimodality MR imaging findings of low-grade brain edema in hepatic encephalopathy.AJNR Am J Neuroradiol, 2013, 34 (4): 707–715.

165. Zhang XD, Zhang LJ, Wu SY, et al.Multimodality magnetic resonance imaging in hepatic encephalopathy: An update. World J Gastroenterol, 2014, 20 (32): 11262–11272.

166. Su YY, Yang GF, Lu GM, et al.PET and MR imaging of neuroinflammation in hepatic encephalopathy.Metab Brain Dis, 2015, 30 (1): 31–45.

167. Kong X, Luo S, Wu JR, et al.(18)F-DPA-714 PET imaging for detecting neuroinflammation in rats with chronic hepatic encephalopathy.Theranostics, 2016, 6 (8): 1220–1231.

168. Weiss N, Jalan R, Thabut D.Understanding hepatic encephalopathy.Intensive Care Med, 2017, May 25.

169. Qi R, Zhang LJ, Zhong J, et al.Grey and white matter abnormalities in minimal hepatic encephalopathy: a study combining voxel-based morphometry and tract-based spatial statistics.Eur Radiol, 2013, 23 : 3370–3378.

170. Zheng G, Zhang LJ, Zhong J, et al.Cerebral blood flow measured by arterial-spin labeling MRI: a useful biomarker for characterization of minimal hepatic encephalopathy in patients with cirrhosis.Eur J Radiol, 2013, 82 : 1981–1988.

171. Zhang LJ, Yin JZ, Qi J, et al.Metabolic changes of anterior cingulate cortex in patients with hepatic cirrhosis: a magnetic resonance spectroscopy study.Hepatol Res, 2010, 40 (8): 777–785.

172. Naegele T, Grodd W, Viebahn R, et al.MR imaging and (1)H spectroscopy of brain metabolites in hepatic encephalopathy: time-course of renormalization after liver transplantation.Radiology, 2000, 216 (3): 683–691.

173. Zhang LJ, Yang G, Yin J, et al.Neural mechanism of cognitive control impairment in patients with hepatic

cirrhosis: a functional magnetic resonance imaging study. Acta Radiol, 2007, 48(5): 577-587.

174. Zhang LJ, Wu S, Ren J, et al. Resting-state functional magnetic resonance imaging in hepatic encephalopathy: current status and perspectives. Metab Brain Dis, 2014, 29: 569-582.

175. Ni L, Qi R, Zhang LJ, et al. Brain regional homogeneity changes following transjugular intrahepatic portosystemic shunt in cirrhotic patients support cerebral adaptability theory—a resting-state functional MRI study. Eur J Radiol, 2014, 83: 578-583.

176. Qi R, Zhang L, Wu S, et al. Altered resting-state brain activity at functional MR imaging during the progression of hepatic encephalopathy. Radiology, 2012, 264: 187-195.

177. Chen HJ, Zhang L, Jiang LF, et al. Identifying minimal hepatic encephalopathy in cirrhotic patients by measuring spontaneous brain activity. Metab Brain Dis, 2016, 31: 761-769.

178. Zhang LJ, Qi R, Wu S, et al. Brain default-mode network abnormalities in hepatic encephalopathy: A resting-state functional MRI study. Human Brain Mapping, 2012, 33: 1384-1392.

179. Zhang LJ, Zheng G, Zhang L, et al. Altered brain functional connectivity in patients with cirrhosis and minimal hepatic encephalopathy: a functional MR imaging study. Radiology, 2012, 265: 528-536.

180. Qi R, Zhang LJ, Zhong J, et al. Disrupted thalamic resting-state functional connectivity in patients with minimal hepatic encephalopathy. Eur J Radiol, 2013, 82: 850-856.

181. Qi R, Zhang LJ, Xu Q, et al. Abnormal functional connectivity within the default mode network in patients with HBV-related cirrhosis without hepatic encephalopathy revealed by resting-state functional MRI. Brain Res, 2014, 1576: 73-80.

182. Zhang XD, Cheng Y, Poon CS, et al. Long-and short-range functional connectivity density alteration in non-alcoholic cirrhotic patients one month after liver transplantation: A resting-state fMRI study. Brain Res, 2015, 1620: 177-187.

183. Qi R, Zhang LJ, Chen HJ, et al. Role of local and distant functional connectivity density in the development of minimal hepatic encephalopathy. Sci Rep, 2015, 5: 13720.

184. Zhang LJ, Zheng G, Zhang L, et al. Disrupted small world networks in patients without overt hepatic encephalopathy: A resting state fMRI study. Eur J Radiol, 2014, 83: 1890-1899.

185. Jao T, Schröter M, Chen CL, et al. Functional brain network changes associated with clinical and biochemical measures of the severity of hepatic encephalopathy. Neuroimage, 2015, 122: 332-344.

186. Bajaj JS, Ahluwalia V, Thacker LR, et al. Brain training with video games in covert hepatic encephalopathy. Am J Gastroenterol, 2017, 112: 316-324.

187. Chen HJ, Liu PF, Chen QF, Shi HB. Brain Microstructural Abnormalities in Patients With Cirrhosis Without Overt Hepatic Encephalopathy: A Voxel-Based Diffusion Kurtosis Imaging Study. AJR Am J Roentgenol. 2017, 16: 1-8.

188. Srivastava A, Chaturvedi S, Gupta RK, et al. Minimal hepatic encephalopathy in children with chronic liver disease: Prevalence, pathogenesis and magnetic resonance-based diagnosis. J Hepatol, 2017, 66(3): 528-536.

189. Olesen SS, Jackson CD, Morgan MY. Tools and tactics for improving the diagnosis of hepatic encephalopathy. J Hepatol, 2017, 66(6): 1327-1328.

190. Soriano G, Bajaj JS. Grading the range of hepatic encephalopathy from overt to covert: Animals to the rescue! Hepatology, 2017, 66(1): 10-12.

191. Chen HJ, Jiao Y, Zhu XQ, et al. Brain dysfunction primarily related to previous overt hepatic encephalopathy compared with minimal hepatic encephalopathy: resting-state functional MR imaging demonstration. Radiology. 2013, 266(1): 261-270.

192. Kim DM, Lee IH, Song CJ. Uremic encephalopathy: MR imaging findings and clinical correlation. AJNR Am J Neuroradiol, 2016, 37(9): 1604-1609.

193. Ahuja CK, Yadav MK, Khandelwal N. Mystery Case: Syndrome of bilateral basal ganglia lesions in uremic encephalopathy. Neurology, 2016, 86(17): e182-183.

194. Seifter JL, Samuels MA. Uremic encephalopathy and other brain disorders associated with renal failure. Semin Neurol, 2011, 31(2): 139-143.

195. Camara-Lemarroy CR, Flores-Cantu H, Gonzalez-Velazquez CD, et al. Bilateral cytotoxic edema of the centrum semiovale in uremic encephalopathy. J Neurol Sci, 2014, 345(1-2): 260-261.

196. Tatsumoto N, Fujisaki K, Nagae H, et al. Reversible posterior leukoencephalopathy syndrome in a patient with severe uremic encephalopathy. Clin Nephrol, 2010, 74(2): 154-158.

197. Scaini G, Ferreira GK, Streck EL. Mechanisms underlying uremic encephalopathy. Rev Bras Ter Intensiva, 2010, 22(2): 206-211.

198. Ni L, Wen J, Zhang LJ, et al. Aberrant default-mode functional connectivity in patients with end-stage renal disease: a resting-state functional MR imaging study. Radiology, 2014, 271(2): 543-552.

199. Luo S, Qi RF, Wen JQ, et al. Abnormal intrinsic brain activity patterns in patients with end-stage renal disease undergoing peritoneal dialysis: a resting-state functional MR imaging study. Radiology, 2016, 278(1): 181-189.

200. Xiao LJ, Ji QW, Long JZ, et al. Cerebral blood flow changes in hemodialysis and peritoneal dialysis patients: an

arterial-spin labeling MR imaging.Metab Brain Dis,2016,31(4):929-936.

201. Zheng G,Wen J,Lu H,et al.Elevated global cerebral blood flow,oxygen extraction fraction and unchanged metabolic rate of oxygen in young adults with end-stage renal disease:an MRI study.Eur Radiol,2016,26(6):1732-1741.

202. Zhang LJ,Wen J,Liang X,et al.Brain default mode network changes after renal transplantation:a diffusion-tensor imaging and resting-state functional MR imaging study. Radiology,2016,278(2):485-495.

203. Chen HJ,Qi R,Kong X,et al.The impact of hemodialysis on cognitive dysfunction in patients with end-stage renal disease:a resting-state functional MRI study.Metab Brain Dis,2015,30(5):1247-1256.

204. Liu L,Li W,Zhang Y,et al.Weaker Functional Connectivity Strength in Patients with Type 2 Diabetes Mellitus.Front Neurosci,2017,11:390.

205. Xie Y,Zhang Y,Qin W,et al.White matter microstructural abnormalities in type 2 diabetes mellitus:a diffusion kurtosis imaging analysis.American Journal of Neuroradiology,2017,38(3):617-625.

206. Zhang Y,Lu S,Liu C,et al.Altered brain activation and functional connectivity in working memory related networks in patients with type 2 diabetes:An ICA-based analysis. Scientific reports,2016,6:23767.

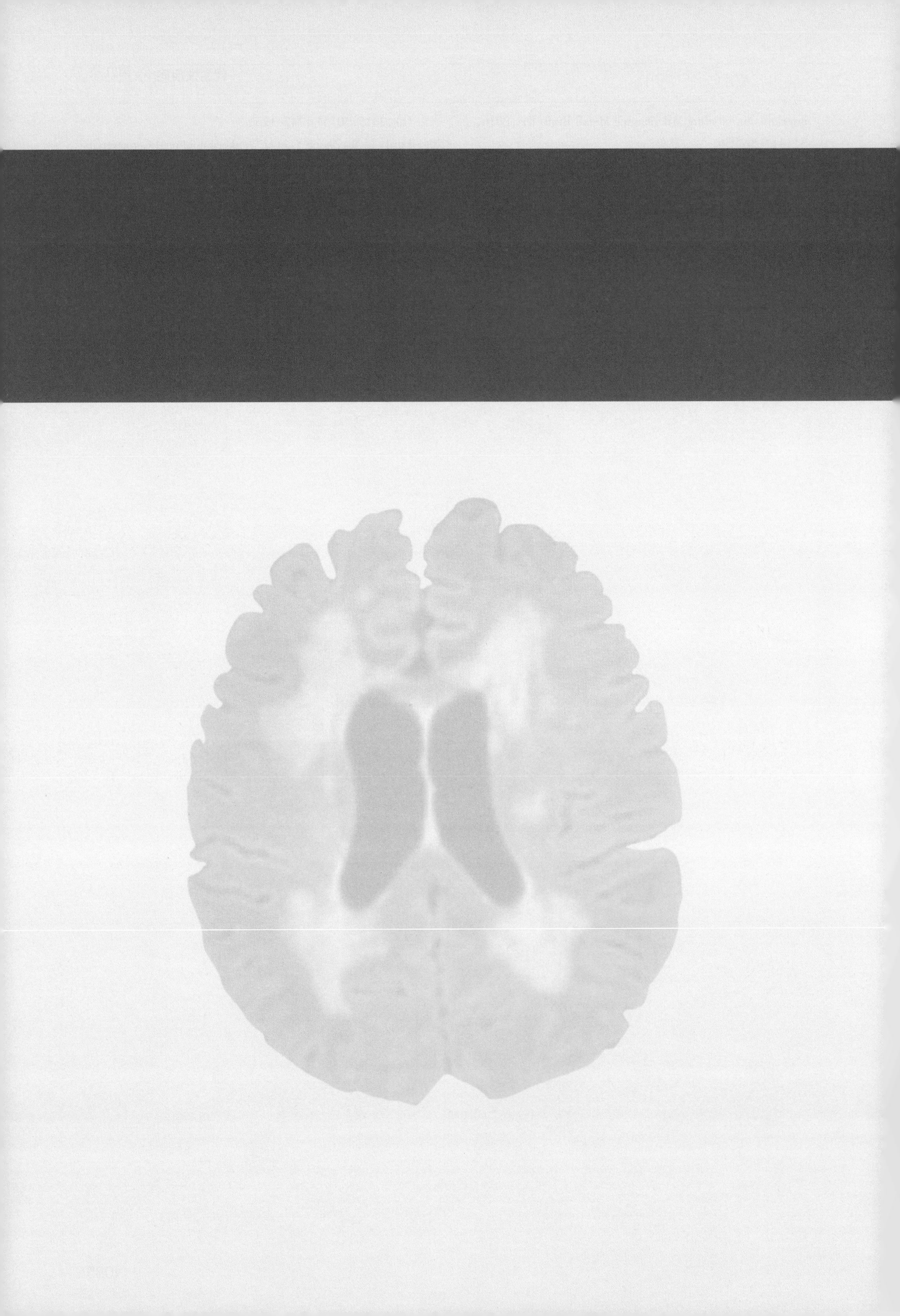

第十章

神经变性疾病

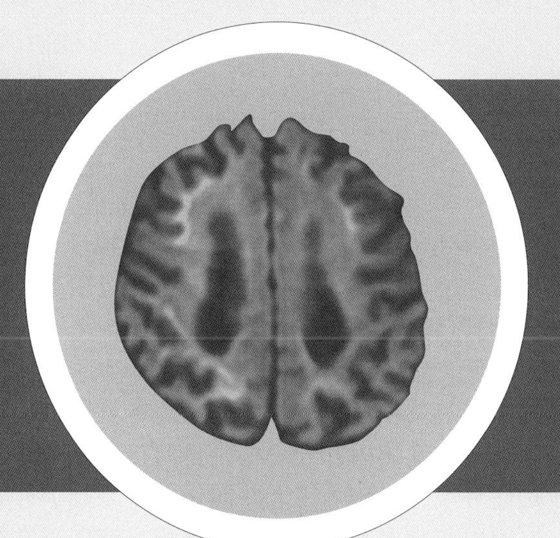

第一节 概 述

神经变性疾病（neurodegenerative diseases，NDDs）是一组以选择性功能不全和神经元进行性减少伴细胞内外错构蛋白异常聚集沉积为特征的慢性神经退行性疾病。神经变性过程可涉及整个神经元（细胞体、细胞核、轴突、树突），也可影响髓鞘等其他成分，但无明显的特异性组织和细胞反应。其病因和发病机制目前仍不明确，可能是在环境、遗传等因素共同作用的基础上，各种原因引起神经系统有害物质堆积，破坏正常神经元结构，导致神经元功能紊乱和变性死亡并引起相应的临床症状。

根据病变的部位、范围以及受累神经功能等特性，可将中枢神经变性病分为四类：①痴呆类：如阿尔茨海默病（Alzheimer disease，AD）、唐氏综合征（Down syndrome）、皮克病（Pick disease）、额颞叶痴呆（frontotemporal dementia，FTD）、路易体痴呆（dementia with Lewy bodies，DLB）等；②运动障碍类：如帕金森病（Parkinson disease，PD）、进行性核上性麻痹（progressive supranuclear palsy，PSP）、多系统萎缩（multiple system atrophy，MSA）、皮层基底节变性（corticobasal degeneration，CBD）等；③运动不能类：如属于运动神经元病的肌萎缩侧索硬化（amyotrophic lateral sclerosis，ALS）、脊髓或延髓空洞症等；④特殊病原体传播性疾病类：如朊蛋白病（prion disease）、人类免疫缺陷病毒所致中枢神经系统病变等。根据神经递质的不同，又可将NDDs分为乙酰胆碱类、儿茶酚胺类以及混合型等三大类。

近年来，大量病理、蛋白组织化学和分子生物学研究发现NDDs的发生发展与神经细胞和胶质细胞内外错构蛋白异常沉积有关，按照错构蛋白的主要成分和病理特征可将NDDs分为六类：①β淀粉样蛋白（β-amyloid）：是β类淀粉前体蛋白的代谢产物，病理状态下的β螺旋结构使其易于形成β类淀粉蛋白多聚体并沉积于脑组织内，β淀粉样蛋白的病理性生成增多和沉积是阿尔茨海默病的主要病理生理改变；②tau蛋白：tau蛋白高度磷酸化后形成的神经原纤维缠结（neurofibrillary tangles，NFT）是阿尔茨海默病的另一个重要的神经病理特征，NFT也可见于进行性核上性麻痹、皮层基底节变性等疾病中；③α-共核蛋白类：共核蛋白是路易小体（Lewy body）的主要成分，帕金森病、路易体痴呆、多系统萎缩均属于该类；④泛素：广泛存在于脑内，是路易小体和老年斑的主要成分之一，其与β淀粉样蛋白、α-共核蛋白、谷氨酰胺多聚体的生成有关；⑤谷氨酰胺多聚体：谷氨酰胺多聚体相关疾病，即三核苷酸动态突变病，与至少8种遗传性中枢神经变性疾病相关，如亨廷顿病、小脑性共济失调等。虽然这类疾病的致病基因和受累蛋白质不同，但都由基因突变引起三核苷酸多次重复，最后导致谷氨酰胺多聚体形成而致病；⑥朊蛋白：以朊蛋白构象异常，朊蛋白在受损神经元内异常聚集并形成朊蛋白小体为特征。随着研究的不断进展，这些错构蛋白和其生物化学修饰物逐渐成为NDDs的生物标志物，并有望成为药物治疗靶点应用于临床。

NDDs的临床表现以神经系统受损症状和精神症状为主，神经系统受损症状包括帕金森综合征、自主神经功能紊乱、语言障碍、运动神经元病症状、小脑性共济失调、睡眠障碍等。精神症状以认知障碍为主，常见于AD、FTD、DLB等类型的神经系统变性疾病，不同程度的认知障碍可见于不同类型疾病的不同阶段，在病程的不同阶段认知障碍的程度也不尽相同。很多变性疾病选择性地损害一定的解剖部位和具有特定生理功能的同一系统的神经元，如肌萎缩侧索硬化主要累及皮质-脑干-脊髓的运动神经元；某些遗传性共济失调主要累及小脑的Purkinje细胞。但某些变性疾病在病程进展中可能失去选择性损害特定解剖部位和具有特定生理功能神经元的特性，进而累及并损害多个系统的神经元，临床症状混杂多变，如多系统萎缩（multiple system atrophy，MSA）。总之，神经变性疾病的临床表现复杂多样，多种不同疾病之间常有交叉，因此仅通过临床表现很难对其做出正确的诊断。

传统X线检查对神经变性疾病的诊断无价值。CT是以急性运动功能障碍起病的神经变性疾病患者首选影像学检查，用以排除红核区域的出血或梗死导致的偏侧肢体抽搐。但CT除了显示肿瘤和正常颅压性脑积水引起的症状性癫痫外，对慢性运动功能障碍性疾病无特殊价值。MRI 有很好的空间分辨率和软组织对比度，可以显示中枢神经系统神经元的缺失以及不同疾病较为特征性的影像学征象，常用的 MR 成像技术包括 T_1WI、T_2WI、DTI、DWI、MRS、MTI 等。传统的 T_1WI 和 T_2WI 序列除提示脑萎缩外，还可显示脱髓鞘和胶质细胞增生引起的 T_2 信号增高，顺磁性物质异常沉积于皮层下灰质核团导致的 T_2 信号减低以及神经纤维束华勒氏变性。

核医学显像作为一种无创的分子影像学检查手段，通过追踪特异性的放射性核素示踪剂的摄取和分布，从分子水平探究疾病发生机制和病理特征，早期发现和诊断疾病。根据成像原理的不同可分为单光子发射计算机断层成像术（SPECT）和正电子发射断层成像术（PET），近年来开展的 PET-CT 和 PET-MRI 图像融合技术，在显示脑组织的形态学改变的同时反映脑组织的代谢变化，为疾病诊断提供了更多的解剖学依据和功能代谢信息。PET 与 SPECT 相比，具有更高的空间分辨率且可用的示踪剂种类更多，目前常用于诊断神经变性疾病的 PET 示踪剂包括：评价纹状体多巴胺系统突触前末梢功能的 ^{18}F-FDopa，评价纹状体多巴胺 D2 受体的 ^{11}C-raclopride，以及评价全脑葡萄糖代谢的 ^{18}F-FDG。但 SPECT 因价格相对便宜而更常用于临床，其常用的示踪剂包括三种：多巴胺转运体（dopamine transporter，DAT）示踪剂，如 ^{123}I-FP-CIT 和 ^{123}I-2β-CIT；多巴胺 D2 受体示踪剂，如 ^{123}I-IBZM；脑血流示踪剂，如 ^{99m}Tc-ECD。

通过观察脑组织形态学变化和 MR 信号改变等影像学征象可协助诊断具有典型影像表现的神经变性疾病，比如“蜂鸟征”提示进行性核上性麻痹，“十字面包征”提示多系统萎缩，“燕尾征”消失提示帕金森病等。但临床工作中常用的结构图像上的征象可能缺乏特异性，且这些征象通常出现在疾病相对晚期，对神经变性疾病的诊断存在一定难度。单纯通过观察的方式难以量化脑组织的体积变化，结构测量可提高脑体积评估的准确性，包括径线、人工勾画感兴趣区（ROI）面积和体积测量、基于体素的形态学测量（VBM）等。但结构影像学所反映的体积改变，是下游生物标志物，不能直接提示组织病理改变，且可能缺乏特异性。随着磁共振技术的进步和研究的深入，磁共振生理或功能成像技术越来越多地应用于神经变性疾病研究，可以更早地显示神经变性疾病患者神经系统微结构、代谢及神经功能改变，有助于深入理解疾病的病理生理机制，为疾病病情评估和预后判断提供更好的影像学生物标志物。

（冯　逢）

第二节　痴　　呆

一、阿尔茨海默病

【概述】

阿尔茨海默病（Alzheimer's disease，AD）是一种起病隐匿的进行性发展的神经系统退行性疾病，是老年期痴呆的常见临床类型之一，在 65 岁以上痴呆患者中约占至少 60%。临床上以记忆障碍、失语、失用、失认、视觉空间技能损害、执行功能障碍以及人格和行为改变等表现为特征。按照发病年龄，65 岁以上发病的称为迟发性 AD（late onset AD，LOAD），65 岁以前发病的称为早发性 AD（early onset AD，EOAD）。我国 AD 的年发病率为 0.3%~1.2%，患病率为 2.8%~4.0%，随着我国人口老龄化的加剧，AD 患病率正呈逐年上升趋势。这种慢性进行性疾病不仅给患者家庭带来心理上的压力，还给家庭及社会带来巨大的经济压力，加强 AD 的防治研究不仅在维护全民健康方面起到重要作用，从卫生经济学角度来看也具有重大战略性意义。

1906 年，德国精神神经病学家阿尔茨海默首次报告了一例脑功能渐进性衰退的女性患者，大体病理检查发现弥漫性脑萎缩，脑重量减少；镜检显示大脑皮质和皮质下灰质呈现弥漫性神经元减少、胶质细胞增生、神经原纤维缠结以及嗜银染色的斑块等。1910 年，德国精神病学家克雷皮林在其编撰的第八版精神病学教科书之中，把阿尔茨海默氏报道的上述病症冠以其名字，称为阿尔茨海默病。

AD 的确切病因目前尚不明确，多数研究者认为 AD 发病与年龄、教育、基因、生活方式和环境等多种因素相关，这些因素也被称为AD发病的高危因素，其中有些因素不可控，包括年龄、家族史、高危基因等；有些因素可控，包括血管性危险因素、生活方式、教育程度等。

1. 不可控性高危因素 目前认为年龄是AD最大的危险因素，65岁以后每增加5岁患病风险增加一倍。遗传因素也在AD的发生和发展中起着重要的作用。EOAD是一种常染色体显性遗传病，存在家族聚集性；LOAD的发生与多种基因相关。目前已知的EOAD突变基因包括淀粉样前体蛋白基因（*APP*）、早老素1基因（*PSEN1*）和早老素2基因（*PSEN2*），载脂蛋白E（*ApoE*）ε4是公认的LOAD风险基因。

2. 可控性危险因素 血管性危险因素包括高血压、糖尿病和高胆固醇水平等，中年期高血压及高胆固醇水平等危险因素与痴呆风险有较高相关，积极控制中年期高血压，特别是高收缩压，被认为是减少AD危险性的有效策略；但在高龄老年人群中，则发现低血压可预测AD的风险。糖尿病及糖尿病临床前期均可以导致AD的患病风险增加。受教育水平低可能是AD的危险因素，而丰富的认知活动可以有效降低老年人患痴呆的风险，研究提示较高的教育水平、认知活动等会产生较高的认知功能储备。生活方式相关的危险因素包括饮食、锻炼、抽烟和饮酒等，研究表明地中海饮食与AD患病风险降低有关。

中国大陆地区的AD发病以散发性为主，随着人群预期寿命的延长，社会老年化趋势的加重，AD患者人数有明显增长的趋势。一项多中心人群调查结果显示：中国大陆地区的65岁以上人群痴呆患病率为5.14%，其中AD占痴呆总数的62%，农村患病率明显高于城市，按照受教育程度分层后研究发现受教育程度可能为中国城市与农村的AD患病率存在差异的重要原因。另一项荟萃研究结果显示，中国大陆人群的AD患病率从1985年到1990年的0.4%上升至2006年到2010年的2.3%，呈明显上升趋势，且AD患病率随年龄增长而增加，在各年龄段中，女性AD患病率高于男性。

【临床与病理】

AD发病早期最常见的临床表现为近期记忆受损，随着疾病的进展，患者还可表现出言语功能障碍、定向力障碍、情绪波动、兴趣缺乏、自理能力下降以及一些行为异常。按照疾病进程AD可分为痴呆前期、早期、中期及晚期4个阶段。

1. 痴呆前期 痴呆的前期也被称为轻度认知障碍（mild cognitive impairment，MCI），这个阶段最常见的是近期记忆受损，表现为对新近习得事物的记忆困难。也有以执行功能障碍和语义记忆障碍为主要表现，或者出现多个高级认知功能损害表现，一般来说，这个阶段的功能障碍不会影响日常生活。

2. 痴呆早期 这个阶段患者出现进行性加重的学习、记忆功能障碍。多数患者以记忆障碍为主要临床表现，也有少数患者以言语、执行功能障碍（失认症、失用症）为主要临床症状。AD的记忆功能受损主要表现在新记忆形成障碍，对既往已形成的记忆影响较小。

3. 痴呆中期 这个阶段的患者记忆功能障碍恶化，可出现近亲识别不能。长期记忆功能亦受损。随着病程的进展，患者已不能完成大部分日常活动。以找词困难为主要表现的语言功能障碍日益突出，阅读及书写能力亦逐渐受累。复杂动作的协调能力变差，从而增加了跌倒的风险。行为及神经精神改变日益明显，通常表现为神志恍惚、易怒及情感波动。接近30%的AD患者可出现幻觉及其他妄想症状。

4. 痴呆晚期 这个阶段的患者生活自理能力丧失。语言减少，只能运用简单词组或单一词汇与人沟通，最终完全丧失语言功能。尽管攻击性仍存在，但情感淡漠则更为常见。AD患者最终不能独立完成最简单的任务，由于肌肉功能障碍的持续恶化，患者最终卧床不起，无法自主进食。死因通常为并发症，如褥疮感染或肺炎，而不是AD疾病本身。

AD的大体病理：患者脑组织标本的大体观察显示大脑皮质明显萎缩，蛛网膜松弛，脑萎缩最明显的是颞叶和额顶叶，但这种改变常累及整个大脑半球，主要表现为脑回变窄、脑沟变宽变深，脑室系统对称性扩大，脑的体积和重量下降，小脑和脑干萎缩相对较轻。

AD的镜下病理：病理主要改变为淀粉样斑块、神经原纤维缠结和皮层神经元和突触的丢失。淀粉样斑块是一种直径为50~200μm的嗜银球形结构，由含β折叠结构的淀粉样蛋白（amyloid β，Aβ）聚集而成的淀粉样蛋白物质形成核心，周围是星形胶质细胞、小胶质细胞和包含双股螺旋纤维的轴突形成的晕，属细胞外结构，主要分布于海马和皮质。神经原纤维缠结（neurofibrillary tangles，NFTs）是在神经元胞体中出现增粗的、嗜银的、弯曲的原纤维，电镜下NFT由成对的螺旋细丝和少量直的细丝构成，免疫组化证明NFT主要由过磷酸化的tau蛋白构成。神经元丢失是AD的一个重要病理变化，严重的神经元丢失出现在海马CA1区、内嗅皮层的第Ⅱ、Ⅳ层，Ⅱ层和Ⅳ层的神经元对变性特别敏感，即使极轻度的AD患者，Ⅱ、Ⅳ层神经元丧失也达50%。基底前脑是AD脑皮层下神经元丢失最严重区域，主要是胆碱能神经元的丢失。AD患者的神经元突触较正常减少36%~46%，多发生在淀粉样斑块沉积的部位。AD的其他病理改变：颗粒空泡变性是指空泡位于神经元细胞质内，空泡中心有一个致密颗粒，多见于海马锥体细胞。淀粉样蛋白在软脑膜和皮层小动脉的血管内皮细胞沉积，形成淀粉样脑血管病。

AD的实验室检查：与AD有关的实验室检查包括排除性诊断的实验室检查，如血液生化检查、甲状腺激素和维生素 B_{12} 等检查，关键的实验室检查是脑脊液检查，其他的检查还包括血液检查和基因学检查。脑脊液检测主要是检测Aβ42和tau蛋白水平，低水平的Aβ42及高水平的p-tau可以较准确地预测AD病理学改变。对痴呆患者死后进行脑组织病理学检查和脑脊液Aβ42水平检测，结果显示病理确诊的AD患者CSF中Aβ42水平低于其他痴呆患者，而且脑组织中的淀粉样蛋白沉积数量越多，CSF中Aβ42水平越低。作为AD的另一个特征性病理改变，NFTs与CSF中的磷酸化tau蛋白（p-tau）水平呈正相关，CSF中p-tau水平增高反映了脑内神经原纤维缠结的形成。虽然目前CSF中的Aβ42及总tau蛋白（t-tau）/p-tau检测尚未广泛应用于临床，但是这些生物标志物已经被纳入2011年度美国国家衰老研究所和阿尔茨海默病学会联合发布的AD研究用诊断标准中。外周血检测：由于脑脊液检查的有创性，血液生物学标志物具有容易获取、创伤性小等特点，现在已有较多报道利用外周血检测Aβ42和tau蛋白水平来诊断AD，但研究结果之间存在较大的不一致性，导致其临床应用受到限制。

AD的基因检测：*ApoE*基因以ε2、ε3及ε4这3种形式存在，其基因频率分别是8.4%、77.9%及13.7%，40%~80%的AD患者具有至少1个*ApoE ε4*的等位基因，*ApoE ε4*等位基因的杂合子可使患病风险增加3倍，而纯合子可使患病风险增加15倍，所以*ApoE ε4*被公认为是LOAD的高危因素，该基因成为预测AD发病的一个重要检测指标。

AD的免疫组化及分子病理：2011年AD诊断标准中，对AD的诊断生物标志物有了明确的描述，并将其分为上游及下游生物标志物，上游生物标志物是脑内Aβ沉积相关的生物标记物，包括脑脊液中Aβ42水平下降以及淀粉样蛋白PET成像阳性；下游生物标志物是指神经元变性或受损相关的生物标记物，主要有以下三种：脑脊液tau（包括t-tau和p-tau）蛋白水平升高，颞顶叶皮质 ^{18}F-FDG摄取下降，MRI上颞叶内侧、基底及外侧部分以及顶叶内外侧等特定部位受累导致的脑萎缩。分子神经影像、脑脊液检测等生物标志物的进展使得在体检测神经病理损伤成为可能，尤其是在AD临床前期。

AD的发病机制包括Aβ毒性、tau蛋白过磷酸化、胆碱能损伤和遗传因素等系列假说，但是存在较多争议，多数研究者认为AD的发病与多种因素的综合作用有关：

1. Aβ毒性 AD患者脑内淀粉样斑块的主要成分Aβ具有神经毒性作用。Aβ来自于21号染色体产生的β-淀粉样前体蛋白（APP），脑内Aβ位于细胞外，主要以Aβ40和Aβ42两种形式存在，其中Aβ42虽含量低，但易于聚集为原纤维而沉积，从而形成弥漫性淀粉样蛋白沉积。

2. tau蛋白过磷酸化 tau蛋白过度磷酸化已是公认的AD发病机制之一。正常体内的tau蛋白磷酸化和去磷酸化处于动态平衡之中，当机体由于某些原因导致tau磷酸化的速度高于去磷酸化速度时，体内的tau蛋白就会增加。研究显示，AD患者的tau蛋白较非痴呆老年对照高约300%，其中起主要作用的是磷酸化的tau蛋白。

3. 胆碱能损伤学说 脑内乙酰胆碱（acetylcholine，Ach）被认为与近事记忆相关，而近事记忆障碍正是早期AD的主要临床症状。AD患者的基底前脑胆碱能神经元损伤，以及与此相关的皮层及海马等脑区的胆碱能神经传递受损，在AD患者记忆及认知功能损伤过程中起重要作用。

4. 基因突变学说 遗传因素在早发和迟发性AD的发生发展中起决定性作用，*APP*、*PSEN1*和*PSEN2*三个基因的突变可导致家族性常染色体显性遗传性早发性AD，而APOE与迟发性AD高度相关。

5. 氧化应激学说 氧化应激是指机体在遭受各种有害刺激时，体内高活性分子氧自由基（ROS）产生过多，超出氧化物的清除能力，氧化系统和抗氧化系统失衡，从而导致组织损伤。在脑组织老化过程中，神经元细胞膜上的不饱和脂肪酸被氧化而产生大量ROS，相对于其他组织器官，脑在氧化应激状态下更容易受到攻击。

6. 钙代谢紊乱学说 钙离子在神经系统基本生理及病理过程中起着十分关键的作用。钙离子在Aβ沉积以及Aβ神经毒性方面都起着重要作用。钙稳态的破坏会减少可溶性APP的形成，加速APP水解，产生更多的Aβ，并形成恶性循环；钙稳态的破坏也可直接或间接影响神经元的长时程增强，使神经元可塑性降低，导致记忆障碍。

7. 其他参与AD发病的可能机制 金属代谢紊乱学说，包括铁、镁、铝等；内分泌失调学说，如雌激素代谢紊乱、胰岛素代谢紊乱、脂质代谢紊乱；炎症反应学说等。

【影像检查方法】

检查方法和技术：AD的影像学检查包括CT、MRI和PET检查；CT检查包括CT平扫和增强，MRI检查包括MRI平扫和增强，以及包括DWI、PWI、DTI、MRS、SWI和fMRI在内的功能成像检查；PET检查包括葡萄糖代谢成像（^{18}F-FDG-PET）及淀粉样蛋白代谢成像（^{11}C-PIB-PET，AV-45-PET）。由于PET的检查费用较高，需要根据患者的情况选择使用。

不同检查方法的优选策略：CT和MRI是AD的主要检查手段，CT检查的目的主要是排除性诊断，例如除外颅内占位性病变、大血管性病变导致的痴呆。如果CT检查无明显异常改变、或显示有脑萎缩改变，则需要做MRI检查。MRI检查包括常规的T_1WI、T_2WI、T_2-FLAIR、DWI序列，斜冠状位扫描用于评估海马及其周围结构形态的改变，T_2*WI或者SWI序列用于评估是否有脑内异常铁沉积以及伴发的淀粉样脑血管病，三维脑结构成像通过重建可以对感兴趣脑区进行形态评估，还可以进行结构测量，包括线性测量、面积测量和体积测量；如果为了确诊或者治疗需要，可以推荐患者进行PET检查，包括葡萄糖代谢及淀粉样斑块成像。

【影像表现】

多数AD患者在CT平扫上脑内未见明显异常，部分患者可以在基底节和放射冠区域显示少许腔隙性梗死灶，脑室周围白质区域斑片状密度降低，出现脑室扩大、脑沟脑裂增宽等脑萎缩改变。AD患者主要有三种脑萎缩的改变：颞叶（主要是内颞叶）萎缩，表现为颞叶脑沟增宽、加深，内颞叶变窄，鞍上池和环池增宽、侧脑室颞角扩大等；脑白质萎缩，显示第Ⅲ脑室和侧脑室体部增宽；大脑皮质普遍萎缩，可见两侧大脑半球脑沟增宽、加深，脑裂普遍增宽。大多数的脑萎缩改变是非特异性的，在AD的病程后期，会出现额顶叶脑沟增宽。对于早发性AD，CT检查会提示胼胝体沟、顶内沟的增宽，提示后扣带回和内顶叶的萎缩。

早期报道中还在CT图像上行脑组织测量，包括线性、面积和体积测量，但是CT的软组织分辨率较差，而且还存在射线损伤，现在基本上被MRI所取代。

MRI检查AD患者的优势主要是软组织分辨率高，平扫可以显示特征脑区萎缩改变，主要是皮层的萎缩变薄，邻近脑沟脑裂的增宽，也可以出现脑室系统的扩大。多数AD患者的大脑会在脑萎缩的基础上伴有脑室旁以及深部白质病变，合并有脑血管病时会出现基底节及放射冠区域少许腔隙性脑梗死。MRI增强检查的价值不大。

结构MRI探测到的大脑萎缩是神经退行性病变的一个典型特征，多是由于组织成分的丢失导致，包括神经元、突触、树突和胶质细胞等。对有或无痴呆个体的流行病学/病理研究显示，淀粉样斑块、神经原纤维缠结和萎缩都与痴呆有关，萎缩是与痴呆各个阶段相关性最强的因素。由于迄今仍无针对AD的有效治疗方法，胆碱酯酶抑制剂等药物仅仅是改善患者的临床症状，因此以早期诊断为基础的早期干预对于改善AD患者的预后有显著意义。AD起病隐匿，渐进性进展最先在颞叶内侧结构被证实，内嗅皮层是最先出现萎缩的区域，然后是海马、杏仁核和海马旁回，边缘系统的后扣带回也会早期受累，然后萎缩会扩展到颞叶新皮层，最后可以累及全部联合皮层。病理上的这些特征性区域萎缩改变都可以被MRI所证实（图10-2-1），而且皮层萎缩程度和疾病严重程度相关。随着研究的深入，发现这些特征区域的萎缩在AD前驱期就已经存在，且与临床认知功能的减退存在相关，提示这些结构改变可以作为AD前驱阶段有潜在意义的生物学标志物。

临床工作中，一般是通过视觉和简单测量来评估脑组织的萎缩，主要依据是临床上较为常用

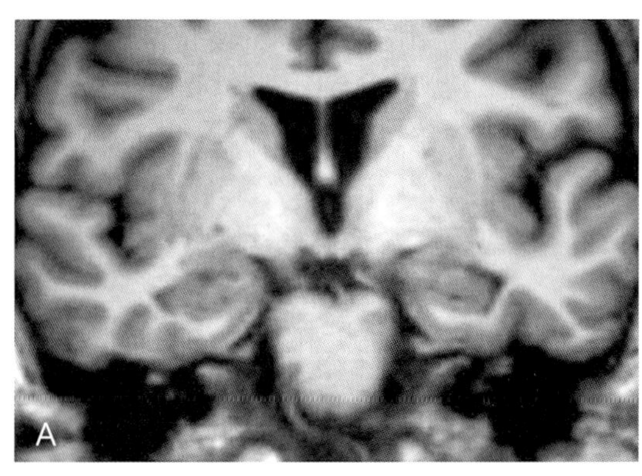

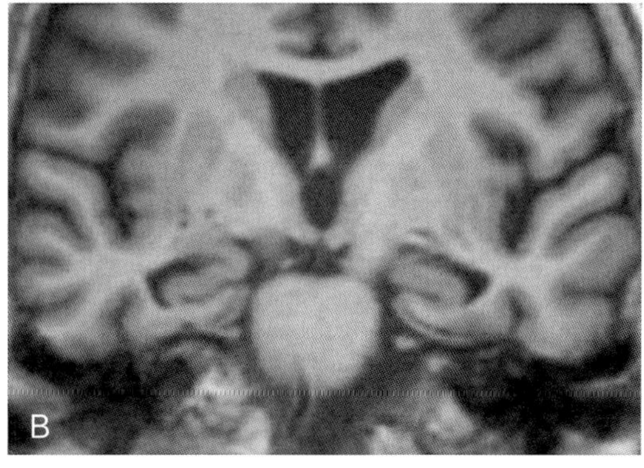

图 10-2-1 AD 颞叶内侧结构萎缩 T_1WI 冠状位

A. 正常老年人的海马和内嗅皮层；B. 轻度 AD 患者的海马和内嗅皮层萎缩，邻近的侧脑室颞角及脉络膜裂增宽

的结构萎缩评分，如全脑皮层萎缩评分、颞叶内侧结构萎缩评分（表 10-2-1）、顶叶萎缩评分。这些评分可以从整体上评估脑萎缩的范围和程度，用于临床诊断。

表 10-2-1 颞叶内侧结构萎缩评分

评分	脉络膜裂宽度	颞角宽度	海马高度（头体交界处）
0	N	N	N（>10mm）
1	↑	N	N（>10mm）
2	↑↑	↑	↓（7-10mm）
3	↑↑↑	↑↑	↓↓（5-7mm）
4	↑↑↑	↑↑↑	↓↓↓（<5mm）

准确的脑萎缩评估应该通过结构测量来获得，包括线性、面积和体积测量，这些测量都是建立在脑三维容积成像的基础上，在重建图像上进行人工或者基于软件的形态学测量。

MRI 线性测量是最早应用于临床的测量方法，具有简便、易行、省时等优点，缺点是测量结果可能受脑特定结构解剖形态不规则的影响，也会受到测量者本身的影响。AD 脑的线性测量首先是针对海马及其周围结构，主要是对海马高度、脉络膜裂纵向宽度和侧脑室颞角宽度的测量，对于海马高度测量，有报道是在垂直于海马长轴的冠状位上逐层测量得到的最大值，有的则是在平行于脑干长轴经中脑大脑脚前缘的重建冠状面上获得（图 10-2-2）；还有对于海马宽度的测量；在平行于前后连合连线的重建横断面上，测量侧脑室前角宽度（两侧侧脑室前角尖端最大宽径），大脑横径（两侧大脑额叶的宽度之和），并计算双额指数（前角宽度与大脑横径的比值），纵裂宽度和钩回间距；在平行于颞叶长轴的斜横断面上，测量内颞叶最小厚度。这些指标中，颞角宽度被认为最敏感，脉络膜裂宽度和钩回间距也能够反映海马和颞叶的萎缩程度。双侧颞角水平正好代表海马的中部，此区域包含大量的联系纤维（内嗅区、海马、海马旁回及海马沟回等与大脑额、颞叶的纤维联系），早期的病理改变常局限在此区域。Frisoni 等研究认为海马高度、脉络膜裂宽度、颞角宽度的线性测量能鉴别 AD 患者和健康对照者，其特异度为 95%，敏感度为 85%，且在所有的线性指标中，颞角宽度敏感度最高。De Leon 对 AD 患者尸体标本进行 MRI 扫描，发现海马和海马旁回的体积缩小，反映出其周围裂的扩大，而其相邻丘脑、中脑结构没有足够的病理改变及体积减少来解释侧脑室颞角扩大，可以认为侧脑室颞角宽度的改变可在一定程度上反映海马的萎缩程度。有报道认为颞角增宽和海马萎缩与患者认知功能的减退具有一致性，这些都说明颞角宽度是诊断 AD 的一个信度较高的指标。AD 的病理学改变最早见于内嗅皮层 / 内嗅皮层移行区域，所以对于内嗅皮层的线性测量被认为在早期识别 AD 中意义显著，如通过垂直于前后联合连线的斜冠状位上乳头体最佳显示的层面进行内嗅皮层厚度的测量。额叶与顶叶新皮层在早期受损程度相对较轻，所以反映额叶萎缩指标（例如：纵裂宽度、双额指数、侧脑室额角间宽度等）以及反映顶叶萎缩的 koedam 评分对于诊断早期 AD 的敏感度较差。线性测量指标有性别差异，男性的异常改变以左侧占优势，女性患者以双侧受累为主。

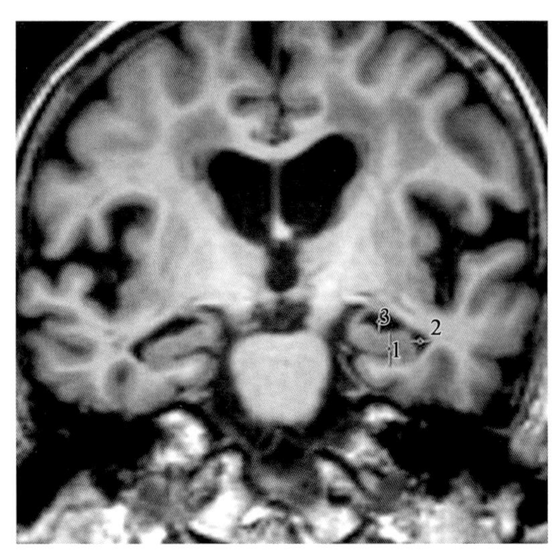

图 10-2-2 海马高度、脉络膜裂纵向宽度和侧脑室颞角宽度测量示意图

1：海马高度，2：脉络膜裂纵向宽度，3：侧脑室颞角宽度

无论正常老年人还是 AD 患者，年龄与内颞叶宽度、颞角宽度和钩回间距都存在显著相关，提示随年龄增加海马均发生渐进性萎缩。正常老年人简易智能量表评分（MMSE 评分）与侧脑室额角宽度和大脑横径显著相关，提示正常老年人的认知功能减退主要与大脑额叶的退行性变有关；而 AD 患者的 MMSE 评分与钩回间距相关显著，提示其认知功能下降主要与海马萎缩有关。MRI 线性测量早期诊断 AD 简便、易行，但是由于被测量的结构较小，在图像分辨率较低的情况下，测量的重复性和特异性较低。

相对于线性测量，MRI 面积测量更能反映结构的变化。早期报道选择成组的 AD 患者和年龄、性别及文化程度相匹配的正常老年人进行对照研究，测量额叶、颞叶、侧脑室体部断面、颞角和外侧裂在前后连合线层面的平均横断面面积，同时利用同层面的颅内面积进行标准化处理来消除个体及性别差异的影响，结果显示上述各项指标在正常对照和 AD 之间均有明显差异，能够反映患者脑结构萎缩最明显的指标是颞角，然后依次为侧脑室体部、外侧裂、颞叶，最后为额叶。

MRI 面积测量忽略了皮层厚度对于萎缩程度的影响，不能精确地反映皮层的萎缩情况。对整体脑实质萎缩的报道显示，AD 脑实质容积和颅内容积的比值较正常对照下降约 6%，灰质下降约 10%，白质容积虽然低于对照，但是差异无统计意义；而对于皮层下核团萎缩程度的报道结果有所不同。与记忆有关的海马萎缩在轻度 AD 患者为 15%~22%，在严重 AD 患者可达 40%，海马萎缩程度区分 AD 与正常对照的准确度达到 88%~92%。有研究认为 MRI 定量技术测定大脑萎缩评分的预测价值要高于神经心理测量评分。但是考虑到 AD 病理中结构萎缩的同时还会伴有胶质细胞增生，而且海马结构萎缩并不是 AD 的特异性表现，还见于其他类型痴呆，所以还不能把海马萎缩作为诊断 AD 的唯一指标。与正常对照组相比，可疑 AD 患者的内嗅皮层、旁嗅皮层及颞极皮层的体积均明显减小，其中内嗅皮层体积减小最明显，轻度 AD 患者的右侧内嗅皮层体积较正常人减少约 25%，左侧减少约 27%。早期研究认为内嗅皮层的厚度在鉴别早期 AD 和正常对照上有意义，结合颞角宽度则特异性更大。纵向来看，AD 患者内嗅皮层萎缩的速度也快于正常对照，且与记忆减退具有相关性。与基线测量相比，内嗅皮层体积随时间的变化可以更好地区分 AD 患者和正常对照，也就是说随访检查较单次检查对 AD 的诊断更有价值。考虑到海马及内嗅皮层体积在 AD 患者与正常老年对照之间有显著差异，综合这两个脑区的体积测量可以将 AD 诊断的准确度提高到 85%~94%。海马及内嗅皮层的萎缩可早于临床上痴呆症状的出现，可作为早期诊断 AD 的敏感性和特异性较高的指标。不足的是，虽然内嗅皮层的萎缩率高于海马，但是内嗅皮层的精确界定较为困难（解剖变异大，有 Willis 环动脉搏动和鞍上池脑脊液流动伪影的影响）；相对而言，海马的解剖变异较小，经过国内外对大体标本解剖与 MRI 对照的深入研究，已经对海马边界有了较为一致的认识，也较易为测量者熟练掌握，因此目前仍多将海马体积的测量用于早期诊断 AD。

利用手动勾画进行结构测量来早期诊断 AD 的技术虽然成熟，但是这个方面的报道并不多，一个主要的原因还是兴趣区选择和观察者 / 操作者差异导致的偏倚。随着计算技术的发展，基于体素的形态学测定使得我们对于 AD 脑形态学改变有了全面的认识。基于体素的形态学测定法（VBM）让我们可以客观地评价脑结构的变化。应用 VBM 研究不仅证实了以前利用手动勾画进行 AD 脑测量的结果，颞叶内侧结构（包括内嗅皮层、海马和杏仁核等）萎缩是 AD 出现最早、受累最严重、诊断最敏感的指标，而且发现 AD 患者存在大脑皮层的不对称性萎缩，但是感觉运动皮层、枕叶及

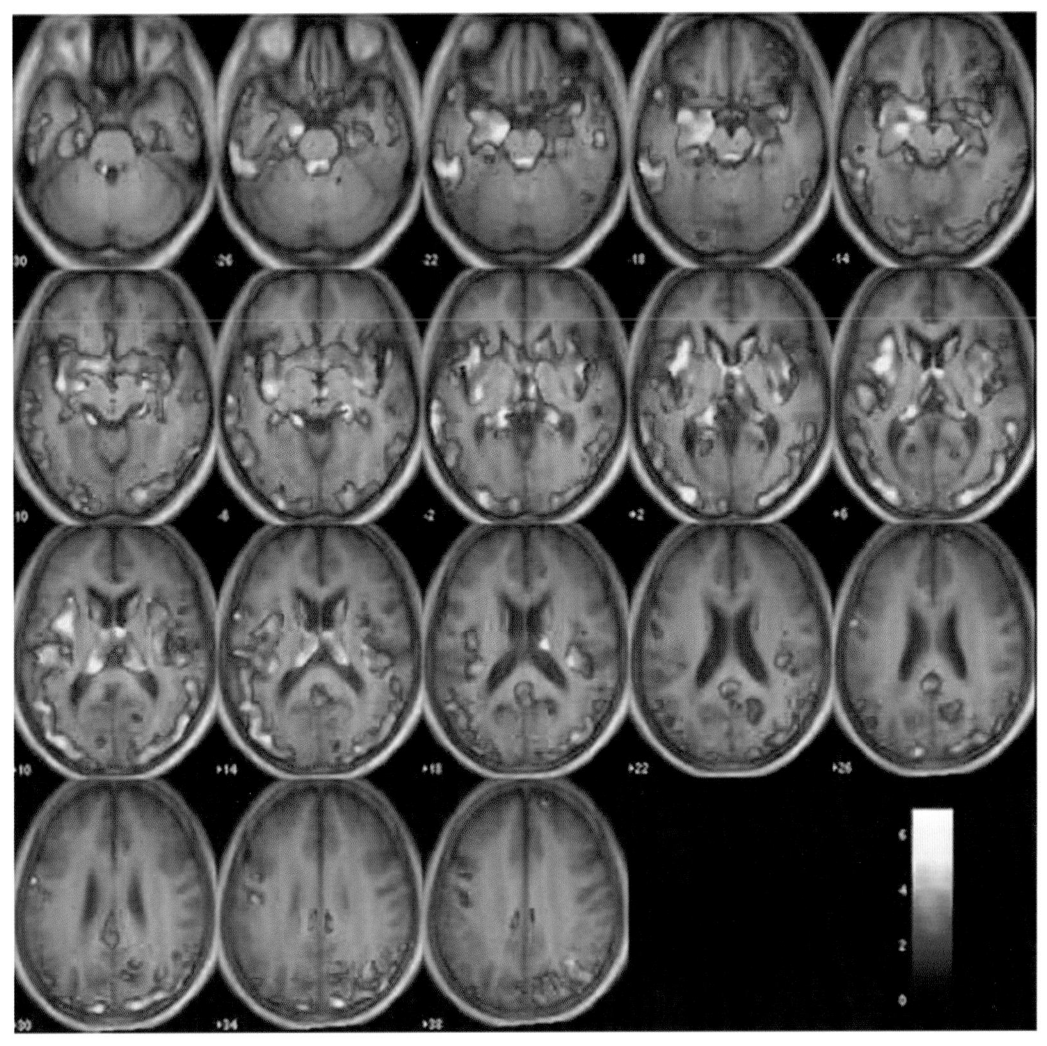

图 10-2-3 VBM 方法显示 AD 脑萎缩模式

AD 患者脑灰质丢失区域主要在海马、海马旁回、岛叶、颞叶新皮层、丘脑、后扣带回以及顶内沟区域

小脑相对保持完好；同时尾状核头、扣带回和内侧丘脑也有明显萎缩（图 10-2-3）。VBM 技术还可同时分析大脑白质及脑室的变化情况。近来也有报道应用基于张量的形态学测量（tensor based morphometry，TBM）方法发现 AD 患者颞叶及顶叶呈进展更快的持续性萎缩。

轻度认知障碍特指记忆或其他认知功能降低但是未达到痴呆诊断标准的状态，被认为是介于正常脑老化与痴呆之间的临床状态。每年有 10%~15% 的 MCI 能转化为 AD，而普通老年人每年只有 1%~2% 转化为 AD，MCI 具有进展为 AD 的高度危险性。MCI 患者的神经病理改变为 AD 的极早期阶段，表现为内嗅区皮层、海马等部位出现老年斑、神经原纤维缠结及神经元脱失。利用 VBM 评估全脑结构，MCI 患者脑萎缩改变主要是在前额叶内侧、海马、后扣带回等区域。有报道在 MCI 阶段，内嗅皮层的体积已经减少 20%~30%，海马体积减少 15%~25%。轻度 AD 的海马萎缩为每年 3%~5%，这可能意味着颞叶内侧结构萎缩在被诊断之前已经发生几年时间了。对开始无症状后来进展为 AD 的个体的纵向研究也支持这个结论，发现在 AD 得到诊断前海马体积已经减少约 10%。对成组的 MCI、轻度 AD 与健康老年的内嗅皮层进行测量，内嗅皮层体积在 AD 组最小、在健康老年对照组最大，在 MCI 患者则介于二者之间，组间存在显著性差异。在鉴别 AD 与对照组时，内嗅皮层体积比海马体积具有更高一些的敏感度和特异度，而在鉴别 MCI 与正常对照时前者并不比后者更敏感。对遗忘型 MCI 向 AD 转化过程的随访研究则显示了灰质丢失模式和病理发展过程是一致的。较小的海马和内嗅皮层对预测 MCI 向 AD 的转化有意义，海马和内嗅皮层的萎缩越明显，转化的可能性越大。MCI 向 AD 转化与未转化患者的灰质体积比较显示，转化者较非转化者显示更为广泛的灰质萎缩。

MRI 显示的萎缩反映了累积的神经元损害，直接与患者临床症状有关。但是结构 MRI 的不足在于其本身就是下游标志物，缺乏分子特异性，不能直接探测 AD 的组织病理改变。大脑萎缩是神经元损伤的非特异性结果，虽然特定的萎缩模式对于鉴别有提示作用，但在不同疾病之间也有重叠，另外 AD 也有不典型的萎缩模式。总体上来说，结构 MRI 实用性较高，在 AD 的临床诊断中充当重要角色，并可以与其他的成像模式，如功能磁共振成像，进行优势互补。

【影像学研究进展】

1. 磁共振扩散及扩散张量成像 内嗅皮层在 MCI 和 AD 病变中最早受累，DWI 检查显示双侧内嗅皮层 MD 值均明显升高，且和神经心理评分相关。DWI 检查也显示 MCI 患者的双侧海马扩散异常，其 ADC 值介于正常和轻度 AD 之间；另外，MCI 患者的胼胝体压部 ADC 值也要低于 AD。对遗忘型 MCI 患者进行纵向随访观察，受试者在基线时的海马 ADC 值越高，就越容易进展为 AD。虽然 DWI 可以反映 MCI 的病理改变，但由于 ADC 值在 AD、MCI 和正常对照之间有重叠，所以不能可靠地用于早期诊断 MCI 或者预测 MCI 向 AD 的发展。

AD 病理改变如淀粉样蛋白沉积、神经炎症和细胞骨架不稳定等会影响水分子的扩散。动物实验、病理和影像学研究都提示 AD 患者脑白质破坏，出现脱髓鞘、轴突丢失、反应性胶质增生等改变，这意味着限制水分子运动的障碍丢失和组织各向异性的改变，而且可能发生于疾病早期。AD 患者的脑白质在常规影像上可能未见明显异常，但 DTI 检查可以显示其 FA 值降低。横断面的荟萃分析显示 AD 和 MCI 的 FA 值减低、MD 值升高，提示 DTI 可以敏感地检测到 AD 发病前脑微结构改变。AD 相关的脑白质异常呈不均匀分布，选择性地累及与相关皮层相联系的区域，如胼胝体、扣带及额颞顶叶白质，其他白质如与运动相关的内囊或与视觉相关的视放射则相对保存完整。虽然扣带回不是 AD 最早累及的部位，但其代谢异常最早出现，与此相应的是扣带在 MCI 阶段即可显示其 FA 值降低。多数研究一致认为 AD 出现胼胝体改变，胼胝体后部的 FA 值降低，胼胝体压部连接颞顶叶皮层而膝部连接额叶皮层，这也与颞顶叶连接受累程度重于额叶连接相符合。

虽然白质和灰质改变在 AD 病程中有所关联，比如通过 Wallerian 变性，但是目前还没有令人信服的证据显示早期 AD 中灰质改变是白质退变的唯一原因。有研究建立了一个逆向发生模型，认为白质损害在 AD 中是原发的，AD 的白质退变和髓鞘发生是相反的。早期髓鞘化、较粗的纤维束，比如初级感觉区轴突最晚受累，受累程度最轻，而晚期髓鞘化的新皮层投射纤维束在 AD 中早期受累。

2. 磁共振灌注成像 PWI 可以反映 AD 患者脑血流灌注的变化。低灌注不仅见于 AD，也见于 MCI。有报道显示 AD 和 MCI 患者的杏仁核、颞顶联合皮层和前扣带回的 rCBF 减低。与小脑半球对比，AD 患者双侧颞顶区域 rCBV 减低约 17%，在对脑萎缩和病灶负荷进行校正后，颞顶联合区域 rCBV 减低的显著性仍然存在，这提示该区域的灌注减低并不是单纯的脑萎缩导致。灌注成像也显示 MCI 患者的右侧顶下小叶灌注减低，而 AD 患者较 MCI 在 PCC/ 楔前叶和双侧顶下小叶区域的灌注减低更明显。通过灌注成像，AD 的临床诊断率可以达到 85%。

3. ASL 也能够显示临床诊断的 AD 患者不同脑区灌注降低，包括颞叶、顶叶和额叶以及 PCC。AD 患者脑灌注不足被认为与病情的严重程度有关，ASL 检查显示的 AD 患者后顶叶及 PCC 的 rCBF 减低和认知评分相关。除了脑区灌注降低，也有 ASL 研究提示了 AD 脑呈现高灌注，尤其是在对早期进展的研究中，如轻度 AD 出现海马及其他颞叶内侧结构的高灌注（在对灰质萎缩进行校正后），也有研究提示早期 AD 的额叶基底节区域、右侧前扣带回区域出现灌注增高，而且额叶高灌注的范围可能与认知表现相关，这种发生在病程较早阶段的高灌注可能是神经代偿机制。

4. 氢质子磁共振波谱 MRS 检查显示 AD 早期即可有颞叶内侧、后扣带回、额叶等区域的 NAA/Cr 下降，还可出现 mI/Cr 及 mI/NAA 升高。由于 AD 患者大脑在神经元丢失的同时常伴有胶质增生，部分掩盖脑皮层的萎缩程度，导致结构测量的假阴性结果。胶质细胞不含有 NAA，但 NAA 可以准确反映 AD 皮层和皮层下神经元的丢失程度；胶质细胞增生则可以通过 mI 的改变反映出来，mI 在 AD 早期已经显示升高。NAA 和 mI 的改变都是独立于常规 MRI 所显示的形态学改变，二者可以被用于AD的早期诊断。对MRS检测显示的代谢物改变与认知功能之间相关性的研究却没有得到一致的结论。另外，MRS可以用于AD的随访观察，随着病情进展，除了海马萎缩，相应区域的NAA也明显降低，尤其在左侧海马。

5. 磁敏感加权成像　尸检后的神经病理研究显示AD患者脑组织内存在大量的铁蛋白沉积，且主要集中在淀粉样斑块中。Ayton等检测了67例AD患者、144例MCI患者及91例健康对照脑脊液中铁蛋白水平，并进行了7年的随访研究，发现在基线水平，脑脊液中铁蛋白含量与认知功能呈负相关，并且可以预测MCI向AD的转化。SWI是目前显示脑内铁沉积最理想的磁共振序列（图10-2-4）。AD患者脑内铁含量高于认知功能正常的相同年龄匹配者，两者在双侧海马体部、内嗅皮质、额叶皮质、尾状核头部、壳核等部位的相位值差异均有统计学意义，且与MMSE评分相关；也有报道提示顶叶或小脑半球区域的差异。MCI阶段也已经出现脑内局灶性的铁沉积增加。采用SWI对MCI患者进行50个月的随访，发现进展为AD的MCI患者左侧壳核铁沉积增长速度高于稳定型MCI及NC组，提示左侧壳核铁沉积增加与认知功能减退具有较高的相关性。由于包括AD、Huntington病、帕金森病、多发性硬化症、皮质下缺血性血管性痴呆等疾病均存在脑铁含量增加，所以SWI显示的脑内铁沉积对于诊断AD的帮助并不大，但是为更加全面地评估脑改变提供了客观指标。

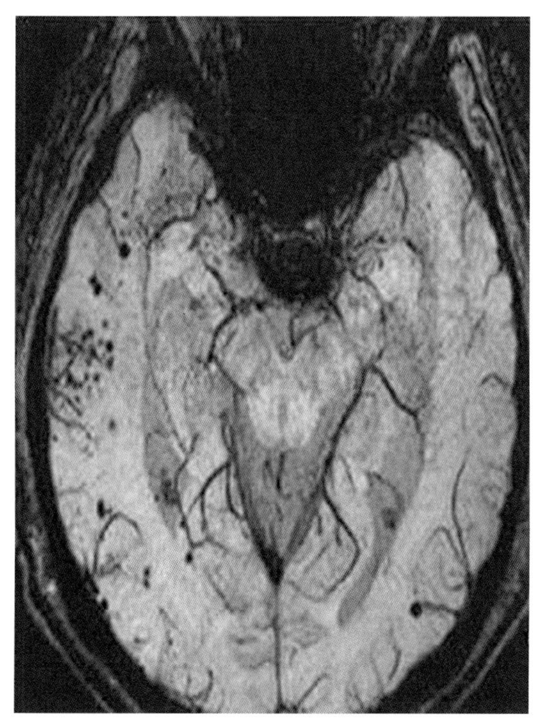

图10-2-4　SWI显示AD脑内铁异常沉积

SWI显示AD患者双侧皮层及皮层下（右侧颞叶为主）多发点状低信号，提示异常铁沉积

6. 血氧水平依赖成像　BOLD-fMRI被用来检测AD患者的脑功能异常，包括任务态fMRI（task fMRI）和静息态fMRI（resting-state fMRI）。相对于结构成像，任务和静息状态fMRI可以更早地探测到AD的脑功能异常。

早期的fMRI研究多利用记忆任务，关注MCI/AD的颞叶内侧结构激活改变，结果显示AD患者海马在对新信息编码任务中激活减低，前额叶皮层激活增强，提示在海马激活减退时，可以通过增加前额叶活动代偿。对于AD高危人群的研究相对较少，有些研究报道MCI患者和遗传高危人群的颞叶内侧结构激活降低，也有fMRI报道非常轻微MCI以及认知完整而有遗传危险性的个体颞叶内侧结构激活增强；这种结果上的差异可能和特定的任务范式、损害程度和行为表现有关。激活增强可能多见于MCI的早期，在MCI的晚期会出现激活减低，随访研究则提示基线时的激活增强预示着较快的认知功能减退。

由于AD患者对于任务的配合程度较差，所以越来越多的研究利用静息态fMRI来研究AD脑功能改变。基于种子点的功能连接分析显示双侧海马功能连接在半球之间存在非对称性，而这种非对称性在早期AD患者消失，海马功能连接的破坏可能是AD患者记忆功能减退的生物学基础（图10-2-5），类似的研究利用局部一致性（ReHo）来区分早期AD。默认网络由后扣带回、楔前叶、内侧前额叶皮层、颞叶内侧结构、顶叶后外侧及颞叶前外侧组成，该网络支持大脑记忆功能，在完成认知任务时激活减低，在静息态时活动最强。在临床诊断的AD患者与AD高危人群中行记忆任务时默认网络呈现明显的异常反应。MCI/AD患者的默认网络内在功能连接受损程度要高于年龄相关的网络活性减低，而早期MCI患者的默认网络活性存在着破坏与代偿并存的状态，提示随着MCI的进展，默认状态网络活性逐渐降低。因为受试者不需要完成认知任务，静息态fMRI尤其适用于临床试验，脑网络活性可以作为一种生物标记物被用来追踪抗淀粉样蛋白治疗的反应。

7. PET　^{18}F-FDG-PET研究显示AD患者葡萄

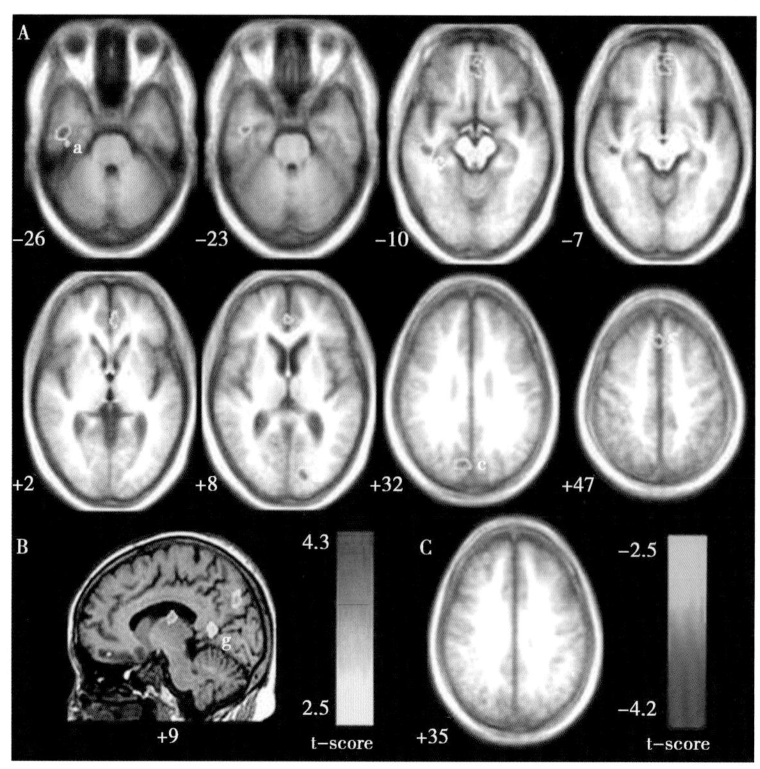

图 10-2-5 轻度 AD 的海马功能连接改变

轻度AD患者的背内侧前额叶、前额叶内侧/腹侧前扣带回、右侧楔前叶、右侧颞下皮层、右侧颞上中回等区域与右侧海马功能连接降低；右侧背外侧前额叶与左侧海马的功能连接增强

糖代谢降低的区域主要涉及颞顶区、颞叶内侧、后扣带回、楔前叶皮质，随着病情进展，额叶也逐渐受累，这些区域也是 Aβ 显著沉积的区域。正常老年人随年龄增长，FDG 低代谢出现在额叶至外侧裂区域、前扣带回，而不累及颞顶叶、后扣带回及海马区，说明 AD 患者 FDG 低代谢改变与年龄增长无关。Herholz 等对 396 例 AD 和 110 例对照的研究显示，FDG-PET 对轻、中度 AD 患者诊断的灵敏度及特异度均达到 93%。^{18}F-FDG-PET 对于识别 MCI 及预测 MCI 的转归有一定的价值。研究显示 MCI 患者在开始有轻微认知下降时，FDG-PET 就已显示出相应脑区糖代谢降低，如后扣带回 / 楔前叶、内侧颞叶，但代谢减低程度要远低于 AD 患者，脑受累的范围也小于 AD 患者。随访研究显示进展型 MCI 后扣带回及顶叶代谢较稳定型 MCI 进一步减低，FDG-PET 能从 MCI 患者中识别那些将进展为 AD 的患者，其鉴别的灵敏度、特异度可高达 80%。

^{11}C-PIB-PET 显像研究发现，Aβ 沉积出现于几乎所有 AD 患者、60%~75% 的 MCI 患者以及 10%~30% 的认知功能正常的老年人。在前额叶、扣带回、顶叶和楔前叶，AD 患者 PIB 沉积明显高于 MCI 患者和正常对照组；而与正常对照组比较，MCI 患者的前额叶皮质 PIB 滞留更加明显。通过长期随访发现，PIB 滞留明显的 MCI 患者更容易发展为 AD，而 Aβ 阴性的 MCI 患者则不容易进展为 AD。对 ^{11}C-PIB-PET 显像阳性的认知功能正常老年人的长期随访研究发现，这些老人出现认知功能减退的危险性明显增加。^{11}C-PIB-PET 显像还被应用于 AD 药物的Ⅲ期临床试验中，通过显示 Aβ 沉积的变化进而评估药物疗效。

^{18}F-Florbetapir（^{18}F-AV-45）是 2012 年通过美国 FDA 认证的 Aβ 显像剂，研究发现，与 ^{11}C-PIB 相似，^{18}F-AV-45 可以在 AD 患者 Aβ 容易沉积的脑区与之相结合，而正常对照组则不易结合。尸体解剖结果也证实 ^{18}F-AV-45 结合部位与 Aβ 沉积部位高度一致。对比研究 ^{18}F-AV-45 摄取率与认知评分发现，认知测试评分越差，^{18}F-AV-45 摄取率越高，有利于 AD、MCI 的鉴别诊断（图 10-2-6）。长期随访研究发现，29% 的 ^{18}F-AV-45 阳性 MCI 患者发展为 AD，而 ^{18}F-AV-45 阴性患者中仅有 10%，这说明 ^{18}F-AV-45PET 显像在评估 MCI 患者发展为 AD 方面具有预测价值。

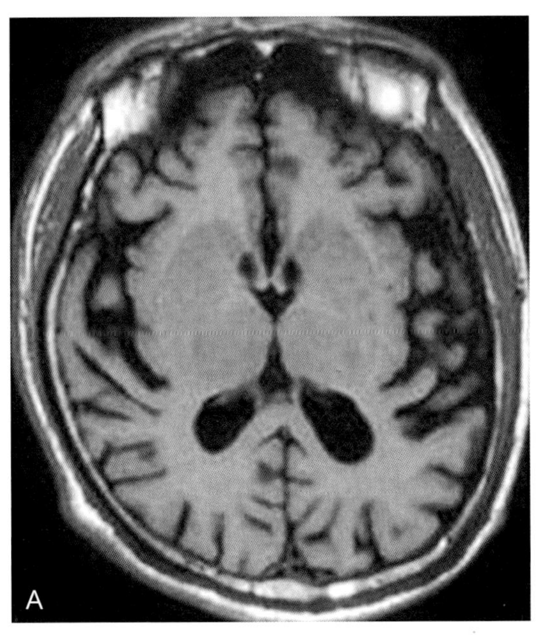

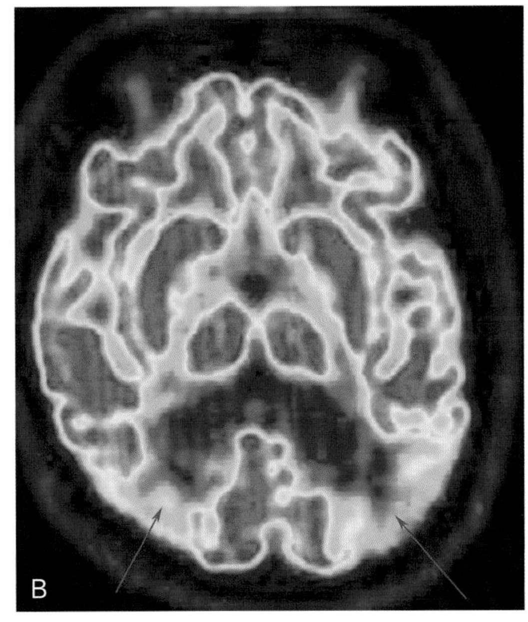

图 10-2-6 轻度 AD 的 ^{18}F-FDG-PET 成像

A、B. ^{18}F-FDG-PET 成像显示轻度 AD 的双侧颞顶联合皮层葡萄糖代谢降低（箭）

【诊断与鉴别诊断】

AD 的诊断常需要排除其他以痴呆为发病症状的疾病，最为常见的是血管性痴呆，其次是额颞叶痴呆，影像学检查具有重要的鉴别诊断价值。

1. 血管性痴呆（vascular dementia，VD） 亦为一种常见的老年期痴呆，其发病年龄与 AD 重叠，影像学所见有一定的特征性。血管性痴呆的脑形态学改变：CT 或 MRI 显示患者侧脑室周围脑白质弥漫性异常改变，常伴有多灶性脑梗死；脑室扩大，可用脑室与脑实质的径线或体积的比值表示其扩大的程度；脑皮质萎缩，表现为脑沟加深、脑裂增宽。血管性痴呆的上述 4 种改变的特异性并不高。如果 4 种改变同时出现，病灶越多、程度越重，VD 的可能性就越大。有研究认为血管性痴呆以胼胝体膝部的萎缩明显，AD 则以胼胝体嘴部和压部的萎缩明显，体部相对正常，可用于二者的鉴别诊断。血管性痴呆的脑血流及灌注改变：应用 TCD 测量大脑中动脉和基底动脉以及颈总动脉，显示 VD 患者的血流速度增加，血流量下降，据文献报告，此征象鉴别 VD 与其他类型痴呆的准确性可达 90%。SPECT 显示 VD 患者大脑皮层单发或多发血流灌注减低区、或灌注缺损区呈斑块状，分布范围广泛。血管性痴呆的脑代谢改变：FDG-PET 显示大脑皮层单发或多发斑块状葡萄糖代谢减低区。VD 与 AD 的鉴别诊断要点为：VD 有多发梗死和白质内异常病灶，脑动脉血流改变和大脑皮层广泛分布的低灌注或低代谢区。双侧顶叶的灌注异常与 AD 有关。利用 PIB-PET 或者 AV-45-PET 进行的淀粉样蛋白检查在血管性痴呆患者一般不能发现 Aβ 的沉积，对于鉴别诊断的意义较大。

2. 额颞叶痴呆（frontotemporal dementia，FTD） 是一组与额颞叶变性有关的疾病，包括以显著的行为改变为特征的行为变异型额颞叶痴呆（behavioural variant frontotemporal dementia，bvFTD）、以语法错误、非流畅性语言为特征的进展性非流畅性失语（PPA）和以丧失词义理解为特征的语义性痴呆（semantic dementia，SD）。FTD 形态学改变：对称或不对称性额颞叶萎缩，而半球后部相对正常，侧脑室可扩大，尾状核头部可见萎缩；受累皮质下白质 T_2WI 显示显著高信号。虽然 AD 与 FTD 都有多部位的萎缩，但 FTD 在额中部和颞前区萎缩较 AD 明显，且萎缩不对称，无颞叶内侧萎缩，在进展期的 FTD 可见顶叶和中央区的萎缩，AD 患者出现额、颞、顶叶联合区的轻到中度的皮层萎缩，萎缩基本对称。FTD 海马萎缩的类型和 AD 不同，AD 表现为海马均一性萎缩，而 FTD 表现为前端萎缩。FTD 脑功能改变：不同类型的痴呆具有不尽相同的灌注模式。前额叶的灌注降低与 FTD 相关，与 AD 无相关性。双侧顶叶的灌注异常与 AD 有关。ASL 检查显示 FTD 患者的右侧额叶区域显示低灌注，FTD 在顶叶和扣带回后部的灌注高于AD患者；将额叶灌注结合灰质萎缩可以使FTD与正常老化的鉴别率达到74%；顶叶灌注结合灰质萎缩可以使FTD与AD的鉴别率达到75%。结合额叶和顶叶灌注可以使FTD与AD的鉴别率达到87%。FTD患者肌醇的升高明显高于AD患者，应用MRS可以使FTD与AD的鉴别诊断准确率高达92%。

3. 路易体痴呆（dementia with Lewy bodies，DLB） 是一组以波动性认知功能障碍、视幻觉和帕金森综合征为临床特点，以路易体和路易神经元为病理特征的神经变性疾病。它是老年期神经变性性痴呆的常见原因，约占神经变性性痴呆的15%~20%。该病的临床表现主要包括波动性认知功能障碍、反复发生且持续存在的视幻觉和锥体外系运动障碍。MRI扫描可见大脑半球萎缩和脑室扩大，脑室周围白质高信号，但海马和颞中回萎缩不如AD明显。功能性的检查SPECT和PET发现，DLB和AD都有双侧颞叶代谢减低，而DLB有更为明显的枕叶代谢降低。利用特异性示踪剂的PET检查，发现DLB患者有严重的多巴胺功能障碍，而AD患者无此异常，有助于二者的鉴别。利用PIB-PET检测技术，AD患者的皮层PIB结合明显增多，DLB中PIB结合较少而且变化较大。

4. 帕金森病（Parkinson disease，PD） 是黑质和黑质纹状体通路变性性疾病，50~65岁之间发病，部分患者可伴发痴呆。PD的脑形态学改变：CT和MRI可显示基底节区微小的异常改变，CT见纹状体密度略低，T_2WI显示纹状体的信号略高。但大部分患者无形态学异常。PD的脑功能和代谢改变：^{123}I-IMP SPECT显示大脑皮层弥漫分布的灌注缺损区，额颞顶叶均可受累。L-^{18}F-Dopa-PET显示纹状体对多巴的摄取量显著下至0.15ml/min，而正常对照组为0.69ml/min，所以，PET可准确评价黑质纹状体退变，与其他痴呆可以鉴别。^{18}F-FDG PET显示伴有痴呆的PD患者在病程早期，大脑半球颞顶叶及纹状体区的葡萄糖代谢减低，而不伴有痴呆的PD患者葡萄糖代谢未见异常改变。

5. 进展性核上瘫（progressive superanuclear palsy，PSP） 是一种病变主要位于额叶的原发皮层下病变，继发皮层功能减退，临床初期表现酷似帕金森病。PSP的影像学所见如下：MRI显示以中脑和第Ⅲ脑室周围区域萎缩为主的形态学改变。应用^{123}I-IBZM SPECT扫描显示基底节区碘摄取率降低，基底节与额叶白质的摄取率比值亦减少，提示纹状体内多巴胺D2受体缺乏，而帕金森病无此改变，故可据此将两者鉴别开来。^{18}F-FDG PET显示尾状核、豆状核、中脑上部等部位葡萄糖代谢率减低，而大脑皮层几乎无改变。PSP的上述影像改变与AD截然不同，可资鉴别。

6. Creutzfeldt-Jakob's disease（CJD） 在临床上以进行性痴呆、肌阵挛和特征性脑电图改变为特点，其主要影像表现是发病初期DWI上出现双侧大脑皮层对称性高信号，显示扩散受限改变，部分患者随后可以呈现基底节受累，表现为尾状核头及壳核高信号；继之，大脑皮质萎缩。DWI被认为在CJD的诊断中有较高的敏感性与特异性，其阳性发现往往要早于脑脊液检查。^{123}I-IMP SPECT显示大脑额叶非对称性低灌注区，比CT和MRI发现病灶的时间更早。^{18}F-FDG PET显示整个大脑葡萄糖代谢下降。

（齐志刚）

二、血管性痴呆

【概述】

1. 疾病定义 血管性认知功能损害（vascular cognitive impairment，VCI）指由脑血管病危险因素（如高血压病、糖尿病及高脂血症等）、显性（如脑梗死和脑出血等）或非显性脑血管病（如白质疏松和慢性脑缺血）引起的一大类轻重不一的脑认知功能损害的综合征。

2. 疾病名称演变 脑血管性病变与认知功能损害之间关系的研究有着漫长的历史。早在1899年就有欧洲的病理学家发现动脉硬化性痴呆和神经变性痴呆是两种不同的综合征。1969年，Mayer-Gross等首次描述了血管性痴呆（vascular dementia，VaD），认为高血压是半数以上痴呆患者的病因。随着影像学发展，1974年，Hachinski等观察到一些多发脑梗死患者在发病后出现了认知功能的衰退，提出了多发梗死性痴呆（multi-infarct dementia，MID）的概念及Hachinski缺血量表（HIS）。1985年，Loeb等提出了更广泛的VaD概念，包括了所有脑血管病变引起的脑损害导致的痴呆。1995年，Bowler和Hachinski等提出VaD认知功能改变的特点与AD不同，建议修改基于AD诊断标准的VaD定义，并提出了血管性认知功能损害（vascular cognitive impairment，VCI）的概念，即由血管性脑组织损害引起的各种认知功能障碍。此后的若干年间，VCI的概念一直被不断地修改扩大。

VCI的发生和发展是一个连续的过程，覆盖了不同程度的认知损害谱，包括早期的血管性认知损害非痴呆状态（vascular cognitive impairment, no dementia，VCIND）或血管性轻度认知损害（vascular mild cognitive impairment，VaMCI）、晚期的血管性痴呆（VaD）以及伴有脑血管因素的阿尔茨海默病即混合性痴呆（MD）。提出VCI这一概念重点在于强调血管病变因素，发现可治疗的血管性原因和危险因素，有利于疾病的早期诊断和早期干预，从而进行有效的一级预防和二级预防。

3. 病因 VCI的病因主要包括两个方面，即脑血管病和危险因素。脑血管病变的主要形式包括梗死、出血、低灌注、栓塞和小血管病等，此外，白质病变、不完全的缺血性损伤、局部和远处的缺血性改变也与VCI有关。

VCI的危险因素包括可干预的脑血管危险因素和不可干预的危险因素。

（1）可干预的脑血管危险因素：①高血压：长期高血压可导致动脉粥样硬化和小血管扩张，血管调节功能丧失，影响脑组织灌注，引起脑白质病变。一项研究显示收缩压升高是血管性痴呆的独立危险因素；②糖尿病：糖尿病是心脑血管疾病的独立危险因素，也是血管性认知障碍的明确危险因素，其机制与糖尿病所致的大血管、微血管并发症有关，且长期高血糖状态也会对脑组织和神经系统造成慢性损害；③高胆固醇血症：脂质沉积在血管壁形成粥样硬化斑块，使血管腔狭窄或闭塞，促进动脉粥样硬化进展，从而诱发脑卒中，脑卒中是血管性认知损害或痴呆的重要危险因素；④心脏病：心肌梗死、充血性心力衰竭、心房颤动、心律失常及其他心排量减少的情况；⑤心理因素：抑郁与认知功能障碍有明显的关系，有研究显示，对卒中后抑郁患者进行抗抑郁药治疗后，其抑郁症状及认知损害均得到改善；⑥其他因素：有研究显示，吸烟或大量饮酒会增加脑卒中的危险性，并与脑卒中后的认知功能障碍相关。肥胖、长期缺乏运动也不排除与VCI或痴呆的发生有关。

（2）不可干预的危险因素：①人口社会学因素：包括年龄、性别、种族、受教育程度。流行病学调查显示，高龄、男性、非洲裔和亚裔人群、受教育程度低与认知损害的发生有关；②遗传因素：包括易发脑血管病的基因和影响脑组织对血管性损害反应的基因，前者以*Notch3*基因为代表，后者以载脂蛋白E ε4（*ApoE ε4*）为代表。*Notch3*基因突变后引起血管平滑肌细胞变性，导致常染色体显性遗传性小动脉病伴皮质下梗死和脑白质病（CADASIL）。*ApoE ε4*基因可增加血浆总胆固醇和低密度脂蛋白－胆固醇水平，促进粥样硬化斑块形成，增加血管性疾病发生的概率；③胰岛素抵抗：有研究认为胰岛素抵抗是老年缺血性卒中患者认知功能减退的重要危险因素。胰岛素受体在学习和记忆相关的特定脑区丰富表达，胰岛素抵抗参与脑老化调节，导致脑组织有氧代谢、细胞周期功能下降；④高同型半胱氨酸血症：研究发现，高同型半胱氨酸血症是脑血管病的独立危险因素，与VCI的发生也相关。

4. 流行病学 痴呆是全球范围内较严重的公众健康问题，根据2015年世界卫生组织统计，世界范围内目前有4 750万痴呆症患者，且这个数字预计将在2050年超过一亿。VaD是在AD之后第二常见的痴呆类型。

加拿大健康和老年研究中心（CSHA）的一项调查表明：65岁以上的老年人VCI的患病率约为5%，VCI的发病率随年龄的增长而增长，65到84岁的老年人VCI发病率最高，而85岁以上的老年人混合性痴呆的比例最高。

对252例短暂性脑缺血发作（TIA）和非残疾缺血性卒中患者进行为期1年的随访研究后发现，最初无认知损害患者占56%，VCIND占40%，VaD占4%；1年后有31%的VCIND患者的认知功能恢复，10%无认知损害患者发展为VCIND，11%非痴呆性血管性认知损害患者进展为VaD。

另一项对434例缺血性卒中患者的研究结果提示，脑卒中后VCI发生率为37.10%，其中32.20%为脑卒中相关认知损害，首次脑卒中后VCI发生率为29.60%。

根据2014年发布的一项流行病学调查显示，在我国65岁以上人群痴呆发病率为5.14%，VaD发病率仅次于AD。轻度认知障碍（MCI）总发病率为20.8%，其中AD源性的MCI占29.5%，VaMCI占42.0%。

血管性痴呆是迄今唯一可以防治的痴呆，如果及早发现和诊治可以缓解并得到治愈。

【临床与病理】

VCI是一组具有异质性的综合征，表现为血管性危险因素、脑血管病变类型、脑损害类型、认知功能受损类型和精神行为异常等各方面的多样性，其认知受损常呈“无特征性”和“斑片样”，如表 10-2-2 所示。根据患者的临床表现可分为皮质型和皮质下型：

1. 皮质型痴呆 以多发脑梗死性痴呆（multi-infarct dementia，MID）为代表，常起病突然，病程呈波动或阶梯样，可有较长平台期。可表现为局灶的神经功能缺失（感觉、运动损害，突发的认知功能损害、视觉缺损和失语），根据梗死部位不同多数患者还伴有不同的高级神经功能受损表现。

2. 皮质下型痴呆 是最多见的 VCI 类型，以皮质下小血管性痴呆（SIVD）为代表。临床上最典型的认知功能损害表现为执行功能综合征（目标制定、起始、计划、组织、分析、执行和抽象思维受损）、步态异常、思维迟缓、记忆受损（较 AD 轻）及淡漠抑郁等各种精神行为异常。

表 10-2-2 VCI 的临床表现

异常方面	具体表现
神经系统改变	局灶性体征，步态改变多见 高级皮质功能改变依梗死部位有所不同： 额叶：失语、失用、淡漠、无抑制 海马、底前脑：遗忘 角回：语言结构性障碍 顶叶：失读、失写
神经心理学表现	多类型，异质性 记忆损害可不突出或见于晚期，主要见于混合型痴呆（MD） 执行功能受损：精神运动、转移和抽象损害，计划顺序差 思维迟缓 注意差 视空间功能障碍 失用
情感和行为改变	淡漠常见且早期出现，抑郁常见而难治，焦虑、人格改变、激越、冲动刻板行为

血液学检查：全血细胞计数、血沉、血电解质、血钙、血糖、血脂、血同型半胱氨酸、凝血功能及抗心磷脂抗体、肝肾功能、甲状腺素、维生素 B_{12}、梅毒血清学、人类免疫缺陷病毒及伯氏舒螺旋体等，有助于 VCI 的病因诊断和鉴别诊断。检查目的包括：①查找 VCI 的危险因素，如糖尿病、高胆固醇血症、高同型半胱氨酸血症等；②排除其他导致认知障碍的原因，如甲状腺功能减低、HIV 感染、维生素 B_{12} 缺乏、结缔组织病、梅毒性血管炎、肝肾功能不全等。

脑脊液检查：包括脑脊液压力、细胞计数、糖定量、蛋白定量、蛋白电泳检查和病原学检查等。有助于排除中枢神经系统炎症、脱髓鞘疾病、感染性疾病和血管炎性疾病所致的非 AD 性痴呆。其中检测总 tau（T-tau）、过度磷酸化 tau（P-tau）和 β 淀粉样蛋白（Aβ42）的水平尤其重要。有研究认为，联合检测 T-tau、P-tau、Aβ42 是早期鉴别 AD 和 VaD 最有效的生物标记物。

大体病理：VCI 患者存在多种形式的血管性脑损害（VBI），包括梗死、无症状的梗死（静止性梗死）、脑白质病变（WML）、微出血、脑动脉粥样硬化、脑淀粉样血管病（CAA）等。可见脑萎缩（皮质和皮质下）、脑室扩大、脑梗死（大血管区梗死常影响优势半球，包括：皮质及皮质下腔隙性小梗死；重要功能脑区梗死；分水岭或皮质下边缘区梗死）、脑出血、白质病变、血管异常（动脉粥样硬化导致局部血栓、心源性栓子）。

镜下病理：可见脑皮质萎缩、层状坏死、弥漫性白质海绵样变、脑室周围和深部皮质下白质的髓鞘脱失、轴突消失、腔隙性梗死、弥漫性髓鞘苍白水肿、空洞形成、血管异常动脉硬化（伴或不伴梗死的血管内膜下增生，并内膜透明样变和纤维素性坏死）、血管壁淀粉样沉积、血管间隙扩大、老年斑和神经原纤维缠结等。

【生物学标记物】

目前临床实践中 VCI 的诊断依然很困难，并且在评价 VCI 的治疗效果时也缺乏量表测试之外的客观性指标。生物学标记物是指生理或病理过程的特征性标记物，生物学标记物检测对疾病的诊断和疗效评估具有重要价值。随着研究进展，近年来一些有前景的生物学标记物作为客观指标开始应用于 VCI 诊断、鉴别诊断，以及作为药物治疗临床试验的替代终点。这些标记物主要包括神经生化标记物（血液和脑脊液）、神经影像学（结构影像和功能影像）标记物及其他标记物。

1. 神经生化标记物

（1）β 淀粉样蛋白（Aβ）和 tau 蛋白（包括 T-tau 和 P-tau）：Aβ 是淀粉样前体蛋白的裂解产物，可以破坏神经元细胞膜完整性、扰乱细胞内环境稳定、诱发炎症反应。血液和脑脊液中的 Aβ42 和 tau 蛋白是认知障碍领域目前研究较深入的生化标记物，主要用于鉴别 VCI、AD 及混合性痴呆。Aβ42 在脑内沉积形成老年斑会使脑脊液中 Aβ42 含量相应减少，脑脊液中 Aβ42 反映了痴呆的病理进程，并与老年斑的数量呈正相关。有多项研究结果表明，AD 患者脑脊液中 Aβ42 的含量较 VaD 患者下降更多，这一点有助于鉴别 AD 和 VaD。脑脊液中 T-tau 水平升高，反映中枢神经系统存在神经轴突损害或神经元变性，P-tau 水平升高特异性的提示脑实质内有神经纤维缠结形成，AD 和 VaD 患者脑脊液中 T-tau、P-tau 均有非特异性增高。有研究显示，联合 3 个生物学标记物或通过比值（T-tau × P-tau/Aβ42），可以鉴别 VaD 和 AD 或者 VaD 和 MD，正确率在 85% 以上。也有研究发现，VaD 患者的血浆 Aβ40 升高，而 Aβ38/Aβ40 比值下降，血浆 Aβ38/Aβ40 比值可用于 VaD 与其他类型痴呆（AD、帕金森性痴呆）和健康对照的鉴别，准确度分别超过 80% 和 85%，血浆 Aβ38/Aβ40 比值诊断 VaD 的准确率与应用脑脊液标记物诊断 VaD 的准确率相似。

（2）炎性细胞因子：近年来的研究显示，外周血中的一些炎性因子浓度变化也与 AD 和 VaD 存在一定相关性，炎症反应可增加认知损害和痴呆的风险。Zuliani 等的研究显示，VaD 患者白细胞介素 6（IL-6）、肿瘤坏死因子 -α（TNF-α）水平高于晚发 AD；VaD、晚发 AD 和非痴呆卒中患者白细胞介素 -1β（IL-1β）显著高于对照组；VaD 和晚发 AD 患者 TNF-α 水平显著高于对照组。血浆中可溶性 E 选择素（sE-selection）和血管内皮细胞黏附分子 -1（VCAM-1）的水平升高反映血管内皮是否存在功能障碍，VCI 患者中血管内皮细胞功能障碍十分普遍。炎性细胞因子能否作为早期 VCI 的诊断指标尚需进一步研究，但有观点是将炎症细胞因子与结构磁共振整合作为生物标记物，可进一步提高 VCI 诊断的准确度，其综合预测价值大于任一生物标记物。

（3）血浆同型半胱氨酸（homocysteine，Hcy）：机体内 Hcy 的正常代谢存在严格的动态平衡，其代谢途径中任何一种酶或辅助因子的异常或缺乏都会导致 Hcy 代谢障碍，并在体内累积，从而出现高同型半胱氨酸血症，高同型半胱氨酸血症已被证实是多种脑血管病的危险因素。有大样本研究显示，随着 Hcy 水平升高，简易精神状况量表检查评分逐渐降低，Hcy 是认知功能损害的独立危险因素。此外，有学者发现脑小血管病（SVD）患者较健康对照者血浆中 Hcy 水平显著增高，且 Hcy 水平与临床表现和脑白质病变（WML）的严重程度呈正相关。

（4）其他神经生化标记物：近年的研究还发现 AD、VaD 患者脑脊液中神经微丝蛋白（neurofilament protein，NFP）升高，NFP 是神经元死亡和轴索缺失的生物学标记物。在一项对 25 例尸检脑脊液标本的研究中，AD、路易体痴呆（LBD）、VaD 组的 α-synuclein 和 γ-synuclein 均较正常对照组升高，LBD 组中 γ-synuclein 升高更显著，VaD 组中 IgG 升高更显著。

2. 神经影像学

（1）结构影像学：结构影像学研究的结果与病理学研究有高度相关性。VaD 的神经病理改变包括：多灶性和（或）弥漫性病灶，从腔隙性病灶、微梗死（常累及皮层下、丘脑、前脑基底部和边缘系统）、白质病变和海马硬化到多发梗死性脑病、弥漫性缺血后病变。一项大型多中心研究借助 MRI 发现 VaD 的血管病以小血管病为主，但由于单纯的结构影像学特征对小血管病及 VCI 的诊断敏感性和特异性均偏低，因此近年来研究多侧重于通过功能磁共振研究小血管病与 VCI 的关系。

（2）功能影像学：弥散张量成像（DTI）是近年来功能影像学的研究热点，其特点在于能够发现常规 MRI 检查未见白质异常的患者的脑白质纤维束微结构的破坏，而神经纤维束连接完整性被破坏是 VCI 发生小血管病的重要表现。已有多项研究发现 DTI 比 CT 及传统 MRI 对 VCI 的早期检出更敏感。

PET 也是近年研究较多的方法，通过引入不同的标记物可以测定不同脑区的葡糖糖代谢率、氧代谢、局部血流等变化，反映脑功能变化。因此 PET 在 VCI 的早诊早治方面有巨大研究前景。

3. 其他生物学标记物 有研究通过 MRI 流量测定技术测量动脉流入量和流出量，对早期 VaD、AD 的血管顺应性进行了比较。结果表明，AD 早期以动脉血流量及动脉顺应性下降为主，而 VaD 的动脉血流量无明显减少，动脉顺应性有所增加。

【发病机制】

目前认为血管性认知功能损害的可能的发病机制包括：

1. 多种形式的血管性脑损害 ①大血管病变，使脑组织软化坏死，导致多发梗死性痴呆

（MID）、重要区域梗死性痴呆和多次卒中后痴呆；②小血管病变或皮质下缺血性血管病，也是 VCI 最常见的病理类型，包括多发腔隙性梗死、无症状梗死和缺血性脑白质病变（WML）；③非梗死性缺血性改变和萎缩，包括超越 WML 范围的缺血引起的神经传导束损害、促进 AD 病理进展的缺血性改变、低灌注、皮质和海马萎缩、皮质微梗死等。

2. 血管的结构和功能改变 近来的一系列研究显示，血管的结构和功能改变在 VCI 发病中非常重要，大血管栓子引起的慢性低灌注、脑血流动力学改变后脑实质氧化应激增加、脑血管调节紊乱、血 - 脑脊液屏障完整性破坏都是导致 VCI 的重要机制。有研究者认为左椎动脉管径和左椎动脉血流量可能是认知功能下降的预报因子。颈动脉狭窄（CAS）与 VCI 的关系是近几年的研究热点，有研究显示颈动脉严重狭窄或闭塞的患者(尤其是左侧)，发生脑血流灌注量下降的同时伴有认知功能的减退，而介入治疗干预后认知功能够有所改善，但基于人群的大样本研究数据尚缺乏。此外，小血管的调节功能差及灌注损害也是导致认知损害的可能机制。

3. 神经血管单元 神经元、星形胶质细胞、血管周细胞和内皮细胞统称为神经血管单元，它们紧密联系，共同维持神经血管耦合及大脑微环境的稳态。神经胶质细胞支持、滋养神经元，对受损神经纤维的修复有重要作用。内皮细胞及其相关机制参与调节局部血流分布、免疫监督及凝血稳定。内皮细胞间的紧密连接及高度特异的膜载体是调节血液和脑之间分子转运，构成血脑屏障的基础。血管壁细胞参与排出 Aβ 在内的多种有害代谢物。内皮细胞还参与神经营养、脑发育、神经可塑性及修复。

脑组织缺血缺氧时释放大量自由基，自由基可通过激活对氧化还原反应敏感的促炎转录因子，诱导炎症反应、炎症细胞因子释放。一系列的氧化应激和炎症反应可导致神经血管单元功能受损，致使脑血供调节改变、血脑屏障功能破坏、神经元损伤和丢失、传导通路破坏、神经修复和神经营养功能降低，甚至导致脑萎缩。

4. 遗传机制 目前研究较多的是 *ApoE* 基因多态性及 CADASIL 的 *Notch* 基因突变。*ApoE ε4* 基因可增加血浆总胆固醇和低密度脂蛋白 - 胆固醇水平，促进粥样硬化斑块形成，增加血管性疾病发生的概率，已有较多研究支持 *ApoE ε4* 与 VaD 发生相关。而 *Notch3* 基因 4 号外显子突变后引起血管平滑肌细胞变性，导致常染色体显性遗传性小动脉病伴皮质下梗死和脑白质病（CADASIL）。近年来，研究还提示高同型半胱氨酸血症与 VCI 相关，而亚甲基四氢叶酸还原酶（*MTHFR*）基因在 677 位核苷酸产生的 *T/T* 基因型可使 MTHFR 活性下降，体内同型半胱氨酸增高，促进 VCI 发生。已有研究认为 ICAM-1、心房利钠肽（ANP）基因多态性等与脑血管病相关，但是否与 VCI 相关仍需要进一步研究证实。

【影像检查方法】

目前，VCI 的诊断需要依据患者的临床表现、既往史、神经心理学量表评估和神经影像学检查等多方面的支持。随着影像学技术的不断发展，越来越多的学者认为，神经影像学方法作为一种易操作、非侵入性的检测手段，CT、MRI、PET 等技术在 VCI 的临床诊断中起着越来越重要的作用。

CT 是发展较早的影像学技术，在认知障碍的诊断方面早期曾起着十分重要的作用。VCI 在 CT 上常表现为白质低密度伴局灶性梗死、脑萎缩、脑室扩大。但因为 CT 仅能检测面积较大的严重病变，对识别多种血管性脑损害不敏感且难以定量研究，故而应用受限，目前主要用于排除可以通过手术治疗的认知功能障碍，也可用于没有 MRI 条件的医院。

MRI 技术具有高分辨率、高敏感性特点，可以更好地判断患者认知障碍的病理类型、寻找血管源性病灶，是 VCI 诊断的首选影像检查方法。常用的扫描序列包括 T_1WI、T_2WI、T_2-FLAIR、DWI、DTI、^{1}H-MRS 等。MRI 扫描序列中，冠状位的 3DT_1WI 可以评估颞叶和其他脑区的萎缩，轴位 T_2-FLAIR 能够发现皮层 / 皮层下梗死和缺血、缺氧的改变；DTI 能够追踪神经纤维的走行，判断引起认知受损的纤维束及其损伤程度等。

PET 可以检测不同脑区葡萄糖代谢率、氧代谢、血流状态等的变化，从而反映脑功能。目前用 PET 进行的 VCI 研究仍较少，已有的研究多是利用 PET 相关的示踪剂对痴呆的病理机制进行探索。依据示踪剂功能不同分为多种类型，常用于 VCI 研究的有观察糖代谢的 ^{18}F-FDG PET，以及观察 β 淀粉样蛋白沉积的 PiB-PET。

【影像表现】

1. CT 脑白质低密度表现为两侧大脑皮质

下、脑室周围斑片状或弥漫性互相融合的低密度灶，边缘模糊，呈月晕状，不强化，常两侧对称，皮质下弓状纤维和胼胝体很少受累，脑桥中上部、中央部易受累，较少累及延髓、中脑和小脑。腔隙性脑梗死表现为认知相关脑区或其他脑区的低密度梗死灶。脑萎缩表现为双侧侧脑室扩大，脑沟裂增宽。

2. MRI　通过 T_1WI、T_2WI、T_2-FLAIR 等序列，可以整体评估脑组织，识别病灶的同时排除肿瘤、炎症等非血管因素导致的颅内病变。VCI 主要表现为脑血管疾病的特征（图 10-2-7），包括：

（1）脑梗死：表现为期相不同、大小不一的脑梗死病灶，一般 T_1WI 为低信号，T_2WI 高信号，急性期 DWI 高信号，慢性期 DWI 低信号。脑梗死的临床表现与梗死体积和部位密切相关，关键部位较小梗死灶也可造成较为严重的神经功能障碍。7.0T 高场强 MRI 结合高分辨率成像技术有助于发现皮层微梗死。

（2）白质高信号：多见于皮层下白质和侧脑室周围，在 T_2WI 和 T_2-FLAIR 显示为高信号，可能与脱髓鞘、含水量增加及胶质增生有关。脑白质高信号按照组织病理学严重程度可分为 Fezekas

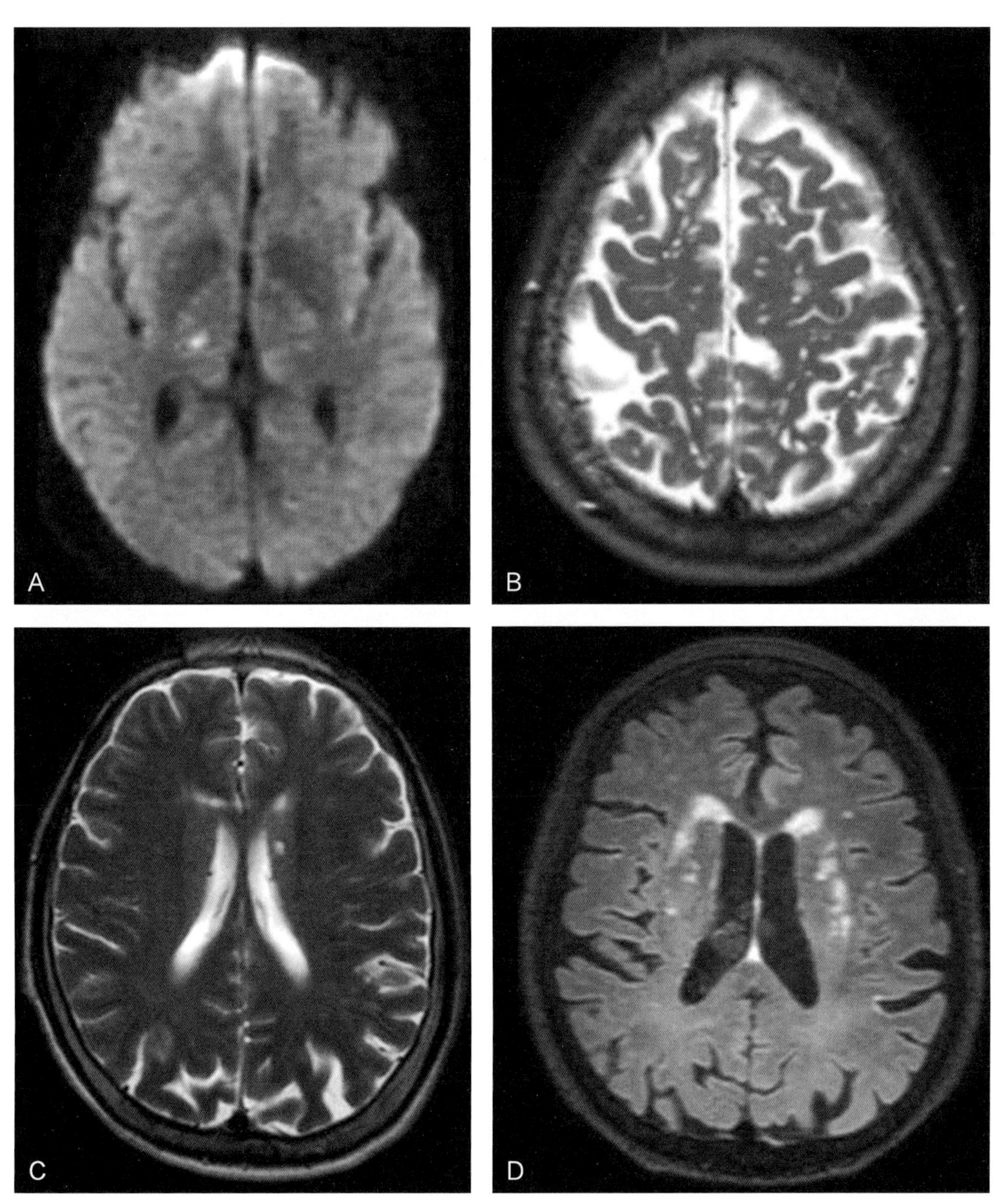

图 10-2-7　VCI 的影像学主要表现

A. DWI，右丘脑腔隙性梗死；B、C. T_2WI，双侧半卵圆中心多发扩大的血管周围间隙，胼胝体膝部及左侧基底节区小软化灶；D. T_2-FLAIR，脑室周围多发白质高信号

0–3 级（表 10–2–3、图 10–2–8）。

表 10–2–3　病理学 Fezekas 分级

皮层下白质高信号		侧脑室周围白质高信号
1 级	点状	侧脑室前角或后角帽状高信号及侧脑室周围线状高信号
2 级	斑片状或早期融合	侧脑室周围带状高信号
3 级	融合	侧脑室周围不规则高信号累及深部白质

0 级为正常；1 级无明确临床意义；2 级脑室周围高信号病理表现为室管膜断裂、胶质增生和神经髓鞘稀疏，无血管性损害的证据；2 级以上的皮层下白质高信号及 3 级脑室周围白质高信号与高血压和高龄相关，病理可见广泛组织破坏、神经纤维丢失、区域性脱髓鞘、邻近动脉透明变性等。而现有的研究认为，白质高信号与认知损害高度相关，尤其是脑室周围白质高信号对预测 MCI 向 VaD 和混合性痴呆的转化具有重要价值，但并不是所有的脑白质病变都会导致认知功能损害。

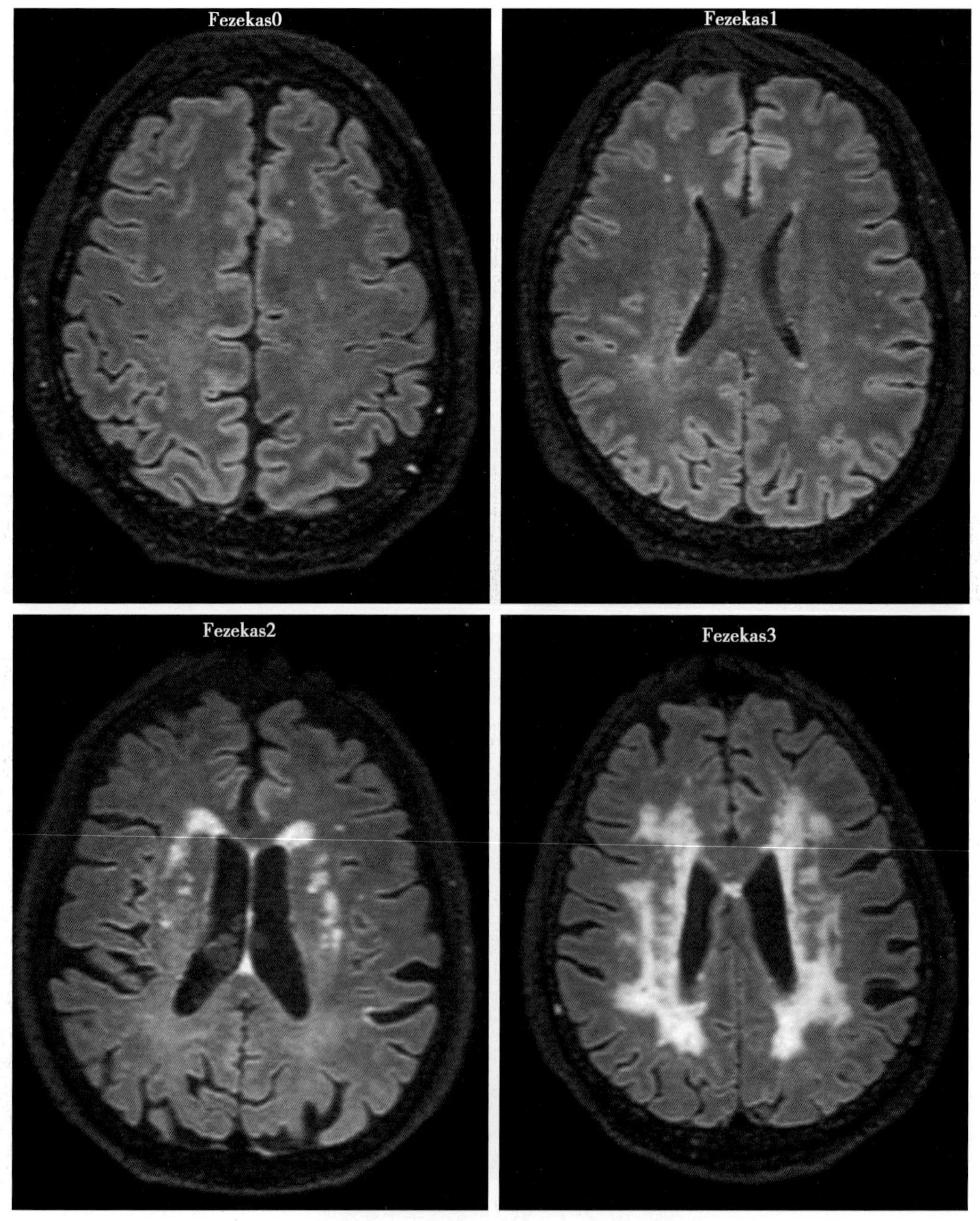

图 10–2–8　脑白质高信号按照组织病理学严重程度分为 Fezekas 0~3 级

（3）脑微出血（CMBs）：常规CT及MRI检查无法发现的，在GRE及SWI上表现为脑实质内直径2~5mm的局灶性极低信号区，周围无水肿，可能与微动脉发生玻璃样变及纤维素性坏死导致血液微量外渗，含铁血红素沉积所致。研究显示，CMBs是执行功能障碍的独立预测因子，且CMBs的数量与受损认知域的数量中度相关（图10-2-9）。

（4）脑萎缩：脑萎缩通常与退行性病变及记忆障碍相联系，但目前认为其与血管性疾病和变性性痴呆均有关。前额叶背外侧、内侧颞叶、海马等部位萎缩均可见于VCI，研究发现，随着脑萎缩萎缩进展，胼胝体膝部、体部、压部的厚度减小。

3. 功能MRI　功能神经影像学检查在痴呆患者出现结构性病理改变之前即可发现异常。包括DWI、DTI、^{1}H-MRS、BOLD-fMRI、SPECT和PET等。

（1）DWI：对于显示早期的脑梗死敏感性极高，可在梗死发生后1~6小时内显示病灶，是研究脑血管病及认知障碍的有力工具。扩散受限的组织在DWI图上表现为高信号，在ADC图上表现为低信号（图10-2-10）。

（2）DTI：可以定量检测脑白质纤维束完整性变化，表现为FA值降低、MD值升高。

（3）PWI：能够反映局部缺血脑组织的血流灌注减低，这是VCI发生的主要机制之一。常用的方法有对比剂首次通过法和动脉自旋标记法。

（4）SWI：在显示脑内小静脉及微出血的敏感性优于GRE序列，VCI患者的微出血在SWI上表现为均匀一致、直径为2~5mm的圆形低信号区域。

（5）MRS：可以显示脑内代谢产物变化，VCI患者最常见的表现有NAA减少和mI增加。

（6）BOLD-fMRI：任务态BOLD-fMRI可以研究VCI患者脑激活变化。静息态BOLD-fMRI可以研究VCI患者功能连接变化，表现为大范围功能连接减低，少数功能连接升高。功能连接改变主要集中在尾状核和丘脑、后扣带回、内侧前额叶、额中回、额上回、海马等区域。

（7）PET：^{18}F-脱氧葡萄糖（FDG）PET用于研究VCI患者的糖代谢变化，可观察到病变脑区局部葡萄糖代谢减低。^{11}C-PiB-PET可观察β淀粉样蛋白（Aβ）沉积，Aβ沉积与认知障碍相关，有Aβ沉积的脑组织标记为PiB（+）。

【诊断与鉴别诊断】

诊断标准：目前国际上对VCI的诊断和分类方法尚无定论，近年来不同的研究组织或机构在总结以往经验和研究成果的基础上，提出了几个较新的诊断标准（表10-2-4~表10-2-6），表10-2-7是我国在2011年基于病因分类提出的VCI诊断标准。

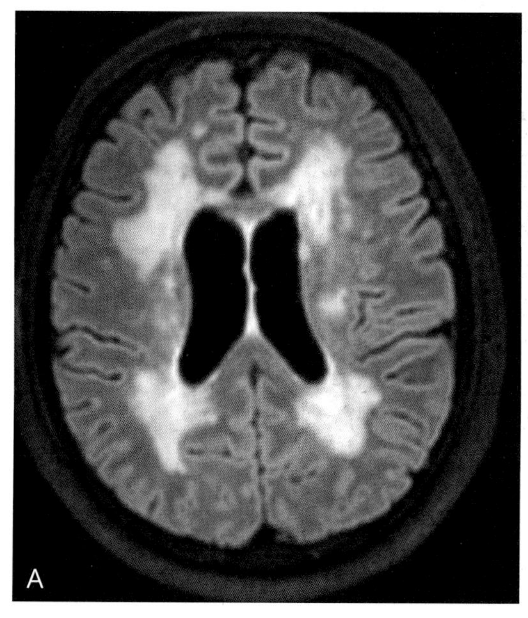

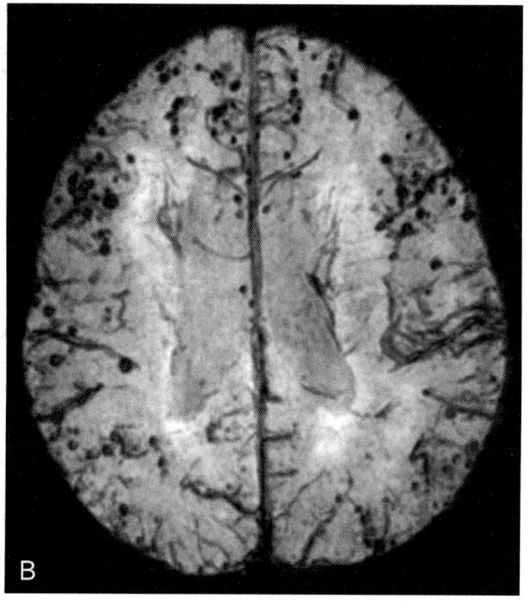

图10-2-9　脑淀粉样血管病合并脑白质病变，脑内多发微出血

A. T_2-FLAIR，双侧脑室周围片状脑白质高信号；B. SWI，双侧大脑半球皮层及皮层下区多发微出血灶

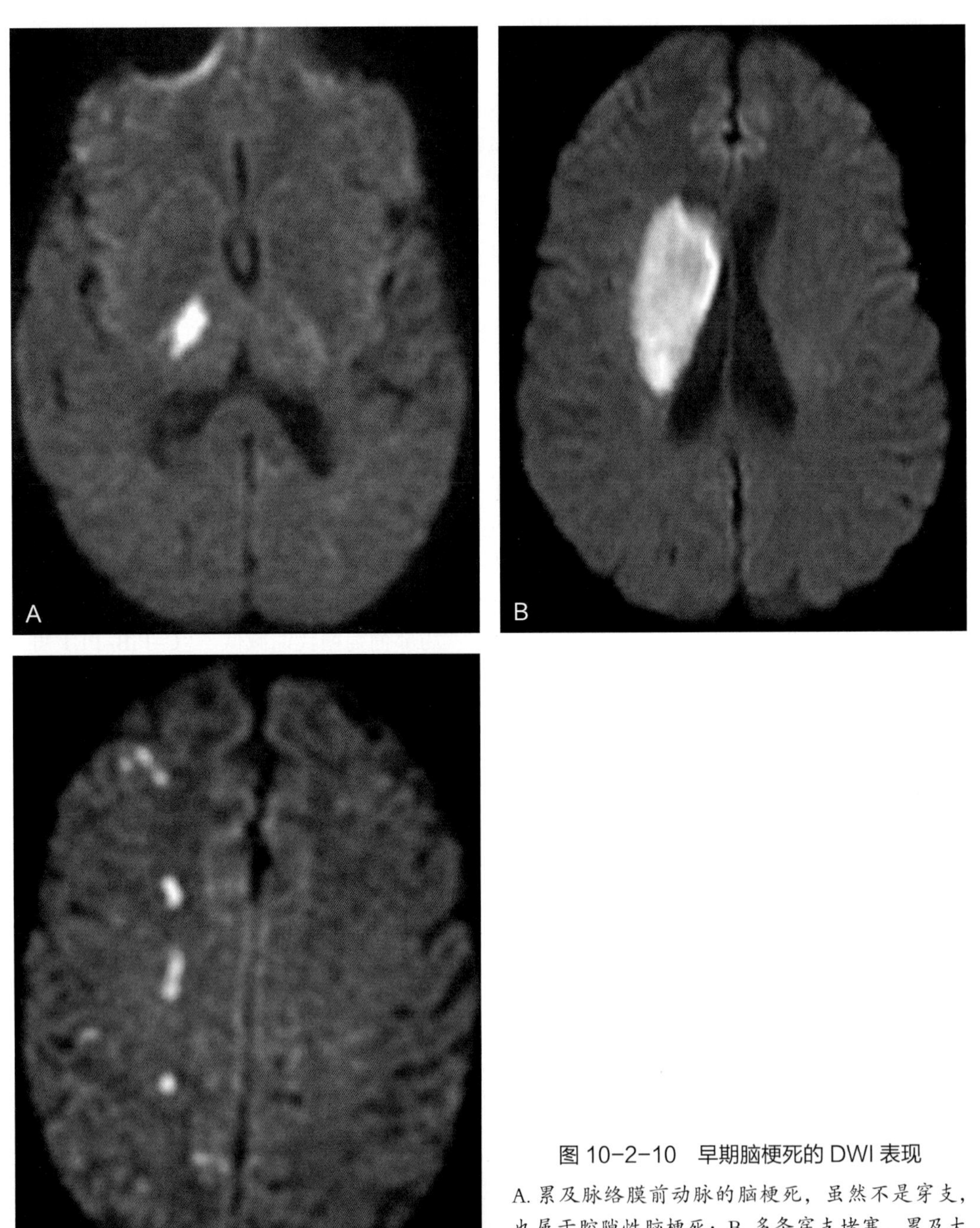

图 10-2-10 早期脑梗死的 DWI 表现

A. 累及脉络膜前动脉的脑梗死，虽然不是穿支，也属于腔隙性脑梗死；B. 多条穿支堵塞，累及大脑中动脉的病变，不属于腔隙性脑梗死；C. 分水岭梗死，虽然病灶很小，但不属于腔隙性脑梗死

表 10-2-4 2011 年美国卒中协会（AHA/ASA）有关 VCI/VaD 的诊断标准

VCI 诊断标准
① VCI 是血管源性疾病所致从轻度认知功能损害到痴呆的认知功能损害
②需排除酒精及药物滥用所致认知障碍，酒精及药物戒断至少 3 个月
③排除谵妄状态
痴呆诊断标准
①≥ 2 个认知功能领域渐进性下降致日常生活功能障碍
②痴呆诊断必须基于至少 4 个领域（执行 / 注意、记忆、言语及视空间功能）的认知功能检测
③日常生活功能缺损非运动 / 感觉障碍所致

续表

很可能的 VaD 诊断标准
①有认知功能障碍和脑血管疾病影像学依据，并且满足下列标准之一：
a. 血管事件（如临床卒中发作）与认知障碍存在明确的时间关联性
b. 认知功能障碍的严重程度及模式与弥漫性皮质下脑血管病存在明确相关性（如 CADASIL）
②卒中发作前后无认知功能缺损渐进性发展，即排除非血管性神经退行性疾病所致认知功能障碍
可能的 VaD 诊断标准
有认知功能障碍和脑血管病影像学依据，但是
①血管疾病（如静息性梗死、皮质下小血管病）与认知障碍无明确的相关性（时间、程度或认知模式）
②不足以诊断 VaD（如有脑血管病临床症状但无 CT/MRI 证据）
③失语妨碍认知评估，临床事件发生失语前认知功能正常
④有其他神经退行性疾病或脑血管病以外影响认知功能疾病的依据，如：
a. 神经退行性疾病史（如帕金森病、进行性核上性麻痹、路易小体痴呆）
b. AD 生物标志阳性（如 PET、CSF、淀粉样配体）或基因学依据（如 PSI 基因突变）
c. 活动性肿瘤或精神疾病或代谢性疾病影响认知功能
VaMCI 诊断标准
① VaMCI 分为 4 个亚型：遗忘、遗忘及其他领域、非遗忘单领域及非遗忘多领域
②至少 4 个领域（执行 / 注意、记忆、言语及视空间功能）认知功能检测，存在至少 1 个领域认知下降
③日常基本工具操作能力保留或轻度损害，非运动 / 感觉障碍所致
很可能的 VaMCI 诊断标准
有认知功能缺损和脑血管疾病影像学证据，但是
①血管疾病（如静息性梗死、皮质下小血管病）与认知障碍无明确的相关性（时间、程度或认知模式）
②不足以诊断 VaMCI（如有脑血管病临床症状但无 CT/MRI 证据）
③失语妨碍认知评估，临床事件发生失语前认知功能正常
④有其他神经退行性疾病或脑血管病以外影响认知功能疾病的依据，如：
a. 神经退行性疾病史（如帕金森病、进行性核上性麻痹、路易小体痴呆）
b. AD 生物标志阳性（如 PET、CSF、淀粉样配体）或基因学依据（如 PSI 基因突变）
c. 活动性肿瘤或精神疾病或代谢性疾病影响认知功能
不稳定性 VaMCI 诊断标准
诊断为很可能及可能 VaMCI 患者恢复正常

VCI：血管性认知障碍；VaD：血管性痴呆；CADASIL：伴有皮质下梗死和白质脑病的常染色体显性遗传性脑动脉病；CT：计算机断层扫描；MRI：磁共振成像；PET：正电子发射计算机断层能扫描；CSF：脑脊液；VaMCI：血管性轻度认知功能障碍；AD：阿尔茨海默病

2011 年美国卒中协会（AHA/ASA）的标准是目前被认可程度最高的 VCI 诊断标准，其核心要点是必须要有神经心理学测试证明的认知功能领域损害和临床脑卒中病史（或神经影像学显示的与认知损害相关的血管性脑损害表现）。认知域的损害是多方面的，要重视执行和注意功能损害而不仅仅关注记忆损害。临床症状与脑卒中事件间的时间相关性可不明确，而对没有脑卒中事件的患者则需要关注其神经影像学改变。

表 10-2-5　2013 年 DSM-V 中的 VCI/VaD 诊断标准

VCI/VaD 诊断标准
①符合主要或轻度的神经认知障碍标准
②临床特征与血管性病因一致，具体符合如下任一条：
a. 认知障碍的发生与一次或多次脑血管事件具有时间关联性
b. 复杂性注意力（包括处理速度）和额叶执行功能下降证据突出
③病史、体格检查和（或）神经影像学证据支持存在脑血管病并足以导致神经认知缺陷
④其他脑疾病或系统性障碍不能解释患者症状

续表

很可能的 VaD 诊断标准
符合以下任意一条：
①支持临床标准：神经影像学的证据表明脑实质显著损害由脑血管病引起（神经影像支持）
②神经认知综合征与一次或多次的脑血管事件具有时间相关性
③临床和遗传学（如：CADASIL）均证实脑血管病的存在
可能的 VaD 诊断标准
①符合主要或轻度的神经认知障碍临床标准
②但是神经影像学不匹配以及神经认知综合征与脑血管事件时间关联性未能建立

表 10-2-6　2014 年国际血管行为和认知障碍学会（Vas-Cog）的 VaD 诊断标准

轻度认知障碍诊断标准
①≥ 1 个认知领域的获得性衰退，依据于：
a. 患者主诉或照料者提供或医生印象，多为完成任务难和采取代偿策略
b. 认知评估存在轻度缺陷的证据（1~2 个 SD）
②认知缺损不影响生活独立性（IADL 保留），但需要付出很大努力或采用代偿策略
痴呆型或重度认知障碍诊断标准
①≥ 1 个认知域的获得性衰退，依据于：
a. 患者主诉或照料者提供或医生印象，特定能力的显著下降
b. ≥ 1 个认知领域的认知评估存在显著缺陷（均低于 2 个 SD）
②认知缺陷足以导致生活独立性受损（至少 IADL 需要辅助）

表 10-2-7　2011 年国内 VCI 诊治指南中的分类诊断标准

VCI 诊断
需具备以下 3 个核心要素：
1. 认知损害
同住和知情者报告有认知损害，而且客观检查也有认知损害的证据，和（或）客观检查证实认知功能较以往减退。
2. 血管因素
包括血管危险因素、卒中病史、神经系统局灶体征、影像学显示的脑血管病证据，以上各项不一定同时具备。
3. 认知障碍与血管因素有因果关系
通过询问病史、体格检查、实验室和影像学检查确定认知障碍与血管因素有因果关系，并能除外其他导致认知障碍的原因。
VCI 的程度诊断
1. VCIND
日常能力基本正常；复杂的工具性日常能力可以有轻微损害；不符合痴呆诊断标准。
2. VaD
认知损害明显影响日常生活能力、职业或社交能力，符合痴呆诊断标准。
VCI 诊断成立后需进行以下分类诊断
1. 危险因素相关性 VCI
（1）有长期血管危险因素（如高血压病、糖尿病、血脂异常等）；
（2）无明确的卒中病史；
（3）影像学无明显的血管病灶（关键部位无血管病灶，非关键部位 >1cm 的血管病灶≤ 3 个）。
2. 缺血性 VCI
（1）大血管性
①明确的脑卒中病史；
②认知障碍相对急性发病，或呈阶梯样进展；
③认知障碍与卒中有明确的因果及时间关系；
④影像学显示大脑皮质或皮质下病灶（直径 >1.5cm）。

续表

（2）小血管性
①有或无明确卒中病史；
②认知障碍相对缓慢发病；
③影像学显示有多发腔隙性脑梗死或广泛白质病变，或两者并存。
（3）低灌注性
①有导致低灌注的病因：如心脏骤停、急性心肌梗死、降压药物过量、失血性休克、脑动脉狭窄等；
②认知障碍与低灌注事件之间有明确的因果及时间关系。
3. 出血性 VCI
（1）明确的脑出血病史（包括脑实质出血、蛛网膜下腔出血、硬膜下血肿等）；
（2）认知障碍与脑出血之间有明确的因果及时间关系；
（3）急性期影像学可见相应的出血证据。
4. 其他脑血管病性 VCI
（1）除上述以外的血管病变，如脑静脉窦血栓形成、脑动静脉畸形等。
（2）认知障碍与血管病变之间有明确的因果及时间关系。
（3）影像学显示有相应的病灶。
5. 脑血管病合并 AD
（1）脑血管病伴 AD
①首先有脑血管病病史，发病后一段时间内逐渐出现以情景记忆为核心的认知障碍，这种记忆障碍不符合血管病变导致记忆障碍的特征；
②影像学有脑血管病的证据，同时存在海马和内侧颞叶萎缩；
③高龄发病，有 AD 家族史支持诊断；
④脑脊液总 tau 蛋白和异常磷酸化 tau 蛋白增高，Aβ42 降低支持诊断。
（2）AD 伴脑血管病
①临床符合 AD 特征，隐袭起病，缓慢进展，以情景记忆为核心认知损害；病程中发生脑血管病，可使已存在的认知损害加重；
②影像学有海马和内侧颞叶萎缩，同时有本次脑血管病的证据；
③高龄发病，有 AD 家族史支持诊断；
④脑脊液总 tau 蛋白和异常磷酸化 tau 蛋白增高，Aβ42 降低支持诊断。

对于 VCI，国际上现有的指南并未制定具体的诊断流程，而是侧重于描述临床评估、神经影像学检查、实验室检查对 VCI 诊断的意义。2011 年国内出版的 VCI 诊治指南在病因分类的基础上制定了分类诊断标准（表 10-2-7），并详细描述了 VCI 的诊断流程，2015 年的《痴呆与认知障碍诊治指南》在此基础上进行了补充和更新。总体来说，可概括为以下几个方面：

1. 采集病史 需要全面了解各认知领域的障碍情况，包括记忆、注意、反应速度、情绪等功能，以及是否存在脑血管病的危险因素，如卒中病史、心血管病史等。

2. 临床症状评估 进行详细的体格检查尤其是神经系统体格检查，寻找支持脑血管病的局灶特征，如构音障碍、中枢性面舌瘫、偏瘫、感觉障碍、病理征等。另外还需要重视某些部位的卒中可引起认知障碍但无局灶体征。

3. 神经心理学检查 使用评估量表工具对认知功能、日常和社会能力以及精神行为症状等进行评估。常用的有简易精神状态量表（MMSE）、蒙特利尔认知评估量表（MoCA）、长谷川痴呆量表（HDS）、Blessed 痴呆量表（BDS）、日常生活功能量表（ADL）、临床痴呆评定量表（CDR）、Hachinski 缺血量表等。

4. 影像学检查 CT、MRI 等影像学检查可提供 VCI 病变的证据。如卒中病灶的部位、数量、体积以及白质病变程度等。

5. 实验室检查 检查脑血管病的高危因素，如糖尿病、高胆固醇血症、高同型半胱氨酸血症等；排除其他导致认知障碍的原因如甲状腺功能低下、HIV 感染等。

6. 生物标记物的检查 血液标记物（血糖、血脂、维生素 B_{12} 等）、脑脊液标记物（白蛋白指数、硫酯类蛋白、神经丝蛋白、间质金属蛋白酶）。

鉴别诊断包括：意识障碍、阿尔茨海默病、

能导致和诱发认知障碍的代谢性疾病（如甲状腺功能低下、维生素 B_{12} 缺乏、肝性脑病、恶性贫血、尿毒症、低钠血症）、Ⅲ期梅毒、酒精性痴呆、中枢神经系统炎症、颅内肿瘤、正常颅压脑积水、慢性药物中毒、肝肾功能衰竭、Huntington 舞蹈病、肌萎缩侧索硬化症等引起的痴呆综合征、精神疾病（如抑郁症）。

鉴别要点：

1. 病史 早期记忆损害、进行性加重的记忆和其他认知功能（语言、运动技能、感知）损害，但没有局灶性脑病变的影像学证据；早期即出现突出的帕金森表现；病史提示其他原发性神经系统疾病。

2. 实验室检查 ①通过血液学检查可以排除其他导致认知障碍的原因，如甲状腺功能减低、HIV 感染、维生素 B_{12} 缺乏、肝性脑病、恶性贫血、低钠血症、结缔组织病、Ⅲ期梅毒等；②通过脑脊液检查可以排除中枢神经系统炎症、脱髓鞘疾病、感染性疾病和血管炎性疾病所致的非 AD 性痴呆。

3. 神经影像学 VCI 多有明确的血管性脑损害证据。

4. 其他疾病可以解释的认知损害 如脑部病变、抑郁症。

【影像学研究进展】

1. 结构影像学研究进展 基于 3D T_1WI 序列的结构性 MRI 成像技术在临床上的应用已经非常成熟，在认知功能障碍的患者可以清晰地显示脑萎缩、脑室扩大、梗死的部位和大小、脑白质高信号等大体结构的变化。

Nitkunan 等研究发现脑血管疾病患者的脑萎缩速度较正常对照快，而脑体积的变化与执行功能障碍、全面的认知功能减退存在相关性。有研究发现 AD 患者的杏仁核、海马、海马旁回明显萎缩。无症状性脑梗死患者认知功能障碍的发生与病灶所在的部位具有相关性，发生在大脑前部、皮质、左侧半球、大脑中动脉供血区及大脑后动脉供血区的病灶更易发展为 VCI。Li 等报道 VaD 患者的额叶、顶叶、颞叶和丘脑部位灰质信号的减低，可能也与认知功能下降有关。

通常可以采用结构图像进行视觉评价，对脑萎缩程度做出快速判断和分析，通常采用 3D T_1WI 序列，也可以采用 FLAIR 序列进行视觉评价。脑小血管病一般引起全脑均匀一致的萎缩；脑大血管病常导致病灶局部萎缩；阿尔茨海默病早期显示明显的海马萎缩，额颞叶痴呆以额颞叶萎缩为著。

结构 MRI 的视觉评价方法包括：用于全脑萎缩评价的 GCA 量表；用于海马等颞叶内侧结构评价的 MTA 量表；用于扣带回和楔前叶等顶叶结构评价的 Koedam 评分；用于额颞叶评价的 Kipps/Davies 评分。

GCA 量表（图 10-2-11）：0，无萎缩；1，轻度萎缩，脑沟增宽；2，中度萎缩，脑回体积减少；3，重度萎缩，刀片状萎缩。

MTA 量表（图 10-2-12）：0，无萎缩；1，仅脉络膜裂增宽；2，脉络膜裂及侧脑室颞角增宽；3，海马高度中度减低；4，海马高度中度减低。

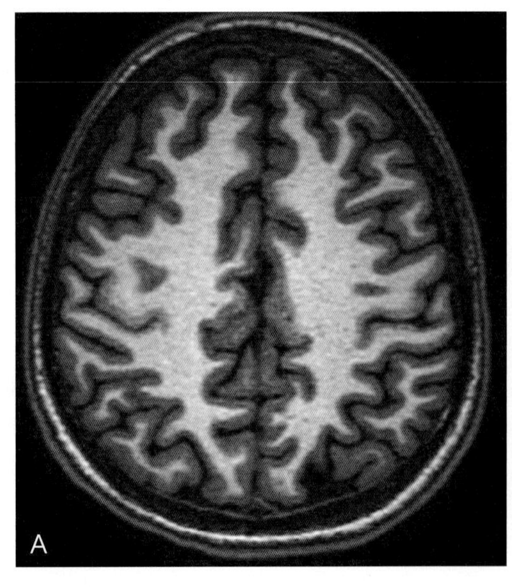

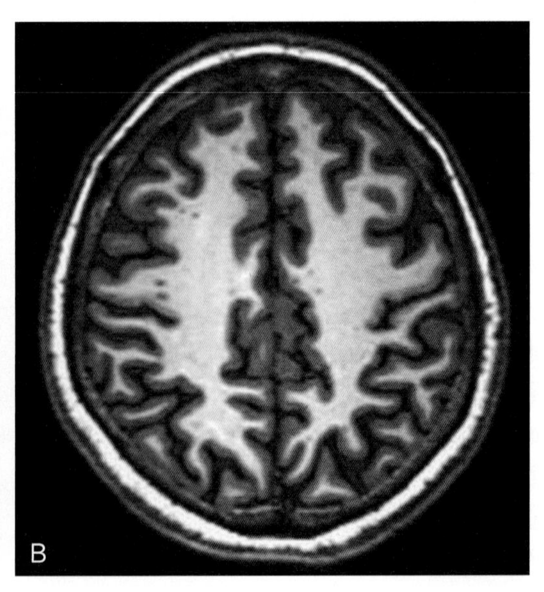

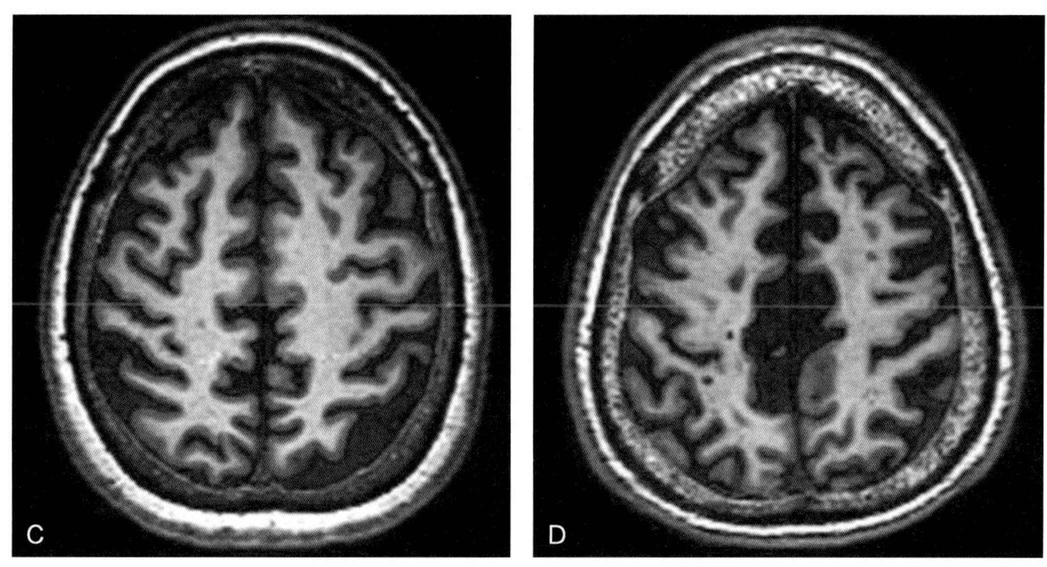

图 10-2-11　用于全脑萎缩评价的 GCA 量表

A. 0 分，无萎缩；B. 1 分，轻度萎缩，脑沟增宽；C. 2 分，中度萎缩，脑回体积减少；D. 3 分，重度萎缩，刀片状萎缩

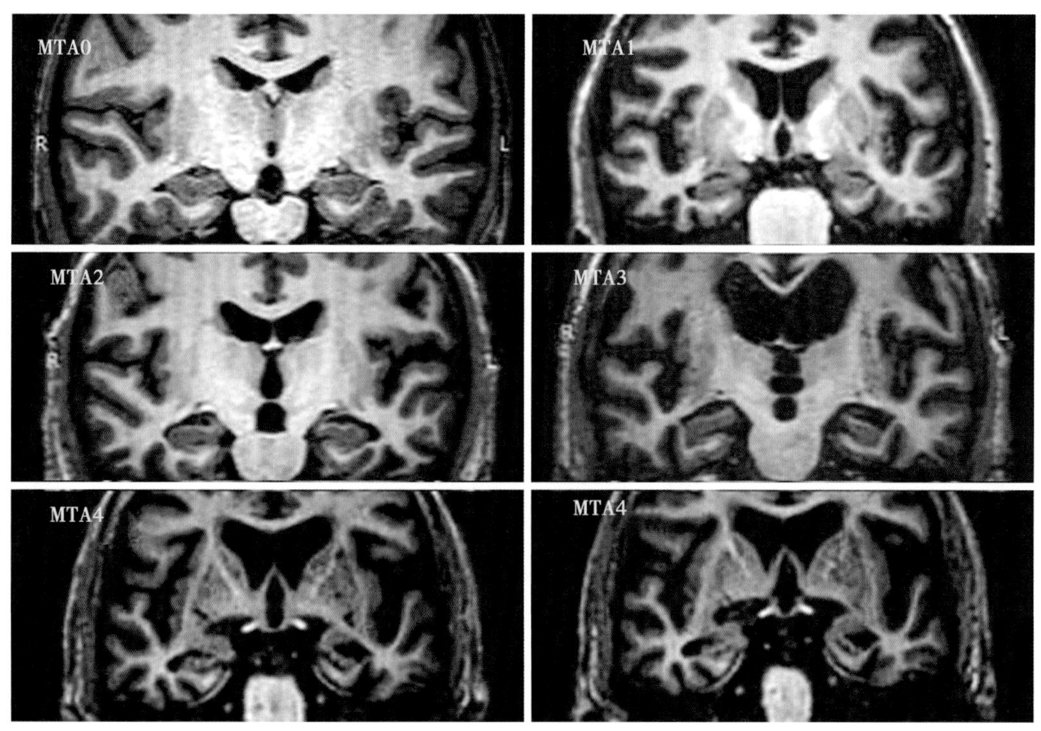

图 10-2-12　用于颞叶内侧结构评价的 MTA 量表

Koedam 评分（图 10-2-13）：0，无萎缩；1，轻度萎缩，后扣带沟及顶枕沟轻度增宽；2，中度萎缩，后扣带沟及顶枕沟明显增宽；3，重度萎缩，刀片状萎缩，后扣带沟及顶枕沟轻度增宽。

Kipps/Davies 评分（图 10-2-14）：分为额叶、前颞叶和后颞叶层面，分别评估为 0–4 分。0，无萎缩；1，轻度萎缩，后扣带沟及顶枕沟轻度增宽；2，中度萎缩，后扣带沟及顶枕沟明显增宽；3–4，重度萎缩，刀片状萎缩，后扣带沟及顶枕沟轻度增宽。

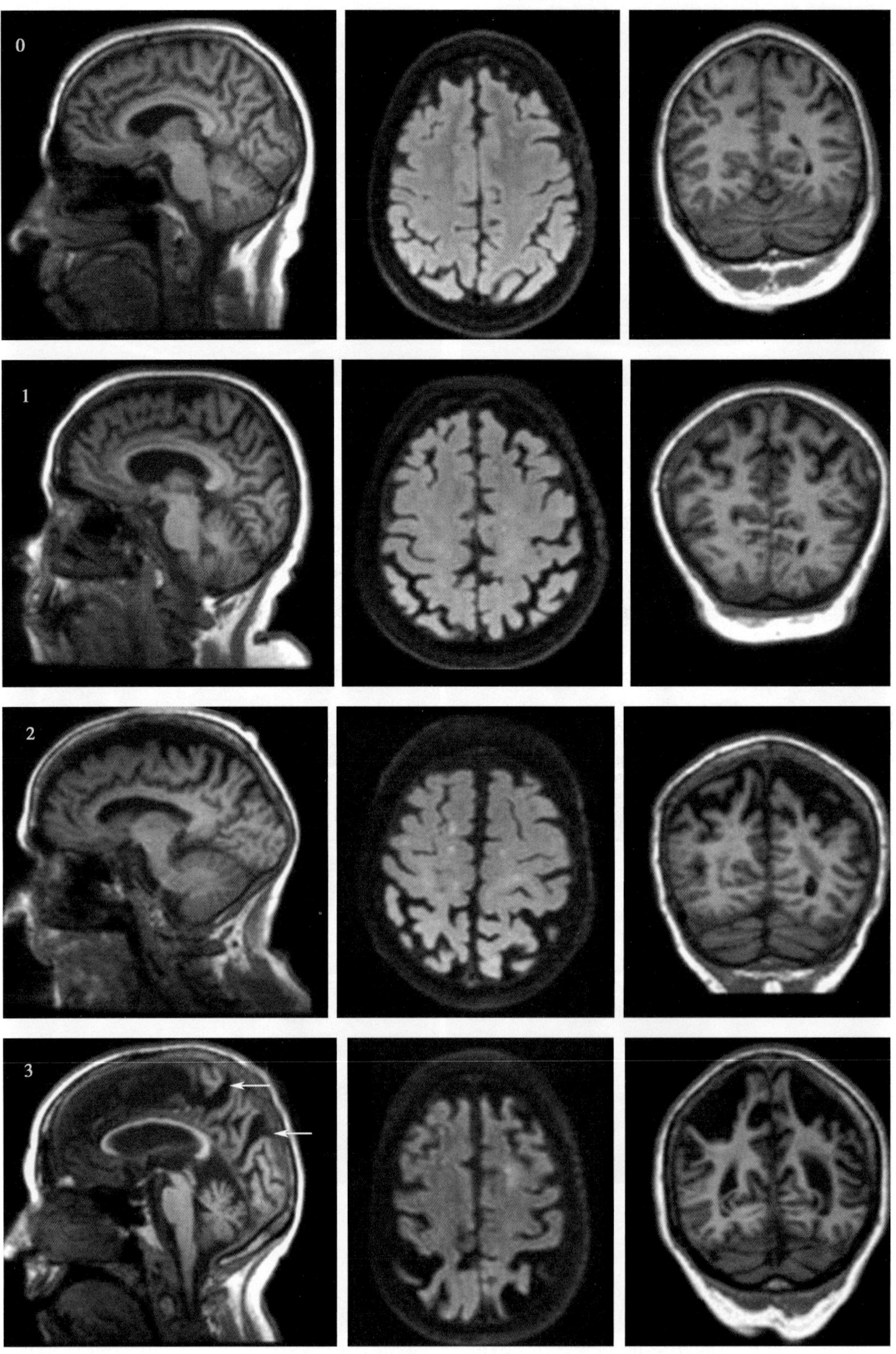

图 10-2-13 用于顶叶结构评价的 Koedam 评分

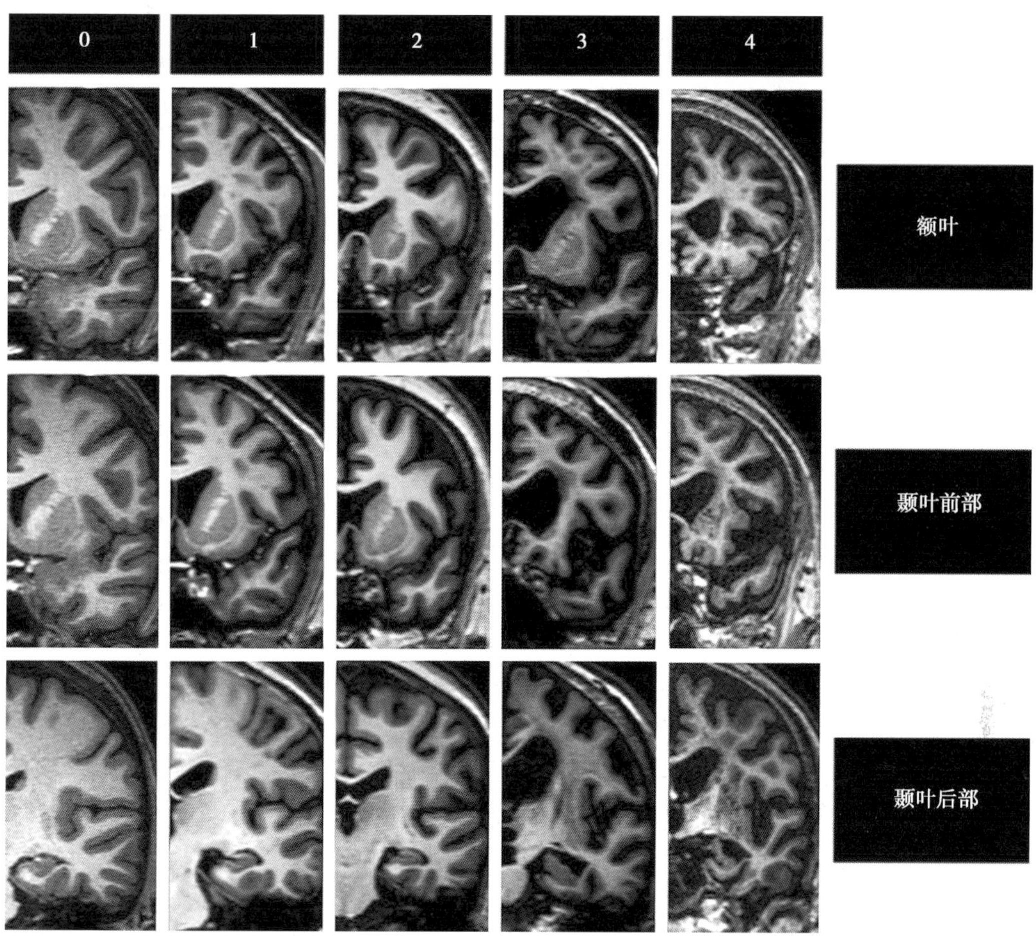

图 10-2-14　用于额颞叶评价的 Kipps/Davies 评分

2. 功能影像学研究进展　功能神经影像学检查的意义在于它可以早期发现疾病所致异常改变，主要研究技术包括：DTI、PWI、SWI、MRS、BOLD-fMRI 和 PET 等。

（1）DTI：是在 DWI 基础上发展起来的一种扩散成像技术，利用水分子扩散运动的各向异性来追踪神经纤维，并可量化组织结构的完整性。DTI 能够显示常规 MRI 表现正常的白质显微结构完整性的破坏。而 VCI 发生的主要机制之一即小血管病变导致皮层下多发腔隙性梗死、脑白质变性发生后，神经纤维束完整性被破坏。因此，多项研究利用 DTI 技术研究小血管病与 VCI 的关系及其对 VCI 的诊断价值。VCI 患者表现为 FA 值降低和 MD 值升高，与神经元丢失及白质纤维脱髓鞘有关，其中 FA 值对神经纤维完整性破坏更敏感。

Lawrence 等对 115 例小血管病相关认知功能障碍患者进行了 MRI 检查，研究了影像特点（包括：腔隙性梗死、脑萎缩、微出血、T_2WI 信号特点及 DTI 特点）与认知功能损害的关系，发现仅有 MD 与小血管病患者执行功能减退相关。Biesbroek 等利用 DTI 技术研究了 516 例腔隙性脑梗死或脑白质高信号的患者，发现 VCI 患者执行功能损害与上纵束和丘脑前辐射结构破坏密切相关。Tuladhar 等对 444 名 VCIND-SVD 患者进行了前瞻性队列研究，发现特定区域的白质显微结构完整性的破坏与相应认知域的损害具有相关性，胼胝体膝部与压部的损害影响整体认知功能及执行功能，扣带回白质损害可导致语言记忆受损。

近年来，颈动脉狭窄与 VCI 的关系也是研究热点。Lin 等对 30 例无症状的单侧重度颈动脉狭窄（>70%）患者进行了 DTI 检测和神经心理评估，发现 40% 患者表现为轻度认知功能损害（MCI），这些患者表现为全脑 FA 显著降低，多个网络内功能连接受损。这项研究提示颈动脉重度狭窄患者在发生血管性事件前已有认知功能受损，DTI 作为检出认知功能损害的敏感指标有较大的临床应用前景。

Lin 等利用 DTI 对 47 名卒中后无痴呆（PSND）

患者的脑白质纤维连接网络拓扑属性进行研究后发现，PSND 患者部分脑区结点属性存在异常，表现为眶额回介数中心度减低，而顶枕叶的介数中心度和脆弱性增加。这项研究从新的角度解释了卒中后认知功能减退和脑组织功能性代偿的发生机制。

（2）PWI：常用对比剂首次通过法，是基于团注对比剂追踪技术的 MRI 功能成像，通过顺磁性对比剂团注入毛细血管床，采用时间分辨率足够高的 MR 成像序列，对目标器官进行连续多时相扫描，检测带有对比剂的血液首次流经受检组织时组织的信号强度随时间的变化，来反映组织的血流动力学信息。有研究显示，随着脑组织缺血时间延长，局部组织的血流信号降低，且这种血流灌注的降低与 MMSE 评分呈正相关。PWI 作为一种简便易行的动态监测脑血流灌注的手段，在 VaD 的预测和病情评估方面有很大价值。

动脉自旋标记法（ASL）则是标记自体血液中的氢质子作为内源性对比剂，用特殊设计的脉冲序列在成像平面的近端对流入组织的血液中的氢质子进行标记，从而反映组织的血流动力学变化。Dai 等用 ASL 技术对 MCI 患者的局部相对脑血流量进行检查，其结果显示，与正常对照组相比，MCI 患者组可见左侧的顶叶、颞叶、前外侧额叶皮质局部脑血流量显著降低。Musiek 等对 17 个 AD 患者同时进行 ASL 和 PET 检查，结果显示，ASL 的低灌注与 PET 的低代谢模式基本一致。ASL 作为一种安全无创、相对经济、不需注射药剂且操作和随访均更容易的检查方式，有广阔的临床应用前景。

（3）SWI：是梯度回波 T_2*WI 基础上发展起来的一种利用组织磁敏感性不同来成像的技术，SWI 对微小的磁场不均匀性具有高度敏感性，这种不均匀性主要来自去氧血红蛋白、血液代谢产物、微量铁沉积等。微出血是由各种原因引起脑内微小血管（血管直径 <400μm）破裂，以微量出血、脑组织周围含铁血黄素沉着为主要特征的一种亚临床脑实质损害。在 SWI 序列上，微出血表现为均匀一致的直径为 2mm~5mm 的圆形低信号区域。

既往研究表明微出血的数量及部位与认知障碍相关，以额颞叶及基底节的微出血相关性更强，这可能与局部血脑屏障受损、血液代谢产物刺激、代谢障碍导致神经元坏死、皮质下纤维连接中断相关。Ayaz 等对轻度认知功能障碍（MCI）患者和认知功能正常的人群研究后发现，SWI 最小可识别直径 1mm 的微出血，随访结果显示微出血数量增加可作为认知功能下降的预测指标。Poels 等研究发现，微出血与执行功能、信息处理速度等认知功能相关，尤其是多发微出血（数量 >5）以及脑叶微出血与认知功能下降相关性更高。目前大多数研究倾向于认为微出血是导致认知障碍的小血管病变的主要病理表现之一，准确判断微出血的部位和严重程度有助于 VCI 的早期预防和诊断，对改善认知障碍患者的生存质量有重要意义。

（4）^{1}H-MRS：可无创观测活体组织代谢及生化改变，主要指标包括：NAA、Cho、mI 以及 Cr 的浓度。其中 NAA 主要位于神经元的线粒体内，因此被认为是神经元与神经轴突的内源性标记物，NAA 降低是神经元和轴突完整性破坏的重要标志。Cho 是细胞代谢的标志物，其水平增高提示细胞分裂活跃，降低可见于脑卒中等患者；mI 升高反映神经胶质细胞增生，因此可作为神经胶质细胞密度与活性的指标。许多研究都提示轻度认知障碍患者脑内组织的 NAA 含量减少，mI 含量相对增加。而 Cr 在同一个体脑内的含量相对稳定，因此常被作为参照值来衡量其他代谢物的含量。既往的大量研究常通过计算 NAA/Cr 或 mI/Cr 值，来早期识别代谢异常，鉴别 AD 与 VaD。

在合并腔隙性脑梗死的痴呆患者中，其额叶皮质 NAA 降低与白质病灶体积和腔隙性梗死的数量显著相关，痴呆组白质区 NAA 的下降更明显，海马 NAA/Cr 明显低于正常组。Kantarci 等发现，AD 患者海马、白质的 mI/Cr 明显高于 VaD 患者。Denheijer 等研究发现 Cho/Cr 值高的老年人发展为认知障碍的危险性更高。Nitkunan 等对 SVID 患者行 MRS 和 DTI 检查，探讨 DTI 参数异常的生化基础，发现半卵圆中心 NAA 与 MD 值呈显著负相关，与 FA 值呈显著正相关，且代谢异常与轴突丧失及认知障碍有关。Nikunan 等通过多体素 MRS 研究 SVD 患者脑深部白质代谢变化与认知功能的关系，发现与对照组相比，SVD 患者脑白质区 NAA 浓度显著下降，但是未发现 NAA 下降与认知功能改变相关。Gasparovic 等研究发现在缺血性脑血管病患者中，Cr 和 NAA 与神经心理测量分数相关，其中 Cr 水平与执行、注意及总分密切相关，NAA 仅与执行和总分相关，病灶体积与神经心理测量得分关系不大。

Charles 等对 60 位 VCI 患者进行 MRS 检查及

神经心理学多维度量表评估，发现 Cr 与 NAA 绝对含量水平与认知功能（尤其是执行功能）下降具有统计学相关性，随着白质损伤体积增加，NAA 水平下降明显，但单纯白质损伤体积与认知障碍程度却未发现相关。Sorlin 等对卒中后 6 个月的患者进行 MRS 检查及运动功能评估，测量运动脑区的代谢物浓度后发现，相比对照组，病灶侧 NAA 浓度在初级运动区、辅助运动区减低，mI 浓度在初级运动区、背侧运动前区升高，而健侧与对照组无差异。

（5）BOLD-fMRI：当神经元活动增强时，其局部供氧与耗氧失衡，活动区脱氧血红蛋白相对减少，而脱氧血红蛋白为顺磁性物质，可缩短 T_2 弛豫时间，因此 BOLD-fMRI 上表现为神经活动区域信号相对增强。BOLD-fMRI 可分为任务态 BOLD-fMRI 和静息态 BOLD-fMRI。任务态 BOLD-fMRI 主要用于探索认知任务诱发的神经元活动。静息态 BOLD-fMRI 是检测受试者静息状态下自发神经活动，构建各个相关脑区之间的网络连接，反映基础状态下大脑活动的本质。人脑静息时存在多个相互作用的网络系统来维持功能平衡，包括默认模式网络（DMN）、背侧注意网络（DAN）、中央执行网络（CEN）、突显网络（SN）等，功能连接（FC）指的是远离的两个空间脑区之间的时间相关性。

Yin 等对轻度认知障碍患者进行研究，以后扣带回为种子点，探索其与全脑功能连接变化，发现实验组广泛的 FC 减低，可能的机制是 SVD 引起皮质下白质纤维连接中断，而右侧颞下回、左侧颞中回及中央前回出现 FC 增强，这可能是脑白质受损、神经网络重建代偿的表现。Jae-Sung 等人研究 19 例卒中后痴呆（PSD）患者胆碱能通路的神经传导机制时，借助 fMRI 观察静息态时 PSD 患者脑内不同网络功能连接的改变，结果显示，在急性缺血卒中患者中，DMN、CEN 损伤比 SN 损伤更常见。Dacosta-Aguayo 等对发病 3 个月后的卒中患者进行了研究，却发现前扣带回等脑区 FC 增强。这可能是由于人脑在静息时，存在多个相互作用的网络系统来维持功能平衡，当默认网络的活动减少时，与之相互作用的网络系统活动会代偿性增加。

Zhou 等利用静息态 fMRI 技术，研究 VCI 患者内侧前额叶皮质、双侧丘脑与其他脑区的功能连接，结果显示，VCI 患者额叶、颞叶萎缩；与内侧前额叶皮质 FC 减低的脑区包括前扣带回皮质等脑区，与执行与记忆功能密切相关；与丘脑 FC 减低的脑区包括眶额叶皮质等脑区，同样与执行功能及记忆功能损害呈显著相关，但额下回脑区表现为连接增强，推测由早期代偿机制所致。该研究强调了丘脑和内侧前额叶皮质在额叶 - 皮质下环路中的重要性，揭示了 VCI 患者执行、记忆功能障碍发生的病理生理机制。Zhou 等在对 VCI 患者脑功能网络的研究中发现，VCI 患者和健康人群在一定的网络稀疏度范围内均呈现出“小世界”属性，然而与健康对照组相比，VCI 患者的全脑网络和局部节点拓扑属性均有异常，VCI 患者额颞叶聚类系数降低而特征路径长度增加，局部功能活动强度降低，网络内信息传递效率降低。Jin 等用静息态 fMRI 研究 SVD 和 β 淀粉样沉积对脑内默认模式网络（DMN）、中央执行网络（CEN）功能连接的影响，结果表明，PiB（+）AD 和 PiB（-）SVaD 的患者静息态时 DMN、CEN 的功能连接在不同的脑区有 FC 减低，合并了 β 淀粉样蛋白和 SVD 两种因素的患者较单一因素影响的患者在静息态 DMN、CEN 的功能连接破坏更明显。

上述各项研究得出的 VCI 患者具体脑区的变化并不一致，由于疾病早期代偿，结构连接改变还不能完全解释功能连接的改变。目前大脑内部功能连接与神经纤维束的解剖学连接之间的关系仍然不明确，对功能网络的研究还需要进一步的努力。

（6）PET：通过测定不同脑区的葡萄糖代谢率、氧代谢、局部血流等变化来反映脑功能，可以早于解剖结构的改变发现脑功能异常。PET 根据显像标记物不同可分为多种类型，常用于 VCI 研究的有观察糖代谢的 ^{18}F-FDG-PET，以及观察 β 淀粉样蛋白沉积的 ^{11}C-PiB-PET。

Reed 等通过 FDG-PET 检测脑缺血性卒中（CIS）患者和阿尔茨海默病（AD）患者在语义记忆任务中的大脑活动，来研究 CIS 与 AD 记忆衰退机制是否存在差异。结果显示，CIS 与 AD 情景记忆损伤的机制不同，CIS 记忆衰退与前额叶代谢有关，AD 记忆衰退与左侧海马和颞叶相关。Reed 等通过 FDG-PET 研究发现皮质下腔隙性梗死可引起额叶代谢率降低，尤其是前额皮质，该区域代谢活性的下降与执行功能下降呈显著独立相关。Kerrouche 等应用了基于像素的多变量分析技术，分析 PET 图像，由此鉴别 AD 与 VaD，结果显示，两者代谢模式不同，代谢程度与 MMSE 呈线性相关，其准确率可达 100%，VaD 的低代谢区主要位于深部灰质核团、小脑、初级皮层、颞中回、扣带回前部，而 AD 的低代谢区主要位于海马、顶叶皮层和扣带回后部。

能引起痴呆的病因众多，在痴呆早期，某些引发痴呆的疾病在 PET 影像学上有一定的特征，不同类型痴呆的脑葡萄糖代谢下降典型部位如表 10-2-8 所示。但随着痴呆程度进展加重，会出现较大范围的糖代谢率下降，此时期往往已经不具有某种痴呆的典型影像，而表现为相似的图像，这也是造成临床上难以鉴别各种类型痴呆的原因。

表 10-2-8 不同痴呆类型的 FDG PET 特点比较

疾病名称	FDG PET 主要代谢减低区
轻度认知功能障碍（MCI）	后扣带回、海马旁回和颞下回
阿尔茨海默病（AD）	大脑边缘系统（海马旁回和后扣带回）、楔前叶及双 / 单侧顶颞叶皮质；纹状体、丘脑、小脑正常
晚期阿尔茨海默病	后扣带回、楔前叶和顶颞叶，最后扩展至额叶皮质
额颞叶痴呆（FTD）	双额叶为主，颞叶前部、皮层下结构基底节（壳核和苍白球）和内侧丘脑等部位也可受累
路易体痴呆（DLB）	枕叶皮质区（初级视觉皮质）、颞顶叶，但典型的是后扣带回的功能不受影响
血管性痴呆（VaD）	散发的病灶处皮质、皮质下结构、深灰质核团和小脑

Yoon 等尝试用 PiB-PET 技术鉴别 VaD 与 AD，结果显示，VaD 多为 PiB 阴性（65.7%），而 AD 多为 PiB 阳性（89.7%），PiB 阴性的 VaD 患者记忆功能好于 AD 患者，而执行功能较 AD 差。但由于 AD 与 VaD 重叠严重，因此研究结论仍不支持 PiB-PET 能鉴别 VaD 与 AD。Ji 等通过 PiB-PET 检测 β 淀粉样蛋白，用 FLAIR 测量脑白质高信号部分的容积，来研究局部缺血和 Aβ 沉积对轻度皮层下缺血性认知障碍（svMCI）患者认知功能损害是否有协同作用。结果显示，svMCI 患者脑中的 Aβ 沉积少于 AD 源性的轻度认知障碍（aMCI）患者；svMCI 的 Aβ 沉积与多种认知功能障碍（语言、视觉空间、记忆及执行）相关，而 aMCI 的 Aβ 沉积仅与记忆障碍相关；脑白质高信号和 Aβ 沉积对视觉空间障碍存在交互效应。这项研究提出，大多数 svMCI 不伴有 Aβ 沉积，脑血管疾病和 AD 协同损害视觉空间功能。Ye 等通过 ^{11}C-PiB-PET 对皮质下血管性痴呆（SVaD）患者进行的一项为期三年的随访调查发现，PiB（+）的患者认知功能减退比 PiB（-）的患者更快，β 淀粉样蛋白沉积在认知功能减退过程中非常关键。对皮质下血管性痴呆（SVaD）患者的病例报告提出，功能磁共振双反转恢复（DIR）序列和弥散加权成像（DWI）序列联合 ^{11}C-PiB-PET 成像能够及早发现合并淀粉样脑血管病（CAA）的 SVaD 患者，有助于早期干预，改善患者预后。

（张 冰）

三、路易体痴呆

【概述】

路易体痴呆（dementia with Lewy bodies，DLB）是一组临床及病理表现与帕金森病（Parkinson disease，PD）和阿尔茨海默病（Alzheimer disease，AD）重叠，以波动性认知功能障碍、幻视和帕金森综合征为临床特点，以路易小体为病理特征的神经变性病。1912 年，德国病理学家 Lewy 在帕金森病患者大脑神经元中检出一种异常蛋白小体；1919 年，前苏联病理学家 Tretiakoff 将其命名为“Lewy 小体”；1961 年，日本学者 Okazaki 证实痴呆的发生发展与皮质型路易小体相关；1980 年，Kosaka 提出“Lewy 体病”的概念；至 1995 年，首届国际路易体痴呆研讨会将弥漫性路易体病、路易小体型老年痴呆、阿尔茨海默病、路易小体变异型和大脑型路易体病统一命名为“路易体痴呆”，并于 2003 年对其诊断标准进行重新修订，2005 年发表于 Neurology 应用于临床实践。

路易体痴呆的病因与发病机制目前尚不清楚。其危险因素包括年龄、高血压、高脂血症、α- 突触核蛋白基因突变、携带一个以上 ApoE ε4 等位基因以及细胞色素氧化酶 P450 同工酶（CYP2D6B）等位基因突变等。路易体痴呆发病率为 3.5/10 万人，并随年龄增长而上升。其发病率仅次于阿尔茨海默病，约占所有类型痴呆的 25%，好发年龄 60~90 岁。65 岁以上老年人中路易体痴呆的患病率为 0.7%。男性与女性发病率之比为 1.9∶1。目前，我国尚无完整流行病学资料，仅有小样本临床分析。路易体痴呆的病程为 6~10 年，与阿尔茨海默病的起病年龄、死亡年龄、病程长短无差异。由于路易体痴呆的早期诊断率较低，从诊断至死亡时间明显短于阿尔茨海默病。

【临床与病理】

临床表现主要有3个核心症状，包括波动性认知障碍、帕金森综合征和视幻觉。路易体痴呆的非运动症状常起病隐匿且较早，包括嗅觉障碍、睡眠功能障碍、自主神经功能障碍、便秘、流涎等。随着病程进展，可出现一系列皮质损害特征，包括命名障碍、失语、失用等。

路易体痴呆的典型病理表现为路易小体形成。路易小体为胞质内嗜伊红圆形小体，位于核周，有致密核心，其周围包绕着清亮晕圈，常规染色容易观察到，之前一直被认为是帕金森病的病理标志。路易小体的形成是因α-突触核蛋白基因突变及其他多种因素，导致α-突触核蛋白异常聚集。泛素通过蛋白酶体系统参与α-突触核蛋白降解，而多巴胺可与α-突触核蛋白结合形成原纤维，最终促进路易小体形成。路易小体在路易体痴呆发生、发展中的作用目前尚不明确，目前认为原纤维及路易小体均有神经毒性。细胞外α-突触核蛋白导致了痴呆症状。路易小体的累及部位较路易小体绝对计数与疾病严重程度更为相关。路易小体在帕金森病等神经变性疾病中均可出现。路易小体的分布有助于鉴别帕金森病与路易体痴呆。帕金森病患者其路易小体主要分布于黑质及脑干核团，而路易体痴呆患者除累及黑质及脑干核团，还可累及边缘系统。路易体痴呆还可有阿尔茨海默病的病理表现，如Aβ沉积，神经原纤维缠结等，但程度常较阿尔茨海默病轻。路易体痴呆的神经生化改变与其组织病理损害有关。黑质纹状体损害导致豆状核多巴胺下降，前脑Meynert神经核受损导致皮质胆碱乙酰基转移酶和乙酰胆碱下降，最终导致痴呆及运动症状。此外，路易体痴呆还存在γ-氨基丁酸与5-羟色胺能递质系统的损害。

至今尚无遗传学或生物化学标志物可作为路易体痴呆的诊断依据。2013年美国精神障碍诊断统计手册第5版发布了路易体认知功能障碍的诊断标准，并将其分为轻度认知功能障碍期及痴呆期。临床早期预测因子可以在出现认知或运动功能障碍前对路易体痴呆患者进行诊断，进而有助于早期干预。嗅球、肠神经系统、中脑核团损伤可分别导致嗅觉丧失、便秘与快速动眼期睡眠行为障碍，这些症状常在发生认知障碍数年前出现。最新研究表明，MMSE五边形临摹测试中表现差、轻度锥体外系症状与快速动眼期睡眠行为障碍症状是早期路易体痴呆最有价值的预测因子。但当患者只有轻度运动症状及轻度认知功能障碍时，鉴别比较困难且意义不大。

【影像检查方法】

X线检查对诊断路易体痴呆无价值，而常规CT和MRI扫描也可能无特征性改变，部分病例可见弥漫性脑萎缩表现，故敏感性不高。随着影像学技术的发展，DTI、fMRI、MRS等MRI新技术以及PET对路易体痴呆的早期诊断有重要意义，并可在随访中提供客观的评价指标，有望成为路易体痴呆综合评估的有力工具。

【影像表现】

影像学检查有助于鉴别路易体痴呆与其他类型痴呆。路易体痴呆患者的结构MRI表现为弥漫性脑萎缩，海马萎缩程度较阿尔茨海默病轻。脑灌注成像提示路易体痴呆患者顶叶和枕叶区域的脑血流量下降。PET检查发现路易体痴呆除颞、顶、枕叶糖代谢降低外，还可发现基底节与丘脑枕部代谢降低。其中，枕叶糖代谢降低是路易体痴呆与阿尔茨海默病鉴别的最大特征。相对于楔前叶和楔叶，后扣带回的葡萄糖代谢率更高，被称为扣带回岛征，是路易体痴呆患者特征性的^{18}F-FDG PET影像。黑质是路易小体沉积相对较早的部位，而黑质多巴胺能耗竭是早期路易体痴呆的特征。通过多巴胺转运分子作配体，进行黑质PET或SPECT检查有助于疾病的诊断。

【诊断与鉴别诊断】

由于路易体痴呆临床表现多样化、与阿尔茨海默病在临床表现上重叠以及长期以来对路易体痴呆认知不足，使其诊断及鉴别诊断较困难。脑部影像学检查在痴呆患者的诊断及其病情评估中扮演了非常重要的角色。影像学上，CT及MRI表现为正常或轻度弥漫性脑萎缩，与阿尔茨海默病相比，其海马萎缩常不明显，颞叶内侧萎缩程度轻者高度提示路易体痴呆。PET检查提示颞顶枕皮质的低代谢，枕叶代谢减低远远重于阿尔茨海默病。路易体痴呆与帕金森病痴呆（Parkinson's disease dementia，PDD）在临床表现及病理特征上有共同点，因此往往容易误诊。与帕金森病痴呆相比，路易体痴呆的顶叶、颞叶及枕叶灰质萎缩更为明显，但在SPECT和PET中难以鉴别，提示

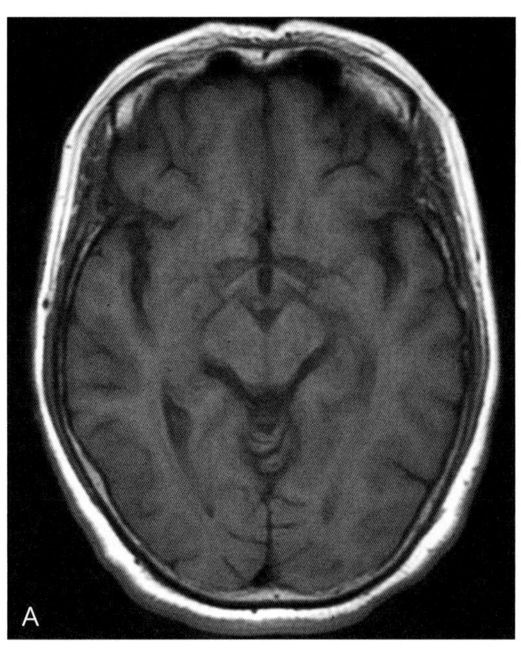
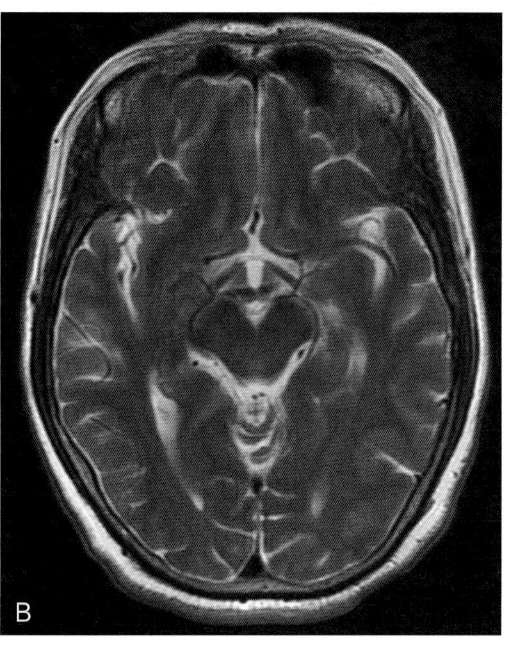

图 10-2-15 路易体痴呆 MRI 表现

女性，62 岁。A. T_1WI；B. T_2WI。中脑、下丘脑萎缩，海马、中颞叶、颞顶皮层萎缩不明显

这两种疾病均为黑质纹状体受累，有部分相似的发病机制，属于同一疾病谱。

【影像学研究进展】

1. 结构 MRI 路易体痴呆的脑萎缩模式主要是基底前脑、中脑、下丘脑出现萎缩，而海马、中颞叶、颞顶皮层萎缩不明显（图 10-2-15）。这个结论与路易小体由脑干向基底节进展的病理发现一致。

2. DTI 路易体痴呆患者 DTI 表现为弥漫性平均弥散系数升高及尾状核、壳核、脑桥、左侧丘脑、胼胝体、胼胝体周围区域以及额叶、顶叶、枕叶白质传导束各向异性分数降低。

3. fMRI 基于静息态 fMRI 的研究表明，路易体痴呆的患者楔前叶和注意相关的脑区、壳核与额叶、颞叶、顶叶的连接强度增加，而前额叶与视皮层的连接强度减弱。基于颜色、面孔识别、运动等刺激的任务态 fMRI 研究发现，颞上回的激活增加，而高级视皮层的激活减弱。表明路易体痴呆的患者枕叶高级皮层区受累，而初级皮层区功能保留，可能和其视幻觉及视空间受损有关。

4. PIB-PET PIB 常用于脑内 Aβ 沉积的检测，而路易体痴呆的发病机制可能与 Aβ 的沉积有关。研究发现，路易体痴呆患者皮层有 Aβ 的沉积，并且与阿尔茨海默病的沉积部位相似，可沉积在前额叶、顶叶及颞叶皮层，可能与其认知受损有关。

（周 滟）

四、额颞叶痴呆

【概述】

额颞叶痴呆（frontotemporal dementia，FTD）是一组以进行性的行为异常、执行功能障碍或语言功能损害为特征的神经变性临床综合征，其病理特征为选择性的额叶和（或）颞叶进行性萎缩。欧美国家的数据显示，FTD 是早发型痴呆的主要原因之一，男性和女性的患病率相当，以 45~64 岁发病最为常见，患病率为 15/10 万 ~22/10 万。在由神经变性导致的痴呆中，FTD 仅次于阿尔茨海默病和路易体痴呆，列第 3 位，占 3%~26%。FTD 患者的平均生存期为 6.6~11 年。

Pick 于 1892 年首次对 FTD 进行了描述，包括失语症、脑叶萎缩及早老性痴呆。Alzhemer 于 1911 年进一步对 FTD 病理学特征进行研究，认为其临床特征与 Pick 小体有关，并将这种临床 - 病理改变命名为 Pick 病。1982 年 Mesulam 描述了一类以语言功能损害为主要特征的 FTD，该亚型被定义为原发性进行性失语。随着研究的不断深入，FTD 的临床诊断及分型被逐渐认识。但由于 FTD 在临床表现、病理学和遗传学方面均具有异质性，或合并其他疾病，其临床诊断和分型十分复杂，目前对 FTD 的诊断及分型需结合其临床特征、流行病学、病理和遗传学、神经影像学以及生物标记物等来综合分析。

【临床与病理】

根据临床特征，目前国际上将FTD分为3种主要的临床亚型：行为变异型额颞叶痴呆（behavioral variant of FTD，bvFTD）即狭义上的额颞叶痴呆或额颞叶痴呆额叶型，主要表现为早期的行为异常和执行功能障碍；语义型痴呆（semantic dementia，SD），主要表现为进行性的语义知识受损和命名障碍；进行性非流利性失语（progressive non-fluent aphasia，PNFA），主要表现为言语、语法和发音进行性受损。此外，随着FTD病情进展，上述3种临床变异型的症状可以互相重叠，早期为局灶性的变性病变，后逐渐弥散并累及更为广泛的额颞叶脑区，患者逐渐发展为全面的认知功能障碍和运动功能损害。其中合并运动功能障碍者构成FTD的特殊亚型，包括肌萎缩性脊髓侧索硬化症（amyotrophic lateral sclerosis，ALS）、运动神经元病（motor neurone disease，MND）、皮质基底节综合征（corticobasal syndrome，CBS）和进行性核上性麻痹综合征（progressive supranuclear palsy syndrome，PSPS）等。在疾病终末期，患者可出现进食困难、运动及吞咽障碍。死亡一般发生在症状发生8年后，通常由肺炎或其他继发性感染造成。

目前认为FTD是遗传和环境因素相互作用的结果。超过40%的患者具有家族遗传史，13.4%的患者由常染色体突变致病。有6种基因的突变与FTD相关，其中微管相关蛋白tau基因（microtubule-associated protein tau gene，MAPT）和颗粒蛋白前体基因（progranulin，PGRN）是最常见的相关基因。其余4种基因分别是含缬酪肽蛋白（valosin-containing protein，VCP）基因、相互作用DNA结合蛋白（transactive response DNA-binding protein，TARDP）、融合肉瘤基因（fused-in-sarcoma，FUS）、带电多胞体蛋白2B基因（charged multivesicular body protein 2B，CHMP2B）。最近发现在9号常染色体上的一个新的核苷酸六聚体异常扩展与FTD-MND有关。

依据脑内蛋白沉积的主要类型将FTD分为3种亚型：微管相关蛋白-tau蛋白（FTD-TAU）型、TAR DNA结合蛋白43（FTD-TDP）型和FUS蛋白（FTD-FUS）型。其中最常见的类型是FTD-TDP，表现为泛素化和过度磷酸化的DNA结合蛋白43KD过度积聚。此外，还有2种罕见的神经病理亚型，一种是tau蛋白、TDP-43和FUS蛋白阴性而泛素阳性的包涵体亚型，名为FTD-UPS，另一种是无法辨别的包涵体亚型，名为FTD-NI。

研究表明，FTD的临床分型与病理分型和特定的遗传基因突变之间存在相关性。例如，病理上MAPT突变导致编码的tau蛋白异常，临床上主要和bvFTD有关，同时与合并CBS和极少数的PSPS也有一定关系。MAPT突变患者常出现严重的中外侧颞叶萎缩，大部分是右侧。而GRN突变与FTD-TDP相关，临床上既与bvFTD、CBS和MND相关，又与SD显著相关。另外FTD-TDP还与TARDBP和VCP基因突变相关。FTD-FUS亚型与FUS基因突变相关。FTD-USP亚型与CHMP2B基因突变相关。bvFTD的病理亚型包括TDP-43型（约50%）、TAU型（约40%）、FUS型及其他型（约10%）。

1. bvFTD bvFTD是一种以人格、社会行为和认知功能进行性恶化为特征的临床综合征，约占FTD的50%，是FTD中病理异质性最显著、遗传性最强的亚型。临床表现为进行性加重的行为异常，人际沟通能力和（或）执行能力下降，伴情感反应缺失、自主神经功能减退等。其中行为异常最为显著，包括去抑制行为、动力缺失、强迫性行为、仪式性行为、刻板运动和口欲亢进等。存在以下情况应排除bvFTD的诊断：症状更有可能是由其他神经系统非变性疾病或内科疾病引起；行为异常更符合精神病学诊断；生物标志物强烈提示阿尔茨海默病或其他神经退行性病变。

2. 原发性进行性失语 原发性进行性失语（primary progressive aphasia，PPA）表现为早期出现缓慢的进行性语言功能改变。PPA起病隐匿，突出表现为逐渐加重的语言生成、命名、语句组织或词语理解障碍。PPA的诊断标准包括：明显的语言障碍；出现由语言障碍引起的相关日常生活功能受损；失语症是症状出现时以及疾病早期最显著的认知障碍。且除外以下情况：其他非神经系统变性或内科疾病可更好地解释认知障碍；精神疾病可更好地解释认知障碍；疾病早期显著的情景记忆、视觉记忆或视觉知觉障碍；疾病早期显著的行为障碍。PPA包括3种亚型：SD、PNFA和logopenic型进行性失语。其中SD和PNFA属于FTD，logopenic型进行性失语因其病理改变更倾向于AD样改变未归类为FTD，该型临床表现以自发语言中单词提取困难和语句及短语的复述能力受损为主，脑萎缩主要累及下顶叶和颞叶。

SD典型表现为进行性流畅性失语，患者呈现严重的失命名，对口语和书写的单词理解受损，语言流畅但内容空洞，缺乏词汇，伴表层失读和失写。重症和晚期患者出现视觉信息处理能力受损（人面失认症和物体失认症），可出现更广泛的非语言功能受损。SD的发病机制与选择性、非对称性颞叶前下部萎缩有关，多以左侧优势半球颞叶受累为主（左侧型），而表现为非语言性语义缺陷的患者则以右侧优势半球颞叶受累为主。右侧型SD较左侧型SD少见，患者主要表现为情景记忆受损、迷路和行为异常如人格改变、移情丧失和强迫行为，其语言缺陷较为少见，语义记忆缺损也限于人物、味道或食物，如人面失认症。发病3年以上的SD患者，左侧和右侧型的临床症状逐渐开始重叠；左侧型患者开始出现行为症状，右侧型患者也会出现广泛性语义和语言障碍。SD主要与FTD-TDP病理型相关，75%的患者TDP-43蛋白为阳性，少数患者也可有其他病理学表现，如tau蛋白病变。PNFA表现为进行性非流畅性自发语言障碍，包括语法障碍、语音障碍和命名性失语。病理表现多为左半球外侧裂前部周围的皮质萎缩（前部型）。70%的PNFA与FTD-TAU病理型显著相关。

【影像检查方法】

常规X线检查对诊断FTD无价值。结构MRI和CT成像可显示脑萎缩的模式：FTD以显著的额叶或颞叶萎缩为特征，额岛皮质的萎缩则更加提示FTD的诊断。FDG-PET、功能磁共振成像及SPECT成像显示相关脑区表现为不成比例的血流灌注不足和基础代谢率减退。分子影像学可以特异性地将FTD从AD中鉴别出来，并且具有进一步鉴别FTD不同分型的潜能，这方面研究目前较为热门。例如，由于淀粉样蛋白沉积不是FTD的神经病理学特征，β淀粉样蛋白示踪成像可以将其从AD中区分出来，因而建议对于65岁以下具有持续性或进行性的难以解释的轻度认知功能障碍或不典型、混合性痴呆表现的患者行淀粉样蛋白成像。DTI显示FTD的脑白质变性范围较AD更为广泛。

【影像表现】

神经影像学的发展，尤其是MRI技术和功能成像技术的快速发展，提高了FTD的早期确诊和分型诊断水平。分子成像技术则有助于鉴别诊断。

1. bvFTD 在CT和MRI结构成像中表现为双侧额叶和前颞叶的萎缩（图10-2-16），具体包括内侧前额叶、直回、额上回、前扣带回、前岛叶和丘脑，以优势半球萎缩稍显著。随着疾病进展，上述脑区萎缩程度加重，岛叶和颞叶后部及顶叶亦出现萎缩。需要注意的是，结构成像未见明显脑叶萎缩并不能完全排除FTD的诊断，因为在疾病的早期阶段其影像改变肉眼难以察觉。功能成像包括SPECT和FDG-PET提示额叶和前颞叶灌注不足、基础代谢率减低（图10-2-16），这种改变对于疾病的诊断更为敏感，早于任何结构MRI上的改变。

2. PPA 影像学主要表现为颞枕叶非对称性萎缩、低灌注、低代谢。其中logopenic型进行性失语脑萎缩和低灌注及低代谢主要累及下顶叶和颞叶，因其病理改变更倾向于AD样改变未归类为FTD。

SD在CT和MRI结构成像中主要表现为选择性、非对称性颞叶前下部萎缩，多以左侧优势半球颞叶受累为主（左侧型）（图10-2-17），而表现为非语言性语义缺陷的患者则以右侧优势半球颞叶受累为主。右侧型SD较左侧型SD少见，患者主要表现为情景记忆受损，迷路和行为异常，语义记忆缺损限于人物、味道或食物。发病3年以上的SD患者，左侧和右侧型逐渐开始重叠，并可累及额叶和顶叶皮质。SPECT和PET提示前颞叶非对称性的灌注和基础代谢率减低，主要累及颞极、鼻周皮质、前梭状回、海马和杏仁核。

PNFA在CT和MRI结构成像中主要表现为左侧额叶后部和岛叶萎缩，SPECT和PET显示为相应脑区灌注和基础代谢率减低。随着疾病进展可累及前颞叶、眶额部和扣带回，最后沿外侧裂累及顶叶。

3. 合并运动功能障碍 针对此类FTD特殊亚型的影像学研究较少。典型的FTD-MND在CT和MRI结构成像中主要表现为眶额部、背外侧前额叶及颞极皮质萎缩。代谢成像显示内侧颞叶、额叶涉及运动和前运动区的基础代谢率减低。FTD-CBS主要为额顶叶和岛叶萎缩，以左侧较明显。FTD-PSPS主要为额叶萎缩。

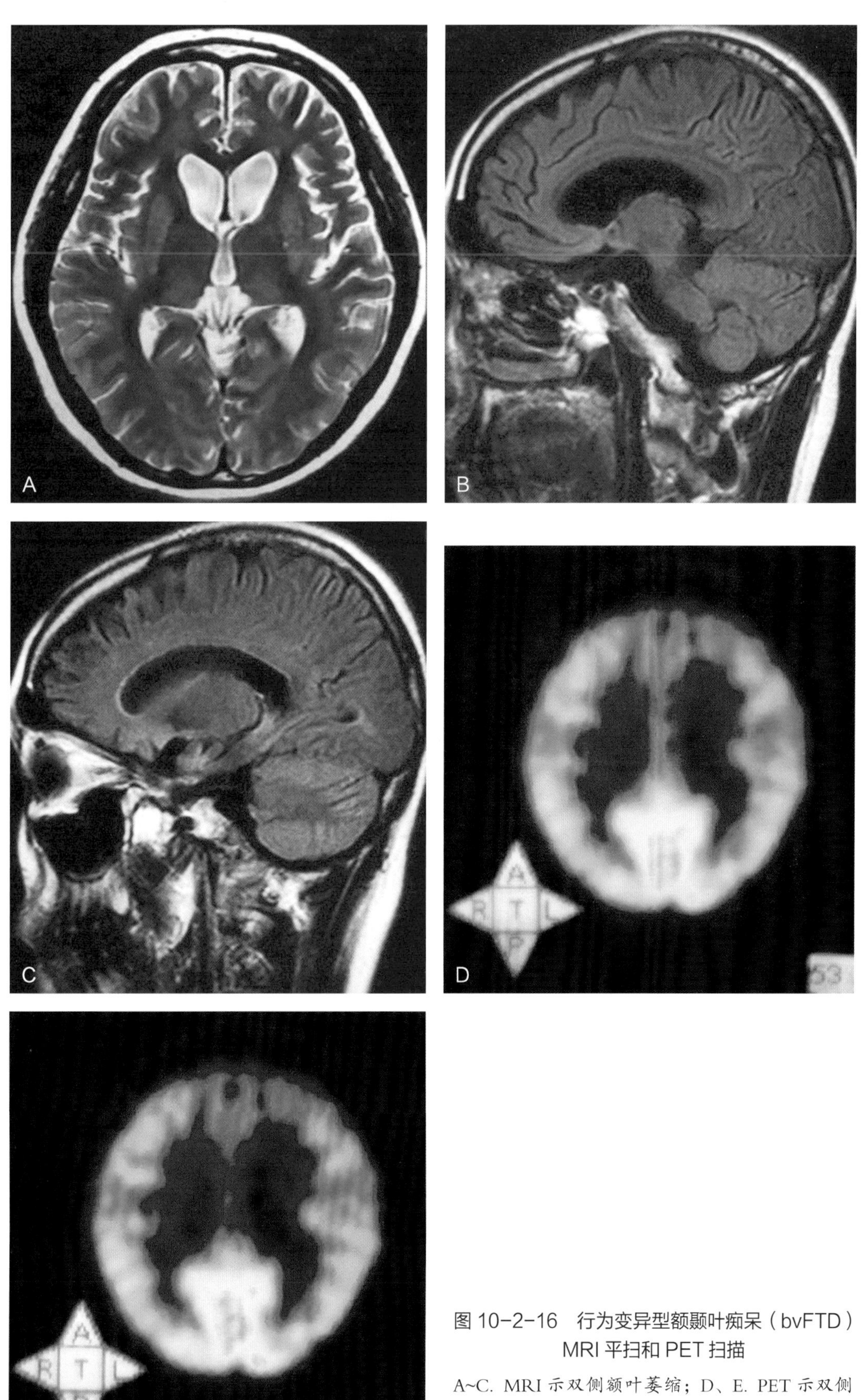

图 10-2-16 行为变异型额颞叶痴呆（bvFTD）MRI 平扫和 PET 扫描

A~C. MRI 示双侧额叶萎缩；D、E. PET 示双侧额颞叶 FDG 代谢减低，侧脑室前角扩大（病例图片由华山医院郭起浩教授提供）

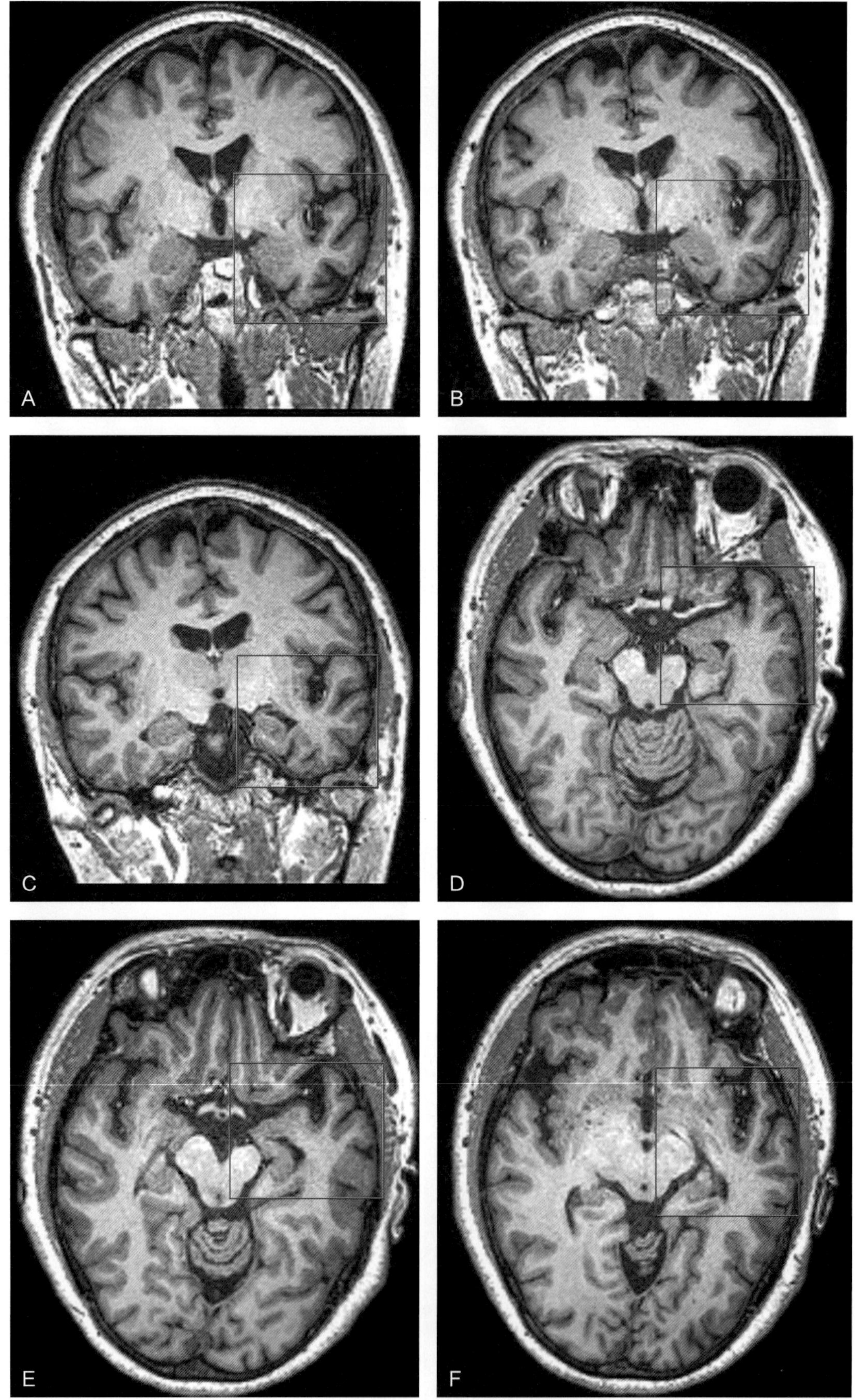

图 10-2-17 语义型痴呆（SD）MRI 平扫

A~C. 冠状位 T_1WI；D~F. 轴位 T_1WI，显示左侧颞叶前部萎缩

【诊断与鉴别诊断】

需结合临床特征、流行病学、病理和遗传学、神经影像学以及生物标记物等对 FTD 的诊断和分型进行综合分析。额叶和颞叶萎缩是 FTD 的典型影像学表现，是诊断 FTD 的支持证据。bvFTD、SD 和 PNFA 等不同类型的 FTD 具有不同的影像学特征，脑萎缩和低灌注与低代谢累及的范围不同。因此，影像学特征可作为 FTD 分型诊断的重要参考依据。在疾病发展的中后期，不同分型之间可以互相重叠，早期局灶的退行性病变逐渐弥散并累及更为广泛的额颞叶脑区。因此，影像学检查也可用于对病情进展情况的评估。

FTD 临床上主要需与 AD 相鉴别，但两者具有不同的影像学特征。AD 患者脑萎缩范围更为广泛，并以内侧颞叶萎缩最为突出，大脑后部较前部萎缩更显著，一般呈对称性。FTD 则表现为选择性、非对称性的脑萎缩，大脑前部较后部萎缩更显著。其中 bvFTD 主要表现为右侧额叶和颞叶萎缩，PPA 为左侧颞枕叶萎缩。脑灌注和代谢成像上两者也表现出类似的分布差异。分子影像学可以特异性地将 FTD 从 AD 中鉴别出来，例如 β 淀粉样蛋白示踪成像在 FTD 中一般为阴性。其他痴呆类型与 FTD 鉴别相对容易。例如，路易体痴呆没有明确的皮质萎缩，患者的中脑背侧可能存在一定的萎缩，FDG-PET 成像表现为颞顶叶后部和枕叶代谢减低，多巴胺转运体 SPECT 成像显示纹状体的多巴胺转运体减少。血管性痴呆在影像学上突出表现为皮质下小血管病，与 FTD 容易区分。

【影像学研究进展】

1. DTI　可用以评估脑白质完整性变化。研究显示 bvFTD 患者额颞叶白质 FA 值下降，包括前纵束、扣带回前部、胼胝体膝部、钩束、下纵束及额枕下束。FTD-ALS 脑白质 FA 值下降与 bvFTD 相似，同时还累及皮质脊髓束。SD 患者表现为非对称性的 FA 值改变，主要累及左侧下纵束和钩束。PNFA 的 FA 值下降则主要累及背侧语言通路，包括左侧上纵束的亚区和弓状束等。

2. 功能磁共振成像　FTD 相关脑功能研究主要关注左半球的语言和语义网络、突显网络及默认网络等。静息态 fMRI 研究显示 bvFTD 患者突显网络内的连通性下降，默认网络内连通性增强。这与 AD 的情况相反，或可作为两者鉴别的依据。

3. 动脉自旋标记成像　ASL 是一种非侵入性、无需对比剂的灌注成像方法，可以显示局部脑区的灌注异常，间接提示相应脑区的代谢异常。ASL 研究显示 bvFTD 患者双侧额叶、前扣带回和丘脑的灌注下降。

4. PET 和 SPECT　PET 和 SPECT 研究均显示 FTD 患者额叶和颞叶前部代谢下降。SD 以颞极代谢减低为著，bvFTD 以额叶代谢减低为著。PiB-PET 和 Florbetapir-PET 成像可显示大脑淀粉样斑块的沉积，用以鉴别 FTD 和 AD。Florbetapir 因半衰期较长可提供足够的时间窗进行 PET 扫描而优于 PiB。

（周　滟）

五、皮层基底节变性

【概述】

皮层基底节变性（corticobasal degeneration，CBD）是一种罕见的慢性进展性神经变性疾病，又称为神经色素缺失性皮质齿状核黑质变性，伴有非对称性的震颤麻痹及认知功能障碍等症状。皮层基底节变性的临床表现多样化，且与其他神经变性疾病症状相近，因而在疾病早期，常被误诊为帕金森病或其他神经变性疾病。除进行性运动障碍外，在神经症状起病 1~2 年内，部分患者可出现记忆缺失症状，后发展为进行性痴呆。

CBD 在临床上较为罕见，发病率和患病率尚不确定。1968 年 Rebeiz 首次报道了 3 例 CBD 的临床和病理特征。近 10 年来，由于 Gallyas 染色和免疫组织化学方法的应用，该病的临床病理报告越来越多。CBD 的发病年龄多在 60~80 岁，也有少数患者发病年龄较轻，可在 40 岁之前发病，病程可持续 6~10 年。男女均可发病，发病率男性略高于女性。病因尚不明确，到目前为止未发现中毒与感染为其致病因素。无阳性家族史。患者合并甲状腺功能减退、大疱性类天疱疮、强直性脊椎炎、膜性肾小球肾炎等免疫障碍性疾病的发生率较高，但免疫障碍性疾病或其他系统性疾病在发病中的作用尚待进一步研究。

【临床与病理】

肉眼可见脑萎缩以皮质和黑质为著，常见局限于后额叶和下顶叶的大脑皮质萎缩，常呈不对称性，受累肢体对侧大脑半球皮质萎缩较明显，少数亦可呈对称性脑萎缩。镜下所见在明显萎缩的皮质发生神经元丢失和胶质细胞增生，神经元呈气球样变。黑质、基底核、红核、丘脑等有不同程度的神经元丢失和胶质增生改变。近些年的研究表明，Gallyas 银染和 Tau 免疫组化可发现基底节和黑质等皮质下神经元和胶质细胞内特异性的 Tau 蛋白包涵体 Tau 蛋白阳性神经丝，而且在皮层和基底节等皮层下灰质可出现星形胶质细胞斑、星形胶质纤维缠结，CBD 的 Tau 蛋白亦为高度磷酸化。

该病起病隐匿，进展缓慢，多为逐渐进展的运动障碍伴痴呆，常见的首发症状是受累肢体震颤、肌强直、失用和皮质性感觉缺失，痴呆症状出现相对较晚。最突出的临床特征之一是症状的不对称性，随着进展可累及对侧，首先累及左侧者居多，且先累及上肢多见。临床表现主要由大脑皮质损害和锥体外系损害两部分组成。锥体外系症状包括：①姿势性或运动性震颤，可发展成刺激敏感性或动作性阵挛；②肌强直早期表现为受累肢体或手的灵活性减退，以后逐渐发展成运动迟缓、运动不能及强直姿势。大脑皮质症状包括：①失用是 CBD 常见而突出的症状之一，多为运动性失用，也可是观念性失用和结构性失用，主要表现为肢体运动障碍，亦可见口、足失用和眼睑睁开性失用。部分患者可见失语、认知功能障碍、记忆力减退和视空间技能障碍；②肢体异己征为最常见症状，表现为一侧肢体出现不能控制的激动性活动或一侧肢体做出与对侧目的相仿的活动；③肌阵挛多于发病后 6 个月 ~5 年出现；④皮质性感觉缺失是 CBD 的早期症状，部分患者以此为首发症状，最常见的是感觉缺失和关节位置觉受损，表现为肢体自发痛、感觉疏忽和皮质性感觉缺失等。除了大脑皮质损害和锥体外系损害，其他的症状包括手足徐动、口舌运动障碍、吞咽困难、强握反射、腱反射增高及锥体束征阳性。

【影像检查方法】

常规 X 线检查对 CBD 无诊断价值。早期病变在 CT 及 MRI 常规影像检查无特征性变化，因此，主要用于排除其他疾病的可能性。当病变进一步进展，CT 上可见单侧额顶叶脑沟加深、脑池扩大等脑萎缩征象。MRI 可以更加清楚地显示萎缩的程度，常规检查序列包括：T_1WI、T_2WI 或 T_2-FLAIR。在 T_2WI 及 T_2-FLAIR 序列上可见到皮层下异常信号影。SPECT 和 PET 可以发现病灶脑血流及葡萄糖代谢情况，也具有一定的诊断价值。DTI、fMRI、MRS、PWI 等 MRI 新技术尚未见报道用于 CBD 的诊断及评估。

【影像表现】

CBD 早期在 CT、MRI 常规影像检查上无特征性变化，需要排除颅内肿瘤病变、缺血性病变、锥体外系或皮质损害等病变。

当病变进一步进展，CT 上可见单侧额顶叶不对称性脑萎缩，表现为外侧裂池扩大、脑沟加深、蛛网膜下腔增宽等局限性萎缩征象。且伴有同侧的侧脑室和第三脑室不同程度扩张，提示基底核团的萎缩。

MRI 可以更加清楚地显示萎缩的程度，后额叶及下顶叶最容易受累，受累的皮质下白质出现 T_2-FLAIR 高信号影（图 10-2-18）。同时可发现基底节神经核团萎缩、中脑萎缩，导水管扩张，黑质异常。

SPECT、PET 可见额顶叶局灶性脑血流减少或代谢降低，多数患者受累半球顶叶、丘脑、尾状核、壳核的脑血流呈特异性减少，少数患者双侧尾状核和壳核脑血流呈对称性降低。

【诊断与鉴别诊断】

CBD 的诊断主要依据临床表现，迄今尚未发现有特异性的实验室或影像学证据可辅助诊断。常见首发症状为单侧肢体笨拙、僵硬或反射样运动，如上肢不能活动、强直、失用等。主要的诊断标准包括：病程呈进展性，没有明显诱因；发病症状明显不对称；头颅 MRI 未发现颅内肿瘤病变、脑缺血性病变、基底节区或锥体外系的损伤；有帕金森综合征症状（运动迟缓和肌强直）、有失用症状；经左旋多巴治疗无效。影像学上主要表现为后额叶、下顶叶的不对称性萎缩，皮质下出现 T_2-FLIAR 高信号影。

CBD 需要与其他类型的进行性痴呆性疾病进行鉴别，鉴别诊断主要包括：①帕金森病（PD）：早期可仅表现为不对称的无动性强直及脑萎缩，但后期常呈对称性；通常对左旋多巴治疗有效，而 CBD 对于左旋多巴治疗无效。PD 在常规 MRI 上可见对称性的脑萎缩及黑质致密带萎缩，表现为正常低信号的黑质上出现局部等信号，与铁浓度降低有关；^{1}H-MRS 可检测到大脑皮层的 NAA/Cr 或 NAA/（Cr+Cho）减低。②额颞叶痴呆（FTD）：额颞叶痴呆是指临床上以行为、人格改变为早期症状，而记忆、视觉空间症状不明显，或以进行性语言障碍为特征的一组神经变性疾病。影像及大体形态上以额叶或额颞叶局限性萎缩为特征，但一般不累及顶叶。③进行性核上

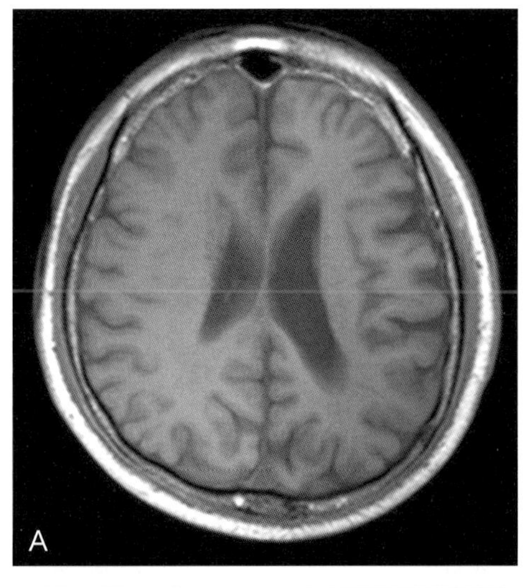

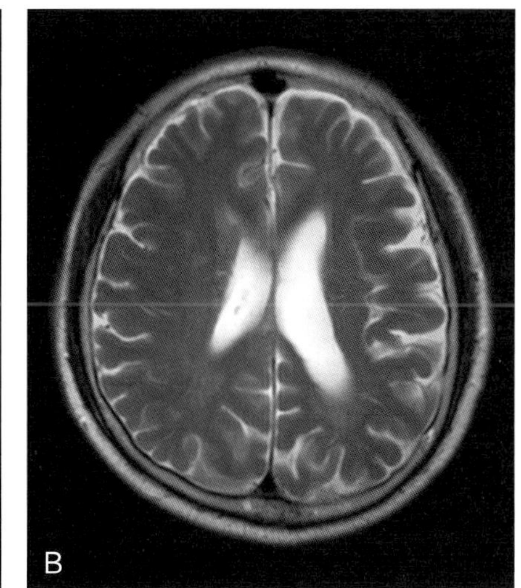

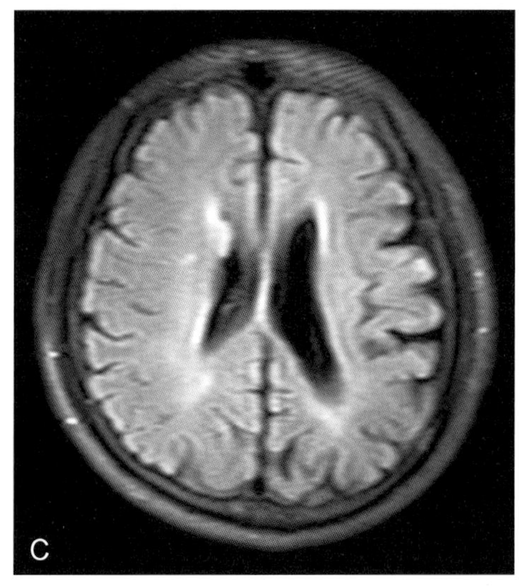

图 10-2-18 皮层基底节变性 MRI 平扫

A、B. T_1WI 及 T_2WI 示左侧后额叶、下顶叶脑萎缩，与右侧不对称；C. T_2-FLAIR 示左侧后额叶、下顶叶皮层下高信号影

性麻痹（PSP）：常呈对称性肌强直，无失用、肌阵挛、皮质感觉缺失、肢体异己征。MRI 常显示中脑萎缩及双侧苍白球、壳核后外侧异常信号。

【影像学研究进展】

1. ^{18}F-FDG-PET 显像　可显示不对称性的后额叶、下顶叶及上颞叶葡萄糖代谢减少。

2. SPECT　多巴胺转运体 SPECT 可显示病灶区多巴胺转运的异常，并可与 Pick 病进行鉴别。

（周　滟）

第三节　帕金森病

【概述】

帕金森病（Parkinson Disease，PD），又称震颤麻痹，是一种中枢神经系统变性疾病，临床上以静止性震颤、肌强直、运动迟缓和姿势平衡障碍为主要特征。PD 由英国医师 Parkinson 于 1817 年首先报道并系统描述。

PD 的主要特征为黑质多巴胺能神经元进行性减少，但造成多巴胺能神经元变性死亡的原因尚不明确，可能与 MTPT 接触史、氧化应激、环境因素、遗传因素和神经系统老化相关。目前认为 PD 是在多种因素交互作用下，通过氧化应激、线粒体功能紊乱、神经兴奋毒性、细胞凋亡等机制致使黑质多巴胺能神经元变性死亡而导致的。PD 多见于 65 岁以上的老年人，是帕金森综合征最常见的病因，约占帕金森综合征的80%。临床以散发型为主，10%~15%的患者有阳性家族史，显性基因SNCA、LRRK2和隐性基因PINK1、Parkin、UCH-L1、DJ-1等是PD常见的突变基因。

【临床与病理】

PD起病隐匿，呈进行性缓慢进展，临床表现包括运动症状和非运动症状。运动症状通常开始于一侧上肢，逐渐累及同侧下肢，进而累及对侧上下肢，静止性震颤为常见的首发症状，与肌强直、运动迟缓（随意运动减少，动作缓慢笨拙）、姿势障碍（慌张步态、冻结显像等）构成PD的主要临床特征。非运动症状包括嗅觉减退、睡眠障碍、焦虑抑郁以及自主神经功能障碍等。

PD的基本病理特征为黑质多巴胺能神经元及其他含色素的神经元大量变性丢失，以及残存神经元胞质内路易小体形成。前者以黑质致密区内多巴胺能神经元丢失为主，当其丢失量大于总量的50%时才会出现相应临床症状，此外蓝斑、迷走神经背核等含色素的神经核团也有不同程度的神经元丢失；路易小体是由α-突触核蛋白、泛素、热休克蛋白等组成的细胞质内玻璃样团块。

PD患者多巴胺能神经元显著减少导致黑质-纹状体通路变性，造成纹状体多巴胺递质水平降低，进而使基底核的运动调节功能受损，有研究表明，纹状体多巴胺递质水平降低程度与PD患者病情呈正相关。纹状体多巴胺可通过拮抗乙酰胆碱的作用维持基底核对运动系统的调节功能。纹状体多巴胺含量减低使皮质-基底核-丘脑-皮质环路和中脑-边缘系统及中脑-皮质系统功能紊乱，引起相应的运动症状（肌张力增高、运动迟缓等）和情感智能功能减退。

【影像检查方法】

常规X线和CT对诊断PD无特殊价值。常规MRI可显示PD导致的非特异性脑体积减小，常规MRI除协助PD诊断外，主要用于排除继发性帕金森病，比如广泛性小血管缺血性改变。DTI通过测量水分子的扩散状态来观察和评估白质纤维束的异常改变，可发现早期的、微小的、常规MRI序列尚不能发现的微结构改变。MRS利用MRI成像和化学位移作用来反映组织代谢和生化改变，可通过对特定化合物的定量分析来反映神经元和髓鞘的病理改变。SWI是利用人体各组织间磁化率差异来成像的，SWI对含铁血黄素等顺磁性物质拥有高度的敏感性，可显示PD患者脑内铁沉积的分布情况并可做定量分析。MTI可通过评估大分子内质子与周围质子间的交换反映组织结构学特征。此外，磁化传递率（MTR）的大小与轴突髓鞘完整性相关，因此，神经退行性变和脱髓鞘改变造成的微观结构变化可以通过MTR体现出来。SPECT和PET能选择性地对脑内代谢、神经递质、受体及转运体等的改变进行显像，为PD诊断提供客观依据，是诊断PD最敏感、最有效的成像技术，可分为多巴胺能显像及非多巴胺能显像。

【影像表现】

头部常规MRI常无明显异常，尤其是在疾病早期。PD患者可表现为在磁敏感序列上显示正常的黑质“燕尾征”消失，该表现与黑质nigrosome-1缺失有关，其诊断准确性可达90%以上（图10-3-1）。Braffman等报道PD患者黑质的致密部可出现小片状T_2高信号影，但是此征象容易与脑干的血管周围间隙相混淆。

【诊断与鉴别诊断】

临床上，当PD患者有静止性震颤、肌强直、运动迟缓和姿势平衡障碍的典型临床表现，且多巴胺能药物治疗有效时，对PD的诊断并不困难。但在疾病早期，PD与其他非典型帕金森综合征（atypical parkinsonian syndromes，APS）的临床症状多有重叠，比如多系统萎缩（multiple system atrophy，MSA）、皮层基底节变性（corticobasal degeneration，CBD）和进行性核上性麻痹（progressive supranuclear palsy，PSP），且MSA、CBD、PSP患者对左旋多巴反应差，病程进展迅速，不能通过手术方式治疗，因此PD常需与此三种疾病相鉴别：

1. MSA　MSA-C累及小脑中脚和脑桥时，可呈现“十字面包征”，即横轴位T_2WI上可见脑桥十字交叉样高信号影。MSA-P主要累及壳核，在影像学上表现为壳核萎缩（核变小、厚度变薄，壳核弧度消失、变直）、壳核“裂隙征”以及壳核背外侧在T_2WI上为等于或低于苍白球信号的异常信号，壳核“裂隙征”表现为在1.5 T MRI上，壳核外侧边缘T_2WI高信号环，是MSA-P的较特征性表现。而PD造成的病理及影像改变主要在黑质的致密带和苍白球，表现为T_2*WI/SWI序列上黑质的“燕尾征”消失。

2. CBD　是一种以不对称性肢体运动症状发病的慢性进展性变性疾病，病程中伴有不同程度的认知功能障碍或痴呆。MRI以不对称性额叶和

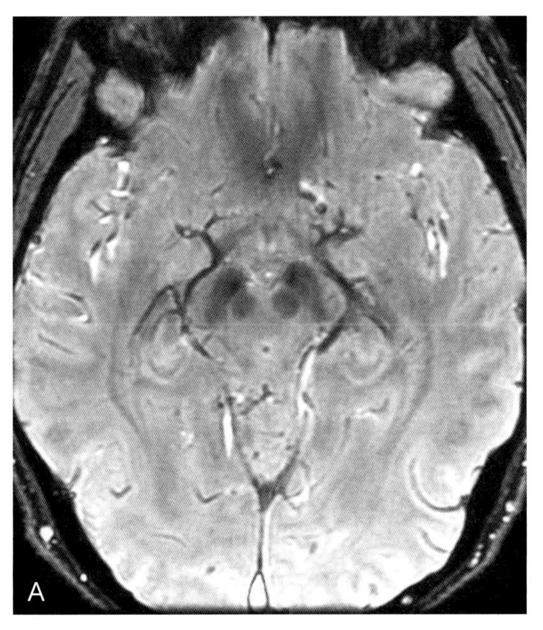

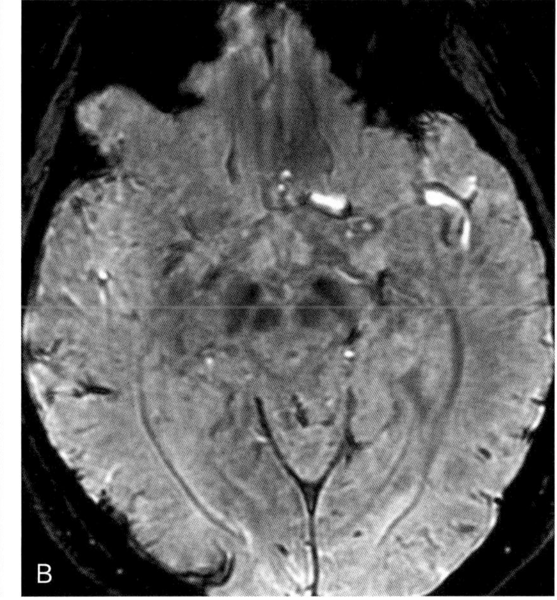

图 10-3-1 帕金森病 SWAN 序列

A. 轴位 SWAN 序列示黑质“燕尾征”；B. 轴位 SWAN 序列示双侧黑质正常“燕尾征”消失

顶叶萎缩为主。

3. PSP 临床表现为核上性眼球运动障碍、假性球麻痹、构音障碍、颈部肌张力障碍、痴呆等为主。PSP 主要累及中脑，使中脑前端萎缩变尖，在正中矢状位中脑呈鸟嘴样，称“蜂鸟征”。此外，PSP 患者的中脑前后径变小、导水管扩张、四叠体池增大，横轴位呈“牵牛花征”。另外可以用一些径线及面积测量，反映中脑及小脑上脚萎缩。而 PD 主要表现为黑质的改变，中脑萎缩程度轻。

【影像学研究进展】

1. PET、SPECT 能选择性地对脑内代谢状态、神经递质、受体及转运体等的改变进行功能成像，为 PD 的诊断提供客观依据。

（1）多巴胺能显像：临床应用较多，可早期发现 PD 患者的脑代谢改变，且示踪剂摄取减低的程度与患者病情的进展和严重程度相关，并能协助临床对 PD 进行诊断和鉴别诊断。多巴胺能显像包括神经递质功能显像、多巴胺（dopamine，DA）受体显像、突触前膜多巴胺转运体（dopamine transporter，DAT）显像。目前有越来越多的示踪剂被用于显示 PD 引起的多巴胺能神经元缺失的脑分布和缺失程度，比如 ^{18}F-FDOPA、^{123}I-β-CIT、^{123}I-FPCIT 等。

纹状体多巴胺能神经元功能下降是 PD 的标志性改变。^{18}F-DOPA PET 可显示氟化多巴胺在突触小泡的储存情况，由此来反映突触前膜处多巴胺系统的状态和合成多巴胺的速率。DAT 位于多巴胺能神经末端，随着 PD 患者神经退行性变的进行性进展，DAT 数量减少。^{18}F-DOPA PET 和 DAT SPECT 成像均可直观显示黑质纹状体功能减低，表现为新纹状体代谢减低，伴有早期明显的不对称性壳核示踪剂摄取减低。

突触后膜的多巴胺能示踪剂（比如 ^{11}C-raclopride 和 ^{123}I-IBZM）可用于协助诊断 PD，但敏感性低。PD 突触后膜多巴胺能神经元功能无明显改变，而 PSP、MSA 和 CBD 患者突触后膜多巴胺能示踪剂摄取减低。

（2）葡萄糖代谢显像：^{18}F-FDG PET 是反映脑代谢情况的重要显像方法，可直观反映突触活动情况，有研究发现，葡萄糖代谢显像可在 PD 出现临床症状前 5 年检测到相应脑区代谢变化。PD 患者壳核和苍白球葡萄糖摄取增加，而顶叶皮质的葡萄糖摄取减低。

（3）心肌显像：PD 自主神经系统广泛受累，发病时即已发生内脏交感神经功能丧失，这与路易小体沉积于心脏神经丛有关。MIBG 可被体内交感神经末梢摄取，其摄取、储存和释放等体内代谢机制与 NE 相同，因此，MIBG 心肌显像可以直观且定量的观察心脏交感神经完整性及功能状态。大量研究表明 PD 患者心肌 MIBG 摄取减低，其敏感性约为 87.7%，但特异性低，仅为 37.4%。

2. DTI PD 患者黑质纹状体纤维的各向异性

分数（FA）明显减低，以黑质尾部FA减低最为明显，晚期累及黑质嘴。黑质的信号改变提示黑质细胞数量减少，但黑质的信号改变不能将PD与APS区分开。

3. VBM　PD患者脑皮质体积减小，主要累及颞叶、边缘叶、额叶、顶叶。

4. MRS　PD患者脑部NAA/Cr比值区域性减低，尤其是有认知功能障碍的PD患者。有研究表明与黑质嘴相比，黑质尾NAA/Cr比值增高。

5. SWI　与PD病理改变相关的区域如黑质的铁沉积明显增加。但铁沉积量的多少与PD的病程无明显相关性，而与标准帕金森病评定量表运动评分有较强的相关性，提示SWI在PD的分期中有一定作用。

6. MTI　早期即可发现黑质微观结构的破坏，表现为黑质、尾状核、壳核、基底节、脑室旁、额叶和顶叶皮质MTR减低。

（冯　逢）

第四节　多系统萎缩

【概述】

多系统萎缩（multiple system atrophy，MSA）是一组原因不明的、主要累及运动系统（锥体外系、锥体系、小脑）和自主神经系统的神经系统变性疾病，隶属于共核蛋白病。MSA由Graham和Oppenhelmer首次命名于1969年，它是一种散发性疾病，每10万人中约有4人发病，典型临床症状多出现于40~60岁。本病目前尚无特效治疗措施，多以对症治疗为主。

根据临床表现的不同，MSA可分为三型：以帕金森样症状为主的纹状体黑质变性（striatonigral degeneration，SND）；以小脑症状为主的橄榄脑桥小脑萎缩（olivopontocerebellar atrophy，OPCA）；以自主神经功能障碍等症状为主的Shy-Drager综合征（Shy-Drager syndrome，SDS）。1999年，MSA国际会议根据运动障碍特点将MSA分为两型：以小脑症状为主的MSA-C型，用以取代原来的OPCA；以帕金森征状为主的MSA-P型，用以取代原来的SND。此外，一些早期文献将SDS归于MSA-A型，但因其自主神经功能障碍性症状与MSA-C和MSA-P的临床症状有交叉，现已弃用。

【临床与病理】

与其他共核蛋白病相同，MSA的特征性病理改变是α-突触核蛋白代谢异常，导致少突胶质细胞胞质阳性包涵体形成，此包涵体可被泛素、tau蛋白和α-突触核蛋白抗体标记。而对于帕金森病和路易体痴呆患者而言，该包涵体不仅存在于少突胶质细胞内，也存在于神经元中，这与MSA明显不同。MSA的基本病理特征是神经细胞变性、脱失，胶质细胞增生以及特定白质纤维的变性，此改变主要发生在脊髓中间外侧柱、脑桥桥横纤维、脑桥基底部核团、延髓下橄榄核、小脑中脚、小脑半球、中脑黑质、苍白球、壳核等处。

根据MSA临床症状的不同组合，可将其分为以下两型：

1. MSA-P　以帕金森综合征症状为主，包括运动徐缓、强直、姿势不稳、震颤等。

2. MSA-C　以小脑功能障碍为主，包括步态共济失调、共济性构音障碍、肢体共济失凋、持续的侧视诱发的眼震。

患者可以有自主神经功能障碍表现，包括体位性低血压、尿失禁或不完全膀胱排空。

但MSA临床表现复杂多样，早期表现不典型，各型临床表现有交叉，有时很难区分具体是哪一型。

【影像检查方法】

常规X线检查对诊断MSA无价值。结构MRI和CT成像可显示脑干和小脑萎缩。常规MRI序列，尤其是T_2WI能够清楚地显示脑萎缩部位的信号特点，为MSA的诊断和分型提供更有价值的影像学信息。DTI和DWI不仅可以显示脑白质的微观结构，也可以评估灰质核团的微观结构改变。基于体素的形态学测量方法（voxel based morphometry，VBM）可自动分割并测量脑白质和脑灰质体积，进而用影像学方法量化MSA患者脑体积的改变。PET和SPECT作为功能性成像技术，可以通过显示脑血流量、葡萄糖代谢情况、突触功能以及D2多巴胺受体数量和分布来反映MSA患者的脑功能变化，对MSA的诊断和鉴别诊断有一定帮助。

【影像表现】

头部MRI平扫的影像表现包括：

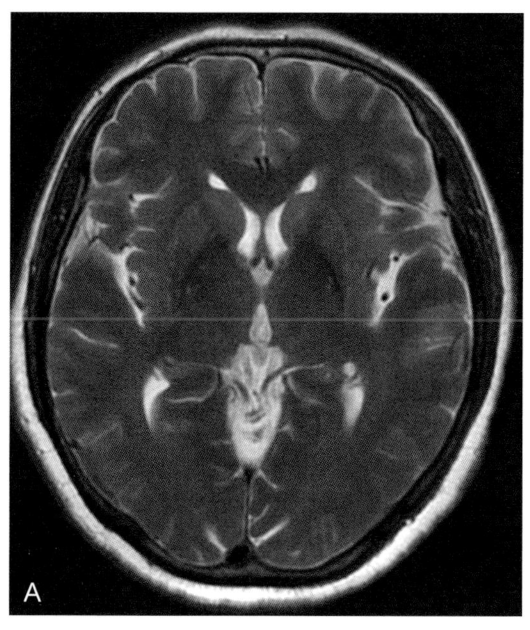

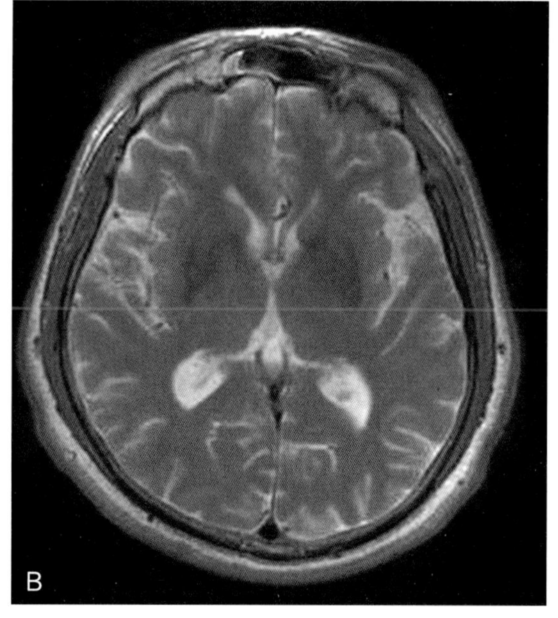

图 10-4-1 多系统萎缩 MRI 平扫

A. 轴位 T_2WI 示左侧壳核背外侧平直，外缘线状长 T_2 信号，为“裂隙征”表现；B. 轴位 T_2WI 示双侧壳核背外侧异常低信号影

1. 幕上表现

（1）脑萎缩：壳核萎缩为主。

（2）裂隙征：场强为 1.5T 时，在 T_2WI 上，壳核边缘呈裂隙状高信号，若场强为 3.0T，该征象不具有特异性，可出现在 PD 甚至正常人中。

（3）T_2WI 上，壳核背外侧出现等同于或低于苍白球信号的异常低信号影。有研究表明壳核在 T_1WI 上呈现高信号可以更准确地将 MSA-P 与正常对照组、PD、PSP 患者区分开（图 10-4-1）。

2. 幕下表现

（1）脑萎缩：以脑桥和小脑萎缩为主，尤其是橄榄核和小脑中脚萎缩，表现为脑干和小脑体积不成比例的减小以及第四脑室扩大。

（2）脑桥、小脑中脚、小脑白质在 T_2WI 上呈高信号。

（3）十字面包征：轴位 T_2WI 上，脑桥呈现十字形的长 T_2 信号影。约有 63.3% 的 MSA 患者和 80% 的 MSA-C 患者出现该征象。“十字面包征”的形成或与脑桥横行纤维和小脑中脚的变性以及神经胶质增生使其含水量增加，而由齿状核发出的构成小脑上脚的纤维和锥体束未受损害相关（图 10-4-2）。

此外，MSA 的十字面包征可分为 6 期：0 期无明显异常；Ⅰ期脑桥开始出现纵行高信号；Ⅱ期脑桥出现清晰的纵行高信号；Ⅲ期开始出现水平高信号；Ⅳ期出现清晰的十字形高信号；Ⅴ期脑桥腹侧出现高信号、脑桥基底部萎缩体积减小。

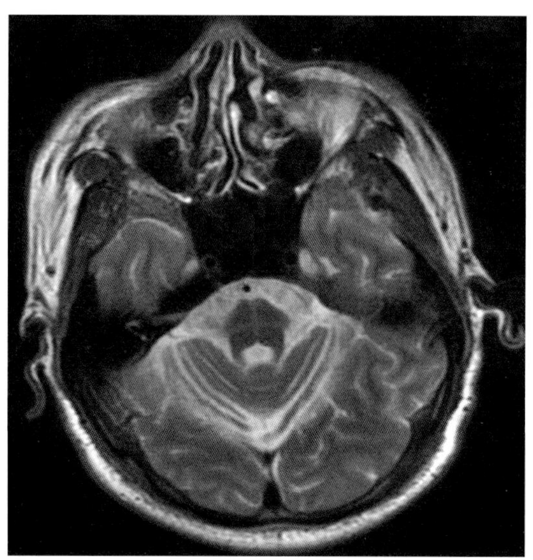

图 10-4-2 多系统萎缩 MRI 平扫

轴位 T_2WI 示脑桥十字形长 T_2 信号影，即“十字面包征”

【诊断与鉴别诊断】

MSA 临床表现复杂多样，早期表现不典型，各型临床表现有交叉，有时难以与其他运动障碍性疾病相鉴别。鉴别诊断主要涉及帕金森病（PD）

和进行性核上性麻痹（PSP）两种疾病：

1. PD PD导致的异常铁沉积主要在黑质的致密带和苍白球，而MSA的异常铁沉积主要出现在壳核，导致壳核背外侧SWI信号减低，此外MSA导致的壳核ADC值减低较PD更多见且信号减低更明显。

2. PSP MSA主要累及小脑中脚和脑桥，典型者呈现“十字面包征”，而PSP主要累及中脑，引起中脑明显萎缩，典型者呈“蜂鸟征”。

【影像学研究进展】

1. VBM MSA-P患者脑皮质（双侧感觉运动区皮质、右侧运动前区皮质、双侧额前叶皮质、双侧岛叶皮质）和皮层下（中脑、双侧尾状核、双侧壳核）萎缩，体积减小。

2. DWI、DTI 脑桥、小脑、壳核表现为ADC值升高、FA值下降。壳核ADC值升高可与PD相鉴别，但PSP患者也可有壳核ADC值升高，因此难以通过壳核的ADC值改变来鉴别MSA和PSP患者。

3. ^{123}IFP-CIT SPECT 可反映突触前功能，MSA-P和MSA-C患者双侧纹状体多巴胺转运体对称性减少。

4. ^{123}IBZM-SPECT 双侧纹状体D2多巴胺受体含量下降。IBZM-SPECT有望成为鉴别MSA和PD的有效核医学检查方法。

5. ^{18}FDG-PET 双侧壳核、小脑、双侧额叶皮质、双侧枕叶皮质、双侧颞叶皮质对称性代谢减低。

6. ECD-SPECT 壳核和小脑代谢减低。

（冯 逢）

第五节 进行性核上性麻痹

【概述】

进行性核上性麻痹（progressive supranuclear palsy，PSP）最初于1963年由Steele、Richardson和Olszewski等人先后报道，因此又被称为Steele-Rihardson-Olszewski综合征。它是一种tau蛋白病，以中脑萎缩合并黑质、导水管周围脑白质、四叠体区域神经细胞和胶质细胞内tau蛋白异常沉积为特征。tau蛋白是一种促进微管装配的微管相关蛋白，主要分布在神经元轴突中，有组成和稳定细胞骨架的作用。病理状态下，过度磷酸化的tau蛋白易从微管解离并发生病理性聚集，进而导致微管解聚和神经原纤维缠结形成，使轴突的运输功能遭到损害，最终导致相关脑区神经原纤维退行性变性。

PSP通常为散发性疾病，病因尚不明，可能与环境和遗传等多种因素相关，此外，氧化应激和线粒体功能失调可能与tau蛋白的异常沉积相关。PSP患者多于60岁以后出现明显的临床症状，男性多于女性，从该病被发现至患者死亡为2~17年。该病早期诊断较困难，目前缺少有效的治疗手段。

【临床与病理】

PSP起病隐匿，进行性加重，典型的临床表现为认知能力下降、核上性凝视麻痹、频繁跌倒、自主神经功能障碍、睡眠障碍等症状，但与帕金森病、多系统萎缩、皮层基底节变性等疾病常难以鉴别。

根据临床特点的不同，PSP可分为以下亚型：

1. Richardson综合征型PSP（Richardson's syndrome，RS） 以运动功能障碍（步态不稳、容易跌倒、轴性肌强直）、核上性眼肌麻痹（两眼追随性下视麻痹、上视受限，逐渐发展为完全性垂直凝视麻痹）、假性球麻痹（常见构音障碍、吞咽困难、咽反射亢进等）、认知功能障碍为主要临床特征。脑部呈现弥漫的tau蛋白病理改变，尤以丘脑底核及黑质受损最为严重。

2. PD样症状为主的PSP（PSP-parkinsonism，PSP-P） 肢体非对称性起病，以动作迟缓、肌强直、静止性震颤、早期左旋多巴治疗有效为特征。该型患者脑tau蛋白病理改变的分布范围及严重程度都不如RS型患者。

3. 纯运动不能伴冻结步态型PSP（PSP-pure akinesia with gait freezing，PSP-PAGF） 以疾病早期出现起步踌躇和冻结步态为特征，其病程较长，预后相对较好。病理性tau蛋白分布范围较局限于苍白球、黑质及丘脑底核，皮质几乎不受累。

4. 进行性非流利性失语型PSP（PSP-progressive non-fluent aphasia，PSP-PNFA） 以自发性言语欠流利、发音错误和语法缺失为主要临床表现，病理上以前额叶萎缩为主，没有明显的中脑萎缩。

5. 小脑型 PSP　以小脑性共济失调为首发及主要症状。小脑齿状核中神经元缺失、胶质细胞增生更明显。

6. 皮质基底节综合征型 PSP（PSP-corticobasal syndrome，PSP-CBS）　主要表现为进行性的、不对称的、肢体肌张力失常及动作迟缓、皮质感觉缺失、肌阵挛、观念运动性失用和异己肢现象。tau 蛋白聚集于见额叶及顶叶联络皮质。

PSP 患者的大体病理标本可见额叶轻度萎缩，多数患者的丘脑底核及脑干，尤其是中脑被盖、小脑上脚明显萎缩，导水管扩大。特征性病理改变为大脑皮质及皮质下结构，尤其是丘脑底核、苍白球、红核、黑质、上丘、顶盖前区、中脑导水管周围灰质等部位的神经细胞内大量 tau 蛋白病理性聚集，使微管解聚、神经原纤维缠结形成。

【影像检查方法】

常规 X 线对诊断 PSP 无价值。结构 MRI 和 CT 成像可显示脑萎缩的部位，以额叶和中脑萎缩为主。常规 MRI 序列较 CT 的诊断准确性更高，但 PSP 特征性的“蜂鸟征”“牵牛花征”并不存在于所有患者中，蜂鸟征也可以出现在正常老年人中，尤其是三脑室明显增宽时，并且影像医师对传统 MRI 序列的解读存在一定的主观性。因此，功能性成像技术和可用于量化分析的成像方法显得尤为重要，随着影像学技术的发展，VBM、DTI 以及 DWI 开始用于诊断 PSP 相关的神经变性疾病。VBM 可量化脑白质和脑灰质的体积变化，进而用影像学方法展现 PSP 的进展过程。PET 和 SPECT 作为功能性成像技术，可以反映病变部位脑血流及葡萄糖代谢情况，也具有一定的诊断价值。

【影像表现】

头部 MRI 平扫的影像表现包括：

1. 大脑皮质不同程度萎缩（额叶萎缩最常见）、第三脑室和脚间池增宽。

2. 中脑萎缩（图 10-5-1）

（1）中脑和脑桥长轴的垂直线比值 <0.52 或中

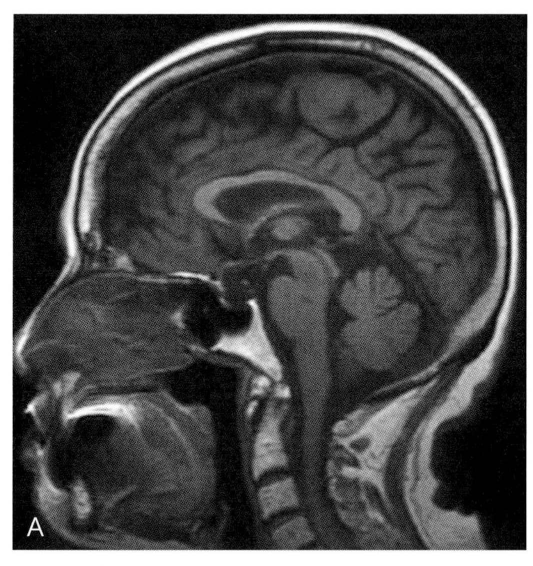

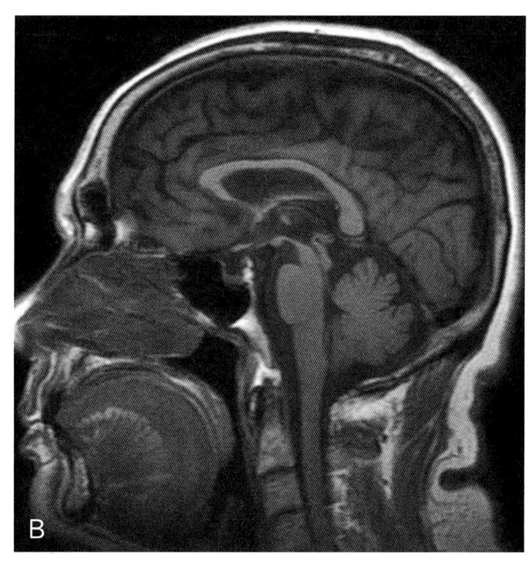

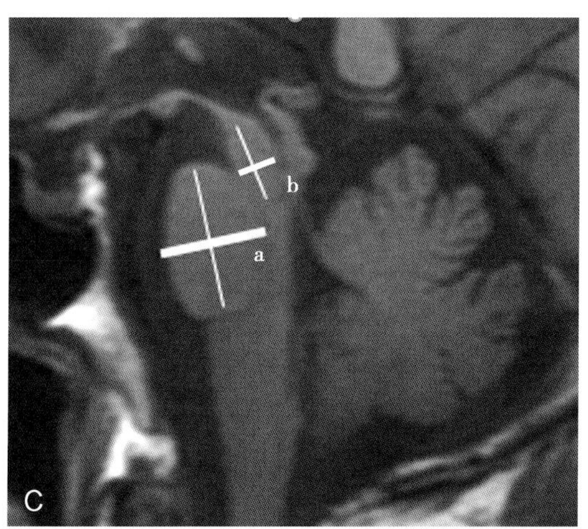

图 10-5-1　进行性核上性麻痹 MRI 平扫

A. 正中矢状位 T_1WI 示正常人中脑饱满，上缘弧形外凸；B. 正中矢状位 T_1WI 示 PSP 患者中脑体积减小、中脑上缘平直；C. 正中矢状位 T_1WI 示中脑长轴的垂直线（b）和脑桥长轴的垂直线（a）测量方法

脑长轴垂直线 <9.35mm。

（2）小脑上脚（SCP）、小脑中脚（MCP）宽度：PSP 患者 MCP 与 SCP 的宽度比值（MCP/SCP）低于 PD 和 MSA-P 患者，但各组数值范围之间互有重叠，特异性不高。

（3）磁共振帕金森综合征指数（magnetic resonance parkinsonism index，MRPI）= 脑桥与中脑的面积比值（P/M）×（MCP/SCP）>13.55，有文献报道 MRPI 在鉴别 PSP 与 PD、MSA-P 中的敏感度和特异度可达 100%。

（4）米老鼠征：T_1WI 轴位上丘层面的中脑前后径明显缩短。

（5）牵牛花征：中脑前后径变小，中脑被盖部外侧缘凹陷，导水管扩张，四叠体池增大。

（6）蜂鸟征：由体积减小、上缘平直的中脑与相对体积增大的脑桥组成。

3. T_2WI　脑桥被盖、中脑顶盖、下橄榄核弥漫性高信号。

【诊断与鉴别诊断】

临床上，当 PSP 临床表现不典型时，难以与其他运动障碍性疾病相鉴别。鉴别诊断主要涉及帕金森病（Parkinson disease，PD）、多系统萎缩（multiple system atrophy，MSA）、皮层基底节变性（corticobasal degeneration，CBD）三种疾病：PD 造成的脑萎缩主要累及黑质；MSA 幕下主要累及小脑中脚和脑桥，呈现“十字面包征”；CBD 有显著的不对称性额顶叶皮质萎缩，而 PSP 主要累及中脑，引起中脑明显萎缩。

【影像学研究进展】

1. VBM　中脑体积减小，但基底节和额叶的萎缩范围不近相同。近期一项研究发现 PSP 患者中脑白质和小脑白质体积减小，这与 PD 患者有明显不同。

2. DWI　小脑上脚、壳核 ADC 值升高。其中，壳核 ADC 值升高与 PD 明显不同。

3. FDG-PET　中脑、丘脑、额叶前部皮质代谢减低。

4. ECD SPECT　扣带回前部、额中回代谢减低。

（有　慧）

第六节　肌萎缩侧索硬化

【概述】

肌萎缩侧索硬化（amyotrophic lateral sclerosis，ALS）又称为 Lou Gehrig 病或 Charcot 病，是成人运动神经元病中最常见的形式。临床表现以骨骼肌萎缩无力，直至呼吸麻痹而死亡为特征。运动神经元疾病（motor neuron disease，MND）以上、下运动神经元改变为主，是一系列累及脊髓前角运动神经元、脑干运动神经元、皮质锥体细胞和锥体束的渐进性神经系统变性疾病。临床上，根据上、下神经元受累的不同组合可将 ALS 分为四类：肌萎缩侧索硬化、进行性肌萎缩、进行性延髓麻痹和原发性侧索硬化

ALS 多中年发病，男性多于女性，年发病率为 2/10 万 ~3/10 万。ALS 在 1869 年由 Charcot 首次提出，其致死率高、预后差，目前尚无有效的治疗措施，从发病到死亡为 2~6 年，这与其复杂的发病机制密切相关。关于 ALS 的病因和发病机制仍不明确，可能与多种原因导致的神经系统有毒物质堆积，特别是与自由基和兴奋性氨基酸增加损伤神经细胞相关。目前有多种关于病因和发病机制假说，主要包括基因突变、神经兴奋毒性、线粒体异常、氧化应激、自身免疫机制、病毒感染、环境因素等。此外，不少学者发现 ALS 患者有铝接触史且血浆和 CSF 中铝含量升高。Canaradi 认为铝的逆行性轴索流动可引起脊髓前角细胞中毒，从而导致 ALS。ALS 大多为散发，5%~10% 的患者有家族史，主要为常染色体显性遗传，近年来越来越多的 ALS 发病相关基因被发现，其中，最常见的致病基因是铜 - 锌超氧化物歧化酶（SOD1）。按 ALS 是否具有家族史可将 ALS 分为家族性 ALS（familial ALS，FALS）和散发性 ALS（sporadic ALS，SALS），其中 FALS 占 5%~10%，SALS 占 90%~95%。

【临床与病理】

ALS 通常起病隐匿，缓慢进展，偶有亚急性进展。因其同时损害上下运动神经元，故临床症状包涵了脊髓前角细胞和延髓运动神经核损害导致的肌无力、肌萎缩以及锥体束损害导致的锥体束征。ALS 常见的首发症状为一侧或双侧手指笨拙无力，随后出现手部小肌肉萎缩，逐渐累及前

臂、上臂和肩胛带肌群，少数患者的肌无力和肌萎缩症状从下肢和躯干肌群开始。双下肢呈痉挛性瘫痪，腱反射亢进，肌张力增高，巴氏征阳性。延髓麻痹早期以舌肌萎缩、伸舌无力为主要症状，晚期出现构音障碍和吞咽困难等症状。此外，ALS 可有不典型临床症状，包括情绪失常、认知障碍等。ALS 的病程呈进行性发展，多数患者于起病后 2~6 年内因呼吸肌麻痹死亡。肌电图检测时通常表现为广泛神经源性损害，表现为 3 个或 3 个以上区域神经元性损害，呈运动单位电位时限增宽、波幅增高、多相波增多，大力收缩时运动单位募集减少、波幅增高，严重时呈单纯相改变。

ALS 的特征性病理改变为神经元胞质内有含 TDP-43 的泛素化包涵体。ALS 可累及多个系统，除有广泛的脊髓和锥体束损害外，下丘脑、小脑齿状核、红核也可有神经元细胞脱失和胶质细胞增生。ALS 患者脊髓呈现肉眼可见的萎缩变细改变，光镜下观察可见脊髓前角细胞和锥体细胞减少，残存脊髓前角细胞萎缩，病变部位有胶质细胞增生。脊髓锥体束变性自远端向近端发展，逐渐向上累及大脑中央前回锥体细胞，呈逆行性进展。

【影像检查方法】

常规 X 线对诊断 ALS 无价值。结构 MRI 成像可显示脑部形态学改变。ALS 在常规 MRI 序列上的影像表现和正常人群有不同程度的重叠，部分患者可见双侧皮质脊髓束走行区异常信号，但不能仅通过 MRI 表现做出 ALS 的临床诊断，需同时结合患者临床表现和肌电图特点。随着医学影像技术的发展，不断有研究团队开始致力于基于新检查技术发现 ALS 的影像学改变。VBM 可量化脑白质、脑灰质和整个大脑的体积变化。DTI 可通过检测水分子扩散方向和扩散程度的改变来反映活体脑白质结构的微观变化，因此可提供上运动神经元功能改变的重要信息。FA 值体现水分子扩散的方向性，ADC 反映水分子扩散的程度，皮质脊髓束的退行性变改变了水分子原本的扩散特征，而这一改变可通过 FA 值和 ADC 值体现。PET 作为功能性成像技术，可以反映病变部位脑血流及葡萄糖代谢情况，用以探究 ALS 的代谢改变。

【影像表现】

ALS 的诊断多基于上、下运动神经元受累的临床症状和肌电图，影像学的主要作用是排除其他可能的疾病，如多发性硬化、脊柱肿瘤、椎体退行性改变等。ALS 最早期的 MRI 特征为皮质脊髓束在 T_2WI 上呈现高信号（图 10-6-1），这种信号改变起始于内囊，逐渐累及脊髓，造成脊髓萎缩、体积减小。此外，运动皮层异常的铁沉积和神经退行性改变使中央前回皮层在 T_2WI 和 T_2*WI 呈线样低信号，这也是 ALS 相对特征性的影像学表现。

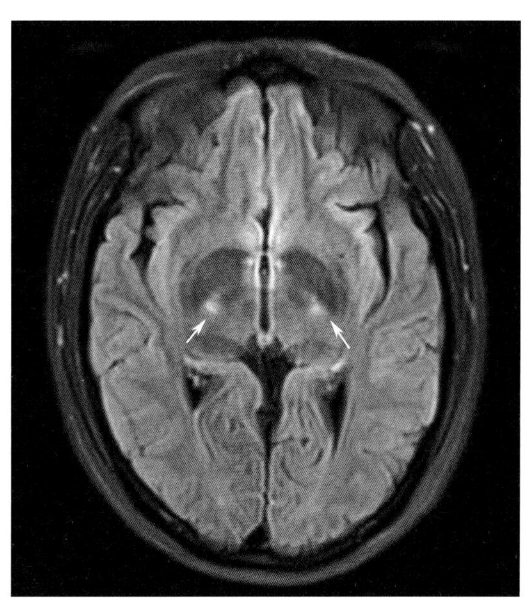

图 10-6-1 肌萎缩侧索硬化 MRI 平扫

轴位 T_2-FLAIR 示双侧内囊后肢水平皮质脊髓束走行区高信号（箭）

【诊断与鉴别诊断】

大多数 ALS 患者临床症状典型，表现为进行性延髓麻痹和进行性肌萎缩，因此其临床诊断并不困难。但不典型的和早期的 ALS 须与下列疾病相鉴别：

1. **脊髓型颈椎病** 临床上出现脊髓损害的临床表现，X 线和 CT 可见椎体骨质增生和椎管狭窄，MRI 可清晰显示椎间盘凸出和神经根受压。

2. **脊髓或延髓肿瘤** 脊髓或延髓肿瘤起病可以类似于 ALS 的症状和体征，但随病情进展可出现二便功能障碍和感觉障碍，影像学检查可发现髓内占位。

3. **多发性硬化** 是自身免疫因素导致的中枢神经系统脱髓鞘疾病。多以青壮年起病，常有感觉或运动障碍以及认知功能损害症状等，病情缓解与复发交替发生，激素治疗有效。MRI 多表现为侧脑室周围、深部脑白质、皮层 / 皮层旁和脑干、脊髓等部位的异常信号，侧脑室旁病灶典型者呈类圆形或椭圆形长 T_1、长 T_2 信号影，垂直侧脑室走行，病变处于活动期时可有强化。

【影像学研究进展】

1. MRS NAA 和谷氨酸减低，胆碱和肌醇升高。NAA/Cr、NAA/Cho 和 NAA/（Cr+Cho）比值减低反映了神经元的缺失。

2. DTI 皮质脊髓束走行区 FA 值减低，MD 值和 ADC 值升高。

3. FDG-PET ALS 患者主要表现为运动皮质呈弥漫性代谢减低，主要累及额叶及颞叶，代谢功能保持最好的部位位于额叶前外侧区。在 ALS 合并额颞叶痴呆的患者中，运动功能区葡萄糖代谢相对良好，但额叶及颞叶代谢严重减低。

（有 慧）

第七节 Wallerian 变性

【概述】

Wallerian 变性（Wallerian degeneration，WaD）是指神经纤维截断性损伤后其远端和部分近端轴突及所属髓鞘发生的顺行性变性。多继发于神经细胞胞体坏死或近端轴突损伤后，导致轴突与胞体的联系中断，轴突及髓鞘分解。与脑原发性脱髓鞘疾病不同，后者虽有髓鞘变性但轴突相对完好。神经元变性可发生于皮质脊髓束、皮质延髓束、皮质脑桥束等神经纤维束，以皮质脊髓束受累者最为常见。

1850 年，英国神经学家 Waller 阐明了 Wallerian 变性的发生发展过程。其病因多种多样，主要包括梗死、出血、肿瘤、脱髓鞘疾病。继发于梗死者，Wallerian 变性多发生于脑梗死慢性期（>30 天）。中枢神经系统的 Wallerian 变性发生后，轴突降解形成的碎屑被逐渐清除，但是没有明显的轴突再生，所以预后差。

【临床与病理】

Wallerian 变性最常见的原因是梗死，累及脑内皮质脊髓束者表现为持续存在的偏瘫。发生于脊髓的可因累及后索、皮质脊髓束，并于原发临床症状后出现新的相应神经束受累的临床表现。

Wallerian 变性早期表现为细胞骨架降解为颗粒状或无形态的碎屑，导致髓鞘脱失和胶质增生，并伴有不对称性萎缩。轴突碎屑的清除大约持续 2 年。

组织学上分为 4 期：

第 1 期（前 4 周）：轴突降解，而髓鞘几乎没有生化改变，没有 MRI 信号改变。

第 2 期（4~14 周）：髓鞘蛋白溶解，但髓鞘脂类结构仍完整，组织具有疏水性，且脂类与蛋白的比率较高，造成 T_2 低信号，但其病理生理机制仍不明确，或与轴突肿胀减少了细胞外液运动有关。

第 3 期（14 周以后）：组织学上 14 周至 6 个月，髓鞘脂类降解，胶质增生，水的含量和组织结构变化，组织变为亲水性，T_2 高信号。

第 4 期（6 个月 ~ 几年后）：不对称的萎缩，以及持续存在髓鞘脱失和胶质增生。

【影像检查方法】

常规 X 线检查对诊断 Wallerian 变性无价值。CT 可表现为沿白质纤维束走行的条状低密度影，该征象与受累神经束周围胶质细胞增生有关，但 CT 的阳性检出率明显低于 MRI。常规 MRI 序列除显示原发病灶外，可显示沿锥体束走行的异常信号以及同侧大脑脚、脑桥、延髓的萎缩，但对 Wallerian 变性检测的敏感性不高，且难以量化 Wallerian 变性的严重程度。随着影像学技术的发展，DTI 可显示局部缺血性损伤导致的神经纤维束完整性和水分子扩散方向性的改变，因此，其对 Wallerian 变性的早期诊断有一定价值。

【影像表现】

1. CT CT 显示的 Wallerian 变性多处于慢性期，可表现为从大脑皮层或皮层下延伸到深部脑白质的、与神经纤维走行一致的条状低密度影。

2. MRI T_2WI 表现可分为 4 期：

第 1 期（4 周内）：没有明显异常表现。

第 2 期（4 周 ~14 周）：受累平面以下神经纤维束走行区出现 T_2 低信号影。

第 3 期（14 周以后）：受累平面以下神经纤维束走行区出现 T_2 高信号影。

第 4 期（6 个月 ~ 几年后）：与原发性脑损伤同侧的脑干萎缩和持续存在的 T_2 高信号影（图 10-7-1）。

【诊断与鉴别诊断】

临床上，Wallerian 变性需与脑梗死相鉴别，二者 MRI 信号改变相似，均可表现为长 T_1、长 T_2 信号影，且二者临床表现相近，容易混淆。但二者病变

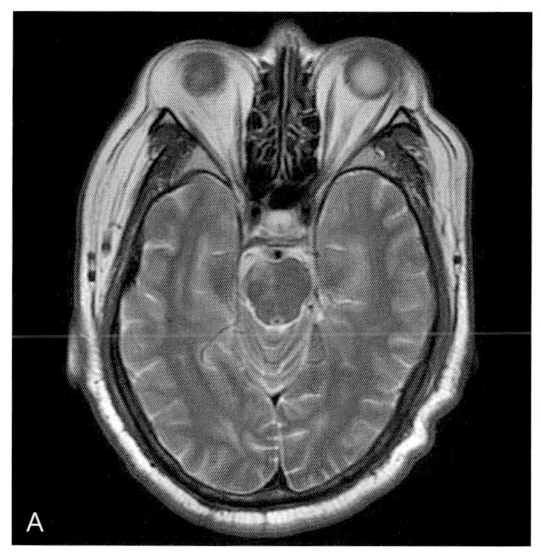

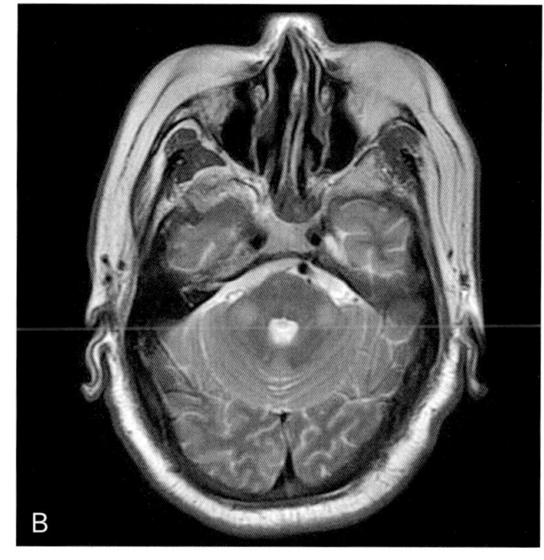

图 10-7-1 Wallerian 变性 MRI 平扫

A. 轴位 T_2WI 示脑桥偏右侧异常高信号，未跨越中线，为脑桥梗死表现；B. 轴位 T_2WI 示双侧小脑中脚异常高信号

分布不同，脑梗死累及的脑区与某一血管供应区相一致，病变呈楔形或扇形，而 Wallerian 变性多沿下行纤维束分布，即原发脑损伤与受累神经纤维束不在同一动脉供血区，不能用缺血性改变解释。另外，Wallerian 变性也需与肌萎缩侧索硬化症相鉴别，后者一般为双侧对称性，且没有梗死、出血等病因。

【影像学研究进展】

1. DTI　可早期发现锥体束扩散异常，表现为受累层面锥体束的 FA 显著降低。此外，可通过三维重建技术清晰地勾划出脑白质纤维束的走行和分布，显示常规 MRI 序列所不能显示的神经纤维的细微解剖结构变化。

2. DWI　其信号改变明显早于常规 MRI 序列，在梗死、出血发生后的第 2 天起即可出现 DWI 图像上的异常信号影。于第 2 天 ~2 周时，DWI 可呈现受累脑区内的异常高信号影，其 ADC 值减低。

（有　慧）

第八节　肥大性下橄榄核变性

【概述】

肥大性下橄榄核变性（hypertrophic olivary degeneration，HOD）是一种因小脑齿状核 - 中脑红核 - 延髓下橄榄核神经元联系环路（triangle of Guillain and Mollaret，GMT）受损导致的特殊的跨神经突触变性性疾病，以下橄榄核神经元空泡化、胶质增生及下橄榄核体积增大为特征。与神经元变性疾病不同，HOD 是因下位神经元损伤导致的上位神经元的数量、结构和功能发生改变的一种跨突触变性，因此，HOD 多引起受累下橄榄核肥大而不是萎缩。

GMT 环路是精细运动反射弧的一部分，由红核、下橄榄核、对侧齿状核及三者间的神经纤维束组成，因此，任何引起齿状核与对侧红核或红核与同侧下橄榄核（中脑被盖束）之间神经纤维束中断的疾病均可引起 HOD。但因下橄榄核与对侧齿状核之间没有直接联系的神经纤维（下橄榄核发出的神经纤维需跨过中线至对侧小脑下脚并投射到相应小脑半球皮质，再到齿状核），故单独存在的小脑下脚病变不会引起 HOD。

【临床与病理】

HOD 可继发于肿瘤、梗死、感染、创伤性疾病及脱髓鞘疾病等，但高血压引起的 GMT 环路区域出血最为常见，约有 40% 的患者无明确病因或无肉眼可见的病变。除原发病变引起的症状外，HOD 患者可出现腭肌阵挛、眼肌震颤和共济失调等症状与体征。临床上，对 HOD 的诊断须结合临床病史、症状与体征，且应在相应神经元联系环路上追溯出病理改变后才能明确诊断。

1971 年，Homupian 提出 HOD 为神经纤维增生性疾病，但随着病理研究的不断深入，揭示 HOD 的病理改变主要为神经元胞质内空泡样变性、星形胶质细胞增生和继发性胶质增生。HOD 的病理改变可分为六期：

第 1 期（起病 24 小时内）：无明显改变。

第 2 期（2 天 ~7 天）：橄榄核周围白质包膜退化。

第 3 期（约 3 周）：神经元肥大。

第 4 期（约 8.5 个月）：由神经元和星形胶质细胞增生肥大导致的橄榄核体积增大达到顶峰。

第 5 期：橄榄核假性肥大（神经元退变、原浆性星形细胞增生）。

第 6 期（多年后）：橄榄核萎缩。

【影像检查方法】

常规 X 线和 CT 检查对诊断 HOD 无特殊价值。MRI 可显示受累下橄榄核区的形态学及信号变化，常规检查序列包括：T_1WI、T_2WI 或 T_2-FLAIR，但 MRI 呈现的 T_2WI 信号改变多于原发病数月后出现。SWI 不同于常规 T_1 或 T_2 加权成像，是一种利用不同组织之间磁敏感性差异来成像的新技术，成像的关键在于磁敏感物质（如静脉血、出血、钙化等）。红核富含大量的铁，HOD 导致的神经元退变可改变红核内的铁含量，从而使红核的 SWI 信号发生改变。通过 DTI 得到的弥散系数也可反映 HOD 的病理变化过程。

【影像表现】

HOD 造成的下橄榄核病理改变可随时间发生变化，其 MRI 信号和形态特点也随之改变，一般可分为 3 个阶段：

第 1 阶段　原发病变后 6 个月，下橄榄核区在 T_2WI 呈高信号，不伴有下橄榄核肥大。

第 2 阶段　同时出现下橄榄核区 T_2WI 高信号和下橄榄核体积增大，原发病 3~4 年后，伴随着肥大的神经元崩解，该阶段结束（图 10-8-1）。

第 3 阶段　开始于肥大的神经元崩解，T_2WI 仍旧呈现高信号，但其持续时间尚不能确定。

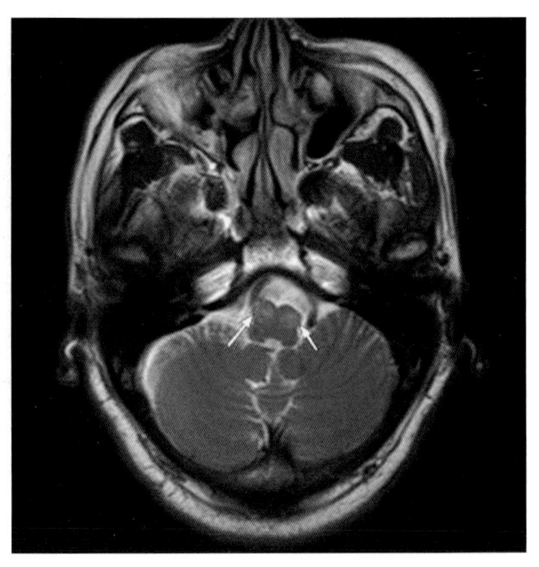

图 10-8-1　肥大性下橄榄核变性 MRI 平扫

轴位 T_2WI 示双延髓下橄榄核水平局部体积增大，信号增高

【诊断与鉴别诊断】

鉴别诊断需囊括可引起下橄榄核在 T_2WI 上呈现高信号的疾病，包括肿瘤性疾病（星形细胞瘤、转移瘤、淋巴瘤）、缺血性病变、脱髓鞘疾病、感染性疾病（结核、HIV、脑干脑炎）等。肿瘤和炎症性病变与 HOD 的鉴别点在于前两者很少局限于下橄榄核区域，可有强化。部分缺血性疾病造成的下橄榄核体积增大多累及延髓后外侧区，而 HOD 则在延髓腹外侧区。随访过程中出现下橄榄核体积减小可协助排除多种疾病，但 GTM 环路区出现破坏神经通路的原发病变才是 HOD 的诊断要点。

【影像学研究进展】

1. SWI　可显示受累红核体积减小，正常低信号消失、信号增高。

2. PWI　肥大的下橄榄核区灌注增高，表现为受累下橄榄核区脑血流量和脑血容量均升高。

3. DTI　主要表现为 GMT 环路垂直弥散系数和轴位弥散系数升高，前者提示神经髓鞘缺失改变，后者提示神经元肥大。随着疾病进展，当出现轴突变性时，轴位弥散系数减低。

（有　慧）

第九节　神经元核内包涵体病

【概述】

神经元核内包涵体病（neuronal intranuclear inclusion disease，NIID）是以中枢、外周和自主神经系统，以及内脏器官中嗜酸性核内透明包涵体为病理特征的神经退行性疾病。由 Lindenberg 等于 1968 年首次报道。既往该病需通过尸检才能确诊，目前皮肤活检即可作为重要诊断依据。

本病病因未明，发病机制不清，临床尚无特异性治疗手段。可能的发病机制是细胞核内蛋白异常过度累积和（或）蛋白降解系统功能障碍（如，泛素－蛋白酶体依赖的降解途径）。任何年龄均可发病，分为儿童型、青少年型和成人型。早期 NIID 的报道大多为儿童型和青少年型。随着对疾病的认识和皮肤活检增多，成人型报道越来越多。本节主要介绍成人型 NIID。

【临床与病理】

NIID 临床表现多样，是一种异质性疾病，病情呈缓慢进展。成人型 NIID 包括散发型和家族型。散发型患者发病年龄在 51~76 岁之间，病程 1~19 年不等。大多数以痴呆为首发和主要症状，常见瞳孔缩小和膀胱功能障碍等自主神经病变。肌力下降和感觉障碍也可发生，但较家族型少见。震颤、强直、共济失调亦可出现。部分患者还可出现行为异常、全面强直癫痫发作、意识障碍及亚急性脑炎。晚期可出现无动缄默症。家族型患者发病年龄小于 40 岁者，肌力下降最常发生，其次表现为感觉障碍、瞳孔缩小、膀胱功能障碍和癫痫；而发病年龄大于 40 岁者，以痴呆表现为主。

近半数散发型患者简易智力状态检查量表（MMSE）评分减低（<24 分）。超过 90% 散发型患者额叶评定量表（FAB）评分减低。家族型患者 MMSE 评分轻度下降，但 >24 分，而 FAB 较同龄正常人接近或轻度下降，主要见于 40 岁以上者。NIID 患者神经传导检查常可见正中神经和胫骨神经传导减慢。实验室检查：脑脊液蛋白常升高，部分患者血清肌酸激酶、糖化血红蛋白水平升高。

尸检发现，NIID 患者核内包涵体广泛存在于大脑皮层、基底节区、脑干、小脑和脊髓的神经元和星形胶质细胞中。还存在于除骨骼肌和肝细胞外的外周神经细胞和许多器官的体细胞内。由于髓鞘和轴突缺失，脑标本大体病理显示脑白质髓鞘苍白（HE 染色浅淡、稀疏）和局限于皮层下近 U 形纤维处多灶性海绵样变。

镜下表现：局部神经元缺失，神经元和星形胶质细胞内的嗜酸性透明包涵体。嗜酸性透明包涵体是位于核仁附近直径 1.5~10μm 的圆形物质，泛素、P62 和 SUMO-1 抗体免疫组化染色阳性，电镜下呈密集排列的细丝状物质，无包膜限制。NIID 患者皮肤活检可在脂肪细胞、纤维母细胞、汗腺细胞内发现嗜酸性透明包涵体，其光镜和电镜下特征与中枢神经系统表现几乎相同。

【影像检查方法】

常规 T_2WI 和 T_2-FLAIR 可显示 NIID 非特异性脑白质病变、脑萎缩等表现，对诊断提示作用有限。DWI 序列作为该病首选影像学检查方法，可清晰显示 NIID 特征性的沿皮髓质交界区分布的高信号。

【影像学表现】

双侧大脑半球白质斑片状对称性稍长 T_1 长 T_2 信号，T_2-FLAIR 呈高信号（图 10-9-1 A-D），以皮髓交界区分布为主，边缘模糊，额叶受累为著，可相互融合；外囊区 T_2WI 可呈高信号，T_1WI 呈低信号。晚期脑白质异常信号范围扩大。上述征象为非特异性脑白质病变，与病理学脑白质弥漫性髓鞘苍白对应。

DWI 具有特征性表现，即双侧大脑半球皮髓质交界区的曲线状高信号（图 10-9-1 E-G），对应于病理学上皮层下近 U 形纤维处的多灶性海绵样变性。疾病初期，DWI 高信号局限于额叶皮髓质交界区，随病情进展由额叶逐步向枕叶扩展。但即使疾病晚期，DWI 高信号也不会深入到深部白质。

MRI 还可显示小脑萎缩、双侧小脑蚓旁和小脑中脚 T_2-FLAIR 呈对称性高信号。有文献报道，小脑蚓旁和小脑中脚异常信号对 NIID 的诊断有提示价值。此外，当伴有亚急性脑炎时，可因脑水肿的发生而表现为非对称性斑片状长 T_1 长 T_2 信号，DWI 信号不高，增强扫描可见强化。

【诊断与鉴别诊断】

成人型 NIID 需要与脆性 X 相关的震颤 / 共济失调综合征（Fragile X-associated Tremor/Ataxia syndrome，FXTAS）鉴别。某些 FXTAS 患者可表现为痴呆。在神经元、胶质细胞和体细胞内可观察到与 NIID 类似的嗜酸性泛素化阳性的核内包涵体。影像学上，FXTAS 也可表现为脑白质病变、沿皮髓质交界区的 DWI 高信号和双侧小脑半球内侧、小脑中脚的 T_2-FLAIR 高信号。临床、影像和病理改变很难将二者鉴别。而 FMR1 基因检测对于 NIID 和 FXTAS 的鉴别诊断至关重要，FXTAS 患者 FMR1 基因 CGG 三甘酸重复存在置换等位基因，而 NIID 患者等位基因正常。

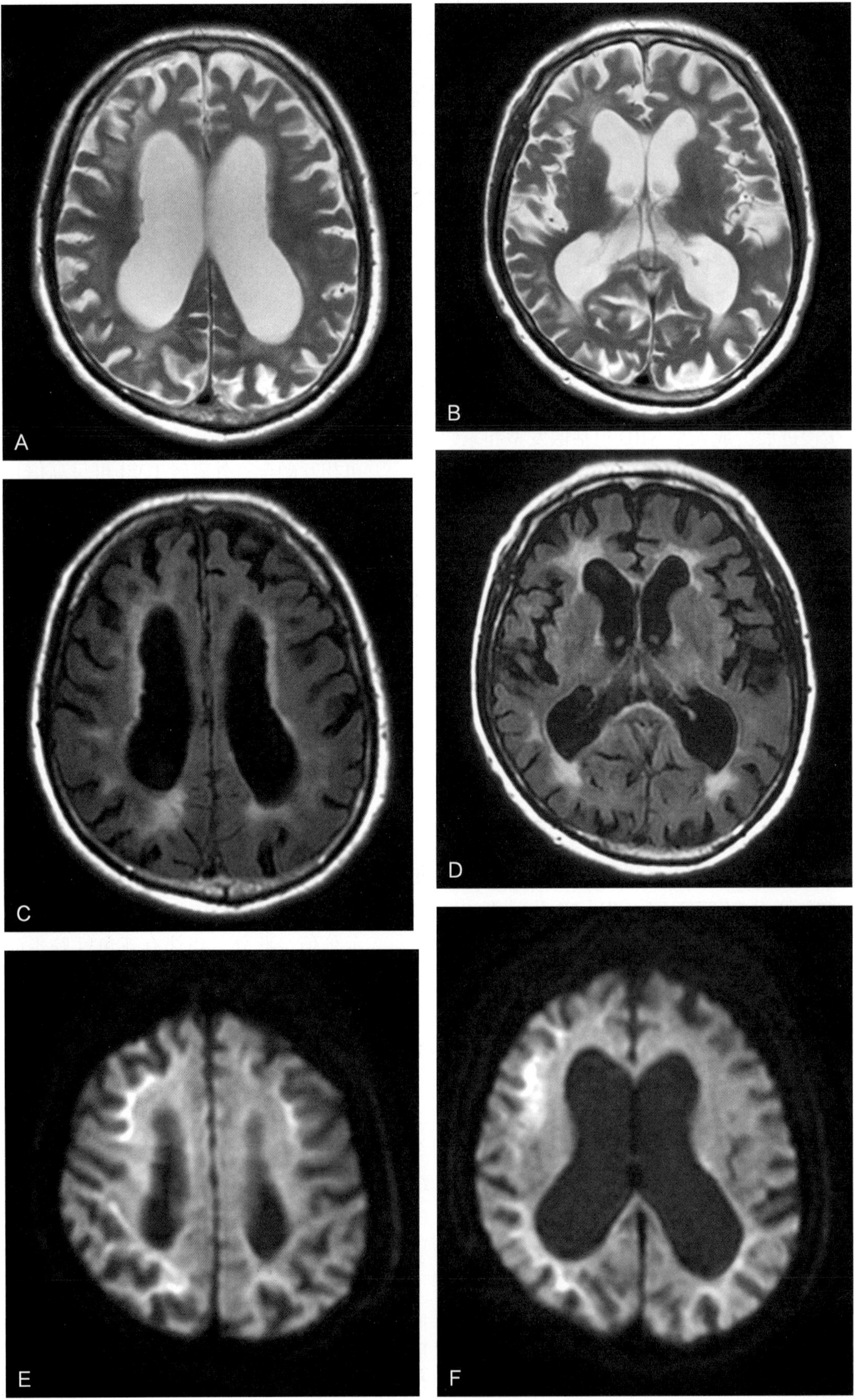
A
B
C
D
E
F

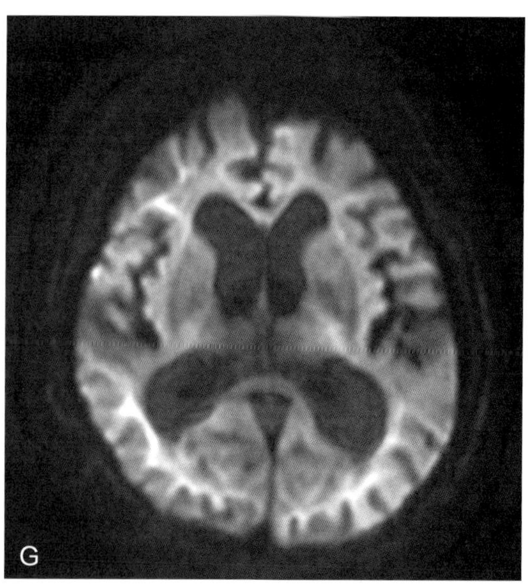

图 10-9-1 神经元核内包涵体病 MRI 表现

男，72 岁。A、B. T_2WI，双侧脑白质多发长 T_2 信号；C、D. T_2-FLAIR 上呈高信号；E~G，DWI 上双侧大脑半球沿皮髓质交界区广泛分布的 DWI 线样高信号

（病例图片由北京协和医院放射科冯逢教授提供）

（沈俊林）

参考文献

1. 徐评议 . 中枢神经变性疾病的病理特点和分类 . 新医学，2003，34（6）：341-342.
2. 贾建平 . 中国痴呆与认知障碍诊治指南 . 北京：人民卫生出版社，2010：17-25.
3. 中华医学会神经病学分会痴呆与认知障碍学组 . 血管性认知障碍诊治指南 . 中华神经科杂志，2011，44：142-147.
4. 左传涛，刘永昌，管一晖，等 . 年龄对脑葡萄糖代谢的影响 . 中国医学计算机成像杂志，2001，7：204-206.
5. 刘树良，李坤成，王亮，等 .MRI 体积测量内嗅皮层萎缩诊断 Alzheimer 病的价值 . 中华放射学杂志，2003，37：389-393.
6. 岳伟，纪勇 . 路易体痴呆百年史 . 中国现代神经疾病杂志，2015，15（7）：514-517.
7. 顾小花，徐俊 . 路易体痴呆的研究进展 . 神经疾病与精神卫生，2015，15（6）：576-581.
8. 王姗姗，贾建军 . 路易体痴呆的神经影像学特征 . 中华老年心脑血管病杂志，2015（9）：1006-1008.
9. 中华医学会老年医学分会老年神经病学组额颞叶变性专家共识 . 中华神经科杂志，2014，47（5）：351-356.
10. 王晔，何祥，王耀山 . 皮质基底节变性 . 临床神经病学杂志，2001，14（6）：372-374.
11. 朱明伟，王鲁宁，桂秋萍，等 . 皮质基底节变性的临床和病理研究 . 中华内科杂志，2002，41（11）：732-735.
12. Jellinger KA.Basic mechanisms of neurodegeneration：a critical update.Journal of Cellular and Molecular Medicine.2010，14（3）：457-487.
13. Mascalchi M，Vella A，Ceravolo R.Movement disorders：role of imaging in diagnosis.Journal of Magnetic Resonance Imaging，2012，35（2）：239-256.
14. Jia J，Wang F，Wei C，et al.The prevalence of dementia in urban and rural areas of China.Alzheimers Dement，2014，10：1-9.
15. Zhang Y，Xu Y，Nie H，et al.Prevalence of dementia and major dementia subtypes in the Chinese populations：a meta-analysis of dementia prevalence surveys，1980-2010.J Clin Neurosci，2012，19：1333-1337.
16. Landes AM，Sperry SD，Strauss ME，et al.Apathy in Alzheimer's disease.J Am Geriatr Soc，2001，49（12）：1700-1707.
17. Strozyk D，Blennow K，White LR，et al.CSF Aβ 42 levels correlate with amyloid-neuropathology in a population-based autopsy study.Neurology，2003，60：652-656.
18. Seppala TT，Nerg O，Koivisto AM，et al.CSF biomarkers for Alzheimer disease correlate with cortical brain biopsy findings.Neurology，2012，78：1568-1575.
19. McKhann GM，Knopman DS，Chertkow H，et al.The diagnosis of dementia due to Alzheimer's disease：recommendations from the National Institute on Aging-Alzheimer's Association workgroups on diagnostic guidelines for Alzheimer's disease.Alzheimers Dement，2011，7：263-

269.
20. Savva GM, Wharton SB, Ince PG, et al.Age, neuropathology, and dementia.New Engl J Med, 2009, 360 : 2302-2309.
21. Scahill RI, Schott JM, Stevens JM, et al.Mapping the evolution of regional atrophy in Alzheimer's disease: Unbiased analysis of fluid-registered serial MRI.Proc Natl Acad Sci, 2002, 99 : 4703-4707.
22. Braak H, Braak E.Neuropathological stageing of Alzheimer-related changes.Acta Neuropathol.1991, 82 : 239-259.
23. Frisoni GB, Beltramello A, Weiss C, et al.Linear measures of atrophy in mild Alzhemier disease.AJNR, 1996, 17 : 913-923.
24. de Leon MJ, Golomb J, George AE, et al.The radiologic prediction of Alzheimer disease: the atrophic hippocampal formation.AJNR, 1993, 14 : 897-906.
25. Chetelat G, Baron JC.Early diagnosis of Alzheimer's disease: contribution of structural neuroimaging.Neuroimage, 2003, 18(2): 525.
26. Morys J, Bobek-Billewicz B, Dziewiatkowski J, et al.Changes in the volume of temporal lobe structures related to Alzheimer's type dementia.Folia Neuropathol, 2002, 40 (2): 47-55.
27. Guo X, Wang Z, Li K, et al.Voxel-based assessment of gray and white matter volumes in Alzheimer's disease.Neurosci Lett.2010, 468 : 146-150.
28. Leow AD, Yanovsky I, Parikshak N, et al.Alzheimer's disease neuroimaging initiative: a one-year follow up study using tensor-based morphometry correlating degenerative rates, biomarkers and cognition.Neuroimage, 2009, 45 : 645-655.
29. Dickerson BC, Goncharova I, SullivanMP, et al.MRI-derived entorhinal and hippocampal atrophy in incipient and very mild Alzheimer's disease.Neurobiol Aging, 2001, 22 : 747-754.
30. Ridha BH, Barnes J, Bartlett JW, et al.Tracking atrophy progression in familial Alzheimer's disease: A serial MRI study.Lancet Neurol, 2006, 5 : 828-834.
31. Jack CR Jr, Weigand SD, Shiung MM, et al.Atrophy rates accelerate in amnestic mild cognitive impairment.Neurology, 2008, 70 : 1740-1752.
32. Du AT, Schuf N, Amend D, et al.Magnetic resonance imaging of the entorhinal cortex and hippocampus in mild cognitive impairment and Alzheimer disease.J Neurol Neurosurg Psychiatry.2001, 71 : 441-447.
33. Whitwell JL, Przybelski SA, Weigand SD, et al.3D maps from multiple MRI illustrate changing atrophy patterns as subjects progress from mild cognitive impairment to Alzheimer's disease.Brain, 2007, 130 : 1777-1786.
34. Devanand DP, Pradhaban G, Liu X, et al.Hippocampal and entorhinal atrophy in mild cognitive impairment: prediction of Alzheimer disease.Neurology, 2007, 68 : 828-836.
35. Bozzali M, Filippi M, Magnani G, et al.The contribution of voxel-based morphometry in staging patients with mild cognitive impairment.Neurology, 2006, 67 : 453-460.
36. Sexton CE, Kalu UG, Filippini N, et al.A meta-analysis of diffusion tensor imaging in mild cognitive impairment and Alzheimer's disease.Neurobiol Aging, 2011, 32 : 2322.e5-e18.
37. Bartzokis G.Alzheimer's disease as homeostatic responses to age-related myelin breakdown.Neurobiol Aging, 2011, 32 : 1341-1371.
38. Luckhaus C, Flüb MO, Wittsack HJ, et al.Detection of changed regional cerebral blood flow in mild cognitive impairment and early Alzheimer's dementia by perfusion-weighted magnetic resonance imaging.Neuroimage, 2008, 40 : 495-503.
39. Harris GJ, Lewis RF, Satlin A, et al.Dynamic susceptibility contrast MRI of regional cerebral blood volume in Alzheimer's disease.Am J Psychiatry, 1996, 153 : 721-724.
40. Alsop DC, Detre JA, Grossman M.Assessment of cerebral blood flow in Alzheimer's disease by spin-labeled magnetic resonance imaging.Ann Neurol, 2000, 47 : 93-100.
41. Ayton S, Faux N, Bush AI, et al.Ferritin levels in the cerebrospinal fluid predict Alzheimer's disease outcomes and are regulated by APOE.Nat Commun, 2015, 6 : 6760.
42. Kirsch W, McAuley G, Holshouser B, et al.Serial susceptibility weighted MRI measures brain iron and microbleeds in dementia.J Alzheimers Dis, 2009, 17 : 599-609.
43. Machulda MM, Ward HA, Borowski B, et al.Comparison of memory fMRI response among normal, MCI, and Alzheimer's patients.Neurology, 2003, 61 : 500-506.
44. Mondadori CR, deQuervain DJ, Buchmann A, et al.Better memory and neural efficiency in young apolipoprotein E14 carriers.Cereb Cortex, 2007, 17 : 1934-1947.
45. Dickerson BC, Salat D, Greve D, et al.Increased hippocampal activation in mild cognitive impairment compared to normal aging and AD.Neurology, 2005, 65 : 404-411.
46. Filippini N, MacIntosh BJ, Hough MG, et al.Distinct patterns of brain activity in young carriers of the APOE-14 allele. Proc Natl Acad Sci, 2009, 106 : 7209-7214.
47. Celone KA, Calhoun VD, Dickerson BC, et al.Alterations in memory networks in mild cognitive impairment and Alzheimer's disease: An independent component analysis.J Neurosci, 2006, 26 : 10222-10231.
48. Miller SL, Fenstermacher E, Bates J, et al.Hippocampal activation in adults with mild cognitive impairment predicts subsequent cognitive decline.J Neurol Neurosurg Psychiatry, 2008, 79 : 630-635.
49. Wang L, Zang Y, He Y, et al.Changes in hippocampal connectivity in the early stages of Alzheimer's disease: evidence from resting state fMRI.Neuroimage, 2006, 31 :

496-504.

50. He Y,Wang L,Zang YF.Regional coherence changes in the early stages of Alzheimer's disease:A combined structural and resting-state functional MRI study.NeuroImage,2007,35 :488-500.
51. Greicius MD,Srivastava G,Reiss AL,et al.Default-mode network activity distinguishes Alzheimer's disease from healthy aging:Evidence from functional MRI.Proc Natl Acad Sci,2004,101 :4637-4642.
52. Sorg C,Riedl V,Muhlau M,et al.Selective changes of resting-state networks in individuals at risk for Alzheimer's disease.Proc Natl Acad Sci,2007,104 :18760-18765.
53. Andrews-Hanna JR,Snyder AZ,Vincent JL,et al.Disruption of large scale brain systems in advanced aging.Neuron,2007,56 :924-935.
54. Damoiseaux JS,Beckmann CF,Arigita EJ,et al.Reduced resting-state brain activity in the "default network" in normal aging.Cereb Cortex,2008,18 :1856-1864.
55. Qi Z,Wu X,Wang Z,et al.Impairment and compensation coexist in amnestic MCI default mode network.Neuroimage,2010,50 :48-55.
56. Caroli A,Prestia A,Chen K,et al.Summary metrics to assess Alzheimer disease-related hypometabolic pattern with ^{18}F-FDG PET:head-to head comparison.J Nucl Med,2012,53 :592-600.
57. Buckner RL,Snyder AZ,Shannon BJ,et al.Molecular,structural,and functional characterization of Alzheimer's disease:Evidence for a relationship between default activity,amyloid,and memory.J Neurosci,2005,25 :7709-7717.
58. Herholz K,Salmon E,Perani JC,et al.Discrimination between Alzheimer dementia and controls by automated analysis of multicenter FDG PET.Neuroimage,2002,17 :302-316.
59. Pagani M,Dessi B,Morberlli S,et al.MCI patients declining and not-declining at mid-term follow-up:FDG-PET findings.Curr Alzheimer Res,2010,7 :287-294.
60. Drzezga A,Grimmer T,Riemenschneider M,et al.Prediction of individual clinical outcome in MCI by means of genetic assessment and(18)F-FDG PET.J Nucl Med,2005,46 :1625-1632.
61. Caroli A,Prestia A,Chen K,et al.Summary metrics to assess Alzheimer disease-related hypometabolic pattern with ^{18}F-FDG PET:head-to head comparison.J Nucl Med,2012,53 :592-600.
62. Kantarci K,Lowe V,Przybelski SA,et al.APOE modifies the association between Aβ and cognition in cognitively normal older adults.Neurology,2012,78 :232-240.
63. Devanand DP,Mikhno A,Pelton GH,et al.Pittsburgh compound B(^{11}C-PIB)and fluorodeoxyglucose(^{18}F-FDG) PET in patients with Alzheimer disease,mild cognitive impairment,and healthy controls.J Geriatr Psychiatry Neurol,2010,23 :185-198.
64. Koivunen J,Scheinin N,Virta JR,et al.Amyloid PET imaging in patients with mild cognitive impairment:a 2-year follow-up study.Neurology,2011,76 :1085-1090.
65. Resnick SM,Sojkova J.Amyloid imaging and memory change for prediction of cognitive impairment.Alzheimers Res Ther.2011,31,3 :3.
66. Clark CM,Schneider JA,Bedell BJ,et al.Use of florbetapir-PET for imaging beta-amyloid pathology.JAMA,2011,305 :275-283.
67. Rosenberg PB,Wong DF,Edell SL,et al.Cognition and amyloid load in Alzheimer disease imaged with florbetapir F-18(AV-45)positron emission tomography.Am J Geriatr Psychiatry,2013,21 :272-278.
68. Camacho V,Lleó A.Amyloid imaging in depression: a predictor of Alzheimer's disease? Eur J Nucl Med Mol Imaging.2014,41 :711-713.
69. Prince M,Wimo A,et al.World Alzheimer Report 2015 : The global impact of dementia:an analysis of prevalence,incidence,cost and trends.2015.Available online:http://www.alz.co.uk.
70. Hachinski V C,et al.Multi-infarct dementia:A cause of mental deterioration in the elderly.Lancet,1974,2(7874):207-210.
71. Loeb C.Clinical criteria for the diagnosis of vascular dementia.Eur Neurol,1988,28(2):87-92.
72. Boweler J V.Vascular dementia.Neurology,1993,43(10):2159-2160.
73. Rockwood K.Vascular cognitive impairment and vascular dementia.Neurol Sci,2002,15(2):203-204.
74. Tham W,Auchus A P,Thong M,et al.Progression of cognitive impairment after stroke:one year results from a longitudinal study of Singaporean stroke patients.Neural Sci,2002,15(3),203-204.
75. John T O'Brien,Alan Thomas,Vascular dementia.Lancet,2015,386 :1698-1706.
76. O,A,Skrobot et al.The Vascular Impairment of Cognition Classification Consensus Study.Alzheimer's & Dementia,2017 13(6):624-633.
77. Martin Dichgans,DIdier Leys.Vascular Cognitive Impairment.Circ Res,2017,120 :573-591.
78. Barbay M,et al.Vascular cognitive impairment:advances and trends.Rerue Neurologique,2017, 173(7-8):473-480.
79. Roman G C.Vascular dementia.Advances in nosology,diagnosis,treatment and prevention.Panminerva Med,2004,46(4),207-215.
80. Yu,et al.Small-World Brain Network and Dynamic Functional Distribution in Patients with Subcortical Vascular Cognitive Impairment.PLoS ONE.,2015,10 :1-14.
81. Sun,Y,et al.Cerebral blood flow alterations as assessed by 3D ASL in cognitive impairment in patients with subcortical

vascular cognitive impairment: A marker for disease severity. Frontiers in Aging Neuroscience, 2016, 8.

82. Ying H, et al.Cognitive variations among vascular dementia subtypes caused by small-, large-, or mixed-vessel disease. Archives of Medical Science, 2016, 12(4): 747–753.

83. Kida H, et al.Detection of cerebral amyloid angiopathy by 3-T magnetic resonance imaging and amyloid positron emission tomography in a patient with subcortical ischaemic vascular dementia.Psychogeriatrics, 2017, 17(1): 70–72.

84. Kim HJ, et al.Distinctive Resting State Network Disruptions among Alzheimer's Disease, Subcortical Vascular Dementia, and Mixed Dementia Patients.Journal of Alzheimer's Disease, 2016, 50(3): 709–718.

85. Kram MA, et al.Genetics of vascular dementia-review from the ICVD working group.BMC Med, 2017, 15(1): 48.

86. Heiss WD, et al.Neuroimaging in vascular cognitive impairment: a state-of-the-art review.BMC Med., 2016, 14 : 1–9.

87. Anor CJ, et al.Neuropsychiatric Symptoms in Alzheimer Disease, Vascular Dementia, and Mixed Dementia. Neurodegenerative Diseases, 2017, 17(4–5): 127–134.

88. Altamura C, et al.Regional MRI diffusion, white-matter hyperintensities, and cognitive function in Alzheimer's disease and vascular dementia.J Clin Neurol, 2016, 12(2): 201–208.

89. Diciotti S, et al.Resting state fMRI regional homogeneity correlates with cognition measures in subcortical vascular cognitive impairment.Journal of the Neurological Sciences, 2017, 373 : 1–6.

90. Yu C, et al.Resting-state functional magnetic resonance imaging in patients with leukoaraiosis-associated subcortical vascular cognitive impairment: a crosssectional study. Neurological Research, 2016, 38(6), 510–517.

91. Wang Y, et al.White Matter Integrity in Subcortical Vascular Cognitive Impairment: A Multimodal Structural MRI Study. Current Alzheimer Research, 2017, 14 : 1–9.

92. Choushri A F, Chin E M, Blitz A M, et al.Diffusion tensor imaging of cerebral white matter: technique, anatomy, and pathologic patterns.Radiol Clin North Am, 2014, 52(2): 413–425.

93. Tuladhar A M, et al.White matter integrity insmall vessel disease is related to cognition.Neuroimage Clin, 2015, 7 : 518–524.

94. Tumati S, et al.Magnetic resonance spectroscopy in mild cognitive impairment: systematic review and meta-analysis. Neurosci Biobehav Rev, 2013, 37(10): 2571–2586.

95. Greenberg S M, et al.Cerebral microbleeds: a guide to detection and interpretation.Lancet Neurol, 2009, 8(2): 165–174.

96. Cheng A L, et al.Susceptibility-weighted imaging is more reliable than T_2*-weighted gradient-recalled echo MRI for detecting microbleeds.Stroke, 2013, 44(10): 2782–2786.

97. Lei C, et al.Association between cerebral microbleeds and cognitive function: a systematic review.Neurol Neurosurg Psychiatry, 2013, 84(6): 693–697.

98. Ayaz M, et al.Imaging cerebral microbleeds using susceptibility weighted imaging: one step toward detecting vascular dementia.Magn Reson Imaging, 2010, 31(1): 142–148.

99. Kerrouche N, et al.1 8 FDG-PET in vascular dementia: differentiation from Alzheimer's disease using voxel-based multivariate analysis.Cereb Blood Flow Metab, 2006, 26(9): 1213–1221.

100. Dai W, et al.Mild cognitive in impairment and Alzheimer disease: Patterns of altered cerebral blood flow at MR imaging.Radiology, 2009, 250(3): 856–866.

101. Musiek ES, et al.Direct comparison of fluorodeoxyglucose positron emission tomography and arterial spin labeling magnetic resonance imaging in Alzheimer's disease. Alzheimers Dementia, 2012, 8(1): 51–59.

102. Watson R, Blamire A M, Colloby S J, et al.Characterizing dementia with Lewy bodies by means of diffusion tensor imaging.Neurology, 2012, 79(9): 906–914.

103. Whitwell J L, Weigand S D, Shiung M M, et al.Focal atrophy in dementia with Lewy bodies on MRI: a distinct pattern from Alzheimer's disease.Brain A Journal of Neurology, 2007, 130(Pt 3): 708.

104. Burton E J, Barber R, Mukaetovaladinska E B, et al.Medial temporal lobe atrophy on MRI differentiates Alzheimer's disease from dementia with Lewy bodies and vascular cognitive impairment: a prospective study with pathological verification of diagnosis.Brain A Journal of Neurology, 2009, 132(Pt 1): 195.

105. Bang J, Spina S, Miller BL.Frontotemporal dementia.The Lancet, 2015, 386(10004): 1672–1683.

106. Shim HS, Ly M J, Tighe SK.Brain imaging in the differential diagnosis of young-onset dementias.Psychiatric Clinics, 2015, 38(2): 281–294.

107. Burrell JR, Halliday GM, Kril JJ, et al.The frontotemporal dementia-motor neuron disease continuum.The Lancet, 2016, 388(10047): 919–931.

108. Meeter LH, Kaat LD, Rohrer JD, et al.Imaging and fluid biomarkers in frontotemporal dementia.Nat Rev Neurol, 2017, 13(7): 406–419.

109. Vieira RT, Caixeta L, Machado S, et al.Epidemiology of early-onset dementia: a review of the literature.Clin Pract Epidemiol Ment Health, 2013, 9 : 88–95.

110. Engler H, Santillo AF, Wang SX, et al.In vivo amyloid imaging with PET in frontotemporal dementia.Eur J Nucl Med Mol Imaging, 2008, 35(1): 100–106.

111. Whitwell JL, Avula R, Senjem ML, et al.Gray and white matter water diffusion in the syndromic variants of

frontotemporal dementia.Neurology, 2010, 74(16): 1279-1287.

112. Zhou J, Greicius MD, Gennatas ED, et al.Divergent network connectivity changes in behavioural variant fronto-temporal dementia and Alzheimer's disease.Brain, 2010, 133(5): 1352-1367.

113. Landau SM, Breault C, Joshi AD, et al.Amyloid-β imaging with Pittsburgh compound B and florbetapir: Comparing radiotracers and quantification methods.J Nucl Med, 2013, 54(1): 70-77.

114. Rohrer JD, Rosen HJ.Neuroimaging in frontotemporal dementia.Int Rev Psychiatry, 2013, 25(2): 221-229.

115. Mahapatra R K, Edwards M J, Schott J M, et al.Corticobasal degeneration.The Lancet Neurology, 2004, 3(12): 736-743.

116. Koyama M, Yagishita A, Nakata Y, et al.Imaging of corticobasal degeneration syndrome.Neuroradiology, 2007, 49(11): 905-912.

117. Josephs K A, Tang-Wai D F, Edland S D, et al.Correlation between antemortem magnetic resonance imaging findings and pathologically confirmed corticobasal degeneration. Archives of neurology, 2004, 61(12): 1881-1884.

118. Grisoli M, Fetoni V, Savoiardo M, et al.MRI in corticobasal degeneration.European journal of neurology, 1995, 2(6): 547-552.

119. T_2 hyperintense brainstem lesions: Part 2.Diffuse lesions. Semin Ultrasound CT MR, 2010.31(3): 260-274.

120. Valencia MP, Castillo M.MRI findings in posttraumatic spinal cord Wallerian degeneration.Clin Imaging, 2006.30(6): 431-433.

121. Uchino A, Takase Y, Nomiyama K, et, al.Acquired lesions of the corpus callosum: MR imaging.Eur Radiol, 2006.16(4): 905-914.

122. Sone J, Mori K, Inagaki T, et al.Clinicopathological features of adult-onset neuronal intranuclear inclusion disease. Brain, 2016, 139(Pt 12): 3170-3186.

123. Sugiyama A, Sato N, Kimura Y, et al.MR Imaging Features of the Cerebellum in Adult-Onset Neuronal Intranuclear Inclusion Disease: 8 Cases.AJNR Am J Neuroradiol, 2017, 38(11): 2100-2104.

124. Padilha IG, Nunes RH, Scortegagna FA, et al.MR Imaging Features of Adult-Onset Neuronal Intranuclear Inclusion Disease May Be Indistinguishable from Fragile X-Associated Tremor/Ataxia Syndrome.AJNR Am J Neuroradiol, 2018, 39(9): E100-E101.

125. Yokoi S, Yasui K, Hasegawa Y, et al.Pathological background of subcortical hyperintensities on diffusion-weighted images in a case of neuronal intranuclear inclusion disease.Clin Neuropathol, 2016, 35(6): 375-380.

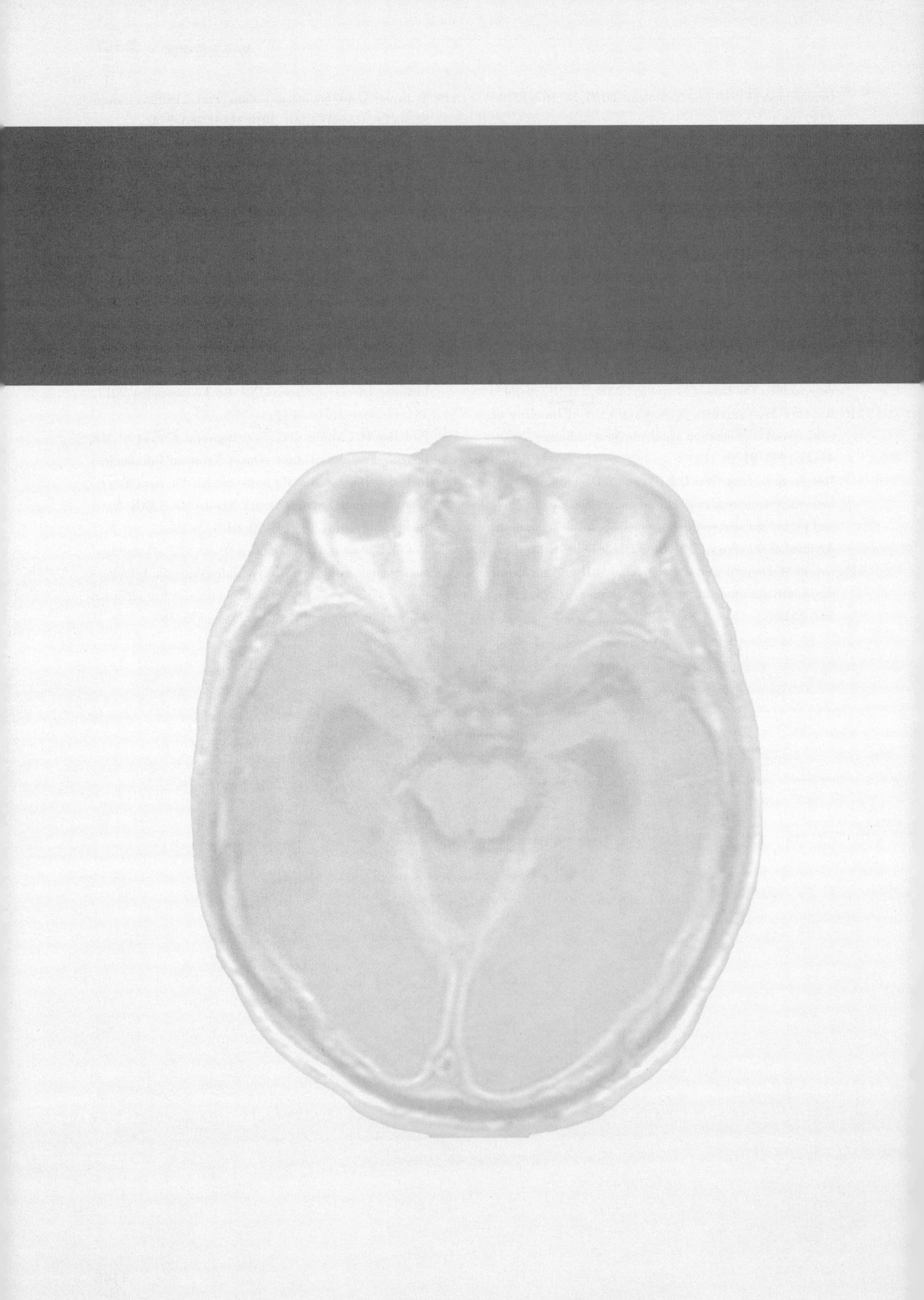

第十一章
脑脊液循环障碍

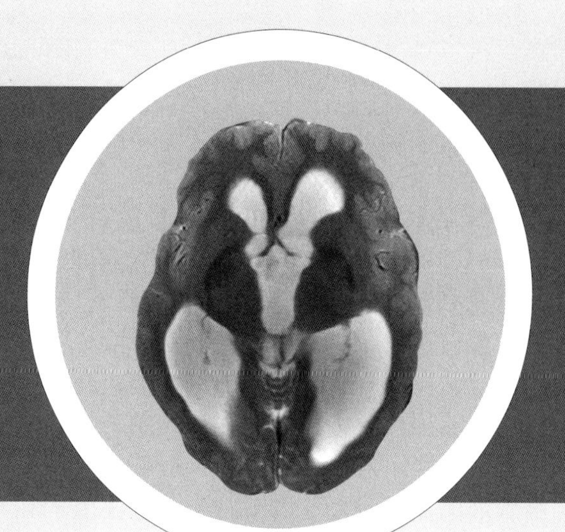

第一节 概 述

脑脊液是一种清澈无色的液体，比重为1.003~1.008，位于大脑和脊髓周围的蛛网膜下腔，并填充脑室和中央管，含有无机离子、葡萄糖、少量蛋白质及很少量的细胞。脑脊液有多种生理功能。它在脑和脊髓周围形成水垫，具有一定压力，能够缓冲外力、减少震荡，对于颅腔和椎管内的中枢神经系统组织结构具有机械性保护作用。脑脊液的流动有助于调节神经内分泌因子和某些代谢产物的分布和输送，对于维护中枢神经系统内环境的稳定具有重要的作用。了解脑脊液的循环动力学对于分析和理解脑脊液循环障碍及其相关疾病非常关键。

一、脑脊液分泌

早在十九世纪中期就有学者提出，脑脊液是由脑室中的脉络丛分泌的。二十世纪初，美国外科医师 Cushing 在进行脑部手术时观察到液体从脉络丛表面渗出。不久，他通过实验发现，如果把侧脑室的脉络丛切除，然后堵住室间孔并不会造成相应脑室扩张。随后，有学者报道可以通过电凝脉络丛的方式来治疗脑积水的患儿。以上这些发现都支持上述脉络丛分泌脑脊液的假说。时至今日，该假说仍被证明是基本正确的。目前，人们认为脑脊液 80% 由脉络丛主动分泌，20% 来自脑室的室管膜和周围脑实质的组织间液。

脉络丛分泌脑脊液的速度大约是每分钟0.35ml，每天分泌量约 400~600ml，儿童和成年人无明显差异。并且，脉络丛分泌脑脊液不受颅内压的调节，当颅内压升高时脑脊液的分泌并不因此下降，除非颅内压达到很高的程度影响到脉络丛组织的动脉灌注。然而，一个成年人的脑脊液总量大约是 140~170ml，儿童约为 65~140ml，新生儿只有 40~50ml，根据每天的脑脊液分泌量可推算，健康成年人的脑脊液每天大约会更新四次。也就是说，脑脊液每天在大量产生的同时也被大量吸收。

二、脑脊液吸收

和脑脊液的分泌相比，关于脑脊液如何被吸收这个问题，现在的看法和传统观点不同。传统观点认为，脑脊液通过脑膜静脉窦上的蛛网膜颗粒或绒毛吸收进入血液。这个观点起源于十九世纪七十年代，研究者通过把普鲁士蓝染料注入尸体的椎管来观察脑脊液的流动。二十世纪初，动物实验进一步证实，注入颅内的普鲁士蓝染料颗粒主要集中在蛛网膜颗粒或绒毛的周围。这些研究结果提示，脑脊液可能通过静脉窦上的蛛网膜颗粒或绒毛吸收进入血液循环。然而，这个假说在提出后不久就遭到了质疑，因为并没有直接观察到普鲁士蓝染料颗粒通过蛛网膜颗粒。尤为重要的是，婴儿的脑内没有蛛网膜颗粒，因而必然存在其他吸收脑脊液的途径。

早在十九世纪七十年代，就有研究者发现注入蛛网膜下腔的示踪剂可以在颈部淋巴结中出现，提示部分脑脊液可能进入了淋巴系统。进入二十世纪后，研究者除了继续在椎管或颅内注入不同颗粒大小的染料进行观察以外，还采用了各种同位素标记的示踪剂来标记活体脑脊液的流动，发现脑脊液可以沿着脑神经以及脊神经周围的袖套状蛛网膜下腔间隙离开中枢神经系统进入淋巴回流系统。

目前，各种证据表明，脑脊液通过蛛网膜下腔末梢的淋巴引流系统和静脉窦上的蛛网膜颗粒两条途径吸收（图 11-1-1）。经淋巴系统流出是主要途径，其中最主要的路径是沿着嗅神经周围间隙穿过筛板进入鼻部，其他的脑神经也参与了脑脊液的吸收但作用不如前者。由于淋巴系统比蛛网膜颗粒的形成要早，因此，胎儿和新生儿的脑脊液吸收基本依靠淋巴系统回流。经蛛网膜颗粒吸收虽然是吸收脑脊液的次要途径，但是也起着重要的作用，当主要途径出现问题时就显得尤为重要。有证据表明，脑脊液经蛛网膜颗粒吸收的效率会随着年龄的老化而下降，进而影响到脑脊液整体的周转率，可能会引发神经退行性改变。然而，目前还缺乏足够的数据来区分这两个不同的系统在临床疾病，比如脑积水发生中的作用。

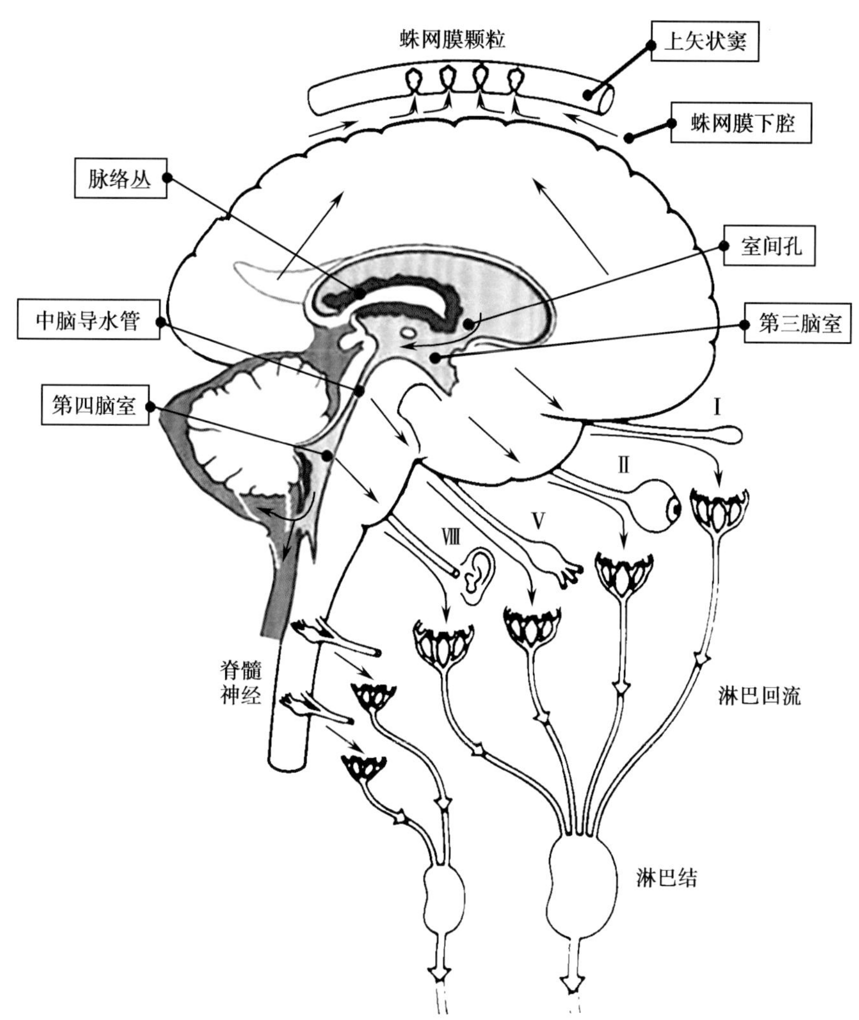

图 11-1-1 脑脊液循环示意图

三、脑脊液流动

由于脑脊液的分泌和吸收分别位于脑内不同部位，脑脊液如何在两者之间移动，就成为了理解脑脊液流体动力学的关键问题。

二十世纪初，Cushing 认为脑脊液自脉络丛分泌后，通过室间孔进入三脑室，再通过导水管进入四脑室，然后通过四脑室的正中孔和两边侧孔进入脑和脊髓周围的蛛网膜下腔，最后回流至颅顶静脉窦旁。关于脑脊液流动的驱动力，Cushing 认为心脏收缩造成的静脉窦负压是促进脑脊液吸收、维持脑脊液流动的主要因素，后来也有学者认为脉络丛组织对脑脊液的主动分泌产生的压力是主要原因。无论究竟是何种因素是驱动脑脊液流动的主要力量，这种单向流动的方式都类似于血液或淋巴液循环。因此，Cushing 把脑脊液循环称为体内的“第三循环”。这种脑脊液循环方式即经典的整体流动理论。二十世纪中期，有学者研究了椎管内的脑脊液流动情况，发现在脊髓后部的脑脊液的流动方向是从上往下，而脊髓前部的脑脊液流动方向是从下往上。这一发现为经典的整体流动理论补上了最后一块拼图。

事实上，在经典的整体流动理论发展起来的那个时期，各种非侵入性的影像学技术手段还没有问世。由于研究手段的局限性，人们很自然地就把脑脊液循环和比较熟悉的血液循环和淋巴液循环联系起来。二十世纪中期以后，人们开始使用放射性同位素造影技术来观察人体的脑脊液流动。随后，磁共振技术的出现更是为研究活体脑脊液流动提供了有力的工具。这些无创性的影像学技术的出现，为了解脑脊液在脑内的流动情况提供了丰富的信息，但同时使得经典的整体流动理论受到了越来越多的质疑。

借助于无创的磁共振成像技术，研究者发现室间孔和中央导水管处的脑脊液流动的方向与心动周期有关。心脏收缩时脑脊液通过室间孔和中央导水管向三脑室和四脑室流动，并进而向下进入椎管，而心脏舒张时脑脊液发生逆向回流。据此，研究者认为脑脊液流动和动脉搏动有关，其根本动力是心脏搏动导致的动脉扩张。随后，研究者又发现，除了心脏搏动以外，脑脊液的流动还受到呼吸运动的影响。在深吸气时中脑导水管和桥前池内的脑脊液均为从尾侧向头侧流动，而深呼气时脑脊液呈反向流动。这是由于呼吸运动时胸廓内压力变化影响到脑内血液回流，进而影响脑脊液循环。在心跳和呼吸等周期性外力的作用下，脑脊液并非单向流动，而是在脑室间的孔道内呈搏动性活塞式往复运动，使得脑室内的脑脊液呈紊流状态。在脑室内呈紊流状态的脑脊液可能有助于一些释放进入脑脊液的激素或体液因子的混合和传输。

目前人们认为，脑脊液的流动是脑内动脉血、静脉血、脑脊液和脑组织相互共同作用的结果。心脏收缩时，脑血流量增加，脑组织膨胀，颅内压力增高。由于脑组织顺应性差异导致膨胀不均衡，在脑室系统内产生了压力差。正常情况下，从侧脑室到四脑室存在压力梯度，脑脊液顺着压力梯度差从侧脑室流向四脑室。心脏舒张时，脑血流量减少，静脉流出增多，脑组织回缩，颅内压减低。由于脑组织回缩不均衡，在脑室系统内形成了逆向压力梯度，脑脊液顺着压力差被动反向流动。由于以上某种或几种因素的变化，造成脑脊液的流动发生异常，就会产生脑脊液循环障碍相关疾病，如脑积水。

四、脑脊液与颅内压

颅内压是指颅腔内容物对颅腔壁产生的压力，通常以侧卧位时颅腔内脑脊液压力为代表。在临床上，一般采用侧卧位腰椎穿刺的方法进行测量。正常成人卧位时脑脊液压力为0.78~1.76kPa（80~180mmH_2O），儿童压力为0.4~1.0kPa（40~100mmH_2O）。

颅脊腔虽然是一个闭合的空腔，但是并非绝对封闭。颅内压的形成主要是由于大气压作用于颅外大静脉的结果。颅内压受多种因素的影响而波动。由于呼吸运动使胸腔压力改变引起静脉压变化，颅内压随之发生波动，波幅约为5~10mmH_2O。由于心脏搏动引起动脉扩张，颅内压随之波动，波幅约为2~4mmH_2O。此外，颅内压还有自发节律性波动。

尽管颅内压受多种生理因素的影响，但在正常情况下能够保持相对恒定。颅腔内有三种内容物，即脑组织、脑脊液和血液。正常成年人的脑组织约重1 400g，占颅腔容积的80%~90%；脑脊液约150ml，约占颅腔容积的10%；血液约75ml，约占颅腔容积的5%。由于脑组织的体积比较恒定，因此，颅内压的调节主要依靠脑血流量和脑脊液之间的平衡。

脑脊液比血液更容易且较快地被挤出颅腔，是颅内压调节的主要缓冲因素。当脑血流增加或脑体积增大时，一部分脑脊液被挤入脊髓蛛网膜下腔，使得颅内脑脊液量减少，颅内压保持不变或变动很少。然而，依靠脑脊液置换所能获得的空间只能达到颅腔总容积的5%~10%。脑脊液分泌过多或吸收障碍、脑脊液循环受阻导致脑脊液集聚超过正常生理调节范围，将导致颅内压升高，进而引起脑室扩大、脑细胞变性坏死。反之，脑脊液分泌减少或丢失，如脑脊液瘘、脑室腹腔分流术后过度引流等，则会导致颅内压降低。

五、脑脊液流动分析技术

MRI技术的出现和发展为研究脑脊液的循环动力学提供了有力的工具。借助MRI技术，人们首次观察到了脑脊液流动现象——在自旋回波序列图像上中脑导水管附近由于脑脊液流速增加导致的信号丢失，即流空效应。20世纪80年代中期，随着MR相位对比成像技术的发展和应用，人们对脑脊液的流动力学有了更直观的认识。门控技术的应用，使得定量测量脑脊液流动成为可能。目前，磁共振相位对比电影成像（phase-contrast cine MRI，PC cine MRI）是分析脑脊液流动的主要MRI技术，在脑脊液动力学研究和相关疾病的诊治中发挥着重要的作用。近年来，一种全称为时空标记翻转脉冲（time-spatial labeling inversion pulse，Time-SLIP）的成像技术也越来越多地应用于分析脑脊液的运动。

（一）PC cine MRI

PC cine MRI技术通过相位对比序列，由一极性相反、幅度和作用时间相同的双极梯度形成流动编码梯度磁场，对流动液体及其周围静止组织先后两次流动编码后进行图像采集。由于静止质子在经历两次流动编码后的累积相位位移为零，所以流动梯度磁场对静止组织没有作用。但是流动质子在双极流动编码梯度的作用下，相位形成累加而产生相位的位移。此位移只反映在流速编码梯度方向上的质子流动，且与质子的流速呈正比。将两次成像的相位进行减法处理，即可去除背景静止组织，而仅保留流动质子的相位变化，通过重建即可获得流动液体的图像。PC cine MRI 获得的图像有相位图和幅度图之分。幅度图的信号强度仅与流速有关，流速越大，信号越强。而相位图的信号强度不仅与流速有关，还包含流体流动方向信息。当液体流动方向与流动编码梯度方向一致时，显示为高信号，反之则为低信号。通过相位对比与门控技术相结合，借助流动分析软件处理，可以获得有关流动液体运动的波形、速率及流量的全面定量信息。

PC cine MRI 技术主要应用于分析中脑导水管的脑脊液流体动力学。正常情况下中脑导水管的每搏输出量在 30 ~50μL（中脑导水管的每搏输出量定义为收缩期向下的流量和舒张期向上的流量的平均）。交通性脑积水患者中脑导水管的每搏输出量可达正常人的 10 倍，而梗阻性脑积水时，中脑导水管的脑脊液流速和流量均下降，完全梗阻时则观察不到脑脊液流动。因此，PC cine MRI 技术可用于脑积水类型的鉴别。也有学者把该技术应用于脑积水的术后疗效评估，通过分析分流或造瘘术后中脑导水管脑脊液流速和流量的变化客观评估手术效果，甚至通过术前的脑脊液流体动力学参数来预测手术效果。此外，该技术应用于脑桥前池和颅颈交接处脑脊液流动的定量分析也已有报道。

（二）Time-SLIP

Time-SLIP 是一种动脉自旋标记和单次激发快速自旋回波序列的组合技术，它将脑脊液作为内源性对比剂，并利用动脉自旋标记技术进行标记，然后采用快速自旋回波序列来呈现标记后的脑脊液在某特定区域的流动情况。在获得的图像中，除了标记区域的脑脊液为高信号以外，该区域以外的脑脊液均表现为低信号。如果将标记区域设定为脑脊液流动的近端，并连续采用不同的延迟时间进行成像，由于脑脊液的流动，就可以在不同延迟时间的图像上看到标记区域高信号的脑脊液逐渐流入非标记区域的现象。

（徐晓俊）

第二节 脑 积 水

脑积水的定义尚有争议，通常把脑脊液在蛛网膜下腔或脑室内异常积聚使其一部分或全部异常扩大称为脑积水。如果是囟门尚未闭合的婴儿，通常会出现头围增大；如果是成年人，可能导致颅内压增高。然而，临床上也有一些特殊情况被认为是脑积水，例如裂隙脑室综合征时，脑室不大甚至缩小；正常压力脑积水患者脑室扩大但是颅内压正常。因此，把脑积水定义为由于脑脊液动力学异常导致的一组疾病更为恰当。

脑积水不是一种单一的疾病，而是由诸多病理原因导致的脑脊液循环障碍引起的脑脊液在颅内异常积聚。脑脊液分泌过多、循环通道阻塞或者吸收障碍都会导致脑积水。除了能够主动分泌脑脊液的脉络丛乳头状瘤以外，由于脑脊液分泌过量引起的脑积水极为少见。临床上多见的是由于脑脊液循环通路梗阻导致的脑积水。通常，脑脊液在脑室内的流动受阻导致的脑积水被称为梗阻性或非交通性脑积水，在脑室外循环受阻或吸收障碍则被称为交通性或非梗阻性脑积水。

近年来，随着对脑脊液流动力学研究的进一步深入，研究者提出了新的理论来解释脑积水的发病机制。该理论认为脑积水是颅内搏动异常造成的。进入脑内的动脉收缩压力正常情况下是通过蛛网膜下腔、静脉毛细血管和经由脉络丛传导的脑室搏动所消耗。脑室搏动则通过脑脊液从脑室出口带走。当这些搏动减震吸收体的功能异常时，脑组织搏动会异常增加进而导致脑室扩张。由于脑组织顺应性的差异，异常脑组织搏动对于不同年龄的人群有不同的影响，导致一系列脑脊液流动异常相关的疾病，比如婴幼儿的特发性脑积水，青少年和青年人的特发性颅内压增高症以及老年人的正常压力脑积水。

不同年龄的患者发生脑积水的常见原因不同。早产儿的神经生发基质容易出血，形成脑实质和脑室内血肿，从而影响脑脊液流动导致脑积水，其中约 20% 的患者需要外科干预行脑脊液引流术。足月儿发生脑积水的最常见原因是先天发育异常，如中脑导水管狭窄、Dandy-Walker综合征、Chiari畸形等。幼儿脑积水有相当大一部分属于特发性的。大龄儿童发生脑积水的常见原因则是肿瘤。

发生于成年人的脑积水超过50%是由于蛛网膜下腔出血导致的暂时性脑积水，通常只需要做短期的脑脊液外引流，但是约15%的患者后续需要做分流手术。其他导致脑积水的原因包括肿瘤、中脑导水管狭窄、颅内感染等。约有1/3的成人脑积水的原因不明。

老年人容易发生所谓的正常压力脑积水。这是一种起病隐匿的慢性脑积水，脑室扩大但颅内压正常或基本正常。该病是为数不多的、可治的导致痴呆的疾病之一，主要表现为步态不稳、小便失禁和认知力减弱，和阿尔茨海默病及帕金森病的临床表现有重叠。然而，患者接受了脑室分流手术后症状能够改善。

最早的脑积水分类方案是Dandy在1913年提出的。他把活体染料注入实验动物的脑室内，然后进行腰椎穿刺，根据脑脊液中有无染料，把脑积水分成了梗阻性和非梗阻性两类。尽管Dandy在百余年前提出该方案时既没有结合病因，也没有直观的脑脊液循环动力学变化为依据，该分类方案却具有强大的生命力，是目前被广泛使用的临床脑积水分类的基础。

ICD-10把脑积水分为交通性脑积水、梗阻性脑积水（又称非交通性脑积水）、（原发性）正常压力脑积水、未指明的外伤后脑积水、其他疾病导致的脑积水和其他脑积水等几类。

以上分类方案虽然简洁易行，但不能针对病因开展个体化针对性治疗。因而，研究者提出，应结合病因、年龄、临床表现和影像学表现，尤其是脑脊液流动力学特征制定新的脑积水分类方案。日本学者Oi等提出了一种细化的脑积水分类方案（multi-categorical hydrocephalus classification，McHC）。该分类法需要评估患者的年龄、病因、基本病变、临床症状、脑脊液聚集部位、循环梗阻类型、有无颅内压改变、进展情况、既往有无脑室分流或造瘘等10个方面的情况，每个方面都包含若干细化的选项。研究者希望通过对患者进行精细化评估的方式更准确地反映患者的特征，更好地指导临床治疗。该分类方案的临床价值尚有待于进一步评估。

一、梗阻性脑积水

【概述】

脑室内脑脊液循环受阻导致的脑积水称为梗阻性脑积水，又称为非交通性脑积水。导致梗阻的常见原因主要包括先天性狭窄、脑室内出血、粘连或感染、脑室内或相邻组织肿瘤压迫等。

【临床与病理】

脑脊液大部分由脉络丛主动分泌产生。脉络丛分泌脑脊液不受颅内压的调节，在颅内压升高到能够影响脉络丛组织的动脉灌注之前，脑脊液的分泌并不因为颅内压升高而减少。因此，尽管存在脑脊液循环梗阻，但是脑脊液的分泌并未因此停止，持续分泌产生的脑脊液滞留在脑室内，导致脑室压力升高，进而脑室扩大，周围脑组织受到挤压，导致变性和死亡。

梗阻性脑积水的临床症状取决于脑室内脑脊液循环受阻后颅内压升高的速度，常见症状包括头痛、恶心、呕吐、意识改变、视盘水肿、失明、昏迷甚至死亡。突发的急性梗阻由于颅内压迅速升高可能会导致脑疝形成，如果没有及时发现和处理会危及生命。而慢性梗阻性脑积水由于距离梗阻位置较远的脑室扩张以及脑室周围脑实质受压萎缩对于颅内压的代偿作用，可不出现明显症状。

【影像表现】

脑积水的影像学特征是脑室系统扩张。最先出现的改变是侧脑室额角圆钝和颞角扩大。也可以出现三脑室侧壁和底部的膨隆。当四脑室扩张时，需要和交通性脑积水进行鉴别。由于脑室扩张产生的占位效应，脑表面的沟裂狭窄、消失，胼胝体变薄、抬高。急性梗阻的患者在脑室周围可以见到由脑脊液漏出导致的间质性脑水肿。急性梗阻引起的颅压急剧增高可能会出现脑疝。

不同部位的梗阻有不同的原因，也有各自不同的表现。室间孔的梗阻可引起单侧脑室扩大，常见原因有先天性狭窄、脑室感染或出血引起的粘连、脑室内囊肿（如胶样囊肿、脉络丛囊肿、蛛网膜囊肿、皮样囊肿、表皮样囊肿等）、脑室内及邻近组织的肿瘤压迫（如室管膜瘤、室管膜下瘤、室管膜下巨细胞型星形细胞瘤、中枢神经细胞瘤等）。

中脑导水管狭窄会引起三脑室扩张导致三脑室底部向下凸出，常见原因包括先天性狭窄、脑室出血导致的粘连、脑室内和导水管周围感染引起隔膜形成、松果体和顶盖区肿瘤压迫

（图 11-2-1）。由于梗阻导致脑室压力增高，部分患者可以发生自发性的脑室分流，在三脑室底部和桥前池形成直接的沟通。这部分患者无需再行内镜下三脑室造瘘术，在术前影像学评估时应予以明确。另外，术前还需要评估是否存在Liliequist膜（一层约1mm的薄膜，从鞍背延伸到乳头体）。存在该膜的患者，在三脑室造瘘术中需要额外在膜上开窗，以达到更好的手术效果。

四脑室出口水平梗阻的常见原因是脑室内或小脑出血、小脑梗死和后颅窝肿瘤（如髓母细胞瘤、室管膜瘤、小脑星形细胞瘤、脑干胶质瘤、桥小脑角肿瘤和转移瘤等）导致的压迫（图 11-2-2）。小脑梗死会导致进行性细胞毒性水肿，引起四脑室梗阻和脑干受压，可能危及生命。早期发现脑干受压和脑积水征象，采取外科手术减压有助于挽救生命。

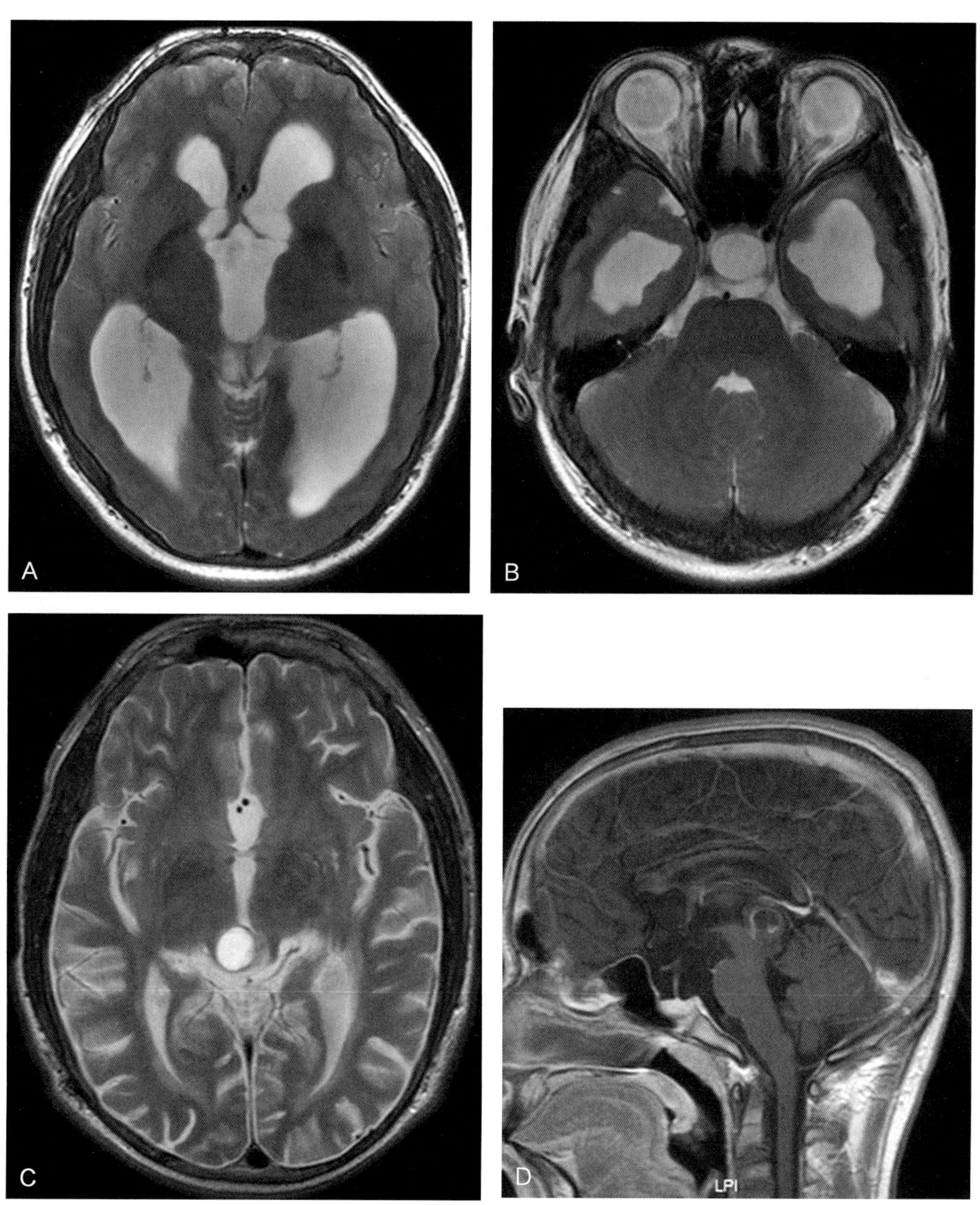

图 11-2-1 中脑顶盖区占位致导水管水平梗阻，继发脑积水

男性，18岁，头晕头痛3天。A. 横断位 T_2WI 示幕上脑室重度积水扩张；B. 横断位 T_2WI 示四脑室无扩大，提示导水管水平梗阻；C. 脑室腹腔分流术后半年复查，横断位 T_2WI 示脑室无明显扩大，顶盖区可见结节状囊性占位；D. 增强 T_1WI 示病灶环形强化

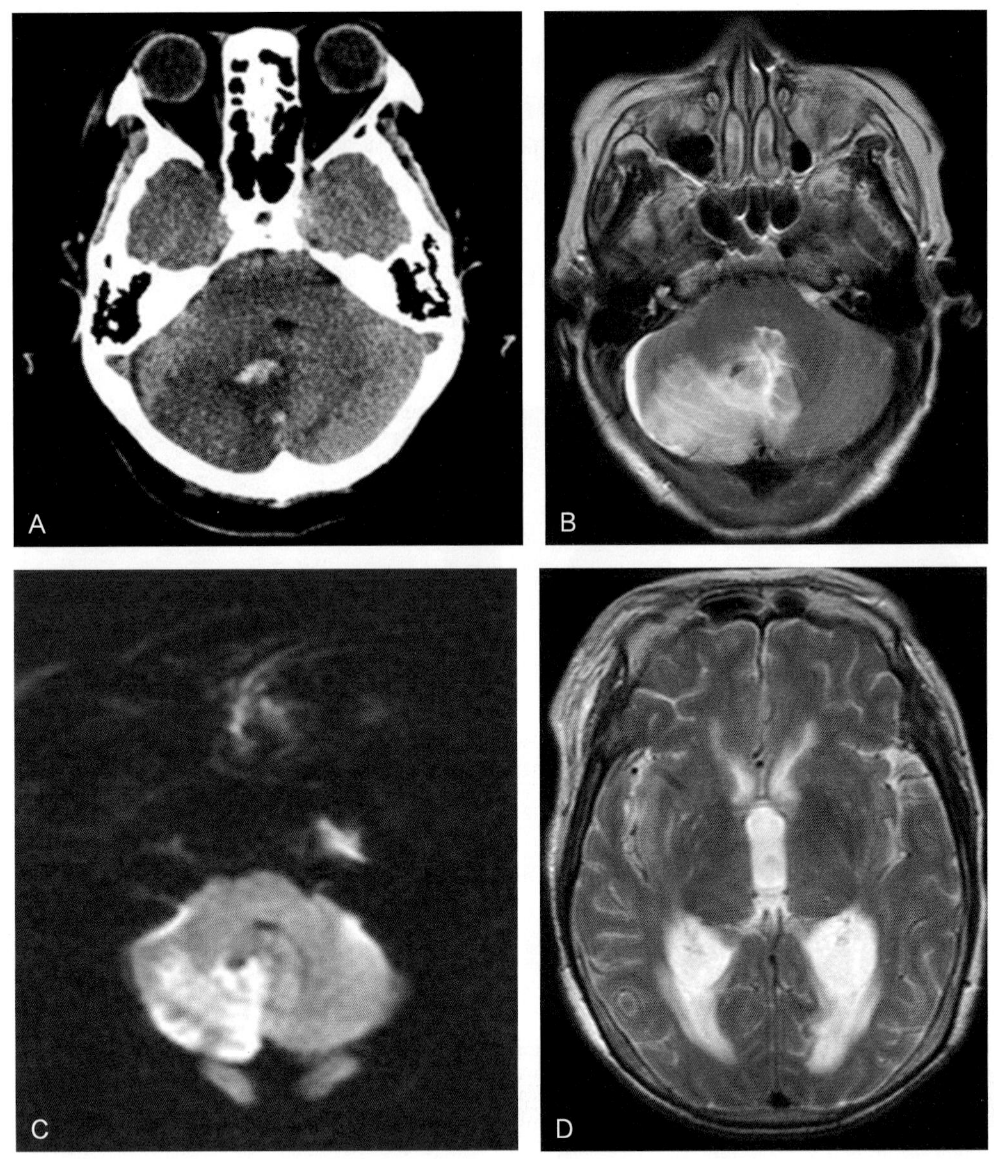

图 11-2-2 小脑梗死致四脑室水平梗阻，继发脑积水

女性，67 岁，头晕 3 天、头痛伴恶心呕吐 2 天。A. CT 平扫示右侧小脑半球片状低密度及少许出血；B. T_2WI 示右侧小脑半球及蚓部脑水肿，四脑室受压狭窄；C. DWI 示弥散受限，提示急性脑梗死；D. T_2WI 示幕上脑室扩张积水

【诊断与鉴别诊断】

影像学检查对于脑积水的诊断具有重要价值。CT 通常是首选的影像学检查方法，可以发现脑积水、判断脑积水的类型和程度，了解引起梗阻的原因以及有无并发症。MRI 检查有助于进一步分析梗阻性脑积水的原因和判断梗阻病变的性质。然而，有些梗阻因素，如脑室内隔膜和囊肿在常规 MRI 上有时不能清晰显示。影像学技术还能够区分梗阻性脑积水和交通性脑积水。早期发现需要急诊外科手术减压的梗阻性脑积水能够挽救生命。

【影像学研究进展】

PC cine MRI 不仅能无创显示脑脊液的流动，而且还能比较精确地测定流速、方向和流量。中脑导水管不完全梗阻时，PC cine MRI 上可见脑脊液收缩期高信号、舒张期低信号，流速和流量均下降；完全梗阻时则观察不到脑脊液流动，不能区分导水管和周边组织；而交通性脑积水的中脑导水管的流量可达正常人的 10 倍，流速明显增快。因此，PC cine MRI 对鉴别脑积水的类型有很大帮助。

MR 可变翻转角的三维快速自旋回波系列（three-dimensional turbo spin echo sequences with variable flip angles）以及完全重聚相的优化稳态序列（modified fully refocused steady-state sequence）都能够进行三维高分辨率扫描，清楚地显示脑室和脑池系统内的导水管隔膜、室间孔隔膜、Liliequist 膜或者其他由于病变产生的膜性结构，能够很好地评估脑室和脑池内是否存在梗阻情况。

二、交通性脑积水

【概述】

交通性脑积水发生于脑脊液离开脑室后回流受阻，以前称之为非梗阻性脑积水。在临床上，多数交通性脑积水存在导致脑脊液循环和吸收障碍的原因，梗阻点位于基底池到脑脊液吸收点之间，常见的病因是蛛网膜下腔出血和感染性脑膜炎。少数交通性脑积水不存在脑脊液循环和吸收障碍，是真正意义上的交通性脑积水，包括由脑脊液分泌过多（如脉络丛乳头状瘤）造成的脑积水和正常压力脑积水。后者是一种复杂的综合征，其病理生理机制尚不清楚。最新版的国际疾病分类（ICD-10）把继发性正常压力脑积水归属于交通性脑积水，而原发性正常压力脑积水继续被列为脑积水的一个类型。

【临床与病理】

1. 交通性脑积水伴有脑脊液循环吸收障碍 多数交通性脑积水伴有脑脊液循环或吸收障碍，最常见病因是蛛网膜下腔出血和脑膜炎。脑积水是蛛网膜下腔出血后的主要并发症之一，发生率大约是 20%~30%，主要发病机制是蛛网膜颗粒堵塞，阻碍了脑脊液吸收导致脑室系统扩张。然而，最近有证据表明，部分患者存在四脑室流出道纤维化和梗阻。这或许是后循环动脉瘤引起的蛛网膜下腔出血继发脑积水的概率较高的原因。

脑膜炎也会继发交通性脑积水。脑膜炎可分为细菌性和非细菌性两种。细菌性脑膜炎患者由于脑脊液内蛋白水平较高并存在脓性分泌物，容易阻塞蛛网膜颗粒，导致脑脊液吸收障碍，发生交通性脑积水。少数情况下，四脑室侧孔和正中孔内的分泌物会阻碍脑脊液流动，同时导致非交通性脑积水。非细菌性脑膜炎可以是感染性（如病毒和真菌），也可以继发于一些系统性疾病，如自身免疫性疾病、结节病等，病理生理改变和细菌性脑膜炎相似，但是病程相对缓慢，可长达数周至数月。

脑膜转移性肿瘤，也被称为癌性脑膜炎，可能造成交通性脑积水。在恶性肿瘤患者中的发生率约 5%，通常见于肿瘤终末期，肿瘤细胞血行转移至脑膜并随着脑脊液播散。最常见的原发肿瘤是肺癌、乳腺癌和黑色素瘤，也可见于血液系统恶性肿瘤（白血病和淋巴瘤）和脑内原发肿瘤。

2. 交通性脑积水不伴有脑脊液循环吸收障碍 少数交通性脑积水不伴有脑脊液循环吸收障碍，包括正常压力脑积水和由脑脊液分泌过多导致的脑积水。临床上正常压力脑积水多见，可以原发，也可以继发于蛛网膜下腔出血、脑膜炎和脑外伤。两者的共同特点是脑室内的脑脊液流动没有受到任何阻碍，颅内压正常或轻度升高。

脑脊液过度分泌导致的脑积水临床少见，通常是累及脉络丛的疾病所致，包括脉络丛肿瘤、脉络丛弥漫性绒毛状增生和脉络丛肥大等。颅内感染，比如脑膜炎，也会导致脑脊液过度分泌，但是在这种情况下脑积水的主要机制仍然是蛛网膜颗粒堵塞。特发性脑脊液过度分泌在文献中也有报道。

交通性脑积水的临床表现取决于导致脑积水的原因和病情进展的快慢。继发于蛛网膜下腔出血的交通性脑积水以急性发病较常见，最主要临床表现是头痛、恶心和呕吐。慢性起病的大约占总数的 10%，常表现为出血 7 天之后患者精神状态逐渐下降。细菌性脑膜炎通常也是急性起病，主要症状有发热、头痛、呕吐、皮肤瘀点及颈项强直等脑膜刺激征，脑脊液分析呈化脓性改变。细菌性脑膜炎并发脑积水死亡率较高，早期分流是治疗的关键。非细菌性脑膜炎起病较缓、病程较长，约 40% 的患者会出现发热、头痛和颈项强直三联征，脑脊液内单核细胞增多而革兰氏染色和细菌培养均阴性。除了颅高压症状以外，部分患者还会出现脑神经受累产生的症状、抽搐、卒中样症状等。

正常压力脑积水的典型临床表现是步态障碍、排尿困难和痴呆。临床上需要和神经退行性疾病如阿尔茨海默病等鉴别，然而，最近的研究显示这两种疾病存在很大重叠，部分患者可能同时罹患两种疾病，给临床鉴别带来困难。

【影像表现】

脑室系统扩张是脑积水的特征性影像学表现。侧脑室颞角的扩大是脑积水的早期征象，三脑室壁膨隆是重要的诊断线索，是否存在四脑室扩张是和梗阻性脑积水相鉴别的重要特征。关于脑积水还有一些测量诊断标准，常用的是尾状核指数(图 11-2-3)。它是指在尾状核头部水平侧脑室额角的宽度和脑实质宽度的比值。比值超过 1∶4 表示存在脑室扩张，提示脑积水。

除了脑室系统扩张以外，不同原因导致的脑积水有一些特异的影像学表现(图 11-2-4、图 11-2-5)。脑膜炎导致的脑积水可出现柔脑膜、室管膜和室管膜下强化伴脑池、脑沟闭塞。通常急性脑膜炎时大脑凸面的脑膜强化较明显，而慢性脑膜炎的脑膜强化多见于基底池。此外，影像学检查还能发现脑膜炎的其他并发症，如硬膜下积脓、脑室炎、脑炎和脑梗死。脑室炎患者的脑积水可能是交通性的也可能是非交通性的，或者两者合并存在。癌性脑膜炎在增强扫描时脑沟和脑室表面有时可见到结节状强化，然而该表现并非特异性，其他脑膜病变如感染性脑膜炎中也可见到。有研究提示肿瘤细胞由于受重力作用容易在后颅窝种植，因此肿瘤性脑膜炎更多累及后颅窝，有助于和脑膜弥漫受累的其他脑膜炎鉴别。

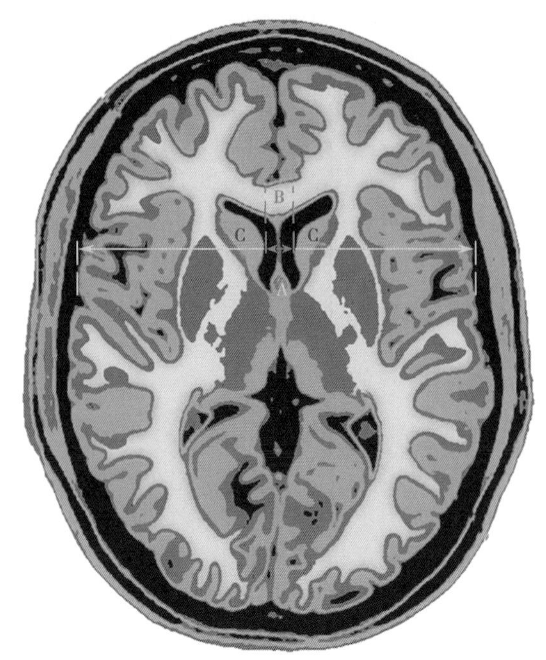

图 11-2-3 尾状核指数示意图

尾状核指数是指在尾状核头部水平侧脑室额角的宽度（图中 B 线）和脑实质宽度（图中 A 线）的比值。C 表示尾状核头部

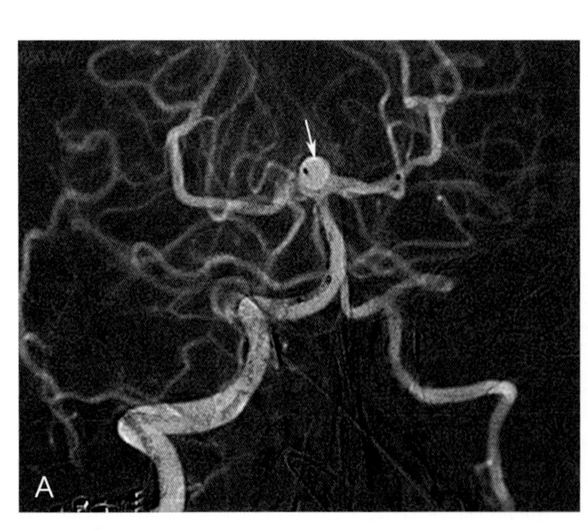

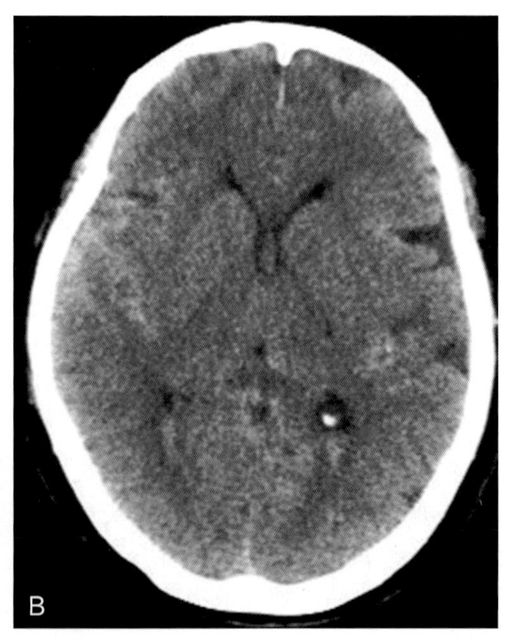

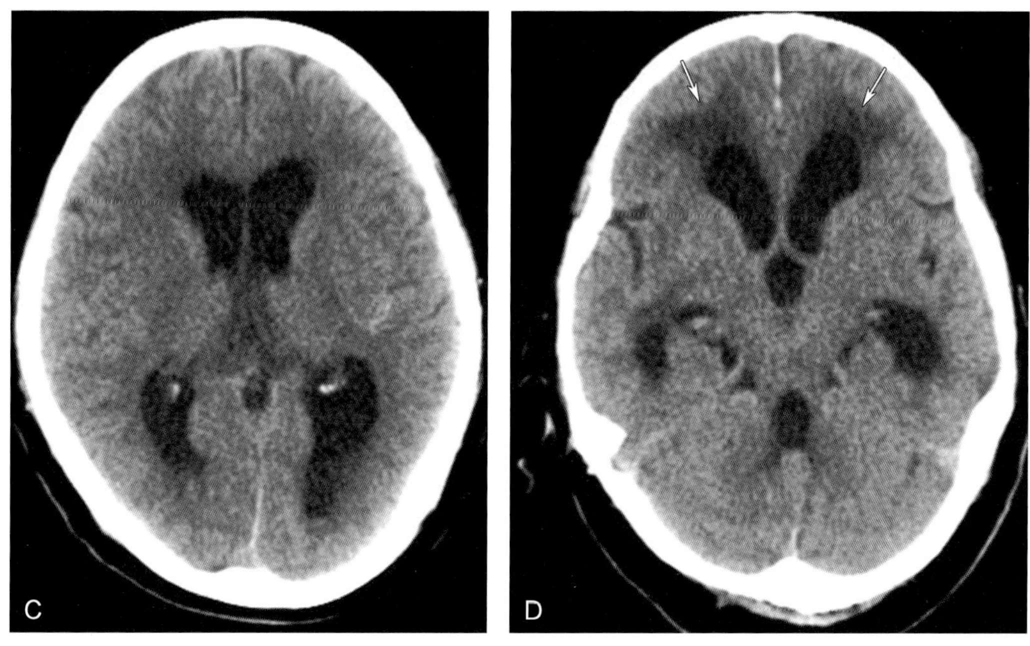

图 11-2-4 蛛网膜下腔出血后继发交通性脑积水

女性，67 岁，基底动脉尖端动脉瘤破裂行栓塞治疗。A. DSA 示基底动脉尖端动脉瘤（箭）；B. 术后 5 天头颅 CT 平扫示蛛网膜下腔出血；C. 术后 10 天头颅 CT 平扫示脑室扩大；D. 术后 3 个月头颅 CT 平扫示脑室进一步扩大，并出现间质性脑水肿（箭）

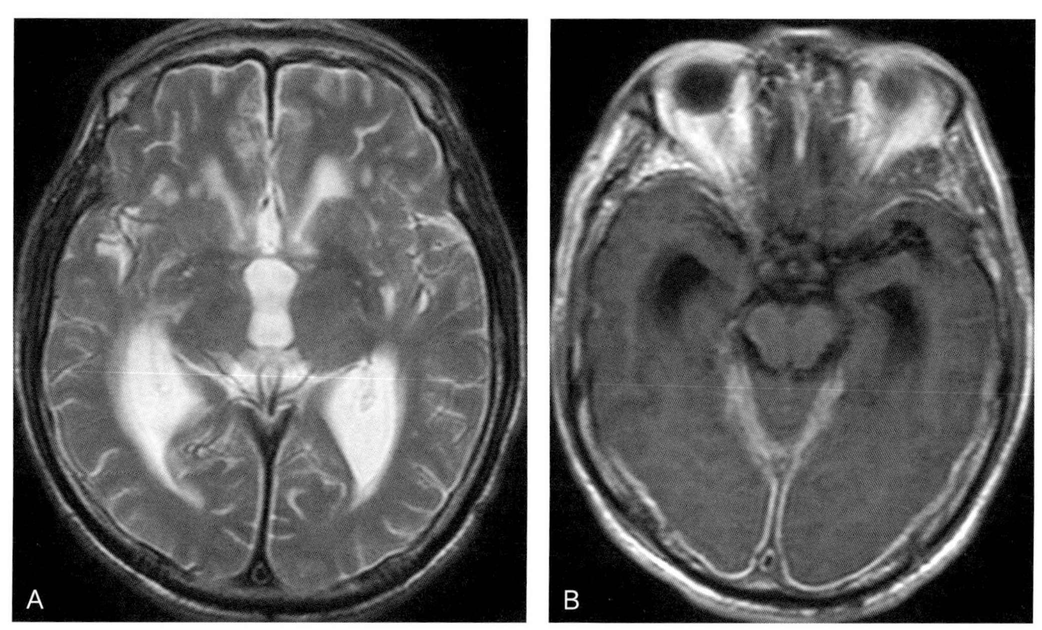

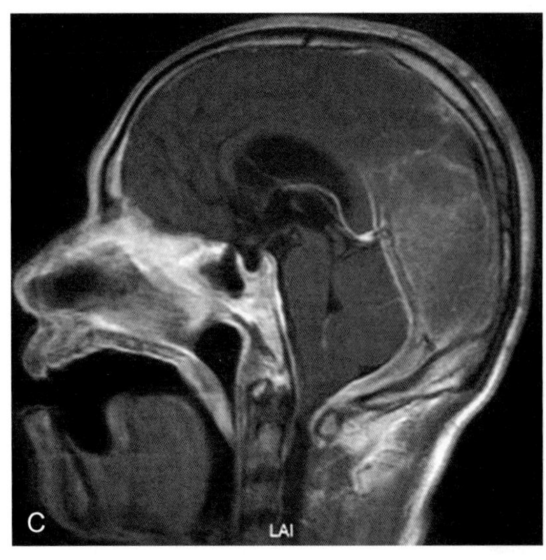

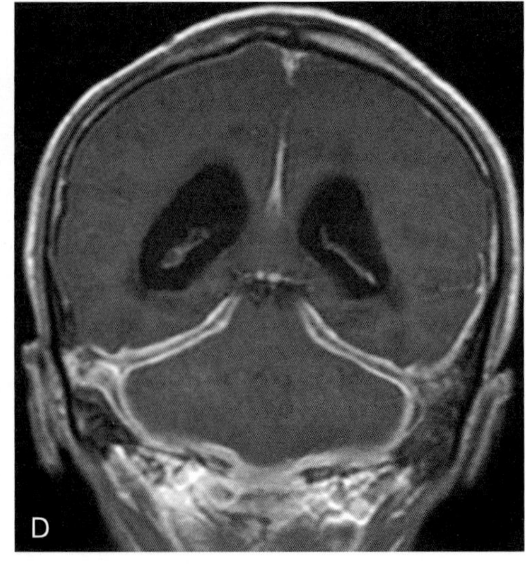

图 11-2-5 脑膜炎继发交通性脑积水

男性，64 岁，反复头痛 6 年余，加重 1 个月，临床诊断肥厚性脑膜炎。A. T_2WI 横断位示侧脑室扩大，三脑室壁膨隆；B~D. T_1WI 增强扫描示脑膜增厚强化，以枕部和后颅窝为著

正常压力脑积水的典型影像表现包括侧脑室和三脑室增宽，且与脑沟增宽不成比例。胼胝体角度变小，颅顶脑脊液间隙狭窄，脑室周围对称性信号改变，是鉴别正常压力脑积水和神经退行性疾病及其他导致脑室扩大疾病的重要线索。

【诊断与鉴别诊断】

蛛网膜下腔出血后继发脑积水的诊断主要依赖于影像学，侧脑室颞角扩张和三脑室壁膨隆是重要的诊断线索。虽然脑积水是脑膜炎的重要并发症，也是脑膜炎患者行神经影像学检查时最常出现的征象，但是，神经影像技术很少用来直接诊断脑膜炎，因为多数患者没有或只有轻微的脑膜强化。神经影像学检查的作用是了解有无并发症以及在腰穿前排除梗阻性脑积水。对于正常压力性脑积水，影像学检查的意义仅仅是证实脑室扩大并排除脑萎缩或者其他临床表现类似的疾病。

交通性脑积水的脑室扩大应与脑萎缩所致的脑室扩大鉴别。脑积水导致的脑室扩大是均匀性、中心性扩大，两侧脑室前角可呈球形；脑萎缩导致的脑室扩大，脑室形态改变较轻。脑积水时脑沟变浅消失，脑池亦不扩大；脑萎缩时脑沟增宽、脑池扩大。

【影像学研究进展】

参见梗阻性脑积水。

三、正常压力性脑积水

【概述】

正常压力性脑积水（normal pressure hydrocephalus，NPH）是一种以步态不稳、痴呆和尿失禁三联征为主要表现的脑室系统扩大而脑脊液压力正常的脑积水综合征。这一概念由 Adams 等在 1965 年首次提出。NPH 分为原发性和继发性，继发于脑外伤、脑出血、感染和其他颅内病变的为继发性 NPH，在最新版的国际疾病分类（ICD-10）中归属于交通性脑积水；无明确病因的称为原发性或者特发性 NPH（idiopathic normal pressure hydrocephalus，iNPH）。

iNPH 大多发生于老年人，发病率随着年龄的增大而增高。2007 年在挪威进行的一项流行病学调查发现，iNPH 的发病率为 5.5 人 /10 万人，疑似患者发病率为 21.9 人 /10 万人。在每 10 万名 50~59 岁、60~69 岁和 70~79 岁的人群中，疑似患者发病率分别为 3.3 人、49.3 人和 181.7 人。

iNPH 是一种可能被治愈的疾病，治疗方法是通过外科手术把积聚在脑内的过多的脑脊液转移至脑外。目前最常用的手术方式是脑室腹腔分流术，采用内镜下三脑室造瘘术治疗 iNPH 也在探索应用中。

【临床与病理】

iNPH 的病理生理学基础尚未明确，目前认为是由于脑组织顺应性随着年龄增大而减低，导致颅内生理性搏动压力无法正常消散，异常的脑组织搏动造成脑室周围脑实质损害，引起脑室扩展。

iNPH 起病隐匿，进展缓慢，主要表现为步态障碍、认知功能障碍和排尿功能障碍。但是这三类表现在不同的患者中并非同时存在，严重程度亦有不同。

1. 步态障碍 是iNPH最常见的症状，也是大部分患者最早出现的症状，发生率 94.2%~100%。典型三联征为步幅小、抬腿困难和步距宽，走路缓慢且不稳，容易跌倒，尤其在起身站起或转向时更明显。一般无肌肉强直，无静止性震颤。步态障碍的发病机制尚不明确，目前倾向于皮层下运动控制障碍所致。以步态障碍为主的患者适合行脑室分流手术，术后症状改变较为明显，表现为步幅增大及转向时所需步数减少。

2. 认知功能障碍 iNPH 所致的认知障碍主要是额叶及皮层下功能障碍，发生率为 69%~98%，表现为精神活动缓慢、注意力障碍、执行力和视觉空间障碍等。在记忆障碍方面，回忆记忆障碍要比识别记忆障碍相对严重。认知障碍是逐渐加重的过程，开始表现为轻度健忘、思维迟钝、注意障碍、表情淡漠、话少等，逐渐发展为明显缄默和痴呆，重度患者表现为全域认知功能障碍。认知障碍的严重程度与有无血管危险因素存在相关性，临床上超过 60% 的 iNPH 患者共存有脑血管病。随着年龄增大，iNPH 和阿尔茨海默病共存的可能性也逐渐增加。这些患者的痴呆症状通常难以改善。因此，以痴呆为主要症状或者有重度痴呆的 iNPH 患者通常不考虑外科手术。

3. 排尿功能障碍 表现为尿频、尿急或尿失禁，而排尿困难较为少见。尿失禁的症状出现较晚，发生率为 45%~90%。排尿功能障碍是由于逼尿肌的过度兴奋导致的。患者行膀胱内压力测定时，常显示膀胱功能亢进。尿失禁的症状在行分流术后能得到较好改善。

4. 其他临床表现 部分患者有其他神经系统表现，如上肢运动功能减退，表现为抓物上抬时因指尖抓力的减退而导致抓起动作缓慢。相当数量的患者有精神症状，包括易疲劳、不耐心、情绪不稳定、瞌睡、冷淡等。

【影像表现】

没有研究显示影像学能够独立诊断 iNPH，临床上常用的影像学检查技术仅仅用于证实脑室扩大并排除脑萎缩或者其他与该病临床表现类似的疾病。

iNPH 患者常规头颅 CT 和 MRI 表现主要为脑室扩大而皮层萎缩不明显（图 11-2-6）。脑室扩大表现为额角和颞角圆钝，第三脑室增宽。现

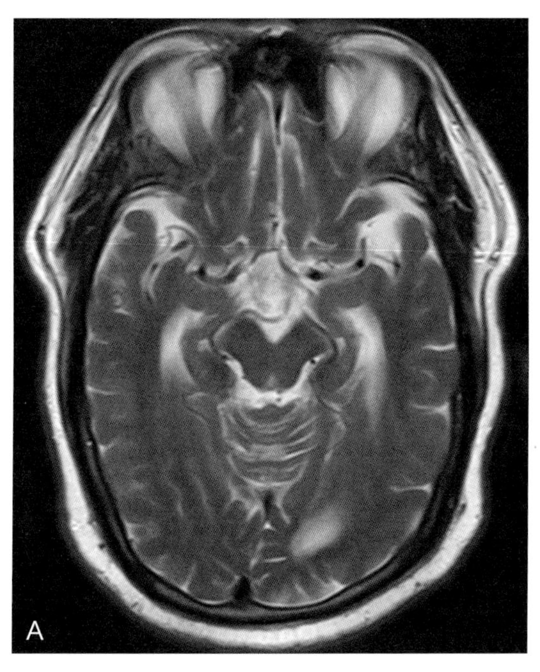

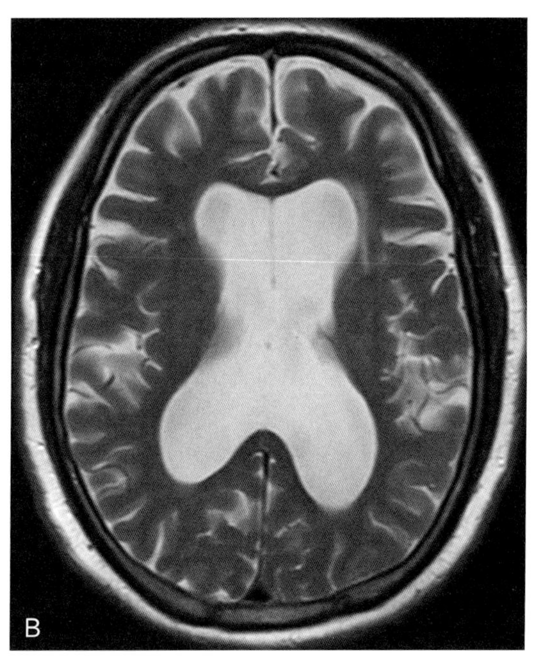

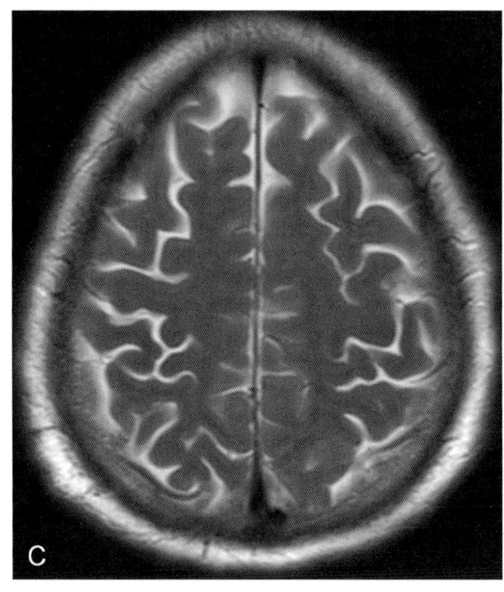

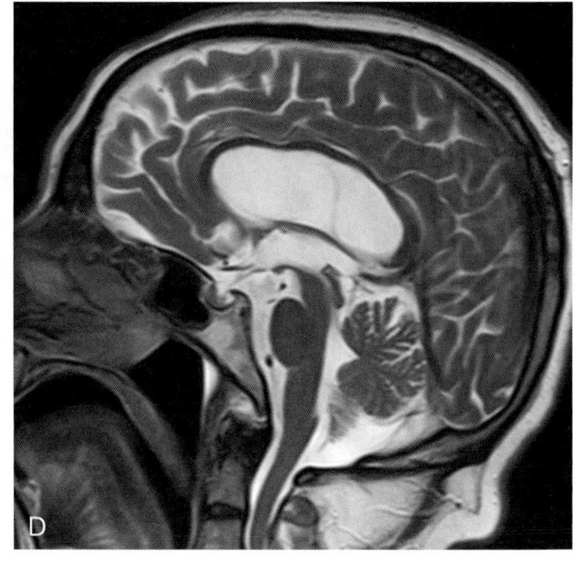

图 11-2-6 正常压力脑积水

男性，65 岁，记忆力减退 2 年伴步态不稳 1 年，加重 1 个月。腰穿测脑脊液压力为 130mmH_2O。A. T_2WI 横断位示两侧脑室颞角扩大；B. T_2WI 横断位示脑室前角圆钝扩大；C. T_2WI 横断位示颅顶中线部位的脑沟狭小；D. T_2WI 矢状位示胼胝体受压变薄

有的国内外指南均推荐采用埃文斯指数（Evan's index，EI）来量化评估 iNPH 的脑室扩张程度（图 11-2-7）。研究报道 EI 指数 >0.3，对于诊断 NPH 有较高的敏感性，但特异性较低。在 CT 图像上，扩大的脑室周围可见对称性的低密度，在 T_2WI 上则显示为脑室周围及深部白质大片高信号。这是由于脑脊液漏出导致的间质性脑水肿所致，也可能和脑室周围脑组织缺血有关。

iNPH 患者中脑导水管内的脑脊液流速和流量增大，因此，在 T_2WI 上常可以在中脑导水管和第四脑室内见脑脊液流速增大导致的流空效应。明显的脑脊液流空效应对 iNPH 的诊断和预测分流效果有一定的价值。有学者认为脑脊液流空效应的延伸范围比信号缺失程度的临床意义更大。

iNPH 患者没有明显的脑萎缩，部分患者海马有轻度萎缩，海马旁沟稍增宽，但是脑沟回、侧裂池和脑底池扩大不明显，与扩大的脑室不呈比例。在 CT 和 MRI 的横断位图像上可以发现，虽然 iNPH 患者的脑底池或侧裂池轻度扩大，但大脑凸面及中线部位的蛛网膜下腔并无扩展、甚至明显狭小，即脑脊液在蛛网膜下腔的上部和下部不均匀分布。这个征象在 MRI 冠状位图像上观察尤佳，对于鉴别脑萎缩有一定价值。

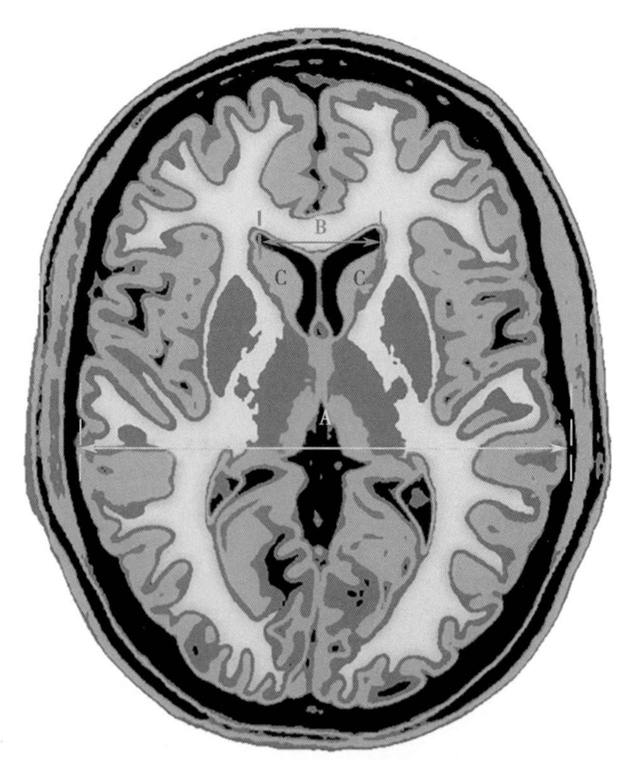

图 11-2-7 埃文斯指数示意图

脑室额角最大宽度（图中 B 线）与同一层面颅骨最大宽度（图中 A 线）的比值，即埃文斯指数（Evan's index，EI）

【诊断与鉴别诊断】

中国医师协会神经外科医师分会于2013年发布了中国脑积水规范化治疗专家共识，认为典型的临床表现和影像学所见，是诊断iNPH的必备条件。将iNPH分为2个诊断级别：可能性（possible）和很可能性（probable）。

1. 可能性iNPH的诊断标准 起病年龄≥60岁，缓慢起病并逐渐加重，有时症状可波动性加重或缓解；临床上有典型步态障碍、认知功能障碍和尿失禁三联征表现中的至少2种症状；头颅CT和（或）MRI检查显示脑室增大（EI>0.3），并且无其他引起脑室增大的病因存在，脑室周围可有（无）低密度（CT平扫）或高信号（T_2WI）征象，大脑凸面脑沟变窄；腰穿（侧卧位）或脑室内压力（ICP）监测证实ICP≤200mmH_2O，脑脊液常规和生化检查正常；临床、影像学和生化学检查排除可能引起上述临床表现的神经系统和非神经系统疾患；有时可能同时伴有帕金森病、阿尔茨海默病和缺血性脑血管病存在；既往无可能引起脑室增大的自发性或外伤性颅内出血（包括蛛网膜下腔出血、脑室内出血、各种类型的颅内血肿）、脑膜炎、颅脑手术病史；无先天性脑积水病史。

2. 很可能性iNPH的诊断标准 为符合术前可能性iNPH的诊断标准，同时符合下列标准之一：脑脊液引流测试后症状改善；脑脊液持续引流测试后症状改善；诊断性脱水治疗后症状改善；脑脊液流出阻力测定或ICP监测异常。

iNPH的临床诊断困难，容易误诊，需要与多种疾病进行鉴别。步态障碍的患者需要与周围神经病变、腰椎管狭窄、前庭病变、帕金森病等疾病鉴别。iNPH患者的认知损害与其他皮层和皮层下痴呆相似，如血管性痴呆、Lewy小体痴呆、帕金森病、阿尔茨海默病等。影像学检查发现脑室扩大有助于提示iNPH可能。一些有创检查技术有助于提高iNPH诊断和手术疗效预测的准确性，包括脑脊液释放试验、持续腰大池引流、脑脊液流出阻力检测等。然而，由于存在假阴性或假阳性，临床价值仍受质疑，同时可能出现感染、神经根刺激等并发症，目前仅少数医院开展。

【影像学研究进展】

1. PC cine MRI iNPH患者的脑脊液通过导水管呈高动力学状态，每搏输出量、最大流速、最大流量均显著高于正常人以及阿尔茨海默病或轻度认知障碍患者。有学者提出每搏输出量大于42μL或者每分钟流量超过18ml作为诊断iNPH的标准，但是并没有被广泛接受。不少学者试图采用中脑导水管脑脊液流速的定量数据来预测患者行手术分流后的有效性，然而结论差异很大。导致这些研究结果一致性不高的原因，一方面是由于目前对正常老年人脑脊液动力学基础状态和疾病状态下脑积液流动的变化尚没有充分了解，另一方面是由于成像的设备和序列之间存在差异。因此，有学者指出，任何开展该技术的单位都必须先行测量没有脑室扩大的正常老年人的脑脊液流速，以此确定该扫描设备上的正常值。

2. DTI 研究者采用DTI的定量参数分析iNPH患者脑室周围白质的微观结构改变，发现脑室周围白质如皮质脊髓束和胼胝体有较高的MD和FA值。皮质脊髓束的FA值增高有助于鉴别iNPH和其他神经退行性疾病。目前认为患者脑室扩大产生的机械性压迫使得白质纤维束被压缩，导致了FA值升高。有趣的是，患者在进行了脑脊液分流或引流手术后，升高的MD和FA值在一定程度上可以恢复。由于DTI定量参数在评估脑室周围白质的微观结构改变方面的巨大潜力，使得它成为继PC cine MRI之后的另一个研究热点。

3. 脑血流量分析 采用SPECT和PET扫描均发现iNPH患者平均脑血流量或者额叶脑血流量明显低于正常。有学者进一步发现额叶及其周围脑回局部血流量较低的患者对分流手术反映较好。因此，脑血流量变化可能也是预测手术治疗效果的重要指标。

4. MRS iNPH患者脑室周围脑组织缺血导致无氧代谢增加，颅内乳酸代谢物增加，脑室内出现Lac峰。这有助于和其他类型的痴呆进行鉴别。有研究者分析了iNPH患者脑室周围白质各代谢产物的含量，发现术后反应较好的患者白质中NAA/Cho和NAA/Cr的比值较高，提示有足够多的功能神经元是手术后症状改善的必要条件。

5. 磁共振弹性成像 脑组织水含量的变化会导致组织硬度发生改变。已有研究报道采用磁共振弹性成像技术来评估iNPH患者的脑组织生物力学特征，发现相关参数的变化有助于iNPH的诊断和疗效评估。

（徐晓俊）

第三节 低颅压综合征

【概述】

低颅压综合征（intracranial hypotension syndrome，IHS）是由各种原因导致侧卧位腰椎穿刺脑脊液压力在 0.59kPa（60mmH_2O）以下，以体位性头痛为特征的临床综合征。德国的神经科医生 Schaltenbrand 在 1938 年首先描述。IHS 发病率约为 2~5 人 /10 万人，多见于 30~50 岁的中青年人，女性的发病率是男性的 2~3 倍。

IHS 可分为原发性和继发性两大类。原发性 IHS 在临床上少见，具体病因不明，可能与脉络膜血管舒缩功能紊乱导致脑脊液分泌障碍或蛛网膜颗粒吸收过度等原因有关。继发性 IHS 的发生原因主要是脑脊液经外伤或手术等导致的脑脊膜上小的撕裂或不明原因的漏口漏出。发生脑脊液漏的 IHS 患者中约 2/3 被证实有结缔组织疾病，这些患者可能存在硬脊膜发育不良。激烈运动、喷嚏、咳嗽、椎体骨刺等可致神经根处蛛网膜破裂或脑膜撕裂，造成脑脊液外漏从而引发 IHS。

IHS 的治疗方法主要包括卧床、补液等保守治疗以及针对病因的手术治疗，后者是指应用硬膜外血液补片或者外科手术修补脑脊液漏口。IHS 呈良性病程，大部分患者通过及时治疗可以好转甚至痊愈，少数患者由于脑脊液漏持续存在而反复出现症状。

【临床与病理】

颅腔容积恒定，脑实质、脑脊液和颅内血容积三者之和为常数。任何原因引起的脑脊液容量减少均可导致颅压减低。当颅压减低时，颅内血管，主要是静脉系统代偿性扩张。如果脑静脉扩张瘀血仍不能完全代偿，在持续的低颅压作用下，扩张的血管通透性增加，容易形成硬膜下积液，当桥静脉或硬膜下区域壁薄且扩张的静脉被牵拉破裂则会出现硬膜下血肿。同时，由于脑脊液压力降低导致垫衬作用减弱，脑组织因重力作用会在颅腔中出现下沉。

IHS 临床表现复杂多样，体位性头痛为特征性临床表现，是由于脑脊液量减少、压力降低、脑组织移位下沉致使颅内痛敏结构如脑膜、血管、脑神经受牵拉所致。通常在直立后 15 分钟内出现或加重，恢复卧位后 30 分钟内消失或减轻。疼痛可以是弥漫性或局限于额部、颞部，尤其多见的是枕部。其他类型的头痛，如雷击样头痛、非体位性头痛、劳累性头痛、咳嗽性头痛等也有报道。极少数患者也可能没有头痛。

其他常见临床表现包括：由于脑膜刺激引起的恶心、呕吐，由于内耳迷路压力改变引起的眩晕、单侧听力丧失，由于脑组织下坠牵拉压迫脑神经引起的视物模糊（视神经）、复视（动眼神经、展神经）、耳鸣（听神经）、面肌痉挛（面神经）、面部麻木或疼痛（三叉神经）等。部分患者由于垂体充血出现垂体功能减退。少数患者还可能出现因为脑干受压导致的体位性震颤、延髓肌无力、四肢瘫痪、意识水平降低甚至昏迷。

【影像表现】

MRI 是目前公认的诊断 IHS 首选的检查方法。典型表现包括增强扫描硬脑膜弥漫性强化，以及静脉窦扩张、垂体增大、硬膜下积液、脑下垂等（图 11-3-1）。

硬脑膜弥漫性强化是 IHS 最常见的特征性改变，约 80% 的患者出现该征象，表现为弥漫性、对称性、连续性硬脑膜线样增强，无软脑膜受累（图 11-3-1）。病理基础是硬脑膜区域壁薄小血管充血扩张，通透性增加，增强扫描时钆在硬脑膜微血管及间隙集聚，导致弥漫强化，而软脑膜具有血脑屏障而不出现增强表现。

当脑脊液容量减少时，静脉系统代偿性扩张，表现为静脉窦饱满、脑静脉扩张，常见表现为优势引流侧的横窦中段下缘向外膨胀凸出。有文献报道该征象在 IHS 患者中出现的比例最高（93%）。此外，垂体由于充血表现为垂体增大，有时显著增大类似于垂体瘤或垂体增生。

约有 2/3 的患者可出现硬膜下积液，表现为双侧颅骨内板下薄层新月形液体积聚，厚度一般小于 1cm，典型部位是大脑凸面或后颅窝，邻近脑组织无明显受压移位。硬膜下积液被认为是颅内液体腔隙对脑脊液压力减低的一种代偿性反应。少数患者由于桥静脉撕裂可出现硬膜下血肿。通过治疗脑脊液漏后，大多数硬膜下血肿可自行好转，仅少数患者需行开颅术或钻孔引流术。若不处理脑脊液漏，血肿极易复发。

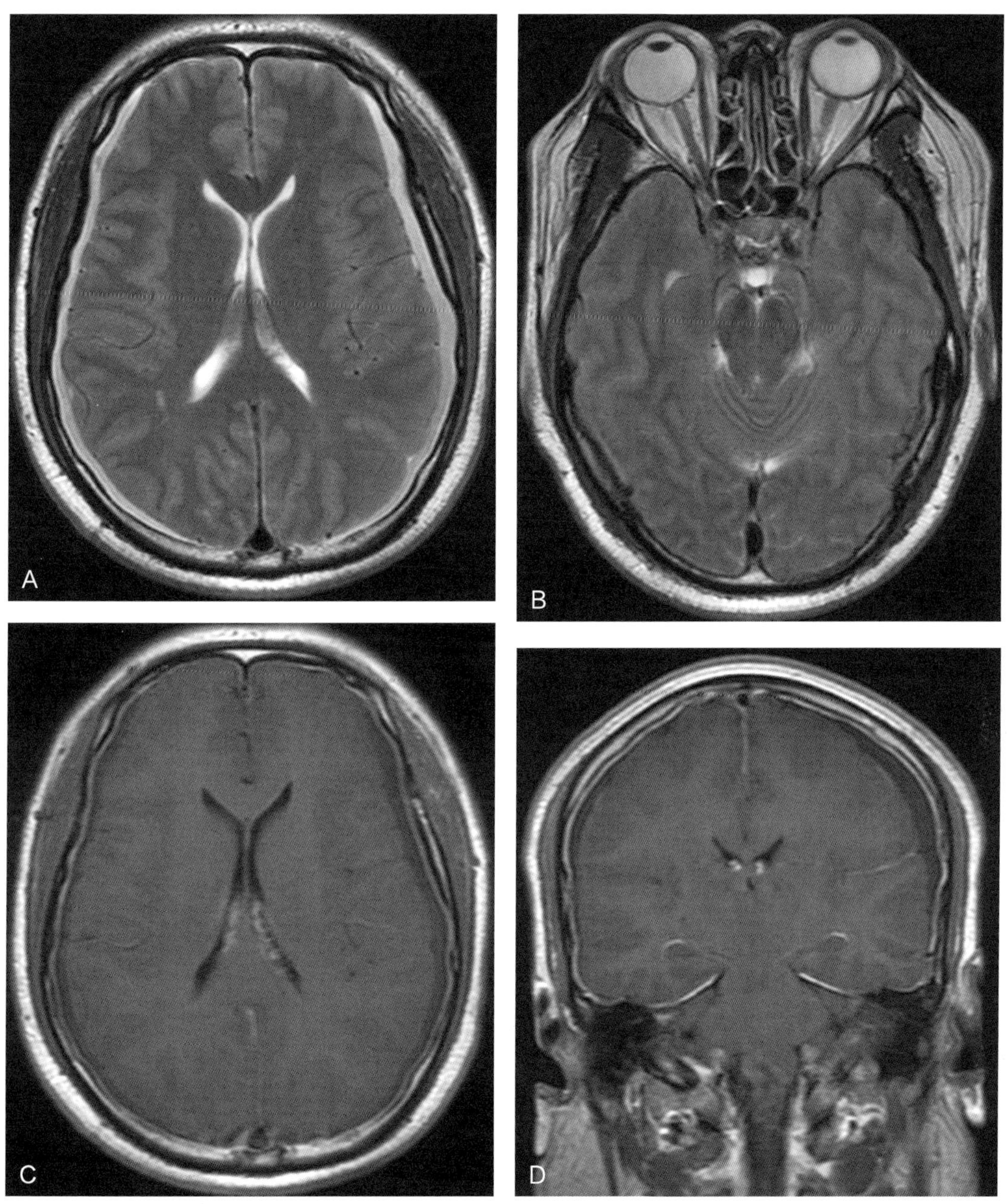

图 11-3-1 低颅压综合征

男性，45 岁，反复头晕呕吐 2 个月余，加重 4 天。腰穿脑脊液初压 30mmH_2O。A. T_2WI 横断位示双侧额顶部硬膜下积液；B. T_2WI 横断位示脑下垂导致的环池变窄；C、D. 增强 T_1WI 示硬脑膜弥漫性、连续性增厚伴强化

脑下垂或下沉移位是 IHS 的另一种特征性影像学改变。移位主要发生在中线结构，矢状位观察最佳。影像改变包括交叉池变窄、视交叉变平或下陷、桥前池变窄、小脑扁桃体下疝、后颅窝结构拥挤等。

上述异常表现可在成功治疗脑脊液漏后数小时至数周内改善，通常临床症状体征的好转早于 MRI 异常表现的恢复。根据文献报道，垂体及硬脑膜充血较硬膜下血肿及脑膜强化恢复得早。

CT 或 MR 脊髓造影检查有助于明确脑脊液漏的确切定位诊断（图 11-3-2）。通过腰椎穿刺将水溶性对比剂注入脊膜囊，可显示脊膜憩室、神经根袖扩大、对比剂漏出进入组织间隙及囊外液体集聚。大多数脑脊液漏口发生在脊髓颈胸交界处或胸段，临床中经常出现多个脑脊液漏口同时存在的情况。造影检查时早期和延迟扫描必须兼顾，以分别识别流速快、容量大的漏口和流速慢或间歇性的漏口。约 1/3 的患者在颈 1~2 棘突之间存在积液，并

非真正的脑脊液漏，在影像判读时需要警惕。

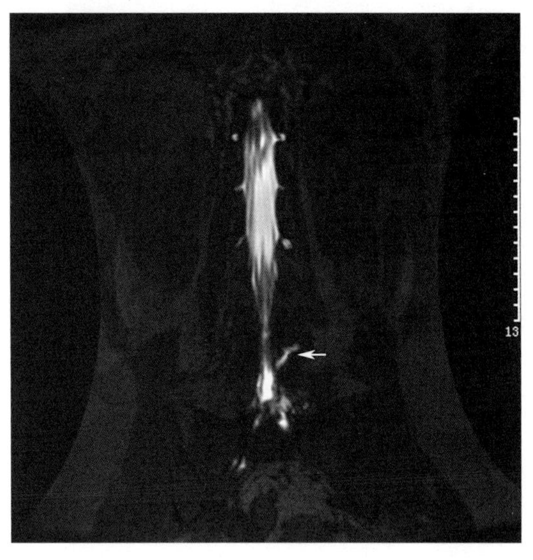

图 11-3-2 MR 脊髓造影显示脑脊液漏

女性，34 岁，持续性头痛 4 天，平卧后可缓解，1 天前恶心呕吐 1 次。追问病史，发病前洗澡时摔倒，臀部着地。腰穿脑脊液初压 60mmH_2O。MR 脊髓造影示 $L_{4/5}$ 水平硬膜囊左侧管状高信号对比剂外漏（箭头）（病例图片由浙江大学医学院附属邵逸夫医院张峭巍博士提供）

【诊断与鉴别诊断】

临床病史通常有助于提示 IHS 的诊断，影像学检查和腰椎穿刺用于确诊和定位脑脊液漏。临床上通常采用的诊断标准如下：①体位性头痛：站立或活动时头痛加重，平卧时头痛有所缓解或消失。②同时满足以下至少一个条件：腰椎穿刺脑脊液压力小于 60mmH_2O；硬膜外血贴治疗后症状能够持续改善；证实存在活动性的脑脊液漏；颅脑 MR 检查发现低颅压改变（如硬脑膜弥漫性强化或脑下垂）。③上述症状或表现无法用其他疾病解释。

IHS 需要和以下几种疾病进行鉴别。①脑膜感染：脑膜感染导致的脑膜强化多为软脑膜强化，部分深入脑沟内，可伴有脑实质炎症，感染常会引起基底池闭塞，临床上患者常有发热，头痛与体位无关。②脑膜转移性肿瘤：患者通常有乳腺癌、肺癌等原发肿瘤病史，可见软脑膜强化，经常呈灶性结节样强化。③特发性肥厚性硬脑膜炎：是一种少见的中枢神经系统无菌性炎性疾病，有头痛及多发脑神经受累表现，可见增厚的硬脑膜呈明显结节状或线性强化，常不对称，病灶主要位于小脑幕、大脑镰、斜坡、鞍旁以及海绵窦。

【影像学研究进展】

重 T_2 加权磁共振脊髓造影是一种单激发快速自旋回波序列，由于设定了相当长的回波时间，对水及脑脊液敏感性很高，是一种适合在 IHS 患者检测脑脊液漏的影像技术（图 11-3-3）。与 CT 或 MR 脊髓造影相比，无需腰椎穿刺、无需使用对比剂，同时具有很高的空间分辨率，在定位脑脊液漏方面有望取代脊髓造影。

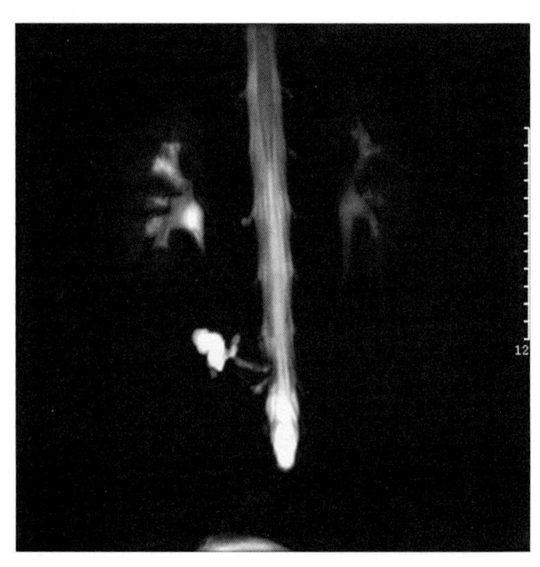

图 11-3-3 重 T_2 加权磁共振脊髓造影定位脑脊液漏

女，47 岁，3 个月前因腰椎间盘凸出行“椎间盘微创手术”，术后患者出现头痛，坐起或站立时间久后疼痛加剧，躺下后疼痛缓解。MRI 单次激发重 T_2 加权图像可见腰 $_{4/5}$ 水平硬膜囊右侧管状高信号向右侧腰大肌延伸，右侧腰大肌内局限性积液（病例图片由浙江大学医学院附属邵逸夫医院张峭巍博士提供）

（徐晓俊）

第四节 高 颅 压

【概述】

高颅压是由于颅腔容积与颅内容物体积之间平衡失调引起的综合征。当颅内压持续在 2.0kPa（200mmH_2O）以上，引起相应的临床症状，称为颅内压增高症。颅内压增高可以由多种疾病引起，按照病因分为以下几大类：①颅腔内容物体积增大，如脑水肿、脑积水、动脉过度灌注或静脉回流受阻导致的脑血容量增大；②颅内占位病变，如脑肿瘤、血肿等导致的颅腔空间相对缩小；③先天性畸形，如狭颅症、颅底凹陷症导致的颅腔体积减少。临床上把腰穿证实脑脊液压力增高，影像学检查除外脑积水、占位及脑炎等明确病因引起的颅内压增高症称为特发性颅内压增高症，又称为大脑假瘤综合征或良性颅内压增高症。

【临床与病理】

在生理状态下，颅内压轻度升高时可以通过减少脑脊液和脑血流量的方式来代偿。当病变发展超过生理调节限度时，颅内压失代偿持续增高，会导致脑灌注压减低。当灌注压低于 5.33kPa（40mmHg）时，脑血管自身调节能力丧失，随着颅内压继续升高，脑血流量随之急剧下降，导致脑组织缺血缺氧，使得脑细胞代谢障碍并破坏血脑屏障，产生脑水肿。脑水肿进一步加重颅内压升高。同时，颅内压升高使得静脉窦受压，静脉血回流受阻，致使颅内压增高进一步加剧。当颅内压接近动脉舒张压时，脑血流量减少到正常值的 1/2，大脑处于严重缺血缺氧状态。为了保持脑血流量，机体通过另一种调节机制，即自主神经反射调节，使全身周围血管收缩，血压升高，心搏出量增加，以增加灌注。与此同时，呼吸节律减慢、深度增加，肺泡内的 O_2 和 CO_2 能够充分交换，以调高血氧饱和度。这种变化称为 Cushing 反应。

颅内压升高时，颅内各腔室压力分布不均衡，脑组织由高压区向低压区移位形成脑疝。脑组织移位可以提供一定的代偿空间，但可加重脑脊液和脑血流循环障碍，使颅内压进一步升高，反过来促使脑疝更加严重，引发脑疝危象，使患者因呼吸循环衰竭而死亡。急性脑疝是颅内压升高导致死亡的主要原因。如果颅内压升高持续时间较长，脑组织长期缺血缺氧，严重者将导致皮层死亡和脑死亡。

高颅压的临床表现和所处的阶段有关。当颅内压通过自身调节仍能保持在正常范围内时，临床上没有相关症状和体征。代偿期的长短取决于病变性质、部位和患者年龄。如慢性硬膜下血肿和良性脑肿瘤，由于病变发展较缓慢，周围没有脑水肿，代偿期较长。而急性颅内血肿、脑脓肿和恶性脑肿瘤由于病变本身发展较快或者病灶周围有较为广泛和严重的脑水肿，症状出现较快。后颅窝的占位病变或者大静脉窦附近的占位病变，由于容易阻塞脑脊液或血液循环通路，症状出现早且严重。颅缝未闭合的小儿，由于颅内压增高可使颅缝裂开而增加颅腔容积，老年人由于脑萎缩使颅内的代偿空间增多，代偿期均较长。

当颅内压失代偿后，患者会出现颅内压增高的症状和表现。头痛最常见，常常也是颅内压增高唯一的早期症状，常表现为持续性钝痛伴阵发性加剧，当用力、咳嗽、弯腰或低头活动时常加重。通常早晨或晚间较重，部位多在额部及颞部，可从颈枕部向前方放射至眼眶。头痛程度随颅内压的增高而进行性加重。

呕吐也是常见症状。典型表现为与饮食无关的喷射性呕吐，常见于晨起头痛加重时，吐前常伴恶心，吐后头痛可缓解。呕吐有时是早期的唯一症状，早期患者可以只有恶心而没有呕吐。呕吐是由于高颅压刺激了迷走神经核团或神经根引起的。

视盘水肿是颅内压升高的主要客观体征。颅内压升高时，先出现视网膜静脉回流受阻，静脉瘀血，继而视盘周围渗出、水肿和出血。早期视力一般正常，晚期出现视神经萎缩，视野向心性缩小，最后可出现失明。在多数情况下（90%）上述改变呈双眼对称性发生。

当病变继续发展，脑组织出现明显的缺血缺氧表现，患者意识逐渐迟钝，出现血压升高、心率变慢、呼吸缓慢加深等 Cushing 反应，甚至出现昏迷。部分患者由于自主神经功能紊乱，出现胃肠道功能紊乱、黏膜糜烂和溃疡出血。部分患者可出现神经源性肺水肿，表现为呼吸急促、痰鸣，并有大量泡沫状血性痰液。

【影像表现】

不同疾病引起的颅内压增高除了原发疾病的特征以外，还有一些共同的影像表现，包括脑水肿、脑积水和脑疝等。脑水肿继发于颅内压升高后导致的脑缺血。CT 或 MR 可以对脑水肿的范围和程度进行准确评估。DWI 联合 ADC 图可以有效鉴别血管源性水肿和细胞毒性水肿。

颅内压升高导致颅内各分腔压力不均衡，脑组织向邻近的低压分腔移位，称为脑疝。单侧幕上病变最易形成大脑镰下疝，表现为病变同侧扣带回受压并通过大脑镰的游离缘向对侧移位，中线结构向对侧偏移超过 1cm，侧脑室体部及三脑室受压变窄，甚至完全闭塞，严重者可导致基底节、丘脑及胼胝体等向健侧移位。一侧幕上病变还容易把脑组织挤入小脑幕切迹的脑池内形成小脑幕切迹下疝，其中最多见的是颞叶海马钩回疝入脚间池。后颅窝病变引起的颅高压容易使小脑扁桃体向下移位压迫延髓，称为小脑扁桃体疝，又称枕骨大孔疝，还可能迫使小脑蚓部和前叶的一部分经小脑幕向上疝出，形成小脑幕切迹上疝。脑疝是颅内压增高的最严重的并发症，可能危及生命，需要早期识别及时处理。

除以上表现外，发生视盘水肿的患者可以在眼眶 CT 或 MR 上出现视神经周围的蛛网膜下腔增宽、视盘突入眼球及巩膜后部变平等征象。慢性颅内压升高患者可出现空泡蝶鞍，表现为蝶鞍扩大、垂体受压萎缩呈扁平状紧贴鞍底。部分原因不明的颅内压增高症患者存在颅内静脉窦狭窄，在置入支架以后症状和体征均改善，提示静脉窦狭窄可能是导致特发性颅内压增高症的原因之一（图 11-4-1）。

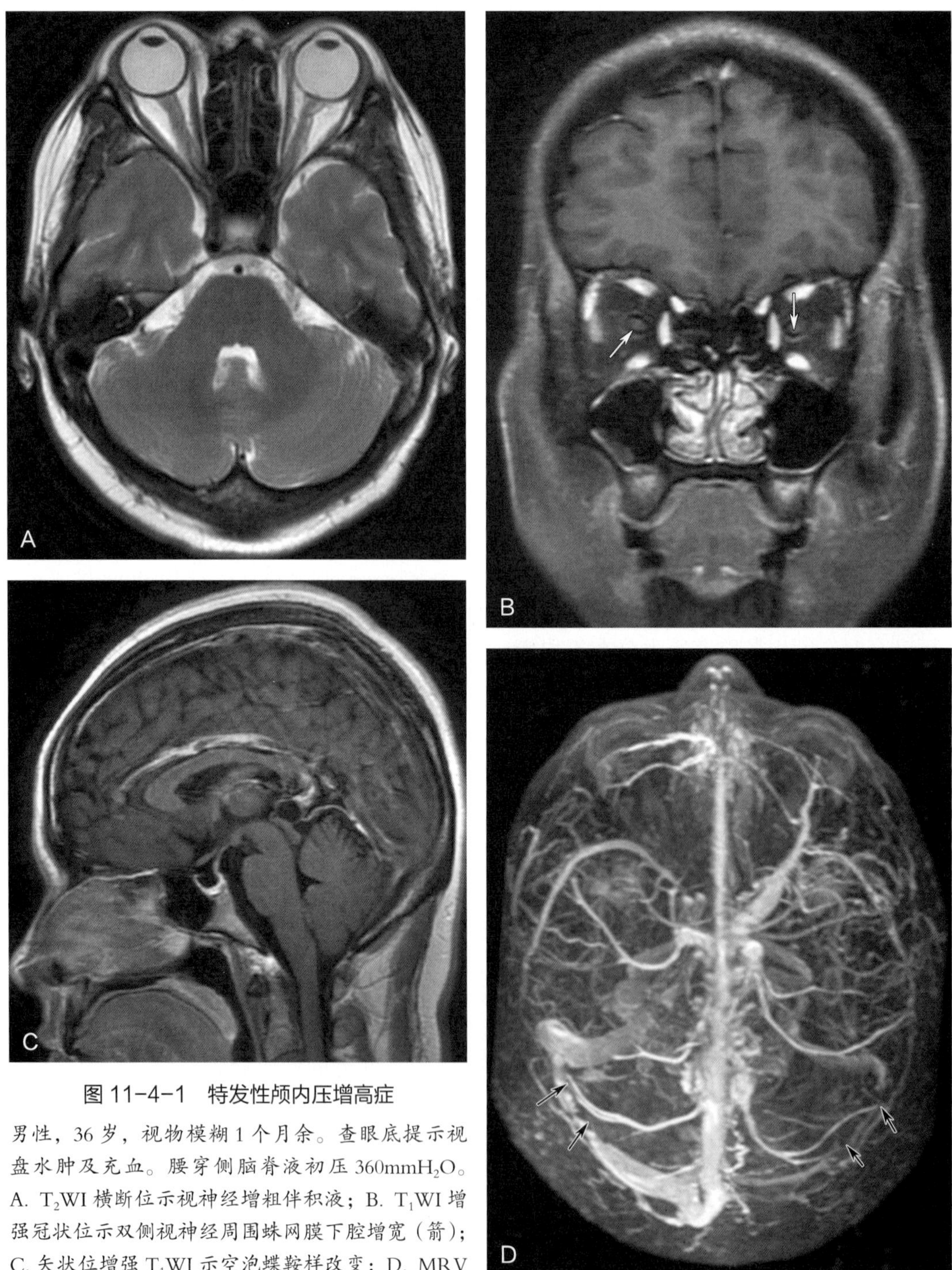

图 11-4-1 特发性颅内压增高症

男性，36 岁，视物模糊 1 个月余。查眼底提示视盘水肿及充血。腰穿侧脑脊液初压 360mmH_2O。A. T_2WI 横断位示视神经增粗伴积液；B. T_1WI 增强冠状位示双侧视神经周围蛛网膜下腔增宽（箭）；C. 矢状位增强 T_1WI 示空泡蝶鞍样改变；D. MRV 示两侧横窦远端狭窄（箭）

【诊断与鉴别诊断】

颅内压增高临床较常见，发现颅内压增高时，需要查找引起颅内压增高的原因，并对病变的部位和性质做出判断。对于特发性颅内压增高的诊断必须谨慎。对于有颅内压升高症状和体征的患者，经脑脊液压力测定证实颅内压增高，脑脊液各项化验正常，影像学检查排除脑积水、肿瘤或结构异常，排除可能导致颅内压升高的各种原因之后才能诊断。

（徐晓俊）

参考文献

1. 中国医师协会神经外科医师分会．中国脑积水规范化治疗专家共识(2013 版)．中华神经外科杂志，2013，29(6)：634-637.
2. 宋志军，陈晓雷．脑积水的影像诊断技术进展．中国神经精神疾病杂志，2014，40(1)：59-62.
3. 沈红健，黄流清．特发性正常压力脑积水的诊断研究进展．中华神经医学杂志，2013，12(8)：860-862.
4. 张耐，岳树源，王永利，张建宁．自发性低颅压综合征的影像学特点．中华神经外科杂志，2015，31(7)：740-742.
5. 郑佳平，陈国强．原发性正常压力脑积水．中华老年医学杂志，2014，33(3)：333-336.
6. 李联忠，徐文坚，刘吉华，冯卫华．颅内压增高症影像诊断(第 2 版)．北京：人民卫生出版社，2016 年．
7. Agarwal A，Bathla G，Kanekar S.Imaging of communicating hydrocephalus.Semin Ultrasound CT MR，2016，37(2)：100-108.
8. Bradley WG Jr.Magnetic resonance imaging of normal pressure hydrocephalus.Semin Ultrasound CT MR，2016，37(2)：120-128.
9. Damasceno BP.Neuroimaging in normal pressure hydrocephalus.Dement Neuropsychol，2015，9(4)：350-355.
10. Kahle KT，Kulkarni AV，Limbrick DD Jr，Warf BC.Hydrocephalus in children.Lancet，2016，387(10020)：788-799.
11. Kelly EJ，Yamada S.Cerebrospinal fluid flow studies and recent advancements.Semin Ultrasound CT MR，2016，37(2)：92-99.
12. Keong NC，Pena A，Price SJ，Czosnyka M，Czosnyka Z，Pickard JD.Imaging normal pressure hydrocephalus：theories，techniques，and challenges.Neurosurg Focus，2016，41(3)：E11.
13. Langner S，Fleck S，Baldauf J，Mensel B，Kühn JP，Kirsch M.Diagnosis and Differential Diagnosis of Hydrocephalus in Adults.Rofo，2017，189(8)：728-739.
14. Leinonen V，Vanninen R，Rauramaa T.Cerebrospinal fluid circulation and hydrocephalus.Handb Clin Neurol，2017，145：39-50.
15. Limaye K，Samant R，Lee RW.Spontaneous intracranial hypotension：diagnosis to management.Acta Neurol Belg，2016，116(2)：119-125.
16. Maller VV，Gray RI.Noncommunicating hydrocephalus.Semin Ultrasound CT MR，2016，37(2)：109-119.
17. Markey KA，Mollan SP，Jensen RH，Sinclair AJ.Understanding idiopathic intracranial hypertension：mechanisms，management，and future directions.Lancet Neurol，2016，15(1)：78-91.
18. Oi S.Classification of hydrocephalus：critical analysis of classification categories and advantages of "Multi-categorical Hydrocephalus Classification"(Mc HC).Childs Nerv Syst，2011，27(10)：1523-1533.
19. Pattichis AA，Slee M.CSF hypotension：A review of its manifestations，investigation and management.J Clin Neurosci，2016，34：39-43.
20. Pollay M.The function and structure of the cerebrospinal fluid outflow system.Cerebrospinal Fluid Res，2010，7：9.
21. Rekate HL.A consensus on the classification of hydrocephalus：its utility in the assessment of abnormalities of cerebrospinal fluid dynamics.Childs Nerv Syst，2011，27(10)：1535-1541.
22. Symss NP，Oi S.Theories of cerebrospinal fluid dynamics and hydrocephalus：historical trend.J Neurosurg Pediatrics，2013，11：170-177.
23. Urbach H.Intracranial hypotension：clinical presentation，imaging findings，and imaging-guided therapy.Curr Opin Neurol，2014，27：414-424.
24. Wagshul ME，Eide PK，Madsen JR.The pulsating brain：A review of experimental and clinical studies of intracranial pulsatility.Fluids Barriers CNS，2011，8(1)：5.
25. Yamada S，Kelly E.Cerebrospinal fluid dynamics and the pathophysiology of hydrocephalus：new concepts.Semin Ultrasound CT MR，2016，37(2)：84-91.

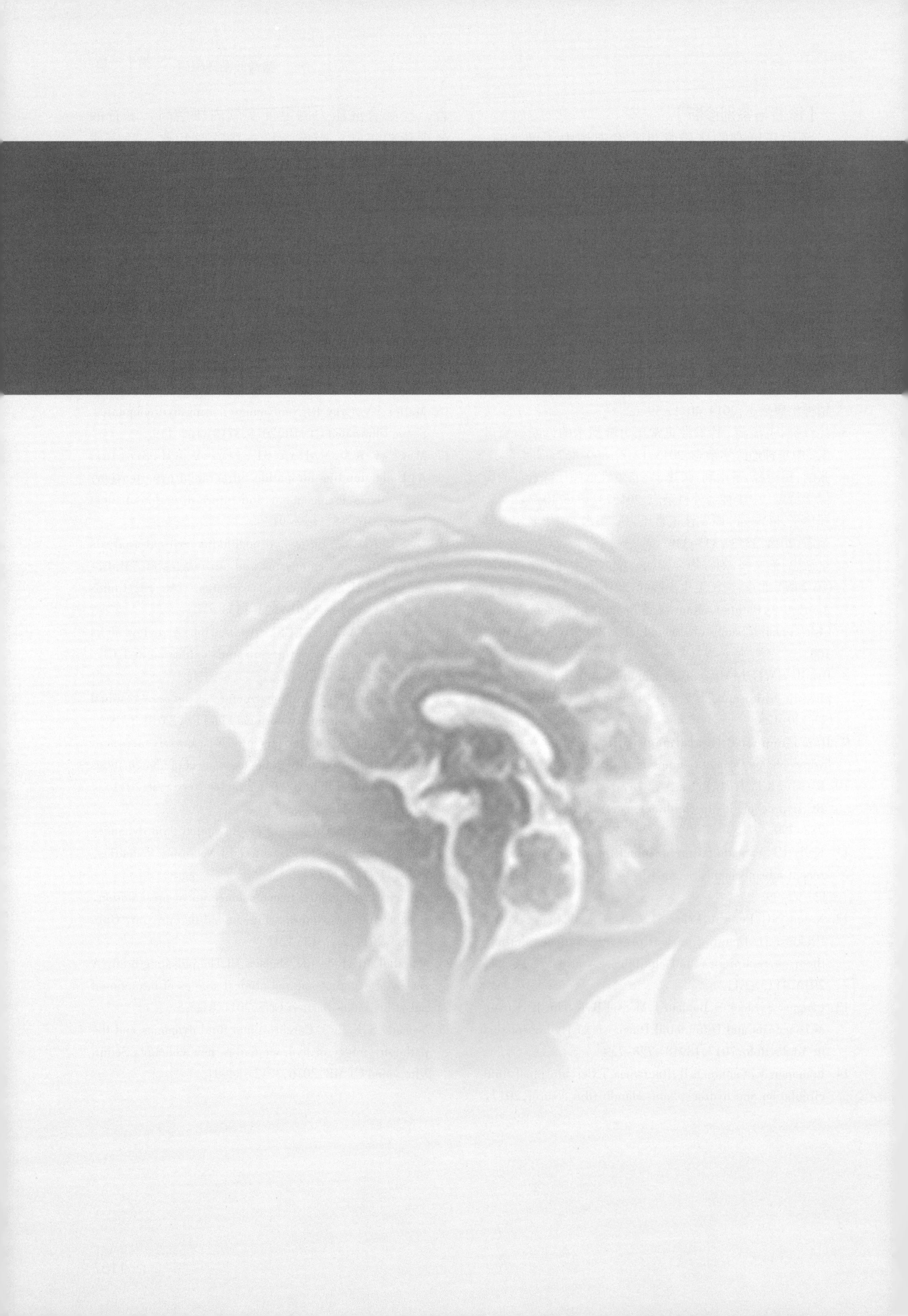

第十二章

胎儿及新生儿脑疾病

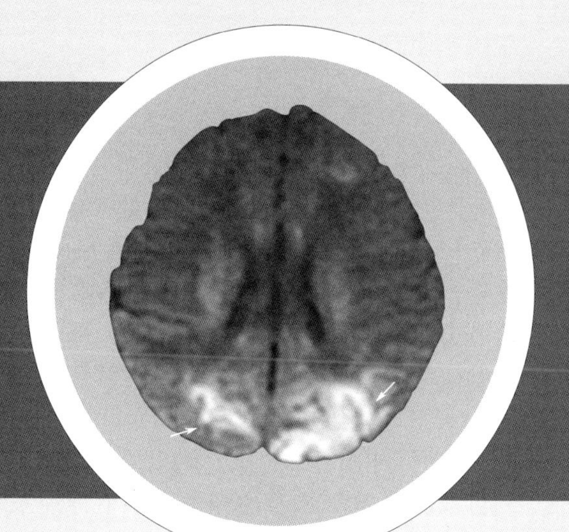

第一节 概 述

国内开展胎儿磁共振检查尚处于起步阶段，目前已经公认为是胎儿超声检查的重要影像学补充方法，胎儿磁共振检查仍需要严格掌握适应证和检查方法，当超声筛查怀疑异常，且因羊水过少、胎位等原因不能明确诊断时，可行胎儿 MRI 检查。对于有遗传风险的胎儿，有针对性的胎儿 MRI 筛查也有临床意义。

目前胎儿 MRI 检查主要适于中枢神经系统先天畸形、先天性气道和肺畸形、胎儿腹盆腔肿瘤、泌尿道生殖系统畸形等。目前认为 3.0T 及以下场强磁共振检查对母体和胎儿是安全的，但是在检查前必须取得孕妇及家属充分知情同意。一般建议胎儿 MRI 检查应在妊娠 20 周以后进行。线圈选用大视野相控阵线圈。孕妇选择舒适体位，采用足先进的方式以减少幽闭恐惧的发生。因胎儿运动，需三平面实时定位，随时调整定位扫描。检查中不能用任何抑制胎动的药物。扫描序列以单次激发的各种快速序列为主。

1. MRI 在胎儿神经系统中的应用 胎儿 MRI 识别中枢神经系统畸形优于超声，如神经元移行障碍、脑穿通畸形、胼胝体发育不全等。胎儿超声筛查提示脑室病理性扩张时，建议 MRI 检查。胚胎脑发育早期受环境因素如供血不足、局部炎症、代谢和遗传因素影响，由于透明隔与胼胝体、边缘系统有共同的胚胎起源，产前筛查若未能发现透明隔，可以作为胎儿脑发育异常的线索，可行 MRI 检查进一步观察胼胝体发育不良、前脑无裂畸形等。胎儿颅脑 DTI、SWI、fMRI 及 MRS 等技术，已经用于胎儿神经发育的评估研究。DTI 扫描技术可以显示脑实质病变细微的结构改变，活体显示脑区之间的白质纤维束；DTI 的 FA 图较常规 MRI 序列能更清楚地显示巨脑畸形患侧灰白质分界和增厚的脑白质。SWI 对出血及钙化灶的发现更敏感。在胼胝体发育不全的早期诊断、脑功能异常以及预后的评估等方面的作用，也是今后努力的方向。MRI 能清晰地显示脊髓圆锥的位置、终丝的形态、马尾神经的粘连情况。以其对病变解剖结构的良好显示，为产前诊断和产后儿科外科手术提供准确可靠的依据。

2. MRI 在胎儿胸部的应用 自胎儿 MRI 开展以来，其在诊断胎儿胸部畸形的优越性已有大量文献证明，特别是羊水过少、孕妇腹部脂肪遮挡、胎儿体位限制等情况，超声难以清晰显示胎儿胸部结构，需要进行胎儿 MRI 检查。随着产前影像检查的广泛应用，先天性肺部肿块、先天性肺气道畸形（CPAM）、支气管肺隔离症（BPS）及合并支气管闭锁的先天性肺叶性肺气肿等疾病的产前诊断率也有所增加，同时产前超声和胎儿 MRI 的应用也提高了对胎儿肺部病变自然病程的认识。MRI 可对肺部发育情况做出准确评估，有助对 Porter 综合征及肺发育不良等致死性畸形疾病的诊断。

产前超声检查对诊断许多产前肺部病变都较为敏感，但特异性较低。对产前超声怀疑或不能充分诊断的胸部异常，如先天性膈疝、胸腔积液、先天性肺气道畸形、支气管囊肿、支气管肺隔离症、纵隔肿块以及食管闭锁等疾病，胎儿 MRI 都能够更好地显现，可以帮助确定或排除疑似诊断，并为咨询和产科治疗提供更多有用信息。

3. MRI 在胎儿腹盆部的应用 产前超声对胎儿消化道畸形检出率不太高，报道差异较大，约为 9.2%~57.1%。MRI 可利用胎儿肠管内胎粪和羊水天然对比的信号特点与分布规律，从多个层面观察肠梗阻的部位、肠腔扩张情况及肠内容物信号的改变。例如，高位小肠闭锁导致羊水不能及时从肠道排空，表现为肠管内羊水增多。MRI 具有较高的软组织分辨率、多方位成像，成像范围大，并且图像质量不受胎位、母体体型、羊水量多少、肠道气体及骨骼等因素的影响，能够较全面地显示胎儿腹部各脏器的结构及病变特点，对消化道畸形、先天性腹壁发育异常（腹裂、脐膨出）、腹部囊性占位（卵巢囊肿）及泌尿系统畸形（多囊肾）等有较高的诊断价值，为超声检查的重要补充手段。

产前 MRI 能将腹壁缺损大小、凸出物及囊膜等结构清晰显示，从而准确地鉴别脐膨出和腹裂。对腹部囊性占位，MRI 可很好显示腹部包块与周围组织的关系以及肿块的组织成分。胎儿卵巢囊肿是腹部较常见的囊性占位，囊肿直径大于 20mm 时，认为具有临床意义。常规推荐使用产前超声对于小于50mm的胎儿卵巢囊肿进行随访，MRI可作为随访的检查手段，其中T_2-FLAIR序列在卵巢囊肿囊液成分的鉴别上具有重要的价值，特别是卵巢囊肿合并蒂扭转伴囊肿内出血时，T_1WI可见囊肿内高信号；T_2-FLAIR序列能很好地显示囊液内的出血或蛋白成分。胎儿期卵巢位置不固定，超声有一定局限性。MRI视野范围大，可以多方位整体观察胎儿胃肠道、实质器官及囊肿的位置，判断囊肿与膀胱的关系，通过囊液的信号判断囊液成分。

4. MRI在胎儿其他系统的应用 胎儿泌尿系统畸形，如婴儿型多囊肾，常合并羊水减少，MRI不受羊水量的影响，且羊水过少时胎动明显减少，更有利于MRI扫描中免受胎动伪影的影响。随着研究的进展，MRI检查不仅能从形态学进行评估，也能从分子水平领域评价器官功能，如DWI通过反映水分子的扩散运动，反映活体病理生理状态下的功能状态，胎儿肾脏因其高血流和高灌注，正是DWI检查的理想器官之一，使用DWI评价胎儿肾脏功能将成为今后的研究方向。

但是，目前胎儿MRI对于一些细微结构的分辨率仍显不足。另外，MRI显示钙化的能力较差，对胎粪性腹膜炎诊断困难。对于较复杂的泄殖腔畸形，MRI亦因较难区分相关结构而诊断困难。总之，在产前腹部疾病诊断领域中，MRI弥补了超声分辨率较低的缺陷，能从较大视野范围显示相邻器官异常，而且功能成像能够反映胎儿生理功能，可作为产前胎儿超声的重要补充检查手段，有助于指导产科医生采取合理的治疗措施，有望为优生优育做出更大的贡献。

先天性心脏病又是胎儿影像学检查的难点。产前超声检查是胎儿心脏及大血管畸形首选的影像学检查方法，但超声在羊水过少、双胎、母体有子宫肌瘤等情况下，需要其他检查方法加以完善。MRI具备胎儿心脏产前影像学检查的条件。目前一般认为对于心脏位置和心外大血管异常，胎儿MRI诊断价值较高。随着压缩感知的稀疏采样和模拟心电门控等技术的发展，胎儿心脏及大血管MRI有可能取得突破。

5. MRI在新生儿的应用 新生儿缺氧缺血性脑病为围产期窒息引起的脑供血和能量代谢异常所致的全脑性损伤。足月儿缺氧缺血性脑病的主要病理改变为矢状旁区损伤和基底节/丘脑损伤。前者为慢性、部分性缺氧，脑血流重新分布，引起血管分水岭区缺血所致，部分患者T_1WI显示大脑镰旁皮质脑回样或线样高信号影，皮质下白质水肿，多位于顶枕叶，常为双侧对称性；后者为急性重度缺氧所致，发生于脑血流重新分布之前，急性期T_1WI显示基底节、丘脑区不均匀高信号，正常内囊后肢高信号消失。DWI序列在早期即可显示以上病变区高信号影；MRS显示病变区出现Lac峰，Lac/Cr比值明显升高，严重者NAA峰降低。严重患者可同时发生矢状旁区、基底节/丘脑损伤，也可累及深部白质，并可继发颅内出血及脑梗死。

新生儿缺氧缺血性脑病与出生胎龄、窒息程度、持续时间、围产期理化因素等有关。因病变部位多发、表现多样，且病变表现随病程发展多有变化，有时容易误诊。

早产儿脑室周围白质损伤与足月儿不同，早产儿血管分水岭位于脑室周围白质，因此这一区域是早产儿缺氧缺血性脑损伤最常见部位。T_1WI显示脑室周围白质内局灶性或弥漫性高信号，局灶性者多见于侧脑室额角和三角区周围。病变早期DWI可发现病变区高信号。MRS显示病变区出现Lac峰，NAA峰降低。可合并生发基质出血、脑室旁出血性梗死及小脑出血、梗死和萎缩等表现。特定的发生部位结合出生胎龄可确定诊断。

核黄疸又称胆红素脑病，为未结合胆红素在脑细胞沉积所引起的严重不可逆性脑损伤，可发生严重神经系统后遗症。病变主要累及双侧苍白球区，尤其是中后部，MRI特征性表现为条带样对称性T_1WI高信号。病变也可累及下丘脑核、海马、黑质及齿状核等结构。结合患儿临床表现及实验室检查有助于鉴别诊断。

低血糖脑病为新生儿生后血糖水平持续严重降低导致的脑组织损伤。低血糖脑病以顶枕叶最常见，皮层及皮层下白质水肿，多呈对称性分布，严重者也可见于基底节、内囊后肢、胼胝体及脑室周围白质。DWI序列对病变的显示较敏感。病变分布的区域与脑血管分布不匹配，且无明显的脑灌注减少为其特点，实验室检查血糖水平下降有助于鉴别。

6. 新生儿疾病的综合诊断 儿童不是成年人的缩影，且年龄越小差异越大。新生儿疾病从病理生理、临床特点到影像表现有诸多不同于成年人的特点，影像科医师需要耐心细致地了解病情，密切结合临床和实验室检查结果，结合影像学表现进行综合分析。

时间：医学影像诊断中“时间”是一个非常重要的概念，包括发病时间、检查时间、复查时间等。如新生儿缺氧缺血性脑病的影像表现与患儿胎龄密切相关，早产儿和足月儿影像表现不同。原生基质出血是早产儿缺氧缺血性脑病最典型的病理变化，原生基质是早产儿缺氧缺血性脑病的特殊易损伤部位。原生基质中未成熟的血管壁由内皮细胞排列形成毛细血管网，血管脆性高。早产儿脑血管自动调节机制不健全，缺氧造成脑循环压受体循环波动而被动变化，进而造成脑出血。原生基质自胚胎32周开始退化，至妊娠末期前基本消失，因此足月新生儿不发生原生基质出血。足月新生儿缺氧缺血性脑病最典型的病理变化是选择性神经元损伤，矢状旁区脑损伤主要因为足月新生儿部分性、长时间窒息所致，造成脑血管分水岭区缺血，主要发生在矢状旁区皮质及皮质下白质，呈双侧对称或不对称，发生皮质层状坏死、液化坏死和囊变。再如，新生儿自然出血，多发生于生后1~5周，由于母乳中维生素K含量极低，新生儿肝功能尚不健全，造成凝血酶原和第Ⅶ因子缺乏。影像学检查显示为颅内出血时，如超出这个好发年龄段就应该考虑其他原因引起的出血。

临床症状和体征：依据临床表现选择恰当的检查方法是准确诊断的前提，如新生儿血小板持续减少一般治疗难以维持，应首先考虑是否存在较大血管瘤，进行增强MRI或CT检查。如患儿额面部有葡萄酒痣，应考虑脑面血管瘤病，行头颅增强MRI检查，观察脑表面软脑膜的静脉瘤。再如，儿童神经皮肤综合征的结节性硬化症，皮肤病变最早，出生时即出现皮肤色素脱失斑，常见于躯干和四肢，是本病的重要临床体征。目前的理论认为脑部异常是一种脑生发区域干细胞的发育异常，这些发育异常的干细胞由于不能正常的分化、移行和组织化，而形成异常的神经元细胞、神经胶质细胞及兼具两者特征的细胞，在室管膜下、皮质内形成结构紊乱的发育不良的细胞团，位于室管膜下、皮质下和白质内。因新生儿白质没有髓鞘化，病变在T_1WI相对呈高信号，在T_2WI呈低信号，在脑脊液和未髓鞘化脑白质衬托下，T_1WI上更容易被发现。而随着患儿年龄增长，脑内结节在T_1WI逐渐变为等信号，在T_2WI上由低信号逐渐变为等或稍高信号。

病史：新生儿不能主诉症状，体征和病史就成为诊断的重要线索，新生儿出生时的窒息史是诊断新生儿缺氧缺血脑病的重要前提。新生儿排胎粪的时间是否正常是诊断先天性巨结肠的重要依据。早产儿吸入高浓度氧是诊断早产儿视网膜病变的前提等，说明病史在儿科医学影像学诊断中起着非常重要的作用。

检查方法的选择：正确选择检查方法是准确诊断的前提。颅内感染性疾病比较多见，当临床怀疑脑膜炎时应选择增强MRI检查。钙化是神经母细胞瘤较具特征的表现，因此CT检查对于定性诊断有一定帮助，而神经母细胞瘤首诊病例有近80%已经发生骨转移，因此对该肿瘤的分期诊断应选择增强MRI检查。再如，考虑先天性肺发育不良时应进行CTA或DSA检查了解肺动脉发育情况。

总之，在儿科医学影像诊断中仅凭影像学本身提供的信息做出准确诊断是远远不够的，最大限度地获取临床资料，与临床医师信息对等，才有可能准确分析影像学提供的信息，从而做出准确诊断。

（李　欣）

第二节　胚胎及胎儿发育特征

胚期：胚胎发育始于精卵结合，受精卵、桑葚胚形成，桑葚胚进入宫腔继续分裂形成胚泡。胚泡于第1周末植入子宫内膜后，子宫内膜蜕膜化，形成包蜕膜、底蜕膜及壁蜕膜。

胚胎在第2周形成二胚层胚盘；第3周初在上胚层中线的一侧形成原条，原条的中线形成原沟，原沟的一部分细胞在上下胚层之间形成夹层，即中胚层；另一部分细胞置换原来的下胚层形成内胚层。第4至8周主要是三个胚层的分化，外胚层主要分化为神经系统、颅面部骨骼及结缔组织、皮肤及其附属器、牙釉质、角膜上皮等；中胚层主要分化为躯干及四肢的皮肤真皮、骨骼肌、骨骼、血管和中轴骨骼、泌尿生殖系统的主要器官、消化、呼吸系统的肌组织、血管等；内胚层主要分化为咽喉及其以下的消化管、消化腺、呼吸道和肺的上皮组织，以及中耳、甲状腺、甲状旁腺、胸腺、膀胱等器官的上皮组织等。

胎儿期：胎儿期是从受精后 8 周开始算起直至出生，胎儿身体迅速生长、组织器官迅速分化，头部的生长速度相对较慢。在 20 孕周初，胎儿出现了胎毛及头发，皮肤被皮脂包裹。30 孕周胎儿皮肤较薄，皮下脂肪相对缺乏，外观通红且干皱。胎儿期对药物、病毒及射线的致畸作用不那么敏感，但是这些因素可能会影响正常的生长及功能的发育，尤其是大脑和眼睛。医生可以在这个时期通过一系列产前诊断技术判断胎儿是否存在出生缺陷。

（宁 钢）

第三节 胎儿神经系统疾病

一、胎儿脑室扩张

【概述】

胎儿脑室扩张（ventriculomegaly）是指原因不明的侧脑室增宽。产前影像检查在胎儿头部横轴位或冠状位上，侧脑室内径≥ 10mm。在中晚孕期，胎儿脑室扩张相对常见，发生率在不同报道中差异很大（0.15%~2.0%）；常见于男性胎儿，男女性别比为 1.7∶1。正常情况下，人类胎儿双侧脑室通常有一定程度的不对称，枕角较额角更为丰满；临近分娩期，这种差异将不那么明显。胎儿 MRI 的优势在于除了测量胎儿脑室宽度之外，有助于发现是否合并中枢神经系统相关的其他畸形，可以提供比超声更加丰富的信息。

胚胎发育第 4 周末，神经管头段膨大形成三个脑泡（brain vesicle），依次为前脑泡、中脑泡和菱脑泡。第 5 周，前脑泡头端膨大形成端脑，以后演变为两侧大脑半球，前脑泡的尾端形成间脑；中脑泡演变为中脑；菱脑泡的头段演变为后脑，后脑再演变为脑桥和小脑。在脑泡演变的同时，前脑泡的腔演变为双侧脑室和间脑中的第三脑室；中脑泡的腔形成狭窄的中脑导水管；菱脑泡头端的腔演变为第四脑室。侧脑室左右各一，是脑室系统最大者，位于大脑半球内借室间孔与狭窄的第三脑室相通，双侧脑室不相通。

神经管壁最初由单层柱状上皮构成，以后演变为假复层柱状上皮，称神经上皮（neuroepithelium）；神经上皮外层较厚的基膜称外界膜，管壁内面的膜称内界膜。神经上皮部分细胞迁移至神经上皮的外周，形成一个新的细胞层，称套层（mantle layer），将分化出成神经细胞（neuroblast）和成神经胶质细胞（glioblast）。内层神经上皮停止分化，变为单层立方或矮柱状，称室管膜层（ependymal layer）；室管膜层细胞及脉络丛上皮细胞形成较晚，来源于血液单核细胞。

【临床与病理】

脉络丛（choroid plexus）由侧脑室底部和第三、第四脑室顶部的软膜与室管膜直接相贴，突入脑室而形成的皱襞状结构的毛细血管网，覆盖一层室管膜上皮；是产生脑脊液的主要结构。脉络丛上皮由一层矮柱状或立方形室管膜细胞组成，胞质含较多线粒体，有分泌功能，不断分泌无色透明的脑脊液（cerebrospinal fluid），有营养和保护脑与脊髓的作用；最后被蛛网膜粒吸收进入血液，从而形成脑脊液循环。孕 24 周前，侧脑室壁由生发基质组成，是正在发育的大脑皮质最内层，早孕期最厚，逐渐退化；到孕 28 周以后，侧脑室壁呈单层室管膜细胞排列。

胎儿脑室扩张的原因常常不易明确。轻度脑室扩张，可能是暂时的单纯性扩张或者就是一种正常表现；可能是脑发育不良或萎缩等造成的脑室扩张；也可能是脑室系统压力增高导致的病理性扩张。中重度脑室扩张可能是大脑发育异常的标志，如：脑脊液动力学异常、胎儿脑容量减少或合并其他脑异常；可能导致出生后感觉、运动、认知功能障碍。

【影像学表现】

判断胎儿侧脑室是否增宽，主要观测侧脑室三角区，包括定性诊断及定量诊断。侧脑室三角区是侧脑室体部、枕角及颞角汇合的部位，其宽度在 15~40 孕周之间维持稳定，不管是在横轴位还是在冠状位上，产前测量正常胎儿侧脑室宽度均小于 10mm，平均 7.6mm。

MRI 测量胎儿侧脑室宽度，一般用 SSFSE 序列或 SSFP 序列，横轴位或冠状位，侧脑室三角区脉络膜丛血管球水平，内外侧壁之间，垂直于长轴进行测量（图 12-3-1）。同时可以分别测量侧脑室体部、枕角或颞角之宽度，以及邻近脑皮质厚度；观察脉络丛血管球在三角区所占比例。胎儿侧脑室宽度≥ 10mm，提示胎儿脑室扩张。10~15mm 轻度扩张；大于 15mm，邻近脑皮质厚度大于 3.0mm 为中度扩张；大于 15mm，邻近脑皮质厚度小于 2.0mm 为重度脑室扩张。脑积水诊断仅适用于可直接观察到或推断出梗阻的病例。

【鉴别与鉴别诊断】

侧脑室扩张定性诊断：

1. 脉络丛悬吊征 脑室扩张时，脉络丛表现为向所属侧室壁垂落。

2. 脉络丛变薄 正常情况下，脉络丛填充了侧脑室的 50%~100%；脑室扩张时，脉络丛血管球在三角区所占比例明显下降。

综上所述，定性的方法较为主观，依赖于产前影像诊断医师的专业经验；因此，应优先选择定量的方法测量侧脑室宽度。

胎儿侧脑室扩张包括孤立性与非孤立性。孤立性侧脑室扩张指胎儿除了脑室扩张的直接表现外没有合并颅脑畸形或其他异常。非孤立性侧脑室扩张是指胎儿合并有多系统或多部位异常，更易潜在合并胎儿染色体异常等遗传变异，因此预后较孤立性差，更应引起警惕和关注；但是，部分产前表现为孤立性脑室扩张的病例最终发现还存在其他异常，尤其是脑室扩张超过 15mm 者。

脑室扩张的原因主要包括特发性原因、染色体异常和遗传综合征，以及先天性中脑导水管狭窄。

轻度脑室扩张，最常见的原因是特发性脑室扩张，约占 90%，女性胎儿多见，20 周孕后多见，其中大约 30% 将在子宫内消退。中、重度脑室扩张，常见原因包括胼胝体发育不全、Chiari 畸形、中脑导水管狭窄、Dandy-Walker 畸形等；其他可能原因包括颅内出血、脑软化及脉络丛乳头状瘤等。可通过 MRI 检查明确诊断。胼胝体发育不全在中晚孕期 MRI 能清楚显示膝部、体部、压部或嘴部结构是否缺如，脑室扩张表现为以枕角和三角区扩张伴较小的额角（泪滴状），体部分离，第三脑室上移（图 12-3-2）。

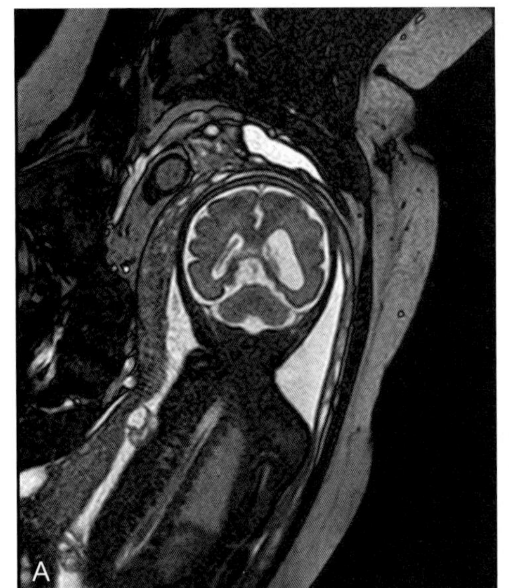

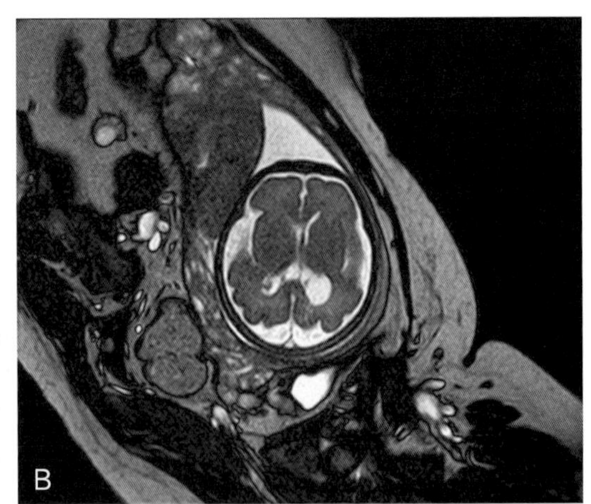

图 12-3-1 胎儿左侧脑室增宽

A. 冠状位（SSFP）；B. 轴位（SSFP）。孕 29^{+6} 周，胎儿左侧侧脑室增宽，脉络丛变薄，冠状位左侧侧脑室三角区增宽约 13mm，轴位左侧侧脑室三角区增宽约 14mm，胼胝体膝部及压部可见

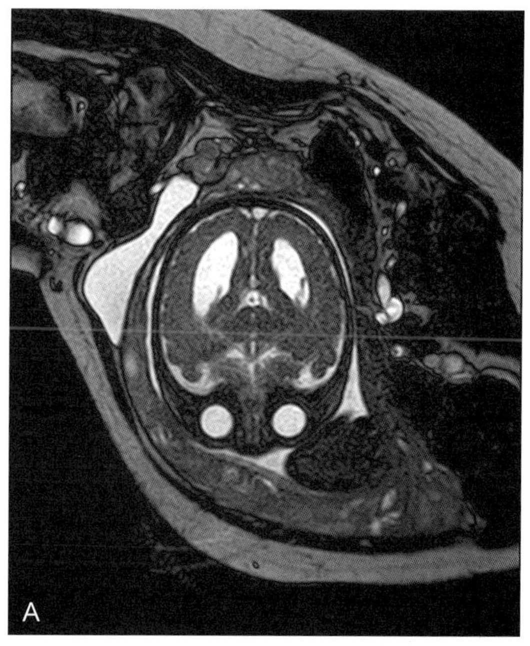

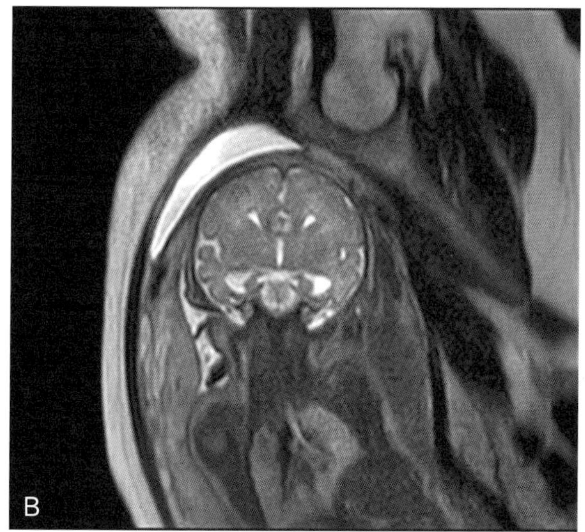

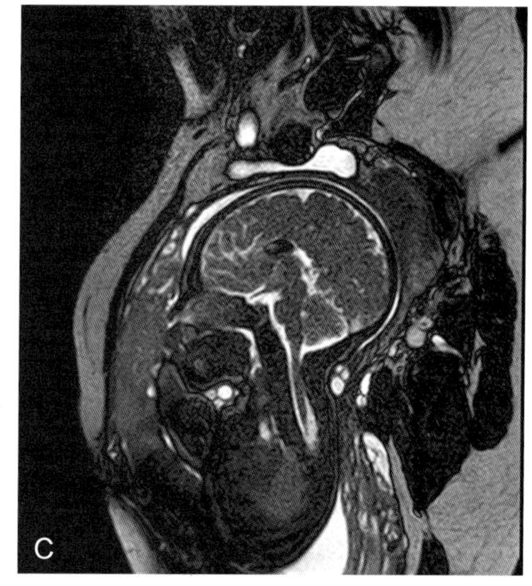

图 12-3-2 非孤立性胎儿脑室扩张

A. 轴位（SSFP）；B. 冠状位（SSFSE）；C. 矢状位（SSFP），孕 38 周，胎儿双侧脑室后角扩张，最宽处约 15mm，胼胝体缺如，第三脑室上方纵裂池内可见类圆形异常信号影，边界清楚，SSFSE 序列大部分呈高信号，中央可见小圆形低信号影，SSFP 序列大部分呈低信号，中央可见小圆形高信号影，考虑脂肪瘤可能

先天性中脑导水管狭窄可能是先天发育异常或由获得性改变所致，如：X 染色体连锁导水管狭窄、巨细胞病毒感染或弓形虫感染导致的纤维化改变、脑室内出血或肿瘤。感染还可引起脑萎缩导致的单纯性脑室扩张、室管膜纤维化导致的中脑导水管狭窄、蛛网膜颗粒炎症导致的交通性脑积水。CNS 感染所致脑室扩张，影像学提示胎儿脑内和室周钙化、肝脏钙化、肝脾肿大、腹水，以及羊水过多等。

建议全面追踪家族史及病史，了解有无可能的遗传性或感染性因素导致脑室扩张。必要时羊水穿刺，行胎儿核型分析、行 PCR 检测巨细胞病毒及弓形虫，或母体血清学检查帮助确定可疑感染的原因。

【影像学研究进展】

胎儿中枢神经系统（CNS）畸形是最常见的先天性畸形之一，其中神经管缺陷最为常见，发生率为 1/1 000~2/1 000。多数研究认为，侧脑室的测量是评估脑室系统是否完整的最有效的方法。中孕期低危妊娠病例，如果头部测量与孕周相符，侧脑室三角区宽度 <10mm，小脑延髓池宽度在 2~10mm 之间，许多大脑畸形可以排除，CNS 畸形可能性非常低。

研究发现轻中度胎儿脑室扩张，染色体非整倍体者约 11%，21 三倍体最常见，然后是 18 和 13 三倍体。染色体核型异常者 43% 存在脑结构异常，包括 Chiari 畸形、胼胝体发育不良及小头畸形等；其他异常包括心脏畸形、膈疝、脐膨出、肢体减少等；先天性感染发生率为 0.8%（巨细胞病毒感染、弓形体感染）。胎儿 MRI 可用于识别超声无法发现的 CNS 潜在异常，如神经元移行异常、脑穿通畸形、胼胝体发育不全等先天畸形。超声漏诊最常见的是胼胝体缺如，而胎儿 MRI 几乎不会漏诊。因此，一般建议对超声提示脑室扩张病例均行 MRI 检查，除外可能合并的其他异常。若确定为无结构异常的孤立性轻度脑室扩张，则胎儿晚期的神经系统发育正常的可能性更高，应建议随访。系列研究报道孤立性脑室扩张胎儿的病例中，轻至中度、重度扩张的新生儿死亡率分别为 3% 和 16%。若发现存在其他 CNS 异常则增加了胎儿以后出现神经系统异常（包括发育迟缓、运动以及认知障碍等）的可能性。

目前脑室扩张测量方法、诊断标准主要参照超声标准，MRI 脑室扩张诊断标准尚未完全统一，将来有必要建立 MRI 脑室扩张的测量方法及诊断标准。有报道产前超声诊断的孤立性脑室扩张，MRI 发现 4% 伴发脑部畸形，9% 发现非神经系统畸形。这些信息可能影响医患沟通、治疗及分娩方式的选择。

胎儿核型异常通常具有解剖学改变或畸形，如单纯性脑室扩张是唐氏综合征的一个危险因素，轻度脑室扩张在 4%~13% 的唐氏综合征胎儿和 0.1%~0.4% 的整倍体胎儿中可检测到。唐氏综合征的风险随着脑室扩张的程度、脑室扩张的进展及其他异常的存在而增加。胎儿 MRI 还能清楚地发现是否合并胎儿水肿、颈项皮肤皱褶增厚、水囊状淋巴管瘤、鼻骨缺失、长骨短缩、脉络丛囊肿、胃肠道畸形（如十二指肠闭锁、脐膨出、膈疝）、尿生殖道缺陷（如马蹄肾、肾积水）、单脐动脉或脐带囊肿、短头畸形、小脑延髓池异常、胼胝体缺如、小脑发育不全、神经管缺陷等其他畸形；胎儿 MRI 提示可能相关的胎儿遗传性疾病。

胎儿 MRI 不仅可以发现结构异常，还可以进行功能分析。正常胎儿脑波谱分析发现，肌酐（Cr）和 N- 乙酰天门冬氨酸（NAA）在孕 22 周就可出现，随孕周的增加而增加，可能与突触和树突的发育有关；胆碱（Cho）逐渐减少，可能与膜的合成及髓鞘形成有关；乳酸（Lac）在正常胎儿脑中未见报道。也有研究胎儿与成人在相同声音刺激条件下的 BOLD 信号，成人受激发区位于双侧 Hechl's 回，胎儿颞叶激发区为初级听觉皮层。

总之，当超声提示脑室扩张，怀疑脑实质异常或不能充分诊断是否合并胎儿全身其他畸形，胎儿 MRI 对于明确诊断有重要价值。通过细致的形态结构及功能显示，可推测胎儿非整倍体性核型异常；胎儿 MRI 可能成为胎儿单基因遗传疾病的筛查工具，也可提供胎儿非整倍体性染色体异常遗传咨询参考。随着研究的进展，高场 MRI（1.5T 或 3.0T）安全性得到证实，胎儿 DTI、MRS 及 BOLD 信号分析等应用于产前诊断，将为胎儿产前诊断提供更多更有效的手段，进一步保障出生缺陷的防控。

二、胎儿透明隔异常

【概述】

透明隔（septum pellucidum，SP）是由胶质细胞与纤维组织构成的两层薄膜，将两侧侧脑室分隔开，并构成侧脑室的内侧壁。透明隔腔（cavum septum pellucidum，CSP）是两个透明隔叶片之间的液性腔，位于脑中线前部 1/3，侧脑室前角之间。透明隔及透明隔腔随着胎儿神经系统发育而发育；透明隔腔并随着胎儿神经系统发育成熟而逐渐闭合。

胚胎发育至 10~12 周孕时，端脑开始发育，在端脑双侧脑泡腔间就形成了透明隔；透明隔是从 12 周孕始，随着胼胝体开始发育分化，首先向颅侧伸长，然后向尾侧弓状延伸，在胼胝体与穹窿联合间的局部区域被拉薄而形成。在 16 周孕时，透明隔两小叶之间即为透明隔腔，其前上方为胼胝体，后下方为穹窿，侧壁即为双侧透明隔小叶。17 周孕时，透明隔腔发育成熟。在正常的情况下，在妊娠末期开始闭合，通常在出生后两个月消失。透明隔腔内含少量液体，不属于脑室系统，不具有室管膜，与脑室不相通，腔内脑脊液通过透明隔膜过滤和隔膜静脉及毛细血管重吸收。

透明隔腔向后扩展即是 Vergae 腔，其解剖分界是穹窿，即位于第三脑室顶部、脉络丛前缘的莫氏孔。

【临床与病理】

胚胎发育早期受遗传、环境等因素影响，可引起透明隔发育异常。由于透明隔与胼胝体、边缘系统有着共同的胚胎起源，因此，透明隔发育异常预示包括胼胝体、边缘系统在内的更广泛的发育异常。产前影像筛查不能显示透明隔腔，可以作为胎儿颅内结构异常的一个线索，常合并有脑中线结构畸形，包括胼胝体发育不良、前脑无裂畸形、视-隔发育不良等。

正常胎儿透明隔腔在19~27孕周内随着孕周的增加而增大，在28~36孕周维持相对恒定，在36孕周以后有逐渐变小的趋势。因此，一般情况下，产前超声筛查可在孕18~37周观察到透明隔腔；在16孕周以前或37孕周以后观察不到透明隔腔是正常的。而胎儿MRI可明确观察到透明隔是否存在、是否完整。

【影像学表现】

胎儿透明隔腔宽度的MRI测量平面，一般选择单次激发快速自旋回波序列（SSFSH）或稳态自由进动（SSFP）序列轴位侧脑室平面，正常透明隔腔为脑中线的前1/3处，双侧侧脑室前角内侧、双侧透明隔之间，长方形或三角形的液性高信号区的垂直内径。正常情况下，MRI冠状位上可清楚显示中低信号的双侧透明隔、高信号的透明隔腔；以SSFP序列显示最佳。同时可以观察到低信号的胼胝体体部，以及双侧大脑半球间的充满高信号脑脊液的纵裂池。矢状位上可以清楚地显示呈“C”形的低信号胼胝体全貌，以及紧邻的扣带回（图12-3-3）。

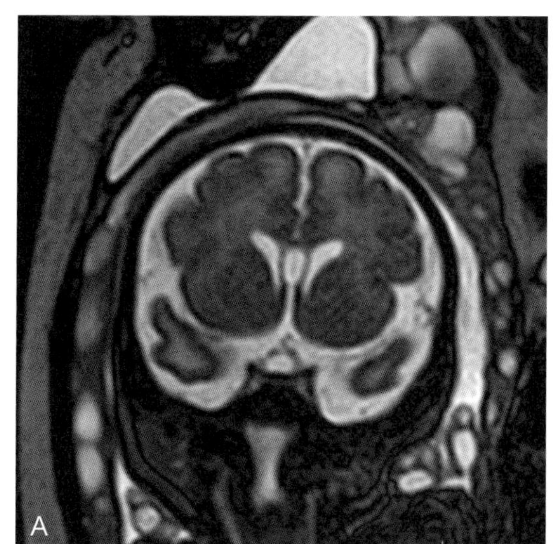

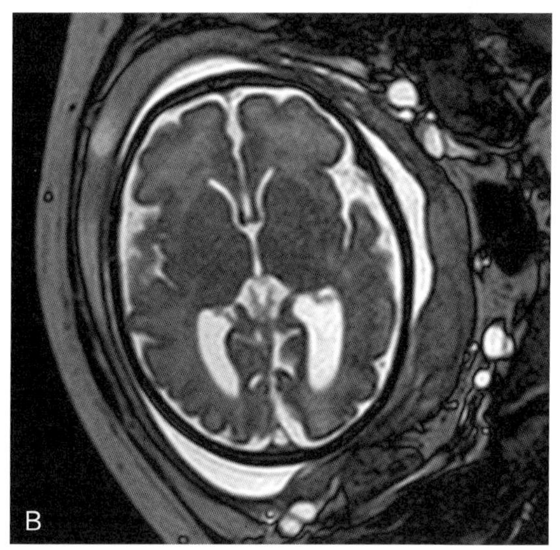

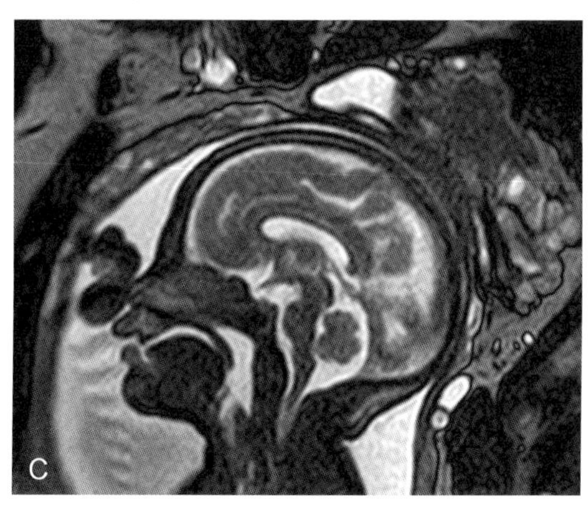

图12-3-3 胎儿正常透明隔

A. 冠状位（SSFP）；B. 轴位（SSFP）；C. 矢状位（SSFP），孕33^{+3}周，胎儿双侧低信号透明隔完整，透明隔腔宽约4mm，胼胝体呈“C”形低信号在 18~37 孕周期间，正常胎儿的透明隔腔宽为 5.9mm，正常范围为 2~9mm。如果透明隔腔过于狭窄或透明隔缺如，产前超声不能显示。一般情况下，透明隔腔增宽或偏窄临床意义不大。而透明隔缺如则常常提示可能包括胼胝体、边缘系统在内的更广泛的发育异常。

MRI 可以在产前超声提示透明隔腔消失的胎儿行针对性胎儿脑部 MRI 多平面、多参数成像；可较为清晰地显示胎儿的透明隔是否存在、是否完整，以及观察颅脑结构如脑沟、脑回、胼胝体、小脑蚓部等脑结构，评价脑实质发育有无异常。

透明隔缺如可能是单纯性透明隔缺如，较为罕见，发生率约 2/10 000~3/10 000。较为常见的原因包括胼胝体发育不全、前脑无裂畸形、Chiari 畸形Ⅱ型、严重的脑积水及视 - 隔发育不良等。文献报道，胼胝体发育不全、前脑无裂畸形产前 MRI 诊断准确率可达到 100%（图 12-3-4）。

【诊断与鉴别诊断】

诊断要点：①在 18~37 孕周，T_2WI 单次激发快速自旋回波（SSFSH）序列、稳态自由进动（SSFP）序列轴位或冠状位，侧脑室前角内侧，观察双侧透明隔是否存在、是否完整，测量内径；②透明隔腔宽度正常值为 2~9 mm；③若 MRI 显示透明隔完整，透明隔腔增宽或偏窄临床意义不大；④若透明隔不完整或透明隔缺如，需要重点观察胼胝体、小脑蚓部有无异常；观察嗅神经、视交叉及脑垂体等脑中线结构以及脑室宽度；观察脑沟、脑回等，评价脑实质发育有无异常。

鉴别诊断如下：

1. 胼胝体发育不全 透明隔缺如最常合并胼胝体发育不全。胼胝体发育早期的严重损害，多造成胼胝体完全缺如；若损害较轻或发生在胼胝体发育晚期，仅造成胼胝体部分缺如。还可能并发胼胝体脂肪瘤、半球间蛛网膜囊肿、小脑畸形等。常伴有侧脑室体部平行分离、枕角及三角区膨大。

2. 严重脑积水 可因脑脊液压力明显增高导致透明隔腔明显扩张，透明隔破裂或极度变薄而显示不清。

3. 透明隔 - 视神经发育不良 胚胎发育至 4~6 孕周，脊索前中胚层诱导异常而形成的罕见前脑中线结构发育异常。主要病理特点为：视觉通路发育不良、视交叉变形、透明隔缺如、下丘脑、垂体功能异常。胎儿期诊断较为困难，但是胎儿 MRI 可以提示诊断，并建议在生后随访。

4. 前脑无裂畸形 胚胎脑发育在 4~8 周时，由于致畸因素干扰了脊索前间质的伸入过程而形成前脑无裂畸形；大脑不能分裂为两侧大脑半球，有时也不能在横向上分裂成间脑和端脑，还可以出现相应的面部异常。

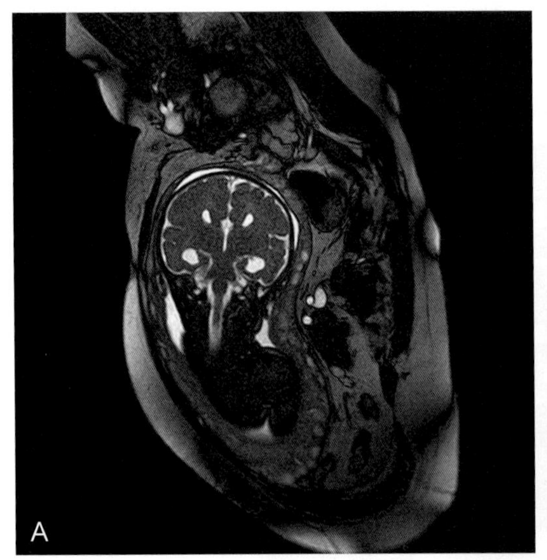

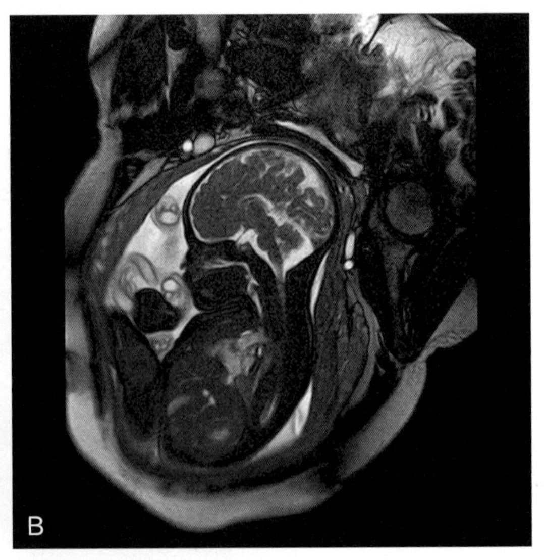

图 12-3-4 胎儿透明隔缺如

A. 冠状位（SSFP）；B. 矢状位（SSFP），孕 31 周，胎儿透明隔未见显示，伴胼胝体发育不全

【影像学研究进展】

透明隔缺如，可提示多种胎儿颅内畸形的发生；中孕期系统性产前筛查测量透明隔腔，对于推断透明隔是否存在，在产前超声诊断中占有重要地位。一般情况下，只要透明隔完整，透明隔腔增宽或偏窄临床意义不大；晚孕期超声提示侧脑室大小正常的透明隔腔消失的病例临床意义不大。因此，胎儿MRI检查非常重要；因为MRI除了能够清晰显示明显透明隔全貌，更重要的是筛查中枢神经系统有无异常，直接显示胎儿的脑组织、胼胝体、小脑蚓部等结构及髓鞘的发育形成过程，获得超声不能显示的额外信息。

中孕期系统性产前超声筛查透明隔腔，测量透明隔腔宽度，正常平均值分别为4.1mm、5.3mm、5.5mm、5.9mm。目前在国际上尚无统一标准，国内通用的胎儿透明隔腔宽径的正常值范围为2~9mm。国际妇产超声协会提出在18~37孕周可以观察到透明隔腔。相反，16孕周以前或37孕周以后，观察不到透明隔腔是正常的；并且认为观察透明隔腔对判断脑部畸形的价值是有争议的。

对于针对性胎儿头部MRI扫描，应该重点观察双侧透明隔是否存在，透明隔是否完整，脑中线结构是否异常；测量透明隔腔内径仅供产前诊断医师参考。此外，MRI除了从解剖角度观察前脑无裂畸形、胼胝体发育异常并准确分型，还可以应用DTI研究神经纤维异常走行，应用高场MRI、高清图像观察严重脑积水透明隔腔膨胀及透明隔破裂，研究胎儿视神经、嗅神经及脑垂体发育不良的影像特点。

三、胎儿后颅窝异常

小脑起源于后脑翼板背侧部的菱唇，左右两菱唇在中线融合，形成小脑板，为小脑的原基。菱唇的小脑颗粒细胞的迁移方向相对恒定，可以逐步发育为小脑的不同结构。在第12孕周时，小脑板的外侧部膨大，形成小脑半球，小脑板中部变细，形成小脑蚓部，小脑蚓部并不是通过小脑半球间融合而发育，其不同阶段的发育异常可单独存在。小脑蚓部通过裂结构分为10个小叶，原裂最早出现，一般在孕25~26周出现，若孕28周原裂尚未出现，提示发育异常；孕中晚期可以观察到7个小叶；小脑半球直径随孕周而增加。

（一）后颅窝单纯囊性病变

【概述】

胎儿后颅窝囊性病变是指可以导致后颅窝不规则囊性扩大的一类疾病，因不同的发病机制有不同的临床及影像表现。最常见的有蛛网膜囊肿、大枕大池、Blake囊肿。

【临床与病理】

后颅窝蛛网膜囊肿：与颅内其他部位蛛网膜囊肿一样均为脑脊液在脑外形成的异常局限性积聚，与蛛网膜下腔和脑室均不相通。

Blake囊肿：由于第四脑室盖后部的指样扩大形成的第四脑室下方的囊状凸出，是在形成第四脑室正中孔前的一过性结构。正常胚胎发育初期，Blake囊不与周围的蛛网膜下腔相通，当其未能形成与蛛网膜下腔相通的第四脑室正中孔时，Blake囊成为永久性存在的结构，表现为一个由第四脑室后下方突向小脑的囊性结构，称之为Blake囊肿，在孕第四个月即可形成。

大枕大池：为脑底部小脑下方延髓后方的由脑脊液充填的结构，在胚胎期Blake囊形成第四脑室正中孔与蛛网膜下腔穿通使脑脊液通过的过程中形成，与第四脑室相通，脑脊液在扩大的枕大池和周围的脑脊液间隙间流通，不会影响脑脊液循环，并不会导致神经系统症状。

【影像学表现】

几种后颅窝单纯囊性病变均表现为后颅窝增宽；Blake囊肿在影像学上表现为由后下方突向第四脑室的脑脊液结构，第四脑室由于后颅窝的增宽而扩大，脑干受压而靠近斜坡；有些病例第四脑室大小可正常。大枕大池MRI上表现为扩大的枕大池与第四脑室、蛛网膜下腔相沟通。蛛网膜囊肿诊断主要通过间接征象，如对周围脑实质和颅骨的压迫征象，甚至出现脑积水，主要占位征象是对小脑的推挤移位（图12-3-5）。

【诊断与鉴别诊断】

诊断要点：① 后颅窝池增宽，后颅窝池宽度测量部位，小脑蚓部与枕骨内缘间距离：正常值为≤10mm（2~10mm）。如果测量值>10mm，提示后颅窝池增宽；② Blake囊肿为扩大后颅窝内的脑脊液结构，常与第四脑室相通，第四脑室可扩张或不扩张，可有占位效应；③大枕大池为后颅窝囊性发育异常特征为扩大的枕大池，不累及小脑蚓部，不存在脑积水；④蛛网

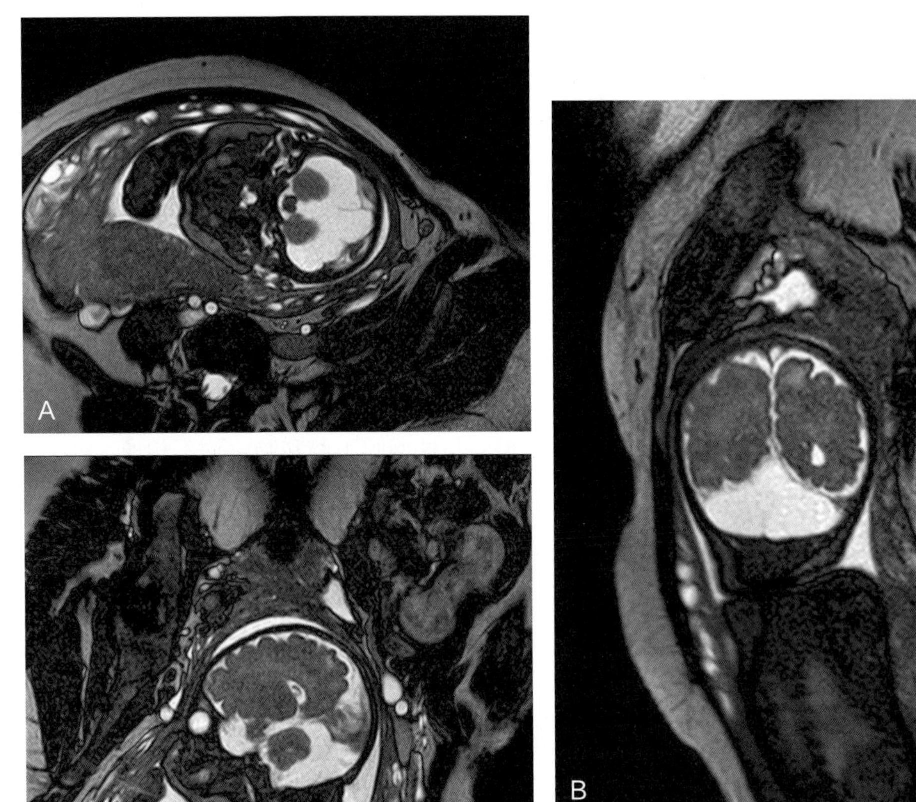

图 12-3-5 胎儿后颅窝蛛网膜囊肿

A. 轴位（SSFP）；B. 冠状位（SSFP）；C. 矢状位（SSFP），孕 34^{+4} 周，胎儿后颅窝池增宽，可见囊性占位，邻近颅骨可见压迹

膜囊肿以推挤周围结构引起的占位为主，可出现脑积水，脑室造影作为该疾病确诊影像学方法。

后颅窝良性囊性病变表现类似，大部分小脑蚓部、脑干正常，但几种良性发育异常之间也需要鉴别诊断，其中大枕大池表现类似永久性 Blake 囊肿，两者发病机制不同，与第四脑室相通，不会出现小脑受推挤移位情况，不会出现脑积水。蛛网膜囊肿以占位征象为主，小脑受压推移，不与脑室相通，可能出现脑积水。表皮样囊肿作为囊性占位类似蛛网膜囊肿通过 T_2-FLAIR 及 DWI 成像进行鉴别，表皮样囊肿往往表现为高信号，蛛网膜囊肿为低信号。

（二）丹迪 - 沃克畸形

【临床与病理】

丹迪 - 沃克畸形（Dandy-Walker deformity，DWD）是由于后脑（菱脑）发育受阻所致，第四脑室顶部的前膜部区与脉络丛之间不能沟通导致发育中的小脑蚓部与脉络丛之间的前下膜部结构永存，脑脊液搏动导致前膜部区呈球状囊性凸出，使发育不良的下蚓部移位并逆时针旋转，后膜部根据四脑室正中孔闭合与开放程度有不同变化。本病可能为基因异常。

【影像学表现】

Dandy-Walker 畸形在胎儿头颅正中矢状位表现为后颅窝囊性扩大，与扩大第四脑室沟通，小脑蚓部发育不全向前上旋转，小脑幕和窦汇上移，轴位上小脑半球被囊性扩大的后颅窝推挤前移（图 12-3-6）。

【诊断要点】

1. 第四脑室囊性扩大，与扩大的后颅窝相通。

2. 小脑蚓部发育不全，向前上移位及旋转。

3. 后颅窝扩大，横窦、天幕及窦汇上移。

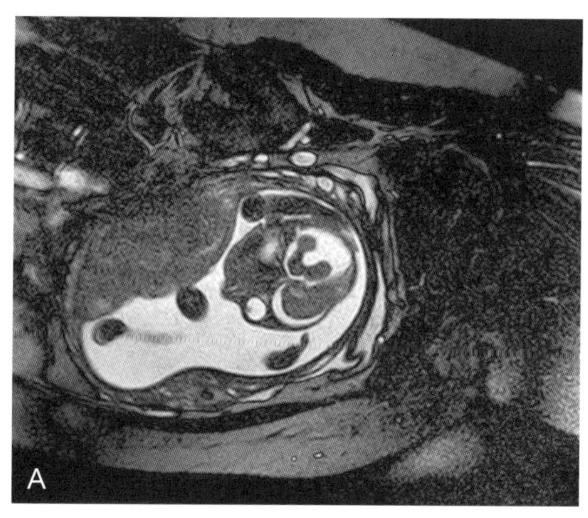

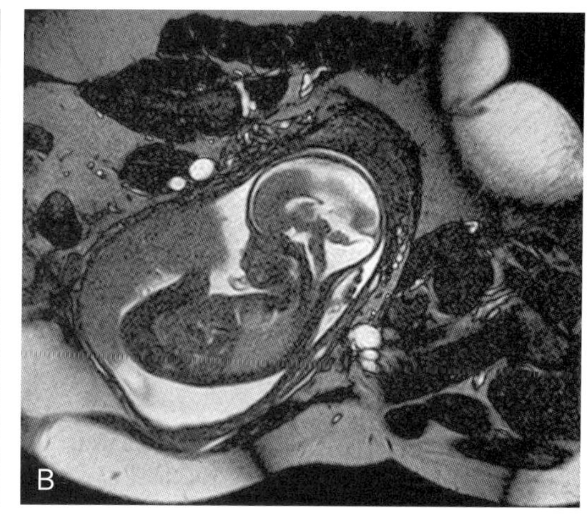

图 12-3-6 胎儿 Dandy-Walker 综合征

A. 轴位（SSFP）；B. 矢状位（SSFP），孕 29^{+4} 周，胎儿后颅窝池增宽，小脑蚓部发育不良，第四脑室中央孔扩大，后颅窝池脑脊液与第四脑室相通，小脑幕位置上移

（三）菱脑融合

【临床与病理】

胚胎学上其发生于孕早期 33~34 天，菱脑中线区结构形成异常，而侧方结构仍存在，小脑半球的融合和小脑蚓部的发育不良或缺如，往往合并后颅窝其他结构异常且与其他结构的融合程度有关，如小脑脚、齿状核、下丘等结构。后颅窝变小，小脑半球可对称或不对称，双侧融合或并列的小脑齿状核形成马镫样结构跨过中线，小脑扁桃体融合，四脑室呈匙孔状。常合并幕上尤其中线区多种异常，如胼胝体异常或透明隔缺如，临床预后较差。

【影像学表现】

菱脑融合（rhombencephalosynapsis，RES）MRI 表现为小脑蚓部发育不良或完全缺如，小脑半球部分或完全融合。轴位小脑扁平状并无小脑谷；小脑蚓部完全缺如时，小脑实质连续性穿过中线；如小脑蚓部发育不全，则小脑半球不对称，小脑小叶及脑裂呈角样穿越中线；正中矢状位无小脑蚓部，仅有小脑半球组织（图 12-3-7）。

【诊断要点】

1. 小脑蚓部发育不良或完全缺如，伴小脑半球、齿状核和小脑上脚融合。

2. 第四脑室小，常表现为菱形的第四脑室（钥匙孔样）。

3. 其他指征包括：扁平型小脑、水平走向的小脑小叶。

（四）小脑发育不全

【临床与病理】

正常发育的小脑，孕 24 周前小脑横径约等于孕周；孕 20~38 周，增长速度约为 1~2mm/ 周；孕 38 周后的增长速度约为 0.7mm/ 周。多种病因可导致小脑体积变小，如孕期感染、致畸因素、染色体异常、代谢异常或基因综合征等。不同病因可导致不同的小脑结构异常，出生后会引起共济失调、肌张力减退、构音障碍、震颤、小头畸形、智力发育落后等神经系统症状。广义的小脑发育不全分为四大类：不对称小脑发育不全、蚓部发育异常、全小脑发育不全及脑桥小脑发育不全。

【影像学表现】

不对称小脑发育不全表现为小脑的不对称改变，一侧小脑体积小、脑沟脑裂异常，可同时伴有幕上脑实质的病变；蚓部发育异常为引起不同程度的蚓部形态结构异常，如 Dandy-Walker 综合征（后颅窝扩大）、Joubert 综合征（臼齿征：小脑上脚增宽延长、变形，脚间池加深）和菱脑融合；全小脑发育不全表现为全小脑体积小、形态及信号异常，如为感染或基因改变所致同时伴有其他脑实质损伤或结构异常，如软化灶、白质异常、神经元移行障碍或多器官系统的改变（图 12-3-8）。

【诊断与鉴别诊断】

诊断要点：小脑体积的对称或不对称减小；小脑形态失常，局部脑叶或蚓部不规则缺失；小

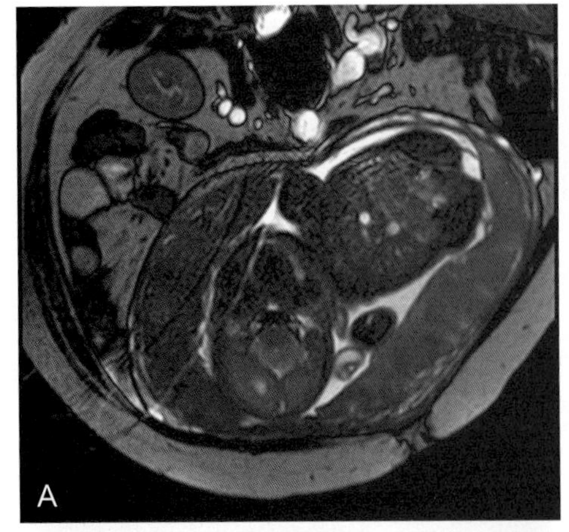

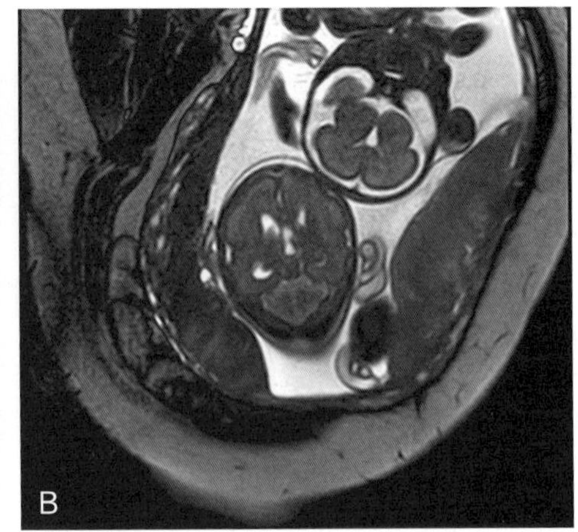

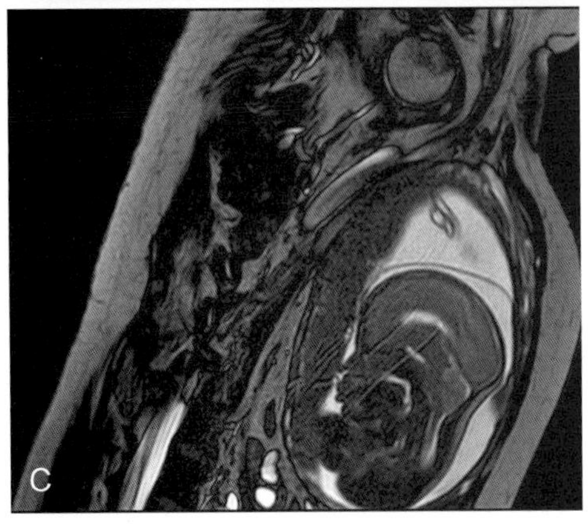

图 12-3-7 胎儿菱脑融合

A. 轴位（SSFP）；B. 冠状位（SSFP）；C. 矢状位（SSFP），孕 25^{+6} 周，胎儿小脑半球融合，小脑蚓部显示不清，第四脑室呈笔尖样，后颅窝池变窄

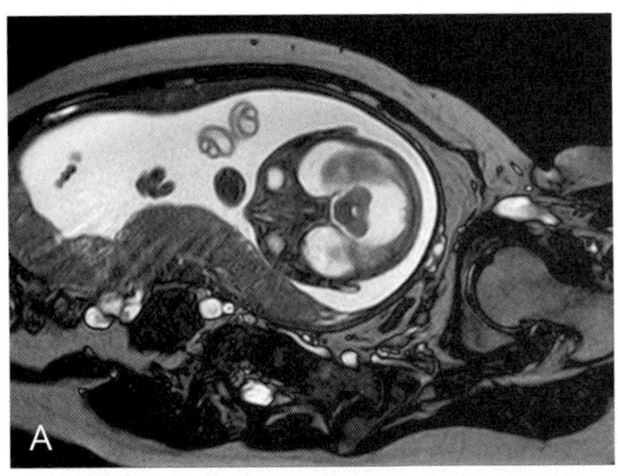

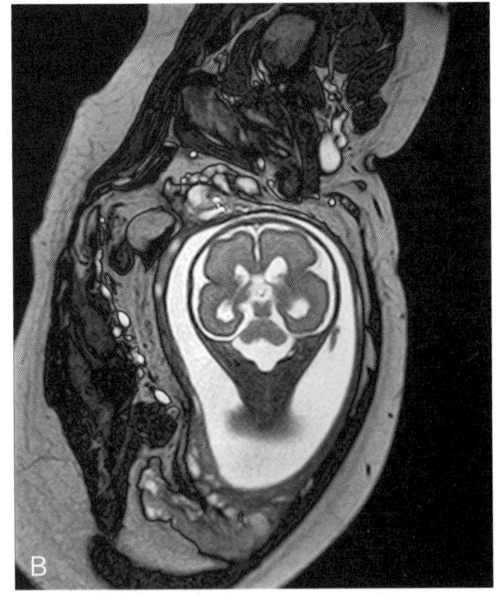

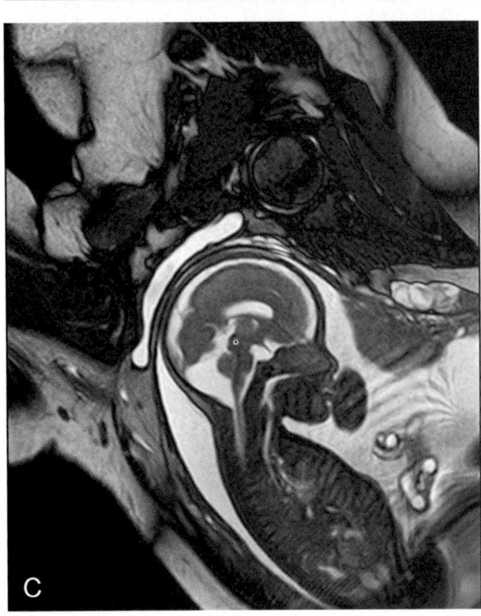

图 12-3-8 胎儿小脑发育不全

A. 轴位（SSFP）；B. 冠状位（SSFP）；C. 矢状位（SSFP），孕 26 周，胎儿小脑半球及小脑蚓部偏小，小脑蚓部原裂未出现

脑脑沟、脑裂的增宽、加深；如伴有信号异常可疑为钙化、出血等。

鉴别诊断：小脑发育不全为病因、影像表现皆复杂的一大类疾病，在诊断中应根据本病的分类特点或累及部位，以及不同病因所致小脑发育不良的特点，从病因学出发进行鉴别诊断。不对称小脑发育不全多为获得性，中孕期或晚孕早期的脑出血所致，少部分为基因异常所致综合征，其表现为不对称性的小脑结构异常。也可根据影像特点进行鉴别，如颅内感染所致的小脑发育不良，往往会伴有脑实质钙化、神经元移行异常等特征性改变；代谢性病因则为白质受累或髓鞘化障碍为特征。

四、胎儿大脑发育异常

（一）胼胝体发育不全

【概述】

胼胝体位于大脑半球纵裂的底部，是连接两侧大脑半球的横行神经纤维束，形成侧脑室的顶部。胼胝体形成于胎儿发育的第12周至20周期间，发育顺序依次为膝部、体部、压部及嘴部，在孕12周时胼胝体纤维跨过中线，首先形成膝部，随后形成体部和压部，最后形成嘴部，整个过程到孕18~20周最后形成。

新生儿DTI的纤维示踪技术表明，胼胝体是由两部分分别发育而成，腹侧由膝部和体部构成，连接额叶；背侧由胼胝体压部和所附的海马连合构成，连接顶叶和穹窿。胼胝体发育不全（agenesis of the corpus callosum，ACC）的产前诊断适合在孕20周后进行。

【临床与病理】

完全型胼胝体发育不全（胼胝体缺如）常发生于胎儿发育早期，而部分型胼胝体发育不全发生稍晚。部分型胼胝体发育不全以压部和嘴部缺如最常见，体部较少受累，膝部常发育正常。本病病因尚不明确，包括染色体异常、基因突变、宫内感染、酒精和环境因素等，如*AMPD2*基因突变可以造成胼胝体完全缺如，围生期缺血缺氧性损伤也可以导致胼胝体发育不全。常合并多种其他神经系统畸形。本病患儿临床上可能出现出生后癫痫发作、发育迟滞、学习障碍等；有研究表明ACC的患儿与自闭症患儿具有某些共同特点。

【影像学表现】

1. 胎儿脑部MRI　正中矢状面T_2WI显示"C"形低信号胼胝体消失，扣带回及扣带沟消失；大脑内侧面脑沟脑回呈放射状排列；

2. 轴位及冠状位MRI　表现为透明隔缺如；侧脑室体部平行、分离，三角区和后角不同程度扩张；第三脑室上移伸入分裂的半球间裂；冠状位侧脑室呈"八"字形（图12-3-9）；

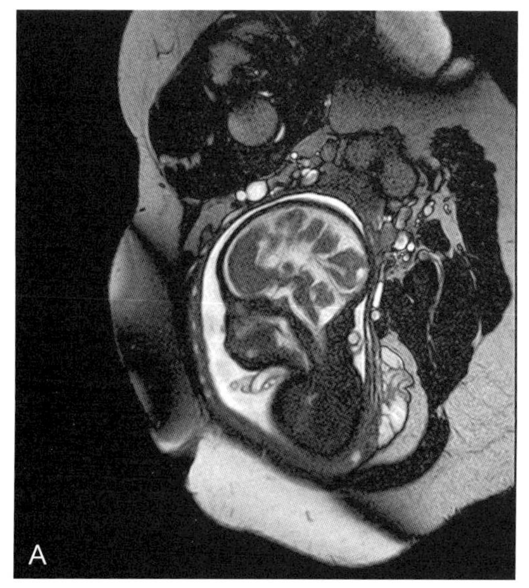

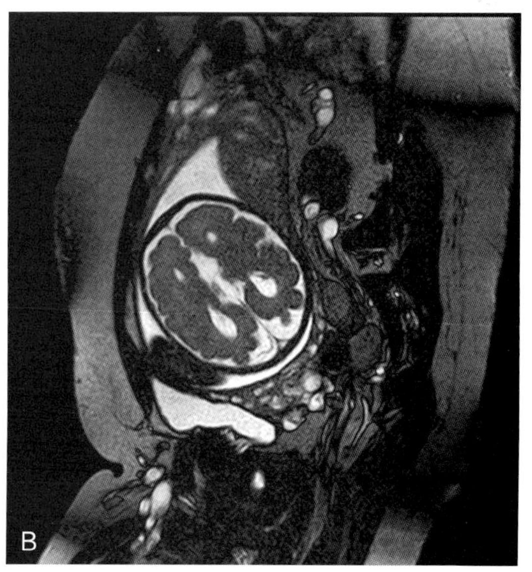

图12-3-9　胎儿胼胝体发育不全

A.矢状位（SSFP）；B.轴位（SSFP），孕30周，正中矢状位MRI显示胎儿"C"形低信号胼胝体消失，扣带回及扣带沟消失，大脑内侧面脑沟、脑回呈放射状排列，轴位显示透明隔缺如，侧脑室体部平行、分离，三角区和后角不同程度扩张，第三脑室上移伸入分裂的半球间裂，提示完全型胼胝体发育不全

3. 可伴发其他神经系统发育畸形，如小脑蚓部发育不良、半球间裂囊肿或半球间裂脂肪瘤等。

【诊断要点】

1. 直接征象胎儿 MRI 正中矢状位、冠状位及轴位显示胎儿胼胝体缺如。

2. 间接征象侧脑室体部平行分离、枕角扩大；第三脑室扩大上移；透明隔缺如；扣带回消失，大脑内侧面脑沟回放射状排列。

（二）前脑无裂畸形

【临床与病理】

前脑无裂畸形（holoprosencephaly，HPE）是胚胎 5~8 周期间端脑在纵向上不能分裂为两侧大脑半球，横向上不能分化出间脑和端脑而导致一系列脑畸形和面部畸形。多伴 13- 三体综合征等染色体异常，有一定的家族遗传倾向。病因不明，目前推测可能由于颅脑间充质缺乏，无法诱导基底中线结构的分化，从而导致面部颌骨前节段和大脑镰的发育不全、端脑和间脑分化的不良、端脑不能分裂为两个大脑半球，皮质区域不能形成正常的组织结构。本病胎儿死亡率较高，部分轻型病例虽可存活，但会出现智力缺陷及神经内分泌障碍等问题，而导致出生后生活质量低下。因此，早期明确诊断，及时终止妊娠，对优生优育、降低出生缺陷具有重要意义。

【影像学表现】

前脑无裂畸形根据其严重程度可分为三个亚型和一个变异型：

1. 无脑叶型 最严重的类型，大脑半球完全融合，单个原始脑室，丘脑融合；大脑镰及半球裂隙缺失，透明隔腔与第三脑室缺失，胼胝体缺如（图 12-3-10）。常合并其他结构异常如眼距过窄、独眼、喙鼻等畸形表现。

2. 半脑叶型 介于无脑叶型和脑叶型之间的一种中间类型。在大脑半球的后方有不完全的半球间裂，前方相连，单一侧脑室；丘脑常融合或部分分裂；透明隔与胼胝体缺如，第三脑室很小。

3. 脑叶型 最轻的类型，大脑半球及脑室均完全分开，大脑半球的前后裂隙发育尚好，大脑镰形成；丘脑左右各一，但仍有一定程度的融合，扣带回融合。如透明隔缺如，两侧侧脑室于前角后部相通。额叶及侧脑室前角常发育不良，第三脑室发育较半脑叶型好。

4. 半球中央变异型 又称端脑融合畸形（syntelencephaly）。双侧大脑半球于额叶后部和（或）顶叶融合，而额叶前部、枕叶半球间裂多发育正常，融合部位半球间裂、大脑镰缺如。双侧外侧裂池畸形成角并加深，跨越大脑顶部，并于中线区相沟通。胼胝体体部畸形程度最严重，而膝部和压部受累相对较轻，前脑底部结构如下丘

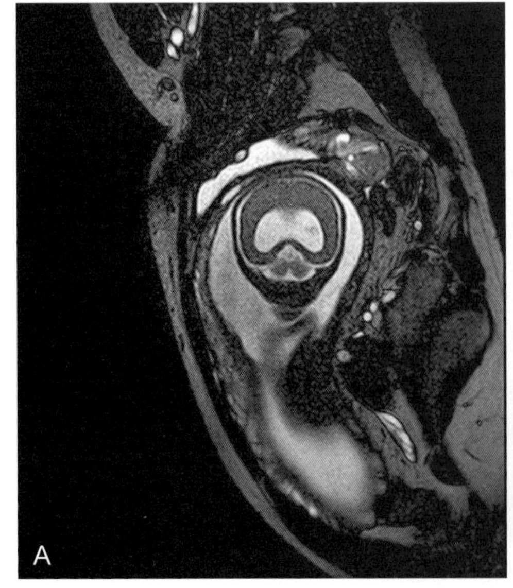

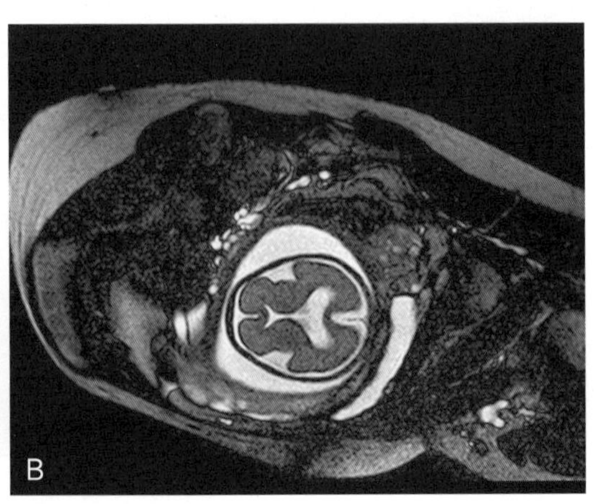

图 12-3-10 胎儿前脑无裂畸形

A. 冠状位（SSFP）；B. 轴位（SSFP），孕 27 周，胎儿透明隔缺如，双侧侧脑室融合呈单脑室改变，胼胝体部分缺如，大脑半球间裂及大脑镰部分缺如

脑、双侧基底节区结构发育正常。

【诊断与鉴别诊断】

诊断要点：大脑半球完全或部分融合，单一侧脑室；丘脑完全或部分融合；透明隔缺如，胼胝体缺如；第三脑室缺如或发育不良。

脑叶型前脑无裂畸形仅有少部分结构融合，需要仔细观察和鉴别诊断。

鉴别诊断：无叶型和半脑叶型前脑无裂畸形特点凸出，MRI 检查可明确诊断。脑叶型需与视–膈发育不良、透明隔缺如、脑皮层发育不良等疾病进行鉴别。

（三）脑穿通畸形

【临床与病理】

脑穿通畸形（porencephaly）为脑实质内非肿瘤性含脑脊液的囊腔，与脑室和（或）蛛网膜下腔相通，囊壁无灰质内衬。本病罕见，发病率约 5.2/10 万。出生后临床症状多为癫痫，也有伴发精神异常的个案报道。病因可能与遗传因素、脑血管发育异常、宫内感染有关。

【影像学表现】

胎儿 MRI 脑实质内单发或多发，单侧或双侧分布的囊腔，内为脑脊液信号，囊壁无灰质内衬，囊腔与邻近脑室和（或）蛛网膜下腔相通，相应脑室或蛛网膜下腔局限性扩大，邻近颅骨可受压变薄，向外凸出（图 12–3–11）。

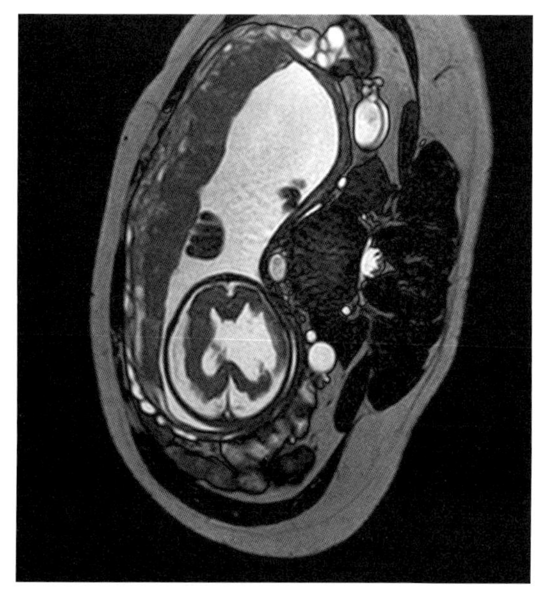

图 12–3–11　胎儿脑穿通畸形

孕 28^{+6} 周，轴位 SSFP 序列显示胎儿右侧颞叶、岛叶和右侧基底节区可见一大囊腔，内为脑脊液信号，囊壁无灰质内衬，囊腔与右侧脑室相通

【诊断与鉴别诊断】

诊断要点：影像表现特点为脑实质受损、囊肿与脑室和（或）蛛网膜下腔相通、囊壁无灰质覆盖。

鉴别诊断：

1. 开唇型脑裂畸形　脑室与蛛网膜下腔相通，但是内壁有灰质覆盖。

2. 积水性无脑畸形　严重脑积水，脑室重度扩张，脑实质明显变薄。

（四）半侧巨脑畸形

【临床与病理】

半侧巨脑畸形（hemimegalencephaly，HME）为错构瘤样畸形导致的大脑结构明显不对称，可累及小脑和脑干。传统理论认为该病为原发的神经元移行障碍，目前认为其为原发的神经元谱系形成、分裂和增殖障碍所致。本病罕见，独立发生或与神经皮肤综合征共同发生。本病分为三型：单纯型、综合征型、全一侧巨脑畸形（累及小脑或脑干），有偶发病例仅累及小脑或脑干；患儿头大，头颅不对称，神经发育迟缓，生后早期即出现难治性癫痫，综合征者亦可合并其他异常，如神经皮肤综合征导致的皮肤异常，可伴有同侧半身 / 全部生长过度，患儿死亡率高。

【影像学表现】

胎儿 MRI 表现为双侧大脑半球不对称，患侧大脑半球增大；脑实质内白质体积增大，髓鞘化提前，信号增高；皮层发育异常，皮层增厚，灰白质界限模糊，可以发现多种神经元移行障碍所致表现，如巨脑回、多小脑回或灰质异位等；胼胝体不对称；脑室系统不对称或发育异常，脑室受累主要表现为以下四种异常：侧脑室前角轻中度变直、脑室中重度扩张、对侧侧脑室前角变小、Colpocephaly 综合征（不同严重程度的巨脑畸形伴侧脑室颞角不规则扩大）；受累侧小脑半球下移，脑中线可移位，健侧大脑半球侧较正常大脑体积小并因移位而变形。全一侧巨脑病例同侧脑干及小脑半球也增大（图 12–3–12）。

根据 MRI 表现可分为三级：Ⅰ级为受累大脑半球轻度增大，轻度的脑室不对称、侧脑室前角平直、白质信号增高、中线无或轻度偏移并无明显的皮层发育不良。Ⅱ级为大脑半球的中度增大，脑中线轻中度移位、同侧侧脑室中度扩张及对侧脑室减小、Colpocephaly 综合征、皮层中度局部发育不良。Ⅲ级为一侧大脑半球显著增大，中线明

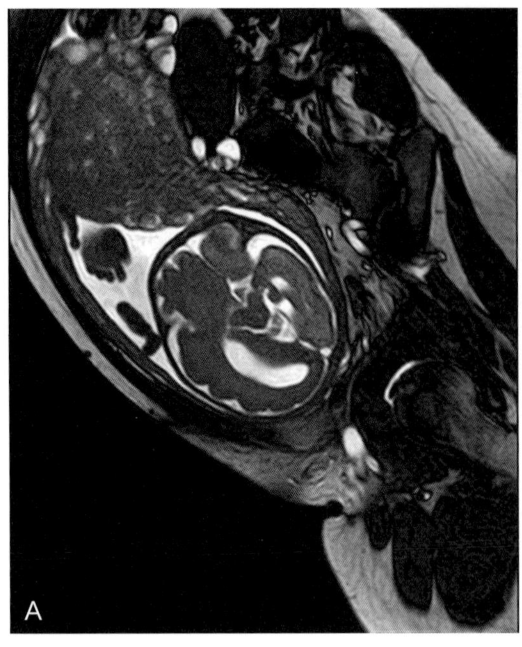

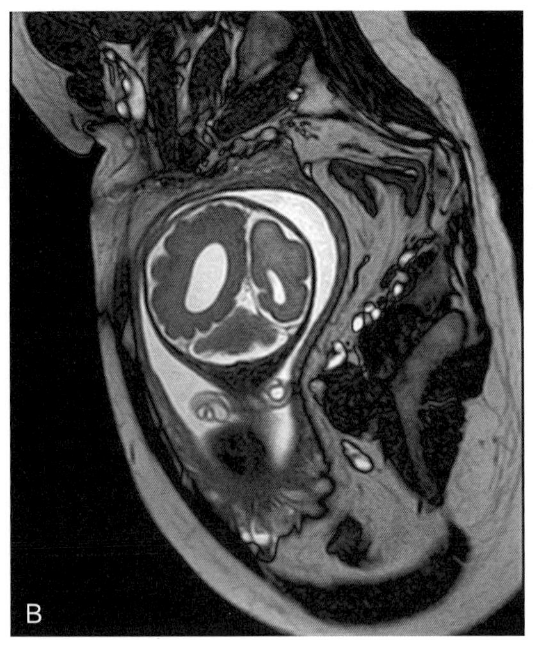

图 12-3-12 胎儿右侧巨脑回畸形

A. 轴位 SSFP；B. 冠状位 SSFP；孕 30 周，胎儿右侧脑表面光滑，脑回粗大，脑沟变浅，右侧侧脑室中度扩张

显移位、同侧侧脑室明显扩张变形、严重的皮层发育不良，包括可能出现无脑回。

【诊断要点】

双侧大脑半球不对称，一侧大脑半球体积增大，皮层发育异常，可出现神经元移行障碍，同侧侧脑室增大伴前角变平直，对侧侧脑室小，脑中线可发生移位。

（五）露脑畸形和无脑畸形

【临床与病理】

露脑畸形（exencephaly）和无脑畸形（anencephaly）是一种复杂的大脑发育畸形，由于间叶组织的发育异常导致骨骼缺损和神经折叠结构的不全融合，属于神经管发育缺陷，是胎龄 6 周时前神经孔闭合失败所致。两者均出现颅骨穹窿缺如，区别在于前者在羊水中可见到漂浮的脑组织。无脑儿是致死性畸形，约 75% 胎儿为死胎，50% 病例存在羊水过多。无脑畸形面部特征是胎儿眼眶上方平坦，头盖骨缺损，胎儿眼球凸出，鼻、唇、下颌清晰可见，呈蛙样面容。常伴有脊柱裂、腹裂、羊水过多等其他畸形。两者均可在中孕早期诊断，预后极差，一旦诊断均应及时终止妊娠。

【影像学表现】

胎儿 MRI 露脑畸形表现为颅盖骨缺如，脑组织直接暴露于羊水中，脑组织表面只有脑膜覆盖而无颅骨及皮肤。无脑畸形表现为颅盖骨缺如，颅底结构可见，大脑半球完全缺失或发育不良，缩小成一团附着于颅底。矢、冠状面扫描见双眼眶位于头颅最高处，双眼向前凸出，眶以上无颅盖骨，呈青蛙样面容（图 12-3-13、图 12-3-14）。常合并其他畸形。

【诊断与鉴别诊断】

诊断要点：无完整的颅盖骨影像，伴脑组织缺如或发育不良者为无脑畸形，暴露于羊水中不规则形脑组织者为露脑畸形。

鉴别诊断：露脑畸形需与巨大的脑膜脑膨出进行鉴别；以及严重的小头畸形、羊膜带综合征所致无脑畸形。

五、胎儿脑脉管畸形

（一）大脑大静脉动脉瘤样畸形

【临床与病理】

大脑大静脉动脉瘤样畸形（vein of Galen aneurysmal malformation，VGAM），又称大脑大静脉血管瘤或 Galen 静脉瘤，为颅内动脉（通常是丘脑穿支动脉、脉络膜动脉和大脑前动脉）与 Galen 静脉或其他位于中线的原始静脉（如胚胎期

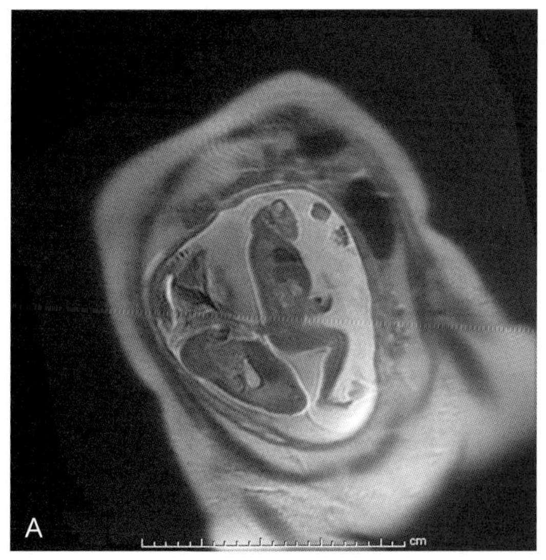

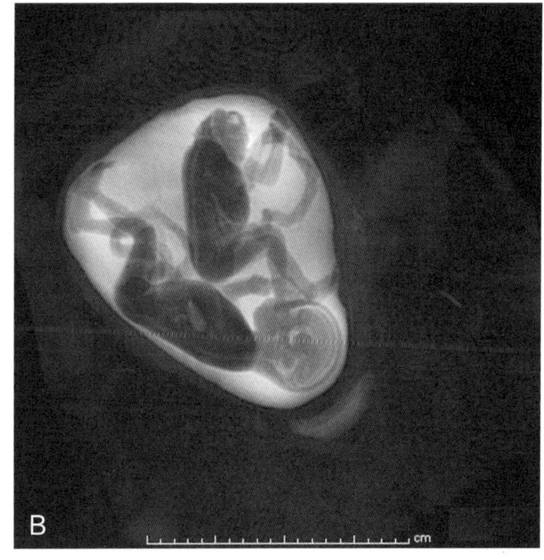

图 12-3-13　胎儿露脑畸形 MRI 表现

A. 矢状位 SSFSE；B. 矢状位 SSh-MRCP，孕 20 周，双胎，上位胎儿矢状位 MRI 显示胎儿颅盖骨缺如，脑组织直接暴露于羊水中，大脑半球发育不良，双眼眶位于头颅最高处，双眼向前凸出，呈青蛙样面容，下位胎儿头颅发育未见明显异常

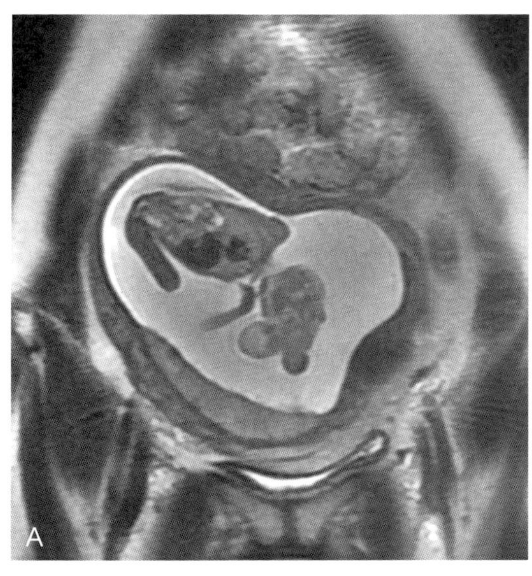

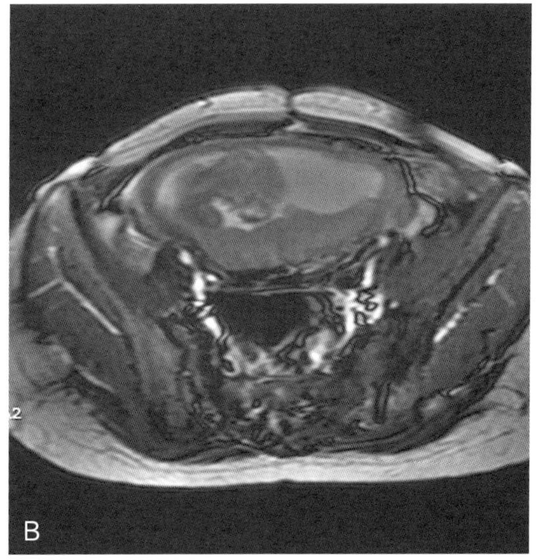

图 12-3-14　胎儿露脑畸形 MRI 表现

A. 冠状位 T_2WI；B. 轴位 FIESTA，胎儿颅骨未发育，脑组织及眼球裸露（病例图片由河北省沧州市人民医院康立清主任提供）

的 Markowski 前脑中间静脉）间的先天性交通，导致静脉呈瘤样扩张的疾病。以动静脉瘘最为常见，常合并有直窦缺如，镰状窦和枕窦残留。本病临床症状为出生后新生儿期难治性慢性心力衰竭以及颅内响亮的血管杂音，婴儿期脑积水和癫痫，大龄儿童或青年期脑出血。

【影像学表现】

在 SSFSE 序列显示胎儿颅中线部位可见管状或球形短 T_2 血管流空信号的肿块影，边界清楚光滑，镰状窦开放，与肿块相连（图 12-3-15）。幕上脑室系统扩大。当合并有三尖瓣反流，或颈静脉、上腔静脉明显扩张时，提示心脏功能衰竭，

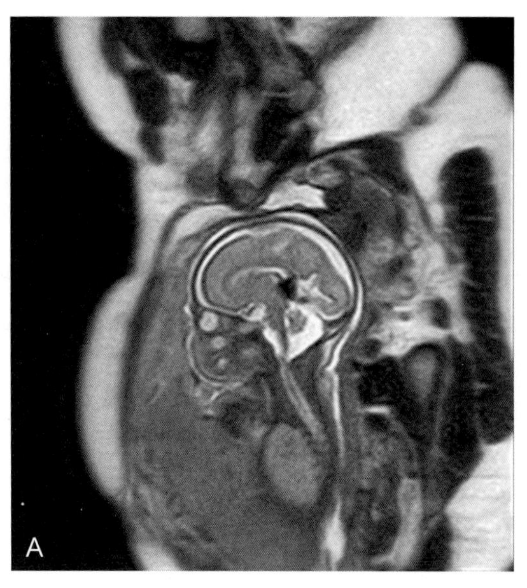

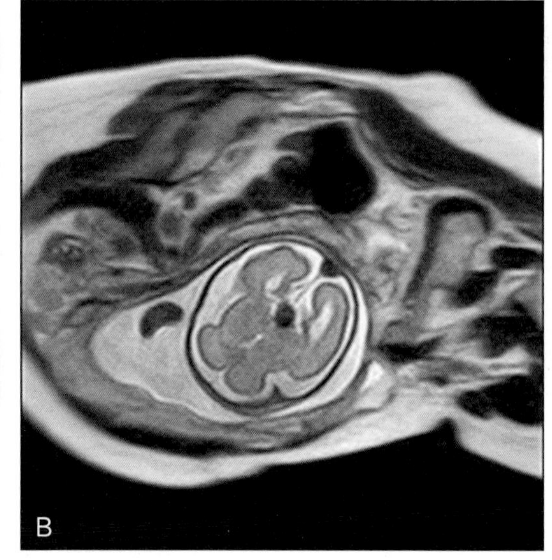

图 12-3-15 胎儿 Galen 静脉瘤

A. 矢状位（SSFSE）；B. 轴位（SSFSE），孕 29^{+1} 周，胎儿颅中线部位可见流空信号类圆形灶，边界清楚光滑，与开放的镰状窦相连

胎儿预后不良。

【诊断要点】

1. 胎儿中线部位（四叠体池区域）巨大的静脉瘤。

2. 瘤体较大时可压迫中脑水管而出现脑积水。

3. 伴有充血性心力衰竭时，可有心脏扩大、胎儿水肿。

（二）胎儿颅内出血

【临床与病理】

胎儿颅内出血（intracranial hemorrhage，ICH）多见于先兆子痫的并发症、胎儿宫内窘迫及孕妇外伤等原因。按出血的部位分为室管膜下出血、侧脑室出血、脑实质内出血、硬膜下出血和蛛网膜下腔出血。预后取决于出血时间、范围及脑实质的损伤程度。出生后可发生脑瘫、癫痫、智力低下等神经系统后遗症。

【影像学表现】

以室管膜下生发基质出血最为常见，最好发的部位为尾状核丘脑切迹，侧脑室常受累。MRI 信号取决于出血的时期、血红蛋白的状态（图 12-3-16）。急性期：T_1WI 等信号，T_2WI 呈稍低信号，DWI 呈高信号；亚急性期：T_1WI 为高信号，T_2WI 呈高低混杂信号，DWI 弥散受限呈高信号；慢性期：T_1WI 为低信号，T_2WI 呈高信号，DWI 弥散不受限呈低信号。可以伴发脑积水、脑缺血梗死、脑室周围白质软化等表现。

【诊断要点】

胎儿脑内出血信号，可伴局灶性脑缺血梗死、脑室周围白质软化、脑积水或脑穿通畸形。

六、胎儿神经管闭合异常

（一）脑膜脑膨出

【临床与病理】

脑膜脑膨出（meningoencephalocele）是颅内组织通过颅骨缺损处凸出到颅骨外，一般发生于颅盖骨或颅底骨的中线，其中大多数发生于枕部，极少发生于顶部或额部。脑膨出也可见于羊膜带综合征以及 Meckel-Gruber 综合征。根据膨出的内容物不同分为 3 种：轻者只有脑膜和脑脊液，称为脑膜膨出；较重者脑组织也膨出，称为脑膜脑膨出；最重者部分脑室也膨出，称为脑膜、脑和脑室膨出。脑膜脑膨出大部分位于中线，据其发生位置可分为：①额筛型：为由筛骨鸡冠前方之盲孔处疝至鼻根部或眶内部，又可细分为鼻额、鼻筛、鼻眶 3 型；②颅底型：经筛骨鸡冠之后疝出者，又可细分为蝶咽、蝶眶、蝶筛、筛骨（鼻内）、蝶颌 5 型；③枕后型。前两型占全部脑膜脑膨出的 25%，其中颅底型约占 10%。脑膜脑膨出的母体血清甲胎蛋白水平通常显著升高。预后依

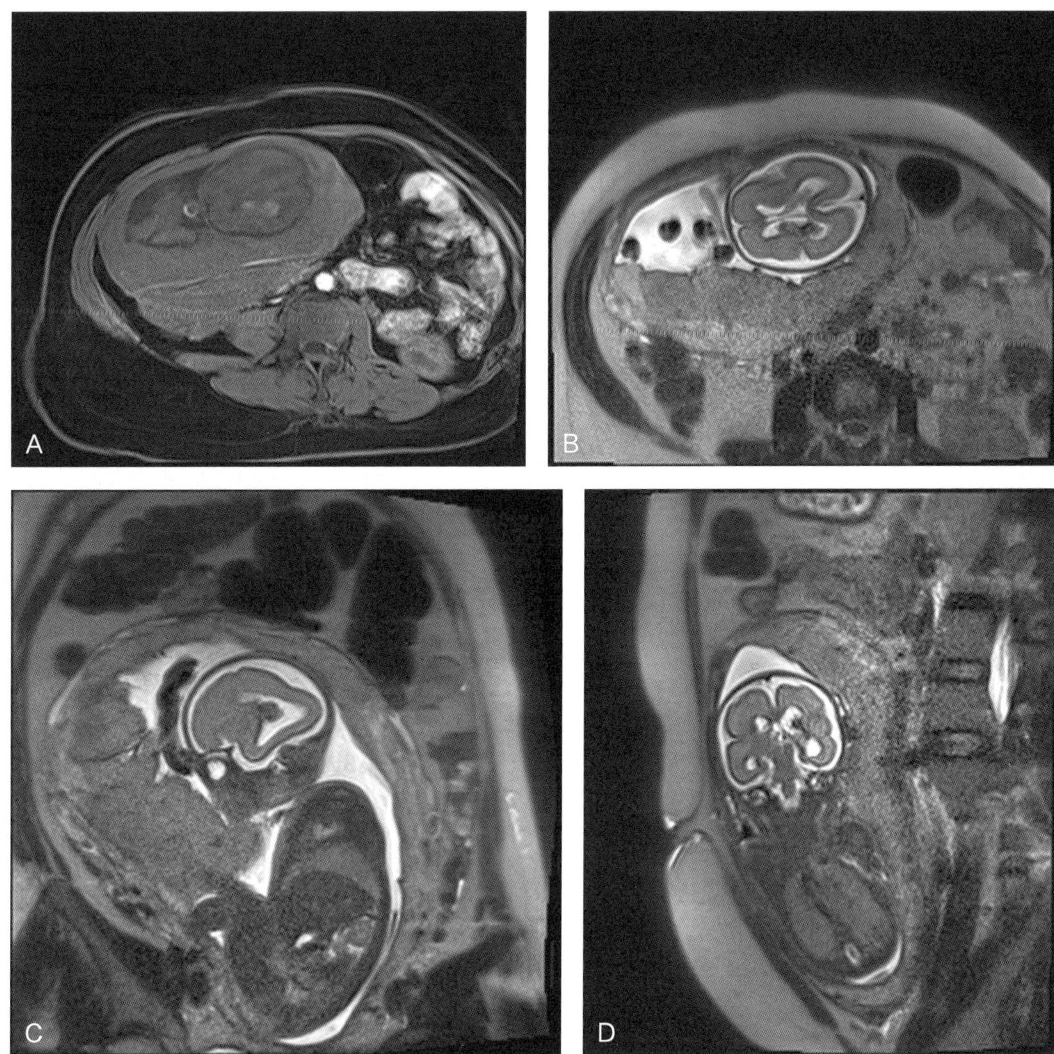

图 12-3-16 胎儿脑出血 MRI 表现

胎龄 26^{+2} 周，A. 脂肪抑脂 T_1WI，胎儿右侧基底节 - 丘脑区见片状高信号；B~D. 轴位、矢状位和冠状位 T_2WI，出血灶呈低信号（病例图片由广东省第二人民医院影像科江桂华教授提供）

脑膨出的部位和突入囊膜内的脑组织量而定。

【影像学表现】

胎儿 MRI 颅骨缺损，颅内容物经缺损处凸出（图 12-3-17）。枕部脑膨出最常见，幕上及幕下受累的比例相似。严重者幕上、幕下及天幕完全进入膨出的囊内，侧脑室的枕角及第四脑室也可进入囊内。高位枕部脑膨出，脑组织、脑膜等可通过枕大孔上方的枕骨缺损而膨出；低位枕部脑膨出，内容物可通过枕骨缺损于枕大孔前疝出。颈枕部脑膨出，内容物通过颈枕部骨缺损（包括第 1、2 颈椎后弓）膨出。顶部脑膨出较少见，好发于中线，人字缝上方靠近矢状缝的中央。顶部脑膨出者，若矢状缝位于膨出的囊内则修复困难，所以与矢状缝的关系应明确。前部脑膨出少见。

【诊断与鉴别诊断】

诊断要点：

1. 脑脊液样信号为主的混杂信号，可合并少许脑组织信号，包膜光滑完整，通过颅骨缺损处膨出颅外，并与颅内蛛网膜下腔相通。

2. 脑膜脑膨出可有一过性消失，然后再次出现。

3. 脑膜脑膨出常合并其他畸形，包括神经元移行异常、胼胝体畸形、Chiari 畸形、Dandy-Walker 畸形等。

鉴别诊断：位于额部时要与额、鼻部的畸胎瘤鉴别；突入鼻腔内的还需与鼻腔肿瘤、筛窦黏液囊肿等鉴别。膨出的脑组织较少时，需要鉴别脑膜脑膨出与脑膜膨出。

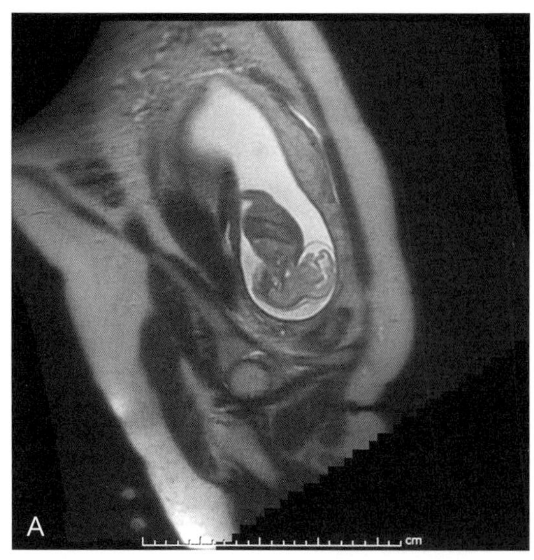
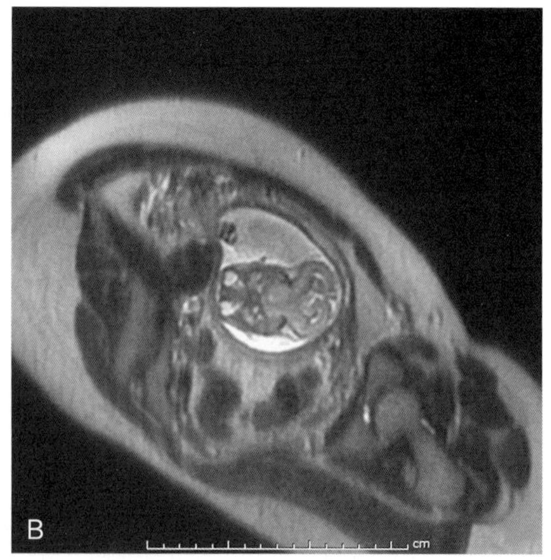

图 12-3-17 胎儿脑膜脑膨出

A. 矢状位（SSFSE）；B. 轴位（SSFSE），孕 23 周，矢状位显示胎儿枕骨缺损，脑组织由缺损处疝出，轴位显示胎儿脑膜、脑组织疝入颅外，囊内可见大量脑脊液

（二）脊髓栓系综合征

【临床与病理】

脊髓栓系综合征（tethered cord syndrome，TCS）是指脊髓末端被某些因素（脂肪瘤、终丝畸形、神经粘连、脊髓脊膜膨出、脊髓末端肿瘤、脊髓发育畸形等）束缚，影响上升，从而引起圆锥低位合并下肢、膀胱、尿道及肛门括约肌神经功能障碍等一系列临床症状的综合征。正常情况下胎儿在 3 个月时脊髓与椎管等长，后期椎管生长较快，脊髓生长较慢，脊髓圆锥位置在孕 19 周时可位于第 5 腰椎甚至是第四腰椎水平，孕 28 周之后 95% 的胎儿脊髓圆锥位置达到第三腰椎水平，孕 37 周之后 95% 的胎儿脊髓圆锥位置均位于第 1 或第 2 腰椎水平；大多数情况下，中晚孕期胎儿脊髓圆锥基本相当于胎儿肾脏中份水平。胎儿出生后可见后背部多毛、皮肤下凹、血管瘤、皮下肿块、肢体无力、肌肉萎缩等表现。本病多与其他畸形伴发，如脊髓本身畸形、椎管内脂肪瘤、脊膜膨出、脊柱裂、皮肤窦道等。

【影像学表现】

MRI 根据引起脊髓栓系的原因将脊髓栓系综合征分为四型：椎管内脂肪瘤型、终丝增粗型、脊髓纵裂型和脊髓脊膜膨出型。

椎管内脂肪瘤型：椎管内脂肪瘤组织分别包绕脊髓、脊髓圆锥和马尾神经。脂肪瘤与脊髓和马尾之间无明确界限，往往与硬脊膜紧密粘连。

终丝增粗型：矢状位上可见终丝粗大牵拉脊髓，使之紧张变直并贴近硬膜囊后壁；轴位上可显示终丝的细节，表现为椎管内增粗的圆点状终丝横截面影。

脊髓纵裂型：纵裂的骨性、软骨性和纤维性间隔牵拉脊髓使其低位。

脊髓脊膜膨出型：脊膜由椎管后部骨性缺损处膨出，在背部中线处形成囊性包块，囊内充填脑脊液，脊髓圆锥低位与硬脊膜粘连固定于椎管后壁（图 12-3-18）。

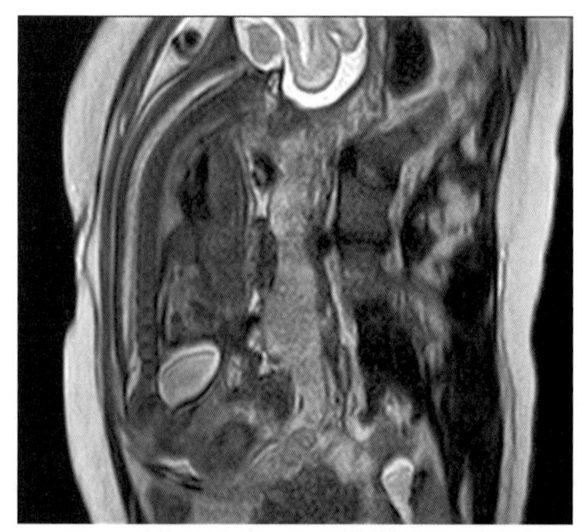

图 12-3-18 胎儿脊髓栓系

孕 31^{+6} 周，矢状位 SSFP 序列显示胎儿脊髓圆锥低于 L_5 水平，终丝粗大牵拉脊髓，使之紧张变直并贴近硬膜囊后壁

【诊断与鉴别诊断】

诊断要点：

1. 胎儿脊髓圆锥位置较低、形态异常，位于胎儿肾脏下极以远，有时位于骶管内。

2. 终丝增粗，紧贴于硬膜囊上。

3. 常伴发椎管内外畸形，如：椎管内脂肪瘤、脊髓纵裂和脊髓脊膜膨出。

鉴别诊断：

此病需要与椎管内脂肪瘤、脊膜膨出等疾病相鉴别；重点观察胎儿脊髓圆锥位置。

【影像学研究进展】

快速扫描技术的应用克服了胎动伪影，避免了镇静带来的风险，改进了胎儿 MRI 图像质量；1.5T、3.0T 的 MRI 安全性及有效性已经得到证实，胎儿 MRI 已经广泛应用于产前诊断。

胎儿 MRI 临床应用最早、应用最广泛、最重要的适应证，首推中枢神经系统异常，大部分对照研究证实 MRI 在神经系统方面的诊断能力明显优于产前超声。尤其适用于胎儿中线部位异常、胼胝体发育异常、后颅窝异常、中枢神经系统发育畸形或肿瘤、脑室扩张的原因、脑皮层的成熟度、神经元移行障碍、颅内出血或缺血性疾病等一系列疾病的诊断和鉴别诊断。

对于无脑畸形和露脑畸形的检出率超声检查较高，超过 87%；作为致死性畸形，国家《产前诊断技术管理办法》要求在孕 18~20 周的产前超声系统性筛查中必须 100% 做出诊断。因此，胎儿 MRI 由于能更清楚准确地显示病变全貌，是理想、直观的补充检查手段；尤其是产前超声怀疑异常不能明确诊断时。

对于后颅窝疾病的诊断，产前超声诊断效能常常仅局限于后颅窝扩大；往往通过后颅窝的扩大和小脑体积的缩小间接推测小脑发育不良、小脑下蚓部发育不良；MRI 可以发现形态学的改变，同时还可以通过 FLAIR 及 DWI 序列可帮助鉴别后颅窝囊性占位。

MRI 能清晰地显示脊髓圆锥的位置、终丝的形态、马尾神经的粘连情况。以其对病变解剖结构的良好显示，为产前诊断和产后儿科外科手术提供准确可靠的依据。出生后的外科手术需行腰麻时，MRI 检查对于保护脊髓和马尾神经，确定麻醉方案具有重要的参考价值。

胎儿颅脑 DTI、SWI、fMRI 及 MRS 等检查，已经开始用于胎儿神经发育研究。DTI 扫描技术可以提供小脑病变细微的结构改变，并示踪小脑白质与其他脑结构的连接情况；研究胼胝体不同部分的胚胎起源和发育；DTI 的 FA 图较常规 MRI 成像能更清楚地显示半侧巨脑畸形病变侧灰白质分界和增厚的脑白质。而 SWI 对出血及钙化灶的发现，可能提示病变为脑损伤所致。通过 fMRI 评估半侧巨脑畸形患儿双侧大脑半球神经功能状态，有助于治疗方案的选择和评估预后。在胼胝体发育不全的早期诊断、脑功能异常以及预后的评估等方面的作用，也是今后努力的方向。此外，还可以通过 MRI 研究胚胎早期的全脑神经功能网络连接的变化等。

MRI 不仅可以显示胎儿脑的解剖细节，还可以通过 DWI、DTI、SWI 及 fMRI 等新技术研究胎儿脑的结构和功能，将在未来胎儿脑疾病的诊疗方面发挥越来越重要的作用。

（宁　刚　曲海波　陈唯唯）

第四节　新生儿脑疾病

一、新生儿缺氧缺血性脑病

【概述】

新生儿缺氧缺血性脑病（neonatal hypoxic-ischemic encephalopathy，HIE）是由于围产期窒息，引起脑供血和能量代谢异常所致的一种新生儿全脑性损伤。围产期各种能够引起脑组织缺氧、缺血的因素都可以导致新生儿 HIE。HIE 具有特征性的神经病理及生理改变，出现一系列脑病的临床表现，部分患儿可遗留不同程度神经系统后遗症。HIE 在围产期神经系统疾病中占有重要位置。

【临床与病理】

HIE 临床表现随病情严重程度不同而异，临床上根据意识、肌张力、原始反射改变、有无惊厥、病程及预后等，将其分为三度：①轻度：易怒、紧张不安、深部反射增加，预后好；②中度：昏睡、惊厥和肌张力下降，60%~80% 预后好；③重度：昏迷、惊厥、脑干功能异常、颅内压增高，重症患儿可见瞳孔散大、反射消失、前囟紧张、呼吸节律不整等。长时间窒息预后差。少数患儿在宫内已发生缺氧缺血性脑损伤，出生时Apgar评分可正常，多脏器受损不明显，但生后数周或数月逐渐出现神经系统受损症状。

HIE病理改变在早产儿与足月儿存在很大不同，各自有其特定的易损部位、病理变化。早产儿HIE主要损伤大脑深部白质，包括生发基质出血、脑室旁出血性脑梗死、脑室周围白质软化、脑白质发育不良以及脑梗死。足月儿HIE主要损伤脑灰质，尤其是矢状旁区、基底节/丘脑，表现为皮质层状坏死、囊变。

由于新生儿神经系统发育的特殊性，其对缺氧缺血更为敏感，损伤的病理生理机制复杂，主要呈级联反应式表现（图12-4-1）。首先，缺氧导致代谢形式由有氧代谢转为无氧代谢，无氧代谢产能的效率明显低于有氧代谢，能量不足使细胞膜离子泵功能受损，同时乳酸堆积破坏了细胞膜的正常通透性，Na^+、H_2O大量进入细胞内，导致细胞毒性脑水肿；脑水肿导致的高颅压使脑静脉回流受阻，进一步阻碍脑的血液灌注；缺氧还使脑血管内皮细胞受损，小血管痉挛，导致脑微循环障碍，加重了脑细胞的缺血缺氧；另外，由于乳酸堆积、突触前膜持续去极化，谷氨酸等兴奋性氨基酸大量释放并与突触后膜上的相应受体结合，使细胞膜离子通道开放，细胞内钙离子浓度升高，大量氧自由基产生。而在缺氧情况下超氧化物歧化酶的活性明显下降，清除氧自由基的能力受限，自由基在细胞内大量蓄积，一方面使血脑屏障遭到破坏，导致血管源性脑水肿，加重脑损伤；另一方面，神经细胞结构和功能也会被氧自由基破坏，最终导致脑细胞的不可逆性损害，最后因损伤程度不同表现为坏死或凋亡。

【影像检查方法】

CT平扫对早期出血较为敏感，但新生儿脑内

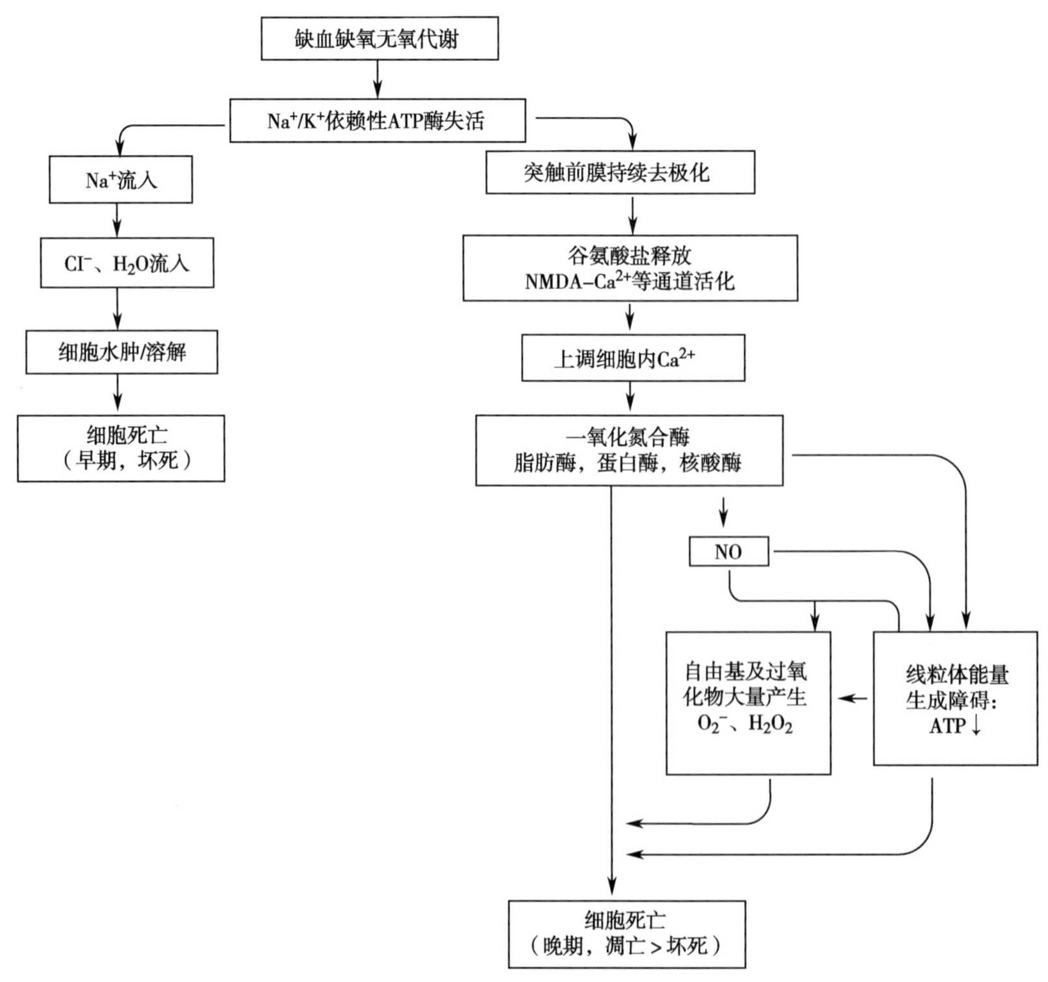

图12-4-1 HIE级联反应式发病机制

含水量较高，当深部灰质水肿呈低密度时，与周围脑白质缺乏对比，根据所测量的CT值诊断HIE有局限性。同时因电离辐射的原因，CT应用于新生儿HIE的筛查受到明显的限制。

MRI是新生儿HIE的重要检查方法。常规T_1WI、T_2WI能反映HIE的损伤范围及程度，但对轻型HIE和超急性期的病变常表现为阴性。MRS于24小时之内即可以发现Lac峰及Glu峰增高，Cho峰及NAA峰降低，三维多体素MRS有助于显示病变的损伤范围。

【影像表现】

1. 正常新生儿颅脑影像表现 基于常规磁共振的新生儿脑发育成熟度MRI评分系统（total maturation score，TMS），可以通过评价新生儿脑沟回折叠反映大脑皮层灰质的发育状况，也可通过观察髓鞘化进程反映白质发育情况，此外还可以评估生发基质和胶质细胞移行带的退化进程，在评价内容上比较全面（图12-4-2）。TMS随矫正胎龄的增加而增高。TMS主要评估4个项目：生发基质（germinal matrix，GM）、胶质细胞移行带（bands of migrating glial cells，B）、髓鞘化（myelination，M）和皮层折叠（cortical infolding，C）。以上4项评分的总和即为TMS评分，总分为4~21分，各项的具体评价标准见表（表12-4-1）。

表12-4-1 TMS评分标准

评价内容	表现
髓鞘化（M）	
M1	脑干、小脑脚、下丘、小脑蚓部位出现髓鞘信号
M2	以上部位＋丘脑底核、腹外侧核、苍白球髓鞘化
M3	以上部位＋内囊后肢尾部髓鞘化
M4	以上部位＋内囊后肢全部髓鞘化
M5	以上部位＋视辐射髓鞘化
M6	以上部位＋放射冠髓鞘化
M7	以上部位＋内囊前肢髓鞘化
皮层折叠（C）	
C1	额枕叶皮层平滑，岛叶宽开，T_1WI上白质呈普遍低信号
C2	额叶皮层仍平滑，枕叶可见一些明显脑沟出现，岛叶展开，内缘光滑，T_1WI白质呈低信号
C3	额枕叶皮层卷曲数量相当，额叶脑沟很浅，岛叶内缘更卷曲，T_1WI白质呈低信号
C4	额枕叶皮层卷曲折叠，脑沟丰富，半球间裂处额叶脑沟明显，枕叶白质由深入的脑沟分成多个条带状，岛叶更加卷曲，T_1WI白质呈稍低信号
C5	额枕叶白质由深入的脑沟分成多个条带状，岛叶完全折叠，T_1WI上灰白质仍可区分
C6	额枕叶白质由深入的脑沟分成多个条带状，岛叶完全折叠，T_1WI上灰白质信号强度相等
生发基质（G）	
GM1	尾状核丘脑切迹、侧脑室前后角可见
GM2	尾状核丘脑切迹、侧脑室前角可见
GM3	仅侧脑室前角可见
GM4	不可见
胶质细胞移行带（B）	
B1	宽带并窄带同时可见
B2	仅见宽带
B3	仅见窄带
B4	未见
总成熟度评分（TMS）	M+C+GM+B

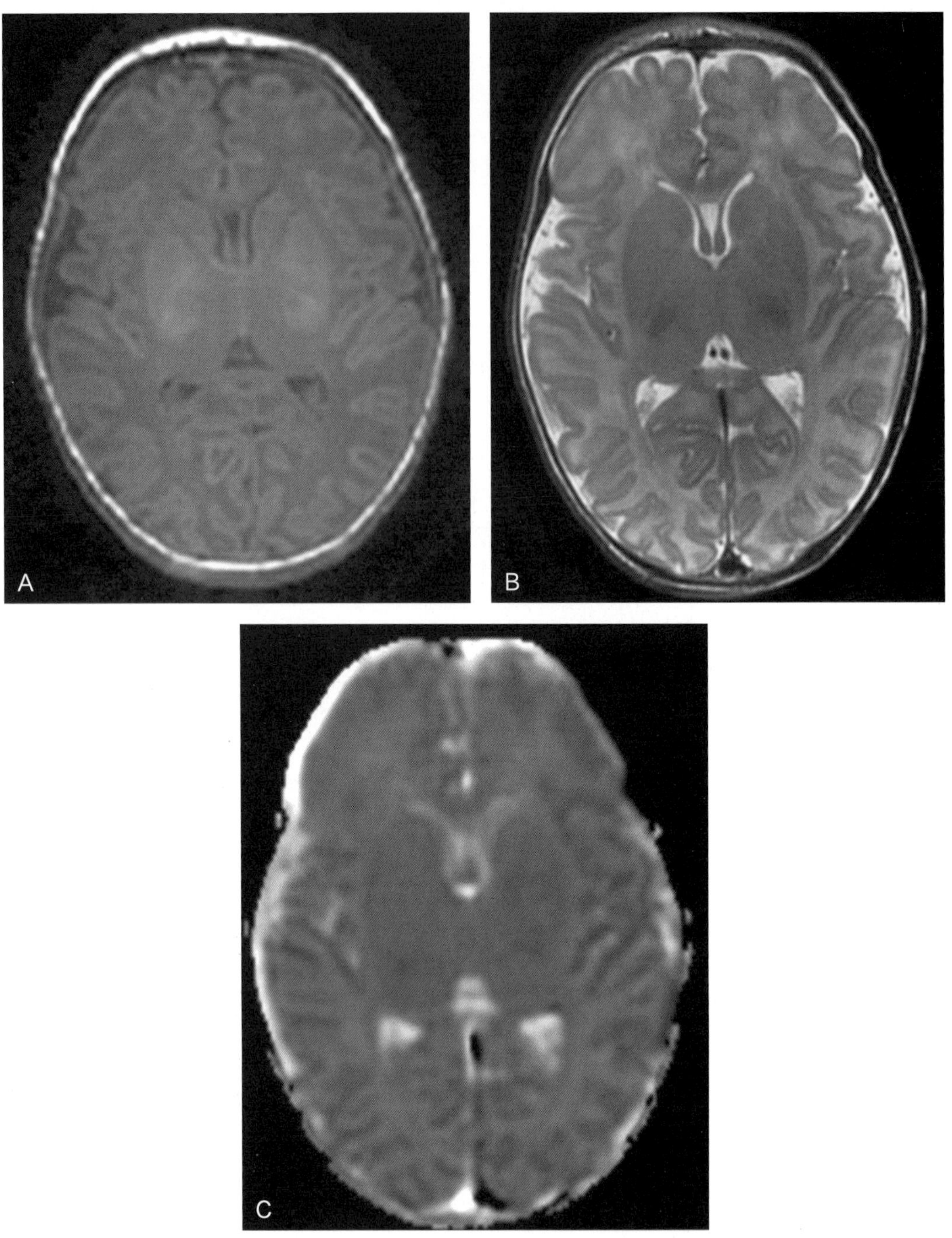

图 12-4-2　正常新生儿颅脑 MRI 表现

男，胎龄 37^{+1} 天，生后 10 天，A~C. 轴位 T_1WI、T_2WI 及 ADC 图，双侧大脑半球对称，中线结构居中，脑实质内未见异常信号影。双侧苍白球、丘脑腹外侧核、双侧内囊后肢可见 T_1WI 高信号、T_2WI 低信号髓鞘化影；双侧大脑半球脑回较丰富，额枕叶脑沟相当；双侧脑室前角旁可见生发基质影，双侧脑室前角前方可见 T_2WI 低信号胶质细胞移行带影

2. 新生儿 HIE 损伤类型　根据损伤严重程度和持续时间，HIE 分为以下类型：基底节 - 丘脑型（basal ganglia-thalamus pattern，BGT）、分水岭型（watershed predominant pattern of injury，WS）、脑室周围白质软化（periventricular leukomalacia，PVL）及局灶性白质病灶（punctate white matter lesions，PWML）。

其他类型：围生期动脉缺血卒中型（perinatal arterial ischaemic stroke，PAIS）、围生期出血卒中型（perinatal haemorrhagic stroke，PHS）、大脑静脉窦血栓型（cerebral sinovenous thrombosis，CSVT）

及白质型（white cerebrum，WC）。

（1）足月儿 HIE：足月儿 HIE 常见损伤类型为基底节 - 丘脑型（BGT）和分水岭型（WS）。

其中，BGT 常见于重度损伤，如：急性全脑窒息、子宫破裂、胎盘早剥或脐带脱垂，损伤多位于双侧大脑中央沟周围皮层、丘脑腹外侧核和壳核后部，预后常表现为运动障碍为主性脑瘫。在出生 48~72h 内，常规 MRI 扫描若见内囊后肢 T_1 高信号缺失，提示预后不良。DWI 常显示基底节区、丘脑信号异常，ADC 值降低常见于重度 HIE，FA 值降低常见于中重度 HIE，FA 值在评估预后中优于 ADC（图 12-4-3）。

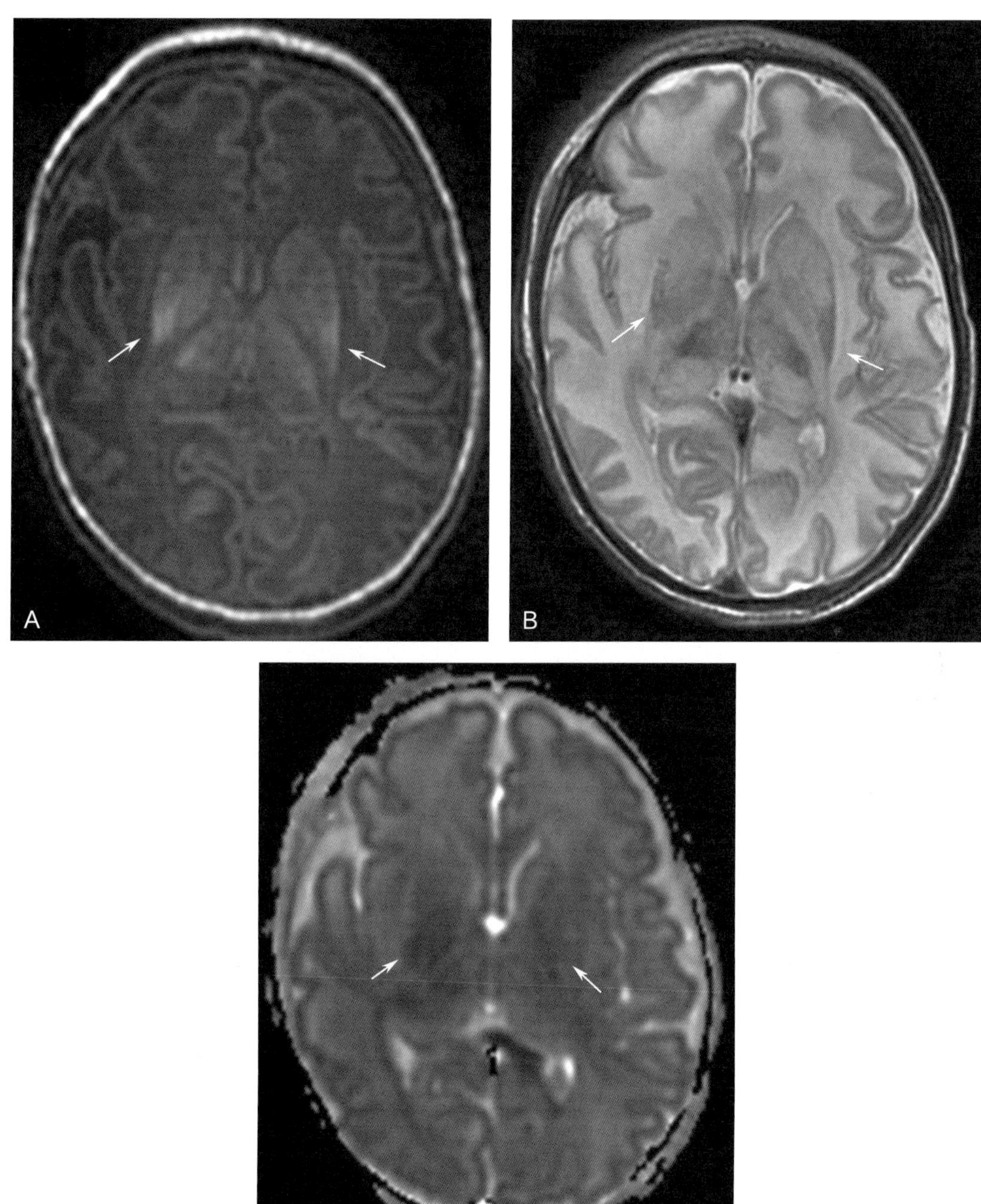

图 12-4-3 基底节 - 丘脑型 HIE

女，胎龄 36^{+1} 周，生后 10 天，A. T_1WI 示双侧基底节、丘脑多发斑片状 T_1WI 高信号影（箭）；B、C. T_2WI、ADC 图，相应病灶呈低信号（箭）

WS 常见于轻、中度损伤，易损部位为分水岭区白质，主要包括大脑前、中动脉区间，大脑后、中动脉区间，严重者累积皮层，导致皮层层状坏死。常见原因有持久性部分窒息，低血压、低血糖或感染。患儿在婴幼儿早期可表现正常，1 岁后出现语言异常、视觉异常、认知异常、癫痫等。常规 MRI 可见皮质带缺失，DWI 高信号对于早期诊断尤为重要，MRI 复查可显示囊性病变、神经胶质细胞增生等（图 12-4-4）。

（2）早产儿 HIE：早产儿 HIE 常见损伤类型为脑室周围白质软化（PVL）、局灶性白质病灶（PWML）。

PVL 常见于早产儿，发病率与孕周呈反比，与 32 周前的穿支动脉类型和脑室周围低血供相关，且与少突胶质细胞对缺血缺氧敏感相关。早期，MRI 对于非囊性 PVL 显示优于超声，表现为点片状长 T_2 信号影，64% 的 PVL 伴有出血；晚期，MRI 表现为脑室扩大、脑室壁不规则，脑室周围及半卵圆中心白质减少，胼胝体压部、体后部变细（图 12-4-5）。

PWML 以早产儿多见，T_1WI 可见半卵圆中心、侧脑室旁斑点状高信号（点状、簇状或线状），

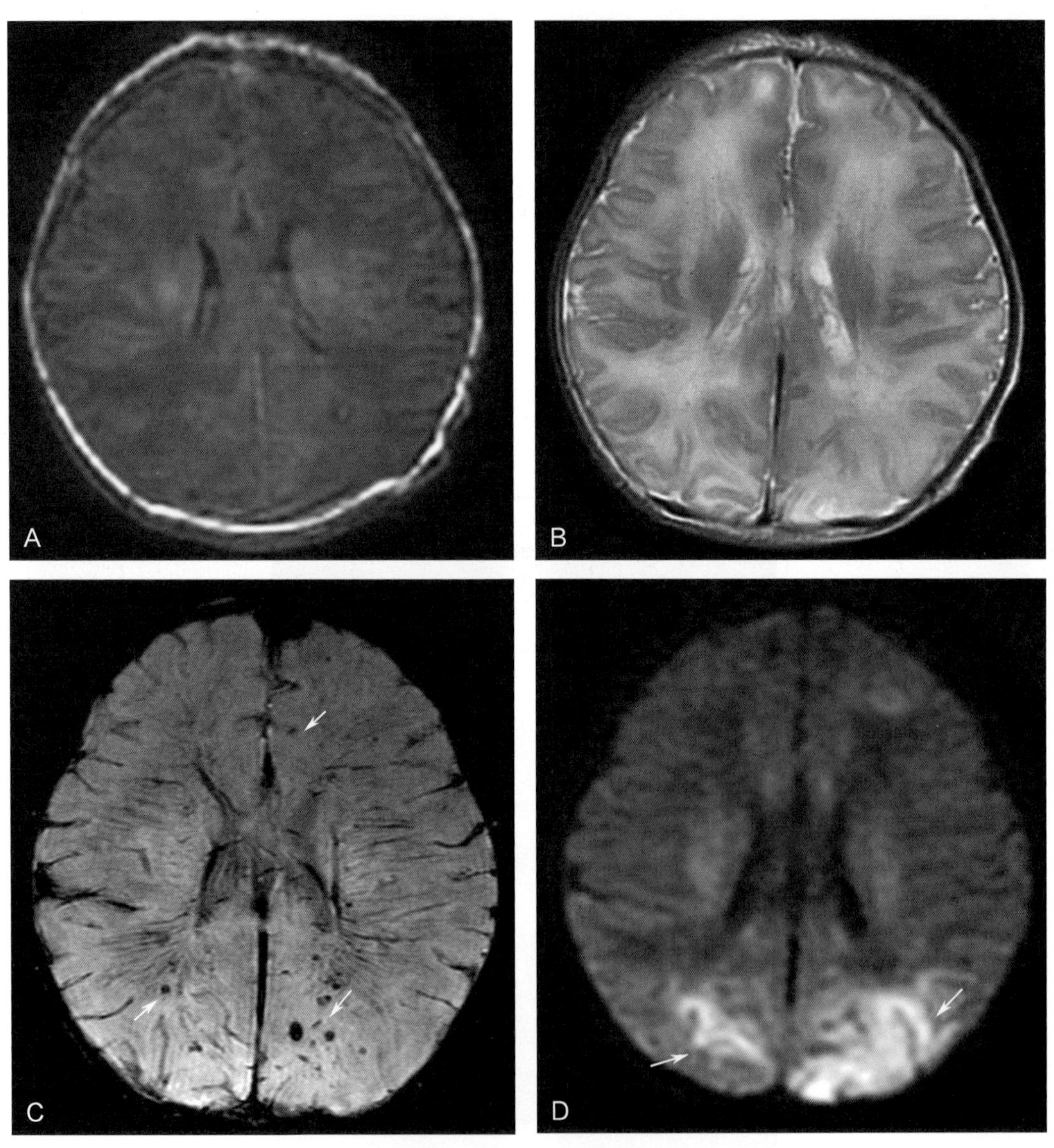

图 12-4-4 分水岭型 HIE

男，胎龄 39^{+4} 周，生后 3 天，A、B. T_1WI、T_2WI，双侧脑室周围多发大小不等点片状异常信号影，T_1WI 呈稍高信号，T_2WI 呈稍低信号；C. SWI 见多发低信号影（箭）；D. DWI 图，双侧分水岭区多发斑片状高信号影（箭）

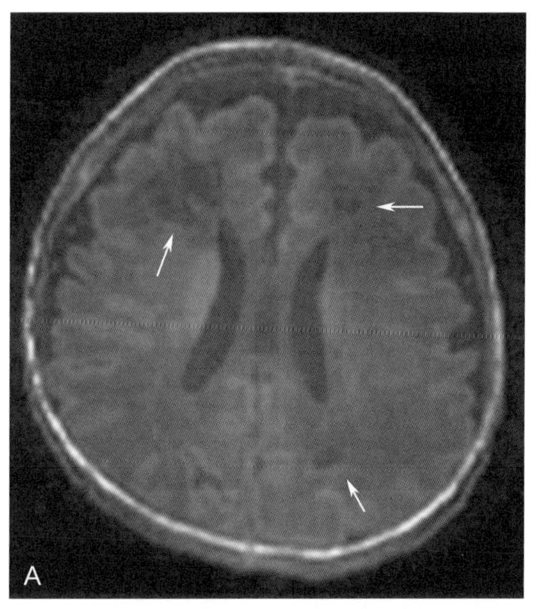

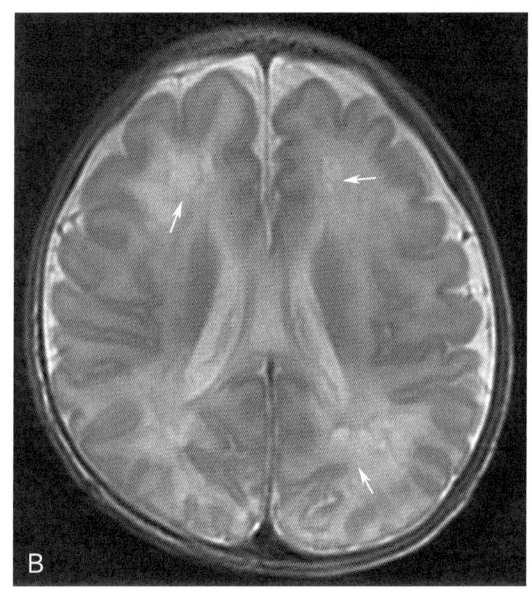

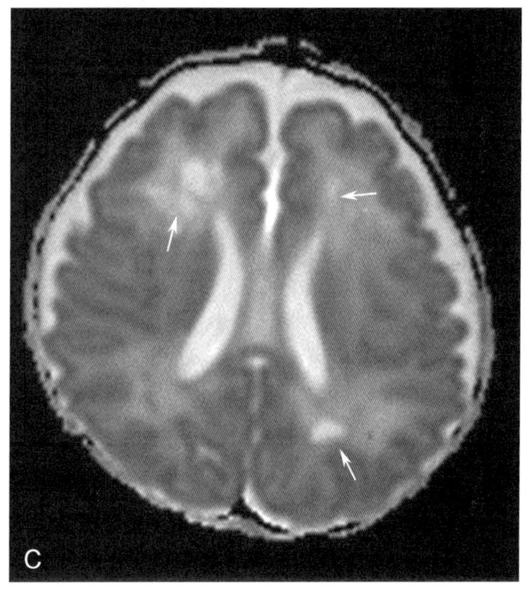

图 12-4-5 脑室周围白质软化

男，胎龄 28 周，生后 69 天，A、B. 轴位 T_1WI、T_2WI，双侧脑室前角及左侧脑室后角旁白质多发斑片状长 T_1、长 T_2 信号影；C.ADC 图，相应病变呈明显高信号（白箭）

T_2WI 呈等或低信号（图 12-4-6）。随着时间的推移，大多数患儿的病灶逐渐吸收或消失，少数可发展为 PVL。病理学检查发现，PWML 病灶区可见血管充血与胶质细胞聚集，但未见出血改变。常规 MRI、SWI 结合病理学研究发现，PWML 存在出血型与非出血型两种表现形式，出血型和小静脉瘀滞在 SWI 上可见明显的低信号改变。而非出血型则在 SWI 上无明显的异常信号或高信号，病理学仅见胶质细胞浸润。

3. 影像学评估 HIE 预后　Trivedi 等人建立的 MRI 损伤评分系统对于 HIE 新生儿神经发育情况预测具有重要意义。MRI 评分系统（表 12-4-2），对 T_1、T_2 和 DWI 序列中的异常信号进行评分，并在五个区域中进行统一评估：①基底节区域：尾状核、苍白球 / 壳、丘脑和内囊后肢；②白质；③大脑皮层；④小脑；⑤脑干。MRI 损伤分为四级：无损伤、轻度损伤、中度损伤、重度损伤。研究显示，HIE 婴幼儿在 18~24 个月里 MRI 损伤等级越高，Bayley Ⅲ量表的认知、运动和语言的评估结果越差。因此，HIE 磁共振损伤评分系统对于 HIE 新生儿在 18~24 个月神经发育情况预测具有重要意义。

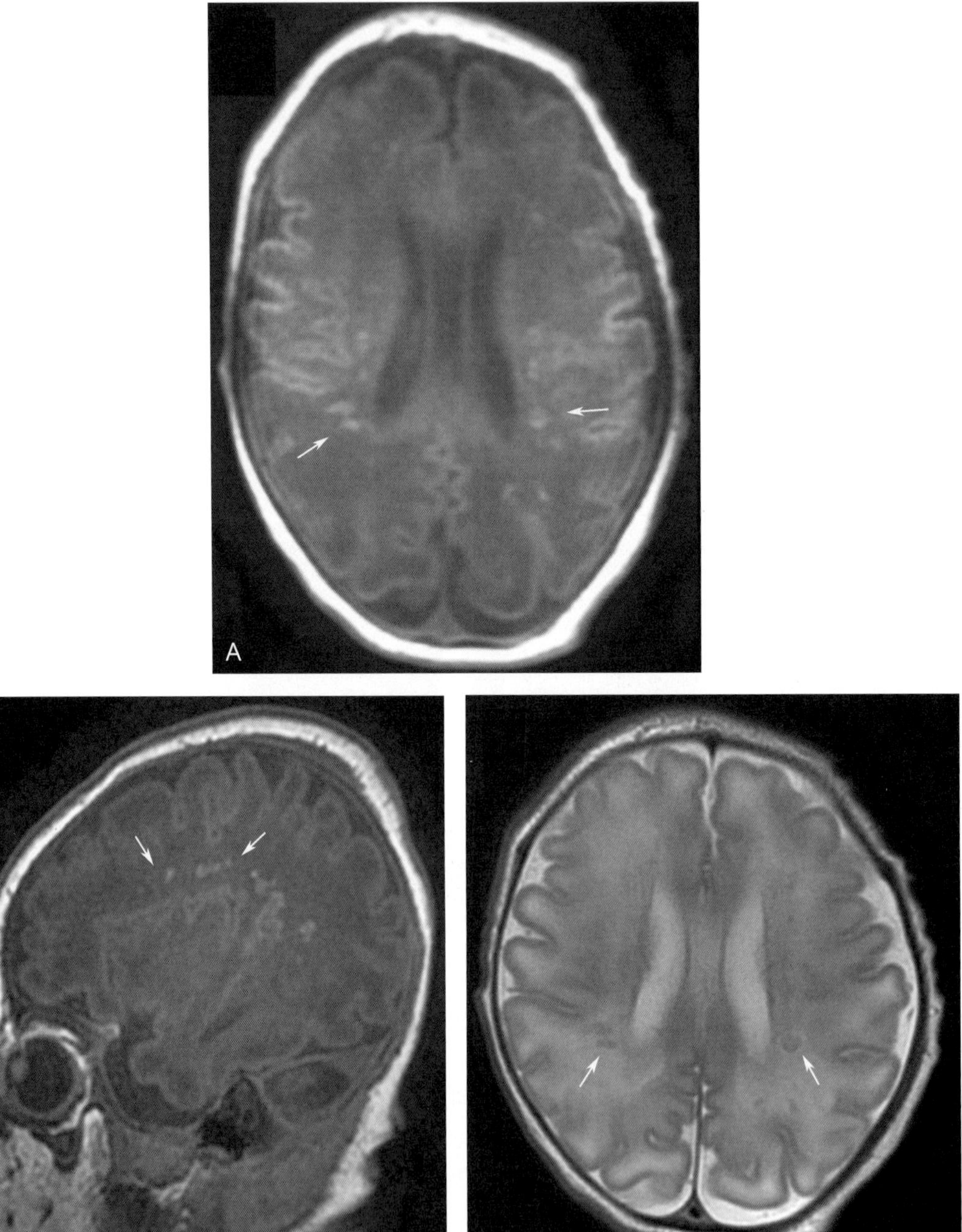

图 12-4-6 局灶性白质病灶

男，胎龄 33^{+6} 周，生后 12 天，A、B. 轴位、矢状位 T_1WI，双侧脑室旁多发点状 T_1WI 高信号影（白箭）；C. 轴位 T_2WI，相应病灶呈低信号（白箭）

表 12-4-2 MRI 评分系统

部位	评分
基底节区域 尾状核 苍白球 / 壳 丘脑 内囊后肢 脑白质 大脑皮层 小脑 脑干	0= 无信号异常 1= 信号异常区 <25% 2= 信号异常区在 25%~50% 3= 广泛损伤区 >50% 在 T_1WI 和 T_2WI 中，内囊后肢：0= 完全髓鞘化（50%），1= 部分髓鞘化（25%~50%），2= 少量髓鞘化（<25%），3= 无髓鞘化 在 DWI 中，内囊后肢扩散限制区域，从不受限 =0 到广泛受限 =3
部位得分	T1+T2+DWI 评分总和
MRI 损伤等级（五个部位评分总和）	0= 无损伤 1~11= 轻度损伤 12~32= 中度损伤 33~138= 重度损伤

【诊断与鉴别诊断】

1. 新生儿 HIE 诊断 中华医学会儿科学分会新生儿学组于 2005 年修订足月儿 HIE 诊断标准：①有明确的可导致胎儿宫内窘迫的异常产科病史，以及严重的胎儿宫内窘迫表现［胎心 <100 次 /min，持续 5 分钟以上；和（或）羊水Ⅲ度污染］，或者在分娩过程中有明显窒息史；②出生时有重度窒息，指 Apgar 评分 1 分钟≤ 3 分，并延续至 5 分钟时仍≤ 5 分，和（或）出生时脐动脉血气 pH ≤ 7.0；③出生后不久出现神经系统症状，并持续 24 小时以上；④排除电解质紊乱、颅内出血和产伤等原因引起的抽搐，以及宫内感染、遗传代谢性疾病和其他先天性疾病所引起的脑损伤。同时具备以上 4 条者可确诊，第 4 条暂时不能确定者可作为拟诊病例。本诊断标准仅适用于足月新生儿 HIE 的诊断。目前尚无早产儿 HIE 诊断标准。

2005 年美国儿童健康与人类发展机构 HIE 的诊断标准：脐血或生后 1 小时内血气分析检查 pH ≤ 7.0 或碱剩余≥ 16mmol/L 或存在急性围产期病史，但缺乏血气分析检查或者血气分析结果仅满足 pH 7.01~7.15 或碱剩余 10mmol/L~15.9mmol/L 时同时伴有 10 分钟 Apgar 评分≤ 5 或生后辅助通气时间超过 10 分钟。

2. 新生儿 HIE 鉴别诊断 新生儿 HIE 需要与低血糖脑病、新生儿胆红素脑病、新生儿弥漫性白质高信号（diffuse excessive high signal intensity，DEHSI）等鉴别。

新生儿低血糖脑病：以双侧顶枕叶伴胼胝体压部损伤最为常见，严重病例脑皮层、胼胝体、基底节、小脑亦可受累。DWI 信号改变较常规 T_1WI、T_2WI 明显。低血糖脑病早期常合并脑实质的出血，预后与低血糖的持续时间呈正相关。

新生儿胆红素脑病需要与基底节损伤的新生儿 HIE 鉴别。HIE 可累及苍白球，但以累及壳核为主；而急性胆红素脑病以累及苍白球、丘脑底核为主，多不累及壳核。目前，新生儿胆红素脑病过度诊断问题较严重，多数医生认为仅靠双侧苍白球 T_1WI 对称性高信号即可诊断本病。实则多数为生理性黄疸，与宫内母体激素分泌水平相关，随着新生儿 MRI 检查日龄延迟而信号逐渐降低。本病诊断需充分结合高胆红素血症的严重程度及暴露时间。

DEHSI 是早产儿矫正足月时极为常见的一种表现，T_2WI 上脑室周围白质和皮层下白质的弥漫性高信号，常需与 PVL 进行鉴别，DEHSI 多不伴有脑室扩大和软化灶形成。在早产儿达足月时，新生儿 DEHSI 在 DWI 和 DTI 上表现为 ADC 升高，FA 下降，径向扩散率（RD）升高，轴向扩散率（AD）升高或下降。目前认为 DEHSI 系轻度白质异常或白质发育延迟的表现，多见于早产儿，目前随访研究并未在该类人群中发现显著的神经发育异常表现。临床上易将该表现的早产儿误诊为缺血缺氧脑病。

【影像学研究进展】

1. DWI DWI 对于 HIE 早期诊断十分重要。DWI 可显示常规 MRI 不能发现的灰质和白质病变，但其所显示的病变范围仍较实际损伤范围小，这可能与发生在低代谢区的神经元和少突胶质细胞凋亡引起的细胞延迟死亡有关。在损伤后的 24h 内，DWI 可显示常规 MRI 不能显示的局灶性异常，但不能显示新生儿脑损伤的最终范围。生后 2~4 天，DWI 是显示损伤范围的可靠方法。7~10 天 DWI 出现一过性假阴性表现，对新生儿脑损伤的敏感性下降。

2. DTI 轻度 HIE 白质损伤患儿 DTI 指标发生显著变化的白质区域要比常规 MRI 上发现的损伤区域广，即 HIE 对脑组织结构的潜在影响可能是更加深远的，超出了我们能直接观察的范围，也提示临床常规 MRI 可能会低估 HIE 损伤的程度。在急性和亚急性期，ADC 在重度损伤时降低，FA 值在中、重度损伤时明显下降；2~3 周后，探测损伤区域的敏感性，FA 常优于 ADC。

3. SWI　SWI 能显示 HIE 损伤区局部缺血半暗带的髓静脉增粗，这可能与缺血半暗带氧摄取量增加有关。SWI 能够鉴别早产儿 PWML 出血型与非出血型。目前认为 PWML 病理表现主要为胶质细胞增生，其与出血都表现为 T_1WI 高信号，所以 SWI 弥补了常规 MRI 的不足。另外，SWI 分级标准可以帮助预测 HIE 损伤后神经发育结果。

4. MRS　正常情况下，随着胎龄的增长，NAA/Cho 增高，早产儿可存在低的乳酸峰，随着胎龄的增长而消失。通常健康婴儿脑内检测不到乳酸峰，而严重的 HIE 可引起乳酸峰升高，基底节区 Lac/NAA 较顶枕区明显增高，与 DWI 发现的足月儿 HIE 信号异常区相对应。生后 1 天内，MRS 对显示 HIE 脑损伤很敏感，MRS 可作为检测新生儿 HIE 后第一天脑损伤的金标准，基底节和丘脑 Lac/NAA 升高提示预后不良。循证医学研究表明：在评估婴幼儿早期治疗预后上，MRS 比 DWI 更有价值。

5. PWI　有人采用 ASL 技术研究发现亚低温诱导治疗，HIE 患儿于第 1 周内特定脑区出现继发高灌注之后的低灌注，并与这些区域的脑损伤密切相关。

（杨　健）

二、胆红素脑病与核黄疸

【概述】

胆红素脑病（bilirubin encephalopathy，BE）是新生儿高胆红素血症最严重的并发症。新生儿胆红素代谢及排泄功能不完善，感染、生后窒息、脑部血肿、早产、ABO 或 Rh 溶血、G6PD 缺陷疾病、遗传代谢性疾病、母乳喂养因素等是均可使非结合胆红素增高。由于非结合胆红素可使细胞内线粒体氧化磷酸化的偶联作用脱节，破坏细胞的能量代谢，当血清中非结合胆红素量超过白蛋白运载能力或血脑屏障不完善及受损时，则会进入脑内，沉积于脑组织某些部位，发生胆红素脑病。

近年来，MR 已逐渐用于胆红素脑病的早期监测，有助于制定正确的治疗方案和判断预后，为临床提供重要参考依据。一直以来，胆红素脑病、核黄疸之间存在混用，参考美国儿科学会胆红素脑病分期，将 BE 分为急性胆红素脑病和慢性胆红素脑病，其中慢性胆红素脑病又被称为核黄疸。急性 BE 是指生后 1 周出现的胆红素毒性的急性期表现，持续不超过新生儿期；慢性 BE，又称为核黄疸，是指胆红素毒性所致的慢性、永久性临床后遗症。该病是可以被预防，其前提是预见与及时处理新生儿高胆红素血症，同时配合药物及换血治疗。

【临床与病理】

通常以血清胆红素浓度来估计胆红素脑病的危险性，一般认为在血清总胆红素浓度高于 342mmol/L（20mg/dl）时则有发生 BE 的危险。但实际上，血清游离胆红素浓度更能准确判断 BE 的危险性。

从病理基础来看，新生儿血脑屏障受损，血液内的未结合胆红素与白蛋白结合物可通过血脑屏障进入脑内，未结合胆红素在脑细胞中沉积，最易沉积于神经核团。由于新生儿期基底节神经细胞代谢旺盛，耗氧量大，最易受累，血清胆红素超选择性沉积于苍白球，并损害神经细胞和神经胶质细胞，引起神经细胞凋亡，神经胶质细胞的线粒体功能改变。胆红素沉积可引起细胞内 Ca^{2+} 超载，线粒体呼吸功能受到影响，导致神经细胞凋亡。该病主要损害大脑基底节、小脑齿状核及后联合核、中脑红核及黑质、脑干网状结构等，造成脑组织不可逆性损害。基底神经节病变与临床张力失常及手足徐动症相关。动眼神经核异常伴有斜视及凝视性瘫，特别是不能向上视。脑干听神经核损害伴发耳聋、听力丧失及听神经病变。非结合胆红素对这些区域选择性损害的机制尚不清楚。

BE 一般于重度黄疸高峰 24~48 小时出现症状，通常将 BE 分为 4 期：警告期、痉挛期、恢复期和后遗症期，现多将前 3 期称为“急性胆红素脑病”，第 4 期称为“慢性胆红素脑病或核黄疸”。临床表现：第 1 期（警告期）：表现为嗜睡、反应低下、吮吸无力、拥抱反射减弱、肌张力减低等。第 2 期（痉挛期）：出现抽搐、角弓反张和发热。第 3 期（恢复期）：吃奶及反应好转，抽搐次数减少，角弓反张逐渐消失，肌张力逐渐恢复。第 4 期（后遗症期）：①锥体外系运动异常：特别是手足徐动症；②注视异常：斜视及凝视性瘫、特别是不能向上视；③听力障碍：特别是神经感觉性听力丧失；④智力障碍：仅少数为智力缺陷。

【影像检查方法】

超声、CT 对新生儿 BE 的诊断价值有限，不能显示基底节核团异常改变。MRI 对 BE 诊断有较高的敏感度和特异度，是首选检查方法。^{1}H-MRS 可以无创地反映脑组织内代谢物质的水平和变化，从而客观地反映脑组织代谢情况。

【影像表现】

急性期 MRI：表现为好发部位 T_1WI 高信号，T_2WI 等或稍高信号，特征性表现为双侧苍白球条带样对称性 T_1WI 高信号，可同时累及下丘脑，壳核一般不受累。

慢性期 MRI：主要表现为好发部位的 T_2WI 对称性高信号影，特征性表现为苍白球 T_2WI 对称性高信号。当急性期 T_1WI 表现为高信号，而相应部位并未在慢性期出现 T_2WI 高信号时，一般提示预后良好（图 12-4-7）。

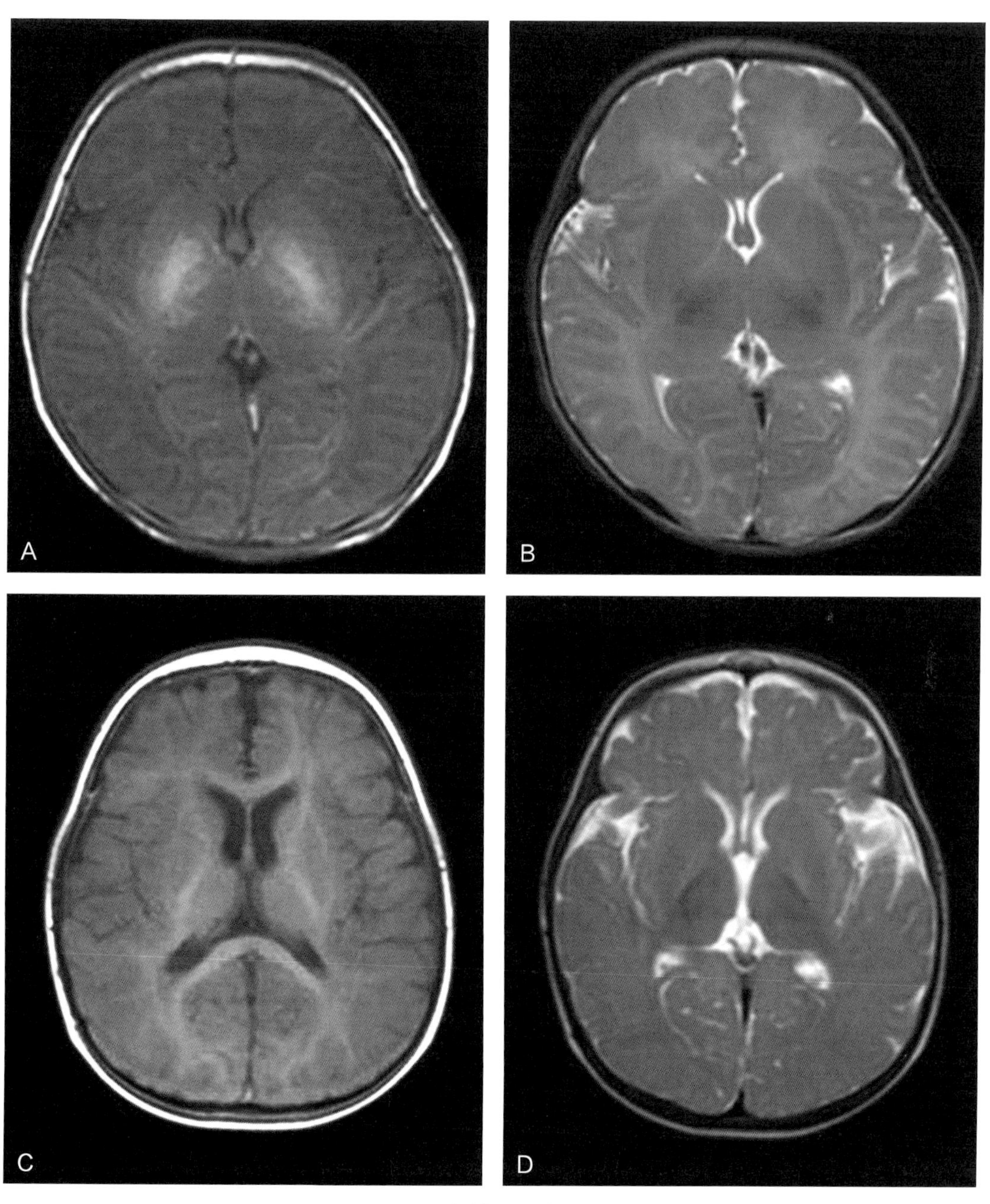

图 12-4-7　急性、慢性胆红素脑病

A. 急性胆红素脑病双侧苍白球区对称性 T_1WI 高信号；B. 急性胆红素脑病双侧苍白球 T_2WI 等信号；C. 慢性胆红素脑病双侧苍白球 T_1WI 等信号；D. 慢性胆红素脑病双侧苍白球 T_2WI 高信号

【诊断与鉴别诊断】

新生儿胆红素脑病主要累及双侧苍白球、丘脑和（或）脑干腹侧核，范围相对局限且边缘清楚，而壳核不受累，MRI 检查结合患儿临床表现及实验室检查有助于鉴别诊断。

新生儿胆红素脑病主要需要与足月新生儿缺氧缺血性脑病（HIE）进行鉴别。足月儿 HIE 主要影像征象：①矢状旁区脑损伤，表现为大脑镰旁脑皮质密度或信号异常，常对称，多见于顶枕叶；②基底节和（或）丘脑损伤，表现为累及壳核的后部和（或）丘脑对称性异常信号；③也可有脑梗死或蛛网膜下腔出血表现。根据窒息缺氧史、临床表现和影像学典型表现可以与 BE 鉴别。此外，急性期胆红素脑病注意与正常髓鞘化进行鉴别，熟悉正常脑发育信号变化是关键。

【影像学研究进展】

1. DWI　能够发现刚出生儿小时局部缺氧缺血患儿的脑损伤。急性胆红素血症患儿 DWI 检查均没有基底节异常信号。

2. ^{1}H-MRS　新生儿急性胆红素脑病的 ^{1}H-MRS 特征为 NAA 峰普遍较低。谷氨酸和谷氨酰胺复合物（Glx）是重点监测指标，因为胆红素能抑制胶质细胞摄取谷氨酸（Glu），可能会导致细胞外间隙 Glx 升高。肌醇是神经胶质细胞内的神经胶质标记，^{1}H-MRS 用于验证病灶区 T_1 高信号变化是否为 BE 后的胶质增生所致。

（王晓明　祁　英）

三、新生儿低血糖脑病

【概述】

新生儿低血糖脑病（hypoglycemic encephalopathy，HE）的诊断和治疗目前尚无统一标准。在不考虑出生体质量、胎龄和孕周的前提下，国外将新生儿低血糖定义为生后 24 小时内血糖 <2.2mmol/L，24 小时后血糖 <2.8mmol/L。我国目前多数学者认为全血血糖 <2.2mmol/L 时应诊断为新生儿低血糖。持续反复的低血糖可对新生儿中枢神经系统造成不同程度的损伤，甚至留下永久后遗症。

【临床与病理】

多数新生儿 HE 的临床表现是非特异性的，主要表现为精神萎靡、嗜睡、喂养困难、肌张力低下、呼吸暂停，也可表现为烦躁、震颤、惊厥，部分患儿无明显症状。

葡萄糖是脑细胞代谢唯一能源，对发育中的脑尤为重要。当发生低血糖时，葡萄糖供应不足直接影响细胞线粒体氧化磷酸化过程，ATP 合成量减少，局部高能磷酸耗尽，造成脑损伤。其中大脑皮质首先受到抑制，继而皮质下中枢包括边缘系统、网状结构、基底核、下丘脑及自主神经中枢相继受累。

【影像检查方法】

CT 有电离辐射，头颅超声敏感度不及 MRI。MRI 在帮助理解病变进展过程及监测实验性治疗效果方面起着至关重要的作用，DWI、DTI 及 ^{1}H-MRS 技术在监测 HE 病变进展情况、判断疗效以及预后等方面展现出一定的应用前景。

【影像表现】

1. CT　早期，CT 表现大多正常，严重者损伤部位呈低密度，CT 对于病变早期、轻度损伤的诊断价值有限。后期若有脑组织液化坏死可表现为脑组织减少和损伤部位低密度。

2. MRI　HE 脑损伤以顶枕叶最常见，也可见额叶、基底节及海马、脑室旁白质的损伤。多为双侧，单侧损伤亦可出现。弥漫性损伤多有其他合并症，如缺氧缺血性脑病等。HE 早期表现为顶枕叶白质多发 T_1WI 稍低信号，T_2WI 信号正常或稍高。随访期严重患儿 MRI 发现病变区 T_1WI 仍呈稍低信号，T_2WI 稍高信号可较前增强，DWI 表现为低信号（图 12-4-8）。同时病变区皮层萎缩、部分皮层丢失、脑室扩大，也可出现多囊脑软化等表现。约 30% 低血糖脑病可合并出血，多为脑实质出血，主要分布于放射冠、脑室旁白质区、基底节区、胼胝体压部点状、条状灶性出血。

【诊断与鉴别诊断】

新生儿低血糖脑病典型部位为双侧顶枕叶皮层及皮层下区及胼胝体压部，呈对称性分布。病变分布的区域与脑血管分布不匹配，且无明显的脑灌注减少为其特点。实验室检查血糖水平下降有助于诊断。主要需要与新生儿缺氧缺血性脑病相鉴别。新生儿缺氧缺血性脑病有明确的围生期窒息史，常伴有脑灌注的减少，足月儿多位于分水岭区和脑室周围白质，早产儿多位于脑室周围及室管膜下，一般无明显血糖减低表现。

【影像学研究进展】

1. DWI　DWI 序列对新生儿 HE 敏感性最高，

可以在24h内发现病灶，表现为双侧顶枕叶对称性高信号。

2. ^{1}H-MRS　HE患儿脑内磷酸肌酸浓度降低，乳酸浓度无明显变化。HIE患儿前者降低，后者升高。^{1}H-MRS能更好地提示预后，一般^{1}H-MRS正常的HE患儿预后良好。

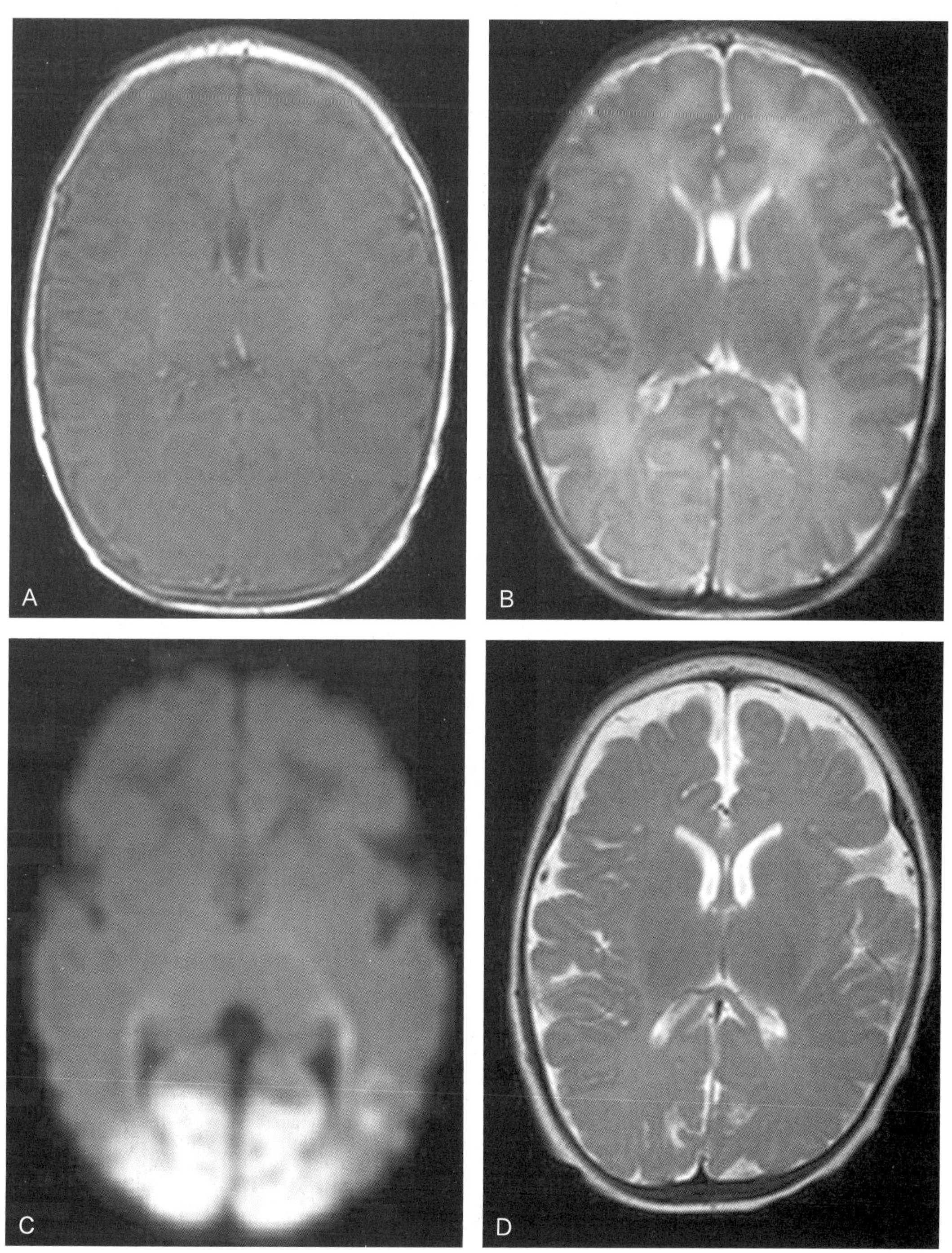

图12-4-8　低血糖脑病MRI平扫

A. T_1WI示双侧枕叶片状低信号；B. T_2WI上双侧枕叶病灶呈高信号；C. DWI显示病变区呈高信号；D. 1个月后T_2WI双侧枕叶局部脑萎缩

（王晓明　祁　英）

参考文献

1. 陈红,王晓明,丁长伟,等.新生儿低血糖脑损伤的 MRI 表现,中国医学影像技术,2013,29(7):1086-1090.
2. 丁明明,周丛乐.新生儿低血糖性脑损伤.中国新生儿科杂志,2011,26:59-61.
3. 张玲玲.90 例新生儿低血糖的临床分析.中国优生优育,2011,17:36-37.
4. 王凤枝,李晓莉.新生儿低血糖症 49 例临床分析.中国妇幼保健,2011,26:857-858.
5. 侯艳霞,王晓明.新生儿低血糖脑病的磁共振研究进展.中国医学影像技术,2008,24:1841-1843.
6. 吴敏芳,王晓明.急性胆红素脑病常规 MRI 及氢质子 MR 波谱初步研究.中华放射学杂志,2009,43(10):1021-1026.
7. 吴敏芳,王晓明.胆红素脑病磁共振及磁共振波谱研究进展.中国医学影像技术,2007,23(5):796-799.
8. 中华人民共和国卫生部.《中国出生缺陷防治报告》,2012.
9. 中国医师协会超声医师分会.中华医学超声杂志(电子版),2012,9(7):574-580.
10. Yueh MF,Chen S,Nguyen N,et al.Developmental,Genetic,Dietary,and Xenobiotic Influences on Neonatal Hyperbilirubinemia.Mol Pharmacol,2017,91:545-553.
11. Wisnowski JL,Panigrahy A,Painter MJ,et al.Magnetic resonance imaging of bilirubin encephalopathy:current limitations and future promise.Seminars in perinatology,2014,38:422-428.
12. American College of Radiology.ACR-SPR Practice Parameter for the Safe and Optimal Performance of Fetal MRI.Revised 2015(Resolution 11).Available at:http://www.acr.org/~/media/ACR/Documents/PGTS/guidelines/MRI_Fetal.pdf
13. Joel GR,Marian JV,Aditya B,et al.Association between MRI Exposure During Pregnancy and Fetal and Childhood Outcomes.JAMA,2016,316(9):952-961.
14. Sahar N.Saleem.Fetal MRI:An approach to practice:A review.Journal of Advanced Research,2014,5:507-523.
15. Zugazaga CA and Martín MC.Usefulness of magnetic resonance imaging in the prenatal study of malformations of the face and neck.Radiología,2012,54(54):387-400.
16. Nawapun K,Eastwood M,Sandaite I,et al.Correlation of observed-to-expected total fetal lung volume with intrathoracic organ herniation on magnetic resonance imaging in fetuses with isolated left-sided congenital diaphragmatic hernia.Ultrasound in Obstetrics and Gynecology,2015,46(2),162-167.
17. Reddy UM,Abuhamad AZ,Levine D,et al.Fetal Imaging Workshop Invited Participants.Fetal imaging:executive summary of a joint Eunice Kennedy Shriver National Institute of Child Health and Human Development,Society for Maternal-Fetal Medicine,American Institute of Ultrasound in Medicine,American College of Obstetricians and Gynecologists,American College of Radiology,Society for Pediatric Radiology,and Society of Radiologists in Ultrasound Fetal Imaging workshop.Obstet Gynecol,2014,123(5):1070-1082.
18. Saleem SN.Fetal MRI:An approach to practice:A review.Journal of Advanced Research,2014,5(5):507-523.
19. Furey EA,Bailey AA,Twickler DM.Fetal MR Imaging of Gastrointestinal Abnormalities.Radiographics,2016,36(3):904-917.
20. Hugele F,Dumont C,Boulot P,et al.Does prenatal MRI enhance fetal diagnosis of intra-abdominal cysts? Prenat Diagn,2015,35(7):669-674.
21. Capito C,Belarbi N,Paye Jaouen A,et al.Prenatal pelvic MRI:Additional clues for assessment of urogenital obstructive anomalies.J Pediatr Urol,2014,10(1):162-166.
22. Griffiths PD,Sharrack S,Chan KL,et al.Fetal brain injury in survivors of twin pregnancies complicated by demise of one twin as assessed by in utero MR imaging.Prenat Diagn,2015,35(6):583-591.
23. Tarui T,Khwaja OS,Estroff JA,et al.Altered fetal cerebral and cerebellar development in twin-twin transfusion syndrome.Am J Neuroradiol,2012,33(6):1121-1126.
24. Trivedi S B,Vesoulis Z A,Rao R,et al.A validated clinical MRI injury scoring system in neonatal hypoxic-ischemic encephalopathy.Pediatr Radiol,2017,47(11):1491-1499.
25. Childs A M,Ramenghi L A,Cornette L,et al.Cerebral Maturation in Premature Infants:Quantitative Assessment Using MR Imaging.AJNR,2001,22(8):1577-1582.
26. Huang BY,Castillo M.Hypoxic-ischemic brain injury:imaging findings from birth to adulthood.Radiographics,2008,28(2):417-439.
27. Chao CP,Zaleski CG,Patton AC.Neonatal hypoxic-ischemic encephalopathy:multimodality imaging findings.Radiographics,2006,Suppl 1:S159-172.
28. Ghei SK,Zan E,Nathan JE,et al.MR imaging of hypoxic-ischemic injury in term neonates:pearls and pitfalls.Radiographics,2014,34(4):1047.
29. Shroff MM,Soares-Fernandes JP,Whyte H,et al.MR imaging for diagnostic evaluation of encephalopathy in the newborn.Radiographics,2010,30(3):763-780.
30. De Vries LS,Groenendaal F.Patterns of neonatal hypoxic-ischaemic brain injury.Neuroradiology,2010,52(6):555-566.

第十三章
其他颅骨疾病

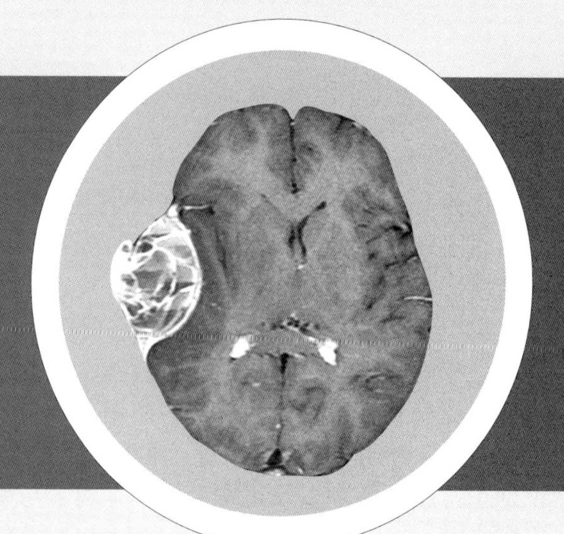

第一节 概 述

颅骨（skull）由23块形状和大小不同的扁骨和不规则骨组成（中耳的3对听小骨未计入），其中脑颅骨8块，构成颅腔；面颅骨15块，构成面部支架，除下颌骨及舌骨外，其余各骨彼此借缝或软骨牢固连结，起着保护和支持脑、感觉器官以及消化器和呼吸器起始部分的作用。颅骨外有骨膜，内含骨髓及丰富的血管、淋巴管及神经等。识别正常颅骨解剖以及正常变异，有利于与颅骨疾病鉴别。

一、颅骨的组成

颅骨由后上部的脑颅骨和前下部的面颅骨组成，一般以眶上缘和外耳门上缘的连线为分界线。

（一）脑颅骨

脑颅骨位于头颅的后上部，有8块，共同构成颅腔，其中成对的有颞骨和顶骨，不成对的有额骨、筛骨、蝶骨和枕骨。

1. 颞骨（2块） 位于颅的两侧，参与构成颅底和颅腔的侧壁，包括：鳞部、鼓部、岩部，而岩部可进一步细分为岩部、乳突部、茎突，故颞骨细分为5部分：鳞部、鼓部、岩部、乳突部、茎突。

①鳞部：位于外耳门前上方，呈鳞片状，构成颅骨穹窿外侧及部分外耳道。其前下份有向前凸出的颧突，与颧骨颞突构成颧弓；②鼓部：位于下颌窝后方，为卷曲的骨板，围绕于外耳门的前下部；③岩部：又称锥部，呈三棱锥形，位于外耳门内侧，尖端指向前内，内接蝶骨，底接颞骨鳞部与乳突部。岩部后面中央处有内耳门，下面中央有颈动脉管；④乳突部：位于颞骨外耳门后部，呈圆锥状凸起，向下伸展构成乳突尖部；⑤茎突：起于颞骨鼓部的下面，伸向前下方，呈细长形，长短不一。

2. 顶骨（2块） 位于颅盖中部，为外凸内凹的四边形扁骨。

3. 额骨（1块） 位于颅的前上部，构成颅盖和前颅窝，其前下部的含气空腔为额窦。

4. 筛骨（1块） 位于颅底的前部，参与构成鼻腔、眼眶和颅底，筛骨正中有垂直板构成鼻中隔，垂直板两侧为筛骨迷路，其内的蜂窝状含气小房称筛窦。

5. 蝶骨（1块） 位于颅底中央，外形像蝴蝶，分体、大翼、小翼及翼突。蝶骨体内有成对的含气空腔称蝶窦，蝶骨大翼根部由前向后依次为圆孔、卵圆孔和棘孔，蝶骨小翼内侧有视神经管。

6. 枕骨（1块） 位于头颅的后下部，其前下部为枕骨大孔。

（二）面颅骨

位于颅的前下部，共15块。它们共同构成面部支架，并参与构成眼眶、骨性鼻腔和口腔。

面颅骨成对的有上颌骨、腭骨、颧骨、鼻骨、泪骨及下鼻甲，不成对的有犁骨、舌骨和下颌骨。

1. 上颌骨（2块） 位于面颅的中央，与下颌骨相对应，有牙齿，几乎与全部面颅骨相接，参与构成鼻腔外侧壁、口腔顶及眶下壁的大部分。上颌骨体内的含气空腔为上颌窦。

2. 腭骨（2块） 位于上颌骨后方、蝶骨前方。

3. 颧骨（2块） 位于眼眶外下方，形成面颊部的骨性突起，与颞骨构成颧弓。

4. 鼻骨（2块） 位于两上颌骨之间形成鼻背，为两块不规则骨板，鼻骨向上与额骨鼻部相连接，内缘与对侧鼻骨相连，外缘与上颌骨额突相连。

5. 泪骨（2块） 位于眼眶内侧壁的前部，前接上颌骨。

6. 下鼻甲（2块） 位于鼻腔外侧壁下部，附着于上颌体和腭骨垂直板的鼻面上。

7. 犁骨（1块） 位于鼻腔正中的后下部，参与构成鼻中隔后下份。

8. 舌骨（1块） 呈“U”形，位于喉上方，下颌骨下后方，游离于喉上方的舌肌群中。

9. 下颌骨（1块） 位于面部前下方，为最大的面颅骨，呈马蹄形，分为中部的下颌体和两侧的下颌支。下颌体呈弓形，下缘光滑，为下颌底，上缘为牙槽弓。下颌支为下颌体伸向后上方的骨板，末端分叉形成两个突起，前方尖锐者称冠突，后方宽大者称髁突，中间凹陷处为下颌切迹。髁突上端膨大称下颌头，与颞骨的下颌窝相关节，下颌头下方变细，称下颌颈，下颌支与下颌底相交处为下颌角。

二、眼眶、鼻腔、鼻窦及耳的骨性结构

（一）眼眶

眼眶为两个四棱锥形骨腔，位于鼻根部两侧，左右对称，眶尖向后，底朝向前，容纳眼球及其附属结构，分为上壁（眶顶）、下壁（眶底）、内侧壁和外侧壁。

1. 上壁或眶顶由额骨眶板和蝶骨小翼构成，上缘中内 1/3 交界处有眶上孔（也可为眶切迹）。

2. 下壁或眶底由上颌骨眶面、颧骨和颚骨眶板构成。底部有眶下沟，向前通眶下管，管口开口于眶下孔。

3. 内侧壁由前向后依次是上颌骨额突、泪骨、筛骨眶板及蝶骨体，前外侧有泪囊窝，向下通鼻泪管。

4. 外侧壁由颧骨和蝶骨构成，外侧壁与下壁间有眶下裂，向后通颞下窝和翼腭窝，外侧壁和眶上壁交界处后份的裂隙为眶上裂，向后通颅中窝。

（二）骨性鼻腔

位于面颅中央，两侧为筛窦、上颌窦和眶，顶部为颅腔，前方的开口为梨状孔，后方的一对开口叫鼻后孔，筛骨垂直板和犁骨组成鼻中隔将鼻腔分成两半。鼻腔的顶主要为筛骨的筛板，底为上颌骨腭突和腭骨，外侧壁为上、中、下三个鼻甲。各鼻甲下方分别为上、中、下鼻道，下鼻道有鼻泪管的开口。上鼻甲后上方与蝶骨体之间的狭小间隙为蝶筛隐窝，是蝶窦的开口处。

（三）鼻窦

为鼻腔周围颅骨含气空腔，分为额窦、筛窦、上颌窦及蝶窦四对。初生儿只有上颌窦和筛窦，到 3 岁时额窦和蝶窦才开始出现，于 20 岁左右发育完全。

1. 额窦 2~3 岁开始发育，位于额骨内外板之间，鼻根部的上方，眼眶的内上侧。额窦开口于窦底内侧、中鼻道前端。

2. 筛窦 位于鼻腔外上方和眼眶内壁之间的筛骨内蜂房状小气房。筛窦以中鼻甲附着缘为界，位于其前下者为前组筛窦，开口于中鼻道。中鼻甲后上者为后组筛窦，开口于上鼻道。

3. 上颌窦 位于上颌体内，为最大窦腔，形似锥形。顶壁：为眶底；底壁：为上颌骨齿槽突；前壁：为上颌骨的面壁，尖牙窝为骨质最薄处；后外侧壁：与翼腭窝相隔；内壁：为鼻腔外侧壁的一部分，后上方有上颌窦窦口通入中鼻道。

4. 蝶窦 位于蝶骨体内，由蝶窦中隔分为左右两侧，两侧常不对称，开口于蝶筛隐窦。顶壁为鞍底，底部为鼻咽的顶部。

（四）耳

耳的解剖包括外耳、中耳及内耳。

1. 外耳 包括耳廓和外耳道。外耳道为自外耳门向内延伸至鼓膜的管道，长 2.5~3.5cm，内侧 2/3 位于颞骨内，称骨部；外侧 1/3 以软骨为基础，称软骨部。

2. 中耳 包括鼓室、咽鼓管、乳突窦和乳突小房。

鼓室：即中耳腔，位于鼓膜与内耳之间。鼓室内有 3 块听小骨和 2 块听小骨肌，鼓室向前经咽鼓管通鼻咽，向外借鼓膜与外耳道相隔，向后经鼓窦通乳突气房。以鼓膜上下缘为界，其可分为上鼓室、中鼓室和下鼓室。鼓室的六个壁分别为：①上壁：即鼓室盖；②下壁：又称颈静脉壁；③前壁：又称颈动脉壁；④后壁：又称乳突壁；⑤外侧壁：又称鼓膜壁；⑥内侧壁：又称迷路壁；鼓室内的三块听小骨，分别为锤骨、砧骨和镫骨；2 块听小骨肌，分别为鼓膜张肌、镫骨肌。

咽鼓管：连通鼻咽与鼓室的通道，长 3.5~4.0cm，作用是保持鼓膜内外压力平衡。

乳突窦与乳突小房：乳突窦位于鼓室与乳突小房之间的含气空腔，向前开口于鼓室后壁，向后下通乳突小房。乳突小房为颞骨乳突内许多互相连通的含气小腔，乳突的气化分为四型：①气化型；②板障型：呈颅骨板障样，无蜂窝或由少量蜂窝；③硬化型：由致密骨构成；④混合型。

3. 内耳 又称迷路，位于颞骨岩部之内。分为骨迷路及膜迷路，膜迷路套于骨迷路内，迷路内充满淋巴液。骨迷路分为：耳蜗、前庭及半规管。

三、颅底重要结构

颅底内面承托脑，与其形态相适应，颅底呈阶梯状的窝，分为颅前窝、颅中窝和颅后窝，窝内有连通颅腔内外的孔裂。颅前窝孔多而细小前后纵排，第一对脑神经通过；颅中窝孔弧形排列，

有颈内动脉和二至六对脑神经通过；颅后窝孔少而粗大横行排列，有后六对脑神经、脑静脉、脊髓及其被膜通过。

1. 颅前窝 由额骨、筛骨和蝶骨小翼共同构成，容纳大脑额叶。前方正中有一向上突起称鸡冠，两侧的水平骨板称筛板，内有许多筛孔，通鼻腔。颅前窝骨折多发生于菲薄的额骨眶板和筛骨骨板。

2. 颅中窝 由蝶骨及颞骨等构成，容纳大脑颞叶。中央有马蹄形的结构称蝶鞍，包括前床突、交叉前沟、鞍结节、垂体窝、鞍背和后床突。垂体窝位于中央，容纳垂体，两侧有神经管、颈动脉沟。蝶鞍两侧，海绵窦外侧，蝶骨大翼上由前向后依次分布有圆孔、卵圆孔和棘孔，分别是三叉神经上颌支、三叉神经下颌支、脑膜中动脉进入颅腔的通道。

3. 颅后窝 由枕骨和颞骨岩部后面构成，容纳小脑和脑干。颅后窝中央部为枕骨大孔，前上方为平坦的斜坡，外侧为舌下神经孔内口，后方的十字隆起称枕内隆凸。由此凸向上的浅沟延伸为上矢状窦沟，向两侧续于横窦沟、转向前下呈“S”形的沟称乙状窦沟，并终于颈静脉孔。

四、颅骨正常发育及新生儿颅骨解剖特征

颅骨的发育包括膜内化骨与软骨内化骨两种形式，颅顶骨为膜性成骨，而颅底骨部分为软骨性成骨。

1. 膜内化骨 又称膜内成骨，是先由间充质分化成为胚性结缔组织膜，在此基础上骨化。额骨垂直部、顶骨、颞骨、枕骨鳞部等以此种方式成骨。

2. 软骨内化骨 又称软骨内成骨，是指在预先形成的软骨雏形基础上将软骨逐步转变为骨，是最常见的一种骨发生形式。颅骨的额骨水平部、筛骨筛板、蝶骨和枕骨基底部通过此种形式生成。而下颌骨兼有软骨内化骨和膜内化骨两种形式。

新生儿颅骨的特征：胎儿脑及感觉器官发育较早，所以脑颅大于面颅。但是新生儿面颅的发育快于脑颅。新生儿出生时，脑颅大于面颅（8∶1），新生儿颅顶各骨间有一定的间隙，间隙间充满纤维组织膜，缝隙交接处的膜称囟。主要有前囟、后囟、蝶囟、乳突囟。前后囟位于矢状缝前后，前囟为菱形，位于额骨和顶骨之间，前囟出生时1~2cm，以后随颅骨生长而增大，6个月龄左右逐渐骨化而变小；后囟为三角形，位于枕骨和顶骨之间；蝶囟位于顶骨前下角与蝶骨之间；乳突囟位于顶骨后下角。前囟闭合较晚，一般在12~18个月闭合，其他各囟在出生后不久闭合。颅骨骨缝3~4个月闭合。

新生儿上、下颌不发达，鼻旁窦未发育，乳突不明显。颅穹窿薄，组成膜化骨。新生儿颅盖只有一层骨板，一般于四岁时开始逐渐分内、外两层，其间夹有松质称板障。

五、颅骨正常变异及发育异常

颅骨常见的正常变异在临床上较为常见，一般无临床症状，影像上容易被误诊为病变。常见的正常变异包括蛛网膜颗粒、血管沟、静脉湖、引流静脉、不对称颅底孔、鞍结节气化、缝间骨等，需与一些异常病变做鉴别。识别正常解剖变异可减少临床影像诊断误诊的发生。而颅骨发育异常主要发生结构异常改变，如头颅变小、颅骨增大、颅骨厚度和密度改变等，出现狭颅症、颅周窦、硬化性骨发育不良、扁平颅底、颅底凹陷等病变，多伴有一定的临床症状。

六、颅骨影像学检查

颅骨的影像学检查包括X线、CT、MRI以及核医学成像检查。常规X线检查主要用于全身性及系统性疾病在颅骨改变的观察，对于颅骨病变细节的显示较差，不能对病变的鉴别诊断提供有效的依据，甚至容易遗漏病变。CT拥有较高的密度分辨率，可以对图像进行后处理，从多方位、多平面及三维全面观察颅骨的结构变化，在颅面骨创伤、感染及肿瘤的诊断具有优势，是颅骨病变的主要检查手段。MRI为无创伤、无射线检查，且软组织对比分辨率高，在显示软组织及骨髓病变，像肿瘤、出血、坏死等较CT有优势，它可以清楚地分辨病变的范围、周围组织器官的累及情况等。核医学成像则更多的用于全身性肿瘤的筛查。

（郑文斌）

第二节 颅骨正常变异

一、蛛网膜粒

【概述】

蛛网膜粒（arachnoid granulations）是一种正常的解剖结构，是蛛网膜突入到正常的硬脑膜静脉窦内（主要是上矢状窦）形成的绒毛状或颗粒状突起。脑脊液通过这些颗粒渗入硬脑膜窦内，回流入静脉。蛛网膜粒压迹又称 pacchionoan 压迹，为蛛网膜粒在颅骨内板上形成的压迹。

【临床与病理】

一般临床无症状。蛛网膜粒的数目、大小及深度，常随着年龄和性别而不同，儿童很少见，随着年龄的增长逐渐出现，同年的男性较女性较为多见。蛛网膜粒在脑脊液回吸收及大分子物质和微粒子清除方面起着关键作用。在颅内的各种病理状态下，蛛网膜颗粒可能会出现病理改变，从而导致其功能减退。

【影像表现】

1. X线 变异较大。表现为边缘锐利且略不规整的颗粒状透亮影，少数可呈穿凿样骨质缺损改变，深度可达板障甚至达外板，直径约0.5~1.0cm，多分布于额顶骨矢状缝两旁，很少超过中线 4.0cm 以外的地方。后颅凹蛛网膜粒压迹则最常位于窦汇两侧的小脑静脉汇入横窦处。

2. CT 特征性表现为颅骨内板凹状压迫或穿凿样骨质缺损（图 13-2-1）。CT 值绝大多数蛛网膜颗粒和脑脊液的密度相似。少数蛛网膜粒可以发生钙化，钙化可以位于蛛网膜颗粒周边、中心或完全钙化。蛛网膜粒亦可以有颅骨压迹，压迹明显者可达颅骨外板。增强扫描蛛网膜粒的中心可有强化，为进入蛛网膜粒的静脉强化，或与硬脑膜窦相通的内皮细胞间隙强化所致。

3. MRI 常表现为顶前区、中线旁的局限性骨质缺损；缺损区与脑脊液信号相同，长 T_1、长 T_2 信号；边界清楚，边缘光滑，与蛛网膜下腔相通（图 13-2-2）；颅内板常见缺损口，增强后无明显变化。周围无软组织肿块影及占位效应。

【诊断与鉴别诊断】

蛛网膜粒常位于浅表静脉汇入静脉窦处，其内见静脉进入为特征性表现，边界光滑，偶见不规则也可分辨其为多个小蛛网膜颗粒融合，CT 接近脑脊液密度，偶尔见钙化。鉴别诊断如下：

1. 脑静脉窦血栓形成（cerebral venous sinus thrombosis，CVST） 静脉窦血栓表现为静脉窦内充盈缺损，边界不规则；范围较广，可累及相邻静脉窦、浅表皮层静脉，甚至大脑深静脉，所在静脉窦扩张，静脉窦壁侧支循环；血栓信号类似于血肿随时间变化而变化；脑实质内

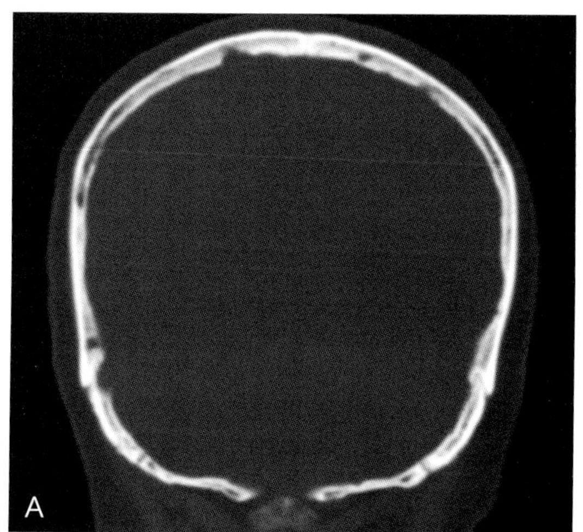

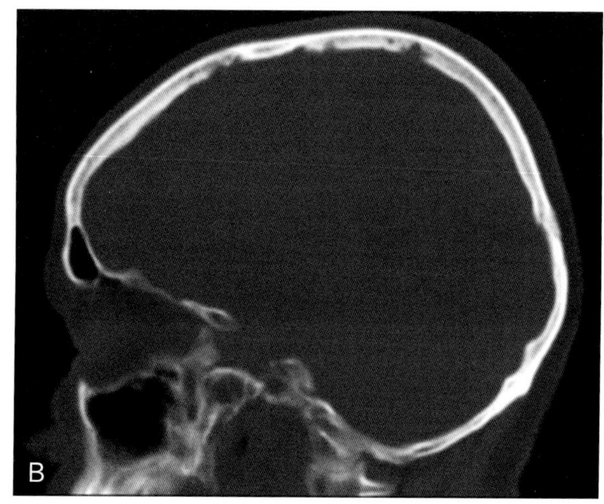

图 13-2-1 蛛网膜颗粒 CT 平扫

A、B. 顶部颅骨内多发小圆形低密度影

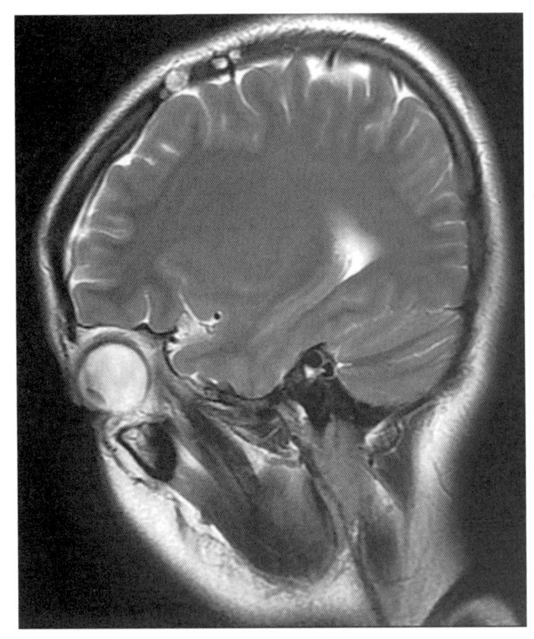

图 13-2-2 蛛网膜颗粒 MRI 平扫

顶部颅骨内多发小圆形长 T_2 信号影

可见静脉性水肿或出血。

2. 颅内蛛网膜囊肿 蛛网膜包裹脑脊液所形成的囊状结构。头颅平片可见病变部位颅骨变薄外突，内侧较光滑规整。CT 上无特异性鉴别。T_1WI 可见蛛网膜囊肿内信号略高于脑脊液。临床上多有外伤史或颅内感染史。

3. 颅骨转移瘤 多有原发病灶、相关病史及临床表现，病灶可为单发或多发，形态大小不规整。

（郑文斌）

二、血管沟

【概述】

血管沟（vascular channel）是指颅骨在生长发育过程中出现的正常解剖变异，也称血管压迹。常位于内板，由脑膜动脉、静脉所致；位于外板者，常由颞浅动脉分支所致。

【临床与病理】

无特异临床表现，多在检查时偶然发现。

【影像表现】

1. X 线 颅骨血管沟影密度较低，一般轮廓不甚清楚，多为不规则分支。

2. CT 颅骨血管沟多呈线状、条状密度减低影，三维重建可以更直观显示血管沟的形态、走行等（图 13-2-3）。

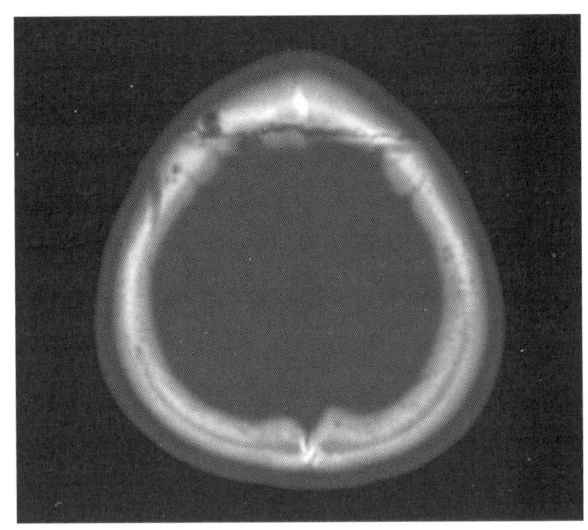

图 13-2-3 颅骨血管沟的 CT 平扫（骨窗）

右侧顶骨可见多发条带状弯曲走行的低密度影，提示为血管沟；冠状缝周围多发类圆形低密度影，考虑为蛛网膜颗粒

【诊断及鉴别诊断】

血管沟主要与线性骨折相鉴别，骨折为骨骼受外力作用发生断裂，致密骨的连续性或完整性中断。在 X 线上常呈不规则的透明线，亦称骨折线。骨折线边缘锐利，位置多出现在外力直接作用的部位。血管沟边缘整齐，走行位置固定，透明度较骨折线低。临床工作中，熟悉掌握血管沟的影像学表现，结合临床仔细阅片，可减少其误诊率。

（郑文斌）

三、静脉湖

【概述】

颅骨静脉湖为静脉丛局部扩大或彼此汇聚所形成，可压迫吸收邻近骨质导致相应骨质出现缺损。多见于颅顶部，其次为额骨和枕骨，多见于 40 岁以上的中老年人，年龄愈大，愈多见。

【临床与病理】

属于颅骨的正常解剖结构变异，无确切临床意义或特异临床表现，多在检查时偶然发现。

【影像表现】

1. CT 表现为多发囊状或穿凿状骨质缺损区，呈片状或类圆形，少数呈不规则形，边缘一般清晰光整，常可见轻度硬化边，内外板骨质不同程度受压变薄，周围软组织无肿胀或肿块等异常情况（图 13-2-4）。

2. MRI 表现为颅骨板障内骨质缺损区，内为血液信号（图 13-2-5）。

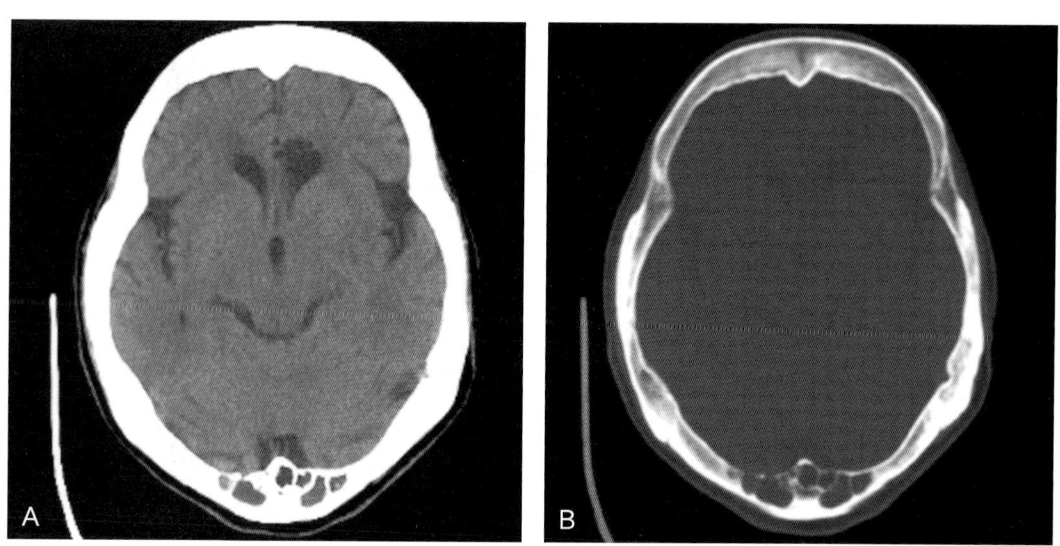

图 13-2-4　枕骨静脉湖的 CT 平扫

A. 脑组织窗；B. 骨窗，示枕骨内多发低密度影

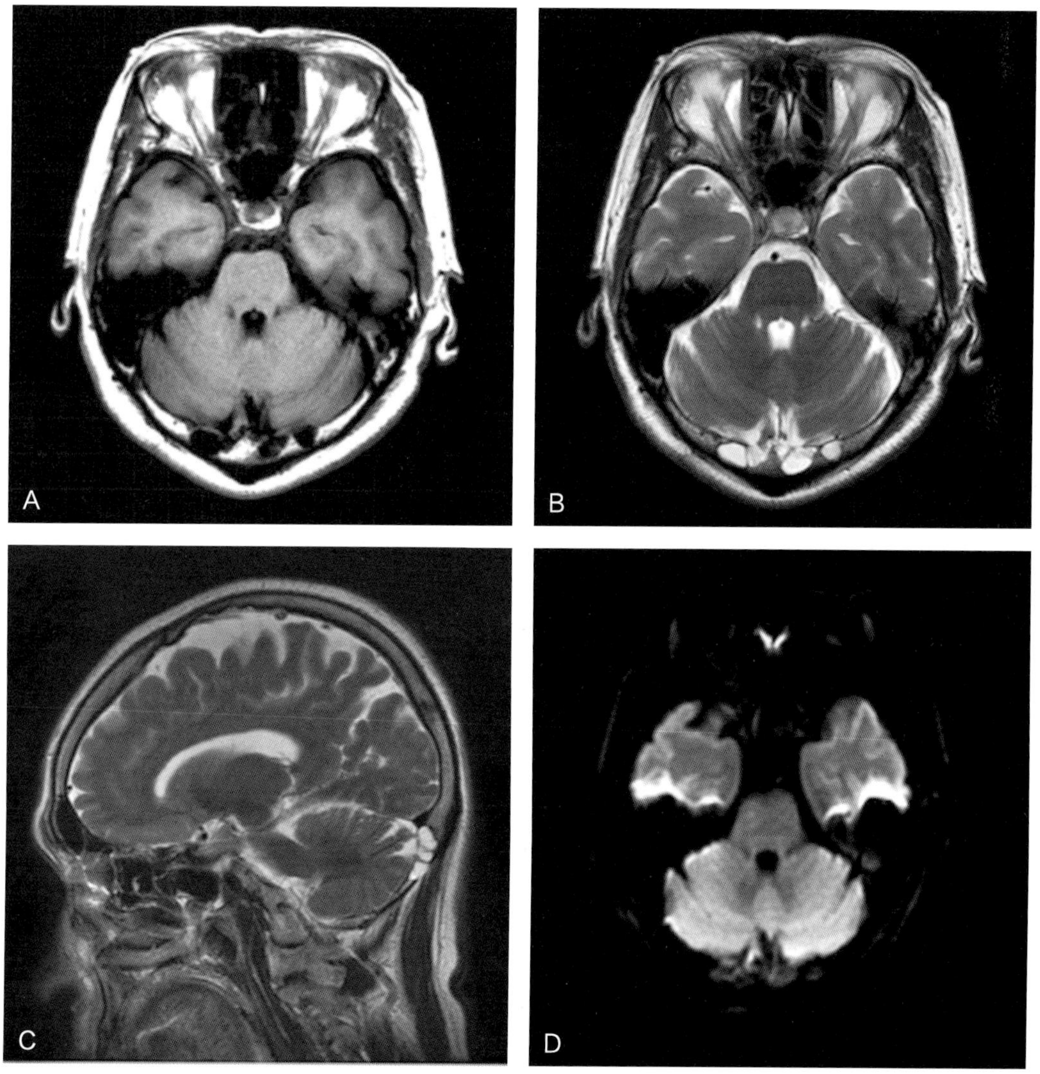

图 13-2-5　枕骨静脉湖的 MRI 表现

A. T_1WI；B. T_2WI；C. 矢状位 T_2WI；D. DWI，示枕骨内多发长 T_1、长 T_2 信号影，于 DWI 上呈低信号影

【诊断与鉴别诊断】

影像学检查若发现颅骨板障内出现大小数量不等、类圆形或形态不定的穿凿状骨质缺损，邻近软组织无明显肿胀及肿块，患者无明显临床症状及体征，应考虑颅骨静脉湖的可能。

主要与颅骨蛛网膜粒压迹、颅骨嗜酸性肉芽肿及转移瘤等鉴别。颅骨蛛网膜粒压迹在CT上也表现为边界清楚的穿凿样骨质破坏，但多为单发，蛛网膜粒内为脑脊液，与蛛网膜下腔相通；而静脉湖常为多发，且内部为血液，MR检查可以鉴别。颅骨嗜酸性肉芽肿多见于儿童及青少年，常伴有局部头皮疼痛性包块；而颅骨静脉湖不伴局部软组织肿块。颅骨转移瘤多有原发灶，骨质侵蚀、破坏，颅骨骨板变薄，并形成邻近软组织包块。

（郑文斌）

四、引流静脉

【概述】

引流静脉是贯穿颅骨直接连接板障静脉、颅内静脉窦与颅外静脉的血管，是颅外感染向颅内蔓延的直接通道，主要位于额顶骨。

【临床与病理】

引流静脉是正常结构，一般在正常成人颅内静脉回流中，导静脉并不起重要作用。但当乙状窦或颈内静脉异常导致颅内静脉回流受阻时，扩张的导静脉可起代偿脑静脉引流的作用，出现一些相应的临床症状。例如，乳突导静脉可能与静脉性搏动性耳鸣有关，行乳突导静脉结扎术后耳鸣症状减轻或消失。认识和描述这些静脉可以防止手术过程中的并发症。

【影像表现】

CT血管造影是评价静脉血管的有效工具。在静脉血流速度慢、直径小的情况下，它优于磁共振静脉成像。它还具有静脉骨管道成像的优点。

常见的引流静脉有乳突导静脉（MEV）、后髁静脉（PCV）、岩鳞窦（PSS）、枕导静脉（OEV）等，以乳突导静脉的出现率最高，约51.8%，走行于乳突导静脉管内。乳突导静脉管内口起自乙状窦背外侧，穿过枕乳缝前方，向外汇入枕静脉或耳后静脉（图13-2-6）。HRCT检查可以观察乳突导静脉管的出现及类型，测量其内径并评估颅内外静脉引流情况。

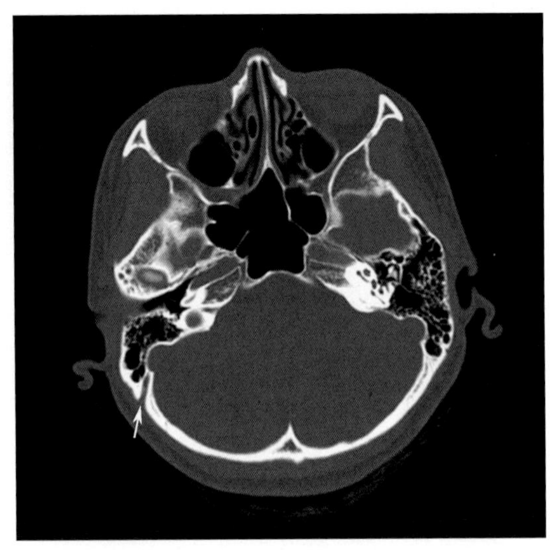

图13-2-6 导静脉的CT平扫骨窗

右侧颞骨乳突气房后方条带状低密度影（箭），考虑为乳突导静脉

【诊断与鉴别诊断】

乳突导静脉管主要与颞骨骨折鉴别，骨折一般有外伤史，边缘清晰锐利，走行较直或呈树枝样裂隙，周围软组织肿胀。

（郑文斌）

五、不对称颅底孔

【概述】

颅底的正常解剖结构十分复杂，其内面分为颅前窝、颅中窝和颅后窝，自前向后依次呈阶梯状排列，包含了很多贯穿的孔道，称为颅底孔（图13-2-7），包括：筛孔、视神经管、破裂孔、眶上裂、圆孔、卵圆孔、棘孔、破裂孔、翼管、颈动脉管、枕骨大孔、颈静脉孔、舌下神经管等。除枕骨大孔外，大多数颅底孔虽然都是成对存在的，但是很少完全性对称，这种颅底孔的正常变异称为不对称颅底孔。不对称性颅底孔可能与孔道的内容物有关，特别是静脉。

【临床与病理】

不对称颅底孔属于颅骨正常变异，作为连接中枢神经系统与颅外结构的重要通路，颅底孔道的复杂性体现了其在颅脑相关疾病观察评估中的重要地位。颅底孔的左右不对称性比较，具有一定的临床意义。据报道，不对称颅底孔可能存在潜在的病理意义。

1. 视神经管　无论是视神经管本身，还是起源于眼眶或颅中窝的病变，都可导致视神经管大小

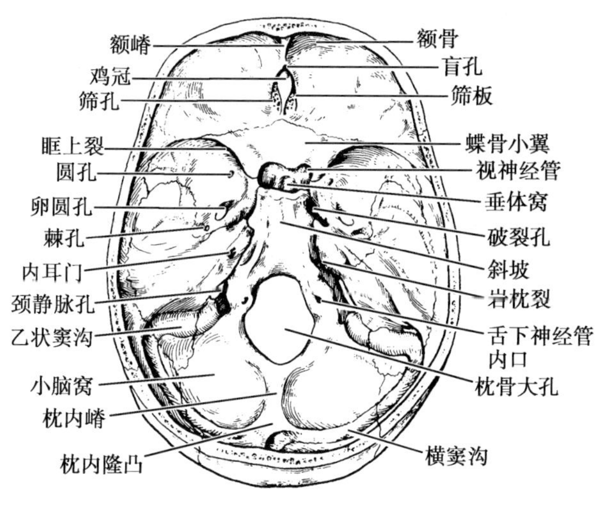

图 13-2-7　颅底孔的解剖示意图

和形态的改变。冠状位 CT 扫描可明确颅底骨折是否累及视神经管以及骨折片有无移位等情况。

2. 眶上裂　眼球后纤维血管瘤、颌面部肉瘤以及颅中窝病变可导致病侧眶上裂增宽，而蝶骨骨纤维发育不良可引起眶上裂及视神经管变窄。

3. 圆孔　鼻咽癌侵犯翼腭窝时，可沿三叉神经上颌支达圆孔，导致圆孔扩大和破坏。

4. 翼管　鼻咽癌侵犯鼻腭窝时，可沿翼管神经侵犯，使翼管骨壁破坏。

5. 翼腭窝　原发于此处的病变非常少见，多为邻近区域（上颌窦、鼻咽部、鼻腔和颞下窝等）病变侵犯，CT 表现为窝内脂肪减少而显示不同程度的密度增高。

6. 卵圆孔、棘孔和破裂孔　鼻咽癌侵犯颅底可导致上述三孔破坏、扩大；三叉神经节神经鞘瘤、滑膜肉瘤、脑膜瘤等均可使卵圆孔扩大；且脑膜瘤脑膜中动脉供血增加，棘孔常扩大；脊索瘤和鞍旁脑膜瘤可引起破裂孔扩大和破坏。

7. 颈动脉管　颅底骨巨细胞瘤可使管壁破坏，而管内动脉瘤仅导致管腔同心圆样扩大，较少引起管壁骨质破坏。

8. 内听道　听神经瘤、中央型神经纤维瘤病均可导致内听道口喇叭状扩大，后者可累及双侧。

9. 颈静脉孔　颈静脉孔处的肿瘤较少，最常见的是颈静脉球瘤，早期仅有血管部单纯扩大，无骨质破坏，需与正常变异鉴别；晚期可见颈静脉孔扩大伴有边缘不规则、骨质侵蚀破坏。

10. 舌下神经管　舌下神经施万细胞瘤可引起患侧管腔增大，而对侧正常。

【影像检查方法】

颅底孔道是具有一定深度和倾斜度的骨性通道，过去曾采用头颅平片及多轨迹断层摄影来估测颅底孔道的大小，但拍摄显示管壁及其周围结构相互投影重叠，轮廓模糊。横断管壁长轴的 CT 扫描技术，能消除管壁及其周围结构相互投影重叠的现象，对孔道形态真实性的反映优于头颅平片，还可同时显示孔道各壁结构及其与周围组织的关系，具有较高的密度分辨率，是目前活体上研究颅底孔道大小和形态的一种最佳方法。

【影像表现】

由于颅底孔道多为骨性结构，因此在 X 线及 CT 上表现为由正常的高密度颅骨包绕的较低密度区，内含有相应的血管、神经等软组织结构（图 13-2-8）。少数呈不对称表现（图 13-2-9）。CT/

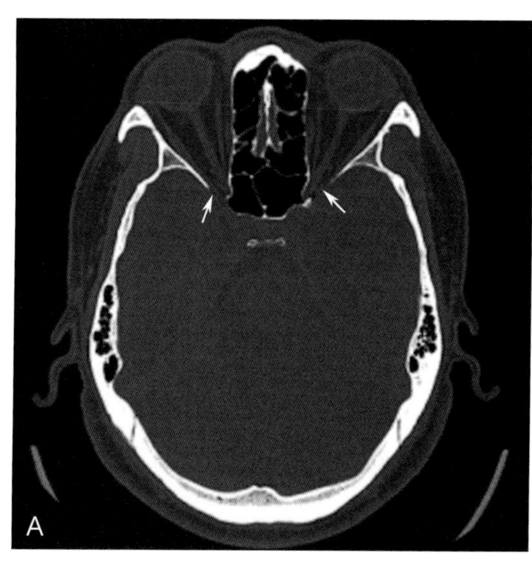

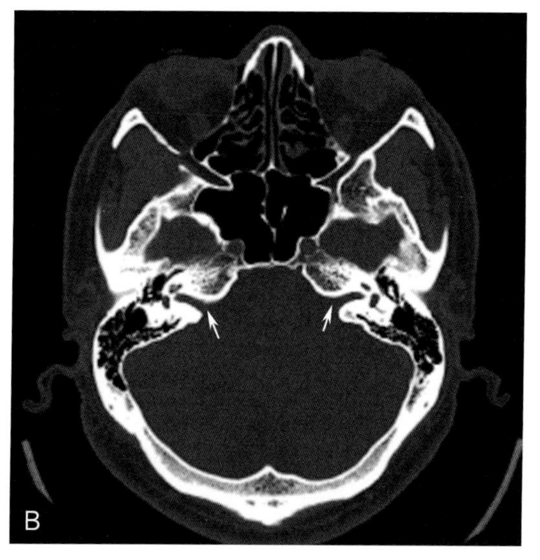

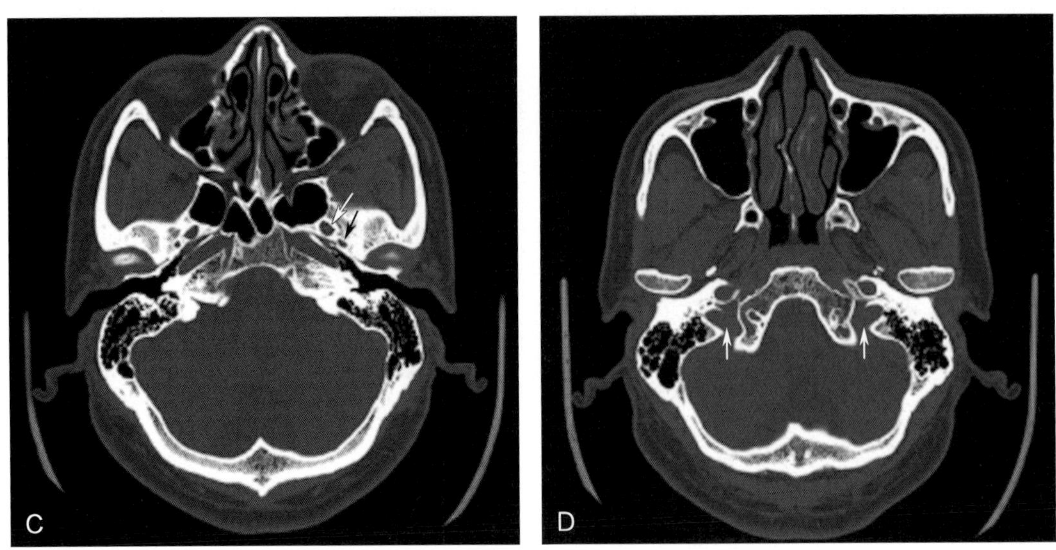

图 13-2-8　正常颅底孔的 CT 图像

A. 眶上裂（白箭）；B. 内听道（白箭）；C. 卵圆孔（白箭）、棘孔（黑箭）；D. 颈静脉窝（白箭）

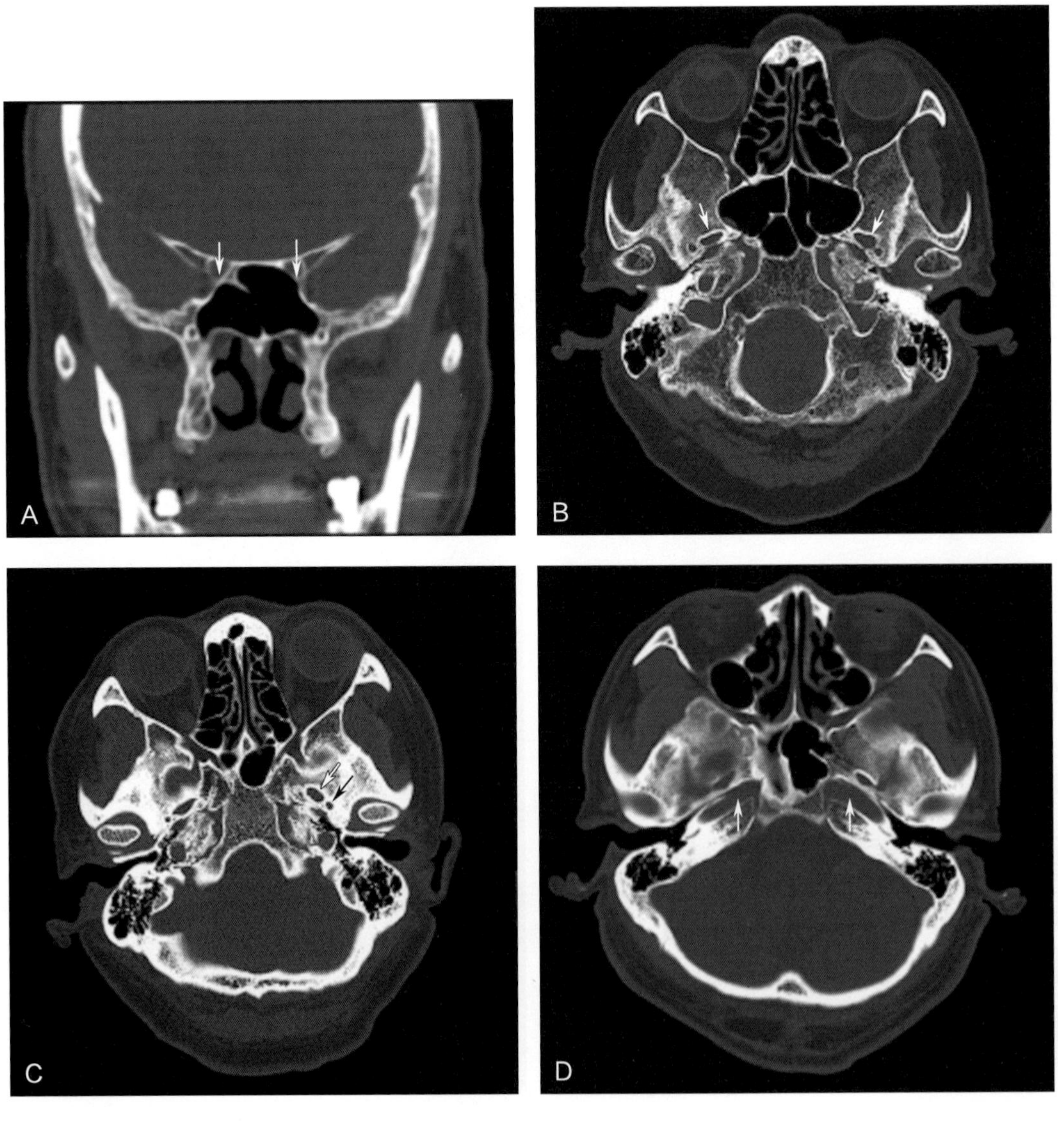

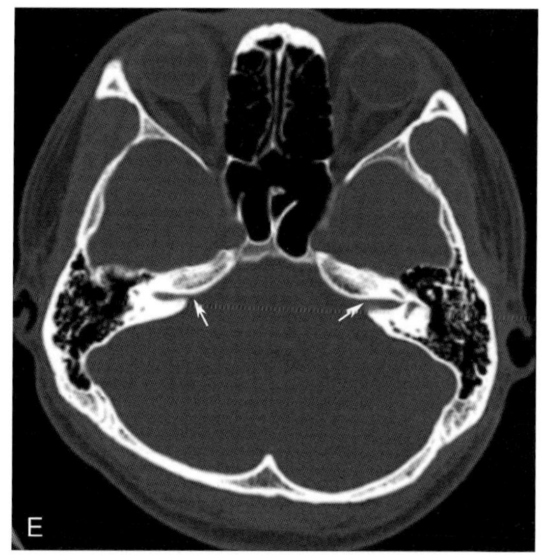

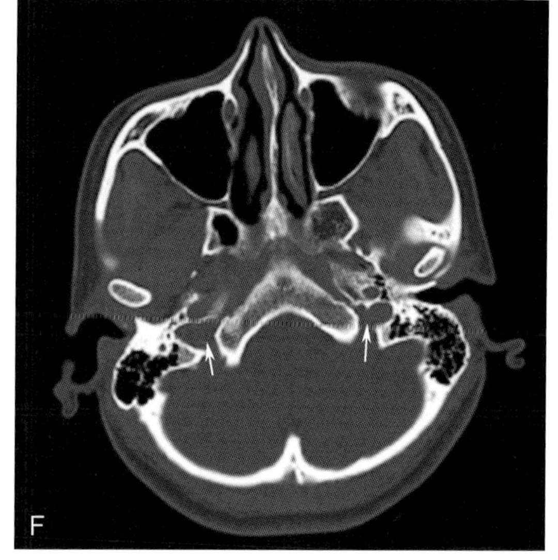

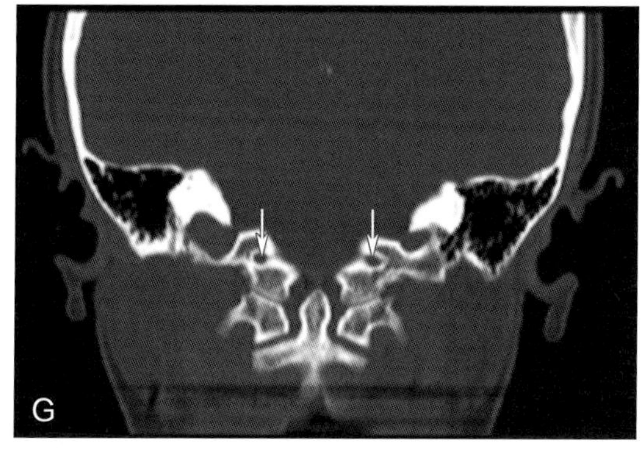

图 13-2-9 生理性不对称颅底孔的 CT 图像

A. 视神经管（白箭）；B. 卵圆孔（白箭）；C. 卵圆孔（白箭）、棘孔（黑箭）；D. 颈动脉管（白箭）；E. 内听道（白箭）；F. 颈静脉孔（白箭）；G. 舌下神经管（白箭）

MRI 增强血管结构表现为强化。

【诊断与鉴别诊断】

颅底的病变常常会影响相应的颅底孔道，需要认真仔细的鉴别颅底孔的生理性与病理性的不对称性。在影像学对颅底病变的诊断过程中，临床表现和其他辅助检查将决定颅底观察的感兴趣区。

（郑文斌）

六、鞍结节积气

【概述】

在蝶骨体内视交叉沟后方，可见一骨性突起，称为鞍结节或蝶鞍结节，构成视交叉沟的后界和垂体窝的前界。蝶窦（sphenoidal sinus）气化程度的变异很大（图 13-2-10）。蝶窦气化可达鞍背及枕骨，蝶窦还可向鞍结节、前床突、蝶骨小翼、蝶骨大翼及蝶骨翼突内气化；当蝶窦向后气化，突破前后骨化中心的融合带，即鞍结节水平，可造成鞍结节气化，形成鞍结节积气（pneumatization of tuberculum sellae）。

【临床与病理】

蝶窦于 10 岁时基本完全气化，其大小、形态、气化程度和分隔均变异极大。以解剖学和胚胎学为依据，通过鞍结节、蝶鞍中点和蝶鞍后床突后缘分别引出垂直于 Nasion 线的 a、b、c 三条线。以此为标准，将成人蝶窦分为 6 种类型，即：①未发育型：成年后蝶窦仍未气化；②甲介型：成年后气化的蝶窦腔仍局限在蝶甲内；③鞍前型：成年后气化的蝶窦不超过鞍结节垂直线；④半鞍型：成年后气化的蝶窦未超过蝶鞍中点；⑤全鞍型：成年后气化的蝶窦未超过鞍背后缘通过蝶枕缝的垂直线；⑥鞍枕型：成年后气化的蝶窦超过鞍背后缘通过蝶枕缝的垂直线。其中，鞍前型、半鞍型、全鞍型及鞍枕型均包含鞍结节的气化（图 13-2-11）。

【影像检查方法】

X 线平片、CT 及 MRI 技术是评价鼻窦解剖的主要方法。其中以 CT 扫描最常用。CT 薄层扫描结合矢状位等多平面重建，能清晰显示鞍结节、蝶鞍、蝶窦及其毗邻的细微结构，空间分辨率高，

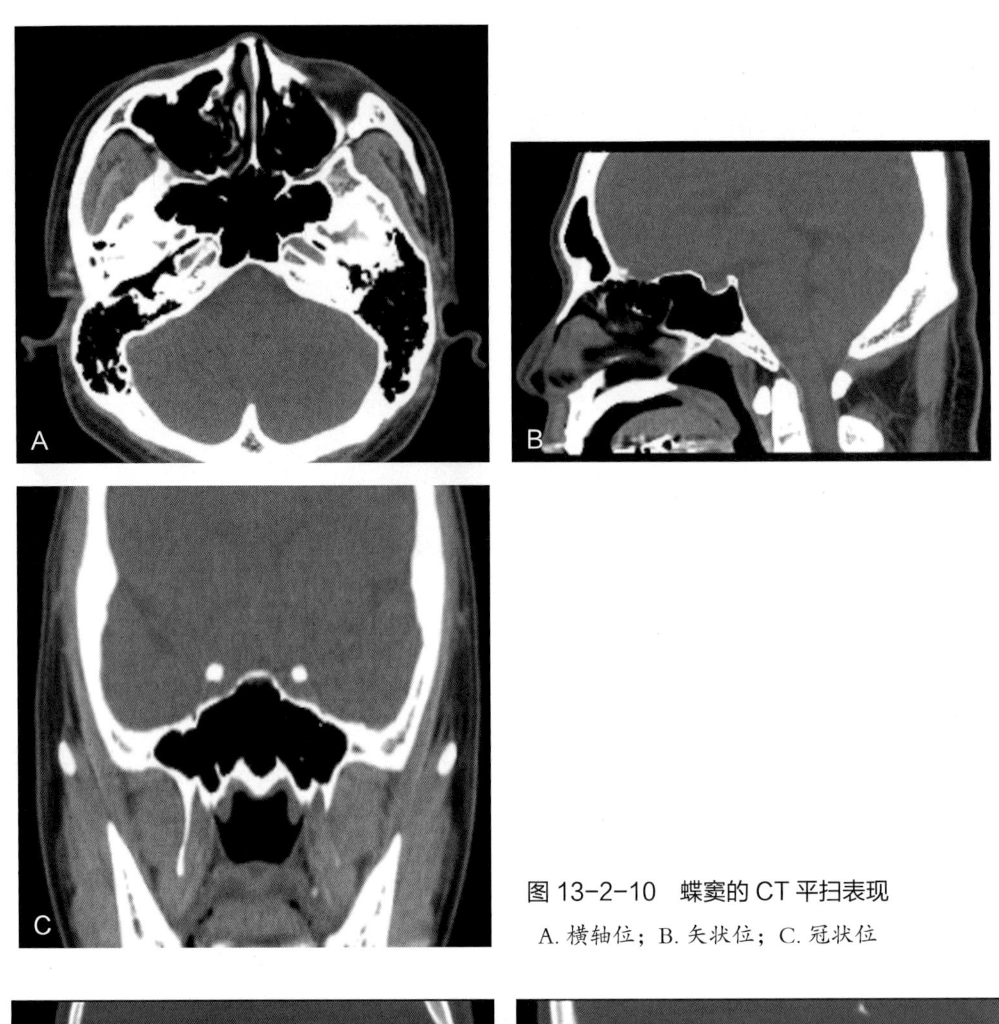

图 13-2-10 蝶窦的 CT 平扫表现

A. 横轴位；B. 矢状位；C. 冠状位

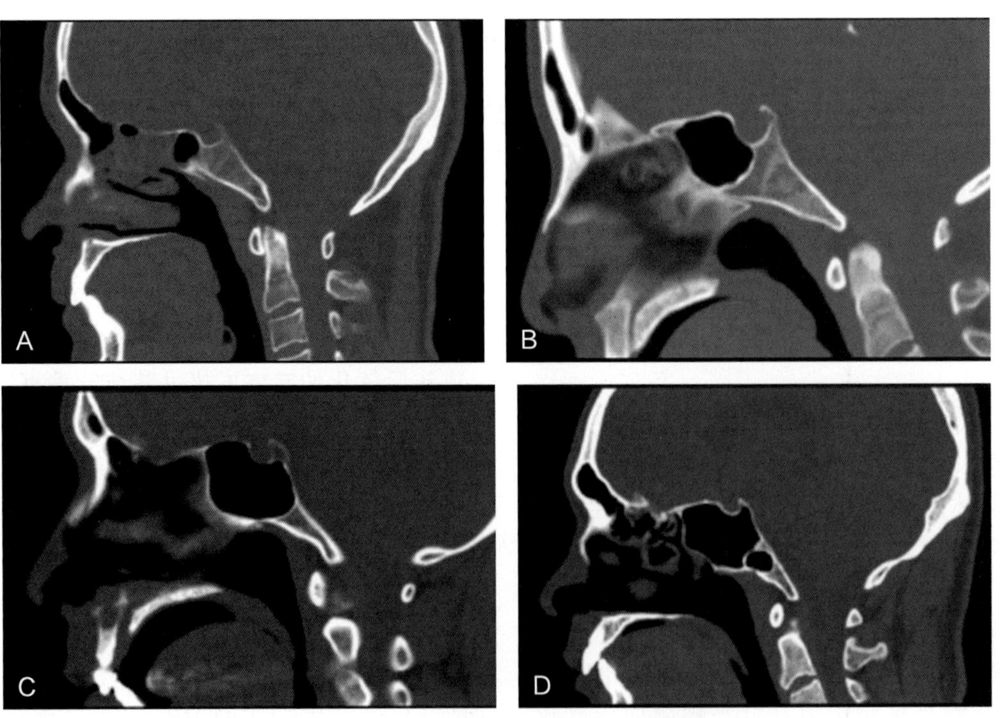

图 13-2-11 蝶窦气化分型的 CT 表现

A. 鞍前型蝶窦：蝶窦气化位于鞍结节前方，鞍结节有气化；B. 半鞍型蝶窦：蝶窦腔气化越过鞍结节水平，蝶窦腔后界抵达鞍底下方，但未越过蝶鞍的中点；C. 全鞍型蝶窦：蝶窦气化至鞍背根部；D. 鞍枕型蝶窦：蝶窦腔气化越过蝶枕融合线，气化至鞍背和枕骨，腔内可见间隔对蝶鞍、蝶窦骨质显示良好，能清晰显示蝶窦不同的气化类型（图 13-2-12）。

鼻窦平片是影像学诊断的最基本的方法，简便快捷。包括鼻额位（Caldwell 位）、鼻颏位（Water 位）及头颅侧位等。鼻窦平片只能显示蝶窦的大体轮廓。CT 扫描目前最多使用 3mm 以下层厚的高分辨薄层扫描，大大提高了空间分辨率。MRI 对软组织有高度的分辨率，但对骨组织显影不良，无法提供骨质结构及解剖关系的影像学表现，因此应用较少。

【影像表现】

鞍结节为蝶骨骨性结构的一部分，因此在 X 线及 CT 上表现为高密度，而积气的鞍结节则表现为有低密度含气空腔的骨性结构。鞍结节积气 CT 表现为蝶窦气化良好，蝶窦向鞍结节气化，鞍结节内出现积气（图 13-2-12）；同时当蝶窦气化范围过大时，鞍背、枕骨、蝶骨小翼及蝶骨大翼内亦可见积气征象。

【诊断与鉴别诊断】

蝶窦气化的影像学研究偏少，国内外学者尚未达成统一的观点，获得矢状位蝶窦的 CT 图像有助于该解剖变异的发现。

（郑文斌）

七、永存额缝

【概述】

永存额缝又称额中缝、颅裂，在胚胎期第 8 周额骨开始骨化，由纤维间质内的 2 个初级骨化中心分别向上延伸形成额骨的大半，向后形成眶部，向下形成鼻部，约 7、8 岁时融合为完整的一块。如果额骨仍未融合或未完全融合，额骨仍分为两半或中间留有缝隙，则这条骨缝称为额中缝，部分个体至成年后额中缝仍可存在，这属于颅缝的正常变异。

额中缝的变异分为两种形式：①完全额中缝，由前囟点至鼻根点；②不完全额中缝，存在于额骨的上、中或下部，部分个体也可以表现为横行裂缝。完整的额中缝出现率为 8.45%。

【临床与病理】

永存额缝是一种颅骨解剖结构的正常变异，临床无症状。

【影像表现】

1. X 线　额骨中央可见纵向走行的类似蚓形的密度减低影，少数可为横行，边缘较光整，可见硬化边（图 13-2-13）。

2. CT　额骨正中线样低密度影，走行迂曲，边缘可见硬化边（图 13-2-14），周围软组织未见异常肿胀及肿块影，三维重建可以清晰显示永存额缝的范围及形态（图 13-2-15）。

（郑文斌）

八、缝间骨

【概述】

缝间骨（suturalbone）是指出现在颅骨骨缝中的不规则小骨，是一种正常生理性变异。

缝间骨在不同种族有不同的发生率，与遗传、环境因素有关。缝间骨的形成被认为是由一定程度的硬膜张力和增加的骨缝宽度引起的。缝

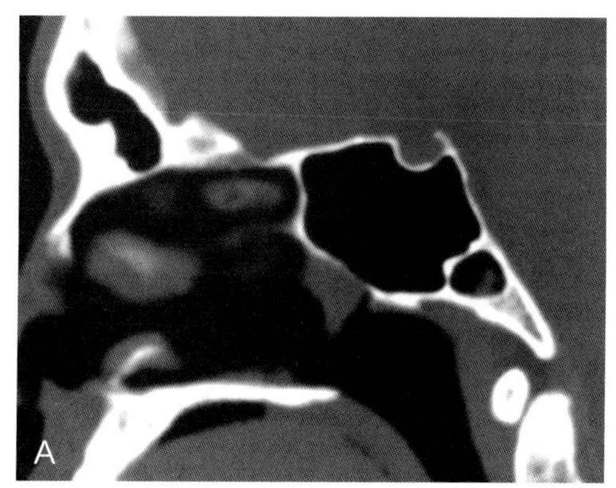

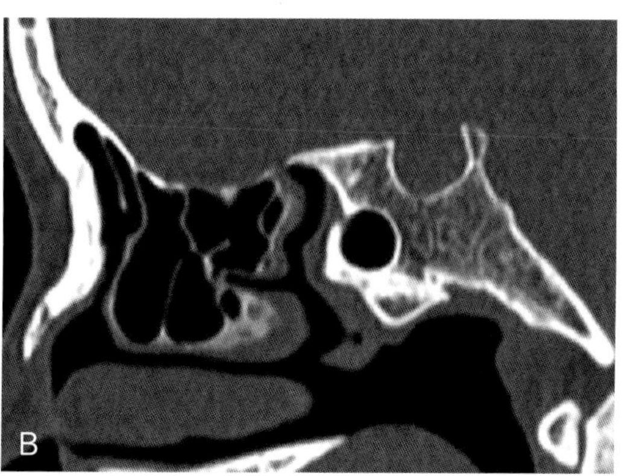

图 13-2-12　鞍结节积气的 CT 平扫表现

A. 蝶窦呈蝶枕型气化，鞍结节有气化，枕骨亦有气化；B. 蝶窦呈甲介型气化，蝶窦气腔局限在蝶甲内，鞍结节无气化

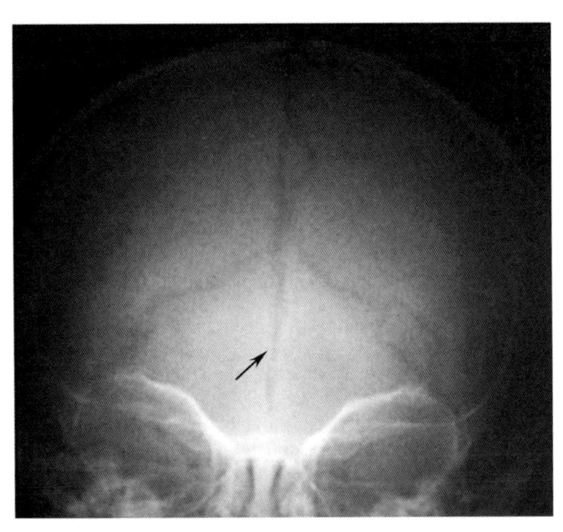

图 13-2-13 永存额缝的 X 线表现

额部正中部可见纵向走行的线状低密度影（箭）

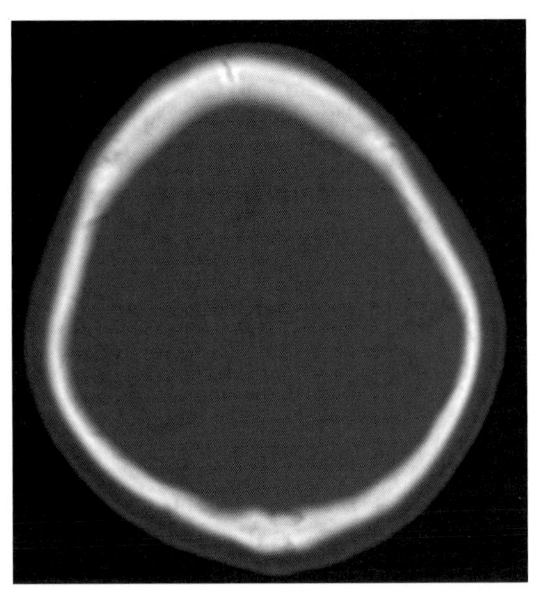

图 13-2-14 永存额缝的 CT 平扫

额部正中部可见纵向走行的线状低密度影，周围可见硬化缘

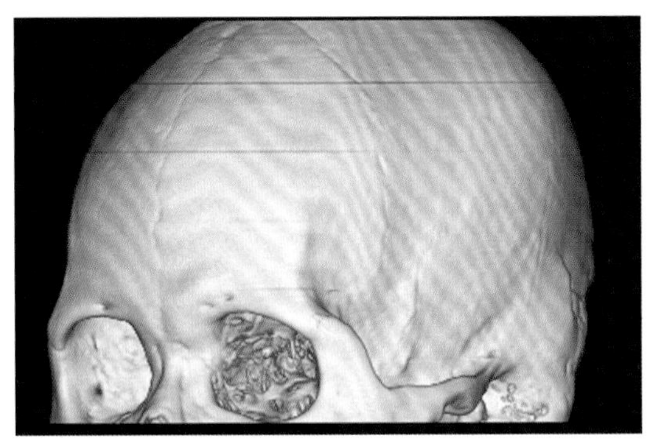

图 13-2-15 永存额缝的三维重建图

额部正中部可见纵向弯曲条带状走行的线状影

间骨通常发生在单侧颅骨，而且以右侧多见。多位于矢状缝和人字缝相交处，或在双人字缝之间，其他位置包括前囟门、翼点、矢状缝等。缝间骨呈锯齿状轮廓，多呈线状排列，为颅骨正常变异。

【临床与病理】

缝间骨具有一定的病理和诊断意义，可以作为揭示隐匿性疾病的重要指标。缝间骨的数量、排列顺序和大小等属性，都是用来区分病理变化和正常变异的重要因素。缝间骨必须达到以下标准才具有病理意义：① 10 个以上，以镶嵌型图案排列；②大于 6mm × 4mm。

目前，已发现有相当多病理现象与缝间骨的形成有关。这些病症包括：结膜异位症、成骨不全、佝偻病（愈合期）、卷发综合征、颅内发育异常、甲状腺功能减退、低磷酸血症、口腔鳞状细胞综合征和唐氏综合征。在脑积水情况下，增加的颅内体积和随之产生的高颅压，导致骨缝扩张，缝间骨发生率更高。颅内发育不良也常常导致缝间骨的发生。在颅骨骨化降低的疾病中，颅骨骨缝和囟门会更宽，因此颅骨在更长的时间内保持可延展状态。

【影像检查方法】

缝间骨是颅骨的一种正常变异，常规 X 线、CT 平扫检查均可观察到，特别是 CT 三维重建可以更加直观地评估缝间骨的数量、形态和排列图案等。而 MRI 检查难于观察。

【影像表现】

1. X线　多出现于人字缝或冠状缝，轮廓呈不规则形、锯齿状，与周边骨皮质不连续。

2. CT　平扫及其三维成像可以更加直观地观察缝间骨的数量、形态和排列图案等属性，以评估其病理意义（图 13-2-16）。

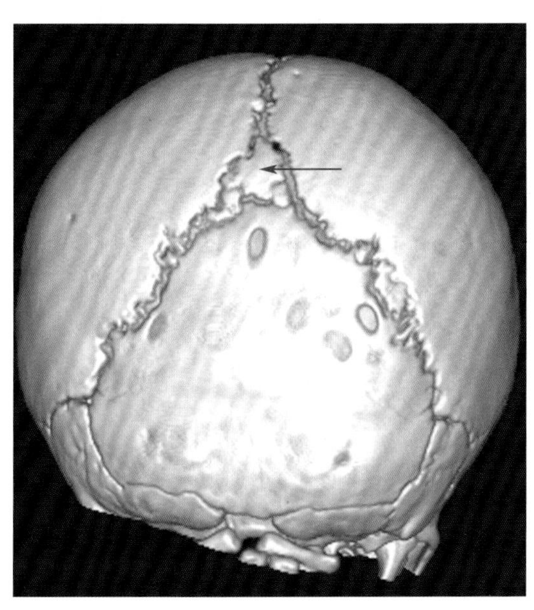

图 13-2-16　位于人字缝的缝间骨三维重建图

位于人字缝的不规则锯齿状的骨性结构（箭），与周边骨皮质不连续

【诊断与鉴别诊断】

首先，缝间骨可被误认为颅骨骨折，仔细地解读可以避免误诊。缝间骨边缘轮廓不规则，而颅骨骨折边缘较为光滑，一般呈线状。其次，进一步要评估缝间骨的病理意义，可能与锁骨 / 颅骨发育不全、先天性甲状腺功能减退症、低磷酸酯酶症、成骨不全症、21 三体综合征、Menkes 卷发综合征、早衰症和致密性骨发育不全等疾病有关，需与其作鉴别。

【诊断与鉴别诊断】

永存额缝应与骨折线相鉴别，骨折线一般有外伤史，边缘一般清晰锐利，走行较直或呈树枝样裂隙，周围软组织肿胀。永存额缝有特定的中线部位，可与矢状缝相延续，在 X 线上可表现为蚓状、走行可略迂曲的低密度影，宽度较均匀一致，边缘较光滑，低密度线较长。

（郑文斌）

九、额骨内板增生症

【概述】

额骨内板增生症（hyperostosis frontalis interna，HFI）又称 Morgagni 综合征及 Stewart Morel 综合征，是一种发生于额骨内板的异常增生性疾病。额骨内板增生症的病因可能与遗传或内分泌、骨质代谢异常及垂体功能不良有关。

【临床与病理】

临床最常见表现为 Morgagni 综合征（头痛、肥胖、男性化以及多毛等），Stewart-Morel 综合征（肥胖以及神经系统症状，如迟钝、痴呆、抑郁、癔症），以及 Troell-Junet 综合征（肢端肥大、毒性甲状腺肿和糖尿病），但某些患者可以无任何明显临床表现。该病也被某些学者认为属于正常变异。

本病基本病理改变为新骨在内板逐渐沉积并进行性发展、延及板障，导致额骨内板肥厚和骨质增生。重要特征是双侧对称性骨质增生，病变主要发生在额骨或顶骨的鳞部，不累及中线部骨缝，板障和外板一般不受累。

【影像检查方法】

影像学检查对诊断本病具有重要意义，X 线和 CT 检查更具代表性，可以诊断评估颅骨增生的程度、累及的范围等，其中，CT 图像表现得更为直观，还可以进一步观察相邻脑组织的情况。MRI 则对于邻近脑组织显示更有优势。

【影像表现】

1. X线　可以观察到增厚的额骨内板凹凸不平，呈现波浪状。

2. CT　平扫更直观，可见额骨内板均匀或不均匀增厚，厚度多为 5~10mm，最厚可达 20mm，不累及中线及骨缝，最常见于额骨，偶见于顶骨，同时有邻近额叶受压，蛛网膜下腔变窄等表现。根据 CT 图像上额骨内板增厚的形态及范围，将 HFI 分为对称增厚、不对称增厚、弥漫增厚三种类型（图 13-2-17）。

3. MRI　可以更好地显示邻近脑叶的情况，重点观察邻近额叶脑实质受压以及邻近的蛛网膜下腔、脑沟变窄的情况等，但对颅骨及颅缝的情况显示不如 CT 清晰（图 13-2-18）。

【诊断与鉴别诊断】

HFI 临床上并不多见，因此，必须了解熟悉本病，工作中仔细观察骨窗以减少漏诊率。鉴别诊

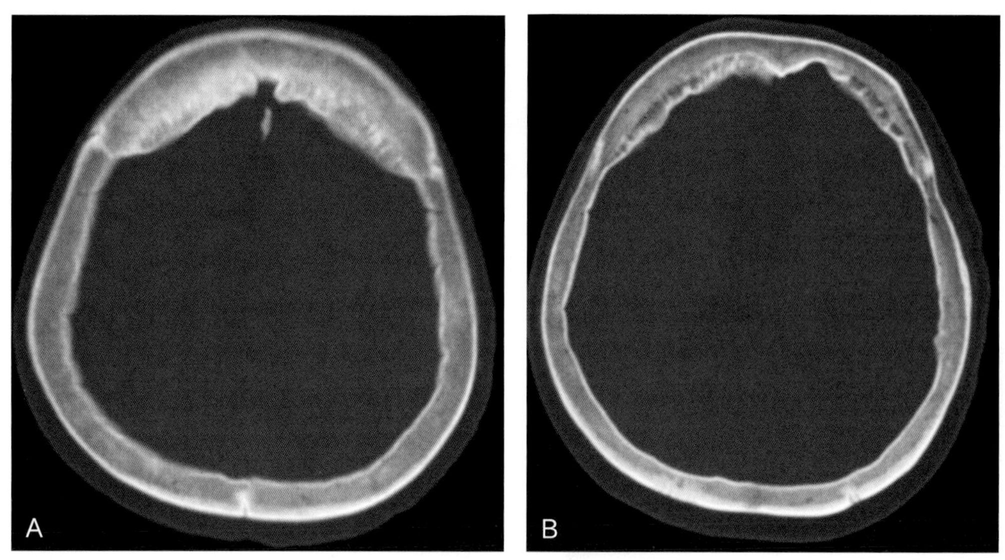

图 13-2-17 HFI 的 CT 平扫骨窗

A、B. 增厚的额骨内板凹凸不平，呈现波浪状

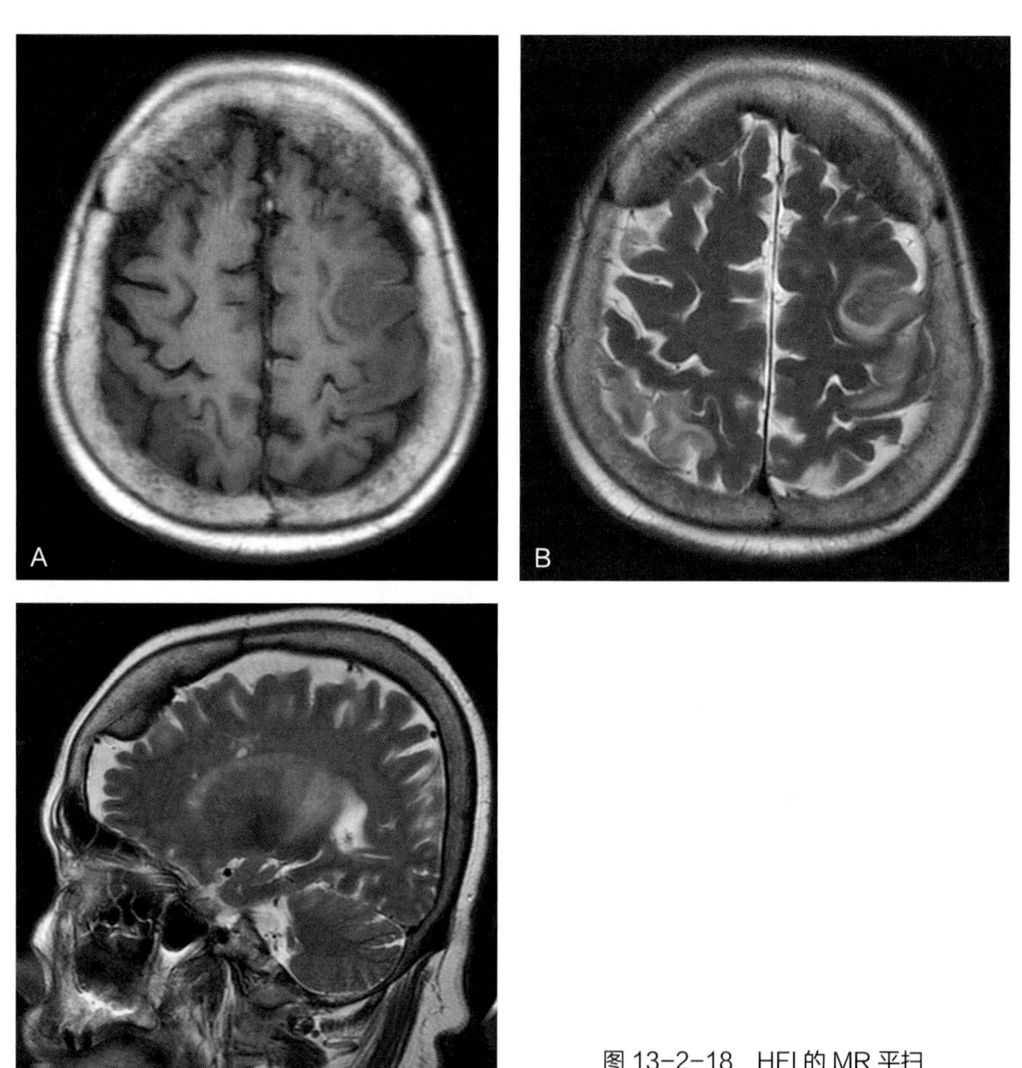

图 13-2-18 HFI 的 MR 平扫

A. 横轴位 T_1WI；B. 横轴位 T_2WI；C. 矢状位 T_2WI，额骨内板不均匀增厚，凹凸不平，呈现波浪状

断：①颅骨纤维异常增殖症，主要侵犯外板，表现为外板不规则增厚，骨质呈磨玻璃样改变，有时可见囊性破坏区；② Paget 病，是一种慢性变形性骨营养不良症，早期主要累及颅骨外板，随着病情进展逐渐向板障及内板蔓延，造成头颅进行性增大；③颅骨骨瘤，表现为内板或外板的丘状骨性突起，与骨板相连，骨瘤骨质密度通常比 HFI 更高，且骨瘤较少双侧对称性发生；④硬膜外或硬膜下血肿钙化或骨化，通常都有外伤史，表现为梭形或新月形的高密度影，可以是完全钙化影或部分钙化。

（郑文斌）

第三节　颅骨发育异常

一、狭颅症

【概述】

狭颅症（craniostenosis）是一种少见的头颅先天性畸形，因先天性颅缝提早骨化、过早闭合所致。具有家族遗传倾向。本病常合并其他畸形，最常见的是并指（趾）畸形、唇腭裂、鼻骨塌陷、脊柱裂、先天性心脏病及外生殖器畸形等。

【临床与病理】

不同的颅缝早闭引起不同的颅骨发育畸形。狭颅症常见症状有：①眼球凸出、视力障碍及视野缺损、视盘水肿或萎缩；②智力障碍；③癫痫；④运动障碍；⑤颅压增高；⑥合并其他畸形，如并指（趾）、面骨发育不全。其中，眼球凸出为最常见的症状，其原因可能是因为颅缝早闭而脑组织仍不断生长发育，导致蝶骨体和蝶骨翼受压变形、移位以及颅内压升高导致眼眶内压力增高，引起眼球凸出。

【影像检查方法】

影像学检查方法包括 X 线平片、CT、MRI。

【影像表现】

1. X 线　X 线平片对狭颅症具有重要的诊断价值，有一定的特征性表现，包括原发征象和继发征象。原发征象包括沿颅缝生长的骨桥、颅缝骨堆积、颅缝狭窄和颅缝模糊。这些改变可仅发生在一段 1~2mm 的颅缝处，但也可由于纤维性结合，虽有显著的继发征象，却无原发征象。

继发征象包括头颅畸形和颅高压表现。

（1）头颅畸形分为简单型狭颅症和复杂型狭颅症。简单型包括：①三角头畸形：额骨骨缝早闭，表现为额骨隆凸，额骨中线呈脊状突起，双侧眼角间距过近（婴儿小于 15mm），筛窦下降、冠状缝前弓。②舟状头畸形：最常见，主要由矢状缝早闭引起，表现为头颅横径生长受限，而前后径生长显著，额枕部凸出，头长而窄，呈舟状，矢状缝前后抬高，颅底下陷。③斜头畸形：一侧冠状缝、人字缝或颞顶缝等早闭，以一侧颞顶缝早期闭合最为常见，表现为头颅两侧不对称。一侧冠状缝早闭，患侧前颅窝变浅、眼眶变浅、眶顶抬高，呈“小丑眼”（harlequin eye）畸形。一侧人字缝早闭则会引起同侧颞部膨出，患侧顶枕部膨大。④短头畸形：双侧冠状缝或伴双侧人字缝早闭，表现为头颅前后径变短，垂直径和横径增加，局部颅骨变薄，脑回压迹加深。⑤小头畸形：为全部颅缝早闭，头颅各径线均小，脑回压迹明显加深，呈鱼鳞状，颅内压增高。

（2）颅内高压表现包括颅骨变薄、脑回压迹增多、显著者如鱼鳞状、颅底下陷，以前、中颅窝多见。前颅窝的眶板和筛板下陷，颅中窝蝶骨大翼向前膨突，导致眼眶容积缩小、眼球前突。

2. CT　可明确显示头颅畸形改变、颅缝过早骨化闭合、颅底下陷加深、脑回压迹增多增深、眶窝变浅等。还可用于颅腔径线测量，并观察其伴发的先天性脑发育畸形（图 13-3-1、图 13-3-2）。

3. MRI　可以更好地观察各脑叶的发育情况，重点显示有无发育异常，如结节性硬化、胼胝体发育不良、Arnold-Chiari 畸形、脑灰质异位等，但对颅骨及颅缝的情况显示不佳（图 13-3-3）。

【诊断与鉴别诊断】

狭颅症具有典型的 X 线平片表现，一般诊断不难，结合 CT 或 MRI 检查，对判断颅内继发改变及合并颅脑发育畸形具有重要价值。本病有时需要与累及全身骨骼的疾病相鉴别，如石骨症、氟骨症、骨纤维结构不良等疾病造成的颅腔狭小。

（郑文斌）

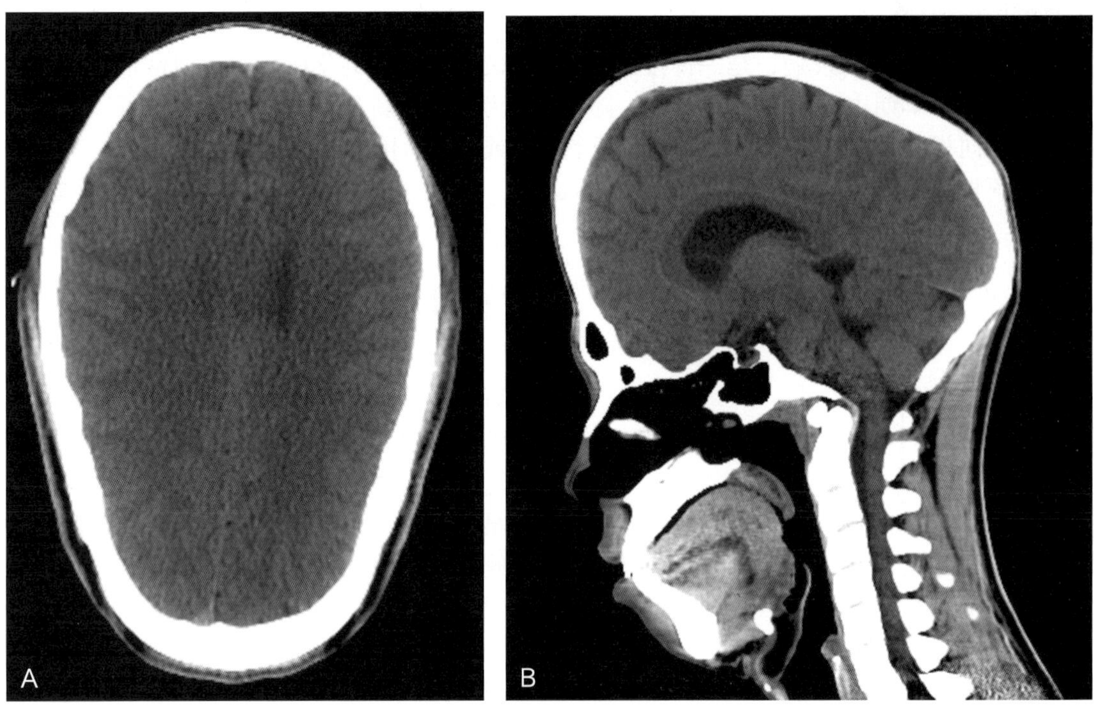

图 13-3-1 狭颅症的 CT 平扫

A、B. 头颅前后径显著增长，额枕部凸出，头长而窄，呈舟状，颅底下陷

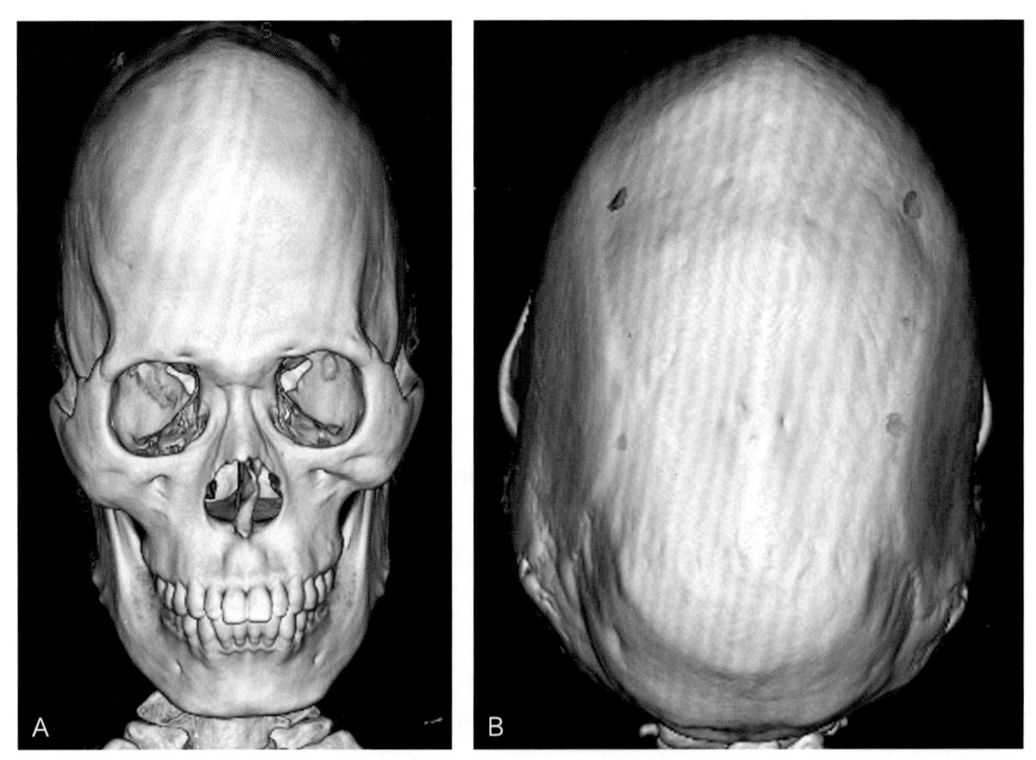

图 13-3-2 狭颅症的三维重建图

A、B. 头颅前后径显著增长，额枕部凸出，头长而窄，呈舟状

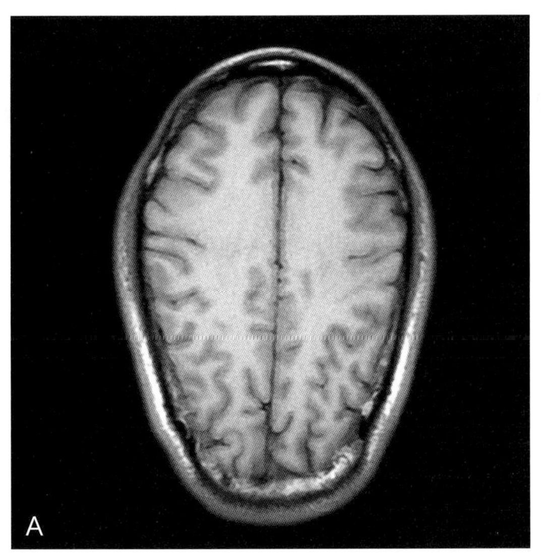

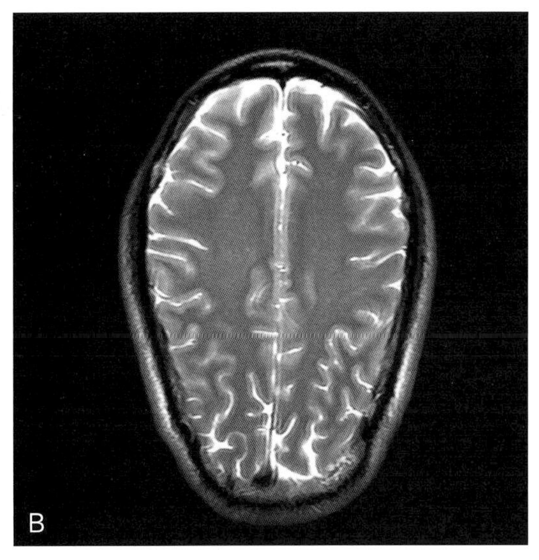

图 13-3-3 狭颅症的 MR 平扫

A. T_1WI；B. T_2WI，头颅前后径显著增长，额枕部凸出，头长而窄，呈舟状；脑实质信号未见确切异常

二、颅周窦

【概述】

颅周窦（sinus pericranii）又称为颅骨膜血窦、颅骨骨膜窦，是一种罕见的头颅静脉畸形，于1850年由Stromeyer首次命名，并指出这种畸形的本质是颅外无肌层的静脉窦或静脉血管瘤，紧贴颅骨外表面，通过板障静脉与颅内静脉窦交通。

【临床与病理】

颅周窦的病因有先天性、自发性和创伤性三种。自发性是由于先天性血管发育异常，颅骨的慢性疾病或遗传缺陷等导致导静脉异常增多，再加上颅内压升高使静脉破裂而形成。创伤性是因头皮外伤导致骨膜下发生血肿经导静脉与颅内静脉窦相通，或由于颅骨外板骨折，加之凝血机制障碍及蛛网膜颗粒加深，从而促进本病的发生。

颅周窦主要发生于青少年及儿童，多位于额部及顶部中线或中线附近区域，发生在枕部及颞部少见；多数患者临床上表现为头皮上非搏动性的软组织肿块，其特点是肿块大小与体位有关，当头低位或平卧位时肿块明显，直立位或坐位时肿块缩小或消失；患者多无临床症状，偶有主诉头痛、恶心和眩晕，按压也可产生局部疼痛。病理上为静脉血管样扩张，无动脉血管成分；镜下可见病灶内有较多毛细血管，其间见扩张的静脉腔隙，内衬单层扁平上皮，血管腔内有时可见机化血栓。

【影像检查方法】

常规X线检查能发现肿块下方颅骨局部变薄或骨质缺损，多层螺旋CT（MSCT）检查三维成像可显示病变部位、形态及是否合并颅缝早闭；增强MSCT对于显示异常血管及颅骨缺损更加直观。MSCT三维重建技术如MPR、MIP、VR技术可显示肿块经颅板缺损与颅内静脉系统相通情况及可能的颅内血管畸形或脑发育畸形及其他异常。MRI平扫及MRV可清晰显示颅周窦的颅骨内外的异常交通静脉及合并的颅内畸形；DSA血管造影有一定的应用价值，有助于显示颅骨膜血窦与静脉窦的关系，从而有助于制定治疗方案。

【影像表现】

1. X线　病变部位下方颅骨可见变薄或骨质缺损，呈圆孔状、筛孔状或不规则形透亮区，周围有骨硬化带。

2. CT　大部分肿块位于中线或者中线附近、上矢状窦周围，额部、顶部多见，少数远离中线。平扫表现为颅外头皮下均匀的软组织密度肿块，少部分肿块密度不均匀；肿块边界清晰，无钙化。增强扫描后多数呈均匀明显强化，有血栓形成时呈不均匀明显强化，并与静脉窦同步强化。骨窗可显示肿块下颅骨外板受压迫，呈类圆形孔状、筛孔状、不规则状骨质缺损；CT 颅脑血管造影显示静脉期颅板外肿块经缺损的颅板与颅内静脉及静脉窦相连，颅板外肿块内异常血管通过肿块下方的骨质缺损与颅内静脉窦相通，肿块周围有时可见一条或多条粗大畸形的头皮静脉（图 13-3-4、图 13-3-5）。

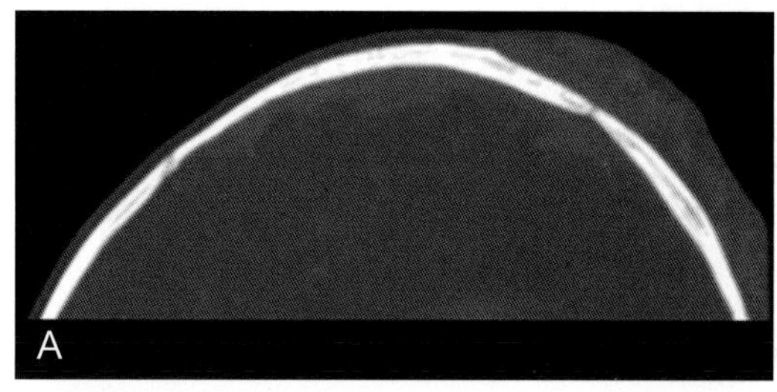

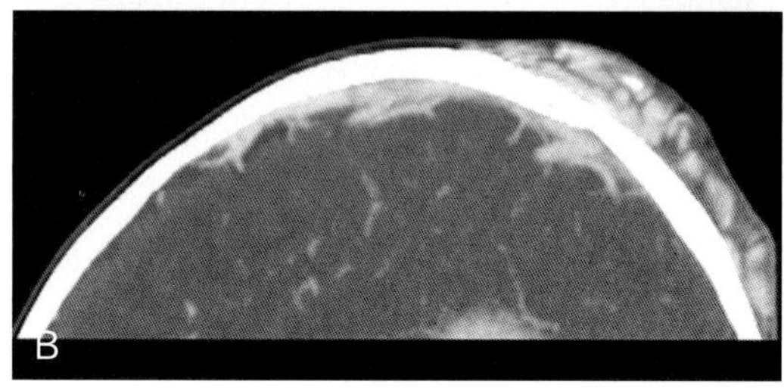

图 13-3-4 颅周窦的 CT 增强表现

A. 骨窗；B. 软组织窗，顶枕部颅内外可见多发迂曲扩张的血管结构，局部头皮软组织膨隆

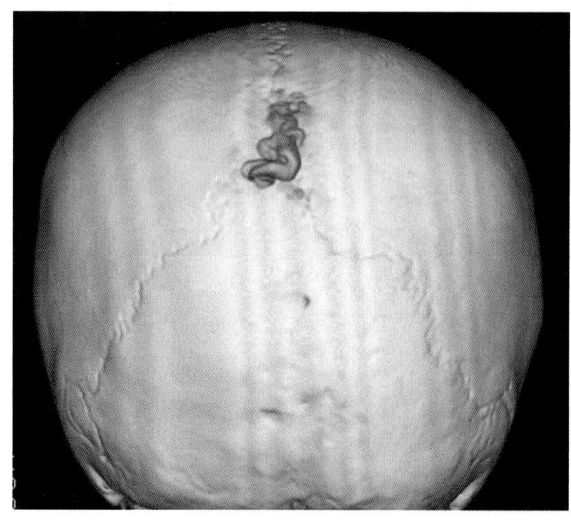

图 13-3-5 颅周窦的三维重建图

人字缝上方见迂曲走行的血管结构

3. MRI T_1WI 呈混杂信号，以等信号、低信号为主，T_2WI 及 T_2-FLAIR 序列呈高信号，其内可见低信号血管流空影，增强扫描呈均匀或不均匀明显强化（图 13-3-6）。MRV 有时可显示颅板下与颅板外肿块相连接的异常静脉。

4. DSA 由于颅周窦无动脉系统供血，行颈内颈外动脉选择性造影时，动脉期畸形血管无显影，颈内动脉造影静脉期可见颅骨外畸形静脉湖，通过扩张的板障静脉与颅内硬脑膜窦相交通。主要为上矢状窦，偶可见横窦。

【诊断与鉴别诊断】

本病主要需与头皮海绵状血管瘤、帽状腱膜下血肿、皮样囊肿或表皮样囊肿、嗜酸性肉芽肿、脑膜膨出等相鉴别。

（郑文斌）

三、硬化性骨发育不良

【概述】

硬化性骨发育不良（sclerosing bone dysplasias）是一组罕见的先天遗传性骨发育异常疾病，包括：颅骨干骺端发育不良（cranio metaphyseal dysplasia，CMD）、进行性骨干发育不良（progressivediaphysialdysplasia，PDD）、石骨症（Albers Schönberg 病）、致密性成骨不全症（Maroteaux-Lamy 病）、颅骨骨干发育不良（cranio diaphyseal dysplasia，CDD）等，其病因尚不明确。

【临床与病理】

1. 颅骨干骺端发育不良 属常染色体显性或隐性遗传疾病，临床主要表现为骨性狮面和脑神经损害。脑神经主要累及面神经和听神经。儿童期出现反复发作的短暂性面瘫，随年龄可发展为持久性面瘫。中耳硬化或听神经受压而发生部分性或完全性耳聋；骨质增生硬化累及视神经管时可累及视神经致视力下降。病因可能是骨化过程中再吸收障碍，致长骨管化不良和扁骨塑形异常。病理为软骨细胞大小不一，排列紊乱，无破骨现象。

2. 进行性骨干发育不良 又称 Engelmann's 病，为常染色体显性遗传，发病机制至今不明。组织学改变差异较大，较为一致的病理改变为骨内、外膜增生，骨皮质增生硬化，骨小梁肥大增粗，骨髓纤维组织脂肪增生，血管增厚，管腔狭窄或闭塞，整个组织呈缺血性改变。临床上，幼儿时期出现学会走步时间延迟、步态摇摆、症状逐渐加重，肌肉出现萎缩，青少年时期四肢肌肉显著萎缩，骨干增粗。四肢酸痛，多在劳累后出现，进展期颅底增厚为本病的又一重要特征，由于增厚的颅底致使各孔径狭窄，压迫神经血管出现相应的临床表现。

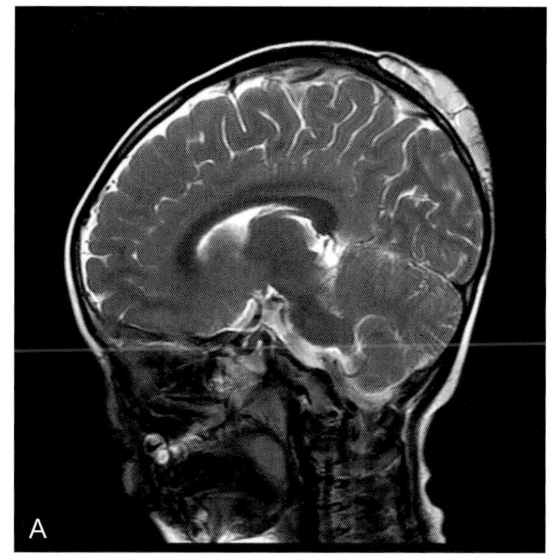

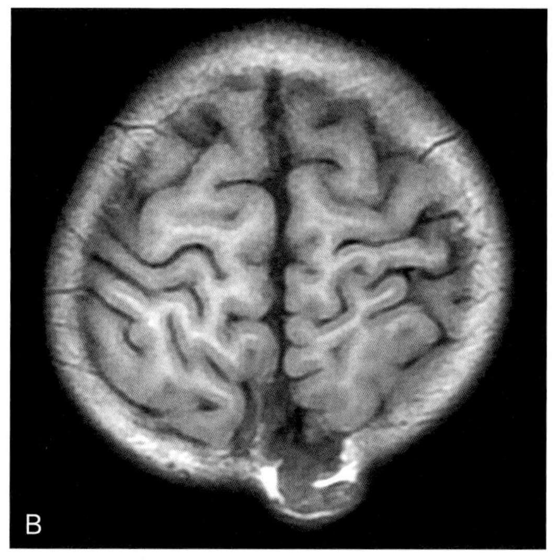

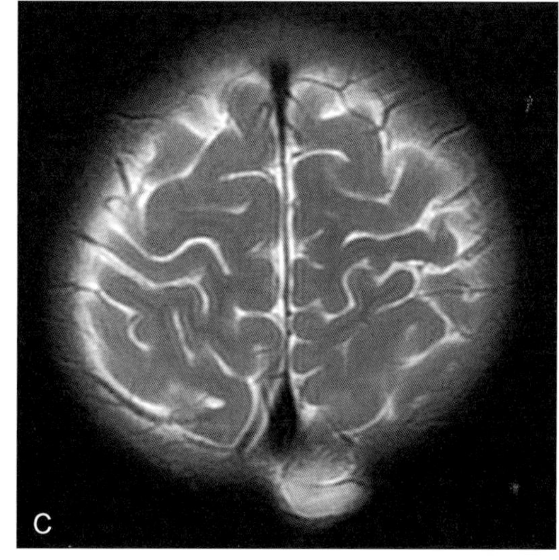

图 13-3-6 颅周窦的 MR 平扫

A. 矢状位 T_2WI；B. 横轴位 T_1WI；C. 横轴位 T_2WI，枕顶部头皮软组织增厚，其内见迂曲走行的软组织信号结构

3. 石骨症 1904 年 Albers Schönberg 首先报道，故又称 Albers Schönberg 病，病因不明，病理改变为大量的软骨基质钙化未能吸收或吸收缓慢使骨皮质增厚，松质骨骨小梁增多增厚，骨髓间隙和髓腔变窄甚至完全闭塞，骨皮质和松质骨分界不清。临床表现上由于颅底骨硬化可压迫脑神经，出现突眼、视神经萎缩、失明、耳聋、面瘫、副鼻窦炎、脑积水等。

4. 致密性成骨不全症 是一种少见的常染色体隐性遗传硬化性骨骼发育不良，其发病机制主要是破骨细胞降解骨基质的能力受损。目前发现 *CTSK* 基因突变是导致该疾病的主要原因。临床表现包括：①全身性骨骼发生均匀性致密性骨硬化；②身材矮小，四肢粗短；③头部异常：囟门未闭、颅缝增宽、前额和枕部隆起；④骨骼脆性增加。

【影像检查方法】

X 线平片是诊断硬化性骨发育不良的首选检查方法，可同时行全身骨骼 X 线检查，简单方便。CT 可以更全面、立体、直观地显示骨皮质和髓腔的改变。

【影像表现】

影像学上主要表现为颅面骨增生硬化，伴全身骨骼发育异常。

1. X 线 具有重要的诊断价值，有一定的特征性表现（图 13-3-7）。

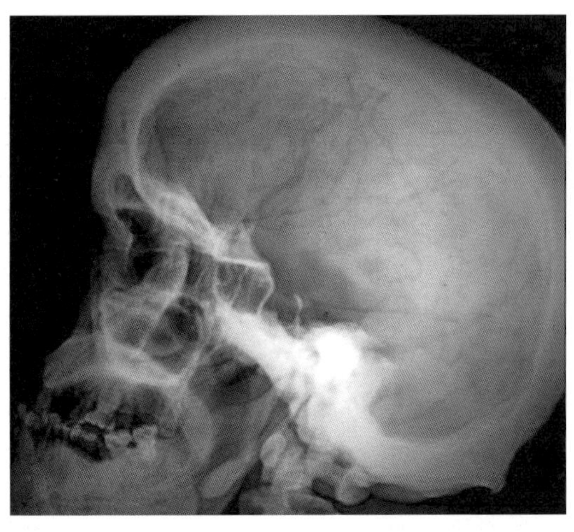

图 13-3-7 硬化性骨发育不良的头颅 X 线侧位片

颅骨明显弥漫性增生硬化，额枕部凸出，上下颌骨、颅底骨亦累及；乳突完全未气化

颅骨干骺端发育不良 X 线表现为：①颅面骨增生硬化明显，额枕部凸出的颅骨穹窿骨、额、鼻、上下颌骨、颅底骨、面骨均可累及。颅底骨、面骨骨质异常增生硬化致鼻腔狭窄、鼻道狭窄、眼距增宽、乳突气化不全或完全未气化。②婴儿期四肢长骨干骺端增宽常不明显，骨皮质增生致髓腔变窄；随年龄增长，干骺端增宽明显、塑形不良；骨皮质变薄，以股骨下端最明显，呈杵状。

进行性骨干发育不良的 X 线表现为：①头颅侧位平片示顶、额、枕骨增厚，额骨垂直部及颅底前、中窝增厚明显。人字缝和冠状缝明显增宽。乳突密度增高和气房消失。下颌骨密度增高，前后支增宽变短。②四肢长管状骨对称性皮质增厚、骨干增粗呈梭形、髓腔狭窄或闭塞，但不侵犯骨端或骨骺为本病的影像学特征性表现。CT 扫描可以更好显示骨皮质增厚和髓腔变窄情况，直观颅底骨质增厚所致各孔径狭窄情况。脊柱、髂骨这些较复杂的解剖部位，CT 检查较 X 线平片具有优越性。

石骨症典型的 X 线表现为：①骨骼普遍性致密硬化、骨皮质增厚、骨髓腔缩窄或闭塞，骨质结构常不可辨认，状似“大理石”。颅骨以颅底部骨硬化较明显，蝶鞍垂体窝变小，颅底各孔道变窄。颅板增厚，板障层消失。脊椎骨在椎体上下缘骨质增厚致密，中间密度较低呈“夹心状”。②骨端增宽和密度深浅相间的横带影，是病变进展和缓解交替进行的表现，称“斑马纹”，为本病特征之一。③骨内骨为本病特征之一。

致密性成骨不全 X 线表现为：①全身骨骼密度增高，颅骨最明显。颅底骨增厚，前囟扩大常有缝间骨存在，乳突及副鼻窦气化差，颅面比例失常，下颌角增大呈钝角或消失变直（图 13-3-7）。②长骨密度增高骨皮质增厚，髓腔变窄。指骨短缩，末节指骨变尖。常有髋外翻或髋臼变浅，锁骨发育不良，脊椎分节异常。③其他类似石骨症，但骨结构近似正常，骨髓腔不消失，干骺端无斑马纹。

2. CT 可以更全面、立体、直观地显示骨皮质和髓腔的改变，同时显示邻近肌肉萎缩、皮下脂肪变薄和肌间隔模糊或消失情况（图 13-3-8）。

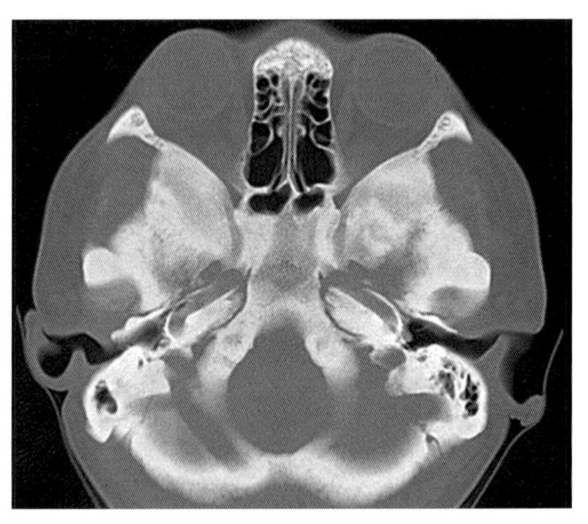

图 13-3-8 硬化性骨发育不良的颅脑 CT 平扫

所示颅底骨弥漫性明显增生硬化，骨质密度一致性增高，内板、外板及髓腔分界不清

【诊断与鉴别诊断】

硬化性骨发育不良的诊断要点是颅面骨骨质增生硬化、髓腔变窄、颅底孔道变窄、颅面比例失常。鉴别诊断需与全身其他骨骼发育异常鉴别。

（郑文斌）

四、扁平颅底

【概述】

扁平颅底（platybasia）是指颅底骨质的异常平坦，可发生于多种先天性疾病（如颅面畸形、骨发育不良、颅锁骨发育不全和 Chiari 畸形）或后天性疾病（如 Paget 病、骨软化、佝偻病和创伤），影像学上表现为基底角变钝。基底角为鼻额缝－蝶鞍中心的连线和蝶鞍中心－枕骨大孔前缘间连线的夹角，X 线平片上测量正常应该在 103°~131°，假若此角在≥ 145° 则为扁平颅底。

【临床与病理】

扁平颅底为颅中凹、颅前凹底部和蝶鞍背到枕骨大孔前缘部分（即斜坡）都发生凹陷，在 X 线头颅侧位上颅骨基底角超过 145°。扁平颅底是头颅外形无变化的疾患，系寰枕部畸形，包括骨畸形（颅底凹陷、扁平颅底、寰枕融合和颈椎融合）及神经系统畸形（小脑扁桃体下疝和延髓下疝）两大组疾患。各疾患可单独发生，其中以颅底凹陷为多见，但通常是上述疾患合并存在，主要由先天胚胎发育异常所致。也常常继发于寰枢关节脱位，有的患者在脱位后不立即出现症状，而在数月至数十年后延迟出现神经损害表现。过去一般认为本组疾患少见，可能是因为对本病认识和注意不够或误诊为其他疾病。近年来临床统计表明本病并不少见，就诊年龄多为青少年，男性多于女性，部分有家族倾向，在一家中可有两人以下发病。部分患者临床表现为不同程度癫痫发作，脑电图检查可有癫痫波。

【影像检查方法】

最早在 X 线平片上测量基底角，传统 X 线测量基底角的正常值范围为 103°~131°，此角≥ 145° 即诊断扁平颅底。目前 CT 和 MRI 已成为检查头颅的常规方法。随着 MRI 技术的普及，基底角的测量也随之改进，MRI 改良法为基底角的测量提供了更为有效的途径。

【影像表现】

1. X 线 传统 X 线平片测量基底角大于或等于 145° 即可诊断扁平颅底。基底角为鼻额缝－蝶鞍中心的连线和蝶鞍中心－枕骨大孔前缘间连线的夹角。

2. CT 更清晰地显示骨性结构，可使用正中矢状位测量基底角（图 13-3-9）。

3. MRI MRI 已代替 X 线平片成为常规头颅检查方法，MRI 的优点：①解剖定位清晰；②操作方便、便于临床使用；③使用正中矢状面 T_1WI，避免了 X 线平片测量受头颅摆位影响的问题。MRI 标准法为基于传统的颅骨侧位 X 线平片的标准测量法，测量鼻根与垂体窝中心连线同枕骨大孔前缘与垂体窝中心连线的夹角。MRI 改良法是基于不同解剖标志的改良法，测量前颅窝底与鞍背上缘的连线同斜坡后缘的夹角；测得的基底角范围：成人为 116°~118°，儿童为 113°~115°，可以作为改良法测量基底角正常值范围的参考（图 13-3-10）。

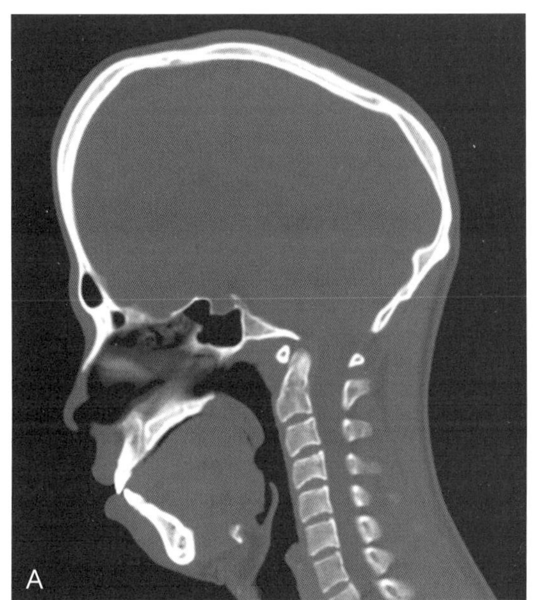

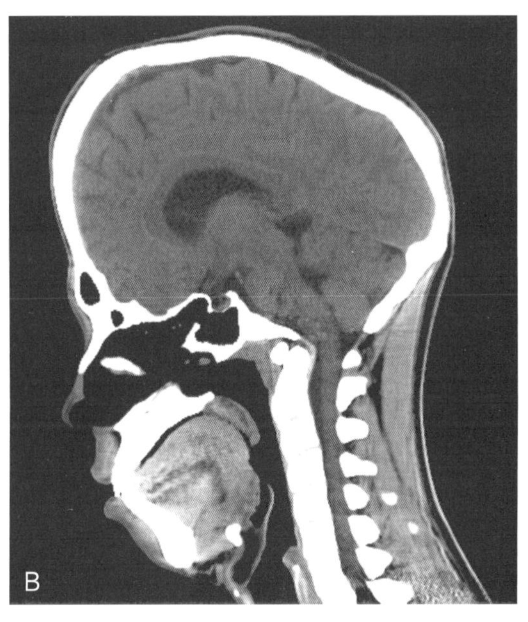

图 13-3-9 扁平颅底的 CT 平扫（与图 13-3-1 为同一患者）

A、B. 枕骨斜坡略平行走行，基底角大于 145°，枢椎齿状突略后移，以上提示扁平颅底

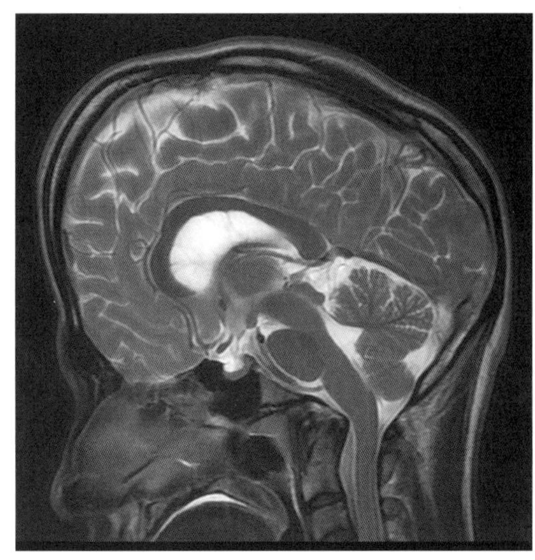

图 13-3-10 扁平颅底的 MR 平扫

枕骨斜坡略平行走行，基底角大于 145°，枢椎齿状突略后移，以上提示扁平颅底；所示脑实质信号未见确切异常

【诊断与鉴别诊断】

扁平颅底在影像学上不难诊断。扁平颅底和颅底凹陷可以合并存在，但意义不同。扁平颅底时，颅底变平、三个颅凹阶梯状改变消失，单纯的扁平颅底无临床意义。

（郑文斌）

五、原发性颅底凹陷症

【概述】

原发性颅底凹陷症（basilar invagination）由先天性枕骨和寰枢椎骨骨质发育不良及畸形所致，是枕大孔区最常见的畸形，约占 90% 以上。主要是以枕大孔为中心的枕骨基底部、髁部、鳞部及颅底组织内翻，寰椎向颅内陷入，枢椎齿状突高出正常水平进入枕大孔，枕大孔前后径缩短和颅凹缩小向上凹陷及齿状突上移畸形，常伴有寰枕融合、齿状突发育不良、寰枢关节、脊柱裂、Arnold-Chiari 畸形及脊髓空洞症等。

【临床与病理】

颅底凹陷的病理机制主要是延、颈髓屈曲后弓并与小脑扁桃体相互挤压。由于枕骨髁与斜坡畸形、内陷，齿状突上移，斜坡、齿状突成角畸形等因素导致斜坡齿状突组成的骨径缩短，延、颈髓长度相对延长，被迫顺应骨支架结构的变化而屈曲后弓。延、颈髓屈曲后弓致使脑干腹侧组织自身挤压，而背侧组织受牵拉，同时延、颈髓屈曲与小脑扁桃体相互挤压，甚至形成小脑扁桃体疝，疝入椎管内的小脑扁桃体又压迫延、颈髓，加重了其临床症状及体征。

本病主要为先天性发育异常所致，进展缓慢，多于 10 岁以后发病，主要症状为由于颅颈畸形使颅腔内腔狭窄，出现延髓、脊髓和小脑的受压迫或相应血管受压迫引起症状和体征。根据有无症状分为两期：第一期为无症状期，第二期为症状期，此期分为六种：①高颈髓型：表现为四肢无力、肌张力高、腹壁反射减弱、腱反射亢进、病理反射阳性，有时出现感觉障碍；②小脑型：表现为眼球震颤、小脑性语言、肌张力低下、共济失调、步态不稳；③脑积水型：表现为头晕头痛，或有恶心呕吐，脑脊液化验正常，脑室系统对称性扩大；④椎基底动脉型：表现为椎基底动脉供血不全症状，如头昏、TIA 发作等；⑤后组脑神经型：表现为声音嘶哑、吞咽困难、饮水呛咳和头肌萎缩；⑥混合型：上述两组症状和体征同时出现。

【影像检查方法】

X 线平片是诊断颅底凹陷症最基本的方法，75% 的患者经平片测量可做出诊断。CT 可以通过多平面重建清晰显示颅底骨质发育异常情况，是显示骨结构的最佳方法。MRI 是目前诊断本病最简便、直观和可靠的方法，尤其是在矢状位上可清晰显示枕大孔、蝶鞍、枕骨斜坡、齿状突、硬腭等解剖结构。同时，MRI 可显示本病的合并症及其他枕骨大孔区畸形，如可清晰显示小脑扁桃体疝、脊髓空洞症和寰枕颅底发育异常，在指导手术治疗方案的设计、提高术后症状的缓解率，具有极高的应用价值。

【影像表现】

1. X 线 是诊断本病最简单的方法，侧位平片表现为枕大孔前后径缩短、变形，寰枢椎畸形并抬高，斜坡扁平抬高。测量方法：①钱氏线（Chamberlain line）：亦称腭枕线，由硬腭后缘向枕大孔后上缘作一连线即为钱氏线。正常人齿状突在此线 3mm 以下，若超过即为原发性颅底凹陷症。②麦氏线（McGregor line）：亦称基底线，为硬腭后缘至枕骨鳞部最低点的连线。正常齿状突不应高出此线 6mm，如超过即为原发性颅底凹陷症。③ Bull 角：为硬腭平面与寰椎平面的角度，正常小于 13°，大于 13° 即为原发性颅底凹陷症。④ Boogard 角：枕大孔前后缘连线和枕骨斜坡所形成的角度，正常为 119.5°~136°，原发性颅底凹陷症时此角增大。⑤克劳氏指数（Klaus index）：齿状突顶点到鞍结节与枕内隆凸间连线的垂直距离。正常为 40~41mm，小于此范围即为原发性颅底凹陷症。⑥二腹肌沟连线（Fishgoldline）：在横断面上，作两侧二腹肌沟的连线，从齿状突到此线的距离正常为 5~15mm，若齿状突顶点接近或超过此线即为原发性颅底凹陷症。⑦双乳突连线（Metzger）：冠状面上，两乳突之间的连线，正常时齿状突可达或超过此线 1~2mm，原发性颅底凹陷症时可超过此值。⑧基底角：为鼻根部至蝶鞍中心和蝶鞍中心至枕大孔前缘两线形成的角度，正常为 109°~148°，平均为 132.3°，原发性颅底凹陷症时此角增大。

2. CT　可以清晰显示枕骨大孔区的骨结构异常，表现为枕骨斜坡内陷、畸形，枕骨大孔前部狭窄，可伴有寰枕融合畸形，寰枕脱位、齿状凸凸入枕骨大孔内；并可显示软组织的改变，如齿状突后移及横韧带断裂、延颈髓屈曲后弓、小脑扁桃体疝压迫延髓、扁桃体枕骨大孔疝、脑积水或脊髓空洞症（图 13-3-11）。

3. MRI　MRI 具有多参数、多方位成像及良好软组织对比和骨髓成像能力，可清楚显示骨与软组织解剖结构的准确位置，其中尤以 T_1WI 显示清晰，T_1WI 上颅骨板障呈高信号，内外板皮质无信号，周围脂肪呈高信号，为 MRI 测量提供方便（图 13-3-12）。

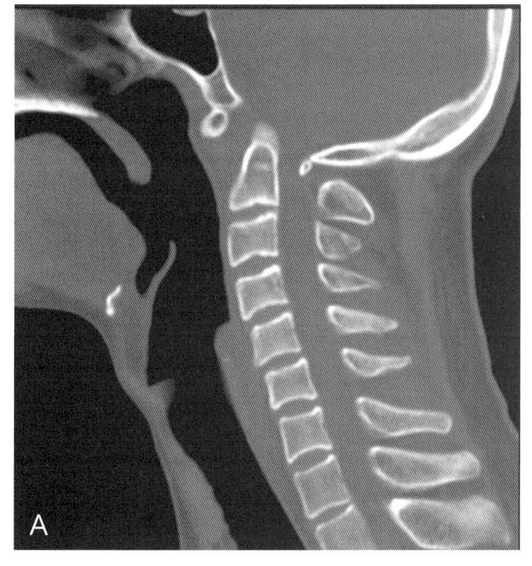

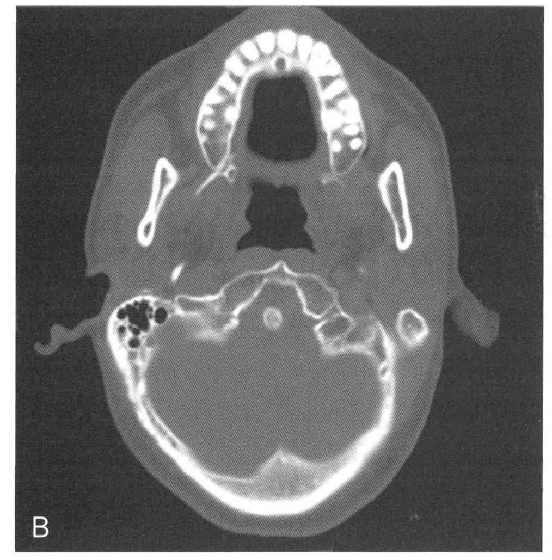

图 13-3-11　颅底凹陷的 CT 平扫

A、B. 寰椎与枕髁几乎融合，枢椎齿状突高位；齿状突高于钱氏线约 7mm；寰椎前弓与齿状突前缘的距离增宽，寰椎后弓与齿状突后缘的距离变窄

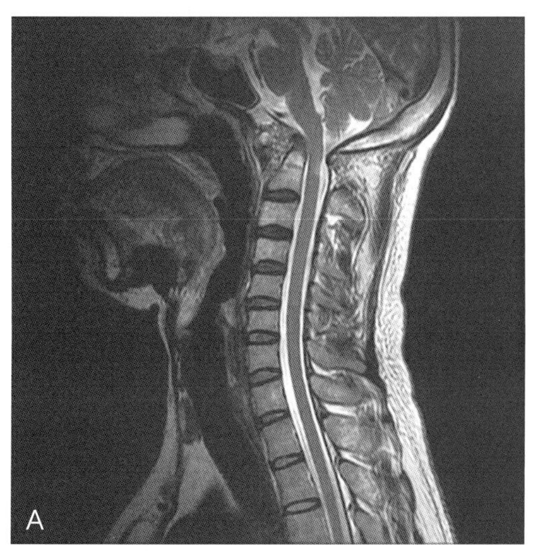

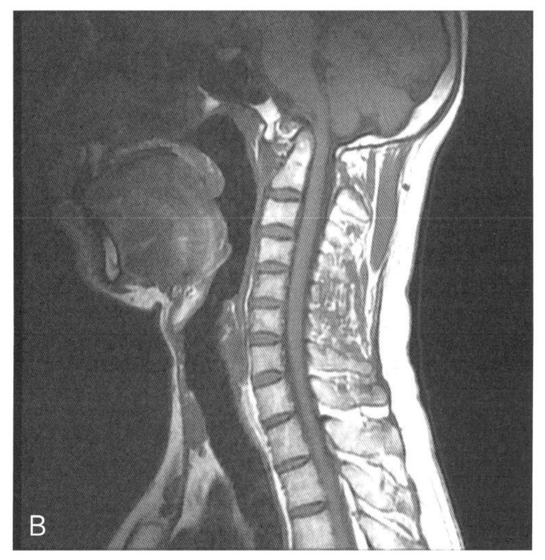

图 13-3-12　颅底凹陷的 MR 平扫

A. T_2WI；B. T_1WI，寰椎与枕髁几乎融合，枢椎齿状突高位；齿状突高位

应特别注意的是影像学测量的正常值在不同性别、不同年龄间存在差异，所以数值测量并不是绝对的诊断标准，还应结合临床症状和体征综合分析。

【诊断与鉴别诊断】

颅底凹陷在影像学上不难诊断。颅底凹陷症应与扁平颅底区分。正常人前中后三个颅凹，由前向后阶梯状减低。扁平颅底时，颅底变平，三个颅凹阶梯状改变消失，单纯的扁平颅底无临床意义。

（郑文斌）

第四节 颅骨肿瘤

一、骨巨细胞瘤

【概述】

骨巨细胞瘤（giant cell tumor of bone，GCTB），又称破骨细胞瘤（osteoclastoma），是一种中间型、局部侵袭性肿瘤，占所有原发性骨肿瘤的5%、良性骨肿瘤的20%。GCTB可复发，也可恶变，但恶变率低于1%，少数可出现肺内转移。GCTB发生恶变的原因目前认为可能与原发性肿瘤的去分化或放射性治疗有关。GCTB发病高峰期在30岁，80%发生在20~50岁。女性发病率略高于男性。颅骨的GCTB比较罕见，约占GCTB的2%。蝶骨是颅骨GCTB的最好发部位，其次是颞骨，其他少见部位如枕骨、额骨、顶骨、上颌骨等也有报道。

【临床与病理】

头痛是颅骨GCTB最常见的临床表现，其他症状根据肿瘤的生长部位不同表现各异：①发生在颞骨的GCTB可出现颞部皮下肿块。肿瘤累及Ⅶ、Ⅷ脑神经时，可出现面部麻痹、耳鸣及听力障碍等症状；累及颞下颌关节时可出现关节疼痛、张口受限以及颞下颌关节紊乱；②蝶骨及鞍区的GCTB可向两侧侵犯海绵窦、向上可侵犯垂体、向下可侵犯蝶窦、筛窦及鼻腔。因此，发生在这一区域的GCTB可引起眼肌功能障碍、视力障碍、视野缺损、内分泌异常、嗅觉障碍和鼻塞等；③枕骨、额骨及顶骨的肿瘤可引起头痛、恶心和呕吐等非特异性症状。

肉眼观，GCTB肿瘤组织根据瘤内出血或纤维化的程度可呈实性或囊性。实性肿瘤切面呈黄褐色或灰白色，质软而脆，较大的肿瘤常合并出血及坏死。囊性肿瘤则形成多房性或单发较大囊腔。镜下，肿瘤主要由单核基质细胞及多核巨细胞两种细胞组成。多核巨细胞较均匀地散布在基质细胞之间是本病的特征性病理表现。基质细胞呈卵圆形或圆形，与组织细胞类似。多核巨细胞直径常为30~60μm，一般含15~20个细胞核，常聚集在细胞的中央。多核巨细胞的边界不规则，但分界较清楚，胞质丰富，略呈嗜酸性，有时可见含大量脂类的泡沫细胞。基质细胞和多核巨细胞均表达CD68和Vimentin。肿瘤间质血管丰富，有多少不等的胶原纤维。

GCTB的发病机制目前并不明确，可能与端粒融合有关。70%以上患者有端粒融合，而端粒融合的原因是端粒DNA修复和保护的异常。p63高表达有助于区别GCTB与其他含巨细胞的骨肿瘤或软组织肿瘤。谷胱甘肽过氧化物酶-1（GPX1）、硫氧还蛋白过氧化物酶（PRX）、同种异体移植炎症因子1（AIF1）以及泛素结合酶E2（UBE2 N）等可作为预测GCTB侵袭性行为的分子学指标。

【影像检查方法】

常规X线平片对于诊断长骨的GCTB是最具价值的放射学检查手段，但对于发生在颅骨的GCTB，X线检查无特征性表现，与其他溶骨性病变没有明显区别。CT在确定肿瘤范围方面优于X线平片，多平面重建可准确确定肿瘤累及颅骨的范围、确定肿瘤与其他结构的关系。MRI则能更准确描绘骨皮质外的病变范围及周围软组织受累情况。骨扫描也可用于GCTB的诊断，但价值有限，无法用来正确判断病变髓腔内的侵及范围以及确定肿瘤的骨外侵犯。

【影像表现】

1. X线　发生在颅骨的GCTB很少出现长管状骨常见的皂泡样改变，不具备特征性的影像学表现，一般表现为边界清楚的溶骨性病变。骨皮质破坏伴软组织肿块在颅骨GCTB中较长骨常见。

2. CT　膨胀性生长的、混杂密度肿块，无硬化边，骨膜反应少见。瘤周可有骨性包壳。肿瘤内可见出血及囊变，有时可见液-液平面，钙化少见（图 13-4-1）。

3. MRI 肿块形态不规则，边界清晰，瘤周无明显水肿，瘤内信号依不同成分而表现各异。在 T_1WI 呈低或等信号，高信号区提示亚急性期出血。在 T_2WI 呈不均匀混杂信号，囊变呈圆形或类圆形高信号区。在 T_2WI 瘤周的明显低信号影被认为是颅骨 GCTB 较为特征性的 MR 表现，多见于颞骨的 GCTB。这一征象出现与肿瘤内含铁血黄色沉积或病理性骨折愈合期骨痂形成有关。肿瘤多数为不均匀强化，也可为均匀强化或轻微强化（图 13-4-2）。

【诊断与鉴别诊断】

颅骨 GCTB 临床上属于少见疾病，发病年龄较长骨 GCTB 偏晚，女性发病率稍高，好发于蝶骨和颞骨，头痛是最常见的临床表现。在 X 线平片

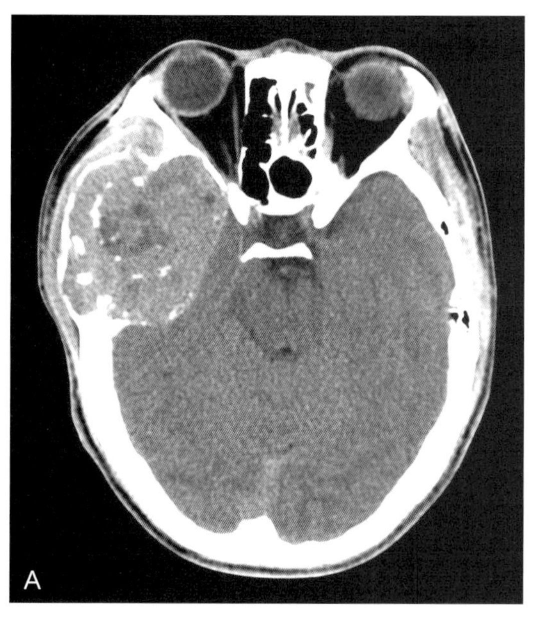

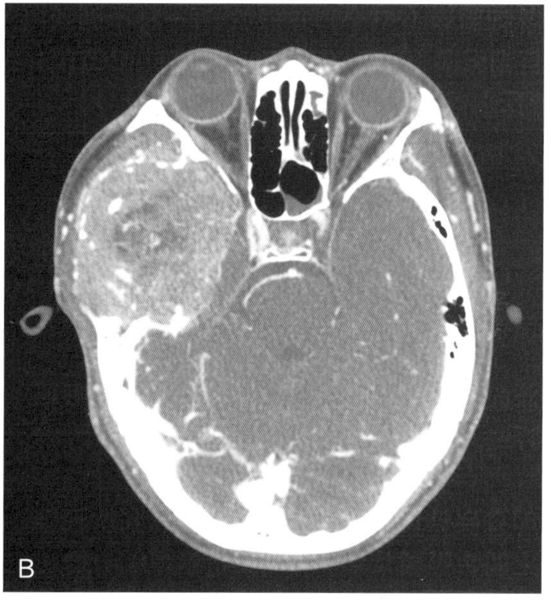

图 13-4-1 骨巨细胞瘤的 CT 表现

A. 平扫；B. 增强，右侧颞骨鳞部及蝶骨大翼膨胀性骨质破坏，相应区域见不均质软组织肿块占据，其内密度不均，内见多发斑片状低密度影及骨性密度影，边缘可见不连续的残存骨；增强检查后肿块的实性部分呈中等程度强化

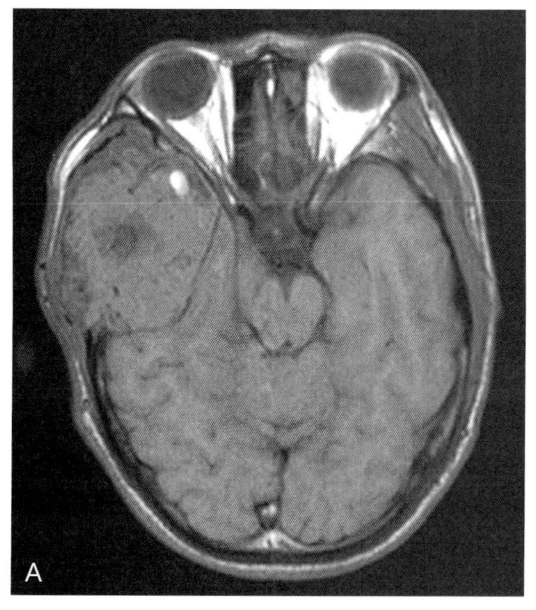

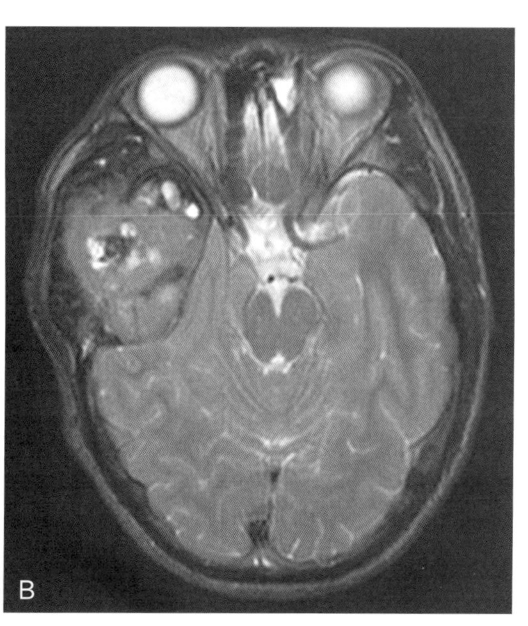

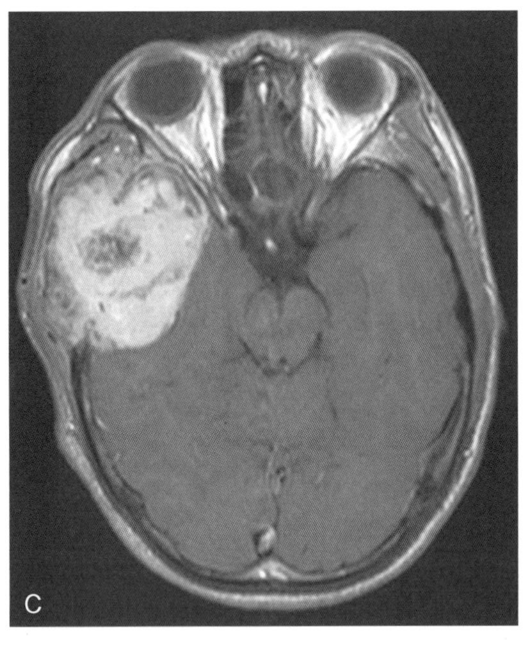

图 13-4-2 骨巨细胞瘤的 MRI 表现
（与图 13-4-1 为同一患者）

A. T_1WI；B. T_2WI；C. 增强 T_1WI。右侧颞骨鳞部及蝶骨大翼膨胀性骨质破坏，相应区域见不均质稍长 T_1 稍长 T_2 信号软组织肿块占据，其内信号不均匀，内见斑片状长 / 短 T_1、短 / 长 T_2 信号影，边缘可见不规则形环状短 T_2 信号影围绕；增强检查后肿块的实性部分呈中等程度强化

上无特征性表现，呈边缘清楚的溶骨性骨质破坏。在 CT 上可见瘤周的骨性包壳，T_2WI 瘤周明显低信号是颅骨 GCTB 较为特征性的表现。鉴别诊断如下：

1. 巨细胞修复性肉芽肿（giant cell reparative granuloma，GCRG） 是一种少见的非肿瘤性病变，GCRG 在临床上与 GCTB 很难鉴别，常误诊为 GCTB。GCRG 常见于 20~40 岁，女性多于男性。好发部位是下颌骨，少数发生于颅骨，发生在颅骨者主要侵及蝶骨、颞骨和额骨。影像学难以区分 GCRG 与 GCTB，GCRG 在 X 线平片及 CT 均表现为溶骨性骨质破坏，肿瘤边界清楚，呈单房或多房蜂窝状表现，无硬化边及骨膜反应。GCRG 在 T_1WI、T_2WI 及 DWI 均呈低信号。

2. 动脉瘤样骨囊肿（aneurysmal bone cyst，ABC） 主要见于儿童和青少年，约 80% 发生在 20 岁以下患者。临床上以疼痛为首发症状，部分患者以病理性骨折就诊。好发于长骨的干骺端，以胫腓骨及股骨近端多见。X 线平片表现为膨胀性囊状溶骨性改变，呈偏心性生长，内有骨性间隔使囊腔呈蜂窝状或泡沫状，周边可见硬化边。CT 表现多呈囊状膨胀性骨质破坏，一般可见多个含液囊腔，有的可见液 - 液平面，这一征象具有鉴别意义。MRI 上边界清晰，呈分叶状，病变周围有低信号环绕，病变内多发分隔，囊腔内可见液 - 液平面。

3. 脊索瘤（chordoma） 发生在蝶鞍区的 GCTB 需要与脊索瘤相鉴别。颅内脊索瘤发病高峰为 30~40 岁，男性多于女性。脊索瘤 X 线表现为边界清楚的骨质破坏区，瘤内可有残留碎骨片和斑片状或团块状钙化，而 GCTB 钙化少见。CT 显示颅底部类圆形或不规则略高密度影伴明显骨质破坏，瘤内有钙化。在 T_1WI 肿瘤呈等或低信号，T_2WI 呈明显不均匀高信号。增强后，肿瘤多呈“蜂窝状”不均匀强化。

（方靖琴）

二、脊索瘤

【概述】

脊索瘤（chordoma）起源于胚胎残留脊索组织，是一种低度恶性肿瘤。脊索瘤占颅内肿瘤的 1%，占所有原发性骨肿瘤的 4%。在胚胎期，脊索上端分布于颅底的蝶骨和枕骨处。脊索的下端分布于骶尾骨的中央及中央旁等处。当胎儿发育至 3 个月的时候脊索开始退化和消失，仅在椎间盘内残留，即所谓的髓核。上端的蝶枕部及下端的骶尾部脊索组织常在胚胎后期和出生后仍不完全消退，甚至可保持到成年期，这就为脊索瘤的发生提供了条件。脊索瘤在任何年龄均可发生，发病高峰为 30~40 岁，男性发病率略高于女性，其比例约为 2∶1，白种人多见。颅内脊索瘤占所有脊索瘤的 1/3，起源于斜坡蝶 - 枕骨软骨结合处，故常见于斜坡区域（蝶骨、枕骨）。少数情况下，颅内脊索瘤也可起源于一侧的颞骨岩尖部、鞍区、蝶窦、鼻咽部、上颌骨、副鼻窦及硬膜内等部位。

尽管颅内脊索瘤生长缓慢，但由于肿瘤与邻近重要脑组织结构关系密切，手术难以完全切除，术后局部复发率高，晚期偶可见转移。近年，脊索瘤基金会（chordoma foundation，CF）专家共识中提到，30%~40% 脊索瘤患者可发生转移，尤其在疾病晚期，且转移多在肿瘤局部复发后发现。

【临床与病理】

脊索瘤的临床表现取决于病变的部位、大小及与邻近组织结构的关系，主要是头痛以及肿瘤累及脑神经引起的压迫症状。视神经和展神经是脊索瘤最易累及的脑神经，临床表现为复视和内斜视。其他一些症状包括垂体功能低下、耳鸣、眩晕、声嘶、眼睑下垂、吞咽困难、鼻塞、面部疼痛麻木、饮水呛咳、走路不稳和听觉障碍等。

肉眼观，肿瘤呈分叶状外观，质地软，胶冻样。肿瘤切面呈半透明，含有黏液样物质，半数瘤内有结节状钙化，可有出血和囊变。镜下，典型的脊索瘤瘤细胞呈条索状分布于丰富的黏液性基质中，胞质呈典型的淡染空泡状。大量空泡细胞和黏液形成是本病的病理形态特点。此外，瘤内可含有坏死区、不同时期的出血以及骨小梁。免疫组化染色可见瘤组织 S-100、上皮细胞膜抗原（epithelial membrane antigen，EMA）、细胞角蛋白（cytokeratin，CK）以及 vimentin 蛋白表达阳性。

脊索瘤病理上分为三型：经典型、软骨样型和去分化型。经典型生长缓慢、质软、黏液丰富。软骨瘤样型瘤组织内不仅有脊索瘤的结构，而且可见透明软骨样区域，此型预后好于经典型。去分化型少见，瘤组织内可见恶性梭形或恶性纤维组织细胞成分，间质黏液较少，该型生长较快，侵袭性强，预后最差。

【影像检查方法】

X 线平片对于颅底脊索瘤的诊断价值有限，仅能显示病变所在部位的骨质破坏。CT 扫描可准确显示骨质的异常、骨质破坏的程度及范围、钙化以及瘤内骨碎片。CT 对显示小范围的骨质破坏及瘤内钙化较 MRI 敏感。但是，受硬化伪影的影响，CT 对于显示后颅窝的软组织结构的作用有限。MRI 是颅底脊索瘤的首选影像学检查方法。MRI 能明确显示肿瘤的部位、范围及对周围结构的侵犯情况，同时可清晰显示肿瘤与脑干、垂体、视神经及视束、海绵窦及海绵窦内血管神经的关系。MRI 的缺陷在于评估瘤内的钙化和病变部位骨皮质情况。MRA 或 CTA 可用于评估肿瘤邻近血管受包绕情况。PET 检查对于发现多发转移性病变有帮助，但由于对脊索瘤行 PET 检查的经验普遍不足，其实际应用尚未得到确认，可以考虑选择性开展。

【影像表现】

1. X 线　表现为肿瘤所在部位的溶骨性骨质破坏，骨质破坏区边缘部分硬化，部分肿瘤区可见散在的斑片状或团状钙化。

2. CT　平扫多见斜坡或颞骨岩尖部骨质破坏伴不规则分叶状或圆形混杂密度肿块。肿块内可见散在分布的不规则钙化及点片状骨质残余，病灶边缘较清楚（图 13-4-3）。增强检查后，肿瘤呈中度或明显强化。

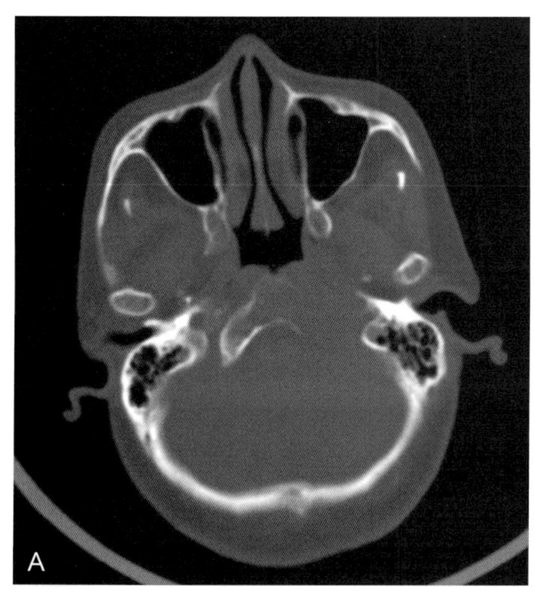

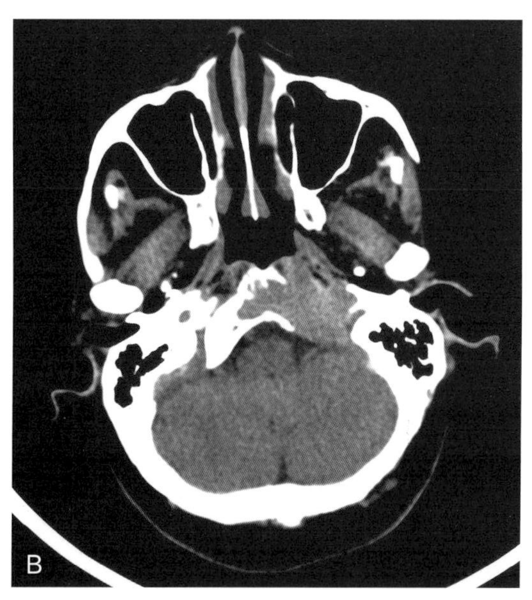

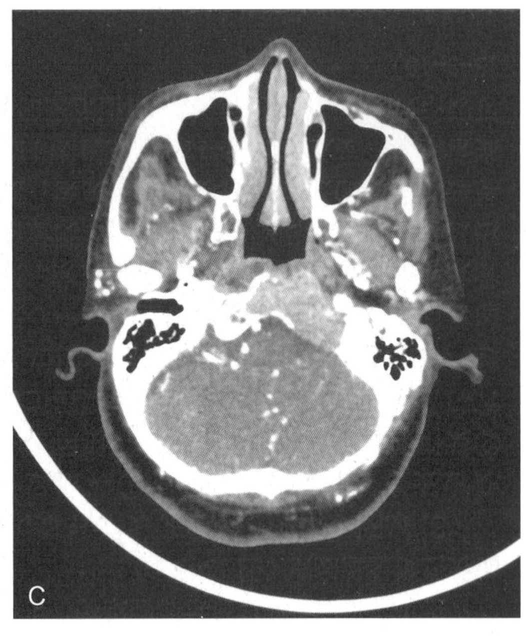

图 13-4-3 脊索瘤的 CT 表现

A、B. 平扫（骨窗）；C. 平扫（软组织窗）。枕骨斜坡左侧部及邻近颞骨可见溶骨性骨质破坏，相应区域见软组织密度影占据，其内密度尚均匀

3. MRI 平扫 T_1WI 一般为等或低信号，病变内点状高信号提示出血或含高蛋白黏液池。T_2WI 多呈显著不均匀高信号，软骨样脊索瘤 T_2WI 信号低于经典型脊索瘤。肿瘤内部可见散在不均匀的短 T_2 信号提示钙化、出血、高蛋白黏液池和纤维分隔，一般无瘤周水肿或仅有轻度水肿。绝大多数肿瘤呈中等或明显不均匀“蜂窝样”“颗粒样”强化，极少数病例可表现为轻度强化或无强化，提示肿瘤内有大量坏死或黏液样物质（图 13-4-4）。

4. 骨扫描 显示密度减低或冷结节。

5. 血管成像 位于鞍区的肿瘤可使颈内动脉虹吸段外移，大脑前动脉 A1 段上抬。肿瘤位于鞍旁中颅窝时，颈内动脉海绵窦段抬高，大脑中动脉起始段和水平段也上抬，向颅后窝发展的肿瘤常将基底动脉推向后方或侧后方。

【诊断与鉴别诊断】

颅内脊索瘤好发于斜坡附近，临床表现以复视和头痛最为常见。CT 表现为不均匀混杂密度肿块影，瘤内常见散在钙化及骨碎片影。MR 成像肿瘤 T_2WI 呈显著不均匀高信号。增强扫描后，肿瘤呈“蜂窝样”或“颗粒样”明显不均匀强化。动

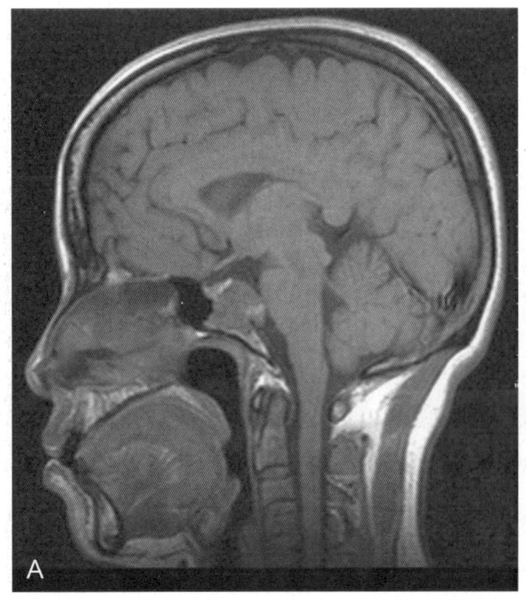

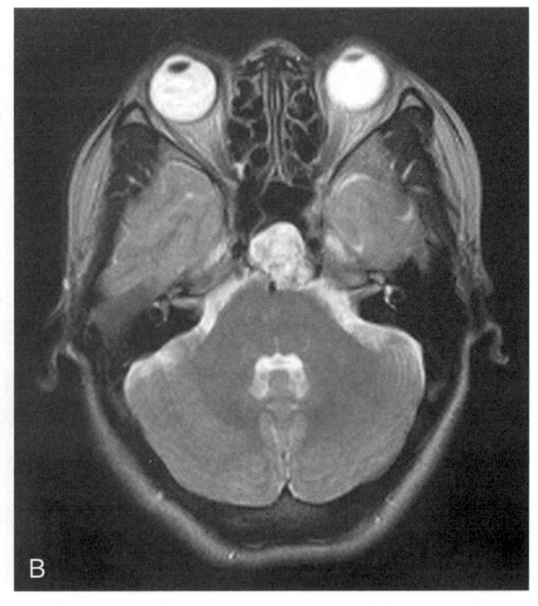

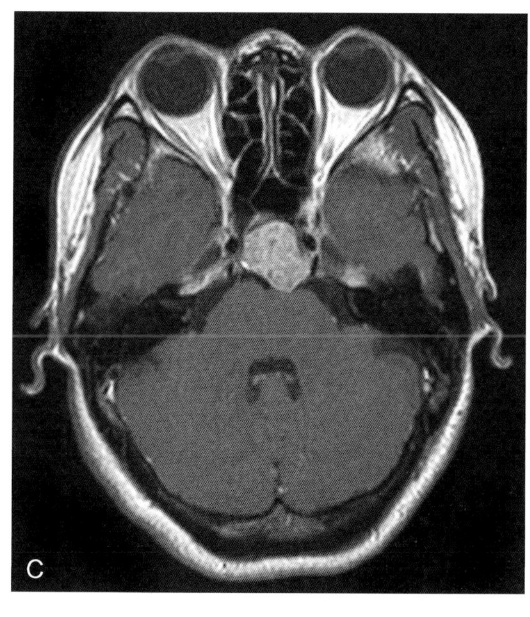

图 13-4-4 脊索瘤的 MRI 表现

A. 矢状位 T_1WI；B. 横轴位 T_2WI；C. 横轴位 T_1WI 增强，枕骨斜坡可见一不规则形稍长 T_1、稍长 T_2 信号，其内信号不均匀，病变向后延伸至桥前池；增强检查后中等程度较为均匀的强化

态增强扫描病变缓慢持续强化为其特征。鉴别诊断包括：

1. 垂体瘤鞍区最常见的肿瘤，以向鞍上生长为主，往往可见“束腰征”。CT 上多为等密度，MR 上多呈稍长 T_1、等或稍长 T_2 信号影，可有囊变、出血。增强扫描肿瘤实质部分显著强化。蝶鞍扩大、鞍底下陷，正常垂体结构消失。斜坡骨质一般无破坏。

2. 鼻咽癌颅底脊索瘤向下长入鼻咽部或鼻咽癌侵犯中颅窝时需与鼻咽癌相鉴别 鼻咽癌肿瘤主体位于鼻咽腔，常见咽隐窝狭窄或消失。肿瘤密度 / 信号较均匀，瘤内很少见钙化及骨碎片。T_1WI 呈低或等信号，T_2WI 呈高信号，动态增强扫描信号强度 - 时间曲线呈速升速降，而脊索瘤呈缓慢持续强化。此外，鼻咽癌常伴咽旁、颈部淋巴结肿大以及乳突炎症。

3. 脑膜瘤 发生在斜坡区域的脑膜瘤多以宽基底与斜坡相连。CT 上肿瘤密度较高，边界清晰，肿瘤邻近骨质可有骨质压迫吸收但无破坏，增强扫描明显均匀强化。MRI 上肿瘤多数信号较均匀，T_1WI 呈稍低信号，T_2WI 呈等或稍高信号，增强后肿瘤均匀明显强化，不同于脊索瘤的“蜂窝样”强化。多数脑膜瘤可见特征性的“脑膜尾”征。

（方靖琴）

三、骨髓瘤

【概述】

骨髓瘤（myeloma）起源于骨髓造血组织，是由具有合成和分泌免疫球蛋白的浆细胞发生恶变、大量单克隆的恶性浆细胞增生所致。分为单发和多发性骨髓瘤，后者多见。本节主要介绍多发性骨髓瘤（multiple myeloma，MM）。骨髓瘤的发病率占所有恶性肿瘤的 1%，占血液系统恶性疾病的 10%。多发年龄在 40 岁以上，中位发病年龄约 65 岁，男性多于女性，发病率比例约为 2∶1。非裔美国人发病率略高，我国骨髓瘤的发病率约为 1/10 万。好发部位依次为脊柱、肋骨、颅骨、胸骨等富含红骨髓的部位。发于颅骨部位的骨髓瘤可同时伴发肋骨、椎体、骨盆、胸骨及锁骨等处病变。易累及软组织，晚期可有广泛性转移，但很少出现肺转移。尽管骨髓瘤的无进展生存期在治疗方式的不断改进下得到了较大程度的延长，但总体预后依然较差，5 年生存率仅为 43.2%。骨髓瘤病因目前尚不明确，目前认为可能的致病因素包括：①理化因素，如长期接触电离辐射，接触工业或农业毒物；②慢性感染或慢性抗原刺激；③遗传因素，不同的人种，其发病率不同，以非裔美国人发病率最高；④病毒感染，EB 病毒、HHV-8 病毒与骨髓瘤的发生可能有关；⑤染色体和基因异常，部分骨髓瘤患者有染色体异常和肿瘤基因突变。13q14 染色体缺失、1q21 染色体扩增和 17p13 染色体缺失常提示预后不良。*ras* 家族基因突变与药物治疗反应呈负相关，免疫球蛋白重链基因重排常见于 IgG 型中。

【临床与病理】

骨髓瘤的临床表现复杂，常见的临床表现

包括：①骨痛和病理性骨折，其中骨骼疼痛是最常见的早期症状；②贫血，多为正细胞、正色素性贫血；③急、慢性肾功能衰竭。其他一些症状还包括肝脏、脾脏和淋巴结浸润肿大、反复的感染、高黏滞综合征、高钙血症、软组织肿块、出血等。

骨髓瘤比较有诊断价值的实验室检查包括血象、骨髓象、血清 / 尿蛋白检测。血象多有正细胞性贫血和正色素性贫血、血沉增快、球蛋白增多、白蛋白减少或正常、A/G 倒置。骨髓象发现浆细胞比例 >10%，可分化良好或呈原、幼浆细胞，细胞核内可见 1~2 个核仁，并可见双核或多核浆细胞。约 80% 骨髓瘤患者血清蛋白电泳可见异常的免疫球蛋白峰（M 蛋白）。根据免疫电泳可将骨髓瘤分为 IgG 型（约 60%）、IgA 型（约 25%）、IgD 型（约 1%）、IgM 型（约 1%）、IgE 型（罕见）、轻链型（20%）、双克隆或多克隆型免疫球蛋白型（少于 1%）、非分泌型（少于 1%）。此外，血清 β_2 微球蛋白、乳酸脱氢酶和 C 反应蛋白均可升高。骨髓瘤 CD38、CD138、CD56 表达阳性，CD19 表达阴性。

肉眼观，肿瘤呈暗红色或深红色，质较软。镜下，瘤体主要由大量密集的瘤细胞组成，间质极少。瘤细胞多呈圆形或卵圆形，但具有不同程度的幼稚性。按分化程度的差异，可分为高分化型（小细胞型）及低分化型（大细胞型）两种。高分化型分化较成熟，体积小，具有圆形而偏心性的细胞核，染色质呈车轮状，也称浆细胞型骨髓瘤。低分化型分化差，体积大，核仁明显，核分裂较多见，也称网状细胞型骨髓瘤。

骨髓瘤的发病机制尚不明确，PI3K、JAK/STAT3、Raf、NF-κB 等信号通路的异常激活可能与骨髓瘤的发生有关。此外，骨髓瘤细胞分泌的 MIP-1α 和骨髓基质细胞产生的 NF-κB 受体活化因子配体（RANKL）能够激活破骨细胞，而骨髓瘤细胞通过分泌 IL-3 和 Dickkopf 1（DKK1）则抑制成骨细胞。破骨细胞和成骨细胞的分化失调最终导致骨髓瘤的发生。

【影像学检查方法】

X 线平片是传统的评估骨髓累及范围及程度的方法，但灵敏性较差。相较于 X 线，CT 能更早地显示骨质细微破坏和骨质疏松。CT 对于检测骨质破坏较 X 线平片和 MRI 更为敏感，可显示骨髓瘤的穿凿样溶骨性病变、弥漫性的骨质疏松，在评估骨折风险和不稳定性方面有其特有的优势。MRI 可以直接显示骨髓内病变的范围以及评估治疗效果，国际骨髓瘤工作组（IMWG）将 MRI 视为骨髓瘤骨髓侵犯的影像金标准。PET-CT 用来检测常规成像难以发现的复发性病变以及骨髓内或骨髓外难以检测部位的病变，对全身骨骼受累情况作出评估，便于对病变进行分期、预后以及疗效评估。

【影像表现】

1. X 线　多发圆形、边缘较清且无硬化边的虫蚀样、穿凿样骨质破坏，病灶大小一致，直径多在 2cm 以内。弥漫性骨质疏松表现为骨质密度减低，骨小梁稀疏、变细，常伴病理性骨折。骨质硬化少见，又称硬化性骨髓瘤。

2. CT　呈弥漫性分布、边缘清楚的溶骨性破坏，周边无骨质硬化，与正常骨组织相比有一条窄的过渡带，无明显骨膜反应，颅骨破坏后仍然可见原始骨板轮廓（图 13-4-5）。头部局限性软组织肿块表现为混杂密度或稍高密度，病变骑跨于颅内外生长，可见脑实质受压改变。

3. MRI　与正常骨髓相比，T_1WI 上多为低信号，T_2WI 上为高信号，抑脂序列上由于脂肪信号被抑制，病灶呈现出较 T_2WI 更明显的高信号。DWI 病变呈现明显弥散受限。病变可有不同程度强化。骨髓瘤的 MRI 表现大致可以有以下四种形式：正常型、局灶型、弥漫型、小结节型。正常型出现在骨髓瘤的早期，骨质可无明显异常信号改变。弥漫型，骨质破坏表现为 T_1WI 低信号，T_2WI 为高信号。局灶型，病灶在 T_1WI 呈大小、数目不等、形态不规则的低信号，T_2WI 呈高信号（图 13-4-5）。小结节型的典型表现是“椒 - 盐征”，因而又称为“盐和胡椒”型，T_1WI 表现为高信号的骨髓背景内散在分布的多发点状低信号，T_2WI 呈弥漫性低或等信号。

【诊断与鉴别诊断】

MM 的诊断需结合临床、病理及影像学检查：①骨髓浆细胞比例 >15%，并有异常浆细胞（骨髓瘤细胞）或组织活检证实为浆细胞瘤；②血清中出现单克隆免疫球蛋白（M 蛋白）>3g/dl 或尿液中出现本周氏蛋白 >1g/24h；③无其他原因的溶骨性病变或广泛骨质疏松。有①和③项者属不分泌型，有①和②项且排除反应性浆细胞增多和意义未明单克隆免疫球蛋白血症者可诊断为 MM。IgM 型 MM 的诊断除符合前两项外须有典型的临床表现和

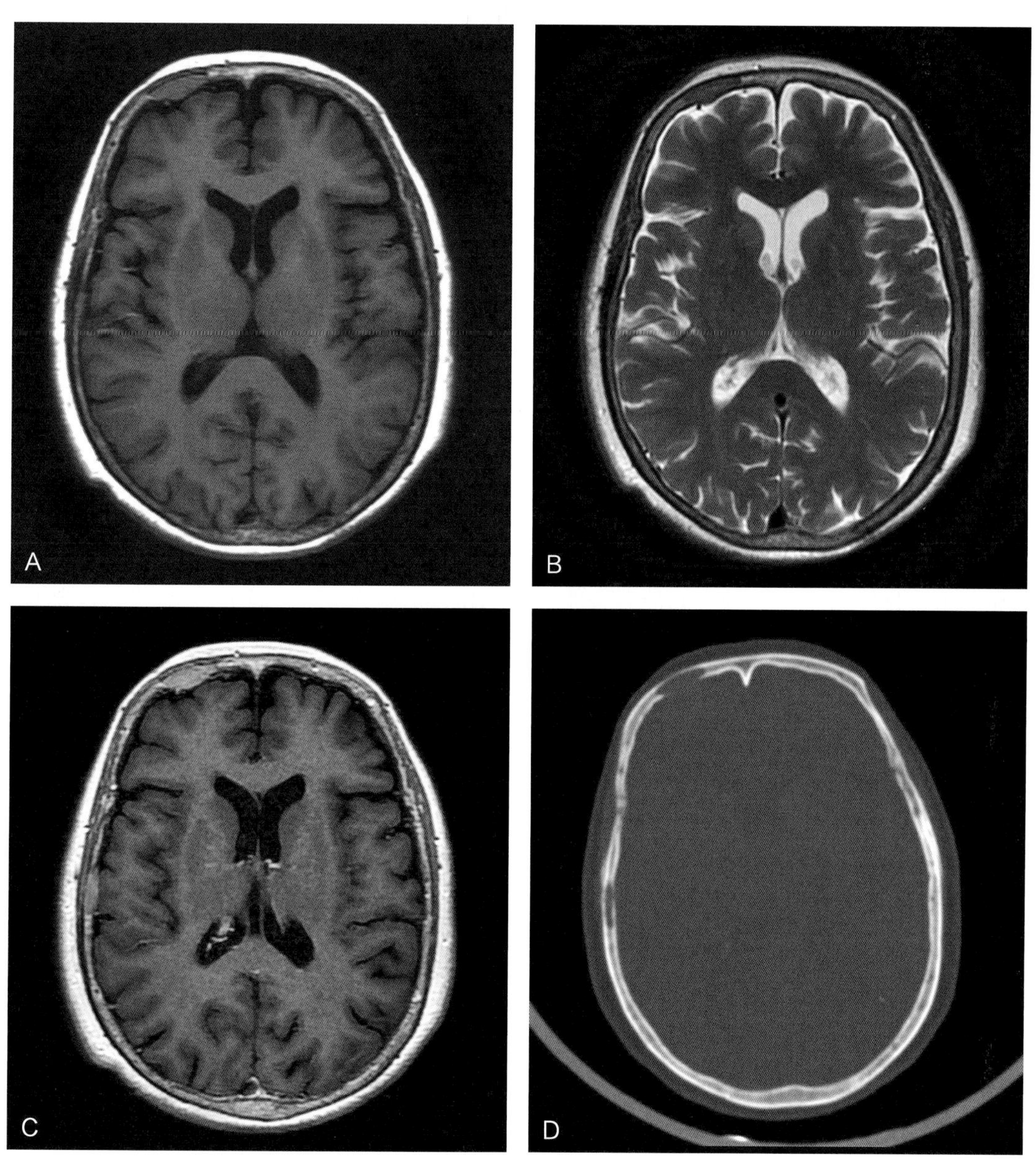

图 13-4-5 骨髓瘤的影像学检查

A. T_1WI；B. T_2WI；C. 增强 T_1WI；D. CT（骨窗），额骨右侧可见斑片状稍长 T_1、稍长 T_2 信号影，增强检查后呈中等程度均匀强化；CT 骨窗显示病变区域呈溶骨性骨质破坏，边界清楚

多发溶骨性病变。颅骨骨髓瘤的典型 X 线征象为分布不规则的多发穿凿样骨质破坏，MRI 上 T_1WI 序列的“椒 - 盐征”具有一定的特征性。鉴别诊断包括：

1. 颅骨转移性肿瘤 是颅骨病变多发的最常见原因。与 MM 不同，该病呈弥漫性分布的颅骨转移性肿瘤比较少见。颅骨转移性肿瘤一般表现为多发的、边界清楚的溶骨性病变，易累及邻近软组织而形成肿块。病灶在 T_1WI 一般呈低信号，部分转移性肿瘤内可见短 T_1 出血，T_2WI 呈高或混杂信号。瘤周可有水肿，增强病灶呈结节性均匀性强化或环状不均匀强化，少数可不强化。再结合原发肿瘤病史，不难诊断转移性肿瘤。

2. 原发性甲状旁腺功能亢进症（primary hyperparathyroidism，PHPT） 是指因甲状旁腺本身病变所致血液中甲状旁腺素过度分泌，引起体内钙、磷和骨骼代谢紊乱的一种全身性疾病。国内以青少年多见，女性多于男性，常多骨受累。骨痛是最常见的临床表现。在疾病不同时期，PHPT 可出现一系列征象，包括普遍性骨质疏松、骨质软化、骨膜下骨质吸收、纤维囊性骨炎、骨小梁性骨吸收和骨质硬化等。颅骨 PHPT X 线平片多表现为骨小梁性骨吸收及骨质硬化，颅骨内、外板边缘模糊、密度减低，呈磨玻璃样或伴有颗粒样骨吸收区，同时伴有斑点骨质硬化似“椒盐样”改变，与骨髓瘤的影像表现难以鉴别。PHPT与骨髓瘤的鉴别需结合实验室检查，前者PTH显著增高，后者可检测到特异性的本周氏蛋白或M蛋白。

（方靖琴）

第五节　颅骨肿瘤样病变

一、动脉瘤样骨囊肿

【概述】

动脉瘤样骨囊肿（aneurysmal bone cyst，ABC）也称为骨膜下巨细胞瘤、良性骨动脉瘤等，于1942年由Jaffe和Lichtenstein命名，是一种孤立性、膨胀性、出血性、多房性囊肿。其性质未明，可为原发，也可继发或伴发于其他骨肿瘤或肿瘤样病变，如骨巨细胞瘤、软骨母细胞瘤、骨肉瘤、骨纤维结构发育不良等。发病率约占全部骨肿瘤及肿瘤样病变1.5%。ABC好发于长管状骨的干骺端，以股骨和胫骨最常见，好发部位由高到低依次是下肢、上肢、脊柱和骶骨。颅骨ABC少见，发病率约为1%~6%。ABC常见于儿童及青少年，近80%发生在20岁以下，5岁以下罕见。男女发病率无差异。原发ABC病因不明，外伤可能是其重要诱因。外伤或其他因素导致病变部位局部血流动力学改变，板障内静脉压持续升高、血管床扩张、病灶区骨质吸收，后期发生继发性反应性修复而最终形成ABC。

【临床与病理】

颅骨ABC最常见的临床表现为进行性的头痛和局限性肿块。依据病变部位可出现不同的临床表现，可有上睑下垂、视力减退、脑神经麻痹、癫痫及脑脊液流出受阻导致的颅内压增高等症状。枕骨ABC压迫邻近小脑半球时可引起小脑共济失调症状。颅骨ABC病理性骨折少见，若伴发病理性骨折，则出现明显疼痛，局部皮温增高，有明显的压痛，偶有搏动。

大体观，肿瘤呈现多发的囊状结构，小囊性间隙内充满血液，质韧。切开病变部位呈多发、大小不等的囊腔，囊内为暗红色血液。囊与囊之间为纤维骨性间隔，实性部分不超过体积的1/2。光镜下可见大量充满血液的囊腔，囊腔由含有骨小梁或骨样组织以及破骨巨细胞的结缔组织间隔构成。囊壁非内皮细胞排列而成，而是由纺锤形的单核细胞和大量的破骨样巨细胞组成。ABC与其他良性骨囊肿的区别在于其含有致癌基因泛素C-末端水解酶（USP6）、钙黏蛋白11（CDH11）和胰岛素生长因子，且活性很高。

ABC的发病机制目前仍存在争议。ABC可分为原发性和继发性两类。原发性ABC是指除了ABC的病变以外，没有发现其他伴随病变并存，其发病机制与板障内静脉破裂导致静脉压持续性增高、血管床充血扩张和骨内动静脉瘘形成有关。继发性ABC是指ABC常伴随或继发于其他骨肿瘤或瘤样病变，其发生与外伤、骨肿瘤等相关。虽然存在争议，但静脉压增高导致血管扩张，引起骨质吸收，出血而形成血性囊腔，而后又引起骨的反应性修复等系列过程为大多数学者认可的发病机制。

【影像学检查方法】

X线平片主要用于发现病变，初步确定病变性质。X线平片不能直观体现ABC的特征性征象，如液-液平面、囊内间隔等。CT扫描弥补了X线平片重叠影像和密度分辨率低的不足，能观察病变内的囊性区域、囊间隔、液-液平面等具有诊断价值的征象。与CT相比，MRI组织分辨率更高，能从横断面、冠状面和矢状面多角度观察，且对出血敏感，因此能更清楚显示病变内部构成和周围组织情况，有效地发现液-液平面、囊壁和囊间隔、出血以及病变周围骨髓的改变。但MRI观察骨质结构的异常改变不及X线平片和CT。

【影像表现】

1. X线　表现为圆形或类圆形的溶骨性病变，边界清楚，病变内有骨小梁状分隔或残留骨嵴，钙化少见。

2. CT　囊状、膨胀性骨质破坏区，位于颅骨内外板之间，颅骨内、外板变薄或中断，邻近脑组织不同程度受压。可呈多房或单房样改变，多房常见。骨质破坏区内表现为不均匀软组织密度影，其内可见数量不等、散在分布的骨性分隔。

囊内常显示液 - 液平面，上方为水样密度，下方为高密度的血性液体。

3. MRI　分叶状、膨胀性骨破坏病灶，瘤周为界限清晰的低信号带所包绕。囊内信号依据内容物不同，在 T_1WI 及 T_2WI 可呈现不同信号形式。部分病变囊内可见液 - 液平面，液平面以上多呈长 T_1、长 T_2 信号，液平面以下以等低信号居多。增强扫描病变可为不均匀强化（图 13-5-1）。

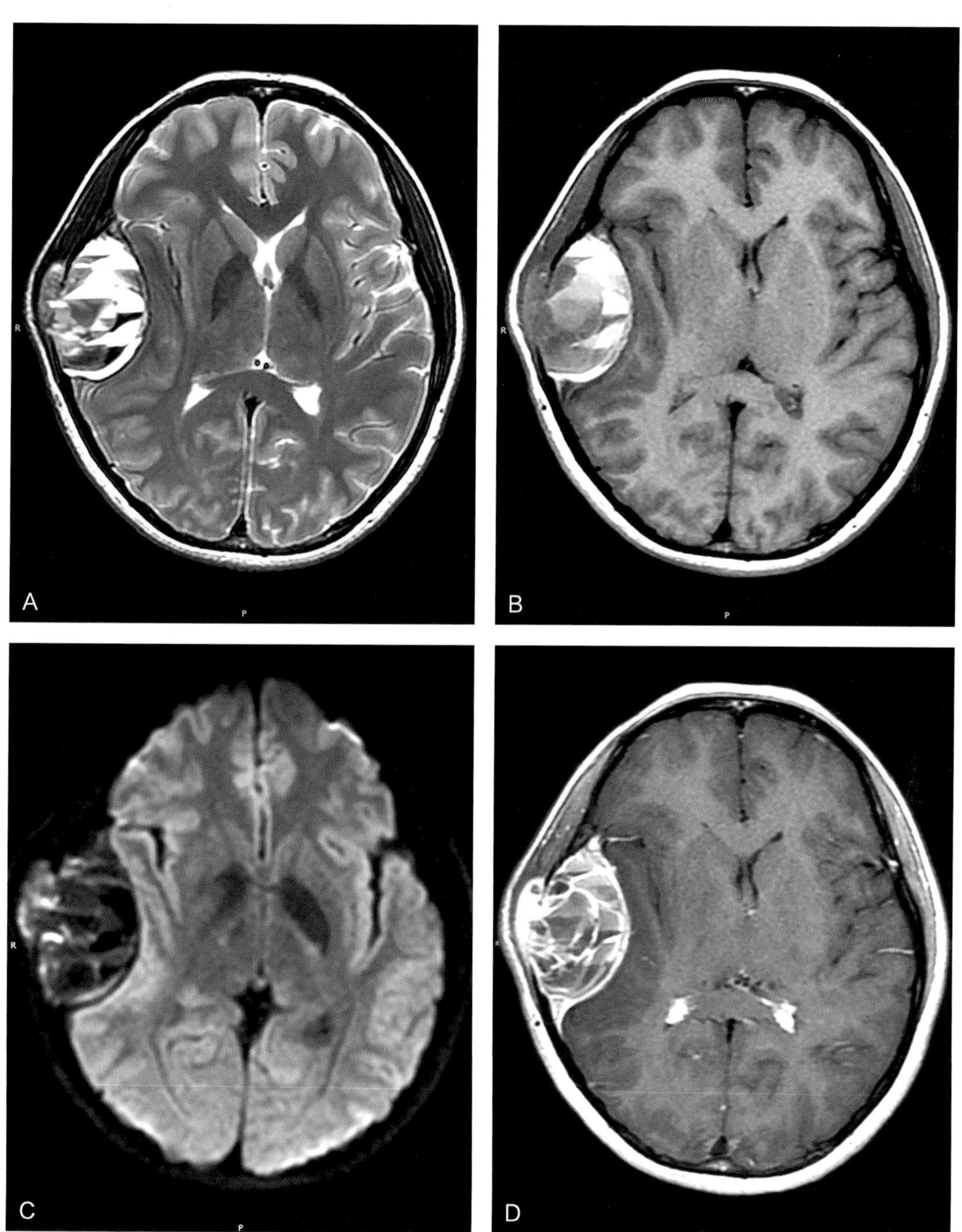

图 13-5-1　动脉瘤样骨囊肿的 MRI 表现

A. T_2WI；B. T_1WI；C. DWI；D. 增强 T_1WI，右侧颞骨可见椭圆形混杂信号肿块，边界清楚，以短 T_1、长 T_2 信号影，内见多发斑片状长 T_1、短 T_2 信号，内可见多发间隔及液 - 液平面，提示出血；DWI 上呈不均质低信号；增强检查后，肿块的实性部分及分隔呈明显强化；病变向外延伸至邻近头皮软组织内，向内延伸至颅内，邻近脑实质受压变形，肿块与邻近脑实质分界尚清（病例图片由重庆医科大学附属第一医院李咏梅教授提供）

4. 核素成像 骨扫描显示约65%ABC病变周边摄取增高，而病变中心摄取正常或降低。

【诊断与鉴别诊断】

动脉瘤样骨囊肿好发于青少年长骨干骺端或骨端，颅骨动脉瘤样骨囊肿比较罕见。X线表现无特异性。CT病变呈边界清楚的、多房分叶状囊性膨胀性骨质破坏，周围有硬化边。MRI显示病灶内囊腔大小不一，多数患者可见典型的液-液平面，液面上部呈明显长T_1、长T_2信号，下部多呈等T_1、等T_2信号。病变周边有界限清晰的低信号带。CT及MRI显示囊内的液-液平面对ABC具有诊断价值。MRI显示轮廓清楚的多囊性、分叶状病灶，边缘低信号环绕具有一定的特征性。需要与其鉴别诊断的疾病包括：

1. 孤立性骨囊肿（solitary bone cyst，SBC） 好发于9~15岁年龄段。在CT或MRI上，病灶内密度或信号均匀，一般无ABC的特征性液-液平面，但当SBC合并出血时也可出现液-液平面，此时鉴别困难。SBC一般轮廓较光整，无分叶状外观，囊内分隔不明显，而ABC有不规则分叶状轮廓及多房囊腔，囊内密度或信号一般不均匀。合并骨折时SBC常可见“骨片陷落”征，而ABC合并病理性骨折时不会出现这一征象。SBC不强化，而ABC则有明显的进行性强化。

2. 颅骨血管瘤（calvarial cavernous hemangioma） 起源于颅骨板障，系残余的胚胎成血管细胞构成的错构样新生物，占所有骨肿瘤的0.2%。可发生于颅骨各部位，以额骨和顶骨最常见，一般单发。X线平片表现为颅骨内溶骨性病变，内见自中央向四周放射的骨间隔呈现“蜂窝状”或“日光放射”样，有硬化边。CT表现为膨胀性骨质破坏，病灶边界清晰，病灶内增粗的骨小梁呈蜂窝状或放射状排列（“日光放射”样改变），这一征象具有特征性。

3. 骨巨细胞瘤（giant cell tumor of bone，GCTB） GCTB好发于20~40岁，颅骨GCTB发病年龄稍晚，而ABC好发于青少年，80%发生于20岁以下。颅骨GCTB好发于蝶骨和颞骨，而颅骨ABC好发于额骨和顶骨。GCTB与ABC均表现为膨胀性的溶骨性病变，ABC常有硬化边，GCTB一般无硬化边。GCTB一般无ABC特征性的液-液平面，但当病变内出血和液化坏死则可出现液-液平面，此时两者鉴别困难。

（方靖琴）

二、骨纤维结构不良

【概述】

骨纤维结构不良（fibrous dysplasia，FD）也称为骨纤维异常增殖症，是一种骨髓和网状骨被纤维结缔组织和不规则骨所代替的瘤样病变，占所有骨良性病变的5%~7%。1937年由McCune等人首次报道，1938年由Lichtentein正式提出fibrous dysplasia和polyostotic fibrous dysplasia的命名。FD有三种表现形式：单骨型，最常见，约占70%；多骨型，约占30%；多骨性患者若同时合并皮肤咖啡斑和性早熟等多种内分泌功能异常时，称为McCune-Albright综合征。单骨型易累及长骨，尤其是下肢。累及颅面骨的FD占单骨型的25%~30%，多骨型的50%。好发部位依次是筛骨、蝶骨、额骨、上颌骨、枕骨和颞骨。本病主要见于儿童和青少年，约75%发生在30岁之前，发病高峰为3~15岁。多骨型患者发病年龄多在10岁左右。男女发病率无明显差异，McCune-Albright综合征以女性多见。FD病因尚不明确，有学者认为系由间叶组织异常分化、成骨细胞增生、骨骼内纤维组织异常增生所致。

【临床与病理】

单骨型FD发病晚、症状轻，临床早期多无症状。多骨型FD则发病早、症状重。最常见的症状是颜面部畸形、面部疼痛或头痛，其次是鼻窦阻塞或感染后引起鼻窦炎。眼眶受累者可出现眼球凸出、视力下降或失明。发生在颞骨的FD可引起外耳道狭窄从而导致传导性听力丧失。部分FD患者可出现颅面部局部肿胀或肿块、听力丧失或面部麻痹等症状或体征。Albright综合征则可伴有皮肤色素斑，多位于臀背部、大腿或口唇部，呈黄色或棕黄色，不隆起，边界不规则。实验室检查，约1/3 FD患者血清碱性磷酸酶升高。

FD大体表现为骨膨胀、骨皮质变薄和骨髓腔消失，骨质结构为增生的纤维组织取代，呈黄色或灰白色，质地坚韧，触之有沙砾感。病变可有囊变，囊内为琥珀色液体或血性液体。镜下可见病灶由增生的纺锤形间叶细胞及不成熟的编织骨组成，两者比例不同，少数病变可见软骨岛，偶尔可见小囊变、出血、骨细胞或泡沫细胞。

发病机制目前尚不完全清楚，目前研究证实激活型G蛋白α亚基（G-protein subunit α，$G_s\alpha$）基因突变以及由此导致的GTP酶或Gs蛋白信号传导通路的活性改变在 FD 发生中具有决定性作用。

【影像学检查方法】

X 线平片对颅骨 FD 的诊断或后期随访价值有限。CT 能准确显示细微的骨质改变以及评估病变的精确范围。此外，CT 能帮助 FD 与颅骨的其他骨营养不良性疾病，如耳硬化症、成骨不全症、Paget 病、骨硬化病等相鉴别。FD 无特征性 MRI 表现，容易误诊为其他肿瘤性病变。但 MRI 可以清晰显示软组织的累及范围，帮助 FD 与脑膜瘤、骨瘤、黏液囊肿等相鉴别。

【影像表现】

1. X 线 根据病变内的纤维组织、骨样组织和新生骨小梁的比例不同而表现多样，大致可分为三种类型：①囊肿型：多见于发病早期，颅骨的板障之间多个大小不等的囊状骨质破坏，板障增宽，外板隆起变薄而内板常不受影响；②硬化型：多见于病变晚期，常引起颅骨畸形改变，受累骨密度均匀增高，骨质增厚；③混合型：为囊肿型和硬化型同时存在。颅骨内外板和板障骨质膨大，骨板增厚。病灶内密度不均匀，呈磨玻璃状改变。

2. CT 外板和板障骨质膨大、增厚和囊性改变，正常骨质结构消失而呈现磨玻璃样改变或骨质明显硬化，有时可伴有不规则的粗大骨小梁或斑点状钙化影像（图 13-5-2）。主要有以下 3 种基本表现形式：①囊肿型，主要改变为颅骨局限或广泛性增大畸形，增宽的板障内有圆型、椭圆形囊性或多囊性低密度区，外板外突，内板略增厚。局限性的囊状改变边缘可见硬化环，极度膨大时呈泡沫状改变；②硬化型：表现为分叶状膨胀性骨质增生，骨密度均匀增高、硬化，边缘清楚。累及鼻窦及颅底者，颅底自然孔道及鼻窦腔均变小甚至闭塞；③混合型：也称磨玻璃样改变。主要表现为板障增宽，骨小梁消失，颅骨呈略高密度磨玻璃样改变，在磨玻璃样改变的基础上其间可见斑片状密度增高区及囊状虫蚀状密度减低区。以上 3 种表现不论单骨型和多骨型，大多数为多种形式并存。

3. MRI T_1WI 多为均匀低或等信号，存在脂肪和出血等病理成分则为高信号。T_2WI 信号多变，若病变内有大量骨小梁形成、钙化骨化以及硬化性反应骨，T_2WI 则呈低信号。病灶内液化坏死或囊变区在 T_2WI 上呈高信号。增强后，FD 不同程度强化。

【诊断与鉴别诊断】

FD 好发于儿童和青少年，发病高峰在 3~15 岁。临床常呈隐匿性生长，颅骨 FD 常以颜面不对称、头痛、突眼就诊。X 线及 CT 表现为受累颅骨呈膨胀性改变，病灶内见囊性、虫蚀样低密度灶和（或）钙化及硬化性高密度影，可伴粗大骨小梁。CT 上磨玻璃样改变是 FD 的特征性表现。MRI 表现无特异性，T_1WI 和 T_2WI 一般表现为等、低信号，若病灶内有囊变、出血、残存的骨髓脂肪，则 T_2WI 有散在高信号。需与以下疾病鉴别：

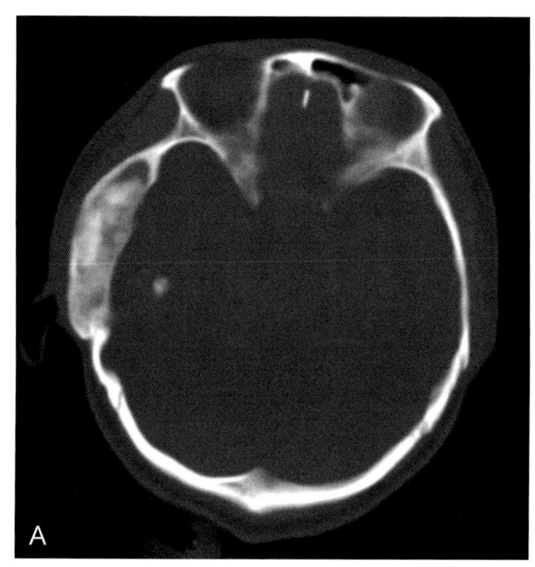

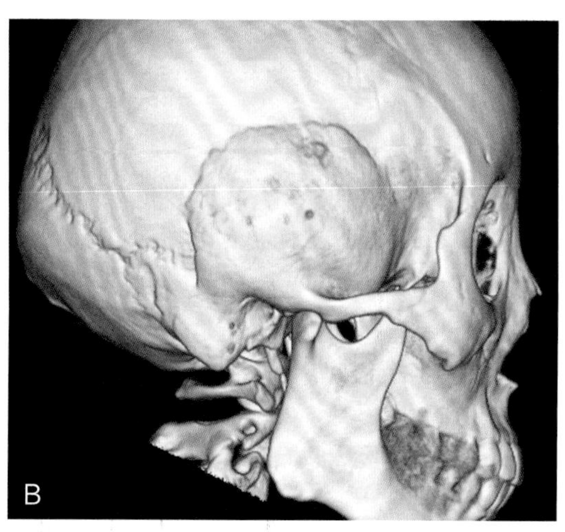

图 13-5-2 骨纤维结构不良的 CT 扫描及重建

A. 平扫；B. 三维重建，右侧颞骨鳞部呈膨胀性改变，正常骨质结构消失而呈现磨玻璃样改变

1. 骨化性纤维瘤（ossifying fibroma） 属于良性纤维性骨病变，具有向纤维组织和骨组织双向分化的特点。本病的病理及影像表现类似FD，两者不易鉴别。骨化性纤维瘤好发于20~30岁，而FD好发于青少年。骨化性纤维瘤一般呈类圆形或分叶状，CT上呈不均匀高密度，含有骨化程度不一的高密度影。病变与周围骨质有明显分界，病灶周边常见骨壳形成。而FD呈弥漫性生长，与周围骨分界不清、无骨壳样分界以及FD特征性的磨玻璃样改变是两者的重要鉴别点。

2. 嗜酸性肉芽肿（eosinophilic granuloma，EG） 是一种良性孤立性的非肿瘤性溶骨性病变，起源于网状内皮细胞，往往发生于外伤后。常见于额骨、顶骨和下颌骨。好发于儿童和20岁左右青年人。实验室检查嗜酸性粒细胞增多，而FD实验室检查一般正常或有碱性磷酸酶升高。X线平片表现为颅骨局限性多发或单发颅骨全层破坏缺损，边缘不整齐呈“地图状”改变，周围无硬化及骨膜反应。CT表现为圆形或卵圆形穿凿样骨质破坏，边缘清晰。当颅骨内板和外板破坏范围不一致时，CT上呈现“双边”征。颅骨破坏不完全残留有高密度死骨时，呈现“纽扣”征。

3. 畸形性骨炎（deformans osteitis） 又称Paget病，多骨型FD需与其鉴别。畸性骨炎好发于40岁以上中老年人，而FD好发于青少年。颅骨Paget病好发于额骨和枕骨。临床主要表现为头颅增大及脑神经症状。早期改变为多发的骨质疏松区。特异性表现出现在修复期，表现为颅骨明显增厚，伴有多发不规则或圆形密度增高区，在X线片上呈典型的“棉花球”样改变。当颅骨外板呈现疏松性改变时，内板则可出现硬化缘，为Paget病的最主要的特征性表现。

（方靖琴）

三、佩吉特病

【概述】

佩吉特病（Paget's disease），又称畸形性骨炎、变形性骨炎，是一种慢性进行性代谢性骨病。1877年，由英国外科医师James Paget首先描述并命名。佩吉特病可累及人体的任何骨骼，最常累及的部位依次是骨盆、股骨、腰椎、颅骨和胫骨。按侵犯部位分单骨型和多骨型，以多骨型多见。本病的地域分布明显，英国发病率高于其他国家，在澳大利亚、新西兰、西欧和南非也比较常见，而在纳维亚半岛、印度、中国、日本及其他一些东南亚国家则罕见。40岁以上人群发病率为1%~3%，至80岁发病率高达10%。男性较女性好发。本病具有家族遗传特点，有阳性家族史者约15%。本病的病因尚未明确，目前主要有以下几种学说：①遗传因素：是目前较为肯定的学说，*SQSTM1*、*TNFRSF11A*、*TNFRSF11B*、*VCP*四个基因的突变可能引起Paget骨病或相关症状。其中，*SQSTM1*基因突变见于20%~50%的家族性Paget病和5%~20%的散发性Paget病；②病毒感染：在Paget骨病患者病变部位的标本中发现类似包涵体病毒，如副黏液病毒；③环境因素：儿童时期膳食钙摄入不足或维生素D缺乏、长期暴露于毒性环境等。

【临床与病理】

疾病早期无明显临床症状。骨痛是最常见的症状，休息时即可发生，夜间持续性疼痛。颅骨逐渐增大，导致脑神经受压引起相应症状。颞骨岩部的病变常导致听神经功能障碍、传导性听力丧失，或导致视盘水肿、眼肌病变、突眼、视神经萎缩及失明。病变区骨和皮肤的血管过度增生使局部温度升高。

肉眼，颅骨可见骨质明显增厚，厚度可达4~6cm，原来的骨内板及骨外板结构消失，被疏松多孔的松质骨所代替。镜下，骨质呈镶嵌状结构为本病形态学的主要特征。早期受累部位骨质以吸收为主，大量血管纤维组织形成。后期，新生骨形成活跃，但新生骨骨小梁粗大、排列紊乱。同一区域的骨质遭受反复地吸收与新生，形成了镶嵌状排列结构（mosaic arrangement）。

实验室检查，血清碱性磷酸酶水平和尿羟脯氨酸增加。血钙、磷、镁和PTH一般正常。但是，血清碱性磷酸酶正常并不能排除佩吉特病的可能性。

本病的发病机制尚不明确，有研究表明Paget破骨细胞RANKL、IL-1、IL-6和DKK-1表达增强，增加骨转换，从而导致骨重建异常。另外，有部分学者认为是成骨细胞存在缺陷，刺激破骨细胞生成增加而致病。确切的发病机制尚需要进一步的研究和流行病学观察。

【影像学检查方法】

X线平片可作为本病的首选影像学检查方法。X线的特征性改变有利于本病与其他疾病鉴别，但X线无法检测早期病变。尽管CT和MRI检查有助于评估椎管狭窄、神经侵犯或肉瘤的发生，但它们不作为诊断 Paget 病的常规影像学检查方法。CT 检查可准确测量受累颅骨厚度。MRI 和全身骨显像可发现微小病变及病变范围，有利于早期诊断。相较于 X 线检查，骨显像的敏感性更高，可准确描述骨损害的范围，并反映病变的活动性，但骨显像正常并不能排除此病。

【影像表现】

1. X 线　早期以骨吸收为主，表现为局限性骨质疏松或边界清晰的溶骨性破坏，先破坏外板，内板完整。吸收与新生并存时，可见皮质增厚，骨小梁增粗并排列紊乱，X 线可表现为特征性的“棉花球样”改变。后期以骨质硬化为主，骨骼明显增大并硬化。当外板仍有溶骨性表现时，内板即出现硬化。后外板逐渐增厚，内外板界限消失，颅缝模糊，头颅增大可至正常数倍（图 13-5-3）。

2. CT　局限性骨质疏松，边界清晰的溶骨性破坏；“棉花球”样改变，溶骨性和硬化性病变混合存在；颅骨板障增宽，颅骨内板和外板均增宽，内板更易累及（图 13-5-3）。

3. MRI　佩吉特病 MRI 表现无特异性，且多变，主要有以下三种表现形式：①病变信号强度类似于脂肪，即 T_1WI、T_2WI 均呈高信号，是最常见的表现形式，多见于骨吸收与新生混合存在的早期；② T_1WI 低信号、T_2WI 高信号，反映病变内有肉芽肿组织、增生的血管和水肿的存在；③ T_1WI 和 T_2WI 均呈低信号，反映病变内的编织骨或纤维组织，是最少见的表现形式，见于病变静止期。

【诊断与鉴别诊断】

佩吉特病是一种慢性进行骨代谢异常疾病，病因不明，好发于 40 岁以上，男性多见。骨痛是最常见的临床症状。实验室检查血清碱性磷酸酶水平和尿羟脯氨酸增加。早期病变以吸收为主，X 线及 CT 表现为局限性骨质疏松或破坏。当溶骨性病变与硬化性病变混合存在时呈“棉花球”样表现，具有鉴别意义。后期颅骨内外板均增厚，颅缝模糊甚至消失。MRI 表现无特异性，病变破坏为主时，病变呈等 T_1、等 T_2 信号，抑脂呈高信号，病变以骨质硬化为主时，病变在 T_1WI、T_2WI 均呈低信号。需要与其鉴别的疾病包括：

1. 额骨内板增生症（hyperostosis frontalis interna，HFI）　又称 Morgani 或 Morgani-Stewart Morcl 综合征，除额骨内板增生外，还有肥胖和多毛，更年期妇女多见。HFI 可表现为 Morgagni 综合征、Stewart-Morel 综合征、Troll-Junet 综合征等，也可以没有任何临床症状。X 线及 CT 典型表现为额骨内板弥漫性均匀或不均匀增厚，呈梭形、波浪状或结节状，中线部位及骨缝较少累及，多数双侧对称。增厚的内板仅局限于额骨鳞部，不累及额骨外板及眶板和蝶鞍等颅底骨，少数可累及顶骨。伴或不伴邻近脑实质受压移位。

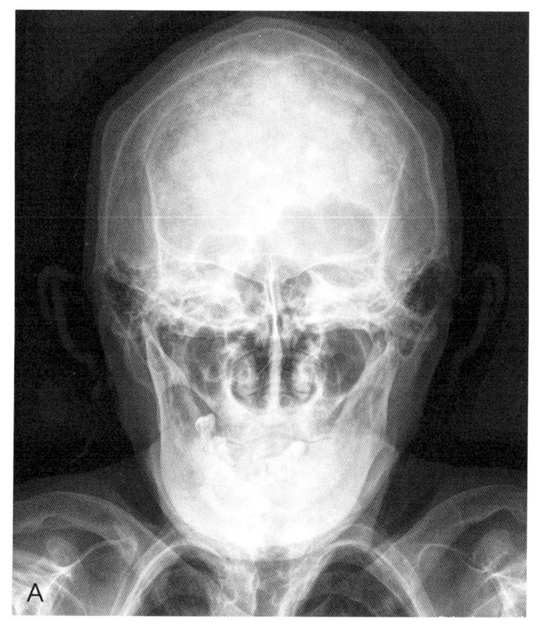

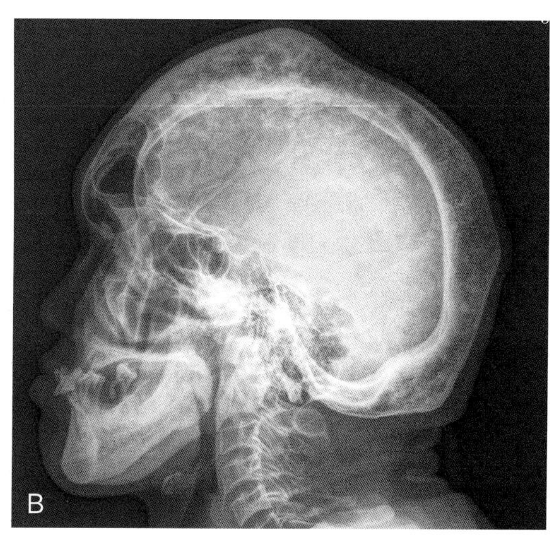

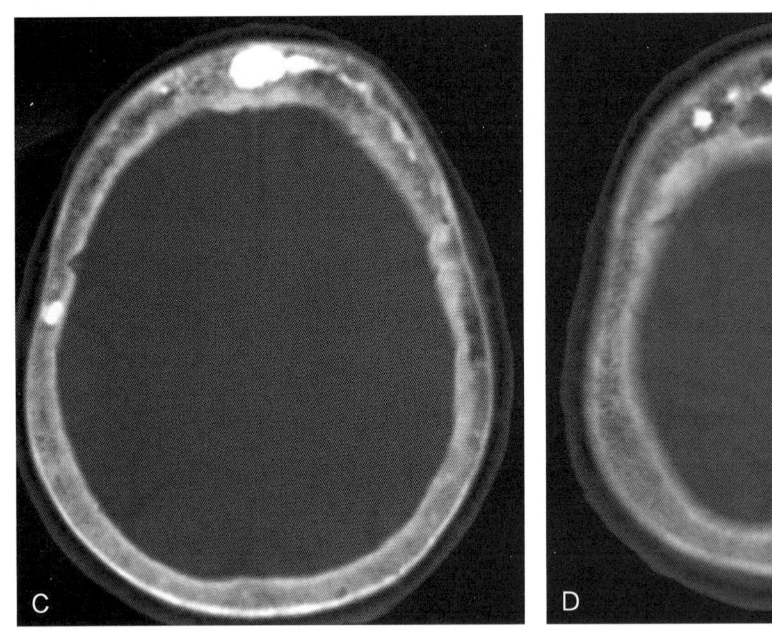

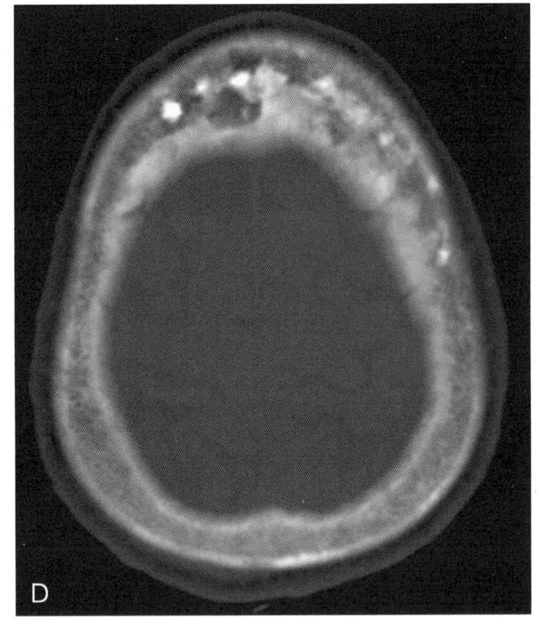

图 13-5-3 Paget 病影像表现

A、B. 颅脑正侧位片；C、D. 头 CT 骨窗，颅骨弥漫性不规则增厚，密度不均，可见多发局灶性高密度影（病例图片由上海交通大学附属第六人民医院放射科李文斌教授提供）

2. 骨纤维结构不良（fibrous dysplasia，FD） 好发于儿童和青少年，发病高峰在3~15岁，常以局限性膨隆及颜面不对称就诊。X 线及 CT 表现为颅骨外板及板障向外膨隆，内外板变薄。病灶内见囊性、虫蚀样低密度灶和（或）钙化及硬化性高密度影，可伴粗大骨小梁。大多数病例可出现特征性的磨玻璃样改变，无佩吉特病的“棉花球样”征象。MRI 表现无特异性，但 FD 一般表现为 T_1WI 和 T_2WI 呈等、低信号，而佩吉特病最常见的 MRI 表现是 T_1WI 和 T_2WI 均呈高信号。

（方靖琴）

四、脂质肉芽肿病

【概述】

脂质肉芽肿病，又称 Erdheim-Chester 病（ECD）或脂质肉芽肿瘤样增生病，是一种非常罕见的非朗格汉斯组织细胞增生症，2013 版 WHO 骨肿瘤分类将其归类为“未明确肿瘤性质的肿瘤”中的中间型（局部侵袭性）。1930 年首次由 Jakob Erdheim 和 William Chester 提出，当时称为“类脂肪肉芽肿”。1972 年，Jaffe 正式将该病命名为 Erdheim-Chester 病。至今，全球仅有几百例病例报道。ECD 可发生于任何部位，常累及多系统多器官，最常累及骨、中枢神经系统、心血管系统、肺、腹膜后腔等。长骨受累以股骨、胫骨、腓骨最常见，其次是尺骨、桡骨和肱骨。51% 的患者累及中枢神经系。ECD 的发病原因尚不明确，是单克隆肿瘤性病变还是多克隆反应性疾病仍无定论。目前也没有证据表明 ECD 是一种遗传性疾病。

【临床与病理】

ECD 临床表现是非特异的，可表现为无症状的单一病变，也可以表现为危及生命的多系统损害。骨痛是最常见的症状。ECD 累及中枢神经系统可表现出多种症状。病变的位置、大小和性质决定患者的临床表现。这些临床表现出现频率依次是尿崩症、突眼、视力受损、小脑性共济失调、锥体束综合征、垂体功能减退和视盘水肿。中枢性尿崩症是 ECD 中枢神经系统受累最常见的临床表现。同时，ECD 可伴发一系列的全身非特异性症状，包括发热、衰弱、体重下降和盗汗等。

ECD 的组织学特点为泡沫样脂质细胞异常沉积，形成肉芽肿性弥漫浸润，常伴随不同程度的纤维化和不同数量的炎性细胞（如淋巴细胞、浆细胞、Touton 多核巨细胞）。电镜下不能找到 Birbeck 小粒。免疫染色以 CD68（+）、CD1α（-）、S-100（-）为特征。

ECD 发病机制不明。研究显示约 55%ECD 患者存在癌基因 *BRAF* 基因的激活性突变，因而推测 $BRAF^{V600E}$ 突变可能对 ECD 的发生发展起重要作用。

【影像学检查方法】

X 线平片是长骨 ECD 病变的主要影像学检查手段，但对显示长骨之外，如颅骨的 ECD 骨病变，CT 扫描较 X 线平片更有优势。CT 扫描还能确定骨皮质的增厚程度和骨质的不均匀型硬化。MRI 对 ECD 骨髓浸润灵敏度高，还可显示骨膜、软骨改变和骨梗死。但 ECD 是一种多系统多器官同时受累的全身性疾病，常规 X 线平片、骨扫描、CT 和 MR 只能对某些特定部位进行评价，不能进行整体性评估，而 PET 则可显示全身不同器官或组织累及的情况，还可反映病变活性。

【影像表现】

ECD 中枢神经受累可以分为三种类型：侵袭型（44%），可见广泛分布的颅内病灶，呈结节或肿块，可位于小脑、脑干和大脑半球；脑膜型（37%），表现为硬脑膜弥漫性增厚或脑膜瘤样肿块；混合型（19%），既有侵袭型又有脑膜型病灶。ECD 累及颅面骨有两种表现形式：①对称性骨质硬化；②局限性假肿瘤样病变：少见，表现为不同程度的骨质溶解、骨皮质破坏和软组织肿块。

1. X 线 ECD 特征性 X 线表现为四肢长骨对称性骨质硬化，以下肢骨多见，骨骺常不受累。除典型骨质硬化表现外，骨受累还可伴发骨骺部分硬化、骨膜炎和骨梗死。ECD 病变骨也可伴溶骨性改变，但单纯溶骨性 ECD 极其少见。

2. CT 双侧对称性骨质密度增高、硬化，颅骨增厚。蝶窦和筛窦壁的骨质硬化、窦腔狭窄。脑膜病变表现为沿小脑幕或大脑镰分布的增厚的硬脑膜，或呈结节状 / 肿块状，明显强化。

3. MRI

（1）颅面骨：易累及上颌骨和蝶窦、筛骨或额窦、颅穹窿，表现为颅骨或窦壁骨质弥漫性增厚。T_1WI 和 T_2WI 均呈低信号，呈明显均匀强化。

（2）脑膜病变：常发生在大脑镰、小脑幕、蝶鞍区域。单发或多发的硬脑膜肿块、弥漫性硬脑膜增厚。T_1WI 呈等信号，T_2WI 呈低信号，呈明显均匀强化，强化持续时间长。

（3）脑实质病变：①双侧齿状核或小脑中脚异常信号，T_1WI 呈低信号，T_2WI 呈高信号。无占位效应，无强化；②颅内异常强化结节或肿块：常见于脑干、小脑、大脑半球及基底节区，T_1WI 呈低信号，T_2WI 多呈等或高信号，均匀强化；③颈内动脉或椎动脉周围侵犯：包绕血管生长的肿块，明显均匀强化；④静脉窦病变。

4. 骨扫描 ^{99m}Tc-MDP 骨显像示对称性高摄取。

【诊断与鉴别诊断】

ECD 的诊断主要依靠影像学和组织学的检查发现，组织病理学检查结果是确诊 ECD 的“金标准”。影像学方面：① X 线平片：双侧对称性贯穿干骺端的骨质硬化；② ^{99m}Tc 骨扫描：对称的长骨远端 ^{99m}Tc 摄取增强。组织学方面：①泡沫样组织细胞、黄色肉芽肿和纤维化、Tunton 巨细胞；②组织细胞免疫染色：CD68（+）、CD1α（-）、S-100（-）是诊断 ECD 的充分必要条件。鉴别诊断包括：

1. 朗格汉斯组织细胞增生症（langerhans cell histiocyosis，LCH） 好发于儿童及青年，而 ECD 好发于成年人。发病部位以扁骨，尤以颅骨及肋骨多见，其次为长骨，以股骨、肱骨、胫骨和尺骨多见。ECD 病变骨以骨质硬化为主，而 LCH 一般为溶骨性病变，X 线 /CT 表现为颅骨穿凿样骨质破坏，颅骨病变可见特征性的“纽扣征”“双边征”。长骨病变表现为圆形中心性溶骨性破坏，骨皮质膨胀变薄，常出现葱皮样或平行骨膜反应。病理学上，LCH 细胞 S-100（+），CD1α（-），20% 以上含有 Birbeck 颗粒，而 ECD 无 Biebeck 颗粒，且 CD1α 和 S-100 染色呈阴性。

2. 骨纤维结构不良（fibrous dysplasia，FD） 好发于儿童和青少年，发病高峰在 3~15 岁，常以局限性膨隆及颜面不对称就诊，而 ECD 好发于成年人。FD 累及颅骨时 X 线及 CT 表现为颅骨外板及板障向外膨隆，内外板变薄。病灶内见囊性、虫蚀样低密度灶和（或）钙化及硬化性高密度影，可伴粗大骨小梁。大多数 FD 可出现特征性的磨玻璃样改变，而 ECD 累及颅骨时主要表现为双侧对称性的骨质硬化。

（方靖琴）

第六节 颅骨感染

一、骨髓炎

【概述】

颅骨骨髓炎（skull osteomyelitis）是致病菌侵入颅骨引起的病变，包括骨膜、骨质、板障及颅底骨髓的炎症。感染的途径主要有以下三种：①创伤后感染，是颅骨骨髓炎最常见的感染形式，以青中年多见，常有头部外伤史，多为外伤或手术后伤口感染，病原菌直接侵犯颅骨而造成感染。最常见的致病菌为金黄色葡萄球菌，其他有大肠杆菌、变形杆菌、克雷伯杆菌和肠杆菌属等，少数可出现真菌感染。②邻近感染灶蔓延：邻近组织感染直接蔓延至骨骼，如中耳炎常引起颅底部和颞骨感染、额窦炎引起额骨感染等。头皮软组织长时间感染亦可直接侵犯邻近颅骨，导致骨髓炎。③血源性感染：致病菌由身体其他部位的感染病灶通过血行播散至颅骨引起骨髓炎，如额面部感染、头皮蜂窝织炎、毛囊炎等。

【临床与病理】

颅骨骨髓炎患者以青中年发病最多，临床最常见的病因是开放性颅脑损伤后，初期清创不彻底及开颅术后伤口受到污染所致。颅骨骨髓炎可发生于颅骨任何部位，但以颅盖部额骨、顶骨多见，颅底少见。除颅顶部骨质易遭受到直接暴力打击外，也与颅顶部骨质板障发育较好有关，其内板障静脉较为丰富，细菌容易进入板障形成血栓和炎症，进一步发展则引起板障内压力增高，最终导致颅骨破坏，使炎症向周围组织播散。而颅底部骨质通常缺少板障层，直接感染较为少见。颅底部骨髓炎好发部位为颞骨乳突部、岩部，通常为耳源性感染直接蔓延所致，蝶骨骨髓炎通常为蝶窦炎症所致。

急性颅骨骨髓炎起病急骤，体温急剧升高伴寒颤，常有全身中毒症状，通常无颅内压增高及神经系统阳性体征（除非合并脑实质损伤、肿瘤、脑血管病等其他情况）。当感染向周围组织扩散时出现局部红、肿、热、痛等炎症反应，头皮下现液性包块，引流有脓汁，或自行破溃排出脓液。部分患者因反复发作或经久不愈可演变成慢性骨髓炎，头皮肿痛伴有窦道，可有死骨排出。颅底骨髓炎患者如脑神经受累可出现相应的神经症状和体征。

实验室检查急性期白细胞总数增多、中性粒细胞比例升高、C反应蛋白升高，慢性期上述指标可正常或轻度升高。病理上颅骨骨髓炎可分为破坏型（急性期）和增殖型（慢性期）两类。大体标本可见病变骨质呈灰黄色，内含脓液，大量肉芽组织增生。镜下可见大量白细胞浸润，纤维结缔组织增生，新生血管形成，骨小梁结构破坏。

颅骨骨髓炎如不能得到及时控制，炎症则可穿破硬脑膜向颅内蔓延。颅骨骨髓炎常见的并发症有脑脓肿、硬膜外脓肿、硬膜下脓肿和脑膜炎等，可单独出现或合并感染，病变通常位于骨髓炎的邻近部位。

【影像检查方法】

颅骨骨髓炎常用的检查方法有CT和MRI。常规X线平片能显示颅盖骨的改变，如骨质破坏、骨质增生硬化等，但由于影像重叠，不易显示颅底部骨质的情况。CT是检查颅骨骨髓炎的首选检查方法，包括CT平扫和增强扫描、薄层扫描和三维重建技术。CT的密度分辨率高，检查方便，成像速度快，能显示头颅平片检查无法显示的病变，对颅骨疾病具有很高的诊断价值，但CT扫描对于脑实质病变的敏感性不如MRI。MRI虽然对骨质破坏显示较差，但对于评估炎症的范围和脑实质感染有最高的敏感性和特异性。故在颅骨骨髓炎的诊断中，应分别行CT和MRI扫描，结合两者图像对疾病进行诊断和全面评估。MRI常用的检查序列包括：T_1WI、T_2WI或T_2-FLAIR、DWI和增强序列。其中DWI和增强扫描在诊断脑脓肿、硬膜下脓肿等方面具有优势。对怀疑有骨髓炎侵犯静脉窦导致静脉窦血栓的患者，可行CT或MR的静脉成像。

【影像表现】

1. X线　早期无明显异常。通常在感染2~3周后可出现骨质破坏，起初表现为病变区骨质透光度增加，逐渐形成边缘不规则、密度不均匀的地图样骨质破坏。晚期破坏区可出现死骨，表现为低密度区内点条状高密度影，骨膜反应少见。慢性期骨髓炎表现为骨质增生，局部骨硬化和增厚，颅骨内外板扭曲、变形，板障结构变窄或消失。

2. CT 与X线表现类似，早期无明显改变，进展期以骨质破坏为主，慢性期以骨质增生硬化为主。CT对于显示颅底部骨质改变较X线有明显优势，可行薄层扫描显示颅底骨质破坏情况。对怀疑颅底骨髓炎患者，应观察邻近副鼻窦、乳突是否存在病变。怀疑有脑实质感染的患者应行CT增强扫描，如脑实质出现环形强化、灶周水肿则提示脑脓肿形成。急性硬脑膜炎早期CT增强扫描表现为硬脑膜增厚并强化，可合并出现硬膜外、硬膜下脓肿（图13-6-1）。

3. MRI 颅骨骨髓炎在MRI图像上表现为病变区骨质信号改变，正常板障或颅底骨髓信号消失。病变以长T_1、长T_2信号为主，T_2-FLAIR序列为高信号，增强扫描可有明显强化。在破坏的颅骨内可观察到多发囊状的脓腔，邻近头皮软组织亦可发现脓肿形成，或头皮局限性缺损形成的窦道。除了观察颅骨病变外，MRI应重点评估感染是否波及邻近的脑膜及脑实质，形成脑脓肿、硬膜外和硬膜下脓肿或脑膜炎等（图13-6-1）（影像表现请参见颅内感染章节，本节不再赘述）。

【诊断与鉴别诊断】

颅骨骨髓炎患者通常有外伤、手术病史或有颅面部及其他部位的前驱感染病灶。患者体温急剧升高，头皮触痛，有波动感，或形成窦道排出

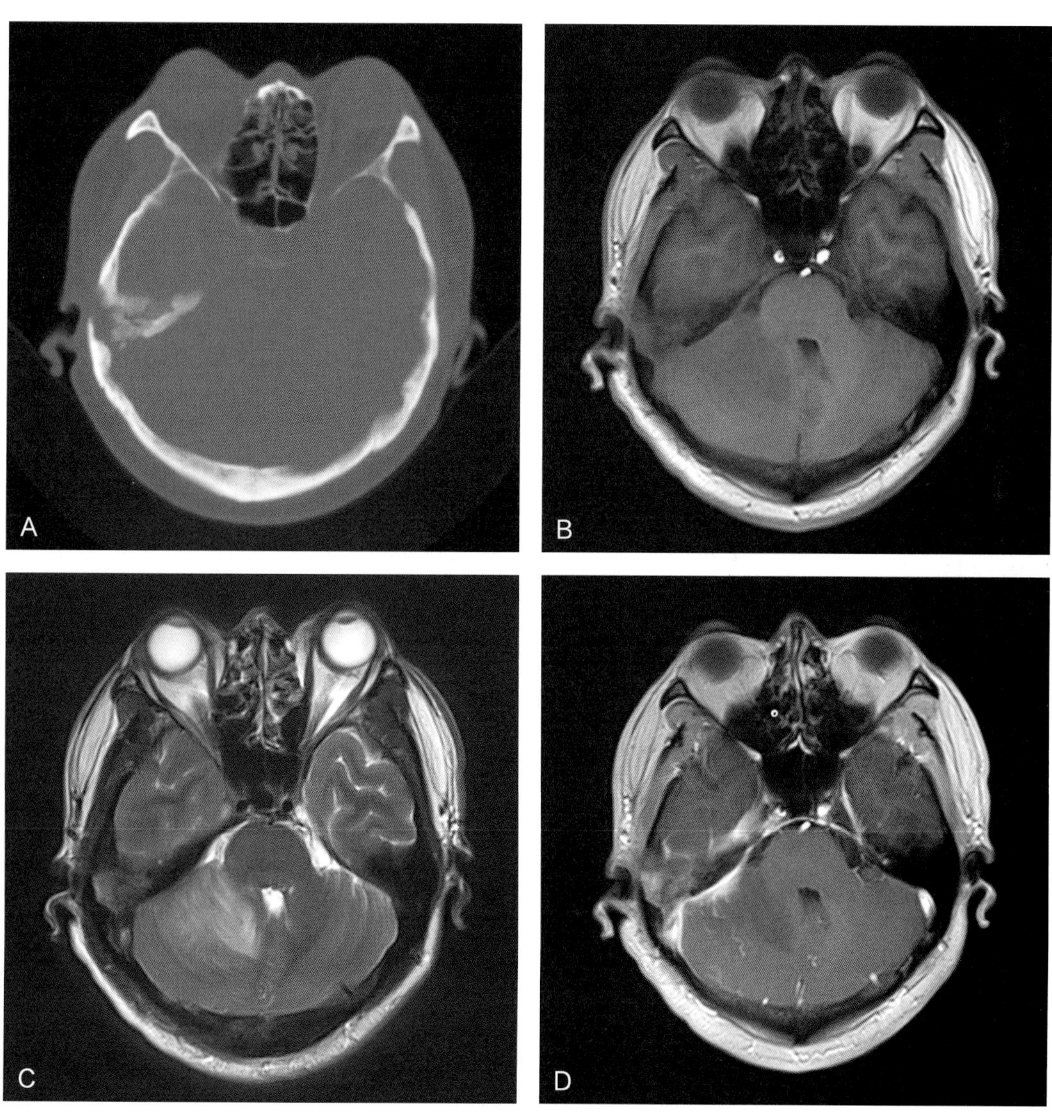

图13-6-1 右侧急性化脓性乳突炎致颅底骨髓炎的影像表现

A. CT；B. T_1WI；C. T_2WI；D. 增强T_1WI，CT示右侧颞骨岩部、乳突部骨质破坏，边缘不规则；MRI示右侧乳突、颅底及邻近硬脑膜、小脑信号改变，提示炎症向颅内蔓延

脓液及死骨，实验室检查白细胞增多，影像检查有颅骨骨质破坏。通过以上检查，诊断颅骨骨髓炎并不困难。除了诊断外，影像学检查的意义在于更好地评估感染是否累及到硬脑膜和脑实质，形成硬膜脓肿或脑脓肿等颅内感染。对于颅底的骨髓炎，CT 和 MRI 是最佳的诊断技术，不仅能明确颅底骨质破坏的情况，也能评估感染是否累及到重要的脑神经、脑干，以及判断炎症是否由邻近器官感染蔓延而来，对积极治疗原发病灶有重要价值。

颅骨骨髓炎要与颅骨结核、多发性骨髓瘤、颅骨转移瘤等疾病相鉴别。颅骨结核患者临床上通常有其他部位的结核病史，多数起病缓慢，病程较长，影像学以边缘较为整齐的颅骨破坏、沙砾样钙化、死骨形成和冷脓肿形成为主要特征。实验室检查外周血象以淋巴细胞增生为主，血沉加快，涂片能找到结核分枝杆菌。多发性骨髓瘤颅骨呈多发性穿凿样骨破坏，边缘锐利，无骨质增生及死骨形成。除颅骨有改变外，多发性骨髓瘤患者在脊柱、骨盆和四肢长骨中亦可发现骨质破坏，尿中本周蛋白阳性。颅骨转移瘤通常有其他部位的恶性肿瘤病史。颅骨呈单发或多发穿凿样骨质破坏，一般无死骨和脓腔，周围软组织无脓液形成。此外，对于颅底的骨髓炎还应与颅底常见的肿瘤，如鼻咽癌侵犯颅底、脊索瘤、骨软骨肉瘤相鉴别。

（王舒楠）

二、骨结核

【概述】

颅骨结核（skull tuberculosis）是结核分枝杆菌侵入颅骨引起的特异性炎性反应，以颅骨破坏、死骨及冷脓肿形成、头皮窦道为主要表现，骨质破坏范围一般不超过颅缝。本病多继发于全身其他部位的结核病灶，由结核分枝杆菌通过淋巴系统、血行播散，或因邻近的病灶蔓延、侵入颅骨所致，约半数继发于肺结核。

随着抗结核药物的广泛应用和生活水平的提高，颅骨结核在临床上较为少见，发病率仅占全身骨结核的 0.14%，80% 的患者发病年龄小于 30 岁。高危人群主要包括：曾感染肺结核者、营养不良者、艾滋病及长期使用免疫抑制剂者等。颅骨结核可发生在原发结核的活动期，如血型播散性结核患者，但多数发生于结核的静止期。当机体免疫力低下时，可激活潜伏的结核分枝杆菌播散至颅骨从而出现相应的症状。

【临床与病理】

颅骨结核好发于颅盖骨，以额骨、顶骨单发的骨质破坏多见，一般不跨越颅缝。颅骨结核患者一般病程较长，早期局部症状不明显，进展期可表现为头皮下局限性包块伴压痛，无明显发红、发热。晚期冷脓肿破溃后形成经久不愈的窦道，向外排出灰白色干酪样物质及死骨。全身表现同其他结核类似，如长时间午后低热、乏力、食欲不振、盗汗等，多伴有其他部位结核的症状。颅骨结核晚期也可破坏骨板向颅内侵犯，形成硬脑膜结核、结核性脑膜脑炎、结核脓肿等一系列并发症，并出现相应的症状和体征。

实验室检查可有轻度贫血，白细胞计数一般正常。患者外周血白细胞增多，以淋巴细胞增多为主。血沉在活动期加快，静止期一般正常。结核分枝杆菌 DNA 检测阳性。如病变侵犯脑实质可造成脑脊液生化检查指标出现异常。病理检测大体标本可见病变颅骨呈灰棕色，无光泽，有大量的骨缺损或碎骨片，头皮组织有冷脓肿和窦道形成。镜下可见颅骨骨小梁结构破坏，大量增生的纤维结缔组织和干酪样坏死。

【影像检查方法】

X 线平片目前已较少应用在颅骨结核的检查中。CT 是诊断颅骨结核的首选检查方法，可以清晰显示 X 线平片不能发现的病灶，并可准确对病灶进行定位、评估颅骨病变区和死骨、头皮软组织以及脑组织的病变程度等。MRI 可在颅骨结核的发病初期便能检测到信号改变，敏感性高，有助于早期诊断。MRI 检查的意义除了明确颅骨本身的病变外，更重要的是观察脑实质是否合并结核性脑膜脑炎、结核脓肿以及结核瘤等病变，对疾病的全面诊断及治疗有重要意义。CT 和 MRI 检查推荐行增强扫描，能更好地发现平扫不易显示的头皮冷脓肿、窦道以及颅内结核感染等病灶。

【影像表现】

1. X 线　早期无明显异常。通常在起病 6~8 周后有 X 线平片的改变，表现为颅骨单发或多发的圆形或类圆形低密度影，骨质破坏的边缘较为整齐，破坏区内可见沙砾样钙化及大小不等的高密度死骨影，邻近头皮软组织肿胀。慢性期结核表现为骨质破坏与骨质增生、硬化并存，死骨形成。晚期颅骨变形，板障层可变窄、消失。

2. CT　CT 对显示颅骨骨质破坏更为清晰，表现为单发或多发的边缘规整的骨质缺损区，其内可见高密度钙化灶及死骨。病变骨质周围头皮组织肿胀，可见冷脓肿及窦道形成。冷脓肿在 CT 上表现为圆形或类圆形低密度影，周围可见等密度纤维包膜，增强扫描呈环形强化。若结核没能得到及时控制，结核分枝杆菌可直接蔓延或通过血行播散向颅内侵犯，在相应的部位形成结核感染灶。

3. MRI　MRI 能发现早期的颅骨结核病灶，表现为正常板障的信号被病变组织所取代，在 T_1WI 和 T_2WI 上表现为低信号。进展期病变范围进一步扩大，颅板和板障结构难以分清，信号混杂，周围软组织可见冷脓肿和窦道形成。冷脓肿在 MRI 上表现为肿胀的头皮组织内圆形或类圆形的长 T_1、长 T_2 信号，增强扫描呈环形强化。窦道表现为与脓腔相连的管道样结构，两侧的纤维组织壁为低信号，增强扫描窦道呈"双轨道样"强化。晚期病变在 T_1 和 T_2 上以低信号为主。MRI 在评估颅骨病变的同时，应重点观察颅内是否有结核感染（颅内结核的影像表现请参见相关章节，本节不再赘述）。

【诊断与鉴别诊断】

青少年、老年人或免疫低下的患者，如有其他部位结核感染的证据，发现头皮肿胀、疼痛，冷脓肿和窦道形成或观察到经窦道排除白色干酪样物质，影像学上有明确的骨质破坏，实验室检查结核相关检测阳性，应首先考虑颅骨结核。颅骨结核的骨质破坏多见于额、顶骨，表现为边缘较为整齐的骨质缺损，钙化和死骨多见，邻近组织可见冷脓肿及窦道形成。

颅骨结核主要与以下疾病进行鉴别：

1. 颅骨骨髓炎　多有外伤、手术病史或颅面部前驱感染等病史，窦道排除物为脓液而非干酪样物质，实验室检查以中性粒细胞升高为主。影像学上颅骨骨髓炎的病变范围较颅骨结核广泛，骨质破坏呈地图样，边缘多不光整。

2. 多发性骨髓瘤　颅骨骨质破坏呈多发性穿凿样骨破坏，边缘锐利，无骨质增生及死骨形成，四肢、躯干部分骨质也可同时受累。

3. 颅骨转移瘤　多有原发病灶，颅骨破坏单发或多发，一般无骨质增生和死骨。

（王舒楠）

第七节　颅骨代谢及中毒性疾病

一、骨硬化症

【概述】

骨硬化症（osteopetrosis），又称石骨症，是一种以破骨细胞缺乏或功能缺陷导致骨吸收障碍的遗传性代谢性骨病。德国医学家 Albers-Schonberg 于 1904 年首先描述了该病的特点，并将其命名为骨硬化症，故又名 Albers-Schonberg 病。

该病是一种少见的全身性骨结构发育异常的先天性疾病，颅骨是好发部位之一。遗传学上可分为常染色体显性遗传骨硬化症（autosomal dominant osteopetrosis，ADO），常染色体隐性遗传骨硬化症（autosomal recessive osteopetrosis，ARO）以及 X 连锁遗传骨硬化症（X-linked osteopetrosis，XLO）三种类型。流行病学资料显示，ADO 平均发病率约为 5/100 000，ARO 平均发病率约为 1/250 000，XLO 极为罕见。

骨硬化症是以破骨细胞功能障碍为特点的硬化性骨病，病因学上可分为细胞数量减少型骨硬化症和细胞数量正常、功能缺陷型骨硬化症两种类型。破骨细胞与成骨细胞骨在骨骼重建中起到重要作用。破骨细胞由单核巨噬细胞分化而来，能分泌酸性物质溶解矿物质，分泌蛋白酶消化骨基质，形成骨吸收陷窝，再由成骨细胞移行至被吸收部位，分泌骨基质并矿化而形成新骨。两者的动态平衡是维持正常骨量的关键。当破骨细胞和成骨细胞之间的平衡被打破时，即可引起异常性骨病。现已发现多种致病基因与骨硬化症有关，但对其分子分型和致病机制仍有待进一步研究。

【临床与病理】

骨硬化症的临床分型主要依据遗传学的类型，分为常染色体显性遗传骨硬化症、常染色体隐性遗传骨硬化症、罕见 X 连锁遗传骨硬化症以及其他类型骨硬化症。

常染色体显性遗传骨硬化症，也称良性型骨硬化症，多见于儿童和青少年，预后较好，有正常的生命预期。临床症状多轻微，常因自发性骨折或体检 X 光检查才发现，主要的临床表现包括病理性骨折、脊柱侧弯畸形和骨关节炎等，少数患者合并脑神经受压的症状，出现视力减退和听力降低。实验室检查可有血酸性磷酸酶升高，造血功能一般正常。

常染色体隐性遗传骨硬化症包括恶性型和中间型两种，以恶性型多见，好发于胎儿期和婴幼儿期，预后差。临床主要表现为生长发育迟缓、骨髓炎和病理性骨折。颅骨受累严重，可出现巨头畸形、前额隆起、后鼻孔狭窄、脑积水等典型的颅面部改变。此外，由于大量骨质增生使脑神经孔道变窄而出现相应的神经症状，患者出现不同程度的听力、视力减退或丧失、面神经麻痹等。骨髓腔挤压综合征是该类型最严重的并发症，由于髓腔变窄使得骨髓造血功能异常，导致全血细胞减少，而髓外造血活跃出现肝脾肿大等严重的临床症状。中间型的临床症状较恶性型轻微，预后较好。

病理主要表现为骨皮质增粗、骨小梁排列紊乱、结构不规则、哈佛管变形或残缺等。板障硬化致密，血管、脂肪及髓样物质等有机物含量减少，胶原纤维失去正常排列。骨弹性减低、脆性增加，易发生病理性骨折。由于血运不良，容易继发骨髓炎等感染。

【影像检查方法】

颅骨骨硬化症通过 X 线平片即可确诊，对以颅骨异常改变为首诊的患者，应建议行全身骨骼 X 线成像，了解疾病的进展程度。CT 检查的优点在于更好地显示颅底骨质硬化的程度，了解乳突气房发育、副鼻窦的发育情况，观察颅底重要的神经孔道有无狭窄，以及是否有脑实质的继发性改变。MRI 对显示颅骨硬化效果欠佳，其作用在于评估脑实质是否有病变存在。对合并有神经症状的骨硬化症患者，可应用 MRI-Fiesta 序列观察颅底神经的走行和形态，观察神经受压及萎缩的程度。

【影像表现】

1. X 线　骨硬化症的异常影像表现有一定的时间规律性，病变以椎体、颅底骨及骨盆改变最早且最明显，逐渐进展到全身骨骼。在颅面部诸骨中，颅底部骨质是受累最早且最严重的部位。X 线表现为颅底骨质广泛增生、硬化，密度增高，前后床突致密增厚呈柱状，垂体窝变小，乳突气房发育不良或无气化（图 13-7-1）。由于颅底骨质可塑性差，常引起眶壁发育异常，正位片呈“外星人”样改变。颅盖骨受累相对较轻，表现为头围增大，呈“巨头畸形”，颅骨内、外板均匀增厚，密度增高，板障结构显示不清。此外，还可观察到额面部骨质及颈椎骨质广泛的增生硬化，尤其是椎体呈现特征性的“夹心椎”样改变有助于对该病的诊断。

2. CT　颅骨广泛的骨质增生、硬化，以颅底部最为明显（图 13-7-1）。颅盖骨内、外板均匀增

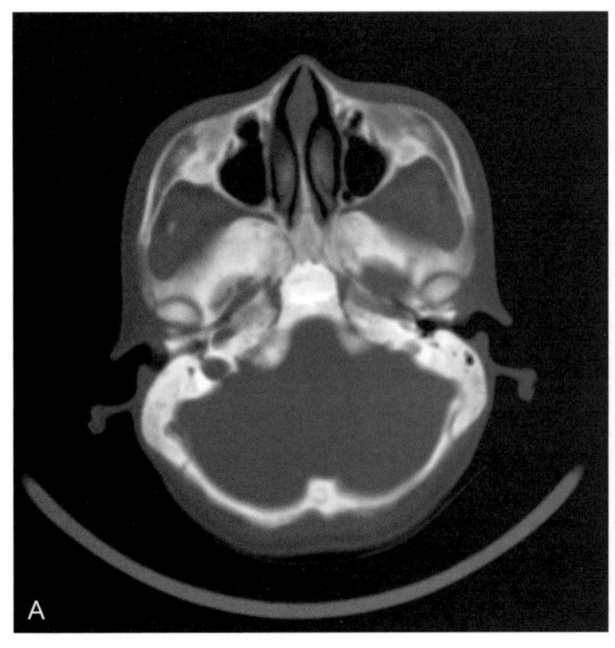

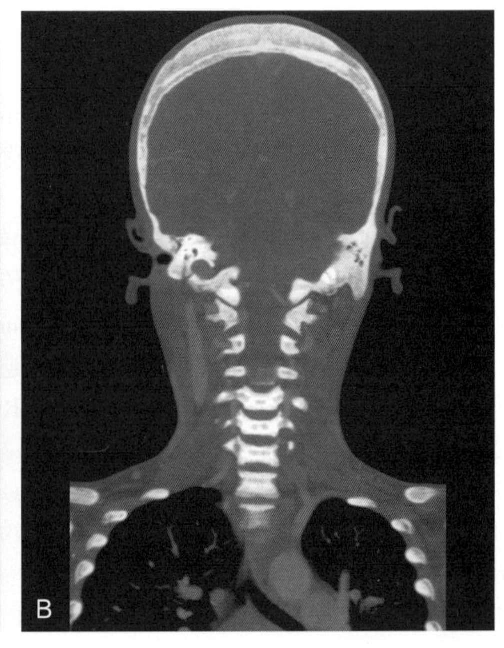

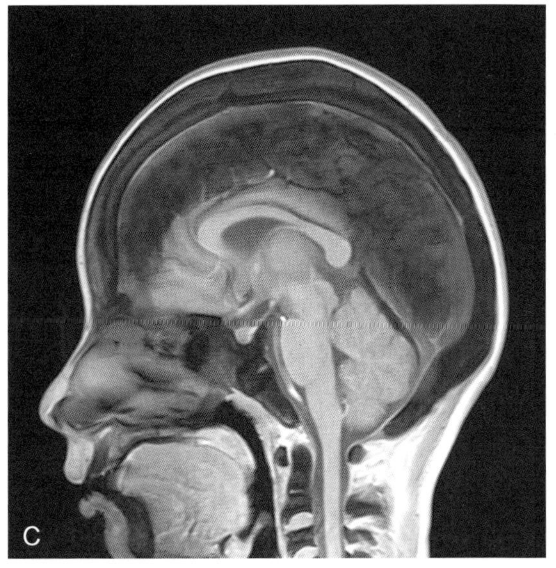

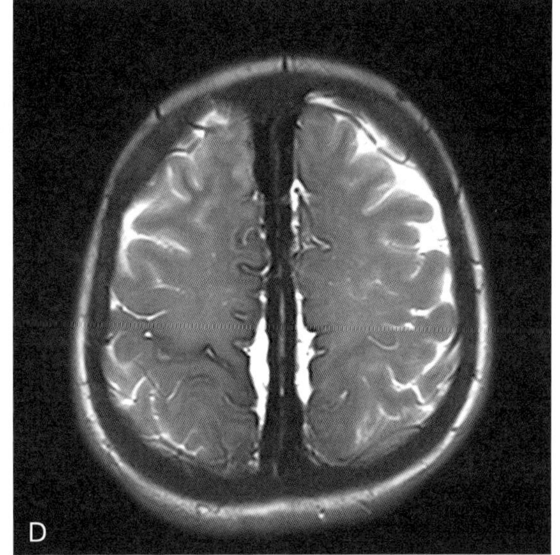

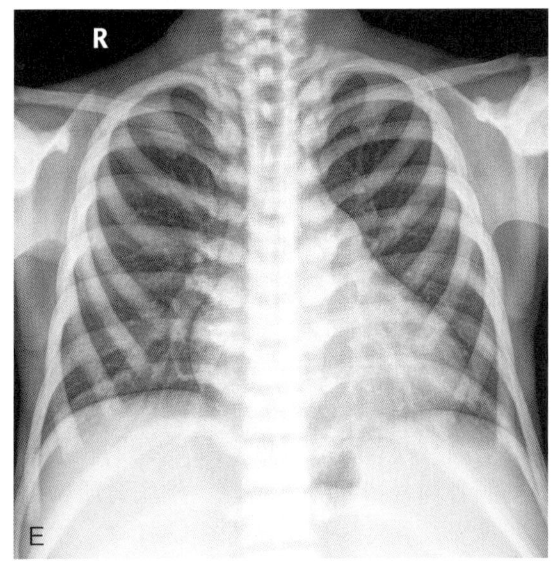

图 13-7-1 骨硬化症的影像表现

A. 横轴位 CT；B. 冠状位 CT；C. 矢状位 T_1WI；D. 横轴位 T_2WI；E. 胸片正位。颅骨内外板增厚，板障层消失；颅底骨质广泛增生硬化，内听道狭窄；大脑镰增宽并钙化；颈椎、胸廓骨质亦可见广泛的骨质增生、硬化

厚，板障结构显示不清或消失，副鼻窦及乳突气化不良。颅底的一些重要孔道，如视神经管、内听道、枕骨大孔等可出现不同程度的狭窄。部分严重者还可有脑实质改变，包括脑积水、小脑扁桃体下疝等。

3. MRI 颅底骨质和颅骨内、外板广泛增厚，信号减低，板障结构显示不清，颅底正常的骨髓信号消失（图 13-7-1）。脑实质继发性改变主要有大脑镰钙化、脑神经萎缩、脑干受压及枕大孔狭窄致脑积水，还可见脑萎缩及脑软化灶形成等。

【诊断与鉴别诊断】

骨硬化症具有全身骨骼的特征性影像改变，诊断并不困难。临床上主要与氟骨症相鉴别。因氟骨症累及头颅时同样可表现为颅骨增厚、密度增高，尤其是颅底可出现明显的骨质增生硬化，两者在影像学上有一定的相似之处，但氟骨症的颅骨硬化程度不如石骨症均匀致密，晚期全身其他骨骼可见广泛韧带骨化和骨间膜钙化，而石骨症通常不具有上述特征。此外，氟骨症患者通常有氟化物长期接触史或长期饮用氟含量超标的饮用水，尿检氟化物含量明显超标，而石骨症为遗传代谢因素所致。

（王舒楠）

二、肢端肥大症

【概述】

肢端肥大症（acromegaly）是由于脑垂体分泌过多的生长激素（growth hormone，GH）所致机体骨骼、软组织及内脏过度增长的一种慢性进展性内分泌疾病。

据统计，95% 以上的肢端肥大症患者是由具有分泌和释放 GH 功能的垂体腺瘤所致，其他少见的原因还包括下丘脑肿瘤或起源于肺部、胰腺等器官的神经内分泌性肿瘤，以及部分少见的遗传性疾病，如多发性内分泌腺瘤病、McCune-Albright 综合征等疾病。

生长激素分泌过多是引起肢端肥大症的根本原因。生长激素由垂体前叶分泌，受下丘脑分泌的生长激素释放激素（GHRH）和生长激素抑制激素（GHIH）调节，其主要的作用是促进人体组织中蛋白质的合成，并能刺激骨关节软骨和骨骺的生长。在儿童及青少年时期，生长激素分泌过多可导致骨骺延迟闭合、长骨加速生长而形成巨人症。成年人由于骨骺已闭合，生长激素增多无法使长骨进一步生长，而是促进短骨、扁骨以及关节软骨和周围软组织的生长，导致肢端肥大症。

【临床与病理】

肢端肥大症以青、中年多见，无明显性别差异，男女均可患病。该病通常起病隐匿，病程较长，早期可无明显的临床症状。随着疾病的进展，逐渐出现面容改变、头晕乏力、四肢骨关节肥大、高血压和糖尿病等临床症状和体征。肢端肥大症患者通常具有特殊的外貌，如面部宽大、颧弓和眉弓凸出、下颌前突、鼻唇肥大等。四肢骨关节末端膨大、皮肤粗糙、毛发增多、色素沉着等。患者通常因患有垂体瘤还合并有神经系统相应症状，如头晕、头痛，视野缺损等，其临床表现取决于垂体瘤的大小以及瘤体对周围组织的压迫程度。此外，部分肢端肥大症患者除了 GH 分泌过多外，还可造成垂体的其他激素分泌失调而出现相应的全身症状，患者可有全身乏力、精神抑郁、注意力不集中等，男性患者出现性欲减退，女性患者可有月经不调或闭经、溢乳等。患者通常合并糖尿病、呼吸系统及心、脑血管系统急性或慢性并发症。实验室检查活动期患者血清 GH 水平升高，血清胰岛素样生长因子（IGF-1）水平升高，垂体功能检查异常。

【影像检查方法】

肢端肥大症因具有典型的颅面部和四肢骨骼改变，通过常规 X 线和 CT 成像不难诊断。头颅 MRI 和 CT 扫描可了解垂体瘤的大小和瘤体与邻近组织关系。垂体高分辨薄层、增强扫描及动态增强 MRI 扫描等可提高垂体微腺瘤的检出率。对大腺瘤患者，可了解腺瘤有无侵袭性生长，是否包绕颈内动脉，是否压迫和累及视交叉等，为临床治疗提供依据。对垂体肿瘤切除或放疗的患者，术后每年应根据患者病情控制的程度复查 MRI。

【影像表现】

1. X 线　头颅前后径增大，眉弓及颧弓凸出，下颌支伸长、下颌角增大，牙齿排列及咬合紊乱。颅骨内外板致密、增厚，颅底骨质密度增高，副鼻窦及乳突气化明显（图 13-7-2）。大部分患者因

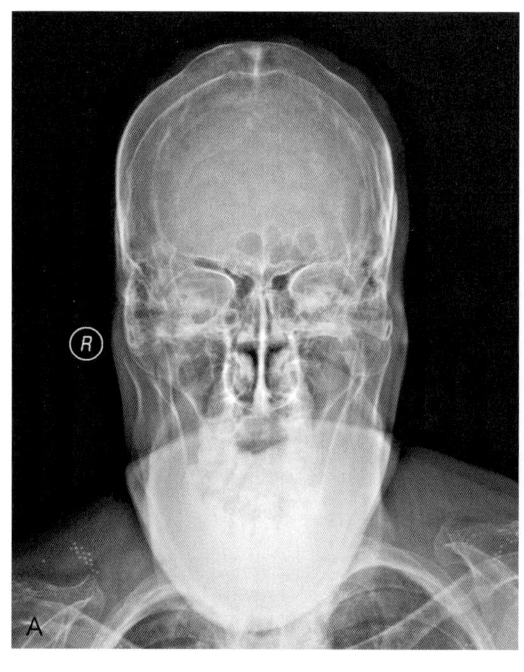

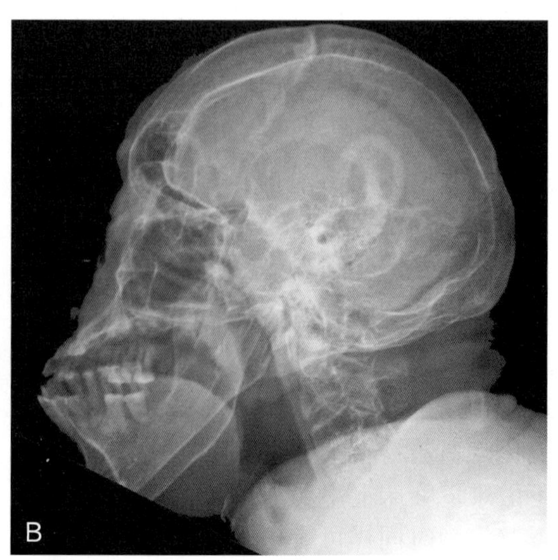

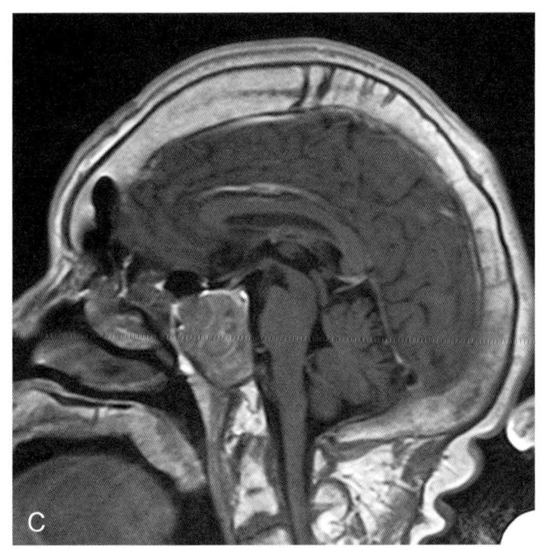

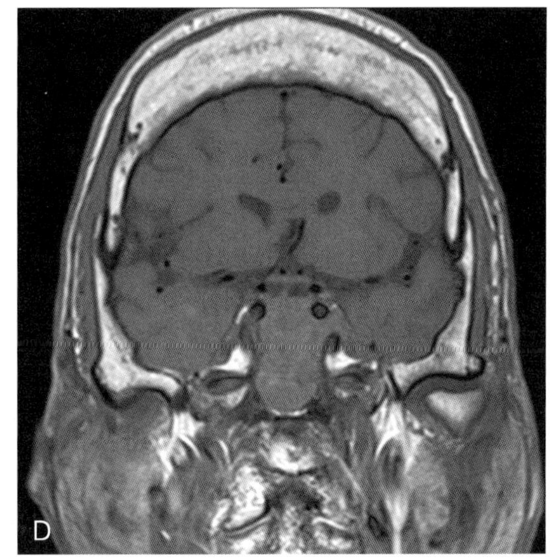

图 13-7-2 垂体生长激素腺瘤伴肢端肥大症的影像学表现

男，20 岁，垂体生长激素腺瘤。A、B. 颅骨正侧位片示颅骨弥漫性增厚，下颌骨肥大；C. 增强 T_1WI，鞍区肿块不均匀强化，颅骨弥漫性增厚；D. 冠状位 T_1WI，颅骨弥漫性增厚（病例图片由天津医科大学总医院医学影像科提供）

患有垂体瘤在颅骨侧位片上可见蝶鞍扩大呈方形，鞍底及鞍背骨质吸收、变薄。四肢长骨增粗、膨大，以指、掌骨末端明显，晚期关节退行性改变常见。

2. CT 和 MRI　颅骨骨骼 CT 表现与 X 线表现类似（图 13-7-2）。垂体肿瘤的 CT 和 MRI 表现请参见相关章节，本节不再赘述。

【诊断与鉴别诊断】

典型的肢端肥大症因患者具有特殊的外貌和典型的颅骨及四肢骨关节影像，诊断并不困难。对肢端肥大症患者，采用垂体高分辨薄层及动态增强 MRI 有助于提高垂体微腺瘤的检出率、更好地评估垂体大腺瘤的大小、肿瘤与邻近组织的关系等，为临床治疗提供准确的定位和定性诊断。肢端肥大症主要与皮肤骨膜肥厚症（或称为特发性肥大性骨关节病）相鉴别。皮肤骨膜肥厚症是一种少见的家族性遗传性疾病，以广泛的对称性骨膜增生、杵状指（趾），颜面部和肢端的皮肤肥厚为特征，与肢端肥大症有一定的相似之处，但无垂体肿瘤，实验室检查通常无阳性发现。肢端肥大症虽然有肢端骨质增粗、膨大和皮肤软组织肥厚的临床表现，但通常没有骨膜增生。通过临床病史、实验室检查和影像学检查，两者不难鉴别。

（王舒楠）

三、肾性骨病

【概述】

肾性骨病（renal osteopathy），又称为肾性骨营养不良（renal osteodystrophy），是一种由慢性肾衰竭所致的机体电解质紊乱、酸碱平衡失衡和内分泌功能异常而引起的全身性骨骼疾病。2009 年，国际肾脏病改善预后（kidney disease improving global outcomes，KDIGO）工作组建议将以往的肾性骨病和肾性骨营养不良的概念更新为慢性肾病相关性矿物质及骨代谢紊乱（chronic kidney disease-mineral and bone disorder，CKD-MBD），指一类由于慢性肾病引起的矿物质和骨代谢异常所致的多系统损害的临床综合征，包括以下一个或多个表现：①钙、磷、甲状旁腺激素或维生素 D 代谢异常；②骨转化、矿化、骨容量或骨强度异常；③血管或其他软组织钙化。

本节主要介绍慢性肾病时伴发的骨骼病变。该病以骨质疏松、纤维性骨炎、骨质硬化、软组织钙化、骨质软化、骨性佝偻、骨骼变形和病理性骨折等为临床特征，可以发生在慢性肾衰竭的任何时期，与机体钙磷代谢失调、维生素 D 代谢障碍、酸碱平衡失衡及继发甲状旁腺功能亢进、甲状旁腺素（parathyroid hormone，PTH）分泌增多等因素密切相关。

【临床与病理】

肾性骨病好发于身体负重骨骼，骨痛、病理性骨折、骨变形是临床上最常见的症状和体征。骨痛常为全身性，运动或负重时疼痛加剧。由于骨质疏松，患者易出现病理性骨折。骨质软化在儿童中表现为佝偻病样改变，长骨弯曲，形成膝内翻（“O”形）或膝外翻（“X”形）样下肢畸形，骨骺端增宽或骨骺脱离致生长停滞。成人主要表现为脊柱弯曲、胸廓畸形及长骨骨端的杵状改变，重者可引起身高缩短和呼吸功能障碍。颅骨肾性骨病发生较晚，通常不产生神经系统症状，晚期由于颅底骨质广泛增厚累及神经孔，部分患者可出现头痛或脑神经挤压症状。

根据骨转化率和骨组织形态改变，肾性骨病主要包括以下类型：①高转换型骨病：主要以甲状旁腺功能亢进，成骨细胞、破骨细胞增殖活跃及骨小梁周围纤维化为特征。镜下可见骨小梁形状和排列不规则，骨组织失去正常板层状结构，胶原纤维在骨小梁周围和髓腔聚集。实验室检查通常有血钙降低，血磷、碱性磷酸酶和血 PTH 水平显著升高；②低转换型骨病：包括骨软化和非动力性骨病两种，其特点是成骨细胞和破骨细胞数目和活性降低导致骨转化率和矿化率均降低，骨小梁面积减少，骨骼易发生软化、变形。实验室检查生化检查表现一般为血钙正常，血磷增高，碱性磷酸酶、PTH 通常降低；③混合性骨病：同时具有高转化性骨病和低转化性骨病两种疾病特点的类型，与甲状旁腺功能亢进和骨矿化率低下有关。

【影像检查方法】

颅骨肾性骨病主要应用 X 线和 CT 来观察颅骨的改变，MRI 应用较少。对以颅脑检查为首诊的慢性肾病患者，如发现有颅骨骨质改变，应建议行全身其他骨骼 X 线成像，了解疾病的进展程度。CT 检查的优点在于更好地观察颅底骨质的改变以及神经孔道的受累程度，以及观察脑组织的改变。MRI 的作用主要在于评估脑实质是否有病变存在。

【影像表现】

1. X 线　头颅 X 线可见颅骨内、外板结构显示模糊，呈弥漫性毛玻璃样改变，与板障之间分界不清。板障增宽，其内密度不均匀，呈现“椒盐样”改变。颅底骨质广泛增厚，密度不均匀，可见骨质硬化边和增宽的髓腔，部分呈现类似骨纤维异常增殖的表现。极个别患者可合并“棕色瘤”。该病是由于继发性甲状旁腺功能亢进，导致骨吸收、纤维化、出血甚至囊变引起的假性肿瘤，影像表现为多发囊性、膨胀性、溶骨性骨质改变或呈广泛细小的颗粒状外观，边界较清。头颅平片亦可见上、下颌骨骨皮质变薄，牙周骨硬化板消失等。除颅骨外，X 线全身其他骨骼的表现还包括骨质疏松、骨质硬化、骨质软化、骨骼变形、假骨折线、病理性骨折以及软组织钙化等。小儿患者可呈现肾性骨佝偻病改变。

2. CT　与 X 线表现类似，但细节显示更为清晰。对有颅底骨质改变的患者应重点观察颅底的神经孔道有无狭窄（图 13-7-3）。

3. MRI　较少应用，主要表现为板障明显增厚，其内信号不均匀，“椒盐征”显示更为清晰。

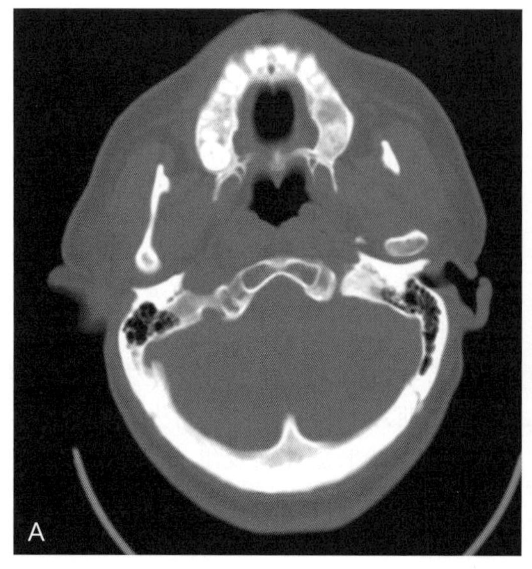

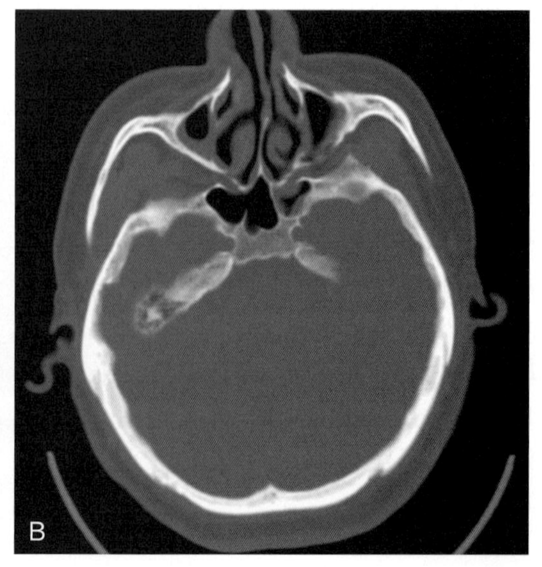

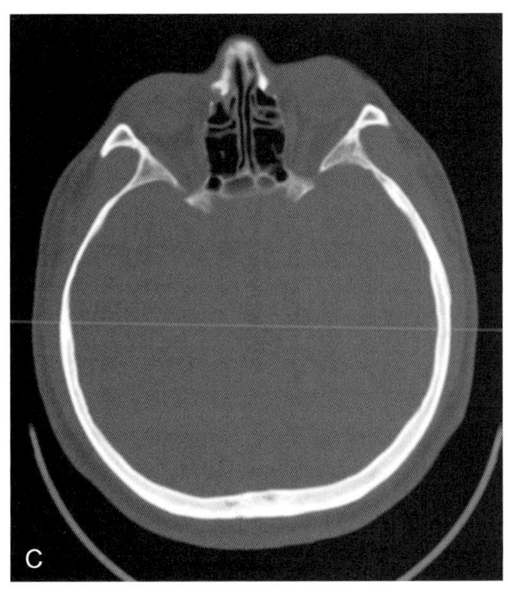

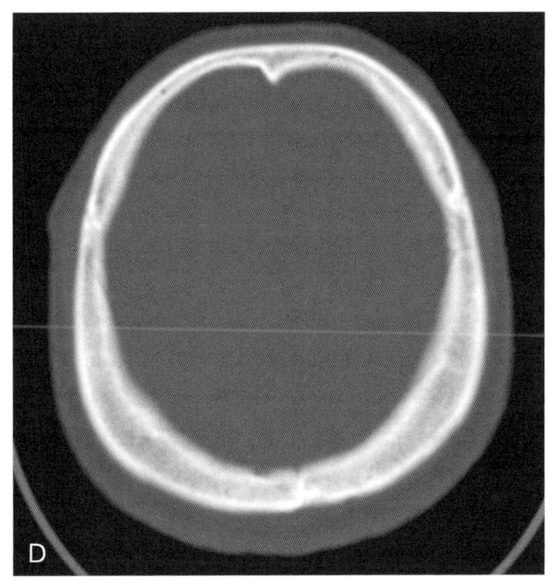

图 13-7-3 肾性骨病颅骨 CT 表现

慢性肾病患者，A~D. CT 骨窗示颅骨弥漫性密度增高（病例图片由天津医科大学总医院医学影像科提供）

值得注意的是，部分尿毒症患者可出现尿毒症性脑病，表现为双侧基底节区或侧脑室旁白质对称性异常信号，具有可逆性，对症治疗后异常信号可消失。此外，长期透析的患者往往合并中枢神经系统并发症，如高血压性脑病、可逆性后部脑病综合征、渗透性脱髓鞘、脑出血、脑梗死、颅内感染和静脉窦血栓等。

【诊断与鉴别诊断】

通过病史、临床检查、实验室以及影像学检查，肾性骨病的诊断并不困难。临床上主要通过观察脊柱、骨盆及四肢的骨质改变来辅助诊断肾性骨病，较少针对颅骨单独成像。如仅有颅骨的影像学检查，则需与骨纤维异常增殖症及 Paget 骨病进行鉴别。骨纤维异常增殖症好发于颅底和颌面部，单侧多见，范围较为局限，而肾性骨病范围广泛。Paget 骨病可出现广泛的颅骨内、外板界限模糊，板障增厚等类似表现，但 Paget 骨病颅骨内可见大小不等的“棉球状”致密影或骨板下新骨形成，而肾性骨病不具有上述特征。

（王舒楠）

四、氟骨症

【概述】

氟中毒性骨病，也称为氟骨症（skeletal fluorosis），是指机体长期摄入过量氟化物，引起氟中毒并累及骨组织的一种全身性慢性骨病。氟骨症与区域性水源中的氟含量密切相关，故又称为地方性氟中毒或地方性氟骨症。我国各省、市、自治区几乎都有流行区，特别在西南、西北和东北等区域高发，是当前危害严重的地方病之一。

长期饮用高氟水或食用含氟量高的食物是氟骨症的主要原因，其他原因还包括职业性氟中毒、人体长期暴露在空气氟含量超标的工厂和矿厂等。氟是人体所需的微量元素之一，主要分布于人体的牙齿和骨骼中，可促进牙齿和骨骼的正常生长发育，也有助于神经系统的正常活动。若机体中氟含量超过正常生理活动所需的上限，则能与血浆中钙、镁离子结合，降低血浆中的钙离子和镁离子浓度，影响全身多系统正常生理过程而引起相应的症状，主要表现为氟斑牙和氟骨症。当氟在人体中持续累积时，还会造成神经系统、内分泌系统等人体多系统损害。

【临床与病理】

氟中毒性骨病初期主要累及脊柱、肋骨、骨盆以及四肢长骨的近端。颅骨发病较晚。临床主要表现为脊柱和四肢关节非游走性、持续性疼痛，晨起或静止时明显，活动后可缓解。部分患者因神经根受压而产生刀割样剧痛，伴有四肢麻木感。晚期出现关节僵直、骨骼变形等相应症状和体征。病变累及颅骨导致神经孔狭窄，可出现相应的脑神经症状和体征。此外，患者多有氟斑牙、肌肉疼痛、头晕、心悸、无力及食欲减退等全身症状。根据临床表现，氟中毒性骨病可分为：Ⅰ度，只有临床症状而无明显体征；Ⅱ度，有骨关节疼痛、功能障碍等典型临床表现，但能参加一定的体力劳动；Ⅲ度，丧失劳动能力。

实验室检查血氟、尿氟升高，血钙、尿钙降低，碱性磷酸酶升高。严重氟中毒还可引起肾功能损害以及甲状旁腺功能亢进等。病理检查镜下可见骨膜和韧带附着处骨化、骨板的层状排列方向紊乱、骨小梁粗大、骨小梁间有骨化区、类骨质增多以及骨髓腔变小等征象。

【影像检查方法】

影像学检查是诊断氟骨症的重要依据。X 线和 CT 是临床最常用的检查方法，主要用于评估脊柱、肋骨及四肢骨骼病变程度。对于颅底病变，常规 X 线检查由于图像重叠，显示效果欠佳。CT 能更好地观察颅底骨质受累的情况及颅底重要的神经孔道是否有狭窄。MRI 主要用于评估脑实质是否有继发性改变，可应用薄层扫描观察颅底重要神经结构和形态改变。

【影像表现】

1. X 线　氟骨症主要累及脊柱和四肢的近端，颅骨受累较晚。颅骨病变以骨质硬化型为主，表现为颅骨内、外板增厚，密度增高，特别是颅底可出现明显增生硬化。氟骨症的骨关节 X 线表现分为以下四种类型：①骨质疏松型：是氟骨症早期的主要表现，主要表现为骨小梁稀疏、变细；②骨质硬化型：是氟骨症的最常见表现，主要见于脊柱、骨盆、肋骨等中轴骨，四肢长骨也可见，表现为骨纹理粗大、结构模糊、骨皮质增厚、骨小梁增粗和髓腔变窄；③骨质软化型：主要表现为肋骨密度降低和骨皮质变薄。腰椎、四肢骨骼软化变形、椎体呈现双凹样变、脊柱侧弯等；④骨周钙化或骨化型：肌腱及韧带钙化是氟骨症的特殊表现，表现为椎旁或骨旁软组织条状高密度影。

2. CT　颅底部骨质增生硬化，晚期颅底的孔道可出现狭窄。颅盖骨内、外板增厚，板障层缩小。颅骨氟骨症患者较少出现脑实质继发性改变。

3. MRI　颅底广泛信号减低，板障结构显示不清，骨髓信号消失。

【诊断与鉴别诊断】

颅骨氟骨症的影像表现缺乏特异性，单凭颅骨影像改变很难对疾病做出诊断，需结合临床病史以及全身骨骼尤其是脊柱、肋骨、骨盆的典型影像特征对疾病进行诊断。氟骨症患者通常来自高氟地区，有长期饮食高氟水或食物，或长期暴露在氟污染的空气环境中，具有骨关节痛、肢体运动障碍或畸形等症状和体征，通常有氟斑牙。X 线出现典型的骨质硬化和骨旁韧带钙化，实验室检查血氟、尿氟升高。通过以上全面分析，诊断典型的氟骨症并不困难，但仍需同石骨症、肾性骨病等其他全身性代谢性骨病相鉴别。

（王舒楠）

参考文献

1. 王忠诚 . 王忠诚神经外科学 . 湖北 . 湖北科学技术出版社，2005.
2. 王作伟，沙成，陈敏 . 全脑颅骨骨髓炎 1 例报告 . 中国临床神经外科杂志，2007，12(9)：575-576.
3. 王宏，朱光宇，靳激扬，等 . 颅骨常见破坏性病变 51 例临床及影像学分析 . 中国医学影像技术，2001，17(1)：26-28.
4. 唐震，巫北海，韩丹 . 枕骨蛛网膜粒压迹的影像表现 . 医学影像学杂志，2004，14(5)：405-407.
5. 万平华，高代平，费西平，等 .CT 诊断枕骨板障静脉池 . 中国医学影像技术，2015，31(2)：219-222.
6. 谢荣泽，陈波涛 . 枕骨板障静脉池 CT 表现及鉴别诊断 . 重庆医科大学学报，2011，36(7)：881-883.
7. 王晶瑶，张瑞平 . 乳突导静脉管的 HRCT 表现 . 中国中西医结合影像学杂志，2013，11(1)：13-15.
8. 陈合新，钟世镇，徐达传，等 . 乙状窦后进路骨窗和乳突孔定位的解剖学研究 . 中国临床解剖学杂志，2000，18(3)：195-196.
9. 盛波，吕富荣，吕发金，等 .CT 血管成像乳突导静脉影像解剖学研究 . 中国临床解剖学杂志，2011，29(1)：63-66.
10. 洛东树、高振平 . 第 8 版 . 医用局部解剖学 . 北京 . 人民卫生出版社，2011
11. 柏树令 . 系统解剖学 . 第 2 版 . 北京 . 人民卫生出版社，2010
12. 李永义，秦熙泉 . 国人颅底孔面积的对称性研究及由孔径推算孔面积的回归方程 . 解剖学报，1986，(01)：22-27.
13. 魏文洲，章志霖，郑小华，林怡蔼 . 颅底孔道的高分辨率 CT 研究 . 中国医学影像技术，1997，(04)：23-25.
14. 陆书昌，范静平，廖建春，等 . 蝶窦气化类型解剖学研究 . 中国耳鼻咽喉头颈外科，1996(4)：243-246.

15. 雷振,席焕久,王志铭．蝶窦影像解剖学研究进展．放射学实践,2003,18(6):454-456.
16. 廖建春,陈菊祥,王海青,等．蝶窦的影像解剖学研究．中国临床解剖学杂志,1999,17(4):309-311.
17. 张克宁,贾进正,王清涛．完全额中缝1例．医学影像学杂志,2015,25(12):2149-2149.
18. 秦卫和,陈学文,黎晶,等．成人颅骨额中缝的多层螺旋CT观察．实用放射学杂志,2012,28(9):1473-1475.
19. 孙权,陈克功,王凤臣,等．国人完全额中缝的观测．黑龙江医药科学,2007,30(6):13-14.
20. 宛四海,潘璜,傅森林．额骨内板增生症X线和CT诊断．临床放射学杂志,2004,23(7):641-642.
21. 卜学勇,陈晓玥,廖新宇,杨建宝．额骨内板增生症的CT表现及其发病率、病因和临床意义探讨．实用放射学杂志 2014,30(8):1282-1284.
22. 潘恩源,陈丽英,儿科影像诊断学[M].北京:人民卫生出版社,2007.264-265.
23. 曹来宾,实用骨关节影像诊断学[M].济南:山东科学技术出版社,1998.161-162.
24. 李勇刚,张景峰,王仁法,等．狭颅症的影像学诊断[J].放射学实践,2006,21(8):767-769.
25. 李广威,陈志安,王宏伟,等．狭颅症的影像学表现．医学影像学杂,2012,22(6):886-888.
26. 周莺,李玉华,朱铭．儿童颅骨膜血窦的影像学诊断．临床放射学杂志,2005,24(5):438-440.
27. 赵萌,杨小庆,唐文伟,等．多层螺旋CT诊断儿童颅骨膜血窦．中国医学影像技术,2010,26(10):1856-1858.
28. 钱静,王刚,吴玉新,等．儿童颅骨膜血窦27例的诊断与治疗．实用儿科临床杂志,2011,26(23):1796-1798.
29. 吴亚军,李朝晖,房向阳,等．颅骨骨膜窦1例报告及文献复习．中国临床神经外科杂志,2010,15(3):160-162.
30. 陈明井,何玲,颅骨干骺端发育不良1例并文献复习．实用放射学杂志,2014,30(5):885-886.
31. 张荣坤,李兆廷,张银泉,等．家族性进行性骨干发育不良．中国医学影像学杂志,2004,12(6):463-465.
32. 李洋,郝大鹏,左安俊,等．颅骨动脉瘤样骨囊肿CT及MRI表现．中国医学影像技术,2015,31(12):1797-1800.
33. 徐黎,屈辉．原发动脉瘤样骨囊肿的X线平片、CT和MRI表现与诊断价值．中国医学影像技术,2007,23(8):1224-1228.
34. 陈晓丽,王振常,鲜军舫．颅骨骨纤维异常增殖症的CT和MRI诊断．放射学实践,2009,24(8):888-891.
35. 陈任政,张雪林,曲华丽,王建平,苍鹏,彭旭红．骨纤维结构不良的MRI表现．实用放射学杂志,2011,27(7):1069-1073.
36. 杨光杰,聂佩,王振光.Erdheim-Chester病的影像学研究进展．中华医学杂志,2016,96(37):3036-3038.
37. 阮立新,万曙,李先锋,等．颅骨寒性脓疡1例及文献复习．临床神经外科杂志.2016;13(1):79-80.
38. 庞倩倩,董进,夏维波．骨硬化症研究进展．中华骨质疏松和骨矿盐疾病杂志.2014;7(1):82-90.
39. 柯耀华,章振林．骨硬化症致病基因研究进展．中华骨质疏松和骨矿盐疾病杂志,2010,3(02):122-127.
40. 王成林,李文革,吴政光,等.59例石骨症的临床及X线表现分析．中华医学遗传学杂志,2004,(01):96-97.
41. 中华医学会内分泌学分会,中华医学会神经外科学分会,中国垂体腺瘤协助组．中国肢端肥大症诊治指南(2013).中华神经外科杂志,2013,29:975-979.
42. 宋段,薛明团,叶亮．皮肤骨膜肥厚症的影像诊断与临床分析(附4例报告).中国临床医学影像杂志,2012,23(11):825-827.
43. 杨娟,徐山淡,白建军,等．颅骨原发性骨肿瘤和肿瘤样病变的影像学诊断(附47例分析).实用放射学杂志,2008,24(5):674-677.
44. 王云钊,梁碧玲．中华影像医学-骨肌系统卷．第2版．北京:人民卫生出版社,2012.
45. 周莉,付平.2017年KDIGO关于慢性肾脏病-矿物质和骨异常(CKD-MBD)临床实践指南的解读．中国循证医学杂志,2017,17(08):869-875.
46. 杨硕,郑穗生,姚文君,王龙胜．慢性肾功能衰竭继发肾性骨病的影像学诊断．安徽医学,2017,38(06):780-782.
47. 黄长青．地方性氟骨症的X线诊断．中国地方病防治杂志,2011,26(01):21-25.
48. 聂志文．地方性氟中毒病理学研究进展．中国地方病防治杂志,1996,(05):286-287.
49. Liebo G B,Lane J,Gompel J J,et al.Brain Herniation into Arachnoid Granulations:Clinical and Neuroimaging Features.Journal of Neuroimaging,2016,26(6):592-598.
50. De K B,Bamps S,Van C F,et al.Giant arachnoid granulations mimicking pathology.A report of three cases. Neuroradiology Journal,2014,27(3):316.
51. Kuroiwa T,Takeuchi E,Tsutsumi A.Ectopic arachnoid granulomatosis:a case report.Surg Neurol,2001,55:180-186.
52. Choudhary A K,Jha B,Boal D K,et al.Occipital sutures and its variations:the value of 3D-CT and how to differentiate it from fractures using 3D-CT?. Surgical & Radiologic Anatomy,2010,32(9):807-816.
53. Tsutsumi S,Nakamura M,Tabuchi T,et al.Calvarial diploic venous channels:an anatomic study using high-resolution magnetic resonance imaging.Surgical & Radiologic Anatomy,2013,35(10):935-941.
54. Ruíz D S,Yilmaz H,Gailloud P.Cerebral developmental venous anomalies:current concepts.Annals of Neurology,2009,66(3):271-83.
55. Mortazavi M M,Denning M,Yalcin B,et al.The intracranial bridging veins:a comprehensive review of their history,anatomy,histology,pathology,and neurosurgical implications.Childs Nervous System,2013,29(7):1073-1078.
56. Pekcevik Y,Sahin H,Pekcevik R.Prevalence of clinically important posterior fossa emissary veins on CT angiography.

Journal of Neurosciences in Rural Practice, 2014, 5 (2): 135-138.

57. Sepahdari A R, Mong S.Skull base CT: normative values for size and symmetry of the facial nerve canal, foramen ovale, pterygoid canal, and foramen rotundum..Surgical & Radiologic Anatomy, 2013, 35 (1): 19-24.
58. Bademci G, Kendi T, Agalar F.Persistent metopic suture can mimic the skull fractures in the emergency setting? . Neurocirugía, 2007, 18 (3): 238-240.
59. Keshavarzi S, Hayden M G, Benhaim S, et al.Variations of endoscopic and open repair of metopic craniosynostosis. Journal of Craniofacial Surgery, 2009, 20 (5): 1439-1444.
60. She R, Szakacs J.Hyperostosis frontalis interna: case report and review of literature.Ann Clin Lab Sci.2004 ; 34 (2): 206-208.
61. May H, Peled N, Dar G, et al.Hyperostosis frontalis interna: criteria for sexing and aging a skeleton.*Int J Legal Med*.2011 ; 125 (5): 669-673.
62. Carpenter JS, Rosen CL, Bailes JE, et al.Sinuspericranii: clinical and imagingfindings in twocases of spontaneouspartialthrombosis.AJNR Am J Neuroradiol, 2004, 25 (1): 121-125.
63. Yang YM, Cui Z, Wang ZW, et al.Sinus pericranii in adults: clinical features and therapeutic management (13 cases report).Zhonghua Yi Xue Za Zhi, 2017, 97 (27): 2124-2127.
64. Bouali S, Maamri K, Abderrahmen K, et al.Clinical and imaging findings in a rare case of sinus pericranii.Childs Nerv Syst, 2015, 31 (9): 1429-1432.
65. Azusawa H, Ozaki Y, Shindoh N, et al.Usefulness of MR venography in diagnosing sinus pericranii: case report.Radiat Med, 2000, 18 (4): 249-252.
66. RA Koenigsberg, N Vakil, et al.Evaluation of platybasia with MR imaging [J].AjnrAmerican Journal of Neuroradiology, 2005, 26 (1): 89-92
67. Lorenzo ND, Palma L, Palatinsky E, et al.Conservation cranio chinrcemplex: a prospective study of 20 adult cases. Spine, 2005, 30 (3): 2479-2485.
68. Zhang Z, Xu J, Yao Y, et al.Giant cell tumors of the skull: a series of 18 cases and review of the literature.Journal of Neuro-oncology, 2013, 115 (3): 437-444.
69. Harris A E, Beckner M E, Barnes L, et al.Giant cell tumor of the skull: a case report and review of the literature.Surgical Neurology, 2004, 61 (3): 274-277.
70. Bertoni F, Unni K K, Beabout J W, et al.Giant cell tumor of the skull.Cancer, 1992, 70 (5): 1124-1132.
71. Chakarun C J, Forrester D M, Gottsegen C J, et al.Giant Cell Tumor of Bone: Review, Mimics, and New Developments in Treatment.Radiographics, 2013, 33 (1): 197-211.
72. Lee J A, Bank W O, Gonzalezmelendez M, et al.Giant cell tumor of the skull.Radiographics, 1998, 18 (5): 1295-1302.
73. Sen C, Triana A, Berglind N, et al.Clival chordomas: clinical management, results, and complications in 71 patients. Journal of Neurosurgery, 2010, 113 (5): 1059-1071.
74. Erdem E, Angtuaco E C, Van Hemert R, et al.Comprehensive Review of Intracranial Chordoma.Radiographics, 2003, 23 (4): 995-1009.
75. Mendenhall W M, Mendenhall C M, Lewis S B, et al.Skull base chordoma.Head and Neck-journal for The Sciences and Specialties of The Head and Neck, 2005, 27 (2): 159-165.
76. Angtuaco E J, Fassas A, Walker R, et al.Multiple myeloma: clinical review and diagnostic imaging.Radiology, 2004, 231 (1): 11-23.
77. Hanrahan C J, Christensen C R, Crim J, et al.Current Concepts in the Evaluation of Multiple Myeloma with MR Imaging and FDG PET/CT.Radiographics, 2010, 30 (1): 127-142.
78. Hideshima T, Mitsiades C S, Tonon G, et al.Understanding multiple myeloma pathogenesis in the bone marrow to identify new therapeutic targets.Nature Reviews Cancer, 2007, 7 (8): 585-598.
79. Ferraro R, Agarwal A, Martinmacintosh E L, et al.MR imaging and PET/CT in diagnosis and management of multiple myeloma.Radiographics, 2015, 35 (2): 438-454.
80. Schonauer C, Tessitore E, Schonauer M, et al.Aneurysmal bone cyst of the frontal bone in a soccer player.Acta Neurochirurgica, 2000, 142 (10): 1165-1166.
81. Lin S, Fang Y, Chu D, et al.Characteristics of Cranial Aneurysmal Bone Cyst on Computed Tomography and Magnetic Resonance Imaging.Journal of The Formosan Medical Association, 2007, 106 (3): 255-259.
82. Curtis B R, Petteys R J, Rossi C T, et al.Large occipital aneurysmal bone cyst causing obstructive hydrocephalus in a pediatric patient.Journal of Neurosurgery, 2012, 10 (6): 482-485.
83. Itshayek E, Spector S, Gomori M, et al.Fibrous dysplasia in combination with aneurysmal bone cyst of the occipital bone and the clivus: case report and review of the literature. Neurosurgery, 2002, 51 (3): 815-818.
84. Genizi J, Isaac S, Dina A, et al.Giant Pediatric Aneurysmal Bone Cysts of the Occipital Bone: Case Report and Review of the Literature.Pediatric Neurology, 2011, 45 (1): 42-44.
85. Lustig L R, Holliday M J, Mccarthy E F, et al.Fibrous Dysplasia Involving the Skull Base and Temporal Bone. Archives of Otolaryngology-head & Neck Surgery, 2001, 127 (10): 1239-1247.
86. Chong V, Khoo J B, Fan Y, et al.Fibrous Dysplasia Involving the Base of the Skull.American Journal of Roentgenology, 2002, 178 (3): 717-720.
87. Ameli N.Fibrous dysplasia of the skull.The Lancet, 1955, 266 (6888): 480-482.
88. Michael C B, Lee A G, Patrinely J R, et al.Visual loss associated with fibrous dysplasia of the anterior skull

base.Case report and review of the literature.Journal of Neurosurgery,2000,92(2):350-354.
89. Boutin R D,Spitz D J,Newman J S,et al.Complications in Paget disease at MR imaging.Radiology,1998,209(3):641-651.
90. Ralston S H.Paget's Disease of Bone.The New England Journal of Medicine,2013,368(7):644-650.
91. Ralston S H,Langston A L,Reid I R,et al.Pathogenesis and management of Paget's disease of bone.The Lancet,2008,372(9633):155-163.
92. Walker J.Pathogenesis,diagnosis and management of Paget's disease of the bone.Nursing Older People,2014,26(8):32-38.
93. Roberts M C,Kressel H Y,Fallon M D,et al.Paget disease:MR imaging findings.Radiology,1989,173(2):341-345.
94. Dion E,Graef C,Miquel A,et al.Bone Involvement in Erdheim-Chester Disease:Imaging Findings including Periostitis and Partial Epiphyseal Involvement.Radiology,2006,238(2):632-639.
95. Klieger M R,Schultz E,Elkowitz D E,et al.Erdheim-chester disease:A unique presentation with multiple osteolytic lesions of the spine and pelvis that spared the appendicular skeleton.American Journal of Roentgenology,2002,178(2):429-432.
96. Hwang B Y,Liu A,Kern J,et al.Epidural spinal involvement of Erdheim-Chester disease causing myelopathy.Journal of Clinical Neuroscience,2015,22(9):1532-1536.
97. Chasset F,Barete S,Charlotte F,et al.Cutaneous manifestations of Erdheim-Chester disease(ECD):Clinical,pathological,and molecular features in a monocentric series of 40 patients.Journal of The American Academy of Dermatology,2016,74(3):513-520.
98. Lyders E M,Kaushik S,Perezberenguer J,et al.Aggressive and atypical manifestations of Erdheim-Chester disease.Clinical Rheumatology,2003,22(6):464-466.
99. Kenn W,Stabler A,Zachoval R,et al.Erdheim-Chester disease:a case report and literature overview.European Radiology,1999,9(1):153-158.
100. Yamamoto T,Mizuno K.Erdheim-Chester disease with intramuscular lipogranuloma.Skeletal Radiology,2000,29(4):227-230.
101. Mazor R D,Manevichmazor M,Shoenfeld Y,et al.Erdheim-Chester Disease:a comprehensive review of the literature.Orphanet Journal of Rare Diseases,2013,8(1):137-137.
102. Lachenal F,Cotton F,Desmursclavel H,et al.Neurological manifestations and neuroradiological presentation of Erdheim-Chester disease:report of 6 cases and systematic review of the literature.Journal of Neurology,2006,253(10):1267-1277.
103. Drier A,Haroche J,Savatovsky J,et al.Cerebral,Facial,and Orbital Involvement in Erdheim-Chester Disease:CT and MR Imaging Findings.Radiology,2010,255(2):586-594.
104. Dion E,Graef C,Miquel A,et al.Bone Involvement in Erdheim-Chester Disease:Imaging Findings including Periostitis and Partial Epiphyseal Involvement.Radiology,2006,238(2):632-639.
105. Johnson AK,Batra PS.Central skull base osteomyelitis:an emerging clinical entity.Laryngoscope.2014 May;124(5):1083-1087.
106. Ozgen B,Oguz KK,Cila A.Diffusion MR imaging features of skull base osteomyelitis compared with skull base malignancy.AJNR Am J Neuroradiol.2011 Jan;32(1):179-184.

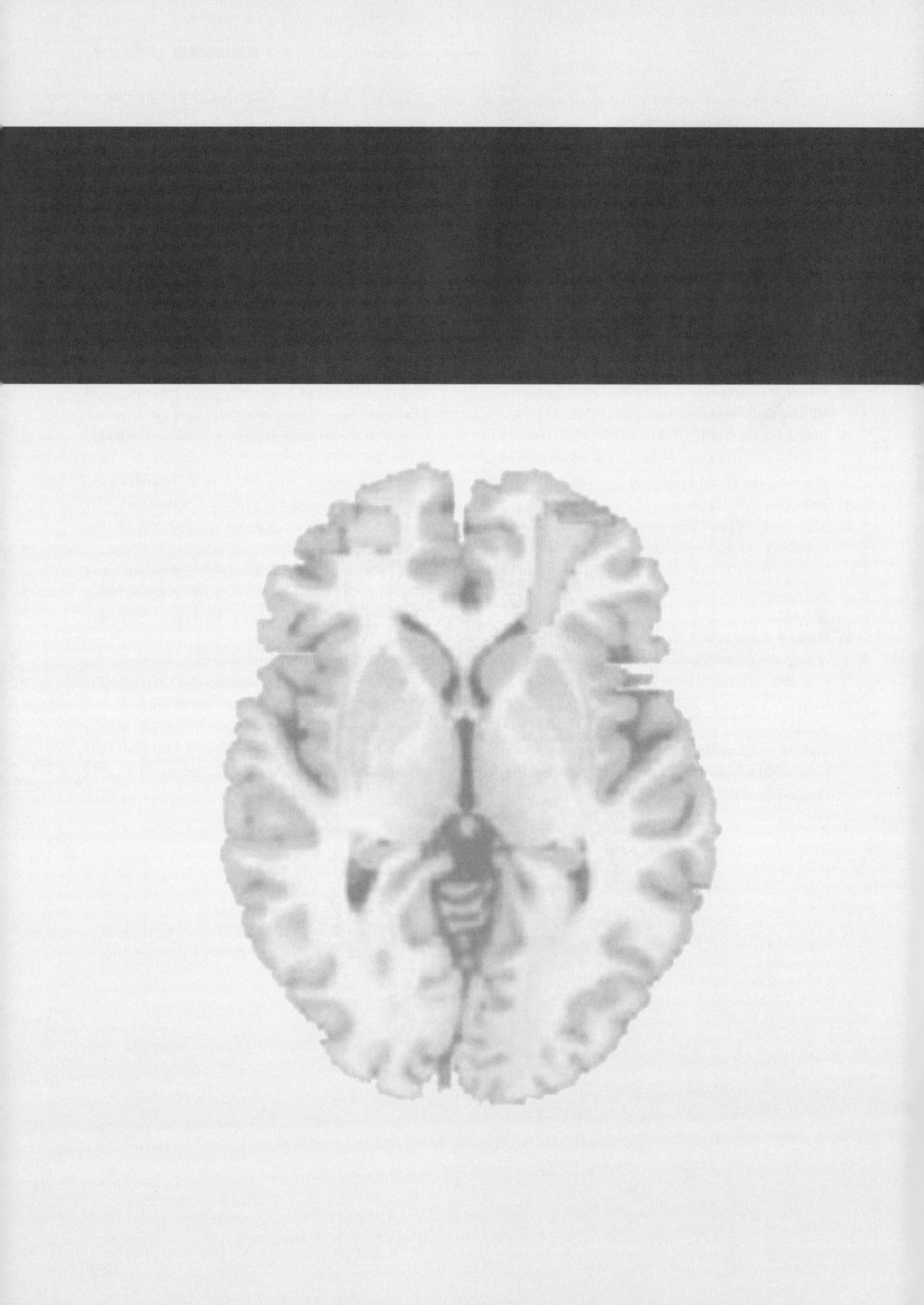

第十四章
精 神 疾 病

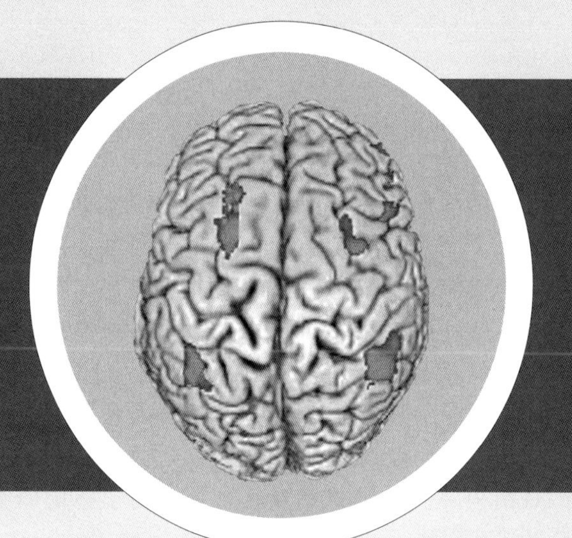

第一节 概 论

精神疾病长期以来被认为是传统影像诊断的盲区，而精神疾病的危害却日益严重。根据世界卫生组织2010年的数据，在世界疾病负担排行榜前5位的疾病中，有4类疾病是精神疾病，这些疾病的社会负担已经超过肿瘤和心血管疾病。更严重的是，由于对精神障碍的病因和发病机制缺乏认识，公众对精神疾病存在较大的误解。因此，对精神障碍的脑机制及其客观生物学标记研究已经迫在眉睫。

医学影像学的发展极大地推动了临床医疗水平的进步。虽然传统的X线、CT及MRI成像多不能够显示精神疾病的脑异常改变，然而PET及功能MRI的发展，为我们从结构、功能、代谢及血流等不同角度研究人脑带来了新的契机。这为我们深入了解精神疾病发生发展的脑机制，寻求疾病的生物学表征并最终制定客观的诊断标准打下了坚实的基础。而MRI更因其多模态、无辐射等特点成为目前研究精神疾病最主要的手段。特别是功能磁共振成像技术的出现和发展，使得我们拥有了具有高时间分辨率和空间分辨率的无创性研究思维活动的客观手段。采用这些新的影像学技术，人类对精神活动和精神疾病的认识已有了突飞猛进的发展。采用各种新型脑影像技术来揭示人脑活动的奥秘，找寻与疾病相关的生物学标记，为研究一系列重大神经精神疾病新型诊治措施打下了理论基础。

目前针对各种重大精神疾病的影像学研究主要集中于活体人脑结构和功能。CT能够对精神疾病患者脑部结构异常进行初步筛查，还可用于鉴别引起精神疾病的器质性疾病。近年来随着MRI的广泛应用，单独的CT成像在精神领域的应用逐渐减少。此外，CT检查辐射剂量较大也是其制约因素。目前针对大脑结构的研究通常是指对脑灰质或白质的体积、厚度、表面积及形态等信息的定量分析。由于磁共振成像相对于CT能更好地区分灰质、白质和脑脊液等组织，因此，高分辨磁共振结构成像是研究人脑结构的主要手段。常规3.0T磁共振的空间分辨率可达1mm，更先进的磁共振设备分辨率可达100μm。常规3.0T磁共振能对伏隔核等微小的核团进行显示，在7.0T磁共振人体成像系统上，甚至可以显示灰质皮层不同细胞层面的结构。当然，由于精神疾病的结构改变通常很微小，肉眼观察难以发现，需要借助计算机进行定量分析。

对脑功能的研究是精神疾病影像学研究的重点，这里的功能指广义的功能，包含血氧合水平、葡萄糖代谢、血流、神经元代谢等多重信息。PET和SPECT首次实现了在活体状态下研究脑功能，能够观察诸如脑血流变化、脑耗氧量、脑葡萄糖代谢、脑蛋白质合成以及脑神经递质和受体变化等特征，这就为精神疾病的研究开辟了新的途径，为神经生物学研究提供了一种新的技术或方法。而多种类型的分子探针和显像剂使核医学的领域应用更加宽广，也大大促进了分子影像学（molecular imaging，MI）的进步。然而，PET和SPECT的图像的空间分辨率低，发现病灶却无法精确定位；同时，PET和SPECT所使用的示踪剂是放射性核素标记的药物，患者会受到一定量的辐射，且放射性药物的生产和放射性排泄物的处理也需要较高的成本。基于以上原因，其在精神疾病的研究中受到一定的限制。

人脑内神经细胞的带电离子迁移能够产生局部的微弱电流，根据奥斯特发现的电流磁效应，这些电流会产生一个和电流传播方向正交的微弱磁场。它们之间的关系遵循右手定律。脑磁图（magnetoencephalography，MEG）就是利用这个磁场无侵入地检测脑细胞活动的成像技术，通过超导量子干涉仪（super-conducting quantum interference device，SQUID）探测神经元突触后电位电流所产生的磁场，分析磁场的各种参数后得出脑功能图像。

MEG可探测各种感觉、心理及生理活动在神经组织内产生的变化，对人脑自发的周期性活动以及各种信息处理过程进行研究，例如知觉、认知、判断、记忆、注意、意识、情感、运动、联想、语言、学习等脑的高级功能。MEG为理解脑功能，揭示思维、神经传导等人脑活动的原理提供了非常有效的途径。同时，定期进行MEG检查可以帮助指导因脑部疾病而引起的运动、听觉、视觉等功能障碍的恢复。利用MEG可对某些神经精神疾病进行早期诊断，还可辅助对神经精神疾病进一步诊断分类，并有助于加深对疾病的认识和治疗效果的评价，针对个体特点选择治疗方法，有利于提高疗效。MEG的高时间分辨率的特性，使它特别适合于研究变化过程较快的生理和病理的认知过程。但与此同时，也存在某些不足：①MEG设备价格昂贵，液氮消耗量大；②检查费用高；③信号分析耗时较长；④记录的多为皮层的神经元信息，忽略大部分的深度及径向源；⑤对人脑模型的检测分析还不是很成熟，只有采用一个真实的体积导体模型，才能更精确地进行识别。

近年来，光学成像作为一种无损、高时空分辨率的脑功能成像技术，在研究大脑皮层区域功能构筑及其血流动力学响应方面取得了重大进展。1977年，Jobsis在*Science*上发表论文，第一次用近红外光成像技术（near-infrared spectroscopy，NIRS）对动物大脑皮层中的血氧水平进行检测，发现血液中的脱氧血红蛋白和氧合血红蛋白分别在735nm和850nm处有两个吸收峰，其变化可以反映血红蛋白的载氧情况。随着光学理论和电子计算机技术的飞速发展，1991年出现了反射式扩散光学成像技术（reflectance diffuse optical tomography，rDOT），近红外光谱技术开始真正应用于检测成年人大脑皮层的功能活动，并进入了快速发展的时期。

现代光学成像技术可以在分子水平研究脑皮层的功能构筑，实现在不同时间和空间尺度，在不同层次上动态地监测脑皮层生理、病理变化过程，为揭示大脑认知活动规律、脑神经信号转导、神经元网络信息加工、传递和整合等提供重要的实验依据。近年来，一些研究者将近红外成像应用于高级认知活动的研究，如视觉搜索、语言、记忆等，其中主要聚焦于人类大脑前额叶区域与认知活动的关系。实践证实，近红外技术是认知神经科学研究中的重要手段。然而，光学成像虽然无创，但受光线穿透距离和空间分辨率的影响，其在精神疾病研究中也有一定局限。

功能磁共振成像技术由于具有较高的时间和空间分辨率，以及多参数成像的优越性，使得其在精神疾病的研究中占据重要位置。功能磁共振成像技术在精神影像中的应用非常广泛，先进的成像技术使得大脑的结构和功能可视化以及定量分析成为可能，在精神疾病的研究中发展尤为迅速。这些成像技术可以大致分为：①结构成像，包括：结构磁共振成像（structural magnetic resonance imaging，sMRI）、弥散磁共振成像（diffusion magnetic resonance imaging，dMRI）等；②功能成像，功能磁共振成像（functional magnetic resonance imaging，fMRI）、灌注成像（perfusion magnetic resonance imaging，pMRI）、EEG等；③分子/代谢成像，MRS、PET-MRI等，具体详见本章其他小节。需要注意的是，单一模态成像往往存在某些方面的不足。例如，sMRI虽然临床可推广性强，但很难反映功能信息；fMRI虽然能够很好反应大脑的功能活动状态，但是容易受到噪声和混杂因素影响。实现对大脑多角度深入探究不能仅仅局限于某个特定的模态，而要充分发挥各模态或者成像技术的优势。近年来，随着影像数据分析技术、计算能力的发展，特别是多模态计算方法的发展，多模态影像吸收了各种单一模态的优势，同时克服了单一成像技术的局限，迅速成为精神影像学领域内研究的热点。多模态融合分析总的来说分为以下几个类别：①结构-结构结合；②结构-功能结合；③功能-功能结合。每一类多模态分析都有着不同方面的应用，以及特有的处理流程。比如说：sMRI和dMRI的融合能够得到更加全面地反映大脑形态学/结构特征的信息，适用于那些同时影响大脑灰、白质的疾病，例如卒中、创伤性脑损伤等；功能-功能的结合更加侧重于反映疾病状态下大脑激活/代谢的情况，主要适用于累及认知或者意识的疾病。以下，本章将从各类重大精神疾病入手，介绍以磁共振为主的各种影像学检查方法所探索到的人脑活动机制，并指出现有研究存在的问题以及未来的研究方向。

（吕　粟）

第二节　精神分裂症

【概述】

精神分裂症（schizophrenia）是一种严重精神疾病，症状主要为思维过程的崩溃及情绪反应的损害，常表现为幻觉、妄想、思维混乱等阳性症状，以及情感缺乏、动作缺乏等阴性症状，严重者会有自毁及伤人的倾向，并出现社会或职业功能问题。患者通常于青少年晚期和成年早期显现疾病初期症状，其中约 1% 的患者终身为此病所苦。

精神分裂症的诊断方式为患者自述经历以及精神科医师观察患者行为等。研究认为，遗传、幼年环境、神经及心理与社会经历是导致精神分裂症的重要因素；某些处方药物的使用也会引起或加重精神分裂症的症状。现今，精神病学研究主要致力于研究神经生物学所扮演的角色，但迄今还未找出合理的独立的器质性病因。

【临床与病理】

精神分裂症是全球性疾病，患病率约 1%，发病率约 1.5‰，患者中男性比例略高于女性（男女比约 1.4∶1），通常男性的发病年龄略早于女性。证据提示，男性患者的预后较女性更差。

尽管精神分裂症的发病机制尚不清楚，但几乎肯定的是，精神分裂症是一种综合征，包括出现类似症状和体征的多种疾病。这种异质性使阐明疾病的病因和病理生理学基础变得更加复杂。国内外有关精神分裂症的家系研究发现，遗传可能是疾病的高风险因素。各种围生期问题，统称为“产科并发症”，会显著增加日后的精神分裂症风险。流行病学调查结果表明几种感染疾病的致病因子可能是精神分裂症潜在的危险因素。免疫系统激活增加循环中促炎性细胞因子的水平，细胞因子可以改变血脑屏障通透性，造成中枢神经系统小胶质细胞的局部激活，与精神病症状加重及认知损伤有关。而抗精神病药物可能部分通过介导抗炎反应而发挥作用。20 世纪 60 年代提出了精神分裂症的多巴胺假说，即认为精神分裂症患者中脑边缘系统多巴胺亢进引起了阳性症状。而阻断多巴胺受体 2（D2）的药物可用于治疗精神分裂症的阳性症状。氨基酸类神经递质假说认为谷氨酸（glutamic acid）功能不足可能是精神分裂症的病因之一。

【影像检查方法】

目前，用于精神分裂症的影像学检查手段包括 CT、MRI、PET 及 SPECT 等。其中，CT 和传统 MRI 主要用于明确患者是否存在脑部的器质性病变，而新型多模态磁共振技术如 sMRI、DTI、fMRI、MRS 等主要用于疾病发病机制和生物标记物、治疗效果评估、预后分析等相关的科学研究。

【影像表现】

常规 MRI 和 CT 主要用于明确精神分裂症患者是否存在脑部器质性病变。脑部感染、变性、血管病、外伤、肿瘤等器质性疾病，均能引起精神分裂症样症状。脑部感染化脓期可见脓腔及包膜。DWI 由于脓肿脓液黏稠，ADC 值较低，而呈高信号，具有一定特征性。而化脓性脑膜炎严重时可显示基底池、侧裂池变形，池内高密度影，增强扫描显示基底池、侧裂池部分或全部闭塞并显著强化。脑血管疾病，常有脑梗死、腔隙性脑梗死、脑出血等改变。脑外伤具有明确的外伤史，并且可以有硬膜下血肿、硬膜外血肿、脑内血肿、蛛网膜下腔出血、弥散性轴索损伤等直接影像学表现，或者脑疝、血管损伤、脑缺血及慢性脑损伤等继发性损伤改变。脑肿瘤影像表现为 CT 或 MRI 平扫低密度或 T_1WI 低信号的结节、肿块，增强明显强化，有占位效应及瘤周水肿等表现，白质纤维束成像能够显示出受累及的纤维束破坏。综上，器质性脑疾病往往会有阳性的影像学发现。

当确定精神分裂症不是由脑内器质性病变或脑外躯体疾病所引起，新的功能影像学技术和分析方法为认识疾病提供了有效的工具。全脑体积的缩小和脑室系统体积的扩大，被认为是精神分裂症慢性期的表现。随着近年来 sMRI、fMRI、MRS、DTI、ASL 及 PET 等多种影像学技术的成熟和运用，可以从结构、功能、代谢甚至分子水平对精神分裂症患者大脑的改变进行研究和探索，能够更加细微详细地揭示精神分裂症患者大脑解剖结构和功能的改变。研究发现，精神分裂症患者大脑结构和功能异常主要集中在皮层 - 丘脑环路及额顶叶、默认网络等。

【诊断与鉴别诊断】

精神分裂症的诊断目前以美国《精神障碍诊断与统计手册》（diagnostic and statistical manual of mental disorders，DSM）或国际疾病分类（international classification of diseases-10，ICD-10）为标准，主要是依靠精神科医师根据患者的临床症状来诊断。影像学检查可以排除器质性疾病引起的精神症状。精神影像学目前还未达到临床实践的程度，但它是一个快速发展的领域，其发展为精神分裂症与脑器质性疾病导致的精神病症状的鉴别诊断提供了帮助。

【影像学研究进展】

除了典型的临床症状之外，通过结合基因、神经生化、神经生理、神经影像等不同维度的信息来研究精神分裂症的发病机制成为当前研究热点。目前MRI检查已初步发现了精神分裂症患者潜在的大脑结构和功能异常主要集中在皮层-丘脑环路及额顶叶默认网络，而发病初期脑结构和功能相关指标被认为是本病的重要生物学标志，为今后揭示其病理学基础提供了理论依据。运用MRI数据准确定量预测临床前期患者发展为精神分裂症的可能，将使临床医生有效地甄别哪些风险人群最有可能发展为精神分裂症，并在最早时间采取有效的预防性干预措施，从而最有效地利用卫生资源；同时在精神分裂症疾病早期识别和监测脑结构和功能改变模式，预测其对于抗精神病药物治疗的反应性，对于临床早期筛选合适的治疗措施、指导治疗、评估疗效及预后等都具有重要意义。

1. 3D-T_1WI 研究者发现在疾病早期已经存在脑解剖结构缺陷，灰质体积改变主要在丘脑-皮层网络。并且与正常对照相比，精神分裂症患者组不仅存在上述网络灰质体积的缺陷，还存在广泛的脑区灰质体积的增加。大脑灰质体积是表面积和皮层厚度的乘积，而这些特征被认为是受不同的基因影响，皮层厚度能提供比灰质体积更详细的关于神经元、神经胶质细胞大小、密度和排列的信息。研究者发现首发未用药精神分裂症患者皮层厚度减少主要见于右侧背外侧前额叶、右侧中央前回等区域，而皮层厚度增加则见于双侧颞叶前部、左内侧眶额叶和左侧楔叶（图14-2-1）。

目前针对精神分裂症最重要的争论之一是精神分裂症是否是一种恶性、进展性的疾病。该假说由Kraepelin于1971年首次提出，他认为精神分裂症是一种“早发性痴呆（dementia praecox）”，并伴随逐渐恶化的神经退行性过程。尽管前期许多纵向随访研究也揭示了脑结构的异常在疾病的早期是呈进展性的，但是精神分裂症中后期是否也存在相似的改变仍不确定。有人采用二次函数对精神分裂症患者和健康对照的脑结构指标与年龄进行回归分析，发现在前额叶和颞叶脑区的皮层厚度会随着年龄增加而降低，且降低的速度比健康对照更快，而纹状体区域则出现了灰质增加的表现（图14-2-2）。

精神分裂症患者右侧腹内侧前额叶、左侧颞上回及右侧颞下回三角部的皮层厚度随着年龄增长而降低，且降低的速度比健康对照更快；而在左侧顶上小叶，健康对照皮层厚度随年龄的降低的速度比患者更快，组间差异均具有显著性。

2. fMRI 研究者同时测量首发未用药精神分裂症患者灰质体积及静息状态下脑低频振幅，发现首发未用药精神分裂症患者灰质体积改变主要在丘脑-皮层网络，静息状态脑低频振幅的改变主要在额顶叶和默认网络，提示功能改变相对于结构改变具有不同的模式（图14-2-3）。

精神分裂症伴有显著的社会、认知功能降低，抗精神病药物治疗是标准的治疗方式，但是前期研究多在分子水平探索其作用机制，在系统水平如何产生治疗效果的机制尚不清楚。有学者发现，与基线状态相比，药物治疗6周后，患者出现额叶和基底节等脑区局部脑功能活动增强，并与患者的临床症状相关，而神经网络协调性降低（图14-2-4）。

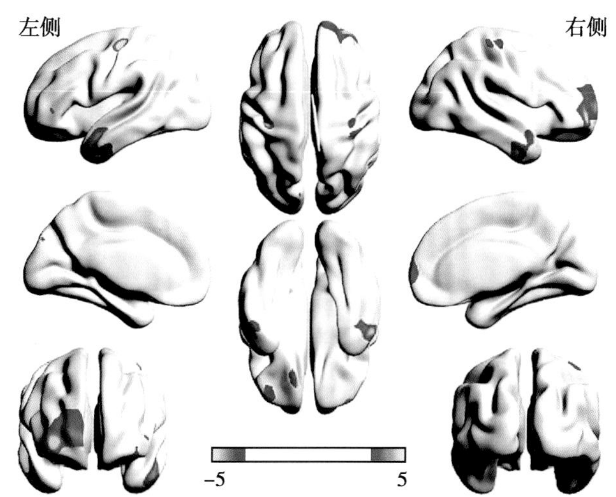

图14-2-1 首发未用药精神分裂症患者皮层厚度改变

与正常对照比较，首发未用药精神分裂症患者右侧背外侧前额叶、右侧中央前回、右侧中央后回、左侧眶额叶、左侧中央前回和左侧额下回三角部皮层厚度减少（蓝色），双侧颞叶前部、左内侧眶额叶、左侧楔叶皮层厚度增加（红色）

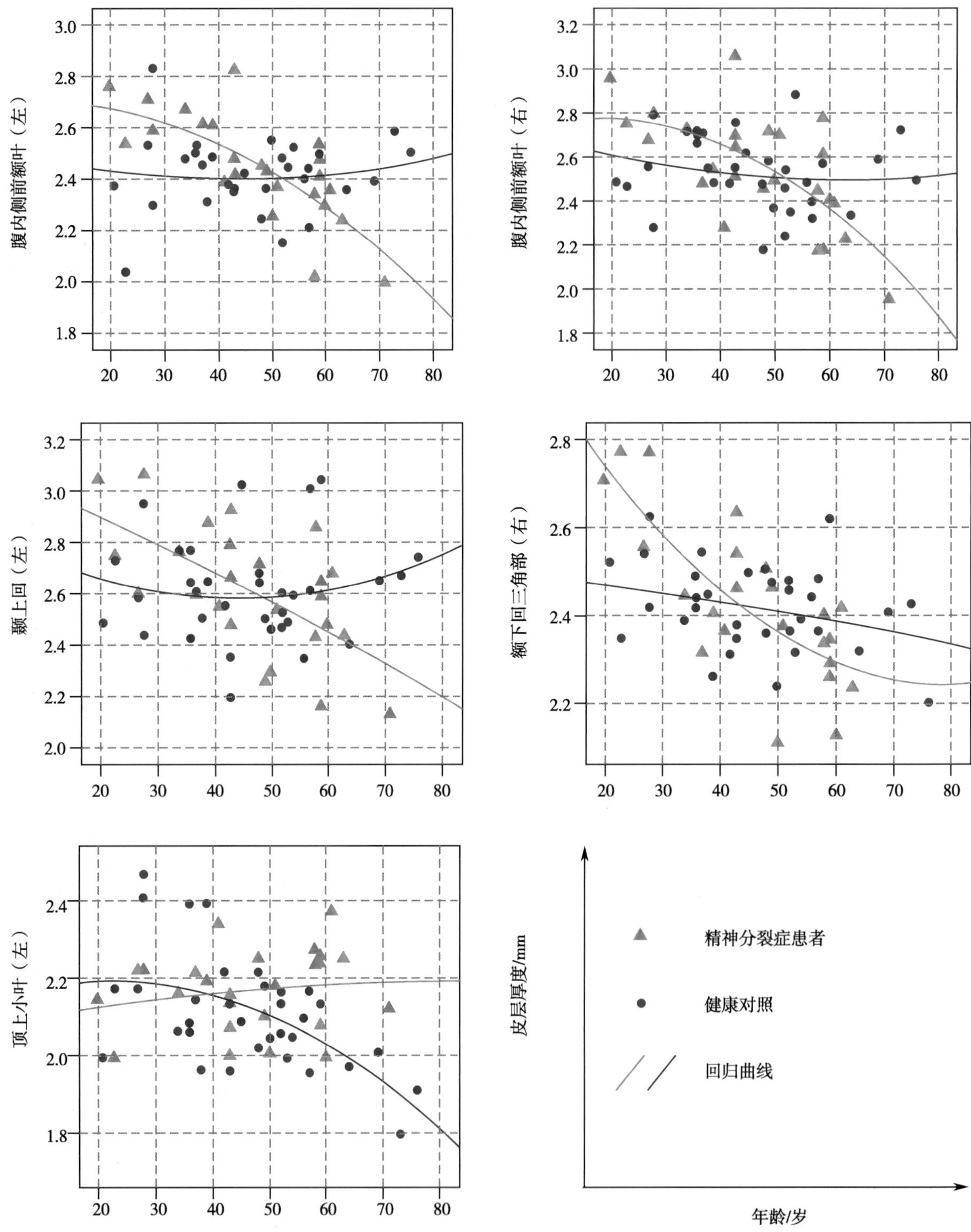

图 14-2-2 慢性未治疗精神分裂症患者和健康对照皮层厚度存在显著差异脑区的皮层厚度与年龄的回归分析

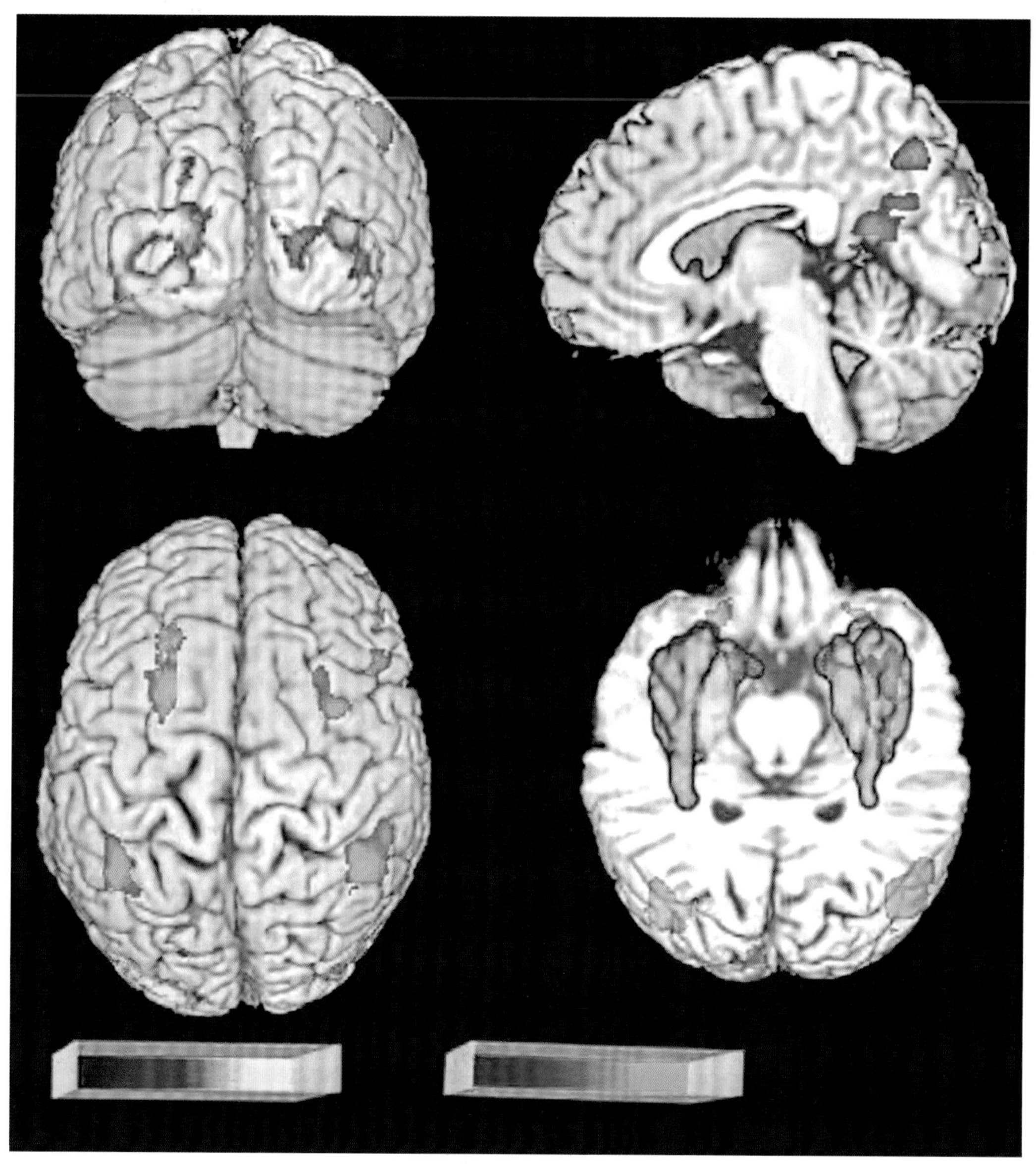

图 14-2-3　首发精神分裂症患者局部脑功能活动改变

与正常对照比较，精神分裂症患者低频振幅（ALFF）减低的区域（蓝色）为右侧额下回、左侧额上回、内侧额叶、双侧顶下小叶及楔前叶，而 ALFF 增加的区域（红色）为双侧壳核和枕叶

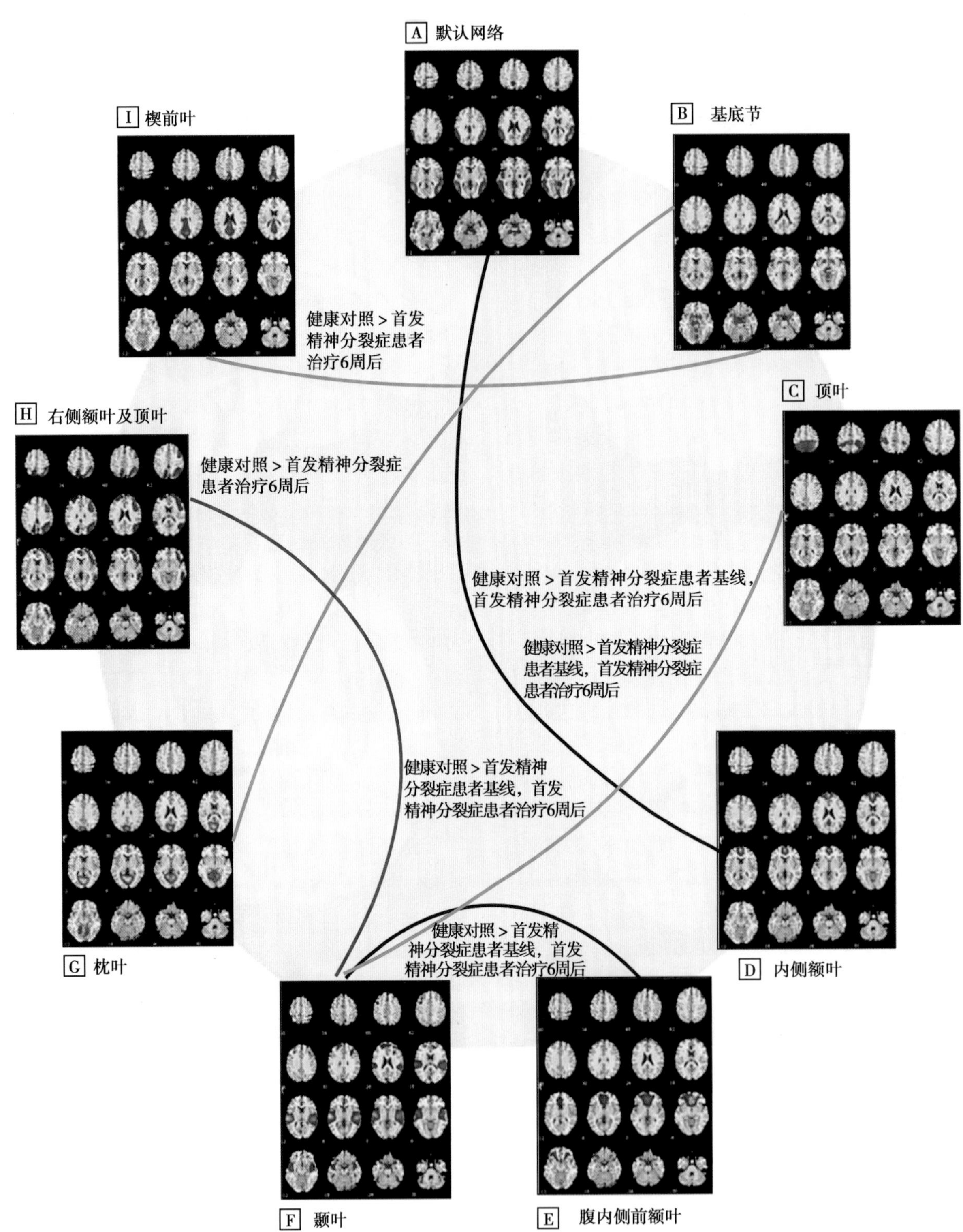

图 14-2-4 首发未治疗精神分裂症患者药物治疗 6 周后神经网络的改变

精神分裂症患者与正常对照两组间比较，红线代表基线时患者功能连接异常，而治疗 6 周后，功能连接恢复正常。绿线表示基线时患者功能连接正常，治疗之后功能连接减弱。黑线代表治疗前后功能连接未见明显变化

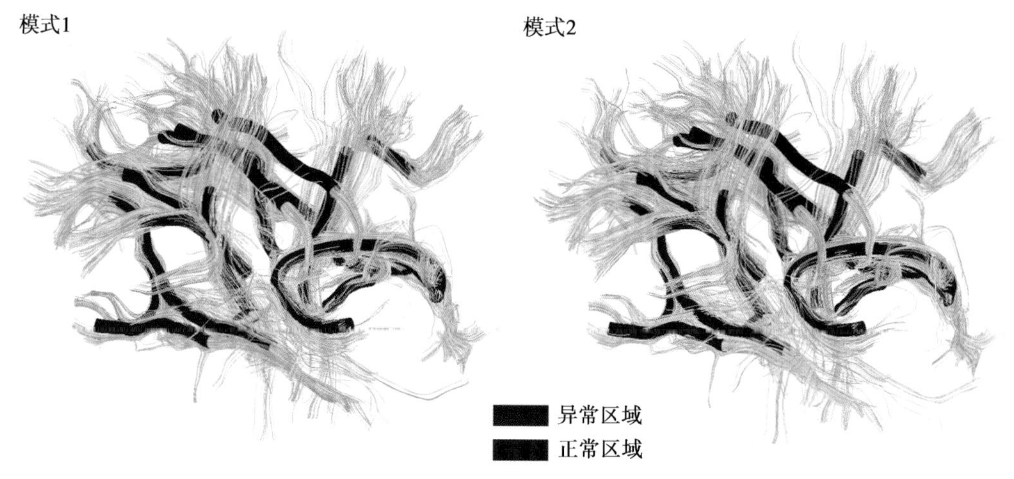

图 14-2-5　首发未用药精神分裂症患者群体脑白质损害的不同模式

分层聚类结果显示，与正常对照比较，首发未用药精神分裂症患者其中一个亚组的患者白质缺陷广泛分布于全脑，另一个亚组的患者白质缺陷局限，主要位于左侧上纵束

3. DTI　精神分裂症被认为是一组病因病理存在异质性的脑功能异常综合征，但具体发病机制目前仍不清楚。该病的异质性造成患者在症状、预后等方面有很大差别，因此对患者进行合理分型将有助于制定个体化的治疗方案。利用脑白质纤维特征值及聚类分析，学者在首发未治疗的精神分裂症患者群体中发现了两个不同的白质异常模式：全脑广泛分布的白质异常和局部白质异常（异常部位集中在左侧上纵束）（图 14-2-5），存在广泛白质异常的患者亚组具有更严重的阴性症状。该研究揭示了首发精神分裂症患者中存在两种不同的白质纤维损害模式，其中一种损伤与临床难治的阴性症状相关，不仅揭示了精神分裂症脑白质损伤的机制，更重要的是证实了精神分裂症人群中存在“同病异因”的现象。

（吕　粟）

第三节　抑　郁　症

【概述】

抑郁症是一种常见的以情绪、认知、行为和身体功能紊乱为特征的精神疾病，抑郁发作以与其处境不相称的心境低落、兴趣或愉快感丧失为主，可以从闷闷不乐到悲痛欲绝，甚至发生木僵。严重者可出现幻觉、妄想等精神性症状。对患者的生活、学习、工作及家庭等造成负面影响。

美国《精神障碍诊断与统计手册》第 5 版（DSM-5）将 DSM-Ⅳ中的“心境障碍”拆分为“抑郁障碍”和“双相障碍与其他相关障碍”两个独立章节，并对“抑郁障碍”进行了扩充，加入了新的抑郁障碍类型，抑郁障碍不仅包括重型抑郁症（major depressive disorder，MDD），还包括破坏性心境失调障碍、持续性抑郁障碍（包括慢性抑郁症和恶劣心境）、经前焦虑性障碍、物质/药物性抑郁障碍、其他疾病导致的抑郁症、其他特殊类型抑郁症及未分类抑郁症。鉴于国内外学者对 MDD 的研究报道最多，故本节主要就 MDD 进行详细的介绍，且鉴于 DSM-5 发布不久，故本节中所描述的研究报道是基于 DSM-Ⅳ的诊断标准。

【临床与病理】

MDD 是最常见的情感障碍疾病，《The Lancet》于 2012 年公布的一份调查数据显示，MDD 世界范围内年患病率为 6.6%，终身患病率为 16.2%，女性患病率是男性的 2 倍。MDD 可以首发于任何年龄，但不同年龄组的患病率显著不同，青春期的患病率显著增加，如 18~29 岁年龄组的患病率是 60 岁及以上年龄组的 3 倍。世界卫生组织公布 2017 年全球范围内，约有超过 3 亿人患有抑郁症，遍布各年龄组。据估计，2030 年 MDD 造成的疾病负担将位于首位。MDD 不仅能造成患者健康状况下降，其下降程度等同于其他的一些慢性躯体疾病，如心绞痛、关节炎、哮喘和糖尿病，而且当患者同时罹患 MDD 与慢性躯体疾病时，患者健康指数下降的平均程度比单独患这些疾病时更为严重，所以当患者患有慢性躯体疾病时，临床医生更应警惕其并发抑郁症的可能。

MDD 发作时最典型的症状包括：患者长期处于极其抑郁的情感状态中，对以前感到有趣的活动失去兴趣，认为自己的人生无价值、极度的罪恶感、懊悔感、无助感、绝望感和自暴自弃；有时患者会感到难以集中注意力和记忆力减退（尤其是忧郁型和精神病性抑郁症）；患者还表现出回避社交场合和社交活动、有自杀念头等症状；失眠、食欲减退、体重降低也是常见症状。

迄今 MDD 的病因及发病机制并不十分清楚，但可以肯定的是生物心理与社会环境等诸多因素均参与了抑郁症的发病过程。主要包括：①性格因素；②环境因素；③遗传及生理因素；④病程调制。神经影像学和尸检研究发现，边缘系统－皮层－纹状体－苍白球－丘脑环路（limbic-cortical-striatial-pallidal-thalamic circuit，LCSPT 环路）结构及功能改变可能与其发病机制有关。可能因为某些病理改变以不同的方式影响了 LCSPT 环路中各脑区间的突触传递，从而引起抑郁症的情感症状。尸检结果发现 MDD 患者脑细胞水平的形态学改变存在三种模式：细胞减少（如膝下前额叶）、细胞萎缩（如眶额叶、背外侧前额叶）及细胞数目增多（如下丘脑、中缝背核）。亦有研究发现 MDD 患者扣带回、前额叶及顶叶皮层厚度增加，这可能与抑郁症早期大脑皮质的炎症反应有关。

【影像检查方法】

目前，用于 MDD 的影像学检查手段有很多种，包括 CT、MRI、PET 以及 SPECT 等，其中 MRI 在 MDD 疾病生物标志的研究中占主导地位。CT 和 MRI 常规临床序列检查主要用于明确 MDD 患者是否存在脑部的器质性病变。当确定 MDD 不是由脑内器质性病变或脑外躯体疾病所引起，则采用 MRI 科研序列进行检查。结构和功能 MRI 数据的常用分析方法包括：基于体素的形态学测量（voxel-based morphometry，VBM）检测灰质和白质的体积和密度；FreeSurfer 计算皮层厚度；DTI 检测脑白质纤维束的完整性；脑网络分析可以从全局和局部的角度来研究脑功能连接。MRS 可活体或离体测量化学物质的相对浓度或绝对浓度。放射性核素示踪技术，比如 PET、SPECT，具有其他非侵入性成像方法所无可比拟的优势，以其反映组织细胞血流、代谢、受体密度等分子功能显像特点在精神疾病研究领域中发挥着独特的作用。

【影像表现】

结构研究的主要发现包括：MDD 患者双侧海马、前扣带、内侧前额叶、背外侧前额叶、眶额皮质体积减小或密度减低。双侧丘脑、楔叶体积增大或密度增高。左侧中扣带回、双侧中央前回、左侧中央旁小叶、双侧顶上回、左侧颞极和右侧枕外叶皮层厚度增加。右侧额中回、左侧枕颞叶以及右侧顶叶角回白质的各向异性分数（fractional anisotropy，FA）值降低。

功能研究的主要发现包括：MDD 患者内侧前额叶皮质、前扣带区域的 ReHo 值降低。抑郁症患者在执行 Stroop 测验和 n-back 工作记忆任务时，背外侧前额叶激活程度明显高于正常对照组。前扣带回和海马的 NAA 浓度和 NAA/Cr 比值下降。局部脑血流（regional cerebral brain flow，rCBF）下降的脑区主要位于膝下前扣带、后扣带、丘脑枕核和颞上回，而 rCBF 增加的区域主要位于丘脑和额叶内侧回。

【诊断与鉴别诊断】

MDD 患者至少具有下列 5 项症状：①心境低落；②兴趣或愉快感丧失；③食欲降低或体重明显减轻；④睡眠障碍，如失眠、早醒，或睡眠过多；⑤精神运动性迟滞或激越；⑥精力不济或疲劳感；⑦自我评价过低、自责，或有内疚感；⑧联想困难或自觉思考能力下降；⑨反复出现想死的念头或有自杀、自伤行为。患者至少具备①、②两项症状中一项症状。病程至少已持续 2 周。患者社会功能受损，给本人造成痛苦或不良后果。可存在某些分裂性症状，但不符合分裂症的诊断。若同时符合分裂症的症状标准，在分裂症状缓解后，满足抑郁发作标准至少 2 周。患者从未出现躁狂发作或轻躁狂。排除器质性精神障碍、精神活性物质和非成瘾物质所致抑郁。根据上述诊断标准及临床经验，精神科医生可以做出正确的临床诊断。

常见的鉴别诊断包括：①伴烦躁心境的躁狂发作或混合发作。当重型抑郁发作患者出现显著的烦躁心境时，很难与伴烦躁心境的躁狂发作或混合发作相鉴别。鉴别两者时，需要仔细评估患者是否出现躁狂症状。②由疾病引起的心境障碍。基于患者的病史、体格检查及实验室检查结果，判断患者情绪紊乱并非由某种特定疾病引起（如多发性硬化、卒中、甲状腺功能减退症），才能诊断为重型抑郁发作。③物质/药物性双相障碍。此病与重型抑郁症的鉴别点为某种物质（例如，滥用药物、药物、毒素）是情绪障碍的病因。例如，只有在戒断可卡因的情况下才会出现抑郁情绪，才会被诊断为可卡因引起的抑郁障碍。④注意力缺陷/多动障碍。注意力缺陷/多动障碍和MDD都可出现注意力不集中和挫折容忍度降低。如果患者满足两者的诊断标准，可被诊断为注意力缺陷/多动障碍共病重型抑郁症。然而，临床医生必须小心谨慎，不要将注意力缺陷/多动障碍患儿过度诊断为共病重度抑郁症，注意缺陷/多动障碍患儿情绪紊乱特点是烦躁，并非悲伤或兴趣丧失。⑤悲伤情绪。人类的经历固然会包含悲伤的境遇。悲伤时期不应诊断为重型抑郁发作，除非满足症状标准（至少满足9项症状中的5项）、病程标准（至少2周）及严重标准（即社会功能受损）。当患者出现抑郁情绪，伴随社会功能受损，但又不满足病程或症状标准时，可以诊断为其他特殊类型抑郁症。

【影像学研究进展】

近20年来，以MRI为代表的脑认知功能成像技术得到了巨大的发展，已成为研究MDD的重要工具之一。下文将从MRI的几种常用模态入手，介绍在MDD诊断、治疗、预后的预测与评估等方面的磁共振研究现状。

1. 3D-T_1WI　首发未用药MDD患者的VBM研究发现，患者双侧边缘系统的灰质体积减小，且主要位于海马，并指出海马体积减小可能是MDD的特征变化（图14-3-1）。一项整合了全球20个研究机构原始数据的大样本研究（纳入2 148名MDD患者及7 957名正常对照），发现成人MDD患者眶额叶、扣带、岛叶和颞叶皮层厚度降低，这些改变在首发年龄大于21岁的患者中更为显著；而在青少年MDD患者中未发现皮层厚度改变，但存在全脑及局部表面积降低，累及额叶、视觉中枢、躯体感觉和运动区域。该研究提示MDD患者脑结构改变可能是一个动态过程，不同人生阶段的脑改变模式不同。有学者报道，抗抑郁药物治疗3年后，MDD患者海马体积增大，并且海马体积较小的患者的临床预后比海马体积较大的患者差，提示较小的海马体积可能提示预后不良。Caetano等学者发现MDD的患者前扣带回的体积比健康对照组显著减小。症状的严重程度、病程、发作次数、治疗情况以及性别等因素都对MDD患者的大脑解剖结构有重要的影响。

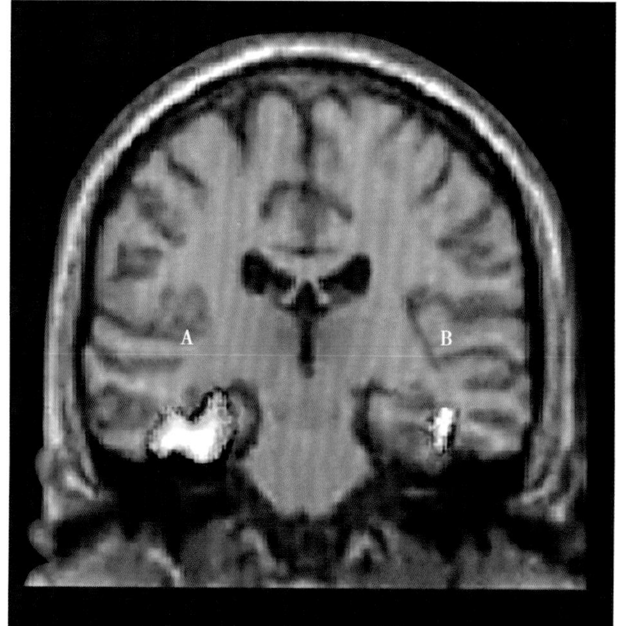

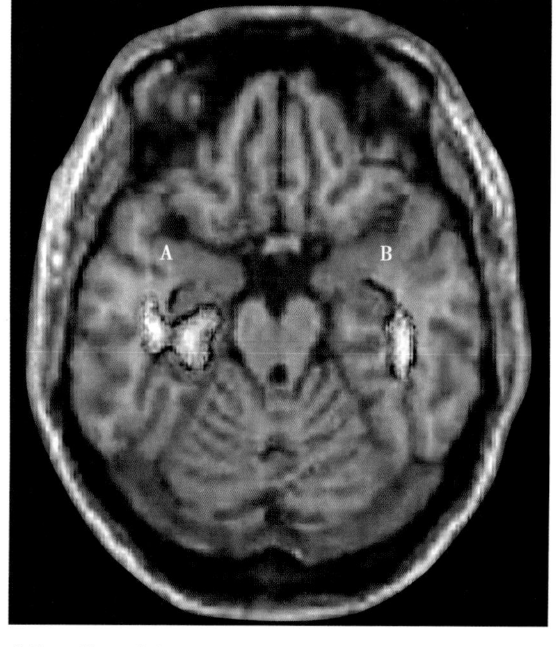

图14-3-1　抑郁症患者海马体积减小

VBM显示，与正常对照比较，抑郁症患者左侧边缘系统（A）和右侧边缘系统（B）的灰质体积减小，且主要位于海马区域（左图为冠状位，右图为轴位）

2. DTI 首发未用药MDD患者的DTI研究发现患者右侧额中回、左侧枕颞叶外侧面及右侧顶叶角回白质的FA值低于正常人，提示疾病早期已存在白质异常。贾志云等比较了16例有自杀倾向以及36例没有自杀倾向的MDD患者和52例正常人的脑白质纤维投射的FA值，发现MDD患者的左侧内囊前肢、上纵束的顶下部分白质结构完整性受损，且有自杀倾向MDD患者的左侧内囊前肢和右侧豆状核的FA值比没有自杀倾向MDD患者低（图14-3-2）。最近一项meta分析，整合了11项成人MDD全脑DTI研究，发现有4个脑区白质的FA值降低，即双侧额叶、右侧梭状回和右侧枕叶。

3. fMRI 任务态和静息态的研究发现MDD患者某些脑区存在脑功能的改变。静息态研究中，ReHo反映局部脑区神经活动的时间同步性，其发生异常提示局部神经元同步性活动发生改变。吴杞柱等纳入22名难治性MDD患者、22名非难治性MDD患者和26名健康对照，发现MDD患者前扣带的ReHo值较健康对照增高，而在亚组研究中，健康对照前扣带的ReHo比难治性MDD患者低，而与非难治性MDD患者无明显差异（图14-3-3）。任务态研究发现抑郁症患者在执行Stroop测验和n-back工作记忆任务时，背外侧前额叶激活程度明显高于正常对照组。在对MDD患者进行抗抑郁治疗的纵向研究中，Mayberg等发现经过6周的氟西汀抗抑郁治疗后，腹侧前额叶和背侧前额叶的激活比用药前高。静息态与任务态研究中前额叶的异常激活及用药后脑区激活的改变，提示它们与抑郁症认知和情绪相关障碍有着紧密的联系。

4. ASL 一项ASL研究对61名MDD患者和42名健康对照分别进行脑部血流灌注测量，随后对患者进行抗抑郁药物治疗，根据疗效将患者分为难治组和非难治组。结果发现，经过抗抑郁药物治疗后难治性抑郁和非难治性抑郁局部脑血流灌注的变化不同，非难治组患者左侧前额叶皮质的脑血流灌注降低、同时双侧边缘系统的血流增加，而难治组患者双侧额叶和丘脑区域存在血流下降。也有学者发现MDD患者治疗后临床症状的好转与海马激活降低有关。治疗前海马的功能活动或许可以预示抗抑郁治疗效果。

5. 功能连接及脑网络研究 除了独立的脑区改变外，研究发现抑郁症患者相关脑区间还存在着功能连接的改变。功能连接的测量有许多方法，常用的有种子点相关分析法和独立成分分析法。吕粟等将与情绪相关的13个脑区作为种子点，发现难治性MDD主要与丘脑-皮层环路的功能连接减低有关，而非难治性MDD主要与边缘系统-纹状体-苍白球-丘脑环路连接强度降低有关，说明脑功能连接的异常可能是难治性和非难治性MDD对治疗反应不同的基础。基于图论的复杂网络分析法可以同时从全局和局部的角度来研究脑功能连接，而且不需要进行先验假设，因此为大脑功能网络的研究提供了强有力的分析手段。张俊然等运用图论分析方法对首发未用药MDD患

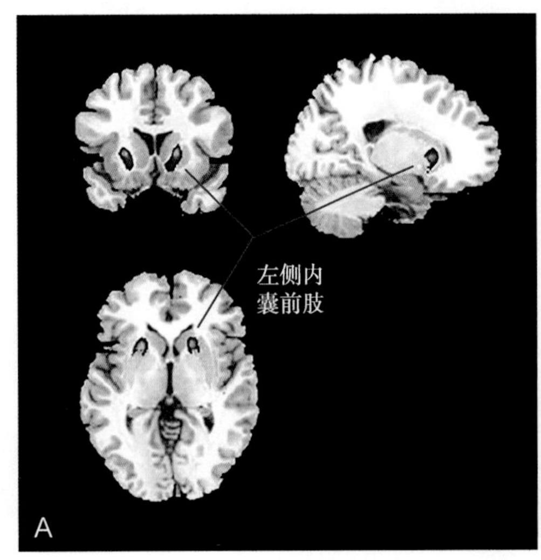

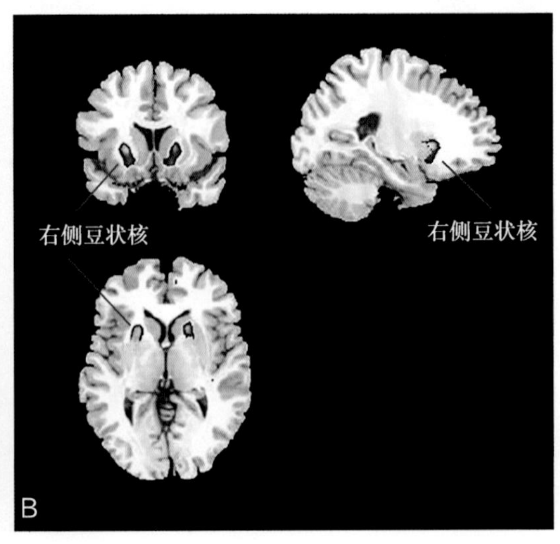

图14-3-2 有自杀倾向的抑郁症患者白质异常

DTI分析显示，有自杀倾向的抑郁症患者的左侧内囊前肢（A）和右侧豆状核（B）的FA值比没有自杀倾向的抑郁症患者低

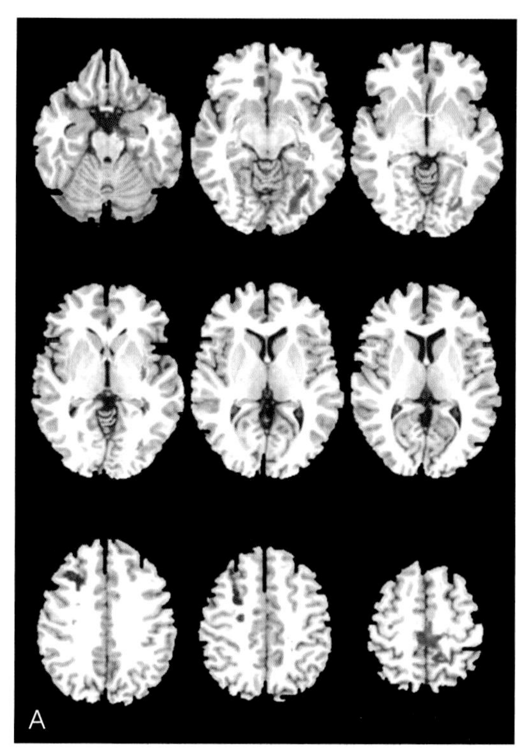

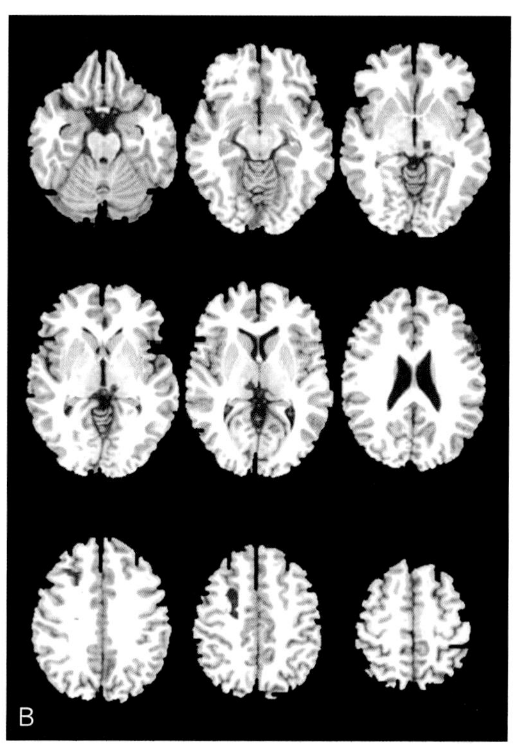

图 14-3-3　难治性与非难治性 MDD 患者 ReHo 研究

A. 基于体素的分析显示，与正常对照比较，难治性 MDD 患者前扣带回 ReHo 值增高；B. 非难治性 MDD 患者的前扣带回 ReHo 值无明显差异。红色和蓝色分别代表 ReHo 值增高和降低的区域

者的大脑拓扑特性（小世界性、效率、节点属性）进行分析，发现患者和健康对照的大脑都具有小世界特性，但 MDD 患者路径长度更短而全局效率更高，提示患者大脑网络的全脑整合功能出现了异常。与健康对照相比，MDD 患者在尾状核和默认网络（default-mode network，DMN）区域有更高的节点属性，包括海马、顶叶和内侧额叶，而在枕叶、眶额叶和颞叶节点属性减低。左侧海马和尾状核节点属性的改变与疾病病程和严重程度相关。

（吕　粟）

第四节　双相障碍

【概述】

双相障碍（bipolar disorder，BD），也被称为躁狂 - 抑郁症，是一种症状较为严重的精神疾病，表现为情绪、认知、精力、活动水平的异常转变及日常工作的能力受损。与正常人经历的心理起伏造成的结果不同，BD 患者的心理起伏可能导致人际关系的损害，工作及学习能力的下降，甚至导致自杀。广义的 BD 主要包括 4 种类型：① BD Ⅰ型：表现为周期性躁狂和抑郁；② BD Ⅱ型：表现为抑郁和轻度躁狂；③循环型：轻度抑郁及轻度躁狂交替出现；④非特异性 BD。

美国《精神障碍诊断与统计手册》第 5 版（DSM-5）将第 4 版中的“心境障碍”拆分为“双相障碍与其他相关障碍”和“抑郁障碍”两个独立章节，同时为了提高某些障碍诊断的准确性或便于早期发现，某些症状标准被删除或者适当降低。躁狂和轻躁狂的 A 项诊断标准强调了活动、精力和心境等方面发生的变化。

【临床与病理】

2011 年 WHO 纳入美洲、欧洲和亚洲的 11 个国家，调查后报道双相障碍Ⅰ型、双相障碍Ⅱ型和阈下双相障碍的终生患病率依次为 0.6%、0.4% 和 1.4%，12 个月患病率依次为 0.4%、0.3% 和 0.8%。

目前双相障碍确切发病机制尚不完全清楚，可能主要与遗传、大脑结构与功能异常、多巴胺等神经递质的异常以及环境因素等相关。影像学研究发现下丘脑 – 垂体 – 肾上腺轴的过度活跃可能在双相障碍的病理过程中起到重要作用。而多巴胺假说认为，多巴胺的过度传递导致了躁狂状态，而随后的反馈及平衡机制使得多巴胺传递减少，形成了抑郁状态，这两种状态的交替造成双相障碍的发病。

双相障碍的临床特点是病程中既有抑郁发作，又有躁狂或轻躁狂发作。BD Ⅰ型指有一次或多次躁狂发作或混合发作；BD Ⅱ型指一次或多次轻躁狂发作；快速循环型指双相情感障碍患者频繁发作，可以是躁狂、轻躁狂、抑郁或混合发作。

1. 躁狂发作 典型表现为三高，即：情感高涨、思维奔逸及活动性增高。

（1）情感高涨：患者感觉轻松愉快，自我感觉良好。有的患者尽管情感高涨但情绪不稳。部分患者则以愤怒、易激惹、敌意为特征，甚至可出现破坏及攻击行为。

（2）思维奔逸：患者思维联想过程明显加快，自觉思维内容丰富多变，但讲话内容凌乱不切实际。患者注意力随境转移，思维活动常受周围环境变化影响，即意念飘忽。

（3）活动性增高：躁狂发作时，患者表现为精力旺盛、兴趣广泛、动作快速敏捷，活动明显增多。病情严重者自我控制能力下降，举止粗鲁，甚至有冲动毁物行为。

（4）躯体症状及其他：体格检查可发现交感神经亢进的症状，部分患者在发作极为严重时，可出现极度的躁动兴奋，可伴有短暂的幻听，行为紊乱而毫无目的的指向，伴有冲动行为。

2. 抑郁发作 通常以典型的心境低落、思维迟缓、意志活动减退的“三低症状”，以及认知功能损害和躯体症状为主要临床特征，严重的躁狂或抑郁发作时，部分患者可存在精神病性症状，例如幻听和幻觉，此类患者可能被误诊为精神分裂症。

（1）心境低落：主要表现为显著而持久的情感低落。轻者感到闷闷不乐，无愉快感，凡事缺乏兴趣，重者可有极度的绝望。典型病例其抑郁心境具有晨重夜轻的节律特点。

（2）思维迟缓：患者思维联想速度缓慢、反应迟钝。临床上可见主动言语减少、对答困难，严重者无法顺利进行交流。

（3）意志活动减退：患者意志活动呈显著持久的抑制。严重的患者常伴有消极自杀的观念或行为。

（4）认知功能损害：主要表现为近事记忆力下降、注意力障碍、抽象思维能力差、学习困难，空间知觉、手眼协调及思维灵活性等能力减退。

（5）躯体症状：抑郁症患者的躯体症状大多与自主神经功能紊乱有关，包括心悸、胸闷、肠胃不适、便秘以及各种疼痛等。

（6）其他症状：焦虑是抑郁状态最常见的伴随症状之一。老年患者除有抑郁心境外，多有突出的焦虑烦躁情绪，有时也可表现为易激惹和敌意。

【影像检查方法】

目前，用于 BD 的影像学检查手段包括 CT、MRI、PET 及 SPECT 等。其中，CT 和传统 MRI 主要用于明确患者是否存在脑部的器质性病变，而新型多模态磁共振成像技术如 sMRI、DTI、fMRI、MRS 等主要用于 BD 发病机制和生物标记物方面的科学研究。

【影像表现】

sMRI 研究发现双相障碍患者灰质体积缩小的区域主要位于颞叶皮质和前额叶皮质，同时可能存在纹状体、杏仁核体积的异常。而白质纤维束的异常主要位于内囊、海马旁回及扣带回区域。任务态的 fMRI 研究主要发现了双相障碍患者内侧前额叶皮质的功能异常，尤其在背外侧区域。而在双相障碍患者静息态网络功能连接的研究中，最常报道的脑区包括：内侧前额叶皮质、前扣带膝前部、丘脑背侧、纹状体、杏仁核、顶叶以及其他与默认网络相关的中央 – 旁边缘区域。针对 BD 患者的波谱研究较少，主要发现了大脑的谷氨酸系统、NAA 和 Cr 等功能的紊乱。

PET 和 SPECT 也是在活体水平研究双相障碍患者脑功能的常用技术，利用这些技术发现了双相障碍患者额叶血流量及代谢率的增高。

【诊断与鉴别诊断】

1. DSM-5 中躁狂发作的诊断标准如下：

（1）至少持续 1 周，每天的大多数时间出现的异常的持久的心境高涨、夸大或易激惹，并有持续地有意图的活动与精力的增加（达到必须住院的程度则可以更短时间）。

（2）在此心境紊乱、活动或精力增多的时期内，持续地表现出以下 3 项或以上的症状（如表现为易激惹，则需 4 项），并且达到较显著的程度，

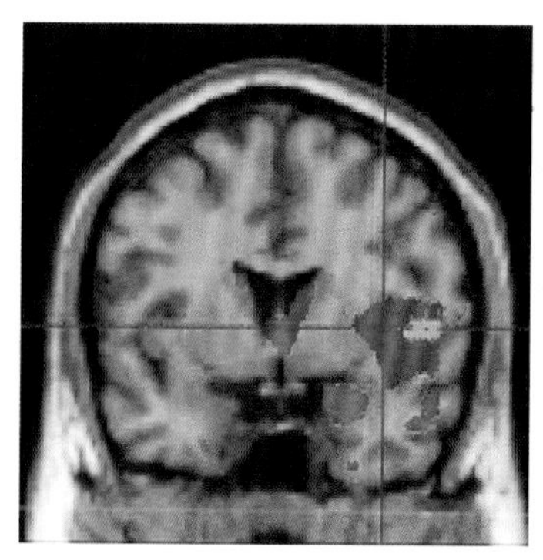
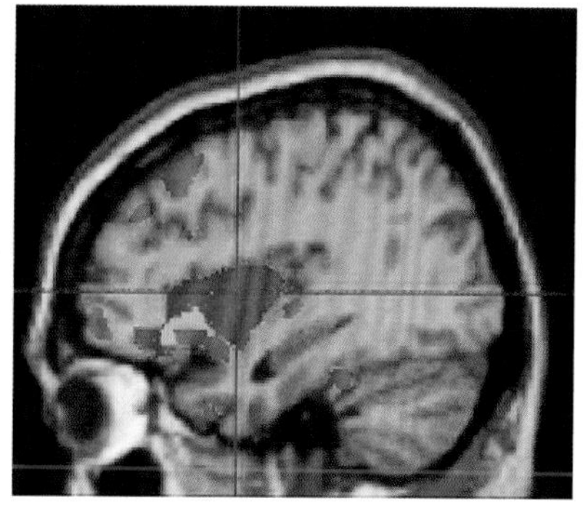
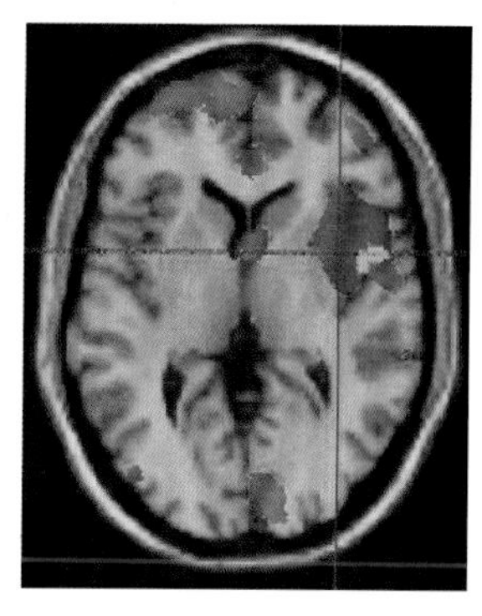

图 14-4-1 meta 分析所展示双相障碍患者灰质体积 / 密度变化的区域

与正常对照相比，双相障碍患者右侧脑岛、右侧颞叶、右颞上回、右颞中回、右额下回岛盖部和三角部、右屏状核等区域灰质减少（红色区域）。绿色区域代表该灰质区在不同 VBM 研究间具有很大异质性；紫色区域代表在 meta 分析结果外，VBM 研究间具有显著异质性的脑区

较平常的行为有了显著的改变：①自我评价过高或夸大；②睡眠需要减少（例如，感到只要 3 小时睡眠便休息好了）；③言语增多或感觉必须要不停地说话；④思维奔逸或主观体验到的联想增快；⑤主观体验到或被观察到的随境转移（即注意很易转移到不重要或不相关的外界刺激上去）；⑥目的性活动增多（社交、工作、学习、性活动），或精神运动性兴奋（如无目的无意义的活动）；⑦无节制地取乐而不计后果（例如，无节制地狂购乱买、轻率的性行为或愚蠢的商业投资）。

（3）心境的紊乱对社交及职业功能造成明显损害，或需要住院阻止其伤人伤己行为，或有其他精神病性特征。

（4）这些症状并非由于某些物质引起（例如，某种物质滥用、某种治疗药品，或其他治疗方法），或由于其他医学情况所造成的生理反应。

2. 轻躁狂症状与躁狂症状相似，只是在症状严重程度和社会功能损害水平上轻于躁狂症状。以下特点可有助于与躁狂发作区别：①病期 4 天即可；②没有精神病性症状；③对社会功能不造成严重损害；④一般不需要住院治疗。

3. DSM-5 和 ICD-10 均未强调双相障碍抑郁发作与单相抑郁障碍（典型抑郁障碍 / 抑郁症，MDD）抑郁发作的区别。

鉴别诊断：双相障碍患者的误诊中，除了常被误诊为抑郁症（即单相抑郁障碍）、精神分裂症之外，双相Ⅱ型障碍患者常被误诊或漏诊为焦虑障碍、人格障碍等，且双相障碍的共病现象常见，如达到各自诊断标准，应分别作出诊断。除此之外，双相障碍需要与脑器质性疾病、躯体疾病、物质或酒精滥用所致的精神障碍等相鉴别。

【影像学研究进展】

目前，MRI 以其高空间分辨率、无创性以及能够从结构和功能两大方面进行检查等优势，在双相障碍疾病生物标志的研究中占主导地位。

早期对双相障碍的研究多为 ROI 研究，研究的热点区域主要集中在前额叶皮层、海马及杏仁核。与健康对照相比，双相障碍患者内侧前额叶皮质整体没有变化，但左侧额上回、额中回及右侧内侧前额叶皮质体积减小，而该结果与组织学研究发现该类患者内侧前额叶皮质区域神经胶质密度降低的结果一致。针对 VBM 研究的 meta 分析发现双相障碍患者大脑中存在一个连续的灰质体积缩小区域，位于大脑右侧，主要为颞叶皮质和前额叶皮质，包含岛叶、颞中回、颞上回、颞极区、岛盖部、额下回后部、额下回三角部、额下回和屏状核，且该结果不存在显著的异质性及偏倚（图 14-4-1）。额下回在大脑的管理功能中发挥了重要作用，双相障碍患者右侧额下回，即腹外侧前额叶皮质的体积减小，腹外侧前额叶皮质和纹状体、丘脑共同投射在皮质 - 纹状体 - 丘脑环路，该环路在决策中发挥了重要作用；腹外侧前额叶皮质同时又和边缘系统共同在情感调节中发挥了关键作用。近期基于 ENIGMA 数据库的一项研究通过纳入 1 837 例双相障碍患者，证实了其双侧大脑半球额叶、颞叶及顶叶区域灰质的变薄，而疾病对左侧岛盖、左侧梭状回及左侧额中回影响最大。

脑白质包含了连接皮质和脑深部灰质的纤维束，使其比灰质更难显现和量化，而 DTI 则提供了一种能够更好定性且定量分析脑白质的方法。双相障碍患者与正常对照相比大多数脑区 FA 降

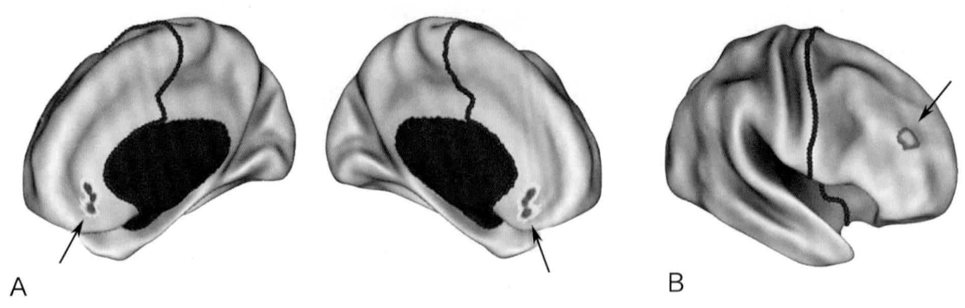

图 14-4-2 在双相障碍亚组与健康对照之间显著的杏仁核－前额叶功能连接异常

A. 表示具有精神病史的双相障碍患者与健康对照相比，在内侧前额叶出现显著功能连接的升高（红/黄色焦点标记区域）；B. 表示具有精神病史的双相障碍患者与健康对照相比，右侧背外侧前额叶出现显著功能连接降低（蓝色焦点标记区域）。红色边界线范围内为前额叶区域

低，其中一致性最高的结果主要集中在内囊前肢，颞－顶叶白质及左侧后扣带。DTI 研究可为双相障碍患者前额叶－边缘系统环路（扣带束和钩束）、大脑间连接（胼胝体）及额－顶－颞连接（上纵束）受损提供了直接的证据。结合 DTI 成像方法和图论计算方法，研究者构建了双相障碍患者大脑的结构网络，结果发现与对照相比，其额叶及枕叶区域的聚类系数及全局效率明显降低，除此之外，多个分散的脑区亚网络的连接减弱，进一步证实了双相障碍患者大脑局部及全局结构均存在一定的异常。

双相抑郁（bipolar depression）是双相障碍的另一种情绪状态，这方面的研究不及以上两种，但是依旧发现内侧前额叶皮质和皮质下的活动性异常。使用认知功能激活的任务设计，如注意力任务和执行任务，都发现内侧前额叶皮质活动性的下降。在抑郁患者和症状缓解的患者中，悲伤的情绪感应任务会使内侧前额叶皮层血流量下降，双相抑郁患者的杏仁核、丘脑和基底神经节等皮质下区域激活程度较正常对照增强。这些研究发现的皮质下边缘区域高活动性与缓解的患者类似，这种神经活动性模式有助于区分双相障碍和重症抑郁症。

在双相障碍患者静息态网络功能连接的研究中，最常报道的脑区包括：内侧前额叶皮质、前扣带膝前部、丘脑背侧、纹状体、杏仁核、顶叶以及其他与默认网络相关的中央－旁边缘区域。使用 ROI 分析发现在有精神病史的双相障碍患者中，内侧前额叶皮质和杏仁核间的功能连接增强，而背外侧前额叶皮质和杏仁核间的连接减弱。针对 DMN 的研究则发现抑郁的双相障碍患者 DMN 的 ReHo 值与正常人存在差异，患者的额内侧回和顶下小叶的局部一致性升高，与此相似，双相障碍患者小脑和纹状体的局部脑功能也存在异常，这些区域在情绪控制的网络中发挥了重要作用（图 14-4-2）。上述研究表明，双相障碍患者皮质－边缘系统功能连接的异常有可能成为双相障碍的疾病生物标志。

（吕 粟）

第五节 孤独症谱系障碍

【概述】

孤独症谱系障碍（Autism spectrum disorder，ASD）是以社会交往障碍、兴趣狭窄、行为刻板为主要特征的神经发育障碍，通常起病于婴幼儿期。由于孤独症（autism）、Asperger 综合征（Asperger syndrome）、童年瓦解性障碍（childhood disintegrative disorder）的临床表现类似，鉴别诊断困难，治疗方法相同，故而在 DSM-5 中将其合并为孤独症谱系障碍。目前，ASD 的患者在全球的患病率的中位数约为 0.62%~0.7%，而有大规模调查则高达 1%~2%。国内 2007 年调查 0~6 岁儿童孤独症及孤独症谱系障碍患病率 1.53%。ASD 患者的同胞发病率为 2%~8%，而同卵双生子共患 ASD 的概率大于 60%。男性的发病率约是女性的 2~3 倍。ASD 患者多存在一定的言语发育异常，超过 70% 的 ASD 患者可合并其他神经发育或精神障碍，可伴发智力障碍（共病率约 45%）、注意力缺陷多动障碍（attention deficit/hyperactivity disorder，ADHD）（28%~44%）、癫痫（8%~30%）、抑郁障碍（12%~70%）、焦虑障碍（42%~56%）、强迫症（7%~24%）等精神疾病。ASD 患者与其他精神障碍高共病率的原因可能是他们的病理生理过程存在重叠。

【临床与病理】

在 DSM-5 中，ASD 的核心症状为：持续的社会交往障碍和狭窄、刻板的行为、兴趣及活动。患者通常存在社交信息理解障碍，很难理解表情、肢体动作等非言语社交信息，很难理解别人的想法和情感，也缺乏相应的行为反应，很难建立、维持和理解人际关系。患者在婴儿期时就表现出回避目光接触、表情贫乏、缺少社交性微笑、对拥抱和爱抚缺乏反应。患者常表现出程序性和重复的动作行为，如必须按照固定线路走路等，活动坚持言语或非言语的仪式化模式。兴趣高度狭窄和固执，或对感觉输入信息反应过高或过低，甚至对环境的感知具有异常的兴趣焦点，如拿到玩具熊，对玩具的整体不感兴趣，只注意玩具的某一特征。同时，孤独症患儿通常存在非典型的言语发育异常，患儿 3 岁时不能说出有意义的单词和简单句，小于 6 岁的患儿在词语的理解上存在延迟和偏差，三分之二的患儿的言语表达存在语音和语法的缺陷。另外，患儿还可存在行为动作发育异常，平衡能力差、动作不协调、肢体紧张、步态异常、动作迟缓。此外，Asperger 综合征的临床特点是没有明显的语言发育障碍和智能障碍。童年瓦解性障碍特点是起病前 2 年心理发育完全正常，起病后心理发育能力迅速且明显地倒退。

ASD 的病理改变主要在于与其年龄段并不相符的神经发育模式。在细胞病理层面，ASD 个体存在皮层神经元数量改变、非特异性突触生成、突触复杂度升高及轴突发育异常；尸检研究显示，ASD 患者的儿童早期其大脑的神经元数量较同龄对照在额叶有显著增加；而在儿童晚期、青春期及成年后，ASD 患者的杏仁核、梭状回及小脑出现神经元数量减少和持续的神经炎症现象。成年 ASD 患者的脑实质体积减小和浦肯野细胞数量的减少，主要集中在新小脑（小脑后叶）和古小脑（前庭小脑）。24 项尸检研究结果显示 79% 的 ASD 患者的小脑半球均出现浦肯野细胞数量的显著减少。此外，浦肯野细胞的密度和体积也有不同程度的减少等，而浦肯野神经元是小脑唯一的输出纤维。

ASD 个体存在早期脑皮层表面积扩张、沟回增多，小脑 – 丘脑 – 额叶皮层环路的连接异常及额叶 – 边缘系统纤维束异常等表现。ASD 患者的新皮层发育不全主要以皮质微柱非特异改变（尺寸减小、神经元密度增加、细胞分离增加）为特征，其病理机制可能与非特异性突触生成和兴奋抑制比率失衡有关。既往研究提示新皮层中上层神经元的过度增殖与小鼠自闭症样特征显著相关，并且在 16p11.2 缺失小鼠中可观察到皮质祖细胞的增殖。皮质祖细胞的过度增殖可能影响产后发育的其他机制（例如，树突树枝化和修剪减少）。此外，16p11 缺失患者的全脑体积显著增加，并且遗传定义的亚组个体经常呈现“自闭症综合征”。啮齿动物模型中基底节神经祖细胞参与了大脑体积和细胞折叠从而造成脑室扩大，CHD8 小鼠模型可观察到神经祖细胞增殖的异常。此外，与对照组相比，脑体积增加的 ASD 患者的诱导多能干细胞源性神经祖细胞增殖速率和神经元数量显著增加。这种增殖增加是由 β- 连环蛋白 /BRN2 转录级联失调引起的，并且与减少突触形成导致神经元网络中的功能缺陷相关。影像遗传学研究提示，携带有 *CNTNAP2* 基因的纯合子 ASD 个体在小脑、梭状回、枕叶和额叶皮质的脑区体积较非纯合子显著减少。

【影像检查方法】

目前，能用于 ASD 的影像学检查手段包括 CT、MRI、PET、SPECT 及 NIRS 等。其中，MRI 检查具有无创性、高空间分辨率以及能够从结构和功能各方面进行多层次检查等优势，能够更加详细地揭示 ASD 患者大脑解剖结构和功能的改变，是研究儿童被试前瞻性横断面以及随访研究的首选方法。根据扫描序列的不同，用于影像学研究的 MRI 检查方法主要包括三维高分辨结构磁共振成像、DTI、任务态和静息态 fMRI 等。由于结构磁共振成像的可重复性较功能磁共振更稳定，且 DTI 可显示脑白质微结构改变，故而在诊断方面具有更大的价值。而功能磁共振成像可探究不同任务状态下的脑活动，对于病理机制的探究具有重要意义。结构磁共振成像可测量全脑或局部的灰质或白质的体积或密度改变，其他形态学的改变如皮层厚度、皮层表面积、皮质折叠程度等指标也越来越受到研究者的关注。DTI 是一种通过检测水分子的弥散各向异性，从而显示活体脑白质微观结构完整性的无创成像技术。fMRI 通过检测执行特定任务或静息状态下受试者的大脑血氧合水平情况，从而反映与某一功能相关的脑区的活动情况。

【影像学表现】

ASD 的神经影像学表现具有显著的年龄相关性。由于出生后脑白质和灰质的发育并不同步，故而不同年龄阶段的 ASD 患者的脑影像表现有所差异。ASD 患者最主要的临床特征是社交功能障碍和刻板兴趣及行为，目前研究发现的可能与 ASD 的发病相关的区域多集中在参与情绪情感信息处理和感知行为调节的部位，如小脑、杏仁核、前额叶、顶叶等（图 14-5-1）。

随着孤独症个体脑成像研究不断积累，目前最为一致的发现是 ASD 个体存在皮层发育模式的异常。既往 MRI 研究显示，比较 ASD 幼儿与同龄正常儿童的脑影像发现，从 1~2.5 岁，ASD 患儿的大脑总体积较正常对照显著增加了 7%，其中白质增加了 10%，灰质增加了 5%。进入儿童期后，ASD 患儿的灰质和白质体积增加速度变缓。而到了青春期和成年期，ASD 患者的白质体积较同龄对照显著减少，灰质体积无显著差异。与此相反的是，正常人的白质体积从儿童到成年持续增加。更进一步的分析提示，与同龄对照相比，ASD 患者增加的灰质体积主要集中在额叶、顶叶、颞叶和边缘系统，而减低的白质体积主要集中在额叶、颞叶和边缘系统。与之对应的是，尸检研究发现 ASD 患者的神经元数量于儿童早期在额叶部位显著增加，而到了儿童晚期、青春期及成年期在杏仁核、梭状回及小脑部位显著减少。此外，密度分析也提示成年 ASD 患者的额叶灰质密度同龄对照减低，颞叶的灰质密度和白质密度均较同龄对照减低。尸检研究证实，ASD 患者的杏仁核和前额叶在出生后到幼儿期都存在过度生长，而从儿童期到成年期不管是神经元数量还是细胞体积都呈下降趋势。杏仁核在情感认知和面孔识别中起着重要作用，而额叶皮层参与情绪调节、情感认知、决策执行等许多功能，这两个部位的发育异常或许可以部分解释 ASD 患者的社交功能缺陷。而颞上沟和梭状回与面孔识别、言语理解密切相关。此外，对皮质表面积的研究发现，从 1~2.5 岁，ASD 患儿额叶皮质较同龄对照存在过度生长。纵向研究发现，ASD 患儿在幼儿期（2~5 岁）出现全脑皮层表面积的过度生长，与同龄对照组相比，ASD 患儿在颞叶、额叶、顶枕叶具有不同程度的皮质表面积增多。然而，从 7~25 岁，ASD 患者右侧内侧眶额皮层、喙中回和左侧颞叶的皮层表面积较同龄对照显著减少，而正常人的双侧颞下回、内侧前额叶、前扣带回、内侧眶额皮层的表面积是随着年龄增加而显著增加的。这可能与 ASD 患者从童年后期到成年期神经元细胞数量持续减少有关（图 14-5-2）。

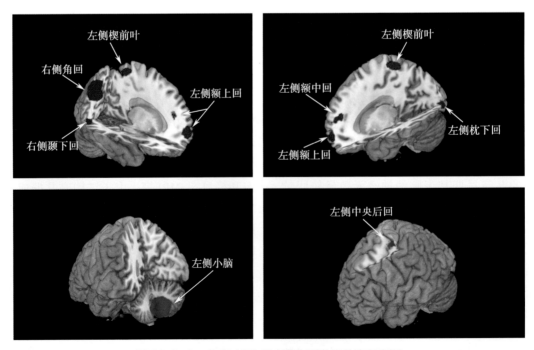

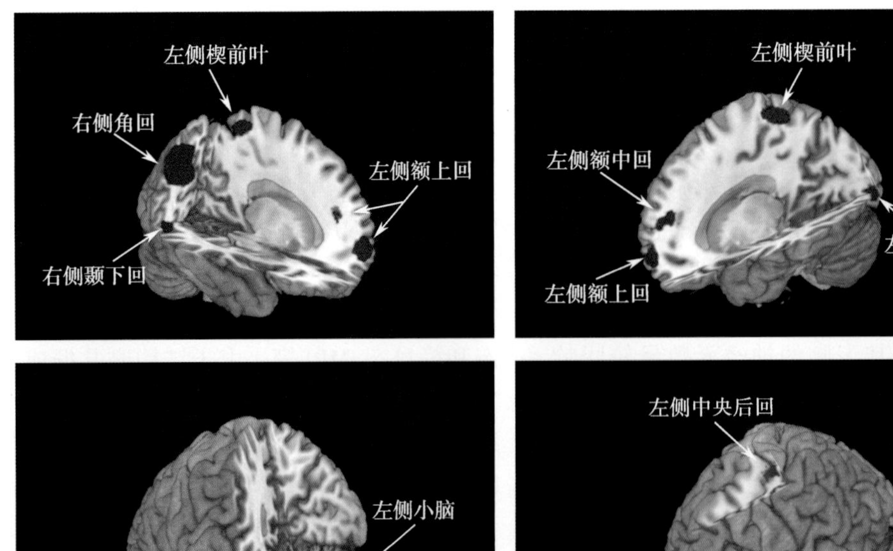

图 14-5-1 儿童 ASD 患者的灰质体积改变示意图

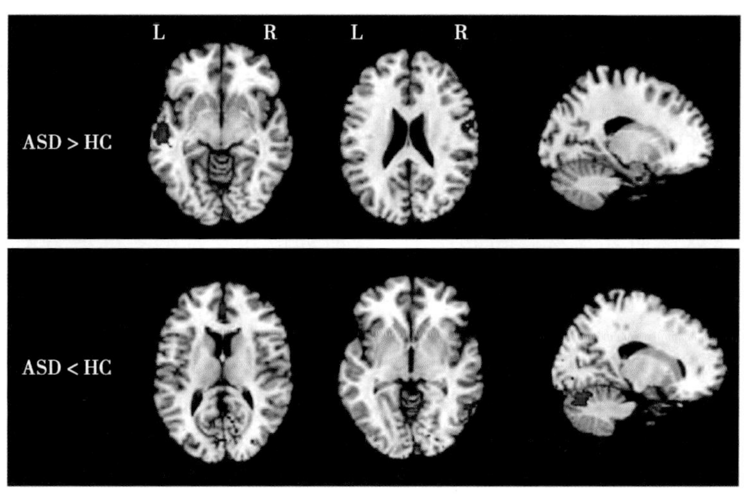

图 14-5-2　成年 ASD 患者的灰质体积改变示意图

在微观结构成像方面，现有研究提示 ASD 患者的白质纤维改变与年龄密切相关。其中最常用的测量白质结构的参数为各向异性分数（fractional anisotropy，FA）、轴向扩散率（axial diffusivity，AD）、径向扩散率（radial diffusivity，RD）和平均扩散率（mean diffusivity，MD）。ASD 患儿在 6 月龄时其白质 FA 在左侧钩状束、左侧下纵束、胼胝体较健康对照有明显升高。其中 FA 与髓鞘形成、轴突直径、纤维密度等有关，FA 升高通常提示异常的髓鞘增厚，FA 减低提示神经纤维束的损伤和微结构的破坏。1~4 岁的 ASD 患儿的额叶纤维束的体积及其 FA 较同龄对照组偏高，而 RD 减低提示 ASD 患者在 1~4 岁时白质纤维发育较同龄对照存在过度生长，此后随年龄的生长逐渐减缓。另一项纵向研究也证实了 ASD 患者的白质纤维发育峰值出现在儿童期，在出生后到童年前期白质纤维呈增长趋势，增长速率随年龄增长逐渐变缓，在童年后期开始出现白质纤维的减少。FA 增加提示白质纤维束更加致密。对童年后期、青少年期、成年期 ASD 患者的 META 分析发现，在双侧胼胝体、左侧钩状束、左侧上纵束白质纤维 FA、AD 减低，双侧胼胝体和上纵束 MD 升高。AD 与轴突完整性和径向扩散性相关，RD 的与髓鞘形成相关。当 FA 减低时，通常伴随 MD、RD 的升高。提示 ASD 患者在童年后期至成年期双侧胼胝体、左侧钩状束、左侧上纵束白质纤维连接的完整性减低。大脑白质纤维束的异常表征了脑内脑微观结构的变化，如神经元轴突长度的增加，髓鞘的形成和神经纤维束的总体积。

fMRI 可帮助我们发现与 ASD 疾病相关的异常脑功能区。其中，任务态磁共振成像研究主要集中在与社交障碍相关的测试方面，如共情任务、心智理论测试、社会故事理解、细节加工、视觉搜索等。荟萃分析发现，童年期 ASD 患者与同龄对照相比在执行社交任务时其左侧中央前回出现异常的激活。然而，在执行相同的社交任务时，正常同龄儿童的右侧颞上回、副海马、双侧杏仁核、右侧梭状回区域均出现活动升高，而 ASD 患儿的上述区域均未出现激活。而在 ASD 成年患者执行社交任务时，其左侧颞上回较对照组出现异常激活。在执行相同的社交任务时，正常成年人的左侧前扣带回和穹窿处出现活动升高，而 ASD 成年人的上述区域没有出现激活。这些研究提示 ASD 患者的社交功能障碍与上述相关脑区的功能活动受损有关。更多的 fMRI 研究显示，在共情任务，包括 RMET、识别心理状态词语、心理理论、语音加工及面孔加工中，成年 HFA 和 AS 患者在相应脑区，包括杏仁核、眶额皮层、左侧内侧额叶、颞上沟及梭状回面孔区的激活均显著低于对照组。

静息态 fMRI 主要计算脑区间的功能连接改变和局部脑区的内部低频振荡的特性。功能连接分析主要通过计算不同脑区时间序列之间的相关性分析其低频振荡的同步性，其表征脑区间功能连接情况的指标包括功能连接强度及功能连接密度。局部脑区的低频振荡情况通常包括低频振幅（amplitude of low frequency fluctuation，ALFF）、低频振幅比值（fractional ALFF，fALFF）和局部一致性（regional homogeneity，ReHo）这几个指标。在 ASD 患者的幼儿期，功能磁共振成像研究发现其左－右侧的同步活动较对照组减少。ASD青少年在右颞上沟、额中回、额下回、岛叶、中央后回和双侧小脑Ⅰ小叶的局部一致性较同龄对照显著降低，而在右侧丘脑、左侧额下回和双侧小脑Ⅷ小叶中发现局部一致性显著增加。大样本的静息态功能磁共振成像研究发现，与同龄对照相比，ASD患者在后扣带回、舌回、副海马回、中央后回的功能连接密度较低。且刻板行为分数与舌回的平均功能连接密度呈负相关，即功能连接密度越低，刻板行为越严重。此外，刻板行为分数还与后扣带回和楔前叶即默认网络所属区域的功能连接密度负相关。而在功能连接强度的研究方面的结果并不一致，既有功能连接减低的脑区，也有升高的脑区。对一个包括儿童、青少年、成年人的样本分析发现，与对照组相比，ASD患者在初级感觉皮层网络和丘脑、基底节区域的功能连接较同龄对照组增强，且皮层下－皮层间的连接随着年龄的增加而减低。ASD患者的内侧丘脑与中央后回及颞中回的功能连接较同龄对照增强，而其颞中回与楔前叶、顶叶、副中央小叶、腹内侧前额叶的功能连接较同龄对照减低（图14-5-3）。

【诊断与鉴别诊断】

ASD目前主要是依靠精神科医师根据患者的临床症状诊断，其诊断标准目前为DSM-5或ICD-10。ASD通常在3岁以前起病，患儿婴儿期即出现回避目光接触、表情贫乏、缺少社交性微笑、对拥抱和爱抚缺乏反应等表现，对于ASD的早期识别具有重要意义。此外，婴幼儿期出现头围过大、全脑体积较同龄婴幼儿明显过大、额叶皮层的过度发育等影像学表现具有一定的参考价值，但尚未列入临床诊断标准。

鉴别诊断方面主要在于与其他精神发育障碍相鉴别，尤其是与注意力缺陷多动障碍的鉴别，部分患儿可能与ADHD、癫痫等疾病共病的情况也需要考虑。与ADHD相比，ASD幼儿的脑实质总体积较正常同龄人有明显的增大，而ADHD患儿的脑实质总体积较正常同龄人减小。ASD患儿双侧杏仁核体积较正常同龄人增大，而ADHD患儿则出现双侧杏仁核体积减小。

【影像学研究进展】

随着磁共振技术的飞速发展，不同的成像方法提供了从宏观组织形态到微观亚细胞结构、从血流和能量代谢到脑区功能改变等不同层次的生

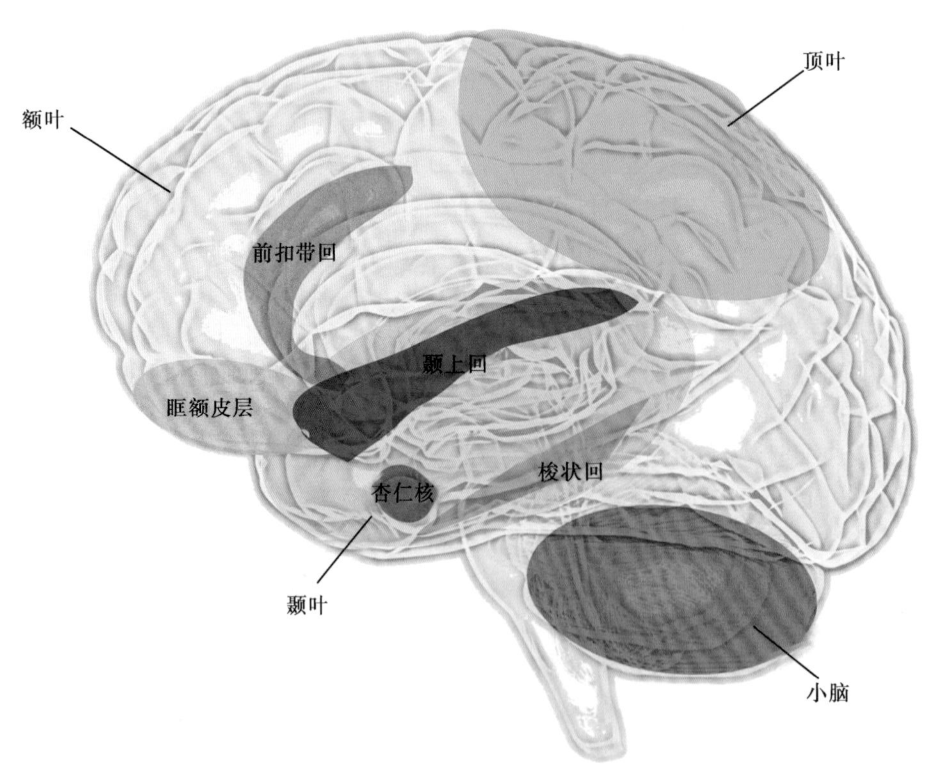

图14-5-3 ASD影像学异常相关脑区示意图

理病理信息，融合不同模态的磁共振成像数据，结合计算科学的交叉学科方法进行综合分析成为目前研究的趋势。脑网络研究技术和计算科学的持续发展为探索人脑网络提供了新的契机。越来越多的研究报道了ASD患者存在大范围的脑网络拓扑特性的改变以及各个区域间的功能连接异常，此类发现提示该病存在系统性、分布广泛的脑机制改变。基于大样本的功能磁共振成像研究发现，ASD青少年患者在四个功能网络即背侧注意网络、默认网络、突显网络和执行网络均出现广泛的功能连接异常增强，其程度与ASD病情严重程度呈正相关。其中突显网络与后扣带回皮层的功能连接强度与社交功能损害严重程度呈正相关。通过应用图论方法发现，ASD高危婴幼儿在2岁以前其全脑网络效率和颞叶、枕叶、顶叶区域的局部网络效率都显著低于ASD低风险组可以早期识别ASD患病风险。通过深度学习算法分析有家族史的ASD高危婴幼儿在6月龄和12月龄的脑表面积信息，可有效预测其24个月时是否患ASD的风险。该研究进一步证实了ASD患者早年的皮层过度生长与社交能力发展缺陷密切相关，并可为早期干预提供参考，一定程度上早期预测ASD的发病风险，实现早诊断、早治疗。

（吕　粟）

第六节　强迫障碍

【概述】

在《精神障碍诊断与统计手册》第5版（DSM-5）中，“强迫与相关障碍”一章不仅包括强迫障碍，还包括躯体变形障碍、囤积障碍、拔毛癖（拔毛障碍），抓痕（皮肤搔抓）障碍，物质与药物所致的强迫及相关障碍等，并且自知力缺乏、妄想性症状也可能被诊断为强迫障碍和其他相关障碍，而不是精神分裂症和其他精神病性障碍。

强迫障碍（obsessive compulsive disorder，OCD）是以强迫观念和强迫行为为主要特征的精神疾病，发病的两个高峰期主要集中在青春期和25~35岁。强迫观念以反复、持续、侵入性的思维、冲动或者想象画面，或反复出现的某一概念或相同内容的思维，明知没有必要，但又无法摆脱，而产生痛苦、焦虑情绪为特征。强迫行为是指重复的、仪式化的试图减轻焦虑或者阻止一些自认为畏惧的事情发生的行为，或者为减轻强迫观念而引起的焦虑，患者不由自主地采取的一些顺从性行为。

【临床与病理】

世界卫生组织将OCD确定为全球非致死性疾病的主要原因，并且OCD排在最常见精神问题中的第四位，其世界范围内终生患病率为1%~3%。在成人期，女性患病率略高于男性；在儿童期，男性更易受影响。在中国，大多数OCD患者处于中到重度病情阶段。

OCD的确切病因尚不清楚，主要与遗传、脑皮层-纹状体-丘脑-皮层（CSTC）环路异常、神经递质和心理因素等有关。同卵双胞胎比起非同卵双胞胎更容易罹患OCD，因此部分发病原因可能是遗传因素所导致。医学影像学的研究发现OCD患者在CSTC环路中具有脑功能和结构的改变，可能与其发病机制相关。并且OCD患者的5-羟色胺、多巴胺等神经递质的含量及功能异常。OCD的风险因子还包括患者具有拘谨、凡事要求完美等心理特点，儿童时期受虐经验，学习、工作负担过重等心理因素。

强迫障碍的特点是反复出现无实际意义的想法或想要做一件事情的冲动，反复做出一些无实际意义的动作和行为，并且同时存在有意识的强迫和反强迫，患者无法控制地反复出现某些观念和行为，但患者认识到这些观念和行为是异常的，是违反自己意愿的，极力去抵抗和排斥，即强迫性的观念以及阻止这些观念的强迫性的行为。这种冲突给患者的社会、工作、学习以及人际交往带来严重损害。强迫及相关障碍不同于正常发育的先占观念和仪式，它是过度地或持续地超出了发育上相适应的阶段。区别亚临床症状和临床障碍，需要评估许多因素，包括个体的痛苦水平和功能损害的程度等。

虽然在不同的个体中，强迫思维和行为的特定内容不同，但OCD的某些症状维度存在共性，包括清洁（被污染的强迫思维和清洁的强迫行为），对称性（对称性的强迫思维和重复性、次序性、计数的强迫行为），被禁止或忌讳的想法（如侵袭性的、与性和宗教相关的强迫思维及相关的强迫行为），以及伤害（如害怕伤害自己或他人以及相关的核查性强迫行为）。当OCD个体有抽动障碍的现病史或既往史时，应使用与抽动相关的标注。

OCD患者对涉及他们症状的信念的自知力准确程度有所不同。许多患者有良好的自知力，如相信如果不检查天然气灶台开关30遍，房子肯定不会，或很可能不会，或可能会、可能不会被烧毁。一些患者的自知力很差，如相信如果不检查燃具灶台30遍，房子很可能会被烧毁。而少数患者（4%或更少）缺乏自知力，如确信如果不检查燃具开关30遍，房子肯定会被烧毁。在该疾病的病程中，同一患者的自知力可能有所变化，并且差的自知力与不良的长期预后有关。

最多约30%的OCD患者终生患有抽动障碍，这一点在儿童期起病的有强迫障碍状的男性中较为常见。与没有抽动障碍病史的个体相比，伴有抽动障碍的OCD患者在强迫障碍状的共病、病程、家族遗传模式方面有所不同。

【影像检查方法】

MRI、CT、PET、SPECT均可用于OCD患者的脑部检查。MRI和CT主要用于明确OCD患者是否存在脑部的器质性病变。例如脑炎、多发性硬化、颞叶癫痫或肿瘤占位等脑器质性病变可引起强迫思维等OCD的临床症状。随着MRI等无创性神经影像技术的发展，SPECT和PET较少用于OCD的临床和科学研究。

【影像表现】

当确定OCD不是由脑内器质性病变或脑外躯体疾病所引起之后，MRI检查更多用于探索OCD发病机制、药物治疗纵向随访的科学研究，主要发现包括OCD双侧基底节、杏仁核、岛叶以及小脑的灰质体积增加，双侧前扣带回、内侧前额叶、腹内侧眶额回、运动前区以及背外侧前额叶的灰质体积减少；扣带纤维束、大钳、右侧上纵束、左侧下纵束和额枕束的FA降低，皮质脊髓束、额叶白质纤维束以及胼胝体体部的FA增加。

既往PET发现OCD患者葡萄糖代谢的增高见于眶额回以及尾状核头，随着研究及处理方法的改进，并运用meta分析证实了该结论，确定了OCD患者脑内葡萄糖代谢增高的现象。然而以强迫性囤积为主要症状的OCD患者的后扣带回和楔叶的脑葡萄糖代谢水平降低，提示不同类型的OCD可能具有不同的病理机制，也反映了潜在的基因和环境因素对于不同临床症状OCD外表型的影响。

SPECT发现OCD患者在基底节的局部脑血流量增加，前额叶皮层的局部脑血流量降低，并且后者与患者意识性精神活动削弱相关，可能由此形成难以抗拒的闯入性的强迫观念。

【诊断与鉴别诊断】

DSM-5中对OCD的临床诊断主要有以下4点：

1. 具有强迫思维、强迫行为，或两者兼具。

（1）强迫思维：①在该障碍的一些时间内，个体感受到反复发生的持续性的想法、强烈欲望、迫切要求或经历过的意象，这些思维具有侵入性且是多余的、不必要的，多数患者个体会有显著焦虑或痛苦；②个体试图忽略或压抑这些想法、强烈欲望或意象，或者通过一些其他想法或强迫性的行动来抵消中和它们。

（2）强迫行为：①个体感到受驱使而产生例如洗手、排序、检查核对等重复的行为，或祈祷、计数、反复默念字词等精神活动，借此应对强迫思维或者必须严格执行的规则；②这些重复行为或精神活动的目的是为了防止或减少焦虑或痛苦，或防止一些可怕的事件或情况；但是，这些行为和精神活动与其所设计的为中和或预防事件的本意之间缺乏现实的连接，或者明显是过度的。需要注意的是，幼儿可能不能明确的表达这些行为或精神活动的目的。

2. 强迫思维或强迫行为 是耗时的，例如每天消耗一小时以上，或者引起具有显著临床意义的痛苦或在社交、职业或其他重要功能方面的损害。

3. 前述OCD的症状不能归因于例如毒品滥用、药物等物质的生理效应或其他躯体疾病。

4. 该障碍不能用其他精神障碍的症状来更好地解释，例如广泛焦虑障碍中的过度担心，躯体变形障碍中的外貌先占观念，囤积障碍中的难以丢弃或放弃物品，拔毛障碍中的拔毛发，抓痕障碍中的皮肤搔抓，刻板运动障碍中的刻板行为等。

根据DSM-5，心理医生、精神科医生或是其他一些有认证的心理健康专业机构可以做出正规

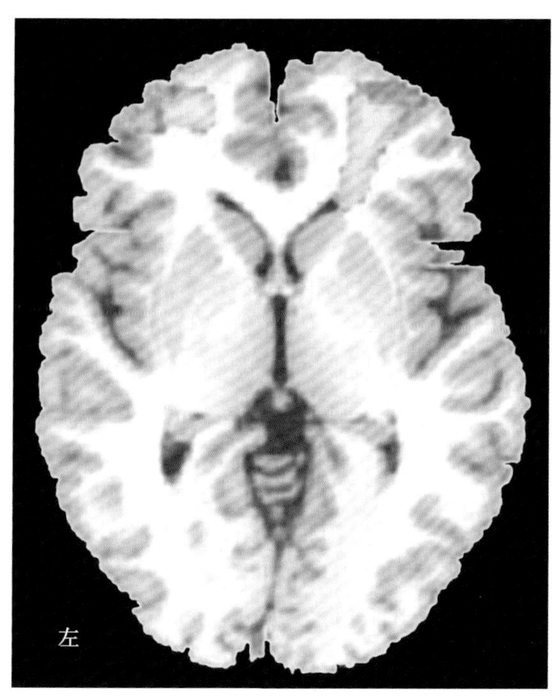

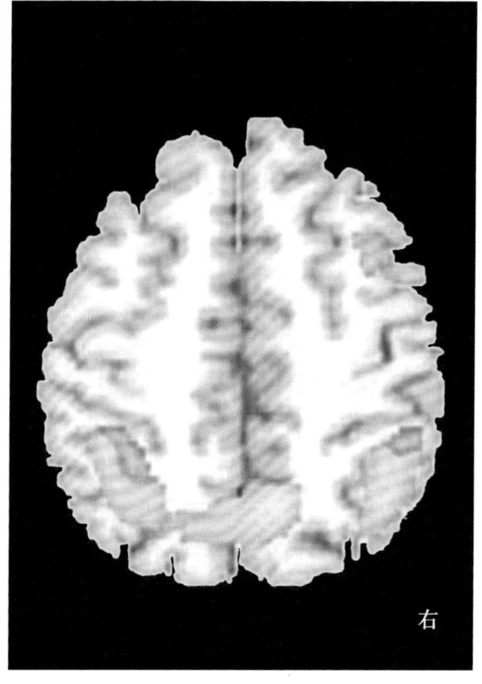

图 14-6-1 OCD 患者脑功能活动异常

在逆向学习任务测试中（黄色区域代表所有受试者的脑功能激活区域），OCD 患者及其未患病一级亲属在双侧眶额回、外侧前额叶及顶叶的功能激活降低（蓝色区域）

的 OCD 临床诊断。近年来有研究报道，凭借 MRI 脑扫描结果并结合计算机学习的方法，可成功地将 OCD 患者及健康个体区分开来。但这个诊断新途径并不会彻底改变严谨审慎的对 OCD 的临床评估，而是探寻脑影像学是否能够帮助临床医生成功地识别 OCD 患者，希望为诊断提供客观的影像学表征。

OCD 除了与重性抑郁、焦虑、精神病性障碍和注意缺陷多动障碍在某些症状上易混淆之外，更需注意 OCD 与强迫型人格障碍的鉴别诊断。OCD 有自我失调的特性，能意识到强迫行为是不理智的，不喜欢自己的强迫观念，但又感到无法控制而焦虑。而患有强迫型人格障碍的患者通常具有追求规则和控制、具有完美主义的特点。与 OCD 患者不同，强迫型人格障碍的特点不是侵入性的想法冲动或重复性的行为，该人群通常认为自身的行为是正确的及合理的，并不具有强迫和反强迫的特点，涉及一种持久而广泛的过度追求完美和机械地控制的适应不良模式。患者常常对自己的行为作出解释，有自负的特性。

【影像学研究进展】

目前针对 OCD 脑部异常的最主要的研究手段是 MRI，其研究发现 CSTC 环路以及边缘系统的异常在 OCD 病理机制中具有重要的作用，有助于揭示 OCD 的发病机制。

一项任务态功能 MRI 研究，采用逆向学习任务的测试，发现 OCD 患者以及其一级亲属的眶额皮层脑灰质的神经功能活动减低（图 14-6-1），提示眶额回在认知决策过程中的重要性，并且这种 OCD 脑功能活动的异常具有家族遗传性，强调了其未患病一级亲属可能是以 OCD 内表型的形式而存在。

针对采用抑制控制的任务态功能 MRI 的 meta 分析发现，OCD 患者在完成与抑制控制功能有关的任务时，其左侧岛叶、壳核、腹外侧前额叶、感觉运动区、颞上回以及右侧运动前区皮层的功能活动较正常人增加，而双侧前扣带回、内侧前额叶、右侧尾状核、颞上回、枕叶和左侧中央后回的功能活动降低，并且喙 - 背侧内侧前额叶的功能活动降低有别于注意缺陷多动障碍的特质性，并且颞顶叶的功能活动降低有别于孤独症的特质性，提示了这些脑区在 OCD 抑制控制功能异常的发生机制中具有重要的作用。

一项整合了来自亚洲、欧洲和南美洲的 25 个国际研究机构原始数据的大样本量研究，对 1 495 名成人和 335 名儿童青少年 OCD 患者脑结构的异常进行了分析。这项研究发现，与正常对照相比，成年 OCD 患者海马体积减小，苍白球体积增大，与临床症状的严重程度没有相关关系，也没有性别和年龄对灰质体积的交互效应，排除了年龄和性别对实验结果的影响。针对其他精神疾病的共病情况，这项研究发现合并抑郁障碍的成年 OCD 患者的海马体积较正常对照减小，可能提示了在情感障碍的病理生理机制中普遍存在的情绪调控缺陷。而无共病抑郁和焦虑障碍的成年 OCD 患者海马体积同样减少，并且苍白球的体积增大。

一篇关于 OCD 脑白质微观结构异常改变的综述，与大多数脑灰质结构和功能的 MRI 研究的发现结果一致，同样在 CSTC 环路内发现了脑白质 FA 值的异常，主要包括前扣带回和内侧前额叶白质、内囊以及边缘系统内的纤维束（图 14-6-2），但 FA 值的改变并不一致，报道 FA 值增高的研究认为其与增加的髓鞘化和神经元重塑所导致的增加的功能连接有关，而报道 FA 值降低者则认为其与白质髓鞘破坏、纤维一致性降低以及功能连接下降有关。这种不一致可能的首要原因是药物治疗对 OCD 患者脑白质的潜在影响。

除了 CSTC 环路内的纤维束异常之外，大脑半球内连接眶额皮层到顶枕叶的联络纤维，以及双侧大脑半球间连接双侧前额叶皮层、颞上回和顶叶的连合纤维的解剖连接在 OCD 中也可能存在异常。例如，连接额顶叶的上纵束、连接额枕叶的额枕下束的 FA 值降低，并且与 OCD 患者临床症状的严重程度和神经心理测试评分正相关，提示 OCD 患者的症状表现和认知缺陷可能源于半球内联络纤维的异常。

基于图论的网络分析方法探索信息在复杂网络体系中的传递和整合处理模式，可以探索 OCD 大尺度脑网络的特征。一项研究对未用药 OCD 患者进行静息态功能 MRI 扫描，并采用基于图论的网络分析方法，发现 OCD 患者局部聚类系数、效率等“小世界”网络属性均降低，默认网络和额顶网络模块间的功能连接强度降低，并且在默认网络、感觉运动区和枕叶模块内多个脑区的连接度也具有异常改变。在 OCD 患者经过选择性 5- 羟色胺再摄取抑制剂进行治疗 16 周后，受损的“小世界”网络的效率、模块结构和多个脑区的连接度均有显著的恢复，同时将评价节点属性的指标如节点度等与临床症状的指标进行相关分析，发现右侧腹侧额叶连接度的恢复程度与临床症状的好转程度具有正相关关系，阐明了 OCD 大尺度脑网络的病理机制，并为临床进行可能的靶向治疗提供了影像学证据。

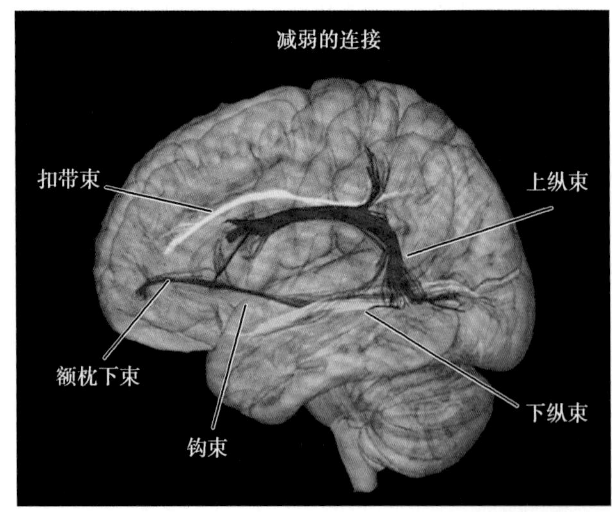

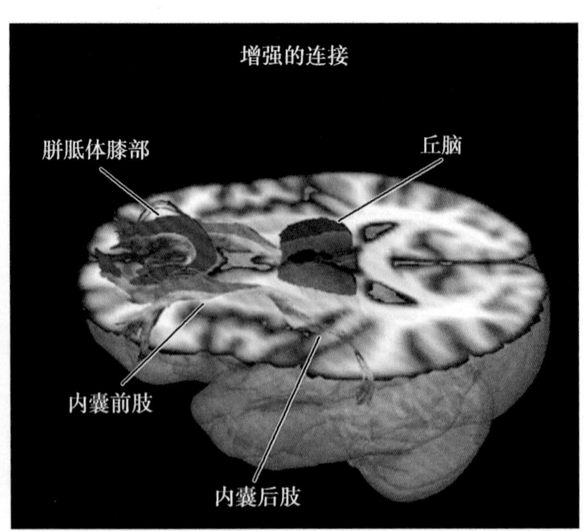

图 14-6-2 OCD 患者增加 / 降低的脑白质纤维束连接

OCD 患者在脑白质具有减弱或增强的纤维连接

（吕 粟）

参考文献

1. Ren W, Lui S, Deng W, et al. Anatomical and functional brain abnormalities in drug-naive first-episode schizophrenia. Am J Psychiatry, 2013, 170 (11): 1308-1316.
2. Xiao Y, Lui S, Deng W, et al. Altered Cortical Thickness Related to Clinical Severity But Not the Untreated Disease Duration in Schizophrenia. Schizophr Bull, 2015, 41 (1): 201-210.
3. Zhang W, Deng W, Yao L, et al. Brain Structural Abnormalities in a Group of Never-Medicated Patients With Long-Term Schizophrenia. Am J Psychiatry, 2015, 172 (10): 995-1003.
4. Lui S, Li T, Deng W, et al. Short-term effects of antipsychotic treatment on cerebral function in drug-naive first-episode schizophrenia revealed by "resting state" functional magnetic resonance imaging. Arch Gen Psychiatry, 2010, 67 (8): 783-792.
5. Sun H, Lui S, Yao L, et al. Two Patterns of White Matter Abnormalities in Medication-Naive Patients With First-Episode Schizophrenia Revealed by Diffusion Tensor Imaging and Cluster Analysis. JAMA Psychiatry, 2015, 72 (7): 678-686.
6. Kupfer DJ, Frank E, Phillips ML. Major depressive disorder: new clinical, neurobiological, and treatment perspectives. The Lancet, 2012, 379 : 1045-1055.
7. Bora E, Harrison BJ, Davey CG, et al. Meta-analysis of volumetric abnormalities in cortico-striatal-pallidal-thalamic circuits in major depressive disorder. Psychol Med, 2012, 42 : 671-681.
8. Drevets WC, Price JL, Furey ML. Brain structural and functional abnormalities in mood disorders: implications for neurocircuitry models of depression. Brain Struct Funct, 2008, 213 (1-2): 93-118.
9. Rajkowska G. Postmortem studies in mood disorders indicate altered numbers of neurons and glial cells. Biol Psychiatry, 2000, 48 : 766-777.
10. Schmaal L, Hibar DP, Samann PG, et al. Cortical abnormalities in adults and adolescents with major depression based on brain scans from 20 cohorts worldwide in the ENIGMA Major Depressive Disorder Working Group. Mol Psychiatry, 2017, 22 (6): 900-909.
11. Frodl T, Jäger M, Smajstrlova I, et al. Effect of hippocampal and amygdala volumes on clinical outcomes in major depression: a 3-year prospective magnetic resonance imaging study. J Psychiatry Neurosci, 2008, 33 (5): 423-430.
12. Caetano SC, Kaur S, Brambilla P, et al. Smaller cingulate volumes in unipolar depressed patients. Biol Psychiatry, 2006, 59 (8): 702-706.
13. Mayberg HS, Brannan SK, Tekell JL, et al. Regional metabolic effects of fluoxetine in major depression: serial changes and relationship to clinical response. Biol Psychiatry, 2000, 48 (8): 830-843.
14. Lui S, Parkes LM, Huang X, et al. Depressive disorders: focally altered cerebral perfusion measured with arterial spin-labeling MR imaging. Radiology, 2009, 251 (2): 476-484.
15. Zhang J, Wang J, Wu Q, et al. Disrupted brain connectivity networks in drug-naive, first-episode major depressive disorder. Biol Psychiatry, 2011, 70 (4): 334-342.
16. Hibar DP, Westlye LT, Doan NT, et al. Cortical abnormalities in bipolar disorder: an MRI analysis of 6503 individuals from the ENIGMA Bipolar Disorder Working Group. Mol Psychiatry, 2017, [Epub ahead of print].
17. O'Donoghue S, Kilmartin L, O'Hora D et al. Anatomical integration and rich-club connectivity ineuthymic bipolar disorder. Psychol Med, 2017, 47 (9): 1609-1623.
18. Liu J, Yao L, Zhang W, et al. Gray matter abnormalities in pediatric autism spectrum disorder: a meta-analysis with signed differential mapping. Eur Child Adolesc Psychiatry, 2017, 26 (8): 933-945.
19. Yang X, Si T, Gong Q, et al. Brain gray matter alterations and associated demographic profiles in adults with autism spectrum disorder: A meta-analysis of voxel-based morphometry studies. Aust N Z J Psychiatry, 2016, 50 (8): 741-753.
20. Li F, Huang X, Tang W, et al. Multivariate pattern analysis of DTI reveals differential white matter in individuals with obsessive-compulsive disorder. Hum Brain Mapp, 2014, 35 (6): 2643-2651.
21. Chamberlain SR, Menzies L, Hampshire A, et al. Orbitofrontal dysfunction in patients with obsessive-compulsive disorder and their unaffected relatives. Science, 2008, 321 (5887): 421-422.
22. Norman LJ, Carlisi C, Lukito S, et al. Structural and Functional Brain Abnormalities in Attention-Deficit/Hyperactivity Disorder and Obsessive-Compulsive Disorder: A Comparative Meta-analysis. JAMA Psychiatry, 2016, 73 (8): 815-825.
23. Boedhoe PS, Schmaal L, Abe Y, et al. Distinct Subcortical Volume Alterations in Pediatric and Adult OCD: A Worldwide Meta-and Mega-Analysis. Am J Psychiatry, 2017, 174 (1): 60-69.
24. Piras F, Piras F, Caltagirone C, et al. Brain circuitries of obsessive compulsive disorder: a systematic review and meta-analysis of diffusion tensor imaging studies. Neurosci Biobehav Rev, 2013, 37 (10 Pt 2): 2856-2877.
25. Shin DJ, Jung WH, He Y, et al. The effects of pharmacological treatment on functional brain connectome in obsessive-compulsive disorder. Biol Psychiatry, 2014, 75 (8): 606-614.

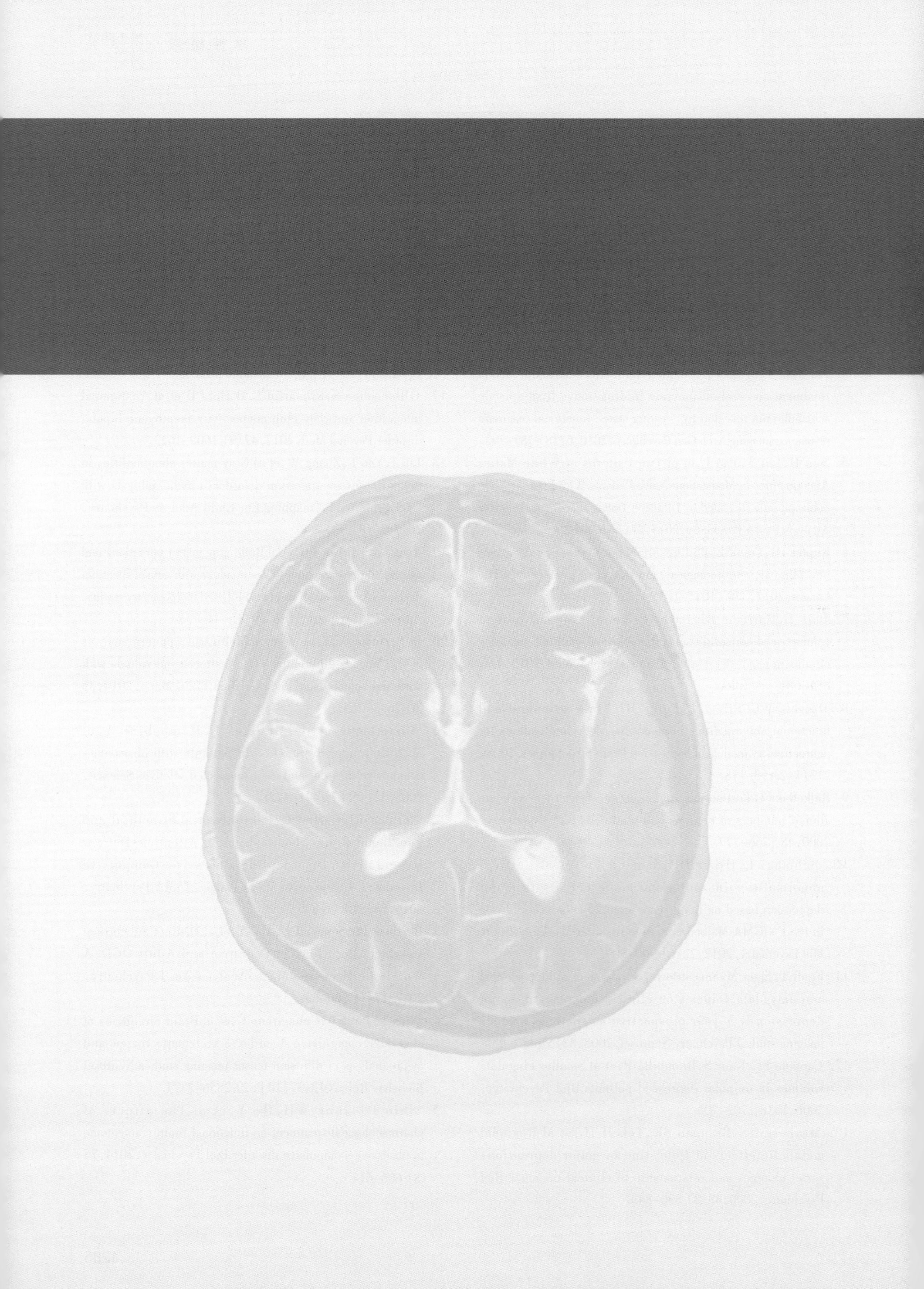

第十五章

系统性疾病的脑损害及其他颅脑疾病

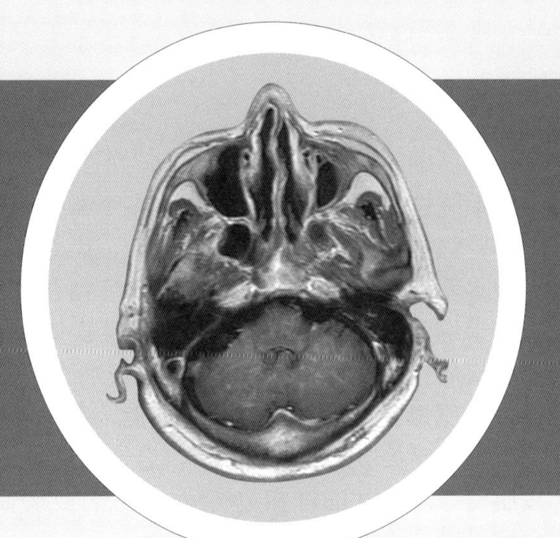

第一节 概 述

系统性疾病往往表现为全身多个器官或系统受累，该类疾病临床表现错综复杂，影像学早期表现多不典型，临床诊断往往需要应结合多种检查结果综合考虑。临床上常见系统性疾病有IgG4相关疾病、系统性红斑狼疮、白塞氏病、结节病、特发性肥厚型硬脑膜炎、脑干脑炎、系统性血管炎、类风湿关节炎、硬皮病、混合性结缔组织病、皮肌炎等，其中IgG4相关疾病、系统性红斑狼疮、白塞氏病、结节病等常合并脑部损害。

一、系统性疾病发病机制

该类疾病确切发病机制多不明确，根据发病过程和病理变化多有免疫因素参与，因而常被归之为系统性自身免疫性疾病。较之于器官或细胞特异性自身免疫性疾病不同的是，系统性自身免疫性疾病自身抗原为多器官、组织的共有成分，例如细胞核、线粒体等，故能引起多器官组织的病理损害和功能障碍。由于其病变主要出现在多种器官的结缔组织或血管内，因而又被称之为胶原病或结缔组织病。IgG4相关疾病、系统性红斑狼疮、白塞氏病、系统性血管炎、类风湿关节炎等具有多系统、多器官发病，且具有相同的组织病理变化的特点，故也可称之为与免疫相关的系统性疾病。

自身免疫性疾病发病机制虽然多不明确，但多可能与下列因素有关：①免疫耐受的丢失，对特异性抗原不产生免疫应答的状态称免疫耐受。当抗原性质变异和身体内出现交叉免疫反应时可导致免疫耐受的丢失；②免疫反应调节异常，当身体内Ts（抑制细胞）功能过低或辅助性T细胞功能过度时，对自身反应性B细胞的调控作用减弱，则可有多量自身抗体形成；③病毒感染，可能是通过改变自身抗原的决定簇而回避了T细胞的耐受作用，或作为B细胞的佐剂促进自身抗体形成，或感染、灭活Ts细胞，使自身反应B细胞失去控制，产生大量自身抗体，引起特异性免疫反应或非特异性免疫反应；也有病毒基因整合到宿主细胞的DNA中，引起体细胞变异而引起自身免疫反应；④遗传因素，近年研究注意到一些自身免疫性疾病的发病与DNA甲基化、组蛋白修饰以及小RNA调节异常有一定关系，而且临床上也注意到部分自身免疫病有家族史。由于免疫性疾病存在着上述复杂多变的抗原抗体反应及免疫标记物，与免疫相关的系统性疾病可通过实验室检查为临床诊断提供线索。

二、系统性疾病的实验室检查

实验室检查相对于医学影像和病理检查操作简便、种类齐全、敏感性高，对于免疫相关的系统性疾病的诊断有着重要的参考意义。临床上与免疫相关的常用检查包括：①免疫球蛋白测定，免疫球蛋白（Ig）具有抗体活性，能与相应抗原专一结合，是体内普遍存在的一类蛋白质，免疫球蛋白可以分为IgG、IgA、IgM、IgD、IgE五类；其正常参考值分别为IgG 7.6 ~16.6g/L，IgA 0.71~3.35g/L，IgM 0.48g ~2.12g/L，IgD 0.01 ~0.04g/L，IgE 0.001 ~0.009g/L；在IgG4-相关病变时常可见血清IgG4浓度升高，神经结节病活动期脑脊液IgA、IgM、IgG等免疫球蛋白增高现象；②C-反应蛋白（C-reactive protein，CRP）测定，CRP是机体受到感染或组织损伤时血浆中一些急剧上升的蛋白质（急性蛋白），具有激活补体和加强吞噬细胞的吞噬而起调理作用，成人和儿童正常值为0.068 ~8.2mg/L，中值为0.58mg/L；③循环免疫复合物：循环免疫复合物是抗原和它对应的特异性抗体结合后形成的复合物。各种病原体引起的传染病和自身免疫疾病患者血中常存在免疫复合物。检测方法大致可分为两类，即抗原特异性方法和抗原非特异性方法。由于检测方法较多，不同的试验方法所得结果有所不同，可根据病种不同检查相应的免疫复合物；④补体，补体测定临床常用于检测各种急性炎症，一般是指测定总补体溶血活性（CH50），正常参考值为75~160kU/L或75~160U/ml（单扩法）、50~100U/ml（试管法、微量法）；多数SLE患者疾病活动期血清可出现补体下降现象；⑤特异性自身抗体检测，特异性自身抗体阳性常常是多种风湿免疫类疾病特征性表现，临床上常检测的自身抗体有抗核抗体（ANA）、血管炎相关自身抗体、抗心磷脂抗体（ACL）、类风湿关节炎相关自身抗体等。系统性疾病中半数左右红斑狼疮脑病患者 ACL、ANA 和抗核糖体抗体（抗 r-RNP 抗体）水平增高，神经结节病活动期脑脊液中可检测到抗髓鞘因子抗体（AMSF）等。

三、系统性疾病的病理及免疫组化检查

常规病理检查迄今仍是诊断与免疫相关的系统性疾病的最重要方法，除不同的疾病在组织病理切片上有较为特征的组织学表现之外，借助免疫组化技术还可使常规病理难以分型、分类的肿瘤性病变或自身免疫性疾病诊断更为准确。免疫组化检查是利用抗原与抗体特异性结合的原理，通过化学反应使标记抗体的显色剂显色来确定组织细胞内抗原（多肽和蛋白质），对其进行定位、定性及相对定量的研究，在确定肿瘤组织来源和类型方面发挥了重要作用，同样对与免疫相关的系统性疾病的诊断也有很大的帮助。

四、系统性疾病的影像学检查

超声、CT、MRI、SPECT、PET-CT 以及 PET-MRI 等影像学检查可以发现系统性疾病的头颅及全身其他部位异常，而对累及神经系统的系统性疾病，CT 和 MRI 检查更为重要。借助 CT 平扫可以了解脑组织形态及密度变化，CT 增强可以了解病变区血脑屏障是否完整，CT 血管造影可以了解脑血管外形、管腔及管壁等情况，CT 灌注成像可以了解脑内病变区组织血供情况。而 MRI 检查除具有 CT 检查的大部分功效之外，借助其多序列、多模态、软组织分辨率高、无辐射等优点，可显示 CT 难以显示的病变，提供更多的大脑形态和功能影像信息。例如，弥散成像更容易发现系统性红狼疮脑病、神经白塞氏病的脑内病灶；MRI 灌注成像更容易了解脑组织血供和区分脑内不同病变的种类；SWI 可以更敏感地发现脑内微出血灶；MRS 可以帮助确定病灶的化合物组分变化。MRI 的一些新的序列和方法可以提供常规影像所不能提供的生物和分子信息。由于系统性疾病多为多系统、多部位受累，因此 SPECT、PET-CT 和 PET-MRI 等核医学检查可以帮助发现中枢神经系统以外的病灶而帮助诊断，例如 PET-CT 检查除可以显示 IgG4 相关疾病的肥厚硬脑膜高代谢之外，尚可以发现中枢神经以外的病灶而帮助诊断。

（史大鹏）

第二节　IgG4 相关疾病

IgG4 相关疾病（IgG4-relative disease，IgG4-RD）是一类原因不明的亚急性或慢性进行性自身免疫性疾病，患者血清 IgG4 水平升高，受累的组织和器官内有大量淋巴细胞和 IgG4 阳性浆细胞浸润伴有组织纤维化导致器官出现肿大或结节性病变。IgG4-RD 有 3 个特征性病理学改变：①大量淋巴浆细胞和 IgG4 阳性浆细胞浸润；②席纹状纤维化；③闭塞性静脉炎。此外，管腔未闭塞的静脉炎和嗜酸性粒细胞增多也常与 IgG4-RD 相关。IgG4 相关疾病常侵犯腺体，60%~90% 的患者可有多脏器受累。IgG4-RD 中枢神经系统受累非常少见，受累的部位多在硬膜和脑垂体，脑或脊髓受累罕见。

一、IgG4 相关性肥厚性硬脑脊膜炎

【临床与病理】

IgG4 相关性肥厚性硬脑脊膜炎（immunoglobulin-G4-related hypertrophic pachymeningitis，IgG4-RHP）主要累及硬脑膜和硬脊膜，是一种抗原驱动疾病，主要由 B 淋巴细胞和 T 淋巴细胞介导的慢性炎症激活成纤维细胞，诱导胶原沉积，从而导致硬膜肥厚。IgG4-RHP 切除的大体标本肉眼观硬脑膜明显增厚，质地坚硬，呈灰白或灰黄色。

镜下硬脑膜正常组织结构破坏，淋巴细胞和浆细胞弥漫分布，可伴有嗜酸性粒细胞浸润。纤维结缔组织显著增生，胶原成分居多，成纤维细胞由中心向四周呈不规则放射状排列，形成典型的席纹状纤维化；病灶中还可观察到完全闭塞或不全闭塞的静脉，但动脉结构常完整保留。免疫组织化学染色能进一步支持本病诊断。IgG4-RHP 中 IgG4 阳性浆细胞浸润明显，IgG4 阳性 /IgG 阳性浆细胞 >40%，且每高倍视野中 IgG4 阳性浆细胞 >10 个。IgG4 阳性浆细胞计数和比值是诊断 IgG4-RHP 必不可少的条件。

IgG4-RHP 通常亚急性起病，多见于中老年人，男女比例约为 1.5 : 1。IgG4-RHP 临床症状无明显特异性，与病变累及的部位与范围大小有关。

主要由肥厚的硬脑膜压迫邻近神经或血管所致，头痛是最常见的症状，其次是脑神经功能障碍和癫痫发作。几乎所有的脑神经均可受累，表现为某一支或多支脑神经损害，其中以视神经，支配眼球运动的脑神经以及后组脑神经受累较为多见，引起相应的视力丧失、复视，眼外肌和球麻痹等症状；部分患者还可有共济失调、认知功能减退、颅内高压或全身乏力等症状。病变侵犯硬脊膜可出现肢体无力和感觉异常，少数患者还可有尿便功能障碍。需要注意的是，其他病因导致的肥厚性硬脑膜炎也常出现上述临床表现。由于 IgG4-RD 是一种系统性疾病，当出现中枢神经系统之外某脏器或结构 IgG4-RD 典型表现时，有助于本病的诊断。

实验室检查血清 IgG4 水平升高是 IgG4-RD 的重要特点，对判断疾病严重程度，观察治疗效果和评估疾病复发有重要指导意义，但 20%~40% 经活检明确的 IgG4-RD 患者在诊断及激素治疗前血清 IgG4 水平正常。在 IgG4-RHP 急性期血清学检查尚可见红细胞沉降率和 CRP 轻至中度升高，也可伴有血清 IgE 水平上升。脑脊液中 IgG-4 寡克隆带明显增加，而在缓解期后者几乎消失。

【影像检查方法】

CT 和 MRI 检查是证实 IgG4-RHP 的主要手段，CT 或 MRI 平扫可以发现硬脑膜有无增厚，增强检查对于判断增厚硬脑膜的形状及有无合并活动性炎症更有帮助。对怀疑硬脊膜增厚的患者应建议做 MRI。PET-CT 可以同时观察颅内及全身其他部位有无病变，对 IgG4-RHP 的诊断也有一定帮助。

【影像表现】

1. CT IgG4-RHP 在 CT 平扫图像上可见硬脑膜增厚，呈高密度影，增厚硬脑膜可伴有钙化，CT 增强检查，增厚的硬脑膜呈局限性或弥漫性强化。偶尔可见病变邻近颅骨增生肥厚的征象。

2. MRI MRI 平扫 T_1WI 增厚硬脑膜表现为等信号或稍低信号，T_2WI 纤维化的硬脑膜肥厚，呈相对低信号，周围可见散在局灶性高信号，提示淋巴浆细胞浸润性炎症，病灶附近脑组织水肿罕见。MRI 增强病变区呈局限性或弥漫性线样或结节状较均匀强化，部分有明显占位效应。增强图像上如大脑镰及小脑幕同时强化，冠状位上形似奔驰车标记，被称之为“奔驰征”；或病灶中央纤维化增厚的大脑镰和小脑幕硬脑膜呈低信号、而其外周活动性炎症区域出现强化，形似夜间亮灯的埃菲尔铁塔，有人称其为“夜间埃菲尔铁塔征”。线样强化常提示轻度炎症，而结节状强化表明硬脑膜肥厚不均匀，多为硬脑膜纤维化合并局部强烈的炎症反应，后者对激素的治疗效果一般不如前者。少数患者病变也可累及软脑膜或邻近结构，如眼眶、鼻咽部等，造成组织肿胀或形成炎性假瘤。（图 15-2-1）

在 IgG4-RHP 患者中，硬脑膜与硬脊膜累及的比例约为 4∶1，也有两者同时受累的报道。硬脑膜局部受累的病灶多位于双侧额、颞部硬脑膜、小脑幕以及大脑镰等处。而硬脊膜病变多位于颈髓和胸髓，MRI 上的信号改变与硬脑膜基本相同。

3. PET-CT 以 ^{18}F 标记 FDG 为示踪剂的 PET-CT 扫描，增厚的硬脑膜呈典型高代谢表现，能够客观地评估脑（脊）膜炎症程度。由于身体其他器官 IgG4-RD 在 PET-CT 也呈高代谢表现，对于颅内外多脏器代谢异常，应考虑到 IgG4-RHP 的可能性。

【诊断与鉴别诊断】

IgG4-RD 临床诊断目前主要参考 2011 年日本 IgG4-RD 研究小组提出的综合诊断标准：①临床检查提示一个或多个器官出现弥漫性 / 局限性肿大或形成包块；②血液学检查提示血清 IgG4 浓度升高（≥ 135mg/dl）；③组织学检查提示：明显的淋巴细胞和浆细胞浸润以及纤维化；IgG4 阳性浆细胞浸润：IgG4 阳性 /IgG 阳性细胞 >40%，且 IgG4 阳性浆细胞 >10 个 / 高倍视野。符合上述三条可确诊；若符合①和③，很可能为 IgG4-RD；如果仅符合①和②，考虑可能为 IgG4-RD。但 IgG4-RHP 目前尚无独立的诊断标准，对临床上可疑 IgG4-RHP 患者，血清学检查 IgG4 水平升高，脑脊液化验检查 IgG4 寡克隆带明显增加，临床出现硬脑膜肥厚压迫邻近神经或血管的症状和体征，CT 和（或）MRI 平扫及增强见硬脑膜增厚，局限性或弥漫性线样或结节状强化，应高度怀疑 IgG4-RHP。有条件者可行硬脑膜活检和 IgG4 阳性浆细胞计数和比值检查。应该注意的是，IgG4-RHP 诊断主要依赖其组织病理学特征，其次才是其组织内的 IgG4 阳性细胞计数和 IgG4 阳性 /IgG 阳性细胞比值，IgG4 阳性浆细胞计数有器官特异性，在不同组织有不同的诊断临界值。根据国际共识的推荐，对于 IgG4-RHP 诊断，脑膜活检标本中仅要求 IgG4 阳性浆细胞 >10 个 / 高倍视野即可。

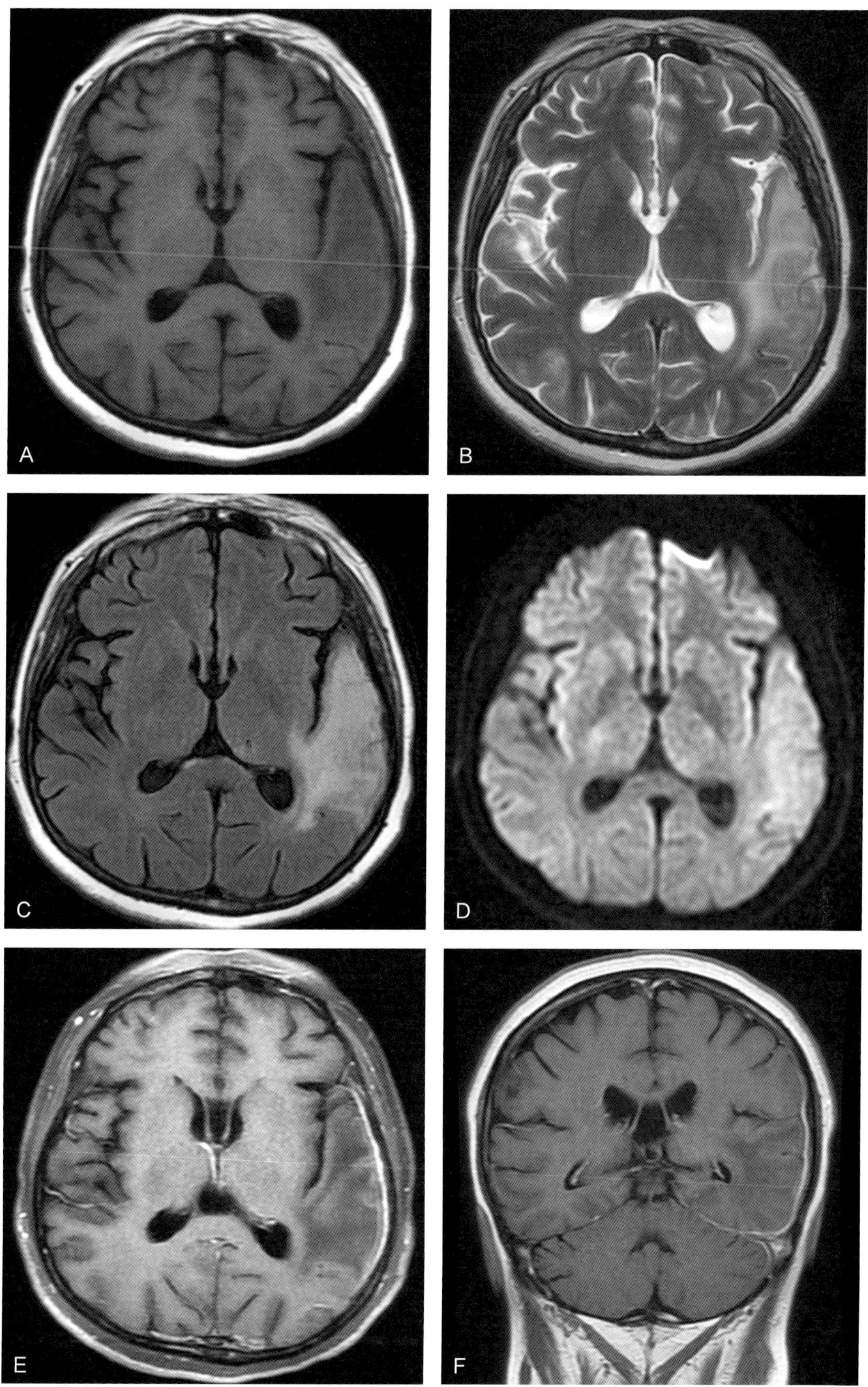

图 15-2-1 IgG4 相关性肥厚性硬脑膜炎 MRI 表现

A. T_1WI 上左侧颞叶见大片状稍低信号影，边界模糊；B. T_2WI 上呈稍高信号；C. T_2-FLAIR 上呈高信号；D. DWI 上呈稍高信号；E、F. 增强 T_1WI，左颞叶病灶无明显强化，邻近颞部脑膜明显强化（病例图片由首都医科大学附属北京天坛医院放射科刘亚欧教授提供）

IgG4-RHP 鉴别诊断主要与其他可引起脑膜增厚强化或脑膜占位的疾病相鉴别，包括：①其他原因硬脑膜炎，例如感染性疾病或免疫性疾病所致硬脑膜炎，例如梅毒、结核、细菌和真菌脑膜炎、肉芽肿性多血管炎、巨细胞动脉炎、类风湿关节炎和结节病等引起的肥厚性硬脑膜炎等；IgG4-RHP 同其他病因所致的肥厚性硬脑膜炎在影像学上虽有相似表现，但结合临床病史、化验检查以及必要的组织活检能够与其他原因的硬脑膜炎相鉴别；②脑膜瘤、硬脑膜转移癌、淋巴瘤等脑膜肿瘤；IgG4-RHP 同脑膜肿瘤性病变两者影像表现有明显的不同，根据影像表现多可鉴别，少数情况下应结合病史及其他资料；③ Rosai-Dorfman 病，多见于儿童及青年，常伴有双侧颈部淋巴结增大所致的无痛性肿块，结合临床不难鉴别。

二、IgG4 相关性垂体炎

【临床与病理】

IgG4 相关性垂体炎主要特点是浆细胞对垂体和（或）垂体柄的浸润，导致垂体功能改变或出现占位效应，IgG4 相关性垂体炎的发病机制尚不清楚，易感基因及自身免疫反应在 IgG4 相关性垂体炎的发生和发展中起重要作用。IgG4 相关性垂体炎特征之一是血清 IgG4 水平升高，病灶内有 IgG4 阳性浆细胞浸润。组织形态学上，IgG4 相关性垂体炎和淋巴细胞垂体炎类似，均表现为弥漫性淋巴细胞和浆细胞浸润。其特异性表现为组织标本中出现 IgG4 阳性浆细胞浸润和席纹状纤维化。

据统计，IgG4 相关性垂体炎占垂体炎的 30% 或垂体功能减退症 / 尿崩症的 4%，平均发病年龄 62 岁，临床症状主要为垂体功能改变和占位效应，最常见的垂体功能改变为垂体功能低下和中枢性尿崩症，两种症状可分别出现或合并出现。另外，还可有 ACTH 缺乏致全身不适、食欲下降、体重下降，抗利尿激素缺乏致多尿，促性腺激素缺乏致性欲下降等症状。垂体占位效应是由于垂体体积增大和（或）垂体柄肿胀而造成的一系列症状，常见症状包括头痛、呕吐、视力视野障碍及眼球运动障碍等。由于 IgG4 相关性疾病多器官累及的特点，IgG4 相关性垂体炎患者还常合并其他器官受损的症状和体征。垂体外器官受累包括腹膜后纤维化、间质性肺炎、Mikulicz 病和自身免疫性胰腺炎及淋巴结肿大等。

实验室检查：IgG4 相关性垂体炎患者可出现血清 IgG4 增高和 IgG4/IgG 比值明显升高现象，正常成人血清 IgG4 的含量为 0.08 ~1.40mg/dl，占 IgG 含量的 3%~5%；若血清 IgG4 水平 ≥ 1.40mg/dl 或 IgG4/IgG 含量超过 5%，即可认为增高。有人统计 IgG4 相关性垂体炎血清 IgG4 水平平均为 191.1 ± 78.3mg/dl。患者服用糖皮质激素治疗后血清 IgG4 水平可有明显降低。另外，垂体内分泌检查也可见垂体分泌的各种激素，如 LH/FSH、ACTH、TSH、CH、PRL 降低，甚至出现部分激素缺乏现象。

【影像检查方法】

CT 或 MRI 平扫及增强是诊断 IgG4 相关性垂体炎的主要方法，尤其是 MRI 在观察垂体有无增大以及垂体柄有无增粗等方面优势明显。PET-CT 可以同时观察颅内及全身其他部位有无病变，对 IgG4 相关性垂体炎的诊断也有一定帮助。

【影像表现】

IgG4 相关性垂体炎 CT 平扫可见垂体增大，密度均匀，增强轻度强化，鞍底受压变薄。MRI 表现为垂体增大，垂体柄增粗，部分病例 T_1WI 垂体后叶高信号消失，增大垂体增强图像上均匀强化。少数患者可合并有肥厚性脑脊膜炎，眶壁缺损等征象，另有少数患者在糖皮质激素治疗后出现空泡蝶鞍，提示 IgG4 相关性垂体炎在长期垂体肿大后可能致空泡蝶鞍的形成。IgG4 相关性垂体炎和其他病因所致垂体炎影像表现相似，由于 IgG4 相关性疾病的多器官受累特点，可建议患者行颅外其他器官的 CT、MRI 或 PET-CT 检查，尤其是 PET-CT 发现有垂体以外的器官有高代谢病变，对诊断有重要参考价值。(图 15-2-2)

【诊断与鉴别诊断】

临床表现为垂体功能减退，CT 或 MRI 发现垂体增大、垂体柄增粗等垂体占位征象，应怀疑 IgG4 相关性垂体炎的可能性，而 IgG4 相关性垂体炎的最终诊断应参考 2011 年 Leporati 的诊断标准：①垂体组织病理：淋巴细胞和浆细胞浸润，每高倍视野超过 10 个 IgG4 阳性细胞；②垂体 MRI：蝶鞍占位和（或）垂体柄增粗；③其他器官活检：证实 IgG4 相关性疾病；④血清学：血清 IgG4 增高 >140mg/dl；⑤对糖皮质激素的反应：激素治疗后垂体占位迅速消退、症状好转。满足标准①或同时满足标准②、③或同时满足标准②、④、⑤即可诊断。大多数学者认为，IgG4 阳性浆细胞数目

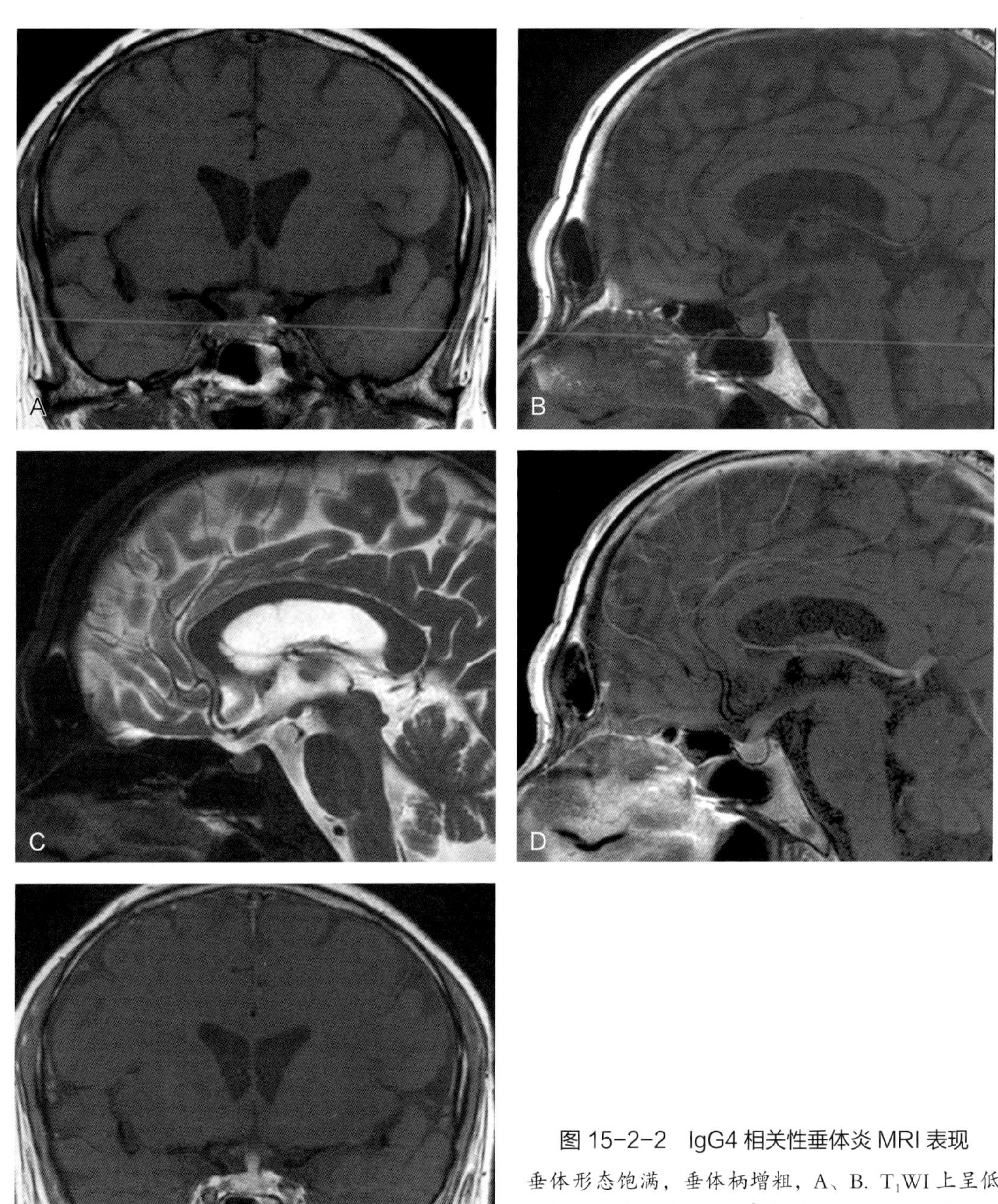

图 15-2-2 IgG4 相关性垂体炎 MRI 表现

垂体形态饱满，垂体柄增粗，A、B. T_1WI 上呈低信号；C. T_2WI 上呈稍高信号；D、E. 增强 T_1WI，垂体和垂体柄呈弥漫性轻度强化（病例图片由北京医院放射科宋焱教授提供）

>50 个 / 高倍视野且 IgG4/IgG>40％并伴其他组织学表现（如纤维化、静脉炎、淋巴滤泡形成等）方能明确诊断。

IgG4 相关性垂体炎需要与淋巴细胞性垂体炎鉴别。淋巴细胞性垂体炎又称自身免疫性垂体炎，主要累及成年女性，尤其是妊娠晚期及产后早期。患者常表现为垂体功能减低，病理表现为垂体淋巴细胞慢性或局灶浸润，常伴有散在的浆细胞、嗜酸性粒细胞和成纤维细胞，疾病后期会表现为纤维化。与 IgG4 相关性垂体炎血清学表现为 IgG4 增高不同，淋巴细胞垂体炎表现为垂体抗体增高。不同垂体炎性组织的免疫组化研究表明，IgG4 免疫组化有助于 IgG4 相关性垂体炎和淋巴细胞垂体炎的鉴别。此外，还需要排除神经结节病、Wegener 肉芽肿和 Langerhan 组织细胞增生症致继发性垂体炎。IgG4 相关性垂体炎还应和垂体大腺瘤相鉴别，后者影像上增大更为明显，垂体密度 / 信号均匀或不均匀，可向鞍旁或鞍底浸润，临床上常常有垂体分泌的某一激素或多种激素异常。

（史大鹏）

第三节 红斑狼疮性脑病

【概述】

系统性红斑狼疮（systemic lupus erythematosus，SLE）是一种自身免疫介导的、以免疫性炎症为突出表现的弥漫性结缔组织疾病，临床上以多系统受累及血清中多种自身抗体及免疫学异常为特征。可累及皮肤黏膜、骨骼肌肉、肾脏、心脏、肺及血液系统等多脏器、多系统，多见于年青女性，尤其是20至40岁的育龄女性。25%~75%的SLE患者出现中枢神经系统受累，尤其是脑损害，称之神经精神性红斑狼疮（neuropsychiatric SLE，NPSLE）或红斑狼疮性脑病。NPSLE是导致患者病情恶化、残疾及死亡的主要原因之一，仅次于狼疮性肾病和继发感染，病死率约7%~19%，且可以发生在SLE患者任何时期，早期诊断狼疮脑病具有重要意义。

NPSLE的具体发病机制尚不完全明确，目前认为是多种免疫因素共同作用下导致的损伤：①免疫复合物的沉积学说：抗原抗体结合后形成免疫复合物，沉积于血管致脑血管炎性损伤及血管内白细胞血栓形成，最后血管腔狭窄甚至闭塞，但尸检结果表明真正的脑血管炎很少；②多种自身抗体水平增高，可以导致中枢神经系统不同类型的广泛的免疫损伤，如抗核糖体P蛋白抗体直接作用于神经细胞表面受体或者与细胞膜抗原结合，诱导细胞凋亡。抗心磷脂抗体直接作用于血管内皮细胞和血小板的磷脂成分，使内皮细胞和血小板遭受损害，导致小血栓形成，造成微小梗死灶、出血、水肿和脑组织软化；③细胞因子也可能是致病因素之一，对狼疮脑病的研究发现，患者脑脊液中肿瘤坏死因子、白介素-6升高。

【临床与病理】

NPSLE的发病是多种危险因素共同作用的结果，其临床表现多样，主要为精神症状及神经症状。精神障碍表现为：认知障碍、情绪异常、抽搐、睡眠中突然坐起、哭闹、烦躁、谵妄、痴呆、遗忘、精神病性障碍、人格障碍等。神经系统损害表现为：癫痫、脑血管病、颅内压增高、脑神经麻痹、周围神经病、脊髓病变、运动障碍、肌肉改变及头痛等。最近的荟萃分析显示头痛为最常见的症状，其次为情绪异常、认知障碍、癫痫及脑血管病等。

NPSLE的主要病理基础是血管的玻璃样变性、内皮增生和血管周围胶质增生，血管炎性改变并不严重，但广泛的微血栓和血管炎易导致脑皮质、脑白质以及脑干多发性微梗死、较大梗死、颅内出血（脑出血、蛛网膜下腔出血或硬膜下出血）、脱髓鞘改变以及皮层萎缩。

实验室检查：与SLE相关的血清标志物众多，特异性较高的有抗双链DNA抗体、抗Sm-DNA抗体；血清抗体中抗核糖体抗体被认为与NPSLE显著相关，抗心磷脂抗体也常常表现为升高，血清补体C3及C4下降；脑脊液检查是狼疮脑病最基本的检查，对排除一些感染性脑病、脱髓鞘病变有重要意义，约90%狼疮脑病患者出现脑脊液异常，主要表现为：蛋白升高是主要特点，可同时出现压力及白细胞升高，糖和氯化物基本正常。如临床拟诊NPSLE可进行CSF检查，有助于明确诊断和鉴别诊断。

脑电图：临床表现有癫痫的NPSLE患者，EEG多有阳性发现，但缺乏特异性，不作为诊断依据，但可反映损害程度。

【影像学检查方法】

影像学检查主要包括颅脑CT及MRI检查，MRI可以发现狼疮脑病的急慢性病灶，而且随狼疮活动指数、患者年龄、狼疮发病时间而递增。MRI对NPSLE检出率高达75%，明显高于CT的29%~59%。SPECT和PET可以显示顶枕区的灌注与代谢减低，但价格昂贵，尚未列为狼疮脑病患者的常规筛查。DSA、MRA很少能够检测出脑血管炎。

【影像表现】

有相当一部分NPSLE患者常规影像表现正常，随着病程的延长，影像异常表现增多，但影像表现多样，缺乏特异性，根据其形成机制大致可分为：小血管病、大血管病变及脑炎性表现。

1. 小血管病变 最常见，出现率约为55.6%，包括：①白质脱髓鞘病灶（图15-3-1）：常出现在额叶和顶枕叶白质区域，呈斑片状长T_2信号，有研究认为白质脱髓鞘病灶常常与患者认知功能障碍有关；②微出血和腔隙性梗死（图 15-3-2）：是由于小血管炎症或者闭塞导致局部脑组织坏死或小血管破裂出血。SWI 对微出血病灶的显示最敏感；③脑萎缩（图 15-3-3）：狼疮患者常出现与其年龄不匹配的脑萎缩，表现为弥漫性脑沟、脑裂的均匀性增宽或扩大，侧脑室扩大。脑萎缩可见于 NPSLE 和 SLE 患者，部分学者认为与长期激素治疗有关，但与脑萎缩伴随存在的小血管病，提示 NPSLE 广泛的微血管病变也是脑萎缩的重要原因。

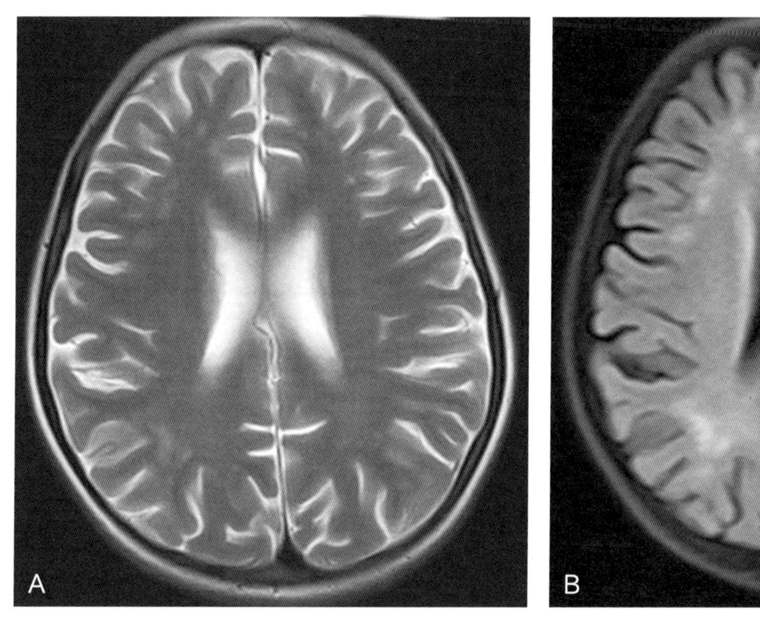

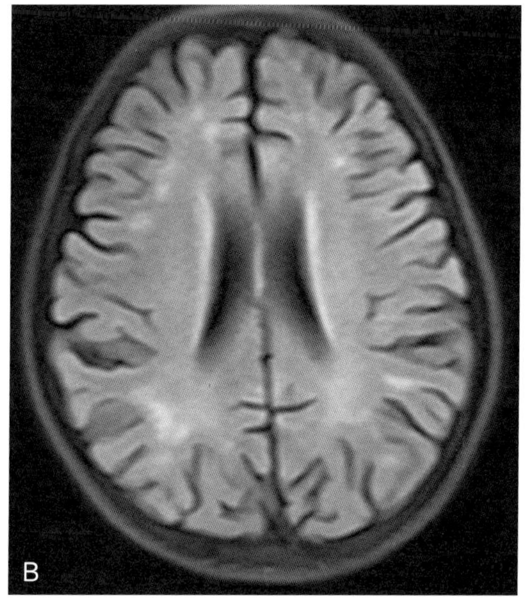

图 15-3-1　红斑狼疮性脑病 MRI 表现

女性，9 岁，确诊系统性红斑狼疮 19 个月，脑内脱髓鞘改变，A. T_2WI 示双侧额顶叶皮层下多发斑点状稍高信号影；B. T_2-FLAIR 病灶更明显

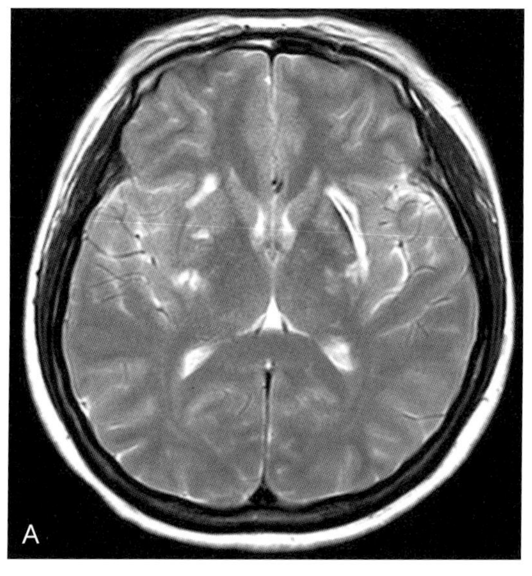

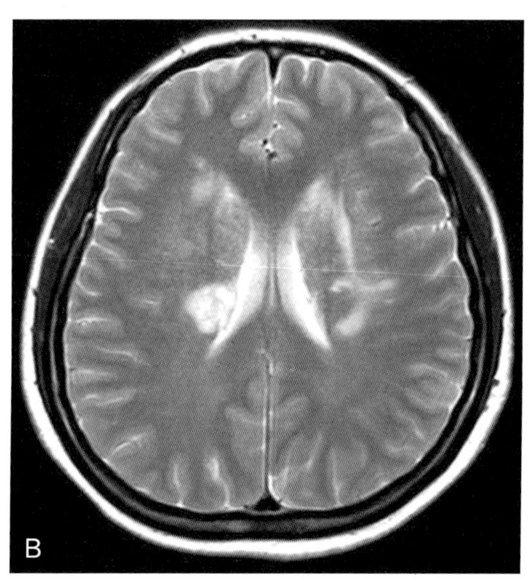

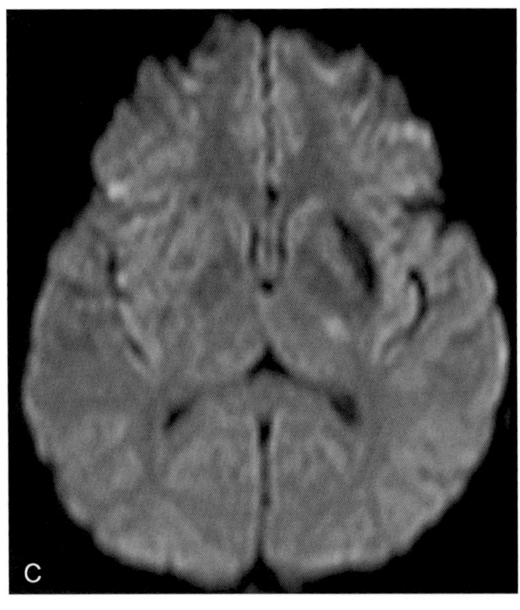

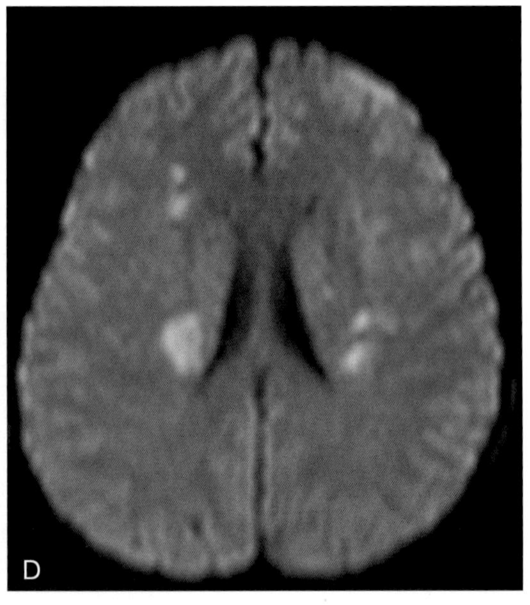

图 15-3-2 红斑狼疮性脑病 MRI 表现

女性，33 岁，确诊系统性红斑狼疮 2 年，脑内多发腔隙性梗死灶及出血灶，A、B. T_2WI 示双侧基底节区及脑室旁多发斑片状高信号影，左侧外囊陈旧性出血；C、D. DWI 示陈旧腔梗呈等低信号，新发病灶呈明显高信号

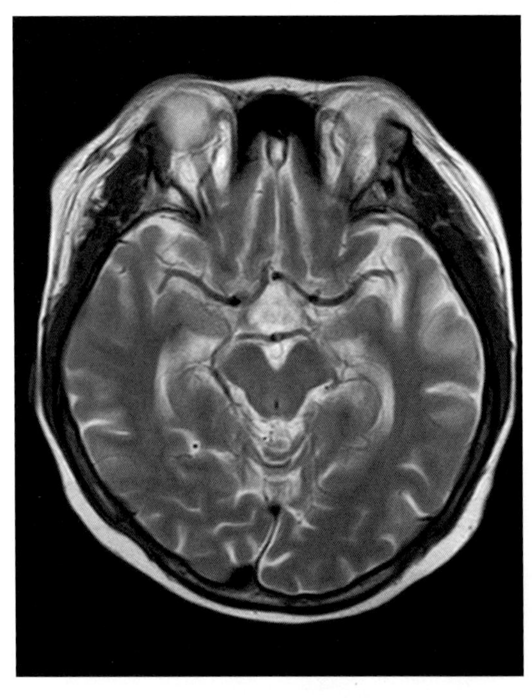

图 15-3-3 红斑狼疮性脑病 MRI 表现

女性，20 岁，SLE 病史 10 年，脑萎缩，T_2WI 示脑沟裂普遍增宽加深

2. 大血管病变 表现为相应血管支配区域的片状长 T_1、长 T_2 信号，累及皮髓质（图 15-3-4、图 15-3-5），发病机制为免疫复合物沉积于血管内皮，诱发炎症，进而导致管腔狭窄或阻塞，另外长期大剂量皮质激素的治疗使血液处于高凝状态可加速血栓的形成。

3. 脑炎样改变 表现为脑实质内片状长 T_1、长 T_2 信号，可以局限或者弥漫，边缘不清，邻近脑回肿胀，尤其在 T_2-FLAIR 序列更为明显（图 15-3-6）。增强检查病灶无强化或轻度边缘强化，说明血脑屏障无破坏或轻度破坏。这种征象主要是由于原发性血管炎所致，临床检测血清补体下降明显。脑炎样改变在 NPSLE 中相对少见，出现率约 6.5%。

【诊断与鉴别诊断】

NPSLE 临床诊断标准尚未完全统一，1999 年美国风湿病协会（ACR）细化了 NPSLE 常见的 19 种症状的定义标准，凡符合上述精神、神经症状和 SLE 分类标准三条以上者，并附加以下任何一项即可诊断：①脑电图异常；②脑脊液异常；③排除颅内感染、高血压、精神病、尿毒症性脑病、激素治疗过程出现的精神神经异常者。在以上标准基础上头颅 CT 或 MRI 检查异常可辅助诊断。

尽管 NPSLE 影像表现多样、缺乏特异性，单独依据 MRI 征象很难做出准确诊断，但影像检查在检出病灶，确定其位置、数目、大小、范围、评价疗效方面具有重要意义，应尽早完成影像检查。

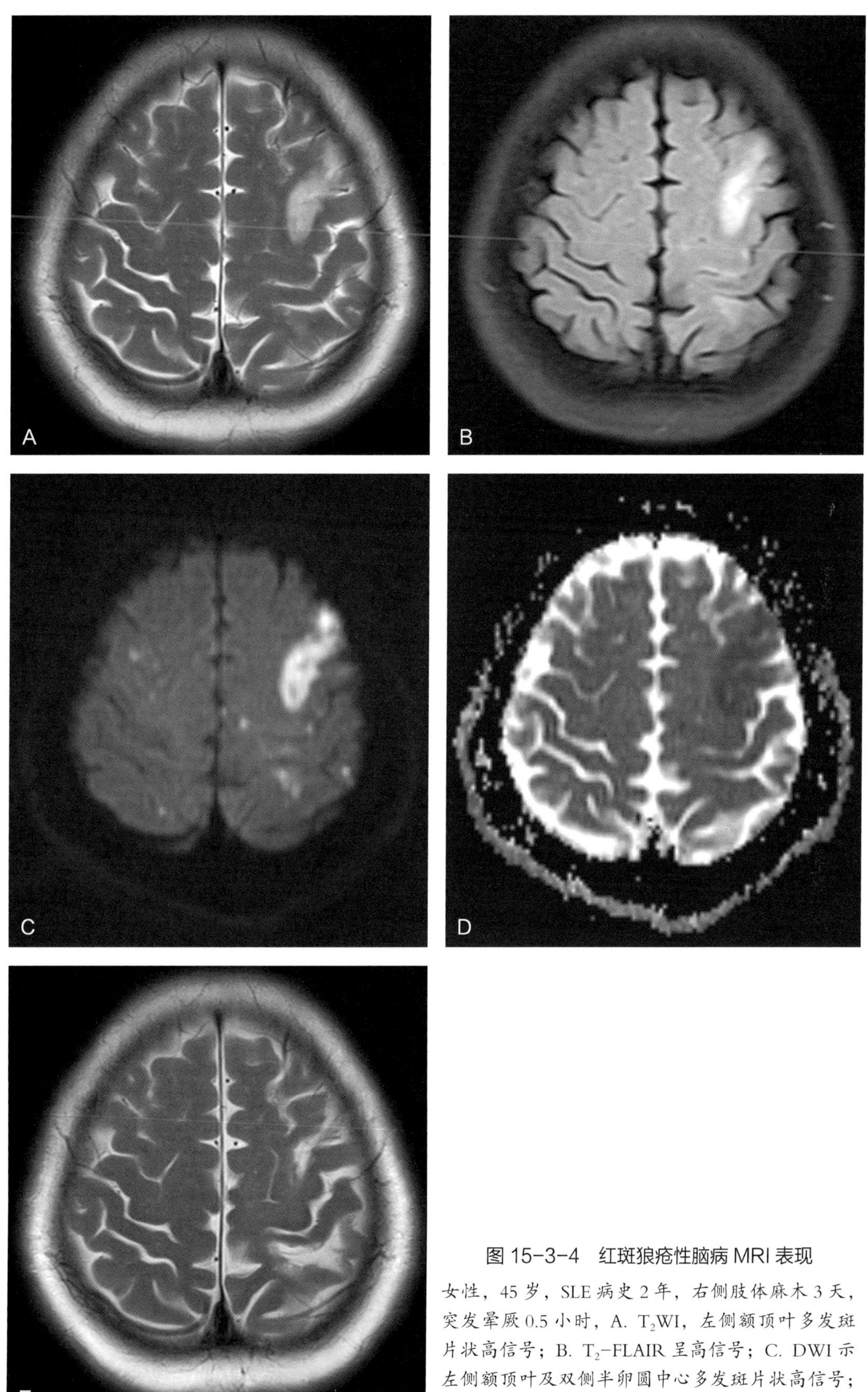

图 15-3-4 红斑狼疮性脑病 MRI 表现

女性，45 岁，SLE 病史 2 年，右侧肢体麻木 3 天，突发晕厥 0.5 小时，A. T_2WI，左侧额顶叶多发斑片状高信号；B. T_2-FLAIR 呈高信号；C. DWI 示左侧额顶叶及双侧半卵圆中心多发斑片状高信号；D. ADC 减低；E.5 个月后复查脑软化

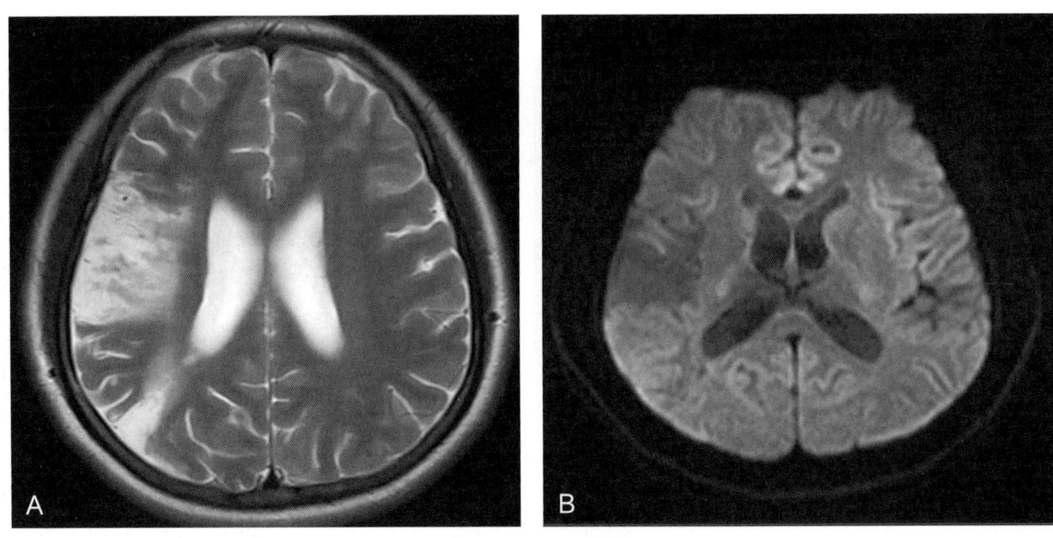

图 15-3-5 红斑狼疮性脑病 MRI 表现

女性，23 岁，SLE 病史 6 年，右侧颞叶大面积脑梗死半年后复查，A. T_2WI 示右侧颞叶大面积高信号累及皮髓质；B. DWI 呈低信号

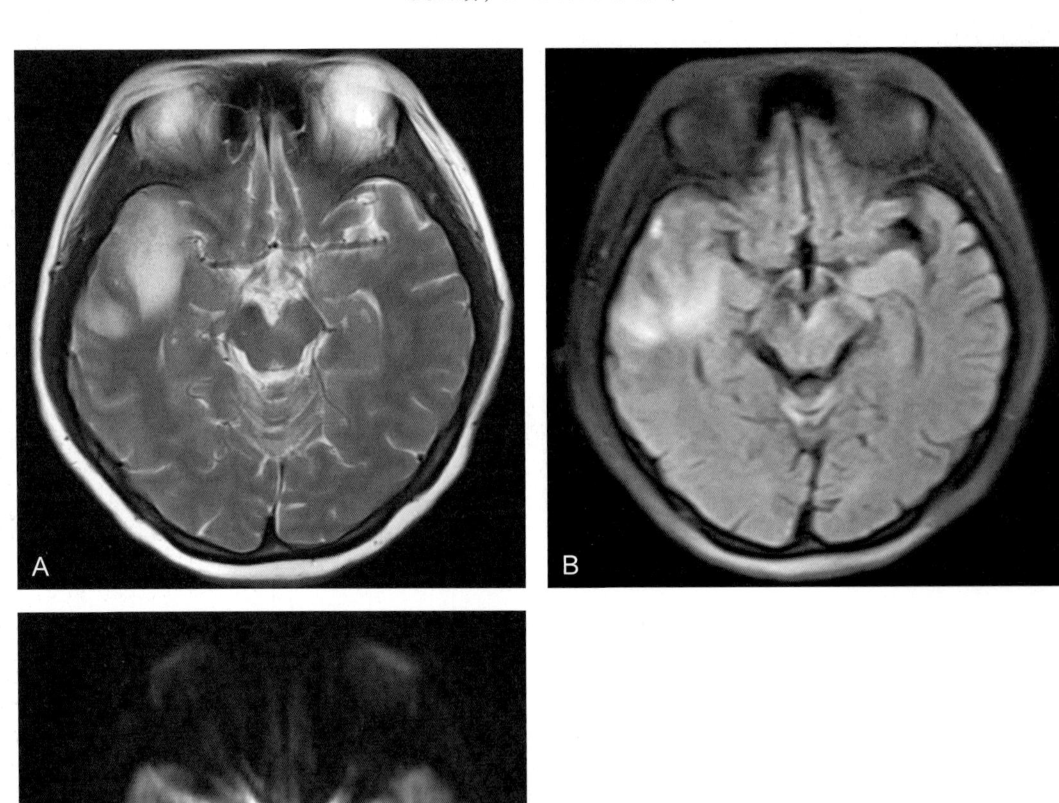

图 15-3-6 红斑狼疮性脑病 MRI 表现

女性，29 岁，SLE 病史 7 年，间断头痛 5 天，加重伴突发晕厥抽搐 1 次，脑炎样改变，A. T_2WI 示右侧颞叶、左侧中脑大脑脚、左侧颞叶内侧肿胀，片状高信号；B. T_2-FLAIR 示病灶更明显，呈高信号；C. DWI 以等信号为主，右侧颞叶、左侧大脑脚小片状高信号

NPSLE影像表现需与下列疾病相鉴别：

1. 皮层下动脉硬化性脑病 多见于中、老年人，有高血压病史，或血糖、血脂的异常，常在脑萎缩基础上，脑室周围白质脱髓鞘改变，伴有多发脑梗死灶，白质病变常对称分布在脑室周围。而NPSLE患者年龄较小，常表现为与年龄不符的脑萎缩，无高血压等相关高危因素，白质病灶常见于额叶、顶枕叶深部脑白质，无明显对称分布的特征，随访复查MRI，NPSLE病变有游走性特点，在活动期NPSLE病灶边界欠清晰，增强有强化。

2. 多发性硬化 其异常信号主要见于侧脑室周围，且病变长轴多垂直于侧脑室，活动期病灶明显强化。而SLE患者较少累及脑室周围白质，病灶强化相对少见。

3. 病毒性脑炎 多见于双侧颞叶，往往累及岛叶和扣带回，临床常有前驱感冒发热病史，脑脊液病原学检测也有助于鉴别，而NPSLE多位于深部白质。

总之，NPSLE多出现在SLE活动期间，是病情危重的征兆，早期诊断和治疗可明显改善患者症状及预后。影像检查对NPSLE有重要的临床价值，特别是MRI，不仅能明确SLE有无脑损害，而且根据MRI表现及临床表现，可指导治疗、评估预后。但在临床工作中，MRI及CT表现必须密切结合临床表现、实验室检查以及脑电图，才能对NPSLE做出明确诊断和正确治疗。

【影像学研究进展】

1. NPSLE患者认知功能损害机制 美国风湿病协会提出的19种NPSLE精神症状中，认知障碍是中枢神经系统的表现之一。在SLE的自身抗体中，抗磷脂抗体被认为是导致NPSLE认知功能障碍的一个潜在因素，抗磷脂抗体可与CNS内神经细胞结合，导致神经细胞死亡。在NPSLE中，一氧化氮作为一种应激因素，可直接损伤神经组织，大量的NO通过N-甲基-D-天门冬氨酸受体的亚硝基化等机制引发神经细胞死亡。这些炎症介质和自身抗体可能影响了NPSLE认知功能。BOLD-fMRI技术不仅能无创地反映人脑的不同活动状态，并能对活动区域进行准确定位，近年来在SLE中的研究也逐渐增多。

2. MRS 大部分研究表明在NPSLE患者的脑白质区可见NAA峰下降和Cho/Cr增高，部分研究还发现NAA/Cho降低。CT、MRI检查表现正常脑灰、白质的SLE患者中，MR波谱显示：NAA含量减少，提示神经元变性坏死，可对SLE的早期诊断提供帮助。

（张 静）

第四节 白塞综合征

【概述】

白塞综合征（Behcet syndrome，BD）即贝赫切特综合征，是一种病因不明的以细小血管炎为病理基础的累及多系统的慢性炎性疾病。该病主要以反复发作的口腔溃疡、生殖器溃疡、眼睛损害为特点，还可侵犯人体多个器官，如皮肤、关节、肌肉、血管、心脏、肺及神经系统等。当白塞综合征累及神经系统时，则称为神经白塞综合征（neuro-Behcet disease，NBD），临床少见，预后不佳。根据临床研究，其发生率为5%~25%，而尸检报告发生率约为20%。典型的NBD常在白塞综合征发作后4~6年出现，大约40%的患者表现为发作－缓解的过程。

1937年土耳其皮肤科医生Behcet首先描述了经典的眼－口－生殖器三联综合征。1941年Knapp报道了首例白塞综合征神经系统的损害，此后NBD多次被报道。流行病学研究显示该病主要流行于亚洲东部、中东和部分地中海国家，好发于青壮年。目前白塞综合征的诊断标准为国际白塞综合征研究小组提出的诊断标准，即复发性口腔溃疡，且合并以下四项中的两项或以上：复发性生殖器溃疡、皮肤损害、眼部损害、皮肤针刺反应阳性。

白塞综合征的致病因素仍不明确，推测可能与病毒感染、细菌感染、遗传、免疫和纤溶蛋白缺陷等多种因素有关。组织病理学研究可见既累及动脉又累及静脉的血管炎表现，血管壁及血管周围单核细胞浸润。

【临床与病理】

一般将神经白塞综合征分为两型：实质型（80%）和非实质型（20%）。实质型主要是中枢神经系统的血管炎症引起的单发或多发脑实质损害，其病理改变为小血管炎。早期以小血管周围炎性细胞浸润为主，晚期则出现灶性坏死、神经胶质细胞增生、局部脱髓鞘及脑膜不同程度的增生和纤维化。大体解剖可见脑组织水肿和脑干萎缩。男性多见，起病急，起病时可有意识障碍、精神行为异常、肢体瘫痪，常伴头疼、发热，锥体束征阳性常见。随着病程的进展大部分患者会逐渐出现脑干体征。病程中大部分患者有复发－缓解的特点，复发时有新的体征出现，但旧的体征不一定加重，缓解期间也遗留一部分体征。到病程晚期，经常出现小脑、脑干萎缩，有小脑性共济失调、假性球麻痹等症状。

非实质型，也称血管型，主要是由于血管病变所致，累及动脉可以导致动脉狭窄、闭塞、动脉瘤、颈动脉夹层，累及静脉常造成静脉窦血栓。以静脉受累更常见，约占88%，约12%为动脉受累。脑静脉窦血栓形成导致颅内压增高是最常见的症状。动脉病变可造成双侧颈内动脉狭窄、闭塞、椎动脉血栓形成、椎动脉夹层以及颅内动脉动脉炎，引起相应的神经系统症状。相比实质型，非实质型NBD患者体征较少，预后较好。

【影像检查方法】

CT诊断NBD的敏感性和特异性较差，少数患者可发现脑干、丘脑或大脑半球低密度灶。MRI是目前观察神经白塞综合征脑损害最敏感的方法，MRI信号的改变反映了神经白塞综合征的组织学变化。

【影像表现】

神经白塞综合征急性期影像表现为脑和（或）脊髓实质内T_2WI高信号病灶，主要位于脑干、基底节、内囊和脑室周围白质，T_2-FLAIR序列更明显，DWI显示局部高信号，但ADC值增高，提示T_2WI高信号为血管源性水肿，而非细胞毒性损害。增强检查病灶通常有强化，符合小血管炎症、血脑屏障破坏的表现。随访复查，病灶范围可缩小或消失，具有可逆性，也提示可能系水肿所致（图15-4-1）。但病灶进展也可出现小灶性梗死，表现为细胞毒性水肿（图15-4-2）。

神经白塞综合征的病变部位很有特点，最常见于中脑－间脑结合处，病灶呈不对称性，周围水肿带沿着病灶长轴向脑干、间脑延伸。当病灶位于中脑－间脑结合处的偏后方时，倾向于向下延伸累及脑桥延髓区和小脑上脚，但当病灶位于中脑－间脑结合处的偏前方时，最常见累及锥体束，向上延伸的病灶常累及内囊后肢。锥体束最常受累，“锥体束征”是神经白塞综合征的一个常见临床表现。研究发现，脑干部位的小静脉炎是产生病变的原因，与端脑相比，脑干部位静脉吻合几乎不存在也是其好发的解剖基础。位于颈髓的病灶常经感觉传导束（薄束和楔束）向上延伸累及延髓。脊髓病灶常累及颈髓和胸髓，为弥漫分布但不连续的多灶性病变，常累及2个或更多椎体节段，不对称性分布于颈髓后外侧部。

慢性神经白塞综合征MRI表现为脑干萎缩而大脑正常，其特异性高达96.5%，但敏感性不高。经常可以观察到患者在疾病晚期遗留小脑、脑干萎缩的体征。

MRS是一种对人体器官、组织代谢进行定量分析的方法。研究发现，NBD患者的丘脑部位即使在常规MRI上未发现明确病灶，在MRS上已表现出NAA/Cr比值明显降低。

【诊断与鉴别诊断】

目前，白塞综合征最常用的诊断标准是国际白塞综合征研究小组提出的诊断标准。确诊白塞综合征需要复发性口腔溃疡加上以下诊断标准中的至少两条：复发性生殖器溃疡、皮肤损害、眼部损害、过敏试验（针刺试验）阳性。

1. 多发性硬化 神经白塞综合征主要累及脑干，临床表现为锥体束征，而多发性硬化病灶常位于脑室周围白质，垂直于侧室壁分布；神经白塞综合征晚期脑干和（或）小脑萎缩，而大脑半球萎缩不明显，多发性硬化大脑脑萎缩常见。如果病变累及颈髓，多发性硬化很少延伸数个节段，而神经白塞综合征则病灶广泛且累及多个节段。此外，神经白塞综合征患者多有口腔、阴部溃疡可资鉴别。

2. 红斑狼疮脑病 神经白塞综合征很少发生于大脑半球，即使出现，也多位于脑室周围，还常常伴有中脑－间脑接合处病灶。狼疮性脑病倾向于累及动脉分布区，皮层常受累。

总之，神经白塞综合征是一种中枢神经系统的血管炎性疾病，MRI表现具有可逆性，脑干受累为主，临床常表现锥体束征，慢性期脑干萎缩而大脑半球不萎缩都是其重要特点。应详细询问病史，反复的口腔、生殖器溃疡、眼葡萄膜炎病史更支持神经白塞综合征的诊断。

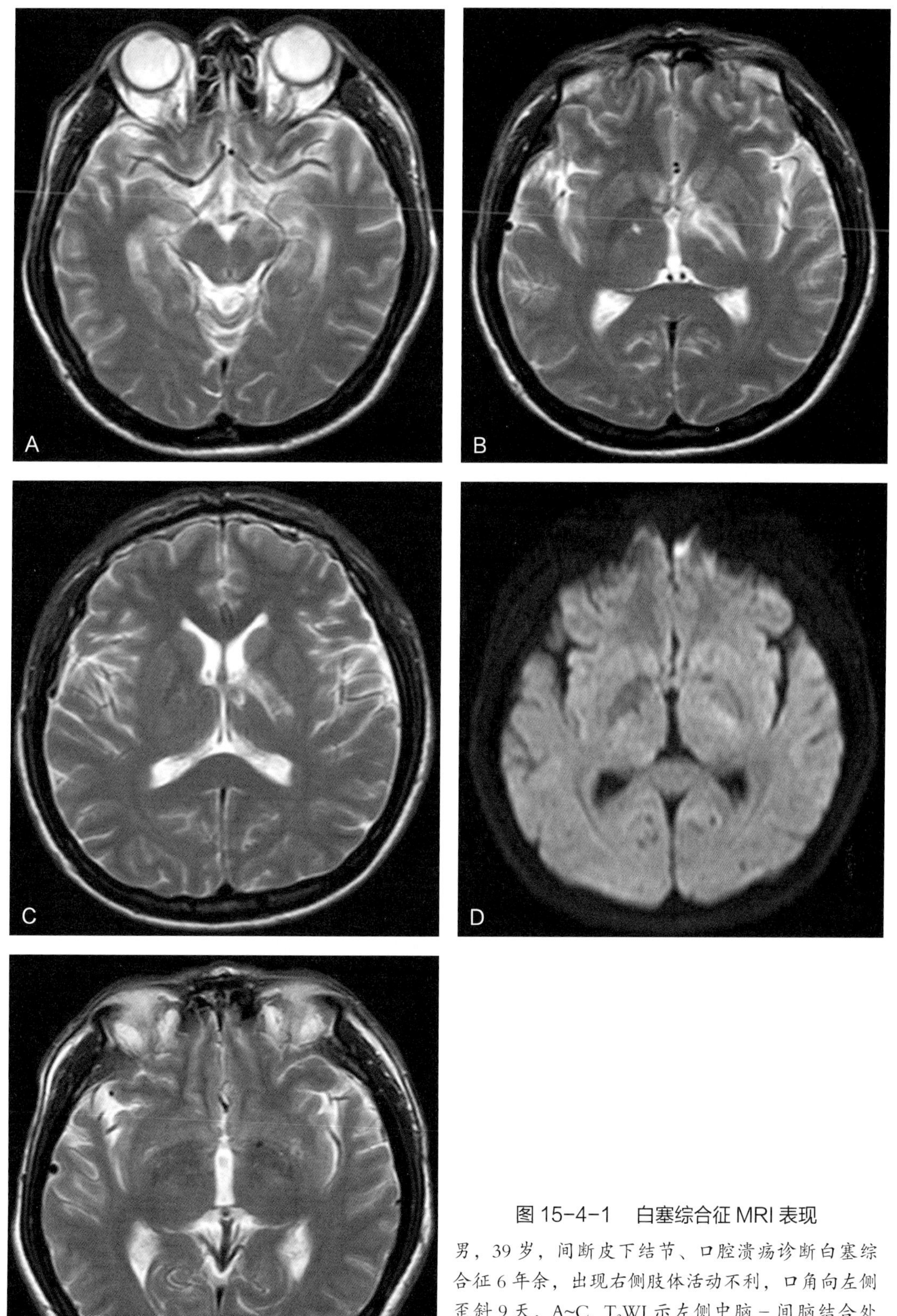

图 15-4-1 白塞综合征 MRI 表现

男，39 岁，间断皮下结节、口腔溃疡诊断白塞综合征 6 年余，出现右侧肢体活动不利，口角向左侧歪斜 9 天，A~C. T_2WI 示左侧中脑 - 间脑结合处片状高信号病灶，累及左侧中脑大脑脚、丘脑及内囊；D. DWI 呈等信号，提示血管源性水肿；E. 随访复查，T_2WI 示病灶消失

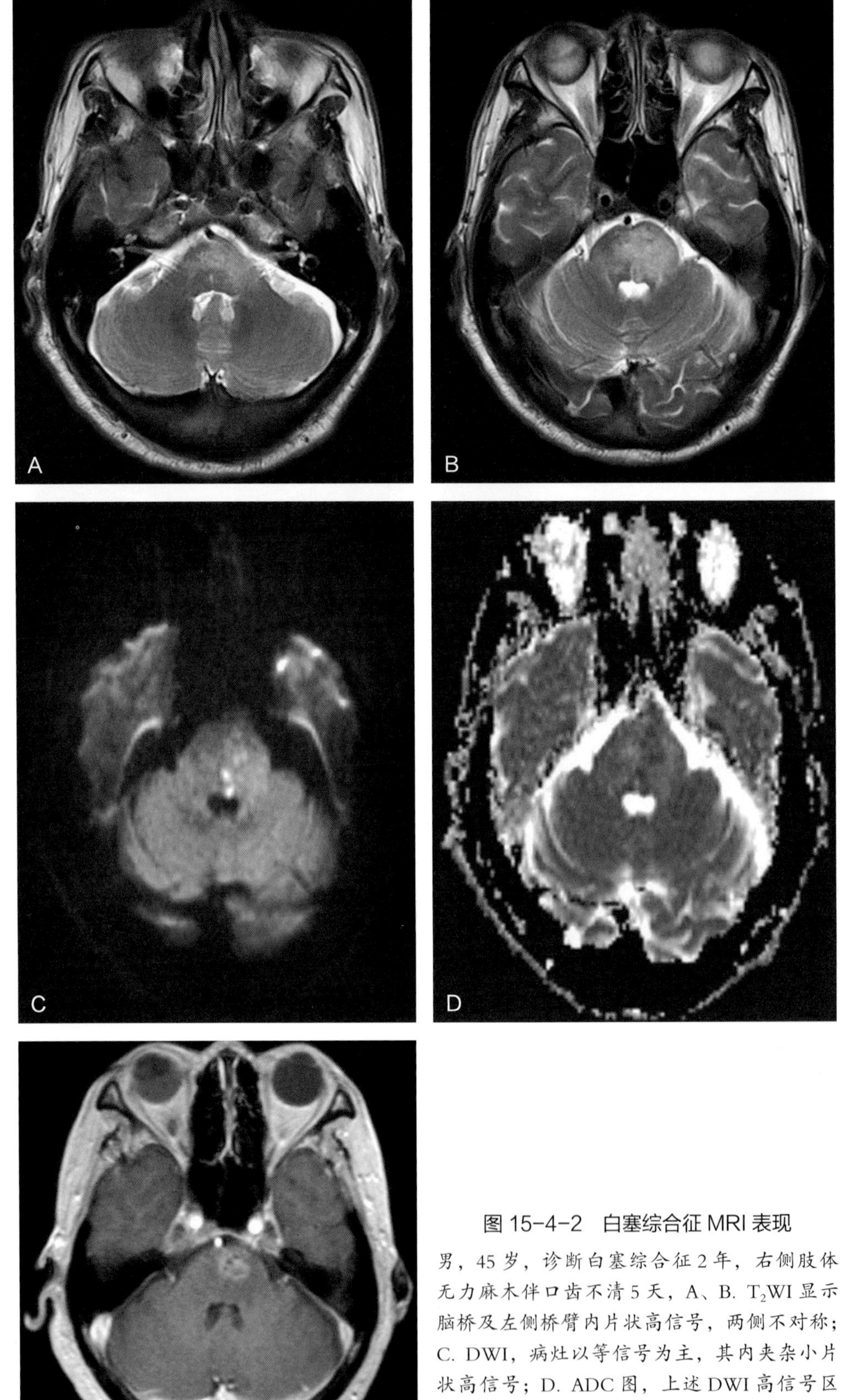

图 15-4-2 白塞综合征 MRI 表现

男，45 岁，诊断白塞综合征 2 年，右侧肢体无力麻木伴口齿不清 5 天，A、B. T_2WI 显示脑桥及左侧桥臂内片状高信号，两侧不对称；C. DWI，病灶以等信号为主，其内夹杂小片状高信号；D. ADC 图，上述 DWI 高信号区 ADC 减低，提示病灶以血管源性水肿为主，夹杂细胞毒性水肿；E. T_1WI 增强示病灶不规则环形强化

（张 静）

第五节 结 节 病

【概述】

结节病（sarcoidosis）是一种病因未明的以非干酪性坏死性肉芽肿为病理特征的系统性疾病。女性好发，80%的发病年龄在25~45岁之间，儿童和老年人罕见。常侵犯肺、双侧肺门淋巴结，临床上90%以上有肺的改变，其他器官和组织，如皮肤、眼、浅表淋巴结、肝、脾、肾、心脏、骨等均可累及。中枢神经系统受累相对较少，临床可检出的中枢神经系统结节病（neurosarcoidosis，NS）约占结节病的5%，而在尸检报告中，其发生率可高达15%~27%。

结节病病因目前尚不清楚，曾提出过很多假说，如结核分枝杆菌、伯氏疏螺旋体、肺炎衣原体感染，遗传及理化环境等因素，但都缺乏确切的证据。NS多为全身结节病的一部分，仅累及中枢神经系统的结节病的发生率不到1%。临床表现各异，且缺乏特异性，易被忽视或误诊。影像学检查的作用不仅在于检测病变，更重要的是指导临床治疗过程及合理用药。

【临床与病理】

中枢神经系统结节病因肉芽肿浸润部位的不同，临床表现各异。脑神经损害最常见（50%~75%），且面神经受损最多，表现为单侧或双侧面肌瘫痪，约38%的患者累及视神经，表现为视力下降、视野缺损等，听神经受累导致听觉和前庭功能障碍，脑神经支配的眼外肌影响较小。高达40%的患者可出现急慢性脑膜炎，表现为发热、头痛、颈项强直。下丘脑、垂体功能障碍比较常见，见于约40%的患者，垂体受累出现尿崩症或闭经等内分泌症状，累及下丘脑时出现食欲改变和温度调节障碍等症状，累及皮层等可造成 癫痫发作（7%~22%）。约14%的患者出现脊髓受累（如肢体麻木、疼痛、大小便障碍等）的表现，其他还有脑积水、周围神经病变等。

结节病的典型病理表现是非干酪性坏死性肉芽肿，结节中可看到上皮样细胞、Langhans多核巨细胞或异物巨细胞，约60%的结节病多核巨细胞胞质内可见到2种相对特征性的包涵体，一种为强嗜酸性的放射状星形小体，另一种为含铁钙的蛋白质形成的层状小体。尽管如此，非干酪样肉芽肿的改变并非结节病的独特改变，因此在诊断结节病时应排除结核病、真菌感染和其他类型的肉芽肿。

实验室检查：血管紧张素转换酶（angiotensin converting enzyme，ACE）是第一个被公认为活动性结节病的生化指标，血清ACE升高可见于结节病，连续的血清ACE水平可作为结节病疾病进展的标志。当软脑膜受累时脑脊液会出现蛋白含量增高，淋巴细胞增多，24%~55%的患者出现脑脊液ACE的升高，特异性很高。

【影像学检查方法】

CT诊断神经结节病的敏感性和特异性较差，MRI是目前观察神经结节病脑损害最敏感的方法。

【影像表现】

神经结节病的影像表现非常多样而且缺乏特异性，可以类似肿瘤、炎症或脱髓鞘疾病，大致可分为脑实质病变、脑膜病变、垂体/下丘脑病变、脑神经病变以及脊髓病变。

1. **脑实质病变** 结节病累及脑实质主要有两种表现，第一种为强化的肿块样病变，常伴有邻近软脑膜受累，可能反映了疾病沿血管周围间隙的软脑膜播散，其在T_2WI上为低信号。淋巴瘤、细胞丰富的转移瘤也可有此表现，应注意鉴别；第二种为深部脑白质及脑室周围T_2WI高信号，伴血管周围间隙明显强化，与多发性硬化难以区分。

2. **脑膜病变** 可累及软脑膜和硬脑膜。软脑膜受累概率高达40%，对比增强表现为软脑膜弥漫性或结节样增厚并强化，好发于脑基底部，需与结核性脑膜炎鉴别。硬膜受累主要表现为硬膜增厚强化，局灶或弥漫性分布，T_1WI上表现为与灰质相等的信号，T_2WI上为低信号，T_2WI的低信号被认为与富含胶原纤维有关。

3. **脑神经病变** 所有脑神经均可受累，表现为受累神经增粗、并明显强化。例如，三叉神经结节受累可出现海绵窦旁或半月神经节强化肿块，需与神经鞘瘤鉴别，结节病T_1WI等信号，T_2WI低信号，增强出现不均匀强化，而神经鞘瘤T_2WI信号较高且易坏死囊变。鼻或鼻窦结节病可沿三叉神经和翼管神经向颅内播散，与头颈部癌播散途径相似，要注意鉴别。

4. **垂体受累** 可累及垂体腺、垂体柄及下丘脑，常伴随有颅底脑膜广泛增厚强化，可视为脑底部软脑膜受累，或可为单独表现。

5. **脑积水** 5%~12% 的 NS 可出现脑积水，可因脑脊液吸收障碍，伴硬脑膜或软脑膜受累而导致交通型脑积水，或软脑膜受累导致脑室系统分隔或粘连而产生梗阻型脑积水。

6. **脊髓内病变** 脊髓内病变不常见，发生率小于 1%，临床表现可为进行性肢体麻木及深感觉障碍。可发生于脊髓的任何部位，但以颈、胸髓常见。影像表现为脊髓梭形膨大，T_1WI 上为低信号，T_2WI 上为高信号，增强可出现斑片状强化，常伴有脊髓周围的软脊膜或硬脊膜强化。这些表现并非特异，应注意与肿瘤、多发性硬化及真菌感染鉴别。

【诊断与鉴别诊断】

结节病的最终诊断必须依靠活检，但脑或脑膜活检在多数情况下很难做到，因此神经结节病的诊断需要结合临床检查、神经影像学、脑脊液以及其他系统的异常，尤其是胸部、纵隔和肺门淋巴结肿大。脑脊液分析常发现蛋白或淋巴细胞含量增加，Kveim 试验阳性或镓扫描，血浆 ACE 的增高等。

结节病神经系统损害如出现在其他系统受累之后不难诊断，如为首发或唯一表现时极易误诊为其他神经系统疾病。

（张 静）

第六节 癫 痫

【概述】

癫痫（epilepsy）是指由于神经元异常放电引起的多次、反复的大脑功能短暂障碍性疾病，是仅次于脑血管病的第二大神经系统疾病，在我国人群患病率约为 4‰ ~7‰，当前约有 1 000 万癫痫患者。癫痫多为低龄发病，致残率高、治愈困难，严重影响患者生活，被世界卫生组织列为全球重点防治神经疾病之一。

癫痫的病因多样，几乎所有的神经系统疾病都可以出现痫性发作，而长期、反复、刻板发作症状，且以癫痫发作为主要症状的综合征则称之为癫痫。国际抗癫痫联盟（ILAE）2014 年临床实用癫痫定义认为，癫痫临床诊断至少需要两次非诱发（或反射性）发作，两次发作需相隔 24 小时以上。

癫痫的发病机制及临床表现复杂，目前在其机制认识及临床诊治方面面临很多挑战。一般来说，癫痫分类包括病因分类、发作症状分类及综合征分类。对于病因分类，ILAE 传统（1981 及 1989 年版）标准中，把癫痫分为“症状性（有明确的癫痫致病原因）”“特发性（无明确致病原因，可能与遗传相关）”及“隐源性（可能是症状性癫痫，但目前缺乏证据）”三类。新版（2010 年）分类有较大变动，代之以“结构 - 代谢性”“遗传性”及“病因分类不明性”三类（表 15-6-1）。而 2011 年则修订为“结构性”“代谢性”“遗传性”“免疫性”“感染性”及“病因不明确”六大类。

表 15-6-1 2010 年癫痫病因总体分类

分类	内容
遗传性	该癫痫是由已知或推测的基因缺陷直接导致，癫痫发作是其核心症状
结构性和代谢性	已证明为明确的结构性和代谢性病变所致，结构性病变包括获得性疾病，如卒中、外伤及感染。也可能是遗传因素所致（如结节性硬化、多种皮质发育畸形），但遗传缺陷和癫痫是各自独立的疾病
未知的病因	可能有遗传缺陷的基础，也可能是某种尚未被认识的独立疾病的结果

对于癫痫发作症状分类，ILAE1981 及 1989 年版分类标准分为全面性癫痫及部分性癫痫。全面性癫痫是指癫痫活动涉及两侧大脑半球，表现为意识丧失症状、且在脑电图上表现为全面性棘慢波发放，包括全面强直 - 阵挛发作性癫痫、青少年肌阵挛癫痫及失神性癫痫。部分性癫痫是指癫痫活动起源于一侧大脑或局部脑叶，包括单纯部分性（无意识程度改变）、复杂部分性发作（有意识程度的改变）以及部分继发全面发作性癫痫。而 2017 年分类标准则代之为“局灶性起源”“全面性起源”及“起源不明”3 类，新分类更加体现了癫痫发作的病理生理基础（表 15-6-2）。

表 15-6-2 2017 年癫痫发作症状分类

症状	局灶性起源	全面性起源	起源不明（不能分类）
意识状态	意识完好或受损	意识受损	
行为表现			
运动性	强直、失张力、阵挛、肌阵挛、癫痫性痉挛、过度运动	强直-阵挛、强直、失张力、肌阵挛、肌阵挛-失张力、阵挛、阵挛-强直-阵挛、癫痫性痉挛	强直-阵挛、强直、失张力、癫痫性痉挛
非运动性	感觉性、认知性、情绪性、自主神经性、局灶性演变为双侧强直-阵挛	（失神：）典型失神、不典型失神、肌阵挛失神、伴眼睑肌阵挛的失神	行为中止
发作过程	局灶到双侧强直阵挛（同前术语：部分继发全面）		

临床工作中多采用癫痫综合征分类，可以指导癫痫治疗策略。根据癫痫起源病灶的位置，可以把局灶性癫痫分为额叶癫痫、颞叶癫痫、顶叶癫痫及枕叶癫痫，用于指导临床定位。也可以依据年龄、病因、症状等相关特征进行分类（表 15-6-3），指导临床治疗管理。

由上可见，癫痫不但临床表现复杂，其病理生理机制也很复杂，当前对其认识还远远不足。图 15-6-1 总结了 2016 年版 ILAE 癫痫病因分类、症状分类及综合征分类之间的关系。

表 15-6-3 2010 年癫痫临床综合征的分类

分类	内容
根据起病年龄排列的电临床综合征	
新生儿	良性家族性新生儿癫痫、早期肌阵挛性脑病、大田原综合征
婴儿期	婴儿游走性部分性发作、West 综合征、婴儿肌阵挛癫痫、良性婴儿癫痫、良性家族性婴儿癫痫、Dravet 综合征、非进行性疾病中肌阵挛性脑病
儿童期	热性惊厥附加症（可起病于婴儿期）、Panayiotopoulos 综合征、伴肌阵挛失张力（以前称站立不能性）发作癫痫、伴中央颞区棘波的良性癫痫、常染色体显性遗传夜发性额叶癫痫、儿童枕叶癫痫晚发型、伴肌阵挛失神癫痫、Lennox-Gastaut 综合征、慢波睡眠中持续棘慢复合波的癫痫性脑病、Landau-Kleffner 综合征、儿童失神癫痫
青少年-成年期	青少年失神癫痫、青少年肌阵挛癫痫、仅有全面强直-阵挛发作的癫痫、进行性肌阵挛癫痫、伴有听觉特征的常染色体显性遗传性癫痫、其他家族性颞叶癫痫
相对明确的癫痫群体	伴有海马硬化的颞叶内侧癫痫、Rasmussen 综合征、伴下丘脑错构瘤的痴笑性发作、偏侧惊厥-偏瘫综合征 注：不符合上述任何诊断类型的癫痫，区分的基础首先要明确是否存在已知的结构或代谢异常（推测的病因），而后是起始的最初症状（全面性相对于局灶性）
由于脑结构-代谢异常所致的癫痫	皮质发育畸形（巨脑回、灰质异位等）、神经皮肤综合征（结节性硬化复合体、Sturge-Weber 等）、肿瘤、感染、外伤、血管瘤、围产期损伤、卒中等
病因不明的癫痫	
伴有癫痫样发作的情况，但习惯上不诊断为癫痫的类型	
良性新生儿发作	
热性惊厥	

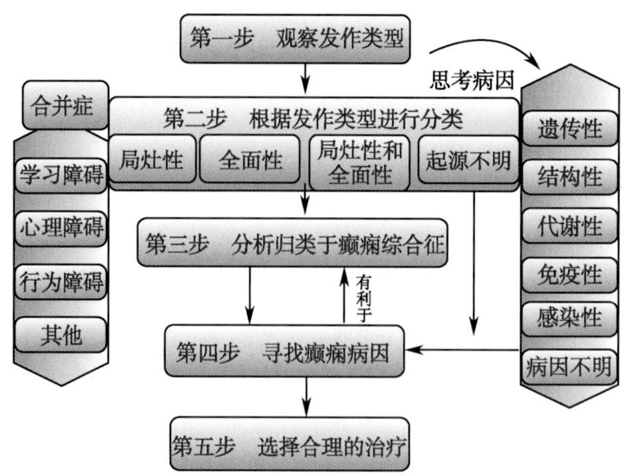

图 15-6-1 2016 年版 ILAE 癫痫框架图

该分类框架基于可靠临床信息，从多个层次进行癫痫诊断。第一层次是临床医生首先判断是否为癫痫发作，并判定癫痫发作形式；第二层次是根据最新的 2016 年发作类型简表进行分类；第三层次是对此病例结合脑电图等检查，再具体归类于某一癫痫综合征；第四层次是基于以上临床特征进行病因诊断；最终的目标是基于上述多层次诊断来选择最合理的治疗方式。另外，在癫痫的各个阶段均可合并一些认知、心理、行为学等异常，早期发现这些合并症，有利于更好更有针对性的治疗和干预

【临床与病理】

1. 病理生理　癫痫活动是由于神经元兴奋性异常增高而产生，导致其发生的病理基础包括神经突触的失联系、再联系以及神经元与胶质细胞的相互作用。所以，癫痫病灶的病理基础基本上都是皮层（灰质）的异常。

与癫痫病灶相关的几个基本病理概念需要理清：第一，致痫病理灶是指直接引起癫痫活动产生的结构性异常脑区，可以采用结构影像或组织病理的方法进行检测；第二，在癫痫发作间期产生异常棘波的脑皮质区称为刺激区，引起癫痫临床发作开始的脑区称为起搏区，产生癫痫发作症状的脑区称为症状产生区，而由于癫痫发作导致的非癫痫的功能障碍皮层区称为功能缺失区；这些癫痫功能异常脑区可以采用 EEG/MEG、PET/SPECT 及 fMRI 等功能成像的方法检测；第三，致痫灶通常指临床癫痫发作的脑皮质区，但只是理论上的概念，与以上多个脑区有重叠也有差异。

致痫病理灶的定位检测是影像学诊断的主要目的，主要体现在局灶性癫痫诊断方面。包括以下几种病理类型：

（1）海马硬化：内侧颞叶癫痫是最常见的药物难治性癫痫类型，海马硬化是内侧颞叶癫痫最主要的病理基础。其形成通常多起源于儿童期或青少年期，可能与热性惊厥、癫痫持续状态、感染等损伤因素有关。特征性的病理改变是海马的锥体细胞和颗粒细胞丢失、胶质细胞及毛细胞增生造成突触再联系。2013 年 ILAE 根据海马硬化发生部位的病理特征、将其分为 4 型，用于指导手术治疗效果和预后。

（2）脑皮质发育障碍（disorders of cortical development，DCD）：脑皮质发育障碍又被称为脑皮质发育畸形（malformation of cortical development，MCD），在大脑皮质的不同发育阶段（神经母细胞增殖或凋亡、神经元迁移及大脑皮质结构组建）受到遗传或环境不利因素的影响，而产生不同类型的脑皮质发育障碍。脑皮质发育障碍是引起药物难治性癫痫的重要病理原因之一。根据脑皮质发育障碍形成的阶段分为三个大类（表 15-6-4）。

表 15-6-4 脑皮质发育障碍分类

Ⅰ. 神经元和胶质细胞的增殖或凋亡障碍
A. 先天小头畸形（神经元迁移前增殖减低或凋亡增加）（8 类）
B. 巨脑回畸形（3 类）
C. 非肿瘤性皮质发育不良伴细胞异常增殖（包括以下 3 类）
1. 弥漫性皮层发育不良
2. 局灶和多灶性皮层和皮层下发育不良（半侧巨脑回畸形、局灶性皮层发育不良（FCD）Ⅱa 和Ⅱb 型、结节性硬化症）
3. 半侧巨脑回畸形
D. 肿瘤性皮质发育不良伴细胞异常增殖（包括以下 2 类）
1. 胚胎期发育不良性神经上皮肿瘤（DNET）
2. 节细胞胶质瘤 / 神经节细胞瘤
Ⅱ. 神经元迁移障碍
A. 室管膜神经元异常的畸形：脑室旁灰质异位（3 类）
B. 广泛神经元迁移障碍所致畸形（径向或非径向）（5 类）
C. 神经元迁移晚期，局部径向或切向方向迁移障碍所致畸形（2 类）
D. 神经元迁移末期异常或者软脑膜界膜缺陷所致的畸形（4 类）
Ⅲ. 皮质结构异常
A. 多小脑回畸形或类似多小脑回的皮质畸形（3 类）
B. 继发于先天性代谢缺陷的皮质发育不良（2 类）
C. 发育后期障碍所致的无异型神经元的局灶性皮质发育不良（FCD）
D. 神经元迁移后发育性小头畸形（出生时枕额径（OFD）≤ 3SD）

该分类涵括了所有与神经元发育异常有关的疾病，包括临床常见的局灶性皮质发育不良、灰质异位以及混合神经元 - 神经胶质肿瘤。局灶性皮质发育不良（focal cortical development，FCD）主要由细胞增殖分化异常和皮质结构异常引起，可分为 3 型：Ⅰ型为皮质分化结构异常；Ⅱ型为皮质结构异常伴有异常细胞（有异型神经元ⅡA、异形神经元及气球细胞ⅡB）；Ⅲ型为前两者之一，并且伴有其他病灶。细胞增殖分化异常同样可以引起巨脑回畸形。其中，FCD（I.C、Ⅲ.C）、巨脑回畸形（I.B）、灰质异位（Ⅱ.A、Ⅱ.C）、无脑回畸形（Ⅱ.B、Ⅱ.D）、多小脑回和脑裂畸形（Ⅲ）是常见的以癫痫为主要症状的脑皮质发育障碍。

神经元迁移起源异常导致室管膜下灰质异位症，迁移运动异常可导致带状灰质异位症，如果正常皮质结构破坏，正常脑皮质 6 层结构变为异常 4 层结构，则发育为经典型无脑回，神经元迁移停止异常导致鹅卵石样无脑回。这些疾病没有神经元发育不良或气球状细胞，但在结节状、层状异位部位的神经元均未成熟，或见皮质下细胞层呈显著的、弥漫性增厚和旋转。皮质结构形态异常见于多小脑回和脑裂畸形，此病可见白质内有小的移行细胞丛，对皮质结构影响很小。

（3）长期癫痫相关的脑肿瘤与肿瘤样改变：长期癫痫相关的脑肿瘤（long-term epilepsy associated tumors，LEATs）是一类以长期癫痫发作为典型症状、发生在皮层为主的良性肿瘤，又称为癫痫瘤，约占药物难治性癫痫病因的 20%。在病理上，LEATs 为 WHO I~Ⅱ级的良性神经上皮性肿瘤或神经元 - 神经胶质混合型肿瘤，包括胚胎发育不良性神经上皮瘤（DNET）、节细胞胶质瘤 / 神经节细胞瘤、多行性黄色星形细胞瘤、少突胶质细胞及毛细胞星形细胞瘤等。此外，还有相对少见的乳头状角质神经元肿瘤、婴儿促纤维增生性星形细胞瘤、婴儿促纤维增生性节细胞瘤及血管中心性胶质瘤等。在分子病理上，该类肿瘤不属于 IDH-1 突变、1p/19q 共缺失的星形细胞瘤系列，大部分有 *B-RAF* 基因突变以及癌胚蛋白 CD40 阳性表达，并且，该类肿瘤不会向高级别进展。临床上，该类肿瘤常表现为早年的顽固性癫痫发作，手术切除可取得非常良好的癫痫控制效果。

此外，一些囊肿病变，如脉络膜裂囊肿、蛛网膜囊肿（尤其是颞极区）、神经上皮囊肿及表皮样囊等也与癫痫的发生有关。

（4）神经胶质增生及出血病变：炎症、外伤、脑血管（血管畸形）病变，往往导致大脑皮质的神经胶质增多症和组织含铁血黄素沉积，最终导致人脑结构损害引起癫痫发生，与脑部炎症反应、神经元凋亡、胶质细胞功能异常以及突触重构等过程有关。大脑皮质神经胶质增多症的手术效果往往不及海马硬化。

（5）癫痫活动传播网络的概念及病理生理基础：2010 年国际抗癫痫联盟在癫痫发作类型分类时，采用了癫痫网络的概念，认为在癫痫活动发生发展上，不应只局限于癫痫源灶，癫痫活动特异的网络传播也是重要的病生过程。根据此概念，部分性癫痫是指癫痫活动局限在一侧大脑半球特定癫痫网络内的发作活动；不同类型癫痫有相应的特异性癫痫网络模式，如最常见的颞叶 / 边缘叶癫痫网络包括：海马、内侧颞叶结构、丘脑基底节及外侧颞叶、额叶等新皮层区。而全面性癫痫是指双侧大脑半球参与的癫痫网络，其中丘脑 - 皮层网络结构起着重要作用。癫痫发作后急性期，癫痫网络相关的神经元表现为水肿，在慢性期可表现为萎缩。DWI 及 T_2-FLAIR 可以显示癫痫发作后急性期癫痫网络相关脑区的水肿信号，结构成像及功能成像可以观察到慢性期癫痫网络相关脑区的形态萎缩及功能损害。

2. 临床诊治 在临床上，癫痫症状的控制及最大可能地保护正常脑功能是癫痫治疗的主要目的。癫痫临床治疗的主要方法目前包括药物治疗、外科手术治疗以及电生理刺激疗法。除小部分年龄相关的良性癫痫类型外，大部分的癫痫患者都需要长期甚至终身药物治疗；约三分之一的患者为药物难治性癫痫，其中四分之一可通过外科手术的方法获得益处。外科治疗方法主要包括癫痫病灶切除术及传播通路的阻断术，其中迷走神经刺激、小脑刺激术可为癫痫控制提供良好的辅助作用。

癫痫的临床诊断，包括以下方面：

（1）癫痫病理灶的检测：对结构 - 代谢异常型癫痫（症状性癫痫）尤其是局灶性癫痫病理灶的检出（对于内侧颞叶癫痫，诊断目的为癫痫灶的定侧）是癫痫影像诊断的首要目的。发现与癫痫发作相关的结构异常，是癫痫病因及综合征诊断、癫痫外科评估的重要证据，决定了随后的癫痫治疗策略与预后。

（2）癫痫术前方案制定：对于适合手术治疗的癫痫患者，影像学的作用包括：①对癫痫相关的病灶进行展示；②明确手术拟切除范围与周围重要结构组织的关系。功能 MRI 对术前重要脑功能，如运动、语言、记忆功能的评估，包括优势半球、功能区定位等；③指导颅内电极的置入；④其他，如术中评估、疗效监测及预后评估等。

（3）癫痫脑损伤的评价：整体评价断癫痫病因相关的或癫痫继发性结构的损伤情况，判断癫痫治疗过程中脑损害的进展情况。

【影像检查方法】

常用癫痫神经影像检查方法见表 15-6-5。

常规 X 线目前在癫痫的诊断方面基本无价值。CT 平扫可用作癫痫急诊处理的快速检查，可以确认患者是否适合 MRI 检查，并可以检出大部分肿瘤、明显的血管畸形、广泛的脑畸形、卒中等可以导致痫性发作的神经系统病变。此外 CT 平扫在钙化性病灶、结节性硬化等特征有更好检出能力。所有怀疑或临床诊断为癫痫的患者（除有 MR 检查禁忌证外）均应进行至少一次的 MRI 检查。MRI 具有非常优越的空间分辨及组织分辨能力，并且多种技术成像可以提供丰富的评价指标，是癫痫诊断的首选影像检查技术。MRI 设备建议采用高场强（≥ 1.5 T）MRI 设备，尤其是 3.0T 设备。

虽然目前尚无公认的“最佳”癫痫 MRI 扫描方案，但不应等同于临床常规 MRI。因为在癫痫患者中，除部分病变范围较大或者有明显的影像异常，较多表现为微小、隐匿的病灶，相当部分患者为常规 MRI 阴性。因此，首先应尽可能选择薄的层厚行覆盖全脑的扫描，例如三维容积采集。其次，应根据癫痫灶的病理及流行病分布特征选择合适的扫描方案。在局灶性癫痫患者中，海马硬化、脑发育畸形、胶质瘢痕、良性肿瘤及血管畸形等最为常见，应选用对胶质增生比较敏感的 T_2-FLAIR、灰质与白质对比强烈的双翻转恢复序列等，并采用平行海马长轴的扫描方式，有利于局灶性异常的检出。此外，应根据癫痫的临床诊断信息，选择合适的扫描序列。比如，典型内侧颞叶症状患者应以海马硬化诊断为检查重点，一些特发性、全面发作性癫痫、则不宜以局灶性病灶的检出为目标，而以随访脑形态结构的改变为目标。在临床扫描时应至少包括以下前三种基本序列：

1. T_1WI 结构成像序列 用于脑大体形态结构的观察，有助于结构发育异常尤其是部分脑皮质发育畸形的诊断，并为其他模态图像的配准提供参照。

二维扫描建议采用基于翻转恢复的 T_1WI 技术，以有利于增加灰白质对比度，提高灰质异位、局灶性皮质发育不良等异常的检出率。一般推荐采用平行于前 - 后联合连线的轴位扫描。对于临床提示内侧颞叶癫痫的患者，行平行海马长轴方向的斜轴位及与海马长轴垂直的斜冠状位扫描，范围应包括全脑，尽可能采用薄层无间距扫描。

推荐采用高分辨率三维容积扫描的 T_1WI 序列替代二维扫描，如 FSPGR 或 MPRAGE 序列。扫描范围应包括全脑，矢状位采集可以增加有效扫描范围，扫描后进行多平面的重建。该序列有较好的灰白质对比度。

对于脑部占位性病变、感染性病变、血管畸形等，需要进行增强扫描。既可以静脉推注对比剂，也可以借助高压注射器快速注射对比剂，后者常用于血管成像和灌注成像。可采用三维 T_1WI 进行增强后扫描。

2. T_2WI 的成像序列 T_2WI 及 T_2 液体衰减翻转恢复序列（T_2-FLAIR）扫描能提供基本的、重要的病变诊断信息，用于胶质增生、脱髓鞘改变、肿瘤、囊性病变、皮质发育畸形、水肿等病灶，有利于这些病变的检出与诊断。

基于自旋回波的二维 T_2WI 序列，扫描方位同 T_1WI。T_2-FLAIR 的二维序列采集可分别采取与 T_1WI 一致的定位进行扫描，至少采集垂直海马方向的斜冠状位。该序列在癫痫 MRI 诊断中尤为重要。推荐在条件允许下采用三维扫描。

3. 对出血 / 钙化敏感的成像序列 梯度回波序列对出血及钙化敏感，有时也可以用弥散加权成像 b=0 图像代替。磁敏感加权成像（SWI）对出血和钙化的敏感性更高，建议采用 2mm 的薄层或容积采集。

4. 其他临床 MRI 序列 MR 动脉及静脉血管成像。用于对动静脉畸形、血管炎及静脉栓塞等血管异常的检出。MRS 对于海马硬化定侧诊断具有重要价值，可采用单体素（PRESS 或 STEAM 序列）或多体素（化学位移成像）采集方法。对于内侧颞叶癫痫患者，在垂直海马冠状位或平行海马的轴位像上定位。此外，MRS 对代谢疾病如线粒体脑病和脑内、脑外病变的鉴别诊断方面提供有价值的信息。

5. 高级 MRI 成像技术 ① BOLD-fMRI，主要用于癫痫重要脑功能区定位、优势半球定侧，还可以用于脑功能损害的评价以及癫痫活动的检测等。采用梯度回波 - 平面回波（GRE-EPI）序列。注意平衡回波时间、重复时间、翻转角及最大采集层数的关系；扫描时长上，组块设计的任务 fMRI 至少每个任务组块重复 3 次以上，静息态 fMRI 要求采集时长大于 300 秒。② DTI：可以提供较 DWI 更为准确和丰富的描述水分子弥散的指标，其纤维束追踪技术可用于外科术前判断白质纤维束的走行及完整性。如重点在于评估白质髓鞘的完整性，可设置较厚的层厚；如目标为白质束纤维追踪，则采用尽可能接近各向同性的薄层采集。③灌注成像：虽然有报道认为，基于动脉自旋标记的 MRI 灌注成像能够反映颞叶癫痫病侧，但与 SPECT、PET 相比，其临床实践经验较少，多用于临床研究。

6. PET 成像包括 ①脑代谢显像，采用 ^{18}F-FDG 为示踪剂的 PET 成像，用于观察癫痫发作间期的葡萄糖代谢情况，是应用最多的技术；②神经受体显像，癫痫常用 ^{11}C 氟马西尼（FMZ）以及 γ-GABA 受体 A/ 苯二氮䓬受体（$GABA_A$/BZ），显示癫痫发作间期神经受体的异常分布情况。

7. SPECT 成像 ^{99m}Tc 的六甲基丙二基胺肟（HMPAO）是脑灌注成像的主要技术。因为这些示踪剂在注射 2 分钟内达到峰值，并且其分布模式在 2 小时内保持不变。因此，SPECT 可以用作记录癫痫发作期的灌注情况，配合发作间期的扫描可以大大提高癫痫活动定位检测的能力。

表 15-6-5 常用癫痫神经影像检查方法

成像技术	序列设置	序列选择原则
CT 平扫	常规 CT 平扫	显示钙化、急性出血及较大的病变
T_1WI	推荐采用翻转恢复序列（轴位和与海马长轴垂直的斜冠状位，薄层无间距扫描）或高分辨三维容积扫描序列（各向同性方式全头颅采集，后期多平面重建）	用于微小病变的检出；怀疑内侧颞叶癫痫患者需进行斜冠状位扫描
T_1WI 增强	采取与 T_1WI 一致的轴位扫描或三维容积扫描	用于脑部占位性、炎性、血管畸形等疾病的诊断和鉴别诊断
T_2WI	采取与 T_1WI 一致的轴位扫描或三维容积扫描	能够较为敏感地发现病变。T_2-FLAIR 斜冠状位扫描尤其有利于观察内侧颞叶癫痫患者海马胶质增生情况
T_2-FLAIR	至少采取与 T_1WI 一致的斜冠状位扫描或三维容积扫描	
SWI	轴位 2mm 薄层或容积扫描	用于检出病灶内的出血与钙化
MRA、MRV	采用对比剂增强的血管成像技术或无对比剂血管成像技术（时间飞跃法和相位对比法）	用于对动静脉畸形、血管炎及静脉窦血栓等血管病变的检出
MRS	采用单体素或多体素采集方法；内侧颞叶癫痫患者，在垂直海马冠状位或平行海马的轴位像上定位	用于内侧颞叶癫痫海马评估、脑内外病变鉴别、线粒体脑肌病诊断
fMRI	基于 BOLD 序列采集的任务 fMRI 组块设计的脑功能区成像	用于癫痫重要脑功能区定位，服务术前计划
DTI	采用接近各向同性的薄层采集	用于评估白质纤维束的走行、完整性及与病灶的关系，服务术前计划
PET	采用 ^{18}F-FDG 为示踪剂	用于观察癫痫发作间期的葡萄糖代谢情况
SPECT	采用 ^{99m}Tc HMPAO	用于癫痫发作期的灌注评估，结合发作间期表现可以提高癫痫活动定位检测能力

【影像表现】

1. 致病病理灶的检出及诊断 癫痫作为一个临床综合征，几乎所有的神经系统疾病均可导致癫痫的发生，如脑先天发育畸形、肿瘤、炎性病变及外伤等，这些原发病变的影像诊断内容详见相关各章节，本处不再赘述。

对于癫痫的影像诊断，致病病理灶的检出是首要目的。因为癫痫患者大部分为微小或隐匿性病灶，全面系统化的 MRI 诊断分析思路可以提高隐匿性病灶的检出。例如，Yale 大学 Bronen 等提出的“HIPPO-SAGE”诊断思路。

H：Hippocampal size & signal asymmetry，注意观察海马大小和信号的不对称性，用于海马硬化的诊断。

I：IAC & atrium，内耳道的形态。提醒在观测海马及局部脑组织对称性之前，需要注意通过判断内耳道的对称性来判断扫描时头颅的位置，必要时进行旋转调整。

P：Periventricular heterotopia，注意观察侧脑室周围灰质异位等异常。

P：Peripheral，脑表面改变。

S：Sulcal morphological abnormalities，观察脑沟形态异常。

A：Atrophy，萎缩。

G：Gray matter thickening，灰质增厚。

E：Encephalocele of anterior temporal lobe 前颞叶局部脑膨出等。该部分用于观察隐匿的皮层发育畸形。

O：Obvious lesion，明显的病灶。

图 15-6-2 展示了常见癫痫相关病变的发生位置特征及大致形态特征。结合本诊断思路，本章节就癫痫特异的相关影像表现进行叙述。

（1）内侧颞叶病变的影像学表现

1）海马硬化的影像学表现：海马硬化是内侧颞叶癫痫最主要的病理类型。MRI 是诊断海马硬化的首选检查方法，观察海马的最佳方位为垂直于海马长轴的斜冠状位，注意辨认正常海马的边界与内部结构。海马硬化的MRI表现为海马形态萎缩及海马信号的异常。海马萎缩主要表现为海马体积减小、内部正常结构消失，部分患者可出现侧脑室颞角的扩大、同侧颞叶结构的萎缩以及同侧丘脑、杏仁核、纹状体甚至大脑半球的萎缩。判断海马萎缩时，一定要排除因为扫描方位的不对称所造成的左右海马大小不一致。海马信号异常主要表现为患侧海马 T_2WI 信号的增高，在 T_2-FLAIR序列上显示更加明显（图15-6-3）。如果可以观察到海马硬化病变侧杏仁核的 T_2-FLAIR高信号，则提示可能有较好的手术疗效。T_2 Mapping可以显示病变海马 T_2 弛豫时间的延长。

2）海马体积测量：相对于目测分析，定量化海马体积测量可以提高海马硬化检出的敏感性与特异性，建议将定量化海马体积测量作为主要的测量方法来使用。目前，量化海马体积有多种方法，主要包括手动描记法或通过半自动、自动化海马分割测量软件进行测量。传统手动轮廓描记法（图15-16-4）操作较为简便，目前应用较广。描记多在高灰白质对比的 T_1WI（翻转恢复序列上）进行，在垂直于海马长轴的斜冠状位图像上，分别自海马头部（注意通过颞角及海马隔与前上方杏仁核区分）至海马尾部（可通过视辐射的白质衬托勾勒）逐层面描记海马的轮廓；记录各层海马的面积之和，乘上层厚，得到海马的绝对体积，与个体颅腔体积（测量板障下长、宽、高各方向的最长径）进行标准化。正常中国成年人海马标准体积：左侧 $2.48cm^3$，右侧 $2.62cm^3$，明显低于正常海马体积者认为是海马萎缩。

3）MRS：可以无创性检测患侧海马神经元损伤情况，常被用作内侧颞叶癫痫海马异常的定侧分析。表现为病变侧海马NAA峰降低（图15-6-3D）。临床常用NAA/（Cho+Cr）、NAA/Cr比值有无减低作为临床观察指标。同时对于怀疑单侧颞叶癫痫的患者，还可以采用双侧海马波谱比值的偏侧化指数（病侧比值 - 对侧比值）×2/（病侧比值 + 对侧比值）来检测，超过0.05~0.07可认为有意义。

4）双侧海马硬化：约占难治性颞叶癫痫患者的14%~23%。MRI上表现为双侧海马体积的减小及信号异常，部分双侧海马硬化患者的癫痫样放电起源于其中的一侧海马，这类患者术后效果较双侧起源者好。通过结合MRS及其他电生理检查可帮助此类患者进行癫痫灶的定侧。伴海马硬化多重病灶的诊断：发生于外侧颞叶的局灶性脑皮质发育不良Ⅲ型、胚胎发育不良性神经上皮瘤以及颅内感染所致的伴海马硬化的内侧颞叶癫痫，需要注意海马外的其他异常病变。

①海马沟残余囊肿：海马硬化的影像诊断时，需要与海马沟残余囊肿相鉴别。海马沟残余囊肿是一种正常变异，由于胚胎期海马角与齿状回的不完全融合所致，表现为沿海马侧缘分布的多发含脑脊液的小囊状影，无占位效应及周围组织的水肿信号。

②非肿瘤性病变：包括脉络膜裂囊肿及海马旁沟的蛛网膜囊肿，二者均表现为境界清楚、张力较高、含脑脊液的囊性占位影（图15-6-5A-C）。

③颞叶癫痫相关的肿瘤及非肿瘤性病变：主

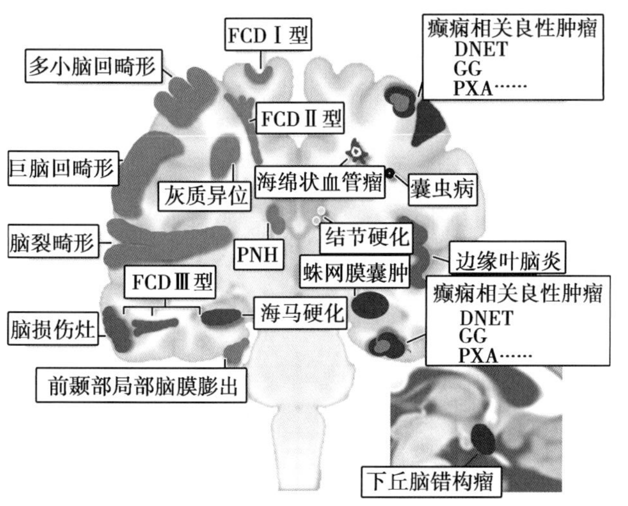

图15-6-2 常见癫痫相关病变

内侧颞叶部位好发的病变包括：海马硬化、癫痫相关的良性肿瘤性病变、脉络膜裂囊肿及蛛网膜囊肿、前颞叶局部脑膨出、合并损伤及肿瘤的局灶性皮质发育不良Ⅲ型（FCD Ⅲ）；好发于皮层的病变有：局灶性皮质发育不良Ⅰ型（FCD Ⅰ）、多小脑回畸形及巨脑回畸形、损伤性病变、MELAS、长期癫痫相关的良性肿瘤性病变以及分布于岛叶的边缘性脑炎等；好发生于白质内的有海绵状血管瘤、结节硬化及皮质下灰质异位；跨灰白质的有局灶性皮质发育不良Ⅱ型（FCD Ⅱ）及脑裂畸形等；发生于侧脑室室管膜下的结节硬化及室管膜下型灰质异位（PNH）。发生于下丘脑下部的下丘脑错构瘤

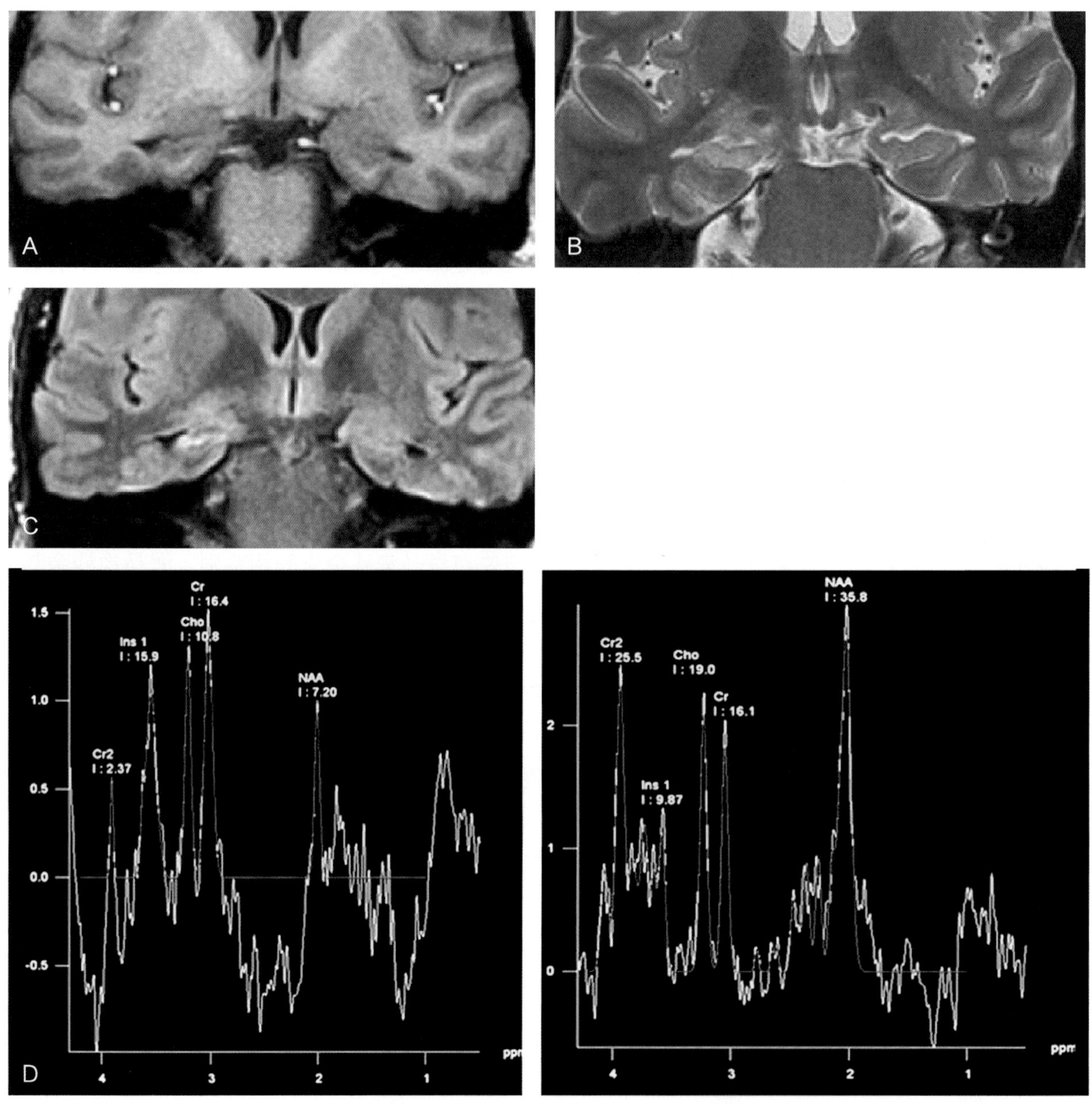

图 15-6-3　左侧海马硬化 MRI 平扫

A. 垂直海马长轴的 T_1WI 图像示左侧海马体积减小，左侧脑室颞角扩大；B. 垂直海马的高清斜冠状位 T_2WI 示左侧海马信号增高，内部结构模糊；C. 垂直海马的斜冠状位 T_2-FLAIR 示左侧海马呈高信号；D. 双侧海马多体素 MRS 示左侧病变海马区 NAA 峰降低

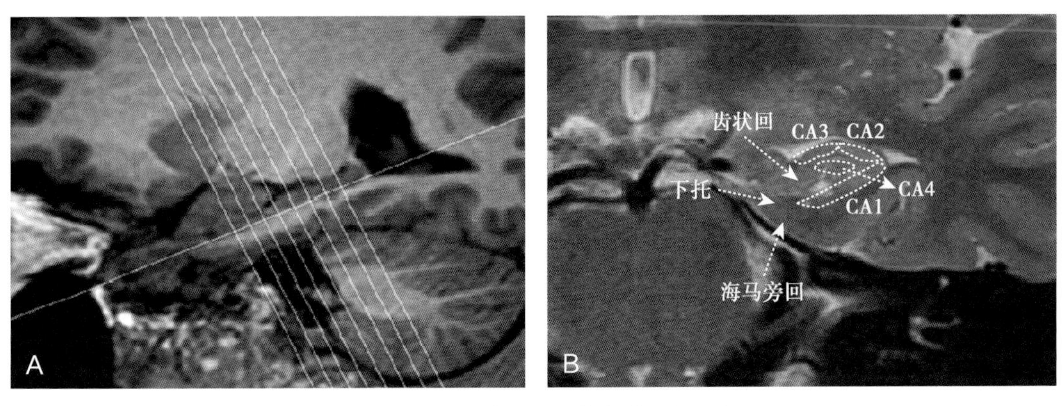

垂直海马长轴（层间距4mm）C

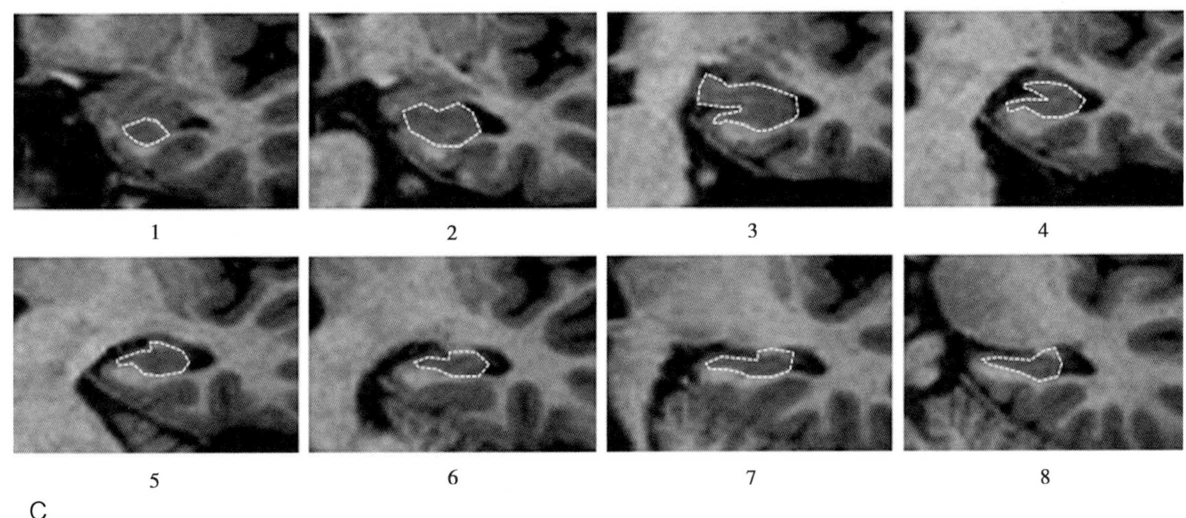

图 15-6-4　正常海马的形态与结构

A. 垂直于海马长轴的斜冠状位定位；B. 基于 T_2-SPACE 的正常海马结构；C. 垂直海马层面从海马头部到海马体部的 T_1WI 结构图，在前部注意与杏仁核的辨认

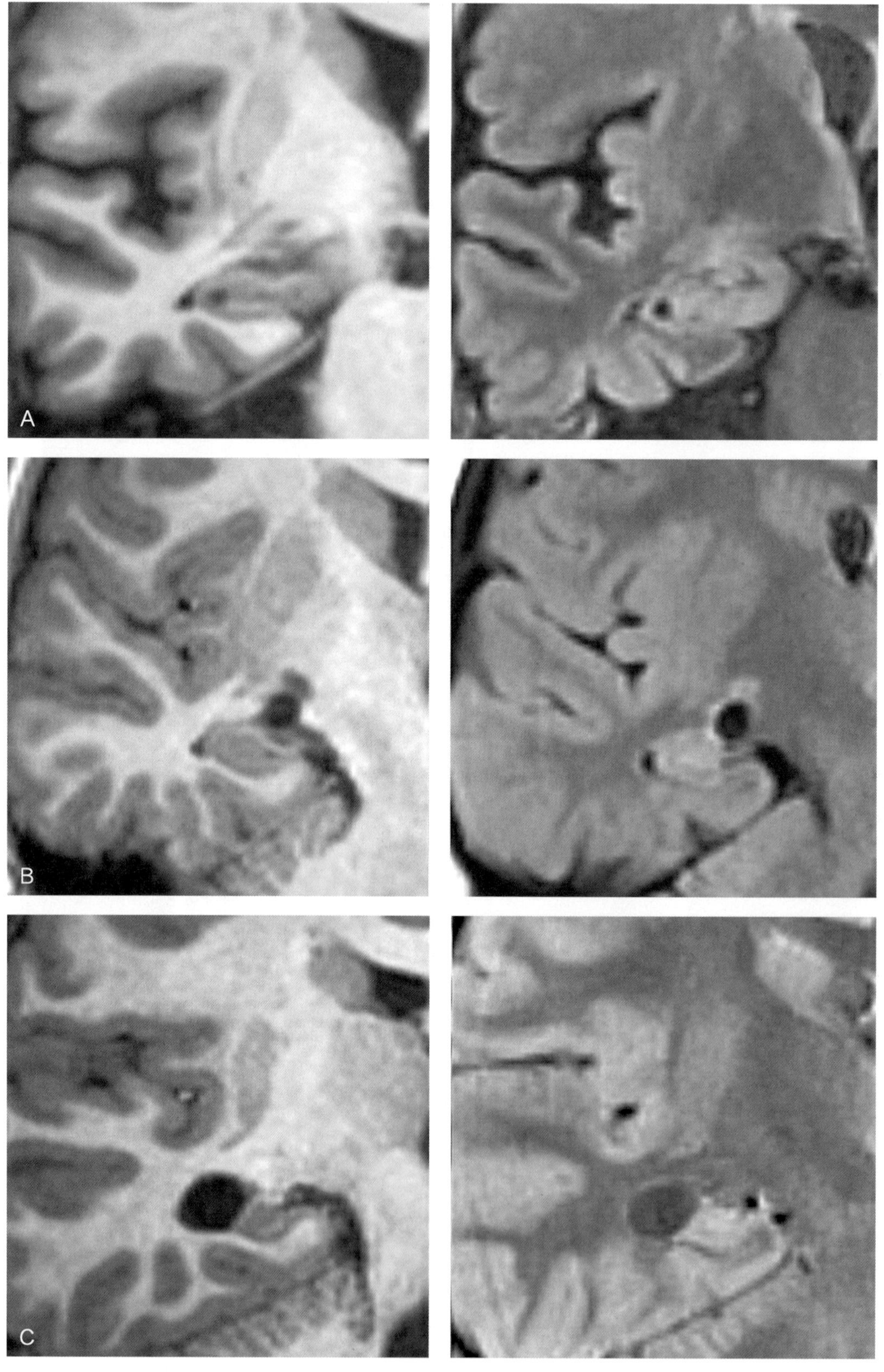
A
B
C

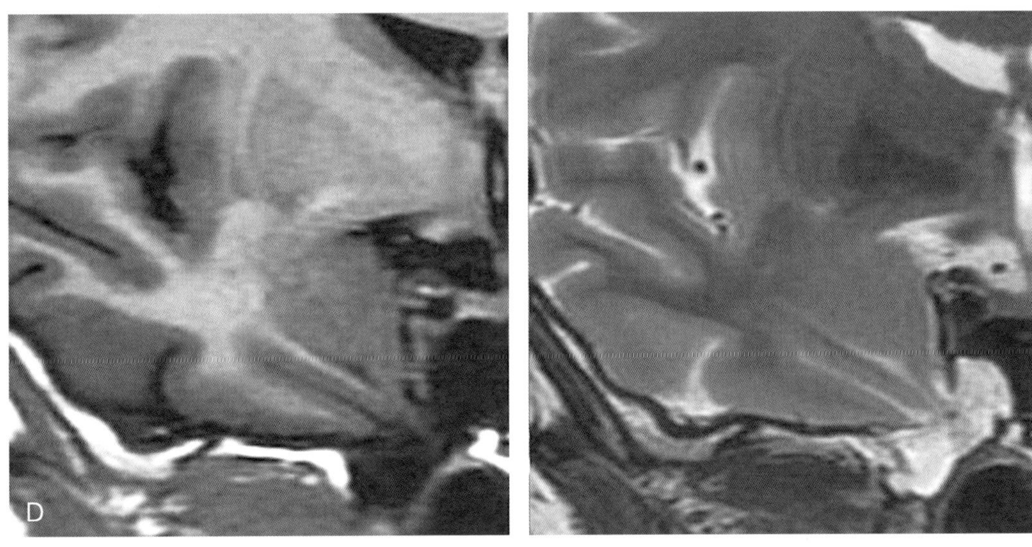

图 15-6-5　与癫痫相关常见的内侧颞叶病变

A. 海马沟残余囊肿；B. 脉络膜裂囊肿；C. 海马旁沟囊肿；D. 前颞叶局部脑膨出（病例图片由广东三九脑科医院汪文胜主任提供）

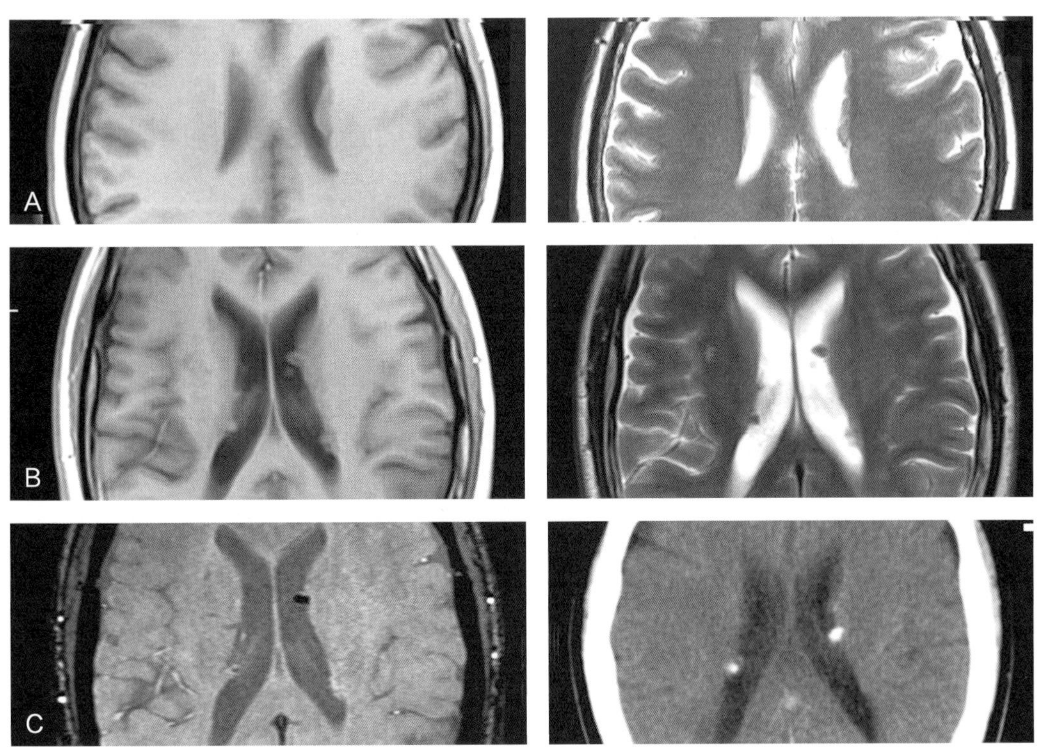

图 15-6-6　侧脑室周围异常影像学表现

A. 室管膜下型灰质异位，T_1WI 及 T_2WI 显示双侧脑室壁室管膜下与灰质信号一致的结节；B、C. 结节性硬化的 MRI 及 CT，双侧脑室壁室管膜下多发结节，在 MRI 的 SWI 和 CT 上可显示结节的钙化

要为长期癫痫相关脑肿瘤。

④前（下）颞叶局部脑膨出：相对比较罕见的一种脑膨出类型，颞极所在中颅窝骨质发育不完整，前颞叶脑组织表现为局限膨出；该影像表现比较隐匿，常需要薄层扫描，结合冠状位及矢状位有利于病变的展示（图 15-6-5D）。

（2）侧脑室周围异常影像表现：与癫痫相关的侧脑室周围异常影像主要有两类：结节性硬化与室管膜下灰质异位。结节性硬化常表现为沿室管膜下的多发钙化结节，CT 及 MRI 的 SWI 可以显示，并且常伴有脑实质区的神经元发育异常的结节信号，而室管膜下型灰质异位则表现为室管膜下与脑灰质信号一致的多发结节影（图 15-6-6）。

（3）脑表面局灶性病变影像表现：皮层局灶病变是导致局灶性癫痫的主要病因，包括：①局灶性皮层发育不良 I 型，其影像表现为脑皮质局限性带状、结节状增厚，脑沟底部的灰白质分界模糊；②较明显的脑皮质结构发育障碍，如多小脑回畸形、巨脑回畸形及脑裂畸形等，脑皮层发育障碍病变本身无强化。翻转恢复的 T1 及 T_2-FLAIR 可以增加病灶的检出，结合 PET 代谢异常有助于发现隐匿的皮质结构异常；③长期癫痫相关脑肿瘤，包括 WHO I~ Ⅱ级神经元 - 神经胶质混合型肿瘤或低级别胶质瘤：DNET、节细胞胶质瘤 / 神经节细胞瘤、多行性黄色星形细胞瘤、少突胶质细胞及少突星形细胞瘤、毛细胞星形细胞瘤等。这些肿瘤的共有影像征象包括：位于皮层区域，尤其好发于内侧颞叶，呈囊性或囊实性病变，部分肿瘤的实性成分可呈明显强化、高 DWI 及高灌注表现，病变占位效应及周围水肿不明显。需要与偶发的位于皮层的恶性肿瘤（高级别胶质瘤及转移瘤）相鉴别，恶性肿瘤多有较明显的占位效应及周围水肿（图 15-6-7）。

如上所述，部分致痫病理灶在影像学上常表现较为隐匿，根据 HIPPO-SAGE 影像分析原则可以避免微小病变的漏诊。此外，结合发作临床表现的影像分析方式也可以提高隐匿局灶性致痫病灶检出率。具有定位指导意义的常见发作症状如表 15-6-6 所示：

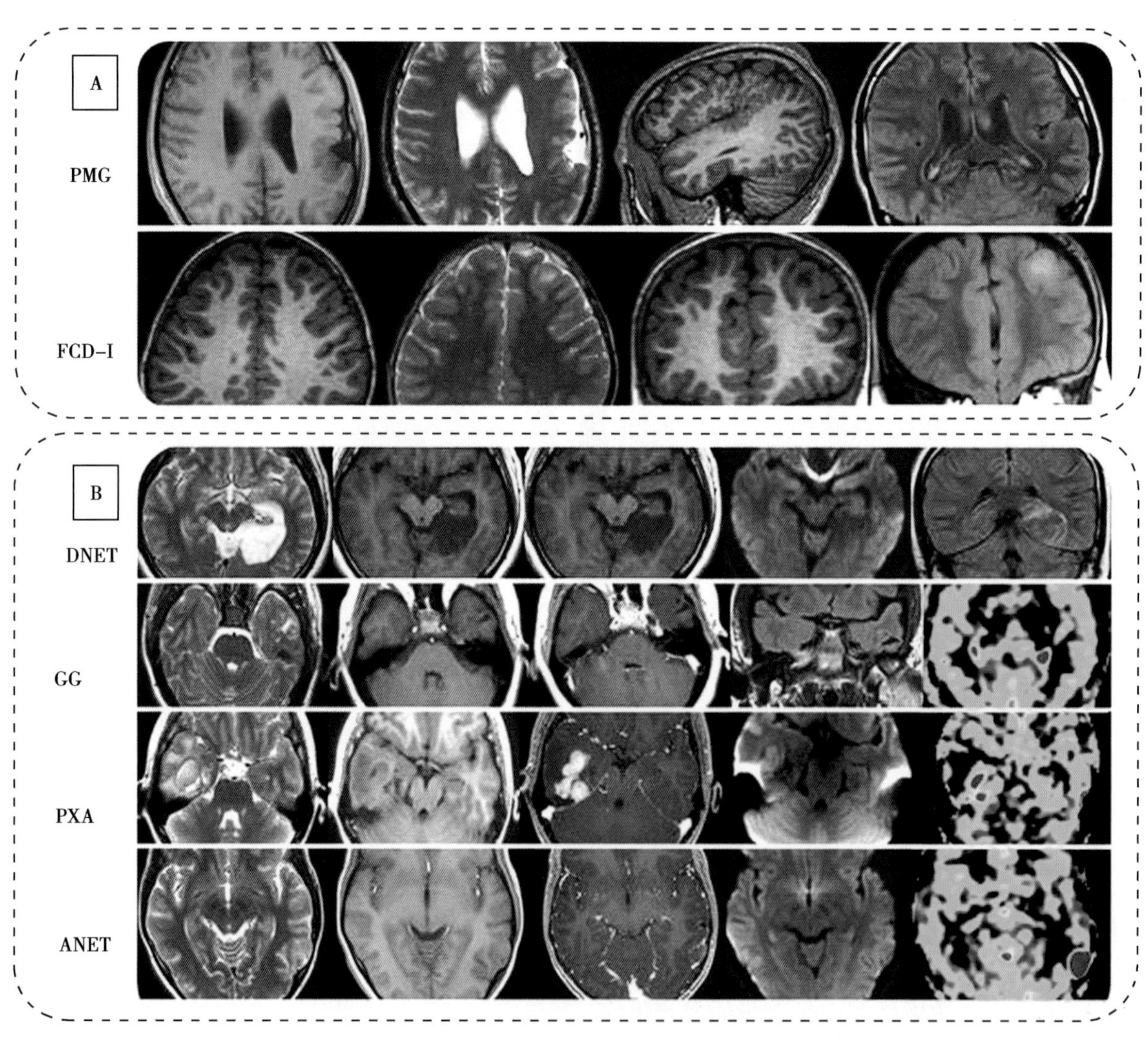

图 15-6-7　脑皮质区的局灶性异常

A. 皮层发育障碍，PMG：多小脑回畸形；FCD-I：I 型局灶性皮层发育不良，B. 长期癫痫相关脑肿瘤，DNET：胚胎发育不良性神经上皮瘤；GG：节细胞胶质瘤；PXA：多形性黄色星形细胞瘤；ANET：血管中心性胶质瘤

表 15-6-6 具有局灶性癫痫定位指导价值的癫痫发作症状

相对特异的癫痫发作表现	对应病灶部位
幻嗅、咂嘴、吞咽、摸索、自主神经症状、似曾相识 / 陌生感	内侧颞叶
幻听、发作性语言障碍	外侧颞叶
一侧肢体（或为起始）的感觉、运动障碍或异常动作发作	感觉 – 运动区
光幻视、暂时性视觉障碍、视错觉、复杂视幻觉	枕叶
发作性精神症状、睡眠发作、姿势性发作、双下肢复杂的自动症	额叶

（4）局灶性皮层下及脑深部病变影像表现：明显的局灶性脑结构异常病变（图 15-6-8），包括：①血管畸形，海绵状血管瘤及动静脉畸形常伴有慢性出血，可以采用出血敏感的序列如 SWI 检测，海绵状血管瘤常发生于皮层下白质深部；②皮层发育障碍性疾病，包括：皮层下结节状灰质异位、局灶性皮质发育不良Ⅱb 型、结节性硬化的脑白质内神经缠节病灶，尤其注意下丘脑错构瘤，具有典型的影像征象与癫痫临床表现；③与癫痫关系密切的脑寄生虫感染，如脑囊虫病、脑裂头蚴病及脑血吸虫病等，好发生于皮髓质交界区。

（5）明显的广泛性脑结构异常病变：①脑损伤，外伤性脑损伤慢性期表现为 T_2-FLAIR 高信号的胶质增生病灶，SWI 显示的陈旧性出血病灶，与癫痫的发作有关。放疗相关的放射性脑病表现为放射野相符的白质损伤，T_2WI 高信号，可出现强化；②脑血管病慢性后遗症，癫痫的发生与损伤后胶质增生及出血有关；③细菌性感染，表现为局部脑胶质增生、萎缩，脑膜增厚及板障增厚；④病毒性脑炎、自身免疫性脑炎及 Rasmussen 脑炎。病毒性脑炎特征性表现为岛叶、颞叶 T_2-FLAIR 高信号，而 Rasmussen 脑炎以基

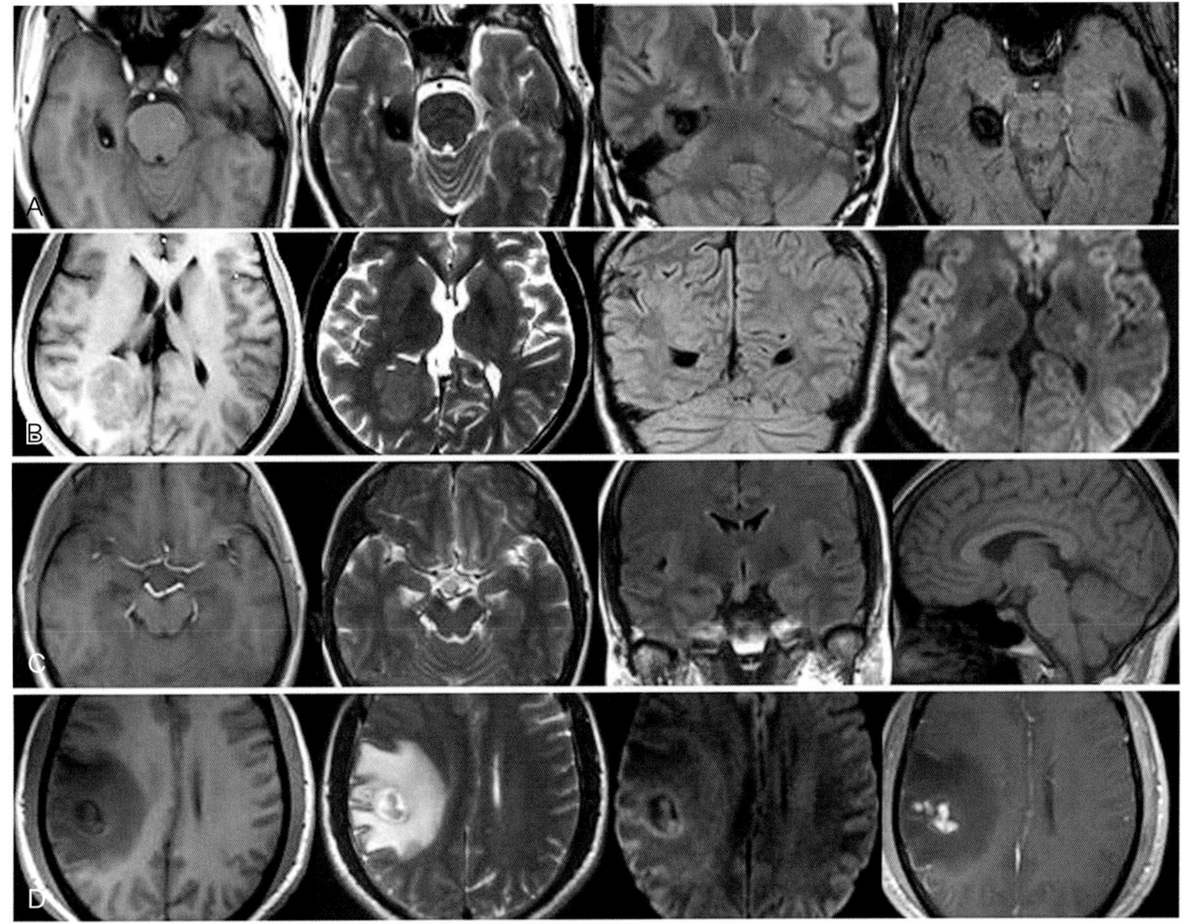

图 15-6-8 明显的局灶性脑结构异常病变影像学表现

A. 右内侧颞叶海绵状血管瘤；B. 皮层下结节状灰质异位；C. 下丘脑错构瘤；D. 脑裂头蚴寄生虫感染

底节萎缩、半球萎缩为特征；⑤围产期缺血缺氧性脑病所致侧脑室旁白质软化灶，以双侧脑室后角旁白质基本对称的 T_2-FLAIR 高信号，以青少年期检出率最高，也可见于无症状人群；⑥代谢性脑病，先天性原因如线粒体脑肌病、表现为双侧较大范围的大脑皮层肿胀及 T_2WI/DWI 高信号。后天性如非酮性高血糖脑病或钙磷代谢异常，表现为皮层下核团对称性信号异常；⑦中毒，常见如一氧化碳中毒表现为双侧对称性基底节或深部白质的异常信号；⑧较明显的脑皮质发育障碍，如胼胝体发育不全、巨脑回畸形、无脑回畸形、皮质下带状灰质异位及脑颜面血管瘤综合征等；⑨可逆性脑病，抗癫痫药物的撤离可导致可逆性胼胝体压部脑炎性病变，表现为胼胝体压部特异的 DWI 高信号。

2. 癫痫损伤的影像学表现 癫痫活动发作以及癫痫发作导致的缺氧等因素会导致脑结构及功能的损伤，可以表现为急性期局部形态的肿胀及癫痫发作后 DWI 信号的增高，而长期疾病可导致脑结构的慢性萎缩，常见有小脑半球的萎缩（图15-6-9）。

3. 癫痫活动的功能影像学表现 PET 及 SPECT 临床常采用感兴趣区（ROI）的双侧半球的相对定量分析。选取怀疑异常的脑区作为 ROI，与对侧相应部位进行对比，测量放射性分布的不对称性，一般认为大于 10% 的双侧差异具有临床意义。发作间期 ^{18}F-FDG PET 对颞叶癫痫定侧的准确性高达 70%~85%，但在颞叶外癫痫的准确性较低（为 30%~60%）。PET 低代谢表现可分为 4 类。Ⅰ类：无异常代谢区；Ⅱ类：局限性低代谢区，此类最具有临床癫痫活动定位诊断价值。低代谢区域位于皮层的一小部分，最大直径不超过 4cm，与周围正常脑代谢区边界清楚；Ⅲ类：扩展性低代谢区，低代谢区域范围广泛，位于一个脑叶的大部分或同侧几个脑叶的相邻部分，合并或不合并同侧丘脑或基底节的低代谢区；Ⅳ类：混合性代谢区：同侧多处低代谢区域不相邻，或双侧皮层-皮层下低代谢区域，其中低代谢区域的边界清楚或与正常代谢区域有渐变区。这些扩大的低代谢反映了癫痫造成的脑功能损伤分布（图 15-6-10）。

发作间期的 SPECT 表现为癫痫相关脑区的低灌注，但是由于较低的敏感性及特异性，缺乏临床癫痫活动定位/定侧能力。发作期 SPECT 表现为癫痫活动脑区的高灌注，具有较高的颞叶癫痫活动定位敏感性（73%~97%），结合发作期与发作间期成像可以提高癫痫活动定位的准确性。

4. 术中保护正常脑结构与功能 对于癫痫外科治疗，在最大程度切除致痫灶同时，减少对正常脑结构与功能的损伤也至关重要。当前主要体现在内侧颞叶癫痫患者前颞叶切除术的术前评估中。当前基于特定任务激活的 fMRI 在判定语言、记忆功能优势半球方面，已被认为达到可以代替 WADA 试验的程度。可采用字/词产生及情节记忆的任务组块设计刺激，以广义线性模型产生激活图，判断两侧大脑半球激活强度的偏侧性。DTI 白质纤维束成像对全面发作性癫痫的胼胝体切开术、前颞叶切除术视通路纤维保护方面具有重要的指导价值。

【诊断与鉴别诊断】

1. 癫痫致痫病理灶的影像检出是癫痫诊断的主要目的。掌握癫痫 MRI 分析原则有助于减少漏诊、提高病灶的检出诊断能力。首先，应注意海马硬化的诊断、注意皮层及侧脑室壁微小病变的观察及检出。其次，注意翻转恢复序列 T_1WI 或高分辨容积扫描 T_1WI 的使用，并结合 MRS 及 SWI 等高级技术的应用。再次，注意致痫病理灶与癫痫继发性损伤灶的鉴别。最后，对于 MRI 结构阴性的致痫灶，要充分结合 EEG、MEG、核素成像等检查结果进行综合诊断。

2. 癫痫术前综合影像评价。在对正常脑结构与功能的保护方面，注意根据癫痫灶切除术的位置进行重要功能区的定侧、定位，以及展示重要白质纤维束与手术方式的关系。

【影像学研究进展】

1. 功能 MRI 对癫痫活动定位的研究 多模态功能 MRI 因其具有无创、高分辨及信息丰富等优点，在癫痫活动定位检测方面显示出良好的应用前景，尤其对于常规结构 MRI 阴性的患者，可以辅助指导癫痫活动的定侧/定位。同步 EEG-fMRI 技术利用 MR 兼容的 EEG 系统，检测出间期痫样发放的时间信息，再通过广义线性模型实现间期痫样发放相关的脑活动定位。已有研究显示 EEG-fMRI 在癫痫活动术前定位中具有重要作用。此外，基于静息态的 fMRI 技术可以避免 EEG-fMRI 专用设备、间期痫样发放情况及特异血流动力函数的限制，更加简易地对癫痫活动进行检测（图 15-6-11）。

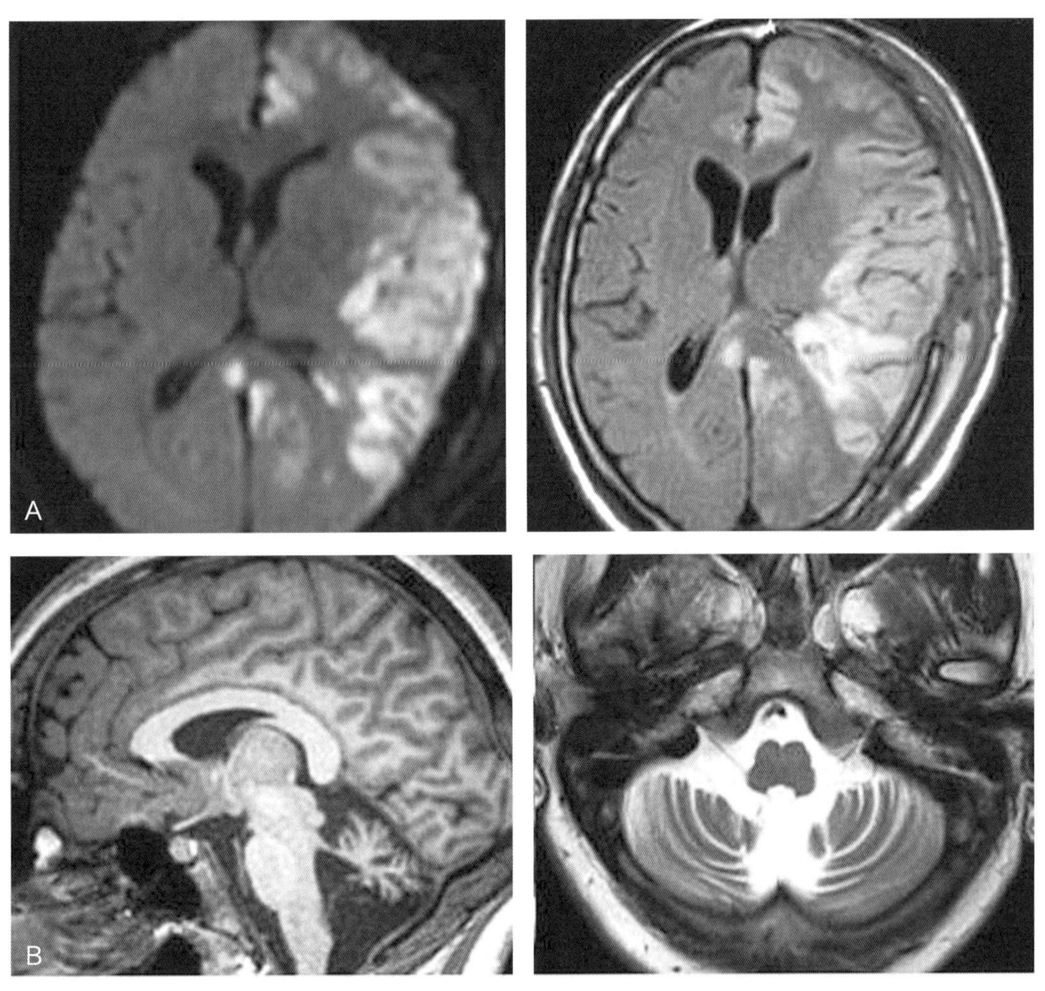

图 15-6-9　癫痫相关脑损伤

A. 癫痫发作后急性脑损伤，左侧大脑半球 DWI 及 T_2-FLAIR 高信号，提示局部脑组织的水肿（病例图片由广东三九脑科医院汪文胜主任提供）；B. 长期癫痫发作导致小脑萎缩

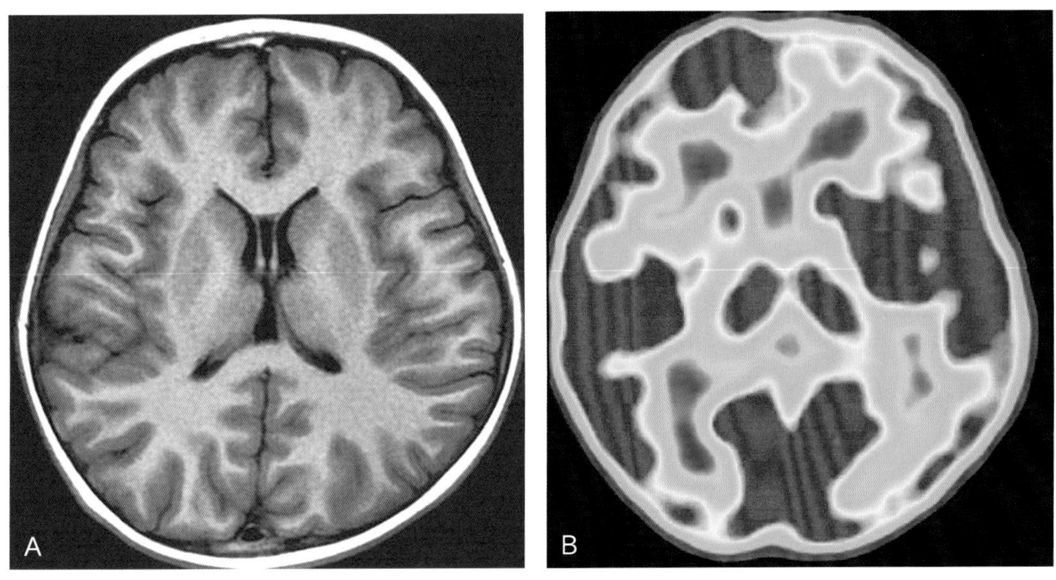

图 15-6-10　局灶性癫痫 PET 及 MRI

A. 高清 T_1WI 未见明显皮层结构异常；B. PET-CT 左侧额叶及枕叶局部皮层灌注减低

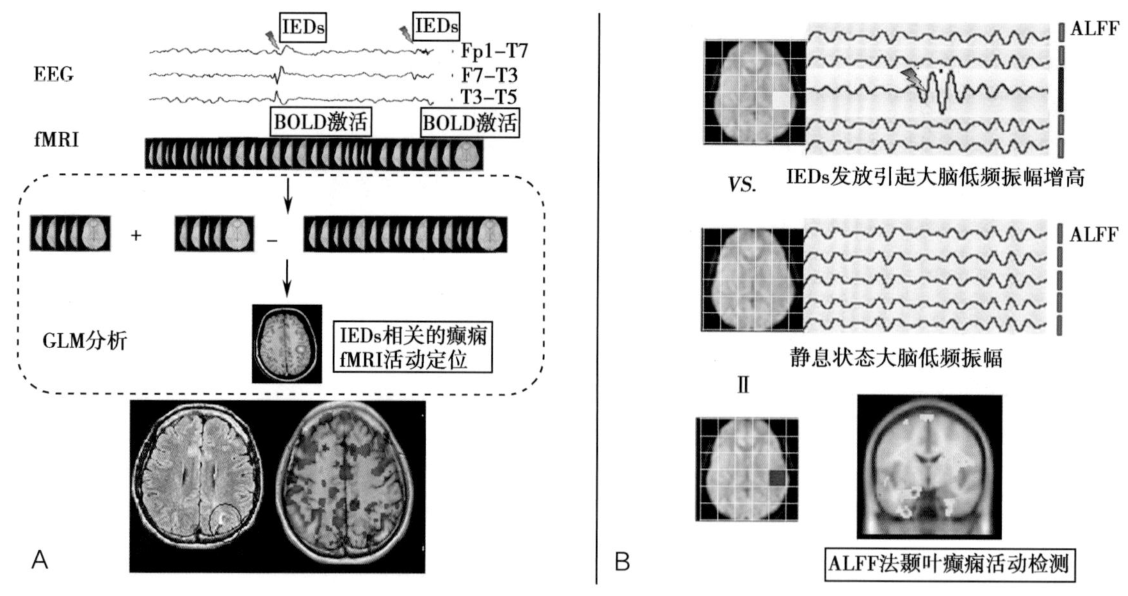

图 15-6-11 EEG-fMRI 及静息态 fMRI 癫痫活动定位

A. EEG-fMRI，采用基于广义线性模型（GLM）分析方法的同步 EEG-fMRI 技术，对局灶性癫痫活动进行检测；B. 采用基于低频振幅（ALFF）分析的静息态 fMRI，对右侧颞叶癫痫患者脑活动进行检测

此外，MR 灌注加权成像技术也有用于癫痫活动的检测，其在内侧颞叶癫痫定侧方面具有一定的应用前景，但尚缺乏在个体化水平的准确性评价。

2. 癫痫网络的研究进展 如前所述，癫痫网络概念为癫痫病生理机制的理解提供了新的方向，并且癫痫活动的传播通路的描记对指导手术方面也具有重要意义。当前的多模态网络成像技术，从功能到结构在各个水平构建癫痫网络：基于无向及有向功能连接的 fMRI 技术构建功能网络，基于 DTI 白质纤维束技术可以构建解剖网络。结合基于图论的复杂网络分析技术，可以从大脑全局及局域性质对脑网络特征进行更详细的评价，如小世界性质、模块性质及 Rich-club 性质等；这些网络性质可用于反映癫痫活动传播特征，并用于癫痫手术疗效预测等方面。

3. 模式识别癫痫分类诊断 癫痫的分类是理解癫痫机制、指导临床治疗的基础。由于癫痫病生机制及临床表现的复杂性，目前癫痫的分类仍然十分困难。结合模式识别技术，基于多模态影像学特征，通过优化分类模型，有可能实现基于影像学的癫痫的分类。

4. 基于体素的分析技术 基于体素分析技术是将神经影像数据进行空间标准化处理，使得计算机自动分析成为可能，是当前脑成像研究的核心技术之一。其优点是在不需要划感兴趣区的情况下对全脑所有体素进行对比统计，免去了人为误差，并可以在全脑体素层面分析。该技术已广泛地用于各种模态的神经影像数据，如功能、结构 MRI 以及 PET 和 SPECT 图像分析。通过单个患者的数据与大样本的正常人数据进行对比统计分析，相当于逐体素地对单个患者脑功能或结构与统计下的大样本常模标准进行比较，进而实现不依赖先验知识的情况下对有统计学意义的脑区进行定位检出。当前在 PET 及双翻转恢复的 MR 高分辨容积扫描结构像数据对癫痫灶检出方面，取得比传统分析技术更高的准确性，具有临床个体诊断应用潜力。

（张志强）

第七节 痛性眼肌麻痹

【概述】

痛性眼肌麻痹（painful ophthalmoplegia）又称 Toloas-Hunt 综合征，是发生在海绵窦、眶上裂的非特异性炎症，也有人认为这是一种原因不明、发生在颅内的炎性假瘤，为一种免疫性疾病。临床上表现为可以缓解和复发的一侧性动眼神经、展神经、滑车神经单独或同时受累，而表现为眼肌麻痹，并伴有眼眶部疼痛的一组症状群。

【临床与病理】

痛性眼肌麻痹病因尚不清楚，临床上各个年龄段均可发病，男、女发病率相似。痛性眼肌麻痹对皮质类固醇的治疗反应较好，但有复发倾向。

1. Toloas-Hunt 综合征患者多数是在局部受凉以后首先出现眼球后部、额部或颞部疼痛，在数天或数周之后可出现同侧的眼肌麻痹，伴有复视症状，然后逐渐好转。疼痛的部位主要位于眼眶的后部，疼痛性质为非波动性钝痛，症状持续时间较长。上述症状可反复出现，间歇期可数月或数年，症状缓解期持续时间也较长。

2. 可以出现动眼神经、展神经、滑车神经单独或同时受累。不同脑神经受累症状表现不一。

3. 可有海绵窦炎症、海绵窦侧壁的非特异性炎症、胶原组织病、巨细胞性血管炎、鳞状上皮癌的周围神经转移、慢性感染性疾病等原发病表现。

【影像检查方法】

以往认为痛性眼肌麻痹影像学检查无阳性发现，诊断主要依靠病史、症状、体征和激素治疗后反应。随着磁共振和高分辨 CT 广泛应用于临床，特别是磁共振海绵窦区和眶上裂区脂肪抑制薄层扫描，提供了痛性眼肌麻痹的客观征象，而使痛性眼肌麻痹的诊断更加可靠。

由于病变部位位于海绵窦及眶上裂区，X 线检查很难发现病变。眼科专用超声检查仪器受深度和骨骼的限制，一般眶内无异常发现。薄层 CT 高分辨扫描平扫和增强可以显示海绵窦和眶上裂增厚软组织影。MRI 扫描平扫可以发现海绵窦和眶上裂增厚的软组织影，但由于受颅底脂肪的影响，有时普通 MRI 平扫和增强不易分辨炎性增厚的软组织影和颅底正常脂肪组织影，采用海绵窦和眶上裂区磁共振脂肪抑制下的薄层平扫和增强有利于发现病变，横断位和冠状位相结合显示病变更为充分。

【影像表现】

1. CT　海绵窦和眶上裂区发现异常增厚的软组织密度影，边界不清，密度不均匀，CT 值多在 50~60HU 之间，病侧海绵窦增宽、扩大，密度增高，海绵窦病变可仅局限于海绵窦区或向眶上裂或眶尖部延续。当患者病史、临床症状和体征典型，而 CT 未发现海绵窦病变时，应建议做 MRI 检查。

2. MRI　海绵窦区异常软组织影，病变侧海绵窦增宽，横断位和冠状位均可发现海绵窦两侧不对称，增厚软组织影 T_1WI 和 T_2WI 均为中等信号强度，一般与邻近的脑皮层信号相近，海绵窦增宽的软组织影与眶上裂增厚的软组织影相延续，偶有痛性眼肌麻痹两侧海绵窦受累的病例（图 15-7-1）。

（1）由于眶上裂主要为皮质骨，在磁共振上表现为低信号而不易辨认，因此眶上裂区增厚的软组织常表现为眶后壁小片状模糊软组织影，可向眶内延伸；海绵窦和眶上裂病变容易被眶内高信号的脂肪所掩盖，采用薄层脂肪抑制序列下的增强检查，可使海绵窦和眶上裂区的病变明显强化，对于观察病变的形态、范围以及与邻近结构的关系均有帮助；在该序列上常可看到海绵窦区增宽的软组织影向眶上裂延伸。

（2）少数患者尚可见患侧海绵窦邻近硬脑膜或颞极部硬脑膜及软脑膜线状强化，范围大小不一，推测后者也许是造成前额和颞部疼痛的原因之一。

（3）头颅 CTA 或 MRA 血管造影有时可见颈内动脉海绵窦段轻微狭窄。同时血管造影也是排除颈内动脉海绵窦段动脉瘤的重要方法之一。

【诊断与鉴别诊断】

具有典型的眼球后部和（或）额部、颞部痛疼，伴眼肌麻痹，影像学检查患侧海绵窦增宽，脂肪抑制 MRI 增强检查海绵窦、眶上裂增厚软组织影明显强化，应怀疑痛性眼肌麻痹的可能性，既往有痛性眼肌麻痹的病史，采用皮质类固醇试验治疗有效，排除了累及海绵窦结构的其他病变，即可确诊。

眼肌麻痹及头痛为临床常见症状，临床上多种病症与痛性眼肌麻痹综合征症状有相似之处，虽然后者影像表现有一定特点，但当影像表现轻微，甚至无异常表现时应注意与以下疾病进行鉴别诊断。

1. 眼肌麻痹性偏头痛　眼肌麻痹性偏头痛临床上很少见，表现为单侧悸痛或跳动性头痛，发作时间为数小时至数天，偏头痛发作前或发作中出现眼肌麻痹，后者常为动眼神经麻痹，滑车神

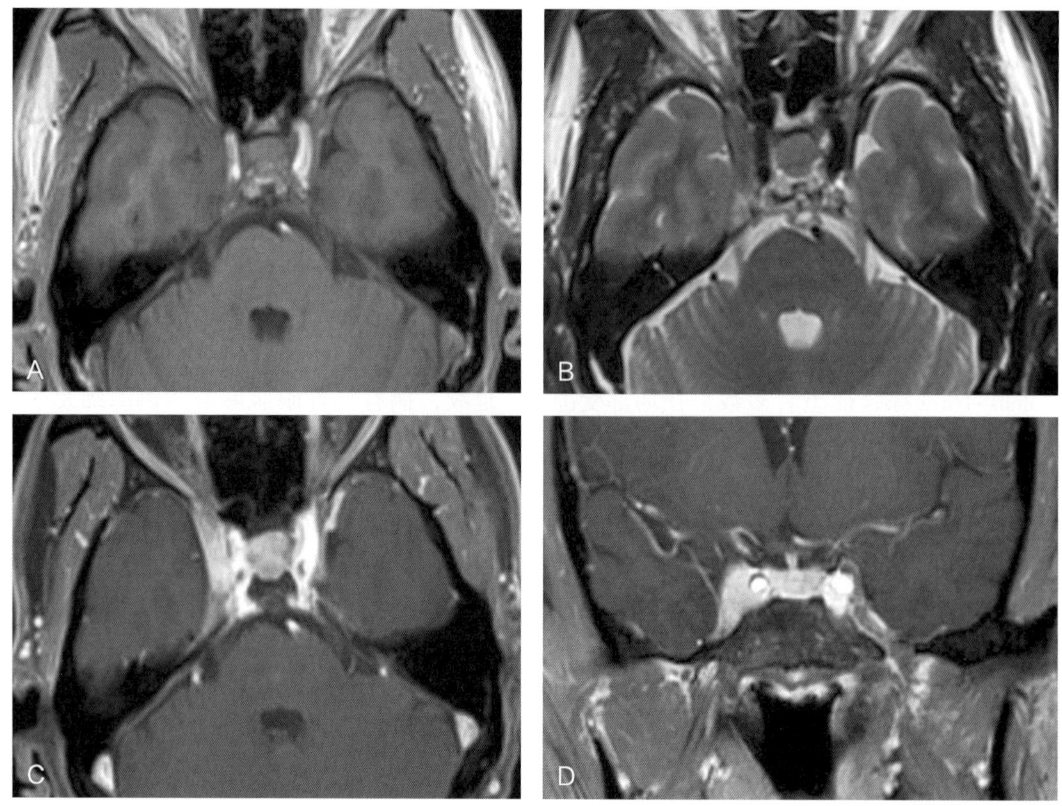

图 15-7-1 痛性眼肌麻痹海绵窦 MRI

A. 海绵窦横断位 T_1WI，右侧海绵窦见增厚软组织影，与邻近脑灰质等信号；B. 海绵窦横断位，T_2WI 右侧海绵窦增厚软组织影仍与邻近脑灰质等信号；C. 横断位脂肪抑制增强 MRI，右侧海绵窦增厚软组织影明显强化，向眶上裂延伸；D. 冠状位脂肪抑制增强 MRI，右侧海绵窦增厚软组织影明显强化，向眶上裂延伸

经及展神经麻痹少见；影像学检查及临床检查常无异常发现。由于眼肌麻痹性偏头痛临床表现与痛性眼肌麻痹综合征有时难以区别，有人认为此两种疾病的表现为同一种疾病的不同阶段，诊断该病时应慎重。

2. **颅底动脉瘤或颈内动脉瘤** 能引起动眼神经和（或）展神经麻痹，海绵窦内的颈内动脉瘤可引起动眼神经、滑车神经、展神经与三叉神经眼支麻痹，称为海绵窦综合征，有人统计海绵窦段颈内动脉瘤是眼肌麻痹常见原因之一；大脑后动脉、小脑上动脉、后交通动脉的动脉瘤都能导致动眼神经麻痹，但是一般不会单独导致滑车神经麻痹。脑神经麻痹的产生机制可能是囊状动脉瘤急性扩张，压迫或牵拉神经所致，或可为静脉淤血导致神经水肿；出血导致蛛网膜粘连等原因，CTA 或 MRA 均可明确诊断颅底动脉瘤或颈内动脉瘤。

3. **眶上裂综合征与眶尖综合征** 眶内或眶周炎症或肿瘤侵犯眶上裂可出现动眼神经、滑车神经、展神经与三叉神经眼支的麻痹，即眶上裂综合征；侵犯视神经孔时，则会累及视神经出现视力障碍，称为眶尖综合征。眶上裂或眶尖综合征影像学检查除原发病变影像表现不同外，病变位置也不同。

4. **感染性海绵窦炎或海绵窦栓塞** 面部或眼睑等部位感染经面前静脉、眼上静脉、眼下静脉进入海绵窦；咽喉部感染经翼静脉丛入海绵窦；中耳乳突化脓性感染经岩窦入海绵窦；均可造成感染性海绵窦炎或海绵窦栓塞，临床上可出现头痛、眼肌麻痹等症状，影像表现可见海绵窦增宽等。但此类患者一般均有比较明确的感染病史，临床发病急重，结合病史容易鉴别。

5. **各种脑膜炎** 如结核性、化脓性、病毒性、真菌性脑膜炎，可累及动眼神经、滑车神经、展神经，而出现眼肌麻痹症状，但脑膜炎影像表现与痛性眼肌麻痹综合征有较大区别。

6. **头颅外伤** 眼眶骨折以及眶内出血，可导致眼外肌瘫痪，上、下斜肌最易受损；眶尖骨折能导致动眼神经、滑车神经、展神经麻痹以及三叉神经眼支受损，结合外伤史应不难鉴别。

7. 颅内病变 中脑及脑桥肿瘤、脑梗死或脑出血累及动眼神经、滑车神经、展神经核团或颅底、脑池内占位病变压迫脑神经时，可引起动眼神经、滑车神经、展神经麻痹而导致眼球运动障碍。头颅 CT 或 MR 检查可显示原发病变。

8. 其他病变 如重症肌无力、糖尿病性眼肌麻痹等均可造成动眼神经、展神经麻痹，眼外肌营养不良症也可出现双眼眼睑下垂，并逐渐发展成为所有眼外肌瘫痪，结合病史和影像表现可以鉴别。

（史大鹏）

第八节 脑干脑炎

【概述】

脑干脑炎（brain stem encephalitis，BSE）又称脑干性脑炎，病变局限于脑干或以脑干为主，其病因和发病机制尚不完全明确，主要包括二种观点：一是病毒或细菌感染学说，病原菌为李斯特菌、病毒、空肠弯曲菌等，病原体直接侵犯脑干，可见神经元被吞噬的现象，胶质增生和瘢痕形成，严重者可见大片状脱髓鞘及轴突破坏等改变；二是免疫受损学说，通过免疫反应产生抗体，抗体作用于脑干，产生以脑干白质为主的斑片状脱髓鞘软化灶，血管充血，血管周围淋巴细胞浸润，血管袖套形成，神经细胞受累较轻。Bickerstaff 脑干脑炎是一种特殊类型的脑炎，病变局限于脑干，主要临床表现包括病毒感染的前驱症状、嗜睡、共济失调、眼肌麻痹。病情来势凶猛，但预后良好。该病发病机制未明，可能是脑干对病原的一种免疫反应，有时还会合并有周围神经的损害。Bickerstaff 脑干脑炎和 Miller-Fisher 综合征均可累及中枢神经及周围神经，具有相似的临床表现，均具有 GQ1b 抗体，均有脑脊液蛋白细胞分离，可能是中枢神经系统和周围神经系统受累程度不同的同一种疾病的连续疾病谱。

脑干脑炎在任何年龄及性别均可发病，以儿童及青壮年多见，多为急性或亚急性起病，起病前绝大多数患者有感染病史，发病率尚不清楚，性别及地域分布特点也有待明确。

【临床与病理】

临床以多组脑神经及长程传导束的功能受损为主要表现，包括对称性眼肌麻痹、共济失调、意识障碍、反射亢进，此外，双侧面瘫、阳性 Babinski's 征、瞳孔异常、复视及延髓麻痹也比较常见。

病理特点：大体标本可见脑干明显肿胀。病灶中心可见灶状坏死和片状出血，病灶内可见淋巴细胞浸润，并形成血管周围淋巴套。小胶质细胞明显增生和 KP1 标记阳性组织细胞弥散浸润，在血管周围尤为明显。脑干神经核团（动眼神经、滑车神经、展神经、面神经及舌下神经核团）中的神经元可以出现明显的中央尼氏小体溶解。脑神经也可见轻度淋巴细胞浸润，伴随连续的轴突变性及脱失。

【影像检查方法】

由于后颅窝骨性伪影干扰，CT 检出率很低，对于大脑半球内炎症 CT 检查敏感性为 54%~100%，而脑干脑炎的检出率很低，仅为 0~12.5%。MRI 与 CT 相比，无后颅窝骨性伪影的干扰，多参数及多维成像可以清晰显示脑干的解剖结构，且软组织分辨率高，脑组织灰白质信号差别大，能够发现轻微的脑组织水肿及 CT 不能发现的微小病灶。病毒性脑炎的临床表现与病灶多少及大小无关，与病变部位可能有关，脑干脑炎的临床表现较重，预后较差，因此对脑干病变的显示就更加重要。故可疑脑干病变时，及时发现和治疗尤为重要，此时 MRI 检查应作为首选。常规检查序列包括：T_1WI、T_2WI 或 T_2-FLAIR、DWI。增强扫描可明确病灶有无强化。

【影像表现】

1. CT 因骨性伪影干扰，CT 检出率很低，多表现为低密度影或者正常。

2. MRI 多数文献报告多数脑干脑炎无 MRI 异常表现，约 30% 患者会出现 MRI 异常表现，但是病灶并不能解释所有的症状和体征。多表现为脑干肿胀变形，双侧对侧分布，病变形态多呈斑片状，T_1WI 呈低信号或稍低信号，T_2WI 呈高信号或稍高信号，T_2-FLAIR 序列呈高信号。DWI 表现不一致，有报告 DWI 为高信号，ADC 值增加，或 DWI 正常或高信号，ADC 值降低。MRI 增强扫描，可有不同程度强化，为点状或斑片状强化，也可无明显强化（图 15-8-1）。MRS 见病变区 NAA 峰稍低，Cho 峰未见升高，因为 NAA 只存在于神经元内，被认为是神经元完整性的标志。DTI 见病灶区神经束 FA 值稍低，未见纤维束消融。FA 值大小与髓鞘的完整性、纤维致密性及平行性密切相关，能反映脑白质纤维是否完整。MRS 及 DTI 检查表明神经元及纤维素受损较轻。部分病例脑干肿胀明显，且病灶范围较大，而临床上症状较轻，呈现 MRI 与临床分离现象。发病部位一般以脑桥多见，其次为中脑及延髓。脑桥病变一般可见基底部和被盖均受累，且以基底部为明显。中脑病变以背部明显，病变均为两侧分布，可一侧较重。不同病因导致的脑干脑炎累及部位可能有所差异，手足口病侵犯脑干导致的脑干脑炎常常累及延髓背侧并向下累及脊髓前角，少数累及中脑大脑脚。

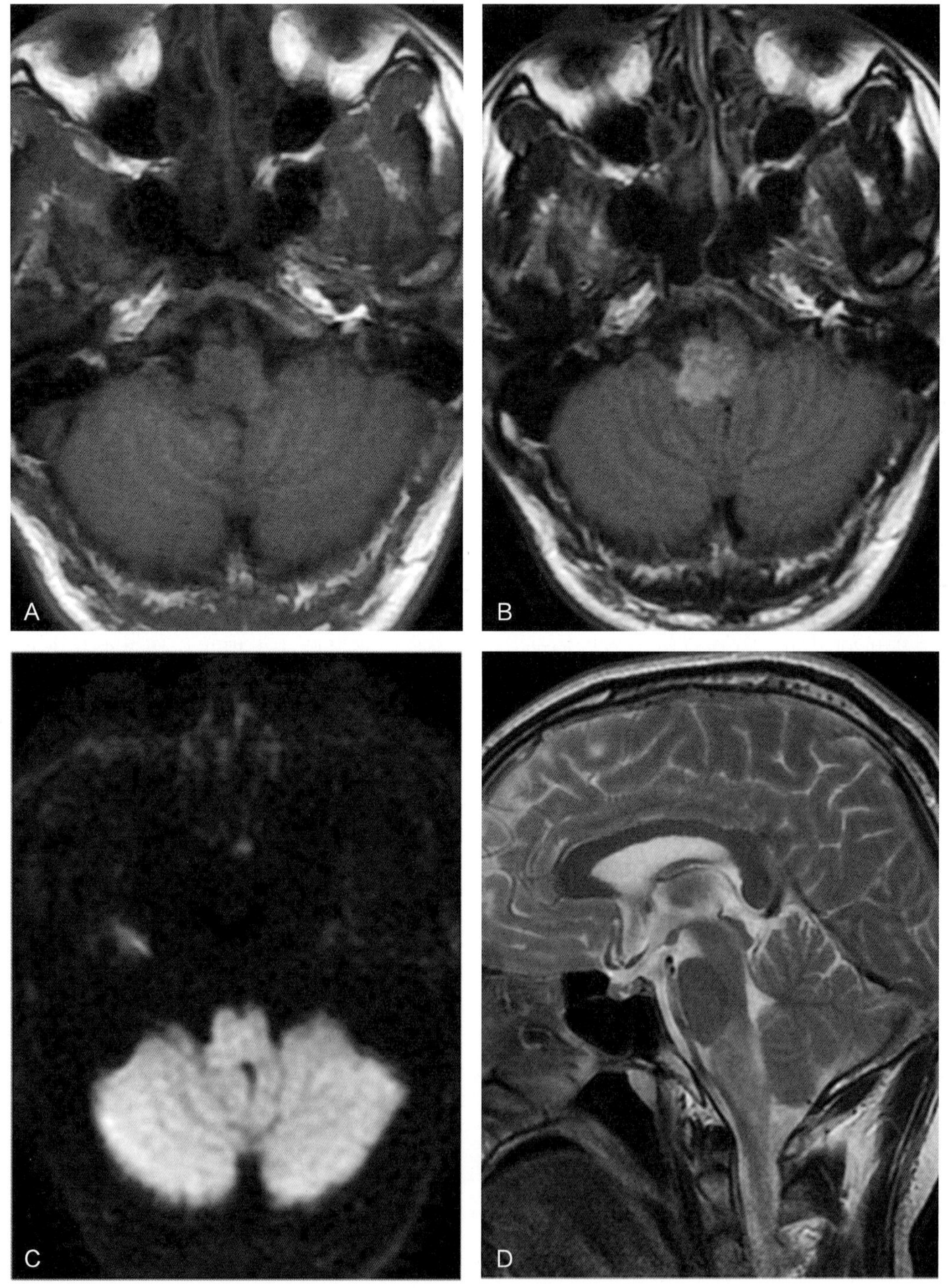

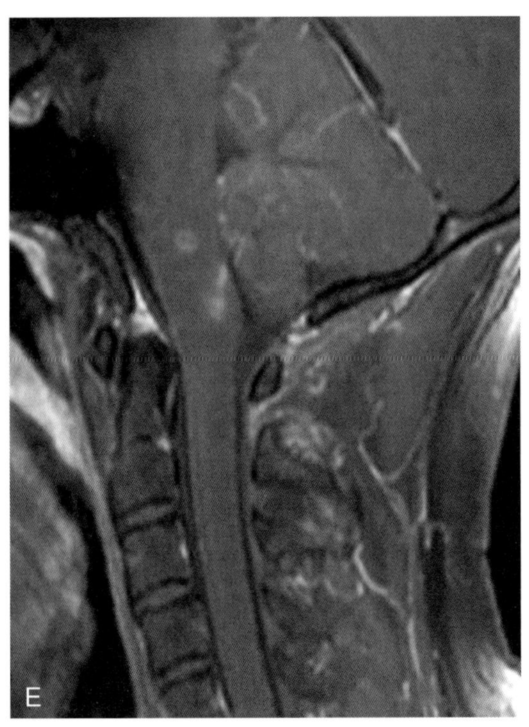
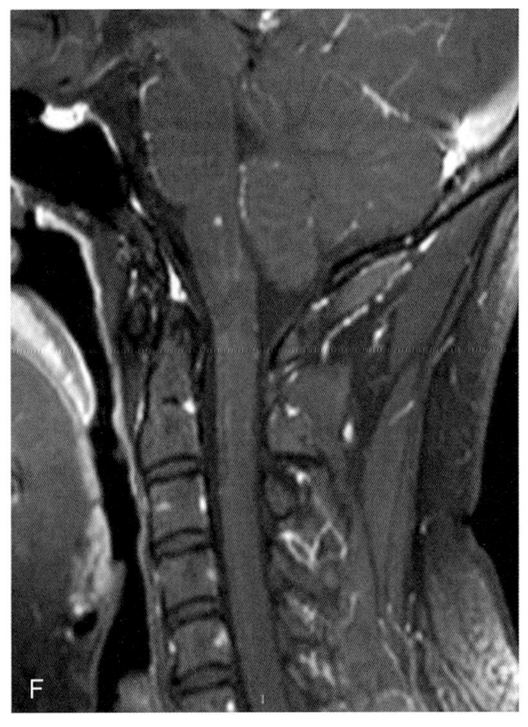

图 15-8-1 脑干脑炎的 MR 表现

A. T_1WI 示延髓信号减低，右侧明显；B. T_2-FLAIR 示延髓高信号，右侧明显；C. DWI 未见明显异常高信号；D. T_2WI 矢状位示延髓弥漫高信号；E. T_1WI 增强矢状位图像示延髓散在斑片状强化；F. 治疗 1 年后复查 T_1WI 增强图像示强化病灶消失（病例图片由中日友好医院放射科提供）

【诊断与鉴别诊断】

脑干脑炎目前尚无明确诊断标准，多以临床表现及辅助检查作为诊断依据，影像学检查仅仅作为辅助手段，并且在除外其他相关疾病后才能做出诊断。以下几点有利于诊断：①任何年龄、性别的人群均可发病，以儿童和青少年多见；②多数急性或亚急性起病，起病前绝大多数患者有感染病史；③主要表现为一侧或双侧多组脑神经及长传导束受损的症状和体征，有时伴有小脑受损的临床表现；④脑脊液可以正常，也可表现为蛋白轻度增高、细胞数增加、糖及氯化物轻度降低等；血清学检查多数正常，少数可以发现血清学空肠弯曲菌、李斯特菌、巨细胞病毒、单纯疱疹病毒、柯萨奇病毒或 EB 病毒等抗体阳性的证据；⑤ MRI 检查，有助于明确病灶位置，并与脑梗死、肿瘤及多发性硬化进行鉴别；⑥激素及免疫球蛋白治疗有效；⑦单相病程，无复发，预后较好。

鉴别诊断：

1. 脑干肿瘤 病前无感染史，缓慢起病，进行性加重，颅脑 MRI 脑干肿胀明显，病程中随访 MRI 可见随病情加重脑干肿胀更加明显，增强扫描强化一般较明显。

2. 脑干梗死 患者多具有动脉粥样硬化危险因素或夹层表现，脑干梗死病变局限，肿胀较轻，MRA 可见显示脑动脉狭窄或夹层表现。

3. 多发性硬化 可同时累及大脑白质和脑干，病程有缓解和复发现象，颅脑 MRI 可见新旧病灶同时存在，且病灶长轴与侧脑室垂直等。

4. 脑桥中央髓鞘溶解症 患者无前驱感染史，而是在慢性酒精中毒、电解质紊乱及其他严重疾病的基础上，突然出现皮质脊髓束和皮质脑干束受损的症状应高度怀疑本病，MRI 可清楚显示脑桥基底部对侧分布的长 T_1、长 T_2 异常信号，有时呈特征性蝙蝠翅样，无明显占位效应，增强强化不明显。

（朱先进）

第九节 特发性肥厚性硬脑膜炎

【概述】

肥厚性硬脑膜炎（hypertrophic pachymeningitis，HP）是一种少见的中枢神经系统慢性无菌性炎性疾病，1869年，由Charot和Joffroy首先报道此病，其特点是硬脑膜和（或）硬脊膜的纤维性增生，引起神经系统进行性损害，临床常见慢性头痛、多组脑神经麻痹和共济失调等，病因包括外伤、感染、肿瘤及Wegener肉芽肿等。对一些原因不明的肥厚性硬脑膜炎，称之为特发性肥厚性硬脑膜炎（idiopathic HP，IHP），可以引起整个颅内硬脑膜弥漫性或局灶性损害，通常影响到大脑镰、小脑幕、鞍旁和海绵窦。

IHP是一种全球罕见性疾病，国内外均有零星报告，其中以欧洲、日本报告较多。IHP可出现在任何年龄组，20~80岁均有报告，平均发病年龄是50岁，男女发病率约1.2∶1。

【临床与病理】

IHP的临床表现主要包括：头痛、脑神经损害、小脑共济失调、癫痫及颅高压征象等。

1. 头痛 是最常见的症状，几乎见于所有病例，多数表现为类似偏头痛及慢性头痛的持续性激烈头痛，甚至有患者以头痛为唯一症状多年。因此，对原因不明的持续性重度头痛患者，需要进行头部MRI平扫及增强扫描。根据病变部位和严重程度的不同，头痛症状也不同，常为枕部或全头部钝痛。少数患者可出现低颅压，呈体位性头痛，低颅压的机制不清。可能与下丘脑功能紊乱、矢状窦和蛛网膜颗粒吸收亢进有关。

2. 脑神经损害 Ⅱ~Ⅶ对脑神经损害均有报告，可分为两组临床与影像学密切相关的综合征：①脑神经Ⅱ、Ⅲ、Ⅳ、Ⅴ、Ⅵ与海绵窦密切相关，结节状IHP从鞍旁和海绵窦延伸到眶上裂通常引起Ⅱ~Ⅵ脑神经受损。临床上动眼神经多最先受累，其次为展神经、视神经，故患者多先出现眼部症状，如复视、视力进行性减退，甚至失明。有的可表现为眶上裂综合征、三叉神经受损引起的面部疼痛；②小脑幕及斜坡的IHP可以引起Ⅴ、Ⅶ、Ⅷ、Ⅸ和Ⅹ脑神经受损。面神经受损类似Bell's麻痹，常误诊为面神经炎。面听神经受累表现为眩晕、恶心、呕吐、耳鸣、听力减退，甚至丧失。引起脑神经损害的原因是：硬脑膜肥厚导致脑神经穿出颅骨处的间隙变窄，使脑神经受压。

3. 小脑性共济失调 常由于小脑天幕肥厚压迫桥小脑角部所致。患者可出现共济失调、意向性震颤等表现。

4. 癫痫 局部硬脑膜明显肥厚，引起脑实质受压，可出现癫痫发作，可表现为全面性强直-痉挛发作、部分运动性发作，也可呈Jackson癫痫等。

5. 颅内压增高 由于硬脑膜肥厚阻碍了蛛网膜粒对脑脊液引流或引起静脉窦狭窄，部分患者可继发静脉窦血栓形成，以上矢状窦常见，也可发生在直窦及横窦。

IPH的病理特点：硬脑膜活检可见硬脑膜纤维组织明显增生，玻璃样变，其中可见慢性炎性细胞浸润，主要是淋巴细胞、中性粒细胞及浆细胞浸润。有的表现为慢性非特异性肉芽肿样增生。硬脑膜增厚，可以引起横窦、海绵窦及矢状窦等闭塞。文献有报道颈内动脉完全闭塞或严重狭窄。

【影像检查方法】

常规X线检查对诊断IPH无价值。CT平扫有助于观察附近的骨质改变，并帮助排除蛛网膜下腔出血或硬膜下血肿等病变，而对硬膜病变多无阳性发现，敏感性差，增强CT有助于观察硬脑膜变化。MRI诊断IPH的敏感性优于CT，常用的序列包括T_1WI平扫及增强、T_2WI。此外，MRI还常用于随访患者观察治疗效果。

【影像表现】

1. CT 多无特殊表现，少数硬脑膜肥厚明显者，可见大脑镰、小脑幕及颅底硬脑膜弥漫性增厚，呈高密度，可伴钙化，增强扫描可见强化。有的可表现为局部较高密度影或CT上的钙化点，以小脑幕多见。

2. MRI 可见颅底、小脑幕、大脑镰多部位硬膜受累，呈条带状或斑片状分布。在T_1WI中为等信号，增强扫描可见强化，有报告病变强化以硬脑膜的蛛网膜侧强化最明显，强化影与纤维组织的增生及炎性反应有关（图15-9-1）。T_2WI为等信号或低信号，部分病例在 T_2 低信号周围可见高信号边界，其中低信号代表致密的纤维组织，高信号表示淋巴细胞和浆细胞浸润或丰富的血管。若为局部硬脑膜肥厚，有时可出现硬脑膜及病灶周围脑组织水肿。局部病灶多位于小脑幕、双侧额部硬脑膜、大脑镰等处，而颅底硬脑膜局部肥厚并不多见。若为弥漫性硬脑膜肥厚，可见线性或结节状强化。结节性强化表明硬脑膜肥厚不均匀等。MRA 及 MRV 还可显示脑动脉和静脉窦的受累情况（图 15-9-2）。

【诊断与鉴别诊断】

IHP 是依赖排除法进行诊断。其临床病史、症状、体征及血液、脑脊液等实验室检查往往无特异性。影像学检查非常重要，特别是 MRI 增强扫描是评估病变范围和严重程度以及追踪观察治疗效果的主要手段。必要时行硬脑膜的活检加以证实。一般情况下，MRI 平扫及增强再加 MRA 及 MRV，基本满足临床诊断需要。

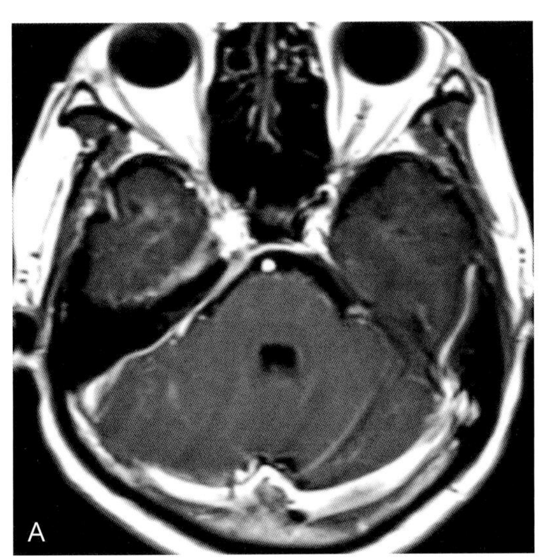

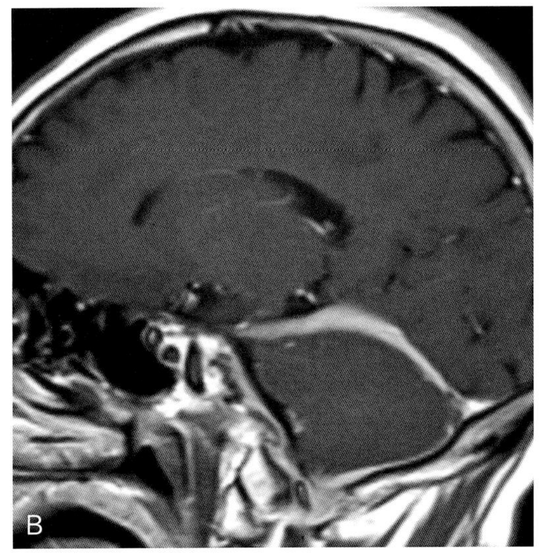

图 15-9-1　特发性肥厚性硬脑膜炎 MRI 增强

A、B. 轴状位和矢状位 T_1WI 增强图像可见右侧小脑幕明显增厚、强化（病例图片由东部战区总医院医学影像科张志强教授提供）

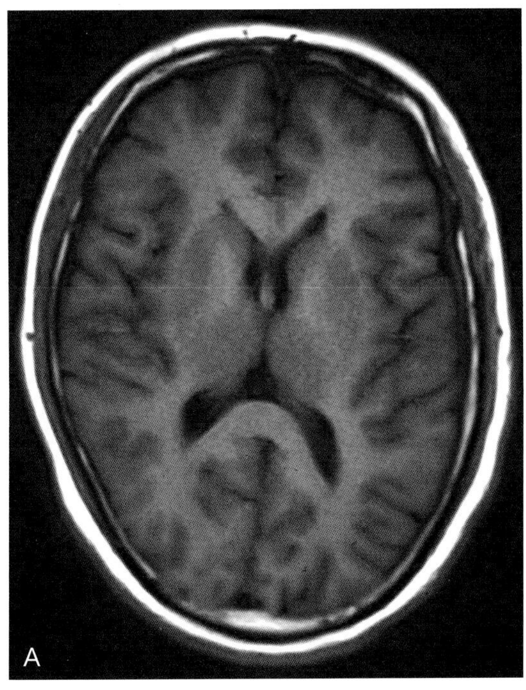

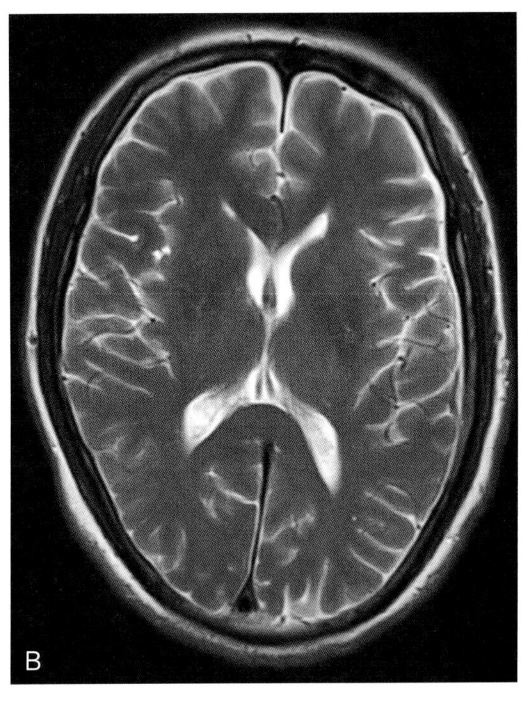

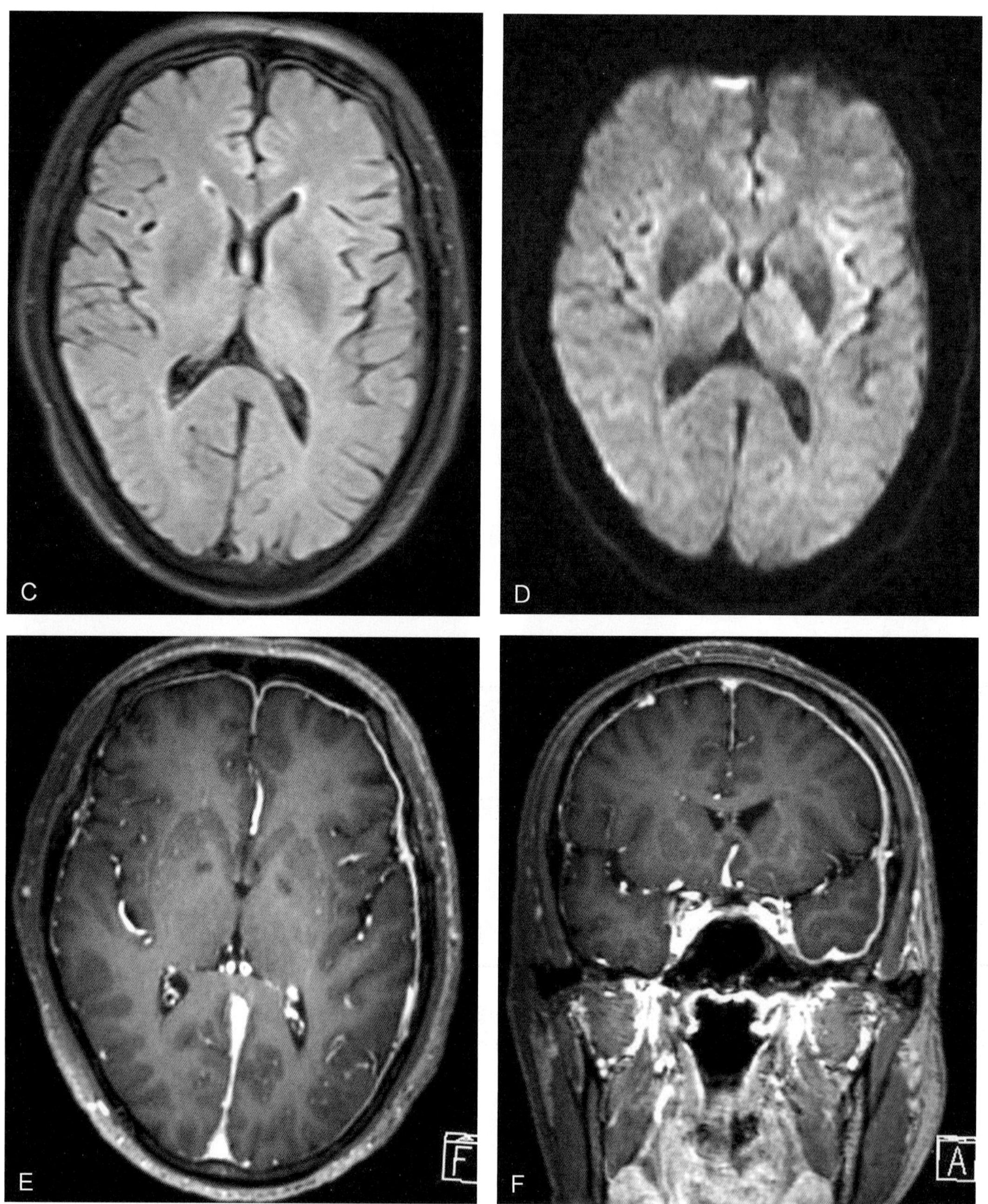

图 15-9-2　原发性肥厚性硬脑膜炎 MRI 表现

男、57 岁，头痛、头晕伴恶心半年余，加重 1 周，入院后予以激素、营养神经等治疗，患者病情较前好转。MRI 示双层额部及左侧颞部脑膜条带状增厚。A~D. T_1WI、T_2WI、T_2-FLAIR 及 DWI 上均呈等信号；E、F. 增强 T_1WI，脑膜光滑增厚，条带状明显强化（病例图片由兰州大学第二医院张静教授提供）

IHP 需要与以下疾病进行鉴别诊断：

1. 软脑膜、蛛网膜病变　软脑膜蛛网膜增强后可见其卷入脑回，或在基底池周围也显影。而 IHP 硬脑膜增强后则见其增厚处呈线状或结节状沿着颅底或颅顶的内层显影或累及小脑幕、大脑镰、小脑镰等处，但不深入脑回及基底池。硬脑膜和软脑膜在基底池相距尚远，故不易混淆。

2. 蛛网膜下腔出血　患者急性发病，很少迁延，CT 可显示脑沟、脑池内高密度影。

3. 肿瘤　转移瘤或脑膜瘤可表现为沿硬脑膜生长呈新月形增厚，强化明显，但病变多较局限，且不均匀，必要时活检鉴别。

（朱先进）

第十节　类固醇激素反应性慢性淋巴细胞炎症伴脑桥血管周围强化症

【概述】

类固醇激素反应性慢性淋巴细胞炎症伴脑桥血管周围强化症（chronic lymphocytic inflammation with pontine perivascular enhancement responsive to steroids，CLIPPERS）是以脑桥血管周围淋巴细胞浸润为特征，对激素治疗敏感的中枢神经系统炎症综合征。由 Pittock 等于 2010 年首次报道。CLIPPERS发病年龄段广（13~78岁），中年人好发，中位发病年龄 45.5 岁，无性别差异。

目前，CLIPPERS 的具体发病原因尚不明确。可能与自身免疫性炎症、脱髓鞘病变、恶性肿瘤、副肿瘤综合征和脑血管病等有关。

【临床和病理】

CLIPPERS 主要表现为亚急性脑桥、小脑功能障碍，常见临床症状包括：步态障碍、共济失调、复视、构音障碍、面部感觉异常，及其他脑干、脑神经、脊髓症状和认知功能障碍。如未予以特殊治疗，症状可持续数周，呈现复发－缓解过程，后期症状进行性恶化，可造成严重的神经系统后遗症。血生化检查呈阴性；常见脑脊液异常包括：蛋白轻度增高，淋巴细胞计数增多，偶有暂时性寡克隆带，但无特异性。CLIPPERS 对激素治疗非常敏感，但疾病早期停用激素后病情恶化。大剂量糖皮质激素冲击治疗后缓慢减量并长期维持，并联合免疫抑制治疗能有效控制病情进展。

脑组织活检病理以 $CD3^+T$ 淋巴细胞血管周围浸润为主，也可为 $CD4^+T$ 淋巴细胞浸润，同时有中等量巨噬细胞、$CD68^+$ 组织细胞、活化的小胶质细胞、散在的 $CD20^+B$ 细胞，并伴有不同程度组织破坏、胶质增生和继发性髓鞘丢失，但未发现局灶性脱髓鞘表现。此外，病理学检查还可见神经轴索损伤。尽管存在严重的血管周围炎症细胞浸润，但没有明显的血管炎特征（如管壁淋巴细胞浸润、血管壁坏死）。

【影像检查方法】

MRI 增强扫描是首选检查方法，三维高分辨率 T_1WI 增强检查能更清晰显示脑内星点状强化病灶（小于 3mm），多平面重建可多方位观察病灶分布方式和范围。头颈联合线圈的使用拓展了扫描范围，在显示脑内病灶同时，可观察颈髓受累情况。必要时还可进行全脊髓扫描，了解整段脊髓情况。T_2WI/T_2-FLAIR 能显示强化病灶对应区域以外的信号异常，有助于鉴别诊断。T_1WI 可显示随病程进展而发生的脑和脊髓萎缩情况。血管造影检查可排除以血管狭窄为表现的脑血管炎。

【影像表现】

病变以脑桥为中心，也可不同程度累及上方中脑、下方延髓和脊髓、后方小脑中脚和双侧小脑半球，呈斑片状均匀等或稍长 T_1、稍长 T_2 信号。增强 T_1WI 呈"胡椒粉样"星点状强化和曲线状强化，大小通常为 1~3mm，少数大于 3mm 的强化灶可具有结节状外观，也可见微小环形强化；强化灶以脑桥和小脑为著，多呈双侧对称性分布，距脑桥和小脑越远，数量越少，体积越小。强化灶也可见于双侧内囊后肢、丘脑、胼胝体和脊髓（图 15-10-1A、B）。病灶通常无占位效应，但复发病例可出现脑桥和小脑中脚肿胀。T_2WI/T_2-FLAIR 上的高信号范围类似于强化灶范围，无血管源性水肿。病程迁延或病情严重者可见病变部位脑实质萎缩，以脑桥臂和小脑最明显，也可有弥漫性大脑半球萎缩与脊髓萎缩。病灶对激素反应极度敏感是诊断该病的关键。对于绝大多数病例，激素治疗数周内强化灶趋于完全消失（图 15-10-1C），但停用激素后可复发（图 15-10-1D）。血管造影检查无明显异常。

【诊断与鉴别诊断】

CLIPPERS 病变以脑桥为中心，呈"胡椒粉样"星点状强化和曲线状强化，大小通常为 1~3mm，具有一定特点，激素治疗敏感有助于诊断。该病需要与以下疾病鉴别。

1. 结节病　是一种原因不明的多系统性炎性肉芽肿性疾病，组织学上以非干酪样肉芽肿的形成为特征。神经系统受累少见（5%）。神经结节病影像表现多样，以硬脑膜受累最常见，还可侵犯脑神经、室管膜、脉络丛、松果体、垂体柄等无血脑屏障的结构。脑实质受累者可表现为多发小病灶，呈斑片状、结节状或星点状强化。星点状

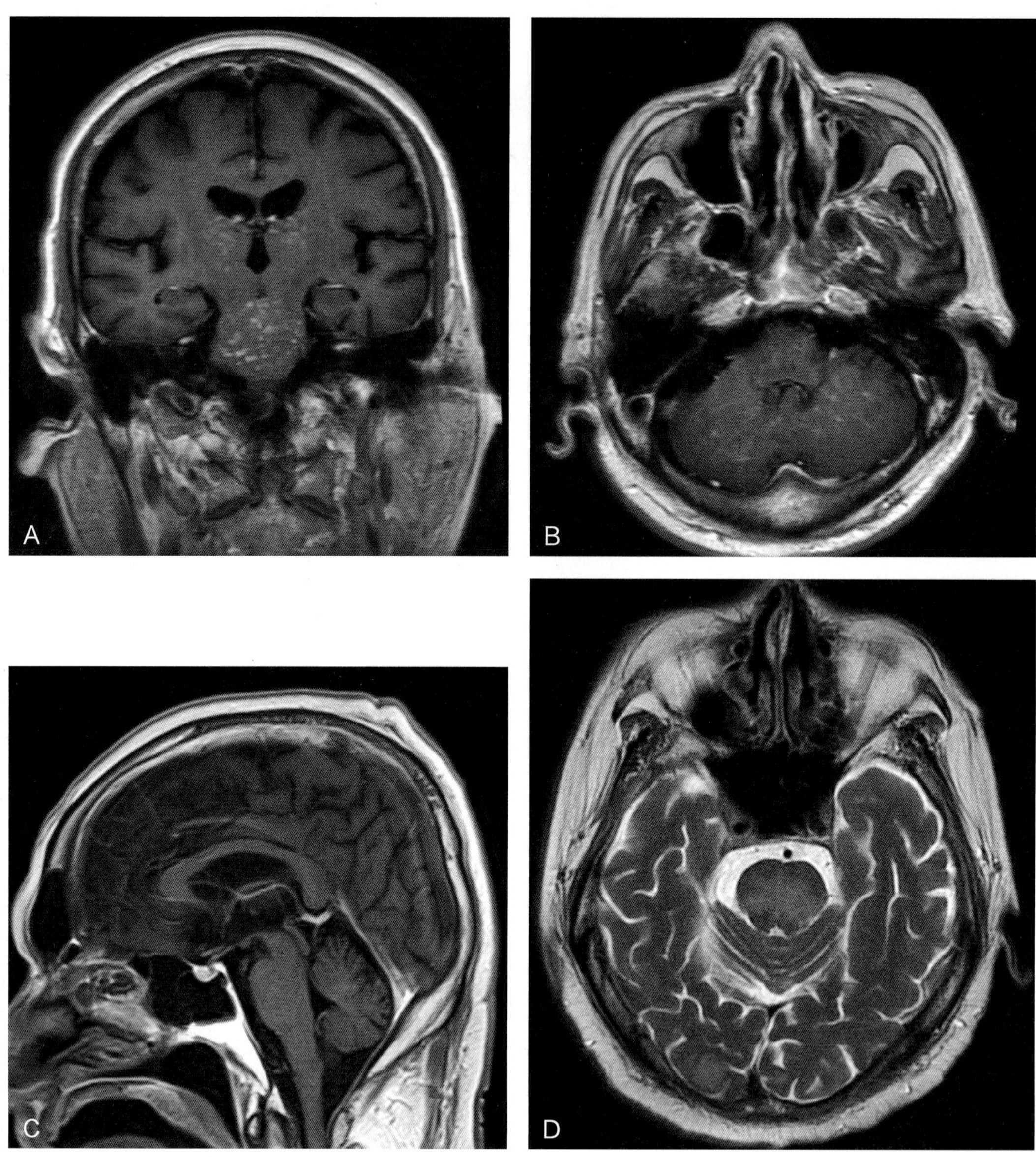

图 15-10-1 CLIPPERS 的 MRI 表现

A、B. 增强 T_1WI，可见以脑桥、双侧小脑半球为中心的“胡椒粉样”星点状强化和曲线状强化，双侧基底节区、延髓强化灶数量较少；C. 同一患者大剂量糖皮质激素冲击治疗后的增强 T_1WI，脑桥异常强化灶消失；D. 同一患者停用激素后病变复发，脑桥肿胀，T_2WI 呈稍高信号

强化者类似于 CLIPPERS 的表现，可能与淋巴细胞组织细胞的血管周围浸润伴非干酪性肉芽肿累及小动脉和（或）小静脉有关，通常累及脑深部结构，小脑和脑干单纯受累者罕见。结节病肉芽肿表现为特征性的中心 T_2WI 低信号，周围环绕 T_2WI 高信号。此外，CLIPPERS 胸部影像无相关异常，脑脊液和血清化验血管紧张素转换酶呈阴性。

2. 淋巴瘤样肉芽肿 星点状血管周围强化也见于淋巴瘤样肉芽肿。该病是一种罕见的 Epstein-Barr 病毒（EBV）的 B 淋巴细胞组织增生性疾病，多系统受累，常累及肺、皮肤和中枢神经系统。淋巴瘤样肉芽肿呈大量 EBV 阳性，可见非典型 B 细胞和血管破坏改变。而 CLIPPERS 血管壁无受侵。淋巴瘤样肉芽肿表现为星点状血管周围强化者，分布弥散，无脑桥、小脑集中趋势。血管造影显示多发动脉狭窄和动脉瘤，也有助于与 CLIPPERS 相鉴别。

3. 原发性中枢神经系统血管炎 属于单器官血管炎，以脑、脊髓及脑膜血管和血管周围炎症浸润，伴有中等血管（直径 0.08~0.25mm）和（或）小血管（直径 <0.08mm）纤维素样坏死为特征。大脑半球最常受累，其次是脑桥、延髓和小

脑。血管造影显示中小动脉多发节段性狭窄和扩张呈“串珠样”改变。原发性中枢神经系统血管炎的常规MRI表现多样，无特异性。小血管血脑屏障破坏者，可表现为星点状和曲线状强化，类似于CLIPPERS。而多发性皮层或皮层下梗死或脑出血，伴或不伴脑膜异常强化更倾向于原发性中枢神经系统血管炎。

4. 神经白塞综合征 白塞综合征中枢神经系统受累相对罕见，平均发病率9.4%，通常发生于首发症状3~5年内，与其他系统白塞综合征同时存在。中枢神经系统白塞综合征以脑干受累为主。典型影像表现为沿脑干白质纤维束长轴的长T_1、长T_2信号影，病灶相互融合，呈非对称分布，脑干核团（如红核）无受累。增强扫描，病灶罕见强化。尽管神经白塞综合征以脑干受累为主，类似于CLIPPERS，但小脑通常无受累，病灶形态、分布及信号与CLIPPERS不尽相同，有助于鉴别。

5. MOG抗体相关性脑干脑炎 髓鞘少突胶质细胞糖蛋白抗体（MOG）在视神经脊髓炎谱系疾病中首次报道，但随后发现该抗体与脑干炎症更相关，也可不伴脊髓炎或视神经炎。因此，将其称为MOG抗体相关性脑干脑炎。类似于CLIPPERS，该病以脑桥受累为主，影像表现为星点状及线样强化，脑脊液呈炎性改变及对激素反应良好。脑脊液抗人MOG抗体阳性是特征性脑脊液改变。影像学上异常信号沿第四脑室及脑导水管周围分布是其与CLIPPERS病的鉴别点。

（沈俊林）

参考文献

1. 章士正.IgG4相关疾病的影像表现.中华放射学杂志，2014，48(11):881-886.
2. 张碧君，章殷希，丁美萍.IgG4相关性肥厚性硬脑膜炎的研究进展.中华医学杂志，2016，96(47):3851-3854.
3. 廖若西，幸兵.IgG4相关性垂体炎研究进展.中华内分泌外科杂志，2014，8(4):339-341.
4. 李振奇，关伟明，杨智云，等.少见的IgG4相关性垂体炎.中国现代神经疾病杂志，2014，14(10):889-896.
5. 杨祖威，孙首悦.自身免疫性垂体炎.中华内分泌代谢杂志，2015，31(11):1008-1012.
6. 宾精文，孙玉林，布桂林，等.系统性红斑狼疮脑病的MRI诊断.华西医学，2010，25(07):1286-1288.
7. 史红媛，卢光明，田迎.狼疮病初次发病的MRI表现与诊断.临床放射学杂志，2012，31(2):171-174.
8. 潘嘉炜，李郁欣，张军，等.神经精神狼疮的MRI诊断.中国医学计算机成像杂志，2013，19(2):102-105.
9. 蒋小露.神经精神性狼疮神经影像学研究进展.放射学实践，2016，31(4):377-381.
10. 孟庆防.系统性红斑狼疮并狼疮脑病临床特点分析.中国实用神经疾病杂志，2017，20(06):86-88.
11. 陈大捷，陆加明，张鑫，等.神经精神性狼疮认知功能改变机制及结构和功能MRI研究进展.磁共振成像，2017，8(7):536-541.
12. 叶春涛，董影，嵇鸣.神经白塞病的MRI价值探讨.中国CT和MRI杂志，2014(3):1-4.
13. 曹京波，张在强.神经白塞病的影像学特点和动态变化.中国神经免疫学和神经病学杂志，2012，19(1):40-44.
14. 张龙江，祁吉.中枢神经系统结节病的影像学表现.国外医学(临床放射学分册)，2007，(02):73-76.
15. 李雪丽，张心怡，熊发奎，等.以多颅神经损害为首发症状的神经结节病1例报告.中风与神经疾病杂志，2017，34(04):367-368.
16. 卢光明，张志强.癫痫多模态磁共振成像研究进展.磁共振成像，2014，5(a01):43-45.
17. 吴建伟，宋兆祺，陈君坤，等.癫痫病人MRI海马结构体积测定.中华放射学杂志，1998，32(4):224-227.
18. 吴建伟，宋兆祺.正常中国成人MRI海马结构体积测定.中华放射学杂志，1998，32(4):220-223.
19. 张志强，卢光明，田蕾，等.脑电联合同步功能MRI在局灶性癫痫检测中的应用价值.中华放射学杂志，2007，41(11):1158-1161.
20. 史大鹏，窦社伟，李舒茵.痛性眼肌麻痹综合征的MRI诊断.中华眼科杂志，2001，37(1):40-42.
21. 管小亭，于学英，藏大维，等.Tolosa-Hunt综合征的临床特点、影像学研究及病因分析.中华神经科杂志，2001，34(5):280-282.
22. 徐惠，李传福，马祥兴，等.Tolosa-Hunt综合征的影像学表现(附12例报告).中华放射学杂志，2004，38(7):687-689.
23. 郭健，鲜军舫，王振常，等.Tolosa-Hunt综合征的MRI表现及诊断价值.中华放射学杂志，2006，40(3):266-269.
24. 任慧玲，李燕.脑干脑炎.脑与神经疾病杂志，2008，16(4):559-561.
25. 王晔，郭大文，王德生.Bickerstaff脑干脑炎.国外医学神经病学神经外科学分册，2005，32(1):90-92.
26. 孙琦，刘文，王立.脑干脑炎的临床与影像学特点.临床神经病学杂志，2010，23(4):267-269.
27. 袁学谦，张莉峰，胡珏，等.脑干脑炎20例临床分析.中华神经医学杂志，2005，4(3):277-278.
28. 孙青，刘明生，崔丽英，等.Miller-Fisher综合征和Bickertiff脑干脑炎临床及电生理特点.中华神经科杂志,2012,45(10):702-705.
29. 席艳丽,唐文伟,张新荣.对比分析小儿手足口病脑炎与病毒性脑干脑炎 MRI 表现.中国医学影像技术,2011,27(11):2180-2184.
30. 林志坚,张海鸥,陈淮箐,等.产单核细胞李斯特菌脑干脑炎一例.中华神经科杂志,2008,41(11):792.
31. 王志丽,杨利,谭利明.Miller-Fisher 综合征和 Bickertiff 脑干脑炎:抗 GQ1b 抗体综合征?中国神经免疫学和神经病学杂志,2014,21(2):130-133.
32. 曹代荣,慕容慎行,倪希和,等.肥厚性硬脑膜炎 12 例临床表现和影像特征.中华神经科杂志,2005,38(3):171-174.
33. 沈筠筠,耿昌明,朱雯华,等.肥厚性硬脑膜炎 13 例临床和影像学分析.中华神经科杂志,2014,47(10):695-699.
34. 周珏倩,周列民,陈树达,等.特发性肥厚性硬脑膜炎的临床和影像学特征.中华神经医学杂志,2008,7(4):402-405.
35. 黄兴,刘兴洲.特发性肥厚性硬脑膜炎.中华内科杂志,2006,45(1):67-68.
36. van der Vliet HJ,Perenboom RM.Multiple pseudotumors in IgG4-associated multifocal systemic fibrosis:Ann Intern Med,2004,141(11):896-897.
37. Lu LX,Della-Torre E,Stone JH,et al.IgG4-related hypertrophic pachymeningitis:clinical features,diagnostic criteria,and treatment.JAMA Neurol,2014,71(6):785-793.
38. Takeuchi S,Osada H,Seno S,et al.IgG4-Related Intracranial Hypertrophic Pachymeningitis:A Case Report and Review of the Literature.J Korean Neurosurg Soc,2014,55(5):300-302.
39. Chan SK,Cheuk W,Chan KT,et al.IgG4-related sclerosing pachymeningitis:a previously unrecognized form of central nervous system involvement in IgG4-related sclerosing disease.Am J Surg Pathol,2009,33(8):1249-1252.
40. Norikane T,Yamamoto Y,Okada M,et al.Hypertrophic cranial pachymeningitis with IgG4-positive plasma cells detected by C-11 methionine PET.Clin Nucl Med,2012,37(1):108-109.
41. Lu Z,Tongxi L,Jie L,et al.IgG4-related spinal pachymeningitis.Clin Rheumatol,2016,35(6):1549-1553.
42. Sung-Hee Kim and Ji-Soo Kim Immunoglobulin G4-Related Hypertrophic Pachymeningitis Mimicking Chiari Malformation J Clin Neurol,2016,12(2):238-240.
43. Wong S,Lam WY,Wong WK,Lee KC.Hypophysitis presented as inflammatory pseudotumor in immunoglobulin G4-related systemic disease.Hum Pathol,2007,38(11):1720-1723.
44. Deshpande V,Zen Y,Chan JK,et al.Consensus statement on the pathology of IgG4-related disease.Mod Pathol,2012,25(9):1181-1192.
45. Leporati P,Landek-Salgado MA,Lupi I,et al.IgG4-related hypophysitis:a new addition to the hypophysitis spectrum.J Clin Endocrinol Metab,2011,96(7):1971-1980.
46. Bando H,Iguchi G,Fukuoka H,et al.The prevalence of IgG4-related hypophysitis in 170 consecutive patients with hypopituitarism and/or central diabetes insipidus and review of the literature. Eur J Endocrinol,2013,170(2):161-172.
47. Scolding NJ,Joseph FG.The neuropathology and pathogenesis of systemic lupus erythematosus. Neuropathology & Applied Neurobiology,2002,28(3):173-189.
48. Rosrer S.A multicenter study of outcome in systemic lupus erythematosus:causes of death.Arthritis Rhemu,1982,25 :612.
49. Fanouriakis A,Boumpas DT,Bertsias GK.Pathogenesis and treatment of CNS lupus.Current Opinion in Rheumatology,2013,25(5):577-583.
50. Arbuckle MR,Mcclain MT,Rubertone MV,et al.Development of autoantibodies before the clinical onset of systemic lupus erythematosus.New England Journal of Medicine,2003,349(16):1526-1533.
51. Sarbu N,Alobeidi F,Toledano P,et al.Brain abnormalities in newly diagnosed neuropsychiatric lupus:systematic MRI approach and correlation with clinical and laboratory data in a large multicenter cohort.Autoimmunity Reviews,2015,14(2):153-159.
52. Unterman A,Nolte JE,Boaz M,et al.Neuropsychiatric Syndromes in Systemic Lupus Erythematosus:A Meta-Analysis.Seminars in Arthritis & Rheumatism,2011,41(1):1.
53. Mostafa GA,Ibrahim DH,Shehab AA,et al.The role of measurement of serum autoantibodies in prediction of pediatric neuropsychiatric systemic lupus erythematosus. Journal of Neuroimmunology,2010,227(2):195-201.
54. Hanly JG.ACR classification criteria for systemic lupus erythematosus:limitations and revisions to neuropsychiatric variables.Lupus,2004,13(11):861.
55. Davie CA,Feinstein A,Kartsounis LD,et al.Proton magnetic resonance spectroscopy of systemic lupus erythematosus involving the central nervous system.Journal of Neurology,1995,242(8):522-528.
56. Lee SH,Yoon PH,Park SJ,et al.MRI findings in neuro-behçet's disease.Clinical Radiology,2001,56(6):485-494.
57. Tajima Y,Homma S,Sinpo K,et al.Clinico-radiological findings of neuro-Behçet's syndrome.Internal Medicine,1994,33(3):136.
58. Disease I S G F B.Criteria for diagnosis of Behcet's disease. Lancet,1990,335(8697):1078-1080.
59. International Team for the Revision of the International Criteria for Behçet's Disease(ITR-ICBD).The International Criteria for Behçet's Disease(ICBD):a collaborative study of 27 countries on the sensitivity and specificity of the new criteria.Journal of the European Academy of Dermatology & Venereology Jeadv,2014,28(3):338.

60. Akmandemir G, Serdaroglu P, Tasçi B.Clinical patterns of neurological involvement in Behcet's disease: evaluation of 200 patients.Brain A Journal of Neurology, 1999, 122 (Pt 11) (11): 2171.
61. Gerber S, Biondi A, Dormont D, et al.Long-term MR follow-up of cerebral lesions in neuro-Behcet's disease. Neuroradiology, 1996, 38 (8): 761-768.
62. Coban O, Bahar S, Akmandemir G, et al.Masked assessment of MRI findings: is it possible to differentiate neuro-Behcet's disease from other central nervous system diseases? [corrected].Neuroradiology, 1999, 41 (4): 255-260.
63. Park KS, Ko HJ, Yoon CH, et al.Magnetic resonance imaging and proton magnetic resonance spectroscopy in neuro-Behçet's disease.Clinical & Experimental Rheumatology, 2004, 22 (5): 561-567.
64. Dumas JL, Valeyre D, Chapelonabric C, et al.Central nervous system sarcoidosis: follow-up at MR imaging during steroid therapy.Radiology, 2000, 214 (2): 411-420.
65. Spencer TS, Campellone JV, Maldonado I, et al.Clinical and magnetic resonance imaging manifestations of neurosarcoidosis.Seminars in Arthritis & Rheumatism, 2005, 34 (4): 649-661.
66. Smith JK, Matheus MG, Castillo M.Imaging manifestations of neurosarcoidosis.Ajr American Journal of Roentgenology, 2004, 182 (2): 289-295.
67. Sharma OP.Neurosarcoidosis: a personal perspective based on the study of 37 patients.Chest, 1997, 112 (1): 220-228.
68. Hesselmann V, Wedekind C, Terstegge K, et al.An isolated fourth ventricle in neurosarcoidosis: MRI findings.European Radiology, 2002, 12 (3): S1-S3.
69. Kreuzberg B, Kastner J, Ferda J.The contribution of MRI to the diagnosis of diffuse meningeal lesions.Neuroradiology, 2004, 46 (3): 198-204.
70. Proposal for revised classification of epilepsies and epileptic syndromes.Commission on Classification and Terminology of the International League Against Epilepsy.Epilepsia, 1989, 30 (4): 389-399.
71. Fisher RS, Acevedo C, Arzimanoglou A, et al.ILAE official report: a practical clinical definition of epilepsy.Epilepsia, 2014, 55 (4): 475-482.
72. Berg AT, Scheffer IE.New concepts in classification of the epilepsies: entering the 21st century.Epilepsia, 2011, 52 (6): 1058-1062.
73. Fisher RS, Cross JH, French JA, et al.Operational classification of seizure types by the International League Against Epilepsy: Position Paper of the ILAE Commission for Classification and Terminology.Epilepsia, 2017, 58 (4): 522-530.
74. Engel J, Jr.ILAE classification of epilepsy syndromes. Epilepsy research, 2006, 70 Suppl 1 (S5-S10).
75. Berg AT, Berkovic SF, Brodie MJ, et al.Revised terminology and concepts for organization of seizures and epilepsies: report of the ILAE Commission on Classification and Terminology, 2005-2009.Epilepsia, 2010, 51 (4): 676-685.
76. Scheffer IE, French J, Hirsch E, et al.Classification of the epilepsies: New concepts for discussion and debate-Special report of the ILAE Classification Task Force of the Commission for Classification and Terminology.Epilepsia Open, 2016, 1 (1): 37-44.
77. Wieser HG, ILAE Commission on Neurosurgery of Epilepsy. ILAE Commission Report.Mesial temporal lobe epilepsy with hippocampal sclerosis.Epilepsia, 2004, 45 (6): 695-714.
78. Blumcke I, Thom M, Aronica E, et al.International consensus classification of hippocampal sclerosis in temporal lobe epilepsy: a Task Force report from the ILAE Commission on Diagnostic Methods.Epilepsia, 2013, 54 (7): 1315-1329.
79. Barkovich A J, Guerrini R, Kuzniecky R I, et al.A developmental and genetic classification for malformations of cortical development: update 2012.Brain: a journal of neurology, 2012, 135 (Pt 5): 1348-1369.
80. Japp A, Gielen GH, Becker AJ et al.Recent aspects of classification and epidemiology of epilepsy-associated tumors.Epilepsia, 2013, 54 Suppl 9 : 5-11.
81. Ohe Y, Hayashi T, Deguchi I, et al.MRI abnormality of the pulvinar in patients with status epilepticus.Journal of Neuroradiology Journal De Neuroradiologie, 2014, 41 (4): 220-226.
82. Wellmer J, Quesada CM, Rothe L, et al.Proposal for a magnetic resonance imaging protocol for the detection of epileptogenic lesions at early outpatient stages.Epilepsia, 2013, 54 (11): 1977-1987.
83. la Fougere C, Rominger A, Forster S, et al.PET and SPECT in epilepsy: a critical review.Epilepsy & behavior: E & B, 2009, 15 (1): 50-55.
84. Bronen RA, Fulbright RK, Kim JH, et al.A systematic approach for interpreting MR images of the seizure patient. AJR Am J Roentgenol, 1997, 169 (1): 241-247
85. Winston GP, Cardoso MJ, Williams E J, et al.Automated hippocampal segmentation in patients with epilepsy: available free online.Epilepsia, 2013, 54 (12): 2166-2173.
86. Koepp M J, Woermann F G.Imaging structure and function in refractory focal epilepsy.The Lancet Neurology, 2005, 4 (1): 42-53.
87. Chadwick D.Seizures and epilepsy after traumatic brain injury.Lancet, 2000, 355 (9201): 334-336.
88. Woermann FG, Vollmar C.Clinical MRI in children and adults with focal epilepsy: a critical review.Epilepsy & behavior: E & B, 2009, 15 (1): 40-49.
89. Duncan J S.Imaging in the surgical treatment of epilepsy. Nature reviews Neurology, 2010, 6 (10): 537-550.
90. Zhang ZQ, Lu GM, Zhong YA, et al.FMRI Study of Mesial Temporal Lobe Epilepsy Using Amplitude of Low-Frequency

Fluctuation Analysis.Human brain mapping, 2010, 31(12): 1851–1861.

91. Zhang ZQ, Liao W, Chen HF, et al.Altered functional–structural coupling of large–scale brain networks in idiopathic generalized epilepsy.Brain: a journal of neurology, 2011, 134(Pt 10): 2912–2928.

92. Tolosa E.Periarteritic lesions of the carotid siphon with the clinical features of a carotid infraclinoidal aneurysm.J Neurol Neurosurg Psychiatry, 1954, 17(4): 300–302.

93. Hunt WE, Meagher JN, Lefever HE, et al.Painful opthalmoplegia.Its relation to indolent inflammation of the carvernous sinus.Neurology, 1961, 11 :56–62.

94. SmithJL, Taxdal DS.Painful ophthalmoplegia.The Tolosa–Hunt syndrome.Am J Ophthalmol, 1966, 61(6): 1466–1472.

95. Zhang X, Zhou Z, Steiner TJ, et al.Validation of ICHD–3 beta diagnostic criteria for 13.7 Tolosa–Hunt syndrome: Analysis of 77 cases of painful ophthalmoplegia.Cephalalgia, 2014, 34(8): 624–632.

96. The International Classification of Headache Disorders, 3rded(betaversion).Headache Classification Committee of the International Headache Society(HIS).Cephalagia, 2013, 33(9): 629–808.

97. La Mantia L, Curone M, Rapoport AM, et al.Tolosa–Hunt syndrome: critical literature review based on IHS 2004 criteria.Cephalalgia, 2006, 26(7): 772–781.

98. Hunter G, Young GB, Ang LC.Bickerstaff's Brainstem Encephalitis Presenting to the ICU.Neurocrit Care, 2012, 17(1): 102–106.

99. Mondéjar R, Santos J, Villalba E.MRI findings in a remitting–relapsing case of Bickerstaff encephalitis. Neuroradiology, 2002, 44(5): 411–414.

100. Weidauer S, Ziemann U, Thomalske C, Gaa J, Lanfermann H, Zanella FE.Vasogenic edema in Bickerstaff's brainstem encephalitis: a serial MRI study.Neurology, 2003, 61(6): 836–838.

101. Kupersmith MJ, Martin V, Heller G, et al.Idiopathic hypertrophic pachymeningitis.Neurology, 2004, 62(5): 686–694.

102. Dash GK, Thomas B, Nair M, et al.Clinico–radiological spectrum and outcome in idiopathic hypertrophic pachymeningitis.Journal of the Neurological Sciences, 2015, 350(1–2): 51–60.

103. Khalil M, Ebner F, Fazekas F, et al.Idiopathic hypertrophic cranial pachymeningitis: a rare but treatable cause of headache and facial pain.J Neurol Neurosurg Psychiatr, 2013, 84(3): 354–355.

104. Wasilewski A, Samkoff L.Teaching Neuro Images: Idiopathic hypertrophic pachymeningitis.Neurology, 2016, 87(22): e270–e271.

105. Tobin W O, Guo Y, Krecke K N, et al.Diagnostic criteria for chronic lymphocytic inflammation with pontine perivascular enhancement responsive to steroids(CLIPPERS).Brain, 2017, 140(9): 2415–2425.

106. Bag AK, Davenport JJ, Hackney JR, et al.Case 212 : chronic lymphocytic inflammation with pontine perivascular enhancement responsive to steroids.Radiology, 2014, 273(3): 940–947.

107. Taieb G, Duran–Peña A, de Chamfleur NM, et al.Punctate and curvilinear gadolinium enhancing lesions in the brain: a practical approach.Neuroradiology, 2016, 58(3): 221–235.

108. Berzero G, Taieb G, Marignier R, et al.CLIPPERS mimickers: relapsing brainstem encephalitis associated with anti–MOG antibodies.Eur J Neurol, 2018, 25(2): e16–e17.

第十六章

神经介入放射学

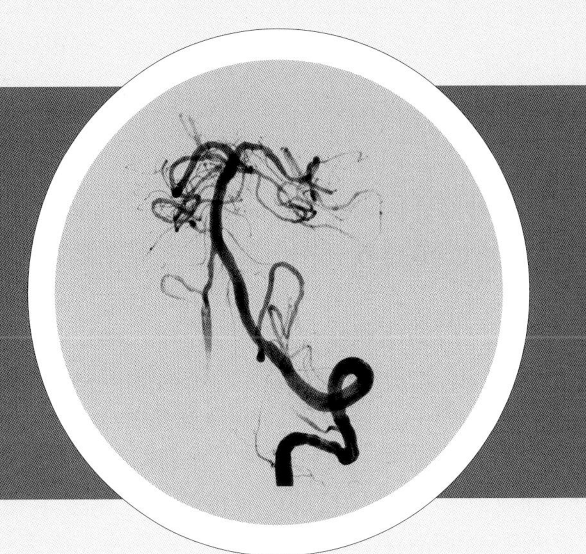

第一节 概 述

神经介入放射学（interventional neuroradiology）是利用血管内导管操作技术，在数字影像系统的支持下，对神经系统血管病及肿瘤进行诊断和治疗的一门临床医学科学。神经介入治疗是通过股动脉（或股静脉、颈动脉、桡动脉等）穿刺，在DSA引导下，使特殊的导管到达神经系统血管，实现血管栓塞、血栓溶解、血管扩张、血管成形和抗肿瘤等治疗目的。与传统的开颅手术相比，神经介入治疗具有不用开颅、损伤小、患者恢复快等优点。

一、治疗范畴

可以采用神经介入治疗的脑血管病包括：①出血性疾病：蛛网膜下腔出血、脑实质出血、脑室出血等，病因包括颅内动脉瘤、脑动静脉畸形、颈内动脉海绵窦瘘、硬脑膜动静脉瘘、烟雾病等；②缺血性疾病：动脉性脑梗死，病因包括心源性栓子脱落、神经系统供血动脉狭窄或闭塞；③静脉性疾病：Galen静脉瘤、脑静脉窦血栓等。部分血供丰富的颅内肿瘤也可以采用神经介入治疗，主要用于手术前肿瘤供血动脉栓塞、经动脉选择性化疗等。

二、神经介入手术前准备

神经介入治疗前，需要对患者的病情和影像学检查结果进行充分的评估。对于急性脑卒中、头颈部血管狭窄、未破裂动脉瘤、蛛网膜下腔出血的患者，术前最好行CTA或MRA检查。硬脑膜动静脉瘘、动静脉畸形等疾病，术前需行脑血管造影评估。

对于需要行支架植入的患者，术前3~5天需应用抗血小板药物治疗。对于破裂出血的宽颈动脉瘤、夹层动脉瘤或梭形动脉瘤，术中需支架辅助动脉瘤栓塞，可术前或术中给予负荷量的抗血小板药物。

术前通常行苯巴比妥钠、阿托品肌内注射。患者取仰卧位，建立好静脉通道，予以心电监护及吸氧。脑血管造影或颈动脉支架植入患者，通常在局部麻醉下进行，对于躁动不安的患者，可予以镇静处理。颅内动脉瘤栓塞、脑血管畸形栓塞、硬脑膜动静脉瘘栓塞、颅内支架植入等颅内神经介入，建议全身麻醉下进行。对于急性脑卒中行机械取栓的患者，是否行全身麻醉仍有争论。局部麻醉具有操作便捷、能够在术中实时观察患者神经功能的优势，但对躁动患者的控制欠佳，也可导致误吸风险。因此，对于严重躁动、意识水平降低（格拉斯哥昏迷量表评分<8分）、呼吸道保护反射丧失、呼吸障碍的急性脑卒中推荐使用全身麻醉。

穿刺点通常选择股动脉，也可选择桡动脉。根据所需导管及器械的外径选择合适尺寸的血管鞘，造影通常为5F鞘，治疗常用6F或8F鞘。脑血管造影不需要全身肝素化，行血管内治疗的患者需全身肝素化。指引导管、微导管尾端连接三通，过程中维持高压输液袋的灌洗。当使用大尺寸血管鞘时，术后建议使用血管封堵器封堵血管或血管缝合器缝合血管。

神经介入术后常规行心电监护，对于术前无出血性病变，且术中、术后无并发症的患者，24小时后可停止心电监护。在有条件的医院，神经介入术后的患者可常规在神经监护病房过渡24小时。

三、神经介入常用器械

神经介入理念、技术的发展和进步离不开材料和器械的更新与改进。神经介入器械主要包括配套器械、栓塞材料及血管成形类器械。

（一）配套器械

1. 造影导管 脑血管造影多用5F或4F导管，可分为单弯导管和复合弯曲导管。单弯导管包括Vertebral导管（椎动脉造影导管）、Berenstein导管和MPA导管（多功能造影导管）等；复合弯曲导管包括Hunter-Head导管（猎人头导管）、Simmons导管及Newton导管等。

2. 指引导管 指引导管通常为支撑力强、内腔大的导管，一般置于颈总动脉或颈内动脉，于体外与颈动脉建立起通道，起到输送各种介入器械、注射对比剂及各种治疗抢救药物的作用。近年来颅内指引导管的应用，可以克服迂曲的颈内动脉，达到海绵窦段甚至颅内，使得颅内动脉瘤栓塞手术更加安全，动脉内取栓手术更加快速有效。

3. 微导管 输送微弹簧圈的导管均为专用微导管，常用的有 Echelon 系列、Headway 系列、Excelsior 系列、Prowler 系列等。导管头端标记与弹簧圈输送导丝的标记对应，但不同的弹簧圈系列所对应的方式有差别。例如，ONYX 液态栓塞剂的配套微导管包括 Echelon 系列和 Marathon 系列等。不同类型颅内支架有不同的配套输送微导管，例如，Enterprice 支架配套的 Prowler Plus 微导管，Solitaire 支架配套的 Rebar 微导管。

4. 微导丝 与微导管相匹配的微导丝尺寸多为 0.014in（1in=2.54cm），临床常用的可进入颅内的微导丝头端柔软、操控性强，主要包括 Transend 系列、Tracess 系列、Synco 系列等。而用于颈动脉支架、椎动脉支架则需要支撑力更强的微导丝，如 PT 导丝。

5. 其他配套的器械 包括超滑导丝、Y 阀、三通、连接管与高压输液袋等。

（二）栓塞材料

1. 可脱球囊 1971 年栓塞用球囊发明后，Ser-binenko 使用可脱球囊技术治疗外伤性颈内动脉海绵窦瘘获得成功。1975 年，Debrun 应用同轴导管使球囊的解脱更为方便和安全。

2. 液态栓塞材料 1972 年 Zanetti 报道使用异丁基 -2- 氰基丙烯酸酯（IBCA）和正丁基 -2- 氰基丙烯酸酯（NBCA）等液体栓塞剂，栓塞脑、脊髓动静脉畸形和动静脉瘘取得初步成功，能在病变中铸型并具有一定可控性的 NBCA 至今仍是较为理想的栓塞材料。1997 年应用于临床的 ONYX 液态栓塞系统成为脑动静脉畸形治疗的里程碑式的突破。ONYX 和 NBCA 最大的区别在于：ONYX 是非黏附性栓塞剂，可避免微导管与血管的粘连，使病灶栓塞结束后撤出微导管更容易且安全，更重要的是后面打出的栓塞剂可以推动前面的栓塞剂，继续向前移动和弥散，到达更加细小的、导管无法到达的分支血管中，从而达到病灶完全栓塞的可能。目前，ONYX 除了应用于脑动静脉畸形的血管内栓塞治疗，也应用于硬脑膜动静脉瘘、颅内巨大动脉瘤以及颈动脉海绵窦瘘的栓塞治疗。

3. 可解脱弹簧圈 1991 年 Guglielmi 设计了电解可脱弹簧圈（Guglielmi detachable coil，GDC），1992 年 Moret 设计了机械解脱弹簧圈（Mechanical detachable coils，MDC），它们可通过微导管、导丝操控，使之完全进入动脉瘤腔内以闭塞动脉瘤，同时保持载瘤动脉血流通畅，被认为是一项革命性改进和另一个里程碑，使神经介入医学的发展真正达到了可控阶段。可解脱弹簧圈是目前颅内动脉瘤栓塞的主要材料。弹簧圈的分型方法很多，如按照成篮形状或空间构型可以分为二维、三维、不规则形状等；按照解脱方式可以分为电解脱、水解脱、机械解脱等；按照材料的区别可以分为生物涂层、带纤毛、裸圈等；弹簧圈丝（即一级螺旋）的直径有 10、12、18 等系列（即 0.010 英寸、0.012 英寸、0.018 英寸），圈的直径可以从 1mm 到 25mm。这些种类繁多的弹簧圈均有较为可靠的防解旋性能，为临床提供了丰富的选择。

4. 颗粒型栓塞材料 PVA 颗粒是神经介入领域常用的颗粒型永久栓塞材料，适用于血运丰富的颅内肿瘤术前栓塞、动脉出血性病变的栓塞治疗以及血流量小的硬脑膜动静脉瘘的栓塞治疗。

（三）血管成形与开通器械

1. 球囊 可分为高压球囊和低压球囊。高压球囊常用于颅内外动脉狭窄的成形治疗，如应用于颅内动脉狭窄的 Gateway 球囊，各种型号和规格的颈动脉球囊，高压球囊尾端需连接压力泵。低压球囊可用于颅内血管痉挛的扩张、宽颈动脉瘤的辅助治疗、动静脉瘘的血管保护、球囊阻塞实验等。对于宽颈动脉瘤球囊辅助技术所采用的球囊主要为 sentry 球囊、hyperglide 球囊和 hyperform 球囊。sentry 与 hyperglide 球囊的形状和扩张成形术所用的球囊类似，但 hyperglide 球囊的顺应性较 sentry 球囊更好，hyperform 为可塑型球囊，充盈后可对分叉处动脉瘤颈进行塑型。

2. 支架 根据用途不同，神经介入支架可分为颈动脉支架、颅内自膨式支架、球扩支架、动脉瘤栓塞辅助支架以及覆膜支架等。目前临床上应用最为广泛的颈动脉支架包括激光雕刻开环设计的 Precise 支架、Protégé 支架、Acculink 支架，闭环设计的 Xact 支架，混合设计的 Cristallo Ideale 支架，以及编织型 Wallstent 支架。用于颅内动脉狭窄的自膨式支架目前临床上最常用的是 Wingspan 支架，现在也有人将动脉瘤辅助用支架用于颅内动脉狭窄。目前国内使用最广泛的球扩支架是国产 Apollo 支架，应用于颅内动脉狭窄，特别是颈内动脉颅内段、椎动脉颅内段狭窄的治疗。对于宽颈动脉瘤，尤其是超宽颈动脉瘤、梭形动脉瘤或夹层动脉瘤，需要使用支架或者球囊保护的辅助技术进行弹簧圈栓塞，可有效防止弹簧圈突入载瘤动脉。支架的种类较多，包括激光雕刻支架和编织支架两大类，其中激光雕刻的支架中 Neruoform 是开环支架设计，闭环设计的有 Enterprise、Solitaire AB 等；编织支架主要有 LVIS 系列、LEO 系列等。这些颅内动脉瘤栓塞专用支架系统都是自膨式支架，均设计为通过配套的微导管进行释放，在血管内操作容易，对血管刺激性相对较小。

3. 脑保护装置 颈动脉支架成形术需要使用脑保护装置，防止颈动脉斑块脱落进入远端颅内血管。脑保护装置包括远端保护装置和近端保护装置，远端保护装置常用的包括 Spider 保护装置、Guardwire 保护装置、Angioguard 保护装置、FilterWire EZ 保护装置等，近端保护装置使用最为广泛的是 MO.MA 保护装置。

4. 血管内取栓装置 机械取栓装置从第一代的 Merci 装置、Penumbra 抽吸装置，发展到以 Solitaire 系统、Trevo 系统为代表的第二代支架样取栓装置，以及新的 MAX 颅内抽吸导管。目前临床上使用最为广泛的取栓装置为 Solitaire 取栓支架，包括发表在 *The New England Journal of Medicine* 的急性脑卒中五大临床试验，使用的也是以 Solitaire 支架为主，国产的取栓支架仍在试验研究中。

四、神经介入常见并发症

（一）脑出血

术中出血常见原因为术中动脉瘤破裂、脑动静脉畸形血流动力学变化、血管被导丝刺穿、球囊扩张导致血管破裂等。处理原则：①中和肝素；②动脉瘤破裂出血栓塞导管到位者，继续填塞瘤腔，直至完全填塞；导管未到位者，中止血管内治疗，急诊外科手术；③如果大血管被刺穿，或球囊扩张血管时发生破裂出血，将球囊在破裂处充盈，压迫出血血管壁，间断性抽瘪球囊复查造影，证实无进一步出血后撤出球囊；若损伤的血管为远端细小血管，可用弹簧圈直接栓塞出血血管。术后出血常见原因为颈动脉支架术后的高灌注性出血、脑动静脉畸形或硬脑膜动静脉瘘术后血流动力学变化引起的出血、急性脑卒中取栓术后的再灌注出血或梗死性出血等，根据出血量和临床症状选择进一步处理方案。

（二）脑梗死

术中急性脑梗死包括远端血管栓塞事件、异位栓塞、载瘤动脉受压和支架内急性血栓形成等。远端血管栓塞事件常见原因包括血管壁斑块脱落、栓子形成并脱落、空气栓塞等。降低这种并发症的措施包括操作轻柔、保持引导管或微导管点滴顺畅、造影管和滴注通道严格排气等。异位栓塞最常见的原因为颈外动脉系统栓塞时，较小颗粒或液态栓塞材料经颈外动脉和颈内动脉或椎动脉之间危险吻合进入颅内，偶见弹簧圈从动脉瘤脱落进入远端血管。动脉瘤栓塞时，依据瘤体的大小来选择合适的弹簧圈，以防堵塞严重压迫载瘤动脉，必要时可选择支架辅助或球囊辅助栓塞。支架内急性血栓形成可见于颅内支架术后、动脉瘤支架辅助栓塞术后，颈动脉支架内急性血栓形成较罕见。

（三）脑血管痉挛

介入治疗时造成脑血管痉挛的原因是因为血管壁受到介入材质的刺激，未绝经妇女更常见。处理措施为首先让患者保持安静，并采取降低血压、舒张血管的措施，必要时通过引导管直接注射罂粟碱等解痉挛药物。

（四）其他介入常见并发症

包括药物过敏、肝素诱发的损伤，穿刺部位出血、血肿、假性动脉瘤形成、血管损伤等。

五、神经介入的发展

随着理念、技术和材料的不断更新与改进，神经介入治疗近期在许多方面取得了可喜的突破和进步。神经介入治疗的病种在不断拓展，治疗效果不断提高，治疗方式不断改进，治疗器械也在改进。目前，神经介入能够更安全地治疗更多类型的动脉瘤和血管畸形，其治疗症状性颈动脉狭窄的长期效果已被证实不逊于内膜剥脱术，特别是在急性缺血性卒中方面，已被新的指南推荐。我国神经放射介入虽然起步较晚，但也有了突飞猛进的发展。随着新材料、新技术的出现，新治疗理念与技术也会慢慢呈现，神经介入将为患者提供更多、更合适的治疗手段，促进患者的康复与健康。

（施海彬）

第二节 神经介入技术及其应用

随着医疗设备的发展，新的器械和材料不断更新，血管造影和介入技术正在不断发展，新的治疗方法和手段被引入神经介入领域，使脑血管疾病的治疗更加有效，以前难以治愈的疾病得以治愈。在国内，神经介入技术以往只能在大医院开展，现在很多县市一级医院均能不同程度的开展神经介入治疗。在这一节中，我们将介绍常用的神经介入技术。虽然由于篇幅的限制，不能介绍神经介入所有技术，我们将尽量涵盖目前临床上常用的神经介入技术。

一、脑血管造影

脑血管造影是应用含碘对比剂注入颈总动脉、颈内外动脉、椎动脉，经连续DSA造影，在不同时期显示脑内动脉、回流静脉和静脉窦的形态、部位、分布和走行的一种显影技术。CT、MRI等无创影像检查手段出现后，DSA主要用于评估脑血管的异常。目前CTA、MRA基本能够获得完整的头颈部血管图像，但脑血管造影可以动态观察血流和侧支循环，并可同期完成介入治疗，仍是其他检查手段无法替代的重要方法。

（一）适应证

1. 怀疑血管本身病变或寻找脑血管病病因。

2. 怀疑脑静脉疾病。

3. 脑内或蛛网膜下腔出血病因检查。

4. 头面部血运丰富肿瘤的术前检查。

5. 了解颅内占位性病变的血供与邻近血管的关系及某些肿瘤的定性诊断。

6. 实施血管介入或手术治疗前明确血管病变和周围解剖关系。

7. 急性脑血管病需动脉溶栓或其他血管内治疗。

8. 头面部及颅内血管性疾病治疗后随访复查。

（二）禁忌证

脑血管造影无绝对禁忌证，但对碘对比剂过敏或不能耐受、介入器材过敏、严重出血倾向、穿刺点局部感染、并发脑疝的患者和严重心、肺功能不全而不能平卧的患者要慎重。

（三）治疗方法

1. 术前准备 了解患者病史、实验室检查、影像学检查，以及穿刺部位皮肤情况。大多数患者行脑血管造影不需要全身麻醉，给予最低程度的镇静治疗以缓解患者的紧张情绪即可。造影前半小时肌注阿托品0.5mg、苯巴比妥钠100mg。常用器械包括穿刺套件（穿刺针、导丝、血管鞘）、超滑泥鳅导丝、造影导管、高压注射器等。消毒铺巾后，局麻下穿刺。

2. 动脉穿刺 采用Seldinger穿刺技术或改良Seldinger穿刺技术。Seldinger技术是用带针芯的穿刺针穿透血管前后壁，退出针芯，缓慢向外拔针，直至血液从针尾喷出，迅速插入导丝，拔出针，通过导丝引入血管鞘；Seldinger改良法用不带针芯的穿刺针直接经皮穿刺血管，当穿刺针穿破血管前壁进入血管内时，即可见血液从针尾喷出，再引入导丝及导管鞘即可。

3. 造影 全脑血管造影的起点是从主动脉弓开始。标准的脑血管造影包括双侧颈内动脉和双侧椎动脉的四血管造影，有时为明确颅外动脉代偿或排除硬脑膜动静脉瘘等，还需做包括双侧颈外动脉的六血管造影。但是，为减少导丝触碰动脉斑块导致斑块脱落的风险，大部分情况下，双侧颈总动脉+双侧锁骨下动脉的四血管选择性造影足以清晰地观察颅内外血管。造影过程要包括完整的动脉期、实质期和静脉期。要动态、全面地观察各血管的起始情况、走行、变异，大脑前、中、后动脉的一级分支有无狭窄、动脉瘤、动静脉畸形、动静脉瘘、肿瘤染色等血管异常，需多角度投照，充分展示病变的长度、程度、与周围血管的解剖关系、成角情况，必要时需行三维旋转造影。

二、颈动脉狭窄支架植入术

缺血性脑血管病主要是由于血栓形成和脱落栓子阻塞脑供血动脉引起的缺血性脑梗死，颅外段颈动脉狭窄是缺血性脑血管病的主要风险因素之一。据国内外报道，20%~30%的缺血性脑血管病的直接发病原因是颈动脉狭窄。因此，治疗颈动脉狭窄的主要目的之一是预防缺血性脑血管病的进一步发展，即脑梗死的发生，其二是解除颈动脉狭窄所引起的一系列脑缺血症状。颈动脉狭窄的治疗方法主要有药物治疗、血管内介入治疗和外科手术颈动脉内膜剥脱术（carotid endarterectomy，CEA）。CEA 曾被认为是治疗颈动脉狭窄的标准方法。介入治疗包括颈动脉支架成形术（carotid artery stenting，CAS）和颈动脉球囊血管成形术。CAS 由于其微创性和适应证广，近年来得到临床医师的广泛认可。

（一）适应证

1. 主要适应证 影像检查证实颈动脉狭窄率达到 70% 并伴有明确相关的症状和体征者；颈动脉狭窄率为 50% 以上且伴有明确的溃疡形成和（或）不稳定斑块者。

2. 次要适应证 无症状性单侧颈动脉狭窄，管腔狭窄率（直径）> 80% 者；无症状双侧颈动脉狭窄，狭窄直径均 >70% 者；无症状双侧颈动脉狭窄，狭窄直径 50%~70%，但需要进行全麻的重大手术者，为预防发生术中脑缺血可在术前行单侧（优势侧）CAS。

3. 特殊适应证 影像检查证实颈动脉完全闭塞，但闭塞段长度≤ 10mm，且远端流出道通畅并伴有明确相关的症状和体征者，在技术可行的情况下属特殊适应证。

（二）禁忌证

1. 严重的神经系统疾病，如病变侧的脑功能完全丧失、瘫痪等。

2. 颈动脉完全闭塞，病变长度 >10mm，伴有影像证实的血管内血栓和多段狭窄者。

3. 有出血倾向的同侧颅内动静脉畸形或动脉瘤，又不能提前或同时给予治疗者。

4. 三个月内发生过颅内出血或四周内发生过大面积脑梗死者。

5. 严重心、肝、肾功能障碍、对比剂过敏等血管造影禁忌者。

（三）术前准备

1. 明确诊断和制定治疗方案 术前必须经影像检查，准确评价颈动脉狭窄的病变性质、程度及病变范围，有条件者可行脑灌注成像。也需进行相关的临床实验室检查和神经系统体检。

2. 患者准备 局部麻醉术前 6 小时、全身麻醉术前 12 小时禁饮食。腹股沟区备皮等同脑血管造影术前准备。术前应规范性给予抗血小板药物：术前口服肠溶阿司匹林和（或）氯吡格雷 3~5 天。需急诊手术者，应在术前 6 小时将上述药物 3 天的总量一次性口服。除一般性术前准备外，必须建立有效的静脉通道。

3. 器械准备 根据术前制定的手术方案，做好充分的器材准备。常用器材将在以下的手术操作要点中简要介绍。

（四）介入治疗

1. 方法的选择 动脉粥样硬化性颈动脉狭窄直接选择支架植入术，不推荐单纯球囊扩张治疗；纤维肌肉结构不良和大动脉炎引起的颈动脉狭窄推荐首选球囊扩张成形术（PTA），扩张术中发生夹层等并发症时可植入支架治疗；动脉粥样硬化性颈动脉狭窄行支架植入术中推荐使用脑保护装置（EPD）。

2. 操作要点 ①血管造影：首先行常规主动脉弓、颈动脉造影和选择性全脑血管造影。②远端 EPD 技术：通过超滑涂层导丝、超长导管和指引导管同轴技术或超滑导丝、造影导管选择性插管与导丝交换技术，将指引导管或长鞘头端置于狭窄近端预定位置。经指引导管或长鞘输送 EPD 通过狭窄部位到达狭窄远端的预定位置（至少位于狭窄远端 3 cm 以上）释放 EPD。如果狭窄 >90%，为防止 EPD 通过困难和减少栓子脱落风险，提倡先行小球囊预扩张后再将 EPD 输送装置通过狭窄病变。远端 EPD 是在狭窄病变的远端放置一个过滤网，术中允许血流通过，但可将脱落的栓子捕获，支架植入后取出滤网。目前市场上有多种远端 EPD 装置供选择，熟悉不同 EPD 的使用特点有助于减少相关并发症的发生。③近端 EPD 技术：将超滑导丝、4~5F 造影导管选择送至颈外动脉，通过长导丝交换技术将近端栓子保护装置至预定位置。近端保护装置国内使用较少，原理上是采用两个闭塞球囊分别阻断颈总动脉和颈外动脉，使颈内动脉血流暂时停滞甚至逆流。支架植入后通过指引导管回抽颈动脉的一定量血液，将可能脱落的栓子吸出体外。文献显示，相较于远端保护装置，近端保护装置捕获微小栓子的能力更强，但是两者缺乏安全性和有效性的随机对照研究。因此，原则上应该选择操作者最为熟悉的 EPD。④支架植入：通过远端保护装置自身导丝或近端保护装置放置的治疗导丝对狭窄颈动脉行球囊扩张和支架植入术，对重度狭窄病变推荐进行球囊预扩张技术。支架植入前预扩张多主张采用 5~6mm 直径，长度 20~40mm 球囊，扩张后植入自膨式颈动脉支架多不再需要后扩张。若植入支架后仍残余再狭窄 >30%，再行 5~6mm 球囊的后扩张。目前市场上颈动脉专用支架种类较多，均为自膨式，编织或激光切割制作而成。何种种类的支架在治疗颈动脉狭窄方面更具安全性和有效性尚缺乏有力证据。⑤支架植入后即刻检查：支架植入后即刻行颈动脉血管造影，观察颈动脉内是否有充盈缺损（栓子），确认没有后再回收 EPD，并在体外进行冲洗，以确认是否捕捉到红白栓子。若造影发现颈动脉有栓子存在，应即刻采取导管取栓和药物溶栓治疗。确认栓子取出或溶解消失后，再取出 EPD。⑥手术后检查：再次进行治疗侧颈动脉和颅内血管造影评价，达到形态学疗效满意和查体没有脑缺血等并发症则手术操作完成（图 16-2-1）。

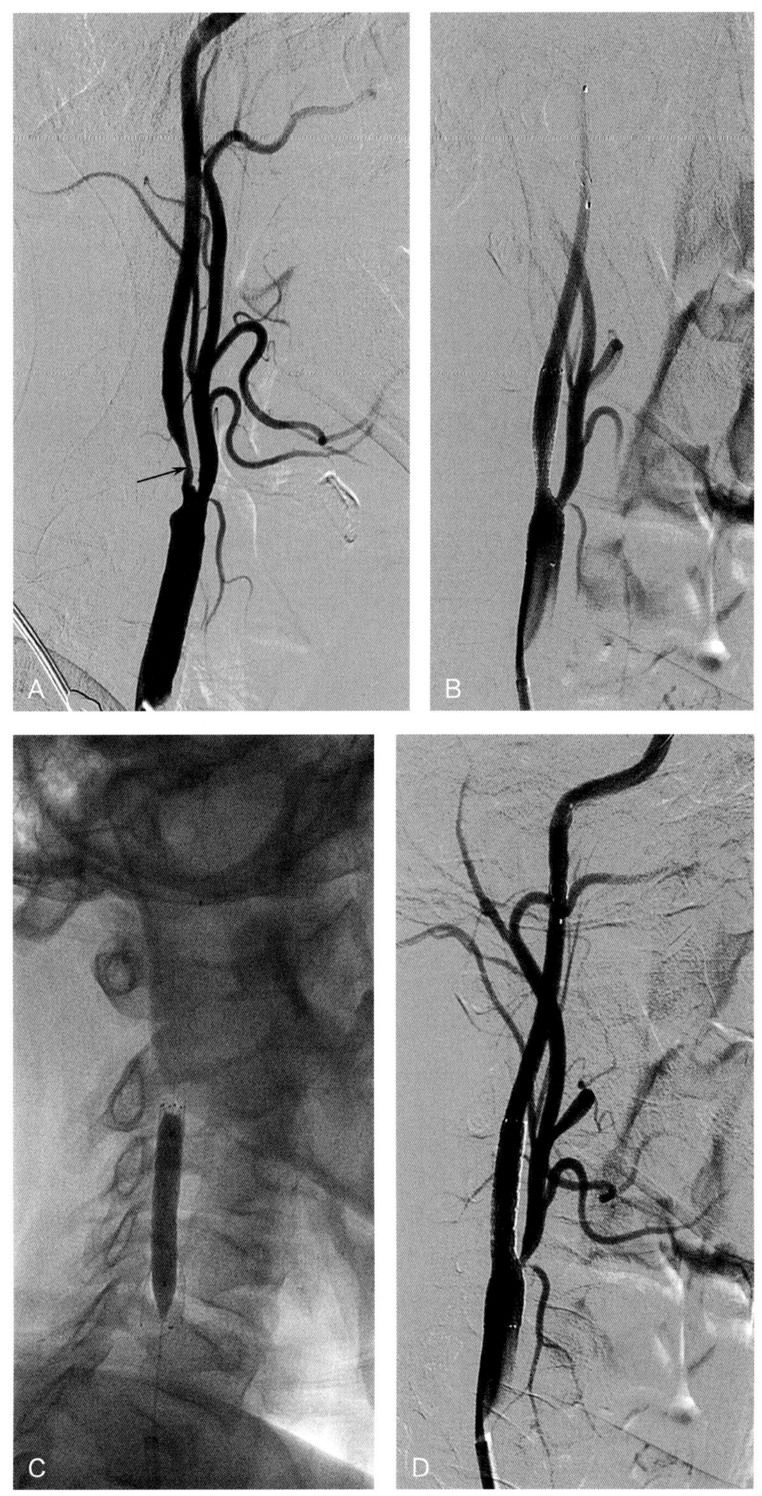

图 16-2-1　颈动脉狭窄远端保护下支架植入术

A. 右侧颈总动脉造影见右侧颈内动脉起始处严重狭窄（箭）；B. 远端脑保护装置保护下，植入颈动脉支架，再造影见残余狭窄明显；C. 引流球囊在狭窄处扩张；D. 再造影见残余狭窄消失

（五）操作注意事项

1. 术中血压的控制 如患者基础血压不正常，在开通颈动脉狭窄前应给以适度降压。推荐收缩压降至正常或比基础血压降低 20~30 mmHg。

2. 颈动脉窦压力反射的处理 术前备好阿托品 1mg。在颈动脉狭窄球囊扩张和支架植入时，可出现心动过缓、血压下降，多为一过性，可嘱患者进行深咳，可自行缓解。一旦出现严重心率过缓（<40 次 /min）和血压降低（收缩压 <90mmHg），可静脉推注阿托品 0.5~1.0mg。若收缩压难以维持在 90mmHg，可给予多巴胺类升压药物。将心率和血压控制在正常范围或收缩压低于正常 20~30mmHg。术后要动态监测血压至少 24 小时，直至血压稳定为止。如出现心脏骤停或心率持续 <40 次 /min，置入临时起搏器。由于部分患者在颈动脉狭窄扩张和支架术中迷走神经反射减弱，使用阿托品会使血压升高，有加重脑过度灌注风险。所以不推荐扩张前预防性使用阿托品。

3. 抗凝药物的使用 术前即刻静脉推注肝素 50U/kg，术中持续经指引导管加压灌注肝素等渗盐水。

4. 球囊扩张 对于颈动脉近端闭塞者，预计远端 EPD 通过有一定难度时，可先行小球囊预扩张后再放置 EPD 或使用近端保护装置。对于重度狭窄植入支架前推荐采用等大球囊预扩张。植入支架后若仍有残余狭窄 > 30%，再行后扩张。

5. 麻醉的选择 推荐采用局部麻醉，必要时采取全身麻醉。

（六）术后处理

1. 严密观察病情变化，至少 24 小时心电、血压监护，或监护至心电、血压平稳。

2. 术后经静脉滴注肝素或皮下注射低分子肝素抗凝治疗至少 24 小时。

3. 术后继续应用术前所用的抗血小板药物治疗，持续至术后 6~12 个月。

三、颅内动脉狭窄支架植入术

颅内动脉狭窄是缺血性卒中的重要原因，在中国 30%~40% 急性缺血性脑卒中及超过 50% 的 TIA 是由颅内动脉狭窄引起的。症状性颅内动脉狭窄患者的年卒中率高达 10%~24%。在中国，动脉粥样硬化是颅内血管狭窄最重要的原因。虽然目前推荐的症状性颅内动脉粥样硬化性狭窄的治疗方案仍然是抗血小板药物、他汀类药物和纠正动脉粥样硬化危险因素，但传统的治疗手段对于重度狭窄患者的治疗效果仍不能令人满意。近年来随着介入技术、器材、设备的不断发展，颅内动脉支架技术取得了长足的进步。对于严格抗血小板和降脂治疗仍然无法控制的症状性颅内动脉狭窄，血管内治疗可有效改善脑循环缺血症状，预防脑缺血发作和缺血性脑卒中的发生。

（一）适应证

1. 有症状患者血管狭窄 ≥ 50%，无症状患者血管狭窄 ≥ 80%，经相关的影像学检查、DSA、灌注加权成像等证实狭窄处有明显的血流动力学改变，狭窄远端未建立有效的侧支循环。

2. 目标血管的参考直径 >2mm。

（二）禁忌证

1. 不能耐受抗凝和抗血小板药治疗。

2. 对比剂过敏。

3. 全身或局部有未能控制的感染。

4. 近 3 个月内有颅内出血或内脏出血，或目前有出血倾向。

5. 未控制的恶性高血压。

6. 血管扭曲或变异，导管等输送系统难以安全通过。

7. 血管病变广泛或狭窄范围过大。

8. 血管炎性狭窄，广泛的血管结构异常。

9. 邻近治疗部位有动脉瘤且不能同时处理。

（三）术前准备

1. 术前评估 ①颅内血管狭窄引起缺血性神经事件的病理生理机制；②对颅内血管狭窄与缺血性神经事件、灌注失代偿和梗死的关系进行关联性分析；③权衡血管内治疗的风险和效益；④制定个体化的内科和血管内治疗方案。

术前影像学评估：术前影像学评估内容包括血管病变的形态学、侧支循环和血流动力学。评估方法包括无创性检查（TCD、MRI/MRA、CT/CTA/CTP）和有创性检测（DSA）。

2. 患者准备 常规要求全身麻醉，术前 12 小时禁饮食。腹股沟区备皮等同脑血管造影术前准备。抗血小板药物同颈动脉支架术前准备。除一般性术前准备外，必须建立有效的静脉通道。

3. 器械准备 根据术前制定的手术方案，做好充分的器材准备。常用器材将在以下的手术操作要点中简要介绍。

（四）介入治疗

支架置入过程一般采用全身麻醉，股动脉是常用穿刺入路，将6F指引导管置于颈内动脉或椎动脉的颈段。对于锁骨下动脉严重迂曲或椎动脉反向成角的椎－基底动脉狭窄患者，在经股动脉入路放置指引导管失败后，可采用桡动脉或肱动脉入路。

根据血管造影准确测量狭窄的程度及长度，在路径图下采用微导丝小心穿过狭窄段，到达远段动脉。沿导丝送入合适的支架，缓慢扩张球囊，释放支架。如果准备应用自膨胀支架，首先要使用合适的球囊预扩张，再置入自膨胀支架。撤回导丝，拔出导管。

直接球囊扩张支架成形术的主要原则是：①为了对支架系统提供足够的支撑力，指引导管和微导丝应当放置在合适的部位；②基于邻近狭窄段正常血管的直径选择支架的直径，基于狭窄段长度选择支架长度；③在支架跨狭窄段放置后，缓慢充盈球囊压力至6~8标准大气压。

Wingspan自膨支架成形术的主要原则是：①将指引导管和微导丝放置到合适的部位后，用合适球囊预扩狭窄段。若术前提示动脉粥样硬化斑块位于富含穿支的部位，狭窄部位预扩张时，可选择球囊直径为靶血管狭窄远端直径的50%~69%，若斑块位置处穿支血管较少，则可选择直径为70%~80%的球囊；②放置Wingspan自膨支架，支架的直径较邻近血管直径大0.5 ~1mm，两侧支架长度至少跨过病变3mm（图16-2-2）。

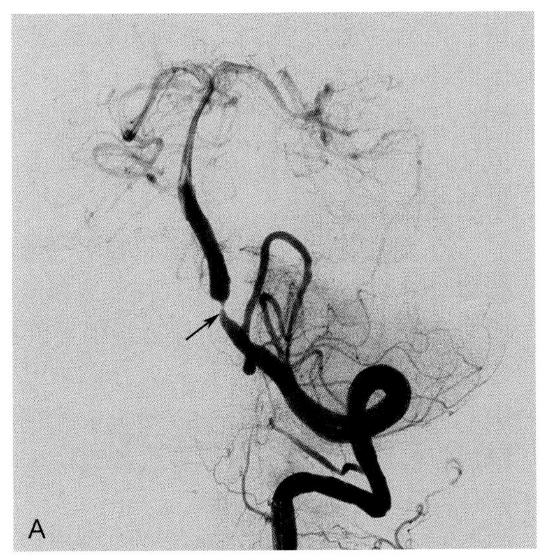

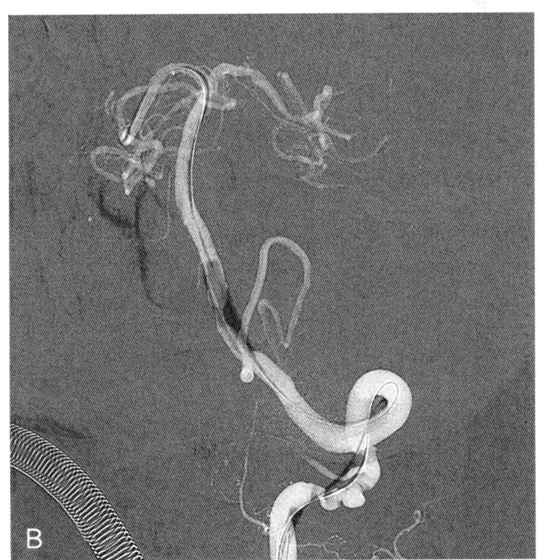

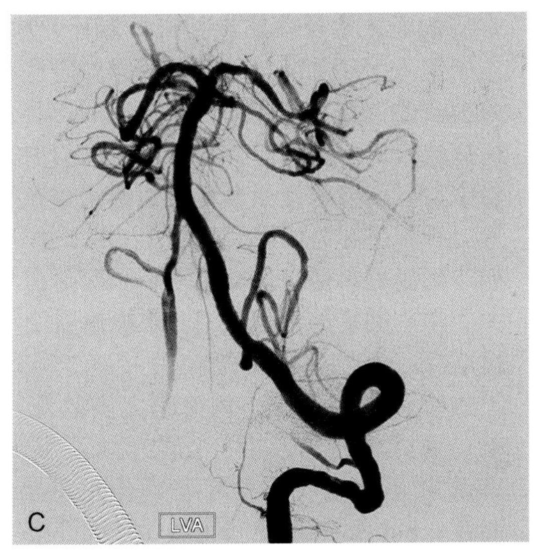

图16-2-2　椎动脉颅内段狭窄支架成形术

A. 左侧椎动脉造影显示椎动脉颅内段严重狭窄（箭）；B. 球囊扩张至腰征消失；C. 置入自膨式支架，再造影示血管狭窄消失

（五）术后管理

血压控制在100~120mmHg/60~80mmHg或低于基线血压的15%。术后即刻行头颅CT检查以排除脑出血，一旦发现患者的精神状态发生改变，随时准备复查CT。支架置入3个月内服用阿司匹林和氯吡格雷。3个月后选择一种敏感药物终身服用。

四、急性缺血性脑卒中血管内治疗

近年来随着介入材料和技术的发展，血管内治疗显著提高了闭塞血管再通率，延长了治疗时间窗，显示了良好的应用前景。血管内治疗包括：动脉溶栓、机械取栓和急诊血管成形术。动脉溶栓通过微导管在血栓附近或穿过血栓直接给予溶栓药物，提高局部药物浓度，减少药物用量，降低颅内及全身出血风险，但该治疗方法时间长，且有些栓子药物难以溶解。机械取栓和急诊血管成形技术出现相对较晚，其优点包括：避免或减少溶栓药物的使用，对于大血管闭塞及心源性栓塞性卒中具有更高的血管再通率，成为急性缺血性卒中重要的治疗手段。自2014年9月开始，一系列多中心、前瞻性、随机对照试验研究相继公布了较为一致的研究结论：在特殊筛选的急性缺血性脑卒中患者中，以机械取栓为主的血管内治疗可带来明确获益。

（一）适应证

1. 年龄18岁以上。

2. 大血管闭塞重症患者尽早实施血管内介入治疗。动脉溶栓：前循环闭塞发病时间在6小时以内，后循环大血管闭塞发病在24小时内。机械取栓：前循环闭塞发病时间在8小时以内，后循环大血管闭塞发病时间在24小时内。

3. CT排除颅内出血、蛛网膜下腔出血。

4. 急性缺血性脑卒中，影像学检查证实为大血管闭塞；若无条件急诊行CTA/MRA，发病3小时内NIHSS评分≥9分或发病6小时内NIHSS评分≥7分时，提示存在大血管闭塞。

（二）禁忌证

1. 若进行动脉溶栓，参考静脉溶栓禁忌证标准。

2. 活动性出血或已知有出血倾向者。

3. CT显示早期明确的前循环大面积梗死（超过大脑半球1/3）。

4. 血小板计数低于100×10^9/L。

5. 严重心、肝、肾功能不全或严重糖尿病患者。

6. 近2周内进行过大型外科手术。

7. 近3周内有胃肠或泌尿系统出血。

8. 血糖<2.7mmol/L或>22.2mmol/L。

9. 药物无法控制的严重高血压。

10. 预期生存期小于90天。

11. 妊娠。

（三）介入治疗

1. 患者准备及造影评估 患者仰卧位，予以心电监护及吸氧。局部麻醉具有操作迅速、能够在术中实时观察患者神经功能的优势，但对躁动患者的控制欠佳，也可导致误吸风险加大。对于严重躁动、意识水平降低（格拉斯哥昏迷量表评分<8分）、呼吸道保护反射丧失、呼吸障碍的患者推荐使用全身麻醉。在急性期血管内介入治疗中，完整的DSA流程能够细致了解操作路径、病变位置、侧支代偿等重要信息。但大多数时候，考虑到血管再通疗效与救治时间存在高度依赖性，对于术前已行CTA或MRA明确血管病变部位的患者，可直接置入6F或8F导管鞘，将指引导管送至患者颈内动脉或椎动脉进行造影。

2. 通路建立 取栓术中联合使用球囊指引导管和中间/抽吸导管有助于提高血管再通的效率和成功率。研究显示，应用球囊指引导管血管再通率较高，是临床预后良好的独立影响因素。使用中间导管辅助的Solumbra（Solitaire+Penumbra导管抽吸）技术能够明显提高机械取栓成功率，尤其是大脑中动脉主干闭塞。

3. 合理选择血管再通的介入治疗模式 临床常用的介入治疗模式包括机械取栓、球囊成形、支架置入、动脉溶栓等。虽然国外研究中对于介入模式的选择大多倾向以支架型取栓装置为主的机械取栓，但这些研究的入组人群均以高加索人为主，与东方脑梗死患者的病因谱存在很大的差异。有相当部分的患者采用单一的操作模式并不能达到良好再通。这就要求临床医师在实际工作中必须掌握多种治疗模式，根据患者个体情况审慎选择，必要时需要联合使用。

（1）机械取栓：目前绝大多数观点认为在单一模式横向比较中，支架型取栓装置的再通率及患者获益均明显好于其他单一治疗模式。而且，Solitaire系统和Trevo系统等第二代支架样取栓装置较第一代的 Merci 装置、Penumbra 抽吸装置在设计上也有了很大改进。尤其是 Solitaire 系统，经过 MR-CLEAN、ESCAPE、EXTRND-IA、SWIFT PRIME 等多项临床研究的反复验证，其临床效果获得公认，成为目前的临床首选。

Solitaire 支架操作方法：在 DSA 操作完成后，以超滑导丝尽可能将 6~8F 指引导管置于离病变位置较近的目标血管，以利于增强支撑，如路径较差可考虑加用以 Navien 等为代表的中间导管。指引导管到位后撤出导丝，以微导丝及取栓微导管在路图下通过闭塞段血管，回抽微导管见回血后，经微导管造影确认微导管位于闭塞病变以远的真腔内。排气后将 Solitaire 支架自 Y 型阀置入并于透视下送抵微导管头端。再次造影明确闭塞近端的具体位置后，缓慢回撤微导管至 Solitaire 支架完全打开。再次经指引导管造影观察评估闭塞再通及远端再灌注情况。无论再灌注是否达到改良脑梗死溶栓标准（modified thrombolysis in cerebral infarction scale，mTICI）2b 及以上，均应保留支架于目标血管内至少 5 分钟，以便支架与血栓充分贴合，后将 Solitaire 支架连同输送装置一并自指引导管撤出体外。回撤支架的同时用注射器自 Y 型阀末端持续抽吸以保持负压，待支架取出后，经指引导管回抽血液，直至血流通畅。部分情况下，单次回撤支架并不能完全解决闭塞病变，多数患者可能残留原位血栓或出现再闭塞。Solitaire 支架允许多次重复使用，但同一支架一般不超过 3 次，且每次重复操作前应仔细检查支架情况，避免因支架变形、断裂等造成医源性损伤。再通手术完成后，暂缓撤除指引导管、微导丝等辅助器械，观察 10~15 分钟后，经指引导管复查血管造影，复评 mTICI 评分。如效果满意，撤除器械，缝合血管或加压包扎，结束手术（图 16-2-3）。

除 Solitaire 系统外，2012 年美国 FDA 批准的 Trevo 系统应用于介入再通治疗，REVIVESE 系统也已引入国内，目前已有小样本应用的报道。具体临床效果尚待进一步评价。

（2）球囊成形与支架置入：对于动脉粥样硬化性病变导致的原位血栓形成、血管夹层或颅内 - 颅外串联病变等机械取栓难度较大或不能获得理想再通的患者，球囊成形及支架置入可能是合理的选择。仅推荐对慎重选择的或经机械取栓后效果不佳的颅内血管闭塞患者行球囊成形及支架置入操作。在颅外血管存在严重动脉狭窄或血管夹层等情况，在确有必要的情况下进行急诊支架置入术。在以支架治疗作为主要再通模式的手术操作中，如术前未使用静脉溶栓，应注意及时足量地加用抗血小板药物，一般常规需服用达到负荷剂量的抗血小板药物（阿司匹林 + 氯吡格雷），并在术后持续服用双联抗血小板治疗至少 1 个月，之后根据经验或在血栓弹力图的指导下长期口服 1 种抗血小板药物。但对于手术再通前接受静脉溶栓的患者而言，是否使用及如何使用抗血小板药物是近年争论的焦点之一。既往研究已多次明确证实，静脉使用 rt-PA 在 24 小时内再加用抗血小板治疗会显著提高出血风险。因此，接受静脉溶栓的患者，急诊支架成形后，建议 24 小时后，再给予双联抗血小板治疗。

（3）动脉溶栓：相对于静脉溶栓，动脉溶栓再通效果更好而出血概率基本相同，但可能由于操作原因导致溶栓时间延迟，且有存在介入相关并发症的风险。因此，在不具备取栓条件的中心可尝试使用。动脉溶栓的具体操作与取栓类似，在指引导管到位后，以微导丝携带微导管尽可能置于闭塞位置附近或置入血栓内部，以恒定速度缓慢自微导管推注溶栓药物。目前的临床证据尚不能对动脉溶栓药物的具体剂量提出要求。在临床操作中，rt-PA 及尿激酶的使用剂量高度个体化，一般不超过静脉溶栓剂量的 1/3。操作过程中推荐每 10 分钟经指引导管造影观察血管再通情况，以最小剂量达到再通目的。需要特别注意的是，动脉溶栓操作与其他血管内操作时间窗的计算方式不同。其他血管内治疗，尤其是机械取栓，其时间窗应以发病至股动脉穿刺时间计算不超过 6 小时，而动脉溶栓则需以发病至动脉推注 rt-PA 时间计算。

（四）术后管理

推荐血管内治疗的患者术后置于神经监护病房，24 小时内复查头颅 CT 和脑血管检查及全面体格检查。血管内治疗后颅内出血可参考急性缺血性脑卒中脑出血转化处理原则。血管内开通治疗前控制血压，术后血压降至合理水平，可于起病数天后恢复发病前降压药物或启动降压治疗。抗血小板治疗前应复查头颅 CT 排除出血，抗血小板药物应在溶栓 24 小时后开始

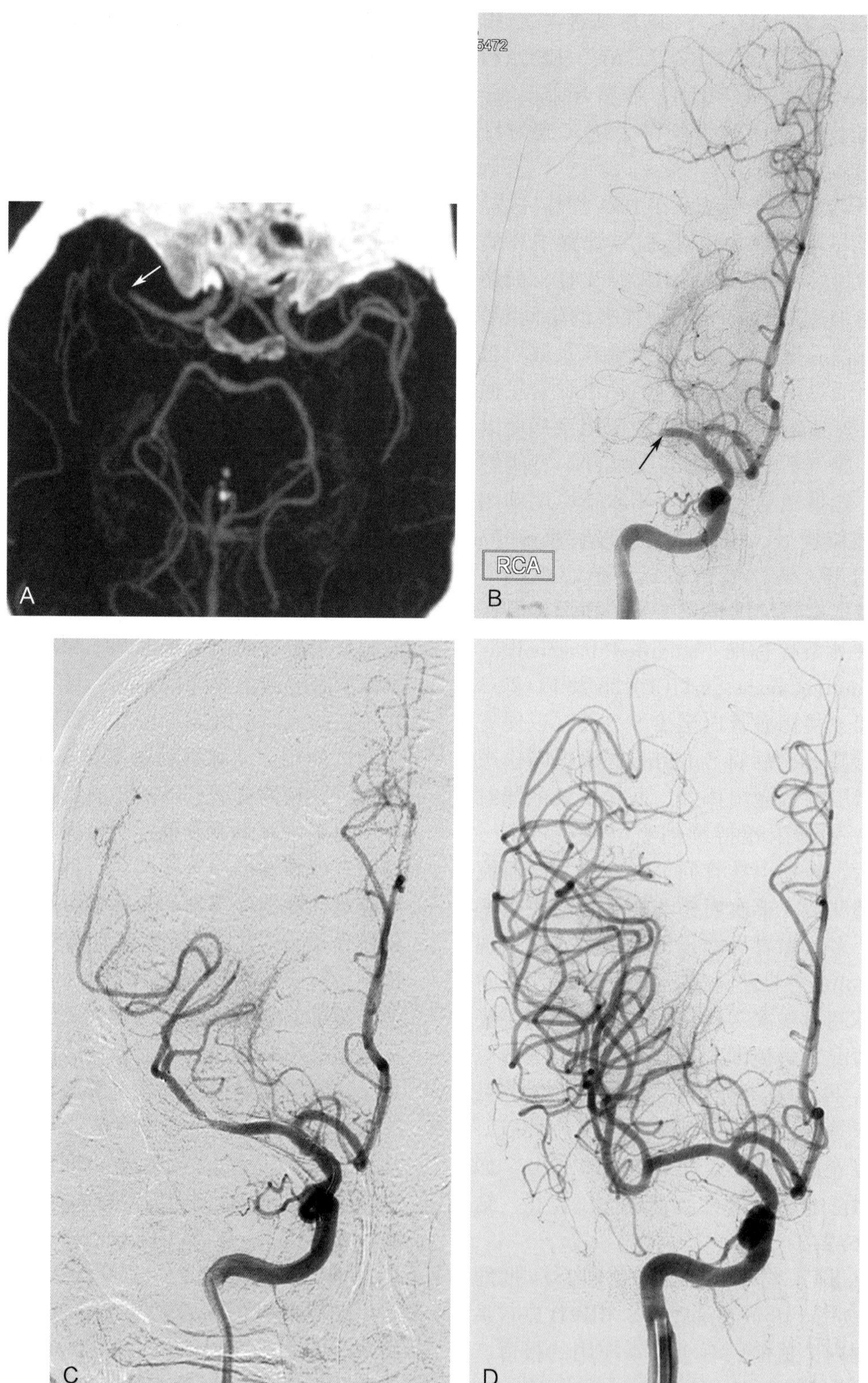

图 16-2-3 急性缺血性脑卒中支架取栓术

A. 头颅 CTA 示右侧大脑中动脉闭塞（箭）；B. 右侧颈内动脉造影证实右侧大脑中动脉主干闭塞（箭）；C. 将取栓支架 Solitaire 置于闭塞段血管，再造影见大脑中动脉顺向血流；D. 取出 Solitaire 支架再造影见右侧大脑中动脉完全开通，未见远端血管分支闭塞使用。血管闭塞机械取栓后，可于术后开始常规给予持续抗血小板治疗。对阿司匹林不耐受者，可以考虑选用氯吡格雷等抗血小板药物治疗。溶栓后及血管内治疗术中的抗凝尚无定论，不推荐早期普遍进行抗凝治疗，少数患者，在谨慎评估风险 / 效益比后慎重选择。急性缺血性卒中，一般不推荐扩容、扩血管治疗，术后脑灌注不足者，在密切监测下进行扩容治疗。起病前已服用他汀类药物的患者，可继续使用他汀类药物。

五、颅内动脉瘤的栓塞治疗

随着血管内介入治疗技术的成熟，越来越多的医师开始选择血管内栓塞治疗颅内动脉瘤。2002 年国际蛛网膜下腔出血的动脉瘤研究（ISAT）证实血管内治疗在改善颅内动脉瘤的临床预后、降低死亡率方面优于外科手术，这极大加速了介入治疗的发展。我国在 2013 年出版的《颅内动脉瘤血管内介入治疗中国专家共识（2013)》和 2016 年发表的《中国蛛网膜下腔出血诊治指南（2015)》都明确指出：对于同时适用于介入栓塞及外科手术的动脉瘤患者，应首先考虑介入栓塞（Ⅰ级推荐，A 级证据)。

由于介入治疗和外科手术都有其优点和缺点，临床工作中对于每一个患者是适合手术还是介入治疗，需要综合考虑多种因素。目前比较明确的是对于后循环动脉瘤建议血管内治疗；对于出血后血管痉挛严重、患者症状较重（Hunt-Hess 分级 >3 分)、年龄 70 岁以上或者同时合并有较多基础疾病的患者，建议介入治疗。对于颅内动脉瘤合并较大血肿的患者，外科手术夹闭动脉瘤的同时清除血肿，可以改善预后；另外，对于年轻患者，或者动脉瘤上有血管分支发出的情况，也倾向于外科手术治疗。

（一）适应证

1. 破裂颅内动脉瘤，且颅内无明显血肿者。

2. 未破裂动脉瘤，经评估后认为出血风险较大者。

3. 相较于外科手术，更倾向于血管内治疗者，如直接手术不可到达部位的动脉瘤；神经外科不能或难以手术治疗的巨大动脉瘤；一些梭形动脉瘤、宽颈或无颈动脉瘤；病情不容许实施开放性手术患者；对于外科手术难以一次处理的多发动脉瘤等。

（二）禁忌证

对于血管内治疗手术目前没有明确的禁忌证，但是有一些情况下建议外科治疗或者无法行介入手术治疗。

1. 严重血管痉挛以至于无法插管。

2. 伴有较大血肿或者巨大占位效应的动脉瘤。

3. 需要行搭桥手术的动脉瘤。

4. 患者一般情况较差不能接受介入手术者。

（三）术前准备

1. 患者准备 患者需要做好常规血管内介入治疗前的准备，包括生化电解质、凝血等化验检查、心电图及心脏功能的检查；另外还需进行全身麻醉等方面的准备。随着支架尤其是多支架技术在颅内动脉瘤介入治疗中的广泛应用，术前抗血小板药物的准备显得越来越重要。对于未破裂动脉瘤术前应予以充分的抗血小板药物已达成共识：一般要求常规术前服用双抗 3~5 天，目前最常用的方案是波立维联合拜阿司匹林每天口服，然后根据血栓弹力图的结果调整；或者术前 1~3 天给予负荷量，如波立维和拜阿司匹林各 300mg 口服。然而对于破裂动脉瘤的抗血小板药物准备尚未形成统一认识，多数专家认为，术前 1~3 天或术中应用负荷量的抗血小板药物可能不会增加动脉瘤破裂出血的风险，给药方式包括：口服、经胃管或者经肛门等。近几年由于静脉抗血小板药物的广泛使用，临床上多数医院采用支架释放后先给负荷量静脉推注，然后静脉维持直到转为口服给药。然而，由于缺乏循证医学证据和药物适应证的支持，需要谨慎使用这些药物。支架植入术后常规口服波立维，共 6 ~8 周，肠溶阿司匹林 6 ~12 个月。

2. 器械准备 可解脱弹簧圈是目前颅内动脉瘤栓塞的主体材料，目前市场上能够提供的弹簧圈种类众多，按照成篮形状或空间构型可以分为二维、三维、不规则形状等；按照解脱方式可以分为电解脱、水解脱、机械解脱等；按照材料的区别可以分为生物涂层、带纤毛或裸圈等；弹簧圈丝的直径有 10、12、18 等系列，圈的直径 1~25mm。这些种类的弹簧圈均有较为可靠的防解旋性能，为临床提供了丰富的选择。

输送微弹簧圈的导管均为专用微导管，导管头端 3cm 处均有标记，与弹簧圈输送导丝的标记对应，但不同的弹簧圈系列所对应的方式有差别。与微导管相匹配的微导丝多为 0.014 英寸，临床常用的产品主要是 Trsend 系列、Tracess 系列、Synco 系列等。其他配套的器械包括指引导管、超滑导丝、Y 阀、三通、连接管与高压输液袋等。

对于宽颈动脉瘤，尤其是超宽颈动脉瘤、梭形动脉瘤或夹层动脉瘤，需要使用支架或者球囊保护的辅助技术进行弹簧圈栓塞，可有效防止弹簧圈突入载瘤动脉。支架的种类较多，包括激光雕刻的支架和编织支架两大类，其中激光雕刻支架中 Neruoform 是开环支架设计，闭环设计的有 Enterprise、Solitaire AB 等；编织支架主要有 LVIS 系列、LEO 系列等。这些颅内动脉瘤栓塞专用支架系统都是自膨式支架，均通过配套的微导管进行释放，在血管内操作容易，对血管刺激性相对较小。

对于宽颈动脉瘤也可采用球囊辅助技术，所采用的球囊主要为 sentry 球囊、hyperglide 与 hyperform 球囊。sentry 与 hyperglide 球囊的形状和扩张成形术所用的球囊类似，但 hyperglide 球囊的顺应性较 sentry 球囊更好，hyperform 为可塑型球囊，充盈后可对分叉处动脉瘤颈进行塑型。

（四）介入治疗

1. 建立血管内治疗通道，确定工作角度 常规经股动脉穿刺置入导管鞘进行相关操作，但是对于部分患者合并有其他情况，如髂动脉闭塞、胸腹主动脉严重迂曲甚至合并有主动脉瘤的患者，也可以穿刺桡动脉、肱动脉甚至颈动脉进行操作。穿刺完成后给予肝素化。将指引导管与连接有高压输液袋的 Y 阀相接，在超滑导丝的引导下插管进入相应的靶血管。根据三维旋转的结果选择工作角度，尽量将指引导管送至较高且较稳定的位置，过程中维持高压输液袋的灌洗。

2. 动脉瘤腔弹簧圈填塞术 动脉瘤腔内弹簧圈栓塞术是血管内介入治疗颅内动脉瘤的核心技术。通过造影结果进行动脉瘤相关数据的测量并确定好动脉瘤治疗的工作角度，随后的操作在路径图指引下进行，操作视野尽量放大，但必须确保指引导管头端与动脉瘤在视野内。根据动脉瘤的形态及其与载瘤动脉的关系，进行微导管和微导丝的塑型与成型，利用导丝导管技术将栓塞用导管送达瘤腔内，确定微导管到位后即可置入微弹簧圈进行栓塞。对于宽颈或者形态不规则的动脉瘤，可以使用双导管或多导管技术进行栓塞，该技术在破裂动脉瘤的急性期可以避免支架的使用。

3. 载瘤动脉闭塞术 该技术是颅内动脉瘤的重要治疗方法之一，适用于手术无法夹闭又不能很好进行介入栓塞的颈内动脉系统梭形动脉瘤、巨大动脉瘤、夹层动脉瘤以及在颅内血管远端分支的动脉瘤等。使用此技术时应充分了解颅内血管的交通情况，最好能够在局麻下进行球囊闭塞试验以观察远端的侧支代偿情况和患者的临床症状。栓塞材料可选择弹簧圈、胶或可脱球囊等，而以弹簧圈栓塞更安全可靠。

4. 血管内支架或球囊辅助栓塞技术 当宽颈动脉瘤或梭形动脉瘤等单纯用弹簧圈栓塞不可行时，remodeling 技术（即支架置入或者球囊辅助技术）可以拓宽介入治疗的适应证。这些措施可以在动脉瘤腔形成栓塞的同时，又可防止栓塞物进入载瘤动脉内。在操作过程中应至少使支架或者球囊的长度超出瘤颈两端各 5mm 以上，以保证栓塞用弹簧圈不会进入载瘤动脉（图 16-2-4）。

（五）血管内治疗技术的新进展

近年来随着新型材料的发展和设计理念的不断创新，在颅内动脉瘤治疗领域同样涌现出许多的新器械，推动了颅内动脉瘤血管内治疗技术和理念的不断进步，如血流导向装置（密网支架）、覆膜支架（Willis 支架）、WEB（Woven EndoBridge）栓塞装置、Medina 栓塞装置、Pulse Rider 装置等。

六、脑血管畸形的栓塞治疗

由于缺乏理想的栓塞材料，血管内治疗脑动静脉畸形（arteriovenous malformation，AVM）的治愈率一直较低。氰基丙烯酸正丁酯（NBCA）有粘管的危险性，不能长时间注射，因此对于大型脑 AVM 栓塞疗效很不理想。近年来，新型液态栓塞剂 Onyx 应用于临床，使脑 AVM 的栓塞疗效明显提高。Onyx 不易与微导管粘连，可以长时间缓慢注射，且弥散性和可控性较好。使用 Onyx 血管内栓塞治疗已经成为治疗大型脑 AVM 不可或缺的重要措施之一。

（一）治疗策略

位于浅表非功能区的小型 AVM，建议显微外科手术切除；位于重要功能区或深部的小型 AVM，建议立体定向放射外科治疗；位于非功能区的大型 AVM，建议有目的的部分栓塞结合显微外科手术治疗（可结合术中功能影像导航）；位于功能区的大型 AVM，建议分次栓塞使其体积缩小到适合

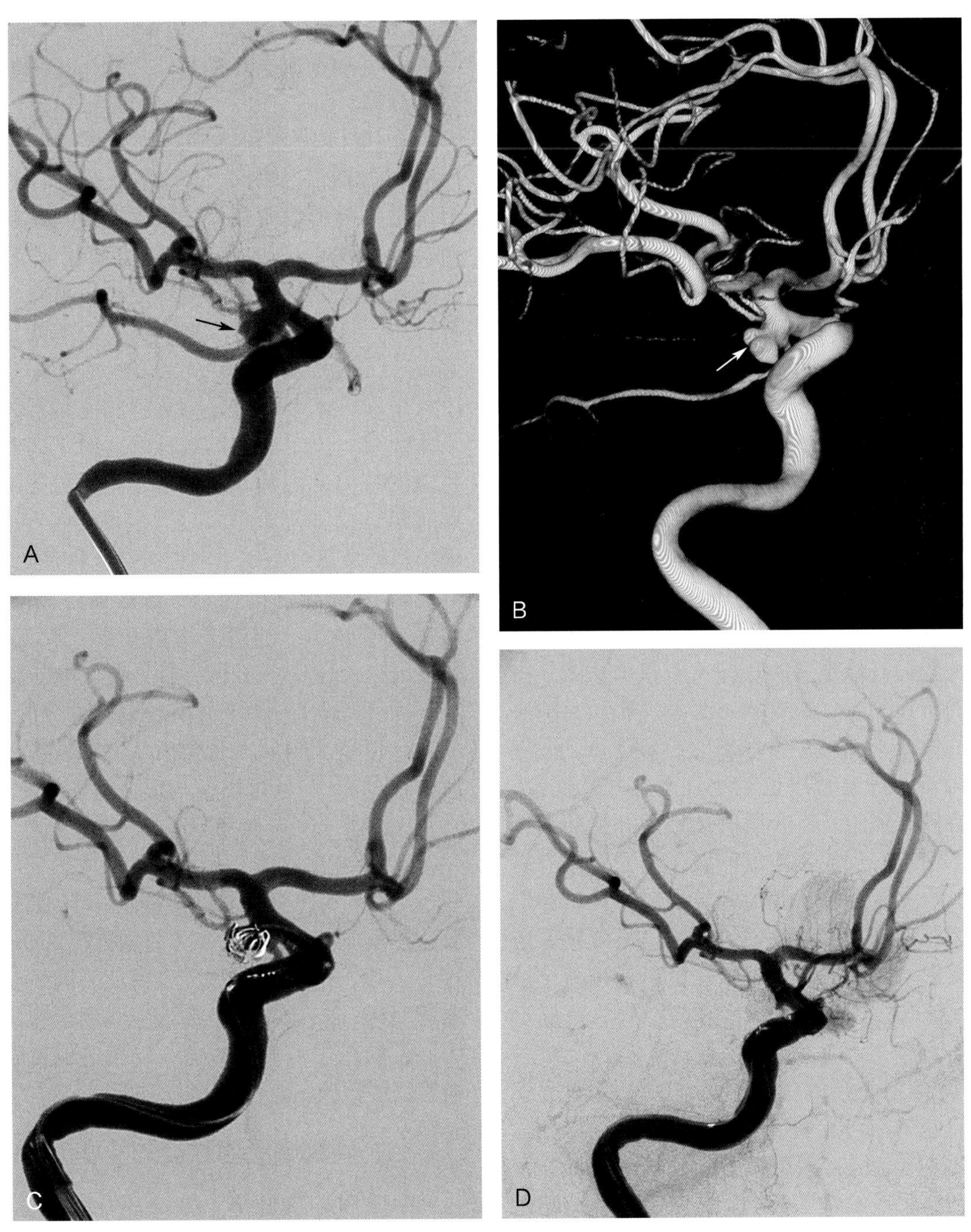

图 16-2-4 支架辅助下颅内动脉瘤栓塞术

A. 右侧颈内动脉造影见右侧后交通不规则宽颈动脉瘤（箭）；B. 3D 造影见动脉瘤壁多发囊泡状突起（箭）；C. 半释放支架后，支架辅助下用弹簧圈行颅内动脉瘤栓塞；D. 栓塞后释放支架，再行右侧颈内动脉造影，见后交通动脉瘤不显影于放射外科治疗。而对于无症状的功能区的大型脑 AVM，仍然建议以保守观察为主。

（二）栓塞策略

1. 靶向性栓塞　主要是针对 AVM 的出血风险因素，如合并动脉瘤或畸形团内动脉瘤、引流静脉严重狭窄、明显扩张的引流静脉球等。

2. 手术前栓塞　主要是针对位于非功能区病灶。栓塞手术中不易到达的深部供血动脉，闭塞畸形团内高流量的动静脉瘘，缩小病灶体积，提高手术的安全性。

3. 放疗前栓塞　主要是针对位于功能区病灶。血管内栓塞缩小 AVM 体积，使其残余畸形血管团小于 3cm，适于放射外科治疗。

4. 治愈性栓塞　即完全栓塞 AVM，使供血动脉远端、全部畸形团和引流静脉的近端均不再显影。对于大型脑 AVM，治愈性栓塞较为困难，国内外报道比例均不高，且有较多的并发症。

（三）栓塞技巧

1. 栓塞途径的选择　应尽量选择走行直的粗大供血动脉作为栓塞途径，微导管操作难度小，易到达畸形血管团内；由于血供范围比较大，栓塞效果也较好。最重要的是即使有较长反流，由于血管的抗拉力好，拔管相对容易。相反，细小而扭曲的供血动脉就不是理想的栓塞途径，微导管进入困难，栓塞范围也较小，而且一旦反流，拔管就有较大风险。有合适的颈外动脉途径则更好，因不用担心反流和拔管问题，使栓塞更容易和安全。当无合适的动脉途径栓塞时，可以尝试经静脉途径栓塞，即通过引流静脉，使微导管逆向到达畸形血管团内进行注射，也可获得满意结果，但反流长，无法拔管，必须将微导管留置于体内。

2. 微导管头端的位置　必须进入畸形血管团内，栓塞效果才会好。如果仅在供血动脉内，Onyx 除不断反流外，很难真正进入畸形血管团内。常用的判断手段是微导管造影，以微导管头端稳定小摆动、畸形血管团结构显影清晰、引流静脉可见为满意。

3. 工作角度的选择　在注射 Onyx 胶之前，必须选择好工作角度，以便能看清反流的路径，根据路径血管的粗细和扭曲程度估计好安全拔管所允许反流的长度。初学者可在 X 线透视下，作好相应的标记。一旦反流到达这个标记点，就应该考虑拔管。在栓塞过程中，需根据 Onyx 弥散情况不断调整球管方向，以获得最佳的工作角度，时刻判断反流的情况。如无法看清反流情况，就应考虑停止推注，拔管以求安全。但如果看清反流没有到达预先设定的位置时，也不要轻易拔管，以免失去栓塞更多畸形血管团的机会。如果有双 C 臂的数字减影血管造影机器，则术中判断更为准确和容易。

4. 推注技术和术中造影　推注速度可根据 Onyx 的弥散情况来调整。应缓慢推注，使 Onyx 充分弥散入畸形血管团中，推注速度越快越容易反流。如发现 Onyx 向供血动脉方向反流或 Onyx 进入主要引流静脉，均应停止注射，等待 30 秒至 2 分钟后，再进行推注，确保 Onyx 在畸形血管团内弥散。Onyx 栓塞的一个重要优势在于术中可反复进行造影，术者可以仔细观察栓塞情况，以判断手术风险，决定能否继续栓塞。对于多系统动脉供血的颅内动静脉畸形栓塞，有时需要双侧股动脉置鞘，以方便术中同时行多系统血管造影，全面了解栓塞情况，使手术更加安全和完美。

5. 阻断和前推技术　这是提高 Onyx 栓塞程度的关键技术。通过多次的注射、反流、停顿、再注射，允许 Onyx 在微导管头端有相当量的反流，最终围绕微导管头端产生完全封堵血流的“block”效应，以造成畸形血管团内压力梯度改变。此时所推注的 Onyx 就可以在畸形血管团内不断弥散，直至大部甚至完全栓塞畸形血管团。

6. 拔管的技术　畸形血管团注射完毕或反流超过 1.5cm 时，可以拔出微导管。首先将微导管拉直，逐渐加以拉力，使微导管缓慢脱离 Onyx 团块。这个过程可能时间很短，也可能时间较长，有时需花费 10~20 分钟才能将微导管逐渐拔出。必须耐心，切忌用力快速拔管，以免造成血管或畸形血管团被拉破出血（图 16-2-5）。

七、硬脑膜动静脉瘘的栓塞治疗

硬脑膜动静脉瘘（dural arteriovenous fistulas，DAVF）是发生于硬脑膜及其附属结构如静脉窦、大脑镰、小脑幕上的异常动静脉分流，约占颅内动静脉畸形的 10%~15%，可见于任何年龄，成人多见。其发生的部位不同，所引起的临床表现也不同，包括脑出血、神经功能缺失、搏动性杂音、眼眶充血、脑神经麻痹等。目前学术界对 DAVF 的分型最常用的是 Borden 分型和 Cognard 分型，其中 Borden 分型≥ 2 级、Cognard 分型≥ Ⅱ b 的被

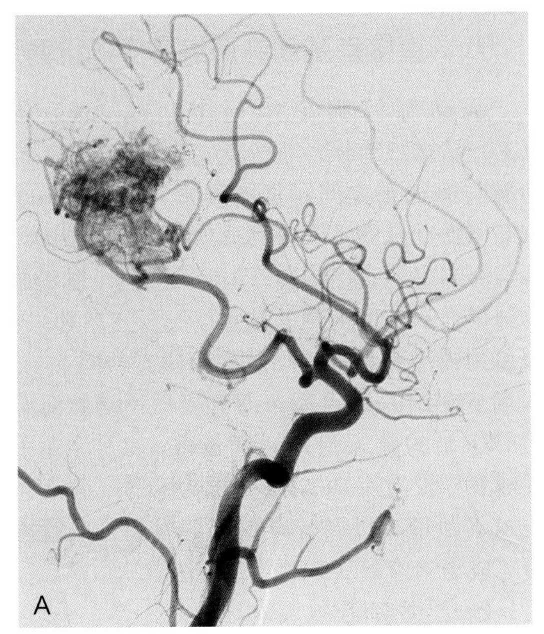

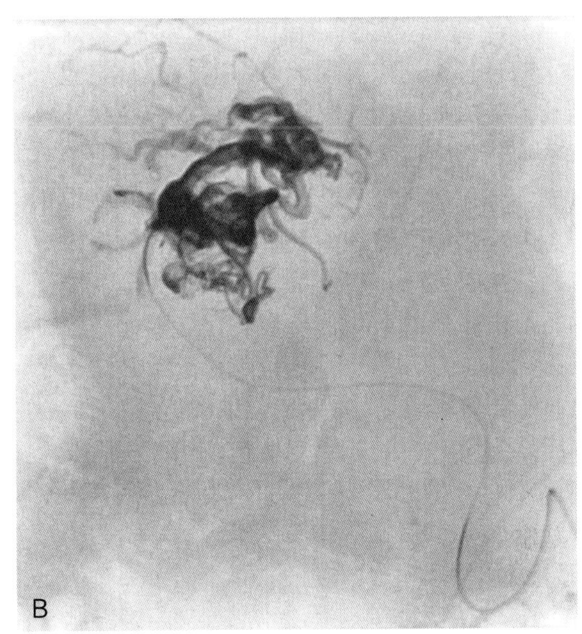

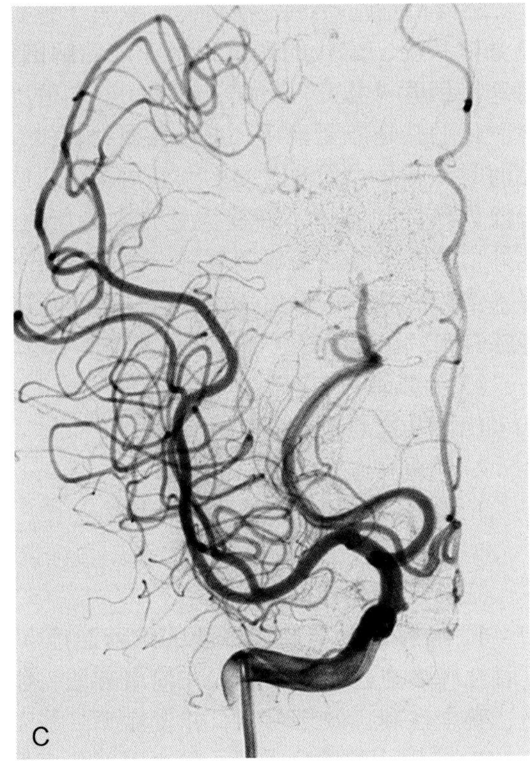

图 16-2-5 脑动静脉畸形经动脉栓塞术

A. 右侧颈内动脉造影，见右侧枕叶动静脉畸形，由右侧大脑后动脉供血；B. 微导管经供血动脉超选至近瘘口处，用 Onyx 进行栓塞；C. 术毕造影见畸形血管消失，未见通过侧支血管显影畸形血管团认为是恶性DAVF，其共同特点是伴有皮层静脉引流，脑出血的发生率较高。随着介入神经放射学的发展，对DAVF的认识不断深入，临床上对DAVF的正确诊断率越来越高。

（一）影像学诊断及鉴别诊断

主要利用超声、CT和MRI检查，进行术前诊断和术后评价。超声可探测手术前后静脉窦和眼静脉的血流方向及流速，检测耳鸣患者横窦及乙状窦的血流，对筛查DAVF有一定帮助。但由于颅骨的影响，超声尚不能作为主要的辅助检查手段。经眼眶超声可通过探测眼静脉和海绵窦内的血流，从而起到筛查的作用，并对鉴别诊断提供帮助。但由于目前尚缺乏与脑血管造影类似分辨率的无创性检查方法，因此脑血管造影仍是诊断DAVF的金标准，并为治疗提供准确信息。CT、MRI常能发现颅内血管的异常增粗，MRI还能发现静脉高压引起的脑组织或颈髓水肿，但CT和MRI对DAVF的诊断仍具有一定的局限性。

（二）介入治疗

DAVF介入治疗主要包括经动脉栓塞、经静脉栓塞和联合栓塞。早期选用的栓塞材料主要是颗粒和弹簧圈，但弹簧圈和颗粒栓塞常只能闭塞供血动脉主干，而不能闭塞瘘口，由于硬脑膜动脉吻合丰富，所以常只能缓解症状而不能治愈，且易复发。目前已基本放弃这两种栓塞材料。NBCA是一种20世纪80年代常使用的液体栓塞材料，但由于其粘管严重、弥散性差等，临床使用其栓塞DAVF治愈率低。Onyx具有不易粘管、弥散性好、注射易控制等优点。使用Onyx可较为容易通过动脉将引流静脉栓塞，从而达到治愈的目的。尤其对除海绵窦区以外的DAVF，大部分均可使用Onyx栓塞，并能治愈。部分DAVF还可以在栓塞治愈动静脉瘘的同时，保留主要静脉窦的通畅。由于患者常有静脉引流障碍，治疗中应尽量保留主要静脉的通畅。经静脉途径栓塞治疗DAVF曾是各种DAVF治疗的主要方法，并认为最安全、有效。术中采取的静脉途径包括固有的静脉窦、皮质引流静脉、未显影的静脉窦及通过手术暴露静脉或静脉窦直接穿刺。栓塞材料主要是可控或游离的纤毛弹簧圈或普通弹簧圈，有时可以使用液体栓塞剂。经静脉栓塞需要解决的主要问题有：决定栓塞的静脉有无正常引流功能、如何到达栓塞的部位及采取何种方法进行栓塞等。目前除海绵窦区外，常不主张将其他部位和区域DAVF的引流静脉窦栓塞，因为从长期效果看，保留静脉窦对患者有益。对海绵窦区DAVF，经静脉途径栓塞仍是首选、安全及有效的方法。经静脉栓塞的治愈率高，并发症（主要包括动眼神经、展神经的暂时性麻痹等）和复发率低（图16-2-6）。

八、直接型颈动脉海绵窦瘘的栓塞治疗

颈动脉海绵窦瘘（carotid cavernous fistula，CCF）是指颈动脉海绵窦段或其分支破裂，导致颈动脉与海绵窦之间形成的异常交通。Barrow根据CCF供血动脉的不同将其分为4型：A型为颈内动脉与海绵窦的直接沟通；B型为颈内动脉的脑膜支单纯供血；C型为颈外动脉的脑膜支单独供血；D型是颈内动脉和颈外动脉的脑膜支共同参与供血。本章节介绍的是A型，即直接型颈动脉海绵窦瘘（DCCF）的介入治疗。自Serbinenko首先用可脱性球囊导管治疗DCCF获得成功以来，随着微导管技术不断进步以及栓塞材料的发展，血管内介入治疗成为治疗DCCF的首选方法。

（一）适应证

治疗的适应证不是绝对的，取决于患者的一般身体状况、症状的严重程度和瘘的解剖结构，而这些因素又决定了治疗方式。DCCF很少能自愈，几乎总是需要治疗。进行性视力丧失，不可控的眼压升高，无法忍受的杂音或头痛，或海绵窦段创伤性动脉瘤不断变大是介入治疗的指征。此外，角膜暴露，明显的复视，眼球凸出等都是介入治疗的指征。最后，存在有颅内出血的皮质静脉引流，是治疗的绝对适应证。

（二）禁忌证

1. 肾功能严重不全者。
2. 严重高血压患者。
3. 全身衰竭不能耐受造影检查者。
4. 对比剂过敏或严重甲亢患者。

（三）介入治疗方法

1. 经股动脉可脱性球囊的栓塞治疗 DCCF可脱性球囊血管内栓塞术操作简单方便、创伤性小、安全性高、效果可靠、并发症少，是以往治疗CCF最常用的治疗手段。但由于部分病例使用可脱性球囊栓塞后不能完全闭塞瘘口或出现瘘口再通现象，现在临床上使用已经较少。其主要原因：①瘘口太小，选择的可脱性球囊不能进入海绵窦内；②瘘口较大，球囊送入海绵窦后球囊移位；③第一个球囊置入海绵窦后，无法置入第二

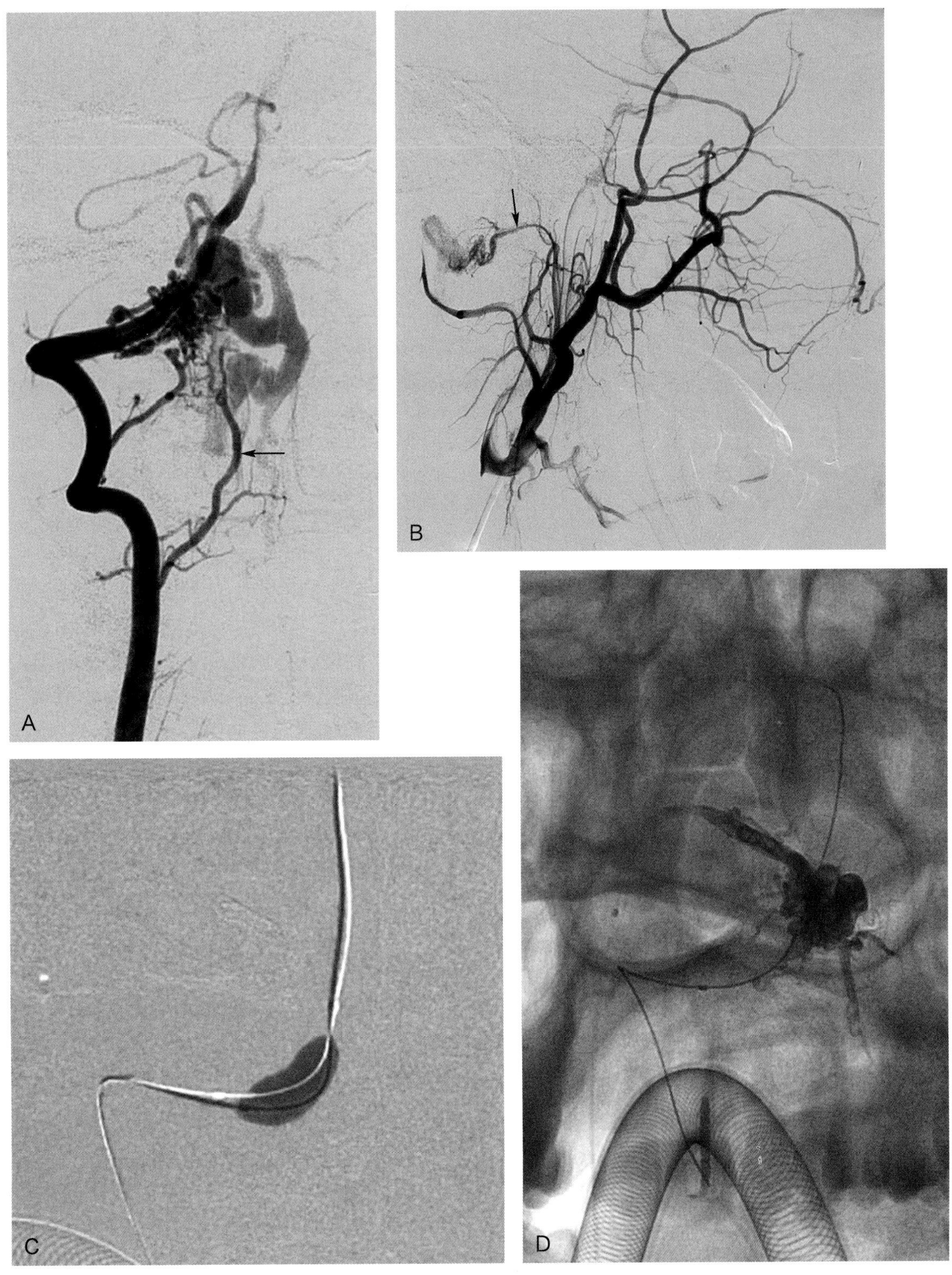
A
B
C
D

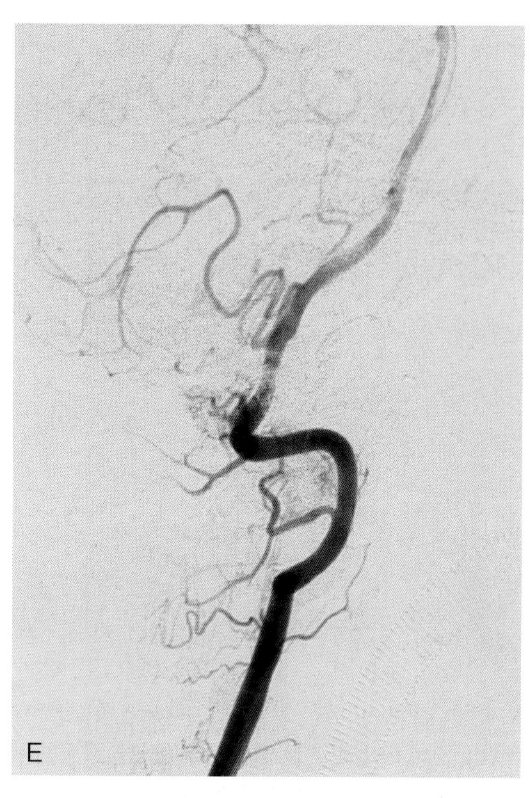

图 16-2-6 硬脑膜动静脉瘘经动脉栓塞术

A. 右侧椎动脉造影见右侧枕骨大孔区硬脑膜动静脉瘘，由椎动脉脑膜支供血（箭）；B. 右侧颈外动脉造影见右侧咽升动脉（箭）参与供血；C. 椎动脉置入 hyperglide 球囊保护椎动脉；D. 经咽升动脉微导管超选至瘘口处，用 Onyx 进行栓塞；E. 术毕经右侧椎动脉造影见硬脑膜动静脉瘘完全消失

个球囊封闭瘘口；④球囊栓塞剂过早泄漏，使球囊变小移位；⑤球囊被颅底骨折片刺破等。早年对于球囊栓塞 DCCF 效果较差的病例，会考虑闭塞患侧颈内动脉，但前提是患侧颈内动脉闭塞试验阴性，可用球囊闭塞瘘口及颈内动脉，并在其下方置放第二个球囊起保护作用。

2. 弹簧圈 +Onyx 栓塞治疗 这种方法又称为“钢筋混凝土”栓塞方法，即先用微弹簧圈在海绵窦内进行成篮，然后将 hyperglide 球囊置于颈内动脉瘘口处，球囊保护下用 Onyx 胶栓塞海绵窦。该种方法目前是国内神经介入领域治疗 DCCF 的主要治疗方法，优点是复发率低，缺点是患侧海绵窦将被完全闭塞，这也是该方法暂时没有在国际上被广泛推广的主要原因之一。Onyx 栓塞导管由动脉经瘘口进入海绵窦进行栓塞，也可经静脉进入海绵窦。经动脉栓塞的优点是栓塞导管头端更靠近瘘口，易于完全封闭瘘口，缺点是即使有球囊保护，也存在 Onyx 反流入颈内动脉的可能。经静脉栓塞的优点是球囊保护下 Onyx 进入颈内动脉的风险相对较小，缺点是经微导管推注出的 Onyx 可能离瘘口比较远，完全封闭瘘口所需要 Onyx 量较大和手术时间较长。经静脉进入海绵窦的途径包括经岩下窦入路、经面静脉 - 眼静脉入路，以及经岩上窦途径。值得注意的是，在用 Onyx 栓塞时，将海绵窦的静脉引流通道封闭，而瘘口还没有完全封闭时，不能中止治疗，否则由于海绵窦静脉出路被堵，会出现眼静脉淤血加重，甚至可能因皮层静脉引流加重出现脑出血（图 16-2-7）。

3. 经股动脉血管内带膜支架置入术 近年来，带膜支架临床应用日趋增多。带膜支架治疗 DCCF 是利用支架表面的生物膜直接封闭瘘口，同时保持颈内动脉通畅，以维护正常解剖的血管结构。带膜支架与弹簧圈及其他栓塞材料相比，能够更安全、有效地修复病变部位的血管。应用带膜支架治疗 DCCF 要严格掌握适应证：颈内动脉海绵窦段及以下的血管不能过于迂曲；有多个瘘口，但一个支架可以完全覆盖；患者无抗血小板禁忌。

九、头颈部出血的栓塞治疗

头颈部活动性出血包括口鼻出血和头颈部外伤性出血，可累及颈外动脉和（或）颈内动脉，根据其发生部位的不同，可有不同的血管内治疗方法。颈总动脉及颈内动脉颅外段的出血或假性动脉瘤，以覆膜支架植入或闭塞出血动脉两种介入治疗方法为主。颈外动脉主干或较大分支动脉出血者，采用弹簧圈栓塞治疗；颈外动脉终末分支出血者，可用组织胶、PVA 配合弹簧圈栓塞治疗。

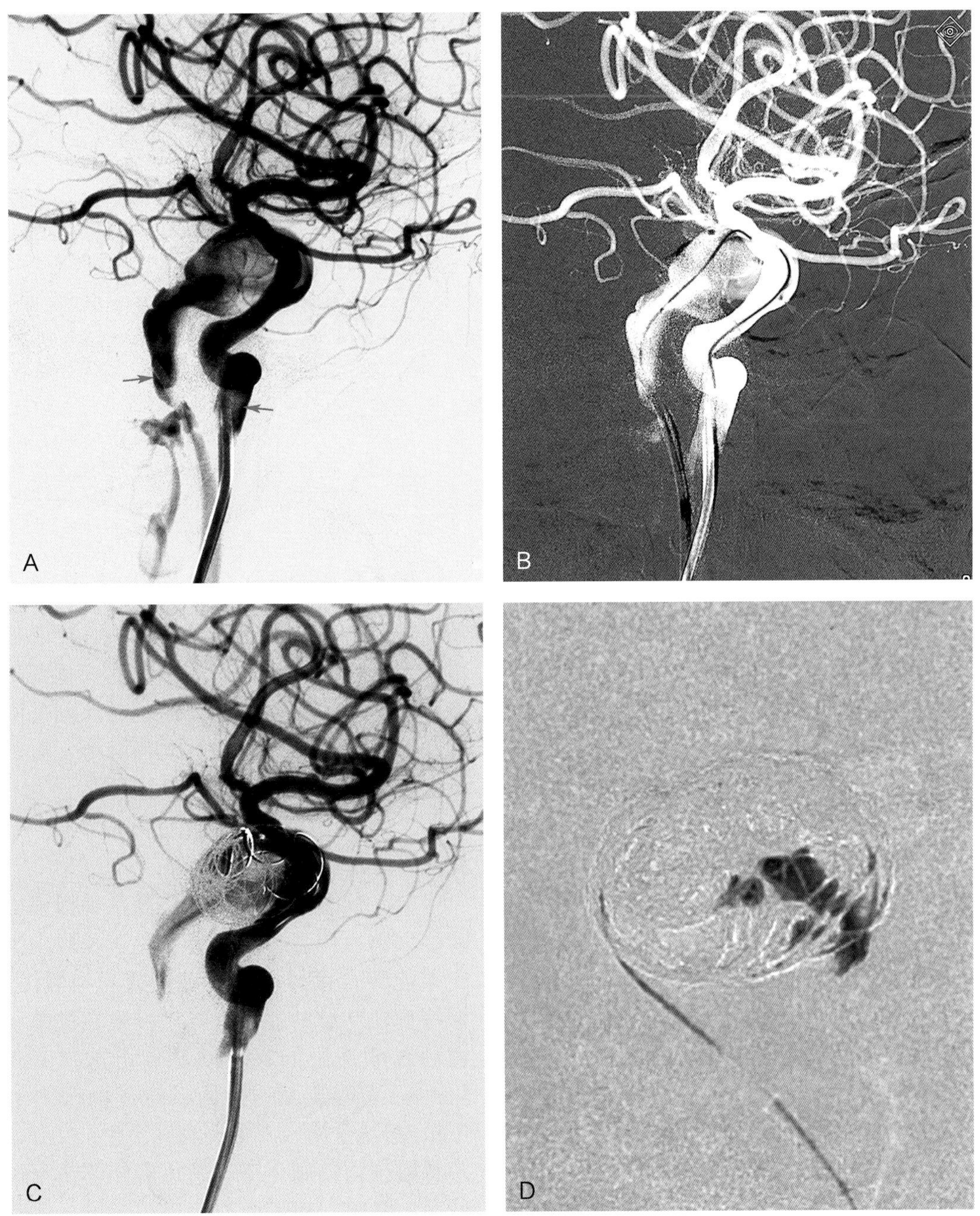
A
B
C
D

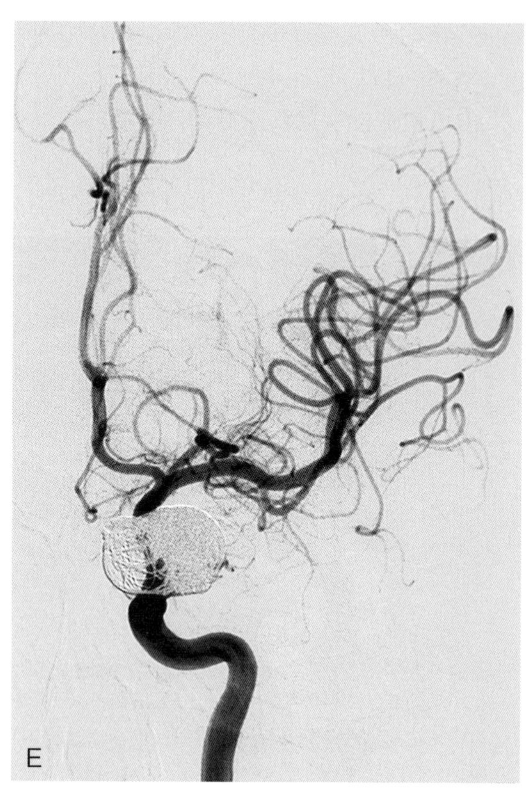

图 16-2-7 直接型颈动脉海绵窦瘘弹簧圈结合 Onyx 栓塞术

A. 左侧颈内动脉造影见直接型颈动脉海绵窦瘘，箭头示静脉内和动脉内指引导管头端位置；B. 微导管分别经动脉和静脉置于海绵窦，箭头示微导管；C. 经动脉内微导管用弹簧圈栓塞成篮，构建"钢筋"框架；D. 经静脉内微导管推注 Onyx，注入"混凝土"；E. 术毕造影示颈动脉海绵窦瘘完全消失

（一）适应证

头颈部大出血导致生命体征不稳的患者；经内科治疗及鼻腔纱布条填塞等初步止血后，仍有头颈部活动性出血的患者。

（二）禁忌证

1. 肾功能严重不全者。
2. 严重高血压患者。
3. 全身衰竭不能耐受造影检查者。
4. 对比剂过敏或严重甲亢患者。

（三）患者准备

患者仰卧位，予以心电监护及吸氧。对于出血量较大的患者，应充分备血，开通良好的静脉通道，维持生命体征的稳定。活动性口鼻腔出血的患者，应防止出血引起窒息。对于严重躁动、意识水平降低（格拉斯哥昏迷量表评分 <8 分）、呼吸道保护反射丧失导致窒息风险增大的患者推荐使用全身麻醉。对于颈部大动脉损伤引起的大出血，必要时可在手动按压颈动脉止血的情况下行介入治疗。

（四）介入治疗

1. 造影评估 对于血压不稳定或出血速度比较快的患者，可先行患侧血管进行造影，发现责任血管直接进行介入治疗。对于出血速度较缓的患者，可行全脑血管造影后，优先治疗出血量比较大的血管。颈动脉造影必要时需行颈内、颈外动脉分别造影；对于部分病例，必要时需行双侧甲状颈干和肋颈干造影。创伤性头颈部出血的脑血管造影可出现对比剂外溢、对比剂外溢合并假性动脉瘤、假性动脉瘤、动静脉瘘、血管截断以及造影阴性等。

2. 根据出血血管及出血部位不同，合理选择介入治疗模式

（1）颈总动脉或颈内动脉主干损伤引起的活动性大出血或者假性动脉瘤：①覆膜支架，覆膜支架能够直接封堵血管破口或隔绝假性动脉瘤，保持责任动脉的通畅。其中发生在颈总动脉和颈内动脉颅外段的假性动脉瘤可选择 Wallgraft 和 Viahahn 覆膜支架，颈内动脉颅内段则主要选择 Willis 覆膜支架。术中全身肝素化；②弹簧圈闭塞颈总或颈内动脉主干，若患者能够耐受球囊闭塞试验，覆膜支架不能引至破口远端，或存在抗血小板治疗的禁忌，使用弹簧圈闭塞患侧颈总动脉或颈内动脉，也是常用的介入治疗方法。具体操作为在相应动脉内置入指引导管，然后置微导管于动脉破口远端，根据载瘤动脉直径选用合适大小的弹簧圈，在破口远侧、破口附近及破口近侧栓塞责任动脉，从而隔绝破口。在闭塞责任动脉过程中，应注意控制血流速度，防止弹簧圈因流速太快而冲向末梢血管。

（2）颈外动脉系统出血：将导管选择性地引入靶动脉或通过供血动脉将导管引入靶区。此时造影，常可发现对比剂外溢或假性动脉瘤等出血征象。对于颈外动脉主干的损伤，需使用弹簧圈栓塞破损的血管，具体方法与上述栓塞颈总动脉或颈内动脉主干方法类似，即栓塞动脉破口远端、破口处以及破口近端血管。避免只栓塞破损动脉近端，这样可能会因远端血管的侧支代偿，导致止血失败。对于颈外动脉分支末梢性出血，将微导管超选至责任血管后，以适当地速度注入适量组织胶、PVA 颗粒以封闭出血口，达到止血的目的。注射过程需在透视监视下进行，注射压力不可过高，特别是在血管栓塞即将完成时，过高的压力可造成栓塞剂反流而导致误栓。

（3）其他造影征象的介入处理：①动静脉瘘，根据瘘口部位不同，选择不同的处理方法；②血管截断，可能原因为周围血肿压迫、局部血管损伤夹层形成等。对于造影发现截断的血管，通常需弹簧圈栓塞该血管；③造影阴性，有些鼻出血的患者行全脑血管造影未见明显对比剂外溢、假性动脉瘤或动静脉瘘等征象，一般经验性使用明胶海绵栓塞双侧上颌动脉远端。

（施海彬）

参考文献

1. 中华医学会神经病学分会，中华医学会神经病学分会脑血管病学组．中国急性缺血性脑卒中诊治指南 2014，中华神经科杂志，2015，48（4）：246-257.
2. 中国卒中学会，中国卒中学会神经介入分会，中华预防医学会卒中预防与控制专业委员会介入学组．急性缺血性卒中血管内治疗中国指南 2015. 中国卒中杂志，2015，10（7）：590-606.
3. 凌峰，李铁林．介入神经放射影像学．北京：人民卫生出版社，1999.
4. 王大明，陆军．神经介入新进展略览：希望与问题并存，中华外科杂志，2016，54（5）：328-331.
5. 中华医学会神经病学分会，中华医学会神经病学分会神经血管介入协作组．脑血管造影术操作规范中国专家共识，中华神经科杂志，2018，51（1）：7-13.
6. 中华医学会放射学分会介入学组．颈动脉狭窄介入治疗操作规范（专家共识）. 中华放射学杂志，2010，44（9）：995-998.
7. 董强，黄家星，黄一宁，等．症状性动脉粥样硬化性颅内动脉狭窄中国专家共识（2012 年版），中国神经精神疾病杂志，2012，38（3）：129-145.
8. 中华医学会神经外科学分会神经介入学组．颅内动脉瘤血管内治疗中国专家共识（2013）. 中国脑血管病杂志，2013，10（11）：606-616.
9. 中华医学会神经病学分会脑血管病学组．中国蛛网膜下腔出血诊治指南．中华神经科杂志，2016，49（3）：182-191.
10. 宋冬雷．Onyx 液态栓塞剂栓塞颅内动静脉畸形的技术要点解析．中国脑血管病杂志，2009，6（4）：212-214.
11. 张鹏．硬脑膜动静脉瘘的全面认识与正确治疗．中国脑血管病杂志，2006，18（3）：337-339.
12. 李江涛，王朝华，解晓东．颈动脉海绵窦瘘的介入治疗及新进展．华西医学，2009，24（6）：1601-1603.
13. Robert W.Hurst，Robert H.Rosenwasser.Interventional neuroradiology.New York：Informa Healthcare，2008.
14. Pearse Morris，MB，BCh.Practical Neuroangiography.3rd ed.NewPhiladephia：LIPPINCOTT WILLIAMS & WILKINS，2013.
15. Chimowitz MI，Lynn MJ，Derdeyn CP，et al.Stenting versus aggressive medical therapy for intracranial arterial stenosis. N Engl J Med，2011，（11）：993-1003.